Leiber
Die klinischen Syndrome

Syndrome, Sequenzen und
Symptomenkomplexe

Leiber

Die klinischen Syndrome

Syndrome, Sequenzen und
Symptomenkomplexe

Herausgegeben von
G. Adler, G. Burg, J. Kunze, D. Pongratz,
A. Schinzel, J. Spranger

8., neu bearbeitete und erweiterte Auflage
Band 1: Krankheitsbilder

Urban & Schwarzenberg
München – Wien – Baltimore

Das Werk besteht aus zwei Bänden
ISBN 3-541-01708-2 (Gesamtausgabe)
Band 1 Krankheitsbilder
Band 2 Symptome

Planung und Lektorat: Dr. med. Norbert Boss und Dr. med. Burkhard Scheele
Redaktion: Sieglinde Bogensberger, Siegfried Parzhuber
Herstellung: Renate Hausdorf
Zeichnungen: Nikolaus Lechenbauer
Umschlaggestaltung: Dieter Vollendorf

1. Auflage 1957
2. Auflage 1959
3. Auflage 1963
4. Auflage 1966
5. Auflage 1972
6. Auflage 1980
7. Auflage 1990

Die Deutsche Bibliothek – CIP-Einheitsaufnahme

Die klinischen Syndrome : Syndrome, Sequenzen und Symptomenkomplexe / Leiber. Begr. von Bernfried Leiber und Gertrud Olbrich. Hrsg. von G. Adler ... – [Neubearb.]. – München ; Wien ; Baltimore : Urban und Schwarzenberg.
  ISBN 3-541-01708-2
NE: Leiber, Bernfried; Olbrich, Gertrud; Adler, Guido [Hrsg.]; HST

[Neubearb.]
Bd. 1. Krankheitsbilder. – 8. Aufl. – 1996
  ISBN 3-541-01718-X

Gebrauchsnamen, Handelsnamen, Warenbezeichnungen und dergleichen, die in diesem Buch ohne besondere Kennzeichnung aufgeführt sind, berechtigen nicht zu der Annahme, daß solche Namen ohne weiteres von jedem benützt werden dürfen. Vielmehr kann es sich auch dann um gesetzlich geschützte Warenzeichen handeln.

Alle Rechte, auch die des Nachdruckes, der Wiedergabe in jeder Form und der Übersetzung in andere Sprachen, behalten sich Urheber und Verleger vor. Es ist ohne schriftliche Genehmigung des Verlages nicht erlaubt, das Buch oder Teile daraus auf photomechanischem Weg (Photokopie, Mikrokopie) zu vervielfältigen oder unter Verwendung elektronischer bzw. mechanischer Systeme zu speichern, systematisch auszuwerten oder zu verbreiten (mit Ausnahme der in den §§ 53, 54 URG ausdrücklich genannten Sonderfälle).

Satz: Kösel GmbH & Co., Kempten
Druck: Appl, Wemding
Bindung: Monheim

© Urban & Schwarzenberg 1996

Inhalt

Band 1:

Vorwort zur 8. Auflage	VII
Vorwort zur 7. Auflage	VIII
Geleitwort zur 7. Auflage	IX
Anschriften der Herausgeber	XI
Anschriften spezieller Fachkoordinatoren	XI
Anschriften der Autoren	XIII
Hinweise für die Benutzung	XX
Zur Schreibweise	XXII
Abkürzungen und Symbole	XXIII
Der Syndrom-Begriff	XXV
Krankheitsbilder	1–910

Band 2:

Symptome

Vorwort zur 8. Auflage

Die 8. Auflage ist wiederum völlig neu bearbeitet. Jeder Eintrag wurde überprüft und auf den neuesten Stand gebracht. Doppelbearbeitungen wurden eliminiert. Zahlreiche neue Syndrome wurden hinzugefügt. Nicht mehr gebräuchliche Begriffe wurden ausgesondert und sind gelegentlich nur noch aus historischen Gründen erwähnt.

Das Buch bleibt Referenzwerk. Es bleibt unvollständig, insofern es sich einerseits auf seltenere Krankheitsbilder konzentriert, zum anderen nicht jede seltene Störung aufnimmt. Die Auswahl der dargestellten Krankheitsbilder ist notgedrungen willkürlich. Sie orientiert sich an den Erfordernissen der klinischen Praxis.

Das Buch soll nicht nur lexikalisches Sammelwerk sein. Wiederum haben sich Herausgeber und Verlag – teilweise in langen Diskussionen – um sprachliche Prägnanz und semiotische Klarheit bemüht. Sie hoffen damit auch zu gedanklicher Klarheit beizutragen.

Die kompetente Bearbeitung einzelner Krankheitsbilder war nur durch Erweiterung der Zahl der Autoren möglich. Es war Aufgabe der Herausgeber, die Homogenität des Buches sicherzustellen, ohne den Gestaltungswillen der Autoren allzusehr einzuengen. Der Kreis der Herausgeber hat sich durch das Ausscheiden von P. G. Scheurlen und die Übernahme seiner Aufgaben durch G. Adler geändert.

Geduld und Engagement des Verlags waren auch in der Vorbereitung zur 8. Auflage beispielhaft. Besonderer Dank für die sorgfältige Überprüfung der Beiträge, Langmut, Rat und Ermutigung der Herausgeber sowie für die Erstellung des Symptomenbandes gilt den speziellen Betreuern des Buches, Frau S. Bogensberger, Dr. N. Boss und Dr. B. Scheele. Dem Leiter des Verlags, Herrn Dr. M. Urban, sei für unternehmerische Risikobereitschaft ebenso wie für das Wohlwollen gedankt, mit dem er das Werden des neuen »Leiber« begleitete.

Mainz, März 1996 *Die Herausgeber*

Vorwort zur 7. Auflage

Die 7. Auflage setzt die Tradition des Buches fort. Aus früheren Auflagen übernimmt sie Zielsetzung und Form der Darstellung. Es bleibt ein Referenzwerk, in dem die Merkmale seltener und seltenster Krankheitsbilder zusammengetragen sind, ein Buch, das dem klinisch tätigen Arzt und Wissenschaftler hilft, aus Symptomen auf die Diagnose zu schließen. Es trägt bei zur differentialdiagnostischen Präzisierung, vermittelt weiterführende Literatur und erinnert an historische Gegebenheiten. Die Form der Darstellung bleibt wesentlich unverändert mit einer knappen, streng strukturierten Auflistung der wesentlichsten Begriffe, Krankheitszeichen und Hinweise im ersten und einem ausführlichen Symptomenregister im zweiten Band.

Die 7. Auflage ist gleichzeitig Neubeginn. Bernfried Leiber und Gertrud Olbrich schieden als Herausgeber aus. Die Fülle des von ihnen gesammelten Materials zu sichten, aus der Fülle neuen Materials zu wählen, war dem Einzelnen nicht mehr möglich. Was Leiber und Olbrich noch enzyklopädisch übersehen konnten, erfordert nun eine Gruppe von Herausgebern und Autoren.

Unter Verwertung insbesondere der historisch wertvollen Daten früherer Auflagen wurde das Buch von Grund auf neu geschrieben. Die Herausgeber selbst übernahmen Beiträge aus ihrem eigenen Erfahrungsbereich. Der überwiegende Teil der Beiträge wurden Autoren mit spezieller Kenntnis des jeweiligen Krankheitsbildes übertragen. Viele Beiträge entfielen, obsolete Bezeichnungen wurden als solche gekennzeichnet und Mehrfach-Beschreibungen aufgelöst. Zahlreiche neu abgegrenzte Krankheitsbilder wurden zugefügt, die Literatur auf den neuesten Stand gebracht, wo möglich, durch Einfügung der McKusick-Ziffern der Bezug zum Katalog erblicher Krankheiten hergestellt. Der ursprünglichen Aufgabe dieses Buches als Kompendium entsprechend, wurde auf differentialdiagnostische Tabellen und Überlegungen bis auf wenige Ausnahmen verzichtet.

Wie schon in früheren Auflagen war die Auswahl der aufzunehmenden Krankheitsbilder schwierig. Sie konnte sich kaum auf Krankheiten beschränken, deren Namen den Begriff »Syndrom« enthielt. Die Herausgeber verständigten sich auf eine Auswahl ungewöhnlicher, überwiegend seltener Krankheiten unter Verzicht auf Störungen, die sich klinisch nicht unterscheiden lassen.

Anknüpfend an schon früh von Leiber eingebrachte, in der neueren Literatur vertiefte Überlegungen macht die 7. Auflage schließlich einen Versuch zur Vereinheitlichung des Syndrombegriffs. Er wird vorzugsweise für ätiologisch bestimmte Krankheitsbilder verwandt und von pathogenetisch bestimmten »Sequenzen«, sowie kausal unbestimmten »Symptomenkomplexen« differenziert. Die Rücksicht auf Sprachgewohnheiten macht hierbei Kompromisse notwendig, die den Wunsch nach Einheitlichkeit beeinträchtigen.

Die Herausgeber schulden den Autoren Dank für die präzise Darstellung ihrer Abschnitte, für die terminliche Disziplin ebenso wie für ihre Einsicht in die Notwendigkeiten einer einheitlichen Gestaltung.

Dem Verleger, Herrn Dr. Michael Urban, und seinen Mitarbeitern gebühren Anerkennung und Dank für ihre Geduld und Mitwirkung bei ausgedehnten, manchmal hitzigen und letztendlich fruchtbaren Diskussionen um Sinn, Konzept und Gestaltung des Werks, für ihre Umsicht und Sorgfalt bei der Herstellung der Texte, Großzügigkeit bei der Verwirklichung von Sonderwünschen. Vor allem aber sind wir Herrn Dr. N. Boss verbunden, der, für die Herstellung des Symptomenregisters mit der Lexikonredaktion verantwortlich, das Buch vom ersten Tag bis zur Fertigstellung mit ausgleichendem Engagement, Ideenreichtum, Liebe zum Detail und Nachsicht betreute.

Mainz, 1. 8. 1990 *Die Herausgeber*

Geleitwort zur 7. Auflage

Als ich 1954 zusammen mit meiner Mitarbeiterin Gertrud Olbrich einer Anregung des damaligen Heidelberger Dermatologen Walther Schönfeld (1888–1977) folgend begann, ein Wörterbuch der mit Eigennamen bezeichneten klinischen Syndrome zusammenzustellen, war nicht annähernd zu ahnen, auf welches lebens- und berufsmitbestimmendes Abenteuer wir uns damit eingelassen hatten. Nicht allein war der Weg vom Zettelkasten bis zum gedruckten Buch weit mühsamer und zeitraubender als zunächst angenommen (die erste Auflage des »Wörterbuches der klinischen Syndrome« erschien nach dreijähriger Arbeit erst 1957), sondern es zeigte sich bereits damals, daß ein derartiges Nachschlagewerk auf Dauer nur dann die notwendigen Qualitäts- und Informationserfordernisse befriedigen konnte, wenn mannigfache Organisations- und Dokumentationshilfen verfügbar waren.

Aus diesem Grund entstand im Laufe von vielen Jahren allmählich ein einmaliges, umfangreiches und ständig wachsendes syndromatologisches Literaturarchiv. Auf dieses Archiv, das zuletzt Informationen über nahezu 4000 klinische Syndrome enthielt, konnte bei jeder Bearbeitung einer weiteren Neuauflage (1959; 1963; 1966; 1972/73; 1980/81) zurückgegriffen werden. (Auch den sechs neuen Herausgebern und ihren zahlreichen Mitarbeitern konnten wir noch dadurch bei ihrer schwierigen Arbeit behilflich sein, daß wir ihnen, unterstützt vom Verlag, das gesamte verfügbare Wissen unseres Syndromliteratur-Archivs zur Auswertung zugänglich gemacht haben.)

Trotzdem war bald nach Abschluß der Arbeiten für die 6. Auflage (1980/81) für mich deutlich erkennbar geworden, daß es von nun an kaum noch möglich sein würde, weitere Auflagen eines derartigen Nachschlagewerkes allein oder durch zwei Autoren auf dem Laufenden zu halten. Zu vielseitig und komplex waren die Fortschritte und Wandlungen in der Medizin im vergangenen Jahrzehnt.

Diese Überlegung gab mir Veranlassung, den Verleger, Herrn Dr. h. c. Michael Urban, zu bitten, die Bearbeitung weiterer Auflagen des Buches den Händen jüngerer Spezialisten aus verschiedensten Fachgebieten der Medizin zu übergeben. Daß dies trotz mancher Probleme und Schwierigkeiten letztendlich so erfolgreich war, ist sicher seinem großen Engagement und seinen dankenswerten Anstrengungen zuzuschreiben.

Ein Autor eines Buches, das im Verlauf von 6 Auflagen allmählich zu einem Standardwerk auf seinem Gebiet herangereift ist, darf sich glücklich schätzen, wenn er eine derartige »Übergabe« selbst noch miterlebt und sie auch als gelungen ansehen kann: Sein ursprüngliches Konzept ist auch in der 7. Auflage weitgehend erhalten geblieben und dennoch ist der Inhalt aktualisiert worden.

Einer der neuen Herausgeber der nun vorliegenden 7. Auflage der »Klinischen Syndrome« (J. Spranger) schrieb vor einigen Jahren (1978) einmal den kennzeichnenden Satz: »Beschäftigung mit Syndromen ist ärztlicher Alltag, ist Wesensmerkmal der klinischen Diagnostik schlechthin.«

Aber nicht nur das Alltägliche ist es, was die Bedeutung der modernen klinischen Syndromatologie ausmacht, sondern ebenso verleiht das Ungewöhnliche und Seltene ihr einen Reiz und Sinn besonderer Art.

Diesem Gesichtspunkt hat der berühmte britische Entdecker des menschlichen Blutkreislaufs schon 1657 Ausdruck gegeben: »Nirgendwo ist die Natur bereitwilliger, ihre verborgenen Geheimnisse zu offenbaren als da, wo sie abseits der ausgetretenen Pfade Spuren ihres Wirkens hinterläßt. Auch gibt es keinen besseren Weg, die praktische Medizin zu fördern, als zur Entdeckung von Naturgesetzen durch die Erforschung seltener Krankheitsformen beizutragen.«

Die beiden Zitate aus der modernen sachlichen Gegenwart und der Renaissance-Vergangenheit fassen die ganze Spannweite einer klinischen Syndromatologie, nämlich den diagnostischen Alltag und die schillernde und rätselhaft-ungeklärte Rarität, unter einem großen Dach zusammen. Und der Leser und Benutzer der hier vorgelegten 7. Auflage der »Klinischen Syndrome« wird unschwer feststellen, daß ihr Inhalt im besten Sinne gerade diese Spannweite der klinischen Syndromatologie unter dem einheitlichen Dach repräsentiert.

Frankfurt am Main, Herbst 1990 *Bernfried Leiber*

Anschriften der Herausgeber

Professor Dr. G. Adler (GA)
Ärztlicher Direktor der Abteilung Innere Medizin I
Medizinische Universitätsklinik und Poliklinik
Robert-Koch-Straße 8
89081 Ulm

Professor Dr. G. Burg (GB)
Direktor des Dermatologischen Universitätsspitals
Gloriastraße 31
8091 Zürich/Schweiz

Professor Dr. J. Kunze (JK)
Leiter der Genetischen Beratungsstelle
Virchow-Klinikum der HU
Kinderklinik und Institut für Humangenetik
Augustenburger Platz 1
13353 Berlin

Professor Dr. D. Pongratz (DP)
Leitender Arzt des Friedrich-Baur-Instituts
Klinikum Innenstadt der Universität
Ziemssenstraße 1a
80336 München

Professor Dr. A. Schinzel (AS)
Direktor des Instituts für Medizinische Genetik
der Universität Zürich
Rämistraße 74
8001 Zürich/Schweiz

Professor Dr. J. Spranger (JS)
Direktor der Universitäts-Kinderklinik
Johannes-Gutenberg-Universität
Langenbeckstraße 1
55131 Mainz

Anschriften spezieller Fachkoordinatoren

Augenheilkunde

Professor Dr. med. Fritz H. Stefani
Augenklinik
Klinikum Innenstadt der
Ludwig-Maximilians-Universität
Mathildenstraße 8
80336 München

Hals-Nasen-Ohren-Heilkunde

Dr. med. Stefan Schmid
Universitätsspital Zürich
Klinik und Poliklinik für Ohren-, Nasen-,
Hals- und Gesichtschirurgie
Frauenklinikstraße 24
8091 Zürich/Schweiz

Dr. med. Thomas Spillmann
Universitätsspital Zürich
Klinik und Poliklinik für Ohren-, Nasen-,
Hals- und Gesichtschirurgie
Frauenklinikstraße 24
8091 Zürich/Schweiz

Psychiatrie

Priv.-Doz. Dr. med. Dr. phil. Paul Hoff
Psychiatrische Klinik und Poliklinik
Klinikum Innenstadt der Universität
Nußbaumstraße 7
80336 München

Priv.-Doz. Dr. med. H.-P. Kapfhammer
Psychiatrische Klinik und Poliklinik
Klinikum Innenstadt der Universität
Nußbaumstraße 7
80336 München

Zahnheilkunde

Professor Dr. med. dent. Hubert E. Schroeder
Universität Zürich
Zentrum für Zahn-, Mund- und Kieferheilkunde
Institut für Orale Strukturbiologie
Plattenstraße 11
8028 Zürich/Schweiz

Anschriften der Autoren

Professor Dr. med. Guido Adler
Medizinische Universitätsklinik und Poliklinik
Abteilung Innere Medizin I
Robert-Koch-Straße 8
89081 Ulm

Dr. med. Manuel Atarés
Bairén 50–54/6–1
08009 Barcelona/Spanien

Professor Dr. med. Michael Becker
Virchow-Klinikum der HU
Kinderklinik
Augustenburger Platz 1
13353 Berlin

Professor Dr. med. Georg Bein
Virchow-Klinikum der HU
Kinderklinik
Augustenburger Platz 1
13353 Berlin

Professor Dr. med. Thomas Bieber
Dermatologische Klinik und Poliklinik der Universität
Frauenlobstraße 9–11
80337 München

Professor Dr. med. B. O. Böhm
Medizinische Universitätsklinik und Poliklinik
Abteilung Innere Medizin I
Sektion Endokrinologie
Robert-Koch-Straße 8
89081 Ulm

Professor Dr. med. Eugen Boltshauser
Universitäts-Kinderklinik
Steinwiesstraße 75
8032 Zürich/Schweiz

Dr. med. Robert Bosch
Orthopädische Poliklinik der
Ludwig-Maximilians-Universität
Klinikum Innenstadt
Pettenkoferstraße 8a
80336 München

Dr. med. Armand Bottani
Division de Génétique médicale – CMU
Univesité de Genève
1, Rue Michel-Servet
1211 Genève 4/Schweiz

Dr. med. Norbert H. Brockmeyer
Klinik und Poliklinik für Dermatologie, Venerologie
und Allergologie
Universitätsklinikum Essen
Hufelandstraße 55
45147 Essen

Professor Dr. med. Ulrich Büttner
Neurologische Klinik und Poliklinik der Universität
Klinikum Großhadern
Marchioninistraße 15
81377 München

Dr. med. Doris Burg
Klinik für Hand-, Plastische- und
Wiederherstellungschirurgie
Universitätsspital Zürich
Rämistraße 100
8091 Zürich/Schweiz

Professor Dr. med. Günter Burg
Dermatologische Klinik, Universitätsspital
Gloriastraße 31
8091 Zürich/Schweiz

Professor Dr. med. David G. Cogan †
National Institute of Health
Bethesda, Maryland 20892/USA

Priv.-Doz. Dr. med. Heiner Daus
Medizinische Klinik und Poliklinik der Universität
Medizinische Klinik I
66424 Homburg/Saar

Professor Dr. med. Reinhard Dengler
Medizinische Hochschule Hannover
Neurologische Klinik
Konstanty-Gutschow-Straße 8
30623 Hannover

Dr. med. Andrea Dörries
Institut für Geschichte der Medizin
Klingsorstraße 119
12203 Berlin

Professor Dr. med. Manfred O. Doss
Abteilung für Klinische Biochemie
FB Humanmedizin der Philipps-Universität
Deutschhausstraße 17 1/2
35037 Marburg

Dr. med. dent. Peter Dünninger
Kulmbacher Straße 53
95213 Münchberg

Professor Dr. med. Karl Einhäupl
Universitätsklinikum Charité
Medizinische Fakultät der Humboldt-Universität
Neurologische Klinik und Poliklinik
Schumannstraße 20/21
10098 Berlin

Anschriften der Autoren

Dr. med. Friedmann Enders
Friedrich-Kessler-Platz 5
58791 Werdohl

Dr. med. Herbert Enders
Institut für Anthropologie und Humangenetik
Abteilung Klinische Genetik
Wilhelmstraße 27
72074 Tübingen

Dr. med. A. Engel
Medizinische Universitätsklinik und Poliklinik
Abteilung Innere Medizin III
Robert-Koch-Straße 8
89081 Ulm

Dr. med. Petra Fischer
Friedrich-Baur-Institut
Klinikum Innenstadt der Universität
Ziemssenstraße 1a
80336 München

Professor Dr. med. Ursula Froster
Klinik für Geburtshilfe
Universitätsklinikum
Frauenklinikstraße 10
8091 Zürich/Schweiz

Dr. med. Gabriele Full-Scharrer
Seybothstraße 28
81545 München

Professor Dr. med. Jürgen Gehler
Kinderabteilung des Stadtkrankenhauses
August-Bebel-Straße 59
65428 Rüsselsheim

Professor Dr. med. Andreas Giedion
Universitäts-Kinderklinik
Steinwiesstraße 75
8032 Zürich/Schweiz

Dr. med. Gerd Girmann
Talstraße 26
66424 Homburg/Saar

Professor Dr. med. Günter Goerz
Hautklinik der Universität
Zentrum für operative Medizin III
Moorenstraße 5
40225 Düsseldorf

Priv.-Doz. Dr. med. Anette Grüters
Virchow-Klinikum der HU
Kinderklinik
Augustenburger Platz 1
13353 Berlin

Professor Dr. med. Manfred Habedank
Birkengrund 11
52066 Aachen

Dr. med. Jürg Hammer
Kinderspital Basel
Pädiatrische Intensivstation
Römergasse 8
4005 Basel/Schweiz

Professor Dr. med. Folker Hanefeld
Universitätskinderklinik
Neuropädiatrie
Robert-Koch-Straße 40
37075 Göttingen

Professor Dr. med. Eckart Haneke
Hautklinik der Städtischen Krankenanstalten
Arrenberger Straße 20–26
42117 Wuppertal

Professor Dr. med. Gerhard Hasenfratz
Universitäts-Augenklinik
Josef-Schneider-Straße 11
97080 Würzburg

Dr. med. Rüdiger Hein
Dermatologische Klinik und Poliklinik
der Universität Regensburg
Franz-Josef-Strauß-Allee 11
93053 Regensburg

Dr. med. Armin Heisel
Medizinische Klinik und Poliklinik
der Universität des Saarlandes
Innere Medizin III
66421 Homburg/Saar

Dr. med. Karl Martin Hensel
Lindenstraße 73
66787 Wadgassen

Professor Dr. med. Günter Henze
Virchow-Klinikum der HU
Kinderklinik
Augustenburger Platz 1
13353 Berlin

Dr. med. Thomas Herzinger
Department of Molecular Biology, MB7
The Scripps Research Institute
10666 North Torrey Pines Road
La Jolla, CA 92037/USA

Professor Dr. med. Georg Klaus Hinkel
Universitätsklinikum Carl Gustav Carus
der Technischen Universität Dresden
Institut für Klinische Genetik
Fetscherstraße 74
01307 Dresden

Univ.-Doz. Dr. med. Helmut Hintner
Landeskrankenhaus Salzburg
Dermatologische Abteilung
Mullnerer Hauptstraße 48
5020 Salzburg/Österreich

Anschriften der Autoren

Professor Dr. med. Stefan Hödl
Universitätsklinik für Dermatologie und Venerologie
Auenbruggerplatz 8
8036 Graz/Österreich

Professor Dr. med. Holger Höhn
Institut für Humangenetik der Universität
Biozentrum
Am Hubland
97074 Würzburg

Priv.-Doz. Dr. med. Dr. phil. Paul Hoff
Psychiatrische Klinik und Poliklinik
Klinikum Innenstadt der Universität
Nußbaumstraße 7
80336 München

Professor Dr. med. Walter Hoffmann
Universitätskliniken
Abteilung für Kinderkardiologie
66421 Homburg/Saar

Dr. med. Matthias T. Jahnke
Klinik Berlin
Abteilung für Neurologische Rehabilitation
Universitätsklinikum Benjamin Franklin der FU
Kladower Damm 223
14089 Berlin

Priv.-Doz. Dr. med. H.-P. Kapfhammer
Psychiatrische Klinik und Poliklinik
Klinikum Innenstadt der Universität
Nußbaumstraße 7
80336 München

Priv.-Doz. Dr. rer. nat. Evelyn Kattner
Allgemeines Krankenhaus Wandsbek
Abteilung für Neonatologie
Alphonsstraße 14
22043 Hamburg

Priv.-Doz. Dr. med. Winfried V. Kern
Medizinische Universitätsklinik und Poliklinik
Sektion Infektiologie und Klinische Immunologie
Robert-Koch-Straße 8
89081 Ulm

Dr. med. Stefan Klatt
Medizinische Universitätsklinik und Poliklinik
Medizinische Klinik I
Robert-Koch-Straße 8
89081 Ulm

Priv.-Doz. Dr. med. Sabine Koch
Reha-Klinik für Kinder
14476 Kartzow

Dr. med. Claudia Köhler
Breite Straße 36
37154 Northeim

Professor Dr. med. Michael Köhler
Universität Göttingen
Abteilung für Transfusionsmedizin
Robert-Koch-Straße 40
37075 Göttingen

Dr. med. Rainer König
Institut für Humangenetik der Universität
Theodor-Stern-Kai 7
60596 Frankfurt

Professor Dr. med. Bernhard Kramann
Radiologische Klinik der Universität
Abteilung für Radiodiagnostik
66424 Homburg/Saar

Priv.-Doz. Dr. med. Hermann Krastel
Universitäts-Augenklinik
Abteilung klinisch-experimentelle Augenheilkunde
Im Neuenheimer Feld 400
69120 Heidelberg

Professor Dr. med. Klaus-Henning Krause
Friedrich-Baur-Institut
Klinikum Innenstadt der Universität
Ziemssenstraße 1a
80336 München

Professor Dr. med. Klaus Kruse
Klinik für Pädiatrie
Medizinische Universität zu Lübeck
Kahlhorststraße 31–35
23562 Lübeck

Priv.-Doz. Dr. med. Wolfgang Küster
Universitäts-Hautklinik
Deutschhausstraße 9
35033 Marburg

Professor Dr. med. Jürgen Kunze
Virchow-Klinikum der HU
Genetische Beratungsstelle
Augustenburger Platz 1
13353 Berlin

Professor Dr. med. Walter Lechner
Allergie- und Hautklinik Norderney
Lippestraße 9–11
26548 Norderney

Dr. med. Thomas Lennert
Universitätsklinikum Benjamin Franklin
Kinderklinik
Hindenburgdamm 30
12200 Berlin

Professor Dr. med. Michael J. Lentze
Kinderklinik und Poliklinik der Universität
Adenauerallee 119
53113 Bonn

Anschriften der Autoren

Professor Dr. med. Birgit Lorenz
Klinikum der Universität Regensburg
Klinik und Poliklinik für Augenheilkunde
Franz-Josef-Strauß-Allee 11
93042 Regensburg

Dr. med. Peter Lorenz
Kinderzentrum
Dresden-Friedrichstadt
Seminarstraße 22
01067 Dresden

Dr. med. Ulrich Lotze
Klinik für Innere Medizin
Innere Medizin III
Klinikum der Friedrich-Schiller-Universität Jena
Erlanger Allee 101
07740 Jena

Dr. med. Manfred Lutz
Medizinische Universitätsklinik und Poliklinik
Abteilung Innere Medizin I
Robert-Koch-Straße 8
89081 Ulm

Dr. med. Wojciech Maciejewski
Städtisches Krankenhaus Schwabing
Dermatologische und Allergologische Abteilung
Kölner Platz 1
80804 München

Professor Dr. med. Frank Majewski
Institut für Humangenetik der Universität
Universitätsstraße 1
40225 Düsseldorf

Professor Dr. med. Károly Méhes
Universitätskinderklinik Pécs
József Attila u. 7
76230 Pécs/Ungarn

Priv.-Doz. Dr. med. Peter Meinecke
Altonaer Kinderkrankenhaus
Abteilung für Medizinische Genetik
Bleickenallee 38
22763 Hamburg

Dr. med. Hartmut Menger
Johannes-Gutenberg-Universität
Kinderklinik und Kinderpoliklinik
Langenbeckstraße 1
55131 Mainz

Professor Dr. med. Hartwig Mensing
Dermatohistologisches Labor
Heegbarg 25
22391 Hamburg

Professor Dr. med. Eberhard Mönch
Virchow-Klinikum der HU
Kinderklinik
Augustenburger Platz 1
13353 Berlin

Dr. med. Volker-Jürgen Mücke
Hobelstraße 5
66386 St. Ingbert

Priv.-Doz. Dr. med. W. Müller-Felber
Friedrich-Baur-Institut
Klinikum Innenstadt der Universität
Ziemssenstraße 1a
80336 München

Priv.-Doz. Dr. med. David Nadal
Universitäts-Kinderklinik
Steinwiesstraße 75
8032 Zürich/Schweiz

Pola Nawrocki
Hermann-Sack-Straße 2
80331 München

Professor Dr. med. Gerhard Neuhäuser
Klinikum der Universität Gießen
Med. Zentrum für Kinderheilkunde
Abteilung Neuropädiatrie
Feulgenstraße 12
35392 Gießen

Dr. med. Hans-H. Osterhues
Medizinische Universitätsklinik und Poliklinik
Abteilung Innere Medizin II
Robert-Koch-Straße 8
89081 Ulm

Professor Dr. med. Klausdieter Parsch
Orthopädische Klinik
Olgahospital
Bismarckstraße 8
70176 Stuttgart

Professor Dr. med. Walter Paulus
Georg-August-Universität
Abteilung Klinische Neurophysiologie
Robert-Koch-Straße 40
37075 Göttingen

Professor Dr. med. Lothar Pelz
Universität Rostock
Medizinische Fakultät
Kinderklinik und Poliklinik
Rembrandtstraße 16/17
18055 Rostock

Professor Dr. med. Dieter Pongratz
Friedrich-Baur-Institut
Klinikum Innenstadt der Universität
Ziemssenstraße 1a
80336 München

Professor Dr. med. A. Prader
Universitäts-Kinderklinik
Steinwiesstraße 75
8032 Zürich/Schweiz

Anschriften der Autoren

Dr. med. Monika Reimer-Veit
Dieffenbachstraße 65
10967 Berlin

Priv.-Doz. Dr. med. Carl Detlef Reimers
Georg-August-Universität
Klinik und Poliklinik für Neurologie
Abteilung für Klinische Neurophysiologie
Robert-Koch-Straße 40
37075 Göttingen

Professor Dr. med. Bernd Reitter
Johannes-Gutenberg-Universität
Kinderklinik und Kinderpoliklinik
Langenbeckstraße 1
55131 Mainz

Professor Dr. med. Gerd Rettig
Klinik Sulzbach der Bundesknappschaft
Medizinische Klinik
66280 Sulzbach/Saar

Professor Dr. med. Walter Rosenkranz †
Institut für Humangenetik der Universität
Harrachgasse 21/8
8010 Graz/Österreich

Dr. med. G. Rudolph
Augenklinik
Klinikum Innenstadt der
Ludwig-Maximilians-Universität
Mathildenstraße 8
80336 München

Dr. med. Klaus Rüther
Universitätsklinikum Charité
Augenklinik
Schumannstraße 20/21
10117 Berlin

Bettina Sadowski
Universitäts-Augenklinik
Abteilung Pathophysiologie des Sehens und
Neuroophthalmologie
Schleichstraße 12
72076 Tübingen

Dr. med. S. Schechert-Spranger
Institut für Anthropologie und
Humangenetik der Universität
Im Neuenheimer Feld 328
69120 Heidelberg

Dr. med. Christian Scheurlen
Medizinische Universitätsklinik
Sigmund-Freud-Straße 25
53127 Bonn

Priv.-Doz. Dr. med. Michael Scheurlen
Medizinische Poliklinik der Universität
Klinikstraße 6–8
97070 Würzburg

Professor Dr. med. P. Gerhardt Scheurlen
Tassilostraße 14a
82166 Gräfelfing

Professor Dr. med. Albert Schinzel
Institut für Medizinische Genetik
der Universität Zürich
Rämistraße 74
8001 Zürich/Schweiz

Dr. med. Carl Georg Schirren
Dermatologische Klinik und Poliklinik der Universität
Frauenlobstraße 9–11
80337 München

Dr. med. Stefan Schmid
Universitätsspital Zürich
Klinik und Poliklinik für Ohren-, Nasen-, Hals- und
Gesichtschirurgie
Frauenklinikstraße 24
8091 Zürich/Schweiz

Professor Dr. med. Dieter Schmidt
Goethestraße 5
14163 Berlin

Dr. med. Thomas Schmitt-Mechelke
Kinderspital Luzern
EEG-Station
6000 Luzern 16/Schweiz

Priv.-Doz. Dr. med. O. Schofer
KLN-Kinderklinik Kohlhof
Klinikweg 1–5
66539 Neunkirchen

Professor Dr. med. dent. Hubert E. Schroeder
Universität Zürich
Zentrum für Zahn-, Mund- und Kieferheilkunde
Institut für Orale Strukturbiologie
Plattenstraße 11
8028 Zürich/Schweiz

Priv.-Doz. Dr. med. N. Y. Schürer
Hautklinik der Heinrich-Heine-Universität Düsseldorf
Moorenstraße 5
40225 Düsseldorf

Professor Dr. med. Reinhard Schumacher
Johannes-Gutenberg-Universität
Kinderklinik und Kinderpoliklinik
Langenbeckstraße 1
55131 Mainz

Dr. med. Jürgen Schwamborn
Medizinische Klinik und Poliklinik der Universität
Medizinische Klinik I
66424 Homburg/Saar

Dr. med. Urs Schwyzer
Villettengässli 37
3074 Muri/Schweiz

Anschriften der Autoren

Professor Dr. med. Reinhard Seger
Universitäts-Kinderklinik
Abteilung Immunologie/Hämatologie
Steinwiesstraße 75
8032 Zürich/Schweiz

Priv.-Doz. Dr. med. Erhard Seifried
Blutspendedienst DRK Hessen
Zentralinstitut Frankfurt
Sandhofstraße 1
60528 Frankfurt

Professor Dr. med. Hartmut Siemes
Frauen- und Kinderklinik
DRK-Klinik im Westend
Pulsstraße 4
14059 Berlin

Univ.-Doz. Dr. med. Josef Smolle
Universitätsklinik für Dermatologie und Venerologie
Auenbruggerplatz 8
8036 Graz/Österreich

Dr. med. Rolf Soehnchen
Klinik Wersbacher Mühle
Postfach 70
42799 Leichlingen

Dr. med. Hans Peter Soyer
Universitätsklinik für Dermatologie und Venerologie
Auenbruggerplatz 8
8036 Graz/Österreich

Dr. med. E. Späth-Schwalbe
Medizinische Universitätsklinik und Poliklinik
Abteilung Innere Medizin III
Robert-Koch-Straße 8
89081 Ulm

Priv.-Doz. Dr. med. Jürgen Sperner
Medizinische Universität
Klinik für Pädiatrie
Kahlhorststraße 31–35
23538 Lübeck

Dr. med. Roland Spiegel
Institut für Medizinische Genetik
der Universität Zürich
Rämistraße 74
8001 Zürich/Schweiz

Dr. med. Thomas Spillmann
Universitätsspital Zürich
Klinik und Poliklinik für Ohren-, Nasen-, Hals- und Gesichtschirurgie
Frauenklinikstraße 24
8091 Zürich/Schweiz

Priv.-Doz. Dr. med. Hans-Ludwig Spohr
Frauen- und Kinderklinik
DRK-Klinik im Westend
Pulsstraße 4
14059 Berlin

Professor Dr. med. Jürgen Spranger
Johannes-Gutenberg-Universität
Kinderklinik und Kinderpoliklinik
Langenbeckstraße 1
55131 Mainz

Professor Dr. med. Rolf A. K. Stahl
Universitätsklinikum Eppendorf
Abteilung Nephrologie
Martinistraße 52
20246 Hamburg

Professor Dr. med. Fritz H. Stefani
Augenklinik
Klinikum Innenstadt der
Ludwig-Maximilians-Universität
Mathildenstraße 8
80336 München

Professor Dr. med. Beat Steinmann
Universitäts-Kinderklinik
Steinwiesstraße 75
8032 Zürich/Schweiz

Professor Dr. med. Wolfram Sterry
Dermatologische Klinik und Poliklinik der Charité
Schumannstraße 20/21
10117 Berlin

Professor Dr. med. Claude Stoll
Clinique infantile
Hôpital Central
Institut de Puericulture
23, Rue de la Porte de l'Hôpital
67091 Strasbourg/Frankreich

Professor Dr. med. Wilhelm Stolz
Klinikum der Universität Regensburg
Klinik und Poliklinik für Dermatologie
Franz-Josef-Strauß-Allee 11
93053 Regensburg

Professor Dr. med. Siegfried Stotz
Orthopädische Poliklinik der
Ludwig-Maximilians-Universität
Klinikum Innenstadt
Pettenkoferstraße 8a
80336 München

Priv.-Doz. Dr. Andrea Superti-Furga
Universitäts-Kinderklinik
Abteilung für Stoffwechsel- und Molekularkrankheit
Steinwiesstraße 75
8032 Zürich/Schweiz

Professor Dr. med. R. Terinde
Universitäts-Frauenklinik
Prittwitzstraße 43
89075 Ulm

Dr. med. Hermann Thiel
Talstraße 26
66424 Homburg/Saar

Anschriften der Autoren

Dr. med. Michael Tronnier
Klinik für Dermatologie und Venerologie
Medizinische Universität zu Lübeck
Ratzeburger Allee 160
23562 Lübeck

Professor Dr. med. Karl W. Vietor
Königsberger Straße 4
24161 Altenholz

Stefan Wagner
Janastraße 5
93413 Cham

Professor Dr. med. Ulrich Wahn
Virchow-Klinikum der HU
Kinderklinik
Augustenburger Platz 1
13353 Berlin

Professor Dr. med. Lutz Weber
Dermatologische Universitätsklinik
Oberer Eselsberg 40
89081 Ulm

Professor Dr. med. Adolf Weindl
Neurologische Klinik und Poliklinik der TU München
Klinikum rechts der Isar
Möhlstraße 28
81675 München

Professor Dr. med. Hans-Rudolf Wiedemann
Caprivistraße 26
24105 Kiel

Priv.-Doz. Dr. med. S. Wieshammer
Kreiskrankenhaus Offenburg
Medizinische Klinik I
Ebertplatz 12
77654 Offenburg

Professor Dr. med. Eberhard Willich
Sitzbuchweg 20
69118 Heidelberg

Professor Dr. med. Helmut H. Wolff
Klinik für Dermatologie und Venerologie
Medizinische Universität zu Lübeck
Ratzeburger Allee 160
23562 Lübeck

Professor Dr. med. Bernhard Zabel
Johannes-Gutenberg-Universität
Kinderklinik und Kinderpoliklinik
Langenbeckstraße 1
55131 Mainz

Professor Dr. med. Milo Zachmann
Universitäts-Kinderklinik
Steinwiesstraße 75
8032 Zürich/Schweiz

Dr. med. Fred-Philipp Zepp
Johannes-Gutenberg-Universität
Kinderklinik und Kinderpoliklinik
Langenbeckstraße 1
55131 Mainz

Priv.-Doz. Dr. med. Klaus Zerres
Institut für Humangenetik der Universität
Wilhelmstraße 31
53111 Bonn

Professor Dr. med. Eberhart Zrenner
Universitäts-Augenklinik
Abteilung für Pathophysiologie des Sehens und Neuroophthalmologie
Schleichstraße 12
72076 Tübingen

Hinweise für die Benutzung

Dem Benutzer des Buches wird empfohlen, sich zunächst mit seinem formalen Aufbau, der Stichwortgliederung, den Abkürzungen und weiteren Besonderheiten vertraut zu machen.

Die Einzelbeiträge sind im Buch alphabetisch aufgeführt, jedoch ergeben sich Besonderheiten, mit denen man sich vertraut machen muß. Die beim Beitrag aufgeführten Synonyme sind ebenfalls alphabetisch einsortiert und ermöglichen ein leichtes Auffinden der Beschreibung.

Historische, nicht mehr verwendete »Syndrom«-Bezeichnungen und solche von häufigen, aufgeklärten Krankheiten sind mit Kurztext aufgeführt.

Besonderheiten:

Begriffe mit Namensvorsilben (z.B. Mac, Mc) werden nach den Vorsilben eingeordnet.
Adelstitel (von, van, de) sowie Vornamen und Beinamen (bei englischen Synonymen auch das Genitiv-»'s«) bleiben bei der alphabetischen Anordnung in der Regel unberücksichtigt.
Griechische Einzelbuchstaben und chemische Symbole am Wortanfang, sofern nicht voll ausgeschrieben, bleiben bei der alphabetischen Anordnung unberücksichtigt.
Umlaute werden wie die entsprechenden zwei Einzelvokale behandelt (z. B. ä wie ae), das »ß« sie ss.
Andere Zeichen (z. B. Bindestrich) sowie Wortzwischenräume bleiben bei der Alphabetisierung unberücksichtigt. So dient die Buchstabenfolge in erster, evtl. enthaltene Zahlen in zweiter Linie der Alphabetisierung.
Doppelnamen sind mit einem »//« verbunden (z. B. Brown//Séquard-Symptomatik). Dies ermöglicht Unterscheidung von Begriffen, die aus mehreren Autorennamen zusammengesetzt sind.

Alle Beiträge sind gleichartig gegliedert. Damit wird erreicht, daß gleiche Aspekte immer an identischer Stelle der Einzeldarstellung aufzufinden sind. Diese Gliederung berücksichtigt folgende Abschnitte.

Klinisch übliche Bezeichnung des Krankheitsbildes = Stichwort-Titel.
Die Benennung erfolgt häufig nach dem oder den Erstbeschreibern, teils auch nach späteren Autoren oder Neuentdeckern. Gelegentlich dienen auch Namen von Patienten, bei denen das Krankheitsbild entdeckt wurde, zur Bezeichnung. Zunehmende Verwendung finden Begriffe, deren Namen eine Beziehung zur Symptomkonstellation, zur Ätiologie, zur Pathogenese, zur Morphe beinhalten.

Zuordnung: Unter Begriffen, die klinisch üblich, deren Bezeichnung aber nicht mit der Definition des Syndrombegriffs (s. a. »Der Syndrom-Begriff« S. XXVff.) übereinstimmt, ist die richtige Zuordnung unter dem Stichwort-Titel in Klammer aufgeführt.

Krankheit: Ätiologie und Pathogenese bekannt und einheitlich.
Syndrom: Ätiologie bekannt und einheitlich; Pathogenese unbekannt.
Sequenz: Ätiologie heterogen oder unbekannt; Pathogenese bekannt und einheitlich.
Symptomenkomplex: Ätiologie und Pathogenese heterogen oder unbekannt.

Syn.: Die gebräuchlichen Synonyme sind in Kleinschrift am Anfang jedes Beitrags aufgeführt. Bei fremdsprachlichen Synonymen ist die Bezeichnung der Sprache in Klammer nachgesetzt, (e), (fz), (i), usw.

Def.: Definition. Kurzgefaßte Begriffserläuterung.

A.: Autor(en). In diesem Abschnitt finden sich kurze Angaben über Autoren, deren Namen mit dem Begriff verbunden sind oder die an der Bearbeitung und Klärung des Krankheitsbildes maßgeblich beteiligt waren. Auch die Jahreszahl der Erstmitteilung wird meist angeführt.

Diagn. Krit.: Diagnostische Kriterien = Symptome sind durchnumeriert, die Ziffern zur besseren Übersicht halbfett in Klammern gesetzt.

Im Band 2: »Symptome« sind die diagnostisch relevanten Symptome alphabetisch aufgeführt.
Ein Ordnungssystem nach Oberbegriffen und zahlreiche Querverweise erleichtern dem Benutzer das Auffinden. Die Konstellation der anderen Symptome ist bei den Krankheitsbildern mit aufgeführt und ermöglicht dem Benutzer ein rasches Auffinden der Beschreibung in Band 1 (s. a. Benutzerhinweise in Band 2).

Ätiol.: Ätiologie. Die Summe der primären Kausalfaktoren.

Pathog.: Pathogenese. Die Kaskade der durch primäre Kausalfaktoren in Gang gesetzten Sekundärveränderungen.

Bemerkungen: Eine freie Rubrik, die unterschiedlich, je nach fachlichem Bedarf, Informationen enthält. Mit (DD) sind differentialdiagnostische Hinweise gekennzeichnet.

Lit.: Literatur (alphabetisch geordnet).

McK.: McKusick-Nummer (fakultativ) nach: McKusick V (1994) Mendelian Inheritance in Man. 11th ed. The Johns Hopkins University Press, Baltimore, London. – MIM-CD™ with Knowledge Finder® (Aries Systems Corporation© 1995).

Autor und Initialen des zuständigen Herausgebers (GA = G. Adler; GB = G. Burg; JK = J. Kunze; DP = D. Pongratz; AS = A. Schinzel; JS = J. Spranger).

Hinweise für die Benutzung	Beispiele

Alphabetisch einsortierte Synonyme ⟶ **Brown//Séquard-Hemiplegie: Brown//Séquard-Symptomatik**
mit Verweisung auf das Stichwort ⟶ **Brown//Séquard-Lähmung: Brown//Séquard-Symptomatik**

Doppelnamen sind mit einem »//«-Zeichen verbunden

Klinisch übliche Bezeichnung ⟶ **Evans-Syndrom**
Zuordnung ⟶ **(Sequenz)**
Synonyme ⟶ *Syn.:* autoimmune hemolytic anemia-thrombocytopenic purpura syndrome, idiopathic (e)
Definition ⟶ *Def.:* Erworbene autoimmunhämolytische Anämie in Verbindung mit einer Immunthrombozytopenie.
Autor(en) ⟶ *A.:* Erstbeschreibung 1949 durch die amerikanischen Ärzte R. S. Evans und R. T. Duane.
Diagnostische Kriterien ⟶ *Diagn. Krit.:* **(1)** Autoimmunhämolytische Anämie (leichter Ikterus, Nachweis von erythrozytären Antikörpern). – **(2)** Blutungsneigung durch Thrombozytopenie. – **(3)** Nachweis von antithrombozytären Antikörpern.
Ätiologie
Die Summe der primären Kausalfaktoren ⟶ *Ätiol.:* Uneinheitlich; tritt bei malignen Erkrankungen des Immunsystems und Autoimmunerkrankungen (z.B. systemischer Lupus erythematodes) auf.
Pathogenese
Die Kaskade der durch primäre
Kausalfaktoren in Gang gesetzten
Sekundärveränderungen ⟶ *Pathog.:* Antikörper gegen Erythrozyten und gegen Thrombozyten führen zu einem beschleunigten peripheren Abbau dieser Zellen. Die Antikörper sind nicht kreuzreagierend, d.h., sie richten sich nicht gegen ein gemeinsames Antigen von Erythrozyten und Thrombozyten.
Bemerkungen (fakultativ) ⟶ *Bemerkungen:* **(DD)** abzugrenzen sind v.a. die mikroangiopathischen hämolytischen Anämien (z.B. hämolytisch-urämischer Symptomenkomplex, thrombotisch thrombozytopenische Purpura) mit Hämolyse und Thrombozytopenie, hervorgerufen durch mechanische Schädigung der Erythrozyten (keine erythrozytären Antikörper) und Gerinnselbildung. Beim Evans-S. steht klinisch die Blutungsneigung im Vordergrund. Gewöhnlich chronisch rezidivierender Verlauf.
Literatur (alphabetisch geordnet) ⟶ *Lit.:* Evans RS, Duane RT (1949) Acquired hemolytic anemia; relation of erythrocyte antibody to activity of the disease; significance of thrombocytopenia and leukopenia. Blood 4: 1196–1213. – Petrides PE, Hiller E (1992) Autoimmune hemolytic anemia combined with idiopathic thrombocytopenia (Evans Syndrome). Clinical Investigator 70: 38–39.
McKusick-Nummer (fakultativ) ⟶ *McK.:* …
Autor(en) und Initialen der (des)
zuständigen *Herausgeber(s)* ⟶ E. Späth-Schwalbe; M. Köhler/GA

Historische, nicht mehr verwendete ⟶ **Goldstein-Syndrom**
»Syndrom«-Bezeichnungen und
solche von häufigen, aufgeklärten
Krankheitsbildern sind mit Kurztext
aufgeführt

Syn.: Goldstein-Reichmann-Syndrom – Kleinhirn-Syndrom, erworbenes
Def.: Nicht mehr gebräuchlicher Begriff für einen durch entzündliche oder traumatische Schädigung des Kleinhirns entstehenden Symptomenkomplex.
A.: Kurt Goldstein, 1878–1965, Neurologe, Frankfurt a. M., New York. – Erstbeschreibung durch Goldstein und Reichmann gemeinsam.
Lit.: Goldstein K, Reichmann L (1916) Beiträge zur Kasuistik und Symptomatologie der Kleinhirnerkrankung. Arch Psychiatr 56: 466–521.
St. Wagner/DP

Zur Schreibweise

Wir haben uns bemüht, eine einheitliche Schreibweise zu verwenden. Folgende Richtlinien sind dabei maßgebend.

1. *Schreibweise des K- und Z-Lautes:*

a) Wenn die Fachwörter in ihrer *ursprünglichen* lateinischen oder griechisch-lateinischen Form gebraucht sind, so ist geschrieben:

Carcinoma; Nervus opticus; Coeloma.

b) Wenn die Fachwörter zwar eingedeutscht, jedoch mit lateinischen Adjektiven versehen sind, so ist geschrieben:

Appendicitis acuta; Cystitis acuta.

c) Wenn die Fachwörter nach griechischer Aussprache K-Laute enthalten, so ist geschrieben: **K**eratosis, **K**yphosis, **K**ephalhämatom, **Ak**rozyanose.

d) Wenn die Fachwörter ihrer Endung oder ihrer Wortverbindung nach eingedeutscht sind, so wird der üblichen Aussprache entsprechend der K-Laut mit K, der Z-Laut mit Z geschrieben:

Kolonspasmen; Zyanose; kardinal; Dyskranie; Zyste; Dyszephalie; Appendizitis.

e) Diese Schreibweise gelangt auch dann zur Anwendung, wenn aus dem Zusammenhang erkenntlich wird, daß Eindeutschung vorliegt:

tuber**k**ulotoxische Enzephalose; Ul**k**usdiät; Opti**k**usatrophie; diabetisches **K**oma; (aber: Tuber**c**ulosis acuta, Ul**c**us ventriculi).

f) Chemische Substanzen sind meist mit c geschrieben, wenn der Wortstamm aus dem Lateinischen ableitbar ist (z. B. *Glucose, Lactose*); bei griechischem Wortstamm (z. B. *Glykosid, Galaktose*) wird das k bevorzugt.

2. Die *Umlaute* ae und oe erscheinen in lateinischen Wortbildungen als ae und oe (**Co**eloma; Encephalitis h**ae**morrhagica), in eingedeutschten als ä und ö (hämorrhagische Diathese; Zöliakie).

3. Zusammengehörige Doppelnamen einer Person sind mit ∥ verbunden (z. B. Brown∥Séquard-Syndrom).

Abkürzungen und Symbole

A., AA.	Autor, Autoren, Arteriae
Abb.	Abbildung
ätiol.	ätiologisch
allg.	allgemein
(am)	amerikanisch
anat.	anatomisch
a.-p.	anterior-posterior
ASR	Achillessehnenreflex
AZ	Allgemeinzustand
bd.	beide, beiden
bds.	beidseits
Beob.	Beobachtung
bes.	besonders
BKS	Blutkörperchensenkungsgeschwindigkeit
BSG	Blutkörperchensenkungsgeschwindigkeit
BWS	Brustwirbelsäule
CCT	kraniale Computertomographie
chron.	chronisch
CT	Computertomographie
D	Diagnose
(D)	(differential)-diagnostisch bedeutsames Symptom
Def.	Definition
DD	Differentialdiagnose
DOFONOS	Abtlg. für klin. Nosologie und Semiotik am Zentrum der Medizinischen Informatik, Frankfurt a. M.
(e)	englisch
EEG	Elektroenzephalogramm
EKG	Elektrokardiogramm
EMG	Elektromyographie
EOG	Elektrookulogramm
ERG	Elektroretinogramm
evtl.	eventuell
(fz)	französisch
Geschl.	Geschlecht
Gl.	Glandula
hämolyt.	hämolytisch
Histol.	Histologie – histologisch
HK	Hämatokrit
HVKL	Hypophysenvorderlappen
HWS	Halswirbelsäule
(i)	italienisch
i.e.S.	im engeren Sinne
infekt.	infektiös
inf.	inferior
insbes.	insbesondere
i.v.	intravenös
K.Kl.	Kinderklinik
klin.	klinisch
lat.	lateral
li.	links
LIG	Ligamentum
Lit.	Literatur – Schrifttum
LWS	Lendenwirbelsäule
M.	Musculus
männl.	männlich
Mill.	Millionen
Min.	Minuten
Mon.	Monat, Monate
MRI	magnetic resonance imaging
NLG	Nervenleitgeschwindigkeit
NS	Nervensystem
o.ä.	oder ähnlich
o.B.	ohne Befund
O.U.Kl.	Orthopädische Universitätsklinik
Pat.	Patient
Path(ol)	Pathologie, Pathologe
(port)	portugiesisch
Proc.	Processus
PSR	Patellarsehnenreflex
psych.	psychisch
re.	rechts
RES	Retikuloendotheliales System
RM	Rückenmark
(russ)	russisch
S., Ss.	Syndrom, Syndrome
s.	siehe
s.a.	siehe auch
s.d.	siehe dort, siehe dies
serol.	serologisch
s.o.	siehe oben
(span)	spanisch
SSW	Schwangerschaftswoche
s.u.	siehe unten, siehe unter
sup.	superior
Sympt.	Symptom
symptomat.	symptomatisch
SW	Sakralwirbel
Syn.	Synonyme
syn.	synonym
u.a.	und andere, unter anderem
u.ä.	und ähnlich
U.Ffm.	Universität Frankfurt a. M.
U.H.Kl.	Universitäts-Hautklinik
U.K.Kl.	Universitäts-Kinderklinik
unspez.	unspezifisch
UV	Ultraviolett

Abkürzungen und Symbole

V., Vv. ..... Vena, Venae
vgl. .... vergleiche

WaR .... Wassermann' Reaktion
wesentl. ..... wesentlich
weibl. ...... weiblich
WS .... Wirbelsäule

ZKi .... Zentrum der Kinderheilkunde
ZNS .... Zentralnervensystem
ZRad .... Zentrum der Radiologie

→ .... führt zu, Ursache von
↑ .... im Band 2 (Symptome): Verweisung auf eine andere Fundstelle (»Bitte dort nachsehen«, »siehe«, »siehe unter«)

Der Syndrom-Begriff
J. Spranger

Historische Entwicklung

Der Begriff »Syndrom« leitet sich ab aus dem griechischen syn-dromé von συνδρομή. Dieser Begriff, ein Femininum (»die« syn-dromé), findet sich mehrfach in den Schriften des Galen und bezeichnet Symptome, die zusammen auftreten: »Es wird also genügen ... als Symptom einfach eines der Dinge zu bezeichnen, die wider die Natur sind, etwa Farbe, Schwellung ... Schmerz oder Husten; das Leiden aber und die Krankheit als ›Syndrom‹, das aus diesen besteht (passionem vero et egritudinem concursum – i.e. συνδρομή). So bezeichneten sie nämlich schon alle Empiriker vor uns; sie nannten freilich nicht jede beliebige Anhäufung von Symptomen so, sondern nur solche, die am Körper eines Kranken gleichzeitig auftreten und Vermehrung, Stillstand, Abnahme und Lösung gleichzeitig erfahren.« (Übers. aus Galen, Subfiguration empirica, lat. Fassung 1341, n. Preiser 1966.)

Der Begriff wird allgemein Hippokrates zugeschrieben (Kogoj, 1956, Leiber, 1981), findet sich im Index zum Corpus Hippocraticum im Thesaurus Linguae Graecae der Universität Hamburg jedoch nicht (Preiser, 1966). Wahrscheinlich führten ihn erst die Empiriker ein, die gut 100 Jahre nach Hippokrates in Alexandria wirkten. Zweifellos spiegelt er jedoch hippokratische Denkweise wider. Der Ruhm des Hippokrates gründete sich auf seine Kunst, Symptome zu beobachten und als zusammengehörige Vorboten zukünftiger Entwicklung zu erkennen: »Wenn die Brust einer schwangeren Frau plötzlich kleiner wird, ist mit einem baldigen Abort zu rechnen.« »Aschfahle Haut, eingesunkene, glanzlose Augen, spitze Nase, tiefe Gesichtsfalten« machen zusammen die »Facies hippocratica« aus, die den baldigen Tod des Patienten erwarten läßt. Gleichermaßen konnten Krankheitszeichen anamnestisch zusammengehören: »Eine Lähmung ist die Folge eines Schlaganfalls.«

Bis in das 17. Jahrhundert sahen die Ärzte in Symptomen nicht abstrakte Phänomene, sondern nur Veränderungen des kranken Menschen. Symptome und Symptomgruppen waren zwar immer wieder, d. h. an verschiedenen Kranken, zu beobachten und ließen sich somit als regelhaft beschreiben. Sie wurden jedoch nicht, unabhängig vom Kranken, als eigene Wesenheiten betrachtet. Krankheitslehre war die Sammlung von anamnestischen, prognostischen und therapeutischen Regeln, die sich aus dem ärztlichen Umgang mit kranken Menschen ergaben. Die Loslösung von Symptomen und Symptomgruppen vom Patienten und damit die Schaffung abstrakter Krankheitseinheiten ist eine Schöpfung der Neuzeit. Sie geht wesentlich auf Thomas Sydenham, 1624–1689, zurück, der »die Krankheit« als eigenständiges Wesen mit Ursache, Verlauf, Begleiterscheinungen und Folgen beschrieb (Berghoff, 1947). Die Krankheit als subjektives Erleben (mal-aise, dis-ease) wurde zur objektiven Einheit (clinical entity). Mit wachsendem naturwissenschaftlichem Verständnis entstand das Bedürfnis, medizinische Sachverhalte auch aus ihren Ursachen heraus zu verstehen, Krankheiten kausal zu definieren: »Cum scire sit rem per causam cognoscere«: Wissen heißt, die Dinge durch ihre Ursachen zu erkennen (Sennert, 1650).

»Krankheit« und »Syndrom« waren bis Sydenham weitgehend synonym. Von Sydenham an richtete sich das Interesse auf kausal bestimmte Krankheitseinheiten. Ob die Krankheit dabei ein objektives Wesen oder eine reine Abstraktion sei, beschäftigte Generationen von Ontologisten und Nominalisten (King, 1982). Der auf subjektive, anamnestische und prognostische Verläufe gerichtete Syndrom-Begriff trat in den Hintergrund. Denn die Frage nach prognostischer oder anamnestischer Zusammengehörigkeit von Symptomen genügte den Ärzten nicht mehr. Die ursprüngliche Frage: »Weist Symptom A auf Symptom B?« änderte sich zu: »Besteht die Krankheit X sicher aus den Symptomen A und B?«

Entsprechend ist der Begriff »Syndrom« in der medizinischen Literatur des 18. und frühen 19. Jahrhunderts kaum mehr zu finden. Er taucht erst in den großen französischen Enzyklopädien des späten 19. Jahrhunderts wieder auf. So lesen wir in Littré's Dictionnaire de Médicine von 1878, daß es nützlich wäre, den alten griechischen Terminus wieder aufzunehmen als Bezeichnung für Krankheitserscheinungen, die man nicht zwingend bestimmten Krankheiten zuordnen könne («des énumérations des symptômes sans rapport obligé à des maladies déterminées«). Diese Definition entspricht etwa der wenig später von Dorland (1900) gegebenen: »A complex of symptoms; a set of symptoms that occur together; a sum of signs of any morbid state.« Diese Definition eines Syndroms findet sich bis heute in den meisten englischsprachigen Lexika (Jablonski, 1990): ein Syndrom ist ein Symptomenkomplex.

Mit der Gleichsetzung von Syndrom und Symptomgruppe war die Zusammengehörigkeit der Symptome nicht angesprochen: die Littrésche wie die Dorlandsche Definition war für jede Zufalls-Syndromie anwendbar, d.h. für das »Zusammengehen von Dingen oder Merkmalen, welches zufallsbedingt und vorübergehend sein kann« (Günther, 1948/49). Die Definition entsprach der ursprünglichen, empirischen: ein Syndrom ist eine Gruppe zeitlich zusammen auftretender Symptome. Sie findet sich kaum modifiziert in modernen Texten (Warkany, 1974, Pschyrembel, 1990, Dorland, 1988). Im Lexikon der Psychiatrie weist v. Zerssen 1973 nachdrücklich darauf hin, »den Syndrombegriff auf Typen von Zustandsbildern einzuengen und dabei ätiopathogenetische Gesichtspunkte überhaupt weitgehend außer acht zu lassen«.

Die für die praktische Verwendbarkeit des Begriffs wichtige Frage, was Symptome zu einem Syndrom verknüpft, d.h. welche Kombinationen zufällig und welche nicht zufällig sind, ist damit nicht gestellt.

Mit dieser Frage beschäftigten sich 1922 die Pädiater v. Pfaundler und Seht. Sie bezeichneten als »Syntropie« eine statistisch überzufällige Kombination von Krankheitssymptomen und schufen den »Syntropie-Index« als Maß der statistischen Wahrscheinlichkeit. Gelenkrheumatismus und Chorea hatten einen hohen, Chorea und Rachitis einen niederen Index.

Die weitergehende Frage nach der ursächlichen Verknüpfung hatte bereits die Ärzte der Aufklärung interessiert. In

Der Syndrom-Begriff

Motherby's Lexikon von 1861, das sich auf Castelli's Lexicon Medicorum Graeco-Latinum (1755) stützt, findet sich die Angabe, daß ein plethorisches Syndrom die Gruppe von Symptomen bezeichne, die aus der Plethora *hervorgehen*. Ähnlich gab es ein cholerisches, phlegmatisches, pleuritisches und epileptisches Syndrom (Jablonski, 1990). Hier war offensichtlich eine gemeinsame Ursache der im Syndrom verbundenen Symptome angenommen. 1884 bezeichnete L. Hecht in Dechambres »Dictionnaire Encyclopédique des Sciences Médicale« (1884) ein Syndrom als eine Gruppe mehr oder weniger eng verbundener Symptome, die ein anderes Symptom als Ursache haben («On appelle syndrome un ensemble de symptômes associés qui surviennent à des intervalles rapprochés ou simultanément, comme conséquences directe d'un autre symptôme qu'ils reconnaissent pour cause commune»).

In der modernen Krankheitslehre wird die ursächliche Einheit der zu einem Syndrom zusammengefaßten Symptome betont. Ein Syndrom wird definiert als »eine ursächlich definierte, pleiotrope Störung« (Opitz, 1979), als Muster ursächlich verbundener multipler Anomalien (Roche, 1987), im Bereich der Genetik als »Konstellation von Anomalien aufgrund eines einzelnen genetischen oder Entwicklungsdefekts« (Hirschhorn, 1981), in der Psychologie als »auf eine einheitliche Ursache zurückgeführtes Verhaltensmuster« (English und English, 1958), generell als »ätiologisch einheitliche Störung, deren Pathogenese (noch) unbekannt ist« (Spranger, 1989).

Zusammenfassend hat sich mit der historischen Entwicklung die Bedeutung des Begriffs »Syndrom« geändert: a) »Die syn-dromé« im antiken Wortgebrauch bezeichnet eine anamnestisch oder prognostisch nutzbare Symptomgruppe ohne Rücksicht auf die kausale oder statistische Zusammengehörigkeit der Symptome. b) Statistisch überzufällig verbundene Symptome wurden mit dem Begriff der Syntropie gekennzeichnet. c) »Das Syndrom« als wissenschaftlicher Begriff bezeichnet eine Gruppe kausal verbundener Symptome.

In diesem Zusammenhang ist auf den Kausalitätsbegriff in der Medizin einzugehen.

Ätiologie – Pathogenese – Phänotyp

«Die syn-dromé» im antik-empirischen Wortverständnis ist identisch mit dem Begriff »Symptomenkomplex«. Sie ist ein Muster morphologischer und/oder funktioneller Veränderungen, unabhängig von ihrer kausalen oder auch nur statistischen Zusammengehörigkeit. Wird dieser Symptomenkomplex als Folge eines Krankheitsprozesses und damit als ein Teil einer Krankheitseinheit gesehen, so trifft die Bezeichnung »Phänotyp« zu: »Ein Phänotyp ist die Summe der durch einen pathologischen Prozeß bewirkten morphologischen und/oder funktionellen Veränderungen eines Organismus« (Spranger, 1989).

Der kausale Prozeß, der zum Phänotyp führt, wird herkömmlich in Ätiologie und Pathogenese unterteilt (Abb. 1). Unter »**Ätiologie**« verstehen wir die Summe der »primären« Kausalfaktoren, d.h. die Summe der Faktoren und Ereignisse, die einen (pathologischen) Prozeß in Gang bringen. Traditionell bezeichnen wir als »die« Ursache eines Krankheitsbildes den Faktor, der die Spezifität des Prozesses bedingt. »Die« Ursache der Tuberkulose ist eine Infektion mit Mycobacterium tuberculosis. Selbstverständlich beeinflussen darüber hinaus genetisch-disponierende, immunologische, nutritive, psychische usw. Kausalfaktoren diesen speziellen Krankheitsprozeß.

Unter »**Pathogenese**« verstehen wir die Kaskade der durch die primären Kausalfaktoren in Gang gebrachten, sekundären Ereignisse. Die Pathogenese der Tuberkulose umfaßt die Summe der Ereignisse nach der Primärinfektion. Sie führt zu pathologischen Veränderungen, die ihrerseits Anlaß für weitere Ereignisse und Veränderungen geben.

Die Abgrenzung von »Ätiologie« und »Pathogenese« ist nicht immer einfach, gelegentlich willkürlich. Bezeichnen wir heute noch die Trisomie des Chromosoms 21 als die primäre Ursache des Down-Syndroms, so werden wir in Zukunft vielleicht den Prozeß als primäre Ursache nennen, der die Non-disjunction des Chromosoms bewirkt. Die Trisomie wird dann Teil der erweiterten Pathogenese. Andererseits ist es nicht sinnvoll, unspezifische, globale Hintergrundereignisse als »eigentliche« Ursache anzuerkennen. Primäre Ursache der Phenylketonurie ist die Homozygotie eines mutierten Gens auf dem Chromosom 12, nicht die radioaktive Strahlung oder der chemische Prozeß, der die Mutation hervorgerufen hat und auch nicht der psychosoziale Hintergrund, der zwei Anlageträger zusammenführte und sie zu Eltern machte. Die Alkoholexposition des Ungeborenen und seine Fähigkeit den Alkohol zu metabolisieren, sind ätiologische Faktoren, alle nachfolgenden pathogenetische. Die sozialen Umstände, die die Mutter zum Alkoholgenuß verleiteten, werden dagegen nicht zur Ätiologie des Krankheitsbildes gezählt.

Akute mechanische Einflüsse werden herkömmlich meist als ätiologische und nicht als pathogenetische Faktoren angesehen. So wird die einem »Dumping-Syndrom« vorausgehende Magenresektion eher der Ätiologie und nicht der Pathogenese zugeordnet, obgleich ihr in der Kausalkette ein Magenkarzinom o.ä. und die nachfolgende Entscheidung der Chirurgen vorausging. Chronische mechanische Einflüsse, wie intrauterine Bewegungseinschränkung oder die Wirkung der Schwerkraft auf ein demineralisiertes Knochensystem werden dagegen eher als Teil der Pathogenese akzeptiert. Ätiologisch wichtig sind hier die Ursachen der chronischen Bewegungseinschränkung oder der Knochenerweichung.

Die Zuordnung eines Faktors zu Ätiologie oder Pathogenese hängt somit von seiner Stellung in der Ursachenkette ab. Je tiefer die Kenntnis reicht, desto eher wird man von Ätiologie sprechen. Unabhängig davon wird als die Ursache der Faktor anerkannt, der das größte relative Gewicht zu haben scheint: die Ursache des Down-Syndroms ist die Trisomie 21, die Ursache der Arthrogrypose ist die »intrauterine Bewegungseinschränkung«.

Für den Syndrom-Begriff noch wichtiger ist die Frage der Einheitlichkeit (Homogenität) oder Uneinheitlichkeit (Heterogenität) der Ursachenkette.

Je früher ein Kausalfaktor in der Ursachenkette liegt (je weiter links in Abb. 1), desto größer ist die Einflußmöglichkeit anderer Kausalfaktoren, desto variabler kann das Krankheitsbild werden. Eine Infektion verläuft unterschiedlich, je nach Infektionsweg, Konstitution, Krankheitsdauer, Immunstatus usw. So kann sich eine Infektion mit B. Burgdorferi in verschiedenen klinischen Zustandsbildern manifestieren, vom Erythema migrans über eine Monarthritis zur Polyneuritis Bannwarth. Dies wäre ein Beispiel für einheitliche (homogene) Ätiologie und uneinheitliche (heterogene) Pathogenese eines Symptomenkomplexes.

Umgekehrt können verschiedene ätiologische Faktoren einen uniformen pathogenetischen Prozeß in Gang setzen. So können zerebrale, myogene, medikamentöse oder

Der Syndrom-Begriff

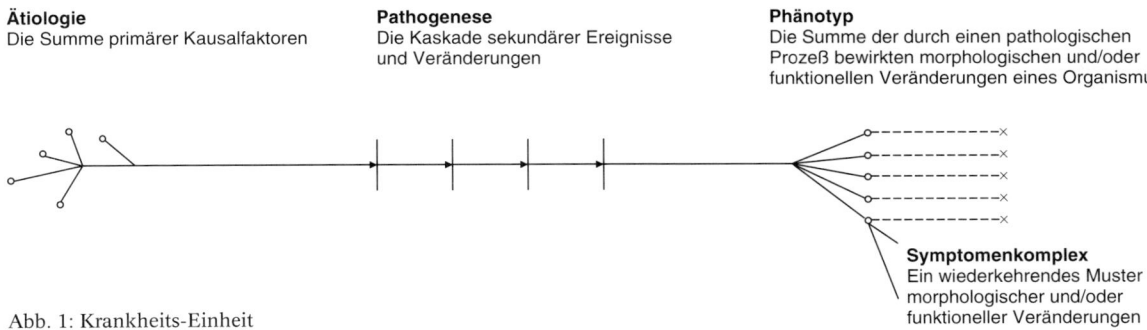

Abb. 1: Krankheits-Einheit

mechanische Einflüsse die Beweglichkeit eines Föten beeinträchtigen. Folge der intrauterinen Bewegungsarmut ist die Arthrogryposis multiplex. Ein basophiles Hypophysenadenom führt über den gleichen pathogenetischen Mechanismus zum gleichen klinischen Bild wie ein Nebennierenadenom oder die iatrogene Cortisongabe. Dies sind Beispiele für ätiologisch heterogene, pathogenetisch einheitliche Symptomenkomplexe.

Die heutige Verwendung des Begriffs »Syndrom«

Die moderne Medizin nutzt den Begriff »Syndrom« uneinheitlich. Einerseits wird er im rein antiken Sinn gebraucht, als syn-dromé für Symptome, die durch charakteristischen Verlauf, Anamnese und Prognose miteinander verbunden sind, ohne Rücksicht auf ihre kausale Verknüpfung. Zum anderen wird »das Syndrom« als wissenschaftlicher Krankheitsbegriff unter Berücksichtigung der Verursachung der Symptome verstanden.

Syndrome 1. Ordnung = Syndrome i.e.S.

Diese, von Leiber 1981 als »ätiologische Syndrome« bezeichneten Zustandsbilder sind ätiologisch definiert, d.h. sie haben eine einzige (Haupt-)Ursache. Die Pathogenese ist dagegen meist unbekannt. Zu den Syndromen 1. Ordnung gehören zahlreiche mikrobiell, umwelt- und toxisch bedingte, sowie die meisten genetischen Störungen. Beispiel eines Syndroms 1. Ordnung ist das »Marfan-Syndrom«. Ursache ist eine Genmutation. Die aus dieser Mutation hervorgehenden pathogenetischen Schritte, die letztendlich die Symptome Hochwuchs, Linsenluxation, Aortendegeneration hervorrufen, sind noch unbekannt.

Zwischen einem Syndrom 1. Ordnung und einer Krankheit wird nicht scharf unterschieden. Sofern »Krankheit« nicht als Befindlichkeitsstörung, sondern als nosologische Einheit verstanden wird, tendiert der Sprachgebrauch dazu, mit wachsender Kenntnis von Ätiologie und Pathogenese von einer Krankheit zu sprechen: Aus dem Fölling-Syndrom wird die Phenylketonurie, aus dem Hurler-Syndrom die Mucopolysaccharidose I-H.

Syndrome 2. Ordnung = Sequenzen

Syndrome 2. Ordnung sind aus ihrer Pathogenese bestimmt und wurden von Leiber (1981) als »pathogenetische Syndrome« bezeichnet. Die Ätiologie ist uneinheitlich oder unbekannt (Abb. 2).

Ein historisches Beispiel eines Syndroms 2. Ordnung ist das Ikterus-Syndrom. Es ist charakterisiert »... durch braunfarbenen Urin, häufig mit einer Verlangsamung des Blutkreislaufs, entfärbten Stuhl und, in schweren Fällen Xanthopsie. Diese Symptome sind die Folge einer Anhäufung von Farbstoffen oder Gallepigmenten im Blut, die dorthin auf verschiedenste Weise gelangen können. Das Ikterus-Syndrom kommt bei sehr verschiedenen Krankheiten vor ...« (Hecht, 1884).

Zahlreiche Syndrome insbesondere der inneren Medizin, der Pädiatrie und Neurologie sind pathogenetisch definiert. Beispiele sind das Cushing-Syndrom, Cortison-Entzugssyndrom, das Syndrom der leeren Sella, das Syndrom des toxischen Schocks, Asthmasyndrom, Malabsorptionssyndrom, Atemnotsyndrom, Amnioninfektionssyndrom. Die Ätiologie all dieser Syndrome ist heterogen oder unbekannt. Sie sind in diesem Buch als »Sequenzen« gekennzeichnet.

Eine besondere Kategorie von Syndromen 2. Ordnung entsteht durch mechanische oder anatomisch bedingte Einflüsse. Zu den mechanisch bedingten gehören beispielsweise das Robin-«Syndrom«, das intrauterine Hypomobilitäts-«Syndrom« oder das Potter-«Syndrom«, zu den anatomisch bedingten zahlreiche neurologische Syndrome wie das Hirnstammsyndrom, Goldstein-Syndrom, Haubensyndrom, corticostriatocerebellare Syndrom, oder, aus der inneren Medizin, das Subclavian-steal-Syndrom. Vor allem für diese Syndrom-Kategorie wurde vorgeschlagen, den Begriff des Syndroms durch den der »Sequenz« ganz zu ersetzen (Spranger et al., 1982).

Syndrome 3. Ordnung = Symptomenkomplexe

Syndrome 3. Ordnung entsprechen dem ursprünglichen, empirisch-klassischen Begriff der »syn-dromé«. Sie bezeichnen abgrenzbare Muster klinisch erkennbarer Symptome ohne Berücksichtigung ihrer Ursachen (Abb. 2). Syndrom ist gleich Symptomenkomplex oder Phänotyp. Leiber (1981) nannte sie »morphologische Syndrome«, ein weniger guter Begriff, da sie ebenso für Gruppierungen funktioneller Symptome genutzt werden. Dies gilt insbesondere für die Psychiatrie, die den Syndrom-Begriff ausschließlich im antik-empirischen Sinn verwendet. Die kausale Unbestimmtheit und Uneinheitlichkeit wird dort als Vorteil empfunden, »denn in diesem Fach sind die ätiopathogenetischen Grundlagen der klinisch faßbaren Krankheitserscheinungen durchweg noch vielgestaltiger ... und noch undurchsichtiger als in den somatischen Disziplinen der Medizin« (v. Zerssen, 1973). Die Bedeutung dieses Syndrom-Begriffs liegt in der prognostischen oder anamnestischen, gelegentlich auch therapeutischen Nutzbarkeit.

Man kann davon ausgehen, daß aus der Regelmäßigkeit des gemeinsamen Auftretens der Symptome auf ihre Zusammengehörigkeit geschlossen, d.h., daß »Syntropie« unterstellt wird. Merkwürdigerweise scheint die von Pfaundler und Seht 1922 aufgezeigte Möglichkeit, diese Syntropie statistisch zu untermauern, völlig in Vergessenheit geraten zu sein. Daß der Syndrom-Begriff nicht für

Der Syndrom-Begriff

Bestimmungskategorie	Ätiologie	Pathogenese	Phänotyp
Syndrom 1. Ordnung (ätiologisches Syndrom)	homogen	unbekannt	definiert
Syndrom 2. Ordnung (Sequenz, pathologisches Syndrom)	heterogen / unbekannt	homogen	definiert
Syndrom 3. Ordnung (Symptomenkomplex, Phänotyp, klinisches Bild)	heterogen / unbekannt	heterogen / unbekannt	definiert

Abb. 2

Zufalls-Syndromien genutzt wird, liegt auf der Hand. Zufällige Kombinationen mehrerer Krankheitsprozesse werden vorwiegend in medizinischen Zentren gesehen und wurden auch als »Universitätssyndrome« bezeichnet (Opitz et al., 1979).

Ein Beispiel für Syndrome 3. Ordnung ist das »Chronische Müdigkeitssyndrom«. Es handelt sich um einen Zustand mit anhaltender Müdigkeit, Schlafstörungen, Kopfschmerzen, Muskelschmerzen, Depression, Erinnerungsstörungen, Verwirrtheit, Konzentrationsunfähigkeit, Lymphknotenschwellungen und Halsschmerzen. Die früher auch als epidemische Neuromyasthenie, Royal-Free-Krankheit, Postinfluenza-Neurasthenie bezeichnete Störung der Befindlichkeit geht nicht mit umschriebenen körperlichen oder labortechnisch erfaßbaren Veränderungen einher und wurde bei bis zu 20% aller Patienten einer Allgemeinpraxis diagnostiziert (Buchwald et al., 1987). Zusammenhänge mit chronischen Virusinfektionen, insbesondere dem Epstein-Barr-Virus, jedoch auch Coxsackievirus B, Varizellen, Rubella und Herpes Typ 6 wurden postuliert, scheinen jedoch fragwürdig (Katz und Andiman, 1988). In einer Doppelblindstudie besserte sich das Zustandsbild mit Placebo wie mit Aciclovir (Straus, 1988).

Ein Beispiel aus der Psychiatrie ist das »Panik-Syndrom«, charakterisiert durch plötzlich und wiederholt auftretende Angstanfälle, die mit Atemnot, Schwindel, Herzklopfen, Schwitzen, Zittern, Beklemmung, Übelkeit und anderen Symptomen einhergehen (Buller und Philipp, 1984, Am Psych Ass, 1987). Auf ursächliche Erwägungen wird bei der Diagnose meist verzichtet; therapeutisch bringen neben Pharmakotherapeutika auch Placebos gute Erfolge (Philipp et al., 1988).

Weitere Beispiele für die Verwendung dieses archaischen Syndrom-Begriffs finden sich als »Symptomenkomplex« gekennzeichnet in diesem Buch. Besonders erwähnt seien das Durchgangssyndrom, das benigne chronische Schmerzsyndrom (Egle et al., 1989), das hyperkinetische Syndrom, das Herzangstsyndrom (Maier, 1987) oder das dysmorphe Syndrom (Koblenzer, 1985).

Praktische Folgen des unterschiedlichen Sprachgebrauchs

Begriffe haben eine Signalfunktion. Die Verwendung des Begriffs »Symptom« oder »Symptomenkomplex« signalisiert, daß ein Erscheinungsbild vorliegt, dessen Ätiologie und Pathogenese unbekannt sind oder nicht zur Diskussion stehen. Wir sind aufgefordert, die Ursachen des Symptoms oder Symptomenkomplexes und aus ihrer Kenntnis kausale Behandlungsmaßnahmen zu suchen. Wir denken pathophysiologisch und die wissenschaftliche Neugier ist groß.

Dagegen signalisiert die Verwendung des Begriffs »Krankheit« ausgedehntes Wissen über Ätiologie, Pathogenese, Klinik, Verlauf, Prognose, Therapie. Die Aussage »Dies ist eine Krankheitseinheit« bedeutet diagnostische und therapeutische Sicherheit. Wir folgen den Anweisungen des Lehrbuchs, die wissenschaftliche Neugier ist gering.

Sprachhistorisch begründet, haftet dem Begriff »Syndrom« der Charakter des Vorläufigen, Unsicheren an. Er vermittelt den Eindruck einer begrenzten Kenntnis. Wie oben gezeigt, besteht über das Ausmaß der verfügbaren Kenntnisse jedoch keine Übereinkunft. Handelt es sich um ein Syndrom 3. Ordnung, eine syn-dromé im archaischen Sinn, sind Ätiologie und Pathogenese vielgestaltig oder unbekannt. Beim Syndrom 2. Ordnung ist die Pathogenese bekannt, die Ätiologie vielfältig oder unbekannt. Das Syndrom 1. Ordnung ist ätiologisch einheitlich, doch ist wenig über die Pathogenese bekannt. So kann der Gebrauch des Begriffs »Syndrom« jedes beliebige Maß an pathogenetischer oder ätiologischer Kenntnis signalisieren.

Solange die verschiedene Verwendungsweise des Syndrom-Begriffs, d.h. die verschiedene Erkenntnisdichte, bewußt ist, resultiert kein Schaden. Der Psychiater weiß, daß das Panik-Syndrom eine kausal unbestimmte Verhaltensauffälligkeit ist. Der Pädiater sucht beim pathogenetisch definierten Amnioninfektionssyndrom nach verschiedenen Erregern und der Genetiker nach der Pathogenese des Ullrich-Turner-Syndroms.

Bleiben die verschiedenen Verwendungsweisen jedoch unbekannt, so kann das folgende Mißverständnis entstehen: Mit dem Gebrauch des Begriffs Panik-«Syndrom« deutet der Psychiater ätiopathogenetische Vielfalt oder Unkenntnis an. Der Internist, der mit seinem »Malabsorptions-Syndrom« pathogenetisches Verständnis signalisiert, unterstellt dem Psychiater ähnliche pathogenetische Kenntnisse des Syndroms. Sowohl er, wie auch der genetisch orientierte Arzt, der eher ätiologisch definierte Syndrome kennt, wird zumindest annehmen, daß es sich beim Angst-Syndrom um eine Krankheitseinheit handelt. In Wirklichkeit ist ein Panik-Syndrom jedoch nur eine »zeitliche Abfolge mehrerer Panikattacken definierter Mindestfrequenz bzw. bestimmter psychologischer Verarbeitung« (Philipp et al., 1988).

Schaden entsteht aus Selbsttäuschen, wenn nämlich durch unreflektierte Verwendung des Begriffs »Syndrom« Kenntnis vorgetäuscht wird, wo keine ist. 1797 schrieb Alexander von Humboldt in seinen »Versuchen über die gereizte Muskel- und Nervenfaser«: »Wenn es ein Gewinn für die Wissenschaft ist, oft wiederkehrende Erscheinungen, deren Zusammenhang wir nicht einsehen, durch abstrakte Ausdrücke zu bezeichnen, so führt dagegen diese Bezeichnung auch den Nachteil mit sich, daß sie den Forschungsgeist einschläfert« (Kümmel und Siefert, 1988). Zum »chronischen Müdigkeitssyndrom« äußerten Katz und Andiman 1988: »Patients and physicians seemed satisfied that once the illness had a name, the search for a diagnosis might end.«

Es besteht die Gefahr, daß unbestimmte Symptomenkomplexe durch die Anheftung des schillernden Syndrom-Begriffs zu einer Krankheitseinheit »aufgewertet« werden. Nach chronischen Virusinfektionen auftretende Lymphome werden als Komplikation chronischer Müdigkeit bezeichnet, weil mit Zusatz des Begriffs »Syndrom« die chronische Müdigkeit zur Krankheitseinheit wurde (Krüger, 1988). Die unbequeme, weil ätiologisch abzuklärende »Malabsorption« wird zur bequemen Diagnose »Malabsorptions-Syndrom«. Die Suche nach den Ursachen rezidivierender Panikattacke erlischt mit dem Bewußtsein, daß ein »Panik-Syndrom« vorliegt. Die Rezeptur von Antidepressiva wird automatisiert (Sheehan et al., 1983).

Gelegentlich, wie beim »Syndrom des verwöhnten Kindes« (McIntosh, 1989), ist die Tendenz zur Schaffung von Schein-Einheiten nur amüsant. Bedenklicher sind Begriffe wie »Empty-sella-Syndrom« oder »Morgagni-Syndrom«, bei denen durch Zusatz des »Syndroms« Zusammenhänge suggeriert werden, die der Nachprüfung nicht standhalten. Die wissenschaftliche Abklärung wird durch die Annahme eines einheitlichen Geschehens gehemmt.

Ein besonderes Beispiel hierfür stammt aus der Pädiatrie. Hier war der plötzliche Kindstod definiert als ein ärztlich nicht zu klärender Tod junger Säuglinge. Betroffen waren gesunde Kinder, bei denen auch pathologisch-anatomisch keine Veränderungen gefunden werden konnten. Dieses Ereignis wird neuerdings als »Syndrom« bezeichnet, als »Sudden Infant Death Syndrom«. Ein klinisches Zustandsbild im Sinne eines Syndroms 3. Grades kann damit nicht gemeint sein, da definitionsgemäß Symptome nicht vorliegen. Mit der Einführung des Begriffs »Syndrom« wird vielmehr eine ätiopathogenetische Einheitlichkeit unterstellt, die sich folgerichtig in einer umfänglichen und aufwendigen Suche nach ätiopathogenetischen Faktoren äußert. Es werden immer neue Krankheitsursachen, jeweils von geringer Wertigkeit, gefunden, die sich jedoch nicht in ein einheitliches Bild bringen lassen. Dies war zu erwarten, da eine syndromatische Krankheitseinheit gar nicht vorliegt. Es handelt sich um ein multifaktoriell bedingtes Ereignis.

Abgesehen von inhaltlichen Schwierigkeiten ist der Zusatz des Syndrom-Begriffs häufig überflüssig. Vor allem bei Syndromen 2. und 3. Ordnung ändert die Elimination des Zusatzes »Syndrom« nichts an der Genauigkeit der Bezeichnung: plötzlicher Kindstod ist ebenso gut wie Kindstod-Syndrom, hypoplastisches Linksherz ebenso gut wie hypoplastisches Linksherz-Syndrom (Glauser et al., 1989) und Amnioninfektion ebenso gut wie Amnioninfektions-Syndrom. Umgekehrt läßt sich die Entbehrlichkeit des Syndrom-Zusatzes an Konstrukten erkennen wie »Ikterus-Syndrom« oder »Rhinitis-Syndrom«. Sie wären mit der gleichen Berechtigung zu bilden wie die oben genannten Beispiele.

Begriffsbestimmung in der 8. Auflage des »Leiber«

In der vorliegenden Ausgabe des »Leiber« sind die verschiedenen Arten von Syndromen als solche gekennzeichnet.

Syndrome 1. Ordnung sind **Syndrome im engeren Sinn** und inhaltlich an der einheitlichen Ätiologie bei wesentlich unbekannter Pathogenese zu erkennen. Ausnahmen finden sich bei Syndromen, deren Ätiologie unbekannt ist, die aufgrund unserer Kenntnisse jedoch mit großer Wahrscheinlichkeit auf eine einheitliche Ursache zurückgehen. Beispiele hierfür sind das Rett-Syndrom oder das Kawasaki-Syndrom.

Inhaltlich sind Syndrome 1. Ordnung daran zu erkennen, daß Ätiologie und Pathogenese uneinheitlich oder unbekannt sind.

Syndrome 2. Ordnung werden als **Sequenzen** bezeichnet. Sie sind inhaltlich daran zu erkennen, daß die Ätiologie heterogen oder unbekannt, die Pathogenese dagegen bekannt ist.

Syndrome 3. Ordnung werden als **Symptomenkomplexe** oder Phänotyp bezeichnet, sofern überhaupt ein begrifflicher Zusatz erforderlich ist. Nicht selten liegen sprachlich einwandfreie Alternativen vor, die die kausale Unbestimmtheit des Erscheinungsbilds dokumentieren: »zyklische Okulomotoriuslähmung« statt »Axenfeld-Schürenberg-Syndrom«, »Volkmann-Kontraktur« statt »Volkmann-Syndrom« oder »Sudeck-Atrophie« statt »Sudeck-Syndrom«.

Sinnverwandte Begriffe

Komplex

Der Begriff »Komplex« oder »Cluster« (Lubinsky, 1994) wird meist unspezifisch verwendet: »Die Symptome A + B + C sind gleichzeitig vorhanden.« Er drückt nicht aus, in welcher Beziehung die Symptome zueinander stehen. An den Beispielen des Lutembacher-Komplexes und des Sicca-Komplexes, die beide auch als »Syndrom« oder »Krankheit« bezeichnet werden, mit denen also eine kausale Verknüpfung unterstellt wird, zeigt sich die Unschärfe des Begriffs.

Assoziation

Der Begriff wird vorwiegend in der medizinischen Genetik verwendet. Beispiele sind die VACTERL-Assoziation und die MURCS-Assoziation. Ursprünglich wurde er rein statistisch definiert, nämlich als das »überzufällige Auftreten mehrerer kongenitaler Anomalien, die nicht polytoper Defekt, Syndrom oder Sequenz sind, bei zwei oder mehr Individuen« (Spranger et al., 1982).

Neuerdings wird er für Fehlbildungen verwandt, die in den ersten 28 Tagen der Embryogenese, d.h. in der Blastogenese, aus unbekannter Ursache entstehen: »Assoziationen sind während der Blastogenese auftretende kongenitale, idiopathische Anomalien« (Opitz, 1993, 1994). Mit dieser Änderung wird der statistische zu einem biologischen Begriff. Gleichzeitig erhält er eine zeitliche Bedeutung: in der Blastogenese auftretend.

Variabilität und fehlendes Wiederholungsrisiko vieler blastogener Defekte sprechen für eine Vielfalt nicht-genetischer, räumlich und/oder zeitlich versetzt wirkender teratogener Ursachen (Lubinsky, 1994). Sie führen zu jeweils anderen Fehlbildungs-Kombinationen und können damit auch als »private« Disruptions-Syndrome bezeichnet werden.

Die in der ursprünglichen Definition geäußerte Annahme bleibt bestehen, daß mit zunehmender Kenntnis von Ätiologie und Pathogenese eine Assoziation zu Syndrom, Se-

Der Syndrom-Begriff

quenz oder Entwicklungsfeld-Defekt wird. Ein Beispiel ist die Kombination von Hydrozephalus und Balkendysgenesie. Sie können während der Blastogenese als Folge einer Migrationsstörung entstehen und sind solange eine »Assoziation«, bis ihr kausaler Bezug zu einem defekten neuronalen Zelladhäsions-Molekül bekannt wird und sie als Teil des CRASH-Syndroms erkannt werden (Fransen et al., 1995).

Benennung von Krankheitsbildern

Dieses Buch behandelt überwiegend seltene Krankheitsbilder. Die Bezeichnungen für diese seltenen Störungen setzen sich zumeist aus einem kategoriellem wie »Syndrom« oder »Symptomenkomplex« und einem spezifizierendem Teil, dem eigentlichen Namen, zusammen.

Formal gesehen ist Information mit jedem Namen, jeder willkürlichen Kombination von Buchstaben und Zahlen möglich. Mnemotechnisch sind manche Krankheitsnamen jedoch günstiger als andere. Emotional besetzte Namen wie »Leprechaunismus« oder »Dumping-Syndrom« oder »thanatophore Dysplasie« haben eine höhere Erinnerungskraft als Buchstaben, wie z.B. das »BBB-Syndrom«. Ätiologische Bezeichnungen wie fetales Alkohol-Syndrom oder Trisomie 21 sind informativ, unmißverständlich und neutral, stehen jedoch erst mit einer hohen Kenntnisdichte zur Verfügung. Vorzeitige Versuche, einen kausalen Namen zu geben, wie »Lipochondrodystrophie« für die spätere »Mucopolysaccharidose«, richten selten Schaden an. Ätiologische Heterogenität bei gleicher Pathogenese läßt sich durch Numerierung phänotypisch ähnlicher Krankheitsbilder ausdrücken: Mucopolysaccharidose I, II, III etc. Eine nicht ätiologisch, sondern eher phänomenologisch begründete Numerierung wie z.B. Osteogenesis imperfecta, Typ I–IV, oder Ehlers-Danlos-Syndrom, Typ I–IX, kann nosologisch hilfreich sein, gelegentlich aber die kausale Abklärung hemmen.

Zahlreiche Krankheitsbilder werden nach Autoren benannt: Prader-Willi-Syndrom, Smith-Lemli-Opitz-Syndrom. Wenn damit häufig auch nicht die Erstbeschreiber geehrt werden, so haben diese Namen doch den Vorteil der Neutralität.

Diagnostisch gefährlicher sind zu enge Bezeichnungen, d.h. die Benennung eines Krankheitsbildes nach Einzelmerkmalen. Sie suggerieren die Unabdingbarkeit des namengebenden Merkmals. Fehlen Exomphalos und Makroglossie, so wird die Diagnose eines Exomphalos-Makroglossie-Gigantismus-Syndroms schwer. Dabei scheinen Patienten, die alle drei Merkmale vorweisen, lediglich die »Spitze eines Eisbergs« darzustellen. Es gibt ein Kryptophthalmos-Syndrom ohne Kryptophthalmos und Patienten mit diastrophischer Dysplasie, die nicht diastroph sind. Die Schaffung von Akronymen, die die Anfangsbuchstaben von Krankheitsmerkmalen zusammenfassen, versuchen diesem Mangel abzuhelfen. Ihrer mnemotechnischen Energiebigkeit suchen sie gelegentlich durch Scheininhalte abzuhelfen wie in LEOPARD-Syndrom oder VATER-Assoziation.

Unbefriedigend sind zu weitreichende, daher unspezifische Namen wie »zerebro-hepato-renales« Syndrom oder das »Syndrom des toxischen Schocks«.

Ältere Krankheitsbezeichnungen verzichten auf kategorielle Zusätze wie »Krankheit« oder »Syndrom«: die Bezeichnungen Masern, Scharlach, Schizophrenie, Arteriosklerose lassen offen, ob es sich um kausal, pathogenetisch oder rein symptomatisch definierte Zustandsbilder handelt. Sie präjudizieren nicht, sind insofern neutral.

In der vorliegenden Auflage des Buches wurden, wenn immer möglich, historisch gefestigte Namen verwendet und weniger geläufige Bezeichnungen als Synonyma vermerkt. Wenn der kategorielle Begriffsteil der historischen Bezeichnung dem eingangs begründeten erkenntnistheoretischen Ansatz nicht entsprach, wurde dieser Teil geändert: »Syndrome« wurden auf den Status eines »Symptomenkomplexes« zurückgeführt oder als »Sequenz« neu charakterisiert. Auf eine kompromißlose Anwendung des Einteilungsprinzips wurde dabei verzichtet. Sie hätte gelegentlich zu ungewohnten Bezeichnungen geführt, mit deren rascher Akzeptanz nicht zu rechnen war. Entweder wurden hier kategoriell neutrale Bezeichnungen gewählt wie »Hyperkortizismus« statt »Cushing-Syndrom«, oder es wurden alte und neue Bezeichnungen nebeneinander gestellt.

Literaturverzeichnis

American Psychiatric Association (1987) Diagnostic and Statistical Manual of Mental Disorders. 3rd Ed (DSM III). APA, Washington.
Berghoff E (1947) Entwicklungsgeschichte des Krankheitsbegriffs. Mandrich, Wien.
Buchwald D, Sullivan JL, Komaroff AL (1987) Frequency of »chronic active Epstein-Barr virus infection« in a general medical practice. J Am Med Ass 257: 2303.
Buller R, Philipp M (1984) Der psychiatrische Notfall: Die Panik-Erkrankung. Münchn med Wschr 126: 1013–1015.
Castelli B (1755) Lexicon Graeco-Latinum. J Manfre, Patavium.
Dorland W (1900/1988) The American Illustrated Medical Dictionary. Saunders, Philadelphia.
Egle UT, Schwab R, Hoffmann SO, Kissinger D, Dick W (1989) Das benigne chronische Schmerzsyndrom. Ärzteblatt Rheinland-Pfalz 42: 395–399.
English HB, English AC (1958) A Comprehensive Dictionary of Psychological and Psychoanalytical Terms. McKay, New York.
Fransen E, Lemmon V, Van Camp G, Vits L, Coucke P, Willems PJ (1995) CRASH syndrome: Clinical spectrum of corpus callosum hypoplasia, retardation, adducted thumbs, spastic paraparesis and hydrocephalus due to mutations in one single gene, L1. Eur J Hum Genet 3: 273–284.
Glauser TA, Zackai E, Weinberg P, Clancy R (1989) Holt-Oram syndrome associated with the hypoplastic left heart syndrome. Clin Genet 36: 69–72.
Günther H (1948/49) Anomaliekomplex und Zufallssyndromie. Zbl allg Pathol: 10–16.
Hecht L (1884) Syndrome. In: Dictionnaire encyclopédique des Sciences Médicales, Hrsg A. Dechambre. Masson, Paris.
Hirschhorn K (1981) New syndromes and modern genetics. N Engl J Med 305: 638–639.
Jablonski S (1991) Syndrome – le mot de jour. Am J Med Genet 39: 342–346.
Katz BZ, Andiman WA (1988) Chronic fatigue syndrome. J Pediatr 113: 944–946.
King LS (1982) Medical Thinking. Princeton University Press, Wien.
Koblenzer CS (1985) The dysmorphic syndrome. Arch Dermatol 121: 780–784.
Kogoj F (1956) Symptomenkomplexe, Syndrome und Semisyndrome. Wien med Wschr 106: 787–789.
Krueger GRF (1988) Klinische Diagnostik des postviralen chronischen Müdigkeitssyndroms. Dtsch Ärztebl 85: C 899.
Kümmel WF, Siefert H (1988) Kursus der medizinischen Terminologie, 5. Aufl. Schattauer, Stuttgart.
Leiber O (1981) Zur Entwicklungsgeschichte, Definition,

Nomenklatur und Bedeutung des Syndrombegriffs. In: Die klinischen Syndrome, 6. A., Hrsg. Leiber B, Olbrich G, S XVIII ff. Urban & Schwarzenberg, München, Wien, Baltimore.

Littré E, Robin CH (1865) Dictionnaire de Médicine. Baillière, Paris.

Lubinsky MS (1994) Properties of Associations; Identity, nature, and clinical criteria, with a commentary on why CHARGE and Goldenhar are not associations. Am J Med Genet 49: 21–25.

Maier W, Buller R, Frommberger U, Philipp M (1987) One-year follow-up of cardiac anxiety syndromes. Eur Arch Psychiatr Neurol Sci 237: 16–20.

McIntosh BJ (1989) Spoiled child syndrome. Pediatrics 83: 108–114.

Motherby G (1861) A new medical dictionary or general repository of physic. London.

Opitz JM, Herrmann J, Pettersen JC, Bersu ET, Colacino SC (1979) Terminological, diagnostic, nosological and anatomical-developmental defects in man. Adv Hum Genet 9: 71–164.

Opitz JM (1993) Blastogenesis and the »primary field« in human development. Birth Defects, Orig Art Ser 29, No 1: 3–37.

Opitz JM (1994) Associations and syndromes: terminology in clinical genetics and birth defects epidemiology. Am J Med Genet 49: 14–20.

von Pfaundler M, Seht L (1922) Über Syntropie von Krankheitszuständen. Zschr Kinderheilk 30: 100–120.

Philipp M, Maier W, Buller R (1988) Pharmacotherapy of panic attacks. Pharmacopsychiat.

Preiser G (1966) Syndrom und Syndromé. Eine terminologische Untersuchung. Medizinhistor Journal 1: 235–239.

Pschyrembel W (1990) Klinisches Wörterbuch, 256. Aufl. de Gruyter, Berlin, New York.

Roche (1993) Lexikon der Medizin, 3. Aufl. Urban & Schwarzenberg, München, Wien, Baltimore.

Sennert D (1650) Institutionem medicinae, Vol I, pp 262, 310 ff. Huguetan, Leiden.

Sheehan DV, Davidson J, Manschreck TC, van Wick FJ (1983) Lack of efficacy of a new antidepressant (bupropion) in the treatment of panic disorder with phobias. J Clin Psychopharmacol 3: 28–31.

Spranger J, Benirschke K, Hall JG, Lenz W, Lowry JM, Opitz JM, Pinsky L, Schwarzacher HG, Smith DW (1982) Errors of Morphogenesis: Concepts and Terms. J Pediatr 100: 160–165.

Spranger J (1989) Krankheit, Syndrom, Sequenz. Mschr Kinderheilk 137: 2–7.

Straus SE, Dale JK, Tobi M (1988) Acyclovir treatment of the chronic fatigue syndrome: lack of efficacy in a placebo-controlled trial. N Engl J Med 3319: 1692–1698.

Warkany J (1974) Overview of malformation syndromes. Birth Defects Orig Art Ser X(7): 1–5.

von Zerssen D (1973) Syndrom. In: Lexikon der Psychiatrie, Hrsg C Müller, S 508–509. Springer, Berlin, Heidelberg, New York.

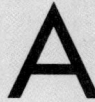

Aagenaes-Syndrom

Syn.: cholestasis-lymphedema syndrome (e) – cholestasis, hereditary of Norwegian type (e)
Def.: Autosomal-rezessiv erbliche Cholestase, besonders in der Neonatalperiode, mit späterer Entwicklung von Lymphödemen.
A.: Øystein Aagenaes, norwegischer Pädiater. – Erstbeschreibung 1968.
Diagn. Krit.: (1) Neonatale Cholestase. – (2) Cholestase im Verlauf spontan rückläufig mit wiederholten Episoden bis in das Erwachsenenalter. – (3) Hepatomegalie, abnorme Leberfunktion. – (4) Leberbiopsie: intrahepatische Cholestase mit Riesenzelltransformation. – (5) Langsame Entwicklung von Lymphödemen im Vorschulalter. – (6) Ohne Behandlung massive Zunahme der Ödeme im Alter. – (7) Abnormes Lymphangiogramm.
Ätiol.: Autosomal-rezessives Erbleiden.
Pathog.: Unklar, diskutiert wird eine pathologische Anlage von Lymphgefäßen in peripheren Organen wie auch in der Leber.
Bemerkungen: Bisher nur wenige Familien beschrieben, ausschließlich norwegischer Herkunft.
Lit.: Aagenaes Ø (1974) Hereditary recurrent cholestasis with lymphoedema – two new families. Acta Paediatr Scand 63: 465–471. – Aagenaes Ø, van der Hagen CB, Refsum S (1968) Hereditary recurrent intrahepatic cholestasis from birth. Arch Dis Child 43: 646. – Vajro P, Romano A, Fontanella A et al (1984) Aagenes's syndrome in an Italian child. Acta Paediatr Scand 73: 695–696.
McK: 214900
E. Kattner/JK

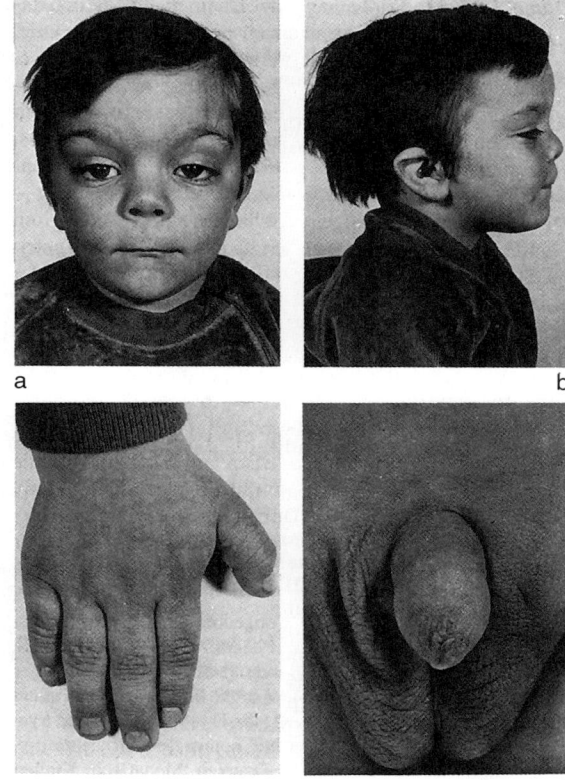

Aarskog-Syndrom: a), b) Hypertelorismus, Ptose, kleine Nase, Ohrdysplasie, c) kurze breite Hände, d) Schalskrotum

A and V patterns (e): A-und-V-Symptom
Aarskog-Lipodystrophie: Lipodystrophie mit Rieger-Phänotyp
Aarskog-Scott-Syndrom: Aarskog-Syndrom

Aarskog-Syndrom

Syn.: fazio-genito-digitales Syndrom – Aarskog-Scott-Syndrom
Def.: Kleinwuchssyndrom mit charakteristischen Befunden des Gesichtes, der Finger und (männlichen) Genitalien, meist geschlechtsgebunden, selten autosomal-dominant vererbt.
A.: Dagfinn Aarskog, 1928–, norwegischer Pädiater und Humangenetiker. – Erstbeschreibung 1970, vielleicht aber bereits 1967 durch Hanley.
Diagn. Krit.: (1) Kleinwuchs mit postnatalem Beginn. – (2) Grenzwertig normale bis leicht verminderte Intelligenz. – (3) Schädel/Gesicht: relativ großer Kopf, rundes Gesicht mit breiter Stirn, Hypertelorismus, Ptose der Oberlider, antimongoloide Lidachsenstellung, kurze breite Nase mit nach vorn stehenden Öffnungen, langem Philtrum, hypoplastischer Maxilla, horizontaler Furche zwischen Unterlippe und Kinn und fleischigen Ohrläppchen. – (4) Genitalien: Kryptorchismus, Inguinalhernien, Schalskrotum, Phimose. – (5) Extremitäten: überbewegliche Gelenke, vor allem der Finger und Zehen, Brachydaktylie mit milder Schwimmhautbildung zwischen 2.–5. Fingern, Klinodaktylie der Kleinfinger, Vierfingerfurche, Extensionshemmung in den distalen Interphalangealgelenken 2–5. Aufgetriebene Zehenendphalangen. – (6) Stamm: knopfförmiger Nabel (mitunter als Hernie verkannt), Trichterbrust, prominente mediane Raphe. – (7) Knochenalterrückstand. – (8) Selten: Skrotum bifidum, Skoliose, Wirbelfehlbildungen.

Aase-Smith-Syndrom

Ätiol.: Genetische Heterogenität, in den meisten Fällen geschlechtsgebunden-semidominantes Gen mit milder Expressivität beim weiblichen Geschlecht; Genlokalisation wahrscheinlich Xq13. In einer Minderzahl der Fälle autosomal-dominanter Erbgang mit teilweiser Geschlechtsbegrenzung durch Vater-Sohn-Übertragung belegt.
Pathog.: Unbekannt.
Bemerkungen: **(DD)** Noonan-Syndrom.
Lit.: Aarskog D (1970) A familial syndrome of short stature associated with facial dysplasia and genital anomalies. J Pediatr 77: 856–861. – Bawle E, Tyrkus M, Lipman S, Bozimowski D (1984) Aarskog syndrome: full male and female expression associated with an X-autosome translocation. Am J Med Genet 17: 595–602. – Grier RE, Farrington FH, Kendig R, Mamunes P (1983) Autosomal dominant inheritance of the Aarskog syndrome. Am J Med Genet 15: 39–46. – Hanley WB, McKusick VA, Barranco FT (1967) Osteochondritis dissecans and associated malformations in brothers: a review of familial aspects. J Bone Joint Surg 49A: 925–937. – Porteous MEM, Goudie DR (1991) Aarskog syndrome. J Med Genet 28: 44–47. – Van de Vooren MJ, Niermeijer MF et al (1983) The Aarskog syndrome in a large family, suggestive for autosomal dominant inheritance. Clin Genet 24: 439–445.
McK: 305400; 100050
A. Schinzel/AS

Aase-Smith-Syndrom

Syn.: joint contractures with other abnormalities (e)
Def.: Wahrscheinlich autosomal-dominant erbliches Fehlbildungssyndrom stark variabler Expressivität, das durch die Merkmale Hydrozephalus mit Dandy-Walker-Anomalie, Gaumenspalte und multiple Gelenkkontrakturen gekennzeichnet ist.
A.: Jon M. Aase, Pädiater und klinischer Genetiker, Albuquerque/New Mexico. – David W. Smith, 1926–1981, Pädiater und klinischer Genetiker, Seattle/Washington.
Diagn. Krit.: **(1)** Hydrozephalus in Kombination mit Dandy-Walker-Anomalie. – **(2)** Mediane Gaumenspalte. – **(3)** Kontrakturen großer und kleiner Gelenke in unterschiedlicher Ausprägung, dabei z.T. fehlende Beugefurchen einzelner Finger; Klump- oder Spitzfüße; z.T. auch Hüftluxation oder Skoliose der Wirbelsäule. – **(4)** Verschiedene faziale Dysmorphien unterschiedlicher Ausprägung: Ptosis, enge Lidspalten, breiter Nasenrücken, unzureichend modellierte Ohrmuscheln. – **(5)** Fakultativ: angeborener Herzfehler; zerebrales Anfallsleiden; Strabismus; Hypoplasie der Hautleisten.
Ätiol.: Wahrscheinlich autosomal-dominant.
Pathog.: Ungeklärt.
Bemerkungen: Nach der Erstbeschreibung durch Aase und Smith (1968) nur eine weitere Familienbeobachtung durch Patton et al. (1985), die hinsichtlich der Symptomatik vergleichbar ist. Hinzuzurechnen möglicherweise noch der von Potter und Parrish (1942) beschriebene Fall sowie die Familienbeobachtung von Bijlsma (1980). Hall et al. (1982) ordnen die Fälle von Aase und Smith und von Bijlsma der von ihnen postulierten »Distalen Arthrogryposis, Typ IIB« zu. Weitere Beobachtungen werden entscheiden, ob es sich beim »Aase-Smith-Syndrom« tatsächlich um eine Entität handelt.
Lit.: Aase JM, Smith DW (1968) Dysmorphogenesis of joints, brain, and palate: A new dominantly inherited syndrome. J Pediatr 73: 606–609. – Bijlsma JB (1980) Case report 60 – Cleft palate, flexion contracture, aqueductal stenosis, and mental retardation. Syndrome Identification IV(1):4–5. – Hall JG, Reed SD, Greene G (1982) The distal arthrogryposes: Delineation of new entities-Review and nosologic discussion. Am J Med Genet 11: 185–239. – Patton MA, Sharma A, Winter RM (1985) The Aase-Smith syndrome. Clin Genet 28: 521–525. – Potter EL, Parrish JM (1942) Neuroblastoma, ganglioneuroma and fibroneuroma in a stillborn fetus. Am J Path 18: 141–152.
McK: 147800
P. Meinecke/AS

Aase-Syndrom

Def.: Wahrscheinlich autosomal-rezessiv vererbtes Syndrom mit konnataler Insuffizienz der Erythropoese und Triphalangie der Daumen.
A.: Jon M. Aase, Pädiater, Albuquerque/New Mexico, definierte das Syndrom 1969 in Zusammenarbeit mit David W. Smith, 1926–1981, Pädiater, Seattle/Wash.
Diagn. Krit.: **(1)** Triphalangie der Daumen. – **(2)** Konnatale hypoplastische (normochrom-normozytäre) Anämie. Im Knochenmark fehlen die Vorstufen der Erythropoese, während Leuko- und Thrombozytopoese normal sind. – **(3)** Prä- und postnataler Minderwuchs mit relativ großem Kopfumfang. – **(4)** Hypoplasie von Thenar und Radius, radioulnäre Synostose; in einzelnen Fällen weitere Skelettanomalien: lange Claviculae, Hypoplasie der Ossa iliaca und des Sacrum. – **(5)** Lippen-Kiefer-Gaumen-Spalte. – **(6)** Antimongoloide Lidachsenstellung. – **(7)** Schmale herabhängende Schultern. – **(8)** Hämangiom und/oder abnorme Pigmentierung der Haut. – **(9)** Ventrikelseptumdefekt (selten). – **(10)** Günstige Prognose der Anämie unter Corticosteroid-Therapie.
Ätiol.: Wahrscheinlich autosomal-rezessiver Erbgang.
Pathog.: Nicht bekannt. Keine Häufung von Chromosomenbrüchen.
Bemerkungen: Sehr selten, nur etwa 20 Fälle publiziert. Gorlin et al. (1990) und Hurst et al. (1991) bezweifeln die Entität »Aase-Syndrom« und behaupten, daß es sich hierbei um eine Variante der Blackfan-Diamond-Anämie mit autosomal-dominanter Vererbung handelt. **(DD)** sind Anämie Diamond-Blackfan – Fanconi-Anämie – TAR-Syndrom – Thalidomid-Embryopathie relativ leicht abzugrenzen; eine Triphalangie ist typisch für das Aase-Syndrom, bei den anderen Syndromen handelt es sich eher um Hypoplasie oder Verdoppelung des Daumens.
Lit.: Aase JM, Smith DW (1969) Congenital anemia and triphalangeal thumbs. A new syndrome. J Pediatr 74: 471–474. – Gorlin RJ, Cohen MM Jr, Levin LS (1990) Syndromes of the Head and Neck. Oxford University Press, New York-Oxford, p 744. – Hing AV, Dowton SB (1993) Aase syndrome: novel radiographic features. Am J Med Genet 45: 413–415. – Hurst JA, Baraitser M, Wonke B (1991) Autosomal dominant transmission of congenital erythroid hypoplastic anemia with radial abnormalities. Am J Med Genet 40: 482–484. – Muis N, Beemer FA, van Dijken P, Klep-de Pater JM (1986) The Aase syndrome. Case report and review of the literature. Eur J Pediatr 145: 153–157.
McK: 205600
K. Méhes/AS

AAT-Mangel: Alpha-1-Antitrypsin-Mangel
Abderhalden-Fanconi-Krankheit: Cystinose
Abderhalden-Fanconi-Syndrom: Cystinose
Abderhalden-Kaufmann-Lignac-Syndrom: Cystinose
abdominal musculature deficiency syndrome (e): Prune-belly-Sequenz
Abduktions-Syndrom: Hyperabduktions-Symptomatik des Arms

Abetalipoproteinämie
Syn.: Bassen-Kornzweig-Syndrom – deficiency of apolipoprotein B (e)
Def.: Seltene autosomal-rezessiv erbliche Krankheit des Lipid-Stoffwechsels mit Erniedrigung von Cholesterin und bestimmten Lipoproteinen.
A.: Erste klinische Beschreibung 1950 durch die amerikanischen Ärzte Frank Albert Bassen, 1903–, und Abraham Leon Kornzweig, 1900–. Einordnung als Lipid-Stoffwechselstörung erst 1960 durch drei verschiedene Arbeitsgruppen.
Diagn. Krit.: **(1)** Manifestation meist schon im Neugeborenenalter. – **(2)** Intestinale Fett-Malabsorption mit Steatorrhö. – **(3)** Inappetenz, Erbrechen, Gedeihstörung. – **(4)** Minderwuchs, Untergewicht. – **(5)** Vielfältige progrediente neurologische Symptome mit Hypo- bzw. Areflexie, Ataxie, Intentionstremor, Muskelatrophie, Paresen u.a. – **(6)** Geistige Retardierung (ca. 30%). – **(7)** Atypische Retinitis pigmentosa, tapetoretinale Degeneration. – **(8)** Myokardfibrose, Arrhythmie. – **(9)** Kyphoskoliose, Hohlfuß. – **(10)** Stechapfelform der Erythrozyten, Akanthozytose. – **(11)** Lipid-gefüllte Vakuolen im Dünndarmbiopsat. – **(12)** Hypocholesterinämie, Hypotriglyceridämie, Hypophosphatidämie. – **(13)** In der Lipidelektrophorese vollständiges Fehlen der Betalipoproteine (LDL und VLDL). – **(14)** Fehlen der Chylomikronen.
Ätiol.: Autosomal-rezessives Erbleiden.
Pathog.: Der biochemische Kausaldefekt ist noch unklar. Wahrscheinlich liegt eine Synthesestörung der Apolipoprotein-B-Synthese mit konsekutivem Mangel von Chylomikronen und LDL-Vorstufen vor, wodurch sekundär die Fettresorption aus dem Darm unterbleibt. Am Nervengewebe kommt es zu Demyelinisierungen.
Bemerkungen: Bisher mehr als 60 Patienten beschrieben.
(DD) Tangier-Krankheit – Friedreich-Ataxie – Malabsorption – andere Formen der Retinitis pigmentosa. Therapeutische Erfolge konnten mit MCT-Diät und hochdosierter Substitution fettlöslicher Vitamine, speziell von Vitamin E, erzielt werden.
Lit.: Bassen FA, Kornzweig AL (1950) Malformation of the erythrocytes in a case of atypical retinitis pigmentosa. Blood 5: 381–387. – Kane JP, Havel RJ (1989) Disorders of the biogenesis and secretion of lipoproteins containing the B apolipoproteins. In: Scriver CR, Beaudet AL, Sly WS, Valle D (eds) The metabolic basis of inherited disease, 6th ed. McGraw-Hill, New York.
McK: 200100
J. Gehler/JK

Ablepharon-Makrostomie-Syndrom
Syn.: AMS
Def.: Sehr seltenes, stark entstellendes Syndrom mit Fehlen der Augenlider, Augenbrauen, Wimpern sowie mit aurikulären, oralen und genitalen Fehlbildungen.
A.: Gillian McCarthy und Carolyn West, North Chailey/Großbritannien, definierten 1977 mit der Beschreibung von zwei nicht verwandten Knaben das Krankheitsbild erstmals.
Diagn. Krit.: **(1)** Fehlen der Augenlider, Wimpern, Augenbrauen; Strabismus, Hypertelorismus/Telekanthus. – **(2)** Tiefsitzende dysplastische Ohrmuscheln. – **(3)** Irregulär geformte Nares. – **(4)** Makrostomie. – **(5)** Kleine, hypoplastische Zähne. – **(6)** Trockene, rauhe, lichenifizierte Haut, Cutis laxa. – **(7)** Häutige Syndaktylien, Streckhemmung der Finger. – **(8)** Fehlende bzw. hypoplastische Mamillen. – **(9)** Intersexuelles Genitale mit sehr kleinem Penis, fehlendem Skrotum sowie Kryptorchismus. – **(10)** Variabel ausgeprägte psychomotorische Entwicklungsretardierung.
Ätiol.: Ungeklärt. Möglicherweise heterogenes Krankheitsbild. Abgrenzung zu Einzelbeschreibungen z.B. mit ausgeprägter Hypertrichose (David et al., 1991) unklar. Genetik unklar. Bisher Mitteilung von sechs sporadischen Fällen, davon fünf männlichen Geschlechts. McKusick nimmt als plausibelste Erklärung autosomal-dominante Neumutationen an, soweit Erblichkeit überhaupt besteht.
Lit.: David A, Gordeeff A, Badoual J, Delaire J (1991) Macrostomia, ectropion, atrophic skin, hypertrichosis: another observation. Am J Med Genet 39: 112–115. – McCarthy GT, West CM (1977) Ablepharon macrostomia syndrome. Develop Med Child Neurol 19: 659–672.
McK: 200110
K. Zerres/AS

absence defects of limbs, scalp and skull (e): Adams-Oliver-Syndrom
Absencen-Epilepsie des Schulalters: Pyknolepsie
absent-thumb-syndrome (e): fazio-aurikulo-radiales Syndrom
Abstinenzerscheinungen: Entzugserscheinungen
Abstinenz-Syndrom: Entzugserscheinungen
Abt-Letterer-Siwe-Krankheit: Letterer-Siwe-Krankheit
abulisch-akinetisches Syndrom: Neuroleptika-induziertes Parkinsonoid
acanthocytosis with neurologic disease (e): Levine-Critchley-Syndrom
Acantholysis bullosa: Epidermolysis bullosa
acantholysis, chronic recurrent (e): Pemphigus chronicus benignus familiaris (Gougerot-Hailey-Hailey)
Acanthoma adenoides cysticum (Unna): Epithelioma adenoides cysticum (Brooke)

Acardius
Syn.: Zwilling, unvollständiger – Zwilling, herzloser – teilweise synonym verwendet mit den unten erwähnten Untergruppen
Def.: Hochgradig disorganisierter, nicht lebensfähiger Partner einer eineiigen Zwillingsschwangerschaft, welcher nur mit Hilfe des Herzens des anderen Zwillings intrauterin wächst.
A.: Schon seit jeher bekannt; erste gründliche Bearbeitung durch Christian Frederik Hempel, 1814–1875, dänischer Pathologe.
Diagn. Krit.: **(1)** Zwillings-/Mehrlingsschwangerschaft mit einer monochorialen Plazenta (= Eineiigkeit), oft Hydramnion. – **(2)** Ein Zwilling unvollständig ausgebildet, der andere in der Regel normal. Morphologische Untergruppen:
Hemiacardius = Acardius anceps: unterentwickeltes, funktionsloses Herz, mildere Defekte anderer Organe (selten);
Holoacardius: hochgradigere Disorganisation: Acardius acephalus: Fehlen des Kopfes, der Thoraxorgane und, wenigstens teilweise, der Extremitäten; Rippen und Wirbel vorhanden; – Acardius acormus: nur Kopf und evtl. oberer Thorax vorhanden; – Acardius amorphus: unförmige, mit Haut bedeckte Masse, bestehend aus undifferenziertem Gewebe, Muskel, Knorpel, Bindegewebe, Knochen etc.
(3) Umkehr der Blutzirkulation im disorganisierten Zwilling, so daß dieser durch das Herz des normalen Partners am Leben erhalten wird. Folge: Herzhypertrophie des Partners. – **(4)** Meist multiple frühembryonale Fehlbildungen assoziiert, z.B. Sirenomelie, Exstrophie der Kloake, VATER-Assoziation, Situs inversus, Holoprosenzephalie, Neuralrohrdefekte.

Ätiol.: Unbekannt; Auftreten immer sporadisch, etwa 1% der eineiigen Zwillingsschwangerschaften. Bei der Untersuchung früher Spontanaborte findet man nicht selten Disorganisation beider Partner.

Pathog.: Wahrscheinlich primäre hochgradige Entwicklungsstörung. Unklar, ob primär die Agenesie des Herzens und sekundär Blutflußumkehr oder sekundäre Involution des Herzens infolge primärer Blutflußumkehr.

Bemerkungen: In seltenen Fällen Chromosomenaberrationen postzygotalen Ursprungs angenommen. Heute häufiger Zufallsbefund bei pränatalen Ultraschalluntersuchungen. Praktisch kein Wiederholungsrisiko. Ein Teil der gesunden Partner stirbt intrauterin ab als Folge von Herzinsuffizienz.

Lit.: Hempel (1850) De monstris acephalis. Dissert, Hafniae. – Huber J, Wagenbichler P, Bartsch F (1984) Biamnial alpha fetoprotein concentration in twins, one with multiple malformations. J Med Genet 21: 377–379. – Stephens TD (1984) Multiple abnormalities associated with the twin reversed-arterial-perfusion (TRAP) sequence (Acardia). Teratology 30: 311–318. – Warkany J (1971) Congenital malformations. Notes and comments. Year Book Medical Publishers, Chicago.

A. Schinzel/AS

α-N-Acetylgalaktosaminidase-Defizienz: Alpha-N-Acetylgalaktosaminidase-Defizienz

Ac-globulin deficiency (e): Owren-Syndrom I

achalasia associated with adrenocortical insufficiency, alacrima, and neurological abnormalities (e): Triple-A-Syndrom

Achalasie, krikopharyngeale

Syn.: Spasmus, krikopharyngealer – Funktionsstörung des oberen Ösophagussphinkters – syndrome d'occlusion passive myopathique du sphincter supérieur de l'oesophage (fz) – Montandon-Syndrom

Def.: Dysphagie infolge Funktionsstörung des Musculus cricopharyngeus.

A.: A. Montandon, schweizerischer Otolaryngologe.

Diagn. Krit.: **(1)** Dysphagie (sog. »Transferdysphagia«). – **(2)** Verschlucken in die Trachea, Regurgitation von Flüssigkeiten durch die Nase. – **(3)** Abmagerung. – **(4)** Globusgefühl. – **(5)** Röntgen (am besten röntgenkinematographische Untersuchung): Passagestopp des Kontrastmittels am Ösophagusmund. Balkenförmiges Vorspringen des M. cricopharyngeus. Dilatation des Pharynx. – **(6)** Endoskopie: keine wesentliche Passagebehinderung, keine Läsionen. – **(7)** Manometrie: keine signifikante Druckerhöhung im oberen Ösophagussphinkter. Normale Erschlaffung.

Ätiol.: Nicht genau bekannt. **1.** Verminderte Dehnbarkeit des M. cricopharyngeus bei degenerativen Erkrankungen mit Fibrose. **2.** Schädigung oder Reduktion von intramuralen Ganglien, insbesondere im Alter. **3.** Druckanstieg im M. cricopharyngeus bei gastroösophagealem Reflux.

Bemerkungen: **(DD)** Muskelerkrankungen mit Beteiligung des Pharynx (z.B. Polymyositis, okulopharyngeale Muskeldystrophie). Neurogene Schluckstörungen. Es erkranken meist ältere Menschen. Der von Montandon beschriebene Patient litt an einer sekundären Form der krikopharyngealen Achalasie bei einer Polymyositis.

Lit.: Duranceau A, Lafontaine ER, Taillefer R, Jamieson GG (1987) Oropharyngeal dysphagia and operations on the upper esophageal sphincter. Surg Annu 19: 312–321. – Montandon A (1948) Pseudo-spasme permanent du bouche de l'oesophage et myoporphyrie. Pract oto-rhino-laryng 10: 267–281. – Sleisinger MH, Fordtran JS (1983) Gastrointestinal Disease. 3rd ed, pp 427–430. Saunders, Philadelphia, London, Toronto.

C. Scheurlen; C. Köhler/GA

Acheiropodie

Syn.: handless and footless families of Brazil (e)

Def.: Autosomal-rezessiv erbliche, symmetrische Aplasie von Händen und Füßen.

A.: Erstbeschreibung 1930 durch M. Bohomoletz, brasilianischer Arzt. – Eingehende Darstellung vor allem durch Ademar Freire//Maia, zeitgenössischer brasilianischer Genetiker.

Diagn. Krit.: **(1)** Bilaterale Aplasie von Unterarmen und Händen im Sinne einer transversen Reduktionsfehlbildung in Höhe der distalen Humeri. – **(2)** Bilaterale Aplasie der Füße, des unteren Tibiadrittels und der Fibulae. – **(3)** Bei einigen Betroffenen ein zusätzlicher, schmaler Knochen am Ende des Armstumpfes, manchmal wie ein Finger (»Bohomoletz-Knochen«).

Ätiol.: Autosomal-rezessives Erbleiden.

Pathog.: Nicht bekannt.

Bemerkungen: Bisher wurden Betroffene aus etwa 25 Geschwisterreihen beschrieben, sämtlich aus einer brasilianischen Inzuchtgruppe portugiesischer Abstammung.

Lit.: Bohomoletz M (1930) Further light on the handless and footless family of Brazil. Eugen News 15: 143–145. – Fett//Conte AC, Richieri//Costa A (1990) Acheiropodia: report of four new Brazilian patients. Am J Med Genet 36: 341–344. – Freire//Maia A (1981) The extraordinary handless and footless families of Brazil – 50 years of acheiropodia. Am J Med Genet 9: 31–41.

McK: 200500

B. Zabel/JS

Achenbach-Syndrom: Handhämatom, paroxysmales

Achillodynie

Syn.: Albert-Syndrom – Albert-Krankheit – Paratenonitis achillea – Peritendinose der Achillessehne – Albert's disease (e)

Def.: Schmerz im Bereich der Achillessehne oder an der Ferse bei degenerativen Veränderungen der Achillessehne oder deren Gleitgewebe.

A.: Erstbeschreibung 1893 durch Eduard Albert, 1841–1900, Chirurg, Wien.

Diagn. Krit.: **(1)** Schmerzhafte Bewegungseinschränkung und Schwellung der Achillessehne, gelegentlich mit Überwärmung. – **(2)** Später häufig spindelförmige Auftreibung in der Sehnenmitte, druckdolenter Sehnenansatz am Kalkaneus. – **(3)** Sonographie der Achillessehne: Sehnenverdickung, inhomogene Strukturen mit echoreichen und echoarmen Arealen in der Achillessehne, fokale Mikroverkalkungen, Sehnenteilrupturen oder unregelmäßige Oberfläche der Achillessehne. – **(4)** Röntgen: Verdickung der Achillessehne, oft auch Schatten von Hämatomen im Winkel zwischen Kalkaneus und Achillessehnenansatz (Kager-Dreieck).

Ätiol.: Übermäßige und meist einseitige Beanspruchung der Achillessehne (z.B. bei Periostitis calcanei, Kalkaneussporn, Paratendinitis der Achillessehne, Achillobursitis, Knick-Senkfüßen, als Unfallfolge, ungeeignetes Schuhwerk).

Pathog.: Degenerative Veränderungen im Sehnengleitgewebe und in den Sehnenfasern selbst durch Mangeldurchblutung oder Sehnenteilrupturen.

Bemerkungen: Es handelt sich nicht um eine Tendovaginitis, da die Achillessehne keine eigentliche Sehnenscheide besitzt.
Lit.: Albert E (1893) Achillodynie. Wien med Presse 34: 41–43. – Cotta H (1978) Orthopädie. Thieme, Stuttgart.
C. D. Reimers/DP

Achondrogenesis I-A
Syn.: Achondrogenesis I Typ Houston-Harris
Def.: Letale Osteochondrodysplasie mit charakteristischen Knochenveränderungen.
A.: Beschreibung 1972 durch C. S. Houston, kanadischer Kinderarzt, Saskatoon, und R. Harris, britischer Genetiker, unabhängig voneinander.
Diagn. Krit.: **(1)** Schwerer, angeborener Minderwuchs mit kurzem Rumpf und stummelartigen Extremitäten, häufig Hydrops. – **(2)** Die Kinder werden tot geboren oder sterben in den ersten Lebenstagen. – **(3)** Röntgenmerkmale: stark verzögerte bis fehlende Ossifikation der Wirbelkörper, der Sitz- und Schambeine; Rippenfrakturen; extrem verkürzte, jedoch eben noch linear ausgerichtete Röhrenknochen.
Ätiol.: Autosomal-rezessiv vererbte Genopathie.
Pathog.: Unbekannt.
Bemerkungen: Die Erkrankung wurde lange Zeit mit anderen Formen der Achondrogenesis verwechselt. Sie läßt sich von diesen radiologisch und histologisch unterscheiden. Pränatale Diagnostik sonographisch möglich.
Lit.: Borochowitz J, Lachman R, Adomian E et al (1988) Achondrogenesis type I: Delineation of further heterogeneity and identification of two distinct subgroups. J Pediatr 112: 23–31. – Harris R, Patton JT, Barson AJ (1972) Pseudoachondrogenesis with fractures. Clin Genet 3: 435–441. – Houston CS, Awen CF, Kent HP (1972) Fatal neonatal dwarfism. J Canad Ass Radiol 23: 45–61.
McK: 200600
J. Spranger/JS

Achondrogenesis I-B
Syn.: Achondrogenesis I Typ Fraccaro
Def.: Letale Osteochondrodysplasie mit charakteristischen Skelettveränderungen.
A.: Erstbeschreibung 1952 durch M. Fraccaro, Genetiker, Pavia.
Diagn. Krit.: **(1)** Schwerer, angeborener Minderwuchs mit kurzem Rumpf und stummelartigen Extremitäten, häufig Hydrops. – **(2)** Die Kinder werden tot geboren oder sterben in den ersten Lebenstagen. – **(3)** Röntgenmerkmale: stark verzögerte bis fehlende Ossifikation der Wirbelkörper, der Sitz- und Schambeine; kurze Rippen ohne Frakturen; schwerste Verformung der kaum noch als solche erkennbaren Röhrenknochen.
Ätiol.: Autosomal-rezessiv erbliche Genopathie.
Pathog.: Wahrscheinlich fehlende Sulfat-Aktivierung mit nachfolgend insuffizienter Sulfatierung von Makromolekülen im Knorpel-Knochengewebe.
Bemerkungen: Die Erkrankung läßt sich von anderen Formen der Achondrogenesis röntgenologisch und histologisch unterscheiden. Sie wurde ursprünglich als Parenti-Fraccaro-Syndrom bezeichnet, doch beschrieb Parenti, soweit aus seiner Publikation erkennbar, eher den Typ II der Achondrogenesis. Pränatale Diagnostik sonographisch möglich.
Lit.: Borochowitz J, Lachman R, Adomian E et al (1988) Achondrogenesis Type I: Delineation of further heterogeneity and identification of two distinct subgroups. J Pediatr 112: 23–31. – Fraccaro M (1951/52) Contributo allo studie delle malattie del mesenchima osteo poietico: L' acondrogenesi. Folia hered path 1: 190–207. – Superti/Furga A (1994) A defect in the metabolic activation of sulfate in a patient with achondrogenesis type IB. Am J Hum Genet 55: 1137–1145.
McK: 200600
J. Spranger/JS

Achondrogenesis I Typ Fraccaro: Achondrogenesis I-B
Achondrogenesis I Typ Houston-Harris: Achondrogenesis I-A

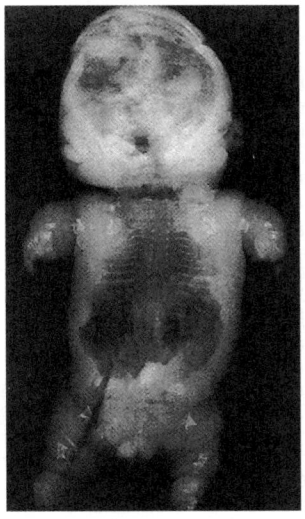

Skelettveränderungen bei Achondrogenesis I-A

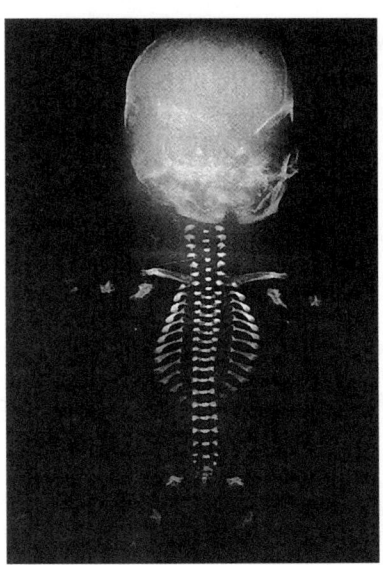

Skelettveränderungen bei Achondrogenesis I-B

Achondrogenesis II

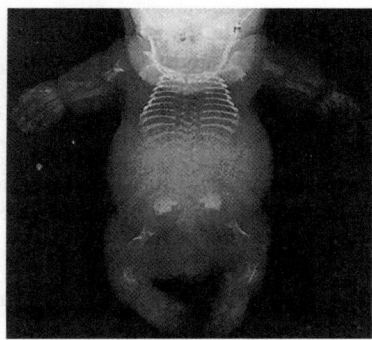

Skelettveränderungen bei Achondrogenesis II

Achondrogenesis II

Syn.: Achondrogenesis Typ Langer-Saldino
Def.: Letale Osteochondrodysplasie mit charakteristischen Skelettveränderungen.
A.: Beschreibung 1969 durch L. O. Langer, Radiologe, Minneapolis, und 1971 durch R. M. Saldino, amerikanischer Röntgenologe.
Diagn. Krit.: (1) Schwerer angeborener Minderwuchs mit kurzem Rumpf und kurzen Extremitäten. – (2) Tod in utero oder kurz nach der Geburt. – (3) Röntgenmerkmale: fehlende oder stark verzögerte Ossifikation der Wirbelkörper; kurze Rippen; fehlende Ossifikation von Scham- und Sitzbeinen; stark verkürzte Röhrenknochen, deren Schäfte ordentlich modelliert sind.
Ätiol.: Autosomal-dominantes Erbleiden. Sämtliche Fälle beruhen auf Neumutationen des COL2A1-Gens. Geschwisterbeobachtungen gehen möglicherweise auf germinale Mosaike zurück.
Pathog.: Synthesedefekt von Kollagen Typ II.
Bemerkungen: Es besteht eine deutliche Variabilität der klinischen Expression mit fließendem Übergang zur Hypochondrogenesis. Die verschiedenen Manifestationsformen sind durch allele Mutationen des COL2A1-Gens bedingt mit wechselnder Quantität und Qualität der Kollagenveränderungen. Achondrogenesis II und Hypochondrogenesis gehören zum klinischen Spektrum der Dysplasia spondyloepiphysaria congenita (s. dort). Pränatale Diagnostik sonographisch möglich.
Lit.: Langer LO, Spranger JW, Greinacher I, Herdman RC (1969) Thanatophoric dwarfism. Radiology 92: 285–294. – Saldino R (1971) Lethal short-limbed dwarfism: Achondrogenesis and thanatophoric dwarfism. Am J Roentgenol 112: 183–197. – Spranger J, Winterpacht A, Zabel B (1994) The type II collagenopathies: A spectrum of chondrodysplasias. Eur J Pediatr 152: 2–11.
McK: 200610
J. Spranger/JS

Achondrogenesis, nicht-letale, Typ Grebe-Quelce-Salgado: Grebe-Syndrom
Achondrogenesis Typ Langer-Saldino: Achondrogenesis II

Achondroplasie

Syn.: Chondrodystrophie – Chondrodysplasie – Chondrodystrophia foetalis – Parrot-Syndrom – Kaufmann-Syndrom
Def.: Autosomal-dominant erbliche, vergleichsweise häufige Osteochondrodysplasie.
A.: Frühe Beschreibungen 1878 durch den französischen Kinderarzt Jules Marie Parrot, 1839–1883, und den deutschen Pathologen Eduard Kaufmann 1892. Die heute geläufige Bezeichnung »Achondroplasie« stammt von Parrot.
Diagn. Krit.: (1) Disproportionierter, kurzgliedriger Minderwuchs mit einer Erwachsenengröße zwischen 118 und 140 cm für Männer und 116 und 138 cm für Frauen. – (2) Makrozephalie mit erweiterten Hirnkammern in der Mehrzahl der Fälle; dabei überwiegend normale Intelligenz; eingesunkene Nasenwurzel. – (3) Relativ langer Rumpf mit fast normaler Sitzhöhe; lumbale Hyperlordose durch Beckenkippung nach vorn. – (4) Kurze Finger mit vermehrtem Abstand zwischen dem 3. und 4. Finger (»Dreizackhand«). – (5) Röntgenologisch Makrozephalie, verkürzte Röhrenknochen, eingeengter Wirbelkanal, quadratische Beckenschaufeln, normale Epiphysen (mit Ausnahme der Knie), unregelmäßig begrenzte Metaphysen, unproportioniert lange Fibulae, mit zunehmendem Alter nicht selten Crura vara. – (6) Manifestation bei der Geburt durch eingesunkene Nasenwurzel und rhizomel verkürzte Extremitäten. Dann verzögerte motorische Entwicklung durch ausgeprägte Muskelhypotonie; rasches Schädelwachstum ab der 2. Hälfte des 1. Lebensjahres: die Schädelumfangskurve verläßt den Normbereich, flacht im 3.–4. Lebensjahr aber wieder ab und verläuft dann parallel zur 97. Perzentile. Durch die Muskelhypotonie zunächst lumbodorsale Kyphose, die sich aber mit zunehmender Normalisierung des Muskeltonus fast immer spontan ausgleicht. Etwas eingeschränkte Lebenserwartung durch respiratorische Komplikationen bei Kindern, kardiovaskuläre Komplikationen bei Erwachsenen, nicht selten ossär bedingte Spinalstenose. Prä- und perinatale Letalität nicht erhöht.
Ätiol.: Heterozygot manifeste Mutation eines auf Chromosom 4p lokalisierten Gens (FGFR-3), das einen Rezeptor für einen Fibroblasten-Wachstumsfaktor kodiert.
Pathog.: Die Mutation des FGFR-3-Gens führt zu Veränderungen im transmembranösen Teil des Rezeptors, der sich in Knorpel und anderen Geweben findet und Fibroblasten-Wachstums-Faktor (Fibroblast Growth Factor – FGF) bindet. Der veränderte Rezeptor ist nicht mehr in der Lage, das wachstumsstimulierende Signal von gebundenem FGF in die Zelle zu vermitteln. Knorpelzellen proliferieren unzureichend. Neurologische Komplikationen erklären sich durch ein zu enges Foramen occipitale mit zervikomedullärer Kompression, durch einen zu engen Spinalkanal mit Kompression tieferliegender Rückenmarksabschnitte und/oder durch Einengung der Gefäßkanäle der Schädelbasis. Letztere führt zur venösen Abflußstauung und scheint letztendlich verantwortlich für den vor allem bei Kleinkindern erhöhten, im Lauf der Entwicklung aber spontan sich stabilisierenden intrakraniellen Druck.
Bemerkungen: Atemstörungen sind am häufigsten durch adenoide Vegetationen in einem engen Nasenrachenraum bedingt, seltener durch eingeschränkte Compliance des knöchernen Thorax oder durch zervikomedulläre Kompression infolge eines zu kleinen Foramen occipitale. Die Kompression kann zu zentralen Apnoen mit Todesfolge führen. Zervikomedulläre Dekompression kann dies verhüten. Rezidivierende Otitiden führen häufig zu Schwerhörigkeit mit verzögerter Sprachentwicklung und Beeinträchtigung des Sprachverständnisses. Andere Parameter der geistigen Entwicklung sind normal. Der erhöhte Schädelinnendruck und Hydrozephalus sind ohne funktionelle Auswirkungen. Bei Erwachsenen Gefahr der thorakolumbalen Rückenmarkskompression durch knöcherne Spinalstenose. Die genetische Beratung geht von einem autosomal-dominanten Erbleiden aus. Betroffene Geschwister gesunder Eltern

Achondroplasie

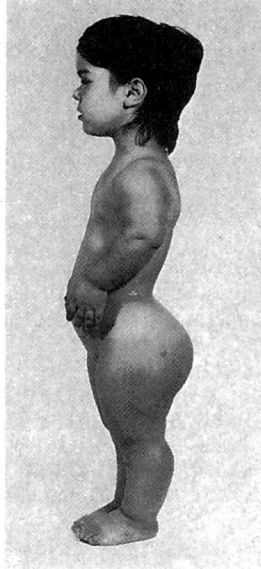
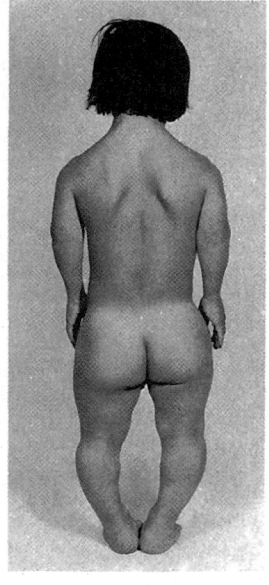
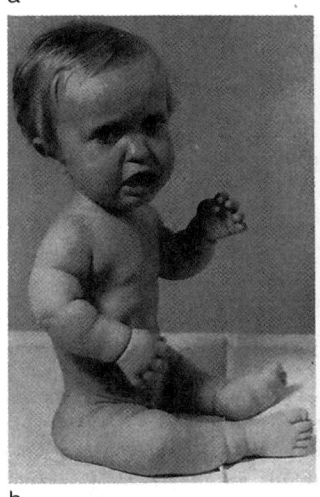
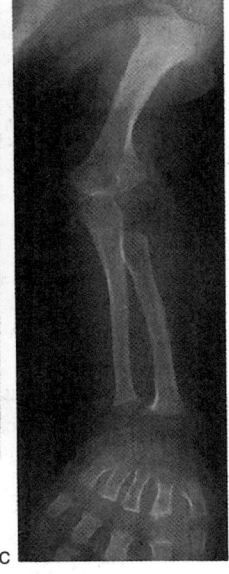
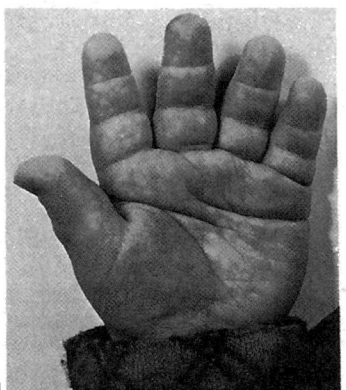

wurden jedoch wiederholt beobachtet (germinales Mosaik? Prämutation?). Die Erkrankung kann sonographisch im 2. Schwangerschaftsdrittel nicht mit Sicherheit erkannt werden.

Lit.: Brinkmann G, Schlitt H, Zorowka P, Spranger J (1993) Cognitive skills in achondroplasia. Am J Med Genet 47: 800–804. – Hecht JT, Francomano CA, Horton WA, Annegers JF (1987) Mortality in achondroplasia. Am J Hum Genet 41: 454–464. – Horton WA, Rotter JI, Rimoin DL et al (1978) Standard growth curves for achondroplasia. J Pediatr 93: 435–438. – Kaufmann E (1892) Untersuchungen über die sogenannte fetale Rachitis (Chondrodystrophia foetalis). Reimer, Berlin. – Langer LO, Baumann PA, Gorling RJ (1967) Achondroplasia. Am J Roentgenol 100: 12–26. – LeMerrer M, Rousseau F, Legeai-Mallet L et al (1994) A gene for achondroplasia-hypochondroplasia maps to chromosome 4p Nature Genetics 6: 318–321. – Nelson FW, Hecht JZ, Horton WA et al (1988) Neurological basis of respiratory complication in achondroplasia. Ann Neurol 24: 89–93. – Parrot J (1878) Les malformations achondroplasiques. Soc anthrop Paris. – Shiang R, Thompson LM, Ya-Zehn Z et al (1994) Mutations in the transmembrane domain of FGFR3 cause the most common genetic form of dwarfism, achondroplasia. Cell 78: 335–342. – Waters KA, Everett F, Sillence D et al (1993) Breathing abnormalities in sleep in achondroplasia. Arch Dis Childh 69: 191–196.

McK: 100800
J. Spranger/JS

Achselvenenstau, akuter: Armvenenthrombose Paget-von-Schroetter
acidemia, propionic (e): Propionazidämie
aciduria, propionic (e): Propionazidämie
aciduria, xanthurenic, vitamin B_6-dependent (e): Xanthurenazidurie
ACPS III: Sakati-Nyhan-Syndrom
acquired immunodeficiency syndrome (e): AIDS
acral and renal malformations, associated (e): akrorenaler Symptomenkomplex
Acro...: s.u. Akro...
acrodental dysostosis (e): Weyers-Syndrom
acrodermatitis enteropathica (e): Akrodermatitis enteropathica
Acrodysplasia epiphysaria: Osteochondrose, aseptische, Typ Thiemann
acrofacial dysostosis, Madrid form (e): Dysostose, akrofaziale, Typ Rodriguez
acrofacial dysostosis, Weyers type (e): Weyers-Syndrom
acrofronto-facio-nasal dysostosis with genitourinary anomalies (e): Naguib-Richieri-Costa-Syndrom
acromegaloid-facial-appearance syndrome (e): Syndrom der akromegaloiden Fazies
acromegaloid features and thickened oral mucosa (e): Syndrom der akromegaloiden Fazies
acro-renal-ocular syndrome (e): akro-reno-okuläres Syndrom
acro-renal syndromes (e): akrorenaler Symptomenkomplex
ACS-Syndrom Typ III (schließt das Robinow-Sorauf-Syndrom ein): Saethre-Chotzen-Syndrom
ACTH-secreting pituitary tumors following adrenalectomy for Cushing's disease (e): Nelson-Syndrom

---

Klinisches Erscheinungsbild und Röntgenveränderungen der Achondroplasie: a) disproportionierter Minderwuchs, Mikromelie bei annähernd normaler Rumpflänge (8jähriges Mädchen); b) Mikromelie bei etwa normaler Rumpflänge (1jähriges Mädchen; Beob. H. Kirchmair, Rostock); c) Röntgenbild des Armes (gleiches Kind wie Abb. a im Alter von 1½ Jahren); d) »Dreizackhand« (Abb. a und d Beob. und Fotos DOFONOS, Ffm.)

ACTH-Unempfindlichkeit
Syn.: Syndrom der ACTH-Unempfindlichkeit – Migeon-Syndrom – Shepard-Syndrom – adrenocortical unresponsiveness, congenital (e) – glucocorticoid deficiency, familial (e)
Def.: X-chromosomal- und autosomal-rezessiv erbliche Krankheit, die aufgrund einer verminderten Ansprechbarkeit der ACTH-Rezeptoren der Nebennierenrinde mit den Symptomen einer Nebenniereninsuffizienz einhergeht.
A.: Erstbeschreibung durch Shepard (1959).
Diagn. Krit.: Bereits in der Neugeborenenperiode Zeichen der globalen Nebenniereninsuffizienz: **(1)** Gedeihstörung, Lethargie. – **(2)** Hypoglykämie. – **(3)** Gesteigerte Pigmentierung. – **(4)** Erniedrigte Nebennierensteroidspiegel. – **(5)** Erhöhte ACTH- und Renin-Serumspiegel. – **(6)** Fehlender Anstieg des Cortisols nach Stimulation mit ACTH. – **(7)** Plötzlicher Kindstod.
Ätiol.: Heterogen. Autosomal-rezessive oder X-chromosomal erbliche Störung der ACTH-Rezeptoren der Nebennierenrinde.
Pathog.: Es werden sowohl Störungen auf Rezeptorebene als auch Störung der Postrezeptormechanismen diskutiert.
Bemerkungen: **(DD)** Triple-A-Syndrom (Achalasie, Alakrimie, adrenokortikale Insuffizienz = Allgrove-Syndrom). Therapie mit Glucocorticoiden.
Lit.: Allgrove J, Grant DB, Clayden GS, Macaulay JC (1978) Familial glucocorticoid deficiency with achalasia and deficient tear production. Lancet I: 1284–1286. – Franks RC, Nance WE (1970) Hereditary adrenocortical unresponsiveness to ACTH. Pediatrics 45: 43–48. – Migeon CJ, Kenny FM, Kowarski AA et al (1968) The syndrome of congenital adrenocortical unresponsiveness to ACTH. Report of six cases. Pediat Res 2: 501–513. – Moshang T jr, Rosenfield RL, Bongiovanni AM et al (1973) Familial glucocorticoid insufficiency. J Pediat 82: 821–826. – Shah BR, Fiordalisi J, Sheinbaum K, Finberg L (1988) Familial glucocorticoid deficiency in an girl with familial hypophosphatemic rickets. Am J Dis Child 142: 900–903. – Shepard TH, Landing BH, Mason DG (1959) Familial Addisons Disease. Am J Dis Child 97: 154–162. – Spark RF, Etzkorn JR (1977) Absent aldosterone response to ACTH in familial glucocorticoid deficiency. N Engl J Med 297: 917–920.
McK: 202200; 300250
A. Grüters/JK

acute brachial radiculitis (e): Parsonage-Turner-Symptomatik
acute shoulder neuritis (e): Parsonage-Turner-Symptomatik
acute tubular-interstitial nephritis and uveitis syndrome (e): TINU-Syndrom
Acyl-CoA-Dehydrogenase-Mangel, multipler: Glutarazidurie Typ II
Adalin-Purpura: Purpura pigmentosa progressiva

ADAM-Komplex
Syn.: amniotische Schnürfurchen – amputation, congenital (e) – annular grooves (e) – constricting bands, congenital (e) – Streeter bands (e) – transverse terminal defects of limb (e)
Def.: Nachweis von Amnionbandresten und u.U. amputierte Gliedmaßen bei Geburt. Vernarbende Haut, Syndaktylien, Reduktionsdefekte der Extremitäten, kraniofaziale Spalten, Bauchwanddefekte, Gastroschisis, extrathorakal gelegenes Herz.
A.: Erstbeschreibung durch G. L. Streeter 1930 und R. Torpin 1968.
Diagn. Krit.: Sehr variabel, da abhängig vom Zeitpunkt der Embryogenese. Entsprechend finden sich Disruptionen, Deformationen und Fehlbildungskomplexe. **(1)** Extremitätendefekte: ringförmige Abschnürungen, Lymphödeme vor der Einschnürung, kongenitale Amputationen, distale Syndaktylien, Klumpfuß, Oligodaktylie, Arthrogrypose, ein einzelner Unterarmknochen bzw. Unterschenkelknochen, radiale und ulnare Hypoplasien. – **(2)** Kraniofaziale Anomalien: schwere Mikrozephalie, Fehlen der Frontalschuppe, multiple Enzephalozelen, Mikrophthalmie, Augenliddisruptionen, bizarre Gesichtsspalten, Holoprosenzephalien, septo-optische Dysplasie, Kleeblattschädel, Hypertelorismus, Kolobome, Choanatresie, unilaterale Proboscis, Pierre-Robin-Sequenz. – **(3)** Thorakale, abdominale und weitere Defekte: Thorakoschisis und Abdominoschisis, Ektopia cordis, Gastroschisis, Omphalozele, Blasenekstrophie. Herzfehler, abnorme Lungenlappung, fehlendes Diaphragma, Analatresie, fehlende Gonaden, Fehlbildungen der äußeren Genitalien.
Ätiol.: Unbekannt, spekulativ. Meist sporadisch.
Pathog.: Gewebsbänder fetaler Membranen.
Bemerkungen: Häufigkeitszahlen werden zwischen 1 : 1300 Neugeborene bis 1 : 10 000 Lebendgeborene angegeben. Vermehrt bei Fehlgeburten beobachtet. – Das Acronym ADAM bedeutet: **a**mniotic **d**eformity, **a**dhesions, **m**utilations.
Lit.: van Allen MJ, Siegel-Bartelt J et al (1992) Constriction bands and limb reduction defects in two new borns with fetal ultrasound evidence for vascular disruption. Am J Med Genet 44: 598–604. – Bamforth JS (1992) Streeter's hypothesis reexamined. Am J Med Genet 44: 280–287. – Higgenbottom MC, Jones KL, Hall BD (1979) The amniotic band disruption complex: Timing of amniotic rupture and variable spectra of consequent defects. J Pediatr 85: 549–554. – Hunter AGW, Carpenter BFC (1986) Implications of malformations not due to amniotic bands in the amniotic band sequence. Am J Med Genet 24: 691–700. – Streeter GL (1930) Focal deficiencies in fetal tissues and their relation to intrauterine amputation. Contrib Embryol Carnegie Inst Washington 22 (no 126): 1–144. – Torpin R (1968) Fetal malformations caused by amnion rupture during gestation. Springfield, Jll: Charles C Thomas.
McK: 217100
J. Kunze/JK

Adams-Kershner-Syndrom
Def.: Historische Bezeichnung für chronisch-interstitielle Pneumonie unbekannter Ätiologie.
Lit.: Desaive P, Leroux G (1953) La pneumonie suppurée non spécifique chronique (Syndrome de Kershner et Adams). Acta chir Belgica 52: 38–49. – Kershner RD, Adams WE (1948) Chronic nonspecific suppurative pneumonitis. J Thor Surg 17: 495–511.

Adams-Oliver-Syndrom
Syn.: absence defects of limbs, scalp and skull (e) – scalp defects with ectrodactyly (e) – aplasia cutis congenita with terminal transverse defects of limbs (e)
Def.: Ein seltenes hereditäres Syndrom mit angeborenen Kopfhautdefekten, darunterliegendem knöchernem Schädeldefekt und variablen Schweregraden der Ektrodaktylie.
A.: Erstbeschreibung 1945 durch H. Adams und C. P. Oliver.
Diagn. Krit.: **(1)** Kopfhautdefekte. – **(2)** Darunterliegende knöcherne Schädeldefekte ohne ZNS-Anomalien und ohne geistige Retardierung. – **(3)** Reduktionsanomalien der unteren Extremitäten schwerer als die der oberen

Extremitäten. – **(4)** Cutis marmorata teleangiectatica congenita. – **(5)** Angeborene Herzfehler.
Ätiol.: Heterogen. Autosomal-dominanter Erbgang mit variabler Expressivität und reduzierter Penetranz, sowie autosomal-rezessive Vererbung werden beschrieben.
Pathog.: Entwicklungsfelddefekt nach vaskulärer Disruption. In zwei Familien gleichzeitiges Vorkommen von Poland-Sequenz und Adams-Oliver-Syndrom. Disruption exogen und/oder genetischer Ursache. Akranie als schwerste Disruptionsfolge beobachtet.
Bemerkungen: **(DD)** EEC-Syndrom – genetisch unterschiedliche Ektrodaktylien – Aglossie-Adaktylie-Syndrom (oro-akraler Fehlbildungskomplex). Variable intrafamiliäre Symptomatik: Schädeldefekte nicht konstant vorhanden, allerdings auch unabhängig von darüberliegenden Kopfhautdefekten.
Lit.: Adams H, Oliver CP (1945) Hereditary deformities in man to arrested development. J Hered 36: 3–8. – Bamforth JS, Kaurah P et al (1994) Adams-Oliver syndrome: a family with extreme variability in clinical expression. Am J Med Genet 49: 393–396. – Bonafade RP, Beighton P (1979) Autosomal dominant inheritance of scalp defects with ectrodactyly. Am J Med Genet 3: 35–41. – Chitayat D, Meunier C, Hodkinson KA et al (1992) Acrania: a manifestation of the Adams-Oliver syndrome. Am J Med Genet 44: 562–566. – David A, Rozé J-C, Melon-David V (1991) Adams-Oliver syndrome associated with congenital heart defect: not a coincidence. Am J Med Genet 40: 126–127. – Hoyme HE, Der Kaloustian VM, Entin MA, Guttmacher AE (1992) Possible common pathogenetic mechanisms for Poland sequence and Adams-Oliver syndrome: an additional clinical observation. Am J Med Genet 42: 398–399. – Koiffmann CP, Wajntal A, Huyke BJ, Castro RM (1988) Congenital scalp skull defects with distal limb anomalies (Adams-Oliver syndrome – McKusick 100300): further suggestion of autosomal recessive inheritance. Am J Med Genet 29: 263–268. – Sybrecht VP (1989) Congenital scalp defects with distal limb anomalies (Adams-Oliver syndrome – McKusick 100300): further suggestion of autosomal-recessive inheritance. Am J Med Genet 32: 266–267. – Toriello HV, Graff RG, Florentine MF et al (1988) Scalp and limb defects with cutis marmorata telangiectatica congenita: Adams-Oliver syndrome? Am J Med Genet 29: 269–276. – Whitley CB, Gorlin RJ (1991) Adams-Oliver syndrome revisited. Am J Med Genet 40: 319–326.
McK: 100300
J. Kunze/JK

Adams-Stokes-Anfall
Syn.: Morgagni-Adams-Stokes-Syndrom – Adams-Stokes-Syndrom – Adams-Stokes attack (e)
Def.: Klinische Folgeerscheinungen einer kurz dauernden zerebralen Minderdurchblutung infolge einer akuten bradykarden oder tachykarden Herzrhythmusstörung.
A.: Giovanni Battista Morgagni, 1682–1771, Anatom, Chirurg und Pathologe, Padua. – Robert Adams, 1791–1875, und William Stokes, 1804–1878, Ärzte, Dublin. – Erstbeschreibung 1692 durch Marcus Gerbezius.
Diagn. Krit.: Symptome sind abhängig von der Dauer der zugrundeliegenden Arrhythmie sowie dem Zustand der zerebralen Gefäße. Dauer des Kreislaufstillstandes von 3–4 Sek.: Schwindel; bei 10–20 Sek.: Synkope; nach 30 Sek.: Krampferscheinungen; nach ca. 60 Sek.: Apnoe. Evtl. zurückbleibende neurologische Störungen, Pulslosigkeit, extreme Bradykardie oder tachykarder flacher Puls. Kein Blutdruck meßbar. Blässe, später Zyanose. EKG s.u. Pathogenese.
Ätiol.: Heterogen: in der Regel auftretend bei schwerwiegender organischer kardialer Grunderkrankung, insbesondere ischämischer, degenerativer oder entzündlicher Natur, aber auch bei Sinusknotensyndrom, WPW-Syndrom, QT-Syndrom (Romano-Ward- und Jervell-Lange-Nielsen-Syndrom).
Pathog.: **1.** Adyname Form: infolge Asystolie oder extremer Bradykardie: **a)** totaler AV-Block mit fehlendem oder bradykardem Ersatzrhythmus; **b)** Sinusstillstand bzw. SA-Block mit fehlendem Ersatzrhythmus; **c)** lange präautomatische Pause bei Übergang von Vorhofflimmern in Sinusrhythmus.
2. Hyperdyname Form: durch tachykarde Arrhythmien, die eine massive Verminderung des HMV bewirken: hochfrequente supraventrikuläre und ventrikuläre Tachykardien sowie Kammerflimmern.
Lit.: Morgagni GB (1761) De sedibus et causis morborum. LTB I: 70. – Scherf D, Bornemann C (1970) The Stokes-Adams syndrome. In: Breat AN, Dreifus LS (eds) Arrhythmias, Vol 2/2. Cardiovascular clinics, p 101. Davis, Philadelphia. – Schwartz SP, Schwartz LS (1966) Mechanism of Adams-Stokes' seizures. In: Dreifus LS, Likoff W, Moser JH (eds) Mechanism and therapy of cardiac arrhythmias (14th Hahnemann Symposium). Grune & Stratton, New York, London.
A. Heisel/GA

Adams-Stokes attack (e): Adams-Stokes-Anfall
Adams-Stokes-Syndrom: Adams-Stokes-Anfall
Addison-Biermer-Syndrom: Biermer-Syndrom

Addison-Krankheit
(Sequenz)
Syn.: Addison-Syndrom – Morbus Addison – Bronze-Krankheit – Bronzehaut-Krankheit – Hypokortizismus – Nebennierenrindeninsuffizienz, primär-chronische – Melasma suprarenale
Def.: Chronische Form der primären Nebennierenrindeninsuffizienz durch Autoimmunreaktion, infektiöse, toxische oder auch durch Stoffwechseldefekte (Amyloidose, Fettsäurenstoffwechselstörung) bedingte Zerstörung des Parenchyms mit Hormon-Syntheseminderung oder -verlust.
A.: Thomas Addison, 1793–1860, London. – Addison berichtete erstmalig 1849 vor der South London Medical Society über das Krankheitsbild, die Erstmitteilung im Schrifttum erfolgte 1855. Bright hatte jedoch schon 1829 einen Fall mit entsprechender Symptomatik beschrieben, ebenso Lobstein 1823. Namensgebung durch Trousseau.
Diagn. Krit.: **(1)** Adynamie, körperliche und geistige Asthenie, Muskelhypotonie. – **(2)** Erbrechen und Diarrhö (auch Obstipation kommt vor), Abdominalschmerzen, Appetitlosigkeit, Gewichtsabnahme, Fettgewebsschwund, Enophthalmus. – **(3)** Bradykardie, Hypotension, orthostatische Kreislaufdysregulation, Hypothermieneigung. – **(4)** Bei akuter Nebennierenrindeninsuffizienz (NN-Nekrose, NN-Einblutung) therapierefraktärer Schock, Hypoglykämie möglich. – **(5)** Bräunliche Hautpigmentierung, besonders an Stellen, die der Belichtung ausgesetzt sind, sowie an Druckstellen, Handlinien und Narben (Frühzeichen). Außerdem Schleimhautpigmentierungen, besonders an der Wangenschleimhaut. Hautstellen mit ohnehin verstärkter Pigmentation (Mamillen, Analregion, Achselhöhlen, Skrotum) werden oftmals tief dunkelbraun (Bronzehaut). – **(6)** Bei Frauen Schwund der Sekundärbehaarung, evtl. totale Alopezie. – **(7)** Verlust von Libido und Potenz sowie Insuffizienz der Beckenbodenmuskulatur durch Verlust der Nebennierenandrogene. – **(8)** Psychisch sind die Kranken oft reizbar oder apathisch. – **(9)** Labor: komplexe Störungen des Wasser- und Mineralhaushaltes (Hyponatriämie,

Adducted-thumb-Sequenz

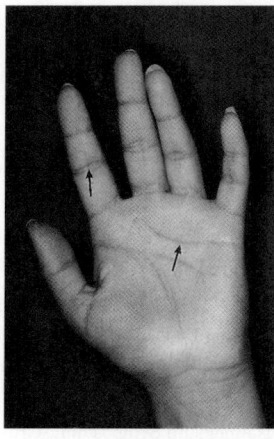
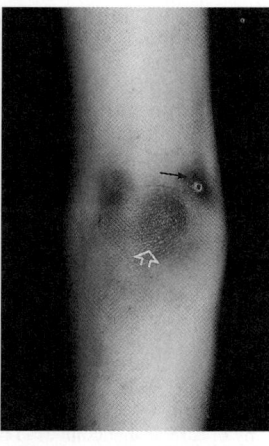

22jährige Patientin mit Erstmanifestation der Addison-Krankheit: a) deutlich pigmentierte Handlinien (siehe Pfeile); b) mechanisch beanspruchte Regionen (Ellenbogen linker Arm) zeigen eine betonte grau-braune Hyperpigmentierung (weißer Pfeil); nach einer Hautverletzung (schwarzer Pfeil) bildet sich um die Läsion eine ausgeprägte Hyperpigmentation aus

Hypochlorämie, Hyperkaliämie). Verminderte Ausscheidung harnpflichtiger Substanzen und deren Folgen. Vermehrte Ausscheidung und verminderte Resorption von Wasser. – (10) Herabgesetzte Ausscheidung von Cortisol und dessen Metaboliten, niedrige Konzentration von Cortisol und hohe Konzentration von ACTH im Blut der Patienten. – (11) Krisenhafter Krankheitsablauf (= sog. Addison-Krise). – (12) Bei Kindern unter 10 Jahren sehr selten. – (13) In Kombination mit Hypoparathyreoidismus und superfizieller Moniliasis spricht man von APS I, in Kombination mit Hirnsklerose im Kindesalter von Fanconi-Prader-Syndrom, in Kombination mit Leukodystrophie von Adrenoleukodystrophie; auch Kombination mit Hashimoto-Thyreoiditis und Leberzirrhose kommt vor. Für die gastroenteralen und Kreislauf-Erscheinungen wird auch die Bezeichnung Bernard-Sergent-Syndrom gebraucht. – (14) Nachweis von Autoantikörpern gegen Nebennierenrindengewebe bei der autoimmunen Form der Erkrankung.
Ätiol.: Heterogen. Häufig Autoimmunreaktion mit zellulärer Infiltration der Nebennieren; Immungenetik: HLA-Assoziation mit HLA-DR3 und -DR4. Infektiöse, toxische oder durch Stoffwechseldefekte bedingte Zerstörung.
Pathog.: Bei der autoimmun getriggerten Gewebezerstörung: Nachweis von Autoantikörpern gegen zentrale Enzyme der adrenalen Steroidbiosynthese (17α-Hydroxylase, 21-Hydroxylase), zelluläre Infiltrate.
Bemerkungen: Substitutionstherapie mit Cortisol (Hydrocortison) in bedarfsgerechter, dem Tagesrhythmus angepaßter Dosis (morgens größte Menge) führen zum Verschwinden sämtlicher Krankheitszeichen. Mehrere erbliche Formen der Addison-Krankheit wurden beschrieben (z.B. McK 300200, 103230). Die gleiche Symptomatik wird bei Patienten nach beidseitiger Adrenalektomie (s.a. Nelson-Tumor) beobachtet.
Lit.: Addison T (1855) On the constitutional and local effects of disease of the supra-renal capsules. Samuel Highley, London. – Boehm BO, Manfras B, Seidl S et al (1991) The HLA-DQβ non-Asp57 allele: A predictor of future insulin-dependent diabetes mellitus in patients with autoimmune Addison's disease. Tissue Antigens 37: 130–132. – Neufeld M, McLaren NK, Blizzard RM (1981) Two types of autoimmune Addison's disease associated with different polyglandular autoimmune (PGA) syndromes.

Medicine 60: 355–360. – Schaumburg HH, Powers JM, Raine CS et al (1975) Adrenoleukodystrophy. A clinical and pathological study of 17 cases. Arch Neurol 32: 577–591.
B. O. Böhm/GA

Addison-Krankheit, angeborene, mit fehlender Pubertät: Syndrom der angeborenen Nebennierenhypoplasie mit Gonadotropinmangel
Addison-Syndrom: Addison-Krankheit
adducted thumb-mental retardation syndrome (e): MASA-Syndrom

Adducted-thumb-Sequenz
Syn.: thumbs, congenital clasped (e)
Def.: Ein nicht eindeutig umrissenes Krankheitsbild mit neonatalen Trinkschwierigkeiten, Atemstörungen, Mikrozephalie, Gaumenspalte, adduzierten Daumen und frühem Tod.
A.: Erstpublikation 1971 durch J. C. Christian, P. A. Andrews, P. M. Conneally und J. Muller.
Diagn. Krit.: (1) Adduzierte Daumen [9/9] [beobachtet/Fallzahl]. – (2) Trinkschwierigkeiten [9/9]. – (3) Mikrozephalie. – (4) Klumpfüße [8/9]. – (5) Gaumenspalten, -anomalien [8/8]. – (6) Abnormer Ohransatz. – (7) Kraniostenose [7/9]. – (8) Krämpfe [6/9]. – (9) Respiratorische Probleme [6/6], eingeschränkte Extension der Ellenbogen-, Hand- und Kniegelenke [4/5]. – (10) Mentale Retardierung. – (11) Ophthalmoplegie. – (12) Pränatale Dystrophie. – (13) Auffällige Muskulatur [4/4]. Myopathische bewegungsarme Fazies.
Ätiol.: Sehr wahrscheinlich heterogen.
Pathog.: Symptomatik Folgen muskulärer Störungen?
Bemerkungen: Früher Tod; bisher nur 9 Patienten publiziert. **(DD)** distale Arthrogrypose Typ I – congenital clasped thumbs (X-linked) – Whistling-face-Syndrom – kongenitale kontrakturelle Arachnodaktylie – ulnar drift syndrome – Aquäduktstenose – MASA-Syndrom (**m**entale retardation, **a**phasia, **s**huffling gait, **a**dducted thumbs) – Fehlen der Extensoren – abnorme Sehnenlokalisation.
Lit.: Christian JC, Andrews PA, Conneally PM, Muller J (1971) The adducted thumbs syndrome: an autosomal recessiv disease with arthrogryposis, dysmyelination, craniostenosis, and cleft palate. Clin Genet 2: 95–103. – Kunze J, Park W, Hansen H, Hanefeld F (1983) Adducted thumb syndrome: report of a new case and a diagnostic approach. Eur J Pediatr 141: 122–126. – Tsuyuguchi Y, Masada K, Kawabata H et al (1985) Congenital clasped thumb: a review of forty-three cases. J Hand Surg 10A: 613–618.
McK: 201550; 314100
J. Kunze/JK

Adenolipomatose, symmetrische: Lipomatose, benigne symmetrische
adenoma, basophil (e): Cushing-Syndrom
adenomatous polyposis coli (e): Oldfield-Syndrom – Polypose des Kolons, familiäre – Turcot-Syndrom
Adenom, toxisches, der Schilddrüse: Plummer-Adenom
adénopathies mediastinales cryptogénétiques bénignes (fz): Sarkoidose mit Erythema nodosum

Adenosindesaminase-Mangel
Syn.: Immundefekt, kombinierter, mit Adenosindesaminase-Mangel – combined immunodeficiency disease (CID) with adenosine deaminase deficiency (e) – Chondrodysplasie, metaphysäre mit Thymolymphopenie

Def.: Hereditärer Enzymdefekt mit pleiotroper Manifestation in Immunsystem und Skelett.
A.: Ein kombinierter Immundefekt mit Thymusaplasie wurde vom schweizerischen Kinderarzt Hitzig beschrieben. Daß dieser kombinierte Immundefekt durch eine fehlende Aktivität der Adenosindesaminase bedingt sein kann, wurde 1972 von Giblett et al. erkannt.
Diagn. Krit.: (1) Kombiniert zellulärer und humoraler Immundefekt, der sich klinisch in Gedeihstörung, chronischen Durchfällen, Kleinwuchs, chronischer Candidiasis und anderen opportunistischen Infektionen äußert. – (2) Röntgenologisch fehlender Thymusschatten und metaphysäre Chondrodysplasie mit quadratischem Becken, verkürzten, metaphysär aufgetriebenen Röhrenknochen und Rippen. – (3) Labor: verminderte Immunglobuline als Ausdruck gestörter B-Zell-Funktion und Zeichen der T-Zell-Insuffizienz. – (4) Stark verminderte oder fehlende Aktivität des Enzyms Adenosindesaminase in Erythrozyten.
Ätiol.: Autosomal-rezessives Erbleiden.
Pathog.: Durch fehlende Aktivität der Adenosindesaminase häufen sich intrazellulär das toxische Desoxyadenosin, ATP, Desoxy-ATP und zyklisches AMP an. Dies führt zur Hemmung der Thymozytenausreifung. Postnatal verschwinden T- und B-Zellen und die Immunfunktionen werden beeinträchtigt. Offensichtlich wird auch die Replikation von Knorpelzellen beeinträchtigt.
Bemerkungen: Die Symptomatik der kombinierten Immundefizienz mit metaphysärer Chondrodysplasie kann auch bei normaler Adenosindesaminaseaktivität entstehen. Die schwere kombinierte Immundefizienz (früher auch als »swiss type of combined immunodeficiency« bezeichnet) ist heterogen und insofern ein unspezifischer Symptomenkomplex. Eine Kombination von Skelettdysplasie und vorwiegend zellulärem Immundefekt findet man bei der Knorpel-Haar-Hypoplasie. Eine Kombination von rein humoralem Immundefizienz und Skelettdysplasie wurde von Ammann beobachtet. Siehe auch Immundefekte.
Lit.: Alexander W, Dunbar JS (1968) Unusual bone changes in thymic alymphoplasia. Ann Radiol 11: 389. – Ammann AJ, Sutliff W, Nillinchick E (1974) Antibody-mediated immunodeficiency in short-limbed dwarfism. J Pediatr 84: 200–203. – Belohradsky BH, Hennig N, Marget W, Fudenberg HH (1976) Adenosindesaminase-Mangel bei primären Immundefizienzen. Klin Wschr 54: 1109–1115. – Gatti RA, Platt N, Pomerance HH et al (1969) Hereditary lymphopenic agammaglobulinemia associated with a distinctive form of short-limbed dwarfism and ectodermal dysplasia. J Pediatr 75: 675–684. – Giblett ER, Anderson JE, Cohen F et al (1972) Adenosine deaminase deficiency in two patients with severely impaired cellular immunity. Lancet II: 106. – Meuwissen HJ, Pollara B, Pickering RJ (1975) Combined immunodeficiency disease associated with adenosine deaminase deficiency. J Pediatr 86: 169–181.
McK: 200900
J. Spranger/JS

adenylosuccinate lyase deficiency (e): Adenylsuccinaturie
adenylsuccinase deficiency (e): Adenylsuccinaturie

Adenylsuccinaturie

Syn.: adenylsuccinase deficiency (e) – succinylpurinemic autism (e) – adenylosuccinate lyase deficiency (e)
Def.: Seltene erbliche Stoffwechselstörung in der Purinnucleotid-Synthese.
A.: Erstbeschreibung 1984 von J. Jaecken und G. van den Berghe.
Diagn. Krit.: Symptome im Kindesalter: (1) Erhöhung der Konzentrationen von Succinyladenosin und Succinylaminoimidazol-carboximid-ribose in allen Körperflüssigkeiten. – (2) Schwere psychomotorische Retardierung. – (3) Krampfanfälle. – (4) Autismus. – (5) Minderwuchs und Muskelschwäche.
Ätiol.: Autosomal-dominant vererbtes Leiden. Genlokalisation auf Chromosom 22 (22q13.1).
Pathog.: Mangel an Adenylsuccinase. Störungen durch Akkumulation der Stoffwechselprodukte. Mangel an nachfolgenden Metaboliten, Störung des gesamten Purinzyklus und/oder direkte Wirkung der vermehrt vorliegenden Purinmetaboliten.
Bemerkungen: Therapieversuche mit Gaben von Adenin (100–300 mg/Tag) und Allopurinol (60–240 mg/Tag) zeigen nur geringen Erfolg.
Lit.: Van den Bergh G, Vincent MF, Jaeken J, van den Berghe (1993) Functional studies in fibroblasts of adenylosuccinase-deficient children. J Inher Metab Dis 16: 425–434. – Jaeken J, Wadman SK, Duran M et al (1988) Adenylsuccinase deficiency: an inborn error of urine nucleotide synthesis. Eur J Pediatr 48: 126–1311.
McK: 103050
E. Mönch/JK

Adhärenz-Syndrom: Johnson-Symptomenkomplex
adherence syndrome (e): Johnson-Symptomenkomplex
adherent lateral rectus muscle syndrome (e): Johnson-Symptomenkomplex

ADH-Sekretion, inadäquate

Syn.: Schwartz-Bartter-Syndrom – ADH-Sekretion, inappropriate oder ektope – ADH-Syndrom, inadäquates oder ektopes – syndrome of inappropriate antidiuretic hormone secretion (e) – SIADH (e)
Def.: Krankheitsbild mit Antidiurese, Hyponatriämie ohne Ödeme, Aszites oder Zeichen der Dehydratation.
A.: William Benjamin Schwartz, 1922–, Kardiologe, Boston. – Frederic Crosby Bartter, 1914–1983, Endokrinologe, Bethestha/Maryland. – Erstbeschreibung 1957.
Diagn. Krit.: (1) Symptome des Grundleidens bei »ektoper« Sekretion von ADH im Rahmen eines neoplastischen Geschehens. – (2) Bild der Wasservergiftung mit Hyponatriämie unter 130 mmol/l: Übelkeit, Erbrechen, Verwirrtheit, Somnolenz. Koma, Reflexverlust und generalisierte Krampfanfälle treten bei einer Serum-Natrium-Konzentration unter 120 mmol/l auf. – (3) Normaler diastolischer Blutdruck, normale Nierenfunktion, keine Ödeme, kein Aszites, keine Zeichen der Dehydratation. – (4) Klin. Chem.: Hyponatriämie mit Hypoosmolarität. Normokaliämie. – (5) Harn: Hypernatriurie. – (6) Wichtigstes Therapieprinzip Flüssigkeitskarenz.
Ätiol.: Heterogen. 1. Ektope ADH-Sekretion durch Tumore: Bronchialkarzinome, Pankreaskarzinome, Lymphosarkome, Thymome. – 2. Lungenerkrankungen wie schwere Pneumonien, Tuberkulose. – 3. Stimulation der ADH-Sekretion durch Medikamente: Carbamazepin, Vinca-Alkaloide, Cyclophosphamid, Narkotika, trizyklische Antidepressiva, Chlorpropamid. – 4. Veränderungen der Osmorezeptoren: Schädel-Hirn-Trauma, Subarachnoidalblutung, Meningitis. – 5. Bei Hypopituitarismus und Cortisolmangel.
Pathog.: Durch ADH-Wirkung Wasserretention mit Verdünnungshyponatriämie sowie Natriurese durch Hemmung der Na-Rückresorption in den proximalen Nierentubuli.

Lit.: Bartter FC, Schwartz WB (1967) The syndrome of inappropriate secretion of antidiuretic hormone. Am J Med 42: 790–806. – Oelkers W (1989) Hyponatremia and inappropriate secretion of vasopressin (antidiuretic hormone) in patients with hypopituitarism. N Engl J Med 321: 492–496. – Schwartz WB, Bennett W, Curelop S, Bartter FC (1957) A syndrome of renal sodium loss and hyponatriemia probably resulting from inappropriate secretion of antidiuretic hormone. Am J Med 23: 529–542.
B. O. Böhm/GA

ADH-Sekretion, inappropriate oder ektope: ADH-Sekretion, inadäquate
ADH-Syndrom, inadäquates oder ektopes: ADH-Sekretion, inadäquate
Adie-Holmes-Syndrom: Adie-Pupillotonie

Adie-Pupillotonie
Syn.: Adie-Syndrom – Weill-Reys-Syndrom – Weill-Reys-Adie-Syndrom – Adie-Holmes-Syndrom – Holmes-Adie-Syndrom – Kehrer-Adie-Syndrom – Markus-Syndrom – Pseudo-(Argyll-)Robertson-Syndrom – Pseudotabes, pupillotonische – Pseudotabes pupillotonica (Kehrer) – Pupillotonie – Pseudotabes – Areflexie, konstitutionelle – pupillotonia Adie (e) – Markus syndrome (e) – pseudo-Argyll Robertson pupil (e) – pseudotabes pupillotonia Adie (e) – myotonic pupil (e) – Saenger's syndrome (e)
Def.: Meist beidseitige Pupillotonie mit Hypo- oder Areflexie.
A.: 1902 von Max Nonne, 1861–1959, Neurologe, Hamburg, von Julius Strasburger, Internist, Bonn, und von Alfred Saenger, Arzt, Hamburg, unabhängig voneinander beschrieben, aber noch nicht als einheitliches Krankheitsbild gedeutet. Erscheinungen 1926 von G. Weill und L. Reys erstmals auf eine gemeinsame Wurzel zurückgeführt und benigne, nichtsyphilitische Ursachen erkannt. 1931 von William John Adie, 1886–1935, Neurologe, London, als Erkrankung sui generis des autonomen Nervensystems beschrieben.
Diagn. Krit.: **(1)** In 60–80% beidseitige Pupillotonie: weite, entrundete, auf Lichteinfall nicht oder kaum reagierende Pupille mit meist verzögerter und langsamer, aber dann überschießender Konvergenzreaktion. Langsame, tonische Erweiterung. Akkommodationsstörungen möglich. Bei plötzlichem einseitigen Beginn Lichtempfindlichkeit. Auf Instillation eines Tropfens Carbachol oder Pilocarpin intensive Miosis innerhalb etwa 40 Minuten. Erhöhte Empfindlichkeit auch auf Mydriatika (Atropin, Homatropin, Kokain). Im Verlaufe der Erkrankung enger werdende Pupillen. – **(2)** Hypo- oder Areflexie an den Beinen (vor allem Triceps-surae-, seltener Quadrizeps-Reflex), selten an den Armen. – **(3)** Häufig Parästhesien. – **(4)** Muskuläre Erschöpfbarkeit. – **(5)** Elektroneurographie: bei abgeschwächtem Triceps-surae-Reflex fehlender oder niedrigamplitudiger H-Reflex am M. soleus.
Ätiol.: Sehr selten autosomal-dominant erbliche Erkrankung. Meist sporadisch auftretendes Krankheitsbild (idiopathisch oder bei Infektionskrankheiten, auch nach Traumata, bei Stoffwechselstörungen oder paraneoplastisch).
Pathog.: Pupillotonie durch Ganglienzellverlust im Ganglion ciliare bedingt. Areflexie verursacht durch eine selektive Degeneration der zu den Muskelspindeln gehörenden Neuronen in den Spinalganglien und der Funiculi posteriores.
Bemerkungen: Vor allem jüngere Frauen betroffen. Bei Kombination mit segmentaler An- oder Hypohidrose als Ross-Syndrom bezeichnet.

Lit.: Adie W (1931) Pseudo-Argyll Robertson pupils with absent tendon reflexes: a benign disorder simulating tabes dorsalis. Brit med J 1: 928–930. – Adie WJ (1932) Tonic pupils and absent tendon reflexes: a benign disorder sui generis; its complete and incomplete forms. Brain 55: 98–113. – Holmes G (1931) Partial iridoplegia associated with symptoms of other diseases of the nervous system. Trans ophthal Soc Unit Kingdom 51: 209–228. – Kehrer F (1932) Die Kuppelungen von Pupillenstörungen mit Aufhebung der Sehnenreflexe. Adie-Syndrom, Pupillotonie, Pseudotabes, konstitutionelle Areflexie. Leipzig. – Markus C (1906) Trans ophthal Soc U K 26: 50. – Nonne (1902) Ueber die sogenannte „myotonische" Convergenzträgheit lichtstarrer Pupillen. Neurol Cbl 21: 1000–1004. – Saenger A (1902) Ueber myotonische Pupillenbewegung. Neurol Cbl 21: 837–839. – Saenger A (1902) Ueber die Bezeichnung »myotonische Pupillenbewegung«. Neurol Cbl 21: 1137–1138. – Strasburger J (1902) Pupillenträgheit bei Accomodation und Convergenz. Neurol Cbl 21: 738–740. – Ulrich J (1980) Morphological Basis of Adie's Syndrome. Eur Neurol 19: 390–395. – Weill G, Reys L (1926) Sur la pupillotonie. Contribution a l'étude de sa pathogénie. Rev d'oto-neuro-ocul, Paris 4: 433–441.
McK: 103100
C. D. Reimers/DP

Adie-Syndrom: Adie-Pupillotonie
Adiposalgie: Lipomatosis dolorosa (Dercum)
Adipositas dolorosa: Lipomatosis dolorosa (Dercum)

Adipositas-Hyperthermie-Oligomenorrhö-Parotis-Komplex
Syn.: Adipositas-Hyperthermie-Oligomenorrhö-Syndrom – Adipositas-Oligomenorrhö-Parotis-Syndrom – AHOP-Syndrom – AOP-Syndrom – Parotitis recidivans bilateralis, dienzephale – obesity, hyperthermia, oligomenorrhea, and parotid swelling syndrome (e)
Def.: Dienzephale Regulationsstörung, die zu dem nachfolgend charakterisierten Syndrombild führt.
Diagn. Krit.: **(1)** Adipositas (Fettpolster bes. an Hüften, Bauch, Gesäß, Oberschenkeln). – **(2)** Rezidivierende intermittierende Hyperthermie (oft nur subfebrile Temperaturen). – **(3)** Oligomenorrhö, Dysmenorrhö. – **(4)** Rezidivierende schmerzhafte bilaterale Parotisschwellung. – **(5)** Gynäkotropie. – **(6)** Psychische Störungen (Depression, Melancholie).
Ätiol.: Unklare Störung im Bereich der Regio infundibularis hypothalami.
Pathog.: Unbekannt.
Bemerkungen: Nur Einzelbeschreibungen. **(DD)** Fröhlich-Syndrom – pankreatogene Adipositas – Falta-Syndrom – Cushing-Syndrom – osteoporotische Fettsucht – Prader-Willi-Syndrom – Küttner-Speicheldrüsenerkrankung – Pankreatitis, chronische rekurrierende – Heerfordt-Symptomkomplex – Mikulicz-Symptomenkomplex.
Lit.: Klempel K (1972) Psychopathologische Syndrome in Gesellschaft der sog. dienzephalen rezidivierenden Parotitis bilateralis, bzw. des AHOP-Syndroms. Klinische Beobachtungen an zwei eigenen Fällen. Psychiat clin (Basel) 5: 312–326. – Rauch S (1956) Die diencephale Parotitis recidivans bilateralis (das AOP-Syndrom). Arch Ohr-Nas-Kehlk-Heilk 168: 371–394.
R. König/JS

Adipositas-Hyperthermie-Oligomenorrhö-Syndrom: Adipositas-Hyperthermie-Oligomenorrhö-Parotis-Komplex
Adipositas-Oligomenorrhö-Parotis-Syndrom: Adipositas-Hyperthermie-Oligomenorrhö-Parotis-Komplex

Adipositas tuberosa simplex: Lipomatosis dolorosa (Dercum)
adiposogenital syndrome (e): hypothalamischer Symptomenkomplex
Adoleszentenkyphose: Osteochondrose, aseptische, Typ Scheuermann
adrenal apoplexy (e): Waterhouse-Friderichsen-Syndrom
adrenal hemorrhage syndrome (e): Waterhouse-Friderichsen-Syndrom
adrenal hyperplasia, congenital (e): adrenogenitales Syndrom Typ 3
adrenal insufficiency/alacrima/achalasia (3A) syndrome (e): Triple-A-Syndrom
adrenocortical unresponsiveness, congenital (e): ACTH-Unempfindlichkeit
adrenogenitales Syndrom mit Hypertonie, kongenitales: adrenogenitales Syndrom Typ 4 und 5

adrenogenitales Syndrom, spätmanifestes

Syn.: AGS, erworbenes – late onset AGS (e) – cryptic congenital adrenal hyperplasia, non classical (e) – CAH
Def.: Ein erst jenseits des Säuglingsalters manifest werdendes adrenogenitales Syndrom, das auf einen angeborenen Enzymdefekt (3β-Steroiddehydrogenase-Mangel, 11β-Hydroxylase-Mangel oder 21-Hydroxylase-Mangel) zurückzuführen ist.
Diagn. Krit.: I. Bei beiden Geschlechtern: **(1)** Unauffälliges äußeres Genitale bei der Geburt. – **(2)** Vorzeitiger Epiphysenschluß. – **(3)** Zu den biochemischen Befunden siehe obengenannte Formen des kongenitalen AGS.
II. Bei Knaben: **(1)** Frühzeitige Scham- und Achselbehaarung. – **(2)** Kleine Hoden. – **(3)** Infertilität.
III. Bei Mädchen: **(1)** Zunehmende Klitorishypertrophie. – **(2)** Mangelnde Brustentwicklung. – **(3)** Virile Körper- und Schambehaarung (Hirsutismus). – **(4)** Primäre oder sekundäre Amenorrhö.
Ätiol.: Kongenitaler Enzymdefekt geringerer Ausprägung, der sich erst spät manifestiert (late onset AGS). Für die late-onset-Form des 21-Hydroxylasemangels wurde eine typische Punktmutation im CYP21B-Gen beschrieben (Val 281 Leu). Es besteht eine enge Assoziation zum HLA-B 14.
Pathog.: Die geringere Ausprägung des Enzymdefekts wird erklärt durch die Komplexbildung zweier nur wenig defekter Allele oder die Komplexbildung eines gering defekten und klassischen Allels.
Bemerkungen: **(DD)** Androgen-produzierende Tumoren, z.B. der Hoden, Ovarien oder Nebennieren – Stein-Leventhal-Syndrom – idiopathischer Hirsutismus.
Lit.: Miller WL, Levine LS (1987) Molecular and clinical advances in congenital adrenal hyperplasia. J Pediatr 111: 1–17. – Speiser PW, New MI, White PC (1989) Clinical and genetic characterization of nonclassic steroid 12-hydroxylase deficiency. Endocr Res 15: 257–276.
McK: 201910
A. Grüters/JK

adrenogenitales Syndrom Typ 1

Syn.: AGS Typ 1 – 20,22-Desmolase-Mangel – Lipoidhyperplasie der Nebennierenrinde – 20,22-desmolase deficiency (e) – p450 side chain cleavage (p450 scc) enzyme deficiency (e)
Def.: Krankheitsbild, das als Folge eines bereits pränatal einwirkenden Defekts der 20,22-Desmolase der Nebennierenrinde mit globaler Nebennierenrindeninsuffizienz einhergeht.
A.: Erstbeschreibung (1957) durch Andrea Prader, 1919–, Kinderarzt, Zürich.
Diagn. Krit.: I. Bei Knaben: **(1)** Bereits in der Neugeborenenperiode Salzverlustsyndrom mit Erbrechen, Durchfall und Dehydratation. – **(2)** Hyperpigmentierung des äußeren Genitale, jedoch nur geringe bis fehlende Virilisierung. – **(3)** Nebenniereninsuffizienz mit Schocksymptomatik. – **(4)** Hypospadie.
II. Bei Mädchen: **(1)** Salzverlustsyndrom in der Neugeborenenperiode. – **(2)** Normales weibliches Genitale mit Hyperpigmentierung. – **(3)** Nebenniereninsuffizienz mit Schocksymptomatik. – **(4)** Niedrige Konzentrationen und Ausscheidung aller Nebennierensteroide. – **(5)** Erhöhte ACTH-und Renin-Spiegel. – **(6)** Fehlender Cortisolanstieg nach ACTH. – **(7)** Erniedrigte Natrium- und erhöhte Kalium-Spiegel im Serum.
Ätiol.: Eine Mutation des Gens auf dem langen Arm des Chromosom 15, das das mitochondriale Enzym p450 scc kodiert (Umwandlung des Cholesterins in Pregnenolon), wird angenommen, konnte aber bei den bisher untersuchten Familien nicht nachgewiesen werden.
Pathog.: Die mangelnde Enzymaktivität im limitierenden Schritt der Steroidbiosynthese der Nebennierenrinde führt zu einer schweren globalen Nebennierenrindeninsuffizienz mit ausbleibender Virilisierung männlicher Feten (Pseudohermaphroditismus masculinus).
Bemerkungen: Schlechte Prognose, bislang sind nur wenige Überlebende beschrieben.
Lit.: Matteson KJ, Chzng B, Urdea MS, Miller WL (1986) Study of cholesterol-side chain cleavage (20,22 desmolase) deficiency causing congenital lipoid adrenal hyperplasia using bovine sequence p450 scc oligodeoxyribonucleotide probes. Endocrinology 118: 1296–1305. – Miller WL, Chung BC, Matteson KJ, Voutilainen R, Picardo=Leonard J (1986) Molecular biology of steroid hormone synthesis. DNA 5: 61. – Prader A, Siebenmann RE (1957) Nebenniereninsuffizienz bei kongenitaler Lipoidhyperplasie der Nebennieren. Helvet Pediat Acta 12: 569–595.
McK: 201710
A. Grüters/JK

adrenogenitales Syndrom Typ 2

Syn.: AGS Typ 2 – 3β-ol-Mangel – 3β-Steroiddehydrogenase-Mangel – 3β-Hydroxysteroiddehydrogenasemangel
Def.: Autosomal-rezessiv erbliches Krankheitsbild, das aufgrund eines bereits pränatal einwirkenden Mangels an 3β-Steroiddehydrogenase in der Nebennierenrinde und den Hoden mit einem männlichen und weiblichen Pseudohermaphroditismus sowie bei der überwiegenden Mehrzahl der Fälle mit Salzverlust einhergeht.
A.: A. Bongiovanni (1960) als Erstbeschreiber.
Diagn. Krit.: I. Bei Knaben: **(1)** Inkomplette Virilisierung des äußeren Genitale. – **(2)** Verzögerte oder ausbleibende Pubertätsentwicklung. – **(3)** Gynäkomastie. – **(4)** Salzverlustsyndrom mit Erbrechen, Diarrhö und Dehydratation.
II. Bei Mädchen: **(1)** Virilisierung des äußeren Genitale. – **(2)** Ausbleibende Brustentwicklung (Thelarche) bei frühzeitiger Scham- und Achselbehaarung (Adrenarche). – **(3)** Erhöhte δ5-Steroide im Serum (Pregnenolon, Dehydroepiandrosteron) und im Urin (Pregnantriol, 16-Hydroxypregnenolon und 16-Hydroxydehydroepiandrosteron).
Ätiol.: Autosomal-rezessive Mutationen des Gens für die 3β-Hydroxysteroiddehydrogenase auf dem kurzen Arm von Chromosom 1 (1p 13.1) wurde bei einigen klassischen Fällen nachgewiesen.
Pathog.: Aufgrund des Mangels an 3β-Steroiddehydrogenase mangelhafte Cortisol- und Testosteronbiosynthese, daher mangelnde Virilisierung männlicher Feten und aufgrund einer vermehrten Produktion von androgen wirksamen DHEA eine Virilisierung weiblicher Feten.

Die mangelnde Aldosteronsynthese führt zum Salzverlust.
Bemerkungen: Es wurden auch sich erst später durch prämature Pubarche manifestierende Formen (»late onset«) beschrieben, bei denen die Enzymaktivität wahrscheinlich weniger erniedrigt ist. **(DD)** Androgenresistenz – Testosteronbiosynthese-Defekte.
Lit.: Bongiovanni AM (1984) Congenital adrenal hyperplasia due to 3β-steroiddehydrogenase deficiency. In: New MI, Levine LS (eds) Adrenal diseases in childhood, 13: 72–82. Karger, Basel. – Cravioto MA del C, Ulloa-Aguirre A, Bermudez JA (1986) A new variant of 3β-steroiddehydrogenase deficiency syndrome: evidence for the existence of two isoenzymes. J Clin Endocrinol Metab 62: 360–363. – Morrison N, Nickson D, McBride M et al (1991) Regional chromosomal assignment of human 3β hydroxysteroiddehydrogenase to 1 p 13.1 by non-isotopic in situ hybridization. Hum Genet 87: 223–225. – Nishi Y, Tezuka T (1992) Mild adrenal 3β hydroxysteroiddehydrogenase deficiency in children with accelerated growth, premature pubarche and hirsutism. Eur J Pediatr 151: 19–23.
McK: 201810
A. Grüters/JK

adrenogenitales Syndrom Typ 3

Syn.: 21-Hydroxylase-Mangel (mit und ohne Salzverlust) – AGS, hereditäres, kongenitales – Hyperplasie der Nebennierenrinde, angeborene – p450c21-Mangel – CYP21B-Mangel – adrenal hyperplasia, congenital (e) – CAH – adrenogenital syndrome, congenital (e)
Def.: Autosomal-rezessiv erbliche Mutationen im Gen (CYP21B) für die 21-Hydroxylase (p450c21) auf dem kurzen Arm von Chromosom 6. Es wurden vier verschiedene klinische Erscheinungsformen beschrieben: **1.** 21-Hydroxylasemangel mit Salzverlust, bei dem auch die Mineralocorticoidsynthese gestört ist. **2.** 21-Hydroxylasemangel ohne Salzverlust (»simple virilising«). **3.** eine spät manifestierende Form ohne Salzverlust (»late onset«) und **4.** eine kryptische Form mit biochemischen Veränderungen ohne klinische Symptomatik.
A.: Beziehungen zwischen Pseudo-Hermaphroditismus femininus und Hyperplasie der Nebennierenrinde vermutete als erster Marchand bereits 1891. Apert prägte 1910 den Begriff suprarenaler Virilismus, nachdem 1905 durch W. Bülloch, 1868–1941, und J. H. Sequeira, 1865–1948, das klinische Syndrom beschrieben worden war. – Callow und Broster stellten als erste die vermehrte Androgen- und 17-Ketosteroidausscheidung im Harn fest. Bartter und Mitarbeiter klärten 1951 weitere Teile der Pathogenese auf. Die Analyse und Zuordnung der verschiedenen enzymopathisch bedingten Hormonsynthese-Defekte zu den verschiedenen klinischen Formen ist vor allem Bongiovanni und Eberlein zuzuschreiben.
Diagn. Krit.: I. Bei Knaben: **(1)** Normale Differenzierung des äußeren Genitale – **(2)** Penisvergrößerung und Hyperpigmentierung. – **(3)** Bei ⅔ der Patienten Salzverlustsyndrom mit Erbrechen, Durchfall und Dehydratation in den ersten Lebenswochen. – **(4)** Postnatal zunehmende Virilisierung, frühzeitiges Auftreten von Scham- und Achselbehaarung sowie Vergrößerung des Penis, jedoch kleine Hoden und ausbleibende Spermiogenese (Pseudopubertas praecox). – **(5)** Zunächst Großwuchs, aber vorzeitige Skelettreifung und Epiphysenschluß mit geringer Erwachsenengröße.
II. Bei Mädchen: **(1)** Bereits bei der Geburt bestehende Virilisierung des äußeren Genitales variabler Ausprägung (s. Abb.) aufgrund einer bereits in utero vermehrten Androgenproduktion der Nebennierenrinde bei normalem weiblichen inneren Genitale. – **(2)** Frühzeitiges Auftreten von Scham- und Achselbehaarung bei fehlender Brustentwicklung und primärer Amenorrhö (Pseudo-pubertas praecox). – **(3)** Kehlkopfverknöcherung und Stimmbruch. – **(4)** Vorzeitiger Epiphysenschluß und geringe Endgröße.
III. Bei Mädchen und Knaben: Erhöhte 17-Hydroxyprogesteron-, Dehydroepiandrosteron-, Androstendion- und Testosteron-Spiegel im Serum, erhöhte Pregnantriol- und 17-Ketosteroid-Ausscheidung im Urin; bei Salzverlust erniedrigte Serum-Natrium-Spiegel und erhöhte Serum-Kalium-Spiegel, erniedrigte Aldosteron- und erhöhte Renin-Spiegel im Serum.
Ätiol.: Die unterschiedliche klinische Symptomatik wird erklärt durch unterschiedliche Mutationen bzw. Deletionen des CYP21B-Gens, die mit variabler Enzymfunktion und daher unterschiedlicher Ausprägung des Krankheitsbildes einhergehen. Zum Teil gelang eine Zuordnung bestimmter Mutationen zu definierten Formen der Erkrankung, z.B. ILE 172 ASN im Exon 4 zu dem klassischen 21-Hydroxylasemangel mit Salzverlust.
Pathog.: Pseudohermaphroditismus femininus durch vermehrte Nebennieren-Androgensynthese bei vermehrter ACTH-Stimulation aufgrund einer mangelnden Cortisol-Biosynthese, in ⅔ der Fälle aufgrund eines Aldosteron-Mangels ein Salzverlustsyndrom. Häufigkeit (Mitteleuropa) 1 : 10 000, Heterozygotenfrequenz 1 : 56.
Bemerkungen: Da das p450c21-Gen im Komplex des HLA-Locus liegt, besteht eine enge Assoziation des Gendefekts zu einem bestimmten HLA-Typ innerhalb einer Familie. Daher ergibt sich die Möglichkeit der prä-

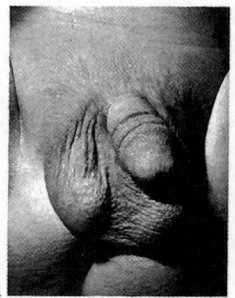

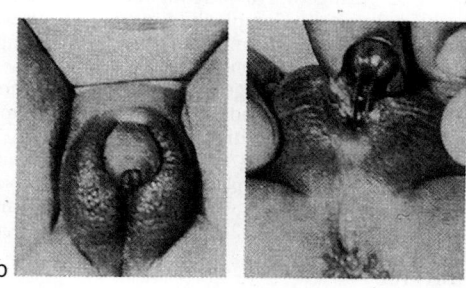

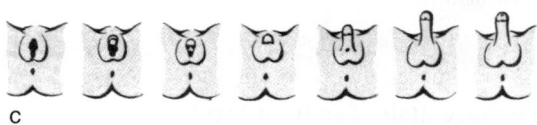

adrenogenitales Syndrom Typ 3: a) Makrogenitosomia praecox und Pubarche bei 9 Monate altem Knaben mit Nebennierenrindenhyperplasie (Beob: ZKi, Foto DOFONOS, Ffm); b) Pseudo-Hermaphroditismus femininus mit penisartiger Klitorishypertrophie, »Scrotum« bipartitum und Fehlbildung von Vagina und Urethra, Genitaltyp II–III (Beob. Prader); c) schematische Darstellung der verschiedenen Genitaltypen beim kongenitalen adrenogenitalen Syndrom des Mädchens (nach Prader)

natalen Diagnostik durch die HLA-Typisierung in Amnionzellen und Chorionzotten in Familien, in denen ein Patient mit AGS bekannt ist. Weitere Möglichkeiten der pränatalen Diagnostik ergeben sich durch Hormonbestimmungen im Fruchtwasser (17-Hydroxyprogesteron) und die DNA-Sondentechnik in Amnionzellen und Chorionzotten. Methode der Wahl der Pränataldiagnostik ist heute bei bekanntem Indexfall die molekulargenetische Untersuchung von Chorionzottenbiopsiematerial oder Amnionzellen. Einige Fälle von erfolgreicher pränataler Therapie (Verhinderung der Virilisierung weiblicher Feten) mittels Dexamethason-Gabe an die Mutter sind bereits berichtet worden.

Lit.: Amor M, Parker KL, Globermann H et al (1988) Mutation of the CYP21B gene ile 172 to asn causes 21 hydroxylase deficiency. Proc Nat Acad Sci 85: 1600–1604. – Apert E (1910) Dystrophies en relation avec des lésions des capsules surrénales. Bull Soc, Pédiat Pris 12: 501. – Miller WL, Levine LS (1987) Molecular and clinical advances in congenital adrenal hyperplasia. J Pediatr 111: 1–17. – Morel Y, Andre J, Uring/Lambert B et al (1989) Rearrangements and point mutations of p450c21 genes are distinguished in five restriction endonuclease haplotypes identified by a new probing strategy in families with congenital adrenal hyperplasia. J Clin Invest 83: 527–536. – Prader A (1956) Adrenogenitales Syndrom, adrenogenitales Salzverlust-Syndrom und Cushing Syndrom im Kindesalter. Schweiz med Wschr 86: 289.
McK: 201910
A. Grüters/JK

adrenogenitales Syndrom Typ 4
Syn.: AGS Typ 4 – adrenogenitales Syndrom mit Hypertonie, kongenitales – 11β-Hydroxylase-Mangel
Def.: Autosomal-rezessiv erblicher Mangel an 11β-Hydroxylase der Nebennierenrinde, der mit Virilisierung weiblicher Feten, Pseudopubertas praecox und Hypertonie einhergeht.
A.: Royer (1961) als Erstbeschreiber.
Diagn. Krit.: I. Bei Knaben: (1) Hyperpigmentierung des äußeren Genitale. – (2) Hypertonus. – (3) Beschleunigtes Wachstum und vorzeitiger Epiphysenschluß. – (4) Frühzeitige Scham- und Achselbehaarung.
II. Bei Mädchen: (1) Virilisierung des äußeren Genitale. – (2) Hypertonus. – (3) Beschleunigtes Wachstum und vorzeitiger Epiphysenschluß. – (4) Frühzeitige Scham- und Achselbehaarung. – (5) Erhöhung der Serumspiegel von 11-Desoxycortisol und 11-Desoxycorticosteron sowie der Androgene, niedrige Aldosteron- und Plasmarenin-Spiegel.
Ätiol.: Autosomal-rezessiv erblicher Mangel des mitochondrialen Enzyms p450c11, das spezifisch für die 11-Hydroxylierung des 11-Desoxycortisols zu Cortisol und des 11-Desoxycorticosterons zu Aldosteron ist. Mutationen des Gens für die 11-Hydroxylase auf dem langen Arm von Chromosom 8 (Arg448 His) in Familien mit adrenogenitalem Syndrom bei 11-Hydroxylase-Mangel wurden bereits beschrieben.
Pathog.: Der Enzymdefekt führt zu einer mangelnden Cortisol- und überschießender Bildung des 11-Desoxycorticosterons, das ein stark wirksames Mineralocorticoid ist, das zu einer verstärkten Natriumrückresorption und Hypertonus führt.
Bemerkungen: Die pränatale Diagnostik ist möglich über die Bestimmung des 11-Desoxycortisols und Tetrahydro-11-Desoxycortisols in der Amnionflüssigkeit. Bei bekannter Mutation des p450c11 ist die Pränataldiagnostik auch mit molekulargenetischen Untersuchungen an Chorionzotten oder Amnionzellen möglich.
Lit.: Hochberg Z, Schechter J, Benderly A et al (1985) Growth and pubertal development in patients with congenital adrenal hyperplasia due to 11-β-hydroxylase deficiency. Am J Dis Child 139: 771–776. – Rosler A, Leiberman E (1984) Enzymatic defects of steroidogenesis: 11β-hydroxylase deficiency congenital adrenal hyperplasia. In: New MI, Levine LS (eds) Adrenal diseases in childhood, 13: 47–71. Karger, Basel. – Schumert Z, Rosenmann A, Landau H, Rosler A (1980) 11-Desoxycortisol in amniotic fluid: prenatal diagnosis of congenital adrenal hyperplasia due to 11β-hydroxylase deficiency. Clin Endocrinol 12: 257–261. – White PC, Dupont J, New MI et al (1991) A mutation in CYPB11 (arg 448 to his) associated with steroid 11 betahydroxylase deficiency in jews of moroccan origin. J Clin Invest 87: 1664–1667.
McK: 202010
A. Grüters/JK

adrenogenitales Syndrom Typ 5
Syn.: AGS Typ 5 – adrenogenitales Syndrom mit Hypertonie, kongenitales – 17-Hydroxylase-Mangel – hypertensive form of congenital adrenal hyperplasia (e)
Def.: Autosomal-rezessiv erbliches Krankheitsbild, das aufgrund eines Mangels an 17-Hydroxylase in der Nebennierenrinde mit einem männlichen Pseudohermaphroditismus, sowie ausbleibender Pubertät und Hypertonie bei beiden Geschlechtern einhergeht.
A.: Biglieri (1966).
Diagn. Krit.: I. Bei Knaben: (1) Ausbleibende Virilisierung. – (2) Hypertonus und Hypokaliämie. – (3) Ausbleibende Pubertät. – (4) Gynäkomastie.
II. Bei Mädchen: (1) Normales weibliches Genitale. – (2) ausbleibende Brustentwicklung und Menarche. – (3) Hypertonus und Hypokaliämie.
III. Bei beiden: Erhöhte 11-Desoxycorticosteron-, Corticosteron- sowie 18-Hydroxycorticosteron-Spiegel im Serum, erniedrigte basale und durch ACTH stimulierte Spiegel von 17-Hydroxyprogesteron, Pregnenolon, Dehydroepiandrosteron, Androstendion, Testosteron bzw. Östrogenen.
Ätiol.: Autosomal-rezessiver Gendefekt für das mitochondriale Enzym p450c17, das für die 17-Hydroxylierung des Pregnenolons und Progesterons spezifisch und auf dem Chromosom 10 lokalisiert ist.
Pathog.: Die mangelhafte Bildung von Androgenen und Östrogenen führt zu einer ausbleibenden oder nur schwachen Virilisierung männlicher Feten und ausbleibender Pubertät bei beiden Geschlechtern. Die Mineralocorticoid-Vorstufen führen zu einer gesteigerten Natrium- und Wasserrückresorption und Hypertonus.
Bemerkungen: Bei einigen Familien wurden Deletionen und Mutationen im CYP17-Gen beschrieben. Bei bekannter Mutation (Indexfall) ist die Pränataldiagnostik mit DNA-Sonden im Chorionzottenbiopsiematerial möglich.
Lit.: Biglieri EG, Herron MA, Brust N (1966) 17-Hydroxylation deficiency in man. J Clin invest 45: 1946–1954. – Chung BC, Picado-Leonard J, Cung B, Mohandas TK, Miller WL (1987) Cytochrome p450c17: cloning of human adrenal and testis DNAs indicates that the same gene is expressed in both tissues. Proc Natl Acad Sci USA 84: 407–410. – Mantero F, Scaroni C (1984) Enzymatic defects of steroidogenesis: 17-hydroxylase. In: New MI, Levine LS (eds) Adrenal diseases in childhood, 13: 83-94. Karger, Basel. – Yanase T, Sanders D, Shibata A et al (1990) Combined 17 hydroxylase/17,20 lyase deficiency due to a 7 base pair duplication in the N-terminal region of the cytochrome p450(17) (CYP17) gene. J Clin Endocrinol Metab 70: 1325–1329.
McK: 202110
A. Grüters/JK

adrenogenital syndrome, congenital (e): adrenogenitales Syndrom Typ 3

Adrenoleukodystrophie

Adrenoleukodystrophie
Syn.: ALD – Siemerling-Creutzfeldt-Krankheit – Morbus Addison mit Hirnsklerose – melanodermic leukodystrophy (e) – Adrenomyeloneuropathie AMN

Def.: X-chromosomal-rezessiv vererbte, Knaben und junge Männer befallende Krankheit mit progressiver Demenz, peripherer Neuropathie, Nebennierenrindeninsuffizienz und charakteristischen biochemischen Befunden. Die mildere Variante Adrenomyeloneuropathie (AMN) tritt im Erwachsenenalter auf mit progressiver Paraparese, autonomen Störungen und Nebennierenrindeninsuffizienz.

A.: Erste Fallbeschreibung 1923 durch E. Siemerling und H. G. Creutzfeldt, deutsche Neurologen. – 1963 Fallbeschreibung und Literaturübersicht durch A. Fanconi und Mitarbeiter (Universitäts-Kinderklinik, Zürich); diese Autoren definierten »Morbus Addison mit Hirnsklerose im Kindesalter« als »klar umrissenes, familiär auftretendes, vermutlich X-chromosomal-rezessiv vererbtes Krankheitsbild«. – Begriff »Adrenoleukodystrophy« 1970 von M. E. Blaw (Neurologe) erstmals verwendet. – Die Pathologen J. M. Powers und H. H. Schaumburg beschrieben 1974 bei ALD-Patienten zytoplasmatische Lipideinschlüsse, die zur biochemischen Charakterisierung der ALD führten (H. H. Schaumburg und Mitarbeiter, H. W. Moser und Mitarbeiter).

Diagn. Krit.: (1) Krankheitsbeginn meist zwischen 5. und 10. Lebensjahr, seltener auch im Erwachsenenalter (AMN). – (2) Progressiver Verlust von intellektuellen Fähigkeiten, Verhaltensstörungen. – (3) Sehstörungen (verminderte Sehschärfe, Gesichtsfeldausfälle, Optikusatrophie). – (4) Hör- und Gangstörungen. – (5) Epileptische Anfälle. – (6) Bei der milderen AMN langsam progrediente Myelo- und Neuropathie mit spastischer Paraparese, Sensibilitätsausfällen, Miktionsstörungen, Impotenz, subtile psychische Veränderungen und Hypogonadismus. – (7) Nebennierenrindeninsuffizienz mit mangelndem oder fehlendem Cortisol-Anstieg nach ACTH und kutaner Hyperpigmentation, progredient bis zum M. Addison. – (8) Schädel-CT und -MRI: typischerweise kaudo-rostral verlaufende Demyelinisierung des Centrum semiovale, mit Befall auch von Corpus callosum, Fornix, hinterem Teil der Capsula interna und der gesamten Sehbahn. – (9) Pathologisch: Befall von Zentralnervensystem, peripherem Nervensystem, Nebennierenrinde und Hoden; Nachweis von lamellären zytoplasmatischen Einschlüssen. – (10) Biochemisch: erhöhter Gehalt an Very long Chain-Fatty Acids (VLCFA; langkettige Fettsäuren, $C_{24}:0$ bis $C_{30}:0$) in Plasma (Diagnose!) und Fibroblastenkulturen und deren Esterverbindungen in verschiedenen Geweben.

Ätiol.: ALD und AMN entstehen durch Mutationen in einem Gen, welches auf Xq28 liegt und nach ersten Untersuchungen für ein Transportprotein der peroxisomalen Membran kodiert: es könnte sich um ein VLCFA-Transportprotein handeln.

Pathog.: VLCFA kommen normalerweise in jedem Gewebe vor, sind aber vor allem in Myelinlipiden und Erythrozyten-Sphingomyelin konzentriert. Die β-Oxidation der VLCFA, die normalerweise in den Peroxisomen stattfindet, ist bei ALD und AMN gestört (fehlendes Einbringen der VLCFA in die Peroxisomen?). Daher Anreicherung von VLCFA und pathologische Zusammensetzung von Cholesterinestern, Gangliosiden und Myelin.

Bemerkungen: Neben dem aus ALD und AMN bestehenden klinischen Spektrum kann man auch Patienten mit isolierter Nebennierenrindeninsuffizienz oder isoliertem ZNS-Befall beobachten, die sich biochemisch von klassischen Fällen nicht unterscheiden. Klinische Variabilität kann auch innerhalb einer Familie beobachtet werden. Die Mutationsanalyse des kürzlich isolierten ALD-Gens auf Xq28 wird möglicherweise weitere Aufschlüsse erlauben. – Etwa 15% der Konduktorinnen entwickeln in der 3. oder 4. Dekade neurologische Symptome (Paraparese, Verlust der Vibrationsempfindung, periphere Neuropathie; oft als multiple Sklerose verkannt). – Bei Nebennierenrindeninsuffizienz ist eine Hormonsubstitution indiziert. Der progrediente neurologische Verlauf läßt sich durch medikamentöse oder diätetische Maßnahmen (VLCFA-arme Diät mit Erucinsäure-Zusatz, Lorenzo's oil) nicht wesentlich oder nur in milden Fällen beeinflussen, obwohl die VLCFA-Spiegel reduziert werden. Die Erfahrung mit Knochenmarktransplantation von HLA-identischen Spendern ist noch klein, in prä- oder oligosymptomatischen Fällen ist jedoch ein Aufhalten der neurologischen Progredienz erreicht worden. – Pränatale Diagnose ist möglich mittels VLCFA-Analyse in Chorionvillus-Zellkulturen und Amniozytenkulturen, oder aber mit gekoppelten Marker auf dem X-Chromosom. **(DD)** andere Leukoenzephalopathien und Leukodystrophien (metachromatische Leukodystrophie, Globoid-Zell-Leukodystrophie usw.) – multiple Sklerose – isolierter M. Addison – X-chromosomal vererbte Nebenniereninsuffizienz mit Glycerolkinasemangel (chromosomale Lokalisation Xp21). Die sogenannte neonatale Adrenoleukodystrophie ist eine unterschiedliche, autosomal-rezessiv vererbte, im Neugeborenen- oder Säuglingsalter manifeste, dem Zellweger-Syndrom (s. dort) ähnliche Krankheit mit verminderter Zahl der Peroxisomen und Dysfunktion multipler peroxisomaler Enzyme; die Plasma-VLCFA sind auch bei dieser Krankheit erhöht.

Lit.: Blaw ME (1970) Melanodermic type leukodystrophy (adrenoleukodystrophy). In: Vinken PJ, Bruyn GW (eds) Handbook of Clinical Neurology, Vol 10, pp 128–133. North Holland, Amsterdam. – Fanconi A, Prader A, Isler W et al (1963) Morbus Addison mit Hirnsklerose im Kindesalter ein hereditäres Syndrom mit X-chromosomaler Vererbung? Helv Pädiatr Acta 18: 480–501. – Moser HW, Moser AE, Singh I, O'Neill BP (1984) Adrenoleukodystrophy: Survey of 303 cases: biochemistry, diagnosis and therapy. Ann Neurol 16: 628–641. – Moser HW, Moser AB, Smith KD et al (1992) Adrenoleukodystrophy: phenotypic variability and implications for therapy. J Inher Metab Dis 15: 645–664. – Mosser J, Douar AM, Sarde CO et al (1993) Putative X-linked adrenoleukodystrophy gene shares unexpected homology with ABC transporters. Nature 361: 726–730.

McK: 300100
A. Superti-Furga/AS

Adrenomyeloneuropathie AMN: Adrenoleukodystrophie

Adrenomyodystrophie(-Syndrom)
Def.: Familiär auftretende Erkrankung mit Störungen an Nebennierenrinde, Muskeln, Leber, Hornhaut, Nervensystem, Magen-Darm-Trakt und Blase.

A.: Wolfgang v. Petrykowski, Pädiater, Freiburg. – Erstbeschreibung 1979 zusammen mit R. Beckmann, N. Böhm, U.-P. Ketelsen, H. H. Ropers und M. Sauer.

Diagn. Krit.: (1) Manifestation im Säuglingsalter. – (2) Primäre Nebennierenrindeninsuffizienz mit Hyperpigmentation. – (3) Dystrophische Myopathie. – (4) Schwere psychomotorische Retardierung. – (5) Chronische Gedeihstörung. – (6) Fettleber. – (7) Megalokornea. – (8) Chronische Obstipation. – (9) Terminale Blasenektasie.

Ätiol.: X-chromosomal-rezessiver Erbgang wahrscheinlich.

Pathog.: Unklar.

Bemerkungen: Syndrom bisher nur bei zwei männlichen Geschwistern beschrieben, genetische Ursache wahrscheinlich. Ungünstige Prognose. **(DD)** kongenitale NNR-Hyperplasie – myotonische Muskeldystrophie – Zellweger-Syndrom – Werdnig-Hoffmann-Krankheit – Adrenoleukodystrophie – Glycerinkinase-Defizienz.
Lit.: v Petrykowski W, Beckmann R, Böhm N et al (1979) Adrenal insufficiency, myopathic hypotonia, severe psychomotor retardation, failure to thrive, fatty liver, megalocornea, chronic constipation and terminal bladder ectasia in 2 brothers. (Abstr.) Pediat Res 13: 1195. – v Petrykowski W, Beckmann R, Böhm N et al (1982) Adrenal insufficiency, myopathic hypotonia, severe psychomotor retardation, failure to thrive, constipation and bladder ectasia in 2 brothers: adrenomyodystrophy. Helv Paediat Acta 37: 387–400.
McK: 300270
K.-H. Krause/DP

ADR syndrome (e): Ataxie-Taubheits-Retardierungs-Symptomenkomplex
Adson syndrome (e): Halsrippen-Symptomatik
adult-onset foveomacular pigment epithelial dystrophy (e): Gass-Syndrom
adult polycystic kidney disease (APKD) (e): Nieren, polyzystische (adulte Form)
adult respiratory distress syndrome (e): ARDS

Adynamia episodica hereditaria

Syn.: Gamstorp-Syndrom – Lähmung, periodische, hyperkaliämische Form – Parese, hyperkaliämische – adynamia syndrome, hereditary episodic (e) – adynamia-hyperkaliemia syndrome (e) – hyperpotassemic syndrome, periodic hereditary (e) – paralysis, periodic hyperpotassemic (e)
Def.: Autosomal-dominant erbliche hyperkaliämische periodische Lähmung.
A.: Erstbeschreibung 1956 durch Ingrid Gamstorp, schwedische Kinderärztin, Lund.
Diagn. Krit.: **(1)** Periodische schlaffe Lähmungen der Extremitäten und des Rumpfes von verschiedener Dauer (Minuten bis Stunden). – **(2)** Auslösung durch Hunger, Kälte und perorale Kaliumzufuhr. – **(3)** Während der Lähmungsattacke Hyperkaliämie. – **(4)** Unterbrechung der Lähmung durch Gabe von Glucose und Insulin möglich. – **(5)** Muskeleigenreflexe meist während der Lähmung erloschen, elektrische Erregbarkeit in der Regel intakt. – **(6)** Manifestation gewöhnlich im ersten Lebensjahrzehnt, deutliches Nachlassen der Frequenz der Attacken mit höherem Lebensalter. – **(7)** Androtropie.
Ätiol.: Autosomal-dominantes Erbleiden mit hoher Penetranz und ausgeprägter Expressivität beim männlichen Geschlecht, Defekt lokalisiert auf Chromosom 17q13.1–13.3.
Pathog.: Störung im Bereich des Gens, das den tetrodoxinsensitiven Natrium-Kanal in der Skelettmuskulatur kodiert; durch kleine physiologische Erniedrigung des Membranpotentials (K-Zufuhr) Auslösung eines Na-Einstroms in die Zelle mit Depolarisation und Unerregbarkeit der Fasern.
Bemerkungen: Vermeidung von Kaliumzufuhr, Kälteexposition, Hunger; Prophylaxe mit Acetazolamid möglich.
Lit.: Fontaine B, Khurana TS, Hoffmann EP et al (1990) Hyperkalemic periodic paralysis and the adult muscle sodium channel alpha-subunit gene. Science 250: 1000–1002. – Gamstorp I (1956) Adynamia episodica hereditaria. Acta Paed (Suppl 108) 45: 1–126. – Hoskins B, Vroom FQ, Jarrell MA (1975) Hyperkalemic periodic paralysis. Effects of potassium, exercise, glucose, and acetazolamide on blood chemistry. Arch Neurol (Chicago) 32: 519–523. – Rüdel R (1986) The pathophysiologic basis of the myotonias and the periodic paralyses. In: Engel AG, Banker BQ (eds) Myology. McGraw-Hill, New York.
McK: 170500
K.-H. Krause/DP

adynamia-hyperkaliemia syndrome (e): Adynamia episodica hereditaria
adynamia syndrome, hereditary episodic (e): Adynamia episodica hereditaria
AEC syndrome (e): Hay-Wells-Syndrom
AED: ektodermale Dysplasie, hypohidrotische
Äthanolaminkinase-Defekt: Äthanolaminose

Äthanolaminose

Syn.: Äthanolaminkinase-Defekt – ethanolinosis (e)
Def.: Frühletale Speicherkrankheit mit generalisierter Kardiomegalie, generalisierter Hypotonie und zerebraler Dysfunktion.
A.: Erstbeschreibung 1977 durch Karl-W. Vietor, 1930–, Pädiater, Kiel, und Mitarbeiter.
Diagn. Krit.: **(1)** Generalisierte Muskelhypotonie und zerebrale Dysfunktion, hochgradige Entwicklungsverzögerung von Geburt an, zunehmende Kardiomegalie mit Hypertrophiezeichen im EKG, normales PQ-Intervall. – **(2)** Hohe Äthanolamin-Ausscheidung im Urin. – **(3)** Speicherung von PAS + Best. positiver Diastase-resistenter Substanz in nahezu allen Organen, besonders in Leber, Herz, Milz; hoher Äthanolamingehalt in der Leber. – **(4)** Verminderte Äthanolaminkinase-Aktivität in der Leber.
Ätiol.: Autosomal-rezessive Vererbung.
Pathog.: Defekt der Äthanolaminkinase, eines komplexen dimeren Enzyms mit Konformationsänderung und unterschiedlichen Kettenlängen. Art der Speichersubstanz nicht völlig klar, Äthanolamin-haltig.
Bemerkungen: Ein weiterer Fall wurde 1985 in Oslo beobachtet. **(DD)** Glykogenose Typ II (Pompe).
Lit.: Draus D, Niefind I, Vietor KW, Haustein B (1990) Isolation and characterisation of human liver ethanolaminkinase. BBA: 1045, 195–204. – Vietor KW, Havsteen B, Harms D et al (1977) Ethanolinosis – a newly recognized, generalized storage disease with cardiomegaly, cerebral dysfunction and early death. Eur J Pediatr 126: 61–75.
McK: 227150
K.-W. Vietor/JK

Äthylmalonat-Adipiaturie: Glutarazidurie Typ II
AFA syndrome (e): Syndrom der akromegaloiden Fazies

Affektsyndrom, pseudopsychopathisches
(Symptomenkomplex)
Def.: Epileptischer Persönlichkeitstypus mit speziellen Störungen der Affektivität, des Sozialverhaltens und der Impulskontrolle.
A.: Erstbeschreibung 1968 durch U. H. Peters, Nervenarzt, Köln, als eigenständiger Persönlichkeitstypus vor allem bei der psychomotorischen Epilepsie.

Agammaglobulinämie Typ Bruton

Diagn. Krit.: (1) Organische Schädigung des Gehirns (erworben), auf die Charakteranomalien zurückzuführen sind (im Gegensatz zu einer konstitutionellen, angeborenen Charakteranlage). – (2) Rascher Wechsel der affektiven Gesamthaltung. – (3) Unausgewogenheit des persönlichen Wesens. – (4) Eindruck des oft situativ Unberechen- und Uneinfühlbaren. – (5) Neigung zu lang anhaltenden Verstimmungen. – (6) Unaufmerksamkeit. – (7) Neigung zu Hypochondrie. – (8) Neigung zu Leichtsinn (insbesondere im Umgang mit Medikamenten und Alkohol). – (9) Familiäre und soziale Störungen.
Ätiol.: Unterschiedliche Schädigungen des Gehirns, z.B. Traumata, Entzündungen usw. und hieraus resultierende epileptische Anfallskrankheiten.
Pathog.: Nicht eindeutig geklärt.
Bemerkungen: Pseudopsychopathisches Affektsyndrom zweiter epileptischer Persönlichkeitstypus neben dem bekannten enechetischen Typus, der vor allem durch ein auffälliges Haften und Nichtlösenkönnen von einem einmal aufgenommenen Gedankengang oder einer begonnenen Handlung sowie durch eine allgemeine Verlangsamung ausgezeichnet ist.
Lit.: Peters UH (1968) Das pseudopsychopathische Affektsyndrom der Temporallappenepileptiker. Untersuchungen zum Problem der Wesensänderung bei psychomotorischer Epilepsie. Nervenarzt 40: 75–82. – Peters UH (1988) Zur Persönlichkeits-Psychopathologie. Die Bedeutung einiger Persönlichkeitstypen für psychotische und nicht-psychotische Zustandsbilder. In: Janzarik W (Hrsg) Persönlichkeit und Psychose, S 179–188. Enke, Stuttgart.
H. P. Kapfhammer/DP

afferent-loop syndrome (e): Syndrom der zuführenden Schlinge
Agalaktokinase(-Syndrom): Galaktosämie I
Agammaglobulinämie, infantile, geschlechtsgebundene: Agammaglobulinämie Typ Bruton

Agammaglobulinämie Typ Bruton

Syn.: Antikörpermangelsyndrom Typ Bruton – Agammaglobulinämie, infantile, geschlechtsgebundene – agammaglobulinemia and hypogammaglobulinemia, X-linked, infantile (e) – Bruton's disease (e)
Def.: X-chromosomal-rezessiv erbliche Erkrankung mit gesteigerter bakterieller Infektanfälligkeit, Fehlen von B-Lymphozyten in Blut und Organen, Fehlen von Plasmazellen im Knochenmark, keine spezifische Antikörperbildung.
A.: Erstbeschreibung 1952 durch Ogden C. Bruton, 1908–, Pädiater, Washington.
Diagn. Krit.: (1) Erkrankungsbeginn meist jenseits des ersten Lebensjahres, zunächst vorwiegend mit Infektionen der oberen Luftwege, der NNH und des Mittelohres. – (2) Rezidivierende polytope bakterielle Infektionen (Haut, mittlerer und unterer Respirationstrakt, Gastrointestinaltrakt, Hirnhäute), oft mit septischen Schüben. (Demgegenüber werden Virusinfektionen, BCG- und Pockenschutzimpfungen in der Regel in normaler Weise überwunden.) – (3) Blutbild und Knochenmark: Fehlen von Plasmazellen. Im peripheren Blut normale Leukozyten- und Lymphozytenzahl, jedoch völliges Fehlen von B-Lymphozyten. Die Lymphozyten sind in vitro normal stimulierbar. – (4) Blutchemie: Verminderung der Hauptfraktion der Immunglobuline auf weniger als ein Zehntel der Norm (IgG-Werte unter 100 mg%, IgA und IgM unter 10 mg%). Normale Immunreaktionen vom verzögerten Typ, normale Transplantationsimmunität. – (5) Allgemeine Hypoplasie des lymphatischen Gewebes. – (6) Als zusätzliche Störungen kommen vor: Minderwuchs, Bronchiektasie, Lungenfibrose, Cor pulmonale, Erythema nodosum, Cholesteatom mit erworbener Schwerhörigkeit, rezidivierende Durchfälle (Enteritis, hypertrophische Gastropathie, Ménétrier, Kolitis), Anämie, Hypokalzämie, Arthritis.
Ätiol.: X-chromosomal-rezessiv erbliche Störung mit Defekt der Immunglobulinsynthese oder B-Zell-Differenzierung. Genetische Heterogenie? Genlokalisation auf dem langen Arm des Chromosoms X (Xq 21.3 – q 22).
Pathog.: Fehlende Antikörperantwort auf bakterielle Antigene begünstigt rezidivierende pyogene Infektionen (Haemophilus influenzae, Pneumokokken, Streptokokken, Staphylokokken) vom Säuglingsalter an.
Bemerkungen: Identifizierung weiblicher Überträgerinnen und präsymptomatische Diagnostik durch DNA-Diagnostik mit Hilfe der Restriktionsfragmentlängenpolymorphismen (RFLP-Analyse). Pränatale Diagnostik: Fetoskopie mit fetaler Blutentnahme und Lymphozytendifferenzierung und RFLP-Analyse in informativen Familien.
Lit.: Bruton OC (1952) Agammaglobulinemia. Pediatrics 9: 722–928. – Hitzig WH (1982) Immunglobulin deficiencies. In: Alan R (ed) Pathology of immunoglobulins: diagnostic and clinical aspects, pp 111–160. Liss Inc, New York. – Mensink EJBM, Thompson A, Schot JDL et al (1986) Mapping of a gene for X-linked agammaglobulinemia and evidence for genetic heterogeneity. Hum Genet 73: 327–332. – Schuurman RKB, Mensink EJBM, Sandkuyl LA et al (1988) Early diagnosis in X-linked agammaglobulinaemia. Eur J Pediatr 147: 93–95. – Schuurman RKB, Mensink EJBM, Schot JDL et al (1984) X-linked agammaglobulinemia: current state of mapping of the XLA gene for carrier detection and intrauterine diagnosis. In: Griscelli C, Vossen J (eds) Progress in Immunodeficiency Research and Therapy, pp 77–82. Elsevier Science Publishers BV, Amsterdam, New York.
McK: 300300
U. Wahn/JK

agammaglobulinemia and hypogammaglobulinemia, X-linked, infantile (e): Agammaglobulinämie Typ Bruton
Ageniozephalie: Otozephalie
Aglossie-Adaktylie-Syndrom: oro-akraler Fehlbildungskomplex
Agnathie: Otozephalie
agranulocytosis, infantile genetic (e): Kostmann-Syndrom
Agranulocytosis infantilis hereditaria (Kostmann): Kostmann-Syndrom
agranulocytosis of Kostmann (e): Kostmann-Syndrom
Agranulozytose, periodische: Neutropenie, zyklische
Agranulozytose, zyklische: Neutropenie, zyklische
AGS, erworbenes: adrenogenitales Syndrom, spätmanifestes
AGS, hereditäres, kongenitales: adrenogenitales Syndrom Typ 3
AGS Typ 1: adrenogenitales Syndrom Typ 1
AGS Typ 2: adrenogenitales Syndrom Typ 2
AGS Typ 4: adrenogenitales Syndrom Typ 4
AGS Typ 5: adrenogenitales Syndrom Typ 5
Ahasverus syndrome (e): Münchhausen-Syndrom
AHF-deficiency (e): Hämophilie A
AHG-deficiency (Stephanini) (e): Hämophilie A
AHOP-Syndrom: Adipositas-Hyperthermie-Oligomenorrhö-Parotis-Komplex

Ahornrinden-Krankheit

Syn.: Ahornrinden-Syndrom – Towey-Krankheit – maple bark disease (e)
Def.: Eine Form der exogen-allergischen Alveolitis, hervorgerufen durch Einatmen von Sporen des unter der

Ahornrinde vorkommenden Pilzes Coniosporum corticale.
A.: Erstbeschreibung 1932 durch I. W. Towey und Mitarbeiter.
Lit.: Towey IW, Sweany HC, Huron WH (1932) Severe bronchial asthma apparently due to fungus spores found in maple bark. J Amer med Ass 99: 453–459.

Ahornrinden-Syndrom: Ahornrinden-Krankheit

Ahornsirup-Krankheit

Syn.: Verzweigtkettenketoazidurie – Verzweigtketten-Alpha-keto-dehydrogenase-Mangel – Decarboxylase-Mangelkrankheit – Verzweigtkettendecarboxylase-Mangel-Syndrom – maple syrup urine syndrome (e) – MSUD (e) – maple sugar disease (e) – maple syrup disease (e) – maple sugar syndrome (e) – branched-chain ketoaciduria (e)
Def.: Erbliche Stoffwechselstörung, die auf einem Defekt der oxidativen Decarboxylierung der verzweigtkettigen Aminosäuren Leucin, Isoleucin und Valin beruht. Durch Mangel an Verzweigtketten-Ketosäuren-Dehydrogenase kommt es zur Akkumulation der drei Aminosäuren, ihrer Keto- und Hydroxysäuren in allen Organen und Körperflüssigkeiten.
A.: Erstbeschreibung 1954 durch John H. Menkes, 1928–, Los Angeles, und Mitarbeiter.
Diagn. Krit.: **(1)** Leitsymptom ist der typische Ahornsirupgeruch. – **(2)** Auftreten des Symptoms in den ersten Lebenstagen. – **(3)** Es kommt schnell zu Trinkschwäche, Erbrechen, muskulärer Hypertonie, Opisthotonus, Atemstörungen, Krampfanfällen und Eintrübung bis zum Koma, evtl. tödlich. – **(4)** Valin-, Leucin-, Isoleucinämie. Nachweis von Alloisoleucin sowie starke metabolische Ketoazidose. – **(5)** Valin-, Leucin-, Isoleucinurie, Alloisoleucinurie. – **(6)** Vermehrte Ausscheidung von 2-Oxoisocaproat, 3-Methyl-2-oxovalerat und 2-Oxoisovalerat, aber auch von 2-Hydroxyisovalerat, 3-Methyl-2-hydroxyvalerat sowie gelegentlich von 2-Hydroxyisocaproat. – **(7)** Es kommt ohne adäquate Behandlung zu schwerer psychomotorischer Retardierung, Krampfleiden und zerebellärer Ataxie.
Ätiol.: Autosomal-rezessiv vererbtes Leiden. Genlokalisation von Typ Elalpha auf Chromosom 19 (19q13.1–q13.2), von Elbeta auf Chromosom 6 (6p22–p21).
Pathog.: Zugrundeliegende Anomalie ist der Mangel an α-Ketosäurendehydrogenase für verzweigtkettige Aminosäuren, wobei drei Typen aufgrund unterschiedlicher Komponenten des Enzyms (Elalpha, Elbeta und E2) bereits unterschieden werden. Die Symptomatik ist wahrscheinlich durch die Toxizität der angestauten Aminosäuren und ihrer Abbauprodukte verursacht.
Bemerkungen: **(DD)** Hypervalinämie – Isovalerianazidämie – Leucin-Isoleucinämie – 3-Methyl-Glutaconsäure-Ausscheidung – 3-Hydroxy-3-Methylglutaraturie – 3-Methylcrotonylglycinurie. Häufigkeit: 1 : 100 000 bis 1 : 200 000. Sonderformen: Neben der klassischen Form der Ahornsirup-Krankheit sind weitere Varianten beschrieben: a) intermittierende Variante: Zwischen den Episoden sind keine blutchemischen Veränderungen zu finden; b) intermediäre Variante: Klinisches Bild wie klassische Form, die blutchemischen Veränderungen sind nur milder; c) »Thiamin-responsive«-Variante: Fälle, die besonders gut auf Thiamin-Therapie (5–10 mg/Tag) reagieren (gehört zu den E2-Defekten); d) ein Fall von Ahornsirup-Krankheit wurde beschrieben, dessen Ursache ein Mangel an Verzweigtketten-Acyl-Transferase ist. Therapie: Akut Hämofiltration oder Peritonealdialyse. Entfernung der toxischen verzweigtkettigen Amino- und Ketosäuren. Langzeittherapie: Leucin-, Isoleucin- und Valin-arme Ernährung kann zu normaler Entwicklung führen. Neugeborenenscreening (Hyperleucinämie)! **(DD)** Die Formen mit nur geringer Enzymrestaktivität haben höhere Alloisoleucin-Konzentrationen als die mit höherer. Magnetresonanzuntersuchungen können Therapieerfolg kontrollieren. Bei Mangel an Isoleucin und/oder Leucin treten Dermatitiden auf. Pränatale Diagnostik ist aus Chorionzottenbiopsat und/oder Fruchtwasser möglich.
Lit.: Danner DJ, Armstrong N, Heffelfinger SC et al (1985) Absence of branched chain acyl-transferase as a cause of maple syrup urine disease. J Clin Invest 75: 858–860. – Felber SR, Sperl W, Cemelli A et al (1993) Maple syrup urine disease: metabolic decompensation monitored by proton magnetic resonance imaging and spectroskopy. Ann Neurol 33: 396–403. - Goodman SI (1986) Inherited metabolic disease in the newborn: approach to diagnosis and treatment. In: Barness LA (ed) Advances in Pediatrics, 33: 197–223. Year Book Medical Publ Inc, Chicago. – Koch SE, Packman S, Koch TK, Williams ML (1993) Dermatitis in treated maple syrup urine disease. J Am Acata Dermatol 28: 289–292. – Menkes JH, Hurst BL, Craig JM (1954) A new syndrome: progressive familial infantile cerebral dysfunction associated with an unusual urinary substance. Pediatrics 14: 462–467.
McK: 248600; 248610
E. Mönch/JK

Ahumada-del-Castillo-Argonz-Syndrom
Def.: s.u. Galaktorrhö-Amenorrhö-Sequenz.

Aicardi-Goutières-Syndrom
Syn.: encephalopathy, familial infantile, with calcification of basal ganglia and chronic cerebrospinal fluid lymphocytosis (e) – Mikrozephalie und Verkalkung der Basalganglien – microcephaly, calcification of basal ganglion (e)
Def.: Eine progressive familiäre Enzephalopathie mit Verkalkung der Basalganglien und chronischer Liquorlymphozytose nicht infektiöser Ursache.
A.: Beschreibung durch J. Aicardi und F. Goutières 1984, französische Neuropädiater. – Erstbeschreibung von Patienten wahrscheinlich 1969 durch D. P. Babbitt und Mitarbeiter.
Diagn. Krit.: **(1)** Pränataler Beginn, Irritabilität, verzögerte psychomotorische Entwicklung, Rumpfhypotonie, Spastik, Dystonie der oberen Extremitäten, Opisthotonushaltung des Kopfes, Persistenz der Primitivreflexe. – **(2)** Mikrozephalie. – **(3)** Blindheit, Nystagmus, kortikale Blindheit bei normalem Fundusbefund. – **(4)** Intrazerebrale Verkalkungen, meist der Basalganglien bei negativer Infektserologie. – **(5)** Chronische Liquorlymphozytose. – **(6)** Progressiver Verlauf und Tod in den ersten Lebensjahren.
Ätiol.: Autosomal-rezessive Vererbung, bisher in fünf Familien mit mehreren erkrankten Geschwistern beschrieben. In der Hälfte der Fälle Konsanguinität der Eltern.
Pathog.: Unbekannt.
Bemerkungen: **(DD)** intrauterine Infektionen – Biotinidase-Defekt – Carboanhydrase-II-Defekt – Störungen der Nebenschilddrüsenfunktionen – tuberöse Hirnsklerose – mitochondriale Zytopathien (z.B. Kearns-Sayre-Syndrom) – Cockayne-Syndrom.
Lit.: Aicardi J, Goutières F (1984) A progressive familial encephalopathy in infancy, with calcifications of the basal ganglia, and

chronic cerebrospinal fluid lymphocytosis. Ann Neurol 15: 49–54. – Babbitt DP, Tang T, Dobbs J, Berk R (1969) Idiopathic familial cerebrovascular ferrocalcinosis (Fahr's disease) and review of differential diagnosis of intracranial calcification in children. AJR 105: 352–358. – Bönnemann CG, Meinecke P (1992) Encephalopathy of infancy with intracerebral calcification and chronic spinal fluid lymphocytosis – another case of the Aicardi-Goutières-syndrome. Neuropediatrics 23: 157–161. – Giroud M, Gouyon JB, Chaumet F et al (1986) A case of progressive familial encephalopathy in infancy with calcification of the basal ganglia and chronic cerebrospinal fluid lymphocytosis. Child's Nerv Syst 2: 47–48. – Mehta L, Trounce JQ, Moore JR, Young ID (1986) Familial calcification of the basal ganglia with cerebrospinal fluid pleocytosis. J Med Genet 23: 157–160.
McK: 225750
J. Kunze; R. Spiegel/JK; AS

Aicardi-Syndrom

Syn.: Corpus callosum, agenesis of, with chorioretinal abnormality (e)
Def.: Ein charakteristisches Fehlbildungssyndrom mit okulären, kostovertebralen und zerebralen Fehlbildungen, BNS-Krämpfen und progressivem psychomotorischem Abbau; in der Regel nur bei weiblichen Patienten.
A.: J. Aicardi, französischer Pädiater. Erstpublikation 1969.

Diagn. Krit.: **(1)** Fast nur weibliche Patienten (bisher 2 Jungen) beschrieben, davon der australische Fall mit 47,XXY. – **(2)** Mikrophthalmie, zahlreiche pathognomonische lakunäre Chorioretinopathien meist beiderseits peripapillär, seltener peripher. Die Herde sind pigmentfrei, die Farbe der Lakunen blaß bis elfenbeinfarben. – **(3)** Kostovertebrale Fehlbildungen, Wirbelkörperverschmelzungen. Halbwirbel, Spaltwirbel, fehlende Rippen, Rippenfusionen. – **(4)** Partielle oder totale Corpuscallosum-Agenesie. In 75% Mikrozephalie. – **(5)** BNS-Anfälle innerhalb der ersten 2–4 Lebensmonate, selten innerhalb der ersten Lebenstage. Progressive psychomotorische Entwicklungsstörung, asymmetrisch hypotone Tetraparesen oder Diplegien. Weiterhin: kortikale Heterotopien, Poly-, Mikrogyrie, Ventrikeldeformitäten. Normales Elektroretinogramm. Fehlende Pupillenreaktionen, Strabismus, Nystagmus, Katarakt, Irissynechien, Ptosis. Lippen-Kiefer-Gaumenspalten. – Charakteristisches EEG-Muster: sog. »burst-suppression Muster« (hohe Theta- und Delta-Wellengruppen mit eingelagerten hypersynchronen Potentialen, unterbrochen von Strecken flacher Aktivität von nur wenigen Sekunden).
Ätiol.: Wahrscheinlich X-chromosomal-dominanter Erbgang mit Letalität im männlichen Geschlecht. Alle weiblichen Patienten sind Einzelbeobachtungen, einmal Geschwistererkrankungen. Neumutation. Genlokalisation auf dem kurzen Arm des X-Chromosoms vermutet (Xp22).
Pathog.: Unbekannt.
Bemerkungen: Bisher wurden knapp 200 Patientinnen beschrieben. Die älteste Patientin ist 14 Jahre alt. – **(DD)** Goldenhar-Syndrom – spondylothorakale Dysplasie Jarcho-Levin.
Lit.: Aicardi J, Chevrie JJ, Rousselie F (1969) Le syndrome spasmes en flexion, agénésic calleuse, anomalies chorio-rétiniennes. Arch franç Péd 26: 1103–1120. – Bertoni JM, v Loh S, Allen RJ jr (1979) The Aicardi syndrome: report of 4 cases and review of the literature. Ann Neurol 5: 475–482. – Donnenfeld AE, Packer RJ, Zackai EH et al (1989) Clinical, cytogenetic, and pedigree findings in 18 cases of Aicardi syndrome. Am J Med Genet 32: 461–467. – Köhler B, Mayer H, Osswald H (1983/84) Das Aicardi-Syndrom. Pädiat Prax 29: 45–58. – McPherson E, Jones SM (1990) Cleft lip and palate in Aicardi syndrome. Am J Med Genet 37: 318–319. – Molina JA, Mateos F, Merino M et al (1989) Aicardi syndrome in two sisters. J Pediatr 115: 282–283. – Neidlich JA, Nussbaum RL, Packer RJ et al (1990) Heterogeneity of clinical severity and molecular lesions in Aicardi syndrome. J Pediatr 116: 911–917. – Nielsen KB, Anvret M, Flodmark O et al (1991) Aicardi syndrome: early neuroradiological manifestations and results of DNA studies in one patient. Am J Med Genet 38: 65–68. – Ohtsuka Y, Oka E, Terasaki T, Ohtahara S (1993) Aicardi syndrome: a longitudinal clinical and electroencephalographic study. Epilepsia 34: 627–634. – Ropers HH, Zuffardi O, Bianchi E, Tiepolo L (1982) Agenesis of corpus callosum, ocular, and skeletal anomalies (X-linked dominant Aicardi's syndrome) in a girl with balanced X/3 translocation. Hum Genet 61: 364–368. – Yamamoto N, Watanabe K, Negoro T et al (1985) Aicardi syndrome: report of 6 cases and a review of the Japanese literature. Brain Dev 7: 443–449.
McK: 304050
J. Kunze/JK

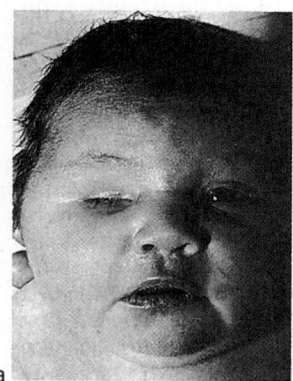
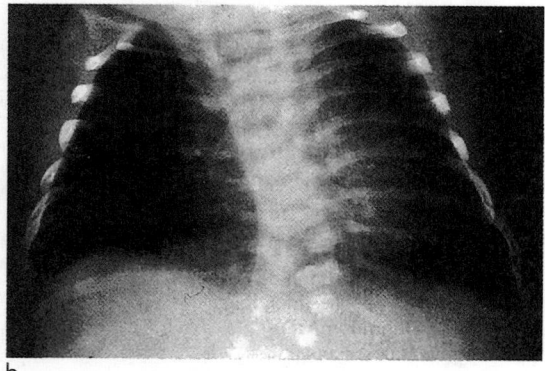

Aicardi-Syndrom: a) zwölf Tage alt; unilaterale Mikrophthalmie (und lakunäre Chorioretinopathie); ab dem zweiten Lebensmonat BNS-Anfälle; b) vertebrale Fehlbildungen

AIDS

Syn.: acquired immunodeficiency syndrome (e) – syndrome d'immunodéficit acquis (fz) – SIDA (fz, sp)
Def.: Durch HIV-1 und HIV-2 hervorgerufene zelluläre Immunschwäche.
A.: 1981 Erstbeschreibung des Krankheitsbildes in Los Angeles durch M. S. Gottlieb und Mitarbeiter. 1983 Pu-

blikation der ersten Virusisolierung (»lymphadenopathy associated virus«, LAV) durch die Gruppe um L. Montagnier vom Institut Pasteur in Paris, 1984 durch R. Gallo und Mitarbeiter in Bethesda als »human T-cell leukemia/lymphoma virus type III« (HTLV-III). 1986 Umbenennung des Erregers durch die WHO als HIV (»human immunodeficiency virus«). Ebenfalls 1986 Entdeckung von LAV-2 (= HIV-2) durch Montagnier.

Diagn. Krit.: Nachweis einer HIV-Infektion durch Antikörpersuchtest (Enzymimmunoassay, ELISA; hohe Sensitivität) und Bestätigungstests (Immunblot, Immunfluoreszenz oder Radioimmunopräzipitation; hohe Spezifität). – Die 1993 revidierte Klassifikation der »Centers for Disease Control and Prevention« (CDC) für Adoleszente (ab 13 Jahre) und Erwachsene umfaßt drei Laborkategorien, d.h. CD4+- T-Zell-Kategorien (1: ≥ 500/µl, 2: 200–499/µl und 3: < 200/µl) sowie drei klinische Kategorien (A, B und C; s. unten). Die Zellzahl < 200/µl und/oder eine AIDS-Indikatorerkrankung definieren AIDS. Die Rückstufung eines bereits erreichten Stadiums ist nicht möglich.

(A) Asymptomatische HIV-Infektion, Lymphadenopathiesyndrom und akute (primäre) HIV-Infektion.

(B) Symptomatisch aber nicht (A) oder (C), d.h. auf einen zellulären Immundefekt hinweisende oder der HIV-Infektion zuzuschreibende Erkrankungen (frühere Bezeichnung: AIDS-related complex = ARC). Beispiele: **(1)** Bazilläre Angiomatose. – **(2)** Oropharyngeale Candidiasis. – **(3)** Persistierende vulvovaginale oder schlecht auf Therapie ansprechende Candidiasis. – **(4)** Schwere Zervixdysplasie oder Carcinoma in situ. – **(5)** Fieber (> 38,5 °C) oder Diarrhö länger als einen Monat oder Gewichtsverlust (> 10%). – **(6)** Orale Haarleukoplakie. – **(7)** Rezidivierender oder ausgedehnter Herpes zoster. – **(8)** Idiopathische thrombozytopenische Purpura. – **(9)** Listeriose, Nokardiose. – **(10)** Periphere Neuropathie. – **(11)** Entzündungen des weiblichen Genitale, insbesondere Tuboovarialabszeß.

(C) Indikatorerkrankungen, die AIDS definieren: **(1)** Candidiasis des Bronchialsystems, der Trachea oder der Lungen. – **(2)** Candidiasis des Ösophagus. – **(3)** Disseminierte oder extrapulmonale Kokzidiomykose. – **(4)** Extrapulmonale Kryptokokkose. – **(5)** Kryptosporidiose mit persistierender Diarrhö (> 1 Monat). – **(6)** Zytomegalieviruserkrankung außerhalb von Leber, Milz, Lymphknoten. – **(7)** Zytomegalievirus-Retinitis (mit Sehverlust). – **(8)** HIV-Enzephalopathie. – **(9)** Herpes simplex mit chronischen (> 1 Monat) mukokutanen Ulcera. – **(10)** Disseminierte oder extrapulmonale Histoplasmose. – **(11)** Isosporiasis mit Diarrhö über 1 Monat. – **(12)** Kaposi-Sarkom. – **(13)** Immunoblastisches Lymphom. – **(14)** Burkitt-Lymphom. – **(15)** Primär zerebrales Lymphom. – **(16)** Mycobacterium-avium-Komplex oder M. Kansasii, disseminiert oder extrapulmonal. – **(17)** Pulmonaler und extrapulmonaler Befall mit M. tuberculosis. – **(18)** Andere Mykobakteriose oder nicht identifizierte Spezies, disseminiert oder extrapulmonal. – **(19)** Pneumocystis-carinii-Pneumonie. – **(20)** Progressive multifokale Leukenzephalopathie. – **(21)** Rezidivierende Salmonellen-Septikämie (außer S. typhi). – **(22)** HIV-Kachexie (»wasting syndrome«). – **(23)** Rezidivierende bakterielle Pneumonien. – **(24)** Invasives Zervix-Karzinom. – **(25)** Zerebrale Toxoplasmose.

Ätiol.: Als Erreger gelten die humanen Immunschwächeviren HIV-1 und HIV-2, die genetisch eine Homologie von 40% zeigen (Retroviren). Übertragungswege: **1.** Sexuelle Kontakte epidemiologisch weitaus am wichtigsten. In Europa und in den USA spielt die Übertragung zwischen homosexuellen Männern die wichtigste Rolle, dabei gelten hohe Partnerzahl und Analverkehr als besonders risikoreich. Heterosexuelle Übertragung in weltweitem Zusammenhang jedoch offenbar gleich effizient. **2.** Blut, zelluläre Blutbestandteile, Plasma, Gerinnungspräparate (heute durch Spender-Screening und Inaktivierung der Plasmafraktionen weitgehend ausgeschlossen). Konversionsrate nach zufälligen Stichverletzungen bei medizinischem Personal nur etwa 3 bis maximal 4 pro 1000 akzidentelle Inokulationen. **3.** Gemeinsame Nadelbenutzung (»needle-sharing«) bei i.v. Drogenabhängigen: größte Gefahr der Weiterverbreitung in den Industrieländern; der überwiegende Teil der HIV-infizierten Frauen im gebärfähigen Alter rekrutiert sich aus Drogenabhängigen oder Intimpartnerinnen männlicher Fixer. Hauptrisikofaktor bei Prostituierten. **4.** Perinatale Infektion: in utero, unter der Geburt oder (dokumentierte Einzelfälle) durch Muttermilch.

Pathog.: Initial werden aktivierte T-Zellen, ortsständige Makrophagen oder Mukosazellen infiziert. Zunächst hohe Virusreplikation. Innerhalb eines Monats nimmt die Virämie aufgrund der Immunantwort deutlich ab. 4–6 Monate nach der Primärinfektion beginnt eine kontinuierliche Verarmung an CD4+-Helferlymphozyten nach Aktivierung des integrierten Virusgenoms (CMV, Hepatitis-B, allogene Stimulation etc.) und Synthese neuer Virionen mit Absterben der Wirtszelle. Ein weiterer Mechanismus ist die Infektion von T-Lymphozyten durch schnellwachsende lymphotrope Synzytien-induzierende Virusvarianten. Dadurch Synzytienbildung mit nicht infizierten Zellen. Warum es zum allmählichen Verlust der antiviralen Immunantwort kommt, ist unklar. Persistenz von HIV in infizierten Individuen, die lebenslang als infektiös belegen müssen. Im Krankheitsverlauf vergehen durchschnittlich 4–12 Wochen bis zur Serokonversion. Klinisch zeigt sich im Akutstadium oft Mononukleose-ähnliches Bild. Anschließend symptomlose Phase mit positivem Antikörpernachweis, dabei multiple Lymphknotenvergrößerungen möglich (zunächst hyperplastisch, später regressiv); Vollbild AIDS erst nach 5–15 Jahren (etwa 50% aller HIV-Infizierten entwickeln AIDS im Verlauf von 10 Jahren Beobachtungszeit). »AIDS-related complex« (ARC) umschreibt eine Vorstufe mit Fieber, Nachtschweiß, Appetit- und Gewichtsverlust sowie Müdigkeit/Abgeschlagenheit.

Lit.: Barre-Sinoussi F, Chennan JC, Rey F, Nugeyre MT, Chamaret S, Gruest J, D'Auqqet C, Axler//Blin O, Vezinet//Brun F, Rouzioux C, Rozenbaum W, Montagnier L (1983) Isolation of a T-lymphotropic retrovirus from a patient at risk for AIDS. Science 220: 868–871. – Centers for Disease Control and Prevention (1993) 1993 revised classification system for HIV infection and expanded surveillance case definition for AIDS among adolescents and adults. JAMA 269: 729–730. – Centers for Disease Control and Prevention (1992) 1993 revised classification system for HIV infection and expanded surveillance case definition for AIDS among adolescents and adults. Morbidity and Mortality Weekly Report 41(RR 17): 1–13. – Gottlieb MS, Schroff R, Schanker HM, Weisman JD, Fan TF, Wolf RA, Saxon A (1981) Pneumocystis carinii pneumonia and mucosal candidiasis in previously healthy homosexual men. N Engl J Med 305: 1425–1431. – Kamps BS, Brodt HR, Staszewski S et al (1994) AIDS-free survival and overall survival in HIV infection: the new CDC classification system (1993) for HIV disease and AIDS. Clin Investig 72: 283–287. – Levy JA (1993) Pathogenesis of human immunodeficiency virus infection. Microbiol Rev 57: 183–289.

E. Späth-Schwalbe/GA

AIDS-Embryopathie

Syn.: HIV-Embryopathie – AIDS embryopathy (e) – human immunodeficiency virus embryopathy (e) – fetal AIDS syndrome (e) – congenital AIDS related syndrome (e)

Akatalasie

Def.: Fragliche Embryopathie ausgelöst durch Übertragung von HIV (human immunodeficiency virus).
A.: Erstbeschreibung 1986 durch Robert W. Marion, Andrew A. Wiznia, R. Gordon Hutcheon und Arye Rubinstein, New York.
Diagn. Krit.: **(1)** Mikrozephalie (70%). – **(2)** Kubischer Schädel mit vorgewölbter Stirn (75%). – **(3)** Kurze Nase mit eingesunkenem Nasenrücken (70%). – **(4)** Weite Lidspalten und blaue Skleren (60%). – **(5)** Prominente Oberlippe mit breitem Philtrum (60%). – **(6)** Minderwuchs (75%). – **(7)** Schräge Lidachse, mongoloid und antimongoloid (65%). – **(8)** Hypertelorismus (50%). – **(9)** Nachweis von HIV-Antikörpern in ELISA (enzyme linked immunosorbent assay) und Western-Blot-Test.
Ätiol.: Pränatale HIV-Infektion durch transplazentare Übertragung vermutet.
Pathog.: Unbekannt.
Bemerkungen: Nur wenige Kinder bekannt, Diagnose umstritten, Symptome möglicherweise bedingt durch ethnischen Ursprung oder teratogene Noxen. Weitere Entwicklung der Kinder bisher unbekannt. Entwicklung eines Score-Systems von R. W. Marion, elf Symptome umfassend.
Lit.: Cordero JF (1988) Issues concerning AIDS embryopathy. Am J Dis Child 142(1): 9. – Iosub S, Bamji M, Stone RK et al (1987) More on human immunodeficiency virus embryopathy. Pediatrics 80: 512–516. – Marion RW, Wiznia AA, Hutcheon RG, Rubinstein A (1986) Human T-cell lymphotropic virus type III (HTLV-III) embryopathy. Am J Dis Child 140: 638–640. – Marion RW, Wiznia AA, Hutcheon RG, Rubinstein A (1987) Fetal AIDS syndrome score: correlation between severity of dysmorphism and age at diagnosis of immunodeficiency. Am J Dis Child 141: 429–431. – Qazi QH, Sheikh T, Fikrig S, Menikoff H (1988) Lack of evidence for craniofacial dysmorphism in perinatal human immunodeficiency virus infection. J Ped 112: 7–11.
A. Dörries/JK

AIDS embryopathy (e): AIDS-Embryopathie
AIWS: Alice-im-Wunderland-Syndrom
AKa pygmy growth hormone deficiency (e): Wachstumshormonmangel, afrikanischer Pygmäentyp
Akatalasämie: Akatalasie

Akatalasie

Syn.: Akatalasämie – Takahara's syndrome (e) – catalase deficiency (e)
Def.: Angeborenes, konstitutionelles Fehlen von Katalase, das in schweizerischen und japanischen Familien beschrieben wurde.
A.: Erstbeschreibung 1952 durch Shigeo Takahara, japanischer Otolaryngologe.
Diagn. Krit.: **(1)** Ulzerative Veränderungen der Mund- und Nasenschleimhaut. – **(2)** Maligne Alveolarpyorrhö im Kindesalter. – **(3)** Schwarz-Braun-Verfärbung des Blutes der Erkrankten bei Kontakt mit Wasserstoffperoxid.
Ätiol.: Autosomal-dominante Vererbung. Genlokalisation auf Chromosom 11p13.
Pathog.: Vermutlich fehlende Spaltung des von vergrünenden Streptokokken der Mundhöhle gebildeten Wasserstoffperoxids und dadurch Entstehung einer Gangrän.
Bemerkungen: Auch homozygoter Katalasemangel führt nicht zu oxidativer Hämolyse, da Wasserstoffperoxid auch auf anderem Wege abgebaut werden kann. Katalaseaktivität in jüngeren Blutzellen stärker als in alten, ähnlich wie beim G6PD-Mangel. Akatalasämie führt nicht notwendigerweise zu dem von Takahara beschriebenen schweren Krankheitsbild.
Lit.: Agar NS, Sadrzadeh SMH, Hallaway PE, Eaton JW (1981) Erythrocyte catalase: a somatic oxidant defense? J Clin Invest 77: 319–321. – Gross J, Scherz B, Wyss S et al (1977) Charakterisierung der Katalase roter Blutzellen eines Patienten mit den Symptomen einer Takahara-Krankheit. Kinderärztl Prax 45: 168. – Kishimoto Y, Murakami Y et al (1992) Detection of a common mutation of the catalase gene in Japanese acatalasemic patients. Hum Genet 88: 487–490. – Matsunaga T, Seger R, Hoger P et al (1985) Congenital acatalasemia: a study of neutrophil functions after provocation with hydrogen peroxide. Pediat Res 19: 1187–1190. – Narahara K, Kikkawa K, Kimira S et al (1984) Regional mapping of catalase and Wilms tumor – aniridia, genito-urinary abnormalities, and mental retardation triad loci to the chromosome segment 11p11305–p1306. Hum Genet 66: 181–185. – Ogata M, Mizugaki J (1979) Properties of residual catalase in the erythrocytes of Japanese-type acatalasemia. Hum Genet 48: 329. – Takahara S (1952) Progressive oral gangrene probably due to lack of catalase, in the blood. Lancet II: 1101.
McK: 115500
G. Henze/JK

Akathisie, tardive
Def.: s.u. Neuroleptika-induzierte extrapyramidalmotorische Störungen, späte.
H. P. Kapfhammer/DP

Akinesie, fetale
Def.: Eine Sequenz mit Dysmorphien, Arthrogrypose-artigen Gelenksversteifungen und -fehlstellungen sowie Lungenhypoplasie aufgrund langandauernder fetaler A- oder (hochgradiger) Hypokinesie verschiedener Ätiologie.
A.: A. C. Moessinger prägte 1983 die Bezeichnung aufgrund des tierexperimentellen Nachweises der Sequenz.
Diagn. Krit.: **(1)** Massiv verminderte intrauterine Kindsbewegungen. – **(2)** Als Folge: a) Lungenhypoplasie infolge Fehlens der die Lungenreifung fördernden fetalen Atmungsexkursionen. b) Arthrogrypose-artige Gelenksfehlstellungen und Versteifungen, insbesondere der distalen Gelenke. c) Hüftluxation, selten auch Knieluxation oder -subluxation. d) Gesichtsdysmorphien: kleine, wenig modellierte Nase mit eingesunkener Wurzel, kleines Kinn, tiefsitzende Ohren. – **(3)** Mäßiger intrauteriner Wachstumsrückstand. – **(4)** Schwere, im Ausmaß vom Grad der Lungenhypoplasie bestimmte Asphyxie, oft letal; postnatale Bewegungsarmut. – **(5)** Je nach Ätiologie Fruchtwasser vermehrt, normal oder vermindert. – **(6)** Bei muskulären oder neuralen Ursachen: postnatal Fortsetzung der Akinesie und autoptisch pathologische Muskelhistologie oder Anomalien im Bereich der Spinal-Vorderhornzellen.
Ätiol.: Heterogen; z.T. unbekannt; wo nachgewiesen verschiedenartige Erkrankungen und Fehlbildungen des zentralen Nervensystems und der Muskulatur, u.a. Pena-Shokeir-Syndrom, Trisomie 18 und intrauterine Curare-Vergiftung.
Pathog.: Die primäre Störung liegt entweder in den Spinalganglien des Rückenmarkvorderhorns oder in der Muskulatur. Durch ein Defizit an fetaler Aktivität führt sie über Versteifung nicht bewegter Gelenke, Verzögerung der Lungenreifung etc. zu der oben beschriebenen Sequenz.
Bemerkungen: Pränatale Diagnose durch Ultraschall (Pena-Shokeir-Syndrom).

Lit.: Hall JG (1986) Analysis of Pena-Shokeir phenotype. Am J Med Genet 25: 99–117. – Moessinger AC (1983) Fetal akinesia deformation sequence: An animal model. Pediatrics 72: 857–863.
A. Schinzel/AS

Akinesie/Hypokinesie-Deformierungssequenz, fetale dermatogene: Dermopathie, restriktive
akinetisch-abulisches Syndrom: Neuroleptika-induziertes Parkinsonoid
akinetisch-hypertonisches Syndrom: Pallidum-Symptomatik

Akroangiodermatitis Mali
Syn.: Pseudo-Kaposi
Def.: Benigne Kaposi-artige Stasisdermatitis bei chronisch-venöser Insuffizienz.
Diagn. Krit.: (1) Platten- und polsterartige livide Verfärbung und Purpura. – (2) Lokalisation vorwiegend im Bereich der Zehen- und Fußrücken sowie an den Streckseiten der distalen Unterschenkeldrittel. – (3) Chronisch-venöse Insuffizienz Stadium I und II. – (4) Histologisch: Kaposi-artige Gefäßproliferation mit Wandverdickung. – (5) Rückbildung unter Kompressionstherapie.
Ätiol.: Chronisch-venöse Insuffizienz, nach Nervenläsionen oder im Amputationsstumpf; Assoziation mit Prader-Labhart-Willi-Syndrom wurde mitgeteilt.
Pathog.: Orthostatischer Druck mit Kapillarstau und Hämosiderinablagerung.
Bemerkungen: Beziehungen zur Stasis purpura (Favre-Chaix).
Lit.: Lemarchand/Venencie F, Boisnic S, Riche MC, Merland JJ (1991) Les pseudo-syndromes de Kaposi „d'origine vasculaire". J Mal Vasc 16: 153–157. – Mali JWH, Kuiper JP, Hamers AA (1965) Acro-Angiodermatitis of the Foot. Arch Dermat 92: 515–518. – Rüdlinger R (1985) Kaposiforme Akroangiodermatiden (Pseudokaposi). Hautarzt 36: 65–68. – Yi Ju, Lee CW (1990) Acroangiodermatitis. A clinical variant of stasis dermatitis. Int J Dermatol 29: 515–516.
G. Burg/GB

akrodentale Dysplasie (Weyers)
Syn.: Dysplasia acro-dentalis – akrodentales Syndrom – Zahnleistendefekt-Spalthand-Syndrom – Oligodontie-Spalthand-Syndrom
Def.: Spalthand mit Oligodontie und Zahnhypoplasie (Formenkreis der Ektodermaldysplasie-Syndrome).
A.: Erstbeschreibung 1967 durch Helmut Weyers, 1920–1986, deutscher Pädiater und Pädodontologe.
Diagn. Krit.: (1) Typische Spalthände, seltener auch Spaltfüße. – (2) Hypodontie und Schmelzhypoplasien sowohl im Milch- als auch im bleibenden Gebiß. Besonders sind die seitlichen Schneidezähne, die Eckzähne und die Molaren betroffen. – (3) Hyper- oder Hypotrichose. – (4) Gelegentlich Hyperhidrose. – (5) Teilweise stark ausgeprägte Mento-Labialfalte. – (6) Androtropie.
Ätiol.: Unbekannt.
Pathog.: Unbekannt.
Bemerkungen: Einzelbeschreibungen. **(DD)** EEC-Syndrom – Berndorfer-Wildervanck-Syndrom – Spalthand mit mandibulofazialer Dysostosis (Patterson und Stevenson, 1964) – Oligodaktylie-Retardierungs-Syndrom – akrorenaler Symptomenkomplex. Nicht zu verwechseln mit Weyers-Syndrom, für das teilweise die gleichen Synonyme verwendet werden.
Lit.: Patterson TJS, Stevenson AC (1964) Craniofacial dysostosis and malformations of the feet. J Med Genet 1: 112–114. – Weyers H (1967) In: Harndt/Weyers (Hrsg) Zahn-, Mund- und Kieferheilkunde im Kindesalter, S 127. Berlin. – Weyers H (1974) Eine neue Variante acro-dentaler Dysplasie. Dtsch zahnärztl Z 29: 954–958.
R. König/JS

akrodentales Syndrom: akrodentale Dysplasie (Weyers)
Akrodermatite chronique atrophiante (fz): Akrodermatitis chronica atrophicans

Akrodermatitis chronica atrophicans
Syn.: Pick-Krankheit – Herxheimer-Krankheit – Erythromelie – Taylor-Krankheit – Akrodermatite chronique atrophiante (fz)
Def.: Extremitätenbetonte, migrierende, entzündliche Hauterkrankung, die im Endstadium großflächige, schlaff-atrophische Hautveränderungen hervorruft.
A.: Philipp Josef Pick, 1834–1910, Dermatologe, Prag. – Karl Herxheimer, 1861–1944, deutscher Dermatologe. – Erstbeschreibung wahrscheinlich 1883 durch Buchwald, Breslau. – A. Frithz und B. Lagerholm konnten 1983 Spirochäten histologisch nachweisen.
Diagn. Krit.: (1) Zunächst entzündlich-ödematöses Stadium mit lividér Verfärbung. – (2) Übergang in schlaffe Atrophie und Sklerosierung mit zigarettenpapierartiger Hautfältelung und Durchscheinen der Gefäße. – (3) Ulnare Streifenbildung. – (4) Symptome durch Zeckenbisse übertragener Erkrankungen kommen vor: Neuroradikulitis (Bannwarth-Krankheit), Lyme-Arthritis. – (5) IgG- und IgM-Antikörper gegen Borrelia burgdorferi meist positiv. – (6) Histologie: Atrophie der Epidermis. In der Dermis teils bandförmig, teils perivaskulär lymphohistiozytäres Infiltrat mit Plasmazellen. Im Korium ausgeprägtes Ödem und Rarefizierung der kollagenen und elastischen Fasern. Atrophie der Haarfollikel und Talgdrüsen.
Ätiol.: Durch Zeckenbiß übertragene Infektionserkrankung durch Borrelia burgdorferi.
Pathog.: Ungeklärt.
Bemerkungen: Gutes Ansprechen auf Penicillin, Tetracyclin, Erythromycin und Cephalosporine der vierten Generation.
Lit.: Abele DC, Anders KH (1990) The many faces and phases of borreliosis II. J Am Acad Dermatol 23: 401–410. – Åsbrink E, Brehmer/Andersson E, Hovmark A (1986) Akrodermatitis chronica atrophicans – a spirochetosis. Am J Dermatopathol 8: 209–219. – Goos M (1971) Akrodermatitis chronica atrophicans and malignant lymphoma. Acta Derm Venerol 51: 457–459. – Herxheimer K, Hartmann K (1902) Über Akrodermatitis chronica atrophicans. Arch Derm Syph 61: 57–76.
N. H. Brockmeyer/GB

Akrodermatitis continua suppurativa Hallopeau
Syn.: Hallopeau-Leredde-Syndrom – Dermatitis vegetans – Dermatitis pustularis – Dermatitis, infektiöse ekzematoide (Crocker) – Dermatitis repens – pyodermite végétante (fz)
Def.: Seltene Eruption steriler Pusteln im Bereich der Finger und Zehen, die bei wiederholtem Auftreten und längerem Bestand zur Atrophie von Nägeln und distalen Phalangen führen kann. Es handelt sich um eine besondere Verlaufsform einer akral lokalisierten Psoriasis pustulosa.

Akrodermatitis enteropathica

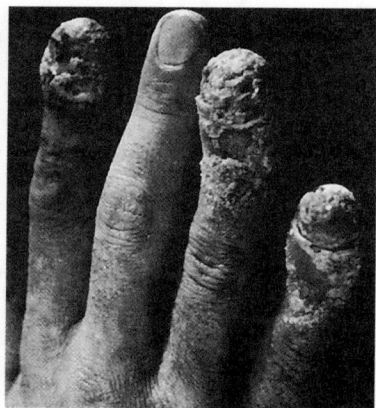

Haut- und Nagelveränderungen der Hand bei der Akrodermatitis continua suppurativa (Hallopeau) (Beob. U.H.Kl. Jena)

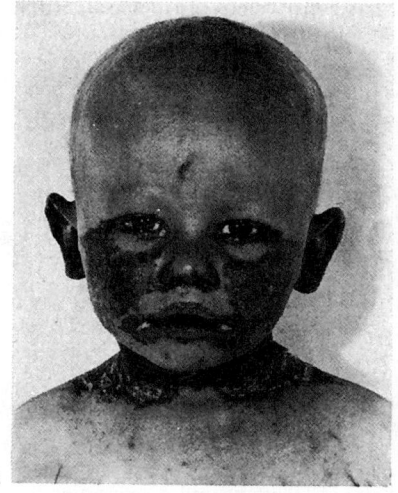

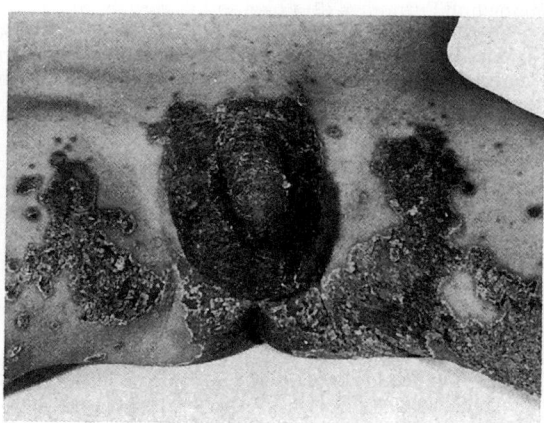

Akrodermatitis enteropathica: symmetrische, schorfbedeckte, schuppende, großflächige Effloreszenzen im Gesichts-Hals-Bereich (a) und genito-anal (b) (Beob. H. Flegel, Rostock)

A.: François Henri Hallopeau, 1842–1919, Dermatologe, Paris. – Erstbeschreibung durch den Londoner Dermatologen H. R. Crocker 1888 und Hallopeau 1889/90.
Diagn. Krit.: (1) Auf entzündlicher Unterlage entstehende Pustelbildung im Bereich von Hand (bes. Daumen) und Fuß. – (2) Onychodystrophie an Fingern und Zehen (Abb.). – (3) Atrophie der Haut von Fingern und Zehen. – (4) Atrophie der distalen Phalangen. – (5) Schubweiser, rezidivierender Verlauf.
Ätiol.: Sonderform der akral lokalisierten Psoriasis pustulosa.
Bemerkungen: **(DD)** Pustular bacterid Andrews bzw. psoriasiforme akrale Dermatitis.
Lit.: Hallopeau FH (1889) Sur une nouvelle forme de dermatite pustuleuse chronique en foyer à progression excentrique. Congr intern Derm Syph Compt rend, Paris: 344. – Pearson LH, Bruce BS, Smith JG (1984) Acrodermatitis continua of Hallopeau: Treatment with etretinate and review of relapsing pustular eruptions of the hands and feet. J Am Acad Dermatol 11: 755–762. – Tosti A, Fanti PA, Morelli R, Bardazzi F (1992) Psoriasiform acral dermatitis. Report of three cases. Acta Derm Venereol Stockh 72: 206–207.
G. Burg/GB

Akrodermatitis enteropathica

Syn.: Brandt-Syndrom – Danbolt(-Closs)-Syndrom – Zinkmangel-Syndrom – acrodermatitis enteropathica (e)
Def.: Seltene hereditäre oder sekundär bedingte Zinkmangelerkrankung mit bevorzugt akral und periorifiziell lokalisierten teils psoriasiformen, teils ekzematösen Hautveränderungen, Alopezie und Diarrhö.
A.: Thore Edvard Brandt, 1901–, Dermatologe, Malmö. – Niels Christian Danbolt, 1900–, Dermatologe, Oslo. – Karl Closs, norwegischer Physiologe, Oslo. – Erstbeschreibung 1936 durch Brandt; die Namensgebung erfolgte 1942 durch Danbolt und Closs.
Diagn. Krit.: (1) Bevorzugt periorifiziell (perioral, perigenital, perianal) und akral (Hände, Füße, Ellenbogen, Knie) lokalisierte Hautveränderungen, charakterisiert durch auffallend scharf begrenzte z.T. ausgedehnte konfluierende Erytheme mit Bläschen, Pusteln, Krusten oder Schorfbildung. – (2) Bei mehr chronischem Verlauf finden sich trockene rauhe Haut, Ekzem- und craquelé-artige Hautveränderungen, akneiforme Follikulitiden, sowie periorifizielle und akrale persistierende psoriasiforme Erytheme. – (3) Diffuse Alopezie der Kopfhaut, der Augenbrauen und der Wimpern; chronische Paronychie mit Nageldystrophien, ferner Beau-Reil-Furchen. – (4) Rezidivierende Diarrhö, reduzierter Allgemeinzustand mit Wachstumsstörungen. – (5) Rekurrierende Superinfektionen (Candida albicans); verzögerte Wundheilung; ferner psychische Auffälligkeiten. – (6) Bei der hereditären Form Erstmanifestation der Erkrankung im Säuglingsalter, meist nach dem Abstillen; bei den sekundären Verlaufsformen erst Wochen, Monate bis Jahre nach Auftreten der den Zinkmangel auslösenden Grundkrankheit. – (7) Laborchemisch deutliche Hypozinkämie und verminderte Aktivität der alkalischen Phosphatase im Serum.
Ätiol.: Heterogen. Angeborene primäre Zinkabsorptionsstörung mit autosomal-rezessivem Erbgang oder sekundärer Zinkmangel insbesonders bei chronisch-entzündlichen Krankheiten des Magen-Darm-Traktes (M. Crohn, Colitis ulcerosa, Zöliakie, Dünndarmresektionen, Dünndarmfisteln), aber auch bei parenteraler oder einseitiger Ernährung sowie bei alkoholischer Leberzirrhose.

Pathog.: Das Fehlen eines niedrig-molekularen Zinkbindungs-Faktors im Dünndarm (in der Muttermilch, aber nicht in der Kuhmilch vorhanden) erklärt pathogenetisch bei der hereditären Verlaufsform die auf ca. 2–3% der Norm verminderte Zinkabsorption (Evans und Johnson 1976). Beim sekundären Zinkmangel ist sowohl eine verminderte Zinkresorption als auch ein erhöhter Zinkverlust festzustellen (»Zinkdepletierungssyndrom«).
Bemerkungen: (DD) atypische Verlaufsformen einer Psoriasis vulgaris und einer Psoriasis pustulosa (Akrodermatitis continua suppurativa Hallopeau) – generalisierte Candidiasis – verschiedene Formen der Epidermolysis bullosa hereditaria – Erythema necrolyticum migrans (Glucagonom). Die früher häufig tödlichen hereditären Verlaufsformen, aber auch die sekundären »Zinkmangelsyndrome« können durch die tägliche parenterale oder orale Medikation von 135–150 mg Zink (meist als Zinksulfat) vollständig geheilt werden.
Lit.: Brandt T (1936) Dermatitis in children with disturbances of the general condition and the absorption of food elements. Acta Dermatol Venereol 17: 513–546. – Danbolt N, Closs K (1942) Akrodermatitis enteropathica. Acta Dermatol Venereol 23: 127–169. – Norris D (1985) Zinc and cutaneous inflammation. Arch Dermatol 121: 985–989. – Weismann K, Hoyer H (1982) Zinkmangeldermatosen. Ätiologie, Klinik und Behandlung. Hautarzt 33: 405–410.
McK: 201100
H. P. Soyer/GB

Akrodynie

Syn.: Feer-Krankheit – Feer-Neurose – Akrodynie-Syndrom – pink disease (e)
Def.: Heutzutage seltene, durch chronische Quecksilbervergiftung hervorgerufene Spätreaktion bei Säuglingen und Kleinkindern. Selten bei Erwachsenen.
A.: Emil Feer-Sulzer, 1864–1955, Pädiater, Zürich. – Paul Selter, 1866–1941, Pädiater, Solingen. – Harry Swift, 1858–1937, australischer Arzt, Adelaide. – Chardon (1830): epidemischer Bericht über eine »Acrodynie«. – Selter (1903): Bericht über eine »Trophodermatoneurose« aus dem Bergischen Land und Marburg. – Charles Clubbe, Sydney: Bericht über »pink disease«. – William Snowball, Melbourne (1883): Bericht über »raw beef hands and feet«. – Swift (1914): Bericht über »Erythroedema«. Beschreibung durch Feer 1922/23.
Diagn. Krit.: (1) Allmählicher Beginn, monatelanger Verlauf. – (2) Anfangssymptome: Weinerlichkeit, Reizbarkeit, Depressivität, Irritabilität, Schlafstörungen, Apathie, Neuritis. – (3) Allmähliche rotzyanotische Verfärbung der Haut (Akrozyanose) mit geschwollenen Akren (»Froschhände«), trophische Störungen der Akren (Nagelverfärbungen, Gangrän). – (4) Profuse Schweißausbrüche. – (5) Groblamellöse Schuppung, zum Teil sehr ausgeprägt. – (6) Starke Muskelhypotonie, Adynamie und Gehunfähigkeit. – (7) Schmerzattacken an Händen und Füßen bei konstantem Pruritus. – (8) Kardiovaskuläre Störungen (Bluthochdruck, Tachykardie). – (9) Weitere Symptome: Photophobie, Salivation, Diarrhö, Urämie, Haarausfall, Stomatitis, Hyperglykämien, Fieber. – (10) Teilweise erhöhte Quecksilberspiegel in Blut und Urin, Proteinurie, Anämie. – (11) Verfärbung der vorderen Linsenkapsel möglich (Atkinson-Reflex).
Ätiol.: Chronische Aufnahme von Quecksilber oder Quecksilberverbindungen durch Inhalation (Dämpfe) oder über die Haut (Salben, Desinfektionsmittel), geringe Aufnahme auch intestinal möglich.
Pathog.: Nicht genau bekannt, wahrscheinlich toxisch-allergische Reaktion auf Applikation von Quecksilber oder Quecksilberverbindungen. Erhöhte Catecholaminspiegel. Pathologisch findet sich eine Degeneration und Chromatolysis des zerebralen und zerebellären Kortex.
Bemerkungen: Bevorzugt Säuglinge und Kleinkinder, selten nach dem 5. Lebensjahr. Individuelle Disposition vorhanden. Erkrankungsbeginn eine Woche bis mehrere Monate nach Exposition. Abortive Verlaufsformen bekannt. Vorkommen von Quecksilber ubiquitär, in der Nahrung bis zu 0,1 mg/kg. Exposition möglich: beruflich (metallverarbeitende Industrie, chemische Industrie, Zahnärzte), Saatgutbeizen, Holzbeizen, Desinfektionsmittel, vereinzelt Medikament, Quecksilberlampen, Fieberthermometer, Barometer, Trockenbatterien. Therapieversuche mit D-Penicillamin und Dimercaprol, Vermeidung der Exposition. – (DD) Polyneuroradikulitis – Polymyositis – Skrofulose – Scharlach – Virusenzephalitis – andere Schwermetallvergiftungen (Arsen, Blei, Thallium).
Lit.: Curtis HA, Ferguson SD, Kell RL, Samuel AH (1987) Mercury as a health hazard. Arch Dis Child 62: 293–294. – Feer E (1923) Eine eigenartige Neurose des vegetativen Nervensystems beim Kleinkind. Erg inn Med 24: 100–122. – Hertl M, Rösiger A, Schultze-Rhonhof J, Schweinsberg HW (1982) Akrodynie (Feer-Krankheit) – wieder aktuell durch ein quecksilberhaltiges Stomatologicum. Kinderarzt 5: 677–681. – Selter P (1903) Über Trophodermatoneurose. Verh Ges Kinderheilk 20: 45–50. – Swift H (1918) Erythroedema. Lancet II: 611. – Tunnessen WW, McMahon KJ, Baser M (1987) Acrodynia: Exposure to mercury from fluorescent light bulbs. Pediatrics 79: 786–789.
A. Dörries/JK

Akrodynie-Syndrom: Akrodynie
Akrodysostose: Akrodysplasie

Akrodysplasie

Syn.: Akrodysostose – PNM-Syndrom (**p**eriphere Dysostose, **N**asenhypoplasie, **m**entale Retardierung) – Maroteaux-Malamut-Syndrom
Def.: Angeborene Entwicklungsstörung mit geistiger Retardierung und Verkürzung der Hand- und Fußknochen.
A.: Abgrenzung des Krankheitsbildes 1968 durch den französischen Kinderarzt und Genetiker Pierre Maroteaux zusammen mit Georges Malamut, Paris.
Diagn. Krit.: (1) Charakteristisch rundes Gesicht mit Nasenhypoplasie, hypoplastischem Oberkiefer, Epikanthus, Hypertelorismus, verzögerter Dentition. – (2) Geistige Behinderung (IQ zwischen 24 und 85), Schwerhörigkeit. – (3) Minderwuchs. – (4) Periphere Dysplasie mit Verkürzung und Verplumpung sämtlicher kurzer Röhrenknochen von Hand und Fuß mit ausgeprägter Bildung von Zapfenepiphysen.
Ätiol.: Wahrscheinlich dominante Genmutation.
Pathog.: Unbekannt.
Bemerkungen: Die Eigenständigkeit des Krankheitsbildes ist umstritten. Der Phänotyp der Akrodysplasie wurde bei Mutter und Tochter mit biochemisch nachgewiesenem Pseudohypoparathyreoidismus beobachtet (Ablow et al., 1977). Es ist nicht ausgeschlossen, daß die Akrodysplasie eine schwere klinische Manifestation der Osteodystrophia hereditaria Albright ist, meist ohne, gelegentlich jedoch auch mit Hypokalzämie. Da es sich um eine systemische Knochenveränderung handelt, nicht um die Veränderung einzelner Knochen (als Organ), ist der Begriff der »Akrodysplasie« dem der »Akrodysostose« vorzuziehen.
Lit.: Ablow RC, Hsia YE, Brandt IK (1977) Acrodysostosis coin-

Akrogerie (Gottron)

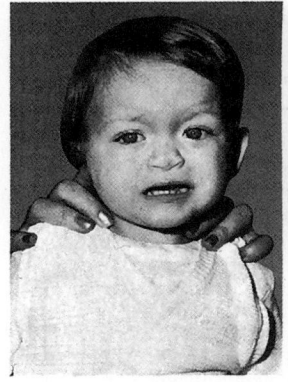
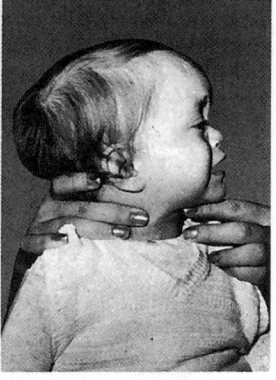

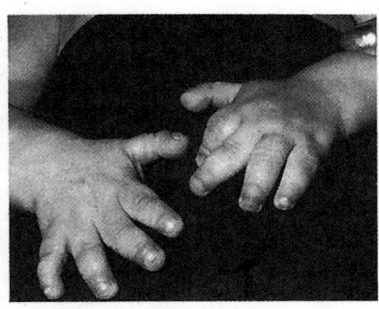

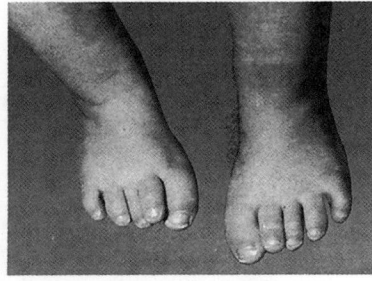

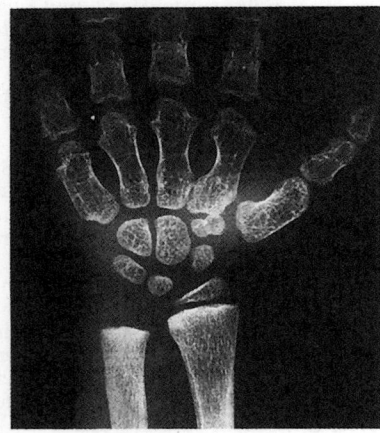

Akrodysplasie: a) ausgeprägte Nasenhypoplasie mit Eindellung der Nasenspitze, Hypertelorismus, Epikanthus, Mittelgesichtshypoplasie, Malokklusion; b) und c) akromele Brachymelie von Hand und Fuß; d) periphere Dysplasie der Hand im zugehörigen Röntgenbild (1¾jähriges Kleinkind. Beob. G. Krienke, Städt. K.Kl. Berlin-Charlottenburg)

ciding with pseudohypoparathyroidism and pseudo-pseudohypoparathyroidism. Am J Roentgenol 128: 95–99. – Butler MG, Rames LJ, Wadlington WB (1988) Acrodysostosis. Am J Med Genet 30: 971–980. – Maroteaux P, Malamut G (1968) L'acrodysostose. Presse méd 76: 2189–2192.
McK: 101800
J. Spranger/JS

akrofaziale Dysostose vom Typ Genée-Wiedemann: Dysostose, akrofaziale, überwiegend postaxialer Typ

Akrogerie (Gottron)
Syn.: Gottron-Syndrom I
Def.: Akrale Bindegewebsstörung mit Atrophie der Cutis und Subcutis.
A.: Erstbeschreibung 1940/41 durch den deutschen Dermatologen Heinrich Gottron (1890–1974), Tübingen.
Diagn. Krit.: **(1)** Akromikrie. – **(2)** Akrogerie. Im betroffenen Extremitätenbereich kommt es zu hochgradiger Atrophie der Cutis und Subcutis mit markanter Konturierung selbst tiefliegender Gefäße und Sehnen. Gelegentlich proximales Fortschreiten. – **(3)** Häufig Gesichtserythem, atrophisch-welke Gesichtshaut. – **(4)** Hautanhangsgebilde und Schweißsekretion unauffällig. – **(5)** Gelegentlich Mikrogenie und Zahnstellungsanomalien. – **(6)** Kombination mit progressiver Sklerodermie wurde beobachtet. – **(7)** Röntgenologisch Rarefizierung der Knochenspongiosa, häufig verzögerter/ausbleibender Epiphysenschluß. – **(8)** Onychodystrophie. – **(9)** Keine organischen oder funktionellen Gefäßveränderungen, keine hormonellen Störungen, normale Entwicklung der sekundären Geschlechtsmerkmale. – **(10)** Gynäkotropie 3:1. – **(11)** Erkrankungsmanifestation im Säuglings- und Kleinkindalter.
Ätiol.: Unklar, möglicherweise heterogen. Mehrere Familien mit betroffenen Geschwistern nicht-betroffener Eltern deuten darauf hin, daß zumindest eine Untergruppe mit autosomal-rezessivem Erbgang existiert.
Pathog.: Unklar.
Bemerkungen: **(DD)** Progerie – Metagerie – Aplasia cutis congenita – Ehlers-Danlos-Syndrom – dento-faziales S. – Brugsch-S.
Lit.: Butenandt O, Christophers E (1970) Die Akrogerie (Gottron). Dtsch med Wschr 95: 175–178. – Gottron H (1941) Familiäre Akrogerie. Arch Derm 181: 571–583. – Grünberg T (1960) Die Akrogerie (Gottron). Arch klin exp Derm 210: 409–417. – Kaufmann I, Thiele B, Mahrle G (1985) Gemeinsames Auftreten von Metagerie und Akrogerie Gottron in einer Familie. Z Hautkr 60: 975–984.
McK: 201200
F. Enders/GB

akrokallosales Syndrom
Syn.: Schinzel acrocallosal syndrome (e)
Def.: Distinktes, autosomal-rezessiv vererbtes Dysmorphie-Syndrom mit charakteristischer Kombination Balken-Defekt – Polydaktylie und obligatorisch schwerem Entwicklungsrückstand.
A.: Albert Schinzel, 1944–, Humangenetiker, Zürich, beschrieb 1979 einen Fall und benannte das Syndrom in einer zweiten Arbeit 1980.
Diagn. Krit.: **(1)** Vollständige oder partielle Agenesie des Balkens. – **(2)** Fakultativ assoziierte Hirnbefunde: Ma-

akrokallosales Syndrom

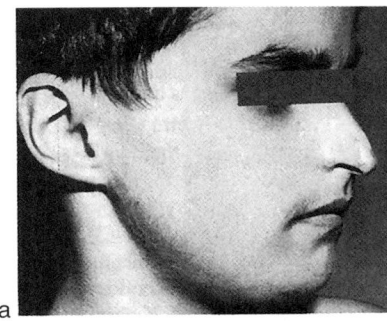

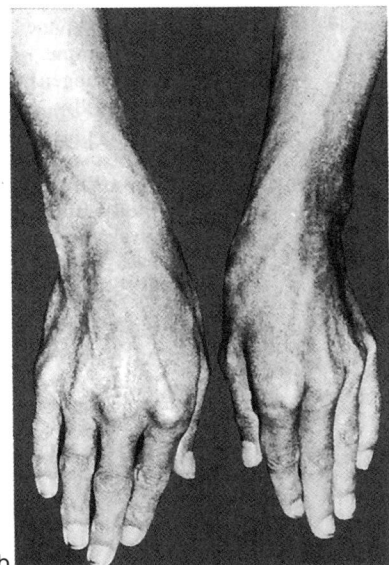

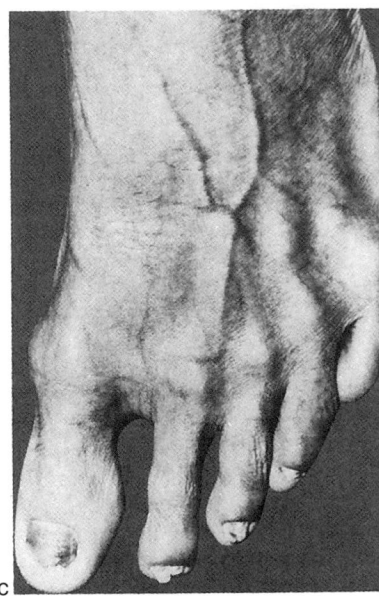

Akrogerie (Gottron): a) Atrophie der Nasenspitze mit scharfrandigem Übergang in die sonst unauffällige Gesichtshaut; b) Hautatrophie an Hand und Unterarm mit zirkulärer Begrenzung der Veränderung; c) Hautatrophie an allen Zehen (Beob. O. Butenandt und E. Christophers)

kroenzephalie, Fehlen des Septum pellucidum, supratentorielle Zyste oder andere, auch ausgedehnte Hirnzysten. – **(3)** Polydaktylie, in fallender Häufigkeit: Duplikation der Großzehenphalangen; postaxiale Polydaktylie der Finger; postaxiale Polydaktylie der Zehen; Polydaktylie der Daumen, von bifiden Endphalangen bis zu Verdoppelung beider Phalangen. Selten: Hepta-/Oktodaktylie. – **(4)** Kraniofaziale Dysmorphien: prominente Stirn, verzögerter Schluß der vorderen Fontanelle, Hypertelorismus, antimongoloide Lidachsenstellung, kleine Nase, Ohrkerben, präaurikuläre Anhängsel. – **(5)** Seltenere Befunde: Lippen-Kiefer-Gaumenspalten, Herzfehler, überzählige Mamillen, Rippenfehlbildungen, Hernien (Nabel-, Leisten-, epigastrische Hernie), Kryptorchismus, Hypospadie, Hypoplasie von Femur oder Tibia. – **(6)** Wachstumsrückstand, schwerer psychomotorischer Entwicklungsrückstand, oft kombiniert mit Krampfleiden. – **(7)** Verminderte Überlebenschancen. – **(8)** Anenzephalus, wiederholt bei Geschwistern erwähnt und auch in Kombination mit Polydaktylie, dürfte eine extreme Variante des Spektrums der Hirnfehlbildungen darstellen.

Ätiol.: Autosomal-rezessiver Erbgang belegt durch mehrere Familien mit zwei Betroffenen und mehrere Fälle von Blutsverwandtschaft der Eltern. Keine Gengemeinschaft mit der klinisch ähnlichen Greig-Zephalopolysyndaktylie (letztere auf 7p lokalisiert).

Pathog.: Unbekannt.

Bemerkungen: Klinisch verwandt mit dem Mohr-Syndrom und dem Hydroletalus-Syndrom. Pränatale Dia-

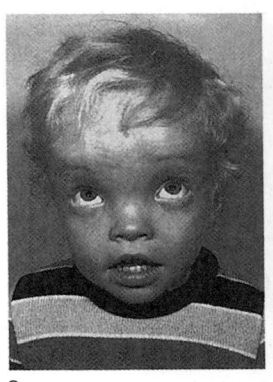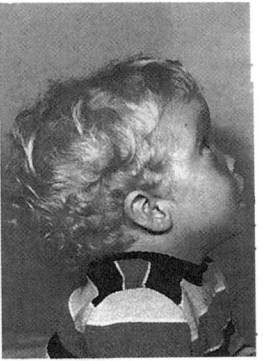

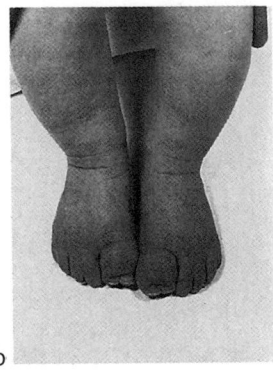

akrokallosales Syndrom: a) 3jähriger Patient mit Makrozephalie, prominenter Stirn, eingesunkener Nasenwurzel und Hypertelorismus; b) Verdoppelung der Großzehe und partielle Syndaktylie zwischen zweiten und dritten Zehen bei einem 3 Monate alten Patienten

gnose wurde verschiedentlich versucht, bisher kein positiver Fall. Anhaltspunkte wären: Fehlen des Hirn-Mittelechos, Makrozephalie, Hirnzysten, Polydaktylie, Herzfehler, Nierenfehlbildungen.

Lit.: Brueton LA, Chotai H, van Herwerden L, Schinzel A, Winter RM (1993) The acrocallosal syndrome and Greig syndrome are not allelic disorders. J Med Genet 29: 635–637. – Christianson AL, Venter PA, du Toit JL et al (1994) Acrocallosal syndrome in two african brothers born to consanguineous parents. Am J Med Genet 51: 98–101. – Lurie IW, Naumchik IV, Wulfsberg EA (1994) The acrocallosal syndrome: expansion of the phenotypic spectrum. Clin Dysmorphol 3: 31–34. – Schinzel A (1979) Postaxial polydactyly, hallux duplication, absence of the corpus callosum, macrencephaly and severe mental retardation: a new syndrome? Helv Paediatr Acta 34: 141–146. – Schinzel A (1988) The acrocallosal syndrome in first cousins. Widening of the spectrum of clinical findings and further support of autosomal recessive inheritance. J Med Genet 25: 332–336. – Schinzel A, Kaufmann U (1986) The acrocallosal syndrome in sisters. Clin Genet 30: 399–405. – Sueldo G, Fernandes MC (1993) Fronto-nasal dysostosis, callosal agenesis, crossed-fused ectopia, tibial hemimelia, and preaxial polydactyly of feet: severe expression of the acrocallosal syndrome? Am J Med Genet 46: 355–357.

McK: 200990
A. Schinzel/AS

Akrokeratodermia Typ Meleda: Keratodermia palmo-plantaris transgrediens et progrediens (Typ Mljet)

Akrokeratose, paraneoplastische (Bazex)

Syn.: Bazex-Syndrom
Def.: Paraneoplastische Dermatose mit Akrokeratosen bei Karzinomen der oberen Luft- und Speisewege oder zervikalen Lymphknotenmetastasen.
A.: Erstbeschreibung 1965 durch die französischen Dermatologen A. Bazex, R. Salvador, A. Dupré, B. Christol.
Diagn. Krit.: (1) Akral lokalisierte (Finger, Zehen, Helix), psoriasiform schuppende Erytheme, die sich auf Arme, Beine, Ohren, Stamm, Axillen, Hüften ausbreiten können. – (2) Erythem und pityriasiforme, festhaftende Schuppung auf dem Nasenrücken. – (3) Subunguale Hyperkeratosen, Onychodystrophie, Onycholysen. – (4) Palmare und plantare Hyperkeratosen. – (5) Anscheinend obligate Assoziation mit Karzinomen der obe-

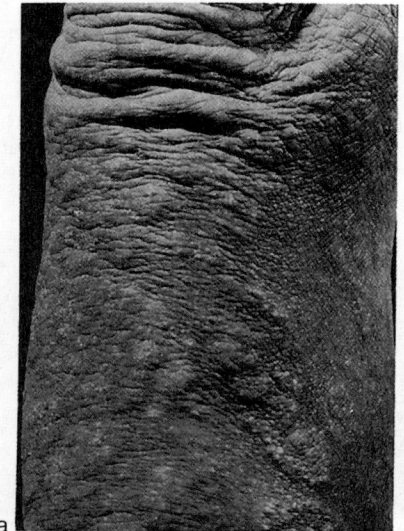

a

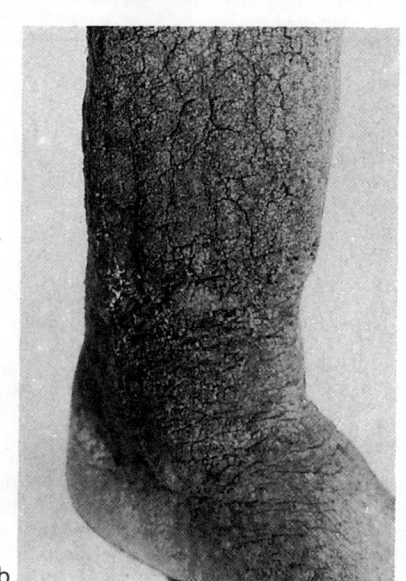

b

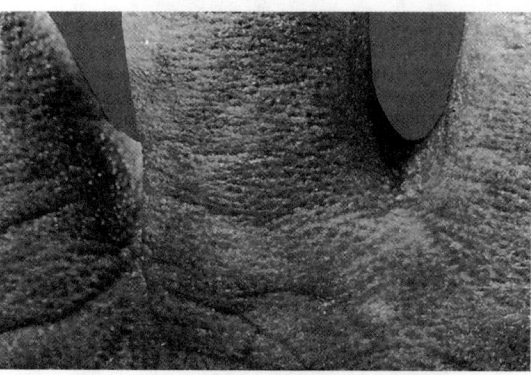

c

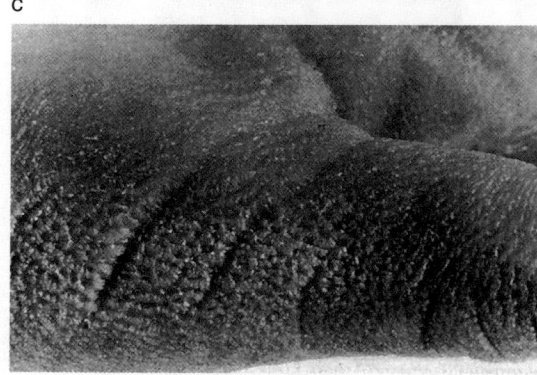

d

Akrokeratose Bazex: Hyperkeratose und sog. paraneoplastische Pachydermie bei Karzinomen der Luftwege: a) Ellenbogenbereich, b) Unterschenkel, c), d) Hand- und Fingerinnenseite (Beob. u. Fotos ZDV Ffm., Th. Nasemann)

ren Luft- und Speisewege oder mit zervikalen Lymphknotenmetastasen. – **(6)** Hautveränderungen können Erstsymptom des Karzinoms sein. – **(7)** Androtropie. – **(8)** Abheilung oder Besserung der Hautveränderungen bei Therapie des Karzinoms, Rezidiv bei Tumorrezidiv.
Ätiol.: Unbekannt.
Pathog.: Unbekannt.
Lit.: Bazex A, Salvador R, Dupré A, Christol B (1965) Syndrome paranéoplasique à type d'hyperkératose des extrémités. Guérison après le traitement de l'épithélioma laryngé. Bull Soc franc Derm Syph 72: 182. – Bolognia JL, Brewer YP, Cooper DL (1991) Bazex syndrome (acrokeratosis paraneoplastica). An analytic rewiev. Medicine – Baltimore. 70: 269–280. – Pecora AL, Landsman L, Imgrund SP, Lambert WC (1983) Acrokeratosis paraneoplastica (Bazex' syndrome). Arch Dermatol 119: 820.
W. Lechner/GB

Akrokeratosis verruciformis Hopf
Syn.: Morbus Hopf – Hopf-Syndrom
Def.: Autosomal-dominant erbliche warzenartige Hyperkeratose an Hand- und Fußrücken.
A.: Erstbeschreibung 1931 durch Gustav Hopf, 1900–1979, Dermatologe, Hamburg.
Diagn. Krit.: **(1)** Erkrankungsbeginn im Pubertätsalter. – **(2)** An Hand- und Fußrücken multiple, linsengroße, flache Papeln von hellbrauner Farbe und polygonaler Begrenzung, die beetartig konfluieren können. Keine subjektiven Symptome. – **(3)** Übergang in ein Plattenepithelkarzinom möglich.
Ätiol.: Autosomal-dominant erbliche Störung.
Pathog.: Unbekannt.
Bemerkungen: Beziehungen zur Dyskeratosis follicularis Darier.
Lit.: Hopf G (1931) Über eine bisher nicht beschriebene disseminierte Keratose (Akrokeratosis verruciformis). Dermatol Z 60: 227–250. – Panja RK (1977) Acrokeratosis verruciformis (Hopf) – a clinical entity? Br J Dermatol 96: 643–652.
McK: 101900
W. Küster/GB

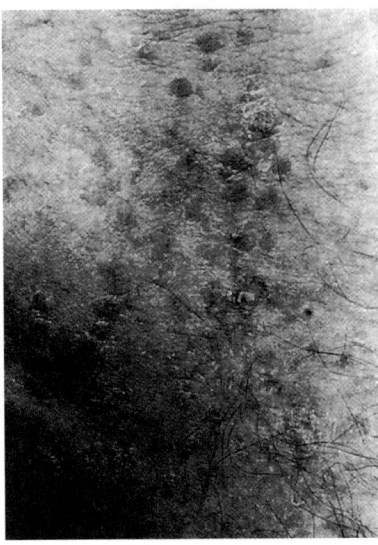

Akrokeratosis verruciformis Hopf: linsengroße reaktionslose polygonale Papeln im Bereich des Handrückens (Beob. U.H.Kl. Hamburg, Th. Nasemann)

Akromegalie
Syn.: (Pierre-)Marie-Syndrom – Pachyakrie
Def.: Durch somatotrophe Wirkung bedingte selektive Größenzunahme der Akren.
A.: Pierre Marie, 1853–1940, Neurologe, Paris. – 1889 postulierte H. Cushing hypophysäre Ursache, die 1921 durch Evans belegt werden konnte.
Diagn. Krit.: **(1)** Pachyakrie (= Akromegalie): abnorm starkes Wachstum der Akren, insbesondere Nase, Zunge, Unterkiefer, Augenbrauenwülste, Lippen, Ohren, Hände und Füße (Handschuhe, Schuhe und Hut werden zu klein). Der akrale Wachstumsschub tritt gewöhnlich erst nach abgeschlossenem Längenwachstum auf. Fällt der Krankheitsbeginn in das Pubertätsalter, so entsteht ein sog. akromegaler Hochwuchs; fällt er ins Kindesalter, so entwickelt sich zwar auch ein übermäßiges Wachstum der Akren, jedoch führt ein früh- oder vorzeitiger Epiphysenschluß zu vorzeitiger Beendigung des Längenwachstums (Minderwuchs mit Akromegalie). – **(2)** Störungen der Haartrophik (bei weibl. Kranken häufig Entwicklung eines leichten Hirsutismus, Männer verlieren früh ihr Haupthaar). – **(3)** Augen: bitemporale Hemianopsie, Stauungspapille, Kopfschmerzen. – **(4)** Struma (nodosa colloides), die nur selten hyperthyreot ist. – **(5)** Schwinden von Libido und Potenz, Keimdrüsenatrophie, Amenorrhö, Dysmenorrhö (Hypophysenvorderlappenausfall mit sekundärem hypogonadotropen Hypogonadismus). – **(6)** Röntgen: meist Makroadenom mit Erweiterung der Sella turcica. – **(7)** Klin. Chem.: erhöhte Wachstumshormon-(STH-)Spiegel, keine Suppression unter 2ng/ml nach Gabe von 100 g Glucose, erhöhte Somatomedin(IGF-I)-Spiegel, 20–40% Hyperprolaktinämie; sekundärer Diabetes mellitus. – **(8)** Daneben kommen vor: Kardiomegalie, Struma, adenomatöse Kolonpolypen (höhere Prävalenz von Kolonkarzinomen), Karpaltunnelsyndrom, Kyphose der Brustwirbelsäule, Hyperhidrosis. – **(9)** Manifestationsalter: Frauen 45. Lj., Männer 40. Lj.
Ätiol.: **1.** Exzessive STH-Sekretion bei Hypophysenadenom (häufigste Ursache), ektopem Hypophysengewebe, extrahypophysärem Tumor (Pankreas, Lunge, Ovar, Mamma). – **2.** Exzessive Sekretion von Wachstumshormon-Releasingfaktor (GH-RF) eutop bei hypothalamischen Harmatomen, Ganglioneuromen, ektop bei Tumoren (Karzinoid, Pankreas, kleinzelliges Karzinom der Lunge, Nebennieren, Phäochromozytom). – **3.** Vermehrte Wirkung oder Sekretion von Somatomedinen (»acromegalodism«).
Pathog.: Eutop: azidophile Stammzellen Ursprung der hypophysären Akromegalie; Mutationen von regulatorischen Genen der Adenylatcyclase (G-Proteine des Signaltransduktionsweges). Ektop: neuroendokrin aktives Gewebe, GH-RF stimuliert das Onkogen c-fos in STH-produzierenden Zellen.
Bemerkungen: Auch autosomal-dominant erbliche Formen beschrieben (McK 102200) sowie ein »acromegaloid facial appearance syndrome« (AFA-Syndrom; McK 102150).
Lit.: Hughes HE, McAlpine PJ, Cox DW, Philipps S (1985) An autosomal dominant syndrome with „acromegaloid" features and thickened oral mucosa. J Med Genet 22: 119–125. – Klibanski A, Zervas NT (1991) Diagnosis and management of hormone-secreting pituitary adenomas. N Engl J Med 324: 822–831. – Koch G, Tiwisina T (1959) Beitrag zur Erblichkeit der Akromegalie und der Hyperostosis generalisata mit Pachydermie. Ärztl Forsch 13: 489–504. – Landis CA, Harsh G, Lyons J (1990) Clinical characteristics of acromegalic patients whose pituitary tumors contain mutant G3 protein. J Clin Endocrinol Metab 71: 1416–1422. – Melmed S (1992) Acromegaly. Endocrinology and Metabolism Clinics of North America 21: 483–765. – Plewe G, Beyer J, Krause U et al (1984) Long acting selective suppression of growth hormone secretion by somatostatin analogue SMS

201–995 in acromegaly. Lancet ii: 782–784. – Saucerotte (1801) Mélanges de chirurgie I, p 407ff. Observation communiquée à l'académie de chirurgie en 1772. – Vallar L, Spada A, Giannattasio G (1987) Altered Gs and adenylate cyclase activity in human GH-secreting adenomas. Nature 330: 692–696. – Verstraeten (1889) L'acromégalie. Rev méd 9: 377–493.
McK: 102200
B. O. Böhm/GA

Akromelalgie: Erythromelalgie

akromesomele Dysplasie

Syn.: akromesomeler Minderwuchs
Def.: Durch besonders kurze mittlere und distale Gliedmaßenabschnitte charakterisierte, autosomal-rezessiv erbliche Skelettdysplasie.
A.: Abgrenzung des Krankheitsbildes 1971 durch den Kinderarzt und Genetiker Pierre Maroteaux, Paris, und seine Mitarbeiter.
Diagn. Krit.: **(1)** Disproportionierter Minderwuchs mit besonders kurzen Unterarmen, Händen, Unterschenkeln und Füßen. Die Verkürzung kann schon bei der Geburt vorhanden sein; sie wird mit der Entwicklung deutlicher. Erwachsenengröße zwischen 97 und 130 cm. – **(2)** Prominente Stirn, eingesunkene Nasenwurzel. – **(3)** Lockeres Unterhautgewebe, überstreckbare Gelenke, vermehrte thorakale Kyphose und lumbale Lordose. – **(4)** Röntgenologisch akromesomele Dyspla-

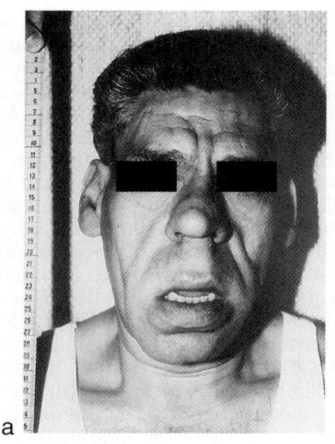
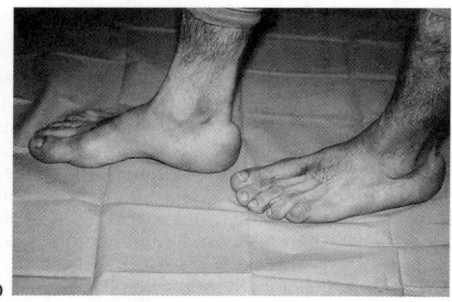
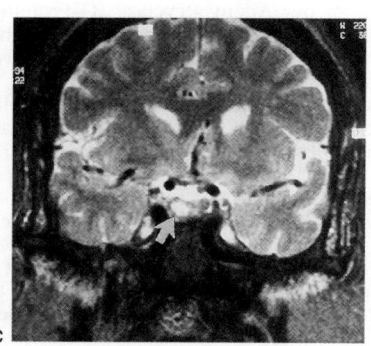

49jähriger Patient mit florider Akromegalie: a) typische Fazies mit plumper Vergrößerung der Lippen, Zunge, Unterkiefer, Nase und Supraorbitalwülste; b) Gelenkknorpelwucherungen mit zusätzlichem periostalem Wachstum prägen die Verplumpung der Füße; c) Typ Hypophysenadenom, hier Makroadenom (histolog.: azidophiles Adenom) in MRT (siehe Pfeil)

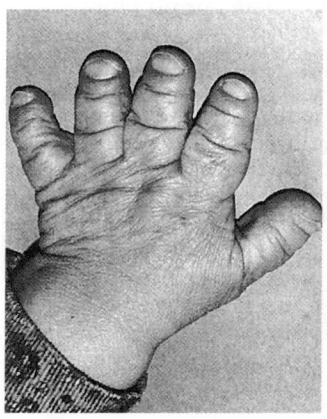
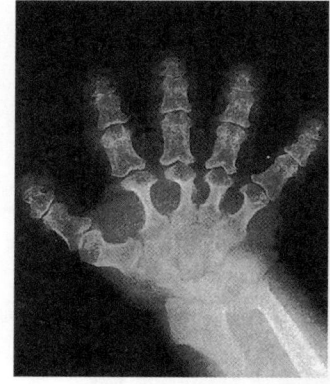
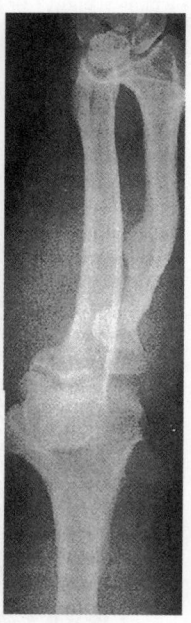

akromesomele Dysplasie: die Röhrenknochen der Hand sind extrem kurz, die Finger stummelartig; die Haut ist lose; starke Verkürzung auch der Unterarmknochen mit lateralkonvexer Verkrümmung des Radius; in diesem Fall keine Luxation des Radiusköpfchens

sie: sehr kurze, halmartige Röhrenknochen von Händen und Füßen, starke Verkürzung und Verkrümmung von Ulna und Radius, Luxation des Radiusköpfchens. Platyspondylie: dorsal betonte Abflachung der Wirbelkörper mit ventraler Protrusion der zentralen Abschnitte. – (5) Die Patienten haben seitens ihrer Skelettdysplasie keine körperlichen Beschwerden, sind normal intelligent und haben eine normale Lebenserwartung.

Ätiol.: Homozygot manifeste Mutation eines autosomalen Gens – entsprechend autosomal-rezessive Vererbung.

Pathog.: Unbekannt.

Bemerkungen: Aufgrund des relativ großen Kopfes und der eingesunkenen Nasenwurzel liegt eine Verwechslung mit der Achondroplasie nahe. Im Unterschied zu dieser sind die Wirbelkörper dysplastisch und die kurzen Röhrenknochen sehr viel stärker verkürzt. Die Achondroplasie wird autosomal-dominant, die akromesomele Dysplasie autosomal-rezessiv vererbt.

Lit.: Langer LO jr, Beals RK, Solomon IL et al (1977) Acromesomelic dwarfism: manifestations in childhood. Am J Med Genet 1: 87–100. – Maroteaux P, Martinelli B, Campailla E (1971) Le nanisme acromésomélique. Presse méd 79: 1839–1842. – Pfeiffer RA (1976) Akromesomeler Zwergwuchs. Fortschr Röntgenstr 125: 171–173.

McK: 201250
J. Spranger/JS

akromesomele Dysplasie Typ Du Pan
Syn.: Du-Pan-Syndrom
Def.: Autosomal-rezessives Erbleiden mit charakteristischen Fingerfehlbildungen und Fibulahypoplasie.
A.: Frühe Beschreibung eines 14jährigen algerischen Knaben durch den französischen Orthopäden Du Pan (1924).

Diagn. Krit.: (1) Bilaterale Hand- und Fußfehlbildungen mit komplexer Brachydaktylie durch Verkürzung einzelner Mittelhand/fußknochen, A-/Hypoplasie einzelner Phalangen, teilweise mit Verformung und Achsabweichung, Symphalangismus. – (2) A-/Hypoplasie der Fibulae. – (3) Wechselnd ausgeprägte Verkürzung und Verformung der Tibien und Ulnae. Mäßiger Kleinwuchs mit Erwachsenengröße bis 162 cm.

Ätiol.: Autosomal-rezessives Erbleiden.

Pathog.: Unbekannt.

Bemerkungen: Die Nosologie dieser akromesomelen Dysplasie ist verwirrend und nicht abschließend geklärt. Langer et al. beschrieben Geschwister mit deutlicher Verkürzung der Gliedmaßen und ordnen ihre Patienten sowie die Patientin von Hunter und Thompson (1976) einer eigenen Gruppe zu, die sie als »akromesomele Dysplasie Typ Hunter-Thompson« bezeichnen. Sie differenzieren diesen Typ einerseits vom Du-Pan-Syndrom, andererseits vom Grebe-Syndrom. Die Differenzierung vom Grebe-Syndrom ist nachvollziehbar: Patienten mit Grebe-Syndrom (s. dort) haben eine ungleich stärkere Verkürzung und Verformung der mittleren und distalen Gliedmaßen-Segmente. Die Unterscheidung eines Du-Pan- und eines Hunter-Thompson-Typs ist dagegen fragwürdig (s.a. Ahmad et al., 1990). Die Nosographie der akromesomelen Typen wird dadurch kompliziert, daß Grebe 1953 zwei Geschwisterpaare beschrieb, die nicht etwa ein Grebe-Syndrom haben, sondern dem Du-Pan-Syndrom zuzuordnen sind. Grebe-Syndrom, Du-Pan-Syndrom (einschließlich Hunter-Thompson-Typ) sind aufgrund der ähnlichen Befund-Muster wohl eine pathogenetische Familie, möglicherweise durch allele Mutationen eines »homeotischen« Gens, das die Entwicklung

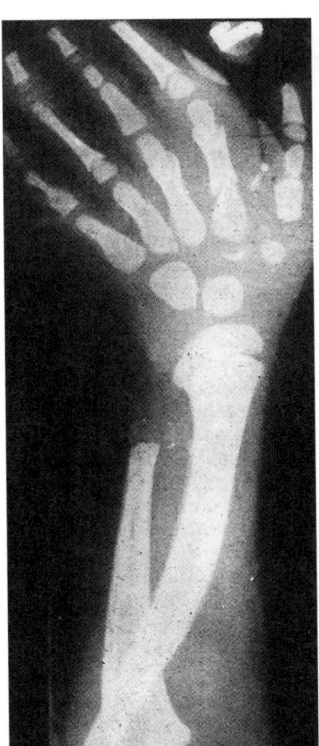
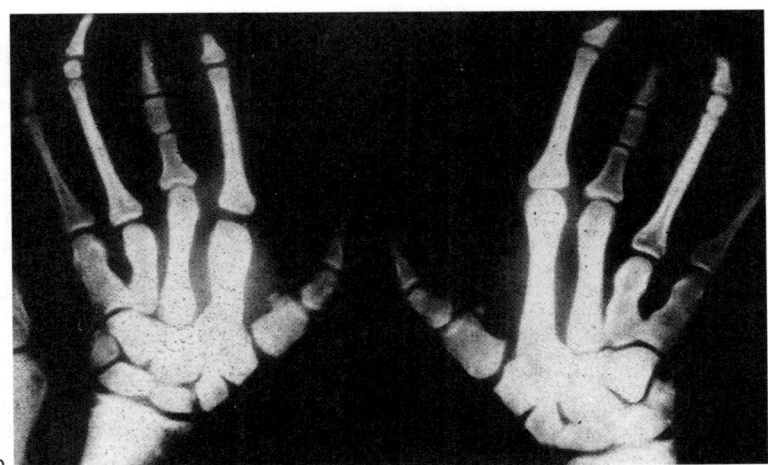

Handveränderung der von Grebe (1953) beschriebenen Brüder mit akromesomeler Dysplasie Typ Du Pan. a) der jüngere Bruder im Alter von 9 Jahren, b) der ältere Bruder als junger Erwachsener. Unregelmäßige Verkürzung und Deformierung der Mittelhandknochen. In b) wirkt der 2. Mittelhandknochen rechts eher zu lang, möglicherweise durch Verschmelzung mit dem Os trapezoideum. Verkürzung und teilweise Verformung der Phalangen mit Symphalangismus II, IV und V beidseits

der mittleren und distalen Gliedmaßenabschnitte reguliert.
Lit.: Ahmad M, Abbas H, Wahab A, Haque S (1990) Fibular hypoplasia and complex brachydactyly (Du Pan Syndrome) in an inbred Pakistani kindred. Am J Med Genet 36: 292–296. – Du Pan CM (1924) Absence congénitale du péroné sans déformation du tibia. Curieuses déformations congénitales des mains. Rev Orthopd 11: 227–234. – Grebe H (1953) Einige seltene einfach rezessiv erbliche Gliedmaßenmißbildungen. Fol Hered Pathol (Pavia) II (Fasc II–II): 215–306 (Abb. 1–13). – Hunter AGW, Thompson MW (1976) Acromesomelic dwarfism: Description of a patient and comparison with previously reported cases. Hum Genet 34: 107–113. – Langer LO, Cervenka J, Camargo M (1989) A severe autosomal recessive acromesomelic dysplasia, the Hunter-Thompson type, and comparison with the Grebe type. Hum Genet 81: 321–328.
McK: 228900
J. Spranger/JS

akromesomele Dysplasie Typ Hunter-Thompson
Def.: Autosomal-rezessiv erbliche Dysostose mit Gelenkdislokationen, rudimentärer Fibula und ausgeprägter Hypoplasie fast aller Hand- und Fußknochen.
A.: Erstbeschreibung 1976 durch Alasdair G. W. Hunter und M. W. Thompson, amerikanische Genetiker.
Diagn. Krit.: (1) Akromesomeler, primordialer Kleinwuchs. – (2) Dislokationen in den Hüft-, Knie-, Ellbogen-, und Fußgelenken. – (3) Rudimentäre, trapezoide Fibulae, distale Hypoplasie der Ulnae, Radiusverbiegung. – (4) Schwere Verkürzung aller Hand- und Fußknochen, Fehlen einzelner Phalangen, jedoch geringere Verkürzung des zweiten Fingerstrahls. – (5) Schmales Becken mit Pfannendachhypoplasie. Inkonstant Skoliose.
Ätiol.: Autosomal-rezessives Erbleiden.
Pathog.: Nicht bekannt.
Bemerkungen: Bisher wurden drei Patienten beschrieben.
(DD) Unterscheidung von der Fibulaaplasie-Brachydaktylie aufgrund der Gelenkdislokationen und dem anderen Muster der Verkürzung von Hand- und Fußknochen vorgeschlagen. Weiterhin von der Grebe-Chondrodysplasie zu unterscheiden. Zur Nosologie der akromesomelen Dysplasien Hunter-Thompson und Du Pan siehe Diskussion in »Bemerkungen« bei der akromesomelen Dysplasie Typ Du Pan.
Lit.: Hunter AGW, Thompson MW (1976) Acromesomelic dwarfism: description of a patient and comparison with previously reported cases. Hum Genet 34: 107–113. – Langer LO Jr, Cervenka J, Camargo M (1989) A severe autosomal recessive acromesomelic dysplasia, the Hunter-Thompson type, and comparison with the Grebe type. Hum Genet 81: 323–328.
McK: 201250
B. Zabel/JS

akromesomeler Minderwuchs: akromesomele Dysplasie

akromikrische Dysplasie
Def.: Durch Minderwuchs, besondere Physiognomie und kurze Hände und Füße charakterisierte Skelettdysplasie.
A.: Abgrenzung des Krankheitsbildes 1986 durch den Pädiater und Genetiker Pierre Maroteaux, Paris, und seine Mitarbeiter.
Diagn. Krit.: (1) Etwa im 3. Lebensjahr sich manifestierende, durch kurze Hände und Füße (Akromikrie) disproportionierter Minderwuchs mit einer Endgröße zwischen 121 und 143 cm. – (2) Rundes Gesicht mit kurzer, aufgestülpter Nase. – (3) Röntgenologisch verkürzte, doch gut taillierte Mittelhandknochen und Phalangen. – (4) Histologisch fehlende Organisation des Säulenknorpels, doch weder in Knorpel-, noch in Leberzellen Speicherphänomene.
Ätiol.: Wahrscheinlich heterozygot manifeste Mutation eines autosomalen Gens – autosomal-dominantes Erbleiden.
Pathog.: Unbekannt.
Bemerkungen: Die akromikrische Dysplasie unterscheidet sich von der geleophysischen Dysplasie durch fehlende Speicherphänomene. Die Erkrankungen ähneln sich jedoch weitgehend, beruhen möglicherweise auf allelen Mutationen eines Gens oder auf ähnlichen pathogenetischen Mechanismen.
Lit.: Maroteaux P, Stanescu R, Stanescu V, Rappaport R (1986) Acromicric dysplasia. Am J Med Genet 24: 447–459.
McK: 102370
J. Spranger/JS

Akroosteolyse
Def.: s.u. Osteolyse ...

Akroosteolyse, neurogene (Giaccai-Typ): Neuropathie, hereditäre sensible, Typ II
Akroosteolyse Typ Hajdu-Cheney: Osteolyse, hereditäre idiopathische, Typ VI (Hajdu-Cheney)
Akroosteopathia ulcero-mutilans, familiäre, Typ II: Neuropathie, hereditäre sensible, Typ II

Akroosteopathia ulcero-mutilans nonfamiliaris
Syn.: Bureau-Barrière-Syndrom I
Def.: Auftreten trophischer Ulzera als Folge einer alkoholbedingten Polyneuropathie mit der Besonderheit einer Präferenz für dünnkalibrige Nervenfasern.
A.: Yves Bureau und Henri Barrière, Dermatologen, Nantes. – Erstbeschreibung 1955.
Diagn. Krit.: (1) Alkoholismus obligat. – (2) Fast ausschließlich Männer betroffen. – (3) Erkrankungsbeginn meist zwischen dem 40. und 60. Lebensjahr. – (4) Initial akrodistal an den Füßen beginnende Polyneuropathie mit dissoziierten Empfindungsstörungen. – (5) An druckbelasteten Stellen (bevorzugt über den Metatarsalia, Phalangen und im Fersenbereich) Entwicklung von Hyperkeratosen und schlecht heilenden schmerzlosen Ulzera. – (6) Rubeosis, Hyperthermie, Hyperhidrosis der Füße. – (7) Im fortgeschrittenen Stadium Aufsteigen der Polyneuropathie; neben der Schmerz- und Temperaturempfindung werden alle sensiblen Qualitäten betroffen, zuletzt die Lageempfindung. ASR-Verlust. In Spätstadien auch motorische Störungen. – (8) Häufig Knochenbeteiligung: Osteolysen und griffelartige Verdünnungen von Phalangen und Metatarsalia, Osteoporose, Spontanfrakturen, Luxationen und Osteomyelitis. – (9) An den Händen häufig sensible Störungen. – (10) Lanzinierende Beinschmerzen kommen vor. – (11) Normales Arteriogramm. – (12) Meistens pathologische Leberwerte, IgA erhöht.
Ätiol.: Genetische Disposition wahrscheinlich, Alkoholismus und physikalische Noxen als Realisationsfaktoren obligat.

Pathog.: Auf dem Boden einer primär axonalen Polyneuropathie, die bevorzugt C- und A-Delta-Fasern betrifft, entwickeln sich trophische Störungen akrodistal mit der Folge von Ulzera und Mutilationen, wenn mechanische oder thermische Einwirkungen hinzutreten. Osteomyelitis und Knochennekrosen sind zusätzliche pathogenetische Faktoren.

Bemerkungen: Abgrenzung von anderen neurotrophen Ulzera polyneuropathischer (Thévenard-Syndrom, pied diabétique, Amyloidneuropathie, Lepra), spinaler oder lokal neuropathischer Genese.

Lit.: Bureau Y, Barrière H (1955) Acropathies pseudo-syringomyéliques des membres inférieurs. Essai d'interprétation nosographique. Sem Hôp Paris 31: 1419–1429. – Burg G, Burg D (1990) Das Bureau-Barrière-Syndrom. Phlebol Proktol 19: 147–152. – Partsch H (1978) Neuropathien vom ulcero-mutilierenden Typ. Klinik, Klassifikation, Durchblutungsmessungen. Vasa Suppl 6: 1–48.

G. Burg/GB

Akroosteopathia ulcero-mutilans (Thévenard) Typ I: Neuropathie, hereditäre sensible, Typ I

akro-pektoro-vertebrale Dysplasie, F-Form: F-Syndrom

---

akrorenaler Symptomenkomplex

Syn.: akrorenales Syndrom – acro-renal syndromes (e) – acral and renal malformations, associated (e)

Def.: Oberbegriff für Syndrome mit Extremitäten- und Nierenfehlbildungen im Sinne von »formal genesis syndrome«. Temtamy und McKusick grenzten die Kombination von typischer Spalthand und Nierenagenesie bzw. Nierenektopie ab.

A.: Erstbeschreibung 1969 durch H. Dieker, deutscher Arzt, und John Marius Opitz, 1935–, klinischer Genetiker, Helena/Montana (USA).

Diagn. Krit.: (1) Verschiedene Kombinationen von Spalthand, Spaltfuß mit Polydaktylie, Oligodaktylie, Brachydaktylie, Ektrodaktylie, proximaler Symphalangismus, Synmetakarpalie und Synmetatarsalie. – (2) Einseitige Nierenagenesie, bilaterale Nierenhypoplasie, Doppelniere und/oder Ureterhypoplasie und Ureterverdoppelung, Trigonumdeformität, Blasenhalsobstruktion. – (3) Fakultativ: Wachstumsretardierung, psychomotorische Retardierung, Iriskolobom, Hypertelorismus, antimongoloider Lidachsenverlauf, Helixhypoplasie, hoher Gaumen, Diastema, Schmelzhypoplasie, Klinodaktylie V, Coxa valga, Aortenisthmusstenose, Ventrikelseptumdefekt, Sternumdysplasie, Pektoralishypoplasie, Hypoplasie der 12. Rippe, Ösophagotrachealfistel, Spina bifida occulta, Hypospadie, Kryptorchismus. – (4) Androtropie.

Ätiol.: Heterogen.

Pathog.: Entwicklungsfeldkomplex (Opitz et al., 1979).

Bemerkungen: Die meisten Fälle waren sporadisch und männlich. 1983 beschrieben Sofer und Mitarbeiter bei Vater und Sohn bilaterales Fehlen von Radius und Daumen und Nierenagenesie bzw. -ektopie. Milténvi und Mitarbeiter (1992) publizierten zwei Geschwister (Junge und Mädchen) mit Tetraektrodaktylie und oligomeganephrotischer Nierenhypoplasie, bei denen sie einen autosomal-rezessiven Erbgang vermuteten. »Akrorenale Syndrome« im weiteren Sinne sind z.B. VACTERL-Assoziation, Fanconi-Syndrom, Oligodaktylie-Syndrom (Hertwig-Weyers), EEC-Syndrom, Poland-Syndrom, Turner-Syndrom, Trisomie 18, Brachydaktylie Typ E mit Nierenfehlbildungen, akrorenal-mandibuläres Syndrom.

Lit.: Curran AS, Curran JP (1972) Associated acral and renal malformations: a new syndrome? Pediatrics 49: 716–725. – Dieker H, Opitz JM (1969) Associated acral and renal malformations. Birth Def Orig Art Ser V(3): 68–77. – Evans JA, Vitez M, Czeizel A (1992) Patterns of acrorenal malformation associations. Am J Med Genet 44: 413–419. – Milténvi M, Balogh L, Schmidt K et al (1984) A new variant of the acrorenal syndrome associated with bilateral oligomeganephronic hypoplasia. Eur J Pediatr 142: 40–43. – Milténvi M, Czeizel AE, Balogh L, Detre Z (1992) Autosomal recessive acrorenal syndrome. Am J Med Genet 43: 789–790. – Opitz JM, Hermann J, Pettersen JC et al (1979) Terminological, diagnostic, nosological, and anatomical developmental aspects of developmental defects in men. In: Harris H, Hirschhorn K (eds) Advances in human genetics, p 70. Plenum Press, New York, London. – Sofer S, Bar Ziv J, Adeliovich D (1983) Radial ray aplasia and renal anomalies in father and son: a new syndrome. Am J Med Genet 14: 151–157. – Temtamy S, McKusick V (1979) The genetics of hand malformations, Birth Def Orig Art Ser XIV(3): 171–172.

McK: 102520

R. König/JS

---

akrorenales Syndrom: akrorenaler Symptomenkomplex

---

akro-reno-okuläres Syndrom

Syn.: acro-renal-ocular syndrome (e) – Halal-Homsy-Perreault syndrome – Duane anomaly-radial dysplasia syndrome (e)

Def.: Autosomal-dominante Kombination aus akralen, renalen und okulären Defekten mit hoher Penetranz und variabler Expressivität. Bisher eine Familie beschrieben.

A.: Fahed Halal, zeitgen. Pädiater, Kanada – Magda Homsy, zeitgen. Ophthalmologin, Kanada – Gilles Perreault, zeitgen. Radiologe, Kanada. Erstbeschreibung 1984.

Diagn. Krit.: (1) Obligat: akrale Anomalien (milde bis schwere Daumenhypoplasie, präaxiale Polydaktylie Typ I). – (2) Obligat: Harnwegsanomalien (vesikoureteraler Reflux, Blasendivertikel, Nierenektopien, Nierenmalrotation, Nierenagenesie). – (3) Fakultativ: Augenanomalien (Duane-Syndrom [s. dort], Kolobome, Ptosis). Augenanomalien bei drei der sieben Mitglieder der beschriebenen Familie. – (4) Abnorme Dermatoglyphen.

Ätiol.: Sehr seltenes, autosomal-dominantes Erbleiden.

Pathog.: Nicht bekannt.

Bemerkungen: 1975 wurde von Temtamy und Mitarbeitern das »Duane radial dysplasia syndrome« beschrieben. Halal hält das Syndrom wegen der zusätzlichen ausgeprägten Veränderungen im Bereich des Brustkorbs und an den oberen Extremitäten als von dem von ihm beschriebenen Syndrom abgrenzbar. Die 1991 von Pierquin und Mitarbeitern beschriebene Familie ist möglicherweise wegen der assoziierten Gaumenspalten und der Rippen- und Wirbelsäulenveränderungen ebenfalls eine unterschiedliche Entität.

Lit.: Halal F, Homsy M, Perreault G (1984) Acro-renal ocular syndrome: autosomal dominant thumb hypoplasia, renal ectopia, and eye defects. Am J Med Genet 25: 753–762. – Pierquin G, Hall M, Vanhelleputte C, Van Regemorter N (1991) A new case of acro-renal-ocular (radio-renal-ocular) syndrome with cleft palate and costovertebral defects? A brief clinical report. Ophthalmic Pediatrics and Genetics 12: 183–186. – Temtamy SA, Shoukry AS, Ghaly E et al (1975) The Duane radial dysplasia syndrome: An autosomal dominant disorder. Birth Defects Orig Art Ser XI 5: 344–345.

McK: 102490

B. Lorenz/DP

Akroskyphodysplasie, metaphysäre

Def.: Skelettdysplasie mit ausgeprägten und charakteristischen Zapfenepiphysen der distalen Femora.
A.: A. Verloes, zeitgenössischer belgischer Kinderarzt und Genetiker, Lüttich 1991. Frühere Beschreibung von dem italienischen Kinderradiologen F. Bellini.
Diagn. Krit.: (1) Schwerer, relativ proportionierter Kleinwuchs. – (2) Auffällig rundes und flaches Gesicht mit breiter, eingesunkener Nasenwurzel. – (3) Geistige Behinderung bei drei von vier Patienten. – (4) Röntgenologisch verkürzte und plumpe Röhrenknochen mit einer charakteristischen zeltförmigen Wachstumsfuge und entsprechender Zapfenepiphyse der distalen Femora; sehr kurze Mittelhandknochen und Phalangen.
Ätiol.: Autosomal-rezessives Erbleiden.
Pathog.: Unbekannt.
Bemerkungen: Handveränderungen und geistige Behinderung erinnern an die Akrodysostose. Dort sind jedoch keine Veränderungen an den Knien bekannt. Identische Veränderungen an Knien und Händen, jedoch mit ausgeprägter Platyspondylie wurden bei einem drei Jahre alten türkischen Kind beobachtet und als »Spondylo-Skypho-Dysplasie« bezeichnet.
Lit.: Spranger J, Mundlos S, Müntefering H (1993) Spondylo-Scypho-Dysplasia. Proc Greenwood Genet Ctr 12: 74. – Verloes A, LeMerrer M, Farriaux JP, Maroteaux P (1991) Metaphyseal acroscyphodysplasia. Clin Genet 39: 362–369.
McK: 250215
J. Spranger/JS

Akrozephalopolysyndaktylie-Syndrome

Def.: Heterogene Gruppe mit klinisch ähnlicher Symptomatik. Früher Unterteilung in mehrere Typen, als eigene Einheit verblieben ist das autosomal-rezessiv vererbte Carpenter-Syndrom. Polydaktylie kommt bei den Nicht-Apert-Typen der Akrozephalosyndaktylie-Syndrome als fakultativer Befund vor, namentlich beim Pfeiffer-Syndrom (früher: Noack-Syndrom oder Typ I der Akrozephalopolysyndaktylie) und beim Saethre-Chotzen-Syndrom (früher als Robinow-Sorauf-Syndrom bezeichnet). Polydaktylie kommt auch beim Apert-Syndrom vor, wird bei diesem allerdings wegen der hochgradigen Syndaktylie meist erst radiologisch diagnostiziert. Der Typ III ist ungewiß, da erst bei einem sporadischen Fall beschrieben (Sakati-Nyhan-Syndrom).
A. Schinzel/AS

Akrozephalosynankie

Def.: Lacheret und Mitarbeiter veröffentlichten den Fall eines Knaben, Sohn blutsverwandter Eltern, mit den folgenden Befunden: prämature Kraniosynostose aller Schädelnähte, beidseitige humeroradiale Synostose, Fusion von Handwurzelknochen und der Steigbügelplatte mit dem ovalen Fenster, Gesichtsdysmorphien, Klumpfüße, geistige Behinderung. Ähnliche Befunde wurden bei zytogenetisch weiblichen Patienten mit intersexuellem äußerem Genitale und Nephropathie erhoben (Allain et al., 1976). Ein eigenständiges Syndrom läßt sich anhand dieser beiden Fälle noch nicht definieren, möglicherweise liegt das Antley-Bixler-Syndrom vor.

Lit.: Allain D, Babin JP, Demarquez JL et al (1976) Acrocephalosynankie, pseudohermaphroditisme féminin et néphropathie hypertensive. Ann Pédiatr 23: 277–284. – Lacherez M, Walbaum R, Tourgis C (1974) L'acrocéphalo-synankie. A propos d'une observation avec synostoses multiples. Pédiatrie 24: 169–177.
A. Schinzel/AS

Akrozephalosyndaktylie-Syndrome

Def.: Heterogene Gruppe mit klinisch ähnlicher Symptomatik (s.a. Akrozephalopolysyndaktylie-Syndrome). Ursprünglich mindestens fünf Typen unterschieden, heute nur noch drei Untertypen einigermaßen sicher abgrenzbar. Prinzipiell eingeteilt in Apert- (Typ I) und Nicht-Apert-Typ (Typ II). Ersterer charakterisiert durch Löffelhände (totale, auch knöcherne Syndaktylie), letzterer unterteilt in Saethre-Chotzen-Syndrom (früher Typ III, schließt das Robinow-Sorauf-Syndrom ein) und Pfeiffer-Syndrom (früher Typ V, schließt das Noack-Syndrom ein). Weggefallen sind die Typen Waardenburg, Vogt und Apert-Crouzon. Molekulargenetisch wurden beim Apert-Syndrom und Pfeiffer-Syndrom, aber auch beim nicht dieser klinischen Gruppe zugehörigen Crouzon-Syndrom Mutationen in den FGFR1 und -2(fibroblast growth factor receptor)-Genen gefunden, während beim Saethre-Chotzen-Syndrom, dessen Gen in den familiären Fällen auf dem kurzen Arm von Chromosom 7 lokalisiert ist, keine Mutationen in einem der FGFR-Gene vorliegen und auch kein FGFR-Gen auf 7p bekannt ist.
Bemerkungen: **(DD)** zwischen Saethre-Chotzen-Syndrom und Pfeiffer-Syndrom. 1. Schädel, Gesicht: a) Saethre-Chotzen-S.: fliehende Stirn, Ptose, weniger ausgeprägter Exophthalmus, stärker ausgeprägte Asymmetrie. b) Pfeiffer-S.: prominente Stirn, Asymmetrie von Schädel und Gesicht weniger, dafür Exophthalmus deutlicher ausgeprägt. – 2. Extremitäten: a) Saethre-Chotzen-S.: Syndaktylie etwas stärker ausgeprägt. Radiale Deviation und trapezförmige Endphalangen des ersten Strahles weniger ausgeprägt. b) Pfeiffer-S.: Syndaktylie weniger, radiale Deviation und trapezförmige Verformung der Endphalangen deutlicher ausgeprägt. – 3. Genlokalisation: a) Saethre-Chotzen-Syndrom: Koppelung an Marker auf dem kurzen Arm von Chromosom 7. b) Pfeiffer-Syndrom: keine Koppelung mit Chromosom-7-Markern. Genlokalisation unbekannt.
A. Schinzel/AS

Akrozephalopolysyndaktylie (Typ Carpenter, Typ II): Carpenter-Syndrom
Akrozephalopolysyndaktylie Typ III: Sakati-Nyhan-Syndrom
Akrozephalosyndaktylie-Syndrom Typ III: Saethre-Chotzen-Syndrom
Akrozephalosyndaktylie Syndrom, Typ V (schließt Noack-Syndrom ein): Pfeiffer-Syndrom
Akrozephalosyndaktylie Typ Apert: Apert-Syndrom
Akrozephalosyndaktylie Typ I: Apert-Syndrom
Aktionsmyoklonus, postanoxischer: Lance-Adams-Syndrom
Akustikus-Neurofibromatose, bilaterale: Neurofibromatose-2
akutes hämolytisch-urämisches Syndrom: hämolytisch-urämisches Syndrom (Gasser)
alacrimia-achalasia-addisonianism (e): Triple-A-Syndrom
Alactoflavinose: Ariboflavinose
ALA dehydratase porphyria (e): Doss-Porphyrie
Alagille-Syndrom: arteriohepatische Dysplasie
Alajouanine-Foix-Syndrom: Foix-Alajouanine-Syndrom
Åland island eye disease (e): Forsius-Eriksson-Syndrom
Al-Awadi syndrome (e): Extremitäten-Becken-Hypoplasie-/Aplasie-Syndrom
Albarran-Ormond-Syndrom: Fibrose, retroperitoneale

Albatros-Reaktion
Def.: Eine Variante des Münchhausen-Syndroms nach Gastrektomie.
Lit.: Johnstone FRC, Holubitzy JB, Debas HT (1967) Postgastrectomy problems in patients with personality defects. The „albatros" syndrome. Canad med Ass J 96: 1559.
H. P. Kapfhammer/DP

Albers//Schönberg-Syndrom: Osteopetrose, autosomal-dominante
Albert's disease (e): Achillodynie
Albert-Krankheit: Achillodynie
Albert-Syndrom: Achillodynie
albinism-deafness syndrome (e): Hypopigmentierungs-Taubheits-Syndrom
Albinismus, okulärer, Typ 2: Forsius-Eriksson-Syndrom
Albinismus, okulokutaner, Typ VI A: Hermansky-Pudlak-Syndrom

Albinismus-Taubheit
Syn.: Tietz-Syndrom
Def.: Klinische Sonderform des totalen Albinismus mit Taubheit bzw. Taubstummheit (Formenkreise: Taubheit, erbliche Taubheit und Albinismus).
A.: Walter Tietz, amerikanischer Pädiater. Er beschrieb das Syndrom 1960 auf dem Kongreß der amerikanischen Gesellschaft für Humangenetik.
Diagn. Krit.: (1) Genuiner Albinismus. – (2) Hellblaue Irides. – (3) Hypoplasie der weißen Augenbrauen. – (4) Innenohrtaubheit, Taubstummheit.
Ätiol.: Autosomal-dominante Störung mit kompletter Penetranz. Dasselbe Krankheitsbild scheint auch mit einem rezessiv-geschlechtsgebundenen Erbgang vorzukommen (Margolis).
Lit.: Reed WB, Stone VM, Boder E, Ziprkowski L (1967) Pigmentary disorders in association with congenital deafness. Arch Derm 95: 176–186. – Tietz W (April 1960) Dominant albinism associated with deaf-mutism. Am Society of Humangenetics.
McK 103500
W. Lechner/GB

Albright-Butler-Bloomberg-Krankheit: Rachitis, familiäre hypophosphatämische
Albright-Butler-Bloomberg-Syndrom: Rachitis, familiäre hypophosphatämische

Albright-Osteodystrophie, hereditäre
Syn.: 1. Pseudohypoparathyreoidismus (PHP) – 2. Pseudopseudohypoparathyreoidismus (Pseudo-PHP)
Def.: Charakteristischer Symptomenkomplex somatischer Auffälligkeiten mit (PHP) oder ohne (Pseudo-PHP) Parathormon-Resistenz.
A.: Fuller Albright, 1900–1969, amerikanischer Kliniker, Boston. – Erstbeschreibung 1942.
Diagn. Krit.: (1) Kleinwuchs, der sich nicht selten erst nach Beendigung des Längenwachstums manifestiert. – (2) Rundes Gesicht, kurzer Hals, gedrungener Körperbau. – (3) Übergewicht. – (4) Brachydaktylie: ein- oder beidseitige Brachymetakarpie (bes. der Mittelhandknochen IV, V, selten I, III, sehr selten und nie isoliert II) kombiniert mit Brachytelephalangie (bes. Verkürzung des Daumenendgliedes). Häufig auch Brachymetatarsie (bes. der Mittelfußknochen III–V), die kombiniert mit oder anstatt einer Brachymetakarpie auftreten kann. Manifestation der Brachydaktylie nach dem 3. Lebensjahr (vorzeitiger Epiphysenschluß). – (5) Subkutane Verkalkungen. – (6) Geistige Retardierung. – (7) Weitere Merkmale: Symptome der chronischen Hypokalzämie, z.B. manifeste oder latente Tetanie, intrakranielle Verkalkungen, Katarakt, Zahnanomalien, Brüchigkeit von Finger- und Zehennägeln, Verlängerung des QT-Intervalls im EKG. – (8) Fakultativ: Hypothyreose und Hypogonadismus. – (9) Beim PHP Hypokalzämie, Hyperphosphatämie, erhöhtes Serum-Parathormon. Nach Ausfall des PTH-Tests (Ellsworth-Howard-Test) Unterscheidung von Typ I und II: bei PHP I stark herabgesetzter, bei PHP II normaler Anstieg von Urin- und Plasma-cAMP. Bei PHP I und II kein ausreichender Anstieg der Urin-Phosphatausscheidung (oft nicht diagnostisch wertbar wegen Überlappung mit Gesunden). – (10) Weitere Unterteilung des PHP I in PHP Ia und PHP Ib: bei PHP Ia verminderte Aktivität der α-Einheit des stimulierenden Nukleotid-(GTP-)bindenden Proteins (αG_s-Protein) in Erythrozyten, Fibroblasten oder Thrombozyten um etwa 50%. Bei PHP Typ Ib normale G-Protein-Aktivität und fast immer fehlende somatische Auffälligkeiten (1)–(6). – (11) Pseudo-PHP: somatische Auffälligkeiten (1)–(6) meist mit αG_s-Protein-Defekt, aber ohne faßbare Calciumstoffwechselstörungen (normaler cAMP-Anstieg im PTH-Test).
Ätiol.: Erbleiden, bei PHP Ia dominanter Erbgang (vorwiegend autosomal-dominant, allerdings Frauen doppelt so häufig betroffen wie Männer). Bei einigen Patienten mit PHP Ia wurden Defekte des auf dem Chromosom 20 lokalisierten Gens, das für αG_s kodiert, nachgewiesen. Bei PHP Ib auch autosomal-rezessiver Erbgang möglich. PHP II nicht erblich und äußerst selten, nie mit somatischen Auffälligkeiten (1)–(6) kombiniert.
Pathog.: Genese der somatischen Auffälligkeiten (1)–(6) und deren Beziehung zur Parathormon-Resistenz unklar. Ursache der Hypokalzämie: mangelnde Parathormon-Wirkung auf proximalen Nierentubulus und Skelett. Bei PHP Ia ist die intrazelluläre cAMP-Synthese durch mangelnde Aktivität des αG_s-Proteins gestört. Das αG_s-Protein stimuliert nach Bindung von Parathormon an den Rezeptor die Adenylatcyclase. Bei PHP Ib betrifft die Störung den Parathormon-Rezeptor selbst oder evtl. die Adenylatcyclase.
Bemerkungen: Behandlung mit Vitamin D oder Vitamin-D-Metaboliten. Evtl. Substitution assoziierter Endokrinopathien (Hypothyreose und Hypogonadismus).
Lit.: Albright F, Burnett CH, Smith PH, Parson W (1942) Pseudohypoparathyroidism, an example of »Seabright-Bantam syndrome«. Report of 3 cases. Endocrinology 30: 922–932. – Drezner MK, Neelon FA (1983) Pseudohypoparathyroidism. In: Stanbury JB, Wyngaarden JB, Fredrickson DS et al (eds) The Metabolic Basis of Inherited Disease, 5th ed, pp 1508–1527. McGraw-Hill, New York. – Weinstein LS, Gejman PV, Friedmann E et al (1990) Mutations of the $G_s \alpha$-subunit gene in Albright hereditary osteodystrophy detected by denaturing gradient gel electrophoresis. Proc Nat Acad Sci 87: 8287–8290.
McK: 300800
K. Kruse/JS

Albright-Syndrom: McCune-Albright-Syndrom
alcaptonuria (e): Alkaptonurie
alcoholic dementia, progressive (e): Marchiafava-Bignami-Krankheit
ALD: Adrenoleukodystrophie
Aldolase-1-Mangel-Syndrom: Aldolase-A-Mangel
aldolase A deficiency (e): Aldolase-A-Mangel

Aldolase-A-Mangel

Aldolase-A-Mangel
Syn.: Aldolase-1-Mangel-Syndrom – Fructose-1,6-Diphosphat-Aldolase-A-Mangel – Fructoaldolase-A-Mangel – aldolase A deficiency (e)
Def.: Krankheitsbild infolge einer Stoffwechselstörung der anaeroben Glykolyse, das mit einer leichten bis mäßigen chronischen hämolytischen Anämie einhergeht.
A.: Erstbeschreibung 1973 durch den nordamerikanischen Kliniker E. Beutler und seine Mitarbeiter.
Diagn. Krit.: **(1)** Leichte bis mäßige, nichtsphärozytäre hämolytische Anämie. – **(2)** Hepatomegalie bzw. Hepatosplenomegalie. – **(3)** Weitere bei einem Patienten vorgekommene Merkmale: Mikrozephalus, mentale Retardierung, Wachstumsverzögerung, Ptosis, Epikanthus, Hypotelorismus, Hypoplasie der Maxilla, kurzer Hals, tiefer posteriorer Haaransatz, sehr kurze Fingernägel.
Ätiol.: Autosomal-dominantes Erbleiden.
Pathog.: Mangelnde Aktivität der in Erythrozyten, Muskulatur und Gehirn vorkommenden Aldolase-A, welche Fructose-1,6-Diphosphat in Glycerinaldehyd-3-Phosphat und Dihydroxyacetonphosphat spaltet.
Bemerkungen: Bisher bei nur wenigen Patienten vorgekommen.
Lit.: Beutler E, Scott S, Bishop A et al (1973) Red cell aldolase deficiency and hemolytic anemia, a new syndrome. Trans Assoc Am Phys 86: 154–166. – Hurst JA, Banaitser M, Winter RM (1987) A syndrome of mental retardation, short stature, hemolytic anemia, delayed puberty, and abnormal facial appearance: similarities to a report of aldolase A deficiency. Am J Med Genet 28: 965–970. – Miwa S, Fujii H, Tani K et al (1981) Two cases of red cell aldolase deficiency associated with hereditary hemolytic anemia in a Japanese family. Am J Hemat 11: 425–437.
McK: 103850
H. Siemes/JK

aldolase B deficiency (e): Fructose-Intoleranz
Aldosteronismus, primärer: Hyperaldosteronismus, primärer
Aldrich-Syndrom: Wiskott-Aldrich-Syndrom
Alè-Calò-Syndrom: tricho-rhino-phalangeale Dysplasie II
aleukia, congenital (e): Dysgenesie, retikuläre

Alexander-Krankheit
Syn.: Alexander-Syndrom – Leukodystrophie, fibrinoide – Leukodystrophie, dysmyelinogene – Panneuropathie, hyaline
Def.: Autosomal-rezessiv erbliche neurodegenerative Erkrankung, charakterisiert durch granuläre, eosinophile, hyaline Ablagerungen in den Astrozyten der weißen und grauen Substanz.
A.: Erstbeschreibung 1949 durch den britischen Neuropathologen W. Stewart Alexander.
Diagn. Krit.: **(1)** Beginn in verschiedenen Lebensaltern: infantile Verlaufsform mit Beginn in den ersten beiden Lebensjahren (mittlere Krankheitsdauer 2 Jahre), juvenile Verlaufsform mit einem Beginn zwischen 7 und 14 Jahren (Krankheitsdauer über 10 Jahre möglich) sowie adulte Verlaufsformen (Beginn zwischen 20 und 45 Jahren). – **(2)** Infantile Verlaufsform: progredienter Makrozephalus durch Megalenzephalie, Entwicklungsstillstand bzw. Regression, zunehmende Spastik, fokale oder generalisierte Krampfanfälle. – **(3)** Juvenile Verlaufsform: Dysphagie, Dysarthrie, Erbrechen, spastische Tetraparese. – **(4)** Adulte Verlaufsform: spastische Tetraparese, bulbäre Ausfälle. – **(5)** Assoziierte Befunde (infantile Verlaufsform): Schädelsonografie, kraniales CT und MRI zeigen eine frontal betonte, generalisierte Demyelinisierung, die rostrokaudal fortschreitet.
Ätiol.: Autosomal-rezessives Erbleiden, der biochemische Defekt ist unbekannt.
Pathog.: Speicherkrankheit der weißen und grauen Substanz des ZNS, subependymal, subpial und perivaskulär kommt es zur Ablagerung hyaliner eosinophiler Substanzen (Rosenthal-Fasern) in den Astrozyten, verbunden mit extensiver Demyelinisierung und Verlust von Axonen. Von der Degeneration der weißen Substanz sind die Frontallappen am stärksten betroffen.
Bemerkungen: Wahrscheinlich handelt es sich um eine primäre metabolische Störung der Astrozyten.
Lit.: Alexander WS (1949) Progressive fibrinoid degeneration of fibrillary astrocytes associated with mental retardation in a hydrocephalic infant. Brain 72: 373–381. – Borrett D, Becker LE (1985) Alexander's disease. Brain 108: 367–385. – Iwaki T, Kume//Iwaki A, Leim RKH, Goldman JE (1989) Alpha-B-crystallin is expressed in non-lenticular tissues and accumulates in Alexander's disease brain. Cell 57: 71–78. – Russo LS, Aron A, Anderson PJ (1976) Alexander's disease: a report and reappraisal. Neurology (Minneapolis) 26: 607–614. – Schuster V, Horwitz AE, Kreth HW (1991) Alexander's disease: cranial MRI and ultrasound findings. Pediatr Radiol 21: 133–134.
McK: 203450
H. Siemes/JK

Alexander-Syndrom: Alexander-Krankheit
alexithyme Persönlichkeitsstruktur: Pinocchio-Syndrom

Alexithymie
Syn.: pensée opératoire (fz) – operatives Denken
Def.: Unfähigkeit, bei sich Gefühle wahrzunehmen oder aber bei sich registrierte Gefühle zu beschreiben; begleitendes Empathiedefizit im Erfassen eigenständiger Gefühlszustände bei Mitmenschen; besonderes Vorkommen bei psychosomatischen Patienten postuliert.
A.: Begriffliche Erstbeschreibung durch P. Sifneos 1967, Psychiater und Psychoanalytiker, Boston; eigentliche Erstbeschreibung des Phänomens durch J. Ruesch 1948, San Francisco (»"the infantile personality"«); P. Marty, M. de M'Uzan 1963, Paris (»pensée opératoire«).
Diagn. Krit.: **(1)** Eingeengte oder fehlende Wahrnehmung von eigenen Gefühlen. – **(2)** Behinderte sprachliche Ausdrucksfähigkeit und Beschreibung von Gefühlen, statt dessen Ausdruck über diffuse körperliche Sensationen. – **(3)** Abwesende oder auffällig verringerte Phantasie- und Traumaktivität, übermäßig am Aktuellen und Konkreten orientiertes, schablonenhaftes Denken, fehlende Symbolisierungsfähigkeit. – **(4)** Stereotype und mechanistische interpersonale Beziehungen, die das selbständige Innenleben von Partnern nicht erfassen; auffälliges Empathiedefizit; Beschreibung nach Vorgabe des eigenen, meist unstrukturierten Selbstbildes.
Ätiol.: Nicht eindeutig bekannt; vermutlich neurobiologische, psychodynamische und sozialpsychologische Bedingungsfaktoren relevant.
Pathog.: Neurobiologisch: gestörte neuronale Transmission zwischen Rhinenzephalon, limbischem System und neokortikalen Strukturen; nach chirurgischen Kommissurotomien bei »Split-brain«-Patienten. Posttraumatisch: auffällige Einengung und Somatisierung des affektiven Erlebens nach schweren seelischen Traumata. Psychodynamisch: primär defizitäre Sozialisation der emotionalen Entwicklung in der frühen Kind-Mutter-Beziehung. Sozialpsychologisch: schichtenspezifische Einflüsse auf die Fertigkeit, innerseelisch und interpersonal konflikthafte Emotionen symbolisch auszudrücken.

Bemerkungen: Spezielles Vorkommen bei Patienten mit psychosomatischen Erkrankungen beschrieben; Abgrenzung zu neurosen-psychologischen Konzepten von »Somatisierungsstörungen«, wie z.B. Konversionsstörungen.
Lit.: Kapfhammer HP (1985) Psychoanalytische Psychosomatik. Springer, Berlin, Heidelberg, New York. – Marty P, de M'Uzan M, David C (1963) L'investigation psychosomatique. Presses Universitaires, Paris. – v Rad M (1983) Alexithymie: Empirische Untersuchungen zur Diagnostik und Therapie psychosomatisch Kranker. Springer, Berlin, Heidelberg, New York. – Ruesch J (1948) The infantile personality: The core of psychosomatic medicine. Psychosom Med 10: 134–144. – Sifneos P (1967) Clinical observations on some patients suffering from a variety of psychosomatic diseases. Acta Med Psychosom: 1–10. – Stoudemire A (1991) Somatothymia. Psychosomatics 32: 365–381.
H. P. Kapfhammer/DP

algie faciale vasculosympathique (fz): Cluster-Kopfschmerz

Alice-im-Wunderland-Syndrom
(Symptomenkomplex)
Syn.: syndrome of Alice in wonderland (e) – AIWS
Def.: Psychopathologische Symptomatik mit schwerer Entfremdung, Veränderung des Körperschemas und illusionären Verkennungen von Raum und Zeit.
A.: Erstbeschreibung 1955 durch J. Todd, englischer Psychiater, Oxford. – Benennung nach dem Märchen von Lewis Carroll (Pseudonym des englischen Mathematikers und Schriftstellers Charles Lutwidge Dodgson, 1832–1898).
Diagn. Krit.: **(1)** Störungen des Körperschemas mit dem subjektiven Gefühl, einzelne Körperteile oder der gesamte Körper würden ihre Größe verändern. – **(2)** Depersonalisation, z.B. das Gefühl, außerhalb des eigenen Körpers zu stehen, sich selbst von außen zu sehen, wie im Traum zu leben. – **(3)** Derealisation mit einem oft unbestimmten Gefühl, die Umgebung verändere sich. – **(4)** Veränderungen der Zeit- und Raumwahrnehmung (Metamorphopsie).
Ätiol.: Vorkommen – oft bei Kindern – bei Migräne und im Rahmen epileptischer Erkrankungen; auch bei hypnagogen und oneiroiden Zuständen, bei akuten organisch begründbaren Psychosen (z.B. Fieberdelir), bei Intoxikationen mit Psychostimulanzien und Halluzinogenen sowie im Rahmen schizophrener und affektiver Psychosen. Jüngst wird ein Zusammenhang mit Epstein-Barr-Virus-Infektion (infektiöse Mononukleose) diskutiert. Ähnliche Bilder können physiologischerweise auch im Einschlafstadium auftreten.
Pathog.: Nicht eindeutig geklärt. Diskutiert werden (Durchblutungs-?) Störungen im Bereich des Parietallappens und die Folgen einer EBV-Infektion.
Bemerkungen: Der Begriff ist vorwiegend in der englischsprachigen Literatur gebräuchlich. Von ähnlicher, aber nicht identischer Bedeutung ist der Begriff des Depersonalisationssyndroms.
Lit.: Carroll L (1865) Alice's adventure in wonderland. Macmillan, London. – Cinbis M, Aysun S (1992) Alice in Wonderland syndrome as an initial manifestation of Epstein-Barr-Virus infection. Brit J Ophthalmol 76: 316. – Ho CS et al (1992) Clinical observation and neurological outcomes in „Alice in Wonderland" syndrome. Acta Paediatr Sin 33: 89–95. – Rolak LA (1991) Literary neurologic syndromes: Alice in Wonderland. Arch Neurol 48: 649–651. – Todd J (1955) The syndrome of Alice in wonderland. Canad Med Assoc J 73: 701–704.
P. Hoff/DP

Alienie-Syndrom: Ivemark-Symptomkomplex
Alkalose, primäre hypokaliämische, mit Magnesiumverlust bei verminderter Calcium-Ausscheidung: Gitelman-Syndrom

Alkaptonurie
Syn.: Ochronose – alcaptonuria (e) – Homogentisinsäure-Oxidase-Mangel
Def.: Seltene erbliche Stoffwechselstörung im Phenylalanin-/Tyrosin-Metabolismus, bei der Mangel an Homogentisinsäure-Oxidase zur Ablagerung von Homogentisinpolymeren im Gewebe sowie zu Homogentisinazidurie führt.
A.: Das Krankheitsbild ist bereits 1584 durch Scribonius und 1649 durch Lusitanus beschrieben worden. Boedecker (1859) prägte die Bezeichnung »Alkaptonurie« (weil der an sich hell entleerte Urin beim Stehen an der Luft in Gegenwart von Sauerstoff Alkali »an sich reißt«). R. Virchow bezeichnete die vor allem bei der Autopsie in Erscheinung tretenden Befunde in ihrer Gesamtheit als »Ochronose«. Die Alkaptonurie ist die erste Störung, die von Garrod 1908 als »inborn error of metabolism« bezeichnet wurde.
Diagn. Krit.: **(1)** Alkaptonurie: Dunkelbraunfärbung des Urins an der Luft oder beim Schütteln in Kalilauge (schon im Säuglingsalter). Große Mengen von Homogentisinsäure nachweisbar. – **(2)** Arthritis: Beginn im 3. Lebensjahr mit gichtartigen Schmerzanfällen, Gelenkschwellungen, die zur schweren Gelenkdegeneration führen (Osteoarthritis deformans alcaptonurica). – **(3)** Ochronose: Blauschwarze Verfärbung von Knorpel, Skleren, Nägeln und mechanisch irritierten Hautpartien.
Ätiol.: Autosomal-rezessiv vererbtes Leiden.
Pathog.: Mangel an Homogentisinsäureoxidase führt zum Aufstau von Homogentisinsäure. Die nicht enzymatische Oxidation der Homogentisinsäure im Urin führt zur Bildung des dunklen Pigments. Bei der Ochronose handelt es sich wahrscheinlich auch um polymere Oxidationsprodukte der Homogentisinsäure. Der Zusammenhang zur Arthritis ist nicht genau bekannt.
Bemerkungen: **(DD)** Melaninurie (bei metastatischen Melanomen der Leber) – Addison-Krankheit – Porphyrie – temporäre symptomatische Alkaptonurie (z.B. bei Frühgeborenen) – Pseudo-Gicht. Langzeit-Therapie mit hohen Dosen Ascorbinsäure (100 mg/kg und Tag) scheint die Bindung an Homogentisinsäure an Knorpel zu reduzieren, obwohl die Urinausscheidung unverändert bleibt. Einschränkung der Tyrosinzufuhr reduziert die Homogentisinsäureausscheidung mit dem Urin.
Lit.: Benson PF, Fensom AH (1985) Alcaptonuria. Genetic Biochemical Disorder, S 198–201. Oxford University Press. – Boedeker CW (1859) Ueber das Alcapton; ein neuer Beitrag zur Frage: welche Stoffe des Harns können Kupferreduction bewirken? Ztschr rat Med 7: 130–145. – Garrod AE (1908) The Croonian lectures on inborn errors of metabolism. Lecture II. Alcaptonuria. Lancet II: 73. – Scribonius AE (1583) De inspectione urinarium. – Virchow R (1866) Ein Fall von allgemeiner Ochronose der Knorpel und knorpelähnlichen Theile. Arch path Anat Physiol klin Med 37: 212–219. – Wolff JA, Barshop B, Nyhan WL et al (1989) Effects of ascorbic acid in alkaptonuria: Alterations in bezoquinone acetic acid and an ontogenic effect in infancy. Pediatr Res 26: 140–144.
McK: 203500
E. Mönch/JK

Alkoholdelirium: Saunders-Sutton-Syndrom

Alkoholembryopathie

Syn.: fetal alcohol syndrome (e) – Alkoholsyndrom, embryofetales – fetal alcohol effects (e)

Def.: Teratogen verursachte statomotorische und mentale Entwicklungsstörung mit einer in schweren Fällen typischen Fazies und weiteren groben und diskreten Anomalien sowie Verhaltensauffälligkeiten bei Kindern chronisch alkoholkranker Frauen.

A.: Erstbeschreibung 1968 in der französischen Literatur durch P. Lemoine und Mitarbeiter. Davon unabhängig 1973 die Beschreibung des »fetal alcohol syndrome« durch K. L. Jones und D. W. Smith in Seattle, USA.

Diagn. Krit.: **(1)** Pränatale und postnatale Dystrophie, disproportionierter Minderwuchs und Mikrozephalie. – **(2)** Kraniofaziale Dysmorphie: kurze Lidspalten (Blepharophimose), Epikanthus, Ptosis, kurzer flacher Nasenrücken, hypoplastisches Philtrum, dünne Oberlippe mit schmalem Lippenrot, Maxillahypoplasie, Mikrogenie, häufig diskrete Ohranomalien. – **(3)** Statomotorische Entwicklungsverzögerung, postpartale Irritabilität, muskuläre Hypotonie, langwierige Ernährungsstörungen, später persistierende Hyperaktivität möglich. – **(4)** ZNS-Störungen: leicht bis schwer ausgeprägte mentale Retardierung, psychische Entwicklungsstörungen, Verhaltensauffälligkeiten, Konzentrations- und Lernstörungen persistierend bis in die Adoleszenz. – **(5)** Fakultative Befunde: Herzfehler (30%), Nierenfehlbildungen (ca. 10%), Gaumenspalten, Anomalien des äußeren Genitales (Hypoplasie der großen Labien, Hypospadie 1.–2. Grades, Kryptorchismus). – **(6)** Weitere kleine Fehlbildungen: Anomalie der Handfurchen, Klinodaktylie, Kamptodaktylie, Supinationshemmung, Endphalangen- und Nagelhypoplasien, Hüftluxation, Steißbeingrübchen, Hernien, Hämangiome, Trichterbrust.

Ätiol.: Schädigung durch intrauterine Alkoholexposition v.a. bei chronisch alkoholkranken Frauen.

Pathog.: Der teratogene Mechanismus des Äthanols oder des Acetaldehyds in utero ist unbekannt, eine direkte Dosis/Wirkungs-Korrelation bisher nicht belegt. Zusätzliche sekundäre Mangelzustände der Mutter und bisher noch unbekannte genetische Faktoren werden diskutiert. Ein Drittel aller Kinder chronisch alkoholkranker Mütter weisen eine Alkoholembryopathie auf. Etwa 60–70% zeigen partielle teratogene Effekte. Individuelle genetische Faktoren sind wahrscheinlich für diese unterschiedliche Vulnerabilität verantwortlich.

Bemerkungen: **(DD)** Trisomie 18 – 7q⁻-Triploidie – Dubowitz-Syndrom – Noonan-Syndrom. Bei der abortiven Alkoholembryopathie auch übrige Formen des kindlichen Minderwuchses. Die Alkoholembryopathie ist eine der häufigsten Ursachen angeborener mentaler Retardierung. Die mentale Entwicklungsverzögerung und die psychopathologischen Störungen persistieren und lassen sich bis ins Erwachsenenalter nachweisen. Angaben zur Inzidenz variieren stark und liegen in den USA zwischen 0,5 und 1,9 pro 1000 Neugeborenen. Die Daten aus Schweden (1/600) und Frankreich (1/250 inkl. Abortivformen) sind vermutlich zu hoch. Geschätzte Inzidenz für Deutschland: 500–1000 Fälle pro Jahr. Die Behandlung ist symptomatisch. Die Alkoholembryopathie ist eine verhütbare Form mentaler Retardierung; präventive Maßnahmen gegen chronischen maternalen Alkoholismus sind dringend geboten.

Lit.: Abel EL, Sokol RJ (1987) Incidence of fetal alcohol syndrome and economic impact of FAS related anomalies. Drug Alcohol Depend 19: 51–70. – Clarren SK, Smith DW (1978) The fetal alcohol syndrome. Experience with 65 patients and a review of the world literature. N Engl J Med 298: 1063–1067. – Jones KL, Smith DW, Ulleland C, Steissguth AP (1973) Pattern of malformation in offspring of chronic alcoholic mothers. Lancet I 1267–1271. – Lemoine P, Harousseau H, Boteyru JP, Menuet JC (1968) Les enfants de parents alcooliques; anomalies observées. Apropos de 127 cas. Quest Med 25: 477. – Majewski F (1981) Alcoholembryopathie: Some facts and speculations about pathogenesis. Neurobehav Toxicol 3: 129–144. – Spohr HL, Willms J, Steinhausen HC (1993) Prenatal alcohol exposure and long-term developmental consequences. Lancet 341: 907–910. – Spohr HL, Willms J, Steinhausen HC (1994) The fetal alcohol syndrome in adolescence. Acta Paediatr (Suppl 404): 19–26. – Streissguth AP, Aase JM, Clarren SK et al (1991) Fetal alcohol syndrome in adolescents and adults. JAMA 265: 1961–1967.

H.-L. Spohr/JK

Alkoholentzugsdelirium: Saunders-Sutton-Syndrom
Alkoholsyndrom, embryofetales: Alkoholembryopathie
Allan Dent-disease (e): Argininbernsteinsäure-Krankheit

Allan-Herndon-Dudley-Syndrom

Syn.: X-linked mental retardation, muscular weakness, awkward gait (e) – muscular atrophy, mental retardation, X-linked (e) – neck, limber-mental retardation (e)

Def.: Eine Kombination von schwerer geistiger Behinderung, muskulärer Hypotonie und erheblicher Sprachverzögerung im männlichen Geschlecht.

A.: Erstbeschreibung von W. Allan, C. N. Herndon und F. C. Dudley 1944.

Diagn. Krit.: **(1)** Schwere geistige Behinderung. – **(2)** Muskuläre Hypotonie bei Geburt, keine bzw. geringste Gehfähigkeit. – **(3)** Dysarthrie. – **(4)** Ataxie. – **(5)** Athetoide Bewegungen. – **(6)** Muskuläre Hypoplasie, Atrophie, spastische Paraplegie, Hyperreflexie. – **(7)** Langes schmales Gesicht, bitemporale Abflachung, große gering konturierte Ohren. – **(8)** Sekundäre Folgen: Gelenkkontrakturen. Tod 1.–5. Dekade.

Ätiol.: X-gebunden-rezessive Vererbung, Genlokalisation Xq21.

Pathog.: Unbekannt, Kreatinkinase normal.

Bemerkungen: Normale Körperlänge, keine Progression der Erkrankung, normaler Kopfumfang.

Lit.: Allan W, Herndon CN, Dudley FC (1944) Some examples of the inheritance of mental deficiency: apparently sex-linked idiocy and microcephaly. Am J Ment Defic 48: 325–334. – Bialer MG, Lawrence L et al (1992) Allan-Herndon-Dudley syndrome: clinical and linkage studies on a second family. Am J Med Genet 43: 491–497. – Schwartz CE, Ulmer J, Brown A et al (1990) Al-

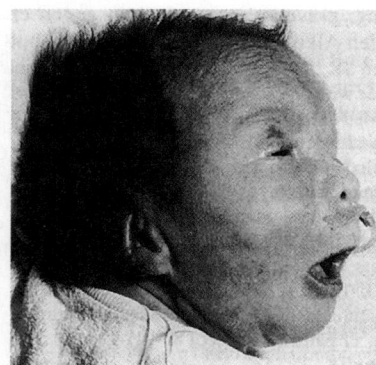

Alkoholembryopathie: elfter Lebenstag; Mikrozephalie, Blepharophimose, schmales Oberlippenrot bei langem konturarmen Philtrum, Ohrmuscheldysplasie, antevertierte Nase

lan-Herndon syndrome. II. Linkage to DNA markers in Xq21. Am J Hum Genet 47: 454–458. – Stevenson RE, Goodman HO, Schwartz CE et al (1990) Allan-Herndon-syndrome: I. Clinical studies. Am J Hum Genet 47: 446–453.
McK: 309600
J. Kunze/JK

Allen-Masters-Syndrom
(Sequenz)

Syn.: Masters-Allen-Syndrom – syndrome of broad ligament laceration (e) – universal-joint cervix (e)
Def.: Geburtstraumatisch bedingte Insuffizienz des uterinen Halteapparats.
A.: Erstbeschreibung 1955 durch W. H. Masters und W. M. Allen, amerikanische Gynäkologen.
Diagn. Krit.: (1) Spontaner orthostatischer Schmerz im unteren Abdomen und Beckenraum (oft schon während des Wochenbetts). – (2) Gynäkologischer Befund: Retroversio uteri, ausgeprägte Bewegungsempfindlichkeit des Uterus, abnorm bewegliche Zervix, Douglas-Exsudat, manchmal uterine Varikozelen. – (3) Anamnestisch: Dysmenorrhö, Dyspareunie (aufgrund von Schmerzen). – (4) Pollakisurie. – (5) Rektumtenesmen.
Ätiol.: Meist Folge einer pathologischen Geburt.
Pathog.: Riß an der Hinterseite des Ligamentum latum uteri, wodurch die Fixierung des Uterus gestört ist.
Bemerkungen: (DD) Parametritis – Parametropathia spastica – Beckenringlockerung – Douglas-Abszeß – alle anderen Formen der Dysmenorrhö.
Lit.: Allen WM, Masters WH (1955) Traumatic laceration of uterine support: clinical syndrome and operative treatment. Am J Obstet Gyn 70: 500–513. – Käser O, Vetter L, Hirsch HA (1971) Die traumatische Schädigung des uterinen Halteapparates (Allen-Masters-Syndrom). Geburtsh Frauenheilk 31: 113–118. – Serryn R, Kerckhove DV (1972) Lacerations of the broad ligament. Obstet Gynec 2: 133–139.
P. Nawrocki; R. Terinde/GA

van-Allen-Syndrom: Amyloid-Polyneuropathie Typ III
van Allen's type of hereditary neuropathic amyloidosis (e): Amyloid-Polyneuropathie Typ III
Allgrove-Syndrom: Triple-A-Syndrom
Allison-Johnston-Anomalie: Barrett-Ösophagus
Alpers-Krankheit: Poliodystrophie Alpers
Alpers progressive infantile poliodystrophy (e): Poliodystrophie Alpers

Alpha-N-Acetylgalaktosaminidase-Defizienz

Syn.: α-N-Acetylgalaktosaminidase-Defizienz – NAGA-Defizienz – α-Galaktosidase-B-Defizienz – Schindler-Krankheit (Typ I und II) – neuroaxonale Dystrophie, infantile, Typ Schindler – lysosomale Glykopeptid-Speichererkrankung mit Angiokeratoma corporis diffusum Typ Kanzaki
Def.: Sehr seltener, autosomal-rezessiver, lysosomaler Enzymdefekt mit zwei Verlaufsformen: schwere infantile Form mit neuroaxonaler Dystrophie und adulte Form mit Angiokeratoma.
A.: Klinische und biochemische Charakterisierung der juvenilen Form 1987/88 durch D. Schindler, deutscher Humangenetiker, und O. P. van Diggelen, niederländischer Humangenetiker. Abgrenzung der adulten Form 1991 durch T. Kanzaki, japanischer Dermatologe.
Diagn. Krit.: Juvenile Form: (1) Nach normaler Entwicklung in den ersten 6–12 Monaten neurodegenerativer Verfall im Sinne einer neuroaxonalen Dystrophie. – (2) Statomotorische und mentale Entwicklungsverzögerung und Regression. – (3) Weitere Frühzeichen: myoklonisches Anfallsleiden, Muskelschwäche, Koordinationsstörung, Strabismus und Nystagmus. – (4) Spätere neurologische Zeichen: spastische Tetraplegie, Myoklonien, Rigidität, Rindenblindheit, Taubheit. – (5) Allgemeine Hirnatrophie, besonders im Bereich von Kleinhirn und Hirnstamm. – (6) Final (mit ca. 5 Jahren) zunehmende Dezerebration mit bulbärer Symptomatik, Aspirations- und Infektionsgefahr.
Adulte Form: (1) Hautveränderungen entsprechend eines Angiokeratoma corporis diffusum, Telangiektasien, zunehmend ab dem 2.–3. Lebensjahrzehnt. – (2) Keine neurologischen Symptome. – (3) Leicht vergröberte Gesichtszüge. – (4) Leichte Wachstumsretardierung.
Ätiol.: Autosomal-rezessives Erbleiden.
Pathog.: Der Enzymdefekt führt bei beiden Subtypen zur lysosomalen Speicherung und Urinausscheidung von O-gebundenen Glykopeptiden und Oligosacchariden mit alpha-N-Acetylgalaktosaminyl-Resten.
Bemerkungen: Bisher wurden nur ein Geschwisterpaar mit der juvenilen Form und eine Patientin mit der adulten Form beschrieben. – Das NAGA-Gen wurde kartiert (22q13 → qter) und kloniert, seine Verwandtschaft zum alpha-Galaktosidase-A-Gen (Fabry-Krankheit) wurde diskutiert; die Mutationen wurden nachgewiesen. – Eine ursächliche Behandlung besteht nicht. (DD) bei der frühkindlichen neuroaxonalen Dystrophie Seitelberger kommen kein Enzymdefekt und keine Glykopeptidurie vor. Das Angiokeratoma der adulten Verlaufsform entspricht dem beim Fabry-Syndrom.
Lit.: van Diggelen OP, Schindler D, Willemsen R et al (1988) Alpha-N-acetylgalactosaminidase deficiency, a new lysosomal storage disorder. J Inherit Metab Dis 11: 349–357. – Kanzaki T, Wang AM, Desnick RJ (1991) Lysosomal alpha-N-acetylgalactosaminidase deficiency, the enzymatic defect in angiokeratoma corporis diffusum with glycopeptiduria. J Clin Invest 88: 707–711. – Schindler D, Bishop DF, Wolfe DE et al (1989) Neuroaxonal dystrophy due to lysosomal alpha-N-acetylgalactosaminidase deficiency. New Engl J Med 320: 1735–1740. – Wang AM, Schindler D, Kanzaki T, Desnick RJ (1990) Alpha-N-acetylgalactosaminidase gene: Homology with human alpha-galactosidase A, and identification and confirmation of the mutations causing type I and II Schindler disease. Am J Hum Genet 47: A169.
McK: 104170
B. Zabel/JS

Alpha-1-Antichymotrypsin-Mangel

Def.: Speicherkrankheit des hepatischen endoplasmatischen Retikulums, erniedrigter alpha-1-Antichymotrypsin-Plasmaspiegel mit möglicher begleitender obstruktiver Lungenerkrankung und Hepatopathie.
Diagn. Krit.: (1) Hepatopathie. – (2) Obstruktive Lungenerkrankung.
Ätiol.: Ursache der angeborenen Erkrankung sind Mutationen des alpha-1-Antichymotrypsin-Gens auf Chromosom 14q32.3. Familiäres Vorkommen ist bekannt.
Pathog.: Hauptproduktionsort des 68-kDa-Plasmaproteins ist die Leberzelle, es wird jedoch auch in anderen Zellen, z.B. Alveolarmakrophagen, gebildet. Alpha-1-Antichymotrypsin (ACT) ist strukturell dem alpha-1-Antitrypsin ähnlich, dessen Genlocus dem des ACT eng benachbart ist. Zahlreiche klinisch relevante Mutationen im ACT-Gen sind beschrieben worden (z.B. Phänotypen PI Z, PI Mmalton und Siiyma); einige sind assoziiert mit chronisch obstruktiven Lungenerkrankungen, andere

mit Lebererkrankungen (vom neonatalen Ikterus über kindliche Leberzirrhose bis zur Leberzirrhose des Erwachsenen). Beim hereditären ACT-Mangel haben betroffene heterozygote Patienten ein erhöhtes Risiko, an der Lunge und/oder Leber zu erkranken; Homozygote sind bisher nicht beschrieben. Durch Konformationsänderung des ACT kann das Protein nicht mehr sezerniert werden, der Transport aus dem rauhen in das glatte endoplasmatische Retikulum der Leberzelle ist gestört, die im Plasma meßbaren ACT-Konzentrationen erniedrigt. Die intrazelluläre Akkumulation von ACT ist mit der Leberzellschädigung assoziiert, die exakte Pathophysiologie der möglichen Lungenerkrankung ist nicht klar, zumal die Leukozyten-Elastase im Gegensatz zum alpha-1-Antitrypsin nicht primäres Zielenzym des ACT ist.

Bemerkungen: Diagnose durch Messung der ACT-Konzentration im Plasma. Werte unter 65% des unteren Normwertes sind verdächtig. Morphologische Bestätigung der Diagnose an Lebergewebe mittels Immunhistochemie und Elektronenmikroskopie.

Lit.: Callea F, Brisigotti M, Fabbretti G et al (1992) Hepatic endoplasmatic reticulum storage diseases. Liver 12(6): 357–362. – Faber JP, Poller W, Olek K et al (1993) The molecular basis of alpha-1-antichymotrypsin deficiency in a heterozygote with liver and lung disease. J Hepatol 18(3): 321–331. – Lindmark B, Eriksson S (1991) Partial deficiency of alpha-1-antichymotrypsin is associated with chronic cryptogenic liver disease. Scand J Gastroenterol 26(5): 508–512.

McK: 107280
S. Klatt/GA

Alpha-1-Antitrypsin-Mangel

Syn.: AAT-Mangel – Laurell-Eriksson-Syndrom – Alpha-1-Proteinase-Inhibitor(Pi)-Mangel

Def.: Autosomal-kodominant vererbte Krankheit, die durch verminderte Spiegel von Alpha-1-Antitrypsin im Plasma charakterisiert ist. Der kritische Wert, bei dem es zu Symptomen kommt, beträgt 57 mg/dl. Unterhalb dieser Konzentration ist das Alpha-1-Antitrypsin dadurch nicht mehr in der Lage, die von den Leukozyten freigesetzte Elastase zu hemmen. Dies führt zur Zerstörung von elastischem Gewebe in der Lunge und hat ein Bronchialemphysem bei Erwachsenen zur Folge. Die Zahl der heterozygoten Genträger für das Z-Gen ist 1 : 25 in der kaukasischen Rasse, die Häufigkeit eines schweren Mangels für Alpha-1-Antitrypsin wird mit 1 : 1000 angegeben (PiZZ oder PiSZ). Im Kindesalter tritt eine cholostatische Hepatopathie mit Leberzirrhose in 10% der homozygoten PiZZ-Träger auf. Bei Compound-Heterozygoten (PiSZ) können 10% der Betroffenen Alpha-1-Antitrypsin-Werte unter 57 mg/dl aufweisen und damit auch Symptome der Krankheit zeigen.

A.: Erstbeschreibung der klinischen Symptome des Alpha-1-Antitrypsinmangels 1963 durch Carl Bertil Laurell, Internist, Malmö, und S. Eriksson, Internist, Malmö. Beschreibung des zugrundeliegenden Defektes am Alpha-1-Antitrypsinmolekül durch J. O. Jeppson 1976. Klonierung und Erstellung einer cDNA durch K. Kurachi und Mitarbeiter 1981.

Diagn. Krit.: **(1)** Cholostatische Hepatopathie im Neugeborenenalter, die in 10% der homozygoten PiZZ oder PiSZ zur Leberzirrhose führt mit Gefahr der Entwicklung eines Leberzellkarzinoms. Therapie durch Lebertransplantation im späteren Kindes- oder frühen Erwachsenenalter. – **(2)** Entwicklung eines obstruktiven Bronchialemphysems im Erwachsenenalter. Der Zeitpunkt des Auftretens hängt von den Rauchgewohnheiten ab. Raucher mit PiZZ oder PiSZ haben eine um 20 Jahre verminderte Lebenserwartung gegenüber Nichtrauchern mit PiZZ oder PiSZ. – **(3)** Eine nicht gesicherte Assoziation von Alpha-1-Antitrypsinmangel besteht mit den folgenden Krankheiten: Nierenerkrankungen, rheumatoide Arthritis, Psoriasis, ankylosierende Spondylitis, Uveitis.

Ätiol.: Ursache ist eine Mutation des Gens mit autosomalkodominantem Gang für Alpha-1-Antitrypsin, welches auf dem langen Arm des Chromosom 14 lokalisiert ist (14q32.1). Mehr als 100 Varianten dieses Gens sind beim Menschen bekannt. In Position 342 des Proteins ist Glutaminsäure durch Lysin beim PiZZ-Typ ersetzt. Alpha-1-Antitrypsin ist ein Glykoprotein aus 394 Aminosäuren mit einem Molekulargewicht von 54–58 kDa. Das mutierte Molekül beim PiZZ-Typ wird intrazellulär in den Hepatozyten im rauhen endoplasmatischen Retikulum gespeichert und von dort nicht weiter zur Leberzellmembran transportiert. Dadurch kommt es zu einer verminderten Sekretion von Alpha-1-Antitrypsin in das Serum. Normale Plasmakonzentrationen betragen 104–276 mg/dl. 95% der PiZZ homozygoten Alpha-1-Antitrypsin-Mangel-Träger haben Konzentrationen von 18–36 mg/dl. Homozygote PiSS-Träger haben Spiegel von 104–249 mg/dl. Compound heterozygote Träger mit PiSZ haben ein erhöhtes Risiko für einen symptomatischen Alpha-1-Antitrypsin-Mangel. Der PiMZ-Phänotyp ist mit Spiegeln von 78–218 mg/dl verbunden und daher in der Regel symptomfrei.

Pathog.: Speicherung von Alpha-1-Antitrypsin in der Leber kann zur Leberzirrhose führen. Erniedrigte Plasmakonzentration von Alpha-1-Antitrypsin führt zu einem verminderten Schutz vor Leukozytenelastase, was eine verstärkte Verdauung von Alveolargewebe und damit Ausprägung eines Bronchialemphysems zur Folge hat. Da das Risiko eines nachfolgenden Geschwisters mit homozygotem PiZZ-Allel für die Entwicklung einer Leberzirrhose mehr als 80% beträgt, kann eine pränatale Diagnostik durchgeführt werden.

Bemerkungen: Therapie mit rekombinantem Alpha-1-Antitrypsin zur Inhalation ist im klinischen Versuch. Ebenso kommt ein Leukozyten-Proteinaseinhibitor, der von den Bronchialdrüsen sezerniert wird, als rekombinantes Protein in Aerosolform in Frage. Elastase-Inhibitoren wie Tripeptid-Ketone, Peptidaldehyde, Derivate von Chloromethylketonen, Borsäurepeptide sind ebenfalls in der Entwicklung für die Therapie. Ein Gen-Transfer von menschlichen Alpha-1-Antitrypsin ist bislang nur auf Mäusefibroblasten gelungen. Eine Gen-Therapie mit viralen Vektoren ist möglich, aber noch nicht durchgeführt. Transplantationen von einer Lunge und Herz sowie Lebertransplantationen sind beim Menschen mehrfach und mit Erfolg durchgeführt worden.

Lit.: Abbot CM, McMahon CJ, Kelsey GD et al (1987) Alpha-1-Antitrypsin-related gene (ATR) for prenatal diagnosis. Lancet I: 1425–1426. – Blank CA, Brantly M (1993) Clinical features and molecular characteristics of α-1-antitrypsin deficiency. Annals Allergy 72: 105–120. – Jeppson JO (1976) Amino acid substitution Glu → Lys in alpha-1-antitrypsin PiZ. FEBS Letters 65: 195–197. – Kidd VJ, Wallace RB, Itakura K, Woo SLC (1983) Alpha-1-antitrypsin deficiency detection by direct analysis of the mutation in the gene. Nature 304: 230–234. – Kurachi K, Chandra T, Degen SJF et al (1981) Cloning and sequence of cDNA coding for alpha-1-antitrypsin. Proc Natl Acad Sci 78: 6826–6830. – Laurell CB, Eriksson S (1963) The electrophoretic alpha-1-globulin pattern of serum in alpha-1-antitrypsin deficiency. Scand J Clin Lab Invest 15: 132.

McK: 107400
M. J. Lentze/AS

Alphabetsymptome: A-und-V-Symptom
alpha-LCAT deficiency (e): Fischaugen-Syndrom

Alpha-1-Proteinase-Inhibitor(Pi)-Mangel: Alpha-1-Antitrypsin-Mangel
alpha-prothromboplastin-deficiency (e): Hämophilie A
Alpha-Schwerkettenkrankheit: α-Schwerkettenkrankheit
alpha-storage pool deficiency (e): Gray-platelet-Syndrom

Alport-Syndrom

Syn.: Nephropathie-Taubheits-Syndrom, hereditäres – Hämaturie-Nephropathie-Taubheits-Syndrom, hereditäres – Syndrom der hereditären Hämaturie, Nephropathie und Taubheit – Nephropathie mit Innenohrschwerhörigkeit – oto-okulo-renales Syndrom – hematuria-nephropathy-deafness syndrome, hereditary (e) – Alport syndrome (e) – nephropathy and deafness, hereditary (e) – nephritis, dominant, with hearing loss (e) – hemorrhagic nephritis, hereditary, familial congenital (e) – hematuria, congenital, hereditary (e) – néphropathie hématurique familiale de Dickinson (fz) – néphropathie héréditaire avec surdité (fz) – nefritis hereditaria y sordera neural (sp)

Def.: Genetisch heterogenes Krankheitsbild mit der Kombination: progrediente Nephropathie und Schwerhörigkeit. Mindestens drei genetisch verschiedene Formen werden nach dem Zeitpunkt des Auftretens der terminalen Niereninsuffizienz, dem Erbgang und Begleitanomalien unterschieden. Eine autosomal-dominante Form (McK 104200) und eine X-gebunden-rezessive Form (McK 301050) sind etabliert. Möglicherweise gibt es auch eine autosomal-rezessiv erbliche Form (McK 203780) der Erkrankung.

A.: Arthur Cecil Alport, 1880–1959, Arzt, Südafrika, wies 1927 auf die Kombination von progredienter Nephropathie und Schwerhörigkeit hin. Die Erstbeschreibung von 1902 geht auf Guthrie zurück. – Eine Einteilung in VI Phänotypen wurden von C. Atkin und Mitarbeitern 1988 vorgeschlagen.

Diagn. Krit.: Alport-Syndrom Typ I:
(1) Chronische Nephritis, zur terminalen Niereninsuffizienz führend (bei Typ I, II und VI im jugendlichen Erwachsenenalter < 31 Jahre, bei Typ V in unterschiedlichen Altersgruppen). – **(2)** Urinbefund: Proteinurie, Zylindrurie, Erythrozyturie (häufig nur essentielle Hämaturie, bereits in der Kindheit). Renale Glucosurie, Aminoazidurie (Serin, Alanin, Taurin, Glycin, Hydroxyprolin und Prolin) können vorkommen. – **(3)** Nierenhistologie: unspezifisch mit glomerulären, vaskulären und interstitiellen Veränderungen. Ultrastrukturell Verdickung der tubulären und glomerulären Basalmembran, Verbreiterung des Mesangiums; Abflachung der Fußfortsätze der Glomerulusepithelien; Schaumzellen. Elektronenmikroskopie: korbartige Veränderungen der Lamina densa der Kapillarmembran (pathognomonisch). – **(4)** Hörstörung: Innenohrschwerhörigkeit, progredient, besonders hohe Töne betreffend. – **(5)** Blutbildveränderungen (nicht obligat): konstante Leukozytopenie mit relativer Lymphozytose; relative Vermehrung der Globuline in Serum; Thrombozytopenie (Makrothrombozytopathie bei Typ V). – **(6)** Augenanomalien: Lentikonus, Linsentrübung, Katarakt, Sphärophakie und Augenhintergrundveränderungen (Fundus albipunctatus). Die Kombination Nephritis, Innenohrschwerhörigkeit und Augenfehlbildungen kann als Sohar-Phänotyp bezeichnet werden, Augenveränderungen kommen auch bei Typ I, II und VI vor.

Alport-Syndrom Typ II: Nephropathie und Schwerhörigkeit; terminale Niereninsuffizienz im frühen Erwachsenenalter; Augenveränderungen.

Alport-Syndrom Typ III: Nephropathie und Schwerhörigkeit; terminale Niereninsuffizienz im späteren Erwachsenenalter.

Alport-Syndrom Typ IV (= ALHN = Alport syndrome like hereditary nephritis): Nephropathie ohne Hörstörungen; terminale Niereninsuffizienz bei Männern > 31 Jahren. – Die klinische Symptomatik entspricht weitgehend dem Alport-Syndrom Typ I. Unterschiedlich ist der Erbgang.

Alport-Syndrom, Sohar-Phänotyp (Alport-Syndrom VI): klinische Symptomatik entspricht dem Alport-Syndrom. Hinzu kommen die unter I/6 aufgezählten Augenanomalien. Die terminale Niereninsuffizienz tritt bei Männern in der 2.–3. Lebensdekade auf. Die Diagnose »Alport-Syndrom« kann bei Vorliegen von mindestens drei der folgenden Symptome gestellt werden: **1)** positive Familienanamnese, **2)** elektronenmikroskopische Charakteristika, **3)** progressive Innenohrschwerhörigkeit und **4)** charakteristische Augenanomalien.

Ätiol.: Autosomal-dominant erbliches Krankheitsbild mit variabler Expressivität und unvollständiger Penetranz (Typ I, V, VI) oder X-chromosomal erbliches Krankheitsbild (Typ II, III, IV). Eine autosomal-rezessive Form wird ebenfalls postuliert (Feingold et al., 1985). Auch in den Familien mit autosomal-dominantem Erbgang sind Männer häufiger und in der Regel schwerer betroffen als Frauen. Genlokalisation des Alport-Syndroms Typ III (nach Atkin) vermutlich Xq21.3–Xq22.

Einteilung des Alport-Syndroms (Atkin und Mitarbeiter, 1988)

Typ	Erbgang	terminale Niereninsuffizienz	Schwerhörigkeit	andere Anomalien
I	AD	Jugendliche	+	Augenanomalien
II	X-gebunden	Jugendliche	+	–
III	X-gebunden*	Erwachsene	+	Thrombozytopathie
IV	X-gebunden	Erwachsene	–	–
V**	AD	?	+	Thrombozytopathie
VI***	AD	Jugendliche	+	Augenanomalien
VII	AR	Jugendliche	+	Fanconi-Anämie

AD = autosomal-dominant; AR = autosomal-rezessiv
* Typ III nach Crawfurd (1988): autosomal-dominant vererbt
** Typ VIII nach Crawfurd (1988)
*** Typ V nach Crawfurd (1988)
Typ VI nach Crawfurd (1988): X-gebundene Form mit Augenveränderungen

Alport-Syndrom mit viszeraler Leiomyomatose und kongenitaler Katarakt

Pathog.: Erbliche Nephritis mit Störung der Entwicklung des Innenohrs. Veränderung einer Aminosäure durch Punktmutation im Kollagen-Gen mit daraus resultierender Störung des Triple-Helix-Aufbaus des Kollagen-Moleküls und daraus resultierender Schwächung der glomerulären Basalmembran mit erhöhter Permeabilität. Das Typ-IV-Kollagen (Goodpasture-Antigen) läßt sich mittels indirekter Immunfluoreszenz bei Betroffenen nicht nachweisen. Mutationen im Gen für die alpha-5-Kette des Typ-IV-Kollagens, COL4A5, das in der Region Xq22–q23 lokalisiert ist, sind für die X-gebundenen Formen des Alport-Syndroms (Typ II, II, IV) verantwortlich (Barker et al., 1990). Für die autosomal-erblichen Formen des Krankheitsbildes werden Mutationen im COL4A4-, bzw. COL4A2-Gen, die auf Chromosom 13 lokalisiert sind, postuliert (Crawfurd, 1988).

Bemerkungen: Pränatale Diagnostik für die autosomal-dominant erbliche Form nicht bekannt. Molekulargenetische Untersuchungen mit molekulargenetischen, flankierenden Sonden (DXS17, DXS94) bei X-chromosomalen Formen möglich.

Lit.: Alport AC (1927) Hereditary familial congenital hemorrhagic nephritis. Brit Med J 1: 504–506. – Atkin CL, Hasstedt SJ, Menlove L et al (1988) Mapping of Alport syndrome to the long arm of the X-chromosome. Am J Hum Genet 42: 249–255. – Barker DF, Hostikka SL, Zhou J et al (1990) Identification of mutations in the COL4A5 collagen gene in Alport syndrome. Science 248: 1224–1227. – Crawfurd M d'A (1988) Alport syndrome. J Med Genet 25: 623–627. – Feingold J, Bois E, Chompret A et al (1985) Genetic heterogeneity of Alport syndrome. Kidney Int 27: 672–677. – Sohar E (1956) Renal disease, inner ear deafness, and ocular changes. Arch intern Med 97: 627–630.

McK: 104200; 301050; 203780

U. G. Froster/AS

Alport syndrome (e): Alport-Syndrom
Alport-Syndrom mit Makrothrombozytopenie: Epstein-Syndrom

Alport-Syndrom mit viszeraler Leiomyomatose und kongenitaler Katarakt

Def.: Autosomal-dominant vererbte Sonderform des Alport-Syndroms.

Diagn. Krit.: Zusätzlich zur Hämaturie und Schallempfindungsschwerhörigkeit: (1) Viszerale Leiomyomatose. – (2) Bei einigen Patienten: Bilaterale posteriore, subkapsuläre Katarakt.

Ätiol.: Autosomal-dominant erblich.

Pathog.: Unbekannt.

Bemerkungen: Die multiplen Leiomyome betreffen vor allem den Ösophagus und das Rektum, liegen intramural und führen zur Kompression umliegender Organe. Nach operativer Entfernung hohes Wiederholungsrisiko, maligne Entartung bisher nicht beschrieben. Bei Frauen findet man die Leiomyome auch im Bereich der äußeren und inneren Genitalien, die Fertilität ist dadurch eingeschränkt.

Lit.: Cochat P, Guibaud P, Garcia-Torres R et al (1988) Diffuse leiomyomatosis in Alport Syndrome. J Pediatr 113: 339–343. – Lerone M, Dodero P, Romeo G et al (1991) Leiomyomatosis of oesophagus, congenital cataracts and hematuria. Pediatr Radiol 21: 578–579.

S. Schechert-Spranger/AS

ALS: Lateralsklerose, amyotrophische

Alström(-Hallgren)-Syndrom

Def.: Autosomal-rezessiv erbliche Störung mit charakteristischem, nachfolgend beschriebenem Krankheitsbild.

A.: Carl Henry Alström, 1907–, schwedischer Humangenetiker. – Erstbeschreibung 1959 zusammen mit Bertil Hallgren, L. B. Nilson und H. Asander.

Diagn. Krit.: (1) Atypische Retinopathia pigmentosa (Zapfen-Stäbchen-Dystrophie) vom ersten Lebensjahr an beginnend bis zur Erblindung im Kindesalter, ferner Nystagmus, gesteigerte Lichtempfindlichkeit und Katarakt in Form eines hinteren Polstars, nicht nachweisbares Elektroretinogramm. – (2) Adipositas im frühen Kindesalter bei normalem Geburtsgewicht. – (3) Innenohrschwerhörigkeit vor dem zehnten Lebensjahr beginnend. – (4) Diabetes mellitus mit herabgesetzter Glucosetoleranz vom Erwachsenentyp. – (5) Nierendysfunktion (Glomerulosklerose, tubuläre Atrophie) meist der Grund für die herabgesetzte Lebenserwartung. – (6) Variable Nebenbefunde sind Pseudo-Acanthosis, Acanthosis nigricans, Hypogonadismus (keine Nachkommen), schütteres Haar, Skoliose, Hyperostosis frontalis, Kardiomyopathie und Leberdysfunktion.

Ätiol.: Autosomal-rezessives Erbleiden.

Pathog.: Basisdefekt unbekannt, Pleiotropie.

Bemerkungen: Bei den beschriebenen Fällen keine geistige Behinderung, keine Polydaktylie. (DD) Bardet-Biedl-S. – Laurence-Moon-S. – Biemond-S. – Cohen-S.

Lit.: Alström CH, Hallgren B, Nilson LB, Asander H (1959) Retinal degeneration combined with obesity, diabetes mellitus and neurogenous deafness. Acta Psychiat Neurol Scand (Suppl 129) 34: 1–35. – Connolly MB, Jan JE, Couch RM et al (1991) Hepatic dysfunction in Alström disease. Am J Med Genet 40: 421–424. – Millay RH, Weleber RG, Heckenlively JR (1986) Ophthalmologic and systemic manifestations of Alström's disease. Am J Ophthalmol 102: 482–490. – Tremblay F, La Roche RG, Shea SE, Ludman MD (1993) Longitudinal study of the early electroretinographic changes in Alström's syndrome. Am J Ophthalmol 115: 657–665. – Warren SE, Schnitt SJ, Baumann AJ et al (1987) Late onset dilated cardiomyopathy in a unique familial syndrome of hypogonadism and metabolic abnormalities. Am Heart J 114: 1522–1524.

McK: 203800

H. Enders; K. Rüther/JK; DP

alternating hemiplegia, middle (e): Millard-Gubler-Symptomatik

alveoläre Hämorrhagie

Syn.: Hämorrhagie-Syndrom, alveoläres

Def.: Diffuse Blutung aus den Lungengefäßen in den Alveolarraum infolge einer Schädigung der alveolokapillären Membran. Der Begriff bezeichnet keine ätiologisch einheitliche oder spezifische Erkrankung.

Diagn. Krit.: (1) Hämoptoe (die auch bei ausgeprägter alveolärer Hämorrhagie fehlen oder nur gering ausgeprägt sein kann). – (2) Alveoläre oder gemischt alveolär-interstitielle Infiltrate im Röntgenbild. – (3) Anämie. – (4) Hypoxie und Dyspnoe. – (5) Gelegentlich Fieber und Thoraxschmerzen. – Stellung der Diagnose »alveoläre Hämorrhagie« mittels bronchoalveolärer Lavage: keine endobronchiale Blutungsquelle erkennbar, bei Aspiration der Lavageflüssigkeit zunehmend intensivere orange-rote oder blutige Verfärbung der Flüssigkeit, bei alten Blutungen rostbraune Verfärbung der Flüssigkeit. Hämosidereinlagerungen der Alveolarmakrophagen bei lichtmikroskopischer Untersuchung.

Ätiol.: Klärung der Ätiologie der alveolären Hämorrhagie durch klinische, laborchemische, radiologische und ggf.

histologische Untersuchungen (Goodpasture-Syndrom, Vaskulitiden und Kollagenosen [unspez. systemische nekrotisierende Vaskulitis, systemischer Lupus erythematodes, Wegener-Granulomatose, Purpura Schoenlein-Henoch, Panarteriitis nodosa, Morbus Behçet, essentielle Kryoglobulinämie, Vaskulitiden bei Endokarditis oder bei Tumoren, rheumatoide Arthritis, progressive systemische Sklerose, »mixed connective tissue disease«], idiopathische progressive Glomerulonephritis, chemische oder medikamentös-toxische Einflüsse [D-Penicillamin] oder die idiopathische Lungenhämosiderose).

Bemerkungen: Ein alveoläres Hämorrhagie-Syndrom wird initial oft als Lungenödem oder als Pneumonie verkannt. Eine rasche Diagnosestellung ist jedoch wichtig, da unbehandelt häufig rasch eine respiratorische Insuffizienz eintritt und die alveoläre Hämorrhagie nicht selten das Initialsymptom einer schnell fortschreitenden Systemerkrankung ist. Auf das Vorliegen einer Systemerkrankung deutet insbesondere das gleichzeitige Vorliegen einer Nierenaffektion (Glomerulonephritis) hin.

Lit.: Bradley JD (1982) The pulmonary hemorrhage syndromes. Clin Chest Med 3: 593–601. – Deutsche Gesellschaft für Pneumonologie (1993) Empfehlungen zur diagnostischen bronchoalveolären Lavage. Pneumologie 47: 607–619. – Leatherman JW (1987) Immune alveolar hemorrhage. Chest 91: 891–897. – Lynch JP, Sitrin RG (1993) Noninfectious mimics of community-acquired pneumonia. Semin Respir Infect 8: 14–45. – Muller NL, Miller RR (1991) Diffuse pulmonary hemorrhage. Radiol Clin North Am 29: 965–971. – Young KR (1989) Pulmonary-renal syndromes. Clin Chest Med 10: 655–675.

S. Wieshammer/GA

Alzheimer dementia (e): Alzheimer-Krankheit
Alzheimer's disease (e): Alzheimer-Krankheit

Alzheimer-Krankheit

Syn.: Morbus Alzheimer – Alzheimer-Syndrom – Alzheimer-Sklerose – Demenz vom Alzheimer-Typ – Demenz, präsenile – Alzheimer dementia (e) – Alzheimer's disease (e)

Def.: Präsenile Involution des Gehirns mit Demenz und verwaschenen Herdsymptomen bei relativ langem Erhaltenbleiben der Gefühlssphäre.

A.: Alois Alzheimer, 1864–1915, Psychiater und Neuropathologe, Breslau. Erstbeschreibung 1906 durch Alzheimer als atypische Form des Altersblödsinns, Namensgebung durch Kraepelin 1910.

Diagn. Krit.: (1) Schleichender Beginn und chronischer progredienter Verlauf. Im Initialstadium (Stadium I) Orientierungsschwierigkeiten (örtlich-situative Desorientiertheit). – (2) Störungen der Merkfähigkeit. – (3) Unruhe, Ängstlichkeit. – (4) Im Stadium II aphasische, apraktische und agnostische Störungen. – (5) Schwere progrediente Demenz: dennoch bleibt das äußere Erscheinungsbild der Gesamtpersönlichkeit, vor allem in der affektiven Ansprechbarkeit, lange erhalten (Verbindlichkeit des Sozialverhaltens). – (6) Allgemeine Verlangsamung, Inaktivität, Antriebsminderung. – (7) Im fortgeschrittenen Stadium (Stadium III) erhöhter Muskeltonus, Gangstörung, Myoklonus, Inkontinenz, globale Demenz. – (8) CCT, MRT: kortikale Atrophie, insbesondere frontal und temporo-parietal, sowie Erweiterung der inneren Liquorräume. – (9) SPECT, PET: verminderter Blutfluß bzw. Metabolismus parietal, frontal und temporal. – (10) Beginn in der 5. Dekade (präsenile Demenz). Auch späterer Beginn in der 6.–7. Dekade (senile Demenz vom Alzheimer-Typ). – (11) Unaufhaltsames Fortschreiten der Demenz mit langem Siechtum bis zum Tode.

Ätiol.: Multifaktoriell. Etwa 10% der Patienten, meist mit einer Manifestation vor dem 60. Lebensjahr, gehören Familien mit autosomal-dominanter Vererbung an. Mutationen in drei Loci auf den Chromosomen 1 (AD4, Präsenilin 2), 14 (AD3, Präsenilin 1) und 21 (AD1, Amyloid Precursor Protein, APP). Ein Allel eines vierten Genortes auf Chromosom 19 (AD2, Apolipoprotein E) hat einen starken Einfluß auf das Erkrankungsrisiko bei familiärer und sporadischer spätmanifester Erkrankung nach dem 60. Lebensjahr.

Pathog.: Erhebliche kortikale Atrophie mit Hydrozephalus. Histologisch: primär-degenerative Erkrankung, gekennzeichnet durch Verlust von Neuronen, weit verbreitetes Auftreten von senilen Plaques (extrazellulären Amyloidablagerungen), intrazellulären neurofibrillären Knäueln und perivaskulären Amyloidablagerungen. Ob und welche dieser Ablagerungen Ursache des Absterbens von Nervenzellen sind, ist zur Zeit noch offen. U.a. kommt es relativ früh zur Degeneration subkortikaler cholinerger Neurone des basalen Vorderhirns (Nucleus basalis Meynert, Nu. tractus diagonalis, Nu. septi medialis) und deren Projektionen zu Hirnrinde und Hippocampus, außerdem zu Degenerationen aminerger Faserprojektionen zur Hirnrinde und zur Degeneration Glutamat-, GABA- und Peptid-erger kortikaler Neurone. Die Amyloidablagerungen bestehen vor allem aus einem kurzen Bruchstück des Amyloid Precursor Proteins (APP), das normalerweise von den Zellen, in denen es synthetisiert wird, nicht sezerniert wird. Die Amyloidablagerungen in den Plaques bestehen v.a. aus einem kurzen Bruchstück (sog. β-Amyloid oder β-A4) des Amyloid-Precursor-Proteins (APP), einem integralen Membranprotein der Nervenzelle, das im Rahmen des normalen Zellmetabolismus in lösliche Spaltprodukte abgebaut wird. Infolge einer alternativen proteolytischen Spaltung von APP entsteht jedoch intaktes β-Amyloid, welches extrazellulär abgelagert wird und möglicherweise eine Kaskade der weiteren Amyloidgenese startet. Die Plaques enthalten ferner Heparan-Proteoglykan, Interleukin-6 und Mikrogliazellen. Der Hauptbestandteil der neurofibrillären Knäuel ist eine modifizierte Form des tau-Proteins, eines Bestandteils des neuronalen Zytoskeletts; ferner enthalten die neurofibrillären Knäuel doppelhelixartig gewundene Filamente (10 nm). Sowohl in Amyloidablagerungen wie auch in neurofibrillären Knäueln wird außerdem Apolipoprotein E gefunden (APOE; eine Komponente der Lipoproteinkomplexe). Es gibt drei Formen (Allele) des APOE-Locus, ε2, ε3 und ε4. Personen, die homozygot für das APOE-Allel ε4 sind, haben ein erhöhtes Risiko, in fortgeschrittenem Alter (> 65 Jahre) an der Alzheimer-Krankheit zu erkranken. Erste Schätzungen weisen darauf hin, daß etwa die Hälfte aller spät an Morbus Alzheimer Erkrankten den Genotyp APOE ε4/APOE ε4 haben. Auch Personen mit nur einem APOE-ε4-Allel haben ein erhöhtes Erkrankungsrisiko. Das APOE-Gen ist daher eines der Alzheimer-Gene (AD2). Die Aggregation von APP-Abbauprodukten und modifiziertem tau-Protein könnte durch das APOE-Allel ε4 verstärkt werden, das besonders stark an die Amyloidablagerungen und neurofibrillären Knäuel bindet. Mutationen im APP-Gen auf Chromosom 21 sind für einen kleinen Teil (etwa 5%) der Fälle von familiärer Alzheimer-Krankheit verantwortlich. Das APP-Gen ist daher ein anderes Alzheimer-Krankheit-Gen (AD1). Bei Down-Syndrom (Trisomie des Chromosoms 21) tritt schon sehr früh Alzheimer-Pathologie auf, wahrscheinlich infolge der um 50% erhöhten Menge an APP. Ein dritter Alzheimer-Locus (AD3) ist auf Chromosom 14 lokalisiert, kodiert für ein Membranprotein

(Präsenilin 1). Mutationen in diesem Gen sind für 70–80% der autosomal-dominant vererbten Fälle von präseniler Alzheimer-Krankheit verantwortlich. Ein sehr ähnliches Protein (Präsenilin 2) ist in etwa 10% der Familien mit Alzheimer-Krankheit mutiert und wird von einem Gen auf Chromosom 1 kodiert, welches den vierten Alzheimer-Locus AD4 darstellt. Die biochemischen Prozesse, die zur Erkrankung führen, sind in vieler Hinsicht noch unklar. Als zusammenfassende Hypothese kann gesagt werden, daß eine Mutation in jedem der vier Alzheimer-Loci die Transportprozesse in der Zelle so verändert, daß die intra- und extrazelluläre Aggregation von APP-Bruchstücken und modifiziertem tau-Protein verstärkt wird.
Bemerkungen: Die Alzheimer-Krankheit manifestiert sich in 5–10% der über 65jährigen, ca. 50% aller Demenzen im Alter sind vom Alzheimer-Typ. Es sind bereits Tests auf dem Markt, die es erlauben, den APOE-Genotyp und damit eine gewisse, aber keineswegs zwingende Prädisposition für die spätmanifeste Form des Alzheimer-Syndroms zu bestimmen. Solche Analysen sollten nur im Rahmen einer umfassenden genetischen Beratung erfolgen. (DD) Creutzfeldt-Jakob-Erkrankung – Pick-Krankheit – zerebrale Infarkte – diffuse Lewy-Körperchen-Erkrankung. Eine genaue Diagnose wird oft erst anhand der Pathologie gestellt.
Lit.: Alzheimer A (1906) Über einen eigenartigen schweren Krankheitsprozeß der Hirnrinde. Zbl Nervenkr 25: 1134; 30: 177–178. – Bird TD (1994) Familial Alzheimer's disease. Ann Neurol 36: 335–336. – Van Broekhoven C (1995) Presenilins and Alzheimer disease. Nature Genet 11: 230–232. – Constantinidis J, Richard J (1985) Alzheimer's disease. In: Fredericks JAM (ed) Handbook of Clin Neurol, Vol 46, Neurobehavioral Disorders, pp 247–282. Elsevier, London, Amsterdam, New York. – Coyle JT (1989) Neuroscience Year, pp 10–11. – Crapper DR, Krishnan SS, Quitkat S (1976) Aluminium neurofibrillary degeneration and Alzheimer's disease. Brain 99: 67–80. – Hardy J (1988) Molecular biology and Alzheimer's disease. Trends Neurosci 11: 293–294. – Katzmann R (1976) The prevalence and malignancy of Alzheimer disease. Arch neurol (Chic) 33: 217–218. – Paulus W, Bancher C, Jellinger K (1995) Die Neuropathologie der Demenzen. Dt Ärzteblatt 92: A3323–3332. – Saunders AM, Strittmatter WJ, Schmechel D et al (1993) Association of apolipoprotein E allele e4 with late-onset familial and sporadic Alzheimer's disease. Neurol 43: 1467–1472. – Sjögren T, Sjögren H, Lindgren A (1952) Morbus Alzheimer and Morbus Pick. A genetical, clinical and pathoanatomical study. Acta psychiat Scand Suppl 82. – Terry RD, Katzman R, Bick KL (eds) (1994) Alzheimer's disease. Raven Press, New York.
McK: 104300
A. Weindl/DP

Alzheimer-Sklerose: Alzheimer-Krankheit
Alzheimer-Syndrom: Alzheimer-Krankheit
Amalric-Syndrom: Diallinas-Amalric-Syndrom
Amaurosis congenita (Leber): Leber(-Amaurosis-congenita)-Syndrom
amaurotische Idiotie: Ceroidlipofuscinose, neuronale, Typ Haltia-Santavuori
amaurotische Idiotie, juvenile: Ceroidlipofuscinose, neuronale, Typ Spielmeyer-Vogt
amaurotische Idiotie, Spätform: Ceroidlipofuscinose, neuronale, Typ Kufs
amaurotische Idiotie, spätinfantile: Ceroidlipofuscinose, neuronale, Typ Jansky-Bielschowsky
ambiguospinothalamic syndrome (e): Avellis-Symptomatik
AMC: Arthrogryposis multiplex congenita
AMC, distal (e): Arthrogrypose, distale, Typ I – Arthrogrypose, X-gebundene, Typ I

amelia, X-linked (e): Tetraamelie mit multiplen Fehlbildungen
Amelogenesis hypoplastica (dysplastica, aplastica) hereditaria: Amelogenesis imperfecta

Amelogenesis imperfecta
(Symptom)

Syn.: Amelogenesis hypoplastica (dysplastica, aplastica) hereditaria – Zahnschmelzdysplasie, erbliche – Zähne, erblich braune – brown teeth, hereditary (e) – Schmelzhypoplasie, erbliche – Schmelzhypoplasie, X-chromosomale – hereditary amelogenesis imperfecta (e) – HAI (e) – dental pigmentation, hereditary (e)
Def.: Erbliche, auf den Zahnschmelz begrenzte Hypoplasie, Aplasie, Unterverkalkung (»hypocalcification«) oder Reifungsmangel (»hypomaturation«).
A.: Erstbeschreibung des Krankheitsbildes wahrscheinlich 1914 durch Bampton. Aufklärung des Erbganges 1945 durch Weinmann et al., Klassifizierung der drei Haupttypen durch Witkop und Sauk 1971.
Diagn. Krit.: **(1)** Hypoplasie/Aplasie: lokal oder total veränderter, reduzierter bis fast fehlender Schmelz mit grübchenartiger, gerillt-gefurchter, glatter Oberfläche, bei Milch-, Ersatz- und Zuwachszähnen (sieben Formen). – **(2)** Unterverkalkung: normal dicker, aber sehr weicher, käsiger, opak-weißer bis dunkel-gelbbraun verfärbter, glanzloser Schmelz, z.T. kombiniert mit Reifungsmangel und Taurodontismus (Crawford 1970; McK: 190320; s. tricho-dento-ossäres Syndrom), bei Milch-, Ersatz- und Zuwachszähnen (drei Formen). – **(3)** Reifungsmangel: normal dicker, aber bräunlich-pigmentierter, weiß-gefleckter bzw. gefurchter oder schneekappenartig weiß verfärbter, relativ harter Schmelz bei Milch-, Ersatz- und Zuwachszähnen (drei Formen). – Hypo-/Aplasie und Unterverkalkung sind röntgenologisch nachweisbar. Häufige Form ist der hypoplastische Typ mit autosomal-dominanter Vererbung. Dentin- und Wurzelbildung sind nicht betroffen. Weitere Begleitfehlbildungen fehlen.
Ätiol.: Erbleiden (Einzelgen-bedingt) mit vier möglichen Formen der Vererbung: autosomal-dominant (häufigster Typ), autosomal-rezessiv, X-chromosomal-dominant, X-chromosomal-rezessiv.
Pathog.: Gestörte Differenzierung und/oder Funktion des Schmelzbildungsorganes.
Bemerkungen: **(DD)** Zahnschmelzdysplasien bei Ektodermal-Dysplasien – Capdepont-Syndrom – Chlorodontie. Häufigkeiten von 1 : 20 000 bis 1 : 4000 angegeben, Frauen häufiger als Männer.
Lit.: Crawford JL (1970) Concomitant taurodontism and amelogenesis imperfecta in the American Caucasian. J Dent Child 37: 171–175. – Schroeder HE (1991) Pathobiologie oraler Strukturen, 2. Aufl, S 18–24. Karger, Basel. – Sofaer JA (1990) Single gene disorders. In: Jones JH, Mason DK (eds) Oral manifestations of systemic disease, 2nd ed. Baillière Tindall, London/Philadelphia/Toronto. – Weinmann JP, Svoboda JF, Woods RW (1945) Hereditary disturbances of enamel formation and calcification. J Am Dent Assoc 32: 397–418. – Witkop CJ, Sauk JJ (1971) Dental and oral manifestations of hereditary disease. Am Acad Oral Path Washington DC.
McK: 104500; 104530; 204650; 204700; 301100; 301200
H. E. Schroeder; P. Dünninger/GB

Amelogenesis imperfecta mit Nephrokalzinose
Syn.: enamel-renal syndrome (e) – ERS (e)
Def.: Generalisierte Schmelzaplasie kombiniert mit Nierenerkrankung; sehr selten.
A.: Erstbeschreibung 1972 durch MacGibbon.

Diagn. Krit.: **(1)** Aplastischer Schmelz, kleine, verfärbte Zahnkronen, verzögerter Durchbruch der bleibenden Zähne, Pulpasteine, Resorptionen an nicht-durchgebrochenen Zahnkronen. – **(2)** Nephrokalzinose, lebenslang nächtliche Enurese, intermittierende Harnleiterinfektionen, Hypokalziurie.
Ätiol.: Autosomal-rezessives Erbleiden.
Pathog.: Unbekannt.
Bemerkungen: Die Nephrokalzinose verläuft progredient trotz ständiger Hypokalziurie.
Lit.: Lubinsky M, Angle C, Marsh PW, Witkop CJ (1985) Syndrome of amelogenesis imperfecta, nephrocalcinosis, impaired renal concentration and possible abnormality of calcium metabolism. Am J Med Genet 20: 233–243. – MacGibbon D (1972) Generalized enamel hypoplasia and renal dysfunction. Aust Dent J 17: 61–63.
McK: 204690
H. E. Schroeder/GB

amelo-onycho-dyshidrotic syndrome (e): Onycho-Dento-Dysplasie, hypohidrotische
amelo-zerebro-hypohidrotisches Syndrom: Ektodermaldysplasie mit Xerodermie

amelo-zerebro-hypohidrotisches Syndrom
Syn.: epilepsy-amelogenesis (e) – epilepsy and yellow teeth (e) – epilepsy, dementia, and amelogenesis imperfecta (e) – Kohlschütter-Syndrom
Def.: Ein Syndrom mit den Hauptcharakteristika gelbe Zähne, Krämpfe, progressive Oligophrenie und Hypohidrose.
A.: Erstbeschreibung 1974 von A. Kohlschütter, deutscher Pädiater, und Mitarbeiter.
Diagn. Krit.: **(1)** Dünner, hypoplastischer Zahnschmelz der 1. und 2. Zähne (gelbe Zähne). – **(2)** Schwere epileptiforme Krämpfe zwischen 11. Lebensmonat und 4. Lebensjahr. – **(3)** Spastik peripherer Muskeln. – **(4)** Progressiver mentaler Abbau. – **(5)** Hypohidrose.
Ätiol.: Autosomal-rezessive Vererbung oder X-gebunden rezessiv. Alle Betroffenen waren männlich.
Pathog.: Unbekannt.
Bemerkungen: Sekundäre Mikrozephalie: hirnbioptisch verringerte Neuronenzahl, Reduktion der Gliazellen, Ballonierung der Axone und lipidangereicherte Perizyten.
Lit.: Christodolou J, Hall RK, Menahem S et al (1988) A syndrome of epilepsy, dementia, and amelogenesis imperfecta: genetic and clinical features. J Med Genet 25: 827–830. – Kohlschütter A, Chappius D, Meier C et al (1984) Familial epilepsy and yellow teeth – a disease of the CNS associated with enamel hypoplasia. Helv. Paediat Acta 29: 283–294. – Petermöller M, Kunze J, Groß-Selbeck G (1993) Kohlschütter-Syndrome: Syndrome of epilepsy-dementia-amelogenesis imperfecta. Neuropediatrics 24: 337–338. – Zlotogora J, Fuks A, Borochowitz Z, Tal A (1993) Kohlschütter-Tönz syndrome: epilepsy, dementia, and amelogenesis imperfecta. Am J Med Genet 46: 453–456.
McK: 226750
J. Kunze/JK

Amenorrhö, traumatische: Uterussynechien, traumatische
Amentia: amentieller Symptomenkomplex

amentieller Symptomenkomplex
Syn.: Amentia – amentielles Syndrom
Def.: Akute Psychose mit oft traumhafter Verwirrtheit.
A.: Meynert Theodor, 1833–1892, Wien. Hirnpathologe und Psychiater.
Diagn. Krit.: **(1)** Plötzlicher Beginn, häufig im Wochenbett. – **(2)** Initial depressive oder manische Verstimmung. – **(3)** Dann rasch folgend akut psychotisches Bild mit sehr florider Symptomatik. – **(4)** Desorientiertheit, auch zur eigenen Person. – **(5)** Personenverkennung. – **(6)** Sinnestäuschungen im Sinne von illusionärer Verkennung und lebhaften, oft optischen Halluzinationen. – **(7)** Häufig Amnesie für den akut psychotischen Zustand. – **(8)** Prognose bei Ersterkrankung im Wochenbett am besten, sonst unsicher.
Ätiol.: Nicht sicher geklärt. Aufgrund der Häufung bei Wöchnerinnen werden hormonelle und psychisch-reaktive Faktoren diskutiert.
Pathog.: Nicht sicher geklärt. Abhängig von Grunderkrankung.
Bemerkungen: Der Begriff ist heute zu Recht kaum noch gebräuchlich, da er eine Reihe von unterschiedlichen und daher zu Mißverständnissen führenden Bedeutungen hatte, nämlich vom Oberbegriff für Psychosen oder geistige Erkrankungen schlechthin über akute Verwirrtheitszustände unterschiedlichster Ätiologie bis hin zum primären Schwachsinn, der im englischen Sprachraum als Amentia bezeichnet wird. Insoweit kann der Begriff heute vorwiegend psychiatriehistorisches Interesse beanspruchen.
Lit.: Hartmann H, Schilder P (1924) Zur Klinik und Psychologie der Amentia. Z ges Neurol Psychiat 92: 530–596. – Kraepelin E (1886) Ueber Verwirrtheit. Allg Z Psychiat 42: 352–354. – Lipowsky ZJ (1990) Delirium: Acute Confusional States. Oxford University Press, New York. – Meynert (1890) Amentia. Die Verwirrtheit. Jahrb Psychiat, Band 9. Deuticke, Leipzig, Wien. – Pauleikhoff B et al (1967) Die Amentia. Symptomatologie, Verlauf, Prognose. Fortschr Neurol Psychiat 35: 125–139. – Störring GE et al (1962) Emotionalität und cycloide Psychosen. Zur Psychopathologie der sog. Randpsychosen. Psychiat Neurol Med Psychol 14: 85–90. – Stransky E (1904–1906) Zur Lehre von der Amentia. J Psychol Neurol 4: 158–191, 5: 18–36, 6: 37–191.
P. Hoff/DP

amentielles Syndrom: amentieller Symptomenkomplex
AMH-Mangel: Oviduct, persistierender

Aminoazidurie, hyperdibasische, Typ II
Syn.: Proteinintoleranz, lysinurische (LPI) – Lysinurie, kongenitale – Hyperlysinurie mit Hyperammonämie – dibasicaminoaciduria II (e)
Def.: Stoffwechselstörung, bei der es zur hyperdibasischen Aminoazidurie, besonders zur Lysinurie, mit gestörter Harnstoffsynthese und Hyperammonämie bei Proteinzufuhr kommt.
A.: Erstbeschreibung 1965 durch J. Perheentupa und J. K. Visakorpi.
Diagn. Krit.: **(1)** Die Patienten gedeihen bei Ernährung mit Muttermilch. – **(2)** Beim Übergang auf Kuhmilchernährung kommt es zu chronischen Durchfällen und Erbrechen. – **(3)** Abneigung gegen proteinreiche Nahrung, Malnutrition und verzögertes Wachstum. – **(4)** Muskelschwäche und Muskelatrophie. – **(5)** Osteoporose und verzögerte Knochenreifung. – **(6)** Hepatomegalie und Splenomegalie. – **(7)** Hyperammonämie (bis zum Koma führend), Lysin und Ornithin im Plasma niedrig. – **(8)** Starke Lysinurie, Ornithinurie, Argininurie.

Ätiol.: Autosomal-rezessiv vererbtes Leiden.
Pathog.: Aufgrund eines intestinalen und renalen Transportdefektes für die dibasischen Aminosäuren Lysin, Arginin und Ornithin kommt es zu mangelnder Aufnahme sowie erhöhtem Verlust über die Niere. Die Hyperammonämie nach Eiweißbelastung wird möglicherweise durch intrazellulären Ornithin- und Arginin-Mangel verursacht.
Bemerkungen: Das Krankheitsbild kommt vor allem in Finnland vor. Die Beziehung zur hyperdibasischen Aminoazidurie Typ I ist nicht vollständig geklärt. **(DD)** Lysin-Intoleranz (L-Lysin: NAD-oxido-reductase-deficiency, McK: 247900) mit den zusätzlichen Symptomen Erbrechen in der Neonatalperiode, Muskelhypertonie, Krämpfe, aber auch Hyperlysinämie und Hyperargininämie – Hyperlysinurie mit Hyperammonämie (periodische Hyperlysinämie, McK: 238750) – hyperdibasische Aminoazidurie Typ I (Dibasicaminoazidurie I, Störung des renalen und intestinalen Transports von Lysin, Arginin und Ornithin ohne Hyperammonämie, McK: 222690) – klassische Cystinurie. Therapie: Drastische Reduktion der Eiweißzufuhr und Supplementierung von Citrullin (2,5–8,5 g/Tag).
Lit.: Carpenter TO, Levy HL, Holtrop ME et al (1985) Lysinuric protein intolerance presenting as childhood osteoporosis: clinical and skeletal response to citrulline therapy. Europ J Pediat 139: 181–184. – Perheentupa J, Visakorpi JK (1965) Protein intolerance with deficient transport of basic amino acids. Another inborn error of metabolism. Lancet II: 813–816. – Shaw PJ, Dale G, Bates D (1989) Familial lysinuric protein intolerance presenting as coma in two adult siblings. J Neurol Neurosurg Psychiat 52: 648–651.
McK: 222700
E. Mönch/JK

δ-Aminolävulinsäure(ALS)-Dehydratasedefekt-Porphyrie: Doss-Porphyrie

Aminopterin-Embryopathie
Syn.: Aminopterin-Syndrom – Methotrexatembryopathie – four-amino-pteroyl-glutamic acid, fetal effects of (e) – fetal aminopterin syndrome (e)
Def.: Einnahme von Folsäureantagonisten zwischen der 4.–12. Schwangerschaftswoche mit überwiegend zerebralen Fehlbildungen des Embryo.
A.: Erstbeschreibung 1950 durch J. B. Thiersch und F. S. Philips.
Diagn. Krit.: **1.** Nach Aminopterin: **(1)** Intrauterine Wachstumsverzögerung. – **(2)** Anenzephalie. – **(3)** Hydrozephalie. – **(4)** Zerebrale Hypoplasie. – **(5)** Kraniale Knochendysplasien. – **(6)** Prämature Synostosen mehrerer Nähte. – **(7)** Maxilläre Hypoplasie. – **(8)** Gaumenspalte. – **(9)** Breiter Nasenrücken. – **(10)** Flache Supraorbitalwülste. – **(11)** Ptosis der Augenlider. – **(12)** Dysplastische Helices. – **(13)** Mesomelie, Klumphände. – **(14)** Klumpfüße. – **(15)** Hypodaktylie. – **(16)** Geistige Retardierung.
2. Nach Methotrexat: **(1)** Intrauterine Wachstumsverzögerung. – **(2)** Oxyzephalie. – **(3)** Große hintere Fontanelle. – **(4)** Fehlende Lambda- und Koronarnähte. – **(5)** Hypertelorismus. – **(6)** Dysplastische Helices. – **(7)** Mikrogenie. – **(8)** Rippen-, Finger- und Zehenanomalien.
Ätiol.: Aminopterin- oder Methotrexateinnahmen zwischen der 4.–12. Schwangerschaftswoche.
Pathog.: Medikamententoxische Wirkung auf rasch proliferierendes Gewebe (6–12 mg 2–5 Tage lang).

Bemerkungen: Noch vor Jahren wurden Folsäureantagonisten als Abortivum in früher Gravidität eingesetzt. Das Risiko der embryonalen Schädigung ist mit 85% für Aminopterin und 50% für Methothrexat anzunehmen. Wenige Kinder wurden lebend geboren; geborene Kinder überleben selten das 1. Lebensjahr. Es bestanden meist schwere knöcherne Schädelveränderungen. Ein 9jähriges Kind nach Einnahme von Aminopterin zwischen dem 55.–58. Schwangerschaftstag überlebte mit normaler Intelligenz, zeigte aber knöcherne Schädelanomalien. Die applizierten Gesamtdosen lagen bei 10–30 mg. **(DD)** Pseudoaminopterin-S.
Lit.: Milunsky A, Graef JW, Gaynor, MF jr (1968) Methotrexat-induced congenital malformations. With a review of the literature. J Pediatr 72: 790–795. – Shaw EB (1972) Fetal damage due to maternal aminopterin ingestion. Am J Dis Child 124: 93–94. – Shaw EB, Rees EL (1980) Fetal damages due to maternal aminopterin ingestion: Follow-up at 17½ years of age. Am J Dis Child 134: 1172–1173. – Thiersch JB (1952) Therapeutic abortions with a folic acid antagonist (4-amino P.G.A.) administered by the oral route. Am J Obstet Gynec 63: 1298. – Thiersch JB, Philips FS (1950) Effect of 4-aminopteroylglutamic acid (Aminopterin) on early pregnancy. Proc Soc Exp Biol Med 74: 204. – Warkany J (1978) Aminopterin and methotrexat folic acid deficiency. Teratology 17: 353–358.
J. Kunze/JK

Aminopterin-Syndrom: Aminopterin-Embryopathie
aminopterin syndrome without aminopterin (e): Pseudoaminopterin-Syndrom
Amnesie, globale: Amnesie, transiente globale
Amnesie-Syndrom: Amnesie, transiente globale

Amnesie, transiente globale
Syn.: Amnesie-Syndrom – Amnesie, transitorische – Amnesie, globale
Def.: Plötzlich auftretende, meist über Stunden anhaltende Störung von Merkfähigkeit und Kurzzeitgedächtnis mit nachfolgender Amnesie bei erhaltener Wachheit und normalen motorischen Funktionen.
Diagn. Krit.: **(1)** Plötzlicher Beginn, charakterisiert durch Ratlosigkeit und Fragestereotypien, hervorgerufen durch die Unfähigkeit, neue Informationen zu speichern. – **(2)** Bei Erhaltensein der motorischen Fähigkeiten irren die Patienten oft umher. – **(3)** Die Störung dauert Stunden, selten Tage und ist reversibel, gelegentlich bleibt eine, einen kurzen Zeitraum umfassende, retrograde Amnesie über Jahre erhalten. – **(4)** Überwiegend sind Personen jenseits des 4. Lebensjahrzehnts betroffen.
Ätiol.: Diskutiert wird das gehäufte Auftreten nach körperlicher Anstrengung oder emotionalen Belastungssituationen. Es besteht kein gesichert erhöhtes Risiko für das Auftreten von Hirninfarkten bei Patienten mit TGA. Migräne kommt bei bis zu 30% der Patienten mit TGA vor.
Pathog.: Eine bilaterale Ischämie im Hippokampus-Bereich, die sich im SPECT als Perfusionsstörung zeigt, ist die wahrscheinlichste Ursache.
Lit.: Fisher CM, Adams RD (1964) Transient global amnesia. Acta Neurol Scand 40, Suppl: 7–83. – Hodges JR, Warlow ChP (1990) The aetiology of transient global amnesia. Brain 113: 639–657. – Whartje W, Sturm W (1982) Amnestische Episoden. In: Poeck K (Hrsg) Klinische Neuropsychologie, S 141. Thieme, Stuttgart.
K. Einhäupl/DP

Amnesie, transitorische: Amnesie, transiente globale
Amnioninfektionssyndrom: Chorioamnionitis
amniotische Schnürfurchen: ADAM-Komplex

amotivationales Syndrom
(Symptomenkomplex)

Syn.: amotivational syndrome (e)
Def.: Schwere und dauerhafte Antriebsstörung bei Drogenkonsumenten, vor allem bei langjährigem Cannabiskonsum.
A.: Zahlreiche Autoren; keine ausgesprochene »Erstbeschreibung«.
Diagn. Krit.: (1) Deutlich bis massiv reduzierter Antrieb. – (2) Störung des zielgerichteten Handelns jeder Art (»Intentionalitätsstörung«). – (3) Unproduktiv-eintöniges Denken. – (4) Unfähigkeit, längere Zeit bei einer Sache zu bleiben, etwa in der Schule, Ausbildung oder bei der Arbeit. – (5) Verlangsamte und allgemein reduzierte Psychomotorik. – (6) Häufig Gewichtszunahme.
Ätiol.: Diskutiert wird vor allem die chronische Intoxikation.
Pathog.: Nicht sicher geklärt. Es dürften unmittelbar toxische und sekundär psychosoziale Faktoren zusammenwirken.
Bemerkungen: Die Unterscheidung des Zustandsbildes von persistierenden Antriebsstörungen im Rahmen chronischer schizophrener Psychosen kann schwierig sein, vor allem da psychotische Patienten nicht selten im Sinne eines Selbsttherapieversuches Drogenmißbrauch betreiben. Der Begriff des amotivationalen Syndroms wird in der Literatur nicht völlig einheitlich benutzt, sondern mitunter – mißverständlicherweise – auch für depressiv-antriebsarme Zustände bei depressiven oder dementen Patienten gebraucht.
Lit.: Grinspoon L (1977) Marihuana reconsidered, 2th ed. Harvard Univ Press, Cambridge, Mass. – Institute of Medicine (1982) Marihuana and Health. National Academy Press, Washington, D.C. – Paule MG et al (1992) Chronic marijuanasmoke exposure in the rhesus monkey. J Pharmacol Exp Ther 260: 210–222. – Roccaforte WH, Burke WJ (1990) Use of psychostimulants for the elderly. Hosp Community Psychiatry 41: 1330–1333. – Solomons K, Neppe VM (1989) Cannabis – its clinical effects. South Afr Med J 76: 102–104. – Strassman R (1984) Adverse reactions to psychedelic drugs: A review of the literature. J Nervous Mental Dis 172: 577–595. – Täschner KL (1983) Therapie der Drogenabhängigkeit. Ein Handbuch. Kohlhammer, Stuttgart.
P. Hoff/DP

amotivational syndrome (e): amotivationales Syndrom
amputation, congenital (e): ADAM-Komplex
AMS: Ablepharon-Makrostomie-Syndrom
Amylo-1,4-1,6-Transglucosidasemangel: Glykogenspeicherkrankheit Typ 4
Amylo-1,6-Glucosidase-Mangel: Glykogenspeicherkrankheit Typ 3
amyloid heart disease (e): Amyloidose, kardialer Typ

Amyloidose, kardialer Typ

Syn.: Herzamyloidose – amyloid heart disease (e) – amyloidosis, Denmark type (e) – amyloidosis, cardiac form (e) – Frederiksen-Syndrom – amyloidosis type III (e) – transthyretin (prealbumin) met-111 amyloidosis (e)

Def.: Familiär-erbliche Amyloidose, bei der die Herzbeteiligung im Vordergrund steht. Dabei ist v.a. die diastolische Ventrikelfunktion beeinträchtigt (restriktive Kardiomyopathie).
A.: Thorkild Frederiksen, dänischer Pathologe. – Erstbeschreibung 1962 anhand einer Familie, in der 7 von 12 Kindern befallen waren.
Diagn. Krit.: (1) Rasch progrediente, nahezu therapierefraktäre Herzinsuffizienz mit Beginn im 2.–4. Lebensjahrzehnt. Evtl. auch plötzlicher Tod. – (2) Im EKG Niedervoltage (v.a. V_{1-4}) mit ST-Hebung. Selten Reizbildungs- und -leitungsstörungen oder linksventrikuläre Hypertrophie. – (3) Symptome der Amyloidablagerung in anderen Organen: Nervensystem (Parästhesien), Glaskörpertrübung und Retinopathien, Nephropathien. – (4) Hautbiopsie: primäre, systematisierte Amyloidose. – (5) Labor: atypische $Alpha_2$-Fraktion in der Elektrophorese. Abnorme Kongorot-Retention.
Ätiol.: Autosomal-dominante Stoffwechselstörung des Präalbumins, lokalisiert auf 18q11.2–q12.1.
Pathog.: Amyloidablagerung v.a. im Herzen, jedoch auch generalisiert, z.B. in der Skelettmuskulatur, in peripheren Nerven, in der Lunge und im Auge. Transthyretin-(Präalbumin-)Moleküle haben an Position 111 einen Austausch von Leucin gegen Methionin. Nachweis in Amyloidfibrillen.
Bemerkungen: **(DD)** Myokardiopathien anderer Genese (primär oder sekundär) – konstriktive Perikarditis – adulte Form der Endokardfibroelastose – familiäre Kardiomegalie – andere Formen der Amyloidose.
Lit.: Benson MD, Wallace MR, Tejada E et al (1987) Hereditary amyloidosis: description of a new American kindred with late onset cardiomyopathy. Appalachian amyloid. Arthritis Rheum 30: 195–200. – Frederiksen T, Gøtzsche H, Harboe N et al (1962) Familial primary amyloidosis with severe amyloid heart disease. Am J Med 33: 328–348. – Harrison WH Jr, Derrick JR (1969) Atrial standstill. A review and presentation of two new cases of familial and unusual nature with reference to epicardial pacing in one. Angiology 20: 610–617. – Maule WF, Martin RH (1983) Primary cardiac amyloidosis: an angiographic clue to early diagnosis. Ann Intern Med 98: 177–180. – Meany E, Skabetal R et al (1976) Cardiac amyloidosis, constrictive pericarditis and restrictive cardiomyopathy. Am J Cardiol 38: 547–556.
McK: 176300.0007
G. Bein/JK

Amyloidosen

Def.: Heterogene Gruppe klinischer Zustände mit dem gemeinsamen Kriterium der zumeist extrazellulären, systemischen oder lokalisierten Ablagerung eines jeweils spezifischen Proteins in der geordneten Konformation der antiparallelen Faltblattstruktur (»Beta-Fibrillosen«).

Systemische Formen:
1. AA-Amyloidosen: Vorläufer des Amyloid-A-Proteins ist das Serum-Amyloid-A-Protein (SAA), ein von der Leber synthetisiertes Apolipoprotein, das im Plasma in Assoziation mit den High-Density-Lipoproteinen zirkuliert. Es ist ein Akute-Phase-Protein bei nahezu allen infektiösen, entzündlichen und malignen Krankheitsbildern. Dabei wird das N-terminale Ende von SAA abgelagert: **a)** die Entwicklung der reaktiven bzw. sekundären Amyloidosen vollzieht sich nach vielen Jahren eines entzündlichen Stimulus oder einer chronischen Infektion: chronischer Infekt (Tuberkulose, Lepra, Lues, Osteomyelitis, Bronchiektasen); chronische Entzündung (Colitis ulcerosa, Morbus Crohn, rheumatoide Arthritis, Spondylitis ankylosans Bechterew); Malignome (M. Hodgkin, Nierenkarzinom, Bronchialkarzinom); subku-

taner Heroinabusus; **b)** hereditäre AA-Amyloidosen: amyloide Nephropathie bei familiärem Mittelmeerfieber; Amyloidose mit Nephropathie, Urtikaria und Taubheit (Muckle-Wells-Syndrom).

2. AL-Amyloidosen: Die AL-Amyloidosen sind die verbreitetsten Formen unter allen Amyloidosen. Diese werden unterteilt in die idiopathische (primäre) Amyloidose und die mit dem multiplen Myelom assoziierte Amyloidose. Das Amyloid-Leichtketten-Protein besteht bei der idiopathischen Form aus Lambda- und Kappa-Leichtketten mit einem ungefähren Verhältnis von 2 : 1 (Lambda : Kappa). Bei der Myelom-assoziierten Form dominieren Kappa-Leichtketten.

3. Aβ_2M-Amyloidose: Amyloidose bei Patienten mit Langzeitdialyse. Das Amyloidprotein besteht aus Mono- und Dimeren des β_2-Mikroglobulins.

4. ATTR-Amyloidosen: Vererbung von Transthyretin (Präalbumin) mit veränderter Aminosäurensequenz (Austausch einer Aminosäure): **a)** verschiedene Formen der familiären Amyloid-Polyneuropathie (s. dort), autosomal-dominant vererbt. Klinisch imponieren periphere sensomotorische Neuropathie, autonome Neuropathie und Kardiomyopathie (Portugal, Japan, Schweden); **b)** dänische familiäre amyloide Kardiomyopathie; **c)** systemische senile Amyloidose (Transthyretin normal oder Austausch einer Aminosäure).

5. AApoA1-Amyloidose: Austausch einer Aminosäure von Apolipoprotein A1. Familiäre Amyloidpolyneuropathie mit Nephropathie, Typ Iowa.

6. AGel-Amyloidose: Finnische hereditäre Amyloidose. Austausch einer Aminosäure von Gelsolin, ein Aktin-modulierendes Protein. Kraniale Neuropathie, Hautveränderungen, Nephropathie, Korneadystrophie.

7. ACys-Amyloidose: Das Protein Cystatin C ist ein Cystein-Proteinase-Inhibitor, dessen mutierte Form (Austausch einer Aminosäure) in vaskulären Amyloidablagerungen bei der hereditären zerebralen Hämorrhagie gefunden wird (Island).

Lokale Formen:
1. AB-Amyloidosen: Ablagerung von Amyloid-β-Protein: **a)** Alzheimer-Krankheit; **b)** Down-Syndrom; **c)** hereditäre zerebrale Hämorrhagie mit Amyloidose (Niederlande).

2. AScr-Amyloidose: Ablagerung von Scrapie-Protein (Prion-Protein) im Gehirn bei spongiformen Enzephalopathien wie bei Creutzfeldt-Jakob-Krankheit.

3. AIAPP-Amyloidose: Ablagerung von IAPP (»islet amyloid polypeptide«) im Pankreas bei Diabetes mellitus Typ II, Insulinom.

4. ACal-Amyloidose: Ablagerung von Calcitonin (Präcalcitonin) beim medullären Schilddrüsenkarzinom.

5. AANF-Amyloidose: isoliert Amyloid im Herzvorhof, bestehend aus atrialem natriuretischen Faktor.

A.: Als erster soll der schottische Arzt John Abercrombie, 1780–1844, die Amyloidose beschrieben haben. Später befaßten sich die deutschen Pathologen Rudolf Virchow, 1821–1902, und Otto Lubarsch, 1860–1933, mit der Störung. Die Bezeichnung »Amyloid« und »amyloide Degeneration« wurde wegen des stärkeartigen färberischen Verhaltens der Substanz durch Virchow geprägt.

Diagn. Krit.: Die Symptome sind je nach dem Ort und der Intensität der Amyloideinlagerung variabel bzw. organspezifisch. So überwiegen bei den häufigsten Formen einer generalisierten Amyloidose im Falle der AA-Amyloidose ein mehr hepato-spleno-renales, im Falle der AL-Amyloidose ein mehr kardiovaskulär-digestives Befallsmuster, während Aβ_2M-Amyloidosen gerade diese Organbezirke aussparen und zu Arthralgien, destruktiver Arthropathie, Knochenarrosionen und Karpaltunnel-Syndrom führen. **(1)** Niere: Proteinurie, Nephrose, Niereninsuffizienz. – **(2)** Herz: Therapie-refraktäre Herzinsuffizienz, Kardiomegalie, Bradykardie, Arrhythmie, Überleitungsstörungen und Niedervoltage sowie Pseudoinfarktbilder im EKG. – **(3)** Verdauungstrakt: Makroglossie, Änderung des Geschmackssinns, trockener Mund, Dysphagie, Appetitlosigkeit, Völlegefühl, rekurrierende Diarrhöen, Borborygmus, abdominelle Krämpfe, Ulzerationen, Blutungen und Obstruktionen im Magen und Dünndarm, sprueartige Symptome, Malabsorption. – **(4)** Leber: Hepatomegalie (50%). Auffallend geringe oder keine Funktionsstörungen. – **(5)** Milz: Splenomegalie, funktionelle Asplenie. – **(6)** Respirationsorgane: respiratorische Insuffizienz (bei diffuser Bronchialamyloidose); Husten, Dyspnoe, Hämoptoe; solitäre Amyloidknoten bleiben gewöhnlich ohne Symptome. – **(7)** Haut und Bindegewebe: subkutane Hämorrhagie und Purpura nach Minimaltraumen, besonders an Augenlidern und periorbital. Fleckige Hautverdichtung, Papeln, sklerodermieartige Veränderungen. – **(8)** Gelenke: nicht schmerzende Steifheit und Bewegungseinschränkung durch periartikuläre Verdickung. – **(9)** Peripheres Nervensystem: amyloide Polyneuropathie mit sensiblen, gelegentlich auch motorischen Ausfällen. – **(10)** Autonomes Nervensystem: auffallende orthostatische Kollapsneigung. – **(11)** Gehirn: vorzeitige Demenz. – **(12)** Nachweis: die Diagnose einer Amyloidose wird an einer Gewebsprobe durch Nachweis der typischen grünen Doppelbrechung nach Kongorotfärbung gestellt. Cave: Leberbiopsie (Blutungsgefahr); bei generalisierten Formen hohe Treffsicherheit der Punktion von Rektum-Submukosa und abdominellem Fettgewebe. Bei Verdacht auf AL-Amyloidose: Suche nach Leichtkettenproteinen in Serum und/oder Urin, Knochenmarkszytologie! Bei Verdacht auf AB-Amyloidose: Synovialbiopsie!

Ätiol.: Voraussetzung für die Entwicklung einer A. ist die Existenz eines amyloidogenen Vorläuferproteins. Dieses neigt aufgrund seiner erhöhten Serumkonzentration, seiner Primärstruktur oder seiner Struktur nach partieller proteolytischer Degradation durch monozytäre leukozytäre Protease zur Bildung fibrillärer Aggregate. Viele Formen werden autosomal-dominant vererbt.

Lit.: Cohen AS, Jones LA (1991) Amyloidosis. Curr Opin Rheumatol 3: 125–138. – Cohen AS, Jones LA (1993) Advances in Amyloidosis. Curr Opin Rheumatol 5: 62–76. – Lubarsch O (1899) Hyaline und amyloide Degeneration. Erg allg Path 4: 449–460. – Virchow R (1854) Über den Gang der amyloiden Degeneration. Virch Arch 8: 364–368.

McK: Zum Teil 104300; 104750–105250

R. Stahl/GA

Amyloidose portugiesisch-japanisch-schwedischer Typ: Amyloid-Polyneuropathie Typ I

amyloidosis, cardiac form (e): Amyloidose, kardialer Typ

amyloidosis, Denmark type (e): Amyloidose, kardialer Typ

amyloidosis, neuropathic hereditary, Indiana type (e): Amyloid-Polyneuropathie Typ II

amyloidosis, neuropathic, hereditary, Iowa type (e): Amyloid-Polyneuropathie Typ III

amyloidosis, neuropathic hereditary, Portuguese type (e): Amyloid-Polyneuropathie Typ I

amyloidosis type III (e): Amyloidose, kardialer Typ

Amyloidosis V: Amyloid-Polyneuropathie Typ IV

Amyloid-Polyneuropathie, familiäre, Typ Wohlwill-Andrade: Amyloid-Polyneuropathie Typ I

Amyloid-Polyneuropathie-Syndrom, Typ I: Amyloid-Polyneuropathie Typ I

Amyloid-Polyneuropathie Typ I

Syn.: Amyloidose portugiesisch-japanisch-schwedischer Typ – Amyloid-Polyneuropathie, familiäre, Typ Wohlwill-Andrade – (Corino) Andrade-Wohlwill-Syndrom – Polyneuropathie-Syndrom, amyloides, Typ Wohlwill-Andrade – Polyneuropathie, familiäre, portugiesischer Typ – Amyloid-Polyneuropathie-Syndrom, Typ I – Polyneuropathie, amyloide, Typ I – Andrade Typ der erblichen Polyneuropathie – Andrade's type of hereditary neuropathic amyloidosis – Wohlwill-Andrade-Syndrom – amyloidosis, neuropathic hereditary, Portuguese type (e) – amyloid syndrome, neuropathic, type I (e) – amyloid syndrome, neuropathic, Portuguese type (e)

Def.: Autosomal-dominant vererbte Polyneuropathie bei Amyloidose (s.u. Amyloidosen).

A.: Friedrich Wohlwill, 1881–1958, Neuropathologe, Hamburg, Lissabon. – Corino M. Andrade, Neurologe, Porto, Portugal. – Erstbeschreibung 1942 durch Wohlwill; 1951/52 berichtete C. Andrade über seine erstmals 1939 in Porto gemachten klin. Beobachtungen, die zur Aufdeckung der seit langem unter der Fischerbevölkerung von Póvoa de Varzim unter dem Namen »Fußkrankheit« bekannten Erkrankung führten.

Diagn. Krit.: (1) Schleichender Beginn der Erkrankung in der 2.–4. Lebensdekade. – (2) Frühsymptome: a) Störungen des autonomen Nervensystems (Impotenz, gastrointestinale Motilitätsstörungen mit Obstipation und intermittierender Diarrhö, Malabsorption); b) sensible Reizerscheinungen der unteren Extremität (Berührungshyperpathie, Parästhesien, neuralgiforme Schmerzen); c) Thermhypästhesie, Hypalgesie der unteren Extremität (obere Extremität erst betroffen, wenn Sensibilitätsstörungen mindestens bis Knie aufgestiegen sind). – (3) Symptome im weiteren Verlauf: a) trophische Störungen (schmerzlose Ulzerationen); b) sensible Ausfälle (Vibrationsempfinden, Lagesinn, Berührungsempfinden); c) motorische Störungen (distal betonte Paresen, Muskelatrophien, Faszikulieren, abgeschwächte Muskeleigenreflexe); d) autonome Störungen (Anhidrose, Stuhl- und Harninkontinenz); e) kardiale Komplikationen (AV-Block, linksventrikuläre Hypertrophie, Myokardischämie); f) Augenbeteiligung (Glaskörpertrübung, verzögerte Pupillomotorik, Pupillenschlottern).

Ätiol.: Autosomal-dominante Erkrankung mit unvollkommener Penetranz durch Punktmutation im Transthyretingen. Eine Vielzahl von Mutationen mit zum Teil etwas voneinander abweichenden klinischen Bildern wurde inzwischen in verschiedenen Ländern nachgewiesen.

Pathog.: Ablagerung von Amyloid in Nerven und Vasa nervorum; weitere Einzelheiten s.u. Amyloidosen.

Lit.: Andrade C (1952) A peculiar form of peripheral neuropathy: Familiar atypical generalized amyloidosis with special involvement of peripheral nerves. Brain 75: 408–427. – Cohen AS, Rubinow A (1987) Familial amyloid polyneuropathy, Type I. In: Dyck PJ, Lambert EH, Thomas PK (eds) Peripheral neuropathy, pp 1884–1888. Saunders, Philadelphia. – Wohlwill F (1942) Formas atipicas de paramiloidose. Amatus lusitanas 1: 137.

McK: 176300.0001

W. Müller-Felber/DP

Amyloid-Polyneuropathie Typ II

Syn.: Rukavina-Syndrom – Polyneuropathie, amyloide, Indiana-Typ – Rukavina's type of hereditary neuropathic amyloidosis (e) – amyloidosis, neuropathic hereditary, Indiana type (e)

Def.: Autosomal-dominant vererbte Amyloidose mit Neuropathie.

A.: John G. Rukavina, Dermatologe, Michigan/USA.

Diagn. Krit.: (1) Karpaltunnel-Symptomatik. – (2) Selten Polyneuropathie der oberen oder unteren Extremitäten. – (3) Glaskörpertrübung. – (4) Hepatomegalie. – (5) Herzrhythmusstörungen. – (6) Nachweis von Amyloidablagerungen in der Gingiva oder im Rektum (Biopsie). – (7) Sklerodermiforme Hautveränderungen distaler Extremitäten.

Ätiol.: Autosomal-dominante Erkrankung.

Pathog.: s.u. Amyloidosen. Amyloidablagerung in Nerven, Herz, Zunge, Larynx, Leber, Milz, Nebennieren, Nieren, Pankreas, Lunge, Prostata. Karpaltunnel-Symptomatik sowohl durch Infiltration des Nervs als auch des Lig. carpi transversum.

Bemerkungen: Erkrankungsbeginn im 4.– 5. Lebensjahrzehnt. Sehr langsame Progredienz (Überlebenszeit 14–40 Jahre). Als symptomatische Behandlung Operation von Engpaß-Neuropathien.

Lit.: Rukavina JG, Block WD, Jackson CE et al (1956) Primary systemic amyloidosis: a review and an experimental genetic and clinical study of 29 cases with particular emphasis on the familial form. Medicine (Baltimore) 35: 239. – Saraiva MJM (1992) Recent advances in the molecular pathology of familial amyloid polyneuropathy. Neuromusc Disord 1: 3–6. – Schlesinger AS, Duggins VA, Masucci EF (1962) Peripheral neuropathy in familial primary amyloidosis. Brain 85: 357–370.

McK: 176300.0006

W. Müller-Felber/DP

Amyloid-Polyneuropathie Typ III

Syn.: van-Allen-Syndrom – Polyneuropathie, amyloide, Iowa-Typ – van Allen's type of hereditary neuropathic amyloidosis (e) – amyloidosis, neuropathic, hereditary, Iowa type (e)

Def.: Autosomal-dominant vererbte Polyneuropathie bei Amyloidose.

A.: Erstbeschreibung 1969 durch Maurice W. van Allen, Neurologe, Iowa City/USA, und Mitarbeiter.

Diagn. Krit.: (1) Nervensystem: symmetrische Polyneuropathie mit anfangs Schmerzen, Parästhesien, Schwäche, Hyp-, Analgesie der unteren Extremitäten; später auch obere Extremitäten betroffen; Liquoreiweiß erhöht. – (2) Übrige Organe: Niereninsuffizienz mit arterieller Hypertonie; peptische Ulzera; Katarakt ohne sonstige Augenbeteiligung; Hypakusis.

Ätiol.: Autosomal-dominant vererbte Erkrankung durch Austausch einer Aminosäure im Apolipoprotein A1.

Pathog.: s.u. Amyloidosen. Ablagerung von Amyloid in Leber, Milz, Nieren, Nebennieren, Hoden und Nerven.

Bemerkungen: Erkrankungsbeginn im 4. Lebensjahrzehnt; mittlere Überlebensdauer 17 Jahre.

Lit.: van Allen MW, Frohlich JA, Davis JR (1969) Inherited predisposition to generalized amyloidosis. Clinical and pathological study of a family with neuropathy, nephropathy and peptic ulcer. Neurology 19: 10–25. – Saraiva MJM (1992) Recent advances in the molecular pathology of familial amyloid polyneuropathy. Neuromusc Disord 1: 3–6.

McK: 107680.0010

W. Müller-Felber/DP

Amyloid-Polyneuropathie Typ IV

Syn.: Meretoja-Syndrom – Meretoja's syndrome (e) – cranial neuropathy with corneal lattice dystrophy (Meretoja) (e) – Meretoja's type of hereditary neuropathic amyloidosis (e) – Amyloidosis V – Finland type amyloidosis (e) – Meretoja type amyloidosis (e)

Def.: Autosomal-dominant vererbte Amyloidose mit Neuropathie-Symptomatik.

A.: Erstbeschreibung 1969 durch J. Meretoja, Helsinki.

Diagn. Krit.: (1) Auge: gittrige Hornhautdystrophie im

Amyoplasie

3. Lebensjahrzehnt, Hornhautulzera, selten Iridozyklitis oder Erblindung. – **(2)** Hirnnerven: Parese der oberen (seltener der unteren) Fazialisäste etwa im 5. Lebensjahrzehnt, selten andere Hirnnervenausfälle (Okulomotorik, Hypakusis). – **(3)** Selten distal symmetrische sensomotorische Polyneuropathie. – **(4)** Haut: Verdickung oder Hautatrophie (vor allem Gesicht). – **(5)** Sonstige Organbeteiligung: a) leichte Proteinurie; b) geringe Kardiomyopathie; c) Arthropathie.
Ätiol.: Autosomal-dominante Erkrankung durch Austausch einer Aminosäure von Gelsolin.
Pathog.: s.u. Amyloidosen. Amyloid kann in fast jedem Organ nachgewiesen werden, am ausgeprägtesten in Blutgefäßen. Endoneurium der Hirnnerven stärker betroffen als periphere Nerven.
Bemerkungen: Vorkommen vor allem in Finnland. Gute Prognose.
Lit.: Kiuru S (1992) Familial amyloidosis of the finish type (FAF). A clinical study of 30 patients. Acta neurol scand 86: 346–353. – Meretoja J (1973) Inherited systemic amyloidosis with lattice corneal dystrophy. Acad Dissertation, Helsinki.
McK: 105120
W. Müller-Felber/DP

amyloid syndrome, neuropathic, Portuguese type (e): Amyloid-Polyneuropathie Typ I
amyloid syndrome, neuropathic, type I (e): Amyloid-Polyneuropathie Typ I
Amylopektinose: Glykogenspeicherkrankheit Typ 4
Amylophagie-Syndrom: Pica-Syndrom

Amyoplasie

Syn.: Myodystrophia congenita – Dystrophia muscularis congenita – myodystrophia fetalis deformans – congenital arthromyodysplasia (e)
Def.: Distinktes, sporadisch auftretendes Krankheitsbild aus der Gruppe der Arthrogryposis multiplex congenita (konnatale Kontrakturen) mit charakteristischer Handhaltung (»policeman tip appearance«) und reduzierter Muskelmasse der Extremitäten.
A.: Der englische Pädiater Wilfrid Sheldon, 1901–, prägte 1932 den Begriff der Amyoplasia congenita. Die Erstbeschreibung des Krankheitsbildes 1880 geht auf Jules Renée Guerin zurück. Judith Hall, Humangenetikerin, Vancouver, und Mitarbeiter definierten das Krankheitsbild 1983 als eigenständiges Syndrom.
Diagn. Krit.: **(1)** Gesichtsdysmorphien: kapilläres Hämangiom des Mittelgesichts; rundes Gesicht; kurze Nase mit aufwärts gerichteten Nasenlöchern; leichte Mikrogenie; leichter Trismus; leichte Gesichtsasymmetrie (gelegentlich). – **(2)** Skelettanomalien: Skoliose (nicht obligat); Dislokation des Radiusköpfchens; Fehlen der Patella. – **(3)** Symmetrische Kontrakturen: Innenrotation im Schultergelenk; gelegentlich axilläre Pterygien; Streckkontraktur des Ellenbogengelenks im Kindesalter, später in Beugungen übergehend; Handgelenk nach hinten außen rotiert (»policeman tip appearance«); Beugekontrakturen der Finger; Pes equinovarus; reduzierte Muskelmasse; Gelenkgrübchen; Abduktion im Hüftgelenk; Hüftgelenkdysplasie; Pterygien bilden sich im Kindesalter über den Ellenbeugen und Kniegelenken und im Axillarbereich aus. – **(4)** Histologie: Muskelgewebe durch Fettgewebe und Bindegewebe ersetzt, uneinheitliche muskelhistologische Befunde, regionale Vorderhornzelldegeneration. – **(5)** Kleinwuchs; Hypoplasie der Labia majora oder des Skrotums (gelegentlich); Kryptorchismus (gelegentlich); Gastroschisis (3% der Patienten). – **(6)** Normale Intelligenz.
Ätiol.: Unbekannt, meist sporadisch auftretendes Krankheitsbild. Diskordanz bei eineiigen Zwillingen. Der von Lacassie und Mitarbeitern 1977 berichtete Fall mit autosomal-dominantem Erbgang stellt möglicherweise ein anderes Krankheitsbild dar.
Pathog.: Unbekannt. Vermutet wird eine regionale Minderdurchblutung während der Embryogenese, die Folge unterschiedlicher, auch exogener Einflüsse sein kann.
Bemerkungen: Gute Prognose durch rechtzeitige krankengymnastische Behandlung und physikalische Therapie. Hoher Anteil monozygoter Zwillingsschwangerschaften (8%). Hoher Anteil an Steißlagen bei Geburt. Es besteht die Gefahr der Fraktur des Femur bei geburtshilflichen Maßnahmen.
Lit.: Guerin J (1880) Recherches sur les difformités congénitales chez les monstres, le foetus et l'enfant. Paris, mit Tafelband. – Hall JG, Reed SD, Driscoll EP (1983) Part I Amyoplasia: a common, sporadic condition with congenital contractures. Am J Med Genet 15: 571–590. – Hall JG, Reed SD, McGillivray BC et al (1983) Part II Amyoplasia: Twinning in amyoplasia – A specific type of arthrogryposis with an apparent excess of discordantly affected identical twins. Am J Med Genet 15: 591–599. – Lacassie Y, Sack GH, McKusick VA (1977) An autosomal dominant form of arthrogryposis multiplex congenita (AMC) with unusual dermatoglyphics. BDOAS XIII(3B): 246–247. – Reid SD, Hall JG, Anderson C et al (1986) Association of amyoplasia with gastroschisis, bowel atresia, and defects of the muscular layer of the trunk. Am J Med Genet 24: 701–710. – Sheldon W (1932) Amyoplasia congenita. Arch Dis Child 7: 117–139. – Valentin B (1937) Die multiple angeborene Gelenkstarre. In: Schwalbe E, Gruber GB (Hrsg) Die Morphologie der Fehlbildungen der Menschen und der Tiere, III. S 488–501. Fischer, Jena.
McK: 108110
U. G. Froster/AS

Amyotonia congenita (Collier und Wilson): Oppenheim-Krankheit
Amyotonia congenita (Oppenheim): Floppy-Infant-Symptomatik
Amyotrophia nuclearis progressiva, spinale Form: Muskelatrophie, spinale adulte, Typ Duchenne-Aran
Amyotrophie, hereditäre neurogene proximale: Muskelatrophie, spinale, Typ Kugelberg-Welander
Amyotrophie, neuralgische: Parsonage-Turner-Symptomatik
Amyotrophie, skapulo-peroneale: Muskelatrophie, spinale skapulo-peroneale, Typ Brossard-Kaeser
Anämie, familiäre hämolytische: Sphärozytose
Anämie, familiäre megaloblastäre, mit Proteinurie: Imerslund-Gräsbeck-Syndrom
Anämie, kongenitale, hypoplastische, Typ Blackfan Diamond: Blackfan-Diamond-Anämie

Anämie, megaloblastische

Syn.: Zuelzer-Ogden-Syndrom – megaloblastic anemia (e)
Def.: Megaloblastische Anämie im Kleinkindalter, die durch die Gabe von Folsäure behandelbar ist (urspr.); im erweiterten Sinn: Anämie mit megaloblastären Veränderungen aller hämatopoetischen Zellreihen im Knochenmark, verursacht durch Vitamin B_{12}- (perniziöse Anämie) und/oder Folsäuremangel infolge ungenügender Zufuhr oder Verwertungsstörung, oder auch als Folge einer Therapie mit Antimetaboliten (z.B. Methotrexat, Trimethoprim).
A.: Erstbeschreibung 1946 durch Wolf W. Zuelzer, 1909–, Pädiater, Detroit, und F. N. Ogden, amerikanischer Arzt.

Diagn. Krit.: **(1)** Zunehmende Anämie während des 1. Lebensjahres (Erstbeschr.), bzw. in jedem Lebensalter. – **(2)** Infektzeichen im Bereich des Respirations- und Verdauungstraktes. – **(3)** Hyperchrome, megaloblastäre Anämie. – **(4)** Im Knochenmark megaloblastäre Reifungsstörung der Erythropoese und anderer Zellstränge. – **(5)** Histamin-sensible Achylie. – **(6)** Evtl. Zeichen von Skorbut.
Ätiol.: Erworbene Störung, vermutlich durch alimentär bedingten Folsäuremangel, u.U. kombiniert mit anderen Hypovitaminosen.
Pathog.: Durch den Mangel an Vitamin B_{12} oder Folsäure kommt es zu einer Störung der DNA-Synthese, während Hämoglobin normal produziert wird, daher verstärkte Hämoglobinbeladung des Einzelerythrozyten.
Bemerkungen: Kein eigenständiges Krankheitsbild, sondern Folge eines Vitamin B_{12}- oder Folsäuremangels. Abzugrenzen von der megaloblastischen Anämie in Folge Dihydrofolat-Reduktase-Mangels, bei der die Gabe von Folsäure nicht zu einer Besserung führt und eine Behandlung mit Formyltetrahydrofolsäure notwendig ist; ebenfalls abzugrenzen von der Thiamin-sensiblen megaloblastischen Anämie (Roger-Syndrom).
Lit.: Cooper BA, Rosenblatt DS, Whitehead VM (1993) Megaloblastic anemia. In: Nathan DG, Oski FA (eds) Hematology of infancy and childhood, 4th ed, Vol I. Saunders, Philadelphia, London, Toronto. – Erbe RW (1975) Inborn errors of folate metabolism. N Engl J Med 293: 753, 807. – Tauro GP, Danks DM, Rowe PB et al (1976) Dihydrofolate reductase deficiency causing megaloblastic anemia in two families. N Engl J Med 294: 466. – Walters TR (1967) Congenital megaloblastic anemia responsive to N(5)-formyltetrahydrofolic acid administration. J Pediat 70: 686. – Zuelzer WW, Ogden FN (1946) Megaloblastic anemia in infancy: a common syndrome responding specifically to folic acid therapy. Am J Dis Child 71: 211.
G. Henze/JK

Anämie, transitorische aplastische: Knochenmarkaplasie, passagere
Anästhesie, thalamische hyperästhetische: Thalamus-Symptomatik, posterolaterale
analgesic paralysis with whitlow (e): Morvan-Syndrom II

Analgesie, kongenitale
Syn.: Schmerzindifferenz, angeborene universelle
Def.: Angeborenes, isoliertes Fehlen der Schmerzempfindlichkeit.
A.: Erste fachmedizinische Beschreibung 1932 durch G. Dearborne und A. van Ness.
Diagn. Krit.: **(1)** Ab Geburt fehlen isoliert und ohne weitere Ausfälle die Schmerzempfindlichkeit und die mit Schmerzen verbundenen vegetativen Äußerungen (Pupillenreaktion, Schweißausbruch, Tachykardie, Blutdruckanstieg). – **(2)** Folgen sind Verletzungen mit schlechter Heilung mangels Schonung, zum Teil durch Automutilationen. – **(3)** Nur gelegentlich Assoziation anderer zerebraler Fehlfunktionen: Oligophrenie, Epilepsie, Worttaubheit, Anosmie.
Ätiol.: Wahrscheinlich autosomal-rezessiv erblich.
Pathog.: Nicht sicher geklärt.
Bemerkungen: Befunde an peripheren sensiblen Nerven und Rückenmark divergieren. Die häufige Verbindung mit Pigmentarmut und Café-au-lait-Flecken legen eine von der Neuralleiste ausgehende Fehlbildung nahe. Abzutrennen sind Analgesie-Formen mit weiteren Ausfällen wie eine autonome Dysfunktion bei Riley-Day-Syndrom. Im Gegensatz hierzu sind Tränen- und Schweißdrüsen und fungiforme Zungenpapillen vorhanden. Von der hereditären sensorisch-autonomen Neuropathie (Typ IV = Swanson-Syndrom, wobei der Lissauer-Trakt fehlt) unterscheidet sich die kongenitale Analgesie durch normale morphologische und funktionelle Befunde an Rückenmark und peripheren Nerven.
Lit.: Dearborne G, van Ness A (1932) A case of congenital general pure analgesia. J Nerv Ment Dis 75: 612–615. – Serratrice G (1992) Indifférence et insensibilité congénitales a la douleur. Bull Acad Natl Med 176(5): 609–618. – Thrush DC (1973) Congenital insensitivity to pain. Brain 96: 369–386.
McK: 243000
B. Reitter/DP

Analphalipoproteinämie: Tangier-Krankheit
anaphylaktoide Purpura (Schoenlein-Henoch-Glanzmann): Purpura Schoenlein-Henoch
Andermann-Syndrom: Balkenmangel mit Neuronopathie
Andersen-Krankheit: Glykogenspeicherkrankheit Typ 4
Anders-Krankheit: Lipomatosis dolorosa (Dercum)

Anderson-Syndrom
Syn.: Chylomikronen-Retentionskrankheit – Hypobetalipoproteinämie mit intestinalem Lipidtransportdefekt
Def.: Familiäre Hypobetalipoproteinämie mit einer Retention von Lipiden in den Enterozyten des Dünndarms; kein Nachweis von Chylomikronen im Blut, was auf eine Transportstörung im Dünndarm hinweist.
A.: Erstbeschreibung 1961 durch C. M. Anderson.
Diagn. Krit.: **(1)** Chronische Diarrhö, Fettmalabsorption und chronische Gedeihstörung, rekurrierende Infektionen im Säuglingsalter. – **(2)** Kein Nachweis von Chylomikronen im Plasma; erniedrigte Plasmakonzentrationen für low density lipoproteins (LDL), high density lipoproteins (HDL), Apolipoprotein B und A-I sowie fettlösliche Vitamine. – **(3)** Dünndarmbiopsie nach einer Fettbelastung zeigt lichtmikroskopisch fettbeladene Enterozyten, elektronenmikroskopisch Ansammlungen von Fettpartikeln mit Chylomikronen sowie Aggregate von Fetttröpfchen in dilatierten Vesikeln im Bereich des endoplasmatischen Retikulums. Durch immunenzymatische Färbungen der Enterozyten konnten größere Mengen an Apolipoprotein B48 bzw. Fragmente davon nachgewiesen werden, nicht jedoch Apolipoprotein B100. Geringe Apolipoprotein-B48-Konzentrationen wurden auch im Plasma gefunden. – **(4)** Einzelne Patienten wiesen eine leichte Akanthozytose und neurologische Symptome auf, die auf einen Vitamin-E-Mangel zurückzuführen sind (fehlende Muskeleigenreflexe, verminderter Vibrationssinn, mentale Retardierung und Störung des Farbsehens).
Ätiol.: Autosomal-rezessives Erbleiden. Die genetische Beziehung zur Abetalipoproteinämie ist unbekannt.
Pathog.: Unbekannt. Als sicher gilt, daß es sich nicht um einen Defekt im Apolipoprotein-B-Gen handelt. Eine verminderte Glycosylierung von Apolipoprotein B hat wahrscheinlich eine verminderte Sekretion oder Bildung von Chylomikronen zur Folge.
Bemerkungen: Unter Restriktion von langkettigen Fettsäuren, Supplementation von essentiellen und mittelkettigen Fettsäuren und fettlöslichen Vitaminen normales Wachstum und psychosoziale Entwicklung. **(DD)** Abetalipoproteinämie.
Lit.: Anderson CM, Townley RRW, Freeman M, Johansen P (1961) Unusual causes of steatorrhoea in infancy and childhood.

Med J Aus 2: 617–622. – Bouma ME, Beucler I, Aggerbeck LP et al (1986) Hypobetalipoproteinemia with accumulation of an apoprotein B-like protein in intestinal cells: immunoenzymatic and biochemical characterization of seven cases of Anderson's disease. J Clin Invest 78: 398–410. – Lamy M, Frezal J, Rey J et al (1967) Diarrhée chronique par trouble du transfert intra-cellulaire des lipides. Arch Franc Pediat 24: 1079 only. – Levy E, Marcel Y, Deckelbaum RJ et al (1988) Intestinal apo B synthesis, lipids and lipoproteins in chylomicron retention disease. J Lipid Res 28: 1263–1274. – Pessah M, Benlian P, Beucler I et al (1991) Anderson's disease: genetic exclusion of the apolipoprotein-B gene in two families. J Clin Invest 87: 367–370. – Roy CC, Levy E, Green PHR et al (1987) Malabsorption, hypocholesterolemia, and fat-filled enterocytes with increased intestinal apoprotein B: chylomicron retention disease. Gastroenterology 92: 390–399. – Strich D, Goldstein R, Phillips A et al (1993) Anderson's disease: no linkage to the apo B locus. J Pediatr Gastroenterol Nutr 16: 257–264.
McK: 246700
M. Becker/JK

Anders-Syndrom: Lipomatosis dolorosa (Dercum)
Andrade Typ der erblichen Polyneuropathie: Amyloid-Polyneuropathie Typ I
Andrade's type of hereditary neuropathic amyloidosis: Amyloid-Polyneuropathie Typ I
androgen insensitivity syndrome, complete (e): Feminisierung, testikuläre komplette
Androgenresistenz, komplette: Feminisierung, testikuläre komplette
Androgenresistenz, partielle: Reifenstein-Syndrom
Androgenrezeptordefekt: Feminisierung, testikuläre komplette
anemia, pernicious (e): Biermer-Syndrom

Anetodermie
Syn.: macular atrophy (e) – Anetodermie Typ Schweninger-Buzzi – Anetodermie Typ Jadassohn-Pellizari – Anetodermie Typ Alexander – Atrophodermie erythemateuse en plaques (fz) – Atrophia maculosa cutis – Dermatitis atrophicans maculosa
Def.: Gruppe inflammatorischer oder hautfarbener Elastolyse der Haut, die zu Atrophie und sackartiger Ausstülpung führt.
A.: Erstbeschreibung 1881 durch Ernst Schweninger und Fausto Buzzi. – Bericht über die inflammatorische Variante durch Celso Pellizari 1884 und Josef Jadassohn 1892.
Diagn. Krit.: **(1)** Scharf umschriebene, hautfarbene oder gerötete, leicht eingesunkene oder sackartig vorgestülpte Effloreszenzen. – **(2)** Palpatorisch ist die Haut wie in ein umschriebenes Loch eindrückbar. – **(3)** Bevorzugung des Stammes, darüber hinaus aber auch jede andere Lokalisation möglich. Anordnung und Ausrichtung häufig in Hautspaltlinien. – **(4)** Histologisch: Verlust der elastischen Fasern. – **(5)** Sekundär nach inflammatorischen Dermatosen wie Varizellen, Akne, Lichen planus, Lupus vulgaris, Akrodermatitis atrophicans sowie Erkrankungen mit Tumorbildung, z.B. Xanthome, Mycosis fungoides und andere Lymphome.
Ätiol.: Unbekannt.
Pathog.: Primär oder postinflammatorisch Fragmentierung und Rarefizierung der großen elastischen Fasern. Kleine elastische Fibrillen sind erhalten (oder Neosynthese). Nachweis von Phagozytose von Elastikafragmenten in Makrophagen. Anlagerung von IgM und C3 an die Basalmembran, von C3 auch an elastische Fasern. Biochemischer Nachweis von Desmosin (Elastin) in läsionaler Haut.
Bemerkungen: Gelegentlich liegt eine Lichtprovozierbarkeit der anetodermischen Herde vor. In diesen Fällen ist eine Resochinbehandlung zu erwägen.
Lit.: Dikarinen AI, Palatsie R, Adomian GE et al (1984) Anetoderma: Biochemical and ultrastructural demonstration of elastin defect in the skin of three patients. J Am Acad Dermatol 11: 66–72. – Hauser W (1958) Dermatitis atrophicans maculosa. In: Gottron HA, Schönfeld W (Hrsg) Dermatologie und Venerologie, Bd 2: 867. Thieme, Stuttgart. – Jadassohn J (1892) Über eine eigenartige Form von „Atrophia maculosa cutis". Arch Dermatol Syphilol (Berlin) 24: 342. – Kossard S, Kronman KR, Dicken CH, Schroeter Al (1979) Inflammatory macular atrophy immunofluorescent and ultrastructural findings. J Am Acad Dermatol 1: 325–334. – Pellizari C (1884) Eritema orticato atrofizzante atrophia partiale idiopathica della pelle. Gior Ital Mal Ven 19: 230. – Schweninger E, Buzzi F (1881) Multiple benign tumor like new growth of the skin. In: Interläsionaler Atlas von seltenen Hautkrankheiten, Teil 5 Tafel 15. L. Voss, Leipzig. – Venencie PY, Winkelmann RK, Moore BA (1984) Anetoderma clinical findings, associations and long term follow up evaluations. Arch Dermatol 120: 1032–1039.
H. Mensing/GB

Anetodermie Typ Alexander: Anetodermie
Anetodermie Typ Jadassohn-Pellizari: Anetodermie
Anetodermie Typ Schweninger-Buzzi: Anetodermie
aneurysm, cerebroretinal, arteriovenous (e): Bonnet-Dechaume-Blanc-Syndrom
aneurysm of internal carotid artery syndrome (e): Sinus-cavernosus-Symptomatik, vordere
Anfall-Syndrom, posttraumatisches: Jackson-Anfälle
Angel-dust-Syndrom: Phencyclidin-Fetopathie

Angelman-Syndrom
Syn.: happy-puppet syndrome (e) – syndrome du pantin hilare (fz) – syndrome de la marionnette joyeuse (fz) – sindrome de la marionetta alegre (i)
Def.: Distinkte Form schwerer geistiger Behinderung mit ausbleibender Sprache, kombiniert mit charakteristischem Gesichts-/Verhaltensphänotyp und neurologischen Auffälligkeiten (u.a. Epilepsie und Ataxie).

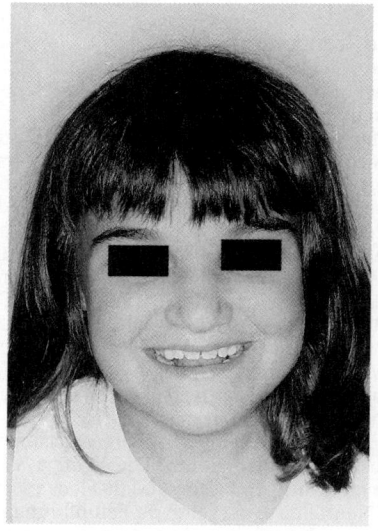

Angelman-Syndrom

A.: Harry Angelman, englischer Kinderarzt, Warrington/Cheshire, England, beschrieb 1965 drei miteinander nicht verwandte, geistig schwer behinderte Kinder; er nannte sie »puppet children«, einerseits wegen ihres auffallenden Gangs, andererseits wegen der Ähnlichkeit mit einem auf einem Gemälde vom italienischen Maler Giovanni Francesco Caroto dargestellten Bub, der fröhlich eine Puppe auf den Armen trägt. Später wurde die etwas abschätzige Bezeichnung »happy puppet syndrome« von anderen Klinikern eingeführt.

Diagn. Krit.: **(1)** Schwere geistige Behinderung mit verzögerter motorischer Entwicklung und ausbleibender Sprache, meist im ersten Lebensjahr bemerkt. – **(2)** Schädel/Gesicht: Mikrobrachyzephalie, blondes Haar, tiefliegende und meist blaue Augen, Mittelgesichtshypoplasie, Makrostomie mit dünner Oberlippe, weit auseinanderstehende Zähne, prominente Mandibula. – **(3)** Neurologisch: Katzenschrei in der Neonatalperiode, Ataxie mit steifem breitbeinigem Gang und flektierten Armen ab Gehbeginn, Krämpfe, abnormes EEG mit charakteristischen Veränderungen bei passivem Augenschluß, ausschießende Bewegungen, repetitives Herausschnellen der Zunge. – **(4)** Verhalten: Fröhlichkeit mit häufigem und leicht provozierbarem Lachen, zum Teil unmotiviert (z.B. bei Blutentnahme), schwere transiente Schlafstörungen, Hyperaktivität.

Ätiol.: Mutation oder Deletion eines noch nicht sicher identifizierten, väterlich geprägten (»imprinted«, d.h. das väterliche Allel wird gesetzmäßig »ausgeschaltet«) Gens auf 15q11.2–q12, also in der gleichen Region wie die Gene für das Prader-Willi-Syndrom. Etwa 75% der mittels molekulargenetischer Techniken untersuchten Fälle weisen eine de novo interstitielle Deletion im mütterlichen Chromosom, Region 15q11–13, auf. Selten wurde eine väterliche Disomie (zwei Chromosomen eines Paares vom gleichen Elternteil) vom Chromosom 15 beobachtet. Die übrigen Fälle, darunter häufig Geschwister, weisen vermutlich keine Deletion, sondern eine Mutation im »Angelman-Gen« auf (betroffene Geschwister erben immer das gleiche mütterliche Chromosom 15).

Pathog.: Unbekannt.

Bemerkungen: Bei Verdacht auf das klinische Vorliegen des Syndroms kann die Diagnose mittels molekulargenetischer Untersuchungen des Chromosoms 15 in den meisten Fällen gesichert werden. Bei negativem Befund und eindeutiger Klinik ist das Wiederholungsrisiko für gleicherweise betroffene Geschwister hoch (bis 50%). Fälle von mütterlicher Deletion und väterlicher Disomie unterscheiden sich durch das Vorliegen von Hypopigmentation nur bei Deletionen. **(DD)** Rett-Syndrom bei Mädchen in den ersten Lebensmonaten – X-gebundene α-Thalassämie mit geistiger Behinderung (ATR-X) bei Knaben.

Lit.: Angelman H (1965) „Puppet" children: A report on three cases. Dev Med Child Neurol 7: 681–688. – Boyd SG, Harden A, Patton MA (1988) The EEG in early diagnosis of the Angelman (happy puppet) syndrome. Eur J Pediatr 147: 508–513. – Chan C-TJ, Clayton//Smith J, Cheng X-J et al (1993) Molecular mechanisms in Angelman syndrome: a survey of 93 patients. J Med Genet 30: 895–902. – Clayton//Smith J (1993) Clinical research on Angelman syndrome in the United Kingdom: Observations on 82 affected individuals. Am J Med Genet 46: 12–15. – Clayton//Smith J, Pembrey ME (1992) Angelman syndrome. J Med Genet 29: 412–415. – Webb T, Malcolm S, Pembrey ME, Clayton//Smith J (1993) Inheritance of parental chromosomes 15 in Angelman syndrome – implications for the family. Genet Counseling 4: 1–6. – Williams CA, Angelman H, Clayton//Smith J et al (1995) Angelman syndrome: consensus for diagnostic criteria. Am J Med Genet 56: 237–238.

McK: 105830
A. Bottani/AS

Angina abdominalis

Syn.: Ortner-Syndrom (II) – Dyspragia intermittens angiosclerotica intestinalis – Angina intestinalis

Def.: Intermittierend auftretender Abdominalschmerz infolge einer Ischämie im Bereich der Mesenterialarterien, selten der A. coeliaca.

A.: Erstbeschreibung durch Norbert v. Ortner, Internist, Wien 1865–1935.

Diagn. Krit.: **(1)** Anfallsweise, meist 15–30 Minuten nach Mahlzeiten auftretender, abdomineller Schmerz, der über Stunden postprandial anhalten kann. Exogener Auslöser kann ebenso fehlen. – **(2)** Durch zunehmend verminderte Nahrungsaufnahme Gewichtsverlust. – **(3)** In schweren Fällen Malabsorption. – **(4)** Abdominelle Strömungsgeräusche. – **(5)** Hinweisend sind höheres Alter der Patienten sowie weitere vaskuläre Manifestationen (Herz, Beingefäße). – **(6)** Arteriographischer Nachweis von Stenosen und Verschlüssen des Mesenterialstromgebietes sowie zum Teil ausgeprägte Kollateralisierung. Ggf. Gefäßveränderungen durch Duplexsonographie faßbar.

Ätiol.: Chronische Durchblutungsstörungen der Mesenterialgefäße durch arteriosklerotische Veränderungen, selten Arteriitis.

Pathog.: Ischämiebedingte Funktionsstörung.

Bemerkungen: Durch ausgeprägte Kollateralisierung kann die klinische Symptomatik gering ausgeprägt sein und allein der angiographische Nachweis die Diagnose sichern. Progression der Erkrankung bis zum Mesenterialinfarkt möglich. Therapie: chirurgische Resektion der arteriellen Obstruktion bzw. arterielle Bypass-Versorgung.

Lit.: Kriessmann A (1970) Diagnostik der Angina abdominalis. Dtsch Med Wschr 95: 2383. – Ortner N (1902) Zur Klinik der Angiosklerose der Darmarterien (dyspragia intermittens angiosclerotica intestinalis). Wien Klin Wschr 15: 1166. – Williams L (1988) Mesenteric ischemia. Surg Clin North Am 68: 331.

H.-H. Osterhues/GA

angina cruris (e): Charcot-Syndrom I
Angina intestinalis: Angina abdominalis
Angina, vasospastische: Prinzmetal-Angina(-pectoris)
Angiodysgenesia spinalis (Kothe): Foix-Alajouanine-Syndrom
angiofollicular lymphnode hyperplasia (e): Castleman-Lymphom
Angiokeratoma corporis diffusum: Fabry-Krankheit
Angiolipoma microthromboticum: Angiolipomatosis, familiäre

Angiolipomatosis, familiäre

Syn.: Angiolipoma microthromboticum

Def.: Familiäres Auftreten von multiplen kutanen Angiolipomen in symmetrischer Anordnung vorwiegend im Bereiche der Extremitäten.

A.: K. K. Klem, norwegischer Kliniker. – Erstbeschreibung 1949. – John Templeton Bowen, Boston, beschrieb 1912 erstmals die Histologie des Angiolipoms.

Diagn. Krit.: **(1)** Vorwiegend im Bereich der Extremitäten – meist gelenknah – finden sich unscharf begrenzte, subkutane Knoten in symmetrischer Anordnung. – **(2)** Die bedeckende Haut ist unauffällig und mäßig gut über den Knoten verschieblich. – **(3)** Ausdehnung des Tumorgewebes zwischen Muskeln, Sehnen und Gelenkkapseln, jedoch ohne Infiltration. – **(4)** Eingeschränkte Beweglichkeit der befallenen Gelenke und Osteoporose im Bereich der angrenzenden Knochen. – **(5)** Beginn in früher Kindheit, langsames Wachstum, Rezidive nach unvoll-

ständiger Entfernung, keine spontane Rückbildungstendenz.
Ätiol.: Ein autosomal-rezessiver Vererbungsmodus wird diskutiert.
Pathog.: Histologisch gutartiger mesenchymaler Tumor aus reifem Fettgewebe und gut geformten Arteriolen, Venolen und Kapillaren mit zahlreichen Fibrinthromben, der im Gegensatz zu solitären Angiolipomen keine fibröse Kapsel aufweist. Im Vergleich zu gewöhnlichen Lipomen ist der Anteil der Gefäßkomponente auf 15 bis 50% erhöht.
Bemerkungen: (DD) Angiomyolipome beim Bourneville-Pringle-Syndrom – multiple Lipome beim Gardner-Syndrom – familiäre Lipomatoseformen. Nach Ansicht mancher Autoren kann zwischen familiärer Angiolipomatosis und familiärer Lipomatosis nicht sicher unterschieden werden.
Lit.: Hapnes SA, Boman H, Skeie SO (1980) Familial angiolipomatosis. Clin Genet 17: 202–208. – Klem KK (1949) Multiple lipoma – angiolipomas. Acta Chir Scand 97: 527–532. – Koudstaal J (1974) Angiolipoma microthromboticum. Ned T Geneesk 118: 526–531.
McK: 206550
H. P. Soyer/GB

angiolymphoide Hyperplasie
Syn.: eosinophile Lymphofollikulose – Morbus Kimura – Granulom, atypisches, pseudopyogenes – angiolymphoide Hyperplasie mit Eosinophilie – histiozytische Hämangiome
Def.: Proliferation kleiner Gefäße mit oder ohne Vakuolen im Bereich der Endothelzellen und lymphozytäre Infiltration mit Ausbildung follikulärer Strukturen; Eosinophilie nicht obligat.
Bemerkungen: Formenkreis von Erkrankungen mit unterschiedlichem histologischem Erscheinungsmuster. Von Rosai und Mitarbeitern wurde der Überbegriff der histiozytoiden Hämangiome geprägt, der auch extrakutane Organmanifestationen beinhalten kann.
Lit.: Allen PW, Ramakrishna B, MacCormac LB (1992) The histiocytoid hemangiomas and other controversies. Pathol Annu 27: 51–87. – Chun SI, Ji HG (1992) Kimura's disease and angiolymphoid hyperplasia with eosinophilia: Clinical and histopathologic differences. J Am Acad Dermatol 27: 954–958. – Dannaker C, Piacquadio D, Willoughby CB, Goltz RW (1989) Histiocytoid hemangioma: a disease spectrum. Report of a case with simultaneous cutaneous and bone marrow involvement limited to one extremity. J Am Acad Dermatol 21: 204–209. – Kawada H (1976) Morbus Kimura. Darstellung der Erkrankung und ihre Differentialdiagnose. Hautarzt 27: 309–317. – Rosai J, Gold J, Landy R (1979) The histiocytoid haemangiomas. Hum Pathol 10: 707–730.
G. Burg/GB

angiolymphoide Hyperplasie mit Eosinophilie: angiolymphoide Hyperplasie

Angioma racemosum des Rückenmarks (Benda): Foix-Alajouanine-Syndrom

Angiomatose, diffuse kortikomeningeale
Syn.: Divry-van-Bogaert-Syndrom
Def.: Kortikomeningeale Angiomatose mit schweren neurologischen Defekten und Cutis marmorata.
A.: Gemeinsame Erstbeschreibung der Krankheit 1946 durch Ludo van Bogaert, 1898–, Neurologe, Antwerpen, und Paul Divry, 1889–, belgischer Arzt.
Diagn. Krit.: (1) Kongenitale Cutis marmorata an Rücken, Flanken, Gesäß und Beinen. – (2) Akrozyanose an Händen, Ellenbogen und Knien. – (3) Nicht verkalkende kortikomeningeale Angiomatose (besonders okzipital) mit Epilepsie, progredienter Demenz sowie pyramidalen und extrapyramidalen Bewegungsstörungen. – (4) Diffuse Degeneration der weißen Substanz. – (5) Fleckige Hyperpigmentierung am Stamm. – (6) Hemianopsie und Netzhautangiome.
Ätiol.: Autosomal-rezessiv vererbt.
Pathog.: Die neurokutane Gefäßfehlbildung führt zu zunehmender Zerstörung im Zentralnervensystem.
Bemerkungen: Die Epilepsie ist sehr therapieresistent. Oft tödlicher Ausgang im Kindesalter.
Lit.: Bussone G, Parati EA, Boiardi A et al (1984) Divry-van Bogaert syndrome. Clinical and ultrastructural findings. Arch Neurol 41: 560–562. – Divry P, van Bogaert L (1946) Une maladie familiale caractérisée par une angiomatose diffuse corticoméningée non calcificante et une démyélinisation progressive de la substance blanche. J Neurol Neurosurg Psych 9: 41–54. – Owen LG, Hanno R (1978) Neurocutaneous syndromes. Cutis 21: 848–851.
McK: 206570
J. Smolle/GB

Angiomatose, metamere
Syn.: cutaneomeningo spinale Angiomatose – Cobb-Syndrom
Def.: Metamer auftretendes vertebrales Hämangiom mit kutanem Nävus.
A.: Erstbeschreibung 1915 durch J. Cobb, Internist.
Diagn. Krit.: (1) Auftreten in der Kindheit und im frühen Erwachsenenalter. – (2) Kutaner Nävus und spinales Angiom im gleichen Nervensegment (meist Th 4–11). – (3) Haut: Livedo racemosa und Atrophie. – (4) Neurologische Symptome: Dysästhesien, Parästhesien, Paraplegie.
Ätiol.: Nicht geklärt.
Pathog.: Unbekannt.
Bemerkungen: 10% aller durch radiologische Techniken entdeckten vaskulären Malformationen müssen an ein Cobb-Syndrom denken lassen. Abgrenzung gegenüber anderen metameren Angiomatosen wie Sturge-Weber-Syndrom, Bonnet-Dechanne-Blanc oder Wyburn-Mason.
Lit.: Baraitser P, Shieff C (1990) Cutaneomeningo-Spinal Angiomatosis: The Syndrome of Cobb. A Case Report. Neuropediatrics 21: 160–161. – Cobb J (1915) Haemangioma of the spinal cord associated with skin naevi of the same metamer. Ann Surg 62: 641–649. – Kissel P, Dureux B (1972) Cobb Syndrome. Cutaneomeningospinal angiomatosis. In: Vinken PJ, Bruyn GW (eds) Handbook of Clinical Neurology, Vol 14, pp 442–445. North-Holland, Amsterdam.
R. Hein/GB

angiomatose myélencéphalo-occipitale (fz): Bonnet-Dechaume-Blanc-Syndrom

angiomatose opto-diencéphalique avec angiome rétinien cirsoide (fz): Bonnet-Dechaume-Blanc-Syndrom

Angiomatose, zerebro-retinale: von-Hippel-Lindau-Syndrom

Angiomatosis retinocerebellosa: von-Hippel-Lindau-Syndrom

angiome encéphalorétino-facial (fz): Bonnet-Dechaume-Blanc-Syndrom

angio-neuro-myomes artériels (Masson) (fz): Glomustumoren, multiple

angioneurotisches Ödem, allergisches (klassisches): Quincke-Ödem
angioneurotisches Ödem, hereditäres: Quincke-Ödem
Angioödem, allergisches (klassisches): Quincke-Ödem
Angioödem, hereditäres: Quincke-Ödem
Angiopathia retinae juvenilis (Cords): Eales-Syndrom
Angiopathie Axenfeld, juvenile: Eales-Syndrom
Angioreticuloma cerebelli: Lindau-Tumor
Angiosarkom bei chronischer Lymphstauung: Stewart-Treves-Angiosarkom
angle tumor syndrome (e): Kleinhirnbrückenwinkel-Symptomatik

Angststörung, generalisierte

Def.: Psychische Störung mit im Vordergrund stehender generalisierter und anhaltender Angst, die nicht auf bestimmte Situationen oder Objekte beschränkt, sondern »frei flottierend« ist. Mit ähnlicher, aber nicht identischer Bedeutung wurde bzw. wird der Begriff »Angstneurose« benutzt, der von den neueren operationalen psychiatrischen Diagnosesystemen (ICD 10, DSM-IV) allerdings nicht verwendet wird; s.a. Panikstörung, phobische Störung.
A.: Zahlreiche Autoren; keine ausgesprochene »Erstbeschreibung«. Das psychoanalytische Konzept der Angstneurose geht auf Sigmund Freud (1856–1939) zurück.
Diagn. Krit.: (1) Generalisierte, anhaltende, frei flottierende Angst. – (2) Zeichen vegetativer Erregung wie Nervosität, Zittern, Muskelspannung, Schwitzen, Benommenheit, Herzklopfen, Schwindelgefühle, unspezifische Oberbauchbeschwerden. – (3) Häufig (nicht wahnhafte) Befürchtungen in bezug auf die nahe Zukunft, etwa einem Angehörigen könne etwas zustoßen. – (4) Oft begleitende depressive Symptomatik.
Ätiol.: Heterogen. Individuell-psychologische, soziale und somatische, vor allem den Stoffwechsel von Neurotransmittern betreffende Faktoren werden diskutiert; bezüglich der letzteren stehen das noradrenerge, GABAerge und serotonerge System des frontalen Kortex und des limbischen Systems im Vordergrund des Interesses.
Pathog.: Psychodynamische Theorien verstehen die Angst als subjektiv und objektiv erkennbares Zeichen innerer Konflikte (z.B. Trennungstraumata), deren Wurzeln oft bis in die Kindheit reichen. Stärker an der aktuellen Symptomatik orientiert sind verhaltenstherapeutische Vorstellungen zur Pathogenese, die auf die Lernbarkeit und Verlernbarkeit von Angstreaktionen hinweisen. Pathogenetisch ist auch die jeweilige Persönlichkeit zu berücksichtigen, etwa in Form ängstlich-depressiver oder dependenter Züge.
Bemerkungen: Diese Störung ist bei Frauen deutlich häufiger als bei Männern (ca. 2 : 1). Oft steht sie in zumindest zeitlichem Zusammenhang mit langdauernden äußeren Belastungen. Der Verlauf ist ausgesprochen unterschiedlich. Entgegen früherer Annahme ist, vor allem bei fehlender oder unzulänglicher Behandlung, eine Chronifizierung eher die Regel denn die Ausnahme. Sekundäre Suchtentwicklungen, v.a. vom Benzodiazepin-Typ, sind häufig.
Lit.: Anderson DJ, Noyes R Jr, Crowe RR (1984) A comparison of panic disorder and generalized anxiety disorder. Amer J Psychiatry 141: 572–578. – Barlow DH, Blanchard EB, Vermilyea JA (1986) Generalized anxiety and generalized anxiety disorder: Description and reconceptualization. Amer J Psychiatry 143: 40–46. – Freud S (1895) Über die Berechtigung, von der Neurasthenie einen bestimmten Symptomkomplex als „Angstneurose" abzutrennen. Neurol Zentralbl 14: 50–66. – Helmchen H, Linden M (Hrsg) (1986) Die Differenzierung von Angst und Depression. Springer, Berlin. – Riemann F (1975) Grundformen der Angst, 11. Aufl. Reinhardt, München. – Stuss DT, Benson DF (1986) The Frontal Lobes. Raven, New York. – Torgersen S (1983) Genetic factors in anxiety disorders. Arch Gen Psychiatry 40: 1085–1089.
P. Hoff/DP

Angst-Syndrome
(Symptomenkomplexe)
Syn.: anxiety syndromes (disorders) (e)
Def.: Unscharfer Sammelbegriff für ätiologisch und pathogenetisch uneinheitliche psychische Störungen; s.u. Angststörung, generalisierte, Panikstörung, phobische Störung.
P. Hoff/DP

angular gyrus syndrome (e): Gerstmann-Syndrom
Angularis-Syndrom (Gerstmann): Gerstmann-Syndrom
angulation of the internal carotids (e): Karotis-Torsions-Syndrom

Anhidrose, familiäre

Syn.: Ross-Syndrom – Anhidrose-Syndrom – anhidrosis, general acquired (e) – sudomotor denervation, progressive selective (e) – anhidrosis, familial (e)
Def.: Kombination von tonischer Pupillenstarre und Reflexstörungen an den unteren Extremitäten (im Sinne der Adie-Sequenz) mit später hinzutretender segmentärer An- oder Hypohidrosis.
A.: Alexander T. Ross, Neurologe, Indianapolis. – Erstbeschreibung 1958 durch Ross. Ähnliche oder identische Krankheitsbilder wurden mehrfach seit 1936 (FOG) beobachtet.
Diagn. Krit.: (1) Dem Auftreten der Anhidrosis geht oft jahrelang eine ein- oder beidseitige Pupillotonie sowie eine Abschwächung oder Aufhebung der Sehnenreflexe im Beinbereich (PSR und ASR) voraus. – (2) Segmentale, z.T. progressive Anhidrose, in einzelnen Fällen generalisiert, mit kompensatorischer Hyperhidrose der nicht betroffenen Areale. – (3) Hitzeintoleranz bei Wärmeregulationsstörungen. – (4) Pathol.-anat.: unveränderte Anzahl und Morphologie der Schweißdrüsen. – (5) Alle Schweißsekretions-Tests (thermoregulatorische, cholinergische, emotionale, gustatorische Reizung und bei körperlicher Belastung) ergeben fehlende Reaktivhidrose. – (6) Die Pilomotoren- und Vasomotorenfunktionen bleiben erhalten. – (7) In anhidrotischen Arealen können Exsikkationsekzematide auftreten. – (8) Normale Laborbefunde.
Ätiol.: Unbekannt.
Pathog.: Anhidrose: postganglionäre Störung der sympathischen cholinergen Innervation. Areflexie: eine Degeneration der Funiculi posteriores oder eine Zerstörung der interneuronalen Verbindungen wird diskutiert. Pupillotonie: Verlust der postganglionären cholinergen parasympathischen Fasern zwischen Ganglion ciliare und dem Musculus sphincter pupillae wird vermutet, aber auch eine gestörte postganglionäre sympathische Innervation beschrieben.
Bemerkungen: **(DD)** Ektodermaldysplasie mit Hypo-Anhidrose – Pancoast-S. – Simmonds-Sheehan-S. – Hypo-Anhidrose nach Sympathektomie, bei Diabetes mellitus, Anämien, Intoxikationen, Hirn- oder Nierenerkrankungen. Eine sichere Abgrenzung zum Adie-Syndrom ist

schwierig, da die Hälfte eines nachuntersuchten Patientenkollektivs mit diagnostiziertem Adie-Syndrom eine asymptomatische Hypohidrose aufwies.

Lit.: Heath PD, Moss C, Cartlidge NEF (1982) Ross syndrome and skin changes. Neurology 32: 1041–1042. – Hedges TR, Gerner EW (1975) Ross' syndrome (tonic pupil plus). Br J Ophthalmol 59: 387–391. – Ross AT (1958) Progressive selective sudomotor denervation. A case with coexisting Adie's syndrome. Neurology 8: 809–817. – Weller M, Wilhelm H, Sommer N et al (1992) Tonic pupil, areflexia, and segmental anhidrosis: two additional cases of Ross syndrome and review of the literature. J Neurol 239: 231–234.

McK: 106190

M. Tronnier/GB

Anhidrose-Syndrom: Anhidrose, familiäre
anhidrosis, familial (e): Anhidrose, familiäre
anhidrosis, general acquired (e): Anhidrose, familiäre
anhidrotische ektodermale Dysplasie: ektodermale Dysplasie, hypohidrotische
aniridia, cerebellar ataxia and mental deficiency (e): Gillespie-Syndrom

Aniridie-Syndrome

Def.: Aniridie, also Fehlen oder (meist) Hypoplasie der Iris, kommt als charakteristischer Befund bei einer Reihe von Syndromen vor, insbesondere beim WAGR-Syndrom. Als isolierte Fehlbildung, allenfalls mit assoziierten Augenbefunden, existiert Aniridie als dominantes Erbleiden (Genlokalisation 11p13). In bisher einer einzigen Familie fand sich Aniridie und Fehlen der Patellae kombiniert (Mirkinson und Mirkinson, 1975; McK 106220). – Kombiniert mit Obesitas, Herzfehler und geistiger Behinderung existiert fraglich das »Aniridie-plus-Syndrom« (Hamming et al., 1986), ebenfalls autosomal-dominant vererbt.

Lit.: Hamming NA, Miller MT, Rabb M (1986) Unusual variant of familial aniridia. J Pediatr Ophthal Strab 23: 195–200. – Mirkinson AE, Mirkinson NK (1975) A familial syndrome of aniridia and absence of the patella. Birth Def Orig Art Ser XI(5): 129–131.

A. Schinzel/AS

partielle Aniridie, Ataxie und Oligophrenie: Gillespie-Syndrom
Aniridie, dominante: Aniridie, hereditäre

Aniridie, hereditäre

Syn.: Aniridie, dominante – Irideremie
Def.: Autosomal-dominant ererbte Form der Aniridie ohne extraokuläre Befunde bei normalem Karyotyp.
A.: Erstbeschreibung angeblich 1834 durch Gutbier, Würzburg.
Diagn. Krit.: **(1)** Aniridie; das Spektrum reicht von Verdünnung und lokalisierter Hypoplasie der Iris über atypische Iriskolobome bis zum vollständigen Fehlen. – **(2)** Assoziierte Befunde: Glaukom, Linsenektopie, Katarakt, Hypoplasie der Makula und des Nervus opticus, Nystagmus. – **(3)** Kombination mit hypoplastischer, bzw. fehlender Patella in einer Familie (Aniridie und Fehlen der Patellae, s. dort).

Ätiol.: Mindestens zwei autosomal-dominante Gene mit vollständiger Penetranz und variabler Expressivität. Genlokalisation auf Chromosom 2 und 11p13. Homozygotie des Gens bewirkt Anophthalmie. Beim Gen auf 11p handelt es sich um PAX6.

Bemerkungen: Die dominante Form der Aniridie ist eine häufige, aber keineswegs die einzige Ursache dieser Augenfehlbildung. Daneben können Aniridie/Irishypoplasie als Befund verschiedener Dysmorphie-Syndrome vorkommen, insbesondere des WAGR-Komplexes mit interstitieller Deletion von 11p13.

Lit.: Glaser T, Edwards JG, Young SR et al (1994) PAX6 gene dosage effect in a family with congenital cataracts, aniridia, anophthalmia and central nervous system defects. Nature Genet 7: 463–471. – Hittner HM, Riccardi VM, Ferrell RE et al (1980) Variable expression in autosomal dominant aniridia by clinical, electrophysiologic and angiographic criteria. Am J Ophthalmol 89: 531–539. – Hodgson SV, Saunders KE (1980) A probable case of homozygous condition of the aniridia gene. J Med Genet 14: 478. – Jordan T, Hanson I, Zeletayev D et al (1992) The human PAX6 gene ist mutated in two patients with aniridia. Nature Genet 1: 328–332. – Simola KOJ, Knuutila S, Kaitila I et al (1983) Familial aniridia and translocation t(4;11)(q22;p13) without Wilms' tumor. Hum Genet 63: 158–161.

McK: 106200; 106210

A. Schinzel/AS

Aniridie und Fehlen der Patellae

Def.: In einer Familie mit dominanter Aniridie segregierte Agenesie und Hypoplasie der Patellae jeweils mit der Augenfehlbildung. Bisher ist nicht klar, ob es sich hier um ein anderes Gen, ein eng gekoppeltes Gen, eine zwei benachbarte Gene umspannende Deletion oder eine zufällige Assoziation handelt.

Lit.: Mirkinson AE, Mirkinson NK (1975) A familial syndrome of aniridia and absence of the patella. Birth Def Orig Art Ser XI(5): 129–131.

McK: 106220

A. Schinzel/AS

Aniridie-Wilms-Tumor-Assoziation: WAGR-Syndrom
ankyloblepharon-ectodermal dysplasia-clefting syndrome (e): Hay-Wells-Syndrom
Ankyloglossum-superius-Syndrom: oro-akraler Fehlbildungskomplex
anniversary disease (e): Jahrestagsreaktion
Anniversary-Syndrom: Jahrestagsreaktion
annular grooves (e): ADAM-Komplex
Anodontie-Hypotrichosis-Syndrom: Tuomaala-Haapanen-Syndrom

Anonychie-Ektrodaktylie-Syndrom

Syn.: ectronychia syndrome (e)
Def.: Distinktes Krankheitsbild mit der Kombination von Nageldefekten und Handfehlbildungen.
A.: D. H. Lees und Mitarbeiter beschrieben 1957 das Krankheitsbild anhand einer großen Familie mit 60 betroffenen Familienmitgliedern in sechs Generationen.
Diagn. Krit.: **(1)** Nageldefekte: Nagelaplasie des Zeige- und Mittelfingers, partieller Nageldefekt oder Nagelaplasie des Daumens, radialer Nageldefekt des Zeigefingers und normale Nagelform des Kleinfingers. Zehennägel zeigen ähnliche Defekte. – **(2)** Symphalangie der termi-

nalen Interphalangealgelenke nagelloser Finger; fehlende Streckfalten über den terminalen Interphalangealgelenken. – **(3) Fingerfehlbildungen:** asymmetrisches Fehlen einzelner Finger, meist sind mediale Fingerstrahlen betroffen; Syndaktylie; Polydaktylie (meist postaxial), Zehen in ähnlicher Weise betroffen; keine weiteren Skelettdysplasien.
Ätiol.: Autosomal-dominant erbliche Störung mit variabler Expressivität, aber vollständiger Penetranz.
Pathog.: Unbekannt. Vermutlich zum Formenkreis der ektodermalen Dysplasien zu rechnen.
Bemerkungen: Eine Co-Segregation mit dem Lutheran-Faktor wird beschrieben. **(DD)** vor allem abzugrenzen gegen Nagel-Patella-Syndrom – Amnionbanddefekte – popliteales Pterygium-Syndrom.
Lit.: Lees DH, Lawler SD, Renwick JH, Thoday JM (1957) Anonychia with ectrodactyly: clinical and linkage data. Ann Hum Genet 22: 69–79.
McK: 106900
U. G. Froster/AS

anophthalmia, hand-foot defects, mental retardation (e): Waardenburg-Anophthalmie-Syndrom
anophthalmos, syndactylie (e): Waardenburg-Anophthalmie-Syndrom
anophthalmos with limb anomalies (e): Waardenburg-Anophthalmie-Syndrom
Anorchie, familiäre: XY-Gonadenagenesie

Anosteogenesis partialis
Syn.: Dysplasie, spondylo-metaepiphysär-metaphysäre
Def.: Ein der Dysostosis cleidocranialis ähnliches Krankheitsbild.
A.: Erstbeschreibung 1965 durch den Kinderradiologen C. Fauré und Mitarbeiter, Paris. Genauere Definition 1985 durch die Kinderradiologen F. N. Silverman und M. A. Reiley, beide Stanford.
Diagn. Krit.: **(1)** Manifestation im ersten Lebensjahr mit disproportioniertem Minderwuchs, der im Laufe der Entwicklung deutlicher wird: kurzer Hals, kurzer Rumpf, relativ lange Extremitäten. – **(2)** Kraniofaziale Anomalien mit Hypertelorismus und aufgestülpter Nase. – **(3)** Röntgenologisch weitgehend fehlende Ossifikation der Wirbelkörper, stark verzögerte Ossifikation der Schambeine, Makroepiphysen, multiple akzessorische Ossifikationskerne der kurzen Röhrenknochen der Hand, hypoplastische Endphalangen. Klavikel intakt! Ossifikation des Schädeldachs mehrheitlich normal.
Ätiol.: Genopathie mit möglicherweise autosomal-rezessivem Erbgang.
Pathog.: Unbekannt.
Bemerkungen: Die Skelettveränderungen an Wirbelsäule, Becken und Extremitäten ähneln qualitativ denen der Dysostosis cleidocranialis, sind jedoch quantitativ schwerer. Im Unterschied zu diesem Krankheitsbild scheinen die Schlüsselbeine nicht und die Schädelknochen kaum betroffen. Die Annahme eines autosomal-rezessiven Erbgangs beruht auf der Beobachtung mehrerer betroffener Kinder eines angeblich unauffälligen, jedoch nicht eingehend untersuchten mexikanischen Elternpaares. Es ist nicht ausgeschlossen, daß es sich bei der partiellen Anosteogenesis um ein nosologisches Kunstprodukt, nämlich die Ausgrenzung einer besonderen Manifestationsform der Dysostosis cleidocranialis handelt.
Lit.: Fauré C, Job JC, Nahum M (1965) Anostéogénès partielle (en particulier rachidienne). Entité nouvelle ou nouveau concept de la dysostose cléido-crânienne. Ann Radiol (Paris) 8 (numéro spécial) 154–162. – Silverman FN, Reiley MA (1985) Spondylo-metaepiphyseal-metaphyseal dysplasia: A new bone dysplasia resembling cleidocranial dysplasia. Radiology 156: 365–371.
J. Spranger/JS

anterior-segment traumatic syndrome (e): Frenkel-Symptomenkomplex
Anticardiolipin-Antikörper-Syndrom: Antiphospholipid-Syndrom

Antiepileptika-Embryofetopathie
Syn.: Phenytoin-Syndrom – Dilantoin-Syndrom – Hydantoin-Barbiturat-Embryopathie – Valproat-Syndrom, fetales – Hydantoin-Syndrom, fetales
Def.: Bei Einnahme von Antiepileptika (AE) während der Schwangerschaft beim Kind auftretende Kombination von akrofazialen Anomalien, Wachstumsstörungen und

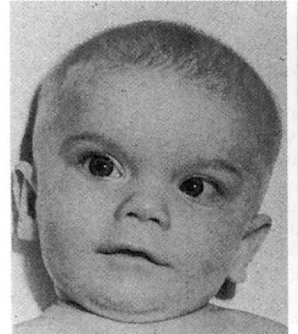
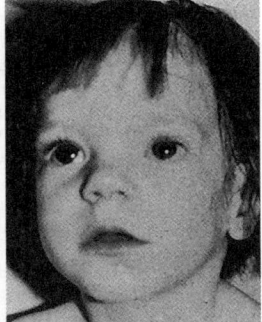
a

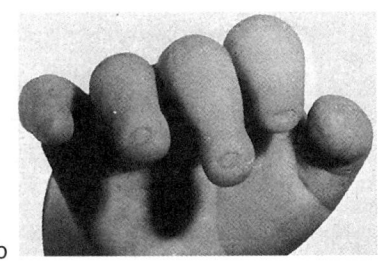
b

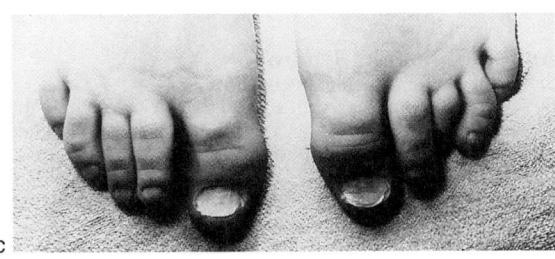
c

Antiepileptika-Embryofetopathie: a) zwei Beispiele der komplexen kranio-fazialen Dysmorphie (Beschreibung vgl. Text); b) Hypoplasie der Fingerendglieder und der Fingernägel; c) überlappende lange Zehen (Beob. Hanson und Smith)

mentalen Defiziten bei 11% der exponierten Kinder (Hanson 1975; nach neuerer Literatur seltener vorkommend).
A.: Erstbeschreibung 1975 durch James W. Hanson, Pädiater, Seattle/Washington.
Diagn. Krit.: Für einzelne AE-Hydantoine (H), Phenobarbital (P), Carbamazepin (C), Valproat/Valpronsäure (V) z.T. unterschiedlich. **(1)** Große Fehlbildungen: Meningomyelozelen (V, C), Lippen-Kiefer-Gaumen-Spalten (H, P), Herzfehler (P). – **(2)** Kleine Fehlbildungen, u.a. Hypertelorismus, Sattelnase, Epikanthus, unvollständig modellierte Ohrmuscheln (H, P), Nagel- und Endphalangenhypoplasien (H), überlappende lange Zehen und Finger, Hypospadien (V), Leistenhernien (alle AE). – **(3)** Frühkindliche Entwicklungsverzögerung, kann selten als Minderbegabung und motorische Störung bestehenbleiben (alle AE, auch in Kombinationstherapie). – **(4)** Intrauterine und postnatale Wachstumsverzögerung, insbesondere Mikrozephalie (P).
Ätiol.: Nach Antiepileptika-Exposition in utero. Direkte teratogene Wirkung der AE.
Pathog.: Vermutlich über Epoxidbildung, Folsäuremangel. Bei Kombination von AE sind Wechselwirkungen, welche die Epoxidbildung fördern, bekannt.
Bemerkungen: Die Häufigkeit von Meningomyelozele beträgt bei Exposition gegenüber Valproat 1–2% (in der Normalpopulation ca. 0,05–0,15%) und ist dosisabhängig. Bei Carbamazepin beträgt die Prävalenz für Meningomyelozelen etwa 1%.
Lit.: Hanson JW, Smith DW (1975) The fetal hydantoin syndrome. J Ped 87: 285–290. – Jäger//Roman E, Deichl A, Jakob S et al (1986) Fetal growth, major malformations, and minor anomalies in infants born to women receiving valproic acid. J Ped 108: 997–1004. – Koch S, Lösche G, Jäger//Roman E et al (1992) Major and minor birth malformations and antiepileptic drugs. Neurol 42(S): 83–88. – Omzigt JGC, Frans JL, Diederick EG et al (1992) The risk of spina bifida aperta after first-trimester exposure to valproate in a prenatal cohort. Neurol 42(S5): 119–125. – Robert E, Gibaud P (1982) Maternal valproic acid and congenital neural tube defects. Lancet 2: 937. – Rosa FV (1991) Spina bifida in infants of women treated with carbamazepin during pregnancy. N Engl J Med 324: 674–677.
S. Koch/JK

antihemophilic-factor-deficiency (e): Hämophilie A
antihemophilic-globulin-deficiency (Stephanini) (e): Hämophilie A
Antikörpermangelsyndrome (AMS): Immundefekte
Antikörpermangelsyndrom Typ Bruton: Agammaglobulinämie Typ Bruton
Anti-Müller-Hormon-Mangel: Ovidukt, persistierender

Antiphospholipid-Syndrom
Syn.: Anticardiolipin-Antikörper-Syndrom
Def.: Krankheitsbilder mit ausgedehnten arteriellen und venösen thrombotischen Veränderungen unterschiedlich großer Gefäße in Verbindung mit Antikörpern gegen Phospholipide.
A.: Zwei verwandte Antiphospholipid-AK, das Lupus-Antikoagulans und der Anticardiolipin-AK, verursachen – alleine oder gemeinsam bei Patienten auftretend – ein ähnliches Spektrum klinischer Merkmale, die 1986 von Hughes und Mitarbeiter unter dem Begriff des Anticardiolipin-AK-Syndroms vereint wurden.
Diagn. Krit.: **(1)** Klinische Bilder beinhalten Schlaganfälle, transitorisch ischämische Attacken, pulmonale Hypertonie und rezidivierende Aborte oder Livedo reticularis. – **(2)** Andere Erscheinungsformen zeigen eine arterielle Hypertonie, epileptische Anfälle, Thrombozytopenie, progressives Versagen von Herzklappen oder ischämische Störungen der Zentralarterien des Auges, an der Niere laterale Nierenvenenthromben und thrombotische Verschlüsse der Glomeruluskapillaren. – **(3)** Gerinnungsanalytischer Nachweis des Lupusantikoagulans: stets Verlängerung der partiellen Thromboplastinzeit, seltener zusätzlich pathologischer Quick-Wert bei oft auffallend diskrepant normaler Vollblutgerinnungszeit. Im Plasmaaustauschtest i.d.R. Temperatur- und Zeit-unabhängige Verlängerung der PTT von Normalplasma durch Patientenplasma ohne Inaktivierung spezieller Einzelfaktoren. – **(4)** Eine Blutungsneigung ist selten und dann i.d.R. assoziiert mit einem zusätzlichen Mangel an Gerinnungsfaktoren (Prothrombin!) oder einer schweren Thrombozytopenie, so daß die Störung meist zufällig bei der Analyse entdeckt wird. – **(5)** Nachweis von Anticardiolipin-AK im RIA oder ELISA (sensitiver als der Nachweis des Lupus-Antikoagulans): gelegentlich neben AK gegen Ro/SSA einziger serologischer Hinweis auf einen »ANF-negativen« Lupus. – **(6)** Falsch positive Luesreaktionen (ca. 45%). – **(7)** Wechselnd ausgeprägte sonstige Hinweise auf Autoimmunopathie: ANF oder DNA-AK (70%), positiver Coombs-Test (55%), Rheumafaktoren.
Ätiol.: Ausbildung erworbener Antikörper vom Typ IgG oder IgM mit Affinität für negativ geladene Phospholipide, wie Phosphatidylserin – dem aktiven Phospholipid des endogenen Systems der Prothrombin-Aktivierung – und/oder für Cardiolipin, dem bei der Lues-Serologie benutzten Antigen.
Pathog.: Das Lupus-Antikoagulans interferiert mit der In-vitro-Aktivierung von Prothrombin durch den Aktivatorkomplex (Faktor Xa, V, Phospholipid, Ca) und bewirkt so eine Verlängerung der lipidabhängigen Gerinnungstests (Quick, PTT). Mögliche Erklärung für die Thrombose- und Abortneigung: der AK hemmt am Gefäßendothel die Freisetzung des Prostazyklins, des potentesten natürlichen Inhibitors der Plättchenaggregation. Hemmung der Protein-C-Aktivierung, der AT-III-Aktivität oder des als Plasminogen-Proaktivator wirkenden Präkallikreins? Thrombotische Plazentainfarzierung? Kreuzreagibilität der AK mit zerebralen Phospholipiden?
Bemerkungen: Infolge unterschiedlicher Nachweismethoden wechselnde Häufigkeitsangabe bzgl. Antiphospholipid-AK bei Patienten mit LE zwischen 10 und 65%. Bei etwa 25–30% der Patienten mit Lupus-Antikoagulans anamnestische Hinweise auf thromboembolische Ereignisse oder rezidivierende Spontanaborte.
Lit.: Hughes GRV (1993) The antiphospholid syndrome: Ten years on. The Lancet 342: 341. – Kalunian KC, Peter JB, Middlekauff HR et al (1988) Clinical significance of a single test for anti-Cardiolipin antibodies in patients with systemic lupus erythematosus. Am J Med 85: 602–608. – Triplett DA, Brandt JT, Musgrave KA, Orr CA (1988) The relationship between lupus anticoagulants and antibodies to phospholipid. J Am Med Assoc 259: 550–554.
McK: 107320
G. Girmann; R. Stahl/GA

Antithrombin-III-Mangel
Syn.: Thrombophilie, hereditäre, infolge AT-III-Mangels
Def.: Erblicher, quantitativer (»klassischer Typ« oder Typ I) oder qualitativer (»AT-III-Varianten« oder Typ II) Defektzustand des Antithrombin-III, des wichtigsten physiologischen Inhibitors der Blutgerinnung.

A.: O. Egeberg, Norwegen, berichtete 1965 über eine Familie. Erstbeschreibung einer genetischen AT-III-Variante durch G. Sas und Mitarbeiter 1974.
Diagn. Krit.: **(1)** Spontan oder nach prädisponierenden Faktoren (Schwangerschaft, orale Kontrazeption, Operationen) auftretende und häufig rezidivierende Thromboembolieneigung bei Jugendlichen oder jungen Erwachsenen. – **(2)** Familiäre Häufung solcher Ereignisse, dabei jedoch beachtliche Variabilität des Thromboembolie-Risikos der einzelnen Merkmalsträger (Thrombophilie bei mindestens 50%). – **(3)** Hinweisend: inadäquater Anstieg der partiellen Thromboplastinzeit und der Thrombinzeit unter einer therapeutischen Heparinisierung. – **(4)** Bevorzugte Lokalisation der Thrombosen: tiefe Bein-/Beckenvenen, Mesenterialvenen, Pfortader. Erhöhtes Risiko arterieller und zerebraler Thrombosen. – **(5)** Labor: beim häufigeren klassischen Typ in etwa gleichartige Verminderung der AT-III-Aktivität und des AT-III-Antigens auf etwa 50% der Norm, bei AT-III-Varianten dagegen Diskrepanz der Spiegel bei immunologischer und funktioneller Bestimmung.
Ätiol.: Autosomal-dominantes Erbleiden. Die Mehrzahl der Patienten ist bezüglich des abnormen Allels heterozygot.
Pathog.: AT-III inaktiviert als wichtigster Inhibitor alle Serinproteasen, insbesondere Thrombin und Faktor Xa. Bei angeborenem Defekt beinhaltet bereits ein verminderter Wert unter 60–70% ein erhöhtes Thromboserisiko. Beim klassischen Typ verminderte Synthese eines funktionell normalen AT-III, bei Varianten Synthese eines funktionell abnormen AT-III.
Bemerkungen: Geschätzte Inzidenz in der Allgemeinbevölkerung 1 : 5000 bis 1 : 2000. Prävalenz bei Patienten mit venösen Thromben oder Lungenembolie 2–3,5%.
(DD) aPC-Resistenz (aktivierte Protein-C-Resistenz) von Faktor V – Protein-C-Mangel – Protein-S-Mangel – Lupusantikoagulans – Anticardiolipin-Antikörper-Syndrom – erworbene AT-III-Mangelzustände, z.B. nephrotisches Syndrom, intestinaler Eiweißverlust, Proteinsynthesestörungen der Leber.
Lit.: Egeberg O (1965) Inherited antithrombin deficiency causing thrombophilia. Thrombos diathes haemorrh 13: 516–530. – Sas G, Blasko G, Banhegyi D et al (1974) Abnormal antithrombin III (antithrombin III „Budapest") as a cause of a familial thrombophilia. Thrombos diathes haemorrh 32: 105–115.
McK: 107300
G. Girmann; E. Seifried/GA

Antley-Bixler-Syndrom
Syn.: osteodysgenesis, multisynostotic (e)
Def.: Sehr distinktes, autosomal-rezessiv vererbtes Dysmorphie-Syndrom mit der charakteristischen Trias Kraniosynostose/Kamptomelie/humero-radiale Synostose.
A.: Ray Antley und David Bixler, 1929–, Humangenetiker, Indianapolis, USA, definierten das Syndrom anhand eines Falles 1975.
Diagn. Krit.: **(1)** Multiple Knochenfusionen, insbesondere a) prämature Kraniosynostose mit Choanalatresie oder Choanalstenose, Akrobrachyzephalie, großer vorderer Fontanelle, Mittelgesichtsretraktion und Exophthalmus; b) humero-radiale Synostose um 90° bis 110° mit proximaler Verbreiterung von Ulna und Radius; c) Wirbelkörperfusionen und Synostosen zwischen Karpal- und Tarsalknochen. – **(2)** Verbiegung der Femora (Kamptomelie) und Ulnae. – **(3)** Multiple Flexionskontrakturen, insbesondere in Hüften, metakarpo-phalangealen und proximalen Interphalangealgelenken (Kamptodaktylie). – **(4)** Gesichtsdysmorphien: antimongoloide Augenstellung, hypoplastische Nasenwurzel, tiefsitzende Ohren mit engen oder verschlossenen äußeren Gehörgängen, präaurikuläre Anhängsel, kleiner Mund. – **(5)** Genitalfehlbildungen: Atresie der Vagina im unteren Drittel, große Klitoris, hypoplastische Labia majora, fusionierte Labia minora, Sinus urogenitalis; Kryptorchismus. – **(6)** Nierenfehlbildungen wie ein- oder beidseitige Agenesie, Lageanomalien, Verdoppelung. – **(7)** Dilatation der Hirnventrikel. – **(8)** Herzfehler, vor allem Septumdefekte. – **(9)** Analatresie. – **(10)** Andere Skelettanomalien: Gaumenspalte, enger Thorax, dünne Rippen, vertikale Tali, Hypoplasie der Endphalangen und Nägel von Fingern und Zehen; Knochenaltervorsprung. – **(11)** Augenbefunde: ovale Iris, Katarakt, sekundäre Kornea-Ulzerationen. – **(12)** Schwerhörigkeit, sowohl konduktiv als auch perzeptiv. – **(13)** Im Geburtsverlauf häufig Frakturen (Humerus, Femur). – **(14)** Kleinwuchs, normale bis leicht verzögerte psychomotorische Entwicklung, zunehmende körperliche Entstellung, Infektanfälligkeit. – **(15)** Etwa zwei Drittel der Patienten sterben im ersten Lebensjahr. Psychomotorische Entwicklung der Überlebenden nicht wesentlich beeinträchtigt.
Ätiol.: Autosomal-rezessiver Erbgang sehr wahrscheinlich (zwei Geschwisterbeobachtungen, Blutsverwandtschaft der Eltern mehrerer Fälle). Genlokalisation unbekannt.
Pathog.: Unbekannt; Systemaffektion des Skeletts und Bindegewebes? (multiple Synostosen, Kontrakturen), intrauteriner Bewegungsmangel? (dünne Rippen, Kamptomelie der Femura).
Bemerkungen: Da die meisten anderen Syndrome mit vorzeitiger Kraniosynostose dominante Neumutationen darstellen, ist die Diagnose dieses Syndroms für eine korrekte genetische Beratung äußerst wichtig. Sehr selten, bisher etwa 20 Fälle publiziert. Ultraschall ab etwa 15. Schwangerschaftswoche (humeroradiale Synostose, Fehlen von Exkursionen, Arachnodaktylie).
Lit.: Antley R, Bixler D (1975) X-trapezoidocephaly, midface hypoplasia and cartilage abnormalities with multiple synostoses and skeletal fractures. Birth Def Orig Art Ser XI(2): 397–401. – Escobar LF, Bixler D, Sadove M, Bull MJ (1988) Antley-Bixler syndrome from a prognostic perspective: report of a case and review of the literature. Am J Med Genet 29: 829–836. – LeHeup BP, Masutti JP, Droullé P, Tisserand J (1995) The Antley-Bixler syndrome: report of two familial cases with severe renal and anal anomalies. Eur J Pediatr 154: 130–133. – Robinson LK, Powers NG, Dunklee P et al (1982) The Antley-Bixler syndrome. J Pediatr 101: 201–205. – Schinzel A, Savoldelli G, Briner J et al (1983) Antley-Bixler syndrome in sisters: a term newborn and a prenatally diagnosed fetus. Am J Med Genet 14: 139–147.
McK: 207410
A. Schinzel/AS

Anton-Babinski-Syndrom
(Sequenz)
Def.: Verlust des Krankheitsgefühls nach zerebraler Läsion (z.B. Verleugnung einer bestehenden zerebralen Blindheit).
A.: Gabriel Anton, 1858–1933, deutscher Neurologe und Psychiater. – Joseph François Félix Babinski, 1857–1932, Neurologe, Paris. – Erstbeschreibung durch Anton 1899/1900.
Diagn. Krit.: Positive visuelle Phänomene bei zerebraler Blindheit oder Verleugnung einer Parese.
Ätiol.: Destruktive Läsionen verschiedener Art, meist der rechten parieto-temporalen Hemisphäre.
Pathog.: Störungen des »Körperschemas« durch Läsionen der Repräsentationssysteme zwischen Thalamus und Parietalhirn (Reisner, 1969).
Lit.: Anton G (1900) Über den Ausdruck der Gemütsbewegung beim gesunden und kranken Menschen. Psych Wschr 2: 165–169.
K. Einhäupl/DP

Anzapf-Syndrom, viszerales

anular corneal dystrophy (e): Reis-Bücklers-Dystrophie
Anxietas tibiarum (Wittmaack): Restless-legs
anxiety syndromes (disorders) (e): Angst-Syndrome
Anzapf-Syndrom, aorto-iliakales: Anzapf-Syndrom, viszerales
Anzapf-Syndrom der Arteria vertebralis: Vertebralis-Anzapf-Syndrom
Anzapf-Syndrome, arterielle: Steal-Syndrome

Anzapf-Syndrom, viszerales
(Sequenz)

Syn.: Steal-Syndrom, aorto-iliakales – Anzapf-Syndrom, aorto-iliakales – aorto-iliakales Steal-Syndrom, viszerales – Aorta-Iliaca-Entzugssyndrom – Blutentzugssyndrom, aorto-iliakales – Entzugssyndrom, viszerales

Def.: In der Literatur beschriebenes Krankheitsbild, das im Anschluß an die Korrektur eines Aortenbifurkationsverschlusses bei Abgangsstenosen der Mesenterialarterien zur Darmnekrose führen soll.

A.: Erstbeschreibung 1966 durch S. L. Kountz, amerikanischer Chirurg. – 1967 durch Joseph Lancaster, amerikanischer Chirurg.

Diagn. Krit.: **(1)** Im Anschluß an eine Korrektur eines Aortenbifurkationsverschlusses Anzeichen des Ileus mit Erbrechen, Druckschmerz und Durchfall. – **(2)** Zeichen der Peritonitis. – **(3)** Fakultativ Ikterus mit Zeichen des Leberversagens. – **(4)** Im Arteriogramm Nachweis von Mesenterialstenosen.

Ätiol.: Angeblich Entzugseffekt auf Mesenterialgefäße nach Eröffnung der aorto-iliakalen Strombahn.

Pathog.: Bei vorbestehenden Abgangsstenosen der Mesenterialgefäße und fakultativ des Truncus coeliacus soll nach Korrektur eines Aortenbifurkationsverschlusses eine Ischämie durch Entzug entstehen können. Leber- und Milzinfarkte, Ischämie von Dünndarm und Kolon. Tod durch Peritonitis.

Bemerkungen: Das viszerale Anzapf-Syndrom wurde von einigen amerikanischen Autoren offenbar unter falschen Voraussetzungen beschrieben. Vollmar widerlegt diese Berichte und vermutet als Ursache der Ischämie in längerdauerndem intraoperativem Blutdruckabfall, übermäßig langer Abklemmung der Aorta, oder aufgepfropfter arterieller Thrombose. Es ist nicht einsichtig, daß es durch Wiedereröffnung der arteriellen Strombahn im aorto-iliakalen Bereich bei Mesenterialstenosen zu einem Steal-Effekt kommen soll, eher ist eine Verbesserung der viszeralen Durchblutung anzunehmen.

Lit.: Kountz SL, Lamb DR, Conolly JE (1966) Aortoiliac Steal Syndrome. Arch Surg 92: 490–497. – Lancaster JR, Payon HM, Jacobs WH (1967) Aortoiliac steal syndrome and necrosis of gastrointestinal tract. Arch Surg 94: 172. – Vollmar J (1971) Steal-Syndrome. Münch Med Wschr 113: 501–606. – Williams LF, Kim RM, Tomkins W, Byrne JJ (1968) Aortoiliac steal – a cause of intestinal ischemia. N Engl J Med 278: 777–780.

B. Kramann/GA

AOP-Syndrom: Adipositas-Hyperthermie-Oligomenorrhö-Parotis-Komplex
Aorta-Iliaca-Entzugssyndrom: Anzapf-Syndrom, viszerales
Aortenabfluß-Syndrom, diastolisches: Aorten-Anzapf-Syndrom, diastolisches

Aorten-Anzapf-Syndrom, diastolisches
(Sequenz)

Syn.: Syndrom des vermehrten diastolischen Aortenabflusses – Aortenabfluß-Syndrom, diastolisches – Aorten-steal-Syndrom, diastolisches – aortic-run-off syndrome, diastolic (e)

Def.: Hämodynamisches Krankheitsbild einer Hyperdynamie, bedingt durch angeborene wie erworbene anatomische Defekte.

A.: Heinz Sterz, 1925–, österreichischer Internist. – Erstbeschreibung 1969.

Diagn. Krit.: **(1)** Zerebrale Mangeldurchblutungszeichen bei körperlichen Anstrengungen, Stenokardie, Kopfschmerz und Schwindelgefühl. – **(2)** Hohe Puls- und Blutdruckamplitude (Pulsus celer et altus). Lebhafter Karotidenpuls, regulative Tachykardie. – **(3)** Linksverbreiterung des Herzens mit sichtbarem, nach außen und unten verlagertem Spitzenstoß. – **(4)** EKG: Zeichen der vermehrten Linksbelastung, Störungen der Erregungsrückbildung. – **(5)** Phonokardiogramm: kontinuierliches Systolodiastolikum mit deutlichem Intervall nach dem ersten Herzton. – **(6)** Rö: Linksbetontes Herz, betonte Herztaille, rechtsgedrehte Aorta. Eventuell betonte Pulsationen von Pulmonalis und Aorta. – **(7)** Rechtsherzkatheter: häufig Links-Rechts-Shunts oder Insuffizienz der Aortenklappen.

Ätiol.: Angeborene und erworbene Läsionen des Herz-Kreislauf-Systems. Erworbene Läsionen sind Defekte der Aortenklappe, die zur valvulären Insuffizienz geführt haben, Aneurysmen des Sinus Valsalva, herznahe wie auch herzferne Fisteln meist traumatischer Natur. Angeborene Läsionen sind: offener Ductus Botalli, aortopulmonales Fenster, Aneurysmen und Rupturen des Sinus Valsalva, arteriovenöse Fisteln peripher oder zentral (Bland-White-Garland-Syndrom). Iatrogen kann das Krankheitsbild ausgelöst werden nach Anlegen arteriovenöser Fisteln, Anastomosen zwischen A. subclavia und A. pulmonalis (Blalock-Taussig) oder einer aortopulmonalen Kommunikation (Potts).

Pathog.: Während der Diastole strömt Blut aus arteriellen Gefäßen in einen anderen, oftmals venösen Kreislaufabschnitt. Das Kapillargebiet wird hierbei umgangen. Um dennoch das Kapillargebiet ausreichend mit sauerstoffgesättigtem Blut zu versorgen, muß der linke Ventrikel zusätzlich zum Shuntvolumen das normale Minutenvolumen zur Peripherie fördern. So entsteht eine vermehrte Linksbelastung und das Bild des vermehrten diastolischen Aortenabflußsyndroms.

Bemerkungen: **(DD)** abzugrenzen sind andere Rezirkulationsvitien.

Lit.: Sterz H, Samec HJ, Pirker E, Schreyer H (1969) Das Syndrom des vermehrten diastolischen Aortenabflusses und seine selteneren Ursachen: Bland-White-Garland-Syndrom, Sinus-Valsalva-Aneurysma und Koronararterienfistel. Z Kreisl Forsch 58: 278–289.

B. Kramann/GA

Aortenbifurkations-Syndrom
(Sequenz)

Syn.: Leriche-Syndrom – Bifurkations-Syndrom – Aortengabelthrombose – Aortenthrombose, terminale – aortoiliac obstruction, chronic (e) – aortic bifurcation occlusion syndrome (e) – aortic thrombosis, terminal (e) – syndrome de l'obliteration termino-aortique (fz) – syndrome de Leriche (fz)

Def.: Krankheitsbild bedingt durch Aortenverschluß im Bifurkationsbereich.

A.: René Leriche, 1879–1955, französischer Chirurg. – Erstbeschreibung 1814 durch Graham.

Diagn. Krit.: **(1)** Schwächegefühl und Ermüdbarkeit in den unteren Gliedmaßen. Atrophie der Beinmuskula-

tur. – **(2)** Claudicatio intermittens. – **(3)** Impotenz durch Erektionsstörungen. – **(4)** Fehlende Pulse an unterer Extremität. – **(5)** In schweren Fällen meist kombiniert mit Verschlüssen in Becken und Beinetagen: trophische Störungen der unteren Extremität.
Ätiol.: Wohl meist arteriosklerotischer oder auch thromboembolischer und eher selten arteriitischer Verschluß der distalen Aorta über der Bifurkation. Derartige infrarenale Verschlüsse werden auch, wenn auch selten, bei Frauen beobachtet.
Pathog.: Durch meist arteriosklerotisch bedingte Okklusion Ausbildung einer Ischämie der unteren Extremitäten, deren Schweregrad bestimmt wird vom Zustand der Kollateralen sowie der Gefäße der Becken-, Oberschenkel- und Unterschenkeletage.
Bemerkungen: Betroffen sind meist Männer im 6. Lebensjahrzehnt.
Lit.: Landtman M, Kivisaari L, Taavitsainen M (1985) The Leriche Syndrome. A comparative investigation using angiography, computed tomography and ultrasonography. Acta Radiologica Diagnosis 26: 265–268. – Leriche R (1940) De la résection du carrefour aorto-iliaque avec double sympathectomie lombaire pour thrombose artéritique le l'aorte: le syndrome de l'oblitération termino-aortique artéritique. Presse Med 48: 601–607.
B. Kramann/GA

Aortenbogenarteriitis: Takayasu-Arteriitis
Aortenbogensyndrom: Takayasu-Arteriitis
Aortengabelthrombose: Aortenbifurkations-Syndrom

Aorten-Obliterations-Syndrom, mittleres
(Sequenz)

Syn.: Aorten-Syndrom, mittleres – aortic-syndrome, middle (e) – young female arteriitis (e)
Def.: Durch eine obliterierende Arteriitis der Aorta und ihrer großen Äste im Bereich des mittleren Abschnittes (zwischen Aortenbogen und Bifurkation) entstehendes Krankheitsbild.
A.: P. K. Sen, indischer Chirurg, 1963.
Diagn. Krit.: **(1)** Die Symptomatik variiert je nach Lokalisation, Ausdehnung, Stenosegrad und in Abhängigkeit der Funktion von Kollateralkreisläufen. – **(2)** Hypertension in den prästenotischen Gefäßbereichen, ungewöhnlich große Blutdruckdifferenzen zwischen oberer und unterer Extremität, zuweilen auch Seitendifferenzen des Blutdrucks. – **(3)** Nicht obligate Begleiterscheinungen der Hypertension sind Kopfschmerz, Nasenbluten, Ohrgeräusche. – **(4)** Intermittierendes Hinken. – **(5)** Diffuser Bauchschmerz, besonders im Nabelbereich oder im Epigastrium zuweilen auch Druckschmerz im linken Oberbauch. – **(6)** Abschwächung oder Aufhebung der Pulse an einer oder an beiden unteren Extremitäten oder Seitendifferenz in der Pulshöhe. – **(7)** Systolisch-diastolisches Herzgeräusch. Linkshypertrophie des Herzens. – **(8)** Gefäßgeräusche, die zwischen den Schulterblättern oder über dem Abdomen hörbar sind. – **(9)** Arteriogramm: schwere Deformierung des mittleren Aortenabschnitts mit unregelmäßiger Wandbegrenzung und Stenosierung, zuweilen mit poststenotischer Dilatation. Auch die Abgänge der großen Gefäße können miteinbezogen sein. – **(10)** Überwiegend betroffen sind jüngere Frauen.
Ätiol.: Polyätiologische Störung. Gesichertes über die Ätiologie ist nicht bekannt. Diskutiert werden unterschiedliche Antigene als Ursache einer Arteriitis.
Pathog.: Unspezifische Arteriitis unklarer Genese. Diskutiert werden Zusammenhänge mit Tuberkulose und Pharmaka. Durch die unspezifischen arteriitischen Veränderungen entwickeln sich drei Typen: Typ I (häufigster Typ): äußerer Aortendurchmesser nicht reduziert, Verdickung der Adventitia, Lumeneinengung durch Intimaverbreiterung. Periaortale Adhäsionen sind häufig. Typ II: diffuse Beteiligung großer Abschnitte der Aorta. Kombination von Aussackungen mit Stenosen. Typ III: segmentale Verdickung der Aortenwand mit sackförmigen Dilatationen, aber keine wesentliche Lumeneinengung.
Bemerkungen: Beim mittleren Aorten-Obliterations-Syndrom handelt es sich ebenso wie bei der Takayasu-Arteriitis um verschiedene Erscheinungsbilder desselben pathogenetischen Mechanismus, nämlich um eine Arteriitis. Das Krankheitsbild ist zu trennen von den noch selteneren kongenitalen Stenosen der mittleren Aorta.
Lit.: Böttger E, Burghard A, Schlicht L (1971) Ein Beitrag zum Takayasu- und Middler Aortic Syndrom. Fortschr Röntgenstr 115: 156–162. – Sen PK, Kinare SG, Engineer SD, Parulkar GB (1963) The middle aortic syndrome. Brit Heart J 25: 610–618.
B. Kramann/GA

Aorten-steal-Syndrom, diastolisches: Aorten-Anzapf-Syndrom, diastolisches
Aorten-Syndrom, mittleres: Aorten-Obliterations-Syndrom, mittleres
Aortenthrombose, terminale: Aortenbifurkations-Syndrom
aortic bifurcation occlusion syndrome (e): Aortenbifurkations-Syndrom
aortic-run-off syndrome, diastolic (e): Aorten-Anzapf-Syndrom, diastolisches
aortic stenosis syndrome, congenital (e): Linksherzhypoplasie
aortic-syndrome, middle (e): Aorten-Obliterations-Syndrom, mittleres
aortic thrombosis, terminal (e): Aortenbifurkations-Syndrom
aortoiliac obstruction, chronic (e): Aortenbifurkations-Syndrom
aorto-iliakales Steal-Syndrom, viszerales: Anzapf-Syndrom, viszerales
apallic syndrome (e): apallisches Syndrom

apallisches Syndrom
(Sequenz)

Syn.: Coma vigile – coma prolongé (fz) – Kretschmer-Syndrom – apallic syndrome (e) – sindrome apálico (sp) – persistent vegetative state (e)
Def.: Gesamtbezeichnung für die bei Ausfall der Funktionen des Gehirnmantels (lat: pallium) entstehenden Krankheitssymptome.
A.: Ernst Kretschmer, 1888–1964, Psychiater und Neurologe, Tübingen.
Diagn. Krit.: **(1)** Agnosie. – **(2)** Apraxie. – **(3)** Aphasie. – **(4)** Auftauchen früher motorischer Schablonen wie z.B. Greifreflex, Magnetphänomen, Saugreflex, Schnappreflex und tonische Reflexe. – **(5)** Eine Bewußtseinstrübung fehlt, doch besteht eine ausgesprochene Blockierung der Großhirnleistungen mit Hilflosigkeit und Kontaktverlust (die Patienten liegen wach mit offenen Augen da, der Blick starrt geradeaus oder gleitet ohne Fixationspunkt verständnislos hin und her. Ansprechen, Anfassen, Vorhalten von Gegenständen erwecken keine sinnvolle Reaktion. Unbequeme Körperhaltungen werden oftmals beibehalten. Die Kranken sind unfähig zu sprechen, zu erkennen oder sinnvolle Handlungsformen erlernter Art auszuführen). – **(6)** Ferner kommen vor: Ausfälle der Augenbewegungen (z.B. Fehlen eines opto-

Apert-Crouzon-Syndrom

kinetischen Nystagmus), vegetative Störungen (mit erhöhter sympathikogener Aktivität), Tetraparesen, Störungen des Schlaf-Wach-Rhythmus.
Ätiol.: Massive Hirndrucksteigerung infolge Schädel-Hirn-Trauma, Blutungen u.ä. oder nach hypoxischen Hirnschäden (Kreislaufstillstand, Ertrinken) oder nach generalisierten Ischämien (Vasospasmus nach SAB, Kreislaufstillstand) oder nach Enzephalitiden.
Pathog.: Diffuse Zerstörung des Palliums. Es können jedoch auch ausgedehnte Schäden im subkortikalen Marklager oder im Hirnstamm (durch eine Zerstörung retikulärer Afferenzen) das Syndrom hervorrufen.
Bemerkungen: **(DD)** akinetischer Mutismus (bei Hydrozephalus) – Locked-in-Syndrom (bei Basilaristhrombose).
Lit.: Kretschmer E (1940) Das apallische Syndrom. Z ges Neurol Psychiat 169: 576–579. – Poeck K (1992) Neurologie, 8. Aufl, S 96 ff. Springer.
K. Einhäupl/DP

APC (e): Gardner-Syndrom – Oldfield-Syndrom – Polypose des Kolons, familiäre – Turcot-Syndrom

Apert-Crouzon-Syndrom
Def.: Früher als eigenständiger Typ (II) der Akrozephalosyndaktylien angesehene Expressionsvariante des Apert-Syndroms mit besonders ausgeprägter Schädelbasisverkürzung, Mittelgesichtsretraktion und Exophthalmus mit progredienter Sehnervschädigung.
A. Schinzel/AS

Apert-Cushing-Syndrom: Cushing-Syndrom
Apert-Gallais-Syndrom: Cushing-Syndrom

Apert-Syndrom
Syn.: Akrozephalosyndaktylie Typ Apert – Akrozephalosyndaktylie Typ I
Def.: Distinkte Skelettdysplasie mit Mittelgesichtshypoplasie und kompletter Syndaktylie von Fingern und Zehen, bedingt durch eine spezifische Mutation im FGFR2-Gen.
A.: Eugène Apert, 1868–1940, Pädiater, Paris, beschrieb das Syndrom 1906. Frühere Publikation durch Wheaton, 1894.
Diagn. Krit.: **(1)** Schädel/Gesicht: Brachy-Turrizephalus mit verkürztem anterio-posteriorem und verbreitertem bilateralem Schädeldurchmesser, irreguläre Kraniosynostose, vor allem der Koronarnaht bei Persistenz der großen Fontanelle, prominente Stirn, Exophthalmus infolge seichter Orbitae, Hypertelorismus, antimongoloide Lidachsenstellung, Strabismus, Mittelgesichtsretraktion mit kleiner Nase, hypoplastische Maxilla, enger hoher Gaumen mit Spalte (ein Drittel), stark verspäteter Durchbruch der Milch-, Ersatz- und Zuwachszähne, ektopischer Durchbruch bleibender Zähne des Oberkiefers, irreguläre Zahnstellung, mandibulärer Überbiß und anterior offener Biß. – **(2)** Hände: Löffelhände mit praktisch vollständiger häutiger und distaler knöcherner Syndaktylie der Finger 2 bis 5, breite, nach ulnar deviierte Daumenendphalangen. – **(3)** Füße: totale Syndaktylie

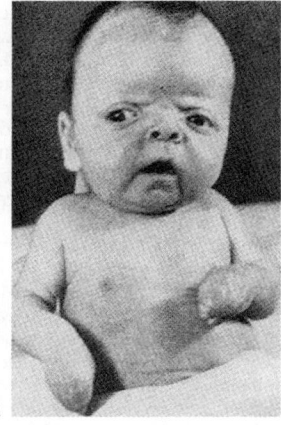

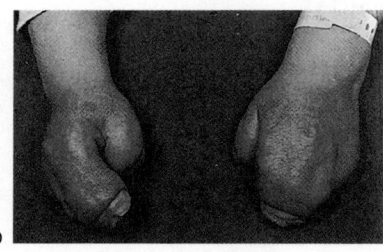

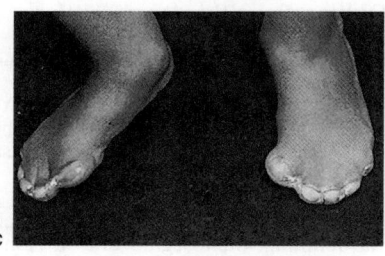

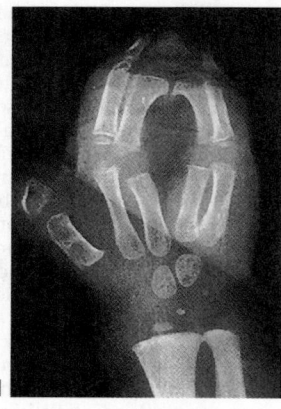

Apert-Syndrom: a) Akrozephalie, Hypertelorismus und antimongoloide Augenstellung bei einem Neugeborenen (Beob. Hempel, 1958); b) beide Hände eines 4jährigen Patienten; c) beide Füße eines 5jährigen Patienten; d) Röntgenbild der rechten Hand eines 3½jährigen Patienten: distale knöcherne Syndaktylie, Dysplasie der Mittel- und Endphalangen

der 2. bis 5. Zehen, breite Großzehenendphalangen. – (4) Entwicklungsrückstand variablen Ausmaßes (nicht obligat). – (5) Neigung zu Akne. – (6) Röntgenbefunde: symmetrischer Befall, Verkürzung, Synostose und Symphalangismus, vor allem der mittleren und distalen Phalangen der 2. bis 5. Strahlen, hypoplastische und deformierte Endphalangen der 1. Strahlen, basale Synostosen zwischen Metakarpalia, Synostosen zwischen Karpalia, progrediente Fusion zwischen Tarsalia, vor allem mit Beteiligung der Cuneiforme, Symphalangismus der Zehenphalangen, kurze Großzehen mit hypoplastischem Metatarsale und singulärer Phalanx, Fusion zwischen Metatarsalia. – (7) Seltener: humeroradiale Synostose, Enzephalozele, Anomalien von Trachea, Lunge und Lungengefäßen, Herzfehler, Pylorusstenose, polyzystische Nieren, Uterusfehlbildungen, Analfehlbildungen.

Ätiol.: Alle bisher untersuchten Fälle wiesen ein und dieselbe »missense«-Mutation im FGFR2(fibroblast growth factor receptor 2)-Gen auf. Diese folgt dem autosomal-dominanten Erbgang mit fast ausschließlich Neumutationen; positiver väterlicher Alterseffekt. Andere Mutationen im FGFR2-Gen führen zum klinischen Bild des Crouzon-Syndroms oder Pfeiffer-Syndroms.

Bemerkungen: Die anderen Typen der Akrozephalosyndaktylien (Pfeiffer, Saethre-Chotzen sind genetisch different, wohingegen das früher postulierte Apert-Crouzon-Syndrom keinen eigenständigen Typ darstellt, sondern eine Expressionsvariante des vorliegenden Syndroms ist).

Lit.: Apert E (1906) Acrocephalosyndactylie. Bull Mém Soc Méd Paris 23: 1310. – Blank CE (1960) Apert's syndrome (A type of acrocephalosyndactyly) observations on British series of thirty-nine cases. Ann Hum Genet 24: 151–164. – Escobar V, Bixler D (1977) Are the acrocephalosyndactyly syndromes variable expression of a single gene defect? Birth Def Orig Art Ser XIII(3c): 139–154. – Kreiborg S, Cohen MM (1992) The oral manifestations of Apert syndrome. J Craniofac Genet Dev Biol 12: 41–48. – Wilkie AOM, Slaney SF, Oldridge M et al (1995) Apert syndrome results from localized mutations of FGFR2 and is allelic with Crouzon syndrome. Nature Genet 9: 165–172.

McK: 101200

A. Schinzel/AS

---

apex of petrous bone syndrome (e): Gradenigo-Syndrom
Apfelschalen-Syndrom: Jejunalatresie, hereditäre
aphasia, acquired epileptic (e): Landau-Kleffner-Komplex
aphasia, mixed transcortical (e): Aphasie, transkortikale globale (gemischte)
Aphasie mit Epilepsie: Landau-Kleffner-Komplex

Aphasie, transkortikale globale (gemischte)

Syn.: Goldstein-Syndrom III – aphasia, mixed transcortical (e) – isolation of the speech area (syndrome of) (e)

Def.: Spezielle globale Aphasie, bei der die sprachlichen Fähigkeiten im wesentlichen auf eine Echolalie beschränkt sind.

A.: Kurt Goldstein, 1878–1965, Neurologe, Frankfurt a.M., New York. – Erstbeschreibung 1915.

Diagn. Krit.: **(1)** Sprachproduktion weitgehend auf die Wiederholung des gerade Gehörten beschränkt (Echolalie). Das Material wird mitunter etwas ausgeschmückt, bekannte Sequenzen (Namen von Wochentagen und Monaten, Kinderreime, Zahlenfolgen usw.) können vervollständigt werden. Dabei bleibt die Anzahl der Wörter bzw. die wiederholbare Satzlänge jedoch sehr begrenzt. – **(2)** Erheblich gestörtes oder aufgehobenes Verständnis für Schrift- und Lautsprache. – **(3)** Schreiben und lautes Lesen stark beeinträchtigt. – **(4)** Je nach Ätiologie verschiedene zusätzliche neurologische Ausfallserscheinungen (Gesichtsfelddefekte, Hemi- oder Tetraparese, sensible Defizite).

Ätiol.: Uneinheitlich. Traumatische, vaskuläre oder neoplastische Läsionen.

Pathog.: Schwere, die dominante Hemisphäre betreffende Hirnschäden. Dabei scheinen in den wenigen charakteristischen Fällen besonders die Grenzzonen zwischen den vaskulären Versorgungsgebieten geschädigt zu sein.

Bemerkungen: Die Rolle der nicht-sprachdominanten, ungeschädigten Hemisphäre für die erhaltene Fähigkeit zum Nachsprechen wird diskutiert (Berthier et al. 1991; Grossi et al. 1991).

Lit.: Benson DF (1979) Borderzone aphasic syndromes. In: Glaser GH (ed) Aphasia, alexia, and agraphia, ch 8, pp 83–92. Churchill Livingstone, New York, Edinburgh, London. – Berthier ML, Starkstein SE, Leiguarda R et al (1991) Transcortical aphasia. Importance of the non speech dominant hemisphere in language repetition. Brain 114: 1409–1427. – Bogousslavsky J, Regli F, Assal G (1988) Acute transcortical mixed aphasia. A carotid occlusion syndrome with pial and watershed infarcts. Brain 111: 631–641. – Goldstein K (1915) Die transkortikalen Aphasien. Ergbn Neurol Psychiat. Fischer, Jena. – Grossi D, Trojano L, Chiacchio L et al (1991) Mixed transcortical aphasia: clinical features and neuroanatomical correlates. A possible role of the right hemisphere. Eur Neurol 31: 204–211.

M. T. Jahnke/DP

Aphasie, transkortikale motorische

Syn.: Goldstein-Syndrom I – isolation syndrome, anterior (e) – transcortical motor aphasia (e)

Def.: Spezielle motorische Aphasie mit auffallend guter bis ungestörter Fähigkeit zum Nachsprechen.

A.: Kurt Goldstein, 1878–1965, Neurologe, Frankfurt a.M., New York. – Erstbeschreibung 1915.

Diagn. Krit.: **(1)** Defizitäre Spontansprache mit gestörtem Redefluß, Agrammatismus, phonematischen Paraphasien ähnl. Broca-Aphasie. – **(2)** Häufige Wiederholungen einzelner Silben oder Silbengruppen bei deutlich angestrengter Sprachproduktion. – **(3)** Gestörte Sprachinitiierung; exogene verbale Vorgaben oder autogene Anstöße (bestimmte Bewegungen, Gesten) erforderlich. – **(4)** Bezeichnend gutes bis ungestörtes Nachsprechen, bei dem auch grammatikalische und semantische Fehler korrigiert werden (also keine bloße Echolalie). – **(5)** Weitgehend normales Sprachverständnis. – **(6)** Gestörte Schriftsprache. – **(7)** Häufig begleitende Apraxie.

Ätiol.: Heterogen. Traumatische, vaskuläre oder neoplastische Läsionen.

Pathog.: Lokale Schädigung im Frontallappen der dominanten Hemisphäre, oberhalb oder vor dem Broca-Rindenfeld, mit Zerstörung der Verbindungen zur supplementär-motorischen Area.

Bemerkungen: Goldstein (1948) unterschied zwischen inkompletter Rückbildung nach Broca-Aphasie und einer primären Störung der Sprachinitiierung. Heute werden verschiedentlich weitere Unterteilungen vorgenommen.

Lit.: Benson DF (1979) Borderzone aphasic syndromes. In: Glaser GH (ed) Aphasia, alexia, and agraphia, ch 8, pp 83–92. Churchill Livingstone, New York, Edinburgh, London. – Freedman M, Alexander MP, Naeser MA (1984) Anatomic basis of transcortical motor aphasia. Neurology 34: 409–417. – Goldstein K (1915) Die transkortikalen Aphasien. Ergbn Neurol Psychiat. Fischer, Jena. – Goldstein K (1948) Language and language disturbances. Grune and Stratton, New York.

M. T. Jahnke/DP

Aphasie, transkortikale sensorische

Syn.: Goldstein-Syndrom II – transcortical sensory aphasia (e)
Def.: Spezielle sensorische Aphasie mit besonders ausgeprägter, oft zwanghafter Echolalie.
A.: Kurt Goldstein, 1878–1965, Neurologe, Frankfurt a.M., New York. – Erstbeschreibung 1915.
Diagn. Krit.: (1) Erheblich gestörtes Sprachverständnis bei flüssiger, aber inhaltsarmer Spontansprache mit Floskeln und semantischen Paraphasien, ähnl. Wernicke-Aphasie. – (2) Ausgeprägte, zwanghaft wirkende Neigung, vorgesprochene Wörter und Sätze zu wiederholen bzw. in den eigenen Redefluß einzubauen (Echolalie). Dabei fehlt das Verständnis für diese Äußerungen; sinnlose Phrasen sowie grammatikalische und semantische Fehler werden wörtlich reproduziert. – (3) Lautes Lesen bei manchen Patienten ungestört; häufiger jedoch Textentstellungen durch Paraphasien. Sinnverständnis in jedem Fall erheblich beeinträchtigt. – (4) Begleitende Gesichtsfelddefekte (Hemianopsie, Quadrantenanopsie) relativ häufig.
Ätiol.: Heterogen. Traumatische, vaskuläre oder neoplastische Läsionen.
Pathog.: Oft relativ ausgedehnte Schädigungen in der hinteren parieto-okzipito-temporalen Übergangsregion der dominanten Hemisphäre.
Bemerkungen: Klar definierte Krankheitsbilder sind selten und werden häufig als psychische Störung fehldiagnostiziert.
Lit.: Alexander MP, Hiltbrunner B, Fischer RS (1989) Distributed anatomy of transcortical sensory aphasia. Arch Neurol 46: 885–892. – Benson DF (1979) Borderzone aphasic syndromes. In: Glaser GH (ed) Aphasia, alexia, and agraphia, ch 8, pp 83–92. Churchill Livingstone, New York, Edinburgh, London. – Goldstein K (1915) Die transkortikalen Aphasien. Ergbn Neurol Psychiat. Fischer, Jena.
M. T. Jahnke/DP

Aphthae tropicae: Sprue (tropische und nicht-tropische)
Aplasia cutis congenita mit gastro-intestinaler Atresie: Carmi-Syndrom
aplasia cutis congenita with terminal transverse defects of limbs (e): Adams-Oliver-Syndrom
aplasia of tibia with split-hand/split-foot deformity (e): Ektrodaktylie-Tibiahypoplasie
Aplasia pilorum moniliformis: Monilethrichose
Aplasie der rechtsventrikulären Muskulatur: Uhl-Anomalie

Aplasie, germinale

Syn.: Sertoli-cell-only-Syndrom – (del-)Castillo-Syndrom – Germinalzellaplasie – Sertoli-Zell-Syndrom
Def.: Sterilität des Mannes charakterisiert durch eine Aspermie aufgrund eines völligen Verlustes des Keimepithels in den Hodentubuli.
A.: E. B. del Castillo, Armando Trabucco, F. A. de la Balze, argentinische Ärzte. – Erstbeschreibung 1947 durch diese drei Autoren anhand einer Beobachtung an fünf Patienten.
Diagn. Krit.: (1) Sterilität infolge Aspermie (Fehlen von Spermien und aller Zellen der Samenreifungsreihe im Ejakulat). – (2) Die Patienten haben ein völlig unauffälliges männliches Erscheinungsbild mit normaler Libido. – (3) Lediglich in einigen Fällen sind verkleinerte Hoden feststellbar. – (4) Normale FSH-Produktion. – (5) In seltenen Fällen familiäres Auftreten verbunden mit Fettleibigkeit und Gynäkomastie.
Ätiol.: Unklar; in seltenen Fällen wahrscheinlich X-chromosomal gebundener Vererbungsmodus.
Pathog.: Entwicklungsstörungen mit fehlender Einwanderung der Urkeimzellen in die Gonadenanlage oder Zerstörungen des Keimepithels infolge verschiedenster Schädigungen werden diskutiert, wobei erworbene Keimepithelschädigungen wahrscheinlich eine größere Rolle spielen dürften. Hodenbiopsien zeigen einen vollkommenen Verlust des Keimepithels mit nur noch von Sertoli-Zellen ausgekleideten Hodenkanälchen. Das histologische Bild hängt v.a. vom Zeitpunkt der Hodenbiopsie ab (Hinderer 1978). Primär unterschiedliche Schädigungen führen im späteren Verlauf der Erkrankung offensichtlich zu ähnlichen histologischen Bildern.
Bemerkungen: Von manchen Autoren werden auch Fälle mit partiell erhaltenem Keimepithel oder Oligospermie zur germinalen Aplasie dazugezählt.
Lit.: del Castillo EB, Trabucco A, de la Balze FA (1947) Syndrome produced by the absence of the germinal epithelium without impairment of the Sertoli or Leydig cells. J Clin Endocr 7: 493–502. – Hinderer MG, Hedinger C (1978) Sertoli-cell-only-Syndrom. Schweiz Med Wschr 108: 858–866. – Wong TW, Strauss FH, Foster LV (1988) Cytoplasmic granular change of Sertoli cells in two cases of Sertoli-cell-only syndrome. Arch Pathol Lab Med 112: 200–205.
McK: 305700
H. P. Soyer/GB

Aponeurosis fibrosa plantaris Ledderhose: Fibrose der Plantaraponeurose

apophänes Syndrom
(Symptomenkomplex)

Syn.: Syndrom der Wahnstimmung
Def.: Wahnhaft veränderte Erlebnisweise eines schizophrenen Patienten in der initialen Krankheitsphase nach einer vorausgehenden Zeitspanne seltsam fremder Gestimmtheit und ungerichteter innerer Unruhe. Abschnitt innerhalb eines gestalt-psychologisch faßbaren Prozesses eines psychotischen, meist schizophrenen Erlebens.
A.: Erstbeschreibung 1958 durch K. Conrad, Psychiater, Göttingen. Abgeleitet von »apophainein« (gr.) = »offenbar werden«; von K. Jaspers als »abnormes Bedeutungsbewußtsein«, von H. W. Gruhle als »Beziehungssetzung ohne Anlaß« beschrieben.
Diagn. Krit.: (1) Häufig Entfremdungsgefühle mit noch unbestimmter Bedrohung und emotionaler Gespanntheit (Übergang aus Trema-Phase). – (2) Verschiedene affektive Ausgestaltungen: Angst/Spannung, Gefühl der Erwartung mit gehobener Stimmung, Schuld oder Versündigungserleben, Mißtrauen, Feindseligkeit. – (3) Patient nimmt Umwelt als bedeutungsvoll verändert wahr, erlebt Ereignisse in der Umwelt auf sich bezogen (Anastrophe), erste Wahnwahrnehmungen. – (4) Überstieg in die semantischen Bezugssysteme seelisch gesunder Mitmenschen oder Relativierung auf Bedeutungsstandards der sozialen Gruppe nicht mehr möglich.
Ätiol.: Meist Frühsymptom beginnender schizophrener Erkrankungen, aber auch im Rahmen von körperlich begründbaren (organischen) Psychosen und gelegentlich bei abnormen Erlebnisreaktionen möglich.
Pathog.: Nicht eindeutig geklärt; als neurochemisches Korrelat produktiver schizophrener Symptome wird u.a. eine Überaktivität zentralnervöser dopaminerger Strukturen (D_2-Rezeptoren) im mesolimbischen System diskutiert.
Bemerkungen: In der Regel therapeutisch günstiges Ansprechen auf die Gabe von Neuroleptika.

Lit.: Conrad K (1958) Die beginnende Schizophrenie. Thieme, Stuttgart. – Gruhle HW (1951) Über den Wahn. Nervenarzt 22: 125–126. – Jaspers K (1946) Allgemeine Psychopathologie, 4. Aufl. Springer, Berlin.

H. P. Kapfhammer/DP

Apophysitis calcanei: Osteochondrose, aseptische, Typ Haglund I
Apoplexia uvulae: Staphylhämatom Bosviel
apoplexie de la luette (fz): Staphylhämatom Bosviel

Apoplexie, uteroplazentäre

Syn.: Couvelaire-Uterus – Couvelaire-Apoplexie – uteroplacental apoplexy (e)
Def.: Nicht mehr gebräuchlicher Begriff für die vorzeitige Lösung einer normal sitzenden Plazenta mit apoplektiformer Blutung, hypovolämischem Schock und Verbrauchskoagulopathie (Abruptio placentae).
A.: Alexander C. Couvelaire, 1873–1948, französischer Geburtshelfer. Erstbeschreibung 1911/12 durch Couvelaire, der auf diese schwere, wohl auch schon früher beobachtete Graviditätskomplikation besonders hinwies und sie »uteroplazentäre Apoplexie« nannte.
Lit.: Couvelaire AC (1911) Traitement chirurgical des hémorragies utéro-placentaires avec décollement du placenta normalement inséré. Ann gynéc obstétr Paris 8: 591–608. – Couvelaire AC (1912) Deux nouvelles obsérvations d'apoplexie utéro-placentaire. Ann gynéc obstétr Paris 9: 416. – Gaudenz R, Käser O (1981) Peripartuale Notfallsituation von seiten der Mutter. In: Käser O, Friedberg V, Ober KG et al (Hrsg) Gynäkologie und Geburtshilfe Bd II/2, 15.9–15.13. Thieme, Stuttgart, New York.

P. Nawrocki; R. Terinde/GA

Apotemnophilia: Münchhausen-Syndrom
Appelt-Gerken-Lenz-Syndrom: Roberts-Syndrom
apple peel syndrome (e): Jejunalatresie, hereditäre
aprassia congenita oculare di Cogan (i): Apraxie, kongenitale okulomotorische, Typ Cogan

Apraxie, kongenitale okulomotorische, Typ Cogan

Syn.: Cogan-Syndrom II – Syndrom der kongenitalen okulomotorischen Apraxie – oculomotor apraxia syndrome, congenital (e) – conjugate gaze paralysis syndrome (e) – Cogan's congenital ocular motor apraxia (e) – apraxie oculo-motrice congénitale (fz) – aprassia congenita oculare di Cogan (i)
Def.: Besondere, sehr seltene Form einer partiellen angeborenen okulomotorischen Apraxie.
A.: Erstbeschreibung 1952/53 durch David Glendening Cogan, 1908–1993.
Diagn. Krit.: (1) Unfähigkeit, seitliche Blick- und Führungsbewegungen willkürlich auszuführen. Während die kongenitale okulomotorische Apraxie auf die horizontale Ebene beschränkt ist, weisen erworbene Apraxien auch Störungen der vertikalen Ebene auf. – (2) Wird der Kopf nach links oder rechts gewendet, so werden die Augen reflektorisch über den intakten vestibulookulären Reflex in die entgegengesetzte Richtung gedreht (Abb. b). – (3) Versucht der Kranke, einen Gegenstand zu fixieren, dann dreht er den Kopf überschießend so weit seitwärts, daß die entgegengesetzt abgelenkten Augen fixieren können (Abb. a). (Befindet sich z.B. der

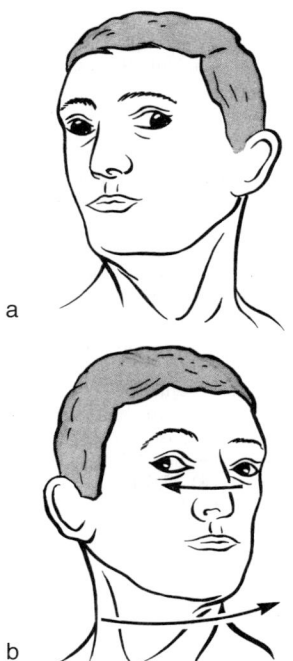

Apraxie, kongenitale okulomotorische, Typ Cogan: a) beim Versuch, einen rechts vor ihm liegenden Gegenstand zu fixieren, dreht der Kranke den Kopf kompensatorisch stärker nach rechts als dies eigentlich normalerweise nötig wäre; b) reflektorische Augenbewegung nach rechts bis in Endstellung bei Kopfdrehung nach links

Gegenstand rechts, dann wird der Kopf so weit nach rechts gedreht, bis die nach links gewendeten Augen den Gegenstand erfassen können.) Ist dies geschehen, kann auch der Kopf wieder zurückgedreht werden, ohne daß die Fixation verlorengeht. Diese Rückbewegungen des Kopfes werden ruckartig innerhalb etwa einer Sekunde ausgeführt. – (4) Bei einigen, insbesondere jüngeren Patienten, sind Initiierung und Amplitude, nicht jedoch Geschwindigkeit der schnellen Phasen von vestibulärem und optokinetischem Nystagmus gestört, so daß die Augen intermittierend in die Richtung der langsamen Phase abdriften. – (5) Alle willkürlichen Kopfbewegungen verlaufen ungestört. – (6) Die Störung wird gewöhnlich erst in der frühen Kindheit (3.–5. Lj.) erkennbar. – (7) Die Anomalie ist meist die einzige neurologische Abweichung und die Kinder entwickeln sich psychomotorisch und psychisch normal (nur ausnahmsweise leichte Koordinationsstörungen und Ungeschicklichkeit). Allerdings haben sie Schwierigkeiten beim Lesenlernen und bei schneller Ausführung von Körperdrehungen.
Ätiol.: Meist autosomal-rezessive Erkrankung. Läsionen des Corpus callosum wurden ebenso wie Hirnstammläsionen bei einzelnen Patienten, neuerdings auch kernspintomographisch, nachgewiesen.
Pathog.: Unbekannt.
Lit.: Cogan DG (1953) A type of congenital ocular motor apraxia presenting jerky head movements. Am J Ophthalmol 36: 433–441. – Cogan DG (1972) Heredity of congenital ocular motor apraxia. Trans Amer Acad Ophthal Otolaryng 76: 60–63. – Miller NR (1985) Walsh and Hoyt's Clinical Neuroophthalmology, 4th ed, pp 730–732. Williams & Wilkins, Baltimore.
McK: 216500

W. Paulus/DP

Aquäduktstenose, geschlechts-gebunden erbliche

apraxie oculo-motrice congénitale (fz): Apraxie, kongenitale okulomotorische, Typ Cogan
Aquaeductus-Syndrom: Aquädukt-Symptomatik

Aquäduktstenose, geschlechts-gebunden erbliche
Syn.: Hydrozephalus, X-chromosomal gekoppelter – Aquäduktstenose, X-chromosomal gekoppelte – hydrocephalus due to congenital stenosis of the aqueduct of Sylvius (e)
Def.: Hereditärer Hydrozephalus bei männlichen Patienten infolge einer angeborenen Aquäduktstenose.
A.: D. S. Bickers, amerikanischer Neuropathologe und R. D. Adams, amerikanischer Neurologe. – Erstbeschreibung 1949.
Diagn. Krit.: **(1)** Hydrozephalus, in der Regel progredient, es kann aber auch zur Kompensation kommen. – **(2)** Angeborene Aquäduktstenose. – **(3)** Weitere mögliche Merkmale: Hypoplasie und Kontraktur des Daumens, Basilarimpression. – **(4)** Makrozephalus, mentale Retardierung und spastische Paraplegie als wichtigste neurologische Manifestation.
Ätiol.: X-chromosomal-rezessive Fehlbildung. Genlokalisation Xq28.
Pathog.: Angeborene Aquäduktstenose führt sekundär zu Hydrocephalus internus.
Bemerkungen: Bis zu 25% der männlichen Patienten mit Aquäduktstenose haben eine X-gebunden erbliche Form.
Lit.: Bickers DS, Adams RD (1949) Hereditary stenosis of the aqueduct of Sylvius as a cause of congenital hydrocephalus. Brain 72: 246–262. – Burton BK (1979) Recurrence risk for congenital hydrocephalus. Clin Genet 16: 47–53. – Halliday J, Chow CW, Wallace D, Danks DM (1986) X-linked hydrocephalus: a survey of a 20 year period in Victoria, Australia. J Med Genet 23: 23–31. – Willems PJ, Brouwer OF, Dijkstra I, Wilmink J (1987) X-linked hydrocephalus. Am J Med Genet 27: 921–928. – Willems PJ, Dijkstra I, van der Auwera BJ et al (1990) Assignment of X-linked hydrocephalus to Xq28 by linkage analysis. Genomics 8: 367–370. – Williams PJ, Brouwer OF, Dijkstra J, Wilmin KJ (1987) X-linked hydrocephalus. Am J Med Genet 27: 921–928. – Williamson RA, Schauberger CW, Varner MW, Aschenbrenner CA (1984) Heterogeneity of prenatal onset hydrocephalus: management and counseling implications. Am J Med Genet 17: 497–508.
McK: 307000
H. Siemes/JK

Aquäduktstenose, X-chromosomal gekoppelte: Aquäduktstenose, geschlechts-gebunden erbliche

Aquädukt-Symptomatik
Syn.: Aquaeductus-Syndrom – sylvian aqueduct syndrome (e) – dorsal midbrain syndrome (e) – pretectal syndrome (e)
Def.: Durch Prozesse im Aquäduktbereich entstehende neurologische Sequenz.
Diagn. Krit.: **(1)** Vertikale Blickparese (besonders nach oben). – **(2)** Konvergenz- und (oder) Retraktionsnystagmus. – **(3)** Lidretraktion. – **(4)** Pupillenstörungen (Lichtnah-Dissoziation).
Ätiol.: Tumoren; seltener vaskuläre, entzündliche oder traumatische Läsionen im Aquäduktbereich.
Pathog.: Läsionen prämotorischer, okulomotorischer Strukturen, Unterbrechung der Bahnen der Commissura posterior.

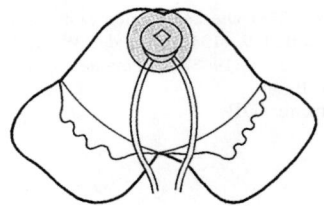

Aquädukt-Symptomatik: Lokalisation des Herdes (nach Remky)

Bemerkungen: **(DD)** Parinaud-Symptomatik.
Lit.: Chattha AS, DeLong GR (1975) Sylvian aqueduct syndrome as a sign of acute obstructive hydrocephalus in children. J Neurol Neurosurg Psychiat 38: 288–296. – Keane JR (1990) The pretectal syndrome: 206 patients. Neurology 40: 684–690.
U. Büttner/DP

Aquädukt-Syndrom, oberes: Koerber-Salus-Elschnig-Symptomatik
arachnodactyly, congenital contractural (e): Arachnodaktylie, kongenitale kontrakturelle
Arachnodaktylie: Marfan-Syndrom

Arachnodaktylie, kongenitale kontrakturelle
Syn.: Beals-Hecht-Syndrom – Beals-Syndrom – CCA-Syndrom – arachnodactyly, congenital contractural (e)
Def.: Autosomal-dominant erbliches Syndrom aus angeborenen multiplen Kontrakturen, Arachnodaktylie und charakteristischen Ohrmuschelveränderungen.
A.: Rodney K. Beals, Orthopäde, Oregon/USA. – Frederick Hecht, Genetiker, Tempe, Arizona/USA.
Diagn. Krit.: **(1)** Konnatale multiple Kontrakturen großer und kleiner Gelenke, spontane Besserungstendenz der Kontrakturen; häufig auch Fußdeformitäten wie Hackenfüße oder Klumpfüße. – **(2)** Wirbelsäulendeformierungen, Skoliose und/oder Kyphose, zum Teil mit Progredienz. – **(3)** Arachnodaktylie und Dolichostenomelie. – **(4)** Hochwuchs ebenfalls häufig, dabei auch asthenischer Habitus mit schwach entwickeltem Unterhautfettgewebe und geringer Muskelmasse, insgesamt »marfanoider« Habitus. – **(5)** Unterschiedlich schwer ausgeprägte Ohrmuschelveränderungen mit vermehrtem »Relief«, jargonartig auch als »Knautschohren« (crumpled ears) bezeichnet. – **(6)** Leichte Retrogenie bei einem Teil der Patienten. – **(7)** Bei einem kleinen Teil der Patienten auch Befunde von seiten der Augen in Form blauer Skleren; häufiger Refraktionsanomalien, selten Keratokonus. – **(8)** Ausnahmsweise kardiovaskuläre Fehlbildungen. – **(9)** Röntgenologisch keine spezifische Symptomatik: lange, grazile Röhrenknochen mit schmaler Kortikalis sowie dünne Rippen, zum Teil auch Verbiegung langer Röhrenknochen; unterschiedlich schwer ausgeprägte Skoliose oder Kyphoskoliose.
Ätiol.: Autosomal-dominanter Erbgang, möglicherweise unvollständige Penetranz des Gens.
Pathog.: Bisher unklar. Lokalisation und Art der Organbeteiligung lassen an generalisierten Bindegewebsdefekt denken. Lee et al. (1991) gelang in zwei betroffenen Familien der Nachweis einer Kopplung mit dem Genlocus für Fibrillin 2.
Lit.: Beals RK, Hecht F (1971) Congenital contractural arachnodactyly. A heritable disorder of connective tissue. J Bone Surg

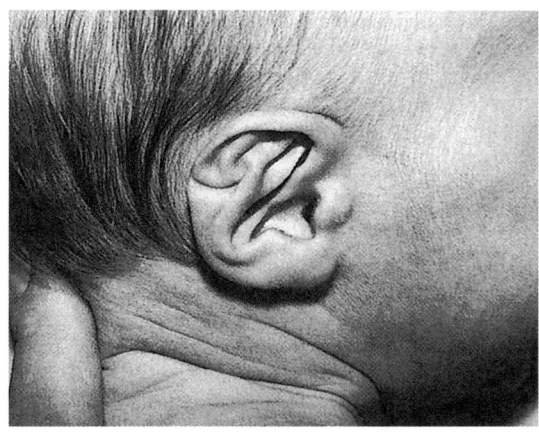

kongenitale kontrakturelle Arachnodaktylie: charakteristisches »Knautschohr«

53-A: 987–993. – Lee B, Godfrey M, Vitale E et al (1991) Linkage of Marfan syndrome and a phenotypically related disorder to two different fibrillin genes. Nature 352: 330–334. – Meinecke P, Schaefer E, Passarge E (1983) Congenitale kontrakturelle Arachnodaktylie (CCA-Syndrom) – Eine autosomal dominant erbliche Bindegewebserkrankung. Klin Pädiat 195: 64–70. – Ramos Arroyo MA, Weaver DD, Beals RK (1985) Congenital contractural arachnodactyly. Report of four additional families and review of the literature. Clin Genet 27: 570–581.
McK: 121050
P. Meinecke/AS

ARDS
Syn.: adult respiratory distress syndrome (e) – Schocklunge – capillary leak syndrome (e) – Beatmungslunge – Lungenödem, nicht-kardiogenes – DaNang-Lunge – hyaline membrane disease, adult (e)
Def.: Akute respiratorische Insuffizienz nach Einwirkung unterschiedlicher Noxen, die entweder zu einer direkten oder zu einer vorwiegend hämatogen vermittelten Schädigung des Lungenparenchyms führen.
A.: Erste umfassende Beschreibung durch D. G. Asbaugh et al. (1967).
Diagn. Krit.: **(1)** 12–24 Stunden nach Einwirkung einer Noxe (»catastrophic event«) arterielle Hypoxie, die sich durch Erhöhung der inspiratorischen Sauerstoffkonzentration nicht beheben läßt. – **(2)** Verminderte Compliance der Lunge. – **(3)** Radiologischer Nachweis von neu aufgetretenen bilateralen alveolären Lungeninfiltraten. – **(4)** Normaler Pulmonalkapillardruck und normaler kolloidosmotischer Druck.
Ätiol.: Das ARDS ist die gemeinsame Endstrecke einer Vielzahl von Noxen, die auf das pulmonalvaskuläre oder alveoläre Endothel einwirken. Zu dieser Schädigung kann es durch direkte Einwirkung (Aspiration von Magensaft, mechanisches Thoraxtrauma, Ertrinken, Pneumonie, Inhalation von Toxinen) oder auf indirektem Wege kommen (Massentransfusion, Blutungsschock, Sepsis, Verbrennung, Fett- oder Fruchtwasserembolie, Schädel-Hirn-Trauma, Pankreatitis, disseminierte intravaskuläre Gerinnung). Das ARDS ist häufig Teilkomponente eines Multiorganversagens, das die häufigste Todesursache darstellt.
Pathog.: Das Lungenparenchym reagiert auf diese Vielzahl von Auslösern relativ uniform. Es kommt zunächst zu einer Permeabilitätssteigerung der alveolokapillären Membran mit konsekutivem Übertritt von eiweißreicher Flüssigkeit und Entzündungszellen in das Interstitium und in den Alveolarraum bei normalem kolloidosmotischen Druck (exsudative Frühphase). Die Lungendehnbarkeit nimmt ab. In Blut- und Lymphgefäßen bilden sich Thromben aus, der pulmonalvaskuläre Widerstand steigt an, eine lymphatische Drainage des alveolären und interstitiellen Exsudates findet nicht in ausreichendem Maße statt. Der Gasaustausch verschlechtert sich. Im Intermediärstadium sind ausgedehnte hyaline Membranen nachweisbar. Im Spätstadium bilden sich Ödem und hyaline Membranen zurück. Falls die ersten 5–10 Tage überlebt werden, entwickelt sich eine interstitielle Fibrose mit Obliteration von Luftwegen und Gefäßen (proliferativ-fibrosierende Spätphase).
Lit.: Asbaugh DG, Bigelow DB, Petty TL, Levine BE (1967) Acute respiratory distress in adults. Lancet 2: 319–323. – Cunningham AJ (1991) Acute respiratory distress syndrome – two decades later. Yale J Biol Med 64: 387–402. – Imhof E, Perruchoud A (1990) Das akute Atemnotsyndrom des Erwachsenen. Med Klinik 85: 395–403. – Leeman M (1991) The pulmonary circulation in acute lung injury: a review of some recent advances. Intensive Care Med 17: 254–260. – Lewis JF, Jobe AH (1993) Surfactant and the adult respiratory distress syndrome. Am Rev Resp Dis 147: 218–233. – Seeger W (1993) Prophylaxe des akuten Lungenversagens. Med Klinik 88: 231–246. – St John RC, Dorinsky PM (1993) Immunologic therapy for ARDS, septic shock, and multiorgan failure. Chest 103: 932–943.
S. Wieshammer/GA

Areflexie, konstitutionelle: Adie-Pupillotonie
argentaffinoma syndrome (e): Karzinoid-Syndrom
Arginase-Mangel: Argininämie

Argininämie
Syn.: Hyperargininämie – Arginase-Mangel – argininemia (e) – hyperargininemia (e) – hyperargininemia, familial, with arginase deficiency (e)
Def.: Seltene Stoffwechselstörung im Harnstoffzyklus, bei der ein Mangel an Arginase zu Hyperargininämie, Hyperammonämie sowie zeitweise Cystin- und Lysinurie führt.
A.: Erstbeschreibung 1969 durch H. G. Terheggen und Mitarbeiter.
Diagn. Krit.: **(1)** Erste Krankheitsmanifestation im Säuglings- oder Kleinkindalter mit Erbrechen, Trinkschwäche, Eintrübung und Krämpfen bis zum Koma. – **(2)** Spätfolgen: psychomotorische und geistige Retardierung, Auftreten von schwerer spastischer Di- oder Tetraplegie, Ataxie und Krampfanfällen. – **(3)** Hyperargininämie, Hyperammonämie, verminderte Arginase-Aktivität der Erythrozyten. – **(4)** Hyperarginin-, Cystin-, Lysin-, Citrullin-, Glutaminurie und Orotaturie. – **(5)** Liquor: Arginin-Erhöhung. – **(6)** EEG: generalisierte Dysrhythmien.
Ätiol.: Autosomal-rezessiv vererbtes Leiden. Genlokalisation auf Chromosom 6 (6q23).
Pathog.: Es handelt sich um einen Enzymblock im Harnstoffzyklus durch Mangel des Isoenzym I der Arginase in der Leber (normalerweise 98% der Leberarginase) und seine Sekundärfolgen. Drei verschiedene Deletionen sind bekannt.
Bemerkungen: **(DD)** Cystinurie – Hyperornithinämie u.a. Störungen können durch Bestimmung von Arginin und Ammoniak im Plasma ausgeschlossen werden. Lysin-Intoleranz hat ein anderes AS-Muster im Harn und norma-

le Arginin-Spiegel im Plasma. Screening und pränatale Diagnostik sind möglich. Therapie: Frühbehandlung mit Arginin- oder Eiweiß-armer bzw. Arginin-freier Diät von Geburt an führt zu normaler Entwicklung; Gabe von Benzoat.

Lit.: Brockstedt M, Smit LME, deGrauw AJC et al (1990) A new case of hyperargininaemia: neurological and biochemical findings prior to and during dietary treatment. Europ J Pediat 14: 341–343. – Grody WW, Kern RM, Klein D et al (1993) Arginase deficiency manifesting delayed clinical sequelae and induction of a kidney arginase isoenzyme. Hum Genet 91: 1–5. – Terheggen HG, Schwenk A, Lowenthal A et al (1969) Argininaemia with arginase deficiency. Lancet II: 748–749.

McK: 207800
E. Mönch/JK

Argininbernsteinsäure-Krankheit

Syn.: Argininbernsteinsäure-Schwachsinn – Argininosuccino-Azidurie – Argininsuccinaturie – Allan Dent-disease (e) – ASA-Mangel

Def.: Stoffwechselstörung des Harnstoffzyklus, bei der Argininsuccinatlyase-Mangel zur Anhäufung von Argininbernsteinsäure in Plasma und Urin und zur Hyperammonämie führt.

A.: Erstbeschreibung 1958 durch J. D. Allan und C. E. Dent.

Diagn. Krit.: (1) Drei verschiedene klinische Manifestationen: a) neonatale Form: Beginn in den ersten Lebenstagen; zunehmende Apathie, Trinkschwäche, muskuläre Hypotonie und Krämpfe; führt unbehandelt schnell zum Tode; b) infantile Form: Beginn im 1. Lebensjahr; Episoden von rezidivierendem Erbrechen, Tremor und Krampfanfällen bis zum Koma; führt meist zu körperlicher und geistiger Retardierung; c) chronische Form: Beginn nach dem 1. Lebensjahr; die Kinder fallen erst durch die Entwicklungsverzögerung auf; häufig sind Krampfanfälle, intermittierende Ataxie und Lethargie, die durch Proteinzufuhr oder Infektionen ausgelöst werden. Bei eiweißreduzierter Diät können sich diese Patienten aber auch völlig normal entwickeln. – (2) Deutliche Argininsuccinatämie, in Abhängigkeit von der Proteinzufuhr Hyperammonämie, Citrullinämie. – (3) Ausgeprägte Argininsuccinaturie, Citrullinurie. – (4) Nachweis des Argininsuccinatlyase-Mangels in Erythrozyten. – (5) Häufig Trichorrhexis nodosa.

Ätiol.: Autosomal-rezessiv vererbtes Leiden.

Pathog.: Der ASA-Mangel führt zum Abbaublock im Harnstoffzyklus auf der Stufe der Argininbernsteinsäure. Nur teilweise lassen sich die klinischen Symptome mit der Hyperammonämie erklären.

Bemerkungen: **(DD)** Andere Störungen des Harnstoffzyklus – Organoazidurien – Aminoazidurie, hyperdibasische, Typ II – Hyperammonämien anderer Genese. Sofortige symptomatische Therapie der Hyperammonämie; Langzeittherapie mit proteinarmer Diät und Arginin-Substitution (evtl. Citrat-Gabe bei erhöhten Citrullinwerten!). Pränatale Diagnostik aus Amnionzellen und Chorionbiopsat möglich.

Lit.: Allan JD, Cusworth DC, Dent CE, Wilson VK (1958) Disease, probably hereditary, characterized by severe mental deficiency and constant gross abnormality of amino acid metabolism. Lancet I, 182–187. – Goodmann SI (1986) Inherited metabolic disease in the newborn. Approach to diagnosis and treatment. In: Barnes LA (ed) Advances in Pediatrics, 33: 197–223. Year Book Medical Publ Inc, Chicago. – Iafolla AK, Gale DS, Roe CR (1990) Citrate therapy in argininosuccinate lyase deficiency. J Pediat 117: 102–105. – Widhalm K, Koch S, Scheibenreiter S et al (1992) Long-term follow-up of 12 patients with the late-onset variant of argininosuccinic acid lyase deficiency: no impairment of intellectual and psychomotor development during therapy. Pediatrics 89: 1182–1184.

McK: 207900
E. Mönch/JK

Argininbernsteinsäure-Schwachsinn: Argininbernsteinsäure-Krankheit

argininemia (e): Argininämie

Argininosuccino-Azidurie: Argininbernsteinsäure-Krankheit

Argininsuccinatsynthetase-Mangel: Citrullinämie

Argininsuccinaturie: Argininbernsteinsäure-Krankheit

(Argyll) Robertson's pupil (e): (Argyll-)Robertson-Zeichen (s.u. Robertson ...)

argyrophil myenteric plexus, deficiency of (e): Pseudoobstruktion, intestinale

Arias-Syndrom: IVIC-Syndrom

Ariboflavinose

Syn.: Vitamin-B_2-Mangel-Syndrom – Alactoflavinose – Riboflavin deficiency (e)

Def.: Seltenes, durch Vitamin-B_2-Mangel hervorgerufenes Krankheitsbild.

Diagn. Krit.: (1) Erst nach Wochen bis Monaten Ausprägung des Vollbildes mit Cheilitis sicca, Angulus infectiosus (Perlèche). – (2) Glatte, atrophische und gerötete Zungenoberfläche mit Zungen- und Mundbrennen. – (3) Augenveränderungen mit Blepharitis, Konjunktivitis sowie fleckförmigen Hornhauttrübungen (sog. Ariboflavinose-Keratopathie). – (4) Schuppende rhagadiforme Erytheme, v.a. vulvär und skrotal, sowie im Gesicht an den seborrhoischen Prädilektionsstellen; ferner Paronychien. – (5) Blutbildveränderungen entsprechend einer mikrozytär-hypochromen Anämie.

Ätiol.: Vitamin-B_2-Mangel.

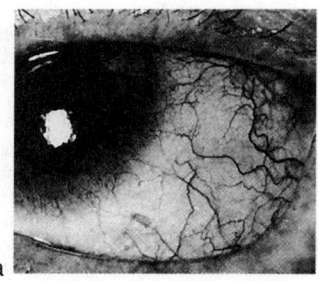

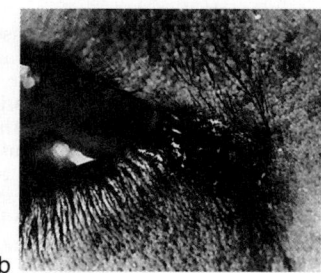

Ariboflavinose: a) Gefäßneubildungen in der Conjunctiva bulbi, die über den Limbus corneae auf die Hornhaut übergreifen; b) Cheilosis, Perlèche (Wissensch. Bild-Dienst, »Roche«)

Pathog.: Verminderte Vitamin-B$_2$-Aufnahme aufgrund ungenügender und einseitiger Ernährung sowie aufgrund von Resorptionsstörungen bei Erkrankungen des Gastrointestinaltraktes (Zöliakie, chronische Enteritis) und Veränderungen der physiologischen Darmflora (z.B. antibiotische Therapie).
Bemerkungen: Bei Hypovitaminosen finden sich häufig gemischte Krankheitsbilder durch kombinierte Vitaminmangelzustände und andere Ernährungsstörungen. Eine definitive Diagnose kann nur laborchemisch durch Bestimmung des entsprechenden Vitamin-Blutspiegels erfolgen.
Lit.: Roe DA (1991) Riboflavin deficiency: Mucocutaneous signs of acute and chronic deficiency. Semin Dermatol 10(4): 293–295.
H. P. Soyer/GB

Armendares-Syndrom
Def.: Wahrscheinlich autosomal-rezessives Leiden mit der Merkmalskombination Minderwuchs, Kraniosynostose, Retinopathia pigmentosa und mit multiplen Dysmorphien.
A.: Erstbeschreibung 1974 durch Salvator Armendares, F. Antillon, V. del Castillo und M. Jimenez, Humangenetiker, Mexiko City, Mexiko, anhand einer Familie.
Diagn. Krit.: (1) Minderwuchs, verzögertes Skelettalter. – (2) Asymmetrische Mikrozephalie und Kraniosynostose. – (3) Retinopathia pigmentosa (»atypische periphere Pigmentretinopathie mit wenig Pigment«). – (4) Dysmorphien: a) Ptosis der Oberlider, Epikanthus und Telekanthus, diskrete Ausprägung der Augenbrauen; b) kurze, stumpfe Nase, Hypoplasie der Nasennebenhöhlen; c) hoher Gaumen, Mikrognathie; d) Klinodaktylie des Kleinfingers, Vierfingerfurche, Hypoplasie des Thenars und Hypothenars.
Ätiol.: Wahrscheinlich autosomal-rezessives Leiden (Verwandtenehe), aber aufgrund des Stammbaums mit drei erkrankten Brüdern X-chromosomale Vererbung nicht ausgeschlossen.
Pathog.: Unbekannt.
Bemerkungen: Offensichtlich sehr selten; bisher nur drei Brüder aus wahrscheinlicher Verwandtenehe beschrieben; daher Variabilität nicht ausreichend bekannt.
Lit.: Armendares S, Antillon F, Del Castillo V, Jimenez M (1974) A newly recognized inherited syndrome of dwarfism, craniosynostosis, retinitis pigmentosa, and multiple congenital malformations. J Pediatr 85: 872–873.
L. Pelz/AS

Armenfrax: Syndrom des fragilen X-Chromosoms
Armplexuslähmung: Rieder-Syndrom

Armplexuslähmung, obere
Syn.: Syndrom der oberen Armplexuslähmung – Erb-Lähmung – Duchenne-Erb-Lähmung – Duchenne-Erb-Syndrom – Entbindungslähmung, obere – Geburtslähmung, obere – Duchenne-Erb paralysis (e) – Erb's palsy (e) – brachial birth palsy, upper arm (e) – brachial plexus palsy, upper (e) – maladie de Duchenne-Erb (fz) – paralysie supérieur du plexus brachial (fz)
Def.: Armlähmung durch Läsion der aus den Wurzeln C5 und C6 hervorgehenden Plexusanteile.
A.: Guillaume Benjamin Armand Duchenne de Boulogne, 1806–1875, Neurologe, Paris. Erstbeschreibung 1855. – Wilhelm Heinrich Erb, 1840–1921, Internist, damals Heidelberg. Beschreibung 1874.
Diagn. Krit.: (1) Parese der Abduktoren und Außenrotatoren des Schultergelenkes, der Ellenbogenbeuger, des M. supinator und manchmal von Teilen des M. triceps brachii, der Dorsalextensoren der Hand- und weniger Schulterblattmuskeln. – (2) Unregelmäßig Sensibilitätsstörungen, Schmerzen, Schweißsekretionsstörungen und Störungen des Piloarrektionsreflexes an der Außenseite des Oberarmes und an der Radialseite des Unterarmes. – (3) Elektromyographie: Denervierungszeichen in den betroffenen Muskeln zwei bis drei Wochen nach Läsion, sofern es sich nicht um eine reine Neurapraxie handelt.
Ätiol.: Traumatisch (Stich-, Schnitt- oder Schußverletzungen, Prellungen, Quetschungen, Zerreißungen), u.a. auch geburtstraumatisch; (chronischer) Druck (Tragen von harten Lasten auf der Schulter, »Rucksacklähmung«, gynäkologische Operation in Trendelenburg-Lage); Tumorinfiltration (Neuritis carcinomatosa oder sarcomatosa); entzündlich (neuralgische Schulteramyotrophie, serogenetische Polyneuritis); nach Röntgenbestrahlungen.
Pathog.: Läsion der aus den Wurzeln C5 und C6 hervorgehenden Plexusanteile.
Lit.: Duchenne GBA (1855) De l'électrisation localisée et de son application à la pathologie et à la thérapeutique. Paris. – Erb W (1874) Über eine eigentümliche Lokalisation von Lähmung im Plexus brachialis. Verh Naturhist med Ver Heidelberg 2: 130–137. – Mumenthaler M, Schliack H (1993) Läsionen peripherer Nerven. Diagnostik und Therapie, 6. Aufl, S 183–187. Thieme, Stuttgart.
C. D. Reimers/DP

Armplexuslähmung, untere
Syn.: Syndrom der unteren Armplexusschädigung – Klumpke-Syndrom – Déjerine//Klumpke-Syndrom – Déjerine//Klumpke-Paralyse – Plexusparese, untere – Klumpke-Lähmung – Entbindungslähmung, untere – Klumpke's paralysis (e) – Klumpke-Déjerine's paralysis (e) – Klumpke's palsy (e) – brachial plexus palsy, lower (e) – paralysie de Klumpke (fz) – syndrome de Klumpke-Déjerine (fz)
Def.: Armlähmung durch Läsion der Plexusanteile aus den Wurzeln C8 und Th1.
A.: Augusta Klumpke, 1859–1927, Neurologin, Paris, später verheiratet mit J.-J. Déjerine. Erstbeschreibung 1885.
Diagn. Krit.: (1) Schlaffe Paresen der kleinen Handmuskulatur mit Krallenhand, der langen Fingerbeuger und der sternokostalen Portion des M. pectoralis major, seltener der Handbeuger. – (2) Schmerzen, Sensibilitätsstörungen, Schweißsekretionsstörungen und Verlust des Piloarrektorenreflexes an der ulnaren Seite des Unterarmes und der Hand. – (3) Bei Läsion der Wurzel Th1 Horner-Trias. – (4) Elektromyographie: Denervierungszeichen in den betroffenen Muskeln zwei bis drei Wochen nach der Läsion, sofern es sich nicht um eine reine Neurapraxie handelt.
Ätiol.: Traumatisch (Stich-, Schnitt- oder Schußverletzungen, Prellungen, Quetschungen, Zerreißungen), u.a. auch geburtstraumatisch; chronischer Druck (Skalenussyndrom mit und ohne Halsrippe, kostoklavikuläres Syndrom); Tumorinfiltration (Pancoast-Tumor, Neuritis carcinomatosa oder sarcomatosa); nach Röntgenbestrahlungen.
Pathog.: Läsion der aus den Wurzeln C8–Th1 hervorgehenden Plexusanteile.
Lit.: Klumpke A (1885) Contribution a l'étude des paralysies radiculaires du plexus brachial. Paralysies radiculaires totales. Paralysies radiculaires inférieures. De la participation des filets sym-

pathiques oculo-pupillaires dans ces paralysies. Rev méd Paris 5: 591–616, 739–790. – Mumenthaler M, Schliack H (1993) Läsionen peripherer Nerven. Diagnostik und Therapie, 6. Aufl, S 187–188. Thieme, Stuttgart.
C. D. Reimers/DP

Armvenenthrombose Paget-von-Schroetter

Syn.: Axillarvenenthrombose – Achselvenenstau, akuter – Paget-v.-Schroetter-Syndrom – Claudicatio venosa intermittens (Löhr) – Schultergürtelvenenthrombose – Effort-Syndrom, venöses – effort thrombosis (e) – syndrome neurovasculaire du membre supérieur (fz)
Def.: Akute Thrombose der V. axillaris oder V. subclavia.
A.: Sir James Paget, 1814–1899, Chirurg, London. – Leopold Schroetter von Kristelli, 1837–1908, Internist, Wien. – Erstbeschreibung 1816 durch Cruveilhier; durch Paget 1875 und durch v. Schroetter 1884 eingehende klinische Analyse des Krankheitsbildes.
Diagn. Krit.: (1) Manifestation oft nach anstrengender Tätigkeit. – (2) Unterschiedliche Symptomatiken: akuter Verlauf mit plötzlicher Armschwellung, Zyanose und Spannungsgefühl bis zur Schulterregion, Schmerzausprägung meist gering. Bei subakutem Verschluß (z.B. Tumorkompression, Katheterläsion) oft nur mäßige Schwellneigung. Supra-, infraklavikulärer und axillärer Druckschmerz, selten Akroparästhesien. – (3) Prominenz der Oberarmvenen, Ausbildung venöser Kollateralen über die Schulter- und Pektoralisregion. – (4) Doppler-sonographischer Nachweis. – (5) Die Phlebographie zeigt einen kompletten Stopp oder umflossene Thromben der V. axillaris oder V. subclavia. In subakutem und chronischem Stadium kräftiges Kollateralsystem darstellbar. – (6) Als seltene Komplikation Lungenembolie (ca. 10%). – (7) Jüngere Männer (3 : 1) überwiegend betroffen.
Ätiol.: Multifaktoriell: **1.** Äußere Traumen: a) Schultertraumen; b) Schultergürtelkompression: venöse Intimaschädigung oder -einriß infolge wiederholter, bewegungsbedingter Mikrotraumen an Stellen physiologischer Enge (Humeruskopf bei Armabduktion, Kostoklavikularraum, vordere Skalenuslücke), Schulterretraktion (Speerwerfen, Rucksacktragen). – **2.** Innere Traumen: a) Katheterläsion der Vene: zentrale Venenkatheter (Thromboseinzidenz proportional der Verweildauer), Schrittmachersonden; b) i.v. Applikation hypertoner Lösungen, konzentrierte Antibiotika, Zytostatika, Drogen. – **3.** Nicht-traumatische Ursachen: Tumorkompression der Vene (z.B. Bronchus-Ca), Obstruktion der V. cava superior, Störung der venösen Strömung bei Rechtsherzinsuffizienz, Thoracic-outlet-Syndrom, Hämostasestörungen bei Thrombophilie, Polyglobulie, Anämie, Kontrazeptiva, Tumoren.
Pathog.: Thrombose der Vena axillaris, V. subclavia mit dadurch bedingtem venösem Rückstau.
Bemerkungen: Die Achselvenenthrombose macht nur etwa 1–2% aller Extremitätenthrombosen aus, gute Kollateralisierungstendenz. **(DD)** Vena-cava-superior-S. – oberflächliche Thrombophlebitis – Schulter-Hand-S. – Duplay-S. – axillare Absiedelungen eines Mamma-Ca – Skalenus-S. – Subkorakoid-Pektoralis-minor-S. – akute Spastik der V. axillaris (ohne Thrombose) – Kostoklavikularsyndrom.
Lit.: Huber P, Häuptli W, Schmitt HE, Widmer LK (1987) Die Axillar-Subclaviavenenthrombose und ihre Folgen. Internist 28: 336–343. – Paget J (1875) Clinical lectures and essays, p 292ff. London. – v Schroetter L (1884) Erkrankungen der Gefäße. In: Nothnagels Handbuch der Pathologie und Therapie, Wien.
H.-H. Osterhues/GA

Arnold-Chiari-Sequenz

Def.: Im Ausmaß variable Sequenz, minimal zusammengesetzt aus Verflachung der hinteren Schädelgrube mit Prolaps von Teilen des Hirnstamms und hypoplastischem Kleinhirn durch das Foramen occipitale magnum in den Spinalkanal.
A.: Julius Arnold, 1835–1915, Pathologe, Heidelberg. – Hans Chiari, 1851–1916, Pathologe, Straßburg. – Erstbeschreibungen 1884 bzw. 1885.
Diagn. Krit.: (1) Verflachung der hinteren Schädelgrube. – (2) Prolaps des Kleinhirns und ggf. von Teilen des Stammhirns durch das Foramen occipitale magnum in den Spinalkanal. – (3) Kaudale Verlagerung der Medulla oblongata. – (4) Kompression und kaudale Verlagerung des vierten Ventrikels. – (5) Hydrocephalus occlusivus infolge von Störung der Liquorzirkulation. – (6) Kompressionserscheinungen im Bereich von Hirnstamm und Rückenmark mit Lähmungen der kaudalen Hirn- und oberen Zervikalnerven. – (7) Meningomyelozele im Zervikal-, Thorakal- und/oder oberen Lumbal-Bereich. – (8) Ataxie; Nystagmus. – (9) Hypoplastische oder fehlende Cisterna cerebellomedullaris. – (10) Platybasie, basiläre Impressionen, Atlas-Assimilation, Klippel-Feil-Fehlbildung. – (11) Hydromyelie, Syringomyelie und Diastematomyelie. – (12) Polygyrie, Mikrogyrie und Heterotopie im Groß- und Kleinhirn. – (13) Fehlbildungen im Mittellinienbereich: z.B. Zyste im Septum pellucidum, Verdickung der Massa intermedia, Verschmelzung der Corpora quadrigemina zu einer in der Mittellinie gelegenen Masse. Kann Ursache für anfallsartige Kopfschmerzen und Schwindelgefühle beim Husten, Niesen, Pressen sein, vor allem wenn eine Syringomyelie besteht.
Ätiol.: Heterogen, meist unbekannt. Selten familiäre Fälle (autosomal-rezessive Untergruppe?).
Pathog.: In Kombination mit Meningomyelozele (MMC; häufigste Manifestation) wird eine Saugwirkung der lumbalen Zele in der frühen Embryogenese diskutiert (umstritten). Häufige Ursache des Hydrozephalus, v.a. bei MMC.
Bemerkungen: Pränatale Diagnose: ultrasonographisch Ausweitung der Seitenventrikel, Verlagerung des Kleinhirns, MMC nachweisbar; bei offener MMC Alpha-Fetoprotein-Bestimmung im mütterlichen Serum bzw. Fruchtwasser. Leichtere Varianten (ohne MMC) können sich erst später manifestieren. Postnatal infektbedingte Verschlüsse des Foramen occipitale sind von der Dandy-Walker-Sequenz abzugrenzen. Subokzipitale Liquorpunktionen wegen Gefahr der Hirndruckerhöhung kontraindiziert.
Lit.: Archer CR, Horenstein S, Sundaram M (1977) The Arnold-Chiari malformation presenting in adult life. J chron Dis 30: 369–382. – Arnold J (1894) Myelocyste, Transposition von Gewebskeimen und Sympodie. Beitr path Anat Jena 16: 1–28. – Van den Bergh R (1992) Headache caused by craniospinal pressure dissociation in the Arnold-Chiari-syringomyelia syndrome. J Neurol 239: 263–266. – Chiari H (1895) Über Veränderungen des Kleinhirns, der Pons und der Medulla oblongata infolge von congenitaler Hydrocephalie des Großhirns. Denkschr Akad Wiss Wien, Math-naturwiss Kl 63: 71. – Emery JL, MacKenzie N (1973) Medullo-cervical dislocation deformity (Chiari II deformity) related to neurospinal dysraphism (meningomyelocele). Brain 96: 155–162.
McK: 207950
W. Rosenkranz/AS

arrested tooth development, localized (e): Odontodysplasie
Ar(r)hinenzephalie: Holoprosenzephalie
arrhythmogenic right ventricular dysplasia, familial (e): Uhl-Anomalie

Arteria-calcarina-Syndrom
(Sequenz)

Syn.: Calcarina-Syndrom
Def.: Bei Verschluß oder Stenose der Arteria calcarina, welche die Fissura calcarina (Area striata, Sehsphäre) versorgt, entstehender Gesichtsfeldausfall (Formenkreis: Hirnarterien-Ss.).
Diagn. Krit.: **(1)** Hemi- und Quadrantenhemianopsie bei erhaltenem Sehen der kontralateralen Seite. – **(2)** Bei Befall der dominanten Hemisphäre können auch eine optische Agnosie, Alexie oder Agraphie hinzutreten.
Ätiol.: Embolische Gefäßverschlüsse (arterio-arterielle und kardiogene Embolien) sind, vor thrombotischen Prozessen auf der Grundlage einer Arteriosklerose, die häufigsten Ursachen einer Mangeldurchblutung.
Pathog.: Isolierte Läsion der A. calcarina.
Lit.: Adams RD, Victor M (1985) Principles of Neurology, 3rd ed, p 583. McGraw-Hill Book Company. – Diener H-Ch (1993) Klinik und Therapie zerebraler Durchblutungsstörungen, 2. Aufl, S 13 ff. VCH. – Hoff H, Tschabitscher H (1959) Die Gefäßsyndrome des Großhirns. Münch med Wschr 101: 589.

K. Einhäupl/DP

Arteria-carotis-interna-Syndrom
(Sequenz)

Syn.: Karotis-Syndrom – Syndrom des Karotis-Verschlusses
Def.: Bei Verschluß oder Verengung des Lumens der Arteria carotis interna entstehendes neurologisches Krankheitsbild.
Diagn. Krit.: **(1)** Verhältnismäßig plötzlich auftretende einseitige Amaurose (»Amaurosis fugax«) oder hochgradige Herabsetzung der Sehschärfe. Es können daneben zahlreiche andere Visusstörungen auftreten in Abhängigkeit von der Art, Intensität und Akuität des Verschlusses. – **(2)** Hemiparese auf der der Sehstörung kontralateralen Seite. – **(3)** Hinzu tritt manchmal eine kontralaterale Hemihypästhesie sowie **(4)** bisweilen eine kontralaterale, homonyme Hemianopsie. – **(5)** Bei Verschluß der die überwertige Hemisphäre versorgenden A. carotis interna kommt es außerdem zu Aphasie, Agraphie, Akalkulie, Alexie, Vernachlässigungsphänomenen (neglect). – Nicht selten treten nur Teilsymptome und Bruchstücke der Sequenz auf. Bei der individuellen Prüfung des Krankheitsbildes spielen das Alter des Patienten, der Zustand des übrigen Gehirns, die Funktion des Circulus arteriosus Willisii, die Natur des pathologischen Grundprozesses (Thrombose oder Embolie) sowie der Zeitfaktor eine ausschlaggebende Rolle.
Ätiol.: Meist thrombotische Prozesse auf der Grundlage von Arteriosklerose, seltener liegt ein embolischer Gefäßverschluß, manchmal ein stumpfes Halstrauma (Karotisdissektion) den Erscheinungen zugrunde.
Pathog.: Läsion der Arteria carotis interna.
Lit.: Hoff H, Tschabitscher H (1959) Die Gefäßsyndrome des Großhirns. Münch med Wschr 101: 589.

K. Einhäupl/DP

Arteria-cerebelli-superior-Symptomatik

Syn.: Syndrom der Hirnschenkelhaube, oberes – Syndrom der A. cerebelli superior – Pons-Syndrom, oberes laterales
Def.: Durch einseitigen Verschluß oder Mangeldurchblutung der Arteria cerebelli superior entstehendes alternierendes neurologisches Krankheitsbild.
Diagn. Krit.: **(1)** Ipsilateral: Zeigeataxie, choreatiforme Bewegungsstörung, Horner-Trias. – **(2)** Kontralateral: Hypakusis, Thermanästhesie und Analgesie im Gesicht und Körper; fakultativ: zentrale Fazialisparese; Trochlearisparese.
Ätiol.: Vaskulärer Prozeß, meist Arteriosklerose.
Pathog.: Läsion im Bereich des oberen Pons.
Lit.: Marshall J (1989) Cerebellar vascular syndromes. In: Tool JF (ed) Handbook of Clinical Neurology, Vol 11(55), p 89–94. Elsevier, Amsterdam.

W. Paulus/DP

Arteria-cerebri-anterior-Syndrom
(Sequenz)

Def.: Durch Mangeldurchblutung der Arteria cerebri anterior und ihrer Äste entstehendes zerebrales Krankheitsbild.
Diagn. Krit.: **(1)** Spastische Hemiparese des kontralateralen Beines. – **(2)** Kontralaterale (vorübergehende) Schwäche der zentralen Fazialisinnervation. – **(3)** Vorübergehende Deviation der Augen und des Kopfes zur Seite der Läsion. – **(4)** Apraxie und sog. sympathische Dyspraxie des linken Armes bei vorderer Balkenläsion. – **(5)** Emotionale Störungen wie fehlende Spontaneität, mangelnder Antrieb bis hin zum akinetischen Mutismus (besonders bei beidseitigem Verschluß). – **(6)** Reaktivierung von Primitivreflexen: Saugreflex, Greifreflex, Magnetreaktion u.a. – **(7)** Manchmal treten auch Sensibilitätsstörungen im kontralateralen Bein auf. – **(8)** Inkontinenz.
Ätiol.: Embolische Gefäßverschlüsse (arterio-arterielle und kardiogene Embolien) sind, vor thrombotischen Prozessen auf der Grundlage einer Arteriosklerose, die häufigsten Ursachen einer Mangeldurchblutung.
Pathog.: Die Arteria cerebri anterior und ihre Äste versorgen u.a. den größeren Teil des Stirnlappens, einen Teil des Scheitellappens, den Balken, den Sulcus olfactorius und die angrenzenden Orbitalwindungen, die mediale und dorsale Fläche der 2. Stirnwindung, den unteren Teil der 1. Stirnwindung, den Gyrus cinguli, das obere Ende der Zentralwindung, den Praecuneus und die vorderen ¾ des Corpus callosum.
Lit.: Diener H-Ch (1993) Klinik und Therapie zerebraler Durchblutungsstörungen, 2. Aufl, S 13 ff. VCH. – Hoff H, Tschabitscher H (1959) Die Gefäßsyndrome des Großhirns. Münch med Wschr 101: 589.

K. Einhäupl/DP

Arteria-cerebri-media-Syndrom
(Sequenz)

Syn.: Syndrom der Arteria cerebri media
Def.: Durch Mangeldurchblutung der Arteria cerebri media entstehendes zerebrales Krankheitsbild.
Diagn. Krit.: **(1)** Kontralaterale armbetonte Hemiparese mit Einschluß der Gesichtsmuskulatur (zentrale Fazialislähmung). – **(2)** Kontralaterale Hemianästhesie. – **(3)** Partielle, kontralaterale, homonyme Hemianopsie. – **(4)** Verschiedene Formen der Aphasie (Sitz der Durchblutungsstörung in der dominanten Hirnhälfte). – **(5)** Apraxie (meist durch die Hemiparese überdeckt). – **(6)** Augen- und Kopfdeviation im akuten Stadium. – **(7)** Anosognosie.
Ätiol.: Die Arteria cerebri media und ihre Äste sind am häufigsten von allen intrazerebralen Gefäßen von embolischen Prozessen betroffen. An erster Stelle stehen arterio-arterielle Embolien, gefolgt von kardiogenen Embolien. Thrombotische Gefäßprozesse auf dem Boden einer Arteriosklerose können ebenfalls zu Mangeldurchblutung führen.

Pathog.: Die Äste der Arteria cerebri media sind Endarterien. Die Arteria cerebri media und ihre Äste sind u.a. verantwortlich für die Blutversorgung der 3. Stirnwindung, für das hintere Ende der 2. Stirnwindung, die vordere Zentralwindung, für den Lobulus parietalis superior und inferior, für die dorsale Fläche des Schläfenlappens sowie für die 1. und 2. Schläfenwindung.
Lit.: Caplan LR (1993) Brian embolism, revisited. Neurology 43: 1281–1287. – Hoff H, Tschabitscher H (1959) Die Gefäßsyndrome des Großhirns. Münch med Wschr 101: 589.
K. Einhäupl/DP

Arteria-cerebri-posterior-Syndrom
(Sequenz)

Def.: Durch Mangeldurchblutung der Arteria cerebri posterior und ihrer Äste entstehendes zerebrales Krankheitsbild.
Diagn. Krit.: **(1)** Kontralaterale, homonyme Hemianopsie oder (bei Ausfall der Arteria temporalis anterior) Quadrantenanopsie. – **(2)** Manchmal visueller Hemineglect und andere Störungen höherer visueller Leistungen (z.B. Hemiachromatopsie). – **(3)** Thalamus-Sequenzen (bei gleichzeitigem Ausfall der Arteria thalamogeniculata, der Arteria perforans thalami und der Arteria cerebri posterior). – **(4)** Amnestische Aphasie. – **(5)** Evtl. Verwirrtheit (im Akutstadium), Gedächtnisstörungen durch meist linksseitige Hippokampusläsion. – **(6)** Optische Agnosie (durch Ausfall des Ramus temporalis posterior).
Ätiol.: Die Arteria cerebri posterior und ihre Äste versorgen Teile des Mittel- und Zwischenhirns, den Gyrus hippocampi, die Spitze des Schläfenlappens, die 3. Schläfenwindung, den Gyrus occipitotemporalis lateralis, den größten Teil des Hinterhauptlappens und den Sulcus calcarinus.
Pathog.: Meist sind es thrombotische Prozesse auf der Grundlage einer Arteriosklerose oder embolische Gefäßverschlüsse, die die Mangeldurchblutung verursachen. Eine bei Verschluß der Arterie mit Läsion des Gyrus angularis auftretende neuro-ophthalmologische Symptomatik wird auch Charcot-Wilbrand-S. genannt (vgl. auch Gerstmann-S. I).
Lit.: Hoff H, Tschabitscher H (1959) Die Gefäßsyndrome des Großhirns. Münch med Wschr 101: 589.
K. Einhäupl/DP

Arteria-choroidea-anterior-Syndrom
(Sequenz)

Syn.: Syndrom der Arteria choroidea anterior
Def.: Durch Verschluß oder Mangeldurchblutung der A. choroidea anterior entstehendes zerebrales Krankheitsbild (Formenkreise: Hirnarterien- und Thalamus-Sequenzen).
Diagn. Krit.: **(1)** Bei Befall der rechten Hemisphäre visueller Neglect, konstruktive Apraxie, Alexie. – **(2)** Kontralaterale spastische Hemiplegie. – **(3)** Kontralaterale Hemihypästhesie. – **(4)** Kontralaterale Hemianästhesie. – **(5)** Quadrantenanopsie oder kontralaterale, homonyme Hemianopsie. – **(6)** Manchmal treten außerdem die Erscheinungen der Thalamus-Ss. hinzu.
Ätiol.: Embolische Gefäßverschlüsse (arterio-arterielle und kardiogene Embolien) sind, vor thrombotischen Prozessen auf der Grundlage einer Arteriosklerose, die häufigsten Ursachen einer Mangeldurchblutung.
Pathog.: Die A. choroidea anterior ist der erste Ast der A. carotis interna. Deshalb ist die Symptomatik derjenigen der Arteria-cerebri-media-Sequenz recht ähnlich.

Bemerkungen: Eine Teilerscheinung ist das v.-Monakow-S.
Lit.: Diener H-Ch (1993) Klinik und Therapie zerebraler Durchblutungsstörungen, 2. Aufl, S 13 ff. VCH.
K. Einhäupl/DP

Arteria-mesenterica-superior-Syndrom: Mesenterialarterien-Syndrom, oberes
Arteria-parietalis-posterior-Syndrom: Ramus-parietalis-posterior-Syndrom

Arteria-poplitea-Kompressions-Syndrom
(Sequenz)

Syn.: popliteal artery entrapment syndrome (e)
Def.: Seltene Verlaufsanomalie der Arteria poplitea mit Kompression durch den medialen Kopf des M. gastrocnemius.
A.: Theodore P. A. Stuart, britischer Arzt, beschrieb 1879 diese Anomalie als Medizinstudent in Edinburgh. Die erste klinische Beschreibung 1959 stammt von Hamming.
Diagn. Krit.: **(1)** Oft im jugendlichen Alter bei meist männlichen Patienten auftretender Ischämieschmerz, der akut oder auch chronisch auftreten kann. – **(2)** Im Frühstadium bei entspanntem Fuß noch vorhandene Fußpulse, die durch passive Dorsalflexion des Fußes oder aktive Plantarflexion ausgelöscht werden. – **(3)** Fehlender Poplitealpuls bei Verschluß. – **(4)** Angiographisch charakteristischerweise Medialverlagerung der A. poplitea zuweilen kombiniert mit Aneurysma. Im Computertomogramm oder Kernspintomogramm kann eine exakte präoperative Diagnose erstellt werden.
Ätiol.: Verlaufsanomalie mit Kompression der A. poplitea.
Pathog.: Mechanische Schädigung der A. poplitea durch Kompression des tibialen Gastroknemiuskopfes bei Verlaufsanomalie des M. gastrocnemius. Die Arterie kommt bei dieser Anomalie unter die strangförmige Sehne des medialen Muskelkopfes zu liegen. Hierdurch bilden sich wandständige Thromben bis zum Verschluß und eventuell auch Aneurysmen. Die Ausbildung der Symptomatik wird durch Hypertrophie des Muskels durch Sport begünstigt.
Bemerkungen: Offenbar nicht so selten diagnostisch verkannte Erkrankung. **(DD)** Endangiitis obliterans – Trauma – Embolie – Arteriosklerose – zystische Adventitiadegeneration.
Lit.: Bequemin JP, Melliere D, Lamour A, Kenesi C (1984) The popliteal entrapment syndrome. Review of clinical and radiological anatomy. Anat Clin 6: 203–207. – Hamming JJ (1959) Intermittent claudication at an early age, due to an anomalous course of the popliteal artery. Angiology 10: 369–371. – Stuart TP (1879) Note on an variation in the course of the popliteal artery. J Anat Physiol 13: 162. – Wehmann TW (1993) Computed tomography in the diagnosis and management of popliteal artery entrapment syndrome. J Am Osteopath Assoc 93: 1039–1042; 1047–1050.
B. Kramann/GA

Arteria-praerolandica-Syndrom
(Sequenz)

Def.: Durch Mangeldurchblutung der Arteria praerolandica entstehendes zerebrales Krankheitsbild (Formenkreis: Hirnarterien-Sequenzen).

Diagn. Krit.: (1) Broca-Aphasie. – (2) Bukkofaziale Apraxie.
Ätiol.: Embolische Gefäßverschlüsse (arterio-arterielle und kardiogene Embolien) sind, vor thrombotischen Prozessen auf der Grundlage einer Arteriosklerose, die häufigsten Ursachen einer Mangeldurchblutung.
Pathog.: Die Arteria praerolandica ist Endarterie. Sie versorgt mit ihren Ästen die Basis der 2. und 3. Stirnwindung, das Operculum frontale und den vorderen Anteil der Insula (Reili).
Lit.: Diener H-Ch (1993) Klinik und Therapie zerebraler Durchblutungsstörungen, 2. Aufl, S 13 ff. VCH. – Hoff H, Tschabitscher H (1959) Die Gefäßsyndrome des Großhirns. Münch med Wschr 101: 589.
K. Einhäupl/DP

Arteria-pulmonalis-Sklerose

Syn.: Ayerza-Syndrom – Ayerza-Krankheit – Cardiopathia nigra – Morbus Ayerza
Def.: Sklerose der Pulmonalarterie mit pulmonaler Hypertension und deren klinischen Folgeerscheinungen.
A.: Abel Ayerza, 1861–1918, Internist, Buenos Aires. – Erstbeschreibung 1901.
Diagn. Krit.: (1) Chronische flächenhafte »schwarze Zyanose«. – (2) Polyglobulie sowie Hyperplasie des Knochenmarks. – (3) Trommelschlegelfinger und -zehen. – (4) Dyspnoe, Emphysem, chronische Bronchitis, sekundäre Bronchiektasen. – (5) Dilatation, Rechts-Hypertrophie und Rechts-Versagen des Herzens (Cor pulmonale) mit erhöhtem Venendruck. – (6) Leber- und Milzvergrößerung. – (7) Röntgen-Thorax: Verdichtung im Hilus- und Lungenbereich, Re.-Hypertrophie des Herzens, vorspringender Pulmonalisbogen. – (8) EKG: Rechts-Typ, P-dextro-cardiale, Re.-Hypertrophie mit Re.-Überlastung, intraventrikuläre Leitungsstörungen. – (9) Kreislaufzeit: Lungenkreislaufzeit bis zur Dekompensation verkürzt, danach verlängert. – (10) Herzkatheter: hoher systolischer Druck in der A. pulmonalis und im rechten Ventrikel (über 35 mmHg). – (11) Angiokardiogramm: verschmälerte Pulmonalgefäße bei Selektivfüllung. – (12) Diagnostisch wegweisend können auch Hauterscheinungen sein: Teleangiektasien (Wangen), zyanotische Hautschwellungen, livedoartige Veränderungen und Exantheme.
Ätiol.: 1. Unbekannt: primäre Sklerose der Pulmonalarterie (kongenitale Form). – 2. Sekundäre, erworbene Form: chronisch embolisierende und arteriitische Veränderungen der Lungenstrombahn oder medikamentös induzierte sekundäre Pulmonalsklerose.
Pathog.: Veränderungen infolge chronischer Druckbelastung der Lungenstrombahn und des rechten Herzens.
Bemerkungen: Es ist umstritten, ob das früher als Ayerza-Syndrom bezeichnete Krankheitsbild als eigenständig anzusehen ist, da der o.g. Symptomkomplex zwanglos durch die Kombination dekompensierte Herzinsuffizienz und vorbestehende Lungenerkrankung mit pulmonaler Hypertonie erklärt werden kann. In der neueren Literatur wird der Begriff »Ayerza-Syndrom« kaum mehr verwendet.
Lit.: Alpert JS, Braunwald E (1980) Primary pulmonary hypertension. In: Braunwald E (ed) Heart Disease: A Textbook of Cardiovascular Medicine, 3.ed, pp 1633–1642. Saunders, Philadelphia. – Ayerza L (1925) Maladie d'Ayerza, sclérose secondaire de l'artère pulmonaire (cardiaques noirs). Sem méd, B Aires 32: 43–44.
S. Wieshammer/GA

Arteria-rolandica-Syndrom
(Sequenz)

Def.: Durch Mangeldurchblutung der Arteria rolandica entstehendes zerebrales Krankheitsbild.
Diagn. Krit.: Leichte Schwäche der Muskulatur der kontralateralen Extremität mit Feinmotorikstörung.
Ätiol.: Embolische Gefäßverschlüsse (arterio-arterielle und kardiogene Embolien) sind, vor thrombotischen Prozessen auf der Grundlage einer Arteriosklerose, die häufigsten Ursachen einer Mangeldurchblutung.
Pathog.: Die Arteria rolandica ist Endarterie. Sie versorgt den Gyrus praecentralis und Teile des Gyrus postcentralis und einen Teil der Insula Reili.
Lit.: Diener H-Ch (1993) Klinik und Therapie zerebraler Durchblutungsstörungen, 2. Aufl, S 13 ff. VCH. – Hoff H, Tschabitscher H (1959) Die Gefäßsyndrome des Großhirns. Münch med Wschr 101: 589.
K. Einhäupl/DP

Arteria-temporalis-anterior-Syndrom
(Sequenz)

Def.: Durch Mangeldurchblutung der Arteria temporalis anterior entstehendes zerebrales Krankheitsbild.
Diagn. Krit.: (1) Unzinatus-Anfälle (Anfälle mit Geruchs- und Geschmackshalluzinationen). – (2) Kontralaterale Hemianopsie oder Quadrantenanopsie.
Ätiol.: Embolische Gefäßverschlüsse (arterio-arterielle und kardiogene Embolien) sind, vor thrombotischen Prozessen auf der Grundlage einer Arteriosklerose, die häufigsten Ursachen einer Mangeldurchblutung.
Pathog.: Die Arteria temporalis anterior versorgt den Gyrus hippocampi und die Spitze des Schläfenlappens (Gyrus temporalis tertius).
Lit.: Diener H-Ch (1993) Klinik und Therapie zerebraler Durchblutungsstörungen, 2. Aufl, S 13 ff. VCH. – Hoff H, Tschabitscher H (1959) Die Gefäßsyndrome des Großhirns. Münch med Wschr 101: 589.
K. Einhäupl/DP

Arteria-temporalis-posterior-Syndrom
(Sequenz)

Def.: Durch Mangeldurchblutung der Arteria temporalis posterior entstehendes zerebrales Krankheitsbild.
Diagn. Krit.: (1) Sensorische Aphasie (Wernicke-Aphasie; bei Arterienverschluß auf der Seite der dominanten Hemisphäre). – (2) Akustische Agnosie (bei Verschluß auf beiden Seiten infolge von kleinen Erweichungsherden). – (3) Rindentaubheit (bei größeren Erweichungsherden). – (4) Hinzu treten manchmal außerdem sensorische Amusie und optische Agnosie.
Ätiol.: Embolische Gefäßverschlüsse (arterio-arterielle und kardiogene Embolien) sind, vor thrombotischen Prozessen auf der Grundlage einer Arteriosklerose, die häufigsten Ursachen einer Mangeldurchblutung.
Pathog.: Die Arteria temporalis posterior versorgt den Gyrus hippocampi, die dritte Schläfenwindung und den Gyrus occipitotemporalis lateralis.
Lit.: Diener H-Ch (1993) Klinik und Therapie zerebraler Durchblutungsstörungen, 2. Aufl, S 13 ff. VCH. – Hoff H, Tschabitscher H (1959) Die Gefäßsyndrome des Großhirns. Münch med Wschr 101: 589.
K. Einhäupl/DP

Arteria-vertebralis-Symptomatik

Arteria-vertebralis-Symptomatik
Syn.: Arteria-vertebralis-Syndrom – Syndrom der Arteria vertebralis
Def.: Intermittierende Durchblutungsstörung der Arteria vertebralis und der Arteria cerebelli inferior posterior mit zentralnervösen Störungen.
Diagn. Krit.: **(1)** Intermittierende, meist flüchtige Gleichgewichtsstörungen mit Schwindel beim Kopfdrehen und bei besonderen Kopfhaltungen (insbesondere Seitwärtswendungen des rückwärts geneigten Kopfes). – **(2)** Während der Vertigoparoxysmen besteht meist auch Nystagmus. – **(3)** Die Symptomatik kann sich auf (1) und (2) beschränken, aber auch weitreichende Schweregrade erreichen. Dann gewinnt sie aus anatomischen Gründen weitgehende Ähnlichkeit mit derjenigen des Arteria-basilaris-Thrombose-Syndroms.
Ätiol.: Die Anfälle oder Störungen entsprechen dem Versorgungsgebiet der A. vertebralis (oder nach deren Vereinigung der A. basilaris) und der A. cerebelli inf. post.
Pathog.: Die Durchblutungsstörungen werden begünstigt durch degenerative und posttraumatische Halswirbelsäulenveränderungen, Osteochondrose, Fehlbildungen der atlanto-okzipitalen Übergangsregion sowie angeborene Verlaufsvarianten und sind manchmal auch Begleiterscheinung fortgeschrittener allgemeiner Arteriosklerose.
Bemerkungen: **(DD)** Vertebralis-Anzapf-Syndrom – Arteria-basilaris-Thrombose – Ménière-Krankheit
Lit.: Berguer R, Bauer RB (1984) Vertebrobasilar Arterial Occlusive Disease. Medical and Surgical Management. Raven Press, New York. – Grad A, Baloh RW (1989) Vertigo of vascular origin. Clinical and electronystagmographic features in 84 cases. Arch Neurol 46: 281–284.
U. Büttner/DP

Arteria-vertebralis-Syndrom: Arteria-vertebralis-Symptomatik
Arteriitis brachiocephalica: Takayasu-Arteriitis
Arteriitis cranialis: Riesenzellarteriitis
Arteriitis temporalis: Riesenzellarteriitis

arteriohepatische Dysplasie
Syn.: Alagille-Syndrom – Watson-Alagille-Syndrom – syndromatischer Mangel an interlobulären Gallengängen – syndromic paucity of the interlobular bile ducts (e)
Def.: Familiäre intrahepatische Cholestase, die durch einen Mangel an interlobulären Gallengängen in Verbindung mit kardialen, fazialen, okulären, skeletalen und renalen Anomalien charakterisiert ist.
A.: Unabhängig voneinander 1973 von G. H. Watson und V. Miller sowie von D. Alagille und Mitarbeitern 1975 beschrieben.
Diagn. Krit.: Ausgeprägte klinische Variabilität. Zur Diagnosestellung werden fünf Hauptkriterien neben dem histopathologischen Nachweis eines Mangels an interlobulären Gallengängen herangezogen: **(1)** Cholestatischer Ikterus meist während der ersten drei Lebensmonate beginnend mit zunehmendem Verlust an interlobulären Gallengängen. – **(2)** Kardiovaskuläre Manifestationen: meist periphere Pulmonalstenosen; Fallot-Tetralogie, Truncus arteriosus, ventrikulo-septale Defekte, Ductus arteriosus. Systemische Gefäßveränderungen: z.B. Nierenarterienstenosen mit arterieller Hypertension, Hypoplasie oder Atresie eines Hauptastes der A. pulmonalis. – **(3)** Auffällige, jedoch nicht charakteristische Fazies: prominente Stirn, Hypertelorismus mit tiefliegenden Augen, Sattelnase oder gerade Nase, prominentes, spitzes Kinn. – **(4)** Skeletale Merkmale: Schmetterlingswirbel und andere Wirbelfehlbildungen, Minderwuchs, kurze, plumpe Finger. – **(5)** Okuläre Merkmale: wie Embryotoxon posterius, retinale Pigmentstörungen, ektope Pupillen. – Für die Diagnosestellung müssen neben der chronischen Cholestase mit typischen histologischen Veränderungen mindestens zwei dieser Hauptkriterien vorhanden sein. – **(6)** Weitere Merkmale: renale Anomalien, Hypogenitalismus, körperliche und mentale Retardierung häufig als Folge der chronischen Cholestase. Portale Hypertension.
Ätiol.: Meist autosomal-dominante Vererbung mit niedriger Penetranz und ausgesprochen variabler Expressivität, aber auch autosomal-rezessiver Erbgang beschrieben. Häufig sporadisch. Bei einigen Patienten wurde eine partielle Deletion im kurzen Arm des Chromosoms 20 gefunden.
Pathog.: Angeborener Mangel an interlobulären Gallengängen (Neugeborene ≥ 37. Gestationswoche: Verhältnis Zahl der Gallengänge zu Zahl der Portalfelder ≤ 0,9) führt zur Cholestase mit erhöhten Serumkonzentrationen bzw. -aktivitäten von Gallensäuren, Cholesterin, konjugiertem Bilirubin, Gamma-Glutamyltranspeptidase, alk. Phosphatase, Aminotransferasen. Auch anikterische Verlaufsformen bekannt. Zunahme der Cholestase bei intermittierenden Erkrankungen. Häufig Mangel an fettlöslichen Vitaminen. Prognose hauptsächlich abhängig vom Grad der Leberfibrose, von der Art des Herzfehlers, der portalen Hypertension und von interkurrenten Infektionen. Hepatozelluläre Karzinome wurden beschrieben.
Bemerkungen: **(DD)** nicht-syndromatischer Mangel bzw. progressiver Verlust von interlobulären Gallengängen: idiopathisch oder assoziiert mit metabolischen, chromosomalen, infektiösen oder immunologischen Erkrankungen – extrahepatische Gallengangsatresie – neonatale Hepatitis.
Lit.: Alagille D, Odievere M, Gautier M, Dommergues JP (1975) Hepatic ductular hypoplasia associated with characteristic facies, vertebral malformations, retarded physical, mental and sexual development and cardiac murmur. J Pediat 86: 63–71. – Mueller RF (1987) The Alagille syndrome. J Med Genet 24: 621–626. – Mueller RF, Pagon RA, Pepin MG et al (1984) Arteriohepatic dysplasia: phenotypic features and familiy studies. Clin Genet 25: 323–331. – Rosenfield NS, Kelley MJ, Jensen PS et al (1980) Arteriohepatic dysplasia: radiologic features of a new syndrome. Amer J Roentgen 135: 1217–1223. – Schwarzenberg SJ, Grothe RM, Sharp HL et al (1992) Long-term complications of arteriohepatic dysplasia. Am J Med 93: 171–176. – Shulman SA, Hyams JS, Gunta R et al (1984) Arteriohepatic dysplasia (Alagille syndrome): extreme variability among affected family members. Am J Med Genet 19: 325–332. – Watson GH, Miller V (1973) Arteriohepatic dysplasia: familial pulmonary arterial stenosis with neonatal liver disease. Arch Dis Child 48: 459–466. – Zhang F, Deleuze JD, Aurias A et al (1990) Interstitial deletion of the short arm of chromosome 20 in arteriohepatic dysplasia (Alagille syndrome). J Pediatr 116: 73–77.
McK: 118450
M. Becker/JK

arteriomesenterial occlusion syndrome (e): Mesenterialarterien-Syndrom, oberes
arterio-mesenteric duodenal ileus (e): Mesenterialarterien-Syndrom, oberes
Arthritis, familiäre granulomatöse: Dermatoarthritis, familiäre histiozytäre

Arthritis, juvenile chronische
Def.: s.u. Still-Symptomenkomplex.

Arthritis-Kamptodaktylie-Perikarditis-Syndrom
Syn.: arthropathy-camptodactyly syndrome (e) – camptodactyly-arthropathy-pericarditis syndrome (e) – CAP syndrome (e) – synovitis, congenital familial hypertrophic (e) – Jacobs-Syndrom – PAC syndrome (e)
Def.: Familiär auftretender Symptomenkomplex mit chronischer Arthritis der großen Gelenke, Kamptodaktylie sowie z.T. zusätzlicher konstriktiver Perikarditis.
A.: Erstbeschreibung einer familiär auftretenden Kombination von Arthropathie und Flexionskontrakturen der Finger durch Jacobs und Downey (1974). Ergänzung einer Familie mit den gleichen Symptomen sowie zusätzlich vorkommender konstruktiver Perikarditis von Martinez-Lavin 1983. Es wird angenommen, daß es sich bei diesen Fällen um das gleiche Syndrom handelt, wobei die Perikarditis ein variables Symptom ist.
Diagn. Krit.: **(1)** Angeborene oder sich im Laufe der ersten Lebensjahre entwickelnde Flexionskontrakturen der Finger (Kamptodaktylie), bevorzugt 1., 4. und 5. Strahl, durch fibröse Veränderungen der Sehnen. – **(2)** Chronische Arthritis der großen Gelenke mit Schwellung, z.T. ohne Schmerzen und ohne Bewegungseinschränkung. Beginn im Kleinkindalter. Die Histologie der Synovia zeigt u.a. Hyperplasie, Eosinophilie, PAS-positives Material und vielkernige Riesenzellen. – **(3)** Konstriktive Perikarditis.
Ätiol.: Vermutlich autosomal-rezessiver Erbgang. Betroffen waren in allen bisher publizierten Fällen mehrere Kinder beiderlei Geschlechts von nicht erkrankten Eltern.
Pathog.: Unklar.
Bemerkungen: Bei den Patienten waren die Laborwerte einschließlich der Entzündungsparameter sowie des Rheumafaktors im Normbereich. Das Gelenkpunktat war nicht entzündlich verändert. Die Therapie der Arthritis mit Antibiotika oder Acetylsalicylsäure blieb ohne Erfolg. Die Perikarditis sprach nicht auf Corticosteroide oder antituberkulöse Substanzen an, erfolgreich war allein die Perikardektomie.
Lit.: Jacobs JC, Downey JA (1974) Juvenile rheumatoid arthritis. In: Downey JA and Low NL (eds) The child with disabling illness, pp 5–24. Saunders, Philadelphia. – Martinez-Lavin M, Buendia A, Delgado E et al (1983) A familial syndrome of pericarditis, arthritis, and camptodactyly. New Eng J Med 309: 224–225.
McK: 208250
S. Schechert-Spranger/AS

Arthritis leucocytotica (Bessau): Still-Krankheit
Arthritis, progrediente pseudorheumatoide: Chondrodysplasie, progrediente pseudorheumatoide
Arthritis, systemische juvenile: Subsepsis allergica Wissler
Arthro-Dento-Osteodysplasie: Osteolyse, hereditäre idiopathische, Typ VI (Hajdu-Cheney)

Arthrogrypose, distale, Typ I
Syn.: AMC, distal (e)
Def.: Distinkte Form angeborener Kontrakturen mit charakteristischer Hand- und Fingerstellung und autosomal-dominantem Erbgang.

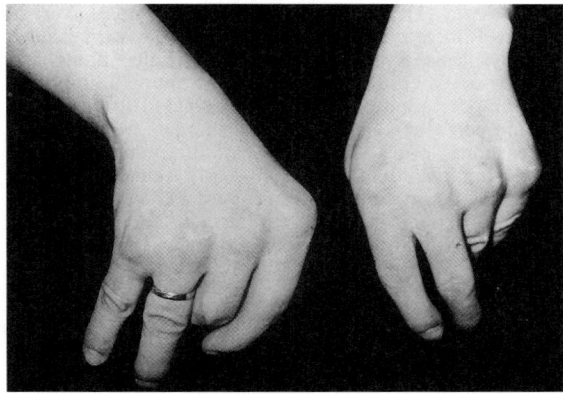

Handstellung bei distaler Arthrogrypose Typ I mit überlappenden Fingern und Deviation im Metakarpophalangealgelenk im Erwachsenenalter

A.: Judith G. Hall, amerikanisch-kanadische Humangenetikerin, Vancouver, und Mitarbeiter grenzten 1982 diese Form angeborener Kontrakturen aufgrund klinischer Aspekte ab.
Diagn. Krit.: **(1)** Charakteristische Handhaltung mit Flexionskontrakturen der Finger und überlappenden Fingern, ähnlich wie bei Trisomie 18, bei Geburt. Im Erwachsenenalter ulnare Deviation im Metakarpophalangealgelenk, gelegentlich leichte kutane Syndaktylien. – **(2)** Abnorme Dermatoglyphen mit Fehlen der interphalangealen Beugefalten, langen ulnaren Schleifen, Vierfingerfurche. – **(3)** Klumpfuß oder andere Fußkontrakturen; Hüftluxationen. – **(4)** Normale Intelligenz; keine inneren Fehlbildungen; unauffällige neurologische Befunde.
Ätiol.: Autosomal-dominanter Erbgang.
Pathog.: Unbekannt.
Bemerkungen: Durch Krankengymnastik und physikalische Therapie kann eine gute Funktionsfähigkeit der Hände erreicht werden. Pränatale Diagnose: Ab der 18. Schwangerschaftswoche beschrieben: charakteristisch ist ein gestrecktes Handgelenk und Faustbildung über einen längeren Beobachtungszeitraum (keine Handöffnung).
Lit.: Baty BJ, Cubberley D, Morris C, Carey J (1988) Prenatal diagnosis of distal arthrogryposis. Am J Med Genet 29: 501–510. – Hall JG, Reed SD, Greene G (1982) The distal arthrogryposes: delineation of new entities – review and nosologic discussion. Am J Med Genet 11: 185–239.
McK: 108120
U. G. Froster/AS

Arthrogrypose, distale, Typ II A: Gordon-Syndrom

Arthrogrypose, distale, Typ II B
Syn.: distal arthrogryposis II (e)
Def.: Distinkte Form angeborener Kontrakturen mit Kleinwuchs, Kyphoskoliose und Ptose der Oberlider.
A.: Judith G. Hall, amerikanisch-kanadische Humangenetikerin, Vancouver, und Mitarbeiter grenzten 1982 das Syndrom aus der Gruppe angeborener Kontrakturen aufgrund der klinischen Symptomatik ab.

Arthrogrypose, distale, Typ II C

Diagn. Krit.: **(1)** Minderwuchs (< 3. Perzentile), kurzer Hals. – Röntgen: Wirbelfusionen in der Halswirbelsäule, Hüftdysplasie, Kyphoskoliose. – **(2)** Faziale Anomalien: Ptose der Oberlider, mimische Verarmung, Keratokonus, eingeschränkte Augenmotilität. – **(3)** Ulnare Deviation in den Metakarpophalangealgelenken, Kamptodaktylie, schmale, zarte Finger; Kontrakturen der Fußgelenke, Klumpfuß in einigen Fällen. – **(4)** Aquäduktstenose und andere Hirnanomalien in einigen Fällen. – **(5)** Intelligenz normal bis mäßig vermindert.
Ätiol.: Autosomal-dominanter Erbgang mit wechselnder Expressivität.
Pathog.: Unbekannt.
Bemerkungen: Überschneidungen in der klinischen Symptomatik mit dem Gordon-Syndrom in einigen Fällen. Pränatale Diagnostik: Mütter betroffener Kinder berichten über fehlende Wahrnehmung von Kindsbewegungen.
Lit.: Hall JG, Reed SD, Greene G (1982) The distal arthrogryposes: delineation of new entities – review and nosologic discussion. Am J Med Genet 11: 185–239. – Kawira EL, Bender HA (1985) An unusual distal arthrogryposis. Am J Med Genet 20: 425–429.
McK: 108130
U. G. Froster/AS

Arthrogrypose, distale, Typ II C

Def.: Distinktes Krankheitsbild aus der Gruppe der angeborenen Kontrakturen mit der Kombination distaler Arthrogrypose und Lippenspalte.
A.: Judith G. Hall, amerikanisch-kanadische Humangenetikerin, Vancouver, und Mitarbeiter grenzten 1982 das Syndrom aus der Gruppe der distalen Arthrogryposen ab.
Diagn. Krit.: **(1)** Kontrakturen der Füße, meist Klumpfußstellung und leichtere Kontrakturen der oberen Extremität. – **(2)** Lippenspalte, unilateral. – **(3)** Normale Intelligenz.
Ätiol.: Wahrscheinlich autosomal-dominanter Erbgang mit reduzierter Penetranz und variabler Expressivität; X-chromosomale Vererbung kann jedoch nicht ausgeschlossen werden.
Pathog.: Unbekannt.
Bemerkungen: Nur wenige Fälle beschrieben, daher ist es unsicher, ob tatsächlich ein eigenständiges Syndrom vorliegt.
Lit.: Hall JG, Reed SD, Greene G (1982) The distal arthrogryposes: delineation of new entities – review and nosologic discussion. Am J Med Genet 11: 185–239.
U. G. Froster/AS

Arthrogrypose, distale, Typ II D

Syn.: arthrogryposis multiplex congenita, distal, type II, with craniofacial anomalies (e)
Def.: Distinkte Form angeborener Kontrakturen mit Skoliose und Gesichtsdysmorphien.
A.: Judith G. Hall, amerikanisch-kanadische Humangenetikerin, Vancouver, und Mitarbeiter grenzten 1982 das Syndrom aus der Gruppe der distalen Arthrogryposen ab.
Diagn. Krit.: **(1)** Beugekontrakturen der Finger, eingeschränkte Streckung im Ellenbogengelenk und in den Kniegelenken, Hüftluxation, Klumpfußstellung. – **(2)** Skoliose mit Wirbelanomalien, mit Tendenz zur Verschlimmerung in der Pubertät. – **(3)** Intelligenz normal, aber auch geistige Behinderung. – **(4)** Gesichtsdysmorphien: Gesichtsasymmetrie, Hypertelorismus, nach unten-außen verlaufende Lidachsen, Mikrogenie, hoher Gaumen, nach hinten rotierte Ohrmuscheln.
Ätiol.: Autosomal-dominanter Erbgang mit wechselnder Expressivität.
Pathog.: Unbekannt.
Bemerkungen: Das unterscheidende Symptom ist die schwere Skoliose mit Wirbelanomalien.
Lit.: Hall JG, Reed SD, Greene G (1982) The distal arthrogryposes: delineation of new entities – review and nosologic discussion. Am J Med Genet 11: 185–239. – Moore CA, Weaver DD (1989) Familial distal arthrogryposis with craniofacial abnormalities: a new subtype of type II? Am J Med Genet 33: 231–237. – Pagnan NAB, Gollop TR (1987) Brief clinical report: distal arthrogryposis type IID in three generations of a Brazilian family. Am J Med Genet 26: 613–619.
McK: 108140
U. G. Froster/AS

Arthrogrypose, distale, Typ II E

Def.: Distinktes Krankheitsbild aus der Gruppe der distalen angeborenen Kontrakturen mit charakteristischer Hyperextension in den Metakarpophalangealgelenken bei Geburt und Trismus.
A.: Judith G. Hall, amerikanisch-kanadische Humangenetikerin, Vancouver, und Mitarbeiter grenzten 1982 den Symptomenkomplex aus der Gruppe der angeborenen Kontrakturen ab.
Diagn. Krit.: **(1)** Charakteristische Hyperextension im Metakarpophalangealgelenk bei Neugeborenen; distale Beugekontrakturen. – **(2)** Hüftgelenksanomalien und Fußkontrakturen. – **(3)** Trismus. – **(4)** Minderwuchs (3. Perzentile) bei ca. 43% der Patienten. – **(5)** In einigen Fällen faziale Anomalien: Mikrogenie, kleine Zunge. – **(6)** Minderbegabung in ca. 35% der Fälle.
Ätiol.: Möglicherweise heterogen mit zumindest einer Gruppe mit autosomal-dominantem Erbgang (meist sporadische Fälle).
Pathog.: Unbekannt.
Bemerkungen: Das Vererbungsmuster ist unklar, da die wenigen familiären Fälle sehr unterschiedliche Schweregrade zeigen. Die Prognose der Kontrakturen unter krankengymnastischer Behandlung ist gut.
Lit.: Hall JG, Reed SD, Greene G (1982) The distal arthrogryposes: delineation of new entities – review and nosologic discussion. Am J Med Genet 11: 185–239.
U. G. Froster/AS

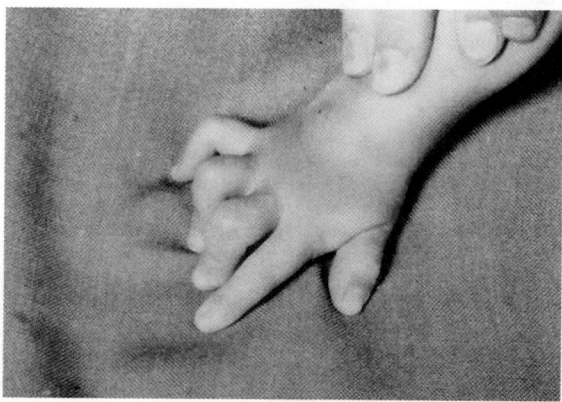

Handstellung bei distaler Arthrogrypose Typ II E mit Hyperextension im Metakarpophalangealgelenk und Beugung in den distalen Fingergelenken

Arthrogrypose, distale, Typ II F

Syn.: oculomelic dysplasia (e) – arthrogryposis with oculomotor limitations and electroretinal abnormalities (e)
Def.: Distinktes Krankheitsbild mit angeborenen Kontrakturen, Ophthalmoplegie und abnormem Elektroretinogramm.
A.: M. Lai, London, und Mitarbeiter grenzten das Krankheitsbild 1991 von anderen Formen der angeborenen Kontrakturen und der Amyoplasie ab.
Diagn. Krit.: (1) Normale Körpergröße, normale Intelligenz, reduzierte Muskelmasse. – (2) Kamptodaktylie der Finger, lange Finger mit fehlenden Beugefurchen und wenig ausgebildeten Palmarfurchen. – (3) Beugekontrakturen des Handgelenks, und Streckkontrakturen der großen Gelenke mit Grübchen über den Streckseiten der großen Gelenke, fehlende Rotation im Ellenbogengelenk, Kontrakturen der Füße (Klumpfußstellung bei Geburt). – (4) Innenrotation des Schultergelenks, steifer Thorax mit Pectus excavatum. – (5) Dreieckige Gesichtsform, tiefliegende Augen, Ophthalmoplegie, abnorme Pigmentation der Retina, abnormes Elektroretinogramm (tapetoretinale Degeneration?), Ptose der Augenlider.
Ätiol.: Autosomal-dominant erbliches Krankheitsbild.
Pathog.: Unbekannt.
Bemerkungen: Eine Progredienz des Krankheitsbildes wurde bisher nicht beobachtet.
Lit.: Lai MMR, Tettenborn MA, Hall JG et al (1991) A new form of autosomal dominant arthrogryposis. J Med Genet 28: 701–703. – Schrander-Stumpel CTRM, Höweler CJ, Reekers ABA et al (1993) Arthrogryposis, ophthalmoplegia, and retinopathy: confirmation of a new type of arthrogryposis. J Med Genet 30: 78–80.
McK: 108145
U. G. Froster/AS

Arthrogrypose, X-gebundene, Typ I

Syn.: arthrogryposis multiplex congenita, distal (e) – AMC, distal (e)
Def.: Frühletales Krankheitsbild mit schweren Kontrakturen, Thoraxdeformitäten und fazialen Anomalien.
A.: Judith G. Hall, amerikanisch-kanadische Humangenetikerin, Vancouver, und Mitarbeiter grenzten 1982 das Syndrom aufgrund des klinischen Verlaufs und der Symptomatik von anderen Formen angeborener Kontrakturen ab.
Diagn. Krit.: (1) Schwere Flexionskontrakturen der Finger, Kamptodaktylie, hypoplastische Beugefalten; Kontrakturen der Füße und der Ellenbeugen. – (2) Gesichtsdysmorphien: Skaphozephalie, Mikrogenie, Glossoptose, verstrichenes Philtrum, nach oben gerichtete Nasenlöcher. – (3) Thoraxdeformitäten mit Skoliose, weit auseinanderstehende Mamillen. – (4) Entwicklungsverzögerung, Krampfanfälle. – (5) Kryptorchismus. – (6) Respiratorische Insuffizienz. – (7) Verlust der motorischen Vorderhornzellen.
Ätiol.: Wahrscheinlich X-chromosomal-rezessiver Erbgang (betroffene männliche Familienmitglieder in mehreren Generationen, die über ihre Mütter verwandt sind).
Pathog.: Möglicherweise spinomuskuläre Atrophie mit pränatalem Beginn und progredientem Verlust der Vorderhornzellen.
Bemerkungen: Ausführliche pathologisch-anatomische Untersuchungen liegen nur von einem Fall vor. Wahrscheinlich identisch mit der von Frank Greenberg (1988) beschriebenen X-gebundenen spinalen Muskelatrophie.
Lit.: Greenberg F, Fenolio KR, Hejtmancik JF et al (1988) X-linked infantile spinal muscular atrophy. Am J Dis Child 142: 217–219. – Hall JG, Reed SD, Scott CI et al (1982) Three distinct types of X-linked arthrogryposis seen in 6 families. Clin Genet 21: 81–97.
McK: 301830
U. G. Froster/AS

Arthrogrypose, X-gebundene, Typ II

Def.: Krankheitsbild mit schweren angeborenen Kontrakturen, Kryptorchismus, Inguinalhernien und Ptose der Augenlider.
A.: Judith G. Hall, amerikanisch-kanadische Humangenetikerin, Vancouver, und Mitarbeiter grenzten 1982 die Symptomatik aufgrund klinischer Merkmale und des Erbganges von anderen Formen angeborener Kontrakturen ab.
Diagn. Krit.: (1) Flexionskontrakturen des Daumens, Klinodaktylie, eingeschränkte Mobilität im Schultergelenk, Extensionskontrakturen der Knie, Beugekontrakturen im Hüftgelenk, Fußkontrakturen und überlappende Zehen. – (2) Faziale Anomalien: breite Alveolarleisten, Ptose der Augenlider, antimongoloide Lidachsenstellung, kurze Nase mit nach oben gerichteten Nasenlöchern, große, einfach strukturierte Ohren, Dolichozephalie. – (3) Genitalanomalien: Schalskrotum, kleiner Penis, Kryptorchismus, Inguinalhernien. – (4) Normale Intelligenz.
Ätiol.: Wahrscheinlich X-chromosomal-rezessiver Erbgang.
Pathog.: Unbekannt; eine nicht progrediente intrauterine Myopathie wird diskutiert.
Bemerkungen: Die Prognose ist unter intensiver krankengymnastischer Behandlung gut.
Lit.: Hall JG, Reed SD, Scott CI et al (1982) Three distinct types of X-linked arthrogryposis seen in 6 families. Clin Genet 21: 81–97.
McK: 301830
U. G. Froster/AS

Arthrogrypose, X-gebundene, Typ III

Def.: Abgrenzbares Krankheitsbild mit leichten angeborenen Kontrakturen im männlichen Geschlecht ohne weitere Anomalien und mit guter Prognose.
A.: Judith G. Hall, amerikanisch-kanadische Humangenetikerin, Vancouver, und Mitarbeiter grenzten 1982 das Syndrom anhand des Verlaufs und des Erbganges von anderen Formen angeborener Kontrakturen ab.
Diagn. Krit.: (1) Beugekontrakturen im Hüftgelenk und eingeschränkte Motilität der großen Gelenke, Fußkontrakturen. – (2) Normale Intelligenz. – (3) Keine Funktionseinschränkung, Auflösung der Kontrakturen im Kindesalter.
Ätiol.: X-chromosomal-rezessive Vererbung wird angenommen (betroffene männliche Familienmitglieder, die über gesunde Mütter miteinander verwandt sind).
Pathog.: Unbekannt.
Lit.: Hall JG, Reed SD, Scott CI et al (1982) Three distinct types of X-linked arthrogryposis seen in 6 families. Clin Genet 21: 85–97.
McK: 301830
U. G. Froster/AS

arthrogryposis-like disorder (e): Kuskokwim-Syndrom

Arthrogryposis multiplex congenita

Arthrogryposis multiplex congenita
Syn.: Gelenkstarre, angeborene – AMC
Def.: Heterogene Gruppe von Krankheitsbildern mit angeborenen Kontrakturen unterschiedlicher Ätiologie. Die Gelenkkontrakturen sind meist symmetrisch. Flexionskontrakturen (Arthrogryposis) und Extensionskontrakturen (Arthrotenosis) treten häufig beim gleichen Patienten nebeneinander auf. Einteilung siehe Tabellen.
A.: Die Erstbeschreibung des Symptomenkomplexes 1841 geht auf Adolph Wilhelm Otto, 1786–1845, Anatom und Pathologe, Breslau, zurück.
Diagn. Krit.: **(1)** Kontrakturen der großen Gelenke, meist symmetrisch. Beugekontrakturen und Streckkontrakturen treten nebeneinander auf. Es kann nur die obere oder die untere Extremität betroffen sein. Die Konturen der Gliedmaßen sind häufig verstrichen. Beugefalten können fehlen. Grübchenförmige Hauteinziehungen (Fossettes cutanées) finden sich über den Streckseiten der Gelenke. – **(2)** Gelegentlich Skoliose, Thoraxdeformitäten, Pectus carinatum oder Pectus excavatum, Torticollis, Klumpfuß oder Klumphand. – **(3)** Zusätzliche Fehlbildungen (siehe Tabelle und einzelne Krankheitsbilder).
Ätiol.: Unterschiedlich, siehe einzelne Untergruppen.
Pathog.: Unterschiedlich, siehe einzelne Untergruppen.
Bemerkungen: Eine Einteilung der Arthrogryposis-multiplex-congenita-Gruppe nach ätiologischen, pathogenetischen und klinisch-visuellen Kriterien wurde versucht, ist jedoch derzeit nicht völlig befriedigend. **(DD)** neurogene und neuromuskuläre Krankheitsbilder mit pränatalem Beginn. – Pränatale Diagnostik: durch Ultraschall ab der 16. Schwangerschaftswoche (abnormes Bewegungsverhalten des Feten), in einigen Fällen. – Die Amyoplasie wird häufig ebenfalls als Arthrogryposis multiplex congenita bezeichnet.

Lit.: Hall JG, Reed SD, Greene G (1982) The distal arthrogryposes: delineation of new entities – review and nosologic discussion. Am J Med Genet 11: 185–239. – Otto AW (1841) Monstrorum sexcentorum descriptio anatomica. Breslau, 1841. – Stern WG (1923) Arthrogryposis multiplex congenita. JAMA 81: 1507.
McK: 108110; 108120; 108130; 108144; 108145; 108200
U. G. Froster/AS

arthrogryposis multiplex congenita, distal (e): Arthrogrypose, X-gebundene, Typ I
arthrogryposis multiplex congenita, distal, type II, with craniofacial anomalies (e): Arthrogrypose, distale, Typ II D
arthrogryposis multiplex (with skin and bone dysplasias) (e): Dermopathie, restriktive
arthrogryposis with oculomotor limitations and electroretinal abnormalities (e): Arthrogrypose, distale, Typ II F
Arthro-Ophthalmopathie: Stickler-Syndrom
Arthro-Ophthalmopathie, hereditäre progressive: Stickler-Syndrom
Arthroosteitis, juxtasternale: Hyperostose, sterno-kosto-klavikuläre
Arthroosteitis, pustulöse: Hyperostose, sterno-kosto-klavikuläre
arthro-osteo-renale Dysplasie: Osteolyse, hereditäre idiopathische, Typ VI (Hajdu-Cheney)
arthropathy-camptodactyly syndrome (e): Arthritis-Kamptodaktylie-Perikarditis-Syndrom
artisan's palsy (e): Nervus-ulnaris-Kompressionsneuropathie
Arylsulfatase-A-Mangel: Leukodystrophie, metachromatische, Typ Austin und Typ Greenfield
Arylsulfatase-B-Mangel: Mucopolysaccharidose VI
ASA-Mangel: Argininbernsteinsäure-Krankheit

Arthrogryposis multiplex congenita (Tabelle a)

Bezeichnung	Autoren	Diagnostische Kriterien	Ätiologie	Pathogenese	Pränatale Diagnose	Bemerkungen
Distale Arthrogrypose I	1	Flexionskontrakturen der Finger bei Geburt, später ulnare Deviation im Metakarpophalangealgelenk (98%) normale Intelligenz	AD, wechselnde Expressivität	unklar	keine	gute Prognose unter Therapie
Distale Arthrogrypose II A Syn: Gordon-Syndrom	1, 2	Flexionskontrakturen Minderwuchs (50%) Gaumenspalte (50%) Hüftgelenksanomalien (67%) Ptose, Epikanthus Wirbelsäulenanomalien (33%) normale Intelligenz	AD, wechselnde Expressivität	unklar	keine	gute Prognose
Distale Arthrogrypose II B	1	Minderwuchs Ptose, Epikanthus eingeschränkte okuläre und faziale Motilität schmale Finger normale Intelligenz	AD, wechselnde Expressivität	unklar	keine	gute Prognose
Distale Arthrogrypose II C	1	Flexionskontrakturen Lippenspalte ± Skoliose ± Ohranomalien normale Intelligenz	AD, wechselnde Expressivität, reduzierte Penetranz	unklar	keine	mäßige Prognose

Arthrogryposis multiplex congenita

Arthrogryposis multiplex congenita (Tabelle a) (Fortsetzung)

Bezeichnung	Autoren	Diagnostische Kriterien	Ätiologie	Pathogenese	Pränatale Diagnose	Bemerkungen
Distale Arthrogrypose II D	1	Flexionskontrakturen Skoliose Kamptodaktylie Nystagmus Minderbegabung (1/4) Schädelasymmetrie	AD, variable Expressivität	unklar	keine	mäßige Prognose
Distale Arthrogrypose II E	1	Extension im Metakarpophalangealgelenk bei Geburt Trismus Hüftgelenksanomalie Minderwuchs (43%) Minderbegabung (35%)	AD? reduzierte Penetranz	unklar	keine	gute Prognose
X-gebundene Arthrogrypose I	3	Flexionskontrakturen (Finger, Ellbogen, Knie) Skoliose Thoraxdeformitäten respiratorische Insuffizienz	XR	intrauterine spinomuskuläre Atrophie?	Ultraschall Bewegungsmuster	frühletal
X-gebundene Arthrogrypose II	3	Flexionskontrakturen (meist Knie, Hüfte) Genitalanomalien Ptose, Epikanthus normale Intelligenz	XR	intrauterine Myopathie?	keine	keine Progredienz
X-gebundene Arthrogrypose III	3	leichte Flexionskontrakturen mormale Intelligenz	XR	unklar	keine	gute Prognose
Freeman-Sheldon-Syndrom	4	Flexionskontrakturen der Hände whistling face, Ptose, antimongoloide Lidachsen Nasenflügelkolobom normale Intelligenz	AD	unklar	keine	
Trismus-Pseudokamptodaktylie-Syndrom	5	Trismus Kamptodaktylie bei gestrecktem Handgelenk	AD	unklar	keine	
Kontrakturelle Arachnodaktylie	6	Arachnodaktylie Kyphoskoliose Ohrmuschelanomalie kardiovaskuläre Anomalien	AD	unklar	keine	
Kamptodaktylie mit Schwerhörigkeit	7	Innenohrschwerhörigkeit	AD	unklar	keine	
Clasped-thumb-Syndrom	8	Palmarflexion des Daumens Aquädukt-Stenose geistige Behinderung	XR	unklar	keine	
Amyoplasie	9	Innenrotation im Schultergelenk Handgelenk nach innen, außen rotiert (policeman tip position) Skelettanomalien, gelegentlich Gastrochisis	sporadisch	unklar	keine	

Abkürzungen: AD = autosomal-dominant, XR = X-chromosomal-rezessiv

(1) Hall JG, Reed SD, Greene G (1982) The distal arthrogryposes, delineation of new entities–review and nosological discussion. Am J Med Genet 11: 185–239. – (2) Gordon H, Davies D, Berman M (1969) Camptodactyly, cleft palate, and club foot. J Med Genet 6: 266–274. – (3) Hall JG, Reed SD, Scott CI, Rogers JG, Jones KL, Camarano A (1982) Three distinct types of X-linked arthrogryposis seen in 6 families. Clin Genet 21: 81–97. – (4) Freeman EA, Sheldon JH (1938) Cranio-carpo-tarsal dystrophy: undescribed malformation. Arch Dis Child 13: 277–283. – (5) DeJong JG (1971) A family showing strongly reduced ability to open the mouth and limitation of some movements of the extremities. Hum Genet 13: 210–217. – (6) Beals RK, Hecht F (1971) Congenital contractural arachnodactyly. J Bone Joint Surg 53-A: 987–993. – (7) Stewart JM, Bergstrom L (1971) Familial hand abnormality and sensoneural deafness: a new syndrome. J Pädiatr 78: 102–110. – (8) Edwards JH (1961) The syndrome of sex-linked hydrocephalus. Arch Dis Child 36: 486–493. – (9) Hall JG, Reed SD, Driscoll EP (1983) Part I. Amyoplasia: A common, sporadic condition with congenital contractures. Am J Med Genet 15: 571–590.

Arthrogryposis multiplex congenita

Arthrogryposis multiplex congenita (Tabelle b)

1. Arthrogrypose mit Pterygienbildung
   siehe: Pterygien-Syndrome, multiple (MPS)
2. Arthrogrypose ohne spezifische Zusatzfehlbildungen
   - X-gebundene Arthrogrypose (Typ 1–3)
     Lit.: Hall JG, Reed SD, Scott CI (1982): Three distinct types of X-linked arthrogryposis seen in 6 families. Clin Genet 21: 81–97.
   - Distale Arthrogrypose I, II (A–F)
     Lit.: Hall JG, Reed SD, Greene G (1982): The distal arthrogryposes: delineation of new entities and nosological discussion. Am J Med Genet 11: 185–239. – Lai MMR, Tettenborn MA, Hall JG et al (1991) A new form of autosomal dominant arthrogryposis. J Med Genet 28: 701–703.
   - Distale Arthrogrypose, autosomal-rezessiv erblich
     I. mit Torticollis und maligner Hyperthermie
     Lit.: Froster-Iskenius UG, Waterson JR, Hall JG (1988) A recessive form of congenital contractures and torticollis associated with malignant hyperthermia. J Med Genet 25: 104–112.
     II. mit Hypopituitarismus, geistiger Behinderung, Gesichtsanomalien
     Lit.: Chitayat D, Hall JG, Couch RM et al (1990) Syndrome of mental retardation, facial anomalies, hypopituitarism, and distal arthrogryposis in sibs. Am J Med Genet 37: 65–70.
   - Nezelof-Syndrom
     Lit.: Nezelof C, Dupart MC, Jaubert F (1979): A lethal familial syndrome associating arthrogryposis multiplex congenita, renal dysfunction, and a cholestatic and pigmentary liver disease. J Pediatr 94: 258–260. – Di Rocco M, Reboa E, Barabino A et al (1990) Arthrogryposis, cholestatic pigmentary liver disease and renal dysfunction: report of a second family. Am J Med Genet 37: 237–240.
   - Pena-Shokeir-Syndrom (fetale Akinesie)
     Lit.: Houston CS, Shokeir MHK (1981): Separating Pena-Shokeir I syndrome from the arthrogryposis basket. J Can Assoc Radiol 32: 215–219.
3. Arthrogrypose mit Arachnodaktylie
   - Kontrakturelle Arachnodaktylie
     Lit.: Epstein CJ, Graham CB, Hodgkin WE et al (1968): Hereditary dysplasia of bone with kyphoscoliosis, contractures, and abnormally shaped ears. J Pediatr 73: 379–386. – Beals RK, Hecht F (1971): Congenital contractural arachnodactyly: a heritable disorder of connective tissue. J Bone Joint Surg (A) 53: 987–993.
4. Arthrogrypose mit dermatologischen Anomalien
   - Dermatopathia restrictiva
     Lit.: Toriello HV (1986): Restrictive dermopathy and report of another case. Am J Med Genet 24: 625–629. – Witt DR, Hayden MR, Holbrook KA (1986): Restrictive dermopathy: A newly recognized autosomal recessive skin dysplasia. Am J Med Genet 24: 631–648.
   - Alfi-Syndrom
     Lit.: Alfi OS, Heuser ET, Londing BH (1975): A syndrome of systemic hyalinosis, short-limbed dwarfism and possible thymic dysplasia. BDOAS 11 (5): 57–62.
   - Lowry-Syndrom II
     Lit.: Lowry RB, Machin GA, Morgan D et al (1985): Congenital contractures, edema, hyperkeratosis, and intrauterine growth retardation: a fatal syndrome in Hutterite and Mennonite kindreds. Am J Med Genet 22: 531–543.
   - Murray-Puretic-Syndrom
     Lit.: Murray J (1973): Three peculiar cases of molluscum fibrosum in children. Mod Chir Trans 38: 235–253. – Fayad MN, Yacoub A, Salman S et al (1987): Juvenile hyaline fibromatosis: two new patients and review of the literature. Am J Med Genet 26: 123–131.
   - Oto-onycho-peroneales Syndrom
     Lit.: Pfeiffer RA (1982): The oto-onycho-peroneal syndrome. A probably new genetic entity. Eur J Pediatr 138: 317–320.
   - Senter-Syndrom
     Lit.: Senter TP, Jones KL, Sakati N et al (1978): Atypical ichthyosiform erythroderma and congenital neurosensory deafness. J Pediatr 92: 68–72.
5. Arthrogrypose mit prämaturer Alterung
   - Beighton-Syndrom
     Lit.: Beighton P (1976): Case report 39. Synd Ident 4 (1): 8–9.
6. Arthrogrypose mit ophthalmologischen Anomalien
   - Blepharophimose – Pterygium-Colli-Syndrom
     Lit.: Wiedemann HR, Grosse KR, Dibbern H (1985): Syndrome of blepharophimosis, pterygium colli, flexion contractures of the fingers and toes, and osteodysplasia. In: An atlas of characteristic syndromes: A visual aid to diagnosis, pp 382–383. Wolfe Medical Publ. London.
   - Bowen-Conradi-Syndrom
     Lit.: Bowen P, Conradi GJ (1976): Syndrome of skeletal and genitourinary anomalies with unusual facies and failure to thrive in Hutterite sibs. 22 (6): 101–108.
   - COFS-Syndrom
     Lit.: Preus M, Fraser FC (1974): The cerebro-oculo-facio-skeletal syndrome. Clin Genet 5: 294–297.
   - COM-Syndrom
     Lit.: Krijgsman JB, Barth PG, Stam FC et al (1980): Congenital muscular dystrophy and cerebral dysgenesis in a Dutch family. Neuropaediatrie 11: 108–120.
   - Marden-Walker-Syndrom
     Lit.: Marden PM, Walker WA (1966): A generalized connective tissue syndrome. Am J Dis Child 112: 225–228.
7. Arthrogrypose mit ZNS-Anomalien
   - Aase-Smith-Syndrom
     Lit.: Aase JM, Smith DW (1968): Dysmorphogenesis of joints, brain and palate: a new dominantly inherited syndrome. J Pediat 73: 606–609.
   - C-Trigonocephalie-Syndrom
     Lit.: Opitz JM, McCreadie SR, Smith DW, Johnson RC (1969): The C syndrome of multiple congenital anomalies. BDOAS 5 (2): 161–166.
   - Maternale Hyperthermie
     Lit.: Chance PI, Smith DW (1978): Hyperthermia and meningomyelocele and anencephaly. Lancet I: 769.
   - Cerebroarthrodigitales Syndrom
     Lit.: Spranger JW, Schinzel A, Myers T et al (1980): Cerebroarthrodigital syndrome: a newly recognized formal genesis syndrome in three patients with apparent arthromyodysplasia and sacral agenesis, brain malformation and digital hypoplasia. Am J Med Genet 5: 13–24.
   - Adducted-thumb-syndrome
     Lit.: Cristian JC, Andrews PM, Conneally P et al (1971) The adducted thumbs syndrome. Clin Genet 2: 95–103.
   - Geleophysic dysplasia
     Lit.: Spranger J, Gilbert EF, Arya S et al (1984) Geleophysic dysplasia. Am J Med Genet 19: 487–499.
   - Herrick-Syndrom
     Lit.: Herrick MK, Strefling AM, Urich H (1983) Intrauterine multisystem atrophy in siblings: a new genetic syndrome? Acta Neuropathol 61: 65–70.
   - Neu-Laxova-Syndrome
     Lit.: Lazjuk GI, Lurie IW, Ostrowskaja et al (1979) Brief clinical observations: the Neu-Laxova syndrome – a distinct entity. Am J Med Genet 3: 261–267.
   - van-Biervliet-Syndrom
     Lit.: van Biervliet JP, Hendrickx G et al (1977) Intrauterine growth retardation with craniofacial and brain anomalies and arthrogryposis. Acta Paediatr Belg 30: 97–103.
   - Wieacker-Wolff-Syndrom
     Lit.: Wieacker P, Wolff G, Wienker TF et al (1985) A new X-linked syndrome with muscle atrophy, congenital contractures, and occulomotor apraxia. Am J Med Genet 20: 597–606.
8. Arthrogrypose mit Skelettanomalien
   - Richieri-Costa-Syndrom
     Lit.: Richieri-Costa A, Monteleone-Neto R at el (1985) Multiple congenital anomaly syndrome: macrocephaly, arhromyodysplasia, hypoplastic digits and rib anomalies in two sibs. Rev Brasil Genet 8: 569–575.
   - VSR-Syndrom
     Lit.: Herrmann J, Opitz JM (1974) The VSR syndrome (studies of malform. syndromes of may XXXII). BDOAS 10 (9): 227–239.
9. Arthrogrypose mit Hördefekt
   - Deafness-Arthrogrypose-Syndrome
     Lit.: Stewart JM, Bergstrom L (1971) Familial hand abnormality and sensorineural deafness: a new syndrome. J Pediatr 78: 102.

Arthrogryposis multiplex congenita (Tabelle b) (Fortsetzung)

- Gordon-Syndrom II
  Lit.: Gordon AM, Capute J, Konigsmark BW (1976) Progressive quadriparesis, mental retardation, retinitis pigmentosa, and hearing loss: report of two sibs. Johns Hopk Med J 138: 142–145.
10. Arthrogrypose mit Muskelanomalien
  - Echenne-Syndrom
    Lit.: Echenne B, Pages M, Marty-Double C (1984) Congenital muscular dystrophy with cerebral white matter spongiosis. Brain Dev 6: 491–495.
  - Fukuyama-Syndrom
    Lit.: Fukuyamy Y, Kawazura M, Haruna H (1960) A peculiar form of congenital progressive muscular dystrophy. Report of fifteen cases. Pediatr Univ Tokyo 4: 5–8.
- Kousseff-Syndrom
  Lit.: Kousseff BG, Nichols P (1985) A new autosomal recessive syndrome with Noonan-like phenotype, myopathy, with congenital contractures and malignant hyperthermia. BDOAS 21 (2): 111–117.
- Kuskokwim-Syndrom
  Lit.: Wright DG, Aase JM (1969) The Kuskokwim syndrome: an inherited form of arthrogryposis in the Alaskan eskimo. BDOAS 5 (3): 91–95.

* BDOAS = Birth Defects Original Article Series

Ascher-Syndrom

Syn.: blepharochalasis, double lip and nontoxic thyroid enlargement (e)
Def.: Dysmorphie-Syndrom mit Blepharochalasis, Doppellippe und häufig euthyreoter Struma.
A.: Karl Wolfgang Ascher, 1887–1971, Ophthalmologe, Prag, Cincinnati/Ohio, beschrieb 1920 das Syndrom. – Erstbeschreibung wahrscheinlich 1909 durch W. B. Laffer.

Diagn. Krit.: (1) Nach dem 5. Lebensjahr wiederholtes Auftreten schmerzloser Oberlid- und Oberlippenschwellung. – (2) An den Oberlidern folgen den rezidivierenden Schwellungen teigig weiche Oberlidsäcke, gebildet durch erschlaffte, atrophische Haut. Blutgefäße schimmern bläulich durch die Haut. Blepharochalasis. – (3) Doppellippe; meist Oberlippe, selten Unterlippe. – (4) Nach Pubertät kann Struma auftreten, keine Funktionsstörung. – (5) In den Oberlidsäcken prolabiertes Orbitalfett und Tränendrüsengewebe. – (6) In Doppellippe starke Gefäßvermehrung, perivaskuläre Zellinfiltrate, Bindegewebsvermehrung in vergrößerten Drüsenbezirken.
Ätiol.: Unbekannt; möglicherweise dominantes Gen (Vater-Tochter-Beobachtung).
Pathog.: Nach rezidivierenden Ödemen Erschlaffen und Atrophie der Oberlidhaut, Hyperplasie des prolabierten Orbitalfettes, Doppellippe als Manifestation postödematöser Gefäß- und Bindegewebsvermehrung.
Bemerkungen: Aus funktionellen und kosmetischen Gründen operative Korrektur.
Lit.: Ascher KW (1920) Blepharochalasis mit Struma und Doppellippe. Klin Mbl Augenhk, Stuttgart 65: 86–97. – Franceschetti A (1955) Cas observé: manifestation de blepharochalasis chez le père, associé à des doubles lèvres apparaissant également chez sa filette agée d'un mois. J Genet Hum 4: 181–182. – Hausamen JE, Solbach HG, Pape HD (1969) Klinischer Beitrag zum Ascher Syndrom. Dtsch zahnärztl Z 24: 983–987.
McK: 109900
W. Rosenkranz/AS

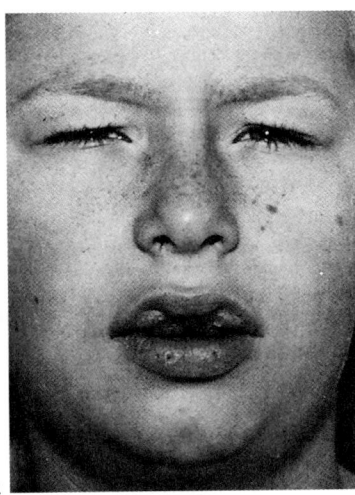

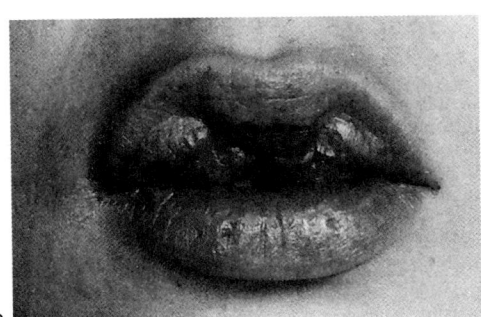

Ascher-Syndrom: a) Blepharochalasis und Oberlidschwellung, Doppelung der Oberlippe, Unterlippenschwellung; b) Lippendetail (Beob. Hausamen, Solbach und Pape)

ascorbic acid deficiency (e): Moeller-Barlow-Krankheit
Asherman-Syndrom: Uterussynechien, traumatische
ashy dermatosis (e): Erythema dyschromicum perstans (Ramirez)

Aspartylglucosaminurie

Def.: Progrediente lysosomale Speicherkrankheit.
A.: Erstbeschreibung 1968 durch die englischen Ärzte Pollitt, Jenner und Merskey, Sheffield.
Diagn. Krit.: (1) Demenz. In der frühen Kindheit langsamer Erwerb, im 2. Dezennium zunehmend rascher Verlust psychomotorischer Fähigkeiten. – (2) Grobe Gesichtszüge. – (3) Cutis laxa, Hernien, Neigung zu rezidivierenden Luftwegsinfekten, verminderte Erwachsenengröße. – (4) Röntgenologisch Skelettveränderungen mit unregelmäßigen Wirbeldeck- und Wirbelgrundplatten,

verdickte Schädelkalotte. – **(5)** Vakuolisierte Lymphozyten und Speicherzellen im Knochenmark. – **(6)** Vermehrte Urinausscheidung von Aspartylglucosamin. – **(7)** Verminderte Aktivität des lysosomalen Enzyms Aspartylglucosaminidase in zahlreichen Geweben, u.a. in peripheren Lymphozyten und gezüchteten Fibroblasten.

Ätiol.: Autosomal-rezessives Erbleiden. Das Acetylglucosaminidase-Gen liegt in der Region 4q-ter des Chromosoms 4.

Pathog.: Mutationen des identifizierten Gens führen zu Veränderungen der schweren Kette der Glycoasparaginase. Durch den lysosomalen Enzymdefekt können die Kohlenhydratketten von Glykoproteinen nicht ordnungsgemäß abgebaut werden; Oligosaccharide häufen sich intralysosomal an. Die Demenz hängt offensichtlich mit dem gestörten neuronalen Stoffwechsel zusammen. Für die Bindegewebsveränderungen werden u.a. tertiäre Veränderungen im Kupfer-Zink-Haushalt verantwortlich gemacht.

Bemerkungen: Die Aspartylglucosaminurie gehört zu den Glykoproteinosen. Klinisch kann sie das Erscheinungsbild einer Mucopolysaccharidose imitieren.

Lit.: Arvio M (1993) Follow-up in patients with aspartylglucosaminuria, Part I. The course of intellectual functions. Acta Paediatr 82: 469–471; Part II Adaptive skills Acta Paediatr 82: 590–594. – Arvio M, Autio S, Louhiala P (1993) Early clinical symptoms and incidence of aspartylglucosaminuria in Finland. Acta Paediatr 82: 587–589. – Autio S (1972) Aspartylglucosaminuria: Analysis of thirty-four patients. J Ment Def Res Monograph Series 1. – Mononen I, Heisterkamp N, Kaartinen V et al (1991) Aspartylglucosaminuria in the Finnish population: Identification of two point mutation in the heavy chain of glycoasparaginase. Proc Natl Acad Sci 88: 2941–2945.

McK: 208400

J. Spranger/JS

ASP-Assoziation: Currarino-Triade
Asperger-Syndrom: Asperger-Verhalten

Asperger-Verhalten

Syn.: Asperger-Syndrom

Def.: Zustandsbild aus dem autistischen Formenkreis bei Kindern mit im Vergleich zum frühkindlichen Autismus (s. dort) geringer gestörten kognitiven Funktionen.

A.: Hans Asperger, Psychiater. Erstbeschreibung 1944.

Diagn. Krit.: **(1)** Schwere Störung des Sozialverhaltens im Sinne autistischen Verhaltens. – **(2)** Ausgeprägte Störung des Sprechverhaltens und der Psychomotorik, vor allem im Sinne motorischer Ungeschicklichkeit. – **(3)** Stark eingeengte Interessen. – **(4)** Das Lernen wirkt mechanisch, das Spiel ideenarm. – **(5)** Relativ gut erhaltene kognitive Funktionen, etwa Wortschatz.

Ätiol.: Nicht sicher geklärt. Genetische Faktoren sind wahrscheinlich beteiligt. Die ätiologische Bedeutung der folgenden, in etwa 10% der Fälle von Autismus gleichzeitig bestehenden Störungen ist offen: Fragiles-X-Chromosom, tuberöse Sklerose, Phenylketonurie, kongenitale Virus-Infektionen (z.B. Röteln).

Pathog.: In jüngster Zeit wird vor allem eine gestörte Informationsverarbeitung beim Verständnis sozialer, also interaktiver Gegebenheiten und deren affektivem Bedeutungsgehalt diskutiert; eine quasi interne Theorie seelischer Zusammenhänge (»Theory of Mind«) werde bei Asperger-Patienten nur marginal, aber immer noch besser als bei Autisten im engeren Sinne entwickelt.

Bemerkungen: Es besteht eine enge Verwandtschaft, aber keine Identität mit dem infantilen Autismus, der in der Regel als die schwerere Erkrankung betrachtet wird. Die nosologische Abgrenzung der beiden Störungen ist noch nicht letztlich geklärt; viele Autoren sprechen daher von »autistic spectrum disorder« (ASD). Als Oberbegriffe sind auch »empathy disorder« oder »social communication spectrum disorder« vorgeschlagen worden. Nach neueren Untersuchungen sollen vom Asperger-Verhalten Jungen etwa 10fach häufiger betroffen sein als Mädchen.

Lit.: Bowler DM (1992) „Theory of Mind" in Asperger's syndrome. J Child Psychol Psychiatry 33: 877–893. – Bujas/Petkovic Z (1993) Asperger's syndrome – a separate nosologic entity or part of the spectrum of autism? Lijec Vjesn (Zagreb) 115: 60–62. – Folstein SE, Rutter ML (1988) Autism: familial aggregation and genetic implications. J Autism Dev Disord 18: 3–30. – Ghaziuddin M et al (1992) Brief report: a comparison of the diagnostic criteria for Asperger syndrome. J Autism Dev Disord 22: 643–649. – Gillberg CL (1992) Autism and autistic-like conditions: subclasses among disorders of empathy. J Child Psychol Psychiatry 33: 813–842. – Gillberg CL et al (1992) Siblings and parents of children with autism: a controlled population-based study. Dev Med Child Neurol 34: 389–398. – Ritvo ER et al (1990) The UCLA-University of Utah epidemiological survey of autism: the etiologic role of rare diseases. Am J Psychiat 147: 1614–1621. – Szatmari P et al (1989) Asperger's syndrome and autism: comparison of early history and outcome. Dev Med Child Neurol 31: 709–720. – Szatmari P (1992) The validity of autistic spectrum disorders: a literature review. J Autism Dev Disord 22: 583–600. – Tanguay PE (1990) Infantile autism and social communication spectrum disorder. J Am Acad Child Adolesc Psychiat 29: 854. – Tantam D (1992) Characterizing the fundamental social handicap in autism. Acta paedopsychiatr 55: 83–91. – Tantam D et al (1993) Nonverbal expression in autism of Asperger type. J Autism Dev Disord 23: 111–133. – Wing L (1981) Asperger's syndrome: a clinical account. Psychol Med 11: 115–129.

P. Hoff/DP

Aspirationspneumonitis: Mendelson-Syndrom
Asplenie-Syndrom: Ivemark-Symptomenkomplex
ASS-deficiency (e): Citrullinämie
association, abdominal raphe syndrome (e): Mittelbauchraphe, supraumbilikale, Sternalspalte und vaskuläre Dysplasie-Assoziation
asthenic bulbar paralysis (e): Myasthenia gravis (pseudoparalytica)
asymmetric crying facies (ACF) (e): kardio-fazialer Symptomenkomplex
asymmetry congenital (e): Hemihypertrophie, idiopathische
ataxia and hypogonadism, familial cerebellar (e): Ataxie mit hypogonadotropem Hypogonadismus, zerebellare familiäre
ataxia, deafness, and cardiomyopathy (e): Jeune-Tommasi-Freycon-Nivelon-Syndrom
ataxia-deafness-retardation syndrome (e): Ataxie-Taubheits-Retardierungs-Symptomenkomplex
Ataxia hereditaria: Friedreich-Ataxie
Ataxia muscularis (Thomsen): Myotonia congenita (Thomsen)
ataxia, nonprogressive cerebellar (with mental retardation) (e): Dysäquilibrium-Syndrom
ataxia of Brown (type), hereditary cerebellar (e): (Pierre-)Marie-Syndrom
ataxia of (Pierre) Marie (type), hereditary cerebellar (e): (Pierre-)Marie-Syndrom
ataxia, spinocerebellar with dementia and plaque-like deposits (e): Ataxie, spinozerebellare, Typ Gerstmann-Sträussler
Ataxia-Teleangiectasia: Louis/Bar-Syndrom
Ataxie, familiäre: Friedreich-Ataxie
Ataxie, hereditäre: Friedreich-Ataxie

Ataxie mit hypogonadotropem Hypogonadismus, zerebellare familiäre

Syn.: Richards-Rundle-Syndrom – ataxia and hypogonadism, familial cerebellar (e) – Richards-Rundle syndrome (e)

Def.: Seltene, autosomal-rezessiv erbliche zerebellare Ataxieform mit Taubheit, hypogonadotropem Hypogonadismus und mentaler Retardierung (Formenkreis: hereditäre zerebelläre Ataxien; s. Ataxien, degenerative).

A.: B. W. Richards und A. T. Rundle, Ärzte, Caterham/Surrey, England. – Erstbeschreibung 1959. Möglicherweise gibt es auch frühere, hierher gehörende Einzelbeschreibungen, wie z.B. die von W. Koennecke (1919) u.a.

Diagn. Krit.: (1) Erste Krankheitsmanifestationen treten gewöhnlich im Kleinkindalter auf. – (2) Progrediente Ataxie, vor allem der Gliedmaßen. Allgemeine Muskelhypotonie, stark verzögertes Laufenlernen. – (3) Abschwächung und schließlich Aufhebung der Muskeldehnungsreflexe (Areflexie). – (4) Horizontaler Nystagmus. – (5) Zunehmende Hörminderung, schließlich Taubheit, Taubstummheit. – (6) Zunehmende mentale Retardierung (nach etwa normaler geistiger Entwicklung während der ersten beiden Lebensjahre). – (7) Hypogenitalismus (auch normales äußeres Genitale kommt vor), Mammahypoplasie, primäre Amenorrhö, Infertilität. – (8) Hodenbiopsie: Leydig-Hypogonadismus. – (9) Hypogonadotroper Hypogonadismus mit Hypoöstrogenurie, verminderter Pregnandiol- und 17-Ketosteroidurie. – (10) Kyphoskoliose, Hohlfuß, Klumpfuß und andere Fußdeformitäten. – (11) Atrophie der distalen Arm- und Beinmuskulatur, vor allem der kleinen Handmuskeln.

Ätiol.: Autosomal-rezessives Erbleiden.

Pathog.: Olivo-zerebellare Systematrophie mit bilateraler Degeneration verschiedener spinaler und bulbo-pontiner Bahnen sowie Beteiligung des peripheren Nervensystems. Die endokrinen Störungen sind wahrscheinlich hypothalamischen Ursprungs; die pathogenetische Beziehung zu den neurologischen Defiziten ist noch weitgehend ungeklärt.

Bemerkungen: Spino-zerebelläre Ataxie und Taubheit kommen auch ohne Hypogonadismus vor (Matthews, 1950). Über Kombination mit Diabetes mellitus und Neurofibromatose wurde berichtet (Franceschi et al., 1984).

Lit.: Fehlow P, Walther F (1991) Richards-Rundle-Syndrom. Klin Pädiat 203: 184–186. – Franceschi M, Parmigiani F, Zamproni P et al (1984) Richards-Rundle syndrome, cochleovestibular dysfunction and neurofibromatosis in a family. J Neurol 231 (1): 11–13. – Koennecke W (1919) Friedreichsche Ataxie und Taubstummheit. Z ges Neurol Psychiatr 53: 161–165. – Matthews WB (1950) Familial ataxia, deaf-mutism and muscular waisting. J Neurol Neurosurg Psychiat 13: 307–311. – Neuhäuser G, Opitz JM (1975) Autosomal recessive syndrome of cerebellar ataxia and hypogonadotropic hypogonadism. Clin Genet 7: 426–434. – Richards BW, Rundle AT (1959) A familial hormonal disorder associated with mental deficiency, deaf-mutism and ataxia. J ment Defic Res 3: 33–55.

McK: 212840

M. T. Jahnke/DP

Ataxie mit Lactazidose: Pyruvatcarboxylase-Defekt

Ataxien, degenerative

Def.: Aufgrund morphologischer (Neuropathologie, CT- bzw. MRT-Bildgebung) und klinischer Kriterien wurden Ataxien in spinozerebelläre (SCA), rein zerebelläre (CA) und olivopontozerebelläre (OPCA) eingeteilt. Molekulargenetisch werden die degenerativen zerebellären Ataxien mit unbekanntem biochemischen Defekt in früh beginnende autosomal-rezessive, spät beginnende autosomal-rezessive, X-chromosomal rezessive und autosomal-dominante zerebelläre Ataxien (ADCA) unterteilt. Es liegen – soweit bisher bekannt – den hereditären Ataxien unterschiedliche Mutationen zugrunde. OPCA treten sporadisch (SOPCA) oder familiär (FOPCA) auf. Die Einteilung nach Eponymen der Erstbeschreiber ist in den Hintergrund getreten.

Ätiol.: **1. hereditäre Ataxien mit unbekanntem biochemischen Defekt**

a) früh beginnende, autosomal-rezessive mit unbekanntem biochemischen Defekt (early onset cerebellar ataxia, EOCA):
– Friedreich-Ataxie (s. dort; Chromosom 9q13–21)

b) früh beginnende Ataxien mit besonderen Kennzeichen:
– zerebelläre Ataxie mit erhaltenen Eigenreflexen (Fickler-Winkler), meist CA, auch »OPCA II« (McK: 258300)
– mit Hypogonadismus, Demenz (s. Holmes-S.), CA
– mit Myoklonus, Demenz (Dyssynergia cerebellaris myoclonica Ramsay-Hunt, s. dort)
– mit Optikusatrophie und Demenz (Behr-S.)
– mit Retinopathia pigmentosa (Alström-Hallgren-S.)
– mit Taubheit, Hypogonadismus, Demenz (Richards-Rundle-S.)
– mit Katarakten, Demenz, CA (Marinescu-Sjögren-S.)
– mit Spastik, Amyotrophie (Charlevoix-Saguenay)
– mit Choreoathetose (kortiko-striato-zerebelläres-S., Gökay-Tükel)
– Ataxia-Teleangiectasia (Louis/Bar-S., Chromosom 11q22–23)
– Vitamin-E-Mangel-Ataxie (Chromosom 8q)

c) spät beginnende hereditäre Ataxien mit unbekanntem biochemischen Defekt:
autosomal-rezessive:
– spinozerebelläre, »late onset« Friedreich-Ataxie (LOFA)

d) X-chromosomal-rezessive (Ataxie, Nystagmus, MR: OPCA; McK: 302500)

e) autosomal-dominante zerebelläre Ataxien (ADCA) mit unbekanntem biochemischen Defekt (ADCA III mit rein zerebellärer Symptomatik [Nonne-Marie]; ADCA I, II, IV mit zusätzlichen Symptomen [Nonne-Marie, Menzel])
– ADCA I (mit weiteren Symptomen: MR: OPCA [»OPCA I«], z.T. spinale Atrophie, z.T. mit Sakkadenverlangsamungen)
– ADCA I SCA1 Chromosom 6p21.3, »CAG repeat« (McK: 164400)
– ADCA I SCA2 Chromosom 12q23–24.1, »Cuba«, OPCA mit Aussparung des Nucleus dentatus (McK: 183090)
– ADCA I SCA3 Chromosom 14q24.33–32, »anticipation«; klinische Manifestation z.T. als Machado-Joseph-Krankheit
– ADCA I SCA4 (Chromosom 18q)
– ADCA II OPCA mit Retinadegeneration, Ophthalmoplegie (»OPCA III«; McK: 164500)
– ADCA III CA, rein zerebelläre kortikale Atrophie (Nonne-Marie), Chromosom 11 (SCA5)
– ADCA IV OPCA mit Degeneration der Hirnnerven IX, X, XII (»OPCA IV«; Schut-Haymaker; McK: 164660)
– ADCA V OPCA mit Rigor, Demenz (»OPVCA V; McK: 164700)

2. hereditäre Ataxien mit bekanntem biochemischen Defekt
– Abetalipoproteinämie und Hypobetalipoproteinämie (Bassen-Kornzweig-S.)
– mitochondriale Enzephalomyopathien
– Leigh-Enzephalomyelopathie
– Carboxylasemangel
– Harnstoffzyklusdefekte
– Aminoazidurien
– Morbus Wilson
– Sialidose
– Leukodystrophien
– Ceroidlipofuscinose

Ataxie, periodische, vestibulär-zerebelläre

- Cholestanolosis (zerebrotendinöse Xanthomatose)
- Sphingomyelinspeicherkrankheiten
- Hexosaminidasemangel
- Ataxia-Teleangiektasia
- Xeroderma pigmentosum
- Cockayne-Syndrom
- Phytansäureabbaustörung (Refsum-Krankheit)

3. idiopathische zerebelläre Ataxien
(IDCA, nicht hereditär, unbekannte Ätiologie, Beginn meist in 2. Lebenshälfte)
- rein zerebellär (IDCA-C) (Atrophia cerebellaris Marie-Foix-Alajouanine) (⅓), kortikale zerebelläre Atrophie (CA), Überlebenszeit 20,5 Jahre
- mit zusätzlichen Symptomen (Atrophie, olivopontozerebelläre, Déjérine-Thomas) OPCA
- zerebelläre Ataxien mit Parkinson-Syndrom (IDCA-P) mit autonomem Versagen, mit Amyotrophie und Vorderhorndegeneration als Manifestationen einer Multiplen-System-Atrophie (MSA). Überlebenszeit 9,6 Jahre. MR: OPCA, Signaländerungen in Hirnstamm, Basalganglien, Substantia nigra. SPECT: verminderte striatale Dopaminrezeptorbindung.
- *Ätiol.:* Genetische Disposition und Umweltfaktoren (Alkohol, Lösungsmittel, Virusenzephalitis)

4. Symptomatische Ataxien
infolge
- Fehlbildung
- Tumor, paraneoplastisch
- vaskulärer Prozesse
- entzündlicher Prozesse
- immunologischer Reaktionen
- Intoxikation (Alkohol, Phenytoin, Zytostatika, Lithium, Nitrofurantoin, Schwermetalle, Lösungsmittel)
- metabolisch (Malabsorption, Vitamin-E-Mangel)
- endokrin (Hypothyreose)
- physikalisch (Hyperthermie)
- traumatisch

Lit.: Klockgether T, Bürk K, Auburger GI (1995) Klassifikation und Diagnostik der degenerativen Ataxien. Nervenarzt 86: 571–581.
McK: 117200
A. Weindl/DP

Ataxie, periodische, vestibulär-zerebelläre
Syn.: Syndrom der periodischen vestibulär-zerebellären Ataxie – familial periodic ataxia (e)
Def.: Familiäre periodische Ataxie mit Schwindel und Nystagmus.
Diagn. Krit.: **(1)** Stunden bis Tage anhaltende Episoden mit Ataxie, Schwindel, Nystagmus. – **(2)** Familiäre Belastung. – **(3)** Zwischen den Episoden mäßige Ataxie und Nystagmus.
Ätiol.: Meist autosomal-dominant erblich, selten erworben.
Pathog.: Zerebelläre Läsion.
Bemerkungen: Episodische Ataxie tritt auch bei multipler Sklerose auf.
Lit.: Brandt Th (1991) Vertigo. Its multisensory syndromes. Springer, London. – Donat JR, Anger R (1979) Familial periodic ataxia. Arch Neurol 36: 568–569.
McK: 108500
U. Büttner/DP

Ataxie, spinale (Friedreich): Friedreich-Ataxie
Ataxie, spinozerebellare, Typ Friedreich: Friedreich-Ataxie

Ataxie, spinozerebellare, Typ Gerstmann-Sträussler
Syn.: Gerstmann-(Sträussler-)Syndrom – ataxia, spinocerebellar with dementia and plaque-like deposits (e) – Gerstmann-Sträussler(-Scheinker) syndrome (e) – Sträussler's disease (e)
Def.: Seltene, familiäre, chronisch-progrediente zerebelläre Ataxie mit Demenz und Zeichen spinaler Schädigung, welche mit zerebraler Amyloidablagerung und fakultativ mit spongiformen Hirnveränderungen einhergeht.
A.: Josef Gerstmann, 1887–1969, Neurologe und Psychiater, Wien; Ernst Sträussler, 1872–1959, Neurologe und Psychiater, Prag, Wien. Erstbeschreibung 1928 und 1936.
Diagn. Krit.: **(1)** Manifestation zwischen dem 25. und 59. Lebensjahr; die Symptome beginnen nicht selten plötzlich. – **(2)** Kleinhirnsymptomatik mit Ataxie, Dysarthrie, Intentionstremor, Dysdiadochokinese, Nystagmus, Muskelhypotonie. – **(3)** Häufig Hinterstrangsymptome, Pyramidenbahnzeichen und Demenz. – **(4)** In Spätstadien entwickelt sich oft eine generalisierte Muskelrigidität. – **(5)** Gelegentlich Bulbärparalyse. – **(6)** Pathol.-anat.: Amyloidplaques, die über das ganze Gehirn verstreut sein können. Oft zusätzl. spongiöse Enzephalopathie. – **(7)** Progredienter Verlauf, Krankheitsdauer 2–10 Jahre.
Ätiol.: Familiäres, autosomal-dominant vererbtes Leiden. Unterschiedliche Mutationen des Prionprotein-Gens auf Chromosom 20 führen zu unterschiedlich ausgeprägten Erkrankungsformen der spinozerebellaren Ataxie vom Typ Gerstmann-Sträussler, der seltenen erblichen Form der Creutzfeldt-Jacob-Krankheit (s. dort). Bemerkenswert ist, daß die erbliche Krankheit auf Tiere übertragbar ist.
Pathog.: Degenerative Veränderungen mit Demyelinisierung betreffen neben Groß- und Kleinhirn die Pyramiden- und spinozerebellaren Bahnen sowie die Hinterstränge. Amyloidablagerungen überall im ZNS, besonders im Groß- und Kleinhirnkortex und in den Basalganglien.
Lit.: Gerstmann J, Sträussler E, Scheinker I (1936) Über eine eigenartige hereditär-familiäre Erkrankung des Zentralnervensystems, zugleich ein Beitrag zur Frage des vorzeitigen lokalen Alterns. Zschr ges Neurol u Psychiat 154: 736–762. – Kretschmar HA (1993) Neuropathology of human prion diseases (spongiform encephalopathies). In: Brown F (ed) Transmissible spongiform encephalopathies – Impact on animal and human health. Dev Biol Stand, Vol 80, pp 71–90. Karger, Basel.
McK: 137440
C. D. Reimers/DP

Ataxie-Taubheits-Retardierungs-Symptomenkomplex
Syn.: ataxia-deafness-retardation syndrome (e) – ADR syndrome (e)
Def.: Unspezifischer Symptomenkomplex mit Ataxie, Taubheit und geistiger Behinderung.
Diagn. Krit.: **(1)** Taubheit. – **(2)** Ataxie. – **(3)** Geistige Behinderung. – **(4)** Manchmal mit Hormonstörungen oder Mikrozephalie und Epilepsie.
Ätiol.: Heterogen; wird häufig bei autosomal-rezessiven Erbleiden beobachtet.
Pathog.: Basisdefekt unbekannt.
Bemerkungen: Zu diesem Symptomenkomplex kann es bei verschiedenen, genetisch unterschiedlichen Krankheitsbildern kommen. – **(DD)** Richards-Rundle-Syndrom.
Lit.: Baraitser M (1990) Cerebellar syndromes. In: Baraitser M (ed) The genetics of neurological disorders, 2nd ed, pp 173–211. Oxford University Press, New York.
McK: 208850; 245100; 301790; 312840
H. Enders/JK

Atelosteogenesis

Atelosteogenesis
Syn.: spondylohumerofemorale Dysplasie
Def.: Generalisierte, durch besonderen Befall von Wirbelsäule, Humeri und Femora charakterisierte, überwiegend neonatal letale Skelettdysplasie. Der Name »Atelosteogenesis« leitet sich vom griechischen ατελης = unvollständig ab.
A.: Erstbeschreibung 1982 unabhängig durch Arbeitsgruppen um die Kinderärzte und Genetiker Pierre Maroteaux, Paris, und David Rimoin, Los Angeles.
Diagn. Krit.: **(1)** Schwerer, pränatal manifester Kleinwuchs mit besonderer Verkürzung der proximalen Röhrenknochen; schmalem Thorax. – **(2)** Balkonstirn, Mittelgesichtshypoplasie mit eingesunkener Nasenwurzel, antevertierten Nares; Mikrogenie, gelegentlich mit Gaumenspalte. – **(3)** Multiple Gelenkkontrakturen und Dislokationen, Klumpfüße. – **(4)** Selten Larynxstenose, Nierenfehlbildung. – **(5)** Röntgenologisch verkürzte, proximal gerundete, distal sich verjüngende (keulenförmige) Humeri und Femora; mangelhafte Verknöcherung von Wirbelkörpern mit koronaren und sagittalen Knorpelspalten; Aplasie oder Hypoplasie der Fibulae; fehlende oder atypische Verknöcherung der kurzen Röhrenknochen von Hand und Fuß; fehlgestaltete Ossifikationsinseln finden sich am ehesten in distalen Handphalangen und Metacarpale I. – **(6)** Tod bei oder kurz nach der Geburt.
Ätiol.: Am ehesten monogenes Erbleiden mit unbekanntem Erbgang.
Pathog.: Unbekannt. Histologisch irreguläre Säulenbildung mit insuffizienter Resorption von interzellärer Matrix, zellarmer Ruheknorpel mit vereinzelten multinukleären Riesenzellen.
Bemerkungen: Die Atelosteogenesis zeigt ein charakteristisches Grundmuster von Skelettveränderungen. Dieses Grundmuster findet sich in wechselnder Ausprägung bei anderen Störungen wieder, die von der Atelosteogenesis abgegrenzt bzw. als Subtypen der Atelosteogenesis bezeichnet wurden. Wechselnde Namengebung und Klasifikation führte zu nosologischer Verwirrung. Offensichtlich liegt eine pathogenetische »Familie« vor, die Ausdruck aller Mutationen ein- und desselben Gens

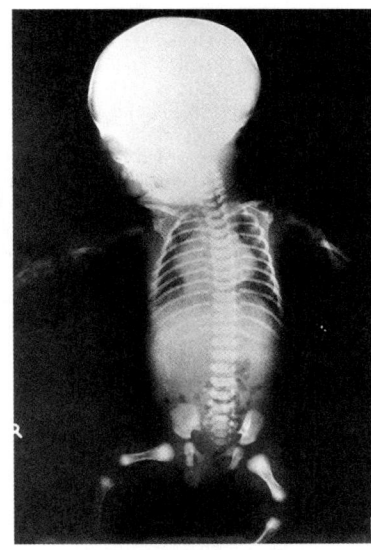

Neugeborenes mit relativ leichter Form einer Atelosteogenesis (Typ III): proximale Auftreibung und distale Verkürzung der Femora, fehlende Fibulae, kurze Humeri, proximal dislozierte Radii. Die Wirbelkörper sind gut ossifiziert (Univ.-Kinderklinik Mainz)

sein kann. Zu der »Familie« gehören neben den in der Tabelle gezeigten Störungen vielleicht noch das oto-palato-digitale Syndrom Typ II und die Omodysplasie. Fehlbildungen des Urogenitalsystems, Omphalozelen, Enzephalozelen, Polydaktylie, Oligodaktylie und Syndaktylie wurden bei einzelnen Patienten beschrieben und sind möglicherweise Teil eines grundlegenden Entwicklungsdefekts, der sich in wechselndem Ausmaß manifestiert.
Lit.: Hunter AGW, Carpenter BF (1991) Atelosteogenesis I and boomerang dysplasia: a question of nosology. Clin Genet 39:

Die Atelosteogenesis-»Familie«

defiziente Ossifikation	– der Wirbelkörper	– von Humerus und Femur	– der Hand- und Fußknochen	neonatale Letalität	Literaturverweis
Bumerang-Dysplasie	+++++	+++++	+++++	ja	Winship et al., 1990
De-la-Chapelle-Dysplasie	++++	++++	++++	ja	Whitley et al., 1986
Atelosteogenesis Typ I	+++	+++	+++	ja	Maroteaux et al., 1982
Atelosteogenesis Typ II (McAlister D.)	++	++	++	ja	Sillence et al., 1987
Atelosteogenesis Typ III	+	+	+	nein	Stern et al., 1990

471–480. – Maroteaux P, Spranger J, Stanescu V et al (1982) Atelosteogenesis. Am J Med Genet 13: 15–25. – Sillence DO, Kozlowski K, Rogers JG et al (1987) Atelosteogenesis: evidence for heterogeneity. Pediatr Radiol 17: 112–118. – Sillence DO, Lachman RS, Jenkins T et al (1982) Spondylohumerofemoral hypoplasia (Giant cell chondrodysplasia): A neonatally lethal short-limb skeletal dysplasia. Am J Med Genet 13: 7–13. – Spranger J, Maroteaux P (1990) The Lethal Osteochondrodysplasias. Adv Hum Genet 19: 1–103. – Stern HJ, Graham JM, Lachman RS et al (1990) Atelosteogenesis type III: A distinct skeletal dysplasia with features overlapping atelosteogenesis and oto-palato-digital syndrome type II. Am J Med Genet 36: 183–195. – Whitley CB, Burke BA, Granroth G, Gorlin RJ (1986) de la Chapelle dysplasia. Am J Med Genet 25: 29–39. – Winship I, Cremin B, Beighton P (1990) Boomerang dysplasia. Am J Med Genet 36: 440–443.
McK: 108720; 108721
J. Spranger/JS

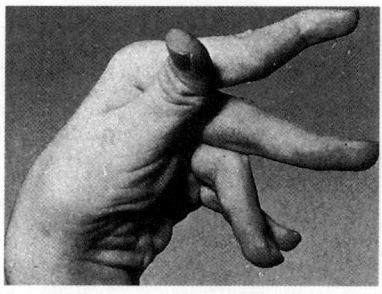

Athetose, idiopathische: Spontanbewegung der Hand (U.K.Kl., Ffm.)

Neuronen im Putamen und Nucleus caudatus, sowie auch in beiden Pallidumgliedern (Status marmoratus, Status dysmyelinatus).
Lit.: Hammond WA (1871) Athetosis. Med Times Gaz London 2: 747–748. – Rondot P, Bathieu N, Ziegler M (1991) Bewegungsstörungen in der Neurologie. Enke, Stuttgart.
R. Dengler/DP

Atemkorsett (v. Hattingberg): Effort-Reaktion
Atemnotsyndrom: Surfactant-Mangel des Neugeborenen

Atemnot-Syndrom des Neugeborenen und jungen Säuglings
Def.: Ursprünglich weitgefaßter Oberbegriff für alle mit deutlicher Atemnot einhergehenden Respirationsstörungen. Dieser Begriff gilt als obsolet, eine Klassifikation der jeweiligen Atemstörung sollte erfolgen.
Lit.: Hjalmarson O (1981) Epidemiology and classification of acute, neonatal respiratory disorders. Acta Paediatr Scand 70: 773–783.
E. Kattner/JK

Athetose, idiopathische doppelseitige: Vogt-Syndrom
Athetose(-Syndrom): Athetose, idiopathische
athetosis, congenital (e): Vogt-Syndrom
Athetosis duplex: Athetose, idiopathische

athétose double (fz): Vogt-Syndrom

Athetose, idiopathische
Syn.: Hammond-Syndrom – Athetose(-Syndrom) – Athetosis duplex – syndrome of double athetosis (e)
Def.: Oberbegriff für zentral-motorische Störung mit ausgeprägter Athetose.
A.: William Alexander Hammond, 1828–1900, amerikanischer Neurologe. – Erstbeschreibung 1871.
Diagn. Krit.: (1) Beginn im Kleinkindesalter. – (2) Trias: a) Bewegungsstörung: langsame (wurmartige), unwillkürliche, bizarre Bewegungen mit Schwerpunkt im Finger-Handbereich sowie im Gesicht (Zwangslachen und -weinen) und Hals; b) Haltungsstörung: Kontrakturen in Beugestellung, »vertrackte« Stellungen (»Bajonettfinger«, »Pseudo-Babinski«); c) Tonusstörung: Muskelhypotonie mit überdehnbaren Gelenken. – (3) Neben Athetose gelegentlich auch spastische und zerebelläre Zeichen. – (4) Psyche: meist gutmütige Patienten von normaler Intelligenz, aber auch oligophrene Kranke. – (5) Kraniale Computertomographie: häufig Zeichen der frühkindlichen Hirnschädigung.
Ätiol.: Unspezifisch; meist frühkindliche Hirnschädigung (z.B. Asphyxie, Rhesus-Inkompatibilität mit Kernikterus); selten erbliche Syndrome.
Pathog.: Basalganglienschädigung mit Untergang von

Atkin-Flaitz-Patil-Syndrom
Def.: X-chromosomal vererbtes Syndrom mit geistiger Behinderung, Minderwuchs, Makrozephalie und Gesichtsdysmorphien.
A.: Die Pädiaterin Joan F. Atkin beschrieb zusammen mit der Humangenetikerin Katherine Flaitz 1985 eine Familie, in der über drei Generationen elf geistig behinderte Männer und drei geistig behinderte Frauen vorkamen.
Diagn. Krit.: (1) Geistige Behinderung. Bei Männern IQ zwischen 20 und 50, bei Frauen über 50. Freundliches Wesen. Minderwuchs. – (2) Makrozephalie (≥ 97. Perzentile). – (3) Großes, quadratisches Vorderhaupt. Ausgeprägte Supraorbitalbögen, Hypertelorismus, antimongoloide Lidachsenstellung, breite Nase mit nach vorn weisenden Öffnungen, dicke Unterlippe, Mikrognathie, große Ohren. Zahnanomalien, u.a. kleine obere Eckzähne, Lücke zwischen den oberen Schneidezähnen. Prominente mediane Raphe am harten Gaumen, betonte mittlere Furche der Zunge. – (4) Breite Hände mit spitz zulaufenden Fingern. – (5) Makroorchidie, postpubertär. – (6) Neigung zur Adipositas, durch Diät kontrollierbar. Bei einigen männlichen Betroffenen Epilepsie.
Ätiol.: In der beschriebenen Familie eine X-chromosomale Störung wahrscheinlich. Da sich betroffene Männer nicht fortgepflanzt haben, läßt sich eine autosomal-dominante Vererbung nicht sicher ausschließen. Erkrankte Frauen zeigten die Befunde wesentlich schwächer als erkrankte Männer. Der Genort für diese Form der geistigen Behinderung wird auf dem kurzen Arm des X-Chromosoms vermutet (Xp22.3).
Pathog.: Unbekannt.
Bemerkungen: Wahrscheinlich entdeckte Michael Baraitser 1987 eine weitere Familie mit diesem Krankheitsbild. Er beschrieb das Auftreten von geistiger Behinderung zusammen mit Makrozephalie und den typischen Ge-

sichtsdysmorphien bei einer Mutter und ihren zwei Söhnen. Das Fehlen von Hypertelorismus sowie Minderwuchs bei dieser Familie ließ Joan Atkin an der Diagnose zweifeln. **(DD)** Syndrom des fragilen X-Chromosoms – Coffin-Lowry-Syndrom.
Lit.: Atkin JF, Flaitz K, Patil S, Smith W (1985) A new X-linked mental retardation syndrome. Am J Med Genet 21: 697–705. – Ballabio A, Bardoni B et al (1989) Contiguous gene syndromes due to deletions in the distal short arm of the human X chromosome. Proc Natl Acad Sci 86: 10 001–10 005. – Clark RD, Baraitser M (1987) Letter to the editor: A new X-linked mental retardation syndrome. Am J Med Genet 26: 13–15.
McK: 309530
S. Schechert-Spranger/AS

Atmungs-Sequenz, nervöse: Effort-Reaktion
Atmungs-Syndrom, nervöses: Effort-Reaktion
Atmungstetanie (Rossier): Effort-Reaktion
atonic pseudoparalysis, congenital (e): Oppenheim-Krankheit
ATP: glycerol 3-phosphotransferase deficiency (e): Hyperglycerinämie
ATP-Mevalonat-5-Phosphotransferase-Mangel: Mevalonazidämie

Atresia multiplex congenita
Syn.: intestinal atresias, multiple (e) – familial intestinal polyatresia syndrome (e) – FIPA syndrome (e)
Def.: Kongenitale multiple Atresien im Bereich des distalen Magens und Dünndarms, selten auch des Kolons oder Rektums.
Diagn. Krit.: **(1)** Hydramnion. – **(2)** Postpartales Erbrechen. – **(3)** Röntgenologisch intraluminale Verkalkungen. – **(4)** Situsbefund bei der Operation.
Ätiol.: Autosomal-rezessives Erbleiden.
Pathog.: Basisdefekt unbekannt. Eher ein Malformationsprozeß als eine Folge von ischämischen Insulten.
Bemerkungen: Tod meist in den ersten Lebenswochen. Abgrenzung zur isolierten Duodenalatresie bzw. Jejunalatresie mit meist günstiger Prognose.
Lit.: DeLorimier AA, Fonkalsrud EW, Hays DM (1969) Congenital atresia and stenosis of the jejunum and ileum. Surgery 65: 819–827. – Guttman FM, Braun P, Garance PH et al (1973) Multiple atresias and a new syndrome of hereditary multiple atresias involving the gastrointestinal tract from stomach to rectum. J Pediatr Surg 8: 633–639. – Shen-Schwarz S, Fitko R (1990) Multiple gastrointestinal atresias with imperforate anus: pathology and pathogenesis. Am J Med Genet 36: 451–455.
McK: 243150
H. Enders/JK

Atrophia bulborum congenita: Norrie-Syndrom

Atrophia cerebellaris tardiva (Typ Marie-Foix-Alajouanine)
Syn.: Spätatrophie der Kleinhirnrinde – Kleinhirnrindenatrophie, späte, systematische – atrophy, delayed (late, tardive) cortical cerebellar (of Marie, Foix and Alajouanine) (e) – atrophie cérébelleuse tardive à prédominance corticale (fz)
Def.: Kleinhirnataxie des fortgeschrittenen Lebensalters (Formenkreis: idiopathische zerebelläre Ataxien [IDCA]; s. Ataxien, degenerative).
A.: Pierre Marie, 1853–1940; Charles Foix, 1882–1927; Théophile A. J. Alajouanine, 1890–, französische Neurologen. – Erstbeschreibung 1922.
Diagn. Krit.: **(1)** Erkrankungsbeginn meist im 6.–8. Lebensjahrzehnt. – **(2)** Rumpfataxie beim Stehen und Sitzen, Gangataxie, geringer ausgeprägte Ataxie der Arme. – **(3)** Dysarthrie (schleppende, verwaschene oder skandierende Sprache). – **(4)** Muskeldehnungsreflexe häufig gesteigert; Muskeltonus mitunter erhöht. – **(5)** Gelegentlich Nystagmus. – **(6)** Spätere Entwicklung einer leichten Demenz ist möglich. – **(7)** Langsam progredienter Verlauf.
Ätiol.: Heterogen. Erbliches Krankheitsbild mit autosomal-dominantem Erbgang (Richter 1950; Frontali et al. 1992). Häufig jedoch erworben (toxisch-metabolisch, paraneoplastisch oder idiopathisch).
Pathog.: Kleinhirnatrophie mit bevorzugtem Befall der Rinde des Archi- und Paläozerebellums sowie häufig mit retrograder Degeneration der unteren Oliven (ähnlich Holmes-Syndrom).
Bemerkungen: Klinische Symptomatik und pathol.-anat. Veränderungen werden bei den erworbenen späten Kleinhirnatrophien von der Ursache mitbestimmt. Bei Alkoholabusus findet sich neben den Zeichen einer paläozerebellären Schädigung häufig eine Polyneuropathie-Symptomatik mit sensiblen Störungen und abgeschwächten Reflexen. Bei der paraneoplastischen Form findet sich eine stärkere Ataxie auch der Arme; Dysarthrie ist häufig, Nystagmus seltener.
Lit.: Escourolle R, Gray F, Hauw JJ (1982) Les atrophies cérébelleuses. Rev Neurol 138: 953–965. – Frontali M, Spadaro M, Giunti P et al (1992) Autosomal dominant pure cerebellar ataxia. Neurological and genetic study. Brain 115: 1647–1654. – Hopf HC, Jellinger K (1986) Späte (erworbene) zerebellare Rindenatrophie. In: Hopf HC, Poeck K, Schliack H (Hrsg) Neurologie in Praxis und Klinik, Bd III, pp 3.64–3.67. Thieme, Stuttgart, New York. – Marie P, Foix C, Alajouanine T (1922) De l'atrophie cérébelleuse tardive à prédominance corticale. Rev Neurol 38: 849–885, 1082–1111. – Richter RB (1950) Late cortical cerebellar atrophy. A form of hereditary cerebellar ataxia. Am J Hum Genet 2: 1–29. – Struppler A, Hofmann A (1984) Späte systematische Kleinhirnrindenatrophie. In: Bernsmeier A, Schrader A, Struppler A (Hrsg) Differentialdiagnose neurologischer Krankheitsbilder, 4. Aufl, pp 7.50–7.51. Thieme, Stuttgart, New York.
McK: 117400
M. T. Jahnke/DP

Atrophia cutis reticularis cum pigmentatione, dystrophia unguium et leukoplakia oris: Dyskeratosis congenita
Atrophia maculosa cutis: Anetodermie
Atrophia musculorum spinalis pseudomyopathica, Typ Kugelberg-Welander: Muskelatrophie, spinale, Typ Kugelberg-Welander
Atrophia optico-cochleo-dentata Nyssen-van-Bogaert: Nyssen-van-Bogaert-Syndrom
atrophic benign epidermolysis bullosa, generalized (e): Epidermolysis bullosa atrophicans generalisata mitis
atrophic myotonia (e): Dystrophia myotonica Curschmann-Steinert
atrophie cérébelleuse tardive à prédominance corticale (fz): Atrophia cerebellaris tardiva (Typ Marie-Foix-Alajouanine)
atrophie musculaire progressive, type Aran-Duchenne (fz): Muskelatrophie, spinale adulte, Typ Duchenne-Aran
atrophie musculaire progressive, type Charcot-Marie I (fz): Neuropathie, hereditäre motorisch-sensible, Typ I
atrophie musculaire progressive, type Charcot-Marie II (fz): Neuropathie, hereditäre motorisch-sensible, Typ II
atrophie myelopathique (fz): Muskelatrophie, spinale adulte, Typ Duchenne-Aran

atrophie olivo-ponto-cérébelleuse de Déjerine-Thomas (fz):
Atrophie, olivopontozerebelläre (»sporadische Form«, »SOPCA«)

Atrophie, olivopontozerebelläre (»sporadische Form«, »SOPCA«)

Syn.: Déjerine-Thomas-Syndrom – Brückenatrophie (H. Spatz) – presenile cerebellar ataxic syndrome (e) – olivo-ponto-cerebellar atrophy of Déjerine and Thomas (e) – OPCA (e) – delayed cortical cerebellar degeneration (e) – atrophie olivo-ponto-cérébelleuse de Déjerine-Thomas (fz)
Def.: Klinisches Bild der Atrophie des Systems des Brückenfußes mit zerebellaren Koordinationsstörungen (Ataxie, Dysarthrie, Tremor).
A.: Joseph-Jules Déjerine, 1849–1917, Neurologe, Paris. Erstbeschreibung 1900 durch Déjerine und André Thomas,1867–1963, Neurologe, Paris, gemeinsam.
Diagn. Krit.: (1) Später Erkrankungsbeginn (im 5.–6. Lebensjahrzehnt) mit zerebellarer Gangstörung (besonders Ataxie der Beine). – (2) Nach einiger Zeit greift die Ataxie auch auf die Arme über (Verschlechterung der Schrift, die Schriftzüge werden zittrig, verlieren ihre Gleichmäßigkeit und wirken überhastet), ebenso tritt Rumpfataxie auf sowie Verlangsamung der Muskelbewegungen, Dysarthrie, Dysphagie, Nystagmus, Kopf- und Rumpftremor. – (3) Miktionsstörungen mit Inkontinenz. – (4) Meist Erhaltenbleiben der Muskeldehnungsreflexe; Bauchdeckenreflexe allerdings manchmal nicht auslösbar. Babinski-Zeichen häufig positiv. – (5) Tiefen- und Oberflächensensibilität nur gelegentlich gestört. – (6) Keine Muskelhypotonie, keine Hohlfuß- und Hohlhandbildung, keine Muskelatrophie, keine Augensymptome. Später entwickelt sich zumeist ein Rigor der Muskulatur, der dann alle Symptome überdecken kann. – (7) Gelegentlich Skoliose. – (8) Mitunter auch Ausbildung eines typischen Parkinson-Syndroms mit Akinesie, Amimie und Tremor. – (9) Liquor: Eiweißvermehrung. – (10) In der Regel Ausbildung eines organischen Psychosyndroms. Demenz. – (11) Krankheitsverlauf rasch, meist innerhalb von 1–4 Jahren letaler Ausgang.
Ätiol.: Heterogen (siehe Bemerkungen).
Pathog.: Atrophie von Kleinhirn, Brücke, Olive, Nucleus arcuatus. Entmarkung des neozerebellaren Marklagers; zuerst werden die Markkegel der einzelnen Läppchen betroffen, später fällt das Kleinhirnmark völlig aus. Die Kerne des Brückenfußes sind stark gelichtet und stellenweise ebenfalls völlig ausgefallen, dafür dichte Gliafaser- und Zellwucherung. Nach Spatz gehen die Erscheinungen vorwiegend von den Nervenzellen des Brückenfußes aus. Die unteren Oliven schrumpfen, auch die Nebenoliven werden nicht verschont; verminderte Glutamatdehydrogenase-Aktivität in Leukozyten und Fibroblasten.
Bemerkungen: Aufgrund der Beschreibung von Déjerine und Thomas wird die sporadische (SOPCA) von der familiären olivopontozerebellären Atrophie (FOPCA) abgegrenzt. Eine dominante Form der FOPCA wurde ursprünglich von Menzel beschrieben. Nach Harding (1987) und Gilman et al. (1986) wurden spinozerebellare Syndrome mit Ausnahme der Friedreich-Ataxie und der hereditären spastischen Paraparese als OPCA bezeichnet. Sporadische Formen der OPCA treten im Rahmen von Multisystematrophien (MSA) auf; vier Haupttypen von MSA mit Übergängen wurden beschrieben: atypischer Parkinsonismus infolge striatonigraler Degeneration, progressive autonome Dysfunktion (Shy-Drager-Syndrom), zerebelläre Ataxie infolge OPCA, Amyotrophie bei Vorderhorndegeneration. FOPCA manifestiert sich bei unterschiedlichen genetischen Störungen (s. Ataxien, dort Übersicht). Chronische Alkoholintoxikation kann die Entwicklung der Krankheit fördern.
Lit.: Berciano J (1988) Olivopontocerebellar atrophy. In: Jankovic J, Tolosa E (eds) Parkinson's Disease and Movement Disorders, pp 131–151. Urban & Schwarzenberg, München, Wien, Baltimore. – Bressman SB (1995) Inherited ataxias. In: Rowland LP (ed) Merritt's Textbook of Neurology, 9th ed, pp 686–694. Williams and Wilkins, Baltimore, Philadelphia, Hongkong, London, Munich, Sydney, Tokyo. – Déjerine JJ, Thomas A (1900) L'atrophie olivo-ponto-cérébelleuse. Nouv iconogr Salpêtrière, Paris 13: 330. – Eadie MJ (1975) Olivopontocerebellar atrophy (Déjerine-Thomas type). In: Vinken PJ, Bruyn GW (eds) Handbook of Clinical Neurology, Vol 21, part II, pp 415–431. Elsevier North-Holland Publ, Amsterdam. – Fahn S (1995) Parkinsonism. In: Rowland LP (ed) Merritt's Textbook of Neurology, 9th ed, pp 713–730. Williams and Wilkins, Baltimore, Philadelphia, Hongkong, London, Munich, Sydney, Tokyo. – Gilman S, Markel DS, Koeppe R et al (1986) Cerebellar hypometabolism in olivo-pontocerebellar atrophy detected by positron emission tomography. Neurol 36 (Suppl 1): 230. – Harding AE (1984) The Hereditary Ataxias and Related Disorders. Churchill Livingstone, Edinburgh. – Harding AE, Deufel T (eds) (1993) Advances in Neurology, Vol 61: Inherited ataxias. Raven Press, New York. – Konigsmark BW, Weiner LP (1970) The olivopontocerebellar atrophies. A review. Medicine (Baltimore) 49: 227–241. – Menzel P (1891) Beiträge zur Kenntnis der hereditären Ataxie und Kleinhirnatrophie. Arch Psychiatr Nervenkr 22: 160–190. – Plaitakis A, Berl S, Yahr MD (1984) Neurological disorders associated with deficiency of glutamate dehydrogenase. Ann Neurol 15: 144–153. – Quinn N (1989) Multiple system atrophy – the nature of the beast. J Neurol Neurosurg Psychiatr, Special Suppl: 78–89. – Rosenhagen H (1943) Die primäre Atrophie des Brückenfußes und der unteren Oliven (dargestellt nach klinischen und anatomischen Beobachtungen). Arch Psychiatr Nervenkr 116: 163–228. – Welte E (1938) Die Atrophie des Systems des Brückenfußes und der unteren Oliven. Arch Psych 109: 649.
McK: 117400
A. Weindl/DP

atrophie optique infantile compliquée hérédo-familiale (fz): Behr-Syndrom

Atrophie, subakute, präsenile, spongiöse, mit terminaler Dyskinesie: Creutzfeldt-Jakob-Krankheit

Atrophodermia idiopathica progressiva Pasini-Pierini

Syn.: Pasini-Pierini-Krankheit – Sklerodermie, oberflächliche
Def.: Umschriebene, progrediente, erythematöse idiopathische Hautatrophie.
A.: Agostino Pasini, 1875–1944, Dermatologe, Mailand; Luis Pierini, argentinischer Dermatologe. – Erstbeschreibung 1923 durch Pasini und 1936 durch Pierini.
Diagn. Krit.: (1) Meist recht scharf begrenzte, livide, knapp unter Hautniveau liegende Hautveränderungen. Segmentäre, zosteriforme Anordnung. Entzündungszeichen fehlen immer. – (2) Erkrankungsbeginn im 2. Lebensjahrzehnt, selten nach dem 20. Lebensjahr. – (3) In der Tiefe der atrophischen Hautbezirke können tiefere Hautvenen sichtbar werden. – (4) Typische Lokalisation: Rumpf, bevorzugt am Rücken, seltener am Abdomen. Veränderungen an den proximalen Extremitäten sind sehr selten. Das Gesicht scheint niemals betroffen zu sein. Oft sind die Veränderungen auch bilateral-symmetrisch angeordnet. – (5) Gynäkotropie. – (6) Verlauf: langsam progredient über 10 bis 20 Jahre. Remissionen

scheinen nicht vorzukommen. – **(7)** Probeexzision: Atrophie und Verdünnung der mittleren und unteren Schichten der Kutis, während Epidermis und subkutanes Gewebe normal sind. Besonders typisch ist die Verdünnung der Zona reticularis, ohne daß eine merkliche Degeneration des kollagenen und elastischen Bindegewebes besteht. Entzündungszeichen pflegen zu fehlen.
Ätiol.: Unbekannt.
Pathog.: Unbekannt.
Bemerkungen: Insgesamt ist das Krankheitsbild nicht ausreichend definiert, so daß Zweifel an der Eigenständigkeit berechtigt sind (Burgdorf und Goltz, 1987).
Lit.: Burgdorf WHC, Goltz RW (1987) Anetoderma (macular atrophy) and acrodermatitis chronica atrophicans. In: Fitzpatrick TB, Eisen AZ, Wolff K et al (eds) Dermatology in General Medicine, 3rd ed. McGraw-Hill Book Company, New York. – Pasini A (1923) Atrofodermia idiopatica progessiva (Studio clinico ed istologico). Giorn Ital Malatt Vener: 64: 785–809. – Pierini LS, Vivoli D (1936) Atrofodermia idiopatica progressiva (Pasini). Giorn Ital Malatt Vener 77: 403–409.
G. Goerz/GB

Atrophodermie erythemateuse en plaques (fz): Anetodermie
atrophy, delayed (late, tardive) cortical cerebellar (of Marie, Foix and Alajouanine) (e): Atrophia cerebellaris tardiva (Typ Marie-Foix-Alajouanine)
attention deficit disorder (e): hyperkinetische Verhaltensstörung
Audry-Syndrom: Cutis verticis gyrata
Aufmerksamkeitsdefizit-Störung: hyperkinetische Verhaltensstörung
Augenkrisen, tabische: Pel-Krankheit
Augenmuskelschwund, infantiler (Moebius): Moebius-Kernaplasie
Augen-Syndrom, nasoethmoidales: Charlin-Neuralgie

A-und-V-Symptom
Syn.: A and V patterns (e) – Buchstabenphänomen – Alphabetsymptome
Def.: Vertikal inkomitantes Horizontalschielen.
A.: Beobachtungen von Duane 1897 und Bielschowsky 1930. »Neuentdeckung« durch Urrets//Zavalia 1948 und Urist 1951.
Diagn. Krit.: **(1)** Abnahme des Innenschielwinkels bzw. Zunahme des Außenschielwinkels beim Aufblick = V-Symptom. – **(2)** Abnahme des Innenschielwinkels bzw. Zunahme des Außenschielwinkels beim Abblick = A-Symptom. – **(3)** Bei Obliquusstörung oder Störung der geraden Vertikalmotoren zusätzlich blickrichtungsabhängiger Höher- bzw. Tieferstand in Ad- bzw. Abduktion.
Ätiol.: Dysfunktion der schrägen Augenmuskeln – Dysfunktion der geraden Vertikalmotoren – orbitale Einflüsse.
Pathog.: Meist im Rahmen vom kongenitalen Schielen; Pathogenese nicht bekannt.
Bemerkungen: Prävalenz von A- und V-Symptom bei Schielpatienten je nach Literatur 12,5–88%. Vertikale Inkomitanz manchmal durch Chirurgie an den Horizontalmotoren zu beeinflussen. Evtl. Vertikaltransposition der Horizontalmotoren. Bei Obliquusstörung Obliquus-Chirurgie.
Lit.: Bielschowsky A (1936) Die einseitigen und gegenseitigen (dissoziierten) Vertikalbewegungen der Augen. Grafes Arch 125: 493. – Costenbacher D (1961) Infantile esotropia. Trans Am Ophthalmol Soc 59: 397. – de Decker W (1986) A- und V-Inkomitanz. In: Kaufmann H, de Decker W, Friedburg D et al (Hrsg) Strabismus, S 156–161. Enke, Stuttgart. – Duane A (1897) Isolated paralyses of the ocular muscles. Arch Ophthalmol 26: 317. – von Noorden GK (1990) Binocular Vision and Ocular Motility. Theory and Management of Strabismus, 4th ed, pp 404–426. CV Mosby Comp. – Urist MJ (1951) Horizontal squint with secondary vertical deviation. Arch Ophthalmol 46: 245. – Urrets//Zavalia A (1948) Abducción en la elevación. Arch Ophthalmol B Aires 22: 1. – Urrets//Zavalia A (1948) Parálisis bilateral congenita del musculo obliquo inferior. Arch Ophthalmol B Aires 23: 172.
B. Lorenz/DP

aural or auditory vertigo (e): Ménière-Krankheit

Aurikulo-Osteodysplasie
Syn.: Beals auriculo-osteodysplasia syndrome (e) – ear abnormalities-short stature-elbow/hip dislocation (e)
Def.: Autosomal-dominant erbliche Störung mit Ohrmuscheldysplasie und proximaler Radiusdysplasie.
A.: Erstbeschreibung 1967 durch den Orthopäden Rodney K. Beals, Portland/Oregon, USA.
Diagn. Krit.: **(1)** Charakteristische Ohrmuscheldysplasie. – **(2)** Geringer Minderwuchs. – **(3)** Radiusköpfchendysplasie mit oder ohne Dislokation des Radiusköpfchens mit Bewegungseinschränkung. – **(4)** Variabel sind Hüftgelenksdysplasie, ferner Anomalien an Handgelenk, Schulterblatt und Schlüsselbein.
Ätiol.: Autosomal-dominantes Erbleiden.
Pathog.: Basisdefekt unbekannt. Möglicherweise lokalisiert auf Chromosom 1.
Bemerkungen: Bisher nur zwei Familien mit 16 Betroffenen in vier Generationen bzw. zwölf Betroffenen in fünf Generationen beschrieben.
Lit.: Beals RK (1967) Auriculo-osteodysplasia. A syndrome of multiple osseous dysplasia, ear anomaly, and short stature. J Bone and Joint Surg 49-A: 1541–1550.
McK: 109000
H. Enders/JK

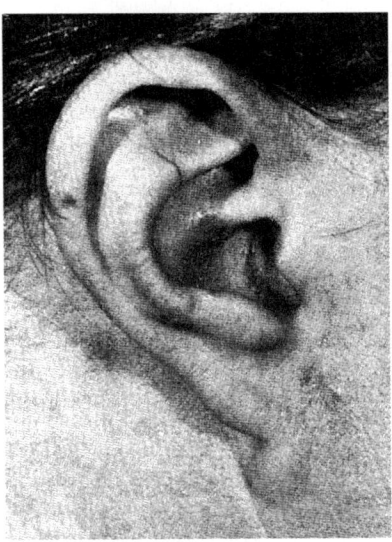

Ohrmuschel bei der Aurikulo-Osteodysplasie (nach Beals)

aurikulotemporales Syndrom: Schwitzen, gustatorisches

Autismus, frühkindlicher

Syn.: infantiler Autismus – Kanner-Syndrom
Def.: Tiefgreifende Entwicklungsstörung sozial-kommunikativer und kognitiver Funktionen, die sich vor dem 3. Lebensjahr manifestiert. Vgl. Asperger-Verhalten.
A.: Kanner Leo, englischer Psychiater. Erstbeschreibung 1943.
Diagn. Krit.: **(1)** Unangemessene Einschätzung sozialer und emotionaler Signale. – **(2)** Fehlende »Gegenseitigkeit« in der sozialen Interaktion. – **(3)** Beeinträchtigungen im sozial imitierenden Spiel. – **(4)** Geringe Flexibilität im Sprachausdruck mit Mangel an Begleitgestik. – **(5)** Relativer Mangel von Kreativität und Phantasie. – **(6)** Oft eingeschränkte, dabei aber stereotype Verhaltensmuster, Interessen und Aktivitäten; im Extremfall Auftreten scheinbar bedeutungsloser Rituale. – **(7)** Die Diagnose ist in jeder Altersgruppe möglich, sofern Entwicklungsauffälligkeiten innerhalb der ersten drei Lebensjahre nachgewiesen sind.
Ätiol.: Nicht eindeutig geklärt. Neuere Befunde sprechen für eine Beteiligung zahlreicher gestörter neurobiologischer Funktionen. Genetische Faktoren werden zunehmend diskutiert. Die ätiologische Bedeutung der folgenden, in etwa 10% der Fälle von Autismus gleichzeitig bestehenden Störungen ist offen: fragiles-X-Chromosom, tuberöse Sklerose, Phenylketonurie, kongenitale Virus-Infektionen (z.B. Röteln).
Pathog.: Nicht sicher geklärt. In jüngster Zeit wird vor allem eine gestörte Informationsverarbeitung beim Verständnis sozialer, also interaktiver Gegebenheiten und deren affektivem Bedeutungsgehalt diskutiert; die zur normalen Entwicklung erforderliche, quasi interne Theorie seelischer Zusammenhänge (»Theorie of Mind«) werde nur mangelhaft ausgebildet.
Bemerkungen: Die Störung ist bei Jungen drei- bis viermal häufiger als bei Mädchen. Autistische Kinder zeigen oft zusätzliche psychiatrische Störungen wie Phobien, Schlaf- und Eßstörungen, Wutausbrüche und andere Aggressionen. Vor allem im Zusammenhang mit schwerer Intelligenzminderung kommt es häufig zu Selbstverletzungen. Die Symptomatik ändert sich zwar im Verlauf, jedoch bleiben die Störungen des Sozialverhaltens auch im Erwachsenenalter bestehen mit den entsprechenden Folgen für die berufliche und private Entwicklung. Bei Autismus kann jedes Intelligenzniveau vorliegen, doch läßt sich in etwa 70% der Fälle eine deutliche Intelligenzminderung nachweisen. Bei etwa 25% der Fälle tritt eine Epilepsie auf. Die nosologische Abgrenzung von dem meist als weniger gravierende Verlaufsform betrachteten Asperger-Syndrom ist umstritten; manche Autoren bevorzugen daher die Sammelbegriffe »autism spectrum disorder« (ASD) oder »disorder of empathy« (Empathiestörung). Der hier gemeinte Begriff des Autismus ist wesentlich enger als die 1911 von E. Bleuler eingeführte Konzeption, mit der eine schizophrene Grundstörung gemeint ist. Auch in der psychoanalytischen und anthropologisch-psychiatrischen Literatur wird der Begriff Autismus in anderer Bedeutung benutzt, was immer wieder zu Mißverständnissen Anlaß gibt.
Lit.: Bowler DM (1992) „Theory of Mind" in Asperger's syndrome. J Child Psychol Psychiatry 33: 877–893. – Cohen IL et al (1993) A neural network approach to the classification of autism. J Autism Dev Disord 23: 443–466. – Folstein SE, Rutter ML (1988) Autism: familial aggregation and genetic implications. J Autism Dev Disord 18: 3–30. – Gillberg CL (1991) Outcome in autism and autistic-like conditions. J Am Acad Child Adolesc Psychiatry 30: 375–382. – Gillberg CL (1992) Autism and autistic-like conditions: subclasses among disorders of empathy. J Child Psychol Psychiatry 33: 813–842. – Kanner L (1943) Autistic disturbances of affective contact. Nervous Child 2: 217–250. – Ritvo ER et al (1990) The UCLA-University of Utah epidemiological survey of autism: the etiologic role of rare diseases. Am J Psychiat 147: 1614–1621. – Steffenburg S (1991) Neuropsychiatric assessment of children with autism: a population-based study. Dev Med Child Neurol 33: 495–511. – Szatmari P et al (1989) Asperger's syndrome and autism: comparison of early history and outcome. Dev Med Child Neurol 31: 709–720. – Szatmari P (1992) The validity of autistic spectrum disorders: a literature review. J Autism Dev Disord 22: 583–600. – Tanguay PE (1990) Infantile autism and social communication spectrum disorder. J Am Acad Child Adolesc Psychiat 29: 854. – Tantam D (1992) Characterizing the fundamental social handicap in autism. Acta paedopsychiatr 55: 83–91. – Wong V (1993) Epilepsy in children with autistic spectrum disorder. J Child Neurol 8: 316–322.
McK: 209850
P. Hoff/DP

autoimmune hemolytic anemia-thrombocytopenic purpura syndrome, idiopathic (e): Evans-Syndrom
autoimmune polyglandular syndrome type I (APS I) (e): polyglanduläres Autoimmun-(PGA-)Syndrom, Typ I
autoimmune polyglandular syndrome type II (APS II) (e): polyglanduläres Autoimmun-(PGA-)Syndrom, Typ II
Autoimmun-Polyendokrinopathie-Syndrom Typ I: polyglanduläres Autoimmun-(PGA-)Syndrom, Typ I
autokannibalism (e): Münchhausen-Syndrom
Automanipulation: Münchhausen-Syndrom
Autoskopie: Heautoskopie
autoskopische Halluzination: Heautoskopie
autosomal recessive polycystic kidney disease (e): Nieren, polyzystische (infantile Form)
Autotransfusion bei Zwillingen: Transfusion, feto-fetale
Avellis-Lähmung: Avellis-Symptomatik
Avellis-Longhi-Syndrom: Avellis-Symptomatik

Avellis-Symptomatik

Syn.: Avellis-Lähmung – Avellis-Longhi-Syndrom – Avellis-Zeichen – ambiguospinothalamic syndrome (e) – spinothalamic tract-nucleus ambiguous syndrome (e) – laryngeal nerve syndrome, superior (e)
Def.: Sonderform der alternierenden Lähmungen.
A.: Erstbeschreibung 1891 durch Georg Avellis, 1864–1916, Laryngologe, Frankfurt a.M.
Diagn. Krit.: **(1)** Homolaterale Gaumensegel- und Stimmbandparese sowie Teillähmung des Musculus constrictor pharyngis. – **(2)** Kontralaterale Hemiplegie (fast immer kommen noch weitere Symptome vor, da es kaum einmal zu einer wirklich streng isolierten Schädigung des Nucleus ambiguus und der Pyramidenbahn bei Intaktbleiben der Nachbarbezirke kommt). – **(3)** Gelegentlich kontralaterale Hypästhesie für Schmerz und Temperatur der ganzen Körperhälfte.
Ätiol.: Es spielen mannigfache vaskuläre Störungen (Aneurysmen), entzündliche Vorgänge sowie toxische Prozesse und Geschwülste eine Rolle.
Pathog.: Der Sitz der Läsion muß zwischen dem Gebiet des Vaguskernes und der Gegend unmittelbar unterhalb des Foramen jugulare vermutet werden.
Lit.: Avellis G (1891) Klinische Beiträge zur halbseitigen Kehlkopflähmung. Berliner Klin 40: 1–26.
W. Paulus/DP

Avellis-Zeichen: Avellis-Symptomatik
Avitaminose C: Moeller-Barlow-Krankheit
Axenfeld-Schürenberg-Syndrom: Okulomotoriuslähmung, zyklische
Axillarvenenthrombose: Armvenenthrombose Paget-von Schroetter
Ayala's disease (e): Ayala-Krankheit

Ayala-Krankheit

Syn.: Enzephalitis, retikulo-histiozytäre granulomatöse – Gagel-Granulom – Granuloma, eosinophil, cerebral (e) – Ayala's disease (e) – Gagel's granuloma (e)
Def.: Wahrscheinlich isolierter zerebraler Befall des Gehirns bei Histiocytosis X.
A.: G. Ayala, Erstbeschreibung 1934.
Diagn. Krit.: (1) Polymorphes klinisches Bild in Abhängigkeit von den Herdlokalisationen. Bevorzugte Lokalisationen: medialer oder kaudaler Hirnstamm, Zwischenhirn, Stammganglien, Balken, Großhirnhemisphären. – (2) Computertomographie: schlecht abgegrenzte, intensiv kontrastmittelaufnehmende Läsion mit ausgedehntem, fingerförmig in die Umgebung reichendem Ödem. – (3) Liquor cerebrospinalis: normale Befunde, mäßige, vor allem lymphozytäre Pleozytosen oder leichte Eiweißvermehrungen bis 2,500 g/l. – (4) Elektroenzephalogramm: in Abhängigkeit von der Prozeßlokalisation normale Befunde, leichte Allgemeinveränderungen oder Herdbefunde. – (5) Path.-anat.: meist unilokuläre Proliferation von Histiozyten, vor allem im perivaskulären Raum, z.T. zu Knötchen konfluierend, vereinzelt Granulome aus eosinophilen Leukozyten, Lymphozyten, Epitheloid-, Plasma- und histiomonozytären Zellen, erhöhte Zahl von Mikrogliazellen und astrozytäre Gliose. – (6) Krankheitsdauer ein Monat bis ein Jahr, selten länger. In der Regel tödlicher Ausgang. – (7) Bevorzugt männliche Erwachsene betroffen.
Ätiol.: Ungeklärt.
Pathog.: Ungeklärt.
Bemerkungen: Die Diagnose wird erst postmortal gestellt.
Lit.: Ayala G (1934) Syndrome végétatif: méningoencéphalite hypothalamique strictement limitée (hypothalamo-méningite). Rev Neurol 61: 975–977. – del Vivo RE, Regli F (1966) Die sogenannte retikulo-histiozytäre granulomatöse Enzephalitis, im Rahmen der granulomähnlichen systematischen progressiven Mesenchymozytopathien (Ayala-Krankheit). Schweiz Arch Neurol Psychiat 98: 271–285. – Gagel O (1941) Eine Granulationsgeschwulst im Gebiete des Hypothalamus. Z ges Neurol Psychiat 172: 710–722. – Kepes JJ, Kepes M (1969) Predominantly cerebral forms of histiocytosis-X. A reappraisal of „Gagel's hypothalamic granuloma", „granuloma infiltrans of the hypothalamus" and „Ayala's disease" with a report of four cases. Acta neuropath (Berl) 14: 77–98. – Stammler A, Cervos//Navarro J (1965) Die retikulo-histiozytäre granulomatöse Enzephalitis. Fortschr Neurol Psychiat 33: 1–24.
C. D. Reimers/DP

Ayerza-Krankheit: Arteria-pulmonalis-Sklerose
Ayerza-Syndrom: Arteria-pulmonalis-Sklerose
Azidose, distale tubuläre: Azidose, renale tubuläre, Typ 1
Azidose, renale tubuläre, mit Osteopetrose: Carboanhydrase-II-Mangel

Azidose, renale tubuläre, mit progressiver Taubheit

Syn.: deafness-renal tubular acidosis (e) – distal renal tubular acidosis (e) – renal tubular acidosis, type I (e)
Def.: Hereditäre Sonderform der »klassischen« distalen renal-tubulären Azidose, kombiniert mit Innenohrschwerhörigkeit. Die Unfähigkeit des distalen Tubulus und der Sammelrohre, einen ausreichenden pH-Gradienten zwischen Plasma und Tubuluslumen aufrechtzuerhalten, bewirkt eine mangelnde Ansäuerung des Urins und eine verminderte tubuläre Rückresorption von Bicarbonat, was zur systemischen Azidose führt. Zusätzlich können Hyperkalziurie und Nephrokalzinose auftreten.
A.: Pierre Royer, 1917–1995, Pädiater, Paris; Michel Broyer, Pädiater, Paris. Erstbeschreibung 1967.
Diagn. Krit.: (1) Urin-pH, auch unter Säurebelastung nicht unter 6,0. – (2) Verminderte Ausscheidung von titrierbarer Säure und Ammonium. – (3) Schon im Säuglingsalter schlechtes Gedeihen, Erbrechen, Polyurie, Obstipation. – (4) Innenohrschwerhörigkeit. – (5) Häufig Nephrokalzinose, Hyperkalziurie und Hyperphosphaturie, seltener Nephrolithiasis. – (6) Minderwuchs. – (7) Selten Rachitis oder Osteomalazie.
Ätiol.: Autosomal-rezessiv vererbtes Leiden. Wirkmechanismus ist nicht bekannt. Eine von Shapira et al. 1974 beschriebene verminderte Erythrozyten-Carboanhydrase findet sich auch bei anderen tubulären Azidosen ohne Schwerhörigkeit und ist nicht bei allen Fällen von Schwerhörigkeit zu finden.
Pathog.: Verlust zellulärer Protonenpumpen? Verminderte H-Ionen-Sekretion? Vermehrte Zellmembranpermeabilität für H-Ionen?
Bemerkungen: Cohen et al. (1973) vermuten zwei verschiedene Verlaufsformen: eine langsam verlaufende, in der Kindheit beginnende Form und eine schon im Säuglingsalter manifeste Form mit rascher Progredienz. **(DD)** andere Formen der distalen renalen Azidose, die auch sporadisch oder autosomal-dominant vererbt auftreten können.
Lit.: Anai T, Yamamoto J et al (1984) Siblings with renal tubular acidosis and nerve deafness: the first family in Japan. Hum Genet 66: 282–285. – Cohen T, Brand//Auraban A, Karshai C et al (1973) Familial infantile renal tubular acidosis and congenital nerve deafness: An autosomal recessive syndrome. Clin Genetics 4: 275–278. – Royer P, Broyer M (1967) L'acidose rénale au cours de tubulopathies congénitales. In: Actualités Néphrologiques de l'Hôpital Necker, p 73. Flammarion, Paris. – Shapira E, Ben//Yoseph Y, Eyal G, Russell A (1974) Enzymatically inactive red cell carbonic anhydrase B in a family with renal tubular acidosis. J Clin Invest 53: 59–63.
McK: 267300
Th. Lennert/JK

Azidose, renale tubuläre, Typ 1

Syn.: Lightwood-Albright-Syndrom – Azidose, distale tubuläre – Nephrokalzinose, idiopathische und Minderwuchs mit hypophosphatämischer Rachitis – hyperchloremic acidosis and nephrocalcinosis (e)
Def.: Isoliert oder im Rahmen anderer Erkrankungen auftretende hyperchlorämische Azidose infolge ungenügender renaler Ausscheidung saurer Valenzen, häufig mit Nephrokalzinose, Nephrolithiasis und Rachitis bzw. Osteomalazie einhergehend.
A.: Reginald Lightwood, Pädiater, London. – Fuller Albright, 1900–1969, amerikanischer Kliniker, Boston. – Erstbeschreibung des Krankheitsbildes im Kindesalter durch Lightwood 1935; Erstbeschreibung bei Erwachsenen durch Albright 1940.

Azidose, renale tubuläre, Typ 2

Diagn. Krit.: **(1)** Bei angeborener Form im Säuglingsalter einsetzende Wachstumsretardierung, Gedeihstörung, Anorexie und rezidivierende Dehydratationszustände. – **(2)** Nephrokalzinose und Nephrolithiasis als Folge von Hyperkalziurie, Hyperphosphaturie und Hypozitraturie. – **(3)** Skelettdemineralisation und Rachitis bzw. Osteomalazie. – **(4)** Muskelschwäche infolge Hypokaliämie. – **(5)** Polyurie infolge Nephrokalzinose und Hypokaliämie. – **(6)** Laborbefunde: hyperchlorämische Azidose, Hypokaliämie, oft Hypophosphatämie, Erhöhung der alkalischen Serum-Phosphatase und Hyperkalziurie, bisweilen Hypokalzämie. – **(7)** Bei Azidose (Serum-Bicarbonat < 16 mmol/l) bleibt der Urin-pH oberhalb 5,8 (renale tubuläre Azidose Typ 1) oder sinkt unter 5,5 (renale tubuläre Azidose Typ 2).

Ätiol.: Die distale tubuläre Azidose kann isoliert, dann sporadisch oder familiär (autosomal-dominanter oder -rezessiver Erbgang) oder als Folge zahlreicher sekundärer Schädigungen des distalen Nierentubulus (interstitielle Nephritis) auftreten. Dagegen kommt die proximale tubuläre Azidose (renale tubuläre Azidose Typ 2) selten isoliert (sporadisch oder autosomal-dominant vererbt), meist im Rahmen einer generalisierten Tubulopathie (primärer oder sekundärer Fanconi-Typ) vor.

Pathog.: Die distale renale Azidose beruht auf einer gestörten H-Ionen-Sekretion des distalen Tubulus, während die proximale tubuläre Azidose durch einen Defekt der Bicarbonat-Rückresorption im proximalen Tubulus ausgelöst sein soll.

Bemerkungen: Gute Therapierbarkeit der isolierten renalen Azidosen durch orale Bicarbonat-Zufuhr in niedriger (distale renale Azidose) bzw. hoher Dosis (proximale tubuläre Azidose).

Lit.: Albright F, Consolazio WV, Coombs FS et al (1940) Metabolic studies and therapy in case of nephrocalcinosis with rickets and dwarfism. Bull Johns Hopkins Hosp 66: 7–33. – Lightwood R (1935) Calcium infarction of the kidneys in infants. Arch Dis Child 10: 205–206. – Portale AA, Booth BE, Morris RC jr (1987) Renal tubular acidosis. In: Holliday MA, Barratt TM, Vernier RL (eds) Pediatr Nephrology, 2nd ed, pp 606–622. Williams and Wilkins, Baltimore.
McK: 179800; 312400
K. Kruse/JS

Azidose, renale tubuläre, Typ 2

Def.: s. u. Azidose, renale tubuläre, Typ 1.
McK: 312400
K. Kruse/JS

azorean neurologic disease (e): Machado-Krankheit

Baastrup-Krankheit: Baastrup-Symptomatik

Baastrup-Symptomatik
Syn.: Baastrup-Syndrom – Baastrup-Krankheit – Osteoarthrosis interspinalis – Diarthrosis interspinosa (Mayer) – kissing spine (e) – Interspinalsyndrom
Def.: Schmerzhafte degenerative Wirbeldornfortsatzerkrankung.
A.: Erstbeschreibung 1933 durch Christian Ingerslev Baastrup, 1885–1950, Röntgenologe, Kopenhagen. – Erste Beschreibung von Pseudo-Gelenkbildungen zwischen den Dornfortsätzen der Lendenwirbelsäule von Mayer, Bonn, 1824.
Diagn. Krit.: **(1)** Schwäche und Schmerz in der Lendenwirbelsäule bei Rückwärtsbeugung oder nach starker Belastung. – **(2)** Nachlassen der Beschwerden bei Vorwärtsneigung oder Infiltration der Dornfortsätze mit Anästhetika. – **(3)** Fakultativ entzündliche Bursenbildung an der Dornfortsatzreihe. – **(4)** Röntgen der LWS seitlich: Verbreiterung der Dornfortsätze in kraniokaudaler Richtung mit abgeflachten und sklerotischen Rändern. Osteophytenbildung an den oberen und unteren Rändern der Fortsätze, die sich schließlich berühren können (= »kissing spine«) und Schliffbildung (= »Baastrup-Phänomen«). – **(5)** Oft vergesellschaftet mit anderen degenerativen Wirbelsäulenerkrankungen. – **(6)** Vorkommen im mittleren und höheren Lebensalter.
Ätiol.: Unbekannt.
Pathog.: Durch Aufeinanderpressen der verbreiterten Dornfortsätze bei Lordosierung kommt es vermutlich zur Quetschung und Schädigung des interspinalen Gewebes. Die Knochenkanten reiben aufeinander, wodurch es zur Ausbildung einer Knochendeformierung kommt, die einer arthrotischen Veränderung gleicht.
Bemerkungen: Die therapeutisch empfohlene partielle Resektion der entsprechenden Dornfortsätze bringt nur in wenigen Fällen den gewünschten Erfolg. Verschiedene Autoren bezweifeln die Eigenständigkeit der Erkrankung und sehen sie im Zusammenhang mit anderen degenerativen Veränderungen der LWS.
Lit.: Baastrup C I (1933) On spinous processes of the lumbar vertebrae and soft tissues between them, and on pathological changes in that region. Acta radiol (Stockh) 14: 52–54. – Beks JWF (1989) kissing spines: fact or fancy? Acta Neurochir 100: 134–135. – Groop LC, Mummenthaler M (1972) Behandlung der Baastrupschen Krankheit. Schweiz med Wschr 102: 1867–1872.
R. Bosch; S. Stotz/DP

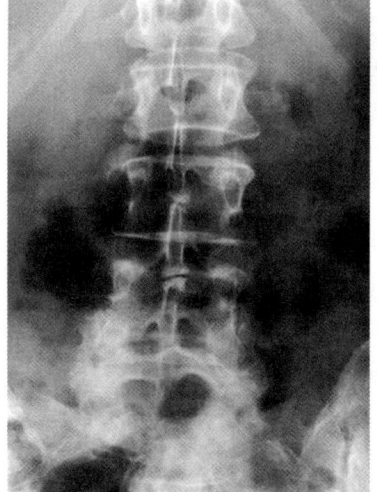

a

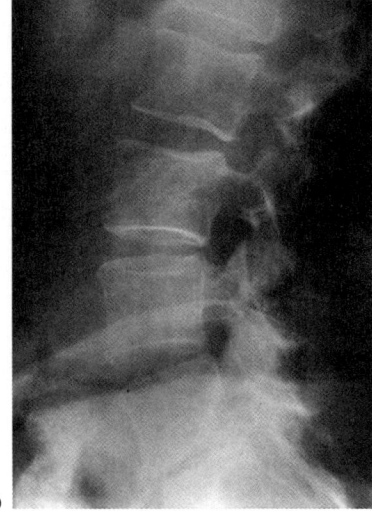

b

Baastrup-Symptomatik: typisches Röntgenbild: Verbreiterung der Dornfortsätze der LWS in der seitlichen Ebene. In der a.p. Aufnahme deutlich sichtbares Phänomen der sog. »kissing spine« mit Osteophytenbildung (Orthopäd. Poliklinik München)

Baastrup-Syndrom: Baastrup-Symptomatik
Babington's disease (e): Teleangiectasia hereditaria haemorrhagica (Rendu-Osler-Weber)

Babinski-Nageotte-Symptomatik
Syn.: Babinski-Nageotte-Syndrom – Oblongata-Syndrom, laterales – Oblongata-Gefäß-Syndrom, laterales – Syndrom der Oblongata, laterales – hemibulbar syndrome (e)

Babinski-Vaquez-Syndrom

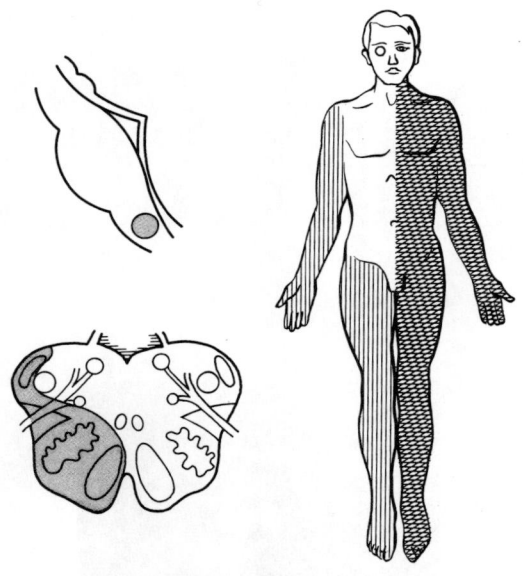

Babinski-Nageotte-Symptomatik und Lokalisation des Herdes (nach Remky)

Def.: Durch Läsion lateraler Anteile der Medulla oblongata entstehendes zentralnervöses Krankheitsbild.
A.: Joseph François Felix Babinski, 1857–1932, Neurologe, Paris. – Jean Nageotte, 1866–1948, Pathologe, Paris. – Erstbeschreibung 1902. – Die Benennung wurde zuerst durch P. Marie gebraucht.
Diagn. Krit.: (1) Ipsilaterale Hemiataxie. – (2) Horner-Sequenz, ipsilateral. – (3) Kontralateral: Hemiparese und Sensibilitätsstörungen.
Ätiol.: Meist vaskulär.
Pathog.: Läsion lateraler (z.T. ventraler) Anteile der Medulla oblongata.
Bemerkungen: Klinisch nur noch selten gebrauchte Bezeichnung. Im Unterschied zur Wallenberg-Symptomatik hier Hemiparese. Übergänge zur Wallenberg-Symptomatik kommen vor. In voller Kombination mit diesem spricht man von der Cestan-Chenais-Symptomatik.
(DD) Avellis-Symptomatik – Opalski-S.
Lit.: Babinski J, Nageotte J (1902) Hémiasynergie, latéropulsion et miosis bulbaire. Nouv iconogr Salpêtrière, Paris, 492. – Bing R (1953) Kompendium der topischen Gehirn- und Rückenmarksdiagnostik. 14. Aufl. Schwabe, Basel.
U. Büttner/DP

Babinski-Nageotte-Syndrom: Babinski-Nageotte-Symptomatik
Babinski-Syndrom: Babinski-Vaquez-Syndrom

Babinski-Vaquez-Syndrom
Syn.: Babinski-Syndrom
Def.: Nicht mehr gebräuchlicher Begriff für eine besondere klinische Verlaufsform der Spätsyphilis mit Robertson-Pupille, Aortitis, abgeschwächten Quadrizeps- und Triceps-surae-Reflexen und chronischer Meningoenzephalitis.
A.: Joseph François Félix Babinski, 1857–1932, Neurologe polnischer Abstammung, Paris. Louis Henri Vaquez, französischer Arzt, 1860–1936. (Erst-?)Beschreibung 1901.
Lit.: Babinski JFF (1901) Les troubles pupillaires dans les anévrismes de l'aorte. Bull Soc méd hôp, Paris 18: 1121–1124.
C. D. Reimers/DP

Baehr-Schiffrin disease (e): thrombotisch-thrombozytopenische Purpura Moschcowitz
von-Baelz-Krankheit: Cheilitis glandularis apostematosa
Bakwin-Eiger-Syndrom: Osteoektasie mit Hyperphosphatasie

Balint-Symptomenkomplex
Syn.: Balint-Syndrom – Seelenlähmung des Schauens (Balint) – psychic paralysis of visual fixation (e)
Def.: Seltenes neurologisches Krankheitsbild, das für eine bilaterale Läsion der parieto-okzipitalen Region mit Unterbrechung der parieto-okzipitalen Leitungsbahnen charakteristisch ist.
A.: Erstbeschreibung 1909 durch Rezsö Balint, 1874–1929, österreichischer Neurologe und Psychiater, Budapest. – Weitere Einzelbeobachtungen wurden 1918 durch Gordon Holmes mitgeteilt. In einer umfassenden Studie faßten dann 1954 Hécaen und Mitarbeiter alle bis dahin gemachten Beobachtungen nochmals zusammen.
Diagn. Krit.: (1) Seelenlähmung des Schauens (der Kranke vermag zwar die Form, Größe, Farbe usw. eines Gegenstandes zu sehen, doch kann er höchstens einen Gegenstand, Buchstaben usw. gleichzeitig anschauen, alle übrigen bleiben unbeachtet und unerkannt, obgleich das Gesichtsfeld nicht eingeengt ist). – (2) Sogenannte optische Ataxie (als Folge von [1]; der Kranke greift daneben, vermag den Mittelpunkt eines Kreuzes nicht zu zeigen, obgleich er das Kreuz sieht usw.). – (3) Verminderung der optischen Aufmerksamkeit (sog. Parese der Aufmerksamkeitszuwendung [Pötzl]; Aufmerksamkeitsanopsie [Poppelreuter]). – (4) Nicht obligat, aber häufig begleitend oder transitorisch können auftreten: tonische und motorische Störungen im Bereich der oberen Extremität, Verlust der bilateralen Koordination, Agnosie (bei rechtsseitigen Herden), Apraxie, Verlust der Spontanaktivität (bei linksseitigen Herden).
Ätiol.: Vielfältig.
Pathog.: Läsion im parieto-okzipitalen Marklager, Unterbrechung okzipito-frontaler, wahrscheinlich auch parieto-ponto-zerebellärer Bahnen (Husain und Stein 1988).
Lit.: Balint R (1909) Die Seelenlähmung des „Schauens", optische Ataxie, räumliche Störung der Aufmerksamkeit. Mschr Psych Neurol 25: 51–81. – Husain M, Stein J (1988) Rezsö Balint and his most celebrated case. Arch Neurol 45: 89–93.
W. Paulus/DP

Balint-Syndrom: Balint-Symptomenkomplex

Balkan-Nephropathie
Syn.: Nephropathie, danubisch-endemische familiäre – Danubian endemic familial nephropathy (e)
Def.: Auf dem Balkan, besonders im ehemaligen Jugoslawien, Rumänien und Bulgarien, entlang des unteren Donaubeckens, in ländlichen Gegenden, endemisch vor-

kommende chronische Nierenentzündung mit Übergang in Niereninsuffizienz.
Diagn. Krit.: **(1)** Unspezifischer Krankheitsbeginn mit geringer, oft intermittierender Proteinurie, β_2-Mikroglobulinausscheidung, kann in der Frühphase behilflich sein. – **(2)** Bei weiterem Fortschreiten Niereninsuffizienz, Anämie, Polyurie. – **(3)** Hämaturie und Ausscheidung von β_2-Mikroglobulin im Harn, meist keine Hypertonie und keine Ödeme. – **(4)** Nierenhistologie: interstitielle Fibrose mit glomerulärer Hyalinose und Tubulusepithel-Degeneration.
Ätiol.: Unklar, multifaktorielle Genese wird angenommen. Diskutiert werden Keime, Schwermetalle und eine genetische Prädisposition.
Pathog.: Unbekannt.
Lit.: Austwick PK (1982) Balkannephropathie. In: Losse H, Renner E (Hrsg) Klinische Nephrologie, Bd II, S 208. Thieme, Stuttgart. – Hall PW, Dammin GJ (1978) Balkan nephropathy. Nephron 22: 281. – Mandal AK, Sindjic M, Sommers SC (1987) Kidney pathology in endemic nephropathy. Clin Nephrol 27: 304.
McK 124100
R. Stahl/GA

Balkenmangel mit Neuronopathie
Syn.: Charlevoix-Syndrom – Andermann-Syndrom
Def.: Autosomal-rezessives Erbleiden mit psychomotorischer Retardierung und progressiver Tetraplegie. Die von Andermann und Mitarbeitern 1972 und 1977 beschriebenen Patienten waren alle französisch-kanadischer Herkunft aus Quebec/Kanada (Charlevoix County).
A.: 1972 beschrieben Frederick Andermann und Mitarbeiter, McGill-Universität, Montréal, erstmals das Krankheitsbild.
Diagn. Krit.: **(1)** Balkenmangel. – **(2)** Psychomotorische Retardierung. – **(3)** Progressive Tetraplegie mit Betonung der unteren Extremitäten. – **(4)** Brachyzephalie. – **(5)** Ptose. – **(6)** Strabismus. – **(7)** Gesichtsasymmetrie. – **(8)** Maxillahypoplasie. – **(9)** Hoher Gaumen. – **(10)** Pectus carinatum.
Ätiol.: Autosomal-rezessives Krankheitsbild mit großer inter- und intrafamiliärer Variabilität.
Bemerkungen: Einordnung einzelner Patienten mit Balkenmangel und zusätzlichen Fehlbildungen u.U. schwierig. **(DD)** zu zahlreichen Krankheitsbildern mit Balkenmangel notwendig.
Lit.: Andermann E, Andermann F, Carpenter S et al (1977) Agenesis of the corpus callosum with sensorimotor neuronopathy: a new autosomal recessive malformation syndrome with high frequency in Charlevoix County, Quebec, Vth Intern Conf on Birth Defects, Montreal, Aug 1977. – Andermann F, Andermann E, Joubert E et al (1972) Familial agenesis of the corpus callosum with anterior horn cell disease. A syndrome of mental retardation, areflexia, and paraplegia. Trans Am Neurol Assoc 97: 242–244.
McK: 218000
K. Zerres/AS

Baller-Gerold-Syndrom
Syn.: craniosynostosis-radial aplasia syndrome (e) – craniosynostosis with radial defects (e)
Def.: Autosomal-rezessiv erbliches Syndrom mit Kraniosynostose und Radiusaplasie.
A.: Friedrich Baller; Erstbeschreibung 1950. – M. Gerold, schweizerischer Chirurg; Beschreibung 1959.

Diagn. Krit.: **(1)** Prämature Nahtsynostose unterschiedlicher Schädelnähte. – **(2)** Radialer Strahldefekt mit Aplasie oder Hypoplasie von Radius, Daumen, radialseitigen Handwurzel- oder Mittelhandknochen, teils zusätzlich Ulnahypoplasie; Hypoplasie der Fingermuskulatur, v.a. der Strecker; Defekte nicht immer symmetrisch. – **(3)** Meist primordialer Minderwuchs, ausnahmsweise normales Wachstum. – **(4)** Inkonstante Merkmale: Skelettfehlbildungen (Wirbelsäule, Schultergürtel, Beckengürtel); Herzfehler, Analatresie oder nach anterior verlagerter Anus, Nierenektopie; Knochendefekte der Kalotte, Hydrozephalus, Myopie, Schalleitungsschwerhörigkeit, leichte Gesichtsdysmorphie (Hypertelorismus, Epikanthus, prominente Nasenwurzel, Mittellinienhämangiome, Ohrmuscheldysmorphie), geistige Retardierung.
Ätiol.: Autosomal-rezessives Erbleiden.
Pathog.: Nicht bekannt.
Bemerkungen: Bisher wurden 22 Patienten beschrieben. Die Variabilität ist groß. Möglicherweise handelt es sich beim Baller-Gerold-Syndrom um kein eigenständiges Krankheitsbild, sondern um eine leichte Manifestation des Roberts-Syndroms (Huson et al., 1990). **(DD)** beim Vorliegen von Nieren-, Anal-, Herz- und Wirbelfehlbildungen können Beziehungen zur VACTERL-Assoziation bestehen. Außerdem zu unterscheiden von zahlreichen weiteren Syndromen mit radialen Strahldefekten.
Lit.: Baller F (1950) Radiusaplasie und Inzucht. Z Menschl Vererb Konstitutionsl 29: 782–790. – Dallapiccola B, Zelante L, Mingarelli R et al (1992) Baller-Gerold syndrome: case report and clinical and radiological review. Am J Med Genet 42: 365–368. – Gerold M (1959) Frakturheilung bei einem seltenen Fall kongenitaler Anomalie der oberen Gliedmaßen. Zbl Chir 84: 831–834. – Huson SM, Rodgers CS, Hall CM, Winter RM (1990) The Baller-Gerold syndrome – phenotypic and cytogenetic overlap with Roberts syndrome. J Med Genet 27: 371–375. – Lin AE, McPherson E, Nwokoro NA et al (1993) Further delineation of the Baller-Gerold syndrome. Am J Med Genet 45: 519–524.
McK: 218600
H. Menger/JS

ballooning of the mitral valve (e): Mitralklappenprolaps(-Syndrom)
Baló's concentric sclerosis (e): Sklerose, konzentrische, Typ Baló
Baló-Encephalitis periaxialis concentrica: Sklerose, konzentrische, Typ Baló
Baló-Krankheit: Sklerose, konzentrische, Typ Baló
Bamatter-Franceschetti-Klein-Sierro-Syndrom: Geroderma osteodysplastica
Bamberger-Pierre-Marie-Syndrom: Marie-Bamberger-Syndrom
bamboo hairs (e): Netherton-Syndrom
Bandler-Syndrom: Hämangiomatose, intestinale, mit mukokutanen Pigmentflecken

Bannayan-Riley-Ruvalcaba-Syndrom
Syn.: Bannayan-Zonana-Syndrom – Riley-Smith-Syndrom – Ruvalcaba-Myhre-Smith-Syndrom – RMSS – macrocephaly, multiple lipomas and hemangiomata (e)
Def.: Distinktes Syndrom mit Makrozephalie und mesodermalen Hamartomen (Hämangiome, Lipome, Lymphangiome).
A.: Harris D. Riley und William R. Smith, Oklahoma, USA, beschrieben 1960 eine Mutter und vier ihrer sieben Kinder mit der Trias Makrozephalie, Pseudopapillenödem und multiple Hämangiome. – Beschreibung eines

Einzelfalls 1971 mit Makrozephalie und multiplen Lipomen und Hämangiomen durch den amerikanischen Arzt G. A. Bannayan. – Die Pädiater R. Ruvalcaba, S. Myhre und David W. Smith, alle Seattle, USA, beschrieben 1980 zwei Patienten mit Makrozephalie, intestinaler Polyposis und fleckiger Pigmentierung des Penisschaftes. Dvir et al. (1988) meinten, daß diese drei Krankheitsbilder verschiedene Kombinationen des gleichen Syndroms darstellten. Cohen (1990) schlug den Namen Bannayan-Riley-Ruvalcaba-Syndrom in Anerkennung der Erstautoren der drei Originalarbeiten vor. Bisher wurden ungefähr 50 Fälle publiziert.
Diagn. Krit.: **(1)** Makrozephalie/Megalenzephalie (Kopfumfang > 97. Perzentile/unauffälliges CT mit normaler Ventrikelgröße). – **(2)** Makrosomie bei Geburt (meistens Länge > 97. Perzentile und/oder Gewicht über 4000 g) mit Tendenz zu postnataler Längenwachstumsabnahme; Erwachsenen-Zielgröße im Normbereich. – **(3)** Meistens subkutane, seltener intrakranielle oder intraossäre, mesodermale Hamartome (Lipome, Hämangiome, Angiolipome, Lymphangiomyome, Angiokeratome). – **(4)** Multiple hamartomatöse intestinale (Ileum, Dickdarm) Polypen mit Manifestation ab Kindesalter. – **(5)** Irreguläre Pigmentflecke an Penisschaft und Glans. – **(6)** Ophthalmologische Befunde: prominente Schwalbe-Linien und/oder sichtbare Hornhautnerven (Spaltlampe!), Pseudopapillenödem. – **(7)** Myopathie (»lipid storage myopathy«) mit vergrößerten Typ-I-Muskelfasern. – **(8)** Psychomotorische Entwicklung, vor allem motorisch und sprachlich, meist verzögert. Geistige Behinderung und Krampfanfälle möglich. – **(9)** Struma (Hashimoto-Thyreoiditis).
Ätiol.: Autosomal-dominanter Erbgang (variable Expressivität oder Möglichkeit verschiedener allelischer Mutationen nicht ausgeschlossen). Genlocus möglicherweise auf Chromosom 19q.
Pathog.: Unbekannt. Genetisch bedingte Interferenz mit der Differenzierung, Wanderung und Wechselwirkung der mesodermalen Zellen in den betroffenen Organen? Dysregulierung eines parakrinen Wachstumsfaktors? Langkettiger-L-3-hydroxyacyl-CoA-Dehydrogenase(L-CHAD)-Mangel?
Bemerkungen: **(DD)** vor allem andere Syndrome mit Makrozephalie (mit oder ohne Hamartome): autosomal-dominante Makrozephalie – Phakomatosen – Proteus-Syndrom – Sotos-Syndrom – Weaver-Syndrom. Der Krankheitswert ist vom Schweregrad und der Lokalisation der Hamartome abhängig: bei intrazerebralem Befall sind schwere Defektzustände mit/ohne aggressives Wachstum der Hamartome bekannt; Invaginationsileus und/oder Darmblutungen möglich.
Lit.: Bannayan GA (1971) Lipomatosis, angiomatosis, and macrocephaly: a previously undescribed congenital syndrome. Arch Pathol 92: 1–5. – Cohen MM Jr (1990) Bannayan-Riley-Ruvalcaba syndrome: renaming three formerly recognized syndromes as one etiologic entity. Am J Med Genet 35: 291. – DiLiberti JH (1992) Correlation of skeletal muscle biopsy with phenotype in the familial macrocephaly syndromes. J Med Genet 29: 46–49. – Dvir M, Beer S, Aladjem M (1988) Heredofamilial syndrome of mesodermal hamartomas, macrocephaly and pseudopapilledema. Pediatrics 81: 287–290. – Fryburg S, Pelegano JP, Bennett MJ, Bebin EM (1994) Long-Chain-3-Hydroxyacyl-Coenzyme A dehydrogenase (L-CHAD) deficiency in a patient with the Bannayan-Riley-Ruvalcaba syndrome. Am J Med Genet 52: 97–102. – Gorlin RJ, Cohen MM Jr, Condon LM, Burke BA (1992) Bannayan-Riley-Ruvalcaba syndrome. Am J Med Genet 44: 307–314. – Riley HD, Smith WR (1960) Macrocephaly, pseudopapilledema and multiple hemangiomata: a previously undescribed heredofamilial syndrome. Pediatrics 26: 293–300. – Ruvalcaba RHA, Myhre S, Smith DW (1980) Sotos syndrome with intestinal polyposis and pigmentary changes of the genitalia. Clin Genet 18: 413–416. – Zonana J, Rimoin DL, Davis DC (1976) Macrocephaly with multiple lipomas and hemangiomas. J Pediatr 89: 600–603.
McK: 153480
A. Bottani/AS

Bannayan-Zonana-Syndrom: Bannayan-Riley-Ruvalcaba-Syndrom
Bannister-Krankheit: Quincke-Ödem

Bannwarth-Krankheit

Syn.: Meningoradikulitis Bannwarth – Meningopolyneuritis oder -radikulitis Garin-Bujadoux-Bannwarth oder (Garin-Bujadoux-) Bannwarth – Bannwarth-Syndrom – Meningopolyneuritis, durch Zecken übertragene – Meningoradikulitis, durch Zecken übertragene – Zecken-Meningopolyneuritis – lymphozytäre Meningopolyneuritis – lymphozytäre Meningoradikulitis – (Garin-Bujadoux-)Bannwarth syndrome (e) – lymphocytic meningopolyneuritis (-radiculitis) (e) – Borrelia-induced meningoradiculitis (e) – paralysie par les tiques (fz)
Def.: Meist von Zecken, seltener von anderen Insekten übertragene, durch Borrelia burgdorferi hervorgerufene Meningopolyneuritis oder -radikulitis.
A.: Ch. Garin und Bujadoux (Vorname unbekannt), französische Kliniker, Lyon. Gemeinsame Erstbeschreibung 1922. – Alfred Bannwarth, 1903–1970, Neurologe, München. Beschreibung 1941 und 1944.
Diagn. Krit.: **(1)** Neuritis oder Radikulitis: bei Erwachsenen meistens, bei Kindern seltener, plötzlich einsetzende, heftige, nächtlich betonte, oft wandernde Schmerzen, häufig begleitet von Mißempfindungen; in der Regel nach wenigen Wochen neurologische Ausfälle. In etwa zwei Drittel der Fälle Hirnnervenlähmungen mit Überwiegen des N. facialis, der oft beidseitig paretisch ist. Seltener Paresen der übrigen Hirnnerven mit Ausnahme des N. olfactorius. Bei der Hälfte der Kranken neurologische Befunde am Stamm und an den Extremitäten. Paresen und Reflexstörungen überwiegen gegenüber Sensibilitätsstörungen. (Poly-)radikuläre Verteilungsmuster sind häufiger als polyneuritische. Meist sind mehrere Wurzeln betroffen. Gelegentlich Verteilungstyp einer Mononeuritis multiplex. – **(2)** Lymphozytäre Meningitis: in der Regel vorwiegend lymphoplasmozelluläre Pleozytose bis über 1000 Zellen/mm³, häufig Blut-Liquor-Schrankenstörung mit leichter Eiweißerhöhung, in der Regel autochthone Antikörperproduktion im Zentralnervensystem mit Nachweis oligoklonaler Banden. – **(3)** Ausnahmsweise Nackensteifigkeit und Allgemeinsymptome wie Fieber, Übelkeit und Erbrechen. – **(4)** Elektrophysiologische Befunde entsprechend den klinischen Befunden: Zeichen einer überwiegend axonalen Nervenschädigung. – **(5)** Nervenbiopsie: lymphoplasmozelluläre Neuritis oder indirekte Nervenschädigung durch epineurale Vaskulitis. – **(6)** In etwa 40% der Fälle werden ein Erythema (chronicum) migrans oder ein Zeckenstich, seltener ein anderer Insektenstich anamnestisch angegeben. – **(7)** Antikörper- oder Erregernachweis: die ätiologische Zuordnung kann durch den Nachweis einer autochthonen Produktion von Antikörpern gegen Borrelia burgdorferi im Zentralnervensystem (Liquor) oder durch den direkten Erregernachweis im Liquor gesichert werden. – **(8)** In Ausnahmefällen kommt es zu einer Beteiligung anderer Organsysteme im Rahmen der Borrelien-Infektion (Enzephalitis, Myelitis, Karditis, Arthritis, andere Hautmanifestationen).
Ätiol.: Durch Borrelia burgdorferi hervorgerufene Meningo(poly)neuritis oder -radikulitis.

Pathog.: Teilweise epi-, peri- oder endoneurale Vaskulitis mit Nervenfaserdegeneration, in anderen Fällen lymphoplasmozelluläre Neuritis ohne Vaskulitis; lymphoplasmozelluläre Meningitis.
Bemerkungen: Ch. Garin und Bujadoux vermuteten bereits die Spirochäten-Ätiologie. A. Bannwarth ordnete die Erkrankung dem »rheumatischen« Formenkreis zu. Sie hat in der Regel eine gute Spontanprognose mit einem allerdings oft monatelangen Verlauf. Durch die Gabe geeigneter Antibiotika können der Verlauf abgekürzt und andere Spätkomplikationen der Borrelien-Infektion meistens verhindert werden.
Lit.: Bannwarth A (1941) Chronische lymphocytäre Meningitis, entzündliche Polyneuritis und „Rheumatismus". Arch f Psychiatr 113: 284–376. – Bannwarth A (1944) Zur Klinik und Pathogenese der „chronischen lymphocytären Meningitis". Arch f Psychiatr 117: 161–185, 682–716. – Burgdorfer W, Barbour AG, Hayes SF et al (1982) Lyme disease – A tick-borne spirochetosis? Science 216: 1317–1319. – Garin C, Bujadoux (1922) Paralysie par les tiques. J Méd Lyon 71: 765–767.
C. D. Reimers/DP

Bannwarth-Syndrom: Bannwarth-Krankheit

Banti-Syndrom
Def.: Nicht mehr gebräuchliche Bezeichnung für die ätiologisch und pathogenetisch heterogenen Krankheitserscheinungen bei prähepatisch-intrahepatischer Pfortaderblockierung.
A.: Guido Banti, 1852–1925, Pathologe, Florenz. – Erstbeschreibung 1883 und 1894. Namensgebung durch Cavazzani (1896).
Lit.: Banti G (1883) Dell'anemia splenica. Arch Scuola Anat patol Firenze 2: 53–122. – Banti G (1910) Über Morbus Banti. Fol haemat 10: 33.
M. Scheurlen/GA

Bárány-Symptomenkomplex
Syn.: Bárány-Syndrom – Hemicrania cerebellaris
Def.: Historischer Begriff für zerebelläre Hemikranie.
A.: Erstbeschreibung 1911 durch Robert Bárány, 1876–1936, Otologe, Wien.
Diagn. Krit.: **(1)** Vestibularis-Schwindel. – **(2)** Homolaterale, wechselnde Schwerhörigkeit mit Ohrensausen. – **(3)** Homolateraler Hinterkopfschmerz (Hemikranie). – **(4)** Vorbeizeigen beim Bárány-Zeigeversuch (Patient zeigt mit der Hand der erkrankten Seite nach außen vorbei).
Ätiol.: Uneinheitlich, meist umschriebene seröse Meningitis im Kleinhirnbrückenwinkelgebiet, seltener Kleinhirntumoren.
Pathog.: Irritation des N. vestibularis.
Bemerkungen: **(DD)** Ménière-Krankheit – Barré-Liéou-S.
Lit.: Bárány R (1911) Vestibularapparat und Zentralnervensystem. Med Klin 7: 1818–1821.
U. Büttner/DP

Bárány-Syndrom: Bárány-Symptomenkomplex
Barber's pustular psoriasis of the extremities (e): Psoriasis pustulosa palmo-plantaris (Königsbeck-Barber)

Bardet-Biedl-Syndrom
Def.: Etwas arbiträr definiert und vom Laurence-Moon-Syndrom abgegrenzte Kombination verschiedener Symptome (siehe Diagn. Krit.).
A.: Arthur Biedl, 1869–1933, Pathologe, Prag. – Georges Bardet, 1885–, französischer Arzt. – Erstbeschreibung 1920 bzw. 1922.
Diagn. Krit.: **(1)** Geistiger Entwicklungsrückstand (in ca. 90% der Fälle). – **(2)** Adipositas, besonders den Stamm betreffend. – **(3)** Tapetoretinale Degeneration (»Retinitis pigmentosa«); zentrale Sehkraft früh betroffen; Elektroretinogramm »ausgelöscht«. – **(4)** Postaxiale Polydaktylie (Hexadaktylie) an einer oder mehreren Extremitäten (inkonstant). – **(5)** Genitalhypoplasie (Mikropenis, Kryptorchismus; später meist normale Pubertätsentwicklung).
(1)–(5) stellen die Kardinalsymptome dar, (3) ist conditio sine qua non. Seltener erwähnte Symptome: Kleinwuchs, Schwerhörigkeit, Analatresie, Schädeldysplasie (Turrizephalie), Nierendysplasie.
Ätiol.: Autosomal-rezessives Erbleiden. Genetisch heterogen. In einzelnen Familien Kopplung zu Markern auf Chromosom 16q21 (bezeichnet als BBS Typ 2) gefunden, in anderen Familien ausgeschlossen (BBS Typ 1).

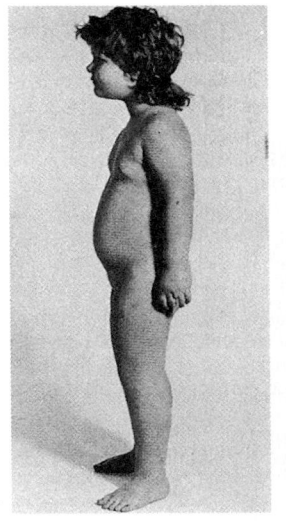
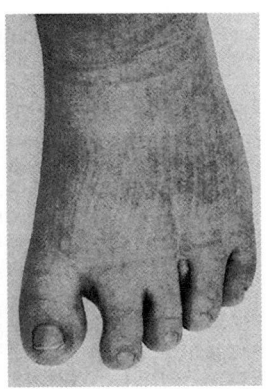
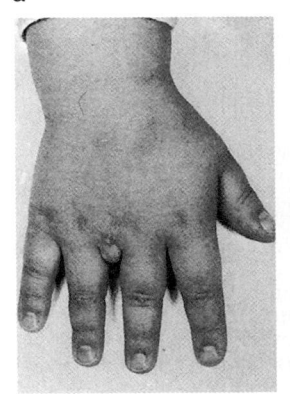
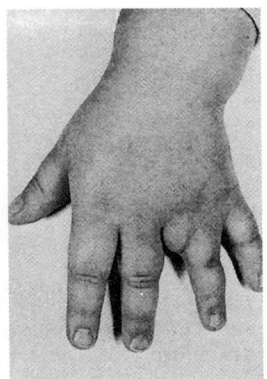

Bardet-Biedl-Syndrom (6jähriges Mädchen): a) Adipositas und Polydaktylie (operativ korrigiert); b), c), d) Detail von Hand und Fuß, Zustand nach operativer Entfernung von mittelständigen 6. Fingern und Zehen (Fotos DOFONOS, Ffm.)

Pathog.: Unbekannt.
Bemerkungen: Neuerdings wird von manchen Autoren eine Abgrenzung des Bardet-Biedl-Syndroms vom Laurence-Moon-Syndrom vorgeschlagen, früher wurden sie meist als Laurence-Moon-Bardet-Biedl-Syndrom zusammengefaßt. Die Abgrenzung kann im Einzelfall Schwierigkeiten bereiten, beiden Syndromen sind Entwicklungsrückstand, Retinitis pigmentosa und Hypogonadismus gemeinsam. Die Häufigkeit des Bardet-Biedl-Syndroms wird auf ca. 1 : 160 000 geschätzt. Die Langzeitprognose bzw. Lebenserwartung ist wenig dokumentiert, möglicherweise stirbt ein Teil der Betroffenen an Niereninsuffizienz.
Lit.: Bardet G (1920) Sur un syndrome d'obésité infantile avec polydactylie et rétinite pigmentaire. (Contribution a l'étude des formes cliniques de l'obésité hypophysaire). Thesis, Paris, No. 479. – Biedl A (1922) Ein Geschwisterpaar mit adiposo-genitaler Dystrophie. Dtsch Med Wschr 48: 1630. – Green JS, Parfrey PS, Harnett JD et al (1989) The cardinal manifestations of Bardet-Biedl syndrome, a form of Laurence-Moon-Biedl syndrome. New Engl J Med 321: 1002–1009. – Keith CG (1984) Bardet-Biedl-syndrome. Austral J Ophthal 12: 143–148. – Kwitek/Black AE, Carmi R, Duyk GM et al (1993) Linkage of Bardet-Biedl syndrome to chromosome 16q and evidence for non-allelic genetic heterogeneity. Nature Genet 5: 392–396. – Schachat AP, Maumenee IH (1982) The Bardet-Biedl-syndrome and related disorders. Arch Ophthal 100: 285–288.
McK: 209900 (Typ 2); 209901 (Typ 1)
E. Boltshauser/AS

Bard-Pic-Syndrom: Courvoisier-Zeichen
Barlow-Syndrom: Mitralklappenprolaps(-Syndrom)

Barré-Liéou-Syndrom
Syn.: Zervikal-Syndrom, sympathisches hinteres – Neri-Barré-Syndrom – syndrome sympathique cervicale postérieur (fz)
Def.: Nicht mehr gebräuchliche Bezeichnung für einen neurovaskulären Symptomenkomplex bei Erkrankungen der Halswirbelsäule.
A.: Beschreibung des »Syndroms« 1925 durch Jean A. Barré, 1880–1967, Neurologe, Strasbourg. – Erstbeschreibung 1924 durch V. Neri, 1928 durch Y. Ch. Liéou.
Lit.: Barré JA (1925) Un nouvel aspect neurologique de l'arthrite cervicale chronique: le syndrome cervicale sympathique postérior. Soc d'ONO Fr de Strasbourg. – Liéou Y Ch (1928) Syndrome sympathique cervicale chronique. Thèse, Strasbourg. – Neri V (1924) Sindrome cerebrale del simpaticus cervicale. Bol Soc Medica, Bologna 96: 382.
D. Burg/DP

Barrett-Ösophagus
Syn.: Barrett-Syndrom – Endobrachyösophagus – Allison-Johnston-Anomalie
Def.: Krankheitsbild mit zirkulärer Auskleidung des distalen Ösophagus mit heterotopem Zylinderepithel (sog. Barrett-Epithel). Häufig Entwicklung von Ösophagusulzerationen (Übergangsulkus, Barrett-Ulkus) und hochsitzenden Ösophagusstrikturen.
A.: Erstbeschreibung 1950 durch Norman Rupert Barrett, 1903– , Chirurg, London.
Diagn. Krit.: **(1)** Symptome der Refluxkrankheit: Sodbrennen, retrosternales Druckgefühl, Schmerzen beim Schlucken (Odynophagie). – **(2)** Ösophagoskopie: zirkuläre Auskleidung des distalen Ösophagus mit heterotopem Zylinderepithel (histologische Sicherung notwendig) und Nachweis einer Refluxösophagitis, evtl. Nachweis eines Übergangsulkus zwischen Zylinderepithel und Plattenepithel oder eines Barrett-Ulkus im Zylinderepithel.
Komplikationen: Entwicklung einer hochsitzenden Ösophagusstenose als Folge des Übergangsulkus; Adenokarzinome.
Ätiol.: Nicht gesichert, zwei Formen werden angenommen: a) kongenitale Form: Hemmungsfehlbildung? (sehr selten; McK 109350); b) erworbene Form: Folge einer Refluxkrankheit.
Pathog.: Man vermutet, daß zunächst eine Zerstörung des Plattenepithels durch den gastrointestinalen Reflux eintritt. Es erfolgt eine Reepithelialisierung mit multipotenten Zellen, Differenzierung im abnormen Milieu bei persistierendem Reflux zum Barrett-Epithel. Eine genetische Veranlagung und exogene Noxen (Alkohol) werden diskutiert.
Bemerkungen: **(DD)** Refluxösophagitis bei Hiatushernie – peptische Ösophagusstenosen – Ösophaguskarzinom. Es besteht eine bimodale Alterskurve mit Gipfeln zwischen 0–15 Jahren und 48–80 Jahren. Verhältnis Männer zu Frauen wie 2 : 1. 30- bis 40fach erhöhtes Risiko für die Entwicklung eines Adenokarzinoms im distalen Ösophagus.
Lit.: Allison PR, Johnston AS (1953) The esophagus lined with gastric mucus membrane. Thorax 8: 87–101. – Barrett NR (1950) Chronic peptic ulcer of the oesophagus and „oesophagitis". Brit J Surg 38: 175–182. – Dent J, Brenner CG, Collen MJ et al (1990) Barrett's esophagus. Working Party report to the World Congress of Gastroenterology, Sydney. J Gastroenterol Hepatol 6: 1–22. – Spechler SJ, Goyal RK (1986) Barrett's esophagus. N Engl J Med 315: 362–371.
McK: 109350
C. Scheurlen; C. Köhler/GA

Barrett-Syndrom: Barrett-Ösophagus
Barry-Perkins-Young-Syndrom: Young-Syndrom
Bársony-Polgár-Syndrom: Osteitis condensans ilii
Bársony-Teschendorf-Syndrom: Ösophagusspasmus, idiopathischer diffuser
de-Barsy-Moens-Dierckx-Syndrom: de-Barsy-Syndrom

de-Barsy-Syndrom
Syn.: de-Barsy-Moens-Dierckx-Syndrom – cutis laxa-growth deficiency syndrome (e) – progeroid syndrome (e)
Def.: Ein hereditäres Syndrom mit Cutis laxa, getrübter Kornea, Minderwuchs, athetoiden Bewegungen und progeroidem Aspekt.
A.: A. M. de Barsy, E. Moens, L. Dierckx, Pädiater, Berchem-Antwerpen. Erstbeschreibung 1968.
Diagn. Krit.: **(1)** Cutis laxa [14/14] [beobachtet/Fallzahl]. – **(2)** Hautatrophien [14/14], durchscheinende Hautvenennetze [11/14], spärlicher Haarwuchs [7/8]. – **(3)** Muskuläre Hypotonie [14/14], athetoide Bewegungen [10/11], Hyperreflexie [10/11]. – **(4)** Große dysplastische Ohren [14/14]. – **(5)** Betonte Stirn [13/13], große offene Fontanellen in der Säuglingszeit [5/7]. – **(6)** Progeroide Fazies. – **(7)** Geistige Behinderung. – **(8)** Degeneration der elastischen und kollagenen Strukturen der Haut. – **(9)** Gelenkdislokationen. – **(10)** Korneatrübung [9/14]. Seltener: Katarakte, Balkenagesie.
Ätiol.: Autosomal-rezessive Vererbung.
Pathog.: Verringerung elastischer Fasern der Haut mit Strukturstörungen (frayed fibres). Verringerung chemotaktischer Migration kultivierter Hautfibroblasten.

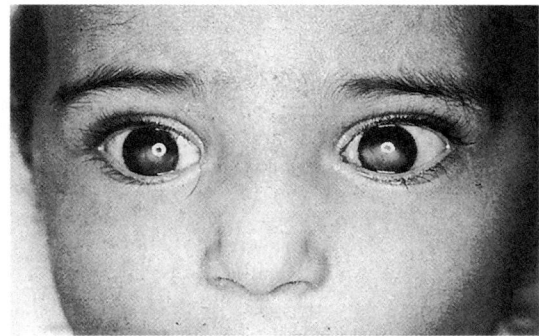

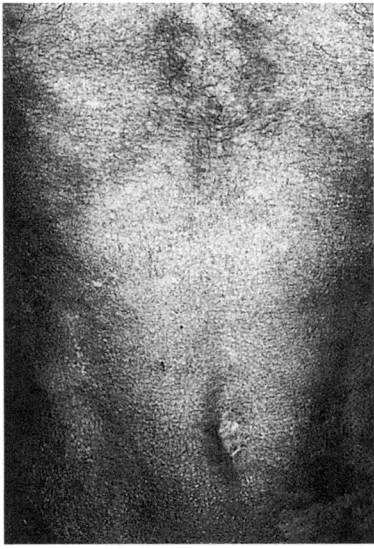

de-Barsy-Syndrom: a) sechs Monate alt; Korneatrübung; b) Bruder von a), 20 Jahre alt; Hautatrophie mit durchscheinenden Venennetzen, fehlender Subkutis, Leukoplakien

Bemerkungen: Seltene assoziierte Befunde bei einigen wenigen Patienten: Mikrozephalie, Hirnventrikeldilatation, Krämpfe, Arthrochalasie, Herzfehler, Nierenanomalien. **(DD)** Hutchinson-Gilford-S. – Cockayne-S. – Geroderma osteodysplastica – Cutis laxa – Wiedemann-Rautenstrauch-S.
Lit.: De Barsy AM, Moens E, Dierckx L (1968) Dwarfism, oligophrenia and degeneration of the elastic tissue in skin and cornea. A new syndrome? Helv paediat Acta 23: 305–313. – Freund S, Palitzsch D (1994) De-Barsy-Syndrom. Monatsschr Kinderheilkd 142: 588–591. – Karnes PS, Shamban AT, Olsen DR et al (1992) De Barsy syndrome: Report of a case, literature review, and elastin gene expression studies of the skin. Am J Med Genet 42: 29–34. – Kunze J, Majewski F, Montgomery P et al (1985) De Barsy syndrome – an autosomal recessive, progeroid syndrome. Eur J Pediatr 144: 348–354. – Pontz BF, Zepp F, Stöß H (1986) Biochemical, morphological and immunological findings in a patient with a cutis laxa-associated inborn disorder (De Barsy syndrome). Eur J Pediatr 134: 428–434.
McK: 219150
J. Kunze/JK

Bartholin-Patau-Syndrom: Trisomie 13

Bart-Pumphrey-Syndrom
Syn.: Knöchelpolster-Leukonychie-Taubheits-Syndrom – knuckle pads syndrome (e) – knuckle pads-leukonychia-deafness syndrome (e) – Schwann-Syndrom
Def.: Wahrscheinlich autosomal-dominantes Leiden mit der Trias Hautverdickungen über Finger- und Zehengelenken, Leukonychie und Taubheit.
A.: Erstbeschreibung 1963 offenbar durch J. Schwann, Dermatologin, Szczecin (Stettin), Polen, anhand einer umfangreichen Familie; Abgrenzung des Syndroms in der angelsächsischen Literatur 1967 durch R. S. Bart, Dermatologe, und R. E. Pumphrey, Otorhinolaryngologe, New York. Namensgebung durch V. A. McKusick.
Diagn. Krit.: **(1)** Im Säuglings- und Kleinkindesalter auftretende Knöchelpolster über den Interphalangealgelenken der Finger und/oder Zehen. Sekundäre Hyperkeratosen und/oder Clavi über mechanisch besonders beanspruchten Gelenken. – **(2)** Erst im Kleinkindesalter beginnende und progrediente Leukonychie der Finger- und Zehennägel. – **(3)** Im Säuglings- und Kleinkindesalter beginnende Innenohrschwerhörigkeit, teilweise kombiniert mit Schalleitungsstörung. Hörstörungen obligat audiometrisch nachweisbar. – **(4)** Erst bei Erwachsenen auch Kombination mit Keratosis palmoplantaris, plantarer Hyperhidrosis, auch lokalisierte Hypertrichose; Dupuytren-Kontrakturen. – **(5)** Evtl. zentralnervöse Störungen, z.B. Absencen und epileptiforme Krampfanfälle.
Ätiol.: Wahrscheinlich autosomal-dominantes Leiden mit vollständiger Penetranz, jedoch variabler Expressivität.
Pathog.: Unbekannt; sekundäre Symptome durch Reaktion auf mechanische Beanspruchung erklärbar.
Bemerkungen: Offenbar seltenes Leiden; bisher nur vier Familien beschrieben. Daher Variabilität der klinischen Befunde noch nicht ausreichend bekannt. Lebenserwartung wohl nicht eingeschränkt. Weitgehende Übereinstimmung des klinischen Bildes zu der bereits 1963 von J. Schwann beschriebenen Familie über vier Generationen.
Lit.: Bart RS, Pumphrey RE (1967) Knuckle pads, leukonychia and deafness – a dominantly inherited syndrome. N Engl J Med 276: 202–207. – Crosby EF, Vidurrizaga RH (1976) Knuckle pads, leukonychia, deafness and keratosis palmoplantaris. Report of a family. Johns Hopkins Med J 139: 90–92. – Ramer JC, Vasily DB, Ladda RL (1994) Familial leuconychia, knuckle pads, hearing loss, and palmoplantar hyperkeratosis: an additional family with Bart-Pumphrey syndrome. J Med Genet 31: 68–71. – Schwann J (1963) Keratosis palmaris et plantaris cum surditate congenita et leuconychia totali ungium. Dermatologica 126: 335–353.
McK: 149200
L. Pelz/AS

Bartsocas-Papas-Syndrom
Syn.: Pterygium-Syndrom, letales popliteales (Vorsicht! Verwechslungsmöglichkeit!)
Def.: Distinktes autosomal-rezessiv erbliches Krankheitsbild mit Pterygien der Kniekehlen, Lippen-Kiefer-Gaumenspalte und Ankyloblepharon.
A.: Christos S. Bartsocas, Humangenetiker, und C. V. Papas, Pädiater, Athen, Griechenland, definierten das Krankheitsbild 1972 anhand einer Familie mit vier betroffenen Geschwistern aus einer konsanguinen Verbindung.
Diagn. Krit.: **(1)** Intrauterine Wachstumsretardierung. – **(2)** Gesichtsdysmorphien: Ankyloblepharon; Ektropion; Hypertelorismus; Kornea-Anomalien; dünne Augenbrauen; Dakryozystitis; tiefansetzende Ohren; persistierende Lanugobehaarung; Lippen-Kiefer-Gaumenspalte;

hypoplastische Nasenspitze; Frenula zwischen dem Ober- und Unterkiefer; hypoplastische Mandibula; Kopfhautdefekte. – (3) Extremitätenveränderungen: popliteales Flügelfell (Pterygium) mit fibrösem Strang, der Nerven und Gefäße enthält, Syndaktylie der Finger II–V; Reduktion der Phalangen; Syndaktylie der Zehen; Daumenhypoplasie oder -aplasie; Pes equinovarus; interkrurale Pterygien; Fehlen der Fingernägel; abnorme Dermatoglyphen. – (4) Kryptorchismus; kleiner Penis; Epispadie. – (5) Zusätzliche Brustwarzen. – (6) Neigung zu ischämischen Nekrosen bei operativen Eingriffen. – (7) Meist verkürzte Lebenserwartung mit Tod innerhalb des ersten Lebensjahres. Längeres Überleben, bis zu 8 Jahren, wird bei ¼ der Patienten beschrieben. – (8) Intelligenz normal.
Ätiol.: Autosomal-rezessiv erbliches Krankheitsbild (mehrere Geschwisterbeobachtungen aus konsanguinen Beziehungen).
Pathog.: Unbekannt.
Bemerkungen: Histologische Untersuchungen zeigten keine Anomalien der Haarstruktur, der Haut und der apo- und ekkrinen Schweißdrüsen. Daher handelt es sich bei dem Bericht von Roselli und Gulienetti (1987) und von Bowen und Armstrong (1976), deren Patienten Zeichen einer ektodermalen Dysplasie haben, um ein anderes Krankheitsbild. Bisher sind nur zwölf Fälle mit diesem Krankheitsbild beschrieben. Sieben der acht beschriebenen Familien sind mediterranen Ursprungs.
Lit.: Bartsocas CS, Papas CV (1972) Popliteal pterygium syndrome. J Med Genet 9: 222–226. – Bowen P, Armstrong HB (1976) Ectodermal dysplasia, mental retardation, cleft lip-palate and other anomalies in three sibs. Clin Genet 9: 35–42. – DiStefano G, Romeo MG (1974) La sindrome dello pterigo popliteo. Div Ped Sic 29: 54–75. – Hall JG (1984) Editorial comment: the lethal multiple pterygium syndromes. Am J Genet 17: 803–807. – Hall JG, Reed SC, Rosenbaum KN et al (1982) Limb pterygium syndrome: a review and report of eleven patients. Am J Med Genet 12: 377–409. – Papadia F, Zimbalatti F, La Rosa CG (1984) The Bartsocas-Papas Syndrome: autosomal recessive form of popliteal pterygium syndrome in a male infant. Am J Med Genet 17: 841–847. – Reich E, Wishnick M, McCarthy J, Tzimas N (1984) Long term follow-up in an 8-year old with the „lethal" popliteal pterygium syndrome (Bartsocas-Papas syndrome). Am J Med Genet 36 (Suppl): 70s. – Rosselli D, Gulienetti R (1961) Ectodermal dysplasia. Br J Plast Surg 14: 190–204.
McK: 263650
U. G. Froster/AS

Bartter like syndrome (e): Pseudo-Bartter-Syndrom

Bartter-Syndrom
Syn.: Prostaglandinismus, primärer – Hyperprostaglandinismus, primärer – hypokalemic alkalosis (e)
Def.: Angiotensin-Resistenz mit Hyperplasie des juxtaglomerulären Apparates der Niere und konsekutiver Stimulation des Renin-Angiotensin-Aldosteron-Systems.
A.: Frederic C. Bartter, 1914–1983, Endokrinologe, Bethesda/Maryland. – Erstbeschreibung 1962 durch Bartter und Mitarbeiter.
Diagn. Krit.: (1) Adynamie mit diffusen Muskelschmerzen. – (2) Intermittierende Lähmungen. – (3) Renaler Verlust von Kalium, Chlorid und Magnesium. – (4) Hypokaliämische Alkalose. – (5) Normaler, erniedrigter Blutdruck. – (6) Hohe Plasma-Renin-Aktivität, hohe Aldosteronspiegel. – (7) Intravasales Volumen vermindert. – (8) Erhöhtes atriales natriuretisches Peptid (ANP). – (9) Vermindertes Ansprechen von ANP nach Kochsalzinfusion. – (10) Manifestationsalter: in der Kindheit.
Ätiol.: Autosomal-rezessiv erbliche Störung.
Pathog.: Diskutiert werden die vermehrte renale Produktion von Prostaglandinen, verminderte Chloridresorption im aufsteigenden Schenkel der Henle-Schleife sowie inappropriate Sekretion von ANP. Renale Histologie: Proliferation der Mesangiumzellen als Folge der Hypokaliämie.
Bemerkungen: Therapieeffekte durch Aldosteronantagonist sowie PGE2-Syntheseblocker (Indometacin).
Lit.: Bartter FC (1980) On the pathogenesis of Bartter's syndrome. Min Electrolyt Metba 3: 61–65. – Bartter FC, Pronove P, Gill Jr, MacCardle RC (1962) Hyperplasia of the juxtaglomerular complex with hyperaldosteronism and hypokalemic alkalosis: a new syndrome. Am J Med 33: 811–828. – Bolli P, Muller FB, Linder L (1987) The vasodilator potency of atrial natriuretic peptide in man. Circulation 75: 221–228.
McK: 241200
B. O. Böhm/GA

Bartter's syndrome, factitious (e): Pseudo-Bartter-Syndrom
Bartter syndrome like disease (e): Pseudo-Bartter-Syndrom
basal ganglia disease with marked diurnal fluctuations, hereditary (e): Segawa-Syndrom
Basalzellnävus-Syndrom: Nävobasaliomatose
Basedowian psychosis (e): Basedow-Psychose

von-Basedow-Krankheit
Syn.: von-Basedow-Syndrom – Morbus v. Basedow – Thyreotoxikose – Hyperthyreoidismus – Flajani-Krankheit – Graves' disease (e) – Parry's disease (e) – Flajani-v.-Basedow disease (e) – Marsh's disease (e) – exophthalmic goiter (e)
Def.: Autoimmunthyreopathie mit Hyperthyreose, diffuser Schilddrüsenvergrößerung, infiltrativer Ophthalmopathie und weiteren extrathyreoidalen Organmanifestationen.
A.: Giuseppe Flajani, 1741–1808, Chirurg, Rom. – Caleb Hillier Parry, 1755–1822, Arzt, London. – Robert James Graves, 1793–1853, Arzt, Dublin. – Carl Adolph v. Basedow, 1799–1854, Arzt, Merseburg. – »Flajani hat (1802) den Weg gewiesen, Parry hat die Krankheit zuerst (1825) beschrieben (nach einer Beobachtung der Jahre 1782/86), Graves hat sie wiedergefunden (1835) und genauer geschildert, v. Basedow hat sie noch einmal (1840) gefunden, aber als erster vollständig beschrieben« (Hirschberg) und »Glotzaugenkrankheit« genannt. Nach seiner Beschreibung wurde die charakteristische Symptomentrias auch »Merseburger Trias« genannt.
Diagn. Krit.: (1) Merseburger-Trias: diffuse Struma, Exophthalmus, Tachykardie. – (2) Motorische Unruhe mit feinschlägigem Tremor, psychische Übererregbarkeit mit Affektlabilität und überhasteter Sprechweise. – (3) Heißhunger trotz reichlicher Nahrungszufuhr, Abmagerung, Durchfälle. – (4) Temperaturlabilität oder leicht erhöhte Körpertemperatur, Neigung zu Schweißausbrüchen, allgemeine Hyperhidrose bei zarter, samtartiger Haut. – (5) Augen- und Lidsymptome sind: a) »Glanzauge« und »gehetzter, erschreckter« Blick durch das relativ weite Offenstehen der Lider und vermehrte Tränensekretion (als Zeichen der Sympathikusreizung). - b) Abadie-Zeichen: Krampf des M. levator palpebrae sup. – c) Boston-Zeichen: ruckartige Senkung des Oberlides. – d) Dalrymple-Zeichen: Retraktionsstellung des Oberlides durch Spasmus des Levator palpebrae beim Blick geradeaus. Hierdurch ist über dem oberen Hornhautrande das Weiß der Sklera spontan sichtbar. – e) Gifford-Zei-

chen: das spastisch retrahierte Lid läßt sich schlecht oder gar nicht ektropionieren. – **f)** v.-Graefe-Zeichen: Zurückbleiben des Oberlids bei Blicksenkung. – **g)** Kocher-Zeichen: wird ein in Augenhöhe durch den Kranken fixierter Gegenstand rasch angehoben, so schnellen die Oberlider schneller hinauf als die Augäpfel. Hierdurch kann man für kurze Zeit einen bei starrem Blick maximal erweiterten Lidspalt beobachten. – **h)** Joffroy-Zeichen: Starre der Stirnmuskeln verhindert Stirnrunzeln beim Heben des Lides und beim Blick nach oben bei gesenktem Kopf. – **i)** Moebius-Zeichen: Konvergenzschwäche. – **j)** Rosenbach-Zeichen: Lidflattern bei Lidschluß. – **k)** Sainton-Zeichen: nach der Hebung des Oberlides erfolgt keine Kontraktion des M. frontalis. – **l)** Stellwag-Zeichen: seltener Lidschlag. – Diagnostisch am bedeutsamsten sind die Zeichen von Moebius, Stellwag und v. Graefe. – **(6)** Tachykardieneigung, Sinustachykardie, supraventrikuläre Tachykardie, absolute Arrhythmie mit Vorhofflimmern. – **(7)** Chronische Myopathie: Müdigkeit, Muskelschwäche, die sich bis zur Parese steigern und auch mit Atrophien der Muskulatur einhergehen kann (oft Frühzeichen!). – **(8)** Prätibiale, rötlich-livide, hyperpigmentierte, orangenhautähnliche Hautveränderungen (infiltrative Dermopathie, prätibiales Myxödem). – **(9)** Subperiostale Knochenneubildung, Weichteilschwellung der Finger (Akropachie). – **(10)** Weitere trophische Störungen: Brüchigwerden der Nägel, Haarausfall; Störungen endokriner Funktionen: Gonaden, Hypophyse mit Dysmenorrhö, Impotenz. – **(11)** Erhöhung von T3 und T4, supprimiertes TSH. – **(12)** Sonographisch diffuse Echoarmut, meist SD-Vergrößerung. – **(13)** Homogene, deutlich vermehrte Aufnahme des Radionuklids im quantitativen Szintigramm. – **(14)** Nachweis von schilddrüsenstimulierenden Autoantikörpern, Nachweis von Antikörpern gegen schilddrüsenspezifische Peroxidase. – **(15)** Manifestationsalter: häufig 3.–4. Lebensdekade.
Ätiol.: Organspezifische Autoimmunerkrankung mit Bildung schilddrüsenstimulierender Antikörper; immungenetische Prädisposition (HLA-DR3 und -DR5, DQA1*0201, DRB3*0101), familiäre Häufung von Autoimmunerkrankungen.
Pathog.: Histolog. lymphozytäre Infiltration der Schilddrüse, Thyreozyten aktiviert mit zahlreichen Resorptionsvakuolen, inappropriate HLA-Expression auf Thyreozyten.
Bemerkungen: Das Fehlen von Augensymptomen oder auch weiterer Organmanifestationen schließt eine Basedow-Hyperthyreose nicht aus. Weitere Organmanifestationen können sich in unterschiedlicher zeitlicher Reihenfolge, d.h. vor oder nach Manifestation der Hyperthyreose, ausbilden. M. Basedow kann mit Vitiligo, atrophischer Gastritis mit Parietalzell-Autoantikörper, Myasthenia gravis, Nebenniereninsuffizienz vergesellschaftet sein (CAPS II).
Lit.: v Basedow CA (1840) Caspers Wschr 13/14. – v Basedow CA (1848) Wschr ges Heilkde, 2. Dez. – Boehm BO, Kühnl P, Manfras BJ et al (1992) HLA-DRB3 gene alleles in Caucasians patients with Graves' disease. Clin Investig 70: 956–960. – Boehm BO, Thomas H, Lee J et al (1992) Graves' disease study. In: Tsuji K, Aizawa M, Saszuki T (eds) HLA 1991. Proceedings of the Eleventh International Histocompatibility Workshop and Conference, pp 710–713. Oxford Science Publications. – Flajani G (1802) Sopra un tumore freddo nell'anteriore parte del collo. Collezione d'osservazioni e reflessioni di chirurgia, Bd III, S 270, Roma. – Graves RJ (1835) London Med a Surg Journ VII/2, 516. – Parry CH (1825) Enlargement of the thyroid gland. In: Collected works, Vol I, pp 478–480, London. – Volpè R (1991) Graves' disease. In: Braverman LE, Utiger RD (eds) The Thyroid, 6th ed, pp 648–657. JB Lippincott Company.
McK: 139080; 275000
B. O. Böhm/GA

Basedow-Psychose
Syn.: Basedowian psychosis (e)
Def.: Symptomatische, »exogene« Psychose bei Morbus Basedow.
A.: Die endokrine Grunderkrankung (von-Basedow-Krankheit, s. dort) wurde von Carl Adolph von Basedow (1799–1854) im Jahre 1840 erstmalig vollständig beschrieben.
Diagn. Krit.: **(1)** Beschleunigtes Denken. – **(2)** Angst, Schreckhaftigkeit, Reizbarkeit. – **(3)** Verwirrtheit. – **(4)** Delirante Symptome mit ausgeprägten, oft szenischen Halluzinationen. – **(5)** Rein affektive, also depressive oder manische Symptome sind seltener.
Ätiol.: Die endokrine Störung im Rahmen der Basedow-Krankheit führt neben zahlreichen körperlichen auch zu psychotischen Symptomen.
Pathog.: Nicht sicher geklärt. Eine Störung zentraler Neurotransmitter steht im Mittelpunkt der Hypothesen.
Bemerkungen: Die bei nahezu allen Patienten mit Basedow-Krankheit zu beobachtenden psychischen und Verhaltenssymptome, etwa Nervosität, Heißhunger und überhastete Sprechweise, sind natürlich bei der hier beschriebenen psychotischen Verlaufsform ebenfalls vorhanden.
Lit.: Bauer MS, Droba M, Whybrow PC (1987) Disorders of the thyroid and parathyroid. In: Nemeroff CB, Loosen PT (eds) Handbook of Clinical Psychoneuroendocrinology, pp 41–70. Guilford, New York. – Denicoff KD, Joffe RT, Lakshmanan MC (1990) Neuropsychiatric manifestations of altered thyroid states. Amer J Psychiatry 147: 94–99. – Freedman M, Sala M, Faraj G, Niepomniszcze H (1993) Psychological changes during thyrotoxicosis. Thyroidol Clin Exp 5: 25–28. – Rose RM (1985) Psychoendocrinology. In: Wilson JD, Foster DW (eds) Williams Textbook of Endocrinology, 7th ed, pp 653–681. Saunders, Philadelphia. – Voth HM, Holzman P, Katz J (1970) Thyroid „hot spots": their relationship to life stress. Psychosom Med 32: 561–568.
P. Hoff/DP

von-Basedow-Syndrom: von-Basedow-Krankheit

Basisstörungen
Def.: Substratnahe Basissymptome bei schizophrenen Patienten sind subjektiv erlebte Primärerfahrungen, die die Basis der komplexen psychotischen Endphänomene darstellen und einem supponierten somatischen Substrat (Neurophysiologie, Neurotransmission) näher stehen als jene. Das Basisstörungskonzept umfaßt die Begriffe Basissymptome und Basisstadien.
A.: Gerd Huber, deutscher Psychiater, Bonn. Entwicklung des Basisstörungskonzeptes in den 50er Jahren, Kernbegriffe publiziert ab 1966.
Diagn. Krit.: Die fünf Hauptkategorien der Basissymptome sind: **(1)** Direkte Minussymptome (z.B. Antriebsverarmung). – **(2)** Indirekte Minussymptome (z.B. verminderte Belastbarkeit). – **(3)** Kognitive Denk-, Handlungs- und Wahrnehmungsstörungen (z.B. Konkretismus). – **(4)** Coenästhesien (z.B. Bewegungsempfindungen im Körperinneren). – **(5)** Zentral-vegetative Störungen (z.B. paroxysmale Tachykardie).
Ätiol.: Die der produktiven Psychose oft lange vorauseilenden und in den Residualzuständen dominierenden Basisstörungen werden als »substratnah«, i.e. als eng mit der somatisch-neurobiologischen Grundlage verbunden aufgefaßt.
Pathog.: Nach dem Konzept der Übergangsreihen kön-

nen auf die völlig unspezifischen, also für Schizophrenie keineswegs beweisenden Basissymptome der Stufe 1 die mehr oder weniger schizophrenietypischen Erlebnis- und Äußerungsweisen der Stufe 2 und dann schließlich die nicht mehr zu den Basissymptomen gehörenden hochkomplexen und typisch schizophrenen End- und Überbauphänomene der Stufe 3 folgen.

Bemerkungen: Das Basisstörungskonzept stellt seit Jahrzehnten ein zunehmend theoretisch ausgebautes und empirisch untermauertes, wesentlich psychopathologisch, aber auch an den zerebralen Funktionen orientiertes Konzept zum Verständnis gerade auch der frühen und der chronischen Verlaufsformen schizophrener Psychosen dar. Eine ideenreiche strukturdynamische Deutung hat Janzarik vorgelegt. – Eine operationalisierte Erfassung wird durch das Bonner Untersuchungsinstrument zur standardisierten Erhebung und Dokumentation von Basissymptomen (BSABS) ermöglicht. Dies ist um so wichtiger, als Basissymptome in der Regel nicht der Verhaltensbeobachtung zugänglich sind, sondern nur über die psychopathologische Exploration erkannt werden können.

Lit.: Gross G (1969) Prodrome und Vorpostensyndrome schizophrener Erkrankungen. In: Huber G (Hrsg) Schizophrenie und Zyklothymie. Thieme, Stuttgart. – Gross G (1985) Bonner Untersuchungsinstrument zur standardisierten Erhebung und Dokumentation von Basissymptomen (BSABS). In: Huber G (Hrsg) Basisstadien endogener Psychosen und das Borderline-Problem. Schattauer, Stuttgart, New York. – Huber G (1966) Reine Defektsyndrome und Basisstadien endogener Psychosen. Fortschr Neurol Psychiat 34: 409–426. – Huber G (1983) Das Konzept substratnaher Basissymptome und seine Bedeutung für Theorie und Therapie schizophrener Erkrankungen. Nervenarzt 54: 23–32. – Janzarik W (1983) Basisstörungen. Eine Revision mit strukturdynamischen Mitteln. Nervenarzt 54: 122–130. – Klosterkötter J (1988) Übergänge oder Grenzen zwischen Persönlichkeitsvarianten und Schizophrenien. In: Janzarik W (Hrsg) Persönlichkeit und Psychose, S 112–127. Enke, Stuttgart. – Klosterkötter J et al (1990) Basissymptomorientierte Diagnostik schizophrener Vulnerabilität. In: Huber G (Hrsg) Idiopathische Psychosen: Psychopathologie – Neurobiologie – Therapie, S 137–148. Schattauer, Stuttgart. – Süllwold L, Huber G (1986) Schizophrene Basisstörungen. Springer, Berlin, Heidelberg, New York.

P. Hoff/DP

Bassen-Kornzweig-Syndrom: Abetalipoproteinämie
Batten's disease (e): Ceroidlipofuscinose, neuronale, Typ Spielmeyer-Vogt – Dystrophia myotonica Curschmann-Steinert
Batten-Kufs-Syndrom: Ceroidlipofuscinose, neuronale, Typ Kufs
Batten-Steinert-Syndrom: Dystrophia myotonica Curschmann-Steinert

Battered-child

Syn.: battered-child syndrome (e) – Kindesmißhandlungs-Syndrom – Syndrom der Kindesmißhandlung und Kindesvernachlässigung – child abuse and neglect syndrome (e) – psychosocial dwarfism (e) – maternal deprivation syndrome (e)

Def.: Eine nicht zufällige, bewußte oder unbewußte, gewaltsame physische oder psychische Schädigung eines Kindes, die in Familien oder Institutionen geschieht und die zu Verletzungen, Entwicklungshemmungen und sogar zum Tode führt und die das Wohl und die Rechte eines Kindes beeinträchtigt oder bedroht (Kinderschutzzentrum, 1982).

A.: Erste Erwähnung 1879 durch A. Tardieu, Rechtsmediziner, Paris; 1946 macht J. Caffey erstmals auf die Kombination von multiplen Knochenfrakturen und chronischen subduralen Hämatomen bei Kindern als mögliche Folge von Mißhandlung aufmerksam. C. H. Kempe et al. beschrieben 1962 den Begriff des »battered-child syndrome«.

Diagn. Krit.: **(1)** Zeichen physischer Gewaltanwendung: verdächtig sind alle Formen körperlicher Verletzungen, deren Entstehung nicht plausibel erscheint, nicht zum Entwicklungsalter des Kindes paßt und verspätet ärztlicher Versorgung zugeführt wird: Hämatome verschiedenen Alters, verschiedener Lokalisation; Schleimhautverletzungen im Mundbereich, ungewöhnliche Hautverletzungen; Verbrennungen, Skelettverletzungen, Frakturen, besonders der Röhrenknochen mit Veränderungen im Metaphysenbereich; ZNS-Symptome, Koma und Krämpfe als Folge subduraler Hämatome; traumatische Verletzungen innerer Organe (Leber, Milz und Verdauungstrakt). – **(2)** Mißhandlung durch Vernachlässigung: Wachstumsstörungen; verzögerte motorische und kognitive Entwicklung sowie Fehlentwicklungen im sozialen Bereich und in der Persönlichkeit, besonders bei Kindern unter 2 Jahren durch körperliche Vernachlässigung und bei emotioneller Deprivation. – **(3)** Sexueller Mißbrauch: Mißhandlung von abhängigen, in der körperlichen Entwicklung noch unreifen Kindern und Heranwachsenden durch erzwungene sexuelle Aktivität in Form sexueller Belästigung, Exhibitionismus, nicht gewaltsamen Geschlechtsverkehrs oder Vergewaltigung. Heute wahrscheinlich häufigste Form nicht erkannter Kindesmißhandlung. Neben klinischen Zeichen des Mißbrauchs (vaginale und anale Läsion) häufig nur emotionale Hinweise: Angst, Depression, Verlust des Selbstwertgefühls u.a.m. Gefahr schwerer späterer seelischer Entwicklungsstörungen, falls der oft jahrelange Mißbrauch nicht aufgedeckt wird.

Ätiol.: Heterogen bzw. unbekannt. Die mißhandelnde Person steht häufig in verwandtschaftlichem Fürsorgeverhältnis zum Kind. Kindesmißhandlungen finden sich in allen ethnischen, geographischen, religiösen, beruflichen und sozio-ökonomischen Gruppen. Armut erhöht wahrscheinlich die Inzidenz. 90% mißhandelnder Eltern haben weder psychotische noch kriminelle Persönlichkeit. Auslösefaktoren für Kindesmißhandlung sind häufig akute familiäre Krisen.

Pathog.: Heterogen; siehe Diagn. Krit.

Bemerkungen: Besondere Form der Kindesmißhandlung: Münchhausen-by-proxy-Syndrom. Hierbei sind Kinder Opfer erfundener Krankheiten von Eltern und oft jahrelang unnötiger Diagnostik und Therapie ausgesetzt.

Bei frühzeitiger Aufdeckung, Interventions- und Familientherapie ist die Rehabilitation möglich. 3% betroffener Kinder müssen in den USA endgültig aus der Familie genommen werden. Ohne Therapie ist die erneute Mißhandlungsgefährdung groß (25% schwere Verletzungen; 5% Todesfälle). 90% aller tödlich verlaufenden Mißhandlungen treffen Kinder unter 5 Jahren, 41% Säuglinge. Häufigkeit der Kindesmißhandlung mit Todesfolge in den USA: 8–10/100 000 (0–4 Jahre) und 2–3/100 000 (0–17 Jahre). Dabei keine Zunahme der Inzidenz zwischen 1979 und 1988.

Lit.: American Academy of Pediatrics (1991) Guidelines for the evaluation of sexual abuse of children. Pediatrics 87: 254–260. – Hobbs CJ, Wynne JM (1990) The sexually abused battered child. Arch Dis Child 65: 423–427. – Kempe CH, Silverman F, Steel BP et al (1962) The battered child syndrome. JAMA 191: 17–24. – Kinderschutzzentrum Berlin (1979) Kindesmißhandlung. Erkennen und Helfen. Eine praktische Anleitung. Bundesministerium für Jugend, Fam und Ges (Hrsg), Bonn. – McClain PW, Sacks JJ, Froehlke RG, Ewigman BG (1993) Estimates of fatal child abuse and neglect, United States, 1979 through 1988. Pediatrics 91: 338–343. – Meadow R (1977) Munchhausen syndrome by proxy: the hinterland of child abuse. Lancet II: 343–345. – Silverman

FN (1972) Unrecognized trauma in infants, the battered child syndrome, and the syndrome of Ambroise Tardieu. Radiology 104: 337–353.
H.-L. Spohr/JK

battered-child syndrome (e): Battered-child

Battered-root-Symptomatik
Def.: Radikuläre Beschwerden nach einer Wirbelsäulenoperation.
Diagn. Krit.: **(1)** Wiederauftreten von Schmerzen in radikulärer Verteilung nach initial erfolgreicher Operation einer Wurzelkompression. – **(2)** Konstanter, häufig brennender Schmerz. – **(3)** Schmerzverstärkung durch Bewegung und Valsalva-Manöver. – **(4)** Myelographisch: Wurzelamputation. – **(5)** Computertomographisch: periradikuläres Narbengewebe.
Ätiol.: Mechanische Nervenläsion.
Pathog.: Ummauerung von Nervenwurzeln nach initial erfolgreicher Nukleotomie durch Narbengewebe. Hierdurch kommt es evtl. zu ephaptischen Verbindungen zwischen Nervenwurzeln.
Lit.: Waisbrod H, Gerbershagen HU (1985) Spinal cord stimulation in patients with a battered root syndrome. Arch Orth Trauma Surg 104: 62–64.
W. Müller-Felber/DP

Bauchdeckenaplasie-Syndrom: Prune-belly-Sequenz
Bazex-Syndrom: Akrokeratose, paraneoplastische (Bazex)
Bazin-Tuberculosis indurativa cutanea et subcutanea: Erythema induratum Bazin
BBB-Syndrom: Hypertelorismus-Hypospadie-Syndrom
BBS: Bronze-Baby
BD syndrome (e): Kaveggia-Syndrom
Beals auriculo-osteodysplasia syndrome (e): Aurikulo-Osteodysplasie
Beals-Hecht-Syndrom: Arachnodaktylie, kongenitale kontrakturelle
Beals-Syndrom: Arachnodaktylie, kongenitale kontrakturelle
Bean-Syndrom: Blue-rubber-bleb-Nävus

Beard-Krankheit
Def.: Nicht mehr gebräuchlicher Begriff für die Neurasthenie.
A.: George Miller Beard, Neurologe, New York, 1839–1883. – Erstbeschreibung 1869.
Lit.: Beard GM (1869) Neurasthenia or nervous exhaustion. Boston Med Surg J 80: 217–221.
D. Pongratz/DP

Beare-Dodge-Nevin-Komplex
Syn.: Beare-Dodge-Nevin-Syndrom – cutis gyrata, acanthosis nigricans and other congenital anomalies (e)

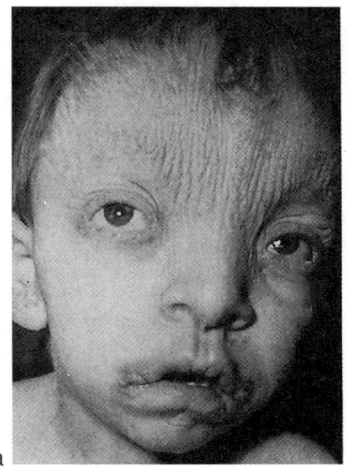
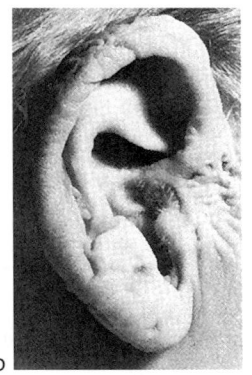
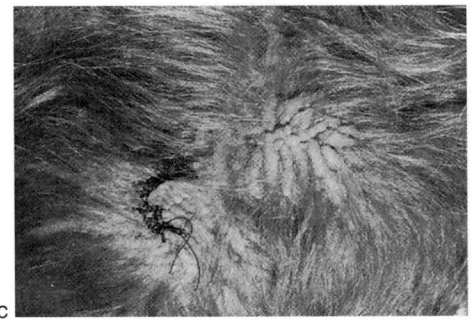
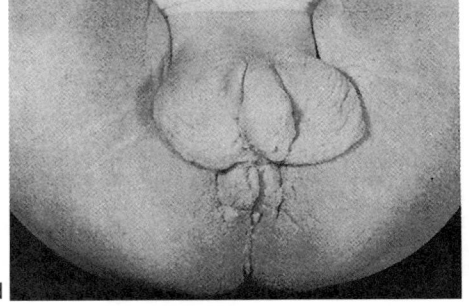

Beare-Dodge-Nevin-Komplex: a) Gesicht mit Hypertelorismus, Strabismus, Ohrmuscheltiefstand, Mikrogenie und typischen Hautveränderungen; b) Ohrdetail; c) Cutis verticis gyrata im Bereich der behaarten Kopfhaut; d) Scrotum bifidum (Beob. Beare, Dodge und Nevin) ▷

Bearn-Kunkel-Syndrom

Def.: Äußerst seltenes Krankheitsbild mit Cutis verticis gyrata, Acanthosis nigricans und anderen kongenitalen Anomalien.
A.: J. Martin Beare, J. A. Dodge, N. C. Nevin, britische Dermatologen, Belfast. – Erstbeschreibung 1969 anhand eines männlichen Patienten.
Diagn. Krit.: **(1)** Auffallende zerebriforme Furchung der Haut (Cutis verticis gyrata) im Bereich der behaarten Kopfhaut, der Stirn und beider Ohrmuscheln, in geringerem Ausmaß an den Augenlidern, den Wangen, sowie den Handflächen und Fußsohlen. – **(2)** Periorale, axilläre, perigenitale, perianale Hyperkeratose und Hyperpigmentation entsprechend einer Acanthosis nigricans. – **(3)** Ungewöhnlicher Gesichtsschnitt mit Hypertelorismus, Mikrogenie, Ohrmuscheltiefstand und -dysplasie. – **(4)** Gaumenspalte mit Uvula bifida, Dentes natales und partielle Anodontie. – **(5)** Hernia inguinalis und umbilicalis, Scrotum bifidum und gespaltene Brustwarzen. – **(6)** Dermatoglyphenanomalien. – **(7)** Funktionelle hypertrophische Pylorusstenose. – **(8)** Mäßig verzögerte geistige und körperliche Entwicklung mit Minderwuchs.
Ätiol.: Unbekannt.
Pathog.: Bezüglich der Cutis verticis gyrata wird eine Störung des synchronen Wachstums benachbarter Gewebsanteile angenommen, wobei eine atavistische Entwicklungsanomalie als Ursache für diese Asynchronität diskutiert wird (Korting 1963). Bei Patienten mit genetisch bedingter Insulinresistenz und Acanthosis nigricans haben Accili et al. kürzlich Mutationen im Insulinrezeptor-Gen nachgewiesen.
Bemerkungen: Aufgrund des histologischen Bildes werden eine sog. »echte« Cutis verticis gyrata, deren Aufbau feingeweblich uncharakteristisch erscheint, und eine sog. Pseudo-Cutis-verticis-gyrata, der ein spezifisches feingewebliches Substrat wie z.B. ein Nävuszellnävus oder ein leukämisches Infiltrat zugrunde liegt, unterschieden (Pachinger 1981). Die »echte« Cutis verticis gyrata kommt sowohl als Symptom definierter Syndrome und endokriner Störungen als auch – selten – bei Gesunden vor. **(DD)** Leprechaunismus – Seip-Syndrom – kraniofaziale Dysostose (Crouzon-Syndrom) – Beckwith-Wiedemann-Syndrom.
Lit.: Accili D, Barbetti F, Cama A et al (1992) Mutations in the insulin receptor gene in patients with genetic syndromes of insulin resistence and acanthosis nigricans. J Invest Dermatol 98: 77s–81s. – Beare JM, Dodge JA, Nevin NC (1969) Cutis gyratum, acanthosis nigricans and other congenital anomalies. A new syndrome. Brit J Derm 81: 241–247. – Pachinger W, Hönig D (1981) Zum Krankheitsbild der Cutis verticis gyrata. Z Hautkr 56: 275–280. – Stevenson RE, Ferlauto GJ, Taylor HA (1978) Cutis gyratum and acanthosis nigricans associated with other anomalies: a distinctive syndrome. J Pediat 92: 950–952.
H. P. Soyer/GB

Beare-Dodge-Nevin-Syndrom: Beare-Dodge-Nevin-Komplex
Beare-Stevenson-Syndrom: Dysostose, kongenitale kraniofaziale, und Cutis gyratum

Bearn-Kunkel-Syndrom

Def.: Heute nicht mehr gebräuchliche Bezeichnung für die »lupoide Hepatitis« als Verlaufsform einer autoimmunen chronischen Hepatitis.
Lit.: Bearn AG, Kunkel HG, Slater RJ (1956) The problem of chronic liver disease in young women. Am J Med 21: 3–15.
M. Scheurlen/GA

Beatmungslunge: ARDS
bébé Michelin (fz): Michelin-tire-baby-Syndrom
von Bechterew's disease (e): Spondylitis ankylosans Bechterew
von-Bechterew-von-Strümpell-Marie-Syndrom: Spondylitis ankylosans Bechterew
Beckengürteldystrophie, infantile, maligne Form: Muskeldystrophie, X-chromosomal rezessive, Typ Duchenne
Beckennerven-Syndrom: Nervus-pelvicus-Symptomatik
Beckenneuralgie: Ostitis pubis

Becken-Schulter-Dysplasie

Def.: Durch symmetrische Hypoplasie von Beckenschaufeln und Schulterblättern charakterisierte Entwicklungsstörung des Skeletts.
A.: Erstbeschreibung 1970 durch die Pädiater Wilhelm Kosenow, 1920–, Münster, J. Niederle, Krefeld, und A. Sinios, Hamburg.
Diagn. Krit.: **(1)** Klinisch kleines Becken, evtl. ohne tastbare Spina iliaca anterior, Hyperlordose, kleine Schulterblätter, evtl. wiegender oder watschelnder Gang. – **(2)** Kleine, einfach geformte Ohrmuscheln bei zwei von drei Patienten. – **(3)** Röntgenologisch stark hypoplastische Beckenschaufeln und Schulterblätter.

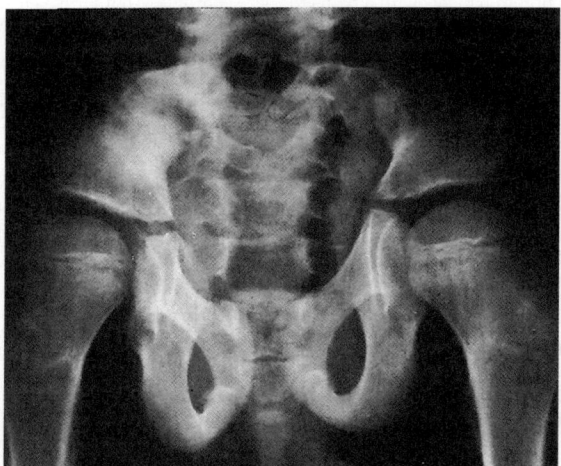

a

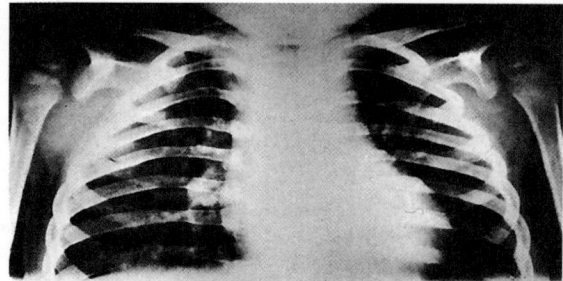

b

Röntgenbild der Becken-Schulter-Dysplasie: a) Hypoplasie der oberen Anteile des Os ilium bei sonst normaler Strukturierung des Beckengürtels, Spalten der Wirbelbögen bei L5 und S1; b) Hypoplasie des »Blattanteiles« der Skapula (rechts stärker als links), Schaufelrippe rechts, gerade verlaufende Schlüsselbeine, die lateral kalkärmer und hypoplastisch sind (Beob. Kosenow, Niederle und Sinios)

Ätiol.: Autosomal-dominantes Erbleiden.
Pathog.: Unbekannt.
Bemerkungen: Das erste Kind der Originalbeschreibung hatte zusätzlich ophthalmologische Veränderungen mit Mikrophthalmie, Iriskolobom und Hornhautnarben. Wegen ihrer Seltenheit ist das klinische Spektrum der Erkrankung nicht bekannt.
Lit.: Kosenow W, Niederle J, Sinios A (1970) Becken-Schulter-Dysplasie. Fortschr Röntgenstr 113: 39–48. – Thomas PS, Reid M, McCurdy AM (1977) Pelvis-shoulder dysplasia. Pediatr Radiol 5: 219–223.
McK: 169550
J. Spranger/JS

Becker dystrophy (e): Muskeldystrophie, X-chromosomal rezessive, Typ Becker-Kiener
Becker-Kiener Muskeldystrophie: Muskeldystrophie, X-chromosomal rezessive, Typ Becker-Kiener
Becker's muscular dystrophy (e): Muskeldystrophie, X-chromosomal rezessive, Typ Becker-Kiener
Beck-Krankheit: Kashin-Beck-Krankheit
Beckwith-Wiedemann-Syndrom: Wiedemann-Beckwith-Syndrom
Bednar-Parrot-Epiphysenlösung: Parrot-Lähmung
Behçet-Aphthen: Morbus Behçet
Behçet-Krankheit: Morbus Behçet
Behçet-Syndrom: Morbus Behçet
Behr complicated form of infantile hereditary atrophy (e): Behr-Syndrom

Behr-Syndrom
Syn.: Optikusatrophie, komplizierte, heredofamiliäre – optic atrophy-ataxia syndrome (e) – Behr complicated form of infantile hereditary atrophy (e) – atrophie optique infantile compliquée hérédo-familiale (fz)
Def.: Autosomal-rezessiv erbliche Optikusatrophie mit spino-zerebellärer Dystrophie.
A.: Erstbeschreibung 1909 durch C. Behr, deutscher Ophthalmologe.
Diagn. Krit.: **(1)** Spinozerebelläre Dystrophie mit Ataxie, Dysarthrie, pyramidaler Symptomatik, insbesondere Blasenschwäche. – **(2)** Bilaterale partielle temporale Optikusatrophie – nicht progredient, u.a. Nystagmus, Strabismus. – **(3)** Manifestation bis zur Pubertät.
Ätiol.: Autosomal-rezessives Erbleiden.
Pathog.: Wahrscheinlich Stoffwechselstörung.
Bemerkungen: **(DD)** Leber-Optikusatrophie – Friedreich-Ataxie – verschiedene Formen der Optikusatrophie, hereditär oder erworben – Didmoad-Syndrom – Fischer-S. – v.-Graefe-Sjögren-S. – stato-opto-sensibles S. – Pierre-Marie-S. – Pelizaeus-Merzbacher-S.
Lit.: André van Leeuven M, van Bogaert L (1942) Sur l'atrophie optique hérédo-familiale compliquée (Behr), forme de passage de l'atrophie de Leber aux hérédoataxies. Mschr Psych Neur 105: 314–350. – Behr C (1908) Die komplizierte hereditär-familiäre Opticusatrophie des Kindesalters. Klin Monatsbl Augenheilk 47: 138–160. – Franceschetti A, Bamatter F (1940) Atrophie optique infantile associée à des troubles généraux (syndrome de Behr). Schweiz Med Wschr 70: 285–286. – Krill AE (1977) Hereditary retinal and chorioidal diseases. Harper & Row, Philadelphia. – Pau H (1986) Differentialdiagnose der Augenkrankheiten. Thieme, Stuttgart, New York.
McK: 210000
E. Zrenner/DP

Belastungssyndrom, chronisches: Entwurzelungsdepression

Bell-Lähmung
Syn.: Fazialisparese, periphere, idiopathische – Bell-Syndrom – Bell's palsy (e) – facial paralysis (e) – refrigeration palsy (e) – facial paralysis, idiopathic (e) – facial palsy, late-onset (e) – paralysie faciale de Bell (fz)
Def.: Krankheitsbild der idiopathischen, meist unilateralen, peripheren Fazialislähmung.
A.: Sir Charles Bell, 1774–1842, schottischer Chirurg, London.
Diagn. Krit.: **(1)** Innerhalb weniger Stunden oder plötzlich (z.B. nach dem morgendlichen Erwachen) sich einstellende, meist halbseitige Lähmung aller mimischen Muskeln: die Stirn kann nicht gerunzelt, das Auge nicht geschlossen, der Mund nicht verzogen und nicht gespitzt werden. Die Nasolabialfalte erscheint verstrichen; Speichelfluß aus dem hängenden Mundwinkel; Tränenträufeln aus dem schlußunfähigen Auge. – **(2)** Bell-Phänomen: die physiologische Drehung des Bulbus nach oben bei Augenschluß ist normalerweise nicht sichtbar, da der Lidschluß komplett ist. Die Beobachtung bei Fazialisparese infolge inkompletten Lidschlusses wird als Bell-Phänomen bezeichnet. – **(3)** Bei Mitschädigung der Chorda tympani (im Fazialiskanal) kommt es zu Geschmacksstörungen im vorderen Teil der Zunge. – **(4)** Hyperakusis (bei Ausfall des M. stapedius). – **(5)** Parästhesien und Hyperästhesien in der gelähmten Gesichtshälfte nicht selten. – **(6)** Verlauf: in leichten Fällen bildet sich die Lähmung in einigen Tagen oder Wochen zurück. In schwereren Fällen (ca. 30%) besteht die Lähmung monatelang und bildet sich nur unvollkommen zurück. Spätfolgen: Muskelkontrakturen. Mitbewegungen, Krokodilstränen, Geschmacks-Schwitzen, postparalytischer Spasmus facialis. Nach Spontanremission sind (seitengleiche) Rückfälle nicht selten.
Ätiol.: Ungeklärt, »idiopathisch«. Zahlreiche Theorien.
Pathog.: Periphere Fazialisparese.
Lit.: Bell Ch (1821) On the nerves; giving an account of some experiments on their structure and functions, which lead to a new arrangement of the system. Phil Trans 111: 398–424. – Bell Ch (1829) On the nerves of the face, being a second paper on that subject. Phil Trans 119: 317–330. – Malin JP (1995) Nervus facialis. In: Schmidt D, Malin JP (Hrsg) Erkrankungen der Hirnnerven. 2. Aufl. Thieme, Stuttgart, New York.
D. Schmidt/DP

Bell's palsy (e): Bell-Lähmung
Bell-Syndrom: Bell-Lähmung

Bencze-Syndrom
Syn.: hemifacial hyperplasia with strabism (e)
Def.: Sehr seltene autosomal-dominant erbliche Erkrankung mit einseitiger Gesichtshypertrophie, Strabismus und konsekutiver Neigung zur Erblindung.
A.: J. Bencze, Stomatologe, A. Schnitzler und J. Walawska, Ophthalmologen, Debrecen, Ungarn. Erstbeschreibung 1973.
Diagn. Krit.: **(1)** Hemihyperplasia faciei: vergrößerter Jochbogen, Kieferwinkel, vergrößerte Zähne, abgeflachte Nasolabialfalte. Neurokranium jedoch symmetrisch. – **(2)** Horizontaler und/oder vertikaler Strabismus convergens oder alternans auf der betroffenen oder relativ hy-

poplastischen Seite. – **(3)** Als Folge des Schielens Neigung zur Amblyopie. – **(4)** Fakultativ submuköse Gaumenspalte, Wachstumsverzögerung, Telekanthus, Skoliose, überstreckbare Kniegelenke, Intelligenzminderung.
Ätiol.: Autosomal-dominant erbliche Erkrankung.
Pathog.: Unbekannt.
Bemerkungen: Die Krankheit muß gegen die wesentlich größere Zahl sporadischer einseitiger Gesichtshypertrophien abgegrenzt werden.
Lit.: Bencze J, Schnitzler Á, Walawska J (1973) Dominant inheritance of hemifacial hyperplasia associated with strabismus. Oral Surg 35: 489–500. – Kurnit D, Hall JG, Shurtleff DB, Cohen MM Jr (1979) An autosomal dominantly inherited syndrome of facial asymmetry, esotropia, amblyopia, and submucous cleft palate (Bencze syndrome). Clin Genet 16: 301–304. – Rowe HN (1962) Hemifacial hypertrophy. Oral Surg 15: 572–587.
McK: 141350
C. D. Reimers/DP

Benedikt-Krankheit: Benedikt-Symptomatik
Benedikt-Lähmung: Benedikt-Symptomatik

Benedikt-Symptomatik
Syn.: Benedikt-Krankheit – Benedikt-Lähmung – Ruber-Syndrom, unteres – Syndrom des Nucleus ruber, unteres
Def.: Läsion im Bereich des Nucleus ruber.
A.: Erstbeschreibung 1889 durch Moritz Benedikt, 1835–1920, Neurologe, Wien. – Namengebung durch Charcot 1893.
Diagn. Krit.: **(1)** Kontralaterale Hemiataxie. – **(2)** Ipsilaterale Okulomotoriuslähmung. – **(3)** Kontralateraler Rigor. – **(4)** Kontralaterale Hyperkinesen.
Ätiol.: Vaskulär, Tumoren.
Pathog.: Läsion des Nucleus ruber und der ihn durchziehenden Okulomotoriusfasern.

Bemerkungen: **(DD)** Claude-Symptomatik (hier keine Hyperkinesen) – Weber-S. – Nothnagel-S.
Lit.: Benedikt M (1893) Der Symptomenkomplex der Benedikt' Krankheit. Internat klin Rundschau Wien 7: 505. – Charcot JM (1889) Tremblement avec paralysie croisée du moteur oculaire commun. Bull méd Paris 3: 547–548. – Leigh RJ, Zee DS (1991) The neurology of eye movements, 2 ed. FA Davis Company, Philadelphia.
U. Büttner/DP

benign familial chronic conjugated hyperbilirubinemia (e): Rotor-Syndrom
benign inoculative lymphoreticulosis (e): Katzenkratzkrankheit
Berardinelli-Seip-Syndrom: Lipodystrophie, progressive
Berdon-Syndrom: Megazystis, Mikrokolon, intestinale Hypoperistalsis

Berger-Krankheit
Def.: Historische Bezeichnung für die IgA-Nephropathie.
A.: Jean Berger, französischer Nephrologe. Erstbeschreibung 1968.
Lit.: Berger J, Hinglais N (1968) Les depots intercapillaires d'IgA-IgG. J Urol Nephrol 74: 694–695.
McK: 161950

Bergeron's chorea (e): Dubini-Krankheit
Bergeron's disease (e): Dubini-Krankheit
Bergkrankheit, chronische: Höhenkrankheit, chronische

von-Bergmann-Syndrom
Def.: Nicht mehr gebräuchliches Synonym für einen kardioösophagealen Symptomenkomplex bei Hiatushernien des Zwerchfells.
Lit.: v Bergmann G (1932) Das epiphrenale Syndrom, seine Beziehung zur Angina pektoris und zum Cardiospasmus. Dtsch med Wschr 58: 605–609.

Berlin-Syndrom
Syn.: ektodermale Dysplasie, Typ Berlin – Melanoleukodermie mit multiplen Anomalien – Leukomelanodermie mit multiplen Anomalien
Def.: Wahrscheinlich autosomal-rezessive Sonderform ektodermaler Dysplasien mit hyperhidrotischer Keratosis palmoplantaris, Minderwuchs und geistiger Behinderung.
A.: C. I. Berlin, Dermatologe, Tel Aviv (Israel) beschrieb 1961 das Leiden bei vier Geschwistern beiderlei Geschlechts aus einer Verwandtenehe.
Diagn. Krit.: **(1)** Ektodermale Dysplasie: **a)** blasse, dünne Haut mit Melanoleukodermie (»Leopardenhaut«), Pyodermie an Unterschenkeln mit Neigung zu Hautatrophie; **b)** spärliche Augenbrauen mit Abbruch im lateralen Teil; **c)** trockenes Kopfhaar bei mangelhafter Ausbildung der Talgdrüsen mit Neigung zu Poliosis praecox; **d)** Hypodontie und verspätete 1. und 2. Dentition; **e)** dicke Lippen mit distinkter Teleangiektasie, verstärkte periokuläre und periorale Fältelung und Runzelbil-

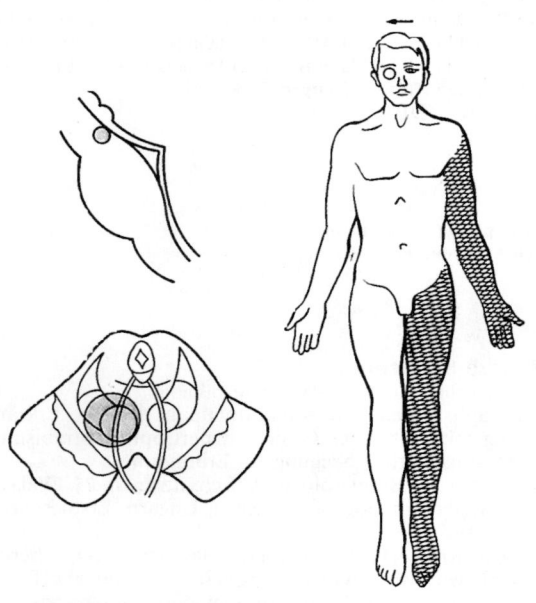

Benedikt-Symptomatik und Lokalisation des Herdes (nach Remky)

dung; **f)** evtl. Hyperkeratosis palmoplantaris mit mäßiger Hyperhidrose. – **(2)** Minderwuchs. – **(3)** Stelzenförmige, schlanke Beine (»Vogelbeine«). – **(4)** Geistige Behinderung. – **(5)** Bei Männern Hypogonadismus mit Testeshypoplasie, Mikropenis und nur diskreten bis fehlenden sekundären Geschlechtsmerkmalen (Bart, Scham- und Achselbehaarung), evtl. Hypospadie.
Ätiol.: Wahrscheinlich autosomal-rezessives Leiden (Verwandtenehe zwischen Cousins 1. Grades).
Pathog.: Unbekannt; Fehlen von Bart sowie Achsel- und Schambehaarung bei Männern in Folge des Hypogonadismus.
Bemerkungen: Offenbar sehr seltenes Leiden; bisher nur eine Familie beschrieben, daher Variabilität des klinischen Bildes noch nicht gut bekannt. Weitere Beobachtungen zur formalgenetischen Sicherung des angenommenen Vererbungsmodus notwendig. **(DD)** Abgrenzung zum autosomal-dominant vererbten Franceschetti-Jadassohn-Syndrom (McK 161000).
Lit.: Berlin CI (1961) Congenital generalized melanoleucoderma associated with hypodontia, hypotrichosis, stunted growth and mental retardation occurring in two brothers and two sisters. Dermatologica 123: 227–243. – Freire/Maia N, Pineiro M (1984) Ectodermal dysplasias: A clinical and genetic study. Allan R Liss, New York.
McK: 246500
L. Pelz/AS

Bernard-Horner syndrome (e): Horner-Trias

Bernard-Soulier-Syndrom
Syn.: giant platelet syndrome (e) – dystrophie thrombocytaire hémorragipare congénitale (fz)
Def.: Angeborene hämorrhagische Diathese, die durch eine Thrombozytopenie und einen Mangel oder Defekt des Membran-Glykoproteins Ib/IX der Thrombozyten bedingt ist.
A.: Erstbeschreibung 1948 durch die französischen Hämatologen Jean Bernard, 1907–, und Jean Pierre Soulier, 1913–.
Diagn. Krit.: **(1)** Neigung zu Haut- und Schleimhautblutungen. – **(2)** Verlängerung der Blutungszeit. – **(3)** Thrombozytopenie, im Ausstrich erscheinen die Riesen-Thrombozyten annähernd so groß wie Lymphozyten und sind kräftig angefärbt. – **(4)** Ristocetin-induzierte Thrombozytenaggregation nicht auslösbar oder stark abgeschwächt, die ADP- oder Kollagen-induzierte Thrombozytenaggregation ist dagegen unauffällig. – **(5)** Analyse der Membran-Glykoproteine der Thrombozyten zeigt eine starke Verminderung (oder Fehlen) bzw. eine verminderte Funktion des GPIb/IX-Komplexes.
Ätiol.: Wahrscheinlich autosomal-rezessives Erbleiden. Heterozygote sind i. allg. nicht symptomatisch, können jedoch durch Verminderung des GPIb/IX-Komplexes diagnostiziert werden.
Pathog.: Der GPIb/IX-Komplex ist der Hauptrezeptor des v.-Willebrand-Faktors am Thrombozyten. Die Primärhämostase ist durch die mangelnde Bindung des v.-Willebrand-Faktors an den Thrombozyten gestört. Die Ursache der verkürzten Thrombozytenüberlebenszeit, d.h. der Thrombozytopenie ist unklar.
Bemerkungen: **(DD)** alle Formen der Thrombozytopenie. Das v.-Willebrand-Jürgens-S. kann ebenfalls eine Thrombozytopenie und gestörte Ristocetin-induzierte Thrombozytenaggregation aufweisen, jedoch ist die Morphologie der Thrombozyten im Ausstrich wegweisend.

Lit.: Bernard J, Soulier JP (1948) Sur une novelle variété de dystrophie thrombocytaire-hémorragipare congénitale. Sem Hôp Paris 24: 3217–3223. – Bray PF (1994) Inherited diseases of platelet glycoproteins: considerations for rapid molecular characterization. Thromb Haemostas 72: 492–502. – Forbes CD, Madhok R (1991) Genetic disorders of blood coagulation: Clinical presentation and management. In: Ratnoff OD, Forbes CD (eds) Disorders of hemostasis, p 141. WB Saunders, Philadelphia. – Hardisty RM (1983) Hereditary disorders of platelet function. Clin Haematol 12: 153–173.
McK: 231200
M. Köhler/GA

Bernard-Syndrom: Horner-Trias

Bernheim-Syndrom
(Sequenz)
Def.: Störungen der Hämodynamik des rechten Ventrikels bei Hypertrophie der linken Herzkammer.
A.: P. Bernheim, französischer Kardiologe. – Erstbeschreibung 1910.
Diagn. Krit.: **(1)** Keine Lungenstauung. – **(2)** Hypertrophie des linken Ventrikels (Elektrokardiogramm, Echokardiogramm, Röntgen-Thorax) meist auf der Grundlage einer arteriellen Hypertonie oder einer Aortenstenose mit klinischen Zeichen einer rechtsventrikulären Funktionsstörung. – **(3)** Im Lävokardiogramm Ausbuchtung des linken Ventrikels gegen den rechten Ventrikel, der sich im Dextrogramm verkleinert darstellt. – **(4)** Gestaute Halsvenen, die Bernheim fälschlicherweise noch als Ausdruck einer »l'asystole veineuse« interpretierte. Die prominente a-Welle in der Jugularvenenpulskurve, die als Bernheim-a-Welle bezeichnet wird, wurde erst später beschrieben.
Ätiol.: Heterogen; alle zur Linksherzhypertrophie führenden Erkrankungen.
Pathog.: Nach der traditionellen Vorstellung kommt es bei linksventrikulärer Hypertrophie infolge einer Ausbuchtung des Ventrikelseptums zu einer Verminderung des rechtsventrikulären Volumens sowie zu einer Verziehung und Einengung des rechtsventrikulären Cavums mit konsekutiver Beeinträchtigung der diastolischen rechtsventrikulären Funktion. Nach neueren dopplerechokardiographischen Untersuchungen muß diese Ansicht in Zweifel gezogen werden; die frühdiastolische Füllung des rechten Ventrikels erwies sich beim Bernheim-Syndrom als normal. Nach heutiger Vorstellung kommt die Bernheim-a-Welle durch eine Interaktion der beiden Vorhöfe zustande.
Lit.: Bernheim (1910) De l'asystolie veineuse dans l'hypertrophie du cœur gauche par sténose concomitante du ventricule droit. Rev Méd 30: 785. – Henein MY, Xiao HB, Brecker SJ, Gibson DG (1993) Bernheim „a" wave: obstructed right ventricular inflow or atrial cross talk? Br Heart J 69: 409–413.
S. Wieshammer/GA

Berry-Fehlbildungskomplex
Syn.: Berry-Syndrom
Def.: Kombination von distalem aortopulmonalem Fenster, aortalem Abgang der rechten Pulmonalarterie, intaktem Ventrikelseptum, offenem Ductus Botalli sowie Atresie oder Hypoplasie des Aortenbogens.
A.: Erstbeschreibung 1982 durch T. Berry et al.

Best-Makuladegeneration, vitelliforme oder vitelliruptive

Diagn. Krit.: Angiographischer Nachweis der o.g. Fehlbildungen, wobei die nach kranial verlagerte Abgang der rechten Pulmonalarterie von besonderer diagnostischer Bedeutung ist: die rechte Pulmonalarterie geht in Höhe der linken Pulmonalarterie ab und füllt sich bei der Aortographie bevorzugt. Hilfreich zur Diagnosestellung sind auch die Dopplerechokardiographie und die Kernspintomographie.
Ätiol.: Unbekannt.
Pathog.: **1.** Partielle Persistenz des Truncus arteriosus. – **2.** Die Bifurkation der Pulmonalarterie gewinnt keinen regelrechten Anschluß zum Truncus pulmonalis. – **3.** Der Ursprung der rechten Pulmonalarterie wird zur Aorta hin verlagert.
Lit.: Berry T, Bharati S, Muster AJ et al (1982) Distal aortopulmonary septal defect, aortic origin of the right pulmonary artery, intact ventricular septum, patent ductus arteriosus and hypoplasia of the aortic isthmus: a newly recognized syndrome. Am J Cardiol 49: 108–116. – Shi-Joon Yoo, Hye Young Choi, In-Sook Park et al (1991) Distal aortopulmonary window with aortic origin of the right pulmonary artery and interruption of the aortic arch (Berry syndrome): diagnosis by MR imaging. Am J Radiol 157: 835–836.
S. Wieshammer/GA

Berry-Syndrom: Berry-Fehlbildungskomplex
Bertolotti-Garcin-Syndrom: Garcin-Symptomatik
Berufsatrophie: Nervus-ulnaris-Kompressionsneuropathie
Beschäftigungsneuropathie: Nervus-ulnaris-Kompressionsneuropathie
Besnier-Boeck-Schaumann-Krankheit: Sarkoidose
Best's disease (e): Best-Makuladegeneration, vitelliforme oder vitelliruptive

Best-Makuladegeneration, vitelliforme oder vitelliruptive

Syn.: Best-Syndrom – Best-Makuladystrophie – Makuladegeneration, vitelliforme – Makuladystrophie, vitelliruptive – Best's disease (e) – vitelliform or vitelliruptive macular dystrophy or degeneration (e) – hérédodégénérescence maculaire vitelliforme (fz) – maladie de Best (fz)
Def.: Autosomal-dominant erbliche zystisch-pseudozystische Makuladegeneration mit variabler Penetranz und Expressivität.
A.: Erstbeschreibung 1905 (Familienbeschreibung mit fünf Fällen) durch Franz Best, 1878–1920, Pathologe, Gießen.
Diagn. Krit.: **(1)** Fundus: vitelliformes Stadium: kreisrunde, selten ovale, zentrale hell-orangefarbene Pseudozyste von 0,5–3 Papillendurchmessern Größe (»Spiegelei«, »un oeuf sur plat«). Der auffällige Fundusbefund geht den Funktionsstörungen voraus, deshalb nicht selten Zufallsbefund. Später, nach Durchbruch des gespeicherten Lipofuscins, Stadium des Pseudohypopyon, dann »Rührei«-Stadium, evtl. Formierung sekundärer Zysten, schließlich atrophisches Narbenstadium mit unspezifischen Folgen (subretinale Neovaskularisation ähnlich Spätstadien anderer Makuladegenerationen). Gelegentlich multiple vitelliforme Zysten. Zahlreiche Genträger zeitlebens ohne ophthalmoskopisch faßbaren Fundusbefund. – **(2)** Funktion: Visus im vitelliformen Stadium oft normal, jedoch Hyperopisierung, evtl. Mikropsie. Nach Durchbruch des gespeicherten Lipofuscins, im Pseudohypopyon- und »Rührei«-Stadium Visus stark variabel reduziert, evtl. Metamorphopsien. Gesichtsfeld: relative, im Stadium der atrophischen Narbe auch absolute Zentralskotome. Peripheres Gesichtsfeld und Dunkeladaptation unauffällig. Elektroretinogramm normal. Elektrookulogramm: immer pathologisch reduziertes Hell/Dunkel-Verhältnis, auch bei klinisch symptomlosen Genträgern. Fluoreszenzangiographie: zentral im vitelliformen Stadium ausgeprägte makuläre Abschattung der Aderhautfluoreszenz durch das gespeicherte Lipofuscin. Später in variablem Ausmaß Fenstereffekte, evtl. Fluorescein-Austritt bei unspezifischen Folgeveränderungen. – **(3)** Manifestation zwischen 1. und 15. Lebensjahr, selten später. Klinisch asymptomatische Genträger nicht selten mit lebenslang unauffälligem Fundusbefund.
Ätiol.: Autosomal-dominant erbliche Störung, z.T. verminderte Penetranz und stark variable Expressivität. Genlokalisation auf Chromosom 11q13.
Pathog.: Lipofuscinose des retinalen Pigmentepithels (RPE). Trotz ubiquitärer Anomalie des RPE nur zentral faßbare subretinale Speicherung, aufgrund der strukturellen Besonderheiten der Makula.
Bemerkungen: Keine Therapie bekannt. Da perizentral intakte Retina, Versorgung mit vergrößernder Lesehilfe in vorangeschrittenen Stadien erfolgversprechend. **(DD)** adulte dominante vitelliforme foveomakulare Dystrophie – pseudovitelliforme Dystrophie der Makula – neuronale Lipidosen mit Makulabefall – okuläre Histoplasmose – serös-hämorrhagische oder disziforme Läsionen der Makula, z.B. im Rahmen alterskorrelierter Makuladegeneration – Makulabeteiligung bei Sjögren-Larsson-Syndrom – Thioridazin-Makulopathie – Makulaherde bei okulärer Toxoplasmose – Zapfendystrophie – Zapfen-Stäbchen-Dystrophie.
Lit.: Best F (1905) Über eine hereditäre Makulaaffektion; Beiträge zur Vererbungslehre. Z Augenheilk 13: 199. – Deutman AF (1969) Electrooculography in families with vitelliform dystrophy of the fovea. Arch Ophthalmol 81: 305–316. – Fishman GA (1985) Electroretinography and inherited macular dystrophies. Retina 5: 3. – Fishman GA (1985) Electrophysiology and inherited retinal disorders. Doc Ophthalmol 60: 107–119. – Fishman GA, Baca W, Alexander KR et al (1993) Visual acuity in patients with Best vitelliform macular dystrophy. Ophthalmol 100: 1665–1670. – Frangieh GT, Green WR, Fine SL (1982) A histopathologic study of Best's vitelliform dystrophy. Arch Ophthalmol 100: 1115–1121. – Gass JDM (1983) Dominantly inherited adult form of vitelliform foveomacular dystrophy. In: Fine SL, Owens SL (eds) Management of retinal vascular and macular disorders, p 182. Williams & Wilkins, Baltimore. – Godel V, Chaine G, Regenbogen L, Coscas G (1986) Best's vitelliform macular dystrophy. Acta Ophthalmol (Copenh) 64: 5–31. – Klingham JD, Lochen GP (1977) Vitelliform macular degeneration. Am J Ophthalmol 84: 526–531. – Krill AE, Morse PA, Potts AM, Klien BA (1966) Hereditary vitelliruptive macular degeneration. Am J Ophthalmol 61: 1405–1415. – Massof RW, Fleischmann JA et al (1977) Flicker fusion thresholds in Best macular dystrophy. Arch Ophthalmol 95: 991–994. – Miller StA (1977) Multifocal Best's vitelliform dystrophy. Arch Ophthalmol 95: 984–990. – Newsome DA (1988) Retinal Dystrophies and Degenerations. Raven Press, New York. – Sabates R, Pruett RC, Hirose T (1982) Pseudovitelliform macular degeneration. Retina 2: 197–205. – Stone EM, Nichols BE, Streb LM et al (1992) Gentic linkage of vitelliform macular degeneration (Best's disease) to chromosome 11q13. Nat Genet 1(4): 246–250. – Vossius A (1921) Über die Bestche familiäre Makuladegeneration. Arch Ophthalmol 105: 1050.
McK: 153700
E. Zrenner; H. Krastel/DP

Best-Makuladystrophie: Best-Makuladegeneration, vitelliforme oder vitelliruptive
Best-Syndrom: Best-Makuladegeneration, vitelliforme oder vitelliruptive

Betablocker-Embryopathie
Syn.: Propranolol-Embryopathie
Def.: Ausdruck einer teratogenen Wirkung von Betablockern.
A.: Erstbeschreibung 1987 durch Stephan G. Kaler und Mitarbeiter.
Diagn. Krit.: **(1)** Abnorme Schädelkonfiguration. – **(2)** Einseitige Entwicklungsstörungen der unteren Extremität. – **(3)** Hüftluxation. – **(4)** Ösophagotracheale Fistel. – **(5)** Pylorusstenose. – Die Symptome sind auch einzeln vorkommend beschrieben.
Ätiol.: Ein Zusammenhang mit der Einnahme von Betablockern während der Gravidität wird diskutiert, ist jedoch nicht gesichert.
Pathog.: Unbekannt.
Bemerkungen: Entsprechende Kasuistiken sind sehr selten; oft dann auch Beschreibung einer antihypertensiven Polytherapie.
Lit.: Campbell JW (1985) A possible teratogenic effect of propranolol. N Engl J Med 313: 518. – Kaler SG, Patrinos ME, Lambert GH et al (1987) Hypertrichosis and congenital anomalies associated with maternal use of Minoxidil. Pediatrics 79: 434–436. – O'Connor PC, Jick H, Hunter JR et al (1981) Propranolol and pregnancy outcome. Lancet II: 1168.
G. Bein/JK

Beuren-Syndrom: Williams-Beuren-Syndrom
Beuren-Williams-Syndrom: Williams-Beuren-Syndrom

Beziehungswahn, sensitiver
Syn.: Sensitivparanoia – sensitive delusion of reference (e)
Def.: Schleichende Wahnentwicklung bei sensitiver Persönlichkeit.
A.: Ernst Kretschmer, 1888–1964, deutscher Psychiater, Tübingen. Erstbeschreibung 1918.
Diagn. Krit.: **(1)** Sensitive Persönlichkeit. – **(2)** Langsamer, oft Jahre dauernder Übergang einer mißtrauischen Grundhaltung in einen offenen Beobachtungs-, Beeinträchtigungs- und Verfolgungswahn. – **(3)** Häufig finden sich sexuelle Themen als Bezugspunkt oder gar Inhalt des Wahnes. – **(4)** Schwere formale Denkstörungen und das klinische Bild dominierende Sinnestäuschungen fehlen.
Ätiol.: In der Regel läßt sich ein real kränkendes oder belastendes lebensgeschichtliches Ereignis ausmachen, das am Anfang der Wahnentwicklung steht. Wesentliches weiteres Bedingungsmoment ist allerdings die Persönlichkeit des Patienten, die typischerweise eine Verbindung empfindsam-asthenischer und übernachhaltiger Züge ausweist (»sensitive Persönlichkeit«).
Pathog.: Aus der initialen unsicher-mißtrauischen Irritation durch die reale Kränkung entstehen zunächst noch korrigierbare, im Laufe der Zeit aber zunehmend wahnhaft verfestigte Gedanken.
Bemerkungen: Die Diagnose wird selten gestellt. Der Begriff spielt aber eine wichtige Rolle für die psychiatrische Nosologie, weil hier erstmalig konsequent die nachvollziehbare, in diesem Sinn also »verständliche« Entstehung eines Wahnes gezeigt wurde. Dies zeigt die bis heute kontroverse Geschichte des Oberbegriffs »Paranoia«: das wissenschaftliche Verständnis dieses Krankheitsbildes bewegt sich zwischen den extremen Polen einer verständlichen seelischen Fehlentwicklung und einer atypisch verlaufenden schizophrenen Psychose mit letztlich, wenn auch vorerst nur vermuteter genetisch-neurochemischer Verursachung.
Lit.: Gaupp R (1920) Der Fall Wagner. Eine Katamnese, zugleich ein Beitrag zur Lehre von der Paranoia. Z Neurol 60: 312–327. – Gross G et al (1977) Wahn, Schizophrenie und Paranoia. Nervenarzt 48: 69–71. – Janzarik W (1949) Die „Paranoia (Gaupp)". Arch Psychiat Nervenkr 183: 328–382. – Jaspers K (1910) Eifersuchtswahn. Ein Beitrag zur Frage: „Entwicklung einer Persönlichkeit" oder „Prozeß"? Zschr ges Neurol Psychiat 1: 567–637. – Kretschmer E (1918) Der sensitive Beziehungswahn. Springer, Berlin. – Schulte W, Tölle R (1972) Wahn. Thieme, Stuttgart.
P. Hoff/DP

BH$_4$ deficiency (e): Tetrahydrobiopterin-Mangel
Bianchine-Lewis syndrome (e): MASA-Syndrom
Biber-Haab-Dimmer-Hornhautdystrophie: Haab-Dimmer-Syndrom
BIDS-Syndrom: Trichothiodystrophie-Syndrom
Bielschowsky-Roth-Syndrom: Roth-Bielschowsky-Symptomatik
Bielschowsky-Syndrom: Roth-Bielschowsky-Symptomatik
Biemond II syndrome (e): Biemond-Syndrom

Biemond-Syndrom
Syn.: Biemond II syndrome (e)
Def.: Krankheitsbild mit Oligophrenie, Adipositas und Iriskolobom.
A.: Arie Biemond, 1902–, Neurologe, Amsterdam. – Erstbeschreibung 1934.
Diagn. Krit.: **(1)** Oligophrenie. – **(2)** Adipositas. – **(3)** Postaxiale Polydaktylie. – **(4)** Iriskolobom. – **(5)** Hypogenitalismus.
Ätiol.: Möglicherweise ein autosomal-rezessives Erbleiden, bei der Erstbeschreibung Chromosomenaberration nicht ausgeschlossen.
Pathog.: Basisdefekt unbekannt.
Bemerkungen: Krankheitsbild ist wohl nicht eindeutig charakterisiert. Grebe ordnete eine Frau mit Iriskolobom, geistiger Behinderung, Adipositas, aber ohne Polydaktylie, jedoch mit geringer Syndaktylie (Zehen 2/3), dem Biemond-Syndrom zu. Drei weitere Familienmitglieder hatten isolierte Iriskolobome entsprechend dem autosomal-dominantem Erbgang. **(DD)** Laurence-Moon-Syndrom – Bardet-Biedl-S. – Alström-S.
Lit.: Biemond A (1934) Het syndroom van Laurence-Biedl en een aanverwandt, nieuw syndroom. Nederland T Geneesk 78: 1801–1814. – Grebe H (1953) Contribution au diagnostic différentiel du syndrome de Bardet-Biedl. J Génét Hum 2: 127–144. – Schachat AP, Maumenee JH (1982) Bardet-Biedl syndrome and related disorders. Arch Ophthalmol 100: 285–288.
McK: 210350
H. Enders/JK

Biermer-Anämie: Biermer-Syndrom
Biermer-Ehrlich-Anämie: Biermer-Syndrom
Biermer-Krankheit: Biermer-Syndrom

Biermer-Syndrom
Syn.: Addison-Biermer-Syndrom – Morbus Biermer – Biermer-Krankheit – Biermer-Anämie – Hunter-Addison-Anämie – Lebert-Anämie, essentielle – Biermer-Ehrlich-Anämie – anemia, pernicious (e)

Def.: Historische Bezeichnung für die Vitamin-B_{12}-Mangel-Anämie (perniziöse Anämie).
A.: Sir Thomas Addison, 1793–1860, Kliniker, London. – Anton Biermer, 1827–1892, schweizerischer Internist, Bern, Breslau. – Erstbeschreibung erfolgte in Einzelfällen 1849 durch Addison und durch Lebert, die klassische Beschreibung 1868–1872 durch Biermer.
Lit.: Addison, T (1849) London med Soc, March. – Biermer A (1868) 42. Versamml. dtsch. Naturforsch. u. Ärzte. Dresden. – Biermer A (1871) Vortrag in der Züricher Ärztegesellschaft. – Biermer A (1872) Korresp.bl. Schweiz. Ärzte, Bd. 2, Nr. 1. – Lebert (1876) Handbuch der allgemeinen Pathologie und Therapie. Tübingen.

Bietti-Syndrom
Def.: Gemeinsames Vorkommen von iridopupillären Anomalien mit fokaler Xerosis conjunctivae.
A.: Erstbeschreibung 1943 durch Giambattista B. Bietti, Ophthalmologe, Rom.
Diagn. Krit.: **(1)** Dysgenesis mesodermalis corneae et iridis (im Sinne des Rieger-Syndroms) mit iridokornealen Adhäsionen, Pupillenverformungen, Hornhautrandtrübungen, Atrophie des Irisvorderblattes, Sekundärglaukom. – **(2)** Xeroseflecken meist auf der temporalen Conjunctiva bulbi im Sinne von Bitot-Flecken beim Kleinkind. – **(3)** Kein Vitamin-A-Mangel.
Ätiol.: Unklar.
Pathog.: Mesektodermale Entwicklungsstörung u.U. mit Becherzellmangel der Bindehaut.
Bemerkungen: **(DD)** Rieger-Anomalie – irido-dentales Syndrom (Weyers) – Vitamin-A-Mangel.
Lit.: Bietti GB (1943) Studi Sassaresi 21: 3. – Bietti GB (1963) Irido-pupillare Anomalien und Xerosis conjunctivae. Klin Mbl Augenheilk 143: 321–331.
F. H. Stefani/DP

Bifurkations-Syndrom: Aortenbifurkations-Syndrom
biglanduläres Syndrom: polyglanduläres Autoimmun-(PGA-) Syndrom, Typ II
bilateral renal hypoplasia with oligonephronia (e): Oligomeganephronie
bilateral right sidedness sequence (e): Ivemark-Symptomenkomplex
bile acid malabsorption syndrome (e): Gallensäurenmalabsorption (Typ I–III)
bile nephrosis (e): hepato-renales Syndrom
biliary malformation with renal tubular insufficiency (e): Ikterus, cholestatischer, mit tubulärer Niereninsuffizienz
billowing mitral leaflet syndrome (e): Mitralklappenprolaps (-Syndrom)
Billroth-von-Winiwarter-Erkrankung: Endangitis obliterans von-Winiwarter-Buerger
Bindearm-Syndrom: Brückenhauben-Symptomatik
Binder-Phänotyp: maxillonasale Dysplasie (Assoziation), Typ Binder
Binder-Syndrom: maxillonasale Dysplasie (Assoziation), Typ Binder
Bing-Erythroprosopalgie: Cluster-Kopfschmerz
Bing-Horton-Syndrom: Cluster-Kopfschmerz
Bing-Kopfschmerzsyndrom: Cluster-Kopfschmerz

Bing-van-Neel-Syndrom
Def.: Historische, nicht mehr gebräuchliche Bezeichnung für neurologische und psychiatrische Störungen, die bei Makroglobulinämie (Immunozytom) beobachtet werden können.
A.: Jens Bing, Internist, Kopenhagen. – Axel van Neel, Psychiater, Kopenhagen. – Erstbeschreibung 1936.
Lit.: Bing J, v Neel A (1936) Two cases of hyperglobulinemia with affection of the central nervous system on a toxic infectious basis. Acta med scand 88: 492–506.

Bing-Syndrom: Cluster-Kopfschmerz
Bing-Taussig-Komplex: Taussig-Bing-Komplex

Binswanger-Demenz
Syn.: Binswanger-Krankheit – Enzephalopathie, subkortikale vaskuläre – Enzephalopathie, subkortikale arteriosklerotische – SAE – Binswanger's subcortical arteriosclerotic encephalopathy (e)
Def.: Eine vaskuläre Demenzform im Sinne einer zentralnervösen Gefäßerkrankung mit Mikroangiopathie bei lange bestehender arterieller Hypertonie. Im klinischen Erscheinungsbild dominieren eine progrediente Abnahme der intellektuellen Leistungsfähigkeit sowie eine Persönlichkeitsveränderung.
A.: Otto Binswanger, 1852–1929, deutscher Psychiater. – Erstbeschreibung 1894.
Diagn. Krit.: **(1)** Störung der Merkfähigkeit bei relativ gut erhaltenem Altgedächtnis. – **(2)** Aufmerksamkeits- und Konzentrationsstörungen. – **(3)** Zunehmender Verlust an Initiative, Produktivität, Kritikfähigkeit; Einengung der Interessen. – **(4)** Ausgeprägte affektive Störungen: Affektlabilität bis -inkontinenz, Oberflächlichkeit. – **(5)** Im weiteren Verlauf häufig Entwicklung verschiedener Wahninhalte (z.B. Verfolgungs-, hypochondrischer, depressiver Wahn). – **(6)** In späten Stadien vor allem nächtliche Verwirrtheitszustände, delirante Symptome.
Ätiol.: Alle Faktoren, die zu zerebraler Mikroangiopathie führen können, v.a. langjährige arterielle Hypertonie.
Pathog.: Infolge der Mikroangiopathie kommt es zu mehr oder weniger massiver Demyelinisierung im Marklager mit entsprechender »Diskonnektion« kortikaler und subkortikaler Gebiete. Zusätzlich entstehen häufig lakunäre und Territorialinfarkte, die im kranialen CT zusammen mit den oft konfluierenden Dichteminderungen des Marklagers einen charakteristischen Befund ergeben.
Bemerkungen: Die neuere Literatur differenziert zwischen primär degenerativer Demenz (PDD; z.B. Demenz vom Alzheimer-Typ) und Multi-Infarkt-Demenz (MID; »vaskuläre Demenz«; z.B. Typ Binswanger). Pathogenetisch entscheidend für die Binswanger-Demenz sind allerdings nicht die mitunter zahlreich vorhandenen lakunären Infarkte, sondern die Läsion kleiner Blutgefäße (»Mikroangiopathie«) mit der konsekutiven Demyelinisierung. Vaskuläre Demenzen sind bei Männern häufiger. Der Krankheitsbeginn liegt oft in der 7. und 8. Lebensdekade, seltener in der 5. und 6.
Lit.: Binswanger O (1894) Encephalitis subcorticalis chronica progressiva. Vortrag auf der Jahresversammlung des Vereins deutscher Irrenärzte, Dresden, am 20. 9. 1894. – Binswanger O, Alzheimer A (1895) Die arteriosklerotische Atrophie des Gehirns. Allg Zschr Psychiat 51: 809. – Cummings JL, Benson DF (1992) Dementia. A Clinical Approach. 2nd ed. Boston, Butterworth. – Guiroy DC et al (1991) Amyloid betaprotein in cerebral amyloid angiopathy, senile plaques, and preamyloidotic lesions in subcortical arteriosclerotic encephalopathy (Binswanger's disease). Neurosci Lett 124: 31–34. – Lang CJ (1992) Multiinfarkt- und Alzheimersche Demenz – differentialdiagnostische Proble-

me. Acta Histochem (Suppl) 42: 13–18. – Yao H et al (1992) Leukoaraiosis and dementia in hypertensive patients. Stroke 23: 1673–1677.
P. Hoff/DP

Binswanger-Krankheit: Binswanger-Demenz
Binswanger's subcortical arteriosclerotic encephalopathy (e): Binswanger-Demenz

biotinidase deficiency (e): Biotinidase-Defekt
biotin recycling defect (e): Biotinidase-Defekt
Birt-Hogg-Dubé-Syndrom: multiple Trichodiskome, Fibrofollikulome und Akrochordone
bitemporal aplasia cutis congenita (e): faziale ektodermale Dysplasie, Typ Setleis
bitemporal forceps marks syndrome (e): faziale ektodermale Dysplasie, Typ Setleis
biventrikuläre eosinophile Endomyokarderkrankung: Löffler-Endokarditis
Bixler-Syndrom: HMC-Syndrom

Biotinidase-Defekt
Syn.: Carboxylase-Defekt, multipler, Spätform – biotinidase deficiency (e) – multiple carboxylase deficiency (e) – biotin recycling defect (e)
Def.: Angeborenes Leiden mit Mangel an Biotinamid-Amidohydrolase-Aktivität (Biotinidase) und sekundär der Propionyl-CoA-Carboxylase, 3-Methylcrotonyl-CoA-Carboxylase, Pyruvat-Carboxylase und der Acetyl-CoA-Carboxylase.
A.: Erstbeschreibung 1977 durch L. Sweetman und Mitarbeiter.
Diagn. Krit.: (1) Symptome: Ataxie, Muskelhypotonie, Hörverlust, Optikusatrophie, Krämpfe, rezidivierende metabolische Azidose, periorifizielle Hautläsionen, Alopezie. – (2) Lactatazidämie, Propionazidämie, im Urin Methylcitrat, 3-Hydroxy-Isovaleriat und 3-Hydroxy-Propionat. – (3) Aktivität der Biotinidase nicht meßbar. Der Primärdefekt liegt im Mangel der Biotinidase (nicht der Carboxylasen!). – (4) Nicht meßbare Aktivität der Lipoamidase.
Ätiol.: Autosomal-rezessiv vererbtes Leiden.
Pathog.: Aufgrund des Aktivitätsmangels der Carboxylasen kommt es zur Anstauung der nicht verstoffwechselten Säuren (Azidose) sowie sekundär zur Inhibition verschiedener Stoffwechselwege und -schritte u.a. mit Einschränkung der Energiebereitstellung (Hypotonie). Die Biotinidase scheint das gleiche Enzym zu sein wie die Lipoamidase.
Bemerkungen: Die klinischen Symptome finden sich sowohl beim Neugeborenen, aber häufiger noch im Säuglingsalter. Bei der im Säuglingsalter beginnenden Form häufig mit Optikus- und Akustikusatrophie. Sonderformen mit Defekten der T- und B-Zell-Funktionen. Ein Neugeborenen-Screeningtest ist ebenso wie eine pränatale Diagnostik möglich. Häufigkeit: Die schwere Form seltener als 1 : 100 000, partieller Mangel wahrscheinlich häufiger. **(DD)** Holocarboxylasesynthase-Defekt – multipler Carboxylase-Defekt (neonatale Form). Therapie: Biotin 10 mg/Tag. Eine bereits eingetretene Optikusatrophie ist gelegentlich trotz Therapie nicht zu beseitigen, bei rechtzeitigem Therapiebeginn aber zu verhindern.
Lit.: Baumgartner ER, Suormala T, Wick H et al (1985) Biotinidase deficiency: factors responsible for the increased biotin requirement. J Inherit Metab Dis 8 (Suppl 1): 59–64. – Cowan MJ, Wara DW, Packman S et al (1979) Multiple biotin-dependent carboxylase deficiencies associated with defects in T-cells and B-cells immunity. Lancet II: 115. – Nilsson L, Ronge E (1992) Lipoamidase and biotinidase deficiency: Evidence that lipoamidase and biotinidase are the same enzyme in human serum. Eur J Clin Chem Clin Biochem 30: 119–126. – Sweetman L, Bates SP, Hull D, Nyhan WL (1977) Propionyl-CoA-carboxylase deficiency in a patient with biotine responsive 3-methylcrotonylglycinuria. Pediat Res 11, 1144–1147.
McK: 253260
E. Mönch/JK

Björnstad-Syndrom
Syn.: Pili torti und Schwerhörigkeit
Def.: Autosomal-rezessiv vererbte Kombination von Pili torti mit angeborener Innenohrschwerhörigkeit.
A.: Roar Th. Björnstad, Dermatologe, Oslo, beschrieb 1965 eine Familie.
Diagn. Krit.: (1) Pili torti (schraubenzieherartig gedrehte Haare): Kopfhaare betroffen, selten auch Wimpern, Brauen und übrige Körperhaare. Brüchigkeit der Haare, diese meist stoppelartig kurz, evtl. sekundäre Alopezie. – (2) Angeborene hochgradige Innenohrschwerhörigkeit. Hypogonadismus (fakultativ). – (3) Normale Intelligenz.
Ätiol.: Autosomal-rezessiver Erbgang.
Pathog.: Unbekannt.
Lit.: Björnstad R (1965) Pili torti and sensory-neural loss of hearing. Proc Seventeenth Meeting Northern Dermatological Soc, Copenhagen. – Crandall BF, Samec L, Sparkes RS, Wright SW (1973) A familial syndrome of deafness, alopecia and hypogonadism. J Pediatr 82: 461–465. – Cremers CWRJ, Geerts SJ (1979) Sensorineural hearing loss and pili torti. Ann Otol Rhinol Laryng 88: 100–104.
McK: 262000
A. Schinzel/AS

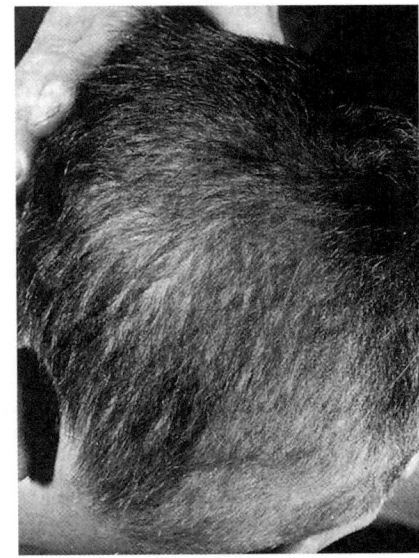

Pili torti bei Björnstad-Syndrom (Beob. und Foto DOFONOS, Ffm.)

BK-Mole-Krankheit: Nävi, dysplastische, familiäre

Blackfan-Diamond-Syndrom: Blackfan-Diamond-Anämie
Blässe-Fieber-Syndrom, postoperatives: Ombrédanne-Symptomenkomplex

Blackfan-Diamond-Anämie

Syn.: Blackfan-Diamond-Syndrom – Anämie, kongenitale, hypoplastische, Typ Blackfan Diamond – chronic pure red cell aplasia (e) – Erythrogenesis imperfecta – chronic congenital aregenerative anemia (e)

Def.: Die Blackfan-Diamond-Anämie ist eine konstitutionelle Aplasie oder Hypoplasie ausschließlich der Erythropoese. Granulo- und Thrombozytopoese sind normal.

A.: Erstbeschreibung 1936 durch Hugh Wilson Josephs, 1892–, Pädiater, Baltimore. – Bericht über vier weitere Fälle von 1938 durch Louis Klein Diamond, Pädiater, Boston, San Francisco, und Kenneth Daniel Blackfan, 1883–1941, Pädiater, Cambridge/Mass.

Diagn. Krit.: (1) Beginn meist im Säuglingsalter, etwa im 6. Lebensmonat, manchmal bereits bei der Geburt. – (2) Zunehmende Anämie. – (3) Gedeihstörung, Wachstumsverzögerung. – (4) Normochrome oder hyperchrome normozytäre Anämie mit Fehlen von Retikulozyten, keine Zeichen für vermehrten Erythrozytenabbau, im Knochenmark hochgradig verminderte Erythropoese, u.U. megaloblastäre Veränderungen bei sonst normaler Zellularität. – (5) 30% aller Patienten zeigen große und kleine Anomalien, z.B. Minderwuchs, Mikrozephalie, Gaumenspalte, Strabismus, Mikrophthalmie, Katarakt, kurzen Nacken, Daumenfehlbildungen, renale Anomalien, Hypogonadismus, Herzfehler, Skoliose.

Ätiol.: Unklar, hereditäre autosomal-dominante oder -rezessive Erkrankung, (intrauterin) erworbene Störung möglich.

Pathog.: Defekt der erythropoetischen Stammzelle (zusätzlich zelluläre oder humorale Faktoren?), bei über 50% der Patienten abnormes Wachstum von erythropoetischen Vorläuferzellen in vitro, in der Kultur Steigerung der Erythropoese durch Zugabe von Stammzell-Faktor (c-kit-Ligand), Erythropoetin im Serum meist erhöht, ebenso Fe, Ferritin, Folsäure und Vitamin B_{12}, z.T. Veränderungen im erythrozytären Enzymmuster betr. den Purin- und Pyrimidinstoffwechsel.

Bemerkungen: Als hereditäre Erkrankung abzugrenzen von der erworbenen, meist passageren aregeneratorischen Anämie (»acquired pure red cell aplasia«). Bei etwa 30% der Patienten Dysmorphien, am häufigsten im Kopf-Hals-Bereich, aber auch der Extremitäten (ca. 10%) oder anderer Körperpartien. Etwa 60% der Patienten sprechen auf eine Prednison-Behandlung an, Wirkung kann passager oder anhaltend sein, Behandlungsversuche sollen wiederholt werden. Wenn Glukokortikoide wiederholt erfolglos sind, kann eine Therapie mit Interleukin-3 erwogen werden, u.U. auch eine Knochenmarktransplantation von HLA-identischem Geschwister, sonst lebenslange Transfusionsabhängigkeit, Transfusions-Siderose, Verlauf wie bei Thalassaemia major.

Lit.: Alter BP, Knobloch ME et al (1992) Effect of stem cell factor on in vitro erythropoiesis in patients with bone marrow failure. Blood 80: 3000. – Alter BP, Young NS (1993) The bone marrow failure syndromes. In: Nathan DG, Oski FA (eds) Hematology of infancy and childhood, 4th ed, Vol I. Saunders, Philadelphia, London, Toronto. – Diamond LK, Blackfan KD (1938) Hypoplastic anemia. Am J Dis Child 56: 464. – Gillio AP, Faulkner LB et al (1993) Treatment of Diamond-Blackfan anemia with recombinant human interleukin-3. Blood 82: 744. – Josephs HW (1936) Anemia of infancy and early childhood. Medicine 15: 307.

McK: 205900
G. Henze/JK

Bland-White-Garland-Syndrom

Def.: Angeborene Fehlbildung, bei der die linke Koronararterie aus der Arteria pulmonalis abgeht.

A.: Edward Franklin Bland, 1901–, J. Garland, Paul Dudley White, 1886–1973, amerikanische Kardiologen. – Erstbeschreibung 1911 durch Abrikossoff, 1932 durch Bland, White und Garland.

Diagn. Krit.: (1) Nach erscheinungsfreier Zeit von 1–3 Monaten Kurzatmigkeit, besonders während der Mahlzeiten, und Tachypnoe. – (2) Röchelnde, stöhnende Atmung, Heiserkeit, Husten. – (3) Lippenzyanose. – (4) Regurgitieren und Erbrechen der Nahrung (teils durch Verdrängung des Ösophagus). Bisweilen Angina-pectoris-ähnliche Anfälle. – (5) Röntgen: Dilatation des Herzens, besonders nach links. – (6) EKG: wichtigstes, obligat diagnostisches Symptom: T-Inversionen in einer oder allen Standardableitungen (auch echte Infarktbilder mit tiefen Q-Zacken in I und aVL). – (7) Auskultation: leises holosystolisches Geräusch (bei Mitralinsuffizienz) oder kontinuierliches Geräusch links parasternal (bei Shunt auf Koronarebene; erst bei älteren Kindern). – (8) Echokardiographie und Angiographie.

Ätiol.: Angeborene Fehlbildung ungeklärter Ursache.

Pathog.: Die linke Koronararterie entspringt aus der A. pulmonalis, die rechte an normaler Stelle. Letztere ist stark dilatiert und steht in der Regel über Anastomosen mit der linken Koronararterie in Verbindung. Der Fehlabgang der linken Koronararterie verursacht während der Fetalzeit noch keine Ischämie des Myokards, weil im Fetalkreislauf der Blutdruck in der A. pulmonalis und in der Aorta gleich groß ist, also kein Anzapf-Phänomen zustande kommt, und weil die O_2-Sättigung des Blutes in den beiden großen Gefäßen gleich hoch ist. Erst nach der Geburt bildet sich mit der Kreislaufumstellung das Niederdruckgebiet in der A. pulmonalis aus, die jetzt deoxygeniertes Blut führt; das Versorgungsgebiet der linken Kranzarterie wird ischämisch. Mit Ausbildung von Kollateralen zwischen rechter und linker Kranzarterie kommt es zwar zu einer besseren (retrograden!) Perfusion der linken Kranzarterie mit oxygeniertem Blut, aber auch zu einem Links-Rechts-Shunt über Aorta → rechte Kranzarterie → linke Kranzarterie → Pulmonalarterie. Das Myokard im Versorgungsgebiet der linken Kranzarterie ist bei kompensatorischer Hypertrophie der übrigen Wandabschnitte meist dünnwandig und narbig verändert. Man unterscheidet zwischen einem »infantilen« und »Erwachsenen-Typ«. Zum ersten gehören Kinder, bei denen keine wesentlichen funktionstüchtigen Anastomosen zwischen den beiden Koronarien vorhanden sind. Beim »Erwachsenen-Typ« bestehen gewöhnlich gut ausgebildete Kollateralbrücken zwischen beiden Koronararterien. Diese Patienten können beschwerdefrei sein. Zwischen den beiden Typen gibt es einen breiten Übergangsbereich. Aus dem »infantilen Typ« kann sich ein »Erwachsenentyp« entwickeln, wenn für die Ausbildung von Kollateralen genügend Zeit bleibt.

Bemerkungen: Operative Therapie durch Umpflanzung der linken Koronararterie in die Aorta möglich.

Lit.: Bland EF, White PD, Garland J (1932–33) Congenital anomalies of coronary arteries: Report of unusual case associated with cardiac hypertrophy. Am Heart J 8: 787–801. – Kececioglu D, Voth E, Morguet A et al (1992) Myocardial ischemia and left-ventricular function after ligation of left coronary artery (Bland-White-Garland syndrome): a long-term follow-up. Thorac Cardiovasc Surg 40: 283–287. – Pfannschmidt J, Ruskowski H, de

Vivie ER (1992) Bland-White-Garland syndrome. Clinical aspects, diagnosis, therapy. Klin Pädiatr 204: 328–334. – Takeshita S, Yamaguchi T, Kuwako K, Isshiki T (1992) Anomalous origin of the left coronary artery from the pulmonary artery: direct assessment of anomalous and collateral coronary flow by pulsed Doppler echocardiography. Cathet Cardiovasc Diagn 27: 220–222.

S. Wieshammer/GA

Blaue-Windeln-Syndrom: Blue-diaper-Syndrom
Blei-Lähmung: Remak-Krankheit
Blei-Neuritis: Remak-Krankheit
Blencke disease (e): Osteochondrose, aseptische, Typ Blencke
blepharochalasis, double lip and nontoxic thyroid enlargement (e): Ascher-Syndrom

Blepharo-naso-faziales-Syndrom

Syn.: Pashayan-Pruzansky-Syndrom
Def.: Symptomenkombination von geistiger Behinderung, Telekanthus, Tränengangobstruktion und Torsionsdystonie. Bisher erst in einer Familie mit einer betroffenen Mutter und deren drei Kinder beschrieben.
A.: Erstautoren Hermine Pashayan und Samuel Pruzansky, 1973.
Diagn. Krit.: **(1)** Geistige Behinderung, IQ zwischen 35 und 68. – **(2)** Telekanthus, Lateralverschiebung des Tränenpünktchens am unteren Augenlid, Obstruktion im Bereich des Tränengangsystems. – **(3)** Antimongoloide Lidachsenstellung. Fehlen der Wimpern im medialen Bereich des Unterlids. Mittelgesichtshypoplasie. Breiter Nasensteg, »Knollennase«. Oberlippe trapezoid, Unterlippe eingezogen. – **(4)** Ausdrucksloses Gesicht. Torsionsdystonie der Muskulatur von Gesicht, Hals, Stamm und oberer Extremität. Positiver Babinski-Reflex.
Ätiol.: Vermutet wird ein autosomal-dominanter Erbgang.
Pathog.: Unklar.
Lit.: Pashayan H, Pruzansky S, Putterman A (1973) A family with blepharo-naso-facial malformations. Am J Dis Child 125: 389–396. – Putterman AM, Pashayan H, Pruzansky S (1973) Eye findings in the blepharo-naso-facial malformation syndrome. Am J Ophthalmol 76: 825–831.
McK: 110050
S. Schechert-Spranger/AS

Blepharophimose-Syndrom

Syn.: blepharophimosis, ptosis, epicanthus inversus syndrome (e) – BPES syndrome (e)
Def.: Autosomal-dominant vererbte Dysplasie der Augenlider, bei einem Teil der betroffenen Frauen mit Ovarialinsuffizienz einhergehend.
A.: Xaver von Galezowski und A. Vignes beschrieben 1875 und 1879 in Paris eine Familie.
Diagn. Krit.: **(1)** Blepharophimose und Telekanthus: verkürzte horizontale Lidachse (20–22 mm, normal 25–30 mm) und weiter Abstand der inneren Augenwinkel als Folge eines verlängerten medialen kanthalen Ligamentes. – **(2)** Ptose infolge Fehlens oder gestörter Funktion des Levator palpebrae. Zur Kompensation oft typische Reklination des Kopfes. – **(3)** Epikanthus inversus mit schmaler Hautfalte vom unteren Lid nach innen oben verlaufend. – **(4)** Assoziierte Augenbefunde: lateral verlagerte Mündung der Tränengänge, gelegentlich Mikrophthalmus oder Anophthalmus, Mikro-Kornea, Strabismus divergens, Hypermetropie, Amblyopie, Nystagmus. – **(5)** Bei einem erheblichen Teil betroffener Frauen Ovarialinsuffizienz mit Zyklusstörungen von Oligo- bis Amenorrhö und Sterilität unklarer Genese.
Ätiol.: Mutation eines dominanten Gens. Genlokus vermutlich 3q22.3–q23 aufgrund mehrerer Fälle von interstitiellen Mikrodeletionen und balancierten Translokationen, jeweils dieses Segment betreffend.
Pathog.: Unklar.
Bemerkungen: Über 100 Fälle mit gut etabliertem dominantem Erbgang beschrieben. Von manchen Autoren werden zwei Typen unterschieden: Typ I (nur von betroffenen Männern übertragen, Frauen steril), Typ II (von Frauen und Männern gleichermaßen übertragen). Chirurgische Korrektur in schweren Fällen aus kosmetischen und funktionellen Gründen schon im Kleinkindesalter. **(DD)** andere Syndrome mit Blepharophimose und/oder Ptose: kongenitale einfache Ptose – Ptose mit externer Ophthalmoplegie – Noonan-Syndrom – Dubowitz-Syndrom.
Lit.: De Die-Smulders CEM, Engelen JJM, Donk JM, Fryns JP (1991) Further evidence for the location of the BPES gene at 3q2. J Med Genet 28: 725. – Elliot D, Wallace AF (1986) Ptosis with blepharophimosis and epicanthus inversus. Br J Plast Surg 39: 244–248. – Fraser IS, Shearman RP, Smith A, Russell P (1988) An association between blepharophimosis, resistent ovary syndrome and true premature menopause. Fertil Steril 50: 747–751. – Fryns JP, Stromme P, van den Berghe H (1993) Further evidence for the location of the blepharophimosis syndrome (BPES) at 3q22.3–q23. Clin Genet 44: 149–151. – Gazelowski X (1875) Traite des maladies des yeux, 2^e ed. Balliere, Paris. – Oley C, Baraitser M (1988) Blepharophimosis, ptosis, epicanthus inversus syndrome (BPES syndrome). J Med Genet 25: 47–51. – Vignes A (1889) Epicanthus hereditaire. Rev Gen Ophthal 8: 438–439.
McK: 110100
A. Schinzel/AS

blepharophimosis, ptosis, epicanthus inversus syndrome (e): Blepharophimose-Syndrom
Bleuler-Psychosyndrom: Psychosyndrome, organische
Blickparese, vertikale: Parinaud-Symptomatik
blind loop syndrome (e): Blindsack-Syndrom

Blindsack-Syndrom
(Sequenz)

Syn.: Syndrom der blinden Schlinge – blind loop syndrome (e)
Def.: Absorptionsstörungen, Anämie und Vitaminmangel als Folge einer Dünndarmpassagestörung und konsekutiver abnormer Dünndarmflora.
A.: 1890 beschrieb W. H. White bereits sechs Patienten mit Wegsamkeitsstörungen im Dünndarmbereich, die unter einer makrozytären Anämie litten. – 1897 berichtete der dänische Arzt Knut Faber, 1862–1956, über das Vorkommen perniziöser Anämien bei Dünndarmstrikturen.
Diagn. Krit.: **(1)** Intermittierende Diarrhö, z.T. im Wechsel mit Obstipation. Langer Verlauf. Schleichender Beginn. – **(2)** Steatorrhö mit Gewichtsverlust. – **(3)** Mangel an fettlöslichen Vitaminen (Entwicklung einer Osteomalazie und Gerinnungsstörungen). – **(4)** Megaloblastäre Anämie bei Vitamin-B$_{12}$-Mangel und erhöhtem Folsäurespiegel. – **(5)** Eisenmangel (Glossitis, Perlèche). – **(6)** Hypokalzämie evtl. mit tetanischen Symptomen. – **(7)** Selten: Hypoproteinämie mit Ödemen. – **(8)** H$_2$-Atemtest mit Glucose/Lactulose: pathologisch erhöhte

Ausatmung von Wasserstoff (H$_2$) infolge pathologischer Abspaltung von H$_2$ aus den Kohlenhydratmolekülen. – **(9)** Besserung der Symptomatik nach Antibiotikatherapie, zumindest vorübergehend oder nach operativer Korrektur.

Ätiol.: Durch Stagnation von Darminhalt, z.B. in ausgeschalteten Darmschlingen oder in großen Divertikeln sowie vor Stenosen, kommt es zur Entwicklung einer abnormen Darmflora mit hohem Anteil an anaeroben Keimen in den oberen ⅔ des Dünndarms.

Pathog.: **1.** Die Anaerobier führen zu einer Dekonjugation von Gallensäuren. Diese unkonjugierten Gallensäuren können keine Mizellen bilden, so daß eine Steatorrhö und Resorptionsstörung für fettlösliche Vitamine entsteht. Die dekonjugierten Gallensäuren bewirken außerdem eine toxische Schädigung des Dünndarmepithels und verursachen eine chologene Diarrhö im Dickdarm. **2.** Die abnorme Bakterienflora verbraucht in großen Mengen Vitamin B$_{12}$, so daß sich eine megaloblastäre Anämie entwickelt. **3.** Die bakterielle Desaminierung von Nahrungseiweiß führt zur Hypoproteinämie. **4.** Das Dünndarmepithel wird durch die dekonjugierten Gallensäuren und die Proteasen der anaeroben Flora geschädigt. Es kommt zu einem hyperregeneratorischen Umbau der Schleimhaut mit Tiefenzunahme der Krypten und Höhenabnahme der Zotten sowie elektronenmikroskopisch sichtbarer Schädigung der Enterozyten. Dies führt zu einer funktionellen Unreife der Enterozyten mit verminderter Enzymausstattung, insbesondere an Disaccharidasen, und zu herabgesetzten Transporteigenschaften.

Bemerkungen: **(DD)** Malabsorption anderer Ursache, z.B. Sprue, perniziöse Anämie.

Lit.: Faber K (1897) Perniciöse Anämie bei Dünndarmstrikturen. Berl Klin Wschr 34: 643. – Menge H (1983) Blindsacksyndrom. In: Caspary WF (Hrsg) Handbuch der inneren Medizin, Bd III (3B) Dünndarm, S 388–413. Springer, Berlin, Heidelberg, New York. – White WH (1890) On the pathology and prognosis of pernicious anemia. Guy's Hosp Rep 32: 149.

C. Scheurlen; C. Köhler/GA

Blitz-Nick-Salaam-Krämpfe: BNS-Epilepsie
Blizzard's syndrome (e): polyglanduläres Autoimmun-(PGA-) Syndrom, Typ I
Bloch-Sulzberger-Syndrom: Incontinentia pigmenti (Bloch-Sulzberger)
Block-Miescher-Syndrom: Lipodystrophie, Typ Miescher
Block-Syndrom, spinales: Froin-Syndrom
blood-limb syndrome (e): WT-Syndrom

Bloom-Syndrom

Def.: Seltenes autosomal-rezessives Erbleiden mit proportionalem Minderwuchs, Sonnenlicht-Dermatitis, chromosomaler Instabilität und stark erhöhter Leukämie- und Tumorneigung.

A.: David Bloom, 1892–1985, Hautarzt, New York. – Erstbeschreibung 1954.

Diagn. Krit.: **(1)** Prä- und postnataler proportionierter Minderwuchs mit Mikrozephalie und leichter Gesichtsdysmorphie (Geburtsgewicht unter 2000 g, Geburtslänge ca. 40 cm, Erwachsenengröße ca. 150 cm). – **(2)** Schmetterlingsförmige Gesichtserytheme und Teleangiektasien an belichteten Hautarealen als Ausdruck von Sonnenlicht-Sensitivität. – **(3)** Gehäufte Atemwegsinfektionen und Diarrhö als Manifestation eines Immundefektes (verminderte Immunglobulin-Produktion). – **(4)** Irregulär-begrenzte Hyper- und Hypopigmentierungen der Haut (auch an unbelichteten Körperstellen). – **(5)** Keine schwerwiegende geistige Behinderung; im Vergleich zu Geschwistern jedoch eingeschränkte kognitive Fähigkeiten mit kindlich-optimistischer Grundhaltung. – **(6)** Kleine Testes mit Azoospermie, jedoch weibliche Fertilität. – **(7)** Erhöhtes Neoplasie-Risiko (Leukämien und Karzinome) bereits im Kindes- und Jugendalter. – **(8)** Erhöhte spontane Chromosomeninstabilität mit Austauschfiguren (Tri- und Quadriradialfiguren) als Ausdruck somatischer Rekombination; desgl. stark erhöhte Schwesterchromatid-Austauschrate (SCE). – **(9)** Labordiagnostik: SCE-Test nach BrdUrd-Inkorporation in PHA-stimulierte Blutlymphozyten (Erhöhung von durchschnittlich 6–10 auf über 60 SCEs pro Metaphase).

Ätiol.: Phänotyp bedingt durch Homozygotie für eine Mutation im BLM-Genort auf Chromosom 15q26.1 (Genotyp: blm/blm) in unmittelbarer Nachbarschaft des FES-Proto-Onkogens (Kandidaten-Gen).

Pathog.: Unklar. Defekt in der DNA-Rekombinations-Reparatur?

Bemerkungen: Von den 165 Patienten im »Bloom Syndrome Registry« (Dr. James German, New York) sind 90% europäisch-jüdischer Herkunft (Founder-Effekt der blm-Mutation, dadurch genetische Homogenität). Im Gegensatz zu den anderen Chromosomen-Instabilitätssyndromen zeigen Bloom-Syndrom-Patienten kein spezifisches, sondern ein ganz durchschnittliches Tumorspektrum. Die erhöhte Rekombinationsrate in somatischen Zellen ist wahrscheinlich Ursache des häufigeren und stark verfrühten Auftretens der Neoplasien (»somatic mutational disease«).

Lit.: Bloom D (1954) Congenital teleangiectatic erythema resembling lupus erythematosus in dwarfs. Am J Dis Child 88: 754–758. – Bloom D (1966) The syndrome of congenital telangiectatic erythema and stunted growth. J Pediatr 68: 103–113. – German J (1993) Bloom syndrome: a mendelian prototype of somatic mutational disease. Medicine 72: 393–406. – German J, Roe AM, Leppert MF, Ellis NA (1994) Bloom syndrome: an analysis of consanguineous families assigns the locus mutated to chromosome band 15q26.1. Proc Natl Acad Sci USA 91: 6669–6673. – McDaniel LD, Schultz RA (1992) elevated sister chromatid exchange of Bloom syndrome cells is complemented

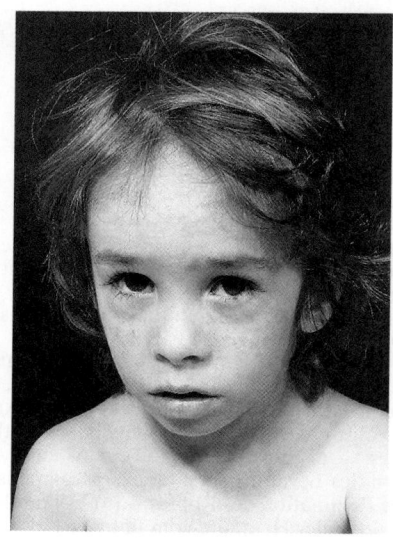

Bloom-Syndrom: 2½jähriges Mädchen mit den typischen Gesichtsdysmorphien und dermatologischen Befunden

by human chromosome 15. Proc Natl Acad Sci USA 89: 7968–7972.
McK: 210900
H. Höhn/AS

Blount-Barber-Syndrom: Tibia vara (Blount)
Blount-Barber syndrome (e): Tibia vara (Blount)
Blount-Krankheit: Tibia vara (Blount)
Blount-Syndrom: Tibia vara (Blount)

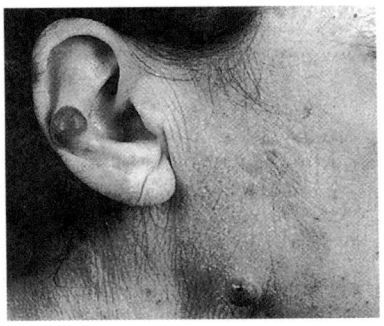

Blue-rubber-bleb-Nävus: kalottenförmig erhabene blauschwarze Tumoren

Blue-diaper-Syndrom

Syn.: Tryptophan-Malabsorption(s-Syndrom) – Blaue-Windeln-Syndrom – hypercalcemia, familial, with nephrocalcinosis and indicanuria (e)
Def.: Sehr seltene Stoffwechselkrankheit, bei der eine intestinale Malabsorption von Tryptophan, die zu Indikanurie führt, in Verbindung mit Hyperkalzämie und Nephrokalzinose besteht.
A.: Erstbeschreibung 1964 durch K. N. Drummond und Mitarbeiter.
Diagn. Krit.: (1) Blaue Verfärbung der Windeln. – (2) Gedeihstörung mit rezidivierenden Fieberschüben, Infektionen und Obstipation. – (3) Hyperkalzämie, Rest-N-Erhöhung, Dysproteinämie. – (4) Indikanurie, Hyperphosphaturie. – (5) Exzessiver Tryptophan-Gehalt im Stuhl.
Ätiol.: Vererbung wahrscheinlich autosomal-rezessiv, evtl. aber auch X-chromosomal-rezessiv.
Pathog.: Die Störung beruht offenbar auf einer intestinalen Tryptophan-Resorptionsschwäche. Das nichtresorbierte Tryptophan wird im Dickdarm unter dem Einfluß von Darmbakterien in Indolverbindungen umgewandelt, die resorbiert werden, in die Leber gelangen und dort zu Indoxylsulfat (Indikan) konjugiert werden. Auch Metabolite der Kynureninreihe werden durch Darmbakterien aus Tryptophan vermehrt gebildet, resorbiert und direkt oder nach weiterem Abbau im Harn ausgeschieden. Ein Zusammenhang der Tryptophan-Resorptionsstörung mit der Hyperkalzämie ist wahrscheinlich dadurch gegeben, daß orale Belastung mit Tryptophan einen Anstieg des Blutkalziums bewirkt (gesteigerte Kalziumresorption aus dem Darm?). Die Blaufärbung der Windeln entsteht wahrscheinlich durch die oxidative Konjugation zweier Moleküle von Indikan zu dem wasserlöslichen Farbstoff Indigotin (= Indigoblau).
Bemerkungen: **(DD)** Hartnup-Syndrom.
Lit.: Drummond KN, Michael AF, Ulstrom RA, Good RA (1964): The blue diaper syndrome: familial hypercalcemia with nephrocalcinosis and indicanuria. A new familial disease, with definition of the metabolic abnormality. Am J Med 37: 928–948.
McK: 211000
E. Mönch/JK

blue digit syndrome (e): Sequenz der blauen Zehe

Blue-rubber-bleb-Nävus

Syn.: Gummiblasen-Syndrom, blaues – Bean-Syndrom – Hämangiomatose, viszerokutane – naevus caoutchouc-bleu (fz)
Def.: Multiple, kavernöse kutane und viszerale Hämangiome.
A.: Erste Mitteilung 1860 von Gaskoyen; erste detaillierte Beschreibung 1958 durch den amerikanischen Internisten William B. Bean.
Diagn. Krit.: (1) Kongenital oder in früher Kindheit auftretend, selten später. – (2) Multiple tiefblaue Knoten von gummiartiger Konsistenz (an blaue Gummiblasen erinnernd), die am gesamten Integument auftreten können und histologisch kavernösen Hämangiomen entsprechen. – (3) Multiple, leicht blutende Hämangiome des Gastrointestinaltraktes; am häufigsten im Dünndarm, jedoch auch in allen viszeralen Organen, der Skelettmuskulatur und dem ZNS nachgewiesen. – (4) Keine Spontanremissionen. – (5) Keine maligne Entartung. – (6) Okkulte Blutungen im Intestinaltrakt, jedoch auch akute Blutungen mit Todesfällen. – (7) Chronisch sekundäre Blutungsanämie. – (8) Bei ZNS-Befall neurologische Ausfälle. – (9) Bei Gelenk-, Muskel- oder Knochenbefall entsprechend orthopädische Symptomatik.
Ätiol.: Autosomal-dominante Vererbung.
Pathog.: Unbekannt.
Bemerkungen: Von multiplen generalisierten Glomustumoren und den multiplen progressiven Angiomen (Darier) abzugrenzen.
Lit.: Bean WB (1958) Vascular spiders and related lesions of the skin, pp 178–185. Thomas, Springfield Illinois. – Betke M, Eckert F, Heldwein W et al (1991) Viszerokutane Hämangiomatose – das sogenannte Blue-rubber-bleb-nevus-Syndrom. Hautarzt 42: 23-27. – Gaskoyen (1860) Case of naevus involving the parotid gland, and causing death from suffocation: naevi of the viscera. Trans Path Soc London 11: 267.
McK: 112200
W. Küster/GB

blue toe syndrome (e): Sequenz der blauen Zehe
Blutentzugssyndrom, aorto-iliakales: Anzapf-Syndrom, viszerales
Blutentzugs-Syndrome: Steal-Syndrome
Bluterkrankheit: Hämophilie A

BNS-Epilepsie

Syn.: West-Syndrom – Blitz-Nick-Salaam-Krämpfe – Propulsiv-Petit-mal – infantile spasms (e)
Def.: Altersabhängige Form der Epilepsie mit generalisierten kleinen Anfällen fokaler und multifokaler Genese sowie Hypsarrhythmie im EEG.
A.: W. J. West, britischer Pädiater, beschrieb das Krank-

heitsbild 1841 als Salaam Tic erstmals bei seinem eigenen Sohn.
Diagn. Krit.: **(1)** Beginn im Säuglingsalter, Häufigkeitsgipfel im 6.–7. Monat, Knabenwendigkeit. – **(2)** Initial Entwicklungsstillstand oder -rückschritt, gleichzeitig oder nachfolgend. – **(3)** Serien kurzer Zuckungen im Schulter-Arm-, weniger auch im Kopfbereich (propulsiv) mit Anziehen der gebeugten Beine (Blitz-, Nick- oder Salaam-Krämpfe). – **(4)** Hypsarrhythmie im EEG diagnostisch beweisend (multifokale epileptische Aktivität in Form generalisierter, amplitudenhoher rhythmischer langsamer Deltawellen mit unregelmäßig eingestreuten Spitzenpotentialen). – **(5)** Mehrheitlich vorbestehende ZNS-Komplikationen wie perinatale Hirnschädigungen, zerebrale Fehlbildungen, Phakomatosen oder seltene Stoffwechselstörungen (symptomatisch). Häufig Übergang in fokale und generalisierte Epilepsien und in die Lennox-Enzephalopathie (50%). – **(6)** Frühletalität bis zum 3. Lebensjahr 30%. – **(7)** Bildgebende Verfahren des Gehirns diagnostisch hilfreich.
Ätiol.: Altersgebundenes polyätiologisches Krankheitsbild. In 30% zusätzlich konstitutionelle Krampfbereitschaft.
Pathog.: Vorkommen bei exogenen Hirnschäden, Hirnfehlbildungen, neurometabolischen Erkrankungen, Phakomatosen, Aicardi-Syndrom.
Bemerkungen: Therapie der Wahl: ACTH, Nebennierenrindensteroide; alternativ: Valproat. Günstige Prognose bei 10% der Kinder ohne Risikoanamnese (idiopathisch). **(DD)** Ohtahara-Syndrom (mit »burst suppression pattern« im EEG) – Aicardi-Syndrom (mit Agenesie des Corpus callosum und Augenfehlbildungen).
Lit.: Doose H (1988) Epilepsien im Kindes- und Jugendalter. Desitin, Hamburg. – West WJ (1841) On a peculiar form of infantile convulsions. Lancet I: 724–725.
McK: 308350
J. Sperner/JK

Bobble-head-doll-Syndrom: Bobble-head-doll-Verhalten

Bobble-head-doll-Verhalten
Syn.: Bobble-head-doll-Syndrom
Def.: Langsame, Tic-ähnliche Schaukelbewegungen des Kopfes und Rumpfes bei Kindern mit chronischem Hydrozephalus.
A.: Erstbeschreibung 1966 durch Benton und Mitarbeiter.
Diagn. Krit.: **(1)** Anhaltende, rhythmische (1–3/sek) Schaukelbewegungen des Kopfes und Rumpfes nach vorne und hinten, wobei die Kopfbewegungen denen des Rumpfes mit zeitlicher Verzögerung nachfolgen (wie bei einer Puppe mit beweglichem Kopf). – **(2)** Bisher nur bei Kindern beschrieben. – **(3)** Willentlich und bei Ablenkung der Aufmerksamkeit kurzfristige Unterbrechung der Bewegungen möglich. – **(4)** Sistieren der Bewegungsstörung im Schlaf. – **(5)** Vergrößerung des Kopfumfanges. – **(6)** Intelligenz reduziert. – **(7)** In Einzelfällen neuroendokrine Dysfunktionen und Pubertas praecox. – **(8)** Röntgenologisch: langsam progredienter Hydrocephalus internus mit Vergrößerung des 3. Ventrikels. – **(9)** Nach operativer Druckentlastung des 3. Ventrikels (z.B. Ventrikulo-Aurikulostomie) Symptomatik zum Teil reversibel oder zumindest gebessert.
Ätiol.: Meist kongenitaler Hydrocephalus internus (occlusivus) aufgrund von basaler Arachnoidalzyste oder Kolloidzyste im Bereich des 3. Ventrikels.
Pathog.: Unklar, möglicherweise durch Druckschädigung dorsomedialer Thalamusstrukturen.
Bemerkungen: Sehr selten (bisher etwa 20 Fälle beschrieben). Bei frühzeitiger Feststellung eines kongenitalen Hydrozephalus kann durch operative Behandlung (Shunt) das Auftreten des Symptomenkomplexes wahrscheinlich verhindert werden.
Lit.: Benton JW, Nellhaus G, Huttenlocher PR et al (1966) The bobble-head doll syndrome. Neurology 16: 725–729. – Dell S (1981) Further observations on the „Bobble-head doll syndrome". J Neurol Neurosurg Psychiat 44: 1046–1049. – Wiese J (1985) Bobble-head doll syndrome: review of the pathophysiology and CSF dynamics. Pediatr Neurol 1: 361–366.
W. Paulus/DP

Bodechtel-Guttmann-Syndrom: Panenzephalitis, subakute, sklerosierende, van Bogaert
BO dysplasia (e): branchio-oto-renales Syndrom
Böök-Syndrom: Ektodermaldysplasie mit Prämolarenaplasie, Hyperhidrosis und Canities praematura
Boerhaave-Syndrom: Ösophagusruptur, atraumatische

Börjeson-Forssman-Lehmann-Syndrom
Syn.: Börjeson-Syndrom – mental deficiency, epilepsy, endocrine disorders (e)
Def.: Seltenes, geschlechtsgebundenes Erbleiden mit schwerem Entwicklungsrückstand, Obesitas und Hypogonadismus.
A.: Mats Gunnar Börjeson, 1922–, Pädiater, Stockholm; H. Forsman, schwedischer Psychiater, Ulleraker, und Orla J. O. L. Lehmann, 1927–, Pathologe, Göteborg, beschrieben das Syndrom 1961/62/63 und erkannten den geschlechtsgebundenen Erbgang.
Diagn. Krit.: **(1)** Mäßiger Wachstumsrückstand. – **(2)** Schwerer psychomotorischer Entwicklungsrück-

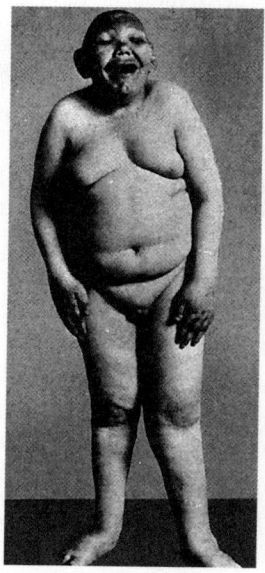

Erwachsener mit dem Börjeson-Forssman-Lehmann-Syndrom: Stammfettsucht, Mikrozephalie, große Ohren, großer Mund, Genitalhypoplasie, X-Beine (Beob. Forssman)

stand, Hypotonie; praktisch keine Sprachentwicklung; Epilepsie. – **(3)** Schädel: Mikrozephalie. – **(4)** Gesicht: prominente, buschige Brauen, tiefliegende Augen, mongoloide Lidachsenstellung, Ptose, Nystagmus. Seltener: Optikusatrophie und andere Augenbefunde. – **(5)** Genitalien: Hypoplasie der männlichen Genitalien mit kleinem Penis, Kryptorchismus, hypoplastischem Skrotum; verminderte und verzögerte Pubertät. – **(6)** Röntgenbefunde: variabel, u.a. verdickte Calvaria, verbreiterte Metaphysen der langen und kurzen Röhrenknochen, Hypoplasie der mittleren und distalen Phalangen. – **(7)** Extremitäten: fleischige Hände mit konisch zulaufenden Fingern.
Ätiol.: Geschlechtsgebundener Erbgang, Genort Xq27; fakultative Heterozygotenmanifestationen: mäßig verminderte Intelligenz, mäßige Mikrozephalie, leichter Wachstumsrückstand, diskrete Skelettbefunde (s.o.).
Pathog.: Unbekannt.
Bemerkungen: Kann leicht mit dem Prader-Willi-Syndrom verwechselt werden. Weitere **(DD)**: Bardet-Biedl-Syndrom.
Lit.: Ardinger HH, Hanson JW, Zellweger HU (1984) Borjeson-Forssman-Lehmann syndrome: further delineation in five cases. Am J Med Genet 19: 653–664. – Börjeson M, Forssman H, Lehmann O (1962) An X-linked, recessively inherited syndrome characterized by grave mental deficiency, epilepsy, and endocrine disorder. Acta med Scand 171: 13–21. – Robinson LK, Jones KL, Culler F et al (1983) The Borjeson-Forssman-Lehmann syndrome. Am J Med Genet 15: 457–468.
McK: 301900
A. Schinzel/AS

Börjeson-Syndrom: Börjeson-Forssman-Lehmann-Syndrom
BOFS: Branchio-okulo-faziales-Syndrom
van-Bogaert-Bertrand-Syndrom: Canavan-Syndrom
van-Bogaert-Bertrand syndrome (e): Canavan-Syndrom
van-Bogaert-Enzephalitis: Panenzephalitis, subakute, sklerosierende, van Bogaert

van-Bogaert-Hozay-Syndrom
Syn.: Hozay-Syndrom
Def.: Akroosteolyse und multiple assoziierte Befunde bei zwei Geschwistern.
A.: Ludo van Bogaert, 1897–1989, Neurologe, Antwerpen, und Jean Hozay, französischer Neurologe, beschrieben das gleiche Geschwisterpaar 1952 bzw. 1953.
Diagn. Krit.: **(1)** Extremitäten: Verkürzung der Extremitäten, distal-betont, mit Verkürzung der distalen Phalangen mit Nageldys-/-aplasie; akrale Durchblutungsstörung mit Hautatrophie, Hyperkeratose und Akrozyanose. – **(2)** Gesicht: flache Nase mit verbreiteter Wurzel, volle Wangen, kleines Kinn, irreguläre Zahnstellung, dysmorphe Ohren; Hypoplasie von Wimpern und Brauen, verminderter Bartwuchs. – **(3)** Geistige Behinderung (mittelgradig) beim Mann, nicht aber bei seiner Schwester. – **(4)** Röntgen: akrale Osteolyse, generalisierte Osteoporose.
Ätiol.: Möglicherweise autosomal-rezessiver Erbgang.
Pathog.: Unbekannt.
Bemerkungen: Bisher erst ein Geschwisterpaar beschrieben.
Lit.: van Bogaert L (1953) Essai de classement et d'interprétation de quelques acro-ostéolyses mutilantes et non mutilantes actuellement connues. Acta neurol Belg 53: 90–115. – Hozay J (1953) Sur une dystrophie familiale particulière. Inhibition précoce de la croissance et ostéolyse non mutilante acrale avec dysmorphie faciale. Rev Neurol 89: 245–258.
McK: 277150
A. Schinzel/AS

van-Bogaert-Scherer-Epstein-Syndrom: Xanthomatose, zerebrotendinöse
van-Bogaert-Syndrom: Panenzephalitis, subakute, sklerosierende, van Bogaert
Bonhoeffer-Psychosyndrom: Bonhoeffer-Reaktionstyp

Bonhoeffer-Reaktionstyp
Syn.: Bonhoeffer-Symptomenkomplex – Bonhoeffer-Syndrom – Bonhoeffer-Psychosyndrom – Reaktionstyp, akuter exogener
Def.: Akut auftretender, organisch begründbarer psychotischer Symptomenkomplex bei definierter metabolischer, infektiöser/entzündlicher, traumatischer oder toxischer Noxe, die direkt oder indirekt das ZNS in Mitleidenschaft zieht.
A.: Karl Bonhoeffer, 1868–1948, Psychiater, Berlin. – Erstbeschreibung 1910.
Diagn. Krit.: Alle Charakteristika hirnorganischer Beeinträchtigung (»organisches Achsensyndrom«) wie z.B. **(1)** Bewußtseinstrübung. – **(2)** Desorientiertheit bis Verwirrtheit. – **(3)** Affektlabilität bis -inkontinenz. – **(4)** Antriebsstörungen. – **(5)** Produktiv-psychotische Symptome wie Wahn und Halluzinationen. – **(6)** Körperliche Symptome je nach Grundleiden.
Ätiol.: Heterogen je nach Grunderkrankung.
Pathog.: Lokale oder diffuse Schädigung des Gehirns, abhängig von der Grunderkrankung.
Bemerkungen: Ein Begriff, der wegen seiner Breite heute im klinischen Alltag kaum noch benutzt wird. Jedoch ist er nach wie vor aus theoretischen Gründen wichtig, weil es Bonhoeffer war, der 1910 das bis heute gültige Postulat der nosologischen Unspezifität psychopathologischer Symptomenkomplexe aufstellte (Stichwort: Gleiche und damit unspezifische Reaktion des Gehirns auf unterschiedliche Noxen). Er lieferte damit ein weiteres gewichtiges Argument gegen die im 19. Jahrhundert (zumindest vor Kahlbaum und Kraepelin) praktizierte »symptomorientierte« Psychiatrie.
Lit.: Bleuler M, Willi J, Bühler HR (1966) Akute psychische Begleiterscheinungen körperlicher Krankheiten. Akuter exogener Reaktionstypus. Thieme, Stuttgart. – Bonhoeffer K (1910) Die symptomatischen Psychosen im Gefolge von akuten Infektionen und inneren Erkrankungen. Deuticke, Leipzig, Wien. – Bonhoeffer K (1917) Die exogenen Reaktionstypen. Arch Psychiatr Nervenkr 58: 58. – Neumärker KJ (1989) Karl Bonhoeffer und die Stellung der symptomatischen Psychosen – organische Psychosen – in Klinik und Forschung. Nervenarzt 60: 593–602. – Neumärker KJ (1990) Karl Bonhoeffer und das Konzept der symptomatischen Psychosen. Psychiat Neurol Med Psychol 42: 1–10.
P. Hoff/DP

Bonhoeffer-Symptomenkomplex: Bonhoeffer-Reaktionstyp
Bonhoeffer-Syndrom: Bonhoeffer-Reaktionstyp
Bonnaire-Syndrom: Foramina parietalia

Bonnet-Dechaume-Blanc-Syndrom
(Sequenz)

Syn.: Wyburn-Mason syndrome (e) – neuroretinoangiomatosis (syndrome) (e) – aneurysm, cerebroretinal, arteriovenous (e) – angiome encéphalorétino-facial (fz) – Bonnet, Dechaume et Blanc syndrome (fz) – angiomatose opto-diencéphalique avec angiome rétinien cirsoide (fz) – syndrome anévrismatique rétino-optico-mésencéphalique (fz) – angiomatose myélencéphalo-occipitale (fz)
Def.: Kongenitale Gefäßanomalie mit intrakraniellen und retinalen arteriovenösen Aneurysmen und inkonstant weiteren Manifestationen in der Orbita und im Gesicht.
A.: Paul Bonnet, 1884–1959, Jean Dechaume, 1896–1968. E. Blanc. Gemeinsame Erstbeschreibung 1937. R. Wyburn-Mason, Beschreibung von weiteren Fällen 1943.
Diagn. Krit.: **(1)** Ophthalmologisch: fast immer einseitig Rankenangiome und arteriovenöse Aneurysmen an der Retina. Die Retina kann komplett oder umschrieben, dann vor allem temporal betroffen sein. – **(2)** Exophthalmus häufig, eventuell pulsierend. Unter Umständen pulssynchrones Strömungsgeräusch hörbar. Hyperämie der Konjunktiva möglich. – **(3)** Variable Hautanomalien: subkutane arteriovenöse Aneurysmen im Versorgungsgebiet der A. carotis externa, Naevus flammeus oder pigmentosus, Angiome oder rote Flecken in einer Gesichtshälfte, pigmentierte Hautareale, Teleangiektasien. – **(4)** Sehr unterschiedliche neurologische Symptome: je nach Lokalisation der intrazerebralen Gefäßfehlbildungen am häufigsten Pyramidenbahnschäden, bitemporale Hemianopsien, Okulomotoriusparesen, in einigen Fällen Paresen des 6., 7. oder 8. Hirnnerven, Parinaud-Sequenz. Selten einseitige Sensibilitätsstörungen, epileptische Anfälle, einseitige zerebellare Zeichen, Hydrocephalus occlusus. – **(5)** Psychische Auffälligkeiten: Minderbegabung, Persönlichkeitsstörungen. – **(6)** In wenigen Fällen weitere Fehlbildungen (Oxyzephalie, Hemiatrophie des Schädels, Heterochromia iridis, Epikanthus, Coarctatio aortae, Ektopia testis, Spina bifida, Fehlen einer Niere, fehlende Thenarmuskeln). – **(7)** Rasche zerebrale Serien-Angiographie: Nachweis der ausgedehnten, überwiegend einseitigen intrazerebralen und intraorbitalen angiomatösen Fehlbildungen. – **(8)** Pathol.-anat.: Angiome vor allem im Hirnstamm, Thalamus, Pulvinar und intraorbital mit arteriovenösen Kurzschlüssen, umgeben von Gliagewebe.
Ätiol.: Unbekannt.
Pathog.: Die Krankheitszeichen sind direkte oder indirekte Folgen der angiomatösen Fehlbildungen (Raumforderung, Blutungen und »Steal«-Symptomatik).
Bemerkungen: Wahrscheinlich eine Sonderform des von-Hippel-Lindau-Syndroms. Die arteriovenöse Fehlbildung nimmt wahrscheinlich im Mittelhirn ihren Ausgang, von wo sie sich in die Vierhügelregion, die Ponsregion und die Kleinhirnstiele ausbreitet. Von dort aus gelangt sie in den Thalamus, das Pulvinar und über die Sehnerven in die Retina. Es besteht die Neigung zu Blutungen vor allem im 2. und 3. Lebensjahrzehnt.
Lit.: Bonnet B, Dechaume J, Blanc E (1937) L'anévrysme cirsoïde de la rétine (anévrysme racémeux). Ses relations avec l'anévrysme cirsoïde de la face et avec l'anévrysme cirsoïde du cerveau. J Méd Lyon 18: 165–178. – Lecuire J, Dechaume JP, Bret P (1972) Bonnet-Dechaume-Blanc syndrome. In: Vinken PJ, Bruyn GW (eds) Neuroretinal Degenerations. Handbook of clinical Neurology, Vol 13. North Holland Publishing Co, Amsterdam, American Elsevier Publishing Co, New York. – Wyburn-Mason R (1943) Arterio-venous aneurysm of mid-brain and retinae, facial naevi and mental changes. Brain 66: 163–203.
C. D. Reimers/DP

Bonnet, Dechaume et Blanc syndrome (fz): Bonnet-Dechaume-Blanc-Syndrom

Bonnet-Symptomatik

Syn.: Bonnet-Syndrom
Def.: Durchblutungsanomalie der Netzhaut im Sinne der Tortuositas vasorum retinae bei angeborener Aortenisthmusstenose.
A.: Erstbeschreibung 1950 durch Paul Bonnet, 1884–1959, französischer Ophthalmologe.
Diagn. Krit.: **(1)** Angeborene distale Aortenisthmusstenose (»Erwachsenenform«) mit Hypotension sowie Mangeldurchblutung der unteren Körperhälfte und trophischen Störungen an den Beinen mit der Erscheinung des intermittierenden Hinkens. – **(2)** Hypertension im Bereich der oberen Körperhälfte. – **(3)** Abnorme Schlängelung und Blutfülle aller Netzhautgefäße (Tortuositas vasorum retinae).
Ätiol.: Unbekannt.
Pathog.: Hämodynamisch bedingte Durchblutungsanomalie der Netzhaut bei angeborener Aortenisthmusstenose.
Bemerkungen: **(DD)** andere angeborene Herzfehlbildungen mit Links-rechts-Shunt – Mesenterialarterien-Anzapf-Syndrom.
Lit.: Bonnet P (1954) Tortuosité congénitale des vaisseaux de la rétine et sténose congénitale de l'aorte. Arch Ophthalmol 14: 129–139.
F. H. Stefani/DP

Bonnet-Syndrom: Bonnet-Symptomatik

Bonnevie-Ullrich-Syndrom

Def.: Veralteter Begriff aus der präzytogenetischen Ära, bezeichnet Pterygium-Bildung mit assoziierten Befunden des Turner- oder Noonan-Syndroms.
A. Schinzel/AS

boomerang dysplasia (e): Bumerang-Dysplasie

Borchardt-Syndrom

Def.: Nicht mehr gebräuchliches Synonym für den Magenvolvulus.
Lit.: Borchardt M (1904) Zur Pathologie und Therapie des Magenvolvulus. Arch klin Chir 74: 243–260.

Borderline-Persönlichkeitsstörung: Borderline-Syndrome
Borderline-Persönlichkeitsstruktur: Borderline-Syndrome

Borderline-Syndrome
(Symptomenkomplexe)
Syn.: **A.** Borderline-Persönlichkeitsstörung – **B.** Borderline-Persönlichkeitsstruktur
Def.: Erlebnis- und Verhaltensstörungen, die nicht mehr über die Kriterien traditioneller Neurosen definierbar sind, vielmehr die Kerncharakteristika einer Persönlichkeit betreffen; Nähe zu affektiven Psychosen einerseits, zu schizophrenen Psychosen andererseits (schizotypische Persönlichkeitsstörung).
A.: Thematische Erstbeschreibung von psychosenahen neurotischen Zustandsbildern 1890 durch I. Rosse, 1938 durch A. Stern. Erstbeschreibung des Konzepts der Borderline-Persönlichkeitsstörung 1969 durch R. Grinker, B. Werble und B. Drye. Begriff der Borderline-Persönlichkeitsstruktur wurde von O. F. Kernberg 1967 geprägt.
Diagn. Krit.: **A.** Borderline-Persönlichkeitsstörung (Merkmalsliste): (1) Verringerte Impulskontrolle. – (2) Instabile, emotional sehr prekäre Beziehungsmuster. – (3) Intensive Ärger- und Wutaffekte bei hoher Kränkbarkeit. – (4) Personale Identitätsstörung. – (5) Affektive Labilität mit leicht anstoßbarer depressiver, ängstlicher und dysphorischer Verstimmtheit. – (6) Manipulative suizidale oder selbstschädigende Tendenzen. – (7) Chronisches Gefühl von innerer Leere, Langeweile und Unzufriedenheit. – (8) Geringes Beschäftigungsniveau.
B. Borderline-Persönlichkeitsstruktur definiert durch Identitätsstörung, primitive Abwehrmechanismen, jedoch meist intakter Realitätskontrolle.
Ätiol.: Nicht eindeutig bekannt; vermutlich genetische, neurobiologische und psychodynamische Bedingungsfaktoren relevant. Unter Verwandten mit affektiven oder schizophrenen Erkrankungen erhöhte Prävalenz.
Pathog.: Hirnorganische Dysfunktionen und/oder neuropsychologische Defizite können eine bedeutsame prädisponierende Rolle spielen; traumatisierende frühe Mutter-Kind-Interaktionen sowie eine pathologische Familiendynamik sind in psychodynamischer Hinsicht entscheidend.
Bemerkungen: Die psychiatrische/psychotherapeutische Behandlung von Patienten mit Borderline-Syndromen erfordert meist eine Abwandlung des neurosentypischen Therapiesettings; heftige Übertragungs- und Gegenübertragungsreaktionen, denen in der Regel primitive Abwehrmechanismen von Spaltung, Projektion, Leugnung, Idealisierung, Entwertung, Ausagieren zugrunde liegen, müssen beachtet werden; therapeutische Krisen mit Übertragungspsychosen und hoher Suizidalität.
Lit.: Grinker RR, Werble B, Drye RC (1968) The borderline syndrome. Basis Books, New York. – Kernberg OF (1967) Borderline personality organization. J Am Psa Assn 15: 641–685. – Rohde/Dachser C (1989) Das Borderline-Syndrom. Huber, Bern, Stuttgart, Toronto. – Rosse I (1890) Clinical evidences of borderline insanity. J Nerv Mental Dis 17: 669–683. – Stern A (1938) Psychoanalytic investigation and therapy in the borderline group of neuroses. Psa Quart 7: 467–489. – Stone MH (1981) Borderline syndromes: A consideration of subtypes and an overview, directions for research. Psych Clin North Am 4: 3–24.
H. P. Kapfhammer/DP

Borrelia-induced meningoradiculitis (e): Bannwarth-Krankheit
BOR-Syndrom: branchio-oto-renales Syndrom
Bosviel(-Martin)-Syndrom: Staphylhämatom Bosviel

Bouffée délirante (fz)
Syn.: Psychose délirante aigue (fz)
Def.: Akute, symptomreiche Wahnpsychose (französische Psychopathologie).
A.: V. Magnan, 1835–1916, französischer Psychiater.
Diagn. Krit.: (1) Florides psychotisches Zustandsbild, meist mit Verfolgungs- und Größenwahn. – (2) Akuter Beginn, oft innerhalb weniger Stunden. – (3) Rasch wechselnder Verlauf. – (4) Massive Schlafstörungen mit oft nächtlichem Symptommaximum. – (5) Bewußtseinseinengung ist möglich, Bewußtseinstrübung hingegen gehört nicht zu diesem Krankheitsbild. – (6) Die akute Psychose selbst hat eine gute Prognose; es besteht jedoch eine hohe Rezidivneigung.
Ätiol.: Nicht geklärt, vermutlich ausgesprochen heterogen.
Pathog.: Nicht sicher geklärt. Diskutiert werden dieselben Mechanismen wie bei endogenen Psychosen, vorwiegend also Transmitterstörungen im ZNS, aber auch massive affektive Anspannungen.
Bemerkungen: Dieser Begriff spielt in der französischsprachigen Psychiatrie seit Jahrzehnten eine wichtige Rolle, ist aber im deutschsprachigen Bereich kaum gebräuchlich. Die hier gemeinten psychotischen Zustandsbilder können im Kontext akuter schizophrener, (schizo-)affektiver, psychogener, aber auch »exogener«, vorwiegend intoxikationsbedingter Störungen auftreten. Häufig läßt sich klinisch keine klare Ursache benennen.
Lit.: Hoff P (1992) Historischer Abriß zur Klassifikation und Diagnostik. In: Dittmann V, Dilling H, Freyberger HJ (Hrsg) Psychiatrische Diagnostik nach ICD-10 – klinische Erfahrungen bei der Anwendung, S 1–12. Huber, Bern, Göttingen, Toronto. – Magnan V (1891) Psychiatrische Vorlesungen. Deutsch von PJ Möbius. Thieme, Leipzig. – Magnan V (1893) Leçons cliniques sur les maladies mentales, 2. Aufl. Bureau du progrès médical, Paris.
P. Hoff/DP

Bourneville-Brissaud-Krankheit: tuberöse Sklerose
Bourneville-Pringle-Syndrom: tuberöse Sklerose
BOU syndrome (e): branchio-oto-renales Syndrom

Bouveret-(Hoffmann-)Syndrom
Def.: Nicht mehr gebräuchliche Bezeichnung für paroxysmale supraventrikuläre Tachykardien.
A.: Léon Bouveret, 1850–1926, französischer Arzt. – Erstbeschreibung 1867 durch Peyne Cotton, 1889 durch Bouveret.
Lit.: Bouveret L (1889) De la tachycardie essentielle paroxystique. Rev méd Paris 9: 753–793; 837–855. – Cotton P (1867) Notes and observations of unusually rapid action of the heart. Brit med J 629.

Bouveret-Syndrom
(Sequenz)
Syn.: pyloro-duodenal gallstone obstruction (e)
Def.: Komplette oder partielle Verlegung des Bulbus duodeni durch einen Gallenstein mit daraus resultierenden klinischen Symptomen einer Magenausgangsstenose.
A.: Léon Bouveret, 1850–1926, französischer Arzt. – Erstbeschreibung 1867 durch Peyne Cotton; 1889 Beschreibung durch Bouveret.
Diagn. Krit.: (1) Erbrechen. – (2) Epigastrische Schmerzen. – (3) Abdomenleeraufnahme: Magenektasie, häufig

Aerobilie. – **(4)** Endoskopie: ektatischer Retentionsmagen, großes festsitzendes Konkrement im Bulbus duodeni, evtl. Fistelöffnung in der Bulbuswand.
Ätiol.: Heterogen.
Pathog.: Übertritt eines Gallensteins in den Bulbus duodeni über eine Fistel zwischen Gallenblase (seltener Ductus hepatocholedochus) und Bulbus. Entstehung der Fistel durch Druckulzeration und Entzündung auf der Basis der Cholelithiasis.
Bemerkungen: **(DD)** andere Formen der Magenausgangsstenose, vor allem Antrumkarzinom und die narbige Pylorus- oder Bulbusenge; Abgrenzung ist durch endoskopische Untersuchung möglich.
Lit.: Akert F, Medina A, Altorfer J, Pirovino M (1983) Das Bouveret-Syndrom. Schweiz med Wschr 113: 1346–1349. – Sullivan KP, Clemett AR, Ferrara TP (1977) The radiology corner. Bouveret's syndrome. Am J Gastroent 68: 399–404.
H. Thiel/GA

Boxer-Enzephalopathie, traumatische
Syn.: Dementia pugilistica – Encephalopathia traumatica der Boxer – ETB – punch-drunk encephalopathy (e)
Def.: Eine Sonderform der Demenz, die sich bei langjährig aktiven Boxern oft erst nach Beendigung der sportlichen Karriere einstellt. Es wird ein kumulativer Effekt wiederholter kleinerer Schädel-Hirn-Traumata diskutiert, der im Verlauf der Erkrankung zu vielfältigen neurologischen, neuropsychologischen und psychiatrischen Symptomen führt.
Diagn. Krit.: **(1)** Merkfähigkeits- und Gedächtnisstörungen. – **(2)** Denkverlangsamung. – **(3)** Mitunter dysarthrische Sprache. – **(4)** Psychomotorische Verlangsamung, oft verbunden mit breitbeinigem, unsicherem Gangbild, teils Hyperreflexie der unteren Extremität. – **(5)** Parkinson-Symptomenkomplex (in etwa 40% der Fälle). – **(6)** Seltener zerebelläre Ataxie und vestibuläre Symptome. – **(7)** EEG allgemeinverändert mit verlangsamter Grundtätigkeit. – **(8)** Im kranialen CT häufig Erweiterung v.a. der inneren Liquorräume, auffallend oft Septum-pellucidum-Zyste. – **(9)** Bei ungünstigem Verlauf kann sich ein schwerer dementieller Abbau mit Desorientiertheit, Initiativlosigkeit, produktiv psychotischen Symptomen und zunehmendem Verfall der Persönlichkeit einstellen.
Ätiol.: Häufig wiederholte kleinere Schädel-Hirn-Traumata.
Pathog.: Nicht eindeutig geklärt. Diskutiert wird vorwiegend eine meningeale Fibrose mit Entwicklung eines Hydrocephalus occlusus. Auffallend häufig finden sich pathol.-anat. neben erweiterten inneren Liquorräumen eine Atrophie des Corpus callosum mit Septum-pellucidum-Zyste sowie ein Verlust von Purkinje-Zellen im Zerebellum. Unerwartet selten werden nennenswerte alte Kontusionsherde gefunden. Mikroskopisch sind Alzheimer-Fibrillen im ganzen Gehirn nachzuweisen, jedoch keine senilen Plaques. Dem klinisch oft zu beobachtenden Parkinson-Symptomenkomplex entsprechend finden sich Zellverluste in der Substantia nigra und im Locus coeruleus.
Bemerkungen: Wesentliche Fragen der Pathogenese dieses Krankheitsbildes, vor allem auch die Abgrenzung von anderen dementiellen Prozessen, bleiben weiterhin offen.
Lit.: Bogdanoff B, Natter HM (1989) Incidence of cavum septum pellucidum in adults: a sign of boxer's encephalopathy. Neurology 39: 991–992. – Brandenburg W, Hallervorden J (1954) Dementia pugilistica mit anatomischem Befund. Arch path anat 325: 680–709. – Hof PR (1992) Differential distribution of neurofibrillary tangles in the cerebral cortex of dementia pugilistica and Alzheimer's disease cases. Acta Neuropathol 85: 23–30. – Holzgraefe M et al (1992) The significance of diagnostic imaging in acute and chronic brain damage in boxing. Int J Sports Med 13: 616–620. – Krejcova H, Cerny R (1989) Vestibular abnormalities in encephalopathia pugilistica. Acta Otolaryngol (Suppl) 468: 209–210. – Spillane JD (1974) Brain injuries in boxers. In: Feiring EH (ed) Brock's Injuries of the Brain and Spinal Cord and Their Coverings, 5th ed, pp 529–543. Springer, New York.
P. Hoff/DP

BPES syndrome (e): Blepharophimose-Syndrom
B-prothromboplastin deficiency (Fantl u.a.) (e): PTC-Mangel
brachial-basilar insufficiency syndrome (e): Vertebralis-Anzapf-Syndrom
brachial birth palsy, upper arm (e): Armplexuslähmung, obere
Brachialgia paraesthetica nocturna: Karpaltunnel-Symptomatik
brachial-plexus-neuropathy (e): Parsonage-Turner-Symptomatik
brachial plexus palsy, lower (e): Armplexuslähmung, untere
brachial plexus palsy, upper (e): Armplexuslähmung, obere
Brachmann-de-Lange-Syndrom: de-Lange-Syndrom (I)
Brachydaktylie mit Gelenkaplasie: Brachydaktylie Typ B

Brachydaktylie Typ A-1
Syn.: Brachydaktylie Typ Farabee
Def.: Hereditäre Fingerfehlbildung mit Verkürzung aller Mittelphalangen.
A.: Erstbeschreibung 1903 durch den Anthropologen W. C. Farabee, Boston.
Diagn. Krit.: **(1)** Hypoplasie der Mittelphalangen der 2.–5. Finger und der Grundphalanx des Daumens. Bei ausgeprägter Hypoplasie sind die Rudimente der Mittelphalangen mit den Endphalangen verschmolzen (terminaler Symphalangismus); dies wirkt wie eine Aplasie der Mittelphalangen. – **(2)** Mäßiger Kleinwuchs.
Ätiol.: Autosomal-dominantes Erbleiden.
Pathog.: Unbekannt.
Bemerkungen: Leichte und schwere Ausprägungen kommen in derselben Familie vor und sind Ausdruck der Variabilität der Genexpression. An der Brachydaktylie A-1 wurde erstmals die Gültigkeit der Mendelschen Erbregeln beim Menschen gezeigt.
Lit.: Bell J (1951) On brachydactyly and symphalangism. In: Penrose LS (ed) Treasury of Human Inheritance, Vol 5, pp 1–31. Cambridge University Press, London. – Farabee WC (1903) Hereditary and sexual influence in meristic variation: a study of digital malformations in man. Ph D thesis, Harvard University Boston. – Temtamy S, McKusick VA (1978) The genetics of hand malformations. Birth Def Orig Art Ser XIV(3).
McK: 112500
J. Spranger/JS

Brachydaktylie Typ A-2
Syn.: Brachydaktylie Typ Mohr-Wriedt – Delta-Phalanx
Def.: Hereditäre Fehlbildung von Fingern und Zehen mit Verkürzung und Verformung der Mittelphalangen der 2. Finger und der 2. Zehen.
A.: Beschreibung 1919 durch den Genetiker O. L. Mohr, 1886–1967, Oslo. Eine Publikation von1903 stammt von Ziegner.
Diagn. Krit.: Bilateral symmetrische Verkürzung und deltaförmige Deformierung der Mittelphalangen beider Zeigefinger und der 2. Zehen. Bei schwerer Ausprägung ist auch die Mittelphalanx des 2. Strahls betroffen, gelegentlich auch die Mittelphalanx des 3. Strahls.

Brachydaktylie Typ B

Ätiol.: Heterogen. Die Störung kommt isoliert als autosomal-dominantes Erbleiden, darüber hinaus im Rahmen der Akrozephalosyndaktylien Typ Apert und Pfeiffer sowie beim Rubinstein-Taybi-Syndrom vor.

Pathog.: Formal handelt es sich um eine Störung eines Entwicklungsfeldes, die sich in einer fehlerhaften Orientierung der Zellen der Wachstumsfugen in den betroffenen Phalangen äußert.

Lit.: Mohr OL, Wriedt C (1919) A new type of hereditary brachyphalangy in man. Carnegie Inst Wash Publ 295, pp 5–64. – Temtamy S, McKusick VA (1978) The genetics of hand malformations. Birth Def Orig Art Ser XIV(3). – Ziegner H (1903) Kasuistischer Beitrag zu den symmetrischen Mißbildungen der Extremitäten. Münch med Wschr 50: 1386.

McK: 112600

J. Spranger/JS

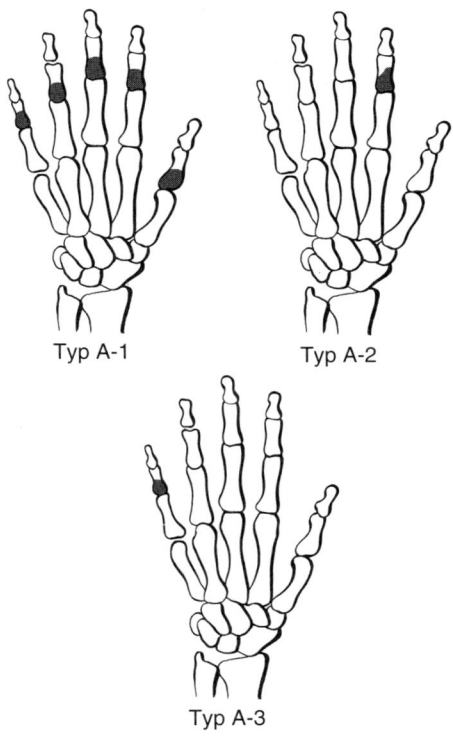

Brachydaktylie Typ A-3

Syn.: Brachymesophalangie V – Dysmesobrachydaktylie V – Klinomikrodaktylie V

Def.: Normvariante oder kleine Anomalie des 5. Fingers durch Verkürzung und Verformung der Mittelphalanx.

Diagn. Krit.: **(1)** Verkürzung und Verformung der Mittelphalanx des 5. Fingers mit radialer Neigung der distalen Gelenkfläche des Knochens und nachfolgend radialer Abknickung der Endphalanx. – **(2)** Verkürzung des ganzen 5. Fingers, dessen distales Ende die distale interphalangeale Furche des 4. Fingers nicht überschreitet (Dubois-Zeichen).

Ätiol.: Heterogen. Die Veränderung ist meist eine irregulär dominant erbliche Normvariante. Sie findet sich beispielsweise bei 21% aller Japaner. Andererseits kommt sie gehäuft als unspezifische kleine Anomalie im Rahmen komplexer Fehlbildungsmuster vor, u.a. regelmäßig bei Kindern mit Down-Syndrom. Teilweise ist sie mit Zapfenepiphysen kombiniert und hat nach einigen Autoren dann eine andere Genese und Bedeutung.

Pathog.: Formal handelt es sich um eine Variante oder Störung eines kleinen Entwicklungsfelds.

Lit.: Bell J (1951) On brachydactyly and symphalangism. In: Penrose LS (ed) Treasury of Human Inheritance, Vol 5, pp 1–31. Cambridge University Press, London. – Temtamy S, McKusick VA (1978) The genetics of hand malformations. Birth Def Orig Art Ser XIV(3).

McK: 112700

J. Spranger/JS

Brachydaktylie Typ A-6: Osebold-Remondini-Syndrom

Brachydaktylie Typ B

Syn.: Dystrophie, apikale – Symphalangismus und Hypophalangie IV – Brachydaktylie mit Gelenkaplasie

Def.: Hereditäre Fingerfehlbildung charakterisiert durch Hypoplasie oder Aplasie der Endphalangen der 2.–5. Finger.

A.: Erstbeschreibung wahrscheinlich durch Kellie 1808 in England.

Diagn. Krit.: **(1)** Hypoplasie oder Aplasie der Endphalangen des 2.–5. Fingers mit weitgehendem oder völligem Fehlen der Nägel. – **(2)** Die Endphalanx des Daumens ist häufig verbreitert, gespalten oder verdoppelt, jedoch nicht hypoplastisch. – **(3)** Mäßige bis deutliche Verkürzung auch der Mittelphalangen. – **(4)** Häufig Weichteil-

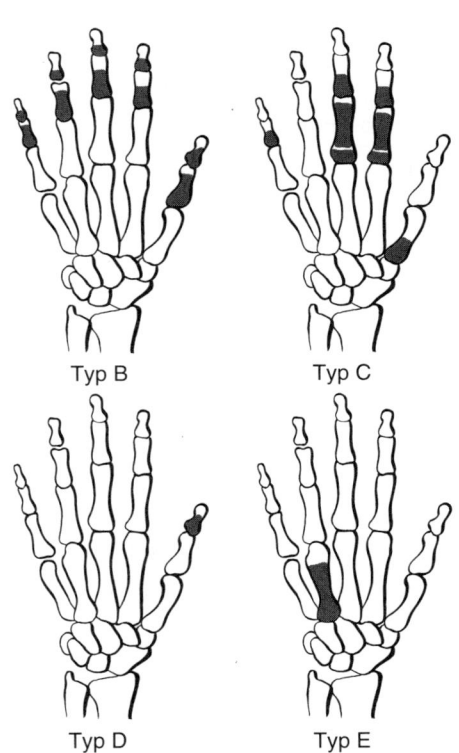

Schema der Knochenveränderungen bei verschiedenen Brachydaktylien

Syndaktylie, Symphalangismus, Verkürzung von Metacarpalia und/oder Metatarsalia. – **(5)** Wechselnd Syndaktylien, Fehlentwicklung der Nägel und Hypoplasien einzelner Zehen.
Ätiol.: Heterogen. Die Störung kommt isoliert als autosomal-dominantes Erbleiden vor, darüber hinaus als Einzelmerkmal in Symptomenkomplexen, z.B. mit Kolobom (Sorsby 1935) oder im Rahmen weitreichender Bindegewebsdysplasien (Temtamy und McKusick 1978).
Pathog.: Formal handelt es sich wahrscheinlich um die Störung eines nicht näher bekannten akralen Entwicklungsfeldes.
Bemerkungen: Art und Ausmaß der Veränderungen sind außerordentlich variabel. Der Grad der Variabilität ist intrafamiliär geringer als interfamiliär.
Lit.: Bell J (1951) On brachydactyly and symphalangism. In: Penrose LS (ed) Treasury of Human Inheritance, Vol 5, pp 1–31. Cambridge University Press, London. – Kellie Dr (1808) Letter from Mr. L. to Dr. Kellie. Edinb Med J 4: 252. – Sorsby A (1935) Congenital coloboma of the macula, together with an account of the familial occurrence of bilateral macular coloboma in association with apical dystrophy of the hands and feet. Brit J Ophthalmol 19: 65. – Temtamy S, McKusick VA (1978) The genetics of hand malformations. Birth Def Orig Art Ser XIV(3).
McK: 113000
J. Spranger/JS

Brachydaktylie Typ C
Def.: Charakteristische hereditäre Fingerfehlbildung mit Brachymesophalangie, Hyperphalangie und verkürztem Metacarpale I.
A.: Erstbeschreibung einer Familie mit Brachydaktylie C durch Vidal 1910.
Diagn. Krit.: **(1)** Verkürzung der Mittelphalangen des 2., 3. und 5. Fingers. – **(2)** Zusätzliche Verknöcherungsinseln (Hyperphalangie) meist des 2. und 3. Fingers. – **(3)** Verkürzung von Os metacarpale I.
Ätiol.: Autosomal-dominantes Erbleiden.
Pathog.: Unklarer Chondrifikations- und Ossifikationsprozeß der betroffenen kurzen Röhrenknochen.
Bemerkungen: Die Brachydaktylie C wurde bislang nur isoliert beobachtet, nicht als Teil weiterreichender Syndrome.
Lit.: Bell J (1951) On brachydactyly and symphalangism. In: Penrose LS (ed) Treasury of Human Inheritance, Vol 5, pp 1–31. Cambridge University Press, London. – Temtamy S, McKusick VA (1978) The genetics of hand malformations. Birth Def Orig Art Ser XIV(3). – Vidal E (1910) Brachydactylie symmétrique et autres anomalies osseuses héréditaires depuis plusieurs générations. Bull Acad Méd (Paris) 58: 632.
McK: 113100
J. Spranger/JS

Brachydaktylie Typ D
Syn.: Brachytelephalangie – Brachymegalodaktylie – stub thumbs (e)
Def.: Hereditäre Verkürzung der Endphalanx von Daumen und Großzeh.
A.: Erstbeschreibung 1923 durch Breitenbecher.
Diagn. Krit.: **(1)** Verkürzung und basale Verbreiterung der Endphalanx von Daumen und Großzeh; entsprechende Verkürzung und Verplumpung des ganzen Gliedes. – **(2)** Gelegentlich Verkürzung auch der Endphalanx des 3. Strahls, sowie des 4. und 5. Mittelhandknochens.
Ätiol.: Heterogen. Die Brachydaktylie D kommt isoliert als autosomal-dominant erblicher Defekt, beim Rubinstein-Taybi-Syndrom, dem Tabatznik-Syndrom, zusammen mit anderen Fingerdefekten bei der Brachydaktylie B und bei der Polysyndaktylie vor.
Pathog.: Formal handelt es sich um die Störung eines akralen Entwicklungsfelds, die sich in einem vorzeitigen Epiphysenschluß und nachfolgend ungenügendem Längenwachstum des betroffenen Röhrenknochens äußert.
Lit.: Bell J (1951) On brachydactyly and symphalangism. In: Penrose LS (ed) Treasury of Human Inheritance, Vol 5, pp 1–31. Cambridge University Press, London. – Breitenbecher JK (1923) Hereditary shortness of thumbs. J Hered 14: 15. – Temtamy S, McKusick VA (1978) The genetics of hand malformations. Birth Def Orig Art Ser XIV(3).
McK: 113200
J. Spranger/JS

Brachydaktylie Typ E
Syn.: Brachymetakarpie – Brachymetapodie
Def.: Hereditäre Verkürzung von Mittelhand- und/oder Mittelfußknochen.
A.: Die Ärztin Julia Bell grenzte 1951 im Galton Institut, London, aufgrund von 15 früheren Mitteilungen diese Form der Brachydaktylie ab.
Diagn. Krit.: **(1)** Wechselnde Verkürzung einzelner oder mehrerer Metacarpalia, häufig auch der Metatarsalia. – **(2)** Nicht selten mäßiggradige Verkürzung auch einzelner Endphalangen. – **(3)** Klinisch Knöchelzeichen: bei geschlossener Faust zeigt sich die Verkürzung der Metacarpalia in einer umschriebenen Einsenkung der normalerweise geraden Reihe der Mittelhandköpfchen.
Ätiol.: Heterogen. Die Brachydaktylie E kommt isoliert als autosomal-dominant erbliche Störung, darüber hinaus als Einzelmerkmal bei zahlreichen generalisierten Skelettdysplasien, beim Ullrich-Turner-Syndrom, der Albright-Osteodystrophie (Pseudo- und Pseudopseudo-Hypoparathyreoidismus) und dem Basalzellnävus-Syndrom vor.
Pathog.: Formal handelt es sich um einen ätiologisch unspezifischen Defekt eines akralen Entwicklungsfelds. Die Verkürzung des betroffenen Röhrenknochens entsteht durch vorzeitigen Epiphysenschluß.
Lit.: Bell J (1951) On brachydactyly and symphalangism. In: Penrose LS (ed) Treasury of Human Inheritance. London, Cambridge University Press, Vol 5, pp 1–31. – Breitenbecher JK (1923) Hereditary shortness of thumbs. J Hered 14: 15. – Temtamy S, McKusick VA (1978) The genetics of hand malformations. Birth Def Orig Art Ser XIV(3).
McK: 113300
J. Spranger/JS

Brachydaktylie Typ Farabee: Brachydaktylie Typ A-1
Brachydaktylie Typ Mohr-Wriedt: Brachydaktylie Typ A-2
Brachymegalodaktylie: Brachydaktylie Typ D
brachymesomelia-renal-syndrome (e): brachymesomel-renaler Symptomenkomplex

brachymesomel-renaler Symptomenkomplex
Syn.: brachymesomelia-renal-syndrome (e)
Def.: Ätiologisch und pathogenetisch unklarer Symptomenkomplex mit verkürzten Unterarmen und Unterschenkeln, Nierendysplasie, Hornhauttrübung und anderen Entwicklungsdefekten.

A.: Erstbeschreibung 1983 durch den Röntgenologen L. O. Langer, Minneapolis.
Diagn. Krit.: (1) Verkürzung und Verbiegung von Unterarmen und Unterschenkeln, vor allem des Radius, mit dünner, deformierter Ulna und Fibula. – (2) Multizystische Nieren (glomerulozystische Dysplasie). – (3) Kraniofaziale Anomalien mit Hornhauttrübung, eingesunkener Nasenwurzel, kurzen Lidspalten, Mikrogenie. – (4) Wahrscheinlich angeborener Herzfehler.
Ätiol.: Unbekannt.
Pathog.: Unbekannt.
Bemerkungen: Es handelt sich um die Beobachtung eines einzigen neugeborenen Knaben, der 10 Tage nach der Geburt an Herz- und Nierenversagen starb. Ob es sich bei dem Erscheinungsbild überhaupt um ein eigenständiges Krankheitsbild oder nur um die besondere Erscheinungsform einer bekannten Entität handelt, ist unklar.
Lit.: Langer LO jr, Nishino R, Yamaguchi A et al (1983) Brachymesomelia-renal syndrome. Am J Med Genet 15: 57–65.
McK: 113470
J. Spranger/JS

Brachymesophalangie V: Brachydaktylie Typ A-3
Brachymetakarpie: Brachydaktylie Typ E
Brachymetapodie: Brachydaktylie Typ E
Brachymetapodie-Anodontie-Hypotrichosis-Syndrom: Tuomaala-Haapanen-Syndrom

Brachyolmie
Syn.: Brachyolmie, rezessiver Typ – Brachyolmie Typ Hobaek – dysplasie spondylaire pure (fz) – Dreyfus-Syndrom (obsolet)
Def.: Autosomal-rezessiv erbliche Skelettdysplasie mit ausschließlichem Befall der Wirbelsäule.
A.: Frühe Beschreibung des Krankheitsbildes 1961 durch den norwegischen Kinderarzt A. Hobaek. Genauere Abgrenzung und Namensgebung 1975 durch den Kinderarzt G. Fontaine, Lille, und Mitarbeiter. Ein von J. R. Dreyfus 1938 beschriebener Patient hatte möglicherweise ebenfalls eine Brachyolmie.
Diagn. Krit.: (1) Mäßig ausgeprägter, kurzrumpfiger Minderwuchs, der im späten Kleinkindesalter manifest wird. – (2) Generalisierte Platyspondylie mit unregelmäßig begrenzten Wirbelkörpern bei sonst unauffälligem Skelett. – (3) Im Erwachsenenalter unspezifische Wirbelsäulenbeschwerden, möglicherweise aufgrund prämaturer Degeneration nach primärer Dysplasie.
Ätiol.: Homozygotie eines mutierten Gens – entsprechend autosomal-rezessiver Vererbungsmodus.
Pathog.: Histologische Knorpelbefunde weisen auf eine Verminderung von perilakunären Glykosaminoglykanen und vermehrte Aggregation von Kollagenfasern. Im Urin wurde eine vermehrte Ausscheidung untersulfatierter Glykosaminoglykane gefunden. Möglicherweise liegt ein Defekt der Glykosaminoglykansynthese vor.
Bemerkungen: Der von Dreyfus beschriebene Einzelpatient gab Anlaß zur Schöpfung eines »Dreyfus-Syndroms«, doch hat sich der in der 6. Auflage dieses Buches vorgeschlagene Name nicht durchgesetzt.
Lit.: Dreyfus JR (1938) Über ein neues mit allgemeiner wahrer oder scheinbarer Breitwirbligkeit (Platyspondylia vera aut spuria generalisata) einhergehendes Syndrom. Jahrb Kinderhk 150: 42–54. – Fontaine G, Maroteaux P, Farriaux JP, Bosquet M (1975) La dysplasie spondylaire pure ou Brachyolmie. Arch Franc Pédiatr 32: 695–708. – Hobaek A (1961) Problems of Hereditary Chondrodysplasias. Oslo University Press, pp 82–95. – Horton WA, Langer LO, Collins DL, Dwyer C (1983) Brachyolmia, recessive type (Hobaek): A clinical, radiographic, and histochemical study. Am J Med Genet 16: 201–211. – Sewell AC, Wern C, Pontz BF (1991) Brachyolmia: a skeletal dysplasia with an altered mucopolysaccharide excretion. Clin Genet 40: 312–317.
McK: 271530
J. Spranger/JS

Brachyolmie, rezessiver Typ: Brachyolmie
Brachyolmie Typ Hobaek: Brachyolmie
Brachytelephalangie: Brachydaktylie Typ D
Brailsford-Bársony-Polgár-Syndrom: Osteitis condensans ilii
brain anomalies, frontal bone protuberance (e): kraniotelenzephale Dysplasie
brain-bone-fat disease (e): Demenz, progrediente und polyzystische Osteodysplasie
branched-chain ketoaciduria (e): Ahornsirup-Krankheit
brancher enzyme deficiency (e): Glykogenspeicherkrankheit Typ 4
branchial arch syndrome, X-linked (e): Kiemenbogenhypoplasie, geschlechtsgebundene Form
branchial clefts with characteristic facies, growth retardation, imperforate nasolacrimal duct and premature aging (e): Branchio-okulo-faziales Syndrom

branchio-okulo-faziales Syndrom
Syn.: BOFS – branchial clefts with characteristic facies, growth retardation, imperforate nasolacrimal duct and premature aging (e) – hemangiomatous branchial clefts-lip pseudocleft syndrome (e) – lip pseudocleft-hemangiomatous branchial cyst syndrome (e) – pseudocleft of the upper lip, cleft lip-palate, and hemangiomatous branchial cleft (e)
Def.: Autosomal-dominant vererbtes, distinktes Fehlbildungssyndrom mit prä- und postnatalem Minderwuchs, inkomplettem Verschluß der zweiten Kiemenbögen mit hämangiomatösen Hautveränderungen, verschlossenen Tränen-Nasengängen, Gesichtsdysmorphien und vorzeitigem Altern und Grauwerden der Haare.
A.: Frühe Beschreibung des Krankheitsbildes durch Harrison und Farmer 1959. Genauere Abgrenzung und Einordnung durch W. K. Lee, 1982, der eine betroffene Mutter mit erkranktem Sohn beschrieb. B. D. Hall et al. ergänzten 1983 zwei weitere Fälle, und Fujimoto et al. berichteten 1987 von drei Familien, in jeder traten mindestens ein betroffenes Elternteil mit einem betroffenen Kind auf.
Diagn. Krit.: (1) Bilateraler, imkompletter Verschluß der Anlage des zweiten Kiemenbogens. Der offene Sinus liegt posterior aurikulär oder zervikal, im anterioren Verlauf des M. sternocleidomastoideus. Die darüberliegende Haut ist atrophisch oder hämangiomatös verändert. – (2) Bilateral verschlossene Tränen-Nasengänge. – (3) »Pseudo«-Lippenspalte durch dicke, fibröse Stränge im Verlauf des Philtrums, bilateral vertikal verlaufend. – (4) Faziale Dysmorphien: Prominentes Vorderhaupt, breiter Nasensteg, mongoloide Lidachsenstellung, lange Augenwimpern. Vorstehende Oberlippe. Mikrognathie. Tiefsitzende, nach hinten rotierte Ohren, Ohrmuscheldysplasie. – (5) Augenanomalien: Mikrophthalmie, Anophthalmie, Kolobom, Katarakt, Strabismus. – (6) Intrauterine und postnatale Wachstumsverzögerung. – (7) Im Erwachsenenalter frühzeitige Hautfaltenbildung und Grauwerden der Haare, normale Lebenserwartung. Normale Intelligenz. – (8) In Einzelfällen wurde außerdem beobachtet: Lippen-Kiefer-Gaumenspalte. Schallei-

tungsschwerhörigkeit, Zahnanomalien, subkutane Zysten unter der Kopfhaut, hämangiomatöse Zysten im Bereich der Orbita, Nierenanomalien (ca. 20%), Aplasie des Kleinhirnwurmes, geistige Behinderung.

Ätiol.: Autosomal-dominant erbliches Syndrom.

Pathog.: Verschlußstörung des ersten (Mikrognathie, Schalleitungsstörung) und zweiten Kiemenbogens.

Bemerkungen: Komplikationen treten auf durch rezidivierende, chronisch verlaufende Dakrozystitiden. Die offenen Kiemenbogenanlagen müssen chirurgisch versorgt werden. 1992 beschrieb A.V. Hing eine letale Variante des Syndroms. Zusätzlich zu den typischen Symptomen traten dabei auf: multiple Knochendefekte des Schädels, AV-Kanal, Holoprosenzephalie. Die Eigenständigkeit des Syndroms wird von Legius et al. bestritten. Er beschrieb 1990 eine Familie, in der zwei Individuen mit den typischen Zeichen sowohl des BOF als auch des BOR vorkommen. Seiner Meinung nach sind beide Syndrome variable Expressionen der gleichen Genmutation. Dem widerspricht Angela Lin, indem sie deutlich auf die Unterschiede dieser Erkrankungen hinweist. Beim BOF sind die offenen Kiemenbogenfisteln größer als beim BOR, zudem treten häufig Augenveränderungen auf, die beim BOR nicht beschrieben sind. Dagegen sind die Nieren beim BOF nur sehr selten mitbetroffen.

Lit.: Fujimoto A, Lipson M, Lacro RV et al (1987) New autosomal dominant branchio-oculo-facial syndrome. Am J Med Genet 27: 943–951. – Hall BD, deLorimier A, Foster LH (1983) A new syndrome of hemangiomatous branchial clefts, lip pseudoclefts, and unusual facial appearance. Am J Med Genet 14: 135–138. – Hing AV, Torack R, Dowton SB (1992) A lethal syndrome resembling branchio-oculo-facial syndrome. Clin Genet 41: 74–78. – Lee WK, Root AW, Fenske N (1982) Bilateral branchial cleft sinuses associated with intrauterine and postnatal growth retardation, premature aging, and unusual facial appearance: A new syndrome with dominant transmission. Am J Med Genet 11: 345–352. – Legius E, Fryns JP, Van den Berghe H (1990) Dominant branchial cleft syndrome with characteristics of both branchio-oto-renal and branchial-oculo-facial syndrome. Clin Genet 37: 347–350. – Lin AE, Doherty R, Lea D (1992) Branchio-oculo-facial and branchio-oto-renal syndrome are distinct entities (Letter to the Editor). Clin Genet 41: 221–222.

McK: 113620

S. Schechert-Spranger/AS

branchio-oto dysplasia (e): branchio-oto-renales Syndrom

branchio-oto-renales Syndrom

Syn.: BOR-Syndrom – branchio-oto dysplasia (e) – BO dysplasia (e) – branchio-oto-ureteral syndrome (e) – BOU syndrome (e) – Fourman-Fourman-Syndrom – Rowley-Syndrom

Def.: Autosomal-dominant erbliches Fehlbildungssyndrom mit oto-renaler Symptomatik und Kiemenbogenanomalien, das durch eine extrem variable Expressivität gekennzeichnet ist.

A.: Beschreibung 1975 durch Michael Melnick, amerikanischer Zahnmediziner und klinischer Genetiker, und Mitarbeiter. – Frühere Beschreibungen u.a. durch F. und J. Fourman (1955), L. S. Wildervanck (1962) und P. T. Rowley (1969).

Diagn. Krit.: (1) Anomalien des äußeren Ohres: kleine, dysmorphe Ohrmuscheln; besonders häufig Präaurikularfisteln; Ohranhängsel; zusätzlich auch Stenose oder nur abnormer Verlauf des äußeren Gehörgangs. – (2) Schwerhörigkeit, entweder Typ der reinen Schallleitungsschwerhörigkeit, auch vom kombinierten Typ oder auch reine Innenohrschwerhörigkeit. Teilweise Anomalien der Gehörknöchelchen, der Bogengänge oder der Schnecke nachweisbar. – (3) Kiemenbogenanomalien in Form sog. Kiemengangsfisteln oder -zysten am Hals, lokalisiert am medialen Rand des Musculus sternocleidomastoideus. – (4) Nierenanomalien sehr unterschiedlicher Art: Hypo- bis Aplasie, ausnahmsweise auch beidseitige Agenesie mit Symptomatik im Sinne der »Oligohydramnion-Sequenz«. Bei einem Teil der Merkmalsträger nur Doppelung des Nierenbeckens oder der Ureteren. Funktionelle Störungen (rezidivierende Harnwegsinfektionen; vesiko-ureteraler Reflux) statistisch gehäuft. – (5) Fakultativ: Tränengangsstenose.

Ätiol.: Autosomal-dominantes Gen, Hinweise auf nicht ganz vollständige Penetranz.

Pathog.: Ungeklärt.

Bemerkungen: Erstbeschreibung des Syndroms durch Melnick et al. (1975), später postulierte diese Arbeitsgruppe als gesonderte Entität eine »branchio-oto (BO) dysplasia« (Melnick et al., 1978). Fraser et al. (1983) hielten aufgrund weiterer Beobachtungen eine dritte Entität für möglich, die sie als »branchio-oto-ureteral (BOU) syndrome« bezeichneten. Heimler und Lieber (1986) wiesen im Rahmen einer ausgedehnten Familienstudie nach, daß infolge extrem variabler Expressivität dieses Syndroms bei einzelnen Patienten nur eine »BO-Symptomatik«, bei anderen eine »BOU-Symptomatik« vorlag, was im Sinne einer einzigen Entität, dem BOR-Syndrom, zu deuten ist. Haan et al. (1989) fanden Hinweise auf eine Lokalisation des mutierten Gens auf dem langen Arm des Chromosoms 8 (8q13.3 oder q21.13).

Lit.: Fraser FC, Ling D, Clogg D, Nogrady B (1978) Genetic aspects of the BOR syndrome – branchial fistulas, ear pits, hearing loss, and renal anomalies. Am J Med Genet 2: 241–252. – Haan EA, Hull YJ, White S et al (1989) Tricho-rhino-phalangeal and branchio-oto syndromes in a family with an inherited rearrangement of chromosome 8q. Am J Med Genet 32: 490–494. – Heimler A, Lieber E (1986) Branchio-oto-renal syndrome: Reduced penetrance and variable expressivity in four generations of a large kindred. Am J Med Genet 25: 15–27. – Melnick M, Bixler D, Silk K et al (1975) Autosomal dominant branchiootorenal dysplasia. In: Bergsma D (ed): New chromosomal and malformation syndromes. Birth Def Orig Art Ser XI(5): 121–128. – Melnick M, Hodes ME, Nance WE et al (1978) Branchio-oto-renal dysplasia and branchio-oto dysplasia: Two distinct autosomal dominant disorders. Clin Genet 13: 425–442.

McK: 113650

P. Meinecke/AS

branchio-oto-ureteral syndrome (e): branchio-oto-renales Syndrom

branchio-skeleto-genitales Syndrom (A)

Syn.: BSG-Syndrom

Def.: Distinktes, wahrscheinlich autosomal-rezessiv vererbtes Dysmorphie-Syndrom mit der Trias: Branchialbogendefekt, Skelettanomalien, Genitalanomalien (Mikropenis, Hypospadie).

A.: Nabil I. Elsahy und Reid Waters, Winnipeg, Kanada, beschrieben 1971 das Krankheitsbild anhand einer Familie mit Blutsverwandtschaft der Eltern.

Diagn. Krit.: (1) Schwere geistige Behinderung; psychomotorische Entwicklungsverzögerung; Krampfanfälle. – (2) Gesichtsdysmorphien: Hypoplasie der Maxilla mit

resultierender relativer Prognathie; Kieferzysten; Zahnstellungsanomalien; Dysplasie des Dentins (Histologie); Gaumenspalte; breite, flache Nase mit querverlaufender Hautfalte über der Nasenwurzel; Hypertelorismus; Strabismus; Ptosis; Nystagmus. – **(3)** Skelettauffälligkeiten: Brachyzephalie; Pectus excavatum; Fusion der 2. und 3. Halswirbel; Schmorl-Knötchen. – **(4)** Genitalanomalien: Mikropenis, Hypospadie.
Ätiol.: Wahrscheinlich autosomal-rezessiv erbliches Krankheitsbild (Geschwisterbeobachtungen; Konsanguinität).
Pathog.: Unbekannt.
Bemerkungen: Der Defekt des Oberkiefers kann als Branchialbogendefekt aufgefaßt werden. Bisher sind keine weiteren Fälle dieses Syndroms publiziert. **(DD)** andere Krankheitsbilder mit Vergröberung der Gesichtszüge und geistiger Behinderung (z.B. das Coffin-Lowry-Syndrom) sind abzugrenzen.
Lit.: Elsahy NI, Waters WR (1971) The branchio-skeleto-genital syndrome. A new hereditary syndrome. Plast Reconst Surg 48: 542–550.
McK: 211380
U. G. Froster/AS

Brandt-Syndrom: Akrodermatitis enteropathica
brandywine type (e): Dentinogenesis imperfecta III
Brauer-Syndrom: Keratodermia palmo-plantaris papulosa Buschke-Fischer-Brauer
Bravais-Jackson-Anfälle: Jackson-Anfälle
Brill-Symmers-Krankheit: Morbus Brill-Symmers
Brinon's syndrome (e): Osteochondrose, aseptische, Typ Brinon
Brissaud-Lereboullet-Syndrom: Brissaud-Symptomatik
Brissaud(-Sicard)-Syndrom: Brissaud-Symptomatik

Brissaud-Symptomatik
Syn.: Brissaud(-Sicard)-Syndrom – Pous-Sequenz – Brissaud-Lereboullet-Syndrom – Hemicraniosis Brissaud
Def.: Infolge zerstörender Prozesse im Bereich der kaudalen Brücke entstehende Extremitätenlähmung mit Spasmen der Gesichtsmuskulatur.
A.: Erstbeschreibung 1880 durch Edouard Brissaud, 1852–1909, Pathologe, Paris. – Jean Athanase Sicard, 1872–1929, Neurologe, Paris.
Diagn. Krit.: **(1)** Kontralaterale spastische Hemiparese. – **(2)** Homolaterale Fazialisspasmen.
Ätiol.: Uneinheitlich.
Pathog.: Läsionen im Bereich der kaudalen Pons, besonders durch vaskuläre Läsion und Tumoren. Die alternierende Symptomatik entsteht dadurch, daß der Krankheitsherd an einer Stelle sitzt, wo sich die zentrale (supranukleäre) Bahn des N. facialis bereits gekreuzt hat, während die übrige Pyramidenbahn noch ungekreuzt verläuft.
Lit.: Brissaud E (1880) Recherches anatomo-pathologiques et physiologiques sur la contracture permanente des hémiplégiques. Versailles: 206. – Brissaud E, Sicard JA (1908) L'hémispasme facial alterne. Presse méd, Paris 16: 234.
D. Schmidt/DP

Brissaud-Syndrom II
Def.: Teilaspekt der klonischen Krämpfe der Gesichtsmuskulatur beim Gilles-de-la-Tourette-Syndrom (s. dort).

A.: Beschreibung 1896 durch Edouard Brissaud, französischer Pathologe, 1852–1909.
Lit.: Brissaud PE (1896) La chorée variables des dégénérés. Rev Neurol 4: 417–431.
H. P. Kapfhammer/DP

Bristowe-Syndrom: Corpus-callosum-Symptomatik
brittle bone disease (e): Osteogenesis imperfecta
brittle cornea syndrome (e): Syndrom der spröden Hornhaut

Broad-beta-Syndrom
Def.: Nicht mehr gebräuchliche Bezeichnung für die primäre Hyperlipoproteinämie Typ III.
A.: Erstbeschreibung 1954 durch J. W. Gofman et al.
Lit.: Gofman JW, Delalla O, Glazier F et al (1954) The serum lipoprotein transport system in health, metabolic disorders, atherosclerosis, and coronary heart disease. Plasma 2: 413–484.

Brock-(Graham-)Syndrom: Mittellappen-Syndrom
bronchiectasis, generalized, associated with deficiency of bronchial cartilage (e): Williams-Campbell-Syndrom
bronchomolacia, central (e): Williams-Campbell-Syndrom

Bronze-Baby
Syn.: BBS – bronze baby syndrome (e)
Def.: Grau-braune Verfärbung der Haut bei Neugeborenen, die wegen einer indirekten Hyperbilirubinämie bei gleichzeitig bestehender Cholestase mit Phototherapie behandelt wurden.
A.: Erstbeschreibung 1972 durch Kopelman und Mitarbeiter.
Diagn. Krit.: **(1)** Grau-braune Hautverfärbung. – **(2)** Vorausgehende Phototherapie wegen Hyperbilirubinämie. – **(3)** Erhöhtes direktes Bilirubin und erhöhte Gallensäuren. – **(4)** Grau-braune Färbung des Urins.
Ätiol.: Durch Phototherapie induzierte Hautverfärbung durch erhöhtes konjugiertes Bilirubin.
Pathog.: Noch ungeklärt; diskutiert wird die Bildung pathologischer Photoprodukte aus Kupferporphyrinen.
Bemerkungen: Vollständig reversibel nach Absetzen der Phototherapie; gute Langzeitprognose.
Lit.: Jori G, Reddi E, Rubaltelli FF (1990) Bronze baby syndrome: an animal model. Pediatr Res 27: 22–25. – Kopelman AE, Brown RS, Odell GB (1972) The „bronze" baby syndrome: a complication of phototherapy. J Pediatr 81: 466–472. – Rubaltelli FF, Jori G, Reddi E (1983) Bronze baby syndrome: a new porphyrine-related disorder. Pediatr Res 17: 327–330.
E. Kattner/JK

bronze baby syndrome (e): Bronze-Baby
Bronzehaut-Krankheit: Addison-Krankheit
Bronze-Krankheit: Addison-Krankheit

Brooke-Spiegler-Krankheit
Def.: s.u. Epithelioma adenoides cysticum (Brooke).

Brossard-Kaeser-Syndrom: Muskelatrophie, spinale skapulo-peroneale, Typ Brossard-Kaeser
Brossard-Stark-Kaeser-Syndrom: Muskelatrophie, spinale skapulo-peroneale, Typ Brossard-Kaeser
Brownell-Oppenheimer-Krankheit: Creutzfeldt-Jakob-Krankheit
Brown//Séquard-Hemiplegie: Brown//Séquard-Symptomatik
Brown//Séquard-Lähmung: Brown//Séquard-Symptomatik

Brown//Séquard-Symptomatik
Syn.: Brown//Séquard-Syndrom – Brown//Séquard-Hemiplegie – Brown//Séquard-Lähmung – Hemiplegie und Hemiparaplegie – Syndrom der spinalen Halbseitenläsion – hemiparaplegisches Syndrom – Brown//Séquard syndrome (e) – hemiparaplegia, spinal (e)
Def.: Besondere Verteilungsform neurologischer Ausfälle bei streng halbseitiger Unterbrechung der Rückenmarksbahnen.
A.: Ch. E. Brown//Séquard, 1817–1894, Physiologe, Paris. – Erstbeschreibung der Sequenz 1851.
Diagn. Krit.: (1) Ipsilateral zur Läsion: **a)** zentrale Hemiparese; **b)** Störung der epikritischen Sensibilität (feine Berührung, Lagesinn, Vibrationssinn); **c)** positive Pyramidenbahnzeichen; **d)** vasomotorische Störungen, **e)** Hemiataxie meist wegen zentraler Parese nicht nachweisbar. – (2) Kontralateral zur Läsion: Störung der protopathischen Sensibilität (Schmerz, Temperatur, grobe Berührung). – (3) In Höhe der Läsion: ipsilateral Anästhesie für alle Qualitäten.
Ätiol.: Meist mechanisch.
Pathog.: Durch extra- oder intramedullären Druck (Tumoren, Trauma) oder Gewebszerreißung (z.B. Stichverletzung) kommt es zur meist inkompletten, streng halbseitig begrenzten Läsion der auf- und absteigenden Rückenmarksbahnen. Da die Fasern der protopathischen Sensibilität bereits in Höhe des jeweiligen Wurzeleintritts zum Tractus spinothalamicus gekreuzt haben, sind diese Qualitäten kontralateral zur Läsionsstelle gestört. Die Fasern der epikritischen Sensibilität kreuzen hingegen zum überwiegenden Teil erst in Höhe des Hirnstamms und sind deshalb ipsilateral gestört.
Lit.: Brown//Séquard CE (1851) De la transmission croisée des impressions sensitives par la moelle épinière. Compt rend Soc biol Paris 2: 33–34. – Engelhardt P, Trostdorf E (1977) Zur Differentialdiagnose des Brown//Séquard-Syndroms. Nervenarzt 48: 45–49. – Koehler PJ, Endtz LJ (1986) The Brown//Séquard syndrome. True or false? Arch Neurol 43: 921–924.
W. Müller-Felber/DP

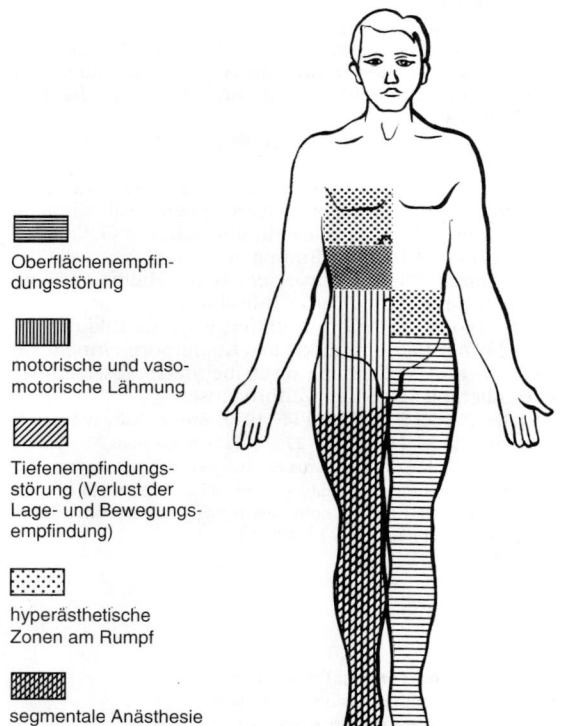

Brown//Séquard-Symptomatik: Verteilung der Ausfallerscheinungen bei rechtsseitiger Läsion des Rückenmarks

Oberflächenempfindungsstörung

motorische und vasomotorische Lähmung

Tiefenempfindungsstörung (Verlust der Lage- und Bewegungsempfindung)

hyperästhetische Zonen am Rumpf

segmentale Anästhesie für alle Empfindungsqualitäten am Rumpf

Brown//Séquard-Syndrom: Brown//Séquard-Symptomatik
Brown//Séquard syndrome (e): Brown//Séquard-Symptomatik
Brown-Syndrom: Obliquus-superior-Sehnenscheiden-Syndrom
brown teeth, hereditary (e): Amelogenesis imperfecta

Brown-Vialetto-van-Laere-Symptomatik
Syn.: progressive bulbar palsy with perceptive deafness (e) – pontobulbar palsy with deafness (e) – paralysie bulbo-pontine chronique progressive familial avec surdité (fz)
Def.: Sehr seltene, zum Teil autosomal-rezessiv vererbte Erkrankung mit multiplen Ausfällen kaudaler Hirnnerven, Ertaubung und fakultativer spinaler Muskelatrophie.
A.: Erstbeschreibung 1894 durch C. H. Brown. – Ferner 1936 durch E. Vialetto und 1966 durch van Laere beschrieben.
Diagn. Krit.: (1) Beginn in der Kindheit. – (2) Bilaterale Ertaubung. – (3) Multiple Hirnnervenausfälle: am häufigsten motorische Ausfälle des VII., IX. und XI. Hirnnerven, seltener Ausfälle des III., V. und VI. Hirnnerven. – (4) Fakultativ spinale Muskelatrophie oder kombinierte Systemdegeneration des I. und II. Motoneurons.
Ätiol.: Autosomal-rezessive Erbkrankheit.
Pathog.: Ungeklärt.
Lit.: Brown CH (1894) Infantile amyotrophic lateral sclerosis of the family type. J Nerve Ment Dis 21: 707–716. – Francis DA, Ponsford JR, Thomas PK, Duchen LW (1993) Brown-Vialett-van-Laere-syndrome. Neuropathol Appl Neurobiol 19: 91–94. – Gallai V, Hockaday JM, Hughes JT et al (1981) Ponto-bulbarpalsy with deafness (Brown-Vialetto-van-Laere-syndrome): a report on three cases. J Neurol Sci 50: 259–275. – Van Laere J (1966) Paralysie bulbo-pontine chronique progressive familial avec surdité: un cas de syndrome de Klippel-Trenaunay dans la meme fratrie (problemes diagnostiques et genetiques). Rev Neurol 115: 289–295. – Vialetto E (1936) Contributo alla forma ereditaria della paralisi bulbare progressiva. Riv sper Freniat 40: 1–24.
McK: 211530
W. Müller-Felber/DP

Bruck-(de-)Lange-Krankheit: (Cornelia-de-)Lange-Syndrom (II)

Bruck-Syndrom
Def.: Assoziation von kongenitalen Gelenkskontrakturen und Knochenbrüchigkeit.
A.: Die Namengebung durch Viljoen et al. 1989 ist nicht gerechtfertigt, da Alfred Bruck 1897 einen Fall mit langsam fortschreitenden, spät beginnenden Knochenveränderungen (im 14. Lebensjahr) und noch später aufgetretenen, sekundären Gelenkskontrakturen beschrieb.
Diagn. Krit.: **(1)** Kongenitale Gelenkskontrakturen (meistens symmetrisch). – **(2)** Osteoporose, Frakturen, Worm-Schaltknochen. – **(3)** Meistens normale Zähne und weiße Skleren.
Ätiol.: Möglicherweise autosomal-rezessiv vererbtes Leiden (fünf sporadische Fälle und drei betroffene Geschwister beider Geschlechter) ungeklärter Genese.
Pathog.: Unbekannt.
Bemerkungen: 1. Die beschriebenen Fälle scheinen (klinisch) uneinheitlich. 2. Es gibt nur wenige Anhaltspunkte dafür, daß es sich um eine Molekularkrankheit des Kollagens und damit um eine atypische Form der Osteogenesis imperfecta (OI) handelt: aus Knochen extrahierte Kollagene waren normal hinsichtlich Hydroxylysingehalt und elektrophoretischer Wanderungsgeschwindigkeit; der Durchmesser der Kollagenfibrillen in Osteoid war vermindert und stark variabel im Gegensatz zur OI; hingegen war das erweiterte endoplasmatische Retikulum in den Osteoblasten ein Hinweis für die Speicherung einer unbekannten Substanz. Biosynthetische Studien an Hautfibroblasten oder Osteoblasten fehlen.
(DD) diverse Formen der Arthrogryposis.
Lit.: Brenner RE, Vetter U, Stöss H et al (1993) Defective collagen fibril formation and mineralization in osteogenesis imperfecta with congenital joint contractures (Bruck syndrome). Eur J Pediatr 152: 505–508. – Bruck A (1897) Ueber eine seltene Form von Erkrankung der Knochen und Gelenke. Dtsch Med Wochenschr 23: 152–155. – Sharma NL, Anand JS (1964) Osteogenesis imperfecta with arthrogryposis multiplex congenita. J Indian Med Assoc 53: 124–126. – Viljoen D, Versfeld G, Beighton P (1989) Osteogenesis imperfecta with congenital joint contractures (Bruck syndrome). Clin Genet 36: 122–126.
McK: 259450
B. Steinmann/JS

Brückenatrophie (H. Spatz): Atrophie, olivopontozerebelläre (»sporadische Form«, »SOPCA«)

Brückenhauben-Symptomatik
Syn.: Bindearm-Syndrom
Def.: Durch Läsion der Brückenhaube entstehendes besondersartiges paretisches Krankheitsbild.
Diagn. Krit.: **(1)** Herdseitige, schwere Hemiataxie mit Adiadochokinese. – **(2)** Horner-Trias. – **(3)** Muskelhypotonie. – **(4)** Grober Intentionstremor. – **(5)** Zerebellare Sprachstörungen (skandierende Sprache). – **(6)** Kontralaterale Empfindungsstörung für Schmerz- und Temperaturreize oder auch für alle sensiblen Qualitäten. – **(7)** Häufig Blick-(Abduzens-)Parese zur Herdseite (bei sich nach kaudal erstreckenden Herden). – **(8)** Leichte Hörstörungen und kontralaterale mimische Fazialisparesen kommen vor. – **(9)** Häufig Myoklonien des Gaumensegels, Pharynx und Larynx. – **(10)** Bisweilen kontralaterale Hemiparesen (Erweichungsherde im oralen Brückenrand mit ganzer oder teilweiser Unterbrechung der Pyramidenbahn). – **(11)** Je nach Ausdehnung des Prozesses können sich noch andere Ausfallserscheinungen hinzugesellen.
Ätiol.: Vielfältig.
Pathog.: Läsion des Bindearmes nach Austritt aus dem Kleinhirn und vor seiner Kreuzung im Mittelhirn, Tractus spinothalamicus und anderer Bahnen und Kerngebiete.
W. Paulus/DP

Brückenhauben-Symptomatik, kaudale
Syn.: Gasperini-Syndrom – Brückenhauben-Syndrom, kaudales – Syndrom der Brückenhaube, dorso-latero-kaudales
Def.: Durch Läsion der Brückenhaube entstehende neurologische Ausfälle.
Diagn. Krit.: **(1)** Homolaterale Fazialisparese. – **(2)** Homolaterale Abduzenskernläsion, manifestiert sich wie eine horizontale Blickparese. – **(3)** Homolaterale Trigeminusläsion. – **(4)** Nystagmus.
Ätiol.: Vaskulär, Tumoren.
Pathog.: Läsion im Bereich der kaudalen Brückenhaube.
Bemerkungen: **(DD)** Garcin-S. – Foville-S.
Lit.: Schmidt D, Malin JP (1986) Erkrankungen der Hirnnerven. Thieme, Stuttgart.
U. Büttner/DP

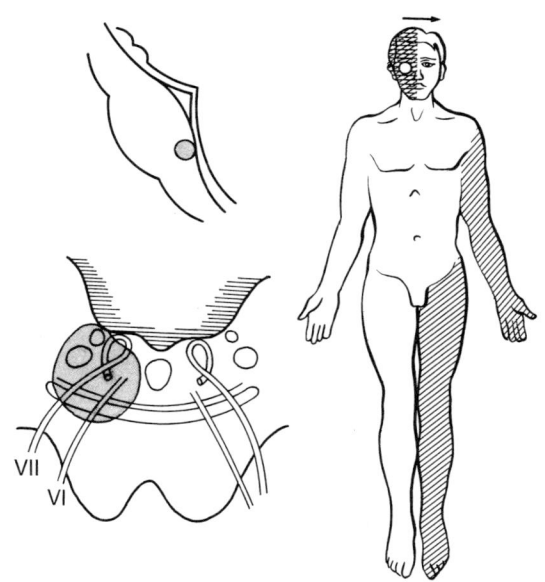

Kaudale Brückenhauben-Symptomatik und Lokalisation des Herdes (nach Remky)

Brückenhauben-Syndrom, kaudales: Brückenhauben-Symptomatik, kaudale
Brückenhauben-Syndrom, orales: Raymond-Cestan-Symptomatik

Brückenläsion, laterale
Syn.: Pons-Syndrom, laterales – Brücken-Syndrom, laterales
Def.: Durch Läsionen im lateralen Bereich des Pons cerebri entstehendes typisches neurologisches Krankheitsbild.
Diagn. Krit.: **(1)** Ipsilaterale Sensibilitätsstörung im Gesicht, Lähmung der Kaumuskulatur. – **(2)** Hemiataxie ipsilateral. – **(3)** Hemiparese kontralateral (flüchtig).
Ätiol.: Ursache sind gewöhnlich Aneurysmen, Blutungen sowie entzündliche Vorgänge.
Pathog.: Verlegung der A. circumferentia brevis und Erweichung im lateralen Brückenfuß. Dabei pflegt sich die Erweichung in die ventrolaterale Brückenhaube fortzusetzen, so daß es zu einer wechselnden Mitbeteiligung von Teilen der medialen Haubenbahn, des Tractus spinothalamicus, der dorsal und medial gelegenen Haubenbahn und gelegentlich zu Zerstörungen von Teilen des Trigeminuskernes und des oralen Beginns der Trigeminuswurzel kommt.
Bemerkungen: **(DD)** Brückenhauben-S. – Brückenläsion, paramediane – Babinski-Nageotte-S. – Arteria-basilaris-Thrombose.
Lit.: Adams RD, Victor M (1989) Principles of neurology, 4th ed. McGraw-Hill, New York.
U. Büttner/DP

Brückenläsion, paramediane
Syn.: Pons-Syndrom, paramedianes – Brücken-Syndrom, paramedianes
Def.: Durch Läsionen im paramedianen Bereich des Pons cerebri entstehendes typisches neurologisches Krankheitsbild.
Diagn. Krit.: **(1)** Hemiplegie. – **(2)** Anfangs leichte Sensibilitätsstörungen. – **(3)** Blickparese nach ipsilateral. – **(4)** Ataxie (auf der Herdseite oder der paretischen Seite stärker). – **(5)** Selten ist die Sequenz doppelseitig: Tetraplegie, Pseudoparalyse, Dysastie und Ataxie.
Ätiol.: Verlegung des Abgangs der A. paramediana aus der A. basilaris.
Pathog.: Erweichung der paramedianen Teile des Brückenfußes (das ventrale Drittel bleibt frei).
Bemerkungen: **(DD)** Brückenhauben-S. – Brückenläsion, laterale – Foville-S. – Millard-Gubler-S. – Babinski-Nageotte-S. – Arteria-basilaris-Thrombose.
Lit.: Adams RD, Victor M (1989) Principles of neurology, 4th ed. McGraw-Hill, New York.
U. Büttner/DP

Brücken-Syndrom, kaudales: Raymond-Symptomatik
Brücken-Syndrom, laterales: Brückenläsion, laterale
Brücken-Syndrom, paramedianes: Brückenläsion, paramediane
Brueghel's syndrome (e): Meige-Syndrom

Bruns-Symptomatik
Syn.: Bruns-Syndrom – postural change syndrome in brain tumors (e)
Def.: Neurologische Störung bei Läsionen im Bereich des IV. Hirnventrikels.
A.: Ludwig Bruns, 1858–1916, Neurologe, Hannover. – Erstbeschreibung 1902 und 1906.
Diagn. Krit.: Durch Haltungsänderung (besonders Vorwärtsbeugung) ausgelöst. – **(1)** Kopfschmerzen mit Erbrechen. – **(2)** Schwindel.
Ätiol.: Tumoren (Pseudotumoren) im Bereich des IV. Ventrikels.
Pathog.: Nicht bekannt (Blockierung der Liquorzirkulation durch Haltungsänderung?).
Bemerkungen: Klinisch nur noch selten verwendeter Ausdruck. **(DD)** Ménière-Krankheit.
Lit.: Alpers BJ, Yaskin HE (1944) The Bruns syndrome. J Nerv Ment Dis 100: 115–134. – Bruns L (1902) Neuropathologische Demonstration. Neurol Centralbl 21: 561–567. – Bruns L (1906) Neuropathologische Demonstrationen. Neurol Centralbl 25: 540.
U. Büttner/DP

Bruns-Syndrom: Bruns-Symptomatik
Bruton's disease (e): Agammaglobulinämie Typ Bruton
BSG-Syndrom: branchio-skeleto-genitales Syndrom (A)
bubble lung syndrome (e): Mikity-Wilson-Komplex
van-Buchem-Krankheit: Hyperostosis corticalis Typ van Buchem
Buchstabenphänomen: A-und-V-Symptom
Buckley-Syndrom: Hyper-IgE-Syndrom

Budd-Chiari-Syndrom
(Sequenz)
Syn.: Lebervenenthrombose, primäre
Def.: Portale Hypertension infolge Verschluß der größeren Lebervenen.
A.: George Budd, 1808–1882, Internist, London. – Erstbeschreibung 1845 durch Budd. 1898/99 erfolgte durch Chiari die genaue pathologisch-anatomische Herausarbeitung des Krankheitsbildes.
Diagn. Krit.: **(1)** Selten akute Verlaufsform mit heftigen rechtsseitigen Oberbauchschmerzen, rasch progredienter Hepatomegalie, Schock, Versagen der Leberfunktion. – **(2)** Bei chronischem Verlauf schleichender Beginn mit uncharakteristischen rechtsseitigen Oberbauchschmerzen, langsam zunehmende Hepatomegalie, gelegentlich leichtem Ikterus. – **(3)** In fortgeschrittenen Stadien Zeichen des Pfortaderhochdrucks mit Aszites und Splenomegalie. – **(4)** Lebersonographie (evtl. kombiniert mit Duplex- oder Farbdoppleruntersuchung): verschlossene oder atypisch verlaufende Lebervenen, evtl. fehlgerichteter Blutfluß, vergrößerter Lobus caudatus. – **(5)** Computertomographie mit Kontrastmittelgabe: verzögerte Kontrastmittelausscheidung aus der Leber. – **(6)** Kernspintomographie: Nachweis von Verschlüssen der Lebervenen oder V. cava. – **(7)** Invasivere Untersuchungstechniken (Angiographie der V. cava und Lebervenen, Messung des Lebervenenverschlußdrucks) sind meist nicht mehr erforderlich.
Ätiol.: **1.** Thrombenbildung bei erhöhter Gerinnungsneigung (Einnahme oraler Kontrazeptiva; Schwangerschaft; hämatologische Systemerkrankungen wie myeloproliferatives Syndrom, Polycythaemia vera, paroxysmale nächtliche Hämoglobinurie; Morbus Behçet; chronisch entzündliche Darmerkrankungen). – **2.** Thrombenbildung infolge angeborener oder erworbener Störungen der antikoagulatorischen Komponente des Gerinnungssystems (AT-III-, Protein-C-, Protein-S-Mangel; Lupus-Antikoagulans). – **3.** Thrombenbildung infolge Obstruktion durch benigne oder maligne Raumforderungen (Tumoren, Echinokokkenzysten). – **4.** Thrombenbildung infolge stumpfer Bauchtraumen. – **5.** Ätiologisch ungeklärte fibröse Obliteration der großen Lebervenen oder ihrer Ostien.
Pathog.: Verlegung des venösen Abstroms aus der Leber (posthepatischer Block) mit der Folge des Pfortaderhochdrucks.

Bemerkungen: Abgrenzung gegenüber den Formen des prähepatischen Blocks (z.B. bei Pfortaderthrombose, idiopathischem Pfortaderhochdruck) und des intrahepatischen Blocks (z.B. bei Leberzirrhose, Schistosomiasis u.a.).
Lit.: Budd G (1845) On diseases of the liver, p 147. Churchill, London. – Chiari H (1899) Über die selbständige Phlebitis obliterans der Hauptstämme der Venae hepaticae als Todesursache. Beitr path Anat Jena 26: 1–17. – Dilawari JB, Bambery P, Chawla Y et al (1994) Hepatic outflow obstruction (Budd-Chiari syndrome). Experience with 177 patients and a review of the literature. Medicine 73: 21–36. – Ralls PW, Johnson MB, Radin DR et al (1992) Budd-Chiari syndrome: detection with color Doppler sonography. Am J Roentgenol 159: 113–116. – Stark DD, Hahn PF, Trey C et al (1986) MRI of the Budd-Chiari syndrome. Am J Roentgenol 146: 1141. – Valla D, Le MG, Poynard T et al (1986) Risk of hepatic vein thrombosis in relation to recent use of oral contraceptives. Gastroenterology 90: 807–811.
M. Scheurlen/GA

Bücklers-I-Hornhautdystrophie: Groenouw-Syndrom

Bürger-Grütz-Syndrom
Syn.: Hyperchylomikronämie, familiäre
Def.: Nicht mehr gebräuchliche Bezeichnung für die primäre Hyperlipoproteinämie Typ I.
A.: Erstbeschreibung 1932 durch M. Bürger und O. Grütz.
Ätiol.: Autosomal-rezessives Erbleiden.
Pathog.: Familiärer Lipoproteinlipase-Mangel.
Lit.: Bürger M, Grütz O (1932) Über hepatosplenomegale Lipoidose mit xanthomatösen Veränderungen in Haut und Schleimhäuten. Arch Dermat Suppl 116: 542–575.
McK: 238600

Buerger-Syndrom: Endangitis obliterans von-Winiwarter-Buerger

bukko-linguo-mastikatorisches Syndrom
Def.: s.u. Neuroleptika-induzierte extrapyramidalmotorische Störungen, späte.
H. P. Kapfhammer/DP

Bulbärparalyse, infantile
Syn.: Fazio-Londe-Syndrom – Fazio-Londe-Krankheit – primary bulbar paralysis of childhood (e) – bulbar hereditary motor neuropathy type II (e) – paralysie bulbaire progressive infantile (fz)
Def.: Sehr seltene spinale Muskelatrophie im Kindesalter mit Degeneration von Motoneuronen in den Hirnnerven-Kerngebieten.
A.: Erstbeschreibung der Bulbärparalyse des Erwachsenen 1860 durch Guillaume Benjamin Armand Duchenne de Boulogne, 1806–1875, Neurologe, Paris. – Den Zusammenhang mit der spinalen Muskelatrophie erkannte 1864 Hoffmann. Erstbeschreibung der infantilen Bulbärparalyse durch Berger 1876. Die Beschreibungen durch M. Fazio und P. Londe erfolgten 1892 bzw. 1894. Der Vorschlag der Unterscheidung dreier Subtypen erfolgte 1992 durch McShane et al.
Diagn. Krit.: Beginn zwischen 2. und 13. Lebensjahr mit progredienten Ausfällen motorischer Hirnnervenfunktionen und nachfolgender Atrophie der von den kaudalen Hirnnerven versorgten Muskulatur. **(1)** Erste Symptome oft vermehrter Speichelfluß, Stridor, häufige Atemwegsinfekte. – **(2)** Schwäche der Fazialis-innervierten Muskulatur. – **(3)** Dysarthrie. – **(4)** Dysphagie. – **(5)** Zunehmende Dyspnoe. – **(6)** Vereinzelt Ptosis, Schwäche der Kaumuskulatur und der Zunge, Faszikulationen der Zunge. – **(7)** Im Verlauf können alle motorischen Hirnnerven-Kerngebiete betroffen sein.
Ätiol.: Wahrscheinlich sehr selten autosomal-dominanter Erbgang, häufiger autosomal-rezessiver Erbgang.
Pathog.: Ungeklärt.
Bemerkungen: Pathologisch-anatomisch findet sich eine Degeneration von Hirnstamm-Motoneuronen, vergleichbar mit der Degeneration der Vorderhornzellen bei der spinalen Muskelatrophie.
Lit.: Berger (1876) Schlesische Gesellschaft für vaterländische Cultur, Berlin. Klin Wschr 13: 234. – Fazio M (1892) Ereditarietá della paralisi bulbare progressiva. Riforma Med 8: 327. – Harding AE (1894) Inherited neuronal atrophy and degeneration predominantly of lower motor neurons. In: Dyck PJ, Tomas PK, Lambert EH, Bunge RP (eds) Peripheral Neuropathy, Vol II, 2nd ed, pp 1537–1556. Saunders, Philadelphia. – Londe P (1893) Paralysie bulbaire progressive infantile et familiale. Rev Méd 13: 1020–1030. – Londe P (1894) Paralysie bulbaire progressive infantile et familiale. Rev Méd 14: 212–254. – McShane MA et al (1992) Progressive Bulbar Paralysis of Childhood. Brain 115: 1889–1900.
McK: 211500
St. Wagner/DP

Bulbärparalyse, myasthenische: Myasthenia gravis (pseudoparalytica)
bulbar hereditary motor neuropathy type II (e): Bulbärparalyse, infantile
bulbar syndrome, lateral (e): Wallenberg-Symptomatik
bulbospinal paralysis (e): Myasthenia gravis (pseudoparalytica)
bulbus retraction syndrome (e): Stilling-Türk-Duane-Syndrom
»bull-dog-scalp« syndrome (e): Cutis verticis gyrata
Bullosis mechanica: Epidermolysis bullosa

Bumerang-Dysplasie
Syn.: boomerang dysplasia (e)
Def.: Letale Osteochondrodysplasie mit schweren Verkürzungen und Bumerang-ähnlichen Verformungen vor allem der proximalen Röhrenknochen.
A.: Beschreibung 1983 durch den italienischen Kinderröntgenologen A. Tenconi; ein früherer Fall wurde von einem amerikanischen Arzt Piepkorn und seinen Mitarbeitern 1977 beschrieben.
Diagn. Krit.: **(1)** Disproportionierter, schwerer Kleinwuchs bei der Geburt mit Geburtslänge unter 40 cm, einem vergleichsweise großen Kopf, kurzem Rumpf und extrem kurzen Gliedmaßen. – **(2)** Kraniofaziale Anomalien mit breiter, schildförmiger Stirn, kurzer, in der Wurzel eingezogener Nase, Hypertelorismus, Mikrogenie, gelegentlich Lippen-Kiefer-Gaumenspalte. – **(3)** Röntgenologisch extreme Verkürzung und Ossifikationsstörung der Röhrenknochen. Teilweise sind Röhrenknochen gar nicht ossifiziert; andere bestehen aus formlosen Fragmenten. Wechselnde Ossifikationsanomalien auch der Wirbel.
Ätiol.: Bislang wurden nur Einzelfälle beschrieben, doch handelt es sich mit großer Wahrscheinlichkeit um eine genetisch bedingte Störung der Skelettentwicklung.

Burning-feet(-Symptomenkomplex)

Pathog.: Unbekannt.
Bemerkungen: Die Bezeichnung »Bumerang-Krankheit« wurde von Reeves (1966) für eine Einzelbeobachtung eines Kindes mit einer mesomelen Dysplasie vom Typ Reinhardt-Pfeiffer verwandt, hat sich für diese Krankheit jedoch nicht durchgesetzt und wird dort nicht gebraucht.
Lit.: Greally MT, Jewett T, Smith WL Jr et al (1993) Lethal bone dysplasia in a fetus with manifestations of atelosteogenesis I and boomerang dysplasia. Am J Med Genet 47: 1086–1091. – Piepkorn M, Karp LE, Hickok D et al (1977) A lethal neonatal dwarfing condition with short ribs, polysyndactyly, cranial synostosis, cleft palate, cardiovascular and urogenital anomalies and severe ossification defect. Teratology 16: 345–350. – Reeves B (1966) Boomerang Bone Disease: Bilateral dysplasia of ulna and fibula. Proc Roy Soc Med 59: 711–712. – Tenconi R, Kozlowski K, Largaiolli G (1983) Boomerang dysplasia. Fortschr Röntgenstr 138: 378–380.
McK: 112310
J. Spranger/JS

gen, die distal die Vasa nervorum tangieren (Vaskulitiden, Polyzythämie, Polyglobulie u.a.).
Pathog.: Verdacht auf Schädigung sensibler Nervenendigungen unterschiedlicher Genese. Die Beteiligung dünnkalibriger Nervenfasern ist von besonderem Interesse. Bei Mangelernährung und Malabsorption wird die Bedeutung eines Mangels an Thiamin, Pantothensäure, Riboflavin, Nikotinsäure und B_{12} diskutiert.
Bemerkungen: **(DD)** zentral bedingte Sensibilitätsstörungen – psychogene Störungen – lokale mechanische Nervenläsionen (z.B. Tarsaltunnelsyndrom).
Lit.: Gopalan C (1946) The burning feet syndrome. Indian med Gaz 81: 22–26. – Neundörfer B (1987) Burning-feet-Syndrom. In: Neundörfer B, Schimrigk K, Soyka D (Hrsg) Praktische Neurologie, Bd 2: Polyneuritiden und Polyneuropathien, pp 113, 394. edition medizin VCH, Weinheim. – Simpson J (1946) „Burning feet" in British prisoners–of–war in the Far East. Lancet 1: 959–961. – Smith SJ, Ali Z, Fowler CJ (1991) Cutaneous thermal thresholds in patients with painful burning feet. J Neurol-Neurosurg-Psychiatry 54(10): 877–881.
D. Burg/DP

Bureau-Barrière-Syndrom I: Akroosteopathia ulcero-mutilans nonfamiliaris
Bureau-Barrière-Syndrom II: Keratodermia palmo-plantaris diffusa Bureau-Barrière-Thomas
van-Buren-Krankheit: Induratio penis plastica
Burke-Syndrom: Shwachman-Diamond-Syndrom
Burnett-Syndrom: Milch-Alkali-Hyperkalziämie

burning feet syndrome (e): Burning-feet(-Symptomenkomplex)
burning mouth syndrome (e): Glossodynie
Burns-Syndrom: Erythrokeratodermia progressiva Typ Burns
Buschke-Loewenstein-Tumor: Riesenkondylome Buschke-Loewenstein
bushy syndrome (e): Rowley-Rosenberg-Syndrom
butterfly dystrophy of retinal pigment epithelium (e): Gass-Syndrom

Burning-feet(-Symptomenkomplex)

Syn.: Syndrom der brennenden Füße – Gopalan-Syndrom – burning feet syndrome (e) – painful feet syndrome (e)
Def.: Brennende, stechende Mißempfindung beider Füße infolge einer übergeordneten Grunderkrankung.
A.: J. Simpson, britischer Arzt, verwandte als erster 1946 bei hungerdystrophischen Soldaten den Begriff »burning feet«.
Diagn. Krit.: **(1)** Unangenehme, meist schmerzhaft empfundene brennende und/oder stechende Mißempfindung an beiden Füßen. – **(2)** Beginn häufig akrodistal oder an der Plantarseite des ersten Metatarsophalangealgelenkes; greift später auf den gesamten Fuß und die Knöchelregion über. – **(3)** Oft verbunden mit Hitzegefühl und Hyperpathie, die das Gangbild beeinträchtigt. – **(4)** Verstärkung während der Nacht durch Wärme, Druck und Berührung der Bettdecke. – **(5)** Linderung durch Anstemmen der Füße gegen das kalte Bettgestell, durch kühle Umschläge, Baden der Füße in kaltem Wasser, Umhergehen, Reiben, manchmal durch Herunterhängenlassen der Füße. – **(6)** Oft verbunden mit motorischer Unruhe der Beine (restless legs). – **(7)** Häufig vegetative Begleiterscheinungen mit Erythem und Hyperhidrose der Füße. – **(8)** Im Zusammenhang mit einer Polyneuropathie Auftreten von anderen neuropathischen Symptomen.
Ätiol.: Heterogen. Meist Initialsyndrom oder Teilerscheinung einer sensibel betonten Polyneuropathie – namentlich zuerst bei Hungerdystrophie beschrieben. Vorkommen vor allem bei Mangelernährung, Magen-Darm-Erkrankungen mit Malabsorption, Hypovitaminosen, Alkohol-Krankheit, Amyloidose, paraneoplastischen, toxischen (INH, Thalidomid, Thallium u.a.), infektiösen (AIDS und AIDS related complex u.a.), diabetischen und nephrogenen Polyneuropathien. Die Symptomatik kann im Vordergrund stehen bei hereditären sensorischen Neuropathien (HSN) und bei Zirkulationsstörun-

Byler-Krankheit

Syn.: familiäre progressive intrahepatische Cholestase – Byler-Syndrom – fatal intrahepatic cholestasis (e)
Def.: Familiäre intrahepatische Cholestase, die innerhalb des ersten Lebensjahres manifest wird und progressiv zur biliären Zirrhose führt, an der die Patienten ohne Intervention meist in der zweiten Lebensdekade versterben. Keine weitere primäre Organbeteiligung.
A.: R. J. Clayton und Mitarbeiter beschrieben 1965 erstmals das Krankheitsbild bei einer nach den USA ausgewanderten Familie mit hoher Konsanguinität (sog. Amish-Sekte).
Diagn. Krit.: Häufig unauffällige Neugeborenenperiode; erste Symptome treten zwischen dem 2. und 12. Lebensmonat auf: **(1)** Dünne, entfärbte Stühle, Steatorrhö. – **(2)** Ikterusschübe, vorausgehend und diese begleitend ein schwerer Pruritus. – **(3)** Hepatomegalie, meist frühzeitige Splenomegalie, aber späte Entwicklung von Ösophagusvarizen. – **(4)** Normale bis gering erhöhte Cholestaseenzyme (Gamma-Glutamyltranspeptidase, 5′-Nucleotidase) und Cholesterin. Kein Nachweis von Lipoprotein X, deutliche Erhöhung der Serum-Gallensäuren, insbesondere während eines Cholestaseschubes. – **(5)** Weitere Merkmale: Minderwuchs, vorstehende Augen, kurze Hände und Füße mit plumpen Fingern und Zehen. – **(6)** Als Folge der Fettsäurenmalabsorption häufig Minderwuchs, Mangel an fettlöslichen Vitaminen. – **(7)** Cholelithiasis und rezidivierende Pankreatitiden häufig. – **(8)** Psychische und mentale Retardierung möglich. – **(9)** Portale Hypertension mit Ösophagusvarizenblutungen. – **(10)** Histologische Veränderungen uncharakteristisch, im Säuglingsalter Bild einer neonatalen Hepatitis mit Riesenzelltransformation möglich, später biliäre Zirrhose. – **(11)** Hepatozelluläre Karzinome wurden mehrfach beschrieben.

Ätiol.: Ursprünglich auf autosomal-rezessives Erbleiden beschränkt. Inzwischen heterogenes Krankheitsbild, unter das u.a. auch Patienten mit Defekten im Gallensäuren-Metabolismus subsummiert werden.

Pathog.: Nicht geklärt; am ehesten primäre Störung der Ausscheidung konjugierter Gallensäuren; bei einem Teil der Fälle wird auch eine Störung des Gallensäurenstoffwechsels diskutiert.

Bemerkungen: Neben der symptomatischen Therapie bei einigen Patienten Verbesserung der Cholestase und Verminderung des Juckreizes durch Ursodesoxycholsäure. Gute, wenn auch vorläufige Resultate mit partieller externer Galledrainage. Bei schlechter Leberfunktion und/oder Komplikationen Lebertransplantation. **(DD)** benigne familiäre rekurrierende intrahepatische Cholestase – hereditäre rekurrierende intrahepatische Cholestase mit Lymphödem – Indian Childhood cirrhosis – fatales familiäres Cholestasesyndrom bei Grönland-Eskimos.

Lit.: Becker M, von Bergmann K, Rotthauwe HW, Leiss O (1984) Biliary lipid metabolism in children with chronic intrahepatic cholestasis. Eur J Pediatr 143: 35–40. – Bidot//Lopez P, Labrecque DR, Hsia YE, Riely CA (1979) A study of inheritance in progressive intrahepatic cholestasis. Pediat Res 13: 1002–1005. – Clayton RJ, Iber FL, Ruebner BH, McKusick VA (1965) Byler's disease. Fatal familial intrahepatic cholestasis in an Amish kindred. (Abstract) J Pediat 67: 1025–1028. – Clayton PT, Leonard JV, Lawson AM et al (1987) Familial giant cell hepatitis associated with synthesis of 3β, 7α, 12α-trihydroxy-5-cholenoic acids. J Clin Invest 79: 1031–1038. – Rotthauwe HW, Becker M, Bosch Ch (1981) Progressive intrahepatische Cholestase. Monatsschr Kinderheilkd 129: 515–520. – Sokol RJ, Guggenheim MA, Ianaccone ST et al (1985) Improved neurologic function after long-term correction of vitamin E deficiency in children with chronic cholestasis. N Engl J Med 313: 1580–1586. – Whitington PF, Whitington GL (1988) Partial external diversion of bile for the treatment of intractable pruritus associated with intrahepatic cholestasis. Gastroenterology 95: 130–136.

McK: 211600
M. Becker/JK

Byler-Syndrom: Byler-Krankheit
Bywaters-Syndrom: Crush-Sequenz

C

Cacchi-Ricci-Syndrom: Tubuloektasie, präkalizielle
Caffey-Krankheit: Hyperostose, infantile kortikale
Caffey-Silverman-Krankheit: Hyperostose, infantile kortikale
Caffey-Silverman-Syndrom: Hyperostose, infantile kortikale
CAH: adrenogenitales Syndrom, spätmanifestes – adrenogenitales Syndrom Typ 3
Calcarina-Syndrom: Arteria-calcarina-Syndrom
calcinose cérébrale non arteriscléreuse (fz): Fahr-Krankheit

Calvé-Legg-Perthes-Krankheit: Osteochondrose, aseptische, Typ Perthes
camptodactyly-arthropathy-pericarditis syndrome (e): Arthritis-Kamptodaktylie-Perikarditis-Syndrom
camptodactyly syndrome, Guadalajara Type I (e): Guadalajara-Kamptodaktylie-Syndrom Typ I
camptodactyly syndrome, Guadalajara Type II (e): Guadalajara-Kamptodaktylie-Syndrom Typ II
Camurati-Engelmann-Krankheit: Camurati-Engelmann-Syndrom

Calcinosis circumscripta

Syn.: Profichet-Syndrom – »Kalkgicht« – »Hautsteine«
Def.: Multiple, symmetrische, knotenförmige Kalkablagerungen in Haut und Unterhaut der Extremitäten.
A.: Georges Charles Profichet, 1873–, französischer Arzt. – Erstbeschreibung wahrscheinlich schon in einem fliegenden Blatt etwa 1654 (Holländer), 1877 durch Tessier (= Teissler?), 1890 durch Profichet.
Diagn. Krit.: **(1)** Knotenförmige, meist symmetrische Kalkablagerungen in Haut und Unterhaut der Extremitäten, besonders in der Umgebung der großen Gelenke, im Bereich der Fingergelenke und der Handinnenfläche. – **(2)** Durchblutungsstörungen vom Typ des Raynaud-Phänomens treten oft gleichzeitig oder den Kalkablagerungen vorausgehend auf. – **(3)** Röntgen: multiple umschriebene Kalkherde. – **(4)** Gynäkotropie.
Ätiol.: Unbekannt, entsprechend der Grundkrankheit.
Pathog.: Wahrscheinlich handelt es sich um eine Systemerkrankung, bei der nach einer initialen fibrinoiden Nekrose oder hyalinen Degeneration der Grundsubstanz sekundär eine Kalkstoffwechselstörung in mesenchymalen Geweben auftritt. Die Einlagerungen bestehen chemisch aus amorphem Calcium oder aus Apatit, Calciumphosphat und Calciumcarbonat. Es ist möglicherweise kein eigenständiges Krankheitsbild, sondern dem Formenkreis Sklerodermie/Lupus erythematodes/Dermatomyositis zugehörig. – S.a. CREST.
Bemerkungen: **(DD)** Calcinosis universalis – Dermatomyositis.
Lit.: Holländer (1877) Le diabète phosphatique. Thèse de Paris. – Mendoza LE, Lavery LA, Adam RC (1990) Calcinosis circumscripta. A literature review and case report. J Am Podiatr Med Assoc 80: 97–99. – Profichet GC (1890) Sur une variété de concrétion phosphatique souscutanée (pierres de la peau) 79. – Steinitz H (1931) Calcinosis circumscripta („Kalkgicht") und Calcinosis universalis. Erg inn Med 39: 216–270.
H. H. Wolff/GB

calcium pyrophosphate dihydrate (CPPD) deposition disease (e): Chondrokalzinose
Calciumpyrophosphatgicht: Chondrokalzinose

Camurati-Engelmann-Syndrom

Syn.: progrediente diaphysäre Dysplasie – Morbus Camurati-Engelmann – Camurati-Engelmann-Krankheit – hereditäre multiple diaphysäre Sklerose – Engelmann-Krankheit
Def.: Hereditäre Knochendysplasie mit charakteristischen Knochenveränderungen und Muskelschwäche.
A.: Beschreibung 1922 durch M. Camurati, Bologna, und 1929 durch Guido Engelmann, deutscher Chirurg. – Erstbeschreibung 1920 durch E. A. Cockayne.
Diagn. Krit.: **(1)** Muskelschmerzen, Muskelschwäche, Ganganomalien. – **(2)** Muskelhypotrophie, Verminde-

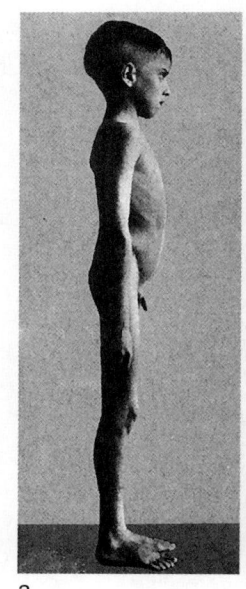
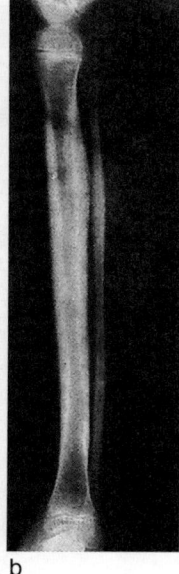

a b

Camurati-Engelmann-Syndrom: a) allgemeine Reduzierung der Muskulatur; b) diaphysäre Hyperostose der Tibia mit periostaler Sklerose (11jähriger Knabe; Beob. H.-R. Wiedemann, Kiel)

rung des Subkutanfetts, Gedeihschwäche. – **(3)** Seltener Verdickung der Diaphysen der Röhrenknochen, besonders der Tibia. – **(4)** In schweren Fällen progredienter Verlauf mit zunehmender Muskelschwäche, Muskelschmerzen, dadurch bedingter Immobilisation, mit Exophthalmus, Kopfschmerzen und Hirnnervenausfällen als Ausdruck einer zunehmenden Hyperostose der Schädelbasis. – **(5)** Röntgenologisch kortikale Verdickung und Sklerose der diaphysären Abschnitte der Röhrenknochen sowie bei schweren Fällen auch der Schädelbasis und der Schädelkalotte. – **(6)** Laborchemisch gelegentlich Zeichen des beschleunigten Knochenumbaus mit erhöhter alkalischer Serumphosphatase und vermehrter Urinausscheidung von Hydroxyprolin. – **(7)** Histologisch isolierte Atrophie von Typ-II-Muskelfasern.
Ätiol.: Autosomal-dominantes Erbleiden mit beträchtlicher intrafamiliärer Variabilität der Expression.
Pathog.: Unbekannt.
Bemerkungen: Die Krankheit kann schwer verlaufen mit früher Manifestation im Kindesalter und rascher Progredienz zur schweren Behinderung insbesondere durch die Muskelschmerzen. In der gleichen Familie kann sich die Krankheit erst im hohen Lebensalter mit mäßigen Muskelschmerzen und Knochenveränderungen äußern.
Lit.: Camurati M (1922) Di un raro caso di osteite simmetrica ereditaria degli arti inferiori. Chir Organi Mov 6: 662–665. – Cockayne EA (1920) Case for diagnosis. Proc Roy Soc Med 13: 132–136. – Engelmann G (1928) Ein Fall von Osteopathia hyperostotica (scleroticans) multiplex infantilis. Fortschr Geb Röntgenstr 39: 1101–1106. – Naveh Y, Kaftori JK, Alon U et al (1984) Progressive diaphyseal dysplasia: genetics and clinical and radiologic manifestations. Pediatrics 74: 399–405.
McK: 131300
J. Spranger/JS

Canavan's disease (e): Canavan-Syndrom
Canavan-Krankheit: Canavan-Syndrom

Canavan-Syndrom

Syn.: van-Bogaert-Bertrand-Syndrom – Encephalopathia spongiotica – Degeneration des ZNS, spongiöse, kongenitale familiäre Form – Canavan-Krankheit – Degeneration des Nervensystems, spongiöse, Typ van-Bogaert-Bertrand – Degeneration der weißen Substanz, diffuse schwammige – Dystrophie der weißen Hirnsubstanz, spongiöse – Leukodystrophie, Typ Canavan – Canavan's disease (e) – spongy degeneration of the nervous system (e) – van-Bogaert-Bertrand syndrome (e) – degeneration of the nervous system, familial (e) – subcortical encephalopathy, progressive, degenerative (e) – idiocy with spongy degeneration of the neuraxis, familial (e) – spongy degeneration, infantile (e) – cerebral white matter spongy degeneration, infantile (e)
Def.: Krankheitsbild der frühkindlichen, sogenannten spongiösen Degeneration des Zentralnervensystems mit Optikusatrophie, Amaurose und Ausbleiben der psychomotorischen Entwicklung, das klinisch eine Mittelstellung zwischen dem Schilder-Syndrom und dem Tay-Sachs-Syndrom einnimmt und in drei Formen auftritt (infantile, kongenitale und juvenile Form).
A.: Erstbeschreibung 1931 durch Myrtelle M. Canavan, 1879–1953, amerikanische Neuropathologin, anhand eines als Schilder-Syndrom gedeuteten Einzelfalles. – van Bogaert und Bertrand beschrieben dann 1949 das Krankheitsbild erneut.
Diagn. Krit.: a) Infantile Form: am häufigsten; **(1)** Hypotonie während der ersten 6 Monate, Schwierigkeiten, den Kopf zu halten, verminderte motorische Aktivität, Saug- und Trinkschwierigkeiten. – Im 2. Lebensjahr Übergang in Spastik (Extensorenspastik). – **(2)** Zerebrale Blindheit und Optikusatrophie, Nystagmus, progrediente Lethargie, Choreoathetose, Myoklonien. – **(3)** In einzelnen Fällen fokale und generalisierte Anfälle. – **(4)** Makrozephalie (nicht obligat). – **(5)** Entwicklungsverzögerung, autonome Krisen, Temperaturregulationsstörungen, Erbrechen. – **(6)** Tod meist vor dem 4. Lebensjahr.
b) Kongenitale Form: **(7)** Während der ersten Lebenstage Inaktivität und Lethargie, häufiges Schreien, Saug- und Schluckschwierigkeiten, Hypotonie. – **(8)** Tod innerhalb von Tagen oder Wochen.
c) Juvenile Form: **(9)** Nach dem 5. Lebensjahr progressive zerebelläre Ataxie, Visusverlust, Optikusatrophie, zunehmende Demenz, Spastik. – **(10)** Megalenzephalie (nicht typisch). – **(11)** Tod meist im späteren Adoleszentenalter. – **(12)** Sporadisches Auftreten. – **(13)** CCT: diffuse und asymmetrische Reduktion des subkortikalen Marklagers. Erst Reduktion, später Erweiterung des Ventrikelsystems. Hypodensitäten in Kleinhirn und Hirnstamm. – **(14)** MRT: Beginn der Entmarkung in den Fibrae arcuatae mit zentralem Fortschreiten. – **(15)** EEG: diffus verlangsamt mit paroxysmaler Aktivität. – **(16)** N-Acetylaspartat in Plasma und Urin erhöht. – **(17)** Cholelithiasis. – **(18)** Schlechte Prognose.
Die Einteilung nach dem Phänotyp der spongiösen Enzephalopathie in drei Formen ist eher eine Folge therapiebedingter unterschiedlicher Verläufe als durch genetische Heterogenität bedingt.
Ätiol.: Autosomal-rezessiv erbliche Störung, die zunächst nur in Familien von Askenasi-Juden, später in einer irisch-amerikanischen sowie in einer deutschen Familie beobachtet wurde.
Pathog.: Autosomal-rezessive Erkrankung, die zu einer sog. spongiös-schwammigen Degeneration der weißen Hirnsubstanz mit Vakuolenbildung, Untergang von Myelin, Lipiden führt. Erst später Astrozytose, kortikaler Neuronenverlust, Auftreten von bizarren Riesenzellen, Ventrikelerweiterung. Vakuolisierte Astrozyten enthalten elongierte Mitochondrien. Die Erkrankung wird der Gruppe der mitochondrialen Enzephalomyopathien mit primär biochemischem Defekt der Mitochondrien zugerechnet. Infolge Aspartoacylase(N-acetyl-L-aspartatamidodehydrogenase)-Mangel kommt es zu N-acetylaspartat-acidurie. Aspartoacylase ist durch den Proteaseinhibitor Leupeptin geschützt. Im ZNS führt der Stoffwechseldefekt zur Demyelinisierung. N-acetylaspartat im Gehirn kann durch NMR-Spektroskopie dargestellt werden. **(DD)** Sotos-Syndrom (zerebraler Gigantismus) – fragiles X-Chromosom – Morbus Alexander – Hydrozephalus.
Lit.: Adachi M, Schneck L, Cara J, Volk BW (1973) Spongy degeneration of the central nervous system (van Bogaert and Bertrand type; Canavan disease). Human Path 4: 331–347. – Aronson SM (1981) Spongy degeneration of the nervous system (van Bogaert-Bertrand-Canavan type). In: Vinken PJ, Brujin GW (eds) Handbook of Clinical Neurology, Vol 42, pp 506–507. Elsevier, Amsterdam. – Bakon M, Strauss S, Shental I, Elpeleg ON (1993) Cholelithiasis in Canavan disease. J Ultrasound Med 12: 363–364. – Banker BQ, Victor M (1979) Spongy degeneration of infancy. In: Goodman RM, Motulski AG (eds) Genetic Diseases among Ashkenazi Jews, pp 210–216. Raven Press, New York. – Bartalini G, Margolicci M, Balestri P et al (1993) Biochemical diagnosis of Canavan disease. Childs Nerv Syst 8: 468–470. – vanBogaert L, Bertrand I (1949) Sur une idiotie familiale avec dégénerescence spongieuse du névraxe. Acta Neurol Belg 49: 672–687. – Canavan MM (1931) Schilder's encephalitis periaxialis diffusa. Arch Neurol Psychiat 25: 299. – Hogan GR, Richardson EP (1965) Spongy degeneration of the nervous system (Canavan's disease). Report of a case in an irish-american family.

Pediatrics 35: 284–294. – Matalon R, Michals K, Sebesta D et al (1988) Aspartoacetylase deficiency and N-acetylaspartic aciduria in patients with Canavan disease. Am J Genet 29: 463–471. – Valk J, van der Knaap MS (1989) Magnetic resonance of myelin, myelination, and myelin disorders, pp 137–139. Springer, Berlin, Heidelberg, New York. – Zelnik N, Luder AS, Elpeleg ON et al (1993) Protracted clinical course for patients with Canavan disease. Dev Med Child Neurol 35: 355–358.
McK: 271900
A. Weindl/DP

cancer-family syndrome (e): colorectal cancer, hereditary nonpolyposis (e)
Candida-Endokrinopathie-Syndrom: polyglanduläres Autoimmun-(PGA-)Syndrom, Typ I
Candidiasis, chronische mukokutane: mukoepitheliale Dysplasie, hereditäre
Cantrell-Haller-Ravitch-Syndrom: Cantrell-Sequenz
Cantrell-Pentalogie: Cantrell-Sequenz

Cantrell-Sequenz

Syn.: Cantrell-Pentalogie – Cantrell-Syndrom – Cantrell-Haller-Ravitch-Syndrom – pentalogy of Cantrell (e) – ectopia cordis, thoracoabdominal (e)
Def.: Ätiologisch uneinheitliche thorako-abdominale Fehlbildungssequenz, die bei typischer Ausprägung eine Omphalozele, eine Sternumspalte, einen medianen Zwerchfelldefekt, kombiniert mit partiellem Perikarddefekt, sowie verschiedenartige, häufig komplexe Herzvitien umfaßt.
A.: Ausführliche Beschreibung und nosologische Einordnung als »Syndrom« im Jahre 1958 durch James R. Cantrell, J. Alex Haller und Mark M. Ravitch, Kinderchirurgen, Baltimore/USA.
Diagn. Krit.: (1) Supraumbilikaler, medianer Bauchwanddefekt unterschiedlicher Ausprägung, von einfacher Rektusdiastase bis hin zur ausgedehnten Omphalozele. – (2) Sternumanomalien, typischerweise als gespaltener, teilweise auch fehlender unterer Anteil des Sternums. – (3) Ventraler, medianer Zwerchfelldefekt, korrespondierend mit – (4) partiellem Perikarddefekt, den diaphragmalen Anteil betreffend. – (5) Verschiedenartige angeborene Herzfehler, am häufigsten Ventrikelseptumdefekt und/oder Vorhofseptumdefekt, nicht selten komplexe Vitien, darunter relativ häufig Fallot-Tetralogie; z.T. auch nur Dextrorotation des Herzens und/oder Divertikel des linken Ventrikels. – (6) Assoziierte, nicht zur Cantrell-Pentalogie gehörige Fehlbildungen möglich, beispielsweise Anenzephalie, Hydrozephalie oder eine Gaumenspalte.
Ätiol.: Unklar. In der Regel sporadisch, dementsprechend geringes Wiederholungsrisiko. Ausnahmsweise Teil eines komplexen Fehlbildungssyndroms, beispielsweise infolge Trisomie 18 (Fox et al., 1988). Experimentell Hinweise auf exogene Entstehung durch Beta-Aminopropionitril als Teratogen (Barrow und Willis, 1972).
Pathog.: Nicht vollständig geklärt. Maßgeblich scheint eine Differenzierungsstörung des primitiven Mesoderms während früher Embryogenese zu sein, woraus Zwerchfell- und Perikarddefekte sowie Herzvitien resultieren. Sternum- und Bauchwandanomalien können als Folge einer Fusionsstörung ebenfalls mesodermaler, ursprünglich paariger Strukturen interpretiert werden.
Bemerkungen: Zahlreiche kasuistische Mitteilungen dieser kombinierten Fehlbildung bereits lange vor der ausführlichen Darstellung durch Cantrell et al. (1958).

Toyoma (1972) weist anhand einer umfassenden Literaturübersicht (66 Fälle) auf die erhebliche klinische Variabilität des Krankheitsbildes hin. Beispiele erfolgreicher chirurgischer Korrekturen sind verschiedentlich dokumentiert. Über eine sonographische pränatale Diagnostik haben Seeds et al. (1984) berichtet.
Lit.: Barrow MV, Willis LS (1972) Ectopia cordis (Ectocardia) and gastroschisis induced in rats by maternal administration of the lathyrogen, beta-aminopropionitrile (BAPN). Am Heart J 83: 518–526. – Cantrell JR, Haller JA, Ravitch MM (1958) A syndrome of congenital defects involving the abdominal wall, sternum, diaphragm, pericardium, and heart. Surg Gynec Obstet 107: 602–614. – Fox JE, Gloster ES, Mirchandani R (1988) Trisomy 18 with Cantrell pentalogy in a stillborn infant. Am J Med Genet 31: 391–394. – Seeds JW, Cefalo RC, Lies SC, Koontz WL (1984) Early prenatal sonographic appearance of rare thoracoabdominal eventration. Prenat Diagn 4: 437–441. – Toyama WM (1972) Combined congenital defects of the anterior abdominal wall, sternum, diaphragm, pericardium, and heart: A case report and review of the syndrome. Pediatrics 50: 778–792.
P. Meinecke/AS

Cantrell-Syndrom: Cantrell-Sequenz
Cantú-Hernández-Ramírez-Syndrom: kardio-fazio-mele Dysplasie
Capdepont-Syndrom: Dentinogenesis imperfecta II

Capgras-Syndrom
(Symptomenkomplex)

Syn.: illusion/delusion of doubles (e) – delusional negation of identity (e) – delusional hypoidentification (e) – illusion de sosies (fz) – syndrome de Serieux et Capgras (fz) – folie raisonnante (fz)
Def.: Wahnhafte Personenverkennung, bei der eine nahestehende Person als durch einen Doppelgänger ersetzt geglaubt wird, hinter demselben körperlichen Erscheinungsbild verberge sich eine unterschiedliche psychologische Identität; gelegentlich hält ein Patient sich selbst für seinen eigenen Doppelgänger. Eine Variante ist das Fregoli-Syndrom, in dem andere Personen zwar ihre ursprüngliche psychologische Identität behalten, aber irgendwie die physischen Charakteristika von fremden Personen angenommen haben.
A.: Erstbeschreibung 1923 durch J. M. J. Capgras, französischer Psychiater, zusammen mit seinem Kollegen J. Reboul/Lachaux (Fregoli-Syndrom: Erstbeschreibung 1927 durch P. Courbon und G. Fail). Phänomen aber zuvor bereits von V. Magnan 1893 und von R. Bessiere 1913 beschrieben.
Diagn. Krit.: (1) Zentrales Kennzeichen: wahnhafte Überzeugung, eine vertraute Person sei durch einen Doppelgänger gleichen physischen Aussehens ersetzt. Seltener Wahn eines Patienten, Doppelgänger seiner selbst zu sein. – (2) Depersonalisations- und Derealisationserlebnisse im Vorfeld oder gleichzeitig möglich. – (3) Eventuell höhere Prävalenz bei Frauen. – (4) Gelegentlich initiales Symptom beginnender psychotischer Erkrankungen oder aber dementieller Prozesse. – (5) Psychodynamisch relevante Konflikte in der Beziehung zur betreffenden Person meist aufzudecken. – (6) Dysfunktionen der rechten Hirnhemisphäre nachweisbar.
Ätiol.: Nicht eindeutig bekannt; Auftreten bei schizophrenen, affektiven und organischen Psychosen.
Pathog.: Rechts-zerebrale Dysfunktionen von grundlegender Bedeutung für »Fehlidentifikationssyndrome«; Schwierigkeiten in der Integration von räumlichen Informationen, die zu Phänomenen einer reduplikativen Paramnesie beitragen.

Bemerkungen: Insgesamt seltene Wahnbildung (ca. 0,1–0,2% aller psychotischen Störungen).
Lit.: Capgras JMJ, Reboul/Lachaux J (1923) L'illusion des „sosies" dans un délire systématisé chronique. Bulletin de la Société Clinique de Médicine Mentale ii: 6–16. – Christodoulou GN (1976) Delusional hyper-identifications of the Fregoli type – organic pathogenetic contributors. Acta Psychiatr Scand 54: 305–314. – Christodoulou GN (1986) Role of depersonalization-derealization phenomena in the delusional misidentification syndromes. Bibl Psychiatr 164: 99–104. – Courbon P, Fail G (1927) Syndrome d'illusion de Fregoli et schizophrénie. Bull Soc Clin Med Ment 15: 121–124. – Cummings JL (1985) Organic delusions: Phenomenology, anatomical correlates, and review. Br J Psychiatry 146: 184–197. – Cutting J (1990) The right cerebral hemisphere and psychiatric disorders. Oxford Medical Publications, Oxford. – Joseph AB, O'Leary DH, Wheeler HG (1990) Bilateral atrophy of the frontal and temporal lobes on schizophrenic patients with Capgras syndrome: A case-control study using computed tomography. J Clin Psychiatry 51: 322–325. – Kimura A (1986) Review of 106 cases with the syndrome of Capgras. Bibl Psychiat 164: 121–130.
H. P. Kapfhammer/DP

capillary leak syndrome (e): ARDS
Caplan-Colinet-Syndrom: Caplan-Syndrom

Caplan-Syndrom
Syn.: Siliko-Arthritis – Siliko-Arthrose – Caplan-Colinet-Syndrom – Pneumokoniose-Syndrom, rheumatoides
Def.: Chronische Polyarthritis mit Lungenrundherden (0,5–5 cm) bei Patienten mit Silikose oder einer anderen Pneumokoniose (z.B. Asbestose, Aluminiumstaubexposition).
A.: Anthony Caplan, 1907–1976, Arzt, Cardiff. Erstbeschreibung 1950 durch E. Colinet und 1953 durch Caplan.
Diagn. Krit.: (1) Radiologische Zeichen der Silikose. – (2) Zunächst trotz eindrucksvoller radiologischer Veränderungen oft klinisch symptomarm. – (3) Später bronchitische Beschwerden, progrediente Belastungsdyspnoe, Ruhedyspnoe. – (4) Im Spätstadium in etwa 30% chronisches Cor pulmonale bei respiratorischer Insuffizienz mit kombinierter obstruktiv-restriktiver Ventilationsstörung. – (5) Beschwerden und Gelenkveränderungen von seiten der chronischen Polyarthritis.
Das klinische Bild der chronischen Polyarthritis und die radiologisch nachweisbaren Lungenrundherde entwickeln sich zeitlich häufig nicht kongruent. Die arthritischen Beschwerden können gleichzeitig mit den Lungenrundherden, aber auch nach oder vor Manifestation der Lungenrundherde auftreten. Die Rundherde treten häufig in Haufen auf und zeigen mitunter eine rasche Größenprogredienz, so daß die Differentialdiagnose zum rasch wachsenden Bronchialkarzinom oder zur Silikose vom Typ der massiv progressiven Fibrose zu klären ist. Die Lungenrundherde können zentral einschmelzen, in diesem Fall ist eine Silikotuberkulose auszuschließen.
Ätiol.: Quarzstaub und andere Silikate.
Pathog.: Unklar. Histologisch handelt es sich bei den Lungenrundherden um nekrobiotische Knötchen, die auch bei Patienten mit rheumatoider Arthritis angetroffen werden. Nach heutiger Ansicht entstehen die nekrobiotischen Knötchen infolge einer Hypersensitivitätsreaktion gegen die inhalierte Noxe bei Patienten, deren Immunsystem bei bestehender rheumatoider Arthritis bereits überstimuliert ist.

Lit.: Caplan A (1953) Certain unusual radiological appearances in the lung of coal-miners suffering from rheumatoid arthritis. Thorax 8: 29–37. – Helmers R, Galvin J, Hunninghake GW (1991) Pulmonary manifestations associated with rheumatoid arthritis. Chest 100: 235–238. – Kelly CA (1993) Rheumatoid arthritis: classical rheumatoid lung disease. Ballieres Clin Rheumatol 7: 1–16. – Mattson SB (1971) Caplan syndrome in association with asbestosis. Scand J Respir Dis 52: 153. – Morgan WKC (1964) Rheumatoid pneumokoniosis in association with asbestosis. Thorax 19: 433. – Williams WJ (1991) Caplan's syndrome. Br J Clin Pract 45: 285–288.
S. Wieshammer/GA

CAP syndrome (e): Arthritis-Kamptodaktylie-Perikarditis-Syndrom
Capute-Rimoin-Konigsmark-Esterly-Richardson-Syndrom: Lentiginose, progressive kardiomyopathische
Carbamidpurpura: Purpura pigmentosa progressiva

Carbamylphosphatsynthetase-Defekte
Syn.: Carbamylphosphatsynthetase-Defekt I und II – Hyperammonämie-Syndrom – Hyperammonämie II
Def.: Autosomal-rezessiv vererbter Mangel an Carbamylphosphatsynthetase I oder II.
A.: Erstbeschreibung 1964 durch J. M. Freeman.
Diagn. Krit.: (1) In der 1.–6. Lebenswoche Schläfrigkeit, Erbrechen, Hypotonie, manchmal Azidose, Neutropenie und Hypothermie. – (2) Hyperammonämie, Vermehrung von Glutamin und Alanin. Harnstoff und Orotsäure sind normal oder niedrig konzentriert.
Ätiol.: Autosomal-rezessiv vererbtes Leiden. Genlokalisation des Carbamylphosphatsynthetase-1-Defektes auf Chromosom 2 (2q).
Pathog.: Die klinischen Symptome sind im wesentlichen verursacht durch die Hyperammonämie.
Bemerkungen: Beim Carbamylphosphatsynthetase-Defekt I besteht ein Mangel an Acetylglutamat-stimulierbarer mitochondrialer Carbamylphosphatsynthetase. Beim Carbamylphosphatsynthetase-Defekt II fehlt das entsprechende im Zytosol lokalisierte Enzym, und es kommt bei diesem Defekt zu Störungen der Pyrimidin-Synthese. Mildere Varianten sind beschrieben, bei denen es im Erwachsenenalter anläßlich einer Valproattherapie zu klinischen Symptomen gekommen ist. **(DD)** Ornithintranscarbamylase-Mangel – Citrullinämie – Argininbernsteinsäure-Krankheit – N-Acetylglutamatsynthetase-Defekt (McK: 237310). Therapie: Senkung der Ammoniak-Konzentration an erster Stelle (z.B. durch Dialyse oder Hämofiltration), dann Gabe von Arginin (2–4 mmol/kg Körpergewicht/Tag) bzw. Citrullin und Natriumbenzoat (250 mg/kg Körpergewicht/Tag), drastische Reduktion der Proteinzufuhr, evtl. L-Carnitin 150 mg/kg und Tag. Pränatale Diagnostik ist aus Chorionbiopsat mittels DNA-Fragmentlängen-Polymorphismus möglich.
Lit.: Bachmann C (1974) Urea cyclus. In: Nyhan WL (ed) Heriditable disorders of aminoacid metabolism, pp 361–386. John Wiley and Sons, New York. – Chadefaux B, Rabier D, Kamoun P (1988) Prenatal diagnosis of enzymopathies of the urea cycle. Ann Biol Clin Paris 46: 471–476.
McK 237300
E. Mönch/JK

Carboanhydrase-II-Mangel

Carbamylphosphatsynthetase-Defekt I und II: Carbamylphosphatsynthetase-Defekte

Carboanhydrase-II-Mangel

Syn.: Guibaud-Vainsel-Syndrom – Azidose, renale tubuläre, mit Osteopetrose – renal tubular acidosis-osteopetrosis syndrome (e)
Def.: Autosomal-rezessiv vererbte Stoffwechselstörung, charakterisiert durch Osteopetrose, renal-tubuläre Azidose und zerebrale Verkalkungen.
A.: Osteopetrose und renal-tubuläre Azidose 1972 als Entität erkannt; zerebrale Verkalkungen als drittes Charakteristikum 1980 von Whyte et al. beschrieben; biochemischer Defekt 1983 von Sly et al. aufgeklärt.
Diagn. Krit.: **(1)** Osteopetrose, radiologisch ähnlich der klassischen/isolierten Form, jedoch später (im Kleinkindesalter) auftretend, milder, und mit zunehmendem Alter von abnehmender Ausprägung; Frakturen, Kleinwuchs, verzögertes Knochenalter, Kompression von Hirnnerven; Zahnmalokklusion; Mikrognathie, Schlafapnoe, jedoch keine Anämie. – **(2)** Renale proximal und/oder distal tubuläre Azidose: metabolische Azidose mit niedrigem Serumbicarbonat und Hyperchlorämie, erhöhtem Urin-pH, ohne Glucosurie oder Hyperaminoazidurie; Gedeihstörung, Muskelhypotonie und Apathie. – **(3)** Zerebrale Verkalkungen der grauen Substanz und der Basalganglien (ähnlich wie beim Pseudohypoparathyroidismus oder beim idiopathischen Hypoparathyroidismus), erkennbar ab ca. 5 Jahren; geistiger Entwicklungsrückstand in ca. 90%.
Ätiol.: Autosomal-rezessiv vererbter Mangel der Carboanhydrase II (Genlokalisation auf Chromosom 8q22); Heterozygote mit intermediärer Aktivität; diverse molekulare Mutationen sind bekannt, die zu Homozygotie oder gemischter Heterozygotie führen. Ethnisch gehäuft im mittleren Osten und Mittelmeergebiet.
Pathog.: Die Carboanhydrase II katalysiert die Kondensation von CO_2 und H_2O zu H_2CO_3, das dann in H^+ und HCO_3^- dissoziiert. Die fehlende Aktivität des zytosolischen Isoenzyms II, das in Niere, Osteoklasten, Hirn (bes. Gliazellen), Erythrozyten und vielen anderen Organen exprimiert wird, führt zu den pleiotropen Manifestationen wie intrinsische renale Azidose und defekter Funktion der Osteoklasten (diese benötigen freie H^+ für die extrazelluläre Ansäuerung und Auflösung der Knochenmatrix); die Pathogenese der zerebralen Verkalkungen ist unklar. Die histopathologischen Befunde (nicht resorbierte primäre Spongiosa) sind von den isolierten Formen der Osteopetroses nicht unterscheidbar, die Osteoklasten weisen keine »ruffled borders« auf.
Bemerkungen: **1.** Interfamiliäre Variabilität ist erklärbar durch verschiedene Restaktivitäten. **2. (DD)** isolierte infantile oder adulte Formen der Osteopetrose – renale tubuläre Azidose isoliert oder in Kombination mit neurogener Taubheit (McK 267300) – renale tubuläre Azidosen – zerebrale Verkalkungen und diverse Osteosklerosen. **3.** Tiermodell bei der Maus durch Mutagenese bedingt. **4a.** Sekundäre Prophylaxe: Behandlung der systemischen Azidose mit Alkali ist fraglich (da evtl. Verschlimmerung der Osteopetrose), Kariesprophylaxe und orthodontische Maßnahmen, Transfusion von normalen Erythrozyten oder die kaum gerechtfertigte Knochenmarkstransplantation korrigieren die systemische Azidose nicht (intrinsische renale Azidose). **4b.** Primäre Prophylaxe – genetische Beratung (Wiederholungsrisiko 25% für weitere betroffene Geschwister) – pränatale Diagnose bei bekanntem molekularem Defekt sollte möglich sein.
Lit.: McKusick VA (1994) Mendelian Inheritance in Man. A Catalog of Human Genes and Genetic Disorders, 11th ed. The Johns Hopkins University Press, Baltimore. – Sly WS, Hewett-Emmett D, Whyte MP et al (1983) Carbonic anhydrase II deficiency identified as the primary defect in the autosomal recessive syndrome of osteopetrosis with renal tubular acidosis and cerebral calcification. Proc Natl Acad Sci USA 80: 2752–2756. – Whyte MP (1993) Osteopetrosis and the heritable forms of rickets. In: Royce PM, Steinmann B (eds) Connective Tissue and Its Heritable Disorders: Molecular, Genetic, and Medical Aspects, pp 563–589. Wiley-Liss, New York.
McK: 259730
B. Steinmann/JS

Carboxylase-Defekt, Biotin-sensibler, multipler: Carboxylase-Defekt, multipler

Carboxylase-Defekt, multipler

Syn.: Holocarboxylase-Synthetase-Defekt – Carboxylase-Defekt, Biotin-sensibler, multipler – multiple carboxylase deficiency (neonatal form) (e) – holocarboxylase deficiency (e)
Def.: Seltenes angeborenes Leiden mit Defekt der Holocarboxylase-Synthetase und Störung im Stoffwechsel der Kohlenhydrate sowie von Leucin, Isoleucin, Valin, Threonin und Methionin.
A.: Erstbeschreibung 1971 durch D. Gompertz und Mitarbeiter.
Diagn. Krit.: **(1)** Schwere, episodisch auftretende Symptome mit erythematösem, schuppigem, manchmal nässendem Exanthem mit und ohne Alopezie, Azidose (Organoazidurie, Erbrechen, Dehydratation, Tachypnoen). Neigung zu Leukopenie oder Monozytopenie, Störung der T-Lymphozytenfunktion. In schweren Fällen treten noch Ataxie, Krämpfe, CT-Veränderungen des Gehirns ähnlich wie bei Leukodystrophie auf. – **(2)** Im Blut sind Lactat, Pyruvat, Propionat und meist auch Ammoniak vermehrt. – **(3)** Im Urin 3-Hydroxy-Propionat, Methylcitrat, 3-Hydroxy-Isovaleriat, 3-Methylcrotonylglycin und Tiglylglycin.
Ätiol.: Autosomal-rezessiv vererbtes Leiden.
Pathog.: Mangel an Aktivität der Pyruvat-, Propionyl-CoA- und 3-Methylcrotonyl-CoA-Carboxylase bewirkt Störungen sowohl im Abbau der Kohlenhydrate als auch des Leucins, Isoleucins, Valins, Threonins und Methionins. Die offensichtlich sekundären Inhibitionen verschiedener Stoffwechselschritte und Zellfunktionen prägen das klinische Bild. Der Pathomechanismus ist nicht bekannt.
Bemerkungen: **(DD)** Biotinidase-Defekt. Im Gegensatz zum Biotinidase-Defekt tritt der multiple Carboxylase-Defekt eher beim Neugeborenen als beim Säugling auf. Im Säuglingsalter dann aber auch assoziiert mit Hyperammonämie. Eine pränatale Diagnostik ist möglich. Therapie 10–40 mg Biotin pro Tag.
Lit.: Burri BJ, Sweetman L, Nyhan WL (1981) Mutant holocarboxylase synthetase. Evidence for the enzyme defect in early infantile biotin-responsive multiple carboxylase deficiency. J Clin Invest 68: 1491–1495. – Sweetman L, Nyhan WL (1986) Inheritable biotin-treatable disorders and associated phenomena. Ann Rev Nutr 6: 317–343. – Thoene J, Baker H, Yoshino M, Sweetman L (1979) Biotin-responsive carboxylase deficiency with subnormal plasma and urinary biotin. New Engl J Med 304: 817–820.
McK: 253270
E. Mönch/JK

Carboxylase-Defekt, multipler, Spätform: Biotinidase-Defekt
carcinoid-cardiac-syndrome (e): Karzinoid-Syndrom
carcinoma-like condyloma (e): Riesenkondylome Buschke-Loewenstein
carcinomatous sensory neuropathy (e): Neuropathie, sensorische, Typ Denny//Brown
cardiac-limb syndrome (e): Holt-Oram-Syndrom
cardiofacial syndrome (e): kardio-fazialer Symptomenkomplex
cardio-facio-cutaneous syndrome (e): kardio-fazio-kutanes Syndrom
cardiomegalia glycogenica diffusa (e): Glykogenspeicherkrankheit Typ 2
cardio-melic syndrome (e): Holt-Oram-Syndrom
cardiomyopathy, genital defects (e): kardiogenitales Syndrom
Cardiopathia nigra: Arteria-pulmonalis-Sklerose
cardiopathica fantastica: Münchhausen-Syndrom

Carmi-Syndrom

Syn.: Epidermolysis bullosa letalis mit Pylorusatresie – Aplasia cutis congenita mit gastro-intestinaler Atresie
Def.: Ein hereditäres Syndrom mit Epidermolysis bullosa, Aplasia cutis congenita, Pylorusatresie und früher Letalität.
A.: Erstbeschreibung 1980 durch N. J. Leschot. Genetische Betrachtungen zur Eigenständigkeit des Krankheitsbildes durch Ritva Carmi 1982, Pädiaterin, Boston.
Diagn. Krit.: **(1)** Epidermolysis bullosa. – **(2)** Pylorusatresie. – **(3)** Erosionen im Atmungs-, Gastrointestinal- und Harntrakt. – **(4)** Vereinzelt Aplasia cutis congenita. – **(5)** Variables Betroffensein von Haut, Nägeln, Mukosa. – **(6)** Selten axilläre Pterygien, Unterlidektropium, Arthrogrypose.
Ätiol.: Autosomal-rezessive Vererbung.
Pathog.: Unbekannt.
Bemerkungen: Pränatale Diagnostik möglich.
Lit.: Achiron R, Hamiel-Pinchas O et al (1992) Aplasia cutis congenita associated with epidermolysis bullosa and pyloric atresia: the diagnostic role of prenatal ultrasonography. Prenatal Diagn 12: 765–771. – Lestringant GG, Akel SR, Qayed KI (1992) The pyloric atresia – junctional epidermolysis bullosa syndrome: report of a case and review of the literature. Arch Derm 128: 1083–1086.
McK: 226730
J. Kunze/JK

Carney-Komplex

Syn.: Carney-Syndrom – myxoma, spotty pigmentation and endocrine overactivity (e) – myxoma-adrenocortical dysplasia syndrome (e) – Cushing disease with atrial myxoma and pigmentation (e) – LAMB syndrome (e) – mucocutaneous lentigines, cardiomucocutaneous myxomas, and multiple blue nevi (e) – NAME syndrome (e) – various cutaneous pigmented lesions, myxoid neurofibromata and atrial myxoma (e)
Def.: Seltenes, vorwiegend bei Jugendlichen auftretendes Erbleiden, charakterisiert durch die Assoziation von mukokutanen Lentigines, Naevi coerulei, kardialen Myxomen und Cushing-Phänotyp.
A.: Aidan J. Carney, Pathologe, Rochester/Minnesota. – Erstbeschreibung 1985 gemeinsam mit Hymie Gordon, Paul C. Carpenter, B. Vittal Shenoy und Vay Liang W. Go.
Diagn. Krit.: **(1)** Zahlreiche kleine, 0,2–2 mm große, runde bis ovale, überwiegend zentrofaziale Lentigines, die auch im Bereich des Lippenrotes und der Mundschleimhaut, der Augenlider einschließlich der Lidränder und der Konjunktiven auftreten. – **(2)** Am Integument häufig blaue Nävi und multiple mukokutane Myxome. – **(3)** Bei ca. 70% der Patienten finden sich ein oder mehrere gestielte kardiale Myxome (meist atriale, aber auch ventrikuläre Myxome) mit einem Durchmesser von einigen Millimetern bis zu 8 cm. – **(4)** Primär knotige pigmentierte Nebennierenrinden-Hyperplasie mit mehr oder weniger stark ausgeprägtem Cushing-Phänotyp. – **(5)** Bei 40% der Frauen meist asymptomatische bilaterale myxoide Fibroadenome der Mammae. – **(6)** Bei über der Hälfte aller betroffenen Männer finden sich verschiedene Typen bilateraler Hodentumoren (großzellige kalzifizierende Sertoli-Zell-Tumoren und Leydig-Zell-Tumoren); klinisch liegt häufig sexuelle Frühreife vor. – **(7)** Selten Hypophysenadenome assoziiert mit Akromegalie oder Gigantismus.
Ätiol.: Autosomal-dominantes Erbleiden.
Pathog.: Unbekannt.
Bemerkungen: Keiner der 40 von Carney et al. beschriebenen Patienten hatte alle aufgezählten Symptome. Beim gemeinsamen Auftreten von zwei typischen Komponenten, insbesondere aber bei Vorliegen zentrofazialer Lentigines, sollte die Verdachtsdiagnose eines Carney-Syndroms gestellt werden. Sorgfältige echokardiographische Untersuchungen zur Frühdiagnose kardialer Myxome sind dann angezeigt, ferner ist die Untersuchung der nächsten Familienangehörigen unbedingt erforderlich. **(DD)** Peutz-Jeghers-Syndrom – gastrokutanes Syndrom – LEOPARD-Syndrom. Sowohl das NAME-Syndrom als auch das LAMB-Syndrom sind letztlich als Varianten des Carney-Syndroms anzusehen.
Lit.: Atherton DJ, Pitcher DW, Wells RS, McDonald DM (1980) A syndrome of various cutaneous pigmented lesions, myxoid neurofibromata and atrial myxoma: the NAME syndrome. Brit J Derm 103: 421–429. – Carney AJ, Gordon H, Carpenter PC et al (1985) The complex of myxomas, spotty pigmentation, and endocrine overactivity. Medicine 64: 270–283. – Handley J, Carson D, Sloan J et al (1992) Multiple lentigines, myxoid tumours and endocrine overactivity: four cases of Carney's complex. Brit J Dermatol 126: 367–371. – Rhodes AR, Silverman RA, Harrist TJ, Perez//Atayde AR (1984) Mucocutaneous lentigines, cardiomucocutaneous myxomas, and multiple blue nevi: the „LAMB" syndrome. J Am Acad Dermatol 10: 72–82.
McK: 160980
H. P. Soyer/GB

Carney-Syndrom: Carney-Komplex

Carnitinmangel, muskulärer, primärer

Syn.: myopathic carnitine deficiency (e)
Def.: Hereditäre metabolische Myopathie mit proximal betonter Muskelschwäche, deren biochemische Ursache ein isolierter muskulärer Carnitinmangel ist.
A.: Erstbeschreibung 1973 durch A. G. Engel, amerikanischer Neurologe, und C. Angelini, italienischer Neurologe.
Diagn. Krit.: **(1)** Beginn der Symptome meist im Schulalter oder später. – **(2)** Zunehmende Schwäche und Atrophie vor allem der proximalen Extremitätenmuskeln. – **(3)** Verstärkung der Schwäche durch körperliche Arbeit bzw. langes Fasten. – **(4)** Creatinkinase im Serum meist erhöht. Selten Myoglobinurie. – **(5)** EMG: geringfügig pathologisch. – **(6)** Muskelbiopsie: Nachweis einer Lipidspeichermyopathie. – **(7)** Biochemie: erniedrigter Carnitingehalt im Muskel bei normalem Serum- und Lebercarnitin.
Ätiol.: Autosomal-rezessive Erkrankung.

Carnitinmangel, systemischer, primärer

Pathog.: Nicht sicher geklärt.
Bemerkungen: **(DD)** sekundäre Formen.
Lit.: Di Donato St (1994) Disorders of Lipid Metabolism affecting Skeletal Muscle: Carnitine Deficiency Syndromes, Defects in the Catabolic Pathway, and Chanarin Disease. In: Engel AG, Franzini//Armstrong C (eds) Myology, Vol II, pp 1587–1609. McGraw-Hill, New York. – Engel AG, Angelini C (1973) Carnitine deficiency of human muscle with associated lipid storage myopathy: a new disease of muscle. Science 200: 545–548. – Shapira Y, Glick B, Harel S (1993) Infantile idiopathic Myopathic Carnitine deficiency: treatment with L-carnitine. Pediatr Neurol 9: 35–38.
McK: 212160
D. Pongratz/DP

Carnitinmangel, systemischer, primärer

Syn.: systemic carnitine deficiency (e)
Def.: Hereditäre metabolische Erkrankung mit Funktionsstörungen des Muskels, der Leber und des Gehirns auf dem Boden eines systemischen Carnitinmangels.
A.: Erstbeschreibung 1975 durch G. Karpati, amerikanischer Neurologe.
Diagn. Krit.: **(1)** Beginn variabel, meist schon im 2. Lebenshalbjahr. – **(2)** In der Frühphase häufig nicht ketotische Hypoglykämie und Leberfunktionsstörung. – **(3)** Später metabolisch-hepatische Enzephalopathie mit Ammoniakerhöhung und metabolischer Azidose. Episoden von Erbrechen, Verwirrtheit, Krämpfen, schließlich Entwicklung eines Komas. – **(4)** Kardiomyopathie. – **(5)** Ansprechen auf L-Carnitin-Substitution. – **(6)** Creatinkinase im Serum nur gering erhöht. Carnitin im Serum bis unter 10% der Norm. – **(7)** EMG: nur leichte Normabweichung im Sinne einer Myopathie. – **(8)** Muskelbiopsie: Lipidspeichermyopathie. – In der Leberbiopsie Leberverfettung. – **(9)** Biochemie: stark erniedrigter Gehalt von Muskel-, Leber- und Serumcarnitin. Exzessiv erhöhte Ausscheidung von Dicarboxylsäuren im Urin.
Ätiol.: Autosomal-rezessive Erkrankung.
Pathog.: Carnitintransportstörung.
Bemerkungen: **(DD)** sekundäre Formen.
Lit.: Di Donato St (1994) Disorders of Lipid Metabolism affecting Skeletal Muscle: Carnitine Deficiency Syndromes, Defects in the Catabolic Pathway, and Chanarin Disease. In: Engel AG, Franzini//Armstrong C (eds) Myology, Vol II, pp 1587–1609. McGraw-Hill, New York. – Karpati G, Carpenter S, Engel AK et al (1975) The syndrome of systemic carnitine deficiency. Neurology 25: 16–24.
McK: 212140
D. Pongratz/DP

Carnitin-Palmitoyltransferase-Mangel I und II

Syn.: myopathy, with deficiency of carnitine palmitoyltransferase (e)
Def.: Myopathie, gelegentlich auch Hepatopathie infolge Enzymdefekten, durch die die Energiegewinnung aus langkettigen Fettsäuren behindert ist.
A.: Erstbeschreibung des Typs I 1970 durch W. K. Engel und Mitarbeiter, des Typs II durch H. R. Scholte und Mitarbeiter.
Diagn. Krit.: **(1)** Myoglobinurie nach Muskeltraining. – **(2)** Keine oder nur geringe Hungerketonurie. – **(3)** Hypertriglyceridämie. – **(4)** Nach Hunger oder Muskeltraining Anstieg der CK-Aktivität im Serum. – **(5)** Ansammlung von Triglyceriden im Zytoplasma der Muskelzellen. – **(6)** Vermehrte Ausscheidung langkettiger Fettsäuren mit dem Urin. – **(7)** Bei hepatischer Form Erhöhung der Carnitin-Konzentration im Serum, keine Dicarbonazidurie!
Ätiol.: Autosomal-rezessiv vererbtes Leiden. Genlokalisation des Defektes der Carnitinpalmitoyltransferase I auf Chromosom 1 (1pter–q12).
Pathog.: Der Mangel an Carnitinpalmitoyltransferase-Aktivität I und II, lokalisiert an der äußeren bzw. inneren Seite der Mitochondrienmembran, führen zur Einschränkung der Einschleusung langkettiger Fettsäuren in die Mitochondrien. Dies kann im Bedarfsfall (Training) zu einem Energiemangel mit Zelluntergang im Rahmen hypoketotischer Hypoglykämien führen (Myoglobinurie, Erhöhung der »Muskelenzyme« im Serum, oder bei den entsprechenden hepatischen Formen Cholestase, Hyperammonämie).
Bemerkungen: Die myopathischen Formen sind häufiger als die hepatischen. Sowohl das Alter der Erstmanifestation klinischer Symptome als auch deren Schweregrad können stark variieren. **(DD)** primärer myopathischer Carnitinmangel – primärer systemischer Carnitinmangel – Reye-Syndrom. Therapie: kohlenhydratreiche Nahrung, mittelkettige Triglyceride. Nicht längere Zeit fasten!
Lit.: DiDonato S, Castiglione A, Rimoldi M et al (1981) Heterogeneity of carnitine palmitoyltransferase deficiency. J Neurol Sci 50: 207–215. – Engel WK, Vick NA, Glueck CJ, Levy RI (1970) A skeletal muscle disorder associated with intermittent symptoms and a possible defect of lipid metabolism. N Engl J Med 282: 697–704. – Hawoth JC, Demaugre F, Booth F et al (1992) Atypical features of the hepatic form of carnitine palmitoyltransferase deficiency in a Huterite family. J Pediatr 121: 553–557. – Scholte HR, Jennekens FG, Bouvy JJBJ (1979) Carnitine palmitoyltransferase II deficiency with normal carnitine palmitoyltransferase I in sceletal muscle and leucocytes. J Neurol Sci 40: 39–51. – Scholte HR, van Tol A (1992) Lethal neonatal deficiency of carnitine palmitoyltransferase 2. N Engl J Med 327: 56 (only). – Trevisan CP, Angelini C, Freddo L et al (1984) Myoglobinuria and carnitine palmitoyltransferase (CPT) deficiency: studies with malonyl-CoA suggest absence of only CPT-II. Neurology 34: 353–356.
McK: 255110; 255120
E. Mönch/JK

Carnosinämie

Syn.: Carnosinase-Mangel – carnosinuria (e)
Def.: Seltene Stoffwechselstörung, bei der ein Mangel an Carnosinase-Aktivität zu Carnosinämie und Carnosinurie führt.
A.: Erstbeschreibung 1967 durch T. L. Perry und Mitarbeiter.
Diagn. Krit.: **(1)** Normale Neonatalperiode. – **(2)** Im Alter von 1–6 Monaten Auftreten von myklonischen, später von generalisierten Anfällen. – **(3)** Schwere geistige und psychomotorische Retardierung. – **(4)** Verminderte Carnosinase-Aktivität im Plasma, Anserinämie, Carnosinämie. – **(5)** Carnosinurie auch bei Carnosin-freier Kost. – **(6)** EEG: Generalisierte Dysrhythmie. – **(7)** Liquor: Homocarnosin vermehrt.
Ätiol.: Autosomal-rezessiv vererbtes Leiden.
Pathog.: Die Aktivität der Carnosinase ist vermindert, so daß Carnosin (β-Alanylhistidin) nicht hydrolysiert werden kann. Ein ursächlicher Zusammenhang zwischen der Störung und den neurologischen Symptomen ist nicht sicher erwiesen.
Bemerkungen: **(DD)** Mangel an Carnosinase-Aktivität sowie erhöhte Carnosin-Spiegel im Plasma können manchmal bei Patienten mit Ornithincarbamyltransferase-Mangel, bei progressiver Muskeldystrophie und/oder Leberzirrhose auftreten. Bisher über 20 Fälle beschrie-

ben. Therapie-Versuch mit Carnosin-freier Diät führte nicht zur Senkung der Carnosinplasmaspiegel.
Lit.: Perry TL, Hansen S, Tischler B et al (1967) Carnosinemia. A new metabolic disorder associated with neurologic disease and mental defect. N Engl J Med 277: 1219; 1263. – Scriver CR, Perry TL (1989) Disorders of omega-amino acids in free and peptide-linked forms. In: Scriver CR, Beaudet AL, Sly WS, Valle D (eds) The metabolic basis of inherited disease, pp 755–771. McGraw-Hill, New York.
McK: 212200
E. Mönch/JK

Carnosinase-Mangel: Carnosinämie
carnosinuria (e): Carnosinämie
Caroli's disease (e): Caroli-Krankheit

Caroli-Krankheit
Syn.: Caroli-Syndrom – Caroli's disease (e) – segmental saccular dilatation of the intra-hepatic bile ducts (e) – dilatation polykystique congénitale des voies biliaires intra-hépatiques (fz)
Def.: Krankheitsbild der kongenitalen segmentalen polyzystischen Erweiterung der intrahepatischen Gallenwege mit oder ohne gleichzeitige Erweiterung des Ductus hepatocholedochus. Caroli selbst unterscheidet zwei Formen, den einfachen Typ, bei dem nur die genannten Veränderungen der Gallenwege vorliegen, und einen assoziierten Typ, bei dem zusätzlich eine kongenitale periportale Leberfibrose besteht.
A.: Jacques Caroli, 1908–, Gastroenterologe, Paris.
Diagn. Krit.: **(1)** Klinische und laborchemische Zeichen der rezidivierenden Cholangitis: Fieberschübe und Hepatomegalie, typischerweise ohne Ikterus und Oberbauchschmerzen. Erhöhung der Cholestaseenzyme und Transaminasen, Leukozytose. – **(2)** Sonographie und direkte Cholangiographie (ERCP und PTC): multiple, teils auf ein oder mehrere Segmente begrenzte, teils generalisiert in der ganzen Leber vorkommende zystische und sackartige Erweiterungen der intrahepatischen Gallenwege, von wenigen Millimetern bis zu mehreren Zentimetern Durchmesser; fakultativ kombiniert mit Choledochuszyste oder Dilatation des Ductus hepatocholedochus. Häufig gleichzeitig intra- und extrahepatische Gallengangskonkremente. – **(3)** Bei der assoziierten Form Erstmanifestation häufig über die Folgen einer portalen Hypertension wie Splenomegalie mit Hypersplenie-Syndrom, Ösophagusvarizen, gastrointestinale Blutungen.
Ätiol.: Angeborene Anomalie mit vermutlich autosomal-rezessivem Erbgang (Caroli). Als Ausdruck einer möglichen übergeordneten Entwicklungsstörung Veränderungen auch an anderen parenchymatösen Organen, insbesondere der Niere (Markschwammniere) und am Pankreas (Pankreaszysten) = Caroli-Syndrom i.e.S. (s.u. reno-hepato-pankreatische Dysplasie).
Pathog.: Pathogenese der Gallengangsveränderungen unklar. Entstehung der Cholangitiden über eine Besiedlung der Gallenwege mit Darmkeimen. Ausbildung der Cholelithiasis durch Entstehung von Mikrolithen in den intrahepatischen Gallenwegen als Folge der Cholangitiden.
Bemerkungen: Die Caroli-Krankheit ist selten. Ihre klinische Erstmanifestation ist in allen Altersstufen möglich. **(DD)** multiple dysontogenetische Leberzysten – dilatierte Gallenwege bei distaler Gallengangsobstruktion – ektatische Gallengangsabschnitte bei primär sklerosierender Cholangitis.
Lit.: Bernstein J, Viranuvatti V, Boyer JL (1975) What is Caroli's disease. Gastroenterol 68: 417–419. – Caroli J (1973) Diseases of the intrahepatic biliary tree. Clin Gastroent 2: 147–161. – Caroli J, Soupault J, Kossakowski J et al (1958) La dilatation polykystique congénitale des voies biliaires intrahépatiques. Essai de Classification. Semaine des Hôpitaux de Paris 34: 488–495. – Fabian W (1991) Das Caroli-Syndrom. Isolierte kongenitale Erweiterung intrahepatischer Gallengänge. Fortschr Med 109: 46–50. – Summerfield JA, Nagafuchi Y, Sherlock S et al (1986) Hepatobiliary fibropolycystic diseases: a clinical and histological review of 51 patients. J Hepatol 2: 141–156.
McK: 263200; 600643
M. Scheurlen; H. Thiel/GA

Caroli-Syndrom: Caroli-Krankheit
carotid artery syndrome due to kinking (e): Karotis-Torsions-Syndrom
carotid body tumor syndrome (e): Karotis-Sinus-Syndrom
carotid kinking (e): Karotis-Torsions-Syndrom
carotid looping syndrome (e): Karotis-Torsions-Syndrom
carpal tunnel syndrome (e): Karpaltunnel-Symptomatik

Carpenter-Syndrom
Syn.: Akrozephalopolysyndaktylie (Typ Carpenter, Typ II) – Summitt-Syndrom – Goodman-Syndrom
Def.: Distinkte Kombination von prämaturer Kraniosynostose mit fliehender Stirn mit Polysyndaktylie der Extremitäten, bedingt (als einzige Akrozephalosyndaktylie!) durch ein autosomal-rezessives Gen.
A.: Erstbeschreibung bereits 1901 durch George Carpenter (1859–1910, britischer Pädiater) anhand von zwei Schwestern. Wiederentdeckung und Benennung 1966 durch die ägyptische Humangenetikerin Samia A. Temtamy.
Diagn. Krit.: **(1)** Schädel: prämature Kraniosynostose aller Schädelnähte, oft asymmetrisch, mit Brachyzephalie, Turrizephalie und fliehender Stirn. – **(2)** Extremitäten: Verdoppelung des ersten Strahls der großen Zehe, evtl. bifide Endphalangen; Brachydaktylie und Klinodaktylie der fünften Finger, mitunter mit nur einer Beugefurche; Syndaktylien variabler Lokalisation und variablen Ausmaßes, insbesondere zwischen den dritten und vierten Strahlen; postaxiale Polydaktylie der Finger; biphalangeale Zehen II bis V, evtl. Finger II und V; selten Duplikation der zweiten Zehen. – **(3)** Gesichtsdysmorphien: unterentwickelte Orbitabögen, mongoloide Lidachsenstellung, Epikanthus, tiefsitzende Ohren. – **(4)** Psychomotorischer Entwicklungsrückstand (nicht konstant). – **(5)** Hypogenitalismus beim männlichen Geschlecht. – **(6)** Seltener: Herzfehler, Omphalozele, Hernien, Genu valgum, laterale Position der Patella.
Ätiol.: Autosomal-rezessiver Erbgang.
Pathog.: Unbekannt.
Bemerkungen: Klassifikation bei sporadischen Fällen oft schwierig; **(DD)** Saethre-Chotzen-Syndrom – Pfeiffer-S. – Noack-S. – Robinow-Sorauf-S. Bei der von Goodman et al. beschriebenen Familie mit sog. ACPS IV handelt es sich um Fälle von Carpenter-Syndrom mit ausgeprägter Klino- und Kamptodaktylie.
Lit.: Carpenter G (1901) Two sisters showing malformations of the skull and other congenital abnormalities. Rep Soc Study Dis Child Lond I: 110. – Frias JL, Felman AH, Rosenbloom AL et al (1978) Normal intelligence in two children with Carpenter syndrome. Am J Med Genet 2: 191–199. – Goodman RM, Sternberg M, Shem/Tov Y et al (1979) Acrocephalopolysyndactyly type IV: a new genetic syndrome in 3 sibs. Clin Genet 15: 209–214. – Temtamy SA (1966) Carpenter's syndrome: acrocephalopolysyn-

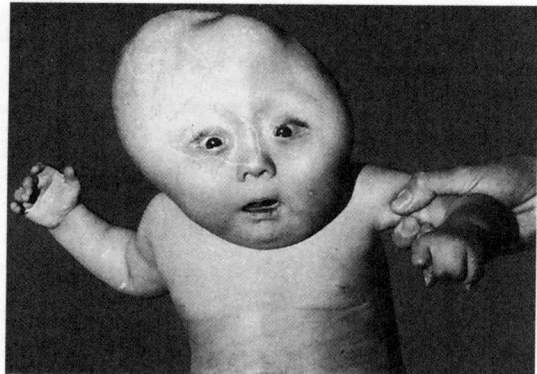

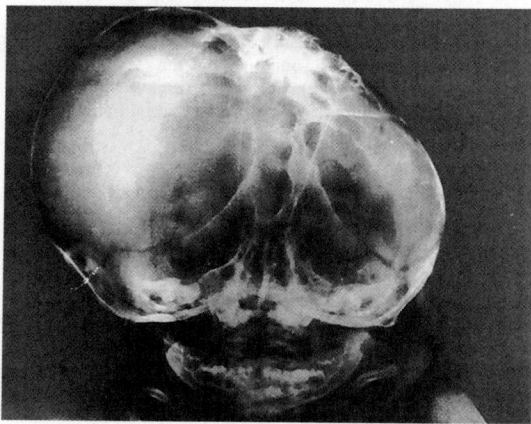

Carpenter-Syndrom: a) asymmetrischer Kleeblattschädel, flache Orbitae, Exophthalmus, enge Lidspalten; b) zugehörige Schädel-Röntgenaufnahme: prämature Kraniosynostose, Verdünnung der Kalotte mit Impressiones digitae (Beob. H. Schönenberg, Aachen)

dactyly. An autosomal recessive syndrome. J Pediatr 69: 111–120.
McK: 201000
A. Schinzel/AS

Carraro-Syndrom: Tibiahypoplasie und Schwerhörigkeit

Carrion-Krankheit
Def.: Historische Bezeichnung für Bartonellosis in Erinnerung an den tödlichen Selbstversuch des peruanischen Studenten D. A. Carrion.
A.: Erstbeschreibung 1895 durch E. Odriozola.
Lit.: Odriozola E (1895) La erupcion en la enfermadad de Carrion (verruga peruviana). Monitor Med Lima 10: 309–311.

(del-)Castillo-Syndrom: Aplasie, germinale
Castleman's disease (e): Castleman-Lymphom

Castleman-Lymphom
Syn.: Lymphknotenhyperplasie – Castleman-Tumor, hyalinisierender plasmazellulärer – Castleman's disease (e) – giant lymphnode hyperplasia (e) – angiofollicular lymphnode hyperplasia (e)
Def.: Eine histologisch definierte Lymphknotenhyperplasie, die in der lokalisierten Form meist gutartig verläuft. Die multizentrische Variante geht mit Allgemeinsymptomen einher und ist prognostisch wesentlich ernster zu bewerten.
A.: Benjamin Castleman, 1906–1982, Pathologe, Massachusetts.
Diagn. Krit.: **(1)** Hauptkriterium ist die Lymphknotenhistologie mit interfollikulärer vaskulärer Proliferation, Hyalinisierung der Lymphfollikel und plasmazellulärer Infiltration. – **(2)** Histologische Unterscheidung in »hyalin-vaskulären Typ« mit interfollikulären Gefäßproliferationen und hyalin-sklerotischen Veränderungen in kleinen Lymphfollikeln oder follikelähnlichen Strukturen (80–90% der Fälle), und selteneren »plasmazellulären Typ« mit starker interfollikulärer lymphoplasmazellulärer Infiltration und Bildung großer Keimzentren (10–20% der Fälle). Übergangsformen zwischen beiden histologischen Typen kommen vor. – **(3)** Klinische Unterscheidung in lokalisierte Form, entspricht in der Regel dem hyalin-vaskulären Typ, mit guter Prognose, frühem Manifestationsalter (Median 20 Jahre) und meist fehlender Symptomatik, und in multizentrischen Befall, entspricht meistens dem plasmazellulären Typ, mit schlechter Prognose, höherem Manifestationsalter (Median über 50 Jahre) und chronischem oder aggressivem Verlauf mit Fieber, Gewichtsverlust, Nachtschweiß, gelegentlich Serositis, Exanthem, Polyneuropathie und Anämie, Hypergammaglobulinämie sowie Befall parenchymatöser Organe. Schlechte Prognose wegen der Neigung zu schweren Infektionen und dem gehäuften Auftreten von Kaposi-Sarkomen, Lymphomen und Plasmozytomen.
Ätiol.: Ungeklärt.
Pathog.: Ungeklärt. Auffallend sind eine vermehrte Zytokinproduktion, die Blutgefäßproliferationen und das Auftreten aktivierter B-Lymphozyten.
Bemerkungen: Die Abgrenzung gegenüber der angioimmunoblastischen Lymphadenopathie ist histologisch und klinisch oft schwierig.
Lit.: Castleman B, Inverson L, Pardo Menendez V (1956) Localized mediastinal lymphnode hyperplasia resembling thymoma. Cancer 9: 822–830. – Frizzera G (1988) Castleman's disease and related disorders. Seminars in Diagnostic Pathology 5: 346–364. – Genoni M, De Lorenzi M, Bogen A et al (1993) Morbus Castleman. Dtsch med Wschr 118: 1316–1320.
E. Späth-Schwalbe/GA

Castleman-Tumor, hyalinisierender plasmazellulärer: Castleman-Lymphom

Cast-Syndrom
Syn.: Gipskorsett-Syndrom – cast syndrome (e)
Def.: Historischer Begriff für einen nach Anlegen von ausgedehnteren Pflaster- oder Gipsverbänden am Rumpf vorkommenden Symptomenkomplex, der mit Ausbildung einer Ileus-ähnlichen Symptomatik einhergeht.
A.: Erstbeschreibung bereits 1878 durch Willet. Dorph schlug dann 1950 die Bezeichnung »Cast-Syndrom« vor (nach engl. cast = Gipsverband).
Lit.: Dorph MH (1950) The cast syndrome. Review of the literature and report of a case. N Engl J Med 243: 440–442. – Willet A

(1878) Fatal vomiting following application of plaster of-Paris-bandage in case of spinal curvature. St. Bartholomew's Hosp Rep 14: 333–335.
R. Bosch; S. Stotz/DP

cast syndrome (e): Cast-Syndrom
catalase deficiency (e): Akatalasie
cataract and congenital ichthyosis (e): Katarakt-Ichthyosis
cataract-deafness-myopia-saddle nose (e): Marshall-Syndrom
cataract-dental syndrome (e): Nance-Horan-Syndrom
cataract-mental retardation-hypogonadism (e): Martsolf-Syndrom
cataract-microcornea-syndrome (e): Katarakt-Mikrokornea-Syndrom

CATCH22

Syn.: DiGeorge-Syndrom, Shprintzen-Syndrom, velo-kardio-faziales Syndrom und »conotruncal face syndrome« sind nicht Synonyme, bezeichnen aber andere klinische Manifestationen der gleichen oder ähnlichen chromosomalen Mikrodeletion des Segments 22q11.2
Def.: Sammelbegriff für verschiedene klinische Phänotypen als Konsequenz einer Mikrodeletion des Chromosomensegments 22q11.2. Das Akronym setzt sich zusammen aus: C für cardiac (Herzfehler), A für abnormal facies, T für thymic hypoplasia (Thymushypoplasie), C für cleft palate (Gaumenspalte) und H für hypocalcemia (Hypokalzämie als Folge von Fehlen oder Hypoplasie der Nebenschilddrüsen). 22 bezeichnet das Chromosom Nr. 22, Ort der Mikrodeletion.
A.: Das Akronym wurde 1993 von John Burn, britischer Humangenetiker, 1953–, Newcastle upon Tyne, geprägt.
Diagn. Krit.: Siehe unter den obengenannten Synonymen.
Bemerkungen: Äußerst variabler Phänotyp selbst innerhalb derselben Familie mit folglich identischen verlorenen Segmenten.
Lit.: Burn J, Scambler P, Wilson D et al Catch 22 (1994) essential knowledge for all paediatricians. Diseases in Childhood (in press). – Burn J, Takao A, Wilson D et al (1993) Conotruncal anomaly face syndrome is associated with a deletion within chromosome 22q11. J Med Genet 30: 822–824. – Wilson DI, Burn J, Scambler P, Goodship J (1993) DiGeorge syndrome: part of CATCH 22. J Med Genet 30: 852–856.
McK: 188400
A. Schinzel/AS

cat cry syndrome (e): Chromosom 5p⁻ Syndrom

Catel-Manzke-Syndrom

Syn.: Manzke-Syndrom – (Pierre-)Robin-Syndrom mit Zeigefingeranomalien
Def.: Wahrscheinlich geschlechtsgebunden vererbtes Dysmorphiesyndrom mit charakteristischer Kombination Robin-Sequenz/akzessorische Röhrenknochen am zweiten Strahl.
A.: Werner Catel, 1894–1981, und V. Hermann Manzke, 1933–, beide Pädiater in Kiel, beschrieben 1961 bzw. 1966 denselben Patienten.
Diagn. Krit.: **(1)** Robin-Sequenz mit hochgradiger Mikrogenie, Glossoptose und Gaumenspalte. – **(2)** Akzessorischer kleiner Röhrenknochen (Metakarpale oder proximale Phalanx) seitlich am zweiten Finger mit konsekutiver ulnarer Deviation der Phalangen des zweiten Strahls, oft asymmetrisch, mildeste Ausprägung: lediglich ulnare Deviation des Zeigefingers. – **(3)** Selten: Herzfehler, Dextrokardie, dislozierbare Kniegelenke, milde Gesichtsdysmorphien (Hypertelorismus, Ohrdysplasie). – **(4)** Normale Intelligenz.
Ätiol.: Sehr wahrscheinlich geschlechtsgebundenes Gen (Großvater und Enkel beschrieben); in einer Familie zwei weibliche Genträger.
Pathog.: Unbekannt.
Lit.: Catel W (1961) Differentialdiagnose von Krankheitssymptomen bei Kindern und Jugendlichen, Bd 1, 3. Aufl, S 218–220. Thieme, Stuttgart. – Manzke VH (1966) Symmetrische Hyperphalangie des zweiten Fingers durch ein akzessorisches Metacarpale. Fortschr Röntgenstr 105: 425–427. – Stevenson RE, Taylor HA, Burton OM, Hearn HB, III (1980) A digitopalatal syndrome with associated anomalies of the heart, face and skeleton. J Med Genet 17: 238–242. – Thompson EM, Winter RM, William MJH (1986) A male infant with the Catel-Manzke syndrome and dislocatable knees. J Med Genet 23: 271–273.
McK: 302380
A. Schinzel/AS

Cat-eye-Syndrom

Syn.: Schmid-Fraccaro-Syndrom – Katzenauge-Syndrom – Tetrasomie 22(pter→q11), partielle – isodizentrisches überzähliges Chromosom 22(pter→q11)
Def.: Dysmorphiesyndrom mit sehr variablem Phänotyp und variabler psychomotorischer Entwicklung, in charakteristischen Fällen mit der Kombination Iriskolobom/Analatresie/Herzfehler/Nierenfehlbildungen/antimongoloide Lidachsenstellung/präaurikuläre Fehlbildungen einhergehend, bedingt durch ein überzähliges Chromosom, welches ein isodizentrisches 22 (pter→q11) darstellt.
A.: Erste Erwähnung von vier Patienten mit sehr ähnlichem Phänotyp und Extrachromosom 1965 durch Werner Schmid, 1930–, Humangenetiker, Zürich, und Marco Fraccaro, 1927–, Humangenetiker, Pavia; Schinzel und Mitarbeiter 1981 vermuteten, daß das Extrachromosom einem isodizentrischen 22(pter→q11) entspricht, und das letztere wurde 1986 molekularbiologisch von McDermid und Mitarbeitern nachgewiesen.
Diagn. Krit.: **(1)** Iris-, seltener auch Choroidea-Kolobom. – **(2)** Antimongoloide Lidachsenstellung. – **(3)** Hypertelorismus. – **(4)** Präaurikuläre Fisteln, Anhängsel oder beides. – **(5)** Analatresie mit rektovaginaler oder -skrotaler Fistel. – **(6)** Angeborene Herzfehler, oft komplex, besonders charakteristisch: total falsch mündende Lungenvenen. – **(7)** Nierenfehlbildungen, vor allem ein- oder beidseitige Agenesie. – **(8)** Mikrophthalmie, Strabismus. – **(9)** Ohrmuschelreduktion mit Atresie des äußeren Gehörganges. – **(10)** Seltene Befunde: Gallengangsatresie, Malrotation des Darms, Duane-Anomalie. – **(11)** Kleinwuchs nur in ca. der Hälfte der Fälle. – **(12)** Psychomotorische Entwicklung: sehr variabel, zwischen normal (!) und schwerer Behinderung, im Durchschnitt mäßiger Rückstand.
Ätiol.: Überzähliges, isodizentrisches Chromosom 22 (nur Segment pter→q11), meist aus zwei verschiedenen 22 zusammengesetzt (asymmetrische kurze Arme und Satelliten), mit einem inaktiven Zentromer und Satelliten mit Assoziation an beiden Enden. Fälle mit partieller Trisomie (statt Tetrasomie) können ein sehr ähnliches klinisches Bild aufweisen. Direkte Weitergabe des Chromosoms, z.B. von milde betroffenen Eltern auf schwerer

Cauda(-equina)-Symptomatik

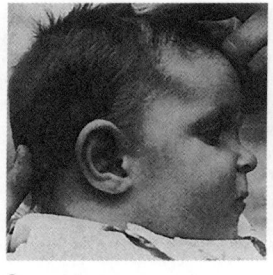
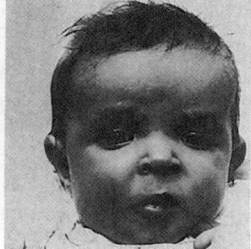

a

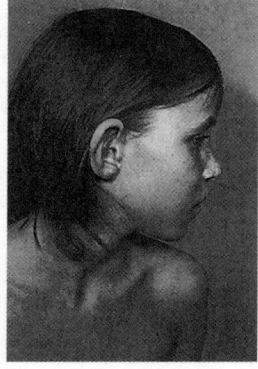
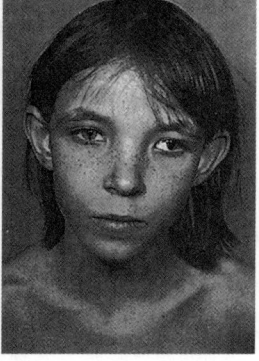

b

Cat-eye-Syndrom: a) Patientin im Alter von 3 Monaten und b) von 12 Jahren mit seitlich abfallenden Lidachsen, totalem Iriskolobom links, partiellem Iriskolobom rechts und präaurikulärer Fistel rechts

Cauda(-equina)-Symptomatik

Syn.: Cauda-equina-Syndrom – Kauda-Syndrom – Kauda-Konus-Syndrom – syndrome of the cauda equina (e)
Def.: Durch Kompression der Cauda equina verursachte sensible und motorische Ausfälle sowie Blasen-Mastdarmstörungen.
Diagn. Krit.: (1) Sensible Störungen perianal sowie im Bereich des Gesäßes (»Reithosenbereich«). – (2) Oft beidseitige Lumboischialgien. – (3) Blasenatonie mit Retentio urinae durch infranukleäre Blasenstörung. – (4) Lähmung des Sphincter ani mit Stuhlinkontinenz. – (5) Impotentia coeundi. – (6) Parese und Atrophie der Fußbinnenmuskulatur. – (7) Beidseitig fehlender Achillessehnenreflex. – (8) Fehlender Analreflex. – (9) Trophische Ulzera. – (10) Nachweis einer Raumforderung in CT, Myelographie oder Kernspintomographie.
Ätiol.: Mechanische Nervenläsionen.
Pathog.: Kompression der Fasern der Cauda equina durch intradurale Raumforderungen (Angiome, Ependymome, Neurinome), extradurale Raumforderungen (Diskusprolaps, Epidermoide, Lipome, Fibrome), Wirbelprozesse (primäre oder sekundäre Knochentumoren, Hämangiome, Wirbelfraktur), Spina bifida aperta.
Bemerkungen: Bei akuter Kaudaläsion Prognose abhängig vom Zeitintervall zwischen Symptombeginn und operativer Dekompression. Bei chronischer Kaudaläsion schlechte Prognose der Blasen-Mastdarmstörungen, relativ gute Restitution der sensiblen und motorischen Funktion.
Lit.: Krämer J (1986) Lumbalsyndrom. In: Krämer J (Hrsg) Bandscheibenbedingte Erkrankungen, 2. Aufl, S 211–212. Thieme, Stuttgart, New York.
W. Müller-Felber/DP

betroffene (und daher zytogenetisch untersuchte) Kinder wiederholt beobachtet.
Bemerkungen: Die Kombination Analatresie/Iriskolobom kann auch nicht-chromosomal oder durch andere Chromosomenaberrationen [z.B. 13q⁻, r(18)], bedingt sein. Ihr überzufälliges Vorkommen war schon im letzten Jahrhundert bekannt (Haab). Ungewöhnlich für diese spezielle Chromosomenaberration ist die Diskrepanz zwischen oft multiplen und schwerwiegenden Fehlbildungen und einem fehlenden bis milden psychomotorischen Entwicklungsrückstand.
Lit.: Liehr T, Pfeiffer RA, Trautmann U (1992) Typical and partial cat eye syndrome: identification of the marker chromosome by FISH. Clin Genet 42: 91–96. – McDermid HE, Duncan AMV, Brasch KR et al (1986) Characterization of the supernumerary chromosome in cat eye syndrome. Science 232: 646–648. – Mears AJ, Duncan AMV, Budarf ML et al (1994) Molecular characterization of the marker chromosome associated with cat eye syndrome. Am J Hum Genet 55: 134–142. – Schachenmann G, Schmid W, Fraccaro M et al (1965) Chromosomes in coloboma and anal atresia. Lancet II, 290. – Schinzel A, Schmid W, Fraccaro M et al (1981) The „Cat Eye syndrome": Dicentric small marker chromosome probably derived from a No 22 (tetrasomy 22pter→q11) associated with a characteristic phenotype. Report of 11 patients and delineation of the clinical picture. Hum Genet 57: 148–158.
A. Schinzel/AS

cat scratch disease or fever (e): Katzenkratzkrankheit

Cauda-equina-Syndrom: Cauda(-equina)-Symptomatik
caudal dysplasia (e): Regression, kaudale
Cavaré-Romberg-Syndrom: Lähmung, episodische hypokaliämische
Cavaré-Romberg-Westphal-Syndrom: Lähmung, episodische hypokaliämische
Cavernitis fibrosa: Induratio penis plastica
cavernous angioma of the spinal cord (e): Foix-Alajouanine-Syndrom
CCAM (e): Lungendysplasie, kongenitale zystische adenomatoide
CCA-Syndrom: Arachnodaktylie, kongenitale kontrakturelle

CCC-Syndrom

Syn.: 3C-Syndrom – cranio-cerebello-cardiac dysplasia/syndrome (e) – Ritscher-Schinzel-Syndrom
Def.: Distinktes Dysmorphiesyndrom mit den Hauptbefunden: Herzfehler, Dandy-Walker-Fehlbildung des Gehirns und kraniofaziale Dysmorphien; vermutlich autosomal-rezessiv vererbt.
A.: Erstbeschreibung von zwei betroffenen Schwestern 1987 als Dissertation durch Daniel Ritscher (1961–), Internist, Zürich.
Diagn. Krit.: (1) Kraniofaziale Dysmorphien: Makrozephalie, prominentes Hinterhaupt und prominente Stirn, Hypertelorismus, Strabismus, eingesunkene Nasenwurzel, antimongoloide Augenstellung, tiefsitzende Ohren, kleines Kinn, hoher Gaumen. – (2) Dandy-Walker-Fehlbildung oder Varianten derselben (z.B. ohne assoziierten Hydrozephalus). – (3) Herzfehler, v.a. Septumdefekte unterschiedlicher Größe. – (4) Geistige Behinderung, meist milde oder mäßig. – (5) Humoraler Immundefekt in mindestens zwei von nur wenigen diesbezüg-

lich untersuchten Patienten, v.a. IgG-Untergruppen betreffend; Infektanfälligkeit. – **(6)** Weitere fakultative Befunde: Iriskolobom, Glaukom, Nabelhernie, Gaumenspalte, Klinodaktylie der Kleinfinger, präaurikuläre Fisteln, hypoplastische Nägel.
Ätiol.: Wahrscheinlich autosomal-rezessiver Erbgang. Genlokalisation unbekannt.
Pathog.: Unbekannt.
Bemerkungen: **(DD)** andere Dysmorphiesyndrome mit Dandy-Walker-Fehlbildung – Joubert-Boltshauser-Syndrom – Brachmann-de-Lange-Syndrom. Pränatale Ultraschalldiagnostik nach Geburt eines Patienten in weiteren Schwangerschaften möglich.
Lit.: Gurrieri F, Neri G (1992) An additional patient with the 3C syndrome. Clin Genet 41: 263–265. – Lauener R, Seger R, Jörg W et al (1989) Immunodeficiency associated with Dandy-Walker-like malformation, congenital heart defect, and craniofacial abnormalities. Am J Med Genet 33: 280–281. – Marles SL, Chodirker BN, Greenberg CR, Chudley AE (1995) Evidence for Ritscher-Schinzel syndrome in canadian native indians. Am J Med Genet 56: 343–350. – Mims LC, Say B (1989) 3C syndrome: another case. Clin Genet 33: 280–281. – Ritscher D, Schinzel A, Boltshauser E et al (1987) Dandy-Walker (like) malformation, atrio-ventricular septal defect and a similar pattern of minor anomalies in 2 sisters: a new syndrome? Am J Med Genet 26: 481–491.
McK: 220210
A. Schinzel/AS

CDO syndrome (e): korneo-dermato-ossäres Syndrom
(Cécile-)Vogt-Syndrom: Vogt-Syndrom
Ceelen-Gellerstedt-Syndrom: Lungenhämosiderose, idiopathische
celiac axis syndrome (e): Ligamentum-arcuatum-medianum-Syndrom
celiac compression syndrome (e): Ligamentum-arcuatum-medianum-Syndrom
celiac disease (e): Sprue (tropische und nicht-tropische)
celiac sprue (e): Sprue (tropische und nicht-tropische)
Cenani-Lenz-Oligodaktylie-Synostosis-Syndrom: Cenani-Lenz-Syndaktylie

Cenani-Lenz-Syndaktylie
Syn.: Syndaktylie Typ Cenani – Cenani-Syndaktylie – Cenani-Lenz-Oligodaktylie-Synostosis-Syndrom
Def.: Autosomal-rezessiv vererbter Typ knöcherner Syndaktylie mit mesomeler Brachymelie und normaler Intelligenz.
A.: A. Cenani, 1931–, Pädiater, Istanbul, und Widukind Lenz, 1919–1995, Humangenetiker, Münster, beschrieben 1967 betroffene Brüder. Die erste Beschreibung wahrscheinlich 1938 durch Liebenam.
Diagn. Krit.: **(1)** Knöcherne und häutige Syndaktylie der Finger II bis V, ähnlich dem Apert-Syndrom mit Reduktion der Phalangen, Fusion von Karpalia und Metakarpalia. Seltener: Oligodaktylie mit Fragmenten von Phalangen im Röntgenbild. – **(2)** Mesomelie (unproportionierte Verkürzung der Unterarme mit radioulnärer Synostose). – **(3)** Verkürzung, häutige und knöcherne Syndaktylie der Zehen, weniger schwergradig als im Bereiche der oberen Extremitäten; Fusion von Tarsalia und Metatarsalia. – **(4)** Normale Intelligenz.
Ätiol.: Autosomal-rezessiver Erbgang.
Pathog.: Unbekannt.
Bemerkungen: **(DD)** zum Apert-Syndrom: rezessiver Erbgang, Fehlen von Schädelbefunden, hingegen klinische und radiologische Befunde im Bereich der Unterarme.
Lit.: Cenani A, Lenz W (1967) Totale Syndaktylie und totale radioulnare Synostose bei zwei Brüdern. Ein Beitrag zur Genetik der Syndaktylien. Zschr Kinderhk 101: 181–190. – Liebenam L (1938) Über gleichzeitiges Vorkommen von Gliedmaßendefekten und osteosklerotischer Systemerkrankung. Ztschr Mensch Vererbungs- und Konstitutionslehre 21: 697–703. – Pfeiffer RA, Meisel//Stosiek M (1982) Present nosology of the Cenani-Lenz type of syndactyly. Clin Genet 21: 74–79.
McK: 212780
A. Schinzel/AS

Cenani-Syndaktylie: Cenani-Lenz-Syndaktylie
central areolar pigment epithelial dystrophy (e): Makuladystrophie vom North-Carolina-Typ
central cloudy corneal dystrophy of François (e): Hornhautdystrophie, zentrale wolkige (François)
central core disease (e): Zentralfibrillenmyopathie
central glial anomaly of the optic disk, hereditary (e): Morning-glory-Phänomen
Ceramidasemangel: Farber-Krankheit
Ceramid-Trihexosidase-Mangel: Fabry-Krankheit
Ceramid-Trihexosidose: Fabry-Krankheit
cerebellar artery syndrome, posterior inferior (e): Wallenberg-Symptomatik
cerebellar ataxia associated with deafness (e): Jeune-Tommasi-Freycon-Nivelon-Syndrom
cerebello-olivary atrophy (degeneration), Holmes type (e): Holmes-Syndrom
cerebellopontine angle syndrome (e): Kleinhirnbrückenwinkel-Symptomatik
cerebral basal rete mirabile (e): Moyamoya-Symptomenkomplex
cerebral juxta basilar (e): Moyamoya-Symptomenkomplex
cerebral peduncle syndrome (e): Weber-Symptomatik
cerebral white matter spongy degeneration, infantile (e): Canavan-Syndrom
cerebro-oculo-facio-skeletal syndrome (e): COFS-Syndrom
cerebroside sulfatase deficiency (e): Leukodystrophie, metachromatische, Typ Austin
Cerebrosid-Lipidose: Gaucher-Krankheit
Cerebrosid-Sulfatidose, juvenile: Leukodystrophie, metachromatische, Typ Scholz

Ceroidlipofuscinose, neuronale, Typ Haltia-Santavuori
Syn.: Hagberg-Santavuori-Typ – neuronal ceroidlipofuscinosis, infantile Finnish type (e) – unsaturated fatty acid lipidosis (e) – amaurotische Idiotie
Def.: Autosomal-rezessiv erbliche, progrediente, neurodegenerative Erkrankung mit Ablagerung von Lipopigmenten in zahlreichen Geweben, infantiler Typ der neuronalen Ceroidlipofuscinose.
A.: Erstbeschreibung 1973 durch P. Santavuori und M. Haltia.
Diagn. Krit.: **(1)** Beginn zwischen dem 6. und 18. Lebensmonat mit progredientem psychomotorischem Abbau. – **(2)** Sehstörungen mit präfinaler Erblindung bei Retinadepigmentierung und Atrophie des Nervus opticus. – **(3)** Anfangs Muskelhypotonie mit schwer auslösbaren Reflexen, später Hypertonie, Hyperreflexie, Pyramidenbahnzeichen, zerebellare Ataxie und EEG-Veränderungen. – **(4)** Rückbildung der Sprachfunktionen. – **(5)** Zunehmende Dezerebration. – **(6)** Tod bis zum 10. Lebensjahr. – **(7)** Histologisch Nachweis autofluoreszierender Lipopigmente in neuronalen Geweben, aber auch in

Haut und Muskelgewebe, sowie in Lymphozytenpräparationen.

Ätiol.: Autosomal-rezessive Erkrankung.

Pathog.: Lipopigmentablagerungen in den Residualkörperchen (tertiäre Lysosomen) in neuronalen und vielen anderen Geweben. Die Lipopigmente entstehen wahrscheinlich durch gesteigerte Peroxidation von ungesättigten Fettsäuren und führen zu konsekutiver Zellschädigung. Im Nervengewebe typische Ganglienzellveränderungen mit Dendritenschrumpfung, Abnahme der Mitochondrien und Verlust von GABA. Ähnlichkeiten zu lysosomalen Speicherkrankheiten morphologisch feststellbar, biochemischer Defekt nicht bekannt.

Bemerkungen: Mehr als 100 Patienten vorwiegend in Finnland beschrieben. Keine kausale Therapie, keine pränatale Diagnostik möglich. **(DD)** Sphingolipidosen – andere neurodegenerative Krankheiten.

Lit.: Rey//Pias JM, Morales C, Serate A (1976) The clinical classification of ceroid-lipofuscinosis. Schweiz Arch Neurol Neurochir Psychiat 119: 19–29. – Santavuori P, Haltia M, Rapola J, Raitta C (1973) Infantile type of so called neuronal ceroid-lipofuscinosis. J Neurol Sci 18: 257–267. – Zeman W, Goebel HH (1992) Zeroidlipofuszinosen. In: Hopf CH, Poeck K, Schliack H (Hrsg) Neurologie in Praxis und Klinik, Bd II, 2. Aufl. Thieme, Stuttgart, New York.

McK: 256730

J. Gehler/JK

Ceroidlipofuscinose, neuronale, Typ Jansky-Bielschowsky

Syn.: amaurotische Idiotie, spätinfantile – Lipoidose, spätinfantile zerebrale – ceroid-lipofuscinosis, late infantile type (e)

Def.: Autosomal-rezessiv erbliche neurodegenerative Erkrankung mit ubiquitärer Ablagerung von Lipopigmenten in den Lysosomen.

A.: Erstbeschreibung 1910 wahrscheinlich durch Jan Jansky, 1873–1921, Internist und Serologe, Prag, Baltimore.

Diagn. Krit.: **(1)** Erste klinische Symptome im 2. bis 4. Lebensjahr. – **(2)** Beginn häufig mit Krampfanfällen. – **(3)** Psychomotorischer Abbau mit Rückschritt schon erlernter Funktionen. – **(4)** Verhaltensauffälligkeiten. – **(5)** Sehstörungen mit fortschreitender Erblindung bei Optikusatrophie und Pigmentanomalien. – **(6)** Final völliger Verlust des Umweltkontaktes, Kachexie und Myoklonien. – **(7)** Krankheitsdauer bis zum Tod 3–4 Jahre. – **(8)** Diagnostisch führend Lipopigmentablagerungen in verschiedenen Geweben und in präparierten Lymphozyten.

Ätiol.: Autosomal-rezessives Erbleiden.

Pathog.: Lipopigmentablagerungen in Residualkörperchen (tertiäre Lysosomen) in neuronalen und vielen anderen Geweben. Lipopigmententstehung wahrscheinlich durch gesteigerte Peroxidation von ungesättigten Fettsäuren, dadurch konsekutive Zellschädigung mit Abnahme der Mitochondrien. Ähnlichkeiten zu lysosomalen Speicherkrankheiten morphologisch feststellbar. **(DD)** einfache Epilepsien – neurodegenerative Speicherkrankheiten.

Bemerkungen: Pränatale Diagnostik durch Nachweis kurvilinearer Strukturen elektronenoptisch in kultivierten Amnionzellen.

Lit.: Bielschowsky M (1914) Über spätinfantile amaurotische Idiotie mit Kleinhirnsymptomen. Dtsch Zschr Nervenheilk 50: 7–29. – MacLeod PM, Dolman CL, Nickel RE et al (1985) Prenatal diagnosis of neuronal ceroid-lipofuscinoses. Am J Med Genet 22: 781–789. – Zeman W, Goebel HH (1992) Zeroidlipofuszinosen. In: Hopf HC, Poeck K, Schliack H (Hrsg) Neurologie in Praxis und Klinik, Bd II, 2. Aufl. Thieme, Stuttgart, New York.

McK: 204500

J. Gehler/JK

Ceroidlipofuscinose, neuronale, Typ Kufs

Syn.: Kufs disease (e) – amaurotische Idiotie, Spätform – Batten-Kufs-Syndrom – Erwachsenenform der zerebralen Lipoidose – ceroid-lipofuscinosis, neuronal adult type (e)

Def.: Seltene, wahrscheinlich autosomal-rezessiv erbliche, progrediente neurodegenerative Erkrankung. Erwachsenenform der neuronalen Ceroidlipofuscinose mit intralysosomaler Ablagerung von Lipopigmenten.

A.: Hugo Kufs, 1871–1955, deutscher Neuropathologe. – Erstbeschreibung 1925.

Diagn. Krit.: **(1)** Meist sporadisch auftretende, sehr langsam fortschreitende und im Erwachsenenalter manifeste Erkrankung mit variabler Symptomatik. – **(2)** Zerebellare Ataxie, Myoklonien, extrapyramidal-motorische Symptome. – **(3)** Langsamer, mentaler Abbau bis zur Demenz. – **(4)** Im Spätstadium Krampfanfälle. – **(5)** Sehstörungen eher selten, keine Retinaveränderungen. – **(6)** Intralysosomale Lipopigmentablagerungen in Nervengewebe. – **(7)** Unspezifische EEG-Veränderungen.

Ätiol.: Autosomal-rezessives Erbleiden, aber auch dominanter Erbgang beschrieben (Parry type, McK 162350).

Pathog.: Grob-granuläre Lipopigmentablagerungen in neuronalen Zellen mit mäßiger zerebraler und zerebellarer Atrophie. Biochemischer Defekt bisher nicht bekannt.

Bemerkungen: Wegen der variablen Symptomatik und des noch nicht gesicherten Erbgangs sind zwei oder mehrere Verlaufsformen möglich. Diagnosesicherung durch Gewebebiopsie oder Hirnbiopsie möglich. Keine kausale Therapie bekannt.

Lit.: Berkovic STF et al (1988) Kufs' disease: a critical reappraisal. Brain 111: 27–62. – Kufs H (1925) Über eine Spätform der amaurotischen Idiotie und ihre heredofamiliären Grundlagen. Z ges Neur Psychiat 95: 169–188. – Zeman W, Goebel HH (1992) Zeroidlipofuszinosen. In: Hopf HC, Poeck K, Schliack H (Hrsg) Neurologie in Praxis und Klinik, Bd II, 2. Aufl. Thieme, Stuttgart, New York.

McK: 162350; 204300

J. Gehler/JK

Ceroidlipofuscinose, neuronale, Typ Spielmeyer-Vogt

Syn.: Spielmeyer-Sjögren-Typ der neuronalen Ceroidlipofuscinose – amaurotische Idiotie, juvenile – Lipoidose, juvenile – Stock-Mayou-Krankheit – Batten's disease (e) – ceroid-lipofuscinosis, juvenile type (e)

Def.: Autosomal-rezessiv erbliche neurodegenerative Krankheit mit ubiquitärer Lipopigmentablagerung in den Lysosomen. Weltweite Verbreitung mit besonderer Häufung in Skandinavien.

Diagn. Krit.: **(1)** Klinische Manifestation im 6. bis 7. Lebensjahr mit Sehstörungen (70%) und zunehmende Erblindung bei Optikusatrophie, Makuladegeneration und Pigmentablagerungen (Pfeffer- und Salzfundus). – **(2)** Langsame Regression psychischer, intellektueller und motorischer Funktionen. – **(3)** Haltungsanomalien mit vorgebeugtem Oberkörper, unsicherem Gangbild und später athetotischen Bewegungsmustern. – **(4)** Krampfanfälle meist erst im fortgeschrittenen Stadium. – **(5)** Final völlige Demenz und Kachexie. – **(6)** Überlebensdauer 6 bis 20 Jahre. – **(7)** Diagnostisch leitend intralysosomale Lipopigmentablagerung in verschiedenen Geweben und typische ERG-Veränderungen.

Ätiol.: Autosomal-rezessives Erbleiden.

Pathog.: Lipopigmentablagerungen in Residualkörperchen (tertiäre Lysosomen) von neuronalen und anderen Geweben. Lipopigmententstehung wahrscheinlich durch gesteigerte Peroxidation von ungesättigten Fettsäuren, dadurch konsekutive Zellschädigung. Im Nervengewebe typische Ganglienzellveränderungen mit Dendritenschrumpfung, Abnahme der Mitochondrien und Verlust von GABA. Ähnlichkeiten zu lysosomalen Speicherkrankheiten morphologisch feststellbar. Genauer biochemischer Defekt nicht bekannt. Keine kausale Therapie, keine sichere pränatale Diagnostik. **(DD)** sind lysosomale Speicherkrankheiten und andere neurodegenerative Krankheiten zu erwägen.

Lit.: Spielmeyer W (1908) Klinische und anatomische Untersuchungen über einen besonderen Fall von amaurotischer Idiotie. Nissl's Beitr Nerv-Geistes-Krkh 2. – Vogt H (1905) Über familiäre amaurotische Idiotie und mentale Krankheitsbilder. Mschr Psychiatr 18: 161–310. – Zeman W, Goebel HH (1992) Zeroidlipofuszinosen. In: Hopf HC, Poeck K, Schliack H (Hrsg) Neurologie in Praxis und Klinik, Bd II, 2. Aufl. Thieme, Stuttgart, New York.
McK: 204200
J. Gehler/JK

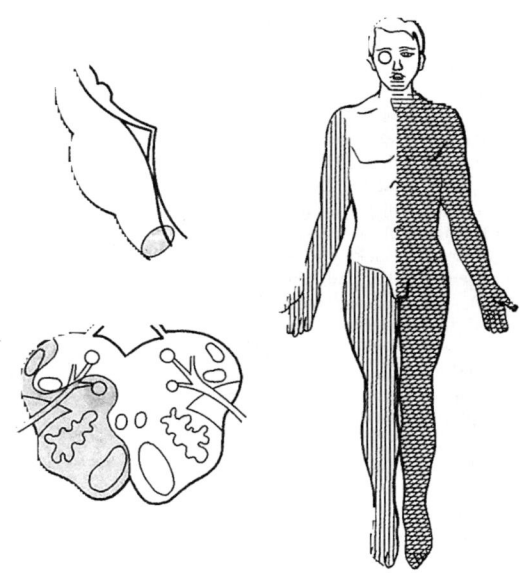

Cestan-Chenais-Symptomatik: Lokalisation des Herdes und Symptomatik (nach Remky); vgl. hierzu auch die Abb. von Babinski-Nageotte-S. und Wallenberg-S.

ceroid-lipofuscinosis, juvenile type (e): Ceroidlipofuscinose, neuronale, Typ Spielmeyer-Vogt
ceroid-lipofuscinosis, late infantile type (e): Ceroidlipofuscinose, neuronale, Typ Jansky-Bielschowsky
ceroid-lipofuscinosis, neuronal adult type (e): Ceroidlipofuscinose, neuronale, Typ Kufs
ceroid pigmentophagia (e): Syndrom der seeblauen Histiozyten

Cervenka-Syndrom
Def.: Die unter diesem Namen von M. M. Cohen und Mitarbeitern veröffentlichte Familie weist das Stickler-Syndrom auf.
Lit.: Cohen MM, Knobloch WH, Gorlin RJ (1971) A dominantly inherited syndrome of hyaloideoretinal degeneration, cleft palate and maxillary hypoplasia. Birth Def Orig Art Ser VII(7): 83–86.
A. Schinzel/AS

cervical sympathetic paralysis syndrome (e): Horner-Trias
cervico-dermo-reno-genital syndrome (e): Goeminne-Syndrom
CESD (e): Cholesterinester-Speicherkrankheit

Cestan-Chenais-Symptomatik
Syn.: Cestan-Paralyse – Cestan-Lähmung – Oblongata-Syndrom, laterales – Chenais syndrome (e)
Def.: Klinische Kombination des Wallenberg-Syndroms mit dem Babinski-Nageotte-Syndrom.
A.: Étienne Jacques Marie Raymond Cestan, 1872–1932, französischer Neurologe. – Louis Jean Chenais, 1872–1950, französischer Arzt. – Erstbeschreibung 1903 durch Cestan und Chenais gemeinsam.
Diagn. Krit.: **(1)** Homolaterale Horner-Trias. – **(2)** Homolaterale Hemiasynergie. – **(3)** Homolaterale Lähmung der Larynxmuskulatur. – **(4)** Kontralaterale Hemiplegie. – **(5)** Kontralaterale Hemianästhesie.
Ätiol.: Uneinheitlich.
Pathog.: Läsion des Nucleus ambiguus, der Pyramidenbahn und ihrer Umgebung.
Lit.: Cestan EJMR, Chenais L (1903) Du myosis dans certaines lésions bulbaires en foyer (hémiplégie du type Avellis associée au syndrome oculaire sympathique). Gaz Hôp, Paris 76: 1229–1233.
D. Schmidt/DP

Cestan-Lähmung: Cestan-Chenais-Symptomatik
Cestan-Paralyse: Cestan-Chenais-Symptomatik
C1-Esterase-Inhibitormangel: Quincke-Ödem
CF: cystische Fibrose
CFC syndrome (e): kardio-fazio-kutanes Syndrom
CFS (e): Müdigkeits-Syndrom, chronisches
CGD: Granulomatose, septische
Chanarin-Dorfman disease (e): Triglycerid-Speicherkrankheit

Chandler-Syndrom
Syn.: Endothelsyndrom, iridokorneales – iridokorneo-endotheliale Syndrome (Gruppe) – ICE syndrome (e)
Def.: Endotheldystrophie mit Korneaödem bei geringer oder fehlender Irisatrophie. Ausgeprägte Endotheldekompensation selbst bei regelrechtem Augeninnendruck.
A.: Paul A. Chandler, amerikanischer Ophthalmologe, Boston.
Diagn. Krit.: **(1)** Hornhautendotheldystrophie mit Korneaödem. – **(2)** Glaukom (Erstmanifestation in der 2.–4. Lebensdekade). – **(3)** Geringe oder fehlende Irisatrophie. – **(4)** Goniosynechierungen. – **(5)** In der Regel nur ein Auge betroffen. – **(6)** Frauen sind häufiger betroffen.
Ätiol.: Unbekannt. Diskutiert wird eine Störung im Bereich der Descemet-Membran durch eine Herpes- oder Epstein-Barr-Virus-Infektion.
Pathog.: Endothelproliferation mit Überschreiten der natürlichen Grenze an der Schwalbe-Linie. Überwachsen des Trabekelwerkes durch Endothel bzw. atypische Descemet-Membran. Nachfolgend Schrumpfung dieser Gewebe und dadurch bedingter Kammerwinkelverschluß (Goniosynechien).
Bemerkungen: Das Chandler-Syndrom zählt zur Gruppe der iridokorneo-endothelialen Syndrome. Damit wird von Yanoff eine Gruppe relativ häufig mit Glaukom verbundener Veränderungen von Iris und Hornhautendothel unterschiedlicher Ausprägung bezeichnet. **(DD)** Cogan-Reese-Syndrom.

Lit.: Alvarado JA, Murphy CC, Maglio M, Hetherington J (1986) Pathogenesis of Chandler's syndrome, essential iris atrophy and the Cogan-Reese syndrome. I. Alterations of the corneal endothelium. Invest Ophthalmol Vis Sci 27: 853. – Alvarado JA, Murphy CC, Juster RP, Hetherington J (1986) Pathogenesis of Chandler's syndrome, essential iris atrophy and the Cogan-Reese syndrome. II. Estimated age of disease onset. Invest Ophthalmol Vis Sci 27: 873. – Chandler PA (1956) Atrophy of the stroma of the iris, endothelial dystrophy, corneal edema, and glaucoma. Am J Ophthalmol 41: 607–615. – Frangoulis MA, Sherrard ES, Kerr-Muir MG, Buckley RJ (1985) Clinical featurs of the iridocorneal endothelial syndrome. Trans Ophthalmol Soc UK 104: 775–781. – Kramer TR, Grossniklaus HE, Vigneswaran N et al (1992) Cytokeratin expression in corneal endothelium in the iridocorneal endothelial syndrome. Invest Ophthalmol Vis Sci 33: 3581–3585. – Luganowski HC, Kerr//Muir MG, Hitchins RA (1992) Glaucoma and the iridocorneal endothelial syndrome. Arch Ophthalmol 110: 346–350. – Neubauer L, Lund OE, Leibowitz HM (1983) Specular microscopic appearance of the corneal endothelium in iridocorneal endothelial syndrome. Arch Ophthalmol Vis Sci 27: 873. – Yanoff M (1979) Iridocorneal endothelial syndrome: unification of a disease spectrum. Surv Ophthal 24: 1–2.
G. Rudolph/DP

CHANDS
Syn.: **c**urly **h**air-**a**nkyloblepharon-**n**ail **d**ysplasia **s**yndrome (e)
Def.: Vermutlich autosomal-rezessives, möglicherweise den ektodermalen Dysplasien vom tricho-onychotischen Subtyp zuzurechnendes Syndrom.
A.: F. A. Baughman jr., amerikanischer Mediziner. – Erstbeschreibung 1971.
Diagn. Krit.: **(1)** Fusionierte Augenlider bei Geburt. – **(2)** Krauses, sonst aber normales Haar. – **(3)** Hypoplastische Nägel. – **(4)** Schwitzvermögen und Zähne normal.
Ätiol.: Autosomal-rezessives Syndrom, ursprünglich als autosomal-dominant angenommen, da sich wegen sehr zahlreicher konsanguiner Ehen eine quasi-dominante Transmission zeigte.
Bemerkungen: Da die Haare lediglich kraus sind, sonst aber keine Haardysplasie vorliegt, erscheint die Eingruppierung des CHANDS in die ektodermalen Dysplasien nicht gerechtfertigt. Drei von neun Geschwistern hatten eine extrapyramidale Ataxie als offensichtlich unabhängige autosomal-rezessive Krankheit.
Lit.: Baughman FA jr (1971) CHANDS: the curly hair-ankyloblepharon-nail dysplasia syndrome. Birth Def Orig Art Ser 7(8): 100–102. – Toriello HV, Lindstrom JA, Waterman DF, Baugham FA (1979) Re-evaluation of CHANDS. J Med Gen 16: 316–317.
McK: 214350
E. Haneke/GB

Charcot-Erb-Krankheit: Spinalparalyse, (hereditäre) spastische
Charcot-Marie-Tooth-Krankheit Typ I: Neuropathie, hereditäre motorisch-sensible, Typ I
Charcot-Marie-Tooth-Krankheit Typ II: Neuropathie, hereditäre motorisch-sensible, Typ II

Charcot-Syndrom I
(Symptomenkomplex)
Syn.: Hinken, intermittierendes – Claudicatio intermittens – Muskelparese, intermittierende (Grassmann) – Endarteriitis der Beine – Verbiest-Syndrom – angina cruris (e)

Def.: Nicht mehr gebräuchlicher Begriff für eine intermittierende Gangstörung als Folge einer obliterierenden Angiopathie mit Minderdurchblutung der Muskulatur der Beine.
A.: Erstbeschreibung 1858 durch Jean-Martin Charcot, 1825–1893, Neurologe, Paris.
Lit.: Charcot J-M (1858/9) Sur la claudication intermittente. CR Soc Biol (memoires) 5, 225–258.
St. Wagner/DP

Charcot-Syndrom II: Lateralsklerose, amyotrophische
Charcot-Weiss-Baker-Syndrom: Karotis-Sinus-Syndrom

CHARGE-Assoziation
Syn.: CHARGE-Komplex – CHARGE-Syndrom
Def.: Ein Muster angeborener Anomalien mit Kolobomen der Augen, Herzfehler, Choanalatresie, retardierter psychosomatischer Entwicklung, Genitalhypoplasie, Ohrauffälligkeiten (**c**oloboma-**h**eart anomaly-choanal **a**tresie-**r**etardation-**g**enital- and **e**ar anomalies).
A.: Erstbeschreibungen 1979 von B. D. Hall und H. M. Hittner et al. – Weitere Beschreibung 1981 durch R. A. Pagon.
Diagn. Krit.: **(1)** Bi- oder unilaterale okuläre Kolobome der Iris, Retina und/oder des N. opticus. Seltener Mikroph- und Anophthalmie. Augensymptome bei 80% aller Patienten. – **(2)** Choanalatresie in 100%. – **(3)** 64% der Patienten haben Herzfehler (42% Fallot-Tetralogie, double-outlet right ventricle, Truncus arteriosus, in 36% Aortenbogenanomalien; weiterhin ASD, VSD, AV-Kanal). – **(4)** In 87–94% psychosomatische und psychomotorische Retardierungen. 55% haben Hirnfehlbildungen (Arhinenzephalie, Holoprosenzephalie) und andere Ausfälle multipler Hirnnerven. – **(5)** 74% zeigen Genitalhypoplasien mit fehlender sekundärer Merkmalsausprägung. Frauen sind fertil. Im männlichen Geschlecht häufig Kryptorchismus und/oder Hypospadie. – **(6)** Normale bis erhebliche dysplastische Helices, auch unilateral mit verschiedenen Schweregraden der Schalleitungs- und Schallempfindungsstörung. – **(7)** Seltener sind orofaziale Spalten, hoher Gaumen, Ösophagusatresie, tracheo-ösophageale Fisteln, renale Fehlbildungen und Dysplasien: Agenesie, Hypoplasie, Heterotopien, Hydronephrose; faziale Dysmorphien mit Mikrogenie, antimongoloider Lidachse und Steckkontaktnase, Taubheit, Extremitätenfehlbildungen.
Ätiol.: Meist sporadisches Auftreten, gelegentlich autosomal-dominanter Erbgang (dann CHARGE-Syndrom genannt!). Auch wenige Geschwisterbeobachtungen bei gesunden Eltern liegen vor. Gestörte embryologische Differenzierung zwischen 35.–38. Tag.
Pathog.: Unbekannt.
Bemerkungen: Ca. 200 Fälle sind publiziert. Die Choanalatresie kann beim Neugeborenen lebensbedrohlich sein. Diagnostisch leitend sind auch die charakteristischen Ohrdysplasien: »snipped-off«-Helix, fehlendes Ohrläppchen, vergrößerte Ohrbreite, verkürzte Ohrlänge, prominente Anthelix, trianguläre Concha, keilförmiges Muster des Audiogramms (Verlust tiefer Frequenzen in der Schalleitung und Verlust hoher Frequenzen in der Schallempfindung). Therapeutisch wichtig sind Hörhilfen. Die Diagnose darf bei drei Hauptsymptomen der CHARGE-Assoziation gestellt werden. Multidisziplinäres Management.
Lit.: Blake KD, Russell-Eggitt IM, Morgan DW et al (1990) Who's in CHARGE? Multidisciplinary management of patients with

CHARGE association. Arch Dis Child 65: 217–223. – Byerly KA, Pauli RM (1993) Cranial nerve abnormalities in CHARGE association. Am J Med Genet 45: 751–757. – Hall BD (1979) Choanal atresia and associated multiple anomalies. J Pediatr 95: 395–398. – Harvey AS, Leaper PM, Bankier A (1991) CHARGE association: clinical manifestations and developmental outcome. Am J Med Genet 39: 48–55. – Hittner HM et al (1981) Colobomatous microphthalmia, heart disease, hearing loss and mental retardation – a syndrome. J Pediatr Ophthalmol Strabismus 16: 122–128. – Koletzko B, Majewski F (1984) Congenital anomalies in patients with choanal atresia: CHARGE-association. Eur J Pediatr 142: 271–275. – Lin AE, Siebert JR, Graham Jr JM (1990) Central nervous system malformations in the CHARGE association. Am J Med Genet 37: 304–310. – Meinecke P, Schmiegelow P (1989) Limb anomalies in the CHARGE association. J Med Genet 26: 202–203. – Pagon RA, Graham JM Jr, Zonana J, Young SL (1981) Coloboma, congenital heart disease and choanal atresia with multiple anomalies: CHARGE association. J Pediatr 99: 223–227. – Peters H, Pontz BF (1988) Klinisches Bild und Verlauf von Kindern mit CHARGE-Assoziation. Monatsschr Kinderheilkd 136: 690–693.
McK: 214800
J. Kunze/JK

CHARGE-Komplex: CHARGE-Assoziation
CHARGE-Syndrom: CHARGE-Assoziation

Charles-Bonnet-Halluzinose
Def.: Visuelle Halluzinose bei normalem Bewußtsein. Tritt bei älteren Personen auf.
A.: Benannt nach dem Naturforscher Charles Bonnet, 1720–1793, der im Alter selbst erblindete. – Erstbeschreiber der nach ihm benannten Halluzinose war G. de Morsier, 1936.
Diagn. Krit.: **(1)** Visuelle Halluzinationen bei älteren Personen. – **(2)** Visusminderung. – **(3)** Keine Bewußtseinstrübung, keine Beeinträchtigung der intellektuellen Fähigkeiten.
Ätiol.: Heterogen. Visusminderung bei ophthalmologischen Erkrankungen.
Pathog.: Die Reduzierung der sensorischen Reize bei Visusminderung wird als pathogenetisches Prinzip diskutiert.
Lit.: Bhatia MS, Khastgir U, Malik SC (1992) Charles Bonnet Syndrome. Br J Psychiatry 161: 409–410. – Cole MG (1992) Charles Bonnet hallucinations: a case series. Can J Psychiatry 37(4): 267–270. – Schultz G, Melzack R (1993) Visuell hallucinations and mental state. A study of 14 Charles Bonnet hallucinators. J Nerv Ment Dis 181(10): 639–643. – Sichgart U, Fuchs T (1992) Visuelle Halluzinationen bei älteren Menschen mit reduziertem Visus: Das Charles-Bonnet Syndrom. Klin Monatsblatt Augenheilkd 200(3): 224–227.
P. Fischer/DP

Charlevoix-Syndrom: Balkenmangel mit Neuronopathie
Charlie-M-Syndrom: oro-akraler Fehlbildungskomplex

Charlin-Neuralgie
Syn.: Charlin-Sluder-Syndrom – Syndrom des Ganglion ciliare – Riechspalten-Syndrom – Ethmoid-Nerven-Syndrom, vorderes – Neuralgia nasociliaris – Neuralgie des N. nasociliaris – Nasoziliarneuralgie – Augen-Syndrom, nasoethmoidales – Syndrom des N. ethmoidalis anterior – Ziliarneuralgie – okulo-nasales Syndrom – ciliary neuralgia (e) – syndrome du nerf nasal (fz)
Def.: Neuralgie des N. nasociliaris und des Ggl. ciliare infolge nasoethmoidaler Entzündungsvorgänge.
A.: Carlos Charlin, 1886–1945, Ophthalmologe, Santiago de Chile. – Erstbeschreibung 1927 durch Sluder, 1930 durch Charlin.
Diagn. Krit.: **(1)** Heftiger einseitiger Schmerz im inneren Augenwinkel, der zum Nasenrücken ausstrahlt. – **(2)** Schwellung, Hyperästhesie und homolaterale Hypersekretion der Nasenschleimhaut. – **(3)** Perikorneale Injektion, ziliare Reizung bis zur Iridozyklitis, evtl. mit Hypopyon sowie Hornhautbeteiligung in Form von Herpes corneae oder trophischer Keratopathie. Epiphora. Lichtscheu. – **(4)** Verschwinden oder rascher Rückgang der Symptome nach Kokainisierung der Nasenschleimhaut.
Ätiol.: Entzündungsprozesse im Bereich des N. nasociliaris und des Ggl. ciliare. Das Krankheitsbild kann sich auch als Folge eines Verschlusses der A. carotis interna ausbilden.
Pathog.: Läsion des N. nasociliaris.
Lit.: Charlin C (1931) El sindrome del nervo nasal. Arch oftalm hisp amer 31: 339. – Charlin C (1931) Le syndrome du nerf nasal. Ann ocul Rio 168: 86–102. – Charlin C (1931) El sindrome del nervo nasal y sus formas larvadas. Dia méd 4: 35. – Charlin C (1931) La sindrome del nervo nasale. Boll ocul 10: 921–936.
D. Schmidt/DP

Charlin-Sluder-Syndrom: Charlin-Neuralgie
Chassaignac-Lähmung: Chassaignac-Luxation

Chassaignac-Luxation
Syn.: Chassaignac-Syndrom – Chassaignac-Lähmung – pulled elbow (e) – nursemaid's elbow (e)
Def.: Traumatische Subluxation des Radiusköpfchens von Kleinkindern.
A.: Charles Marie Edouard Chassaignac, 1805–1879, Chirurg, Nantes, Paris, Versailles.
Diagn. Krit.: Nach jähem Zug am Arm plötzlich auftretende Scheinlähmung des Arms, der in leichter Beugung und Pronation des Unterarms gehalten wird. Betroffen sind Kleinkinder.
Ätiol.: Starke longitudinale Zerrung des gestreckten Arms, im Versuch, ein Kleinkind am Arm hochzuziehen.
Pathog.: Durch die Kraftanwendung wird das Radiusköpfchen nach distal gezogen. Bei Relaxation klemmt sich das evtl. eingerissene Ligament in den Gelenkspalt zwischen Radiusköpfchen und Capitulum.
Bemerkungen: Häufiges Ereignis bei Kleinkindern. Rezidiv möglich. Röntgenologisch nicht darstellbar. Reposition durch Supination des Unterarms unter mäßigem Zug.
Lit.: Chassaignac CME (1856) De la paralysie douloureuse des jeunes enfants. Arch gén Méd 5e Ser 1, 653–669. – Piroth P, Gharib M (1976) Die traumatische Subluxation des Radiusköpfchens (Chassaignac). Dtsch med Wschr 101: 1520–1523.
J. Spranger/JS

Chassaignac-Syndrom: Chassaignac-Luxation
Chauffard-Ramon-Syndrom: Still-Krankheit
Chauffard-Still-Syndrom: Still-Krankheit

Chediak-Higashi-Syndrom

Chediak-Higashi-Syndrom
Syn.: Chediak-Steinbrinck-Higashi-Syndrom
Def.: Sehr seltenes, autosomal-rezessiv vererbtes Syndrom mit okulo-kutanem Albinismus, rezidivierenden bakteriellen Infekten, schwerer posteruptiver Parodontitis und Zahnlockerung. Riesengranula in allen granulahaltigen Zellen sowie einer Panzytopenie infolge Makrophagenaktivierung im Terminalstadium der Erkrankung.
A.: Vier Autoren definierten das Syndrom: Béguez//César 1943, Steinbrinck 1948, Chediak 1952 und Higashi 1954.
Diagn. Krit.: (1) Okulokutaner Albinismus (helle, durchsichtige Haut, silbriger Haarglanz, helle Iris, Photophobie). – (2) Rezidivierende bakterielle Infektionen vor allem der Luftwege, der Haut und des Zahnhalteapparates (Gingiva, Parodont) der Milch- und Ersatzzähne (Tempel et al. 1972). – (3) Riesengranulation in allen granulahaltigen Zellen, insbesondere in Leukozyten und Melanozyten. – (4) Diffuse histiozytäre Proliferation und Makrophagenaktivierung im Terminalstadium, insbesondere a) Hepatosplenomegalie, b) Lymphadenopathie, c) Panzytopenie infolge Hämophagozytose, d) Meningeosis und periphere Neuropathie, e) Tod nach Wochen bis Monaten infolge Blutung oder Infekt.
Ätiol.: Autosomal-rezessiver Erbgang; Genlokalisation und molekulare Basis der Erkrankung unbekannt.
Pathog.: Neigung zu bakteriellen Infekten als Folge gestörter Chemotaxis und intrazellulärer Bakterienabtötung phagozytierender Zellen. Epstein-Barr-Virus-induzierte Terminalphase als Folge defekter zytotoxischer Aktivität der in normaler Zahl vorhandenen natürlichen Killer (NK)-Zellen.
Bemerkungen: Einzige erfolgreiche Therapie ist die Knochenmarktransplantation. Die Terminalphase kann durch Zytostatika (VP16 = Podophyllotoxin) vorübergehend beherrscht werden. Pränatale Diagnose durch fetale Blutentnahme sowie mittels kombinierter Haar- und Hautbiopsie in der 20. Schwangerschaftswoche.
Lit.: Barak Y, Nir E (1987) Chediak-Higashi syndrome. Am J Pediatr Hematol Oncol 9: 42–55. – Béguez//César A (1943) Neutropenia cronica maligna familiar con granulaciones atipicas de los leucocitos. Sociedad Cubana de Pediatr Boletin 15: 900–922. – Bejaoui M, Veber F, Girault D et al (1989) Phase accélérée de la maladie de Chediak-Higashi, 46: 733–736. – Chediak M (1954) Nouvelle anomalie leucocytaire de caractère constitutionnel et familial. Rev Hématol 7: 362–367. – Higashi O (1954) Congenital gigantism of peroxidase granules. Tohoku J Exp Med 59: 315. – Steinbrinck W (1948) Über eine neue Granulationsanomalie der Leukozyten. Dtsch Archiv Klin Med 193: 577–581. – Tempel TR, Kimball HR, Kakehashi S, Amen CR (1972) Host factors in periodontal disease: periodontal manifestations of Chediak-Higashi syndrome. J Periodont Res 7, Suppl 10: 26–27.
McK: 214500
R. Seger/AS

Chediak-Steinbrinck-Higashi-Syndrom: Chediak-Higashi-Syndrom
Cheilitis glandularis: Makrocheilie, essentielle granulomatöse (Miescher)

Cheilitis glandularis apostematosa
Syn.: von-Baelz-Krankheit – Myxadenitis labialis – Cheilitis glandularis Volkmann
Def.: Chronische schmerzhafte Entzündung der Lippenschleimhaut.
A.: Namensgebung und Erstbeschreibung durch den Dermatologen Paul Gerson Unna, 1850–1929, Hamburg, und den Arzt Erwin von Baelz, 1849–1913, Stuttgart und Tokio.
Diagn. Krit.: (1) Chronische, schmerzhafte Entzündung der Lippen mit Anschwellung der Schleimdrüsen zu hirse- bzw. erbsgroßen Papeln. – (2) Schleimpfröpfe und Speichelfluß. – (3) Bei Druck Entleerung von Schleim (Cheilitis glandularis simplex) oder von Eiter (Cheilitis glandularis apostematosa). – (4) Ulzeration bei Fortschreiten des Prozesses. – (5) Assoziation mit Doppellippe beschrieben.
Pathog.: Eitrige (apostematosa) Entzündung der Lippenschleimdrüsen.
Lit.: von Baelz E (1890) Über Erkrankungen der Schleimdrüsen des Mundes. M-hefte prakt Derm 11. – Cohen DM, Green JG, Diekmann SL (1988) Concurrent anomalies: cheilitis glandularis and double lip. Report of a case. Oral Surg Oral Med Oral Pathol 66: 397–399. – Unna PG (1890) Über Erkrankungen der Schleimdrüsen des Mundes. M-hefte prakt Derm 11: 317–321.
G. Burg/GB

Cheilitis glandularis Volkmann: Cheilitis glandularis apostematosa
Cheilitis granulomatosa (Miescher): Makrocheilie, essentielle granulomatöse (Miescher)
cheiro(arthro)pathia diabetica: Gelenksteife, diabetische

cheiro-orale Symptomatik
Def.: Sensorische Störungen im Bereich eines Mundwinkels und der ipsilateralen Innenhandfläche.
Diagn. Krit.: (1) Einseitige Dysästhesien im Bereich eines Mundwinkels. – (2) Dysästhesien an der ipsilateralen Handinnenfläche. – (3) Meist vaskulär bedingte, im CT/MR nachweisbare Läsionen im Thalamus, Pons oder Kortex (bevorzugt frontoparietal).
Ätiol.: Meist vaskuläre Läsionen (Hämorrhagien oder Infarkt).
Pathog.: Unklar.
Lit.: Isono O, Kawamura M, Shiota J et al (1993) Cheiro-oral topography of sensory disturbances due to lesions of thalamocortical projections. Neurology 43(1): 51–55. – Ngai WK, Chang YY, Liu JS, Chen SS (1991) Cheiro-oral syndrome: identification of the lesion site and a proposal fore its clinical classification. Kao-Hsiung-I-Hsueh-Ko-Hsueh-Tsa-Chih 7(10): 536–541.
P. Fischer/DP

Chemke-Syndrom: Walker-Warburg-Syndrom
Chenais syndrome (e): Cestan-Chenais-Symptomatik
Chen-Syndrom: Pterygium-Syndrom, letales multiples, Typ II
cherry-red spot-myoclonus syndrome (e): Sialidose
Cherubinismus: Cherubismus

Cherubismus
Syn.: Cherubinismus
Def.: Familiäre fibrovaskuläre Gewebswucherung in den Kieferknochen.
A.: Erstbeschreibung 1933 durch W. A. Jones, USA.
Diagn. Krit.: (1) Meist im Kleinkindalter beginnende bilateral-symmetrische Schwellung des Unterkiefers, bei stärkerer Progredienz auch des Oberkiefers. Die dadurch entstehende Fülle des Gesichts erinnert an paus-

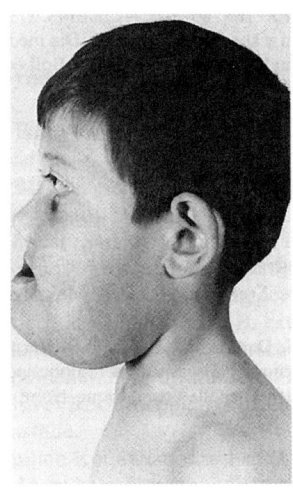

tilocular cystic disease of the jaws. Am J Cancer 17: 946–950. – Khosla VM, Korobkin M (1970) Cherubism. Am J Dis Child 120: 458–461.
McK: 118400
J. Spranger/JS

Cherubismus-Gingivafibromatose-Syndrom: Ramon-Syndrom
cheveux incoiffables (fz): Haare, unkämmbare
CHH: Pallister-Hall-Syndrom

Chiari-Frommel-Syndrom
Def.: s.u. Galaktorrhö-Amenorrhö-Sequenz.

Chiasma-Symptomatik
Syn.: Syndrom der Sehnervenkreuzung – Sehnervenkreuzungs-Syndrom
Def.: Gesichtsfelddefekte bei Läsionen im Bereich der Sehnervenkreuzung.
Diagn. Krit.: **(1)** Subjektiv: Abnahme der Sehkraft, anfangs oft ein-, später doppelseitig; Schleiersehen, Scheuklappensehen. – **(2)** Objektiv: Kernsymptom sind bitemporale Gesichtsfeldausfälle, Vollbild ist die bitemporale

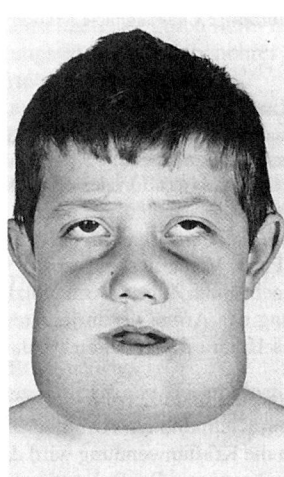

Cherubismus bei einem 10jährigen Kind (Humangenet. Institut Frankfurt/Main)

bäckige Engel (Cheruben), vor allem, wenn bei stärkerer Ausprägung die untere Sklera der Augen sichtbar wird und die Augen himmelwärts gerichtet scheinen. – **(2)** Sekundäre Störungen des Zahndurchbruchs oder der Zahnstellung, evtl. Zahnverlust, Einengung der Nasenatmung und Zungenfunktion; später Hypodontie. – **(3)** Röntgenologisch bilateral multizystische Aufhellungen und Auftreibungen des Unterkiefers, bei Progredienz auch des Oberkiefers. – **(4)** Histologisch Riesenzellhaltiges fibrovaskuläres Gewebe.
Ätiol.: Mutation eines im heterozygoten Zustand sich exprimierenden Gens, d.h. autosomal-dominantes Erbleiden.
Pathog.: Unbekannt. Formal scheint es sich um einen genetisch fixierten, Hamartom-ähnlichen Prozeß zu handeln.
Bemerkungen: Die Veränderungen sind bis zur Pubertät progredient, bilden sich dann teilweise zurück. Ausheilung unter Atrophie der Alveolarfortsätze. **(DD)** ist besonders die (nicht familiäre) fibröse Dysplasie zu beachten.
Lit.: Hoppe W, Spranger J, Hansen HG (1966) Cherubismus. Arch Kinderheilk 174: 310–320. – Jones WS (1933) Familial mul-

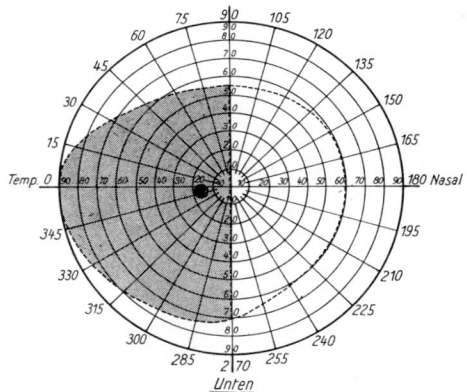

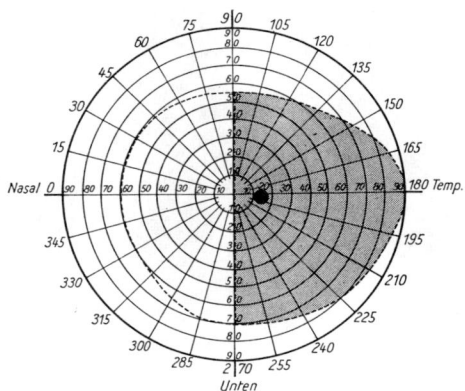

Chiasma-Symptomatik: Vollbild der bitemporalen Hemianopsie (Beob. A. Obal, Berlin)

Hemianopsie (Abb.); bei anteriorer Kompression obere bitemporale Quadrantenanopsie, bei posterioren Läsionen Zentralskotom. – **(3)** Augenhintergrund: progrediente bilaterale Optikusatrophie (inkonstant); Stauungspapille ist selten zu beobachten. Dem Kennedy-Syndrom ähnliche Seitendifferenzen. – **(4)** Röntgen: Veränderung der Sella turcica. – **(5)** CT/MR: Raumforderung im Chiasma-Bereich.
Ätiol.: Chiasmanahe Prozesse, die durch Druck oder Entzündung des Chiasmas vor allem die mediane Kreuzung der Sehnervenfasern alterieren: Tumoren der Chiasmagegend (Sella- und sellanahe Tumoren), Hypophysenadenome (eosinophile, basophile und chromophobe Adenome), Kraniopharyngeome (intra- und supraselläre), Meningeome des Tuberculum sellae, evtl. auch der Olfaktoriusrinne, den Sellaboden perforierende Epipharynxkarzinome, die sog. Hypophysenadenokarzinome, Ependymome des III. Ventrikels, Cholesteatome, Gliome des Chiasma und des Fasciculus opticus, Angioneuroepitheliome, supraklinoidale Aneurysmen, Arachnopathia opticochiasmatica, MS, Hydrozephalus, Syndrom der leeren Sella u.a.
Pathog.: Läsion des Chiasma nervi optici.
Lit.: Glaser JS (1990) Topical diagnosis: The optic chiasm. In: Glaser JS (ed) Neuroophthalmology, pp 171–212. Lippincott Company, Philadelphia.
W. Paulus/DP

Chilaiditi-Anomalie
Syn.: Interpositio hepatodiaphragmatica – Chilaiditi's syndrome (e) – subphrenic displacement of the colon (e)
Def.: Lageanomalie des Dickdarms mit daraus folgender Symptomatik.
A.: Demetrius Chilaiditi, 1883–, Röntgenologe, Wien, Istanbul. Beschreibung 1910. Frühere Berichte (zitiert nach Chilaiditi) von Frerichs (1858) und Hoffmann (1904).
Diagn. Krit.: **(1)** Rezidivierende Oberbauchbeschwerden, manchmal mit Erbrechen und Flatulenz. – **(2)** Vorwölbung im rechten Oberbauch. – **(3)** Röntgen: Luftdepot zwischen Leber und Zwerchfell, das wegen der Haustrenstruktur als Kolon diagnostiziert werden kann. –

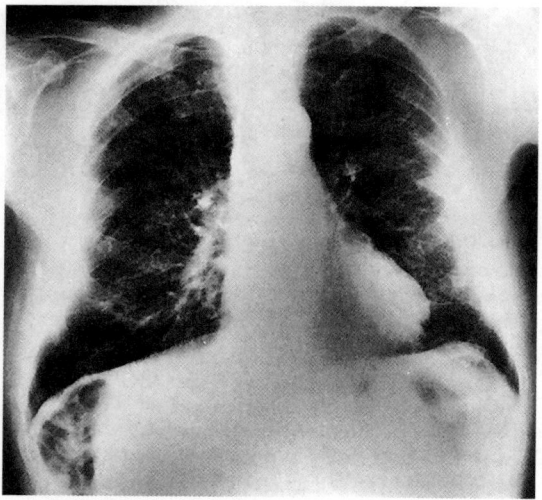

Chilaiditi-Anomalie: hepatodiaphragmatische Interposition des Kolons (Beob. H. Riemann, ZRad, Ffm.)

(4) Interposition der Flexura hepatica des Kolons zwischen Leber und Zwerchfell, selten sind andere Darmabschnitte interponiert. Diese Lageanomalie ist oft nur temporär.
Ätiol.: Unbekannt.
Pathog.: In einigen Fällen liegen angeborene Anomalien des Ligamentum falciforme vor. Aerophagie, Abmagerung sind begünstigende Faktoren der Interposition.
Bemerkungen: Seltenes Krankheitsbild, keine familiären Beobachtungen.
Lit.: Chilaiditi D (1910) Zur Frage der Hepatoptose und Ptose im allgemeinen im Anschluß an drei Fälle von temporärer, partieller Leberverlagerung. Fortschr Röntgenstr 16: 173–208. – Risaliti A, De Anna D, Terrosu G et al (1993) Chilaiditi's syndrome as a surgical and nonsurgical problem. Surg Gynecol Obstet 176: 55–58. – Vessal K, Borhanmanesh F (1976) Hepatodiaphragmatic interposition of the intestine. Chilaiditi's syndrome. Clin Radiol (Edinb) 27: 113–116.
H. Enders/JK

Chilaiditi's syndrome (e): Chilaiditi-Anomalie
child abuse and neglect syndrome (e): Battered-child
childhood epileptic encephalopathy with diffus slow spike waves (e): Lennox-Enzephalopathie
childhood-onset spastic paraparesis with distal muscle wasting (e): Troyer-Syndrom

CHILD-Syndrom
Syn.: congenital unilateral ichthyosiform erythroderma, with ipsilateral hypoplasia of upper and lower limbs (e) – syndrome of unilateral ectromelia, psoriasis, and central nervous system anomalies (e)
Def.: Kongenitales Syndrom mit halbseitiger Erythrodermie, ispilateralen Gliedmaßenfehlbildungen und Anomalien innerer Organe. Das Akronym CHILD-Syndrom wurde 1980 von Happle eingeführt: **c**ongenital **h**emidysplasia with **i**chthyosiform nevus and **l**imb **d**efects.
A.: Rudolf Happle, 1938–, Dermatologe, Marburg.
Diagn. Krit.: **(1)** Halbseitiger ichthyosiformer Nävus mit Erythem; meist bei Geburt vorhanden, seltener Entwicklung in den ersten Lebensmonaten. – **(2)** Fleckförmige Mitbeteiligung der kontralateralen Seite und Onychodystrophie möglich. – **(3)** Ipsilateral Anomalien der Röhrenknochen (punktförmige Epiphysenverkalkungen) und Skeletthypo- oder -aplasien. – **(4)** Multiple Anomalien innerer Organe, besonders Herz, Nieren, Lungen und endokrines System. – **(5)** Neurologische Anomalien: ipsilaterale ZNS-Hypoplasie, Hypoplasie der Gehirnnerven, EEG-Anomalien und reduzierter Tast- und Temperatursinn. – **(6)** Bevorzugung des weiblichen Geschlechts (bislang 28 : 1).
Ätiol.: X-chromosomal dominante Vererbung mit Letalwirkung für männliche Embryonen.
Pathog.: Unbekannt.
Lit.: Happle R, Koch R, Renz W (1980) The CHILD syndrome: congenital hemidysplasia and ichthyosiform erythroderma and limb defects. Eur J Pediatr 134: 27–33. – Happle R (1990) Ptychotropism as a cutaneous feature of the CHILD syndrome. J Am Acad Dermatol 23: 763–766. – Kontras SB, Kataria S, Eaton AP et al (1975) Congenital unilateral ichthyosiform erythroderma with ipsilateral hypoplasia upper and lower limbs. Birth Def 11: 333–334. – Shear CS, Nyhan WI, Frost P et al (1971) Syndrome of unilateral ectromelia, psoriasis, and central nervous system anomalies. Birth Def Orig Art Ser VII(8): 197–203.
McK: 308050
W. Sterry/GB

»china doll« (e): Osteogenesis imperfecta

China-Restaurant-Syndrom
Syn.: Chinese headache (e)
Def.: Intoxikationserscheinungen nach Genuß von Speisen, denen L-Mononatriumglutamat (MSG) als Geschmacksverstärker zugesetzt wurde.
A.: Robert Ho Man Kwok, Arzt, Silver Spring, Maryland/USA. – Erstbeschreibung 1968.
Diagn. Krit.: **(1)** Brennen, Kribbeln, Steifheits-, Hitze-, Druck- und Engegefühl in Gesicht, Hals, oberem Thorax, Schultern und Oberarmen 15–25 Minuten nach Verzehr von MSG-haltigen Speisen, meist – jedoch nicht ausschließlich – Gerichte der chinesischen Küche. – **(2)** Dauer der Symptomatik 2–3 Stunden, spontan reversibel. – **(3)** Inkonstante Symptome sind Kopfschmerz, Schwitzen, Übelkeit und Erbrechen. – **(4)** Bei atopischer Disposition Provokation von Asthma bronchiale, u.U. lebensbedrohliche Asthmaanfälle, die noch bis 12 Stunden verspätet auftreten können. – **(5)** Keine meßbare Änderung von Hauttemperatur, Muskeltonus oder EKG.
Ätiol.: Intoxikation mit MSG (Neurotransmitter im ZNS und im peripheren Nervensystem).
Pathog.: Es wird vermutet, daß exogen zugeführtes, wie auch endogen produziertes Glutamat zu einer Stimulation der Nitrat-Synthase mit konsekutiver Stimulation des sog. »nitric oxid (NO)-mediated neurotransmission pathway« (e) führt und bei sensitiven Individuen o.g. Symptomatik bedingt. Die Sensitivität gegenüber MSG ist möglicherweise genetisch determiniert.
Bemerkungen: Ab einer Schwellendosis von 1,5–3 g kann je nach Disposition und Menge von MSG ein China-Restaurant-Syndrom ausgelöst werden. **(DD)** nutritiv-allergische Reaktion (inkl. Asthma) – Sulfit-Unverträglichkeit – Tartrazin-Unverträglichkeit – Nahrungsmittelvergiftungen – Karzinoid – koronare Herzkrankheit.
Lit.: Ho Man Kwok R (1968) Chinese-restaurant syndrome. N Engl J Med 278: 796. – Kenney RA (1986) The chinese restaurant syndrome. An anecdote revisited. Fd Chem Toxic 24: 351–354. – Scher W, Scher BM (1992) A possible role for nitric oxide in glutamate (MSG)-induced Chinese restaurant syndrome, glutamate-induced asthma, „hot-dog-headache", pugilistic Alzheimer's disease, and other disorders. Med Hypotheses 38: 185–188.
S. Klatt; M. Hensel/GA

Chinese headache (e): China-Restaurant-Syndrom
Chirurgomania: Münchhausen-Syndrom

Chloramphenicol-Vergiftung beim Säugling
Syn.: Gray-Syndrom – grey syndrome (e) – gray baby syndrome (e)
Def.: Akute Chloramphenicol-Vergiftung des Neugeborenen.
A.: Bezeichnung »gray syndrome« rührt wahrscheinlich von dem grauen Aussehen der Haut der erkrankten Kinder.
Diagn. Krit.: **(1)** Grau-blasse Zyanose unter Behandlung mit großen Dosen Chloramphenicol. – **(2)** Geblähtes Abdomen mit Ernährungsproblemen. – **(3)** Blutdruckabfall. – **(4)** Hypothermie. – **(5)** Hyperammonämie, metabolische Azidose. – **(6)** Tod meist innerhalb weniger Tage. Nach Absetzen des Medikamentes vollständige Erholung.
Ätiol.: Toxische Wirkung von hohen Chloramphenicol-Dosen ($\geq$ 100 mg/kg KG/Tag), Blutspiegel $\geq$ 50 µg/ml.
Pathog.: Chloramphenicol inhibiert die mitochondriale Proteinsynthese. Chloramphenicol-Resistenz entsteht durch eine Punktmutation der DNA, die für die 16S rRNA codiert. Eine Mutation dieser hypothetischen Bindungsstelle kann zur Chloramphicol-induzierten aplastischen Anämie prädisponieren (zitiert nach A. B. Mehta in L. Poulton [1988]). – Extreme Halbwertszeiten aufgrund der Unreife von Enzymsystemen (Konjugation, Exkretion).
Bemerkungen: Niedrige Dosierungen (25–50 mg/kg KG/Tag) unter Blutspiegelkontrollen ($\leq$ 50 µg/ml) verhindern das Krankheitsbild. **(DD)** septischer Schock – Methämoglobinämie.
Lit.: Kearsey SE, Craig IW (1981) Altered ribosomal RNA genes in mitochondria from mammalian cells with chloramphenicol resistance. Nature 290: 607. – Meissner HC, Smith AL (1979) The current status of chloramphenicol. Pediatrics 64 (3): 348–356. – Poulton L (1988) Mitochondrial DNA and genetic disease. Arch Dis Child 63: 883–885. – Sutherland JM (1959) Fatal cardiovascular collapse in infants receiving large amounts of chloramphenicol. Am J Dis Child 91: 761–767.
E. Kattner/JK

Chlorid-Diarrhö, familiäre: Chlorid-Diarrhö, kongenitale

Chlorid-Diarrhö, kongenitale
Syn.: Chlorid-Diarrhö, familiäre – chloride diarrhea, familial (e)
Def.: Seltenes, vorwiegend in Finnland, aber auch in den meisten anderen Populationen beobachtetes Erbleiden mit selektivem Defekt des Chlorid-/Bikarbonat-Austauschmechanismus in Ileum und Kolon, der zur kongenitalen sekretorischen Diarrhö mit Elektrolytentgleisungen führt.
A.: Erstbeschreibung 1945 von D. C. Darrow und J. L. Gamble und Mitarbeitern. Detaillierte Beschreibung des klinischen Bildes und der Pathophysiologie durch Perheentupa und Mitarbeiter.
Diagn. Krit.: **(1)** Hydramnion infolge intrauteriner Diarrhö, häufig Frühgeburt. – **(2)** Post partum wäßrige, urinartige Stühle mit massiven fäkalen Chlorid- ($\geq$ 90 mmol/l), aber auch Natrium- und Kaliumverlusten. – **(3)** Aufgetriebenes Abdomen mit flüssigkeits- und luftgefüllten Ileum- und Kolonschlingen. – **(4)** Dehydratation bereits am ersten Lebenstag mit Hypochlorämie, Hyponatriämie, Hypokaliämie, metabolischer Alkalose, Hyperbilirubinämie. – **(5)** Mit zunehmender Dehydratation Abnahme der Diarrhö. Der Schweregrad der Elektrolytentgleisung hängt von der Salzzufuhr und von der Kompensation durch Aktivierung des Renin-Aldosteron-Mechanismus ab (Hyperaldosteronismus). – **(6)** Häufige interkurrente Infektionen verstärken die Diarrhö und sind für die Kinder lebensgefährlich. – **(7)** Unbehandelte Patienten entwickeln Minderwuchs, mentale und psychomotorische Retardierung. – **(8)** Hypertensive Angiopathie und juxtaglomeruläre Hyperplasie im Nierenbiopsat bei normalem Blutdruck wurden beschrieben.
Ätiol.: Autosomal-rezessives Erbleiden.
Pathog.: Ein kongenitaler Defekt des Chlorid-/Bikarbonat-Austauschmechanismus in Ileum und Kolon ist verantwortlich für die hohen Chloridkonzentrationen im Stuhl. Die verminderte Bikarbonat-Sekretion führt zu saurem Darminhalt, zu einer intrazellulären Alkalose und verhindert sekundär die Natriumabsorption durch Na^+/H^+-Austausch und dadurch die Wasser-Reabsorption.

Bemerkungen: Unter frühzeitiger Substitution von NaCl, KCl und Flüssigkeit persistiert die Diarrhö, die Patienten entwickeln sich somatisch und mental normal. Inhibitoren der Prostaglandinsynthetase wurden erfolgreich eingesetzt. Eine pränatale Diagnostik ist nur bei Müttern möglich, die bereits ein Kind mit Chlorid-Diarrhö geboren haben (Polyhydramnion, fehlendes Mekonium, aufgeweitete, flüssigkeitsgefüllte Ileumschlingen). **(DD)** kongenitale Natrium-Diarrhö – neonatale Gastroenteritis – distale intestinale Obstruktion – Bartter-Syndrom.
Lit.: Booth IW, Stange G, Murer H et al (1985) Defective jejunal brush-border Na^+/H^+ exchange: a cause of congenital secretory diarrhoea. Lancet I: 1066–1069. – Darrow DC (1945) Congenital alkalosis with diarrhea. J Pediat 26: 519–532. – Gamble JL et al (1945) Congenital alkalosis with diarrhea. J Pediat 26: 509–518. – Hartikainen//Sorri A-L, Tuimala R, Koivisto M (1980) Congenital chloride diarrhea: possibility for prenatal diagnosis. Acta Paediat Scand 69: 807–808. – Holmberg C, Perheentupa J et al (1977) Congenital chloride diarrhoe. Arch Dis Child 52: 255–267. – Lubani MM, Doudin Kl, Sharda DC et al (1989) Congenital chloride diarrhoea in Kuwaiti children. Europ J Pediat 148: 333–336. – Minford AMB, Barr DGD (1980) Prostaglandine synthetase inhibitor in an infant with congenital chloride diarrhea. Arch Dis Child 55: 70–72. – Pasternack A, Perheentupa J (1966) Hypertensive angiopathy in familial chloride diarrhoea. Lancet II. 1047–1049. – Perheentupa J, Eklung J, Kojo N (1965) Familial chloride diarrhoea („congenital alkalosis with diarrhoea"). Acta Paediat Scand 159 (Suppl): 119–120.
McK: 214700
M. Becker/JK

chloride diarrhea, familial (e): Chlorid-Diarrhö, kongenitale
cholera, endocrine (e): Verner-Morrison-Syndrom
Cholera, pankreatische: Verner-Morrison-Syndrom

Cholestase, familiäre, benigne rekurrierende
Syn.: Summerskill-Walshe(-Tygstrup)-Syndrom
Def.: Erblich bedingte Erkrankung mit intermittierend auftretender intrahepatischer Cholestase.
A.: J. M. Walshe, englischer Hepatologe. – William H. J. Summerskill, amerikanischer Gastroenterologe. – Niels Tygstrup, dänischer Gastroenterologe.
Diagn. Krit.: Die Erkrankung wird meistens in der 2. oder 3. Lebensdekade manifest, selten auch schon im Kindes- oder erst im späteren Erwachsenenalter. Die Schübe können zwischen einigen Wochen und einem Jahr anhalten. Männer sind bevorzugt betroffen. Den Schüben gehen Juckreiz, heller Stuhl und Dunkelfärbung des Urins voraus. Klinische Symptome während der Attacken sind Unwohlsein, Appetitlosigkeit, Gewichtsabnahme, gelegentlich Bauchschmerzen, jedoch kein Fieber. Folgende klinisch-chemische Befunde sind charakteristisch: **(1)** Erhöhung des konjugierten Bilirubins, im allgemeinen auf 10–20 mg/dl. – **(2)** Erhöhung der alkalischen Phosphatase. – **(3)** Nur geringe Transaminasenerhöhung. – **(4)** Erhöhung von α_2- und β-Globulinen. – **(5)** Erhöhung der Gallensäuren im Serum, die nicht parallel zu der Bilirubinerhöhung verläuft (differentialdiagnostisch wichtig) und ihr Maximum in der frühen Krankheitsphase hat.
Ätiol.: Eine genetische Prädisposition muß angenommen werden (Erbgang vermutlich autosomal-rezessiv mit geringer Penetranz).
Pathog.: Unklar. Eine Verschiebung in der Zusammensetzung des Gallensäurepools wird angenommen.
Bemerkungen: **(DD)** alle Formen der extrahepatischen Cholestase – primär biliäre Zirrhose – primär sklerosierende Cholangitis – medikamenteninduzierte intrahepatische Cholestase – cholestatisch verlaufende infektiöse Hepatitis.
Lit.: Van Berge Henegouwen GP, Brandt K-H, de Pagter AGF (1974) Is an acute disturbance in hepatic transport of bile acids the primary cause of cholestasis in benign recurrent intrahepatic cholestasis? Lancet 1: 1249–1251. – Bijleveld CMA, Vonk RJ, Kuipers F et al (1989) Benign recurrent intrahepatic cholestasis: altered bile acid metabolism. Gastroenterology 97: 427–432. – Summerfield JA, Scott J, Berman M et al (1980) Benign recurrent intrahepatic cholestasis: studies of bilirubin kinetics, bile acids, and cholangiography. Gut 21: 154–160. – Summerskill WHJ, Walshe JM (1959) Benign recurrent intrahepatic „obstructive" jaundice. Lancet 2: 686–690. – Tygstrup N (1960) Intermittent, possibly familial, intrahepatic cholestatic jaundice. Lancet 1: 1171–1172.
McK: 243300
M. Scheurlen/GA

cholestasis, hereditary of Norwegian type (e): Aagenaes-Syndrom
cholestasis-lymphedema syndrome (e): Aagenaes-Syndrom

Cholesterinester-Speicherkrankheit
Syn.: Cholesterinthesaurismose – cholesteryl ester storage disease (e) – CESD (e) – lysosomal acid lipase deficiency (e)
Def.: Autosomal-rezessiv erbliche, lysosomale Stoffwechselstörung mit Hypercholesterinämie und Ablagerung von Cholesterinestern in Leber und Milz.
A.: Erstbeschreibung 1968 durch L. Schiff und Mitarbeiter.
Diagn. Krit.: **(1)** Hepatomegalie oft schon bei Geburt oder in der frühen Kindheit beginnend, endet evtl. in einer Leberfibrose. – **(2)** Splenomegalie bei etwa einem Drittel der Patienten. – **(3)** Rezidivierende Bauchschmerzen. – **(4)** Lipidspeicherung in anderen Organen gering, aber Prädisposition zu Arteriosklerose. – **(5)** Hypercholesterinämie.
Ätiol.: Autosomal-rezessives Erbleiden.
Pathog.: Mangelnde Aktivität des Enzyms der sauren Lipase verhindert die Spaltung des Cholesterinesters in den Lysosomen und führt zur lysosomalen Speicherung.
Bemerkungen: Im Vergleich zur Wolman-Krankheit relativ benigner Verlauf, es besteht multiple Allelie zur Wolman-Krankheit. Die saure Lipase ist lokalisiert auf Chromosom 10q24–25.
Lit.: Desai PK, Astrin KH, Thung SN et al (1987) Cholesteryl ester storage disease: pathological changes in an affected fetus. Am J Med Genet 26: 689–698. – Hoeg JM, Demosky SJ Jr, Pecovitz OH, Brewer HB Jr (1984) Cholesteryl ester storage disease and Wolman disease: Phenotypic variants of lysosomal acid cholesteryl ester hydrolase deficiency. Am J Hum Genet 36: 1190–1203. – Schiff L, Schubert WK, McAdams AJ et al (1968) Hepatic cholesterol ester storage disease, a familial disorder. I. Clinical aspects. Am J Med 44: 538–546. – Schmitz G, Assmann G (1989) Acid lipase deficiency: Wolman's disease and cholesteryl ester storage disease. In: Scriver CR, Beaudet AL, Sly WS, Valle D (eds) The metabolic basis of inherited disease, 6th ed, pp 1623–1644. McGraw-Hill, New York.
McK: 278000
H. Enders/JK

Chondrodysplasia punctata, autosomal-rezessive Form

Cholesterinthesaurismose: Cholesterinester-Speicherkrankheit
cholesteryl ester storage disease (e): Cholesterinester-Speicherkrankheit
Cholezystektomie-Syndrom: Postcholezystektomie-Folgen
Chondritis pubis: Grazilis-Symptomatik
Chondrodysplasia calcificans congenita: Chondrodysplasia punctata, X-chromosomal-dominante Form
Chondrodysplasia (foetalis) calcarea: Chondrodysplasia punctata, X-chromosomal-dominante Form
Chondrodysplasia metaphysaria Murk Jansen: Chondrodysplasie, metaphysäre, Typ Murk Jansen

Chondrodysplasia metaphysaria Typ Schmid

Syn.: Dysplasia metaphysaria Schmid – Dysostosis metaphysaria Schmid
Def.: Durch ausschließlich metaphysäre Entwicklungsdefekte charakterisierte, autosomal-dominant erbliche Skelettdysplasie.
A.: Frühe Beschreibung 1949 durch den Pädiater und Kinderradiologen Franz Schmid, 1920–, Heidelberg.
Diagn. Krit.: (1) Kurzgliedriger, im Kleinkindesalter sich manifestierender Minderwuchs; Erwachsenengröße zwischen 130 und 160 cm. – (2) O-Beine, Watschelgang. – (3) Röntgenologisch metaphysäre Dysplasie mit Verbreiterung, Kehlung und unregelmäßiger Begrenzung der Metaphysenabschlußlinien. Charakteristischerweise sind die proximalen Femurmetaphysen stärker als die distalen betroffen. Coxa vara. – (4) Normale Serumwerte für Calcium, Phosphat, alkalische Phosphatase.
Ätiol.: Heterozygot sich manifestierende Mutation des auf Chromosom 6 lokalisierten COL10A1-Gens, entsprechend autosomal-dominanter Erbgang.
Pathog.: Synthese eines alterierten Typ-X-Kollagens; dadurch bedingt enchondrale Ossifikationsstörung.
Bemerkungen: Die Erkrankung wird am ehesten mit einer Spätrachitis verwechselt. Im Unterschied zur Rachitis ist die Feinstruktur und damit die Dichte des Knochens normal, und es finden sich keine biochemisch nachweisbaren Veränderungen des Mineralstoffwechsels.
Lit.: Lachman RS, Rimoin DL, Spranger J (1988) Metaphyseal chondrodysplasia, Schmid type. Clinical and radiographic delineation with a review of the literature. Pediatr Radiol 18: 93–102. – Schmid F (1949) Beitrag zur Dysostosis enchondralis metaphysaria. Mschr Kinderheilk 97: 393–397. – Warman ML, Abott M, Apte SS et al (1993) A type X collagen mutation causes Schmid metaphyseal chondrodysplasia. Nature Genet 5: 79–82.
McK: 156500
J. Spranger/JS

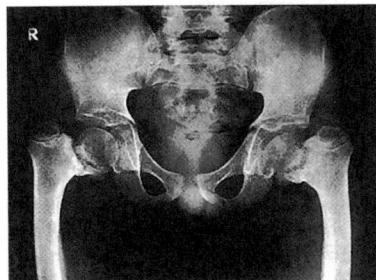

Röntgenbild des Beckens bei metaphysärer Chondrodysplasie Typ Schmid

Chondrodysplasia punctata: Chondrodysplasia punctata, Tibia-Metacarpus-Typ

Chondrodysplasia punctata, autosomal-rezessive Form

Syn.: rhizomeler Typ der Chondrodysplasia punctata
Def.: Autosomal-rezessiv erbliche, letale, peroxisomale Erkrankung mit charakteristischem Phänotyp.
A.: Frühe Beschreibung des Krankheitsbildes u.a. von R. C. Lightwood 1931. Abgrenzung des Krankheitsbildes von anderen Formen der Chondrodysplasia punctata durch J. Spranger, Kinderarzt, Kiel, und Mitarbeiter 1971. Entdeckung des zugrundeliegenden biochemischen Defekts durch den holländischen Pädiater H. S. A. Heymans und Mitarbeiter 1985.

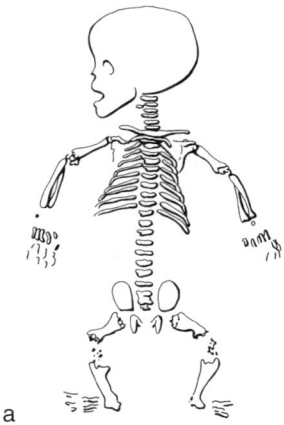

a

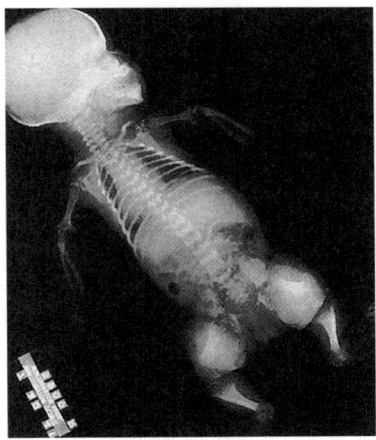

b

Chondrodysplasia punctata, autosomal-rezessiv: a) schematische Darstellung des Verteilungsmusters der Knochenveränderungen; kennzeichnend sind die schwere symmetrische Verkürzung von Femur und Humerus, schwere Metaphysendysplasie, gleichförmige Wirbeldysplasie und fehlende »Stipplings« der Wirbelsäule (nach Spranger, Opitz und Bidder); b) Skelettveränderungen: Oberarme und Oberschenkel sind disproportioniert verkürzt mit metaphysären Auftreibungen, unregelmäßiger metaphysärer Begrenzung und unregelmäßigen Verkalkungsherden an den Knochenenden (nach Spranger, Opitz und Bidder)

Chondrodysplasia punctata durch X-chromosomale Deletion

Diagn. Krit.: **(1)** Schon bei der Geburt erkennbarer rhizomeler Minderwuchs. – **(2)** Pausbäckiges Gesicht bei der Geburt. – **(3)** Bilateral symmetrische Katarakte. – **(4)** Ichthyosiforme Hautveränderungen. – **(5)** Röntgenologisch Verkürzung und metaphysäre Dysplasie von Femora und Humeri, teilweise mit kalkspritzerartigen Verdichtungen der Epiphysen und angrenzenden Weichteile (nicht obligat); koronare Wirbelkörperspalten. – **(6)** Biochemisch Erhöhung der Phytansäure im Plasma, herabgesetzte Synthese von Plasmalogen und defekte Oxidation von Phytansäure in Fibroblasten. – **(7)** Postnatal Gedeihstörung. Tod häufig im 1. Lebensjahr nach ausbleibender psychomotorischer Entwicklung. Überleben bis in das 2. Lebensjahrzehnt möglich mit Mikrozephalie, Demenz, Tetraspastik.
Ätiol.: Genmutation, die im homozygoten Zustand manifest ist; autosomal-rezessives Erbleiden. Genetische und biochemische Heterogenität wurde beschrieben.
Pathog.: Die Genmutation beeinträchtigt verschiedene peroxisomale Funktionen, die ihrerseits in noch ungeklärter Weise zu den klinischen Veränderungen führen.
Bemerkungen: Bei den meisten Patienten finden sich partielle Defekte der Acyl-CoA: Dihydroxyacetonphosphat-Acyltransferase, beeinträchtigte Plasmalogen-Biosynthese, gestörter Phytanat-Abbau und verzögerte Reifung der peroxisomalen 3-Oxoacyl-CoA-Thiolase. Letztere kann normal sein und weist dann auf eine andere, nicht-allele Mutation.
Lit.: Heikoop JC, Wanders RJA, Strijland AN et al (1992) Genetic and biochemical heterogeneity in patients with the rhizomelic form of chondrodysplasia punctata – a complementation study. Hum Genet 89: 439–444. – Heymans HSA, Oorthuys JWE, Nelck G et al (1986) Peroxisomal abnormalities in rhizomelic chondrodysplasia punctata. J Inher Metab Dis 9 Suppl 2: 329–331. – Lightwood RC (1930/31) Congenital deformities with stippled epiphyses and congenital cataract. Proc Roy Soc Med 24: 564–566. – Spranger JW, Opitz JM, Bidder U (1971) Heterogeneity of chondrodysplasia punctata. Humangenetik 11: 190–212.
McK: 215100
J. Spranger/JS

Chondrodysplasia punctata, brachytelephalangeale: Chondrodysplasia punctata, X-chromosomal rezessive Form

Chondrodysplasia punctata durch X-chromosomale Deletion

Def.: Durch Deletion im Bereich des kurzen Arms des X-Chromosoms bedingte Form der Chondrodysplasia punctata, meist kombiniert mit Deletion anderer Gene (Multigen-Deletion).
A.: Erstbeschreibung durch Cynthia Curry, Kinderärztin, Fresno/Californien, 1984, und ihre Mitarbeiter.
Diagn. Krit.: **(1)** Nasenhypoplasie mit flachem, breitgedrücktem Nasenrücken. – **(2)** Kleinwuchs, kurze Endphalangen. – **(3)** Geistige Retardierung, leichte Mikrozephalie. – **(4)** Zentrale Katarakt. – **(5)** Röntgenologisch: bilateral-symmetrische Kalzifikationen der Epiphysen, paravertebral und tracheal. – **(6)** Bei zusätzlicher Deletion des Steroidsulfatase-Gens (STS) auf Xp22.3 Ichthyose und partielle Alopezie. – **(7)** Bei zusätzlicher Deletion des Kallmann-Gens (XLK) hypogonadotroper Hypogonadismus und Anosmie. – **(8)** Im Karyotyp Deletion des distalen Endes des kurzen Arms des X-Chromosoms. – **(9)** Das Vollbild findet sich nur bei Knaben. Heterozygot betroffene Frauen sollen leicht minderwüchsig sein.

Ätiol.: Deletion mehrerer Gene im Bereich von Region 22.3 des kurzen Arms des X-Chromosoms mit Bruchstellen in Xp22.31 oder Xp22.32. X-Y-Translokation wurde beobachtet.
Pathog.: Unbekannt. Die verminderte Aktivität der Steroid-Sulfatase wird bei der geschlechtsgebundenen Form der Ichthyose gefunden und scheint mit den Hautveränderungen bei dieser Form der Chondrodysplasia punctata zusammenzuhängen.
Bemerkungen: Zu den Genen auf dem kurzen Arm des X-Chromosoms gehören ein Kleinwuchs-Gen (SS), ein Gen für ein Zelloberflächen-Antigen (MIC2), das Gen für die X-chromosomal-rezessive Chondrodysplasia punctata (XRCDP), ein nicht näher spezifiziertes Gen, das mit geistiger Retardierung verbunden ist (MRX), eine Gruppe von Sulfatase-Genen, das für das Kallmann-Syndrom verantwortliche Gen (XLK) u.a.m. Je nach Lokalisation und Ausdehnung der Deletion entstehen verschiedene klinische Syndrome mit und ohne Chondrodysplasia punctata.
Lit.: Curry CJR, Magenis RE, Brown M et al (1984) Inherited chondrodysplasia punctata due to a deletion of the terminal short arm of an X-chromosome. N Engl J Med 311: 1010–1015. – Ogata T, Goodfellow P, Petit C et al (1993) Absent chondrodysplasia punctata in a male with an Xpterminal deletion involving the putative region for CDPX1 locus. Am J Med Genet 45: 101–104. – Wulfsberg EA, Curtis J, Jayne CH (1992) Chondrodysplasia punctata: A boy with X-linked recessive chondrodysplasia punctata due to an inherited X-Y translocation with a current classification of these disorders. Am J Med Genet 43: 823–828.
McK: 302950
J. Spranger/JS

Chondrodysplasia punctata, Tibia-Metacarpus-Typ

Syn.: Chondrodysplasia punctata – MT-Typ – mesomele Form der Chondrodysplasia punctata
Def.: Skelettdysplasie charakterisiert durch punktförmige Verkalkungen im frühen Säuglingsalter und besonderem Verteilungsmuster der Knochenläsionen mit Betonung von Mittelhand- und Unterschenkelknochen.
A.: Erstbeschreibung 1980 durch die Kinderärztin U. Burck aus Kiel und ihre Mitarbeiter aus Hamburg; genauere Abgrenzung durch die in Mainz tätige argentinische Kinderärztin M. Rittler und Mitarbeiter.
Diagn. Krit.: **(1)** Für die Chondrodysplasia punctata typische Hypoplasie des Mittelgesichts mit eingesunkener Nasenwurzel, kleinem Mund und Mikrogenie. – **(2)** Kurzgliedriger Kleinwuchs. – **(3)** Röntgenologisch beim Neugeborenen und jungen Säugling zarte, symmetrisch verteilte Kalkspritzer, fehlende Ossifikation der Halswirbelkörper, koronare Spalten der Wirbelkörper; Verkürzung der Metacarpalia 3 und 4 distal, der Tibien proximal, weniger konstant der Ulna distal. Später verschwinden die Verkalkungen und koronaren Wirbelspalten; die Halswirbelkörper ossifizieren. Es bleibt die Verkürzung von Metacarpalia, Tibien, sowie der distalen Ulna und der Humeri in manchen Fällen. – **(4)** Normale psychomotorische Entwicklung, keine Katarakte oder Hautveränderungen.
Ätiol.: Unbekannt. Alle bisher publizierten Fälle waren isoliert. Exogene Ursachen sind nicht ausgeschlossen, wegen der charakteristischen Verteilung der Läsionen jedoch weniger wahrscheinlich.
Pathog.: Unbekannt.
Bemerkungen: Charakteristisch in allen beschriebenen Fällen war die Verkürzung von Mittelhand- und Unterschenkelknochen. Da bei manchen Patienten die Unter-

Chondrodysplasia punctata, X-chromosomal-dominante Form

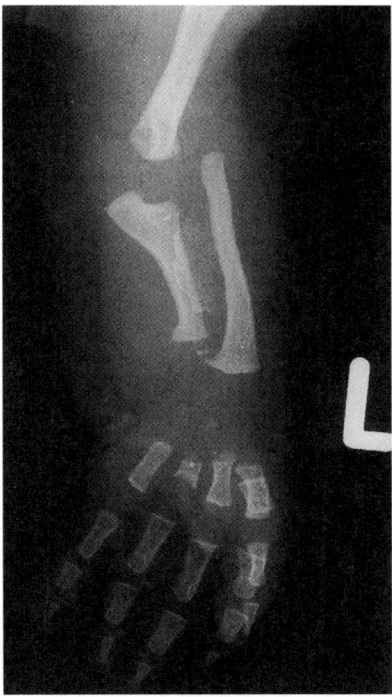

a

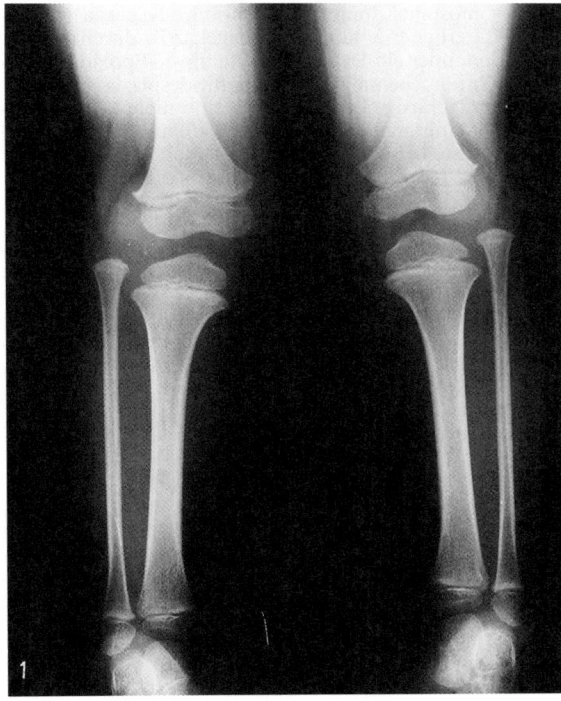

b

Chondrodysplasia punctata, Tibia-Metacarpus-Typ: a) junger Säugling. Proximale Dislokation des Radius, distale Hypoplasie der Ulna, Verkürzung aller Mittelhandknochen, besonders ausgeprägt jedoch von Metacarpalia 3 und 4, deren proximale und distale Begrenzung unregelmäßig ist; b) Kleinkind. Proximale Verkürzung der fast normal geformten Tibien

armknochen nicht betroffen sind, erscheint die ursprüngliche Bezeichnung einer »mesomelen« Form der Chondrodysplasia punctata weniger günstig.

Lit.: Burck U, Schaefer E, Held KR (1980) Mesomelic dysplasia with short ulna, long fibula, brachymetacarpy and micrognathia. Pediatr Radiol 9: 161–165. – Rittler M, Menger H, Spranger J (1990) Chondrodysplasia punctata, tibia-metacarpal (MT) type. Am J Med Genet 37: 200–208.

McK: 118651

J. Spranger/JS

Chondrodysplasia punctata Typ Sheffield

Def.: Angeborene Skelettdysplasie charakterisiert durch Gesichtsveränderungen und bilateral symmetrische Verkalkungsherde an Händen und Füßen.

A.: Die Kinderärztin Leslie J. Sheffield, Melbourne, beschrieb 1976 eine Serie leicht betroffener Kinder mit symmetrischer Chondrodysplasia punctata. Frühere Beobachtungen 1947 durch Theodore Vinke und Paul Duffy, Orthopäden, Cincinnnati, sowie 1961 durch den Kinderradiologen Frederic Silverman, Cincinnati.

Diagn. Krit.: **(1)** Flache, breite Nase. – **(2)** Mäßiger, proportionierter Kleinwuchs. – **(3)** Durch behinderte Nasenatmung frühe Gedeihstörung und rezidivierende Infektionen der Atemwege. – **(4)** Fraglich leichtgradige geistige Behinderung. – **(5)** Postaxiale Polydaktylie bei 3/23 Kindern. – **(6)** Bilateral-symmetrische Kalzifikationsherde der Hand- und Fußwurzelknochen, diskret auch paravertebral. Diese verschwinden und hinterlassen beim älteren Kind und Erwachsenen nur eine leichtgradige Verformung der von den Kalkherden betroffenen Knochen.

Ätiol.: Unbekannt. Möglicherweise autosomal-dominantes Erbleiden.

Pathog.: Unbekannt.

Bemerkungen: Die Rekonstruktion der von Vinke, Duffy und Silverman beobachteten Familie läßt daran denken, daß es sich um ein autosomal-dominantes Erbleiden handelt. In dieser Familie waren Bruder und Schwester nachweislich betroffen. Ihr Vater war klinisch unauffällig, soll jedoch einen Neffen gehabt haben, der in ähnlicher Weise wie seine Kinder erkrankt war. Die Erkrankung dieses Neffen ist nicht dokumentiert. Da die Verkalkungsherde im Laufe der Entwicklung ohne klinische Folgen verschwinden und auch röntgenologisch kaum erkennbare Verformungen einzelner Hand- oder Fußwurzelknochen hinterlassen, ist der Nachweis der Erkrankung bei erwachsenen Merkmalsträgern und damit der Nachweis der Erblichkeit erschwert. Die von Sheffield et al. beobachtete Serie war heterogen und enthielt u.a. X-chromosomal-rezessiv vererbte Fälle.

Lit.: Sheffield LJ, Danks DM, Mayne V, Hutchinson LA (1976) Chondrodysplasia punctata – 23 cases of a mild and relatively common variety. J Pediatr 89: 916–923. – Silverman FN (1961) Dysplasie épiphysaires: entité protéiforme. Ann Radiol (Paris) 4: 833–867. – Vinke TH, Duffy FP (1947) Chondrodystrophia calcificans congenita. J Bone Jt Surg 29: 509–514.

J. Spranger/JS

Chondrodysplasia punctata, X-chromosomal-dominante Form

Syn.: Conradi-Hünermann-Syndrom – Chondrodystrophia punctata – Chondrodysplasia calcificans congenita – Chondrodysplasia (foetalis) calcarea

Def.: Geschlechtsgebunden-dominant erbliche, neonatal durch kalkspritzerartige Verkalkungen charakterisierte Skelettdysplasie.

Chondrodysplasia punctata, X-chromosomal rezessive Form

A.: Frühe Beschreibungen durch die Kinderärzte Erich Conradi, Köln, 1914, Alfred Wiskott, München, 1929, und Carl Hünermann, Köln, 1931. Abgrenzung von anderen Formen der Chondrodysplasia punctata durch J. Spranger et al., Kiel, 1971; Nachweis des X-chromosomal-dominanten Erbgangs durch R. Happle et al., Münster, 1977.

Diagn. Krit.: (1) Kontrakturen, flache breitgedrückte Nase mit beidseitiger Kerbe der Nasenspitze, Kleinwuchs mit asymmetrischer Verkürzung der Röhrenknochen, später Skoliose. – (2) Augenveränderungen, die häufig asymmetrisch ausgeprägt sind: Katarakte, seltener Mikrophthalmie, Glaukom, Optikusatrophie, Synechien, Rubeosis iridis, Linsenluxation, Hornhauttrübung. – (3) Hautveränderungen, die streifen-, wirbel- oder fleckförmig angeordnet sind: kongenitales ichthyosiformes Erythroderma, Ichthyosis, Atrophoderma, Pigmentanomalien. – (4) Partielle Alopezie, gelegentlich Anomalien der Finger- und Zehennägel. – (5) Röntgenologisch asymmetrisch angeordnete, punktförmige Kalzifikationen in den Epiphysen der Röhrenknochen, Hand- und Fußwurzelknochen, periartikulär, vertebral, gelegentlich auch im Trachealknorpel. Die Kalzifikationen verschwinden im Laufe der Entwicklung. Es bleiben asymmetrische Verkürzung und epiphysäre Dysplasie der Röhrenknochen, Skoliose, irreguläre Formveränderungen der Wirbelkörper. – (6) Betroffen sind nur Mädchen. – (7) In schwersten Fällen Tod bei oder kurz nach der Geburt (letale Form der X-chromosomal-dominanten Chondrodysplasia punctata).

Ätiol.: Mutation eines in seiner Funktion unbekannten Gens auf dem X-Chromosom. Möglicherweise liegt eine instabile Prämutation vor, die bei Knaben letal, aber auch stumm sein kann. Das klinische Bild findet sich nur bei Frauen, doch können nach diesem Modell scheinbar gesunde Knaben Überträger sein. Die mosaikartigen Haut-, Skelett- und Augenveränderungen sind Ausdruck unterschiedlicher Inaktivierung der 2 X-Chromosomen bei der Frau. Das für die X-chromosomal-dominante Form verantwortliche Gen liegt vermutlich auf dem langen Arm des X-Chromosoms und ist somit nicht identisch mit dem für die X-chromosomal-rezessive Form verantwortlichen Gen.

Pathog.: Unbekannt. An peroxisomale Funktionsstörungen wird gedacht.

Bemerkungen: Kalkspritzerartige Verkalkungen im Neugeborenen- und frühen Säuglingsalter sind unspezifisch. Sie kommen in wechselnder Ausprägung bei den verschiedenen Formen der Chondrodysplasia punctata vor, daneben jedoch auch nach mütterlicher Ingestion von Dicumarol oder Alkohol in der Schwangerschaft (Warfarin- bzw. Alkohol-Embryopathie), beim Zellweger-Syndrom, nach intrauteriner Rötelninfektion, bei verschiedenen chromosomalen Aberrationen einschließlich der Trisomie 21 und beim CHILD-Syndrom. Die Dicumarol-(Warfarin-)Embryopathie ist eine Phänokopie der X-chromosomal-dominanten Chondrodysplasia punctata. Mütterlicher Vitamin-K-Mangel, z.B. durch Malabsorption, oder ein Defekt der Vitamin-K-Epoxid-Reduktase führen ebenfalls zur Chondrodysplasia punctata. Kalkspritzerartige Einlagerungen sind nicht zu verwechseln mit einer multizentrischen Ossifikation der Epiphysen, wie sie bei den epiphysären Dysplasien vorkommt. Der Begriff »stippled epiphyses« ist insofern irreführend. Pränatale Diagnostik mittels Ultraschall wurde beschrieben.

Lit.: Conradi E (1914) Vorzeitiges Auftreten von Knochen- und eigenartigen Verkalkungskernen bei Chondrodystrophia foetalis hypoplastica. Jahrb Kinderheilk 80: 86–97. – Happle R (1979) X-linked dominant chondrodysplasia punctata. Hum Genet 53: 65–73. – Hünermann C (1931) Chondrodystrophia calcificans congenita als abortive Form der Chondrodystrophie. Z Kinderheilk 51: 1–19. – Manzke H, Christophers E, Wiedemann HR (1980) Dominant sex-linked inherited chondrodysplasia punctata. A distinct type of chondrodysplasia punctata. Clin Genet 16: 97–107. – Spranger JW, Opitz JM, Bidder U (1971) Heterogeneity of chondrodysplasia punctata. Humangenetik 11: 190–212. – Traupe H, Müller D, Atherton D et al (1992) Exclusion mapping of the X-linked dominant chondrodysplasia punctata/ichthyosis/cataract/short stature (Happle) syndrome: possible involvement of an unstable pre-mutation. Hum Genet 89: 659–665. – Wiskott A (1929) Bestrahltes Ergosterin gegen Rachitis. Münch med Wschr 34: 1430–1433.

McK: 118650; 302960

J. Spranger/JS

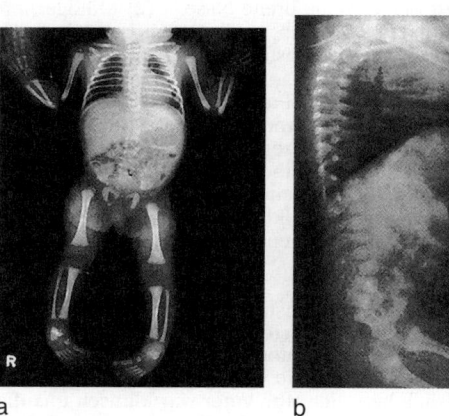
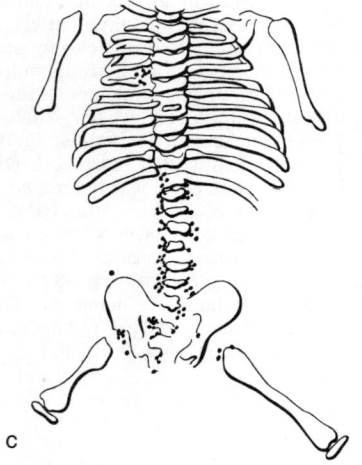

Skelettveränderungen des X-chromosomal-dominanten (Conradi-Hünermann-)Typs der Chondrodysplasia punctata: a) und b) asymmetrische Verkalkungen, unregelmäßige Verformung der Wirbelkörper beim Neugeborenen; c) schematische Darstellung der pathognomonischen Röntgenveränderungen: unterschiedliche Länge der Femora, normale Metaphysenbegrenzungen, asymmetrische Verteilung des »Stipplings«, unterschiedliche Wirbeldeformitäten (nach Spranger, Opitz und Bidder)

Chondrodysplasia punctata, X-chromosomal rezessive Form

Syn.: Chondrodysplasia punctata, brachytelephalangeale

Def.: Durch Hypoplasie der Endphalangen charakterisierte X-chromosomale Form der Chondrodysplasia punctata.

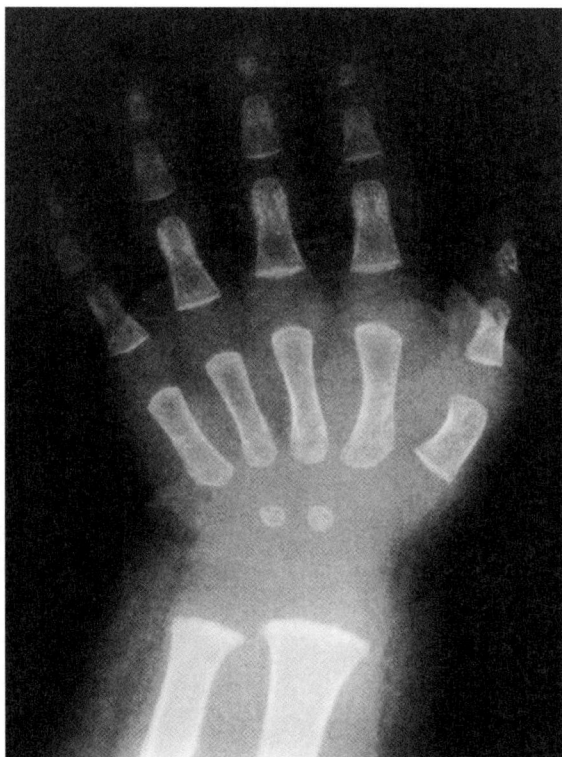

Chondrodysplasia punctata, X-chromosomal rezessive Form: Handveränderungen bei einem ein Jahr alten Knaben mit X-chromosomal rezessiver Chondrodysplasia punctata (Hypoplasie der distalen Phalangen)

A.: Erstbeschreibung 1989 durch den Pariser Genetiker und Kinderarzt Pierre Maroteaux.
Diagn. Krit.: (1) Kurze Nase mit eingesunkener Wurzel, antevertierter Spitze und deutlich abgesetzten Alae nasi. – (2) Kleinwuchs. – (3) Röntgenologisch beim Neugeborenen und jungen Säugling diskrete, symmetrisch verteilte Kalkherde vorwiegend an der unteren Wirbelsäule und im Bereich von Hand- und Fußwurzeln. Ausgeprägte Hypoplasie einzelner oder aller distalen Phalangen, seltener auch einzelner Grund- und Mittelphalangen. Wirbelkörper und andere Röhrenknochen sind normal geformt. – (4) Normale psychomotorische Entwicklung, keine Katarakte oder Hautveränderungen. – (5) Unauffälliger Karyotyp.
Ätiol.: Mutation eines auf dem kurzen Arm des X-Chromosom (Xp22.3) gelegenen Gens. Manifestation im hemizygoten Zustand; betroffen sind nur Knaben. Die Knochenveränderungen entsprechen denen bei X-chromosomaler Deletion.
Pathog.: Die Region Xp22.3 enthält eine Reihe von Arylsulfatase-Genen. Bei einigen Patienten wurden Mutationen des Gens für Arylsulfatase E gefunden. Die physiologische Rolle von Arylsulfatase E ist nicht bekannt.
Bemerkungen: Die Gesichtsveränderungen entsprechen denen der maxillofazialen Dysostose Binder, die differentialdiagnostisch zu beachten ist.
Lit.: Franco B, Meroni G, Parenti G et al (1995) A cluster of sulfatase genes on Xp22.3: mutations in chondrodysplasia punctata (CDPX) and implications for warfarin embryopathy. Cell 81: 15–25. – Maroteaux P (1989) Brachytelephalangic chondrodysplasia punctata: a possible X-linked recessive form. Hum Genet 82: 167–170.
McK: 302940
J. Spranger/JS

Chondrodysplasie: Achondroplasie
Chondrodysplasie, metaphysäre mit Thymolymphopenie: Adenosindesaminase-Mangel

Chondrodysplasie, metaphysäre, Typ Murk Jansen

Syn.: Chondrodysplasia metaphysaria Murk Jansen – Dysostosis metaphysaria Murk Jansen – (Murk) Jansen-Syndrom
Def.: Autosomal-dominante Skelettdysplasie mit charakteristisch schweren metaphysären Strukturveränderungen des wachsenden Knochens.
A.: Erstbeschreibung 1934 durch den Orthopäden Murk Jansen, 1863–1935, Leiden.
Diagn. Krit.: (1) Manifestation nach der Geburt mit rachitiformen Skelettveränderungen. – (2) Disproportionierter, kurzgliedriger Minderwuchs mit Verbiegungen der Unterarme und Unterschenkel, aufgetriebenen Gelenken, ossär eingeschränkter Gelenkbeweglichkeit, Bänderschlaffheit, Thoraxdeformität, gelegentlich Pes equinovarus. Erwachsenengröße zwischen 102 und 152 cm. – (3) Mikrognathie, beim Erwachsenen prominente Supraorbitalwülste, normale Intelligenz. – (4) Gelegentlich Hyperkalzämie. – (5) Röntgenologisch beim Säugling rachitiforme Veränderungen mit gekehlten, aufgefaserten Metaphysen und Osteopenie. Später aufgetriebene, fragmentiert erscheinende Metaphysen mit weiten Wachstumsfugen und normal großen, normal geformten Epiphysen. Nach Epiphysenschluß verkürzte, verformte Röhrenknochen.
Ätiol.: Mutation eines auf Chromosom 3(p21.1–p22) gelegenen Gens für einen Parathormon-Rezeptor.
Pathog.: Konstitutive, aktivierende Veränderung des Rezeptors für Parathormon und das Parathormon-ähnliche Peptid (PTH-PTHrP-Rezeptor). Die durch die Mutation bewirkte intrazelluläre Anhäufung von Adenosin-3'5'-monophosphat entspricht einer Stimulation durch Parathormon und erklärt die Hyperkalzämie. In Knorpelzellen exprimierter PTH-PTH-rP-Rezeptor ist in noch

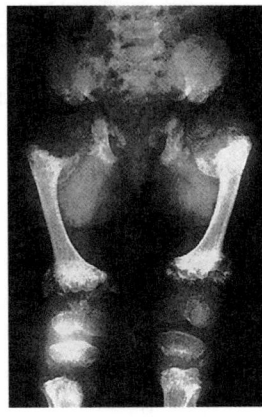

metaphysäre Chondrodysplasie Typ Murk Jansen: schwere metaphysäre Veränderungen (Beob. Univ.-Kinderklinik Mainz)

ungeklärter (parakrin-autokriner?) Weise an der Knorpelzellproliferation beteiligt.
Bemerkungen: Die Skelettveränderungen des jungen Säuglings führen nicht selten zur Fehldiagnose Rachitis oder Hyperparathyreoidismus mit entsprechend fehlerhaften Therapieversuchen.
Lit.: Charrow J, Poznanski AK (1984) The Jansen type of metaphyseal chondrodysplasia. Am J Med Genet 18: 321–327. – Jansen M (1934) Über atypische Chondrodystrophie (Achondroplasie) und über eine noch nicht beschriebene angeborene Wachstumsstörung des Knochensystems: Metaphysäre Dysostosis. Z Orthopäd 61: 253–286. – Kruse K, Schütz C (1993) Calcium metabolism in the Jansen type of metaphyseal dysplasia. Eur J Pediatr 152: 912–915. – Schipani E, Kruse K, Jüppner H (1995) A constitutively active mutant PTH-PTH-rP receptor in Jansen-type metaphyseal chondrodysplasia. Science 268: 98–100. – Silverthorn KG, Houston CS, Duncan BP (1987) Murk Jansen's metaphyseal chondrodysplasia with long-term follow-up. Pediatr Radiol 17: 119–123.
McK: 156400
J. Spranger/JS

Chondrodysplasie, metaphysäre, Typ Vaandrager-Pena

Syn.: Vaandrager-Pena-Syndrom
Def.: Seltene Form der metaphysären Chondrodysplasie.
A.: Frühe Beschreibungen 1960 durch den holländischen Chirurgen G. J. Vaandrager und 1965 durch den spanischen Pädiater José Pena.
Diagn. Krit.: **(1)** Proportionierter Kleinwuchs, aufgetriebene Unterarmenden. – **(2)** Röntgenologisch symmetrische metaphysäre Dysplasie mit kolbigen Auftreibungen vor allem der distalen Enden von Radius und Ulna mit longitudinalen, streifigen Verdichtungen und Aufhellungen der Metaphysenregion. Nur leichte Veränderungen der kurzen Röhrenknochen, normale Wirbelkörper; die von Pena beobachteten Geschwister hatten jedoch eine Torsionsskoliose.
Ätiol.: Wohl monogenes Erbleiden, Erbgang unklar: Vaandrager beobachtete erkrankte eineiige Zwillinge. Pena beschrieb Geschwister, deren Mutter und Großmutter möglicherweise auch betroffen waren.
Pathog.: Unbekannt.
Bemerkungen: Röntgenologisch erinnern die metaphysären Veränderungen an Enchondrome. Im Unterschied zur generalisierten Enchondromatose sind jedoch die Wirbelkörper nicht betroffen und die Erkrankung tritt familiär auf.
Lit.: Kozlowski K, Sikorska B (1970) Dysplasia metaphysaria, Typ Vaandrager-Pena. Z Kinderheilk 108: 165–170. – Pena J (1965) Disostosis metafisaria. Una revisión. Con aportación de una observatión familiar. Radiologica No 47: 3–27. – Vaandrager GJ (1960) Metafysaire dysostosis? Nederland Tijdschr Geneesk 104: 547–552.
McK: 250300
J. Spranger/JS

Chondrodysplasie, mikrozephale subletale: osteodysplastischer primordialer Minderwuchs Typ I

Chondrodysplasie, progrediente pseudorheumatoide

Syn.: Arthritis, progrediente pseudorheumatoide – progressive pseudorheumatoid arthritis of childhood (e) – PPAC (e) – spondylo-epiphyseal dysplasia tarda with progressive arthropathy (e)
Def.: Autosomal-rezessiv erbliche, durch zunehmende, generalisierte Gelenkversteifung und Wirbelkörperdysplasie charakterisierte Entwicklungsstörung des Knorpel-Knochen-Systems.

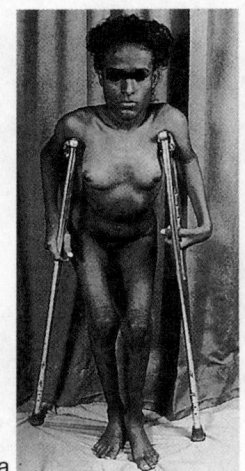

a

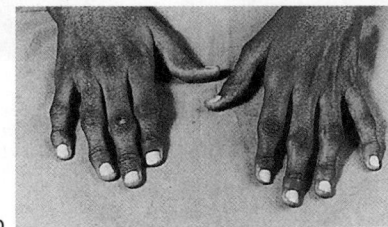

b

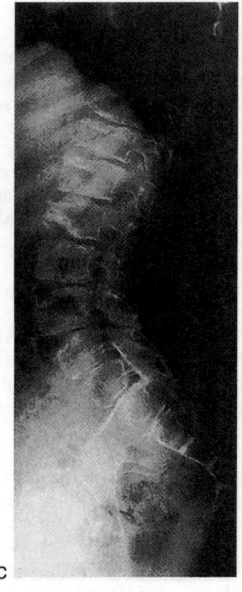

c

Chondrodysplasie, progrediente pseudorheumatoide: a) klinischer Aspekt einer 16 Jahre alten Patientin, die durch Gelenkkontrakturen nicht mehr frei gehen kann; b) knöchern aufgetriebene Interphalangealgelenke; c) abgeflachte, unregelmäßig konturierte Wirbelkörper

chondroektodermale Dysplasie

A.: Abgrenzung des Krankheitsbildes 1980 durch den Pädiater Jürgen Spranger und Mitarbeiter, Mainz.
Diagn. Krit.: **(1)** Manifestation im frühen Kindesalter mit Gangstörung, Ermüdbarkeit, Muskelschwäche. – **(2)** Zunehmende Gelenkversteifung, die im Erwachsenenalter zu fast völliger Rigidität führt. Betroffen sind alle großen und kleinen Gelenke einschließlich der Wirbelsäule. – **(3)** Vorwiegend spondyläre Dysplasie mit abgeflachten, unregelmäßig konturierten Wirbelkörpern; Beckendysplasie, aufgetriebene Enden der Phalangen.
Ätiol.: Mutation eines homozygot manifesten Gens; entsprechend autosomal-rezessiver Erbgang.
Pathog.: Unbekannter Defekt des Gelenkknorpels.
Bemerkungen: In frühen Stadien wird die Erkrankung nicht selten mit einer Polymyositis oder anderen Muskelkrankheiten verwechselt, später mit der juvenilen chronischen Polyarthritis. Im Unterschied zur ersteren sind Muskelenzyme und EMG normal, im Unterschied zur letzteren Entzündung. Die Wirbelkörperveränderungen werden häufig als aseptische Osteochondrose vom Typ Scheuermann fehlgedeutet.
Lit.: Spranger J, Albert C, Schilling F (1980) A progressive connective tissue disease with features of juvenile rheumatoid arthritis and osteochrondrodysplasia. Eur J Pediatr 133: 186. – Spranger J, Albert C, Schilling F et al (1983) Progressive pseudorheumatoid arthritis of childhood (PPAC). Eur J Pediatr 140: 34–40. – Wynne/Davis R, Hall C, Ansell BM (1982) Spondyloepiphyseal dysplasia tarda with progressive arthropathy. J Bone Jt Surg 64-B: 442–445.
McK: 208230
J. Spranger/JS

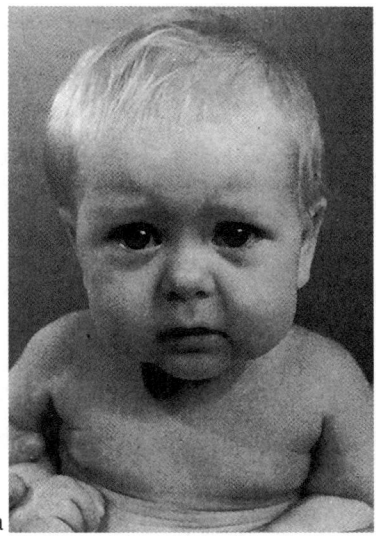
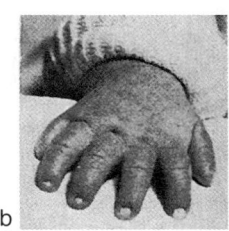
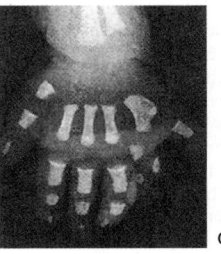

Chondrodystrophia foetalis: Achondroplasie
Chondrodystrophia myotonica: Schwartz-Jampel-Syndrom
Chondrodystrophia punctata: Chondrodysplasia punctata, X-chromosomal-dominante Form
chondrodystrophic myotonia (e): Schwartz-Jampel-Syndrom
Chondrodystrophie: Achondroplasie

chondroektodermale Dysplasie
Syn.: Ellis-van-Creveld-Syndrom
Def.: Krankheitsbild durch pleiotropen Gendefekt, der sich u.a. in einer charakteristischen Skelettdysplasie, Herzfehler und Polydaktylie äußert.
A.: Erstbeschreibung 1940 durch R. W. B. Ellis, 1902–1966, britischer Pädiater, und Simon van Creveld, 1894–1971, Pädiater, Amsterdam.
Diagn. Krit.: **(1)** Manifestation bei der Geburt mit disproportioniertem Minderwuchs, häufig schmalem Thorax. Der Minderwuchs betrifft die distalen Extremitätenabschnitte stärker als die proximalen und nimmt im Laufe der Entwicklung eher zu. Ausbildung von X-Beinen. – **(2)** Postaxiale oder axiale Hexadaktylie der Hände, gelegentlich auch der Füße. Nagelhypoplasie. – **(3)** Kurze Oberlippe, die durch mehrere Frenula mit dem Alveolarkamm verbunden ist. Zahnanomalien: neonatale Zähne, Hypodontie, verzögerter Zahndurchbruch. – **(4)** Vitium

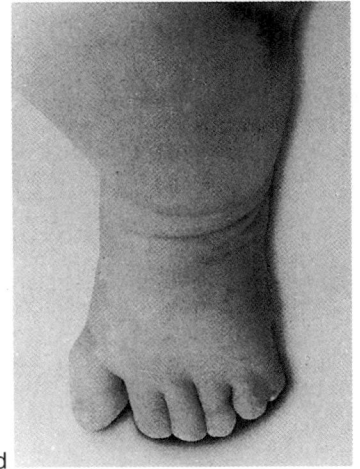
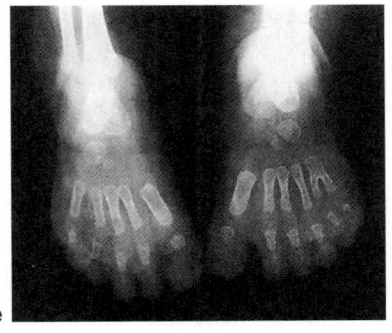

a) Klinisches Erscheinungsbild bei der chondroektodermalen Dysplasie (Beob. H. Kirchmair, U.K.Kl. Rostock); b) Hexadaktylie und hypoplastische Entwicklung der Fingernägel; c) zugehöriges Röntgenbild der Hand; d) Hexadaktylie am Fuß und hypoplastische Entwicklung der Zehennägel; e) zugehöriges Röntgenbild des Fußes ▷

cordis, meist Vorhofseptumdefekt. – **(5)** Radiologisch charakteristische Skelettdysplasie: bei Neugeborenen Beckendysplasie mit Spornbildung des medialen Azetabulums, vorzeitiger Ossifikation der proximalen Femora und Humerusepiphysen, von proximal nach distal zunehmende Verkürzung der Röhrenknochen, Hexadaktylie mit oder ohne Fusion einzelner Mittelhand- und/oder Fingerknochen. In den Händen später Fusion von Os hamatum und Os capitatum, Zapfenepiphysen der Mittel- und Endphalangen, charakteristische Abflachung der lateralen Aspekte der proximalen Tibia-Epiphysen.
Ätiol.: Autosomal-rezessives Erbleiden durch Mutation eines auf Chromosom 4p16 lokalisierten Gens.
Pathog.: Unbekannt.
Bemerkungen: Bei der Geburt sind andere, ähnliche Skelettdysplasien aus dem Formenkreis der Kurzripp-Polydaktylie-Syndrome zu differenzieren, die ebenfalls mit Herzfehlern einhergehen können. Zu denken ist insbesondere an die asphyxierende Thoraxdysplasie mit vergleichsweise günstiger, die Kurzripp-Polydaktylie Typ Majewski mit schlechter Prognose. Auf die nosologische Beziehung der chondroektodermalen Dysplasie zur asphyxierenden Thoraxdystrophie und zum Symptomenkomplex der reno-hepato-pankreatischen Dysplasie haben Brueton et al. verwiesen.
Lit.: Brueton LA, Dillon J, Winter RM (1990) Ellis van Creveld syndrome, Jeune syndrome, and renal hepatic-pancreatic dysplasia: separate entities or disease spectrum. J Med Genet 27: 525. – Ellis RWB, van Creveld S (1940) Syndrome characterized by ectodermal dysplasia, polydactyly, chondrodysplasia and congenital morbus cordis. Arch Dis Child 15: 65–84. – Spranger J, Langer LO, Wiedemann HR (1974) Bone Dysplasias, S 46–52. Fischer/Saunders, Stuttgart, Philadelphia.
McK: 225500
J. Spranger/JS

Chondrohypoplasie: Hypochondroplasie

Chondrokalzinose
Syn.: Calciumpyrophosphatgicht – Pseudogicht – calcium pyrophosphate dihydrate (CPPD) deposition disease (e)
Def.: Ablagerung von Calciumpyrophosphat-Dihydrat-Kristallen periartikulär, in den gelenkbildenden Geweben und der Gelenkflüssigkeit mit konsekutiver arthrotischer Gelenkveränderung.
Diagn. Krit.: **(1)** Gicht-ähnliche Arthralgien und Anfälle mit akuten und subakuten Entzündungen eines oder mehrerer Gelenke, bevorzugt Knie- und Hüftgelenke. – **(2)** Radiologisch nachweisbare Kalkschatten in den Gelenkknorpeln und Menisken. – **(3)** Gehäuftes Auftreten im Alter sowie in Assoziation mit Hyperparathyreoidismus, Hypomagnesiämie, Hypophosphatasie, Hämochromatose, Hypothyreose, Gicht, M. Wilson (spekulativ), Ochronose (spekulativ), Akromegalie (spekulativ), Z.n. Meniskektomie. – **(4)** Nachweis rhomboider Kristalle im Gelenkpunktat (Calciumpyrophosphat-Dihydrat). – **(5)** Labor: Im Anfall BSG-Beschleunigung, Rheumafaktoren negativ, die Harnsäure i.S. kann erhöht sein.
Ätiol.: **1.** Hereditäre Form. – **2.** Chondrokalzinose in Assoziation mit anderen Stoffwechselkrankheiten und Endokrinopathien (s.o.).
Pathog.: Die Gründe für die Ablagerung von Calciumpyrophosphat-Dihydrat-Kristallen, die im Gegensatz zu Gichttophi nicht mehr abgebaut werden können, sind unklar. Das häufige Vorkommen im Alter läßt vermuten, daß physikalische und/oder chemische Veränderungen des alternden Knorpels die Kristallisation von CPPD begünstigen. Die Assoziation mit Stoffwechselerkrankungen läßt vermuten, daß die veränderten Stoffwechselverhältnisse wie z.B. Hyperkalzämie die CPPD-Kristallisation begünstigen. **(DD)** echte Gicht – rheumatoide Arthritis – Hydroxylapatit-Arthropathie – Calciumoxalat-Arthropathie.
Bemerkungen: 10–15% der Personen zwischen 65 und 75 Jahre, 30–60% der Personen über 85 Jahre sind betroffen. In den meisten Fällen haben die Patienten Gelenkveränderungen anderer Genese und sind seitens der CPPD-Ablagerungen asymptomatisch. V.a. bei jüngeren Patienten mit CPPD-Arthritis sollte an die assoziierten metabolischen Störungen und an genetische Faktoren gedacht werden.
Lit.: Beth A (1992) Articular cartilage vesicles generate calcium pyrophosphate dihydrate-like crystals in vitro. Arthritis Rheum 35: 231. – Doherty M (1991) Familial chondrocalcinosis due to calcium pyrophosphate dihydrate crystal deposition in English families. Br J Rheumatol 30: 10. – Doherty M (1991) Inorganic pyrophosphat in metabolic disease predisposing to calcium pyrophosphate dihydrate deposition. Arthritis Rheum 34: 1297. – Jone AC, Chuck AJ, Arie EA et al (1992) Diseases associated with calcium pyrophosphate deposition disease. Seminars in Arthritis and Rheumatism 22: 188–202.
McK: 118600
S. Klatt/GA

Chondromalacia patellae: Osteochondrose, aseptische, Typ Büdinger-Ludloff
chondro-manubriale Deformität des Sternums: Currarino-Silverman-Syndrom
chondrosis of the patella (e): Osteochondrose, aseptische, Typ Büdinger-Ludloff
chorea (e): Sydenham-Krankheit
Chorea electrica: Dubini-Krankheit
Chorea fibrillaris: Myokymien, generalisierte

Chorea Huntington
Syn.: Huntington's disease (e) – Huntington-Krankheit – Huntington-Syndrom – Erbchorea – Erb-Veitstanz – Chorea progressiva hereditaria – Lund-Huntington-Chorea – Chorea St. Viti
Def.: Autosomal-dominant vererbte, meist im mittleren Lebensalter einsetzende, progrediente neurodegenerative Erkrankung mit hyperkinetischen Bewegungsstörungen, psychischer Wesensveränderung und Demenz.
A.: George Huntington, 1851–1916, Neurologe, New York, gab der Krankheit durch die Publikation »On Chorea« 1872 den Namen. Die erste Beschreibung einer vererbten, adulten Chorea geht vermutlich auf Elliotson zurück (Lancet 1832). 1860 beschrieb J. C. Lund die Krankheit in einer norwegischen Publikation, welche erst 1959 ins Englische übersetzt wurde.
Diagn. Krit.: **(1)** Erkrankungsbeginn: sehr variabel, meist zwischen dem 30.–55. Lebensjahr beginnend, daneben kommen auch juvenile Verläufe vor (3%). – **(2)** Neuromotorische Symptomatik: **a)** choreatische Bewegungsstörung: unkoordinierte Massenbewegungen, befallen sind bevorzugt Gesicht und Extremitäten; führen zu unwillkürlichem, stoßweisem Verrenken der Gliedmaßen und Grimassieren. Bewegungen eher langsam und athetoid. Verstärkung durch Erregung, Sistieren im Schlaf. 5% zeigen nie eine Chorea. – **b)** Hypertonus, Rigidität, Spastizität: 45% der Patienten haben einen erhöhten

Muskeltonus extrapyramidalen oder pyramidalen Ursprungs. Deshalb Parkinson-ähnliche Symptome einschließlich Tremor, Hyperreflexie und Myoklonus möglich. – **c)** Gang: meist schwer gestört; »Zick-Zack-Gang« evtl. als Trunkenheit fehlgedeutet, choreatische Bewegungen beim Gehen zunehmend, Sturzgefahr, Gangbild abhängig von Ausprägung der Rigidität und Spastizität. – **d)** Dysarthrie: Sprache verlangsamt, verwaschen, progredient unverständlicher; Folge der Koordinationsstörung der Sprachmuskulatur. – **e)** Okulomotorische Störung: selektiver Defekt der schnellen Augenbewegungen, verlangsamter optokinetischer Nystagmus. – **f)** Dysphagie: tritt erst terminal auf; führt zu Aspirationspneumonien. – **g)** Epilepsie: Grand-mal-Anfälle in 1–3% der adulten Chorea Huntington; häufiger bei juvenilem Erkrankungsbeginn. – **h)** Inkontinenz: terminal Urin- und Stuhlinkontinenz (etwa 20%). – **(3)** Psychische Symptomatik: **a)** Persönlichkeitsveränderungen: häufig Frühsymptom; charakterliche Veränderungen unterschiedlichster Art (Reizbarkeit, Triebhaftigkeit, Gewalttätigkeit). – **b)** Depression: häufigstes psychisches Frühsymptom; Interesselosigkeit, Kontaktarmut, sozialer Rückzug, erhöhte Suizidalität. – **c)** Demenz: progredienter intellektueller Abbau, in der Frühphase Gedächtnisstörungen, später zeitliche und örtliche Desorientiertheit. – **d)** Psychosen: paranoid-halluzinatorisches Zustandsbild oder katatone Antriebsstörungen; häufig als Schizophrenie diagnostiziert (5–12%). – **(4)** Allgemeinsymptome: Magersucht bis Marasmus aufgrund kataboler Stoffwechsellage, Patienten wirken älter als ihr chronologisches Alter; allgemeine Hypotonie. – **(5)** Juvenile Chorea Huntington: Erkrankungsbeginn vor 20. Lebensjahr; Rigidität ist die prädominante motorische Störung. Intellektuelle Desorientiertheit mit Schulversagen; evtl. paranoide Schizophrenie; gehäuft Epilepsie; Verlauf schwerer als bei spätem Krankheitsbeginn. Gehäuft paternale Übertragung. – **(6)** Diagnostik: bisher nur direkte molekulargenetische Analyse und Nachweis der für Chorea Huntington typischen Mutation pathognomonisch. **a)** EEG: unspezifische Veränderungen (low voltage). – **b)** CT/MRI: Atrophie des Nucleus caudatus et Putamen. – **c)** Positronen-Emissions-Tomographie: Glucose-Metabolismus und Dopaminrezeptorendichte des Nucleus caudatus vermindert (evtl. schon präsymptomatisch). – **d)** Diagnostik: Nachweis des verantwortlichen Gendefekts (mittels »polymerase chain reaction«) sichert die Diagnose und ermöglicht präsymptomatische und pränatale Diagnostik.
Ätiol.: Autosomal-dominant vererbte Krankheit aufgrund unstabiler Trinukleotid-Repeat(CAG)-Expansion am 5' Ende des IT15-Gens (Huntington-Gen) auf Chromosom 4p16.3. Die schon bei Normalen polymorphe CAG-Kopienzahl (11–34 Kopien) ist bei Huntington-Patienten ca. verdoppelt (42 bis über 100).
Pathog.: IT15 codiert für ein noch unbekanntes Protein (Huntington) ohne signifikante Ähnlichkeit mit bisher bekannten Proteinstrukturen. Wirkungsmechanismus der CAG-Triplet-Expansion bislang unbekannt. Signifikante negative Korrelation der CAG-Kopienzahl mit Erkrankungsalter (speziell für große Expansionen). Das Ausmaß der Expansion scheint mit dem Schweregrad der Krankheit zu korrelieren. Pathologisch: Degenerativer Prozeß des Nucleus caudatus, des Putamens und der Hirnrinde. Histologisch: Neuronenverlust mit Astrogliose. Erhöhte Lactatspiegel, erhöhter FGF (fibroblast growth factor) und Fehlen von Rezeptoren für exzitatorische Neurotransmitter der Glutamat-Familie (Transmittertoxizität mit Energiedepletion der Nervenzellen oder Rezeptorenstörung?). Neuroendokrinologisch: gestörte Prolactinfreisetzung. Neuropharmakologisch: L-Dopa führt zur Aggravation der Chorea. Homozygote unterscheiden sich wahrscheinlich klinisch nicht von Heterozygoten (komplette Dominanz, kein Dosiseffekt).
Bemerkungen: Neumutationen sind sehr selten. Viele amerikanische Familien lassen sich auf europäische Einwanderer zurückführen. Nach der präsymptomatischen Diagnostik ist eine differenzierte psychische und soziale Betreuung der Probanden als Hilfe für die weitere Lebensbewältigung sehr wichtig.
Lit.: Hayden MR (1981) Huntington's chorea. Springer, New York. – Huntington G (1872) On chorea. Med Surg Rep 26: 317–321. – The Huntington's Disease Collaborative Research Group (1993) A novel gene containing a trinucleotid repeat that is expanded and unstable on Huntington's Disease Chromosomes. Cell 72: 971–983.
McK: 143100
J. Hammer/AS

Chorea infectiosa: Sydenham-Krankheit
Chorea infectiosa (Wollenberg): Sydenham-Krankheit
Chorea minor: Sydenham-Krankheit
Chorea progressiva hereditaria: Chorea Huntington
Chorea rheumatica: Sydenham-Krankheit
Chorea St. Viti: Chorea Huntington – Sydenham-Krankheit
Chorea Sydenham: Sydenham-Krankheit
Chorée fibrillaire (fz): Myokymien, generalisierte
choreoacanthocytosis (e): Levine-Critchley-Syndrom

Choreoathetose, familiäre paroxysmale
Syn.: Dystonie, periodische – paroxysmale dystonische Choreoathetose – conditionally responsive extrapyramidal syndrome (e) – Mount-Reback syndrome (e)
Def.: Minuten bis Stunden andauernde, dystone Bewegungen der Extremitäten, des Kopfes und des Rumpfes.
A.: Erstbeschreiber Mount und Reback (1940).
Diagn. Krit.: **(1)** Beginn im Kindesalter. – **(2)** Anfallsartige dystone oder choreatische Bewegungsstörungen, die Minuten bis Stunden andauern. – **(3)** Während der Attacken dys- oder anarthrisch. – **(4)** Anfallsprovokation durch Alkohol, Kaffee oder Tee, Müdigkeit, Streß. – **(5)** Keine neurologischen Auffälligkeiten im Intervall.
Ätiol.: Autosomal-dominanter Erbgang.
Pathog.: Unbekannt.
Bemerkungen: Die Erkrankung muß von der häufigeren, »paroxysmal kinesigenic choreoathetosis« unterschieden werden.
Lit.: Byrne E, White O, Cook M (1991) Familial dystonic choreoathetosis with myokymia: a sleep responsive disorder. J Neurol Neurosurg-Psychiatr 54(12): 1090–1092. – Fegers S (1991) Die paroxysmalen Choreoathetosen. Fortschr Neurol Psychiatr 59(6): 234–238. – Mount LA, Reback S (1940) Familial paroxysmal choreoathetosis: preliminary report on a hitherto undescribed clinical syndrome. Arch Neurol Psychiat 44: 841–847.
McK: 118800
P. Fischer/DP

Chorioamnionitis
Syn.: Amnioninfektionssyndrom
Def.: Infektion von Fruchtwasser, Eihäuten, Plazenta und/oder Fötus durch überwiegend aus dem Urogenitaltrakt der Schwangeren stammende Keimaszension.
Diagn. Krit.: **(1)** Fieber von 38 °C oder höher bei der Schwangeren. – **(2)** Tachykardie über 100/min. – **(3)** Leukozytose über 15 000/mm^3. – **(4)** Druckdolente

Choroideremie-Taubheit-Obesitas(-Syndrom)

Gebärmutter und übelriechendes Fruchtwasser. – **(5)** Fetale Tachykardie über 160/min. – **(6)** Bei Nichtbehandlung (Beendigung der Schwangerschaft) Entwicklung einer Sepsis mit bakteriellem Schock und folgende disseminierte intravaskuläre Gerinnung. – **(7)** Infektion des Feten über Aspiration von infiziertem Fruchtwasser.
Ätiol.: Aszendierende Infektion mit Keimen aus dem Urogenitalbereich der Schwangeren bei vorzeitigem Blasensprung. Der hämatogene und der Infektionsweg durch Amniozentese oder Fetoskopie ist selten. Fakultativ-anaerobe und anaerobe Bakterien sind führend.
Pathog.: Der vorzeitige Blasensprung bei Frühgeburtlichkeit erhöht das Erkrankungsrisiko. 1–2% aller Schwangerschaften sind betroffen. Die aufsteigende Infektion im Genitalbereich führt zu vorzeitiger Wehentätigkeit, vorzeitiger Reifung des Muttermundes und konsekutiv zum vorzeitigen Blasensprung. Weitere prädisponierende Faktoren sind ein protrahierter Geburtsverlauf nach Blasensprung, Urogenitalinfektionen und Manipulationen im Bereich der Zervix (Cerclage, vaginale Untersuchung nach Blasensprung).
Bemerkungen: Eine antibiotische Behandlung der Schwangeren bei Chorioamnionitis ist als Schutzmaßnahme notwendig, die kausale Therapie besteht jedoch in der Entleerung des Uterus. Dies bedeutet, daß bei Nachweis einer Chorioamnionitis zu jedem Zeitpunkt der Schwangerschaft die Schwangerschaft beendet werden muß. Eine septische Chorioamnionitis nach Geburt des Kindes unter intensiv-medizinischen Maßnahmen erfordert die Hysterektomie. Die Prophylaxe besteht in der Kontrolle des pH-Wertes in der Scheide, Nativ-Präparaten des Scheidensekretes, bakteriologischer Bestimmung des Keimspektrums und gezielter antibiotischer Behandlung.
Lit.: Martius J (1990) Amnioninfektionssyndrom. In: Klinik der Frauenheilkunde und Geburtshilfe, Bd 7/II, S 340–344. Urban & Schwarzenberg, München, Wien, Baltimore.
R. Terinde/GA

Chorioenzephalitis: Vogt-Koyanagi-Harada-Sequenz
Chorioiditis juxtapapillaris: Jensen-Chorioiditis
choriomeningoenzephalitisches Syndrom: Vogt-Koyanagi-Harada-Sequenz
Chorioneuraxitis, idiopathische: Vogt-Koyanagi-Harada-Sequenz
Chorioretinitis centralis serosa (Kitahara-Horniker): Kitahara-Symptomenkomplex
choroideremia, deafness, obesity syndrome (e): Choroideremie-Taubheit-Obesitas(-Syndrom)

Choroideremie-Taubheit-Obesitas(-Syndrom)
Syn.: choroideremia, deafness, obesity syndrome (e)
Def.: X-chromosomal vererbte chorioretinale Degeneration assoziiert mit angeborener Taubheit und Fettsucht.
A.: S. Ayazi. – Erstbeschreibung 1981.
Diagn. Krit.: **(1)** Progressive Nachtblindheit. – **(2)** Einschränkung des Gesichtsfeldes mit Beginn im Kindesalter. – **(3)** Fundoskopisch progressive Atrophie des Pigmentepithels und der Choriokapillaris. – **(4)** Angeborene Innenohr- und Schalleitungsschwerhörigkeit. – **(5)** Obesitas. – **(6)** Leichte geistige Behinderung.
Ätiol.: Mikrodeletionen (interstitielle Deletion Xq21.1) des Choroideremie-Gens und eines offenbar benachbarten Taubheitsgens.
Pathog.: Unbekannt.
Bemerkungen: Deletion der Markerloci DXS232, DXS233 und DXS95 in der Familie von Ayazi. Die von Merry et al. 1989 beschriebenen Patienten zeigen Choroideremie begleitet von Schwerhörigkeit infolge angeborener Stapesfixation, sowie geistige und körperliche Retardierung und haben überlappende, aber größere Deletionen.
Lit.: Ayazi S (1981) Choroideremia, obesity, and congenital deafness. Am J Ophthalmol 92: 63–69. – Merry DE, Lesko JG, Sosnoski DM et al (1989) Choroideremia and deafness with stapes fixation: A contiguous gene deletion syndrome in Xq21. Am J Hum Genet 45: 530–540. – Nussbaum RL, Lesko JG, Lewis RA et al (1987) Isolation of anonymous DNA sequences from within a submicroscopic X chromosomal deletion in a patient with choroideremia, deafness, and mental retardation. Proc Natl Acad Sci USA 84: 6521–6525.
McK: 303110
R. Spiegel/AS

Christmas disease (Briggs) (e): PTC-Mangel
christmas tree deformity (e): Jejunalatresie, hereditäre
Christ-Siemens-Touraine-Syndrom: ektodermale Dysplasie, hypohidrotische

Chromosom 1q⁻ Syndrom
Def.: Distinktes Dysmorphiesyndrom mit Mikrozephalie, bedingt durch distale Deletion am langen Arm von Chromosom 1 (Bänder 1q42→44).
A.: Carl B. Mankinen, amerikanischer Humangenetiker, wies 1976 bei einem 3jährigen Mädchen eine neuentstandene Deletion des besagten Segments nach.
Diagn. Krit.: **(1)** Deutlicher Wachstumsrückstand. – **(2)** Mikro-Brachyzephalie. – **(3)** Schwerer psychomotorischer Entwicklungsrückstand, meist kombiniert mit Hypotonie und oft mit Krampfleiden. Beeinträchtigte Überlebenschancen. – **(4)** Schädel-Gesichtsdysmorphien: schütteres Haar, fliehende Stirn, mongoloide Lidachsenstellung, Epikanthus und Strabismus, kleine knollige Nase mit flacher Wurzel, tiefes Philtrum, abfallende Mundwinkel, kleines Kinn, tiefsitzende und dysmorphe Ohren, kurzer Hals. – **(5)** Extremitäten: kurze Hände und Füße, proximale häutige Syndaktylie zwischen den zweiten und dritten Zehen. – **(6)** Hypoplastische männliche äußere Genitalien bis zur Zwittrigkeit (kleiner Penis mit perinealer Hypospadie, zweigeteiltes Skrotum, Kryptorchismus). – **(7)** Diskrete radiologische Skelettanomalien. – **(8)** Selten: Gaumenspalte, Lippen-Kiefer-Gaumenspalte, Herzfehler, Fehlen einer Niere, präaurikuläre Fistel, Mikrophthalmie, Fehlen des Corpus callosum, Hydrozephalus, posteriore Meningozele, Doppeldaumen.
Ätiol.: Deletion (partielle Monosomie des distalen Segments, Band 1q42→44) des langen Arms von Chromosom 1, entweder als Neumutation oder aufgrund einer balancierten Translokation bei einem Elternteil.
Pathog.: Unbekannt.
Bemerkungen: Bei familiärer Mikrozephalie mit Dysmorphiesyndrom sollte u.a. an dieses Syndrom gedacht und bei der Karyotypuntersuchung die distale Deletion von 1q sicher ausgeschlossen werden.
Lit.: Johnson VP, Heck LJ, Carter GA, Flom JO (1985) Deletion of the distal long arm of chromosome 1: A definable syndrome. Am J Med Genet 22: 685–694. – Mankinen CB, Sears JW, Alvarez VR (1976) Terminal (1)(q43) long-arm deletion of chromosome No 1 in a three-years-old female. Birth Def Orig Art Ser XII(5): 131–136. – Tolkendorf E, Hinkel GK, Gabriel A (1989) A new case of deletion 1q42 syndrome. Clin Gen 35: 289–292. – Watson MS, Gargus JJ, Blakemore KJ et al (1986) Chromosome deletion 1q42-43. Am J Med Genet 24: 1–6.
A. Schinzel/AS

Chromosom 4p⁻ Syndrom

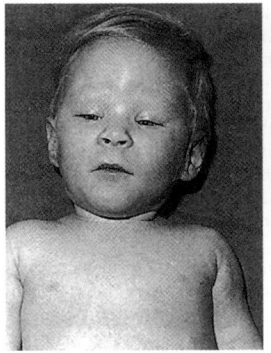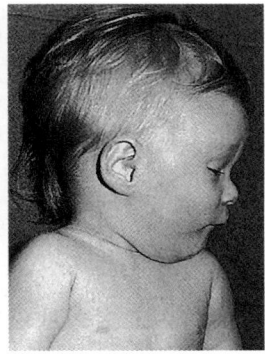

3p⁻ Syndrom: 1jähriges Mädchen, Trigonozephalie mit schmaler Stirn, Ptose, Epikanthus (aus Schwyzer et al., 1988)

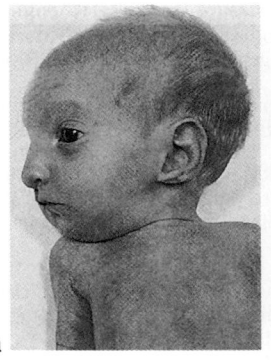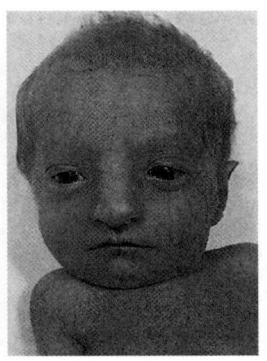

4p⁻ Syndrom: a) und b) eine Woche altes Mädchen; griechisches Profil, hohe Stirn, schnabelförmige Nase, Iriskolobom rechts, kurze Oberlippe, kleines Kinn

Chromosom 3p⁻ Syndrom

Def.: Distinktes Dysmorphiesyndrom mit charakteristischer Trias Trigonozephalie-Ptose-Hexadaktylie, bedingt durch Deletion des distalen Segments des kurzen Arms von Chromosom 3.

A.: Erstbeschreibung 1978 in den Niederlanden durch Verjaal und de Nef und im gleichen Jahr in den USA durch Fineman und Mitarbeiter.

Diagn. Krit.: (1) Intelligenzdefekt, meist schwer. – (2) Intrauteriner Wachstumsrückstand. – (3) Krämpfe. – (4) Kleinwuchs und Mikrozephalie. – (5) Muskuläre Hypo- oder Hypertonie. – (6) Charakteristische Schädelform: Brachy-Trigonozephalie. – (7) Charakteristische Gesichtsdysmorphien: prominente Metopica, schmale Stirn, Synophrys, mongoloide Lidachsenstellung, medialer Epikanthus, Ptose der Oberlider, kurze Nase, mit nach vorne weisenden Öffnungen, langes Philtrum, abfallende Mundwinkel, dysmorphe Ohrmuscheln mit präaurikulären Fisteln oder Anhängseln. – (8) Postaxiale Hexadaktylie von Fingern und/oder Zehen. – (9) Selten: Herzfehler, Analatresie, vorverlagerter Anus, Gaumenspalte, Hernien, Nierenfehlbildungen, Darmrotationsanomalie.

Ätiol.: Deletion des terminalen Segments des kurzen Armes von Chromosom 3 mit Bruchpunkt in Band 3p25, meist als Neumutation, selten als Folge elterlicher balancierter Translokation oder Inversion.

Pathog.: Unbekannt.

Bemerkungen: (DD) andere Trigonozephaliesyndrome, insbesondere C-Trigonozephalie, 9p⁻, 11p⁻ Syndrom, partielle Trisomie des distalen Segments von Chromosom 13. Die proximale Bruchstelle schließt in manchen Fällen das Gen für die von-Hippel-Lindau-Krankheit ein, ohne daß diese bisher bei älteren Patienten beschrieben worden wäre.

Lit.: Fineman RM, Hecht F, Ablow RC et al (1987) Chromosome 3 duplication q/deletion p syndrome. Pediatrics 61: 611–618. – Phipps ME, Latif F, Prowse A et al (1994) Molecular genetic analysis of the 3p⁻ syndrome. Hum Mol Genet 3: 903–908. – Schwyzer U, Binkert F, Caflisch U, Baumgartner B, Schinzel A (1988) Terminal deletion of the short arm of chromosome 3, del(3pter-p25): A recognizable syndrome. Helv Paediatr Acta 42: 309–315. – Verjaal M, de Nef J (1978) A patient with a partial deletion of the short arm of chromosome 3. Am J Dis Child 132: 43–45.

A. Schinzel/AS

Chromosom 4p⁻ Syndrom

Syn.: Wolf-Syndrom – Wolf-Hirschhorn-Syndrom – Deletion des kurzen Arms von Chromosom 4, partielle

Def.: Distinktes, klinisch leicht erkennbares Dysmorphiesyndrom mit hoher Letalität in den ersten Lebensjahren, bedingt durch partielle terminale Deletion des kurzen Arms von Chromosom 4.

A.: Ulrich Wolf, 1933–, Humangenetiker, Freiburg i.B., bewies 1965 als erster durch Autoradiographie in einem Fall eine Deletion in 4p (und nicht 5p⁻ wie beim schon früher bekannten Cri-du-chat-Syndrom). Zweite Publikation von Kurt Hirschhorn, 1926–, österr.-amerikanischer Humangenetiker, im gleichen Jahr als Nachuntersuchung einer früher in einer früheren Arbeit als 5p⁻ interpretierten Deletion.

Diagn. Krit.: (1) Schwerer intrauteriner Wachstumsrückstand (durchschnittliches Geburtsgewicht 2000 g, Kopfumfang 31 cm). Hochgradiger Wachstumsrückstand postnatal, Mikrozephalie. – (2) Hochgradiger Intelligenzdefekt. – (3) Schlechte Überlebenschancen: in über 90% Exitus im Säuglings- oder Kleinkindesalter. – (4) Epilepsie mit Beginn im ersten Lebensjahr. – (5) Charakteristische Gesichtsdysmorphien: prominente Stirn mit medianem Hämangiom, unterentwickelte Orbitabögen, stark geschwungene Wimpern, Hypertelorismus, antimongoloide Lidachsenstellung, Ptose, Strabismus, Stenose oder Atresie der Tränengänge, Hakennase mit prominenter Wurzel und kurzer, prominenter Oberlippe, abfallende Mundwinkel, kleines Kinn, dysmorphe Ohren mit hypoplastischer Anthelix und präaurikulären Anhängseln oder Fisteln. – (6) Genitalien: bei Knaben hypoplastisch mit Kryptorchismus und Hypospadie, bei Mädchen Klitorishypertonie, Uterusfehlbildungen und bindegewebige Ovarien. – (7) Weitere Fehlbildungen: schlanke Finger, überzählige Hand- und Fingerfurchen, dysplastische Dermatoglyphen. – (8) Augen: Iriskolobom, seltener Choroidea- und Retinakolobom, Mikrophthalmie; breite Palette seltenerer Augenfehlbildungen. – (9) Spalten: in einem Drittel der Patienten Gaumenspalte, in einem Sechstel Lippen-Kiefer-Gaumenspalte. – (10) Herzfehler in über der Hälfte der Fälle. – (11) Hirnfehlbildungen: Kleinhirnhypoplasie, Hypoplasie oder Fehlen von Corpus callosum, Septum pellucidum und Tracti olfactorii, Hydrocephalus internus, abnorme Gyrierung. – (12) Variable Nierenfehlbildungen, insbesondere Hypoplasie, polyzystische Dysplasie, einseitige Agenesie oder Verdoppelung, Hydronephrose. – (13) Hernien in über der Hälfte der Fälle. – (14) Weitere Fehlbildungen innerer Organe: Agenesie der Gallenblase, abnorme Lungenlappung, Nebenmilzen, Radiusapla-

sie. – **(15)** Charakteristische Röntgenbefunde: Hypoplasie des Os pubis, Pseudoepiphysen an Phalangen, Metakarpalia und Metatarsalia, geringere Wirbel- und Rippenfehlbildungen.
Ätiol.: Monosomie der Region 4pter (terminaler kurzer Arm) bis 4p16–13, also des distalen Drittels bis zur Hälfte des kurzen Arms. Tritt zu über 90% als Neumutation auf; Rest: familiäre Translokation bei einem Elternteil; sehr selten: Mosaik, familiäre perizentrische Inversion, Ringchromosom. Deletion fast immer im väterlichen Homolog entstanden.
Pathog.: Unbekannt.
Bemerkungen: Die Deletion kann zytogenetisch nicht nachweisbar klein sein. In diesen Fällen Nachweis mittels fluoreszierender In-situ-Hybridisierung.
Lit.: Hirschhorn K, Cooper HL, Firschein IL (1965) Deletion of short arms of chromsome 4–5 in a child with defects of midline fusion. Humangenetik 1: 479–482. – Schinzel A (1979) Autosomale Chromosomenaberrationen. Arch Genet (Zur) 52: 1–204. – Wolf U, Reinwein H, Porsch R et al (1965) Defizienz an den kurzen Armen eines Chromosoms Nr. 4. Hum Genet 1: 397–413.
A. Schinzel/AS

Chromosom 4q⁻ Syndrom

Syn.: Deletion des langen Arms von Chromosom 4, terminale
Def.: Distinktes Dysmorphiesyndrom mit Robin-Sequenz und Hypoplasie der Endphalangen und Nägel, bedingt durch terminale Deletion des langen Arms von Chromosom 4.
A.: Erstbeschreibung 1973/75 durch C. van Kempen, niederländische Pädiaterin.
Diagn. Krit.: **(1)** Kleinwuchs, meist postnataler Beginn. – **(2)** Robin-Sequenz mit Gaumenspalte und bei Geburt stark unterentwickeltem Kinn; seltener Lippen-Kiefer-Gaumenspalten. – **(3)** Schädel: Verspäteter Schluß der Fontanellen, Brachy-Mikrozephalie. – **(4)** Gesicht: Hypertelorismus, Epikanthus, mongoloide Lidachsenstellung, flache, breite Nasenwurzel, nach vorn gerichtete Nasenöffnungen, hypoplastischer Oberkiefer, kleine dysplastische Ohren. – **(5)** Angeborene Herzfehler in mehr als der Hälfte der Fälle. – **(6)** Distale Extremitäten: krallenartige Deformation der Endphalangen, besonders der vierten und fünften Finger; in Ausnahmefällen Fehlen dieser beiden Strahlen; postaxiale Hexadaktylie, Symphalangismus; Klinodaktylie, milde kutane Syndaktylie zwischen den Strahlen 2 bis 5, Vierfingerfurchen. – **(7)** Hypoplasie der männlichen Genitalien. – **(8)** Selten: Choanalatresie, überzählige Thorakalwirbel und Rippen, Ösphagusatresie mit Fistel, ektoper Anus, Hypoplasie der Gallenblase, Hypospadie, Verdoppelung einer oder beider Nieren, Klumpfuß, Meckel-Divertikel, Hernien. – **(9)** Schwerer psychomotorischer Entwicklungsrückstand, Epilepsie.
Ätiol.: Terminale Deletion des langen Arms von Chromosom 4 mit Bruchpunkt in 4q31 bis 4q33, fast immer als Neumutation.
Pathog.: Unbekannt.
Lit.: Van Kempen C (1975) A patient with congenital anomalies and a deletion of the long arm of chromosome 4[46,XY,del(4)(q31)]. J Med Genet 12: 204–207. – De Michelena M, Campos PJ (1989) Terminal deletion 4q in a severely retarded boy. Am J Med Genet 33: 228–230. – Mitchell JA, Packman S, Loughman WD et al (1981) Deletion of different segments of the long arm of chromosome 4. Am J Med Genet 8: 73–89.
A. Schinzel/AS

Chromosom 5p⁻ Syndrom

Syn.: Cri-du-chat-Syndrom – Katzenschrei-Syndrom – cat cry syndrome (e) – Lejeune-Syndrom
Def.: Durch Deletion (partielle Monosomie) des terminalen Segments des kurzen Armes von Chromosom 5 bedingtes distinktes Dysmorphiesyndrom mit charakteristischem Schrei, besonders in den ersten Lebensjahren.
A.: Jérôme Lejeune, 1926–1994, Humangenetiker, Paris, wies 1963 in den ersten Fällen die Deletion in 5p nach und benannte das Syndrom nach dem charakteristischen Schrei.
Diagn. Krit.: **(1)** Untergewicht für Gestationsalter (durchschnittlich 2600 g). – **(2)** Wachstumsrückstand. – **(3)** Intelligenzdefekt, fast immer auf Stufe Idiotie. Im allgemeinen keine Sprachentwicklung. – **(4)** Mikrozephalie (bei Geburt durchschnittlicher Kopfumfang von 31,7 cm). – **(5)** Charakteristischer, an das Miauen junger Katzen er-

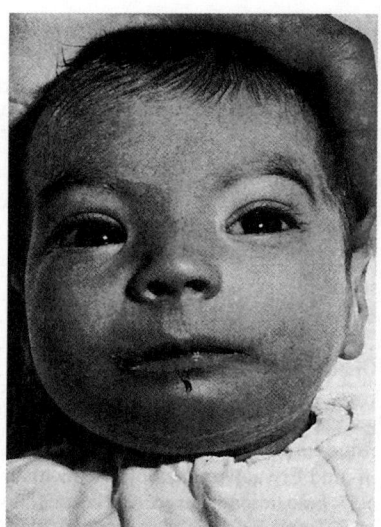

a

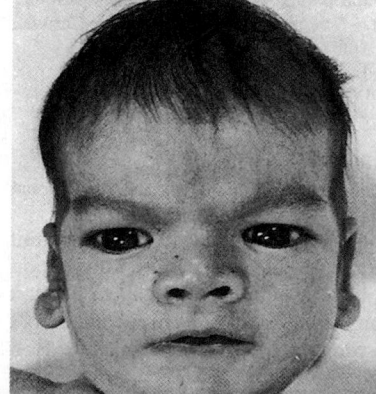

b

5p⁻ Syndrom: a, b) Neugeborene: Vollmondgesicht mit schmaler Stirn, vollen Wangen, Hypertelorismus, Epikanthus, Mikrogenie (2 bzw. 4 Monate)

innernder Schrei im ersten Lebensjahr; später eigenartig hohe Stimme, beides vermutlich bedingt durch Larynxhypoplasie. – **(6)** Charakteristische Gesichtsdysmorphien im Säuglings- und Kleinkindesalter: Vollmondgesicht (volle Wangen, schmale Stirn) mit medialem Epikanthus, antimongoloiden Lidachsen, Strabismus, flacher, breiter Nasenwurzel und kleinem Kinn. – **(7)** Kurze Hände mit Vierfingerfurchen und kurze Finger. – **(8)** Muskuläre Hypotonie. – **(9)** Oft zeitlebens Inkontinenz. – **(10)** Seltenere Befunde: Herzfehler, Kryptorchismus, Gaumenspalte, präaurikuläre Fisteln, Hypospadie, partielle häutige Syndaktylie zwischen zweiten und dritten Fingern und Zehen. – **(11)** Sehr seltene Befunde: Oligodaktylie, lumbale Myelomeningozele, Malrotation. – **(12)** Gesichtsdysmorphien im Erwachsenenalter: schmales, oft asymmetrisches Gesicht, irreguläre Zahnstellung und frühzeitiger Verlust der Zähne, prominentes Kinn. – **(13)** Während des Wachstums fortschreitende Verkürzung der Metakarpalia und Metatarsalia IV und V. – **(14)** Bei Mädchen meist normale Pubertät. – **(15)** Gynäkotropie.
Ätiol.: Deletion des terminalen Drittels bis des vollständigen kurzen Arms von Chromosom 5 mit Bruchpunkt zwischen 5p15.1 und 5p11. Zu 90% neu entstandene Deletionen, Rest Ringchromosomen oder unbalancierte Segregation einer elterlichen balancierten Translokation oder Inversion. Herkunft von neu entstandenen Deletionen meist väterlich.
Pathog.: Unbekannt.
Bemerkungen: Ausgeprägter Wandel im klinischen Bild mit der Entwicklung. Die charakteristischen Neugeborenenbefunde sind für die klinische Diagnosestellung im Adoleszenten- und Erwachsenenalter unbrauchbar. Zytogenetisch unsichere Deletionen (z.B. bei gleichzeitiger Duplikation) lassen sich mittels fluoreszierender In-situ-Hybridisierung eindeutig nachweisen.
Lit.: Lejeune J, Lafourcade J, Berger R et al (1963) Trois cas de délétion partielle du bras court d'un chromosome 5. C R Acad Sci (Paris) 257: 3098. – Niebuhr E (1978) Cytogenetic observations in 35 individuals with a 5p-karyotype. Hum Genet 42: 143–156. – Niebuhr E (1979) Anthropometry in the Cri du Chat syndrome. Clin Genet 16: 82–95. – Schinzel A (1979) Autosomale Chromosomenaberrationen. Arch Genet (Zur) 52: 1–204.
A. Schinzel/AS

Chromosom 5q⁻ Syndrom

Syn.: 5q⁻ Anomalie
Def.: Durch eine erworbene, interstitielle Deletion am langen Arm von Chromosom 5 charakterisierte, refraktäre makrozytäre Anämie mit typischer abnormer Megakaryozytenmorphologie.
A.: Erstbeschreibung 1974 durch Hermann Van den Berghe.
Diagn. Krit.: **(1)** Refraktäre makrozytäre Anämie. – **(2)** Isolierter, interstitieller Verlust eines Teils des langen Armes von Chromosom 5. – **(3)** Normale oder erhöhte Thrombozytenzahl. – **(4)** Im Knochenmark viele einkernige Megakaryozyten mit nur einem oder zwei Kernsegmenten, die häufig exzentrisch liegen. – **(5)** Oft hypoplastische Erythropoese mit mäßiger Dyserythropoese. – **(6)** Meistens sind ältere Frauen betroffen. – **(7)** Unauffällig ausreifende Granulopoese. – **(8)** Typischerweise langer stabiler klinischer Verlauf lediglich mit Transfusionsbedürftigkeit. – **(9)** Bei 25% Splenomegalie. – **(10)** Selten Transformation in eine akute Leukämie.
Ätiol.: Unbekannt.
Pathog.: Unbekannt. Die Chromosomenbruchpunkte sind unterschiedlich, liegen jedoch in der Regel zwischen 5q13–q15 (proximal) und 5q31–q33 (distal). Die Gene in der betroffenen Region kodieren für verschiedene hämopoetische Wachstumsfaktoren (z.B. GM-CSF, IL-3) und Wachstumsfaktorrezeptoren. Der Verlust dieser Gene führt möglicherweise zu einer Differenzierungsstörung sowie zu einer Dysplasie der Hämopoese.
Bemerkungen: Bei myelodysplastischen Syndromen ist die 5q⁻ Anomalie die häufigste Abnormität. Sie ist oft mit komplexen Chromosomenaberrationen vergesellschaftet und hat dann einen anderen klinischen Verlauf. Anomalien von Chromosom 5 kommen zusammen mit weiteren Chromosomenanomalien auch bei anderen hämatologischen Erkrankungen vor.
Lit.: Mecucci C, Van den Berghe H (1992) Myelodysplastic syndromes: Cytogenetics. Hematol Oncol Clin North Am 6: 523–541. – Nimer SD, Golde DW (1987) The 5q-abnormality. Blood 70: 1705–1712. – Van den Berghe H, Cassiman J, David G et al (1974) Distinct haematological disorder with deletion of long arm No. 5 chromosome. Nature 251: 437–438.
E. Späth-Schwalbe/GA

Chromosom 7q⁻ Syndrom

Syn.: Deletion des langen Arms von Chromosom 7, terminale
Def.: Mäßig distinktes Dysmorphiesyndrom, mit Gaumenspalte und relativ häufig mit Holoprosenzephalie einhergehend, bedingt durch terminale Deletion des langen Arms von Chromosom 7 mit Bruchpunkt in 7q32.
A.: Erstbeschreibung 1973 durch Mohamed H. K. Shokeir, kanadischer Humangenetiker, und Mitarbeiter.
Diagn. Krit.: **(1)** Intrauteriner Wachstumsrückstand. – **(2)** Mikrozephalie bereits bei Geburt; Brachyzephalie. – **(3)** Gesicht: schmale, prominente Stirn, mongoloide Lidachsenstellung, Strabismus, tiefliegende Augen, kurze, schmale Nase mit knolliger Spitze und nach vorne weisenden Öffnungen, prominentes Philtrum, kleines Kinn, dysplastische, große, posterior rotierte Ohren. – **(4)** Gaumenspalte, selten Lippen-Kiefer-Gaumenspalte. – **(5)** Herzfehler, insbesondere Ventrikelseptumdefekt und Persistenz des Ductus Botalli. – **(6)** Sakralgrübchen. – **(7)** Hypotonie und Entwicklungsrückstand, in aller Regel schwer. – **(8)** Männliche Genitalien: Hypoplasie mit kleinem Penis und Kryptorchismus, Hypospadie. – **(9)** Hydrozephalus, Holoprosenzephalie. – **(10)** Schwerer Entwicklungsrückstand. – **(11)** Seltener: Mikrophthalmie, Optikuskolobom und -atrophie, präaurikuläre Anhängsel, Nebennierenaplasie, Hernien, Sakralagenesie, perianale Hautanhängsel, Klumpfuß, Syndaktylie zwischen 2. und 3. Fingern und Zehen, Vierfingerfurchen.
Ätiol.: Partielle Deletion des langen Arms von Chromosom 7 mit Bruchpunkt in 7q32, in über 90% neu entstanden, Rest: balancierte Translokation bei einem der Eltern.
Pathog.: Unbekannt.
Lit.: McMorrow LE, Toth IR, Gluckson MM, Leff A, Wolman SR (1987) A lethal presentation of de novo deletion 7q. J Med Genet 24: 629–631. – Schwartz S, Meekins J, Panny SR et al (1983) Holoprosencephaly in a newborn with a terminal 7q deletion [46,XX,del(7)(pter→q32:)]. Am J Med Genet 15: 141–144. – Shokeir MHK, Ying KL, Pabello P (1973) Deletion of the long arm of chromosome No. 7: Tentative assignment of the Kidd(Jk) locus. Clin Genet 4: 360–368. – Young RS, Weaver DD, Kukolich MK et al (1984) Terminal and interstitial deletions of the long arm of chromosome 7: A review with five new cases. J Med Genet 17: 437–450. – Zackowski JL, Raffel LJ, McDaniel LD, Schwartz S (1990) A paternal balanced translocation [t(7;22)(q32;q13.3)] leading to reciprocal unbalanced karyotypes in two consecutive pregnancies. Ann Genet (Paris) 33: 113–116.
A. Schinzel/AS

Chromosom 8p⁻ Syndrom

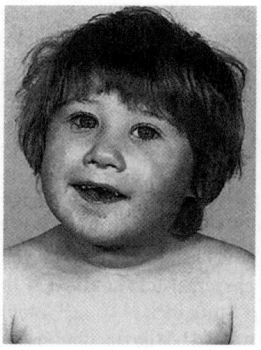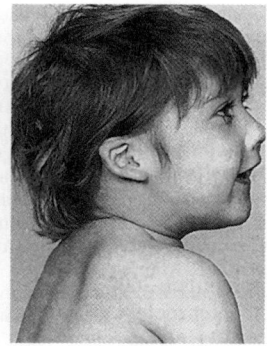

8p⁻ Syndrom: 3jähriges Mädchen

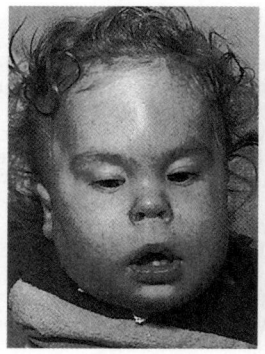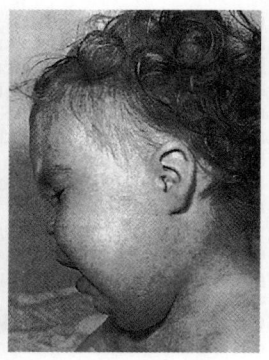

9p⁻ Syndrom: 1jähriges Mädchen; Trigonozephalie, prominente Metopika, mongoloide Lidachsenstellung, kurze Nase mit nach vorne weisenden Öffnungen

Chromosom 8p⁻ Syndrom

Syn.: Deletion des distalen Segments des kurzen Arms von Chromosom 8, partielle

Def.: Mäßig distinktes Dysmorphiesyndrom mit charakteristischer Stirn-Nasenpartie, bedingt durch partielle Deletion des kurzen Arms von Chromosom 8.

A.: Erstbeschreibung 1973 durch Herbert Augustus Lubs jr., 1929–, Humangenetiker, USA, an einem Patienten mit nachgewiesener Deletion aufgrund unbalancierter familiärer Translokation.

Diagn. Krit.: (1) Prä- und postnataler Wachstumsrückstand. – (2) Mikrozephalie. – (3) Psychomotorischer Entwicklungsrückstand, meist schwer; Verhaltensstörungen; Epilepsie. – (4) Charakteristische Schädel- und Gesichtsdysmorphien: prominentes Hinterhaupt und schmale, fliehende Stirn mit »griechischer« Nase (prominente Nasenwurzel) mit kurzer, knolliger Spitze; Epikanthus, Hypertelorismus, enge Lidspalten, lange Oberlippe, dysmorphe und tief angesetzte Ohrmuscheln. – (5) Hypoplasie der männlichen äußeren Genitalien mit Kryptorchismus und Hypospadie. – (6) Angeborene Herzfehler (bei ca. zwei Dritteln der Patienten), am häufigsten Ventrikelseptumdefekt und Fallot-Tetralogie. – (7) Hernien. – (8) Seltener: Mikrophthalmie, Hydrozephalus, Wirbelfehlbildungen, proximal implantierte Daumen, Vierfingerfurchen.

Ätiol.: Partielle Deletion des distalen Segments des kurzen Arms von Chromosom 8 mit Bruchpunkt in Band 8p21, (meist) aufgrund einer Neumutation, selten durch unbalancierte Segregation einer elterlichen balancierten Translokation.

Pathog.: Unbekannt.

Bemerkungen: Die Deletion ist vermutlich häufiger, als die geringe Zahl von knapp einem Dutzend publizierter Fälle vermuten ließe; bei suboptimaler Qualität der gebänderten Karyotypen kann sie leicht übersehen werden.

Lit.: Bröcker-Vriends AHJT, Mooij PD, van Bel F et al (1987) Monosomy 8p: an easily overlooked syndrome. J Med Genet 23: 153–154. – Lubs HA, Lubs ML (1973) New cytogenetic techniques applied to a series of children with mental retardation. Nobel Symposium 23: 242–250. – Rodewald A, Stengel-Rutkowski S, Schulz P, Cleve H (1977) New chromosomal malformation syndromes. I. Partial monosomy 8p. An attempt to establish a new chromosome deletion syndrome. Eur J Pediatr 125: 45–57.

A. Schinzel/AS

Chromosom 9p⁻ Syndrom

Syn.: Deletion des kurzen Arms von Chromosom 9, terminale

Def.: Distinktes Dysmorphiesyndrom, einhergehend mit Gesichtsdysmorphie wie Ptose, antimongoloide Augenstellung, Herzfehler und Genitalhypoplasie, bedingt durch terminale Deletion des kurzen Arms von Chromosom 9.

A.: Omar S. Alfi, arabisch-amerikanischer Humangenetiker, und Mitarbeiter entdeckten 1973 beim ersten Fall die Deletion.

Diagn. Krit.: (1) Schädel: Trigono-Brachyzephalie mit prominenter, schmaler Stirn und prominenter Metopika sowie engem bitemporalem Durchmesser. – (2) Gesicht: Synophrys, buschige Brauen, mongoloide Lidachsenstellung, Hypertelorismus, Pseudo-Exophthalmus, Epikanthus, breite, eingesunkene Nasenwurzel, kleine Nase mit nach vorn weisenden Öffnungen, langes Philtrum, kleines Kinn, hoher Gaumen, kleine dysplastische Ohrmuscheln mit prominentem Anthelix und angewachsenen Läppchen, kurzer, breiter Hals. – (3) Stamm: weit auseinanderstehende Mamillen, Hernien, Skoliose. – (4) Genitalien: Hypoplasie der Labia majora, Hypertrophie der Klitoris; Kryptorchismus, Hypospadie. – (5) Finger: überproportional lange Mittelphalangen mit zusätzlichen Beugefalten, Häufung von Wirbeln auf den Fingerbeeren. – (6) Füße: Klumpfuß oder andere Positionsanomalien. – (7) Herzfehler. – (8) Schwerer psychomotorischer Entwicklungsrückstand, muskuläre Hypotonie, Krämpfe. – (9) Wachstum meist im normalen Rahmen oder leicht vermindert. – (10) Seltene Befunde: Gaumenspalte, diaphragmatische Hernie, Hydronephrose oder andere Nierenfehlbildungen, Rippen-, Wirbelanomalien, Mesomelie der oberen Extremität, postaxiale Hexadaktylie der Finger.

Ätiol.: Terminale Deletion des kurzen Arms von Chromosom 9 mit Bruchpunkt in p22 oder p21, überwiegend Neumutationen.

Pathog.: Unbekannt.

Bemerkungen: Klinische Ähnlichkeiten mit 3p⁻ und 11q⁻ Syndrom.

Lit.: Alfi OS, Donnell GN, Crandall BF et al (1973) Deletion of the short arm of Chromosome 9(46,9p⁻): A new deletion syndrome. Ann Genet (Paris) 16: 17–22. – Huret JL, Leonard C, Forestier B et al (1988) Eleven new cases of del(9p) and features from 80 cases. J Med Genet 25: 741–749.

A. Schinzel/AS

Chromosom 10p⁻ Syndrom

Syn.: Deletion des kurzen Arms von Chromosom 10, partielle distale

Def.: Distinktes Dysmorphiesyndrom einhergehend mit Gesichtsdysmorphie wie Ptose, antimongoloide Augenstellung, Herzfehlern und Genitalhypoplasie, bedingt durch terminale Deletion des kurzen Arms von Chromosom 10.

A.: Erstbeschreibung 1975 durch Mohamed H. K. Shokeir, arabisch-kanadischer Humangenetiker, und Mitarbeiter.

Diagn. Krit.: (1) Intrauteriner Wachstumsrückstand. – (2) Schädel-Gesicht: verspäteter Schluß der Fontanellen, quadratisches Gesicht mit hoher, prominenter Stirn, Epikanthus, Ptose der Oberlider und antimongoloider Lidachsenstellung, eingesunkener Nasenwurzel und nach vorn stehenden Nasenöffnungen. Kleines Kinn, breiter Hals und dysplastische, tiefsitzende Ohren. – (3) Herzfehler, vor allem Ventrikelseptumdefekt (in ½). – (4) Weit auseinanderstehende Mamillen. – (5) Männliche Genitalien: Hypoplasie mit Kryptorchismus und kurzem Penis. – (6) Psychomotorischer Entwicklungsrückstand, meistens schwer. – (7) Seltener: Hydrozephalus, Arrhinenzephalus, Mikrophthalmie, Stenose des Tränen-Nasen-Kanals, Kolobom der Ala nasi, Mikrophthalmie, Rieger-Phänotyp, Lippen-Kiefer-Gaumenspalte, präaurikuläre Fistel, kongenitale Hypothyreose und Hypo-Parathyreoidismus, Nierenfehlbildungen (in ⅓), Hypospadie, Klumpfuß, partielle kutane Syndaktylien zwischen zweiten und dritten Fingern und Zehen.

Ätiol.: Terminale Deletion am kurzen Arm von Chromosom 10 mit Bruchpunkt in 10p14/p13. In 90% Neumutation, Rest: familiäre unbalancierte Translokationen oder Inversionen.

Pathog.: Unbekannt.

Bemerkungen: Das wiederholte Vorkommen der DiGeorge-Sequenz spricht für einen 2. Genlokus für diese Entwicklungsstörung auf 10p (neben dem Hauptlokus auf Chromosom 22).

Lit.: Gencik A, Bronnimann U, Tobler R, Auf der Maur P (1983) Partial monosomy of chromosome 10 short arms. J Med Genet 20: 107–111. – Shokeir MHK, Ray M, Hamerton JL et al (1975) Deletion of the short arm of chromosome No. 10. J Med Genet 12: 99–103.

A. Schinzel/AS

Chromosom 10q⁻ Syndrom

Def.: Noch wenig bekanntes Dysmorphiesyndrom, bedingt durch terminale Deletion eines Segments des langen Arms von Chromosom 10.

A.: R. C. Lewandowski und Mitarbeiter (Humangenetiker, Texas/USA) berichteten 1978 über den ersten zytogenetisch verifizierten Fall.

Diagn. Krit.: (1) Intrauteriner Wachstumsrückstand. – (2) Gesicht: antimongoloide Lidachsenstellung, kleine Hakennase, tiefsitzende und dysplastische Ohren. – (3) Herzfehler. – (4) Partielle kutane Syndaktylie zwischen 2. und 3. Zehen. – (5) Analatresie oder Vorverlagerung des Anus. – (6) Lippen-Kiefer-Gaumenspalten. – (7) Breiter Hals mit überschüssiger Haut im Nacken. – (8) Hypoplasie der männlichen äußeren Genitalien, Hypospadie. – (9) Seltener: Hüftluxation, milde Syndaktylie der Zehen. – (10) Psychomotorischer Entwicklungsrückstand.

Ätiol.: Partielle Deletion des distalen langen Arms von Chromosom 10 mit Bruchpunkt im Band 10q25 oder q26.

Pathog.: Unbekannt.

Bemerkungen: Zytogenetisch schwer zu entdeckende Aberration; wahrscheinlich wesentlich häufiger, als die geringe Zahl bisher publizierter Fälle vermuten ließe.

Lit.: Lewandowski RC, Kukolich MK, Sears JW et al (1978) Partial deletion 10q. Hum Genet 42: 339–343. – Wegner RD, Kunze J, Paust H (1981) Monosomy 10qter due to a balanced familial translocation: t(10;16)(q25.2;q24). Clin Genet 19: 130–133.

A. Schinzel/AS

Chromosom 11q⁻ Syndrom

Syn.: Jacobsen-Syndrom – Deletion des langen Arms von Chromosom 11, terminale

Def.: Phänotyp der Monosomie für das distale Segment des langen Arms von Chromosom 11 mit charakteristischem Muster von Dysmorphien und Fehlbildungen.

A.: Erstbeschreibung 1973 durch Petrea Jacobsen, 1914–1994, dänische Humangenetikerin, Breining, und Mitarbeiter.

Diagn. Krit.: (1) Minderwuchs, geistige Behinderung (mittelgradig bis schwer). – (2) Schädel/Gesicht: Trigonozephalie mit schmaler, vorspringender Stirn, mongoloider Augenstellung, Epikanthus, Ptose, kurzer Nase mit eingesunkener Wurzel, herabhängenden Mundwinkeln, kleinem Kinn, kurzem Hals, rotierten, tiefsitzenden Ohren. – (3) Finger: kurz, konisch, Klinodaktylie der Kleinfinger. – (4) Herzfehler (etwa die Hälfte der Patienten), insbesondere Linksherzhypoplasie. – (5) Weitere fakultative Fehlbildungen: Iriskolobom, Optikusatrophie, Pylorusstenose, Analstenose, Hydronephrose und andere Nierenfehlbildungen, Hypospadie, postaxiale Hexadaktylie (Finger und Zehen), Thrombopenie.

Ätiol.: Terminale Deletion des langen Arms von Chromosom 11 mit proximalem Bruchpunkt in Band 11q23. Entweder Neumutation oder einer der Eltern balancierter Translokationsträger.

Pathog.: Unbekannt.

Bemerkungen: Fälle mit Trigonozephalie lassen sich klinisch manchmal schwer von dem C-Trigonozephalie-Syndrom sowie von dem 3p⁻ und 9p⁻ Syndrom unterscheiden.

Lit.: Fryns JP, Kleczkowska A, Smeets E, van den Berghe H (1987) Distal 11q deletion: a specific clinical entity. Helv Paediatr Acta 42: 191–194. – Jacobsen P, Hauge H, Henningsen K et al (1973) An (11;22) translocation in four generations with chromosome 11 abnormalities in the offspring. Hum Hered 23: 568–585. – Schinzel A, Auf der Maur P, Moser H (1977) Partial

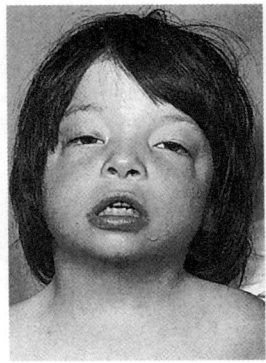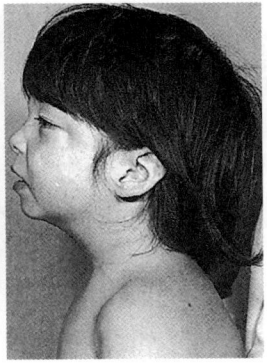

11q⁻ Syndrom: 4jähriges Mädchen: Trigonozephalie, antimongoloide Lidachsenstellung, Ptose, kurze Nase, nach hinten rotierte Ohren

Chromosom 13q⁻ Syndrom

deletion of long arm of chromosome 11(del(11)q23): Jacobsen syndrome. Two new cases and review of the clinical findings. J Med Genet 14: 438–444. – Wardinsky TD, Weinberger E, Pagon RA et al (1990) Partial deletion of the long arm of chromosome 11[del(11)(q23.3→qter)] with abnormal white matter. Am J Med Genet 35: 60–63.

A. Schinzel/AS

Chromosom 13q⁻ Syndrom

Syn.: Deletion des langen Arms von Chromosom 13 – Deletion 13q, partielle

Def.: Charakteristisches Dysmorphiesyndrom mit den Hauptbefunden Mikrophthalmie, Fehlen der Daumen, Analatresie, intersexuelle männliche Genitalien, Y-förmige Synostose zwischen Metatarsalia 4 und 5, und Syndaktylie zwischen 4. und 5. Zehen, bedingt durch Deletion im Bereich des langen Arms von Chromosom 13 mit Einschluß der Region 13q32.

A.: Erste Mitteilung eines Falls mit dem typischen klinischen Muster 1967 durch Robert Sparkes, amerikanischer Humangenetiker, Los Angeles.

Diagn. Krit.: **(1)** Bei Einschluß von 13q32 in die Deletion: **a)** Ausgeprägter intrauteriner und postnataler Wachstumsrückstand, disproportionierte Mikrozephalie mit fliehender Stirn, schwere geistige Behinderung, verminderte Lebensaussichten. **b)** Extremitäten: Fehlen/Hypoplasie von Daumen und 5. Zehen, Syndaktylie zwischen 4. und 5. Zehen, Vierfingerfurchen, Y-förmige proximale Synostose zwischen Metakarpalia/Metatarsalia 4 und 5, Klinodaktylie 2 und 5 mit Brachymesophalangie. **c)** Männliche Genitalien: Kryptorchismus, Scrotum bifidum, sehr kurzer Penis mit Hypospadie, gelegentlich Sinus urogenitalis. **d)** Augen: Mikrophthalmie bis Anophthalmie, Iriskolobom. **e)** Weiteres: Herzfehler, Nierenfehlbildungen, Enzephalozele, Mesenterium commune, Holoprosenzephalie, Balkenmangel, M. Hirschsprung. **f)** Ausmaß der Fehlbildungen abhängig v.a. vom Bruchpunkt der Deletion, bei sehr großen Deletionen (Bruchpunkt in 13q13 oder 13q21) nicht selten Mero-Anenzephalie, konstant sehr schlechte Überlebenschancen, profunde geistige Behinderung und Epilepsie. – **(2)** Deletionen mit Ausschluß der Region von 13q32: **a)** Terminale Deletionen: indistinktes Muster von Wachstumsrückstand, Dysmorphien, geistiger Behinderung. – **b)** Interstitielle (= mittelständige) Deletionen mit Einschluß von 13q14: Hauptbefund Retinoblastom, variable klinische Muster, in Schweregrad und Charakter abhängig von Größe und Lokalisation des verlorenen Segments. **c)** Andere interstitielle Deletionen (mit Ausschluß von 13q14): kein Auftreten von Retinoblastom, sonst wie b).

Ätiol.: Monosomie eines Segments des Chromosoms 13 mit konsekutiver Hemizygotie der darauf befindlichen Gene. Das »pathogenetische Segment« für das charakteristische Fehlbildungsmuster liegt sehr wahrscheinlich auf 13q32; bei Monosomie von 13q14 (enthält das »Retinoblastom-Gen«) führt somatischer Verlust dieser Region im anderen Homolog während der ersten Lebensjahre in einer Netzhautzelle zu deren Umwandlung in eine Tumorzelle, daher häufig mehrere Tumoren und gelegentlich keine Tumorentstehung.

Pathog.: Unbekannt. Beim »Retinoblastom-Gen« handelt es sich um ein vor krebsiger Entartung schützendes Anti-Onkogen.

Bemerkungen: Ca. ⅓ der Deletionen liegen in Form eines Rings vor, wobei in diesen Fällen 13q14 fast nie einbezogen und eine sichere Determination der Bruchpunkte oft nicht möglich ist.

Lit.: Allderdice PW, Davis JG, Miller OJ et al (1969) The 13q-deletion syndrome. Am J Hum Genet 21: 499–512. – Lejeune J, Lafourcade J, Berger R et al (1968) Le phenotype (Dr.). Etude de trois cas de chromosome D en anneau. Ann Genet (Paris) 11: 79–81. – Motegi T (1982) High rate of detection of 13q14 deletion mosaicism among retinoblastoma patients (using more extensive methods). Hum Genet 61: 95–97. – Schinzel A (1979) Autosomale Chromosomenaberrationen. Arch Genet 52: 1–204. – Schmid W, Mühlethaler JP, Briner J, Knechtli H (1975) Ring chromosome 13 in a polymalformed anencephalic. Hum Genet 27: 63–66. – Sparkes RS, Carrel RE, Wright SW (1967) Absent thumbs with a ring D2 chromosome; a new deletion syndrome. Am J Hum Genet 19: 644–654.

A. Schinzel/AS

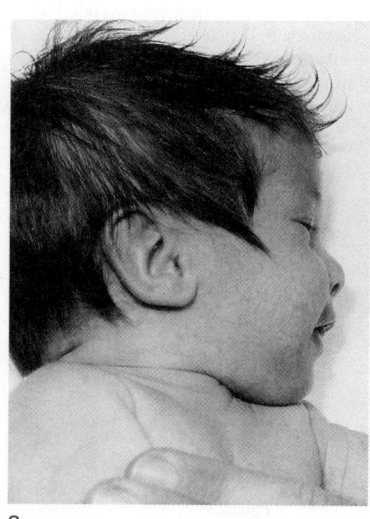
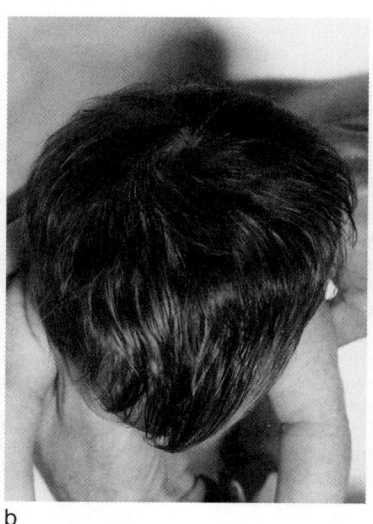
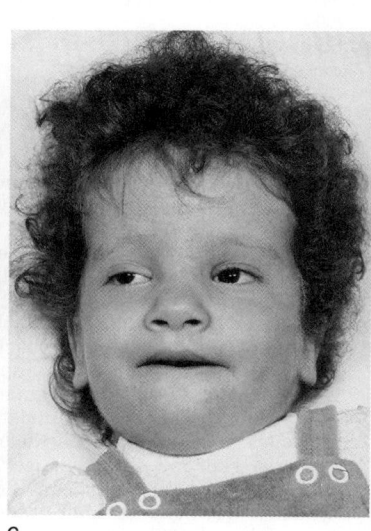

a b c

Chromosom 13q⁻ Syndrom: a) und b): 5 Wochen altes Mädchen: Deletion mit Bruchpunkt in 13q22. Mikrozephalie, schmale Stirn, Mikrophthalmie.

c) 2½ Jahre altes Mädchen: Deletion mit Bruchpunkt in 13q22. Mikrozephalie, prominente Nasenwurzel, Epikanthus, Strabismus divergens, breite flache Nase, kurzes Philtrum, retrahierte Unterlippe

Chromosom 18p⁻ Syndrom

Syn.: De Grouchy-Syndrom I – Deletion des kurzen Arms von Chromosom 18

Def.: Meist distinktes Dysmorphiesyndrom, nicht selten mit Holoprosenzephalie einhergehend, bedingt durch Deletion des kompletten kurzen Arms von Chromosom 18.

A.: Jean De Grouchy (Humangenetiker, Paris, 1926–) und Mitarbeiter wiesen 1963 erstmals bei einem Patienten die Deletion zytogenetisch nach.

Diagn. Krit.: (1) Psychomotorischer Entwicklungsrückstand, durchschnittlich auf der Ebene der Imbezillität. Gelegentlich autistische Züge, selten schizophrene Persönlichkeitsentwicklung. In Ausnahmefällen kann die geistige Entwicklung normal verlaufen, in Fällen mit gleichzeitigem Vorliegen von Holoprosenzephalie immer sehr schwerer Intelligenzdefekt. – (2) Muskuläre Hypotonie mit Trichterbrust und Skoliose. – (3) Kleinwuchs, Erwachsenengröße 1,40 bis 1,50 m; verzögerte Knochenreifung. – (4) Charakteristische Gesichtsdysmorphien, in manchem an das Turner-Syndrom erinnernd: breites Gesicht, Hypertelorismus, nichthorizontale Lidachsenstellung, Ptose der Oberlider, innerer Epikanthus, Strabismus, breite Nase, abfallende Mundwinkel, irreguläre Zahnstellung und Karies-Anfälligkeit, kleines Kinn, große, abstehende Ohren, kurzer breiter Hals. – (5) Hypoplasie der männlichen äußeren Genitalien. – (6) Kurze Finger mit Klinodaktylie der Kleinfinger. – (7) Holoprosenzephalie (ca. 10%), das Spektrum reicht von semilobären Formen bis zur Zyklopie. – (8) Herzfehler (weniger als 10%), am häufigsten Septumdefekte. – (9) Seltenere Befunde: präaurikuläre Fisteln, Mikrophthalmie, Glaukom, Iriskolobom, Wachstumshormonmangel, Nierenfehlbildungen, Hypospadie, totale Alopezie. – (10) Vollständiger IgA-Mangel und Tendenz zu Autoimmunerkrankungen, u.a. juveniler Diabetes, Thyreoiditis mit folgender Hypothyreose, Ekzem, rheumatoide Arthritis.

Ätiol.: Deletion praktisch des gesamten kurzen Arms von Chromosom 18, in etwa 90% als Neumutation, Rest aufgrund unbalancierter Segregation einer elterlichen balancierten Translokation oder Inversion, sehr selten direkte Weitergabe von einem Elternteil.

Pathog.: Unbekannt.

Bemerkungen: Bei Mädchen kann das äußere Bild demjenigen beim Turner-Syndrom sehr ähnlich sein, unterschiedlich ist aber gewöhnlich der Grad der Entwicklungsverzögerung.

Lit.: Andler W, Heüveldop A, Polichronidou T (1992) Endokrinologische Störungen bei Deletionen des Chromosoms 18. Monatsschr Kinderheilkd 140: 303–306. – De Grouchy J, Lamy M, Thieffry S et al (1963) Dysmorphie complexe avec oligophrénie: Délétion des bras courts d'un chromosome 17–18. C R Acad Sci 256: 1028–1029. – Schinzel A (1979) Autosomale Chromosomenaberrationen. Arch Genet (Zur) 52: 1–204. – Schinzel A (1984) Catalogue of unbalanced chromosome aberrations in man. De Gruyter, Berlin, New York.

A. Schinzel/AS

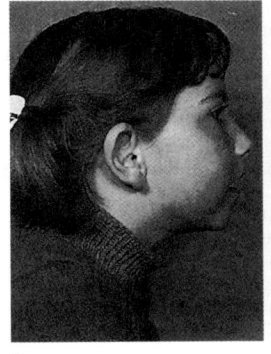 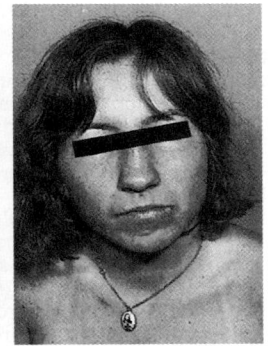
a b

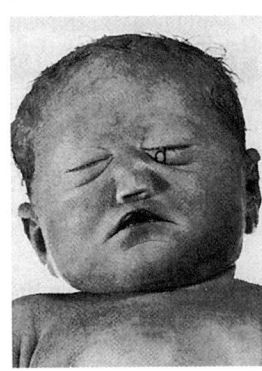 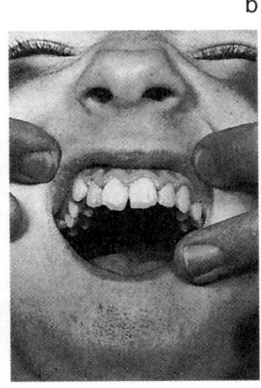
c d

18p⁻ Syndrom: a) 8½jähriges Mädchen; b) die gleiche Patientin im Alter von 15 Jahren: Ptose, mäßiger Hypertelorismus, abstehende, unschön modellierte Ohren; c) Neugeborenes mit Kebozephalie (Hypotelorismus, hypoplastische Nase ohne Septum); d) irreguläre Zahnstellung bei 8jähriger Patientin

Chromosom 18q⁻ Syndrom

Syn.: De Grouchy-Syndrom II – Deletion des distalen Segments des langen Arms von Chromosom 18, partielle

Def.: Distinktes Dysmorphiesyndrom mit Mittelgesichtsretraktion, bedingt durch partielle Deletion des distalen Segments des langen Arms von Chromosom 18 (Bruchpunkt 18q21).

A.: Jean de Grouchy (Humangenetiker, Paris, 1926–) und Mitarbeiter wiesen 1964 erstmals bei einem Patienten die Deletion zytogenetisch nach.

Diagn. Krit.: (1) Psychomotorischer Entwicklungsrückstand, im Durchschnitt auf der Ebene der Imbezillität (IQ um 50) mit überproportional retardierter Sprachentwicklung. Nur ausnahmsweise normale Intelligenz. In einer Minderzahl der Patienten Verhaltensstörungen. – (2) Epilepsie in etwa 20% der Patienten. – (3) Intrauteriner Wachstumsrückstand, durchschnittliches Geburtsgewicht um 2800 g. – (4) Kleinwuchs, durchschnittliche Erwachsenengröße um 1,50 m. – (5) Charakteristische Schädel-Gesichtsdysmorphien: Brachyzephalie, Mittelgesichtsretraktion mit Unterbiß, abfallenden Mundwinkeln, schmaler Nase, schmaler Oberlippe und fehlendem Philtrum; dysplastische Ohren mit prominenter Anthelix und engen bis verschlossenen äußeren Gehörgängen. – (6) Augenfehlbildungen (variabel). Epikanthus, Strabismus, Nystagmus, Iriskolobom, Glaukom, Mikrophthalmie, Optikusatrophie. – (7) Hypoplastische äußere männliche Genitalien, in etwa einem Viertel Hypospadie. – (8) Kyphose, Skoliose, Wirbelfehlbildungen, multiple gelenksnahe Hauteinziehung. – (9) Proximal angesetzte Daumen, konische Finger, Klumpfuß, andere Fußstellungsanomalien, partielle häutige Syndaktylie zwischen II. und III. Zehen. – (10) Dermatoglyphen: Häufung von Wirbelmustern auf den Fingerbeeren. – (11) Seltenere Befunde: Herzfehler (über ein Viertel), Lippen-Kiefer-Gaumenspalten (über 10%). Nabel- und Leistenhernien, Hydrozephalus, Agenesie des Balkens, Nierenfehlbildungen, Alopezie. – (12) Fehlen des IgA in etwa 50%. – (13) Pubertät bei beiden Geschlechtern; Frauen z.T. fertil.

Churg-Strauss-Syndrom

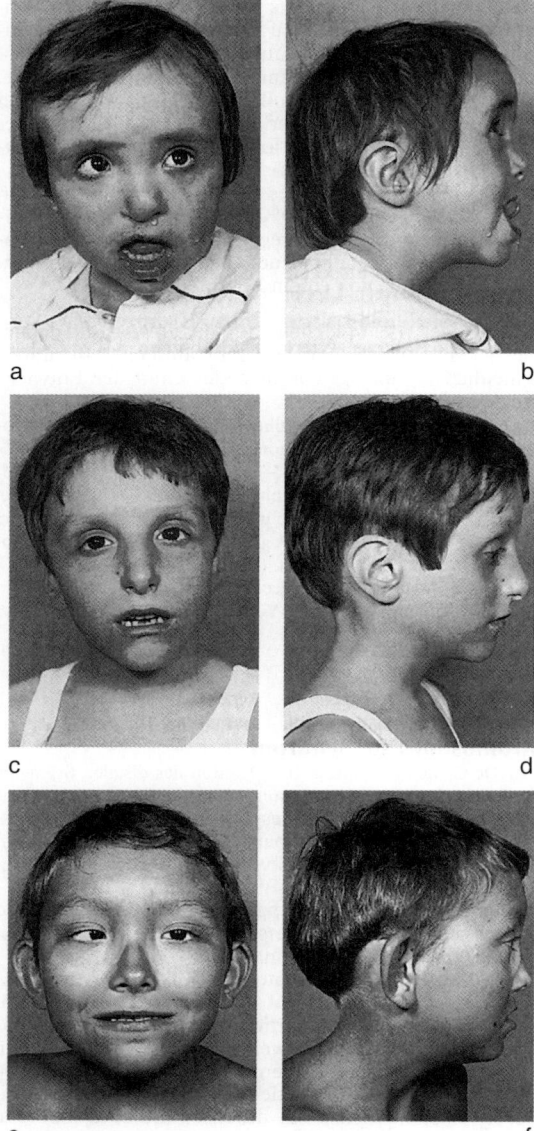

18q⁻ Syndrom: a) und b) 2½jähriges Mädchen: Mittelgesichtshypoplasie, Hypertelorismus, Status nach Lippenoperation rechts, prominente Anthelix; c) und d) 8jähriger Knabe mit analogen Befunden, schmale Nase mit prominenter Wurzel; e) und f) 11jähriger Knabe mit analogen Befunden, Strabismus convergens, stark abstehende Ohren

Ätiol.: Deletion des distalen Drittels des langen Arms von Chromosom 18 mit Bruchpunkt meist in 18q21.3; tritt in etwa vier Fünfteln der Fälle als Neumutation auf, Rest: unbalancierte Segregation familiärer balancierter Aberrationen, selten direkte Weitergabe von Mutter auf Sohn oder Tochter.
Pathog.: Unbekannt.
Bemerkungen: Fälle mit abgeschwächtem oder weniger typischem klinischem Bild sind meist durch Ringchromosomen 18 bedingt.
Lit.: De Grouchy J, Royer P, Salmon C, Lamy M (1964) Délétion partielle des bras longs du chromosome 18. Path Biol 12: 579–582. – Schinzel A (1979) Autosomale Chromosomenaberrationen. Arch Genet (Zur) 52: 1–204. – Wilson MG, Towner JW, Forsman I, Siris E (1979) Syndromes associated with deletion of the long arm of chromosome 18[(del)(18q)]. Am J Med Genet 3: 155–174.
A. Schinzel/AS

Chromosomendeletion von Segment 17p11.2: Smith-Magenis-Syndrom
chronic congenital aregenerative anemia (e): Blackfan-Diamond-Anämie
chronic fatigue syndrome (e): Müdigkeits-Syndrom, chronisches
chronic granulomatous disease (e): Granulomatose, septische
chronic mountain sickness (e): Höhenkrankheit, chronische
chronic pure red cell aplasia (e): Blackfan-Diamond-Anämie
chronische Hyperphosphatasie: Osteoektasie mit Hyperphosphatasie
chronisch myeloproliferative Syndrome: myeloproliferative Erkrankungen, chronische
CHR-Syndrom: Zellweger-Syndrom
Churg-Strauss-Granulomatose: Churg-Strauss-Syndrom

Churg-Strauss-Syndrom
(Sequenz)
Syn.: Churg-Strauss-Granulomatose – Granulomatose, allergische, mit Angiitis
Def.: Nekrotisierende Vaskulitis mit eosinophilen extravasalen »allergischen« Granulomen, die sich klinisch von anderen Vaskulitiden – insbesondere von der Panarteriitis nodosa – durch das Vorhandensein eines Asthma bronchiale (oder einer Allergie) in Kombination mit einer Bluteosinophilie abgrenzen läßt.
A.: Erstbeschreibung 1951 durch Jakob Churg und Lotte Strauss, amerikanische Ärzte.
Diagn. Krit.: (1) Asthma bronchiale, das der Vaskulitis Jahre vorausgehen kann. – (2) Eosinophilie (> 10% Eosinophile im Differentialblutbild). – (3) Mononeuritis, Mononeuritis multiplex oder Polyneuropathie infolge der systemischen Vaskulitis. – (4) Wandernde oder passagere Lungeninfiltrate infolge der systemischen Vaskulitis. – (5) Akute oder chronische Affektionen der Nasennebenhöhlen. – (6) Biopsiebefund mit Nachweis von eosinophilen Infiltraten in der Nachbarschaft einer Arterie, Arteriole oder Venole.
Ätiol.: Unbekannt.
Pathog.: Vaskulitis-bedingte Veränderungen stehen im Vordergrund.
Bemerkungen: In einem Kollektiv von Patienten mit dokumentierter Vaskulitis und ohne Hinweise auf eine zugrundeliegende Kollagenose lassen sich Patienten mit Churg-Strauss-Syndrom identifizieren (Sensitivität 85%, Spezifität 99,7%), wenn mindestens vier der sechs o.g. Kriterien erfüllt sind. Ferner kann ein Churg-Strauss-Syndrom diagnostiziert werden (Sensitivität 95%, Spezifität 99%), wenn eine Bluteosinophilie (> 10%) besteht und anamnestisch entweder ein Asthma bronchiale oder eine Allergie (z.B. allergische Rhinitis, Nahrungsmittel-, Kontaktallergie; Ausnahme: Arzneimittelallergie) vorliegt. Entscheidend bei dieser Vorgehensweise ist die Stellung der Globaldiagnose »Vaskulitis« vor Anwendung der o.g. Klassifikationskriterien.
Weitere klinische sowie labordiagnostische Befunde kommen vor, erlauben aber keine Abgrenzung gegenüber anderen Vaskulitiden: Fieber, Gewichtsverlust, Arthralgien, Myalgien, arterielle Hypertonie, periphere Gefäßverschlüsse, fokale Glomerulonephritis, Darmulzera

oder Darminfarkte, Pankreatitis oder Hepatitis (infolge Vaskulitis der Abdominalgefäße), Koronariitis, Perikarderguß, Hautveränderungen (z.B. Purpura oder makulopapulöse Exantheme) sowie Anämie, Leukozytose, BSG-Beschleunigung, IgE-Erhöhung.
(DD) Panarteriitis nodosa – Wegener-Granulomatose – Purpura Schoenlein-Henoch – Arteriitis temporalis – Takayasu-Arteriitis – eosinophile Pneumonien – hypereosinophiles Syndrom – Eosinophilie-Myalgie-Syndrom.
Lit.: Churg J, Strauss L (1951) Allergic granulomatosis, allergic angiitis and periariitis nodosa. Am J Pathol 27: 227–301. – Masi AT, Hunder GG, Lie JT et al (1990) The American College of Rheumatology 1990 criteria for the classification of Churg-Strauss syndrome (allergic granulomatosis and angiitis). Arthritis Rheum 33: 1094–1100. – Michel BA (1992) Classification of vasculitis. Curr Opin Rheumatol 4: 3–8. – Sharma A, de Varennes B, Sniderman AD (1993) Churg-Strauss syndrome presenting with marked eosinophilia and pericardial effusion. Can J Cardiol 9: 329–330.
S. Wieshammer/GA

Chylomikronen-Retentionskrankheit: Anderson-Syndrom
cicatricial pemphigoid disseminated (e): Pemphigoid, vernarbendes Typ III
cicatricial pemphigoid of the Brunsting-Perry Type, localized (e): Pemphigoid, vernarbendes Typ II
ciliary discoordination due to random ciliary orientation (e): Syndrom der immotilen Zilien
ciliary dyskinesia due to transposition of ciliary microtubules (e): Syndrom der immotilen Zilien
ciliary neuralgia (e): Charlin-Neuralgie
ciliary neuralgia, tabetic (e): Pel-Krankheit

Citrullinämie
Syn.: Citrullinurie – Argininsuccinatsynthetase-Mangel – ASS-deficiency (e)
Def.: Seltene Stoffwechselstörung des Harnstoffzyklus, bei der Argininsuccinatsynthetase-Mangel zur Anhäufung von Citrullin in Plasma und Urin und zur Hyperammonämie führt. Tritt in zwei Typen auf, die sich hinsichtlich der Organmanifestation und dem klinischen Verlauf unterscheiden.
A.: Erstbeschreibung 1962 durch W. C. McMurray und Mitarbeiter.
Diagn. Krit.: (1) Beim Typ I ist die Aktivität der ASS in Leber, Niere und Fibroblasten erniedrigt. Die Krankheit tritt in zwei verschiedenen klinischen Manifestationen auf: a) schwere neonatale Form: Beginn in den ersten Lebenstagen; zunehmende Eintrübung, Hirndrucksymptomatik, Hypo- oder Hypertonie und Krämpfe; Koma; endet unbehandelt schnell tödlich durch Atemstillstand; b) infantile Form: Beginn mit 2 bis 18 Monaten; Episoden von rezidivierendem Erbrechen, Tremor, Krampfanfällen bis zum Koma; evtl. auch episodisches Gilles-dela-Tourette-Syndrom; führt meist zu geistiger und körperlicher Retardierung. – (2) Beim Typ II (adulter Typ, besonders in Japan beobachtet) ist nur die ASS-Aktivität in der Leber vermindert. Die klinischen Erscheinungsformen dieses Typs sind sehr unterschiedlich: Schlafstörungen, nächtliches Schwitzen, rezidivierendes Erbrechen, Diarrhö, Pankreolithiasis, Verwirrtheitszustände nach dem Essen, Halluzinationen, Krämpfe, kurzzeitiges Koma. Die Betroffenen bevorzugen Arginin-reiche Nahrungsmittel (Bohnen, Erbsen, Erdnüsse). – (3) Ausgeprägte Hypercitrullinämie und Hyperammonämie (abhängig von der Proteinzufuhr). –
(4) Verminderte Plasmaspiegel von Arginin, Ornithin und Harnstoff. – (5) Nachweis des ASS-Mangels in der Fibroblastenkultur nur bei Typ I.
Ätiol.: Autosomal-rezessiv vererbtes Leiden mit einer Vielzahl von Mutationen. Genlokalisation auf Chromosom 9 (9q34).
Pathog.: Der Argininsuccinatsynthetase-Mangel führt zum Abbaublock im Harnstoffzyklus auf der Stufe des Citrullin. Da die Argininsuccinatsynthetase die Geschwindigkeit der Harnstoffsynthese limitiert, entsteht auch eine Zunahme der Ammoniak-Konzentration im Blut sowie eine Verminderung der Arginin-Konzentration und der Harnstoff-Ausscheidung. Wegen der Begrenzung des Enzymmangels auf die Leber beim Typ II sind die Verlaufsformen milder (»late onset form«). Ein wesentlicher Teil der Symptome ist auf die Ammoniak-Vergiftung zu beziehen.
Bemerkungen: (DD) Andere Störungen des Harnstoffzyklus – Organoazidurien – Hyperammonämien anderer Genese. Sofortige symptomatische Therapie der Hyperammonämie (z.B. durch Dialyse) und Langzeittherapie mit proteinarmer Diät und Arginin-Substitution. Pränatale Diagnostik ist möglich mit Enzymbestimmung, Substratnachweis und/oder DNA-Analysen. Die Gentherapie kultivierter menschlicher ASS-Mangel-Knochenmarkzellen mittels Retroviren ist gelungen.
Lit.: Brusilow SW, Horwich AL (1989) Urea cycle enzymes. In: Scriver CR, Beaudet AL, Sly WS, Valle D (eds) The Metabolic Basis of Inherited Disease. 6. ed, pp 629–663. MacGraw Hill, New York. – Demarquoy J (1993) Retroviral-mediated gene therapy for the treatment of Citrullinemia. Transfer and expression of argininosuccinate synthetase in human hematopoietic cells. Experientia 49: 345–348. – Kobayashi K, Jackson MJ, Tick DB et al (1990) Heterogeneity of mutations in argininosuccinate synthetase causing human citrullinemia. J Biol Chem 265: 11361–11367. – McMurray WC, Mohyuddin F et al (1962) Citrullinuria. A new aminoaciduria with mental retardation. Lancet I: 138. – Northrup H, Beaudet AL, O'Brien WE (1990) Prenatal diagnosis of citrullinaemia: review of a 10-year experience including recent use of DNA analysis. Prenat Diagn 10: 771–779. – Okeda R, Tanaka M, Kawahara Y et al (1989) Adult-type citrullinemia. Acta Neuropathol Berl 78: 96–100.
McK: 215700
E. Mönch/JK

Citrullinurie: Citrullinämie
Clarke(-Howel//Evans-McConnell)-Syndrom: Keratodermia palmo-plantaris diffusa Clarke-Howel//Evans-McConnell
clasped thumb and mental retardation (e): MASA-Syndrom
(Claude-)Bernard-Horner syndrome (e): Horner-Trias
(Claude-)Bernard-Syndrom: Horner-Trias
Claude(-Loyez)-Syndrom: Claude-Symptomatik

Claude-Symptomatik
Syn.: Nucleus-ruber-Sequenz – Claude(-Loyez)-Syndrom – Syndrom des roten Kernes, unteres – Ruber-Syndrom, unteres – syndrome of red nucleus, inferior (e)
Def.: Zentralnervöses Krankheitsbild bei Läsionen des roten Kernes.
A.: Erstbeschreibung 1912 durch Henri Claude, 1866–1945, französischer Psychiater.
Diagn. Krit.: (1) Kontralaterale Hemiataxie. – (2) Ipsilaterale Okulomotoriusparese.
Ätiol.: Vaskulär, Tumoren.
Pathog.: Läsion des Nucleus ruber und der ihn durchziehenden Okulomotoriusfasern.

Bemerkungen: **(DD)** Benedikt-Symptomatik.
Lit.: Adams RD, Victor M (1989) Principles of neurology, 4th ed. McGraw-Hill, New York. – Bing R (1953) Kompendium der topischen Gehirn- und Rückenmarksdiagnostik. 14. Aufl. Schwabe, Basel. – Claude H (1912) Rev neurol 1: 311. – Milandre L, Peretti P, Gouirand R, Khalil R (1992) Paralysie du nerf moteur oculaire commun et hemisyndrome cerebelleux contralateral (syndrome de Claude). Deux cas par infarctus mesencephalique. Rev Neurol (Paris) (France): 148: 225–229.
U. Büttner/DP

Claudicatio intermittens: Charcot-Syndrom I
Claudicatio venosa intermittens (Löhr): Armvenenthrombose Paget-von-Schroetter
cleft hand (e): Ektrodaktylie

clefting-ectropion-conical teeth-syndrome, familial (e)

Def.: Kombination von Lippen- und/oder Gaumenspalten mit Lidausstülpung und konischen Zähnen.
A.: Erstbeschreibung 1984 durch Allanson und McGillivray.
Diagn. Krit.: (1) Lippen- und Gaumenspalten. – (2) Ausstülpung des unteren Augenlids, Hypertelorismus. – (3) Konische Zähne, früher Kariesbefall.
Ätiol.: Möglicherweise autosomal-dominantes Erbleiden mit sehr variablem Phänotyp.
Pathog.: Unbekannt.
Bemerkungen: Diese in nur einer Familie mit vier Generationen beschriebene Erkrankung weist Ähnlichkeiten mit dem familial clefting-ectropion-limb-reduction Syndrom, das vielfach beschrieben wurde, auf (Lit. bei Allanson und McGillivray, 1985). Letzteres soll dem (Treacher-)Collins-Syndrom oder Franceschetti-Syndrom I ähneln.
Lit.: Allanson JE, McGillivray BC (1985) Familial clefting syndrome with ectropion and dental anomaly – without limb anomalies. Clin Genet 27: 426–429. – McKusick VA (1992) Mendelian Inheritance in Man, 10th ed. The Johns Hopkins University Press, Baltimore, London.
McK: 119580
H. E. Schroeder/GB

cleft lip/palate, deafness, eye abnormalities (e): okulopalatoskeletales Syndrom
cleft lip/palate-oligodontia-syndactyly-hair alterations-syndrome (e): Lippen-Gaumen-Spalte, Oligodontie, Syndaktylie, Haarveränderungen
cleft palate, deafness and oligodontia: Gaumenspalte, Taubheit und Oligodontie
cleidocranial dysplasia (e): Dysostosis cleidocranialis
cleidocranial dysplasia-parietal foramina (e): Dysostosis cleidocranialis und Foramina parietalia
clicking rib syndrome (e): slipping rib (e)
click-murmur syndrome (e): Mitralklappenprolaps(-Syndrom)
clitoris-tourniquet syndrome (e): Haarfaden-Abklemmungssyndrom
cloacal dysgenesis with female virilization (e): urorektale Septumfehlbildungs-Sequenz
cloacal exstrophy (e): OEIS-Komplex
cloacal membrane, persistence of (e): urorektale Septumfehlbildungs-Sequenz
cloverleaf skull (e): Kleeblattschädel

Cluster-Kopfschmerz

Syn.: Bing-Horton-Syndrom – Bing-Erythroprosopalgie – Histaminkopfschmerz-Syndrom – Histaminkopfschmerzen – Histaminzephalgie – Erythroprosopalgie – Bing-Syndrom – Bing-Kopfschmerzsyndrom – Horton-Neuralgie – Horton's disease (e) – Horton's headache (e) – vascular headache (e) – migrainous neuralgia, periodic (e) – Harris neuralgia (e) – vasodilatation hémicéphalique (Valéry/Radot) (fz) – algie faciale vasculosympathique (fz)
Def.: Kopfschmerzsymptomatik mit ähnlichem Mechanismus wie bei Migräne.
A.: Bayard Taylor Horton, 1895–1980, Internist, Rochester/USA. – Robert Bing, 1878–1956, Neurologe, Basel. – Die Erstbeschreibung erfolgte 1913 durch Bing. – Hortons Verdienst ist es, die pathogenetischen Zusammenhänge 1939 aufgeklärt zu haben.
Diagn. Krit.: (1) Plötzlich auftretender, kurzdauernder, sehr heftiger einseitiger Kopfschmerz (in Schläfe, Orbita, Oberkiefer, Hinterkopf, gelegentlich auch in Unterkiefer, Hals und Schulter). – (2) Der Paroxysmus tritt oft nachts, meist 1–2 Stunden nach dem Einschlafen auf und dauert gewöhnlich nicht länger als eine Stunde. – (3) Im Anfall homolateraler Tränenfluß, Rhinorrhö und Augenschwellung, Verstopfung der Nase (Schleimhautschwellung), Miosis/Ptosis, konjunktivale Injektion und Photophobie. – (4) Oft auch homolaterale Anschwellung der Schläfengefäße. – (5) Das Anfallsgeschehen spielt sich stets in gleicher Weise ab. Es kommen monatelange anfallfreie Intervalle vor. – (6) Androtropie. Vorwiegend höhere Lebensalter betroffen.
Ätiol.: Ungeklärt, möglicherweise spielt Nikotinkonsum eine ätiologische Rolle.
Pathog.: Ungeklärt, diskutiert wird Dysfunktion im trigemino-vaskulären System, wahrscheinlich mit einer sogenannten aseptischen perivaskulären Entzündung.
Bemerkungen: **(DD)** Chronisch-paroxysmale Hemikranie – Trigeminus-Neuralgie.
Lit.: Bing R (1913) Lehrbuch der Nervenkrankheiten, Berlin. – Bing R (1930) Über traumatische Erythromelalgie und Erythroprosopalgie. Nervenarzt 3: 506–512. – Heyck H (1962) Über das Bingsche Kopfschmerzsyndrom (Erythroprosopalgie) Dtsch med Wschr 87. – Horton BT (1941) The use of histamine in the treatment of specific types of headaches. J Am med Ass 116: 377–383. – Kunkle EC, Pfeiffer JB, Wilhoit WH, Hamrick LW (1952) Recurrent brief headache in cluster pattern. Trans Am Neurol Ass 77: 240–243. – Ninan TM (1992) Cluster Headache. Neurology 42, Suppl 2: 22–31. – Swanson JW et al (1994) Incidence of cluster headaches: A population-based study in Olmsted County, Minnesota. Neurology 44: 433–437.
K. Einhäupl/DP

CME (e): Irvine-Gass-Syndrom
CMO-Defekt II: 18-Hydroxysteroiddehydrogenase-Mangel
CMT I: Neuropathie, hereditäre motorisch-sensible, Typ I
CMT II: Neuropathie, hereditäre motorisch-sensible, Typ II
CNS-association with hydrocephalus (e): VACTERL-Assoziation mit Hydrozephalus
COACH syndrome (e): okulo-enzephalo-hepato-renales Syndrom
coarse face with full lips, deafness, mental retardation (e): Fountain-Syndrom
Coats disease (e): Coats-Retinopathie
Coats-Krankheit: Coats-Retinopathie

Coats-Retinopathie

Syn.: Coats-Syndrom – Morbus Coats – Coats-Krankheit – Retinitis exsudativa externa – Retinitis exsudativa – Retinitis haemorrhagica externa – Coats disease (e) – exudative retinopathy (e)

Def.: Seltene, meist einseitige (in 80%) Retinopathie, die durch Mikro- und Makroaneurysmen, Blutungen, Exsudationen charakterisiert ist und durch eine exsudative Ablatio retinae zur Erblindung führen kann.
A.: Erstbeschreibung 1908 durch George Coats, 1876–1915, britischer Ophthalmologe.
Diagn. Krit.: (1) Sektorenförmige Teleangiektasien der Arterien und Venen. – (2) Entstehung flächenhafter Netzhautödeme. – (3) Auftreten von Mikroaneurysmen, großen perlschnurartigen Aneurysmen (venös und arteriell). – (4) Retinale Blutungen und subretinale massive gelb-weiße Lipoideinlagerungen. – (5) Exsudative Ablatio retinae. – (6) Weitere Komplikationen: Sekundärglaukom, Iridozyklitis, Cataracta complicata, Phthisis bulbi mit Erblindung. – (7) Meist junge Männer betroffen. – (8) Diagnosesicherung durch Fluoreszenz-Angiographie.
Ätiol.: Unklar. Genetische, degenerative und infektiös-toxische Ursachen kommen in Betracht.
Pathog.: Angiomatös-teleangiektatische Dysplasie mit arteriovenösen Shunts und Druckerhöhung im venösen Anteil mit konsekutiver Transsudation.
Bemerkungen: **(DD)** Retinoblastom – Leber-Miliaraneurysmen – Pseudotumoren der Retina – Eales-Syndrom – Reese-S. – autosomal-dominante, exsudative Vitreo-Retinopathie. Therapie: Laser- oder Kryo-Koagulation in frühen Krankheitsstadien.
Lit.: Coats G (1908) Forms of retinal disease with massive exudation. Ophth Hosp Rep 17: 440–525. – Coats G (1912) Über Retinitis exsudativa (Retinitis haemorrhagica externa). Graefes Arch 81: 275. – Duker JS, Brown GC (1991) Vascular anomalies of the fundus. In: Duane's Clinical Ophthalmology, Vol 3, 22: 5–6. – Spitznas M, Joussen F et al (1975) Coats' disease. Graefes Arch Ophthal 195: 241–250.
G. Hasenfratz/DP

Coats-Syndrom: Coats-Retinopathie
Cobalamin-C-Defekt: Homocystinurie III
Cobb-Syndrom: Angiomatose, metamere

Cocain-Embryopathie
Def.: Ein Zustandsbild mit pränataler Dystrophie, intrauteriner Wachstumsverzögerung, Mikrozephalie, erhöhter Totgeburten- und Fehlbildungsrate, das durch Cocain intra graviditatem ausgelöst werden kann. (8% bzw. 10%).
A.: Erstbeschreibung 1987 durch die amerikanischen Autoren N. Bingol, M. Fuchs, V. Diaz, R. K. Stone und D. S. Gromisch.
Diagn. Krit.: (1) Intrauterine Wachstumsretardierung. Durchschnittliches Geburtsgewicht der 50 Neugeborenen oberhalb der 37. SSW 2464 g (Kontrollen 3232 g), Länge 42 cm (50 cm), Kopfumfang 32 cm (34 cm). Totgeburten 8% (0,8%). – (2) Mikrozephalie (16%), Myelomeningozele, Enzephalozele, Corpus-callosum-Agenesie, septo-optische Dysplasie, Schizenzephalie, neuronale Heterotopie, abnorme kortikale Differenzierung. Parietale Knochendefekte, Exenzephalie. Ischämische und hämorrhagische Läsionen. – (3) Herzfehler: Transposition der großen Gefäße, hypoplastisches Rechtsherz. – (4) Postnatal: abnormes Schlafverhalten, Tremor, Fütterungsschwierigkeiten, gelegentlich Krämpfe. – (5) Plötzlicher Kindstod (SIDS) in 15%.
Ätiol.: Cocain intra graviditatem intranasal (1–5 g/Woche), inhalativ (1–1,5 g/Woche), intravenös (10–30 mg/Injektion) appliziert. Abruptio placentae möglicherweise durch erhöhten Blutdruckanstieg nach Applikation von Cocain.
Pathog.: Fehlbildungen bleiben ungeklärt.
Bemerkungen: Die erhöhte Totgeburtenrate ist direkte Folge nach intravenöser und intranasaler Cocain-Applikation durch Abruptio placentae und ist abzugrenzen von der Cocain-Fetopathie.
Lit.: Bingol N, Fuchs M, Diaz V et al (1987) Teratogenicity of cocaine in humans. J Pediatr 110: 93–96. – Konkol RJ (1994) Is there a cocaine baby syndrome? J child Neurol 9: 225–226. – Roland EH, Volpe JJ (1989) Effect of maternal cocaine use on the fetus and newborn: review of the literature. Pediatr Neurosci 15: 88–94. – Snodgrass SR (1994) Cocaine babies: a result of multiple teratogenic influences. J Child Neurol 9: 227–233. – Volpe JJ (1992) Effect of cocaine use on the fetus. New Engl J Med 327: 399–407.
J. Kunze/JK

Cockayne-Syndrom
Syn.: Nanisme progéroide (fz)
Def.: Durch Homozygotie für einen bisher unbekannten Gendefekt bedingtes, frühkindlich progredientes Dystrophie-Syndrom mit Minderwuchs, Seh- und Hörstörungen, neurologischen Ausfällen und geistiger Retardierung.
A.: Edward A. Cockayne, 1880–1956, Pädiater, London. – Erstbeschreibung 1936.
Diagn. Krit.: (1) Unauffällig bei der Geburt und in den ersten Lebensmonaten, danach Entwicklungsverzögerung. – (2) Disproportionierter, starker Minderwuchs mit Mikrozephalie und relativ großen Extremitäten mit progredienten Beugekontrakturen; Verlust des Unterhautfettgewebes während der Kindheit; Skelettveränderungen. – (3) Sehstörungen als Folge von Pigmentdegeneration der Retina und Optikusatrophie; Katarakt. – (4) Innenohr-Schwerhörigkeit bis zur völligen Taubheit. – (5) Zunehmend typische Fazies mit tiefliegenden Augen, schmaler Nase, dysplastischen Ohrmuscheln; Karies. – (6) Hypertension und Nierenerkrankungen; perivaskuläre Kalkeinlagerungen im Bereich der Basalganglien und progrediente neurologische Störungen (z.B. Ataxie) als Folge von Demyelinierung (Leukodystrophie). – (7) Geistige Retardierung. – (8) UV-Licht-Hypersensitivität (Photodermatitis) mit Blasen- und Narbenbildung, jedoch ohne maligne Entartung.
Ätiol.: Autosomal-rezessives Erbleiden.
Pathog.: Unbekannt; vermutet wird ein DNA-Reparatur-Defekt mit primärer Manifestation in postreplikativen, hochdifferenzierten Geweben (z.B. Sehzellen, Oligodendroglia).
Bemerkungen: Mittlere Lebenserwartung ca. 12 Jahre; einzelne Patienten über 20 Jahre. Unterscheidung von milden, »klassischen« (Cockayne-Syndrom I) und sehr schwer verlaufenden Formen (Cockayne-Syndrom II), letztere mit: pränataler Wachstumsverzögerung, kongenitalen Augenanomalien, Kataraktbildung vor dem 3. Lebensjahr, frühe neurologische Ausfälle (Übersicht bei Nance und Berry, 1992). Pränatale Diagnostik durch UV-Überempfindlichkeit der Fruchtwasserzellen (Lehmann et al.). Zellbiologische Evidenz für genetische Heterogenität (Komplementationsgruppen A, B, C). Kandidaten-Gen für Komplementationsgruppe B ist ERCC6, eine DNA/RNA-Helikase, beteiligt an Nukleotid-Exzisions-Reparatur. Keine Kausaltherapie; kein genereller Heterozygotentest.
Lit.: Cockayne, EA (1936) Dwarfism with retinal atrophy and deafness. Arch Dis Child 11: 1–8. – Lehmann AR, Francis AJ, Giarelli F et al (1985) Prenatal diagnosis of Cockayne's syndrome. Lancet I: 486. – Nance MA, Berry SA (1992) Cockayne

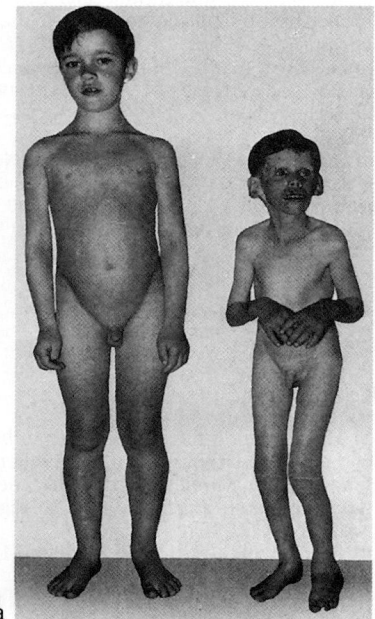

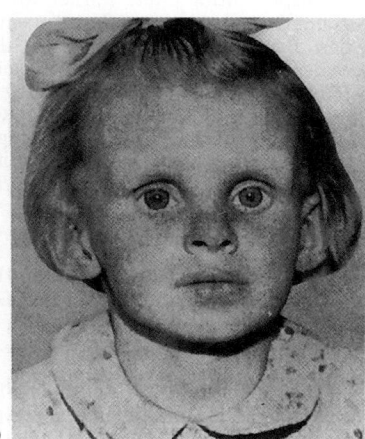

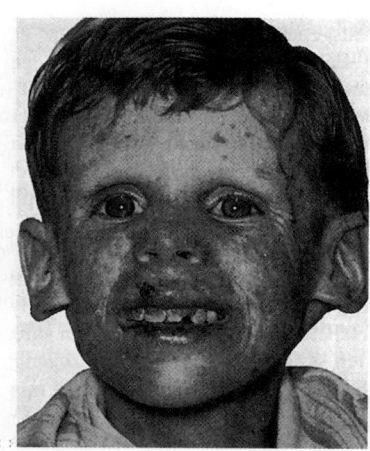

Syndrome: Review of 140 cases. Am J Med Genet 42: 68–84. – Troelstra C, Hesen W, Bootsma D, Hoeijmakers JHJ (1993) Structure and expression of the excision repair gene ERCC6, involved in the human disorder Cockayne's syndrome group B. Nucl Acid Res 21: 419–426.
McK: 216400; 216410; 216411
H. Höhn/AS

Cocktailparty-Symptomenkomplex: Cocktailparty-Verhalten
Cocktailparty-Syndrom: Cocktailparty-Verhalten

Cocktailparty-Verhalten
Syn.: Cocktailparty-Symptomenkomplex – Cocktailparty-Syndrom
Def.: Psychopathologische Auffälligkeit bei Patienten mit Hydrozephalus.
A.: Die Bezeichnung wurde 1962 durch A.-M. Hadenius, B. Hagberg, K. Hyttnäs-Bensch und J. Sjögren verwandt.
Diagn. Krit.: (1) Hydrozephalus mit konsekutiver Hirnatrophie. – (2) Phrasenhafte, dabei nach formalen Kriterien weitgehend korrekte, inhaltlich jedoch belanglose und unkritische Aussagen. – (3) Äußeres Erscheinungsbild und Auftreten (»Fassade«) oft erstaunlich gut erhalten.
Ätiol.: Konnataler oder erworbener Hydrozephalus mit erhöhtem Hirninnendruck.
Pathog.: Nicht sicher geklärt. Vermutlich diffuse Hirnschädigung und konsekutive Hirnatrophie.
Bemerkungen: In der deutschsprachigen Psychiatrie wird der Begriff kaum benutzt. Es besteht psychopathologisch, nicht aber ätiologisch eine nahe Verwandtschaft mit dem Terminus »Salonschwachsinn« (A. Hoche). Einen deutlich unterschiedlichen theoretischen Hintergrund haben hingegen die Begriffe »Verhältnisschwachsinn« (E. Bleuler) und »Pseudoschwachsinn« bzw. »Pseudointelligenz« (H. Dietrich).
Lit.: Bleuler E (1914) Verhältnisblödsinn. Allg Z Psychiat 71: 537–586. – Dietrich H (1975) Psychiatrie in Stichworten, 2. Aufl. Enke, Stuttgart. – Hadenius A-M, Hagberg B, Hyttnäs-Bensch K, Sjögren J (1962) Kongenital hydrocephalus. II. Längtidsprognosen vid ebehandlad hydrocephalus hos spädborn. Nord Med 68: 1515–1519. – Hoche A, zit. n. Bleuler E (1914) Verhältnisblödsinn. Allg Z Psychiat 71: 537–586.
P. Hoff/DP

COD: Walker-Warburg-Syndrom

Coffin-Lowry-Syndrom
Def.: Distinktes Dysmorphiesyndrom mit progredienten Bindegewebsschwellungen und schwerem Entwicklungsrückstand, bedingt durch ein X-chromosomales Gen.

◁ a) Kleinwuchs und typische Körperhaltung beim Cockayne-Syndrom (10¾jähr. Patient neben gesundem, gleichaltrigem Knaben)
b) und c) Typische Fazies bei 2 Geschwistern mit Cockayne-Syndrom (7½- und 10¾jähr. Patienten): tiefliegende, große Augen, tiefsitzende, dysplastische Ohrmuscheln, Hautveränderungen des Mittelgesichtes im Sinne der »Röntgenhaut« (Beob. MacDonald, Fitch und Lewis, 1960)

A.: Grange S. Coffin (amerikanischer Radiologe) und Brian Lowry (irisch-kanadischer Humangenetiker, Vancouver) beschrieben das Syndrom 1966 bzw. 1971.

Diagn. Krit.: Männer (Hemizygote): **(1)** Schwerer psychomotorischer Entwicklungsrückstand. – **(2)** Gesichtsdysmorphien, mit Alter progredient und durch Bindegewebsvermehrung bedingt, insbesondere plumpe Gesichtszüge, schmaler bitemporaler Durchmesser, Hypertelorismus, prominente Supraorbitalbögen und Brauen, antimongoloide Lidachsenstellung, Oberlidschwellung, breite Nase mit dicken Flügeln und nach vorn weisenden Öffnungen, offener Mund mit verdickten Lippen, tiefe Zungen-Mittelfurche, hypoplastischer Ober- und prominenter Unterkiefer, irreguläre Zahnstellung und Oligodontie, große, abstehende Ohren. – **(3)** Normale Geburtsmasse, postnataler Wachstumsrückstand, Mikrozephalie. – **(4)** Stamm: Kyphose, Skoliose, Pectus excavatum oder carinatum, kurzes Sternum, Leistenhernien. – **(5)** Extremitäten: große Hände mit dicken, überbeweglichen, distal konisch zulaufenden Fingern, Vierfingerfurchen, Plattfüße, kurze, große Zehen. – **(6)** Muskuläre Hypotonie. – **(7)** Haut: Cutis marmorata, Varicosis, struppiges Haar. – **(8)** Röntgen: verdickte Calvaria, Hypoplasie der Sinus und des Mastoids, abnorme Epiphysen, Verdickung der Tuberositas inguinalis der distalen Phalangen, Wirbelkörper-Dysplasie.

Frauen (Konduktorinnen): Entweder normaler Phänotyp oder (bis zu 80%) Entwicklungsrückstand, meist mäßiger als bei hemizygoten Männern. Kleinwuchs in etwa der Hälfte der Überträgerinnen. In seltenen Fällen klinisches Bild und Entwicklungsrückstand genauso ausgeprägt wie bei Knaben. Als Heterozygotenmerkmale wichtig sind die Befunde an Händen und Fingern.

Ätiol.: X-chromosomal-dominantes Gen mit sehr variabler Expressivität bei Heterozygoten. Genort Xp22.

Pathog.: Unbekannt. Bindegewebserkrankung? Lysosomale Speicherkrankheit? (Abnormer Protodermatansulfat-Stoffwechsel in kultivierten Fibroblasten.)

Bemerkungen: In einigen Publikationen wurde das Syndrom trotz unterschiedlichem Phänotyp und Erbgang mit dem Coffin-Siris-Syndrom verwechselt. Genlokalisation auf Band Xp22, gekoppelte Polymorphismen bekannt; Konduktorinnendiagnostik und pränatale Diagnose daher möglich. **(DD)** entfernte Ähnlichkeit mit dem Syndrom des fragilen X-Chromosoms, Sotos-Syndrom und Williams-Syndrom.

Lit.: Coffin GS, Siris E, Wegienka LC (1966) Mental retardation with osteocartilaginous anomalies. Am J Dis Child 112: 205–213. – Lowry B, Miller JR, Fraser FC (1971) A new dominant gene mental retardation syndrome; associated with small stature, tapering fingers, characteristic facies, and possible hydrocephalus. Am J Dis Child 121: 496–500. – Young ID (1988) The Coffin-Lowry syndrome. J Med Genet 25: 344–348.

McK: 303600
A. Schinzel/AS

Coffin-Siris-Syndrom

Syn.: fifth digit syndrome (e)

Def.: Distinktes Dysmorphiesyndrom mit Kleinwuchs und Entwicklungsrückstand, schütterem Kopfhaar und Phalangenhypoplasie, bedingt sehr wahrscheinlich autosomal-dominantes Gen mit stark variabler Expressivität.

A.: Grange S. Coffin (Radiologe, USA) und E. Siris (Pädiaterin, USA) beschrieben das Syndrom 1970 erstmals anhand von drei sporadischen Fällen.

Diagn. Krit.: **(1)** Intrauteriner und postnataler Wachstumsrückstand. – **(2)** Mikrozephalie, Brachyzephalie. – **(3)** Entwicklungsrückstand, meist schwer; Epilepsie. – **(4)** Schütteres Kopfhaar, besonders im Säuglingsalter. – **(5)** Hypertrichose im Bereich von Rücken, Oberarmen und Oberschenkeln. – **(6)** Gesicht: buschige Brauen, Epikanthus, enge Lidspalten, Strabismus, kurze und breite Nase, prominentes, verstrichenes Philtrum, volle Lippen, große Zunge, kleine Zähne mit Zahnschmelzhypoplasie, dysplastische Ohren. – **(7)** Distale Extremitäten: Hypoplasie der distalen Phalangen und Nägel der Füße und (weniger ausgeprägt) Hände mit Tendenz zu Aufholwachstum. Besonders betroffen sind die 5., gefolgt von den 2., 3. und 4. Strahlen; kaum betroffen die 1. Strahlen. Klinodaktylie der 5. Finger und Zehen. – **(8)** Hypotonie, überbewegliche Gelenke, Hüftluxation. – **(9)** Knochenalterrückstand. – **(10)** Adaptationsschwierigkeiten des Neugeborenen; später Anfälligkeit auf respiratorische Infekte. – **(11)** Seltene Befunde: Gaumenspalte, Herzfehler, Dandy-Walker-Sequenz, Hypoplasie oder Agenesie der Patella. – **(12)** Histologische Hirnbefunde: Migrationsstörung, Zellheterotypien, verminderte Gyrierung.

Ätiol.: Ursprünglich autosomal-rezessiver Erbgang vermutet, doch mehr und mehr Fälle mit milde betroffenem Elternteil gefunden. Daher: Entweder ausschließlich dominanter Erbgang mit stark variabler Expressivität (und vielen Neumutationen, wobei sich die Träger nicht fort-

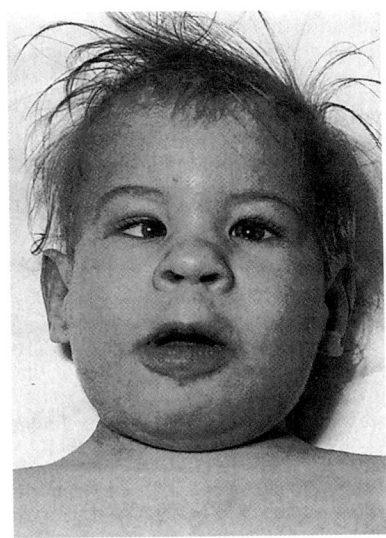

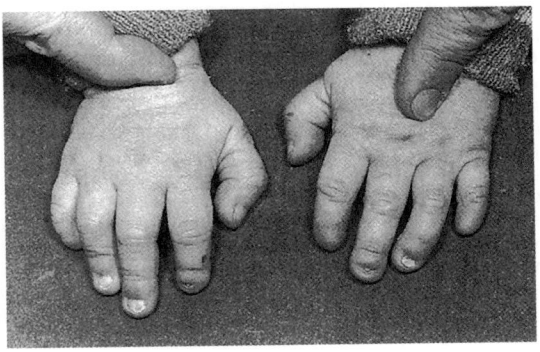

Coffin-Siris-Syndrom: (14 Monate alte Patientin) schüttere Behaarung, Strabismus, plumpe Nase, Nagelhypoplasie. Publiziert in Schinzel A (1972) Case report: the Coffin-Siris syndrome. Acta Paediatr Scand 68: 449–452

pflanzen) oder genetische Heterogenität mit autosomal-dominant und autosomal-rezessiv vererbter Untergruppe.
Pathog.: Unbekannt.
Bemerkungen: **(DD)** in manchen Fällen das fetale Hydantoin-Syndrom (anamnestisch) und die Trisomie für den kurzen Arm von Chromosom 9 (zytogenetisch). Empirisches Wiederholungsrisiko nach sporadischem Fall mit 10% angegeben.
Lit.: Carey JC, Hall BD (1978) The Coffin-Siris syndrome. Am J Dis Child 132: 667–671. – Coffin GS, Siris E (1970) Mental retardation with absent fifth fingernail and terminal phalanx. Am J Dis Child 119: 433–439. – Meinecke P, Engelbrecht R, Schaefer E (1986) Coffin-Siris-Syndrom bei einem 5jährigen Mädchen. Monatsschr Kinderheilkd 134: 692–695.
McK: 135900
A. Schinzel/AS

COFS-Syndrom
Syn.: cerebro-oculo-facio-skeletal syndrome (e) – Pena-Shokeir-Syndrom II
Def.: Ein letal verlaufendes Krankheitsbild mit schwerer psychomotorischer Retardierung, fazialen Dysmorphien, skelettären Anomalien, Flexionskontrakturen der großen Gelenke.
A.: Erstpublikation 1974 durch die Humangenetiker Sergio D. J. Pena, 1947–, Biochemiker, Kanada, Brasilien, und Mohamed H. K. Shokeir, Ägypten, USA, Kanada.
Diagn. Krit.: **(1)** Mikrozephalie. – **(2)** Muskuläre Hypotonie mit Hyperreflexie und/oder Areflexie. – **(3)** Progressiver psychomotorischer Abbau. – **(4)** Fehlende Sprachentwicklung. – **(5)** Mikrophthalmie. Anophthalmie, Katarakt, Blepharophimose. – **(6)** Faziale Dysmorphien mit prominenter Nasenwurzel, Mikrogenie, großen Ohren, langem Philtrum, überhängender Oberlippe. – **(7)** Kamptodaktylie, überlappende Finger, Flexionskontrakturen der Ellenbogen- und Kniegelenke. – **(8)** Kyphose, dysplastische Acetabulae, Coxa valga, sog. »rocker bottom feet«, Osteoporose. – **(9)** Tod im Kleinkindalter durch respiratorische Infekte. – **(10)** Neuroanatomie: verwaschene Grenze zwischen grauer und weißer Hirnsubstanz, Lissenzephalie, Corpus-callosum-Agenesie. Reduktion der Neuronen in Cerebrum, Cerebellum, Rückenmark und Retina. Bei älteren Kindern Ventrikelerweiterung, Reduktion der weißen Substanz. – **(11)** Mikroskopisch und elektronenmikroskopisch Veränderungen wie bei kongenitaler Muskeldystrophie.
Ätiol.: Autosomal-rezessive Vererbung. Häufig Konsanguinität. Häufigkeit ca. 1 auf 10 000 Neugeborene.
Pathog.: Arthrogrypose der Gelenke Folge muskulärer Hypotonie.
Bemerkungen: **(DD)** Pena-Shokeir-Syndrom I.
Lit.: Gershoni-Baruch R, Ludatscher RM, Lichtig C et al (1991) Cerebro-oculo-facio-skeletal syndrome: further delineation. Am J Med Genet 41: 74–77. – Pena SDJ, Shokeir MHK (1974) Autosomal recessive cerebro-oculo-facio-skeletal (COFS) syndrome. Clin Genet 5: 285–293. – Shokeir MHK (1982) Cerebro-oculo-facio-skeletal (COFS) syndrome (Pena Shokeir II syndrome). In: Vinken PJ, Bruyn GW (eds) Handbook of Clinical Neurology, Vol 43: Neurogenetic directory, part II, pp 341–343. North-Holland Publishing Company, Amsterdam.
McK: 214150
J. Kunze/JK

Cogan's congenital ocular motor apraxia (e): Apraxie, kongenitale okulomotorische, Typ Cogan

Cogan-Reese-Syndrom
(Sequenz)
Syn.: Naevus-iridis-Syndrom – Irisnävus-Syndrom – NUDE syndrome (nodular, unilateral glaucoma, Descemet's membrane, endothelial) (e)
Def.: Benigne pigmentierte Nävuszellhaufen liegen in einer braun-heterochromen Iris, die eine sektorförmige Atrophie und periphere vordere Synechien zeigt und zur Augeninnendrucksteigerung führt.
A.: David G. Cogan, amerikanischer Ophthalmologe, Boston und Bethesda. – Algernon B. Reese, amerikanischer Ophthalmologe. – Erstbeschreibung wohl durch Berta A. Klien 1941.
Diagn. Krit.: **(1)** Heterochromia iridis (befallene Iris ist dunkler). – **(2)** Multiple pigmentierte Zellnester in der Irisvorderfläche. – **(3)** Unilaterales Glaukom. – **(4)** Cornea guttata und Hornhautödem. – **(5)** Pupillenektopie. – **(6)** Ectropium uveae.
Ätiol.: Unbekannt. Nicht familiär auftretend.
Pathog.: Abnormes Hornhautendothel proliferiert.
Bemerkungen: Erstsymptomatik u.U. vorübergehendes morgendliches Hornhautödem. Hornhautendothel rarefiziert und vergrößert. Ektopische Descemet-Membran auf Irisoberfläche. **(DD)** malignes Melanom der Uvea – Formenkreis verwandter Krankheitsbilder wie Chandler-S. und essentielle Irisatrophie.
Lit.: Cogan DG, Reese AB (1969) A syndrome of iris nodules, ectopic Descemet's membrane and unilateral glaucoma. Doc Ophthalmol 26: 424–433. – Daicker B, Sturrock G, Guggenheim R (1982) Clinicopathologische Korrelation beim Cogan-Reese Syndrom. Klin Mbl Augenheilk 180: 531–538. – Eagle RC, Font RL, Yanoff M, Fine BS (1980) The iris naevus (Cogan-Reese) syndrome: light and electron microscopic observations. Br J Ophthalmol 84: 446–452. – Klien BA (1941) Pseudomelanomas of the iris. Am J Ophthalmol 24: 133–138. – Makley TA, Kapetansky FM (1988) Iris nevus syndrome. Ann Ophthalmol 20: 311–315.
F. H. Stefani/DP

Cogan-Syndrom: Keratitis interstitialis Cogan
Cogan-Syndrom II: Apraxie, kongenitale okulomotorische, Typ Cogan

Cohen-Syndrom
Syn.: Pepper-Syndrom
Def.: Autosomal-rezessiv vererbtes, schlecht definiertes Dysmorphiesyndrom mit den markanten Befunden: Obesitas, prominente obere Schneidezähne, geistige Behinderung.
A.: Michael Cohen jr., 1937–, amerikanisch-kanadischer Humangenetiker, Seattle-Halifax, und Mitarbeiter beschrieben das Syndrom 1973 anhand von drei Fällen, darunter zwei Geschwister.
Diagn. Krit.: **(1)** Obesitas, beginnend mit ca. 4 bis 6 Jahren. – **(2)** Geistige Behinderung (Imbezillität bis Idiotie), Hypotonie und Myopathie. Selten: Epilepsie, Verhaltensstörung. – **(3)** Gesicht: hypotone Fazies mit prominenter Nasenwurzel, antimongoloider Lidachsenstellung, hypoplastischer Maxilla, permanent offenem Mund, kurzem Philtrum, prominenten oberen Schneidezähnen und zurückversetztem Kinn. – **(4)** Kleine Hände und Füße, kurze konische Finger, Vierfingerfurchen, überstreckbare kleine Fingergelenke; selten: partielle kutane Syndaktylie der Zehen. – **(5)** Myopie, Strabismus, Chorioretinitis. Selten: Iris-, Retina-, Choroidea-Kolobom, Mikrophthalmie, Hemeralopie. – **(6)** Weiteres: Kyphoskoliose, Ureterobstruktion; Neigung zu Infekten im

colorectal cancer, hereditary nonpolyposis (e)

Hals-Nasen-Ohren-Bereich; Kleinwuchs (selten), Granulozytopenie.
Ätiol.: Autosomal-rezessiver Erbgang sehr wahrscheinlich (wiederholt Geschwisterfälle und elterliche Blutsverwandtschaft). Möglicherweise zwei genetische Untertypen mit verschiedenem Erbgang (einmal dominant). Ein rezessives Gen auf Chromosom 8 lokalisiert.

Pathog.: Unbekannt.
Bemerkungen: Differentialdiagnostische Probleme möglich mit dem Prader-Willi-Syndrom; möglicherweise identisch mit dem Mirhosseini-Holmes-Walton-Syndrom. Cave: auch Verwechslung mit Hypothyreose. Möglicherweise häufiger unter Ashkenasi. Wegen der unscharfen Definition des Syndroms Tendenz zu Über- bzw. Unterdiagnostizierung.
Lit.: Cohen MM, Hall BD, Smith DW et al (1973) A new syndrome with hypotonia, obesity, mental deficiency, and facial, oral, ocular and limb anomalies. J Pediatr 83: 280–284. – Norio R, Raitta C, Lindhal E (1984) Further delineation of the Cohen syndrome: report on chorioretinal dystrophy, leukopenia and cosanguinity. Clin Genet 25: 1–14. – North C, Patton MA, Baraitser M, Winter RM (1985) The clinical features of the Cohen syndrome: further case reports. J Med Genet 22: 131–134. – Tahvanainen E, Norio R, Karila E et al (1994) Cohen syndrome gene assigned to the long arm of chromosome 8 by linkage analysis. Nature Genet 7: 201–204.
McK: 216550
A. Schinzel/AS

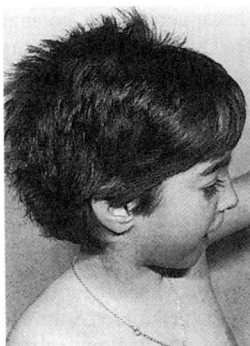
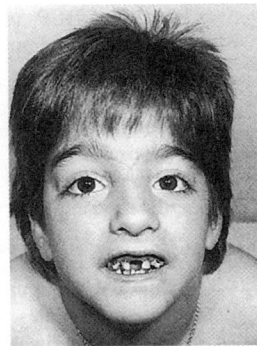

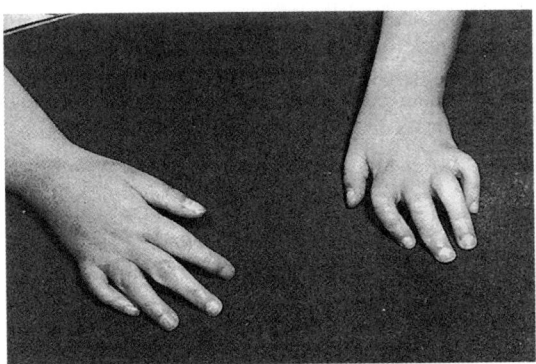

COI (e): Kolobome Iris-Aderhaut-Netzhaut
cold fingers, hereditary (e): Raynaud-Krankheit
Coleman-Meredith syndrome (e): Coleman-Syndrom

Coleman-Syndrom
Syn.: posttraumatic occipital-cervical-shoulder girdle syndrome (e) – Coleman-Meredith syndrome (e)
Def.: Historischer Begriff für eine Sequenz bei kombiniertem Trauma des Schädels, der Halswirbelsäule und des Schultergürtels mit, evtl. nach einer Latenzphase, hinzutretenden Zeichen einer zervikalen Myelopathie.
A.: Claude C. Coleman, 1879–1953, amerikanischer Neurochirurg, Virginia. – J. M. Meredith, amerikanischer Neurochirurg, Virginia. – Erstbeschreibung 1938 durch beide Autoren gemeinsam.
Lit.: Coleman CC, Meredith JM (1938) Treatment of fracture-dislocation of the spine associated with cord injury. J Am Med Ass III: 2172.
W. Müller-Felber/DP

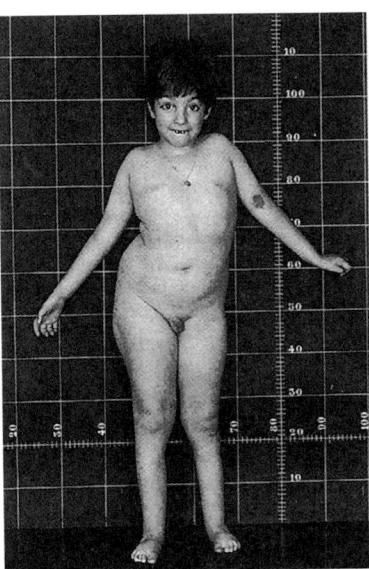

Collagenoma, multiple cutaneous, familial (e): Kollagenom, familiäres kutanes
Collet's syndrome (e): Sicard-Neuralgie
Collier-Syndrom: Pseudotumor orbitae
Collier's syndrome (e): Pseudotumor orbitae
(Treacher-)Collins-Syndrom: Treacher Collins(-Franceschetti)-Syndrom
coloboma of iris, choroid and retina (e): Kolobome Iris-Aderhaut-Netzhaut
coloboma of macula with type B brachydactyly (e): Makulakolobome mit Brachytelephalangie
Colon inerta: Small-left-colon-Syndrom

Cohen-Syndrom: 7½jähriger Patient mit Adipositas, Kyphoskoliose, Hypogenitalismus, Akromikrie und typischen Gesichtsdysmorphien

colorectal cancer, hereditary nonpolyposis (e)
Syn.: HNPCC (e) – Lynch-Syndrom (I und II) – Krebs-Syndrom, familiäres – cancer-family syndrome (e)
Def.: Familiär gehäuft nichtpolypöse kolorektale Karzinome, entweder isoliert (Lynch-Syndrom I) oder in Kombi-

nation mit extraintestinalen Karzinomen (Lynch-Syndrom II).
A.: Erstbeschreibung 1912 durch Aldred Scott Warthin, 1867–1931, Pathologe, Michigan. – Namensgebung 1966 durch Henry T. Lynch, Arzt, Omaha/Nebraska.
Diagn. Krit.: (1) Lynch-Syndrom I und II: kolorektale Adenokarzinome ohne diffuse Polypose (< 10 Polypen). Im Vergleich zu sporadischen Karzinomen frühe Manifestation (Mittel im 44. Lebensjahr). Lokalisation in 70% proximal der linken Kolonflexur. Gehäuft kolorektale Zweitkarzinome (> 40% 10 Jahre nach Erstmanifestation). – (2) Beim Lynch-Syndrom II zusätzlich Karzinome des Endometriums oder der Ovarien. – (3) Familiäre Häufung nach den »Amsterdam-Kriterien«: a) drei oder mehrere Verwandte leiden an einem histologisch verifizierten kolorektalen Karzinom, ein Patient muß ein Verwandter ersten Grades der anderen beiden sein; b) mindestens zwei Generationen sind betroffen; c) mindestens eine der Diagnosen wurde vor dem 50. Lebensjahr gestellt. Diese Kriterien sind vermutlich zu stringent, weil die Fallzahlen in kleinen Familien nicht erreicht werden können und weil extrakolonische Manifestationen ausgeschlossen werden. – (4) Derzeit sind molekulargenetische Nachweismethoden noch nicht etabliert.
Ätiol.: Autosomal-dominantes Erbleiden mit inkompletter Penetranz. Mutationen von MSH2, PMS1 (beide Chromosom 2p) oder von MLH1 (Chromosom 3p) bzw. von PMS2 (Chromosom 7q).
Pathog.: MSH2 ist ein DNA-Reparaturgen. Die Dysfunktion dieses Gens führt zu Fehlern in der DNA-Replikation, d.h. zu gehäuften Genmutationen.
Bemerkungen: **1.** In einigen Familien gehäuft Transitionalzellkarzinome des Nierenbeckens und Ureters, außerdem Karzinome von Magen, Dünndarm, Gallenwegen, Pankreas und Mammae. – **2.** Selten assoziiert mit Muir-Torre-Syndrom. **(DD)** kolorektale Karzinome bei familiärer Polypose oder in Assoziation mit flachen Adenomen (s. Polypose des Kolons) – Peutz-Jeghers-Syndrom – generalisierte juvenile Polypose – spontane Karzinome.
Lit.: Fishel R, Lescoe MK, Rao MRS et al (1993) The human mutator gene homolog MSH2 and its association with hereditary nonpolyposis colon cancer. Cell 75: 1027–1038. – Leach FS, Nicolaides NC, Papadopoulos N et al (1993) Mutations of a mutS homolog in hereditary nonpolyposis colorectal cancer. Cell 75: 1215–1225. – Lynch HT, Smyrk TC, Watson P et al (1993) Genetics, natural history, tumor spectrum, and pathology of hereditary nonpolyposis colorectal cancer: An updated review. Gastroenterol 104: 1535–1549.
McK: 114400
M. P. Lutz/GA

coma prolongé (fz): apallisches Syndrom
Coma vigile: apallisches Syndrom
combined immunodeficiency disease (CID) with adenosine deaminase deficiency (e): Adenosindesaminase-Mangel
complexe d'abandon (fz): Kaspar-Hauser-Syndrom
compression of the celiac trunk (e): Ligamentum-arcuatum-medianum-Syndrom

COMS
Def.: **C**erebro-**o**kulo-**m**uskuläres **S**yndrom s.u. Lissenzephalie-Syndrome.

concentric sclerosis (e): Sklerose, konzentrische, Typ Baló
conditionally responsive extrapyramidal syndrome (e): Choreoathetose, familiäre paroxysmale
conductive hearing loss, recessive, and malformed low-set ears (e): Mengel-Konigsmark-Berlin-McKusick-Syndrom
Condyloma acuminatum giganteum: Riesenkondylome Buschke-Loewenstein
Condylomatosis pemphigoides maligna: Pemphigus vegetans (Typ Neumann und Typ Hallopeau)
congenital AIDS related syndrome (e): AIDS-Embryopathie
congenital arthromyodysplasia (e): Amyoplasie
congenital centronuclear myopathy (e): Myopathie, kongenitale zentronukleäre
congenital cystic adenomatoid malformation (e): Lungendysplasie, kongenitale zystische adenomatoide
congenital hypothalamic harmatoblastoma syndrome (e): Pallister-Hall-Syndrom
congenital lipoatrophic diabetes (e): Lipodystrophie, progressive
congenital myotubular myopathy (e): Myopathie, kongenitale zentronukleäre
congenital retinal detachment (e): Retinoschisis, geschlechtsgebundene juvenile
congenital retinoschisis (e): Retinoschisis, geschlechtsgebundene juvenile
congenital unilateral ichthyosiform erythroderma, with ipsilateral hypoplasia of upper and lower limbs (e): CHILD-Syndrom
congestive cardiomyopathy (e): kardiogenitales Syndrom
conjoint twins (e): Siamesische Zwillinge
conjugate gaze paralysis syndrome (e): Apraxie, kongenitale okulomotorische, Typ Cogan
Conjunctivitis et Cheilostomatitis pseudomembranacea exanthematodes: Ektodermose, pluriorifizielle
Conjunctivitis et Stomatitis pseudomembranacea: Erythema exsudativum multiforme, Major-Form, Konjunktivitis und Stomatitis
Conn-Louis-Syndrom: Hyperaldosteronismus, primärer
Conn-Syndrom: Hyperaldosteronismus, primärer
Conn-Syndrom, exogenes: Pseudo-Conn-Syndrom

conotruncal face syndrome (e)
Syn.: Takao-Syndrom
Def.: CATCH22 (s. dort) mit Herzfehlern im Vordergrund der Symptomatik.
A.: A. Takao und Mitarbeiter 1976.
Lit.: Bouvagnet P, Sauer U, Debrus S et al (1994) Deciphering the molecular genetics of congenital heart disease. Herz 19: 119–125. – Burn J, Takao A, Wilson D et al (1993) Conotruncal anomaly face syndrome is associated with a deletion within chromosome 22q11. J Med Genet 30: 822–824. – Kinouchi A, Mori K, Ando M, Takao A (1976) Facial appearance of patients with conotruncal abnormalities. Pediat Jpn 17: 84. – Matsuoka R, Takao A, Kimura M et al (1994) Confirmation that the conotruncal anomaly face syndrome is associated with a deletion within 22q11.2. Am J Med Genet 53: 285–289. – Shimizu T, Takao A, Ando M, Hirayama A (1984) Conotruncal face syndrome: its heterogeneity and association with thymus involution. 0: 29–41.
McK: 188400
A. Schinzel; N. Boss/AS

Conradi-Hünermann-Syndrom: Chondrodysplasia punctata, X-chromosomal-dominante Form
constricting bands, congenital (e): ADAM-Komplex
constrictive pericarditis with dwarfism (e): Mulibrey-Syndrom
contagion mentale (fz): Folie à deux
Contergan-Embryopathie: Thalidomid-Embryopathie

continuous epilepsy, mild (e): Epilepsia partialis continua (Koshewnikoff)
Cooley-Anämie: β-Thalassämie, homozygote
Cooper-Syndrom: Halsrippen-Symptomatik
Coote-Hunauld-Syndrom: Halsrippen-Symptomatik
Cori disease (e): Glykogenspeicherkrankheit Typ 3
(Corino) Andrade-Wohlwill-Syndrom: Amyloid-Polyneuropathie Typ I
corneal anaesthesia-retinal defects-unusual facies-heart defect (e): Hornhauthypästhesie, Retinopathie, offener Ductus arteriosus, geistige Behinderung, Schwerhörigkeit
corneal dystrophy, central type (e): Hornhautdystrophie, zentrale wolkige (François)
corneal dystrophy, crystalline of Schnyder (e): Schnyder-Hornhautdystrophie
corneal dystrophy, juvenile, epithelial (e): Meesmann-Wilke-Dystrophie
corneal dystrophy of Reis, familial (e): Reis-Bücklers-Dystrophie
corneal dystrophy-sensoneural deafness (e): Hornhautdystrophie und sensoneurale Taubheit
Cornelia-de-Lange-Syndrom: de-Lange-Syndrom (I)
corneo-dermato-osseous syndrome (e): korneo-dermato-ossäres Syndrom
coronal dentin dysplasia (e): Dentindysplasie II
coronary-subclavian-steal-syndrome (e): Koronar-Subklavia-Anzapf-Syndrom
Corpus callosum, agenesis of, with chorioretinal abnormality (e): Aicardi-Syndrom
Corpus-callosum-Degeneration: Marchiafava-Bignami-Krankheit
corpus callosum degeneration syndrome (e): Marchiafava-Bignami-Krankheit

Corpus-callosum-Symptomatik
Syn.: Bristowe-Syndrom – Tumor-Syndrom des Corpus callosum – Corpus-callosum-Tumor-Syndrom
Def.: Neurologisch-psychiatrisches Krankheitsbild bei Tumoren des Corpus callosum.
A.: John Syer B. Bristowe, 1827–1895, Kliniker, London.
Diagn. Krit.: (1) Frühzeichen: Nachlassen der Konzentrationsfähigkeit, Persönlichkeitsveränderungen, Psychosen. – (2) Nachlassen der Hörfähigkeit und der Reaktion auf andere Sinnesreize. – (3) Kontralaterales Zwangsgreifen. – (4) Allmähliche Ausbildung einer deutlichen Hemiplegie. (1–4: wahrscheinlich durch Mitbeteiligung des Gyrus cinguli und anderer Hirnareale bei Tumoren). – (5) Isolierte Durchtrennung des Balkens, z.B. bei Epileptikern, bedingt, daß Informationen, die in die nicht-dominante Hemisphäre gelangen, nicht verbalisiert werden können. – (6) Ideomotorische Apraxie der linken Hand bei vorderen Anteilen, da der linke motorische Assoziationskortex auch für das Handeln dominant ist. – (7) Schlechte Prognose.
Ätiol.: Tumoren oder Pseudo-Tumoren, chirurgische Durchtrennung.
Pathog.: Isolierte Läsion des Corpus callosum.
W. Paulus/DP

Corpus-callosum-Tumor-Syndrom: Corpus-callosum-Symptomatik

Corpus-Luysi-Symptomatik
Syn.: Syndrom des Nucleus hypothalamicus – Nucleus-hypothalamicus-Syndrom
Def.: Neurologisch-klinisches Äquivalent der subthalamischen (Corpus-Luysi-)Läsion mit intensiver Hemichorea.
A.: Bezeichnung des Corpus Luysi nach dem Neurologen Jules Bernard Luys, 1828–1897, Paris.
Diagn. Krit.: (1) Heftige Hemichorea mit besonderer Betonung der Erscheinungen im Bereich des Schulter- und Beckengürtels. Die Bewegungen sind von extremer »Amplitude«. – (2) Choreatische Dysarthrie und Dysphagie. – (3) Demgegenüber sind die Störungen im Fazialisbereich auffallend geringfügig. – (4) Leichte Hemihyperhidrose. – (5) Die Muskelhypotonie ist nicht allzu hochgradig. – (6) Im Schlaf sistiert die Bewegungsstörung.
Ätiol.: Uneinheitlich.
Pathog.: Subthalamische Läsionen.
D. Schmidt/DP

cortical epilepsy (e): Jackson-Anfälle
Corticosteron-Methyloxidase-Defekt Typ 2: 18-Hydroxysteroiddehydrogenase-Mangel
corticostriatocerebellar syndrome (of Gökay and Tükel) (e): kortiko-striato-zerebellares Syndrom, familiäres
Cortisol-Entzugssyndrom: Glucocorticoid-Entzugssyndrom
cortisone withdrawal syndrome (e): Glucocorticoid-Entzugssyndrom

Costen-Symptomatik
Syn.: Costen-Syndrom – Temporomandibulargelenk-Syndrom – Kiefergelenkarthralgie – Mandibulargelenk-Syndrom – oto-dentales Syndrom – temporomandibular joint syndrome (e) – mandibular joint neuralgia (e) – temporomandibular joint pain-dysfunction syndrome (e) – pain dysfunction syndrome (e)
Def.: Durch Bißanomalien entstehende neuralgiforme Schmerzen im Kieferwinkel.
A.: James Bray Costen, 1895–1962, amerikanischer Kieferchirurg, St. Louis. – Erstbeschreibung der Sequenz 1933 durch Goodfriend, 1934 durch Costen.
Diagn. Krit.: (1) Gesichtsschmerzen (vor allem im Bereich des Kiefergelenks mit Ausstrahlung nach vorne und in die Schläfe). – (2) Triggerfaktoren: Gähnen, Kauen. – (3) Obligat: Druckdolenz des Temporomandibulargelenks. – (4) Bisweilen Globusgefühl, Glossalgie, Kaustörung, Asymmetrie des Gaumensegels, Hörstörungen auf betroffener Seite (Hypakusis, Tinnitus). – (5) Radiologisch: Verschmälerung oder Verbreiterung des Kiefergelenkspaltes.
Ätiol.: Unklar.
Pathog.: Durch Bißanomalien vorzeitige Arthrose des Temporomandibulargelenks mit in der Folge auftretender schmerzbedingter Störung des Kauakts. Zusätzlich spielen oft funktionelle Momente mit eine beschwerdeauslösende Rolle.
Bemerkungen: Häufig Fehldiagnose. Eingriffe am Temporomandibulargelenk sind ultima ratio. Vorher immer Versuch mit Behandlung der zugrundeliegenden Biß- und Kauanomalien.
Lit.: Costen JB (1934) A syndrome of ear and sinus symptoms dependent upon disturbed function of the temporo-mandibular joint. Ann Otol Rhin 43: 1–15. – Harris TB, Birkenbaugh J, Gier RE (1986) Temporomandibular joint disorders. A basic review. Mo Dent J 66: 18–20.
W. Müller-Felber/DP

Costen-Syndrom: Costen-Symptomatik
costobrachial syndrome (e): Kostoklavikular-Symptomatik
costovertebral segmentation anomalies (e): Dysostosen, spondylokostale
costovertebral segmentation defect with mesomelia and peculiar facies (e): COVESDEM-Syndrom

Cotard-Syndrom
(Symptomenkomplex)

Syn.: nihilistischer Wahn – délire de négations (fz)
Def.: Ins Wahnhafte gesteigerte nihilistische Überzeugung, daß alles verloren sei, Besitz und Angehörige von unmittelbarer Vernichtung bedroht seien, die Welt dem Untergang geweiht, man selbst sogar schon tot sei.
A.: Erstbeschreibung 1882 durch J. Cotard, Psychiater, Paris. Von Regis erstmals als Cotardsches Syndrom bezeichnet.
Diagn. Krit.: Verschiedene Ausprägungen möglich: (1) Wahnhafte Vorstellungen, daß Organe, Gliedmaßen, der ganze Körper, die Seele, die ganze Welt nicht funktionieren oder gar nicht mehr existierten. – (2) Gefühl der Gefühllosigkeit, Schmerzunempfindlichkeit, existentielle Angst, Verdammungsgefühle.
Ätiol.: Bei schweren, psychotischen Depressionen, bei Schizophrenien, seniler Demenz und anderen hirnorganischen Prozessen (Schädel-Hirn-Trauma, Migräne), vereinzelt bei Patienten mit Zwangsstörungen.
Pathog.: Nicht eindeutig geklärt. Möglicherweise Effekte links-hemisphäraler Läsionen auf die zerebrale Repräsentation des Körperbildes von grundlegender Bedeutung.
Bemerkungen: Oft mit autoaggressiven Selbstschädigungen und hoher Suizidalität verknüpft.
Lit.: Agrawal P, Malik SC (1993) Cotard's syndrome in migraine. Indian J Med Sci 47: 152–153. – Cotard JC (1882) Du délire de négations. Arch Neurol (Paris) 4: 152–170. – Cutting J (1990) The right cerebral hemisphere and psychiatric disturbances. Oxford Medical Publications, Oxford. – Ko SM (1989) Cotard's syndrome – two case reports. Singapore Med J 30: 277–278. – Young AW, Robertson IH, Hellawell DJ et al (1992) Cotard delusion after brain injury. Psychol Med 22: 799–804.
H. P. Kapfhammer/DP

Courvoisier-Terrier-Syndrom: Courvoisier-Zeichen

Courvoisier-Zeichen

Syn.: Courvoisier-Terrier-Syndrom – Bard-Pic-Syndrom – loi de Bard et Pic (fz)
Def.: Symptomenkomplex aus Obstruktion des Ductus choledochus mit Ikterus und tastbar gestauter Gallenblase.
A.: Ludwig Courvoisier, 1843–1918, Chirurg, Basel. – Louis-Félix Terrier, 1837–1908, Chirurg, Paris. – Louis Bard, 1857–1903, französischer Hygieniker. – Adrien Pic, 1863–1943, Internist, Lyon.
Diagn. Krit.: (1) Klinische und laborchemische Zeichen der Choledochusobstruktion: schmerzloser, palpabler Gallenblasenhydrops, Ikterus, Lebervergrößerung, Acholie, Bilirubinurie, Erhöhung der Cholestase-Enzyme im Serum. – (2) Bei ursächlichem Pankreas- oder Papillen-Ca. zusätzlich: Schmerzen in Oberbauch und Rücken, Dyspepsie, Gewichtsabnahme, Pankreasenzymentgleisung. – (3) Bildgebende Verfahren (Sonographie, Computertomographie, ERCP, perkutane transhepatische Cholangiographie): große, meist steinfreie Gallenblase, erweiterte intra- und extrahepatische Gallenwege.
Ätiol.: Alle Ursachen, die zur Verlegung des Ductus choledochus führen.
Pathog.: Stau des Gallensekrets.
Bemerkungen: Bei Leberzirrhosen kann im ikterischen Schub eine aufgrund funktioneller Störungen tastbar gefüllte Gallenblase eine Choledochusobstruktion klinisch vortäuschen.
Lit.: Bard L, Pic A (1888) Contribution à l'étude clinique et anatomo-pathologique du cancer primitif du pancréas. Rev Méd Paris 8: 257–288, 363–405 (Erstbeschr). – Verghese A, Berk SL (1986) Courvoisiers's law. Lancet 1: 99.
H. Thiel/GA

Couvade-Syndrom
(Symptomenkomplex)

Syn.: Männerkindbett
Def.: Psychosomatischer Beschwerdekomplex werdender Väter, große phänomenologische Ähnlichkeit mit den körperlichen Beschwerden schwangerer Frauen. Begriff leitet sich von »couver« (fz) = »brüten« her, bezeichnete ursprünglich ein Ritual in präindustriellen Gesellschaften. Beim Couvade-Ritual geht es um die symbolische Nachahmung der Geburtswehen durch den werdenden Vater bei gleichzeitiger Minimierung der Rolle der Mutter.
A.: Erstbeschreibung des Rituals vermutlich durch den römischen Geschichtsschreiber Diodorus Sculus im Jahr 60 v. Chr. Das Couvade-Syndrom wurde erstmals 1914 durch den Psychoanalytiker Th. Reik beschrieben.
Diagn. Krit.: (1) Überwiegend zwei der folgenden Beschwerden für die Diagnose gefordert: Verdauungsstörungen oder Koliken – Gastritis und Magenulkus – Übelkeit und Erbrechen – verminderter oder gesteigerter Appetit – Entwicklung spezieller Nahrungsvorlieben – Diarrhö oder Obstipation – Kopfweh, Zahnschmerzen oder andere Schmerzen – Gerstenkorn – Nasenbluten – Hautausschläge – Juckreiz – Wadenkrämpfe, Muskeltremor – Erkältungen – urogenitale Irritationen. – (2) Symptommanifestation während der Schwangerschaftsmonate der Partnerin, in der Phase der allmählichen Übernahme der Vaterrolle. – (3) Im weiteren Sinne auch psychopathologische Auffälligkeiten wie Ängste und Depressionen eingeschlossen, die im obigen Kontext bei Männern auftreten können.
Ätiol.: Emotionale Verunsicherung durch die mitgeteilte Schwangerschaft oder die bevorstehende Geburt eines Kindes, Identifikation mit der Schwangeren, Reaktivierung präödipaler und ödipaler Konflikte aus der eigenen frühen Entwicklungsgeschichte, aber auch aktualgenetische Ängste durch die geforderte Umstellung auf die neue Lebenssituation.
Pathog.: Psychosomatische Symptombildung durch Somatisierung von zentralen Affekten und/oder Konfliktverarbeitung durch Konversionsbildung.
Bemerkungen: Beschwerden sistieren meist mit der Geburt des Kindes nach erfolgreicher Adaptation; eher in Ausnahmefällen von Krankheitswert; gelegentlich aber psychiatrisch/psychotherapeutisch behandlungsbedürftige Zustandsbilder.
Lit.: Bogren LY (1983) Couvade. Acta Psychiat Scand 68: 55–65. – Klein H (1991) Couvade syndrome: Male counterpart to pregnancy. Int J Psychiatry Med 21: 57–69. – Lamb GS, Lipkin M (1982) Somatic symptoms of expectant fathers. Am J Nurs 7: 110–115. – Mayer C, Kapfhammer HP (1993) Couvade-Syndrom, ein psychogenes Beschwerdebild am Übergang zur Vater-

schaft. Fortschr Neurol Psychiat 61: 354–360. – Reik T (1914) Die Couvade und die Psychogenese der Vergeltungsfurcht. Imago 3: 409–455.
H. P. Kapfhammer/DP

Couvelaire-Apoplexie: Apoplexie, uteroplazentäre
Couvelaire-Uterus: Apoplexie, uteroplazentäre

COVESDEM-Syndrom
Syn.: **co**sto**ve**rtebral **s**egmentation **de**fect with **m**esomelia and peculiar facies (e)
Def.: Heute dem Robinow-Syndrom zugerechnete, autosomal-rezessive, spondylothorakale und mesomele Dysostose mit kraniofazialen Dysmorphien.
A.: Beschreibung 1978 durch R. S. Wadia, indischer Genetiker.
Diagn. Krit.: (1) Faßthorax, Skoliose und Lordose, verursacht durch Segmentationsstörungen der Wirbelkörper. – (2) Verkürzte Unterarme, Ellenbogenkontrakturen und eingeschränkte Pronation. – (3) Minderwuchs. – (4) Kraniofaziale Dysmorphien: Mikro- oder Makrozephalus, Balkonstirn, Hypertelorismus, Hämangiome, blaue Skleren, kurze Nase mit antevertierten Nares, hoher Gaumen, große dorsalrotierte Ohren.
Ätiol.: Autosomal-rezessives Erbleiden.
Pathog.: Nicht bekannt.
Bemerkungen: Diese Beschreibung wird heute allgemein dem Robinow-Syndrom zugerechnet. (DD) vertebrale und thorakale Fehlbildungen erfordern die Abgrenzung gegenüber den verschiedenen Formen der spondylothorakalen Dysostosen.
Lit.: Aymé S, Preus M (1986) Spondylocostal/spondylothoracic dysostosis: the clinical basis for prognosticating and genetic counseling. Am J Med Genet 24: 599–606. – Robinow M (1987) Comment on COVESDEM syndrome. Am J Med Genet 27: 725. – Wadia RS, Shirole DB, Dikshit MS (1978) Recessively inherited costovertebral segmentation defect with mesomelia and peculiar facies (COVESDEM syndrome). A new genetic entity? J Med Genet 15: 123–127.
H. Menger/JS

Cowden-Syndrom: Hamartome, multiple
cow's milk-induced pulmonary hemosiderosis (e): Heiner-Syndrom

coxo-aurikuläres Syndrom
Syn.: Duca-Syndrom
Def.: Syndrom mit Minderwuchs, Wirbelsäulen- und Beckenveränderungen, Hüftgelenkluxation sowie Mikrotie und Höreinschränkung autosomal-dominanter oder X-chromosomal-dominanter Vererbung mit Letalfaktor im männlichen Geschlecht.
A.: Daniela Duca und Mitarbeiter (Bukarest, Rumänien) definierten 1981 das Syndrom bei drei Schwestern und deren Mutter.
Diagn. Krit.: (1) Wachstum und Skelett: a) Minderwuchs (z.T. durch Hüftgelenkluxation bedingt); b) Scheuermann-ähnliche Veränderungen der Wirbelsäule mit unterschiedlich ausgeprägter Demineralisierung, Höhenreduktion der Wirbel und Schmorl-Knötchen; c) Hüftgelenkluxation mit tiefgreifenden Veränderungen der Beckenknochen und des proximalen Femur. Normale Struktur der langen Röhrenknochen. – (2) Ohrbefunde unterschiedlichen Ausmaßes: a) Mikrotie mit Gehörgangsatresie; b) Hypoplasie des Mittelohrs, Fehlen der Mittelohrknochen, Fehlen des ovalen Fensters; c) Höreinschränkung unterschiedlichen Ausmaßes.
Ätiol.: Wahrscheinlich autosomal-dominanter Erbgang, X-chromosomal-dominante Vererbung mit Letalfaktor im männlichen Geschlecht kann jedoch in dieser Familie nicht ausgeschlossen werden.
Bemerkungen: Eine der drei Töchter wies zusätzlich das Turner-Syndrom [46,X del(X)(q13)] auf; (DD) ist das Beals-Syndrom (Aurikuloosteodysplasie) mit obligater Ellenbogenbeteiligung sowie meist geringerer Ohrbeteiligung zu bedenken.
Lit.: Duca D, Pena I, Ciovirnache M et al (1981) A previously unreported, dominantly inherited syndrome of shortness of stature, ear malformation, and hip dislocation: the coxoauricular syndrome – autosomal or X-linked male-lethal. Am J Med Genet 8: 173–180.
McK: 122780
K. Zerres/AS

Craig-Syndrom: Lungendysplasie, kongenitale zystische adenomatoide
cranial nerves, unilateral lesion of (e): Garcin-Symptomatik
cranial neuropathy with corneal lattice dystrophy (Meretoja) (e): Amyloid-Polyneuropathie Typ IV
cranio-cerebello-cardiac dysplasia/syndrome (e): CCC-Syndrom
craniofacial dyssynostosis syndrome (e): Dyssynostose, kraniofaziale
cranio-oro-digital syndrome (e): oto-palato-digitales Syndrom Typ II
cranio-skeletal dysplasia (e): Osteolyse, hereditäre idiopathische, Typ VI (Hajdu-Cheney)
craniosynostosis-craniofacial dysostosis syndrome (e): Dyssynostose, kraniofaziale
craniosynostosis-hypertrichosis-facial and other anomalies (e): Gorlin(-Chaudhry-Moss)-Syndrom
craniosynostosis-radial aplasia syndrome (e): Baller-Gerold-Syndrom
craniosynostosis with lid anomalies (e): okulopalatoskelettales Syndrom
craniosynostosis with radial defects (e): Baller-Gerold-Syndrom

CREST
Syn.: CREST-Syndrom
Def.: Akronym aus **C**alcinosis cutis, **R**aynaud-Phänomen, Ö(**E**)sophagus-Veränderungen, **S**klerose oder Sklerodermie, **T**eleangiektasien. Identisch mit systemischer Sklerodermie (SSc), wobei die Abtrennung der Sonderform umstritten bzw. nicht nötig ist.
Diagn. Krit.: (1) Vollbild der systemischen Sklerodermie. – (2) Die Akronymen-Symptome stehen in unterschiedlicher Ausprägung im Vordergrund. a) Calcinosis cutis: subkutane Kalkablagerungen häufig in Gelenknähe; b) Raynaud-Phänomen (s. dort); c) Ö(E)sophagus-Motilitätsstörungen, Bradyösophagus mit Refluxösophagitis, Barrett-Ösophagus; d) Sklerose der Haut. Häufig ausschließlich Befall der Hände distal vom Handgelenk und Befall des Gesichtes; e) Teleangiektasien. Vorherrschend im Gesicht, Dekolleté sowie an den Streckseiten der Finger und Hände. – (3) Autoantikörper: antinukleäre Antikörper (ANA-Hep2-Zelltest) in fast 100%, Antizentromer-Antikörper (ACA) und antinukleoläre Anti-

körper. Vereinzelt lassen sich auch die SSc-spezifischen Scl-70-Antikörper (gegen Topoisomerase I) nachweisen. – **(4)** Mitbeteiligung innerer Organe: Lungenfibrose, Nierenschäden, Myokard- und Magen-Darmtrakt-Veränderungen. – **(5)** Gynäkotropie. – **(6)** Histopathologie: stadienabhängig findet sich eine Vermehrung des dermalen Bindegewebes (Kollagen-Typ-I), Atrophie der Epidermis und Weitstellung der Gefäße.

Ätiol.: Unbekannt.

Pathog.: **1.** Autoimmunpathogenese. Die pathogenetische Bedeutung der oben zitierten Autoantikörper ist noch nicht klar. – **2.** Kollagenstoffwechselstörung-Pathogenese. Vermehrte Biosynthese von Kollagen-Typ-I (mRNS- und Protein-Ebene) besonders in Assoziation zu Entzündungszellen. – **3.** Vaskuläre Pathogenese. Obligates Symptom ist das Raynaud-Phänomen als Ausdruck einer gestörten Regulation der Gefäße. Störungen von vasoaktiven Substanzen, wie EDRF (= Endothelium Derived Relaxing Factor) = NO, Endotheline (Endothelin-1) oder Veränderungen der CGRP(»calcitonin gene related peptide«)-Rezeptoren.

Bemerkungen: Die Abgrenzung des CREST-Syndroms oder des CRST-Syndroms als Sonderform der SSc ist nicht notwendig. Die bisherige Annahme, daß es sich dabei um eine benigne Verlaufsform der SSc handelt, ist nicht in jedem Fall haltbar.

Lit.: Arbeitsgruppe Sklerodermie (1986) Klinik der progressiven systemischen Sklerodermie. Hautarzt 37: 320–324. – Genth E, Mierau R, Genetzky P et al (1990) Immunogenetic associations of scleroderma-related antinuclear antibodies. Arthritis Rheum 33: 657–665. – Krieg TH, Meurer M (1988) Systemic scleroderma, clinical and pathophysiologic aspects. J Am Acad Dermatol 18: 457–481. – Thibièrge G, Weissenbach RJ (1910) Une forme de concrétions calcaires sous-cutanées en relation avec la sclérodermie. Bull Soc Mèd (Paris) 30: 10. – Winterbauer RH (1964) Multiple teleangiectasia, Raynaud's phenomenon, sclerodactyly and subcutaneous calcinosis. A syndrome mimicking hereditary hemorrhagic teleangiectasia. Bull Johns Hopkins Hosp 114: 361.

McK: 181750

G. Goerz/GB

CREST-Syndrom: CREST

Creutzfeldt-Jakob-Krankheit

Syn.: spastische Pseudosklerose Jakob – Jakob-Creutzfeldt-Pseudosklerose – Creutzfeldt-Jakob-Syndrom – (präsenile) kortikostriato-spinale Degeneration – (präsenile) kortikopallidospinale Degeneration – Polioenzephalopathie, subakute, präsenile – Atrophie, subakute, präsenile, spongiöse, mit terminaler Dyskinesie – Virusenzephalopathie, spongioforme zerebrale – Enzephalo(myelo)pathie, (subakute), (präsenile), spongiöse – Brownell-Oppenheimer-Krankheit – Jakob's pseudosclerosis (e) – pseudosclerosis, spastic (e) – encephalopathy, spongiform (e)

Def.: Spongiöse Hirndystrophie mit kortikostriatothalamospinaler und zerebellarer Lokalisation, dem klinischen Bild einer progressiven präsenilen Demenz, Myoklonien, motorischen und sensiblen Störungen sowie einem auffälligen Elektroenzephalogramm.

A.: Erstbeschreibung 1920 durch Hans Gerhard Creutzfeldt, 1885–1964, Neurologe, Kiel. – Alfons Maria Jakob, 1884–1931, Neuropathologe, Hamburg. Beschreibung 1921.

Diagn. Krit.: **(1)** Progrediente psychische Veränderungen: Wesensänderung mit emotionalen Störungen, ängstlich-agitierten und paranoiden Zustandsbildern, Aufmerksamkeits-, Merkfähigkeits-, Gedächtnis- und Konzentrationsstörungen, Orientierungsstörungen, Kritiklosigkeit, Konfabulationen, Halluzinationen, Bradyphrenie, Demenz, selten pathologisches Lachen oder Weinen. – **(2)** Extrapyramidale Symptome: parkinsonistische Symptome mit Bewegungsverarmung, Rigor und Hypomimie, choreatische und ballistische Hyperkinesen, Tremor, regelmäßig Myoklonien. – **(3)** Zentralmotorische Ausfälle. – **(4)** Sehstörungen: Gesichtsfeldausfälle bis zur Erblindung, Zerr- und Doppelbilder, unscharfes Sehen. – **(5)** Zerebellare Schäden. – **(6)** Schädigung des peripheren Motoneurons: Faszikulationen, schlaffe Paresen mit Areflexie (vor allem an den Händen). – **(7)** Seltener Hirnnervenausfälle (Anisokorie, Ptosis, Trigeminus- und Fazialisparesen, Nystagmus, Schwindel, Schluckstörungen, eingeschränkte Zungenbeweglichkeit). – **(8)** Artikulationsstörungen bis zur Anarthrie (bulbär, pseudobulbär, zerebellar, extrapyramidal). – **(9)** Sensibilitätsstörungen aller Qualitäten zunächst am Stamm und den Gliedmaßen, zuletzt am Kopf. – **(10)** Neuropsychologische Störungen. – **(11)** Allgemeinsymptome: Kopfschmerzen, Schlaflosigkeit, Schwindelgefühle. – **(12)** In späten Stadien Hilflosigkeit, Marasmus, Beugekontrakturen der Arme und Streckkontrakturen der Beine, epileptische Anfälle, Apathie, Sopor, Koma, Dekortikationssterre, Greif- und Saugautomatismen. – **(13)** Liquor cerebrospinalis: mitunter leichte Eiweißerhöhung. – **(14)** Elektroenzephalogramm: mit Fortschreiten der Erkrankung deutlicher werdende Allgemeinveränderung, gelegentlich Herdbefunde, typische periodische Dysrhythmie um 0,5–2 Hz (selten bis 4 Hz) mit Komplexen aus meist triphasischen, seltener mono-, bi- oder polyphasischen »sharp waves« mit hohen Amplituden, oft danach rhythmische 3–7 Hz-Wellen oder auch vorübergehende Kurvendepression. – **(15)** Computertomographie: unregelmäßig Hypodensitäten in der weißen Hirnsubstanz, zunehmende diffuse Hirnatrophie. – **(16)** Magnetresonanztomographie: unregelmäßig erhöhte Signalintensitäten auf den T2-gewichteten Bildern in den Basalganglien und der weißen Hirnsubstanz, zunehmende Hirnatrophie. – **(17)** Pathol.-anat.: diffuser oder herdförmiger Ganglienzelluntergang vor allem in der Hirnrinde (milde Hirnrindenatrophie), in den Basalganglien, in den motorischen Hirnnervenkernen und den Vorderhornzellen. Meist ausgeprägte astrozytäre Gliose. In geringem Umfang diffuse Demyelinisierung. Spongiforme Veränderungen der Hirnrinde, der Stammganglien und des Kleinhirns. Akkumulation des Prionproteins in Amyloidplaques (sog. Kuru-Plaques).

Ätiol.: In 95% sporadisch auftretende Erkrankung, verursacht durch ein unkonventionelles Agens (sog. Prionen). In seltenen Fällen iatrogene Übertragungen (Kornea- und Dura-mater-Transplantationen, stereotaktische EEG-Untersuchungen, neurochirurgische Eingriffe, Therapie mit Hormonen aus Leichenhypophysen) oder autosomal-dominant erbliches Leiden mit unterschiedlichen Mutationen des Prionprotein-Gens auf Chromosom 20 mit hoher Penetranz. Der übliche Übertragungsweg ist unbekannt.

Pathog.: Unbekannt.

Bemerkungen: Die Erkrankung tritt üblicherweise im 40.–70. Lebensjahr auf. Sie verläuft subakut bis subchronisch progredient. Die Hälfte der Kranken verstirbt innerhalb von 6 Monaten, weitere 40% innerhalb von anderthalb Jahren. Selten kommen Verläufe bis über 10 Jahren vor. Die Häufigkeit des Leidens liegt bei 0,09–1,9 Erkrankungsfällen pro Million Einwohner und Jahr. Der Erreger kann auf Schimpansen und Labortiere (z.B. Mäuse, Hamster) übertragen werden und führt dann nach einer Inkubationszeit von etwa einem Jahr zu einer Hirnerkrankung nach Art der Jakob-Creutzfeldt-Krankheit. Es werden im wesentlichen folgende Verlaufsformen unterschieden: Typ 1: kortikospinale oder frontopyramidale Form (spastische Pseudosklerose): a) mit pyramidaler Beteiligung, b) mit Befall des 2. motorischen Neurons (amyotropher Typ); Typ II: klassischer kortikaler oder dyskinetischer Typ; Typ III: okzipitoparietaler Typ (Heidenhain-Krankheit, s. dort); Typ IV: Übergangsformen mit Beteiligung von Großhirnrinde, Basalganglien, Thalamus, Kleinhirn und Rückenmark; Typ V: ataktische oder zerebellare Form (Typ Brownell-Oppenheimer). Verwandte Krankheitsbilder des Tierreichs sind: Scarpie bei Schafen, bovine spongiforme Enzephalopathie beim Rind u.a.

Lit.: Brownell B, Oppenheimer DR (1965) An ataxic form of subacute presenile polioencephalopathy (Creutzfeldt-Jakob disease). J Neurol Neurosurg Psychiat 28: 350–361. – Creutzfeldt HG (1920) Über eine eigenartige herdförmige Erkrankung des Zentralnervensystems. Z ges Neurol Psychiat 57: 1–18. – Gibbs CJ Jr, Gajdusek DC, Asher DM et al (1968) Creutzfeldt-Jakob disease (spongiform encephalopathy): Transmission to the chimpanzee. Science 161: 388–389. – Jakob A (1921) Über eigenartige Erkrankungen des Zentralnervensystems mit bemerkenswertem anatomischem Befund (Spastische Pseudosklerose – Encephalomyelopathie mit disseminierten Degenerationsherden). Z ges Neurol Psychiat 64: 147–228. – Jakob A (1921) Über eine der multiplen Sklerose klinisch nahestehende Erkrankung des Centralnervensystems (spastische Pseudosklerose) mit bemerkenswertem anatomischem Befunde. Mitteilung eines vierten Falles. Med Klin 17: 372–376. – Jones P, Nevin S (1954) Rapidly progressive cerebral degeneration. J Neurol (London) 17: 148–151. – Kretschmar HA (1993) Neuropathology of human prion diseases (spongiform encephalopathies). In: Brown F (ed) Transmissible spongiform encephalopathies – Impact on animal and human health. Dev Biol Stand, Vol 80, pp 71–90. Karger, Basel. – Nevin S, McMenemey WH, Behrman S, Jones DP (1960) Subacute spongiform encephalopathy – A subacute form of encephalopathy attributable to vascular dysfunction (Spongiform Cerebral Atrophy). Brain 83: 519–564.

McK: 123400
C. D. Reimers/DP

Creutzfeldt-Jakob-Syndrom: Creutzfeldt-Jakob-Krankheit
Cri-du-chat-Syndrom: Chromosom 5p⁻ Syndrom

Crigler-Najjar-Syndrom Typ I

Syn.: Ikterus mit Kernikterus, nicht hämolytischer, kongenitaler familiärer – hyperbilirubinemia, idiopathic (e) – Glucuronyltransferase-Mangel

Def.: Kongenitaler, familiärer, nicht hämolytischer Ikterus (mit Kernikterus) des Neugeborenen infolge vollständigen Fehlens des Enzyms UDP-Glucuronyltransferase, keine Hämolysezeichen, keine Rh-Inkompatibilität, normale Leberfunktion (vgl. Crigler-Najjar-Syndrom Typ II).

A.: John Fielding Crigler jr., 1919–, amerikanischer Pädiater. – Victor Assad Najjar, 1914–, amerikanischer Pädiater. – Erstbeschreibung 1952 durch beide Autoren.

Diagn. Krit.: **(1)** Unkonjugierte Hyperbilirubinämie (25–45 mg/dl), fäkales Urobilinogen ≤ 10 mg/dl. Kernikterus. Bilirubin-Enzephalopathie mit Lethargie, Hypotonie, Unterernährung (fehlender Saugreflex), Opisthotonus, Spastik, früher Tod. – **(2)** Kein Effekt auf Enzyminduktoren der UDP-Glucuronyltransferase wie Phenobarbital oder Gluthetimid. – **(3)** Sehr schlechte Prognose (18 Monate). – **(4)** Leberfunktionstests (Indocyaningrün- und Bromsulphthaleinausscheidung), Cholangiographie, Leberhistologie und hämatologische Befunde normal.

Ätiol.: Unbekannt. Wahrscheinlich autosomal-rezessiver Erbgang.

Pathog.: Fehlen oder Verminderung der UDP-GT hat eine starke Erhöhung des unkonjugierten, lipidlöslichen Bilirubins im Serum zur Folge. An das Serumalbumin gebunden, diffundiert das Bilirubin durch die Darmepithelien, passiert Plazenta-Schranke sowie Blut-Liquor-Schranke (nur Neugeborenes) in Abhängigkeit von der Albuminbindung (vermindert bei zusätzlicher Hypalbuminämie, Azidose, organischem Ionenüberschuß, Gabe von Sulfonamiden, Salizylaten, Heparin und freien Fettsäuren beim Neugeborenen). Die Diffusion von ungebundenem, unkonjugiertem Bilirubin in die Zelle und in die Mitochondrien bewirkt eine Entkoppelung von oxidativen Phosphorylierungsprozessen, vornehmlich in Thalamus, Hypothalamus, Nuclei caudati, Kleinhirn (= Kernikterus), was zu entsprechenden Symptomen führt.

Bemerkungen: **(DD)** Gilbert-Meulengracht-Syndrom – Morbus haemolyticus neonatorum – Lucy-Driscoll-Syndrom – Ileumatresie – konnatale Leberzirrhose – konnatale Hepatitis – Gallengangsatresie – Rotor-Syndrom – Dubin-Johnson-S. – Kernikterus des Frühgeborenen anderer Ätiologie.

Lit.: Blei AT (1993) Liver and biliary tract. In: Noe DA, Rock RC (eds) Laboratory Medicine. The Selection and Interpretation of Clinical Laboratory Studies, chapter 19, pp 363–382. Williams & Wilkins, Baltimore. – Bloomer JR, Sharp HL (1984) The liver in Crigler-Najjar syndrome, protoporphyria, and other metabolic disorders. Hepatology 4: 18S–21S. – Chowdhury JR, Wolkoff AW, Arias IM (1989) Hereditary jaundice and disorders of bilirubin metabolism. In: Scriver CR, Beaudet AL, Sly WS, Vale D (eds) The Metabolic Basis of Inherited Disease, 6th ed, pp 1367–1408. McGraw-Hill, New York. – Crigler JF, Najjar VA (1952) Congenital familial nonhemolytic jaundice with kernicterus. Pediatrics 10: 169–180. – Fevery J, Blanckaert N (1991) Hyperbilirubinaemia. In: McIntyre N, Benhamou JP, Bircher J et al (eds) Oxford Textbook of Clinical Hepatology, Vol II, pp 985–991. Oxford University Press, Oxford, New York, Tokyo.

McK: 218800
M. O. Doss; C. Scheurlen/GA

Crigler-Najjar-Syndrom Typ II

Syn.: Siehe Crigler-Najjar-Syndrom Typ I

Def.: Kongenitaler, familiärer, nicht hämolytischer Ikterus (mit Kernikterus) des Neugeborenen infolge verminderter Aktivität des Enzyms UDP-Glucuronyltransferase, keine Hämolysezeichen, keine Rh-Inkompatibilität, normale Leberfunktion.

A.: Siehe Crigler-Najjar-Syndrom Typ I.

Diagn. Krit.: **(1)** Wie Crigler-Najjar-Syndrom Typ I, nur bessere Überlebensprognose, dann aber u.U. Taubheit, Choreoathetose, Dentalhypoplasie, neuromotorische und psychologische Störungen. – **(2)** Unkonjugierte Hyperbilirubinämie (6–25 mg/dl), fäkales Urobilinogen 20–80 mg/dl, Ikterus, nur selten mit Kernikterus und/oder Bilirubin-Enzephalopathie. – **(3)** Guter Effekt auf mikrosomale Enzyminduktoren (Phenobarbitaltherapie). – **(4)** Gute Prognose (> 50 Jahre). – **(5)** Leberfunktionstests, Röntgenuntersuchungen, Leberhistologie, hämatologische Befunde normal.

Ätiol.: Unbekannt. Wahrscheinlich autosomal-dominanter Erbgang. Einige Familienmitglieder zeigen ein Gilbert-Syndrom. Möglicherweise repräsentiert Typ II eine homozygote Form des Gilbert-Syndroms.

Pathog.: Siehe Crigler-Najjar-Syndrom Typ I.
Bemerkungen: Siehe Crigler-Najjar-Syndrom Typ I.
Lit.: Siehe Crigler-Najjar-Syndrom Typ I.
McK: 143500
M. O. Doss; C. Scheurlen/GA

Crispatura tendinuum: Dupuytren-Kontraktur

Criswick-Schepens-Syndrom

Syn.: Vitreoretinopathie, familiäre exsudative – familial exudative vitreoretinopathy (e) – FEVR (e)
Def.: Familiäre, langsam progressive, beidseitige vitreoretinale Membranbildung bei reifen Neugeborenen ohne Sauerstofftherapie.
A.: Erstbeschreibung 1969 durch V. G. Criswick und C. L. Schepens, amerikanische Ophthalmologen.
Diagn. Krit.: **(1)** Hintere Glaskörperabhebung. – **(2)** Organisierte Glaskörpermembranen. – **(3)** Ablatio retinae. – **(4)** Rezidivierende Glaskörperblutungen.
Ätiol.: Autosomal-dominant erblich, evtl. auch X-chromosomal-rezessiv (?).
Pathog.: Unbekannt.
Bemerkungen: Nach dem 20. Lebensjahr nimmt die Progression ab. Subklinische Formen nur mit Fluoreszenzangiographie diagnostizierbar. Keine sonstigen Fehlbildungen. **(DD)** Frühgeborenenretinopathie – Coats-Syndrom – Heine-Norrie-S. – geschlechtsgebundene juvenile Retinoschisis – Goldmann-Favre-Syndrom – Wagner-S. – Ablatio falciformis.
Lit.: Boldrey EE, Egbert P, Gass JDM, Friburg T (1985) The histopathology of familial exudative vitreoretinopathy: a report of two cases. Arch Ophthalmol 103: 238–244. – Criswick VG, Schepens CL (1969) Familial exudative vitreoretinopathy. Am J Ophthalmol 68: 578–594. – Hammerstein W, Lisch W (1985) Ophthalmologische Genetik. Diagnostik. Prävention. Rehabilitation. Symposium der Dtsch. Ophthalmol. Ges., Düsseldorf, 30.–31. 3. 1984, Bücherei des Augenarztes, 105: 221–229. Enke, Stuttgart. – Heydenreich A (1986) Kongenitale Retinoschisis und weitere vitreo-retinale Degenerationen und ihre Differentialdiagnose. Folia Ophthalmol (Leipzig) 11: 3–14. – Lisch W (1983) Hereditary vitreoretinal degenerations. Dev Ophthalmol 8: 1–90. – Lisch W, Veltrup FJ, Lisch C (1982) Differentialdiagnose hereditärer vitreoretinaler Degenerationen. Klin Mbl Augenheilk 181: 10–13. – Nicholson DH, Galvin V (1984) Criswick-Schepens syndrome (familial exudative vitreoretinopathy). A study of a Columbian kindred. Arch Ophthalmol 102: 1519–1522.
McK: 133780
F. H. Stefani/DP

Crohn-Krankheit: Morbus Crohn

Crome-Syndrom

Def.: Vermutlich autosomal-rezessiv vererbtes Dysmorphiesyndrom bestehend aus kongenitaler Katarakt, renal-tubulärer Nekrose und Enzephalopathie.
A.: L. Crome, S. Duckett und A. W. Franklin (London) beschrieben 1963 2 Töchter blutsverwandter Eltern mit diesem Syndrom. Bisher keine weiteren Fälle bekannt.
Diagn. Krit.: **(1)** Bilaterale kongenitale Katarakt. – **(2)** Nephropathie mit renal-tubulären Nekrosen. – **(3)** Enzephalopathie mit Mikrozephalie, Fehlen der Myelinisierung, Zerebellumdysplasie, Epilepsie (abnormes EEG); geistige Retardierung. – **(4)** Verminderte Lebenserwartung: die beiden beschriebenen Kinder verstarben im Alter von 4 und 8 Monaten.
Ätiol.: Vermutlich autosomal-rezessiver Erbgang.
Pathog.: Unbekannt.
Bemerkungen: Es bestehen klinische Ähnlichkeiten mit dem Marinesco-Sjögren-Syndrom und dem X-chromosomal vererbten okulo-zerebro-renalen (Lowe-)Syndrom.
Lit.: Crome L, Duckett S, Franklin AW (1963) Congenital cataracts, renal tubular necrosis and encephalopathy in two sisters. Arch Dis Child 38: 505–515.
McK: 218900
J. Hammer/AS

Cronkhite-Canada-Syndrom

Syn.: Polypose, diffuse gastrointestinale mit ektodermalen Veränderungen – polyposis, skin pigmentation, alopecia, and fingernail changes (e)
Def.: Gastrointestinale Polypose mit Alopezie, Hyperpigmentation und Nageldystrophie.
A.: Leonhard W. Cronkhite, 1919–, Internist, Boston und Milwaukee. – Wilma Jeanne Canada, Röntgenologin, New Bedford. – Erstbeschreibung 1955.
Diagn. Krit.: **(1)** Diffuse Polypose, vor allem im Dünndarm. Manifestation nach der Pubertät. – **(2)** Makroskopisch breitbasige Polypen, teilweise als diffuse kleinknotige Schleimhautveränderungen. Histologisch meist Hamartome, teilweise hyperplastisch mit zystisch erweiterten Drüsen oder entzündlich verändert. – **(3)** Alopezie, spärliche Körperbehaarung. Pigmentanomalien (meist Hyperpigmentation), Nageldystrophie mit Gelbfärbung. – **(4)** Klinisch Resorptionsstörungen, exsudative Enteropathie, Anämie, Elektrolytabweichungen, Muskelhypotonie.
Ätiol.: Unklar, scheint nicht vererbt.
Pathog.: Die klinische Symptomatik entsteht aufgrund der erheblichen Sekretionsanomalie des Magen-Darm-Trakts mit exsudativer Enteropathie, bakterieller Überwucherung und dadurch bedingter Malabsorption.
Bemerkungen: Eine Assoziation mit gastrointestinalen Tumoren wurde mehrfach beschrieben, ist aber nicht bewiesen.
Lit.: Cronkhite LW, Canada WJ (1955) Generalized gastrointestinal polyposis. An unusual syndrome of polyposis, pigmentation, alopecia and onychodystrophia. New Engl J Med 252: 1011–1015. – Jarvinen HJ (1991) Other gastrointestinal polyps. World J Surg 15: 50–56. – Lynch HT, Smyrk T, Watson P et al (1991) Hereditary colorectal cancer. Semin Oncol 18: 337–366. – Murai N, Fukuzaki T, Nakamura T et al (1993) Cronkhite-Canada syndrome associated with colon cancer: report of a case. Surg Today 23: 825–829.
McK: 175500
M. P. Lutz/GA

Crooke-Apert-Gallais-Syndrom: Cushing-Syndrom

Crosby-Syndrom

Def.: Nicht mehr verwendeter Begriff für eine hereditäre, nicht-sphärozytäre hämolytische Anämie.
Lit.: Crosby WH (1950) Hereditary non spherocytic hemolytic anemia. Blood 5: 233–253.

Cross-McKusick-Breen-Syndrom: Cross-Syndrom

Cross-Syndrom

Syn.: Cross-McKusick-Breen-Syndrom – Kramer-Syndrom – oculo-cerebral syndrome with hypopigmentation (e)
Def.: Autosomal-rezessiv vererbte Kombination von Hypopigmentation mit Augenfehlbildungen, Spastizität und schwerem Entwicklungsrückstand.
A.: Harold E. Cross, Victor A. McKusick, 1921–, Humangenetiker, Baltimore, und W. Breen, Buffalo. – Erstbeschreibung 1967.
Diagn. Krit.: (1) Profunde geistige Behinderung mit Krämpfen, Spastizität und Athetose, ab etwa 7 Monaten erkennbar. Sekundär Kontrakturen, Fußstellungsanomalien, Skoliose, Dolichozephalus. – (2) Allgemeine Hypopigmentation der Haut und Haare. – (3) Augen: Mikrophthalmie, Mikrokornea, Korneatrübung, sekundäres Ektropion, Nystagmus, Amaurose, Aniridie (?). – (4) Knaben: Kryptorchismus. – (5) Wachstumsrückstand.
Ätiol.: Wahrscheinlich autosomal-rezessiver Erbgang.
Pathog.: Unbekannt.
Bemerkungen: Eine Familie mit drei Geschwistern blutsverwandter Eltern.
Lit.: Courtens W, Broeckx W, Ledoux M, Vamos E (1989) Oculocerebral hypopigmentation syndrome (Cross syndrome) in a gypsy child. Acta Paediatr Scand 78: 806–810. – Cross HE, McKusick VA, Breen W (1967) A new oculo-cerebral syndrome with hypopigmentation. J Pediatr 70: 398–406. – Fryns JP, Dereymaeker AM, Heremans G et al (1988) Oculocerebral syndrome with hypopigmentation (Cross syndrome): report of 2 siblings born to consanguineous parents. Clin Genet 34: 81–84.
McK: 257800
A. Schinzel/AS

Crouzon-Syndrom

Syn.: Morbus-Crouzon – Dysostosis craniofacialis Crouzon
Def.: Autosomal-dominante Form der prämaturen Kraniosynostose mit konsekutiven und assoziierten Befunden, ohne Syndaktylie, bedingt durch Mutationen im FGFR2-Gen.
A.: Louis Edouard Octave Crouzon, 1874–1938, Neurologe, Paris. – Erstbeschreibung 1912.
Diagn. Krit.: (1) Prämature Kraniosynostose der Koronar-, Lambda- und Sagittal-Naht, nicht immer schon bei Geburt evident und oft asymmetrisch. Prämature Synostose und Verkürzung der Schädelbasis. – (2) Folgen: Turrizephalus, kammartig vorspringende Schädelnähte, prominente Stirn, Hypertelorismus, Exophthalmus (aufgrund seichter Orbitae), Nasendeviation, Mittelgesichtshypoplasie, kurze Oberlippe, offener Biß, hypoplastische Alveolarfortsätze, irreguläre Zahnstellung, Zahnengstand, hoher Gaumen evtl. mit Spaltung, Verengung oder Atresie der äußeren Gehörgänge, Taubheit, Fehlbildungen der Mittelohrknöchelchen. – (3) Sekundäre Augenbefunde: Strabismus divergens, Keratitis, enger Canalis opticus (führt zu Optikusatrophie). – (4) Humero-radiale Synostose (10 bis 20%), Subluxation im Ellenbogengelenk. – (5) Geistige Behinderung (Minderheit). – (6) Röntgen: vermehrte Impressiones digitatae, steile und kurze Schädelbasis.
Ätiol.: Mutationen im FGFR2(fibroblast growth factor receptor 2)-Gen, mit dominantem Erbgang. Identische Mutationen können auch zum klinischen Bild des Pfeiffer-Syndroms führen, andere Mutationen im gleichen Gen haben entweder das Pfeiffer-Syndrom oder, bisher eine bestimmte Mutation, das Apert-Syndrom zur Folge. Variable Expressivität innerhalb einer Familie.
Pathog.: Unbekannt.
Bemerkungen: Zur Abgrenzung der Nicht-Apert-Akrozephalosyndaktylie-Syndrome sorgfältige Untersuchung inklusive Röntgen der Extremitäten nötig. Schädel- und

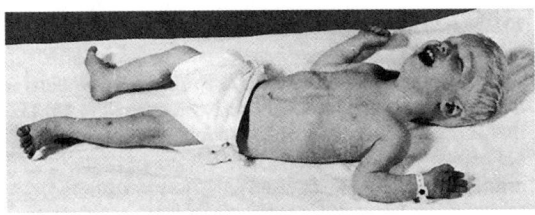

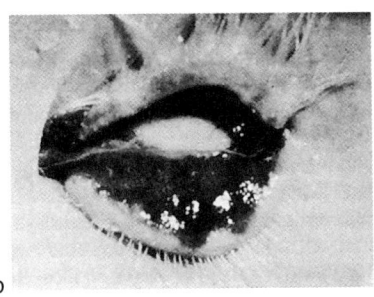

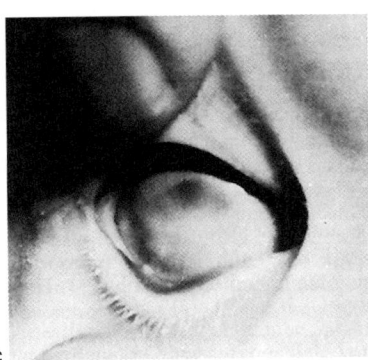

Cross-Syndrom: a) allgemeine Hypopigmentation und schwere psychomotorische Störungen, Flexionskontrakturen; b) spastische Ektropien; c) Hornhauttrübung (Beob. Cross, McKusick, Breen)

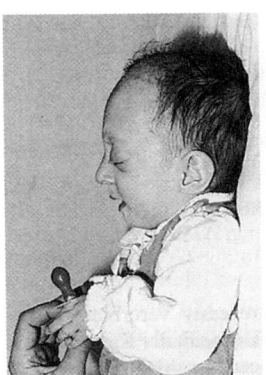
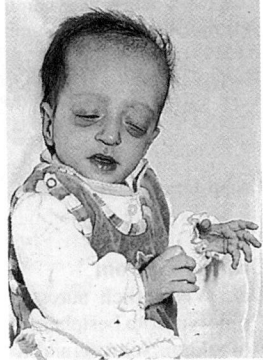

Crouzon-Syndrom: 4 Monate alte Patientin mit hoher Stirn, Mittelgesichtsdysplasie, Exophthalmus und antimongoloider Lidachsenstellung

gesichtschirurgische Operationen aus kosmetischen Gründen und zur Prophylaxe von Sehverlust oft indiziert.

Lit.: Crouzon O (1912) Dysostose cranio-faciale héréditaire. Bull Mém Soc Méd Hôp (Paris) 33: 545. – Jones KL, Smith DW, Harvey MAS et al (1975) Older paternal age and fresh gene mutation: data on additional disorders. J Pediatr 86: 84–88. – Rollnick BR (1988) Germinal mosaicism in Crouzon syndrome. Clin Genet 33: 145–150. – Rutland P, Pulleyn LJ, Reardon W et al (1995) Identical mutations in the FGFR2 gene cause both Pfeiffer and Crouzon snydrome phenotypes. Nature Genet 9: 173–176. – Wilkie AOM, Slaney SF, Oldridge M et al (1995) Apert syndrome results from localized mutations of FGFR2 and its allelic with Crouzon syndrome. Nature Genet 9: 165–172.

McK: 123500
A. Schinzel/AS

Crow-Fukase-Syndrom: POEMS-Komplex

CRST
Syn.: CRST-Syndrom
Def.: = CREST-Syndrom (s. dort). – Wenn die Eigenständigkeit des CREST-Syndroms schon als sehr umstritten angesehen werden muß, ist die Abtrennung des CRST-Syndroms nicht haltbar. C (Calcinosis cutis), R (Raynaud-Phänomen), S (Sklerose oder Sklerodermie) und T (Teleangiektasien) sind klinische Symptome, die bei der klinischen Untersuchung leicht feststellbar sind. Ö(E)sophagus-Veränderungen – wie Motilitätsstörungen, Bradyösophagus, Refluxösophagitis, Barrett-Ösophagus – erfordern entsprechende apparative Untersuchungsmethoden. Mit Hilfe von Endoskopie, Ösophagus-Szintigraphie und -Manometrie lassen sich immer Ösophagusveränderungen nachweisen, so daß ein CRST-Syndrom immer ein CREST-Syndrom ist.

G. Goerz/GB

CRST-Syndrom: CRST
Crush-Niere: Crush-Sequenz

Crush-Sequenz
Syn.: Crush-Syndrom – Crush-Niere – Bywaters-Syndrom – Verschüttungssyndrom – Kompressions-Syndrom – Syndrom, tubulovaskuläres – Tubulusnekrose, akute – Syndrom, myorenales (Bingold) – Hämoglobinurie, traumatische – Muskelzerfalls-Syndrom – Quetschungs-Syndrom – Paxson-Syndrom
Def.: Durch ausgedehnten Untergang quergestreifter Muskulatur entstehendes Krankheitsbild mit akutem Nierenversagen, Elektrolytentgleisung, Azidämie und Hypovolämie. Ursprünglich Bezeichnung für Symptomenkomplex, der nach Quetschung größerer Muskelmassen (»crush-injury«) bei Verschüttungen beobachtet wurde.
A.: Erstbeschreibung 1941 durch Eric G. L. Bywaters, 1910–, britischer Arzt.
Diagn. Krit.: (1) Ödem der betroffenen Muskelpartie, oft erst nach Latenz von einigen Stunden, dann brettharte entzündliche Schwellung. – (2) Anstieg von Natrium, Phosphat und Myoglobin im Serum. – (3) In der Sequenz akutes Nierenversagen mit Oligurie dunklen Urins bis hin zur Anurie. Ferner Hypertension und Azotämie sowie Hyperkaliämie. – (4) Häufig schwerer Schockzustand. – (5) Bei wieder in Gang kommender Harnsekretion Proteinurie, Creatinin-, Hämoglobin- und Myoglobinurie. – (6) Blutbild: sekundäre Anämie und Leukozytose. – (7) Das Paxson-Syndrom: gynäkologisch-geburtshilfliche Variante mit gleicher Symptomatik, z.B. bei Uterusruptur.
Ätiol.: Ausgedehnter Muskelfaseruntergang (traumatische Rhabdomyolyse) bei Trauma, elektrischen Unfällen, CO-Intoxikation, ischämischer Muskelnekrose, schwerem Kompartment-Syndrom sowie schweren gynäkologisch-geburtshilflichen Zwischenfällen.
Pathog.: Nierenversagen aufgrund der Hypovolämie, Azidämie und Myoglobinämie, wobei neben chemisch-metabolischen Mechanismen die mechanische Schädigung der Tubuli durch die plötzliche Einschwemmung großer Mengen lysierter Muskelfasermembran-Bestandteile und tubuläre Zylinderformationen des Myoglobins eine Rolle spielen. Gelegentlich kardiale Erregungsleitungsstörungen aufgrund der Elektrolytentgleisungen.
Bemerkungen: Die bisherige Therapie mittels Fasziotomie oder Amputation muß aufgrund neuer Studien in Frage gestellt werden. Durch konservative Therapie sind offensichtlich gute Resultate erzielbar.
Lit.: Bywaters E, Beall DD (1941) Crush injuries with impairment of renal function. Brit Med J I: 427–432. – Michaelson M (1992) Crush injury and crush-syndrome. World J of Surgery 16: 899–903. – Paxson NF, Golub LJ, Hunter RM (1946) The crush syndrome in obstetrics and gynecology. J Am Med Ass 131: 500–504.

St. Wagner/DP

Crush-Syndrom: Crush-Sequenz
Cruveilhier-Atrophie: Muskelatrophie, spinale adulte, Typ Duchenne-Aran
Cruveilhier-Krankheit: Muskelatrophie, spinale adulte, Typ Duchenne-Aran
cryptic congenital adrenal hyperplasia, non classical (e): adrenogenitales Syndrom, spätmanifestes
3C-Syndrom: CCC-Syndrom
C-Syndrom: C-Trigonozephalie(-Syndrom)
CTH-deficiency (e): Cystathioninurie

C-Trigonozephalie(-Syndrom)
Syn.: C-Syndrom – Opitz-Trigonozephalie-Syndrom
Def.: Schlecht definiertes Dysmorphiesyndrom mit Trigonozephalie, Zahnfleisch-Frenula und Polysyndaktylie als hervorstechende, aber nicht obligate Befunde; zumindest ein Teil der Fälle ist durch ein rezessives Gen bedingt.
A.: John Marius Opitz, 1935–, deutsch-amerikanischer Humangenetiker, Madison/Wisconsin und Helena/Montana, und Mitarbeiter beschrieben 1969 den ersten sporadischen Fall.
Diagn. Krit.: (1) Trigonozephalie (schmale Stirn, prominente Metopika) aufgrund von Hypoplasie der Frontallappen; Mikrozephalie, flache Supraorbitalbögen. – (2) Mongoloide Lidachsenstellung. – (3) Hypoplastische Nase, lange Oberlippe. – (4) Charakteristische Befunde im Mund-Rachenbereich: Zahnfleisch-Frenula, breite Alveolarfortsätze, enger vorderer Gaumen mit tiefer Fissur median. – (5) Ohrdysmorphie: tiefer Ansatz, Rotation nach hinten, fehlerhafte Helix/Anthelix-Ausbildung. – (6) Polysyndaktylie (postaxial), vor allem der Zehen. – (7) Herzfehler, besonders offener Ductus Botalli. – (8) Kurzer Hals mit überschüssigen Hautfalten. –

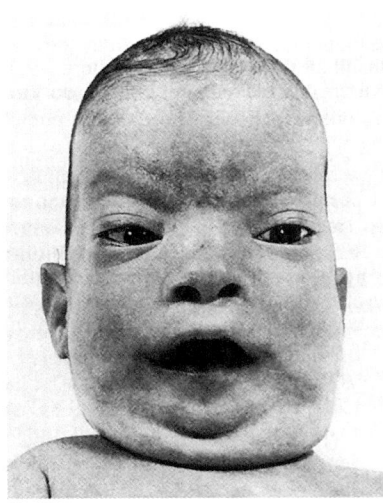

C-Trigonozephalie: typisches Gesicht (Beob. K. Kl. Ffm.-Höchst, Fotos DOFONOS, Ffm.)

(9) Hüft-/Knie(sub)luxation; Kontrakturen. – (10) Finger und Zehen: Vierfingerfurchen, Klinodaktylie, ulnare Deviation. – (11) Kurze Extremitäten; gelegentlich Kontraktur. – (12) Genitalien: prominente Klitoris; Kryptorchismus. – (13) Seltener: Nierenfehlbildungen, Klumpfuß, abnorme Lungenlappung. – (14) Epilepsie und meist schwerer geistiger Entwicklungsrückstand; muskuläre Hypotonie.
Ätiol.: Möglicherweise heterogen. Zumindest ein Teil der Fälle ist durch Homozygotie eines autosomal-rezessiven Gens bedingt (Geschwisterbeobachtungen, Konsanguinität der Eltern).
Pathog.: Unbekannt.
Bemerkungen: Bei Patienten mit Trigonozephalie und multiplen Dysmorphien und Fehlbildungen in Übereinstimmung mit dem C-Trigonozephalie-Syndrom müssen unter allen Umständen einige diskrete autosomale Deletionen, v.a. 3p⁻, 9p⁻, 11q⁻, zytogenetisch sicher ausgeschlossen werden (sämtlich distale Deletionen).
Lit.: Antley RM, Hwang DS, Theopold W et al (1981) Further delineation of the C (Trigonocephaly) syndrome. Am J Med Gen 9: 147–163. – Flatz SD, Schinzel A, Doehring E et al (1984) Opitz trigonocephaly syndrome: Report of two cases. Eur J Pediatr 141: 183–185. – Opitz JM, Johnson RC, McCreadie SR, Smith DW (1969) The C syndrome of multiple congenital anomalies. Birth Def Orig Art Ser V(2), 161–166.
McK: 211750
A. Schinzel/AS

cubital tunnel syndrome (e): Sulcus-ulnaris-Symptomatik
Cumarin-Embryopathie: Warfarin-Embryopathie
curly hair-ankyloblepharon-nail dysplasia syndrome (e): CHANDS

Currarino-Silverman-Syndrom
Syn.: chondro-manubriale Deformität des Sternums
Def.: Pectus carinatum (Typ 2) im oberen Sternumdrittel kombiniert mit Herzfehlern.
A.: Guido Currarino und Frederic N. Silverman, amerikanische Kinderradiologen. Erstbeschreibung 1958.

Diagn. Krit.: (1) Kommaförmige Sternumkonfiguration (Pectus carinatum) bei gleichzeitiger Verkürzung des Corpus sterni. – (2) In ca. 60% mit Herzvitien wie VSD, Ductus arteriosus Botalli apertus, ASD, Fallot-Tetralogie, TGA und Mitralvitium vergesellschaftet.
Ätiol.: Möglicherweise exogen oder genetisch bedingte Migrationsstörung des präbranchialen Mesenchyms in der 4.–6. Embryonalwoche, aus dem sich Endokardkissen und Sternum formen.
Pathog.: Unvollständige Segmentation des Sternums mit vorzeitigem Schluß der Suturen sowie Fusion der Synchondrose von Manubrium und Corpus sterni.
Bemerkungen: Häufigkeit ca. 1% der Patienten mit Pectus carinatum (1 : 100 000). Familiäres Auftreten bei einer Mutter mit zwei Töchtern beschrieben.
Lit.: Chidambaram B, Mehta AV (1992) Currarino-Silverman syndrome (pectus carinatum type 2 deformity) and mitral valve disease. Chest 102: 780–782. – Currarino G, Silverman FN (1958) Premature obliteration of the sternal sutures and pigeon-breast deformity. Radiology 70: 532–540. – Gabrielsen TO, Ladyman GH (1963) Early closure of the sternal sutures and congenital heart disease. AJR 89: 975–983.
R. Schumacher/JS

Currarino-Triade
Syn.: ASP-Assoziation
Def.: Autosomal-dominant vererbte Triade (s. Diagn. Krit.).
A.: R. L. J. Kennedy, amerikanischer Chirurg; Erstbeschreibung 1926. – G. Currarino, amerikanischer Kinderradiologe, Beschreibung der Triade 1981.
Diagn. Krit.: ASP: (1) A = anorektale Anomalien (kongenitale Stenose, Ektopie, Atresie, Funktionsstörungen). – (2) S = Sakrum mit knöchernen Defekten (»Scimitar«), fehlendes Steißbein. – (3) P = präsakrale Raumforderung (vordere Meningozele, Lipom, Hamartom, Teratom, Dermoidzysten, Darmduplikationen, oft Fistelbildungen, evtl. Verbindung zwischen Neuralkanal und Rektum, s. Bemerkungen).
Ätiol.: Autosomal-dominantes Erbleiden.
Pathog.: Mangelhafte Trennung von Neuroektoderm und Entoderm mit gespaltener Chorda (»split notochord syndrome«).
Bemerkungen: Die sehr verschieden ausgeprägte Verbindung zwischen Neuralrohr und Rektum kann zu Fistelbildungen und rezidivierenden Meningitiden führen. Gut die Hälfte der Fälle sind familiär. Dabei können einzelne Teile der Triade fehlen. Achtung: Die Currarino-Triade darf nicht mit dem autosomal-rezessiv vererbten Currarino-Syndrom (= idiopathische Osteoarthropathie) verwechselt werden.
Lit.: Currarino G, Coln D, Votteler T (1981) Triad of anorectal, sacral and presacral anomalies. Amer J Roentgenol 137: 395–398. – Holthusen W, Birtel T, Brinkmann B et al (1985) Die Currarino-Triade. Fortschr Röntgenstr 143: 83–89. – Kennedy RLJ (1926) An unusual rectal polyp: anterior sacral meningocele. Surg Gynecol Obs 43: 803–804. – Nasai T, Katoh R, Hasesawa T et al (1994) Currarino triad (anorectal malformation, sacral bony abnormality and presacral mass) with partial trisomy of chromosomes 13q and 20p. Clin Genet 45: 272–273.
A. Giedion/AS

Curry-Hall syndrome (e): Weyers-Syndrom
Curschmann-Steinert-Batten-Syndrom: Dystrophia myotonica Curschmann-Steinert
Curschmann-Steinert-Syndrom: Dystrophia myotonica Curschmann-Steinert

Curtius-Syndrom

Def.: Obsoleter Begriff; beruht auf der Beschreibung einer einfachen Hemihypertrophie.
Lit.: Curtius F (1925) Kongenitaler partieller Riesenwuchs mit endokrinen Störungen. Dtsch Arch klin Med 147: 310–319.
H.-R. Wiedemann/JK

curuma (e): Kuru
Cushing's basophilism (e): Cushing-Syndrom
Cushing disease with atrial myxoma and pigmentation (e): Carney-Komplex
Cushing-Krankheit: Cushing-Syndrom

Cushing-Syndrom

Syn.: Morbus Cushing – Cushing-Krankheit – Crooke-Apert-Gallais-Syndrom – Apert-Cushing-Syndrom – Apert-Gallais-Syndrom – Hyperkortizismus – Hyperpituitarismus, basophiler – Hyperkortisolismus – Incenko-Cushing-Krankheit – Cushing's basophilism (e) – adenoma, basophil (e) – hyperadrenocorticism (e)
Def.: Charakteristischer Symptomenkomplex, der durch die Wirkung von Nebennierenrindenhormonen, v.a. Glucocorticoiden, entsteht.
A.: Harvey Williams Cushing, 1869–1939, amerikanischer Neurochirurg. – Eugène Apert, 1868–1940, Pädiater, Paris. – Arthur Carleton Crooke, 1905–, britischer Pathologe (Studium der basophilen Hypophysenzellen). – Die erste zusammenfassende Darstellung des klinischen Krankheitsbildes erfolgte durch Apert 1910. Zuvor schon waren Einzelbeobachtungen durch Achard, Thiers, Icenko u.a. mitgeteilt. Cushings Bearbeitung stammt aus dem Jahre 1932.
Diagn. Krit.: **(1)** Stammfettsucht (mit »Vollmondgesicht«, »Büffelnacken«), dabei schlanke, zierliche, muskelschwache Extremitäten, Gesamtkörpergewicht oft nicht wesentlich erhöht. – **(2)** Striae distensae cutis vorwiegend im Becken-Gesäßbereich. – **(3)** Bluthochdruck, nach längerer Krankheitsdauer mit Herzinsuffizienz und hypertonischer Retinopathie; Polyglobulie, Akrozyanose, Cutis marmorata. – **(4)** Ekchymosen, petechiale Blutungen, rote oder zyanotische Gesichtsfarbe (Polyglobulie; »Tomatengesicht«). – **(5)** Insulinresistenter Diabetes mellitus (sekundärer Diabetes nach WHO). – **(6)** Hypokalziämie mit sekundärer Osteoporose, besonders der Wirbelsäule (Fischwirbelbildung, Kyphose), Spontanfrakturen der Extremitäten; sekundäre Rücken- und Gliederschmerzen. – **(7)** Hochgradige allgemeine Leistungsschwäche, Müdigkeit, Hinfälligkeit. – **(8)** Genitalatrophie, Amenorrhö oder Impotenz, Schwinden der Libido. – **(9)** Oft Hirsutismus. – **(10)** Bei Kindern Wachstumsverzögerung, Hemmung der Knochenkernentwicklung. – **(11)** Herabgesetzte Infektresistenz. – **(12)** Psyche: Persönlichkeitsveränderungen bis hin zu psychotischen Bildern, allgemeine Verflachung des Seelenlebens. – **(13)** Ausscheidung von Cortisol im 24-Stunden-Urin erhöht, aufgehobenes Cortisoltagesprofil.
Ätiol.: Heterogen **1.** CRH-Exzeß als Folge einer Störung der Hypothalamusfunktion oder paraneoplastisch durch extrazerebrale Tumoren führt zu erhöhtem ACTH mit peripherem Hypercortisolismus. – **2.** ACTH-Exzeß durch Hypophysenvorderlappen-Adenom. – **3.** Paraneoplastischer ACTH-Exzeß (kleinzelliges Bronchial-NPL, Thymuskarzinom, Inselzellkarzinom, medulläres Schilddrüsenkarzinom oder anderen neuroendokrin aktiven Tumoren). – **4.** Iatrogener ACTH-Exzeß. – **5.** Cortisol-Exzeß durch Nebennierenrindentumor, darunter 10–20% Karzinome. – **6.** Cortisol-Exzeß durch beiderseitige primäre Nebennierenrindenhyperplasie. – **7.** Durch adrenale Rezeptoranomalie: GIP führt zur Stimulation der Steroidproduktion. – **8.** Iatrogener Glucocorticoid-Exzeß.
Bemerkungen: **(DD)** durch moderne bildgebende Verfahren wie MRT, CT, Sinus-Petrosus-inferior-Katheter unter CRH-Stimulation, CRH-Stimulationstest und Dexamethason-Suppressionstest möglich.
Lit.: Cushing HW (1932) The basophil adenomas of the pituitary body and their clinical manifestations (pituitary basophilism). Bull Johns Hopkins Hosp 50: 137–195. – Gallais (1912) Le syndrome génitosurrénal, étude anatomo-clinique, 224. Paris. – Lacroix A, Bolte E, Tremblay J et al (1992) Gastric inhibitory polypeptide-dependent cortisol hypersecretion – A new cause of Cushing's syndrome. N Engl J Med 327: 974–980. – Mönig H, Schulte HM (1992) Ektopes ACTH-Syndrom. Dtsch med Wschr 117: 1605–1610. – Oldfield EH, Doppman JL, Nieman L et al (1991) Petrosal sinus sampling with and without corticotropin-releasing hormone for the differential diagnosis of Cushing's syndrome. N Engl J Med 325: 897–905. – Orth DN (1992) Corticotropin-releasing hormone in humans. Endocr Rev 13: 164–191. – Reznik Y, Allali-Zerah V, Chayvialle JA et al (1992) Food-dependent Cushing's syndrome mediated by aberrant adrenal sensitivity to gastric inhibitory polypeptide. N Engl J Med 327: 981–986. – Schteingart DE (1991) Ectopic secretion of peptides of the proopiomelanocortin family. Endocrinology and Metabolism Clinics of North America 20: 453–472. – Ziegler R (1993) Cushing-Syndrom. Dtsch med Wschr 118: 951–952, 1083–1084, 1163–1164.
B. O. Böhm/GA

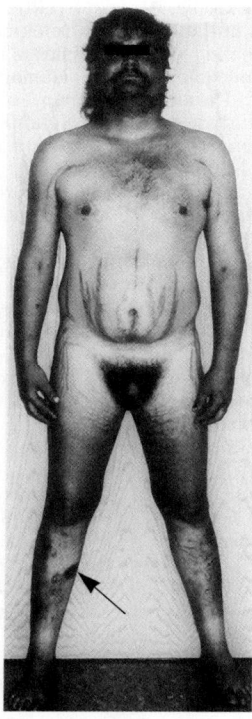

Cushing-Syndrom: 36jähriger Patient mit Vollmondgesicht, Stammfettsucht, blauroten Striae an beiden Oberarmen, abdominell im Ober- und Unterschenkelbereich. Im Bereich des rechten Unterschenkels (siehe Pfeil) großflächige, spontane Einblutung bei Cushing-bedingter Bindegewebsfragilität

Cushing-Syndrom (II): Kleinhirnbrückenwinkel-Symptomatik
cutaneomeningo spinale Angiomatose: Angiomatose, metamere
cutaneous dystrophy, congenital (e): Poikilodermie, kongenitale, Typus Thomson
Cutis capitis gyrata: Cutis verticis gyrata
cutis gyrata, acanthosis nigricans and other congenital anomalies (e): Beare-Dodge-Nevin-Komplex
Cutis gyrata Unna: Cutis verticis gyrata
cutis laxa-growth deficiency syndrome (e): de-Barsy-Syndrom

Cutis marmorata teleangiectatica congenita

Syn.: van-Lohuizen-Syndrom – Livedo reticularis congenitalis – Phlebectasia congenita
Def.: Cutis marmorata mit Teleangiektasien bei Säuglingen, gelegentlich mit Progerie-artigem Aspekt.
A.: Erstbeschreibung 1922 durch Cato H. J. van Lohuizen, Arzt, Amsterdam, Hilversum.
Diagn. Krit.: (1) Kurz nach der Geburt Auftreten einer unsymmetrisch verteilten Cutis marmorata mit Teleangiektasien. – (2) Auffallend dünne, durchscheinende Haut mit deutlicher Venenzeichnung. – (3) Gelegentlich Spinnennävi, einzelne prominente Venen und Ulzerationen. – (4) Spontane Rückbildung mit Entwicklung des Fettpolsters innerhalb von 2 Jahren. – (5) Fallweise Progerie-artiger Aspekt, genitoanale Anomalien, Skelettveränderungen, Hyperkalzämie, Augenveränderungen. – (6) Histologisch vermehrte, zum Teil lakunär erweiterte Kapillaren in der Dermis.
Ätiol.: Angeborene, rezessiv vererbte Entwicklungsstörung der Hautgefäße.
Pathog.: Neben einer nävoiden Fehlbildung wird eine Adaptationsschwäche der Hautgefäße auf thermische Reize diskutiert.
Bemerkungen: Schutz vor Unterkühlung angezeigt. Bei Fehlen assoziierter Symptome ist die Prognose absolut günstig.
Lit.: Cohen PR, Zalar G (1988) Cutis marmorata teleangiectatica congenita: clinicopathologic characteristics and differential diagnosis. Cutis 42: 518–522. – Del Giudice SM, Nydorf ED (1986) Cutis marmorata teleangiectatica congenita with multiple congenital anomalies. Arch Dermatol 122: 1060–1061. – Van Lohuizen CHJ (1922) Über eine seltene angeborene Hautanomalie (Cutis marmorata teleangiectatica congenita). Acta Dermatovenerol 3: 202–211.
McK: 219250
J. Smolle/GB

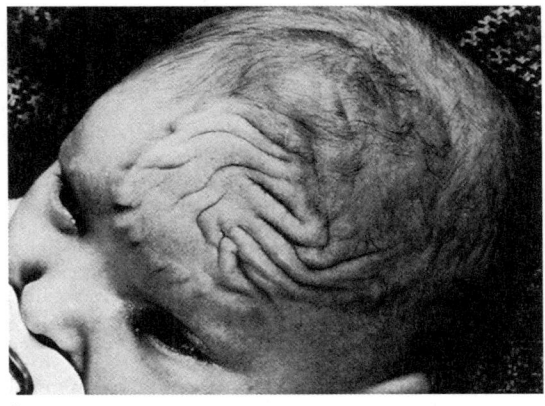

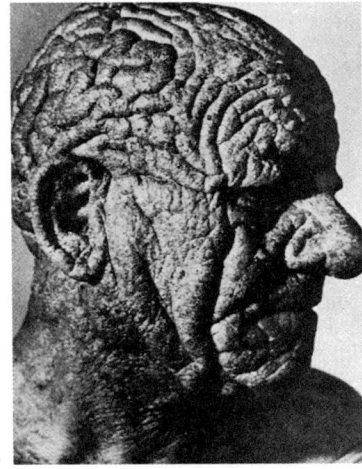

Cutis verticis gyrata: a) im Säuglingsalter (Beob. U.H.Kl. Hamburg); b) fortgeschrittene Extremform beim Erwachsenen (Beob. H. Flegel, Rostock)

Cutis verticis gyrata

Syn.: Cutis verticis plicata – Cutis gyrata Unna – Cutis capitis gyrata – faltenartige Pachydermie Perin – Audry-Syndrom – »bulldog-scalp« syndrome (e) – pachydermie occipitale verticellée (fz) – pachydermie plicaturée (fz)
Def.: Wulstförmige Auffaltung der Kopfhaut in einem umschriebenen Areal.
A.: Erstbeschreibung durch die deutschen Dermatologen Joseph Jadassohn 1906 und Paul Gerson Unna 1907, der auch die Bezeichnung prägte.
Diagn. Krit.: (1) Auftreten der Störung sowohl kongenital als auch bis zum frühen oder mittleren Erwachsenenalter. – (2) Bevorzugt auf dem behaarten Kopf langsam zunehmende Entwicklung wulstförmiger, an Gehirnwindungen erinnernder Hautfalten, gelegentlich auch an der Stirn, selten an den Handflächen. Subjektive Beschwerdefreiheit. – (3) Androtropie.
Ätiol.: Verschiedene Formen der Cutis verticis gyrata sind zu unterscheiden: primäre idiopathische Form (familiäres Vorkommen selten beschrieben), Symptom definierter Syndrome (Pachydermoperiostose Touraine-Solente-Golé, Miescher-Syndrom II, Cutis verticis gyrata und geistige Retardierung), bei endokrinen Störungen.
Pathog.: Unbekannt.
Lit.: Fesel R, Plewig G, Lentrodt J (1990) Cutis verticis gyrata. Hautarzt 41: 502–505. – Jadassohn J (1906) Eine eigentümliche Furchung, Erweiterung und Verdickung der Haut am Hinterkopf. Verh Dtsch Dermatol Ges, IX. Kongress, S 451. – Unna PG (1907) Cutis verticis gyrata. Monatsschr Prakt Dermatol 45: 227.
McK: 219300; 304200
W. Küster/GB

Cutis verticis plicata: Cutis verticis gyrata
cyclic glaucoma (e): Posner-Schlossman-Glaukom
CYP21B-Mangel: adrenogenitales Syndrom Typ 3
Cyriax-Syndrom: slipping rib (e)
Cyriax syndrome (e): slipping rib (e)
γ-cystathionase-deficiency (e): Cystathioninurie
Cystathioninämie: Cystathioninurie
cystathionin-β-synthase-deficiency (e): Homocystinurie I
Cystathionin-β-Synthase-Mangel: Homocystinurie I

Cystathioninurie

Cystathioninurie
Syn.: Cystathioninämie – Cystathioninurie, primäre – Hypercystathioninämie-Syndrom – γ-cystathionase-deficiency (e) – CTH-deficiency (e)
Def.: Seltene Stoffwechselkrankheit, bei der Mangel an γ-Cystathionase zur Anhäufung von Cystathionin in Gewebe und Körperflüssigkeiten führt.
A.: Erstbeschreibung 1959 durch H. Harris und Mitarbeiter.
Diagn. Krit.: **(1)** Starke Cystathioninämie und Cystathioninurie. – **(2)** Klinische Symptome variabel: Sie reichen von völliger Normalität bis zu schwerer psychomotorischer Retardierung, Mikrozephalie, Krampfanfällen, Thrombozytopenie, Klumpfüßen und Minderwuchs.
Ätiol.: Autosomal-rezessiv vererbtes Leiden. Genlokalisation auf Chromosom 16.
Pathog.: Aktivitätsminderung des Enzyms Cystathionase, so daß der Organismus nicht in der Lage ist, die Umwandlung von Cystathionin zu Cystein und Homoserin durchzuführen. Ein kausaler Zusammenhang zwischen der beschriebenen blutchemischen Störung und den klinischen Symptomen ist bisher nicht erwiesen.
Bemerkungen: **(DD)** Alle sekundären Cystathioninämien, die aber in der Regel niedrigere Cystathionin-Spiegel haben. Dazu gehört vor allem die Cystathioninämie beim Pyridoxin-Mangel. Außerdem gibt es sekundäre Cystathioninurien beim Neuroblastom, Hepatoblastom, Wilms-Tumor, der Galaktosämie, Tyrosinose, non-ketotischen Hyperglycinämie und einer Reihe von Lebererkrankungen. Das Vorkommen von Cystathionin zusammen mit Akromegalie, Thrombopenie und Urolithiasis, mit PKU, Diabetes insipidus renalis und Anämie scheint zufälliger Natur zu sein. Sonderformen: Es werden zwei, wahrscheinlich genetisch determinierte Formen beschrieben, die sich in der Reaktion auf Vitamin-B$_6$-Gabe unterscheiden (Vitamin B$_6$-»responsive« und Vitamin B$_6$-»non-responsive« form). Therapie: Versuche werden mit Vitamin B$_6$ (z.B. 100 mg/Tag) oder Methionin-armer Diät gemacht, sind aber wahrscheinlich wegen der Gutartigkeit des Defektes nicht nötig.
Lit.: Donald LJ, Wang HS, Hamerton JL (1982) Assignment of the gene for cystathionase (CYS) to human chromosome 16. Cytogenet Cell Genet 32: 268. – Harris H, Penrose LS, Thomas DHH (1959) Cystathioninuria. Ann Hum Genet 23: 442–452. – Pascal TA, Gaull GE, Beratis NG et al (1978) Cystathioninase deficiency: evidence for genetic heterogeneity in primary cystathioninuria. Pediat Res 12: 125–133.
McK: 219500
E. Mönch/JK

Cystathioninurie, primäre: Cystathioninurie
cystic disease of the retina (e): Retinoschisis, geschlechtsgebundene juvenile
cystic duct syndrome (e): Ductus-cysticus-Syndrom
cystine storage disease (e): Cystinose
Cystin-Lysin-Arginin-Ornithinurie: Cystinurie
Cystin-Lysinurie, idiopathische: Cystinurie

Cystinose
Syn.: Abderhalden-Kaufmann-Lignac-Syndrom – Abderhalden-Fanconi-Syndrom – Abderhalden-Fanconi-Krankheit – Fanconi-Syndrom – Lignac-Syndrom – Zystinosis – cystinosis, early-onset or infantile, nephropathic type, benign or adult nonnephropathic type, late-onset juvenile or adolescent nephropathic type (e) – cystine storage disease (e)
Def.: Erbliche Stoffwechselkrankheit, bei der es zur Speicherung von Cystin in den Lysosomen kommt. Dies führt zu erhöhten Cystin-Konzentrationen und zu Cystin-Kristallen in den meisten Organen, vor allem in Kornea, Konjunktiven, Knochenmark und Nieren.
A.: Emil Abderhalden, 1877–1950, schweizerischer Physiologe und Biochemiker, Berlin, Halle, Zürich. Eduard K. Kaufmann, 1860–1931, Pathologe, Göttingen. – Guido Fanconi, 1892–1979, Pädiater, Zürich. – Georg Otto Emile Lignac, 1891–1972, Pathologe, Leiden. – Erstbeschreibung 1903 durch Abderhalden (»familiäre Cystindiathese«).
Diagn. Krit.: Nach dem klinischen Verlauf werden Typen I–III unterschieden. **(1)** Erstes Symptom ist bei allen Typen die Retinopathie. – **(2)** Beim Typ I, der infantilen nephropathischen Form, treten im Alter von 6 Monaten Hypokaliämie, schwere metabolische Azidose, Fanconi-Komplex mit hypophosphatämischer Rachitis und Minderwuchs auf. – **(3)** Durch Spaltlampenuntersuchung können die typischen Cystin-Kristalle in der Kornea nachgewiesen werden. Es besteht eine schwere Photophobie. – **(4)** Die Patienten sterben früh aufgrund der fortschreitenden glomerulären Schädigung an Urämie oder durch Elektrolytkrisen. – **(5)** Beim Typ II, der Erwachsenenform, ist der Nachweis von Cystin-Kristallen einziges Symptom; die Lebenserwartung ist normal. – **(6)** Der Typ III, die juvenile Form, zeichnet sich durch späteren Beginn, langsamen Verlauf, normales Wachstum und späteren Beginn der Rachitis aus. Die Nierenschädigung ist ähnlich wie Typ I, aber gutartiger. Lebenserwartung ca. 30 Jahre.
Ätiol.: Autosomal-rezessive Vererbung bei allen drei Typen.
Pathog.: Die genaue Ursache für den lysosomalen Speicherdefekt ist nicht bekannt; evtl. ist der Kontrollmechanismus für die Cystin-Reduktion betroffen, da die Enzymaktivität für den Transport in die Lysosomen und für die Cystin-Reduktion normal ist. Die klinischen Symptome werden durch die Ablagerung der Cystin-Kristalle verursacht, wobei besonders die Nierenschädigung im Sinne einer Glomerulonephrose und die Retinopathie von Bedeutung sind. Pathologisch-anatomisch: kristalline Cystin-Ablagerung in allen Zellen des RES, besonders in Milz, Lymphknoten und Knochenmark. Die Nieren zeigen meist eine chronisch-interstitielle Nephritis mit tubulärer Degeneration. Die Knochenveränderungen unterscheiden sich nur wenig von der echten Rachitis.
Bemerkungen: **(DD)** (de-)Toni-Debré-Fanconi-Komplex – Rowley-Rosenberg-S. – Lowe-S. – Hartnup-Syndrom – Hypophosphatasie – renale tubuläre Azidose (Typ I) – Galaktosämie II – Tyrosinose – schwere (Vitamin-D-Mangel-)Rachitis – andere Aminoazidurien. Die Cystinose ist die häufige Ursache des renalen Fanconi-Syndroms im Kindesalter. Therapie: Die einzige, bisher erfolgreiche Therapie ist die Gabe von Cysteamin. Eine Cystin-Methionin-arme Diät ist ebenso wie die Gabe von hohen Dosen an Vitamin C ohne Wirkung. Bei ausgeprägter Niereninsuffizienz: Nierentransplantation. In den transplantierten Nieren erfolgt keine Cystin-Speicherung, die aber in allen anderen Geweben fortschreitet und zu sekundären Störungen wie Hypothyreose und/oder Diabetes mellitus führt. Pränatale Diagnostik ist möglich.
Lit.: Abderhalden E (1903) Familiäre Cystindiathese. Zschr physiol Chem 38: 557–561. – Ehrlich JH, Brodehl J, Byrd DI et al (1991) Renal transplantation in 22 children with nephropathic cystinosis. Pediatr Nephrol 5: 708–714. – Freudenberg E (1958) Cystinosis. Erg inn Med Kinderheilk 10: 481–511. – Markello TC, Bernardini IM, Gahl WA (1993) Improved renal function in children with cystinosis treated with cysteamine. N Engl J Med 328: 1157–1162. – da Silva VA, Zurbrugg RP, Lavanchy P et al (1985) Long-term treatment of infantile nephropathic cystinosis with cysteamine. N Engl J Med 314:

1460–1463. – Yudkoff M, Foreman JW, Segal S (1981) Effects of cysteamine therapy in nephropathic cystinosis. N Engl J Med 304: 141–145.
McK: 219750; 219800; 219900
E. Mönch/JK

cystinosis, early-onset or infantile, nephropathic type, benign or adult nonnephropathic type, late-onset juvenile or adolescent nephropathic type (e): Cystinose

Cystinurie
Syn.: Cystin-Lysinurie, idiopathische – Cystin-Lysin-Arginin-Ornithinurie – Hypercystinurie
Def.: Erbliche Stoffwechselkrankheit, die auf einem Defekt des Transportsystems für die Aminosäuren Cystin, Lysin, Arginin und Ornithin an den Epithelzellen der Nierentubuli und des Gastrointestinaltrakts beruht. Dies führt zur mangelnden Absorption sowie zum massiven Verlust dieser Aminosäuren durch die Nieren.
A.: Erstbeschreibung durch W. A. Wollaston 1810 und A. Niemann 1876.
Diagn. Krit.: **(1)** Klinische Symptome durch Nephrolithiasis und ihre Komplikationen. – **(2)** Cystinurie, Lysinurie, Argininurie und Ornithinurie. – **(3)** Nachweis von Cystin-Kristallen im Harn.
Ätiol.: Autosomal-rezessiv vererbtes Leiden.
Pathog.: Die tubuläre Störung beruht auf einem Defekt des proximalen Transportsystems für die Rückresorption von dibasischen Aminosäuren. Das vermehrte Angebot von dibasischen Aminosäuren hemmt dabei sekundärkompetitiv die Cystin-Rückresorption. Die Nierensteine bilden sich ausschließlich aus Cystin, das infolge seiner Schwerlöslichkeit im Gegensatz zu den anderen beteiligten Aminosäuren leichter ausfällt.
Bemerkungen: **(DD)** Nephrolithiasis anderer Genese, vor allem Xanthinurie – Glycinurie-Syndrom (McK: 138500) und Oxalose-Syndrom – isolierte Cystinurie – (de-)Toni-Debré-Fanconi-Syndrom – Citrullinämie – Homocystinurie – Cystinose – hyperdibasische Aminoazidurien – Hyperargininämie – Ornithinämie. Die Cystinurie ist eine der häufigsten Stoffwechselanomalien. Die Häufigkeit schwankt von 1 : 2500 bei Semiten bis 1 : 100 000 bei Schweden. Durch Einteilung nach dem Ausscheidungsverhalten der vier Aminosäuren lassen sich die Typen I–III für heterozygote Anlageträger unterscheiden, die wahrscheinlich durch allele Mutationen verursacht werden. Diese Einteilung ist wichtig für die Therapieeinleitung bzw. Stoffwechselkontrollen, da nicht nur die Homozygoten, sondern auch die doppelt Heterozygoten ein größeres Steinrisiko haben. Urinscreeningtests zur Früherfassung werden in einigen Zentren bei Neugeborenen durchgeführt (Boston, Melbourne, Berlin z.B.).
Therapie: 1. Zusätzliche Verabreichung von Flüssigkeit (bei Erwachsenen 2–4 Liter pro Tag). 2. Alkalisierung des Urins (im alkalischen Milieu ist Cystin besser löslich) durch Gabe von Bicarbonat, Citrat oder alkalisierender Kost (vegetarisch). 3. Gabe von Vitamin C, z.B. 500 mg/kg KG und Tag (Veränderung des Red./Ox.-Potentials). 4. Methionin- und Cystin-arme Kost (eiweißarme Kost). 5. Einschränkung der Natriumzufuhr reduziert ebenfalls die Cystin-Ausscheidung. 6. Gabe von Substanzen, die sogenannte gemischte Disulfide mit Cystein bilden, die besser löslich sind als Cystin, z.B. α-Mercaptopropionylglycin, D-Penicillamin. Die Löslichkeitsgrenze von Cystin liegt bei ca. 1,04 mMol/g Creatinin bzw. 0,65 μMol/ml.

Lit.: Birwe H, Schneeberger W, Hesse A (1991) Investigations of the efficacy of ascorbic acid therapy in cystinuria. Urol Res 19: 199–201. – Bremer H-J (1969) Die Cystinurie; Typen, Diagnostik und Behandlung. Mschr Kinderheilkunde 117: 1–6. – Fox M, Thier S, Rosenberg L et al (1964) Evidence against a single renal transport defect in cystinuria. N Engl J Med 270: 556–561. – Goodyer PR, Clow C, Reade T, Girardin C (1993) Prospective analysis and classification of patients with cystinuria identified in a newborn screening program. J Pediatr 122: 568–572. – Lemieux B, Auray-Blais C, Giguere R et al (1988) Newborn urine screening experience with over one million infants in the Quebec Network of Genetic Medicine. J Inher Metab Dis 11: 45–55. – Rodman JS, Blackburn P, Williams JJ et al (1984) The effect of dietary protein on cystine excretion in patients with cystinuria. Clin Nephrol 22: 273–276.
McK: 220100
E. Mönch/JK

cystische Fibrose
Syn.: CF – Fibrose, zystische – zystische Fibrose – Pankreasfibrose, zystische – Mukoviszidose
Def.: Angeborene Störung der mukösen exokrinen Drüsen, v.a. mit Darm- und Lungenbefall und progressivem Verlauf, bedingt durch ein autosomal-rezessives Gen.
A.: Guido Fanconi, 1891–1974, Pädiater, Zürich, und Mitarbeiter grenzten die Krankheit 1936 von der Zöliakie ab und erkannten den autosomal-rezessiven Erbgang, nachdem K. Landsteiner (damals in Wien) bereits 1905 den Mekoniumileus beschrieben hatte. Genlokalisierung 1986 durch Tsui und Mitarbeiter, Sequenzierung 1989 durch die Gruppen von Tsui in Toronto und Collins in Ann Arbor.
Diagn. Krit.: **(1)** Mekoniumileus in 10% der Homozygoten; allfällige Komplikation: Mekoniumperitonitis. – **(2)** Voluminöse, stinkende, fetthaltige Stühle. Sobald nach Diagnosestellung eine Fermentsubstitution eingesetzt hat, treten die Verdauungsprobleme gegenüber der Lungensymptomatik z.T. in den Hintergrund. – **(3)** Obstruktive Pneumopathie mit chronisch-rezidivierenden Bronchopneumonien, führt zu Überblähung, Bronchiektasen, Atelektasen und Cor pulmonale. – **(4)** Gedeihstörung, Dystrophie. – **(5)** Schlechte Lebensaussichten: die mittlere Lebenserwartung beträgt heute etwa 25 Jahre. Tod vor dem 1. Lebensjahr fast ausschließlich an intestinalen Komplikationen, nachher vorwiegend an Folgen des Lungenbefalls einschließlich Herzversagen durch Überlastung des Lungenkreislaufs. – **(6)** Diagnose: am sichersten direkter Mutationsnachweis mittels Polymerase-Kettenreaktion (PCR); siehe Ätiologie und Bemerkungen); erhöhte Osmolalität (≥ 200 mmol/kg) und erhöhter NaCl-Gehalt des Schweißes (Na ≥ 70 mval/l, Cl ≥ 70 mval/l). Bei einem Wiederholungsfall in der Familie bereits präsymptomatische bzw. pränatale Diagnose mittels gekoppelter DNA-Polymorphismen möglich.
Ätiol.: Autosomal-rezessives Gen; Genfrequenz in Mitteleuropa um 1 : 20, Prävalenz der Homozygoten unter Neugeborenen um 1 : 3000. Genlokalisation auf 7q31; bisher kein Hinweis auf Heterogenie (d.h., daß in einer Minderheit der Familien, etwa solchen mit mildem Verlauf, ein anderes Gen mit anderer Lokalisation vorläge). In 70% identische Mutation, die sog. Δ508-Mutation, bei welcher in Position 508 ein Codon fehlt, was zu Fehlen einer Aminosäure (Phenylalanin) im Genprodukt CFTR (»cystic fibrosis transmembrane conductance regulator«), mit eher schwerem Verlauf der Krankheit, führt. Die Mutation ist am häufigsten (ca. 80% der mutierten Allele) in Skandinavien, ihre Häufigkeit nimmt gegen Süden ab (Spanien: 50%, Türkei: 20%).
Pathog.: Unbekannt.

cystische Fibrose

Bemerkungen: Heute werden in den meisten spezialisierten zytogenetischen Labors 5–10 Mutationen direkt mittels PCR untersucht, was je nach Population ca. 60–90% der Mutationen zu erfassen erlaubt. Im Prinzip wären fast alle Mutationen mittels Durchsequenzieren jedes einzelnen Exons diagnostizierbar. Da diese Methode teuer und zeitaufwendig ist und nicht allen Labors zur Verfügung steht, ist nach wie vor in manchen Familien die Analyse gekoppelter DNA-Polymorphismen die Methode der Wahl für die Genträgerdiagnostik. Pränatale Diagnostik analog zur Genträgerdiagnostik. Bevölkerungs- oder Schwangerenscreening auf die wichtigsten Mutationen steht z.Z. in einigen, v.a. nördlichen Ländern zur Diskussion, wird aber noch nirgends im großen Stil praktiziert. – »Milde« Mutationen im CF-Gen können auch zu einer weniger ausgeprägten Symptomatik führen, z.B. CF ohne Pankreasfibrose oder lediglich zur beidseitigen Aplasie des Vas deferens. – Erfolgversprechende Tierversuche zur Gentherapie mittels Einschleusung des Wildallels in die Lungenalveolen mittels Aerosolen.

Lit.: Fanconi G, Uehlinger E, Knauer C (1936) Das Coeliakie-Syndrom bei angeborener zystischer Pancreasfibrose und Bronchiektasien. Wien med Wschr 86: 753–756. – Kerem B-S, Rommens JM, Buchanan JA et al (1989) Identification of the cystic fibrosis gene: genetic analysis. Science 245: 1073–1080. – Landsteiner K (1905) Darmverschluß durch eingedicktes Meconium; Pankreatitis. Zbl Allg Path 16: 903. – Riordan JR, Rommens JM, Kerem B-S et al (1989) Identification of the cystic fibrosis gene: cloning und characterization of complementary DNA. Science 245: 1066–1073. – Rommens JM, Iannuzzi MC, Kerem B-S et al (1989) Identification of the cystic fibrosis gene: chromosome walking and jumping. Science 245: 1059–1065. – Taussig LM (1984) Cystic fibrosis. Thieme, Stuttgart, New York. – Tsui LC (1992) The spectrum of cystic fibrosis mutations. Trends in Genetics 8: 392–398.

McK: 219700
A. Schinzel/AS

Da-Costa-Syndrom: Effort-Reaktion
Dacryosialoadenopathia atrophicans (Sjögren): Sicca-Komplex

DAF-Symptomatik
Syn.: DAF-syndrome (e) – juvenile dystonic lipidosis (e) – ophthalmoplegic neurovisceral lipidosis (e) – vertical supranuclear ophthalmoplegia lipidosis (e) – neurovisceral storage disease with supranuclear ophthalmoplegia (e) – Neville's disease (e)
Def.: Zwischen 4. und 20. Lebensjahr beginnende Erkrankung mit der Trias aus vertikaler Blickparese (**d**owngaze-paralysis), **A**taxie und Schaumzellen in Niere, Leber und Knochenmark (**f**oam-cells).
Diagn. Krit.: (1) Beginn mit Blickparese nach unten ohne Diplopie. – (2) Sakkadische Augenbewegungen stärker als Blickfolgebewegungen gestört. – (3) Im weiteren Verlauf Blickparese nach oben und horizontal. – (4) Anfangs Ataxie, später Athetose, Dysarthrie, Spastik. – (5) Selten zerebrale Krampfanfälle. – (6) Demenz. – (7) Viszeromegalie. – (8) Schaumzellen in Leber, Niere, Knochenmark.
Ätiol.: Wahrscheinlich autosomal-rezessive Erbkrankheit.
Pathog.: Bisher ungeklärt.
Lit.: Cogan DG, Chu FC, Bachman DM, Barranger J (1981) The DAF syndrome. Neuroophthalmology 2: 7–16.
McK: 246800
W. Müller-Felber/DP

DAF-syndrome (e): DAF-Symptomatik
Dakryo-Sialo-Cheilopathie: Sicca-Komplex
dalmatinische Hypourikämie: Hypourikämie
DaNang-Lunge: ARDS

Dana-Syndrom
Syn.: Myelose, funikuläre – Myelose, anämische – Medullose, funikuläre – Spinalerkrankung, funikuläre (Spielmeyer) – Spinalerkrankung, anämische (Nonne) – Sklerose, funikuläre – Neuro-Anämie-Syndrom – Lichtheim-Syndrom – Putnam-Dana-Syndrom – Myelitis, funikuläre (Henneberg) – myelitis, funicular (e)
Def.: Historischer Begriff für die Symptomatik bei Vitamin-B$_{12}$-Mangel (funikuläre Spinalerkrankung und megaloblastische Anämie).
A.: Ludwig Lichtheim, 1845–1928, deutscher Arzt. – Charles Loomis Dana, 1852–1935, Neurologe, New York. – James Jackson Putnam, 1846–1918, Neurologe, Boston. – Erstbeschreibung 1887 durch Lichtheim. Danas Bearbeitung und Abgrenzung gegen andere Spinalleiden erfolgte 1891.
Lit.: Dana C (1891) The degenerative diseases of the spinal cord, with a description of a new type. J Nerv Ment Dis 205–216.
W. Müller-Felber/DP

Danbolt(-Closs)-Syndrom: Akrodermatitis enteropathica
dancing-eye syndrome (e): Kinsbourne-Enzephalopathie
Dandy-Walker-cyst-spondylocostal-dysostosis-skeletal anomalies (e): Dysostose, spondylokostale, mit viszeralen Defekten und Dandy-Walker-Malformation

Dandy-Walker-Sequenz
Def.: Frühembryonale Entwicklungsstörung im Bereich von Kleinhirn und viertem Ventrikel mit Hypoplasie bzw. Agenesie des Kleinhirnwurms, Hydrozephalus und Fossa-posterior-Zyste in Verbindung mit dem vierten Ventrikel.
A.: Nach einigen vorausgegangenen morphologischen Beschreibungen definierten 1914 Walter Eduard Dandy, 1886–1946, Neurochirurg, Baltimore, und Kenneth Daniel Blackfan, 1883–1941, Pädiater, Boston, sowie 1942 Arthur Earl Walker, 1907–, Neurochirurg, Chicago, und J. K. Taggart die Sequenz und stellten pathogenetische Überlegungen an.
Diagn. Krit.: (1) Partielle oder vollständige Agenesie des Kleinhirnwurms. – (2) Fossa-posterior-Zyste in Verbindung mit dem vierten Ventrikel. – (3) Okklusiver Hydrozephalus. – (4) Hohe Insertion des Sinus confluens und Elongation der Vena cerebri magna. – (5) Verschluß der Foramina Luschka und Magendie. – (6) Variabel assoziierte Gesichtsdysmorphien wie Hypertelorismus und prominente Stirn.
Ätiol.: Ungeklärt. Kommt als isolierte Fehlbildung oder als Komponente verschiedener Dysmorphiesyndrome vor. Die isolierte Dandy-Walker-Sequenz tritt im allgemeinen sporadisch auf, kann selten aber auch einem autosomal-dominanten oder autosomal-rezessiven Erbgang folgen. Dysmorphiesyndrome mit Dandy-Walker-Sequenz als spezifische Komponente können Chromosomenaberrationen, monogene Erbleiden (z.B. Ellis-van-Creveld-Syndrom), Syndrome unbekannter Ätiologie (z.B. Brachmann-de-Lange-Syndrom) und durch intrauterine Teratogenexposition verursachte Dysmorphiesyndrome (z.B. Röteln-Embryopathie, fetales Alkoholsyndrom) sein.
Pathog.: Nicht sicher geklärt, vielleicht heterogen. Diskutiert werden Atresie der Foramina Magendie und Luschka als primäre Störung, die in der weiteren Entwicklung zu Druckanstieg mit Bildung von Hydrozephalus und Atrophie oder primärer Bildungsstörung des Kleinhirnwurms führt. Alternative Mechanismen: primär Hyper-

trophie des hinteren Plexus choroideus; Persistenz der Area membranacea superior und abnorme Bildung des Hinterhirns.
Bemerkungen: Die Ausprägung der verschiedenen Komponenten der Dandy-Walker-Sequenz kann stark variieren, sogar unter betroffenen Angehörigen einer Familie. Pränatale Diagnose mittels Ultraschall frühestens zu Beginn des zweiten Trimenons (Fossa-posterior-Zyste, Kleinhirnwurm-Hypoplasie, Hydrozephalus) möglich.
(DD) Walker-Warburg Syndrom – Meckel-Syndrom.
Lit.: Dandy WE, Blackfan KD (1914) Internal hydrocephalus. An experimental, clinical and pathological study. Am J Dis Child 8: 406–482. – Murray JC, Johnson JA, Bird TD (1985) Dandy-Walker malformation: etiologic heterogeneity and empiric recurrence risks. Clin Genet 28: 272–283. – Ritscher D, Schinzel A, Boltshauser E et al (1987) Dandy-Walker (like) malformation, atrio-ventricular septal defect and a similar pattern of minor anomalies in 2 sisters: a new syndrome? Am J Med Genet 26: 481–491. – Stoll C, Huber C, Alembik V et al (1990) Dandy-Walker variant malformation, spastic paraplegia, and mental retardation in two sibs. Am J Med Genet 37: 124–127. – Taggart JK, Walker AE (1942) Congenital atresia of the foramens of Luschka and Magendie. Arch Neurol Psychiatr 48: 583–612.
McK: 220200
A. Schinzel/AS

Danubian endemic familial nephropathy (e): Balkan-Nephropathie
Darier-White disease (e): Keratosis follicularis (Darier-White)
dark teeth, hereditary (e): Dentinogenesis imperfecta II
Darmverschluß, arterio-mesenterialer: Mesenterialarterien-Syndrom, oberes
Dauerbruch: Milkman-Frakturen
Davies//Colley's syndrome (e): slipping rib (e)
Dawson-Enzephalitis: Panenzephalitis, subakute, sklerosierende, van Bogaert

Dead-fetus-Koagulopathie
Syn.: dead fetus syndrome (e)
Def.: Koagulopathie bei Retention eines abgestorbenen Fetus.
Diagn. Krit.: **(1)** Auftreten einer latenten oder manifesten hämorrhagischen Diathese nach einer Latenzzeit von 1–5 Wochen nach intrauterinem Fruchttod (wenn die abgestorbene Frucht nicht spontan ausgestoßen, sondern retiniert wird). – **(2)** Blutchemie: Hypofibrinogenämie (< 150 mg/dl), Hypoplasminogenämie, Hypoantiplasminämie, Verminderung von Faktor V und VIII, pathologisches Thrombelastogramm. – **(3)** Bis zur Entleerung des Uterus meistens nur diskrete klinische Zeichen der Gerinnungsstörung.
Ätiol.: Retention und Autolyse eines abgestorbenen Schwangerschaftsproduktes.
Pathog.: Nicht sicher bekannt. Der Übergang proteolytischer Fermente auf die Mutter wird diskutiert, der zu einer langsam zunehmenden disseminierten intravasalen Gerinnung mit nachfolgender Verbrauchskoagulopathie führt.
Bemerkungen: Hypofibrinogenämie < 120 mg/dl bei 10 bis 25%, nach 5 Wochen in 25–40% der Fälle von retinierter toter Frucht nachweisbar; immanente Gefahr von Blutungskomplikationen bei jeder instrumentellen Ausräumung derselben! – Häufiger besteht zwischen Mutter und Fetus eine Rhesusgruppeninkompatibilität. Die Dead-fetus-Koagulopathie ist aufgrund der modernen Schwangerschaftsdiagnostik selten geworden. Sie spielt eine Rolle bei der Reduktion von Mehrlingsschwangerschaften. S. a. Zwillingsdisruptionssequenz.
Lit.: Graeff H, Kuhn W (1980) Coagulation Disorders in Obstetrics, p 73. Thieme, Stuttgart, New York. – v Hugo R, Graeff H (1987) Thrombohemorrhagic complications in the obstetric patient. In: Coleman RW et al (eds) Hemostasis and Thrombosis. Lippincott, Philadelphia. – Pfeifer GW (1968) Proteinasenblokkade bei abgestorbener Schwangerschaft „dead fetus syndrome". Dtsch med Wschr 93: 479–485. – Pfeifer GW (1971) Erworbene Blutgerinnungsstörungen in der Geburtshilfe. Gynäkologe 4: 11.
P. Nawrocki; R. Terinde/GA

dead fetus syndrome (e): Dead-fetus-Koagulopathie
de-afferent state syndrome (e): Looked-in-Symptomatik
deaf mutism-foveal dystrophy (e): Diallinas-Amalric-Syndrom
deaf-mutism-retinal degeneration syndrome (e): Diallinas-Amalric-Syndrom
deafness, coarse facies, mental retardation (e): Fountain-Syndrom
deafness, cochlear, with myopia and intellectual impairment (e): Ohlsson-Syndrom
deafness, conductive, with malformed low-set ears (e): Mengel-Konigsmark-Berlin-McKusick-Syndrom
deafness-hypogonadism syndrome (e): Hypogonadismus-Taubheit
deafness, neural, with atypical atopic dermatitis (e): Konigsmark-Hollander-Berlin-Syndrom
deafness, ocular, and facial anomalies, proteinuria (e): fazio-okulo-akustisch-renales Syndrom
deafness-onychodystrophy, dominant form (e): Robinson-Syndrom
deafness-renal tubular acidosis (e): Azidose, renale tubuläre, mit progressiver Taubheit
debrancher enzyme deficiency (e): Glykogenspeicherkrankheit Typ 3
Decarboxylase-Mangelkrankheit: Ahornsirup-Krankheit
defect in electron transfer flavoprotein (ETF) dehydrogenase or ETF: ubiquinone oxidoreductase (ETF-QO) (e): Glutarazidurie Typ II

Defektsyndrom, terminales extrapyramidales
Def.: S.u. Neuroleptika-induzierte extrapyramidalmotorische Störungen, späte.
H. P. Kapfhammer/DP

Defektsyndrom, ventrales: Mittellinien-Entwicklungsfeld-Komplex
Defibrillator-Twiddler-Syndrom: Pacemaker-Twiddler-Syndrom
deficiency of apolipoprotein B (e): Abetalipoproteinämie
Degeneratio hyaloidea-retinalis hereditaria: hyaloideo-retinale Dysplasie
Degeneration der weißen Substanz, diffuse schwammige: Canavan-Syndrom
Degeneration des Nervensystems, spongiöse, Typ van-Bogaert-Bertrand: Canavan-Syndrom
Degeneration des ZNS, spongiöse, kongenitale familiäre Form: Canavan-Syndrom
degeneration of corpus callosum, primary (e): Marchiafava-Bignami-Krankheit
degeneration of the nervous system, familial (e): Canavan-Syndrom
dégenerescence systématisée optico-cochléo-dentelée (fz): Nyssen-van-Bogaert-Syndrom

Degos-Delort-Tricot-Syndrom: Papulose, maligne atrophische
18-Dehydrogenasemangel: 18-Hydroxysteroiddehydrogenase-Mangel
Déjerine//Klumpke-Paralyse: Armplexuslähmung, untere
Déjerine//Klumpke-Syndrom: Armplexuslähmung, untere
Déjerine-Roussy-Syndrom: Thalamus-Symptomatik, posterolaterale
Déjerine-Sottas-Krankheit: Neuropathie, hereditäre motorisch-sensible, Typ III

Déjerine-Syndrom
Def.: Nicht mehr gebräuchlicher Begriff für ein Tabes-ähnliches Krankheitsbild.
A.: Erstbeschreibung 1887 durch Joseph Jules Déjerine, 1849–1917, Neurologe, Paris.
Lit.: Déjerine J (1887) Sur un cas de paraplégie par névrites periphériques chez une ataxique morphiomane (Contribution á l'étude de la névrite périphérique). Comp Rend Soc biol Paris 4: 137–143.
D. Burg/DP

Déjerine-Thomas-Syndrom: Atrophie, olivopontozerebelläre (»sporadische Form«, »SOPCA«)
de-Lange-Syndrom: (de-)Lange-Syndrom (I)
delayed cortical cerebellar degeneration (e): Atrophie, olivopontozerebelläre (»sporadische Form«, »SOPCA«)
delayed pulmonary maturation (e): Mikity-Wilson-Komplex
Deletion 13q, partielle: Chromosom 13q⁻ Syndrom
Deletion des distalen Segments des kurzen Arms von Chromosom 8, partielle: Chromosom 8p⁻ Syndrom
Deletion des distalen Segments des langen Arms von Chromosom 18, partielle: Chromosom 18q⁻ Syndrom
Deletion des kurzen Arms von Chromosom 4, partielle: Chromosom 4p⁻ Syndrom
Deletion des kurzen Arms von Chromosom 9, terminale: Chromosom 9p⁻ Syndrom
Deletion des kurzen Arms von Chromosom 10, partielle distale: Chromosom 10p⁻ Syndrom
Deletion des kurzen Arms von Chromosom 17, partielle terminale: Miller-Dieker-Syndrom
Deletion des kurzen Arms von Chromosom 18: Chromosom 18p⁻ Syndrom
Deletion des langen Arms von Chromosom 4, terminale: Chromosom 4q⁻ Syndrom
Deletion des langen Arms von Chromosom 7, terminale: Chromosom 7q⁻ Syndrom
Deletion des langen Arms von Chromosom 11, terminale: Chromosom 11q⁻ Syndrom
Deletion des langen Arms von Chromosom 13: Chromosom 13q⁻ Syndrom
Deletion von 22q11.2: DiGeorge-Syndrom
Deletion von Band 11p13: WAGR-Syndrom
délire à deux (fz): Folie à deux
délire de négations (fz): Cotard-Syndrom
Delirium tremens: Saunders-Sutton-Syndrom
Delleman-Orthuis-Syndrom: okulo-zerebro-kutanes Syndrom
Delleman-Syndrom: okulo-zerebro-kutanes Syndrom
Delta-Phalanx: Brachydaktylie Typ A-2
delusional hypoidentification (e): Capgras-Syndrom
delusional negation of identity (e): Capgras-Syndrom
Demarquay-Syndrom: van-der-Woude-Syndrom
dementia-cortical presenile degeneration syndrome (e): Heidenhain-Krankheit
Dementia infantilis: Heller-Demenz
Dementia pugilistica: Boxer-Enzephalopathie, traumatische
Demenz, präsenile: Alzheimer-Krankheit

Demenz, progrediente und polyzystische Osteodysplasie
Syn.: progressive dementia with lipomembranous polycystic osteodysplasia (e) – lipomembranous polycystic osteodysplasia (LMPO) (e) – membranous lipodystrophy (e) – Nasu-Hakola's disease (e) – brain-bone-fat disease (e)
Def.: Autosomal-rezessiv erbliches Syndrom mit Demenz, metaphysären Knochenzysten und Degeneration von Nerven- und systemischem Fettgewebe.
A.: Unabhängige Erstbeschreibungen 1970 durch T. Nasu, japanischer Pathologe, und 1972 durch H. P. A. Hakola, finnischer Neurologe.
Diagn. Krit.: (1) Gelenkschmerzen und Frakturneigung von der zweiten oder dritten Lebensdekade an. – (2) Zysten, teils mit Auftreibungen, im Metaphysenbereich der Röhrenknochen und der Hand- und Fußwurzelknochen mit symmetrischer Verteilung. – (3) Progressive Demenz von der vierten oder fünften Lebensdekade an mit Gedächtnisstörungen, Euphorie, Konfabulationen, Apathie, sozialer Enthemmung, Desorientierung, im Endstadium Mutismus. – (4) Häufig generalisierte Krampfanfälle nach Beginn der psychischen Symptomatik, im EEG bilaterale Verlangsamung und Spike-and-wave-Komplexe. – (5) Zeichen der Pyramidenbahnläsion, selten periphere (Poly-)Neuropathie. – (6) Kortikale Atrophie, Ventrikelerweiterung, Verkalkung der Basalganglien. – (7) Histologisch membranozystische Umwandlung des gesamten systemischen Fettgewebes, im ZNS symmetrische Gliose der weißen Substanz (sklerosierende Leukodystrophie) mit Demyelinisation, v.a. frontotemporal, auch senile Plaques und Alzheimer-Fibrillen; Veränderungen der Arterienwand und Arteriolenverschluß. – (8) Ultrastrukturell Ansammlung tubulärer Strukturen: im Fettgewebe dem endoplasmatischen Retikulum und im ZNS den Neurofilamenten ähnlich.
Ätiol.: Autosomal-rezessives Erbleiden.
Pathog.: Eine unbekannte Störung des Lipidstoffwechsels führt zur Beeinträchtigung von Zellmembranen der Fettgewebszellen und von Myelinscheiden. Veränderungen der Arterienwände und Obliteration der Arteriolen im Gehirn wurden beschrieben.
Bemerkungen: Die Skelettveränderungen gleichen radiologisch denen bei fibröser Dysplasie, die Demenz der Alzheimer-Krankheit, daher bei Verdacht auf letztere Handradiogramm empfohlen. Bisher wurden nahezu 100 Patienten beschrieben, davon die meisten aus Skandinavien, Japan und den USA.
Lit.: Bird TD, Koerker RM, Leaird BJ et al (1983) Lipomembranous polycystic osteodysplasia (brain, bone, and fat disease): a genetic cause of presenile dementia. Neurology 33: 81–86. – Deisenhammer F, Willeit J, Schmidauer C et al (1993) Membranöse Lipodystrophie (Morbus Nasu-Hakola). Nervenarzt 64: 263–265. – Hakola HPA (1972) Neuropsychiatric and genetic aspects of a new hereditary disease characterized by progressive dementia and lipomembranous polycystic osteodysplasia. Acta Psychiat Neurol Scand 232 (Suppl): 1–173. – Nasu T, Tsukahara Y, Tarayama L (1973) A lipid metabolic disease – „membranous lipodystrophie" – an autopsy case demonstrating numerous peculiar membrane-structures composed of compound lipid in bone and bone marrow and various adipose tissues. Acta Pathol Jpn 23: 539–558.
McK: 221770
H. Menger/JS

Demenz, progressive alkoholische: Marchiafava-Bignami-Krankheit
Demenz vom Alzheimer-Typ: Alzheimer-Krankheit
Demons-Meigs-Syndrom: Meigs-Syndrom
demyelinating encephalopathy, callosal (e): Marchiafava-Bignami-Krankheit

DeMyer syndrome (e): frontonasale Dysplasie
Denny//Brown-Assoziation: Neuropathie, sensorische, Typ Denny//Brown
dental pigmentation, hereditary (e): Amelogenesis imperfecta
Dentatumatrophie, primäre: Dyssynergia cerebellaris myoclonica
Dentatus-Optikus-Kochlearis-Atrophie: Nyssen-van-Bogaert-Syndrom
Dent-Friedman-Syndrom: Osteoporose, idiopathische juvenile
dentin dysplasia type I (e): Dentindysplasie I
dentin dysplasia type II (e): Dentindysplasie II

Dentindysplasie I

Syn.: dentin dysplasia type I (e) – radicular dentine dysplasia (e) – Dentindysplasie, radikuläre – Zähne, wurzellose – rootless teeth (e) – Dentinhypoplasie, erbliche – Wurzelfehlbildung, familiäre genuine
Def.: Auf Milch-, Ersatz- und Zuwachszähne beschränktes, seltenes Erbleiden.
A.: Erstbeschreibung 1922 durch die Dissertation von G. Ballschmiede und Bestätigung mit nomenklatorischer Definition (»dentinal dysplasia«) durch Rushton (1939). – Die heutige Klassifikation geht auf Shields et al. (1973) zurück und wurde von O'Carroll et al. (1991) erweitert.
Diagn. Krit.: Milch, Ersatz- und Zuwachszähne mit normal geformten Kronen, die auch leicht bräunlich-transparent verfärbt erscheinen können, und verkürzten, z.T. nur stummelartigen Wurzeln. Milchzähne zeigen eine total obliterierte Pulpa und fast keine Wurzeln. Bleibende Zähne weisen vier Schweregrade der Wurzelverkürzung auf, je nach dem Zeitpunkt der Zahnentwicklung, zu dem die dysplastische Dentinbildung einsetzt. Die Pulpakammer wird präeruptiv von dysplastischem Dentin total oder partiell obliteriert, apikal entstehen gelegentlich periapikale Abszesse oder Zysten (Röntgen). Keine Karies, aber stark erhöhte Zahnbeweglichkeit mit gelegentlich spontaner Exfoliation, auch Zahnwanderungen und abnormale Zahnstellung. Keine sonstigen Veränderungen.
Ätiol.: Autosomal-dominantes Erbleiden aufgrund eines Einzelgendefekts. Mutationsrate unbekannt. Die Penetranz liegt unter 100%. Die nur in etwa hundert Fällen beschriebene Erkrankung erscheint in den USA mit einer Häufigkeit von etwa 1 : 100 000 (Witkop, 1971).
Pathog.: Während das periphere Kronendentin normal gebildet wird, entstehen in der Kronen- bzw. Wurzelpulpa sehr früh fokale Odontoblastenherde, von denen die dysplastisch-globuläre Dentinbildung ausgeht, welche die Normalentwicklung topographisch abblockt.
Lit.: Ballschmiede G (1922) Wurzellose Zähne. Beitrag zur Kasuistik der Zahnanomalien in bezug auf Zahl und Größe. Inaug Diss, Greifswald. – O'Carroll MK, Duncan WK, Perkins TM (1991) Dentin dysplasia: Review of the literature and a proposed subclassification based on radiographic findings. Oral Surg Oral Med Oral Pathol 72: 119–125. – Rushton MA (1939) A case of dentinal dysplasia. Guy's Hosp Rep 89: 369–373. – Shields ED, Bixler D, El-Kafrawy AM (1973) A proposed classification for heritable human dentine defects with a description of a new entity. Arch Oral Biol 18: 543–553. – Witkop CJ (1971) Manifestations of genetic diseases in the human pulp. Oral Surg 32: 278–316.
McK: 125400
H. E. Schroeder/GB

Dentindysplasie II

Syn.: dentin dysplasia type II (e) – coronal dentin dysplasia (e) – pulpal dysplasia (e)
Def.: Auf Milch-, Ersatz- und Zuwachszähne beschränktes, sehr seltenes Erbleiden mit unterschiedlicher Ausprägung bei Milch- und bleibenden Zähnen.
A.: Erstklassifikation und Beschreibung des Erbganges durch Shields et al. (1973) und Bestätigung durch Witkop (1975), obwohl bereits seit 1970 von anderen Autoren beobachtet. – Neubeschreibung durch O'Carroll et al. (1991).
Diagn. Krit.: Milchzähne: gleiche klinische und röntgenologische Veränderungen wie bei Dentindysplasie I (s. dort). Bleibende Zähne: normal große, unverfärbte Kronen, normal große Wurzeln, in den Wurzelbereich verlängerte Kronenpulpa. Posteruptiv entsteht durch Pulpasteine und starke Einengung des Wurzelkanals mit dysplastischem Dentin eine charakteristische Distel-Stiel-Form (»thistle-tube«; Röntgen) der Pulpakammer. Periapikale Entzündungsherde sind selten.
Ätiol.: Autosomal-dominantes Erbleiden, nur in etwa 20 Familien beschrieben.
Pathog.: Unbekannt.
Lit.: O'Carroll MK, Duncan WK, Perkins TM (1991) Dentin dysplasia: Review of the literature and a proposed subclassification based on radiographic findings. Oral Surg Oral Med Oral Pathol 72: 119–125. – Shields ED, Bixler D, El-Kafrawy AM (1973) A proposed classification for heritable human dentine defects with a description of a new entity. Arch Oral Biol 18: 543–553. – Witkop CJ (1975) Hereditary defects of dentin. Dent Clin North Am 19: 25–45.
McK: 125420
H. E. Schroeder/GB

Dentindysplasie, radikuläre: Dentindysplasie I
Dentinhypoplasie, erbliche: Dentindysplasie I
Dentinogenesis hypoplastica hereditaria: Dentinogenesis imperfecta II

Dentinogenesis imperfecta II

Syn.: Capdepont-Syndrom – dark teeth, hereditary (e) – opalescent dentin (e) – Dentinogenesis hypoplastica hereditaria – Shields type II (e) – Stainton-Syndrom
Def.: Autosomal-dominant vererbte Zahndysplasie mit typischen Dentindefekten in Milch-, Ersatz- und Zuwachszähnen.
A.: W. C. Barret (1882), C. W. Stainton (1892) und C. Capdepont (1905) waren die Erstbeschreiber. – Seither wurden über tausend Fälle publiziert. – Neuklassifizierung durch Shields und Mitarbeiter (1972).
Diagn. Krit.: **(1)** Opaleszierende Goldbraun- (bernsteinfarbene) oder Graublauverfärbung aller Zähne beider Dentitionen. Der normale Schmelz splittert scherbenartig unter Kaudruck ab. Starke Abkauung der Zahnkronen bewirkt Bißsenkung. – **(2)** Röntgenbild: Posteruptiv langsame, aber stetige Einengung der Pulpa führt zu vollständiger Obliteration der Pulpakammer. – **(3)** Histologie: Peripher dünner Schicht von normalem Dentin folgt dysplastisches, dentinkanälchenarmes oder freies, homogenes Dentin mit Gefäßeinschlüssen.
Ätiol.: Autosomal-dominantes Erbleiden mit noch unbekanntem Gendefekt. Genlokalisation auf 4q (vermutlich 4q13–q21), gekoppelt an GC und INP10 (interferon induced protein 10). Neumutationen sind selten, die Penetranz beträgt praktisch 100%. Die Krankheitsinzidenz unter der weißen Bevölkerung der USA beträgt 1 : 8000.
Pathog.: Unbekannte Störung der Zahnentwicklung mit Hypoplasie ektodermaler und Dysplasie mesodermaler Zahnanteile. Reduzierter Mineralgehalt der extrazel-

lulären Dentinmatrix führt zu verminderter Anzahl von Hydroxyapatit-Kristallen.
Bemerkungen: Die Kombination mit Osteogenesis imperfecta wird als Dentinogenesis imperfecta I bezeichnet. Dentinogenesis imperfecta III (»brandywine type«) ist ebenfalls gekoppelt an GC auf 4q (Allelie?).
Lit.: Capdepont C (1905) Dystrophie dentaire non encore décrite type héréditaire et familial. Rev stomatol 12: 550–561. – Crall MG, Murray JC, Beutow KH, Ferrell RE (1988) Multipoint linkage analysis of dentinogenesis imperfecta (DGI) on 4q. J Dent Res 67: 116. – Shields ED, Bixler D, El-Kafrawy AM (1972) A proposed classification for heritable human dentin defects with a description of a new entity. Arch Oral Biol 18: 543–553. – Sofaer JA (1990) Single gene disorders. In: Jones JH, Mason DK: Oral manifestations of systemic disease. 2. edition. Baillière Tindall, London. – Witkop CJ, Rao S (1971) Inherited defects in tooth structure. Birth Defects Orig Art Ser VII (7): 153–184.
McK: 125490
J. Hammer/AS

Dentinogenesis imperfecta III
Syn.: brandywine type (e) – Shields type III (e) – Schalenzähne – shell teeth (e)
A.: Erstbeschreiber dieser im US-Staat Maryland, besonders in der Ortschaft Brandywine häufig auftretenden Form waren Hursey et al. (1956).
Diagn. Krit.: (1) Ähnlich wie bei Dentinogenesis imperfecta I und II, mit variablem Phänotyp. – (2) Schalenzähne der 1. Dentition: Dentin nur als dünne periphere Schicht ausgebildet, Pulpakammer im Röntgenbild stark vergrößert, große Frakturneigung.
Ätiol.: Autosomal-dominantes Erbleiden, Genlokalisation an 4q13 gekoppelt. Inzidenz der Schalenzähne innerhalb Dentinogenesis imperfecta Typ III etwa 1 : 30.
Pathog.: Unbekannt.
Lit.: Hursey RJ, Witkop CJ, Miklashek D, Sackett LM (1956) Dentinogenesis imperfecta in a racial isolate with multiple hereditary defects. Oral Surg 9: 641–658. – Witkop CJ, MacLean CJ, Schmid PJ, Henry JL (1966) Medical and dental findings in the Brandywine isolate. Ala J Med Sci 3: 382–403.
McK: 125500
H. E. Schroeder/GB

Denys-Drash-Syndrom
Syn.: Drash-Syndrom – Nephropathie/Glomerulopathie-Pseudohermaphroditismus/Genitalfehlbildungs-Wilmstumor-Syndrom
Def.: Seltenes, meist sporadisch auftretendes Krankheitsbild mit Glomerulonephritis, urogenitalen Fehlbildungen und Wilmstumor-Risiko.
A.: Erstbeschreibungen 1967 durch P. Denys, belgischer Arzt, und 1970 durch A. Drash, amerikanischer Arzt.
Diagn. Krit.: (1) Meist vom ersten Lebensjahr an Glomerulopathie mit chronischem Nierenversagen, histologisch fokale oder diffuse Mesangiosklerose. – (2) Vielfältige Genitalfehlbildungen: bei männlichem Karyotyp meist intersexuelles oder weibliches äußeres Genitale, dabei evtl. Testes-Dysgenesie; bei weiblichem Karyotyp meist unauffälliges weibliches äußeres Genitale, evtl. Hypoplasie von Vagina und Uterus bzw. Streifen-Ovar. – (3) Früh auftretender (meist im zweiten Lebensjahr), in der Regel bilateraler Wilmstumor.
Ätiol.: Meist sporadisch. Basisdefekt ist eine Keimbahnmutation des Wilmstumor-Tumorsuppressorgens WT1 der Chromosomenregion 11p13.
Pathog.: Das WT1-Gen spielt eine wesentliche Rolle in der embryonalen und fetalen Entwicklung des Urogenitalsystems. Dabei ist WT1-Genaktivität in der Niere vorwiegend in den Blastemzellen bzw. den Vorstufen der Glomerula und später in den Podozyten der Glomerula nachweisbar.
Bemerkungen: Die Glomerulopathie ist obligat, Genitalfehlbildungen oder Wilmstumor können fehlen (inkomplettes Drash-Syndrom). Die Diagnose wird durch den Nachweis der WT1-Mutation gesichert. Dies scheint die Abgrenzung gegenüber einem Krankheitsbild mit Nephropathie, XY-Gonadendysgenesie und Gonadoblastomrisiko (sog. Frasier-Syndrom) zu ermöglichen, bei dem bisher kein WT1-Defekt nachgewiesen wurde. Nach den bisherigen Befunden scheinen die spezifischen, dominant negativ wirkenden WT1-Punktmutationen beim Denys-Drash-Syndrom eine andere Qualität zu haben als die großen, das ganze WT1-Gen einschließenden Deletionen beim WAGR-Syndrom (s. dort).
Lit.: Coppes MJ, Huff V, Pelletier J (1993) Denys-Drash syndrome: relating a clinical disorder to genetic alterations in the tumor suppressor gene WT1. J Pediat 123: 673–678. – Denys P, Malvaux P, van den Berghe H et al (1967) Association d'un syndrome anatomo-pathologique de pseudohermaphroditisme masculin, d'une tumeur de Wilms, d'une nephropathie parenchymateuse et d'une mosaicisme XX/XY. Arch Franc Pediat 24: 729–739. – Drash A, Sherman F, Hartmann WH, Blizzard RM (1970) A syndrome of pseudohermaphroditism, Wilms' tumor, hypertension, and degenerative renal disease. J Pediat 76: 585–593. – Frasier SD, Bashore RA, Mosier HD (1964) Gonadoblastoma associated with pure gonadal dysgenesis in monozygotic twins. J Pediat 64: 740–745. – Poulat F, Morin D, König A et al (1993) Distinct molecular origins for Denys-Drash and Frasier syndromes. Hum Genet 91: 285–286.
McK: 228900
B. Zabel/JS

Depression, anaklitische
Syn.: Hospitalismus, infantiler – Marasmus, infantiler
Def.: Typische Sequenz affektiver Reaktionsmuster als Extremform einer emotionalen Frustration infolge einer anhaltenden Entbehrung eines förderlichen Kontaktes zur Mutter während der frühen Entwicklungsmonate; besonders bei Kleinkindern in Heimen beobachtet; früher nicht selten in einen Zustand körperlichen Zerfalls (Marasmus) und schließlich in Tod einmündend.
A.: Erstbeschreibung 1945 durch R. Spitz, Pädiater und Psychoanalytiker, Denver, Colorado. Wichtige Grundarbeit durch J. Bowlby 1951, Psychiater und Psychoanalytiker, London.
Diagn. Krit.: (1) Nach Trennung von der Mutter bei Kleinkindern einsetzende typische Sequenz von affektiven Reaktionsmustern: Phase des ängstlich-wütenden Protestes → Phase der psychischen Erschöpfung, Verzweiflung und passiven Hemmung → Phase der resignativen Abwendung von der Außenwelt. – (2) Affektive Reaktionsmuster gebunden an frühere, befriedigende Kontakterfahrungen mit der Mutter, daher Auftreten erst in der zweiten Hälfte des ersten Lebensjahres. – (3) Erhöhte Infektanfälligkeit, psychophysische Desintegration, oft Einmünden in Marasmus und Tod, wenn nicht adäquate Fürsorge und Stimulation durch Ersatzperson. – (4) Direkte Beziehung zwischen dem Grad der Depression und ihren Begleiterscheinungen und der Dauer und Häufigkeit der Trennung von der Bezugsperson. – (5) Nach Wiederaufnahme des Kontaktes zur zurückkehrenden Mutter über eine Zeitspanne hoch ambivalentes Beziehungsverhalten des Kindes.
Ätiol.: Phylogenetisch verankertes Affektreaktionsmuster von Kleinkindern (bzw. neugeborenen Primatentieren)

bei abrupten Beziehungsabbrüchen zur mütterlichen Fürsorgeperson in einer sensiblen Entwicklungsphase.
Pathog.: Nicht nur definitive Trennungen des Kleinkindes von der Mutter, sondern auch inadäquate emotionale Kontakte mit wiederholter Enttäuschung der emotionalen Bedürfnisse des Kindes in disharmonischen Familien können eine anaklitische Depression bedingen.
Bemerkungen: Neben vorrangig in der Kinderpsychiatrie behandeltem Zustandsbild bezeichnet »anaklitische Depression« auch eine bei Erwachsenen typische Konfiguration eines depressiven Reaktionsmusters mit einem schmerzlichen Gefühlszustand der inneren Leere, der Hoffnungslosigkeit und der Apathie nach Verlust eines für das seelische Gleichgewicht dringend benötigten Partnerkontaktes; Abgrenzung zur »introjektiven Depression«, die sich v.a. durch Schuldgefühle, Selbstvorwürfe und verringerten Selbstwert auszeichnet.
Lit.: Blatt S (1974) Levels of object representation in anaclitic and introjective depression. Psa Study Childs 29: 107–157. – Bowlby J (1951) Maternal care and mental health. WHO, Genf. – Nissen G (1971) Depressive Syndrome im Kindes- und Jugendalter. Beitrag zur Symptomatologie, Genese und Prognose. Springer, Berlin, Heidelberg, New York. – Spitz R (1945) Anaclitic depression. Psa Study Child 2: 113–117.
H. P. Kapfhammer/DP

Depression, atypische: Dysthymie, endoreaktive
Depression, endoneurotische: Dysthymie, endoreaktive
Depression, endoreaktive: Dysthymie, endoreaktive

Depression, vitale
Def.: Depressionsform mit primärer Störung der Leibgefühle. Konzeptuelle Nähe zur endogenen, endomorphen Depression.
A.: Erstmals 1920 von K. Schneider, Psychiater, Heidelberg, in Adaptation der Gefühlsschichtenlehre nach M. Scheler (1913) beschriebene Depressionsform.
Diagn. Krit.: (1) Prominente Symptome: gestörte leibliche Gemeinempfindungen, die nicht bestimmten Körperorganen zugeordnet werden können, sich vor allem als verminderte körperliche Frische, verstärkte Erschöpfbarkeit, als diffuses körperliches Unwohlsein, als vitale Bedrücktheit oder Traurigkeit artikulieren. – (2) Von manchen Autoren als typisches Symptomcluster auch hervorgehoben: Appetit- und Gewichtsverlust, Schlafstörungen, frühmorgendliches Erwachen, allgemeine Müdigkeit, Libidostörungen, tageszeitliche Stimmungsschwankungen (dieses Verständnis von »vital« zielt aber verstärkt auf sog. »psychovegetative Störungen«, s.u.).
Ätiol.: Vorkommen vor allem bei endogenen Depressionen; genetische Bedingungsfaktoren.
Pathog.: Nicht eindeutig geklärt, differenzierte Biogenamin-Hypothese zur Erklärung neurochemischer Korrelate depressiver Verstimmungen.
Bemerkungen: Psychopathologische Überschneidungen zwischen Vitalstörungen und vegetativen Störungen, die sich vor allem durch vegetative Dysfunktionen wie beklemmendes Gefühl auf der Brust, Kopfdruck (»Reifengefühl«), Schwindel, Schlaf- und Potenzstörungen auszeichnen, also eine stärker organbezogene oder körperfunktionelle Lokalisierbarkeit besitzen.
Lit.: Kuhs H (1993) Disturbances of vital feelings in depressive disorders. Compr Psychiatry 34: 176–181. – Maes M, Cosyns P, Maes L et al (1990) Clinical subtypes of unipolar depression: Part I. A validation of the vital and nonvital clusters. Psychiatry Res 34: 29–41. – Scheler M (1913) Der Formalismus in der Ethik und die materielle Wertethik. Niedermeyer, Halle. – Schneider K (1920) Die Schichtung des emotionalen Lebens und der Aufbau der Depressionszustände. Z Ges Neurol Psychiatr 59: 281–286. – Van Praag HM, Uleman AM, Spitz JC (1965) The vital syndrome interview. A structured interview for the recognition and registration of the vital depressive symptom complex. Psychiatr Neurol Neurochir 68: 329–336.
H. P. Kapfhammer/DP

Dercum-Krankheit: Lipomatosis dolorosa (Dercum)
Dercum-Vitaut-Syndrom: Lipomatosis dolorosa (Dercum)
dermatite lichenoide purpurique et pigmentée Gougerot-Blum (fz): Dermatitis lichenoides purpurica et pigmentosa (Gougerot-Blum)
dermatite polymorphe douloureuse (Brocq) (fz): Dermatitis herpetiformis (Duhring)
Dermatitis atrophicans maculosa: Anetodermie
Dermatitis autogenica: Münchhausen-Syndrom
Dermatitis bullosa hereditaria: Epidermolysis bullosa
Dermatitis desquamativa Leiner: Erythrodermia desquamativa Leiner
Dermatitis erysipelatosa: Dermatitis exfoliativa Ritter von Rittershain
Dermatitis exfoliativa infantum: Dermatitis exfoliativa Ritter von Rittershain
Dermatitis exfoliativa neonatorum: Dermatitis exfoliativa Ritter von Rittershain

Dermatitis exfoliativa Ritter von Rittershain
Syn.: Dermatitis exfoliativa neonatorum – Dermatitis exfoliativa infantum – Dermatitis erysipelatosa – Nekrolyse, staphylogene toxische epidermale – staphylococcal-scalded skin syndrome (e) – SSSS – toxic epidermal necrolysis (e)
Def.: Infolge einer Infektion mit toxinbildenden Staphylokokken auftretende Erythrodermie mit großflächiger Ablösung der Haut bei Neugeborenen und jungen Säuglingen.

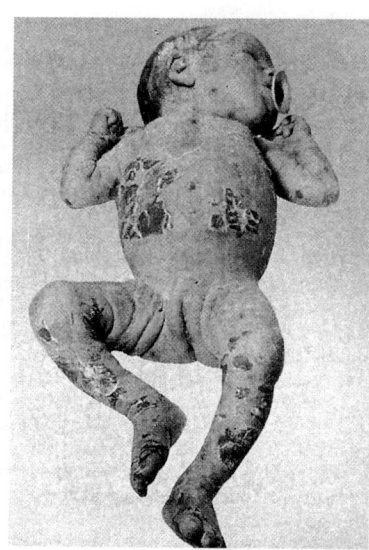

Dermatitis exfoliativa Ritter von Rittershain: multiple exfoliative Hauteruptionen (Beob. U.K.Kl., Rostock)

A.: Gottfried Ritter von Rittershain, 1820–1883, österreichischer Pädiater, Prag. – Erstbeschreibung 1870 unter der Bezeichnung »Dermatitis erysipelatosa«.
Diagn. Krit.: (1) Schmerzhafte Erythrodermie, perioral und intertriginös beginnend. – (2) Nachfolgende Blasenbildung mit Spaltbildung im Stratum granulosum. – (3) Positives Nikolski-Phänomen. – (4) Großflächige nässende Erosionen mit erheblichem Wasser- und Proteinverlust. – (5) Schleimhautbeteiligung selten. – (6) Blaseninhalt steril. – (7) Infektion mit Staphylococcus aureus (Konjunktivitis, Besiedelung des Respirationstraktes). – (8) Selten septisches Krankheitsbild. – (9) Heilung ohne Narbenbildung.
Ätiol.: Von Staphylococcus aureus (Phagentyp II) produziertes epidermolytisches Toxin A und B (Exfoliatin) verursachen das Krankheitsbild bei Säuglingen, die keine spezifischen mütterlichen Antikörper besitzen.
Pathog.: Vom Entzündungsfokus aus Einschwemmung des epidermolytischen Toxins führt zur akantholytischen subkornealen Spalt- und Blasenbildung.
Bemerkungen: Prognose seit Antibiotika- und Infusions-Therapie relativ gut (Letalität ≤ 5%). **(DD)** Pemphigus neonatorum – Epidermolysis bullosa – Lues connata – Lyell-Syndrom.
Lit.: Edlich RF, Horowitz JH, Nichter LS et al (1985) Clinical syndromes caused by staphylococcal epidermolytic toxin. Comprehensive Therapy 11: 45–48. – Ritter von Rittershain G (1870) Dermatitis erysipelatosa, Gangraena, Enkephalitis. Österr Jb Pädiatr Wien I: 23–24. – Schaad UB (1985) Durch Staphylokokkentoxine verursachte Krankheitsbilder. Schweiz Rundschau Med 74: 1175–1179.
E. Kattner/JK

Dermatitis herpetiformis (Duhring)

Syn.: Morbus Duhring – Morbus Duhring-Brocq – dermatite polymorphe douloureuse (Brocq) (fz)
Def.: Polymorphe, stark juckende, vorwiegend papulovesikulöse, seltener bullöse Hautkrankheit mit chronisch-rezidivierendem Verlauf.
A.: Louis Adolphus Duhring, 1845–1913, Dermatologe, Philadelphia. – Louis Brocq, 1856–1928, Dermatologe, Paris. – Erstbeschreibung 1880 durch William Tilburg Fox. – Weitere Beschreibungen 1884 durch Duhring und 1888 durch Brocq.
Diagn. Krit.: (1) Ausgesprochen polymorphe Dermatose mit erythematösen, urtikariellen, papulösen Hautveränderungen, Exkoriationen und ekzematoidem Aspekt. Kennzeichnend sind kleine derbe Bläschen, welche typischerweise herpetiform gruppiert sind, seltener großblasiger Befund. – (2) Diagnostisch richtungweisend ist der brennende oder stechende Juckreiz. – (3) Prädilektion der Hautveränderungen symmetrisch an Schultern, Sakral- und Glutäalregion, Streckseiten der Unterarme und Unterschenkel, Ellenbogen, Knie und behaartem Kopf. Äußerst selten Schleimhautbefall. – (4) Exazerbation nach interner und externer Jodapplikation. – (5) Ein hoher Prozentsatz der Patienten weist eine klinisch überwiegend asymptomatische glutensensitive Enteropathie auf mit jejunaler Zottenatrophie und lymphozytären Infiltraten wie bei der Zöliakie. – (6) Die Mehrzahl der Patienten ist HLA-B8/-DR3/-DQw2 positiv. – (7) Histologie: subepidermale Blase und mikroabszeßartige Infiltrate aus neutrophilen und eosinophilen Granulozyten in den Papillarkörpern. Ultrastrukturell Kontinuitätstrennung in der Lamina lucida und unterhalb der Lamina densa der subepidermalen Basalmembran. – (8) Immunhistologie: Nachweis von IgA (granuläres Verteilungsmuster) subepidermal, insbesondere in den Papillenspitzen periläsionaler und klinisch normal erscheinender Haut (direkte Immunfluoreszenz-Untersuchung). Die indirekte Immunfluoreszenz-Untersuchung ist in der Regel negativ, also kein Nachweis zirkulierender, gegen die Basalmembran gerichteter IgA-Antikörper. – (9) Patienten weisen eine gering erhöhte Inzidenz gastrointestinaler Lymphome auf. – (10) Therapeutisch gutes Ansprechen auf DADPS (Diaminodiphenylsulfon), einige Patienten werden unter glutenfreier Diät erscheinungsfrei.
Ätiol.: Unbekannt.
Pathog.: Die pathogenetische Bedeutung der glutensensitiven Enteropathie ebenso wie des im Stratum papillare gebundenen IgA und C3 ist bislang nicht geklärt (Ablagerung zirkulierender Immunkomplexe in der Haut? Aktivierung des Komplementsystems über den alternativen Weg?). Die möglicherweise enterale Herkunft des in der Dermis nachweisbaren IgA wird kontrovers diskutiert, ebenso die pathogenetische Bedeutung zirkulierender Antigliadin-, Antiretikulin- und Antiendomysium-Antikörper.
Bemerkungen: Sonderform: lineare IgA-Dermatose. Klinischer Aspekt entsprechend Dermatitis herpetiformis (Duhring), jedoch keine Herdprädilektion, häufiger vesikulöse Veränderungen. Direkte Immunfluoreszenz: IgA subepidermal (lineares Verteilungsmuster längs der epidermalen Basalmembran). Indirekte Immunfluoreszenz: Nachweis zirkulierender Antikörper gegen ein 97kD-Protein der Basalmembranzone. Seltener glutensensitive Enteropathie, seltener Assoziation mit dem Haplotyp HLA-B8/-DR3. Histologisch subepidermale Blase. Immunelektronenmikroskopisch ist IgA entweder in der Lamina lucida der subepidermalen Basalmembran (Lamina-lucida-Typ) oder im oberen Anteil der Dermis (dermaler Typ) nachweisbar. »Juvenile Form der linearen IgA-Dermatose« gleich »Benigne chronische bullöse Dermatose im Kindesalter«.
Lit.: Brocq L (1888) De la dermatite herpétiforme de Duhring. Ann Derm Syph (Paris) 9: 1–20. – Duhring LA (1884) Dermatitis herpetiformis. J Am Med Assoc 3: 225–229. – Fox WT (1880) A clinical study of hydroa. Arch Derm (Philad) 6: 16–52. – Hall RP (1992) Dermatitis herpetiformis. J Invest Dermatol 99: 873–881. – Smith EP, Zone JJ (1993) Dermatitis herpetiformis and linear IgA bullous dermatosis. Dermatol Clin 11: 511–526.
L. Weber/GB

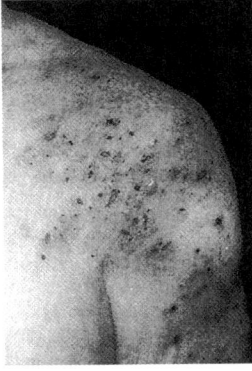

Dermatitis herpetiformis (Duhring) (Beob. L. Weber, Ulm)

Dermatitis, infektiöse ekzematoide (Crocker): Akrodermatitis continua suppurativa Hallopeau

Dermatitis lichenoides purpurica et pigmentosa (Gougerot-Blum)

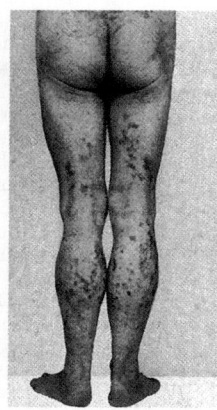

Dermatitis lichenoides purpurica et pigmentosa (Gougerot-Blum): Gruppierte hämorrhagische Papeln mit Bildung nummulärer Herde (Beob. Finsen-Institut, Hautklinik Kopenhagen)

Dermatitis lichenoides purpurica et pigmentosa (Gougerot-Blum)

Syn.: Gougerot-Blum-Krankheit – dermatite lichenoide purpurique et pigmentée Gougerot-Blum (fz)
Def.: Besondere Form einer hämorrhagisch-pigmentären Dermatose mit lichenoiden Papeln.
A.: Erstbeschreibung 1925 durch die französischen Dermatologen Gougerot (1881–1955) und Blum (1878–1933).
Diagn. Krit.: (1) Verschieden große, rot-bräunliche Maculae mit Petechien. Zentral aggregiert stehende, glatte, glänzende, meist runde, selten polygonale, flach erhabene, dunkel pigmentierte Papeln bis 1 mm Durchmesser mit Neigung zur Konfluenz. Durch zentrale Involution der Herde Ringform möglich. Lokalisation symmetrisch, disseminiert besonders an Unterschenkeln, aber auch an Oberschenkeln, Armen und Stamm. Leichte Lichenifikation mit feiner Schuppung kann sich entwickeln. – (2) Gelegentlich Juckreiz. – (3) Punktförmige Blutungen, die regellos ausgestreut sind an Stellen mit mechanischer oder orthostatischer Belastung. – (4) Häufig Akrozyanose. – (5) Gelegentlich arterielle Hypo- oder Hypertonie. – (6) Gelegentlich Thrombopenie. – (7) Plötzlicher Erkrankungsbeginn mit monate- bis jahrelangem Verlauf; spontane Rückbildung kommt vor.
Ätiol.: Als Auslöser werden diskutiert: systemisch: Medikamente (Carbamide, Carbutamid, Benzodiazepine, Phenacetin, Sulfonamide), Nahrungsmittelzusatzstoffe, Infekte, Hepatopathien mit und ohne Alkoholabusus; topisch: Farben (gefärbte Textilien).
Pathog.: Eine allergische Reaktion vom Spättyp wird diskutiert (lymphozytische Vaskulitis).
Bemerkungen: Es handelt sich um eine klinische Verlaufsvariante der Purpura pigmentosa progressiva.
Lit.: Gougerot H, Blum P (1925) Purpura angioscléreux prurigineux avec éléments lichénoides. Bull Soc franc Derm Syph 32: 161–163 (Sitzungsbericht). – Gougerot H, Blum P (1925) Un 2e cas de dermatite lichenoide purpurique et pigmentée. Bull Soc franc Derm Syph 32: 433–435 (Sitzungsbericht). – Illig L, Kalkoff KW (1970) Zum Formenkreis der Purpura pigmentosa progressiva. Hautarzt 21: 497–505.
F. Enders/GB

Dermatitis, ockerfarbig: Stasis-Purpura (Favre-Chaix)
Dermatitis papulo-squamosa atrophicans: Papulose, maligne atrophische
Dermatitis pustularis: Akrodermatitis continua suppurativa Hallopeau
Dermatitis repens: Akrodermatitis continua suppurativa Hallopeau
Dermatitis, rezidivierende, granulomatöse mit Eosinophilie: Zellulitis, eosinophile
Dermatitis vegetans: Akrodermatitis continua suppurativa Hallopeau

Dermatoarthritis, familiäre histiozytäre

Syn.: Arthritis, familiäre granulomatöse – dermatoarthritis, familial histiocytic (e)
Def.: Sehr seltene autosomal-dominant vererbte, in der frühen Kindheit beginnende, granulomatöse Erkrankung mit der Symptomentrias deformierende Polyarthritis, papulonoduläres Exanthem und Augenkomplikationen.
A.: Erstbeschreibung 1973 in Jordanien durch Ismail Zayid, Pathologe, gemeinsam mit dem Dermatologen Samir Farraj bei vier Familienmitgliedern über zwei Generationen. – Befunderweiternde Beschreibung des Krankheitsbildes von Blau (1985) und Pastores et al. (1990).
Diagn. Krit.: (1) Beginn in der ersten Lebensdekade mit Morgensteifigkeit und schmerzhaften bilateralen Schwellungen der Hand-, Metakarpophalangeal- und proximalen Interphalangeal- sowie der Ellbogen, Knie- und Sprunggelenke. Zunehmende (seronegative) deformierende rheumatoide Polyarthritis, insbesondere an den Händen mit ausgeprägter Bewegungseinschränkung. Zusätzlich »zystische« bilaterale schmerzhafte Schwellungen an Hand- und Fußrücken sowie im Bereich der Fußknöchel (Synovialzysten). – (2) Schubweises (meist mit Iritis gekoppeltes) generalisiertes papulonoduläres livid-bräunliches Exanthem im Gesicht, an Ohren und Extremitätenstreckseiten mit Bevorzugung von Hand- und Fußrücken. Weiters plattenartige subkutane Indurationen. – (3) Augenkomplikationen: Glaukom, Uveitis, Iritis, Katarakt mit früher Visuseinschränkung und Erblindung. – (4) Histologie der Hautknötchen und subkutanen Plaques: in der gesamten Dermis diffuses tumorartiges Infiltrat aus ein- und selten doppelkernigen histiozytären Zellen (bei anderen Autoren auch multinukleäre Riesenzellen) und reichlich endothelbetonte proliferierte Kapillaren. In älteren Knötchen und subkutanen Plaques überwiegend verdickte hyaline Kollagenbündel und Fibroblasten, dagegen wenig Histiozyten. – (5) Röntgenologische Skelettveränderungen: ausgeprägte Gelenkdeformierungen und Zeichen hochgradiger periartikulärer Knochenresorption. – (6) Laborbefunde: BSR, Rheumafaktor, ACE-Spiegel normal.
Ätiol.: Autosomal-dominant erblich.
Pathog.: Nicht-verkäsende granulomatöse histiozytäre Proliferation.
Bemerkungen: Arthritis und Iritis nur vorübergehend mit niedrigdosierten Corticosteroiden morbostatisch beeinflußbar; kein Ansprechen auf NSAR. **(DD)** Abgrenzung von der multizentrischen Retikulohistiozytose durch familiäres Vorkommen, Beginn im jugendlichen Alter und Augenkomplikationen. Juvenile rheumatoide Arthritis meist mit positiven ANA assoziiert. Bei der Sarkoidose im Kindesalter keine Synovialzysten. Gewisse Ähnlichkeiten mit der dermochondrokornealen Dystrophie (François-Syndrom).
Lit.: Blau EB (1985) Familial granulomatous arthritis, iritis, and rash. J Pediatr 107: 689–693. – Pastores GM, Michels VV, Stick-

ler GB et al (1990) Autosomal dominant granulomatous arthritis, uveitis, skin rash, and synovial cysts. J Pediatr 117: 403–408. – Zayid I, Farraj S (1973) Familial histiocytic dermatoarthritis. A new syndrome. Am J Med 54: 793–800.
McK: 142730
S. Hödl/GB

dermatoarthritis, familial histiocytic (e): Dermatoarthritis, familiäre histiozytäre

Dermato-chondro-korneale Dystrophie: Osteolyse, hereditäre idiopathische, Typ V (François)

Dermatodysostose, kraniomandibulare: mandibulo-akrale Dysplasie

Dermatomyositis

Syn.: Polymyositis (Wagner) – Wagner(-Unverricht)-Syndrom – Pseudo-Trichinose (Hepp) – Lila-Krankheit, weißfleckige (Glanzmann) – Myositis, akute parenchymatöse (Hepp, 1887) – Muskelentzündung, akute (Unverricht, 1887) – Myositis universalis acuta infectiosa (Jackson, 1887)
Def.: Autoimmunerkrankung mit entzündlichen Veränderungen, insbesondere im Bereich von Haut und quergestreifter Muskulatur.
A.: Ernst Leberecht Wagner, 1829–1888, Pathologe, Leipzig. – Heinrich Unverricht, 1853–1912, Internist, Jena und Dorpat. – Erstbeschreibung 1863 durch Wagner.
Diagn. Krit.: **(1)** Meist schleichender Krankheitsbeginn mit subfebrilen Temperaturen, Gliederschmerz, Adynamie (Hüftbereich), multiformen Hauterythemen und Ödemen oder Blasen (Poikilodermatomyositis). – **(2)** Die nicht absolut obligaten Hauterscheinungen sind zumeist sehr typisch: periorbitales Ödem und weinrotes bis bläulich-violettes Erythem vor allem der Augenlider (Lila-Krankheit), z.T. mit alabasterfarbenen, eingesunkenen Arealen durchsetzt. Aufschießen kleiner glänzender, erythematöser Flecken über den Gelenken (Abb.). Nagelfalzkeratose (der Versuch, den Nagelfalz zurückzuschieben, ist sehr schmerzhaft = Keining-Zeichen). Lichenoide blaß-rote Papeln über Fingergelenken (Gottron-Papeln). – **(3)** Mundschleimhaut zeigt gelegentlich Eritheme von düsterroter bis bläulichroter Farbe. – **(4)** »Weinerlicher« Gesichtsausdruck mit Hypomimie. – **(5)** Schmerzhafte Muskelschwäche besonders im Schultergürtelbereich mit Herabsetzung der groben Kraft. – **(6)** Außer der Haut und der Extremitätenmuskulatur können der Herzmuskel (Myokarditis mit Tachykardie, Arrhythmie, Extrasystolie, Vorhofflimmern u.a.), die Pharynx- und Ösophagusmuskulatur (Dysphagie, Spasmen), die glatte Muskulatur des Verdauungstraktes (Magendarmspasmen), die Lungen (Bronchopneumonie, Aspiration durch Dysphagie), die Leber und Milz (Hepato-Splenomegalie), das lymphatische System (reaktive Hyperplasie), die Nieren (Nephrose, Nephritis), das Nervensystem (Druckschmerzhaftigkeit von großen Nervenstämmen, psychische Veränderungen), das Skelettsystem (Osteoporose, Inaktivitätsatrophie), die Augen (herdförmige Retinitis peripapillosa, Cotton-wool-Exsudat, kleine streifige Blutungen in der Nervenfaserschicht, Papillenödem, seltener Episkleritis und Skleritis nodulosa) am Krankheitsprozeß teilnehmen. – **(7)** Im Spätstadium: buntscheckiges Hautbild durch braunrote Verfärbung der Herde mit eingesunkenen atrophischen Arealen, z.T. auch derbe sklerotische Platteninfiltrate mit Verkalkungsvorgängen (vor allem bei Kindern und Jugendlichen), schwere Osteoporose, ausgedehnter Verkalkungen von Weichteilen (Sehnen, Muskeln, Aponeurosen), erhebliche Gelenkdeformierungen (Gelenkspalt bleibt erhalten!). – **(8)** Blutbild: Lymphopenie, oft ausgeprägte Eosinophilie, auch Leukozytose mit Linksverschiebung kommt vor. BSG: mäßige bis mittelstarke Beschleunigung. Blutserum: Aktivitätssteigerung von CPK, ALD, LDH, GOT, GPT, Vermehrung von α_2- und γ-Globulin. Nachweis antinukleärer Antikörper in etwa 33% der Fälle möglich. – **(9)** Harn: Creatin- und Creatininurie. – **(10)** EMG: bereits initial deutliches myopathisches Muster mit verkürzten Einzelpotentialen, pathol. Spontanaktivität und dichtem amplitudengemindertem Entladungsmuster der motorischen Einheiten. – **(11)** Muskelbiopsie: lymphozytäre Infiltrate, Einzelfasermyolyse und -nekrose, Muskelfaserregenerationen und narbig-fibrotischer Umbau. – **(12)** Auffallende Syntropie mit malignen Geschwülsten (7%), bei Frauen vor allem im Genitalbereich. – **(13)** Prognose: gelegentlich Exitus letalis bei Herz-, Nieren- oder Lungenbeteiligung, ggf. durch zugrundeliegende Neoplasie.
Ätiol.: Autoimmunerkrankung; Paraneoplasie bei Tumoren im weiblichen Genitaltrakt; Häufung in einzelnen Familien mitgeteilt.
Pathog.: Autoimmunerkrankung.
Bemerkungen: Komplexes Krankheitsbild, das verschiedene Organsysteme befallen kann. Differentialdiagnostisch kam in früherer Zeit besonders eine Trichinose in Betracht. Eine sich besonders an der Haut manifestierende Verlaufsform ist die akute Poikilodermatomyositis mit Auftreten stark ödematöser, z.T. vesikulöser Veränderungen. Vorkommen auch bei Jugendlichen.
Lit.: Bernard P, Bonnetblanc JM (1993) Dermatomyositis and malignancy. J Invest Dermatol 100: 128S–132S. – Euwer RL, Sontheimer RD (1993) Amyopathic dermatomyositis: a review. J Invest Dermatol 100: 124S–127S. – Meurer M, Bieber T (1987) Immunhistologische und serologische Diagnostik von Autoimmunerkrankungen der Haut. Hautarzt 38: 59–68. – Unverricht H (1887) Über eine eigentümliche Form von akuter Muskelentzündung mit einem der Trichinose ähnlnden Krankheitsbilde. Münch med Wschr 34: 488–492. – Wagner EL (1863) Fall einer seltenen Muskelkrankheit. Arch Heilk 4: 282–283.
G. Burg/GB

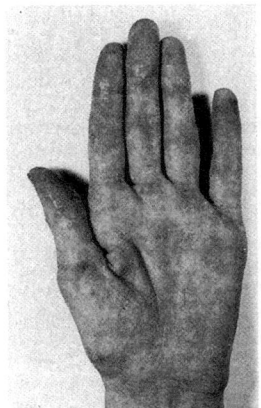 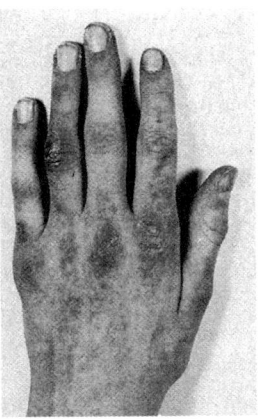

a   b

Dermatomyositis: a), b) erythematöse Herde, besonders über den Gelenken der Hand, Nagelfalzkeratose (Beob. ZKi, Fotos DOFONOS, Ffm.)

Dermatoosteolysis, kirgisischer Typ

Def.: Autosomal-rezessiv erbliches, selbstlimitierendes mesoektodermales Dysplasie-Syndrom mit rezidivieren-

den Hautulzerationen, periartikulärer fistulierender Osteolyse, Nageldystrophie, Keratitis und Oligodontie.
A.: Erstbeschreibung 1983 durch die Moskauer Genetiker Kozlova, Altshuler und Kravchenko bei einer kirgisischen Familie.
Diagn. Krit.: **(1)** Selbstlimitierende Krankheitsepisode mit Beginn im Säuglingsalter bis zum Ende der 1. Lebensdekade mit lebenslangen Folgeschäden vor allem an Gelenken, Zähnen und Augen. – **(2)** Chronisch-rezidivierende Schleimhaut- und Hautulzerationen im Gesicht, an Stamm und Extremitäten und tiefe Fistelbildungen vorwiegend im Hand- und Kniegelenksbereich; Arthroosteolysen begleitet von Fieber, Arthralgien und Gelenksschwellungen. Abheilung der Fisteln mit trichterförmigen Narben. – **(3)** Eigentümliche breite tatzenförmige Hand- und Fußform, verkürzte Fingerendglieder und Nageldystrophien, deformierte arthrotische Finger-, Knie- und Fußgelenke, kompensatorische Skoliose der Wirbelsäule infolge asymmetrischer Beinverkürzungen, Krallenfinger. – **(4)** Röntgenologische Veränderungen des Hand- und Fußskelettes: vergröberte Knochenstrukturen (distaler Radius, Processus styloideus, charakteristische knollige Auftreibung der Metacarpal- und Metatarsalknochen (meist im I. Strahl) und des Calcaneus, Osteolysen, Osteoporose (Wirbelsäule) und ausgeprägte Weichteilschwellung an Händen und Füßen. – **(5)** Oligodontie und Formabnormalitäten der Dentes permanentes im Ober- und Unterkiefer (wegen fehlender Röntgenaufnahmen nicht beurteilbar, ob retiniert oder nicht angelegt). – **(6)** Rezidivierende Keratitis mit Korneanarben und schwerer Visuseinschränkung und Erblindung. – **(7)** Histologie der Haut: fokale Atrophie und geringgradige Hyperkeratose der Epidermis und dermale entzündliche Infiltrate mit fokalen Eosinophilenansammlungen. – **(8)** Keine neurologischen und endokrinen Störungen. Normale Fertilität und Intelligenz.
Ätiol.: Autosomal-rezessiv erbliches mesoektodermales Dysplasie-Syndrom.
Pathog.: Unbekannt. Passagere autoimmunologische oder chronische entzündliche Erkrankung, die sich bei entsprechender genetischer Disposition manifestiert.
Bemerkungen: **(DD)** durch das Fehlen von Weichteilkalzifikationen Abgrenzung zur Fibrodysplasia ossificans progressiva oder Calcinosis universalis sowie einer speziellen Form der mesenchymalen Dysplasie (beschrieben von Puretic et al.).
Lit.: Kozlova SI, Altshuler BA, Kravchenko VL (1983) Self-limited autosomal recessive syndrome of skin ulceration, arthroosteolysis with pseudoacromegaly, keratitis, and oligodontia in a Kirghizian family. Am J Med Genet 15: 205–210. – Puretic S, Puretic B, Fiser-Herman M, Adamcic M (1962) A unique form of mesenchymal dysplasia. Br J Dermatol 74: 8–19.
McK: 221810
S. Hödl/GB

Dermatopathie, restriktive: Dermopathie, restriktive

Dermatose, akute febrile neutrophile
Syn.: Sweet-Syndrom
Def.: Akute fieberhafte Erkrankung mit erythematösen Papeln und Plaques der Haut sowie einer Leukozytose im Differentialblutbild.
A.: Der Engländer R. D. Sweet beschrieb 1964 das Krankheitsbild in acht Fällen. Seitdem zahlreiche Beobachtungen des Krankheitsbildes.
Diagn. Krit.: **(1)** Akutes Auftreten von schmerzhaften, häufig scheibenförmigen sukkulenten erythematösen Plaques mit unregelmäßiger Oberfläche an der Haut, sehr selten Schleimhautbeteiligung. – **(2)** Pathol.: in der mittleren Dermis diffuses oder knotiges Infiltrat mit sehr zahlreichen neutrophilen Granulozyten. Z.T. Leukozytoklasie, aber keine leukozytoklastische Vaskulitis. Erythrozytenextravasate. – **(3)** Begleitendes Fieber. – **(4)** Laborwerte: häufig erhöhte Blutsenkungsgeschwindigkeit und Leukozytose. Häufig Erhöhung der alkalischen Phosphatase. – **(5)** Arthralgien. – **(6)** Augenbeteiligungen: Konjunktivitis, Iridozyklitis. – **(7)** Gynäkotropie. – **(8)** HLA-Bw54 häufiger mit der Erkrankung assoziiert. – **(9)** Häufig parainfektiös oder paraneoplastisch (myeloproliferative Erkrankungen).
Ätiol.: Reaktion auf bakterielle, virale oder tumorale Antigene wird diskutiert.
Pathog.: Diskutiert wird eine Aktivierung von neutrophilen Granulozyten durch dermal abgelagerte Immunkomplexe mit nachfolgender Freisetzung von neutrophilenassoziierten Mediatoren. Möglicherweise kommen der Granulozyten(PMN)-Elastase und/oder dem »granulocyte colony-stimulating factor« (G-CSF) eine besondere Bedeutung zu.
Bemerkungen: Die der Erkrankung den Namen gebende Symptome Fieber und Leukozytose sind nicht immer vorhanden. **(DD)** Erythema multiforme – Arzneireaktion – Pyoderma gangraenosum.
Lit.: Kemmett D, Hunter JAA (1990) Sweet's syndrome: A clinicopathological review of twenty-nine cases. J Am Acad Dermatol 23: 503–507. – Metz R, Frosch PJ, Schirmer U, Kramer MD (1990) Akute febrile neutrophile Dermatose (Sweet-Syndrom). Hautarzt 41: 485–489. – Sweet RD (1964) An acute febrile neutrophilic dermatosis. Br J Dermatol 76: 349–356.
M. Tronnier/GB

Dermatose, chronische exsudative diskoide und lichenoide: Dermatose, exsudative diskoide lichenoide Sulzberger-Garbe

Dermatose, exsudative diskoide lichenoide Sulzberger-Garbe
Syn.: Dermatose, chronische exsudative diskoide und lichenoide – discoid and lichenoid chronic dermatosis, distinctive exudative (e)
Def.: Nummuläre, diskoide, lichenoide exsudative Hautveränderungen mit Juckreiz. Obligate Eosinophilie. Pruritus.
A.: Marion Baldur Sulzberger, 1895–1983, amerikanischer Dermatologe. – William Garbe, 1908–, kanadischer Dermatologe.
Bemerkungen: Die Eigenständigkeit dieses Krankheitsbildes ist umstritten. Es bestehen Beziehungen zum nummulären Ekzem.
Lit.: Jansen T, Kuppers U, Plewig G (1992) Exsudative diskoide und lichenoide chronische Dermatose Sulzberger-Garbe („Oid-Oid Disease") – Realität oder Fiktion. Hautarzt 43: 426–431. – Stevens DM, Ackerman AB (1984) On the concept of distinctive exudative discoid and lichenoid chronic dermatosis (Sulzberger-Garbe). Is it nummular dermatitis? Am J Dermatopathol 6: 387–395. – Sulzberger MB, Garbe W (1937) Nine cases of a discoid and lichenoid chronic dermatosis. Arch Derm Syph 36: 247–278. – Trueb RM (1993) Exsudative diskoide und lichenoide chronische Dermatose Sulzberger-Garbe („Oid-Oid Disease") – Realität oder Fiktion. Hautarzt 44: 488–489.
G. Burg/GB

dermatose pigmentaire réticulée des plis (fz): Pigmentdermatose, retikuläre

dermatosis cenicienta (i): Erythema dyschromicum perstans (Ramirez)

Dermatosis pigmentaria progressiva: Purpura pigmentosa progressiva

Dermatostomatitis Baader: Erythema exsudativum multiforme (majus)

Dermatozoenwahn

Syn.: Halluzinose, chronische taktile – Parasitophobie – Ungezieferwahn
Def.: Krankhafte Überzeugung, von Parasiten befallen zu sein, die auf oder unter der Haut verspürt werden.
A.: Erstbeschreibung 1938 durch K. A. Ekbom.
Diagn. Krit.: (1) Überzeugung von Würmern, Käfern, Ungeziefer usw. befallen zu sein. – (2) Primär taktiles Erleben auf/unter der Haut. – (3) Hoher Realitätscharakter der taktilen Sensationen: aktives Suchen, Manipulation, Dekontaminationsrituale. – (4) Persistierende Kontakte zu Dermatologen, Hygienikern, Seuchenexperten, Veterinärmedizinern mit Vorzeigen immer neuer »untrüglicher Beweisstücke«, große Affektdynamik. – (5) Oft Induktion des Wahnerlebens beim Partner. – (6) Meist Beginn im mittleren und höheren Lebensalter. – (7) Zwanghafte, phobische, paranoide Persönlichkeitsstruktur mit relativ guter Anpassung an die soziale Umwelt.
Ätiol.: Vorkommen bei endogenen und schizophrenen Psychosen, chronischen Halluzinosen mit sekundärer Wahnbildung, bei hirnorganischen Erkrankungen (neoplastisch, vaskulär, infektiös, degenerativ), endokrinen/metabolischen Störungen (Hypothyreose, Diabetes mellitus, Niereninsuffizienz, Vitamin-B_{12}-Mangel, Folatmangel) und toxischen Zuständen mit akuten Deliren (Alkohol, Medikamente), nach längerfristigem Cocainabusus.
Pathog.: Unbekannt, Störungen im Opiat-System diskutiert.
Bemerkungen: Meist persistierendes monomorphes Syndrom ohne größere Progression im weiteren Krankheitsverlauf; abnormes Krankheitsverhalten, sekundäre Hautschädigungen durch Kratzen, exzessives Waschen und Dekontaminieren.
Lit.: Botschev C, Müller N (1991) Opiate receptor antagonists for delusion of parasitosis. Biological Psychiatry 30: 526–532. – Ekbom KA (1938) Der präsenile Dermatozoenwahn. Acta Psychiat Neurol 13: 227–259. – Helmchen H (1961) Zur Analyse des sogenannten Dermatozoenwahns. Nervenarzt 32: 509–513. – Musalek M, Grünberger J, Lesch OM et al (1988) Zur Psychopathologie der Dermatozoenwahnkranken. Nervenarzt 59: 603–609. – Musalek M, Berner P (1992) Zur Differentialtypologie des Dermatozoenwahns. In: Kaschka WP, Lungershausen E (Hrsg) Paranoide Störungen, S 67–75. Springer, Berlin, Heidelberg, New York. – Trabert W (1991) Zur Epidemiologie des Dermatozoenwahns. Nervenarzt 62: 165–169.
H. P. Kapfhammer/DP

dermite ocre Favre-Chaix (fz): Stasis-Purpura (Favre-Chaix)

Dermopathie, restriktive

Syn.: Dermatopathie, restriktive – restrictive dermopathy (e) – tight skin contracture syndrome, lethal (e) – arthrogryposis multiplex (with skin and bone dysplasias) (e) – Akinesie/Hypokinesie-Deformierungssequenz, fetale dermatogene
Def.: Autosomal-rezessive, früh letale Erkrankung mit generalisierter Verhärtung und fehlender Elastizität der Haut sowie sekundärer Gelenkversteifung und Lungenhypoplasie.
A.: Die Erkrankung wurde erstmals von dem Humangenetiker David R. Witt und Mitarbeiter 1986 unter der Bezeichnung »restriktive Dermopathie« beschrieben. Seitdem einige weitere Beobachtungen der Erkrankung.
Diagn. Krit.: (1) Verhärtete, glänzende, erythematöse Haut mit Erosionen und feiner Desquamation. Die Gefäße sind häufig gut durch die Haut sichtbar. – (2) Einschränkung der Gelenkbeweglichkeit mit in Beugestellung fixierter Gelenkstellung. – (3) Lungenhypoplasie mit restriktiver respiratorischer Insuffizienz. – (4) Mikrostomie mit fixierter O-förmiger Mundöffnung, Mikrognathie, kleine flache Nase, tiefsitzende Ohren. – (5) Ossifikationsstörungen, v.a. der Claviculae, auch der langen Röhrenknochen. – (6) Verminderte intrauterine Bewegungen (Ultraschall) ab etwa dem 6. Monat. – (7) Polyhydramnios, vorzeitiger Blasensprung, verkürzte Nabelschnur. – (8) Pathol.: milde Akanthose, Orthohyper- oder Parakeratose, schmale Dermis mit narbenähnlich parallel verlaufenden Kollagenfasern. Wenige, unreife Adnexstrukturen. Keine oder massiv verminderte elastische Fasern. Verminderung der Keratinfilamente der epidermalen Keratinozyten mit abnormaler Verteilung der Keratinproteine.
Ätiol.: Autosomal-rezessiv erbliche Erkrankung.
Pathog.: Dermatogene Einschränkung der intrauterinen Beweglichkeit mit nachfolgender Gelenkversteifung und mangelhafter Lungenausbildung (dermatogene fetale Akinesie-Derformierungs-Sequenz).
Bemerkungen: Pränatale Diagnostik (Hautbiopsie) denkbar, in einem Fallbericht jedoch falsch-negativ. Mildere Verlaufsformen mit längerer Überlebenszeit wurden beschrieben. **(DD)** Pena-Shokeir-Syndrom – Neu-Laxova-Syndrom – Stiff-skin-Syndrom – sclerema adiposum neonatorum.
Lit.: Antoine T (1929) Ein Fall von allgemeiner, angeborener Hautatrophie. Monatsschr Geburtsh Gynäkol 81: 276–283. – van Hoestenberghe M, Legius E, Vandevoorde W et al (1990) Restrictive dermopathy with distinct morphological abnormalities. Am J Med Genet 36: 297–300. – Toriello HV, Higgins JV, Waterman DF (1983) Autosomal recessive aplasia cutis congenita – Report of two affected sibs. Am J Med Genet 15: 153–156. – Verloes A, Mulliez N, Gonzales M et al (1992) Restrictive dermopathy, a lethal form of arthrogryposis mulitplex with skin and bone dysplasias. Am J Med Genet 43: 539–547. – Witt DR, Hayden MR, Holbrook KA et al (1986) Restrictive dermopathy: A newly recognized autosomal recessive skin dysplasia. Am J Med Genet 24: 631–634.
McK: 275210
M. Tronnier/GB

Desbuquois-Syndrom

Def.: Durch besondere Skelettveränderungen, überstreckbare Gelenke und Gesichtsveränderungen charakterisierte, hereditäre Bindegewebserkrankung.
A.: Erstbeschreibung 1966 durch den Kinderarzt G. Desbuquois, Tours, und seine Mitarbeiter.
Diagn. Krit.: (1) Schwerer Kleinwuchs mit Skoliose. Die älteste bekannte Patientin war im Alter von 19 Jahren 85 cm groß. – (2) Muskelhypotonie und überstreckbare Gelenke, Fingergelenkluxationen, Luxation von Radiusköpfchen, gelegentlich auch der Hüftgelenke, Fußdeformitäten. – (3) Rundes Gesicht mit kurzer, aufgestülpter Nase, langem Philtrum und kleinem Mund. – (4) Gelegentlich mäßiggradige psychomotorische Retardierung, Glaukom, Hornhauttrübungen, angeborene Herzfeh-

Diallinas-Amalric-Syndrom

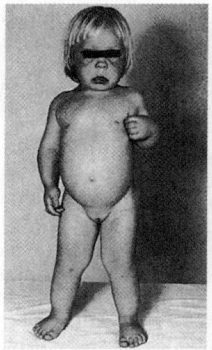
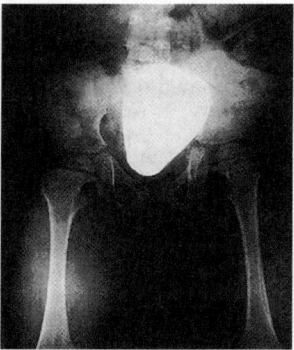

a b

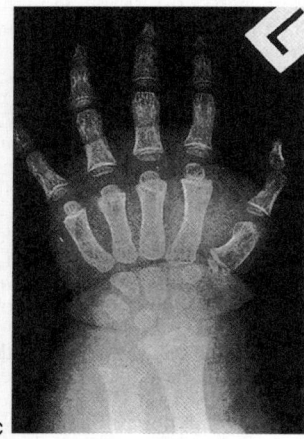

c

3 Jahre altes Mädchen mit Desbuquois-Syndrom: a) auffällige Gesichtsform, b) kurze Schenkelhälse in Valgusstellung und c) verkürzte Handknochen, deren Struktur unregelmäßig vergröbert ist

ler. – (5) Röntgenologisch epi-/metaphysäre Dysplasie mit Femurmetaphysen, die »wie abgesägt« wirken. Außerordentliche Variabilität der Handknochen von mäßiger Verkürzung einzelner Metacarpalia bis zur Verformung einzelner Phalangen in dreieckförmige Gebilde und Auftreten zusätzlicher phalangealer Ossifikationszentren. Normal geformte Wirbelkörper, ligamentär bedingte Skoliose.

Ätiol.: Homozygot manifeste Mutation eines autosomalen Gens – entsprechend autosomal-rezessiver Erbgang. Genetische Heterogenität der als Desbuquois-Syndrom beschriebenen Fälle ist nicht ausgeschlossen.

Pathog.: Unbekannt.

Bemerkungen: Die Erkrankung unterscheidet sich vom Larsen-Syndrom der multiplen kongenitalen Luxationen durch die charakteristischen Skelettveränderungen, die andersartigen Gesichtsveränderungen und das Fehlen von Gaumenspalten. Das Larsen-Syndrom wird meist autosomal-dominant vererbt. Multiple Luxationen, Hypotonie, Fehlen von Gaumenspalten und Ohrmuscheldeformitäten unterscheiden das Desbuquois-Syndrom von der diastrophischen Dysplasie.

Lit.: Desbuquois G, Grenier B, Michel J, Rossignol C (1966) Nanisme chondrodystrophique avec ossification anarchique et polymalformations chez deux soeurs. Arch Franc Pédiatr 23: 573–587. – Pazzaglia UE, Pedrotti L, Beluffi G, Ceciliani L (1988) Chondrodystrophic dwarfism and multiple malformations in two sisters. Pediatr Radiol 19: 41–44. – Piussan C, Maroteaux P, Castroviejo I, Risbourg B (1975) Dysplasie osseuse avec nanisme et alterations squelettiques diffuses. Arch Franc Pédiatr 32: 541–550.

McK: 251450

J. Spranger/JS

20,22-desmolase deficiency (e): adrenogenitales Syndrom Typ 1
20,22-Desmolase-Mangel: adrenogenitales Syndrom Typ 1
deuterohemophilia (Aggeler) (e): PTC-Mangel
Deuteroskopie: Heautoskopie
Devergie-Krankheit: Pityriasis rubra pilaris
Dévic's disease (e): Neuromyelitis optica (Dévic)
Dévic-Gault syndrome (e): Neuromyelitis optica (Dévic)
Dévic-Syndrom: Neuromyelitis optica (Dévic)
Dextrokardie-Bronchiektasie-Sinusitis-Syndrom: Kartagener-Syndrom
diabetes and anterior pituitary insufficiency (e): Houssay-Phänomen
Diabetes, fetal effects from maternal (e): Embryopathia diabetica
diabetische Gelenksteife (DG) bei Diabetes mellitus: Gelenksteife, diabetische
diabetischer Minderwuchs: Minderwuchs, diabetischer

Diallinas-Amalric-Syndrom

Syn.: Amalric-Syndrom – Makuladystrophie bei Taubstummheit – deaf mutism-foveal dystrophy (e) – deaf-mutism-retinal degeneration syndrome (e)

Def.: Erbliches Kombinationsbild von Makuladystrophie mit Taubheit, Heterochromia iridis und beidseitiger Megalokornea aus dem Formenkreis der erblichen retinalen Pigmentepitheliopathien und der erblichen Taubheit, aber ohne gravierende systemische Veränderungen.

A.: N. Diallinas Ophthalmologe, Genf. – P. M. Amalric, französischer Ophthalmologe, Albi. – Erstbeschreibung durch Diallinas 1959, Amalric 1960. Frühere entsprechende Beobachtungen von A. v. Graefe (1858), Leber (1877), Usher und Shennan (1930) u.a.m.

Diagn. Krit.: (1) Angeborene Innenohrschwerhörigkeit oder -taubheit, evtl. Taubstummheit. – (2) Atypische Retinopathia pigmentosa mit klein- bis mittelfleckigen Pigmentverklumpungen, im Bereich des hinteren Pols mit kleinen weiß-gelben Flecken (Makuladystrophie) ohne Nachtblindheit. Aderhautgefäße scheinen deutlich durch. Rötliche Fovea centralis kontrastiert u.U. stark mit grauverfärbter Umgebung. Pigmentverschiebungen können u.U. bis in Fundusperipherie reichen. – (3) Okuläre Funktionen stets normal (Sehschärfe, Gesichtsfeld, Farbsinn, Dunkelanpassung, ERG). – (4) Evtl. Arachnodaktylie.

Ätiol.: Familiär auftretend, Vererbungsmodus unklar. Wahrscheinlich autosomal-rezessiv erblich.

Pathog.: Verschiedene genetische Theorien. Embryopathischer Entstehungsmechanismus ist evtl. denkbar.

Bemerkungen: Pathognomonische Makuladystrophie besteht bei etwa 8% der Taubstummen. **(DD)** Usher-Syndrom – v. Graefe-Sjögren-S. – Alport-S. – Cockayne-S. – Alström-Hallgren-S. – Refsum-S. – Laurence-Moon-Biedl-Bardet-S. – Behr-S. – Stargardt-S. – Barjon-Lestradet-Labauge-S. – Klein-Waardenburg-S.

Lit.: Amalric PM (1960) Nouveau type de degénérescence tapetoretinienne au cours de la surdimutité. Bull Soc Med Paris 73: 196–212. – Diallinas NP (1959) Les altérations oculaires chez les sourdmuets. J Genet Hum 8: 225–262. – Remky H, Klier A, Ko-

bor J (1964) Maculadystrophie bei Taubstummheit (Syndrom von Amalric). Klin Mbl Augenheilk 144: 180–187.
F. H. Stefani/DP

Diaphragmatitis, akute primäre: Hedblom-Diaphragmatitis
diaphyseal aclasis (e): kartilaginäre Exostosen, multiple
Diarthrosis interspinosa (Mayer): Baastrup-Symptomatik
Diastematomyelia: Diastematomyelie

Diastematomyelie

Syn.: Syndrom des gespaltenen Rückenmarks – Diastematomyelia
Def.: Angeborene Fehlbildung des Rückenmarks mit knöcherner, knorpeliger oder bindegewebiger Längsspaltung in zwei, meist asymmetrische Rückenmarksstränge über eine Länge von einem oder mehreren thorakolumbalen Wirbelkörpersegmenten.
A.: 1837 beschrieb C. P. Oliver erstmals ein durch Duraspaltung geteiltes Rückenmark.
Diagn. Krit.: **(1)** Klassische Symptomentrias mit Hautanomalien im Bereich der Wirbelsäule, Skoliose und neurologisch-orthopädischen Problemen der unteren Extremität. – **(2)** Dermatologische Manifestation: anormale Behaarung über der Wirbelsäule in 30–80% (bei ca. 20% der Fälle nicht vorhanden). Hämangiomatose, Pigmentnävi, Lipome, Dermalsinus, Pilonidalsinus. – **(3)** Orthopädische Symptome: rezidivierende Hohl-Klumpfuß-Stellungen des Fußes, Skoliose, Kyphose, Hyperlordose, Senkfuß, Hammerzehen, Extremitätenverkürzung, schmerzhafte Bewegungseinschränkung der Wirbelsäule. – **(4)** Neurologische Symptome: meist einseitige Nervenausfälle im Bereich der Beine, Pyramidenbahnzeichen (10%), Muskelatrophien, Sensibilitätsstörungen (trophische Störungen), Sphinkterstörungen (30–60%). – **(5)** Zusätzliche andere Neuralrohrdefekte bei 25% der Patienten. – **(6)** Diagnosestellung durch moderne Untersuchungsmethoden (Kernspintomographie, Computertomographie mit Kontrastmittel und Myelographie) in den letzten Jahren zunehmend häufiger. – **(7)** Operative Behandlung immer indiziert, da vor allem die neurologische Symptomatik immer chronisch progredient.
Ätiol.: Unbekannt.
Pathog.: Mechanische und biochemische Prozesse verursachen im Wachstumsverlauf mit Aszension des Rückenmarks eine ischämische Kompression, die für die langsam progredienten orthopädischen und neurologischen Symptome verantwortlich ist.
Bemerkungen: Die klinischen Symptome entsprechen denen beim Auftreten einer Diastematomyelie in Verbindung mit Meningomyelozelen sind schwere neurologische Ausfälle mit Hydrozephalus und Arnold-Chiari-Fehlbildungen die Regel. Eine Abgrenzung von der seltenen Diplomyelie, bei der eine vollständige Duplikation des Rückenmarks über ein oder mehrere Segmente vorliegt, ist nur pathologisch möglich und von keinerlei klinischer Bedeutung.
Lit.: Mathieu JP, Dubè J (1987) Diastematomyelia and diplomyelia. In: Vinken PJ, Bruyn GW, Klawans HL (eds) Handbook of clinical neurology, Vol 6(50), pp 435–442. Elsevier, Amsterdam. – Oliver CP (1837) Traité des Maladies de la Mòelle. Epinière. Vol 1, S 189, 3. Aufl. Mequignon, Marvis, Paris.
McK: 222500
J. Sperner/JK

diastrophische Dysplasie

Syn.: diastrophischer Zwergwuchs
Def.: Autosomal-rezessiv erbliche, durch charakteristische Veränderungen insbesondere an den Handknochen und Epiphysen gekennzeichnete, generalisierte Skelettdysplasie.
A.: Erstbeschreibung 1960 durch die beiden französischen Pädiater und Genetiker Maurice Lamy und Pierre Maroteaux.
Diagn. Krit.: **(1)** Disproportionierter Kleinwuchs mit kurzen Extremitäten, häufig auch mit einer progredienten Kyphoskoliose. – Endgröße sehr variabel zwischen 80 cm und 140 cm. – **(2)** Multiple Gelenkkontrakturen, vor allem der Schultergelenke, Ellenbogen, interphalangealen Gelenke und Hüftgelenke. – **(3)** Proximal ansetzende, überstreckbare, abgespreizte Daumen (»hitchhiker thumbs«). – **(4)** Therapierefraktäre Klumpfüße. – **(5)** Zystische Tumoren im Ohrknorpel der Neugeborenen und jungen Säuglinge, später blumenkohlartige Verunstaltung der Ohrmuscheln. – **(6)** Gaumenspalte. – **(7)** Röntgenologisch Verkürzung und metaphysäre Auftreibung der Röhrenknochen, flache Epiphysen, oväläre Verformung von Os metacarpale I, häufig progrediente Kyphoskoliose, zervikale Kyphose mit Gefahr der zervikalen Rückenmarks-Kompression, unregelmäßige, leichtgradige Verformung der Wirbelkörper.
Ätiol.: Homozygot sich manifestierende Mutation eines auf Chromosom 5q lokalisierten Gens; entsprechend autosomal-rezessiver Erbgang.
Pathog.: Die Mutation führt zur Störung eines Transportsystems für Sulfat. Zuwenig Sulfat gelangt in die Zelle mit nachfolgender Untersulfatierung von Proteoglykanen und Glykosaminoglykanen.
Bemerkungen: Es ist noch ungeklärt, ob sehr leichte Fälle mit einer Körpergröße um 140 cm und gerader Wirbelsäule und schwere, teilweise im Neugeborenenalter letal verlaufende Fälle die gleiche Krankheit haben oder ob es sich um Manifestationen zweier verschiedener, möglicherweise alleler Mutationen handelt. Gelegentlich werden die leichteren Fälle auch als »diastrophische Variante« bezeichnet. Pränatale Diagnostik mit polymorphen DNA-Markern, bei schwerer betroffenen Föten auch mittels Sonographie.
Lit.: Gustavson KH, Holmgren G, Jagell S, Jorulf H (1985) Lethal and non-lethal diastrophic dysplasia. Clin Genet 28: 321–334. – Hästbacka J, Salonen R, Laurila P et al (1993) Prenatal diagnosis of diastrophic dysplasia with polymorphic DNA markers. J Med Genet 30: 265–268. – Hästbacka J, de la Chapelle A, Mahtani M et al (1994) The diastrophic dysplasia gene encodes a novel sulfate transporter: positional cloning by fine-structure linkage disequilibrium mapping. Cell 78: 1973–1987. – Horton WA, Rimoin D, Lachman R et al (1978) The phenotypic variability of diastrophic dysplasia. J Pediat 93: 609–613. – Lamy M, Maroteaux P (1960) Le nanisme diastrophique. Presse méd 68: 1977–1980. – Langer LO (1965) Diastrophic dwarfism in early infancy. Am J Roentgenol 43: 399–404. – Spranger J, Langer LO, Wiedemann HR (1974) Bone dysplasias, pp 2–107. Fischer/Saunders, Stuttgart, Philadelphia.
McK: 222600
J. Spranger/JS

diastrophischer Zwergwuchs: diastrophische Dysplasie
dibasicaminoaciduria II (e): Aminoazidurie, hyperdibasische, Typ II

diastrophische Dysplasie

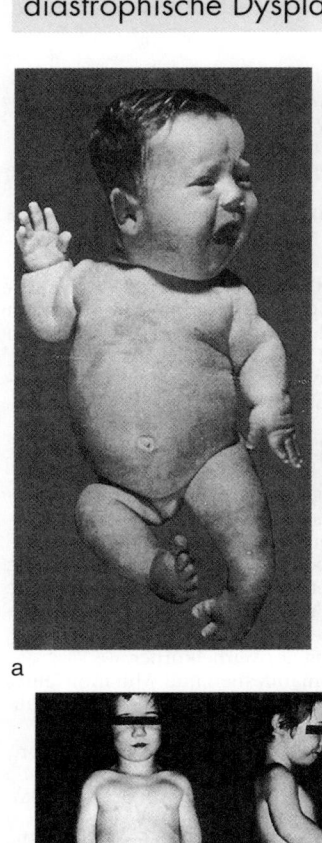
a

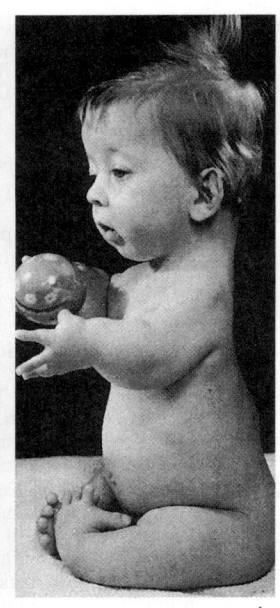
b

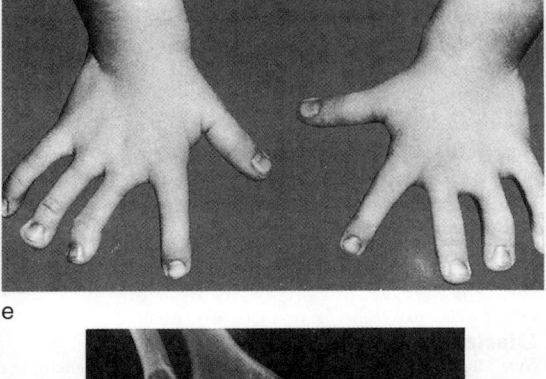
e

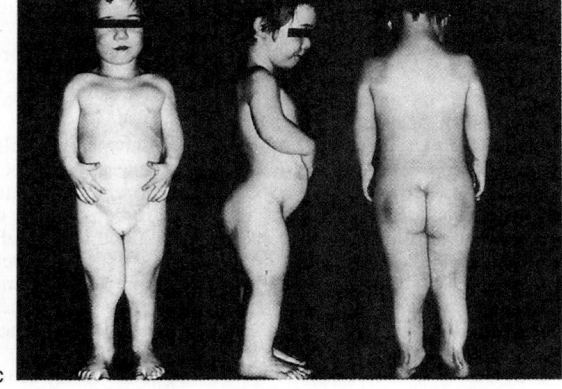
c

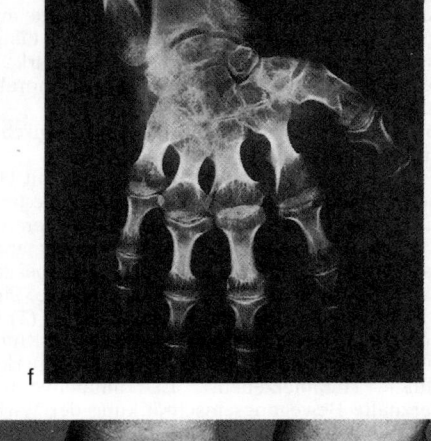
f

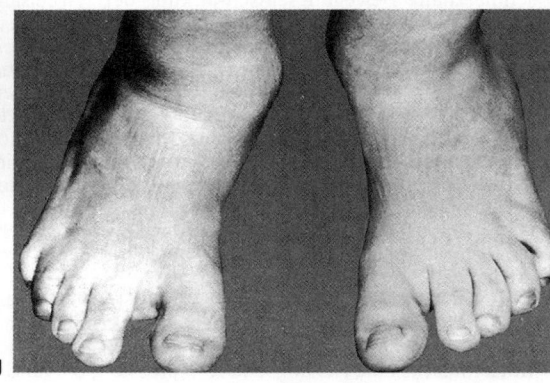
g

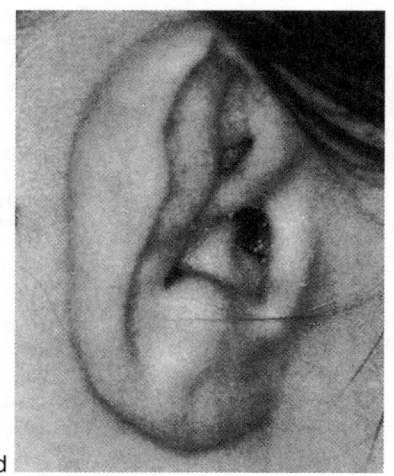
d

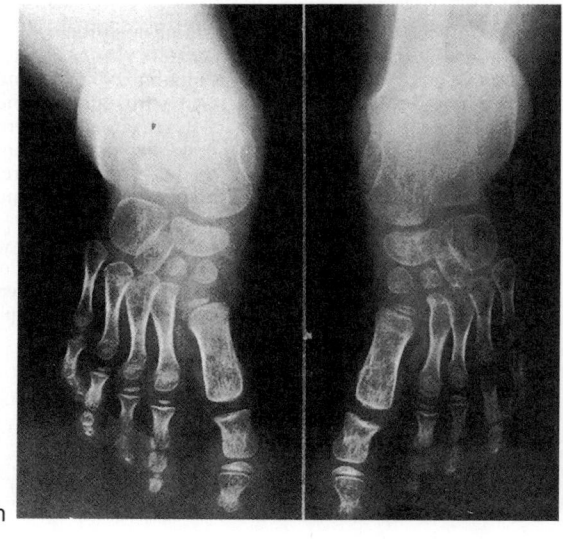
h

206

DIDMOAD-Syndrom

Syn.: didmoad-syndrome (**d**iabetes **i**nsipidus, **d**iabetes **m**ellitus, **o**ptic **a**trophy, **d**eafness) (e) – Wolfram-Syndrom
Def.: Genetische Störung mit Diabetes insipidus, Diabetes mellitus, Optikusatrophie und Innenohrschwerhörigkeit.
A.: Die Kombination von primärer Optikusatrophie mit juvenilem Diabetes mellitus ist bereits 1858 durch A. v. Graefe beschrieben worden. 1935 berichtete Gregg über weitere derartige Fälle. 1938 beobachtete Wolfram erstmals vier Mitglieder einer Familie, die neben dieser Kombination noch an Diabetes mellitus und Innenohrtaubheit litten. Seither wurden (bis 1976) mindestens 120 einschlägige Fälle im Weltschrifttum veröffentlicht. Dabei hat sich im anglo-amerikanischen Schrifttum die eponymische Bezeichnung DIDMOAD zunehmend eingebürgert.
Diagn. Krit.: (1) Juveniler Diabetes mellitus. – (2) Langsam progrediente Optikusatrophie (Visusverminderung, Gesichtsfeldeinschränkungen, Farbsinnstörungen). – (3) Diabetes insipidus. – (4) Langsam fortschreitende beidseitige Innenohrschwerhörigkeit. – (5) Häufige Ektasie der ableitenden Harnwege.
(3), (4), (5) müssen gezielt gesucht werden. Mittleres Manifestationsalter von (1), (2) und (3) liegt unter 15 Jahren.
Ätiol.: Autosomal-rezessives Erbleiden.
Pathog.: Nicht bekannt; mitochondriale Störung postuliert.
Bemerkungen: Langzeitprognose zu wenig dokumentiert, einzelne Betroffene bereits in zweiter Dekade gestorben.
Lit.: Bu X, Rotter JI (1993) Wolfram syndrome: a mitochondrial-mediated disorder? Lancet 342: 598–600. – Cremers CWRJ, Wijdeveld PGAB, Pinckers AJLG (1977) Juvenile diabetes mellitus, optic atrophy, hearing loss, diabetes insipidus, atonia of the urinary tract and bladder, and other abnormalities (Wolfram-Syndrom). Acta paediatr Scand Suppl 264. – v. Graefe A (1858) Über die mit Diabetes vorkommenden Störungen. Arch Ophthal 4: 230–234. – Gregg JB (1935) Primary optic atrophy in juvenile diabetes. Am J Ophthalmol 18: 856–858. – Page M, Asmal AC, Edwards CRW (1976) Recessive inheritance of diabetes: The syndrome of diabetes insipidus, diabetes mellitus, optic atrophy and deafness. Quart J Med 45: 505–520. – Wolfram DJ (1938) Diabetes mellitus and simple optic atrophy among siblings. Proc Mayo Clin 13: 715–718.
McK: 222300
E. Boltshauser/AS

didmoad-syndrome (e): DIDMOAD-Syndrom

dienzephale Sequenz

Syn.: dienzephales Syndrom – Russell-Syndrom
Def.: Ein klinischer Symptomenkomplex infolge von Mittellinientumoren des Gehirns: progressive Abmagerung bis zur Kachexie, Diabetes insipidus, Nystagmus, Störungen der Temperaturregulation bei motorischer Unruhe und unbeeinträchtigtem Normalbefinden bis zur Euphorie.
A.: Alexander Russell, Pädiater, London. – Erstbeschreibung 1932 durch F. Goebel. – Weitere Beschreibung 1951 durch A. Russell.
Diagn. Krit.: Zwischen 6. Lebensmonat bis zum 3. Lebensjahr einsetzende klinische Symptomatik: (1) Plötzliche Gedeihstörung, stärkste Abmagerung bis zur Kachexie. – (2) Sekundäre Drucksymptomatik: Diabetes insipidus, Fehlen des Pupillarreflexes, Diplopie, horizontaler Nystagmus, Erbrechen. – (3) Appetitlosigkeit bis Hyperphagie. – (4) Allgemeine Bewegungsunruhe, Tremor, euphorisches Verhalten. – (5) Seltener sind Hypothermie, exzessives Schwitzen, Tachykardie, Hyperakusis, Epilepsie. Gelegentliche Wachstumsbeschleunigung. Inkonstante endokrinologische Befunde. Blässe. Hypersomnie, Schlaflosigkeit.
Ätiol.: Tumoren im Bereich des vorderen Hypothalamus oder des Bodens des 3. Ventrikels. Meist Astrozytome, seltener Spongioblastome und Ependymome.
Pathog.: Symptomatik ist Folge der Mittellinientumoren.
Bemerkungen: Unbehandelt sterben die Kinder (20 Patienten) 12 Monate nach klinischer Erstsymptomatik. Eine chirurgische Therapie führte in 5 Fällen zu 20monatiger Überlebenszeit, Strahlentherapie (Kobalt) bei 11 Kindern zu 25 Monaten Überleben und kombinierte Therapie bei 28 Patienten zu 29 Monaten Überleben. Allerdings gibt es auch Überlebenszeiten von 8 und 11 Jahren ohne Therapie.
Lit.: Burr IM, Slonim AE, Danish RK et al (1976) Diencephalic syndrome revisited. J Pediatr 88: 439–444. – Chamberlain MC, Levin VA (1989) Chemotherapeutic treatment of the diencephalic syndrome. A case report. Cancer 63: 1681–1684. – Gallet M, Leke L, Kremp O et al (1992) A propos d'une observation de cachexie diencephalique de Russel. Ann Pediatr Paris 39: 189–193. – Goebel F (1932) „Hypophysäre Kachexie" beim Kleinkind ohne Zwergwuchs bei inaktiver Hypophyse. Z Kinderheilk 53: 575. – Namba S, Nishimoto A, Yagyu Y (1985)

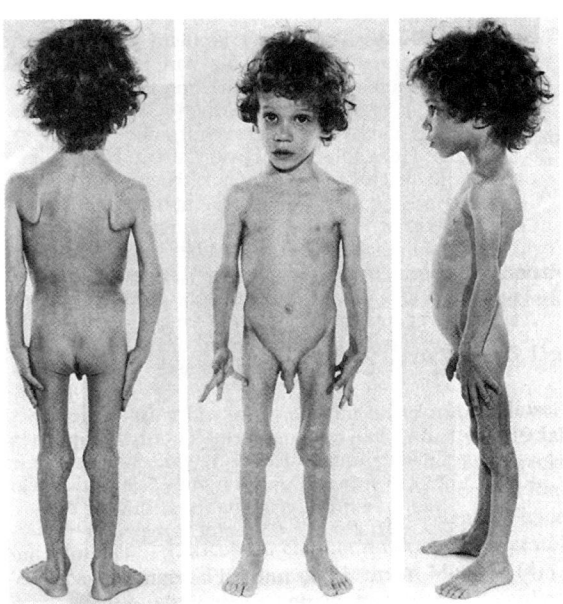

dienzephale Sequenz: Abmagerung bei einem 3½ Jahre alten Kleinkind mit suprasellärem Tumor (Ependymom der Schädelbasis) (Beob. ZKi, Fotos DOFONOS, Ffm.)

◁ Erscheinungsbild der diastrophischen Dysplasie: a) 3 Wochen alter Säugling mit der typischen Micromelia rhizomelica, Klumpfuß, Sandalenlücke, Isodaktylie; b) 1½ Jahre altes Kleinkind, beachte die abnorme Großzehen- und Daumenhaltung; c) diastrophe Dysplasie bei 5jährigem Kind; d) Ohrmuscheldysplasie; e) Handdysplasie mit Isodaktylie, nach proximal versetztem Daumenansatz, Klinodaktylie, Kamptodaktylie; f) Röntgenbefund der Hand (mit 21 Jahren); g) Fußdysplasie; h) zugehöriger Röntgenbefund (Beob. a) J. Gleiss, Oberhausen, c), e), g), h) M. Jäger und H. J. Refior, b), d) f) J. Spranger und H. Gerken

Diencephalic syndrome of emaciation (Russell's syndrome). Long-term survival. Surg Neurol 23: 581–588. – Russell A (1951) A diencephalic syndrome of emaciation in infancy and childhood. Arch Dis Child 26: 274. – Sharma RR, Chandy MJ, Lad SD (1990) Diencephalic syndrome of emaciation in an adult associated with a suprasellar craniopharyngioma. Br J Neurosurg 4: 77–80. – Vlachopapadopulou E, Tracey KJ, Capella M et al (1993) Increased energy expenditure in a patient with diencephalic syndrome. J Pediatr 122: 922–924.

J. Kunze/JK

dienzephales Syndrom: dienzephale Sequenz

DiGeorge-Syndrom

Syn.: DiGeorge-Sequenz – (di) George-Syndrom – Syndrom/Sequenz des vierten Kiemenbogens – Deletion von 22q11.2

Def.: Kongenitaler Defekt der Anlage der dritten und vierten Schlundtasche und des vierten Kiemenbogens mit konsekutiver Unterentwicklung bzw. Agenesie von Thymus, Parathyreoidea, Aortenbogen und (fakultativ) anatomisch benachbarter Gebilde.

A.: E. Böttiger und W. Wernstedt 1927 beschrieben die Sequenz. Die erste intensive Bearbeitung erfolgte 1965 durch Angelo Mario DiGeorge, 1921–, Pädiater, Philadelphia. Erster Nachweis von Deletion im Chromosom 22 durch De la Chapelle (finnischer Humangenetiker, 1933–, Helsinki) und Mitarbeiter 1981.

Diagn. Krit.: (1) Thymushypoplasie oder -agenesie. – (2) T-Zell-Defekt. – (3) Hypoplasie bzw. Agenesie der Nebenschilddrüsen. – (4) Hypokalzämie. – (5) Unterbrochener Aortenbogen bzw. hypoplastische Aorta. – (6) Truncus arteriosus communis. – (7) Andere Herzfehler. – (8) Hypertelorismus. – (9) Hypoplastische Mandibula. – (10) Häufig früher Exitus aufgrund von Herzfehlern, Infekten, Hypokalzämie.

Ätiol.: Dominante Gendeletionen, Genort in den meisten Fällen auf 22q11.2 (selten 10p, evtl. weitere Genorte). Direkte Weitergabe bei milde betroffenen Trägern möglich, starke Expressivitätsschwankungen. Innerhalb einer Familie können sowohl Fälle von DiGeorge-Syndrom vorkommen als auch solche, die eher dem velokardio-fazialen Syndrom zuzuordnen sind, sowie alle Übergänge zwischen den beiden Syndromen und mit kono-trunkalen Herzfehlern. Nachweis, der in ca. 80% positiv ausfällt, in einer Minderheit zytogenetisch (unbalancierte Translokation, sichtbare interstitielle Deletion), in der Mehrzahl mittels fluoreszierender In-situ-Hybridisierung mit einer DiGeorge-Probe.

Pathog.: Die primäre Störung ist ein Defekt der Anlage der dritten und vierten Schlundtasche und des vierten Kiemenbogens. Daraus ergibt sich eine Unterentwicklung bis Agenesie der folgenden Strukturen: Thymus, Parathyreoidea, Mandibula, Schilddrüse, Aortenbogen, evtl. Herz.

Bemerkungen: Androtropie. Die voll ausgebildete Sequenz ist häufig letal, mildere Formen können überleben und mit zellulären Immundefekten, evtl. Hypokalzämie und Herzfehlern einhergehen. Pränatale Diagnose möglich bei familiären Chromosomenaberrationen auf Basis pränataler zytogenetischer Untersuchungen; die restlichen Fälle treten überwiegend sporadisch auf. In seltenen Fällen zufällige Entdeckung (z.B. durch Herzgefäßfehlbildungen) bei pränatalen Ultraschalluntersuchungen. Übergeordneter Begriff CATCH22 s. dort, schließt andere Phänotypen bei gleicher Deletion ein.

Lit.: Böttiger E, Wernstedt W (1922) Tödlich verlaufender Fall von Spasmophilie bei einem Brustkinde mit Anomalien des Thymus und der Parathyreoidea. Acta Paediatr Scand 6: 373–382. – Coley ME, Beckwith JB, Mancer JFK, Tenckhoff L (1979) The spectrum of the DiGeorge-Syndrome. J Pediatr 94: 883–890. – DiGeorge AM (1965) Discussion of paper by Cooper DM, Peterson RDA, Good RA. A new concept of the cellular basis of immunity. J Pediatr 67: 907–908. – De la Chapelle A, Herva R, Koivisto M (1981) A deletion in chromosome 22 can cause DiGeorge-Syndrome. Hum Genet 57: 253–256. – Greenberg F, Elder FFB, Haffner P et al (1988) Cytogenetic findings in a prospective series of patients with DiGeorge anomaly. Am J Hum Genet 43: 605–611. – Wilson DI, Cross IE, Goodship JA et al (1991) DiGeorge syndrome with isolated aortic coarctation and isolated ventricular septal defect in three sibs with a 22q11 deletion of maternal origin. Br Heart J 66: 308–312. – Wilson DI, Cross IE, Goodship JA et al (1992) A prospective cytogenetic study of 36 cases of DiGeorge syndrome. Am J Hum Genet 51: 957–963.

McK: 188400

A. Schinzel/AS

digito-reno-zerebrales Syndrom: zerebro-renales Syndrom
Dilantoin-Syndrom: Antiepileptika-Embryofetopathie
dilatation polykystique congénitale des voies biliaires intra-hépatiques (fz): Caroli-Krankheit

Diogenes-Symptomenkomplex

Syn.: Diogenes-Syndrom – Vernachlässigungssyndrom im hohen Lebensalter

Def.: Ein Symptomenkomplex, der zumeist bei allein lebenden alten Menschen auftritt, die sich selbst und ihre Wohnung in extremer Weise vernachlässigen, ohne daß eine psychotische Grunderkrankung endogener oder hirnorganischer Genese vorliegt.

A.: Erstbeschreibung unter dieser Bezeichnung 1975 durch A. N. G. Clark, G. D. Mankikar und I. Gray.

Diagn. Krit.: (1) Sozial zurückgezogene, meist allein lebende alte Menschen, die Ernährung, Körperpflege und Haushaltsführung extrem vernachlässigen und – oft als Notfall – in einem desolaten Zustand wegen interkurrenter Infekte oder nach Stürzen in Krankenhäuser oder geriatrischen Spezialeinrichtungen eingewiesen werden. – (2) Prämorbid oft beruflich und sozial gut integriert bis erfolgreich. – (3) Wenig bis keine Einsicht in die soziale Auffälligkeit des Verhaltens und in die resultierende Selbstgefährdung. – (4) Sammeln sinnloser Gegenstände, teils Abfall, in der Wohnung. – (5) Meist keine produktiv psychotische Symptomatik nachweisbar, Intelligenzniveau eher überdurchschnittlich. – (6) Finanzielle Verhältnisse in der Regel gut bis überdurchschnittlich, was aber von den Patienten nicht adäquat genutzt wird. – (7) Persönlichkeitsstruktur oft labil, ängstlich, teils aggressiv, mißtrauisch bis paranoid. – (8) Durch Ernährungsfehler bedingte sekundäre Schäden wie Vitaminmangel, Hypoproteinämie, Exsikkose, Elektrolytverschiebungen.

Ätiol.: Nicht sicher geklärt. Vermutlich liegt eine heterogene Verbindung organischer und psychosozialer Faktoren vor.

Pathog.: Bei fehlenden Hinweisen auf eine endogene Psychose oder eine die Psychopathologie erklärende körperliche Grunderkrankung (»exogene Psychose«) werden zwei Hypothesen zur Entstehung der Symptomatik diskutiert: primär geringes Interesse an Körperpflege und Haushaltsführung mit entsprechender Dekompensation unter den ungünstigeren psychosozialen Bedingungen des hohen Alters. – Reaktion auf die verschlechterten Lebensbedingungen im Alter auf dem Boden einer

wenig kontaktfähigen bis mißtrauischen, andererseits aber stark vom Urteil anderer abhängigen Persönlichkeit.
Bemerkungen: Wegen der körperlichen Folgen der Vernachlässigung kommt es zu der in der Literatur beschriebenen, v.a. die weiblichen Patienten betreffenden hohen Mortalität von 46%. Angesichts der sich drastisch ändernden Altersstruktur der Bevölkerung dürften sich entsprechende Beobachtungen in Zukunft eher häufen.
Lit.: Clark ANG, Mankikar GD, Gray I (1975) Diogenes Syndrome – a clinical study of gross neglect in old age. Lancet I: 366–368. – Gannon M, O'Boyle J (1992) Diogenes syndrome (editorial). Ir Med J 85: 124. – Klosterkötter J, Peters UH (1985) Das Diogenes-Syndrom. Fortschr Neurol Psychiat 53: 427–434. – Moore R (1989) Diogenes syndrome. Nurs Times 85: 46–48. – Robben PB (1991) Self-neglect in the elderly – the homeless and the Diogenes syndrome. Tijdschr Gerontol Geriatr 22: 167–171.
P. Hoff/DP

Diogenes-Syndrom: Diogenes-Symptomenkomplex
Diplegie, atonisch-astatischer Typus der zerebralen: Foerster-Syndrom
Diplegie, infantile zerebro-zerebellare (Clark): Foerster-Syndrom
Diplegie, kongenitale atonische: Foerster-Syndrom

Diplocheirie und Diplopodie

Syn.: mirror hand and mirror foot (e) – Fibulaverdoppelung, Tibiaaplasie und Spiegelfuß – Ulnaverdoppelung und Spiegelhand – Mehrfachbildung ganzer Extremitäten
Def.: In der Regel sporadische, inkomplette oder komplette Verdoppelung/Verdreifachung einer Hand, eines Unterarms oder eines ganzen Armes. Entsprechendes gilt für die untere Extremität.
Diagn. Krit.: A. Spiegelhand und Spiegelfuß: (1) Ulna-(Fibula-)Verdoppelung. – (2) Aplasie von Radius (Tibia). – (3) Fehlende Daumen (Großzehen). – (4) Meist siebenfingrige Hände (Füße) mit spiegelbildlicher Verdoppelung um den zentralen 2. Strahl (V, VI, III, II, III', IV', V'). – (5) Bei den seltenen achtfingrigen Händen (Füßen) ist auch der 2. Strahl verdoppelt.
B. Mehrfachbildung ganzer Extremitäten: (1) Verdoppelung oder Dreifachbildung ganzer Hände mit oder ohne Verdoppelung oder Dreifachbildung des Unterarms oder des Oberarms. Die Handflächen sind einander zugekehrt. – (2) Inkomplette oder komplette Verdoppelung eines Fußes, meist mit partiell verdoppeltem Unterschenkel, ein ganzes Bein kann auch verdoppelt sein, oder ein rudimentärer Unterschenkel und Fuß entspringt am Oberschenkel.
Ätiol.: Unbekannt, in der Regel sporadisch.
Pathog.: Unbekannt, inkomplette Zwillingsbildungen? Viljoen und Kidson (1990) berichten über einen Jungen mit einseitigem Spiegelfuß, Verdoppelung von Calcaneus und Fibula, Tibiaaplasie und ipsilateralem sakro-kokzygealem Teratom. In Analogie zum experimentell induzierten Spiegelfuß beim Hühnchen nehmen sie an, daß die Migration prädeterminierter polarisierender Zellen in der Extremitätenknospe durch das Teratom gestört wurde.
Bemerkungen: Sehr selten. Die wenigen dominanten Fälle von Spiegelhand und Fibulaverdoppelung sind wahrscheinlich dem Eaton-McKusick-Syndrom (Tibiaaplasie, präaxiale Polydaktylie und dreigliedrige Daumen) zuzuordnen. In drei Fällen war ein Unterschenkel und Fuß komplett verdoppelt, auf der gleichen Seite fehlte die Niere. Syndromale Koppelung?
Lit.: Lenz W, Majewski F (1989) Fehlbildungen der Gliedmaßen. In: Schinz HR, Baeusch WE, Frommhold W et al (Hrsg) Lehrbuch der Röntgendiagnostik, Bd II, 2. Thieme, Stuttgart. – Viljoen DL, Kidson H (1990) Mirror polydactyly: pathogenesis based on a morphogen gradient theory. Am J Med Genet 35: 229–235. – Weisselberg B, Ben//Ami T, Goodman RM (1988) Partial duplication of the lower limb with agenesis of ipsilateral kidney – a new syndrome: report of a case and review of the literature. Clin Genet 33: 234–239.
F. Majewski/JS

disappearing bone (e): Gorham-Osteolyse
discoid and lichenoid chronic dermatosis, distinctive exudative (e): Dermatose, exsudative diskoide lichenoide Sulzberger-Garbe
displasie megacalicali (i): Maladie de Puigvert
disseminated clavus of the hands and feet Davies-Colley (e): Keratodermia palmo-plantaris papulosa Buschke-Fischer-Brauer
disseminierte pruriginöse Angiodermatitis: Loewenthal-Purpura
distal arthrogryposis II (e): Arthrogypose, distale, Typ II B
distal myopathy, late onset hereditary (e): Myopathia distalis tarda hereditaria Welander
distal renal tubular acidosis (e): Azidose, renale tubuläre, mit progressiver Taubheit
divergence paralysis (e): Parinaud-Symptomatik
diverticulitis-deafness-neuropathy (e): Groll-Hirschowitz-Syndrom
Divry-van-Bogaert-Syndrom: Angiomatose, diffuse kortikomeningeale

DLS-Syndrom

Syn.: Dysodontie-Leucotrichosis-capitis-Sanguinatio – trichoodonto(-onycho)-hypohidrotisches Syndrom
Def.: Sonderform hypohidrotischer ektodermaler Dysplasie mit der Trias Zahnanomalien, Leucotrichosis capitis und Schleimhautblutungen.
A.: Erstbeschreibung 1971 und Namensgebung anhand einer Familie durch Helmut Weyers, deutscher Pädiater und Pädontologe, Stade.
Diagn. Krit.: (1) Zahnanomalien: a) Hyperdontie und/oder Odontoide im Eckzahnbereich; b) Schmelzhypoplasien; c) Stellungsanomalien, Diastemata, Okklusionsanomalien und Distalbiß. – (2) Leucotrichosis capitis mit Struktur- und Pigmentanomalien. Im Jugendalter beginnendes vorzeitiges Ergrauen des Kopfhaares (Poliosis praecox) bei normaler Pigmentierung der Augenbrauen und der Sekundärbehaarung, bei Männern einschließlich des Bartes. – (3) Oro-intestinale Schleimhautblutungen bei intaktem Gerinnungsstatus, Nasenbluten. – (4) Abnorme Brüchigkeit normal gestalteter Finger- und Zehennägel. – (5) Hypohidrose.
Ätiol.: Wahrscheinlich autosomal-dominant vererbtes Leiden mit variabler Expressivität und vollständiger Penetranz des Gens.
Pathog.: Unbekannt.
Bemerkungen: Offenbar sehr seltenes Leiden; bisher nur zwei Familien beschrieben. Wahrscheinlich nicht immer als nosologische Einheit erkannt. Weitere Beobachtungen zur genauen Abgrenzung des klinischen Spektrums notwendig.
Lit.: Tsakalakos N, Jordaan FH, Taljaard JJF, Hough SF (1986) A previously undescribed ectodermal dysplasia of the tricho-odonto-onychial subgroup in a family. Arch Derm 122: 1047–1053. – Weyers H (1971) Ein neuer Komplex ektodermaler Dysplasie.

Dysodontie, Leucotrichosis capitis – Sanguinatio (DLS-Syndrom). Zahnärztl Praxis 22: 286–288.
McK: 129510
L. Pelz/AS

doctor fox effect (e): Münchhausen-Syndrom
Dolichostenomelie: Marfan-Syndrom
dominant hereditary deafness through lack of incus-stapes junction (e): Escher-Hirt-Syndrom
dominant progressive foveal dystrophy of Lefler, Wadsworth and Sidbury (e): Makuladystrophie vom North-Carolina-Typ
dominant vitreo-retinal degeneration (e): hyaloideo-retinale Dysplasie

DOOR-Syndrom
Def.: Wahrscheinlich autosomal-rezessiv erbliches Syndrom, dessen Bezeichnung sich aus den Anfangsbuchstaben der Leitsymptome ergibt: **D**eafness (Taubheit), **O**nycho-/**O**steodystrophie (Hypoplasie der Fingerendglieder einschließlich der Nägel) sowie mentale **R**etardierung.
A.: R. Walbaum, 1929–1985, französischer Genetiker. – Erstbeschreibung 1970.
Diagn. Krit.: (1) Innenohrschwerhörigkeit/-taubheit. – (2) Onychodystrophie bzw. -hypoplasie, angeboren, in generalisierter und schwerer Ausprägung. – (3) »Osteodystrophie« in Form von hypoplastischen bis aplastischen Endphalangen an Händen und Füßen, z.T. mit entsprechender Hypoplasie der Weichteile der Endphalangen. – (4) Fingerähnliche Daumen. – (5) Geistige Behinderung, z.T. zusätzlich zerebrale Krampfanfälle. – (6) Abnorme Dermatoglyphen (vermehrt Bogenmuster der Fingerbeeren). – (7) Fakultativ: kleiner Hirnschädel; Hypoplasie der Sehnerven.
Ätiol.: Wahrscheinlich autosomal-rezessiver Erbgang.
Pathog.: Ungeklärt.
Bemerkungen: (**DD**) zu erwägen sind zwei ähnliche, aber doch abgrenzbare Krankheitsbilder: Das von Feinmesser und Zelig (1961) beschriebene, wahrscheinlich ebenfalls autosomal-rezessive Syndrom besteht nur aus Taubheit und Onychodystrophie, während das von Goodman et al. (1969) publizierte Syndrom wahrscheinlich autosomal-dominant vererbt wird; eine geistige Behinderung scheint zu keinem dieser beiden Krankheitsbilder zu gehören. Ausführlich dargestellt haben Nevin et al. (1982) diese Gruppe heterogener Syndrome.
Lit.: Feinmesser M, Zelig S (1961) Congenital deafness associated with onychodystrophy. Arch Otolaryng 74: 507–508. – Goodman RM, Lockareff S, Gwinup G (1969) Hereditary congenital deafness with onychodystrophy. Arch Otolaryng 90: 474–477. – Nevin NC, Thomas PS, Calvert J, Reid MM (1982) Deafness, onycho-osteodystrophy, mental retardation (DOOR) syndrome. Am J Med Genet 13: 325–332. – Walbaum R, Fontaine G, Lienhardt J, Piquet JJ (1970) Surdité familiale avec ostéo-onycho-dysplasie. J Génét hum 18: 101–108.
McK: 220500
P. Meinecke/AS

Doppelgängererlebnis: Heautoskopie
Doppelgängerwahn: Heautoskopie
Doppel-Y-Syndrom: XYY-Syndrom
dorsal midbrain syndrome (e): Aquädukt-Symptomatik
Doss-porphyria (e): Doss-Porphyrie

Doss-Porphyrie
Syn.: Porphobilinogen-Synthasedefekt-Porphyrie – δ-Aminolävulinsäure(ALS)-Dehydratasedefekt-Porphyrie – Doss-porphyria (e) – ALA dehydratase porphyria (e)
Def.: Komplexes akutes Porphyrie-Syndrom mit viszeroneurologischer und kardiovaskulärer Polysymptomatik.
A.: Manfred O. Doss, geb. 1935, Arzt und klinischer Biochemiker. – Erstbeschreibung durch Doss und Mitarbeiter 1979 als neuen Typ einer hepatischen Porphyrie mit Porphobilinogen-Synthasedefekt und intermittierend akuter klinischer Manifestation. – Weitere Charakterisierung mit den Arbeitsgruppen Goedde (Hamburg), Nordmann (Paris) und Sassa (New York).
Diagn. Krit.: (1) Intermittierend akut einsetzende kolikartige abdominale Schmerzen mit gleichzeitiger oder nachfolgender sensorischer und motorischer Polyneuropathie, Lähmungen bis zur Tetraparese und Atemlähmung, Tachykardie und Hypertonie. Paresen können nach Abklingen der viszeralen Symptomatik persistieren. – (2) Erstmanifestation in der Pubertät und im frühen Erwachsenenalter, aber auch in der Kindheit und im hohen Erwachsenenalter möglich. Keine Lichtsensibilität, keine Hautveränderungen. Anämie trotz nur niedriger Restaktivität der ALS-Dehydratase (< 5% in den Erythrozyten) nicht obligat. – (3) Exzessive δ-Aminolävulinazidurie und Koproporphyrinurie mit Anstieg von Isomer III > 90%; geringgradiger Anstieg von Porphobilinogen und Uroporphyrin. Stuhlporphyrinausscheidung in der Regel normal. Deutliche Zink-Protoporphyrinämie. Insgesamt imitiert die Überproduktion der Hämpräkursoren die Konstellation bei schwerer Bleivergiftung; jedoch kann, im Gegensatz zur Bleivergiftung, die extrem verminderte Aktivität der ALS-Dehydratase nicht durch Zink und Dithiothreitol reaktiviert werden. Außerdem sind die Bleispiegel bei der Doss-Porphyrie normal. – (4) Rötliche Verfärbung des Urins mit Rotfluoreszenz im langwelligen UV-Licht ist in der akuten Phase aufgrund einer extremen Porphyrinurie möglich.
Ätiol.: Genetisch bedingte, extreme Verminderung der ALS-Dehydrataseaktivität bei autosomal-rezessivem Erbgang. Bei vier Patienten wurde das Enzym als CRIM-positiv charakterisiert. Molekulargenetisch bestehen Punktmutationen auf beiden Allelen in verschiedenen Positionen des Dehydratase-Gens. Auf molekularer Ebene liegt also keine klassische Homozygotie vor, sondern eine Doppel-Heterozygotie aufgrund unterschiedlicher Punktmutationen auf beiden Allelen desselben Gens. Diese Defektkomposition wird als »Compound-Heterozygotie« bezeichnet.
Pathog.: Erhebliche Störung der Porphyrinbiosynthese bei einer nahezu kompletten Störung der ALS-Dehydratase. Kompensatorisch kommt es zur Induktion der ALS-Synthase in der Leber und einer konsekutiven Überproduktion von Porphyrinen mit Dominanz von Koproporphyrin im Urin und ebenfalls einem geringen Anstieg von Porphobilinogen. Pathophysiologische Manifestationen der exzessiven ALS-Produktion als Folge von Enzymdefekt und Gegenregulation sind intestinale und neurologische Symptome. Heterozygote Genträger (mit einer ALS-Dehydrataseaktivität zwischen 40 und 60% der Kontrollen) sind klinisch asymptomatisch, entwickeln jedoch eine höhere Sensitivität gegenüber Bleiexposition. Mehrere Familien mit ausschließlich heterozygoten Genträgern wurden beschrieben. In den beiden erstbeschriebenen Familien konnte der Enzymdefekt jeweils über drei Generationen verfolgt werden. Bei 2% der Population wird eine verminderte ALS-Dehydrataseaktivität im Sinne einer heterozygoten Anlage gefunden.
Bemerkungen: Therapeutisch sind intravenöse Glukose- und Häm-Applikationen wirksam. Porphyrinogene Me-

dikamente müssen gemieden werden. Die Störung ist sehr selten: bisher wurden sechs Fälle beschrieben.

Lit.: Doss M, Tiepermann RV, Schneider J, Schmid H (1979) New type of hepatic porphyria with porphobilinogen synthase defect and intermittent acute clinical manifestation. Klin Wschr 57: 1123–1127. – Doss M, Benkmann HG, Goedde HW (1986) δ-aminolevulinic acid dehydrase (porphobilinogen synthase) in two families with inherited enzyme deficiency. Clin Genet 30: 191–198. – Ishida N, Fujita H, Fukuda Y, Noguchi T, Doss M, Kappas A, Sassa S (1992) Cloning and expression of the defective genes from a patient with δ-aminolevulinate dehydratase porphyria. J Clin Invest 89: 1431–1437. – Nordmann Y (1991) Human hereditary porphyrias. In: McIntyre N, Benhamou JP, Bircher J et al (eds) Oxford Textbook of Clinical Hepatology, Vol 2, pp 974–985. Oxford University Press, New York.

McK: 125270
M. O. Doss/GA

double insanity (e): Folie à deux
double outlet right ventricle with anterior subpulmonic ventricular septal defect (e): Taussig-Bing-Komplex
Dowling-Degos-Syndrom: Pigmentdermatose, retikuläre

Down-Syndrom

Syn.: Mongolismus – Mongoloidismus – Trisomie 21 – Idiotie, mongoloide (obsolet)
Def.: Häufigste genetische Ursache geistiger Behinderung, bedingt durch Trisomie des Chromosoms 21 und einhergehend mit charakteristischem Phänotyp.
A.: John Langdon Haydon Down, 1828–1896, Arzt, London. – Typischer Phänotyp bereits auf mittelalterlichen Tafelbildern klar erkennbar (z.B. Aachen, Domschatz). – Klinische Erstbeschreibungen durch Edouard Seguin 1844, ausführliche Beschreibung 1866 durch Langdon Down. Entdeckung der zugrundeliegenden Chromosomenaberration 1959 durch Jérôme Lejeune, 1926–1994, Humangenetiker, Paris.
Diagn. Krit.: **(1)** Geistige Behinderung (100%). Intelligenzquotient von Erwachsenen gewöhnlich 30 bis 45. – **(2)** Kleinwuchs. Geburtsgewicht durchschnittlich um 10 bis 20% vermindert. Erwachsenengröße bei 1,45 bis 1,60 m. – **(3)** Muskuläre Hypotonie, besonders in Neugeborenen- und Kindesalter, später Besserung. Bewirkt Überbeweglichkeit (sog. Taschenmesserphänomen), charakteristische Kopfhaltung und charakteristischen, vorgebeugten Gang. – **(4)** Schädel: Brachyzephalie, dritte Fontanelle (»Mongolenlücke« = Lücke in der Sagittalnaht, parietal); Mikrozephalie. – **(5)** Gesichtsdysmorphien: weniger profiliertes Gesicht, schmale niedrige Stirn, mongoloide Lidachsenstellung; Epikanthus; breite, eingesunkene Nasenwurzel, kleine knopfförmige Nase, oft offener Mund mit rissigen Lippen, große, rote und gefurchte Zunge (»Lingua scrotalis«, »Himbeerzunge«), kleine Ohren mit »Darwin-Höcker« in der oberen Helix,

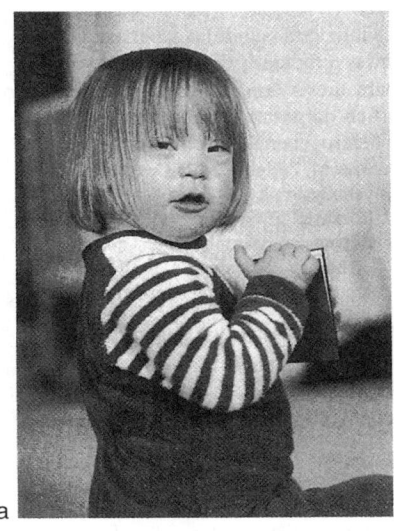

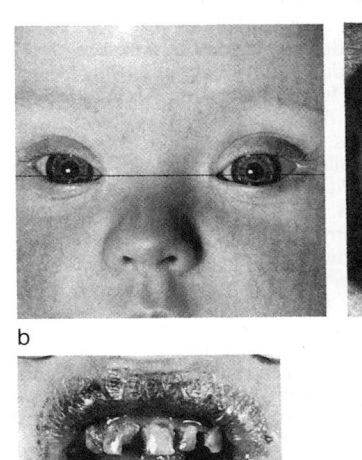

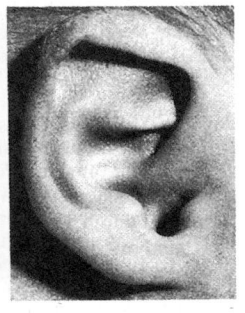

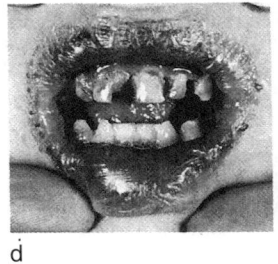

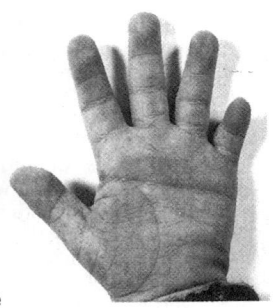

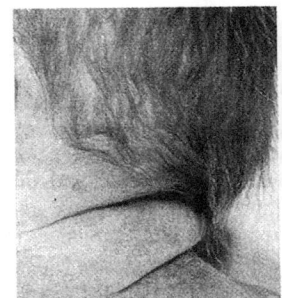

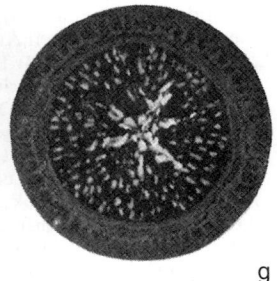

Down-Syndrom: a) 20 Monate altes Mädchen mit typischem Gesichtsausdruck; b) eingesunkene Nasenwurzel, »mongoloide Lidachsenstellung«, Brushfield-Flecken; c) kleine Ohren mit Darwin-Höcker; d) rissige Lippen, irreguläre Zahnstellung, starke Karies; e) kurze Hände und Finger mit transversaler Beugefurche, Klinodaktylie und Brachymesophalangie des fünften Strahls; f) Faltenbildung der Haut im Nacken; g) sternförmige Katarakt (Abb. a: Foto D. Evangelist, München; b–f: Fotos DOFONOS, Ffm.; g: Beob. A. Obal)

kurzer Hals mit vermehrten lockeren Hautfalten, irreguläre Zahnstellung, Tendenz zu Karies (bei mangelnder Zahnpflege), und erhöhte Anfälligkeit für akute nekrotisierend-ulzerative Gingivitis und schwere Parodontitis in beiden Dentitionen. – **(6)** Augen: Brushfield-Flecken (weiße Punkte im äußeren Drittel der Iris). Tendenz zu chronischer Konjunktivitis, Keratokonus, Katarakt, Strabismus. – **(7)** Haut: trocken, schuppend, kalt marmoriert; vorzeitige Alterung. – **(8)** Kurze Hände mit Vierfingerfurchen, Klinodaktylie und Brachymesophalangie der fünften Strahlen, auf den Fingerkuppen vermehrt Bogenmuster und t"-Position des palmaren axialen Triradius. »Sandalenlücke« (weiter Abstand zwischen erster und zweiter Zehe); partielle Syndaktylie zwischen zweiten und dritten Zehen. – **(9)** Becken-Röntgen: hypoplastisches, breites Becken mit vermindertem Iliakal- und Azetabularwinkel. – **(10)** Herzfehler (50%), zur Hälfte asymptomatisch. Typisch sind Ventrikelseptumdefekte, Endokardkissendefekte, Fallot-Tetralogie, Vorhofseptumdefekt und offener Ductus Botalli. – **(11)** Genitalien: beim Mann Hypogenitalismus und Hypogonadismus, Infertilität; bei der Frau verminderte Fertilität. – **(12)** Duodenalatresie (1 bis 2%), Duodenalstenose. – **(13)** Tendenz zu kindlichen Leukämien (etwa 1%, somit mindestens 50mal häufiger als im Durchschnitt). – **(14)** Tendenz zu Schilddrüsendysfunktion, insbesondere Hypothyreose. – **(15)** Immundefekt mit Anfälligkeit für Infekte, insbesondere der Konjunktiven und des Hals-Nasen-Rachenbereichs. – **(16)** Hypoplasie bis Fehlen der Sinus frontales, maxillares und sphenoidales. – **(17)** Atlanto-axiale Instabilität mit Anfälligkeit für Beschwerden im Nackenbereich.
Ätiol.: Trisomie des Chromosoms 21. In 95% sog. freie Trisomie (non-disjunction, vermehrt bei älteren Müttern und größtenteils Fehler der 1. mütterlichen Meiose), 2% Mosaike, größtenteils postzygotischen Ursprungs, 3% Translokations-Trisomien (neu entstanden oder aufgrund elterlicher Translokation, zumeist zwischen den Chromosomen 14 und 21). Es wird geschätzt, daß 75 bis 80% der Konzeptionen durch Spontanabort enden. Das überzählige Chromosom ist in ca. 90% mütterlicher Herkunft, in ca. 5% vom Vater, und in weiteren ca. 5% liegt ein postzygotischer mitotischer Teilungsfehler vor.
Pathog.: Unbekannt.
Bemerkungen: Bis zur Antibiotika-Ära starb der überwiegende Teil der Patienten während der ersten 10 Lebensjahre an Infekten. Heute vorherrschende Todesursache: Herzfehler mit Hypertonie im Lungenkreislauf, Leukämien, Duodenalatresie. Vorzeitige Alterung führt zu verminderten Lebensaussichten ab etwa 40. Lebensjahr. In einigen Fällen mit normalen Chromosomen ließ sich molekularbiologisch eine Trisomie des für die klinischen Befunde entscheidenden, submikroskopischen Segments (distal am langen Arm) nachweisen.
Lit.: Antonarakis SE (1993) Human chromosome 21: genome mapping and exploration, circa 1993. Trends in Genetics 9: 142–148. – Down JLH (1866) Marriages of consanguinity in relation to degeneration of race. London Hosp Clinical Lectures and Reports 3: 224–236. – Down JLH (1866) Observations on an ethnic classification of idiots. London Hosp Clinical Lectures and Reports 3: 259–262. – Hook EB, Lindsjö A (1978) Down syndrome in livebirths by signal year maternal age interval in a Swedish study. Comparsion with results from a New York State study. Am J Hum Genet 30: 19–27. – Lejeune J, Gautier M, Turpin R (1959) Etude des chromosomes somatiques de 9 enfants mongoliens. C R Acad Sci Paris, 248: 1721–1722. – Reuland/Bosma W, Van Dijk J (1986) Periodontal diseases in Down's syndrome: a review. J Clin Periodont 13: 64–73. – Schinzel A (1984) Catalogue of unbalanced chromosome aberrations in man. De Gruyter, Berlin. – Wunderlich C (1977) Das mongoloide Kind. Möglichkeiten der Erkennung und Betreuung. Enke, Stuttgart.
A. Schinzel/AS

Drash-Syndrom: Denys-Drash-Syndrom
DRD (e): Usher-Syndrom
Dreier-Syndrom: Still-Krankheit
Drepanozytose: Sichelzellanämie, homozygote

Dresbach-Syndrom
Def.: Obsolete Bezeichnung für hereditäre Elliptozytose bzw. Elliptozytenanämie.
A.: Melvin Dresbach, 1874–1946, Arzt, Philadelphia. Erstbeschreiber möglicherweise nicht M. Dresbach, sondern Austin Flint (Science 19: 469, 1904).
Lit.: Dresbach M (1904) Elliptical human red corpuscles. Science 19: 469–470.

Dressler-Syndrom I: paroxysmale Kältehämoglobinurie (Donath-Landsteiner)

Dressler-Syndrom II
(Sequenz)
Syn.: Postmyokardinfarkt-Syndrom – PMS
Def.: Ab der 2. Woche nach akutem Myokardinfarkt auftretende Spätkomplikation mit Fieber, Leukozytose, Perikarditis und (selten) Pleuritis. Ein klinisch ähnliches Krankheitsbild kann nach Herzoperation (Postkardiotomiesyndrom), traumatischen Herzverletzungen oder invasiven kardiologischen Eingriffen (z.B. Ballondilatation, Schrittmacherimplantation, Hochfrequenzablation akzessorischer Leitungsbahnen) auftreten. Diese Krankheitsbilder werden unter dem Oberbegriff »Postcardiac-Injury-Syndrom« zusammengefaßt.
A.: Erstbeschreibung 1956 durch William Dressler, 1890–1969, Kardiologe, Brooklyn, New York.
Diagn. Krit.: **(1)** Anamnese: mindestens 7 Tage zurückliegender Myokardinfarkt. – **(2)** Klinik: Fieber, Perikarditis, Pleuritis, allgemeines Krankheitsgefühl. – **(3)** Röntgen-Thorax: Verbreiterung des Herzschattens; Pleuraergüsse (exsudative Ergüsse, in ⅔ bilateral, sonst üblicherweise linksseitig); Pneumonitis. – **(4)** Echokardiogramm: Perikarderguß. – **(5)** EKG: Herzrhythmusstörungen (besonders Tachykardie), periphere Niedervoltage. – **(6)** Pathol.-anat.: spezifische Entzündungszeichen mit Fibrinablagerungen im Perikard. – **(7)** Labordiagnostik: Leukozytose, hohe BSG, stark erhöhtes CRP, Vermehrung der Alpha-2-Globuline, verminderter Serumspiegel der Komplementfaktoren C3 und C4, spezielle Immunserologie s. Pathogenese. – **(8)** Verlauf und Prognose: Neigung zu Rezidiven bis zum Ablauf von zwei Jahren nach dem Myokardinfarkt. Meist gute Prognose. – **(9)** Komplikationen: Perikardtamponade (früher vor allem nach oraler Antikoagulanzien-Therapie) bei hämorrhagischer Perikarditis. – Pericarditis constrictiva in seltenen Fällen.
Ätiol.: Zwei Hypothesen werden diskutiert: **1.** Autoimmunreaktion, die durch die ischämiebedingte Veränderung von Antigeneigenschaften des infarzierten Myokardgewebes ausgelöst wird. Die Hypothese wird gestützt durch die charakteristische Latenzperiode von über einer Woche nach dem Myokardinfarkt, häufiges Auftreten einer Polyserositis, gutes Ansprechen auf Antiphlogistika und Corticosteroide und den Nachweis hochsensitiver, jedoch unspezifischer antimyokardialer Antikörper und anderer unspezifischer immunologischer Phänomene. **2.** Sekundäre Immunpathogenese in-

folge einer latenten bzw. durch den Infarkt reaktivierten Virusinfektion.
Pathog.: Entzündung im Bereich des Myokardgewebes und an den serösen Häuten.
Bemerkungen: **(DD)** Pericarditis epistenocardia bis sieben Tage nach Myokardinfarkt – Myokard-Reinfarkt – Lungenembolie und -infarkt – Pneumonie – Pankarditis infektiöser Genese.
Lit.: Abdul Hakim Khan (1992) The postcardiac injury syndromes. Clin Cardiol 15: 67–72. – Dressler W (1956) Post myocardial infarction syndrome: preliminary report of complication resembling idiopathic, recurrent, benign pericarditis. JAMA 160: 1379–1383. – Dressler W (1959) The post myocardial infarction syndrome: report on fourty-four cases. Arch Int Med 103: 28–42. – Gallen IW, Johnston ID, Tattersall RB (1992) Dressler's syndrome presenting as acute pneumonitis. BR J Clin Pract 46: 215–216.
S. Wieshammer; U. Lotze/GA

Dreyfus-Syndrom (obsolet): Brachyolmie
Drogenentzug, neonataler: Entzugserscheinungen des Neugeborenen
DSC-Syndrom: (de-)Sanctis-Cacchione-Syndrom
Duane anomaly-radial dysplasia syndrome (e): akro-reno-okuläres Syndrom
Duane's retraction syndrome (e): Stilling-Türk-Duane-Syndrom
Duane-Syndrom: Stilling-Türk-Duane-Syndrom
Duane's syndrome (e): Stilling-Türk-Duane-Syndrom

Dubini-Krankheit
Syn.: Guertin-Syndrom – Henoch-Krankheit – Chorea electrica – electric chorea (e) – electrolepsy (e) – Bergeron's disease (e) – Bergeron's chorea (e)
Def.: Nicht mehr gebräuchliche Bezeichnung für die myoklonische Form der epidemischen Enzephalitis (= Encephalitis epidemica, Encephalitis lethargica, von-Economo-Enzephalitis).
A.: Angelo Dubini, 1813–1902, Arzt, Mailand, Beschreibung 1846. Jules Bergeron, 1817–1900, französischer Arzt.
Lit.: Dubini A (1846) Primi cenni sulla corea elettrica. Ann univ med, Milano 117: 5–50. – Guertin A (1881) D'une névrose convulsive et rythmique déjà nommée forme de chorée dite électrique. Paris. – Henoch (1868) Mimische Gesichtskrämpfe. Beitr Kinderheilk NF Berlin: 113.
C. D. Reimers/DP

Dubin-Johnson-Syndrom
Syn.: Ikterus, chronischer idiopathischer – Dubin-Sprinz-Syndrom – Ikterus, konstitutioneller nichthämolytischer, mit lipochromer Hepatose
Def.: Familiäre Störung der Ausscheidung von konjugiertem Bilirubin in die Galle, kombiniert mit Pigmentablagerungen in der Leberzelle und leichter Vergrößerung der (schokoladenbraunen) Leber.
A.: I. Nathan Dubin, 1913–1980, Pathologe, Washington. – Frank B. Johnson, 1919–, amerikanischer Pathologe. – 1954 gleichzeitige unabhängige Beschreibung durch Sprinz und Nelson.
Diagn. Krit.: **(1)** Milde Erhöhung des konjugierten (und gelegentlich unkonjugierten) Bilirubins im Serum. Leichte Lebervergrößerung ohne Milztumor. Rezidivierende Schübe von Subikterus oder Ikterus ohne Pruritus. – **(2)** Leberhistologie: gelb-braunes bis schwarzes melaninähnliches Pigment in den Liposomen bei sonst normaler Leberzelle. – **(3)** Normale oder nur geringfügig veränderte Leberfunktionsproben, verzögerte Kontrastmittelausscheidung in die Galle. – **(4)** Stets gefärbte Stühle. – **(5)** Diagnostisch signifikante Erhöhung von Koproporphyrin-Isomer-I im Urin auf 80–95% des Gesamtkoproporphyrins. Die Gesamtkoproporphyrinausscheidung im Urin ist entweder normal oder geringgradig erhöht; die Ausscheidung von Uroporphyrin sowie der Porphyrinvorläufer δ-Aminolävulinsäure und Porphobilinogen bleibt normal. Im Stuhl ist die Koproporphyrinausscheidung erniedrigt. Bei phänotypisch gesunden Familienmitgliedern findet man häufig eine intermediäre Koproporphyrin-Isomerenkonstellation als Zeichen heterozygoter Genträger.
Ätiol.: Gutartige, familiäre, wahrscheinlich autosomal-rezessiv vererbte Störung der Ausscheidung konjugierten Bilirubins aus der Leberzelle. Keine Glucuronidierungsstörung.
Pathog.: Die Insuffizienz des Transportsystems für konjugiertes Bilirubin innerhalb und aus der Leberzelle hat einen Rückstau konjugierten Bilirubins ins Blut und Ausscheidung für die Niere zur Folge.
Bemerkungen: Manifestation des Krankheitsbildes oft unter oralen Kontrazeptiva oder Schwangerschaft. **(DD)** alle Formen der konjugierten (gelegentlich unkonjugierten) Hyperbilirubinämie mit Ikterus: Zieve-Syndrom – Gilbert-Meulengracht-S. – Hepatitis – Rotor-S. – Cholestase – Caroli-S. – primär sklerosierende Cholangitis – primäre biliäre Zirrhose.
Lit.: Blei AT (1993) Liver and biliary tract. In: Noe DA, Rock RC (eds) Laboratory Medicine. The Selection and Interpretation of Clinical Laboratory Studies, chapter 19, pp 363–382. Williams & Wilkins, Baltimore. – Dubin IN, Johnson FB (1954) Chronic idiopathic jaundice with unidentified pigment in liver cells. Medicine 13: 155–197. – Frank M, Doss MO (1993) Diagnostische Porphyrinopathien bei hereditären Hyperbilirubinämien. Z Gastroenterol 31: 111–113. – Frank M, Doss M, de Carvalho DG (1990) Diagnostic and pathogenetic implications of urinary coproporphyrin excretion in the Dubin-Johnson syndrome. Hepato-gastroenterol 37: 147–151. – Wolkoff AW, Cohen LE, Arias IM (1993) Inheritance of the Dubin-Johnson syndrome. New Engl J Med 288: 113–177.
McK: 237500
M. O. Doss; C. Scheurlen/GA

Dubin-Sprinz-Syndrom: Dubin-Johnson-Syndrom

Dubowitz-Syndrom
Def.: Unscharf umrissenes, autosomal-rezessiv vererbtes Dysmorphiesyndrom mit Kleinwuchs und Ekzemneigung.
A.: Victor A. Dubowitz, 1931–, Neuropädiater, London, beschrieb 1964 vier Geschwister; gründliche Bearbeitung des Syndroms durch John M. Opitz, 1935–, deutsch-amerikanischer Humangenetiker, und Mitarbeiter 1973.
Diagn. Krit.: **(1)** Kleinwuchs, prä- und postnatal; verzögerte Knochenreifung. – **(2)** Geistige Behinderung (nicht obligat) und Mikrozephalie. – **(3)** Ekzem im Gesicht und über den Streckseiten der großen Gelenke, gewöhnlich Besserung spätestens ab 4. Lebensjahr; chronische Rhinitis/Otitis; im Kindesalter chronische Diarrhö. Selten: Immundefekt, aplastische Anämie, malignes Lymphom, akute lymphatische Leukämie. – **(4)** Gesicht: klein, mit

Ductus-cysticus-Syndrom

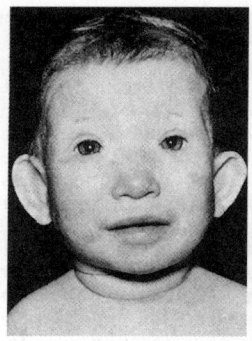
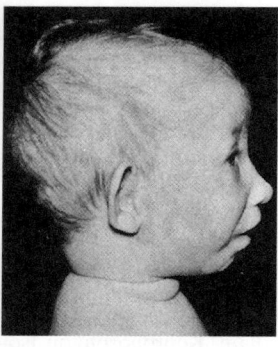
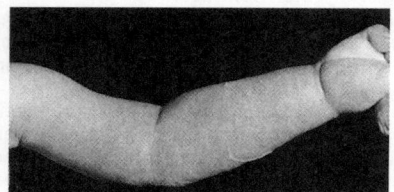

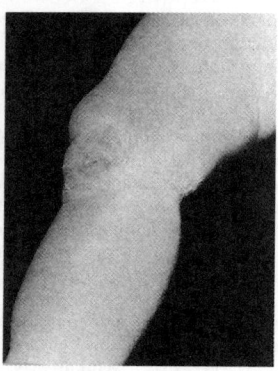

Dubowitz-Syndrom: Patient mit typischem Gesicht und ekzematösen Hautveränderungen (Beob. V. Dubowitz, Sheffield)

fliehender Stirn, hypoplastischen Supraorbitalbögen, engen Lidspalten, Ptose der Oberlider, spärlichen lateralen Brauen, Hypertelorismus, prominenter Nasenwurzel (mit dem Alter zunehmend), kleinem Kinn, abstehenden Ohren. Verspäteter Zahndurchbruch, Anfälligkeit auf Karies, hoher Gaumen. – (5) Verhalten: im Säuglingsalter Fütterungsschwierigkeiten und häufiges Erbrechen. Hyperaktivität, Konzentrationsschwäche, Ängstlichkeit. Hohe, rauhe Stimme. – (6) Seltener: schütteres Haar, Gaumenspalte, Hypospadie, Kryptorchismus, angeborene Herzfehler, bifide Daumen-Endphalanx, Syndaktylie zwischen 2. und 3. Zehen.
Ätiol.: Autosomal-rezessiver Erbgang.
Pathog.: Unbekannt.
Bemerkungen: Weder Ekzem noch geistige Behinderung sind obligat, die Gesichtsdysmorphien ebensowenig. Tendenz zu Überdiagnostizierung! **(DD)** Alkoholembryopathie – Bloom-Syndrom – Fanconi-Anämie.
Lit.: Dubowitz V (1965) Familial low birthweigt dwarfism with an unusual facies and a skin eruption. J Med Genet 2: 12–17. – Ilyina HG, Lurie IW (1990) Dubowitz syndrome: possible evidence for a clinical subtype. Am J Med Genet 35: 561–565. – Lyonnet S, Schwartz G, Gatin G et al (1992) Blepharophimosis, eczema, and growth and developmental delay in a young adult: late features of Dubowitz syndrome? J Med Genet 29: 68–69. – Opitz JM, Pfeiffer RA, Hermann JPR, Kushnick T (1973) Studies of malformation syndromes of man. XXIX B: The Dubowitz syndrome. Further observations. Z Kinderheilkd 116: 1–12. – Winter RM (1986) Dubowitz syndrome. J Med Genet 23: 11–13.
McK: 223370
A. Schinzel/AS

Duca-Syndrom: coxo-aurikuläres Syndrom
Duchenne-Aran-Krankheit: Muskelatrophie, spinale adulte, Typ Duchenne-Aran
Duchenne-Aran-Syndrom: Muskelatrophie, spinale adulte, Typ Duchenne-Aran
Duchenne-Erb-Lähmung: Armplexuslähmung, obere
Duchenne-Erb paralysis (e): Armplexuslähmung, obere
Duchenne-Erb-Syndrom: Armplexuslähmung, obere
Duchenne-Griesinger-Krankheit: Muskelatrophie, spinale adulte, Typ Duchenne-Aran
Duchenne-Muskeldystrophie: Muskeldystrophie, X-chromosomal rezessive, Typ Duchenne

Ductus-cysticus-Syndrom
(Symptomenkomplex)
Syn.: cystic duct syndrome (e)
Def.: Entleerungsbehinderung der Gallenblase durch Ventilmechanismus im Bereich des Ductus cysticus. Retrograde Füllung unbehindert.
Diagn. Krit.: **(1)** Kolikartiger Schmerz im rechten Oberbauch, vorwiegend nach Einnahme fetter Speisen; bisweilen Ausstrahlung in die rechte Schulter. – **(2)** Auftreten ähnlicher Schmerzattacken nach diagnostischer Provokation durch Injektion von Cholezystokinin. – **(3)** Ultraschall und Cholangiocholezystographie: steinfreie Gallenblase mit verzögerter Entleerung nach Testmahlzeit oder Cholezystokinin-Injektion.
Ätiol.: Heterogen; z.B. Cholezystitis, lokalisierte Fibrosen und Hyperplasien der Ductus-cysticus-Wand.
Pathog.: Uneinheitlich.
Lit.: Cozzolino JH, Goldstein F, Greening RR, Wirts CW (1963) The Cystic Duct Syndrome. J Amer Ass 185: 920–924. – Goldstein F, Grunt R, Marguiles M (1974) Cholecystokinin cholecystography in the differential diagnosis of acalculous gallbladder disease. Am J Digest Dis 19: 835. – Gowen GF (1984) Endoscopic retrograde Cholangiopancreatography in the diagnosis of cystic duct syndrome. Surg Gynecol Obstet 159: 217–222.
H. Thiel/GA

Dumping-Syndrom
(Sequenz)
Syn.: Folgekrankheit nach Magenresektion – Postgastrektomie-Syndrom
Def.: Frühdumping: gastrointestinale und vasomotorische Symptome, die ca. 10–20 Minuten nach Aufnahme vor allem flüssiger Mahlzeiten mit hohem Kohlenhydratanteil sowie fettreichen Mahlzeiten auftreten. Spätdumping (reaktive Hypoglykämie): frühestens 60 Minuten, meist jedoch 2–3 Stunden nach Nahrungsaufnahme auftretende Symptome ohne vasomotorische Zeichen oder Diarrhöen.
Diagn. Krit.: **(1)** Frühdumping: Übelkeit, Hitzegefühl, Schwitzen, Blutdruckabfall, Flush, Palpitationen, oraler Glucosetoleranztest pathologisch, fettreiche und eiweißreiche Mahlzeiten als Provokationstests. H_2- oder

Glykocholat-Atemtest pathologisch (bakterielle Fehlbesiedelung des oberen Dünndarms). Endoskopische und radiologische Ausschlußdiagnostik. – **(2)** Spätdumping: Schwächegefühl, Hunger, Schwitzen, keine vasomotorische Symptomatik, keine Diarrhöen. Oraler Glucosetoleranztest: Hypoglykämie nach 1–3 Stunden.
Ätiol.: Magenresektion aus verschiedenen Indikationen.
Pathog.: **1.** Frühdumping: noch nicht vollständig geklärt, möglicherweise durch Hyperosmolarität im Dünndarmlumen: a) Abfall des Plasmavolumens, Zirkulationsstörung; b) Freisetzung humoraler Substanzen aus der Dünndarmwand (5-Hydroxytryptamin, Serotonin, Bradykinin, Substanz P); c) Freisetzung gastrointestinaler Hormone (glucagon-like immunoactivity [GLI], gastric inhibitory polypeptide [GIP], Neurotensin, VIP).
2. Spätdumping: die schnelle Passage von Kohlenhydraten ins intestinale Lumen bewirkt eine Hyperosmolarität oder schnelle Resorption von Glucose. Als Folge kommt es über die Freisetzung von Insulin aus den Beta-Zellen des Pankreas zur reaktiven Hypoglykämie.
Bemerkungen: **(DD)** andere Formen der Postgastrektomiesyndrome – Hyperinsulinismus – Malabsorptionssyndrome.
Lit.: Becker HD (1977) Pathogenese, Diagnostik und Therapie des Dumping-Syndroms. Chirurg 48: 247–253. – Capper WM (1950) The etiology of early postgastrectomy syndromes. Gastroenterology 76: 319–324. – Editorial (1980) Dumping syndrome and gut peptides. Lancet II: 1173–1174. – Snook JA, Wills AD, Pryrtech DR (1989) Studies on the pathogenesis of the early dumping syndrome induced by intraduodenal instillation of hypertonic glucose. Gut 30: 1716–1720. – Thompson JC, Wiener JK (1984) Evaluation of surgical treatment of duodenal ulcer: Short- and longterm effects. Clin Gastroenterol 13: 569–600.
C. Scheurlen/GA

Duncan's disease (e): Purtilo-Syndrom
Duodenalkompression, arterio-mesenteriale: Mesenterialarterien-Syndrom, oberes
Duodenalverschluß, arterio-mesenterialer: Mesenterialarterien-Syndrom, oberes
Du-Pan-Syndrom: akromesomele Dysplasie Typ Du Pan

Duplay-Krankheit
Def.: Historischer Begriff für die verschiedenen unterschiedlichen Formen der Periarthropathia humeroscapularis, die heute nach pathologisch-anatomischen Kriterien eindeutig definiert sind.
A.: Erstbeschreibung 1872 durch Emanuel Simon Duplay, 1836–1924, Chirurg, Paris.
Lit.: Duplay ES (1872) De la périarthrie scapulohumérale et des raideurs de l'épaule qui en sont la conséquence. Arch gén méd Paris 20: 513–542.
R. Bosch; S. Stotz/DP

Dupuytren-Kontraktur
Syn.: Crispatura tendinuum – Fasciitis palmaris
Def.: Beugekontraktur der Finger durch knoten- oder bandförmige Verhärtungen mit Schrumpfung der Aponeurosis palmaris superficialis. Die ulnaren Finger sind gewöhnlich am stärksten betroffen. Häufung bei älteren Männern und in bestimmten geographischen Regionen. Inzidenz ca. 5%. Gelegentlich Kombination mit Induratio penis plastica im Sinne des (de la) Peyronie-Syn-

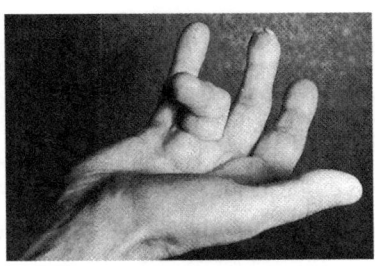

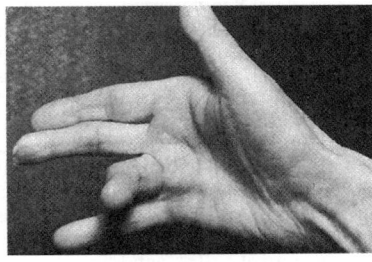

Dupuytren-Kontraktur: a, b) typische Fingerhaltung bei Dupuytren-Kontraktur

droms. Die Erkrankung findet als Ledderhose-Syndrom (l) ihre Entsprechung in Form gleichartiger Schrumpfung der Plantaraponeurose.
A.: Erstbeschreibung 1831 durch Baron Guillaume Dupuytren, 1788–1835, Chirurg, Paris.
Diagn. Krit.: Ein- oder doppelseitige Beugekontraktur der ulnaren Finger durch chronische Schrumpfung der Palmaraponeurose (Abb. a und b).
Ätiol.: Autosomal-dominant vererbtes Krankheitsbild mit herabgesetzter Penetranz und variabler Expressivität wird angenommen.
Pathog.: Erhöhte lokale Produktion von Interleukin-1, basischem Fibroblasten-Wachstumsfaktor und »transforming growth factor beta« führen zur Proliferation von Fibroblasten und zur Überproduktion von Kollagen und anderen Proteinen der extrazellulären Matrix.
Bemerkungen: Es bestehen Beziehungen zu anderen Veränderungen im Rahmen der Polyfibromatose (Induratio penis plastica, Fibrosis mammae, Leberzirrhose, »knuckle pads«, Morbus Ledderhose).
Lit.: Baird KS, Crossan JF, Ralston SH (1993) Abnormal growth factor and cytokine expression in Dupuytren's contracture. J Clin Pathol 46: 425–428. – Dupuytren G (1831) De la rétraction des doigts par suite d'une affection de l'aponévrose palmaire. Opération chirurgicale, qui convient dans le cas. J Univ hebd Méd Chir prat Paris 5: 352–365. – Orlando JC, Smith JW, Goulian D (1974) Dupuytren's contracture: A review of 100 patients. Brit J plast Surg 27: 211–217.
McK: 126900
W. Sterry/GB

Durchgangsreaktion: Durchgangssyndrom

Durchgangssyndrom
(Symptomenkomplex)
Syn.: Durchgangsreaktion – Syndrom des Durchgangsstadiums
Def.: Ein Symptomenkomplex in verschiedener Ausprägung aus dem Formenkreis der organisch-begründbaren

(»exogenen«) Psychosen, dessen wesentliche Charakteristika einerseits der transitorische Charakter (»Durchgang«) mit allerdings äußerst vielgestaltiger Psychopathologie, andererseits die – klinische wie theoretische – »Mittelstellung« zwischen Bewußtseinstrübung und Normalzustand sind.

A.: Der Begriff wurde von dem Psychiater H. H. Wieck, 1918–1980, Köln, Erlangen, geprägt. Erstbeschreibung 1956.

Diagn. Krit.: **A.** Im Anschluß an eine definierte, das Zerebrum treffende Noxe treten entweder ohne oder nach Abklingen der initial vorhandenen Bewußtseinstrübung folgende, nach dem Schweregrad unterteilte klinische Bilder auf: **(1)** Leichtes Durchgangssyndrom: Einschränkung bei komplexeren psychischen Leistungen; Probleme im Berufsleben; Entdifferenzierung im sprachlichen Bereich. – **(2)** Mittelschweres Durchgangssyndrom: zusätzlich zu (1) deutliche Verlangsamung; beginnende, aber inkonstante Orientierungsstörung; produktiv-psychotische Symptome wie Wahngedanken, illusionäre Verkennungen und Halluzinationen. – **(3)** Schweres Durchgangssyndrom: zusätzlich zu (2) massive Gedächtnis- und Orientierungsstörungen; affektive Verarmung; Antriebsmangel. – **B.** Nach klinisch-symptomatologischen Kriterien können – nicht als Gegensatz, sondern als Ergänzung zu der Einteilung nach Schweregrad – folgende Sonderformen des Durchgangssyndroms beschrieben werden: **(1)** Durchgangssyndrom mit Antriebsstörungen. – **(2)** Durchgangssyndrom mit affektiven Störungen. – **(3)** Durchgangssyndrom mit paranoid-halluzinatorischer Symptomatik. – **(4)** Durchgangssyndrom mit reversiblem amnestischen Syndrom.

Ätiol.: Jede das Zentralnervensystem treffende Noxe wie Trauma, Neoplasie, entzündlicher Prozeß, Intoxikation, vaskuläre Störung kann ätiologisch wirksam sein.

Pathog.: Über eine diffuse oder schwerpunktmäßige Funktionsbeeinträchtigung des Gehirns kommt es zur Ausbildung der beschriebenen Symptomatik, die somit – in diesem Punkt vergleichbar mit dem akuten exogenen Bonhoeffer-Reaktionstyp – ätiologisch und nosologisch unspezifisch ist. Die Pathogenese ist vom jeweiligen ätiologischen Agens abhängig.

Bemerkungen: In der nicht deutschsprachigen Literatur hat sich der Begriff des »Durchgangssyndroms« zwar nicht durchsetzen können, jedoch ist die inhaltliche Konzeption der vorübergehenden, eben nicht notwendig zur Demenz oder Wesensänderung führenden kognitiven Beeinträchtigung im Anschluß an die Einwirkung verschiedenster Noxen weithin anerkannt. Die Abgrenzung zu organisch begründbaren Psychosen mit Bewußtseinstrübung, insbesondere zum deliranten Syndrom, ist im Einzelfall oft schwierig.

Lit.: Hege/Scheuing G (1989) Postoperatives Durchgangssyndrom und Delir. Anaesthesist 38: 443–451. – Lipowski ZJ (1983) Transient cognitive disorders in the elderly. Am J Psychiatry 140: 1426. – Spittler JF (1992) Der Bewußtseinsbegriff aus neuropsychiatrischer und interdisziplinärer Sicht. Fortschr Neurol Psychiat 60: 54–65. – Spittler JF (1993) Allgemeine Aspekte des diagnostischen Prozesses bei akuten organischen Psychosen. Schweiz Arch Neurol Psychiat 144: 101–111. – Wieck HH (1956) Zur Klinik der sogenannten symptomatischen Psychosen. Dtsch med Wschr 81: 1345–1349. – Wieck HH (1961) Zur klinischen Stellung des Durchgangssyndroms. Schweiz Arch Neurol Psychiat 88: 409.

P. Hoff/DP

Dutch-Kentucky-Syndrom: Trismus-Pseudokamptodaktylie-Syndrom

dwarfism-pericarditis (e): Mulibrey-Syndrom

dwarfism-stiff joints (e): okulo-arthro-skeletales Syndrom

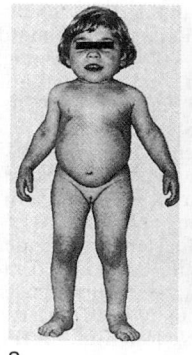 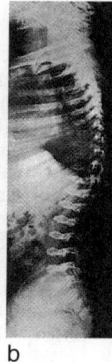 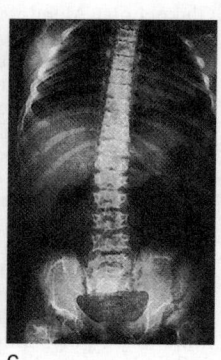

a b c

Klinischer und radiologischer Phänotyp bei Dyggve-Melchior-Clausen-Syndrom: a) kurzrumpfiger Minderwuchs; b) Abflachung und zentrale Aufwölbung der Wirbelkörper (Alter 5 Jahre); c) unregelmäßige Verkalkung des Beckenrandes, fehlende Ossifikation der Femurköpfe (Alter 12 Jahre)

Dyggve-Melchior-Clausen-Syndrom

Def.: Autosomal-rezessiv erbliches Krankheitsbild mit geistiger Behinderung und charakteristischer Skelettdysplasie.

A.: Erstbeschreibung 1962 des zunächst als Morbus Morquio fehlgedeuteten Krankheitsbildes durch Holger V. Dyggve, 1913–1984, Pädiater und Psychiater, Johannes C. Melchior, 1923–, Pädiater, und Jørgen Clausen, 1931–, Biochemiker, Slagelse, Kopenhagen.

Diagn. Krit.: **(1)** Schwerer, kurzrumpfiger Minderwuchs mit Hyperlordose, mäßiggradiger Skoliose, Kielbrust. Manifestation der Wachtumsstörung im frühen Kleinkindesalter; Erwachsenengröße unter 130 cm. – **(2)** Schwere geistige Behinderung. – **(3)** Röntgenologische Skelettveränderungen: Platyspondylie mit zentraler Eindellung der oberen und unteren Wirbelkörper-Deckplatten; kurze, breite Beckenschaufeln mit charakteristischer Irregularität der Beckenkämme; mediale Ausziehung der proximalen Femurmetaphyse; verkürzte Röhrenknochen mit metaphysären und epiphysären Unregelmäßigkeiten. – **(4)** Normale Urinausscheidung von Glykosaminoglykanen und Oligosacchariden.

Ätiol.: Mutation eines in seiner Funktion unbekannten Gens, die sich in homozygotem Zustand manifestiert. Entsprechend autosomal-rezessiver Erbgang.

Pathog.: Unbekannt. Aufgrund erhöhter Mengen von Pipecolsäure in Plasma und Urin wurde an eine peroxisomale Störung gedacht.

Bemerkungen: Beim Smith-McCort-Syndrom finden sich identische Skelettveränderungen, jedoch sind die Patienten geistig normal.

Lit.: Dyggve HV, Melchior JC, Clausen J (1962) Morquio-Ullrich's disease. Arch Dis Child 37: 525–534. – Dyggve HV, Melchior JC, Clausen J, Rastogi SC (1977) The Dyggve-Melchior-Clausen (DMC) Syndrome – a 15 year follow-up and a survey of the present clinical and chemical findings. Neuropädiatrie 8: 429–442. – Roesel RA, Carroll JE, Rizzo WB et al (1991) Dyggve-Melchior-Clausen Syndrome with increased pipecolic acid in plasma and urine. J Inher Metab Dis 14: 876–880. – Schlaepfer R, Rampini S, Wiesmann U (1981) Das Dyggve-Melchior-Clausen-Syndrom. Helv paediatr Acta 36: 543–559. – Spranger J, Maroteaux P, Der Kaloustian VM (1975) The Dyggve-Melchior-Clausen Syndrome. Radiology 114: 415–421.

McK: 223800

J. Spranger/JS

Dyke-Davidoff-Masson-Sequenz
Syn.: Dyke-Davidoff-Masson-Syndrom
Def.: Charakteristisches Muster reaktiver Schädelveränderungen nach einseitiger Gehirnatrophie im frühen Kindesalter.
A.: Cornelius G. Dyke, Leo Max Davidoff, 1898–, C. B. Masson, amerikanische Neuroradiologen. – Erstbeschreibung 1933.
Diagn. Krit.: (1) Asymmetrisch verdickte Schädelkalotte. – (2) Asymmetrisch erweiterte Pneumatisationsräume des Schädels (Nasennebenhöhlen, Mastoid). – (3) Einseitige Hirnatrophie. – (4) Häufig kontralaterale Hemiparese und fokale Krampfanfälle.
Ätiol.: Heterogen. Sämtliche Ereignisse, die zum einseitigen Untergang von Hirngewebe führen, z.B. vaskuläre Prozesse.
Pathog.: Die umschriebene Zerstörung von Hirngewebe äußert sich klinisch in kontralateralen neurologischen Ausfällen, evtl. seitenbetonten, primär fokalen Krampfanfällen. Das Vakuum des durch Untergang von Hirngewebe verminderten Schädelinnenraums wird teilweise durch reaktive Knochenapposition der Schädelkalotte und durch Erweiterung der Pneumatisationsräume ausgeglichen.
Bemerkungen: Die reaktiven Knochenveränderungen bilden sich nur nach Hirnläsion im frühen Kindesalter aus. Sie können bereits neun Monate nach dem Hirntrauma sichtbar werden.
Lit.: Dyke CG, Davidoff LM, Masson CB (1933) Cerebral hemiatrophy with homolateral hypertrophy of skull and sinuses. Surg Gynecol Obstet 57: 558–600. – Lerner MA, Gadoth N, Streifler J et al (1988) Dyke-Davidoff-Masson syndrome. Am J Dis Child 142: 303–304.
J. Spranger/JS

Dyke-Davidoff-Masson-Syndrom: Dyke-Davidoff-Masson-Sequenz

Dyke-Young-Syndrom
Def.: Obsoleter Begriff für eine autoimmunhämolytische Anämie.
Lit.: Dyke SC, Young F (1938) Macrocytic hemolytic anemia associated with increased red cell fragility. Lancet II: 817–821.

Dysäquilibrium-Syndrom
Syn.: dysequilibrium syndrome (e) – ataxia, nonprogressive cerebellar (with mental retardation) (e)
Def.: Kongenitales, nicht-progredientes Krankheitsbild mit Verzögerung der geistigen und motorischen Entwicklung, muskulärer Hypotonie und Gleichgewichtsstörungen (Formenkreis: hereditäre zerebelläre Ataxien; s. Ataxien, degenerative).
A.: Erstbeschreibung 1972 durch B. Hagberg, G. Sanner und M. Steen.
Diagn. Krit.: (1) Muskuläre Hypotonie, häufig bereits bei der Geburt. – (2) Verzögerte motorische Entwicklung: Gehen ohne Hilfe erst nach 5–21 Jahren. – (3) Schwere Störung des Gleichgewichts- und Lagesinnes mit Unfähigkeit oder ausgeprägter Schwierigkeit, eine aufrechte Körperhaltung einzunehmen. – (4) Unsicherer, breitbasiger Gang und Stand. – (5) Gesteigerte Muskeleigenreflexe, besonders in den unteren Extremitäten. Nicht selten Pyramidenbahnzeichen (nach Abschluß der Markscheidenreifung). – (6) Leichte bis mäßiggradige geistige Retardierung.
Ätiol.: Autosomal-rezessiv erbliches Krankheitsbild.
Pathog.: Durch die häufig gefundene Kleinhirnhypoplasie, besonders im Wurm-Bereich, sind die vielgestaltigen Hirnfunktionsstörungen nicht vollständig zu erklären.
Bemerkungen: Viele der ursprünglichen Patienten stammten aus einer bestimmten Region Schwedens. Es gibt wenig neuere Literatur zu diesem Krankheitsbild, das nicht mit der gleichnamigen Dialyse-Enzephalopathie zu verwechseln ist.
Lit.: Hagberg B, Sanner G, Steen M (1972) The dysequilibrium syndrome in cerebral palsy. Clinical aspects and treatment. Acta Paediat Scand 61 (Suppl 226): 1–63. – Rasmussen F, Gustavson KH, Sara VR, Floderus Y (1985) The dysequilibrium syndrome: a study of the etiology and pathogenesis. Clin Genet 27: 191–195. – Sanner G (1973) The dysequilibrium syndrome. A genetic study. Neuropädiatrie 4: 403–413. – Schurig V, Orman AV, Bowen P (1981) Nonprogressive cerebellar disorder with mental retardation and autosomal recessive inheritance in Hutterites. Am J Med Genet 9: 43–53.
McK: 224050
M. T. Jahnke/DP

Dysautonomie, familiäre: Neuropathie, hereditäre sensible, Typ III
Dysautonomie, familiäre, Typ II: Neuropathie, hereditäre sensible und autonome, Typ IV
Dysbasia lordotica progressiva: Dystonia musculorum deformans
Dyschondroplasie: Enchondromatose Ollier
dyschondrostéose familiale (fz): Dyschondrosteosis Léri-Weill
Dyschondrosteose, homozygote Form: mesomele Dysplasie Typ Langer

Dyschondrosteosis Léri-Weill
Syn.: Léri-Weill-Syndrom – dyschondrostéose familiale (fz) – mesomelic dwarfism (e)
Def.: Ein erbliches Syndrom mit Betonung des weiblichen Geschlechtes, bestehend aus disproportioniertem, symmetrischem, mesomelem Minderwuchs von Radius und Ulna (Madelung-Deformität) und Tibia und Fibula.
A.: Erstbeschreibung 1929 durch den französischen Neurologen André Léri, 1875–1930, und Jean A. Weill, 1903–, Pädiater und Endokrinologe, Paris.

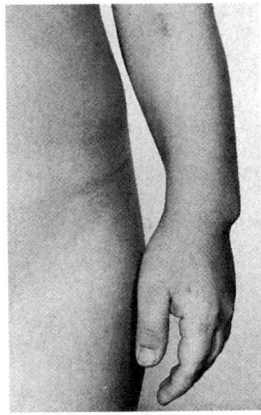

Dyschondrosteosis Léri-Weill: Madelung-Deformität, typisches Erscheinungsbild mit Bajonett-förmiger Achsenabknickung der Hand gegenüber dem Unterarm (Beob. und Foto DOFONOS, Ffm.)

Dysgenesie, retikuläre

Diagn. Krit.: **(1)** Disproportionierter, symmetrischer, mesomeler Minderwuchs mit Verkürzung der Unterarme und Unterschenkel. – **(2)** Radius: normal bis allgemeine Längenreduktion, diaphysäre Verkrümmung, fehlende Entwicklung der medianen Hälfte der distalen Epiphyse. – **(3)** Ulna: normal bis allgemeine Längenreduktion mit dorsaler Dislokation des distalen Ulnaendes (Madelung-Deformität), »Bajonettstellung« der Hände. – **(4)** Tibia und Fibula: gelegentliche Verbiegung der proximalen Tibia, symmetrische Verkürzung beider langer Röhrenknochen. Keine assoziierten Anomalien, übriges Skelett o.B., Intelligenz normal.
Ätiol.: Autosomal-dominante Vererbung mit variabler Expressivität und nur 50%iger Penetranz(?). Bevorzugung des weiblichen Geschlechtes 4 : 1 und stärkerem Befallensein. Heterozygot-dominanter Zustand der mesomelen Dysplasie Typ Langer.
Pathog.: Unbekannt.
Bemerkungen: Das Krankheitsbild wird manifest im späten Kleinkindesalter. Bei normaler Lebenserwartung beträgt die Endgröße 135 cm bis normal. Als Komplikationen treten gelegentlich schmerzhafte Bewegungseinschränkungen der Hand- und Kniegelenke auf. Kontroverse Diskussion zur Wertigkeit der Madelung-Deformität. Diagnostisch wertvoll die verringerte Unterarm/Oberarm-Ratio. **(DD)** Traumen – Infektionen – multiple kartilaginäre Exostosen – Hypochondroplasie – Turner-Syndrom (weibliches Geschlecht).
Lit.: Castillo S, Youlton R, Be C (1985) Dyschondrosteosis is controlled by X and Y linked loci. (Abstract) Cytogenet Cell Genet 40: 601–602. – Felman AH, Kirkpatrick JA jr (1969) Madelung's deformity: observations in 17 patients. Radiology 93: 1037–1042. – Hecht F, Hecht BK (1984) Linkage of skeletal dysplasia to t(2;8)(q32;p13) chromosome translocation breakpoint (letter). Am J Med Genet 18: 779–780. – Jackson LG (1985) Dyschondrosteosis: clinical study of a sixth generation family. (Abstract) Proc Greenwood Genet Center 4: 147–148. – Kunze J, Klemm T (1980) Mesomelic dysplasia, type Langer – a homozygous state for dyschondrosteosis. Eur J Pediatr 134: 269–272. – Langer LO jr (1965) Dyschondrosteosis, a heritable bone dysplasia with characteristic roentgenographic features. Am J Roentgen 95: 178–188. – Léri A, Weill J (1929) Une affection congénitale et symétrique de développement osseux: la dyschondrostéose. Bull Soc méd Hôp Paris 53: 1491–1494. – Madelung OW (1878) Die spontane Subluxation der Hand nach vorne. Verh Dtsch Ges Chir 7: 259–276. – Madelung OW (1879) Die spontane Luxation der Hand. Langenbeck's Arch Klin Chir 23: 395. – Malgaigne JF (1855) Traité des fractures et des luxations. Paris, Vol II: 711.
McK: 127300
J. Kunze/JK

A.: O. M. de Vaal, Pädiater, Amsterdam. – V. Seynhaeve, Pädiaterin, Amsterdam. – Erstbeschreibung 1959 durch beide Autoren gemeinsam.
Diagn. Krit.: **(1)** Erkrankungsbeginn bereits in den ersten Lebenstagen mit den Erscheinungen schwerer septischer oder septiformer Infektionen. – **(2)** Geringe allgemeine Vergrößerung der Lymphknoten. – **(3)** Blutbild: Leukozytopenie, Granulozytopenie, Lymphozytopenie (völliges Fehlen der kleinen und starke Verminderung der großen Lymphozyten), Erythrozyten- und Thrombozytenzahl normal. – **(4)** Knochenmark: normaler Zellgehalt der Erythro- und Megakaryozytopoese, Fehlen der Myelopoese, verminderte Monozyten. – **(5)** Blutchemie: hochgradige Hypogammaglobulinämie (IgG und IgA geringer als IgM und IgE vermindert; Leihimmunität!). – **(6)** Röntgen: Fehlen des Thymusschattens. – **(7)** Schlechte Prognose. Die Kinder sterben in der Regel bereits in den ersten Lebenswochen an den Folgen ihrer (therapieresistenten) Sepsis.
Ätiol.: Autosomal-rezessiv bedingter kombinierter Immundefekt, bei dem sowohl eine Störung des B-Zell- und auch des T-Zell-Systems als auch des phagozytierenden Zell-Systems besteht.
Pathog.: Wahrscheinlich besteht ein Differenzierungsstopp der gemeinsamen pluripotenten Stammzellen. Eine biochemische Grundlage ist bisher nicht bekannt. Pathologisch-anatomisch: Thymushypoplasie mit wenigen unreifen Läppchen, die weitgehend bindegewebig strukturiert sind und keine kleinen Lymphozyten enthalten. Hassal-Körperchen fehlen. Die Lymphknotenstruktur entspricht dem Thymus, Keimzellen und Primärfollikel sind nicht ausgebildet. In der Umgebung von septischen Nekroseherden ist keine Bildung eines perifokalen Granulationswalles nachweisbar.
Bemerkungen: Pränatale Diagnostik durch Fetoskopie und Lymphozytenphänotypisierung möglich. Therapie: Knochenmarktransplantation. **(DD)** unzpezifische Neugeborenensepsis – andere Formen der Agranulozytose – andere Formen der kombinierten, primären Immundefekte.
Lit.: Haas RJ et al (1977) Kongenitaler Immundefekt und Agranulozytose. Mschr Kinderheilk 125: 555–557. – Journet O, Durandy A, Doussau M et al (1992) Carrier detection and prenatal diagnosis of X-linked agammaglobulinemia. Am J Med Genet 43: 885–887. – Levinsky RJ, Tiedeman K (1983) Successful bonemarrow transplantation for reticular dysgenesis. Lancet I: 671–673. – Roper M, Parmley RT, Crist WM et al (1985) Severe congenital leukopenia (reticular dysgenesis): immunologic and morphologic characterizations of leukocytes. Am J Dis Child 139: 832–835. – de Vaal OM, Seynhaeve V (1959) Reticular dysgenesia. Lancet II: 1123–1125.
McK: 267500
U. Wahn/JK

Dysencephalia splanchnocystica: Meckel-Gruber-Syndrom
dysequilibrium syndrome (e): Dysäquilibrium-Syndrom
Dysfunktion, hepatische paraneoplastische: Stauffer-Symptomenkomplex
Dysfunktion, reversible hepatische: Stauffer-Symptomenkomplex

Dysgenesis mesodermalis corneae et iridis: Rieger-Phänotyp

Dysgenesie, retikuläre
Syn.: de-Vaal-Seynhaeve-Syndrom – reticular dysgenesis (e) – severe combined immunodeficiency with leukopenia (e) – aleukia, congenital (e) – hematopoietic hypoplasia, generalized (e)
Def.: Schwerste Form des schweren kombinierten Immundefekts (SCID), bei dem neben Lymphozyten auch sämtliche phagozytierenden Zellen des Blutes fehlen. Folge: Fehlen aller zellulären und humoralen Immunfunktionen.

Dyskeratose, hereditäre benigne intraepitheliale
Syn.: Witkop-von-Sallmann-Syndrom
Def.: Autosomal-dominant erbliche Erkrankung der Mundschleimhaut und Konjunktiven.
A.: Carl Jacob Witkop, 1920–1993, amerikanischer Zahnmediziner und Genetiker. – Ludwig von Sallmann, 1892–1975, amerikanischer Augenarzt. – Erstbeschreibung 1959.
Diagn. Krit.: **(1)** Schaumig-gelatinöse weiße Auflagerungen der Conjunctiva bulbi in perilimbischer Anordnung

mit konjunktivaler Injektion. – **(2)** Photophobie besonders bei Kindern. Oft Blepharospasmus. – **(3)** Exazerbation im Frühling mit Überwucherung der Kornea und Bedecken der Pupille mit der Folge temporärer Erblindung, bis im Spätsommer/Herbst die Auflagerungen abfallen und sich der Visus normalisiert. – **(4)** Vaskularisation der Kornea kann bei Erwachsenen zu permanenter Erblindung führen. – **(5)** Weiche weiße schwammige Auflagerungen und Falten der Mundschleimhaut an Wangen, Lippen, Mundboden, Zungenunterseite und -seitenkanten, weniger an Zahnfleisch und Gaumen mit leicht abkratzbaren oberflächlichen Zellen. – **(6)** Variabilität der Mundschleimhautveränderungen ohne saisonale Abhängigkeit. – **(7)** Mundschleimhaut und Konjunktiven histologisch verbreitert mit großen vakuolisierten Zellen im Stratum spinosum, die dyskeratotische Zellen enthalten (»Zelle-in-Zelle-Phänomen«).
Ätiol.: Autosomal-dominante Erkrankung der Mund- und Konjunktivalschleimhaut mit fast vollständiger Penetranz des Gens. Bis 1980 nur bei Nachkommen der Halowar-Indianer von North Carolina beobachtet.
Bemerkungen: Klinisches Bild der Mundschleimhaut sehr ähnlich dem weißen Schleimhautnävus, der Dyskeratosis benigna intraepithelialis mucosae et cutis hereditaria (From E. et al. J cut Pathol 5: 105–115, 1978) und der progressiven dyskeratotischen Leukoplakie (James W. D. et al. Arch Dermatol 124: 117–120, 1988).
Lit.: Mc Lean IW, Riddle PJ, Scruggs JH, Jones DB (1981) Hereditary benign intraepithelial dyskeratosis. Report of two cases from Texas. Ophthalmol 88: 164–168. – Sadeghi EM, Witkop CJ (1977) Ultrastructural study of hereditary benign intraepithelial dyskeratosis. Oral Surg 44: 567. – von Sallmann L, Paton D (1959) Hereditary dyskeratosis of the perilimbal conjunctiva. Transact Am Ophthalmol Soc 57: 53–60. – Witkop CJ, Shankle CH, Graham JB et al (1960) Hereditary benign intraepithelial dyskeratosis. II. Oral manifestations and hereditary transmission. Arch Pathol 70: 696.
McK: 127600
E. Haneke/GB

Dyskeratosis congenita
Syn.: Zinsser-Engman-Cole-Syndrom – Atrophia cutis reticularis cum pigmentatione, dystrophia unguium et leukoplakia oris
Def.: Seltene, angeborene poikilodermatische Haut- und Schleimhautdystrophie mit X-chromosomaler Vererbung.
A.: Ferdinand Zinsser, 1865–1952, deutscher Dermatologe, Harold Newton Cole, Dermatologe, Cleveland, und Martin Feeney Engman, Dermatologe, St. Louis. – Erstbeschreibung 1903 durch Lenglet, Jacobi (1908), Zinsser (1910) und Engman (1926). Cole (1930) gab dem Syndrom die Bezeichnung Dyskeratosis congenita.
Diagn. Krit.: **(1)** Poikilodermie mit retikulären Hyper- und Hypopigmentierungen, Teleangiektasien und Atrophien (Stamm, Hals, Gesicht). – **(2)** Palmar und plantar Hyperkeratosen, Erytheme, Hyperhidrosis. – **(3)** Schwere Nageldystrophie der Finger- und Zehennägel bis zum Nagelverlust und Atrophie der umgebenden Haut. – **(4)** Fleckige bzw. netzartige Leukoplakien der Mundschleimhaut, anal, urethral, vaginal. – **(5)** Hypotrichose der Zilien, Ektropion, Tränenträufeln, Konjunktivitis. – **(6)** Perlèche, Analfissuren, Urethralfissuren mit partiellem Verschluß des Orifiziums. – **(7)** Oft verschiedene hämatologische Befunde, u.a. Anämie, Panzytopenie, aus diesem Grund Beziehung zum Fanconi-Syndrom. – **(8)** Verschiedene Veränderungen im Bereich der Augen, der Knochen und Gelenke, des Herzens, der Gefäße, des Respirationstraktes, des Gastrointestinaltraktes, des Urogenitalsystems (Hypogenitalismus), der Zähne und im HNO-Bereich. – **(9)** Die Symptome sind gewöhnlich nicht vor dem 10. Lebensjahr voll ausgebildet.
Ätiol.: X-chromosomal-dominantes erbliches Leiden; deutliches Überwiegen des männlichen Geschlechts.
Pathog.: Als Ursache der verschiedenen Organveränderungen wird eine Störung der Zellteilung angenommen. Bei den Patienten mit Dyskeratosis congenita wurden vermehrt Chromatidentranslokationen und Chromosomenanomalien, meist Fragmentierungen, gefunden.
Lit.: Arngrimsson R, Dokal I, Luzzatto L, Connor JM (1993) Dyskeratosis congenita: three additional families show linkage to a locus in Xq28. J Med Genet 30: 618–619. – Cole HN, Rauschkolb JE, Toomey J (1930) Dyskeratosis congenita with pigmentation, dystrophia unguium and leukokeratosis oris. Arch Dermatol Syphilol (Berlin) 21: 71–95. – Drachtman RA, Alter BP (1992) Dyskeratosis congenita: clinical and genetic heterogeneity. Report of a new case and review of the literature. Am J Pediatric Hematol/Oncol 14: 297–304. – Engman MF (1926) An unique case of reticular pigmentation of the skin with atrophy. Arch Dermatol Syphilol (Berlin) 13: 685–687. – Mallory SB (1991) What syndrome is this characteristic of? Dyskeratosis congenita. Pediatric Dermatol 8: 81–83. – Zinsser F (1910) Atrophia cutis reticularis cum pigmentatione, dystrophia unguium et leukoplakia oris. Ikonogr Dermatol Fasc 5: 219–223.
McK: 305000
W. Maciejewski/GB

Dyskinesie, tardive
Def.: S.u. Neuroleptika-induzierte extrapyramidalmotorische Störungen, späte.
H. P. Kapfhammer/DP

dyslipoproteinaemic corneal dystrophy (e): Fischaugen-Syndrom
Dyslipoproteinämie mit Hornhautdystrophie: Fischaugen-Syndrom

Dysmentia, tardive
Def.: S.u. Neuroleptika-induzierte extrapyramidalmotorische Störungen, späte.
H. P. Kapfhammer/DP

Dysmesobrachydaktylie V: Brachydaktylie Typ A-3

Dysmorphophobie
Syn.: Thersites-Komplex – Mißgestaltfurcht – körperdysmorphe Störung
Def.: Überwertige oder wahnhafte Überzeugung, daß ein Körperteil oder das körperliche Aussehen insgesamt verunstaltet sei, obwohl objektiv ein durchschnittlich normaler Befund vorliegt.
A.: Erstbeschreibung 1886 durch E. Morselli.
Diagn. Krit.: **(1)** Überwertige oder wahnhafte Überzeugung, ein Körperteil sei mißgestaltet bei objektiv normalem Erscheinungsbild. – **(2)** Subjektives Gefühl der Häßlichkeit, der sozialen Verspottung, Beschämung und Verachtung. – **(3)** Gestörtes Kontaktverhalten, sexuelle Gehemmtheit, oft depressive Grundstimmung, Suizidali-

tät. – **(4)** Bevorzugte Körperlokalisierung: Gesicht, Lippen, Nase, weibliche Brust, Penis. – **(5)** Beginn meist in der Adoleszenz und im jungen Erwachsenenalter, im Kontext konflikthafter Reifungskrisen. – **(6)** Oft zwanghafte, selbstunsichere und vermeidende Persönlichkeitsstruktur.
Ätiol.: Vorkommen im Rahmen einer Adoleszentenkrise, einer Persönlichkeitsstörung, einer monosymptomatischen hypochondrischen Psychose, einer beginnenden schizophrenen Psychose, einer endogenen Depression.
Pathog.: Relevante Reifungs- und Entwicklungskonflikte im engen Konnex mit Veränderungen des Körperbildes, tiefliegende Beschämungskonflikte.
Bemerkungen: Neigung zur chronischen Entwicklung, Persistenz der monomorphen Klagen, Begehren nach kosmetisch-chirurgischen Eingriffen, soziale Isolierungstendenz, Suizidrisiko.
Lit.: Andreasen NC, Bardach J (1977) Dysmorphophobia: Symptom or disease? Am J Psychiatry 134: 673–676. – Connolly F, Gipson M (1978) Dysmorphophobia. A long term study. Br J Psychiatry 132: 568–570. – De Leon J, Bott A, Simpson GM (1989) Dysmorphophobia: Body dysmorphic disorder or delusional disorder, somatic subtype? Compr Psychiatry 30: 457–472. – Dietrich H (1962) Über Dysmorphophobie. Arch Psychiat Nervenkr 203: 511–518. – Joraschky P, Moesler TA (1992) Die Dysmorphophobie. In: Kaschka O, Lungershausen E (Hrsg) Paranoide Störungen, S 81–94. Springer, Berlin, Heidelberg, New York. – Kapfhammer HP (1991) Bizarre Körperfühlstörungen. In: Hippius H, Lauter H, Greil W (Hrsg) Körperliche Beschwerden bei psychiatrischen Erkrankungen. Psychiatrie für die Praxis 14, S 35–52. MMV Medizin Verlag, München – Morselli E (1886) Sulla dismorfofobia e sulla tafefobia. Bolletino Accademia delle Scienze Mediche di Genova VI: 110–119. – Strian F (1982) Dysmorphophobia – Selbstbild und Selbstidentität. Z klin Psychol Psychopath Psychother 32: 117–122.
H. P. Kapfhammer/DP

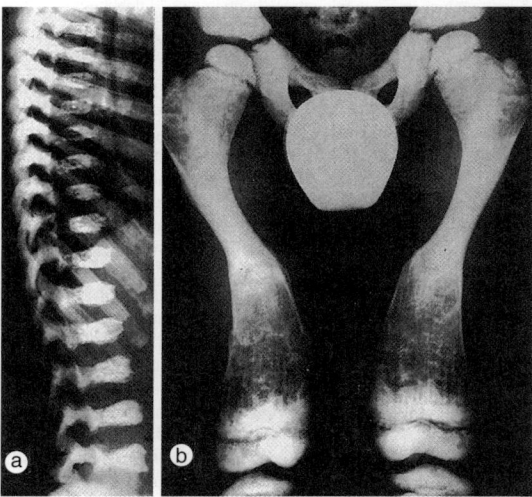

Röntgenologische Veränderungen bei Dysosteosklerose: a) Abflachung und Verdichtung der Wirbelkörper; b) ausgeprägter Modellierungsdefekt der Femora mit Sklerose der zentralen Diaphysenabschnitte und Knochenenden

Dysodontie-Leucotrichosis-capitis-Sanguinatio: DLS-Syndrom

Dysosteosklerose
Def.: Angeborene Skelettdysplasie charakterisiert durch Kleinwuchs, Sklerose axialer Skeletteile, metaphysäre Auftreibungen und Platyspondylie.
A.: Frühe Beschreibung des zunächst als »Osteopetrose« fehlgedeuteten Krankheitsbildes durch R. W. B. Ellis, 1934, und C. E. Field, 1938. Abgrenzung als eigenständiges Krankheitsbild 1968 durch den französischen Kinderarzt C. Roy und gleichzeitig durch den Kieler Pädiater J. Spranger und ihre Mitarbeiter.
Diagn. Krit.: **(1)** Kleinwuchs. – **(2)** Vermehrte Knochenbrüchigkeit. – **(3)** Dentitionsanomalien: verzögerter oder fehlender Zahndurchbruch, Zahnschmelzhypoplasie. – **(4)** Nicht selten Optikusatrophie mit Erblindung, Fazialisparese durch Einengung der kranialen Nervenkanäle, selten zerebrale Krampfanfälle. – **(5)** Umschriebene Haut-Depigmentationen. – **(6)** Röntgenologisch Osteosklerose von Schädel, Rippen, Schlüsselbeinen, Beckenschaufeln und Röhrenknochen, wobei charakteristischerweise eine breite, aufgetriebene metaphysäre Zone ausgespart bleibt. Platyspondylie.
Ätiol.: Genetisch bedingte Erkrankung. Bis auf einen Fall (Roy et al., 1968) bislang nur Knaben betroffen. Eine von Pascual//Castroviejo et al. (1977) beschriebene Familie spricht für X-chromosomal-rezessive Vererbung. Das von Roy et al. (1968) beschriebene Mädchen und die elterliche Konsanguinität der von Ellis (1934) und später von Field (1938) beschriebenen Brüder lassen an genetische Heterogenität, d.h. auch an eine autosomal-rezessiv vererbte Form denken.
Pathog.: Unbekannt.
Bemerkungen: Ob die, von Chitayat 1992 als Dysosteosklerose diagnostizierte Erkrankung eines Mädchens mit intrazerebralen Verkalkungen, Optikusatrophie und geistiger Behinderung wirklich der Diagnose entspricht, erscheint fraglich.
Lit.: Chitayat D, Silver K, Azhouz EM (1992) Skeletal dysplasia, intracerebral calcifications, optic atrophy, hearing impairment, and mental retardation: Nosology of Dysosteosclerosis. Am J Med Genet 43: 517–523. – Ellis RWB (1934) Osteopetrosis. Proc Roy Soc Med 27: 1563–1571. – Field CE (1938) Albers-Schönberg disease, an atypical case. Proc Roy Soc Med 32: 320–324. – Pascual//Castroviejo I, Casas//Fernandez C, Lopez//Martin V, Martinez//Bermejo AM (1977) X-linked dysosteosclerosis. Eur J Pediatr 126: 127–138. – Roy C, Maroteaux P, Kremp L et al (1968) Un nouveau syndrome osseux avec anomalies cutanées et troubles neurologiques. Arch Franc Pédiatr 25: 893–905. – Spranger J, Albrecht C, Rohwedder HJ, Wiedemann HR (1968) Die Dysosteosklerose – eine Sonderform der generalisierten Osteosklerose. Fortschr Geb Röntgenstr 109: 504–512.
McK: 224300
J. Spranger/JS

Dysostose, akrofaziale (akrodentale), Typ Nager: Nager-Syndrom

Dysostose, akrofaziale, Typ Rodriguez
Syn.: acrofacial dysostosis, Madrid form (e)
Def.: Schwere, in der Regel letal verlaufende Form der akrofazialen Dysostose einschließlich multipler innerer Begleitfehlbildungen.
A.: José Ignacio Rodríguez, zeitgenöss. Pathologe und klin. Genetiker, Madrid.
Diagn. Krit.: **(1)** Schwere Ausprägung der mandibulo-fazialen Dysostose, zum Teil kompliziert durch Gaumenspalte oder Gehörgangsatresie. – **(2)** Phokomele Verkür-

zung der Arme. – **(3)** Fehlen oder Hypoplasie einzelner Strahlen, typischerweise des ulnaren Strahls, evtl. auch Fehlen des fibularen Strahls einschließlich der Fibula. – **(4)** Hypoplasie oder Aplasie des 1. Strahls. – **(5)** Syndaktylie einzelner Finger oder Zehen. – **(6)** Radiologisch neben Verkürzung des Humerus und Strahldefekte auch Hypoplasie der Skapula und des Os ischium; nur elf Rippenpaare. – **(7)** Diverse innere Fehlbildungen möglich: Arrhinenzephalie, Balkenmangel, Hydrozephalus; pathologische Lungenlappung; Vitium cordis; Hypoplasie der Nieren und Uterusanomalien.
Ätiol.: Autosomal-rezessives Gen.
Pathog.: Unbekannt.
Lit.: Fryns JP, Kleckowska A (1991) New lethal acrofacial dysostosis syndrome (Letter). Am J Med Genet 39: 223–224. – Hecht JT (1992) New lethal acrofacial dysostosis syndrome (Letter). Am J Med Genet 42: 400. – Petit P, Moerman P, Fryns JP (1992) Acrofacial dysostosis syndrome type Rodriguez: a new lethal MCA syndrome. Am J Med Genet 42: 343–345. – Rodriguez JI, Palacios J, Urioste M (1990) New acrofacial dysostosis syndrome in 3 sibs. Am J Med Genet 35: 484–489.
McK: 210170
P. Meinecke/JS

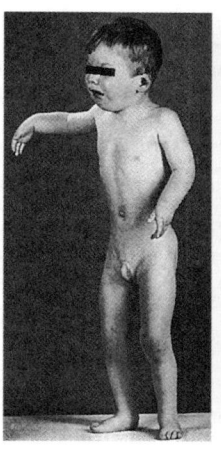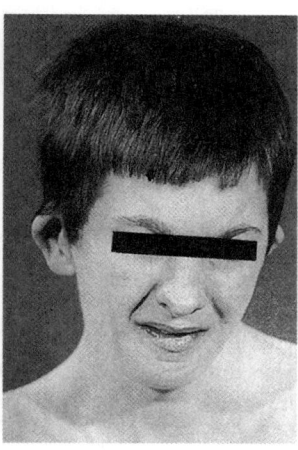

akrofaziale Dysostose vom überwiegend postaxialen Typ (derselbe Patient mit 3 und 15 Jahren; Beob. Prof. H.-R. Wiedemann)

Dysostose, akrofaziale, überwiegend postaxialer Typ

Syn.: akrofaziale Dysostose vom Typ Genée-Wiedemann – Genée-Wiedemann-Syndrom – Dysostose, postaxiale akrofaziale – Miller-syndrome (e)
Def.: Wahrscheinlich autosomal-rezessiv vererbtes Syndrom mit Fehlen der 5. Finger und Zehen, abnorm kurzen Unterarmen, Gaumenspalte, Mikroretrognathie sowie Anomalien der Augenlider und Ohrmuscheln.
A.: Ekkart Genée, 1936–, Ophthalmologe, Göttingen. Erstbeschreibung 1969 (ein Fall, aufgefaßt als Extremform der Dysostosis mandibulofacialis). – Hans-Rudolf Wiedemann, 1915–, Pädiater, Kiel. Erstbeschreibung als eigenständiges Syndrom 1973 (ein eigener und sechs Literaturfälle).
Diagn. Krit.: **(1)** Zumeist beidseitige A- oder Hypogenesie der 5. Finger- und Zehenstrahlen mit abnormer Kürze der Unterarme und häufig ulnarer Klumphandstellung. Nicht selten radioulnare Synostose. Vorkommen auch von geringergradigen präaxialen Gliedmaßendefekten. – **(2)** Mikroretrognathia inferior, Gaumen- und/oder Lippenspalte, abnorm geformte Ohren, kurze Lidspalten, mehr/minder deutliche laterale Unterlidkolobome. – **(3)** Häufig akzessorische Brustwarzen. – **(4)** Vorkommen von Anomalien seitens Herz, Nieren und Genitale sowie von Hörstörungen.
Ätiol.: Wahrscheinlich autosomal-rezessives Erbleiden. Beträchtliche Variabilität. Heterogenie möglich. – Bisher über 30 Beobachtungen bekannt, darunter sechsmal Geschwister.
Pathog.: Unbekannt.
Bemerkungen: Abgrenzung erforderlich gegen andere akrofaziale Dysostosen, vor allem den – betont präaxialen – Typus Nager (Nager-Syndrom), sowie gegen die Dysostosis mandibulofacialis.
Lit.: Donnai D, Hughes HE, Winter RM (1987) Postaxial acrofacial dysostosis (Miller) syndrome. J Med Genet 24: 422. – Genée E (1969) Une forme de dysostose mandibulo-faciale. J Génét Hum 17: 45–52. – Lewin SO, Opitz JM (1986) Fibular A/hypoplasia: review and documentation of the fibular developmental field. Am J Genet, Suppl 2: 215. – Meinecke P, Wiedemann H-R (1987) Robin sequence and oligodactyly in mother and son. Am J Med Genet 27: 953. – Miller M, Fineman R, Smith D (1979) Postaxial acrofacial dysostosis syndrome. J Pediatr 95: 970–975. – Opitz JM, Stickler GB (1987) The Genée-Wiedemann syndrome. Am J Med Genet 27: 971. – Opitz JM, Mollica F et al (1993) Acrofacial dysostoses: review and report of a previously undescribed condition: the autosomal or X-linked dominant catania form of acrofacial dysostoses. Am J Med Genet 47: 660–678. – Wiedemann H-R (1973) Mißbildungs-Retardierungs-Syndrom mit Fehlen des 5. Strahls an Händen und Füßen, Gaumenspalte, dysplastischen Ohren und Augenlidern und radioulnarer Synostose. Klin Pädiat 185: 181–186.
McK: 263750
P. Meinecke; H.-R. Wiedemann/AS; JS

Dysostose, cheirolumbale

Def.: Dominant erbliche Kombination einer Stenose des (lumbalen) Wirbelkanals und einer Brachydaktylie.
A.: Beschreibung 1978 durch A. Wackenheim, Radiologe in Strasbourg.
Diagn. Krit.: **(1)** Stenose des lumbalen Wirbelkanals, je nach Schweregrad mit gleichbleibendem oder nach kaudal abnehmendem Interpedikularabstand. – **(2)** Unterschiedliche Formen der Brachydaktylie: Brachyteleoder -mesophalangie, oder/und Brachymetakarpie (Brachydaktylie Typ B, A, E). – **(3)** Bei älteren Menschen Zeichen der Nervenwurzelkompression, Rückenschmerzen.
Ätiol.: Dominantes Erbleiden, am ehesten autosomal-dominant.
Pathog.: Nicht bekannt.
Bemerkungen: Brachydaktylie kommt auch mit Stenosen des zervikalen Wirbelkanals vor. Heterogenität ist wahrscheinlich, so wurde dieser Phänotyp z.B. beim Pseudohypoparathyreoidismus beobachtet (vgl. dazu Wackenheim, 1985). – Möglicherweise wird diese Kombination gelegentlich übersehen, weil eine milde Brachydaktylie bei Wirbelsäulenfehlbildungen nicht erkannt oder nicht beachtet wird. **(DD)** Pippow-Syndrom.
Lit.: Kretzschmar R (1989) Zur Röntgenologie der cheirolumbalen Dysostose. Radiologe 29: 447–450. – Wackenheim A (1978) Une dysostose cheirolumbaire (brachymetacarpophalangie et dysostose stenosante de l'arc vertébral postérieur. J Radiol Electrol Med Nucl 59: 563–566. – Wackenheim A (1980) Cheirolumbar dysostosis. Springer, Berlin, New York. – Wackenheim A (1985) Cheirolumbar dysostosis and constitutional narrowness of the cervical canal. Skeletal Radiol 14: 47–52.
H. Menger/JS

Dysostose, humero-spinale

Dysostose, humero-spinale
Syn.: humero-spinal dysostosis with congenital heart disease (e)
Def.: Dysostose mit distaler Humerusbifurkation und koronaren Wirbelkörperspalten, teils in Kombination mit Herzklappenfehlern.
A.: Erstbeschreibung 1974 durch Kasimierz S. Kozlowski, polnisch-australischer Radiologe.
Diagn. Krit.: **(1)** Minderwuchs. – **(2)** Kurze Humeri mit distaler Bifurkation und Ellbogensubluxation. – **(3)** Koronare Wirbelkörperspalten. – **(4)** Herzklappenfehler, teils Herzinsuffizienz. – **(5)** Weitere Merkmale: schmaler Thorax, lumbale Hyperlordose, Verbiegungen von Ulna und Tibia, Kniedislokation, Pes (equino-)varus.
Ätiol.: Nicht bekannt.
Pathog.: Nicht bekannt.
Bemerkungen: Bisher sind drei Betroffene in zwei Familien beschrieben.
Lit.: Cortina H, Vidal J, Vallcanera A et al (1979) Humero-spinal dysostosis. Pediatr Radiol 8: 188–190. – Kozlowski KS, Celermajer JM, Tink AR (1974) Humero-spinal dysostosis with congenital heart disease. Am J Dis Child 127: 407–410.
H. Menger/JS

Dysostose, kongenitale kraniofaziale, und Cutis gyratum
Syn.: Beare-Stevenson-Syndrom
Def.: Riesenwuchs-Syndrom mit Cutis gyratum, Acanthosis nigricans, okulärem Hypertelorismus, Kieferspalte und anderen weiteren Anomalien (Skrotum, Nabel).
A.: Erstbeschreibung durch Bear und Mitarbeiter 1969.
Diagn. Krit.: **(1)** Gyrierte Hautfalten. – **(2)** Acanthosis nigricans. – **(3)** Okulärer Hypertelorismus. – **(4)** Gaumenspalte. – **(5)** Skrotal- und Nabelveränderungen.
Ätiol.: Unbekannt.
Pathog.: Unbekannt.
Bemerkungen: Bisher erst wenige Fälle beschrieben. Es bestehen Beziehungen zu dem Wiedemann-Beckwith- und anderen Syndromen.
Lit.: Beare JM, Dodge JA, Nevin NC (1969) Cutis gyrata, acanthosis nigricans and other congenital anomalies. A new syndrome. Br J Derm 81: 241–247. – Bratanic B, Praprotnik M, Novosel-Sever M (1994) Congenital craniofacial dysostosis and cutis gyratum: the Beare-Stevenson syndrome. Eur J Pediat 153: 184–186.
McK: 123790
G. Burg/GB

Dysostose, kostovertebrale: Dysostosen, spondylokostale
Dysostose, kraniofaziale mit diaphysärer Hyperplasie: Stanescu-Syndrom

Dysostose, maxillo-faziale
Syn.: maxillo-faziales Syndrom – Dysostosis maxillo-facialis – maxillofacial dysostosis (e)
Def.: Unscharf umrissenes klinisches Bild aus dem Formenkreis der Anomalien des 1. und 2. Branchialbogens mit Hypoplasie der Maxilla, Sprachanomalien und Ptose mit autosomal-dominantem Erbgang.
A.: Annette Fleischer//Peters, 1929–, Zahnärztin, Erlangen, und Otto Hövels, 1921–, Pädiater, Frankfurt, grenzten das Syndrom 1960 gegen ähnliche Krankheitsbilder ab.
Diagn. Krit.: **(1)** Gesichtsdysmorphien: Hypoplasie der Maxilla; schmaler Nasenrücken; nach unten außen ver-

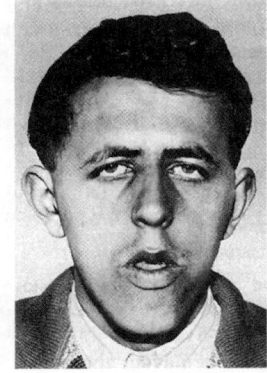
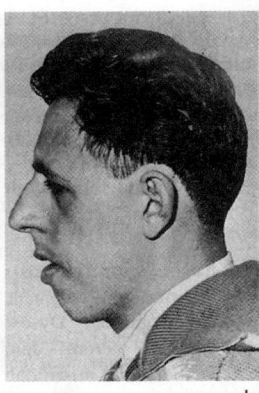

a   b

maxillo-faziale Dysostose: a) Jochbein- und Oberkieferhypoplasie, antimongoloide Lidachsenstellung, b) Progenie und c) offener Biß (Beob. Hövels und Fleischer//Peters, 1960)

c

laufende Lidspalten; Ptosis; Nystagmus; Strabismus (gelegentlich); Ohrmuscheldysplasien; Zahnstellungsanomalien und Kieferfehlbildungen; Progenie; große Zunge. Röntgen: verkürzte Schädelbasis; kleine Sella turcica. – **(2)** Neurologische Auffälligkeiten: verspätete Sprachentwicklung; gelegentlich mechanische Sprachbehinderung; Dysarthrie bei normalem Hörvermögen; geistige Behinderung oder normale Intelligenzentwicklung. – **(3)** Gelegentlich auftretende, nicht obligate Anomalien: Klumpfußbildung; Pectus excavatum.
Ätiol.: Wahrscheinlich autosomal-dominant erbliches Krankheitsbild.
Pathog.: Unbekannt.
Bemerkungen: **(DD)** Goldenhar-Syndrom – mandibulofaziale Dysostose – akro-faziale Dysostose.
Lit.: Escobar V, Eastman J, Weaver DD, Melnick M (1977) Maxillofacial dysostosis. J Med Genet 14: 355–358. – Fleischer//Peters A (1969) Zur Genese der Dysostosis maxillo-facialis. Fortschr Med 87: 57–61. – Melnick M, Eastman JR (1977) Autosomal dominant maxillofacial dysostosis. Birth Def Orig Art Ser XIII(3B): 39–44. – Peters A, Hövels O (1960) Die Dysostosis maxillo-facialis, eine erbliche, typische Fehlbildung des 1. Visceralbogens. Z menschl Vererb- und Konstit-Lehre 35: 434–444.
McK: 155000
U. G. Froster/AS

Dysostose, maxillonasale: maxillonasale Dysplasie (Assoziation), Typ Binder

Dysostosen, spondylokostale

Syn.: costovertebral segmentation anomalies (e) – Dysostose, spondylothorakale – Dysostose, kostovertebrale – Lavy-Palmer-Merritt-Syndrom – Jarcho-Levin-Syndrom

Def.: Bisher nicht ausreichend gegeneinander abgegrenzte kostovertebrale Segmentationsstörungen mit sowohl autosomal-rezessivem als auch autosomal-dominantem Erbgang.

A.: Norman W. Lavy, Arzt, New York. – Catherine G. Palmer, Genetikerin, Indianapolis. – Donald A. Merritt, 1925–1986, Arzt, Indianapolis. – Erstbeschreibung 1938.

Diagn. Krit.: **(1)** Wirbelsäulenverkürzung infolge von Hemi-, Keil- und Blockwirbelbildung mit Skoliose bzw. Kyphoskoliose, Spina bifida occulta und kurzem Hals. – **(2)** Rippendefekte in Form fehlender Rippen oder Rippenfusionen mit der Folge zum Teil schwerer Thoraxdeformitäten. – **(3)** Nicht selten prominente Stirn, breite Nase, langes Philtrum und dünne Lippen; ausladendes Hinterhaupt; selten Mikrozephalie. – **(4)** Variabel: Syndaktylie, Kamptodaktylie, Bauchwanddefekte. – **(5)** Nicht selten niedriges Geburtsgewicht. – **(6)** Neuralrohrdefekte in Form von Spina bifida und Diastematomyelie offenbar selten. – **(7)** Durch (1) bedingter disproportionierter Minderwuchs.

Ätiol.: Heterogenes Erbleiden mit autosomal-rezessivem oder autosomal-dominantem Erbgang.

Pathog.: Unklar.

Bemerkungen: Von einer schweren autosomal-rezessiven Form mit frühem Tod infolge respiratorischer Insuffizienz lassen sich zwei wesentlich leichtere Verlaufsformen mit sowohl rezessivem als auch dominantem Erbgang unterscheiden. Fälle mit dominanter Vererbung sind besonders selten und klinisch nicht von der leichten rezessiven Form abzugrenzen. Bis 1991 wurden über 60 Fälle beschrieben. Von der spondylokostalen Dysostose kann eine spondylothorakale Form mit ebenfalls rezessivem Erbgang und höherer Inzidenz von Neuralrohrdefekten unterschieden werden.

Lit.: Aymé S, Preus M (1986) Spondylocostal/spondylothoracic dysostosis: the clinical basis for prognosticating and genetic counselling. Am J Med Genet 24: 599–606. – Giacoia GP, Say B (1991) Spondylocostal dysplasia and neural tube defects. J Med Genet 28: 51–53. – Karnes PS, Day D, Berry SA, Pierpont ME (1991) Jarcho-Levin syndrome: four new cases and classification of subtypes. Am J Med Genet 40: 264–270. – Lavy NW, Palmer CG, Merritt AD (1966) A syndrome of bizarre vertebral anomalies. J Pediat 69: 1121–1125. – Young ID, Moore JR (1984) Spondylocostal dysostosis. J Med Genet 21: 68–69.

McK: 122600; 277300

V.-J. Mücke/JS

Dysostose, postaxiale akrofaziale: Dysostose, akrofaziale, überwiegend postaxialer Typ

Dysostose, spondylokostale, mit viszeralen Defekten und Dandy-Walker-Malformation

Syn.: spondylocostal dysostosis-visceral defects-Dandy-Walker cyst (e) – Dandy-Walker-cyst-spondylocostal-dysostosis-skeletal anomalies (e) – visceral defects-Dandy-Walker-cysts-spondylocostal dysostosis (e) – lethal chondrodysplasia with spondylocostal dysostosis, multiple internal anomalies and Dandy-Walker-cyst (e)

Def.: Sehr selten vorkommende, letal verlaufende Chondrodysplasie mit Mikromelie, generalisierter Brachydaktylie, Hydrozephalus und inneren Fehlbildungen.

A.: Einordnung als neue letale Form einer Chondrodysplasie durch den Pathologen Phillip Moerman, 1985. Zuvor hatte bereits der Humangenetiker L.Y. Shih einen Patienten mit dieser Symptomenkombination beschrieben.

Diagn. Krit.: **(1)** Skelettsystem: Mikromelie, Polydaktylie. In einem Fall Brachydaktylie. Klumpfüße. Enger Thorax, fehlende, z.T. fusionierte Rippen. Kyphoskoliose, Hemivertebrae, fusionierte Wirbelkörper. – **(2)** ZNS: Dandy-Walker-Malformation. Corpus-callosum-Agenesie. – **(3)** Innere Fehlbildungen: hypoplastische Lungen. Herzfehler: hypoplastischer rechter Ventrikel, VSD, Pulmonalklappenatresie, Agenesie des Ductus arteriosus Botalli, hypoplastische A. pulmonalis. Hypoplastische, dysplastische Nieren, Hydroureteren. Malrotation des Dünn- und Dickdarms. Fehlender Penis. Duplikation von Uterus und Vagina. – **(4)** Lippen-Kiefer-Gaumenspalte. Blaue Skleren. – **(5)** Polyhydramnion in der Schwangerschaft. Hydrops fetalis. Beide bisher beschriebenen Fälle zeigten einen letalen Verlauf.

Ätiol.: Unbekannt, beide bisher beschriebenen Fälle traten sporadisch auf.

Pathog.: Unklar.

Bemerkungen: **(DD)** Achondrogenesis, dabei aber weder assoziierte spondylokostale Dysostose noch innere Fehlbildungen beschrieben.

Lit.: Moerman P, Vandenberghe K, Fryns JP et al (1985) A new lethal chondrodysplasia with spondylocostal dysostosis, multiple internal anomalies and Dandy-Walker cyst. Clin Genet 27: 160–164. – Shih LY, Filkins K, Suslak L et al (1983) Dwarfism associated with prenatal ventriculomegaly. Prenat Diagn 3: 69–73.

S. Schechert-Spranger/AS

Dysostose, spondylothorakale: Dysostosen, spondylokostale

Dysostose, thorakopelvine

Syn.: thoraco-laryngo-pelvic dysplasia (e)

Def.: Autosomal-dominant erbliche Dysostose mit Hypoplasie von Thorax und Becken.

A.: Erstbeschreibung 1969 durch N. D. Barnes, englischer Pädiater.

Diagn. Krit.: **(1)** Respiratorische Insuffizienz, v.a. beim Säugling, Lungenhypoplasie, Neigung zu pulmonalen Infekten. – **(2)** Kurze Rippen, langer, schmaler Thorax, seltener Glockenthorax. – **(3)** Larynxstenose. – **(4)** Hypoplastisches Ilium, insbesondere schmales Corpus ossis ilii, hypoplastische Pfannendächer. – **(5)** Leichte Wachstumsretardierung. – **(6)** Variable Körperasymmetrie und Skoliose.

Ätiol.: Autosomal-dominantes Erbleiden.

Pathog.: Nicht bekannt.

Bemerkungen: Bisher wurden fünf Betroffene in zwei Familien beschrieben. **(DD)** Von der asphyxierenden Thoraxdysplasie durch die Beckenform und die bessere Wachstumsprognose zu unterscheiden. Eine isolierte Hypoplasie des Thorax wurde ebenfalls beschrieben (Rabushka et al., 1973).

Lit.: Barnes ND, Hull D, Symons JS (1969) Thoracic dystrophy. Arch Dis Child 44: 11–17. – Burn J, Hall C, Marsden D, Matthew DJ (1986) Autosomal dominant thoracolaryngopelvic dysplasia: Barnes syndrome. J Med Genet 23: 345–349. – Rabushka SE, Love L, Kadison HI (1973) Isolated thoracic dysostosis. Radiology 106: 161–165.

McK: 187770

B. Zabel/JS

Dysostosis cleidocranialis

Dysostosis acrofacialis: Weyers-Syndrom

Dysostosis cleidocranialis

Syn.: kleidokraniale Dysplasie – kleidokraniale Dysostose – Dysplasie, osteodentale – Scheuthauer-Marie-(Sainton-)Syndrom – cleidocranial dysplasia (e)
Def.: Generalisierte Skelettdysplasie mit Hypo- oder Aplasie der Klavikula, charakteristischer Fazies, Ossifikationsstörungen des Schädels sowie Dentitionsanomalien.
A.: Erstbeschreibung durch Martin 1765. Scheuthauer erkannte 1871 die Zusammenhänge zwischen der Schlüsselbeindysplasie und der Ossifikationsstörung des Schädels. Marie und Sainton stellten 1897 das Krankheitsbild zusammenfassend dar und prägten auch die Bezeichnung »Dysostosis cleidocranialis«. 1908 publizierte Hultkrantz bereits 70 Fälle des Syndroms. 1925 machte Hesse auf die zugehörigen Zahnanomalien aufmerksam.
Diagn. Krit.: (1) Ein- oder beidseitige Hypo- oder Aplasie der Schlüsselbeine. Die Schultern lassen sich daher auf der Brust zusammenklappen (Abb.). – (2) Brachyzephalie, Ossifikationsstörung des Schädels mit Lückenschädel, Schaltknochen und erheblicher Verzögerung des Fontanellen- und Nahtschlusses, kurze Schädelbasis, weites Foramen magnum, fehlende Pneumatisation der Sinus. – (3) Charakteristisches Gesicht: prominente, breite Stirn, Stirnhöcker, Hypertelorismus, breite, eingezogene Nasenwurzel, antevertierte Nares, hypoplastischer Oberkiefer. – (4) Oral: Milchzahnpersistenz, verzögerter Zahnwechsel, überzählige Zahnkeime, Zahnfehlstellungen, Hypo-, Hyperdontie, Mikrodontie, hoher Gaumen. – (5) Minderwuchs. – (6) Andere Skelettdysplasien und Fehlbildungen: verzögerter Schluß der Mandibula- oder Os-pubis-Symphyse, sehr schmales Becken, Coxa vara, Spina bifida, Kyphose, Skoliose, Pseudoepiphysen der Metakarpalia, Zapfenepiphysen, akroosteolyse-ähnliche Finger- und Zehenveränderungen. – (7) Normale Intelligenz.
Ätiol.: Autosomal-dominante Vererbung mit hoher Penetranz und variabler Expressivität. Goodman et al (1975) vermuteten bei drei männlichen Patienten aus zwei konsanguinen Familien einen autosomal-rezessiven (oder X-gekoppelt-rezessiven) Erbgang (McK 216330).
Pathog.: Unbekannt.
Bemerkungen: Sehr behutsame zahnärztliche und kieferchirurgisch-orthopädische Behandlung! Patientinnen können häufig nur durch Sectio entbunden werden. **(DD)** Pyknodysostosis – Mandibulo-akrale Dysplasie – Hajdu-Cheney-Syndrom (Akroosteolysis) – Yunis-Varón-Syndrom. Zur **(DD)** bei Klavikula-Dysplasie s.a. Hall, 1982.
Lit.: Chitayat D, Hodgkinson KA, Azouz EM (1992) Intrafamilial variability in cleidocranial dysplasia: a three generation family. Am J Med Genet 42: 298–303. – Fleischer-Peters A, Schuch P (1983) Befindlichkeit und Lebensschicksal von Patienten mit Dysostosis cleidocranialis. Der Kinderarzt 14: 1059–1067. – Goodman RM, Tadmor R, Zaritsky A, Becker SA (1975) Evidence for an autosomal recessive form of cleidocranial dysostosis. Clin Genet 8: 20–29. – Hall BD (1982) Syndromes and situations associated with congenital clavicular hypoplasia or agenesis. In: Papadatos CJ, Bartsocas CS (eds) Skeletal Dysplasias, AR Liss, New York, pp 279–288. – Jaschke W (1985) Scheuthauer-Marie-Sainton-Syndrom. Differentialdiagnose und Behandlung der Klavikuladeformität. Z Kinderchir 40: 60–62. – Jensen BL (1990) Somatic development in cleidocranial dysplasia. Am J Med Genet 35: 69–74. – Marie P, Sainton R (1897) Observation d'hydrocéphalie héréditaire (père et fils) par vice de développement du crane et du cerveau. Bull Soc Méd Hop Paris 14: 706–712. – Miles PW (1940) Cleidocranial dysostosis: A survey of six new cases and 126 from the literature. J Kansas Med Soc 41: 462–468. – Scheuthauer G (1871) Kombination rudimentärer Schlüsselbeine mit Anomalien des Schädels bei erwachsenen Menschen. Allg Wien Med Ztg 16: 293–295. – Schuch P, Fleischer-Peters A (1967) Zur Klinik der Dysostosis cleidocranialis. Z Kinderheilkd 98: 107–132.
McK: 119600
R. König/JS

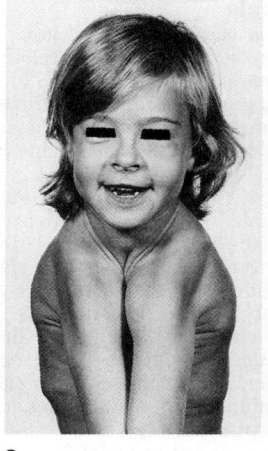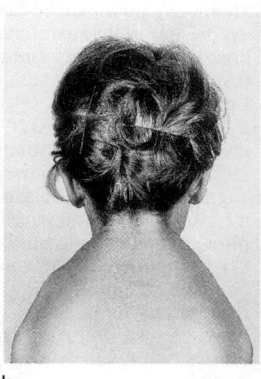

a   b

Dysostosis cleidocranialis: die beidseitige Aplasie der Schlüsselbeine ermöglicht das »Phänomen der zusammenklappbaren Schultern«. In diesem Falle (8jähriges Mädchen) bestanden außerdem Fehlstellungen der Zähne, Bißanomalien sowie Hyperlordose der LWS (Beob. ZKi, Fotos DOFONOS, Ffm.)

Dysostosis cleidocranialis und Foramina parietalia

Syn.: cleidocranial dysplasia-parietal foramina (e) – parietal foramina-clavicular hypoplasia (e)
Def.: Kombination von Foramina parietalia und Klavikulahypoplasie.
A.: Erstbeschreibung durch B. Eckstein und R. D. Hoare 1963.
Diagn. Krit.: (1) Foramina parietalia (kongenitale ovale Defekte der Parietalknochen; »Catlin mark«). – (2) Bilaterale Klavikulahypoplasie, -dysplasie. – (3) Inkonstant: Makrozephalie, hohe, prominente Stirn, Hypertelorismus, leichte Mittelgesichtshypoplasie, antevertierte Nares, kleine Ohren oder Mikrotie, Gehörgangsatresie, Tränengangsstenose, okzipitales Dermoid.
Ätiol.: Autosomal-dominante Vererbung.
Pathog.: Unbekannt.
Bemerkungen: Bisher zwei Familien mit insgesamt sieben Patienten beschrieben. **(DD)** Dysostosis cleidocranialis – isolierte familiäre Foramina parietalia.
Lit.: Eckstein HB, Hoare RD (1963) Congenital parietal „foramina" associated with faulty ossification of the clavicles. Brit J Radiol 36: 220–221. – Golabi M, Carey J, Hall BD (1984) Parietal foramina clavicular hypoplasia. Am J Dis Child 138: 596–599.
McK: 168550
R. König/JS

Dysostosis cleidofacialis

Def.: Offenbar rezessiv vererbte Hypoplasie der Claviculae, kombiniert mit Mikrozephalie und fazialer Dysmorphie.
A.: Kazimirz Kozlowski, polnischer, in Australien lebender Kinderradiologe. – Erstbeschreibung 1970.
Diagn. Krit.: (1) Klavikulahypoplasie. – (2) Mikrozephalie, Brachyzephalie. – (3) Hypertelorismus, Exophthalmus bei flacher Orbita, Hypoplasie der Oberlider, tief eingezogene Nasenwurzel. – (4) Kamptodaktylie. – (5) Schwere geistige Retardierung.
Ätiol.: Offenbar autosomal-rezessives Erbleiden.
Pathog.: Unklar.
Bemerkungen: Den beiden Mädchen der Erstbeschreibung folgten bisher keine Analogfälle. Klare Abgrenzung gegenüber Dysostosis cleidocranialis nötig.
Lit.: Kozlowski K, Hanicka M, Zygulska/Machowa H (1970) Dysplasia cleido-facialis. Z Kinderheilk 108: 331–338.
V.-J. Mücke/JS

Dysostosis craniofacialis Crouzon: Crouzon-Syndrom
Dysostosis epiphysaria: epiphysäre Dysplasie, multiple
Dysostosis mandibulofacialis: Treacher Collins(-Franceschetti)-Syndrom
Dysostosis maxillo-facialis: Dysostose, maxillo-faziale
Dysostosis metaphysaria Murk Jansen: Chondrodysplasie, metaphysäre, Typ Murk Jansen
Dysostosis metaphysaria Schmid: Chondrodysplasia metaphysaria Typ Schmid
dysphagia-dysphonia syndrome (e): Jackson-Lähmung

Dysphagie, sideropenische

Syn.: Plummer-Vinson-Syndrom – Paterson-Brown-Kelly-Syndrom
Def.: Schleimhautatrophie in Mund, Rachen und Ösophagus und Ausbildung einer Membran im oberen Ösophagus infolge eines Eisenmangels.
A.: Henry Stanley Plummer, 1874–1937, Internist, Rochester/Minnesota. – Porter Paisley Vinson, 1890–1959, amerikanischer Chirurg. – Die als Erstbeschreibung angegebenen Arbeiten von Plummer und Vinson beschreiben die Achalasie und nicht die sideropenische Dysphagie. – Donald Ross Paterson, 1863–1939, Otorhinolaryngologe, Cardiff, und Adam Brown Kelly, 1865–1941, Laryngologe, Glasgow.
Diagn. Krit.: (1) Dysphagie. – (2) Zungenbrennen. – (3) Trophische Schleimhautveränderungen (Atrophie der Mundschleimhaut, des Rachens und der Speiseröhre und evtl. auch des Magens, Glossitis superficialis). – (4) Cheilosis mit Mundwinkelrhagaden. – (5) Röntgen: Kinematographischer Nachweis einer Membran im oberen Ösophagus. – (6) Endoskopie: exzentrische Stenose durch glatte, grauschimmernde Ösophagusmembran. Häufig blindes Durchtrennen dieser Membran beim Einführen des Geräts. – (7) Blutbild: hypochrome Anämie, Anisozytose, Mikrozytose, Anulozyten. – (8) Klinisch-chemisch: erniedrigter Serum-Eisenspiegel, erniedrigtes Ferritin.
Ätiol.: Heterogen; alle Ursachen für einen Eisenmangel.
Pathog.: Bei der Schleimhautatrophie und Membranbildung handelt es sich um eine Folge des Eisenmangels. Als zusätzliche ätiologische Faktoren werden eine individuelle Veranlagung sowie eine Hypothyreose diskutiert (Assoziation mit Hypothyreose in 50%). Häufig besteht außerdem eine Assoziation mit einer atrophischen Gastritis (40%) und einem Vitamin-B_{12}-Mangel (30%).
Bemerkungen: Fast ausschließlich Frauen betroffen. Deutlich erhöhte Disposition zur Entwicklung eines Karzinoms, insbesondere im Hypopharynxbereich (sog. Postkrikoidkarzinom). **(DD)** Ösophagusmembran bei Sjögren-Syndrom oder Epidermolysis bullosa – perniziöse Anämie – Barrett-Ösophagus mit proximaler Ösophagusstenose – krikopharyngeale Achalasie – hochsitzendes Ösophaguskarzinom.
Lit.: Basu MK, Chrisholm DM (1984) Paterson Kelly (Plummer Vinson) syndrome. In: Bouchier IAD, Allan RN, Hodgson HJF, Keighley MRB (eds) Textbook of Gastroenterology, pp 3–4, 9–10. Baillère Tindall, London, Philadelphia, Toronto. – Kelly AB (1919) Spasm at the entrance of the esophagus. Brit J Laryng Rhinol Otol 34: 285–289. – Okamura H, Tsutsumi S, Inaki S, Mori T (1988) Esophageal web in Plummer-Vinson syndrome. Laryngoscope 96: 994–998. – Paterson DR (1919) A clinical type of dysphagia. Brit J Laryng Rhinol Otol 24: 289–291. – Plummer HS (1912) Diffuse dilatation of the esophagus without anatomic stenosis (cardiospasm). A report of ninety – one cases. J Amer Med Ass 58: 2013–2015. – Vinson PP (1919) A case of cardiospasm with dilatation and angulation of the esophagus. Med Clin North Am 3: 623–627.
C. Scheurlen; C. Köhler/GA

Dysplasia acro-dentalis: akrodentale Dysplasie (Weyers)
dysplasia, cranioectodermal (e): kranioektodermale Dysplasie
Dysplasia epiphysaria: epiphysäre Dysplasie, multiple
Dysplasia epiphysaria multiplex: epiphysäre Dysplasie, multiple

Dysplasia epiphysealis capitis femoris Typ Meyer

Syn.: Meyer-Hüftkopfdysplasie – Meyer-Dysplasie
Def.: Spontan heilende Dysplasie der proximalen Femurepiphysen während der Entwicklung.
A.: Erstbeschreibung 1964 durch den dänischen Orthopäden Johannes Meyer.
Diagn. Krit.: (1) Ein- oder beidseitig abnorme Ossifikation der proximalen Femurepiphysen, die zu spät ossifizieren, dann zu klein, abgeflacht, deformiert, granulär erscheinen. – (2) Meist keine klinischen Symptome: der Befund wird häufig zufällig bei anders indizierten Röntgenaufnahmen von Becken und proximalen Femora erhoben. – (3) Keine anderen epiphysären Ossifikationsanomalien. – (4) Normaler szintigraphischer Befund. – (5) Bei ca. 50% der Fälle spontane Normalisierung des Epiphysenkerns in drei und mehr Jahren. Endzustand ist ein normaler oder nur minimal abgeflachter Hüftkopf. Bei den übrigen Fällen bleiben deformierte Hüftköpfe mit prämaturen Arthrosen zurück.
Ätiol.: Unbekannt. Familiäre Häufung.
Pathog.: Unbekannt.
Bemerkungen: Fälle mit guter Prognose lassen sich nicht von denen mit schlechter Prognose unterscheiden. Die Meyer-Hüftkopfdysplasie ist zu differenzieren von einer beidseitigen Hüftkopfnekrose (Perthes-Krankheit), bei der die Hüftkopfepiphyse zunächst normal erscheint, dann jedoch zerfällt. Die Perthes-Krankheit geht mit klinischen Beschwerden, pathologischen szintigraphischen Frühbefunden und pathologischen MR-Signalen einher. Manche Patienten haben auf einer Seite eine Perthes-Krankheit, auf der anderen eine Meyer-Dysplasie. Eine Perthes-Krankheit kann sich in einer primär dysplastischen Epiphyse entwickeln. In Familien mit Meyer-Dysplasie finden sich gehäuft auch Fälle von Perthes-Krankheit. Diese Beobachtungen sprechen für gemeinsame pathogenetische Wurzeln der beiden Störungen.

Dysplasia epiphysealis hemimelica

Lit.: Emmery L, Timmermans J, Leroy JG (1983) Dysplasia epiphysealis capitis femoris? Eur J Pediatr 140: 345–347. – Khermosh O, Wientroub S (1991) Dysplasia epiphysealis capitis femoris. J Bone Jt Surg (Br) 73-B: 621–625. – Maroteaux P, Hedon C (1981) Dysplasies bilatérales isolées de la hanche chez le jeune enfant. Ann Radiol (Paris) 24: 181–187. – Meyer J (1964) Dysplasia epiphysealis capitis femoris. Acta orthop Scandinav 23: 183–197.
J. Spranger/JS

Wiedemann HR, Mann M, v Kreudenstein PS (1981) Dysplasia epiphysealis hemimelica – Trevor disease: severe manifestations in a child. Europ J Pediat 136: 311–316.
McK: 127800
J. Spranger/JS

Dysplasia metaphysaria Schmid: Chondrodysplasia metaphysaria Typ Schmid
Dysplasia renofacialis: Potter-Sequenz

Dysplasia epiphysealis hemimelica

Syn.: Trevor-Syndrom – Trevor-Krankheit – hemimelische Epiphysendysplasie – Tarsomegalie – epiphysäre Osteochondromatose – tarso-epiphysäre Aklasie
Def.: Nicht hereditäre, durch epiphysäre, tarsale und/oder karpale Osteochondrome charakterisierte Skelettdysplasie.
A.: Frühe Beschreibung 1926 durch A. Mouchet und J. Belot; genauere Abgrenzung 1950 durch David Trevor, 1906–, orthopädischer Chirurg, London.
Diagn. Krit.: **(1)** Einseitige, unregelmäßige Vergrößerung eines oder mehrerer Knochenenden, meist von Femur oder Tibia. Die Vergrößerung tritt während des Wachstums auf. – **(2)** Röntgenologisch asymmetrische, unregelmäßig begrenzte epiphysäre Osteochondrome eines oder mehrerer Knochen, meist von Tibia, Femur, Hand- und/oder Fußwurzelknochen. Nach Abschluß des Wachstums Stillstand des Prozesses – die betroffene Region ist noch etwas größer als nicht betroffene Bezirke, die Knochenstruktur normal.
Ätiol.: Unbekannt.
Pathog.: Unbekannt.
Bemerkungen: Maligne Degeneration wurde nicht beschrieben.
Lit.: Kettelkamp DB, Campbell CJ, Bonfiglio M (1966) Dysplasia epiphysealis hemimelica. J Bone Joint Surg 48A: 746–765. – Mouchet A, Belot A (1926) La tarsomégalie. J Radiol Electrol 10: 289–293. – Spranger J, Langer LO, Wiedemann HR (1974) Bone Dysplasias, pp 191–193. Fischer/Saunders, Stuttgart, Philadelphia. – Trevor D (1950) Tarso-epiphyseal aclasis: a congenital error of epiphysial development. J Bone Joint Surg 32B: 204–213. –

Dysplasia spondyloepiphysaria congenita

Def.: Autosomal-dominant erbliche frühmanifeste Sonderform der spondyloepiphysären Dysplasien.
A.: Nosologische Abgrenzung des in Einzelfällen schon früher beschriebenen, nicht ganz seltenen Krankheitsbildes durch J. Spranger und H. R. Wiedemann, Kiel, 1966.

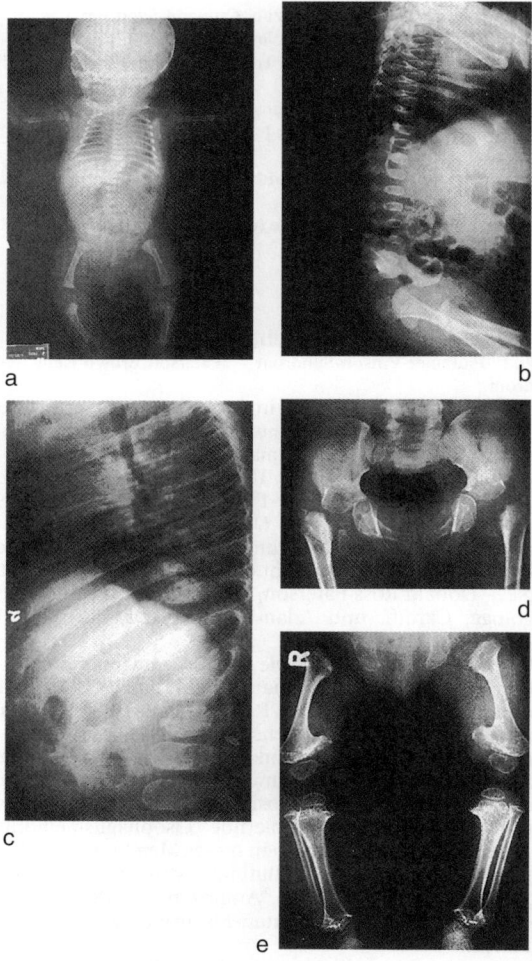

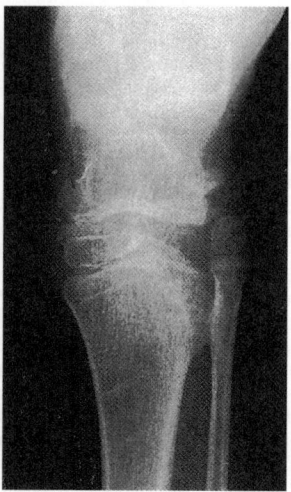

Röntgenbild bei Dysplasia epiphysealis hemimelica: mediale und laterale Knochenwucherungen des Calcaneus und laterale irreguläre Verbreiterung der distalen Tibia

Radiologische Skelettveränderungen der Dysplasia spondyloepiphysaria congenita: a) Neugeborenes: fehlende Ossifikation der Schambeine und der Knieepiphysen; b) flache, birnenförmige Wirbelkörper beim Neugeborenen; c) älteres Kind: abgeflachte Wirbelkörper; d) fehlende Ossifikation der Schenkelhälse, schwere Coxa vara; e) schwere Form der Dysplasia spondyloepiphysaria congenita mit metaphysären Ossifikationsstörungen

Diagn. Krit.: **(1)** Von der Geburt an erkennbarer disproportionierter Minderwuchs mit kurzem Rumpf, relativ langen Extremitäten, normalen Händen und Füßen. – **(2)** Relativ flaches Mittelgesicht. – **(3)** In etwa 50% der Fälle Myopie mit der Gefahr einer späteren Netzhautablösung, evtl. Erblindung. – **(4)** Gelegentlich Gaumenspalte. – **(5)** Röntgenologisch beim Neugeborenen und jungen Säugling Ossifikationsverzögerung mit birnenförmig flachen Wirbelkörpern und fehlender Ossifikation der Schambeine. Später abgeflachte Wirbelkörper, stark verzögerte Ossifikation von Oberschenkelkopf und -hals; meist Coxa vara; bei schwereren Fällen auch metaphysäre Strukturunregelmäßigkeiten der langen Röhrenknochen. Hand- und Fußknochen sind, abgesehen von einer retardierten Ossifikation, nicht betroffen. – **(5)** Normale Lebenserwartung; Erwachsenengröße meist unter 140 cm.
Ätiol.: Mutation des heterozygot sich manifestierenden, auf Chromosom 12 lokalisierten COL2A1-Gens. Entsprechend autosomal-dominanter Erbgang. Verschiedene Schweregrade des klinischen Bildes sind durch allele Mutationen ein- und desselben Gens bedingt.
Pathog.: Die Erkrankung ist bedingt durch quantitative und/oder qualitative Veränderungen von Typ-II-Kollagen. Verschiedene Mutationen führen zu verschiedenartigen Defekten des Knorpelkollagens, die sich einheitlich im Phänotyp der Dysplasia spondyloepiphysaria congenita äußern.
Bemerkungen: Aufgrund vereinzelter Geschwisterbeobachtungen war an eine autosomal-rezessiv erbliche Form der Erkrankung (sogenannter Strudwick-Typ) gedacht worden. Wahrscheinlicher handelt es sich hierbei um die Folgen eines germinalen Mosaiks eines Elternteils. Klinisch schwere Expressionen von COL2A1-Defekten sind die Achondrogenesis II und die Hypochondrogenesis. Andere Mutationen des gleichen Gens führen zum Spektrum der Kniest-Dysplasie (s. dort). Pränatale Diagnostik durch Bestimmung der COL2A1-Mutation aus Amnionzellen oder fetalen Blutzellen theoretisch möglich.
Lit.: Spranger J, Wiedemann HR (1966) Dysplasia spondyloepiphysaria congenita. Helv Paediatr Acta 21: 598–611. – Spranger J, Langer JO (1970) Spondyloepiphyseal dysplasia congenita. Radiology 94: 313–322. – Spranger J, Winterpacht A, Zabel B (1994) The type II collagenopathies: A spectrum of chondrodysplasias. Eur J Pediatr 152: 2–11.
McK: 183900
J. Spranger/JS

Dysplasia spondyloepiphysaria tarda
Def.: Spätmanifeste, X-chromosomal-dominant erbliche Sonderform der spondyloepiphysären Dysplasien.
A.: Nosologische Abgrenzung des schon früher in Einzelfällen beschriebenen Krankheitsbildes durch die Pädiater und Genetiker Pierre Maroteaux und Maurice Lamy, Paris, 1957.
Diagn. Krit.: **(1)** Manifestation der Erkrankung zwischen 6 und 12 Jahren mit kurzrumpfigem Minderwuchs. – **(2)** Leichte bis mäßige Kielbrust, relativ breiter Thorax, schmale Hüften. – **(3)** Gelegentlich Rücken- oder Gelenkschmerzen. – **(4)** Röntgenologisch Platyspondylie, wobei die Wirbelkörper dorsal charakteristisch aufgetrieben sind. Leichte Abflachung der proximalen Femur- und Humerusepiphysen. – **(5)** Erwachsenengröße zwischen 125 und 157 cm. Prämature Koxarthrose.
Ätiol.: Mutation eines hemizygot manifesten Gens auf dem X-Chromosom. Entsprechend X-chromosomaler Erbgang. Das SEDL-Gen wurde in die Region Xp22 des X-Chromosoms lokalisiert.

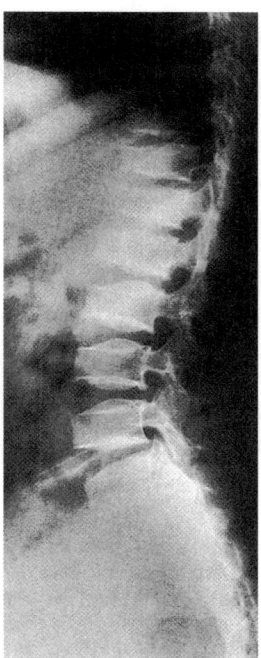

Typische Wirbelkörperveränderungen bei Dysplasia spondyloepiphysaria tarda

Pathog.: Unbekannt.
Lit.: Heuertz S, Nelen M, Wilkie AOM et al (1993) The gene for spondyloepiphyseal dysplasia (SEDL) maps to Xp22 between DXS16 and DXS92. Genomic 18: 100–104. – Langer LO (1964) Spondyloepiphyseal dysplasia tarda. Radiology 82: 833–839. – Maroteaux P, Lamy M, Bernard J (1957) La dysplasie spondylo-épiphysaire tardive. Presse Méd 65: 1205–1208.
McK: 313400
J. Spranger/JS

Dysplasia spondylometaphysaria Typ Kozlowski: spondylometaphysäre Dysplasie Typ Kozlowski
Dysplasie, kaudale: Regression, kaudale
Dysplasie, okulo-dento-ossäre: okulo-dento-digitale Dysplasie
Dysplasie, osteodentale: Dysostosis cleidocranialis
dysplasie spondylaire pure (fz): Brachyolmie
Dysplasie, spondylo-metaepiphysär-metaphysäre: Anosteogenesis partialis
Dysplasie-Syndrom, mukoepitheliales: mukoepitheliale Dysplasie, hereditäre
Dysplasie, zerebro-okuläre: Walker-Warburg-Syndrom
Dyspragia intermittens angiosclerotica intestinalis: Angina abdominalis

dyssegmentale Dysplasie
Syn.: dyssegmentale Dysplasie Typ Silverman-Handmaker – dyssegmentale Dysplasie Typ Rolland-Desbuquois – Silverman-Handmaker-Syndrom – Rolland-Desbuquois-Syndrom (die beiden Formen sind nicht identisch) – Zwergwuchs, dyssegmentaler – Zwergwuchs, anisospondyler, kamptomikromeler
Def.: Durch anarchische Ossifikation der Wirbelkörper gekennzeichnete letale Chondrodysplasien.

Dyssynergia cerebellaris myoclonica

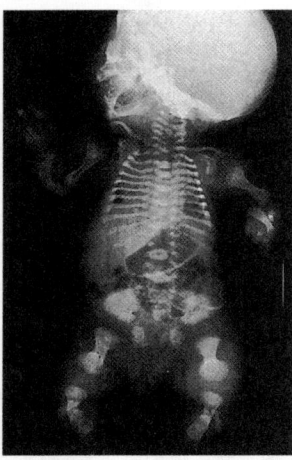

Röntgenveränderung bei Neugeborenem mit Silverman-Handmaker-Typ der dyssegmentalen Dysplasie

A.: Die schwere Form der Erkrankung ist nach dem Kinderradiologen Fred Silverman, Cincinnati, 1969, benannt. Handmaker et al. schöpften den Namen »dyssegmentaler Zwergwuchs«. Röntgenbilder eines Neugeborenen mit dieser Form der dyssegmentalen Dysplasie wurden bereits 1900 von dem deutschen Röntgenologen Simmonds publiziert. Die etwas leichtere Form wurde von den französischen Kinderärzten J. C. Rolland und G. Desbuquois und ihren Mitarbeitern beschrieben. Die beiden Verlaufsformen wurden als eigenständige Krankheiten von Fasanelli et al. voneinander abgegrenzt.
Diagn. Krit.: (1) Schwerer intrauteriner Minderwuchs und Hydrops. – (2) Relativ großer Kopf, flache Nase, kleines Kinn, häufig Gaumenspalte. Gelegentlich Hernien, angeborene Herzfehler, Fehlbildungen des Urogenitaltrakts und Enzephalozele. – (3) Tod bei oder kurz nach der Geburt. – (4) Röntgenologisch anarchische Ossifikation der Wirbelkörper und stark verkürzte, gekrümmte Röhrenknochen. Kleinwuchs und Wirbelkörperveränderungen sind beim Typ Rolland-Desbuquois leichter ausgeprägt als beim Typ Silverman.
Ätiol.: Wohl allele Mutationen eines unbekannten Gens.
Pathog.: Unbekannt.
Bemerkungen: Beide Erkrankungen haben eine gewisse Ähnlichkeit zur Kniest-Dysplasie, mit der sie möglicherweise eine »pathogenetische Familie« bilden, aufgrund verschieden schwerer Defekte ein- und desselben Stoffwechselweges.
Lit.: Fasanelli S, Kozlowski K, Reiter S, Sillence D (1983) Dyssegmental dysplasia. Skeletal Radiol 14: 173–177. – Handmaker SD, Robinson LD, Campbell JA et al (1977) Dyssegmental dwarfism; a new syndrome of lethal dwarfism. Birth Def Orig Art Ser XIII(3D): 79–90. – Rolland JC, Laugier J, Grenier B, Desbuquois G (1972) Nanisme chondrodystrophique et division palatine chez un nouveau-né. Ann Pédiatr 19: 139–143. – Silverman FN (1969) Forms of dysostotic dwarfism of uncertain classification. Ann Radiol 12: 1005–1006. – Simmonds M (1900–1901) Untersuchungen von Mißbildungen mit Hilfe des Röntgenverfahrens. Fortschr Röntgenstr 4: 197–211. – Spranger J, Maroteaux P (1990) The lethal chondrodysplasias. Adv Hum Genet 19: 1–103.
McK: 224400; 224410
J. Spranger/JS

dyssegmentale Dysplasie Typ Rolland-Desbuquois: dyssegmentale Dysplasie

dyssegmentale Dysplasie Typ Silverman-Handmaker: dyssegmentale Dysplasie
Dysspondylochondromatosis: Enchondromatose mit spondyloakraler Dysplasie

Dyssynergia cerebellaris myoclonica
Syn.: Hunt-Syndrom III – Dentatumatrophie, primäre – Ramsay-Hunt syndrome (e) – myoclonic cerebellar dyssynergia (e)
Def.: Seltene Myoklonieform mit Extremitätenataxie bei Dentatumdegeneration (Formenkreis: hereditäre zerebelläre Ataxien; s. Ataxien, degenerative).
A.: James Ramsay Hunt, 1874–1937, Neurologe, New York. – Erstbeschreibung 1921.
Diagn. Krit.: (1) Manifestation im Kindes- und Jugendalter, selten später. – (2) Arrhythmische, asynchrone, häufig reiz- und bewegungsabhängige Myoklonien der Rumpf- und proximalen Extremitätenmuskulatur (Aktionsmyoklonus). – (3) Grober Intentionstremor, der sich an den Händen als »Flügelschlagen« äußern kann. – (4) Extremitätenataxie (Dysmetrie, Dysdiadochokinese). – (5) Nicht selten Muskelhypotonie. – (6) Zerebelläre Dysarthrie (skandierende, explosive Sprache). – (7) Häufig (nicht immer) Krampfleiden; in diesen Fällen abnormes EEG (Krampfpotentiale, Allgemeinveränderung). – (8) Keine oder gering ausgeprägte Demenz. – (9) Taubheit, Polyneuropathie (Hypo-/Areflexie) und Skelettdeformitäten (Hohlfuß u.a.) können vorkommen.
Ätiol.: Uneinheitlich. Autosomal-dominantes oder rezessives Erbleiden, sowie sporadische Fälle.
Pathog.: Degeneration und Funktionsstörung im dentato-rubro-olivaren System. Fälle mit rein spinalen Läsionen (ohne Dentatum- und Bindearmdegeneration) kommen jedoch vor, oder es findet sich eine ganz andere Pathogenese (Gray et al., 1986).
Bemerkungen: **(DD)** progressive Myoklonusepilepsie, Typ Unverricht-Lundborg (organisches Psychosyndrom, dementiver Abbau). Wegen der Variabilität und Überlappung der klinischen Zeichen und pathologischen Veränderungen wird eine klinische Abgrenzung jedoch nicht von allen Autoren für sinnvoll und notwendig gehalten (Lance, 1986). Der Genlokus dieses autosomal-rezessiv erblichen Krankheitsbildes konnte inzwischen bestimmt werden (Lehesjoki et al., 1991).
Lit.: Choteau P, Gray F, Warot P, Dereux JF (1980) Syndrome de Ramsay-Hunt. Étude anatomique d'un cas. Rev Neurol 136: 837–852. – Gilbert GJ (1975) Dyssynergia cerebellaris myoclonica. In: Vinken PJ, Bruyn GW (eds) Handbook of clinical neurology, Vol 21, ch 26, pp 509–518. North-Holland Publ Co, Amsterdam, Oxford and American Elsevier Publ Co, New York. – Gray F, Signoret JL, Colin R et al (1986) Myoclonic cerebellar dyssynergia (Ramsay-Hunt syndrome) and cerebellar telangiectasia. Rev Neurol (Paris) 142 (1): 29–33. – Hunt JR (1921) Dyssynergia cerebellaris myoclonica – primary atrophy of the dentate system. A contribution to the pathology and symptomatology of the cerebellum. Brain 44: 490–538. – Lance JW (1986) Action myoclonus, Ramsay Hunt syndrome, and other cerebellar myoclonic syndromes. Adv Neurol 43: 33–55. – Lehesjoki AE, Koskiniemi M, Sistonen P et al (1991) Localization of a gene for progressive myoclonus epilepsy to chromosome 21q22. Proc Natl Acad Sci USA 88: 3696–3699.
McK: 159700; 213400
M. T. Jahnke/DP

Dyssynostose, kraniofaziale
Syn.: craniosynostosis-craniofacial dysostosis syndrome (e) – craniofacial dyssynostosis syndrome (e)

Def.: Kombination von Kraniosynostose, fazialer Dysmorphie, psychomotorischer Retardierung und Minderwuchs.
A.: Erstbeschreibung durch G. Neuhäuser, 1974.
Diagn. Krit.: **(1)** Prämature Nahtsynostosen der Lambda- und posterioren Sagittalnaht. Dadurch prominente Stirn und schmaler, kleiner Hinterkopf. – **(2)** Makrozephalie häufiger als Mikrozephalie. – **(3)** Gesicht: hypoplastische Supraorbitalwülste, Hypertelorismus, abfallende Lidachse, antevertierte Nares, schmale Nasenspitze, relativ kleiner Oberkiefer, hoher Gaumen, Mikrogenie, posterior rotierte oder leicht dysplastische Ohren. – **(4)** Minderwuchs. – **(5)** Psychomotorische Retardierung. – **(6)** Seltener: Hydrozephalus, Corpus-callosum-Agenesie, Herzfehler, Gehörgangsstenose, Krampfanfälle.
Ätiol.: Möglicherweise autosomal-rezessive Vererbung.
Pathog.: Unbekannt.
Bemerkungen: Bisher zwei Geschwister und fünf sporadische Fälle beschrieben. Drei Patienten zeigten eine bessere Entwicklung nach Kraniosynosteoektomie.
Lit.: Neuhäuser G, Kaveggia EG, Opitz JM (1976) Studies of malformation syndromes in man XXXIX: a craniosynostosis-craniofacial dysostosis syndrome with mental retardation and other malformations: „craniofacial dyssynostosis". Eur J Pediat 123: 15–28.
McK: 218350
R. König/JS

dystasie aréflexique héréditaire (fz): Dystasie, hereditäre, areflektorische

Dystasie, hereditäre, areflektorische
Syn.: familiärer Hohlfluß und Areflexie – Roussy-Lévy-Syndrom – Roussy-Lévy hereditary areflexic dystasia (e) – dystasie aréflexique héréditaire (fz)
Def.: Autosomal-dominante Erkrankung, die in der frühen Kindheit in Erscheinung tritt mit den Hauptmerkmalen Dystasie und Areflexie bei einer hypertrophischen Neuropathie.
A.: Gustave Roussy, 1874–1948, französischer Neurologe. – Erstbeschreibung 1926 zusammen mit der französischen Neurologin Gabrielle Lévy, 1886–1935, und unabhängig durch Symonds und Shaw.
Diagn. Krit.: **(1)** Beginn in den ersten Lebensjahren mit Gang- und Standunsicherheit. – **(2)** Areflexie. – **(3)** Distal und peroneal betonte Muskelschwäche der unteren Extremitäten mit relativ geringen Atrophien. Ungeschicklichkeit der Hände mit nur diskreten Muskelatrophien. – **(4)** Fußanomalien (z.B. Hohlfuß, Hammerzehen), gelegentlich Skoliose der Wirbelsäule. – **(5)** Distal betonte Störung der Lage- und Bewegungsempfindung, sowie der Pallästhesie. – **(6)** Häufig Tremor mit den Merkmalen eines essentiellen Haltetremors. – **(7)** Das Vorkommen von Blasenstörungen im Sinn einer Inkontinenz (von Dyck als Streßinkontinenz angesehen) ist beschrieben. – **(8)** Bemerkenswert langsame Progredienz, vor allem im Erwachsenenalter. – **(9)** Verzögerte Nervenleitgeschwindigkeit. – **(10)** Nervenverdickungen kommen vor. – **(11)** Nervenbiopsie: Verlust markhaltiger Nervenfasern, Zwiebelschalenformationen.
Ätiol.: Autosomal-dominantes Erbleiden.
Pathog.: Neben einer hypertrophischen Polyneuropathie bestehen spinale Veränderungen vorwiegend im Bereich der Hinterstränge und Hinterwurzeln.
Bemerkungen: Die Abgrenzung von der hereditären motorisch-sensiblen Neuropathie Typ I (HMSN I) ist nicht immer eindeutig. In einzelnen Sippen sind beide Syndrome beobachtet worden.
Lit.: Dyck PJ, Chance Ph, Lebo R, Carney JA (1993) Roussy Lévy Syndrome. In: Dyck PJ, Thomas PK, Griffin JW et al (eds) Peripheral Neuropathy, 3rd ed, Vol II, p 1095. – Ionasescu V, Zellweger H (1983) Roussy-Lévy-syndrome. In: Jonasescu V, Zellweger H (eds) Genetics in Neurology. Raven Press, New York. – Laprèsle J (1956) Contribution à l'étude de la dystasie aréflexique héréditaire. État actuel de 4 des 7 cas princeps de Roussy et Mlle. Lévy, 30 ans après la première publication de ces auteurs. Sem Hôp Paris 32: 2473–2482. – Rombold CR, Riley HA (1926) The abortive type of Friedreich's disease. Arch Neurol Psychiat 16: 301–312. – Roussy G, Lévy G (1926) Sept cas d'une maladie familiale particulière: Troubles de la marche, pieds bots et aréflexie tendineuse généralisée, avec, accessoirement, légère maladresse des mains. Rev neurol 33: 427–450. – Roussy G, Lévy G (1932) La dystasie aréflexique héréditaire. Presse méd 40: 1733. – Symonds CP, Shaw ME (1926) Familial claw-foot with absent tendon jerks. Brain 49: 387–403.
McK: 180800
D. Burg/DP

Dystelephalangie: Kirner-Deformität

Dysthymie, endoreaktive
Syn.: Depression, endoreaktive – Depression, endoneurotische – Depression, atypische
Def.: Typisches depressives Zustandsbild, das sich durch eine situative Auslösbarkeit, aber auch durch eine endogene Verlaufsdynamik auszeichnet.
A.: Erstbeschreibung dieses depressiven Prägnanztypus 1952 durch H. J. Weitbrecht, Psychiater, Bonn.
Diagn. Krit.: **(1)** Typisches Gepräge der depressiven Verstimmung: weichmütig gefärbte Traurigkeit, häufig mit Hypochondrie, ausgeprägtem Krankheitsgefühl, Angst und Vitalstörungen verknüpft, selten primäre Schuldgefühle. – **(2)** Primärpersönlichkeit: reizbar, erschöpfbar, kränkbar, asthenisch, leicht zu depressiven Reaktionen neigend. – **(3)** Oft psychosozial bedeutsame Auslösesituation eruierbar, Verlaufsdynamik jedoch mit endogenen Merkmalen.
Ätiol.: Zusammenwirken von situativen, erlebnisreaktiven Persönlichkeits- und endogenen Bedingungsfaktoren.
Pathog.: Wahrscheinlich endogen und erlebnisreaktiv gebahnte Tendenz, auf Objektverluste, Trennungen und Kränkungen mit einer depressiven Affektlage zu antworten.
Bemerkungen: Klinisch wahrscheinlich große Ähnlichkeit zum Kontext der »atypischen Depression«, die gerade durch eine Koexistenz von ängstlichen und depressiven Symptomen, durch eine Neigung zu Hypersomnie und Hyperphagie, eine erhöhte Müdigkeit sowie durch das interpersonale Charakteristikum einer besonderen Vulnerabilität gegenüber Kränkung und Zurückweisung (»rejection sensitivity«) gekennzeichnet ist. Psychopharmakologisch gutes Ansprechen auf antidepressive Behandlung mit MAO-Hemmern.
Lit.: Bronisch T (1990) Dysthyme Störungen. Nervenarzt 61: 133–139. – Davidson JRT, Miller RD, Turnball CD, Sullivan JL (1982) Atypical depression. Arch Gen Psychiatry 39: 527–534. – Hole G (1984) Die neurotisch-depressive Fehlhaltung und die endoneurotische Dekompensation. In: Haase HJ (Hrsg) Der depressive Mensch, S 18–22. Perimed, Erlangen. – Liebowitz MR, Quitkin FM, Stewart JW et al (1984) Phenlzine vs imipramine in atypical depression. Arch Gen Psychiatry 41: 669–680. – Weit-

brecht HJ (1952) Zur Typologie depressiver Psychosen. Fortschr Neurol Psychiat 20: 247–269.
H. P. Kapfhammer/DP

(1911) Ein Fall von tonischer Torsionsneurose. Neurol Zbl 30: 109–110.
McK: 128100; 224500
M. T. Jahnke/DP

dystonia, familiar, atypical form (e): Segawa-Syndrom
dystonia, fluctuating (e): Segawa-Syndrom
dystonia, idiopathic cranial (e): Meige-Syndrom
dystonia, idiopathic orofacial (e): Meige-Syndrom

Dystonia musculorum deformans
Syn.: Ziehen-Oppenheim-Syndrom – Schwalbe-Ziehen-Oppenheim-Syndrom – Torsionsdystonie (idiopathische) – Dysbasia lordotica progressiva – torsion dystonia, idiopathic (primary) (e)
Def.: Hereditäre Erkrankung, die durch eine schwere Regulationsstörung der Halteinnervation mit muskulärer Hypertonie sowie bizarren, vorwiegend rotierenden Bewegungen von Kopf, Rumpf und Extremitäten gekennzeichnet ist.
A.: Hermann Oppenheim, 1858–1919, Neurologe, Berlin. – Theodor Ziehen, 1862–1950, Psychiater, Neurologe und Philosoph, Jena, Halle, Berlin. – Erstbeschreibung 1911 durch diese Autoren unabhängig voneinander.
Diagn. Krit.: **(1)** Manifestation in ⅔ der Fälle im Kindesalter. – **(2)** Unwillkürliche Muskelkontraktionen, zunächst lokalisiert im Bereich der unteren Extremitäten, z.B. als Plantarflexion und Supination des Fußes. – **(3)** Ausbreitung der dystonen Störung nach kranial mit Einbeziehung der Rumpf- und Halsmuskulatur beider Seiten. – **(4)** Abnorme Tonusverteilung und dystone Bewegungsstörungen mit langsam ablaufenden, vorwiegend rotierenden Bewegungen von Kopf, Schultergürtel und Rumpf, sowie Torsionsbewegungen der Extremitäten. Die einmal eingenommene, vertrackte Haltung wird oft lange beibehalten und ist wegen der muskulären Hypertonie aktiv oder passiv kaum zu korrigieren. – **(5)** Übermäßige Lordose, evtl. auch Skoliose der Lendenwirbelsäule (Tortipelvis, Oppenheim-Dromedarhaltung). – **(6)** Versteifung der Gelenke in oft bizarren Stellungen.
Ätiol.: Meist autosomal-dominant erbliches Krankheitsbild mit inkompletter Penetranz und variabler Expressivität. Daneben sind auch eine autosomal-rezessive und eine X-chromosomal-rezessive Form bekannt.
Pathog.: Pathol.-anat. Befunde uneinheitlich und pathophysiologische Modelle größtenteils spekulativ. Der krankhafte Prozeß betrifft vermutlich Basalganglien und Hirnstamm.
Bemerkungen: Bei einer Form der autosomal-dominanten und bei der X-chromosomal-rezessiven Form konnte das krankhafte Gen inzwischen lokalisiert werden (Ozelius et al. 1989; Kramer et al. 1990; Kupke et al. 1990).
Lit.: Kramer PL, de Leon D, Ozelius L et al (1990) Dystonia gene in Ashkenazi Jewish population is located on chromosome 9q32-34. Ann Neurol 27: 114–120. – Kupke KG, Lee LV, Muller U (1990) Assignment of the X-linked torsion dystonia gene to Xq21 by linkage analysis. Neurology 40: 1438–1442. – Oppenheim H (1911) Über eine eigenartige Krampfkrankheit des kindlichen und jugendlichen Alters (Dysbasia lordotica progressiva, Dystonia musculorum deformans). Neurol Zbl 30: 1090–1107. – Ozelius L, Kramer PL, Moskowitz CB et al (1989) Human gene for torsion dystonia located on chromosome 9q32–q34. Neuron 2: 1427–1434. – Struppler A, Hofmann A (1984) Hereditäre Torsionsdystonien. In: Bernsmeier A, Schrader A, Struppler A (Hrsg) Differentialdiagnose neurologischer Krankheitsbilder, 4. Aufl, pp 7.22–7.23. Thieme, Stuttgart, New York. – Ziehen T

dystonia of childhood, Dopa-responsive (e): Segawa-Syndrom
dystonia-parkinsonism syndrome of juvenile onset, hereditary (e): Segawa-Syndrom
dystonia, progressive, with diurnal variation (e): Segawa-Syndrom
Dystonie, periodische: Choreoathetose, familiäre paroxysmale
Dystonie, progressive mit Tagesschwankungen: Segawa-Syndrom

Dystonie, tardive
Def.: S.u. Neuroleptika-induzierte extrapyramidalmotorische Störungen, späte.
H. P. Kapfhammer/DP

Dystrophia adiposogenitalis: hypothalamischer Symptomenkomplex
Dystrophia corneae granulosa: Groenouw-Syndrom
Dystrophia corneae reticulata: Haab-Dimmer-Syndrom
Dystrophia cutis spinalis congenita: Epidermolysis bullosa dystrophica albopapuloidea Pasini
Dystrophia dermo-chondro-cornealis familiaris: Osteolyse, hereditäre idiopathische, Typ V (François)
Dystrophia muscularis congenita: Amyoplasie
Dystrophia myotonica (Curschmann): Dystrophia myotonica Curschmann-Steinert

Dystrophia myotonica Curschmann-Steinert
Syn.: Curschmann-Steinert-Batten-Syndrom – Curschmann-Steinert-Syndrom – Batten-Steinert-Syndrom – Steinert-Krankheit – Myotonie, dystrophische (Curschmann-Steinert-Batten) – Dystrophia myotonica (Curschmann) – Myotonia atrophica – Myotonie, atrophische – Dystrophie, myotone – atrophic myotonia (e) – Batten's disease (e) – myotonic dystrophy (e)
Def.: Autosomal-dominante Systemerkrankung mit den Leitsymptomen einer degenerativen Myopathie und myotonen Reaktionen.
A.: Hans Gustav Wilhelm Steinert, 1875–1911, Internist, Leipzig, Beschreibung 1909. Frederic Eustace Batten, 1865–1918, und H. P. Gibb, britische Neurologen, Beschreibung 1908 unabhängig von Steinert. Hans Curschmann, 1875–1950, Internist, Mainz, Rostock, Beschreibung 1912. Die vier Autoren erkannten erstmals die Eigenständigkeit des Krankheitsbildes.
Diagn. Krit.: **A. Kongenitale Form: (1)** Durch Schluckschwierigkeiten bedingtes Hydramnion. – **(2)** Intrauterin (spärliche Kindsbewegungen) und postpartal Muskelhypotonie (»floppy infant«). – **(3)** Beim Neugeborenen Saug- und Schluckschwierigkeiten, respiratorische Insuffizienz. – **(4)** Klumpfüße und andere Skelettanomalien. – **(5)** Schwäche der mimischen Muskulatur mit geöffnetem, dreiecksförmigem Mund. – **(6)** Selten EKG-Anomalien oder Beteiligungen der glatten Muskulatur. – **(7)** Später Besserung der Hypotonie und Muskelschwäche mit Ausnahme der Parese der mimischen Muskulatur und der Trinkschwierigkeiten. Myotonie vorerst feh-

lend. – **(8)** Meist geistige Retardierung. Die Mutter ist milde oder subklinisch betroffen.
B. Frühkindliche Form: Erscheinungsbild ähnlich der kongenitalen Form bei unauffälliger Geburtsanamnese.
C. Klassische (Erwachsenen-)Form: erste Krankheitszeichen im Jugend- oder frühen bis mittleren Erwachsenenalter. – **(1)** Initial meist myotone Reaktion (verstärkt durch Kälte, gebessert durch Arbeit). – **(2)** Später Muskelatrophien und Paresen mit fazio-zerviko-distalem Schwerpunkt im Vordergrund: Ptose, seltener zusätzliche externe Ophthalmoplegie, Facies myopathica, Atrophie der Mm. temporales, frühe Paresen der Mm. sternocleidomastoidei. An den Extremitäten zuerst Paresen der distalen Extensoren, proximale Muskeln häufig ausgespart. – **(3)** Häufig Schwäche der Pharynxmuskulatur (näselnde Sprache, Schluckschwierigkeiten). – **(4)** Leicht verminderte Intelligenz, Hirnatrophie. – **(5)** Spezifische präsenile Katarakt mit der Spaltlampe fast immer erkennbar. – **(6)** Gehäuft Herzrhythmusstörungen. – **(7)** Alveoläre Hypoventilation, gehäuft respiratorische Schwierigkeiten nach Narkosen. – **(8)** Verminderte Motilität des Magen-Darm-Trakts, häufig Gallenblasenaffektionen. – **(9)** Bei Männern regelmäßig Stirnglatze, bei Frauen gelegentlich Haarausfall. – **(10)** Bei Männern primäre Hodenatrophie, bei Frauen gehäufte Menstruationsanomalien, Abortrate erhöht. – **(11)** Lebenserwartung leicht bis mäßig eingeschränkt. – **(12)** Serumaktivität der Kreatinkinase meist leicht bis mäßiggradig erhöht. – **(13)** Elektromyographie: Myopathiemuster sowie myotone Entladungen, gelegentlich auch eine Lichtung des Aktivitätsmusters. – **(14)** Elektroneurographie: Nervenleitgeschwindigkeiten gelegentlich etwas verlangsamt. – **(15)** Myopathologie: in frühen Stadien Typ-I-Faseratrophie, eventuell additiv oder allein Fasertyp-II-Hypertrophie, später kernreiche Myopathie mit myopathischem Gewebssyndrom, zahlreichen Ringbinden und sog. sarkoplasmatischen Massen.
Ätiol.: Autosomal-dominant erbliche Erkrankung. Die Verlängerung einer repetitiven CTG-Trinukleotidsequenz in einem nicht-kodierenden Abschnitt des Myotonin-Proteinkinase-Gens auf dem langen Arm des Chromosoms 19 ist als charakteristische Mutation bekannt. Das Ausmaß der Verlängerung korreliert mit dem Schweregrad der Erkrankung. Dieser nimmt in der Regel von Generation zu Generation zu (»Antizipation«). Die kongenitale Form wird praktisch ausschließlich von der Mutter übertragen.
Pathog.: Im einzelnen nicht geklärt, es dürfte aber eine Membranstörung zugrunde liegen.
Bemerkungen: Die typische Kombination einer Myotonie und distal betonter schlaffer Paresen wurde bereits vor den Berichten von Steinert, Batten und Gibb sowie Curschmann von einer Reihe von Autoren beschrieben. – Die direkte molekulargenetische Identifikation der Mutationsträger ist möglich.
Lit.: Batten FE, Gibb HP (1908) Two cases of myotonia atrophica, showing a peculiar distribution of muscular atrophy. Proc Roy Med Soc, Neurol Section 32. – Curschmann H (1912) Über familiäre atrophische Myotonie. Dtsch Z Nervenheilk 45: 161–202. – Dyken PR, Harper PS (1973) Congenital dystrophia myotonica. Neurology 23: 465–473. – Harley HG, Rundle SA, MacMillan JC et al (1993) Size of the unstable CTG repeat sequence in relation to phenotype and parental transmission in myotonic dystrophy. Am J Hum Genet 52: 1164–1174. – Harley HG, Rundle SA, Reardon W et al (1992) Unstable DNA sequence in myotonic dystrophy. Lancet 339: 1125–1128. – Harper PS (1989) Myotonic dystrophy. Saunders, Philadelphia. – Steinert H (1909) Myopathologische Beiträge. Über das klinische und anatomische Bild des Muskelschwundes der Myotoniker. Dtsch Z Nervenheilk 37: 58–104.
McK: 160900
C. D. Reimers/DP

Dystrophia pigmentosa: Pigmentdystrophie, kongenitale
dystrophia retinae pigmentosa-dysacusis syndrome (e): Usher-Syndrom
Dystrophie, apikale: Brachydaktylie Typ B
Dystrophie der weißen Hirnsubstanz, spongiöse: Canavan-Syndrom
Dystrophie, diffuse epitheliale: Meesmann-Wilke-Dystrophie
Dystrophie, infantile neuroaxonale: neuroaxonale Dystrophie Seitelberger
dystrophie musculaire de Duchenne (fz): Muskeldystrophie, X-chromosomal rezessive, Typ Duchenne
Dystrophie, myotone: Dystrophia myotonica Curschmann-Steinert
dystrophie thrombocytaire hémorragipare congénitale (fz): Bernard-Soulier-Syndrom

E

Eagle-Barrett-Syndrom: Prune-belly-Sequenz

Eagle-Symptomenkomplex
Syn.: »Syndrom« des verkalkten Ligamentum stylo-mandibulare
Def.: Symptomatischer Mineralisationskomplex des Stylohyoid-stylo-mandibulären Ligamentes.
A.: Seit über 300 Jahren den Anatomen bekannt. W. W. Eagle berichtete über mehr als 300 Casus in den 30er und 40er Jahren.
Diagn. Krit.: **(1)** Dysphagie (80%). – **(2)** Pharyngeales Fremdkörpergefühl (55%). – **(3)** Konstante Schmerzen im Kehlkopfbereich. Seltener Otalgien, Kopfschmerzen, Schmerzen bei Kopfdrehung.
Ätiol.: Unbekannt, symptomatisch mehr bei Frauen.
Pathog.: Unbekannt.
Bemerkungen: Tritt in 1,4% der 18- bis 22jährigen Menschen auf, meist asymptomatisch. In 8–28% symptomatische Patienten. Diagnostik meist nach dem 30. Jahr (40–80 Jahre): Rö-Aufnahme. Therapie: chirurgische Exzision.
Lit.: Eagle WW (1937) Elongated styloid process. Arch Otolaryngol 25: 584–587. – Eagle WW (1949) Symptomatic elongated styloid process. Arch Otolaryngol 49: 490–503. – Holloway MK, Wason S, Willging JP et al (1992) Radiological case of the month. AJDC 145: 339–340. – Keur JJ, Campbell JP, McCarthy JF, Ralph WJ (1986) The clinical significant on the elongated styloid process. Oral Surg Oral Med Oral Pathol 61: 399–404.
J. Kunze/JK

Eales' disease (e): Eales-Syndrom
Eales-Krankheit: Eales-Syndrom

Eales-Syndrom
(Sequenz)
Syn.: Eales-Krankheit – Glaskörperblutung, juvenile, rezidivierende – Angiopathie Axenfeld, juvenile – Periphlebitis retinae – Angiopathia retinae juvenilis (Cords) – Retinitis proliferans (Manz) – retinal vasculitis of the young (e) – Eales' disease (e) – perivasculitis of the retina, primary (e)
Def.: Spontan auftretende, rezidivierende Glaskörperblutungen bei jungen Menschen.
A.: Erstbeschreibung 1880 durch Henry Eales, 1852–1913, Ophthalmologe, Birmingham. – Das Krankheitsbild zuvor wahrscheinlich schon durch van Trigt erwähnt.
Diagn. Krit.: **(1)** Meist beidseitig (90%) auftretende, rezidivierende Glaskörper- und Netzhautblutungen. – **(2)** In der Netzhautperipherie beginnende Kapillarerweiterungen, Mikroaneurysmen, grauweiße Einscheidungen der Venen, feine retinale Blutungen, fächerförmige Kapillarneubildungen, avaskuläre Zonen, »Strickleiter«-Gefäße, veno-venöse Shunts, Glaskörperblutungen. Fortschreiten des Prozesses von der Peripherie zum Zentrum. – **(3)** Komplikation: Netzhautablösung, Cataracta complicata, Sekundärglaukom. – **(4)** Klinik: plötzliche Sehstörung durch Glaskörperblutung, vorausgehend oft »mouches-volantes«-Symptomatik. – **(5)** Gelegentlich besteht eine Anämie, evtl. auch eine Hypoprothrombinämie. – **(6)** Oft vegetativ labile Patienten. – **(7)** Zugehörigkeit neurologischer Symptome, wie Parästhesien oder Hemiplegie umstritten. – **(8)** Diagnostik durch Fluoreszenz-Angiographie: in der akuten Phase Austritt des Fluoreszeins aus den Venen. – **(9)** Therapie: systemische Steroid-Gaben, Laserkoagulation, Behandlung der Komplikationen.
Ätiol.: Ungeklärt. Es wird eine tuberkulöse Infektion angenommen, bei hoher Inzidenz für einen positiven Tuberkulin-Test. Ätiologischer Zusammenhang zu Fokalinfektionen (Zähne), endokrinen Störungen, Syphilis, Rickettsiosen, Morbus Behçet ist nicht nachgewiesen. Es werden Zusammenhänge zur Sichelzell-Hämoglobin-C-Erkrankung, zu Virus-Erkrankungen (Herpes zoster), Toxoplasmose und zur Malaria diskutiert.
Pathog.: Polymorphzellige Infiltration um die Gefäße im akuten Stadium. Zunehmende Obliteration des Gefäßlumens durch endotheliale Proliferation mit Umwandlung des Gefäßes in einen fibrösen Strang.
Bemerkungen: **(DD)** Retinopathia diabetica – Coats-Syndrom – Angiomatosis retinae – Venenast-Verschluß – sekundäre Thrombose der Vena centralis retinae und Begleitperiphlebitis bei chronischen Gefäßerkrankungen (sekundäre Periphlebitis) – miliare Aneurysmen (Leber) – Degeneratio retinae paravenosa (Weve) – chronische und akute Cyclitis (»pars planitis«) – multiple Sklerose – Arthro-Ophthalmopathie.
Lit.: Donders PC (1958) Eales' disease. Docum Ophthalmol XII: 1–105. – Eales H (1880) Cases of retinal hemorrhage, associated with epistaxis and constipation. Birmingham Med Rev 9: 262. – Elliot AJ (1986) Periphlebitis retinae. In: Duane TD (ed) Clinical Ophthalmology, Vol 3, chapter 16. Harper & Row, Philadelphia.
G. Hasenfratz/DP

ear abnormalities-short stature-elbow/hip dislocation (e): Aurikulo-Osteodysplasie
early onset gynecomastia (e): Gynäkomastie, familiäre
ear, middle-genitourinary anomalies (e): Winter-Syndrom

Eaton-McKusick-Syndrom

Syn.: Tibiadefekt, Polydaktylie der Großzehen und dreigliedrige Daumen
Def.: Kombination von Tibiahypo- bis -aplasie mit Polydaktylie der Großzehen und triphalangigen, nicht selten verdoppelten Daumen.
A.: Abgrenzung durch G. O. Eaton und Victor A. McKusick, amerikanische klinische Genetiker.
Diagn. Krit.: (1) Hypoplasie oder Aplasie der Tibiae. – (2) Verdoppelung oder Mehrfachbildung der Großzehen (6 bis 9 Zehen). – (3) 6fingrige Hände, triphalangige Daumen. – (4) Syndaktylie von Fingern oder Zehen. – (5) Keine inneren Fehlbildungen. – (6) Keine geistige Retardierung.

Aspekt eines Jungen mit Eaton-McKusick-Syndrom: Triphalangige Daumen, beidseitiger Tibiadefekt und beidseitige prä- und postaxiale Polydaktylie der Füße

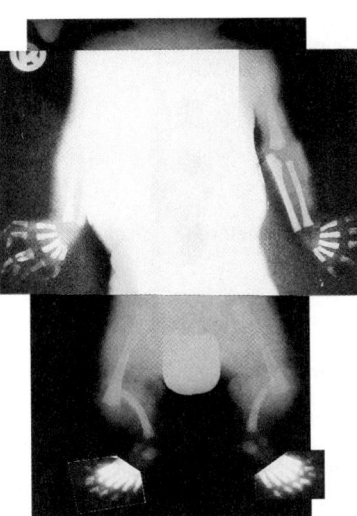

Röntgenbild des Jungen aus Abb. a: Hexadaktylie der rechten Hand, beidseitiger Tibiadefekt, verdickte und gekrümmte Fibulae, Oktodaktylie beider Füße

Ätiol.: Autosomal-dominanter Erbgang mit hoher Penetranz und variabler Expressivität des Gens.
Pathog.: Unbekannt.
Bemerkungen: Die Tibiae sind in seltenen Fällen auch normal, die Polydaktylie der Füße ist stets tibial, an den Händen kommt in seltenen Fällen auch ulnare Polydaktylie vor, als Minimalmanifestation kam in der von Eaton und McKusick beschriebenen Sippe Triphalangie des Daumens ohne weitere Fehlbildungen vor. Canun und Mitarbeiter beschrieben 1984 die Variabilität dieses Syndroms bei 15 Personen in vier Generationen. Richieri//Costa et al. (1990) beschrieben dieses Syndrom bei fünf Personen in drei Generationen einer Familie; die Variabilität reichte von präaxialer Polysyndaktylie der Füße bis zum Vollbild mit beidseitiger Tibiaaplasie. Das vollständige Krankheitsbild wurde bereits von Werner (1915) bei einer jungen Frau beschrieben.
Lit.: Canun S, Lomeli RM, Martinez R, Carnevale A (1984) Absent tibiae, triphalangeal thumbs and polydactyly: description of a family and prenatal diagnosis. Clin Genet 25: 182–186. – Eaton GO, McKusick VA (1969) A seemingly unique polydactyly-syndactyly syndrome in four persons in three generations. Birth Defects Orig Art Ser V(3): 221–225. – Richieri//Costa A, de Miranda E, Kamiya TY, Freire//Maia DV (1990) Autosomal dominant tibial hemimelia – polysyndactyly-triphalangeal thumbs syndrome. Report of a brazilian family. Am J Med Genet 36: 1–6. – Werner P (1915) Über einen seltenen Fall von Zwergwuchs. Arch Gynäkol 104: 278–300.
McK: 188770
F. Majewski/AS

EB: Epidermolysis bullosa

Ebstein-Anomalie

Syn.: Ebstein's malformation (e)
Def.: Fehlbildung der Trikuspidalklappe. Das septale und das posteriore Trikuspidalsegel entspringen nicht aus dem Anulus fibrosus, sondern der Ursprung ist nach kaudal in den rechten Ventrikel verlagert, so daß das Trikuspidalklappenostium in Höhe der Verbindungsstelle zwischen Einflußtrakt und Trabekelzone des rechten Ventrikels zu liegen kommt (seltene Anomalie; Inzidenz 1 : 20 000 Lebendgeburten).
A.: Erstbeschreibung 1866 durch Wilhelm Ebstein, 1836–1912, Internist, Göttingen.
Diagn. Krit.: (1) Die Symptomatik ist abhängig vom Ausmaß der Trikuspidalklappendystopie und reicht vom Tod im Neugeborenenalter bis zur subjektiven Beschwerdefreiheit im hohen Erwachsenenalter. Falls die Anomalie bereits in der Neugeborenenperiode klinisch manifest wird, ist die Prognose schlecht. Wird das erste Jahr überlebt, so ist die Prognose günstig. In etwa 50% der Fälle zeigt sich in der Neugeborenenperiode oft nur vorübergehende Zyanose infolge eines Rechts-Links-Shunts über ein offenes Foramen ovale oder einen Vorhofseptumdefekt (s.u.), die später erneut auftreten kann, im weiteren Verlauf stehen Dyspnoe, Zyanose und Palpitationen – gelegentlich auch ätiologisch unklare Thoraxschmerzen – im Vordergrund. In 25–30% bestehen paroxysmale supraventrikuläre Tachykardien (oft mit Akzentuierung der Zyanose, die in 50–80% intermittierend oder ständig vorhanden ist). – (2) Meist normaler Jugularvenenpuls trotz Trikuspidalinsuffizienz infolge des großen rechtsatrialen Reservoirs, Herzgeräusche nicht pathognomonisch (meist gespaltener erster Herzton, Trikuspidalklappeninsuffizienzgeräusch, Galopp-

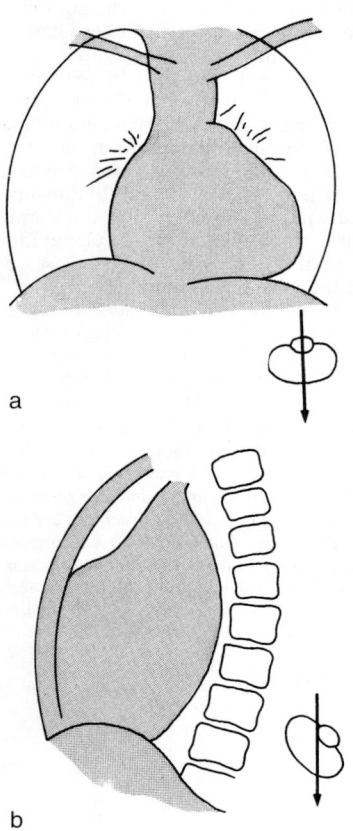

Ebstein-Anomalie: typischer Röntgen-Befund bei der Ebstein-Anomalie: a) nach rechts und links konvex verbreitertes, kugeliges Herz mit schmalem Gefäßband. Helle Lungenfelder, geringe Hiluszeichnung (halbschematisch); b) im 2. schrägen Durchmesser gleichmäßig eingeengter Retrokardialraum, breitflächige Anlehnung des Herzens an die vordere Thoraxwand (halbschematisch)

rhythmus). – **(3)** Im Oberflächen-EKG meist P-dextroatriale, PQ-Zeit-Verlängerung, kompletter Rechtsschenkelblock, in 5–25% Wolff-Parkinson-White-Syndrom (Gefährdung durch paroxysmales Vorhofflimmern oder -flattern, das bei etwa einem Drittel der Patienten vorkommt und ein prognostisch ungünstiges Zeichen darstellt!). Die Ebstein-Anomalie ist das einzige zyanotische Vitium, bei dem gehäuft ein Präexzitationssyndrom vorkommt. – **(4)** Das Röntgenbild kann normal oder durch die Vergrößerung des rechten Vorhofs und des atrialisierten rechten Ventrikels im Sinne eines »Beutelherzens« umgeformt sein. Die Lungengefäßzeichnung ist bei der azyanotischen Form normal und kann bei der zyanotischen Form (Rechts-Links-Shunt auf Vorhofebene) vermindert sein. – **(5)** Die Echokardiographie erlaubt bereits intrauterin die Diagnosestellung. – **(6)** Diagnosestellung durch Herzkatheteruntersuchung in Kombination mit intrakardialer Elektrographie: im Bereich des atrialisierten rechten Ventrikels zeigt sich ein ventrikuläres elektrisches Potential und eine atriale Druckkurve.
Ätiol.: Unbekannt, familiäre Häufung beschrieben. Einnahme von Lithium-haltigen Präparaten während der Schwangerschaft soll das Risiko um den Faktor 400 erhöhen.
Pathog.: Aufgrund der Kaudalverlagerung des Trikuspidalklappenostiums wird vom rechten Ventrikel ein großer dünnwandiger oberer Teil abgetrennt, der funktionell zum rechten Vorhof gehört (»atrialisierter« Teil des rechten Ventrikels). Die dystope Trikuspidalklappe ist in der Regel insuffizient, gelegentlich auch stenosiert. Meist besteht auch ein offenes Foramen ovale oder ein Vorhofseptumdefekt vom Sekundum-Typ (fakultativ Rechts-Links-Shunt mit dadurch bedingter Zyanose).
Bemerkungen: Eine Ebstein-Anomalie der linksseitigen Atrioventrikularklappe kommt bei der korrigierten Transposition der großen Gefäße vor. **(DD)** Uhl-Anomalie – idiopathische Dilatation des rechten Vorhofs – Endokardkissendefekt.
Lit.: Ebstein W (1866) Insuffizienz der Valvula tricuspidalis durch eine Fehlbildung derselben. Arch Anat Physiol: 238. – Danielsen GK, Driscoll DJ, Mair DD et al (1992) Operative treatment of Ebstein's anomaly. J Thorac Cardiovasc Surg 104: 1195–1202. – Hong YM, Moller JH (1993) Ebstein's anomaly: a long-term study of survival. Am Heart J 125: 1419–1424. – Mair DD (1992) Ebstein's anomaly: natural history and management. J Am Coll Cardiol 19: 1047–1048.
McK: 224700
S. Wieshammer/GA

Ebstein's malformation (e): Ebstein-Anomalie

von-Economo-Krankheit
Syn.: lethargisches Syndrom – Encephalitis lethargica – Schlafkrankheit, europäische – Kopfgrippe – Nona – Encephalitis epidemica
Def.: Nicht mehr gebräuchliche Bezeichnung für die epidemische Enzephalitis.
A.: Constantin von Economo, 1876–1931, Neurologe und Psychiater, Wien. Erstbeschreibung 1917.
Lit.: Economo C von (1917) Encephalitis lethargica. Wien klin Wschr 30: 581–585. – Economo C von (1929) Die Encephalitis lethargica. Ihre Nachkrankheiten und ihre Behandlung. Urban & Schwarzenberg, Berlin, Wien.
C. D. Reimers/DP

von Economo's disease (e): von-Economo-Krankheit

ECP-Syndrom
Syn.: ectrodactyly-cleft palate syndrome (e)
Def.: Dominant erbliches Syndrom mit den Hauptbefunden Spalthand und Gaumenspalte, doch ohne ektodermale Dysplasie.
A.: Erste Beschreibung 1980 durch John Marius Opitz (1935–), Pädiater und Humangenetiker, Helena/Montana, USA, und Mitarbeiter.
Diagn. Krit.: **(1)** Spalthand/Spaltfuß sehr variablen Ausmaßes, aber meist alle vier Extremitäten betreffend, auch mit Syndaktylie einhergehend; gelegentlich Monodakty-

lie. Extremitätenbefunde in dieser Familie nicht konstant. – **(2)** Spalte des weichen, evtl. auch des harten Gaumens ohne assoziierte Lippen- oder Kieferspalte in der Mehrzahl der Fälle. – **(3)** Keine Zeichen ektodermaler Dysplasie. – **(4)** Normale Intelligenz.
Ätiol.: Autosomal-dominanter Erbgang mit unvollständiger Penetranz und variabler Expressivität. Genlokalisation unbekannt.
Pathog.: Unbekannt.
Bemerkungen: Sehr wahrscheinlich kein eigenständiges Syndrom, sondern identisch mit dem EEC-Syndrom, dessen Symptomatik sehr variabel sein kann. Jedes der Hauptsymptome des EEC-Syndroms kann fehlen! (siehe Küster und Mitarbeiter 1985, Majewski und Küster 1988). In der Familie mit ECP-Syndrom trat Ektodermaldysplasie nicht auf, beim EEC-Syndrom ist sie dagegen sehr häufig. Beim ECP-Syndrom liegt nur Gaumenspalte vor, beim EEC-Syndrom meist Lippen-Kiefer-Gaumenspalte, aber auch dieses Symptom ist beim EEC-Syndrom nicht konstant.
Lit.: Küster W, Majewski F, Meinecke P (1985) EEC syndrome without ectrodactyly? Report of 8 cases. Clin Genet 28: 130–135. – Majewski F, Küster W (1988) EEC syndrome sine, sine? Report of a family with oligosymptomatic EEC syndrome. Clin Genet 33: 69–72. – Opitz J, Frias JL, Cohen MM jr (1980) The ECP syndrome, another autosomal dominant cause of monodactylous ectrodactyly. Eur J Pediatr 133: 217–220.
McK: 129830
F. Majewski; A. Schinzel/JS; AS

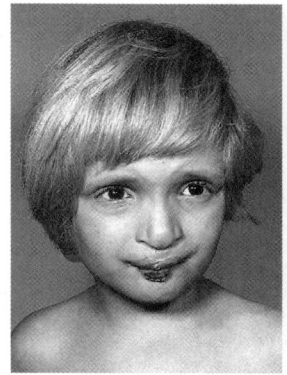
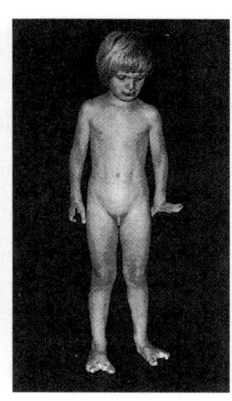
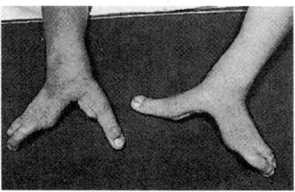
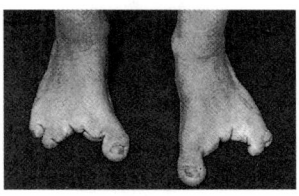

EEC-Syndrom (6jähriger Patient): operierte Lippen-Kiefer-Gaumen-Spalte, Spalthände und -füße, Zeichen ektodermaler Dysplasie (schüttere Wimpern und Brauen, blonde Haare)

ectodermal and mesodermal dysplasia with osseous involvement (e): Goltz-Gorlin-Syndrom
ectodermal dysplasia (e): Ektodermaldysplasie
ectodermal dysplasia, cleft lip and palate, hand and foot deformity, mental retardation (e): Rosselli-Gulienetti-Syndrom
ectodermal dysplasia-exocrine pancreatic insufficiency (e): Johanson-Blizzard-Syndrom
ectopia cloacae: OEIS-Komplex
ectopia cordis, thoracoabdominal (e): Cantrell-Sequenz
ectrodactyly: Ektrodaktylie
ectrodactyly-cleft palate syndrome (e): ECP-Syndrom
ectrodactyly-ectodermal dysplasia-clefting syndrome (e): EEC-Syndrom
ectrodactyly-fibular aplasia/hypoplasia (e): Ektrodaktylie-Fibulaaplasie
ectrodactyly-tibial hemimelia (e): Ektrodaktylie-Tibiahypoplasie
ectronychia syndrome (e): Anonychie-Ektrodaktylie-Syndrom
eczema-thrombocytopenia-immunodeficiency syndrome (e): Wiskott-Aldrich-Syndrom
Eczematid-like Purpura (e): Loewenthal-Purpura
EDA: Ektodermaldysplasie
edema, idiopathic (e): Ödem, idiopathisches
EDS: Freire//Maia-Syndrom I
E-D-Syndrom: Ehlers-Danlos-Syndrom
Edwards-Syndrom: Trisomie 18

EEC-Syndrom
Syn.: ectrodactyly-ectodermal dysplasia-clefting syndrome (e)
Def.: Kombination von Spalthand/-fuß mit Lippen-Kiefer-Gaumen-Spalte und ektodermaler Dysplasie, bedingt durch ein autosomal-dominantes Gen.
A.: Definition und Benennung 1970 durch Roswitha A. Rüdiger, 1943–, Humangenetikerin, Hamburg, E. Haase und Eberhard Passarge, Humangenetiker, Hamburg, Essen; erste Beschreibung vermutlich von Eckholdt und Martens 1804; dazwischen eine Reihe Einzelbeschreibungen.
Diagn. Krit.: **(1)** Lippen-Kiefer-Gaumen-Spalte, meist doppelseitig, in etwas weniger als 100% der Genträger. – **(2)** Spalthand und Spaltfuß: in fast 100% der Genträger, oft einseitig bzw. asymmetrischer Befall. In seltenen Fällen lediglich präaxiale Polydaktylie als einziges Zeichen, ohne Spaltbildung. – **(3)** Syndaktylie unterschiedlichen Ausmaßes; meist, aber nicht immer kombiniert mit Spalthand/-fuß. – **(4)** Auge (Zeichen ektodermaler Dysplasie): Atresie der Tränen-Nasengänge, Photophobie, chronische Blepharitis und Konjunktivitis, Dakryozystitis, (sekundäre?) Blepharophimose, blaue Iris (Pigmentmangel). – **(5)** Mund (Zeichen ektodermaler Dysplasie): partielle Anodontie oder Mikrodontie, insbesondere stiftförmige Reduktion der Inzisivi; Kariesanfälligkeit. Ferner: Hypoplasie der Maxilla, kurzes Philtrum, selten Choanalatresie, postnataler Minderwuchs. – **(6)** Haar (Zeichen ektodermaler Dysplasie): blond, spärlich, gekräuselt; Hypoplasie von Brauen und Wimpern. – **(7)** Haut: Hyperkeratose, Atrophie, Nageldysplasie, Hypoplasie der Mamillen. – **(8)** Ohren: dysplastische Muscheln, Schwerhörigkeit. – **(9)** Nieren und ableitende Harnwege: multiple Zysten, Dysplasie, Hydronephrose und -ureter. – **(10)** Genitalien: Hypoplasie in ca. ⅓ der Fälle. – **(11)** Selten: isolierter Wachstumshormonmangel. – **(12)** Intelligenz meist normal.

Ätiol.: Autosomal-dominantes Gen mit vollständiger Penetranz und variabler Expressivität. Genlokalisation auf 7q11–q21.
Pathog.: Unbekannt.
Bemerkungen: Vereinzelte Beobachtungen von betroffenen Geschwistern nicht-betroffener Eltern lassen es offen, ob hier ein Keimzell-Mosaizismus vorliegt oder genetische Heterogenität besteht mit einer selteneren Untergruppe mit autosomal-rezessivem Erbgang (siehe Rosselli-Gulienetti-Syndrom). Pränatale Diagnose durch Ultraschalluntersuchung des Feten im zweiten Trimenon auf Lippen-Kiefer-Gaumen-Spalte und Spalthand/-fuß. Sehr variable Expressivität; es existieren Genträger ohne Spalthand/-fuß und ohne Gesichtsspalten. **(DD)** Rosselli-Gulienetti-Syndrom – Rapp-Hodgkin-Syndrom – Hay-Wells-Syndrom.
Lit.: Eckholdt JG, Martens FH (1804) Über eine sehr komplizierte Hasenscharte. Steinacker, Leipzig. – Majewski F, Küster W (1988) EEC syndrome sine sine? Report of a family with oligosymptomatic EEC syndrome. Clin Genet 33: 69–72. – Rodini ESO, Richieri/Costa A (1990) EEC Syndrome: report on 20 new patients, clinical and genetic considerations. Am J Med Genet 37: 42–53. – Rüdiger RA, Haase E, Passarge E (1970) Association of ectrodactyly, ectodermal dysplasia and cleft lip-palate. The EEC syndrome. Am J Dis Child 120: 160–163.
McK: 129900
A. Schinzel/AS

EFA (e): Ektrodaktylie-Fibulaaplasie
EFD diathesis (e): Erythrodermia desquamativa Leiner
efferent-loop obstruction syndrome (e): Syndrom der abführenden Schlinge

Effort-Reaktion
(Sequenz)
Syn.: Effort-Syndrom – Atmungs-Syndrom, nervöses – Atmungs-Sequenz, nervöse – Hyperventilationssyndrom, chronisches (Lewis) – Atmungstetanie (Rossier) – Atemkorsett (v. Hattingberg) – Zwerchfellneurose (Jamin) – kardiorespiratorisches Syndrom (Delius) – Da-Costa-Syndrom
Def.: Psychosomatischer Symptomenkomplex vegetativer Dysfunktionen, v.a. der Respiration und des Kreislaufs. Klinisch verwandt mit dem Hyperventilationskomplex.
Diagn. Krit.: Insgesamt sehr unspezifisches Krankheitsbild. – **(1)** Respiratorische Symptome: Dys- und Hyperventilation, Seufzeratmung. Gleichmäßige oder ungleichmäßige Hyperpnoe, gepreßte Atmung, Seitenstechen. – **(2)** Zentralnervöse Symptome: Kopfdruck, Leere im Kopf, Konzentrationsschwäche, Schwindel. – **(3)** Neurologische Symptome: lokalisierte oder diffuse Parästhesien, Tremor, tetanische Zeichen (Chvostek- und Trousseau-Phänomen gelegentlich dabei negativ), Spasmen der glatten Muskulatur. – **(4)** Kardiovaskuläre Symptome: Schmerzen im Herzbereich wie bei Angina pectoris. Arrhythmien. Periphere Durchblutungsstörungen mit kalten Akren.
Ätiol.: Heterogen; als Auslöser kommen psychische (Reifungs- und Alterungskrise) oder organische Faktoren in Frage (Enzephalitis, Trauma, Fieber, Intoxikation).
Pathog.: Dys- und Hyperventilation können über ein Absinken des CO_2-Partialdrucks zur Alkalose und zur Tetanie führen.
Bemerkungen: Psychosomatisches Krankheitsbild. **(DD)** organische Herzerkrankungen (koronare Herzerkrankungen, Myokarditis, Rhythmusstörungen) – organische pulmonale Prozesse (z.B. Asthma bronchiale, Emphysem) – ZNS-Prozesse (z.B. Enzephalitis oder Tumoren) – gastrointestinale und endokrinologische Leiden.
Lit.: Christian P, Kropf R, Kurth H (1965) Eine Faktorenanalyse der subjektiven Symptomatik vegetativer Herz- und Kreislaufstörungen. Arch Kreisl Forsch 45: 171–178. – Weisswange A (1984) Anamnese und körperliche Untersuchung. In: Roskamm H (Hrsg) Handbuch der inneren Medizin, 5. Aufl, Bd IX, Teil 3, S 249–256. Springer, Berlin, New York, Tokio. – Wheeler EO (1974) „Cardiovascular symptoms" and anxiety neurosis. In: Hurst JW (ed) The Heart, 3rd ed, pp 1552–1558. McGraw-Hill, New York.
G. Bein/JK

Effort-Syndrom: Effort-Reaktion
Effort-Syndrom, venöses: Armvenenthrombose Paget-von-Schroetter
effort thrombosis (e): Armvenenthrombose Paget-von-Schroetter

Ehlers-Danlos-Syndrom
Syn.: Außer den allgemein gehaltenen Ausdrücken Dystrophia mesodermalis – Fibrodysplasia elastica generalistica beschreibt keines der Synonyma wie Cutis hyperelastica – Dermatorrhexis – Dermatolysis – Kautschukmenschen – Gummihaut – das Syndrom in allen seinen Kardinalbefunden. Ausdrücke wie Dermatochalasis – Chalasodermia sind irreführend und bezeichnen eine laxe, redundante Haut. Spezifische Bezeichnungen sind arteriell-ekchymotischer Typ (Sack-Barabas) (= Typ IV); okulokoliotischer Typ (= Typ VI); Arthrochalasis multiplex congenita (= Typ VII A und B); Dermatosparaxis (= Typ VII C)
Def.: Heterogene Gruppe von vererbbaren Bindegewebsstörungen, die Haut, Band- und Gelenkapparat, Augen, Zähne sowie Gefäße und innere Organe befallen können. Die momentane Klassifizierung in zehn Typen basiert auf einem Muster von klinischen, genetischen und biochemischen Merkmalen (s. Tab.).
A.: Edvard Ehlers, 1863–1937, Dermatologe, Kopenhagen. – Henri Alexandre Danlos, 1844–1912, Dermatologe, Paris. – Erstbeschreibung 1901 und 1908 durch Ehlers bzw. Danlos. Der Amsterdamer Chirurg Job Janszoon van Meek'ren, 1611–1666, hat bereits 1657 mit Abbildungen über einen einschlägigen Fall berichtet (»de dilatabilitate extraordinaria cutis«). Das Verdienst der klassischen Beschreibung mit allen Hauptsymptomen als Ausdruck einer generalisierten »Erschlaffung des Bindegewebes« im Jahre 1892 käme dem russischen Dermatologen A. N. Tschernogubow zugute. Die Namensgebung erfolgte 1932 und 1936 durch E. Schulmann und G. Levy-Coblentz, bzw. F. Parkes Weber.
Diagn. Krit.: Da das Syndrom bezüglich Organbefall, Schweregrad der Symptome, Genetik und biochemischen Defekten heterogen ist, soll für eine Groborientierung die Tabelle konsultiert werden. **(1)** Haut: a) typischerweise hyperelastisch (nicht etwa lax und redundant!), teigig oder samtartig weich (wie nasses Wildleder, pastellfarbig-fahl; Hyperkeratosis follicularis, Elastosis perforans serpiginosa (cave DD: Mykose); leicht zerreißlich mit klaffenden, fischmaulartigen Wunden, die mit atrophischen, zigarettenpapierähnlichen und hämosiderotisch verfärbten oder aber hypertrophen Narben (besonders an Stirn und Schienbeinen) verzögert abheilen; starke Tendenz zu Suffusionen; Verschieblichkeit der Subkutis; weiche Ohrmuscheln und Nasenspitze; molluskoide Pseudotumoren an Druckstellen (Ellenbogen, Knie), evtl. mit verkalkenden Fettgewebsnekrosen, aus denen sich beim spontanen Eröffnen krümeliges Material entleert. – b) Typ IV: die Haut nicht überstreck-

Ehlers-Danlos-Syndrom

bar, sondern eher straff, dünn, mit gut sichtbarem venösem Netz (Thorax); alt aussehende Hände und Füße (= Akrogerie); Gesicht: straffe Haut mit jünger wirkendem Ausdruck (wie nach einem Facelifting), spitzer Nase, schmalen Lippen, eingefallenen Wangen, tiefliegenden großen Augen, sich derb anfühlenden Ohrmuscheln, meist mit fehlendem freiem Ohrläppchen, Tendenz zu Alopezie; ausgeprägte Suffusionsneigung. – c) Typ VII C: Haut zerreißlich und lax. – d) Typ IX: Haut lax und redundant. – **(2) Bandapparat:** Gelenke überstreckbar, subluxiert/luxiert, habituelle Luxationen (Schulter, Patella), kongenitale Hüftluxationen und Klumpfüße, rezidivierende Distorsionen und Gelenkergüsse, vorzeitige Arthroseneigung, periphere Neuropathien; schwaches Fußgewölbe (Knick-, Plattfuß), charakteristischer Händedruck (»wie ein Wildlederbeutel voller Knöchelchen«), Gorlin-Zeichen: die Zungenspitze kann die Nasenspitze berühren. – **(3) Zähne:** gelegentlich dysplastisches Dentin mit Einengung und Obliteration der Pulpakammer sowie Wurzelaplasie mandibulärer Schneidezähne (Typ I); schwere Parodontitis (Typ IV und VIII). – **(4) Innere Organe:** a) Hernien: inguinal, Zwerchfellhernien, bei Belastung schmerzhafte Fettherniationen (piezogene Papeln) durch die Faszien besonders am inneren Fußgewölbe. – b) Anal- und Uterusprolaps. – c) Blasendivertikel (bes. beim Typ IX), evtl. mit Reflux und Niereninsuffizienz. – d) Frühgeburtlichkeit wegen Zervixinsuffizienz oder vorzeitigem Blasensprung, falls der Fetus befallen ist. – e) Myopie, Megalokornea, Méténier-Zeichen; beim Typ VI: Mikrokornea, bläuliche Skleren, Bulbusrupturen nach geringen Traumata. – f) Muskelhypotonie mit verzögerter grobmotorischer Entwicklung, besonders beim Typ VI im Säuglings- und Kleinkindesalter (»floppy infant«) mit schwerer progressiver Kyphoskoliose. – g) Beim Typ IV (aber auch beim Typ VI): spontane Rupturen von großen Arte-

Ehlers-Danlos-Syndrom

Typ	Haut hyperelastisch	Haut zerreißlich	Haut Ekchymosen	Gelenksüberstreckbarkeit	andere typische Merkmale und Komplikationen	Vererbungsmodus	Primärdefekt	Häufigkeit	McK
I	+++	+++	++	+++	vaskuläre und intestinale Komplikationen	AD	?	häufig	130000
II	++	++	+	++	gelegentlich	AD	?	häufig	130010
III	+	+	+	++	vorzeitige Arthrosen	AD	?	häufig	130020
IV	–	++++	+++	+	dünne Haut mit gut sichtbaren Venen, Akrogerie, Parodontitis, Rupturen von Arterien, Darm und Uterus, Pneumothorax	AD	Kollagen-Typ-III-Mangel	nicht so selten!	130050 225350 225360
(V)	++	+(+)	+	+		XL?	?	extrem selten	305200
VI A	+++	++	++	+++	Muskelhypotonie, Kyphoskoliose, Mikrokornea, Bulbusruptur	AR	Lysylhydroxylase-Mangel	selten	225400
B	+++	++	++	+++		AR	?	selten	229200
VII A	++	+(+)	+	+++	kongenitale Hüftluxationen	AD	Deletion des N-telopeptids von α(I) oder α2(I)	selten	130060
B	++	+(+)	+	+++		AD		selten	
C	–	++++	+++	+	Haut teigig und lax	AR	N-Proteinase-Mangel	selten	225410
VIII	+	++	++	++	Parodontitis, vorzeitiger Zahnverlust	AD	?	selten	130080
IX	+/–	+	–	+	Haut lax, Blasendivertikel, Osteoporose, Exostosen, »occipital horns«, geistige Retardierung	XL	Störung der Kupferhomöostase	sehr selten	304150
(X)	+	+	+	++	Petechien, Plättchenfunktionsstörung	AR?	Defekt im Fibronectin?	extrem selten	225310
Andere						AD/AR			130070 130090 225320 147900

237

Ehlers-Danlos-Syndrom

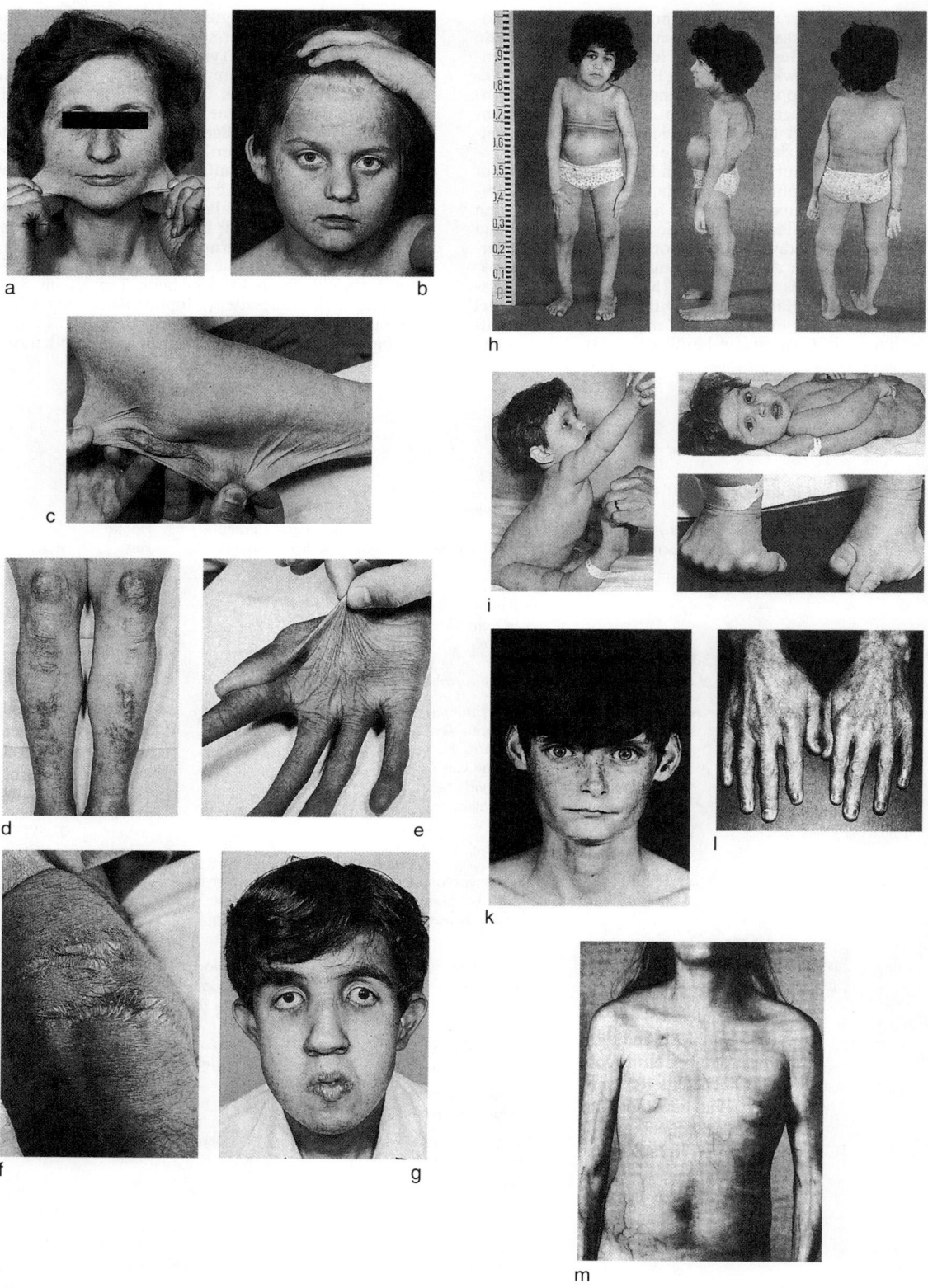

238

Ehlers-Danlos-Syndrom

rien mit oder ohne vorbestehenden Aneurysmen, vom Darm (Dickdarm häufiger als Dünndarm), oder Uterus in der Spätschwangerschaft oder unter der Geburt, sowie rezidivierender Hämato(pneumo)thorax; mittlere Lebenserwartung bei Frauen und Männern ca. 34 bzw. 37 Jahre. – h) Knochen normal, jedoch Osteoporose beim Typ VI und IX und Exostosen an den Sehnenansätzen, »occipital horns« bei letzterem.

Ätiol.: Autosomal-dominant (Typ I–IV, VII A und B, VIII), autosomal-rezessiv (Typ VI, Typ VII C) und X-chromosomal (Typ IX) erbliche Störungen; alle ethnischen Gruppen befallen. Die Genprodukte und -lokalisationen der Typen I–III und VIII sind unbekannt. Trotz ultrastruktureller Befunde gestörter Kollagenfibrillogenese keine genetische Koppelung mit den Genen für die Kollagen-Typen I, II und III. Vereinzelte Berichte über Kollagen- und Proteoglykandefekte weisen auf weitere molekulare Heterogenität hin. Dem Typ IV liegt eine Mutation in einem der beiden COL3A1-Loci auf Chromosom Nr. 2 zugrunde, die zu einem qualitativen und/oder quantitativen Mangel des in den inneren Organen reichlich vorkommenden Kollagens III führt. Beim Typ VI A ist die Kollagenlysylhydroxylase (Chromosom 1) in den Fibroblasten inaktiv, so daß die Quervernetzung des Kollagens instabil bleibt; Überträger haben intermediäre Aktivität. Beim Typ VII A und B kommt es durch verschiedene Mutationen eines der beiden COL1A1- oder COL1A2-Loci auf den Chromosomen Nr. 17 bzw. 7 zu einer Deletion des aminoterminalen Telopeptids der $\alpha 1(1)$ bzw. $\alpha 2(I)$-Kette von Kollagen I, was zu gestörter Fibrillenbildung und Quervernetzung führt. Beim Typ VII C resultiert die fehlende N-Proteinaseaktivität in einer gestörten Fibrillenbildung wie bei der Dermatosparaxis beim Kalb oder Schaf. Beim Typ IX, allelisch zum Menkes-Syndrom, führt eine abnorme P-Typ-ATPase zu gestörter Kupferhomöostase und Fehlen von Lysyloxidase und somit zu mangelhafter Quervernetzung von Elastin, aber auch von Kollagen. Eine schwerste, wahrscheinlich homozygote Form wurde bei einem Kind blutsverwandter Eltern mit Typ I beobachtet. Sporadische Fälle der dominant vererbten Typen entstehen durch Neumutationen oder gonadales/somatisches Mosaik bei einem der beiden gesunden oder oligosymptomatischen Eltern (cave: Wiederholungsrisiko).

Bemerkungen: **1.** Die Diagnose im Kleinkindesalter ist oft schwierig, da die Hyperelastizität der Haut durch den Panniculus kaschiert wird und die pathologische Gelenküberstreckbarkeit von der physiologischen schwierig zu unterscheiden ist. – **2.** Die intrafamiliäre Variabilität kann erheblich sein, Nichtpenetranz ist selten. – **3. (DD)** a) Hautlaxität: Cutis-laxa-Syndrome (McK 123700, 219100, 219150, 219200), Gerodermia osteodysplastica (McK 231070), Menkes-Syndrom (McK 309400). b) Hautüberstreckbarkeit: Noonan-Syndrom (McK 163950). c) Abnorme Blutungsneigung, Verletzlichkeit und Wundheilung: verschiedene Gerinnungsstörungen (diverse Formen der Hämophilie, v.-Willebrand-Syndrom (McK 193400, 277480), Faktor XIII-Mangel (McK 134570), Dysfibrinogenämie (McK 134820), Thrombozytenstörungen, Kindsmißhandlung!, neurotische Selbstbeschädigung, Osteogenesis imperfecta, Skorbut. d) Gelenküberstreckbarkeit: Marfan-Syndrom (McK 154700), marfanoides Hypermobilitätssyndrom (McK 154750), familiäres Hypermobilitätssyndrom (McK 147900); die Abgrenzung gegen den Typ III mag willkürlich sein, Larsen-Syndrom (McK 150250, 245600), diverse Formen der Osteogenesis imperfecta. e) Bandlaxität ist ein Merkmal vieler anderer genetischer Krankheiten. f) Muskelhypotonie: neuromuskuläre Störungen. g) Augen: Brittle-Cornea-Syndrom, Fragilitas oculi (McK 229200). h) Rupturen innerer Organe: intrakranielle arterielle Aneurysmen (McK 105800), Kawasaki-Syndrom. – **4.** Die Typen IV und IX gehören nicht eigentlich zum klassischen Syndrom, da die Haut dünn und nicht überstreckbar bzw. lax ist; die Existenz des Typ V (der Lokus für die Lysyloxidase liegt auf Chromosom 5) und des Typ X sind fraglich. – **5a.** Sekundäre Prophylaxe und Behandlung: a) Hautveränderungen: Schutz im Kindesalter vor Trauma (Kopf, Knie, Schienbeine); Anfrischen der Wundränder und optimale Adaption mit feinsten atraumatischen Fäden und Pflastern. b) Physiotherapie zur Kräftigung der Muskulatur und Halterung der Gelenke, evtl. hohe Schuhe und Schienen, allenfalls Arthrodesen; operative Korrektur von habituellen Luxationen; symptomatische Behandlung bei Distorsionen und Gelenkergüssen. c) Typ IV: Notfallausweis; Blutungen retroperitoneal oder interstitiell möglichst konservativ, intra-abdominal und -thorakal dagegen rasch chirurgisch angehen; Vermeidung von Angiographien und Medikamenten, die mit der Gerinnung oder Plättchenfunktion interferieren (Lebensgefahr!); bei Kolonrupturen subtotale Kolektomie; Überwachung von Schwangerschaften und geplante Geburt in einem Zentrum; Vermeidung von Husten, Obstipation, schwerem isometrischem Training, Mannschaftssport. – **5b.** Pränatale Diagnose: möglich für die Typen IV, VI A, VII A und B und IX aus Chorionzottenbiopsie oder Amnionzellen. – **6.** Die Lebenserwartung ist beim Typ IV massiv (für Frauen und Männer 34 bzw. 37 Jahre), beim Typ VI deutlich vermindert, bei den übrigen Typen meistens normal. – **7.** Die Typisierung wird mit dem fortschreitenden Verständnis der Genotyp-Phänotyp-Beziehungen modifiziert und erweitert werden. Vereinzelte Berichte über Kollagen- und Protoglykandefekte bei den Typen I und II weisen auf weitere Heterogenität des Syndroms hin; ca. 90% aller Fälle werden momentan unter die Typen I und Typ II subsumiert. – **8.** Das Syndrom kommt bei zahlreichen Tieren vor. Die beim Schaf und Rind beschriebene Dermatosparaxis infolge eines autosomal-rezessiv vererbten Defektes der Prokollagen-Aminopropeptidase wurde auch beim Menschen kürzlich nachgewiesen (Typ VII C).

Lit.: McKusick VA (1994) Mendelian Inheritance in Man. A Catalog of Human Genes and Genetic Disorders, 11th ed. The Johns

◁ Ehlers-Danlos-Syndrom: a) hyperelastische, samtartig matte Haut (Typ I, 43jährige Frau); b) atrophische und hypertrophe, aus der Kleinkindeszeit stammende Narben über Stirn, Nasenrücken und Wangen (Typ I, 12jähriger Sohn der Frau von a); c) hyperelastische Haut und pseudomolluskoide Tumoren über den Ellenbogen (Typ I, wie a); d) atrophische, hämosiderotische und hypertrophe Narben an der teigig wirkenden Haut über Schienbeinen und Knien (Typ I, wie b); e) hyperelastische und feinrunzelige Haut über dem Thenar bzw. der ganzen Hand; dünne, spinnenartige und überstreckbare Finger (Typ VI B; 18jähriger Jüngling); f) atrophische, zigarettenpapierähnliche Narben über dem Knie (Typ VI B, wie e); g) Mikrokornea, Epikanthus, schlaffe Ohren und Narben über dem Nasenrücken (Typ VI B, wie e); h) Muskelhypotonie, Kyphoskoliose, Knickplattfüße (Typ VI A, 5½jähriges Mädchen); i) kongenitale Hüftluxation, Subluxation der Knie und Überstreckbarkeit auch der kleinen Gelenke, thorako-lumbale Kyphose (Typ VII B, 1½jähriges Mädchen); k) charakteristisches Gesicht beim Typ IV: straffe Haut, spitze Nase, schmale Lippen, eingefallene Wangen, tiefliegende große Augen, sich derb anfühlende Ohrmuscheln mit fehlendem freiem Ohrläppchen (Typ IV, 14jähriger Knabe, der nach 3 Jahren an einer inneren Blutung verstarb); l) dünne, runzelige, alt aussehende Hände (= Akrogerie) (Typ IV, wie k); m) dünne Haut mit prominenter Venenzeichnung, Narbe nach Laparotomien wegen spontaner Ruptur von Milz und Dünndarm mit 12 bzw. 19 Jahren (Typ IV, 19jährige Frau)

Hopkins University Press, Baltimore. – Steinmann B, Royce PM, Superti-Furga A (1993) The Ehlers-Danlos Syndrome. In: Royce PM, Steinmann B (eds) Connective Tissue and Its Heritable Disorders: Molecular, Genetic, and Medical Aspects, pp 351–407. Wiley-Liss, New York.
McK: 130000; 130010; 130020; 130050; 130060; 130070; 130080; 130090; 147900; 225310; 225320; 225350; 225360; 225400; 225410; 229200; 304150; 305200
B. Steinmann/AS

Eidelman-Seligmann-Syndrom: α-Schwerkettenkrankheit
Eifersuchtswahn: Othello-Syndrom

Einheitspsychose
Def.: Eine der wesentlichen Positionen in der psychiatrischen Nosologie, die davon ausgeht, daß es nicht mehrere oder viele einzelne psychotische Erkrankungen gibt, sondern daß die unterschiedlichen klinischen Bilder verschiedene Stadien eines einheitlichen Krankheitsprozesses, eben der »Einheitspsychose« sind.
A.: E. A. Zeller, 1804–1877, W. Griesinger, 1817–1868, deutsche Psychiater.
Diagn. Krit.: Da es sich um einen umfassenden Begriff und eben gerade nicht um eine isolierte Krankheit handelt, können diagnostische Kriterien im engeren Sinne nicht genannt werden. Zentral für das klassische Konzept Griesingers war aber die folgende Annahme: den grundsätzlich reversiblen primären Zuständen der Einheitspsychose, die vorwiegend affektiver Natur sind, also etwa Manie und Melancholie, folgen die irreversiblen, sekundären Zustände, die vor allem durch chronisch paranoide und/oder halluzinatorische Bilder, oft gepaart mit ausgeprägten Antriebsstörungen, charakterisiert sind.
Ätiol.: Während in der ursprünglichen Fassung auch körperlich begründbare Psychosen in das Konzept der Einheitspsychose fielen, hat sich im 20. Jahrhundert eine Einengung auf die »endogenen« Psychosen ergeben. Für diese wiederum wird genetischen, sozialen, individuellpsychologischen und biochemischen Faktoren ätiologisches Gewicht beigemessen.
Pathog.: Je nach theoretischer Ausrichtung sehr unterschiedliche Hypothesen (s. Ätiologie).
Bemerkungen: Eine einheitliche Theorie zur Einheitspsychose existiert nicht, vielmehr handelt es sich um eine ganze Reihe durchaus heterogener Ansätze. Deren Ursprünge reichen von der romantischen Psychiatrie über Griesingers Versuch einer vorwiegend naturwissenschaftlichen Fundierung der Psychiatrie bis hin zu jüngeren psychopathologischen Konzepten wie etwa Janzariks Lehre von der Strukturdynamik. Ein wesentlicher Vertreter der nicht-deutschsprachigen Psychiatrie, der die Idee der Einheitspsychose vertrat, ist der belgische Psychiater J. Guislain (1797–1860). Grundsätzlich stellt der Begriff Einheitspsychose weniger ein im klinischen Alltag unmittelbar umzusetzendes Konzept dar, als vielmehr einen ausgesprochen fruchtbaren theoretischen Bezugspunkt für die Nosologie. Dies zeigt gerade das jüngst wieder stark zunehmende Interesse an seiner Geschichte und Problematik.
Lit.: Griesinger W (1845) Pathologie und Therapie der psychischen Krankheiten. Stuttgart. – Guislain J (1838) Abhandlungen über die Phrenopathien. Stuttgart. – Janzarik W (1988) Strukturdynamische Grundlagen der Psychiatrie. Enke, Stuttgart. – Mundt Chr, Saß H (Hrsg) (1992) Für und wider die Einheitspsychose. Thieme, Stuttgart, New York. – Rennert H (1965) Die Universalgenese der endogenen Psychosen. Fortschr Neurol Psychiatr 33: 251–272. – Schmidt/Degenhardt M (1992) Einheitspsychose – Begriff und Idee. In: Mundt Chr, Saß H (Hrsg) Für und wider die Einheitspsychose, S 1–11. Thieme, Stuttgart, New York. – Zeller A (1837) 1. Bericht über die Heilanstalt Winnenthal vom 1. 3. 1834 bis 28. 2. 1837. Beilage zum Med Korrespondenzblatt, Bd VII, 11, Nr 30.
P. Hoff/DP

Eisenlunge, idiopathische: Lungenhämosiderose, idiopathische

Eisenmenger-Komplex
Def.: Der deutsche Arzt Viktor Eisenmenger, 1864–1932, beschrieb 1897 die autoptischen Befunde eines im Alter von 32 Jahren verstorbenen zyanotischen Patienten mit Ventrikelseptumdefekt und überreitender Aorta. Der Patient litt seit der Kindheit unter Zyanose und Atemnot, die sich bei Anstrengung verstärkten. Histologisch zeigten sich eine Arteriosklerose der Pulmonalarterien und Lungeninfarkte infolge arterieller Thrombosen.
Bemerkungen: Der Begriff »Eisenmenger-Komplex« sollte nur bei Patienten mit schwerer pulmonaler Hypertonie und Rechts-Links-Shunt durch einen Ventrikelseptumdefekt verwendet werden.
Lit.: Eisenmenger V (1897) Die angeborenen Defekte der Kammerscheidewand des Herzens. Zschr Klin Med 32: 1–28. – Grossman W, Braunwald E (1988) Pulmonary hypertension. In: Braunwald E (ed) Heart disease, pp 802–803. Saunders, Philadelphia.
S. Wieshammer/GA

Eisenmenger-Reaktion
Def.: Bei Herzfehlern Umkehr eines – meist großen – Links-Rechts-Shunts in einen überwiegenden Rechts-Links-Shunt infolge einer irreversiblen pulmonalvaskulären Widerstandserhöhung mit konsekutiver Entwicklung einer pulmonalen Hypertonie.
Pathog.: Meist liegt dem ursprünglich bestehenden Links-Rechts-Shunt ein kongenitales Vitium cordis zugrunde (Vorhofseptumdefekt, Ventrikelseptumdefekt, Ductus Botalli apertus). Erworbene Vitien mit primärem Links-Rechts-Shunt (z.B. postinfarzieller Ventrikelseptumdefekt) sind als Ursache einer Eisenmenger-Reaktion sehr selten. Bei kongenitalen Vitien mit Links-Rechts-Shunt distal der Trikuspidalklappe (Ventrikelseptumdefekt, Ductus Botalli apertus) bleibt die postnatale Regression der muskelkräftigen fetalen Pulmonalgefäße oft aus – der pulmonalvaskuläre Widerstand fällt postnatal nicht oder zumindest nicht in den Normbereich ab. Bei einer Kurzschlußdurchblutung proximal der Trikuspidalklappe (Vorhofseptumdefekt) kommt es postnatal dagegen meist zu einem regulären Abfall des Lungengefäßwiderstandes.
Der bei großem Links-Rechts-Shunt auftretende Anstieg des pulmonalvaskulären Widerstandes ist zunächst durch reversible Veränderungen – Mediahypertrophie und reaktive Vasokonstriktion bei Dehnung muskelkräftiger Pulmonalarterien (Bayliss-Effekt) – bedingt. Eine morphologisch irreversibel fixierte Erhöhung des pulmonalvaskulären Widerstandes ist durch das Auftreten einer nekrotisierenden Arteriitis und durch plexiforme Läsionen gekennzeichnet.
Lit.: Harris P, Heath D (1986) The human pulmonary circulation. Churchill Livingstone, New York. – Yamaki S, Wagenvoort CA

(1985) Comparison of primary plexogenic arteriopathy in adults and children. A morphometric study in 40 patients. Br Heart J 54: 428.
S. Wieshammer/GA

Ekchymosen-Syndrom, schmerzhaftes: Purpura, autoerythrozytische

Ektasie venöser Gefäße der Pia (Lindemann): Foix-Alajouanine-Syndrom

Ektodermaldysplasie

Syn.: ectodermal dysplasia (e) – tricho-odonto-onycho-dyshidrotic syndromes (e) – oro-facial-digital syndromes (e) – oculo-dento-digital dysplasia u.a. Kombinationen. Spezielle Krankheitsbezeichnungen s.u. Bemerkungen
Def.: Heterogene Gruppe von mehr als 100 Erkrankungen mit kombinierten Defekten der Haar-, Zahn-, Nagel- und Schweißdrüsenanlage, die kongenital, diffus und nicht progressiv ist.
A.: Weech benutzte den Terminus zuerst 1929 um eine Gruppe von kongenitalen Erkrankungen des »Ektoderms« zu definieren. Solomon und Freire//Maia klassifizierten in den 80er Jahren die Vielzahl von Erkrankungen nach Kombination der betroffenen ektodermalen Strukturen.
Diagn. Krit.: **(1)** Kongenitale Defekte der Haare, Zähne, Nägel oder Schweißdrüsen. – **(2)** Haare: Alopezie, Pili torti, Hypotrichose. – **(3)** Zähne: Anodontie, Hypodontie, Schmelzdefekte. – **(4)** Nägel: Anonychie, Onychodystrophie, Onychodysplasie, Onycholyse. – **(5)** Schweißdrüsen: Hyper- oder Hypohidrose (Anhidrose) mit Fieber nach Anstrengung, Sonneneinwirkung oder heißem Essen, Hauttrockenheit. – **(6)** Weitere Organbeteiligungen: Gesichtsdysmorphie, Hand-, Fuß- und Fingerdeformitäten (Poly-/Syndaktylie), Minderwuchs, Lippen-, Kiefer-, Gaumenspalten, Genitalanomalien, mentale Defizienz, Taubheit, okuläre Störungen, neurologische Störungen, Chondrodysplasie, Keratoderma.
Ätiol.: Autosomal-dominante, -rezessive sowie X-gebundene Erbgänge sind für die verschiedenen Syndrome beschrieben.
Pathog.: Unbekannt.
Bemerkungen: Spezielle ektodermale Dysplasie-Syndrome sind z.B.: Bart-Pumphrey-S. – Berlin-S. – CHANDS – chondroektodermale Dysplasie – Coffin-Lowry-S. – Coffin-Siris-S. – DOOR-S. – EEC-S. – ektodermale Dysplasie, hypohidrotische – Freire//Maia-Syndrom (I und II) – GAPO-S. – Gorlin-S. – Greither-S. – Hay-Wells-S. – Helweg-Larsen-S. – Johanson-Blizzard-S. – KID – kranioektodermale Dysplasie – Marshall-S. – Mohr-S. – orofaziodigitales S. – Pfeiffer-S. – PHC-Syndrom – Rapp-Hodgkin-S. – Robinson-S. – Rosselini-Gulienetti-S. – Salamon-S. – Schinzel-Giedion-S. – tricho-dento-ossäres S. – tricho-rhino-phalangeale Dysplasie (I und II) – XTE-S.
Lit.: Freire//Maia N, Pinheiro M (1984) Ectodermal dysplasia: A clinical and genetic study. Alan R Liss, New York. – Solomon LM, Keuer T (1980) The ectodermal dysplasias. Problems of classification and some newer syndromes. Arch Dermatol 116: 1295–1298. – Weech AA (1929) Hereditary ectodermal dysplasia (congenital exodermal defect). Am J Dis Child 37: 766–790.
H. Mensing/GB

Ektodermaldysplasie mit neurolabyrinthärer Ertaubung

Syn.: Helweg//Larsen-Syndrom
Def.: Ektodermaldysplasie mit neurolabyrinthärer Ertaubung.
A.: Hans Helweg//Larsen, dänischer Humangenetiker. – Erstbeschreibung 1946 gemeinsam mit K. Ludvigsen anhand einer Familienbeobachtung mit 14 Erkrankten.
Diagn. Krit.: **(1)** Kongenitale Talg- und Schweißdrüsenhypoplasie mit Hypohidrosis. – **(2)** Hyperthermie sowie herabgesetzte Hitzeverträglichkeit. – **(3)** Follikuläre Hyperkeratosen. – **(4)** Palmar- und Plantarhyperkeratosen. – **(5)** Nageldysplasien. – **(6)** Neurolabyrinthäre Ertaubung (progredient ab 35. Lebensjahr).
Ätiol.: Autosomal-dominant erblich.
Pathog.: Unklar.
Lit.: Ellington RJ (1951) Major hereditary dysplasia. J Pediat 38: 191–198. – Helweg//Larsen HF, Ludvigsen K (1946) Congenital familial anhidrosis and neurolabyrinthitis. Acta derm-venerol (Stockholm) 26: 489–505.
McK: 125050
R. Soehnchen/GB

Ektodermaldysplasie mit Prämolarenaplasie, Hyperhidrosis und Canities praematura

Syn.: Ektodermaldysplasie-Syndrom vom PHC-Typ – PHC-Syndrom – Prämolarenaplasie, Hyperhidrosis und Canities praematura – hyperhidrosis-premature greying-premolar aplasia (e) – Böök-Syndrom
Def.: Erbliche Ektodermaldysplasie mit Aplasie der Prämolaren, verstärkter Schweißbildung und vorzeitigem Ergrauen des Haupthaares.
A.: Jan-Arvid Böök, 1915–, Humangenetiker, Uppsala. – Erstbeschreibung 1950 (Familienbeobachtung an 25 Personen in vier Generationen).
Diagn. Krit.: **(1)** Strukturelle Aufbaustörungen, Hypoplasie und Aplasie der Prämolaren (beider Dentitionsperioden). – **(2)** Vorzeitiges Ergrauen der Haupthaare (Canities praematura) bis zum 20. oder 30. Lebensjahr, in typischer Weise aber erst nach der Pubertät. – **(3)** Vermehrte Schweißbildung (Hyperhidrosis) der Handflächen und Fußsohlen, sowie der Achselhöhlen. – **(4)** Fakultatives Auftreten von Trigeminusneuralgien. – **(5)** In nordeuropäischen Ländern häufiger beobachtet; in betroffenen Familien können Einzelsymptome auch isoliert auftreten.
Ätiol.: Autosomal-dominantes Erbleiden mit hoher Penetranz, aber unterschiedlicher Expressivität.
Pathog.: Kombinierte Fehlbildung ektodermalen Gewebes.
Bemerkungen: Die Diagnose der vollen Symptomatik erfolgt meist erst im fortgeschrittenen Alter, die charakteristischen Zahnbefunde erlauben jedoch eine Verdachtsdiagnose bereits im Kindesalter (Weyers 1980). **(DD)** im Gegensatz zu anderen Hypo- und Oligodontie-Syndromen sind – abgesehen von den Prämolaren (und den Milchmolaren) – alle übrigen Zahngruppen völlig unbeteiligt (Weyers 1980) – ferner: andere ektodermale Dysplasie-Syndrome.
Lit.: Böök JA (1950) Clinical and genetical studies of hypodontia. I. Premolar aplasia, hyperhidrosis and canities prematura. A new hereditary syndrome in man. Am J Hum Genet 2: 240–263. – Weyers H (1980) Aplasie der Prämolaren als Leitsymptom einer erblichen Ektodermaldysplasie. Dtsch Zahnärztl Z 35: 836–840.
McK: 112300
H. P. Soyer/GB

Ektodermaldysplasie mit Xerodermie

Syn.: XTE-Syndrom – Moynahan-Syndrom – xeroderma, talipes, enamel defect (e) – amelo-zerebro-hypohidrotisches Syndrom
Def.: Ektodermaldysplasie mit Xerodermie, Knochendeformitäten, Zahnschmelzdysplasie und zerebralen Veränderungen.
A.: Erstbeschreibung 1970 anhand einer Familie durch E. J. Moynahan, Dermatologe, London.
Diagn. Krit.: (1) Trockene, gerötete Haut durch Schweißdrüsenhypoplasie (Xerodermie). – (2) Skelettveränderungen (nicht obligat). – (3) Zahnschmelzdysplasie (Gelbverfärbung, Zahnschmelzdeformation). – (4) Zerebrale Veränderungen, EEG-Veränderungen, epileptische Anfälle, geistige Retardierung.
Ätiol.: Autosomal-dominante Vererbung.
Pathog.: Unbekannt.
Bemerkungen: Hirnbiopsien zeigten degenerative Veränderungen an Neuronen, Astrozyten, sowie Speicherung von Neutralfetten in perivaskulären Zellen.
Lit.: Kohlschütter A, Chappius D, Meier C et al (1974) Familial epilepsy and yellow teeth – a disease of the CNS associated with enamel hypoplasie. Helv paediat Acta 29: 283–294. – Moynahan EJ (1970) XTE syndrome (xeroderma, talipes and enamel defect): a new heredo-familial syndrome. Two cases. Homozygous inheritance of a dominant gene. Proc Roy Soc Med 63: 447–448.
R. Soehnchen/GB

Ektodermal-Dysplasie-Syndrom, dysmelisches: Freire//Maia-Syndrom I
Ektodermaldysplasie-Syndrom vom PHC-Typ: Ektodermaldysplasie mit Prämolarenaplasie, Hyperhidrosis und Canities praematura
ektodermale Dysplasie, Rapp-Hodgkin-Typ: Rapp-Hodgkin-Syndrom
ektodermale Dysplasie, geschlechtsgebundene Form: ektodermale Dysplasie, hypohidrotische

ektodermale Dysplasie, hypohidrotische

Syn.: anhidrotische ektodermale Dysplasie – AED – Christ-Siemens-Touraine-Syndrom – ektodermale Dysplasie, geschlechtsgebundene Form – HED
Def.: Geschlechtsgebunden rezessiv vererbte Form der ektodermalen Dysplasie mit Befall von Schweißdrüsen, Zähnen, Haar und Haut bei normaler Intelligenz.
A.: Erstbeschreibung durch Wedderburn 1838, Thurman 1848 und C. Darwin 1875.
Diagn. Krit.: (1) Haut: atrophisch, im Erwachsenenalter krokodillederartig gefeldert, besonders an sonnenexponierten Stellen. Pigmentschwäche/-armut. – (2) Zähne: Hypodontie mit stiftförmiger Reduktion der vorhandenen Zähne bis zu kompletter Anodontie; meist Vollprothesen nötig. – (3) Haare: bei Geburt total fehlend, später dünn, gekräuselt, spärlich, depigmentiert. Ebenso Brauen und Wimpern spärlich. – (4) Schweißdrüsen: Hypoplasie bis völliges Fehlen der ekkrinen Schweißdrüsen, weniger ausgeprägt bei den apokrinen Duftdrüsen. Unfähigkeit, die Körpertemperatur durch Schwitzen zu regulieren. – (5) Talgdrüsen: unterentwickelt bis fehlend. – (6) Speicheldrüsen und Schleimdrüsen der Mundhöhle bis zu den Bronchien hypoplastisch. – (7) Gesicht: Zeichen der Hautatrophie mit vorzeitiger Alterung, scharfer Nase mit hypoplastischen Alae, prominenten Orbitae, prominenter Stirn und prominenten Lippen. – (8) Tendenz zu Mittelohrentzündungen und chronischen Rhinitiden und Bronchitiden. – (9) Weibliche Konduktorinnen zeigen arealweise fehlende Schweißdrüsen und gelegentlich eine Hypoplasie der Mamillen und Reduktion von Zahnanlagen. – (10) Selten verminderte Intelligenz, evtl. bedingt durch Hyperthermie in der Kindheit.
Ätiol.: Geschlechtsgebundenes Gen, Genort wahrscheinlich Xq12. Koppelung mit PGK-Gen; einige gekoppelte Polymorphismen bekannt.
Pathog.: Unbekannt.
Bemerkungen: Konduktorinnendiagnostik (klinisch siehe oben): in informierten Familien mittels gekoppelter Polymorphismen. Pränatale Diagnose hemizygoter männlicher Feten entweder auf die gleiche Weise (ab 10. Schwangerschaftswoche durch Chorionbiopsie) oder durch Nachweis des Fehlens der Schweißdrüsen

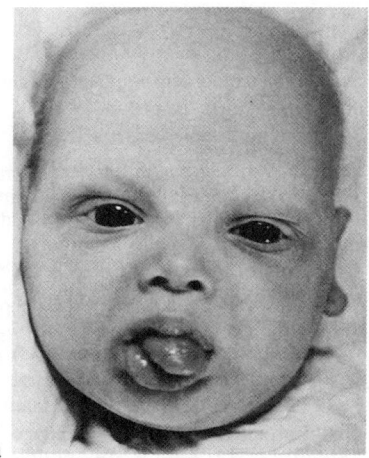

a

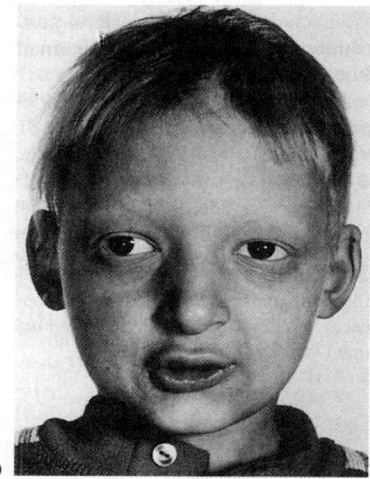

b

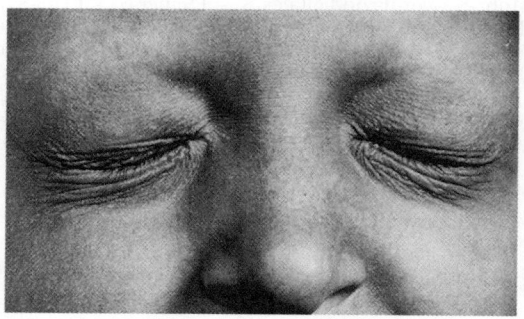

c

in der fetalen Haut nach fetoskopischer Biopsie. Außerdem meist milde Zahnanomalien bei Konduktorinnen, die auch im Schweißtest erkannt werden können.

Lit.: Arnold ML, Rauskolb R, Anton//Lamprecht I, Schinzel A, Schmid W (1984) Prenatal diagnosis of anhidrotic ectodermal dysplasia. Prenat Diagn 4: 85–98. – Clarke A, Burn J (1991) Sweat testing to identify female carriers of X-linked hypohidrotic ectodermal dysplasia. J Med Genet 28: 330–333. – Clarke A, Phillips DIM, Brown R, Harper PS (1987) Clinical aspects of X-linked hypohidrotic ectodermal dysplasia. Arch Dis Child 62: 989–996. – Happle R, Frosch PJ (1985) Manifestation of the lines of Blaschko in women heterzygous for X-linked hypohidrotic ectodermal dysplasia. Clin Genet 27: 468–471. – Thurman J (1848) Two cases in which the skin, hair and teeth were very imperfectly developed. Medico-Chir Trans 31: 71. – Zonana J, Clarke A, Sarfarazi M et al (1988) X-linked hypohidrotic ectodermal dysplasia: localization within the region Xq11–21.1 by linkage analysis and implications for carrier detection and prenatal diagnosis. Am J Hum Genet 43: 75–85. – Zonana J, Jones M, Clarke A et al (1994) Detection of de novo mutations and analysis of their origin in families with X linked hypohidrotic ectodermal dysplasia. J Med Genet 31: 287–292.

McK: 305100

A. Schinzel/AS

ektodermale Dysplasie, Typ Berlin: Berlin-Syndrom

Ektodermose, pluriorifizielle

Syn.: Fiessinger-Rendu-Syndrom – Conjunctivitis et Cheilostomatitis pseudomembranacea exanthematodes

Def.: Fieberhafte Allgemeinerkrankung mit pseudomembranöser Entzündung der Schleimhäute der Orifizien

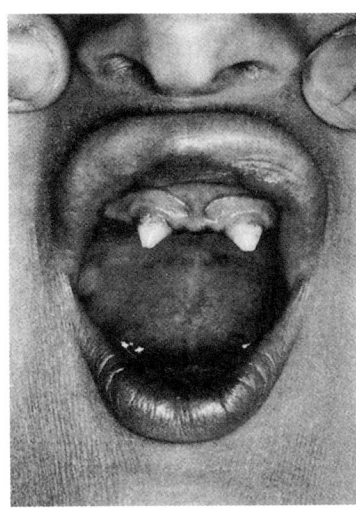

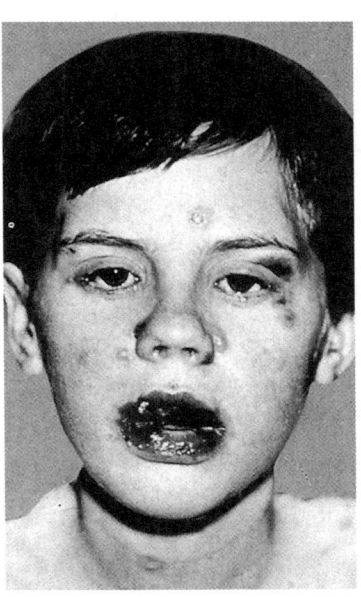

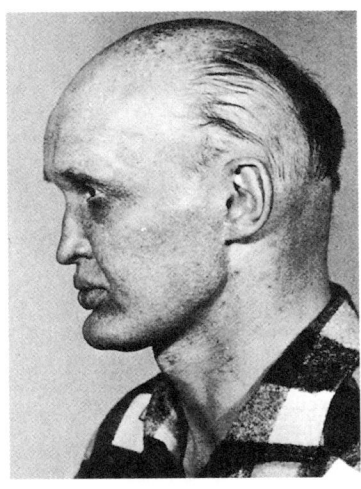

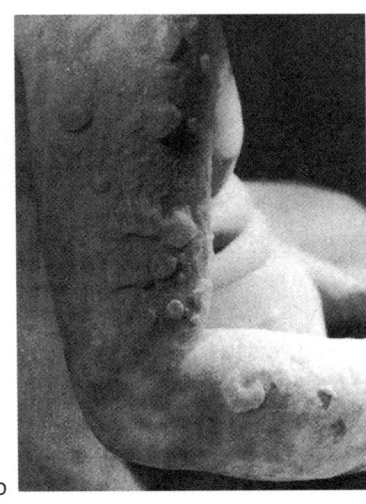

ektodermale Dysplasie, hypohidrotische: a) Säugling: Fehlen der Wimpern und Brauen; b) Knabe: wulstige Lippen, scharfe Nase; c) atrophische, dünne, faltige Haut; d) Hypodontie und stiftförmige Zahnreduktion; e) vorspringendes Kinn, Glatze (a: Beob. U.K.Kl. Charité, Berlin; b–d: Beob. DOFONOS, Ffm.; e: Beob. H. Flegel, Rostock)

Ektodermose, pluriorifizielle: a) pseudomembranöse Entzündung sämtlicher Schleimhäute und papulovesikulöses Exanthem des Gesichts (Beob. U.K.Kl. Bonn, Bilddienst »Roche«); b) bullöses Exanthem am Arm (Beob. H. Kirchmair, U.K.Kl. Rostock)

und mit multiformen Hautexanthemen (Formenkreis: exsudative multiforme Exantheme).
A.: Noël Fiessinger, 1881–1946, französischer Anatom. – Henri Jules Louis Marie Rendu, 1844–1902, französischer Internist. – Erstbeschreibung 1917 durch Fiessinger und Rendu gemeinsam.
Diagn. Krit.: **(1)** Pseudomembranöse Entzündung der Schleimhäute des Auges, des Mundes, des Genitale und des Anus (Abb.) mit Zeichen einer schweren Allgemeininfektion mit hohem Fieber, schwerer Prostration, Übelkeit, Erbrechen; der Erkrankung gehen uncharakteristische Prodromi voraus. – **(2)** Ausgedehntes papulovesikulöses oder bullöses, gelegentlich hämorrhagisches Exanthem (Abb.) mit bevorzugtem Befall der Extremitäten, des Präputium und Skrotum. – **(3)** Komplikationen: Nierenversagen aufgrund tubulärer Nekrose, Pneumonie, Enzephalomyelitis. – **(4)** Spätfolgen: Paronychien, Verlust der Fingernägel, postinflammatorische Hyperpigmentierungen.
Ätiol.: Idiopathisch, postviral (Herpes simplex), nach Bakterieninfektion, medikamentenallergisch, paraneoplastisch.
Pathog.: Wahrscheinlich allergische Reaktion vom Typ IV nach Coombs und Gsell, es wird auch eine Immunkomplex-Erkrankung diskutiert (Typ III).
Bemerkungen: Mortalität unbehandelt 5–15%. Therapie: Glucocorticoide, symptomatisch.
Lit.: Fiessinger N, Rendu H (1917) Sur un syndrome caractérisé par l'inflammation simultanée de toutes les muqueuses externes coexistant avec une éruption vésiculeuse des quatre membres, non douloureuse et non récidivante. Paris méd 25: 54. – Proppe A (1949) Die Baader'sche Dermatostomatitis, die Ektodermosis erosiva pluriorificalis Fiessinger und Rendu, das Stevens-Johnson'sche Syndrom und die Conjunctivitis et Stomatitis pseudomembranacea als Syndroma muco-cutaneo-oculare acutum Fuchs. Arch Derm Syph 187: 392–408.
W. Lechner/GB

Ektrodaktylie
Syn.: Spalthand und Spaltfuß – split hand/split foot deformity (e) – cleft hand (e) – lobster claw (e) – Monodaktylie
Def.: Defekt mittlerer (axialer) Finger- und Zehenstrahlen.
A.: Nach zahlreichen vorausgegangenen Berichten erste Verwendung des heute üblichen Begriffes 1893 durch J. Meller, deutscher Arzt.
Diagn. Krit.: **(1)** Teilweises oder vollständiges Fehlen von mittleren (axialen) Finger- und Zehenstrahlen mit V-förmigem Auseinanderweichen der angrenzenden Strahlen. – **(2)** Meist Syndaktylie der auf jeder Seite verbleibenden Finger/Zehen. – **(3)** Im schweren Fall Reduktion auf nur einen, in der Regel den 5. Strahl (Monodaktylie).
Ätiol.: Genetisch heterogen. Am häufigsten ist ein autosomal-dominanter Erbgang mit hoher Variabilität und verminderter Penetranz. X-chromosomale Vererbung und betroffene Geschwister gesunder Eltern wurden beschrieben.
Pathog.: Spalthand, axiale Polydaktylie und ossäre Syndaktylie werden tierexperimentell durch dieselben Teratogene verursacht und sind Manifestationen einer fehlerhaften Induktion der Fingerstrahlen.
Bemerkungen: Ektrodaktylie bezeichnet eigentlich das transverse Fehlen distaler Extremitätenabschnitte, wird aber oft mit der Spalthand gleichgesetzt. – Die Spalthand kann mit Hypo-/Aplasien der langen Röhrenknochen zusammen auftreten (Ektrodaktylie-Tibiahypoplasie, Ektrodaktylie-Fibulaaplasie). – Einseitiges Auftreten, Beschränkung auf die Hände und das Vorhandensein hypoplastischer Finger im Bereich der Spalte sprechen für eine atypische Spalthand, die im Gegensatz zur typischen Spalthand sporadisch auftritt.
Lit.: Bujdoso G, Lenz W (1980) Monodactylous splithand-splitfoot: a malformation occuring in three distinct genetic types. Eur J Pediatr 133: 207–215. – Faiyaz ul Haque M, Uhlhaas S, Knapp M et al (1993) Mapping of the gene for X-chromosomal splithand/split-foot anomaly to Xq26–q26.1. Hum Genet 91: 17–19. – McElveen C, Carvajal MV, Moscatello D et al (1995) Ectrodactyly and proximal/intermediate interstitial deletion 7q. Am J Med Genet 56: 1–5. – Meller J (1893) Ein Fall von angeborener Spaltbildung der Hände und Füße. Berl Klin Wschr 30: 232. – Temtamy SA, McKusick VA (1978) The genetics of hand malformations. Birth Defects Orig Art Ser XIV(3): 53–71.
McK: 183600
B. Zabel/JS

Ektrodaktylie-Fibulaaplasie
Syn.: ectrodactyly-fibular aplasia/hypoplasia (e) – EFA (e)
Def.: Beidseitige Spalthände mit Fibulaaplasie oder -hypoplasie.
A.: Beschreibung 1990 durch M. Genuardi, italienischer Genetiker.
Diagn. Krit.: **(1)** Spalthände, Brachydaktylie und Syndaktylie. – **(2)** Aplasie oder Hypoplasie der Fibulae.
Ätiol.: Autosomal-dominantes Erbleiden mit hoher Variabilität und verminderter Penetranz.
Pathog.: Siehe Ektrodaktylie.
Bemerkungen: Die intrafamiliäre und interfamiliäre Variabilität ist hoch, daher stellt die Ektrodaktylie mit Beteiligung langer Röhrenknochen möglicherweise eine schwere Manifestation der isolierten Spalthand dar.
(DD) Ektrodaktylie-Tibiahypoplasie.
Lit.: Genuardi M, Zollino M, Bellussi A et al (1990) Brachy/ectrodactyly and absence or hypoplasia of the fibula: an autosomal dominant condition with low penetrance and variable expressivity. Clin Genet 38: 321–326.
McK: 113310
B. Zabel/JS

Ektrodaktylie mit gegabeltem Femur: Gollop-Wolfgang-Komplex

Ektrodaktylie-Tibiahypoplasie
Syn.: Tibiahypoplasie-Ektrodaktylie – ectrodactyly-tibial hemimelia (e) – aplasia of tibia with split-hand/split-foot deformity (e) – tibial hemimelia-split hand/split foot (e)
Def.: Beidseitige Spalthände mit Tibiaaplasie oder -hypoplasie.
A.: Möglicherweise zuerst 1888 durch W. H. White, englischer Arzt, beschrieben.
Diagn. Krit.: **(1)** Bilaterale Spalthände und Spaltfüße. – **(2)** Aplasie oder Hypoplasie der Tibiae. – **(3)** Inkonstant distale Hypoplasie oder distale Bifurkation der Femora, fehlende Patellae. – **(4)** Inkonstant Hypoplasie oder Aplasie der Ulnae.
Ätiol.: Autosomal-dominantes Erbleiden mit hoher Variabilität und verminderter Penetranz. Es wurden auch betroffene Geschwister gesunder Eltern beobachtet.
Pathog.: Siehe Ektrodaktylie.
Bemerkungen: Die intrafamiliäre und interfamiliäre Variabilität ist hoch, daher stellt die Ektrodaktylie mit Beteiligung langer Röhrenknochen möglicherweise eine schwere Manifestation der isolierten Spalthand dar.
(DD) Ektrodaktylie-Fibulaaplasie, Gollop-Wolfgang-

Komplex. – Tibiadefekte treten auch isoliert (vgl. mesomeler Minderwuchs durch Tibia-Radius-Hypoplasie) und in Kombination mit einer Polydaktylie auf (mesomele Dysplasie, Typ Werner).
Lit.: Kohn G, El Shawwa R, Grunebaum M (1989) Aplasia of the tibia with bifurcation of the femur and ectrodactyly: evidence for an autosomal recessive type. Am J Med Genet 33: 172–175. – Majewski F, Küster W, ter Haar B, Goecke T (1985) Aplasia of tibia with split-hand/split-foot deformity: report of six families with 35 cases and considerations about variability and penetrance. Hum Genet 70: 136–147. – White WH, Baker H (1888) Case of congenital deformity of femora, absence of tibiae, and malformation of the feet and hands. Trans Clin Soc London 21: 295–297.
McK 119100
B. Zabel/JS

Ekzema herpeticatum (Juliusberg)
Syn.: Pustulosis varioliformis Kaposi-Juliusberg – Ekzema herpetiforme Kaposi – Pustulosis vacciniformis acuta – Pustulosis varioliformis acuta – Pustulosis herpetica infantum – Kaposi's varicelliform eruption (e)
Def.: Ausgedehnte Herpes-simplex-Virus-(Erst-)Infektion bei Kindern mit atopischem Ekzem mit hoher Letalitätsrate.
A.: Moriz Kaposi-Kohn, 1837–1902, Dermatologe, Wien. – Fritz Juliusberg, 1872–, Dermatologe, Braunschweig. – Erstbeschreibung durch Kaposi 1887. Namengebung »Pustulosis varioliformis acuta« durch Juliusberg 1898.
Diagn. Krit.: (1) Hochfieberhafte Herpes-Virus-Infektion bei relativ gutem Allgemeinbefinden. – (2) Schubartig auftretendes polymorphes vesiko-papulöses Exanthem mit linsengroßen, bullösen Effloreszenzen. Die Blasen sind einkammerig und zentral eingedellt (Abb.); sie können hämorrhagisch werden. – (3) Nicht selten regionale Lymphknotenschwellung. – (4) Schleimhautbeteiligung in Form aphthöser Effloreszenzen an Konjunktiven; häufig auch Entwicklung einer Keratitis dendritica. – (5) Oft kommt es zu Gingivostomatitis (herpetica), Enteritis, Bronchopneumonie, seltener zu Meningoencephalitis herpetica. – (6) Die Effloreszenzen pfropfen sich zumeist auf ein atopisches Ekzem auf. – (7) Haupterkrankungsalter: Säuglings- oder Kleinkindalter. Inkubationszeit: 5–7 Tage.
Ätiol.: Herpes-simplex-Virus-Infektion bei atopischer Diathese. Provokation durch UV-Exposition möglich.
Lit.: Ingrand D, Briquet I, Babinet JM et al (1985) Eczema herpeticatum of the child. Clin Pediatr 24: 660–662. – Juliusberg F (1898) Über Pustulosis acuta varioliformis. Arch Derm Syph 46: 21–28. – Kaposi M (1887) Pathologie und Therapie der Hautkrankheiten, S 483. Urban & Schwarzenberg, Wien & Leipzig. – Moore DB (1974) Kaposi's varicelliform eruption in two members of the same family with different predisposing conditions. Aust J Derm 15: 88–89. – Sanderson IR, Brueton LA, Savage MO, Harper JI (1987) Eczema herpeticatum: a potentially fatal disease. Br Med J 294: 693–694. – Wolf R, Tamir A, Weinberg M et al (1992) Eczema herpeticatum induced by sun exposure (letter). Int J Dermatol 31: 298–299.
G. Burg/GB

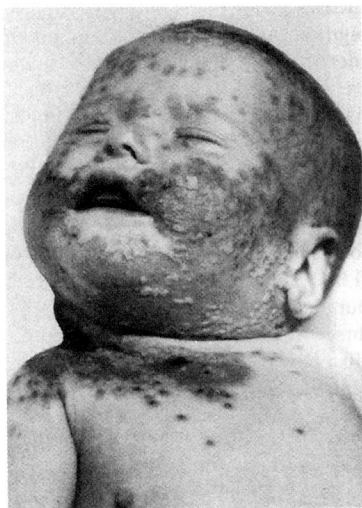

Ekzema herpeticatum (Juliusberg): varizelliforme und varioliforme Hauteffloreszenzen; die Einzeleruption zeigt meist eine zentrale Delle (»Pockennabel«) wie bei Vakzinationspusteln (Beob. Weyers, 1952)

Ekzema herpetiforme Kaposi: Ekzema herpeticatum (Juliusberg)
élastéidose cutanée nodulaire à kystes et à comédons Favre-Racouchot (fz): Elastoidosis cutis cystica et comedonica Favre-Racouchot
Elastoidosis cutanea nodularis: Elastoidosis cutis cystica et comedonica Favre-Racouchot

Elastoidosis cutis cystica et comedonica Favre-Racouchot
Syn.: Elastoidosis cutanea nodularis – Hautelastoidosis mit Zysten und Komedonen, knotige – élastéidose cutanée nodulaire à kystes et à comédons Favre-Racouchot (fz)
Def.: Sonderform der senil-aktinischen Elastose mit Zysten und Komedonen.
A.: Maurice Favre, 1876–1954, Dermatologe, Lyon. – Jean Racouchot, 1908–, Dermatologe, Lyon. – Erstbeschreibung des Krankheitsbildes 1931/32 durch Favre und 1937 durch Racouchot.
Diagn. Krit.: (1) Flächenhafte, verdickte, gelbliche, runzelige (elastotische) Haut über den Jochbögen, in der lateralen Periorbital- und Schläfenregion sowie an der Nase (sog. Zitronenhaut) und im Nacken (Cutis rhomboidalis nuchae) mit einzelnen oder gruppiert stehenden schwarzen Hornpfröpfen in erweiterten Follikelöffnungen (offene Komedonen) und kleinen weißlichen Knötchen sowie größeren weißlich-gelblichen Follikelzysten, die mit krümelig-fettigen Massen gefüllt sind (geschlossene Komedonen), ektopische Form: sog. aktinischer Komedonenplaque am Unterarm. – (2) Häufige Kombination mit kutanen Präkanzerosen, Epitheliomen, Porphyria cutanea tarda. – (3) Vorwiegend bei Männern über 50 Jahre. – (4) Hautbiopsie: ausgeweitete horngefüllte Follikel mit Atrophie der Follikelwand und der Talgdrüsen. Follikelzysten entsprechen durch Hornzellmassen aufgetriebenen geschlossenen Komedonen. Ausgeprägte elastotische Degeneration des oberen und mittleren Bindegewebes.
Ätiol.: Unbekannt.
Pathog.: Die Lokalisation an chronisch-lichtexponierten oder kobalt- bzw. röntgenbestrahlten Stellen weist auf aktinische Schädigungen des Bindegewebes hin. Pathogenese der aktinischen Komedonen noch weitgehend unbekannt.
Bemerkungen: Favre-Racouchot-Syndrom häufig Teilsymptom der Porphyria cutanea (Uro- und Kopropor-

Elastosis perforans serpiginosa (Lutz-Miescher)

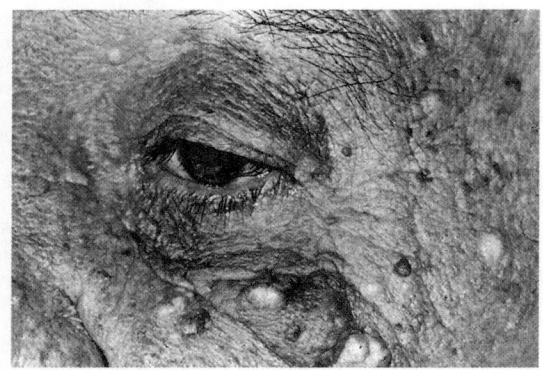

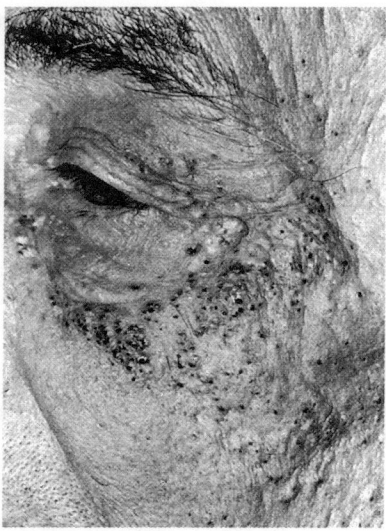

Elastoidosis cutis cystica et comedonica Favre-Racouchot: Follikelzysten und multiple schwarze Komedonen in der Periorbitalregion (Beob. G. W. Korting, Mainz)

Elastosis perforans serpiginosa (Lutz-Miescher)
Syn.: perforating serpiginous elastosis (e) – Keratosis follicularis serpiginosa – Elastoma intrapapillare perforans (verruciforme) – Elastosis perforans – Elastom, perforierendes – Morbus Lutz-Miescher – élastose perforante serpigineuse de Lutz-Miescher (fz)
Def.: Perforierende Dermatose mit transepidermaler Ausschleusung von elastischen Fasern, charakterisiert durch girlandenförmig oder anulär angeordnete Papeln.
A.: Wilhelm Lutz, 1888–1958, Dermatologe, Basel. – Guido Miescher, 1887–1961, Dermatologe, Zürich. – Erstbeschreibung wohl 1927 durch Fischer, allerdings in der Fehlannahme eines Morbus Kyrle. – Beschreibung 1953 durch Lutz. – Darstellung der charakteristischen Histologie 1955 durch Miescher. – Die Bezeichnung »Elastosis perforans serpiginosa« erfolgte 1958 durch Dammert und Putkonen. – 1968 Definition des Krankheitsbildes durch Mehregan.
Diagn. Krit.: **(1)** Anuläre, serpiginöse oder bogig angeordnete, bandförmige Hautläsionen aus dicht aggregierten, entzündlich geröteten oder hautfarbenen, keratotischen Papeln, welche teilweise zentral genabelt sind. Tendenz zur peripheren Ausbreitung bei zentraler Rückbildung unter geringer residualer Atrophie und Depigmentierung. – **(2)** Herdprädilektion an Hals und Nacken, seltener sind Gesicht, Stamm oder Extremitäten betroffen. – **(3)** In der Jugend oder im frühen Erwachsenenalter isoliert auftretend, ferner als Begleitsymptom bei hereditären Bindegewebserkrankungen wie Ehlers-Danlos-Syndrom, Osteogenesis imperfecta und Marfan-Syndrom, auch bei Down-Syndrom, Akrogerie, kongenitalen Poikilodermien, beim Morbus Wilson und der Zystinurie unter D-Penicillamin-Therapie. – **(4)** In der Regel nach mehreren Jahren spontane Rückbildung. – **(5)** Histologie: im Zentrum der Papel füllt homogenes elastotisches Material den Papillarkörper aus, führt zur Perforation der Epidermis und transepidermalen Elimination dieses Materials: das umgebende Infiltrat entspricht dem eines Fremdkörpergranuloms.
Ätiol.: Autosomal-dominanter und -rezessiver Erbgang beschrieben. – Reaktiv in Verbindung z.B. mit Down-, Ehlers-Danlos-, Marfan-Syndrom, kongenitalen Poikilodermien (ca. 25% der Fälle). – D-Penicillamin-induziert (Langzeittherapie bei Morbus Wilson und Zystinurie).
Pathog.: Histopathologisch transepidermale Ausschleusung von morphologisch und biochemisch veränderten elastischen Fasern und nekrotischen Zellen des dermalen Bindegewebes. Reaktive Proliferation des Epithels mit Akanthose, Hyperkeratose und Einschluß des elastotischen Materials.
Bemerkungen: Neigung zur Keloidbildung nach chirurgischer Therapie. **(DD)** Porokeratosis Mibelli – Tinea –

phyrine). Therapie: Dermabrasion oder Kürettage der Zysten und Komedonen.
Lit.: Fanta D, Niebauer G (1976) Aktinische (senile) Komedonen. Z Hautkr 51: 791–797. – Favre M (1932) Sur une affection kystique des appareils pilo-sébacés localisée à certaines régions de la face. Bull Soc Franç Derm Syph (Lyon) 39: 93–96. – Favre M, Racouchot J (1951) L'élastéidose cutanée nodulaire à kystes et à comédons. Ann Derm Syph 78: 681–702. – Racouchot J (1937) L'élastéidose localisée nodulaire à kystes et à comédons. Thèse de Lyon.
S. Hödl/GB

Elastoma intrapapillare perforans (verruciforme): Elastosis perforans serpiginosa (Lutz-Miescher)
Elastom, perforierendes: Elastosis perforans serpiginosa (Lutz-Miescher)
Elastorrhexis generalisata: Pseudoxanthoma elasticum
Elastorrhexis, systematisierte (Touraine, 1940): Pseudoxanthoma elasticum
élastose perforante serpigineuse de Lutz-Miescher (fz): Elastosis perforans serpiginosa (Lutz-Miescher)
Elastosis perforans: Elastosis perforans serpiginosa (Lutz-Miescher)

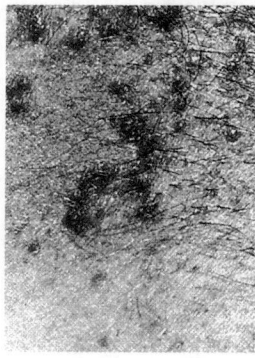

Elastosis perforans serpiginosa (Lutz-Miescher)
(Beob. L. Weber, Ulm)

Granuloma anulare – anuläre Sarkoidose – perforierende Dermatosen.
Lit.: Fischer H (1927) Eigenartiger anatomischer Befund bei einer Hautkrankheit. Zbl Haut-Geschlechtskrkh 220: 599. – Kretzschmar L, Hamm H, John SM, Brocker EB (1992) Elastosis perforans serpiginosa. Überlegungen zur Pathogenese anhand eines typischen Falles. Hautarzt 43: 640–644. – Lutz W (1953) Keratosis follicularis serpiginosa. Dermatologica 106: 318–320. – Mehrigan A (1968) Elastosis perforans serpiginosa. Arch Dermatol 97: 381. – Miescher G (1955) Elastoma intrapapillare perforans verruciforme. Dermatologica 110: 254–266. – Patterson JW (1984) The perforating disorders. J Am Acad Dermatol 10: 561–581. – Ratnavel RC, Norris PG (1994) Penicillamine-induced elastosis perforans serpiginosa treated successfully with isotretinoin. Dermatology 189: 81–83. – Sahn EE et al (1989) D-Penicillamin-induced elastosis perforans serpiginosa in a child with juvenile rheumatoid arthritis. J Am Acad Dermatol 8: 279. – Wolff-Schreiner ECh (1993) Elastosis perforans serpiginosa and reactive perforating collagenosis. In: Fitzpatrick TB, Eisen AZ, Wolff K (eds) Dermatology in general medicine, Vol 1, pp 1280–1284. McGraw-Hill, New York.
McK: 130100
L. Weber; H. Mensing/GB

Eldridge-Berlin-Money-McKusick-Syndrom
Syn.: Eldridge-Syndrom – recessive myopia and hearing loss (e)
Def.: Autosomal-rezessiv vererbte Innenohrschwerhörigkeit mit Myopie und Verhaltensstörungen.
A.: Rosewell Eldridge, Charles I. Berlin, John W. Money und Victor Almon McKusick (Baltimore, USA) beschrieben das Syndrom 1968 anhand einer blutsverwandten, amischen Familie mit 4 betroffenen Geschwistern (Amish = mennonitische Gruppe in Pennsylvania). – Lave Ohlsson (Karlskoga, Schweden) beschrieb 1963 drei Brüder mit Innenohrschwerhörigkeit, Myopie und einem angeborenen Nierenleiden (Albuminurie). Aufgrund der Stammbaumdaten läßt sich das Nierenleiden eher durch einen zweiten, dominanten Gendefekt erklären, so daß es sich um dieselbe Mutation handeln könnte. Sonst keine weiteren Fälle beschrieben.
Diagn. Krit.: (1) Angeborene bilaterale Innenohrschwerhörigkeit mit geringer Progredienz. Ursache einer verzögerten Sprachentwicklung. – (2) Ausgeprägte Myopie mit starker Verminderung des Sehvermögens. – (3) Leichte psychomotorische und intellektuelle Beeinträchtigung, z.T. erklärt durch die sensorische Deprivation. Autistische und schizophrene Verhaltensmuster.
Ätiol.: Vermutlich autosomal-rezessiv vererbt.
Pathog.: Unbekannt.
Lit.: Eldridge R, Berlin CI, Money JW, McKusick VA (1968) Cochlear deafness, myopia, and intellectual impairment in an Amish familiy. Arch Otolaryng 88: 49–54. – Holmes LB, Schepens L (1972) Syndrome of ocular and facial anomalies, telecanthus, and deafness. J Pediatr 81: 552–555. – Ohlsson L (1963) Congenital renal disease, deafness and myopia in one family. Acta Med Scand 174: 77–84.
McK: 221200
J. Hammer/AS

Eldridge-Syndrom: Eldridge-Berlin-Money-McKusick-Syndrom
electric chorea (e): Dubini-Krankheit
electrolepsy (e): Dubini-Krankheit

Elektra-Komplex
Syn.: Ödipuskomplex, weiblicher
Def.: Übermäßige Bindung der Tochter an den Vater bei feindseliger Ablehnung der Mutter; verweist auf die ödipale Entwicklungssituation des kleinen Mädchens.
A.: In Analogie zum Ödipusmythos, der die dynamische Folie der ödipalen Situation des kleinen Jungen beschreibt, dramatische Vorlage nach Aischylos (Orestie), welche die Familientragödie von Elektra und den Eltern Agamemnon und Klytämestra schildert, von C. G. Jung 1913 für die Beschreibung der ödipalen Situation des kleinen Mädchens entlehnt; heute kaum mehr gebrauchter Begriff. S.a. Ödipus-Komplex.
Lit.: Bernstein D (1991) The female oedipus complex. In: Hartocollis P, Graham ID (eds) The personal myth in psychoanalytic theory, pp 183–219. International Universities Press, Madison. – Jung CG (1913) Allgemeine Aspekte der Psychoanalyse. In: Gesammelte Werke, 4. Band: Freud und die Psychoanalyse. – Mertens W (1994) Psychoanalytische Entwicklungspsychologie. Entwicklung der Psychosexualität und der Geschlechtsidentität, Bd 2. Kohlhammer, Stuttgart.
H. P. Kapfhammer/DP

Elephantiasis congenita hereditaria (Nonne): Lymphödem, hereditäres, Typ I (Nonne-Milroy)
Elephantiasis genito-rectalis ulcerosa: genito-anorektaler Symptomenkomplex
Ellis-van-Creveld-Syndrom: chondroektodermale Dysplasie

Elschnig-Komplex
Syn.: Elschnig-Syndrom
Def.: Seltener Fehlbildungskomplex der Augenlider mit Verlängerung der Lidspalte nach lateral und Ektropium des Unterlides.
A.: Anton Elschnig, 1863–1939, Ophthalmologe, Graz und Prag. – Erstbeschreibung 1912.
Diagn. Krit.: (1) Verlängerung der Lidspalte vor allem nach lateral. – (2) Verlagerung des äußeren Lidwinkels nach auswärts und abwärts. – (3) Ektropium des Unterlides und des lateralen Augenwinkels. – (4) Daneben finden sich häufig weitere zusätzliche Fehlbildungen: Hypertelorismus, Gaumenspalte, Lippenspalte u.a.
Ätiol.: Unbekannt.
Pathog.: Unbekannt.
Bemerkungen: **(DD)** Greig-Syndrom – Franceschetti-S. I – Apert-S. I – Goldenhar-S.
Lit.: Elschnig A (1912) Zur Kenntnis der Anomalien der Lidspaltenform. Klin Mbl Augenheilk 50: 17–30.
F. H. Stefani/DP

Elschnig-Syndrom: Elschnig-Komplex

Embolia cutis medicamentosa
Syn.: Nicolau-Syndrom – syndrome livédoide-paralytique (fz)
Def.: Umschriebene Hautnekrosen durch intraarterielle (oder paraarterielle) Injektion.
A.: Erstbeschreibung 1925 durch den französischen Dermatologen Stefan S. Nicolau (1874–1970).
Diagn. Krit.: (1) Nach intramuskulärer Injektion auftretende bläulich-livide Verfärbung der Haut mit blitzfigu-

Embryopathia diabetica

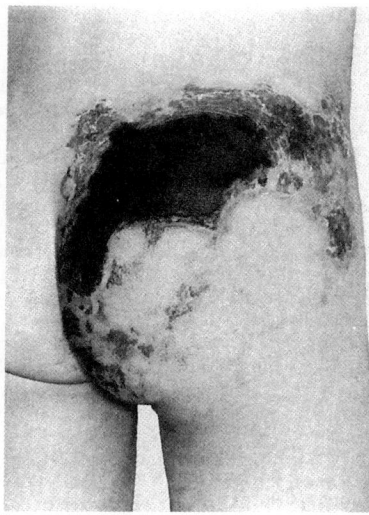

Embolia cutis medicamentosa: Einem bestimmten arteriellen Versorgungsgebiet entsprechende ischämische Hautnekrose nach (versehentlicher) intraarterieller Injektion von Depotpenicillin (Foto DOFONOS, Ffm.)

renartiger Zeichnung und Neigung zur Nekrose. – **(2)** Meist queroval im oberen Bereich der Glutealregion. – **(3)** Meist schon während der Injektion starke, brennende, krampfartige Schmerzen im Injektionsgebiet. Häufig Ausstrahlung der Schmerzen, z.B. in Oberschenkel bis zum Fuß. – **(4)** Gelegentlich neurologische Ausfälle (Taubheitsgefühle, schlaffe Lähmungen), meist reversibel. – **(5)** Selten Nekrosen von Organen im kleinen Becken. – **(6)** Stadium I: über das Injektionsgebiet hinausgehendes Ödem mit entzündlicher Infiltration ohne Nekrose. Stadium II: starke entzündliche Reaktion, makroskopisch noch keine Nekrose. Stadium III: Nekrose von Haut und/oder Muskulatur. Stadium IV: zusätzlich Nekrosen von Organen des kleinen Beckens.
Ätiol.: Intraarterielle, evtl. paraarterielle Injektion intramuskulär zu injizierender Medikamente.
Pathog.: Durch intraarterielle Injektion kommt es zu Gefäßspasmus und zu fibrinoiden Nekrosen von Arteriolen und Kapillaren mit Thrombosierung der Endstrombahn.
Bemerkungen: Potentiell auslösende Medikamente: Depotpenicilline, phenylbutazonhaltige Antirheumatika, Sulfonamide, Expektorantien, Wismut, Barbiturate, Kortikosteroid-Kristallsuspension. **(DD)** Spritzenabszeß – Livedo racemosa.
Lit.: Littmann K, Albrecht KH, Richter HJ, Eigler FW (1984) Embolia cutis. Dtsch med Wschr 109: 800–805. – Nicolau S (1925) Dermatite livédoide et gangreneuse de la fesse consécutive aux injections intramusculaires dans la syphilis. A propos d'un cas d'embolie artérielle bismuthique. Ann Mal Vén 20: 321–339.
F. Enders/GB

embolization from a deceased twin (with common placenta) (e): Zwillingsdisruptions-Sequenz
embryonic testicular regression syndrome (e): XY-Gonadenagenesie

Embryopathia diabetica
Syn.: Diabetes, fetal effects from maternal (e) – infant of diabetic mother (e) – IDM (e)
Def.: Aorten-, Herz-, Intestinal-, Skelett-, Urogenital- und ZNS-Fehlbildungen infolge eines bis zur 10. Schwangerschaftswoche schlecht eingestellten Diabetes mellitus.
A.: Ersthinweise aufgrund einer größeren Studie 1964 durch L. M. Pedersen, I. Tygstrup und J. Pedersen.
Diagn. Krit.: **(1)** Herzfehler: hypoplastisches Linksherz, hypoplastisches Rechtsherz, Fallot-Tetralogie, VSD, Ostium atrioventriculare commune, Coarctatio aortae, Transposition der großen Arterien. – **(2)** Gastrointestinum: anorektale Atresien, Small-left-colon-Syndrom, Duodenalatresie. – **(3)** Urogenitalregion: unilaterale Nierenagenesien, Hydronephrosen, Megaureteren, Megavesica, Ureter duplex, Ureter fissus, Hypospadie, Ovarialzysten, Kryptorchismus. – **(4)** Skelett: kaudale Dysplasie (1%): Fehlen von Kreuz- und Steißbein oder mehreren Lendenwirbel- und/oder Brustwirbelkörpern, Rippenanomalien, thorakale Skoliose, Klumpfuß. Femoral hypoplasia-unusual facies syndrome? – **(5)** ZNS: Anenzephalie, Mikrozephalie, Hydrozephalie, Holoprosenzephalie (1%) mit fazialen Fehlbildungen im Sinne des Midline-cleft-face-Syndroms, gegenüber der Normalbevölkerung 10fach erhöhte Neuralrohrdefekte. – **(6)** Fazies: Lippenspalte, Lippen-Kiefer-Gaumen-Spalte, Ohratresie, große Ohren, behaarte Ohren, Katarakt, Iriskolobom, Hypoplasie des Nervus opticus. – **(7)** Fakultativ: vaskuläre Thrombosen, Enzephalozelen, Omphalozelen, Malrotation, Gastroschisis, Poly-, Syndaktylie, Choanalatresie.
Ätiol.: In den ersten 6 Gestationswochen schlecht eingestellter Diabetes mellitus.
Pathog.: Diabetes mellitus führt infolge fetaler Hyperglykämie zu erhöhter Fehlbildungsrate. Auch vaskuläre Veränderungen bei langer Dauer und Schwere des mütterlichen Diabetes mellitus haben Bedeutung für die erhöhte Teratogenese. Insulin kann nicht teratogen wirken, da mütterliches Insulin die Plazenta nicht passiert, fetales Insulin aber erst nach der 8.–12. Schwangerschaftswoche gebildet wird.
Bemerkungen: Das Risiko für diabetische Frauen hinsichtlich Kindern mit einer Fehlbildung liegt zwischen 6–15%. Es ist abhängig vom Diabetes-Typ: der Schwangerschaftsdiabetes führt zu keinem erhöhten Risiko, aber bereits der nicht-insulinabhängige Diabetes mellitus hat ein erhöhtes Fehlbildungsrisiko. Eine strikte Diabeteseinstellung vor der Gravidität führt zu praktisch keinem erhöhten Risiko (0,8%), eine Einstellung erst nach der 8. Gestationswoche hat bereits ein 7,5%iges Risiko für Fehlbildungen. Bis zu 50% der perinatalen Todesfälle gehen zu Lasten der Fehlbildungen.
Lit.: Becerra JE, Khoury MJ, Cordero JF, Erickson JD (1990) Diabetes mellitus during pregnancy and the risks for specific birth defects: a population-based case-control study. Pediatrics 85: 1–9. – Dominick HC, Burkart W (1984) Kinder diabetischer Mütter. Monatsschr Kinderheilk 132: 886–892. – Fuhrmann K, Reiher H, Semmler K et al (1983) Prevention of congenital malformation in infants of insulin-dependent diabetic mothers. Diabetes care 6: 219–223. – Kalter H (1993) Case reports of malformations associated with maternal diabetes: history and critique. Clin Genet 43: 174–179. – Mills JL, Knopp RH, Simpson JL (1988) Lack of relation of increased malformation rate in infants of diabetic mothers to glycemic control during organogenesis. N Engl J Med 318: 671–676. – Pedersen LM, Tygstrup I, Pedersen J (1964) Congenital malformations in newborn infants of diabetic women: Correlation with maternal diabetic vascular complications. Lancet I: 1124.
J. Kunze/JK

Embryopathia rubeolaris: Rötelnembryopathie
Emery Dreifuss muscular dystrophy (e): Muskeldystrophie Typ Emery-Dreifuss

Emery-Nelson-Syndrom
Def.: Wahrscheinlich autosomal-dominantes Leiden mit der Trias Minderwuchs, Deformitäten von Händen und Füßen sowie flachem Gesichtsprofil.
A.: Erstbeschreibung 1970 durch Alan E. H. Emery und M. M. Nelson, Humangenetiker, Edinburgh, Schottland, anhand einer Familie.
Diagn. Krit.: (1) Minderwuchs. – (2) Nicht progressive Hand- und Fußdeformitäten; a) Flexionskontrakturen der ersten drei Metakarpophalangealgelenke; b) Extensionskontrakturen der Daumen; c) sog. Klauenzehen. – (3) Flaches Gesichtsprofil. – (4) Evtl. im Säuglingsalter muskuläre Hypotonie; geistige Behinderung.
Ätiol.: Wahrscheinlich autosomal-dominantes Leiden mit offenbar variabler Expressivität.
Pathog.: Unbekannt.
Bemerkungen: Offenbar sehr selten; bisher nur einmal bei Mutter und Kind beschrieben. Daher Variabilität des klinischen Bildes noch nicht sicher abgrenzbar.
Lit.: Emery AEH, Nelson MM (1970) A familial syndrome of short stature, deformities of the hands and feet, and an unusual facies. J Med Genet 7: 379–382.
McK: 139750
L. Pelz/AS

EMG-Syndrom: Wiedemann-Beckwith-Syndrom

E.M.O.-Komplex
Syn.: Exophthalmus-Myxoedema-circumscriptum-praetibiale-Osteoarthropathia-hypertrophicans-Syndrom
Def.: Symptomenkomplex von Exophthalmus, prätibialem zirkumskriptem Myxödem und Osteoarthropathia hypertrophicans.
A.: Erstbeschreibung wahrscheinlich 1933 durch H. M. Thomas jr. – Von O. Braun//Falco und D. Petzoldt erstmals 1967 als E.M.O.-Syndrom beschrieben.
Diagn. Krit.: (1) Exophthalmus, oft verbunden mit Symptomen und Kennzeichen des M. Basedow. – (2) Umschriebene prätibiale, teigige Hautverdickungen mit eingezogenen Haarfollikeln (peau d'orange) und meist leichter Hypertrichose, »prätibiales Myxödem«. – (3) Akropachie (Trommelschlegelfinger und -zehen sowie Uhrglasnägel), radiologisch Osteoarthropathia hypertrophicans. – (4) Krankheitssymptome unabhängig von der Schilddrüsenfunktion. Hohe Korrelation mit LATS, TSI, Antikörper gegen Thyreoidea-Mikrosomen und Thyreoglobulin.
Ätiol.: Autoimmunerkrankung; evtl. liegt eine Stimulierbarkeit von Fibroblasten durch Autoantikörper vor.
Pathog.: Einlagerung saurer Mucopolysaccharide im interfibrillären Gewebe.
Lit.: Braun//Falco O, Petzoldt D (1967) E.M.O.-Syndrom. Münch med Wschr 109: 1523–1529. – Kato N, Ueno H, Matsubara M (1991) A case report of EMO syndrome showing localized hyperhidrosis in pretibial myxedema. J Dermatol 18: 598–604. – Lubach D, Freyschmidt J (1981) Das EMO-Syndrom. Hautarzt 32: 91–93. – Thomas HM Jr (1933) Acropachy, secondary subperiostal new bone formation. Arch intern Med 51: 571–588.
N. H. Brockmeyer/GB

Emphysem, bronchioläres: Muskelhyperplasie, pulmonale
Emphysem, unilaterales oder lobäres: Lunge, einseitig helle
empty sella turcica, primary (e): Symptom der leeren Sella
enamel hypoplasia with curly hair (e): tricho-dento-ossäres Syndrom
enamel-renal syndrome (e): Amelogenesis imperfecta mit Nephrokalzinose
Encephalitis epidemica: von-Economo-Krankheit
Encephalitis lethargica: von-Economo-Krankheit
Encephalopathia spongiotica: Canavan-Syndrom
Encephalopathia traumatica der Boxer: Boxer-Enzephalopathie, traumatische
encephalopathy and fatty degeneration of the viscera (e): Reye-Sequenz
encephalopathy, familial infantile, with calcification of basal ganglia and chronic cerebrospinal fluid lymphocytosis (e): Aicardi-Goutières-Syndrom
encephalopathy, hypertensive (e): Hypertension, enzephalopathische
encephalopathy, spongiform (e): Creutzfeldt-Jakob-Krankheit

Enchondromatose, generalisierte
Def.: Sonderform der Enchondromatose mit weitgehend generalisiertem Befall der Röhrenknochen und Platyspondylie.
A.: Abgrenzung 1978 durch Jürgen Spranger, 1931–, Pädiater, Mainz, und Mitarbeiter.
Diagn. Krit.: (1) Manifestation im Säuglingsalter, gelegentlich schon bei der Geburt mit asymmetrischer Verkürzung und/oder Deformierung der Extremitäten sowie derben Tumoren, die sich als Enchondrome herausstellen. – (2) Später Minderwuchs mit ausgedehnten Deformierungen und zahlreichen enchondromatösen Geschwülsten, besonders auch der Hände. – (3) Hämangiome und Weichteilverkalkungen. – (4) Gelegentlich Dolichozephalie mit gewölbter Stirn, hypoplastische Maxilla mit hohem Gaumen, Ohrmuscheldysplasie, psychomotorische Entwicklungsverzögerung. – (5) Radiologisch: generalisiert, vor allem auch an den kurzen Röhrenknochen auftretende Enchondrome, die unregelmäßig, teilweise granulär verkalken. Mäßiggradige, weitgehend gleichförmige Abflachung der Wirbelkörper, deren Deck- und Grundplatten gelegentlich unregelmäßig dicht verkalken.
Ätiol.: Unbekannt.
Pathog.: Unbekannt.
Bemerkungen: Die generalisierte Enchondromatose unterscheidet sich von der Spondyloenchondrodysplasie durch die ungleich größeren, teilweise grotesken Enchondrome. Die Spondyloenchondrodysplasie ist ein autosomal-rezessives Erbleiden; Familiarität wurde bei der generalisierten Enchondromatose noch nicht nachgewiesen.
Lit.: Kaibara N, Mitsuysu M, Katsuki I et al (1982) Generalized enchondromatosis with unusual complications of soft tissue calcifications and hemangiomas. Skeletal Radiol 8: 43–46. – Phelan EMD, Carty HML, Kalos S (1986) Generalised enchondromatosis associated with haemangiomas, soft-tissue calcifications and hemihypertrophy. Brit J Radiol 59: 69–74. – Spranger J, Kemperdieck H, Bakowski H, Opitz JM (1978) Two peculiar types of enchondromatosis. Pediatr Radiol 7: 215–219.
J. Spranger/JS

Enchondromatose mit irregulären vertebralen Läsionen: Enchondromatose mit spondyloakraler Dysplasie

Enchondromatose mit spondyloakraler Dysplasie

Enchondromatose mit spondyloakraler Dysplasie
Syn.: Enchondromatose mit irregulären vertebralen Läsionen – Dysspondylochondromatosis
Def.: Sonderform der Enchondromatose mit regellos dysplastischen Wirbelkörpern und metaphysärer Dysplasie der kurzen Röhrenknochen.
A.: Abgrenzung 1978 durch Jürgen Spranger, 1931–, Pädiater, Mainz, und Mitarbeiter.
Diagn. Krit.: (1) Manifestation im Säuglingsalter, evtl. schon bei der Geburt mit Minderwuchs, gelegentlich mit asymmetrischer Verkürzung der Extremitäten. – (2) Skoliose und Thoraxdeformitäten. – (3) Ein Patient hatte zusätzlich eine Myopie und Cutis laxa, ein anderer eine Innenohrschwerhörigkeit. – (4) Röntgenologisch asymmetrisch verteilte Enchondrome, ähnlich wie bei der Ollier-Form, jedoch unter weitgehender Aussparung der kurzen Röhrenknochen. An Metacarpalia und Phalangen leichtere metaphysäre Unregelmäßigkeiten, zusätzliche proximale Epiphyse an Metacarpale II. Regellos dysplastische Wirbelkörper.
Ätiol.: Unbekannt.
Pathog.: Unbekannt.
Bemerkungen: Diese generalisierte Form der Enchondromatose unterscheidet sich von der Ollier-Form durch die frühe Manifestation, die dysplastischen Veränderungen der Wirbelkörper und die metaphysäre Dysplasie der kurzen Röhrenknochen.
Lit.: Azouz EM (1987) Case report 418: Skeletal Radiol 16: 236–239. – Freisinger P, Finidori G, Maroteaux P (1993) Dysspondylochondromatosis. Am J Med Genet 45: 460–464. – Kozlowski K (1974) Micromelic type of spondylo-meta-epiphyseal dysplasia. Pediatr Radiol 2: 61–64. – Spranger J, Kemperdieck H, Bakowski H, Opitz JM (1978) Two peculiar types of enchondromatosis. Pediatr Radiol 7: 215–219.

J. Spranger/JS

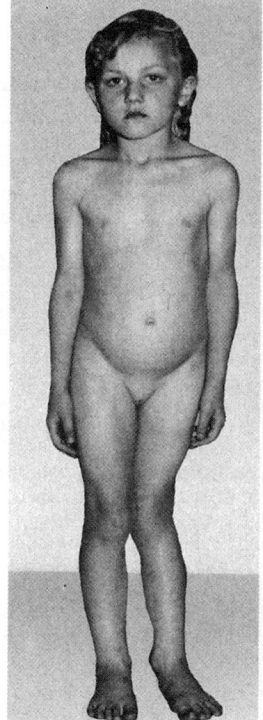
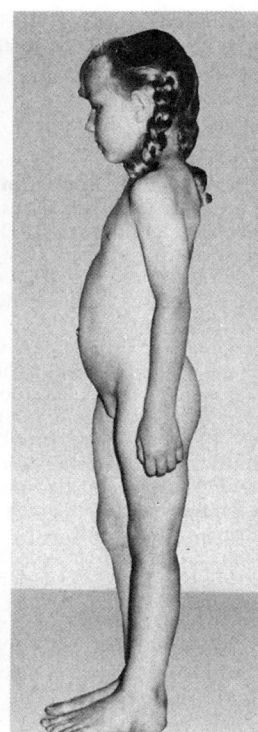

Enchondromatose Ollier
Syn.: Ollier-Krankheit – Morbus Ollier – Dyschondroplasie
Def.: Skelettdysplasie charakterisiert durch multiple Enchondrome, die überwiegend halbseitig auftreten.
A.: Erstbeschreibung 1898 durch Louis Ollier, 1830–1900, Chirurg, Lyon.
Diagn. Krit.: (1) Überwiegend einseitige Beinverkürzung, die sich meist zwischen dem 2. und 10. Lebensjahr manifestiert. – (2) Tumorbildung an den Fingern und anderen Röhrenknochen. – (3) Gelegentlich Spontanfrakturen durch enchondromatös veränderte Bezirke. – (4) Im Skelett multiple Enchondrome, die sich radiologisch als ovale oder pyramidenförmige, unregelmäßig strukturierte Aufhellungszonen im Metaphysenbereich der Röhrenknochen darstellen, häufig mit tumorartiger Expansion über die Knochengrenze hinaus. Die Läsionen entstehen bis zum Schluß der Epiphysenfugen, wandern mit dem Knochenwachstum in die Diaphyse hinein, werden häufig knöchern durchbaut. Sie führen sekundär zu Verkürzungen und Verformungen der Röhrenknochen. Wirbelkörper, Hand- und Fußwurzelknochen sowie die Schädelkalotte sind nicht betroffen; von Synchondrosen ausgehend, können selten Enchondrome an der Schädelbasis entstehen.
Ätiol.: Unbekannt.
Pathog.: Unbekannt. Formal handelt es sich um multiple gutartige Tumoren durch Ausfall des Leitsystems, das die sich teilenden Knorpelzellen der Wachstumsfuge longitudinal anordnet; das Knorpelwachstum erfolgt anarchisch nach allen Seiten.
Lit.: Ollier L (1898) Dyschondroplasie. Lyon Méd 88: 484–492. – Spranger J, Langer LO, Wiedemann HR (1974) Bone Dysplasias, pp 199–202. Fischer/Saunders, Stuttgart, Philadelphia.

J. Spranger/JS

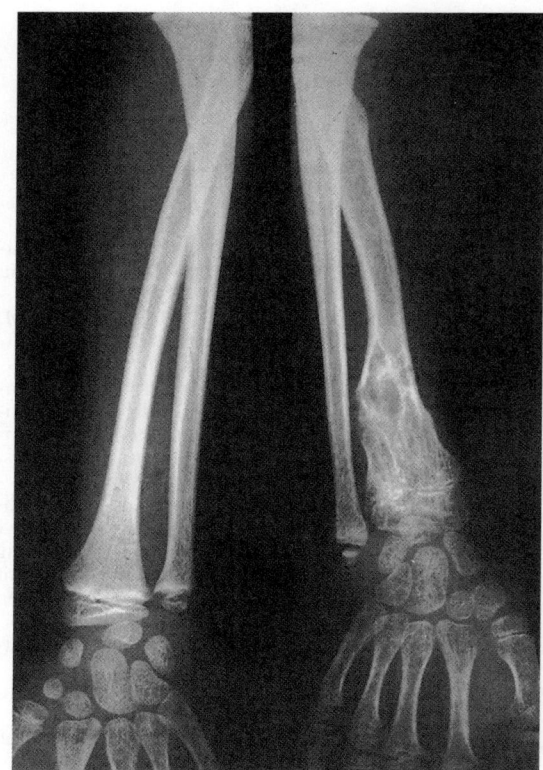

Enchondromatose Ollier: a) Erscheinungsbild bei Beteiligung des linken Beines und der zugehörigen Beckenabschnitte (Beob. Weyers, 1953, U.K.Kl. Bonn); b) Röntgenbefund bei Befall des linken Armes (Beob. U.K.Kl. Jena)

Endangitis, disseminierte: Papulose, maligne atrophische
Endangitis obliterans: Endangitis obliterans von-Winiwarter-Buerger

Endangitis obliterans von-Winiwarter-Buerger

Syn.: Buerger-Syndrom – (Leo-)Buerger-Krankheit – Endarteriitis – von-Winiwarter-Buerger-Erkrankung – Billroth-von-Winiwarter-Erkrankung – Thrombangitis obliterans – Endangitis obliterans
Def.: Nicht-atheromatöse, segmental und schubweise verlaufende, entzündliche, thrombo-okklusive Gefäßerkrankung unbekannter Ätiologie, die vorwiegend bei jungen, männlichen Rauchern zu einer Ischämie der distalen Extremitäten führt.
A.: Felix v. Winiwarter, 1848–1917, österreichischer Chirurg. – Leo Buerger, 1879–1943, Internist, New York. – Erstbeschreibung 1876 durch Carl Friedländer (»Arteriitis obliterans«). Weitere Beschreibungen 1879 durch v. Winiwarter und 1907 durch Buerger.
Diagn. Krit.: Hauptkriterien: **(1)** Erkrankungsbeginn vorwiegend zwischen dem 3. und 5. Jahrzehnt. – **(2)** Arterielle Verschlußkrankheit vom peripheren Typ der unteren und/oder oberen Extremität. – **(3)** Episoden von Phlebitis saltans/migrans. Die Diagnose ist gesichert bei Erfüllung von drei, ist wahrscheinlich bei zwei, ist zu vermuten bei einem dieser Kriterien. Weitere Kriterien: **(4)** Fehlen atherogener Risikofaktoren, Ausnahme: **(5)** chronisches Rauchen. – **(6)** Weder klinische noch labormäßige Hinweise auf Kollagenose, myeloproliferatives oder paraneoplastisches Syndrom, Herzvitium, Takayasu-Syndrom. – **(7)** Chronisch-schubweiser Verlauf. – **(8)** Klinik: Kältegefühl, Zyanose und Sensibilitätsstörungen der Akren, Raynaud-Anfälle, Phlebitis migrans (27%), Fuß- oder Fußsohlen-Claudicatio, seltener Waden-Claudicatio; sensomotorische Störungen, später ischämischer Ruheschmerz, Kuppennekrosen an Fingern (27%) oder Zehen (35%) und Akroosteolysen. Selten Befall von abdominelle Symptome. – **(9)** Arteriogramm: Fehlen von Plaques in den proximalen Arterien. In den distalen Arterien plötzlich oder allmählich (»tapering«-Typ) schmaler werdendes Kaliber, segmentäre Verschlüsse (»skip«-Läsionen), Korkenzieher- oder Wurzel-artige kleine Kollateralen bzw. revaskularisierte Gefäße. Oft auffallende bilaterale Symmetrie. – **(10)** Pathologisch-histologisch: segmentäre Panangiitis mittlerer und kleiner Arterien und Venen der Extremitäten. Befallen sind vor allem Unterschenkelarterien mit oder ohne Beteiligung der A. poplitea, an der oberen Extremität vor allem Finger- und Handarterien; von distal nach proximal abnehmende Befallshäufigkeit. Selten Befall anderer (viszeraler, zerebraler) Regionen. In frischen Läsionen charakteristische Histologie: frühzeitig organisierte, zellreiche Thromben mit »Mikroabszessen« aus Riesenzellen, Epitheloidzellen und Leukozyten, lymphozytär-fibroblastäre Infiltration aller Gefäßwandschichten, Muskelbiopsie zum Nachweis ungeeignet, da kleine Muskelarterien kaum je befallen sind.
Ätiol.: Bislang unklar. Neuere Befunde legen die Annahme von Autoimmunmechanismen oder allergisch-hypererger Reaktionen auf Zigarettenrauch nahe: ethnische Prädisposition; Prävalenz bestimmter HLA-Muster.
Pathog.: Auftreten von Anti-Elastin-Antikörpern; gesteigerte zellvermittelte Immunität gegen Kollagen; Ablagerung von Immunglobulinen und Komplement in der Gefäßintima: Immunreaktion gegen ein durch Nikotin induziertes Eigenantigen in der Gefäßwand?
Bemerkungen: Weltweite Verbreitung mit höherer Prävalenz im Orient, Indien, Südostasien, Osteuropa. Androtropie. Geschätzte Inzidenz von 6,8 pro 100 000 weißer Männer zwischen 22 und 44 Jahren. Trotz hoher Amputationsrate keine wesentliche Einschränkung der Lebenserwartung. Bei völliger Nikotinabstinenz Stillstand der Erkrankung zu erwarten. **(DD)** frühmanifeste obliterierende Atherosklerose – Ergotismus – kardial bedingte Mikroembolien – Takayasu-Syndrom – Raynaud-S. – Pseudo-Raynaud-S. – Kussmaul-Maier-S. – Erythromelalgie – Erfrierungen – Thrombophlebitis – Pseudo-Okklusions-S. (Lanzara) – Adduktoren-S. – PVC-S. – Cassier-S. – Charcot-S. I – Diabetes-S., angiopathisches – Horton-Magath-Brown-S. – Leriche-S. – Nygaard-Brown-S. – Martorell-S. II – (Weir) Mitchell-S. – Motorrollerlenker-S. II – Zervikal-S., rheumatisches – Aorten-Obliterations-S., mittleres – Arteria-poplitea-Kompressions-S. – Mesenterialarterien-Anzapf-S.
Lit.: Buerger L (1908) Thrombangitis obliterans; a study of the vascular lesion leading to presenile spontaneous gangrene. Am J med Sci 136: 567–580. – Friedländer C (1876) Arteriitis obliterans. Zbl med Wisschensch 14. – Mills JL, Taylor LM, Porter JM (1987) Buerger's disease in the modern era. Am J Surg 154: 123–129. – Shionoya S (1983) What is Buerger's disease? World J Surg 7: 544–551. – v. Winiwarter F (1879) Über eine eigentümliche Form von Endocarditis und Endophlebitis mit Gangrän des Fußes. Arch klin Chir Berlin 23: 202–226.
McK: 211480
G. Girmann/GA

Endarteriitis: Endangitis obliterans von-Winiwarter-Buerger
Endarteriitis der Beine: Charcot-Syndrom I
Endobrachyösophagus: Barrett-Ösophagus
Endocarditis parietalis fibroplastica Löffler: Löffler-Endokarditis
endocrine adenomatosis, multiple (e): Wermer-Syndrom
endometrial synechiae (e): Uterussynechien, traumatische
endostale Hyperostose, autosomal-dominanter Typ: Hyperostose, endostale, Typ Worth
endostale Hyperostose, autosomal-rezessiver Typ: Hyperostosis corticalis Typ van Buchem
endostale Hyperostose Typ van Buchem: Hyperostosis corticalis Typ van Buchem
Endothelsyndrom, iridokorneales: Chandler-Syndrom
Engelmann-Krankheit: Camurati-Engelmann-Syndrom

Enophthalmus-Symptomenkomplex, reflektorischer

Syn.: Enophthalmus-Syndrom, reflektorisches
Def.: Komplexe reflektorische Krankheitszeichen bei Leber- und Gallenwegserkrankungen.
A.: Erstbeschreibung durch R. Richwien, Neurologe, Halle. – M. Marre, Ophthalmologin, Leipzig. – Während okuläre reflektorische Krankheitszeichen in Form von Pupillen- und Lidspaltenerweiterungen bei Oberbaucherkrankungen schon lange bekannt sind, beobachtete Richwien bei zahlreichen Patienten mit Gallenwegserkrankungen übereinstimmend andersartige Störungen, die durch ophthalmologische Reihenuntersuchungen 1967 zusammen mit Marre objektiviert wurden.
Diagn. Krit.: **(1)** Rechtsseitige Lidspaltenverengung (Höherstand des Unterlids). – **(2)** Relativer Enophthalmus rechts. – **(3)** Teilweise Pseudo-Oberlidretraktion durch tieferstehende Augenbraue und Oberlidfalte. – **(4)** Linksseitige Pseudoptosis. – **(5)** Grundleiden: chronische Leber- und Gallenwegserkrankungen.
Ätiol.: Ungeklärt.
Pathog.: Es wird vermutet, daß es im Rahmen einer reflektorischen, homolateralen Tonuszunahme auch zu ei-

ner Erhöhung des Muskeltonus im Bereich des Auges (»okuläre Verkrampfung«) kommt.
Bemerkungen: **(DD)** Horner-Trias – Ptosis und Enophthalmus anderer Genese.
Lit.: Marre M, Richwien R (1967) Reflektorisches Enophthalmus-Syndrom bei Leber- und Gallekrankheiten. Klin Mbl Augenheilk 151: 158–164.
G. Hasenfratz/DP

Enophthalmus-Syndrom, reflektorisches: Enophthalmus-Symptomenkomplex, reflektorischer
Entbindungslähmung, obere: Armplexuslähmung, obere
Entbindungslähmung, untere: Armplexuslähmung, untere
Enteritis regionalis: Morbus Crohn
enterokinase deficiency (e): Enterokinasemangel, kongenitaler

Enterokinasemangel, kongenitaler
Syn.: enterokinase deficiency (e)
Def.: Seltene angeborene Proteinmaldigestion durch mangelnde Enterokinaseaktivität in der Dünndarmschleimhaut, die für die Aktivierung der proteolytischen Proenzyme im Pankreas verantwortlich ist.
A.: Erstbeschreibung 1969 durch Beat Hadorn und Mitarbeiter, Pädiater in Bern, München.
Diagn. Krit.: **(1)** Angeborene chronische Diarrhö. – **(2)** Hypoproteinämie, Ödeme, Aszites. – **(3)** Chronische Gedeihstörung. – **(4)** Fäkaler Eiweißverlust, gelegentlich Steatorrhö. – **(5)** Im Duodenalsaft verminderte Aktivitäten für Trypsin und Chymotrypsin bei normaler Amylase- und Lipaseaktivität. – **(6)** Fehlende Enterokinaseaktivität in der Dünndarmmukosa.
Ätiol.: Autosomal-rezessiver Erbgang wahrscheinlich.
Pathog.: Durch mangelnde Enterokinaseaktivität in der Dünndarmschleimhaut kommt es zu keiner Aktivierung von Trypsinogen zu Trypsin. Trypsin seinerseits aktiviert proteolytische Proenzyme wie Chymotrypsinogen, Procarboxypeptidasen und Proelastasen im Pankreas. Die verminderte Proteolyse führt zur Eiweißmalabsorption und zum klinischen Bild der Proteinmangelernährung. Ursache der gelegentlich beobachteten Steatorrhö kann eine verminderte Aktivierung der Pro-Co-Lipase zu Co-Lipase sein.
Bemerkungen: Substitution mit Pankreasenzymen normalisiert das klinische Bild. **(DD)** sekundärer Enterokinasemangel, z.B. bei bakterieller Überwucherung des Dünndarms – zystische Fibrose – kongenitale Pankreasinsuffizienz (z.B. Shwachman-Diamond-Syndrom) – Zöliakie – Kuhmilchallergie – intestinale Lymphangiektasie – Morbus Whipple.
Lit.: Ghishan FK, Lee PC, Lebenthal E et al (1983) Isolated congenital enterokinase deficiency: recent findings and review of the literature. Gastroenterology 85: 727–731. – Hadorn B, Tarlow MJ, Lloyd JK, Wolff OH (1969) Intestinal enterokinase deficiency. Lancet I: 812–813. – Haworth JC, Hadorn B, Gourley B et al (1975) Intestinal enterokinase deficiency: occurrence in two sibs and age dependency of clinical expression. Arch Dis Child 50: 277–282. – Rutgeerts L, Mainguet P, Tytgat G, Eggermont E (1974) Enterokinase in contaminated small-bowel syndrome. Digestion 10: 249–254. – Tarlow MJ, Hadorn B, Arthurton MW, Lloyd JK (1970) Intestinal enterokinase deficiency: a newly-recognized disorder of protein digestion. Arch Dis Child 45: 651–655.
McK: 226200
M. Becker/JK

entrapment neuropathy of the ilioinguinal nerve (e): Ilioinguinalis-Symptomatik

Entwurzelungsdepression
Syn.: Streßsyndrom, chronisches posttraumatisches – Belastungssyndrom, chronisches – Persönlichkeitswandel, erlebnisbedingter
Def.: Depressives Zustandsbild, das aus einer Zerstörung des ursprünglich tragenden psychosozialen Netzes, der in einem soziokulturellen Kontext unterhaltenen Beziehungen resultiert. Es folgt oft auf eine anhaltende Gefahr der physischen Vernichtung einer ganzen Bevölkerungsgruppe.
A.: Erstbeschreibung 1950/1951 von H. Bürger//Prinz, Psychiater, Hamburg.
Diagn. Krit.: **(1)** Extreme Bedrohungssituation mit inhumaner Behandlung und fortgesetzten Gefühlen der völligen Hilflosigkeit, der Rechtlosigkeit und des Ausgeliefertseins; typische Beispiele: KZ-Lageraufenthalt, Folter, Geiselnahme. – **(2)** Bezeichnenderweise Auftreten des depressiven Zustandsbilds nicht während, sondern erst nach der Verfolgungssituation. – **(3)** Syndromales Gepräge: chronische Deprimiertheit, Freudlosigkeit, Einengung des gesamten affektiven Erlebens, Schlaflosigkeit mit häufig wiederkehrenden Alpträumen über traumatische Erlebnisse, zahlreiche psychosomatische Reaktionen mit Organfixierung, häufiger Überlebensschuld, Todessehnsucht, jedoch selten expliziter Suizidalität. – **(4)** Charakteristische Tendenz zur Chronifizierung und erlebnisbedingtem Persönlichkeitswandel mit rascher psychophysischer Erschöpfbarkeit, affektiver Nivellierung und kognitiven Einbußen; Ausmaß des erlittenen Traumas erschwert in der Regel eine Wiedergesundung, den Prozeß der neuen gesellschaftlichen Eingliederung; soziale Isolationstendenz mit hohem Mißtrauen in interpersonalen Kontakten; gelegentlich paranoide Reaktionen. – **(5)** Selbst durch minimale Hinweisreize, die eine Ähnlichkeit mit dem ursprünglichen Trauma besitzen (z.B. Uniformen) können reflexartig Panikaffekte ausgelöst werden.
Ätiol.: Extremtraumatisierung mit vitaler Bedrohung und Zerstörung der psychosozialen Identität.
Pathog.: Posttraumatische Streßreaktion.
Bemerkungen: Nach dem Zweiten Weltkrieg vor allem Erfahrungen mit Personen, die dem Nazi-Terror ausgesetzt waren; später typische Zustandsbilder nach Extremtraumatisierung während des Korea- und Vietnamkrieges; Opfer von politischem Terror und Folter; Geiseln bei Banküberfällen und Entführungen; in mitigierter Form depressive Zustandsbilder bei Gastarbeitern nach Verlust des traditionellen Kulturrahmens und erhöhtem Assimilationsdruck an eine ungewohnte Gesellschaftsformation.
Lit.: Bürger//Prinz H (1950) Psychopathologische Bemerkungen zu den zyklischen Psychosen. Nervenarzt 21: 505–507. – Bürger//Prinz (1951) Psychiatrie und Probleme der Umwelt. Stud Gen 4: 227–234. – Davidson JRT, Foa EB (1991) Diagnostic issues in posttraumatic stress disorder. J Abnorm Psychol 100: 346–355. – Haefner H (1981) Depressive Syndrome bei Gastarbeitern in Mannheim. Schweiz Arch Neurol Neurochir Psychiatrie 128: 53–73. – Krystal H (1985) Trauma and stimulus barrier. Psa Inquiry 5: 131–161. – Niederland WG (1980) Folgen der Verfolgung: Das Überlebenden-Syndrom. Seelenmord. Suhrkamp, Frankfurt a.M.
H. P. Kapfhammer/DP

Entzugserscheinungen
(Sequenz)

Syn.: Entzugs-Syndrom – Abstinenz-Syndrom – Abstinenzerscheinungen – substance withdrawal syndrome (e)

Def.: Nach dem Absetzen von mittel- bis langfristig eingenommenen psychotropen Substanzen auftretende körperliche und/oder psychische Störungen.

Diagn. Krit.: Die Symptomatik ist unterschiedlich je nach abgesetzter Substanz, Dosis und Dauer der Einnahme. Entzugs-Erscheinungen sind beschrieben bei Opiaten, Barbituraten, Psychostimulanzien, Alkohol, Nikotin, Anxiolytika/Sedativa, β-Blockern, Antidepressiva, Neuroleptika u.a.

Häufigste Symptome: **(1)** Vegetative Beschwerden: Schwitzen, Herzklopfen, Übelkeit, Erbrechen, Diarrhö, Schlafstörungen. – **(2)** Neurologische Symptome: Tremor, Muskelschmerzen (v.a. bei Opiat-Entzug), erhöhte Krampfneigung bis zu Grand-mal-Anfällen (v.a. nach Alkohol- und Barbituratentzug). – **(3)** Psychopathologische Symptome: Unruhe, Ängstlichkeit, Depression (z.B. nach Absetzen von PCP), symptomatische Psychosen (z.B. delirante Syndrome nach Alkohol-Entzug). – **(4)** Nach Absetzen bestimmter Medikamente verstärktes Auftreten der zuvor durch sie unterdrückten Störungen: hypertensive Krisen (β-Blocker), Rezidiv einer vorbestehenden Psychose (Neuroleptika), serotonerges Syndrom (manche Antidepressiva), Schlafstörungen (Sedativa), Angstzustände (Anxiolytika).

Ätiol.: Plötzliches Absetzen mittel- bis langfristig eingenommener psychotroper Substanzen.

Pathog.: Nicht eindeutig geklärt. Bei einzelnen Substanzen (β-Blocker, Sedativa, evtl. Neuroleptika und Antidepressiva) werden Rebound-Mechanismen postuliert (überschießende Gegenregulation zuvor supprimierter oder modulierter neurochemischer Regelkreise).

Bemerkungen: Von entscheidender Bedeutung für die Prognose ist eine sorgfältig auf den Einzelfall abgestimmte Therapieplanung von der Entgiftung über die Entwöhnung bis hin zur langfristigen psychotherapeutischen Nachsorge.

Lit.: Brennan FN, Lyttle JA (1987) Alcohol and seizures: a review. J R Soc Med 9: 571–573. – Cummings JL (1985) Acute confusional states. In: Cummings JL (ed) Clinical Neuropsychiatry, pp 68–74. Grune and Stratton, New York. – Cushman P Jr (1987) Delirium tremens: update on an old disorder. Postgrad Med 82: 117–122. – Grinspoon L, Bakalar JB (1979) Psychedelic Drugs Reconsidered. Basic Books, New York. – Kisker KP, Lauter H, Meyer JE, Müller C (Hrsg) (1987) Psychiatrie der Gegenwart, 3. Aufl, Bd 3: Abhängigkeit und Sucht. – Linnoila M (1989) Alcohol withdrawal syndrome and sympathetic nervous system function. Alcohol Health and Research World 13: 355–357. – Marlatt GA, Gordon JR (1985) Relapse prevention. Guilford, New York, London. – Täschner KL (1983) Therapie der Drogenabhängigkeit. Ein Handbuch. Kohlhammer, Stuttgart. – Wille R, Kreuzer A (1988) Drogenkriminologie und Therapie. Decker & Müller, Heidelberg.

P. Hoff/DP

Entzugserscheinungen des Neugeborenen

Syn.: Drogenentzug, neonataler – neonatal abstinence syndrome (e) – morphinism, congenital (e) – neonatal withdrawal (e)

Def.: Nach mütterlichem Drogenabusus während der Schwangerschaft auftretende kindliche Entzugssymptomatik.

A.: Erste zusammenfassende Darstellung 1930 durch Leo Langstein, Berlin. Lewin beschreibt 1899 die Auswirkungen von Opium auf den Föten.

Diagn. Krit.: **(1)** Mütterlicher Drogenabusus in der Schwangerschaft (Heroin, Methadon, Barbiturate, Alkohol). – **(2)** Postnatale Atemstörung (Intoxikation). – **(3)** In den ersten zwei postnatalen Tagen einsetzende Symptomatik. – **(4)** Zentralnervöse Symptome: Zittrigkeit, Irritabilität, Hyperaktivität, kurze Schlafphasen, schrilles Schreien, gelegentlich Krampfanfälle. – **(5)** Gastrointestinale Symptome: Trinkschwierigkeiten, Erbrechen, Durchfall. – **(6)** Vegetative Symptome: Niesen, Gähnen, Schwitzen, Fieber. – **(7)** Dauersymptomatik Tage bis Wochen anhaltend.

Ätiol.: Mütterlicher Drogenabusus in der Schwangerschaft.

Pathog.: Durch die Geburt eintretende Unterbrechung der Drogenzufuhr zum Kind führt zur Symptomatik des Drogenentzuges.

Bemerkungen: Pharmakotherapie notwendig (Phenobarbital, Tinctura Opii). Entzugssymptome nach Methadon treten unter Umständen erst nach 2 bis 4 Wochen auf.

(DD) Hyperexzitation.

Lit.: Kaltenbach K, Finnegan LP (1986) Neonatal abstinence syndrome, pharmacology and developmental outcome. Neurobehavioral Toxicology and Teratology 8: 353–355. – Langstein L (1930) Über das Schicksal von morphiumsüchtigen Frauen geborenen Säuglingen. Med Klinik 14: 500–501. – Lewin D (1899) Die Nebenwirkungen der Arzneimittel, S 85. – Perlstein MA (1947) Congenital morphinism. A rare cause of convulsions in the newborn. JAMA 135: 633.

E. Kattner/JK

Entzugs-Syndrom: Entzugserscheinungen
Entzugs-Syndrom der Arteria subclavia: Vertebralis-Anzapf-Syndrom
Entzugs-Syndrome, arterielle: Steal-Syndrome
Entzugs-Syndrom, viszerales: Anzapf-Syndrom, viszerales
Enzephalitis, diffuse, sklerosierende: Panenzephalitis, subakute, sklerosierende, van Bogaert
Enzephalitis, retikulo-histiozytäre granulomatöse: Ayala-Krankheit
Enzephalomyelitis, myalgische: Müdigkeits-Syndrom, chronisches
Enzephalo(myelo)pathie, (subakute), (präsenile), spongiöse: Creutzfeldt-Jakob-Krankheit
Enzephalomyelopathie, subakut nekrotisierende: Leigh-Enzephalomyelopathie
Enzephalomyeloradikuloneuritis: Polyradikuloneuritis Typ Guillain-Barré
Enzephalopathie, myoklonisch infantile: Kinsbourne-Enzephalopathie
Enzephalopathie, subkortikale arteriosklerotische: Binswanger-Demenz
Enzephalopathie, subkortikale vaskuläre: Binswanger-Demenz
enzephalotrigeminale Angiomatosis: Sturge-Weber-Phänotyp

eosinophile Fasciitis

Syn.: Fasciitis mit Eosinophilie – Shulman-Syndrom

Def.: Fasciitis und Sklerodermie-ähnliche Verhärtung des subkutanen Bindegewebes mit begleitender Bluteosinophilie und Hypergammaglobulinämie. Dem Formenkreis der zirkumskripten Sklerodermie zugehörig.

A.: Erstbeschreibung 1975 durch L. E. Shulman.

Diagn. Krit.: **(1)** Nach anfänglicher erythematöser Schwellung kommt es hauptsächlich an den Extremitäten zur Verdickung und brettharten Induration der Haut. Negative Venenzeichnung. Oft starke Bewegungseinschränkung und Kontrakturen. – **(2)** Variable periphere Bluteosinophilie; Hypergammaglobulinämie; Erhöhung der Blutkörperchensenkungsgeschwindigkeit. – **(3)** Fraglicher Zusammenhang mit vorangegangener kör-

perlicher Anstrengung oder einem Trauma. – **(4)** Mögliche Assoziation mit Thrombozytopenie, aplastischer oder hämolytischer Anämie. – **(5)** Klinische Ähnlichkeit mit dem Eosinophilie-Myalgie-Syndrom und der Lyme-Borreliose. – **(6)** Histologisch: Entzündung und schließlich sklerotische Verdickung der tiefen Faszien. Übergreifen auf subkutanes Bindegewebe und gelegentlich auf die Muskulatur. Entzündliches Infiltrat bestehend aus Lymphozyten, Histiozyten, Plasmazellen und manchmal eosinophilen Leukozyten.
Ätiol.: Unbekannt.
Pathog.: Verschiedene Beobachtungen (zirkulierende Immunkomplexe, Plasmozytose im Knochenmark, Hypergammaglobulinämie, Gewebe- und Bluteosinophilie, Ablagerung von Immunglobulinen und Komplementkomponenten im Gewebe) deuten auf einen Defekt der Immunregulation hin.
Bemerkungen: In der Regel gutes Ansprechen auf eine Therapie mit Penicillin und Corticosteroiden. Spontanremission möglich. Gute Prognose.
Lit.: Aberer E, Klade H (1991) Cutaneous manifestations of Lyme borreliosis. Infection 19: 284–286. – von Gizycki/Nienhaus B, Meurer M, Krieg T, Braun/Falco O (1991) Eosinophilie-Myalgie-Syndrom und L-Tryptophaneinnahme. Hautarzt 42: 179–182. – Hintner H, Tappeiner G, Egg D, Wolff K (1981) Fasciitis mit Eosinophilie – Das Shulman-Syndrom. Hautarzt 32: 75–79. – Pincus SH (1987) Cutaneous eosinophilic diseases. In: Fitzpatrick TB, Eisen AZ, Wolff K et al (eds) Dermatology in general medicine, Vol I, pp 1336–1344. McGraw Hill, New York. – Shulman LE (1975) Diffuse fasciitis with eosinophilia: a new syndrome? Trans Assoc Am Physicians 88: 70–86.
H. Hintner/GB

eosinophile Lymphofollikulose: angiolymphoide Hyperplasie

Eosinophilie-Myalgie-Syndrom
Syn.: L-Tryptophan associated (induced) eosinophilic fasciitis (e)
Def.: Mit der Einnahme von verunreinigtem L-Tryptophan in Verbindung stehendes, epidemisch 1989–1991 in den USA und Europa aufgetretenes Krankheitsbild.
A.: Erstmals bei drei Frauen aus New Mexico im Herbst 1989 beschriebene Erkrankung mit den Kardinalsymptomen Myalgie, periphere Eosinophilie, Faszienentzündung sowie weiteren Organerkrankungen. Weltweit ca. 2500–3000 Erkrankungen mitgeteilt.
Diagn. Krit.: **(1)** Einnahme von L-Tryptophan-Chargen, hergestellt nach 1988 (Zeitpunkt der Verunreinigung). – **(2)** Allgemeine Schwäche und Hinfälligkeit, Fieber. – **(3)** Initiale Schwellung von Gesicht und Extremitäten, schwere Myalgien, periphere Eosinophilie. – **(4)** Hautveränderungen: makulopapulöse Exantheme, gelegentlich in Form heftig juckender (muzinöser) Papeln. Ödemsklerose und nachfolgende Sklerose vor allem der Extremitäten unter Aussparung von Händen, Füßen und Gesicht; Alopezie. – **(5)** Sensomotorische periphere Neuropathie und Myopathie, Muskelkrämpfe und Muskelschwäche. – **(6)** Histologie: Verdickung und Inflammation der tiefen Dermis durch Akkumulation von Kollagen und Mucopolysacchariden. Infiltration mit mononukleären Zellen und eosinophilen Granulozyten. – **(7)** Organmanifestation: pulmonale Hypertension, kardiale Arrhythmie, Myopathien, Hyperthyreose. Vereinzelt Todesfälle. – **(8)** Prognose: Abheilung nach Absetzen bei ca. 80% der Betroffenen (Krankheitszeit ca. 1–1½ Jahre). Restsymptome in Form »rheumatischer Beschwerden« bei ca. 20%.
Ätiol.: Verunreinigung des L-Tryptophans bei der gentechnischen Herstellung durch den japanischen Hersteller Showa-Denko (90% des Weltmarktes): sog. »Peak E« entspricht einer modifizierten Aminosäure, dem 1,1'-Äthylidenbis(tryptophan). Zusätzlich scheint eine individuelle genetische Bereitschaft durch Störungen im Tryptophan-Stoffwechsel zu bestehen.
Pathog.: Tryptophan induziert Interleukin-3 und -4 sowie GM-CFS mit Aktivierung von eosinophilen Granulozyten, die ihrerseits enzymatisch (MBP, ECP, EDN) Fibroblasten, Endothelzellen und Nervenzellen zur Synthese aktivieren bzw. toxisch schädigen, so daß Fibrose, Ischämie und Neuropathie resultieren.
Lit.: Belongia EA et al (1990) An investigation of the cause of the eosinophilia-myalgia syndrome associated with tryptophan use. N Engl J Med 323: 357–366. – Centers for Disease Control (1989) Eosinophilia-myalgia syndrome: New Mexiko. MMWR 38: 765–767. – Mensing H et al (1992) Das Eosinophilie-Myalgie-Syndrom. Hautarzt 43: 436–440. – Silver RS et al (1990) Scleroderma, fasciitis and eosinophilia associated with the ingestion of Tryptophan. N Engl J Med 322: 874–881. – Varga J et al (1993) L-Tryptophan and the Eosinophilia-myalgia syndrome; current understanding of the etiology and pathogenesis. J Invest Dermatol 100: 97s–105s.
H. Mensing/GB

Eosinophilie, tropische
Syn.: Weingarten-Syndrom – Frimodt-Möller syndrome (e)
Def.: Broncho-pulmonale Hypersensitivitätsreaktion auf Infektion mit Mikrofilarien.
A.: Erstbeschreibung 1916 durch G. C. Low. – Zusammenfassende Darstellung 1943 durch R. F. Weingarten.
Diagn. Krit.: **(1)** Intermittierender Husten, besonders nachts, spastische Bronchitis, Atemnot. – **(2)** Hypereosinophilie: mehr als 3500/µl. – **(3)** Hohe IgE-Spiegel im Serum. – **(4)** Filarienspezifische IgG- und IgE-Antikörper. – **(5)** Fieber, Schwäche, Gewichtsverlust. – **(6)** Röntgen-Thorax: diffuse miliare und retikuläre Zeichnung in beiden Mittel- und Unterfeldern. – **(7)** Aufenthalt in Endemiegebieten (Indien, Südost-Asien).
Ätiol.: Infektion mit Mikrofilarien (Wuchereria bancrofti und Brugia malayi).
Pathog.: Pulmonale Infiltrate als Folge einer Hypersensitivitätsreaktion gegenüber Mikrofilarien mit Aktivierung von Eosinophilen.
Bemerkungen: Spezifische Therapie mit Diethylcarbamazin (5 mg/kg/die) für 7 bis 10 Tage. **(DD)** Löffler-Endokarditis – parasitäre Erkrankungen (Ascariasis, Strongyloidiasis) – bronchopulmonale Aspergillose – Churg-Strauss-Granulomatose.
Lit.: Low GC (1916) Interesting case of eosinophilia. Trans R Soc Trop Med & Hyg 9: 77–81. – Udwadia FE (1993) Tropical eosinophilia: a review. Resp Med 87: 17–21. – Weingarten RF (1943) Tropical eosinophilia. Lancet 1: 103–105.
E. Späth-Schwalbe/GA

EPH-Gestose Typ B (Pritchard): HELLP-Syndrom
epidermal nevus syndrome Solomon (e): Naevus sebaceus, linearer

Epidermodysplasia verruciformis (Lewandowsky-Lutz)
Syn.: Verrucosis generalisata
Def.: HPV-induzierte Erkrankung mit Bildung von warzenähnlichen Effloreszenzen, die maligne entarten können.

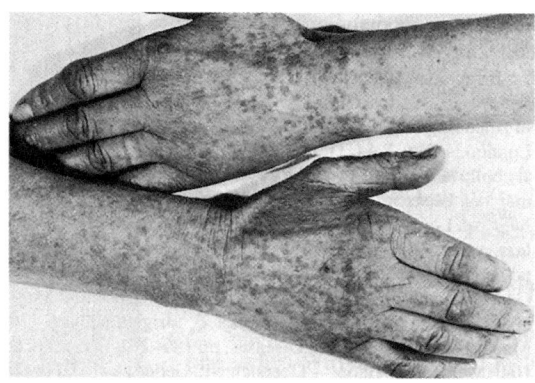

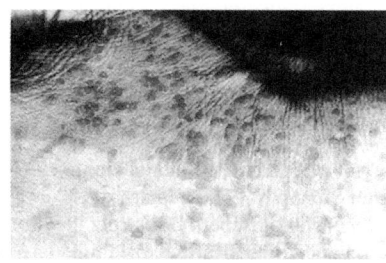

Epidermodysplasia verruciformis (Lewandowsky-Lutz): a) annähernd symmetrische diffuse warzenartige Effloreszenzen; b) Detail (55jährige Frau. Beob. U.H.Kl. Hamburg, Th. Nasemann)

A.: Felix Lewandowsky, 1879–1921, Dermatologe, Bern, Basel. – Erstbeschreibung 1922 durch Wilhelm Lutz, 1888–1958, Dermatologe, Basel.
Diagn. Krit.: (1) Beginn in der Kindheit. – (2) Auftreten von disseminierten Hautveränderungen an Stamm, Extremitäten und im Gesicht, die vor allem an Verrucae planae, aber auch an flache Verrucae seborrhoicae und an Pityriasis versicolor erinnern. – (3) In 25–30% der Fälle kommt es – hauptsächlich an den lichtexponierten Stellen – zur malignen Transformation und Entstehung von Morbus Bowen oder Bowen-Karzinomen. – (4) Der allgemeine Zustand der Patienten ist gut.
Ätiol.: Vermutlich autosomal-rezessiv erbliche Neigung zu HPV-Infekten.
Pathog.: Induktion durch Papilloma-Viren Typ 3, 5, 8, 20, 23, seltener durch andere Typen (9, 10, 12, 14, 17, 19, 21, 22, 24, 25, 28, 29, 50). Die zelluläre Immunität ist bei der Mehrheit der Fälle herabgesetzt, die humorale dagegen bleibt erhalten. Als Folge der Immundefekte besteht eine spezifische Toleranz gegenüber den HPV-Viren.
Bemerkungen: Die Epidermodysplasia verruciformis stellt ein anerkanntes Modell der viralen Onkogenese beim Menschen dar. Therapeutische Versuche u.a. mit Retinoiden und Interferon waren nicht befriedigend.
Lit.: Fuchs PG, Pfister H (1990) Papillomaviruses in epidermodysplasia verruciformis. Papillomavirus Rep 1(4): 1–4. – Jablonska S, Majewski S, Malejczyk J (1992) Die Immunologie von HPV-Infektionen und der Mechanismus einer latenten Infektion. Hautarzt 43: 305–311. – Lewandowsky F, Lutz W (1922) Ein Fall bisher noch nicht beschriebener Hauterkrankung (Epidermodysplasia verruciformis). Arch Derm Syph (Berlin) 141: 193–202. – Lutzner MA, Blanchet-Bardon C, Orth G (1984) Clinical observations, virologic studies and treatment trials in patients with epidermodysplasia verruciformis, a disease induced by specific human papilloma-viruses. J Invest Dermatol 83: 18–25. – Majewski S, Jablonska S (1992) Epidermodysplasia verruciformis as a model of human papillomavirus-induced genetic cancers: the role of local immunosurveillance. Am J Med Sciences 304: 174–179.
McK: 226400
W. Maciejewski/GB

Epidermolysis bullosa

Syn.: Epidermolysis bullosa hereditaria – Dermatitis bullosa hereditaria – Pemphigus hereditarius – Keratolysis bullosa congenita – Acantholysis bullosa – Bullosis mechanica
Def.: Gruppe seltener Genodermatosen, bei denen bereits geringe Traumen der Haut zur Blasenbildung führen. Die Klassifizierung erfolgt aufgrund genetischer, klinischer, elektronenmikroskopischer, immunhistologischer (immunomapping) sowie molekularbiologischer Kriterien.

Klassifikation
Junktionale Spaltbildung: Epidermolysis bullosa atrophicans
Lokalisierte Formen
Epidermolysis bullosa atrophicans inversa
Epidermolysis bullosa atrophicans acralis
Epidermolysis bullosa atrophicans progressiva
Generalisierte Formen
Epidermolysis bullosa atrophicans gravis Typ Herlitz
Epidermolysis bullosa atrophicans generalisata mitis
Epidermolysis bullosa atrophicans cicatricans
Dermolytische Spaltbildung: Epidermolysis bullosa dystrophica
Lokalisierte Formen
Epidermolysis bullosa dystrophica inversa
Epidermolysis bullosa dystrophica acralis
Epidermolysis bullosa dystrophica pretibialis
Epidermolysis bullosa dystrophica centripetalis
Generalisierte Formen
Epidermolysis bullosa dystrophica albulopapuloidea
Typ Pasini (AD)
Epidermolysis bullosa dystrophica hyperplasica
Typ Cockayne-Touraine (AD)
Epidermolysis bullosa dystrophica Bart (AD)
Epidermolysis bullosa dystrophica mutilans
Typ Hallopeau-Siemens (AR)
Epidermolysis bullosa dystrophica mitis (AR)

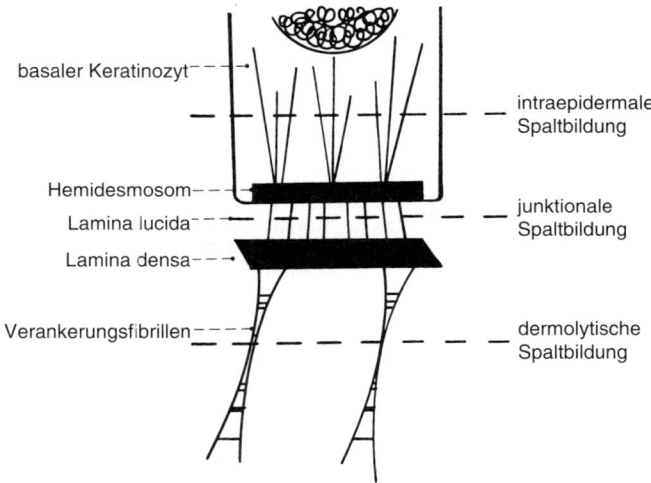

Epidermolysis bullosa: Histologische Grundlage der Klassifikation

Epidermolysis bullosa atrophicans cicatricans

Intraepidermale Spaltbildung: Epidermolysis bullosa simplex
Lokalisierte Formen
Epidermolysis bullosa simplex der Hände und Füße
Typ Weber-Cockayne
Epidermolysis bullosa simplex mit Anodontie/Hypodontie
Generalisierte Formen
Epidermolysis bullosa simplex Typ Koebner
Epidermolysis bullosa simplex herpetiformis Typ Dowling-Meara
Epidermolysis bullosa simplex mit gesprenkelter Pigmentation
Epidermolysis bullosa simplex superficialis
Epidermolysis bullosa simplex Typ Ogna
Epidermolysis bullosa simplex mit Muskeldystrophie
Epidermolysis bullosa simplex Typ Mendes da Costa

Bemerkungen: Eine pränatale Diagnostik ist möglich.
Lit.: Fine JD, Bauer EA, Briggaman RA et al (1991) Revised clinical and laboratory criteria for subtypes of inherited epidermolysis bullosa. A consensus report by the Subcommittee on Diagnosis and Classification of the National Epidermolysis Bullosa Registry. J Am Acad Dermatol 24: 119–135. – Lin AN, Carter DM (1993) Epidermolysis bullosa. Annu Rev Med 44: 189–199. – Uitto J, Christiano AM (1993) Inherited epidermolysis bullosa. Clinical features, molecular genetics, and pathoetiologic mechanisms. Dermatol Clin 11: 549–563.
T. Bieber/GB

Epidermolysis bullosa atrophicans cicatricans
Def.: Seltener Subtyp mit Diskrepanz zwischen dem klinischen und morphologischen Bild, trotz junktionaler Blasenbildung heilen die Effloreszenzen mit Narben ab.
Diagn. Krit.: (1) Beginn bei Geburt. – (2) Generalisierte Blasenbildung mit Betonung der distalen Akren. – (3) Narbige Abheilung. – (4) Früher Verlust der Nägel. – (5) Nasenschleimhaut stark befallen. – (6) Partielle Syndaktylie möglich.
Ätiol.: Autosomal-rezessiver Erbgang.
Pathog.: Unbekannt.
Bemerkungen: (DD) dystrophe Epidermolysen.
Lit.: Haber RM, Hanna W, Ramsay CA, Boxall LBH (1985) Cicatricial junctional epidermolysis bullosa. J Am Acad Dermatol 16: 195–200.
T. Bieber/GB

Epidermolysis bullosa atrophicans generalisata mitis
Syn.: atrophic benign epidermolysis bullosa, generalized (e)
Def.: Autosomal-rezessive, mildere Verlaufsform der Epidermolysis bullosa atrophicans generalisata gravis.
A.: Urs W. Schnyder, 1923–, schweizerischer Dermatologe. – Ingrun Anton/Lamprecht, 1932–, Dermatologin, Heidelberg. – Erstbeschreibung 1979.
Diagn. Krit.: (1) Kurz nach der Geburt ausgeprägte Blasenbildung und Erosionen nach geringem Trauma. – (2) Befall der Schleimhäute (Mund-, Genital-, gelegentlich auch Ösophagusschleimhaut), insbesondere bei Kindern. – (3) Abheilung ohne auffällige Narben, Milien, Syndaktylien oder andere Dystrophien. – (4) Die Alopezie ist relativ charakteristisch. – (5) Prognose quoad vitam gut. Mit zunehmendem Alter beschränken sich die Blasen auf Hände, Füße, Knie und Ellenbogen.
Ätiol.: Autosomal-rezessiv erbliche Krankheit.
Pathog.: Junktionale Spaltbildung innerhalb der Lamina lucida durch z.T. Abwesenheit der Hemidesmosome.
Bemerkungen: (DD) alle übrigen Formen der Epidermolysis bullosa – Lyell-Syndrom – blasenbildende Autoimmunerkrankungen – Incontinentia pigmenti (Bloch-Sulzberger).
Lit.: Hashimoto I, Gedde/Dahl T jr, Schnyder UW, Anton/Lamprecht I (1976) Ultrastructural studies in epidermolysis bullosa hereditaria IV. Recessive dystrophic types with junctional blistering (infantile or Herlitz-Pearson type and adult type). Arch Dermatol Res 257: 17–32. – Hintner H, Wolff K (1982) Generalized atrophic benign epidermolysis bullosa. Arch Dermatol 118: 375–384.
McK: 226650
T. Bieber/GB

Epidermolysis bullosa atrophicans (gravis) Herlitz
Syn.: Epidermolysis bullosa hereditaria letalis
Def.: Besonders schwerer, meist letal ausgehender Typ der Epidermolysis bullosa.
A.: Gillis Herlitz, 1902–, schwedischer Pädiater. – Erstbeschreibung 1935.
Diagn. Krit.: (1) Bereits bei der Geburt oder kurz danach Auftreten von ausgedehnten, breitflächigen Blasen an den Extremitäten, am Stamm und im Bereich der Schleimhäute. Die Blasen sind oft hämorrhagisch und heilen ohne Narben, Atrophien, Milienbildung oder Pigmentation ab. – (2) Periorale hämorrhagische Erosionen. – (3) Das Nikolski-Phänomen ist meist positiv. – (4) Oft Nagelverlust oder Nageldystrophie mit Akroosteolyse. – (5) Zahnschmelzaplasie oder schwere Schmelzdysplasie.
Ätiol.: Autosomal-rezessiv erbliche Störung.
Pathog.: Elektronenmikroskopisch fehlende oder rudimentär gebildete Hemidesmosomen. Vollständiges Fehlen eines Basalmembran-Makromoleküles, Kalinin/Nicein, das vermutlich Hemidesmosomen-assoziiert ist.
Bemerkungen: (DD) alle übrigen Formen der Epidermolysis bullosa – Lyell-Syndrom – blasenbildende Autoimmunerkrankungen – Incontinentia pigmenti (Bloch-Sulzberger).
Lit.: Heagerty AHM, Eady RAJ, Kennedy AR et al (1987) Rapid prenatal diagnosis of epidermolysis bullosa letalis using GB3 monoclonal antibody. Br J Dermatol 117: 271–275. – Herlitz G (1935) Kongenitaler, nichtsyphilitischer Pemphigus. Acta paediatr 17: 315–371. – Marinkovich MP, Verrando P, Keene DR et al (1993) Basement membrane proteins kalinin and nicein are structurally and immunologically identical. Lab Invest 69: 295–299. – Pindborg JJ (1990) Diseases of the skin. In: Jones JH, Mason DK: Oral Manifestations of Systemic Disease, 2. ed. Baillière Tindall, London, Philadelphia, Toronto. – Schachner L, Lazarus GS, Dembitzer H (1977) Epidermolysis bullosa hereditaria letalis. Brit J Dermatol 96: 51–58.
McK: 226700
T. Bieber/GB

Epidermolysis bullosa atrophicans inversa
Def.: Generalisierte Form der Epidermolysis bullosa mit günstiger Prognose.
Diagn. Krit.: (1) Bei Geburt und in der späteren Kindheit auftretende Blasenbildung am Stamm, an den proximalen Extremitäten und an Schleimhäuten. – (2) Onychodystrophie. – (3) Schmelzdysplasie. – (4) Heisere Stimme.
Ätiol.: Autosomal-rezessiv erbliches Krankheitsbild. Wahrscheinlich Mutation von Kollagen Typ VII.
Pathog.: Unbekannt.
Lit.: Uitto J, Christiano AM (1993) Inherited epidermolysis bullosa. Clinical features, molecular genetics, and pathoetiologic mechanisms. Dermatol Clin 11: 549–563.
T. Bieber/GB

Epidermolysis bullosa atrophicans localisata

Def.: Lokalisierte Form der Epidermolysis bullosa.
Diagn. Krit.: **(1)** Onychodystrophie seit Geburt. – **(2)** Im späteren Kindesalter Auftreten von Blasen nur an den Extremitäten.
Ätiol.: Autosomal-rezessiv erbliches Krankheitsbild.
Pathog.: Unbekannt.
Lit.: Anton/Lamprecht I, Schnyder UW (1979) Zur Ultrastruktur der Epidermolysen mit junktionaler Blasenbildung. Dermatologica 159: 402–406.
T. Bieber/GB

Epidermolysis bullosa atrophicans progressiva

Syn.: Epidermolysis bullosa dystrophica neurotropica, epidermolysis bullosa dystrophica progressiva
Def.: Sehr seltene Variante mit Manifestation in der Kindheit.
Diagn. Krit.: **(1)** Beginn mit Nageldystrophien. – **(2)** Später Blasenbildung ohne Narben- oder Milienbildung, jedoch mit Atrophisierung der Extremitäten.
Ätiol.: Autosomal-rezessiv erbliches Krankheitsbild.
Pathog.: Unbekannt.
Lit.: Haber RM, Hanna W (1987) Epidermolysis bullosa progressiva. Arch Dermatol 16: 195–200.
McK: 226500
T. Bieber/GB

Epidermolysis bullosa dystrophica albopapuloidea Pasini

Syn.: Dystrophia cutis spinalis congenita – Pasini-Krankheit
Def.: Relativ gutartige, bald nach der Geburt auftretende Form der Epidermolysis bullosa, später mit typischen elfenbeinfarbenen Papeln.
A.: Agostino Pasini, 1875–1944, Dermatologe, Mailand. – Erstbeschreibung 1928.
Diagn. Krit.: **(1)** Beginn oft gleich nach der Geburt: stecknadelkopf- bis markstückgroße, weiße bis elfenbeinfarbene Papeln am Rumpf, seltener an den Extremitäten. – **(2)** Mechanische, meist hämorrhagische pralle Blasen, die mit atrophischen Narben abheilen. – **(3)** Nageldystrophie.
Ätiol.: Autosomal-dominanter Erbgang.
Pathog.: Reduktion und Hypoplasie der verankernden Fibrillen.
Bemerkungen: **(DD)** alle übrigen Formen der Epidermolysis bullosa – Lyell-Syndrom – blasenbildende Autoimmunerkrankungen – Incontinentia pigmenti (Bloch-Sulzberger)
Lit.: Hashimoto I, Anton-Lamprecht I, Gedde/Dahl T jr, Schnyder UW (1975) Ultrastructural studies in Epidermolysis bullosa hereditaria. Arch Derm Forsch 252: 167. – Pasini A (1928) Dystrophie cutanée bulleuse atrophiante et albopapuloide. Ann Derm Syph 9: 1044–1066.
McK: 131750
T. Bieber/GB

Epidermolysis bullosa (dystrophica) Bart

Def.: Seltene Form der Epidermolysis bullosa dystrophica mit akral lokalisierter Aplasie der Haut und Blasenbildung.
A.: Bruce J. Bart, Dermatologe, Minneapolis, Minnesota/ USA. – Erstbeschreibung 1966.
Diagn. Krit.: **(1)** Bei Geburt bestehende Aplasie der Haut der unteren Extremitäten. – **(2)** Mechanisch bedingte Blasenbildung an den Streckseiten der Extremitäten sowie am Gesäß und intertriginös. – **(3)** Gelegentlich Mundschleimhauterosionen. – **(4)** Abheilung ohne Narben, aber mit gelegentlichen Hypopigmentierungen. – **(5)** Nagelaplasien und -dystrophien. – **(6)** Besserung nach der Pubertät.
Ätiol.: Autosomal-dominant erblich. Vermutlich Gen auf Chromosom 3p21. Mutation von Typ-VII-Kollagen.
Pathog.: Elektronenoptisch primäre Blasenbildung in der papillären Dermis.
Bemerkungen: **(DD)** alle übrigen Formen der Epidermolysis bullosa – Lyell-Syndrom – blasenbildende Autoimmunerkrankungen – Incontinentia pigmenti (Bloch-Sulzberger) – Aplasia cutis congenita.
Lit.: Bart BJ, Gorlin RJ, Anderson VE et al (1966) Congenital localized absence of skin and associated abnormalities resembling epidermolysis bullosa. Arch Dermatol 93: 296–304. – Butler TF, Berger TG, James WG (1986) Bart's syndrome: microscopic, ultrastructural, and immunofluorescent mapping features. Pediatr Dermatol 3: 113–118. – Smith SZ, Cram DL (1978) A mechanical disease of the newborn. Bart's syndrome. Arch Dermatol 114: 81–84.
McK: 132000
T. Bieber; H. Mensing/GB

Epidermolysis bullosa dystrophica Cockayne-Touraine

Syn.: Epidermolysis bullosa hereditaria dystrophica dominans – Epidermolysis bullosa hereditaria hyperplastica
Def.: Seltene, wenig ausgeprägte Variante einer Epidermolysis bullosa mit autosomal-dominantem Erbgang.
A.: Edward Alfred Cockayne, 1880–1956, Pädiater, London. – Albert Touraine, 1883–1961, Dermatologe, Paris. – Dem Krankheitsbild wurde 1933 durch Cockayne aufgrund des dominanten Erbganges unter den dystrophischen Formen der Epidermolysis eine Eigenstellung zugewiesen.
Diagn. Krit.: **(1)** Erste Krankheitsmanifestation bereits im Säuglings- oder Neugeborenenalter. – **(2)** Nach mechanischer Belastung der Haut, auf die Extremitätenstreckseiten begrenzte Blasenbildung. – **(3)** Abheilung unter Hinterlassung von Milien mit atrophischer oder keloidartiger Narbenbildung. – **(4)** Gelegentlich auch Blasenbildung im Bereich der Schleimhäute, nicht jedoch an Konjunktiva und Kornea. Dort bleiben nach Heilung leukoplakische Veränderungen zurück. Keine Zahnstörungen. – **(5)** Häufig sind außerdem Nageldysplasie und/oder -dystrophie (Verdickung, Onychogryposis), palmoplantare Hyperhidrose, Hypoplasie des subkutanen Fettgewebes. – **(6)** Die Hauterscheinungen werden oft während der Pubertät, Schwangerschaft und Menstruation geringer. Kombination mit Neurofibromatose ist beobachtet. – **(7)** Prognose quoad vitam gut, gelegentlich Plattenepithelkarzinom in Narben.
Ätiol.: Autosomal-dominant erbliche Störung für das Gen des α_1-Typ-VII-Kollagens.
Pathog.: Histologisch ist die Blasenbildung subepidermal lokalisiert. Elektronenmikroskopisch läßt sich der Nachweis rarefizierter Ankerfibrillen mit konsekutivem Verlust der dermoepidermalen Kohärenz führen (nur in betroffenen Hautarealen).
Bemerkungen: **(DD)** alle übrigen Formen der Epidermolysis bullosa – Lyell-Syndrom – blasenbildende Autoimmunerkrankungen – Incontinentia pigmenti (Bloch-Sulzberger).
Lit.: Cockayne EA (1933) Inherited abnormalities of the skin and its appendages. Oxford University Press, London. – Hashimoto J, Gedde/Dahl T Jr, Schnyder UW, Anton/Lamprecht I (1976) Ul-

trastructural studies in epidermolysis bullosa hereditaria. Il dominant dystrophic type of Cockayne-Touraine. Arch Dermatol Res 255: 285–295. – Ryynanen M et al (1991) Human type VII collagen: Genetic linkage of the gene (Col7A1) on chromosome 3 to dominant dystrophic epidermolysis bullosa. Am J Hum Genet 49: 797–805. – Schnyder UW (1966) Die hereditären Epidermolysen. In: Jadassohn (Hrsg) Handbuch der Haut- und Geschlechtskrankheiten, Bd VII, S 448–450. – Tidman MJ, Eady RAJ (1985) Evaluation of anchoring fibrils and other components of the dermal-epidermal junction in dystrophic epidermolysis bullosa by a quantitative ultrastructural technique. J Invest Dermatol 84: 374–377. – Touraine A (1942) Classification des epidermolyses bulleuses. Ann Derm Syph (Paris) 8: 309.
McK: 131800
H. Mensing; T. Bieber/GB

Epidermolysis bullosa dystrophica generalisata non-mutilans

Def.: Seltener Subtyp mit generalisierter dermolytischer Blasenbildung und narbiger Abheilung, aber keine Mutilationen.
Diagn. Krit.: **(1)** Beginn bei Geburt. – **(2)** Generalisierte Blasenbildung mit Betonung der Akren. – **(3)** Schleimhautbefall extensiv. – **(4)** Nageldystrophie und Zahnschmelzhypoplasie. – **(5)** Keine Mutilationen.
Ätiol.: Autosomal-rezessiver Erbgang.
Pathog.: Verankerungsfibrillen rarefiziert. Immunoreaktives Typ-VII-Kollagen vorhanden.
Lit.: Uitto J, Christiano AM (1993) Inherited epidermolysis bullosa. Clinical features, molecular genetics, and pathoetiologic mechanisms. Dermatol Clin 11: 549–563.
T. Bieber/GB

Epidermolysis bullosa dystrophica inversa

Def.: Besonderer Subtyp mit Befall der inversen Hautareale und weniger der Extremitäten.
Diagn. Krit.: **(1)** Beginn bei Geburt. – **(2)** Im Kindesalter generalisierte stammbetonte Blasenbildung. – **(3)** Später Befall von inversen Stellen und Akren. – **(4)** Schleimhaut- und Ösophagusbefall oft schwer. – **(5)** Abheilung mit Narben und Milien.
Ätiol.: Autosomal-rezessiver Erbgang.
Pathog.: Verankerungsfibrillen rudimentär oder fehlen. Typ-VII-Kollagen vorhanden, aber kann wahrscheinlich nicht Fibrillen bilden.
Lit.: Bruckner/Tuderman L, Niemi KM, Kero M et al (1990) Type VII collagen is expressed but anchoring fibrils are defective in dystrophic epidermolysis bullosa inversa. Br J Dermatol 122: 383–390. – Bruckner/Tuderman L, Pfaltz M, Schnyder UW (1990) Epidermolysis bullosa dystrophica inversa in a child. Ped Dermatol 7: 116–121. – Fuchs E (1992) Genetic skin disorders of keratin. J Invest Dermatol 99: 671–674. – Gedde/Dahl T Jr (1971) Epidermolysis bullosa. A clinical, genetic and epidemiological study. Johns Hopkins Press, Baltimore. – Konig A, Lauharanta J, Bruckner/Tuderman L (1992) Keratinocytes and fibroblasts from a patient with mutilating dystrophic epidermolysis bullosa synthesize drastically reduced amounts of collagen VII: lack of effect of transforming growth factor-beta. J Invest Dermatol 99: 808–812. – Pearson RW, Paller AS (1988) Dermolytic (dystrophic) epidermolysis bullosa inversa. Arch Dermatol 124: 544–547.
McK: 226450
T. Bieber/GB

Epidermolysis bullosa dystrophica localisata

Def.: Subtyp mit lokalisierter Blasenbildung und Vernarbung an den distalen Extremitäten.
Diagn. Krit.: **(1)** Beginn bei Geburt. – **(2)** Blasenbildung, narbige Abheilung und Milien distal von den Ellbeugen und Knien. – **(3)** Nageldystrophie. – **(4)** Schmelzhypoplasie.
Ätiol.: Autosomal-rezessive Vererbung.
Pathog.: Unklar. Verankerungsfibrillen normal oder rarefiziert. Typ-VII-Kollagen normal.
Lit.: Uitto J, Christiano AM (1993) Inherited epidermolysis bullosa. Clinical features, molecular genetics, and pathoetiologic mechanisms. Dermatol Clin 11: 549–563.
T. Bieber/GB

Epidermolysis bullosa dystrophica mutilans Hallopeau-Siemens

Syn.: Epidermolysis bullosa, rezessive dermolytische – Epidermolysis bullosa hereditaria dystrophica generalisata – Hallopeau-Siemens-Syndrom
Def.: Autosomal-rezessiv erbliche, zu Vernarbung und Mutilation führende Erkrankung mit Blasenbildung der Haut und Schleimhaut nach geringstem Trauma.
A.: François Henri Hallopeau, 1842–1919, französischer Dermatologe. Erstbeschreibung 1890. – Hermann Werner Siemens, 1891–1969, deutscher Dermatologe. Beschreibung 1921.
Diagn. Krit.: **(1)** Spontan oder auf geringstes Trauma entstehende Blasen, oft bereits bei Geburt vorhanden, da sie schon in utero entstehen können. – **(2)** Blasen und Erosionen an Händen, Ellbogen, Knien; an Füßen am stärksten; treten aber an allen Körperstellen auf, einschließlich Mundschleimhaut und Ösophagus, Pharynx, Larynx, Konjunktiven. – **(3)** Abheilung mit Narben und Milien, Verwachsung der Finger und Zehen, Pseudomutilation durch Narbenschrumpfung. – **(4)** Nageldystrophie bis zu komplettem Nagelverlust. – **(5)** Fleckförmiger narbiger Haarausfall im Gebiet der Blasenbildung. – **(6)** Schmelzdefekte und Zahnanomalien. – **(7)** Korneatrübung, Symblepharon, Verschluß der Tränenwege. – **(8)** Ösophagus- sowie Genital- und Analstenosen, Verkürzung des Zungenbändchens. – **(9)** Wachstums- und Entwicklungsverzögerung, Infektanfälligkeit. – **(10)** Entwicklung von Plattenepithelkarzinomen auf atrophischen Narben und sekundären Leukoplakien besonders an Mund- und Ösophagusschleimhaut sowie an Unterschenkeln.
Ätiol.: Autosomal-rezessiv erbliche Krankheit.
Pathog.: Subepidermale dermolytische Blasenbildung infolge Fehlens der Verankerungsfibrillen bei Mangel von Typ-VII-Kollagen, der Hauptstrukturkomponente der Verankerungsfibrillen. Bei einigen Patienten vermehrte Aktivität einer mutanen Kollagenase. Bei einem Patienten wurde eine homozygote Insertionsdeletion des Gens für Kollagen Typ VII (Coal 7A1) nachgewiesen, dadurch kommt es zu ausgeprägter Verminderung einer mutierten mRNA und völligem Fehlen des Typ-VII-Kollagenpolypeptids.
Bemerkungen: Gewisses therapeutisches Ansprechen auf Phenytoin bei einem Teil der Patienten. **(DD)** alle übrigen Formen der Epidermolysis bullosa – Lyell-Syndrom – Autoimmunerkrankungen mit Blasenbildung – bullöses Frühstadium der Incontinentia pigmenti (Bloch-Sulzberger). Pränatale Diagnose in betroffenen Familien möglich durch Fetoskopie und elektronenmikroskopische Untersuchung oder Antigenmapping von Biopsien, die mit dem Fetoskop gewonnen wurden.
Lit.: Bruckner/Tuderman L, Mitsuhashi Y, Schnyder UW, Bruckner P (1989) Anchoring fibrils and type VII collagen are absent

Epidermolysis bullosa simplex Koebner

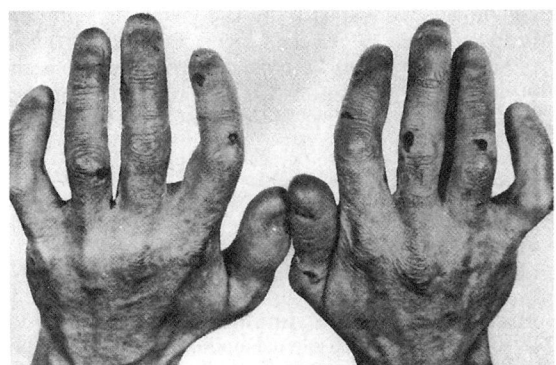

a

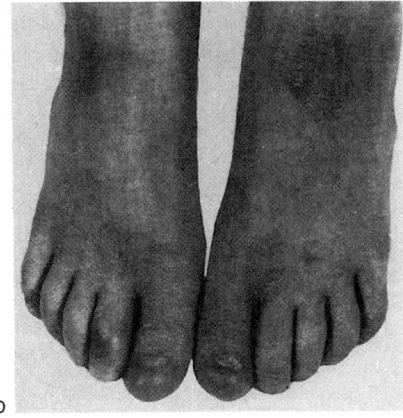

b

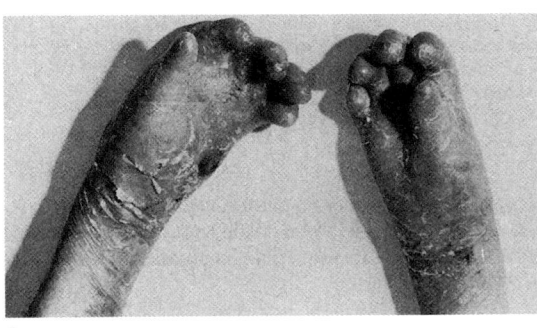

c

Epidermolysis bullosa dystrophica mutilans Hallopeau-Siemens: a) und b) sklerodermiforme Akroatrophie mit Nageldystrophie an Händen und Füßen; c) Spätstadium mit ausgeprägter Narbenschrumpfung und Pseudo-Mutilation (Beob. H. Flegel, Rostock)

from skin in severe recessive epidermolysis bullosa. J Invest Dermatol 93: 3–9. – Gedde/Dahl T jr (1971) Epidermolysis bullosa. A clinical, genetic and epidemiological study. Universitetsforlaget Oslo; Johns Hopkins Press, Baltimore. – Hallopeau FM (1890) Sur une dermatose bulleuse infantile avec cicatrices indélébiles, kystes epidermiques et manifestations buccales. Ann Derm Syph (Paris) 1: 414. – Hashimoto I, Schnyder UW, Anton/Lamprecht I et al (1976) Ultrastructural studies in epidermolysis bullosa hereditaria. III. Recessive dystrophic types with dermolytic blistering (Hallopeau-Siemens types and inverse type). Arch Dermatol Res 256: 137–150. – Hilal L, Rochat A, Duquesnoy P et al (1993) A homozygous insertion-deletion in the type-VII collagen gene (Col 7A1) in Hallopeau-Siemens dystrophic epidermolysis bullosa. Nature Genetics 5: 287–293.
McK: 226600
E. Haneke; T. Bieber/GB

Epidermolysis bullosa dystrophica neurotropica, epidermolysis bullosa dystrophica progressiva: Epidermolysis bullosa atrophicans progressiva
Epidermolysis bullosa hereditaria: Epidermolysis bullosa
Epidermolysis bullosa hereditaria dystrophica dominans: Epidermolysis bullosa dystrophica Cockayne-Touraine
Epidermolysis bullosa hereditaria dystrophica generalisata: Epidermolysis bullosa dystrophica mutilans Hallopeau-Siemens
Epidermolysis bullosa hereditaria hyperplastica: Epidermolysis bullosa dystrophica Cockayne-Touraine
Epidermolysis bullosa hereditaria letalis: Epidermolysis bullosa atrophicans (gravis) Herlitz
Epidermolysis bullosa letalis mit Pylorusatresie: Carmi-Syndrom
Epidermolysis bullosa, rezessive dermolytische: Epidermolysis bullosa dystrophica mutilans Hallopeau-Siemens
Epidermolysis bullosa simplex aestivalis: Epidermolysis bullosa simplex Weber-Cockayne

Epidermolysis bullosa (simplex) herpetiformis Dowling-Meara

Def.: Autosomal-dominante, nicht vernarbende Form der Epidermolysis bullosa mit charakteristischen herpetiform angeordneten Blasen.
A.: G. B. Dowling, britischer Dermatologe. – R. H. Meara. – Erstbeschreibung 1979.
Diagn. Krit.: **(1)** Bereits bei der Geburt disseminierte, herpetiform angeordnete Blasen mit serösem oder hämorrhagischem Inhalt auf entzündlichem Grund. – **(2)** Diffuse Hyperkeratose der Palmae und Plantae. – **(3)** Abheilen mit Hyperpigmentierungen, jedoch ohne Narben. – **(4)** Gelegentlich Schleimhautbeteiligung. – **(5)** Nageldystrophien. – **(6)** Gute Prognose.
Ätiol.: Autosomal-dominant erblich. Gen auf Chromosom 1. Mutation von Keratin 5 und 14.
Pathog.: Charakteristische Verklumpung der Tonofilamente im Elektronenmikroskop.
Bemerkungen: **(DD)** Dermatitis herpetiformis Duhring – benigne bullöse Dermatose der Kindheit – alle übrigen Formen der Epidermolysis bullosa – Lyell-Syndrom – blasenbildende Autoimmunerkrankungen – Incontinentia pigmenti.
Lit.: Anton//Lamprecht I, Schnyder UW (1982) Epidermolysis bullosa herpetiformis Dowling-Meara. Dermatologica 164: 221–235. – Coulombe PA, Hutton ME, Letai A et al (1991) Point mutations in human keratin 14 genes of epidermolysis bullosa simplex patients: genetic and functional analyses. Cell 66: 1301–1311. – Dowling GB, Meara RH (1979) Epidermolysis bullosa resembling juvenile dermatitis herpetiformis. Br J Dermatol 101: 535–542. – McGrath JA, Ishida-Yamamoto A, Tidman MJ et al (1992) Epidermolysis bullosa simplex (Dowling-Meara). A clinicopathological review. Br J Dermatol 126: 421–430.
McK: 131760
T. Bieber/GB

Epidermolysis bullosa simplex Koebner

Def.: Autosomal-dominant erblicher Typ der Epidermolysis bullosa. Das Krankheitsbild zeigt fließende Übergänge zum Typ Weber-Cockayne.

Epidermolysis bullosa simplex mit gesprenkelter Pigmentation

A.: Heinrich Koebner, 1838–1904, Dermatologe, Breslau. – Das Krankheitsbild wurde 1882 durch Goldscheider erstmals unter der Bezeichnung »hereditäre Neigung zur Blasenbildung« beschrieben. Koebner prägte dann 1886 die Bezeichnung »Epidermolysis bullosa«.
Diagn. Krit.: **(1)** Beginn im frühen Säuglings- oder Neugeborenenalter, vorwiegend an Handflächen und Fußsohlen sowie Finger und Zehen. – **(2)** Mechanische prallelastische Blasen mit Abheilung ohne Narben- oder Milienbildung. – **(3)** Die Blasen treten meistens im Sommer auf und sind oft mit einer palmoplantaren Hyperhidrose assoziiert.
Ätiol.: Autosomal-dominant erbliche Störung. Gen auf Chromosom 1q. Mutation von Keratin 5 und 14.
Pathog.: Entstehen der Blasen durch mechanische Belastung.
Bemerkungen: **(DD)** alle übrigen Formen der Epidermolysis bullosa – Lyell-Syndrom – blasenbildende Autoimmunerkrankungen – Incontinentia pigmenti (Bloch-Sulzberger).
Lit.: Goldscheider A (1882) Hereditäre Neigung zur Blasenbildung. Mh prakt Derm 1: 163–174. – Koebner H (1886) Hereditäre Anlage zur Blasenbildung (Epidermolysis bullosa hereditaria). Dtsch med Wschr 2: 21. – Ryynanen M, Knowlton RG, Uitto J (1991) Mapping of epidermolysis bullosa simplex mutation to chromosome 12. Am J Hum Genet 49: 978–984.
McK: 131900
T. Bieber/GB

Epidermolysis bullosa simplex, lokalisierte: Epidermolysis bullosa simplex Weber-Cockayne

Epidermolysis bullosa simplex mit gesprenkelter Pigmentation
Def.: Sehr seltene Form der Epidermolysis bullosa mit bereits im Neugeborenenalter auftretenden Blasen und Pigmentationsstörungen (Hyper- und Depigmentierungen).
Ätiol.: Autosomal-dominant erblich.
Pathog.: Unklar. Fokale Unterbrüche der kutanen Basalmembranzone.
Lit.: Bruckner/Tuderman L, Vogel A, Rueegger S et al (1989) Epidermolysis bullosa simplex with mottled pigmentation. J Am Acad Dermatol 21: 425–432. – Coleman R, Harper JI, Lake BD (1993) Epidermolysis bullosa simplex with mottled pigmentation. Br J Dermatol 128: 679–685. – Fischer T, Gedde/Dahl T Jr (1979) Epidermolysis bullosa and mottled pigmentation: a new dominant syndrome. I. Clinical and histological features. Clin Genet 15: 228.
McK: 131960
T. Bieber/GB

Epidermolysis bullosa simplex mit Muskeldystrophie
Def.: Seltener Subtyp mit generalisierter Blasenbildung, späterer Hautatrophie und assoziierter progressiver Muskeldystrophie.
Diagn. Krit.: **(1)** Beginn bei Geburt. – **(2)** Schweres generalisiertes Krankheitsbild im Säuglingsalter. – **(3)** Abheilung ohne Narben und Milien. – **(4)** Intensität der Blasenbildung abnehmend mit zunehmendem Alter. – **(5)** Entwicklung einer milden Hautatrophie. – **(6)** Manifestation einer progressiven Muskeldystrophie im Kindesalter.
Ätiol.: Autosomal-rezessiver Erbgang.
Pathog.: Unklar.
Lit.: Kletter G, Evans OB, Lee JA et al (1989) Congenital muscular dystrophy and epidermolysis bullosa simplex. J Pediatr 114: 104–107. – Niemi KM, Sommer H, Kero M et al (1988) Epidermolysis bullosa simplex associated with muscular dystrophy with recessive inheritance. Arch Dermatol 124: 551–554.
McK: 226670
T. Bieber/GB

Epidermolysis bullosa simplex Ogna
Def.: Bei einer norwegischen Familie beschriebene Sonderform der Epidermolysis bullosa simplex, dem Formenkreis der mechanobullösen Erkrankungen zugehörig.
A.: Tobias Gedde/Dahl jr., norwegischer Dermatologe und Humangenetiker, Oslo. – Erstbeschreibung 1971 anhand der genauen Analyse der norwegischen Familie Ogna.
Diagn. Krit.: **(1)** Beginn in der Kindheit. – **(2)** Nach Traumen rezidivierende Blasenbildung, die mit erhöhter Außentemperatur zunimmt; Abheilung der serösen oder hämorrhagischen Blasen ohne Narben. – **(3)** Neigung zur Ausbildung von Hämatomen.
Ätiol.: Autosomal-dominanter Erbgang. Genlokalisation wahrscheinlich 8q24.
Pathog.: Intraepidermale Blasenbildung durch Zytolyse basaler Keratinozyten.
Bemerkungen: Genetischer Zusammenhang mit dem Locus der Erythrozyten-Glutamatpyruvattransaminase.
Lit.: Gedde/Dahl T jr (1971) Epidermolysis bullosa: a clinical, genetic and epidemiological study. Johns Hopkins, Baltimore. – Olaisen B, Gedde/Dahl T jr (1973) GPT-Epidermolysis bullosa simplex (EBS Ogna) linkage in man. Human Hered 23: 189–196. – Ryynanen M, Knowlton RG, Uitto J (1991) Mapping of epidermolysis bullosa simplex mutation to chromosome 12. Am J Hum Genet 49: 978–984.
McK: 131950
H. Hintner/GB

Epidermolysis bullosa simplex Weber-Cockayne
Syn.: Epidermolysis bullosa simplex, lokalisierte – Epidermolysis bullosa simplex aestivalis – recurrent bullous eruption of the hands and feet (e)
Def.: An Händen und Füßen lokalisierte Form der Epidermolysis bullosa simplex; dem Formenkreis der mechanobullösen Erkrankungen zugehörig.
A.: Frederick Parkes Weber, 1863–1962, Arzt, London. – Edward Alfred Cockayne, 1880–1956, Pädiater, London. – Erstbeschreibung durch Cane (1909). – Weber (1926) und später Cockayne (1933) haben dann diese Sonderform der Epidermolysis bullosa simplex eingehend bearbeitet und ihre Sonderstellung begründet.
Diagn. Krit.: **(1)** Beginn der durch starke mechanische Belastung bedingten Blasenbildung in der frühen Kindheit, aber auch im frühen Erwachsenenalter: Hauptsächlich Hände und Füße sind betroffen; Abheilen ohne Narben. – **(2)** Vermehrte Blasenbildung in den Sommermonaten (Hitze). – **(3)** Nägel und Mundschleimhaut sind nicht betroffen; Zähne normal. – **(4)** Häufig Hyperhidrosis. – **(5)** Histologisch: intraepidermale Blasenbildung durch Zytolyse basaler Keratinozyten. – **(6)** In Fibroblastenkulturen wurde eine hohe Gelatinase-Aktivität nachgewiesen.
Ätiol.: Autosomal-dominanter oder rezessiver Erbgang. Wahrscheinlich mild ausgeprägte Form der generalisierten Epidermolysis bullosa simplex Koebner.

Pathog.: Zytolyse basaler Keratinozyten. Wie bei anderen Formen der Epidermolysis bullosa simplex wurden genetische Defekte (durch Punktmutationen) von Keratin 5 und Keratin 14 nachgewiesen.
Bemerkungen: **(DD)** alle übrigen Formen der Epidermolysis bullosa – Lyell-Syndrom – blasenbildende Autoimmunerkrankungen – Incontinentia pigmenti (Bloch-Sulzberger).
Lit.: Cane LB (1909) Brit Med J. – Chan YM, Yu QC, Fuchs E (1993) The genetic basis of Weber-Cockayne epidermolysis bullosa simplex. Proc Natl Acad Sci 90: 7414–7418. – Cockayne EA (1938) Recurrent bullous eruption on the feet. Br J Dermatol 50: 358. – Cooper TW, Bauer EA, Briggaman RA (1993) Hereditary epidermolysis bullosa. In: Fitzpatrick TB, Eisen AZ, Wolff K et al (eds) Dermatology in general medicine. Vol 1, pp 654–669. McGraw Hill, New York. – Fine JD, Johnson L, Wright T, Horiguchi Y (1989) Epidermolysis bullosa simplex: identification of a kindred with autosomal recessive transmission of the Weber-Cockayne variety. Pediatr Dermatol 6: 1–5. – Weber FP (1926) Recurrent bullous eruption of the feet in a child. Proc R Soc Med 19: 72. – Winberg JO, Gedde//Dahl T Jr (1992) Epidermolysis bullosa simplex: expression of gelatinase activity in cultured human skin fibroblasts. Biochem Genet 30: 401–420.
McK: 131800
H. Hintner; T. Bieber/GB

Epidermolysis necroticans combustiformis: Lyell-Syndrom
Epilepsia partialis continua corticalis: Epilepsia partialis continua (Koshewnikoff)

Epilepsia partialis continua (Koshewnikoff)
Syn.: Koshewnikoff-Syndrom – Epilepsia partialis continua corticalis – Koshewnikoff-Epilepsie – Polyclonia continua epileptoides – Rindenepilepsie – Koshewnikoff's disease (e) – continuous epilepsy, mild (e) – épilepsie partielle continue (fz)
Def.: Sonderform der Jackson-Anfälle mit dauernden klonischen Krämpfen in umschriebenen Muskelgruppen als Status epilepticus.
A.: Alexis J. Koshewnikoff (in der Lit. auch Koschewnikoff, Koschewnikow, Kozhevnikov und Kojewnikoff geschrieben), 1836–1902, Neurologe und Psychiater, Moskau. – Erstbeschreibung 1894 durch Koshewnikoff und gleichzeitig durch Bruns. Ein früherer Bericht (1868) stammt von Westphal.
Diagn. Krit.: **(1)** Beständige klonische Zuckungen mit kleinem lokomotorischem Effekt in bestimmten Muskelgruppen. – **(2)** Den klonischen Zuckungen können Anfälle vom Jackson-Typ oder andere epileptische Anfälle vorangehen oder folgen. – **(3)** Dabei gewöhnlich kein Bewußtseinsverlust. – **(4)** Häufig beobachtet werden außerdem Paresen und Parästhesien der betroffenen Gliedmaßen. – **(5)** EEG: Umschriebene kortikale oder subkortikale Krampfherde können vorkommen.
Ätiol.: Kortikale, evtl. auch subkortikale Krampfherde als Folge von Enzephalitis (Masern, Zeckenenzephalitis), Enzephalopathie, Zerebraltraumen, Tumoren, Abszessen und Durchblutungsstörungen, die oft im Oberflächen-EEG nicht nachzuweisen sind.
Pathog.: Fokale Epilepsie.
Lit.: Bancaud J (1992) Kojewnikow's syndrome (epilepsia partialis continua) in children, pp 363–379. In: Epileptic syndromes in infancy, childhood and adolescence, 2nd edition. Roger J, Bureau M, Dravet Ch et al (eds). John Libbey, London. – Bruns (1894) Zbl ges Neurol 13. – Koshewnikoff AJ (1893/94) Osobaya forma kortikalnoi epilepsie. Tr obsn nevropat psichiatr Mosk: 30. – Koshewnikoff AJ (1895) Eine besondere Form von corticaler Epilepsie. Zbl Neurol 14: 47–48. – Meienberg O, Karbowsky K (1977) Die Epilepsia partialis continua Kozevnikov, zur Klinik und Pathophysiologie. Dtsch med Wschr 102: 781–784.
D. Schmidt/DP

épilepsie corticale partielle (fz): Jackson-Anfälle
Epilepsie, fokale: Jackson-Anfälle
Epilepsie, generalisierte primäre, mit häufigen typischen Absencen: Pyknolepsie

Epilepsie, juvenile myoklonische
Syn.: Janz-Syndrom – Impulsiv-Petit-mal-Epilepsie – Epilepsie mit benignen juvenilen myoklonischen Anfällen – myoklonisches Petit mal – Epilepsie mit bilateralem, massivem Myoklonus – myoclonic epilepsy, juvenile (e)
Def.: Altersgebundene Epilepsie mit komplexen bilateralsymmetrischen Myoklonien.
A.: Dieter Janz, 1920–, Neurologe, Heidelberg, Berlin. – Abgrenzung der Impulsiv-Petit-mal-Epilepsie als nosographische Entität 1957 gemeinsam mit Walter Christian.
Diagn. Krit.: **(1)** Beginn in Prä- bis Postpubertät. – **(2)** Bilaterale einzelne oder wiederholte blitzartige Zuckungen, vorwiegend in den Armen. – **(3)** Beine nur gelegentlich mitbetroffen, selten Sturz. – **(4)** Kopfhaltemuskulatur nur wenig betroffen. – **(5)** Keine erkennbare Bewußtseinsstörung. – **(6)** Anfallsprovokation vor allem durch Schlafentzug oder plötzliches Wecken, weniger durch Hyperventilation. – **(7)** Intelligenz meist normal, aber teilweise »pseudopsychopathische« Wesenseigentümlichkeiten wie Haltlosigkeit und Neigung zu übersteigerter Selbstsicherheit mit großspurigem Verhalten. – **(8)** Im Anfall – meist frontal betonte – generalisierte häufig irreguläre Poly-spike-wave- und Spike-and-slow-wave-Komplexe, zum Teil auch im Anfallsintervall. – **(9)** Häufig Photosensibilität. – **(10)** Familiär gehäuftes Auftreten. – **(11)** Gleichmäßige Geschlechtsverteilung.
Ätiol.: Wahrscheinlich mutiertes Gen, lokalisiert auf dem kurzen Arm des Chromosom 6.
Pathog.: Nicht bekannt.
Bemerkungen: Therapeutisch gutes Ansprechen auf Valproat, Primidon und Phenobarbital. Prognose in der Regel günstig; in 50% nach durchschnittlich 3 Jahren zusätzlich Aufwach-Grand-mal, ebenfalls gut medikamentös therapierbar. **(DD)** Myoklonien anderer Art (progressive Myoklonusepilepsie, Paramyoclonus multiplex, Gilles-de-la-Tourette-Syndrom).
Lit.: Greenberg DA, Delgado//Escueta AV, Widelitz H et al (1988) Juvenile myoclonic epilepsy (JME) may be linked to the BF and HLA loci on human chromosome 6. Am J Med Genet 31: 185–192. – Janz D, Christian W (1957) Impulsiv-Petit mal. Dtsch Z Nervenheilk 176: 346.
McK: 254770
K.-H. Krause/DP

Epilepsie mit benignen juvenilen myoklonischen Anfällen: Epilepsie, juvenile myoklonische
Epilepsie mit bilateralem, massivem Myoklonus: Epilepsie, juvenile myoklonische
Epilepsie mit pyknoleptischem Petit mal: Pyknolepsie
Epilepsie mit pyknoleptischen Absencen: Pyknolepsie
Epilepsie, partielle: Jackson-Anfälle

epiphysäre Dysplasie, multiple

épilepsie partielle continue (fz): Epilepsia partialis continua (Koshewnikoff)
Epilepsie, symptomatische: Jackson-Anfälle
epilepsy-amelogenesis (e): amelo-zerebro-hypohidrotisches Syndrom
epilepsy and yellow teeth (e): amelo-zerebro-hypohidrotisches Syndrom
epilepsy, dementia, and amelogenesis imperfecta (e): amelo-zerebro-hypohidrotisches Syndrom
Epiloia: tuberöse Sklerose
Epimerase-Mangel: Galaktosämie III

epiphysäre Dysplasie, multiple

Syn.: Dysplasia epiphysaria – Dysplasia epiphysaria multiplex – Dysostosis epiphysaria – Morbus Ribbing – Morbus Fairbank – Ribbing-Krankheit – Fairbank-Krankheit
Def.: Autosomal-dominant erbliche, durch fehlerhafte Entwicklung der Epiphysen charakterisierte Skelettdysplasie. Nach röntgenologischen und pathohistologischen Befunden ist anzunehmen, daß die multiple epiphysäre Dysplasie und die Pseudoachondroplasie auf allelen Mutationen beruhen.
A.: Frühe Beschreibung des Krankheitsbildes 1934/35 durch den Orthopäden Harold A. T. Fairbank, 1876–1961, London. – Später, 1937, durch den Radiologen Seved Ribbing, 1902–, Uppsala.
Diagn. Krit.: (1) Gelenkschmerzen, eingeschränkte Gelenkbeweglichkeit, Watschelgang. Die Beschwerden treten im Kindesalter auf und betreffen häufig zunächst die Hüftgelenke. – (2) Meist normale oder nur geringfügig verminderte Körpergröße, normale Körperproportionen, nicht selten vermehrte thorakale Kyphose, Rückenschmerzen. – (3) Prämature Arthrosen bei jungen Erwachsenen. – (4) Röntgenologisch epiphysäre Dysplasie: verzögert ossifizierende, kleine, flache oder unregelmäßig, auch multizentrisch ossifizierende Epiphysenkerne der langen und kurzen Röhrenknochen; mäßiggradig abgeflachte Wirbelkörper mit unregelmäßig begrenzten Grund- und Deckplatten; beim »Typ der kleinen Epiphysenkerne« (Morbus Fairbank) unregelmäßig geformte Handwurzelknochen.
Ätiol.: Heterogenes autosomal-dominantes Erbleiden. Nachgewiesen wurden Mutationen auf den Chromosomen 1 und 19. Mutationen weiterer Gene sind wahrscheinlich.
Pathog.: Die Mutation des auf Chromosom 1 gelegenen Gens verändert einen Strang des trimeren Typ-IX-Kollagens. Die Mutation auf Chromosom 19 verändert ein oligomeres Knorpelmatrix-Protein (COMP = cartilage oligomeric matrix protein).
Bemerkungen: Das auf Chromosom 19 gelegene Gen ist auch für die Pseudoachondroplasie verantwortlich. Multiple epiphysäre Dysplasie und Pseudoachondroplasie sind Manifestationen alleler Mutationen. Die manchmal getroffene Einteilung in einen Morbus Fairbank (mit kleinen Epiphysenkernen, stärkeren Wirbelkörperveränderungen und veränderten Handwurzelkernen) und einen Morbus Ribbing (flache Epiphysen, kaum Wirbelkörperveränderungen, normale Handwurzelknochen) ist ein Versuch, der vermuteten Heterogenität Rechnung zu tragen. Angesichts der beträchtlichen Variabilität der Expression sind die Grenzen zwischen den beiden Formen jedoch fließend. Weitere Formen beschränken sich auf einzelne Körperregionen. So gibt es eine Dysplasia epiphysaria capitis femoris, die sich eindeutig von der prognostisch günstigen Meyer-Form der Hüftkopfdysplasie unterscheidet. Andererseits kann auch bei der echten epiphysären Dysplasie nur die eine oder andere Region betroffen sein. Familienmitglieder mit anderen epiphysären Defekten zeigen in diesen Fällen, daß es sich um die klassische multiple epiphysäre Dysplasie handelt. Bei alleinigem Befall der Hüftkopfepiphysen kann die Differenzierung von einem bilateralen Morbus Perthes schwierig sein. Die epiphysäre Dysplasie ist eine angeborene Störung der Entwicklung, der Morbus Perthes ein degenerativer Prozeß mit Heilungstendenz. Im Gegensatz zu vielen spondyloepiphysären Dysplasien sind Augen und Ohren nicht betroffen: keine Myopie, keine Schwerhörigkeit. Ribbing beschrieb 1949 eine weitere Krankheit, die in früheren Auflagen dieses Buches als Ribbing-Syndrom II bezeichnet wurde. Es handelt sich um eine diaphysäre Dysplasie (Camurati-Engelmann-Syndrom).
Lit.: Briggs MD, Choi HC, Warman ML et al (1994) Genetic mapping of a locus for multiple epiphyseal dysplasia (EDM2) to a region of chromosome 1 containing a type IX collagen gene. Am J Hum Genet 55: 678–684. – Briggs MD, Hoffman SMG, King LM et al (1995) Pseudoachondroplasia and multiple epiphyseal dysplasia due to mutations in the cartilage oligomeric matrix protein gene. Nature Genet 10: 330–336. – Fairbank HAT (1935) Gen-

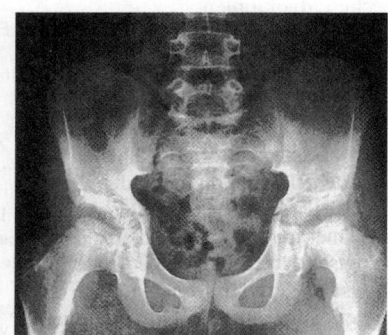
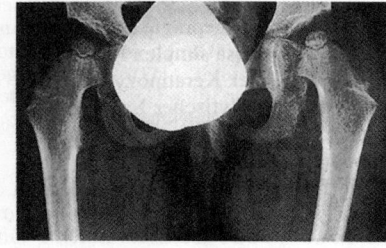
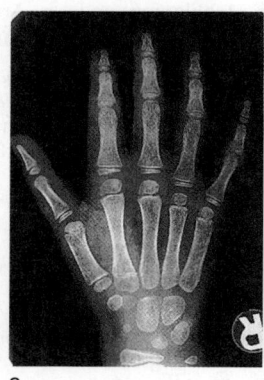
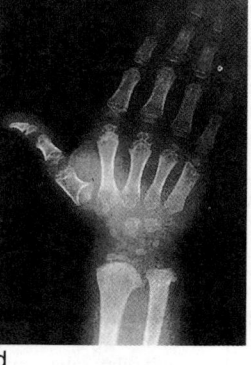

epiphysäre Dysplasie, multiple: a) und c) Typ der flachen Epiphysen (Ribbing), b) und d) Typ der kleinen Epiphysen (Fairbank)

eralized disease of the skeleton. Proc roy Soc Med 28: 1611–1619. – Oehlmann R, Summerville GP, Yeh G et al (1994) Genetic linkage mapping of multiple epiphyseal dysplasia to the pericentromeric region of chromosome 19. Am J Hum Genet 54: 3–10. – Ribbing S (1937) Studien über hereditäre multiple Epiphysenstörungen. Acta radiol (Stockholm) Suppl 34: 1–107. – Spranger J, Langer LO, Wiedemann HR (1974) Bone dysplasias, pp 10–15. Fischer/Saunders, Stuttgart, Philadelphia. – Stanescu R, Stanescu V, Muriel MP, Maroteaux P (1993) Multiple epiphyseal dysplasia, Fairbank type. Am J Med Genet 45: 501–507.
McK: 132400
J. Spranger/JS

epiphysäre Osteochondromatose: Dysplasia epiphysealis hemimelica
Epiphysenkrankheit, kongenitale syphilitische: Parrot-Lähmung
Epiphysennekrose, juvenile des Capitulum humeri: Osteochondrose, aseptische, Typ Panner
Epiphysen-Syndrom: Vierhügel-Syndrom
Epiphysitis calcanei: Osteochondrose, aseptische, Typ Blencke
Epitheldystrophie, juvenile: Meesmann-Wilke-Dystrophie
epithelial dystrophy, juvenile, hereditary (e): Meesmann-Wilke-Dystrophie

Epithelioma adenoides cysticum (Brooke)

Syn.: multiple Trichoepitheliome – Trichoepithelioma papulosum multiplex (Jarisch) – Acanthoma adenoides cysticum (Unna) – Naevi epitheliomatosi cystici (Winkler) – Naevus trichoepitheliomatosus (Werther)
Def.: Multiple Trichoepitheliome; gutartige zentrofaziale, papulöse oder kleinknotige Hamartome, welche vom Haarfollikel ihren Ausgang nehmen, oft familiär.
A.: Erstbeschreibung 1892 durch Henry Ambrose Grundy Brooke, 1854–1919, Dermatologe, Manchester.
Diagn. Krit.: **(1)** In der Regel in der Kindheit oder Jugend beginnend finden sich zentrofazial teilweise dicht aggregierte, hautfarbene, mäßig derbe Papeln und Knötchen, welche, wie Basaliome, an der Oberfläche Teleangiektasien aufweisen können. – **(2)** Herdprädilektion symmetrisch paranasal, periorbital, an Stirn, Nase, Oberlippe und Kinn. Einzelherde auch am Kapillitium, Nacken und Stamm. – **(3)** Die Papeln nehmen langsam an Zahl zu; weitgehend konstanter Befund im Erwachsenenalter. – **(4)** Gynäkotropie. – **(5)** Gelegentlich mit Zylindromen assoziiert, welche auch als Spiegler-Tumoren bezeichnet werden, seltener mit anderen Tumoren oder systematisierten Störungen (»Brooke-Spiegler-Krankheit«). – **(6)** Histologisch: einerseits Hornzysten, andererseits scharf umschriebene basaloide Zellkomplexe, welche von Zellen des Haarfollikels (Haarwurzelscheiden) ihren Ausgang nehmen.
Ätiol.: Autosomal-dominant vererbtes Krankheitsbild.
Pathog.: Hamartom mit trichogener Differenzierung.
(DD) Adenoma sebaceum bei tuberöser Sklerose (Morbus Bourneville-Pringle).
Lit.: Ackerman AB, de Viragh PA, Chongchitnant N (1993) Neoplasms with follicular differentiation. Trichoepithelioma, pp 425–458. Lea and Febiger, Philadelphia. – Brooke HAG (1892) Epithelioma adenoides cysticum. Brit J Dermatol 4: 269–286.
McK: 132700
L. Weber/GB

epithélioma naevique multiple (Pautrier) (fz): Nävobasaliomatose
Epstein-Barr-Virus-Infektion, chronische: Müdigkeits-Syndrom, chronisches

Epstein-Syndrom

Syn.: Makrothrombozytopenie-Taubheit-Nephritis-Syndrom – nephritis-deafness-macrothrombopathia (e) – Alport-Syndrom mit Makrothrombozytopenie
Def.: Klassische Kombination von Thrombozytopenie, Nephritis und Innenohrtaubheit.
A.: Erstpublikation von C. J. Epstein und Mitarbeiter 1972.
Diagn. Krit.: **(1)** Blutungsübel (4. Lebensmonat–10. Jahr): Epistaxis. – **(2)** Thrombozytopenie, meist große Thrombozyten. – **(3)** Innenohrtaubheit (mäßig–schwer). – **(4)** Nephritis inkonstant (12/17 Patienten), beginnt zwischen 4. und 25. Jahr. – **(5)** Verlauf: stabil und/oder progressiv mit Tod im 3. Jahrzehnt.
Ätiol.: Meist autosomal-dominante Vererbung, selten sporadisch, variable Expressionen, inkomplette Penetranz. X-gebundene Vererbung?
Pathog.: Unbekannt.
Bemerkungen: An assoziierten Befunden gelegentlich zystische Medianekrosen und Arterienklappenanomalien, arterielle Hypertonie.
Lit.: Epstein CJ, Sahud MA, Piel CF et al (1972) Hereditary macrothrombocytopenia; nephritis and deafness. Am J Med 52: 299–310. – Heynen MJ, Blockmanns D, Verwilghen RL, Vermylen J (1988) Congenital macrothrombocytopenia, leucocyte inclusions, deafness and proteinuria: functional and electron microscopic observations on platelets and megakaryocytes. Brit J Haemat 70: 441–448. – M'Rad R, Sana KM et al (1992) Alport syndrome: a genetic study of 31 families. Hum Genet 90: 420–426. – Turi S, Kobor J, Erdös A et al (1992) Hereditary nephritis, platelet disorders and deafness – Epstein's syndrome. Pediat Nephrol 6: 38–43.
McK: 153650
J. Kunze/JK

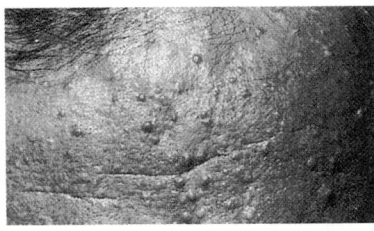
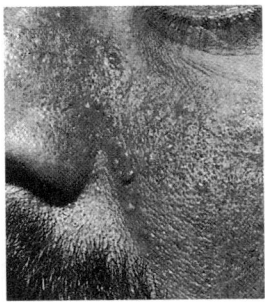

Epithelioma adenoides cysticum (Brooke) (Beob. L. Weber, Ulm)

Erschöpfungssyndrom, postremissives

Erb-Charcot-Syndrom: Spinalparalyse, (hereditäre) spastische
Erbchorea: Chorea Huntington
Erb-Goldflam-Syndrom: Myasthenia gravis (pseudoparalytica)
Erb-Goldflam syndrome (e): Myasthenia gravis (pseudoparalytica)
Erb-Krankheit: Spinalparalyse, (hereditäre) spastische
Erb-Lähmung: Armplexuslähmung, obere
Erb-Oppenheim-Goldflam-Syndrom: Myasthenia gravis (pseudoparalytica)
Erb's palsy (e): Armplexuslähmung, obere
Erb-Syndrom: Myasthenia gravis (pseudoparalytica)
Erb-Veitstanz: Chorea Huntington
Erdheim-Chester-Krankheit: Lipogranulomatosis Erdheim-Chester
Erinnerungskrämpfe (Friedreich): Gilles-de-la-Tourette-Syndrom
Erlacher-Blount syndrome (e): Tibia vara (Blount)
Ermüdungsbruch: Milkman-Frakturen
Eronen-Syndrom: zerebro-renales Syndrom
ERS (e): Amelogenesis imperfecta mit Nephrokalzinose
Erschöpfungssyndrom, postpsychotisches: Erschöpfungssyndrom, postremissives

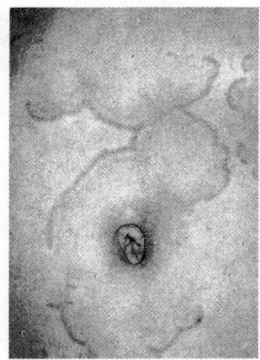

Erythema anulare centrifugum (Darier) (Beob. L. Weber, Ulm)

eruptions, recurrent paradoxic (e): Papulose, lymphomatoide
Erwachsenenform der zerebralen Lipoidose: Ceroidlipofuscinose, neuronale, Typ Kufs

Erschöpfungssyndrom, postremissives
(Symptomenkomplex)
Syn.: Erschöpfungssyndrom, postpsychotisches
Def.: Zustand psychischer und körperlicher Erschöpfung unmittelbar im Anschluß an eine akute Psychose.
A.: Zahlreiche Autoren; keine ausgesprochene Erstbeschreibung.
Diagn. Krit.: (1) Gefühl seelischer und körperlicher Erschöpfung. – (2) Häufig depressive Verstimmung. – (3) Antriebsstörungen.
Ätiol.: Heterogen.
Pathog.: Je nach Ätiologie sehr heterogen, im Einzelfall vermutlich komplexe multifaktorielle Genese.
Bemerkungen: Der Begriff ist kaum noch gebräuchlich und das Konzept vor allem deswegen umstritten, weil die im Anschluß an akute psychotische Episoden auftretenden antriebsarm-depressiven Verstimmungszustände ätiologisch und pathogenetisch sehr heterogener Natur sein können: so kann es sich um eine Rest- oder Basissymptomatik der abklingenden Psychose selbst handeln, um ein beginnendes schizophrenes Residuum, eine einfühlbare Depression als Reaktion auf das Betroffenwerden von der psychotischen Erkrankung oder eine unerwünschte Wirkung der neuroleptischen Therapie. Der Begriff des postremissiven Erschöpfungssyndroms kann diese komplexe Heterogenität nicht ausreichend reflektieren.
Lit.: Heinrich K (1973) Zur therapeutischen Wirksamkeit von Langzeitneuroleptika. In: Huber G (Hrsg) Verlauf und Ausgang schizophrener Erkrankungen. Schattauer, Stuttgart, New York. – Möller H-J, v Zerssen D (1981) Depressive Symptomatik bei Aufnahme und Entlassung stationär behandelter schizophrener Patienten. Nervenarzt 52: 525–530. – Möller H-J, v Zerssen D (1986) Der Verlauf schizophrener Psychosen. Springer, Berlin, Heidelberg, New York. – Müller P (1981) Depressive Syndrome im Verlauf schizophrener Psychosen. In: Glatzel J, Krüger H, Scharfetter C (Hrsg) Forum der Psychiatrie. Enke, Stuttgart. – Mundt C, Lang H (1987) Die Psychopathologie der Schizophrenien. In: Kisker KP, Lauter H, Meyer JE et al (Hrsg) Psychiatrie der Gegenwart, 3. Aufl, Bd 4: Schizophrenien, S 39–70, Springer, Berlin, Heidelberg, New York.
P. Hoff/DP

Erythema anulare centrifugum (Darier)
Def.: Anuläres, randbetontes, urtikarielles Erythem mit zentrifugaler Ausbreitungstendenz.
A.: Erstbeschreibung 1916 durch Jean Ferdinand Darier, 1856–1938, Dermatologe, Paris.
Diagn. Krit.: (1) Anuläre oder polyzyklisch begrenzte Erytheme mit scharf markierter urtikarieller Randzone. Herdprädilektion am Rumpf und an den proximalen Extremitätenabschnitten. – (2) Zentrifugale Ausbreitungstendenz bei zentraler Rückbildung, gelegentlich unter Hinterlassung diskreter Hyperpigmentierungen. – (3) Änderung der urtikariellen Komponente im Verlauf mehrerer Stunden. – (4) Die Einzelherde bilden sich innerhalb von Tagen bis Wochen spontan zurück, während in der Umgebung oder an entfernteren Stellen neue Läsionen auftreten. – (5) Überwiegend chronischer Verlauf. – (6) Betroffen sind überwiegend Erwachsene beiderlei Geschlechts.
Ätiol.: Analog zur chronischen Urtikaria können sehr unterschiedliche Erkrankungen zugrunde liegen, so chronische Infekte, gastrointestinale Erkrankungen, Arznei- oder Nahrungsmittelintoleranzen, maligne Tumoren u.a.
Pathog.: Wahrscheinlich Noxen-unspezifische immunpathologische Hautreaktion.
Lit.: Bressler GS, Jones RE jr (1981) Erythema anulare centrifugum. J Am Acad Dermatol 4: 597–603. – Darier J (1916) De l'érythème anulaire centrifuge (érythème papulo-circiné migrateuse et chronique) et de quelque éruptions analogues. Ann Derm Syph (Paris) 6: 57–58.
L. Weber/GB

Erythema bullosum vegetans (Unna): Pemphigus vegetans (Typ Neumann und Typ Hallopeau)

Erythema dyschromicum perstans (Ramirez)
Syn.: ashy dermatosis (e) – dermatosis cenicienta (i)
Def.: Erworbene Hauterkrankung mit typischerweise aschgrauen, fleckförmigen Pigmentierungen insbesondere am Rumpf und an den Extremitäten.

Erythema exsudativum multiforme (majus)

A.: Erstbeschreibung 1957 durch Oswaldo Ramirez, Dermatologe, San Salvador.
Diagn. Krit.: **(1)** Es bestehen wenige oder zahlreiche aschgraue oder blaugraue, ovaläre, einige Millimeter bis mehrere Zentimeter große Maculae, welche selten eine gering erhabene Randzone aufweisen oder konfluieren können. – **(2)** Bei einigen Patienten findet sich vorausgehend eine entzündliche Komponente. – **(3)** Herdlokalisation in bilateraler Verteilung am Rumpf, an den Extremitäten und im Gesicht. – **(4)** Ungestörtes Allgemeinbefinden. – **(5)** Die nicht selten chronisch progrediente Erkrankung wurde vorwiegend bei jüngeren Erwachsenen beiderlei Geschlechts und auch bei Kindern beschrieben.
Ätiol.: Unbekannt.
Pathog.: Histologisch Lichen-ruber-artiger Befund, stellenweise mit epidermotropem, lymphohistiozytärem Infiltrat, vakuolärer Degeneration der Basalzellen, sog. Pigmentinkontinenz und »cytoid bodies«. Möglicherweise eine Sonderform des Lichen ruber. Andererseits wird eine toxische oder postinfektiöse Genese diskutiert.
Bemerkungen: Bei einigen Patienten gleichzeitiges Vorkommen von Erythema dyschromicum perstans und Lichen ruber.
Lit.: Ramirez O (1957) Los cenicientos: problema clinico. Report of the First Central American Congress of Dermatology, pp 122–130. San Salvador. – Vega ME, Waxtein L, Arenas R et al (1992) Ashy dermatosis and lichen planus pigmentosus: a clinicopathologic study of 31 cases. Int J Dermatol 31: 90–94. – Weber L, Klein CE, Kaufmann R, Rodermund OE (1989) »Ashy dermatosis«. Med Wschr 40: 1145–1147.
L. Weber/GB

Erythema exsudativum multiforme, Major-Form, Konjunktivitis und Stomatitis

Syn.: Fuchs-Syndrom – Conjunctivitis et Stomatitis pseudomembranacea – Syndroma mucoso-oculo-cutaneum acutum – Syndroma cutaneo muco-oculo-epitheliale erythematicum Fuchs – kutaneo-muko-okuloepitheliales Syndrom
Def.: Durch vorzugsweisen Befall von Augenbindehaut und Mundschleimhaut gekennzeichnete besondere Verlaufsform des Erythema exsudativum multiforme, wobei gelegentlich typische kokardenförmige Herde an der äußeren Haut auftreten können.
A.: Ernst Fuchs, 1851–1930, österreichischer Ophthalmologe. – Erstbeschreibung der Verlaufsform 1876.
Diagn. Krit.: **(1)** Erosionen der Mund- und Genitalschleimhaut mit grauweißen Fibrinbelägen, manchmal am Rand noch graue nekrotische Epithelfetzen (Reste der Blasendecke). – **(2)** Speichelfluß, Foetor ex ore, schmerzhafte regionale Lymphknotenschwellungen. – **(3)** Hämorrhagische Krusten am Lippenrot. – **(4)** Pseudomembranöse diphtheroide Konjunktivitis, die sich aus einer katarrhalischen Konjunktivitis entwickelt. – **(5)** Makulo-urtikarielles Exanthem, häufig mit Blasenbildung und unter Ausbildung von Kokardenformen.
Ätiol.: Zelluläre Reaktion auf verschiedene Antigene, insbesondere Herpes-simplex-Virus-Antigen, Mycoplasma pneumoniae und andere Infektionen, Sulfonamide und andere Medikamente.
Pathog.: Hyperergische Reaktion mit dermoepidermaler Entzündung, Blasenbildung und Epidermis-/Epithelnekrose.
Bemerkungen: Kein eigenständiges Krankheitsbild innerhalb des Erythema exsudativum multiforme, sondern wie pluriorifizielle Ektodermose (Fiessinger-Rendu 1917), Dermatostomatitis (Baader 1925), Stevens-Johnson-Syndrom (1922) zum Typus majus des Erythema exsudativum multiforme zu rechnen.
Lit.: Budde J, Stary A, Petri H (1988) Schweres Erythema exsudativum multiforme unter dem Bild eines Fuchs-Syndroms durch Doxycyclin. Act Dermatol 14: 304–305. – Fuchs E (1876) Herpes iris conjunctivae. Klin Mbl Augenheilk 14: 333 – Schreck E (1954) Über einander zugeordnete Erkrankungen der Haut, der Schleimhäute und der Deckschicht des Auges (cutaneo-muco-oculoepitheliale Syndrome). Arch Derm Syph (Berlin) 198: 221.
E. Haneke/GB

Erythema exsudativum multiforme (majus)

Syn.: Stevens-Johnson-Syndrom – Dermatostomatitis Baader
Def.: Polyätiologische allergische Reaktion der Haut und Schleimhäute mit Blasen und Erosionen sowie Allgemeinsymptomen.

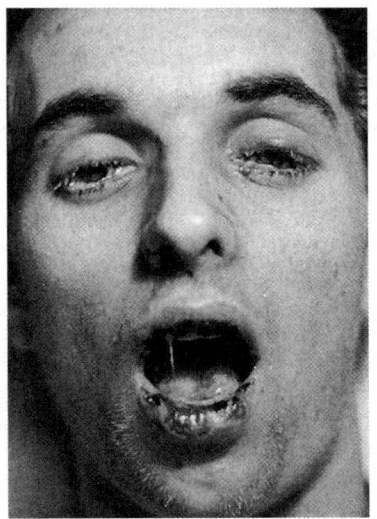

a

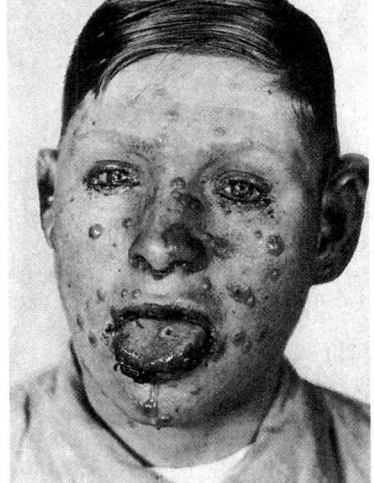

b

Erythema exsudativum multiforme (majus): a) Konjunktivitis, Stomatitis, Cheilitis und Hypersalivation; b) makulo-papulo-vesikulöses Exanthem des Gesichts, schwere Stomatitis aphthosa, eitrige Blepharokonjunktivitis (Beob. a] U.H.Kl. Jena, b] H. Flegel, Rostock)

A.: Erstbeschreibung 1922 durch Albert Mason Stevens, 1884–1945, und Frank Craig Johnson, 1894–1934, amerikanische Pädiater.
Diagn. Krit.: **(1)** Akutes Auftreten von Blasen und Erosionen an Lippen, Mundschleimhaut, Konjunktiva und Genitale mit nachfolgenden hämorrhagischen Krusten und fibrinoiden Belägen. – **(2)** Blasen auf multiformen, kokardenförmigen Erythemen an den distalen Extremitäten. – **(3)** Fieber, gelegentlich Kopfschmerzen, Arthralgien, pathologische Leberfunktionstests und pathologisches Harnsediment. – **(4)** Mögliche Mitbeteiligung der Atemwege und der Analschleimhaut. – **(5)** Fallweise purulente Konjunktivitis mit Ulcus corneae und Perforationsneigung. – **(6)** Bevorzugter Befall von jungen Männern. – **(7)** Als Komplikationen Exsikkose durch mangelnde Flüssigkeits- und Nahrungsaufnahme, Bronchopneumonie, Nierenversagen. – **(8)** Histologisch vakuolige Degeneration der Basalzellschicht und subepidermale Blasenbildung.
Ätiol.: Infektallergisch aufgrund vorangegangener Infekte, vor allem Herpes simplex oder Streptokokkeninfekte der oberen Luftwege, aber auch nach anderen Virusinfektionen, atypischer Pneumonie und tiefen Mykosen; Auslösung durch Medikamente (u.a. Sulfonamide, Pyrazolone, Barbiturate, Tetracycline); paraneoplastisch, besonders nach Radiotherapie von Tumoren; Kollagenosen.
Pathog.: Diskutiert werden einerseits eine zellvermittelte Immunreaktion, andererseits auch eine mögliche Beteiligung von Immunkomplexen und Granulozyten.
Bemerkungen: Wenn Konjunktiva- und Mundschleimhautveränderungen allein im Vordergrund stehen, entspricht das Krankheitsbild dem Fuchs-Syndrom. Therapie systemisch mit Corticosteroiden, Antibiotika, Candida-Prophylaxe, gegebenenfalls frühzeitig einsetzende parenterale Flüssigkeits- und Nahrungsbilanzierung.
Lit.: Chan HL, Stern RS, Arndt KA (1990) The incidence of erythema multiforme, Stevens-Johnson syndrome, and toxic epidermal necrolysis. A population-based study with particular reference to reactions caused by drugs among outpatients. Arch Dermatol 126: 43–47. – Nethercott JR, Choi BCK (1985) Erythema multiforme (Stevens-Johnson syndrome) – chart review of 123 hospitalized patients. Dermatologica 171: 383–396. – Stevens AM, Johnson FC (1922) A new eruptive fever associated with stomatitis and ophthalmia. Am J Dis Child 64: 526.
J. Smolle/GB

Erythema induratum Bazin
Syn.: Erythema nodosum (contusiforme) – Bazin-Tuberculosis indurativa cutanea et subcutanea
Def.: Knotig-entzündliche Unterschenkeldermatose mit Manifestation meist im Bereich der Waden, überwiegend bei Frauen, früher als hyperergische Reaktion bei Tuberkulose mit tuberkuloidem Infiltrat und Vaskulitis bezeichnet.
A.: Erstbeschreibung durch Antoine Pierre Ernest Bazin, 1807–1877, Dermatologe, Paris.
Diagn. Krit.: **(1)** Feste, nicht oder wenig schmerzhafte, livid rote subkutane Knoten. – **(2)** Prädilektion: Waden. – **(3)** Gynäkotropie. – **(4)** Chronischer Verlauf, früher häufiger in Verbindung mit einer Tuberkulose. – **(5)** Neigung zur Ulzeration in fortgeschrittenen Stadien.
Ätiol.: Tuberkuloseinfektion.
Pathog.: Hyperergische tuberkuloide Reaktion (Tuberkulid) bei chronischen bakteriellen Infekten (Tuberkulose) und erythrozyanotischer Zirkulationsstörung mit dem histologischen Substrat einer tuberkuloiden Spättypreaktion mit Vaskulitis.

Bemerkungen: Vorkommen besonders noch in den skandinavischen Ländern. Differentialdiagnostisch ist das schmerzhafte Erythema nodosum abzugrenzen.
Lit.: Bazin APE (1861) Leçons sur la scrofule. 2. ed, pp 145 et 501. Paris. – Lebel M, Lassonde M (1986) Erythema induratum of Bazin. J Am Acad Dermatol 14: 738–742.
G. Burg/GB

Erythema nodosum (contusiforme): Erythema induratum Bazin

Erythema palmare hereditarium
Syn.: Palmar-Syndrom – Syndrom der roten Palmae – Erythema palmo-plantare – Lane's disease (e) – maladie de v. Bechterew-Stoelzner (fz)
Def.: Symmetrisches, chronisches Erythem der Handteller und Fußsohlen.
Diagn. Krit.: Symmetrisches Erythem der Handteller und Fußsohlen.
Ätiol.: Autosomal-dominant vererbte Anomalie.
Pathog.: Starke Vermehrung und Anastomosierung der Kapillaren.
Lit.: Lane JH (1929) Erythema palmare hereditarium (red palms). Arch Derm Syph (Chicago) 20: 445–448.
McK: 133000
C. G. Schirren/GB

Erythema palmo-plantare: Erythema palmare hereditarium
Erythralgie: Erythromelalgie
Erythroblastopenie: Knochenmarkaplasie, passagere
erythroderma failure to thrive diarrhoea diathesis (e): Erythrodermia desquamativa Leiner
erythroderma ichthyosiforme congenitum-trichorrhexis syndrome (e): Netherton-Syndrom

Erythrodermia desquamativa Leiner
Syn.: Dermatitis desquamativa Leiner – EFD diathesis (e) – erythroderma failure to thrive diarrhoea diathesis (e)
Def.: Erythrodermische seborrhoische Dermatitis im ersten Lebenstrimenon mit Gedeihschwäche und Diarrhö.
A.: Karl Leiner, 1871–1930, Pädiater, Wien. – Erstbeschreibung 1908.
Diagn. Krit.: **(1)** Erkrankungsbeginn in den ersten Lebenswochen. Vorkommen überhaupt auf die ersten 3–4 Lebensmonate beschränkt. – **(2)** Sekundäre Erythrodermie, die sich aus roten schuppenden Herden, zunächst am Kopf, später an Stamm und Extremitäten entwickelt (Abb.). – **(3)** Oft Nageldystrophie. – **(4)** Schwellung der regionären Lymphknoten ohne Suppuration kommt vor. – **(5)** Allgemeinerscheinungen: »Gedeihschwäche«, Anämie, Diarrhö, Erbrechen. – **(6)** Scheint bei gestillten Kindern häufiger als bei ungestillten vorzukommen. Vollständige und endgültige Abheilung nach einigen Wochen (bis Monaten) ohne Narbenbildung.
Ätiol.: Unbekannt. Familiäre Fälle mitgeteilt. Nutritive Faktoren.
Pathog.: Leukozytenfunktionsstörung (Chemotaxis) und C5-Mangel wird diskutiert.
Lit.: Evans DIK, Holzel A, Macfarlane H (1977) Yeast opsonization defect and immunoglobulin deficiency in severe infantile dermatitis. Leiner's disease. Arch Dis Childh 52: 691–695. –

Erythrokeratodermia congenitalis progressiva symmetrica (Gottron)

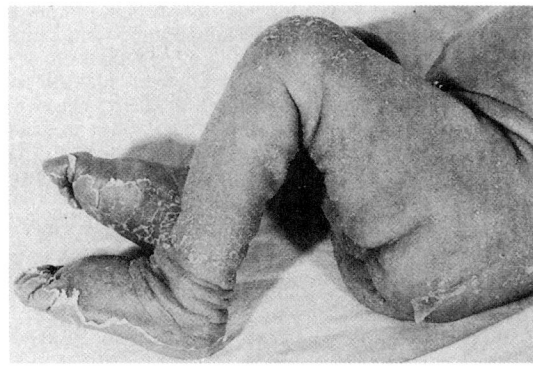

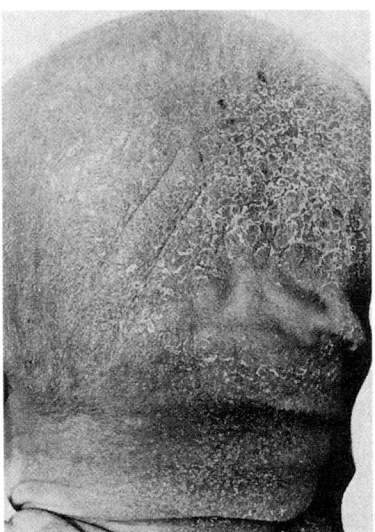

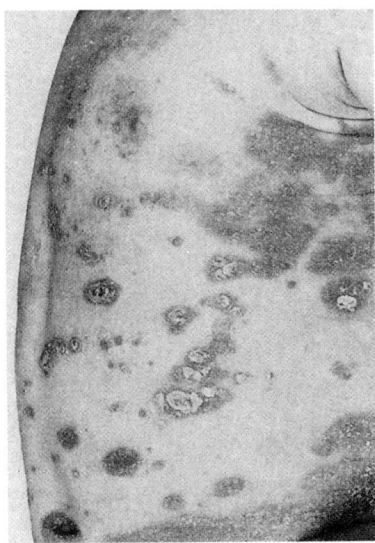

Erythrodermia desquamativa Leiner (Beob. U.H.Kl. Hamburg, Th. Nasemann)

Glassmann BD, Muglia JJ (1993) Widespread erythroderma and desquamation in a neonate. Congenital cutaneous candidiasis. Arch Dermatol 129: 899, 902. – Leiner K (1908) Über Erythrodermia desquamativa, eine eigenartige universelle Dermatose der Brustkinder. Arch Derm Syph 89: 65–76; 163–189. – Miller ME, Koblenzer PJ (1972) Leiner's disease and deficiency of C5. J Pediat 80: 879–880. – Simon C, Becker V, Wiedemann HR (1965) Über ein unter dem Bilde der Erythrodermia desquamativa Leiner verlaufenes tödliches Leiden bei drei Brüdern. Z Kinderheilk 94: 12–24.

McK: 227100
G. Burg/GB

Erythrodermia ichthyosiformis congenita bullosa (Brocq)

Syn.: Ichthyose, dominante, mit granulärer Degeneration
Def.: Autosomal-dominant vererbte kongenitale Verhornungsstörung mit granulärer Degeneration; bei Geburt Hautveränderungen wie bei einer Verbrühung mit nachfolgender Erythrodermie.
A.: Erstbeschreibung der Krankheit 1902 durch den Dermatologen Louis Brocq, 1856–1928, Paris.
Diagn. Krit.: **(1)** Erste Krankheitssymptome beim Neugeborenen sind oft kurzfristig auftretende pemphigoide Blasenbildung und großflächige Epidermisablösung auf der Basis eines ausgeprägten Erythems (Bild der »verbrühten Kinder«). – **(2)** Innerhalb der ersten drei Lebensmonate verliert sich der exsudative Charakter der Dermatose, es folgen hystrixartige Verhornung der Handteller und Fußsohlen, der Körperbeugen sowie großer Anteile des Rumpfes und Gesichts. Blasenbildungen jetzt in Schüben, zum Erwachsenenalter hin seltener auftretend. Schleimhäute frei. – **(3)** Nikolski-Phänomen negativ. – **(4)** Anfälligkeit der Haut für mikrobielle Infekte mit penetrantem Geruch. – **(5)** Keine Intelligenzminderung.
Ätiol.: Autosomal-dominantes Erbleiden.
Pathog.: Histologisch handelt es sich um eine akanthokeratolytische Hyperkeratose mit Auflösung der Zellgrenzen durch granuläre Degeneration von Teilen des Stratum spinosum und des Stratum granulosum. Elektronenmikroskopisch auffällige Verklumpung der Tonofibrillen. Stark beschleunigte Zellkinetik. N-Alkangehalt erhöht (20%). Beziehungen zum Naevus verrucosus und zur Keratosis palmoplantaris mit granulärer Degeneration.
Lit.: Bonifas JM, Bare JW, Chen MA et al (1992) Linkage of the epidermolytic hyperkeratosis phenotype and the region of the type II keratin gene cluster on chromosome 12. J Invest Derm 99: 524–527. – Brocq L (1902) Erythrodermie congenitale ichthyosiforme avec hyperepidermotrophie. Ann Derm Syph III: 1–31. – Schnyder UW (1986) Die hereditären Ichthyosen. Schweiz Rundschau Med (Praxis) 75: 185–191.

McK: 146800
W. Lechner/GB

Erythrodermia progressiva symmetrica Gottron: Erythrokeratodermia congenitalis progressiva symmetrica (Gottron)
Erythrogenesis imperfecta: Blackfan-Diamond-Anämie

Erythrokeratodermia congenitalis progressiva symmetrica (Gottron)

Syn.: Erythrokeratodermie, kongenitale symmetrische progrediente – Erythrodermia progressiva symmetrica Gottron
Def.: Spezieller Biotyp einer symmetrischen progredienten Erythrokeratodermie.

Erythrokeratodermia extremitatum symmetrica et hyperchromia dominans (Kogoj)

A.: Erstbeschreibung 1922 durch Heinrich Adolf Gottron, 1890–1974, Dermatologe, Tübingen.
Diagn. Krit.: **(1)** Erste Krankheitsmanifestation im Schulalter oder später. Die Erscheinungen verhalten sich im Verlauf von Wochen oder Monaten deutlich progredient. – **(2)** Morphe: hochgradige, gleichmäßige, symmetrisch angeordnete Hyperkeratose auf erythematöser Unterlage mit entsprechendem Randsaum. Lokalisation: Handrücken, Ellenbogen, Füße, Knie, zuweilen Gesicht. Oberer Rumpf bleibt frei, ebenso die Palmarregion. – **(3)** An den Extremitäten können follikuläre Hornkegel und verruköse Effloreszenzen hinzutreten, jedoch keine variablen Eryheme. – **(4)** Isomorphe Reizeffekte lassen sich erzeugen. – **(5)** Symmetrische progrediente Erythrokeratodermie (Ellenbogen, Handrücken, Füße, Knie, manchmal Gesicht; Rumpf ausgespart).
Ätiol.: Erbleiden mit unklarem Erbgang.
Pathog.: Unbekannt.
Lit.: Gottron H (1922) Congenital angelegte symmetrische progressive Erythrokeratodermie. Zbl Haut-Geschl-Kr 4: 493–494. – Hopsu-Havu VK, Tuohimaa P (1971) Erythrokeratodermia congenitalis progressiva symmetrica (Gottron). II. An analysis of kinetics of epidermal cell proliferation. Dermatologica 142: 137–144. – Kudsi S, Naeyaert JM (1990) Progressive symmetric erythrokeratodermia of Darier Gottron. Dermatologica 180: 196–197.
W. Sterry/GB

Erythrokeratodermia extremitatum symmetrica et hyperchromia dominans (Kogoj)

Def.: Äußerst seltene Form einer kongenitalen, hereditären Erythrokeratodermie.
A.: Erstbeschreibung 1956 durch Franjo Kogoj, 1894–1983, jugoslawischer Dermatologe.
Diagn. Krit.: **(1)** Manifestation der Erkrankung im Säuglingsalter. Etwa vom 20. Lebensmonat an weitgehend konstanter Befund. – **(2)** Stets auf die Extremitäten und die Halsregion beschränkt bleibende, herdförmig scharf begrenzte, symmetrische Erythrokeratodermie mit flächiger, dunkel pigmentierter Hyperkeratose, die stellenweise eine verruziforme Oberfläche aufweist. – **(3)** Die Follikelostien bleiben teilweise ausgespart, so daß im Nacken, in den Achseln und den Leistenbeugen netzförmige Hyperpigmentierungen resultieren. – **(4)** Daneben bestehen nicht-keratotische hyperpigmentierte Areale. – **(5)** Keine Hyperhidrose, keine palmoplantaren Hyperkeratosen, keine Haar-, Zahn- oder Skelett-Anomalien. – **(6)** Androtropie.
Ätiol.: Wahrscheinlich Genodermatose mit (geschlechtsbegrenzt) dominantem Erbgang. Die Beobachtung von Kogoj erstreckte sich auf sechs Mitglieder einer Familie, wobei ausschließlich männliche Individuen betroffen waren.
Lit.: Kogoj F (1956) Erythrokeratodermia extremitatum symmetrica et hyperchromia dominans. Z Haut- u Geschl Krkh 20: 187–192.
L. Weber/GB

Erythrokeratodermia figurata variabilis Mendes Da Costa

Syn.: Mendes-Da-Costa-Syndrom – Keratitis rubra figurata (Rille)
Def.: Sehr seltene ichthyosiforme Dermatose mit figurierten, veränderlichen Erythemen und Hyperkeratosen.
A.: Samuel Mendes Da Costa, 1862–1943, Dermatologe, Amsterdam. – Erstbeschreibung durch Froilano de Mello 1922 (oder 1921), durch Rille 1922 und durch Mendes Da Costa 1925.
Diagn. Krit.: **(1)** Zwei morphologisch verschiedene Komponenten der Hautveränderung: rasch fortschreitende und sich rückbildende bizarr polyzyklisch oder bogig begrenzte (figurierte) Eryheme sowie Hyperkeratosen; letztere können beträchtliche, funktionsstörende Dimensionen erreichen. Beide Komponenten sind unabhängig voneinander lokalisiert. – **(2)** Prädilektionsstellen: Gesicht, Extremitäten und Glutäen; Handflächen und Fußsohlen meist nicht betroffen; Haare, Nägel und Schleimhäute normal. – **(3)** Konnatal oder in früher Kindheit auftretend. – **(4)** Selten Parästhesien und Hyposensibilität in den betroffenen Hautbereichen. – **(5)** Histopathologisch: Orthohyperkeratose (Retentionshyperkeratose). Ödem und leichtes, entzündliches Infiltrat in der oberen Dermis.
Ätiol.: Autosomal-dominant erbliche Genodermatose.
Bemerkungen: Ausgezeichnete Therapieerfolge mit aromatischem Retinoid.
Lit.: Cram DL (1970) Erythrokeratoderma variabilis and variable circinata erythrokeratodermas. Arch Dermatol 101: 68–73. – Fritsch PO (1979) Erythrokeratodermia figurata variabilis Mendes Da Costa: Erfolgreiche Behandlung mit einem oralen aromatischen Retinoid (Ro – 10 9359). Hautarzt 30: 161–163. – Mendes Da Costa S (1925) Erythro-et Keratodermia variabilis in a mother and daughter. Acta Dermatovener 6: 255–261.
McK: 133200
H. Hintner/GB

Erythrokeratodermia mit Keratitis und Taubheit: Erythrokeratodermia progressiva Typ Burns

Erythrokeratodermia progressiva Typ Burns

Syn.: Erythrokeratodermia mit Keratitis und Taubheit – Burns-Syndrom – KID-Syndrom – keratitis-ichthyosis-deafness-syndrome (e)
Def.: Autosomal-dominant erblicher Typ einer Erythrokeratodermie mit Taubheit und Keratitis.
A.: Frederick S. Burns, amerikanischer Dermatologe. – Erstbeschreibung 1915.
Diagn. Krit.: **(1)** Hautveränderungen kongenital oder innerhalb des 1. Lebensjahres auftretend. – **(2)** Entwicklung symmetrischer erythematöser verruköser Plaques mit scharfer Begrenzung an Wangen, Nase, Ohren, Kinn, Ellenbogen, Knien und Fersen; langsame Progredienz. – **(3)** Diffuse Palmoplantarkeratose. – **(4)** Hörstörung von mäßiger Schallempfindungs- oder Schalleitungsschwerhörigkeit bis zur Taubheit. – **(5)** Augenveränderungen: Photophobie, Blepharokonjunktivitis, vaskularisierende Keratitis, Hornhautulzerationen, Erblindung. – **(6)** Spärliches feines Kopfhaar, fehlende Augenbrauen und Wimpern, teilweise vernarbende Alopezien. – **(7)** Nageldystrophien. – **(8)** Hitzeintoleranz. – **(9)** Rezidivierende Pyodermien und Mykosen. – **(10)** Unauffällige ultrastrukturelle Befunde der Hautveränderungen. – **(11)** Normale geistige Entwicklung. – **(12)** Fakultative oder zufällig assoziierte Symptome: Zahnstellungsanomalien, Karies, Plattenepithelkarzinom der Zunge, pathologische Glykogenspeicherung.
Ätiol.: Autosomal-dominant erbliche Störung.
Pathog.: Unbekannt.
Bemerkungen: Die Hautveränderungen entsprechen einer Erythrokeratodermie und nicht einer Ichthyose. Die häufig verwendete Bezeichnung »KID-Syndrom« ist daher nicht zutreffend. Das Syndrom ist von Desmons et al. in einer autosomal-rezessiven Variante beschrieben (McK 242150).

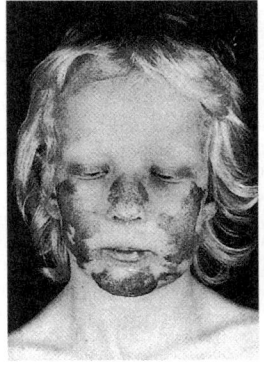
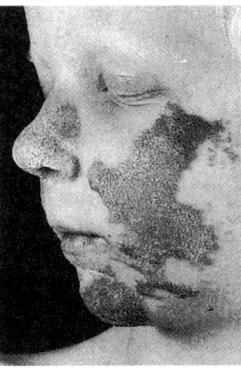
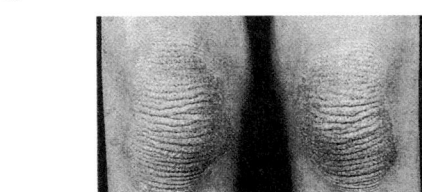

Erythrokeratodermia progressiva Typ Burns: scharf begrenzte, symmetrische, erythematöse, verruköse Plaques im Gesicht (a, b) und an den Knien (c)

Lit.: Burns FS (1915) A case of generalized congenital keratoderma. J Cutan Dis 33: 255–260. – Desmons F, Bar J, Chevillard Y (1971) Erythrodermie ichthyosiforme congénitale seche, surdimutité, hépatomégalie de transmission récessive autosomique. Bull Soc Franç Derm Syph 78: 585. – Grob JJ, Breton A, Bonafe JL et al (1987) Keratitis, ichthyosis, and deafness (KID) syndrome. Arch Dermatol 123: 777–782. – Lamprecht A, Goecke T, Anton-Lamprecht I, Küster W (1988) Progressive erythrokeratodermia and cochlear hearing impairment. A case report and review of the literature. Int J Pediat Otorhinolaryngol 15: 279–289. – Wilson GN, Squires RH, Weinberg AG (1991) Keratitis, Hepatitis, Ichthyosis, and deafness: Report and review of KID syndrome. Am J Med Genet 40: 255–259.
McK: 148210
W. Küster; R. Soehnchen/GB

Erythrokeratodermie, kongenitale symmetrische progrediente: Erythrokeratodermia congenitalis progressiva symmetrica (Gottron)

Erythrokeratodermie Rille-Comel: Ichthyosis linearis circumflexa (Comel)

Erythroleukämie, akute
Syn.: (di-)Guglielmo-Syndrom – Myelose, akute erythroleukämische – Leukämie, akute myeloische FAB M6
Def.: Maligne Proliferation der Erythro- und Myelopoese.
A.: Erstbeschreibung 1912 durch M. Copelli. Di Guglielmo schlug als erster die Bezeichnung Erythroleukämie vor.
Diagn. Krit.: **(1)** Knochenmark: erythropoetische Hyperplasie mit dysplastischen, megaloblastoiden, atypischen, roten Vorstufen; diese häufig grobgranulär-scholig PAS-positiv. Nachweis von Ringsideroblasten. Erythroblasten über 50%. Myeloblastenvermehrung mit einem Anteil über 30% an nicht erythropoetischen Zellen und Zellatypien der linksverschobenen Granulopoese; teilweise Nachweis von Auer-Stäbchen. Megakaryozyten vermindert. – **(2)** Blutbild: fast immer normochrome makrozytäre Anämie; Thrombozytopenie; erniedrigte bis normale oder erhöhte Leukozytenzahl. Im Differentialblutbild atypische, reifungsgestörte rote und weiße Vorstufen. – **(3)** Chromosomale Aberrationen in über 50% nachweisbar; häufig del 5q, del 7q. – **(4)** Klinisch: Anämie, Blutungsneigung, Infektionsneigung, Splenomegalie möglich.
Ätiol.: Unbekannte Ursache. Als Kofaktoren werden diskutiert Arzneimittel und Toxine (u.a. Alkylanzien, Benzol), chromosomale Defekte, ionisierende Strahlen.
Pathog.: Unregulierte klonale Proliferation einer hämatopoetischen Stammzelle mit fehlender Feedback-Kontrolle und Überproduktion von differenzierungsinkompetenten Zellen mit verlängertem Zell-Zyklus.
Bemerkungen: Häufigkeit: 4–5% der akuten myeloischen Leukämien, 10–20% der sekundären Leukämien nach Chemo- oder Strahlentherapie. Verlauf und Prognose entsprechen weitgehend akuten myeloischen Leukämien. **(DD)** initial-megaloblastäre Anämie – myelodysplastische Syndrome (RAEB und RAEB-T).
Lit.: Atkinson J, Hrisinko MA, Weil SC (1992) Erythroleukemia: A Review of 15 Cases Meeting 1985 FAB Criteria and Survey of the Literature. Blood Rev 6: 204–214. – Copelli M (1912) Di una emopatia sistemizzata representata da una iperplasia eritroblastica (eritromatosi). Pathologica 4: 460–465. – Di Guglielmo G (1917) Richerche di ematologia. Folia Medica 3: 386–396.
McK: 133180
E. Späth-Schwalbe/GA

Erythromelalgie
Syn.: (Weir-)Mitchell-Krankheit – Gerhardt-Krankheit – Erythrothermie – Erythralgie – Akromelalgie
Def.: Schmerzhafte Hyperämie im Bereich der Akren mit anfallsartigem Charakter, vorwiegend bei jüngeren Menschen.
Ätiol.: Neben einer sekundären Form, die auf Aspirin anspricht, besteht auch eine autosomal-dominante primäre Form.
Pathog.: Vasomotorisch-trophische Neurose (?).
Bemerkungen: Gelegentlich Zusammenhang mit Einnahme von Ergotaminpräparaten. Es bestehen ätiopathogenetische Beziehungen zu sensorischen Neuropathien, Thrombozytopenien und Pox-Virus-Infektionen.
Lit.: Gerhardt CA (1892) Über Erythromelalgie. Berliner klin Wschr 29: 1125–1126. – Levesque H, Cailleux N, Courtois H (1992) Les erythromelalgies de l'adulte. A propos de 16 observations. Rev Rhum Mal Osteoartic 59: 258–263. – Michiels JJ, Abels A, Steketee J et al (1985) Erythromelalgie caused by platelet-mediated arteriolar inflammation and thrombosis in thrombocythemia. Ann Intern Med: 466–471. – Mitchell SW (1872) Clinical lecture on certain painful affections of the feet. Philadelphia Med Times 3: 81–82; 113–115. – Mitchell SW (1878) On a rare vasomotor neurosis of the extremities and on the maladies with which it may be confounded. Am J Med Sci 76: 17–36.
McK: 133020
G. Burg/GB

Erythromelie: Akrodermatitis chronica atrophicans

Erythroplasie Queyrat

Syn.: Queyrat-Krankeit – Morbus Queyrat
Def.: »Präkanzerose« (intraepitheliale Dysplasie, Carcinoma in situ) der Schleimhaut, insbesondere der Glans penis und des Präputiums, welche in ein früh metastasierendes spinozelluläres Karzinom übergehen kann. Auch als Morbus Bowen der Schleimhaut interpretiert.
A.: Erstbeschreibung 1911 durch Louis Queyrat, 1856–1933, französischer Dermatologe. – Bereits 1893 von den französischen Dermatologen Darier und Fournier unter der Bezeichnung »épithélioma papillaire nu« beschrieben.
Diagn. Krit.: (1) Es bestehen makulöse oder gering erhabene, unregelmäßig, aber stets scharf begrenzte, entzündlich gerötete Herde mit glatter oder samtartiger, mattglänzender Oberfläche, welche gelegentlich erodiert ist. Kaum Hyperkeratose. – (2) Lokalisation insbesondere an der Glans penis und im Präputialraum, aber auch anal, an der Vulva, Mundschleimhaut oder Konjunktiva; in den letzteren Lokalisationen auch als Erythroplakie bezeichnet. – (3) Solitäre oder, seltener, multiple Herde. – (4) Beginn meistens jenseits des fünften Dezenniums. – (5) Histologisch: Hyperplasie des Epithels und proliferierte Reteleisten, Desorganisation des epithelialen Aufbaus und intraepitheliale Zellatypien.
Ätiol.: Unbekannt. Häufiger bei nicht zirkumzidierten Männern.
Pathog.: Unbekannt.
Lit.: Hornstein O (1986) Präkanzerosen aus dermatologischer Sicht. Hautarzt 34, Suppl VI: 47–50. – Ive FA (1992) Erythroplasia of Queyrat. In: Champion RH, Burton JL, Ebling FJG (eds) Textbook of dermatology, Vol 4, pp 2822–2823. Blackwell, Oxford. – Queyrat L (1911) Érythroplasie du gland. Bull Soc Franç Derm Syph (Paris) 22: 378–382.
L. Weber/GB

Erythroprosopalgie: Cluster-Kopfschmerz
Erythrothermie: Erythromelalgie
Erythrozytose, familiäre: Polyglobulie, benigne familiäre
Erythrozytose, primäre: Polyglobulie, benigne familiäre

Escher-Hirt-Syndrom

Syn.: dominant hereditary deafness through lack of incus-stapes junction (e)
Def.: Autosomal-dominant vererbte Schalleitungsschwerhörigkeit mit Mikrotie und verdicktem Ohrläppchen.
A.: Franz Escher, 1912–, Hals-Nasen-Ohren-Arzt, Bern. – Hans Rudolf Hirt, 1924–, (Neuro-)Pädiater, Basel. – Erstbeschreibung 1968.
Diagn. Krit.: (1) Schalleitungsschwerhörigkeit, bedingt durch Fehlbildung und Hypoplasie der Mittelohrknöchelchen und fehlende Verbindung zwischen Amboß und Steigbügel. – (2) Kleine, vermindert modellierte Ohrmuscheln mit relativ großem, fleischigem Läppchen.
Ätiol.: Autosomal-dominanter Erbgang.
Pathog.: Unbekannt.
Bemerkungen: Erst drei Familien bekannt.
Lit.: Escher F, Hirt H (1968) Dominant hereditary conductive deafness through lack of incus-stapes junction. Acta Otolaryngol (Stockh) 65: 25–32. – Wilmot TJ (1970) Hereditary conductive deafness due to incus-stapes abnormalities and associated with pinna deformity. J Laryngol Otol 84: 469–479.
McK: 128980
A. Schinzel/AS

Escobar-Syndrom

Syn.: pterygium syndrome, multiple (e)
Def.: Distinktes Krankheitsbild mit ausgeprägten multiplen Pterygien, Kamptodaktylie und Syndaktylie.
A.: Die Erstbeschreibung des Krankheitsbildes 1902 stammt von J. A. Bussière. – Die Zusammenfassung der Symptome als Entität erfolgte 1978 durch V. Escobar, Humangenetiker, Indianapolis, USA, und Mitarbeiter anhand eines einzelnen Falles.
Diagn. Krit.: (1) Gesichtsdysmorphien: Ptosis; nach unten außen verlaufende Lidachsen; Telekanthus; prominente Nasenwurzel; tiefer Haaransatz im Nacken; enger Gehörgang; Gaumenspalte (gelegentlich); Mikrogenie mit nach unten gerichteten Mundwinkeln. – (2) Kleinwuchs; Schwerhörigkeit. – (3) Extremitäten: Pterygien von Hals, Axilla, antekubital, popliteal, interkrural und der Finger, zwischen Kinn und Sternum; Kamptodaktylie; Klumpfuß; partielle Syndaktylie. Röntgen: Skoliose; vertebrale Anomalien; Rippenanomalien. – (4) Genitalfehlbildungen: Fehlen der Labia majora; normale Labia minora; Kryptorchismus. – (5) Abnorme Dermatoglyphen mit Hypoplasie der Hautleisten und rudimentären Handfurchen. – (6) Normale Intelligenz.
Ätiol.: Wahrscheinlich autosomal-rezessiv erbliches Krankheitsbild (Geschwisterbeobachtungen).
Pathog.: Unbekannt.
Bemerkungen: (DD) andere multiple Pterygien-Syndrome, die sich vor allem durch die Ausprägung der Pterygien und die Muskelatrophie unterscheiden. Bei operativer Korrektur der Pterygien ist darauf zu achten, daß möglicherweise wichtige Strukturen (Gefäße, Nerven) die Pterygien durchziehen. – Eine hohe Prävalenz des Krankheitsbildes in Kuwait von 1 : 31 000 wurde berichtet.
Lit.: Bussière JA (1902) L'homme au cou de Chapelle, developpement anormal d'un faisceau musculaire acromiomastoidienne rudimentaire, malformation congénitale rare, observé à Pondicherry (index orientales). Ann Hyg Med Colon 5: 686–688. – Escobar V, Bixler D, Gleiser S et al (1978) Multiple pterygium syndrome. Am J Dis Child 123: 609–611. – Hall JG, Reed SD, Rosenbaum KN et al (1982) Limb pterygium syndromes: a review and report of eleven patients. Am J Med Genet 12: 377–409. – Teebi AS, Daoud AS (1990) Multiple pterygium syndrome: a relatively common disorder among Arabs. J Med Genet 27: 791. – Thompson EM, Donnai D, Baraitser M et al (1987) Multiple pterygium syndrome: evolution of the phenotype. J Med Genet 24: 733–749.
McK: 265000
U. G. Froster/AS

esophageal spasm, symptomatic diffuse (e): Ösophagusspasmus, idiopathischer diffuser
ETB: Boxer-Enzephalopathie, traumatische
ethanolaminosis (e): Äthanolaminose
Ethmoid-Nerven-Syndrom, vorderes: Charlin-Neuralgie
ethylmalonic-adipicaciduria (e): Glutarazidurie Typ II
Eulenburg-Syndrom: Paramyotonia congenita Eulenburg
Eunuchoidismus bei normaler Spermatogenese: Eunuchoidismus, fertiler

Eunuchoidismus, fertiler

Syn.: Pasqualini-Syndrom – Eunuchoidismus bei normaler Spermatogenese – hypandrogenic syndrome with normal spermatogenesis (e) – »fertile eunuch« syndrome (e) – sindrome hypoandrogénico con gametogénesis conservada (sp)
Def.: Isolierte inkretorische Hodenfunktionsstörung bei

vorhandener Fertilität infolge eines Hypogonadotropismus (Formenkreis: Hypogonadismus des Mannes).
A.: Rudolfo Q. Pasqualini, 1909–, Endokrinologe, Buenos Aires. – Erstbeschreibung 1950 durch Pasqualini und G. E. Bur gemeinsam.
Diagn. Krit.: (1) Eunuchoidismus: Hochwuchs, Fettsucht, Fistelstimme, mangelnde Sekundärbehaarung usw. – (2) Normaler Hodenbefund (normale Größe und Konsistenz). Oft verminderte Ejakulatmenge. – (3) Bei Hodenbiopsie finden sich aktive Spermiogenese und reife Spermien. Die Leydig-Zellen sind wesentlich vermindert (D). – (4) Normale Fertilität (DD). – (5) Verminderter LH-Spiegel bei normalem FSH-Spiegel im Serum.
Ätiol.: Unbekannt; genetisch (autosomal-rezessiv)?
Pathog.: Innersekretorische Störung durch Mangel an hypophysärem LH mit sekundärer sekretorischer Insuffizienz (Testosteron) der Leydig-Zellen bei normaler tubulärer Hodenfunktion.
Lit.: Hornstein OP, Becker H, Hofmann N, Kleissl HP (1974) Pasqualini-Syndrom („fertiler Eunuchoidismus"). Dtsch med Wschr 99: 1907–1914. – Pasqualini RQ (1953) Sindrome hypoandrogénico con gametogénesis conservada (hypandrogenic syndrome with normal spermatogenesis). J clin Endocr 13: 128–129. – Pasqualini RQ, Bur GE (1950) Sindrome hipoandrogénico con gametogénesis conservada: Classificación de la insuficiencia testicular. Rev Asoc méd argent 64: 6–10; 15–30. – Seewald S, Vetter H (1993) Rückenschmerzen (Osteoporose bei Pasqualini-Syndrom). Schweiz Rundsch Med Prax 82: 593–596.
H. H. Wolff/GB

Evans-Syndrom
(Sequenz)
Syn.: autoimmune hemolytic anemia-thrombocytopenic purpura syndrome, idiopathic (e)
Def.: Erworbene autoimmunhämolytische Anämie in Verbindung mit einer Immunthrombozytopenie.
A.: Erstbeschreibung 1949 durch die amerikanischen Ärzte R. S. Evans und R. T. Duane.
Diagn. Krit.: (1) Autoimmunhämolytische Anämie (leichter Ikterus, Nachweis von erythrozytären Antikörpern). – (2) Blutungsneigung durch Thrombozytopenie. – (3) Nachweis von antithrombozytären Antikörpern.
Ätiol.: Uneinheitlich; tritt bei malignen Erkrankungen des Immunsystems und Autoimmunerkrankungen (z.B. systemischer Lupus erythematodes) auf.
Pathog.: Antikörper gegen Erythrozyten und gegen Thrombozyten führen zu einem beschleunigten peripheren Abbau dieser Zellen. Die Antikörper sind nicht kreuzreagierend, d.h., sie richten sich nicht gegen ein gemeinsames Antigen von Erythrozyten und Thrombozyten.
Bemerkungen: (DD) abzugrenzen sind v.a. die mikroangiopathischen hämolytischen Anämien (z.B. hämolytisch-urämischer Symptomenkomplex, thrombotisch thrombozytopenische Purpura) mit Hämolyse und Thrombozytopenie, hervorgerufen durch mechanische Schädigung der Erythrozyten (keine erythrozytären Antikörper) und Gerinnselbildung. Beim Evans-S. steht klinisch die Blutungsneigung im Vordergrund. Gewöhnlich chronisch rezidivierender Verlauf.
Lit.: Evans RS, Duane RT (1949) Acquired hemolytic anemia: relation of erythrocyte antibody to activity of the disease; significance of thrombocytopenia and leukopenia. Blood 4: 1196–1213. – Petrides PE, Hiller E (1992) Autoimmune hemolytic anemia combined with idiopathic thrombocytopenia (Evans Syndrome). Clinical Investigator 70: 38–39.
E. Späth-Schwalbe; M. Köhler/GA

exaggerated startle (e): Stiff-baby
Exokrinopathie, autoimmune: Sicca-Komplex
Exomphalos-Makroglossie-Gigantismus-Syndrom: Wiedemann-Beckwith-Syndrom
exophthalmic goiter (e): von-Basedow-Krankheit
exophthalmic ophthalmoplegia (e): Pseudotumor orbitae
Exophthalmus-Myxoedema-circumscriptum-praetibiale-Osteoarthropathia-hypertrophicans-Syndrom: E.M.O.-Komplex

Exostosen-Anetodermie-Brachydaktylie E der Füße
Def.: Kombination von multiplen Exostosen, makulärer Hautatrophie und Brachymetatarsie.
A.: Beschreibung 1984 durch Florindo Mollica, Genetiker auf Sizilien.
Diagn. Krit.: (1) Multiple kartilaginäre Exostosen. – (2) Makuläre Hautatrophie (Anetodermie) ab etwa 6.–7. Lebensjahr. – (3) Seltener Verkürzung der IV. Metatarsalia (Brachydaktylie E der Füße).
Ätiol.: Autosomal-dominantes Erbleiden.
Pathog.: Nicht bekannt.
Bemerkungen: Bisher wurden zehn betroffene Mitglieder einer sizilianischen Familie beschrieben.
Lit.: Mollica F, Li Volti S, Guarneri B (1984) New syndrome: exostoses, anetodermia, brachydactyly. Am J Med Genet 19: 665–667.
McK: 133690
H. Menger/JS

Exostosen, hereditäre multiple kartilaginäre: kartilaginäre Exostosen, multiple
Exostosen, multiple: kartilaginäre Exostosen, multiple
Exostosen, multiple: s.a. tricho-rhino-phalangeale Dysplasie II
expérience de dedoublement (fz): Heautoskopie
exstrophia splanchnica (e): OEIS-Komplex
exstrophy of cloacal sequence (e): OEIS-Komplex

Extremitäten-Becken-Hypoplasie-/ Aplasie-Syndrom
Syn.: fibular and ulnar absence with severe limb deficiency (e) – limb deficiency, thoracic dystrophy, unusual facies (e) – ulnar and fibular absence with severe limb deficiency (e) – Al-Awadi syndrome (e)
Def.: Ein Syndrom bestehend aus Ulna- und Fibulaaplasie, hypoplastischen Femora, thorakaler und Becken-Dysplasie.
A.: Erstpublikation von S. A. Al-Awadi und Mitarbeiter 1985.
Diagn. Krit.: (1) Fehlende Ulna und Fibula beidseits, Kontrakturen der Ellenbogengelenke, der Hände und Füße, Nagelaplasie. – (2) Hypoplastische/fehlende Femora, rudimentäre Unterschenkel mit evtl. Vorhandensein von Tibia und einigen Tarsalia und Metatarsalia ohne Gelenkfunktion. – (3) Gesichtsdysmorphien: langes Gesicht mit breiter Nasenbrücke und breiter Nasenspitze, Epikanthus, große dysplastische Ohren. – (4) Normale Intelligenz.
Ätiol.: Autosomal-rezessive Vererbung mit unterschiedlicher Expression.
Pathog.: Unbekannt.
Bemerkungen: Sekundäre Komplikationen: Thorakale Dystrophie, Faßthorax, thorakale Kyphose, Lumballordose, Beckendeformität.

Lit.: Al-Awadi SA, Teebi AS, Farag TI et al (1985) Profound limb deficiency, thoracic dystrophy, unusual facies and normal intelligence: a new syndrome. J Med Genet 22: 36–38. – Camera G, Ferraiolo G et al (1993) Limb/pelvis-hypoplasia/aplasia syndrome (Al-Awadi/Raas/Rothschild syndrome): report of two Italian sibs and further confirmation of autosomal-recessive inheritance. J Med Genet 30: 65–69. – Farag TJ, Al-Awadi S et al (1993) The newly recognised limb/pelvis-hypoplasia/aplasia syndrome: report of a bedouin patient and review. J Med Genet 30: 62–64. – Raas/Rothschild A, Goodman RM, Meyer S et al (1988) Pathological features and prenatal diagnosis in the newly recognised limb/pelvis-hypoplasia/aplasia syndrome. J Med Genet 25: 687–697.
McK: 276820
J. Kunze/JK

Extremitätengangrän, symmetrische: Raynaud-Phänomen
Extremitätenlähmung, periodische: Lähmung, episodische hypokaliämische
exudative retinopathy (e): Coats-Retinopathie

Exulceratio simplex Dieulafoy
Def.: Einzelne kleine Magenschleimhauterosionen mit Arrosion einer größeren submukösen Arteriole.
A.: Georges Dieulafoy, Arzt, Paris, 1839–1911. – Erstbeschreibung 1897 und 1900.
Diagn. Krit.: **(1)** Massive gastrointestinale Blutung mit Melaena und Hämatemesis ohne »Magenanamnese«. – **(2)** Gastroskopie: kleine Erosion, meist kardianah, mit arteriell spritzender Blutung. Endoskopie während der Blutung notwendig, da Blutungsquelle sonst oft nicht lokalisierbar.
Ätiol.: Heterogen.
Pathog.: Entstehung einer Magenerosion, z.B. durch mechanische Beanspruchung der Mukosa, über einer sog. stehenden Schlinge aus einem Ramus primarius, welcher unverzweigt bis zur Muscularis mucosae reicht und direkt aus einer großen Arterie der Magenschleife entspringt. Kongenitale Verlaufsanomalie der Arterie? Gefäßarrosion und schwere arterielle Blutung.
Bemerkungen: Sehr selten: 0,3–6,7% der oberen gastrointestinalen Blutungsursachen. Vorkommen in jedem Lebensalter, Männer überwiegen. Therapie: endoskopische Blutstillung (ND:YAG-Laser, Argongas-Beamer, Injektionstherapie), bei Versagen (20%) operative Therapie. Säurehemmende Medikamente sind nicht erforderlich.
(DD) Ösophagusvarizenblutung – Mallory-Weiss-Syndrom – Morbus Osler – Ulkusblutung – andere gastrointestinale Blutungen.
Lit.: Dieulafoy G (1897/98) Clin méd Paris 2, I – Dieulafoy G (1900) Ulcérations gastriques. Sem méd Paris, 263. – Miko JL, Thomazy VA (1988) The caliber persistent artery of the stomach: A unifying approach to gastric aneurysm, Dieulafoy's lesion and submucosal arterial malformation. Hum Pathol 19: 914–921. – Peitsch W, Lange W, Schauer A (1987) Die Exulceratio simplex Dieulafoy. Dtsch med Wschr 112: 1940–1942. – Reilly HF, Al-Kawas FH (1991) Dieulafoy's lesion: Diagnosis and management. Dig Dis Sci 36: 1702–1707.
C. Scheurlen/GA

F

Fabry-Krankheit

Syn.: Morbus Anderson-Fabry – Ceramid-Trihexosidose – Angiokeratoma corporis diffusum – Ceramid-Trihexosidase-Mangel
Def.: X-gebunden erbliche, durch einen lysosomalen Enzymmangel ausgelöste Lipid-Stoffwechselstörung mit Ablagerung eines Ceramid-Trihexosids in Blutgefäßen, sowie in zahlreichen Geweben und Organen.
A.: Erstbeschreibung 1898 durch den britischen Kliniker W. Anderson und gleichzeitig durch J. Fabry.
Diagn. Krit.: (1) Chronisch-progrediente Erkrankung mit als Angiokeratomata bezeichneten Hautveränderungen. – (2) Meist erst im Adoleszentenalter auftretende Schmerzattacken im Abdomen und den Extremitäten. – (3) Progredienter Nierenbefall mit Zeichen der Niereninsuffizienz. – (4) Hornhauttrübungen (Cornea verticillata). – (5) Gefäßveränderungen am Augenhintergrund. – (6) Myokardbefall mit EKG-Veränderungen. – (7) Bei 30% ZNS-Befall mit zerebro-vaskulärer Beteiligung, in der Regel ohne Intelligenzstörung.
Ätiol.: X-gebundenes Erbleiden; bei hemizygoten Frauen gelegentlich abgemilderter Verlauf.
Pathog.: Mangelnde Aktivität der lysosomalen α-Galaktosidase (Ceramid-Trihexosidase) führt zur Ablagerung von Ceramid-Trihexosid in der Gefäßintima, sowie in neuronalen und anderen Geweben.
Bemerkungen: Seltene Stoffwechselstörung mit ersten Symptomen meist erst nach der Pubertät. Bisher ca. 300 Fallbeschreibungen. Hautveränderungen und Schmerzattacken diagnostisch führend, jedoch auch bei anderen Störungen (z.B. Fucosidose) vorhanden. Diagnosesicherung durch Nachweis des Enzymdefektes oder der Speichersubstanzen, pränatale Diagnostik möglich. Schmerzkrisen oft therapieresistent. Nierentransplantation bei Niereninsuffizienz führt gelegentlich auch zu klinischer Besserung, sonst bisher keine kausale Therapie bekannt.
Lit.: Anderson W (1898) A case of angio-keratoma. Brit J Derm 10: 113–117. – Desnick RJ, Bishop DF (1989) Fabry's disease: α-galactosidase deficiency; Schindler disease: α-N-acetylgalactosaminidase deficiency. In: Scriver CR, Beaudet AL, Sly WS, Valle D (eds) The metabolic basis of inherited disease, 6th ed. McGraw-Hill, New York. – Kremer GJ (1986) Morbus Fabry. In: Hornbostel H, Kaufmann W, Siegenthaler W (Hrsg) Innere Medizin in Praxis und Klinik, Bd IV. Thieme, Stuttgart, New York.
McK: 301500
J. Gehler/JK

---

facial and ocular anomalies, proteinuria, deafness (e): fazio-okulo-akustisch-renales Syndrom
facial-clefting syndrome, Gypsy type (e): Malpuech-Syndrom
facial diplegia syndrome, congenital (e): Moebius-Kernaplasie
facial ectodermal dysplasia (e): faziale ektodermale Dysplasie, Typ Setleis
facial-limb disruptive spectrum (e): oro-akraler Fehlbildungskomplex
facial palsy, late-onset (e): Bell-Lähmung
facial paralysis (e): Bell-Lähmung
facial paralysis, idiopathic (e): Bell-Lähmung
Facies scaphoidea: maxillonasale Dysplasie (Assoziation), Typ Binder
facioauriculoradial dysplasia (e): fazio-aurikulo-radiales Syndrom
facio-cardio-melic dysplasia (e): kardio-fazio-mele Dysplasie
facio-palato-osseous syndrome (e): oto-palato-digitales Syndrom Typ II
facio-scapulo-humeral dystrophy (e): Muskeldystrophie vom fazioskapulohumeralen Typ
factitious illness (e): Münchhausen-Syndrom
factor VIII deficiency (e): Hämophilie A
factor IX-deficiency (e): PTC-Mangel
Fahr's disease (e): Fahr-Krankheit

Fahr-Krankheit

Syn.: Fahr-Syndrom – Morbus Fahr – Fahr-Verkalkung, intrazerebrale – Gefäßverkalkung, idiopathische nichtarteriosklerotische, intrazerebrale – maladie de Fahr (fz) – calcinose cérébrale non arterioscléreuse (fz) – Fahr's disease (e) – ferrocalcinosis, cerebrovascular familial idiopathic (e)
Def.: Im mittleren Lebensalter manifest werdendes Krankheitsbild, gekennzeichnet durch nichtarteriosklerotische Verkalkung von Hirngefäßen mit progredienter Demenz.
A.: Erstbeschreibung durch Theodor Fahr, 1877–1945, Pathologe, Hamburg.
Diagn. Krit.: (1) Langsam progrediente, meist im mittleren Lebensalter, seltener schon in der 2. und 3. Dekade einsetzende Demenz. – (2) Extrapyramidale Symptomatik mit wechselnder Intensität; Hyperkinesien und Rigor meist aller vier Extremitäten. – (3) Rö, CCT, MRT: multilokuläre und formvariable, meist seitensymmetrisch angeordnete Verkalkungen der Basalganglien, des Nucleus dentatus und auch tiefergelegener kortikaler Schichten und der weißen Substanz (»Hirnsteine«). – (4) Spastische Paraparesen (bei Läsionen im Bereich der Capsula interna). – (5) Manchmal epileptiforme Anfälle. – (6) In einzelnen Fällen wurde eine Nebenschilddrüseninsuffizienz (Hypoparathyreoidismus) nachgewiesen. – (7) Selten familiäres Auftreten.
Ätiol.: Vielfältig.
Pathog.: Die Primärveränderungen finden sich im Bereich des vaskulären Systems, überwiegend an den kleinen Arteriolen der Stammganglien, Nucleus dentatus (perivaskuläre nicht-arteriosklerotische Ferro-calcinosis); am übrigen Nervensystem sind demgegenüber relativ geringe degenerative Veränderungen nachweisbar. Der Vorgang läuft möglicherweise ähnlich einer »serösen Ent-

zündung« ab. Der gleiche Mechanismus kann auch beim idiopathischen Hypoparathyreoidismus zustandekommen und die Störung entspricht in ihrem Wesen einem Pseudo-Hypoparathyreoidismus. Die klassische Fahr-Trias besteht aus symmetrischen Basalganglienverkalkungen, Demenz und psychiatrischen Symptomen.

Lit.: Barwich D (1976) Symmetrische Stammhirnganglienverkalkungen (Morbus Fahr) und ihr familiäres Vorkommen. Nervenarzt 47: 253–257. – Boller F, Boller M, Gilbert J (1977) Familial idiopathic cerebral calcifications. J Neurol Neurosurg Psychiat 40: 280–285. – Bruyn GW (1987) Cerebral Calcification. In: Vinken PJ, Bruyn GW (eds) Handbook of Clinical Neurology, Vol 42, pp 534–535. Elsevier North-Holland Publ, Amsterdam. – Fahr Th (1931) Idiopathische Verkalkung der Hirngefäße. Zbl allg Path 50: 129–133. – Lowenthal A, Bruyn GW (1968) Calcification of the striopallidodentate system. In: Vinken PJ, Bruyn GW (eds) Handbook of Clinical Neurology, Vol 6, Diseases of the Basal Ganglia, pp 703–725. Elsevier North-Holland Publ, Amsterdam. – Matsui K, Yamada M, Kobayashi T et al (1992) An autopsy case of Fahr disease (infantile form). No To Hattatsu 24: 358–363. – Pernhaupt G, Tschabitscher H, Wessely P (1974) Familiäres Auftreten von Fahrschem Syndrom. Nervenarzt 45: 647–653. – Scotti G, Scalfia G, Tampieri D, Landoni L (1985) MR imaging in Fahr disease. J Comp Assist Tomogr 9: 790–792. – Stellamor K, Stellamor V (1983) Roentgen diagnosis of Fahr's disease. Röntgenblätter 36: 194–196.

McK: 213600
A. Weindl/DP

Fahr-Syndrom: Fahr-Krankheit
Fahr-Verkalkung, intrazerebrale: Fahr-Krankheit
Fairbank-Keats-Syndrom: osteoglophone Dysplasie
Fairbank-Krankheit: epiphysäre Dysplasie, multiple
Fairbank-Syndrom: Osteopathia striata und Schädelsklerose
Faktor-V-Mangel: Owren-Syndrom I

Faktor-XI-Mangel
Syn.: Rosenthal-Syndrom – PTA-Syndrom – Hämophilie C – PTA-Mangelzustand – PTA-Mangel-Syndrom – plasma thromboplastin-antecedent deficiency (e)
Def.: Krankheitsbild des hereditären Faktor-XI-Mangels.
A.: Robert L. Rosenthal, amerikanischer Hämatologe. – Erstbeschreibung 1953.
Diagn. Krit.: **(1)** Überwiegend semitische Herkunft der Erbmalsträger. – **(2)** Variable, verhältnismäßig leichte Blutungsneigung; Nasenbluten, verstärkte Regelblutung, selten Spontanhämatome, kaum spontane Gelenkblutungen, erhebliche Blutungsbereitschaft nach operativen Eingriffen (insbesondere Zahnextraktionen, urologische Eingriffe). Myokardinfarkte und Thromboembolien sind beschrieben. – **(3)** Keine direkte Korrelation zwischen Faktor-XI-Restaktivität und spontaner Blutungsneigung. – **(4)** Labor: Verlängerung der aktivierten partiellen Thromboplastinzeit (APTT) bei normaler Prothrombinzeit (Quick) und Thrombinzeit. Bei Einzelfaktoranalyse isolierter Faktor-XI-Defekt mit Restaktivität zwischen 1 und 10% bei Homozygoten. Normale Thrombozytenzahl und -funktion sowie Blutungszeit.
Ätiol.: Autosomal-rezessiv vererbtes Leiden.
Pathog.: Faktor XI spielt in der Vorphase der plasmatischen Gerinnung eine wesentliche Rolle und aktiviert zusammen mit anderen Faktoren frühe Reaktionen innerhalb des endogenen Systems der Prothrombinaktivierung, so daß bei seinem Fehlen die Thrombinbildung gestört ist.
Bemerkungen: Seltener Defekt, geschätzte Inzidenz 1 : 100 000, entsprechend 7% der Gerinnungsdefekte des endogenen Systems. **(DD)** erworbener Faktor-XI-Hemmkörper (z.B. systemischer Lupus erythematodes) – alle übrigen Formen der angeborenen Koagulopathien, vor allem Hämophilien.

Lit.: Bolton/Maggs PHB, Wan/Yin BY, McCraw AH et al (1988) Inheritence and Bleeding in factor XI deficiency. Br J Haematology 69: 521–528. – Rosenthal RL, Dreskin OH, Rosenthal N (1953) New hemophilia like disease caused by deficiency of a third plasma thromboplastin factor. Proc Soc exp Biol NY 82: 171–174.

McK: 264900
G. Girmann/GA

Falconer-Weddell-Syndrom: Kostoklavikular-Symptomatik

Fallot-Pentalogie
Def.: Kongenitales Vitium cordis entsprechend der Fallot-Tetralogie (s. dort) mit zusätzlichem Vorhofseptumdefekt. Ein zusätzlicher Vorhofseptumdefekt wird in 15% der Fälle mit Fallot-Tetralogie angetroffen.
Lit.: Rao BNS, Anderson RC, Edwards JE (1971) Anatomic variations in tetralogy of Fallot. Am Heart J 81: 361.
S. Wieshammer/GA

Fallot-Tetralogie
Def.: Kongenitales Vitium mit Kombination von Ventrikelseptumdefekt – infundibuläre, valvuläre oder kombinierte Pulmonalstenose – konsekutive rechtsventrikuläre Hypertrophie – den Ventrikelseptumdefekt überreitende Aorta; häufigster kongenitaler zyanotischer Herzfehler, etwa 10% aller angeborenen Herzfehler.
A.: Etienne L. A. Fallot, 1850–1911, französischer Arzt. – Erstbeschreibung jedoch bereits durch den dänischen Universalgelehrten Nicholas Steno mehr als 200 Jahre vorher (1673).
Diagn. Krit.: **(1)** Klinik abhängig vom Schweregrad der Obstruktion des rechtsventrikulären Ausflusses. Bei schwerer Obstruktion starke Zyanose schon bei der Geburt; im anderen Extremfall mit nur gering ausgeprägter Obstruktion im Alter von einigen Monaten Herzinsuffizienz bei Links-rechts-Shunt; diese Patienten können zunächst azyanotisch oder nur gering zyanotisch sein (»pink Fallot«)! Infolge einer zunehmenden Obstruktion kommt es jedoch in der Regel zu einem zunehmenden Rechts-links-Shunt. Bei verspätetem Verschluß des Ductus arteriosus kann die Zyanose erst zu diesem Zeitpunkt manifest werden. Trommelschlegelfinger, Uhrglasnägel, hypoxische Anfälle, Polyglobulie, Minderwuchs, Dyspnoe und Einnahme der typischen Hockstellung (»squatting«) sind abhängig vom Schweregrad des Vitiums und vom Ausmaß der Zyanose. – **(2)** Radiologisch normale Herzgröße mit konkaver Einbuchtung des Pulmonalissegments in Kombination mit prominenter Aorta ascendens und nach rechts verlagertem Aortenbogen mit rechtsdeszendierender Aorta (letzterer Befund in 25% der Fälle), Oligämie der Lunge in Abhängigkeit vom Schweregrad der Obstruktion des rechtsventrikulären Ausflusses. – **(3)** Im EKG Achsenabweichung nach rechts, Knotung des QRS-Komplexes, Zeichen der rechtsventrikulären oder rechtsatrialen Hypertrophie, gelegentlich Störungen der atrioventrikulären Erregungsleitung bis zum AV-Block III°. – **(4)** (Doppler)-

Echokardiographisch Nachweis des hohen Ventrikelseptumdefektes, der Obstruktion des rechtsventrikulären Ausflusses und der nach rechts verlagerten Aorta (die Diagnosestellung ist bereits intrauterin möglich). – **(5)** Genaue Klärung von Hämodynamik und Anatomie mittels Herzkatheteruntersuchung und Angiokardiographie. – **(6)** In etwa 30% der Fälle liegen begleitende faziale Dysmorphien vor (Hypertelorismus, nach kaudal verlagerter Ohransatz, kleiner Mund, Mikrognathie).
Ätiol.: Unbekannt.
Pathog.: Während der Embryonalentwicklung wird das infundibuläre Septum insbesondere in seinem kaudalen Abschnitt zu weit nach vorne verlagert. Aus diesem Grund wird der Aortendurchmesser auf Kosten des ventral gelegenen rechtsventrikulären Infundibulums vergrößert. Die daraus resultierende Infundibulum-Stenose wird durch die Hypertrophie des infundibulären Septums und der Trabecula septomarginalis noch verstärkt. Darüber hinaus bildet das infundibuläre Septum keine Crista supraventricularis aus, so daß der Schluß des Septum interventriculare ausbleibt und die Aortenklappe ventral rechts in Beziehung zum rechten Ventrikel bleibt. Da auch das Septum des Truncus arteriosus nach ventral verlagert ist, hat die Aorta ascendens ein großes Lumen, die Pulmonalarterie ist klein angelegt. Das Ausmaß der Verlagerung des infundibulären Septums bestimmt den Schweregrad der Obstruktion, die nur im Bereich des Infundibulums lokalisiert sein kann, aber auch die Pulmonalklappe, die Pulmonalarterie oder deren Äste betreffen kann. Der Schweregrad des Vitiums hängt vom Ausmaß der Obstruktion des rechtsventrikulären Ausflusses ab, da dieser die Lungendurchblutung bestimmt. Je schwerer die Obstruktion, desto geringer die Lungendurchblutung und um so ausgeprägter die Zyanose.
Lit.: Bartelings MM, Gittenberger-de-Groot AC (1991) Morphogenetic considerations on congenital malformations of the outflow tract. Part 1: Common arterial trunk and tetralogy of Fallot. Int J Cardiol 32: 213–230. – Fallot ELA (1888) Contribution à l'anatomie pathologique de la maladie bleue (cyanose cardiaque). Marseill Méd 25: 403–420. – Fyfe DA, Kline CH (1990) Fetal echocardiographic diagnosis of congenital heart disease. Pediatr Clin North Am 37: 45–67. – Gelb BD, Towbin JA, McCabe ERB, Sujansky E (1991) San Luis Valley recombinant chromosome 8 and tetralogy of Fallot: A review of chromosome 8 anomalies and congenital heart disease. Am J Med Genet 40: 471–476. – Maas V (1910) Nicolai stenosis opera philosophica 2: 49.
McK: 187500
S. Wieshammer/GA

Fallot-Trilogie
Def.: Nicht gebräuchlicher Ausdruck für ein kongenitales Vitium mit Vorhofseptumdefekt, Pulmonalstenose (meist valvulär) und rechtsventrikulärer Hypertrophie.
S. Wieshammer/GA

faltenartige Pachydermie Perin: Cutis verticis gyrata
familiäre metaphysäre Dysplasie: Pyle-Krankheit
familiäre progressive intrahepatische Cholestase: Byler-Krankheit
familiärer Hohlfluß und Areflexie: Dystasie, hereditäre, areflektorische
familiärer syndesmodysplastischer Minderwuchs: syndesmodysplastischer Minderwuchs

familial adenomatous polyposis (e): Polypose des Kolons, familiäre
familial exudative vitreoretinopathy (e): Criswick-Schepens-Syndrom
familial gynecomastia due to increased aromatase activity (e): Gynäkomastie, familiäre
familial hemophagocytic lymphohistiocytosis (e): Morbus Farquhar
familial hypokalemia-hypomagnesemia (e): Gitelman-Syndrom
familial idiopathic dysproteinemia (e): Lymphangiektasie, intestinale, angeborene
familial intestinal polyatresia syndrome (e): Atresia multiplex congenita
familial juvenile polyposis (e): Polypose, familiäre juvenile
familial lipodystrophy of limbs and trunk (e): Lipodystrophie, familiäre, Typ Koebberling-Dunnigan
familial malignant melanoma-syndrome (e): Nävi, dysplastische, familiäre
familial nesidioblastosis (e): Nesidioblastose, familiäre
familial periodic ataxia (e): Ataxie, periodische, vestibulär-zerebelläre
familial polyposis coli (e): Polypose des Kolons, familiäre
familial (primary) erythrocytosis (e): Polyglobulie, benigne familiäre
familial visceral myopathy (e): Myopathie, viszerale
FAMM-Syndrom: Nävi, dysplastische, familiäre

Fanconi-Anämie
Syn.: Fanconi-Panmyelopathie – Fanconi-Panzytopenie
Def.: Autosomal-rezessives Erbleiden mit variablen kongenitalen Fehlbildungen, progressivem Knochenmarksversagen und erhöhtem Leukämie-Risiko.
A.: Guido Fanconi, 1892–1979, Pädiater, Zürich. – Erstbeschreibung 1927.
Diagn. Krit.: (Prozentangaben beruhen auf Daten von 370 Patienten im Internationalen Fanconi-Anämie-Register.) – **(1)** Radialstrahl-Anomalien (Daumen-Radius-Hypoplasie bis -Aplasie), andere Skelettveränderungen (Rippen-Wirbel-Anomalien) (70%). – **(2)** Hautpigmentierungen, generalisiert (63%). – **(3)** Minderwuchs ab Geburt (62%). – **(4)** Augenanomalien, einschließlich Strabismus und Mikrophthalmie (40%). – **(5)** Nierenanomalien (Hypoplasie, Verdoppelung, Agenesie, Hufeisennieren); Urogenitaltrakt-Anomalien, Kryptorchismus (34%). – **(6)** Stato-motorische und intellektuelle Entwicklungsverzögerung (26%). – **(7)** Ohrfehlbildungen und/oder Innenohrschwerhörigkeit (26%). – **(8)** Hämatologische Auffälligkeiten, beginnend im Kindesalter mit Thrombozytopenie, dann Anämie (hyperchrom-makrozytär), Leukozytopenie; Übergang in Panzytopenie mit starker Blutungsneigung und Infektanfälligkeit. – **(9)** Myelo-monozytäre Leukämie. – **(10)** Genetische Laborbefunde: erhöhte Chromosomenbrüchigkeit (spontan und DEB-induziert); spontaner Zellzyklus-Defekt (Arretierung in der G2-Phase); zelluläre Überempfindlichkeit gegen Sauerstoff.
Ätiol.: Genetisch heterogenes, autosomal-rezessives Erbleiden (zumindest 4 Komplementationsgruppen). Eines der Gene (FAC) kartiert auf 9q22.3. Mutationen im FAC-Gen häufig bei jüdischen, selten bei nicht-jüdischen Patienten.
Pathog.: Unklar; DNA-Reparaturdefekt?
Bemerkungen: Klinisches Bild, auch intrafamiliär, sehr variabel. Kleinwuchs und Skelettfehlbildungen nicht obligat. Unklare Anämie, myelodysplastisches Syndrom oder Leukämie im Pubertätsalter können seltene Erstmanifestationen sein. Durchschnittliche Lebenserwartung unter 20 Jahren, jedoch einzelne Patienten 35–40 Jahre alt. **(DD)** aplastische Anämie – TAR-Syn-

Fanconi-Schlesinger-Syndrom

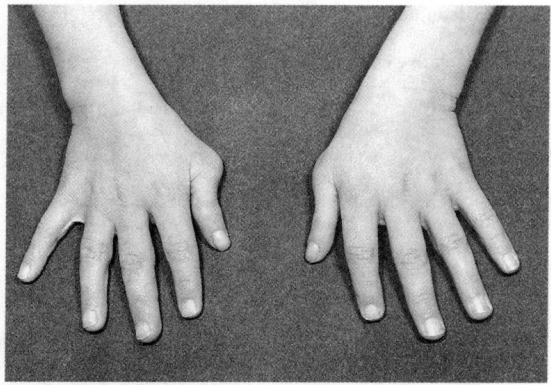

Fanconi-Anämie: Hände eines 10jährigen Patienten. Beidseitige Daumenhypoplasie, ausgeprägter rechts; Zustand nach operativer Entfernung eines Strahls eines Doppeldaumen rechts

drom – Blackfan-Diamond-Anämie – Aase-Syndrom – VATER-/VACTERL-Assoziation. Symptomatische Therapie durch anabole Steroide, Anti-Oxidanzien; zunehmend erfolgreiche Knochenmarktransplantationen in spezialisierten Zentren. Gentherapie-Versuche bei FAC-Mutationen. Pränatale Diagnostik mit DEB-Test an Amnionzellen oder gezüchteten Chorionzotten. Außer bei FAC-Mutationen kein Heterozygotentest.

Lit.: Auerbach AD (1993) Fanconi anemia diagnosis and the DEB test. Exp Hematol 21: 731–733. – Auerbach AD, Sagi M, Adler B (1985) Fanconi anemia: prenatal diagnosis in 320 fetuses at risk. Pediatrics 76: 794–800. – Fanconi G (1927) Familiäre, infantile perniciosaähnliche Anämie. Jb Kinderheilk 117: 257. – Giampietro PF et al (1993) The need for more accurate and timely diagnosis in Fanconi anemia: a report from the International Fanconi Anemia Registry. Pediatrics 91: 1116–1120. – Schindler D, Hoehn H (1988) Fanconi anemia mutation causes cellular susceptibility to ambient oxygen. Am J Hum Genet 43: 429–435. – Seyschab H et al (1994) Comparative evaluation of DEB sensitivity and cell cycle alteration in the diagnosis of Fanconi anemia. Blood, in press. – Whitney MA et al (1993) A common mutation in the FACC gene causes Fanconi anemia in Ashkenazi Jews. Nature Genet 4: 202–205.
McK: 227650; 227660
H. Höhn/AS

Fanconi-Panmyelopathie: Fanconi-Anämie
Fanconi-Panzytopenie: Fanconi-Anämie

Fanconi-Schlesinger-Syndrom
Syn.: Hyperkalzämie, idiopathische infantile mit Osteosklerose und kongenitalen Fehlbildungen
Def.: Schwere Form der infantilen Hyperkalzämie, die selten isoliert, meist in Kombination mit den Symptomen des Williams-Beuren-Syndroms auftritt.
A.: Guido Fanconi, 1892–1979, Pädiater, Zürich. – Bernhard Schlesinger, 1896–, Pädiater, London. – Erstbeschreibung durch beide Autoren und Mitarbeiter in einer gemeinschaftlichen Publikation 1952 (vorläufige Mitteilungen hierüber erfolgten 1951) anhand zweier, voneinander unabhängiger Beobachtungen.
Diagn. Krit.: **(1)** Chronische Hyperkalzämie, meist zwischen 12 und 19 mg/dl (3–4,75 mmol/l), mit Beginn im 1. Lebensjahr und Spontanremission meist vor dem 4. Lebensjahr. Serum-Phosphat normal bis leicht erhöht, alkalische Phosphatase und Parathormon im Serum normal oder erniedrigt, Hyperkalziurie. – **(2)** Röntgenologisch evtl. Osteosklerose von Schädelbasis und Metaphysen der langen Röhrenknochen sowie Nephrokalzinose und Weichteilverkalkungen. – **(3)** Häufiges Auftreten einer dem Williams-Beuren-Syndrom entsprechenden Symptomatik mit kraniofazialer Dysmorphie (breite prominente Stirn, kurze Lidspalten, Epikanthus, volle Wangen und hängende Lippen, »Stupsnase«, Mittelgesichtshypoplasie, langes Philtrum), kardiovaskulären Veränderungen (supravalvuläre Aortenstenose, periphere Pulmonalstenosen) und anderen Auffälligkeiten (prä- und postnataler Minderwuchs, Hyperakusis, Mikrozephalus, Kyphoskoliose, geistige Entwicklungsverzögerung sowie hypoplastische, spät durchbrechende Zähne).
Ätiol.: Unklar. In der Regel sporadisches Auftreten, vereinzelt wurden mehrere Fälle in einer Familie beobachtet.
Pathog.: Pathogenese von Hyperkalzämie und somatischen Auffälligkeiten weitgehend ungeklärt. Überschießender Serum-Calciumanstieg nach oraler Calciumbelastung und erhöhter 1,25-Dihydroxy-Vitamin-D-Serumspiegel während der hyperkalzämischen Phase sprechen für transitorische Vitamin-D-Stoffwechselstörung. Verzögerter Serum-Calciumabfall nach intravenöser Calciumbelastung und verminderte Calcitoninsekretion weisen auf Calcitoninmangel hin. Die somatischen Auffälligkeiten werden als Folge einer intrauterinen Vitamin-D- bzw. Calciumintoxikation, z.T. als assoziierte, von der Calciumstoffwechselstörung unabhängige Fehlbildungen angesehen.
Bemerkungen: Von einigen Autoren wird das Williams-Beuren-Syndrom als »defektgeheilte idiopathische Hyperkalzämie« angesehen, die später nicht mehr nachzuweisen ist. Nach Meinung anderer Autoren sind Fanconi-Schlesinger-Syndrom und Williams-Beuren-Syndrom identisch. Supravalvuläre Aortenstenose und Hyperkalzämie können jeweils isoliert vorkommen. Die leichte Form der infantilen Hyperkalzämie wird nach dem Erstbeschreiber als Typ Lightwood bezeichnet. Die Inzidenz dieser Hyperkalzämie-Form stieg vorübergehend während und nach dem 2. Weltkrieg in Großbritannien infolge zu starker Vitamin-D-Anreicherung der Milchnahrung deutlich an.
Lit.: Beuren AJ, Apitz J, Harmjanz D (1962) Supravalvular aortic stenosis in association with mental retardation and a certain facial appearance. Circulation 26: 1235–1240. – Fanconi G, Giardet P, Schlesinger B et al (1952) Chronische Hyperkalzämie, kombiniert mit Osteosklerose, Hyperazotämie, Minderwuchs und kongenitalen Mißbildungen. Helv Paediatr Acta 7: 314–334. – Kruse K, Pankau R, Gosch A, Wohlfart K (1992) Calcium metabolism in Williams-Beuren syndrome. J Pediatr 121: 902–907. – Lightwood R (1952) Idiopathic hypercalcemia with failure to thrive in infants. Arch Dis Child 27: 302–303. – Martin NDT, Snodgrass GJAI, Cohen RD (1984) Idiopathic infantile hypercalcaemia – a continuing enigma. Arch Dis Child 59: 605–613. – Williams JCP, Barratt-Boyes BG, Lowe JB (1961) Supravalvular aortic stenosis. Circulation 24: 1311–1318.
McK: 143880; 185500
K. Kruse/JS

Fanconi-Syndrom: de-Toni-Debré-Fanconi-Komplex
Fanconi-Syndrom: Cystinose
FAP (e): Gardner-Syndrom – Oldfield-Syndrom – Polypose des Kolons, familiäre – Turcot-Syndrom
Fara-Chlupáčková-Hrivnáková-Syndrom: oto-fazio-zervikales Syndrom

Farber-Krankheit

Syn.: Farber-Syndrom – Lipogranulomatose, disseminierte – Farber-Lipogranulomatose – Ceramidasemangel
Def.: Seltene erbliche, progredient verlaufende Störung des Fettstoffwechsels auf dem Boden eines lysosomalen Enzymdefekts mit Ablagerung von Ceramid in den Geweben.
A.: Sidney Farber, 1903–1973, Pädiater, Boston. – Erstbeschreibung der Krankheit 1952 und 1957.
Diagn. Krit.: **(1)** In den ersten Lebenswochen auftretende noduläre, schmerzhafte erythematöse Schwellungen in gelenknahen Bezirken. – **(2)** Zunehmende Heiserkeit durch Mitbefall des Larynx. – **(3)** Ausgeprägte Gedeihstörung. – **(4)** Schwere statomotorische und geistige Retardierung. – **(5)** Ateminsuffizienz durch Ablagerungen in Lungengewebe. – **(6)** Gelegentlich Mitbefall von Herz, Leber, Niere und Lymphknoten. – **(7)** Gelenknahe Knochendestruktionen wie bei Histiocytosis X. – **(8)** Histologisch: granulomatöse Ceramid-haltige intralysosomale Ablagerungen in allen Geweben (»Farber bodies«), im ZNS Befall von neuronalen und Glia-Zellen. – **(9)** Rasch progredienter Verlauf mit schlechter Prognose, Tod meist bis zum 2. Lebensjahr.
Ätiol.: Autosomal-rezessives Erbleiden.
Pathog.: Defekt der lysosomalen Ceramidase führt zu intralysosomalen Ablagerungen von Ceramid mit primären und sekundären Folgen für das betroffene Gewebe. Ceramid ist eine Schlüsselsubstanz des Fettsäureabbaus mit Stoffwechselquerverbindungen u.a. zu Gangliosiden, Glykolipiden und Sphingomyelin, wodurch sich ein Teil der neurologischen Symptome erklären läßt. Die Farber-Krankheit wird den Sphingolipidosen zugeordnet.
Bemerkungen: Seltene Stoffwechselstörung, bisher nur einige Dutzend Fallbeschreibungen. Klinische Leitsymptome sind subkutane Knötchen mit Gelenkschmerzen, heisere Stimme. Diagnosesicherung durch Nachweis des Enzymdefekts in Fibroblasten und anderen Geweben, sowie durch chromatographischen Nachweis von Ceramid in Gewebebiopsien. Eine pränatale Diagnose ist möglich, eine kausale Therapie ist nicht bekannt.
Lit.: Burck U, Moser HW, Goebel HH et al (1985) A case of lipogranulomatosis Farber: some clinical and ultrastructural aspects. Eur J Pediatr 143: 203–208. – Farber S (1952) A lipid disorder – „disseminated lipogranulomatosis" – a syndrome with similarity to, and important differences from Niemann-Pick and Hand-Schüller-Christian disease. Am J Dis Child 84: 499–500. – Moser HW, Moser AB, Chen WW, Schram AW (1989) Ceramidase deficiency. In: Scriver CR, Beaudet AL, Sly WS, Valle D (eds) The metabolic basis of inherited disease, 6th ed. McGraw-Hill, New York. – Pellissier JF, Berard//Badier M, Pinsard N (1986) Farber's disease in two siblings, sural nerve and subcutaneous biopsies by light and electron microscopy. Acta Neuropath 72: 178–188.
McK: 228000
J. Gehler/JK

Farber-Lipogranulomatose: Farber-Krankheit
Farber-Syndrom: Farber-Krankheit
Farquhar-Krankheit: Morbus Farquhar
fascial dystrophy congenital (e): Stiff-skin-Syndrom
Fasciitis mit Eosinophilie: eosinophile Fasciitis
Fasciitis palmaris: Dupuytren-Kontraktur
fatal intrahepatic cholestasis (e): Byler-Krankheit
fatty metamorphosis of viscera (e): Fettleber des Neugeborenen, familiäre
Favre-Chaix-Syndrom: Stasis-Purpura (Favre-Chaix)

faziale ektodermale Dysplasie, Typ Setleis

Syn.: bitemporal forceps marks syndrome (e) – bitemporal aplasia cutis congenita (e) – facial ectodermal dysplasia (e) – Setleis syndrome (e) – FFDD-Syndrom
Def.: Bitemporale Narben, die an »Marken« nach Zangengeburt erinnern, zusammen mit einer Facies leonina.
A.: Erstbeschreibung durch H. Setleis und Mitarbeiter 1963.
Diagn. Krit.: **(1)** Bitemporale Hauteindellungen mit Aplasia cutis congenita. – **(2)** Periorbitale, dicke Faltenbildung, die eine alte Fazies bewirkt. – **(3)** Augenbrauen, die scharf nach außen oben gerichtet sind und lateral fehlen, Distichiasis der Oberlider, Astichiasis der Unterlider. – **(4)** Flache Nasenbrücke, breite Nasenspitze, ein sich nach außen fortsetzendes Nasenseptum. – **(5)** Haut der Oberlippe vermehrt beweglich, überdehnbar, zusammen mit überflüssigen Hautfalten im Gesichtsbereich. – **(6)** Lebenserwartung und Intellekt normal.
Ätiol.: Autosomal-rezessive Vererbung.
Pathog.: Ektodermaler Defekt im Sinne einer Aplasia cutis congenita, fehlende Schweißdrüsen, Talgdrüsen und Haarfollikel.
Bemerkungen: Assoziierte Befunde wie Strabismus, dysplastische Ohren, Alopezie, dünne Haare, Pigmentomalien der Haut, akzessorische Brustwarzen, Analatresie und geistige Behinderung sind selten. Alle Familienbeobachtungen stammen aus Puerto Rico.
Lit.: Clark RD, Golabi M, Lacassie Y et al (1989) Expanded phenotype and ethnicity in Setleis syndrome. Am J Med Genet 34: 354–357. – Kowalski DC, Fensko NA (1992) The focal facial dermal dysplasias: report of a kindred and a proposed new classification. J Am Acad Derm 27: 575–582. – Setleis H, Kramer B, Valcarcel M, Einhorn AH (1963) Congenital ectodermal dysplasia of the face. Pediatrics 32: 540–548.
McK: 227260
J. Kunze/JK

Fazialislähmung, rezidivierende: Melkersson-Rosenthal-Komplex
Fazialisparese, angeborene: Moebius-Kernaplasie
Fazialisparese, periphere, idiopathische: Bell-Lähmung
Fazioaudiosymphalangismus-Syndrom: Syndrom der multiplen Synostosen

fazio-aurikulo-radiales Syndrom

Syn.: facioauriculoradial dysplasia (e) – phocomelia-flexion deformities (e) – absent-thumb-syndrome (e) – phocomélia-ectrodactylie (fz)
Def.: Kombination von Reduktionsdefekten der oberen Extremität (Phokomelie) mit Ohranomalien, Schallleitungsschwerhörigkeit und Sinusarrhythmien.
A.: Lewis B. Holmes, Genetiker und Teratologe, Boston, USA, und Spencer Borden, Radiologe, Boston, beschrieben das Krankheitsbild 1974 und grenzten es von anderen Formen der Radiusaplasie-Syndrome ab.
Diagn. Krit.: **(1)** Extremitätenveränderungen: Daumenaplasie bzw. -hypoplasie, Radiusdefekte, Phokomelie (Dysplasie der Humeri; Verkürzung oder Fehlen der Radii; Verbreiterung der Ulnae). Fehlen einzelner Fingerstrahlen an der präaxialen Seite der Hand. Klavikula-Dysplasien; Anomalien der Handwurzelknochen; Flexionskontrakturen und kutane Syndaktylien der Finger; Ulnardeviation der Finger; Symphalangismus; bilateral hypoplastische Fibulae (nicht obligat); Hüftdysplasie; Fusion der Wirbelkörper im Bereich der LWS; Dermatoglyphen: Fehlen der palmaren Triradien. – **(2)** Klein-

wuchs (< 10. Perzentile). – **(3)** Gesichtsdysplasien: hypoplastische Wimpern des unteren Augenlides; präaurikuläre Grübchen; dysplastische Ohrmuscheln; plumpe Nase; breiter, flacher Nasenrücken. – **(4)** Schalleitungsschwerhörigkeit. – **(5)** Kryptorchismus. – **(6)** Normale Intelligenz. – **(7)** Sinusarrhythmien mit variablen P-P-Intervallen.
Ätiol.: Unbekannt. Zugrunde liegen könnte ein Entwicklungsdefekt des 2. Branchialbogens und der Armanlage.
Bemerkungen: **(DD)** Roberts-Syndrom – SC-Phokomelie – Nager-Syndrom – Holt-Oram-Syndrom – VACTERL-Assoziation.
Lit.: Harding AE, Hall CM, Baraitser M (1982) Autosomal dominant asymmetric radial dysplasia, dysmorphic facies, and conductive hearing loss (facioauriculoradial dysplasia). J Med Genet 19: 110–115. – Holmes LB, Borden S (1974) Phocomelia, flexion, deformities and absent thumbs: a new hereditary upper limb malformation. Pediatrics 54: 461–465. – Stoll C, Levy JM, Francfort JJ et al (1974) L'association phocomélie-ectrodactylie-malformations des oreilles avec surdité, arythmie sinusale. Arch Franç Ped 31: 669–680.
McK: 171480
U. G. Froster/AS

fazio-aurikulo-vertebraler Symptomenkomplex: Goldenhar-Symptomenkomplex
fazio-genito-digitales Syndrom: Aarskog-Syndrom
Fazio-Londe-Krankheit: Bulbärparalyse, infantile
Fazio-Londe-Syndrom: Bulbärparalyse, infantile

fazio-okulo-akustisch-renales Syndrom
Syn.: deafness, ocular, and facial anomalies, proteinuria (e) – facial and ocular anomalies, proteinuria, deafness (e) – FOAR syndrome (e) – ocular and facial anomalies, proteinuria, deafness (e) – proteinuria, ocular and facial anomalies, deafness (e) – renal-facio-oculo-acoustic syndrome (e) – myopia, telecanthus, sensorineural deafness syndrome (e)
Def.: Symptomenkombination Myopie, Kolobome, Hypertelorismus, Innenohrtaubheit, Proteinurie.
A.: Erstbeschreibung von J. L. Murdoch und M. C. Mengel 1971 und unabhängig davon L. B. Holmes und C. L. Schepens 1972.
Diagn. Krit.: **(1)** Myopie, Katarakt, Kolobome, retinale Ablösung (führt zu Blindheit). Posteriores Staphylom, kleine Kornea, Hypoplasie der Iris, choroidale Atrophie, Kolobom von Iris und Linse, Rubeosis iridis, Heterochromie, kongenitale Pupillenmembran. – **(2)** Telekanthus, flache Nasenbrücke, hoher Gaumen, braune Zähne. – **(3)** Innenohrtaubheit. – **(4)** Proteinurie, bilateraler ureteraler Reflux, Ureterdilatation. – **(5)** Fakultativ: verzögerte psychomotorische Entwicklung, keine Sprachentwicklung.
Ätiol.: Autosomal-rezessive Vererbung wahrscheinlich.
Pathog.: Unbekannt.
Bemerkungen: Epiphysäre Hüftkopfdysplasie wurde beobachtet.
Lit.: Holmes LB, Schepens CL (1972) Syndrome of ocular and facial anomalies, telecanthus and deafness. J Pediatr 81: 552–555. – Murdoch JL, Mengel MC (1971) An unusual eye-ear syndrome with renal abnormality: Birth Defects, Original Article Series, Vol VII, No 4. The National Foundation, March of Dimes, p 136 only.
McK: 227290
J. Kunze/JK

FDH-Syndrom: Goltz-Gorlin-Syndrom
Febris uveo-parotidea subchronica: Heerfordt-Syndrom
Feer-Krankheit: Akrodynie
Feer-Neurose: Akrodynie
Fegeler-Syndrom: Naevus flammeus, posttraumatischer
Fehr's dystrophy (e): Fehr-Syndrom

Fehr-Syndrom
Syn.: Hornhautdystrophie, makuläre – Hornhautdystrophie, fleckige (Fehr) – Hornhautdystrophie, fleckförmige – Hornhauttrübung, knötchenförmige (Groenouw Typ II) – Fehr's dystrophy (e) – macular corneal dystrophy, type Groenouw II (e)
Def.: Beidseitige familiäre Hornhauttrübung.
A.: Erstbeschreibung 1890 durch Arthur Groenouw, 1862–1945, Ophthalmologe, Breslau. – Weitere Beschreibung 1904 durch A. Groenouw zusammen mit Oskar Fehr, 1871–1959, Ophthalmologe, Berlin.
Diagn. Krit.: **(1)** Beidseitige progrediente, familiäre, fleckige bzw. knötchenförmige Hornhauttrübung. – **(2)** Beginn in der zweiten Hälfte des ersten Lebensjahrzehnts mit oberflächlicher Hornhautstromatrübung. – **(3)** Frühzeitige Visusminderung im 2. Lebensjahrzehnt. – **(4)** Trübung des Stromas auch zwischen den Flecken. – **(5)** Reduzierte Hornhautsensibilität. – **(6)** Rezidivierende Hornhautepithelerosionen. – **(7)** U.U. Systemerkrankung (Knorpel).
Ätiol.: Autosomal-rezessiv erbliches Leiden.
Pathog.: Intra- und extrazelluläre Ablagerungen von sauren Mucopolysacchariden in der Hornhaut, u.U. Sulfotransferasemangel.
Bemerkungen: Immunhistochemisch werden Untergruppen vermutet (Yang et al., 1987, und Edward et al., 1987). **(DD)** andere Hornhautdystrophien (Groenouw-Syndrom, Haab-Dimmer-S., François-S. I). Extrem selten tuberkulöse Hornhauterkrankung.
Lit.: Edward DP, Yue BYJT, Thonar EJ-M et al (1987) Heterogeneity in macular corneal dystrophy. Arch Ophthalmol 106: 1579–1583. – Groenouw A, Fehr O (1904) Über familiäre, fleckige Hornhautartung. Zbl prakt Augenheilk 28: 1–11. – Yang JC, Sundarraj N, Klintworth GK (1987) Immunhistochemical evidence of heterogeneity in macular corneal dystrophy. (Abstract) Invest Ophthal Vis Sci 28 (Suppl): 29.
McK: 217800
F. H. Stefani/DP

Feldacker-Hines-Kierland-Syndrom: Livedo reticularis mit Sommerulzerationen
Felsenbeinspitzen-Syndrom: Gradenigo-Syndrom

Felty-Syndrom
(Symptomenkomplex)
Syn.: rheumatoide Arthritis mit Hypersplenismus
Def.: Eine besondere Verlaufsform der rheumatoiden Arthritis mit Granulozytopenie und Splenomegalie.
A.: Augustus Roi Felty, 1895–, amerikanischer Arzt, Connecticut. – Erstbeschreibung 1924.
Diagn. Krit.: **(1)** Oft fortgeschrittene oder schwer verlaufende rheumatoide Arthritis. – **(2)** Splenomegalie. – **(3)** Fieber und Gewichtsverlust. – **(4)** Ausgeprägte Infektneigung. – **(5)** Hyperpigmentation lichtexponierter Hautareale. – **(6)** Purpura, Perikarditis und Pleuritis. – **(7)** Fakultativ: Episkleritis, chronische Iritis. – **(8)** Laborbefunde: Granulozytopenie, seltener hypochrome An-

ämie und Thrombozytopenie; Nachweis von Rheumafaktoren, antinukleären Faktoren und Hypergammaglobulinämie; seltener sind zirkulierende Immunkomplexe und Erniedrigung der Serumkomplementwerte zu finden.
Ätiol.: Unbekannt.
Pathog.: Als Ursachen für die auftretende Granulozytopenie werden Autoantikörper sowie eine Störung der Reifung der Granulozyten (im Knochenmark) diskutiert. Der Einsatz von Granulozyten-Makrophagen-Koloniestimulierendem Faktor hat in einzelnen Fällen zur Zunahme der peripheren Granulozyten geführt und klinische Verläufe beeinflußt.
Bemerkungen: Bei etwa 1% der Patienten mit rheumatoider Arthritis tritt ein Felty-Symptomenkomplex auf. Auffälligstes klinisches Charakteristikum ist die durch Granulozytopenie bedingte ausgeprägte Infektneigung. **(DD)** v.a. Kollagenosen.
Lit.: Bux J, Kober B, Kiefel V, Mueller-Eckardt C (1993) Analysis of granulocyte-reactive antibodies using an immunoassay based upon monoclonal-antibody-specific immobilization of granulocyte antigens. Transfus Med 3(2): 157–162. – Felty AR (1924) Chronic arthritis in the adult, associated with splenomegaly and leukopenia; a report of 5 cases of an unusual clinical syndrome. Bull Hopkins Hosp 35: 16. – Kaiser U, Klausmann M, Kolb G et al (1992) Felty's syndrome: favorable response to granulocyte-macrophage colony-stimulating factor in the acute phase. Acta Haematol 87(4): 190–194.
McK: 134750
H. Daus; R. Stahl/GA

Feminisierung, testikuläre komplette
Syn.: Androgenresistenz, komplette – Androgenrezeptordefekt – TFM – androgen insensitivity syndrome, complete (e) – hairless women syndrome (e)
Def.: X-chromosomal-rezessiv erbliches Krankheitsbild, das aufgrund einer kompletten Resistenz der Androgenrezeptoren mit einem Pseudohermaphroditismus masculinus und weiblichem Phänotyp einhergeht.
A.: Erstbeschreibung 1948 durch Minnie Berelson Goldberg, 1900–, Klinikerin, San Francisco, und Alice Freeland Maxwell, 1890–1961, Gynäkologin, San Francisco.
Diagn. Krit.: **(1)** Komplett weiblicher Phänotyp bei männlichem Karyotyp. – **(2)** Gute Brustentwicklung. – **(3)** Blind endende Vagina. – **(4)** Hoden intraabdominal oder im Leistenkanal. – **(5)** Primäre Amenorrhö und Sterilität. – **(6)** Häufig Inguinalhernien (Hoden enthaltend). – **(7)** In einem Drittel komplett fehlende, sonst nur spärliche Sekundärbehaarung. – **(8)** Leicht erhöhte LH-, Testosteron- und Östradiol-Serumspiegel. – **(9)** FSH nicht erhöht. – **(10)** Resistenz gegenüber den androgenen und metabolischen Effekten des Testosterons.
Ätiol.: X-chromosomal-rezessiv vererbte Veränderung des Gens für die Androgenrezeptoren, das auf dem langen Arm des X-Chromosoms (Xq11) lokalisiert ist. Verschiedene Deletionen und Punktmutationen des Androgenrezeptorgens wurden beschrieben.
Pathog.: Aufgrund der fehlenden Ansprechbarkeit der Androgenrezeptoren der Endorgane kommt es zu einer ausbleibenden Virilisierung männlicher Feten mit komplett weiblichem Phänotyp sowie zum Fehlen der androgenabhängigen Sekundärbehaarung.
Bemerkungen: Nachweis der verminderten Androgenbindung in Fibroblasten und Lymphozyten möglich. Möglichkeit der molekulargenetischen Pränataldiagnostik bei bekanntem Indexfall. **(DD)** inkomplette Androgenresistenzsyndrome, z.B. das Reifenstein-Syndrom und seine Varianten.
Lit.: Goldberg MB, Maxwell AF (1948) Male pseudohermaphroditism. J Endocrin 8: 367. – Griffin JE, Wilson JD (1980) The syndromes of androgen resistence. N Engl J Med 302: 198–209. – Marcelli M, Tilley WD, Zoppi S et al (1991) Androgen resistance associated with a mutation of the androgen receptor gene at AA 772 (Arg-Cys) results from decreased mRNA levels and impairment of receptor function. J Clin Endocr 73: 318–3251. – Meyer WJ, Migeon BR, Migeon CJ (1975) Locus on human X chromosome for dihydrotestosterone receptor and androgen intensitivity. Proc Natl Acad Sci 72: 1469–1472. – Morris JM (1953) The syndrome of testicular feminization in male pseudohermaphrodites. Am J Gynec 65: 1192–1211. – Sai T, Seino S, Chang C et al (1990) An exonic point mutation of the androgene receptor gene in a family with complete androgen insensitivity. Am J Hum Genet 46: 1095–1100. – Wieacker P, Griffin JE, Wienker T et al (1987) Linkage analysis with RFLPs in families with androgen resistance syndromes: evidence for close linkage between the androgen receptor locus and the DXS1 segment. Hum Genet 76: 248–252.
McK: 313700
A. Grüters/JK

femoral hypoplasia, unusual facies syndrome (e): Femurhypoplasie-Gesichtsdysmorphie-Syndrom

Femur-Fibula-Ulna-Komplex
Syn.: FFU-Komplex – proximal focal femoral deficiency (e) – PFFD
Def.: In aller Regel sporadische Kombination von einseitiger Femurhypoplasie bis Femuraplasie und fibularen Defekten mit variablen Defekten der Ulna oder Peromelie eines oder beider Arme.
A.: Widukind Lenz, 1919–, Humangenetiker, Münster.
Diagn. Krit.: **(1)** Meist einseitige proximale Femurhypoplasie. – **(2)** Fibulahypoplasie bzw. Fibulaaplasie. – **(3)** Fibulare Oligodaktylie. – **(4)** Defekte der Ulna oder ulnarer Strahlen. – **(5)** Peromelie in Höhe des Ellenbogengelenkes oder distale Humerushypoplasie, gelegentlich Phokomelie des ipsi- oder kontralateralen Armes. – **(6)** Humeroradiale Synostose mit Defekt der Ulna, Aplasie des 4. und 5. Strahls sowie Hypoplasie des Radius. – **(7)** Syndaktylie des 4. und 5. Fingers. – **(8)** Gelegentlich unauffällige obere Extremitäten. – **(9)** Keine inneren Fehlbildungen. – **(10)** Keine familiäre Häufung.
Ätiol.: Unbekannt; frühembryonale somatische Mutation? (Lenz und Mitarbeiter 1993).
Pathog.: Unbekannt.
Bemerkungen: Nicht seltene Fehlbildungskombination, die in allen Rassen vorkommt. Mädchen seltener betroffen als Jungen (1 : 1,8 in der Serie von Lenz und Mitarbeiter 1993). Wenn Bein und Arm gleichzeitig betroffen sind, dann meist auf der gleichen Seite.
Lit.: Lenz W, Majewski F (1989) Fehlbildungen der Gliedmaßen. In: Schinz HR, Baeusch WE, Frommhold W, Glauner R, Uehlinger E, Wellauer J (Hrsg.) Lehrbuch der Röntgendiagnostik, Bd II, 2. Thieme, Stuttgart, New York. – Lenz W, Zygulska M, Horst J (1993) FFU complex: an analysis of 491 cases. Hum Genet 91: 347–356.
McK: 228200
F. Majewski/JS

Femurhypoplasie-Gesichtsdysmorphie-Syndrom

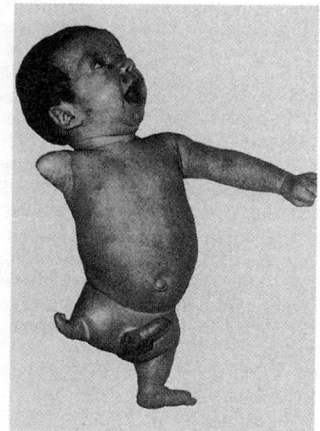

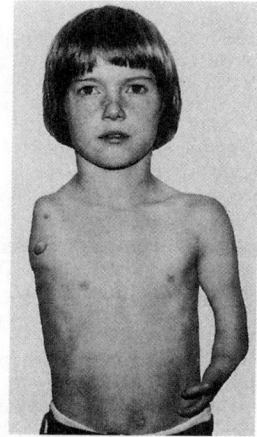

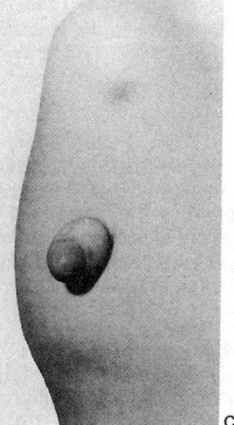

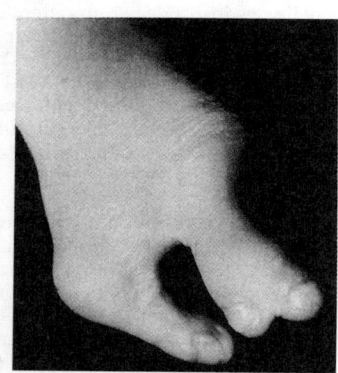

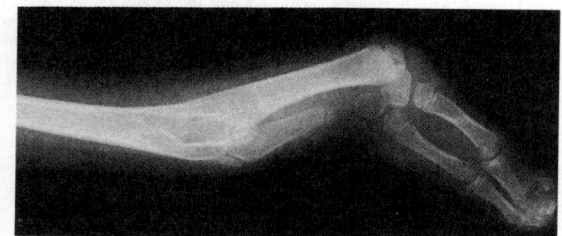

Femurhypoplasie-Gesichtsdysmorphie-Syndrom
Syn.: femoral hypoplasia, unusual facies syndrome (e)
Def.: Femurhypoplasie oder Femuraplasie mit charakteristischer Gesichtsdysmorphie.
A.: Einzelbeschreibung 1961 durch C. H. Franz und R. O'Rahilly. Spätere Beschreibung 1965 durch Kucera, Lenz und Maier. Abgrenzung des Syndroms 1975 durch Daentl, Smith, Hall und Gooding.
Diagn. Krit.: (1) Femurhypoplasie bis -aplasie, Klumpfüße, seltener Fibulahypoplasie. – (2) Variable Humerusverkürzung mit Bewegungseinschränkung des Ellenbogengelenks und des Schultergürtels. – (3) Dysproportionierter Minderwuchs. – (4) Gesichtsdysmorphie: ansteigende Lidachse, kurze Nase mit plumper Spitze und hypoplastischen Nasenflügeln, langes Philtrum, kleiner Mund mit schmaler Oberlippe, Mikrogenie, Gaumenspalte. – (5) Beckendysplasie: Azetabulumhypoplasie, Vergrößerung der Foramina obturatoria. – (6) Fehlbildungen im kaudalen Wirbelsäulenbereich, Verschmälerung der hinteren Rippenanteile. – (7) Urogenitalfehlbildungen: Labienhypoplasie, Kryptorchismus, Nierenagenesie, polyzystische Nieren, Ureteranomalien.
Ätiol.: Heterogen. Etwa 35% der Patienten sind Kinder diabetischer Mütter (disruptiv). Bis auf eine Beschreibung bei Vater und Tochter (Lampert, 1980) waren alle Fälle sporadisch, so daß, falls überhaupt, ein multifaktorieller Erbgang wahrscheinlicher ist als ein autosomaldominanter (Lord und Beighton, 1981). Vereinzelt scheint das Syndrom auch im Rahmen einer intrauterinen Enge (deformativ) aufzutreten (Burn und Mitarbeiter, 1984).
Pathog.: Unbekannt.
Bemerkungen: Überschneidungen zum kaudalen Regressions-Syndrom.
Lit.: Burn J, Winter RM, Baraitser M et al (1984) The femoral hypoplasia-unusual facies syndrome. J Med Genet 21: 331–340. – Daentl DL, Smith DW, Scott CI et al (1975) Femoral hypoplasia-unusual facies syndrome. J Pediatr 86: 107. – Franz CH, O'Rahilly R (1961) Congenital skeletal limb deficiencies. J Bone Joint Surg 43: 1202. – Gleiser S, Weaver DD, Escobar V et al (1978) Femoral hypoplasia-unusual facies syndrome, from another viewpoint. Eur J Ped 128: 1–5. – v Kucera J, Lenz W, Maier W (1965) Mißbildungen der Beine und der kaudalen Wirbelsäule bei Kindern diabetischer Mütter. Dtsch Med Wschr 90: 901–905. – Lampert RP (1980) Dominant inheritance of femoral hypoplasia-unusual facies syndrome. Clin Genet 17: 255–258. – Lord J, Beighton P (1981) The femoral hypoplasia-unusual facies syndrome: A genetic entity? Clin Genet 20: 267–275. – Riedel F, Froster-Iskenius U (1985) Caudal dysplasia and femoral hypoplasia-unusual facies syndrome: different manifestations of the same disorder. Eur J Ped 144: 80–82.
McK: 134780
R. König/JS

ferrocalcinosis, cerebrovascular familial idiopathic (e): Fahr-Krankheit
»fertile eunuch« syndrome (e): Eunuchoidismus, fertiler
fetal AIDS syndrome (e): AIDS-Embryopathie

◁ Femur-Fibula-Ulna-Komplex: a) doppelseitiger, verschiedengradiger Femurdefekt, rechtsseitige Fibula- und partielle Zehenaplasie; b) rechtsseitige Peromelie, linksseitige Ulnahypoplasie, Aplasie der ulnaren Finger und humero-ulnare Synostose (vgl. Röntgenbild, Abb. e); c) Detail der Peromelie des Armes; d) Detail des rechten Fußes; e) Röntgenbild des Unterarms und der Hand: humero-ulnare Synostose, Hypoplasie der Ulna, Aplasie der ulnaren Randstrahlen (Beob. und Foto W. Lenz, Münster)

fetal alcohol effects (e): Alkoholembryopathie
fetal alcohol syndrome (e): Alkoholembryopathie
fetal aminopterin syndrome (e): Aminopterin-Embryopathie
fetal effects of hyperpyrexia (e): Hyperthermie-Sequenz
fetal face syndrome (e): Robinow-Syndrom
fetal gigantism, renal hamartomas and nephroblastomatosis with Wilms tumor (e): Perlman-Syndrom
fetal retinoic acid syndrome (e): Retinoid-Embryopathie
fetal thalidomide syndrome (e): Thalidomid-Embryopathie
fetal valproic acid syndrome (e): Valproat-Embryopathie
fetal-warfarin-syndrome (e): Warfarin-Embryopathie
fetofetal transfusion syndrome (e): Transfusion, feto-fetale
fetomaternale Transfusion: Transfusion, fetomaternelle
Fettgewebsnävus: Naevus lipomatodes superficialis Hoffmann-Zurhelle

Fettleber des Neugeborenen, familiäre
Syn.: fatty metamorphosis of viscera (e) – visceral steatosis of liver (e) – white liver disease (e)
Def.: Autosomal-rezessiv erbliches, meist in der Neonatalperiode letal verlaufendes Krankheitsbild mit typischen Veränderungen der parenchymatösen Organe durch Einlagerung sudanophilen Materials.
A.: Erstbeschreibung 1966 durch den belgischen Pathologen J. Peremans.
Diagn. Krit.: (1) Bei Geburt unauffällige Neugeborene. – (2) In den ersten Lebenstagen zunehmende muskuläre Hypotonie. – (3) Hypoglykämien. – (4) Hepatomegalie. – (5) In einigen Fällen schwerer Ikterus (Kernikterus). – (6) Zentralnervöse Symptome (Koma, Apnoen). – (7) Letaler Verlauf. – (8) In den parenchymatösen Organen Nachweis von großen Mengen Neutralfett.
Ätiol.: Autosomal-rezessives Erbleiden.
Pathog.: Ungeklärt; diskutiert wird u.a. ein Defekt der mitochondrialen Acyl-CoA-Dehydrogenase.
Bemerkungen: Sehr selten; die publizierten familiären Fälle zeigen nicht sicher identische Krankheitsbilder.
Lit.: Chesney RW, Sveum RJ, Lacey M et al (1983) A three-month-old infant with seizures, hypoglycemia and apnea. Am J Med Genet 16: 373–388. – Peremans J, De Graef PJ, Strubbe G, De Block G (1966) Familial metabolic disorder with fatty metamorphosis of the viscera. J Pediat 69: 1108–1112. – Similä S, von Wendt L, Ruostesuo J, Gregersen N (1984) Nonketotic C_6–C_{10}-dicarbocylic aciduria presenting as familial hepatic steatosis. Am J Med Genet 18: 543–545. – Suprun H, Freundlich E (1981) Fatal familial steatosis of myocardium, liver, kidneys in three siblings. Acta paediatr Scand 70: 247–252.
McK: 228100
E. Kattner/JK

fever syndrome, malignant (e): Ombrédanne-Symptomenkomplex
FEVR (e): Criswick-Schepens-Syndrom
Fèvre-Languepin-Syndrom: Pterygium-Syndrom, popliteales
FFDD-Syndrom: faziale ektodermale Dysplasie, Typ Setleis
FFU-Komplex: Femur-Fibula-Ulna-Komplex

FG-Syndrom
Syn.: Opitz-Kaveggia-Syndrom – Keller-Syndrom
Def.: Distinktes Krankheitsbild mit geistiger Behinderung, muskulärer Hypotonie, Analstenose und/oder Obstipation, Makrozephalie und charakteristischer Gesichtsdysmorphie.
A.: John Marius Opitz, 1935–, Pädiater und Humangenetiker, Helena/Montana, und E. G. Kaveggia definierten das Krankheitsbild 1974 mit den charakteristischen Befunden: geistige Behinderung; relative Makrozephalie, muskuläre Hypotonie, Verhaltensauffälligkeiten; Analstenose und charakteristische Gesichtsdysmorphien. Sie benannten das Krankheitsbild nach den Initialen der ersten publizierten Familie.
Diagn. Krit.: (1) Defekt oder Hypoplasie des Corpus callosum; EEG-Auffälligkeiten; selten Krampfanfälle; geistige Behinderung (IQ < 50). – (2) Verhaltensauffälligkeiten: kurze Aufmerksamkeitsspanne; Hyperaktivität, freundlich-zugewandtes Verhaltensmuster. – (3) Körperliche Auffälligkeiten: Kleinwuchs; deutliche kongenitale Muskelschwäche mit Trinkschwierigkeiten; verzögerte motorische Entwicklung; Plagiozephalie; Neigung zu Bronchialinfekten. – (4) Gesichtsdysmorphien: relative Makrozephalie und/oder Megalenzephalie; Dolichozephalie; Turrizephalie; breite Stirn; frontaler Haarwirbel (»cow lick«); Hypertelorismus; kurze Lidspalten; Strabismus divergens; Epikanthus; lateral displazierte Kanthi; große Kornea; langes Philtrum; kleine, einfach strukturierte Ohrmuscheln; hypotone Gesichtsmuskulatur mit Mundatmung und Speichelfluß; leichte Mikrogenie; hoher Gaumen; prominente Unterlippe. – (5) Dermatoglyphen: vermehrt Wirbel auf den Fingerbeeren und/oder persistierende fetale Polster der Fingerbeeren; gelegentlich Vierfingerfurche; niedriger total ridge count (totale Leistenzahl). – (6) Kutane partielle Syndaktylie der Finger und Zehen (nicht obligat); breite Daumen oder Großzehen; Flexionskontrakturen der Gelenke. – (7) Schalleitungsschwerhörigkeit. – (8) Analstenose, und/oder Obstipation oder proximal verlagerte Analöffnung; Inguinalhernien (50%); andere gastrointestinale Anomalien (Pylorusstenose); perianale Anhängsel; Malrotation des Zäkums). – (9) Angeborene Vitien in 20% der Fälle (meist Ventrikelseptumdefekt, aber auch ASD).
Ätiol.: X-chromosomal-rezessiv erbliches Krankheitsbild.
Pathog.: Unbekannt.
Bemerkungen: Herabgesetzte Lebenserwartung und hohe Spontanabortrate. Teilmanifestation (anterior verlagerte Analöffnung, frontaler Haarwirbel) bei den Heterozygoten. **(DD)** ist vor allem das Townes-Brocks-Syndrom mit partieller Agenesie des Corpus callosum abzugrenzen. Die Gesichtsdysmorphien sind unspezifisch. Daher besteht die Gefahr der Überdiagnostizierung. Die Beteiligung von Analanomalien und/oder Obstipation oder ein charakteristisches Stammhaus sollte bei der diagnostischen Zuordnung vorausgesetzt werden.
Lit.: Keller MA, Jones KL, Nyhan WL et al (1976) A new syndrome of mental deficiency with craniofacial, limb, and anal abnormalities. J Pediatr 88: 589–591. – Opitz JM, Kaveggia EG (1974) The FG syndrome: an X-linked recessive syndrome of multiple congenital anomalies and mental retardation. Z Kinderheilkd 117: 1–18. – Thompson EM, Baraitser M, Lindenbaum RH et al (1985) The FG syndrome: 7 new cases. Clin Genet 27: 582–594.
McK: 305450
U. G. Froster/AS

Fibrochondrogenesis
Def.: Neonatal letale Skeletterkrankung mit namengebenden, durch fibröse Stränge gekennzeichneten histologischen Veränderungen im Wachstumsknorpel.
A.: Abgrenzung und Benennung des Krankheitsbildes 1977 durch den rumänischen, in Paris lebenden Kinderarzt und Genetiker Victor Stanescu, seine Frau Rita und Pierre Maroteaux.
Diagn. Krit.: (1) Schwerer, kurzgliedriger, pränatal sono-

Fibrodysplasia ossificans progressiva

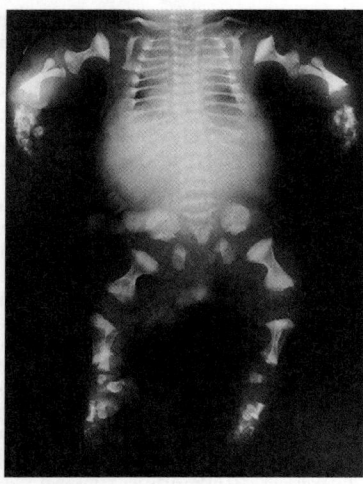

Fibrochondrogenesis: sehr kurze Röhrenknochen mit aufgetriebenen, gerundeten Metaphysen, kurze Rippen mit aufgetriebenen vorderen Enden, flache Wirbelkörper, basale Hypoplasie der Corpus ossis ilei (Univ.-Kinderklinik, Mainz)

graphisch erkennbarer, perinatal-letaler Kleinwuchs. – (2) Balkonstirn, eingesunkene Nasenwurzel, schmaler Thorax. – (3) Hydramnion. – (4) Tod vor oder kurz nach der Geburt. – (5) Röntgenologisch stark verkürzte, an den Enden aufgetriebene (hantelförmige) Röhrenknochen; ventrale dreieckige Ossifikationsinseln in den dorsal nur bandförmig verknöcherten Wirbelkörpern.
Ätiol.: Autosomal-rezessives Erbleiden.
Pathog.: Unbekannt. Pathohistologisch charakteristische fibröse Bänder in der Matrix des Ruheknorpels. Dedifferenzierte, fibroblastenähnliche Chondrozyten.
Bemerkungen: Das Krankheitsbild kann mit der letalen Verlaufsform der metatropischen Dysplasie verwechselt werden. Im Unterschied zu dieser sind röntgenologisch die Enden der Röhrenknochen harmonischer gerundet und die Wirbelköper ventral besser ossifiziert.
Lit.: Spranger J, Maroteaux P (1990) The lethal osteochondrodysplasias. Adv Hum Genet 19: 54–57. – Stanescu V, Stanescu R, Maroteaux P (1977) Etude morphologique et biochimique du cartilage de croissance dans les osteochondrodysplasies. Arch Franç Pédiat 34 (Suppl 3), S 25.
McK: 228520
J. Spranger/JS

Fibrodysplasia ossificans progressiva
Syn.: Myodysplasia ossificans generalisata Münchmeyer – Münchmeyer-Syndrom – Myositis ossificans generalisata – Münchmeyer's disease (e) – myositis ossificans progressiva (e)
Def.: Autosomal-dominante Erkrankung mit progredienter Ossifikation zahlreicher Muskeln des Körpers.
A.: Ernst Münchmeyer, 1846–1880, deutscher Arzt. – Die Erstbeschreibung 1692 wird Guy Patin zugeschrieben. Besondere Verdienste um die Bearbeitung des Krankheitsbildes haben außerdem der Pathologe Bulnak 1860 und die Kliniker von Dusch 1868 und Münchmeyer 1869.
Diagn. Krit.: (1) Progrediente Ossifikation zahlreicher Muskeln des Körpers. – (2) Zunehmende Ausprägung einer Bewegungsbehinderung durch Kontrakturen und Versteifung. – (3) Mikrodaktylie (vor allem Klinodaktylie des 5. Fingers). – (4) Zahnstellungsanomalien. –
(5) Fakultativ Hypogenitalismus, Ohrfehlbildungen, Taubheit, Haarwachstumsstörungen. – (6) Radiologischer Nachweis der Weichteilossifikationen sowie der Skelett- und Zahnstellungsanomalien. – (7) Cave: Traumatisierung der Muskulatur u.a. auch durch Elektromyographie bzw. Muskelbiopsie.
Ätiol.: Autosomal-dominantes Erbleiden mit wahrscheinlich kompletter Penetranz, aber variabler Expressivität.
Pathog.: Die Pathognese ist noch nicht geklärt. Erste Veränderungen findet man im Bindegewebe des Muskels, der Faszie und der Haut. Frühzeitig kommt es zu einer Proliferation von kollagenem Bindegewebe, gefolgt von der kartilaginären und schließlich ossären Metaplasie.
Bemerkungen: (DD) Myositis ossificans localisata (meist traumatisch) – Calcinosis universalis.
Lit.: Banker BQ (1994) Other inflammatory myopathies. In: Engel AG, Franzini/Armstrong C (eds) Myology, Vol II, pp 1461–1486. McGraw Hill, New York. – Bulnak (1860) Über eine Verknöcherung und Verirdung des Muskel- und Sehnengewebes. Inaug Diss Dorpat. – Kaplan FS, Tabas JA, Gannon FH et al (1993) The histopathology of fibrodysplasia ossificans progressiva. An enchondral process. J Bone Joint Surg Am 75: 220–230. – Münchmeyer E (1869) Über Myositis ossificans progressiva. Henles u Pfeiffers Z ration Med 34: 1.
McK: 135100
D. Pongratz/DP

fibröse Dysplasie
Syn.: polyostotische fibröse Dysplasie – monostotische fibröse Dysplasie – Jaffe-Lichtenstein Syndrom – McCune-Albright-Syndrom – Osteofibrosis deformans juvenilis
Def.: Konstitutionelle, gutartige Knochenerkrankung, bei der Knochen durch fibröses Gewebe ersetzt wird, fakultativ in Kombination mit multiplen endokrinen Ausfällen und Pigmentstörungen der Haut.
A.: Frühe Beschreibungen 1935 durch Henry L. Jaffe, 1896–1970, Pathologe, New York, 1937 durch Fuller Albright, 1900–1969, Endokrinologe, Boston, sowie Donovan James McCune, 1902–1976, Pädiater, New York, mit ihren Mitarbeitern, und 1938 durch Louis Lichtenstein, 1906–1977, Pathologe, Los Angeles, San Francisco/Cal.
Diagn. Krit.: (1) Verformung und Schmerzen betroffener Skelettabschnitte, häufig Spontanfrakturen. – (2) Café-au-lait-Flecken. – (3) Multiple endokrine Störungen, insbesondere Pubertas praecox (vor allem bei Mädchen), Hyperthyreose, Akromegalie, Morbus Cushing, Hyperparathyreoidismus. – (4) Nicht-endokrine Störungen wie chronische Hepatopathie, Thymushyperplasie, Darmpolypen, kardiopulmonale Erkrankungen, gelegentlich unerwartete Todesfälle. – (5) Röntgenologisch zystische Läsionen des Skeletts, die mit sklerotischen Bezirken wechseln, Schädel und Extremitäten betreffen, lokalisiert (monostotische Form) oder weiter verbreitet sein können (polyostotische Form) und die nicht selten halbseitig betont sind. Sekundäre, im Schädelskelett manchmal grotesk wirkende Deformierungen, Spontanfrakturen der Röhrenknochen. Die Läsionen treten überwiegend in den ersten beiden Lebensjahrzehnten auf. Sie sind nur gelegentlich progredient. – (6) Komplikationen: Spontanfrakturen durch zystische Läsionen; mechanisch bedingte Veränderungen vor allem im Hirn- und Gesichtsschädel mit Erblindung, Schwerhörigkeit, vestibulären Störungen, Krampfanfällen und neurologischen Ausfällen. Maligne Degeneration bei ca. 0,5% der Fälle, meist nach vorausgegangener Röntgenbestrahlung. – (7) Histologisch enthalten die zystischen Läsionen Fibroblasten, feine Kollagenfasern und Knochentrabekeln aus nicht-lamellärem Knochen.
Ätiol.: Somatisches Zellmosaik durch frühembryonale

Mutation des Gens für die α-Untereinheit des G_s-Proteins ($G_s\alpha$) in einzelnen Zellen. Die Mutation scheint für Zygoten letal zu sein, daher keine Vererbung. Wechselndes Ausmaß und Pleiotropie der fibrösen Dysplasie erklären sich durch die wechselnde Zahl und Lokalisation von Zellen mit der Mutation.

Pathog.: Das Guaninnukleotid-bindende G_s-Protein stimuliert über eine Aktivierung von Adenylat-Zyklase die Bildung von zyklischem AMP. Durch die Mutation von $G_s\alpha$ kann G-Protein nicht deaktiviert werden und stimuliert ungebremst Adenylat-Zyklase. Dadurch werden exzessive Mengen von zyklischem AMP gebildet. Durch diesen und andere Funktionsmechanismen des G-Proteins wird die transmembrane Signalgebung gestört und es entstehen die verschiedenartigen Defekte des Krankheitsbilds.

Bemerkungen: Die Trias Knochenläsionen, Pubertas praecox, Café-au-lait-Flecken wird als McCune-Albright-Syndrom bezeichnet. Es handelt sich hierbei jedoch um kein eigenständiges Krankheitsbild, sondern um eine besondere Manifestationsform der fibrösen Dysplasie. Das Krankheitsbild ist sehr variabel. So sind monozygote Zwillinge bekannt, von denen einer die McCune-Albright-Trias, der andere nur Knochenläsionen hatte (Lemli, 1977). Die Differenzierung der monostotischen Form von isolierten Knochentumoren wie Zysten, dem ossifizierenden Fibrom, dem Cherubismus u.a. ist histologisch nicht einfach. Ob es sich bei der »osteofibrösen Dysplasie von Tibia und Fibula« (Campanacci et al., 1981) um ein eigenständiges Krankheitsbild handelt, ist nicht klar.

Lit.: Albright F, Butler AM, Hampton AO, Smith P (1937) Syndrome characterized by osteitis fibrosa disseminata, areas of pigmentation and endocrine dysfunction, with precocious puberty in females: report of five cases. N Engl J Med 216: 727–746. – Campanacci M, Laus M (1981) Osteofibrous dysplasia of the tibia and fibula. J Bone Jt Surg 63-A: 367–375. – Firat D, Stutzman L (1968) Fibrous dysplasia of the bone. Am J Med 44: 421–429. – Happle R (1986) The McCune-Albright syndrome: a lethal gene surviving by mosaicism. Clin Genet 29: 321–324. – Jaffe HL (1935) „Osteoid-osteoma", benign osteoblastic tumor composed of osteoid atypical bone. Arch Surg 31: 709–728. – Lemli L (1977) Fibrous dysplasia of bone. J Pediatr 891: 947–949. – Lichtenstein L (1938) Polyostotic fibrous dysplasia. Arch Surg 36: 874. – Lichtenstein L, Jaffe H (1942) Fibrous dysplasia of bone. Arch Pathol 33: 777–816. – McCune DJ, Bruch H (1937) Osteodystrophia fibrosa: report of a case in which the condition was combined with precocious puberty, pathologic pigmentation of the skin and hyperthyroidism, with a review of the literature. Am J Dis Child 54: 806–848. – Reed RJ (1963) Fibrous dysplasia of bone. Arch Pathol 75: 480–495. – Shenker A, Weinstein LS, Moran A et al (1993) Severe endocrine and nonendocrine manifestations of the McCune-Albright syndrome associated with activating mutations of stimulatory G protein G_s. J Pediatr 123: 509–518. – Taconis WK (1988) Osteosarcoma in fibrous dysplasia. Skeletal Radiol 17: 163–170.

McK: 174800
J. Spranger/JS

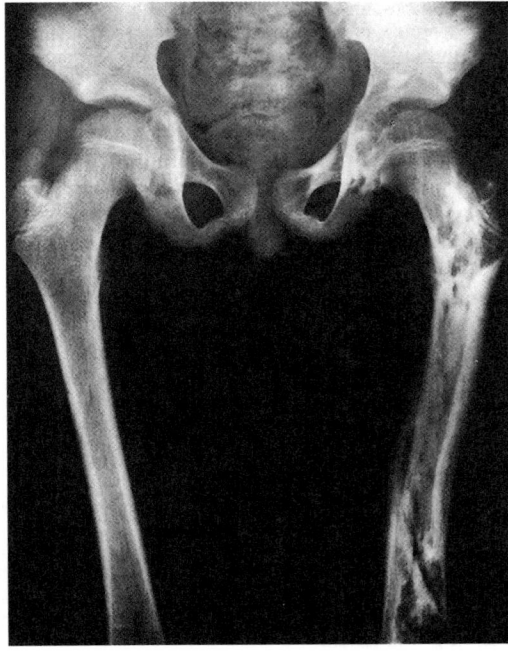

fibröse Dysplasie: typischer Röntgenbefund bei der fibrösen Dysplasie: schwerer fibrotischer Umbau des linken Femur (und der Tibia) mit Aussparung der Epiphysen bei umgekehrt S-förmiger Femurverbiegung (9jähriges Kind. Beob. E. Willich, U.K.Kl. Heidelberg)

Fibromatose, generalisierte kongenitale

Syn.: Fibromatose-Syndrom, multifokales – Fibromatose, kongenitale hyaline – myofibromatosis, juvenile (e)

Def.: Autosomal-rezessiv erbliches Krankheitsbild mit kongenitalen Fibromen oder Bildung von Fibromen in den ersten Lebenswochen.

A.: Erstbeschreibung 1954 durch A. P. Stout.

Diagn. Krit.: **(1)** Multiple Fibrome der Haut, Subkutis, Muskulatur, Skelett, manchmal auch in inneren Organen. – **(2)** Meist infiltrierendes Wachstum, aber auch Spontanremission der Fibrome.

Ätiol.: Autosomal-rezessives Erbleiden.

Pathog.: Basisdefekt unbekannt.

Bemerkungen: Seltenes Krankheitsbild, nur einige Geschwisterbeobachtungen, möglicherweise liegt Heterogenie vor. Multiple kongenitale Fibrome haben bei Beteiligung innerer Organe eine schlechte Prognose (Tod meist im Säuglingsalter). **(DD)** Fibromatose, juvenile hyaline; andere Fibromatosen.

Lit.: Aguirre//Vila//Coro A, Dominguez R, Calk JB, Gallardo G (1990) Congenital generalized fibromatosis. Ann Ophthalmol 22: 217–221. – Altemani AM, Amstalden EJ, Filho JM (1985) Congenital generalized fibromatosis causing spinal cord compression. Hum Path 16: 1063–1065. – Baer JW, Radkowski MA (1973) Congenital multiple fibromatosis: a case report with review of the world literature. Am J Roentgen 118: 200–205. – Baird PA, Worth AJ (1976) Congenital generalized fibromatosis: an autosomal recessive condition? Clin Genet 9: 488–494. – Stout AP (1954) Juvenile fibromatoses. Cancer 7: 953–978. – Venencie PY, Bigel P, Desgruelles C et al (1987) Infantile myofibromatosis: report of two cases in one family. Brit J Derm 117: 255–259.

McK: 228550
H. Enders/JK

Fibromatose, juvenile hyaline

Syn.: Fibromatosis gingivae mit multiplen hyalinen Fibromen – Fibromatosis hyalinica multiplex juvenilis – Hyalinose, systematisierte – Murray-Syndrom – gingival fibromatosis-multiple hyaline fibromas (e) – Puretić syndrome (e) – hyaline fibromas-gingival fibromatosis (e) – Hyalinosis, systemic (Ishikawa-Hori) (e) – mesenchymal dysplasie of Puretić (e) – Murray-Puretić syndrome (e) – Murray-Puretić-Drescher syndrome (e) – Hyalinosis, systemic juvenile (e)

Def.: Autosomal-rezessiv erblicher mesenchymaler Defekt, bei dem es zur Bildung zahlreicher subkutaner fibromatöser Tumoren sowie diffuser Tumorinfiltration in die Gelenkkapsel mit Beugekontrakturen und Muskelatrophie kommt.

A.: Erstbeschreibung 1873 wahrscheinlich durch John Murray, England.

Diagn. Krit.: **(1)** Manifestation in den ersten Lebensjahren. – **(2)** Weißliche, subkutan gelegene und fest mit den umgebenden Geweben verbackene Tumorknoten im Bereich des Halses, im Gesicht, im Bereich der behaarten Kopfhaut, am Stamm und besonders auch sakral und perianal, z.T. auch an den Extremitäten. – **(3)** Vergrößerung dieser fibromatösen Tumoren innerhalb von Monaten bis Jahren, Durchmesser bis über 10 cm. Neigung besonders der großen Tumoren zu Ulzeration, Sekundärinfektion und z.T. auch Kalzifizierung. Später auch z.T. regressives Verhalten. – **(4)** Hypertrophie und vermehrte Gefäßzeichnung der Gingiva. – **(5)** Beugekontrakturen großer und kleiner Gelenke infolge tumoröser Infiltration der Gelenkkapseln. – **(6)** Hypoplasie der Skelettmuskulatur. – **(7)** Histopathologisch PAS-positive, amorphe Grundsubstanz, in die fibröse Tumorzellen mit feinen eosinophilen Granula eingebettet sind. – **(8)** Fakultativ Osteolyse distaler Phalangen sowie hypochrome Anämie.

Ätiol.: Autosomal-rezessives Erbleiden.

Pathog.: Nicht eindeutig geklärt. Elektronenmikroskopische sowie an Zellkulturen durchgeführte Untersuchungen sprechen dafür, daß die Grundsubstanz (histochemisch ein Glykoprotein) von den Tumorzellen gebildet wird und in Form von Granula an den Extrazellulärraum abgegeben wird. Mechanische Faktoren »triggern« möglicherweise die mesenchymale Degeneration und sind verantwortlich für die Prädilektionsorte der Tumoren. Zugrundeliegender biochemischer Defekt nicht bekannt.

Bemerkungen: Nach Erstbeschreibung wahrscheinlich durch Murray (1873) weitere Beobachtungen unabhängig und unter verschiedenen Bezeichnungen publiziert (Übersicht bei Kitano et al., 1972). Die gut vaskularisierten Fibrome entwickeln sich teils submukös, teils gestielt. Es wurden sowohl Spontanregressionen, aber auch Verkalkungen oder Ulzerationen beschrieben, aber keine maligne Entartung beobachtet. Keine geistige Behinderung. Evtl. Überlappung zur systemischen infantilen Hyalinosis (McK 236490), Glover et al., 1992.

(DD) Cowden-Syndrom – Farber-Krankheit – Fibromatose, generalisierte – Gingivafibromatose mit oder ohne Hypertrichose – Neurofibromatose – Rutherfurd-S. – Winchester-S. – Zimmermann-Laband-S.

Lit.: Fayad MN, Yacoub A, Salman S et al (1987) Juvenile hyaline fibromatosis: two new patients and review of the literature. Am J Med Genet 26: 123–131. – Glover MT, Lake BD, Atherton DJ (1992) Clinical, histological, and ultrastructural findings in two cases of infantile systemic hyalinosis. Pediatr Dermatol 9: 255–258. – Gorlin RJ, Cohen MM Jr, Levin LS (1990) Syndromes with gingival/periodontal components. In: Gorlin RJ, Cohen MM Jr, Levin LS (eds) Syndromes of the head and neck, 3rd ed, pp 847–853. McGraw-Hill, New York. – Kitano Y, Horiki M, Aoki T, Sagami S (1972) Two cases of juvenile hyalin fibromatosis. Arch Dermatol 106: 877–883. – Murray J (1873) On three peculiar cases of molluscum fibrosum in children of one family (neurofibromatosis). Med-chir Trans 38: 235–253. – Puretić S, Puretić B, Fiser/Herman M, Adamcic M (1962) A unique form of mesenchymal dysplasia. Brit J Dermatol 74: 8–19.

McK: 228600

H. Enders; P. Meinecke/JK; AS

Fibromatose, kongenitale multiple: Fibromatose, generalisierte kongenitale

Fibromatose-Syndrom, multifokales: Fibromatose, generalisierte kongenitale

Fibromatosis gingivae mit Hypertrichose: Gingivafibromatose mit Hypertrichose

Fibromatosis gingivae mit multiplen hyalinen Fibromen: Fibromatose, juvenile hyaline

Fibromatosis hyalinica multiplex juvenilis: Fibromatose, juvenile hyaline

Fibrome, generalisierte dermale perifollikuläre mit Kolonpolypen: Fibrome, perifollikuläre generalisierte

Fibrome, perifollikuläre generalisierte

Syn.: Hornstein-Syndrom – Fibrome, generalisierte dermale perifollikuläre mit Kolonpolypen

Def.: Vermutlich dominant erbliche seltene Tumorsyntropie von perifollikulären Fibromen und zu maligner Entartung neigenden Kolonpolypen.

A.: Otto Paul Hornstein, 1926–, deutscher Dermatologe, Monika Knickenberg, 1941–, deutsche Dermatologin. – Erstbeschreibung 1975.

Diagn. Krit.: **(1)** 2–4 mm große, haut- bis elfenbeinfarbene, leicht erhabene Knötchen mit planer Oberfläche, im Zentrum ist oft ein winziges Haar zu erkennen. – **(2)** Adenomatöse, zur karzinomatösen Entartung neigende Kolonpolypen. – **(3)** Evtl. Kombination der perifollikulären Fibrome mit sog. Akrochordonen (Fibromata pendulantia, skin tags = Hautanhängsel). – **(4)** Assoziation mit familiärem Spontanpneumothorax beschrieben.

Ätiol.: Wahrscheinlich autosomal-dominante Erbkrankheit.

Pathog.: Unbekannt.

Bemerkungen: Nachweis perifollikulärer Fibrome sollte Veranlassung zur gastroenterologischen Untersuchung auf Kolonpolypen sein. **(DD)** andere kutaneo-intestinale Syndrome wie Gardner-, Cowden-, Torre-Muir-Syndrom und Leser-Trélat-Zeichen.

Lit.: Capesius C, Blanchet P, Grossin M, Belaïch S (1991) Fibromes périfolliculaires éruptifs. Ann Dermatol Vénéréol 118: 878–879. – Hornstein OP, Knickenberg M (1975) Perifollicular fibromatosis cutis with polyps of the colon – a cutaneo-intestinal syndrome sui generis? Arch Dermatol Res 253: 161. – Simon M jr, Hornstein OP, Haneke E (1982) Perifollikuläre Fibromatose. Eine kutane Paraneoplasie? Hautarzt 33: 481.

E. Haneke/GB

Fibromyalgie: Müdigkeits-Syndrom, chronisches

Fibrose der Plantaraponeurose

Syn.: Morbus Ledderhose – Ledderhose-Kontraktur – Aponeurosis fibrosa plantaris Ledderhose

Def.: Dem Dupuytren-Syndrom analoges Krankheitsbild mit entsprechender Schrumpfung der Plantaraponeurose.

A.: Georg Ledderhose, 1855–1925, deutscher Chirurg, Straßburg, München.

Diagn. Krit.: **(1)** Fortschreitende Beugekontraktur der Zehen durch Schrumpfung der Aponeurosis plantaris, vor allem auf der lateralen Fußseite, mit **(2)** derb-fibrösen Knoten am Faszienrand. – **(3)** Kombination mit dem Dupuytren-Syndrom und de la Peyronie-Syndrom nicht selten.

Ätiol.: Ungeklärt. Begünstigend wirken traumatische Einflüsse (wiederholte kleine Einrisse) bei wahrscheinlich disponiertem Aponeurosengewebe. Diese Disposition ist wahrscheinlich dominant erblich.
Pathog.: Progrediente Schrumpfung der Plantaraponeurose.
Bemerkungen: Bei Funktionseinschränkung Operation.
Lit.: Ledderhose G (1894) Über Zerreißungen der Plantarfascie. Langenbecks Arch Chir 48: 853–856. – Runkel N, Göhring U, Friedl W, Roeren T (1993) Isolierte Fibromatosis plantaris Ledderhose. Chirurg 64: 589–591. – Sala F, Crosti C, Cavicchini S, Cusini M (1983) Malattia di Ledderhose. G Ital Dermatol Venereol 118: 393–396.
W. Lechner/GB

Fibrose, kongenitale hepatische: reno-hepato-pankreatische Dysplasie

Fibrose, retroperitoneale
Syn.: Ormond-Krankheit – Albarran-Ormond-Syndrom
Def.: Heterogene Gruppe von Krankheitsprozessen, die im Retroperitoneum zur Ummauerung und Obstruktion der Harnleiter und Gefäße und zum Nierenversagen führen können. Der Name »Fibrose« ist nicht korrekt, da es sich um entzündliche Prozesse handelt, die zur Fibrose führen können.
A.: Vereinzelte frühere Fallberichte rühren u.a. von Albarran (1905), Oberling (1925), Bachrach (1928), Putschar (1934) und Diekow (1942) her. Auch W. Rischer beschrieb das Krankheitsbild bereits 1937 unter der Bezeichnung »Selbstausschaltung der nichttuberkulösen Niere«. Der amerikanische Urologe John Kelso Ormond entdeckte es 1948 wieder und beschrieb es ausführlicher.
Diagn. Krit.: **(1)** Erkrankungsmaximum in der 4.–6. Lebensdekade. – **(2)** Meist uncharakteristischer Beginn mit Schmerzen im Rücken oder im Abdomen, später anhaltend dumpfer Druck in der Nierengegend oder Koliken. – **(3)** Zeichen der Nierenschädigung (obstruktive Nephropathie): Müdigkeit, Leistungsminderung, vermehrter Durst und schließlich urämische Symptome. – **(4)** Gelegentlich Obstruktion der Vena cava, Entstehung eines Lymphödems oder vaskulitische Hautveränderungen. – **(5)** Gewichtsverlust, subfebrile Temperaturen. – **(6)** Uncharakteristische Laborbefunde: BSG-Erhöhung, Anämie bei normalen Leukozytenzahlen. – **(7)** Pyelogramm: Stenosierung meist beider nach medial verlagerter Harnleiter im mittleren Drittel mit proximaler Ausbildung eines Hydroureters; Darstellung der bis 6 cm dicken Fibroseplatte durch Ultraschall, CT oder NMR. – **(8)** Bioptische Sicherung der Diagnose zur Abgrenzung von retroperitonealen Tumoren im Rahmen der notwendigen intraperitonealen Harnleiterverlagerung.
Ätiol.: Bei der idiopathischen Form unbekannt. Befunde weisen darauf hin, daß viele idiopathische Formen zu einer Familie von entzündlichen Krankheiten gehören, die unter dem Terminus chronische Periaortitiden zusammengefaßt werden. Immunhistologische Untersuchungen der entzündeten Gewebe zeigen, daß es sich um lokale autoallergische Reaktion gegenüber einer oder mehrerer Komponenten von arteriosklerotischen Plaques handelt, wobei in den Geweben vorwiegend B-Lymphozyten nachgewiesen werden. Die sekundären Formen werden bei Malignomen (insbesondere Retikulumzellsarkom, Karzinoid), nach Einnahme von Medikamenten (Methysergid, β-Rezeptorenblocker, Hydralazin, α-Methyldopa), bei entzündlichen abdominellen Prozessen (Appendizitis, Divertikulitis, M. Crohn, Colitis ulcerosa), bei Kollagenosen und bei Infektionen (Tuberkulose, Brucellose, Histoplasmose) beobachtet.
Pathog.: Verlagerung, Ummauerung und Kompression retroperitonealer Organe durch entzündliches Gewebe und Fibrose.
Bemerkungen: Die idiopathische Form der Erkrankung ist häufiger bei Männern als bei Frauen anzutreffen (3 : 1). Sie kann gleichzeitig mit einer mediastinalen Fibrose, einer sklerosierenden Cholangitis, einer Riedel-Thyreoiditis, einem Pseudotumor der Orbita oder einer Induratio plastica des Penis assoziiert sein. Für eine genetische Prädisposition spricht das seltene Auftreten der retroperitonealen Fibrose bei α_1-Antitrypsinmangel.
Lit.: Albarran J (1905) Retention rénale par periurétérité. Libération externe de l'uretère. Ass Franc Urol 9: 511. – Comings DE, Skubi KB, van Eyes J, Motulsky AG (1967) Familial multifocal sklerosis. Ann Intern Med 66: 884. – Keith DS, Larson TS (1993) Idiopathic retroperitoneal fibrosis. J Am Soc Nephrol 3: 748–752. – Mitchinson MJ (1984) Chronic periaortitis and periaortitis. Histopathology 16: 423. – Müller MK, Hoensch HP, Bischof KO, Ohnhaus EE (1985) Retroperitoneale und mediastinale Fibrose mit Obstruktion der oberen und unteren Hohlvenen. Internist 26: 657. – Ormond JK (1948) Bilateral obstruction due to envelopment and compression by an inflammatory retroperitoneal process. J Urol 59: 1072. – Truss F (1983) Retroperitoneale Fibrosen. Dtsch Med Wschr 108: 674.
McK: 228800
R. Stahl; H. Daus/GA

Fibrose, zystische: cystische Fibrose
fibular and ulnar absence with severe limb deficiency (e): Extremitäten-Becken-Hypoplasie-/Aplasie-Syndrom
Fibulaverdoppelung, Tibiaaplasie und Spiegelfuß: Diplocheirie und Diplopodie
Fiessinger-Leroy-Reiter-Krankheit: Morbus Reiter
Fiessinger-Leroy-Syndrom: Morbus Reiter
Fiessinger-Rendu-Syndrom: Ektodermose, pluriorifizielle
fifth digit syndrome (e): Coffin-Siris-Syndrom
Fingerapoplexie: Handhämatom, paroxysmales
Fingerhämatom, paroxysmales: Handhämatom, paroxysmales
fingers, »crooked« fingers syndrome (e): Waardenburg-Anophthalmie-Syndrom
finger-tourniquet syndrome (e): Haarfaden-Abklemmungssyndrom
Finland type amyloidosis (e): Amyloid-Polyneuropathie Typ IV
FIPA syndrome (e): Atresia multiplex congenita

Fischaugen-Syndrom
Syn.: Dyslipoproteinämie mit Hornhautdystrophie – Lecithin-Cholesterin-acyltransferase-Mangel – dyslipoproteinaemic corneal dystrophy (e) – fish eye disease (e) – alpha-LCAT deficiency (e)
Def.: Familiär auftretende Erkrankung mit charakteristischer, dichter weißer Hornhauttrübung und Dyslipoproteinämie: normale Serumcholesterinwerte und erhöhte Triglyceride, Vermehrung der Low-Density-Lipoproteine (LDL) und VLDL, Verminderung der HDL.
A.: Erstbeschreibung 1979 durch L. A. Carlson und B. Philipson.
Diagn. Krit.: **(1)** Hornhauttrübung vor dem 20. Lebensjahr, die an gekochten Fisch erinnert. – **(2)** Dyslipoproteinämie.
Ätiol.: Autosomal-dominant erblich.

Fischer-Syndrom

Pathog.: Mangel an alpha-LCAT (Lecithin-Cholesterinacyltransferase).
Bemerkungen: Serumcholesterin normal. **(DD)** Tangier-Krankheit (familiärer HDL-Mangel) – M. Norum (LCAT-Mangel), bei denen die Hornhauttrübung weniger dicht ist.
Lit.: Carlson LA (1982) Fish eye disease: a new familial condition with massive corneal opacities and dyslipoproteinaemia. Clinical and laboratory studies in two afflicted families. Europ J Clin Invest 12: 41–53. – Carlson LA, Philipson B (1979) Fish eye disease: a new familial condition with massive corneal opacities and dyslipoproteinaemia. Lancet II: 922–924. – Holmquist L, Carlson LA (1987) Inhibitory effect of normal high density lipoproteins on lecithin: cholesterol acyl transferase activity in fish eye disease plasma. Acta Med Scand 222: 23–26. – Rees J, Stocks J, Schoulders C et al (1984) Restriction enzyme analysis of the apolipoprotein A-I gene in fish eye disease and Tangier disease. Acta Med Scand 215: 235–237. – Rogne S, Skretting G, Larsen F et al (1987) The isolation and characterisation of a cDNA clone for human lecithin: cholesterol acyl transferase and its use to analyse the genes in patients with LCAT deficiency and fish eye disease. Biochem Biophys Res Commun 148: 161–169. – Schaefer EJ (1984) Clinical, biochemical, and genetic features in familial disorders of high density lipoprotein deficiency. Arteriosclerosis 4: 303–322.
McK: 136120
F. H. Stefani/DP

Fischer-Syndrom

Def.: Autosomal-dominant erbliche Verhornungsstörung mit diffusen Palmoplantarkeratosen mit Hyperhidrose, Trommelschlegelfingern und -zehen mit Knochenhypertrophien, Onychogrypose aller Nägel und Hypotrichose.
Bemerkungen: Die Eigenständigkeit dieses Krankheitsbildes ist nicht erwiesen. Es bestehen Beziehungen zur Pachyonychia congenita Jadassohn-Lewandowsky und zur Keratodermia palmo-plantaris-diffusa Bureau-Barrière-Thomas.
Lit.: Fischer H (1921) Familiär hereditäres Vorkommen von Keratoma palmare et plantare, Nagelveränderungen, Haaranomalien und Verdickung der Endglieder der Finger und Zehen in 5 Generationen. Dermatologica 32: 114–142.
W. Küster/GB

Fisher-Syndrom: Polyradikuloneuritis Typ Fisher
fish eye disease (e): Fischaugen-Syndrom
fish-odour syndrome (e): Trimethylaminurie
fishy odor syndrome (e): Trimethylaminurie

Fissura-orbitalis-superior-Symptomatik

Def.: Bei Schädigung der gemeinsam durch die Fissura orbitalis verlaufenden Hirnnerven entstehende Krankheitsbilder mit Ausfällen der II., III., IV., V_1 und VI. Hirnnerven. (Je nach Lokalisation und Art der Läsion wird unterschieden: 1. Foix-Sequenz = Sequenz der lateralen Wand des Sinus cavernosus – 2. Jefferson-Sequenz = Sequenz der vorderen Teile des Sinus cavernosus – 3. Vincent-Sequenz = spheno-kavernöse Winkel-Sequenz.) In der Praxis fällt die klinische Differenzierung schwer (Miller, 1985).
Diagn. Krit.: **(1)** Unilaterale Ophthalmoplegie, evtl. mit Lähmung aller drei Augenmuskelnerven. – **(2)** Parästhesien und Schmerzen im Versorgungsgebiet des ersten (gleichseitigen) Trigeminusastes.

Ätiol.: Charakteristische Symptomenkombination bei Läsion der Hirnnerven im Bereich ihres Austritts aus der Schädelhöhle. Ursache sind Tolosa-Hunt-Syndrom, Schädelbasisfrakturen, die sich in die Fissura orbitalis fortsetzen, Aneurysmen der A. carotis int., des Sinus cavernosus, vor allem des Endteils des Karotissiphons (Foix-Sequenz), umschriebene adhäsive Meningitiden (Lues, Tbc) bzw. Arachnitiden sowie Schädelbasistumoren (in diesem Falle = Jacod-Sequenz), Tumoren des Frontallappens, des temporalen Anteils des Gyrus uncinatus, der Hypophyse.
Pathog.: Läsion der Hirnnerven, im Verlauf durch die Fissura orbitalis superior.
Lit.: Bowerman JE (1969) The superior orbital fissure syndrome complicating fractures of the facial skeleton. Brit J oral Surg 7: 1–6. – Jefferson G (1937) Compression of the chiasma, optic nerves and optic tract by intracranial aneurysms. Brain 60: 444–497. – Jefferson G (1938/39) On the saccular aneurysms of the internal carotid in the cavernous sinus. Brit J Surg 26: 267. – Miller NR (1985) Walsh and Hoyt's clinical neuroophthalmogy, 4th ed, Vol II, pp 672–676. Williams & Wilkins, Baltimore.
W. Paulus/DP

Fitch-Syndrom: oto-palato-digitales Syndrom Typ II

Fitz//Hugh-Curtis-Syndrom

Syn.: Stajano-Syndrom
Def.: Historische Bezeichnung für die Perihepatitis gonorrhoica bei Frauen, die Beschwerden in der Lebergegend mit Abwehrspannung verursacht.
A.: Erstbeschreibung 1919 durch C. Stajano; 1930 durch A. H. Curtis (1881–1955) Hinweis auf die Perihepatitis; ätiologische Erklärung 1934 durch Thomas Fitz//Hugh (1894–1963).
Lit.: Curtis AH (1930) A cause of adhesion in the right upper quadrant. J Amer Ass 94: 1221–1222. – Fitz//Hugh T (1934) Acute gonococcic peritonitis of the right upper quadrant in women. J Amer Med Ass 102: 2094–2096. – Lopezzeno JA (1985) The Fitz//Hugh-Curtis syndrome revisited. Changing perspectives after half a century. J Reprod Med 30: 567–582.

Fitzsimmons-McLachlan-Gilbert-Syndrom: geistige Retardierung mit spastischer Paraplegie und palmoplantarer Hyperkeratose
Fitzsimmons-Syndrom: geistige Retardierung mit spastischer Paraplegie und palmoplantarer Hyperkeratose
fixiertes Filum terminale: tethered cord (e)
FJP (e): Polypose, familiäre juvenile
Flajani-v.-Basedow disease (e): von-Basedow-Krankheit
Flajani-Krankheit: von-Basedow-Krankheit
flat nose syndrome, congenitally (e): maxillonasale Dysplasie (Assoziation), Typ Binder
Flegel's disease (e): Hyperkeratosis lenticularis perstans (Flegel)

Flexibilitas cerea

Syn.: wächserne Biegsamkeit – Katalepsie, biegsame
Def.: Ein charakteristisches Symptom katatoner Krankheitsbilder.
A.: Zahlreiche, vor allem ältere Autoren; keine ausgesprochene »Erstbeschreibung«.

Diagn. Krit.: (1) Allgemeine Bewegungsarmut. – (2) Beibehalten von Körperstellungen, auch unbequemen, in die der Patient vom Untersucher gebracht wird. – (3) Leichter passiver Widerstand beim Verändern der Stellung wie beim Zurechtbiegen einer Wachsfigur. – (4) Zeitliche Ausdehnung der beibehaltenen Körperhaltung oft wesentlich länger, als ein Gesunder es aushalten könnte (etwa erhobener Arm). – (5) Eine körperliche Anstrengung ist dem Patienten zumeist nicht ansehbar.
Ätiol.: Schizophrene Psychosen (vorwiegend, aber nicht ausschließlich bei der katatonen Unterform), akute und chronische organisch begründbare Psychosen einschließlich Intoxikationen, etwa mit PCP (Phencyclidine), hysterische Neurose, häufiger bei schizoaffektiven, selten bei rein affektiven Psychosen.
Pathog.: Unterschiedlich, je nach Grunderkrankung. Manche Autoren sehen eine Auffassungs- und Aufmerksamkeitsstörung (»disorder of attention«) als Grundlage von gemeinsam auftretenden Denkstörungen und katatonen Symptomen.
Bemerkungen: Dieses auffällige und eben nicht nur bei der katatonen Schizophrenie vorkommende Symptom verdeutlicht, daß es unzulässig ist, vom Symptom oder Syndrom unmittelbar auf die zugrundeliegende Ätiologie zu schließen (»nosologische Unspezifität psychopathologischer Einheiten« nach Bonhoeffer). – Der Flexibilitas cerea als »biegsame Katalepsie« kann man den energischen und aktiven Widerstand gegen jede Veränderung der Körperhaltung als »starre Katalepsie« gegenüberstellen.
Lit.: Baldridge EB, Bessen HA (1990) Phencyclidine. Emerg Med Clin North Am 8: 541–550. – Benegal V et al (1992) Is stupor by itself a catatonic symptom? Psychopathol 25: 229–231. – Hippius H et al (Hrsg) (1989) Katatone and dyskinetische Syndrome. Springer, Berlin, Heidelberg, New York. – Kahlbaum K (1874) Die Katatonie oder das Spannungsirresein. Hirschwald, Berlin. – Kraepelin E (1899) Psychiatrie, 6. Aufl. Barth, Leipzig. – Manschreck TC (1986) Motor abnormalities in schizophrenia. In: Nasrallah HA, Weinberger DR (eds) Handbook of Schizophrenia. Vol I: The Neurology of Schizophrenia, pp 65–96. Elsevier, Amsterdam. – Rogers D (1991) Catatonia: a contemporary approach. J Neuropsychiat Clin Neurosci 3: 334–340.
P. Hoff/DP

Floating-Harbor-Minderwuchs
Syn.: Floating-Harbor-Syndrom
Def.: Durch besonderes Gesicht und verzögerte Sprachentwicklung charakterisierte Form des primordialen Minderwuchses.
A.: Frühe Beschreibung durch G. Pelletier und M. Feingold, Kinderärzte und Genetiker, Boston, 1973. Der Name erinnert an die beiden Krankenhäuser, in denen die ersten Patienten beschrieben wurden: Boston Floating Hospital und Harbor Hospital, Torrance/California.
Diagn. Krit.: (1) Primordialer Minderwuchs mit Geburtslängen zwischen 43 und 49 cm nach normaler Gestationsdauer. Endgröße um 140 cm. – (2) Charakteristisches, dreieckiges Gesicht mit langer, pyramidenförmiger Nase und kräftigem Nasensteg, kurzer Oberlippe, schmalem Lippenrot, kräftigem und spitzem Kinn, tiefliegenden Augen. – (3) Schwere Verzögerung der Sprachentwicklung mit langanhaltenden, noch im Schulkindesalter bestehenden Ausfällen der Sprachperzeption und mit Dysgrammatismus. Dabei nur geringgradige intellektuelle Retardierung. – (4) Gelegentlich Hirsutismus, Klinobrachydaktylie, überstreckbare Gelenke und aufgetriebenes Abdomen. – (5) Normale endokrinologische Untersuchungsbefunde (einschließlich STH, Somatomedin C); normale Chromosomen.

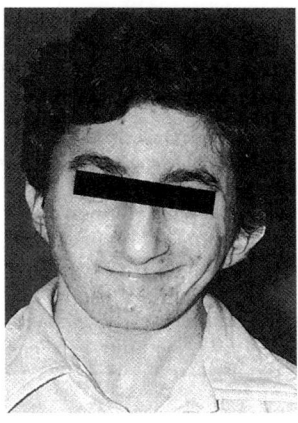

Floating-Harbor-Minderwuchs: typisches Gesicht eines Patienten mit Floating-Harbor-Minderwuchs (Beob. Dr. D. L. Rimoin, Los Angeles)

Ätiol.: Unklar. Alle Fälle traten isoliert auf, die Eltern einer Patientin waren blutsverwandt.
Pathog.: Unbekannt.
Bemerkungen: Eine Patientin hatte – wohl zufällig – zusätzlich eine Zöliakie. Die Störung ist vor allem durch die verzögerte Sprachentwicklung vom Russel-Silver-Syndrom und vom 3-M-Syndrom sowie von anderen primordialen Minderwuchsformen zu unterscheiden. Ob es sich um eine Krankheitseinheit handelt, ist nicht erwiesen.
Lit.: Pelletier G, Feingold M (1973) Case report 1. In: Bergsma D (ed) Syndrome Identification, White Plains, N Y: National Foundation – March of Dimes, 1: 8–9. – Robinson PL, Shoat M, Winter RM et al (1988) An unique association of short stature, dysmorphic features, and speech impairment (Floating-Harbor syndrome). J Pediatr 113: 703–706.
J. Spranger/JS

Floating-Harbor-Syndrom: Floating-Harbor-Minderwuchs

Floppy-Infant-Symptomatik
Syn.: Amyotonia congenita (Oppenheim) – Myatonia congenita – Skelettmuskelhypotonie (angeborene) – muscle hypotonia, congenital (e)
Def.: Sammelbegriff für eine ätiologisch und prognostisch sehr heterogene Gruppe von Erkrankungen mit dem gemeinsamen Leitsymptom der angeborenen Muskelhypotonie.
Diagn. Krit.: (1) Verminderter Widerstand gegen passive Bewegungen. – (2) Abnorme Gelenkbeweglichkeit (Überstreckbarkeit der Gelenke). – (3) Ungewöhnliche Haltung (z.B. sog. Froschstellung im Liegen, Korbhenkelstellung der Arme mit flachem Aufliegen der Muskulatur auf einer Unterlage). – (4) Meist verzögerte motorische Entwicklung oder motorische Rückentwicklung. – (5) Als fakultative Symptome kommen hinzu: a) verminderte Spontanmotorik; b) seltener vermehrte Spontanmotorik; c) Paresen; d) Muskelatrophien (meist schlecht beurteilbar wegen subkutanem Fettgewebe); e) Trinkschwäche; f) abnorm leises, wimmerndes Schreien; g) respiratorische Insuffizienz; h) abgeschwächte/fehlende Muskeleigenreflexe.

Bemerkungen: Floppy-Infant-Symptomatik kann Ausdruck **I.** einer neuromuskulären Erkrankung, **II.** einer zentralnervösen Störung, **III.** einer internistischen Erkrankung, **IV.** einer letztlich ungeklärten psychomotorischen Retardierung sein.
I. Neuromuskuläre Erkrankungen: **(1)** Hereditäre spinale Muskelatrophien (akutes/chronisches Werdnig-Hoffmann-Syndrom). – **(2)** Kongenitale Muskelerkrankungen: **a)** kongenitale Myopathien mit Strukturbesonderheiten (Nemaline-myopathy, zentronukleäre Myopathie, kongenitale Fasertypendysproportion, Central-Core-Erkrankung); **b)** metabolische Myopathien (Glykogenosen; Lipidspeichermyopathien, mitochondriale Enzephalomyopathien); **c)** dystropische Myopathien (kongenitale Muskeldystrophie; kongenitale Dystrophia myotonica); **d)** entzündliche Myopathien: Polymyositis/Dermatomyositis; **e)** kongenitale/neonatale Myasthenia gravis, kongenitale myasthene Syndrome. – **(3)** Erkrankungen der peripheren Nerven: **a)** hereditäre sensomotorische/sensorische Neuropathien; **b)** Guillain-Barré-Syndrom.
II. Zentralnervöse Störungen: **a)** frühkindlicher Hirnschaden; **b)** neurometabolische Erkrankungen (metachromatische Leukodystrophie, Krabbe-Krankheit, Zellweger-Syndrom, neuroaxonale Dystrophie Seitelberger).
III. Genetische Syndrome: **a)** Prader-Willi-Syndrom; **b)** Lowe-Syndrom; **c)** Laurence-Moon-Biedl-Syndrom; **d)** Down-Syndrom; **e)** sonstige.
IV. Internistische Erkrankungen: **a)** Bindegewebserkrankungen (Marfan-Syndrom, Ehlers-Danlos-Syndrom, Osteogenesis imperfecta); **b)** metabolische Erkrankungen (Endokrinopathien, Aminoazidopathien, organische Azidurien); **c)** gastrointestinale Erkrankungen (Zöliakie); **d)** schwere infektiöse Erkrankungen.
V. Die Diagnose einer benignen Hypotonie stellt eine Ausschlußdiagnose der unter I–IV genannten Erkrankungen dar.
Lit.: Stephenson JB, King MD (1992) Floppy baby. In: Handbook of neurological investigations in children, 2nd ed, pp 148–155. Butterworth, Oxford.
W. Müller-Felber/DP

floppy valve syndrome (e): Mitralklappenprolaps(-Syndrom)

Flynn-Aird-Syndrom
Def.: Neuroektodermales Syndrom mit zentraler Taubheit.
A.: P. Flynn, Neurologe, San Francisco. – R. B. Aird, Neurologe, San Francisco. – Erstbeschreibung 1965 durch beide Autoren gemeinsam anhand einer Familienbeobachtung (fünf Generationen mit 68 Mitgliedern, davon 15 Betroffene).
Diagn. Krit.: **(1)** Erste Erkrankungsmanifestationen treten gewöhnlich im späteren Schulalter auf. Bilaterale Innenohrschwerhörigkeit (Taubheit). – **(2)** Später entwickeln sich Muskelschwäche, Ataxie, Zustände von peripherem Nervenschmerz (Dysästhesie, Parästhesie), wahrscheinlich auf der Grundlage einer (reversiblen) peripheren Neuritis und Störungen der Gelenkbeweglichkeit; auch regelrechte Lähmungen kommen vor. – **(3)** Anfallsweise auftretende Perioden von reversibler Aphasie und reversiblen konzentrischen Gesichtsfeldausfällen. Auch epileptische Anfälle können vorkommen. – **(4)** Augen: bilaterale Katarakt, schwere progrediente Myopie, Nachtblindheit, atypische Retinitis pigmentosa. Auch Blindheit scheint sich entwickeln zu können. – **(5)** Schwere allgemeine Zahnkaries. – **(6)** Progrediente Haut- und Unterhautatrophie (ähnlich wie bei Sklerodermie). Verminderte Wundheilungstendenz der Haut und Entwicklung indolenter Hautulzerationen. – **(7)** Allgemeine Osteoporose, Entwicklung von Kyphoskoliose. Vereinzelt wurden auch multiple Knochenzysten beobachtet. – **(8)** In Einzelfällen: Insulin-resistenter Diabetes mellitus. – **(9)** Liquor: gelegentlich leichte Eiweißvermehrung. – **(10)** EEG: zuweilen generalisierte Dysrhythmie, manchmal auch Herdbefunde. – **(11)** In den Spätstadien stellt sich oft ein intellektueller Abbau ein. – **(12)** Harn: verminderte 17-Ketosteroid-Ausscheidung.
Ätiol.: Wahrscheinlich autosomal-dominant erbliche Störung mit unterschiedlicher Penetranz.
Pathog.: Einzelheiten über das pathogenetische Wesen der Störung sind unbekannt. Pathol.-anat.: Hirnatrophie, basophile Hyperplasie des Hypophysenvorderlappens (nicht obligat). Nebennierenhyperplasie (nicht obligat), periphere Neuritis.
Lit.: Flynn P, Aird RB (1965) A neuroectodermal syndrome of dominant inheritance. J Neurol Sci 2: 161–182.
McK: 136300
D. Schmidt/DP

FMR1: Syndrom des fragilen X-Chromosoms
FOAR syndrome (e): fazio-okulo-akustisch-renales Syndrom
focal dermal hypoplasia syndrome (e): Goltz-Gorlin-Syndrom
focal suicide (e): Münchhausen-Syndrom
Fölling-Krankheit: Phenylketonurie
Foerster-Diplegie: Foerster-Syndrom
Foerster-Krankheit: Foerster-Syndrom

Foerster-Syndrom
Syn.: Foerster-Diplegie – Foerster-Krankheit – Syndrom, atonisch-astatisches – Symptomenkomplex, atonisch-astatischer – Diplegie, kongenitale atonische – Diplegie, atonisch-astatischer Typus der zerebralen – Diplegie, infantile zerebro-zerebellare (Clark)
Def.: Nicht mehr gebräuchliche Bezeichnung für eine meist angeborene oder geburtstraumatisch erworbene hypotone zerebrale Kinderlähmung.
A.: Otfried Foerster, 1873–1941, Neurologe, Breslau. Erstbeschreibung 1909.
C. D. Reimers/DP

Foix-Alajouanine-Syndrom
(Sequenz)
Syn.: Alajouanine-Foix-Syndrom – Spinalgefäß-Syndrom, hinteres – Ektasie venöser Gefäße der Pia (Lindemann) – Angioma racemosum des Rückenmarks (Benda) – Myelopathie, angiodysgenetische nekrotisierende (Scholz und Manuelidis) – Myelomalazie, angiodysgenetische – Angiodysgenesia spinalis (Kothe) – Myelitis necroticans (Foix-Alajouanine) – Myelitis, subakute nekrotisierende – Myelopathia necroticans – Myelopathie, vaskuläre – Myelopathie, angiodysgenetische nekrotisierende – hemangioma of the spinal cord (e) – cavernous angioma of the spinal cord (e)
Def.: Sequenz neurologischer Ausfälle bei angeborener intra- oder extramedullärer Dysplasie der Spinalgefäße.
A.: Charles Foix, 1882–1927, Neurologe, Paris. – Th. Alajouanine, 1890–, französischer Neurologe. – Erstbeschreibung 1926 durch beide Autoren gemeinsam.
Diagn. Krit.: **(1)** Initial uncharakteristische Beschwerden im Sinne einer lokalen Lumbalsymptomatik. – **(2)** Später

Kaudasymptomatik: Blasen-, Mastdarm-, Sexualstörungen, schlaffe Paresen der unteren Extremitäten. – **(3)** Evtl. weit nach kranial reichende dissoziierte Sensibilitätsstörung. – **(4)** Bisweilen initial spastische Paresen. – **(5)** Manchmal zusätzlich Spina bifida oder Syringomyelie. – **(6)** Liquor: Eiweißvermehrung ohne Pleozytose. – **(7)** Myelographie: evtl. unauffällig oder Kontrastmittelstopp, Darstellung variköser Gefäße (v.a. im Kaudabereich).
Ätiol.: Angeborene Gefäßfehlbildungen.
Pathog.: Durch Zirkulationsstörungen bedingte ischämische Myelomalazie unter Einbeziehung der Vorderhornzellen.
Bemerkungen: Mehr Männer als Frauen betroffen, überwiegend im höheren Lebensalter. Verlauf: meist chronisch-progredient, seltener schubförmig. Exitus letalis durch Sekundärkomplikationen meist nach wenigen Jahren. Keine eindeutige Abgrenzung zu anderen Sequenzen mit Gefäßfehlbildungen.
Lit.: Foix C, Alajouanine T (1926) Myélite nécrotique subaiguë (Myélite centrale angiohypertrophique à évolution progressive). Rev neurol 2: 1–42.
W. Müller-Felber/DP

Foix-Syndrom: Sinus-cavernosus-Symptomatik, laterale

Folie à deux
Syn.: folie communiquée (fz) – délire à deux (fz) – contagion mentale (fz) – double insanity (e) – psychosis of association (e) – shared paranoid disorder (e)
Def.: Übernahme wahnhafter Überzeugungen von einer psychotischen Person; gemeinschaftliches Teilen in wahnhafte Vorstellungen zwischen zwei (oder auch mehreren) Personen, die in einer emotional engen Bindung zueinander stehen.
A.: Erstbeschreibung 1873/1877 durch die französischen Psychiater C. Lasegue und J. Falret.
Diagn. Krit.: **(1)** Übertragung eines Wahns von einer psychotischen Person auf eine andere, in der Regel mit ersterer in enger Lebensgemeinschaft stehende, zuvor nicht-paranoide Person. – **(2)** Beide Personen leben in der Regel in enger Gebundenheit bei einer weitgehenden sozialen Isoliertheit zusammen. – **(3)** In der Paardynamik zeichnet sich die ursprünglich wahnhafte Person, die oft chronisch krank ist, durch eine hohe Dominanz aus und induziert beim Partner, der meist in der abhängigen, passiven Beziehungsposition ist, ein Wahnerleben. – **(4)** Nach Trennung beider Partner kann sich die induzierte Person meist von den wahnhaften Vorstellungen wieder distanzieren.
Ätiol.: Meist chronische Wahnerkrankung eines Partners, passiv-abhängige Beziehungsposition des zweiten, induzierten Partners, der sich durch eine hohe Suggestibilität, Kritikschwäche und mangelhafte interpersonale Selbstbehauptungskompetenz auszeichnet.
Pathog.: Prozeß der Wahnübertragung ähnlich den in einer Hypnose oder »Gehirnwäsche« aktivierten Mechanismen.
Bemerkungen: Begriff weiter gefaßt als das Konzept der »symbiontischen Psychose«, kann auch mehr als zwei Individuen, sogar eine ganze Familie miteinschließen. Während eine »Folie imposée« das übliche Verständnis der »Folie à deux« meint, besagt eine »Folie simultanée« das zufällig gemeinsame Auftreten psychotischer Symptome bei Familienmitgliedern, die eine entsprechende genetische Disposition aufweisen. »Folie communi- quée« beschreibt wiederum wahnhafte Manifestationen bei zwei nahestehenden Personen mit ebenfalls hohem psychotischem Erkrankungsrisiko, die eine oder mehrere Wahnbildungen voneinander oder von Personen ihrer Umgebung übernehmen, aber auch nach ihrer Trennung paranoid bleiben.
Lit.: Lasegue C, Falret J (1877) La folie à deux ou folie communiquée. Ann Med Psychol 134: 321. – Mentjox R, van Houten CA, Kooiman CG (1993) Induced psychotic disorder: Clinical aspects, theoretical considerations, and some guidelines for treatment. Compr Psychiatry 34: 120–126. – Scharfetter C (1970) Symbiontische Psychosen. Huber, Bern.
H. P. Kapfhammer/DP

folie communiquée (fz): Folie à deux
folie raisonnante (fz): Capgras-Syndrom
Fong-Syndrom: Osteoonychodysplasie

Foramen-jugulare-Symptomatik
Syn.: jugular foramen syndrome (e) – Vernet-Syndrom
Def.: Sequenz mit einseitiger Läsion der Nn. glossopharyngeus, vagus und accessorius, die den vorderen medialen Anteil des Foramen jugulare passieren.
A.: Maurice Vernet, 1887–, französischer Neurologe.
Diagn. Krit.: **(1)** Heiserkeit, Phonationsschwäche. – **(2)** Schluckstörungen, Regurgitation durch die Nase. – **(3)** Vermehrte Speichelsekretion. – **(4)** Husten, Atemschwäche (sog. Pseudoasthma). – **(5)** Kulissenphänomen. – **(6)** Geschmacksstörung am Zungengrund. – **(7)** Hemihypästhesie des Gaumenzäpfchens, des Pharynx, des Larynx. – **(8)** Homolaterale Stimmbandlähmung. – **(9)** Parese des M. sternocleidomastoideus.
Ätiol.: Schädelbasisfraktur (Siebenmann-Syndrom), Schußverletzungen, Hieb- und Stichverletzungen, Tumoren wie Meningeome, Cholesteatome, Metastasen, Entzündungen wie Meningitis, Hals-, Nasen-, Ohrenentzündungen, Gefäßerkrankungen wie Phlebitis und Thrombose der V. jugularis interna, Aneurysmen der A. carotis interna, fibromuskuläre Dysplasie sowie eine basilare Impression. Kaudale Hirnnerven-Syndrome (s. Tabelle).

Foramen-jugulare-Symptomatik: Differentialdiagnose der kaudalen Hirnnerven-Syndrome

Ausfallserscheinungen

Eigenname	Larynx	Pharynx	Zunge	Sternocleidomastoideus
Avellis-Syndrom	+	+	–	–
Schmidt-Syndrom	+	(+)	–	+
Tapia-Syndrom	+	–	+	–
Vernet-Syndrom	+	+	–	+
Jackson-Syndrom	+	+	+	–
Collet-Sicard-Syndrom	+	+	+	+
Villaret-Syndrom	+	+	+	+ plus Horner-Trias

Bemerkungen: **(DD)** Avellis-Syndrom – Schmidt-S. – Tapia-S. – Jackson-S. – Collet-Sicard-S. – Villaret-S. – Siebenmann-S.
Lit.: Schmidt D (1995) In: Schmidt D, Malin JP (Hrsg) Erkrankungen der Hirnnerven, 2. Aufl. Thieme, Stuttgart, New York. – Vernet M (1916) Sur le syndrome des quatres dernières paîres crâniennes, d'après une observation personelle chez un blessé de guerre. Bull Mem Soc Med Hôp Paris 11: 210–223.
D. Schmidt/DP

Foramen-lacerum-Syndrom: Sinus-cavernosus-Symptomatik, vordere

Foramina parietalia
Syn.: Foramina parietalia permagna – Bonnaire-Syndrom – Lacunes de Bonnaire (fz)
Def.: Autosomal-dominant vererbter, zirkumskripter, symmetrischer Knochendefekt beider Scheitelbeine.
A.: Erasme Bonnaire, 1858–1918, französischer Gynäkologe. – Erstbeschreibung der Lakunen durch Lancisi 1707.
Diagn. Krit.: **(1)** Angeborene, röntgenologisch sichtbare, rundliche Scheitelbeindefekte (Bonnaire-Lakunen), bis zu mehreren Zentimeter im Durchmesser, in der Regel nahe der Sutura sagittalis. – **(2)** EEG-Veränderungen in Form steiler Wellen in Höhe der Lakunen möglich. – **(3)** Gelegentlich auftretende Kopfschmerzen und Absencen. – **(4)** Fakultativ: lokal umschriebene Aplasie der Kopfbehaarung, Lippen-Kiefer-Gaumen-Spalte. – **(5)** Androtropie.
Ätiol.: Autosomal-dominantes Erbleiden.
Pathog.: Persistenz einer sogenannten parietalen Fontanelle, die bei Feten und Neugeborenen gelegentlich nachweisbar ist.
Bemerkungen: Häufigkeit 1 : 25 000. Da eine Koindizenz bei zwei Patienten mit Deletion 11 (11p) beobachtet wurde, wird dies als möglicher Genort diskutiert. In Kombination mit kleidokranialer Dysplasie eine eigene Entität mit zusätzlichen Dysmorphiezeichen, auch gemeinsames Auftreten mit Cranium bifidum und ebenfalls autosomal-dominantem Erbgang möglich. Abgrenzung gegenüber Tumormetastasen und eosinophilem Granulom wichtig.
Lit.: Bonnaire E (1891) Quelques anomalies de développement des enveloppes crâniennes du foetus et du nouveau-né. Paris. – Little BB, Knoll KA, Klein VR, Heller KB (1990) Hereditary cranium bifidum and symmetric parietal foramina are the same endity. Am J Med Genet 35: 453–458. – Shaffer LG, Heal JT, Ledbeffer DH, Greenberg F (1993) Familial interstitial deletion 11 (p11.12p12) associated with parietal foramina, brachymicrocephaly, and mental retardition. Am J Med Genet 45: 581–583. – Zabek M (1987) Familial incidence of foramina parietalia permagna. Neurochirurgia 30: 25–27.
McK: 168500
V.-J. Mücke/JS

Foramina parietalia permagna: Foramina parietalia

Forbes-Albright-Syndrom
Def.: s.u. Galaktorrhö-Amenorrhö-Sequenz.

Forbes-Krankheit: Glykogenspeicherkrankheit Typ 3
forehead, bony protuberance, brain anomalies (e): kraniotelenzephale Dysplasie
Forestier-Ott-Syndrom: Spondylitis hyperostotica Forestier-Ott
Forney-Robinson-Pascoe-Syndrom: Forney-Syndrom

Forney-Syndrom
Syn.: Forney-Robinson-Pascoe-Syndrom
Def.: Mitralinsuffizienz mit Schalleitungsstörung und Skelettanomalien in einer Familie mit autosomal-dominantem Erbgang.
A.: William R. Forney, Pädiater, Seattle; Saul J. Robinson und Delmer J. Pascoe, beide Pädiater in Oakland/Calif., beschrieben 1966 eine Familie.
Diagn. Krit.: **(1)** Angeborene Mitralinsuffizienz mit Rechtsschenkelblock. – **(2)** Angeborene Schalleitungsschwerhörigkeit durch Stapesfixation. – **(3)** Skelett: Fusion von Halswirbelkörpern und Carpalia/Tarsalia; Brachydaktylie, Klinodaktylie. – **(4)** Kleinwuchs. – **(5)** Ferner: Heterochromie der Iris, hoher Gaumen.
Ätiol.: Autosomal-dominanter Erbgang in der beobachteten Familie durch mindestens drei Generationen.
Pathog.: Unbekannt.
Bemerkungen: Bisher erst eine Familie bekannt.
Lit.: Forney WR, Robinson SJ, Pascoe DJ (1966) Congenital heart disease, deafness, and skeletal malformations: a new syndrome? J Pediat 68: 14–26.
McK: 157800
A. Schinzel/AS

Forsius-Eriksson-Syndrom
Syn.: ocular albinism Forsius-Eriksson type (e) – Åland island eye disease (e) – Albinismus, okulärer, Typ 2
Def.: Erbliche Augenanomalie mit Fundusalbinismus, Nystagmus, Myopie, Astigmatismus und Dyschromatopsie bei Männern.
A.: Henrik Forsius, Ophthalmologe, Oulu. – Aldur W.

Foramina parietalia bei einem 57jährigen Mann (Beob. E. Willich, Heidelberg)

Eriksson, Humangenetiker, Helsinki. – Erstbeschreibung 1964; entdeckt bei einer abendländischen Sippe bei populationsgenetischen Augenuntersuchungen. Teilerscheinungen des Krankheitsbildes wurden zuvor von Oguchi beschrieben 1935, Nettleship 1911, Kleiner 1923, Vogt 1924, von Hippel 1924, Waardenburg 1961 u.a.

Diagn. Krit.: (1) Fundus: Albinismus, Hypoplasie der Makula. – (2) Horizontaler, oszillierender Nystagmus ohne Kopfwackeln (Amplitude: klein bis mäßig); bei extremem Blick zur Seite: Übergang in Rucknystagmus. – (3) Gesichtsfeld: relatives Zentralskotom; Visus: 0,06–0,4; Refraktionsfehler, Astigmatismus (bis 7,5 dpt), progrediente, verschiedengradige Myopie (bis 20 dpt); Farbsinnstörung (Dyschromatopsie); Elektroretinogramm: spezifische Muster; Photophobie; reaktiver Tränenfluß, besonders bei männlichen Individuen. – (4) Hautpigmentation, Iris- und Haarfarbe unauffällig; Iris z.T. schwach diaphan, Androtropie.

Ätiol.: Familiäre X-chromosomal vererbte Erkrankung (Xp); bei weiblichen Heterozygoten Symptome abgeschwächt, nur rudimentäres Auftreten.

Pathog.: Unbekannt.

Bemerkungen: **(DD)** okulärer Albinismus – Nettelship-Falls (Typ 1) – andere Formen des Albinismus – Jeune-Tammasi-Freycon-Nivelon-S.

Lit.: Forsius H, Eriksson AW (1964) Ein neues Augensyndrom mit x-chromosomaler Transmission. Eine Sippe mit Fundusalbinismus, Foveahypoplasie, Nystagmus, Myopie, Astigmatismus, Dyschromatopsie. Klin Mbl Augenheilkd 144: 447–457. – McKusick VA (1983) Mendelian inheritance in man. 6. ed. John Hopkins Univ Press, Baltimore, London. – Waardenburg PJ (1970) Some notes on publications of Prof. Sorsby, A. and on Aland eye disease (Forsius-Eriksson syndrome). J Med Genet 7: 194–199. – Waardenburg PJ, Eriksson AW, Forsius H (1969) Åland eye disease (syndrome Forsius-Eriksson). Progr Neuro-Ophthal 2: 336–339.

McK: 300600

E. Zrenner; K. Rüther/DP

(Foster-)Kennedy-Syndrom: Kennedy-Symptomatik

Fothergill-Krankheit
Syn.: Fothergill-Syndrom
Def.: Historische Bezeichnung für das Krankheitsbild der Trigeminusneuralgie.
Lit.: Fothergill J (1773) Of a painfull affection of the face. Med Observ London 5: 129–142. – Fothergill S (1804) A concise and systematic account of a painfull affection of the nerves of the face, commonly called tic douloureux. London.
U. Büttner/DP

Fothergill-Syndrom: Fothergill-Krankheit

Fountain-Syndrom
Syn.: deafness, coarse facies, mental retardation (e) – coarse face with full lips, deafness, mental retardation (e) – mental retardation, deafness, coarse facies (e)
Def.: Eine Trias aus geistiger Behinderung, Innenohrtaubheit und plethorisch geschwollener Fazies mit ödematöser Infiltration des subkutanen Gewebes.
A.: Erstbeschreibung von R. B. Fountain 1974.
Diagn. Krit.: (1) Variable geistige Behinderung. – (2) Totale Innenohrtaubheit. – (3) Plethorisch geschwollene Fazies mit ödematöser Infiltration der Lippen und Wangen. – (4) Schädelkalotte radiologisch verdickt. – (5) Kurze plumpe Hände mit breiten kurzen Phalangen und Metacarpalia. – (6) Fakultativ: Minderwuchs, Kyphose, generalisierte Krämpfe.
Ätiol.: Autosomal-rezessive Vererbung wahrscheinlich.
Pathog.: Taubheit infolge kochleärer Fehlbildung.
Bemerkungen: Antiepileptische Therapie. – Normale Lebenserwartung.
Lit.: Fountain RB (1974) Familial bone abnormalities, deaf mutism, mental retardation, and skin granulomas. Proc R Soc Med 67: 787–879. – Fryns JP (1989) Fountain's syndrome: mental retardation, sensorineural deafness, skeletal abnormalities, and coarse face with full lips. J Med Genet 26: 722–724.
McK: 229120
J. Kunze/JK

four-amino-pteroyl-glutamic acid, fetal effects of (e): Aminopterin-Embryopathie

Fourman-Fourman-Syndrom: branchio-oto-renales Syndrom

Fournier-Gangrän
Syn.: Fournier-Syndrom – Gangrän, progressive, synergistische, bakterielle – gangrène foudroyante de la verge (Fournier) (fz)
Def.: Foudroyant verlaufende gangränöse Mischinfektion im Genitalbereich mit ausgeprägten Allgemeinsymptomen.
A.: Erstbeschreibung 1883 durch Jean A. Fournier, 1832–1915, Dermatologe, Paris.
Diagn. Krit.: (1) Nekrotisierende Entzündung von Kutis und Subkutis vorwiegend am Skrotum. Seltener bei Frauen an der Vulva, mit massivem Ödem und rascher Progredienz. – (2) Initial heftige Schmerzen. – (3) Allgemeinsymptome bis zum septischen Schock. – (4) Auftreten spontan oder nach Minimaltraumen. – (5) Fakultativ Gasbildung. – (6) Übergreifen auf das subfasziale Gewebe (Muskulatur, Gefäßlogen, Rektum) möglich.
Ätiol.: Synergistische teils aerobe, teils anaerobe bakterielle Mischinfektion (Streptokokken, Enterokokken, Escherichia coli, Aerobacter aerogenes u.a.), in Einzelfällen eventuell auch als Maximalvariante eines nekrotisierenden Erysipels aufzufassen.
Pathog.: Rasche Ausbreitung der Mischinfektion aufgrund der lockeren Textur der Genitalhaut; wahrscheinlich sekundär kommt es lokal zu arteriellen und venösen Thromben, die wiederum die Gangrän bedingen.
Bemerkungen: Aufgrund der Allgemeinsymptome lebensbedrohliches Zustandsbild. Hochdosierte parenterale Antibiotikatherapie, bei ungenügender Besserung des Allgemeinzustandes rasch vollständige Nekrektomie. **(DD)** Gasbrand (bei größeren Traumen; von vornherein die Muskellogen; bakteriologischer Nachweis von Clostridium perfringens). Restdefekte nach Fournier-Gangrän zeigen gute Heilungstendenz; gegebenenfalls sekundär plastische Deckung.
Lit.: Fournier JA (1883) Gangrène foudroyante de la verge. Sem méd (Paris) 3: 345. – Jüttner FM, Pinter H, Vilits P, Smolle J (1985) Fourniersche Gangrän mit Übergreifen auf den Oberschenkel – Radikalsanierung durch Exartikulation des Femur. Urologe A 24: 167–168. – Rudolph R, Soloway M, DePalma RG, Persky L (1975) Fournier's syndrome: synergistic gangrene of the scrotum. Am J Surg 129: 591–596.
J. Smolle/GB

Fournier-Syndrom: Fournier-Gangrän
fourth phacomatosis (e): Sturge-Weber-Phänotyp
foveomacular vitelliform dystrophy: adult type (e): Gass-Syndrom
Foville(-Brücken)-Syndrom: Foville-Symptomatik
Foville-Lähmung: Foville-Symptomatik

Lit.: Foville ALF (1858) Note sur une paralysie peu connue de certains muscles de l'oeil et la liaison avec quelques points de l'anatomie et la physiologie de la protubérance annulaire. Bull Soc anat (Paris): 393–414. – Leigh RJ, Zee DS (1991) The neurology of eye movements, 2 ed. FA Davis Company, Philadelphia.
U. Büttner/DP

Foville-Symptomatik
Syn.: Foville-Lähmung – Foville(-Brücken)-Syndrom – Hemiplegia abducento-facialis alternans – Hemiplegia alternans inferior – Hemiplegia alternans inferior pontina – peduncular syndrome (e) – syndrome of the pontine tegmentum (e) – hemiplegia, alternating (e) – paralysie alterne du type Foville (fz)
Def.: Syndrom des kaudalen Brückenfußes.
A.: Erstbeschreibung 1858 durch Achille Louis François Foville, 1799–1879, französischer Physiologe.
Diagn. Krit.: **(1)** Periphere Fazialis- und Abduzenslähmung auf der Herdseite. – **(2)** Kontralaterale Gliedmaßenlähmung. – **(3)** Kontralaterale Hemianästhesie. – **(4)** Das sogenannte Foville-Brücken-Syndrom unterscheidet sich vom vorstehenden Vollbild dadurch, daß hierbei neben der gekreuzten Gliedmaßenlähmung nur die homolaterale Abduzenslähmung auftritt. – **(5)** Das obere Foville-Schenkel-Syndrom besteht in gekreuzter Gliedmaßenlähmung, homolateraler Okulomotoriuslähmung und kontralateraler Fazialislähmung. – **(6)** Das untere Foville-Schenkel-Syndrom besteht in gekreuzter Gliedmaßenlähmung, homolateraler Fazialislähmung und Okulomotoriuslähmung.
Ätiol.: Uneinheitlich, vor allem Tumoren oder vaskuläre Störungen.
Pathog.: Läsionen im Bereich des kaudalen Brückenfußes.
Bemerkungen: Bei größerer Ausdehnung ipsilateraler Trigeminus-Befall, Horner-Trias, Blickparese nach ipsilateral. **(DD)** Raymond-Cestan-S. – Raymond-S. – Brückenhauben-S. – Pons-S. – laterale und paramediane Millard-Gubler-S. – Brissaud-S.

Fox-Fordyce-Krankheit: Fox-Fordyce-Syndrom

Fox-Fordyce-Syndrom
(Sequenz)
Syn.: Fox-Fordyce-Krankheit – Montgomery-Fordyce-Fox-Syndrom – Miliaria, apokrine

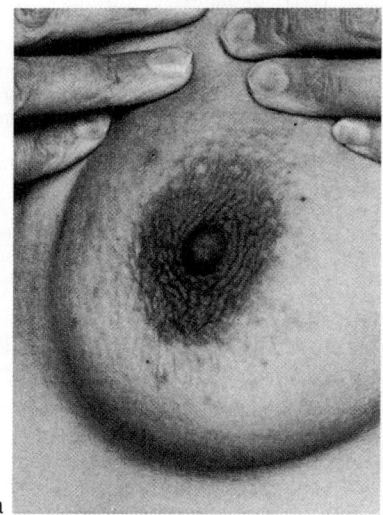

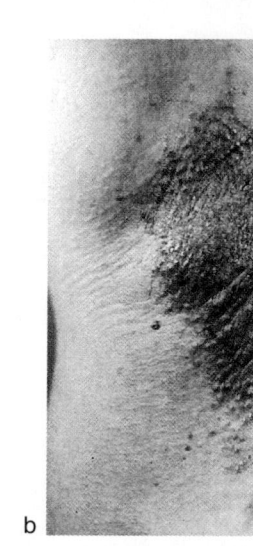

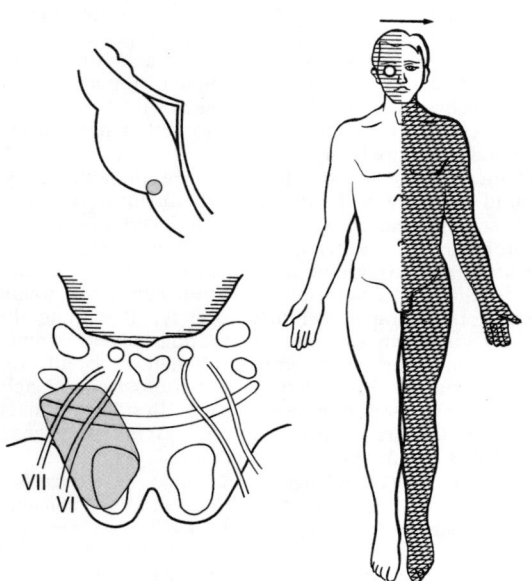

Foville-Symptomatik und Lokalisation des Herdes (nach Remky)

Fox-Fordyce-Syndrom: a) Papelbildung in der Umgebung der Mamille (Beob. U.H.Kl. Jena); b) Papelbildung in der Achselhöhle (Beob. Finsen-Institut, Hautklinik, Kopenhagen)

Def.: Chronische, papulöse Erkrankung in Hautarealen mit apokrinen Schweißdrüsen.
A.: George Henry Fox, 1846–1937, Dermatologe, New York. – John Addison Fordyce, 1858–1925, Dermatologe, New York. – Erstbeschreibung durch Fox und Fordyce 1902.
Diagn. Krit.: **(1)** Hirsekorngroße, gelblich-bräunliche, dicht stehende Papeln in Arealen mit apokrinen Schweißdrüsen wie in den Achselhöhlen, im Bereich der Mamillen, am Nabel und Genitale. Fehlen von Haaren in betroffenen Hautarealen. Juckreiz. – **(2)** Auftreten meist in der Pubertät, spontanes Abheilen nach dem 5. Lebensjahrzehnt und während der Schwangerschaft beschrieben. Gynäkotropie. – **(3)** Therapieerfolge mit Clindamycin lokal oder durch Laserbehandlung.
Ätiol.: Unbekannt.
Pathog.: Eine Verhornungsstörung des oberen, intraepidermalen Anteils des Ausführungsganges von apokrinen Schweißdrüsen führt zum Verschluß und schließlich zur Ruptur des Ausführungsganges mit nachfolgender intraepidermaler Mikrovesikulation und Akanthose. Der Einfluß einer endokrinen Dysfunktion wird diskutiert.
Lit.: Fox GH, Fordyce JA (1902) Two cases of rare papular disease affecting the axillary region. J Cutan Dis (New York) 20: 1–5. – Heite H-J, Zaun H (1961) Zur Kenntnis der Fox-Fordyceschen Krankheit und ihrer Pathogenese. Hautarzt 12: 307–315. – Mayser P, Gründer K, Nilles M, Schill WB (1993) Morbus Fox-Fordyce (apokrine Miliaria). Hautarzt 44: 309–311.
H. Hintner/GB

FPC (e): Polypose des Kolons, familiäre
fragiles X: Syndrom des fragilen X-Chromosoms
Fragilitas ossium hereditaria: Osteogenesis imperfecta
fragilité osseuse constitutionelle (fz): Osteogenesis imperfecta
Frakturen, multiple, spontane, idiopathische, symmetrische: Milkman-Frakturen
»Fraktur, schleichende«: Milkman-Frakturen

Fraley-Anomalie
Syn.: impression of the renal pelvis, arterial (e)
Def.: Krankheitsbild bei intermittierender Hydrokalix im oberen Nierenbeckenbereich infolge einer Kompression des Infundibulums durch ein sog. Vas aberrans.
A.: Elwin E. Fraley, Urologe, Boston. – Erstbeschreibung 1966, jedoch liegen über das Krankheitsbild auch zahlreiche frühere Mitteilungen vor.
Diagn. Krit.: **(1)** Einseitiger intermittierender Schmerz in der Flankengegend, der mitunter auch kolikartig sein kann. Druck- und Klopfschmerz im Bereich eines Nierenlagers. Oft Mikro- oder Makrohämaturie. – **(2)** Röntgen: Einengung des Infundibulums des oberen Kelches mit Kelcherweiterung und -verplumpung. Verzögerte Kontrastmittelentleerung aus dem oberen Kelchsystem. Diese Erscheinungen verschwinden, wenn Bauchkompression oder v.-Trendelenburg-Lagerung durchgeführt wird **(DD)**. – **(3)** Angiogramm: anormal verlaufender Gefäßast (meist der A. oder V. renalis) im Infundibulumbereich **(D)**. – **(4)** Oft Ren mobilis. – **(5)** Komplikationen: Segmentpyelonephritis, Kelchsteinbildung. – **(6)** Regelmäßige Kontrollen der Patienten sind erforderlich wegen der evtl. auftretenden Parenchymschäden und Steinbildung.
Ätiol.: Gefäßanomalie im Infundibulumbereich.
Pathog.: Die Nephralgie entsteht wahrscheinlich durch eine periodische Überdehnung des oberen Nierenkelches, die Einengung des Infundibulums durch Kompres-

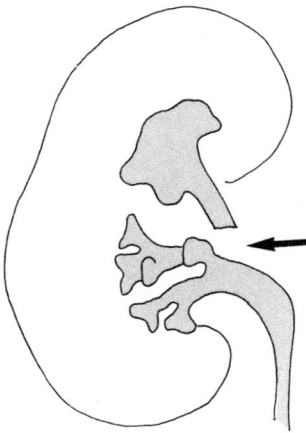

Ausscheidungsurogramm bei der Fraley-Anomalie (halbschematisch): scharfrandige Infundibulumeinengung (←), Abschnürung des oberen Kelches zugleich mit Erweiterung und Verplumpung (nach Fraley)

sion von außen, die ein Nierenarterien- oder Venenast verursacht. Das oft gleichzeitige Vorliegen einer Ren mobilis weist auf Abhängigkeit von der Nierenlage hin.
Lit.: Benz G, Willich E (1977) Upper calyx reno-vascular obstruction in children: Fraley's syndrome. Ped Radiol 5: 213–218. – Kreel L, Pyle R (1962) Arterial impressions on the renal pelvis. Brit J Radiol 35: 609–613. – Fraley EE (1966) Vascular obstructions of superior infundibulum causing nephralgia. A new syndrome. N Engl J Med 275: 1403–1409.
G. Adler/GA

Franceschetti-Jadassohn-Syndrom: Pigmentdermatose, anhidrotische, retikuläre
Franceschetti-Syndrom II: Hornhautdystrophie, rezidivierende erosive (Franceschetti II)
Franceschetti(-Zwahlen-Klein)-Syndrom: Treacher Collins(-Franceschetti)-Syndrom
François-Syndrom I: Osteolyse, hereditäre idiopathische, Typ V (François)
Franklin-Syndrom: γ-Schwerkettenkrankheit
Fraser-François-Syndrom: Kryptophthalmus-Syndrom
Fraser-Syndrom: Kryptophthalmus-Syndrom
frater hospitalists (e): Münchhausen-Syndrom
fraudulent fever (e): Münchhausen-Syndrom
Frederiksen-Syndrom: Amyloidose, kardialer Typ

Freeman-Sheldon-Syndrom
Syn.: kranio-karpo-tarsale Dystrophie – whistling face syndrome (e)
Def.: Autosomal-dominant vererbtes Syndrom mit den Hauptbefunden kleiner »Pfeifermund« und Klumpfuß.
A.: Ernest Arthur Freeman, 1900–1975, britischer orthopädischer Chirurg, und Joseph Harold Sheldon, 1893–1972, britischer Arzt, beschrieben das Syndrom 1938.
Diagn. Krit.: Die meisten Befunde erklärbar durch pränatal einsetzende Myopathie mit muskulärem Hypertonus. **(1)** Mundregion: Mund klein, »wie zum Pfeifen gespitzt«, mit Lippenfalten und langem Philtrum sowie

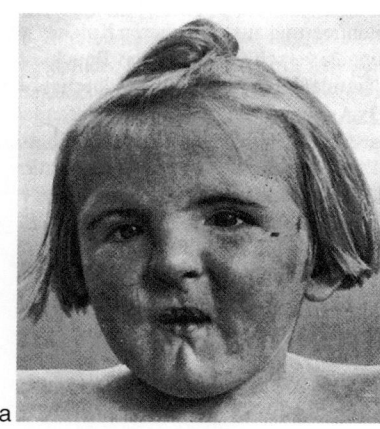

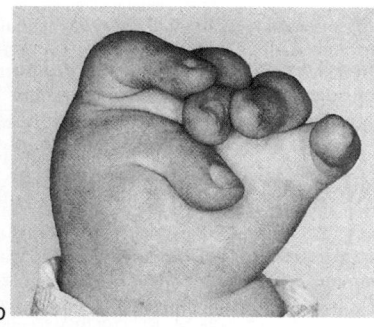

Freeman-Sheldon-Syndrom: a) 8jähriges Mädchen mit typischer Mundregion, tiefliegenden Augen, Hypertelorismus (Beob. Otto, U. K. Kl. Charité, Berlin); b) Hand eines 1jährigen Patienten mit ulnarer Deviation, eingeschlagenem Daumen und Kamptodaktylie (Beob. Neurol. Krankenhaus der Stadt Wien-Rosenhügel, Abt. f. entwicklungsgestörte Kinder)

Kinngrübchen; hoher Gaumen, Mikroglossie, nasale Sprache. – **(2)** Gesicht: ausdruckslos und wenig profiliert mit breiter, eingesunkener Nasenwurzel, hypoplastischen Ala-Knorpeln, Epikanthus, Blepharophimose, Ptose der Oberlider, Strabismus, tiefliegenden Augen, prominenter Stirn. – **(3)** Extremitäten: Klumpfüße, Fingerflexion mit ulnarer Deviation, eingeschlagenem Daumen und verdickter Haut über Flexionsseite der proximalen Interphalangealgelenke. – **(4)** Kleinwuchs. – **(5)** Meist normale Intelligenz. – **(6)** Seltener: Inguinalhernien, Kryptorchismus.
Ätiol.: Heterogen; mehrheitlich autosomal-dominanter Erbgang. Ausnahmefälle von betroffenen Geschwistern klinisch unauffälliger Eltern können durch genetische Heterogenität mit rezessiver Untergruppe oder durch Keimzell-Mosaizismus erklärt werden.
Pathog.: Kongenitale Myopathie mit pränataler Manifestation?
Bemerkungen: **(DD)** Trismus-Pseudokamptodaktylie-Syndrom – Schwartz-Jampel-Syndrom.
Lit.: Freeman EA, Sheldon JH (1938) Cranio-carpotarsal dystrophy. An undescribed congenital malformation. Arch Dis Child 13: 277. – Sanchez JM, Kaminker CP (1986) New evidence for genetic heterogeneity of the Freeman-Sheldon syndrome. Am J Med Genet 25: 507–511.
McK: 193700; 277720
A. Schinzel/AS

Freiberg's infraction (e): Osteochondrose, aseptische, Typ Freiberg-Köhler
Freiberg-Köhler-Epiphysennekrose: Osteochondrose, aseptische, Typ Freiberg-Köhler

Freire//Maia-Syndrom I
Syn.: Ektodermal-Dysplasie-Syndrom, dysmelisches – EDS – odontotrichomelic hypohidrotic dysplasia (e) – OTHD
Def.: Kombination von tetramelischer Defizienz mit ektodermaler Dysplasie bei vier Geschwistern.
A.: Newton Freire//Maia, brasilianischer Humangenetiker, Curitiba. – Erstbeschreibung 1970.
Diagn. Krit.: **(1)** Ektodermale Dysplasie, atrophische Haut, Hypotrichose, Hypohidrose, Hypodontie und Zahnhypoplasie/Zahndysplasie, Ohrmuscheldysplasie, abstehende Ohren; Mamillenhypoplasie. – **(2)** Peromelie aller vier Extremitäten, meist asymmetrisch, evtl. mit Oligodaktylie oder Spalthand/Spaltfuß, Oberarme/Oberschenkel meist gut ausgebildet, Unterarme/Unterschenkel hypoplastisch, Hand/Fuß fehlend oder stark reduziert. – **(3)** Inkomplette Lippenspalte (inkonstant). – **(4)** Weiteres: Minderwuchs, verminderte Intelligenz, Struma, Hypogonadismus.
Ätiol.: Wahrscheinlich autosomal-rezessiver Erbgang (vier Geschwister, Verdacht auf Konsanguinität der Eltern).
Pathog.: Unbekannt.
Bemerkungen: Erst eine Familie und ein sporadischer Fall bekannt. **(DD)** EEC-Syndrom (autosomal-dominant!).
Lit.: Freire//Maia N (1970) A newly recognized genetic syndrome of tetramelie deficiencies, ectodermal dysplasia, deformed ears, and other abnormalities. Am J Hum Genet 22: 370–377.
McK: 273400
A. Schinzel/AS

Freire//Maia-Syndrom II: neuro-fazio-digito-renales Syndrom

Frenkel-Symptomenkomplex
Syn.: Frenkel-Syndrom – anterior-segment traumatic syndrome (e) – ocular contusion syndrome (e) – syndrome traumatique du segment anterieur (fz)
Def.: Gesamtheit der Folgen einer Contusio bulbi.
A.: Erstbeschreibung 1931 durch Henri Frenkel, 1864–1934, Ophthalmologe, Paris.
Diagn. Krit.: **(1)** Posttraumatische (Contusio bulbi) Mydriasis und kleine Sphinktereinrisse, oft mit Entrundung der Pupille. – **(2)** Iridoplegie. – **(3)** Iridodialyse. – **(4)** Subluxatio lentis. – **(5)** Subkapsuläre rosettenförmige Linsentrübungen. – **(6)** Retrolentikuläre Pigmentpartikel. – **(7)** Hyphaema. – **(8)** Augenhintergrund: Netzhautödem (Berlin), Netzhautblutungen, Pigmentverschiebungen, manchmal Aderhautrupturen. – **(9)** Spätfolgen: Katarakt, sekundäres Glaukom, Netzhaut-, Aderhaut-, Ziliarkörper-Abhebung. – **(10)** Phthisis bulbi.
Ätiol.: Stumpfes Kontusionstrauma des Auges ohne Bulbusruptur.
Pathog.: Die Dislozierung der Linse scheint eine besondere Rolle zu spielen (»die Linse weitet die Iris aus wie das Kind den Gebärmutterhals«, Frenkel), wahrscheinlich i.S. eines Schleudertraumas (Vogt) mit Rebound-Effekt. Weitere Faktoren sind die mechanische Deformation des Bulbus, transiente arterielle Spasmen, Kapillarwand-

schädigung mit nachfolgender reaktiver Kapillardilatation, mechanische Gewebseinreißungen.
Bemerkungen: **(DD)** chronische Uveitis – Sekundärveränderungen nach Iridozyklitis.
Lit.: Frenkel H (1931) Sur la valeur médico-légale du syndrome traumatique du segment antérieur. Arch Ophthal 48: 5–27. – Frenkel H (1932) Sur la cataracte annulaire par contusion de Voissius. Arch Ophthal 49: 431. – Frenkel H, Dejean C (1932) Etude anatomique étiologique, expérimentale et clinique de la rupture et de l'arrachement de la zonule. Arch Ophthal 49: 753–787.
G. Hasenfratz/DP

Frenkel-Syndrom: Frenkel-Symptomenkomplex
Frey(-Baillarger)-Syndrom: Schwitzen, gustatorisches
Friderichsen-Waterhouse-Syndrom: Waterhouse-Friderichsen-Syndrom
Friedmann-Symptomenkomplex: Pyknolepsie
Friedreich's ataxia (e): Friedreich-Ataxie

Friedreich-Ataxie
Syn.: Friedreich-Krankheit – Friedreich-Tabes – Ataxie, hereditäre – Ataxie, familiäre – Heredoataxie, spinale – Ataxie, spinale (Friedreich) – Ataxia hereditaria – Ataxie, spinozerebellare, Typ Friedreich – Friedreich's ataxia (e) – spinal ataxia, hereditary (e)
Def.: Autosomal-rezessive Erkrankung mit Ataxieform aus der Gruppe der spinozerebellaren Heredo-Ataxien.
A.: Erstbeschreibung 1863 durch Nikolaus Friedreich, 1825–1882, Internist, Würzburg, Heidelberg.
Diagn. Krit.: Obligatorische Symptome (in 100% der Fälle): **(1)** Erkrankungsbeginn vor dem 25. Lebensjahr, durchschnittlicher Krankheitsverlauf 15 Jahre bis zur Rollstuhlpflichtigkeit, mittlere Überlebenszeit 35 Jahre. – **(2)** Progrediente Ataxie. – **(3)** Fehlende Beineigenreflexe. – **(4)** Auftreten einer Dysarthrie (schwerfällige, skandierende, explosive Sprache) innerhalb von fünf Jahren nach Krankheitsbeginn, Dysphagie. – **(5)** Rezessiver Erbgang.
Zusätzliche, nicht essentielle Symptome: **(6)** Störungen der Hinterstrangsensibilität (90–100%) in Form von Aufhebung der Lage- und Vibrationsempfindung (distal stärker als proximal, an den Beinen stärker als an den Armen ausgeprägt), Parästhesien. – **(7)** Distal betonte Muskelatrophien und -schwächen (50–60%), zuerst im Fuß-, später auch Handbereich. – **(8)** Optikusatrophie ohne wesentliche Sehminderung (40–50%). – **(9)** Störungen der Okulomotorik mit Fixationsgegenrucken und vermindertem okulo-vestibulärem Reflex (60–70%). – **(10)** Nervenleitgeschwindigkeit: amplitudengeminderte bzw. fehlende sensible Aktionspotentiale. Somatosensible evozierte Potentiale (N. tibialis): fehlende kortikale Antwort. – **(11)** MRT: Atrophie des Zervikalmarks und – im fortgeschrittenen Stadium – des Zerebellums.
Nicht-neurologische Symptome: **(12)** Skelettdeformitäten (80–90%), Kyphoskoliose, Friedreich-Fuß (Hohlfuß mit Krallenstellung der Zehen, Hammerzehe). – **(13)** Hypertrophe obstruktive Kardiomyopathie und Erregungsleitungsstörungen (70–90%). Im EKG T-Inversion. Plötzlicher Herztod, Akrozyanose, bulbäre Atmung, dyspnoische Anfälle. – **(14)** Diabetes mellitus (10–20%).
Ätiol.: Autosomal-rezessiv erbliches Leiden mit variabler Expressivität. Mutation auf Chromosom 9q13–21. Progressive Degeneration der spinozerebellären Bahnen sowie der Hinterstränge.
Pathog.: Dünnes Rückenmark mit vorwiegender Degeneration der Hinterstränge, der Clarke-Säule, der Flechsig- und Gowers-Bahn. In den degenerierten Arealen kommt es zur Gliose. Degeneration der Hinterwurzelganglien. Das Kleinhirn zeigt im Spätstadium häufig eine ausgeprägte Atrophie.
Bemerkungen: Neben der typischen Friedreich-Ataxie gibt es eine seltenere spät beginnende Form (late onset Friedreich's ataxia = LOFA) mit Erkrankungsbeginn um das 30. Lebensjahr, gleichen klinischen, elektrophysiologischen und morphologischen Merkmalen, doch mit deutlich besserer Prognose (mittlere Dauer vom Krankheitsbeginn bis zur Rollstuhlpflichtigkeit 27 Jahre). Die unterschiedlichen Verlaufscharakteristika sind wahrscheinlich durch unterschiedliche Mutationen auf Chromosom 19 bedingt. Der Friedreich-Ataxie ähnelnde, vor dem 25. Lebensjahr beginnende Ataxien mit erhaltenen Muskeldehnungsreflexen, jedoch günstigerer Prognose, sind genetisch und MR-morphologisch eine heterogene Gruppe.
Lit.: Chamberlain S, Shaw J, Roland A et al (1988) Mapping of mutation causing Friedreich's ataxia to human chromosome 9. Nature 334: 248. – Friedreich N (1863) Über degenerative Atrophie der spinalen Hinterstränge. Virchows Arch path Anat 26: 391–419 und 433–459; 27: 1–26. – Friedreich N (1876) Über Ataxien mit besonderer Berücksichtigung der hereditären Formen. Virchows Arch path Anat 68: 145–245. – Harding AE (1981) Friedreich's ataxia. A clinical and genetic study of 90 families with an analysis of early diagnosis criteria and intrafamilial clustering of clinical features. Brain 104: 589–620. – Harding AE (1983) Classification of the hereditary ataxias and paraplegias. Lancet I: 1151–1155. – Harding AE, Deufel T (1993) Inherited ataxias. Advances in Neurology, Vol 61. Raven Press, New York. – Klockgether T, Petersen D, Grodd W, Dichgans J (1991) Early onset cerebellar ataxia with retained tendon reflexes. Clinical, electrophysiological and MRI observations in comparison to Friedreich's ataxia. Brain 114: 1559–1573. – Klockgether T, Chamberlain S, Wüllmer U et al (1993) Late onset Friedreich's ataxia (LOFA): Molecular genetics, clinical neurophysiology and magnetic resonance imaging (MRI). Arch Neurol 50: 803–806. – Tyrer JH (1975) Friedreich's ataxia. In: Vinken PJ, Bruyn GW (eds) Handbook of Clinical Neurology, Vol 21, System disorders and atrophies, Part I, Chapter 14, pp 319–364. Elsevier North-Holland Publ, Amsterdam.
McK: 229300
A. Weindl/DP

Friedreich-Krankheit: Friedreich-Ataxie – Paramyoklonus
Friedreich-Syndrom: Paramyoklonus
Friedreich-Tabes: Friedreich-Ataxie
Frimodt-Möller syndrome (e): Eosinophilie, tropische
Fritsch-Syndrom: Uterussynechien, traumatische
Froehlich obesity (e): hypothalamischer Symptomenkomplex
Fröhlich-Syndrom: hypothalamischer Symptomenkomplex

Froin-Syndrom
Syn.: Nonne-Froin-Syndrom – Nonne-Kompressions-Syndrom – Kompressions-Syndrom der Wirbelsäule – Syndrom des Kompressions-Liquors – Syndrom des Sperr-Liquors – Kammerungs-Syndrom – Block-Syndrom, spinales – Froin's syndrome (e) – maladie du Froin (fz)
Def.: Nicht mehr gebräuchlicher Ausdruck für einen sog. Sperrliquor mit hoher Eiweißkonzentration ohne oder mit nur leichter Pleozytose bei raumbeengenden Prozessen im Wirbelkanal.
A.: Georges Froin, geb. 1874, Arzt, Paris. Erstbeschreibung 1903. Max Nonne, 1861–1959, Neurologe, Hamburg. Beschreibung 1910.

frontometaphysäre Dysplasie

Lit.: Froin G (1903) Inflammations méningées avec réactions chromatiques, fibrineuses et cytologiques du liquide céphalo-rachidien. Gaz Hop, Paris 76: 1005–1006. – Nonne M (1910) Über das Vorkommen von starker Phase I-Reaktion bei fehlender Lymphocytose bei 6 Fällen von Rückenmarkstumor. Dtsch Ztschr Nervenheilk 40: 161–167.
C. D. Reimers/DP

Froin's syndrome (e): Froin-Syndrom

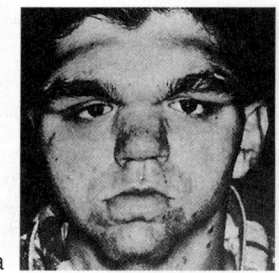
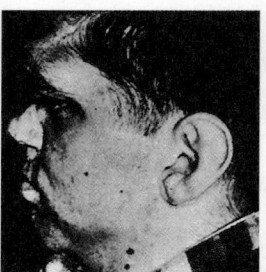

frontometaphysäre Dysplasie
Syn.: Gorlin-Cohen-Syndrom
Def.: Hereditäre Skelettdysplasie mit charakteristischen Veränderungen an Stirn und Metaphysen.
A.: Abgrenzung des Krankheitsbildes 1969 durch die amerikanischen Genetiker Robert James Gorlin und Michael M. Cohen, Minneapolis.
Diagn. Krit.: **(1)** Kraniofaziale Anomalien mit ausgeprägtem Supraorbitalwulst, eingezogener Nasenwurzel, spitzem Kinn, hohem Gaumen, Dentitionsanomalien mit verzögerter, teilweise fehlender Dentition, Zahnfehlstellungen. – **(2)** Progrediente gemischte Schwerhörigkeit. – **(3)** Muskelhypotrophie der Extremitäten, vor allem der Handmuskulatur, eingeschränkte Gelenkbeweglichkeit, vor allem Flexionskontrakturen der Finger und ulnare Deviation der Hände. – **(4)** Röntgenologisch: Hyperostose der unteren Abschnitte des Os frontale mit Obliteration der Stirnhöhlen, teilweise Hyperostose der gesamten Schädelkalotte und Stahlhelmform des Hirnschädels, Hypoplasie des Proc. condyloideus des Unterkiefers, metaphysäre Aufweitung, teilweise Verbiegung der langen Röhrenknochen, vor allem der Unterschenkel, Hypoplasie der unteren Iliakalabschnitte des Beckens, dorsal betonte Abflachung der Wirbelkörper.
Ätiol.: Mutation eines dominanten, möglicherweise X-chromosomalen Gens mit schwächerer Ausprägung des Phänotyps bei weiblichen Merkmalsträgern.
Pathog.: Unbekannt.
Bemerkungen: Die nosologische Abgrenzung von der Osteodysplastie (Melnick-Needles Syndrom) ist nicht einfach. Es ist nicht ausgeschlossen, daß es sich um ein und dasselbe Krankheitsbild handelt, wobei leichter betroffene weibliche Merkmalsträger eher als »Osteodysplastie«, schwerer betroffene eher als »frontometaphysäre Dysplasie« diagnostiziert werden.
Lit.: Beighton P, Hamersma H (1980) Frontometaphyseal dysplasia: autosomal dominant or X-linked? J Med Genet 17: 53–56. – Gorlin RJ, Cohen MM (1969) Frontometaphyseal dysplasia. Am J Dis Child 118: 487–494. – Gorlin RJ, Winter RB (1980) Frontometaphyseal dysplasia – evidence for X-linked inheritance. Am J Med Genet 5: 81–84. – Kanemura T, Orii T, Ohtani M (1979) Frontometaphyseal dysplasia with congenital urinary tract malformations. Clin Genet 16: 399–404.
McK: 305620
J. Spranger/JS

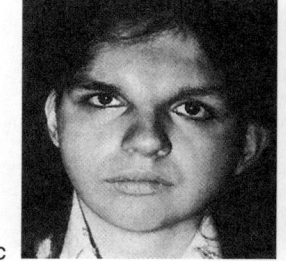
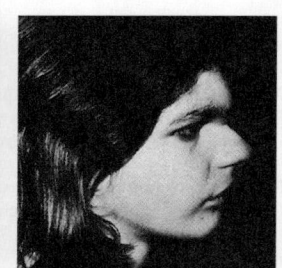
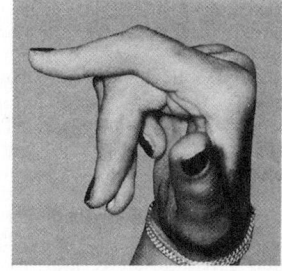
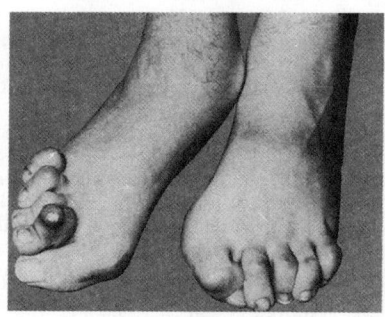

frontometaphysäre Dysplasie: a), b) charakteristische Gesichtsdysplasie mit hochgradiger Hyperostosis supraorbitalis (Beob. Gorlin und Cohen 1969); c), d) deutliche Ausprägung der Supraorbitalwülste, plumpe Nase, Hypertrichose der Stirn (16jähriges Mädchen); e) Arachnodaktylie und Kamptodaktylie (Finger in maximal möglicher Streckung); f) Krallen- bzw. Hammerzehen, Klinodaktylie der Großzehen mit Subluxation (Beob. H. Kleinsorge und E. Böttger)

frontonasal dysplasia sequence (e): frontonasale Dysplasie

frontonasale Dysplasie
Syn.: median cleft face (e) – DeMyer syndrome (e) – frontonasal dysplasia sequence (e)
Def.: Ätiologisch und phänotypisch uneinheitliche Fehlbildungssequenz, deren Spektrum vom hochgradigen Hypertelorismus mit median gekerbter Nasenspitze bis

zum Cranium bifidum occultum mit Agenesie des Corpus callosum reicht.
A.: Erstbeschreibung 1967 durch den Neurologen William DeMyer, Indianapolis. – Sedano führte 1970 den Begriff frontonasale Dysplasie ein.
Diagn. Krit.: **(1)** Hochgradiger Hypertelorismus. – **(2)** Median gekerbte Nasenspitze bis komplette Spaltnase. – **(3)** Mediane oder bilaterale Lippen- oder Lippen-Kiefer-Gaumenspalten. – **(4)** Cranium bifidum occultum (= im Röntgenbild mediane knöcherne Spalte im Schädel). – **(5)** Agenesie des Corpus callosum, aber auch andere ZNS-Fehlbildungen wie Holoprosenzephalie, frontale Enzephalozelen oder Lipome des Corpus callosum. Folge: in der Regel schwere geistige Behinderung. – **(6)** Augenfehlbildungen: Kolobome der Uvea, Iris oder Lidkolobome, epibulbäre Dermoide, Mikrophthalmie bis Anophthalmie. – **(7)** Hypoplasie des Hypophysenvorderlappens; V-förmige frontale Haargrenze (widow's peak).
Ätiol.: Unbekannt, möglicherweise heterogen. Auftreten fast ausschließlich sporadisch. Bei den äußerst seltenen familiären Beobachtungen bestanden immer noch extrakranielle Veränderungen, z.B. Fingerfehlbildungen, so daß die Zuordnung dieser Fälle unklar ist.
Pathog.: Uneinheitlich. In einer zweiten Phase verzögerte oder ausgebliebene Verschmelzung der beiden medianen Nasenwurzeln, z.T. durch Interposition von aberrantem Gewebe (Lipom, Enzephalozele, Teratom), in anderen Fällen kombiniert mit primärer Hypoplasie des Notochord (Fehlen des Zwischenkiefers, Holoprosenzephalie).
Bemerkungen: In milden Fällen **(DD)** Hypertelorismus Greig. Die frontonasale Dysplasie kann Teilsymptom von Fehlbildungskomplexen (Herzfehler, Extremitätenfehlbildungen) oder monogenen Störungen (kraniofrontonasale Dysplasie, fronto-fazio-nasale Dysostose) sein.
Lit.: DeMyer W (1967) The median cleft syndrome. Neurology 17: 961–971. – Pascual//Castroviejo I, Pascual//Pascual SI, Perez//Higueras A (1985) Fronto-nasal dysplasia and lipoma of the corpus callosum. Eur J Pediat 144: 66–71. – Sedano HO, Cohen MMJ, Jirassek J, Gorlin RJ (1970) Fronto-nasal dysplasia. J Pediatr 76: 906–913. – Temple IK, Brunner H, Jones B et al (1990) Midline facial defects with ocular colobomata. Am J Med Genet 37: 23–27.
McK: 136760; 203000
P. Lorenz; G. K. Hinkel/AS

Fruchtwasserembolie

Syn.: Syndrom der Amnioninfusion
Def.: Einschwemmung von Fruchtwasser in den mütterlichen Kreislauf mit kardiorespiratorischer Insuffizienz und Verbrauchskoagulopathie.
Diagn. Krit.: **(1)** Zusammenhang mit gesteigerter Wehentätigkeit nach Blasensprung, Uterotonica, Sectio caesarea, Uterusruptur, hohem Zervixriß, vorzeitiger Lösung der Plazenta und intrauterinem Fruchttod. – **(2)** Plötzlicher Kollaps mit Dyspnoe, Zyanose, Krämpfen und Todesangst. – **(3)** Die Verlegung der Lungenstrombahn führt zur pulmonalen Hypertonie mit konsekutivem akuten Cor pulmonale und Rechtsherzversagen. – **(4)** Gerinnungsstörung durch intravaskuläre Gerinnung in Form einer Verbrauchskoagulopathie. – **(5)** Wahrscheinlich häufigste Ursache des mütterlichen Todes unter der Geburt.
Ätiol.: Die traumatische Eröffnung mütterlicher Venen und gesteigerter intraamnialer Druck führt zur Einschwemmung von Fruchtwasser in den mütterlichen Kreislauf.
Pathog.: Ein Defekt der Eihäute in der Nähe intravenöser mütterlicher Gefäße und ein erhöhter intrauteriner Druck führt zur Einschwemmung von Fruchtwasser in den mütterlichen Kreislauf. Fruchtwasserbestandteile verlegen den Lungenkreislauf und bewirken über das Gewebsthromboplastin eine Gerinnungsaktivierung.
Bemerkungen: Die Fruchtwasserembolie in ihrer vollen Ausprägung ist heute ein äußerst seltenes Ereignis, weil die intensiv-medizinische symptomatische Therapie ein Vollbild zumeist verhindern kann. Die kausale Therapie besteht in einer raschen Beendigung der Geburt, Spätfolgen sind aufgrund der Gerinnungsstörung möglich.
Lit.: Graeff H, Kuhn W (1980) Coagulation disorders in obstetrics, p 73. Saunders, Philadelphia, and Thieme, Stuttgart, New York. – von Hugo R, Graeff H (1990) Blutungen und erworbene Koagulopathien unter der Geburt. In: Klinik der Frauenheilkunde und Geburtshilfe, Bd 7/II, S 318–325. Urban & Schwarzenberg, München, Wien, Baltimore.
R. Terinde/GA

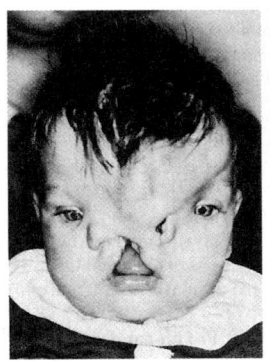
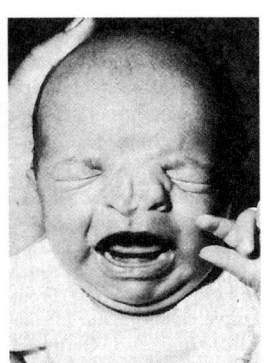
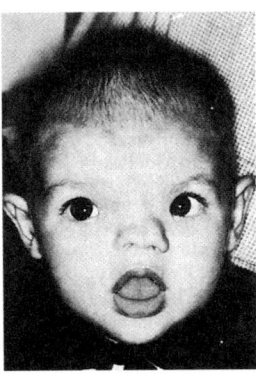

frontonasale Dysplasie: a) 2½jähriges Kind, Philtrum und Zwischenkieferabschnitt fehlen, der mediane Canthus liegt über der nasalen Konjunktiva, ausgeprägter Hypertelorismus mit weiter Lateralverlagerung der Bulbi, Strabismus; b) 5 Monate alter Säugling, breites Philtrum, aber keine Lippen-Kiefer-Gaumenspalte. Die Depression über dem Nasensattel weist darauf hin, daß noch ein Cranium bifidum occultum vorliegt; c) 6jähriges Kind, Hypertelorismus, breite Nasenspitze, Philtrumverbreiterung (Beob. DeMyer, 1967)

Fructoaldolase-A-Mangel: Aldolase-A-Mangel
Fructosämie: Fructose-Intoleranz
Fructose-1,6-Diphosphat-Aldolase-A-Mangel: Aldolase-A-Mangel
Fructose-1-Phosphat-Aldolase-Mangel: Fructose-Intoleranz

Fructose-Intoleranz

Syn.: Fructose-Intoleranz, hereditäre (HFI) – Fructosämie – Fructose-1-Phosphat-Aldolase-Mangel – aldolase B deficiency (e)
Def.: Erblicher Mangel an Fructose-1-Phosphat-Aldolase, der zur Nahrungsintoleranz gegen fructosehaltige Nahrungsmittel führt.
A.: Erstbeschreibung 1956 durch R. A. Chambers und Mitarbeiter, 1957 durch E. R. Froesch und Mitarbeiter.
Diagn. Krit.: **(1)** Nach Genuß von fructosehaltigen Speisen (Früchte, Karotten, Rohrzucker, auch rohrzuckergesüßte Milch) treten alle Symptome des hypoglykämischen Schocks auf: Blässe, Tremor, Schweißausbruch, Akrozyanose, Nausea, Erbrechen, Bewußtseinstrübung, u.U. auch Krampfanfälle. – **(2)** Bei Säuglingen äußert sich das klinische Bild oft nur in Form von rezidivierenden Ernährungsstörungen, Erbrechen, Fieber und Dystrophie, die auftreten, wenn das Kind von reiner Muttermilchernährung auf Zwiemilch- oder Kuhmilchernährung (mit Rohrzucker) umgestellt wird. – **(3)** Kurzzeitige Fructosämie, bei gleichzeitiger hochgradiger Hypoglykämie; die Hypoglykämie geht mit einer gleichzeitig auftretenden Hypophosphat- und Hypermagnesiämie einher. – **(4)** Fructosurie. – **(5)** Hepatomegalie, Aszites, Ödeme, Hämorrhagien. – **(6)** Proteinurie, tubuläre Azidose. – **(7)** Ab Ende des 1. Lebensjahres eine ausgesprochene Abneigung gegen Süßigkeiten und Obst. – **(8)** Später fallen die Patienten durch ihr kariesfreies Gebiß auf.
Ätiol.: Autosomal-rezessiv vererbtes Leiden. Genlokalisation auf Chromosom 9 (9q22).
Pathog.: Durch Mangel an Fructose-1-Phosphat-Aldolase in Leber, Niere und Dünndarm kommt es zur Anhäufung von Fructose-1-Phosphat, das toxisch wirkt. Es kommt zur Phosphatverarmung der Zellen, Hemmung von Glykogenolyse und Gluconeogenese, zum Verlust von ATP und so zum Zellschaden in Leber, Niere und Darm.
Bemerkungen: Diagnose durch Messung der Anreichung von Fructose-1-Phosphat und dessen Abbau in der Leber mittels ^{31}Phosphor-Magnetresonanz-Spektroskopie nach Gabe geringer Mengen von Fructose, durch den Nachweis des Enzymmangels in Leber oder Darmbiopsie, und i.v. Fructose-Belastungs-Test (Vorsicht! Hypoglykämien!). **(DD)** Hypoglykämien anderer Genese – Galaktosämie II – Glykogenosen – Fructosurie. Therapie: Reduktion der täglichen Aufnahme von Fructose auf nur geringe Mengen (z.B. 3 g/Tag bei Kindern). Häufigkeit: In der Schweiz ca. 1 : 2000, sonst unbekannt. Besondere Gefahr liegt in der parenteralen Zufuhr von Sorbit und/oder fructosehaltiger Infusion, z.B. bei/nach Operationen. Todesfälle sind beschrieben! Pränatale Diagnostik mit Restriktionsfragmentlängenpolymorphismus möglich.
Lit.: Froesch ER, Prader A, Labhart A et al (1957) Die hereditäre Fruktoseintoleranz, eine bisher nicht bekannte kongenitale Stoffwechselstörung. Schweiz med Wschr 87: 1168–1173. – Gitzelmann R, Steinmann B, van den Berghe G (1989) Disorders of fructose metabolism. In: Scriver CR, Beaudet AL, Sly WS, Valle D (eds) The Metabolic Basis of Inherited Disease. 6. ed, pp 399–424. McGraw-Hill, New York. – Oberhaensli RD, Rajagopalan B, Taylor DJ et al (1987) Study of hereditary fructose intolerance by use of 31 P magnetic resonance spectroscopy. Lancet II: 931–934. – Paolella G, Santamaria R, Buono P, Salvatore F (1987) Mapping of a restriction fragment length polymorphism within the human aldolase B gene. Hum Genet 77: 115–117. – Thanner F (1977) Hereditäre Fructose-Intoleranz. Mschr Kinderheilk 125: 677–686.
McK: 229600
E. Mönch/JK

Fructose-Intoleranz, hereditäre (HFI): Fructose-Intoleranz

Fryns-Syndrom

Def.: Seltenes, autosomal-rezessiv vererbtes, letales Dysmorphiesyndrom mit der charakteristischen Trias Korneatrübung/Hypoplasie der distalen Extremitäten/Diaphragma-Defekt.
A.: Jean-Pierre Fryns, 1946–, Humangenetiker, Löwen, Belgien, und Mitarbeiter beschrieben 1979 die erste Familie mit zwei Geschwistern. – Erstbeschreibung evtl. aber bereits 1978 durch Naomi Fitch, Humangenetikerin, Montréal, Kanada.
Diagn. Krit.: **(1)** Korneatrübungen/Sklerokornea. – **(2)** Andere Augenbefunde, u.a. Mikrophthalmie und Retinadysplasie. – **(3)** Phalangenhypoplasie, vor allem distal im Bereich der Finger und Zehen mit stark hypoplastischen bis fehlenden, evtl. hyperkonvexen Nägeln; Akroosteolyse, Kamptodaktylie. – **(4)** Diaphragma-Defekte mit Hernien und konsekutiver Lungenkompression und -hypoplasie, enger Thorax, Hypoplasie der Mamillen. – **(5)** Bei Mädchen Uterus bicornis, bei Knaben Kryptorchismus. – **(6)** Gesichtsdysmorphien: prominente Glabella, breite, flache Nasenwurzel, nach vorne weisende Nares, Makrostomie, kleines Kinn, breiter und dicker Hals. – **(7)** Weitere Fehlbildungen: Dandy-Walker-Komplex, Lippen-Kiefer-Gaumen-Spalte, atypische Lungenlappung, Duodenalatresie, Pylorushyperplasie, Malrotation des Darms, dysplastische Zystennieren, Doppelnieren/Doppelureteren, zystische Ovarien. – **(8)** In der 2. Schwangerschaftshälfte Hydramnion; Übergewicht bei Geburt (im Gegensatz zu der Mehrzahl der monogen vererbten Dysmorphiesyndrome). – **(9)** Gewöhnlich Exitus in den ersten Stunden nach Geburt infolge von Lungenhypoplasie.
Ätiol.: Autosomal-rezessiver Erbgang durch mehrere Geschwisterfälle und Fälle von Konsanguinität der Eltern gesichert. Genlokalisation unbekannt.
Pathog.: Unbekannt.
Bemerkungen: Klinische Verwandtschaft mit dem Rüdiger-Syndrom, dem Schinzel-Giedion-Syndrom und dem Hydroletalus-Syndrom (Allelie?). Pränatale Diagnose (möglich aufgrund eines oder mehrerer der folgenden Befunde): Hydramnion, diaphragmatische Hernie, Hydronephrose, distale Extremitätenhypoplasie.
Lit.: Aymé S, Julian C, Gambarelli D et al (1989) Fryns syndrome: report on 8 new cases. Clin Genet 35: 191–201. – Cunniff C, Jones KL, Saal HM, Stern HJ (1990) Fryns syndrome: an autosomal recessive disorder associated with craniofacial anomalies, diaphragmatic hernia, and distal digital hypoplasia. Pediatrics 85: 499–504. – Fitch N, Srolovitz H, Robitaille V, Guttman F (1978) Absent left hemidiaphragm, arrhinencephaly, and cardiac malformations. J Med Genet 15: 399–401. – Fryns JP, Moerman F, Goddeeris P et al (1979) A new lethal syndrome with cloudy corneae, diaphragmatic defects and distal limb deformities. Hum Genet 50: 65–70. – Gadow EC, Lippold S, Serafin E et al (1994) Prenatal diagnosis and long survival of Fryns' syndrome. Prenat Diagn 14: 673–676. – Schwyzer U, Briner J, Schinzel A (1987) Fryns syndrome in a girl born to consanguineous parents. Acta Paediatr Scand 76: 167–171. – Young ID, Simpson K, Winter RM (1986) A case of Fryns syndrome. J Med Genet 23: 82–84.
McK: 229850
A. Schinzel/AS

F-Syndrom

Syn.: akro-pektoro-vertebrale Dysplasie, F-Form – F syndrome (e)
Def.: Autosomal-dominant erbliche Form akro-pektorovertebraler Dysplasie.

A.: Erstbeschreibung 1969 durch F. R. Grosse, J. Herrmann und J. M. Opitz (Kinderärzte und Humangenetiker, Madison, USA) anhand einer umfangreichen Sippe, deren Anfangsbuchstaben den Namen gab.
Diagn. Krit.: **(1)** Komplette häutige und partielle knöcherne Syndaktylie der 1. und 2. Strahlen an Händen und Füßen, evtl. Hypoplasie ihrer Endphalangen. – **(2)** Postaxiale Polydaktylie der Füße. – **(3)** Spina bifida occulta (L_5–S_1). – **(4)** Deformation des Sternums: Pectus excavatum, Pectus carinatum. – **(5)** Gesichtsdysmorphien: **a)** okulärer Hypertelorismus (Telekanthus); **b)** flacher Nasenrücken, breite, birnenförmige Nase; **c)** hoher, spitzer Gaumen, Hypoplasie des Kinns, Zahnstellungsanomalien, verbreiterte Zahnleisten; **d)** tief ansetzende und schräg verlaufende Ohrmuscheln. – **(6)** Fakultativ Schallleitungsschwerhörigkeit.
Ätiol.: Wahrscheinlich autosomal-dominantes Leiden mit variabler Expressivität und vollständiger Penetranz.
Pathog.: Unbekannt.
Bemerkungen: Offenbar sehr seltenes Leiden, bisher nur Befunde einer Familie publiziert. Variabilität des klinischen Bildes daher noch nicht ausreichend bekannt.
Lit.: Grosse FR, Herrmann J, Opitz JM (1969) The F-form of acropectoro-vertebral dysplasia: The F syndrome. Birth Def Orig Art Ser V: 48–63.
McK: 102510
L. Pelz/AS

F syndrome (e): F-Syndrom
Fuchs heterochromic iridocyclitis (e): Heterochromozyklitis Fuchs

Fuchs-Hornhautendotheldystrophie
Syn.: Fuchs-II-Hornhautepitheldystrophie – Fuchs-Syndrom II – Fuchs-Kraupa-Syndrom – Groenouw-Fuchs-Hornhautdystrophie – Hornhautdystrophie, endothelio-epitheliale kombinierte
Def.: Familiäre beidseitige zentrale oder parazentrale Hornhautendotheldystrophie mit Cornea guttata, Endothelödem und sekundären Epithelveränderungen.
A.: Erstbeschreibung 1910 durch Ernst Fuchs, 1851–1930, österreichischer Ophthalmologe, Lüttich, Wien.
Diagn. Krit.: **(1)** Erstmanifestation in der Pubertät (juvenile Variante) oder nach dem 40. Lebensjahr (senile Variante). – **(2)** Cornea guttata mit zahlreichen 0,04–0,08 mm Exkreszenzen an der Rückfläche der Descemet-Membran. – **(3)** Herabgesetzte Sehschärfe durch Endothel- und Epithelödem. – **(4)** Herabgesetzte Hornhautsensibilität. – **(5)** U.U. Winkelblockglaukom. – **(6)** Selten vorderer Polstar der Linse.
Ätiol.: Meist sporadisches, gelegentlich autosomal-dominantes Leiden mit stärkerer Expression bei Frauen.
Pathog.: Letztlich unklare Endotheldystrophie mit sekundären Epithelveränderungen der Hornhaut.
Lit.: Fuchs E (1910) Dystrophia epithelialis corneae. v Graefes Arch Ophth 76: 478. – Kraupa E (1920) Pigmentierungen der Hornhauthinterfläche bei „Dystrophia epithelialis (Fuchs)". Z Augenheilk, Berlin 44: 247. – Offret F, Pouliquen Y, Renard G (1977) Fuchs'sche Endotheldystrophie. Klin Mbl Augenheilk 170: 796–803.
McK: 136800
F. H. Stefani/DP

Fuchs-II-Hornhautepitheldystrophie: Fuchs-Hornhautendotheldystrophie
Fuchs-Kraupa-Syndrom: Fuchs-Hornhautendotheldystrophie
Fuchs-Syndrom: Erythema exsudativum multiforme, Major-Form, Konjunktivitis und Stomatitis
Fuchs-Syndrom II: Fuchs-Hornhautendotheldystrophie
Fuchs-Syndrom III: Heterochromozyklitis Fuchs
Fucosidase-Mangel: Fucosidose

Fucosidose
Syn.: Fucosidase-Mangel – Fucosidosis (e)
Def.: Seltene autosomal-rezessiv erbliche Störung des komplexen Kohlenhydratstoffwechsels aus der Gruppe der lysosomalen Speicherkrankheiten mit nicht einheitlicher klinischer Symptomatik. Mindestens zwei verschiedene Verlaufsformen (schwer verlaufender Typ I mit Manifestation im 1. Lebensjahr, etwas langsamer verlaufender Typ II mit Beginn im 2. bis 3. Lebensjahr).
A.: Erstbeschreibung der Stoffwechselstörung 1967 durch den italienischen Pädiater Paolo Durand. Nachweis des Enzymdefekts 1968 durch die belgischen Biochemiker F. van Hoof und H. G. Hers.
Diagn. Krit.: **(1)** Manifestation im 1. bis 3. Lebensjahr. – **(2)** Neurodegenerative Symptomatik mit Störung des Muskeltonus, Ataxie und späterer Spastik, geistiger Retardierung, Krampfanfällen und finaler Dezerebration. – **(3)** Unterschiedlich starke Hurler-ähnliche Gesichtsdysmorphie. – **(4)** Unterschiedlich schwer ausgeprägte Skelettveränderungen im Sinne einer Dysostosis multiplex. – **(5)** Leber- und seltener Milzvergrößerung, Kardiomegalie. – **(6)** Hautveränderungen im Sinne eines Angiokeratoma corporis diffusum beim Typ II, meist erst nach dem 5. Lebensjahr. – **(7)** Infektneigung und Gedeihstörung. – **(8)** Minderwuchs. – **(9)** Vakuolisierte Zellen im peripheren Blutbild und im Knochenmark, sowie in anderen Geweben. – **(10)** Diagnosesicherung durch Nachweis des Defekts der Alpha-L-Fucosidase und durch fucosehaltige Oligosaccharidurie. – **(11)** Bei manchen Patienten erhöhter NaCl-Gehalt im Schweiß; gelegentlich ophthalmologische Befunde.
Ätiol.: Autosomal-rezessives Erbleiden.
Pathog.: Die Alpha-L-Fucosidase – das entsprechende Gen ist auf dem Chromosom 1p34 lokalisiert – spaltet Fucose von Oligosacchariden ab. Bei Vorliegen des Enzymblocks kommt es zu einem Abbaustopp von Oligosacchariden (Glykoproteinen) und intralysosomaler Speicherung dieser Stoffwechselmetabolite. Wahrscheinlich ist der Enzymdefekt biochemisch heterogen, es werden sowohl eine Störung bei der Enzymsynthese als auch im späteren »processing« des Enzyms diskutiert.
Bemerkungen: Seltene Stoffwechselstörung, ubiquitäres Vorkommen, jedoch gewisse Häufung bei italienischer Bevölkerung. Keine kausale Therapie bekannt. Eine pränatale Diagnostik ist möglich.
Lit.: Beaudet AL, Thomas GH (1989) Disorders of glycoprotein degradation: mannosidosis, fucosidosis, sialidosis, and aspartylglycosaminuria. In: Scriver CR, Beaudet AL, Sly WS, Valle D (eds) The metabolic basis of inherited disease, 6th ed. McGraw-Hill, New York. – Durand P, Phillippart M, Borrone C, della Cella G (1967) A new glycolipid storage disease. Pediat Res 1: 416. – Seo H-C, Kunze J, Willems PJ et al (1994) A single-base deletion mutation in a turkish patient with fucosidosis. Human Mutation 3: 407–408. – Van Hoof F, Hers HE (1968) Mucopolysaccharidosis by absence of alpha-fucosidase. Lancet I: 1198. – Willems PJ, Garcia CA, de Smedt MCH et al (1988) Intrafamilial variability in fucosidosis. Clin Genet 34: 7–14.
McK: 230000
J. Gehler/JK

Fucosidose

Fucosidosis (e): Fucosidose
fulminating purpuric meningococcemia (e): Waterhouse-Friderichsen-Syndrom
Fumarylacetoacetase-Mangel: Tyrosinose Typ I
Fundus albipunctatus with hemeralopia and xerosis (e): Uyemura-Syndrom

Fundusdystrophie, pseudoinflammatorische (Sorsby): Sorsby-Syndrom I
fundus flavimaculatus, comprising (e): Stargardt-Makuladegeneration
Funktionsstörung des oberen Ösophagussphinkters: Achalasie, krikopharyngeale
Furchenhaar: Haare, unkämmbare

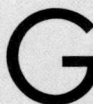

Gagel-Granulom: Ayala-Krankheit
Gagel's granuloma (e): Ayala-Krankheit

Gaisböck-Syndrom
Def.: Obsoleter Begriff für Polycythaemia rubra vera mit Hypertonie.
Lit.: Gaisböck F (1922) Die Polyzythämie. Erg inn Med 21: 204–250.

β-galactosidase-deficiency (e): G_{M1}-Gangliosidose, Typ I
Galaktokinase-Mangel: Galaktosämie I

Galaktorrhö-Amenorrhö(-Symptomenkomplex)
Syn.: Galaktorrhö-Amenorrhö-Syndrom – inappropriate lactation (e)
Def.: Galaktorrhö und (Oligo-)Amenorrhö mit Hypogonadotropinämie bei erhöhtem Prolactin-Spiegel. Die Bezeichnung »Galaktorrhö-Amenorrhö-Syndrom« ist veraltet, da nur 30–60% der Frauen mit einer Hyperprolactinämie eine Galaktorrhö aufweisen. – Untergruppen: 1. Forbes-Albright-Syndrom: klinische Bezeichnung für Galaktorrhö-Amenorrhö aufgrund gutartiger Prolactinome. – 2. Chiari-Frommel-Syndrom: klinische Bezeichnung für persistierende Galaktorrhö-Amenorrhö nach der Gravidität. – 3. Ahumada-del Castillo-Argonz-Syndrom: klinische Bezeichnung für Galaktorrhö-Amenorrhö bei Nulliparae.
A.: J. Argonz, argentinischer Arzt. – E. B. del Castillo, argentinischer Arzt. – Erstbeschreibung 1932 durch Juan Carlos Ahumada und del Castillo sowie A. P. Forbes, F. Albright und Mitarbeiter. Argonz und del Castillo entdeckten die Beziehungen der Galaktorrhö-Amenorrhö zu einem chromophoben Hypophysenadenom und grenzten die nach ihnen und Forbes und Albright benannten Formen vom Chiari-Frommel-Syndrom ab. Nach neueren Erkenntnissen liegt jedoch auch diesem eine ähnliche Ätiologie zugrunde.
Diagn. Krit.: (1) Primäre oder sekundäre Amenorrhö. – (2) Galaktorrhö, meist ohne vorausgehende Schwangerschaft. – (3) Hypogonadotropinämie und verminderte Gonadotropinausscheidung im Harn. – (4) Normale innere Genitalorgane (meist aber relativ kleiner Uterus). – (5) Sterilität.
Ätiol.: Heterogen. 1. Vermehrung der normalen Prolactin-produzierenden Zellen (Mikro- oder Makroprolactinom der Hypophyse, Kraniopharyngiom). – 2. Operative oder traumatische Durchtrennung des Hypophysenstiels. – 3. Medikamentöse Hemmung des Prolactin-inhibierenden Faktors (PIF), z.B. durch Phenothiazine, Butyrophenone, Benzamide, Metoclopramid, α-Methyldopa, Reserpin, Opiate, Östrogene. – 4. Erhöhung der endogenen Prolactinstimulierung, z.B. durch Streß, TRH bei Hypothyreose. – 5. Ektopische Prolactin-Produktion (z.B. bei Sarkoidose, Bronchial-Ca.). – 6. Chronische Leber- oder Niereninsuffizienz. – 7. Idiopathisch.
Pathog.: Erhöhte Prolactin-Freisetzung aufgrund der o.g. Mechanismen führt zu einer dienzephalen Hemmung der Gonadotropinsekretion und der Follikelreifung bis zur konsequenten (Oligo-)Amenorrhö. Gleichzeitig werden die lactotrophen Zellen der Mamma zu Milchproduktion angeregt.
Lit.: Argonz J, del Castillo EB (1953) A syndrome characterized by estrogenic insufficiency, galactorrhea and decreased urinary gonadotrophin. J Clin Endocr Metab 13: 79 – 87. – Bohnet HG (1995) Hyperprolactinämie. In: Wulf KH, Schmidt-Matthiesen H: Klin Frauenheilk Gebh, 1. Aufl, Bd 1. Urban & Schwarzenberg, München. – Boyd AE, Reichlin S, Turksoy RN (1977) Galactorrhea-amenorrhea syndrome: diagnosis and therapy. Ann intern Med 87: 165–175. – Forbes AP, Henneman PH, Griswold GC, Albright F (1954) Syndrome characterized by galactorrhea, amenorrhea, and low urinary FSH: comparison with acromegaly and normal lactation. J Clin Endocr Metab 14: 265–271. – Leong DA, Frawley LS, Neill JD (1983) Neuroendocrine control of prolactin secretion. Ann Rev Physiol 45: 109. – Wolf A (1987) Störungen des Zyklus. In: Wulf KH, Schmidt-Matthiesen H: Klin Frauenheilk Gebh, 1. Aufl, Bd 1. Urban & Schwarzenberg, München.
P. Nawrocki; R. Terinde/GA

Galaktorrhö-Amenorrhö-Syndrom: Galaktorrhö-Amenorrhö(-Symptomenkomplex)

Galaktosämie I
Syn.: Galaktokinase-Mangel – Agalaktokinase(-Syndrom) – GALK-deficiency (e)
Def.: Erbliche Stoffwechselstörung im Galaktose-Metabolismus, bei der Mangel an Galaktokinase-Aktivität zur Linsentrübung als einzigem klinischen Symptom führt.
A.: Erstbeschreibung 1965 durch R. Gitzelmann.
Diagn. Krit.: (1) Langsam progrediente Entwicklung einer nukleären oder zonulären Katarakt bei Einführung von Milchzucker in die Säuglingsnahrung. – (2) Postprandiale Hypergalaktosämie und Galaktosurie. – (3) Spätfolge: Visusminderung bis zur Erblindung, falls nicht behandelt.
Ätiol.: Autosomal-rezessives Leiden. Genlokalisation auf Chromosom 9 (9q13).

Pathog.: Durch Mangel an Galaktokinase kann Glucose-1-Phosphat nicht auf dem normalen Stoffwechselweg zu Glucose abgebaut werden. Statt dessen wird durch eine Aldolase Galaktitol gebildet. Dieser Zuckeralkohol reichert sich in der Linse an und führt zur Schwellung und Berstung der Zonulafasern, wobei die Proteine irreversibel denaturieren.

Bemerkungen: Diagnosestellung durch Nachweis der fehlenden Galaktokinase-Aktivität der Erythrozyten bei normaler Galaktose-1-Phosphat-Uridyltransferase-Aktivität. Heterozygote Genträger verfügen über etwa 50% der normalen GALK-Aktivität. Die Erkrankung wird im Neugeborenen-Screeningtest erfaßt, falls dieser auf der Bestimmung von Galaktose basiert. **(DD)** Galaktosämie II und III. Therapie: Galaktose-freie Ernährung. Therapiekontrolle durch Bestimmung von Galaktitol im Blut. Häufigkeit rund 1 : 1 000 000. Sonderformen: In der schwarzen Bevölkerung Amerikas scheint es ein häufiges Allel zu geben, das ebenfalls zu verminderter Galaktokinase-Aktivität führt, sich aber vom bekannten Homozygoten-Galaktokinase-Mangel-Status unterscheidet.

Lit.: Gitzelmann R (1965) Deficiency of erythrocyte galactokinase in a patient with galactose diabetes. Lancet II: 670–671. – Gitzelmann R (1967) Hereditary galactokinase deficiency, a newly recognized cause of juvenile cataracts. Pediat Res 1: 14–23. – Gitzelmann R, Baerlocher K, Prader A (1973) Hereditäre Störungen im Fructose- und Galactosestoffwechsel. Mschr Kinderheilk 121: 174–180. – Segal S (1989): Disorders of galactose metabolism. In: Scriver CR, Beaudet AL, Sly WS, Valle D (eds) The Metabolic Basis of Inherited Disease. 6. ed, pp 453–480. McGraw-Hill, New York.

McK: 230200
E. Mönch/JK

Galaktosämie II

Syn.: Galaktose-1-Phosphat-Uridyltransferase-Mangel – Galaktose-Intoleranz, hereditäre – GALT-deficiency (e)

Def.: Erbliche Stoffwechselstörung im Galaktose-Metabolismus, bei der es durch Mangel an Galaktose-1-Phosphat-Uridyltransferase zum Aufstau von Galaktose-1-Phosphat kommt, das vor allem auf Leber, Niere und Hirn toxisch wirkt.

A.: Erstbeschreibung 1908 durch den österreichischen Ophthalmologen August Ritter von Reuss und 1917 durch F. Göpfert. – Die Natur des Stoffwechseldefekts wurde 1956 durch K. J. Isselbacher und Mitarbeiter aufgeklärt.

Diagn. Krit.: **(1)** Bei Milchfütterung kommt es innerhalb der ersten zwei Lebenswochen zu Trinkschwäche, Erbrechen und/oder Durchfällen sowie einem verlängerten Icterus neonatorum. – **(2)** Es besteht eine Hepatomegalie, manchmal auch Aszites und Ödeme. – **(3)** Bei weiterer Milchfütterung sind die Krankheitserscheinungen rapide fortschreitend und führen schnell zum Tode. – **(4)** Nur zeitweiser Entzug von Milch und parenterale Ernährung verzögern den Verlauf und führen zum Bild der chronischen Ernährungsstörung mit Minderwuchs und allgemeiner Entwicklungshemmung. Besonders betroffen ist die Sprachentwicklung. – **(5)** Nach einigen Wochen kommt es zur Kataraktbildung. – **(6)** Gelegentlich meningitische Zeichen: vorgewölbte Fontanelle. – **(7)** Galaktosämie, Hypoglykämie; Zeichen der Leberschädigung wie Hyperbilirubinämie, Transaminasenerhöhung, Hypoproteinämie. – **(8)** Galaktosurie sowie Glucosurie und Hyperaminoazidurie als Zeichen der Nierenschädigung; positive Reduktionsproben. – **(9)** Normale Intelligenzentwicklung bei diätetischer Therapie im ersten Lebensjahrzehnt, danach deutliche Intelligenzverluste, bei Mädchen stärker als bei Jungen. – **(10)** Als Spätkomplikation entwickelt sich bei der Mehrzahl der Mädchen eine Ovarialinsuffizienz.

Ätiol.: Autosomal-rezessives Leiden. Eine Vielzahl verschiedenster genetischer Mutationen wurde bisher beschrieben. Genlokalisation auf Chromosom 9 (9p13).

Pathog.: Durch Fehlen der GALT-Aktivität kommt es zur Akkumulation von Galaktose-1-Phosphat, das wahrscheinlich durch Enzymhemmung auf Niere, Leber und Hirn toxisch wirkt. Außerdem kommt es zur Anreicherung von Galaktose und so, wie beim Galaktokinase-Mangel, durch Bildung von Galaktitol zur Katarakt. Die Ursachen des späteren Intelligenzverlustes und der Ovarialinsuffizienz sind bisher nicht geklärt.

Bemerkungen: Diagnose von homozygoten und heterozygoten Genträgern durch Nachweis des GALT-Mangels in Erythrozyten. Die Krankheit wird beim Neugeborenen-Screening erfaßt. Heterozygote Genträger verfügen etwa über 50% der normalen Galaktose-1-Phosphat-Uridyltransferase-Aktivität. Bei der sog. Duarte-Variante haben die Heterozygoten eine Enzymaktivität der Galaktose-1-Phosphat-Uridyltransferase von 75%, die Homozygoten von etwa 50% der Norm. Sie bleiben klinisch unauffällig. Es sind noch eine Reihe anderer Varianten bekannt, die sich im Ausmaß des Enzymmangels bei Hetero- und Homozygoten unterscheiden. Pränatale Diagnostik aus Amnionzellen bzw. Fruchtwasser ist möglich. **(DD)** Galaktosämie I und III – andere Hypoglykämie-Syndrome, z.B. Glykogenosen, Fructose-Intoleranz. Die Häufigkeit beträgt in Europa etwa 1 : 50 000, in Nordamerika 1 : 31 000. Die Therapie besteht in lebenslanger Galaktose-freier Diät, bei Mädchen kommt eine Hormontherapie wegen der Ovarialinsuffizienz hinzu.

Lit.: Holton JB, Allen JT, Gillett MG (1989) Prenatal diagnosis of disorders of galactose metabolism. J Inher Metab Dis 12 Suppl 1: 202–206. – Isselbacher KJ, Anderson EP, Kurahashi K, Kalckar HM (1956) Congenital galactosemia, a single enzymatic block in galactose metabolism. Science 123: 635–636. – Reichardt JK (1992) Genetic basis of galactosemia. Hum Mutat 1: 190–196. – v Reuss A (1908) Zuckerausscheidung im Säuglingsalter. Wien med Wschr 58: 799–803. – Schweitzer S, Shin Y, Jakobs C, Brodehl J (1993) Long-term outcome in 134 patients with galactosaemia. Eur J Pediatr 152: 36–43. – Waggoner DD, Buist NR, Donnell GN (1990) Long-term prognosis in galactosaemia: Results of a survey of 350 cases. J Inher Metab Dis 13: 802–818.

McK: 230400
E. Mönch/JK

Galaktosämie III

Syn.: Galaktoseepimerase-Mangel – UDP-Galaktose-4-Epimerase-Mangel – GALE-deficiency (e) – Epimerase-Mangel

Def.: Angeborener Stoffwechseldefekt im Galaktose-Stoffwechsel mit zwei klinischen Ausprägungen, in der einen ohne Symptome, in der anderen mit Übelkeit, Erbrechen, Hepatomegalie.

A.: Erstbeschreibung 1972 durch R. Gitzelmann.

Diagn. Krit.: Form A (Schweiz): Keine Krankheitserscheinungen, einziges Symptom war eine Galaktosämie. Form B (England): **(1)** Erbrechen, Übelkeit, Wachstumsstörung, Hypotonie, Hepatomegalie. – **(2)** Leichte Hyperaminoazidurie und Galaktosämie/-urie.

Ätiol.: Autosomal-rezessive Vererbung. Genlokalisation auf Chromosom 1 (1p36–p35).

Pathog.: UDP-Galaktose-4-Epimerase katalysiert die Bereitstellung von UDPG für die Umwandlung von Glukose-1-Phosphat in Galaktose-1-Phosphat. Bei völlig Galaktose-freier Diät könnte es daher bei Mangel an Epimerase zum Galaktose-Mangel kommen. Im Unterschied zu Form A ist bei Form B der Mangel an Enzym

generalisiert und nicht nur auf die Blutzellen beschränkt.
Bemerkungen: **(DD)** Galaktosämien I und II. Therapie: Wenn überhaupt nötig, Galaktose-freie Ernährung.
Lit.: Gitzelmann R (1972) Deficiency of uridine diphosphate galactose-4-epimerase in blood cells of an apperently healthy infant. Helv paediat Acta 27: 125–130. – Segal S (1989) Disorders of Galactose Metabolism. In: Scriver CR, Beaudet AL, Sly WS, Valle D (eds) The Metabolic Basis of Inherited Disease. 6. ed, pp 453–480. McGraw-Hill, New York.
McK: 230350
E. Mönch/JK

Galaktose-1-Phosphat-Uridyltransferase-Mangel: Galaktosämie II
Galaktoseepimerase-Mangel: Galaktosämie III
Galaktose-Intoleranz, hereditäre: Galaktosämie II
α-Galaktosidase-B-Defizienz: Alpha-N-Acetylgalaktosaminidase-Defizienz
GALE-deficiency (e): Galaktosämie III
GALK-deficiency (e): Galaktosämie I
Gallengangsfehlbildung, familiäre, mit tubulärer Niereninsuffizienz: Ikterus, cholestatischer, mit tubulärer Niereninsuffizienz

Gallensäurenmalabsorption (Typ I–III)
Syn.: Gallensäurenverlust-Syndrom – Syndrom der Gallensäurenmalabsorption – bile acid malabsorption syndrome (e)
Def.: Die durch Stoffwechsel- oder Transportblock im enterohepatischen Kreislauf der Gallensäuren (GS) bedingte Erschöpfung der Kapazität der Leber bezüglich GS-Synthese.
Diagn. Krit.: **(A)** »Kompensiertes« Gallensäurenverlustsyndrom (GSV): chologene wäßrige Diarrhöen; Stuhlfettausscheidung < 20 g/die. – **(B)** »Dekompensiertes« GSV: **1)** Diarrhöen, Steatorrhöen (Stuhlfettausscheidung > 20 g/die). **2)** Malabsorption von Vitamin D (Osteomalazie), Vitamin K (Hypoprothrombinämie). **3)** Gallensteine, Oxalat-Nierensteine. **4)** Kolon-Karzinom (??). **5)** Erhöhte fäkale GS-Ausscheidung, pathologischer ^{14}C-Taurocholsäure-Resorptionstest, pathologische ^{75}Se-Homotaurocholsäure-Retention (^{75}SeHCAT), pathologischer Schilling-Test, pathologischer ^{14}C-Glykocholatatemtest.
Ätiol.: Typ I: Ileopathie (Morbus Crohn, Tbc), Ileumresektion (> 30 cm) oder Bypass-Operationen. Typ II: primäre chologene Diarrhö (Transportdefekt [?], Thaysen-Pedersen-Syndrom). Typ III: erhöhter GS-Verlust nach Cholezystektomie, Vagotomie oder Gastrektomie.
Pathog.: Verlust der Ileumfunktion durch funktionellen oder anatomischen (> 30 cm) Ausfall hat eine Erhöhung der GS-Konzentration in den Fäzes zur Folge, mit Steigerung der Sekretion von Wasser und Elektrolyten in das Kolon vor allem durch Chenodesoxychol- und Desoxycholsäure. Zwei pathogenetische Variationen sind möglich: **a)** kompensiertes GSV: Kompensation der GS-Verluste durch gesteigerte Neusynthese in der Leber; **b)** dekompensiertes GSV: Verminderung des Gallensäurenpools, der biliären GS-Sekretion, der GS-Konzentration im Jejunum mit gestörter Fettresorption durch Abnahme der mizellären Phase und Steatorrhö. Oxalat-Nierensteine: die Malabsorption von Fetten bedingt eine vermehrte Bildung schwer löslicher Ca-Fettsäureseifen. Intraluminal fällt vermehrt freies Oxalat an, das vor allem im Kolon rückresorbiert wird. Die Folge ist ein verändertes Löslichkeitsprodukt im Urin zugunsten der Oxalsäure, wodurch Nierensteine entstehen. Gallensteine: Verminderung des GS-Pools bedingt gleichzeitig Verminderung der GS-Konzentration in der Galle. Die Veränderung des Löslichkeitsproduktes in der Galle zugunsten des Cholesterins begünstigt die Entstehung von Cholesterin-Gallensteinen.
Bemerkungen: **(DD)** alle Formen der wäßrigen Diarrhöen und Steatorrhöen.
Lit.: Heaton KW (1977) Disturbances of bile acid metabolism in intestinal disease. Clin Gastroenterol 6: 69–92. – Hofmann AF (1993) The enterohepatic circulation of bile acids in health and disease. In: Sleisinger MH, Fadhan JS: Gastrointestinal disease – pathophysiology, diagnosis, management, 5th ed, pp 127–150. WB Saunders, Philadelphia. – Paumgartner G (1979) Diagnose des Gallensäurenverlustsyndroms. Therapiewoche 29: 7877–7883. – Scheurlen C, Kruis W, Büll U et al (1986) Comparison of ^{75}SeHCAT retention half-life and fecal content of individual bile acids in patients with chronic diarrheal disorders. Digestion 35: 102–108.
C. Scheurlen/GA

Gallensäurenverlust-Syndrom: Gallensäurenmalabsorption (Typ I–III)
Gallepfropf: Inspissated-bile-Syndrom

Galloway-Syndrom
Syn.: hiatus hernia, microcephaly, nephrosis, Galloway type (e) – microcephaly, hiatus hernia, nephrosis, Galloway type (e) – nephrosis, microcephaly, hiatus hernia, Galloway type (e)
Def.: Eine Symptomenkombination aus Mikrozephalie, Hiatushernie und Nephrose.
A.: Erstbeschreibung von W. H. Galloway und A. P. Mowat 1986.
Diagn. Krit.: **(1)** Primäre Mikrozephalie mit niedriger fliehender Stirn, flachem Okziput, flachem Scheitel, sekundäre Kraniostenose. – **(2)** Geringe Kopfkontrolle, generalisierte muskuläre Hypotonie, Interesselosigkeit. – **(3)** Unkoordinierte Augen-, Hand- und Fußbewegungen. Bis zum 3. Jahr fehlende motorische Entwicklung, Krämpfe. – **(4)** Schwere geistige Retardierung. – **(5)** Explosives Erbrechen als Hinweis auf Hiatushernie. – **(6)** Proteinurie, mikroskopische Hämaturie, Augenlidödeme, Hypalbuminämie, Anämie, Nephrose. – **(7)** Früher Tod infolge renaler Insuffizienz (bis zum 3. Jahr). – **(8)** Fakultativ: große Schlappohren, Mikrogenie, hoher Gaumen, Hypertelorismus, Bandscheibenverkalkungen, Optikusatrophie.
Ätiol.: Autosomal-rezessive Vererbung.
Pathog.: Unbekannt.
Bemerkungen: Autoptisch Hypomyelinisierung des Hirnstamms, Rückenmarks, Fehlen der inneren granulären Schicht des Zerebellums, Hypoplasie der Olivenkerne. Fokale Glomerulosklerose. – Symptomatische Therapie, chirurgisch bzw. medikamentös.
Lit.: Cooperstone BG, Friedman A et al (1993) Galloway-Mowat syndrome of abnormal gyral patterns and glomerulopathy. Am J Med Genet 47: 250–254. – Galloway WH, Mowat AH (1968) Congenital microcephaly with hiatus hernia and nephrotic syndrome in two sibs. J Med Genet 5: 319–321. – Roos RAC, Maaswinkel-Mooy PD, v.d. Loo EM, Kanhai HHH (1987) Congenital microcephaly, infantile spasms, psychomotor retardation, and nephrotic syndrome in two sibs. Eur J Pediatr 146: 532–536.
McK: 251300
J. Kunze/JK

G_{M1}-Gangliosidose, Typ I

GALT-deficiency (e): Galaktosämie II
Gamma-Schwerkettenkrankheit: γ-Schwerkettenkrankheit
Gamstorp-Syndrom: Adynamia episodica hereditaria
gangliocytoma of the cerebellum, dysplastic (e): Kleinhirnhypertrophie, diffuse
Ganglioneurom der Kleinhirnrinde, diffuses: Kleinhirnhypertrophie, diffuse
ganglioneurome diffus du cortex du cervelet (fz): Kleinhirnhypertrophie, diffuse
Ganglion-geniculatum-Syndrom: Hunt-Neuralgie
Ganglion sphenopalatinum-Syndrom: Sluder-Neuralgie
ganglioside sialidase deficiency (e): Mucolipidose IV
G_{M2}-Gangliosidose, infantile: Tay-Sachs-Krankheit

G_{M1}-Gangliosidose, Typ I

Syn.: Landing-Krankheit – Lipidose, familiäre neuroviszerale – G_{M1}-gangliosidosis, generalized (e) – β-galactosidase-deficiency (e)

Def.: Autosomal-rezessiv erbliche, vorwiegend neurodegenerativ verlaufende lysosomale Speicherkrankheit aus der Gruppe der Sphingolipidosen mit Ablagerungen in der grauen Hirnsubstanz und in anderen Geweben. Nach klinischen Kriterien lassen sich ein infantiler Typ I, ein juveniler Typ II und ein adulter Typ III unterscheiden.

A.: Benjamin H. Landing, amerikanischer Pathologe, und Mitarbeiter faßten die Ergebnisse der infantilen G_{M1}-Gangliosidose zusammen. – Erstbeschreibung der Krankheit wahrscheinlich 1951 durch J. Caffey. Aufklärung des zugrundeliegenden Enzymdefekts 1968 durch S. Okada und J. S. O'Brien.

Diagn. Krit.: (1) Manifestation bei der Geburt oder in den ersten drei Monaten. – (2) Gedeihstörung, Trinkschwäche, Muskelhypotonie. – (3) Makrozephalie, grobe Gesichtszüge. – (4) Schwere progrediente psychomotorische Retardierung mit Entwicklung einer Tetraspastik, Krampfanfällen, Erblindung, Taubheit und später Zeichen der Dezerebration. – (5) Hepatosplenomegalie. – (6) Blasser Augenhintergrund, kirschroter Fleck (50%). – (7) Ödemneigung. – (8) Unterschiedlich schwere Skelettveränderungen im Sinne einer Dysostosis multiplex. – (9) Diagnosesicherung durch Nachweis des β-Galaktosidasemangels in Fibroblasten oder anderen Geweben, Nachweis von vakuolisierten Zellen. – (10) Tod vor dem 2. Lebensjahr.

Ätiol.: Autosomal-rezessives Erbleiden.

Pathog.: Das lysosomale Enzym β-Galaktosidase spaltet von G_{M1}-Gangliosid die endständige Galaktose ab. Bei Vorliegen des Enzymdefekts – das Gen für das Enzym liegt auf dem Chromosom 3 – kommt es zu einer Ablagerung von G_{M1}-Gangliosiden und anderen Metaboliten vorwiegend in der grauen Substanz, aber auch in anderen Geweben und im Skelettsystem. Hieraus resultieren sekundär die klinischen und morphologischen Befunde.

Bemerkungen: Die Unterteilung der G_{M1}-Gangliosidose in den infantilen Typ I, den juvenilen Typ II und den adulten Typ III basiert auf klinischen und zum Teil biochemischen Unterschieden. Die morphologischen Veränderungen bei Typ II und Typ III entsprechen prinzipiell den obengenannten Befunden des Typ I. Klinische Ähnlichkeiten bestehen zu den G_{M2}-Gangliosidosen. Eine kausale Therapie ist nicht bekannt, die pränatale Diagnostik durch Amniozentese oder Chorionbiopsie ist möglich.

Lit.: Beck M (1992) G_{M1}-Gangliosidose. In: Hopf HC, Poeck K, Schliack H (Hrsg) Neurologie in Praxis und Klinik, Bd II, 2. Aufl. Thieme, Stuttgart, New York. – O'Brien JS (1989) β-galactosidase deficiency (GM_1 gangliosidosis, galactosialidosis, and Morquio syndrome type B); ganglioside sialidase deficiency (mucolipidosis IV). In: Scriver CR, Beaudet AL, Sly WS, Valle D (eds) The metabolic basis of inherited disease, 6th ed. McGraw-Hill, New York. – Landing BH, Silverman FN, Craig JM et al (1964) Familial neurovisceral lipidosis. An analysis of 8 cases of a syndrome previously reported as „Hurler-Variant", „Pseudo-Hurler disease", and „Tay-Sachs disease with visceral involvement". Am J Dis Child 108: 503–522.

McK: 230500; 230600; 230650

J. Gehler/JK

G_{M2}-Gangliosidose, Typ I oder Variante B: Tay-Sachs-Krankheit
G_{M1}-gangliosidosis, generalized (e): G_{M1}-Gangliosidose, Typ I
Gangrän, progressive, synergistische, bakterielle: Fournier-Gangrän
gangrène foudroyante de la verge (Fournier) (fz): Fournier-Gangrän
Ganser-Dämmerzustand: Ganser-Symptomenkomplex

Ganser-Symptomenkomplex

Syn.: Ganser-Syndrom – Ganser-Dämmerzustand – Syndrom, pseudodementes – Scheinblödsinn – Pseudodemenz

Def.: Ein psychogener Symptomenkomplex aus dem Formenkreis hysterisch-dissoziativer Störungen, bei dem es zu vorübergehendem Gedächtnisverlust, unklaren Bewußtseinsstörungen, mitunter auch zu – vorwiegend akustischen – Halluzinationen kommt.

A.: Sigbert Joseph Maria Ganser, 1853–1931, Psychiater, Dresden. – Erstbeschreibung 1898.

Diagn. Krit.: (1) Vorbeireden, d.h. Beantwortung von Fragen mit einer stets ungefähr richtigen Angabe, wobei der Patient den Sinn der Frage vermutlich korrekt erfaßt. – (2) Orientierung zu Ort und Zeit, mitunter auch zur Person, gestört, jedoch in der Regel keine Verwirrtheit. – (3) Klinisch als »demonstrativ« imponierende Symptome wie vorübergehender Gedächtnisverlust, psychogene Anfälle (teils mit Inkontinenz), wechselnde und situationsabhängige Bewußtseinstrübung ohne sonstiges objektivierbares Defizit. – (4) Sinnestäuschungen auf akustischem Gebiet können fakultativ auftreten.

Ätiol.: Psychogene Erkrankung mit für den Untersucher mehr oder weniger klar erkennbarem (»unbewußtem«) Motiv (sekundärer Krankheitsgewinn), z.B. Verhinderung einer Strafverfolgung wegen Unzurechnungsfähigkeit.

Pathog.: Angesichts der Vielzahl und Unterschiedlichkeit der möglichen Symptome ist die Pathogenese umstritten. Eine gewisse Einigkeit besteht insofern, als dissoziative, »hysterische« Mechanismen, verbunden mit erheblicher Regression, stets vorhanden sind. Darüber hinaus wird der Ganser-Symptomenkomplex in der Literatur teilweise als einfache Simulation einer Geisteskrankheit verstanden, andererseits als überlagernde Zweiterkrankung bei vorangegangenem Schädel-Hirn-Trauma oder psychotischer Grunderkrankung interpretiert. Es wurden Fälle nach Kohlenmonoxidvergiftung beschrieben. Einige Patienten sollen vorauslaufende neurologische Symptome aufweisen. Es scheint eine Häufung bei ethnischen Minoritäten zu geben. Fälle bei Kindern und Jugendlichen kommen vor, wenn auch selten.

Bemerkungen: Der akute Zustand ist in der Regel von kurzer Dauer und bildet sich voll zurück, kann aber aufgrund des Schweregrades der Agitiertheit vorübergehend den Einsatz von Psychopharmaka erfordern.

Lit.: Adler R, Touyz S (1989) Ganser syndrome in a 10 year old boy – an 8 year follow up. Aust N Z J Psychiat 23: 124–126. – Apter A et al (1993) The Ganser syndrome in two adolescent broth-

ers. J Amer Acad Child Adolesc Psychiat 32: 582–584. – Cosgray RE, Fawley RW (1989) Could it be Ganser's syndrome? Arch Psychiat Nurs 3: 241–245. – Ganser SJM (1898) Über einen eigenartigen hysterischen Dämmerzustand. Arch Psychiat 30: 633–640. – Haddad PM (1993) Ganser syndrome followed by major depressive episode. Brit J Psychiat 162: 251–253. – Parker N (1989) Ganser syndrome (letter). Aust N Z J Psychiat 23: 308. – Peszke MA, Levin GA (1987) The Ganser Syndrome: a diagnostic and etiological enigma. Conn Med 51: 79–83. – Sigal M et al (1992) Ganser syndrome: a review of 15 cases. Compr Psychiat 33: 134–138. – Sizaret P (1989) The Ganser syndrome and its ups and downs. Ann Med Psychol 147: 167–179.
P. Hoff/DP

Ganser-Syndrom: Ganser-Symptomenkomplex

GAPO-Syndrom
Syn.: **g**rowth retardation-**a**lopecia-**p**seudoanodontia-**o**ptic atrophy syndrome (e)
Def.: Ein hereditäres Syndrom mit Wachstumsverzögerung, Alopezie, Pseudoanodontie und Optikusatrophie.
A.: Erstbeschreibung 1984 durch R. E. Tipton und Robert J. Gorlin.
Diagn. Krit.: **(1)** Schwere Wachstumsverzögerung mit retardiertem Knochenalter. – **(2)** Alopezie, schwere Hypotrichose. – **(3)** Pseudoanodontie (fehlender Zahndurchbruch). – **(4)** Ab Kleinkindesalter progressive Optikusatrophie. – Weiterhin: charakteristische faziale Auffälligkeiten mit hoher, betonter Stirn, Mittelgesichtsdysplasie, prominenten Augen bei flachen Orbitae, Glaukom, Keratokonus, Mikrogenie, tief eingesunkener Nasenwurzel, große Fontanelle bleibt lange und weit offen. Umbilikalhernie. Normale geistige Entwicklung. Hypogonadismus.
Ätiol.: Autosomal-rezessive Vererbung.
Pathog.: Enzymdefekt im Metabolismus der extrazellulären Matrix? Hautbiopsien zeigen progressive Atrophien der Epidermis, Haarfollikel, Reduktion von Schweißdrüsen und Verringerung elastischer Fasern bei Zunahme fibrösen und hyalinen Materials.
Bemerkungen: Die Diagnose wird selten vor dem 1. Lebensjahr gestellt. 10 Patienten sind gegenwärtig beschrieben. Abgrenzung gegen progeroide Krankheitsbilder.
Lit.: Burton BK, Dillard RG, Weaver RG (1987) Walker-Warburg syndrome with cleft lip and cleft palate in two sibs. Am J Med Gen 27: 537–541. – Gagliardi ART, Gonzales CH, Pratesi R (1984) GAPO syndrome: report of three affected brothers. Am J Med Genet 19: 217–223. – Manouvrier-Hanu S, Largilliere C, Benalioua M et al (1987) Brief clinical report: the GAPO syndrome. Am J Med Genet 26: 683–688. – Phadke SR, Haldhar A et al (1994) GAPO syndrome in a child without dermal hyalin deposit. Am J Med Genet 51: 191–193(94). – Sayli BS, Gül D (1993) GAPO syndrome in three relatives in a Turkish kindred. Am J Med Genet 47: 342–345. – Tipton RE, Gorlin RJ (1984) Growth retardation, alopecia, pseudoanodontia, and optic atrophy – the GAPO syndrome: report of a patient and review of the literature. Am J Med Genet 19: 209–216. – Wajntal A, Koiffmann CP, Mendonça BB et al (1990) GAPO syndrome (McKusick 230740) – a connective tissue disorder: Report of two affected sibs and on the pathologic findings in the older. Am J Med Genet 37: 213–223.
McK: 230740
J. Kunze/JK

Garcin-Guillain-Syndrom: Garcin-Symptomatik

Garcin-Symptomatik
Syn.: Bertolotti-Garcin-Syndrom – Garcin-Guillain-Syndrom – Halbbasis-Syndrom – Syndrom der multiplen einseitigen Hirnnervenlähmung – paralysie unilatérale globale des nerfs crâniens (fz) – syndrome paralytique unilatéral global de nerfs crâniens (fz) – hemipolyneuropathy cranialis-paralysis syndrome (e) – global involvement of cranial nerves, unilateral (e) – cranial nerves, unilateral lesion of (e) – half-base syndrome (e)
Def.: Einseitige Lähmung aller Hirnnerven bei verschiedenartigen Erkrankungen, die sich im Bereich einer Hälfte der Schädelbasis abspielen.
A.: Erstbeschreibung 1926 durch Raymond Garcin, 1875–1971, französischer Arzt.
Diagn. Krit.: **(1)** Einseitige Riech- und Sehstörungen (= Sequenz der vorderen Hirnnervengruppe, N. I und II). – **(2)** a) Einseitige Okulomotorius-, Trochlearis- und Abduzenslähmung (Augenmuskellähmungen mit Ptosis, Doppelbildern, Innenschielen, später oft temporale Abblassung der Papillen [N. III, IV und VI]). – b) Einseitige Sensibilitätsstörungen des Gesichts und Kaumuskelstörungen (N. V). – c) Einseitige Taubheit und Gleichgewichtsstörungen (N. VIII). – d) Einseitige Gesichtslähmung (N. VII). – [(2) a–d = Sequenz der mittleren Hirnnervengruppe (N. III, IV, V, VI, VII und VIII)]. Tritt die Symptomatik der Sequenz der mittleren Gruppe isoliert auf, so spricht man auch von Jacod-Syndrom. – **(3)** Einseitige Geschmacksstörungen im hinteren Drittel der Zunge, halbseitige Lähmung und Anästhesie von Rachen, Schlund und Kehlkopf (N. IX und X). Lähmungen des M. sternocleidomastoideus und M. trapezius (N. XI) sowie der Zunge (N. XII) [= Sequenz der hinteren Gruppe (N. IX, X, XI und XII)]. Tritt die Symptomatik der Sequenz der hinteren Gruppe isoliert auf, so spricht man von Vernet-Sequenz. – **(4)** Röntgen: verschiedenartige Veränderungen an der Schädelbasis je nach Grundleiden. – **(5)** Gewöhnlich fehlen Hirndruckzeichen (Stauungspapille, Kopfschmerz) und Extremitätensymptome (motorische oder sensible Ausfälle). – **(6)** Liquorveränderungen sind sehr selten.
Ätiol.: Tumoren aller Art, Traumen mit weitreichenden Schädelbasiseinbrüchen, basale, vor allem luische Meningitiden, Thrombose des Sinus cavernosus, Aneurysmen des Sinus lateralis, Angiome, Polyneuritiden der Hirnnerven. Häufigste Ursache sind vom Nasenrachenraum (Rachendach, Keilbeinhöhe, Ohr, Pyramide) ausgehende Tumoren, die ins Schädelinnere durchwachsen, die Schädelbasis durchsetzen und dann zum Ausfall eines Hirnnerven nach dem anderen führen.
Pathog.: Einseitige Schädigung der Hirnnerven an der Schädelbasis.
Lit.: Garcin R (1927) Le syndrome paralytique unilatéral global des nerfs crâniens. Paris. – Guillain G, Alajouanine Th, Garcin R (1926) Le syndrome paralytique unilatéral global des nerfs crâniens. Bull Soc méd Hôp Paris 50: 456–460. – Malin JP (1995) Nervus facialis. In: Schmidt D, Malin JP (Hrsg) Erkrankungen der Hirnnerven, 2. Aufl. Thieme, Stuttgart, New York. – Winter MM, Garcin R, Derense J (1926) Paralysie unilatérale multiple des nerfs crâniens. Bull Soc méd Hôp Paris 50: 1553.
D. Schmidt/DP

Gardner-Diamond-Purpura: Purpura, autoerythrozytische
Gardner-Silengo-Wachtel-Syndrom: genito-palato-kardiales Syndrom

Gardner-Syndrom

Syn.: polyposis coli, adenomatous (e) – APC (e) – polyposis, familial adenomatous (e) – FAP (e) – Polypose und Osteomatose, hereditäre
Def.: Variante der familiären Polypose des Kolons. Dominantes Erbleiden mit multiplen Polypen des Kolons und Rektums in Kombination mit Dermoidzysten, Osteomen und Fibromen. Prämaligne Erkrankung, die in fast allen Fällen zu kolorektalen Karzinomen führt.
A.: Eldon John Gardner, 1909–, Humangenetiker, Utah. – Erste Fallbeschreibung 1912 durch Devic und Bussy. – Genetische Analyse einer Familie durch Gardner 1951, durch Gardner und Richards 1953.
Diagn. Krit.: (1) Familiäre Polypose des Kolons mit entsprechendem klinischen Bild und Verlauf. – (2) Zusätzlich multiple Osteome und Osteofibrome vor allem des Schädels, seltener der langen Röhrenknochen und der Rippen. – (3) Multiple Talg- und Dermoidzysten vor allem der Extremitäten und der Kopfhaut, außerdem kutane Fibrome, Pigmentnävi, Hyperkeratosen und Störungen des Nagelwachstums.
Ätiol.: Siehe Polypose des Kolons, familiäre.
Pathog.: Siehe Polypose des Kolons, familiäre.
Bemerkungen: (DD) übrige familiäre Polypose-Syndrome, insbesondere Oldfield-Syndrom (Polyposis und multiple Talgdrüsenzysten).
Lit.: Bülow S (1990) Extracolonic manifestations of familial adenomatous polyposis. In: Herrera L (ed) Familial adenomatous polyposis, pp 109–114. Alan R Liss, New York. – Devic A, Bussy NM (1912) Un cas de polypose adenomateuse generalisée a tout l'intestin. Arch Mal Appar Dig 6: 278–298. – Gardner EJ (1951) A genetic and clinical study of intestinal polyposis, a predisposing factor for carcinoma of the colon and rectum. Am J Hum Genet 3: 167–176. – Gardner EJ, Richards RC (1953) Multiple cutaneous and subcutaneous lesions occuring simultaneously with hereditary polyposis and osteomatosis. Am J Hum Genet 5: 139–147. – Jagelman DG (1987) Extracolonic manifestations of familial polyposis coli. Cancer Genet Cytogenet 27: 319–325.
McK: 175100
M. P. Lutz/GA

Gareis-Mason syndrome (e): MASA-Syndrom
(Garin-Bujadoux-)Bannwarth syndrome (e): Bannwarth-Krankheit
Gasperini-Syndrom: Brückenhauben-Symptomatik, kaudale
Gasser-Syndrom: hämolytisch-urämisches Syndrom (Gasser)

Gass-Syndrom

Syn.: butterfly dystrophy of retinal pigment epithelium (e) – pseudovitelliform macular dystrophy (e) – peculiar foveomacular dystrophy of Gass (e) – adult-onset foveomacular pigment epithelial dystrophy (e) – foveomacular vitelliform dystrophy: adult type (e)
Def.: Foveomakuläre vitelliforme Dystrophie, wahrscheinlich autosomal-dominant vererbt.
A.: Erstbeschreibung 1974 durch J. D. M. Gass.
Diagn. Krit.: (1) Fundus: bilaterale symmetrische subretinale foveale Läsion mit zentraler Pigmentation; parazentral Drusen. – (2) Fluoreszenzangiographie: zentraler hypofluoreszenter Fleck umgeben von hyperfluoreszenter ringförmiger Struktur, Elektrophysiologie im Gegensatz zur Best-Makuladegeneration normal.
Ätiol.: Wahrscheinlich autosomal-dominantes Erbleiden.
Pathog.: Wahrscheinlich Funktionsstörung des Pigmentepithels; ungewiß, ob primär oder sekundär.
Bemerkungen: Manifestation im 4.–6. Lebensjahrzehnt, Komplikation: chorioidale Neovaskularisation. (DD) Best-Makuladegeneration – Stargardt-Makuladegeneration – andere Pigmentepithelerkrankungen – Fundus flavimaculatus – Zapfendystrophie.
Lit.: Duane ThD (1987) Clinical Ophthalmology (3) 9: 21. Harper & Row, Philadelphia. – Fishman GA (1985) Electrophysiology and inherited retinal disorders. Doc Ophthalmol 60: 107–119. – Gass JDM (1974) A clinicopathologic study of a peculiar foveomacular dystrophy. Trans Am Ophthalmol Soc 72: 139–156. – Gass JDM (1977) Stereoscopic atlas of macula diseases, 2nd ed, pp 170–173. Mosby, St Louis. – Newsome DA (1988) Retinal Dystrophies and Degenerations. Raven Press, New York. – Sabates R, Pruett RC, Hirose T (1982) Pseudovitelliform macular degeneration. Retina 2: 197–205.
McK: 179605.0009
E. Zrenner; B. Sadowski/DP

Gastrinom: Zollinger-Ellison-Syndrom
gastrojejunal loop obstruction syndrome (e): Syndrom der zuführenden Schlinge
gastrokardiales Syndrom: Roemheld-Symptomenkomplex

gastro-kutaner Komplex

Syn.: gastro-kutanes Syndrom – syndrome of peptic ulcer/hiatal hernia, multiple lentigines, café-au-lait spots, hypertelorism, myopia (e)
Def.: Familiäres Auftreten von peptischen Ulzera assoziiert mit Hiatushernie, multiplen Lentigines, Café-au-lait-Flecken, Hypertelorismus und Myopie.
A.: Fahed Halal und Marc.-H. Gervais, Pädiater, Montreal. – Jacques Baillargeon, Gastroenterologe, Montreal. – Robert Lesage, Pathologe, Montreal. – Erstbeschreibung 1982 durch diese Autoren gemeinsam bei 24 Mitgliedern einer Familie.
Diagn. Krit.: (1) Im 3. Lebensjahrzehnt Auftreten von peptischen Ulzera im Antrumbereich und einer gleitenden Hiatushernie. – (2) Am Stamm und an den Armen multiple Lentigines sowie ein bis zwei Café-au-lait-Flecken. – (3) Auffallender Hypertelorismus; ferner breiter Nasenrücken. – (4) Myopie, meist seit früher Kindheit; seltener Astigmatismus und divergenter Strabismus. – (5) Fakultativ kongenitale Herzfehler und frühzeitig auftretender Diabetes mellitus.
Ätiol.: Autosomal-dominantes Erbleiden mit hoher Penetranz und variabler Expressivität.
Pathog.: Pleiotrope Mutation eines einzelnen Gens wird diskutiert. Bei dem Indexpatienten und seiner Mutter finden sich eine erhöhte basale Magensäureproduktion.
Bemerkungen: (DD) 1. aufgrund der familiär gehäuften Ulcera ventriculi: multiples endokrines Neoplasie-Syndrom (MEN; Werner-Syndrom) – Tremor-Nystagmus-Ulkus-Syndrom; 2. aufgrund der multiplen Lentigines: Carney-Syndrom – Peutz-Jeghers-Syndrom – LEOPARD-Syndrom.
Lit.: Halal F, Gervais MH, Baillargeon J, Lesage R (1982) Gastrocutaneous syndrome: peptic ulcer/hiatal hernia, multiple lentigines/café-au-lait spots, hypertelorism, and myopia. Am J Med Genet 11: 161–176.
McK: 137270
H. P. Soyer/GB

gastro-kutanes Syndrom: gastro-kutaner Komplex
Gastropathia hypertrophica gigantea: Gastropathie Ménétrier, hypertrophische

Gastropathie Ménétrier, hypertrophische

Syn.: Morbus Ménétrier – Gastropathia hypertrophica gigantea – Riesenfaltengastropathie – protein losing gastropathy (e) – polyadénomes en nappe (fz)

Def.: Foveoläre Hyperplasie der Magenschleimhaut in Fundus und Korpus mit Riesenfaltenbildung, häufig begleitet von ausgeprägtem Eiweißverlust über den Magen und nachfolgender Hypoproteinämie; histologisch foveoläre Hyperplasie, Drüsenatrophie und Mukosaverdickung.

A.: Pierre Eugène Ménétrier, 1859–1935, Internist, Paris. – Erstbeschreibung 1888 als »polyadenomes en nappe« (historischer Begriff zur Beschreibung der Riesenfaltengastritis von Ménétrier verwandt, der gleichzeitig noch ein Krankheitsbild mit multiplen Magenpolypen beschrieben hat).

Diagn. Krit.: **(1)** Uncharakteristische Oberbauchbeschwerden (Völlegefühl, postprandiale Schmerzen). – **(2)** Übelkeit, Erbrechen von Schleim. – **(3)** Hypoproteinämie mit Ödembildung. – **(4)** Röntgen: Riesenfalten im Magen von 1–3 cm Höhe und 1 cm Breite, meistens im Magenkorpus, besonders an der großen Kurvatur, aber auch in allen anderen Magenabschnitten. Die Falten haben einen langen, gewundenen Verlauf. Das Barium vermischt sich mit dem Magenschleim, der oft in großen Mengen vorhanden ist, so daß eine verwaschene Zeichnung entsteht. – **(5)** Endoskopie: grobe Falten im Magen, die auch nach Luftinsufflation nicht verstreichen, mit deutlicher Granulierung bzw. Höckerung der Oberfläche durch ausgeprägte Areae gastricae. Die Schleimhaut ist hochrot, kontaktvulnerabel und mit zähem Schleim bedeckt. Histologische Sicherung nur durch Biopsie mit der Makrozange oder der Schlinge bzw. mittels Laparotomie mit Vollwandbiopsie möglich. – **(6)** Histologie: zystische Erweiterungen der Foveolae gastricae, Verlängerung und korkenzieherartige Schlängelung der Drüsenkörper mit starker Vermehrung der schleimbildenden Zellen und im Spätstadium mit Reduktion der Haupt- und Belegzellen. Die Schleimhaut ist auf mehr als 1 mm verdickt, die Lamina propria ist entzündlich infiltriert. – Nebensymptome: **(7)** Gewichtsverlust. – **(8)** Durchfälle. – **(9)** Eisenmangelanämie durch wiederholte Blutverluste, evtl. auch Meläna und Hämatemesis. – **(10)** Gordon-Test: Nachweis des Eiweißverlusts mit ^{131}Jod-Polyvinylpyrrolidon. – **(11)** Sekretionsanalyse: Normo- bis Hypochlorhydrie. – **(12)** Blutbild: Eosinophilie. – **(13)** Pathol. Alpha-1-Antitrypsin-Stuhlclearance.

Ätiol.: Unbekannt. Vermutet wird eine Überempfindlichkeitsreaktion auf verschiedene endogene und exogene Faktoren. Die pathogenetische Rolle des Helicobacter pylori wird kontrovers diskutiert. Bei Kindern sind transiente Ménétrier-Erkrankungen (bei Infektionen, insbesondere bei Zytomegalie, aber auch bei Tuberkulose und Histoplasmose) beschrieben worden.

Pathog.: Der Eiweißverlust ist unselektiv und erfolgt passiv parazellulär durch eine Permeabilitätssteigerung der Gefäße und eine Schädigung der »tight junctions« zwischen den Magenschleimhautzellen. Eine gesteigerte Fibrinolyse wurde als Ursache für die Permeabilitätssteigerung diskutiert, da Plasmin selbst und über Kininaktivierung permeabilitätssteigernd wirkt. Die Hypochlorhydrie ist Folge der verminderten Belegzellmasse.

Bemerkungen: **(DD)** Riesenfaltenbildung findet sich beim Magenlymphom, beim submukös wachsenden Karzinom (Szirrhus), bei der glandulären Hyperplasie der Magenschleimhaut, z.B. beim Zollinger-Ellison-Syndrom, bei Fundusvarizen, bei der lymphatischen Hyperplasie sowie selten auch bei granulomatösen Entzündungen (Tuberkulose, Morbus Boeck). Verhältnis Männer zu Frauen wie 3 : 1. Prognose: meist langer Verlauf, selten Spontanremission. Karzinomrisiko deutlich erhöht (etwa 10%). Therapie: bei Helicobacter-Nachweis ist ein Therapieversuch durch Eradikation des Helicobacters indiziert. Sonst kommen symptomatische Maßnahmen (eiweißreiche Diät, Anticholinergika, H$_2$-Blocker) in Betracht. Cortison und Antifibrinolytika wurden versucht. Bei Versagen dieser Maßnahmen ist evtl. die Gastrektomie notwendig.

Lit.: Appelman HD (1984) Localized and extensive expansions of the gastric mucosa: Mucosal polyps and giant folds. In Appelman HD (ed) Pathology of the esophagus, stomach, and duodenum. Contemporary issues in surgical pathology, 4th ed, pp 79–103. Churchill Livingstone, New York. – Bayerdörffer E, Ritter MM, Hatz R et al (1993) Ménétrier's disease and Helicobacter pylori. N Engl J Med 329: 60. – Cooper BT (1984) Ménétrier's disease. In: Bouchier JAD, Allan RN, Hodgson HJF, Keighley MRB (eds) Textbook of gastroenterology, pp 238–243. Baillière Tindall, London, Philadelphia, Toronto. – Ménétrier PE (1888) Des polyadénomes gastriques et leur rapport avec le cancer de l'estomac. Arch Physiol norm path 20e année sér 1: 32–35 und 236–262. – Wolfsen HC, Carpenter HA, Talley NJ (1993) Ménétrier's disease: A form of hypertrophic gastropathy or gastritis? Gastroenterology 104: 1310–1319.

C. Scheurlen; C. Köhler/GA

Gaucher-Krankheit

Syn.: Morbus Gaucher – Cerebrosid-Lipidose – Glucocerebrosidose – glycosylceramide-lipidosis (e) – β-glucosidase deficiency (e)

Def.: Relativ häufige erbliche Lipidspeicherkrankheit, die durch den genetischen Defekt einer lysosomalen Hydrolase verursacht wird. Drei Subtypen (Typ I, Typ II, Typ III) werden nach vorwiegend klinischen Gesichtspunkten unterschieden: der chronische, viszerale und häufigste »adulte« Typ I wird manifest zwischen dem 5. bis 20. Lebensjahr; der akute infantile Typ II mit starker neurologischer Symptomatik führt schon in den ersten Lebensjahren zum Tod; der seltenere subakute, juvenile Typ III zeigt einen langsam progredienten neurodegenerativen Verlauf.

A.: Philippe Charles Ernest Gaucher, 1854–1918, Dermatologe, Paris. – Erstbeschreibung 1882.

Diagn. Krit.: **(1)** Erstmanifestation von Typ I und III in allen Altersstufen möglich. – **(2)** Vorgewölbtes Abdomen durch Milzvergrößerung und Lebervergrößerung. – **(3)** Episodenhafte Knochen- und Gelenkschmerzen (speziell Typ I, III), Osteoporose und Osteolysen. – **(4)** Gedeihstörung mit Minderwuchs und Untergewicht. – **(5)** Anämie und Thrombopenie bei Hypersplenismus. – **(6)** Bei Typ II, weniger ausgeprägt bei Typ III, progrediente neurodegenerative Symptome mit Störung des Muskeltonus und zunehmender Spastik, geistiger Retardierung, pathologischen Reflexen, Krampfanfällen und finaler Demenz. – **(7)** Weiße, fleckförmige Augenhintergrundveränderungen, speziell beim Typ III. – **(8)** Neigung zu chronisch rezidivierenden hochfieberhaften Infekten. – **(9)** Lipid-haltige Speicherzellen (Gaucher-Zellen) in praktisch allen Geweben, speziell im RES; Knochenmarkspunktion diagnostisch leitend. – **(10)** Diagnosesicherung durch Nachweis des Enzymdefektes in Leukozyten oder Gewebekulturen. Im Serum Glucocerebrosid-Gehalt und saure Phosphatase stark erhöht.

Ätiol.: Autosomal-rezessives Erbleiden.

Pathog.: Bei allen drei Typen des Morbus Gaucher fehlt das lysosomale Enzym Glucocerebrosidase, welches Glucocerebroside zu Glucose und Ceramid hydrolysiert. Der Enzymblock führt zu einer Speicherung von Glucocerebrosiden vorwiegend in den Retikulumzellen (Gaucher-Zellen) mit konsekutiver Organvergrößerung. Bei

Formen mit neurodegenerativen Symptomen kommt es zur sekundären Degeneration von Ganglienzellen.
Bemerkungen: Die Gaucher-Krankheit ist die häufigste metabolische Störung des Lipidstoffwechsels. Der Typ I tritt gehäuft bei Ashkenasi-Juden auf. **(DD)** Glykogenosen – Niemann-Pick-Krankheit – G_{M1}-Gangliosidose. Chronisch-myeloische Leukämien, Myelom und Bronchialkarzinom weisen Gaucher-ähnliche Zellen auf. Diagnosesicherung immer durch Nachweis des Enzymdefektes. Der Typ I ist neuerdings durch Enzymersatztherapie beeinflußbar; z.Zt. sind weltweit mehr als 800 Patienten in Behandlung. Heterozygote Merkmalsträger sind durch Spezialuntersuchungen erfaßbar. Eine pränatale Diagnose ist möglich.
Lit.: Barranger JA, Ginns EI (1989) Glycosylceramide lipidosis: Gaucher disease. In: Scriver CR, Beaudet AL, Sly WS, Valle D (eds) The metabolic basis of inherited disease, 6th ed. McGraw-Hill, New York. – Erikson A (1986) Gaucher disease – norrbottnian type (III). Acta Paediatr Scand 326, Suppl, 1–42. – Gaucher PCE (1882) De l'epithélioma primitif de la rate; hypertrophie idiopathique de la rate sans leucémie. Thèse de Paris. – Wenger DA, Olson GC (1981) Heterogeneity in Gaucher disease. In: Callahan JW, Lowden JA (eds) Lysosomes and Lysosomal Storage Diseases. Raven Press, New York.
McK: 230800; 230900; 231000
J. Gehler/JK

Gaumensegel, angeboren verkürztes: Sedlackova-Phänotyp
Gaumensegelblutung, apoplektiforme: Staphylhämatom Bosviel
Gaumenspalte-Klumpfuß-Syndrom: Gordon-Syndrom

Gaumenspalte, Taubheit und Oligodontie
Syn.: cleft palate, deafness and oligodontia
Def.: Kombination einer Spalte im weichen Gaumen mit Taubheit, Oligodontie bzw. Zahnagenesis und bilateraler Verkürzung der Großzehen.
A.: Erstbeschreibung 1971 durch Gorlin et al.
Diagn. Krit.: (1) Spalte im weichen Gaumen, Milchzahn-Oligodontie (nur 3–4 von 20 Milchzähnen). – (2) Agenesis aller bleibenden Zähne, fehlende Alveolarfortsätze im Ober- und Unterkiefer. – (3) Bilateral konduktive Taubheit infolge kongenitaler Stapesfixation. – (4) Bilaterale Verkürzung der Großzehen.
Ätiol.: Wahrscheinlich autosomal-rezessives Erbleiden.
Pathog.: Unbekannt.
Bemerkungen: Diese nur bei zwei Schwestern schwedischen Ursprungs beschriebene Erkrankung wurde bis 1989 nicht wieder beobachtet (McKusick, 1994).
Lit.: Gorlin RJ, Schlorf RA, Paparella MM (1971) Cleft palate, stapes fixation and oligodontia – a new autosomal recessively inherited syndrome. Birth Defects, Orig Art Ser 7(7): 87–88.
McK: 216300
H. E. Schroeder/GB

GCM-Syndrom: Gorlin(-Chaudhry-Moss)-Syndrom
Geburtslähmung, obere: Armplexuslähmung, obere
Gefäßverkalkung, idiopathische nichtarteriosklerotische, intrazerebrale: Fahr-Krankheit

geistige Behinderung, geschlechtsgebundene
Syn.: X-linked mental retardation (e) – Schwachsinn, geschlechtsgebundener
Def.: Grobe Unterscheidung in Syndrome mit distinkten anderen Befunden (z.B. Lowe-Syndrom, Menkes-Syndrom, Coffin-Lowry-Syndrom) und in solche mit milden assoziierten Befunden. Die erste Gruppe ist im allgemeinen aufgrund klinischer und/oder biochemischer oder anderer Befunde leicht diagnostizierbar, während die zweite Gruppe größere differentialdiagnostische Schwierigkeiten bereiten kann. Ihre größte Untergruppe stellt das Syndrom des fragilen X-Chromosoms dar (McK 309550), bei welchem bei einem Teil der Familien ungewöhnliche Stammbäume vorliegen (obligate männliche Genträger, die nicht betroffen sind). Diagnose durch Nachweis des X-Chromosoms mit fragiler Stelle am distalen langen Arm. Hauptbefunde: Autismus, unproportionierte Sprachretardierung, große Ohren, Makroorchidie, längliches Gesicht, normales Wachstum, keine Mikrozephalie. – Weitere Syndrome aus der zweiten Gruppe (mit wenig distinkten assoziierten Befunden): 1. Renpenning-Syndrom (McK 309500): Mikrozephalie, Kleinwuchs, normales Gesicht, kein fragiles X nachweisbar, keine Makroorchidie. – 2. Syndrom von Atkin (1985): Kleinwuchs, Makrozephalie, Gesichtsdysmorphie; möglicherweise identisch mit dem Coffin-Lowry-Syndrom. – 3. X-chromosomale geistige Behinderung mit marfanoidem Habitus (Fryns et al., 1987; McK 309520). – 4. Geschlechtsgebundene geistige Behinderung ohne äußere Auffälligkeiten (McK 309530); möglicherweise heterogen, zumindest ein Gen im kurzen Arm des X-Chromosoms lokalisiert. – 5. Geschlechtsgebundene geistige Behinderung Typ Juberg-Marsidi (McK 309590): Kleinwuchs mit Mikrogenitalismus. – 6. Geschlechtsgebundene geistige Behinderung mit muskulärer Hypotonie (Allan et al., 1943; McK 309600). – 7. Geschlechtsgebundene geistige Behinderung Typ Prieto (McK 309610). – 8. Einige X-chromosomale Loci, durch »deletion mapping« lokalisiert, vorläufig als FMR1-4 (**f**amilial **m**ental **r**etardation; 1 = fragiles X) bezeichnet.
Lit.: Allan W, Herndon CN, Dudley FC (1943) Some examples of the inheritance of mental deficiency: apparently sex-linked idiocy and microcephaly. Am J Ment Defic 48: 325–334. – Atkin JF, Flaitz K, Patil S, Smith W (1985) A new X-linked mental retardation syndrome. Am J Med Genet 21: 697–705. – Fryns JP, Buttiens M (1987) X-linked mental retardation with marfanoid habitus. Am J Med Genet 28: 267–274. – Juberg RC, Marsidi I (1980) A new form of X-linked mental retardation with growth retardation, deafness, and microgenitalism. Am J Hum Genet 32: 714–722. – Priest JH, Thuline HC, Laveck GD, Jarvis DB (1961) An approach to genetic factors in mental retardation. Studies of families containing at least two siblings admitted to a state institution for the retarded. Am J Ment Defic 66: 42–50. – Prieto F, Badia L, Mulas F et al (1987) X-linked dysmorphic syndrome with mental retardation. Clin Genet 32: 326–334.
A. Schinzel/AS

geistige Behinderung, geschlechtsgebundene, mit Makroorchidie: Syndrom des fragilen X-Chromosoms

geistige Retardierung mit spastischer Paraplegie und palmoplantarer Hyperkeratose
Syn.: Fitzsimmons-Syndrom – Fitzsimmons-McLachlan-Gilbert-Syndrom
Def.: Palmoplantare Hyperkeratose mit spastischer Paraplegie, Pes excavatus, geistiger Retardierung und Sprachstörung.
A.: Erstbeschreibung 1983 durch J. S. Fitzsimmons, klinischer Genetiker, Nottingham, England, zusammen mit seiner Frau E. M. Fitzsimmons, Krankenpflegerin.

Diagn. Krit.: **(1)** Bei Buben im Alter von zwei Jahren auftretende spastische Paraplegie mit entsprechender Gangstörung, Pes excavatus und gesteigerten Muskeleigenreflexen. – **(2)** Um das 10. Lebensjahr Entwicklung von streifigen bis diffusen palmoplantaren Hyperkeratosen. – **(3)** Geistige Retardierung. – **(4)** Sprachliche Ausdrucksfähigkeit stärker eingeschränkt als die allgemeinen intellektuellen Fähigkeiten. – **(5)** Auffallend hohe Stirn und prominente Nase. – **(6)** Überstreckbarkeit der Fingergelenke und häufige Luxation des Daumengrundgelenks. – **(7)** Hypermetroper Astigmatismus.
Ätiol.: Angeborene, wahrscheinlich X-chromosomal-rezessiv vererbte Krankheit. Bei Konduktorinnen evtl. nur diskrete palmoplantare Hyperkeratose nachweisbar.
Pathog.: Unbekannt.
Bemerkungen: In der Erstbeschreibung waren von sieben Geschwistern die vier Buben betroffen, die drei Mädchen nicht. Die Mutter der Kinder zeigte lediglich eine diskrete palmoplantare Hyperkeratose sowie die typische Physiognomie, so daß dies evtl. Ausdruck des Konduktorinnen-Status sein könnte.
Lit.: Fitzsimmons JS, Fitzsimmons EM, McLachlan JI, Gilbert GB (1983) Four brothers with mental retardation, spastic paraplegia and palmoplantar hyperkeratosis. A new syndrome? Clin Genet 23: 239–335.
McK: 309560
J. Smolle/GB

Gelenkstarre, angeborene: Arthrogryposis multiplex congenita

Gelenksteife, diabetische
Syn.: Limited-joint-mobility (LJM) – diabetische Gelenksteife (DG) bei Diabetes mellitus – cheiro(arthro)pathia diabetica – periarticular joint contracture (e) – Rosenbloom-Zeichen
Def.: Komplikation bei insulinpflichtigem und nicht-insulinpflichtigem Diabetes mellitus.
A.: Erstbeschreibung 1974 durch A. L. Rosenbloom, USA. – 1975 A. Benedetti, Italien.
Diagn. Krit.: **(1)** Nicht schmerzhafte, symmetrische Bewegungseinschränkung der Gelenke. Beginn meist 5. Finger (interphalangeal und metakarpophalangeal) fortschreitend auf andere Finger- und Handgelenke, Halswirbelsäule und große Gelenke. – **(2)** Verdickung der Haut über den betroffenen Gelenken, wächsern und straff. – **(3)** Bei langer Diabetesdauer und DG fixierte Beugekontrakturen. – **(4)** Beginn bei Kindern und Jugendlichen im Verlauf des Diabetes mellitus Typ I bevorzugt präpubertär, auch bei erwachsenen Diabetikern mit zunehmendem Alter und Diabetesdauer.
Ätiol.: Diabetes mellitus. Häufigkeit 2–4% bei Normalbevölkerung.
Pathog.: Kollagenstoffwechselstörung durch Glykosilierung des periartikulären Bindegewebes bei Diabetes.
Bemerkungen: Auftreten bei ca. 30% der diabetischen Kinder und Jugendlichen und bis zu 60% der erwachsenen Diabetiker in Abhängigkeit vom Alter. Fördernde Einflüsse: Dauer des Diabetes mellitus, schlechte Stoffwechsellage vor allem bei Kindern und Jugendlichen bis zur Pubertät und zunehmendes Alter bei Erwachsenen mit Diabetes Typ I und Typ II. Patienten mit DG weisen eine erhöhte Prävalenz anderer diabetischer Komplikationen gegenüber Patienten ohne DG auf (Nephropathie, schwere Retinopathie, Neuropathie und herabgesetzte Lungenfunktion). Diagnose: klinische Überprüfung der Extension der Handgelenke, aktiv und passiv (»betende Hände«). Druck der Hände auf die Tischplatte. Ferner Photodokumentation und Handabdruck auf Papier. Goniometermessung. Stadieneinteilung. **(DD)** andere diabetische Handkomplikationen wie Osteoarthropathie, Dupuytren-Syndrom, Karpaltunnel-Sequenz, periphere Neuropathien und rheumatische Erkrankungen.
Lit.: Beacom R, Gillespie EL, Middleton D et al (1985) Limited joint mobility in insulin-dependent diabetes: relationship to retinopathy, peripheral nerve function and HLA status. Q J Med 56: 337–344. – Benedetti A, Noaaco C (1975) Cheiroarthropathy of juvenile diabetes. Acta Diabetol Lat 13: 54. – Hürter P, Berger M, Kubel R et al (1983) Diabetesspezifische Handveränderungen (Cheiroarthropathie) bei Kindern und Jugendlichen mit insulin-pflichtigem Diabetes (Typ I). Monatsschr Kinderheilk 131: 582–586. – Lawson PM, Maneschi F, Kohner EM (1983) The relationship of hand abnormalities to diabetes and diabetic retinopathy. Diab Care 6: 140–143. – Reimer-Veit M, Burger W, Kroll M et al (1988) Prevalence and development of limited joint mobility in type I diabetic children and adolescents. In: Weber B (ed) Early vascular complications in children with diabetes mellitus. Pediat adolesc Endocr, Vol 17: 111–121. Karger, Basel. – Rosenbloom AL, Frias JL (1974) Diabetes mellitus, short stature and joint stiffness: A new syndrome. Clin Res 22: 92A. – Rosenbloom AL, Silverstein JH, Lezotte DC et al (1982) Limited joint mobility in diabetes mellitus of childhood: Natural history and relationship to growth impairment. J Pediat 101: 874–878. – Rosenbloom AL (1990) Limited joint mobility in insulin dependent childhood diabetes. Eur J Pediatr 149: 380–388. – Starkman HS, Gleason RE, Rand LI et al (1986) Limited joint mobility (LJM) of the hand in patients with diabetes mellitus: relation to chronic complications. Ann Rheum Dis 45: 130–135.
M. Reimer-Veit/JK

geleophysische Dysplasie
Def.: Autosomal-rezessiv erbliche, durch besondere Physiognomie gekennzeichnete Speicherkrankheit.
A.: Abgrenzung des Krankheitsbildes durch Jürgen Spranger, John Marius Opitz und Mitarbeiter, Madison/Wisconsin, 1971. Frühere Beschreibung durch Vanace et al., 1960.
Diagn. Krit.: **(1)** Bei der Geburt erkennbare kleine Hände und Füße (Akromikrie), später relativ proportionierter Minderwuchs, eingeschränkte Gelenkbeweglichkeit. – **(2)** Besondere Physiognomie durch rundes, volles, faltenarmes Gesicht mit kurzer, aufgestülpter Nase, leicht mongoloider Lidachsenstellung. Zusammen mit einer flachen Oberlippe und schmalem Lippenrot wirkte der Gesichtsausdruck der ersten beschriebenen Patienten »fröhlich« (geleos). Feste, wenig verschiebliche Haut. – **(3)** Progrediente Herzklappeninsuffizienz durch Einlagerung eines bislang unbekannten Speichermaterials. – **(4)** Rezidivierende Luftwegsinfekte, Otitiden, Mittelohrschwerhörigkeit, dadurch bedingt verzögerte Sprachentwicklung möglich. Weitgehend normale Intelligenz. Vergrößerung von Leber und Milz. – **(5)** Röntgenologisch: Brachymetakarpie und Brachyphalangie, wobei die kurzen Röhrenknochen nicht nur verkürzt, sondern diaphysär aufgestülpt sind. Gelegentlich dysplastische Abflachung der proximalen Femurepiphysen. – **(6)** Histologisch und elektronenmikroskopisch: intralysosomales Speichermaterial in Hepatozyten und Fibroblasten der Herzklappen. – **(7)** Normale Urinausscheidung von Glykosaminoglykanen und Oligosacchariden, normale Aktivität zahlreicher lysosomaler Enzyme.
Ätiol.: Im Homozygotenzustand sich manifestierende Mutation eines autosomalen Gens – entsprechend autosomal-rezessiver Erbgang.
Pathog.: Es scheint sich um eine lysosomale Speicherkrankheit zu handeln. Histochemisch reagierte das in-

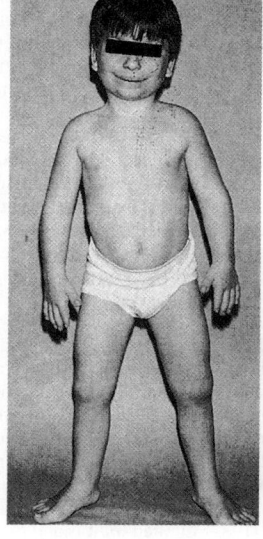 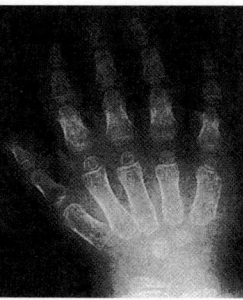

Klinischer Aspekt und Röntgenveränderungen der Hand bei geleophysischer Dysplasie. Verschmitzt wirkende Gesichtszüge, Verkürzung und Verplumpung der kurzen Röhrenknochen (chronol. Alter bei Handaufnahme 3 Jahre)

trahepatisch nachgewiesene Speichermaterial wie ein Glykoprotein.
Bemerkungen: Die Erkrankung unterscheidet sich von der »akromikrischen Dysplasie« durch die Speicherphänomene in Leber, Herz und Subkutangewebe sowie durch die plumperen Handknochen.
Lit.: Koiffmann CP, Wajntal A, Ursich MJM, Pupo AA (1984) Brief clinical report: familial recurrence of geleophysic dysplasia. Am J Med Genet 19: 483–486. – Shohat M, Gruber E, Pagon RA et al (1990) Geleophysic dysplasia: A storage disorder affecting the skin, bone, liver, heart, and trachea. J Pediatr 117: 227–232. – Spranger J, Gilbert EF, Arya S et al (1984) Geleophysic dysplasia. Am J Med Genet 19: 487–499. – Spranger JW, Gilbert EF, Tuffli GA et al (1971) Geleophysic dwarfism: a „focal" mucopolysaccharidosis? Lancet II: 97–98.
McK: 231050
J. Spranger/JS

Gélineau-Krankheit: Narkolepsie
Gélineau-Syndrom: Narkolepsie
Genée-Wiedemann-Syndrom: Dysostose, akrofaziale, überwiegend postaxialer Typ

Generationspsychosen

Syn.: 1. »Heultage«: postpartum blues – maternity blues – 2. Wochenbettpsychose: puerperal psychosis – 3. »Postnatale Depression«: atypische Depression im Wochenbett – postpartale neurotische Reaktion
Def.: Psychotische Erkrankungen in den Gestationsperioden der Frau, die nach dem Zeitpunkt der Manifestation in der älteren psychiatrischen Literatur als »Schwangerschafts-«, »Wochenbett-« und »Laktationspsychosen« bezeichnet werden; in der neueren psychiatrischen Forschung Konzentration auf psychische Auffälligkeiten bzw. Erkrankungen in der Zeit nach Entbindung und Unterscheidung in die »Heultage«, die »postnatale Depression« und die »Wochenbettpsychose im engeren Sinne«.
A.: Erstbeschreibung 1838 durch E. Esquirol und 1858 durch L. V. Marcé, französische Psychiater.
Diagn. Krit.: (1) »Heultage«: mildes, in der Regel nicht krankheitswertiges emotional-hyperästhetisches Syndrom, das typischerweise während der ersten Woche, nicht aber vor dem 3. postpartalen Tag einsetzt und wenige Stunden bis Tage anhält, mit typischen Symptomen einer vorübergehenden Weinerlichkeit, leichter Irritabilität, Ängstlichkeit, gelegentlich auch euphorischer Stimmung, beeinträchtigter Konzentration, diskreter Entfremdung, Appetit- und Schlafstörungen und körperlichem Unwohlsein einhergeht. – (2) »Postnatale Depression«: in der syndromalen Charakterisierung gegenüber einer typischen depressiven Episode in anderen Lebensabschnitten nicht zu unterscheiden; in der Regel fehlen psychotische Symptome; Entwicklung der depressiven Symptomatik eher allmählich während der ersten Wochen, aber auch Monate nach Entbindung. – (3) »Wochenbettpsychose«: zum einen maniforme und schizoaffektive Zustandsbilder mit oft ausgeprägter Verwirrtheit, Ratlosigkeit, oneiroidem Erleben, Desorganisiertheit des sozialen Verhaltens, Halluzinationen, psychomotorischer Erregtheit, Stupor, rasch wechselnden, z.T. extremen Affektzuständen; zum anderen depressive Zustandsbilder eines melancholischen Typus mit häufigen synthymen Wahnideen, hoher Suizidalität und gelegentlich infantizidalen Obsessionen. Typischerweise perakutes Einsetzen der psychotischen Symptome nach einem kurzen luziden Intervall in den ersten Tagen bis wenigen Wochen nach Entbindung; in der Regel gute Remission, jedoch bedeutsames Rezidivrisiko sowohl in erneuten Indexzeiten als auch in nonpuerperalen Zeiten.
Ätiol.: Hohes Risiko für psychotische Dekompensation im Wochenbett bei psychiatrischer Eigen- und Familienanamnese hinsichtlich affektiver Erkrankungen; eventuell eigenständiger nosologischer Status für eine kleine Subgruppe von Frauen, die nur in Indexzeiten erkranken.
Pathog.: »Heultage«: emotionale Anpassungsreaktion an die vielfältigen psychobiologischen postpartalen Veränderungen; »postnatale Depression«: komplexe psychosoziale Stressoren, disponierte Persönlichkeit; »Wochenbettpsychose«: neuroendokrine Prozesse bei biologischer Vulnerabilität.
Lit.: Harding JJ (1989) Postpartum psychiatric disorders. Compr Psychiatry 30: 109–112. – Kapfhammer HP (1993) Psychische Störungen im Zusammenhang von Geburt und Wochenbett. Münch Med Wochschr 135: 29–37. – O'Hara MW (1987) Postpartum blues, depression, and psychosis: A review. J Psychosom Obstet Gynaecol 7: 205–227.
H. P. Kapfhammer/DP

geniculate ganglion syndrome (e): Hunt-Neuralgie
geniculate herpes zoster (e): Hunt-Neuralgie
geniculate neuralgia (e): Hunt-Neuralgie
Genikulatum-Syndrom: Hunt-Neuralgie
genital-renal-middle ear anomalies (e): Winter-Syndrom

genito-anorektaler Symptomenkomplex

Syn.: Elephantiasis genito-rectalis ulcerosa – Huguier-Jersild-Syndrom
Def.: Stadium III des Lymphogranuloma inguinale; lange Zeit als eigenständiges Syndrom beschrieben.

A.: Erstbeschreibung unter der Bezeichnung »esthiomène« oder »dartre rongeante de la région vulvo-anale« durch Pierre Charles Huguier, 1804–1873, französischer Chirurg. – Peter Christian Olaf Jersild, 1867–1950, Dermatologe, Kopenhagen.
Diagn. Krit.: **(1)** Perirektale, entzündliche Lymphadenitis. – **(2)** Periproktitis. – **(3)** Rektumstrikturen. – **(4)** Möglicher Durchbruch des Entzündungsprozesses in die Vulva oder Vagina. – **(5)** Entzündliche Elephantiasis der Genitoanalregion. – **(6)** Gummiartige Vergrößerung der Labien mit möglicher Wulstbildung. – **(7)** Chronische Fistelungen im Perianal- und Dammbereich, oft mit jahrelanger Persistenz. – **(8)** Vornehmlich Frauen betroffen.
Ätiol.: Fast ausschließlich sexuelle Übertragung von Chlamydia trachomatis, Serotypen L1 bis L3, vorwiegend in tropischen und subtropischen Ländern.
Pathog.: Spätstadium (Stadium III) der Infektion mit Chlamydia trachomatis. Progrediente Entwicklung von Strikturen, Fibrosen und Elephantiasis im Genitoanaltrakt.
Bemerkungen: **(DD)** unspezifische Proktitis und Periproktitis – Darmtuberkulose mit sekundärer Fistelbildung – Küss-Syndrom – Syphilis.
Lit.: Huguier PC (1849) Mémoire sur l'esthiomène ou dartre rongeante de la région vulvo-anale. Mém Acad nat Méd, Paris 14: 501–596. – Jersild PC (1933) Elephantiasis genito-anorectalis. Derm Wschr 96: 433–438. – Kampmeier RH (1983) The genito-anal-rectal syndrome: late manifestations of lymphogranuloma inguinale. Sex Transm Dis 9: 47–50.
R. Soehnchen/GB

genito-palato-kardiales Syndrom
Syn.: Gardner-Silengo-Wachtel-Syndrom – Smith-Lemli-Opitz-Syndrom Typ II
Def.: Autosomal-rezessiv vererbtes distinktes Dysmorphiesyndrom mit männlichem Pseudohermaphroditismus, multiplen Fehlbildungen und schlechten Überlebenschancen.
A.: Lytt I. Gardner, Pädiater und Humangenetiker, Syracuse/USA. – Margherita Silengo, italienisch-amerikanische Humangenetikerin, St. Louis. – S. S. Wachtel, Humangenetiker, New York. – Erstbeschreibungen 1970, weitere Beschreibungen 1974 und 1983.
Diagn. Krit.: **(1)** Prä- und postnataler Wachstumsrückstand. – **(2)** Männlicher Pseudohermaphroditismus mit XY-Gonadendysgenesie (Kryptorchismus, Hypospadie, Persistenz des Müller-Ganges, evtl. normal aussehende weibliche Genitalien mit dysgenetischen Testes). – **(3)** Herzfehler (besonders kono-trunkale Defekte und Anomalien der großen Gefäße). – **(4)** Zystennieren. – **(5)** Gesicht: Hypertelorismus, antimongoloide Lidachsenstellung, Mikrogenie, Gaumenspalte, evtl. Lippen-Kiefer-Gaumen-Spalte, tiefsitzende Ohren. – **(6)** Extremitäten: Klinodaktylie und Verkürzung der Kleinfinger, postaxiale Polydaktylie, Klumpfüße. – **(7)** Neurologie: Hypertonie, neurologische Unreife. – **(8)** Weiteres: Malrotation der Eingeweide, Meckel-Divertikel, Agenesie der Gallenblase. – **(9)** Schlechte Lebensaussichten, Tod meist innerhalb der ersten Monate.
Ätiol.: Autosomal-rezessiver Erbgang.
Pathog.: Unbekannt.
Bemerkungen: Wahrscheinlich obligat letal; oft als Smith-Lemli-Opitz-Syndrom klassifiziert (Allelie?). Pränatale Ultraschalldiagnose auf einige der oben erwähnten Fehlbildungen und Wachstumsrückstand möglich.
Lit.: Curry CJR, Carey JC, Holland JS et al (1987) Smith-Lemli-Opitz syndrome II: multiple congenital anomalies with male pseudohermaphroditism and frequent early lethality. Am J Med Genet 26: 45–57. – Gardner LI, Assemany SR, Neu RL (1970) 46,XY female: antiandrogenic effect or oral contraceptive? Lancet II: 667–668. – Greenberg F, Gresik MV, Carpenter RJ et al (1987) The Gardner-Silengo-Wachtel or genito-palato-cardiac syndrome: male pseudohermaphroditism with micrognathia, cleft palate and frequent early lethality. Am J Med Genet 26: 59–64. – Silengo M, Kaufman RL, Kissane J (1974) A 46,XY infant with uterus, dysgenetic gonads, and multiple anomalies. Humangenetik 25: 65–68. – Wachtel SS (1983) H-Y antigen and the biology of sex determination. Grune and Stratton, New York.
McK: 231060
A. Schinzel/AS

Genochondromatose
Def.: Autosomal-dominant erbliche Sonderform der Enchondromatose.
A.: M. Le Merrer, französische Genetikerin und Mitarbeiter, Paris 1991.
Diagn. Krit.: **(1)** Gelegentlich knöcherne Auftreibung des Schlüsselbeins; meist werden die Skelettveränderungen jedoch zufällig entdeckt. – **(2)** Röntgenologisch multiple, relativ kleine, relativ symmetrisch verteilte Enchondrome im Bereich der Metaphysen der Röhrenknochen und nicht selten in den medialen Anteilen der Schlüsselbeine, Rückbildungstendenz der Enchondrome; nur geringgradige Verformung der Röhrenknochen, keine wesentliche Wachstumshemmung.
Ätiol.: Autosomal-dominantes Erbleiden.
Pathog.: Unbekannt.
Bemerkungen: Von der Enchondromatose Ollier unterscheidet sich die Genochondromatose durch die relative Symmetrie der vergleichsweise diskreten Veränderungen, Fehlen von Wachstumsstörungen, Rückbildungstendenz und die Vererbbarkeit. Bei der sogenannten Genochondromatose II fehlen Einschlüsse in den Klavikeln, dafür finden sich Enchondrome auch in den kurzen Röhrenknochen, die in der Originalpublikation nicht beschrieben wurden. Vermutlich sind Genochondromatose I und II identisch.
Lit.: Kozlowski K, Jarrett J (1992) Genochondromatosis II. Pediatr Radiol 22: 593–595. – Le Merrer M, Freisinger P, Maroteaux P (1991) Genochondromatosis. J Med Genet 28: 485–489.
McK: 137370
J. Spranger/JS

Genodermatosen, keratotische: Keratose-Komplex
Geophagie-Syndrom: Pica-Syndrom
DiGeorge-Sequenz: DiGeorge-Syndrom
(di) George-Syndrom: DiGeorge-Syndrom
Gerhardt-Krankheit: Erythromelalgie
Gerlier-Krankheit: Gerlier-Symptomenkomplex

Gerlier-Symptomenkomplex
Syn.: Gerlier-Syndrom – Gerlier-Krankheit – Kubisagari (Minra) – paralytic vertigo, endemic (e) – tourniquet (fz) – vertigo paralysant (fz) – maladie de Gerlier (fz)
Def.: Nicht mehr gebräuchliche Bezeichnung für eine oligosymptomatische Verlaufsform einer Enzephalomyelitis.
A.: E. Felix Gerlier, 1840–1914, schweizerischer Arzt. Erstbeschreibung 1887. Kinnosku Minra, 1864–, Internist, Tokio.
Lit.: Gerlier EF (1887) Une épidémie de vertigo paralysant. Rev méd Suisse rom 7: 5–29.
C. D. Reimers/DP

Gerlier-Syndrom: Gerlier-Symptomenkomplex

German-Syndrom
Syn.: Hypokinesie-Sequenz mit Lymphödem – hypotonia-hypokinesia sequence and lymphedema (e)
Def.: Monogen-erbliche Hypotonie-Hypokinesie-Sequenz mit assoziierten charakteristischen kraniofazialen Merkmalen.
A.: Erstbeschreibung 1975 durch J. German und Mitarbeiter bei zwei nicht-verwandten Säuglingen.
Diagn. Krit.: (1) Muskulo-skeletal: Flexionskontrakturen der Knie- und Ellenbogengelenke, evtl. mit Pterygien; Subluxation der Hüften; Kamptodaktylie; Fußfehlstellungen (Klumpfuß, Vorfuß-Adduktion, »Rocker-bottom feet«, Talus verticalis); Trichterbrust; allg. Muskelhypotonie und Bewegungsarmut. – (2) Lymphödem: an Hand- und Fußrücken und suprapubisch. – (3) Kraniofazial: Dolichozephalie mit hoher prominenter Stirn und schmaler Schläfenregion; weiter Augenabstand; Mikrogenie; »Karpfenmund« mit langer Unterlippe und heruntergezogenen Mundwinkeln; hoher Gaumen oder Gaumenspalte; schmale Zunge; tief angesetzte, einfach modellierte Ohrmuscheln. – (4) Dermatoglyphen-Auffälligkeiten. – (5) Verlauf: schwaches, monotones, schrilles Schreien (ähnlich »Cri du chat«); Schluckstörungen; Gedeihstörungen; Minderwuchs; häufige Atemwegsinfekte; retardierte psychomotorische Entwicklung; hohes postnatales Morbiditäts- und Mortalitätsrisiko, auch Totgeburten beobachtet.
Ätiol.: Wahrscheinlich autosomal-rezessive Vererbung; überwiegend in Ashkenazi-Judenfamilien beobachtet.
Pathog.: Die Ursache der intrauterinen Hypotonie/Hypokinesie ist unbekannt. Die Symptomatik entspricht einer typischen Hypokinesie-Sequenz; s.a. Akinesie, fetale. Ferner mangelnde Lymphödem-Resorption gegen Ende der Schwangerschaft.
Bemerkungen: Phänotyp auch der anderen Arthrogryposis-Kamptodaktylie-Syndrome weitgehend beeinflußt durch fetale Hypotonie/Hypokinesie, die beim German-Syndrom auch für das persistierende Lymphödem verantwortlich ist.
Lit.: German J, Morillo/Cucci G, Simpson JL, Chaganti RSK (1975) Generalised dysmorphia of a similar type in two unrelated babies. Birth Def Orig Art Ser II XI(2): 34–38. – Lewin SO, Hughes HE (1987) Brief clinical report: German syndrome in sibs. Am J Med Genet 26: 385–390.
McK: 231080
M. Habedank/JK

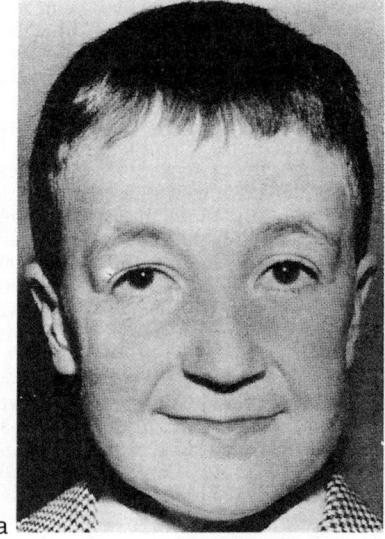

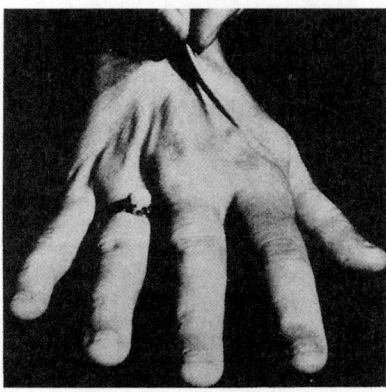

Erscheinungsbild der Geroderma osteodysplastica: a) schlaffe, etwas überaltert wirkende Gesichtszüge, sog. hochstehender Blick; b) Cutis laxa im Bereich des Handrückens (Beob. Brocher, Klein, Bamatter, Franceschetti und Boreux, 1968)

Germinalzellaplasie: Aplasie, germinale

Geroderma osteodysplastica
Syn.: Bamatter-Franceschetti-Klein-Sierro-Syndrom – Gerodermia osteodysplastica hereditaria
Def.: Erbliche Entwicklungsstörung des Bindegewebes mit vorzeitigen Alterungsprozessen der Haut und generalisierter Osteopenie.
A.: Erste ausführliche Beschreibung 1950 durch Frédéric Bamatter, schweizerischer Pädiater, zusammen mit Adolphe Franceschetti, Ophthalmologe, David Klein, Humangenetiker, alle Genf, und A. Sierro, niedergelassener Arzt, Sion.
Diagn. Krit.: (1) Cutis laxa: Schon im Säuglingsalter erkennbar schlaffe, faltige, vorzeitig gealtert wirkende Haut vor allem im Gesicht, am Abdomen, an Hand- und Fußrücken. – (2) Überstreckbare Gelenke, Kleinwuchs. – (3) Häufig Brachyzephalie, vorgewölbte Stirn, Ptose, vorspringende, fleischige Nase, Malokklusion, gelegentlich Mikrokornea, Hornhauttrübung, Glaukom. – (4) Generalisierte Osteopenie, durch Kompression abgeflachte Wirbelkörper, Hüftdysplasie, Kyphoskoliose.
Ätiol.: Autosomal-rezessives Erbleiden.
Pathog.: Unbekannt. Die elektronenoptisch gefundene Fragmentierung der elastischen Fasern läßt an primäre, wahrscheinlicher sekundäre Störung dieser Bindegewebselemente denken.
Bemerkungen: Mangels biochemischer Marker kann die diagnostische Abgrenzung von anderen progeroiden Syndromen und Formen der Cutis laxa schwierig sein.
Lit.: Bamatter F, Franceschetti A, Klein D, Sierro A (1950) Gérodermie ostéodysplasique héréditaire. Un nouveau biotype de la „progeria". Ann paediatr (Basel) 174: 126–127. – Lisker R, Hernández A, Martinez-Lavin M et al (1979) Gerodermia osteodysplastica hereditaria: Report of three affected brothers and literature review. Am J Med Genet 3: 389–395. – Lustmann J, Nahlieli O, Harary D et al (1993) Gerodermia osteodysplastica: Re-

port on two patients and surgical correction of facial deformity. Am J Med Genet 47: 261–267.
McK: 231070
J. Spranger/JS

Gerodermia osteodysplastica hereditaria: Geroderma osteodysplastica
Gerstmann-Badal-Syndrom: Gerstmann-Syndrom
Gerstmann-Sträussler(-Scheinker) syndrome (e): Ataxie, spinozerebellare, Typ Gerstmann-Sträussler
Gerstmann-(Sträussler-)Syndrom: Ataxie, spinozerebellare, Typ Gerstmann-Sträussler

Gerstmann-Syndrom
(Sequenz)

Syn.: Angularis-Syndrom (Gerstmann) – Gerstmann-Badal-Syndrom – Gyrus-angularis-Syndrom – angular gyrus syndrome (e) – syndrome de Gerstmann (fz)
Def.: Durch Läsion des Gyrus angularis entstehende organische Großhirnerkrankung mit charakteristischer Symptomatik, deren eigenständige Stellung als Syndrom heute bestritten wird.
A.: Joseph Gerstmann, 1887–1969, österreichischer Neurologe, Wien, New York. – Erstbeschreibung durch Badal 1888, durch Gerstmann 1924.
Diagn. Krit.: (1) Rechts-Links-Störung. – (2) Fingeragnosie. – (3) Akalkulie. – (4) Agraphie.
Ätiol.: Läsion des Gyrus angularis. Stets liegt der Herd bei dieser Symptomatik linksseitig kortikal (im Gyrus angularis) in der Nachbarschaft des Hinterhauptlappens.
Pathog.: Ischämische Infarkte, Blutungen, Tumore.
Lit.: Gerstmann J (1924) Fingeragnosie: Eine umschriebene Störung der Orientierung am eigenen Körper. Wien Klin Wschr 37: 1010–1012. – Gerstmann J (1927) Fingeragnosie und isolierte Agraphie – ein neues Syndrom. Zbl Nervenheilk 108: 152. – Gerstmann J (1932) Zur lokaldiagnostischen Verwertbarkeit des Syndroms: Fingeragnosie, Rechts-Links-Störung, Agraphie, Akalkulie. Jb Psychiatr Neurol 48: 135. – Lang C (1994) Die Agraphie des Gerstmann-Syndroms – Versuch einer Charakterisierung. Fortschr Neurol Psychiatr 62: 155–163.
K. Einhäupl/DP

Gesichtslähmung, kongenitale: Moebius-Kernaplasie
GGS: Goltz-Gorlin-Syndrom
ghost teeth (e): Odontodysplasie
Giant axonal neuropathy (e): Riesenaxon-Neuropathie
giant-cell arteritis (e): Riesenzellarteriitis
giant cell thyroiditis (e): (de-)Quervain-Thyreoiditis
giant lymphnode hyperplasia (e): Castleman-Lymphom
giant malignant condyloma (e): Riesenkondylome Buschke-Loewenstein
giant platelet syndrome (e): Bernard-Soulier-Syndrom
Giedion-Langer-Syndrom: tricho-rhino-phalangeale Dysplasie II
von-Gierke-Krankheit: Glykogenspeicherkrankheit Typ 1
gigantism, cerebral (e): Sotos-Syndrom
gigantism, constitutional (e): Sotos-Syndrom
gigantism, pituitary (e): Sotos-Syndrom
Gigantismus, hypothalamischer: Sotos-Syndrom
Gigantismus, idiopathischer: Sotos-Syndrom
Gigantismus, konstitutioneller: Sotos-Syndrom
Gigantismus-Syndrom, zerebrales: Sotos-Syndrom
Gilbert-Meulengracht-Syndrom: Gilbert-Syndrom

Gilbert-Syndrom

Syn.: Gilbert-Meulengracht-Syndrom – Morbus Gilbert-Meulengracht – Hyperbilirubinämie, konstitutionelle – Hyperbilirubinämie, idiopathische – Ikterus, familiärer nichthämolytischer – Icterus intermittens juvenilis Meulengracht – Morbus Meulengracht
Def.: Benigne, chronische, familiäre, konstitutionelle Hyperbilirubinämie infolge angeborenen Leberenzymmangels, wohl identisch mit dem früher gesondert definierten Meulengracht-Syndrom.
A.: Nicolas Augustin Gilbert, 1858–1927, Internist, Paris. – Einar Meulengracht, 1887–, dänischer Internist.
Diagn. Krit.: (1) Intermittierender (Skleren-)Ikterus (unkonjugiertes Bilirubin 1,2–3 [–6] mg/dl Serum), abhängig von Phasen verminderter Nahrungsaufnahme, Operationen, Fieber, Infektionen, übermäßigen Anstrengungen, Alkoholexzessen. – (2) Nie Kernikterus. – (3) Neigung zu Entwicklung von Pigmentnävi, Naevi flammei, Xanthelasmen im Bereich der Augenlider. Neigung zu Bradykardie und Hypotonie. Migräneneigung. – (4) Dyspeptische Beschwerden (Nausea, Völlegefühl, Diarrhö, Leberschmerz u.ä.) oder Obstipation. – (5) Leichte Hämolyse (in 40–50%). – (6) Gutes Ansprechen des Serumbilirubins auf mikrosomale Enzyminduktoren (Phenobarbital, Glutethimid). – (7) Leberhistologie normal. – (8) Labor: Pathologischer Hungerversuch (bei Ernährung mit 400 kcal/24–72 Std. kommt es zum Anstieg des unkonjugierten Serumbilirubins). Bilirubin-Fraktionierung im Serum durch HPLC (DD zu Crigler-Najjar-Syndrom Typ II). Transaminasen und Leberfunktionstests normal. Fäkales Urobilinogen normal bis leicht vermindert. Anstieg von Koproporphyrin-Isomer-I im Urin bei normaler oder gering erhöhter Gesamt-Koproporphyrinurie.
Ätiol.: Wahrscheinlich autosomal-dominant vererbter Mangel an UDP-Glucuronyltransferase mit unterschiedlicher Penetranz.
Pathog.: Die Verminderung der UDP-GT bewirkt eine Verminderung der Bilirubin-Clearance (auf ca. 30%) durch noch unklaren Mechanismus, vermutlich durch gestörte Bilirubinaufnahme in die Leberzelle und verminderte Bilirubinkonjugation. Die Folge ist ein erhöhter Serumspiegel von unkonjugiertem Bilirubin.
Bemerkungen: Prognose gut. Wahrscheinlich handelt es sich nicht um ein klinisch einheitliches Syndrom. **(DD)** alle Formen der unkonjugierten Hyperbilirubinämie – Crigler-Najjar-Syndrom Typ II – Hämolyse – Shunt-Hyperbilirubinämien – posthepatisch persistierende Bilirubinämie.
Lit.: Blei AT (1993) Liver and biliary tract. In: Noe DA, Rock RC (eds) Laboratory Medicine. The Selection and Interpretation of Clinical Laboratory Studies, chapter 19, pp 363–382. Williams & Wilkins, Baltimore. – Bode C (1989) Gilbert-Syndrom. Dtsch med Wschr 114: 1424–1425. – Chowdhury JR, Wolkoff AW, Arias IM (1989) Hereditary jaundice and disorders of bilirubin metabolism. In: Scriver CR, Beaudet AL, Sly WS, Vale D (eds) The Metabolic Basis of Inherited Disease, 6th ed, pp 1367–1408. McGraw-Hill, New York. – Frank M, Doss MO (1993) Diagnostische Porphyrinopathien bei hereditären Hyperbilirubinämien. Z Gastroenterol 31: 111–113. – Gilbert NA, Castaigne J, Lereboullet P (1900) De l'ictère familial. Contribution à l'étude de la diathèse biliaire. Bull Soc Méd Hôp, Lyon 17: 948–959. – Meulengracht E (1939) Icterus intermittens iuvenilis. Klin Wschr 45: 118–121. – Muraca M, Fever J, Blanckaert N (1987) Relationship between serum bilirubin and production and conjugation of bilirubin. Studies in Gilbert's syndrome, Crigler-Najjar disease, hemolytic disorders, and rat models. Gastroenterology 92: 309–317. – Sieg A, Arab L, Schlierf G et al (1987) Die Prävalenz des Gilbert-Syndroms in Deutschland. Dtsch med Wschr 112: 1206–1208.
McK: 143500
M. O. Doss; C. Scheurlen/GA

Gilford-Syndrom: Hutchinson-Gilford-Syndrom

Gilles-de-la-Tourette-Syndrom

Syn.: Tourette-Syndrom – Tic, generalisierter – Myospasia convulsiva – Myospasia impulsiva – Erinnerungskrämpfe (Friedreich)

Def.: Im Kindes- oder Jugendalter beginnende Tic-Erkrankung mit multiplen, meist mimischen, motorischen und Vokal-Tics sowie Zwangssymptomen. Teilaspekt der klonischen Krämpfe der Gesichtsmuskulatur: Brissaud-Syndrom.

A.: Erstbeschreibung 1855 durch Gilles de la Tourette, 1857–1904, Nervenarzt, Paris.

Diagn. Krit.: **(1)** Multiple motorische Tics in Form von Niederkauern, Kniebeugen, Rückwärtsschreiten und Herumdrehen während des Laufens, Hüpfens, Drang zu Berührungen. – **(2)** Vokal-Tics wie Zungenschnalzen, Grunzen, Jaulen, Bellen, Schnüffeln, Husten, Räuspern, Schreien. – **(3)** Echolalie, Echopraxie. – **(4)** Koprolalie: komplexer Vokal-Tic mit Drang, Obszönitäten auszusprechen (in ca. ⅓ der Fälle). – **(5)** Seltener Zwangsvorstellungen, Zwänge und gedankliche Koprolalie. – **(6)** Selbstbeschädigungstendenzen. – **(7)** Häufig kombiniert mit Aufmerksamkeitsstörungen, Hyperaktivität und Zwangsstörung.

Ätiol.: Vermutlich autosomal-dominanter Erbgang mit unterschiedlicher Penetranz; Lokalisation möglicherweise auf dem Chromosom 18 (18q22.1).

Pathog.: Reifungsstörung des Striatums mit Störung der Dynorphin-reaktiven Fasern insbesondere in den Basalganglien sowie funktionelle Störungen des Dopamin-, Noradrenalin- und des Opiatsystems (hier speziell Hypersensitivität des µ-Opiat-Rezeptors) diskutiert.

Bemerkungen: Selbstbeschädigungstendenzen, in deren Folge körperliche Schäden auftreten können (z.B. Netzhautablösungen durch Kopfstoßen oder Schläge ins Gesicht, orthopädische Probleme, Hautschäden).

Lit.: Commings DE, Commings BG, Devor EJ, Cloninger CR (1984) Detection of major gene for Gilles de la Tourette syndrome. Am J Hum Genet 36: 586–600. – Leckman JF, Cohen DJ (1988) Descriptive and diagnostic classification of tic disorders. In: Cohen DJ, Bruun RD, Leckman JF (eds) Tourette's syndrome and tic disorders, pp 3–20. Wiley, New York. – Pauls DL, Raymond CL, Stevenson JM, Leckman JF (1991) A family study of Gilles de la Tourette syndrome. Am J Hum Genet 48: 154–163. – Schauenburg H, Dressler D (1992) Das Gilles de la Tourette Syndrom. Nervenarzt 63: 453–461. – Tourette Gilles de la (1855) Etude sur une affection nerveuse charactérisée par de l'incoordination motrice accompagnée d'echolalie et de coprolalie. Archives de Neurologie 9: 19–42 et 158–200.

McK: 137580
H. P. Kapfhammer/DP

Gilles-de-la-Tourette(-Syndrom), tardives

Def.: s. u. Neuroleptika-induzierte extrapyramidalmotorische Störungen, späte.
H. P. Kapfhammer/DP

Gillespie-Syndrom

Syn.: partielle Aniridie, Ataxie und Oligophrenie – aniridia, cerebellar ataxia and mental deficiency (e)

Def.: Krankheitsbild mit der Trias partielle Aniridie, zerebellare Ataxie und mentale Retardierung.

A.: Frederick D. Gillespie, amerikanischer Ophthalmologe, Parkersburg. – Erstbeschreibung 1965.

Diagn. Krit.: **(1)** Bilaterale partielle Aniridie mit zirkumpupillärer Irisatrophie. – **(2)** Nicht-progressive zerebelläre Ataxie mit Dysarthrie. – **(3)** Milde mentale Retardierung bis hin zur Oligophrenie. – **(4)** Ohrmuscheldysplasie und -tiefstand; schmaler Lidspalt. – **(5)** Pes planus. – **(6)** Muskuläre Hypotonie. – **(7)** Fakultativ Kleinhirnhypoplasie.

Ätiol.: Wahrscheinlich autosomal-rezessiver Vererbungsmodus.

Pathog.: Unbekannt.

Bemerkungen: Normale Reflexe, normale Nervenleitgeschwindigkeit, regelrechte Muskelbiopsie, regelrechter Karyotyp. **(DD)** Marinesco-Sjögren-Syndrom – Rieger-S. – Sjögren-S. – Biemond-S. (I).

Lit.: Francois J, Lentini F (1984) Gillespie-Syndrom (inkomplette Aniridia, zerebellare Ataxia und Oligophrenia). Klin Mbl Augenheilk 184: 313–315. – Gillespie FD (1965) Aniridia, cerebellar ataxia and oligophrenia in siblings. Arch Ophthalmol 73: 338–341. – Grawfurd M, Harcourt RB, Shaw PA (1979) Nonprogressive cerebellar ataxia, aplasia of pupillary zone of iris and mental subnormality (Gillespie's syndrome) affecting 3 members of a nonconsanguineous family in 2 generations. J Med Genet 16: 373–378. – Lechtenberg R, Ferreti C (1981) Ataxia with aniridia of Gillespie: a case report. Neurology 31: 95–97. – Sarsfield JK (1971) The syndrome of congenital cerebellar ataxia, aniridia and mental retardation. Develop Med Child Neurol 13: 508–511.

McK: 206700
G. Rudolph/DP

Gillin-Pryse//Davis-Syndrom

Syn.: Pterygium-Syndrom, letales multiples, Typ I

Def.: Distinktes frühletales Krankheitsbild mit angeborenen Kontrakturen, fazialen Dysmorphien und leichtem Nackenödem.

A.: Die Erstbeschreibung 1976 wird Gillin und Pryse//Davis zugeschrieben. – Die Einteilung als eigenständiges Syndrom geht auf Judith Hall, Humangenetikerin, Vancouver, 1984, zurück.

Diagn. Krit.: **(1)** Faziale Dysmorphien: Hypertelorismus; nach außen unten gerichtete Lidachsenstellung; zeltförmige Oberlippe; langes Philtrum; Gaumenspalte (gelegentlich); kurze, flache Nase; Mikrogenie; leichtes Nackenödem und vermehrte Hautfalten im Nacken. – **(2)** Intrauterine Wachstumsretardierung und geringes Geburtsgewicht; Polyhydramnion und Hydrops fetalis kommen gelegentlich vor. – **(3)** Extremitäten: stark flektierte Extremitäten bei reduzierter Muskelmasse. – **(4)** Genitalanomalien. – **(5)** Autopsie: Lungenhypoplasie; Herzhypoplasie; wenig Muskulatur im Abdominalbereich; Malrotation und Atresien im Gastrointestinaltrakt. – **(6)** Maligne Hyperthermie in einem Fall beschrieben.

Ätiol.: Autosomal-rezessiv vererbtes Krankheitsbild (Geschwisterbeobachtungen).

Pathog.: Unbekannt. Als Ursache wird generalisierte Amyoplasie mit der Folge einer fetalen Akinesie postuliert.

Bemerkungen: **(DD)** sind Überschneidungen zum Pena-Shokeir-Phänotyp I zu beachten. Da der primäre Defekt beider Erkrankungen unbekannt ist, erscheint eine sichere Abgrenzung derzeit schwierig. Pränatale Diagnostik: Ultraschalluntersuchungen im 2. Schwangerschaftstrimenon können reduzierte fetale Aktivität und eine vermehrte Ödembildung im Nackenbereich oder einen Hydrops fetalis erkennen lassen.

Lit.: Chen H, Immken L, Blumberg B et al (1982) Lethal form of multiple pterygium syndrome. A prenatally diagnosable entity.

Program and abstracts of the 1982 Birth Defects Conference. The University of Alabama in Birmingham and the March of Dimes Birth Defects Foundation, p 94. – Fryns JP, Vandenberghe K, Moerman P, Van Den Berghe H (1984) Cystic hygroma and multiple pterygium syndrome. Ann Génét 27: 252–253. – Gillin ME, Pryse-Davis J (1976) Pterygium syndrome. J Med Genet 13: 249–251. – Isaacson G, Gargus JJ, Mahoney MJ (1984) Brief clinical report: lethal multiple pterygium syndrome in an 18-week fetus with hydrops. Am J Med Genet 17: 835–839. – Martin NJ, Hill JB, Cooper DH et al (1986) Lethal multiple pterygium syndrome: three consecutive cases in one family. Am J Med Genet 24: 295–304. – Moerman P, Fryns JP, Cornelis A et al (1990) Pathogenesis of the lethal multiple pterygium syndrome. Am J Med Genet 24: 295–304.

McK: 253290
U. G. Froster/AS

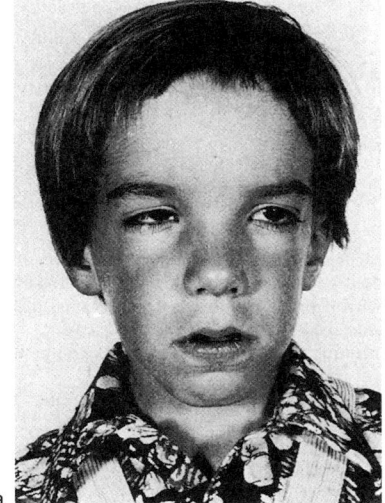

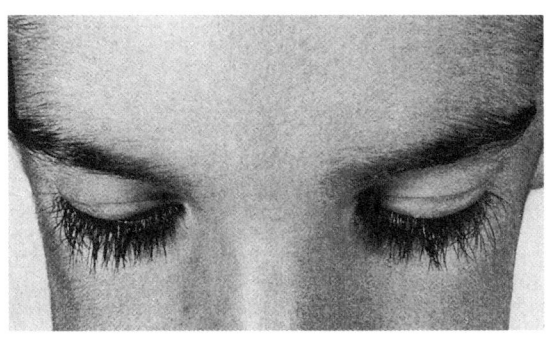

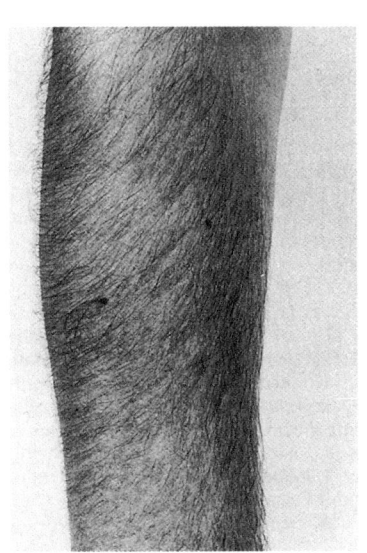

Gimard-Syndrom: Purpura fulminans
Gingivafibromatose-Hypertrichose-Syndrom: Gingivafibromatose mit Hypertrichose

Gingivafibromatose mit Hypertrichose

Syn.: Gingivafibromatose-Hypertrichose-Syndrom – Fibromatosis gingivae mit Hypertrichose – gingival fibromatosis and hypertrichosis (e)

Def.: Gingivale Fibromatose kombiniert mit Hypertrichose.

A.: Die Kombination von Gingivahyperplasie und Hypertrichose als Einheit scheint schon recht lange bekannt zu sein. Nach R. J. Gorlin haben Tomes und Coles das Krankheitsbild bereits 1855 eingehend beschrieben. Neuere zusammenfassende Berichte stammen u.a. von H. Weski (1920), S. D. Ruggles (1925), C. H. Snyder (1965) und C. J. Witkop (1971). Offenbar sind immer wieder Merkmalträger auf Jahrmärkten als sog. Haarmenschen aufgetreten, so z.B. der wahrscheinlich auch hierher einzuordnende, durch R. Virchow genauer untersuchte Stefan Bibrowski (»Lionel der Löwenmensch«), der zusätzlich eine Anodontie aufwies.

Diagn. Krit.: **(1)** Meist allgemeine Hypertrichose (dunkel pigmentiert) ab dem Kleinkindalter, nicht kongenital. – **(2)** Gingivafibromatose oft mit Überwucherung der Zähne, kann zu Kau-, Sprach- und Atemstörungen führen.

Ätiol.: Autosomal-dominantes Erbleiden.

Pathog.: Unbekannt. Die Gingivahypertrophie ist durch Proliferation und Hypertrophie der kollagenen Fasern zum Zeitpunkt des Durchbruchs der Milchzähne bedingt.

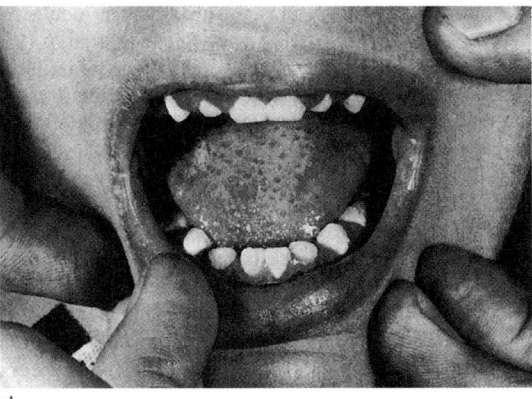

Gingivafibromatose mit Hypertrichose: a), b) verstärkte persistierende Lanugobehaarung, Augenbrauen- und Wimpernhyperplasie (mit Tristichiasis); c) Hypertrichose im Armbereich; d) Gingivahyperplasie mit Pseudo-Zahnhypoplasie (Beob. und Fotos DOFONOS, Ffm.)

Bemerkungen: Gingivale Fibromatose ohne andere Symptome wird als eigenständige Erkrankung aufgefaßt (Witkop, 1971). Die symmetrische Gingivafibromatose erscheint erst ab 10 Jahren und zeigt keine familiäre Häufung. **(DD)** die gingivale Fibromatose und Hypertrichose kann auch mit geistiger Behinderung und Epilepsie auftreten und ist eindeutig gegen das Zimmermann-Laland-Syndrom, die juvenile hyaline Fibromatose, das Rutherfurd- und das Cowden-Syndrom abgrenzbar, die alle auch mit gingivaler Fibromatose einhergehen. – Bei der Hypertrichosis lanuginosa tritt die Körperbehaarung bereits ab Geburt auf.

Lit.: Bondeson J, Miles AEW (1993) Julia Pastrana, the nondescript: An example of congenital, generalized hypertrichosis terminalis with gingival hyperplasia. Am J Med Genet 47: 198–212. – Gorlin RJ, Cohen MM Jr, Levin LS (1990) Syndromes with gingival/periodontal components. In: Gorlin RJ, Cohen MM Jr, Levin LS (eds) Syndromes of the head and neck, 3rd ed, pp 847–853. McGraw-Hill, New York. – Hartsfield JK Jr, Bixler D, Hazen RH (1985) Gingival fibromatosis with sensoneurinal hearing loss: an autosomal dominant trait. Am J Med Genet 22: 623–627. – Takagi M, Yamamoto H, Mega H et al (1991) Heterogeneity in the gingival fibromatoses. Cancer 68: 2202–2212. – Weski H (1920) Elephantiasis gingivae hereditaria beobachtet an fünf Generationen in einer Familie. Dtsch Mschr Zahnheilk 38: 557–584. – Witkop CJ Jr (1971) Heterogeneity in gingival fibromatosis. Birth Def Orig Art Ser VII(7): 210–221.

McK: 135400

H. Enders; H. E. Schroeder/JK; GB

gingival fibromatosis and corneal dystrophy (e): Rutherfurd-Syndrom

gingival fibromatosis and hypertrichosis (e): Gingivafibromatose mit Hypertrichose

gingival fibromatosis-multiple hyaline fibromas (e): Fibromatose, juvenile hyaline

Gipskorsett-Syndrom: Cast-Syndrom

girdle type of muscular atrophy, neurogenic familial (e): Muskelatrophie, spinale, Typ Kugelberg-Welander

Gitelman-Syndrom

Syn.: Alkalose, primäre hypokaliämische, mit Magnesiumverlust bei verminderter Calcium-Ausscheidung – primary renal tubular hypokalemic metabolic alkalosis with magnesium deficiency and hypocalciuria (e) – familial hypokalemia-hypomagnesemia (e) – magnesium-losing tubulopathy (e)

Def.: Sporadisch oder familiär auftretende Tubulopathie mit Verlust von Magnesium und Kalium im Urin bei normaler oder reduzierter Calcium-Ausscheidung.

A.: H. J. Gitelman. Erstbeschreibung 1966.

Diagn. Krit.: **(1)** Muskelschwäche, tetanische Anfälle mit Bauchschmerzen, Erbrechen und Fieber. – **(2)** Hypomagnesiämie, Hypermagnesiurie, Hypokaliämie, Hyperkaliurie, metabolische Alkalose. – **(3)** Gelegentlich Hyperreninismus ohne Blutdruckanstieg, Hyperaldosteronismus und erhöhte Urinausscheidung von Prostaglandin E_2. – **(4)** Hypokalziurie (Unterscheidungskriterium gegen Bartter-Syndrom). Fehlen von Nephrokalzinose. – **(5)** Fehlen von Hydramnion und Polyurie (im Gegensatz zum Bartter-S.).

Ätiol.: Unbekannt. Autosomal-rezessive Vererbung.

Pathog.: Transportdefekt im distalen Tubulus, der dem Effekt von Thiazid-Diuretika ähnelt.

Bemerkungen: Im Unterschied zum Bartter-S. handelt es sich um eine eher gutartige Störung, die sich erst in der späteren Kindheit oder im Erwachsenenalter manifestiert. Bei den meisten erst im Erwachsenenalter auftretenden Fällen von Bartter-S. dürfte es sich um ein Gitelman-S. handeln. Da es nicht zur Nephrokalzinose kommt, bleiben glomeruläre Filtration und Konzentrationsfähigkeit unbeeinträchtigt. **(DD)** Bartter-S. – isolierte (familiäre) Hypomagnesiämie – Diuretika-Abusus.

Lit.: Bettinelli A, Bianchetti MG, Girardin E et al (1992) Use of calcium excretion values to distinguish two forms of primary renal tubular hypokalemic alkalosis: Bartter and Gitelman syndromes. J Pediatr 120: 38–43. – Gitelman HJ, Graham JB, Welt LG (1966) A new familial disorder characterized by hypokalemia and hypomagnesemia. Trans Ass amer Physicians 79: 221–233. – Zarraga/Larrondo S, Vallo A et al (1992) Familial hypokalemia-hypomagnesemia or Gitelman's syndrome: a further case. Nephron 62: 340–344.

McK: 263800

Th. Lennert/JK

Gitterliniendegeneration der Netzhaut, familiäre: vitreoretinale Degeneration nichtmyope, hereditäre periphere (bandförmige)

Glanzmann-Syndrom: Thrombasthenie Glanzmann(-Naegeli)

Glasknochenkrankheit: Osteogenesis imperfecta

Glaskörperblutung, bei intrakranieller Blutung: Terson-Syndrom

Glaskörperblutung, bei subarachnoidaler Blutung: Terson-Syndrom

Glaskörperblutung, juvenile, rezidivierende: Eales-Syndrom

Glaswollhaare: Haare, unkämmbare

Glaucoma capsulare: Pseudoexfoliation

glaucomatocyclitic crisis syndrome (e): Posner-Schlossman-Glaukom

Glaukom, zyklitisches: Posner-Schlossman-Glaukom

Gliedergürteldystrophie

Syn.: limb girdle dystrophy (e)

Def.: Zusammenfassende Bezeichnung für autosomal-rezessiv, seltener dominant erbliche Formen der progressiven Muskeldystrophien. Häufigste Form ist die juvenile bzw. adulte progressive Muskeldystrophie vom Beckengürteltyp (Leyden-Moebius). Daneben gibt es eine seltene infantile progressive Muskeldystrophie vom Beckengürteltyp, welche in ihrem Schweregrad den Typ Duchenne imitiert, sowie einen seltenen skapulohumeralen Typ (Erb).

A.: Wilhelm Heinrich Erb, 1840–1921, Neurologe, Leipzig, Heidelberg. – Ernst Victor v. Leyden, 1832–1910, Internist und Neurologe, Berlin. – Paul Julius Moebius, 1853–1907, Neurologe, Leipzig. – H. W. Klöpfer und C. Talley. – Erb war der Erstbeschreiber der skapulohumeralen Muskeldystrophie. Von Leyden und Moebius beschrieben die typische Beckengürtelform der progressiven Muskeldystrophie. Klöpfer und Talley machten erstmals auf die schwer verlaufende autosomal-rezessive Form aufmerksam.

Diagn. Krit.: **(1)** Beginn der Symptome variabel, meist im Kindes- oder Jugendalter. Spätmanifestationen sind möglich. – **(2)** Zunehmende Muskelschwäche und Atrophie mit Beginn im Beckengürtel-Oberschenkelbereich (selten Schultergürtelbereich; Typ Erb), später Aszension bzw. Deszension. – **(3)** Häufig Wadenhypertrophie und myogener Spitzfuß. – **(4)** Keine Facies myopathica. **(DD)** zur fazioskapulohumeralen Muskeldystrophie. – **(5)** Verlauf variabel. – **(6)** Blutchemie: meist deutliche Erhöhung der Creatinkinase im Serum. – **(7)** EMG: myopathisch. – **(8)** Muskelbiopsie: ausgeprägte degenerative Myopathie.

Ätiol.: Meist autosomal-rezessiver, seltener dominanter Erbgang. Bei den autosomal-rezessiven Formen gelang zunächst insbesondere anhand großer Familien aus der Ile de la Réunion im Indischen Ozean, Nordamerika und Brasilien die Zuordnung zum Chromosom 15q (McK 253600). Ein weiterer Genort der autosomal-rezessiven Form liegt am Chromosom 2p (McK 253601). In nordafrikanischen Familien mit besonders schwerer, bereits im Kindesalter beginnender Duchenne-artiger Muskeldystrophie liegt der Genort auf dem Chromosom 13. In einer großen Familie mit autosomal-dominanter Gliedergürteldystrophie und Dysarthrie ließ sich eine Zuordnung zum Chromosom 5 festlegen (McK 159000).
Pathog.: Die Pathogenese ist noch weitgehend unklar. Nur bei der am Chromosom 13 lokalisierten Duchenne-artigen Form findet sich teilweise ein Fehlen des 50kDa großen Dystrophin-gebundenen Glykoproteins (Adhalin).
Lit.: Bradley WG (1979) The limb-girdle syndromes. In: Vinken PJ, Bruyn GW (eds) Handbook of Clinical Neurology. North-Holland Publishing Company, Amsterdam, New York, Oxford. – Bushby KMD (1994) Suggested diagnostic criteria for the limb girdle muscular dystrophies. Neuromuscular Disorders (to be published). – Erb WH (1891) Dystrophia musculorum progressiva. Dtsch Z Nervenheil 1: 173. – Klöpfer HW, Talley C (1958) Autosomal-recessive inheritance of Duchenne-type muscular dystrophy. Ann Hum Genet 22: 138–143. – Leyden E (1876) Klinik der Rückenmarks-Krankheiten, Bd 2, S 447. Hirschwald, Berlin. – Möbius PJ (1879) Über die hereditären Nervenkrankheiten. Sammlung klinischer Vorträge 171: 1505. – Shields RW Jr (1994) Limb Girdle Syndrome. In: Engel AG, Franzini//Armstrong C (eds) Myology. McGraw Hill, New York.
McK: 253600
D. Pongratz/DP

Gliomatose, hereditäre: Turcot-Syndrom
global involvement of cranial nerves, unilateral (e): Garcin-Symptomatik
Globodontie: otodentale Dysplasie
Globoidzell-Leukodystrophie: Krabbe-Krankheit

Globusgefühl
Syn.: Globus hystericus – Globus-Syndrom
Def.: Bezeichnung für ein intermittierendes oder dauerndes lästiges Fremdkörper- oder Engegefühl im Halsbereich von variabler Lokalisation.
Diagn. Krit.: (1) Unangenehmes Fremdgefühl im Schlundbereich und im Bereich der oberen Speiseröhre. – (2) Schluckzwang ohne eigentliche Störung der Nahrungsaufnahme.
Ätiol.: 1. Idiopathische Form: ausgelöst entweder durch psychogene Mechanismen (z.B. familiäre oder berufliche Schwierigkeiten) oder bei gastroösophagealem Reflux. 2. Symptomatische Form: bei Erkrankungen des Rachenraums und des Halsbereichs.
Pathog.: 1. Idiopathische Form: wahrscheinlich Tonuserhöhung des Musculus cricopharyngeus. 2. Symptomatische Form: mechanische oder entzündliche Irritationen des oberen Ösophagussphinkters.
Bemerkungen: Bei idiopathischen Formen besteht oft eine vegetative Labilität und Karzinophobie. Bevorzugtes Auftreten dieser Formen im Frühjahr und Herbst. Gynäkotropie 66%. Bei beiden Formen kommen nicht selten vasomotorische Begleiterscheinungen (Rhinitis, Migräne, Ménière-Symptomatik) vor. Die Begriffe Globus hystericus und Globus-Syndrom sind veraltete Begriffe für ein Einzelsymptom.
Lit.: Jaumann MP, Steiner W, Pesch HJ (1978) Leitsymptom Globusgefühl. Dt Ärztebl 75: 479–484. – Pope II CE (1983) Symptoms of Upper Esophageal Motor Problems, p 429. In: Sleisinger MH, Fordtran JS (eds) Gastrointestinal disease, 3rd ed. Saunders, Philadelphia, London, Toronto. – Richter JE (1993) Heartburn, dysphagia, odynophagia, and other esophageal symptoms. In: Sleisenger MH, Fordtran JS (eds) Gastrointestinal disease – Pathophysiology, diagnosis, management, 5th ed, pp 331–340. Saunders, Philadelphia, London, Toronto.
C. Scheurlen; C. Köhler/GA

Globus hystericus: Globusgefühl
Globus-Syndrom: Globusgefühl
Glomangiome, multiple: Glomustumoren, multiple

Glomustumoren, multiple
Syn.: Glomangiome, multiple – angio-neuro-myomes artériels (Masson) (fz)
Def.: Multiple, gutartige Tumoren des neuro-myo-arteriellen Glomus (Sucquet-Hoyer-Kanal) in disseminierter oder regionaler Anordnung.
A.: P. Masson, Pathologe, Montreal/Kanada. – Die Erstbeschreibung des klinischen Bildes der Glomustumoren erfolgte bereits 1812 durch Wood (»painful cutaneous tubercle«). P. Masson lieferte 1924 eine eingehende histologische Beschreibung. Kaufmann und Clark beschrieben 1941 erstmals multiple Glomustumoren.
Diagn. Krit.: (1) Im Bereich des Integuments teils zahlreiche stecknadelkopf- bis erbsgroße, teils flächige und strangförmige, kutan-subkutan gelegene, weiche bis prall-elastische, graubläulich durchschimmernde Knoten. – (2) Die Knoten sind weitgehend ausdrückbar. – (3) Disseminierte (generalisierte) oder regionale Verteilung der Knoten, bei der regionalen Verteilung kommen gruppierte, segmentäre und systematisierte Formen vor. – (4) Im Gegensatz zu solitären Glomustumoren nicht bevorzugt akral lokalisiert. – (5) Manchmal Schmerzen in Folge von Temperaturwechsel und/oder mechanischer Irritation; die charakteristische Schmerzhaftigkeit solitärer Glomustumoren fehlt. – (6) Beginn in der Hälfte der Fälle meist vor dem 20. Lebensjahr, manchmal bereits bei der Geburt. – (7) Eine sichere klinische Unterscheidung gegen kavernöse Hämangiome und diffuse Phlebektasien ist kaum möglich.
Ätiol.: Autosomal-dominantes Erbleiden. Mey et al. zeigten allerdings, daß der Phänotyp fast ausschließlich väterlicherseits vererbt wird.
Pathog.: Histologisch gutartiger Tumor mit einer angiomatösen und einer epitheloiden Komponente, letztere bestehend aus monomorphen, kuboidalen undifferenzierten Zellen, den sog. Glomuszellen. Bei multiplen Glomustumoren ist der angiomatöse Anteil stärker ausgeprägt, die Glomuszellen sind meist auf wenige schmale Schichten beschränkt, die dicht bis unter das Endothel reichen. Vor allem bei den multiplen Tumoren kann die bindegewebige Kapsel fehlen. Elektronenmikroskopisch entspricht die Glomuszelle eindeutig einer modifizierten glatten Muskelzelle.
Bemerkungen: Glomustumoren können in seltenen Fällen auch an inneren Organen – Magen (multipel), Lunge (multipel), Trachea, Mediastinum, Uterus, Vagina – vorkommen. (DD) bei zusätzlicher Blutung aus dem Gastrointestinaltrakt: sog. Blue-rubber-bleb-Naevus-Syndrom; bei gleichzeitigen Dysplasien des Skeletts: Mafucci-Syndrom. – Therapie der Wahl ist die operative Entfernung.

Lit.: Masson P (1924) Le glomus neuro-myo-artériel des regions tactiles et ses tumeurs. Lyon Chir 21: 257. – van der Mey AG, Maaswinkel/Mooy PD, Cornelisse CJ et al (1989) Genorric imprinting in hereditary glomus tumours: evidence for new genetic theory. Lancet II: 1291–1294. – Wolff HH, Korting HC, Vigl E (1981) Multiple Glomustumoren. Hautarzt 32: 354–358.
McK: 138000
H. P. Soyer/GB

Glossodynie
Syn.: Lain-Krankheit – Zungenbrennen – Glossopyrose – burning mouth syndrome (e)
Def.: Unbestimmte Mißempfindung im Bereich der Zunge und der Mundschleimhaut.
Ätiol.: Multifaktoriell. Neben psychischen Ursachen auch mechanische, chemische oder hormonelle Veränderungen; Elektrogalvanismus bei unterschiedlichem Zahnplombenmetall.
Lit.: Bäurle G, Schönberger A (1986) Glossodynie – Indikation zur Epikutantestung? Z Hautkr 61: 1175–1184. – Maier Ch (1986) Vitalstörungen des Mundbereichs (Glossodynie) bei depressiven Rückbildungspsychosen. Nervenarzt 57: 113–115. – van der Ploeg HM, van der Wal N, Eijkman MAJ (1987) Psychological aspects of patients with burning mouth syndrome. Oral Surg Oral Med Oral Pathol 63: 664–668. – van der Waal I (1990) The burning mouth syndrome. Munksgaard, Kopenhagen.
G. Burg/GB

glosso-palatine-ankylosis syndrome (e): oro-akraler Fehlbildungskomplex
Glossopharyngealneuralgie: Sicard-Neuralgie
Glossopharyngealneuralgie, idiopathische: Sicard-Neuralgie
Glossopharyngikusneuralgie: Sicard-Neuralgie
Glossopharyngikusneuralgie-Syndrom: Sicard-Neuralgie
Glossopyrose: Glossodynie
Glucocerebrosidose: Gaucher-Krankheit
glucocorticoid deficiency, familial (e): ACTH-Unempfindlichkeit

Glucocorticoid-Entzugssyndrom
(Symptomenkomplex)
Syn.: Cortisol-Entzugssyndrom – Slocumb-Syndrom – Steroid-Pseudorheumatismus – cortisone withdrawal syndrome (e)
Def.: Bezeichnung für Symptomatik nach Pharmakotherapie mit Glucocorticoiden oder nach erfolgreicher Therapie eines endogenen Hyperkortisolismus.
A.: Charles Henry Slocumb, Rheumatologe, Rochester. – Erstbeschreibung 1953.
Diagn. Krit.: **(1)** Verstärkte Ermüdbarkeit, Affektlabilität. – **(2)** Pseudorheumatischer myalgischer diffuser Weichteil- und Bewegungsschmerz bzw. hartnäckige Arthralgien. Dabei fehlt die typische »Morgensteife« und es besteht Salicylatresistenz. Neben der pseudorheumatischen Form gibt es panmesenchymale Reaktionen, die neben dem Bilde einer Nebennierenrindeninsuffizienz komplexe Störungen erkennen lassen. – **(3)** Hauterscheinungen (Ekchymosen, Petechien, multiforme Exantheme, Hautnekrosen). Lupus-erythematodes-artige Erscheinungen sowie Panarteriitis und Phlebitis, die letal verlaufen können. – **(4)** Hypertonie. – **(5)** Leukozytopenie, gelegentlich Eosinophilie. In manchen Fällen kommt es zum Anstieg der BSG und zu vorübergehender Leukozytose. Klin. Chem.: evtl. Hyperkalziämie, Verminderung von Plasma-Cortisol- und ACTH-Konzentration, gestörter Cortisol-Tagesrhythmus (Suppression). – **(6)** Gelegentlich entwickeln sich v.a. basal gelegene Lungeninfiltrate.
Ätiol.: Glucocorticoid-Entzug.
Bemerkungen: Inflammatorische Prozesse, die Grund für die Pharmakotherapie waren, treten wieder auf. Nach erfolgreicher Therapie eines endogenen Hypercortisolismus können erstmalig schwere immunologische Erkrankungen, charakterisiert durch lymphozytäre Inflammation, auftreten – sehr selten.
Lit.: Reichlin S (1993) Neuroendocrine-immune interactions. N Engl J Med 77: 1067–1071. – Schlaghecke R, Kornely E, Santen RT, Ridderskamp P (1992) The effect of long-term glucocorticoid therapy on pituitary-adrenal responses to exogenous corticotropin-releasing hormone. N Engl J Med 326: 226–230. – Slocumb CH (1953) Rheumatic complaints during chronic hypercortisonism and syndromes during withdrawal of cortisone in rheumatic patients. Proc Mayo Clin 28: 655–657.
B. O. Böhm/GA

Glucocorticoidmangel und Achalasie: Triple-A-Syndrom

Glucose-Galaktose-Malabsorption
Syn.: Monosaccharid-Intoleranz
Def.: Intestinaler Transportdefekt, der zu Hypoglykämien und Durchfällen führt.
A.: Erstbeschreibung 1962 durch R. LaPlane und Mitarbeiter und durch B. Lindquist und Mitarbeiter, ebenfalls 1962.
Diagn. Krit.: **(1)** Durchfälle, osmotisch bedingt (bis zur Dehydratation) schon ab frühem Säuglingsalter. – **(2)** Hypoglykämien. – **(3)** Intermittierende oder permanente Glucosurie. – **(4)** Große Mengen Hexosen im (sauren) Stuhl.
Ätiol.: Autosomal-dominant vererbtes Leiden. Genlokalisation auf Chromosom 22 (22q11.2-qter).
Pathog.: Aufgrund der fehlenden Transportmechanismus für die Hexosen kommt es zu osmotisch bedingten Diarrhöen bis zur Dehydratation und Exitus letalis. Hypoglykämien sind deutlich, aber nicht lebensgefährlich.
Bemerkungen: Bei den bisher beobachteten, häufig aus Verwandtenehen stammenden Fällen sind Mädchen deutlich überrepräsentiert. Da bei Untersuchungen einiger Eltern verminderte Monosaccharidresorptionen gefunden wurden, ist zunächst ein autosomal-rezessiver Erbgang vermutet worden. **(DD)** Disaccharid-Malabsorptionen bzw. -Intoleranzen. Therapie: Glucose-Galaktose-arme Ernährung. Kohlenhydrate müssen im wesentlichen als Fructose zugeführt werden. Saccharose wird von einigen Patienten relativ gut vertragen.
Lit.: Desjeux J-F (1989) Congenital selective Na^+, D-glucose cotransport defects leading to renal glycosuria and congenital selective intestinal malabsorption of glucose and galactose. In: Scriver CR, Beaudet AL, Sly WS, Valle D (eds) The metabolic basis of inherited disease. 6. ed, pp 2463–2478. McGraw-Hill, New York. – Wright EM, Turk E, Zabel B et al (1991) Molecular genetics of intestinal glucose transport. J Clin Invest 88: 1435–1440.
McK: 182380.0001
E. Mönch/JK

Glucose-6-phosphatase-Mangel: Glykogenspeicherkrankheit Typ 1
β-glucosidase deficiency (e): Gaucher-Krankheit
α-1,4-Glucosidase-Mangel: Glykogenspeicherkrankheit Typ 2

β-Glucuronidasemangel: Mucopolysaccharidose VII
Glucuronyltransferase-Mangel: Crigler-Najjar-Syndrom Typ I
Glutamat-Decarboxylase-Mangel: Krampfanfälle, Pyridoxinabhängige

Glutarazidurie Typ I

Syn.: Glutaryl-CoA-Dehydrogenase-Defekt
Def.: Seltene, angeborene neurodegenerative Krankheit, im Stoffwechsel von Lysin und Tryptophan, beginnend im Säuglingsalter.
A.: Erstbeschreibung 1975 durch S. I. Goodman und Mitarbeiter.
Diagn. Krit.: (1) Im ersten bis zweiten Lebensjahr progressive choreo-athetotische hyperkinetische Bewegungsabläufe, Dysarthrie, Opisthotonus und geistige Retardierung. – (2) Häufig Makrozephalie. – (3) Vermehrte Ausscheidung von Glutarsäure, 2-Hydroxy-Glutarsäure, Glutaconsäure und Glutarylcarnitin.
Ätiol.: Autosomal-rezessiv vererbtes Leiden.
Pathog.: Unbekannt.
Bemerkungen: (DD) Im Gegensatz zur Glutarazidurie Typ II gibt es bei dieser Störung weder Hypoglykämien noch Vermehrungen weiterer organischer Säuren (als die genannten). – Leigh-Syndrom. Eine pränatale Diagnostik ist möglich. Therapie: Reduktion der Proteinzufuhr, Gabe von Riboflavin und Verabreichung von Analogen der γ-Aminobuttersäure.
Lit.: Goodman SI, Markey SP, Moe PG et al (1975) Glutaric aciduria: A „new" disorder of amino acid metabolism. Biochem Med 12: 12–21. – Stutchfield P, Edwards MA, Gray RGF et al (1985) Glutaric aciduria type I misdiagnosed as Leigh's encephalopathy and cerebral palsy. Dev Med Child Neurol 27: 514–521.
McK: 231670
E. Mönch/JK

Glutarazidurie Typ II

Syn.: Przyrembel-Syndrom – Acyl-CoA-Dehydrogenase-Mangel, multipler – defect in electron transfer flavoprotein (ETF) dehydrogenase or ETF: ubiquinone oxidoreductase (ETF-QO) (e) – Äthylmalonat-Adipiaturie – ethylmalonic-adipicaciduria (e)
Def.: Angeborene Stoffwechselstörung in drei verschiedenen Ausprägungen, verursacht durch eine Störung in der Elektronenübertragung.
A.: Erstbeschreibung 1976 durch H. Przyrembel und Mitarbeiter.
Diagn. Krit.: Drei klinische Formen werden unterschieden: Neonatale Form mit Fehlbildungen, neonatale Form ohne Fehlbildungen und milde Form (»late onset«). – (1) Lethargie, Apnoe, Bradykardie, Hypotonie, Hepatomegalie im Neugeborenenalter. Bei der neonatalen Form mit Fehlbildungen stehen Gesichtsdysmorphien, Fuß- und Genital-Anomalien (z.B. Hypospadie) und polyzystische Nieren im Vordergrund. – (2) Schwere metabolische Azidose, hypoketotische Hypoglykämie, Hyperammonämie mit stark saurem oder an Schweißfüße erinnerndem Geruch. – (3) Im Urin massive Vermehrung von Milchsäure und Glutarsäure sowie erhöhte Konzentrationen von Ethylmalonsäure und Adipinsäure (besonders ausgeprägt bei der milden Form) sowie weiterer Dicarbonsäuren, Buttersäure, Methylbuttersäure, Isobuttersäure, Isovaleriansäure, p-Hydroxy-Phenylmilchsäure u.a.
Ätiol.: Autosomal-rezessiv vererbtes Leiden. Genlokalisation auf Chromosom 15 (15q23–q25).
Pathog.: Das Krankheitsbild ist verursacht durch Mangel an Elektronen-Transfer-Flavoprotein(ETF)-Dehydrogenase oder ETF: ubiquinone-Oxidoreductase (ETF-QO). Sekundär kommt es dadurch zu Störungen der Acyl-CoA-Dehydrogenasen, der Dimethylglycin-Dehydrogenase und der Sarcosin-Dehydrogenase. Fehlbildungen treten besonders bei ETF-QO-Mangel auf.
Bemerkungen: (DD) Glutarazidurie Typ I – Mittelketten-Acyl-CoA-Dehydrogenase-Mangel – Isovalerianazidämie – Carnitin-Mangel-Syndrom – Reye-Syndrom. Ein Therapieversuch mit Riboflavin (200–300 mg/Tag), Methylenblau (2 mg/kg/Tag) und L-Carnitin sollte immer unternommen werden.
Lit.: Amendt BA, Rhead WJ (1986) The multiple acyl-coenzyme A dehydrogenation disorders, glutaric aciduria type II and ethylmalonic-adipic aciduria: mitochondrial fatty acid oxidation, acyl-coenzyme A dehydrogenase, and elctron transfer flavoprotein activities in fibroblasts. J Clin Invest 78: 205–213. – Frerman FE, Goodman SI (1989) Glutaric acidemia type II and defects of the mitochondrial respiratory chain. In: Scriver CR, Beaudet AL, Sly WS, Valle D (eds) The metabolic basis of inherited disease, 6th ed, pp 915–931. MacGraw-Hill, New York. – Gregersen N (1985) Riboflavin-responsive defects of β-oxidation. J Inher Metab Dis 8 (Suppl 1): 65–69. – Gregersen N (1985) Acyl-CoA dehydrogenation disorders. Scand J Clin Invest 45 (Suppl): 1–60. – Ikeda Y, Keese SM, Tanaka K (1986) Biosynthesis of electron transfer flavoprotein in a cell-free system and in cultures human fibroblasts: Defect in the alpha subunit synthesis is a primary lesion in glutaric aciduria type II. J Clin Invest 78: 997–1002. – Przyrembel H, Wendel U, Becker K et al (1976) Glutaric aciduria type II: Report on a previously undescribed metabolic disorder. Clin Chim Acta 66: 227–239. – Rhead WJ, Wolff JA, Lipson M et al (1987) Clinical and biochemical variation and family studies in the multiple Acyl-CoA dehydrogenation disorders. Pediat Res 21: 371–376.
McK: 231680
E. Mönch/JK

Glutaryl-CoA-Dehydrogenase-Defekt: Glutarazidurie Typ I
Glutathionsynthetase-Mangel: Pyroglutamatazidurie
Gluten-sensitive Enteropathie: Sprue (tropische und nicht-tropische)
Glycerin-Kinase-Mangel: Hyperglycerinämie
glycerol kinase deficiency (e): Hyperglycerinämie
glycogen storage disease 1 (e): Glykogenspeicherkrankheit Typ 1
glycogen storage disease 2 (e): Glykogenspeicherkrankheit Typ 2
glycogen storage disease-zero (e): Glykogensynthetase-Mangel
glycosylceramide-lipidosis (e): Gaucher-Krankheit
Glykogenose, sekundäre, diabetische: Minderwuchs, diabetischer
Glykogenose Typ 1: Glykogenspeicherkrankheit Typ 1
Glykogenose Typ 2: Glykogenspeicherkrankheit Typ 2
Glykogenose Typ 3: Glykogenspeicherkrankheit Typ 3
Glykogenose Typ 4: Glykogenspeicherkrankheit Typ 4
Glykogenose Typ 5 (McArdle): Glykogenspeicherkrankheit Typ 5 (McArdle)
Glykogenose Typ 6: Glykogenspeicherkrankheit Typ 6
Glykogenose Typ 7: Glykogenspeicherkrankheit Typ 7 (Tarui)
Glykogenspeicherkrankheit 0: Glykogensynthetase-Mangel

Glykogenspeicherkrankheit Typ 1

Syn.: von-Gierke-Krankheit – Glucose-6-phosphatase-Mangel – Glykogenose Typ 1 – hepatonephromegalia glycogenica (e) – glycogen storage disease 1 (e) – hepatorenal glycogenosis (e)
Def.: Autosomal-rezessive Stoffwechselerkrankung, die aufgrund einer mangelnden Glucose-6-phosphatase-Aktivität mit einer Glykogenspeicherung in Leber und Niere einhergeht.

A.: Erstbeschreibung 1929 durch den deutschen Pathologen Edgar Otto Conrad von Gierke, 1877–1945.
Diagn. Krit.: (1) Hepatomegalie, großes Abdomen. – (2) Minderwuchs. – (3) Blutungsneigung. – (4) Xanthome an den Streckseiten der Extremitäten. – (5) Hypoglykämien. – (6) Erhöhung von Lactat, Pyruvat, Triglyceriden, Cholesterin und Harnsäure im Serum. – (7) Aminoazidurie. – (8) Fehlender Blutzuckeranstieg im Glucagontest. – (9) Erhöhtes Risiko für Leberadenome oder -karzinome. – (10) Proteinurie und Hämaturie. – (11) Niereninsuffizienz. – (12) Pulmonale Hypertonie. – (13) Störung der neutrophilen Granulozyten mit rezidivierenden Infekten. – (14) Chronische Pankreatitis.
Ätiol.: Autosomal-rezessiv erblicher Mangel an Glucose-6-phosphatase.
Pathog.: Aufgrund der mangelnden Enzymaktivität der Glucose-6-phosphatase (Typ 1a), eines Defekts im Transportsystem für Glucose-6-phosphat ins endoplasmatische Retikulum (1b) oder im Glucose-6-phosphatase-Enzymkomplex (1c), kommt es zu einem mangelnden Abbau des Glykogens mit Speicherung in der Leber und den Nieren.
Bemerkungen: Die Diagnose ist möglich durch eine Bestimmung der Glucose-6-phosphatase-Aktivität in Leberbiopsaten und Leukozyten bei Typ 1b und durch Nachweis einer Ablagerung von Glykogen im Leberparenchym.
Lit.: van Creveld S (1932) Chronische hepatogene Hypoglykämie im Kindesalter. Z Kinderheilk 52: 299-324. – v Gierke E (1929) Hepato-nephro-megalia glycogenica. Beitr path Anat, Jena 82: 497–513. – Howell RR, Williams JC (1983) The glycogen storage diseases. In: Stanbury JB, Wyngaarden JB (eds) The Metabolic Basis of Inherited Disease, 5. ed, pp 141–167. McGraw Hill, New York. – Malatack JJ, Finegold DN, Iwatsuki S et al (1983) Liver transplantation for type I glycogen storage disease. Lancet I: 1073–1075.
McK: 232200; 232210; 232220; 232240
A. Grüters/JK

Glykogenspeicherkrankheit Typ 2
Syn.: Pompe-Krankheit – Glykogenose Typ 2 – α-1,4-Glucosidase-Mangel – glycogen storage disease 2 (e) – cardiomegalia glycogenica diffusa (e)
Def.: Autosomal-rezessiv erblicher Mangel an α-1,4-Glucosidase mit Glykogenspeicherung in Herz- und Skelettmuskulatur. Es wurden bereits Mutationen im GAA-Gen beschrieben, z.B. Met 318 Thr und Glu521 Lys.
A.: Erstbeschreibung 1932 durch Johannes Cassianius Pompe, 1901–1945, Pathologe, Amsterdam.
Diagn. Krit.: I. Infantile, kardiomegale Form: (1) Bereits im Säuglingsalter Zeichen der Herzinsuffizienz. – (2) Lebenserwartung maximal 1 Jahr. – (3) Kardiomegalie. – (4) Muskelhypotonie. – (5) Makroglossie. – (6) Fehlende Hypoglykämie. – (7) Keine Hepatomegalie. – (8) Verringerte α-1,4-Glucosidase im Urin. – (9) Verminderte Aktivität der α-1,4-Glucosidase in Fibroblasten.
II. Neuromuskuläre Form: (1) Muskelhypotonie. – (2) Hyporeflexie. – (3) Muskelschwund. – (4) Fibrillieren. – (5) Entwicklungsverzögerung. – (6) Lebenserwartung bei Schwachformen bis ins Erwachsenenalter.
III. Erwachsenenform: Respiratorische Insuffizienz (1) – multiple Aneurysmen der Zerebralarterien.
Ätiol.: Autosomal-rezessiv erblicher Gendefekt auf dem langen Arm des Chromosoms 17 (17q23).
Pathog.: Aufgrund des Mangels an α-1,4-Glucosidase kommt es zur Speicherung von Glykogen normaler Struktur in Herz und Skelettmuskel, zuweilen auch im ZNS oder anderen Organen.
Bemerkungen: Nachweis der mangelnden Enzymaktivität in Fibroblasten und Leukozyten, Nachweis der Glykogenspeicherung im Muskelbiopsat, Möglichkeit der pränatalen Diagnostik in Chorionzotten oder Amnionzellen.
Lit.: Besancon A-M, Castelnau L, Nicolesco H et al (1985) Prenatal diagnosis of glycogenosis type II (Pompe's disease) using chorionic villi biopsy. Clin Genet 27: 479–482. – Hermans MMP, de Graaf E, Kroos MA et al (1991) Identification of a point mutation in the human lysosomal GAA gene causing infantile glycogenosis type II. Biochem Biophys res Commun 179: 919–926. – Martiniuk F, Ellenbogen A, Hirschhorn K, Hirschhorn R (1985) Further regional localization of the genes for human acid alpha glucosidase (GAA), peptidase D (PEPD), and alpha mannosidase B (MANB) by somatic cell hybridization. Hum Genet 69: 109–111. – Pompe JC (1932) Over idiopathische hypertrophie van het hart. Ned Tschr Geneesk 76: 304–305. – Trend PS, Wiles CM, Spencer GT et al (1985) Acid maltase deficiency in adults: diagnosis and management in five cases. Brain 108: 845–860.
McK: 232300
A. Grüters/JK

Glykogenspeicherkrankheit Typ 3
Syn.: Forbes-Krankheit – Glykogenose Typ 3 – Grenzdextrinose – Amylo-1,6-Glucosidase-Mangel – debrancher enzyme deficiency (e) – Cori disease (e)
Def.: Autosomal-rezessiv erblicher Mangel an Amylo-1,6-Glucosidase mit Speicherung kurzkettiger Glykogenmoleküle in Leber und Skelettmuskulatur. Es wurden Patienten mit isolierter Speicherung im Lebergewebe beschrieben.
A.: Erstbeschreibung 1952 durch Gilbert Burnett Forbes, 1915–, amerikanischer Pädiater.
Diagn. Krit.: (1) Hepatomegalie bei geringer Splenomegalie. – (2) Minderwuchs. – (3) Rasche Ermüdbarkeit der Muskulatur. – (4) Nur geringe Hypoglykämieneigung. – (5) Nur geringer Blutzuckeranstieg im Glucagontest. – (6) Hyperlipidämie. – (7) Nachweis von Glykogenspeicherung in der Leber und Skelettmuskel. – (8) Verminderte Amylo-1,6-Glucosidaseaktivität in Fibroblasten. – (9) Geringer Glucose-6-phosphatase-Mangel.
Ätiol.: Autosomal-rezessiv erblicher Mangel an Amylo-1,6-Glucosidase.
Pathog.: Durch den Enzymmmangel können die C1–C6-Bindungen zwischen den Haupt- und Seitenketten im Glykogenmolekül nicht gespalten werden, was zu einer zusätzlichen Hemmung der Glucose-6-phosphatase und Speicherung eines kurzkettigen Glykogenmoleküls in Leber und Skelettmuskel führt.
Bemerkungen: Nachweis der verringerten Enzymaktivität in Leukozyten ist möglich, ebenso wie die Untersuchung der Enzymaktivität in Chorionzotten- oder Amnionzellen.
Lit.: Confino E, Pauzner D, Lidor A et al (1984) Pregnancy associated with amylo-1,6-glucosidase deficiency (Forbes' disease): case report. Brit J Obstet Gynaecol 91: 494–497. – Forbes B (1953) Glycogen disease. Report of a case with abnormal glycogen storage structure in liver and sceletal muscle. J Pediatr 42: 645. – Miranda AF, DiMauro S, Antler A et al (1981) Glycogen debrancher deficiency is reproduced in muscle culture. Ann Neurol 9: 283–288. – Slonim AE, Weisberg C, Benke P et al (1982) Reversal of debrancher deficiency myopathy by the use of high-protein nutrition. Ann Neurol 11: 420–422. – Waaler PE, Garatun-Tjeldsto O, Moe PJ (1970) Genetic studies in glycogen storage disease type III. Act Paediat Scand 59: 529–535.
McK: 232400
A. Grüters/JK

Glykogenspeicherkrankheit Typ 4

Syn.: Andersen-Krankheit – Amylopektinose – Glykogenose Typ 4 – Amylo-1,4-1,6-Transglucosidasemangel – brancher enzyme deficiency (e)

Def.: Autosomal-rezessiv erblicher Mangel an Amylo-1,4-1,6-Transglucosidase mit Speicherung eines abnorm kurzkettigen Glykogens in Leber, Milz, RES und teilweise auch im Herzmuskel und Darm, die zu einer Fibrose mit progredienter Funktionsstörung, insbesondere der Leber, führt.

A.: Erstbeschreibung 1956 durch Dorothy Andersen, 1901–1963, Pathologin, New York.

Diagn. Krit.: (1) Hepatomegalie. – (2) Zunehmende derbe Splenomegalie. – (3) Zirrhose und Leberversagen. – (4) Minderwuchs. – (5) Mikropolyadenie. – (6) Erhöhung der Serumtransaminasen. – (7) Hyperbilirubinämie. – (8) Nachweis von Glykogenablagerung im Leberparenchym. – (9) Erniedrigte Enzymaktivität in den Fibroblasten. – (10) Geringe Nüchternhypoglykämie. – (11) Fehlender Blutzuckeranstieg im Glucagontest.

Ätiol.: Seltenes Krankheitsbild mit autosomal-rezessiv erblichem Mangel an 1,4-1,6-Transglucosidase mit frühzeitiger Leberzirrhose.

Pathog.: Der Mangel an 1,4-1,6-Transglucosidase führt zu einem mangelhaften Glykogenabbau, der an den 1,6-Verknüpfungen der Glucosemoleküle endet, mit Speicherung eines kurzkettigen Glykogens in Leber, Milz und Lymphknoten, die zu einem fibrotischen Umbau der Organe führt.

Bemerkungen: Nachweis der herabgesetzten Enzymaktivität (auch bei Heterozygoten) in Erythrozyten möglich. Pränatale Diagnostik der Enzymaktivität in Chorionzotten oder Amnionzellen. Therapie: Lebertransplantation.

Lit.: Andersen DH (1956) Familiar cirrhosis of the liver with storage of abnormal glycogen. Lab Invest 5: 11. – Brown BI, Brown DH (1989) Branching enzyme activity of cultured amniocytes and chorionic villi. Prenatal testing for type 4 glycogen storage disease. Am J Hum Genet 44: 378–381. – Ferguson IT, Mahon M, Cumming WJ (1983) An adult case of Andersen's disease-type IV glycogenosis: a clinical, histochemical, ultrastructural and biochemical study. J Neurol Sci 60: 337–351. – Shin YS, Steighuber H, Klemm P et al (1988) Branching enzyme in erythrocytes. Detection of type 4 glycogenosis homozygotes and heterozygotes. J Inherit Metab dis 11: 252–254.

McK: 232500

A. Grüters/JK

Glykogenspeicherkrankheit Typ 5 (McArdle)

Syn.: Glykogenose Typ 5 (McArdle) – McArdle-Syndrom – Muskelphosphorylase-Mangel – glykogen storage disease type 5 (e) – McArdle's syndrome (e)

Def.: Autosomal-rezessiv erbliche metabolische Myopathie, welche über den Mangel an Muskelphosphorylase zur Anhäufung von Glykogen im Parenchym führt.

A.: Erstbeschreibung 1951 durch den britischen Neurologen Brian Mc Ardle, 1911–. – W. F. H. M. Mommaerts und Mitarbeiter deckten 1959 den Enzymdefekt auf.

Diagn. Krit.: (1) Meist schon von Kindheit an bestehende Symptome überwiegend nach längerer Muskelarbeit nach Hunger, Kälte und Streß. – (2) Muskelschmerzen (»Muskelkater«) und Muskelkrämpfe. – (3) Kontrakturen nach mittlerer bis schwerer Muskelarbeit. – (4) Rhabdomyolysen möglich. – (5) Creatinkinase in Ruhe oft normal, nach Belastung starker Anstieg. – (6) EMG: stummes EMG nach Anstrengung; im Intervall zum Teil normales Muster, zum Teil komplexe Einheitspotentiale mit verlängerter Dauer und hoher Amplitude, zum Teil myopathische Befunde beschrieben. – (7) Ischämietest: fehlender Anstieg von Lactat im Serum. – (8) Muskelbiopsie: subsarkolemmale Vakuolen mit Anhäufung PAS-positiver Materialien. – (9) Biochemie: Fehlen der Muskelphorphorylase im Skeletmuskel. Glykogen normal bis mäßig erhöht.

Ätiol.: Autosomal-rezessive Erkrankung.

Pathog.: Das Fehlen der Muskelphorphorylase führt zu einer Anhäufung von Glykogen im Zytosol der Muskelzelle, welches dann nicht zur Energiegewinnung bereit steht.

Lit.: DiMauro S, Tsujino S (1994) Nonlysosomal Glycogenoses. In: Engel AG, Franzini/Armstrong C (eds) Myology, Vol II, pp 1554–1576. McGraw-Hill, New York. – McArdle B (1951) Myopathy due to a defect in muscle glycogen breakdown. Clin Sci 10: 13–15. – Mommaerts WFHM, Illingworth B, Pearson CM et al (1959) A functional disorder of muscle associated with the absence of phosphorylase. Proc Natl Acad Sci USA 45: 791–797. – Schmid R, Mahler R (1959) Chronic progressive myopathy with myoglobinuria: demonstration of a glycogenolytic defect in the muscle. J Clin Invest 38: 2044–2058.

McK: 153460

D. Pongratz/DP

Glykogenspeicherkrankheit Typ 6

Syn.: Hers-Krankheit – Glykogenose Typ 6 – Leberphosphorylasemangel

Def.: Wahrscheinlich autosomal-rezessiv erblicher Mangel an Phosphorylase in der Leber mit Speicherung von Glykogen in der Leber.

A.: Erstbeschreibung 1959 durch Henry Géry Hers, belgischer Biochemiker.

Diagn. Krit.: (1) Hepatomegalie. – (2) Minderwuchs. – (3) Stammfettsucht mit Puppengesicht. – (4) Ketose. – (5) Geringe Hypoglykämieneigung. – (6) Unzureichender Blutzuckeranstieg im Glucagontest. – (7) Hyperlipidämie. – (8) Transaminasenerhöhung.

Ätiol.: Autosomal-rezessiv erblicher Mangel an Leberphosphorylase, möglicherweise durch Mutationen des Gens auf dem Chromosom 14.

Pathog.: Speicherung von Glykogen in der Leber mit Hepatomegalie und Einschränkung der Leberfunktion, jedoch mit guter Prognose und spontaner Besserung nach der Pubertät.

Bemerkungen: Nachweis von Glykogen in Erythrozyten und Leberbiopsat, sowie der erniedrigten Phosphorylaseaktivität in den Leukozyten.

Lit.: Hers HG (1959) Etudes enzymatiques sur fragments hépatiques: Applications à la classification des glycogénoses. Rev int Hépat 9: 35. – Newgard CB, Fletterick RJ, Anderson LA, Lebo RV (1987) The polymorphic locus for glycogen storage disease type VI maps to chromosome 14. Am J Hum Genet 40: 351–364. – Wallis PG, Sidbury JB, Harris RC (1966) Hepatic phosphorylase defect. Studies on peripheral blood. Am J Dis Child 111: 278–282.

McK: 232700

A. Grüters/JK

Glykogenspeicherkrankheit Typ 7 (Tarui)

Syn.: Phosphofructokinase-Mangel – Glykogenose Typ 7

Def.: Hereditäre metabolische Myopathie, bei welcher es durch eine starke Erniedrigung der Phosphofructokinase-Aktivität im Muskel zu einer Glykogenanhäufung sowie klinisch zu belastungsabhängigen Symptomen kommt.

A.: Erstbeschreibung 1965 durch den japanischen Neurologen S. Tarui und seine Mitarbeiter.

Diagn. Krit.: (1) Erstmanifestation der Symptome sehr variabel, meist im Kindes- oder Jugendalter, selten erst im höheren Erwachsenenalter. – (2) Schwäche, Steifheit

Glykogensynthetase-Mangel

und Muskelkrämpfe nach muskulärer Belastung. In Ruhe weitgehende Symptomfreiheit. – **(3)** Anstieg der Creatinkinase im Serum nach körperlicher Belastung, teilweise begleitet von Myoglobinurie. – **(4)** Hämolytische Anämie verschiedener Ausprägung. – **(5)** Ischämischer Arbeitsversuch: fehlender Lactatanstieg im Serum. – **(6)** EMG: geringfügig, oft diagnostisch unspezifisch verändert. – **(7)** Muskelbiopsie: geringe subsarkolemmale Glykogenanhäufung. Nur nach vorangegangenen Myoglobinurien Bild einer Rhabdomyolyse. – **(8)** Biochemie: Erniedrigung der PFK-Aktivität im Muskel auf weniger als 1% der Norm, Glykogen meist nur leicht erhöht. Auch in den Erythrozyten erniedrigte Aktivität der PFK.
Ätiol.: Autosomal-rezessive Erbkrankheit.
Pathog.: Mangel der Phosphofructokinase.
Lit.: Di Mauro S, Tsujino S (1994) Nonlysosomal Glycogenoses. In: Engel AG, Franzini//Armstrong C (eds) Myology, Vol II, pp 1554–1576. McGraw Hill, New York. – Tarui S, Okuno G, Ikura Y et al (1965) Phosphofructokinase deficiency in skeletal muscle: a new type of glycogenesis. Biochem Biophys Res Commun 19: 517.
McK: 232800
D. Pongratz/DP

glykogen storage disease type 5 (e): Glykogenspeicherkrankheit Typ 5 (McArdle)

Glykogensynthetase-Mangel
Syn.: Glykogenspeicherkrankheit 0 – glycogen storage disease-zero (e)
Def.: Wahrscheinlich autosomal-rezessiv erbliche, sehr seltene Glykogenaufbaustörung, die durch den Mangel der Glykogensynthetase verursacht wird.
A.: Erstbeschreibung 1963 durch G. M. Lewis und Mitarbeiter.
Diagn. Krit.: **(1)** Manifestation im Kleinkindalter oder später. – **(2)** Nüchtern Hypoglykämie und Ketonämie, die nicht durch Glucagon zu beeinflussen sind. – **(3)** Krampfanfälle bei Hypoglykämie. – **(4)** Hyperglykämie und Lactaterhöhung nach Glucose- bzw. Galaktosebelastung. – **(5)** Entwicklung einer Fettleber. – **(6)** Erniedrigter Leber-Glykogengehalt. – **(7)** Geistige Entwicklungsverzögerung. – **(8)** Mangel der Glykogensynthetase in der Leber.
Ätiol.: Wahrscheinlich autosomal-rezessives Erbleiden.
Pathog.: Der Mangel der Glykogensynthetase beeinträchtigt die Umwandlung von Glucose in Glykogen. Es scheint jedoch noch unklar, ob die Störung der Glykogensynthetase primäre Ursache der Krankheit ist oder durch andere Faktoren ausgelöst wird.
Bemerkungen: Extrem seltene Störung der Gluconeogenese; bisher nur wenige Patienten beschrieben. Die Therapie besteht aus häufigen – auch nächtlichen – kleinen eiweiß- und kohlenhydratreichen Mahlzeiten.
Lit.: Hers HG, Van Hoof F, DeBarsy T (1989) The glycogen storage diseases. In: Scriver CR, Beaudet AL, Sly WS, Valle D (eds) The metabolic basis of inherited disease, 6th ed. McGraw-Hill, New York. – Lewis GM, Spencer//Peet J, Stewart KM (1963) Infantile hypoglycemia due to inherited deficiency of glycogen synthetase in liver. Arch Dis Child 38: 40–48.
McK: 240600
J. Gehler/JK

G_{M2}**-Gangliosidose, Typ II oder Variante 0:** Sandhoff-Krankheit

Godtfredsen-Symptomatik
Syn.: sinonasopharyngeal tumor syndrome, cavernous (e)
Def.: Charakteristischer ophthalmologisch-neurologischer Symptomenkomplex im Frühstadium maligner Tumoren des Nasopharynx, der weitgehend dem Jacod-Syndrom ähnelt.
A.: Erstbeschreibung 1944 durch Erik Godtfredsen, Radiologe, Kopenhagen.
Diagn. Krit.: **(1)** Unilateraler Gesichtsschmerz, meist im Bereich des 2. Trigeminusastes. – **(2)** Unilaterale Abduzenslähmung (55%). – Erst später stellen sich die übrigen Tumorbegleitsymptome in verschiedener Ausprägung ein. – **(3)** Unilaterale Okulomotoriuslähmung (Ptosis, Strabismus paralyticus, Doppelbilder). – **(4)** Unilaterale Trochlearislähmung. – **(5)** Unilaterale Optikusschädigung mit progredientem Visusverfall. – **(6)** Horner-Syndrom oder unilateraler Exophthalmus. – **(7)** Als Spätzeichen erst treten auch Lymphknotenschwellungen im Bereich der regionären Knoten sowie lokale rhinologische Befunde (z.B. einseitige Verschwellungen der Nasenschleimhaut) auf.
Ätiol.: Verschiedenartige maligne Tumoren des Nasopharynx.
Pathog.: Die ophthalmologisch-neurologischen Erscheinungen sind durch die frühzeitige Tumorpenetration durch die Fissura orbitalis in den Bereich der Orbita bedingt.
Lit.: Godtfredsen E (1944) Ophthalmological and neurological symptoms in malignant nasopharyngeal tumors. A clinical study comprising 454 cases. Acta Ophthal, Suppl 22; Acta Psych and Neurol, Suppl 34; Acta Oto-Laryngol, Suppl 59. – Godtfredsen E (1947) Ophthalmo-neurological symptoms in connections with malignant nasopharyngeal tumors. Brit J Ophthalm 31: 78–100. – Walsh TJ (1992) Diplopia. In: Walsh TJ (ed) Neuro-Ophthalmology, pp 150–151. Lea & Febiger, Philadelphia.
W. Paulus/DP

Gökay-Tükel-Syndrom: kortiko-striato-zerebellares Syndrom, familiäres
Goeminne-Dujardin-Syndrom: Patellaaplasie-Talokalkaneussynostose-Syndrom

Goeminne-Syndrom
Syn.: TKCR-(torticollis, keloids, cryptorchidism, renal dysplasia)Syndrom – cervico-dermo-reno-genital syndrome (e) – zerviko-dermo-reno-genitale Dysplasie
Def.: X-chromosomal vererbte Kombination von Torticollis, multiplen Spontankeloiden, Kryptorchismus und Nierendysplasie.
A.: Luc Goeminne, zeitgenössischer belgischer Internist. – Erstbeschreibung 1968.
Diagn. Krit.: **(1)** Kongenitaler muskulärer Schiefhals infolge einer Verkürzung des Musculus sternocleidomastoideus. – **(2)** Sekundäre Gesichts- und Schädelasymmetrie. – **(3)** In der Pubertät Auftreten multipler, bandförmiger Spontankeloide, Pigmentnävi am Thorax und an den Armen. – **(4)** Genitalanomalien: Kryptorchismus, hypoplastische oder fehlende Hoden. – **(5)** Chronische Pyelonephritis (meistens einseitig) infolge Nierenparenchymdysplasie mit Proteinurie, Leukozyturie, Isosthenurie, häufig mit Azotämie und renalem Hochdruck. –

(6) Varicosis. – (7) Klinodaktylie der 5. Finger, verlängerte 2. Zehen. – (8) Impressiones digitatae im Schädelröntgen.
Ätiol.: Geschlechtsgebundener Erbgang mit inkompletter Penetranz. Genlokalisation wahrscheinlich auf dem Segment Xq28.
Pathog.: Bindegewebsleiden vermutet.
Bemerkungen: Die Prognose wird von den Nierenerscheinungen und ihren Konsequenzen bestimmt. Die betroffenen Männer sind immer infertil.
Lit.: Goeminne L (1968): A new probably X-linked inherited syndrome (congenital muscular torticollis, multiple keloids, cryptorchidism and renal dysplasia. Acta Genet Med Gemellol 17: 439–467. – Zuffardi O, Fraccaro M (1982): Gene mapping and serendipity. The locus for torticollis, keloids, cryptorchidism and renal dysplasia (314300, McKusick) is at Xq28, distal to the G6PD locus. Hum Genet 62: 280–281.
McK: 314300
K. Méhes/AS

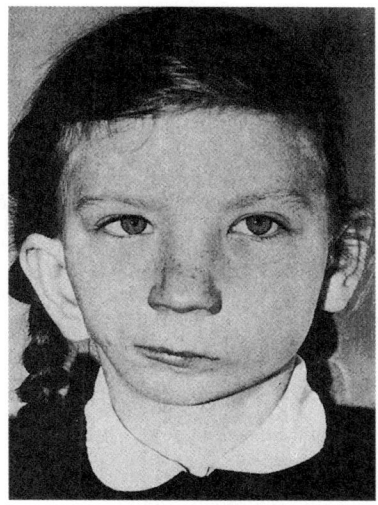

van-Gogh-Syndrom: Münchhausen-Syndrom
Golabi-Rosen-Syndrom: Simpson-Golabi-Behmel-Syndrom

Goldbloom-Syndrom
Syn.: Hyperostose, idiopathische periostale, mit Dysproteinämie
Def.: Transitorische langstreckige subperiostale Knochenneubildung der langen Röhrenknochen mit Dysproteinämie.
A.: Richard B. Goldbloom, kanadischer Pädiater, Montreal. Erstbeschreibung 1966.
Diagn. Krit.: (1) Stärkste Extremitätenschmerzen im Rahmen eines akuten fieberhaften Infekts. – (2) Radiologischer Nachweis langstreckiger subperiostaler Knochenneubildung der langen Röhrenknochen. – (3) Hypalbuminämie, deutliche Erhöhung der alpha$_2$- und IgG-Fraktion der Gammaglobuline. – (4) Spontanheilung nach wenigen Wochen.
Ätiol.: Unklar.
Pathog.: Metaplastische Knochenneubildung durch das Mesenchym des Periosts.
Bemerkungen: Die Erkrankung ähnelt am ehesten der infantilen kortikalen Hyperostose (Caffey-Krankheit), die jedoch ausschließlich im Säuglingsalter (bis 7. Monat) auftritt; es bestehen keine der beim Goldbloom-S. beschriebenen Veränderungen der Serumproteine.
Lit.: Gerscovich EO, Greenspan A, Lehman WB (1990) Idiopathic periosteal hyperostosis with dysproteinemia – Goldbloom's syndrome. Pediatr Radiol 20: 208–211. – Goldbloom RB, Stein PB, Eisen A et al (1966) Idiopathic periosteal hyperostosis with dysproteinemia. N Engl J Med 274: 873–878. – Rodriguez J, Horzella R, Zolezzi P (1989) Hiperostosis periostica idiopathica transitoria con disproteinemia (sindrome de Goldbloom). Rev Chil Pediatr 60: 36–39.
R. Schumacher/JS

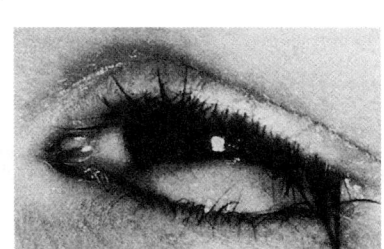

Goldenhar-Symptomenkomplex: a), b) Gesichtsasymmetrie (rechtsseitige Hypoplasie, Fazialisparese, Differenz der Nasenhälften, Ohrmuscheltiefstand), rudimentäre, quere Wangenspalte rechts. Präaurikularanhänge, Makrostomie; c) epibulbäres Dermoid (Beob. Fleischer/Peters, Erlangen)

Goldenhar-Symptomenkomplex
Syn.: fazio-aurikulo-vertebraler Symptomenkomplex – okuloaurikulo-vertebrale Dysplasie
Def.: Charakteristische Kombination von meist unilateralen, sonst asymmetrischen Fehlbildungen im Gesicht-Halsbereich, betreffend Derivate des 1. und 2. Kiemenbogens.
A.: Nach zahlreichen Einzelfällen zusammenfassende Bearbeitung 1952 durch Maurice Goldenhar, Ophthalmologe, Genf.
Diagn. Krit.: Befunde meist streng einseitig. – (1) Gesichtsasymmetrie (einseitige Hypoplasie, verminderte Muskelmasse; Masseter, Temporalis). – (2) Oral: Hypoplasie einer Mandibulahälfte, Lippen-(Kiefer-, Gaumen-)spalte, verlängerte Mundöffnung. – (3) Ohr: Hypoplasie einer Ohrmuschel mit oder ohne Reduktion und präau-

rikulären Fisteln/Anhängseln und ähnlichen Fehlbildungen auf einer Linie vom Ohr zum Mundwinkel und Hals. Schalleitungsstörungen bei zusätzlichen Fehlbildungen der Mittelohrknochen. – (4) Auge: epibulbäres Dermoid, meist lateral am Unterlid. Lipodermoid (meist lateral am Oberlid), Oberlidkolobom, Strabismus, Mikrophthalmie; selten: Anophthalmie, Kolobom (Iris, Retina), antimongoloide Lidachsenstellung. – (5) Hals: obere zervikale Wirbelsäulenfehlbildungen wie Spaltung, Hemivertebrae, Fusion. – (6) Thoraxorgane: Herzfehler (Koarktation der Aorta, Ventrikelseptumdefekt, Persistenz des Ductus Botalli, Fallot-Tetralogie), abnorme Aorta, Ösophagusatresie, Rippenfehlbildungen. – (7) Abdominalorgane: Fehlen/Hypoplasie des Uterus, ipsilaterale Nierenagenesie, Analatresie. – (8) Weitere, seltene Fehlbildungen: einseitige Zungenhypoplasie, Fehlen der Parotis, Fehlbildung der Pyramide; Kehlkopffehlbildungen, Lungenhypoplasie, okzipitale Enzephalozele. – (9) Geistige Behinderung in 15% der Fälle.
Ätiol.: Unbekannt, vermutlich heterogen. Etwa zwei Drittel der Fälle sind männlich, kleine Untergruppe mit autosomal-dominantem bzw. autosomal-rezessivem Erbgang.
Pathog.: Unbekannt. Primäre einseitige Unterentwicklung oder sekundäre Zerstörung der Derivate des ersten und zweiten Kiemenbogens und der ersten Schlundtasche. In Einzelfällen vaskuläre Disruption einer Halsarterie in der frühen Embryogenese wahrscheinlich (Tierversuche).
Bemerkungen: Überzufällig assoziiert mit dem Moebius-Symptomenkomplex, dem Poland-Symptomenkomplex, Klippel-Feil-Symptomenkomplex. Bei Mikrotie häufig beidseitiger Befall. Bei Mikrophthalmie meist gleichzeitig geistige Behinderung.
Lit.: Goldenhar M (1952) Associations malformatives de l'oeil et de l'oreille. J Genet Hum 1: 243. – Regenbogen L, Godel V, Goya V, Goodman RM (1982) Further evidence for an autosomal dominant form of oculoauriculovertebral dysplasia. Clin Genet 21: 161–167. – Rollnick BR, Kaye CI, Nagatoshi K et al (1987) Oculoauriculovertebral dysplasia and variants: phenotypic characteristics of 294 patients. Am J Med Genet 26: 361–375.
McK: 164210; 257700
A. Schinzel/AS

Goldmann-Favre-Syndrom
Syn.: vitreoretinale Degeneration
Def.: Autosomal-rezessiv erbliche bilaterale progressive vitreoretinale Degeneration mit peripherer atypischer Retinopathia pigmentosa, peripherer Retinoschisis und epiretinalen Membranen.
A.: Erstbeschreibung 1957 durch Hans Goldmann, 1899–, Ophthalmologe, Bern. – Weitere Beschreibung 1958 durch M. Favre.
Diagn. Krit.: (1) Vitreoretinale Degeneration und atypische Retinopathia pigmentosa mit Nachtblindheit, peripherer und zentraler Retinoschisis, Visusminderung, zystoidem Makulaödem, Glaskörperverflüssigung und -ablatio; gelegentlich Cataracta complicata. – (2) Elektro-Retinogramm: stark reduziert, besonders skotopisch; Elektro-Okulogramm: deutlich reduziert, Blauzapfenhypersensitivität; Fluoreszenzangiographie: Leakage aus retinalen Kapillaren, z.T. kapilläre Non-Perfusion, zystoides Makulaödem.
Ätiol.: Autosomal-rezessive Erkrankung.
Pathog.: Primäre Degeneration mit pathologischen Veränderungen in innerer Netzhautschicht und Photorezeptoren; licht- und elektronenmikroskopisch keine Außensegmente der Photorezeptoren nachweisbar.

Bemerkungen: (DD) geschlechtsgebundene juvenile Retinoschisis (ohne Nachtblindheit) – Retinopathia pigmentosa – Stickler-Syndrom – Wagner-Krankheit – andere vitreoretinale Dystrophien.
Lit.: Deutman AF (1971) The Hereditary Dystrophies of the Posterior Pole of the Eye. Royal Van Gorcum Ltd, Assen, Netherlands. – Duane ThD (1988) Clinical Ophthalmology, Vol 3, pp 24: 11–12; pp 38: 8–9. Harper & Row Publishers Philadelphia. – Favre M (1958) A propos de deux cas de dégénérescence hyaloideo-rétinienne. Ophthalmologica 135: 604. – Goldmann H (1957) Biomicroscopie du corps vitré et du fond de l'oeil. Bull Mem Soc Fr Ophthalmol 70: 265. – Jacobson SE, Roman HJ, Roman MI et al: Relatively enhanced S cone function in the Goldmann Favre syndrome. – Krill AE (1977) Hereditary retinal and chorioideal diseases. Harper & Row, New York. – Newsome DA (1988) Retinal Dystrophies and Degenerations. Raven Press, New York. – Peyman GA, Fishman GA, Sanders DR, Vlchek J (1977) Histopathology of Goldmann-Favre syndrome obtained by full-thickness eye-wall biopsy. Ann Ophthalmol 9: 479–484.
McK: 268100
E. Zrenner; K. Rüther/DP

Goldstein's hematemesis (e): Teleangiectasia hereditaria haemorrhagica (Rendu-Osler-Weber)
Goldstein-Reichmann-Syndrom: Goldstein-Syndrom

Goldstein-Syndrom
(Sequenz)
Syn.: Goldstein-Reichmann-Syndrom – Kleinhirn-Syndrom, erworbenes
Def.: Nicht mehr gebräuchlicher Begriff für einen durch entzündliche oder traumatische Schädigung des Kleinhirns entstehenden Symptomenkomplex.
A.: Kurt Goldstein, 1878–1965, Neurologe, Frankfurt a.M., New York. – Erstbeschreibung durch Goldstein und Reichmann gemeinsam.
Lit.: Goldstein K, Reichmann L (1916) Beiträge zur Kasuistik und Symptomatologie der Kleinhirnerkrankung. Arch Psychiatr 56: 466–521.
St. Wagner/DP

Goldstein-Syndrom I: Aphasie, transkortikale motorische
Goldstein-Syndrom II: Aphasie, transkortikale sensorische
Goldstein-Syndrom III: Aphasie, transkortikale globale (gemischte)

Gollop-Wolfgang-Komplex
Syn.: Ektrodaktylie mit gegabeltem Femur – Gollop-Wolfgang syndrome (e)
Def.: Kombination aus distal gegabeltem Femur, Tibiaaplasie und Spalthand/Spaltfuß.
A.: Beschreibung als eigenständiges Krankheitsbild durch T. R. Gollop und Mitarbeiter, 1980, sowie G. L. Wolfgang, 1984.
Diagn. Krit.: (1) Distal gegabelter Femur. – (2) Häufig beidseitige Tibiaaplasie. – (3) Uni- oder bilaterale Spalthand-/Spaltfußformen, die von Monodaktylie bis Tetradaktylie reichen können. – (4) Seltener: Klumpfüße, Fußaplasie, Ulnaaplasie, Fingersyndaktylie, eingeschlagener Daumen.

Ätiol.: Unklar. Autosomal-dominante Vererbung mit unvollständiger Penetranz oder autosomal-rezessive Vererbung.
Pathog.: Unbekannt. Krohn et al. (1989) diskutieren einen Entwicklungsfeld-Defekt, der den distalen Femur und die Tibia umfaßt.
Bemerkungen: Majewski et al. (1985), Richieri//Costa et al. (1987) und Kohn et al. (1989) beschrieben innerhalb einer Familie Patienten mit Gollop-Wolfgang-Komplex und mit Tibiaaplasie und Spalthand/Spaltfuß, jedoch ohne gegabelten Femur, so daß der Gollop-Wolfgang-Komplex und das Tibiaaplasie-Ektrodaktylie-Syndrom (McK 119100) identisch sein könnten.
Lit.: Gollop TR, Lucchesi E, Martins RMM (1980) Familial occurence of bifid femur and monodactylous ectrodactyly. Am J Med Genet 7: 319–320. – Kohn G, El Shawwa R, Grunebaum M (1989) Aplasia of the tibia with bifurcation of the femur and ectrodactyly: evidence for an autosomal recessive type. Am J Med Genet 33: 172–175. – Majewski F, Küster W, ter Haar B, Goecke T (1985) Aplasia of the tibia with split-hand/split-foot deformity. Report of six families with 35 cases and considerations about variability and penetrance. Hum Genet 70: 136–147. – Richieri-Costa A, Brunoni D, Filho JL, Kasinski S (1987) Tibial aplasia-ectrodactyly as variant expression of the Gollop-Wolfgang complex: report of a Brazilian family. Am J Med Genet 28: 971–980. – Wolfgang GL (1984) Complex congenital anomalies of the lower extremities: femoral bifurcation, tibial hemimelia, and diastasis of the ankle. J Bone Jt Surg 66A: 453–458.
McK: 228250
R. König/JS

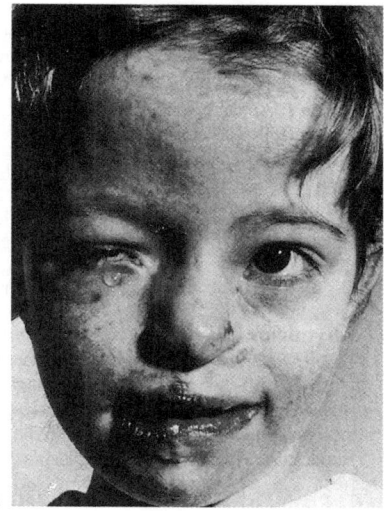

Gollop-Wolfgang syndrome (e): Gollop-Wolfgang-Komplex

Goltz-Gorlin-Syndrom

Syn.: GGS – Goltz-Peterson-Gorlin-Ravits-Syndrom – Goltz-Syndrom – Jessner-Cole-Syndrom – Liebermann-Cole-Syndrom – Hypoplasie, fokale dermale – FDH-Syndrom – Syndrom der naeviformen Atrophodermie – focal dermal hypoplasia syndrome (e) – ectodermal and mesodermal dysplasia with osseous involvement (e)
Def.: Komplexe multiple ekto- und mesodermale Dysplasie mit Haut-, Knochen-, Augen-, Zahn- und Bindegewebsdefekten.
A.: Robert W. Goltz, 1923–, Dermatologe, Minneapolis/Minn. – Willard C. Peterson, Dermatologe, Minneapolis/Minn. – Robert J. Gorlin, 1923–, Humangenetiker, Stomatologe, Minneapolis/Minn. – Harold G. Ravits, Dermatologe, Minneapolis/Minn. – Erstbeschreibung des Syndroms 1960/62 durch alle vier Autoren gemeinsam. Frühere Einzelbeschreibungen möglicherweise hierher gehöriger Fälle stammen von Naegeli (1927), Jessner (1921 und 1928), Marchionini und Besser (1932), Liebermann (1935), Cole und Mitarbeiter (1941) u.a.m.
Diagn. Krit.: (1) Haut und Anhangsgebilde (100%): von Geburt an bestehende Narben und wurmstichartige Atrophien mit Poikilodermie und hernienartiger Vorwölbung des Gewebes. Streifige Pigmentation, Teleangiektasien. Papillome der Lippen-, Mund-, Anal- und Vaginalschleimhaut. – (2) Dystrophie der Finger- und Fußnägel. – (3) Schütterer Haarwuchs, fehlender Haarwuchs in umschriebenen Bezirken. – (4) Störungen der Schweißsekretion mit Hypo- oder Hyperhidrosis. – (5) Skelettsystem (90%): Syn- und Polydaktylien, Hypo- und Aplasien von Fingern und Zehen (krebsscherenartig), Dys- und Amelien, Kyphose und Skoliose, Spina bi-

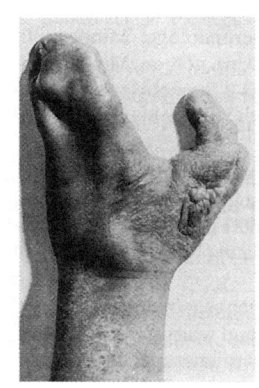
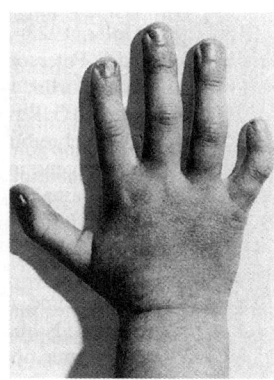
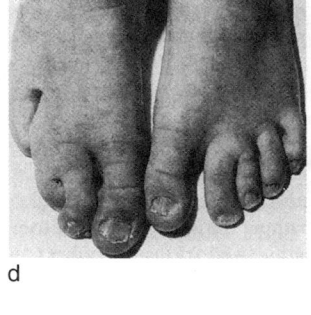
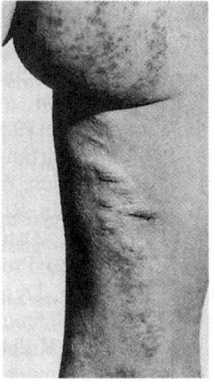

Goltz-Gorlin-Syndrom bei einem 4jähr. Mädchen: a) Strabismus convergens, Ptosis und Mikrophthalmus rechts, Papillome im Bereich des Lippenrots, abstehende Ohrmuscheln mit verdünnter Helix. Hautveränderungen an Wangen, Nase und Kinn in Form von eingesunkenen atrophischen Arealen (fokale Hautatrophie); b), c) Handfehlbildung links mit unvollständiger Daumenverdoppelung, Syndaktylie der vier übrigen Finger, Nageldysplasie und -hypoplasie, rechts starke Klinodaktylie V und Nageldysplasie; d) Zehendysplasie mit Syndaktylie, Hypodaktylie und Nagelhypoplasie; e) Leitsymptom ist die fokale dermale Hypoplasie: streifenförmig angeordnete Veränderungen im Hautniveau am Gesäß sowie stark eingesunkene atrophische Herde am Oberschenkel mit sog. Fettgewebshernien (Beob. und Fotos DOFONOS, Ffm.)

fida, Wirbelanomalien, Rippen-, Schlüsselbein- und Beckenfehlbildungen, Osteopathia striata, Osteoporose. – **(6) Zähne (58%):** Prognathie, Malokklusion, hoher Gaumen, Agenesie, Dysplasie und Retention von Zähnen, Mikrodontie, Schmelzdefekte. – **(7) Augen (46%):** Iris und Choroidea, Kolobome, Aniridie, Anophthalmie, Nystagmus, Strabismus, Hypertelorismus, Mikrophthalmie, Optikusatrophie. – **(8)** Weitere, nicht obligate Anomalien: kardiale und renale Fehlbildungen, Mikrozephalie, Nabelhernie, Mikrodontie, Ohrmuscheldysplasie (abstehende, auffallend dünne Helix), Leitungsschwerhörigkeit, Hernien.
Ätiol.: Defekt des COL5A1-Gens. X-chromosomal-dominanter Erbgang mit Letalität in bezug auf das GGS-hemizygote männliche Geschlecht. Die streifenförmigen Muster bzw. gelegentlich beobachtete hemilaterale Anordnung der Haut- und Knochenveränderungen können als Zeichen für das Vorliegen eines funktionellen X-chromosomalen Mosaiks im Sinne der Lyon-Hypothese gewertet werden. Ein familiäres Vorkommen des GGS ist sehr selten.
Pathog.: Hypoplasie der Dermis mit Rarefizierung elastischer und kollagener Fasern und Kapillarproliferation mit Ersatz durch hernienartige Fettgewebsläppchen, die bis an die Epidermis heranreichen. Die Epidermis ist normal aufgebaut.
Bemerkungen: Gynäkotropie. **(DD)** kongenitale Poikilodermien wie Incontinentia pigmenti, Rothmund-Thomson-Syndrom; Naevus lipomatosus superficialis cutaneus Hofmann-Zurhelle und die Aplasia cutis congenita. Die Incontinentia pigmenti zeigt zu Beginn entzündliche Veränderungen oder Blasen, beim Rothmund-Thomson-Syndrom finden sich Immundefekte und Lichtempfindlichkeit. Der Naevus lipomatosus ist eine meist umschriebene Veränderung im Lumbosakralbereich.
Lit.: Braun//Falco O, Hofmann C (1975) Das Goltz-Gorlin-Syndrom. Übersicht und Kasuistik. Hautarzt 26: 293–400. – Cole HN et al (1941) Ectodermal and mesodermal dysplasia with osseous involvement. Arch Derm Syph 44: 773–788. – Goltz RW (1992) Focal dermal hypoplasia syndrome. An update. Arch Dermatol 128: 1078–1082. – Goltz RW, Peterson WC, Gorlin RJ, Ravits HG (1962) Focal dermal hypoplasia. Arch Derm 86: 708–717. – Gorlin RJ, Meskin LH, Peterson WC Jr, Goltz RW (1963) Focal dermal hypoplasia syndrome. Acta Derm-Venereol 43: 421–440. – Jessner M (1928) Naeviforme poikilodermieartige Hautveränderungen mit Mißbildungen. Zbl Hautkrkh 27: 468. – Liebermann SL (1935) Atrophodermia linearis maculosa et papillomatosis congenitalis. Acta Derm-Venereol 16: 476–478. – Marchionini A, Besser F (1932) Über Poikilodermia atrophicans vascularis (Jacobi). Arch Derm Syph 165: 431–442. – Naegeli O (1927) Poikilodermie. Zbl Hautkrkh 23: 638. – Reber T, Wolters T, Goos M (1987) Goltz-Gorlin-Syndrom bei einem Mann. Hautarzt 38: 218–223.
McK: 305600
G. Burg/GB

Goltz-Peterson-Gorlin-Ravits-Syndrom: Goltz-Gorlin-Syndrom
Goltz-Syndrom: Goltz-Gorlin-Syndrom
gonadal dysgenesis (pure), XY, female type (e): Swyer-Phänotyp
gonadal dysgenesis, XX type, with sensorineural deafness (e): Perrault-Syndrom
Gonadenagenesie, familiäre: XY-Gonadenagenesie
Gonadendysgenesie: Turner-Syndrom
Gonadendysgenesie mit Virilisierung, Syndrom der: Gordan-Overstreet-Syndrom
Goodman-Syndrom: Carpenter-Syndrom

Goodpasture-Syndrom
(Symptomenkomplex)

Syn.: pulmo-renales Syndrom, hämorrhagisches – renopulmonales Syndrom
Def.: Charakteristisches Krankheitsbild mit der Trias Lungenblutung, Glomerulonephritis und Nachweis von Antibasalmembran-Antikörpern.
A.: Ernest William Goodpasture, 1886–1960, amerikanischer Pathologe. – Erstbeschreibung 1919. Scheer und Grossmann beschrieben 1964 lineare Immunglobulinablagerungen in den Nieren, Sturgill und Westervelt beobachteten Immunglobulindepots in den Lungen.
Diagn. Krit.: **(1)** Grippeartiges Prodromalstadium mit Gliederschmerzen möglich. – **(2)** Dramatische klinische Symptomatik mit Hämoptysen, Dyspnoe und radiologisch nachweisbaren alveolären Infiltrationen. – **(3)** Gleichzeitig oder nach einer Latenz von Tagen Nierenbeteiligung mit Hämaturie, Proteinurie und raschem Verlust der Nierenfunktion. – **(4)** Nachweis von Antibasalmembran-Antikörpern (meist IgG) im Serum (in der Immunfluoreszenz charakteristische lineare Anordnung der Antikörper an der endothelialen Seite der Basalmembran). – **(5)** Häufig Anämie, Leukozytose. – **(6)** Die Antikörper sind gegen Epitope der nicht kollagenen globulären NC1-Domänen vom Kollagen Typ IV der Basalmembran gerichtet. – **(7)** Nachweis von Antibasalmembranantikörpern im Serum (meist IgG) sind von diagnostischer Bedeutung. – **(8)** Bevorzugte Lokalisation von Antibasalmembranantikörpern sind Niere und Lunge. Diese relative »Organpräferenz« scheint durch die heterogene Verteilung der Goodpasture-Epitope mit Bevorzugung von Lunge und Niere bedingt zu sein.
Ätiol.: Autoimmunerkrankung, bei der möglicherweise »versteckte« Antigene in Basalmembranen aufgrund viraler Infektionen oder anderer Noxen an Endothelzellen (z.B. Kohlenwasserstoffe) dem Immunsystem zugänglich werden, woraus dann eine Antikörper-vermittelte Läsion entsteht.
Pathog.: Die Antibasalmembran-Antikörper führen zur Immunkomplexbildung in Lungen und Nierenkapillaren mit ausgeprägter Entzündungsreaktion, die zur raschen Zerstörung von Alveolen oder Glomeruli führt.
Bemerkungen: Betroffen sind überwiegend Männer zwischen dem 20. und 40. Lebensjahr (Geschlechtsverhältnis 6 : 1). Die Frühletalität, bedingt durch Hämoptysen, ist mit 30% sehr hoch. Bei über der Hälfte der Patienten entwickelt sich innerhalb eines Jahres eine term. Niereninsuffizienz. Die heute übl. Behandlung mit Plasmaaustausch, Steroiden und Cyclophosphamid verbessert die Prognose nur bei frühzeit. Anw. **(DD)** Panarteriitis nodosa – Wegener-Granulomatose – systemischer Lupus erythematodes – idiopathische Lungenhämosiderose.
Lit.: Bohle A, Eichenseher N, Fischbach H et al (1976) The different forms of glomerulonephritis. Morphological and clinical aspects analysed in 2500 patients. Klin Wschr 54: 59. – Briggs WA, Johnson JP, Teichman S et al (1979) Antiglomerular basement membrane antibody – mediated glomerulonephritis and Goodpasture's syndrome. Medicine 58: 348. – Goodpasture EW (1919) The significance of certain pulmonary lesions in relation to the etiology of influenza. Am J Med Sci 158: 863. – Weber M, Meyer zum Büschenfelde KH, Köhler H (1988) Immunological properties of the human Goodpasture target antigen. Clin Exp Immunol 74: 289. – Weber M, Pullig O (1992) Different immunologic properties of the globular NC1 domain of collagen type IV isolated from various human basement membranes. European J Clin Invest 22: 138. – Wilson CB (1981) Nephritogenic antibody mechanisms involving antigen within the glomerulus. Immunological Rev 55: 257. – Wilson CB, Dixon FJ (1986) The renal response to immunological injury. In: The Kidney (eds M Brenner and FC Rector), p 800. WB Saunders, Philadelphia.
McK: 233450
R. Stahl/GA

Good-Syndrom
Def.: Erworbener, kombinierter humoraler und zellulärer Immundefekt mit Hypogammaglobulinämie bei Mediastinaltumor, zumeist Thymom.
A.: Erstbeschreibung 1954 durch R. A. Good.
Diagn. Krit.: (1) Hypogammaglobulinämie. – (2) Mediastinaltumor, zumeist Thymom (spindelzelliger Typ). – (3) Rezidivierende Infekte des Respirationstraktes. – (4) Gewichtsverlust, Schwäche. – (5) Chronische Diarrhö bei ca. 30% der Betroffenen. – (6) Fast vollkommenes Fehlen von B-Lymphozyten, häufig Vermehrung von T-Suppressor-Zellen bei normaler oder leicht erniedrigter Zahl von T-Helfer-Zellen.
Ätiol.: Unbekannt.
Pathog.: Unbekannt. Klinische Manifestation meistens zwischen 40. und 70. Lebensjahr.
Bemerkungen: Myasthenia gravis (15%), isolierte aplastische Anämie (5%) und die erworbene Hypogammaglobulinämie (5%) sind die drei häufigsten Erkrankungen, die mit einem Thymom assoziiert sind. Isolierte aplastische Anämie und Hypogammaglobulinämie treten gelegentlich gemeinsam auf. Eine Thymektomie bessert die Hypogammaglobulinämie nicht.
Lit.: Eiferman RA, Hoffman RS, Pence HL (1993) Good syndrome and herpetic keratitis. Arch Ophthal 111: 736. – Fox MA, Lynch DA, Make BJ (1992) Thymoma with hypogammaglobulinemia (Good's syndrome): an unusual cause of bronchiectasis. Am J Roentgenol 158: 1229–1230. – Good RA (1954) Agammaglobulinemia: a provocative experiment of nature. Bull Univ Minn Hosp Minn Med Found 26: 1–19.
E. Späth-Schwalbe/GA

Gopalan-Syndrom: Burning-feet(-Symptomenkomplex)

Gordan-Overstreet-Syndrom
Syn.: Gonadendysgenesie mit Virilisierung, Syndrom der – Testisdysgenesie, partielle
Def.: Variante (?) des Turner-Syndroms mit partieller Virilisierung (Formenkreise: Gonadendysgenesie und Pseudo-Hermaphroditismus).
Lit.: Gordan GS, Overstreet EW, Traut HF, Winch GA (1955) A syndrome of gonadal dysgenesis: a variety of ovarian agenesis with androgenic manifestations. J Clin Endocrinol 15: 1–12.
G. Burg/GB

Gordon-Syndrom
Syn.: Arthrogrypose, distale, Typ II A – Kamptodaktylie – Gaumenspalte-Klumpfuß-Syndrom
Def.: Krankheitsbild aus dem Formenkreis der distalen Arthrogryposen mit Kleinwuchs, Gaumenspalte, Kamptodaktylie und Pes equinovarus.
A.: H. Gordon, Kapstadt/Südafrika, beschrieb das Krankheitsbild 1969 anhand einer Familie mit Auftreten der Fehlbildungen in drei aufeinanderfolgenden Generationen.
Diagn. Krit.: (1) Gesichtsdysmorphien: Gaumenspalte, submuköse Gaumenspalte (50%), gespaltene Uvula; Ptosis; Epikanthus (gelegentlich); einwärts gerichtete Wimpern (zwei Fälle); Naevus flammeus; leicht schräg nach unten außen verlaufende Lidachsen. – (2) Kleinwuchs (90%); abgerundete Schultern; kurzer Hals; Skoliose; Wirbelanomalien (Fusion der dorsalen Wirbelfortsätze der HWS). – (3) Kamptodaktylie der Finger und/oder Zehen; Pes equinovarus. Röntgen: Pseudoepiphysen der Fingergelenke; atypische Ossifikationszentren der Handwurzelknochen; Verschmälerung der Zwischenwirbelräume. – (4) Kryptorchismus, gelegentlich mit Sub- oder Infertilität; Omphalozele (gelegentlich); Pectus carinatum (ein Fall). – (5) Dermatoglyphen: fehlende Beugefalten der Interphalangealgelenke; ulnare Schleifen, die sich proximal der distalen Interphalangealgelenke ausdehnen; Vierfingerfurche. – (6) Normale Intelligenz.
Ätiol.: Wahrscheinlich autosomal-dominant erbliches Krankheitsbild (Familienbeobachtungen mit Betroffenen in aufeinanderfolgenden Generationen) mit variabler Expressivität des Gens.
Pathog.: Unbekannt. Verkürzung der Beugesehnen betroffener Finger.
Bemerkungen: Betroffene mit Gaumenspalte zeigen eine insgesamt schwerere Manifestation der Symptome. **(DD)** abzugrenzen gegen andere Krankheitsbilder mit angeborenen Kontrakturen der Finger, z.B. Trismus-Kamptodaktylie-Syndrom – Gualdalajara-Syndrom I. Das von Moldenhauer beschriebene Syndrom, das in der Arbeit von Hall und Mitarbeitern dem Gordon-Syndrom zugerechnet wird, unterscheidet sich durch Pterygium colli, knöcherne Gesichtsasymmetrie, Blockwirbelbildung der Halswirbelsäule und gehört eher in den Formenkreis der Pterygium-Syndrome.
Lit.: Gordon H, Davies D, Berman M (1969) Camptodactyly, cleft palate, and club foot. Syndrome showing the autosomal-dominant pattern of inheritance. J Med Genet 6: 266–274. – Halal F, Fraser FC (1979) Camptodactyly, cleft palate, and club foot (the Gordon syndrome). J Med Genet 16: 149–150. – Hall JG, Reed SD, Greene G (1982) The distal arthrogryposes: delineation of new entities – review and nosologic discussion. Am J Med Genet 9: 139–146.
McK: 114300
U. G. Froster/AS

Gorham-Osteolyse
Syn.: Gorham-Syndrom – Osteolyse, massive – Phantomknochenkrankheit – Osteolyse, essentielle – Hämangio-Lymphangiomatose des Knochens – kryptogene progrediente Osteolyse – phantom bone (e) – disappearing bone (e)
Def.: Nicht hereditäre, häufig posttraumatische, umschriebene Spontanresorption von Knochengewebe.
A.: Früheste bekannte Publikation von J. B. S. Jackson 1838; ausführliche Beschreibung und Deutung 1954 durch Lemuel Whittington Gorham, 1885–1968, Internist, New York.
Diagn. Krit.: (1) Vorzugsweise bei Kindern und jüngeren Erwachsenen auftretende Erkrankung, die sich klinisch meist in dumpfen Schmerzen an Arm oder Bein, zunehmender Schwäche, Funktionseinschränkung oder Deformierung äußert. – (2) Nicht selten zeitlicher Zusammenhang mit einem Trauma. – (3) Radiologisch zunächst umschriebene, dann sich ausbreitende zystische Aufhellungen ohne reaktive Veränderungen, auch kortikale Erosion (Bild des »eingedrückten Knochens«), schließlich Verlust ganzer Knochenteile. Die Osteolyse überschreitet Gelenkspalten, ist charakteristischerweise aber nicht multizentrisch, sondern auf eine anatomische Region beschränkt. – (4) Pathologische Frakturen durch osteolytische Bereiche. – (5) Histologisch Ersatz des Knochens durch gefäßreiches fibröses Gewebe. – (6) Der osteolytische Prozeß kommt nach Jahren zum spontanen Stillstand. Häufig erstaunlich geringe Funktionseinschränkungen.
Ätiol.: Unbekannt. Lokale Traumen spielen möglicherweise eine auslösende Rolle.

Gorlin(-Chaudhry-Moss)-Syndrom

Pathog.: Unbekannt. Gorham dachte an eine nicht-neoplastische Angiomatose des Knochens. Ob der Gefäßreichtum des den Knochen ersetzenden Gewebes Ursache oder Folge resorptiver Prozesse ist, ist umstritten.

Lit.: Bullough PG (1971) Massive osteolysis. New York State J Med 71: 2267–2278. – Gorham LW, Stout AP (1955) Massive Osteolysis (Acute spontaneous absorption of bone, phantom bone, disappearing bone). J Bone Jt Surg 15-A: 985–1004. – Gorham LW, Wright AW, Schultz HH, Maxon FC (1954) Disappearing bones: a rare form of massive osteolysis, report of two cases, one with autopsy findings. Am J Med 17: 674–681. – Phillips RM, Bush AB, Hall HD (1972) Massive osteolysis (phantom bone, disappearing bone). Oral Surg Med Pathol 34: 886–896. – Thompson J, Schurman DJ (1974) Massive osteolysis. Clin Orthop 103: 206–211.

J. Spranger/JS

Gorham-Syndrom: Gorham-Osteolyse

Gorlin(-Chaudhry-Moss)-Syndrom

Syn.: craniosynostosis-hypertrichosis-facial and other anomalies (e) – GCM-Syndrom

Def.: Wahrscheinlich monogen-erbliche kraniofaziale Dysostose mit assoziierter nicht-kranialer Symptomatik.

A.: Robert J. Gorlin, 1923–, Stomatologe, Minneapolis. – Anand P. Chaudhry, 1922–, Stomatologe, Minneapolis. – Melvin L. Moss, 1923–, Anatom, New York. – Erstbeschreibung 1960 durch die 3 Autoren gemeinsam bei 2 Schwestern mit praktisch identischer Symptomatik.

Diagn. Krit.: **(1)** Kraniofazial: eigenartiges konkaves Gesichtsprofil mit stark vorgewölbter hoher Stirn, tiefliegender Augenpartie und vorspringendem Mund, evertierter breiter Unterlippe; Pseudo-Hypertelorismus mit Blepharophimose, Kerbung der Oberlider; Ohrmuscheltiefstand mäßig, Gehörgang verengt; Jochbogenhypoplasie, Maxilla- und Mandibulahypoplasie, fliehendes Kinn; hoher enger Gaumen, Hypodontie und partielle Mikrodontie, Okklusionsanomalien. – **(2)** Augen: Astigmatismus, Hyperopie, evtl. auch Mikrophthalmie; Akkommodationsreaktion vermindert bei normaler Lichtreaktion; persistierende Pupillarmembranen, partielle Hornhauttrübung, Horizontalnystagmus, mangelnder Lidschluß, antimongoloide Lidachsen. – **(3)** Gehör: leichtere Schalleitungsschwerhörigkeit. – **(4)** Offener Ductus arteriosus Botalli. – **(5)** Nabelbruch. – **(6)** Genitale: hochgradige Hypoplasie der Labia majora, klaffende hintere Vulva. – **(7)** Allgemeine Hypertrichose (bes. an Armen, Beinen und Rücken), tiefer Stirn- und Nackenhaaransatz. – **(8)** Minderwuchs, untersetzter Körperbau. – **(9)** Mäßige statische Entwicklungsverzögerung; normale Intelligenz. – **(10)** Röntgen: Kraniosynostose, Akrozephalie, stark verkürzte distale Phalangen von Fingern und Zehen.

Ätiol.: Wahrscheinlich autosomal-rezessive Vererbung.

Pathog.: Unbekannt.

Bemerkungen: Diese Sonderform einer kraniofazialen Dysostose ist bislang dreimal beobachtet worden. Die gleichen von den Autoren beschriebenen Schwestern sind von Feinberg unzutreffend als Beispiele des Weill-Marchesani-Syndroms (McKusick 277600) publiziert worden. **(DD)** Kieferbogen-Syndrome mit primärer Bulbusbeteiligung.

Lit.: Gailani MR, Bale SJ, Leffell DJ et al (1992) Developmental defects in Gorlin syndrome related to a putative tumor suppressor gene on chromosome 9. Cell 69: 111–117. – Gorlin RJ, Chaudhry AP, Moss ML (1960) Craniofacial dysostosis, patent

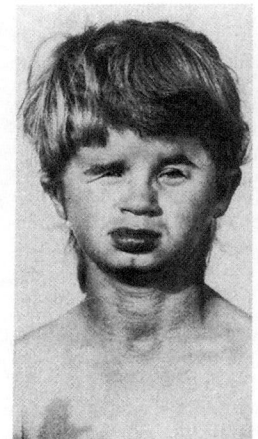 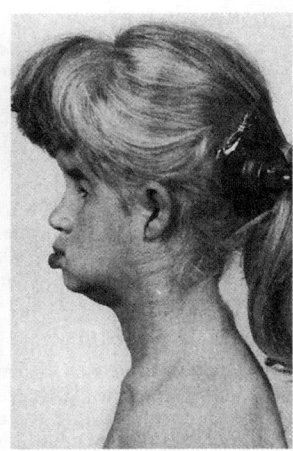

a b

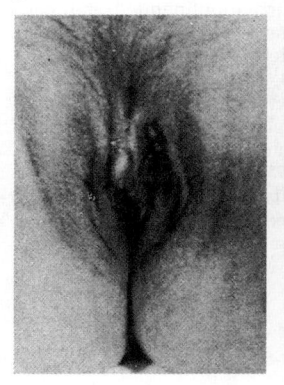 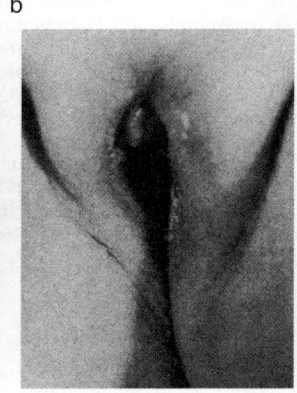

c d

Gorlin(-Chaudhry-Moss)-Syndrom: a) und b) eigenartige Fazies bei 10jährigem Mädchen mit Hypertrichose, Blepharophimose, Ektropion der Unterlippe; c) und d) Hypoplasie der Labia majora mit klaffender Vulva (Beob. Gorlin, Chaudhry und Moss)

ductus arteriosus, hypertrichosis, hypoplasia of labia majora, dental and eye anomalies – a new syndrome? J Pediatr 56: 778–785. – Ippel PF, Gorlin RJ, Lenz W et al (1992) Craniofacial dysostosis, hypertrichosis, genital hypoplasia, ocular, dental and digital defects: Confirmation of the Gorlin-Chaudhry-Moss syndrome. Am J Med Genet 44: 518–522.

McK: 233500

M. Habedank/JK

Gorlin-Cohen-Syndrom: frontometaphysäre Dysplasie
Gorlin-Goltz-Syndrom: Nävobasaliomatose
Gottron-Syndrom I: Akrogerie (Gottron)
Gougerot-Blum-Krankheit: Dermatitis lichenoides purpurica et pigmentosa (Gougerot-Blum)
Gougerot-Cartaud-Papillomatose: Papillomatosis confluens et reticularis
Gougerot-Hailey-Hailey-Krankheit: Pemphigus chronicus benignus familiaris (Gougerot-Hailey-Hailey)
Gowers-Paton-Kennedy syndrome (e): Kennedy-Symptomatik
Gradenigo-Lannois-Syndrom: Gradenigo-Syndrom
Gradenigo-Petrosum-Syndrom: Gradenigo-Syndrom

Gradenigo-Syndrom
(Sequenz)

Syn.: Gradenigo-Petrosum-Syndrom – Gradenigo-Lannois-Syndrom – Petrosum-Syndrom – Felsenbeinspitzen-Syndrom – Spitzen-Syndrom – Lannois-Gradenigo syndrome (e) – apex of petrous bone syndrome (e)
Def.: Besondere Komplikation einer Mastoiditis.
A.: Giuseppe Gradenigo, 1859–1926, Otologe, Turin, Neapel. – Erstbeschreibung 1904 bis 1907.
Diagn. Krit.: (1) Otitis media und Mastoiditis mit Entzündungsvorgängen im Bereich der Pyramidenspitze. Starke eitrige Ohrsekretion. – (2) Homolaterale Trigeminusschmerzen (besonders im Versorgungsgebiet des 1. Astes) mit Lichtscheu und gesteigertem Tränenfluß, Herabsetzung der Hornhautsensibilität mit Abschwächung des Kornealreflexes. – (3) Homolaterale Abduzensparese. – (4) Manchmal auch noch homolaterale Trochlearis- und Okulomotoriusparese. – (5) Heftige Kopfschmerzen in frontalen, parietalen, temporalen und okzipitalen Schädelanteilen. Manchmal trophische Störungen in verschiedenen Gesichtsbereichen (→ Trübungen und Erweichungen der Kornea, Herpes corneae, Zahnausfall, Nekrose oder Ulzerationen der Nasen- und Mundschleimhaut). – (6) Augenhintergrund: fakultativ Optikusatrophie.
Ätiol.: Meist lokal entzündlich-destruierender Prozeß im Bereich der Felsenbeinspitze.
Pathog.: Die Krankheitserscheinungen kommen wahrscheinlich als Folge einer zirkumskripten eitrigen Leptomeningitis oder einer Gefäßthrombose zustande und sind abhängig von der Ausdehnung der Entzündungsvorgänge.
Bemerkungen: (DD) Sinus-cavernosus-Syndrom.
Lit.: Gradenigo G (1904) Über die circumscripte Leptomeningitis mit spinalen Symptomen. Arch Ohr-Nas-Kehlkkh 62: 255–270. – Gradenigo G (1907) Über Paralyse des Nervus abducens otitischen Ursprungs. Arch Ohr-Nas-Kehlkkh 74: 249. – Gradenigo G (1904) Sulla leptomeningite circonscritta e sulla paralisi dell'abducente di origine otitica. Giorn Accad med Torino 4. Serie, 10: 59–84; 270–367. – Schmidt D, Malin J-P (1986) Erkrankungen der Hirnnerven, S 280. Thieme.
K. Einhäupl/DP

Pathog.: Noch nicht geklärt.
Lit.: Brooke MH, Neville HE (1972) Reducing body myopathy, a new disease. Neurology 21: 412. – Brooke MH, Neville HE (1972) Reducing body myopathy. Neurology 22: 829. – Fardeau M, Torné FMS (1994) Congenital Myopathies. In: Engel AG, Franzini/Armstrong C (eds) Myology, Vol II, pp 1487–1532. McGraw-Hill, New York. – Hübner G, Pongratz D (1981) Granularkörpermyopathie (sog. reducing body myopathy): Beitrag zur Feinstruktur und Klassifizierung. Virchows Arch (Pathol Anat) 392: 97.
D. Pongratz/DP

granule cell hypertrophy of the cerebellum (e): Kleinhirnhypertrophie, diffuse
Granuloma, eosinophil, cerebral (e): Ayala-Krankheit
Granulomatose, allergische, mit Angiitis: Churg-Strauss-Syndrom
Granulomatose, angiozentrische angiodestruktive: Granulomatose, lymphomatoide

Granulomatose, lymphomatoide

Syn.: Liebow-Krankheit – Granulomatose, angiozentrische angiodestruktive
Def.: Systemerkrankung mit vorwiegendem Befall der Lunge und angiozentrischer, angiodestruktiver, chronisch-granulomatöser und proliferativer »Vaskulitis«. Heute wahrscheinlich als Sonderform eines peripheren T-Zell-Lymphoms anzusehen. Eine Assoziation mit Epstein-Barr-Virus-Infektion wird diskutiert.
Lit.: Liebow AA, Carrington CRB, Friedman PJ (1972) Lymphomatoid granulomatosis. Hum Pathol 3: 457–558. – Su IJ, Hsieh HC (1992) Clinicopathologica spectrum of Epstein-Barr virus-associated T cell malignancies. Leuk Lymphoma 7: 47–53. – Tong MM, Cooke B, Barnetson RS (1992) Lymphomatoid granulomatosis. J Am Acad Dermatol 27: 872–876.
G. Burg/GB

von-Graefe-Syndrom: Ophthalmoplegie, progressive, externe
(v. Graefe)

Granularkörper-Myopathie

Syn.: reducing-body-myopathy (e)
Def.: Sehr seltene, wohl autosomal-rezessive, kongenitale, langsam progrediente Myopathie mit Einschlußkörpern, welche reduzierende Eigenschaften aufweisen.
A.: Erstbeschreibung 1972 durch M. Brooke, amerikanischer Neurologe.
Diagn. Krit.: (1) Bereits kongenital vorhandene allgemeine Muskelatrophie und leichte Schwäche. – (2) Verzögerte statomotorische Entwicklung. – (3) Teils schon in der Kindheit, teils im Jugendalter rasche Progression mit asymmetrischer Ausprägung der Muskelschwäche und häufig Beteiligung der Atemhilfsmuskulatur. – (4) Creatinkinase im Serum, normal oder leicht erhöht. – (5) EMG: geringfügige Abweichungen von der Norm. – (6) Muskelbiopsie: Nachweis zahlreicher Einschlußkörper, welche histochemisch reduzierende Eigenschaften aufweisen. Elektronenmikroskopisch zeigen sie granuläre Strukturen.
Ätiol.: Wahrscheinlich autosomal-rezessive Erkrankung.

Granulomatose, septische

Syn.: chronic granulomatous disease (e) – CGD
Def.: Heterogene Gruppe von Immundefekten mit mangelhafter intrazellulärer Abtötung Katalase-positiver Mikroorganismen in Phagozyten (infolge gestörter O_2^-- und H_2O_2-Produktion).
A.: H. Berendes, R. A. Bridges, R. A. Good, 1922– , klinische Immunologen. – Erstbeschreibung 1957 durch die Autoren gemeinsam.
Diagn. Krit.: (1) Akut-abszedierende Infektionen durch Katalase-positive Bakterien (Staphylokokken und Enterobakterien) sowie Pilze (Asp. fumigatus: heute Haupttodesursache!) an den Eintrittspforten (Haut, Lunge, Gastrointestinaltrakt) sowie im retikulo-endothelialen System (Lymphknoten, Leber, Milz). – (2) Chronisch-granulomatöse Entzündungsherde (in Lunge, an Gastrointestinaltrakt und Harnwegen, z.T. stenosierend). – (3) Verminderte O_2^-- und H_2O_2-Bildung auf soluble (Phorbol-Myristat-Acetat) und partikuläre (opsonisiertes Zymosan) Stimulanzien.
Ätiol.: Bisher wurden vier verschiedene molekulare Defekte gesichert: a) X-chromosomal-rezessiv vererbt (ca. 70%): Defekt der schweren Kette des Elektronentransportproteins Cytochrom b_{558} (Xp21 nahe dem Duchenne-Lokus); b) autosomal-rezessiv vererbt (ca. 30%): Defekt der leichten Kette von Cytochrom b_{558} (Chromo-

som 16), Defekt des 47-kd-Zytosolfaktors (Chromosom 10), Defekt des 65-kd-Zytosolfaktors (Chromosom 1).

Pathog.: Phagozyten (Neutrophile, Monozyten, Makrophagen, Eosinophile) sind unfähig, Keime abzutöten; phagozytierte Mikroben überleben intrazellulär, werden in diverse Organe verschleppt und induzieren Granulome mit Riesenzellen sowie invasiv zerstörende Entzündungen.

Bemerkungen: **1.** Kausaltherapie nicht möglich, Prophylaxe durch kontinuierliche Gabe intrazellulär aktiver Antibiotika, experimentell γ-Interferon subkutan. **2.** Pränatale Diagnostik aus fetoskopisch entnommenem Nabelschnurblut in der 20. Woche (Granulozytenfunktionstests) möglich, bei der geschlechtsgebunden vererbten Form auch aus Trophoblastenbiopsie ab der 11. Woche (DNA-Diagnostik mittels gekoppelter bzw. intragener Polymorphismen). **3.** Konduktorinnen klinisch auffällig, wenn O_2^--Produktion um 50% und mehr reduziert (Stomatitis, Photodermatitis, Infektanfälligkeit).

Lit.: Berendes H, Bridges RA, Good RA (1957) A fatal granulomatosis of childhood. The clinical study of a new syndrome. Minn Med 40: 309. – Clark RA, Malech HL, Gallin JI et al (1989) Genetic variants of chronic granulomatous disease: prevalence of deficiencies of two cytosolic components of the NADPH oxidase system. New Engl J Med 321: 647–652. – Ezekowitz RA, Dinauer MC, Jaffe HS et al (1988) Partial correction of the phagocyte defect in patients with X-linked chronic granulomatous disease by subcutaneous interferon gamma. N Engl J Med 319: 146. – Lindlöf M, Kere J, Ristola M et al (1987) Prenatal diagnosis of X-linked chronic granulomatous disease using restriction fragment length polymorphism analysis. Genomics 1: 87–92. – Newburger PE, Cohen HJ, Rothchild SB et al (1979) Prenatal diagnosis of chronic granulomatous disease. N Engl J Med 300: 178. – Segal AW (1989) The electron transport chain of the microbicidal oxidase of phagocytic cells and its involvement in the molecular pathology of chronic granulomatous disease. Biochem Soc Trans 17: 427–434. – Seger R (1984) Inborn errors of oxygen-dependent microbial killing by neutrophils. Erg Inn Med Kinderheilk 51: 29–116.

McK: 233650; 233670; 233690; 233700; 306400

U. Wahn; R. Seger/JK; AS

Granulom, atypisches, pseudopyogenes: angiolymphoide Hyperplasie

Graves' disease (e): von-Basedow-Krankheit

gray baby syndrome (e): Chloramphenicol-Vergiftung beim Säugling

Gray-platelet-Syndrom

Syn.: alpha-storage pool deficiency (e)

Def.: Angeborene hämorrhagische Diathese, die durch eine Thrombozytopenie und einen Mangel der alpha-Granula der Thrombozyten verursacht wird.

A.: Erstbeschreibung 1971 durch G. Raccuglia.

Diagn. Krit.: **(1)** Neigung zu Haut- und Schleimhautblutungen, Nachblutungen nach Operationen. – **(2)** Geringgradige Verlängerung der Blutungszeit. – **(3)** Leichte Thrombozytopenie, im Ausstrich sind die Thrombozyten groß, aber wenig gefärbt (»grau«). – **(4)** Geringgradige Störungen in den meisten Thrombozytenfunktionsuntersuchungen (z.B. Thrombelastogramm, Thrombozytenretention an Glasperlen, ADP-, Kollagen- und Thrombininduzierte Thrombozytenaggregation). – **(5)** Signifikante Verminderung der Inhaltsstoffe der alpha-Granula der Thrombozyten wie z.B. β-Thromboglobulin, Plättchenfaktor 4, platelet derived growth factor u.a. – **(6)** Bei den meisten Patienten Vermehrung des Bindegewebes des Knochenmarks i.S. einer Myelofibrose.

Ätiol.: Wahrscheinlich autosomal-dominantes Erbleiden.

Pathog.: Die Ausreifung der alpha-Granula bei der Thrombozytopoese ist gestört. Die Inhaltsstoffe der alpha-Granula, v.a. Brückenproteine (v.-Willebrand-Faktor, Fibrinogen, Thrombospondin) werden daher bei der Aggregation der Thrombozyten nicht freigesetzt, woraus eine Abschwächung der Thrombozytenfunktion resultiert. Die Thrombozytopenie ist die Folge der verkürzten Überlebenszeit der an alpha-Granula armen Thrombozyten. Die Inhaltsstoffe der alpha-Granula werden wahrscheinlich während der Thrombozytopoese im Knochenmark freigesetzt und führen dort zu einer Stimulierung des Bindegewebes (platelet derived growth factor, Plättchenfaktor 4), d.h. Myelofibrose.

Bemerkungen: **(DD)** müssen alle anderen Formen der Thrombozytopenie abgegrenzt werden. Die Abgrenzung ist z.T. schwierig, da ein pathognomischer Funktionsdefekt der Thrombozyten beim Gray-platelet-Syndrom nicht vorliegt. Wegweisend sind morphologische Untersuchungen und Messungen von Inhaltsstoffen der alpha-Granula der Thrombozyten.

Lit.: Gebrane-Younes J, Cramer EM, Orcel L, Caen JP (1993) Gray platelet syndrome: dissociation between abnormal sorting in megakaryocyte alpha-granules and normal sorting in Weibel-Palade bodies of endothelial cells. J Clin Invest 92: 3023–3028. – Köhler M, Hellstern P, Mueller-Eckhardt C et al (1984) Gray platelet syndrome: Selective alpha-granule deficiency and thrombocytopenia due to increased platelet turnover. Blut 50: 331–340. – Raccuglia G (1971) Gray platelet syndrome. A variety of qualitative platelet disorders. Am J Med 51: 818–828.

McK: 139090

M. Köhler/GA

Gray-Syndrom: Chloramphenicol-Vergiftung beim Säugling

Grazilis-Symptomatik

Syn.: Grazilis-Syndrom – Osteonecrosis pubica posttraumatica – Syndrom des vorderen Beckenringes – Ostitis necrotica pubis – Piersen-Syndrom – Schambein-Syndrom – Pubalgie – Syndrom der Rektus-Adduktoren – pelviarthrotisches Syndrom, vorderes – Chondritis pubis

Def.: Gesamtheit der klinischen Erscheinungen bei chronischen Überlastungsschäden der Adduktorenmuskulatur.

Diagn. Krit.: **(1)** Nach körperlicher Belastung (Leistungssport, Fußball, übermäßige Dehnung der Adduktorenmuskulatur) treten erhebliche, ins Versorgungsgebiet des N. obturatorius ausstrahlende Leistenschmerzen auf. – **(2)** Nach Abklingen der akuten Schmerzsymptomatik kommt es nach Adduktorenanspannung zu rezidivierenden Schmerzanfällen. – **(3)** Umschriebener Druckschmerz an den Ursprüngen der Mm. gracilis, adductor longus und adductor brevis sowie im Bereich des Übergangs des unteren Schambeinastes in die eigentliche Symphysenregion (Abb a). – **(4)** Radiologische Zeichen sind Ossifikationsdefekte oder Arrosionen sowie randnahe Sklerosierung am Adduktorenursprung (Abb. b).

Ätiol.: Heterogen. Diskutiert werden degenerative Veränderungen oder Tendinitiden der Adduktorenmuskulatur, Subluxation der Symphyse, Ermüdungs- oder Außrißfrakturen am Os pubis.

Pathog.: Die ungeschützte Kraft, welche z.B. beim Stoß gegen den Ball auf den Grazilis-Muskel ausgeübt wird (Bein außenrotiert und adduziert bei kraftvoller Hüft-

Greig-Zephalopolysyndaktylie

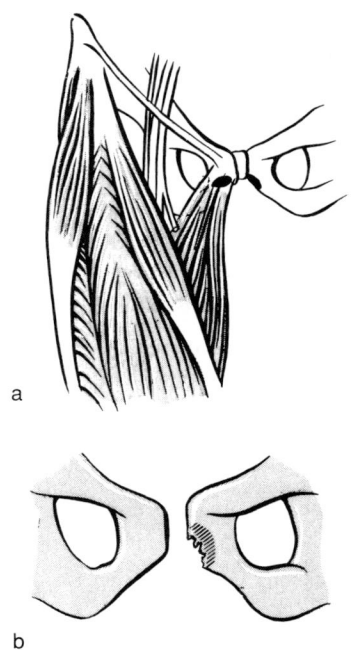

Grazilis-Symptomatik: a) anatomische Situation und Druckschmerzpunkt; b) Röntgenbefund: fast scharfrandige Osteonekrose mit Randsklerose am Übergang des unteren Schambeinastes in die eigentliche Symphysenregion (nach Schneider)

beugung), soll der auslösende Mechanismus der Symptomatik sein.
Bemerkungen: **(DD)** Muskelfaserriß – andere Insertionstendopathien – Ostitis pubis.
Lit.: Adams RJ, Chandler FA (1953) Osteitis pubis of traumatic etiology. J Bone Jt Surg 35A: 685–696. – Dihlmann W (1982) Gelenke, Wirbelverbindungen. 2 Aufl. Thieme, Stuttgart. – Piersen EL (1929) Osteochondritis of the symphysis pubis. Surg Gynecol Obstet 49: 834–838. – Schneider PG (1963) Das Grazilissyndrom. Die Osteonecrosis pubica posttraumatica. Z Orthop 98: 43–50. – Wiley JJ (1983) Traumatic osteitis pubis: The gracilis syndrome. Am J Sports Med 11: 360–363.
R. Bosch; S. Stotz/DP

Grazilis-Syndrom: Grazilis-Symptomatik
Grebe-Chondrodysplasie: Grebe-Syndrom

Grebe-Syndrom
Syn.: Grebe-Chondrodysplasie – Achondrogenesis, nicht-letale, Typ Grebe-Quelce-Salgado
Def.: Durch schwere Verkürzung der mittleren und distalen Extremitätenabschnitte charakterisierte Skelettdysplasie.
A.: Erstbeschreibung 1952 von Schwestern mit der Erkrankung durch Hans Grebe, 1913–, Humangenetiker und Internist, Frankenberg/Eder.
Diagn. Krit.: **(1)** Kleinwuchs durch schwere Verkürzung vor allem der Unterarme und Unterschenkel. – **(2)** Ungleichmäßig verkürzte, teilweise stummelförmige Finger und Zehen, häufig Polydaktylie. – **(3)** Normaler Kopf und Rumpf. – **(4)** Röntgenologisch: mäßige Verkürzung von Humeri und Femora; extreme Verkürzung von Ulnae, Tibiae und Fibulae, weniger ausgeprägt der Radii; irregulär verkürzte und anarchisch verformte Metapodia und Phalangen.
Ätiol.: Homozygot manifeste Genmutation; entsprechend autosomal-rezessiver Erbgang.
Pathog.: Unbekannt.
Bemerkungen: Die von Grebe aus einer oberflächlichen klinischen Ähnlichkeit gewählte Bezeichnung »Achondrogenesis« ist irreführend; beide Krankheiten haben nichts miteinander gemein. Ähnliche Krankheitsbilder wurden u.a. von Romeo et al. (1977) und von Teebi et al. (1986) beschrieben.
Lit.: Freire//Maia N, Lenz WD (1969) „Discussion". Birth Def Orig Art Ser V(414): 16. – Grebe H (1952) Die Achondrogenesis. Ein einfach rezessives Erbmerkmal. Folia hered pathol (Pavia) 11: 23–29. – Khan PM, Khan A (1982) Grebe chondrodysplasia in three generations of an Andhra family in India. In: N. Papadato & C. Bartsocas (eds) Skeletal Dysplasias, pp 69–79. Alan R. Liss, New York. – Romeo G, Zonana J, Rimoin D, Lachman R, Scott C, Kaveggia EG, Spranger JW, Opitz JM (1977) Heterogeneity of nonlethal severe short-limbed dwarfism. J Pediatr 91: 918–923. – Teebi AS, Al-Awadi SA, Opitz JM, Spranger J (1986) Severe short-limb dwarfism resembling Grebe chondrodysplasia. Hum Genet 74: 386–390.
McK: 200700
J. Spranger/JS

Gregg-Syndrom: Rötelnembryopathie
Greig-Syndrom I: Greig-Zephalopolysyndaktylie
Greig-Syndrom II: Hypertelorismus (Greig)

Greig-Zephalopolysyndaktylie
Syn.: Greig-Syndrom I – Hoodnick-Holmes-Syndrom – Marshall-Smith-Syndrom – Zephalopolysyndaktylie Greig
Def.: Charakteristische Kombination von Schädel-Gesichtsdysmorphien mit prä- und postaxialer Polydaktylie bei normaler Intelligenz, bedingt durch ein autosomaldominantes Gen.
A.: David Middleton Greig, 1864–1936, schottischer Arzt. Erstbeschreibung 1926.
Diagn. Krit.: **(1)** Schädel und Gesicht: Makrozephalie mit Prominenz von Stirn und Okziput, Hypertelorismus, große, lang offenbleibende vordere Fontanelle. – **(2)** Extremitäten: prä- und postaxiale Polydaktylie der Hände und Füße sehr variablen Ausmaßes (präaxial von breiten, gegabelten Endphalangen des ersten Strahls bis zur Verdoppelung von Phalangen, evtl. auch Metakarpalia/-tarsalia; postaxial von häutigen Anhängseln an der Grundphalanx V lateral bis zu kompletten sechsten Strahlen mit drei Phalangen mit oder ohne Metakarpale/-tarsalia); oft asymmetrischer Befall. – **(3)** Partielle kutane Syndaktylie variablen Ausmaßes zwischen Fingern und Zehen II bis V. – **(4)** Meist normale Intelligenz. – **(5)** Im Computertomogramm selten Hypoplasie oder Agenesie des Corpus callosum.
Ätiol.: Autosomal-dominantes Gen mit vollständiger Penetranz und variabler Expressivität. Genlokalisation 7p13.
Pathog.: Unbekannt.
Bemerkungen: Die von Goldberg und Pashayan publizierte Familie mit gleichzeitigem Vorliegen von Ohrkerben sowie die von Gnamey et al. und von Hoodnick und Holmes veröffentlichten Fälle weisen sehr wahrscheinlich das gleiche Syndrom auf, ebenso die Familie von

Marshall und Smith. (**DD**) bei Neugeborenen (mit noch unbekannter Prognose hinsichtlich der geistigen Entwicklung): akrokallosales Syndrom – Mohr-S. Im Gegensatz zur Zephalopolysyndaktylie Greig liegt bei den beiden letzteren Syndromen ein autosomal-rezessiver Erbgang vor. Nicht zu verwechseln mit Hypertelorismus (Greig).

Lit.: Baraitser M, Winter RM, Brett EM (1983) Greig cephalopolysyndactyly: report of 13 affected individuals in three families. Clin Genet 24: 257–265. – Goldberg MJ, Pashayan HM (1976) Hallux syndactyly-ulnar polydactyly-abnormal ear lobes: a new syndrome. Birth Def Orig Art Ser XII(5): 255–266. – Greig DM (1926) Oxycephaly. Edinb Med J 33: 189–218. – Hootnick D, Holmes LB (1972) Familial polysyndactyly and craniofacial anomalies. Clin Genet 3: 128–134. – Marshall RE, Smith DW (1970) A dominantly inherited disorder with normal intelligence. J Pediatr 77: 129–133. – Tommerup N, Nielsen F (1983) A familial reciprocal translocation t(3:7)(p21.1:p13) associated with the Greig polysyndactyly-craniofacial anomalies syndrome. Am J Med Genet 16: 313–321.
McK: 175700
A. Schinzel/AS

Greither-Syndrom: Keratodermia palmo-plantaris transgrediens et progrediens Greither
Grenzdextrinose: Glykogenspeicherkrankheit Typ 3
grey syndrome (e): Chloramphenicol-Vergiftung beim Säugling

Griscelli-Syndrom

Def.: Sehr seltenes autosomal-rezessiv vererbtes Syndrom mit partiellem Albinismus, rezidivierenden Infekten infolge kombiniertem Immundefekt sowie einer Panzytopenie durch Makrophagen-Aktivierung im Terminalstadium der Erkrankung.
A.: Griscelli und Mitarbeiter, klinische Immunologen, definierten das Syndrom 1978.
Diagn. Krit.: (**1**) Partieller Albinismus: helle, durchsichtige Haut, silbriger Haarglanz infolge Akkumulation von Melanosomen in Melanozyten und großen Pigmentklumpen in den Haarschäften. – (**2**) Rezidivierende bakterielle und virale Infektionen der Luftwege und des ZNS. – (**3**) Kombinierter Immundefekt mit Antikörpermangel, Hauttest-Anergie und defekter T-Zell-Zytotoxizität. – (**4**) Diffuse histiozytäre Proliferation und Makrophagen-Aktivierung im Terminalstadium, insbesondere **a)** Hepatosplenomegalie, **b)** Lymphadenopathie, **c)** Panzytopenie infolge Hämophagozytose, **d)** Meningeosis und periphere Neuropathie, **e)** Tod infolge Blutung oder Infekt.
Ätiol.: Autosomal-rezessiver Erbgang. Genlokalisation und molekulare Basis der Erkrankung unbekannt.
Pathog.: Infektneigung im Gefolge eines kombinierten Immundefektes, möglicherweise wegen Fehlen antigenpräsentierender Langerhans-Zellen. Terminalphase evtl. als Folge defekter T-Zell-Zytotoxizität.
Bemerkungen: Im Unterschied zum Chediak-Higashi-Syndrom keine Riesengranulation in Leukozyten und Melanozyten, sowie normale Phagozyten- und NK-Zellfunktionen. Ähnlich wie beim Chediak-Higashi-Syndrom ist die einzig erfolgreiche Therapie die Knochenmarkstransplantation. Die Terminalphase kann durch Zytostatika (VP16 = Podophyllotoxin) vorübergehend beherrscht werden. Pränatale Diagnose durch kombinierte Haar- und Hautbiopsie in der 20. Schwangerschaftswoche.
Lit.: Durandy A, Breton-Gorius J, Guy-Grand D, Dumez C, Griscelli C (1993) Prenatal diagnosis of syndromes associating albinism and immune deficiencies. Chediak-Higashi syndrome and variant. Prenat Diagn 13: 13–20. – Griscelli C, Durandy A, Guy-Grand D et al (1978) A syndrome associating partial albinism and immunodeficiency. Am J Med 65: 691–702.
McK: 214450
R. Seger/AS

Grisel-Sequenz

Syn.: maladie de Grisel (fz) – Torticollis nasopharyngealis
Def.: Uni- oder bilaterale Subluxation im Atlanto-Axialgelenk.
A.: Obwohl durch Grisel (1939) bekanntgeworden, wurde das klinische Bild schon einhundert Jahre zuvor von Bell (1839) beschrieben.
Diagn. Krit.: (**1**) Starke Schmerzen im Nacken. – (**2**) Schmerzbedingte Schiefhaltung des Kopfes. – (**3**) Im Röntgenbild Verschiebung des Atlas nach lateral.
Ätiol.: Nach vorangegangenen infektiösen Erkrankungen des Nasen-Rachen-Raumes, Tonsillektomie sowie generalisierten rheumatischen Erkrankungen und Morbus Bechterew.
Pathog.: Unbekannt; eine lokale hyperämische Reaktion des Lig. atlanto-axiale wird diskutiert.
Lit.: Bell C (1839) The Nervous System of the Human Body. Embracing Papers to the Royal Society on the Subjects of Nerves, p 403. Longman, Rees & Orme, London. – Grisel P (1939) Enucleation de látlas et torticollis nasopharyngealis. Presse Med 38: 50. – van der Vis/Melsen MJ, Ketel AG (1992) Torticollis nasopharyngealis (Grisel's syndrome). Eur J Nucl Med 19(5): 369–370. – Wetzel FT, LaRoca (1991) Grisel's Syndrome: a review. Clin Orthop 240: 141–152.
P. Fischer/DP

Grönblad-Strandberg(-Touraine)-Syndrom: Pseudoxanthoma elasticum
Groenouw-Fuchs-Hornhautdystrophie: Fuchs-Hornhautendotheldystrophie
Groenouw-I-Hornhautdystrophie: Groenouw-Syndrom

Groenouw-Syndrom

Syn.: Hornhautdystrophie, granuläre – Dystrophia corneae granulosa – Hornhautdystrophie, bröckelige – Groenouw-I-Hornhautdystrophie – Bücklers-I-Hornhautdystrophie – Hornhautentartung, familiäre, Fleischer (Typ I)
Def.: Familiär erbliche beidseitige stromale Hornhauttrübung.
A.: Erstbeschreibung 1890 durch Arthur Groenouw, 1862–1945, Ophthalmologe, Breslau.
Diagn. Krit.: (**1**) In klare Hornhautsubstanz eingebettete kleine rundliche oder zackige Trübungen im oberflächlichen zentralen Hornhautstroma (vergleichbar Bröckeln von trockenem Brot). Eine 2–3 mm breite Randzone am Limbus bleibt stets klar. – (**2**) Auftreten der Trübungen im ersten Lebensjahrzehnt, bei der Geburt sind sie noch nicht vorhanden. – (**3**) Gute Sehschärfe in der Kindheit, im späteren Leben ganz allmähliche Sehschärfenreduktion. – (**4**) Rezidivierende Erosionen des Hornhautepithels können vorkommen.
Ätiol.: Autosomal-dominantes Leiden.
Pathog.: Unklar. Ablagerungen nicht-kollagenen Eiweißes.
Lit.: Groenouw A (1890) Knötchenförmige Hornhauttrübungen (Noduli corneae). Arch Augenheilk München 21: 281–289. –

Groenouw A (1933) Knötchenförmige Hornhauttrübungen vererbt durch 4 Generationen. Klin Mbl Augenheilk 90: 577–580. – Jones ST, Zimmermann LE (1961) Histopathologic differentiation granular, macular and lattice dystrophy of the cornea. Am J Ophthalmol 51: 394–410. – Witschel H, Sundmacher R (1979) Bilateral recurrance of granular corneal dystrophy in the grafts: A clinicopathological study. Albrecht von Graefes Arch klin exp Ophthalmol 209: 179–188.
McK: 121900
F. H. Stefani/DP

Gsell-Erdheim-Syndrom
Def.: Historische Bezeichnung für die idiopathische Medianekrose der Aorta.
A.: Otto Gsell, 1902–, Internist, Basel. – Jakob Erdheim, 1874–1937, Pathologe, Wien.
Lit.: Erdheim J (1929) Medionecrosis aortae idiopathica. Virch Arch 273: 454–479. – Erdheim J (1930) Medionecrosis aortae idiopathica cystica. Virch Arch 276: 187–229. – Gsell O (1928) Wandnekrosen der Aorta als selbständige Erkrankung und ihre Beziehung zur Spontanruptur. Virch Arch 270: 1–36.

Groll-Hirschowitz-Syndrom
Syn.: diverticulitis-deafness-neuropathy (e) – neuropathy-deafness-diverticulitis (e)
Def.: Monogen-erbliches neurologisches Syndrom mit fortschreitender Demyelinisierung von Hirnnerven, insbesondere Hörnerv, peripheren Nerven und autonomen Nerven des Gastrointestinaltraktes und des Herzens.
A.: A. Groll. – B. I. Hirschowitz. – Erstbeschreibung 1966 durch die beiden Autoren gemeinsam bei 3 Schwestern einer 6köpfigen Geschwisterschaft; nach Komplettierung 1972 Wiederbeschreibung.
Diagn. Krit.: **(1)** Fortschreitende neurale Taubheit, beginnend im Kindes- oder jüngeren Erwachsenenalter; Vestibularfunktion normal. – **(2)** Neurologische Ausfälle von weiteren Hirnnerven und peripheren Nerven: Dysarthrie, bilaterale Ptose und externe Ophthalmoplegie, progressive sensorische Neuropathie (EMG), Fehlen der Sehnenreflexe. – **(3)** Schwere vegetative gastrointestinale Ausfallserscheinungen: Hypomotilität des Ösophagus und des Magens, proteinverlierende Enteropathie, Steatorrhö, multiple Divertikel in Duodenum und Dünndarm (evtl. ulzerierend). – **(4)** Vegetative Herz-Kreislauf-Symptome: Tachykardie, Ausfall des Karotissinus-Reflexes. – **(5)** Folgen der Malnutrition: extreme Kachexie, Hypalbuminämie, früher Zahnverlust, Tod im jungen Erwachsenenalter.
Ätiol.: Autosomal-rezessive Vererbung.
Pathog.: Fortschreitende Demyelinisation an Hirnnerven, peripheren und autonomen Nerven; Basisdefekt unbekannt.
Bemerkungen: Die bisher bei Geschwistern beschriebenen wenigen Fälle zeigen große Übereinstimmung in der Symptomatik. Sie läßt sich eindeutig von der Refsum-Krankheit und von der sensorischen radikulären Neuropathie abgrenzen.
Lit.: Groll A, Hirschowitz BI (1966) Steatorrhea and familial deafness in two siblings. (Abstract). Clin Res 14: 47. – Hirschowitz BI, Groll A, Ceballos R (1972) Hereditary nerve deafness in 3 sisters with absent gastric motility, small bowel diverticulitis and ulceration and progressive sensory neuropathy. Birth Defects Orig Art Ser VIII(2): 27–41. – Potasman I, Stermer E, Levy N, Dar H, Bassan H (1985) The Groll-Hirschowitz syndrome. Clin Genet 28: 76–79.
McK: 221400
M. Habedank/JK

G-Syndrom
Syn.: Opitz-Frias-Syndrom – Hypospadie-Dysphagie-Syndrom – siehe auch Hypertelorismus-Hypospadie-Syndrom (= BBB-Syndrom, Opitz-Syndrom)
Def.: Dysmorphiesyndrom mit charakteristischer Trias Hypertelorismus/Hypospadie/Dysphagie, bedingt durch ein autosomal-dominantes Gen mit stark schwankender Expressivität.
A.: Erstbeschreibung 1969 durch John Marius Opitz, 1935–, deutsch-amerikanischer Humangenetiker, Madison/Wisconsin, Helena/Montana. – Jaime Frias, chilenisch-amerikanischer Humangenetiker, Madison, und Mitarbeiter. – Benennung nach dem Anfangsbuchstaben des Familiennamens der ersten Familie.
Diagn. Krit.: **(1)** Hypertelorismus mit »widow's peak«. – **(2)** Hypospadie, hypoplastisches Scrotum bipartitum, abgeknickter Penis. – **(3)** Larynxspalte und Dysphagie; Fütterungsschwierigkeiten, Brechreiz, Neigung zu Aspirationspneumonie, rauhe Stimme, abnorme Beweglichkeit des Ösophagus. – **(4)** Dysmorphien: prominentes Okziput, nach hinten rotierte Ohren, nicht-horizontale Lidachsen. – **(5)** Seltenere Befunde: Analatresie, -stenose, Aszites, Herzfehler, Lungenhypoplasie, -agenesie (einseitig). – **(6)** Psychomotorische Entwicklung normal bis mäßig verzögert.
Ätiol.: Wahrscheinlich autosomal-dominantes Gen; Androtropie.
Pathog.: Unbekannt.
Bemerkungen: Wahrscheinlich genetisch identisch mit dem Hypertelorismus-Hypospadie-Syndrom (familiäre Expressivitätsunterschiede). Pränatale Diagnose durch Ultraschall möglich, falls unter Punkt (2) oder (5) aufgeführte Befunde vorliegen.
Lit.: Farndon PA, Donnai D (1983) Male-to-male transmission of the G syndrome. Clin Genet 24: 446–448. – Funderburk SJ, Stewart R (1978) The G and BBB syndromes: case presentations, genetics and nosology. Am J Med Genet 2: 131–144. – Opitz JM, Frias JL, Gutenberger JE, Pellett JR (1969) The G syndrome of multiple congenital anomalies. Birth Def Orig Art Ser V(2): 95–101. – Wilson GN, Oliver WJ (1988) Further delineation of the G syndrome: a manageable genetic cause of infantile dysphagia. J Med Genet 25: 157–163.
McK: 145410
A. Schinzel/AS

Großwuchs, makrozephaler: Sotos-Syndrom
De Grouchy-Syndrom I: Chromosom 18p⁻ Syndrom
De Grouchy-Syndrom II: Chromosom 18q⁻ Syndrom
growth hormone insensitivity syndrome (e): Laron-Syndrom
growth, mental deficiency, Myhre type (e): Myhre-Syndrom
growth retardation-alopecia-pseudoanodontia-optic atrophy syndrome (e): GAPO-Syndrom
Gruber-Meckel-Syndrom: Meckel-Gruber-Syndrom
Gruber-Syndrom: Meckel-Gruber-Syndrom

Guadalajara-Kamptodaktylie-Syndrom Typ I
Syn.: camptodactyly syndrome, Guadalajara Type I (e)
Def.: Distinktes Krankheitsbild mit Kamptodaktylie, Minderwuchs und Skelettanomalien.
A.: José Maria Cantù, Humangenetiker, Guadalajara, Mexiko, und Mitarbeiter definierten das Krankheitsbild 1980 anhand der Beobachtung von zwei Schwestern und benannten das Syndrom nach der Stadt, in der das Krankheitsbild beobachtet wurde.
Diagn. Krit.: **(1)** Intrauterin beginnende Wachstumsver-

zögerung; proportionierter Minderwuchs (< 3. Perzentile). – **(2)** Kamptodaktylie; Flexionskontrakturen der Ellenbogen und der Interphalangealgelenke; Cubitus valgus; Hallux valgus. – **(3)** Skelettanomalien: Pectus excavatum; hypoplastische 12. Rippen; Brachyzephalie; Sandalenlücke; verkleinerte Nasennebenhöhlen; kuboide Form der Wirbelkörper; Spina bifida occulta; hypoplastische Ilia; Tubulierung der Metacarpalia. – **(4)** Gesichtsdysmorphien: flaches Mittelgesicht; Epikanthus; Telekanthus; Mikrophthalmie; Mikrokornea; Visus herabgesetzt; Myopie; langes Philtrum; prominente Nasenwurzel; kurze Nase mit aufgerichteten Nasenlöchern; tief ansetzende kleine Ohren; abnorme Zahnzahl; Okklusionsanomalien; Prognathie. – **(5)** Leicht verzögerte motorische Entwicklung, normale Intelligenzentwicklung. – **(6)** Krampfleiden mit nächtlichen Anfällen (in einem von zwei Fällen).
Ätiol.: Wahrscheinlich autosomal-rezessiv erbliches Krankheitsbild (Geschwisterbeobachtungen, Eltern entstammen gemeinsamen Vorfahren).
Pathog.: Unklar.
Bemerkungen: **(DD)** ist das Tel-Hashomer-Kamptodaktylie-Syndrom abzugrenzen.
Lit.: Cantù JM, Rivera H, Nazara Z et al (1980) Guadalajara camptodactyly syndrome: a distinct probably autosomal recessive disorder. Clin Genet 18: 153–159.
McK: 211910
U. G. Froster/AS

Guadalajara-Kamptodaktylie-Syndrom Typ II
Syn.: camptodactyly syndrome, Guadalajara Type II (e)
Def.: Distinktes Krankheitsbild mit intrauterin beginnender Wachstumsretardierung, Kamptodaktylie, leichter geistiger Behinderung und Patella-Hypoplasie.
A.: José Maria Cantù, Humangenetiker, Guadalajara, Mexiko, und Mitarbeiter definierten das Krankheitsbild 1985 anhand der Beschreibung von drei Fällen und benannten es nach der Stadt der Beobachtung.
Diagn. Krit.: **(1)** Kamptodaktylie; Streckkontrakturen der Knie- und Ellenbogengelenke; Hackenfüße; eingeschränkte Pro- und Supination. – **(2)** Gesichtsdysmorphien: Ptosis; kurze Stirn; dünne Haare; bogenförmiger Augenbrauenverlauf; dünne Lippen; hoher Gaumen; kurzer Hals. – **(3)** Psychomotorische Entwicklung verzögert. – **(4)** Dermatoglyphen: flache Thenar- und Hypothenar-Regionen; Hypoplasie des Papillarleistenmusters; fehlende Beugefalten einzelner Interphalangealgelenke. – **(5)** Skelettanomalien: Mikrozephalie; würfelförmige Wirbelkörper; Skoliose, hypoplastisches Becken; Hüftgelenkdysplasie; Wachstumsverzögerung der langen Röhrenknochen; hypoplastische Patella; verkürzte 2. Metatarsale; retardiertes Knochenalter.
Ätiol.: Wahrscheinlich autosomal-rezessiv erbliches Krankheitsbild (Geschwisterbeobachtung).
Pathog.: Unbekannt.
Bemerkungen: **(DD)** sind vor allem Krankheitsbilder aus dem Formenkreis der multiplen Pterygien-Syndrome (Flügelfellbildungen im Hals- und Axillarbereich, antekubital, popliteal, interkrural) und Chromosomenaberrationen (2q⁻; Trisomie 8, Trisomie 10q) abzugrenzen.
Lit.: Cantù JM, Garcia-Cruz D, Gil-Viera J et al (1985) Guadalajara camptodactyly syndrome type II. Clin Genet 28: 54–60. – Cantù JM, Garcia-Cruz D, Ramirez ML, Sole-Pujol MT (1981) Guadalajara camptodactyly syndrome type II. Sixth Int Congr Hum Genet Jerusalem 1981, p 263.
McK: 211920
U. G. Froster/AS

Gubler-Lähmung: Millard-Gubler-Symptomatik
Gubler-Syndrom: Millard-Gubler-Symptomatik

Guérin-Stern-Syndrom
Def.: Historische Bezeichnung für die intrauterine Hypokinesie-Sequenz (Arthrogrypose).
Lit.: Guérin JR (1880) Recherches sur les difformités congénitales chez les monsters. Paris. – Stern WG (1923) Arthrogryposis multiplex congenita. J Am Med Assoc 81: 1507–1510.
J. Spranger/JS

Guertin-Syndrom: Dubini-Krankheit
(di-)Guglielmo-Syndrom: Erythroleukämie, akute
Guibaud-Vainsel-Syndrom: Carboanhydrase-II-Mangel
Guillain-Barré(-Strohl)-Syndrom: Polyradikuloneuritis Typ Guillain-Barré
Gummiblasen-Syndrom, blaues: Blue-rubber-bleb-Nävus
Gunn's jaw winking phenomenon (e): (Marcus-)Gunn-Phänomen
Gunn's jaw winking syndrome (e): (Marcus-)Gunn-Phänomen

(Marcus-)Gunn-Phänomen
Syn.: Kiefer-Lid-Phänomen – Synkinese, maxillo-palpebrale – Gunn's jaw winking phenomenon (e) – Gunn's jaw winking syndrome (e) – Marcus-Gunn's syndrome (e) – maxillo-palpebral synkinesis – palpebromaxillary synergy, hereditary (e) – ptosis, synkinetic (e) – pterygoid-levator synkinesis (e)
Def.: Maxillopalpebrale Synkinesis: kurze paradoxe Bewegungsassoziation des Oberlides mit Mund- und Kieferbewegungen trotz einseitig partieller, in 90% der Fälle kongenitaler bzw. in 10% der Fälle spontaner Ptosis.
A.: Robert Marcus Gunn, 1850–1909, britischer Ophthalmologe. – Erstbeschreibung 1883.
Diagn. Krit.: **(1)** Unilaterale (selten bilaterale) Lidhebung des ptotischen Augenlides bei Bewegungen des Unterkiefers, manchmal auch bei einfachen Schluck- und Saugbewegungen oder lautem Sprechen. Variante **a:** bei Seitwärtsbewegungen oder weitem Öffnen des Mundes erfolgt Augenbrauenhebung. Variante **b:** bei Senkung des Unterkiefers erfolgt Augenbrauenhebung. Variante **c:** nur bei seitlichen Mundbewegungen erfolgt Lid- und Augenbrauenhebung. – **(2)** Wechselnd ausgeprägte homolaterale Ptosis. – **(3)** In 36% Strabismus. – **(4)** In 34% Amblyopie. – **(5)** Leichter homolateraler Enophthalmus. – **(6)** Anisokorie. – **(7)** Sehr selten Kombination mit anderen Anomalien (z.B. Zahnschmelzhypoplasie, Spina bifida occulta, Ektrodaktylie, bds. Pes cavus, Kryptorchismus).
Ätiol.: Autosomal-dominant erbliche Störung mit wechselnder Penetranz.
Pathog.: Näheres nicht bekannt. Viele Theorien über abnorme Nervenverbindungen beim trigemino-okulomotorischen Synergismus liegen vor. Sowohl kortikale, nukleäre oder auch periphere (V. Hirnnerv) Lokalisation möglich.
Bemerkungen: Häufigste kongenitale synkinetische Bewegung. Bei ca. 2% aller Patienten mit kongenitaler Ptosis. Meist sofort postnatal erkennbar. Bleibt im Kindesalter deutlich, kann beim Erwachsenen ganz verschwinden. **(DD)** Marin//Amat-Syndrom (sog. umgekehrtes Marcus-Gunn-Phänomen).
Lit.: Doucer TW, Crawford JS (1981) The quantification, natural course, and surgical results in 57 eyes with Marcus Gunn (jaw-

winking) syndrome. Am J Ophthalmol 92: 702–707. – Feric//Seiwerth F, Celic M, Domljan Z (1969) Marcus-Gunn-Syndrom. Klin Mbl Augenheilk 154: 519–524. – Gunn RM (1883) Congenital ptosis with peculiar associated movements of the affected lid. Trans Ophthalmol Soc UK 3: 283–287.

McK: 154600

F. H. Stefani/DP

(Marcus) Gunn-Syndrom, inverses: Marin//Amat-Phänomen

Gynäkomastie, familiäre

Syn.: early onset gynecomastia (e) – familial gynecomastia due to increased aromatase activity (e)

Def.: Familiäre präpubertäre Entwicklung einer Gynäkomastie ohne endokrine Störung, die auf eine erhöhte Aromataseaktivität zurückzuführen ist.

A.: Hemsell (1977) als Erstbeschreiber.

Diagn. Krit.: **(1)** Frühe Entwicklung einer persistierenden Gynäkomastie bei Jungen. – **(2)** Normale hypothalamo-hypophysäre Funktion. – **(3)** Normale Hodenfunktion.

Ätiol.: Autosomal-rezessiv erbliche Störung der Aromatase.

Pathog.: Die vermehrte Umwandlung von Testosteron in Östrogene im Brustgewebe führt zur Entwicklung einer Gynäkomastie bei Jungen, bei weiblichen Individuen werden keine Symptome beobachtet.

Bemerkungen: Obwohl das Gen für die Aromatase auf dem langen Arm des Chromosom 15 lokalisiert werden konnte (15q21.1), wurden keine Veränderungen bei Patienten mit familiärer Gynäkomastie beschrieben. Dies ist auch nicht zu erwarten, da die Steigerung der Enzymaktivität viel wahrscheinlicher auf genetische Veränderungen eines Aktivierungsfaktors zurückzuführen sein wird. **(DD)** Es muß an ein Peutz-Jeghers-Syndrom gedacht werden, bei dem es zur Entwicklung einer präpubertären Gynäkomastie durch die Aromataseaktivität der Serolizelltumoren kommt.

Lit.: Berkovitz GD, Guerami A, Brown TR et al (1985) Familial gynecomastia with increased extraglandular aromatization of 19-c-steroids. J Clin Invest 75: 1763–1769. – Hemsell D, Edman CD, Marks JF et al (1977) Massive extraglandular aromatization of plasma androstendione resulting in feminization of a prepubertal boy. J Clin Invest 60: 455–464. – Sparkes RS, Mohandas T, Chen S et al (1987) Assignment of the aromatase gene to human chromosome 15q21. Cytogenet Cell Genet 46: 696–697.

McK: 107910

A. Grüters/JK

Gyrus-angularis-Syndrom: Gerstmann-Syndrom

H

Haab-Dimmer-Hornhautdystrophie: Haab-Dimmer-Syndrom

Haab-Dimmer-Syndrom
Syn.: Hornhautdystrophie, gittrige – Haab-Dimmer-Hornhautdystrophie – Biber-Haab-Dimmer-Hornhautdystrophie – Dystrophia corneae reticulata – lattice type corneal dystrophy (Biber-Haab-Dimmer) (e)
Def.: Familiär erbliche, beidseitige stromale Hornhauttrübung.
A.: Erstbeschreibung 1890 durch H. Biber. – 1899 Beschreibung durch Otto Haab, 1850–1931, schweizerischer Ophthalmologe, und Friedrich Dimmer, 1855–1926, deutscher Ophthalmologe.
Diagn. Krit.: (1) Im Hornhautstroma gittriges Netz grauer, durchscheinender Linien. – (2) Krankheitsbeginn im 1. bzw. 2. Lebensjahrzehnt. – (3) Zunehmende Sehstörung im 6.–7. Lebensjahrzehnt. – (4) Hornhautsensibilität herabgesetzt. – (5) Rezidivierende schmerzhafte Hornhautepithelerosionen. – (6) Üblicherweise keine systemische Stoffwechselstörung.
Ätiol.: Autosomal-dominantes Erbleiden.
Pathog.: Ungeklärt. Lokale Amyloidablagerung.
Bemerkungen: Typ I: Frühmanifestation im 1. bzw. 2. Lebensjahrzehnt. Typ II: Spätmanifestation mit relativ gutem Visus bis zum Alter von 50–70 Jahren. Die Linien sind dicker. – Gittrige Hornhautdystrophie kommt beim finnischen Typ der systemischen Amyloidose vor (Meretoja).
Lit.: Biber H (1890) Über einige seltenere Hornhauterkrankungen. Zürich. – Dimmer F (1899) Über oberflächliche gittrige Hornhauttrübung. Z Augenheilk 2: 354. – Haab O (1899) Die gittrige Keratitis. Z Augenheilk 2: 235–246. – Klintworth GK (1967) Lattice corneal dystrophy: an inherited variety of amyloidosis restricted to the cornea. Am J Path 50: 371–399. – Meretoja J (1972) Comparative histopathological and clinical findings in eyes with lattice corneal dystrophy of two different types. Ophthalmologica 165: 15–37.
McK: 122200
F. H. Stefani/DP

Haare, unkämmbare
Syn.: cheveux incoiffables (fz) – Pili trianguli et canaliculi – Glaswollhaare – spun glass hair (e) – Furchenhaar – uncombable hair syndrome (e)
Def.: Im engeren Sinne eigenständige Haarschaftanomalie mit autosomal-dominantem Erbgang, gekennzeichnet durch hartes, gekräuseltes, abstehendes Haar mit longitudinaler Furchenbildung und verändertem Haarquerschnitt. Beziehungen zu Ektodermal-Dysplasie-Syndromen werden beschrieben.
A.: Dupré, Rochiccioli und Bonafé, 1973. Stroud und Mehregan, 1973.
Diagn. Krit.: (1) Makroskopisch unkämmbare, meist strohblonde, sich rauh anfühlende, feste Haare, die ungeordnet von der Kopfhaut abstehen und meist langsam wachsen. – (2) Lichtmikroskopisch am polarisierten Licht dunkles, homogenes Band an einem Haarende. – (3) Im Raster-Elektronenmikroskop charakteristische Furchen parallel zur Haarachse, die durch die ganze Länge des Haares ziehen, im Querschnitt auffallend nierenförmige, ovale oder dreieckige Haare. – (4) Vorkommen in früher Kindheit, meist zwischen dem 3. und 9. Monat, im Verlauf oft spontane Besserung bis zur Pubertät. – (5) Physikalische Haareigenschaften unauffällig, insbesondere keine vermehrte Brüchigkeit des Haarschaftes, normale Kutikula, unauffällige biochemische Laborparameter.
Ätiol.: Sehr seltenes autosomal-dominantes Erbleiden mit kompletter Penetranz.
Pathog.: Unbekannt. Möglicherweise verfrühte Keratinisierung der inneren Wurzelscheide im Haarfollikel, die ein irreguläres starres Rohr bildet, welches dann die Form des daraus hervorgehenden Haarschaftes beeinflußt.
Bemerkungen: 1. Bei einem Teil der Patienten finden sich als assoziierte Symptome Pili torti, progrediente, nicht atrophisierende Alopezie, atopisches Ekzem, Hamartome, Hypotrichosis congenita hereditaria und Enzephalitis. 2. Möglicherweise positive Beeinflussung durch Biotin (0,3 mg/die über 4 Monate).
Lit.: Dupré A, Rochiccioli P, Bonafé JL (1973) „Cheveux incoiffables": Anomalie congenitale des cheveux. Bull Soc Fr Dermatol Syphiligr 80: 111–112. – Itin PH, Buhler U, Buchner SA, Guggenheim R (1993) Pili trianguli et canaliculi: a distinctive hair shaft defect. Dermatology 187: 296–298. – Stroud JD, Mehregan AH (1973) „Spun glass" hair: a clinicopathologic study of an unusual hair defect. In Brown AC (ed) The First Human Hair Symposium, pp 103–107. Medcom Press, New York. – Whiting DA (1987) „Structural abnormalities of the hair shaft". J Am Acad Dermatol 16/1-1: 14–15.
McK: 191480
W. Lechner/GB

Haarfaden-Abklemmungssyndrom
Syn.: hair-thread tourniquet syndrome (e) – Tourniquet-Syndrom – finger-tourniquet syndrome (e) – toe-tourniquet syndrome (e) – penis-tourniquet syndrome (e) – clitoris-tourniquet syndrome (e)
Def.: Abklemmung der Blutzirkulation durch Haare oder Fäden an verschiedenen Organen.
A.: Erste Beschreibung einer haarbedingten Abklemmung des Penis durch Dr. G, 1832. – Weitere Fallbeschreibungen bezogen auf Finger, Zehen, Penis, Klitoris. – Prä-

gung des englischen Begriffs »hair-thread tourniquet syndrome« als übergreifende Bezeichnung durch D. J. Barton, 1988.
Diagn. Krit.: (1) Fast ausschließlich Kinder betroffen. – (2) Langsame oder plötzliche Rötung und Schwellung des betroffenen Organes. – (3) Verlauf ist abhängig von der Strangulationsstärke des Fadens/Haares. – (4) Je nach Ausmaß der Strangulation Zeichen der arteriellen Ischämie bis hin zur Nekrose.
Ätiol.: Zirkuläre Abklemmung des Blutflusses.
Pathog.: Die haar-/fadenbedingte Strangulation verursacht einen verminderten lympho-venösen Blutabstrom des betroffenen Organes. Dies bewirkt eine Rötung und Schwellung. Bei stärkerer Strangulation kann der arterielle Blutfluß mitbetroffen sein, so daß ischämiebedingte Schäden auftreten.
Bemerkungen: Strangulierender Faden (Kleidungsfaden, Nylon) bzw. Haar nicht immer sichtbar, u.U. Einlagerung in die Subkutis. Chirurgische Entfernung des Haares unmittelbar anzustreben. Heilungschancen abhängig von Dauer und Ausmaß der Strangulation; bleibende Schäden bzw. notwendige Amputation möglich.
Lit.: Barton DJ, Sloan GM, Nichter LS, Reinisch JF (1988) Hair-thread tourniquet syndrome. Pediatrics 82: 925–928. – Dr G (1832) Ligature of the penis. Lancet 2: 136.
H.-H. Osterhues/GA

Haar-Zahn-Knochen-Syndrom: tricho-dento-ossäres Syndrom
Haas-Typ und Cenani-Lenz-Typ (IV): Syndaktylie Typ I–V

Haden-Syndrom
Def.: Obsoleter Begriff für eine hereditäre hämolytische Anämie.
Lit.: Haden RL (1947) A new type of hereditary hemolytic jaundice without spherocytosis. Am J Med Sci 214: 255–259.

Hämangio-Lymphangiomatose des Knochens: Gorham-Osteolyse
Hämangiomatose des ZNS, hereditäre: Lindau-Tumor

Hämangiomatose, intestinale, mit mukokutanen Pigmentflecken
Syn.: Bandler-Syndrom
Def.: Hämangiome des Dünndarmes mit fleckigen Hyperpigmentierungen von Haut und Schleimhäuten.
Diagn. Krit.: (1) Verschieden große fleckige Hyperpigmentierungen (Epheliden, Café-au-lait-Flecken) besonders der Gesichtshaut, der Mundschleimhaut, der Lippen, der Konjunktiven. – (2) Auftreten in früher Kindheit oder seit Geburt. – (3) Ausgedehnte Hämangiome des Magen-Darm-Kanals, besonders des Dünndarmes mit Blutungsneigung. – (4) Blutungsanämie.
Ätiol.: Wahrscheinlich autosomal-dominantes Leiden.
Pathog.: Unbekannt.
Bemerkungen: Nosologische Beziehungen zum Peutz-Jeghers- und zum Blue-rubber-bleb-Nävus-Syndrom.
Lit.: Bandler M (1960) Hemangiomas of the small intestine associated with muco-cutaneous pigmentation. Gastroenterology 38: 641–645.
McK: 140900
G. Burg/GB

Hämangiomatose-Porenzephalie
Syn.: Syndrom der generalisierten Hämangiomatose und Porenzephalie – Lubliner-Syndrom – Porencephaly combined with generalized hemangiomatosis of the skin (e)
Def.: Krankheitsbild, das durch das gemeinsame Auftreten einer generalisierten Angiomatose der Haut und einer Porenzephalie bzw. Hydrozephalus gekennzeichnet ist.
A.: Erstbeschreibung 1973 durch die polnischen Pädiaterinnen Irena Modzelewska und Eligia Piorkowska.
Diagn. Krit.: (1) Multiple Angiome der Haut, von Stecknadelkopf- bis Bohnengröße, von Geburt an oder in den ersten Lebenswochen zunehmend auftretend. – (2) Entwicklungsverzögerung. – (3) Zerebrale Bewegungsstörung. – (4) Zerebrale Krampfanfälle. – (5) Schädelasymmetrie. – (6) Porenzephalie bzw. Hydrozephalie.
Ätiol.: Unbekannt.
Pathog.: Störung der Ektoderm- und Mesodermentwicklung.
Bemerkungen: Bisher bei zwei nicht miteinander verwandten Kindern beschrieben.
Lit.: Modzelewska I, Piorkowska E (1973) Syndrom der generalisierten Hautangiomatose und Porenzephalie. Mschr Kinderheilk 121: 600–602. – Vadász G, Kerezty M (1976) Über das Lubliner Syndrom. Ein Fall von generalisierter Angiomatose der Haut und Hydrozephalie. Mschr Kinderheilk 124: 717–719.
H. Siemes/JK

Hämangiomatose, viszerokutane: Blue-rubber-bleb-Nävus
Haematomyelia centralis: Minor-Oppenheim-Syndrom
Hämaturie-Nephropathie-Taubheits-Syndrom, hereditäres: Alport-Syndrom

Hämodialyse-Disäquilibrium
Def.: Neurologische und systemische Symptome, die oft mit charakteristischen EEG-Veränderungen einhergehen, die während oder nach Hämodialyse auftreten. Frühe Veränderungen sind Übelkeit, Erbrechen, Unruhe, Kopfschmerzen, schwere Manifestationen können mit Krampfanfällen und Koma einhergehen.
Ätiol.: Die Ätiologie wird kontrovers diskutiert. 1. Möglicherweise Zunahme im Wassergehalt des Gehirns, bedingt durch in Hirnzellen angereicherte osmotisch aktive Moleküle, deren Serumspiegel bei Hämodialyse sinkt. Dadurch entsteht ein osmotischer Gradient zu Hirnzellen und Wasser tritt vom Plasma ins Gehirn über. 2. Eine andere Hypothese basiert auf einer raschen Änderung des pH-Wertes des Liquors während der Dialyse. 3. Das Hämodialyse-Disäquilibrium war ein häufiges Problem vor 10–20 Jahren, als Patienten mit sehr hohen Serumharnstoffwerten mit längeren Dialysen behandelt wurden. Heute eher seltener geworden. Schwere Verläufe können jedoch auftreten, wenn Patienten mit akut aufgetretener Urämie zu aggressiv dialysiert werden.
Bemerkungen: Bei Patienten, die erstmalig dialysieren und eine ausgeprägte Urämie haben, sollten die ersten Dialysebehandlungen so verlaufen, daß die Serumharnstoffwerte um nicht mehr als 30% gesenkt werden. Die Verwendung von niedriger Na^+-Konzentration im Dialysat sollte vermieden werden (3–5 mvol/l unter den gemessenen Serumwerten). Alternativ zur Hämodialyse hat die Hämofiltration die Häufigkeit des Auftretens der Disäquilibrium-Symptomatik reduziert.
Lit.: Arieff AJ (1994) Dialysis disequilibrium syndrome: Current concepts on pathogenesis and prevention. Kidney Int 45: 629–635.
R. Stahl/GA

Hämoglobinurie, paroxysmale nächtliche

Hämoglobin-S-Krankheit: Sichelzellanämie, homozygote
Hämoglobinurie, intermittierende: paroxysmale Kältehämoglobinurie (Donath-Landsteiner)
Hämoglobinurie, paroxysmale: paroxysmale Kältehämoglobinurie (Donath-Landsteiner)

Hämoglobinurie, paroxysmale nächtliche

Syn.: Marchiafava-Micheli-Syndrom – Marchiafava-Anämie
Def.: Erworbene, benigne klonale Erkrankung hämatopoetischer Vorläuferzellen, die durch einen Membran-Defekt gekennzeichnet ist. Sie führt zu einer erhöhten Hämolysebereitschaft der Erythrozyten und zu Funktionsstörungen von Granulozyten und Thrombozyten.
Diagn. Krit.: (1) Anämie-Symptome. – (2) Hämolytische Krisen. – (3) Dunkler Urin. – (4) Ikterus. – (5) Abdominelle Schmerzen. – (6) Thrombosen. – (7) Infektneigung. – (8) Blutungsneigung. – (9) Positiver Säure-Serum- und Zuckerwassertest. – (10) Hämoglobinurie, Hämosiderinurie. – (11) Anämie bei intravasaler Hämolyse, häufig auch Leuko- und Thrombozytopenie. – (12) Knochenmark: oft zellreiches Mark, jedoch auch Fälle mit hypoplastischem Mark, dann liegt der Verdacht auf Vorliegen einer paroxysmalen nächtlichen Hämoglobinurie im Rahmen einer aplastischen Anämie nahe. – (13) Verminderte Expression verschiedener Oberflächenantigene auf Erythrozyten, Neutrophilen, Monozyten und Thrombozyten (z.B. CD 14, CD 16, CD 55, CD 59 u.a.).
Ätiol.: Somatische Mutation des auf dem X-Chromosom gelegenen Phosphatidylinositol-Glykan-Klasse-A-Anker (PIG-A)-Gens.
Pathog.: Ein Teil der klinischen Symptome kann durch Verminderung der Proteine (z.B. CD 55, CD 59) erklärt werden, die durch den defekten Membranverankerungsmechanismus (PIG-A) nicht mehr an der Membranoberfläche präsentiert werden können. Dies ist z.B. der Grund für die erhöhte Lysebereitschaft der Erythrozyten gegenüber Komplement. Warum die von der Genmutation betroffenen Stammzellen häufig einen Wachstumsvorteil gegenüber den nicht betroffenen Stammzellen aufweisen, ist noch nicht geklärt.
Bemerkungen: Bisher wird die Diagnose durch einen positiven Säure-Serum-Test gesichert. Die Erkrankung kann in eine aplastische Anämie übergehen oder im Verlauf einer aplastischen Anämie auftreten. Selten ist ein Übergang in eine akute myeloische Anämie (5%).
Lit.: Miyata T, Yamada N, Iida Y et al (1994) Abnormalities of PIG-A transcripts in granulocytes from patients with paroxysmal nocturnal hemoglobinuria. N Engl J Med 330: 249–255. – Rosse WF (1989) Paroxysmal nocturnal hemoglobinuria: the biochemical defects and the clinical syndrome. Blood Rev 3: 192–200. – Takeda J, Miyata T, Kawagoe K et al (1993) Deficiency of the GPI anchor caused by a somatic mutation of the PIG-A gene in paroxysmal nocturnal hemoglobinuria. Cell 73: 703–711.
McK: 311770
E. Späth-Schwalbe/GA

Hämoglobinurie, periodische: paroxysmale Kältehämoglobinurie (Donath-Landsteiner)
Hämoglobinurie, traumatische: Crush-Sequenz

hämolytisch-urämisches Syndrom (Gasser)
(Symptomenkomplex)

Syn.: Gasser-Syndrom – akutes hämolytisch-urämisches Syndrom – H.U.S. – red cell fragmentation syndrome (e)
Def.: Schwere mikroangiopathisch-hämolytische Anämie vorwiegend des Kindesalters mit thrombopenischer Blutungsneigung und akutem Nierenversagen als Folge einer vorwiegend auf die Niere beschränkten mikrothrombotischen Gefäßalteration.
A.: Erstbeschreibung 1955 durch Conrad Gasser, 1912–1982, Pädiater, Zürich.
Diagn. Krit.: Nosologisch sind zu unterscheiden: **a)** die klassische Form des H.U.S. ist vermutlich eine spezielle Form des postinfektiösen H.U.S und wird durch Verotoxin-produzierende Escherichia coli O157: H7 ausgelöst. Bei Kindern von zumeist unter 2 Jahren; **b)** nicht nur auf Kleinkinder beschränkte postinfektiöse Formen im Anschluß an bakterielle (Pseudomonas aeruginosa, Pneumokokken, Salmonella, Shigella) oder virale (Coxsackie-, Echo-, Adenoviren) Infekte; **c)** hereditäre Formen mit Manifestation in der Kindheit oder dem Erwachsenenalter; **d)** das H.U.S. des Erwachsenenalters mit Manifestation ohne besondere Ursache, post partum, bei maligner Hypertonie, Autoimmunopathien, Karzinomen, Transplantatrejektion sowie nach bestimmten Medikamenten (orale Kontrazeptiva, Mitomycin, Ciclosporin A).
Diagnostische Trias: (1) Thrombozytopenie oft unter 50 000/μl: Petechien, Suffusionen. – (2) Mikroangiopathisch-hämolytische Anämie: Hb-Konzentration unter 9 g/dl, Fragmentozytose, indirekte Hyperbilirubinämie, Retikulozytose, LDH-Erhöhung, Coombs-Test negativ. – (3) Akutes dialysepflichtiges Nierenversagen (obligat); Proteinurie, Hämaturie, Zylindrurie. – Sonstige Merkmale: (4) Bei den kindlichen Formen plötzliches Auftreten dieser Befunde im Anschluß an einen gastroenteralen oder respiratorischen Infekt. – (5) Häufig gastrointestinale Störungen: Nausea, Erbrechen, abdominelle Schmerzen. – (6) Zerebrale Symptome (fakultativ!) infolge urämischer Störung des Flüssigkeits- oder Elektrolythaushaltes: Krämpfe, Bewußtseinstrübung bis zum Koma. – (7) Plasmatische Gerinnung zumeist normal oder Hinweise auf lokale intravasale Gerinnung. – (8) Arterielle Hypertonie: selten bei der klassischen, häufiger bei den übrigen Formen. – (9) Pathologisch-histologisch: sog. endotheliotrope Nephrangiopathie: Endothelschwellung, erweiterter subendothelialer Raum, Thromben. Beim klassischen H.U.S. vorwiegend Glomerula betroffen, bei den anderen Formen oft glomerulo-arterieller Mischtyp (Hypertonie!). – (10) Verlauf: beim klassischen H.U.S. relativ gute Prognose unter Standardtherapie des akuten Nierenversagens, sonst schlechtere Prognose mit arterieller Hypertonie und bleibender Niereninsuffizienz. Hohe Letalität bei den Mitomycin-induzierten Formen, hier Exazerbation nach Bluttransfusion.
Ätiol.: Heterogen; autosomal-rezessive Vererbung beschrieben.
Pathog.: Schädigung des vaskulären Endothels durch Toxine (Verotoxin E. coli O157: H7). Dadurch Störung der Endothel-Thrombozyten-Interaktion; diese führt zu vorwiegend renalen Mikrothromben mit Einschränkung der Nierenfunktion. Gemeinsame Schädigung von Endothelzellen, Erythrozyten und Plättchen durch einen natürlicherweise vorhandenen Xenoantikörper gegen das Thomsen-Friedenreich-Kryptantigen, das durch Neuraminidase-Einwirkung freigelegt wurde (Infektion mit N.-bildenden Pneumokokken)? Fehlen eines zur Prostacyclinsynthese des Endothels notwendigen Plasmafaktors (atypische kindliche und hereditäre Formen)? Hemmung der glomerulären fibrinolytischen Aktivität durch erhöhte Freisetzung von Plasminogen-Aktivator-Inhibitor Typ 1 aus Endothelzellen? Freisetzung ungewöhnlich großer Multimere des Faktor-VIII-von-Willebrand-Faktor-Komplexes durch geschädigte Endothelzellen?

Bemerkungen: Seltenes Krankheitsbild. Zunehmend werden HUS und die thrombotisch-thrombozytopenische Purpura (TPP) als unterschiedliche klinische Verlaufsformen eines Krankheitsspektrums gesehen (HUS/TTP), wobei bei der TTP die mikrothrombotische Gefäßalteration generalisiert auftritt. **(DD)** Weil-Krankheit und andere Leptospirosen – Verbrauchskoagulopathie – Hämolyse bei Crush-Syndrom – Lederer-Brill-Syndrom – Evans-Syndrom – Juhel//Renovy-Syndrom – Meyer//Betz-Syndrom.

Lit.: Gasser C, Gautier E, Steck A et al (1955) Hämolytisch-urämische Syndrome: Bilaterale Nierenrindennekrosen bei akuten erworbenen hämolytischen Anämien. Schweiz med Wschr 85: 905–909. – Hollenbeck M, Grabensee B (1993) Hämolytisch-urämisches Syndrom und thrombotisch-thrombozytopenische Purpura im Erwachsenenalter. Dtsch med Wschr 118: 69–75. – Neild GM (1994) Haemolytic-uraemic syndrome in practice. Lancet 343: 398–401.

McK: 235400

E. Späth-Schwalbe; G. Girmann/GA

Haemophilia vera: Hämophilie A
Hämophilie: Hämophilie A

Hämophilie A

Syn.: Haemophilia vera – Hämophilie, klassische – Hämophilie A (Koller u.a.) – Hämophilie L (Wiener) – antihemophilic-globulin-deficiency (Stephanini) (e) – AHG-deficiency (Stephanini) (e) – antihemophilic-factor-deficiency (e) – AHF-deficiency (e) – plasma-thromboplastin-factor-A-deficiency (Aggeler u.a.) (e) – PTF-A-deficiency (Aggeler u.a.) (e) – alpha-prothromboplastin-deficiency (Fautel u.a.) (e) – factor VIII deficiency (e) – Bluterkrankheit – Hämophilie – hema (e)

Def.: Krankheitsbild des hereditären Faktor-VIII-Mangels mit isolierter Verminderung der prokoagulatorischen Faktor-VIII-Molekülqualität (F.VIII:C).

A.: Der Terminus »Bluter« wurde erstmals 1803 durch Otto, die Bezeichnung »Hämophilie« 1824 durch Hopf eingeführt.

Diagn. Krit.: **(1)** Manifestation fast ausschließlich bei Männern (sog. Nasse-Regel, 1826), Frauen sind Konduktorinnen. – **(2)** Je nach Höhe der verbliebenen Faktor-VIII:C-Restaktivität verschiedene klinische Schweregrade: schwere H. (unter 1%), mittelschwere H. (2–5%), leichte H. (5–15%), Subhämophilie (15–30%). – **(3)** Höhe der Restaktivität bei allen betroffenen Mitgliedern einer Familie sowie in jedem Alter des Patienten konstant. – **(4)** Bei schweren und mittelschweren Formen charakteristische, rezidivierende, altersbetonte Blutungsereignisse: bei Säuglingen Nachblutungen nach Punktionen. Im Kleinkindesalter Gelenk-, Muskel-, Frenulum- und Zahnwechselblutungen sowie Nachblutungen nach Impfungen. Später Gelenk-, Muskel-, Mundboden- und Retropharyngealblutungen, Nieren- und Gastrointestinalblutungen, Nachblutungen mit typischer Latenz von mehreren Stunden nach Operationen, Zahnextraktionen und Traumata. Bei mittelschweren Formen seltener Spontanblutungen. – **(5)** Labor: aktivierte partielle Thromboplastinzeit bei schweren und mittelschweren Formen deutlich, bei leichteren Formen und Subhämophilie grenzwertig verlängert oder normal. Verminderung des F.-VIII:C bei normalem Spiegel der übrigen F.-VIII-Molekülqualitäten. Prothrombinzeit (Quick), Thrombozytenfunktionstests und Blutungszeit normal. – **(6)** Kombination mit Faktor-V-Mangel (Owren-Syndrom) kommt vor. – **(7)** Manifestation der Erkrankung bei Frauen (extrem selten): bei Töchtern aus der Ehe eines Bluters mit einer Konduktorin; bei extremer Lyonisierung des »normalen« X-Chromosoms (»blutende Konduktorin«); bei Vorhandensein gonosomaler Aberrationen (z.B. 45,XO u.a.).

Ätiol.: Geschlechtsgebunden-rezessiv vererbtes Leiden. Genlokalisation auf Xq28.

Pathog.: Der Blutgerinnungsfaktor VIII besteht aus mehreren Untereinheiten unterschiedlicher Funktion (siehe v.-Willebrand-Jürgens-Syndrom). Bei der Hämophilie A bewirkt die isolierte Verminderung seiner prokoagulatorischen Aktivität (F.VIII:C) eine Störung im endogenen System der plasmatischen Gerinnung mit verzögerter Blutstillung.

Bemerkungen: Die Bluterkrankheit ist die am längsten bekannte hämorrhagische Diathese. Weltweit bekannt wurde sie durch den Umstand, daß sie durch die Nachkommen von Queen Victoria Verbreitung in zahlreichen europäischen Herrscherfamilien fand. Häufigkeit des Syndroms in Europa 1 : 10 000. In 30% sporadisches Auftreten. Pränatale Diagnostik erkrankter männlicher Nachkommen mit Hilfe molekulargenetischer Methoden (RFLP-Analysen). **(DD)** erworbener F.-VIII:C-Hemmkörper (Kollagenosen, Malignome) – angeborene Koagulopathie-Syndrome, vor allem v.-Willebrand-Jürgens-Syndrom – PTC(plasma-thromboplastin-component)-Mangel – Rosenthal-Syndrom. Durch Substitutionstherapie können in bis zu 30% F.-VIII:C-Hemmkörper induziert werden.

Lit.: Colman RW, Hirsh J, Marder VM, Salzman EW (1993) Hemostasis and Thrombosis. J B Lippincott Company, Philadelphia. – Haylor JA, Green PM, Rizza CR, Gianelli F (1992) Factor VIII gene explains all cases of hemophilia A. Lancet 340: 1066–1067. – Levine P (1982) The clinical manifestation and therapy of hemophilia A and B. In: Colman RW, Hirsh J, Marder VJ, Salzman EW (eds) Hemostasis and thrombosis, basic principles and clinical practice, pp 75–90. Lippincott, Philadelphia. – Rizza CR, Biggs R (1971) Hemophilia today. Brit J Hosp Med 6: 343–350.

McK: 306700

G. Girmann; E. Seifried/GA

Hämophilie A (Koller u.a.): Hämophilie A
Hämophilie B (Koller u.a.): PTC-Mangel
Hämophilie C: Faktor-XI-Mangel
Hämophilie II (Wiener): PTC-Mangel
Hämophilie, klassische: Hämophilie A
Hämophilie L (Wiener): Hämophilie A
Hämorrhagica histrionica: Münchhausen-Syndrom
Hämorrhagie-Syndrom, alveoläres: alveoläre Hämorrhagie

hämorrhagischer Schock mit Enzephalopathie

Syn.: hemorrhagic shock and encephalopathy (e) – HSE – hemorrhagic shock and encephalopathy syndrome (e) – HSES – shock encephalopathy syndrome, acute (e)

Def.: Ätiologisch unklare, überwiegend Säuglinge und Kleinkinder betreffende fulminant verlaufende Erkrankung mit plötzlich eintretendem Schock, hämorrhagischer Diathese, Koma und zerebralen Krampfanfällen im Rahmen eines Multiorganversagens.

A.: Erstbeschreibung 1983 durch M. Levin, London.

Diagn. Krit.: **(1)** Akut einsetzende Enzephalopathie (Koma, Krampfanfälle). – **(2)** Schock. – **(3)** Disseminierte intravasale Gerinnung. – **(4)** Diarrhö (evtl. blutig). – **(5)** Abfall von Hämoglobin und Thrombozytenzahl. – **(6)** Azidose. – **(7)** Erhöhte hepatozelluläre Enzyme. –

(8) Nierenfunktionsstörung. – (9) Negative Blut- und Liquorkulturen bei einem Kind < 16 J. Fakultativ können weiterhin bestehen: Hyperthermie, hypertone Dehydratation, Hyperammonämie, Pankreasbeteiligung (Hypoglykämie, Lipase- und Amylaseanstieg), Rhabdomyolyse (CK-Anstieg).
Ätiol.: Unklar. Abgrenzung zu Erkrankungen mit gestörter Thermoregulation (Hitzschlag, maligne Hyperthermie) und zum plötzlichen Kindstod in Einzelfällen unscharf.
Pathog.: Umstritten. Diskutiert wird Imbalanz zwischen Wirkung (durch hohe Temperaturen induzierte) gerinnungsaktivierender Proteasen und Funktion endogener Inhibitorsysteme (z.B. alpha-1-Antitrypsin) mit konsekutiver Verbrauchskoagulopathie, Hypovolämie, Schock und Multiorganversagen. Ursache der hohen ZNS-Affinität unklar.
Bemerkungen: Prognostisch ungünstiges Krankheitsbild. Mortalität ca. 50–70%, überwiegend neurologische Defektheilung bei Überlebenden. **(DD)** Infektionen (Sepsis, hämorrhagisches Virusfieber) – Organoazidämie – Reye-Syndrom – hämolytisch-urämisches Syndrom – Staphylokokkentoxinämie (»toxic shock syndrome«).
Lit.: Bacon CJ, Hall SM (1992) Haemorrhagic shock encephalopathy syndrome in the British Isles. Arch Dis Child 67: 985–993. – Joint British Paediatric Association and Communicable Disease Surveillance Centre (1985) Surveillance scheme for haemorrhagic shock and encephalopathy syndrome. Br Med J 290: 1578–1579. – Levin M (1983) Haemorrhagic shock and encephalopathy: a new syndrome with a high mortality in young children. Lancet II: 64–67. – Levin M (1989) Hemorrhagic shock and encephalopathy: clinical, pathologic, and biochemical features. J Pediatr 114: 194–203.
Th. Schmitt-Mechelke/JS

hämorrhagisch-pigmentäre Dermatosen: Purpura pigmentosa progressiva
Hagberg-Santavuori-Typ: Ceroidlipofuscinose, neuronale, Typ Haltia-Santavuori
Hageman factor deficiency (e): Hageman-Syndrom

Hageman-Syndrom

Syn.: Hageman's trait (e) – Hageman factor deficiency (e)
Def.: Hereditärer Faktor-XII-Mangel.
A.: Erstbeschreibung 1955 durch O. Ratnoff und J. E. Colopy. Die Bezeichnung rührt von dem Namen des Patienten John Hageman her, bei dem diese Art der Blutgerinnungsstörung erstmals festgestellt wurde.
Diagn. Krit.: (1) Familiäres Vorkommen. – (2) Gewöhnlich Zufallsdiagnose, z.B. anläßlich einer präoperativen Gerinnungsuntersuchung, da keine oder gelegentlich nur leichte Blutungsneigung (Zahnextraktion, HNO-Eingriffe). – (3) Erhöhte Thromboseneigung (Hageman starb an Lungenembolie). – (4) Labor: Verlängerung der aktivierten partiellen Thromboplastinzeit (APTT) bei normaler Thromboplastinzeit (Quick) und Thrombinzeit. Beweis des Defektes mittels Einzelfaktoranalyse. Thrombozytenzahl und -funktion sowie Blutungszeit normal.
Ätiol.: Autosomal-rezessives Erbleiden.
Pathog.: Faktor XII spielt in der kontaktsensiblen Phase der plasmatischen Gerinnung eine wesentliche Rolle, aktiviert zusammen mit anderen Faktoren erste Schritte innerhalb des endogenen Systems der Prothrombinaktivierung; aber auch Bedeutung bei der oberflächenabhängigen Aktivierung des fibrinolytischen Systems.
Bemerkungen: Seltener Defekt, bislang etwa 100 Fälle beschrieben. **(DD)** APTT-Verlängerung im Rahmen anderer angeborener Koagulopathien – extrem selten erworbener Faktor-XII-Hemmkörper (systemischer Lupus erythematodes). Bei Thromboseneigung **(DD)** Antithrombin-III-, Protein-C-, Protein-S-Mangel.
Lit.: Mannhalter C, Fischer M, Hopmeier P, Deutsch E (1987) Factor XII activity and antigen concentration in patients suffering from recurrent thrombosis. Fibrinolysis 1: 1259. – Ratnoff OD, Busse RJ Jr, Sheon RP (1968) The demise of John Hageman. N Engl J Med 279: 760–761. – Ratnoff OD, Colopy JE (1955) A familial hemorrhagic trait associated with a deficiency of a clot-promoting fraction of plasma. J Clin Invest 601–613.
McK: 234000
G. Girmann; E. Seifried/GA

Hageman's trait (e): Hageman-Syndrom
Haglund-Ferse: Osteochondrose, aseptische, Typ Haglund II
Haglund-Kalkaneusexostose: Osteochondrose, aseptische, Typ Haglund II
HAHH-Syndrom: Naevus sebaceus, linearer
HAI (e): Amelogenesis imperfecta
Hailey-Hailey-Syndrom: Pemphigus chronicus benignus familiaris (Gougerot-Hailey-Hailey)
hairless women syndrome (e): Feminisierung, testikuläre komplette
hair-thread tourniquet syndrome (e): Haarfaden-Abklemmungssyndrom
hairy elbows (e): Syndrom der haarigen Ellenbogen
hairy elbow syndrome (e): Syndrom der haarigen Ellenbogen
Hajdu-Cheney-Syndrom: Osteolyse, hereditäre idiopathische, Typ VI (Hajdu-Cheney)
Halal-Homsy-Perreault syndrome: akro-reno-okuläres Syndrom
Halasz syndrome (e): Scimitar-Anomalie
Halbbasis-Syndrom: Garcin-Symptomatik
half-base syndrome (e): Garcin-Symptomatik
Hallermann-Streiff-François-Syndrom: Hallermann-Streiff-Syndrom

Hallermann-Streiff-Syndrom

Syn.: Hallermann-Streiff-François-Syndrom – okulo-mandibulofaziales Syndrom
Def.: Typische faziale Dysmorphie, begleitet von Minderwuchs, ektodermaler Dysplasie und variablen ophthalmologischen Auffälligkeiten.
A.: Wilhelm Hallermann, Ophthalmologe in Göttingen, geb. 1909. – Enrico Bernardo Streiff, 1908–1988, Ophthalmologe, Lausanne.
Diagn. Krit.: (1) Faziale Dysmorphie im Sinne eines »Vogelgesichtes« mit schmaler gebogener Nase und engen Nasenlöchern, hohe betonte Stirn, antimongoloide Lidachsenstellung, Mikrogenie, Retrognathie, eingesunkene Prämaxillarregion mit schmalen Lippen und Mikrostoma. Hoher Gaumen, häufig als dreieckiges Gesicht bei Skapho-, Dolicho- oder auch Brachyzephalie imponierend. – (2) Mikrophthalmie, Katarakt, Trübung der Kornea, blaue Skleren, Kolobome und Pigmentstörungen der Retina, Nystagmus und Strabismus. – (3) Oligo- oder Adontie, seltener Hyperdontie; Malokklusion, Milchzahnpersistenz, Karieseneigung, Dentes natales. – (4) Hypotrichose des Kopfhaares, fehlende oder rarefizierte Augenbrauen und Wimpern; progeroide Hautatrophie besonders im Gesicht. – (5) Verzögerter Schluß von Schädelnähten und großer Fontanelle. – (6) Minderwuchs. – (7) Variable Skelettauffälligkeiten: Pectus excavatum, Skoliose, Lordose, Wirbelanomalien, Hüftdys-

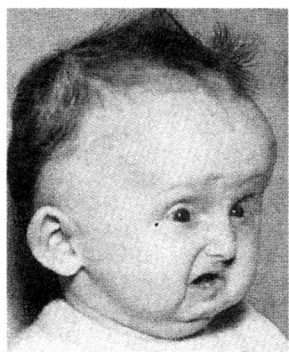

Hallermann-Streiff-Syndrom (Beob. D. Klein und A. Franceschetti, Genf)

plasie, Syndaktylie, Röhrenknochen mit graziler Ausbildung, aber Aufweitung der Metaphysenenden. – **(8)** Verengte obere Luftwege mit dem Risiko für frühzeitige Infektionen, Ateminsuffizienz und obstruktive Schlafapnoe. – **(9)** Hypogenitalismus. Auch endokrinologische Defizite bis hin zum Hypopituitarismus möglich, daher Indikation zur hormonellen Diagnostik mit Ziel der Substitution gegeben.
Ätiol.: Vermutlich autosomal-rezessives Erbleiden.
Pathog.: Unklar.
Bemerkungen: Fast alle beschriebenen Fälle sind sporadisch; bei Zwillingen sowohl Konkordanz wie Diskordanz beschrieben. Bei beschriebener dominanter Übertragung wurde die Zuverlässigkeit der Diagnose angezweifelt. Beschreibung von kongenitaler Katarakt bei Verwandten ersten Grades einschließlich der Mutter in einer Sippe. Das sogenannte Ullrich-Fremerey//Dohna-Syndrom läßt sich als eigenständige Entität nicht ausreichend abgrenzen.
Lit.: Christian CL, Lachmann RS, Aylsworth AS et al (1991) Radiological findings in Hallermann-Streiff syndrome: report of five cases and a review of the literature. Am J Med Genet 41: 508–514. – Cohen MM Jr (1991) Hallermann-Streiff syndrome: a review. Am Med Genet 41: 488–499. – Hallermann W (1948) Vogelgesicht und Cataracta congenita. Klin Mbl Augenheilk 113: 315–318. – Pivnick EK, Burstein S, Wilroy RS et al (1991) Hallermann-Streiff syndrome with hypopituitarism contributing to growth failure. Am J Med Genet 41: 503–507. – Slootweg PJ, Huber J (1984) Dento-alveolar abnormalities in oculomandibulodyscephaly. Oral Pathol 13: 147–154.
McK: 234100
V.-J. Mücke/JS

Hallervorden-Spatz-Krankheit: Hallervorden-Spatz-Syndrom

Hallervorden-Spatz-Syndrom

Syn.: Hallervorden-Spatz-Krankheit – Pigmentdegeneration, pallidoretikuläre – neuroaxonale Dystrophie, lokalisierte – neuroaxonale Dystrophie Typ I von Gilman und Barrett – pigmentary degeneration syndrome of globus pallidus, substantia nigra and red nucleus (e) – pallidal degeneration syndrome, progressive (e)
Def.: Sehr seltene, in der 1.–2. Dekade beginnende progrediente familiäre Erkrankung der Basalganglien mit besonderer Beteiligung von Globus pallidus und Substantia nigra pars reticulata. Klinische Manifestation: Choreoathetosis, Parkinson-artiger Rigor, Dystonie und Demenz.
A.: Erstbeschreibung 1922 durch Julius Hallervorden, 1882–1965, Neurologe, Gießen, und Hugo Spatz, 1888–1969, Neuropathologe, Frankfurt a.M.
Diagn. Krit.: **(1)** Athetotisch-choreatiforme Bewegungsstörung. – **(2)** Dystonie und Parkinson-artige Symptomatik mit Rigor, Akinese, Tremor. – **(3)** Familiäres Auftreten. – **(4)** Beginn im 1. Lebensjahr (infantile Form), im 3. Lebensjahr (spätinfantile Form), zwischen 7. und 12. Lebensjahr (juvenile Form), nach dem 20. Lebensjahr (adulte Form). – **(5)** Pyramidenbahn-Symptomatik in ca. 50%. – **(6)** Progrediente Demenz. – **(7)** Selten zerebrale Anfälle. – **(8)** Sprachstörungen (Dysarthrophonie). – **(9)** Sehstörungen, Nachtblindheit, Retinitis pigmentosa; Hornhaut- und Linsentrübungen (fakultativ). – **(10)** Verlaufsdauer ca. 8–12 Jahre nach Erstmanifestation mit zunehmender Pflegebedürftigkeit und Demenz. – **(11)** Von der Hallervorden-Spatz-Krankheit mit den genannten Merkmalen wird das Hallervorden-Spatz-Syndrom abgegrenzt mit unterschiedlicher Symptomatik, jedoch ähnlichen neuropathologischen Veränderungen, z.B. die infantile Form ist möglicherweise das Seitelberger-Syndrom (neuro-axonale Dystrophie). – **(12)** CCT: allgemeine Atrophie mit Betonung des Pallidums. MRT (T_2): »Eye of tiger sign« (hyperintenses Signal umgeben von hypointensem Signal im Pallidum). PET: vermehrte [Fe-52]-citrat-Aufnahme in Basalganglien.
Ätiol.: Familiäres (autosomal-rezessives) Auftreten mit hoher Inzidenz bei den Chamorros auf Guam. Vermutlich durch Enzymdefekt bedingte Pigmentstoffwechselstörung.
Pathog.: Rostbraune Verfärbung von Globus pallidus internus, Substantia nigra pars reticulata, Nucleus ruber sowie einigen anderen Regionen (Tegmentum des Hirnstamms, Thalamus, Groß- und Kleinhirnrinde, Kleinhirnkerne, Hinterhorn des Rückenmarks). Ablagerung von Eisen und Kupfer (positive Spatz-Eisenammoniumreaktion), Kalkkonkrementen; progrediente Gliaveränderungen. Außerdem ausgedehnte Degenerationen von Neuronen mit Schollenbildung (»Status dysmyelinisatus«) und mit Axonauftreibungen (axonale Sphäroide; axonale Dystrophie), evtl. auch Strangdegenerationen im Rückenmark (vgl. Hammond-Syndrom). Granuläre und osmiophile Einschlußkörper in Zytosomen des Knochenmarks. Marineblaue Histiozyten im Knochenmark – Cysteindioxygenasemangel im Pallidum. Bildung freier Radikale infolge vermehrter Cystein- und Eisenablagerungen. – Retinadegeneration.
Lit.: Defendini R et al (1973) Hallervorden-Spatz disease and infantile neuroaxonal dystrophy. Ultrastructural observations, anatomical pathology and nosology. J Neurol Sci 20: 7–23. – Dooling EC, Schoene WC, Richardson EP Jr (1974) Hallervorden-Spatz syndrome. Arch Neurol (Chicago) 303: 70–83. – Hallervorden J, Spatz H (1922) Eigenartige Erkrankung im extrapyramidalen System mit besonderer Beteiligung des Globus pallidus und der Substantia nigra: Ein Beitrag zu den Beziehungen zwischen diesen beiden Zentren. Z Neurol, Berlin 7: 254–302. – Jankovic J, Kirkpatrick JB, Blomquist KA et al (1985) Late-onset Hallervorden-Spatz disease presenting as familial parkinsonism. Neurology 35: 227–234. – Leenders KL, Antonini A, Schwarzbach R et al (1993) Blood to brain iron transport in man using [Fe-52]-citrate and positron emission tomography (PET). In: Uemura K et al (eds) Quantification of Brain Function. Tracer Kinetics and Image analysis in Brain PET, pp 145–150. Elsevier, Amsterdam. – Perry TL, Norman MG, Young VW et al (1985) Hallervorden-Spatz disease: Cysteine accumulation and cysteine deoxygenase deficiency in the globus pallidus. Neurology 18: 482–489. – Seitelberger F (1971) Pigmentary disorders. In: Minkler JH (ed) Pathology of the Nervous System, 2: 1324. McGraw-Hill, New York. – Sethi KD, Adams RJ, Loring DW, ElGammal T (1988) Hallervorden-Spatz syndrome: Clinical and magnetic re-

sonance imaging correlations. Ann Neurol 24: 692–694. – Swaiman KF (1991) Hallervorden-Spatz syndrome and brain iron metabolism. Arch Neurol 48: 1285–1293. – Tripathi RC, Tripathi BJ, Bauserman SC, Park JK (1992) Clinicopathologic correlation and pathogenesis of ocular and central nervous system manifestations in Hallervorden-Spatz syndrome. Acta neuropathol 83: 113–119. – Wigboldus JM, Bruyn GW (1968) Hallervorden-Spatz disease. In: Vinken PJ, Bruyn GW (eds) Handbook of Clinical Neurology: Diseases of the Basal Ganglia, Vol 6, pp 604–631. Elsevier North-Holland Publ, Amsterdam. – Zupanc ML, Chun RW, Gilbert//Barness EF (1990) Osmiophilic deposits in cytosomes in Hallervorden-Spatz syndrome. Pediatr Neurol 6: 349–352.
McK 234200
A. Weindl/DP

Hallopeau-Leredde-Syndrom: Akrodermatitis continua suppurativa Hallopeau
Hallopeau-Siemens-Syndrom: Epidermolysis bullosa dystrophica mutilans Hallopeau-Siemens
Hall-Pallister-Syndrom: Pallister-Hall-Syndrom
Halluzinose, chronische taktile: Dermatozoenwahn

Halsrippen-Symptomatik

Syn.: Naffziger-Syndrom – thoracic outlet syndrome (e) – Adson syndrome (e) – Nonne-Syndrom – Coote-Hunauld-Syndrom – Cooper-Syndrom – Haven syndrome (e) – scalenus
Def.: Mechanische Kompression des Gefäßnervenstrangs im Bereich der oberen Thoraxapertur durch eine Halsrippe.
A.: Howard Christian Naffziger, 1884–1961, Chirurg, San Francisco. – Alfred Adson, 1887–1951, amerikanischer Chirurg.
Diagn. Krit.: **(1)** Lageabhängige oder permanente sensible (40%) Störungen im Innervationsgebiet C_8/Th_1 bzw. Paresen der Handbinnenmuskulatur. – **(2)** Lageabhängige Brachialgien. – **(3)** Evtl. lageabhängige Durchblutungsstörungen der Hände (5–10%). – **(4)** In fortgeschrittenen Stadien Fingernekrosen. – **(5)** Symptome durch Provokationstest in 95% auslösbar (z.B. Adson-Manöver). – **(6)** Radiologisch in ⅓ Nachweis einer Kompression des Plexus (z.B. Halsrippe). – **(7)** Elektrophysiologische Diagnostik häufig normal.
Ätiol.: Mechanisch.
Pathog.: Einengung der hinteren Skalenuslücke durch eine Halsrippe oder ein fibröses Band. Halsrippe oft asymptomatisch (55%), bisweilen wird hierdurch der Plexus brachialis von unten her komprimiert. Beschwerdeauslösend wirken häufig zusätzliche mechanische Faktoren (Arbeitsbelastung des Arms, Trauma, supraklavikuläre Adenopathie, Arthritis des Kostoklavikulargelenks).
Bemerkungen: Es handelt sich um eine Ausschlußdiagnose! **(DD)** Radikulopathie C_8/Th_1 – Plexopathie – Sulcusulnaris-Syndrom – Karpaltunnel-Syndrom.
Lit.: Naffziger HC (1937) The scalenus syndrome. Surg Gyn Obstr 64: 119–120. – Novak CB, Mackinnon SE, Patterson GA (1993) Evaluation of patients with thoracic outlet syndrome. J Hand Surg Am 18: 292–299. – Wilbourn AJ (1990) The thoracic outlet syndrome is overdiagnosed. Arch Neurol 47: 328–330.
W. Müller-Felber/DP

Hamartome, multiple

Syn.: Cowden-Syndrom – multiple-Hamartome-Syndrom
Def.: Autosomal-dominant vererbtes Krankheitsbild mit verrukösen Hautveränderungen und internen Malignomen.
A.: Erstbeschreibung 1963 nach einem Einzelfall durch die beiden amerikanischen Ärzte Kenneth M. Lloyd und Mavey Dennis. Die Namengebung erfolgte durch die beiden Autoren nach dem Familiennamen der Patientin.
Diagn. Krit.: **(1)** Vogelgesicht mit einer adenoiden Fazies, Mundatmung, Mikrostomie, Ober- und Unterkieferhypoplasie, Schmalnasigkeit, enge Nasenlöcher (Abb. a und b). – **(2)** Antimongoloide Lidachse, Myopie. – **(3)** Multiple Zahnstellungsanomalien, vorzeitiger Zahnverfall. Hypoplasie des weichen Gaumens und der Uvula. Kurzer gedrungener Spitzbogengaumen. – **(4)** Lingua plicata. Multiple hyperkeratotische Papillome (meist Trichilemmome) im Bereich des Lippenrots (Abb. c) (kutane Markersymptome zur Frühdiagnose) sowie des harten und weichen Gaumens (im Sinne einer Gingiva-Fibromatose). – **(5)** Chronisch rezidivierende Sinusitis und Rhinopharyngitis; Hörminderung durch Schalleitungsstörungen. – **(6)** Pectus excavatum (Abb. d), Kyphoskoliose, Thoraxasymmetrie. – **(7)** Veränderungen der Mamma: zystische Hyperplasie (große zystische Knotenbrust) mit verdünnter, durchscheinender hyperpigmentierter Haut. Mamillenhypoplasie (Abb. d). Neigung zu maligner Entartung der Brustveränderungen. – **(8)** Multiple Zysten und Adenome in Schilddrüse, Leber und Knochen. – **(9)** Normales äußeres Genitale, Uterushypoplasie. Normale Menarche, jedoch intermittierende Amenorrhöperioden. – **(10)** Leichte Intelligenzminderung. Geringe Koordinationsstörungen (bei feinen manuellen Tätigkeiten) mit Intentionstremor, bilaterale ideomotorische Apraxie und Ataxie (positives Romberg-Zeichen). Die Sprechschwierigkeiten sind Folge der anatomischen Veränderungen im Zahn-, Mund- und Rachenbereich. – **(11)** Normale Chromosomenverhältnisse. – **(12)** Keine allgemeine Hypertrichose.
Ätiol.: Autosomal-dominante Vererbung.
Pathog.: Unbekannt.
Lit.: Burnett JW, Goldner R, Calton GJ (1975) Cowden disease. Brit J Derm 93: 329–336. – Lloyd KM, Dennis M (1963) Cowden's disease: a possible new symptom complex with multiple system involvement. Ann intern Med 58: 136–142. – Mallory SB (1995) Cowden syndrome (multiple hamartoma syndrome). Dermatol Clin 13: 27–31.
McK: 158350
W. Sterry/GB

Hamartopolydaktylie: Pallister-Hall-Syndrom

Hamman-Rich-Krankheit

Syn.: Hamman-Rich-Syndrom – Lungenfibrose, idiopathische fulminante oder foudroyante
Def.: Akute, in wenigen Monaten zum Tode führende Verlaufsform der idiopathischen Lungenfibrose (mit dieser nicht identisch).
A.: Gemeinsame Erstbeschreibung 1933 durch Louis Hamman, 1877–1946, Arzt, Baltimore, und Arnold Rice Rich, 1893–1968, amerikanischer Pathologe.
Lit.: Hamman L, Rich A (1933) Int Clin 43: 43. – Hamman L, Rich A (1944) Acute diffuse interstitial fibrosis of the lungs. Bull Johns Hopkins Hosp 74: 177–212.
McK: 178500
S. Wieshammer/GA

Hand-Fuß-Genital-Syndrom

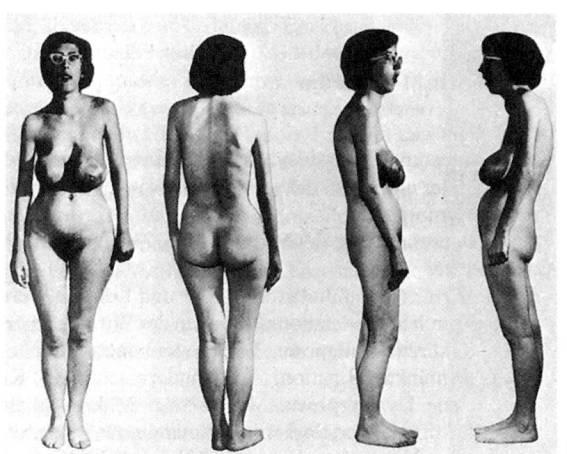

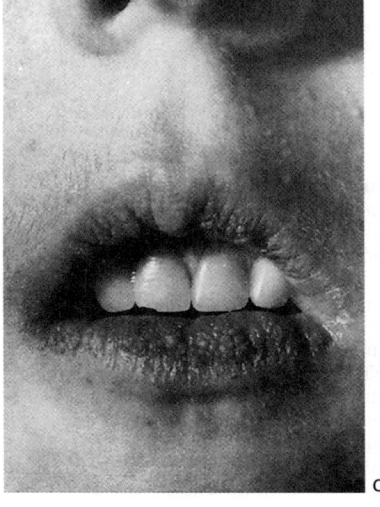

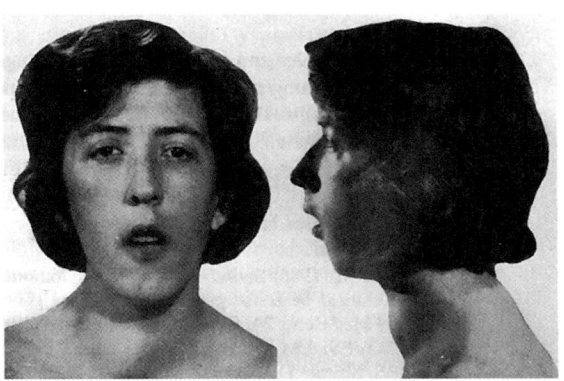

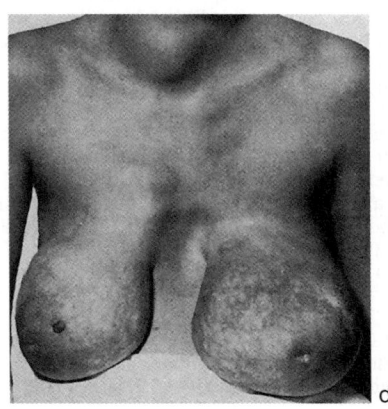

Hamartome, multiple: a) 20jährige Patientin mit Cowden-Syndrom; b) Vogelgesicht, antimongoloide Lidachse und adenoide Fazies; c) hyperkeratotische Papillome im Lippenrotbereich, enge Nasenlöcher. Die Zähne sind Ersatzzähne; d) Pectus excavatum. Große, zystische Knotenbrust mit hyperpigmentierter, verdünnter Haut und durchscheinender Gefäßzeichnung. Mamillenhypoplasie. (Sämtl. Abb. entstammen der Erstveröffentlichung von Lloyd und Dennis.)

Hamman-Rich-Syndrom: Hamman-Rich-Krankheit
Hammond-Syndrom: Athetose, idiopathische
H.A.M.-Syndrom: polyglanduläres Autoimmun-(PGA-)Syndrom, Typ I

Hand-Fuß-Genital-Syndrom
Syn.: Hand-Fuß-Uterus-Syndrom
Def.: Autosomal-dominant vererbtes Syndrom mit Fehlbildungen an den äußeren Genitalien (Knaben), Vagina und Uterus beim Mädchen, gelegentlich Fehlbildungen der ableitenden Harnwege und typischen »kleinen« Fehlbildungen am Hand- und Fußskelett.
A.: Erstbeschreibung 1970 durch den amerikanischen Kinderarzt A. M. Stern und Mitarbeiter. – Beschreibung 1975 durch den amerikanischen Kinderradiologen Andrew K. Poznanski und Mitarbeiter.
Diagn. Krit.: (1) Hypospadie beim Knaben, Fusionsanomalien von Uterus und Vagina beim Mädchen. – (2) Verschiedene kleine ossäre Fehlbildungen an Hand und Fuß (kurzes Metakarpale I mit Pseudoepiphyse, kurze Mittelphalanx und Klinodaktylie V, abnormes Naviculare, z.T. spät erscheinende Handwurzelknochen und charakteristisches metakarpophalangeales »Pattern-Profil«. Am Fuß diskrete Hallux-varus-Deformität, kurzer Calcaneus; im übrigen ähnliche Befunde wie Hand.
Ätiol.: Sehr wahrscheinlich autosomal-dominanter Erbgang mit variabler Expressivität (autosomal-rezessive Untergruppe möglich).
Pathog.: Die gemeinsame embryologische Wurzel zwischen den Fusionsanomalien (Abkömmlinge der Müller-Gänge) beim Mädchen und der Fehlentwicklung der Urethralrinne (Entoderm) beim Knaben ist unklar.
Lit.: Donnenfeld AE, Schrager DS, Corson SL (1992) Update on a family with hand-foot-genital syndrome: hypospadias and urinary tract abnormalities in two boys from the fourth generation. Am J Med Genet 44: 482–488. – Giedion A, Prader A (1976) Hand-foot-uterus(HFU)-syndrome with hypospadias: the hand-foot-genital(HFG)-syndrome. Pediatr Radiol 4: 96–102. – Poznanski AK, Kuhns LR, Lapides J, Stern AM (1975) A new family with the hand-foot-genital syndrome – a wider spectrum of the hand-foot-uterus syndrome. Birth Def Orig Art Ser XI(4):

127–135. – Stern AM, Gall JC, Perry BL et al (1970) The hand-foot-uterus syndrome. J Pediatr 77: 109–116.
McK: 140000
A. Giedion/AS

Hand-Fuß-Mund-Krankheit
Syn.: Stomatitis vesiculosa cum exanthemate
Def.: Epidemisch, endemisch oder sporadisch auftretende Infektionskrankheit mit Stomatitis und makulopapulösem bzw. vesikulösem Exanthem an Händen und Füßen.
A.: Die Erstbeschreibung (?) der Krankheit erfolgte 1958 durch Robinson, Doane und Rhodes nach einer 1957 in Toronto beobachteten Epidemie.
Diagn. Krit.: (1) Stomatitis mit Bläschen an Wangenschleimhaut, Zunge und hartem Gaumen übergehend in kleine, schmerzhafte, gelblich-weiß belegte Ulzera mit entzündlichem Hof. An Händen und Füßen (dorsal, an den Seiten, vor allem bei Kindern auch volar) Flecken oder Papeln, in denen zentral ein Bläschen steht. Makulopapulöses Exanthem am Gesäß möglich. – (2) Prodromi: mäßiges Fieber, Kopfschmerz, allgemeines Krankheitsgefühl; Symptome von seiten des Respirations- (Rhinitis, Husten) und Gastrointestinaltraktes (Appetitlosigkeit, Erbrechen, Durchfälle, abdominelle Koliken) möglich. – (3) Inkubationszeit 3–6 Tage, hohe Infektiosität, Übertragung mittels Tröpfcheninfektion oder durch direkten Kontakt. – (4) Bei Epidemien in Japan wurden zusätzlich neurologische Symptome (Hyperreflexie, Tremor, Ataxie, Myoklonus) beobachtet. – (5) Abheilen ohne Narbenbildung und ohne Therapie innerhalb weniger Tage. – (6) Histopathologisch: ballonierende Degeneration von Keratinozyten. Intraepitheliales bzw. intraepidermales Bläschen mit neutrophilen und mononukleären Zellen. In der Dermis lympho-leukozytäres, perivaskuläres Infiltrat.
Ätiol.: Infektionskrankheit (überwiegend Coxsackie-A16-Viren, aber auch Coxsackie-A5-, -A9-, -A10-, -B2- und -B5-Viren sowie Echo-6-Virus oder Enterovirus 71).
Pathog.: s.u. Diagn. Krit. (6).
Lit.: Elsner P, Lechner W, Stanka F (1985) Hand-Fuß-Mund-Krankheit. Hautarzt 36: 161–164. – Ferson MJ, Bell SM (1991) Outbreak of Coxsackievirus A16 hand, foot, and mouth disease in a child day-care center. Am J Public Health 81: 1675–1676. – Hood AF, Mihm MC jr (1993) Hand-foot-mouth-disease. In: Fitzpatrick TB, Eisen AZ, Wolff K et al (eds) Dermatology in general medicine, Vol II, pp 2521–2524. McGraw Hill, New York. – Robinson CR, Doane FW, Rhodes AJ (1958) Report of an outbreak of febrile illness with pharyngeal lesions and exanthem. Toronto, summer 1957 – isolation of group A Coxsackie virus. Can Med Assoc J 79: 615. – Zhangh G, Wilsden G, Knowles NJ, McCauley JW (1993) Complete nucleotide sequence of a coxsackie B_5 virus and its relationship to swine vesicular disease virus. J Gen Virol 74: 845–853.
H. Hintner/GB

Hand-Fuß-Syndrom
Def.: Das Hand-Fuß-Syndrom stellt kein eigenständiges Krankheitsbild dar. Es gehört als Symptomkombination zum Krankheitsbild der Sichelzellanämie.
G. Henze/JK

Hand-Fuß-Uterus-Syndrom: Hand-Fuß-Genital-Syndrom

Handhämatom, paroxysmales
Syn.: Achenbach-Syndrom – Fingerapoplexie – Fingerhämatom, paroxysmales
Def.: Symptomenkomplex mit Schmerzen, Blutung und Hämatombildung im Finger- oder Handbereich, evtl. vergesellschaftet mit Gefäßwandveränderungen.
A.: Erstbeschreibung 1955/56 durch Walter Achenbach, 1921, deutscher Internist.
Diagn. Krit.: (1) Nach manueller Betätigung oder spontan auftretender heftiger Schmerz an der Volarseite eines Fingers oder der Handinnenfläche. – (2) In der Folge Anschwellung und Hämatombildung (Diapedeseblutung). – (3) Ggf. hämatombedingte Digitalarterienkompression (»Digitus mortuus«). – (4) Rückbildung innerhalb weniger Tage. – (5) Meist Frauen betroffen, Rezidive häufig. – (6) Im Intervall sind oftmals kleine Venektasien im betroffenen Bereich nachweisbar. – (7) Normaler Gerinnungsstatus.
Ätiol.: Unbekannt; erhöhte Gefäßfragilität, allergisch-hyperergische Reaktion?
Pathog.: Unbekannt.
Bemerkungen: Gute Prognose. **(DD)** akute akrale Ischämie – Digitus mortuus – primäres/sekundäres Raynaud-Syndrom und phlegmonöse Entzündung.
Lit.: Achenbach W (1955) In: Jürgens-Deutsch (Hrsg) Hämorrhagische Diathesen, internationales Symposium. Springer, Wien. – Achenbach W (1958) Das paroxysmale Handhämatom. Medizinische, 2138.
H.-H. Osterhues/GA

Hand-Krankheit: Hand-Schüller-Christian-Krankheit
handless and footless families of Brazil (e): Acheiropodie

Hand-Schüller-Christian-Krankheit
Syn.: Hand-Schüller-Christian-Syndrom – Hand-Krankheit – Schüller-Krankheit – Histiocytosis X, chronisch disseminierte Form
Def.: Langerhans-Zell-Histiozytose des Erwachsenenalters mit chronischem Verlauf.
A.: Alfred Hand, 1868–1949, Pädiater, Philadelphia. – Arthur Schüller, 1874–1958, Röntgenologe, Wien. – Henry Christian, 1876–1951, Arzt, Boston. – Erstbeschreibung 1891/93 durch Hand, jedoch hatte er das Ergebnis der

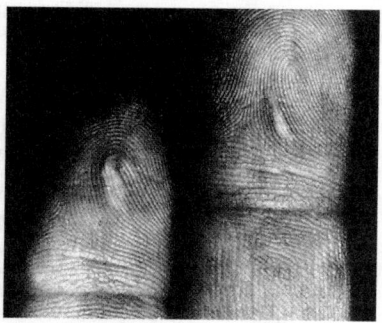

Hand-Fuß-Mund-Krankheit: typische Bläschenbildung an den Fingerkuppen (Beob. G. W. Korting, Mainz)

Autopsie im Sinne einer Tuberkulose mißdeutet. Schüller beschrieb den Landkartenschädel 1915. Christian ergänzte 1920 das klinische Bild unter besonderem Hinweis auf die von Hand schon hervorgehobene Trias.
Diagn. Krit.: Klassische Trias: **(1)** Diabetes insipidus. – **(2)** Exophthalmus. – **(3)** Osteolytische Knochenherde, die in der Schädelkalotte sehr ausgeprägt sein können (»Landkartenschädel«). – **(4)** Weiter können neurologische Manifestationen wie Hyperreflexie, Ataxie, Schwindel, Nystagmus und Dysarthrie auftreten.
Ätiol.: Nicht gesichert.
Pathog.: Proliferation dendritischer (Langerhans-)Zellen, die CD1 exprimieren und in bis zu 80% elekronenoptisch sog. Birbeck-Granula aufweisen.
Bemerkungen: Die aktuelle Klassifikation unterteilt die Histiozytosen in drei Klassen. Die Klasse-I-Histiozytosen werden auch Langerhans-Zell-Histiozytosen (s. dort) genannt, die früher als Histiocytosis X bezeichnet wurden. Dazu gehören **1.** Eosinophiles Granulom; **2.** Letterer-Siwe-Krankheit; und **3.** Hand-Schüller-Christian-Krankheit.
Lit.: Christian H (1920) Defects in membranous bones, exophthalmos and diabetes insipidus, an unusual syndrome of disputitarism. Med Clin North Am 3: 849. – Favara BE (1991) Langerhans-cell histiocytosis pathobiology and pathogenesis. Seminars in Oncology 18: 3–7. – Hand A (1893) Polyuria and tuberculosis. Arch pediat N Y 10: 673. – Hand A (1921) Defects of membranous bones, exophthalmos and polyuria in childhood. Is it disputitarism? Am J Med Sci (162): 501. – Schüller A (1915) Über einen eigenartigen Schädeldefekt im Kindesalter („Landkartenschädel"). Fortschr Röntgenstr 23: 12–18.
E. Späth-Schwalbe/GA

Hand-Schüller-Christian-Syndrom: Hand-Schüller-Christian-Krankheit
hand-upper limb syndrome (e): Holt-Oram-Syndrom
Hanhart-Syndrom: Keratodermia palmo-plantaris papulosa Hanhart – oro-akraler Fehlbildungskomplex

Hanot-Kiener-Syndrom
Def.: Historische Bezeichnung für eine diffuse chronische mesenchymatöse Hepatitis mit nodulärer Lymphozyteninfiltration: wahrscheinlich handelt es sich hierbei um die heutige Diagnose »chronisch persistierende Hepatitis«.
A.: Victor Charles Hanot, 1844–1896, Internist, Paris. – Paul L. Kiener, Pathologe, Straßburg. – Erstbeschreibung der »cirrhose biliaire primitive« 1875 durch Hanot. – Kiener arbeitete dann 1893 aus diesem Oberbegriff diese besondere Unterform heraus.
Lit.: Albot G et al (1969) La maladie de Hanot et Kiener: hépatite mésenchymateuse diffuse avec lymphomatose nodulaire. Étude histologique et cytologique: réconstruction tridimensionelle. Sem Hôp, Paris 45: 145.
M. Scheurlen/GA

Hanot-MacMahon-Thannhauser-Syndrom
Def.: Historische, nicht gebräuchliche Bezeichnung für eine sogenannte xanthomatöse biliäre Zirrhose. Es handelt sich hier um eine Sonderform der primären biliären Zirrhose mit vermehrter Schaumzellbildung.
A.: Victor Charles Hanot, 1844–1896, Internist, Paris. – H. M. MacMahon, amerikanischer Hepatologe. – Siegfried J. Thannhauser, deutsch-amerikanischer Internist, Boston/Mass. – Erstbeschreibung der »cirrhose biliaire primitive« 1875 durch Hanot. MacMahon und Thannhauser arbeiteten dann aus diesem Oberbegriff 1949/1955 die Besonderheiten des Syndroms heraus.
Lit.: MacMahon HE, Thannhauser SJ (1949) Xanthomatous biliary cirrhosis (clinical syndrome). Ann intern Med 30: 121–179. – Thannhauser SJ, Magendantz H (1938) The different clinical groups of xanthomatous diseases: a clinical physiological study of 22 cases. Ann Intern Med 11: 1662–1746.
M. Scheurlen/GA

Hanot-Rössle-Syndrom
Def.: Historische Bezeichnung für die (sekundäre) biliäre Zirrhose.
A.: Victor Charles Hanot, 1844–1896, Internist, Paris. – Robert Rössle, 1876–1956, Pathologe, Augsburg/Berlin. – Erstbeschreibung der »cirrhose biliaire primitive« 1875 durch Hanot. Rössle wies dann 1930 nach, daß die biliäre Obstruktion tatsächlich intrahepatisch lokalisiert ist und arbeitete damit aus dem Oberbegriff die Besonderheiten des Syndroms heraus.
Lit.: Rössle R (1930) Entzündungen der Leber. In: Henke O, Lubarsch F (Hrsg) Handbuch der speziellen pathologischen Anatomie und Histologie V, 1. Teil, S 243ff, Berlin.
M. Scheurlen/GA

Hanot-Zirrhose
Def.: Historische, nicht gebräuchliche Bezeichnung für die (primäre) biliäre Zirrhose.
A.: Victor Charles Hanot, 1844–1896, Internist, Paris.
Lit.: Hanot VCh (1875) Étude sur une forme de cirrhose hypertrophique du foie. Cirrhose hypertrophique avec ictère chronique. Thèse, Paris, Nr. 465.
M. Scheurlen/GA

Hansen-Larsen-Berg-Syndrom
Syn.: retino-hepato-endocrinologic syndrome (e) – RHE syndrome (e)
Def.: Progressive Stäbchendystrophie mit totaler Farbenblindheit, Papillenabblassung, dünnen retinalen Blutgefäßen, Netzhautatrophie ohne retinale Pigmentveränderungen, mit degenerativer Lebererkrankung und endokriner Dysfunktion (Hypothyreoidismus, Diabetes, rezidivierende Aborte bzw. Infertilität).
A.: Egill Hansen, Ophthalmologe; Ingegerd Froyshov Larsen, Internist; Kare Berg, Genetiker, alle Oslo.
Diagn. Krit.: **(1)** Sehschwäche; photopische Funktion erloschen, skotopische erhalten. – **(2)** Photophobie. – **(3)** Totaler Verlust des Farbensehens durch progressive Zapfendystrophie. – **(4)** Pendelnystagmus. – **(5)** Papillenabblassung. – **(6)** Enge Netzhautarteriolen. – **(7)** Schwache Pupillenreaktionen. – **(8)** Transaminasenerhöhung; Leberbiopsie: unspezifische Parenchymdegeneration der Leber mit fettiger Infiltration und vereinzelten Leberzellnekrosen. – **(9)** Creatinphosphokinase im Serum erhöht. – **(10)** Grenzwertige Glucosetoleranz. – **(11)** Erweiterte Sella turcica. – **(12)** Hörstörung.
Ätiol.: Autosomal-rezessive Vererbung.
Pathog.: Unbekannt.
Bemerkungen: Verschlechterung der Glucosetoleranz in der Schwangerschaft. **(DD)** Laurence-Moon-Biedl-Syndrom – »familiäre multiple Sklerose«.

Lit.: Hansen E, Larsen IF, Berg K (1976) A familial syndrome of progressive cone dystrophy, degenerative liver disease, endocrine dysfunction and hearing defect. I. Ophthalmological findings. Acta Ophthalmol 54: 129–144. – Larsen IF, Hansen E, Berg K (1978) Familial syndrome of progressive cone dystrophy, degenerative liver disease and endocrine dysfunction. II. Clinical and metabolic studies. Clin Genet 13: 176–189. – Larsen IF, Hansen E, Berg K (1978) Familial syndrome of progressive cone dystrophy, degenerative liver disease and endocrine dysfunction. III. Genetic studies. Clin Genet 13: 190–200.
McK: 268040
F. H. Stefani/DP

happy-puppet syndrome (e): Angelman-Syndrom
Harada-Krankheit: Vogt-Koyanagi-Harada-Sequenz
Harada's syndrome (e): Vogt-Koyanagi-Harada-Sequenz

Harbitz-Müller-Syndrom
Syn.: Hyperlipoproteinämie, primäre, Typ II
Def.: Nicht mehr gebräuchliche Bezeichnung für die familiäre Hypercholesterinämie.
A.: Erstbeschreibung 1925 durch F. Harbitz. – Weitere Beschreibung 1938 durch C. Müller.
Lit.: Harbitz F (1925) Svulster inneholdende xanthomae. Norsk mag laegewidenske 86: 321–348. – Müller C (1938) Xanthomata, hypercholesterolemia, angina pectoris. Acta med scand, Suppl 89: 75–84.

HARD + E-Syndrom: Walker-Warburg-Syndrom
Harley-Krankheit: paroxysmale Kältehämoglobinurie (Donath-Landsteiner)
Harley-Syndrom: paroxysmale Kältehämoglobinurie (Donath-Landsteiner)
Harris neuralgia (e): Cluster-Kopfschmerz
Harris-Osborne-Syndrom: Holt-Oram-Syndrom
Hartnup-Krankheit: Hartnup-Syndrom

Hartnup-Syndrom
Syn.: Hartnup-Krankheit – H-disease (e) – Hart's syndrome (e)
Def.: Angeborene Störung des tubulären und intestinalen Transportes der »neutralen« Aminosäuren mit Pellagra-ähnlichen klinischen Symptomen.
A.: Erstbeschreibung 1956 durch D. N. Baron und Mitarbeiter. Benennung nach der ersten entdeckten Familie.
Diagn. Krit.: (1) Pellagra-ähnliche Hautsymptome an sonnenexponierten Stellen. – (2) Zerebellare Ataxie. – (3) Emotionale Labilität, Delirium, geistige Retardierung. Häufig aber gänzlich ohne Symptome. – (4) Im Urin massive Vermehrung von Threonin, Serin, Asparagin, Alanin, Valin, Methionin, Isoleucin, Leucin, Tyrosin, Phenylalanin und Histidin (und Tryptophan). – (5) Im Plasma keine wesentlichen Aminosäurenveränderungen.
Ätiol.: Autosomal-rezessiv vererbte Störung.
Pathog.: Die klinische Ausprägung hat multifaktorielle Ursachen. Wichtig für das Auftreten klinischer Symptome ist der Mangel an Nicotinamid, das aufgrund mangelnder Resorption und erhöhter Ausscheidung von Tryptophan nicht ausreichend synthetisiert wird. Da die Dipeptidresorption bei diesen Patienten jedoch nicht gestört ist, erfolgt in der Regel eine ausreichende Aufnahme der essentiellen Aminosäuren. Nur bei Eiweißmangelernährung oder Fehlernährung bildet sich das klinische Bild aus.
Bemerkungen: **(DD)** Pellagra – generalisierte Hyperaminoazidurie verschiedener Ursache – blue-diaper-Syndrom. Häufigkeit: Im Neugeborenen-Urinscreening wurde in Boston/Mass. die Störung in der gleichen Frequenz wie die Phenylketonurie gefunden. In Mitteleuropa ist sie wesentlich seltener (z.B. 1 : 70 000). Therapie: Wenn nötig, Gabe von Nicotinamid (50–200 mg/Tag) oder Tryptophan-Äthylester (200 mg/kg KG/Tag).
Lit.: Baron DN, Dent CE, Harris H et al (1956) Hereditary pellagra-like skin rash with temporary cerebellar ataxia, constant renal amino-aciduria and other bizarre biochemical features. Lancet II: 421–428. – Mahon BE, Levy HL (1986) Maternal hartnup disorder. Am J Med Genet 24: 513–518. – Scriver CR, Mahon B, Levy HL et al (1987) The Hartnup phenotype: mendelian transport disorder multifactorial disease. Am J Hum Genet 40: 401–412.
McK: 234500
E. Mönch/JK

Hart's syndrome (e): Hartnup-Syndrom
Hashimoto-Krankheit: Hashimoto-Thyreoiditis
Hashimoto-Struma: Hashimoto-Thyreoiditis

Hashimoto-Thyreoiditis
Syn.: Thyreoiditis, chronisch-lymphozytäre – Hashimoto-Krankheit – Hashimoto-Struma – Struma lymphomatosa
Def.: Autoimmunthyreopathie mit klinischer und laborchemischer Schilddrüsen(SD)-Funktionsstörung, Nachweis von Autoantikörpern gegen SD-Gewebe, lymphoplasmazellulärer Infiltration des Schilddrüsenparenchyms einhergehend mit Fibrose.
A.: Hakaru Hashimoto, 1881–1934, japanischer Pathologe. – Erstbeschreibung 1912.
Diagn. Krit.: (1) Zwei Formen lassen sich unterscheiden: klassische Hashimoto-Thyreoiditis mit Schilddrüsen(SD)-Vergrößerung oder die atrophische Form (primäres Myxödem). – (2) Anfänglich euthyreote Stoffwechsellage, einhergehend mit langsamer Zerstörung des Organs entwickelt sich eine Hypothyreose. – (3) Patient in der Regel beschwerdefrei, uncharakteristische Symptomatik bei SD-Vergrößerung. – (4) Antikörper gegen mikrosomales Antigen (schilddrüsenspezifische Peroxidase [TPO], Thyreoglobulin). – (5) Sonograph.: homogen echoarmes Schallmuster, abhängig vom Fibrosegrad echoreiche Areale bei kleiner SD. – (6) Szintigraph.: im quantitativen Szintigramm verminderte Radionuklidaufnahme. – (7) Punktionszytologisch: lymphoplasmazelluläres Infiltrat, abhängig vom Stadium hoher Anteil an Bindegewebe. – (8) Manifestationsalter: 3.–5. Lebensdekade, hauptsächlich Frauen.
Ätiol.: Organspezifische Autoimmunerkrankung, bei der körpereigene Strukturen vom Immunsystem erkannt und zerstört werden; familiäre Häufung.
Bemerkungen: In einer Familie können als Varianten Hashimoto-Thyreoiditis und Basedow-Krankheit vorkommen. Vereinzelt Vorkommen der Hashimoto-Thyreoiditis mit endokriner Ophthalmopathie. HLA-Assoziationen: HLA-DR3 und -DR5. Postpartale Thyreoiditis möglicherweise eine Variante der Hashimoto-Thyreoiditis mit hoher Spontanheilungsrate.
Lit.: Amino N, Mori H, Iwatani Y (1982) High prevalence of transient postpartum thyrotoxicosis and hypothyroidism. N Engl J

Med 306: 849. – Farid NR, Hawe BS, Walfish PG (1983) Increased frequency of HLA-DR3 and 5 in the syndromes of painless thyroiditis with transient thyrotoxicosis: evidence for an autoimmune aetiology. Clin Endocrinol 19: 699. – Hashimoto H (1912) Zur Kenntnis der lymphomatösen Veränderung der Schilddrüse (Struma lymphomatosa). Arch klin Chir, Berlin 97: 219–248. – Karlsson FA, Dahlberg A, Ritzen EM (1984) Thyroid blocking antibodies in thyroiditis. Acta Med Scand 215: 461.
McK: 140300
B. O. Böhm/GA

Haut-Augen-Hirn-Herz-Syndrom: Naevus sebaceus, linearer
Hautelastoidosis mit Zysten und Komedonen, knotige: Elastoidosis cutis cystica et comedonica Favre-Racouchot
Hautfalten, multiple, ringförmige: Michelin-tire-baby-Syndrom
»Hautsteine«: Calcinosis circumscripta
Haven syndrome (e): Halsrippen-Symptomatik – Skalenus-Symptomatik
Haxthausen's disease (e): Keratodermia climacterica (Haxthausen)
Haxthausen-Hyperkeratose: Keratodermia climacterica (Haxthausen)

Hay-Wells-Syndrom
Syn.: ankyloblepharon-ectodermal dysplasia-clefting syndrome (e) – AEC syndrome (e)
Def.: Hypohidrotische Ektodermaldysplasie mit Ankyloblepharon und Lippen-Gaumen-Spalte.
A.: Erstbeschreibung durch R. J. Hay und R. S. Wells 1976.
Diagn. Krit.: **(1)** Ankyloblepharon filiforme adnatum. –
(2) Ektodermale Dysplasie mit geringgradiger Hypohidrose. Haut-, v.a. Kopfhauterosionen. Haaranomalien, Hypodontie und Nageldystrophie. – **(3)** Lippen- und Gaumenspalte. – **(4)** Seltener: Ektopie des Anus; Schwerhörigkeit; Hypoplasie der Maxilla; hyperpigmentierte Hautareale; überzählige Mamillen; Hydrometrokolpos wegen Vaginalseptums.
Ätiol.: Autosomal-dominant erblicher Typ der Ektodermaldysplasie.
Pathog.: Unbekannt.
Bemerkungen: **(DD)** EEC-Syndrom – Rapp-Hodgkin-Syndrom.
Lit.: Greene SL, Michels VV, Doyle JA (1987) Variable expression in ankyloblepharon-ectodermal defects-cleft lip and palate syndrome. Am J Med Genet 27: 207–212. – Hay RJ, Wells RS (1976) The syndrome of ankyloblepharon, ectodermal defects and cleft lip and palate: an autosomal dominant condition. Brit J Derm 94: 287–289. – Seres-Santamaria A, Arimany JL, Muniz F (1993) Two sibs with cleft palate, ankyloblepharon, alveolar synechiae, and ectodermal defects: a new recessive syndrome? J Med Genet 30: 793–795. – Vanderhooft SL, Stephan MJ, Sybert VP (1993) Severe skin erosions and scalp infections in AEC syndrome. Pediatr Dermatol 10: 334–340.
McK: 106260
A. Schinzel/AS

Heautoskopie
Syn.: Autoskopie – Deuteroskopie – Doppelgängererlebnis – Doppelgängerwahn – autoskopische Halluzination – expérience de dedoublement (fz) – phenomenon of duplicated personality (e)
Def.: Trugbild von der eigenen Gestalt im Sinne eines Doppelgängererlebnisses; im Rahmen eines psychotischen Erlebens wahnhaft verarbeitet (»Doppelgängerwahn«).
A.: Phänomen schon in der Meteorologie des Aristoteles erwähnt. Begriff 1935 erstmals geprägt durch E. Menninger/Lerchenthal; jedoch bereits frühere neuropsychiatrische Äußerungen zu diesem Phänomen (z.B. J. Kerner 1824). Gegenstand zahlreicher Arbeiten v.a. in der romantischen Literatur.
Diagn. Krit.: **(1)** Erscheinungsvarianten:
a) Innere Heautoskopie: Visuelle Halluzinationen der inneren Organe des eigenen Körpers. – **b)** Äußere Heautoskopie: Visuelle Halluzinationen des eigenen Körpers oder Selbst als eines äußeren Spielgelbildes. – **c)** Visuovestibuläre Spaltung des somatosensorischen Körperbildes: »Out-of-body«-Erlebnis, bei dem sich eine Person räumlich meist etwas abgehoben im eigenen Körper fühlt und von außen auf eine visuelle Gestalt von sich herabblickt [Auftrennung von »ich« (vestibulär) und »mich« (visuell)]. – **d)** Partielle Heautoskopie: Teile des eigenen Körpers, v.a. Gliedmaßen werden an von der »realen« Position verschiedenen Orten wahrgenommen. – **e)** Illusionäre Heautoskopie: Jemand trifft auf eine andere Person und sieht in ihr einen Doppelgänger von sich (»Syndrom der subjektiven Doubles«). –
f) »Somästhetischer Doppelgänger«: Das Subjekt spürt seinen Körper als verdoppelt, ohne ihn zu sehen (»Phänomen der Anwesenheit«, »Somatoparaphrenie«).
(2) Typisch für b: die Bewegungen und Handlungen des halluzinierten Bildes werden am eigenen Körper empfunden. – **(3)** Der halluzinierte Doppelgänger nicht unbedingt in der Gestalt des aktuellen Erscheinungsbildes des Subjektes. – **(4)** In der Regel von nur wenigen Sekunden Dauer, aber von nachhaltigem affektiven Eindruck auf das Subjekt.
Ätiol.: Vorkommen bei physischer Extrembelastung (z.B. hochalpinem Sport), in traumhaften Zuständen, als epileptische Aura (v.a. bei Temporallappenepilepsien), unter Drogeneinflüssen (LSD, Meskalin, Marihuana, Opium, Heroin, Alkohol), bei Schizophrenien und organischen Hirnerkrankungen.
Pathog.: Nicht eindeutig geklärt. Besondere Bedeutung einer abnormalen Aktivität v.a. des rechten Temporallappens; wichtige psychodynamische Einflüsse im Einzelfall zu diskutieren.
Lit.: Damas Mora JMR, Jenner FA, Eacott SE (1980) On heautoscopy or the phenomenon of the double: Case presentation and review of the literature. Br J Med Psychol 53: 75–84. – Grotstein JS (1983) Autoscopy: The experience of oneself as a double. Hillside J Clin Psychiatry 5: 259–304. – Grüsser OJ, Landis T (1991) Visual agnosias and other disturbances of visual perception and cognition, chap 16, pp 297–303. The splitting of „I" and „me": Heautoscopy and related phenomena. MacMillan Press, New York. – Menninger/Lerchenthal E (1935) Das Trugbilde der eigenen Gestalt (Heautoskopie, Doppelgänger). Karger, Berlin.
H. P. Kapfhammer/DP

H-disease (e): Hartnup-Syndrom
HDL-Mangel, familiärer: Tangier-Krankheit
heart hand syndrome (e): Holt-Oram-Syndrom
heart-hand syndrome II (e): Tabatznik-Syndrom
heart-hand syndrome IV (e): Herz-Hand-Syndrom Typ IV

α-heavy-chain disease (e): α-Schwerkettenkrankheit

Heberden-Arthrose
Syn.: Heberden-Knoten – Heberden-Bouchard-Krankheit
Def.: Symmetrische osteophytäre Wucherungen an den distalen Interphalangealgelenken der dreigliedrigen Finger und Zehen mit geringen subjektiven Beschwerden.
A.: Erstbeschreibung 1802 durch William Heberden, 1710–1801, Arzt, London. – Zusammenfassende Beschreibung 1915 durch Charles Jacques Bouchard, 1837–1915, französischer Kliniker.
Diagn. Krit.: **(1)** An den distalen Interphalangealgelenken des 2.–5. Fingers, seltener an Daumen und Zehen, dorsolateral gelegene knochenharte bis erbsgroße Knötchen bei unauffälliger, gut verschieblicher Haut. – **(2)** Frauen im mittleren Lebensalter bevorzugt betroffen. – **(3)** Anfangs eventuell lanzinierende Schmerzen, später geringfügiger Druckschmerz. – **(4)** Fallweise geringe Bewegungseinschränkung. – **(5)** Röntgenologisch Verschmälerung des Gelenkspaltes, im weiteren Verlauf Verdickung und Verdichtung der Gelenkenden, schließlich zystenartige Aufhellungen. – **(6)** Gewisse Assoziation mit generalisierter Osteoarthrose.
Ätiol.: Genetisch bedingt; bei Frauen eventuell dominant vererbt. Auslösung möglicherweise durch mechanische und thermische Schäden.
Pathog.: Beginn mit Umbildung der Knochenstruktur in den Phalangen mit nekrotisierender Entzündung, anschließend Entwicklung der Exostosen.
Bemerkungen: Keine Therapie erforderlich; Aufklärung des Patienten. **(DD)** Gicht (weißliche Tophi, Perforationsneigung, Harnsäurenachweis). Bouchard-Knoten entsprechen den Heberden-Knoten, liegen aber an den proximalen Interphalangealgelenken.
Lit.: Campion G, Dieppe P, Watt I (1983) Heberden's nodes in osteoarthritis and rheumatoid arthritis. Br Med J 287: 1512. – Heberden W (1840) De nodis digitorum 1802. Ärztl Schriftenübers v Trautner, Nürnberg. – Munk F (1939) Über das Wesen der Heberdenschen Knoten. Med Klin 35: 207.
McK: 140600
J. Smolle/GB

Heberden-Bouchard-Krankheit: Heberden-Arthrose
Heberden-Knoten: Heberden-Arthrose
Hecht-Syndrom: Trismus-Pseudokamptodaktylie-Syndrom
HED: ektodermale Dysplasie, hypohidrotische

Hedblom-Diaphragmatitis
Syn.: Diaphragmatitis, akute primäre
Def.: Akute primäre Diaphragmitis unbekannter Genese.
A.: Erstbeschreibung 1935 durch M. Joannides; benannt nach dem Thorax-Chirurgen Carl A. Hedblom.
Diagn. Krit.: **(1)** Inspirationsschmerz unter dem Rippenbogen der erkrankten Seite, häufig mit gleichseitigem Schulterschmerz und schmerzbedingter Einschränkung der Atemexkursionen. – **(2)** Zwerchfellhochstand der betroffenen Seite. – **(3)** Fieber, Schüttelfrost, Bauchschmerzen mit Abwehrspannung der Bauchmuskulatur und später leichtem pleuralem Reiben.
Ätiol.: Am ehesten Virusinfekt.
Pathog.: Nicht geklärt.
Bemerkungen: Von Theuring und Kühne wird eine eigenständige primäre Diaphragmitis verneint.
Lit.: Joannides M (1946) Acute primary diaphragmitis (Hedblom's syndrome). Dis Chest 12: 89–110. – Theuring F, Kühne W (1979) Systematik der Zwerchfellkrankheiten. Z Erkrank Atm-Org 153: 331–336.
G. Adler/GA

Heerfordt-Krankheit: Heerfordt-Syndrom
Heerfordt-Mylius-Syndrom: Heerfordt-Syndrom

Heerfordt-Syndrom
(Symptomenkomplex)
Syn.: Heerfordt-Mylius-Syndrom – Heerfordt-Krankheit – Febris uveo-parotidea subchronica – Uveo-Parotitis-Syndrom – Neurouveo-Parotitis-Syndrom – uveomeningitisches Syndrom
Def.: Eine besondere Verlaufsform der Sarkoidose, die durch Fieber, Uveitis, Parotitis und Hirnnervenparesen gekennzeichnet ist.
A.: Erstbeschreibung 1909 durch Christian Frederik Heerfordt, dänischer Ophthalmologe.
Diagn. Krit.: **(1)** Längere Zeit anhaltende subfebrile Temperaturen. – **(2)** Oft beidseitige, schmerzlose Parotitis, selten Befall der Glandulae submaxillares, sublinguales und lacrimales. – **(3)** Augenbeteiligung meist in Form einer nodulären Iridozyklitis. – **(4)** Befall des Nervensystems; am häufigsten (50%) Parese des N. facialis. – **(5)** Oft bestehen Inappetenz, gastrointestinale Beschwerden, Hautexantheme und Nachtschweiß.
Ätiol.: Unbekannt.
Pathog.: Unbekannt.
Bemerkungen: Lediglich bei 1–6% der Patienten mit Sarkoidose liegt ein Heerfordt-Symptomenkomplex vor.
Lit.: Heerfordt CF (1909) Über ein „Febris uveo-parotidea subchronica" an der Glandula parotis und der Uvea des Auges lokalisiert und häufig mit Paresen zerebrospinaler Nerven kompliziert. Arch klin exp Ophthal 70: 254. – Maier H, Bihl H, Born JA, Adler D (1985) Sarkoidose (Morbus Boeck) der Glandula parotis. Laryng Rhinol Otol 64: 537.
H. Daus/GA

Hegemann's disease (e): Osteochondrose, aseptische, Typ Hegemann
Hegemann-Krankheit: Osteochondrose, aseptische, Typ Hegemann
Hegglin-Syndrom I: May-Hegglin-Anomalie
Hegglin-Syndrom II: Herzinsuffizienz, energetisch-dynamische

Heidenhain-Krankheit
Syn.: dementia-cortical presenile degeneration syndrome (e)
Def.: Besondere klinische Erscheinungsform der Creutzfeldt-Jakob-Krankheit (s. dort) mit überwiegender Beteiligung der hinteren Hirnregionen.
A.: Adolf Heidenhain, Neurologe, Tübingen. Erstbeschreibung 1929.
Diagn. Krit.: **(1)** Zunächst Sehunschärfe, gefolgt von dementiellem Abbau. Gelegentliches Vorkommen von Apraxie, Agnosie, Mutismus, Rigor. – **(2)** Pathol.-anat.: wie bei Creutzfeldt-Jakob-Krankheit (s. dort) mit Vorzugslokalisation der Veränderungen in den hinteren Hirnregionen, intakte Basalganglien.
Ätiol.: Siehe Creutzfeldt-Jakob-Krankheit.
Pathog.: Unbekannt.
Bemerkungen: Die nosologische Eigenständigkeit wird bezweifelt, da die okzipitalen Veränderungen auch beim dyskinetischen oder myoklonischen Typ der Creutzfeldt-Jakob-Krankheit vorkommen.
Lit.: Heidenhain A (1929) Klinische und anatomische Untersuchungen über eine eigenartige organische Erkrankung des Zentralnervensystems im Praesenium. Z ges Neurol Psych 118: 49–114. – Schlote W (1970) Subakute präsenile spongiforme En-

cephalopathie mit occipitalem Schwerpunkt und Rindenblindheit (Heidenhain-Syndrom). Arch Psychiat Nervenkr 213: 345–369 (Lit.!).
C. D. Reimers/DP

Heilmeyer-Schöner-Syndrom
Def.: Historischer Begriff, der Patienten mit chronisch myeloproliferativer Krankheit und ausgeprägter Erythroblastose im peripheren Blut betrifft. Nach heutiger Auffassung kein einheitlicher Krankheitsbegriff.
Lit.: Heilmeyer L, Schöner W (1941) Die chronische reine Erythroblastose des Erwachsenen als leukämieparalleler Prozeß des erythrocytären Systems. Dtsch Arch klin Med 187: 225–248.
G. Adler/GA

Heiner-Syndrom
Syn.: pulmonary hemosiderosis with cow's milk sensitivity (e) – cow's milk-induced pulmonary hemosiderosis (e)
Def.: Seltene respiratorische Manifestationen einer Kuhmilchallergie, die zur Lungenhämosiderose führen. Kausaler Zusammenhang wird von einigen Autoren bestritten.
A.: Douglas C. Heiner, 1925–, Pädiater, Salt Lake City, wies erstmals 1960 Kuhmilchproteinantikörper bei diesem Krankheitsbild im Serum nach.
Diagn. Krit.: **(1)** Unter Kuhmilch treten bereits im Säuglingsalter folgende Symptome und Befunde auf: chronische Rhinitis, rezidivierende Otitis media, obstruktive Bronchitis, Dyspnoe, Hämoptoe, gelegentlich lebensbedrohliche rekurrierende pulmonale Infiltrationen, Atelektasen, pulmonale Hämosiderosen, Nachweis von hämosiderinbeladenen Makrophagen in der Bronchiallavage. Cor pulmonale, Eisenmangelanämie, Bluteosinophilie. – **(2)** Kombination mit Symptomen des Gastrointestinaltraktes und der Haut: Erbrechen, chronische Diarrhö, gastrointestinaler Blutverlust, chronische Gedeihstörung, Urtikaria, Angioödem. – **(3)** Früher wurde diagnostischer Wert auf den Nachweis hoher Titer präzipitierender Antikörper gegen Kuhmilchproteine gelegt, heute muß der kausale Zusammenhang zu Kuhmilchproteinen durch kontrollierten Kuhmilchentzug mit klinischer Besserung bzw. Normalisierung und anschließender Belastung mit Wiederauftreten der Symptomatik hergestellt werden.
Ätiol.: Kuhmilchallergie? Von einigen Autoren wird eine rezidivierende Milchaspiration diskutiert.
Pathog.: Nicht geklärt.
Bemerkungen: In der Literatur finden sich nur wenige Fälle, bei denen der Zusammenhang zwischen pulmonaler Symptomatik und den heutigen Kriterien für eine Kuhmilchallergie belegt ist. Gute Prognose nach Kuhmilchentzug. Bei lebensbedrohlichen Lungenblutungen wurde neben Corticosteroiden Cyclophosphamid erfolgreich eingesetzt. **(DD)** idiopathische pulmonale Hämosiderose – gastroösophageale Refluxkrankheit mit Aspirationen – ösophagotracheale Fistel.
Lit.: Boat TF, Polmar SH, Whitman V et al (1975) Hyperreactivity to cow milk in young children with pulmonary hemosiderosis and cor pulmonale secondary to nasopharyngeal obstruction. J Pediatr 87: 23–29. – Heiner DC, Sears JW (1960) Chronic respiratory disease associated with multiple circulating precipitins to cows milk. Am J Dis Child 100: 500–502. – Heiner DC, Sears JW, Kniker WT (1962) Multiple precipitins to cow's milk in chronic respiratory disease. Am J Dis Child 103: 634–654. – Shiner M, Ballard J, Smith ME (1975) The small intestinal mucosa in cow's milk allergy. Lancet I: 136. – Williams S, Cracer RD (1989) Cow's milk induced pulmonary hemosiderosis. J La State Med Soc 141: 19–22.
M. Becker/JK

Helikotrichie-Keratose-Syndrom: Keratodermia palmo-plantaris varians mit Helikotrichie

Heller-Demenz
Syn.: Heller-Zappert-Syndrom – Dementia infantilis
Def.: Frühkindlicher Sprach- und Intelligenzabbau.
A.: Theodor Heller, 1869–1938, Neuropsychiater, Wien.
Diagn. Krit.: **(1)** Ohne Familiarität und ohne klinische Entwicklungsrisiken beginnt im 3.–4. Lebensjahr ein progredienter Verlust von Sprache und Sprachverständnis über ein Stadium mit Echolalie, dann bis Lautieren oder Verstummen. Eine gewisse Musikalität bleibt lange erhalten. – **(2)** Meist anschließend erst folgt eine Unruhephase mit Angst, Wut- und Erregungsausbrüchen; nach Monaten wird der Patient ruhiger bei dann weitgehend stationärer Demenz. – **(3)** Bei relativ intelligentem Gesichtsausdruck und ungestörter physischer und statomotorischer Weiterentwicklung imponieren nun Katatonie, Stereotypien, Affektlabilität und phasenhafte Aggressivität. – **(4)** Epileptische Anfälle sind selten und spät im Verlauf. – **(5)** Dem Symptomenkomplex sind keine pathognomonischen technischen Befunde zugeordnet. – **(6)** Luftenzephalographie: Hirnatrophie (bislang nicht bestätigt durch andere bildgebende Verfahren).
Ätiol.: Unklar.
Pathog.: Unklar.
Bemerkungen: Der Symptomenkomplex ist klinisch konkret umrissen; die Diagnose ist jedoch ungebräuchlich geworden, da zumindest ein Teil der Fälle heute biochemisch, neurophysiologisch und/oder genetisch weiter differenziert werden kann; das Rett-Syndrom wird als Variante diskutiert. Bislang keine konstante Korrelation biochemischer Befunde, keine Bestätigung der vermuteten Lipidose.
Lit.: Heller T (1908) Über Dementia infantilis (Verblödungsprozeß im Kindesalter) Z Erforsch u Behandlung d jugendl Schwachsinns II: 17–28. – Zappert J (1922) Dementia infantilis (Heller). Mschr Kinderheilk 22: 389–397.
B. Reitter/DP

Heller-Zappert-Syndrom: Heller-Demenz

HELLP-Syndrom
(Symptomenkomplex)
Syn.: EPH-Gestose Typ B (Pritchard)
Def.: Relativ seltene, schwerwiegende Komplikation der Präklampsie. Charakterisiert durch gemeinsames Auftreten von Hämolyse (H), erhöhten Leberenzymwerten (elevated liver enzymes = EL) und Thrombozytopenie (low platelet count = LP) im Verlauf der Schwangerschaft.
A.: Definition als »HELLP-Syndrom« 1982 durch Louis Weinstein.
Diagn. Krit.: Der HELLP-Symptomenkomplex stellt einen Teilaspekt der EPH-Gestose dar. Zu den Kardinal-

HELLP-Syndrom

symptomen der Erkrankung zählen: **(1)** Hämolytische Anämie (100%). – **(2)** Erhöhte Leberenzymwerte (SGOT, SGPT, LDH; 100%). – **(3)** Thrombozytopenie (≤ 100 000/mm³; 100%). – Als weitere Symptome werden beschrieben: **(4)** Pathologischer Blutausstrich (Anisozytose, Poikilozytose, Schistozyten und Polychromasie; 86%). – **(5)** Hämatokritabfall (≥ 10%; 67%). – **(6)** Hyperbilirubinämie (62%). – **(7)** Epigastrische Schmerzsensationen mit Leberschwellung (86%). – **(8)** Erhöhte Harnstoffwerte (53%). – **(9)** Kreatininanstieg (53%). – **(10)** Proteinurie (96%). – **(11)** Periphere Ödeme (76%). – **(12)** Aszites (65%). – **(13)** Nausea (84%). – **(14)** Hypertonie (45%). – Eine Veränderung der Globalgerinnungsparameter wird nur bei 4% aller beschriebenen Patientinnen nachgewiesen. Trotzdem besteht ein signifikant erhöhtes Risiko für die Entwicklung einer Hämostasestörung mit konsekutiver Verbrauchskoagulopathie (4–8% der Patientinnen). Erhöhung der D-Dimer-Konzentrationen, Zunahme der Spiegel von zirkulierenden Thrombin-Antithrombin-III-Komplexen (TAT) und Fibrinopeptid-A sowie von Plasminogenaktivatorinhibitor (PAI) stellen sensible Indikatoren für die Entwicklung der Verbrauchskoagulopathie dar.

Ätiol.: Heterogen, bisher nicht eindeutig geklärt. Als Hauptursache der Präeklampsie wird heute eine gestörte uteroplazentare Perfusion mit konsekutiver Freisetzung vasoaktiver Substanzen diskutiert. Der Nachweis von Thrombo- und Leukozytopenien bei einigen Neugeborenen von Müttern mit HELLP-Symptomatik könnte einen Hinweis auf ein primär autoimmunologisches Geschehen mit diaplazentarem Übergang immunologischer Mediatoren auf den Feten darstellen.

Pathog.: **1.** Thrombozytopenie: die bei allen Patientinnen dokumentierte Thrombozytopenie ist nach gegenwärtigen Vorstellungen Folge eines erhöhten peripheren Thrombozytenumsatzes. In der Regel kann bei den Patientinnen eine erhöhte Megakaryozytose im Knochenmark nachgewiesen werden. Von Bedeutung für die Pathogenese des HELLP-Syndroms ist ein Ungleichgewicht zwischen der Prostazyklinsynthese im Endothel und der Thromboxan-A2-Bildung. Im Rahmen der Eklampsie auftretende segmentale Vasospasmen lösen Endothelläsionen aus, die eine Störung der Prostazyklinsynthese und eine Thrombin-vermittelte Aktivierung der Gerinnung zur Folge haben. Im Bereich von Endothelläsionen freigesetztes Kollagen induziert eine Steigerung der Thrombozytenadhäsion und -aggregation. Die Thrombozytenaktivierung führt zur vermehrten Freisetzung von Thromboxan-A2 und weiteren vasoaktiven Substanzen (Serotonin), die wiederum die Endothelschädigung verstärken. Gleichzeitig trägt die Gerinnungsaktivierung zur Fibrinablagerung in der Endstrombahn und konsekutiven Mikrozirkulationsstörungen bei. Histologische Untersuchungen belegen Fibrin- und Thrombozytenablagerungen an Intimaläsionen erweiterter Arteriolen. – **2.** Leberenzymerhöhung: Fibrin- und Thrombozytenablagerungen im Bereich der Lebersinusoide führen zu einer gestörten Organperfusion, welche zunächst Organschwellung und Oberbauchbeschwerden zur Folge haben. Im weiteren Verlauf kommt es durch die Organkongestion zur Leberzellschädigung mit Enzymfreisetzung. Morphologisches Korrelat sind periportale und fokale Parenchymnekrosen mit Mikrothromben. Selten entwickeln sich ausgedehnte intraparenchymatöse Blutungen mit dem Risiko der Leberruptur oder ein Leberzerfallskoma. – **3.** Mikroangiopathische hämolytische Anämie: die Hämolyse ist charakterisiert durch das Auftreten von Schistozyten, Aniso- und Poikilozytose. Es wird vermutet, daß die Fragmentation der Erythrozyten eine direkte Folge der mechanischen Alteration der Zellmembran bei der Passage durch kleine Blutgefäße mit Intimaschädigung und Fibrinablagerungen darstellt.

Bemerkungen: Die Diagnose einer schweren EPH-Gestose ergibt sich bei Vorliegen eines der folgenden Kriterien: 1. Hypertonie (≥ 160/110 mmHg). – 2. Proteinurie von mehr als 5 g/24 h. – 3. Oligurie (≤ 400 ml/24 h). – 4. Neurologische Symptomatik. – 5. Lungenödem. – 1982 wurde von Weinstein das sogenannte HELLP-Syndrom als 6. Kriterium definiert. Die Häufigkeit der Erkrankung wird in der Literatur mit 1 : 150–300 Lebendgeborene angegeben. Wie die EPH-Gestose wird der HELLP-Symptomenkomplex vermehrt bei Primipara beobachtet, das Wiederholungsrisiko der Erkrankung beträgt 3,3–24%. In bis zu 15% können die klassischen Zeichen der Präklampsie fehlen. Die maternale Mortalität liegt bei 3,3%. Zur Zeit stellt die unverzügliche Beendigung der Schwangerschaft die einzig suffiziente Therapie dar. Zur Prävention schwerer maternaler Komplikationen ist die symptomatische Therapie von Thrombozytopenie, hämolytischer Anämie und Hypertonie sowie die frühzeitige Korrektur intravasaler Gerinnungsstörungen erforderlich. Entsprechend den Daten aus mehreren Studien wird bei Vorliegen einer HELLP-Symptomatik in 60% der Fälle eine Entbindung durch Sectio caesarea durchgeführt. Das durchschnittliche Geburtsgewicht der Kinder bei HELLP-Symptomatik liegt bei 1900 g, das mittlere Gestationsalter zum Geburtszeitpunkt bei der 33. Schwangerschaftswoche. Die perinatale Mortalität wird mit 8% (in einigen Studien bis 60%) angegeben. Hierfür sind primär Komplikationen infolge der Frühgeburtlichkeit verantwortlich. Es liegen keine zuverlässigen Hinweise für die Existenz eines isolierten »neonatalen HELLP-Syndroms« vor.

Lit.: Eeltink CM, van Lingen RA, Aarnoudse JG et al (1993) Maternal hemolysis, elevated liver enzymes and low platelets syndrome: specific problems in the newborn. Eur J Pediatr 152: 160. – Pritchard JA, Weisman R, Ratnoff OD (1954) Intravascular hemolysis, thrombocytopenia and other hematologic abnormalities associated with severe toxemia in pregnancy. N Engl J Med 250: 89. – Rath W, Loos W, Graeff H, Kuhn W (1992) Das HELLP-Syndrom. Gynäkologe 25: 430. – Sibai BM, Taslimi MM, El-Nazer A et al (1986) Maternal-perinatal outcome associated with the syndrome of hemolysis, elevated liver enzymes, and low platelets in severe preeclampsia-eclampsia. Am J Obstet Gynec 155: 501. – Sibai BM, Ramadan MK, Usta I et al (1993) Maternal morbidity and mortality in 442 pregnancies with hemolysis, elevated liver enzymes, and low platelets (HELLP syndrome). Am J Obstet Gynec 169: 1000. – Weinstein L (1982) Syndrome of hemolysis, elevated liver enzymes and low platelet count: a severe consequence of hypertension in pregnancy. Am J Obstet Gynecol 142: 159. – Weinstein L (1985) Preeclampsia/Eclampsia with hemolysis, elevated liver enzymes and thrombocytopenia. Obstet Gynecol 66: 657.

F. Zepp/JS

Helweg//Larsen-Syndrom: Ektodermaldysplasie mit neurolabyrinthärer Ertaubung
hema (e): Hämophilie A
hemangioma of the spinal cord (e): Foix-Alajouanine-Syndrom
hemangiomata-cleft sternum (e): Mittelbauchraphe, supraumbilikale, Sternalspalte und vaskuläre Dysplasie-Assoziation
hemangiomatous branchial clefts-lip pseudocleft syndrome (e): Branchio-okulo-faziales-Syndrom
hematoma of the uvula (e): Staphylhämatom Bosviel
hematopoietic hypoplasia, generalized (e): Dysgenesie, retikuläre
hematuria, congenital, hereditary (e): Alport-Syndrom
hematuria-nephropathy-deafness syndrome, hereditary (e): Alport-Syndrom

Hemiatrophia faciei progressiva

Syn.: Trophoneurose v. Romberg – Parry-v.-Romberg-Syndrom – v.-Romberg-Krankheit
Def.: Progrediente halbseitige Gesichtsatrophie.
A.: Erstbeschreibung 1825 durch C. H. Parry; Beschreibung durch den deutschen Neurologen Moritz Heinrich v. Romberg 1846.
Diagn. Krit.: **(1)** Erkrankungsbeginn in den ersten beiden Lebensjahrzehnten, häufig bereits in früher Kindheit, selten kongenital. – **(2)** Auftreten von makulösen Hyperpigmentierungen im Bereich einer Gesichtshälfte oder an bestimmten umschriebenen Bezirken des Gesichts. – **(3)** Im Bereich der Hyperpigmentierung in der Folge fortschreitende sklerodermiforme Atrophie der Haut (»en coup de sabre«), des subkutanen Gewebes und der Muskeln. Bei Erkrankungsbeginn vor Abschluß des Wachstums zusätzlich Knochenatrophien. – **(4)** Häufig Ausfall der homolateralen Kopfhaare, Wimpern und Augenbrauen. – **(5)** Fokale epileptische Anfälle.
Ätiol.: Autoimmunerkrankung? Infektion? In einzelnen Fällen Borrelieninfektion nachgewiesen.
Pathog.: Multisystemerkrankung, die sich häufig in Form einer umschriebenen Sklerodermie manifestiert, aber auch ZNS-Anteile erfassen kann und dann zu einer Meningoenzephalitis mit Gefäßbeteiligung führen kann.
Bemerkungen: Familiäres Auftreten der Erkrankung ist nicht belegt.
Lit.: Küster W, Majewski F (1983) Hemiatrophia faciei progressiva – eine genetisch bedingte Störung? Dtsch Z Mund-Kiefer-Gesichts Chir 7: 466–470. – Parry CH (1825) Collections from the unpublished writings. Vol I. Underwoods, London. – Rogers BO (1963) Progressive facial hemiatrophy: Romberg's disease. A review of 772 cases. Transactions of the 3. International Congress of Plastic Surgery. Excerpta Medica Foundation Congress Series 66: 681–689. – v. Romberg MH (1846) Trophoneurosen. Klinische Ergebnisse. Forstner, Berlin. – Terstegge K, Kunath B, Felber S et al (1994) MR of brain involvement in progressive facial hemiatrophy (Romberg's disease): Reconsideration of a syndrome. Am J Neuroradiol 15: 145–150.
McK: 141300
W. Küster/GB

Hemihypertrophie, idiopathische

Syn.: Riesenwuchs, halbseitiger – hemihypertrophy, idiopathic congenital or isolated (e) – hypertrophy, unilateral (e) – asymmetry congenital (e) – hemigigantism (e) – overgrowth disorder (e)
Def.: Kongenitale Hypertrophie unklarer Ätiologie, die halbseitig oder partiell und zusammen mit Beteiligung der paarigen inneren Organe auftreten kann.
A.: Frühe Beschreibung 1822 durch Johann Friedrich Meckel, 1781–1833, Anatom, Halle/Saale, und durch H. Wagner, 1839.
Diagn. Krit.: **(1)** Hemihypertrophie einer Körperhälfte, auch partiell vorkommend (Gesicht, obere oder untere Extremitäten, Mandibula u.a.), rechts häufiger als links. – **(2)** Mitbeteiligung der inneren paarigen Organe (Urogenitaltrakt). – **(3)** Geistige Retardierung 10–20%. – **(4)** Erhöhtes Risiko für Wilms-Tumoren (3%), adrenokortikale Neoplasien und Hepatoblastome, z.T. kontralaterales Auftreten. – **(5)** Auf der betroffenen Seite manchmal Pigmentierungen, Hypertrichose, Zahnungsanomalien, Pupillendifferenz. – **(6)** Radiologisch z.T. beschleunigtes Knochenwachstum der betroffenen Seite. – **(7)** Entsprechende Labordiagnostik bei Tumorverdacht.
Ätiol.: Unbekannt, wohl Heterogenie, vereinzelt verschiedene chromosomale Störungen. Mosaike mit unterschiedlicher Verteilung dagegen vermehrt bei Hemihypotrophien beobachtet. Sporadisches Auftreten, sehr vereinzelt Familienbeobachtungen.
Pathog.: Wahrscheinlich Störung in der frühen Embryogenese, histologisch erhöhte Zellzahl ohne Vergrößerung der einzelnen Zellen. Erhöhte Teilungsrate der Fibroblasten der betroffenen Seite in vitro.
Bemerkungen: Häufigkeit 1 : 14 300 bei Untersuchung bis 6. Lebensjahr; nach anderen Autoren 1 : 100 000. Männer häufiger betroffen als Frauen, nach anderen Berichten 1 : 1. Schwierige Abgrenzung von Normvarianten. Regelmäßige abdominale Ultraschalluntersuchung wegen erhöhten Tumorrisikos erforderlich. Prognose je nach Ausmaß der Hypertrophie unterschiedlich, kein Aufholwachstum der nicht betroffenen Seite. **(DD)** Hemi-3-Syndrom – Wiedemann-Beckwith-Syndrom – progressive hemifaziale Atrophie – Proteus-Syndrom – Silver-Syndrom.
Lit.: Beckwith JB, Kiviat NB, Bonadio JF (1990) Nephrogenic tests, nephroblastomatosis, and the pathogenesis of Wilm's tumor. Pediatr Pathol 10: 1–36. – Meckel JF (1822) Über die seitliche Asymmetrie im tierischen Körper. Anatomische physiologische Beobachtungen und Untersuchungen, S 147. Renger, Halle. – Ringrose RE, Jabbour JT, Keele DK (1965) Hemihypertrophy. Pediatrics 36: 434–448. – Viljoen D, Pearn J, Beighton P (1984) Manifestations and natural history of idiopathic hemihypertrophy: a review of eleven cases. Clin Genet 26: 81–86. – Wagner H (1839) Hypertrophie der rechten Brust und der rechten oberen Extremität, besonders der Hand und der Finger. Med Jahrb KK Österreichischen Staates 19: 378–384.
McK: 235000
A. Dörries/JK

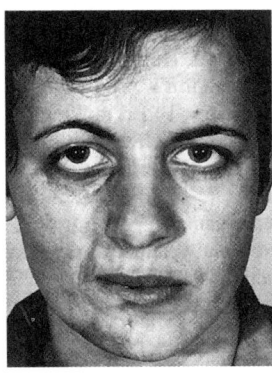
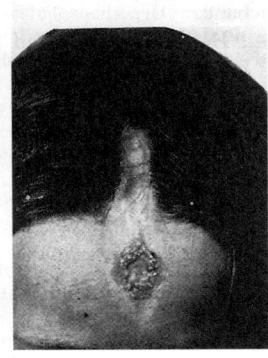

a   b

Hemiatrophia faciei progressiva: a) halbseitige Gesichtsatrophie; b) umschriebene sklerodermische Atrophie »en coup de sabre« (Beob. H. Flegel, Rostock)

---

hemibulbar syndrome (e): Babinski-Nageotte-Symptomatik
Hemicrania cerebellaris: Bárány-Symptomenkomplex
Hemicraniosis Brissaud: Brissaud-Symptomatik
hemifacial hyperplasia with strabism (e): Bencze-Syndrom
hemigigantism (e): Hemihypertrophie, idiopathische
hemihypertrophy, idiopathic congenital or isolated (e): Hemihypertrophie, idiopathische
hemimelische Epiphysendysplasie: Dysplasia epiphysealis hemimelica
Hemineglect-Syndrom: Neglect-Symptomatik
hemiparaplegia, spinal (e): Brown//Séquard-Symptomatik
hemiparaplegisches Syndrom: Brown//Séquard-Symptomatik
Hemiplegia abducento-facialis alternans: Foville-Symptomatik
Hemiplegia alternans abducens: Raymond-Symptomatik
Hemiplegia alternans hypoglossica: Jackson-Lähmung
Hemiplegia alternans inferior: Foville-Symptomatik
Hemiplegia alternans inferior pontina: Foville-Symptomatik

hepato-genitales Syndrom

Hemiplegia alternans infima: Jackson-Lähmung
hemiplegia, alternating (e): Foville-Symptomatik
hemiplegia, alternating oculomotor (e): Weber-Symptomatik
Hemiplegia cruciata abducentis inferior: Millard-Gubler-Symptomatik
hémiplégie glosso-pharyngée (fz): Tapia-Symptomatik
hémiplégie pallato-pharyngo-glosso-laryngée (fz): Jackson-Lähmung
Hemiplegie, skapulo(palato)laryngeale: Schmidt-Lähmung
Hemiplegie und Hemiparaplegie: Brown//Séquard-Symptomatik
Hemiplegie vom Typ Wernicke-Mann: Wernicke-Mann-Hemiparese
hemipolyneuropathy cranialis-paralysis syndrome (e): Garcin-Symptomatik
hemolytic icterus, congenital (e): Sphärozytose
hemophiloid state A (Brinkhous) (e): Owren-Syndrom I
hemophiloid state C (Brinkhous) (e): PTC-Mangel
hemorrhagic nephritis, hereditary, familial congenital (e): Alport-Syndrom
hemorrhagic shock and encephalopathy (syndrome) (e): hämorrhagischer Schock mit Enzephalopathie
Henderson-Jones syndrome (e): Reichel-Gelenkchondromatose
Henoch-Krankheit: Dubini-Krankheit
Henoch-Syndrom (obsolet): Purpura Schoenlein-Henoch
hepatic duct stenosis (e): Mirizzi-Syndrom
hepatic fibrosis-polycystic kidneys-colobomata (e): okulo-enzephalo-hepato-renales Syndrom

hepato-genitales Syndrom

Def.: Eine heute nicht mehr gebräuchliche Bezeichnung für Pubertas praecox bei primärem Leberzellkarzinom.
Lit.: Kosenow W, Feil G, von Törne H, Bierich JR, Apostolakis M (1967) Sexuelle Frühreife durch primäres Leberkarzinom: „Hepatogenitales Syndrom". Mschr Kinderheilk 115: 37–46.
A. Grüters/JK

hepatolentikuläre Degeneration: Morbus Wilson
Hepatomegalie, nephrogene: Stauffer-Symptomenkomplex
hepatomegaly, nephrogenic (e): Stauffer-Symptomenkomplex
Hepatonephritis serosa acuta: hepato-renales Syndrom
hepatonephromegalia glycogenica (e): Glykogenspeicherkrankheit Typ 1

hepato-renales Syndrom
(Symptomenkomplex)

Syn.: Heyd-Syndrom – Leber-Nieren-Syndrom – Hepatonephritis serosa acuta – bile nephrosis (e)
Def.: Akutes, progressives, oligurisches Nierenversagen bei Patienten mit fortgeschrittener Leberzirrhose ohne Zeichen anderer klinischer Ursachen.
A.: Erste genaue Beschreibung 1924 durch Charles Gordon Heyd, 1884–, Chirurg, New York.
Diagn. Krit.: (1) Gewöhnlich stationäre Patienten. – (2) Aszites ist nahezu obligat, oft Cholostase. – (3) Hepatische Enzephalopathie oft vorhanden. – (4) Oligurie, Urin-Natrium meist < 10 meq/l. – (5) Hyponatriämie. – (6) Urinsediment ist uncharakteristisch. – (7) Spontanremission sehr selten.
Ätiol.: Heterogen.
Pathog.: Im Vordergrund steht die Verminderung des effektiv zirkulierenden Blutvolumens bei Leberzirrhose, einhergehend mit erhöhter renaler Vasokonstriktion. Ursachen der Hypovolämie können Erbrechen, Durchfall, reduzierte Flüssigkeitszufuhr, Diuretikaabusus, gastrointestinale Blutungen, Aszitesbildung, periphere Vasodilatation, AV-Fisteln und die Reduktion des venösen Rückflusses bei Aszites sein. Ursachen erhöhter renaler Vasokonstriktion ist die erhöhte Synthese von Catecholaminen, Angiotensin II, Endothelin und Arginin-Vasopressin, sowie die Störung der Synthese vasodilatatorischer Prostaglandine und Kinine oder der Funktion von atrialen natriuretischen Peptiden.
Lit.: Floras JS, Legault L, Morris BL, Blendis LM (1991) Direct evidence from intraneural recordings for increased sympathetic outflow in patients with cirrhosis and ascites. Ann Intern Med 114: 373. – Heyd CG (1924) The liver and its relation to chronic abdominal infection. Ann Surg 79: 55–77. – Levy M (1993) Hepatorenal syndrome. Kidney Int 43: 737. – Villamediana LM, Velo M, Olivera A et al (1991) Glomerular binding and contractile response to angiotensin II in rats with chronic experimental cirrhosis of the liver. Clin Sci 80: 143.
R. Stahl/GA

hepatorenal glycogenosis (e): Glykogenspeicherkrankheit Typ 1
hepatozerebrale Degeneration: Morbus Wilson

hepato-zerebrales Syndrom

Def.: Heute nicht mehr gebräuchliche Bezeichnung für die portokavale Enzephalopathie.
A.: Erstbeschreibung 1954 durch S. Sherlock, W. H. J. Summerskill und Mitarbeiter.
Lit.: Sherlock S, Summerskill WHJ, White LP, Phear EA (1954) Portal-systemic encephalopathy. Neurological complications of liver disease. Lancet II: 453–457.
M. Scheurlen/GA

Herdepilepsie: Jackson-Anfälle
hereditäre Hyperphosphatasie: Osteoektasie mit Hyperphosphatasie
hereditäre motorische sensible Neuropathie Typ IV: Refsum-Krankheit
hereditäre multiple diaphysäre Sklerose: Camurati-Engelmann-Syndrom
hereditäre multizentrische Osteolyse: Osteolyse, hereditäre idiopathische, Typ VII (Torg)
hereditäre Neuropathie mit Neigung zu Druckparesen: Neuropathie, familiäre, rezidivierende, polytope
hereditary acromelalgia (e): Restless-legs
hereditary amelogenesis imperfecta (e): Amelogenesis imperfecta
hereditary crystalline stromal dystrophy (e): Schnyder-Hornhautdystrophie
hereditary hollow visceral myopathy (e): Myopathie, viszerale
hereditary motor and sensory neuropathy, type I (e): Neuropathie, hereditäre motorisch-sensible, Typ I
hereditary motor and sensory neuropathy, type II (e): Neuropathie, hereditäre motorisch-sensible, Typ II
hereditary motor and sensory neuropathy type III (e): Neuropathie, hereditäre motorisch-sensible, Typ III
hereditary mucoepithelial dysplasia (e): mukoepitheliale Dysplasie, hereditäre
hereditary neuropathy with liability to pressure palsies (e): Neuropathie, familiäre, rezidivierende, polytope
hereditary sensory and autonomic neuropathy type I (e): Neuropathie, hereditäre sensible, Typ I
hereditary sensory and autonomic neuropathy type II (e): Neuropathie, hereditäre sensible, Typ II

hereditary sensory and autonomic neuropathy type III (e): Neuropathie, hereditäre sensible, Typ III
hereditary sensory and autonomic neuropathy type IV (e): Neuropathie, hereditäre sensible und autonome, Typ IV
hereditary sensory neuropathy type IV (e): Neuropathie, hereditäre sensible und autonome, Typ IV
hereditary sensory radicular neuropathy (Denny//Brown) (e): Neuropathie, hereditäre sensible, Typ I
hereditary spastic ataxia (e): (Pierre-)Marie-Syndrom
hereditary spherocytosis (e): Sphärozytose
Heredoataxia cerebellaris: (Pierre-)Marie-Syndrom
Heredoataxia hemeralopica polyneuritiformis (Refsum): Refsum-Krankheit
hérédo-ataxie cérébelleuse (fz): (Pierre-)Marie-Syndrom
Heredoataxie, spinale: Friedreich-Ataxie
Heredoataxie, zerebellare: (Pierre-)Marie-Syndrom
hérédodégénérescence maculaire juvénile (fz): Stargardt-Makuladegeneration
hérédodégénérescence maculaire vitelliforme (fz): Best-Makuladegeneration, vitelliforme oder vitelliruptive
Heredopathia atactica polyneuritiformis (Refsum): Refsum-Krankheit

Albinismus VI B) vor der akzelerierten Phase. Therapeutisch wurde Vitamin E versucht. Da Acetylsalicylsäure die Thrombozytenaggregation weiter hemmen kann, absolute Kontraindikation. Tödliche Zwischenfälle mit Acetylsalicylsäure nach Magenulzera, Zahnextraktion und Geburten wurden beschrieben.
Lit.: Dephino RA, Kaplan KL (1985) The Hermansky-Pudlak syndrome; report of three cases and review of pathophysiology and management considerations. Medicine 64: 192–202. – Hermansky F, Pudlak K (1959) Albinism associated with hemorrhagic diathesis and unusual pigmented reticular cells in the bone marrow: report of two cases with histochemical studies. Blood 14: 162–169. – Schallreuter KU (1990) Das Hermansky-Pudlak-Syndrom. Hautarzt 40: 130–133.
McK: 203300
W. Stolz/GB

Herpes zoster articularis: Hunt-Neuralgie
herpes zoster oticus (e): Hunt-Neuralgie

Hermansky-Pudlak-Syndrom
Syn.: Albinismus, okulokutaner, Typ VI A
Def.: Autosomal-rezessive Kombination eines Tyrosinase-positiven Albinismus mit Nystagmus und Lichtscheu sowie mit einer auf einer verlängerten Blutungszeit beruhenden Blutungsneigung.
A.: F. Hermansky, Internist, Prag. – P. Pudlak, Internist, Prag. – Erstbeschreibung 1959 durch beide Autoren gemeinsam.
Diagn. Krit.: **(1)** Tyrosinase-positiver Albinismus der Haut und der Augen, verbunden mit Nystagmus und Lichtscheu. Ausprägung des Albinismus und der Augenveränderungen abhängig vom Grad der Pigmentierung der entsprechenden Rasse. Kaukasier mit HPS weisen in der Regel helle Haut, blonde Haare und helle, graublaue Augen mit prominentem rotem Fundusreflex auf. Unter Sonnenexposition ist leichte Pigmentierung möglich. – **(2)** Blutungsneigung (Sugillationen, Epistaxis, Gingivablutungen, verstärkte Menstruationsblutungen), beruhend auf dem auch ultrastrukturell nachweisbaren Fehlen von sogenannten »dense bodies« in den Thrombozyten, in denen Serotonin, Calcium, ATP und ADP gespeichert sind. Daher zum Teil verminderte Thrombozytenaggregation mit Kollagen, ADP und Epinephrin. Möglicherweise beruht der Thrombozytendefekt auf einem Mangel an Granulophysin. – **(3)** Nachweis von zeroidartigem Material in Monozyten, Lymphozyten, Nierentubuluszellen, Urinsediment und in Makrophagen von Leber, Milz, Knochenmark, Lunge und der gastrointestinalen Schleimhaut. Selten auch in Knötchen am Gaumen. Daneben ultrastrukturell in den Lymphozyten und Monozyten membrangebundene elektronendichte Einschlüsse. – **(4)** Restriktive Lungenveränderungen ab dem 20. Lebensjahr, beginnend mit Husten und Bronchitis. – **(5)** Colitis (selten), teilweise auch granulomatös verlaufend. – **(6)** Niereninsuffizienz (selten).
Ätiol.: Autosomal-rezessives Erbleiden.
Pathog.: Für den Tyrosinase-positiven Albinismus der Haut anscheinend verminderte Aktivität der Thioredoxin-Reduktase verantwortlich, möglicherweise im Zusammenhang mit defekter Calciumaufnahme der Zellen.
Bemerkungen: Durch Bestimmung der Thioredoxin-Reduktase möglicherweise heterozygote Träger auffindbar. Seltenes Syndrom. Bis 1983 ungefähr 200 Fälle bekannt. Häufung in Puerto Rico. **(DD)** Tyrosinase-positiver Albinismus – Chediak-Higashi-Syndrom (okulokutaner

Herrmann-Aguilar-Sacks-Syndrom
Syn.: photomyoclonus, diabetes mellitus, deafness, nephropathy and cerebral dysfunction (e)
Def.: Im Erwachsenenalter beginnende Myoklonusepilepsie mit Taubheit, Nephropathie, Diabetes mellitus und frühzeitiger seniler Demenz.
A.: Chr. Herrmann jr., Arzt, Los Angeles. – M. J. Aguilar, Ärztin, Los Angeles. – Erstbeschreibung 1964.
Diagn. Krit.: **(1)** Photogene Myoklonusepilepsie im Erwachsenenalter. – **(2)** Progrediente Innenohrschwerhörigkeit. – **(3)** Diabetes mellitus. – **(4)** Chronische Nephropathie (chron. Glomerulonephritis oder Pyelonephritis). – **(5)** Frühzeitige senile Demenz. – **(6)** Erhöhung der Glykoproteine und Mukoproteine im Serum. – **(7)** Erhöhung von Alanin und Leucin im Urin.
Ätiol.: Autosomal-dominantes Erbleiden mit variabler Penetranz.
Pathog.: Lokalisation der Störung im Stoffwechsel noch ungeklärt. Histol.: chronische glomeruläre und interstitielle Entzündung, tubuläre Degeneration mit Speicherung PAS-positiver Substanz, Hirnrindendegeneration mit Speicherung von PAS.
Lit.: Herrmann C Jr, Aguilar MJ, Sacks OW (1964) Hereditary photomyoclonus associated with diabetes mellitus, deafness, nephropathy and cerebral dysfunction. Neurology (Minneap.) 14: 212–221.
McK: 172500
S. Schmid; Th. Spillmann/GB

Herrmann-Opitz-Syndrom
Def.: Herrmann und Opitz publizierten 1969 einen männlichen Patienten mit Kleinwuchs, geistiger Behinderung und Akrozephalosyndaktylie (Turri-Brachyzephalie, Gesichtszüge ähnlich dem Saethre-Chotzen-Syndrom, ausgeprägter Hypertelorismus, kleines Kinn, tiefsitzende, dysmorphe Ohren), Kryptorchismus, Exkursionseinschränkung in den Ellenbogen, Brachysyndaktylie der Finger und Zehen mit Fehlen der vierten Zehe. Eine ungebänderte Chromosomenuntersuchung 1969 ergab einen normalen Karyotyp. Weitere analoge Fälle wurden nicht veröffentlicht. Die Autoren nahmen bei einem väterlichen Alter von 37 Jahren eine Neumutation eines dominanten Gens an. Eine in ungebänderten Karyo-

typen nicht sichtbare strukturelle Chromosomenaberration (z.B. kleinere Deletion) dürfte ebenso möglich sein.
A. Schinzel/AS

Herrmann-Pallister-Syndrom: KBG-Syndrom
Hers-Krankheit: Glykogenspeicherkrankheit Typ 6
Hertwig-Weyers-Syndrom: Oligodaktylie-Syndrom (Grebe-Weyers)
Herva-Syndrom: Pterygium-Syndrom, letales multiples, Typ IV
Herxheimer-Krankheit: Akrodermatitis chronica atrophicans
Herzamyloidose: Amyloidose, kardialer Typ

Herz-Hand-Syndrom Typ IV

Syn.: heart-hand syndrome IV (e) – Polydaktylie, mesoaxiale, und Herzfehler – mesoaxial hexadactyly-cardial malformation (e) – Mexican cardiomelic dysplasia (e) – Polydaktylie-dento-vertebrales Syndrom – postaxial polydactyly-dental-vertebral syndrome (e) – Rogers syndrome (e)
Def.: Fehlbildungssyndrom, gekennzeichnet durch postaxiale Polydaktylie und andere Extremitätenfehlbildungen, Wirbelkörperanomalien, Zahnauffälligkeiten und andere Befunde.
A.: Erstbeschreibung 1977 durch den Humangenetiker John G. Rogers, der zwei betroffene Töchter nicht erkrankter Eltern sowie einen Sohn blutsverwandter Eltern mit diesem Krankheitsbild beschrieb.
Diagn. Krit.: **(1)** Postaxiale Polydaktylie an Händen und/oder Füßen. Brachydaktylie, Klinodaktylie an den Händen. Syndaktylien der Zehen und auffällig breiter erster Zeh. Kurze Mittelphalangen. – **(2)** Kyphoskoliose. Enger Spinalkanal. Fusionierte Wirbelkörper, Hemivertebrae. – **(3)** Zahnauffälligkeiten: Makrodontie, Hypodontie, Schmelzdysplasie, kurze Wurzeln. – **(4)** Kraniofaziale Dysmorphien. – **(5)** Minderwuchs. – **(6)** Innere Fehlbildungen, dazu Sternumfehlbildungen, Ohranomalien.
Ätiol.: Vermutlich autosomal-rezessiver Erbgang. Von den drei bisher veröffentlichten Fällen waren zwei Geschwister nicht betroffener Eltern und eins ein sporadischer Fall verwandter Eltern.
Pathog.: Unklar.
Bemerkungen: Wahrscheinlich handelt es sich bei der mexikanischen kardiomelen Dysplasie um das gleiche Syndrom. Führende Symptome hierbei sind ebenfalls Minderwuchs, kongenitale Vitien und Polydaktylie, die jedoch bei dem beschriebenen Geschwisterpaar mesoaxial vorkam. Zudem war bei diesen Patienten, anders als bei den von Rogers veröffentlichten, die Intelligenz vermindert. Auch wiesen beide einen okulären Torticollis sowie eine Pubertas tarda auf.
Lit.: Martinez-y-Martinez R, Corona-Rivera E, Jimenez-Martinez M et al (1981) A new probably autosomal recessive cardiomelic dysplasia with mesoaxial hexadactyly. J Med Genet 18: 151–154. – Rogers JG, Levin LS, Dorst JP, Temtany SA (1977) A postaxial polydactyly-dental-vertebral syndrome. J Pediatr 90: 230–235.
McK: 263540; 249670
S. Schechert-Spranger; R. König/AS; JS

Herzinsuffizienz, energetisch-dynamische

Syn.: Hegglin-Syndrom II – Herzinsuffizienz, hypodyname
Def.: Mit pathologischen Elektrolytveränderungen verknüpfte Muskelkontraktionsstörung des Herzens.
A.: Robert Marquard Hegglin, 1907–1970, Internist, Zürich. – Erstbeschreibung 1947.
Diagn. Krit.: **(1)** Zu früh einsetzender 2. Herzton durch Dissoziation von elektrischer und mechanischer Systole infolge vorzeitig abbrechender hämodynamisch wirksamer Systole (»Spechtschlagphänomen«). Bei Tachykardie Fortfall des 2. Tones (»Kaninchenrhythmus«). – **(2)** Ohnmachtsneigung. – **(3)** Keine Stauungssymptome, fehlende Venenstauung vor dem Herzen. Geringe Zyanose. – **(4)** Pulsus parvus, Tachy- oder Bradykardie, Hypotension. – **(5)** EKG: Verlängerung der QT-Dauer mit relativer Verkürzung der mechanischen Systolendauer. – **(6)** Hypo- oder Hyperkaliämie. – **(7)** Reversibilität aller Erscheinungen bei Beseitigung des Grundleidens.
Ätiol.: Stoffwechselstörungen verschiedener Ursache, besonders des kardialen K-Quotienten, Hypokalzämie, Hypothyreose, Intoxikationen, schwere Komazustände, Porphyrie, schwere Infektionen.
Pathog.: Störungen der Transmineralisation des Herzmuskels, bes. der Repolarisationsphase. Fast nie Ausdruck einer autochthonen Herzerkrankung, sondern Mitreaktion des Myokards bei schwerer Allgemeinerkrankung.
Bemerkungen: Im Unterschied zu der Verlängerung der QT-Dauer bei Hypokalzämie kann die Prolongation des QT-Intervalls bei Hypokaliämie durch Hervortreten einer U-Welle bei flacher T-Welle vorgetäuscht werden.
Lit.: Hegglin R (1950) Über die Differenzierung verschiedener Herzinsuffizienzformen. Verh Dtsch Ges Kreisl Forsch 16: 117–171. – Hegglin R (1947) Die Klinik der energetisch-dynamischen Herzinsuffizienz. Basel. – Kenny RA, Sutton R (1985) The prolonged QT interval – a frequently unrecognized abnormality. Postgrad Med J 61: 379. – Krayenbühl HP (1988) Dyspnoe infolge Erkrankungen des Herzens. In: Siegenthaler W (ed) Differentialdiagnose innerer Krankheiten, S 10.60. Thieme, Stuttgart.
S. Wieshammer/GA

Herzinsuffizienz, hypodyname: Herzinsuffizienz, energetisch-dynamische
Herz-Oberbauch-Syndrom: Roemheld-Symptomenkomplex

Heterochromozyklitis Fuchs

Syn.: Fuchs-Syndrom III – Fuchs heterochromic iridocyclitis (e)
Def.: Heterochromia iridum mit Pigmentverlust der Iris und Iridozyklitis.
A.: Erstbeschreibung 1904 durch Weill. Lawrence, Hutchinson, Bistis, Gunn und Malgat waren früher schon Zusammenhänge zwischen Zyklitis und Heterochromie aufgefallen. 1906 Übersicht durch Ernst Fuchs, 1851–1930, österreichischer Ophthalmologe.
Diagn. Krit.: **(1)** Im 2. bis 3. Lebensjahrzehnt zunehmende meist einseitige Depigmentierung (Blauverfärbung) der Iris bei äußerlich reizfreiem Auge. – **(2)** Chronische Iridozyklitis ohne hintere Synechierung der Iris mit speckigen Hornhautpräzipitaten. – **(3)** Feine Brückengefäße im Kammerwinkel. – **(4)** Sekundärglaukom und sekundäre Cataracta complicata. – Familiäres Auftreten selten (u.U. Zusammenhang mit Dysraphie-Syndromen oder Bernard-Horner-Syndrom).
Ätiol.: Ungeklärt. Gelegentlich unregelmäßig dominante Vererbung.
Pathog.: Ungeklärt.
Bemerkungen: **(DD)** Heterochromia iridis or iridum (McK: 142500) u.a. beim Bernard-Horner-Syndrom (McK: 143000) oder Klein-Waardenburg-Syndrom (McK: 193500) – Heterochromia-simplex-Uveitis – auch nach Geburtstraumen.

Lit.: Fuchs E (1906) Über Komplikationen der Heterochromie. Zschr Augenheilk 15: 191–212. – Hollwich F (1963) Zur Differentialdiagnose der Heterochromiezyklitis. Klin Mbl Augenheilk 142: 129–139. – Kimura SJ, Hogan MJ, Thygeson P (1955) Fuchs' syndrome of heterochromic cyclitis. Arch Ophthal (Am) 54: 179. – Loewenfeld IE, Thompson HS (1973) Fuchs's heterochromic cyclitis. A critical review of the literature. I. Clinical characteristics of the syndrome. Surv Ophthal 17: 394–457; II. Etiology and mechanisms. Surv Ophthalmol 18: 2–61. – Schmautz K-H (1970) Status dysrhaphicus und Heterochromiezyklitis. Dtsch Gesundh-Wes 25: 991–993.
McK: 142500
F. H. Stefani/DP

Heterotaxie-Syndrom: Polysplenie-Syndrom
Heubner-Herter-Infantilismus: Sprue (tropische und nicht-tropische)
»Heultage«: Generationspsychosen
Hexosaminidase-A-Mangel: Tay-Sachs-Krankheit
Hexosaminidase-A- und -B-Mangel: Sandhoff-Krankheit

Heyde-Syndrom
Def.: Gleichzeitiges Vorliegen einer verkalkten Aortenklappenstenose und einer gastrointestinalen Blutung infolge Angiodysplasien in der Submukosa oder Mukosa des Gastrointestinaltrakts.
A.: Erstbeschreibung 1958 durch E. C. Heyde.
Diagn. Krit.: **(1)** Klinischer, dopplerechokardiographischer oder invasiver Nachweis einer Aortenklappenstenose. – **(2)** Endoskopischer, angiographischer oder ggf. szintigraphischer Nachweis einer gastrointestinalen Blutung aus Angiodysplasien.
Ätiol.: Es ist unklar, ob das Vitium cordis für die Entwicklung der Angiodysplasien verantwortlich ist oder lediglich die Blutung aus vorbestehenden Angiodysplasien begünstigt. Manche Autoren sehen das Zusammentreffen dieser beiden Entitäten als zufällig an; andere Untersuchungen sprechen dafür, daß das Risiko einer gastrointestinalen Blutung bei Vorliegen einer Aortenstenose um bis zu hundertfach erhöht ist.
Pathog.: Unbekannt.
Lit.: Apostolakis E, Doering C, Kantartzis M et al (1990) Calcific aortic-valve stenosis and angiodysplasia of the colon: Heyde's syndrome – Report of two cases. Thoracic Cardiovasc Surgeon 38: 374–376. – Heyde EC (1958) Gastrointestinal bleeding in aortic stenosis. New Engl J Med 259: 196. – Kraft P, Hahn EG (1993) Das Heyde-Syndrom – Assoziation zwischen kalzifizierender Aortenklappenstenose und gastrointestinaler Blutung unklarer Genese. Med Klinik 88: 67–71. – Olearchyk AS (1992) Heyde's syndrome. J Thorac Cardiovasc Surg 103: 823–834.
S. Wieshammer/GA

Heyd-Syndrom: hepato-renales Syndrom
HGPRT-Mangel: Lesch-Nyhan-Syndrom

HHH-Syndrom
Syn.: Hyperornithinämie-Hyperammonämie-Homocitrullinurie-Syndrom – Hyperornithinämie
Def.: Seltene Stoffwechselkrankheit im Harnstoffzyklus, bei der es zur Hyperornithinämie und Hyperammonämie kommt.
A.: Erstbeschreibung 1969 durch V. E. Shih und Mitarbeiter.
Diagn. Krit.: **(1)** Klinische Symptome variabel: Rezidivierende Episoden von Lethargie, Krampfanfällen und Stupor, ausgelöst durch Proteinbelastung, milde bis schwere geistige Retardierung, Ataxie, spastische Paraparese. – **(2)** Hyperornithinämie, Homocitrullinämie, Hyperammonämie, evtl. Glutamin-Erhöhung. – **(3)** Homocitrullinurie, Ausscheidung von 3-Amino-2-Piperidin und meist von Orotat.
Ätiol.: Autosomal-rezessiv vererbtes Leiden. Genlokalisation auf Chromosom 13 (13q34).
Pathog.: Es handelt sich um einen Defekt, bei dem Ornithin nur in vermindertem Maße in die Mitochondrien transportiert wird. Es kommt zur Akkumulation von Ornithin im Zytoplasma, die Entgiftung von Ammoniak und Carbamylphosphat ist vermindert. Die Hyperammonämie führt zu den klinischen Symptomen.
Bemerkungen: **(DD)** Carbamylphosphatsynthetase- und Ornithintranscarbamylase-Mangel zeigen keine Hyperornithinämie, andere Störungen im Harnstoffzyklus oder Hyperammonämien weisen typische Muster der Aminosäuren bzw. der organischen Säuren auf. Therapie: Eiweiß-arme Diät (weniger als 1,2 g EW/Tag) und zusätzliche Gabe von Ornithin (6 g/Tag), Citrullin oder Arginin (7,5 g/Tag) verbessern die Symptomatik. Patienten lehnen Eiweiß-reiche Kost oft von sich aus ab.
Lit.: Rodes M, Ribes A, Pineda M et al (1987) A new Family affected by the syndrome of hyperornithinaemia, hyperammonaemia and homocitrullinuria. J Inher Metab Dis 10: 73–81. – Shih VE, Efron ML, Moser HW (1969) Hyperornithinemia, hyperammonemia, and homocitrullinuria: a new disorder of amino acid metabolism associated with myoclonic seizures and mental retardation. Am J Dis Child 117: 83–92. – Tuchman M, Knopman DS, Shih VE (1990) Episodic hyperammonemia in adult siblings with hyperornithinemia, hyperammonemia, and homocitrullinuria syndrome. Arch Neurol 47: 1134–1137. – Wong P, Lessick M, Kang S, Nelson M (1989) Maternal hyperornithinemia-hyperammonemia-homocitrullinuria (HHH) syndrome. Am J Hum Genet 45 (Suppl): A14.
McK: 238970
E. Mönch/JK

hiatus hernia, microcephaly, nephrosis, Galloway type (e): Galloway-Syndrom
hiatus hernia with contortions of the neck (e): Sandifer-Syndrom
Hiluslymphom-Syndrom, bilaterales: Sarkoidose mit Erythema nodosum
Hinken, intermittierendes: Charcot-Syndrom I

Hinterhorn-Symptomatik
Def.: Neurologischer Symptomenkomplex bei isolierter Läsion des Hinterhorns des Rückenmarks.
Diagn. Krit.: **(1)** Segmentale dissoziierte Sensibilitätsstörung (Hypalgesie und Thermhypästhesie) bei erhaltenem Berührungs-, Lage- und Vibrationsempfinden. – **(2)** Spontanschmerzen im analgetischen Bezirk. – **(3)** Unterhalb des betroffenen Segments bei reiner Hinterhorn-Sequenz normale Sensibilität für alle Qualitäten. – **(4)** Evtl. aufgehobene Muskeleigenreflexe im betroffenen Segment.
Ätiol.: Nicht einheitlich.
Pathog.: Durch intramedulläre Raumforderung (intramedulläre Tumoren, Syringomyelie, Hämatomyelie) kommt es zur Läsion der zum Tractus spinothalamicus kreuzenden Fasern für Schmerz- und Temperaturempfinden.

Hinterstrang-Symptomatik

Die im Hinterstrang laufenden Fasern werden hingegen nicht betroffen.
Lit.: Duus P (1987) Neurologisch topische Diagnostik, 4. Aufl, S 71-73. Thieme, Stuttgart, New York.
W. Müller-Felber/DP

Hinterstrang-Symptomatik
Def.: Neurologischer Symptomenkomplex bei Läsion der Hinterstränge des Rückenmarks.
Diagn. Krit.: (1) Störung der epikritischen Sensibilität: als Frühsymptom Verminderung des Vibrationssinns, später vermindertes Tasterkennen, Bewegungs- und Lageempfinden. – (2) Spinale Ataxie mit Verschlechterung beim Augenschluß. – (3) Evtl. elektrisierende Mißempfindungen entlang der Wirbelsäule (Lhermitte-Zeichen).
Ätiol.: Nicht einheitlich.
Pathog.: Läsion der Hinterstränge durch a) Entzündung (Tabes dorsalis, Encephalomyelitis disseminata); b) Raumforderungen; c) Vitamin-B_{12}-Mangel; d) als Teilsymptom bei Systemdegenerationen (z.B. Friedreich-Ataxie).
Lit.: Duus P (1987) Neurologisch typische Diagnostik, 4. Aufl., S 21-23. Thieme, Stuttgart, New York.
W. Müller-Felber/DP

Hiob-Syndrom: Hyper-IgE-Syndrom
von-Hippel-Lindau-Krankheit: von-Hippel-Lindau-Syndrom

von-Hippel-Lindau-Syndrom
Syn.: von-Hippel-Lindau-Krankheit – Angiomatosis retinocerebellosa – Angiomatose, zerebro-retinale – von-Hippel-Lindau syndrome (e) – viscerocystic retinoangiomatosis (e)
Def.: Phakomatose mit polytopen angioblastischen Tumoren vorwiegend der Retina und des Kleinhirns, häufig mit anderen viszeralen zystischen Fehlbildungen oder Tumoren assoziiert.
A.: Eugen von Hippel, 1867–1939, Ophthalmologe, Göttingen, publizierte 1895 die Angiomatosis retinae, Arvid Lindau,1892–1958, Pathologe, Lund, stellte 1926 den systemischen Charakter des Syndroms dar.
Diagn. Krit.: (1) Diagnosesicherung durch Feststellung von Angiomatosis retinae oder ZNS-Hämangioblastom und eines von sechs Hauptkriterien bei einem Verwandten ersten Grades. – (2) Organmanifestationen: Angiomatosis retinae (47%), ZNS-Hämangioblastome (42%), Nierenzysten und Nierenzellkarzinome (30%), Phäochromozytom (23%), Pankreaszysten und -zystadenome (17%), Zystadenome des Nebenhodens (3%). – (3) Erstes Auftreten klinischer Symptome durchschnittlich zwischen 30–35 Jahren (große Variationsbreite zwischen 4 und 60 Jahren). Keine geschlechtsspezifischen Unterschiede. – (4) Häufige Initialsymptome: Hirndruckzeichen (Kopfschmerzen, Schwindel, Erbrechen, Sehstörungen), ataktische Symptome. Hämangiome des Rückenmarks häufig symptomlos. Netzhautablösung, Glaskörperblutung und konsekutive Amaurosis bei Retina-Hämangioblastom. – (5) Polyzythämie bei 10–20% der Kleinhirnhämangioblastome. Normalisierung nach Tumorexstirpation. – (6) Keine Malignisierung oder Metastasierung. – (7) Empfohlene Diagnostik bei Verdacht und gesicherter Diagnose bei Verwandten ersten Grades: Augenhintergrund, MRT des Gehirns mit Kontrastmittel, CT oder Sonographie des Abdomens, Sonographie der Testes, Catecholamin-Bestimmung im Harn. – (8) Gute Operabilität, lokale Bestrahlung möglich.
Ätiol.: Autosomal-dominantes Erbleiden mit variabler Penetranz. Genlokalisation auf 3p25–p26. Genprodukt (bis 1993) noch nicht isoliert. Ausschluß von Genträgern durch Kopplungsanalysen möglich. Die cDNA des von-Hippel-Lindau(VHL)-Gens besteht aus 852 Nukleotiden, die in drei Exons organisiert sind. In 85/114 (= 75%) Familien mit VHL-Erkrankung wurden Keimzell-Mutationen nachgewiesen. VHL-Familien werden in zwei Untergruppen klassifiziert: entweder ohne (VHL 1) oder mit (VHL 2) Auftreten von Phäochromozytomen. 56% der verantwortlichen Mutationen für den Typ-1-VHL sind Mikrodeletionen, Insertionen, Nonsense-Mutationen oder Deletionen. 96% der Mutationen für den Typ-2-VHL sind Missense-Mutationen. Spezifische Mutationen im Codon 238 führen zu 43% der Mutationen, die zum Typ-2-VHL führen.
Pathog.: Verlust eines Allels für ein Tumor-Suppressor-Gen.
Bemerkungen: Als Lindau-Tumor wird das isolierte (zystische oder solide) Hämangioblastom des Kleinhirns bezeichnet, während das von-Hippel-Lindau-Syndrom mit zahlreichen anderen Organmanifestationen einhergeht, häufig mit dem Retina-Hämangioblastom (Hippel-Tumor). Beim Nachweis eines Hämangioblastoms müssen immer andere viszerale und ZNS-Manifestationen ausgeschlossen werden. Jährliche Screening-Kontrollen sind notwendig.
Lit.: Chen F, Kishida T, Yao M et al (1995) Germline mutations in the von Hippel-Lindau disease tumor suppressor gene: correlations with phenotype. Human Mutation 5: 66–75. – von Hippel E (1895) Vorstellung eines Patienten mit einem sehr ungewöhnlichen Aderhautleiden. Bericht über die 24. Versammlung der Ophthalmologischen Gesellschaft, S 269. – Lindau A (1926) Studien über Kleinhirnzysten. Bau, Pathogenese und Beziehungen zur Angiomatosis retinae. Acta path Microbiol Scand I: 1–128. – Neumann HPH (1993) von-Hippel-Lindau-Syndrom unterschätzt und häufig verkannt. Dt Ärzteblatt 90: 571–575. – Neumann HPH, Berger DP, Sigmund G et al (1993) Pheochromocytomas, multiple endocrine neoplasia type 2, and von Hippel-Lindau disease. New Engl J Med 329: 1531–1538. – Richards FM, Maher ER, Latif F et al (1993) Detailed genetic mapping of the von Hippel-Lindau disease tumour suppressor gene. J Med Genet 30: 104–107. – Seizinger BR et al (1988) von Hippel-Lindau disease maps to the region of chromosome 3 associated with renal all carcinoma. Nature 332: 268–269.
McK: 193300
J. Sperner/JK

Hirnsklerose, subakute juvenile, Typ Scholz: Leukodystrophie, metachromatische, Typ Scholz
Hirnsklerose, tuberöse: tuberöse Sklerose

Hirnstammsyndrom
(Symptomenkomplex)
Def.: s.u. Psychosyndrom, hirnlokales.

Hirschsprung disease (e): Morbus Hirschsprung
hirsutism-skeletal dysplasia-mental retardation syndrome with abnormal face and a uric acid metabolism disorder: Hypertrichosis-Skelettdysplasien-Retardierungs-Syndrom mit Hyperurikämie

Histaminkopfschmerzen: Cluster-Kopfschmerz
Histaminkopfschmerz-Syndrom: Cluster-Kopfschmerz
Histaminzephalgie: Cluster-Kopfschmerz
Histidase-Mangel: Histidinämie

Histidinämie
Syn.: Histidase-Mangel
Def.: Stoffwechselstörung im Histidin-Abbau, bei dem durch Mangel an Histidase Histidin nicht in Urocaninsäure umgewandelt werden kann.
A.: Erstbeschreibung 1961 durch H. Ghadimi und Mitarbeiter.
Diagn. Krit.: (1) Etwa die Hälfte der Patienten zeigt Zeichen einer Hirnschädigung mit geistiger Retardierung, Verhaltensauffälligkeiten und verzögerter Sprachentwicklung, die andere Hälfte ist völlig normal. – (2) Histidinämie (abhängig von Histidin-Zufuhr und Fastendauer). – (3) Histidinurie, erhöhte Ausscheidung von N-Acetylhistidin, Imidazolbrenztraubensäure, -essigsäure und -milchsäure mit dem Urin. – (4) Verminderte Urocaninsäure-Konzentrationen im Schweiß, im Stratum corneum der Haut und in den Nägeln. – (5) Belastung mit Urocaninsäure führt zur Ausscheidung von Formiminoglutaminsäure, Imidazolpropionsäure und Urocaninsäure im Urin.
Ätiol.: Autosomal-rezessive Vererbung. Genlokalisation auf Chromosom 12 (12q22–q23).
Pathog.: Es besteht ein Mangel an Histidase-Aktivität im Stratum corneum und in der Leber. Ähnlich wie bei der Phenylketonurie kommt es zu einem alternativen Abbauweg über die Imidazolprodukte, die dann im Urin erscheinen. Eine kausale Beziehung zwischen der Histidinämie und den klinischen Symptomen ist nicht erwiesen.
Bemerkungen: Diagnose durch Nachweis der verminderten Enzymaktivität im Stratum corneum. Als Screeningtest dient der Ferrichloridtest (Grünfärbung). **(DD)** Transitorische Histidinämie der Neugeborenen. Häufigkeit: In Mitteleuropa selten. Die Frage der Therapie ist noch kontrovers. Bei klinischer Symptomatik und/oder Histidin-Blutspiegeln über 20 mg/dl sollte eine Histidinarme Kost verabreicht werden.
Lit.: Ghadimi H, Partington MW, Hunter A (1961) A familial disturbance of histine metabolism. N Engl J Med 265: 221–224. – Virmani K, Widhalm K (1993) Histidinemia: A biochemical Variant or a disease? J Amer Coll Nutr 12: 115–124.
McK: 235800
E. Mönch/JK

Histiocytosis X, akute disseminierte juvenile Form: Letterer-Siwe-Krankheit
Histiocytosis X, chronisch disseminierte Form: Hand-Schüller-Christian-Krankheit
Histiocytosis-X-Gruppe: Langerhans-Zell-Histiozytose
histiozytische Hämangiome: angiolymphoide Hyperplasie
HIV-Embryopathie: AIDS-Embryopathie
γ-H-Kettenkrankheit: γ-Schwerkettenkrankheit
HLHS: Linksherzhypoplasie
HLVS: Linksherzhypoplasie

HMC-Syndrom
Syn.: Bixler-Syndrom – hypertelorism, microtia and facial clefting syndrome (e)
Def.: Syndrom mit verschiedenen Fehlbildungen des Gesichts und Schädels (Hypertelorismus, Mikrotie und laterale Gesichtsspalten).
A.: David Bixler und Joe C. Christian, Indianapolis, zusammen mit Robert James Gorlin, 1923–, Stomatologe, Minneapolis/Minn. – Erstbeschreibung 1969.
Diagn. Krit.: (1) Ausgeprägter Hypertelorismus [5/5]. – (2) Mikrotie mit Gehörgangsatresie und Schwerhörigkeit [5/5]. – (3) Laterale Gesichtsspalte (Lippenspalte, Gaumenspalte, Nasenspalte) [4/5]. – (4) Mandibulahypoplasie [5/5]. – (5) Minderwuchs [5/5]. – (6) Thenarhypoplasie, bilateral [4/5]. – (7) Syndaktylien 2./3. Zeh [4/5]. – (8) Nierenanomalien (Ektopie, Ureteranomalie) [3/5]. – (9) Kongenitale Herzfehler [3/5]. – (10) Weitere Symptome: Mikrozephalie [2/5], Wirbelkörperanomalien [4/5], psychomotorische Retardierung.
Ätiol.: Autosomal-rezessiv erblich.
Pathog.: Unbekannt.
Bemerkungen: Syndrombezeichnung aus den Anfangsbuchstaben der Hauptsymptome (**h**ypertelorism, **m**icrotia and facial **c**lefting). Nicht zu verwechseln mit dem Antley-Bixler-Syndrom. Bisher fünf Patienten in drei Familien beschrieben, ein Paar eineiige Zwillinge und ein Einzelfall. »Minisymptome« (Herzfehler, Wirbelkörperanomalien) bei Familienangehörigen möglich. Therapeutisch operative Versorgung der Gesichtsspalte und evtl. Rekonstruktion des äußeren Gehörgangs und der Ohrmuschel, Spracherziehung und Hörgerät. – **(DD)** Mittellinien-Entwicklungsfeld-Komplex – Goldenhar-Symptomenkomplex – hemifaziale Mikrosomie – otopalato-digitales Syndrom I und II – Median-cleft-face-Syndrom.
Lit.: Baraitser M (1982) The hypertelorism microtia clefting syndrome. J med Genet 19: 387–388. – Bixler D, Christian JC, Gorlin RJ (1969) Hypertelorism, microtia, and facial clefting. A newly described inherited syndrome. Am J Dis Child 118: 495–498. – Schweckendiek W, Hillig U et al (1976) HMC syndrome in identical twins. Hum Genet 33: 315–318.
McK: 239800
A. Dörries/JK

HMSN I: Neuropathie, hereditäre motorisch-sensible, Typ I
HMSN II: Neuropathie, hereditäre motorisch-sensible, Typ II
HMSN III: Neuropathie, hereditäre motorisch-sensible, Typ III
HMSN, neuronale Form: Neuropathie, hereditäre motorisch-sensible, Typ II
HNPCC (e): colorectal cancer, hereditary nonpolyposis (e)
HNPP: Neuropathie, familiäre, rezidivierende, polytope

Hodgkin-Krankheit
Def.: Bezeichnung für die maligne Lymphogranulomatose.
A.: Erstbeschreibung 1832 durch Thomas Hodgkin, 1798–1866, Arzt, London. Namensgebung »Hodgkin's disease« durch Wilks 1865.
Lit.: Hodgkin T (1832) On some morbid appearances of the absorbent glands and spleen. Med Chir Transact, London 17: 68. – Wilks S (1865) Cases of enlargement of the lymphatic glands and spleen.

Höhenkrankheit, chronische
Syn.: Bergkrankheit, chronische – chronic mountain sickness (e) – Monge-Syndrom

van-der-Hoeve-Syndrom

Def.: Bei chronischem Aufenthalt in großen Höhen auftretender Symptomenkomplex mit Kopfschmerz, Schwindel, unter Belastung progredienter Zyanose, Abnahme der mentalen Fähigkeiten, klinischen Zeichen des Cor pulmonale.
A.: Erstbeschreibung 1928 durch A. C. Monge.
Diagn. Krit.: (1) Schleichender Beginn der o.g. Symptome. – (2) Zentrale Zyanose mit progressiver Polyglobulie, die das für die jeweilige Höhe übliche Niveau deutlich übersteigt. – (3) Schwere pulmonale Hypertonie. – (4) Verminderte CO_2-Sensitivität des Atemzentrums und alveoläre Hypoventilation. – (5) Verminderter hypoxischer Atemantrieb.
Ätiol.: Verminderte Sauerstoffsättigung der Atemluft.
Pathog.: Der Verlust des Ansprechens der peripheren Chemorezeptoren auf die chronische exogene Hypoxie ist das erste Glied in der pathophysiologischen Kette, die zum Vollbild der Erkrankung führt.
Lit.: Ergueta J, Spielvogel H, Cudkowicz (1971) Cardio-Respiratory Studies in Chronic Mountain Sickness (Monge's Syndrome). Respiration 28: 485–517. – Monge C (1928) La enfermedad de los Andes. Sindromes reitrèmicos. An Fac Med Lima 11: 233. – Monge C (1943) Chronic mountain sickness. Physiol Rev 23: 166.
S. Wieshammer/GA

van-der-Hoeve-de-Kleyn-Trias: Osteogenesis imperfecta

van-der-Hoeve-Syndrom
Def.: Historische Bezeichnung für die die Osteogenesis imperfecta charakterisierende Trias Knochenbrüchigkeit, blaue Skleren und Schwerhörigkeit.
Lit.: van der Hoeve J, Klein A (1918) Blaue Skleren, Knochenbrüchigkeit und Schwerhörigkeit. Arch Ophthalmol 95: 81.
J. Spranger/JS

van-der-Hoeve-Waardenburg-Klein-Syndrom: Klein-Waardenburg-Syndrom – Waardenburg-Syndrom
Hoffa-Kastert-Krankheit: Hoffa-Kastert-Syndrom

Hoffa-Kastert-Syndrom
(Syndrom)
Syn.: Hoffa-Kastert-Krankheit – Morbus Hoffa-Kastert – Morbus Hoffa – Hoffa's syndrome (e)
Def.: Lipomatöse Entartung des Corpus adiposum genu mit Strangverwachsung, unspezifische Synovitis und mechanische Störung der Kniegelenksfunktion.
A.: Albert Hoffa, 1859–1907, Orthopäde, Würzburg, Berlin. – Josef Kastert, 1909–1994, orthopädischer Chirurg, Mainz. – Erstbeschreibung durch Hoffa 1904, Erweiterung des Krankheitsbegriffes durch Kastert 1953.
Diagn. Krit.: (1) Bewegungsschmerz im Bereich des unteren Kniescheibenrandes. – (2) »Tiefer Kniegelenkschmerz«. – (3) Bewegungseinschränkung bei der Beugung. – (4) Röntgenologisch: Atrophie des Knochens durch Schonung. – (5) Manchmal Trauma in der Anamnese. – (6) Fehlen von echten Entzündungszeichen im Labor.
Ätiol.: Unspezifisch, Traumen des Kniegelenks, Entzündungen.
Pathog.: Trauma und Entzündungen führen zur Hypertrophie des zwischen Patella und Schienbeinkopf befindlichen Hoffa-Fettkörpers. Der vergrößerte Fettkörper kann einklemmen und Schmerzen erzeugen. Daneben gibt es auch die idiopathische Hoffa-Kastert-Krankheit bei spontan entwickelten Strangverwachsungen des Fettkörpers.
Bemerkungen: Häufig eine Behelfsdiagnose, wenn bei Arthroskopie oder Arthrotomie ein einleuchtender Grund für die Knieschmerzen nicht gefunden wurde. Ähnliche Symptomatik wie bei Meniskusläsion und Plica mediopatellaris.
Lit.: Hoffa A (1904) Zur Bedeutung des Fettgewebes für die Pathologie des Kniegelenkes. Dtsch med Wschr 29: 337–338. – Kastert J (1953) Die Verwachsungen des Kniegelenkfettkörpers als selbständiges Krankheitsbild. Chirurg 24: 390–394. – Schobert H (1972) Die sogenannte Hoffa'sche Krankheit – klinische Bedeutung und Therapie. Med Welt NF 23: 1126–1129.
K. Parsch/JS

Hoffa's syndrome (e): Hoffa-Kastert-Syndrom
Hoffmann-Atrophie: Muskelatrophie, infantile spinale, Typ Werdnig-Hoffmann

Hoffmann-Syndrom
(Symptomenkomplex)
Syn.: Myopathie des Erwachsenen, hypothyreote – myopathy in hypothyroidism (e)
Def.: Muskulärer Symptomenkomplex, welcher einer längergehenden erworbenen Hypothyreose assoziiert ist.
A.: Erstbeschreibung 1897 durch Johann Hoffmann, 1857–1919, Neurologe, Heidelberg.
Diagn. Krit.: (1) Lange bestehende unbehandelte Hypothyreose. – (2) Allgemeine Muskelschwäche ohne Muskelatrophien. – (3) Pseudomyotone Steifheit. – (4) Verlangsamte Muskeldehnungsreflexe. – (5) Fast immer erhöhte Creatinkinaseaktivität im Serum. – (6) EMG: kein Nachweis einer myotonen Reaktion. – (7) Muskelbiopsie: nur bei langen Verläufen Nachweis einer myopathischen Parenchymalteration. – (8) Mitbeteiligung des peripheren Nervensystems.
Ätiol.: Lange bestehende, erworbene Hypothyreose.
Pathog.: Nicht geklärt. Direkter Zusammenhang mit Schilddrüsenhormonmangel wahrscheinlich.
Bemerkungen: Komplette Remission nach Behandlung der Schilddrüsenunterfunktion.
Lit.: Hoffmann J (1897) Weiterer Beitrag zur Lehre von der Tetanie. Deutsche Zeitschrift für Nervenheilkunde 9: 278–290. – Kaminski HJ, Ruff RL (1994) Endocrine Myopathies (Hyper- and Hypofunction of Adrenal, Thyroid, Pituitary and Parathyroid Gland and Iatrogenic Corticosteroid Myopathy). In: Engel AG, Franzini/Armstrong C (eds) Myology, pp 1726–1753. McGraw Hill, New York.
D. Pongratz/DP

Hohlvenensyndrom, oberes: Vena-cava-superior-Syndrom

Hoigné-Reaktion
Syn.: Hoigné-Syndrom
Def.: Akute pseudoallergische Reaktion nach versehentlich intravasaler Injektion von Depot-Penicillin mit zentralnervöser Symptomatik.

A.: Rolf Victor Hoigné, 1923–, Internist, Bern. – Erstbeschreibung 1951 durch Batchelor et al., ausführliche Beschreibung 1959 und weitere Untersuchungen durch Hoigné und Mitarbeiter.
Diagn. Krit.: (1) Innerhalb weniger Minuten nach Injektion von Depot-Penicillin kommt es akut zu Todesangst und Pseudohalluzinationen, evtl. auch zu einem ausgeprägten hirnorganischen Psychosyndrom oder Krämpfen; der Zustand normalisiert sich innerhalb von 10–30 Minuten. – (2) Nicht selten wird zu Beginn eine starke Atemnotsymptomatik geschildert.
Ätiol.: Versehentlich intravasale Injektion von Depot-Penicillin.
Pathog.: **1.** Die zentralnervösen Störungen werden durch entsprechend toxische Wirkungen der in Depot-Penicillin verwendeten Substanzen Procain, Benzathin oder Clemizol hervorgerufen; sie sind psychiatrischen Reaktionen nach wiederholter Lidocain-Gabe ähnlich (»doom anxiety«). – **2.** Schwerlösliche Kristalle führen zu pulmonalen Mikroembolien.
Bemerkungen: Das Hoigné-Syndrom ist keine allergische Reaktion; eine Weiterbehandlung mit Penicillin ist daher möglich. Ganz überwiegend tritt die Reaktion erst nach mehrfachen i.m. Injektionen auf. Einzelne Todesfälle wurden beschrieben, gelegentlich auch ein späteres Wiederauftreten ähnlicher Reaktionen ohne erneute Depot-Penicillin-Gabe.
Lit.: Araskiewicz A, Rybakowski JK (1994) Hoigné's syndrome: a procaine-induced limbic kindling. Med Hypotheses 42: 261–264. – Batchelor RCL, Horne GD, Rogerson HL (1951) An unusual reaction to procaine penicillin in aqueous suspension. Lancet II: 195–198. – Hoigné R, Schoch K (1959) Anaphylaktischer Schock und akute, nicht allergische Reaktionen nach Procain-Penicillin. Schweiz Med Wschr 89: 1350–1356. – Schmied C, Schmied E, Vogel J, Saurat JH (1990) Syndrome de Hoigné ou réaction pseudo-anaphylactique à la procaïne-pénicilline G: un classique d'actualité. Schweiz Med Wschr 120: 1045–1049.
W. V. Kern/GA

Hoigné-Syndrom: Hoigné-Reaktion

Holiday-heart(-Syndrom)
(Symptomenkomplex)
Def.: Akute Herzrhythmus- und/oder Erregungsleitungsstörung in zeitlichem Zusammenhang mit exzessivem Alkoholgenuß in Abwesenheit einer erkennbaren kardialen Grunderkrankung; nach Alkoholkarenz reversibel. Namensgebung aufgrund besonderer Häufung an Wochenenden, Fest- und Feiertagen.
A.: Erstbeschreibung bzw. erstmalige Namensgebung 1978 durch P. O. Ettinger und Mitarbeiter.
Diagn. Krit.: Nach Alkoholgenuß akut auftretende Herzrhythmusstörung: vor allem atriale Arrhythmien, bes. Vorhofflimmern/-flattern (60–70%) und -extrasystolen, seltener ventrikuläre Extrasystolen und Salven.
Ätiol.: Langjähriger Alkoholabusus ätiologisch unbestritten. Einzelbeobachtungen von Vorhofflimmern auch nach geringen Alkoholmengen bei Nichtalkoholikern.
Pathog.: Depression der myokardialen Kontraktilität durch Äthylalkohol bekannt. Elektrophysiologische Verlängerung von PQ, QRS und QT. Weitere mögliche (Ko-)Faktoren: Fehl- und Mangelernährung, Kalium- und Magnesiummangel, alkoholinduzierte Catecholamin-Freisetzung, Schlaf-Apnoe-Episoden.
Lit.: Ettinger PO, Wu CF, De La Cruz C Jr et al (1978) Arrhythmias and the „Holiday Heart". Alcohol-associated cardiac rhythm disorders. Am Heart J 95: 555. – Rich EC, Siebold C, Campion B (1985) Alcohol-related acute atrial fibrillation: A case-control study and review of 40 patients. Arch Int Med 145: 830.
G. Rettig/GA

Holmes-Adie-Syndrom: Adie-Pupillotonie
Holmes-Degeneration: Holmes-Syndrom

Holmes-Syndrom
Syn.: Holmes-Degeneration – Kleinhirndegeneration, primär progressive, systematisierte – zerebello-olivare Atrophie (Degeneration) – cerebello-olivary atrophy (degeneration), Holmes type (e) – spinocerebellar atrophy (degeneration), Holmes type (e)
Def.: Erbliches Krankheitsbild mit zerebellarer Ataxie aufgrund einer Kleinhirndegeneration mit bevorzugtem Befall der Kleinhirnrinde und häufig mit retrograder Degeneration der unteren Oliven (Formenkreis: hereditäre zerebelläre Ataxien; s. Ataxien, degenerative).
A.: Gordon Morgan Holmes, 1876–1965, Neurologe, London. – Erstbeschreibung 1907.
Diagn. Krit.: (1) Manifestation meist zwischen 33. und 57. Lebensjahr (Mittel 46 Jahre). – (2) Ataxie, anfangs der Beine (Gangunsicherheit), später Rumpfataxie und Einbeziehung der Arme. – (3) Dysarthrie (skandierende, explosive, mitunter verwaschene Sprache). – (4) Halte- und Intentionstremor, nicht selten Kopftremor. – (5) Muskeldehnungsreflexe abgeschwächt bis lebhaft. – (6) Muskeltonus meist herabgesetzt (Hypotonie); Spastik oder extrapyramidale Symptome selten und gering ausgeprägt. – (7) Gelegentlich (oft erst im späteren Verlauf) Nystagmus. Selten Blickparese, Optikusatrophie. – (8) Relativ häufig Sphinkterstörungen. – (9) Gelegentlich (meist im späteren Verlauf) dementiver Abbau. Psychotische Symptome, auch in Kombination mit Krampfleiden, wurden beschrieben. – (10) Skelettdeformitäten gehören nicht zum Krankheitsbild. – (11) Langsam progredienter, häufig auch stationärer Verlauf über durchschnittlich 17 (5–35) Jahre.
Ätiol.: Autosomal-dominantes Erbleiden.
Pathog.: Atrophie der Kleinhirnrinde (bes. des Paläozerebellums) und retrograde transsynaptische Degeneration in den unteren Kleinhirnstielen und der Olive. Gelegentlich anterograde Degeneration der Kleinhirnkerne, ausnahmsweise auch der oberen Kleinhirnstiele. Selten können auch spinale Bahnen (Hinterstränge, Tractus spinocerebellaris) betroffen sein.
Bemerkungen: Unter den hereditären, spino-zerebellaren Atrophien zeichnet sich das Holmes-Syndrom klinisch durch eine fast rein zerebellare Symptomatik aus. MRI erleichtert die Diagnose durch den charakteristischen Befund einer Atrophie im Bereich von Kleinhirnwurm und -rinde bei normaler Pons. Sonst retrospektiv neuropathologische Einordnung.
Lit.: Bonni A, del Carpio//O'Donovan R, Robitaille Y et al (1993) Magnetic resonance imaging in the diagnosis of dominantly inherited cerebello-olivary atrophy: a clinicopathologic study. Can Assoc Radiol J 44: 194–198. – Eadie MJ (1975) Cerebello-olivary atrophy (Holmes type). In: Vinken PJ, Bruyn GW (eds) Handbook of clinical neurology, Vol 21, ch 19, pp 403–414. North-Holland Publ Co, Amsterdam, Oxford and American Elsevier Publ Co, New York. – Holmes GM (1907) A form of familial degeneration of the cerebellum. Brain 30: 466–489. – Neundorfer B, Dietrich B, Scharf R (1979) Die hereditär bedingte cerebello-olivare Atrophie (Typ Holmes). Nervenarzt 50: 626–630.
McK: 117210
M. T. Jahnke/DP

Holoprosenzephalie

holocarboxylase deficiency (e): Carboxylase-Defekt, multipler
Holocarboxylase-Synthetase-Defekt: Carboxylase-Defekt, multipler

Holoprosenzephalie

Syn.: Ar(r)hinenzephalie – Holoprosenzephalie-Sequenz – Zyklopie-Ethmozephalie-Zebozephalie-Spektrum
Def.: Ein primärer Defekt des prächordialen Mesoderms mit dem Spektrum der Arhinenzephalie – Zebozephalie – Zyklopie.
A.: Hans Kundrat; Erstbeschreibung und Systematisierung der Arhinenzephalie 1882.
Diagn. Krit.: Unterschiedliche Schweregrade von Hirn- und Gesichtsfehlbildungen bei meist schwerer geistiger Behinderung: **(1)** A-, Semi- oder lobäre Holoprosenzephalie: Arhinenzephalie, monoventrikuläres Vorderhirn, rudimentäre Hirnlappung. – **(2)** Zyklopie: mediane Monophthalmie, Synophthalmie oder Anophthalmie. Proboscis (rüsselförmiger Fortsatz), Arhinie oder Nase mit nur einer Öffnung. – **(3)** Ethmozephalie: okulärer Hypotelorismus mit/ohne Proboscis. – **(4)** Zebozephalie: okulärer Hypotelorismus mit nur einer Nasenöffnung. – **(5)** Prämaxillare Agenesie: okulärer Hypotelorismus, flache Nase, mediane Oberlippenspalte. – **(6)** Minimale faziale Dysmorphie: Hypotelorismus, uni- und bilaterale Lippenspalte, mediane Oberlippenspalte. Mikrozephalie. Geistige Behinderung. An- bzw. Hypoosmie. Einzelner mittelständiger Oberkieferschneidezahn (und Hypopituitarismus?). Auch Hypertelorismus. – **(7)** Assoziierte Fehlbildungen: unterschiedliche knöcherne Defekte der vorderen Schädelgrube. Zweigeteilte Zunge, Mikro-, Aglossie. Poly-, Syndaktylien. Daumenhypo-, -aplasien. Klumpfüße, Myelomeningozele.
Ätiol.: Heterogenie: normalerweise sporadisch und in den meisten Fällen von unbekannter Ursache. Die allgemeine Prävalenz wird auf 1,26/10 000 Neugeborene geschätzt. Die deutlich höhere Abortrate mit einer Holoprosenzephalie liegt bei ca. 40/10 000 Neugeborene. – Bei den Chromosomopathien Trisomie 13, Ring-13, Ring-18, 18p⁻, 1q⁺, 7q⁻ und der Duplikation 3p sowie bei der Triploidie beobachtet. – Immer im Rahmen des autosomal-rezessiven Meckel-Gruber-Syndroms auftretend; auch beim Kallmann-Syndrom beobachtet. In wenigen Familien auch autosomal-dominant vererbt mit milder klinischer Ausprägung: Mikrozephalie, milde geistige Retardierung, milder Hypotelorismus, einzeln stehender Oberkieferschneidezahn, Hyposmie, Lippenspalte. Auch X-gebundene Vererbung mit fetaler Akinesie. – Bei Kindern diabetischer Mütter beobachtet. – Phenhydan und Salicylate intra graviditatem?
Pathog.: Entwicklungsfelddefekt infolge einer primären Störung des prächordialen Mesoderms: das Prosenzephalon stülpt sich nicht aus und teilt sich nicht sagittal in die Hemisphären, quer in das Tel- und Dienzephalon sowie horizontal in den Bulbus olfactorius und opticus. Die fazialen Folgen sind Mittellinienstörungen – speziell der Prämaxilla (siehe unter Diagn. Krit.).
Bemerkungen: Die meisten Kinder sterben in den ersten 6 Monaten, wenige überleben das 1. Lebensjahr. Milde Formen müssen sorgfältig neurologisch untersucht werden, einschließlich Computertomographie. Alle Patienten benötigen eine Chromosomenanalyse. – **(DD)** frontonasale Dysplasie – Hypertelorismus Greig – Hypotelorismus bei kraniostenotischem Trigonozephalus. Für ein sporadisches, nicht-chromosomal bedingtes Auftreten einer schweren Holoprosenzephalie muß ein Wiederholungsrisiko von ca. 6% angenommen werden. Eltern mit einem betroffenen Kind sollten sorgfältig neurologisch und klinisch untersucht werden (Hyposmie, einzelner oberer Schneidezahn, Intelligenz...). Die pränatale Diagnose mittels Ultraschall ist ab der 16. SSW möglich.
Lit.: Berry SA, Pierpont ME, Gorlin RJ (1984) Single central incisor in familial holoprosencephaly. J Pediatr 104: 877–880. – Burck U (1982) Genetic counselling in holoprosencephaly. Helv Paediat Acta 37: 231–237. – Chervenak FA, Isaacson G, Hobbins JC et al (1985) Diagnosis and management of fetal holoprosencephaly. Obstetrics and Gynecology 66: 322–326. – Cohen MM Jr (1982) An update on the holoprosencephalic disorders. J Pediatr 101: 865–869. – Cohen MM Jr (1989) Perspectives on Holoprosencephaly. Part I: Epidemiology, Genetics, and Syndromology. Teratology 40: 211–236. – DeMyer W, Zeman W, Palme CG (1964) The face predicts the brain. Diagnostic significance of medial facial anomalies for holoprosencephaly (Arhinencephaly). Pediatrics 34: 256–263. – Kobori JA, Herrick MK, Urich H (1987) Arhinencephaly. The spectrum of associated malformations. Brain 110: 237–260. – Kundrat H (1882) Arhinencephalie als typische Art von Mißbildung. Leuschner und Lobensky, Graz.
McK: 142945; 157170; 202650; 236100; 264480; 306990
H.-L. Spohr/JK

Holoprosenzephalie-Sequenz: Holoprosenzephalie
Holtermüller-Wiedemann-Fehlbildung: Kleeblattschädel

Holt-Oram-Syndrom

Syn.: cardiac-limb syndrome (e) – hand-upper limb syndrome (e) – cardio-melic syndrome (e) – kardio-digitales Syndrom – Harris-Osborne-Syndrom – heart hand syndrome (e)
Def.: Kombination von Herzfehlern und Reduktionsfehlbildungen der oberen Extremität, bedingt durch ein autosomal-dominantes Gen mit stark variabler Expressivität.
A.: Die britische Pädiaterin Mary Clayton Holt, 1924–, und der britische Kardiologe Samuel Oram, 1913–, beschrieben 1960 eine Familie; die Kombination, einschließlich ihrer Familiarität, war aber schon früher bekannt.
Diagn. Krit.: **(1)** Herzfehler als konstanterer der beiden Kardinalbefunde, und zwar in abnehmender Häufigkeit (evtl. kombiniert): Vorhofseptumdefekt (Ostium secundum), Ventrikelseptumdefekt, Persistenz des Ductus Botalli, Transposition der großen Arterien; EKG: PR-Verlängerung. – **(2)** Reduktionsfehlbildungen im Bereich Schultergürtel/obere Extremität: falls einseitig, etwa doppelt so häufig links als rechts; fast nie ganz symmetrisch. Reiches Muster, v.a. Daumenhypoplasie oder -agenesie, triphalangeale Daumen, Doppeldaumen, reduzierte Opposition der Daumen, Radiushypoplasie oder -aplasie, Phokomelie. Seltener Syndaktylien, Ektrodaktylie, Hypoplasie der Humerus, der Klavikula, der Skapula, des Sternums oder des Musculus pectoralis major. – **(3)** Spezifischer Röntgenbefund: »clavicular hook« (markante laterale Kurvatur der Klavikula). – **(4)** Seltener: Pectus excavatum, Skoliose, Wirbelfehlbildungen.
Ätiol.: Autosomal-dominantes Gen mit stärkerer Expressivität im weiblichen Geschlecht und vermutlich vollständiger Penetranz. Ein Genort auf 12q, zweiter Genort wahrscheinlich, noch unbekannt.
Pathog.: Unbekannt.
Bemerkungen: Das Syndrom ist verantwortlich für einen Teil der familiären Herzfehler (ohne oder mit unentdeckten diskreten Extremitätenbefunden). **(DD)** Thrombopenie-Radiusaplasie (TAR-Syndrom) – Thalidomid-

Homocystinurie I

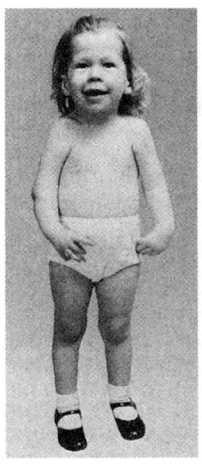
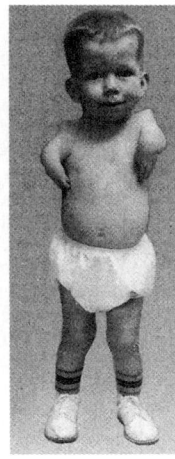

a

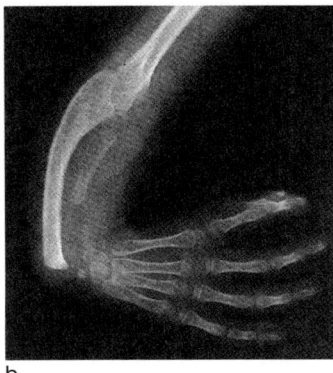

b

Holt-Oram-Syndrom: a) Geschwister mit unterschiedlichem Ausprägungsgrad der Anomalie; b) Röntgenbefund: radialer Strahlendefekt rechts mit Hypoplasie eines dreigliedrigen Daumens und Ulnadysplasie (Beob. W. Lenz)

Embryopathie – Aase-Syndrom. Pränatale Diagnose mittels Ultraschall für Fehlbildungen der oberen Extremität und einen Anteil der (schwereren) Herzfehler möglich.

Lit.: Basson CT, Cowley GS, Solomon SD et al (1994) The clinical and genetic spectrum of the Holt-Oram syndrome [heart-hand syndrome]. New Engl J Med 330: 885–891. – Bonnet D, Pelet A, Legeai-Mallet L et al (1994) A gene for Holt-Oram syndrome maps to the distal long arm of chromosome 12. Nature Genet 6: 405–409. – Gladstone I jr, Sybert VP (1982) Holt-Oram syndrome: Penetrance of the gene and lack of maternal effect. Clin Genet 21: 99–103. – Holt M, Oram S (1960) Familial heart disease with skeletal malformations. Br Heart J 22: 236–242. – Hurst JA, Hall CM, Baraitser M (1991) The Holt-Oram syndrome. J Med Genet 28: 406–410.

McK: 142900
A. Schinzel/AS

Holzknecht-Jacobson-Syndrom: Panarteriitis nodosa
»homme de verre« (fz): Osteogenesis imperfecta
homocystinuria (e): Homocystinurie I

Homocystinurie I

Syn.: homocystinuria (e) – Cystathionin-β-Synthase-Mangel – cystathionin-β-synthase-deficiency (e) – pyridoxine responsive homocystinuria (e)

Def.: Erbliche Stoffwechselstörung im Metabolismus der schwefelhaltigen Aminosäuren, bei der Mangel an Cystathionin-β-Synthase zur Anhäufung von Homocystin in den Körperflüssigkeiten und im Gewebe führt.

A.: Erstbeschreibung 1962 durch C. M. B. Field und Mitarbeiter.

Diagn. Krit.: (1) Hochwuchs, »marfanoide« Langgliedrigkeit (45%), Genua valga, Kyphoskoliose, Trichterbrust, Hohl-, Platt- oder Spreizfuß. – (2) Schwere psychomotorische und geistige Entwicklungsverzögerung (30% der Betroffenen sind aber normal intelligent), Krampfanfälle (50%), Hyperreflexie und leichte Spastizität. – (3) Hellhäutigkeit, feine trockene und spärliche Kopfbehaarung. – (4) Progrediente Linsenluxation (90%), sekundäre Iridodonesis, Kugellinse, helle Irides, Katarakt (20%), Myopie (90%), Sekundärglaukom, Optikusatrophie und Netzhautablösung (25%). – (5) Eigenartige Beschaffenheit der Gesichtshaut: Clownartige Rotfleckigkeit und Grobporigkeit. – (6) Hoher Gaumen, Zahnstellungsanomalien. – (7) Oft Hepatomegalie (Fettleber). – (8) Rezidivierende Thrombembolien (50%) in verschiedensten Organen, besonders in den unteren Extremitäten, oft schon im jugendlichen Alter manifest werdende arterielle Durchblutungsstörungen und Myokardinfarktneigung. – (9) Allgemeine Osteoporose, Aplasie des Os lunatum, Wirbeldysplasien, Spontanfrakturen. – (10) Hypermethioninämie im Neugeborenenalter, normaler Cystin-Serumspiegel, Hyperhomocystinämie (bis 5,5 mg/dl). Gerinnungsfaktoren erniedrigt (inkonstant), Hypergammaglobulinämie. – (11) Homocystinurie, positive Legal-Probe (mit Nitroprussidnatrium). Nach Methionin-Belastung sinkt die Ausscheidung von anorganischem Schwefel.

Ätiol.: Genetisch heterogen. Autosomal-rezessive Vererbung. Genlokalisation auf Chromosom 21 (21q22.3).

Pathog.: Durch den Mangel an Cystathionin-β-Synthase kann Homocystein nicht zu Cystathionin umgebildet werden. Es kommt zur Anhäufung von Homocystin und Methionin. Der pathogenetische Zusammenhang zur klinischen Symptomatik ist nicht genau geklärt. Sicher spielen die freien SH-Gruppen des Hymocysteins eine entscheidende Rolle.

Bemerkungen: Definitive Diagnose durch Nachweis des Cystathionin-β-Synthase-Mangels in der Fibroblastenkultur. **(DD)** Homocystinurie anderer Ursache, z.B. Homocystinurie mit Forminiglutamaturie – Homocystinurie mit megaloblastischer Anämie (McK: 250940) – Homocystinurie mit Methylmalonazidämie – Vitamin-B$_{12}$-Mangel – Imerslund-Gräsbeck-Syndrom – Sulfitoxidase-Mangel – Marfan-Syndrom – idiopathische Linsenluxation. Häufigkeit ca. 1 : 330 000. Heterozygote haben ein höheres Risiko, an juveniler Arteriosklerose zu erkranken. Bei Heterozygoten ist das Gesamt-Monocystein im Serum vermehrt. Therapie: Etwa die Hälfte der Patienten spricht gut auf Pyridoxin-Gabe an (250–1200 mg/Tag). Einige reagieren auf Betain-Gabe. Folsäuremangel sollte vorher behandelt werden. Der Rest der Patienten kann mit Methionin-armer Spezialdiät, die mit Cystin und/oder Pyridoxin ergänzt wird, behandelt werden. Neugeborenen-Screening (Massenscreening) zur Erfassung der Hypermethioninämie und pränatale Diagnostik sind möglich.

Lit.: Abbott MH, Folstein SE, Abbey H, Pyeritz RE (1987) Psychiatric manifestations of homocystinuria due to cystathionin beta-synthase deficiency: prevalence, natural history, and relationship to neurologic impairment and vitamin B$_6$-responsiveness. Am J Med Genet 26: 959–969. – Boers GH (1988) Carriership for homocystinuria in juvenile vascular disease. Haemostasis. 19 Suppl

1: 29–34. – Brattstrom L, Israelsson B, Lindgarde F, Hultberg B (1988) Higher total plasma homocysteine in vitamin B_{12} deficiency than in heterozygosity for homocystinuria due to cystathionine beta-synthase deficiency. Metabolism 37: 175–178. – Field CMB, Carson NAJ, Cusworth DC et al (1962) Homocystinuria, a new disorder of metabolism. Vortr. X. Internat. Congr. Paed. 1962 (Lissabon), Kongr. Ber. S. 274. – Kavka J (1976) Zur Klinik und Histologie der Homozystinurie. Klin Mbl Augenheilk 169: 377–381.
McK: 236200; 236200.0001
E. Mönch/JK

Homocystinurie II

Syn.: 5,10-Methylentetrahydrofolatreduktase-Defekt – Leukoenzephalomyopathie, neonatale
Def.: Angeborene Störung im Folsäure-Stoffwechsel durch Mangel an 5,10-Methylentetrahydrofolatreduktase.
A.: Erstbeschreibung 1972 durch V. E. Shih und Mitarbeiter und S. H. Mudd und Mitarbeiter, ebenfalls 1972.
Diagn. Krit.: **(1)** Gelegentlich schon im Neugeborenenalter beginnende Enzephalo- und Myopathie, aber auch im Kindes- oder Jugendlichenalter sich manifestierender Entwicklungsrückstand (nicht progressiv), spastische Tetraplegie, Krämpfe, periphere Neuropathie, Schizophrenie und – wie beim Cystathionin-β-Synthetase-Defekt – Thrombosen. 50% der psychomotorisch retardierten Patienten sind auch mikrozephal. – **(2)** In Serum und Urin ist Homocystin nachweisbar. Methionin-Blutspiegel sind niedrig. Besonders im Liquor sehr niedrige Konzentrationen von Folat. Keine Blutbildveränderungen, keine Augensymptome.
Ätiol.: Autosomal-rezessiv vererbtes Leiden.
Pathog.: Der Pathomechanismus ist unbekannt. Wahrscheinlich ist der Elektronentransport gestört. Niedrige Neurotransmitterspiegel spielen sicher bei der Ausprägung des Krankheitsbildes eine entscheidende Rolle.
Bemerkungen: Folat- oder Vitamin-B_{12}-Gaben sind ohne Effekt. Vitamin B_6 kann schaden (Ursache unbekannt). Ein Fall konnte mit Betain (20 mg/Tag) erfolgreich behandelt werden. **(DD)** Siehe Homocystinurie I. Pränatale Diagnostik ist möglich.
Lit.: Haan EA, Rogers JG, Lewis GP, Rowe PB (1985) 5,10-methylenetetrahydrofolate reductase deficiency. Clinical and biochemical features of a further case. J Inherit Metab Dis 8: 53–57. – Holme E, Kjellman B, Ronge E (1989) Betaine for treatment of homocystinuria caused by methylenetetrahydrofolate reductase deficiency. Arch Dis Child 64: 1061–1064. – Rosenblatt DS (1989) Inherited disorders of folate transport and metabolism. In: Scriver CR, Beaudet AL, Sly WS, Valle D (eds) The Metabolic Basis of Inherited Disease. 6. ed, pp 2049–2064. McGraw-Hill, New York.
McK: 236250
E. Mönch/JK

Homocystinurie III

Syn.: Homocystinurie mit Methylmalonazidurie – Homocystinurie mit gestörter Synthese von Adenosyl- und Methyl-Cobalamin und niedrigen Aktivitäten der N^5-Methylentetrahydrofolat-homocystein-Methyltransferase und Methylmalonyl-CoA-Mutase – Cobalamin-C-Defekt
Def.: Gruppe von seltenen angeborenen Stoffwechselstörungen in der Cobalamin-Synthese.
A.: Erstbeschreibung 1969 durch S. H. Mudd und Mitarbeiter.
Diagn. Krit.: **(1)** Klinische Symptome von »normal« bis Krämpfe, geistige Retardierung, Muskelhypotonie, Entwicklungsrückstand, Erbrechen und megaloblastär-makrozytäre Anämie. – **(2)** Homocystin und Methylmalonsäure im Urin. In einigen Fällen auch Cystathioninurie und niedrige Methioninspiegel im Blut. Blutspiegel von Cobalamin und Folat sind normal (Enzymuntersuchungen aus Leber und Niere).
Ätiol.: Autosomal-rezessiv vererbtes Leiden.
Pathog.: Der genaue primäre Defekt des zellulären Cobalaminstoffwechsels ist nicht bekannt.
Bemerkungen: Zwei Varianten sind beschrieben, neben der genannten eine weitere Störung (Cobalamin D) mit Methylmalonazidämie und Homocystinurie (McK 277410). Außerdem ist eine Form der Homocystinurie mit megaloblastischer Anämie ohne Methylmalonazidämie beschrieben (Cobalamin-E-Defekt, Homocystinurie IV, McK 236270), die Vitamin-B_{12}-sensibel ist.
(DD) Homocystinurien I, II und IV – Methylmalonazidämien anderer Ursache – Andere Störungen des Cobalamin-Stoffwechsels oder Transportes. Therapie: Am aussichtsreichsten ist die Gabe von Vitamin B_{12} (Hydroxycobalamin) 1 mg pro Tag i.m. Pränatale Diagnostik und Therapie sind möglich.
Lit.: Fenton WA, Rosenberg LE (1989) Inherited disorders of cobalamine transport and metabolism. In: Scriver CR, Beaudet AL, Sly WS, Valle D (eds) The metabolic basis of inherited disease. 6th ed, pp 2065–2082. MacGraw-Hill, New York. – Przyrembel H (1982) Homocystinuria. Adv Int Med Pediat 49: 78–135. – Rosenblatt DS, Cooper BA, Schmutz SM et al (1985) Prenatal vitamin B_{12} therapy of a fetus with methylcobalamin deficiency (Cobalamin E disease). Lancet II: 1127–1129. – Schuh S, Rosenblatt DS, Cooper BA et al (1984) Homocystinuria and megaloblastic anemia responsive to vitamine B_{12} therapy. N Engl J Med 310: 686–690. – Thomas IT, Rosenblatt DS, Erbe RW (1985) Vitamine B_{12}-responsive homocystinuria and megaloblastic anemia (cbl E). Am J Hum Genet 37: A 19. – Watkins D, Rosenblatt DS (1989) Functional methionine synthase deficiency (cb1E an cb1G): clinical and biochemical heterogeneity. Am J Med Genet 34: 427–434.
McK: 277400; 277410; 236270
E. Mönch/JK

Homocystinurie mit gestörter Synthese von Adenosyl- und Methyl-Cobalamin und niedrigen Aktivitäten der N^5-Methylentetrahydrofolat-homocystein-Methyltransferase und Methylmalonyl-CoA-Mutase: Homocystinurie III
Homocystinurie mit Methylmalonazidurie: Homocystinurie III
Homogentisinsäure-Oxidase-Mangel: Alkaptonurie
Hoodnick-Holmes-Syndrom: Greig-Zephalopolysyndaktylie
Hooft disease (e): Hooft-Syndrom

Hooft-Syndrom

Syn.: Hypolipidämie, familiäre – Hooft disease (e)
Def.: Hypolipidämie, Wachstumsrückstand, geistige Behinderung und Haut- und Nagelveränderungen bei zwei Schwestern.
A.: C. Hooft, belgischer Pädiater, Gent, und Mitarbeiter beschrieben 1963 eine Familie.
Diagn. Krit.: **(1)** Geistige Behinderung. – **(2)** Wachstumsrückstand. – **(3)** Erniedrigte Serumlipide (alle Fraktionen); Beta-Lipoprotein normal; Hypocholesterinämie, Hyperphosphatämie. – **(4)** Ichthyosiforme Hautveränderungen mit Rötung und Schuppung; Leukonychie. – **(5)** Augen: tapetoretinale Degeneration. – **(6)** Im Gegensatz zur Abetalipoproteinämie keine Resorptionsstörungen, keine Akanthozytose.

Ätiol.: Autosomal-rezessiver Erbgang vermutet.
Pathog.: Unbekannt; verminderte oxidative Phosphorylierung?
Bemerkungen: Erst eine Familie (zwei betroffene Schwestern) bekannt.
Lit.: François J, de Blond R (1963) Dégénérescence tapéto-rétinienne associée à un syndrome hypolipidémique. Acta Genet Med 12: 145–157. – Hooft C, Laey P, Herpol J et al (1962) Familial hypolipidaemia and retarded development without steatorrhoea. Another inborn error of metabolism? Helv Paediatr Acta 17: 1–23.
McK: 236300
A. Schinzel/AS

Hopf-Syndrom: Akrokeratosis verruciformis Hopf

Hopkins-Symptomenkomplex
Syn.: Syndrom einer Poliomyelitis-ähnlichen Erkrankung mit akutem Bronchialasthma – poliomyelitis-like illness associated with (acute bronchial) asthma (e)
Def.: Ätiologisch ungeklärte sporadische Erkrankung im Kindesalter gekennzeichnet durch eine akute Vorderhornschädigung mit schlechter Rückbildungstendenz, während oder in der Rekonvaleszenzphase eines akuten Asthmaanfalles auftretend.
A.: I. J. Hopkins, Pädiater, Melbourne. Erstbeschreibung des Syndroms 1974.
Diagn. Krit.: (1) Akutes Asthma bronchiale im Kindesalter. – (2) Spinale Muskelatrophien: akut auftretende, symmetrische oder asymmetrische schlaffe Paresen mit Reflexabschwächung oder -verlust, beginnend im akuten Asthmaanfall oder in dessen Rekonvaleszenzphase. Häufig vorausgehende Schmerzen. Schlechte Rückbildungstendenz mit Entwicklung von Muskelatrophien. – (3) Liquor: häufig lymphozytäre Pleozytose bis etwa 500/mm^3, keine nennenswerte Eiweißerhöhung. – (4) Neurophysiologie: A. Elektromyographie: anfänglich reichlich pathologische Spontanaktivität in Form von positiven Wellen und Fibrillationspotentialen, später sog. Neuropathiemuster. – B. Elektroneurographie: motorische Nervenleitgeschwindigkeiten normal oder leicht reduziert, sensible Nervenleitgeschwindigkeiten in der Regel normal. – (5) Gelegentlich Nackensteifigkeit.
Ätiol.: Unbekannt.
Pathog.: Unbekannt.
Lit.: Hopkins IJ (1974) A new syndrome: poliomyelitis-like illness associated with acute asthma in childhood. Aust Paediatr J 10: 273–276. – Manson JI, Thong YH (1980) Immunological abnormalities in the syndrome of poliomyelitis-like illness associated with acute bronchial asthma (Hopkins's syndrome). Arch Dis Child 55: 26–32.
C. D. Reimers/DP

Hoppe-Goldflam-Syndrom: Myasthenia gravis (pseudoparalytica)
Horan-Nance-Syndrom: Nance-Horan-Syndrom
Horner: Horner-Trias
Horner-Bernard-Syndrom: Horner-Trias
Horner's oculopupillary syndrome (e): Horner-Trias
Horner-Symptomenkomplex: Horner-Trias
Horner-Syndrom: Horner-Trias

Horner-Trias
Syn.: Horner-Syndrom – (Claude-)Bernard-Syndrom – Bernard-Syndrom – Horner-Bernard-Syndrom – Hutchinson-Syndrom – Horner-Symptomenkomplex – Horner-Zeichen – v.-Passow-Syndrom – okulopupilläres Syndrom – Bernard-Horner syndrome (e) – Mitchell's syndrome (e) – oculopupillary syndrome (e) – oculosympathetic syndrome (e) – Horner's oculopupillary syndrome (e) – (Claude-)Bernard-Horner syndrome (e) – cervical sympathetic paralysis syndrome (e) – Horner
Def.: Angeborener oder erworbener, durch Läsion des Sympathikus entstehender okulopupillärer Symptomenkomplex.
A.: Johann Friedrich Horner, 1831–1886, Ophthalmologe, Zürich. – Claude Bernard, 1813–1878, französischer Physiologe. – Jonathan Hutchinson, 1828–1913, Dermatologe und Chirurg, London. – Erstbeschreibung durch Hutchinson 1865, durch Horner 1869. Bernard hat sich um die Aufklärung der Pathologie des Sympathikus besondere Verdienste erworben.
Diagn. Krit.: (1) Trias: Miosis, Ptosis, Enophthalmus. (Die Miosis läßt sich durch Kokaineinträufelung nicht beeinflussen, da die prä- oder postganglionären sympathischen Fasern, die die Kokainmydriasis bewirken, gestört sind.) – (2) Homolaterale An- oder Hypohidrose von Gesicht, Hals, seltener der Hand.
Als mehr oder minder regelmäßige Begleiterscheinung tritt die Symptomatik der Horner-Sequenz u.a. bei folgenden Erkrankungen auf: Babinski-Nageotte-Sequenz, Cestan-Chenais-Sequenz, Déjerine/Klumpke-Sequenz, Fegeler-Sequenz, Hinterhorn-Sequenz, Kofferath-Sequenz, Pancoast-Sequenz, Pons-Sequenz, laterale, Villaret-Sequenz, Wallenberg-Sequenz, Dysrhaphien.
Ätiol.: Die angeborenen primären Formen werden autosomal-dominant vererbt. Bei den erworbenen Fällen handelt es sich um die Folge der peripheren Läsion einer bestimmten, in motorischen Wurzeln verlaufenden sympathischen Bahn oder einer Läsion der absteigenden zentralen Sympathikusbahn als zentrale Horner-Sequenz. Schädigungen der vorderen Wurzel im Bereich C_8–Th_2, des Grenzstranges im Bereich der Halswirbelsäule oder des Centrum ciliospinale im Rückenmark oder der zentralen Sympathikusbahn führen zur homolateralen Lähmung des Sympathikus (Lähmung des M. dilatator pupillae [paralytische Miosis], Lähmung des Müller-Lidmuskels [Ptosis]). Der Gegenpol, ein okulopupillärer Symptomenkomplex durch Reizung des Sympathikus wird (du-)Petit-Syndrom genannt.
Lit.: Bernard C (1862) Des phénomènes oculo-pupillaires produits par la section du nerf sympathique cervical; ils sont indé-

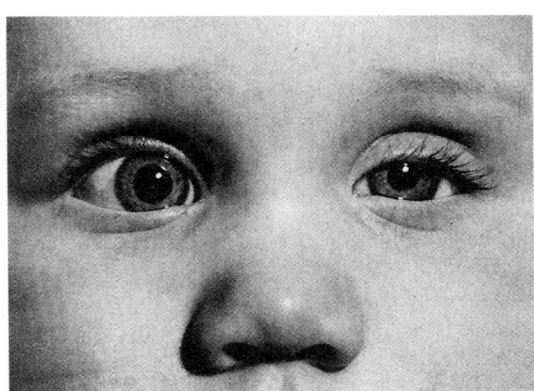

Komplett erworbene Horner-Trias bei einem Kleinkind mit Querschnittläsion in Höhe von C_8–Th_2 (Beob. ZKi., Fotos DOFONOS, Ffm.)

pendants des phénomènes vasculaires calorifiques de la tête. Compt rend Acad sc, Paris 55: 381–388. – Horner JF (1869) Über eine Form von Ptosis. Klin Mbl Augenheilk, Stuttgart 7: 193–198. – Kömpf D (1995) In: Schmidt D, Malin JP (Hrsg) Erkrankungen der Hirnnerven, 2. Aufl. Thieme, Stuttgart, New York. – v Passow (1934) Okulare Paresen im Symptombild des „Status dysraphicus", zugleich ein Beitrag zur Ätiologie der Sympathikusparese (Horner-Syndrom und Heterochromia iridis). Münch med Wschr 74: 1243–1249.
McK: 143000
D. Schmidt/DP

Horner-Zeichen: Horner-Trias
Hornhautdystrophie, bröckelige: Groenouw-Syndrom
Hornhautdystrophie, endothelio-epitheliale kombinierte: Fuchs-Hornhautendotheldystrophie
Hornhautdystrophie, fleckförmige: Fehr-Syndrom
Hornhautdystrophie, fleckige (Fehr): Fehr-Syndrom
Hornhautdystrophie, gittrige: Haab-Dimmer-Syndrom
Hornhautdystrophie, granuläre: Groenouw-Syndrom
Hornhautdystrophie, makuläre: Fehr-Syndrom

Hornhautdystrophie, rezidivierende erosive (Franceschetti II)

Syn.: Franceschetti-Syndrom II – recurring hereditary corneal erosions (e)
Def.: Familiär-erbliche beidseitige oberflächliche Hornhauterkrankung.
A.: Erstbeschreibung 1928 durch Adolphe Franceschetti, 1896–1969, Ophthalmologe, Genf.
Diagn. Krit.: **(1)** Kleine rezidivierende schmerzhafte Hornhautepithelerosionen. – **(2)** Erkrankungsbeginn zwischen 4. und 6. Lebensjahr. – **(3)** Keine dauerhafte Sehstörung. – **(4)** Hornhautsensibilität normal.
Ätiol.: Autosomal-dominantes Erbleiden.
Pathog.: Unbekannt.
Bemerkungen: **(DD)** rezidivierende Hornhauterosionen bei Hornhautdystrophien bzw. nach oberflächlichen Hornhauttraumen.
Lit.: Franceschetti A (1928) Hereditäre, rezidivierende Erosionen der Hornhaut. Z Augenheilk, Berlin 66: 309–316. – Franceschetti A, Klein D (1961) Cornea. In: Waardenburg PJ, Franceschetti A, Klein D: Genetics and Ophthalmology, Vol 1, pp 447–543. Charles C Thomas, Springfiel, Ill.
McK: 122400
F. H. Stefani/DP

Hornhautdystrophie und sensoneurale Taubheit

Syn.: corneal dystrophy-sensoneural deafness (e)
A.: Erstbeschreibung 1971 durch Harboyan et al.
Diagn. Krit.: **(1)** Kongenitale Hornhauttrübung. – **(2)** Spät auftretende Taubheit.
Ätiol.: Autosomal-rezessiv vererbt.
Bemerkungen: **(DD)** Hornhauttrübung ähnelt der zentralen wolkigen Hornhautdystrophie (François).
Lit.: Harboyan G, Mamo J, Der Kaloustian VM, Karam FA (1971) Congenital corneal dystrophy. Progressive sensoneural deafness in a family. Arch Ophthalmol 85: 27–32.
McK: 217400
F. H. Stefani/DP

Hornhautdystrophie, zentrale wolkige (François)

Syn.: central cloudy corneal dystrophy of François (e) – corneal dystrophy, central type (e)
Def.: Familiäre zentrale Hornhauttrübung.
A.: Erstbeschreibung 1958 durch J. François, Ophthalmologe, Ghent.
Diagn. Krit.: **(1)** Graue Trübung mit polygonalen oder runden Abschnitten tief im Hornhautstroma. – **(2)** Klarer Hornhautrandsaum. – **(3)** Hornhaut nicht verdickt. – **(4)** Weitwinkelglaukom kann in der Familie vorkommen.
Ätiol.: Diskutiert wird ein autosomal-rezessives oder -dominantes Krankheitsbild.
Pathog.: Unbekannt.
Lit.: Bramsen T, Ehlers N, Baggesen LH (1976) Central cloudy corneal dystrophy of François. Acta Ophthalmologica 54: 221–226. – François J (1958) L'heredite en Ophtalmologie. Masson, Paris.
McK: 217600
F. H. Stefani/DP

Hornhautentartung, familiäre, Fleischer (Typ I): Groenouw-Syndrom

Hornhauthypästhesie, Retinopathie, offener Ductus arteriosus, geistige Behinderung, Schwerhörigkeit
(Syndrom)

Syn.: corneal anaesthesia-retinal defects-unusual facies-heart defect (e)
Def.: Autosomal-dominant vererbtes Syndrom mit persistierendem Ductus arteriosus, Hornhauthypästhesie, auffälligem Gesicht, fakultativer Innenohrschwerhörigkeit und leichter geistiger Retardierung.
A.: Erstbeschreibung 1987 durch Maria A. Ramos//Arroyo, Humangenetikerin, Indianapolis, USA.
Diagn. Krit.: **(1)** Persistierender Ductus arteriosus (in 50% behandlungsbedürftig). – **(2)** Hornhauthypästhesie mit Gefahr der Ulzeration, Sklerokornea. – **(3)** Gesichtsdysmorphien wie Hypertelorismus, mongoloide Lidachsenstellung, Mittelgesichtshypoplasie, gewölbte Stirn, flache Nasenwurzel. – **(4)** Beidseitige sensoneurale Schwerhörigkeit. – **(5)** Nicht progressive herdförmige Defekte des peripapillären Retinapigmentepithels und der Choriokapillaris. – **(6)** Leichte geistige Behinderung.
Ätiol.: Wahrscheinlich autosomal-dominant vererbt.
Pathog.: Unbekannt.
Bemerkungen: Bisher erst eine Familie mit drei Patienten in zwei Generationen beschrieben. Unterschiedliche Expressivität wird angenommen, da mildere Erscheinungsform bei der Mutter der beschriebenen Familie.
Lit.: Ramos//Arroyo MA, Clark GG, Saksena SS, Hodes ME (1987) Congenital corneal anesthesia with retinal abnormalities, deafness, unusual facies, persistent ductus arteriosus, and mental retardation: a new syndrome? Am J Med Genet 26: 345–354.
McK: 122430
R. Spiegel/AS

Hornhauttrübung, knötchenförmige (Groenouw Typ II): Fehr-Syndrom
Hornstein-Syndrom: Fibrome, perifollikuläre generalisierte
Horton's disease (e): Cluster-Kopfschmerz
Horton's headache (e): Cluster-Kopfschmerz

Horton-Magath-Brown-Syndrom: Riesenzellarteriitis
Horton-Neuralgie: Cluster-Kopfschmerz
Horton-Syndrom: Riesenzellarteriitis
hospital addiction (e): Münchhausen-Syndrom
hospital black book patients (e): Münchhausen-Syndrom
hospital deadbeats (e): Münchhausen-Syndrom
hospital hoboes (e): Münchhausen-Syndrom
Hospitalismus, infantiler: Depression, anaklitische
hospital stumble-bums (e): Münchhausen-Syndrom

Houssay-Phänomen

Syn.: Houssay' syndrome (e) – remission of diabetes mellitus, spontaneous (e) – vanishing diabetes mellitus syndrome (e) – diabetes and anterior pituitary insufficiency (e)
Def.: Klinisches Korrelat zu dem von Houssay und Biasotti (1930/31) beschriebenen Phänomen, wonach die Hypophysektomie beim pankreatektomierten Versuchstier eine Steigerung der Insulinempfindlichkeit verursacht.
A.: Bernardo Alberto Houssay, 1887–1971, Physiologe, Buenos Aires; Nobelpreis 1947. – Als Erstbeschreiber beim Menschen gelten József Baló (1924) und Calder (1932).
Diagn. Krit.: **(1)** Ausgeprägte, teilweise therapieresistente Hypoglykämien bei gleichzeitiger Verminderung des Insulinverbrauchs des Diabetikers. – **(2)** Schwerer Kopfschmerz. Neurologische Symptome, Stupor bis zum Bewußtseinsverlust. – **(3)** Ausbleiben des reaktiven Wiederanstiegs der Glucose nach Insulintoleranztest.
Ätiol.: Akute oder subakute Hypophysennekrose infolge Gefäßverschluß, Embolie, Entzündung, Tumor oder Schwangerschaft bei Diabetes; Störungen im Bereich des Dienzephalons.
Lit.: Baló J (1924) Über Nekrosen des Hypophysenvorderlappens und ihre Folgen. Beiträge zur Path Anat 72: 599. – Calder RM (1932) Pituitary cachexie (Simmonds' disease) treated with anterior pituitary extract. JAMA 98: 314. – Fridlender H, Roubicek M (1993) Fenomeno de Houssay en el hombre. Medicina 53: 333–338. – Harvey JC, De Klerk J (1955) The Houssay Phenomenon in Man. Am J Med 19: 327–336. – Houssay BA, Biasotti A (1930) La diabetes pancreática de los perros hipofisoprivos. Rev Soc argent biol 6: 251–296. – Houssay BA, Biasotti A (1931) Pankreasdiabetes und Hypophyse beim Hund. Pflügers Arch Physiol 227: 664.
B. O. Böhm/GA

Hughes-Stovin-Syndrom
(Sequenz)

Def.: Mykotische Aneurysmen der A. pulmonalis infolge rezidivierender septischer Embolien in Kombination mit Thrombosen großer systemischer Venen.
A.: Erstbeschreibung 1960 durch J. P. Hughes und P. G. J. Stovin, London.
Diagn. Krit.: **(1)** Krankheitsbeginn in 80% der Fälle mit Fieber oder septischem Krankheitsbild, wobei ein Keimnachweis fast nie gelingt (Atemwegsinfekte, Epididymitis, Oophoritis, Skrotalabszeß), oft auch Arthralgien, Hautausschläge; später Thrombophlebitiden der Bein- oder Beckenvenen und manchmal auch der zerebralen Venen (Sinus venosus), rezidivierende Thrombophlebitiden der Extremitätenvenen, Neuritis N. optici. – **(2)** Herdförmige Pneumonien und mykotische Aneurysmen der Pulmonalarterie mit konsekutiven Hämoptysen infolge rezidivierender septischer Lungenembolien, Blutungen aus den Aneurysmen sind oft die Todesursache, insbesondere wenn wegen der systemischen venösen Thrombosen eine gerinnungshemmende Therapie durchgeführt wird. – **(3)** Durch die rezidivierenden Lungenembolien pulmonale Hypertonie, Dyspnoe, Beklemmung, Husten. – **(4)** Meist sind junge Männer betroffen.
Ätiol.: Unklar; möglicherweise liegt der Aneurysmabildung eine angeborene Schwäche oder Störung der pulmonal-arteriellen Gefäßwand zugrunde.
Pathog.: Die – meist infizierten – Embolien führen wahrscheinlich durch lokale Schädigung und durch die Entstehung einer pulmonalen Hypertonie zur Ausbildung von Aneurysmen der Pulmonalarterien, die meist multipel und mehr peripher gelegen sind.
Bemerkungen: **(DD)** Behçet-Syndrom. Die Existenz des Hughes-Stovin-Syndroms als eigenständiges Krankheitsbild neben dem Behçet-Syndrom wird von manchen Autoren bestritten.
Lit.: Adler G (1980) Ovaläre Herdschatten in der Lunge nach rezidivierender Thrombophlebitis bei 55jährigem Mann. Internist 21: 468–477. – Amman ME, Karnel F, Olbert F et al (1991) Radiologic findings in the diagnosis of Hughes-Stovin syndrome. Am J Radiol 17: 1353–1354. – Bowman S, Honey M (1990) Pulmonary arterial occlusions and aneurysms: a forme fruste of Behçet's or Hughes-Stovin syndrome. Br Heart J 63: 66–68. – Hughes JP, Stovin PGJ (1959) Segmental pulmonary aneurysms with peripheral venous thrombosis. Br J Dis Chest 53: 19. – Hughes JP, Stovin PGJ (1960) Segmental pulmonary artery aneurysm with peripheral venous thrombosis. Br J Dis Chest 53: 19–27.
S. Wieshammer/GA

Houssay' syndrome (e): Houssay-Phänomen
Howship-von-Romberg-Syndrom: Nervus-obturatorius-Symptomatik
Howship-von-Romberg-Zeichen: Nervus-obturatorius-Symptomatik
Hozay-Syndrom: van-Bogaert-Hozay-Syndrom
HSAN I: Neuropathie, hereditäre sensible, Typ I
HSAN II: Neuropathie, hereditäre sensible, Typ II
HSAN III: Neuropathie, hereditäre sensible, Typ III
HSAN IV: Neuropathie, hereditäre sensible und autonome, Typ IV
HSE: hämorrhagischer Schock mit Enzephalopathie
HSES: hämorrhagischer Schock mit Enzephalopathie
HSMN IV: Refsum-Krankheit
HSN I: Neuropathie, hereditäre sensible, Typ I
HSN II: Neuropathie, hereditäre sensible, Typ II
HSN III: Neuropathie, hereditäre sensible, Typ III
HSN IV: Neuropathie, hereditäre sensible und autonome, Typ IV
4H-Syndrom: Pallister-Hall-Syndrom

Hughes-Syndrom: Syndrom der akromegaloiden Fazies
Hughlings Jackson syndrome (e): Jackson-Lähmung
Huguier-Jersild-Syndrom: genito-anorektaler Symptomenkomplex
human immunodeficiency virus embryopathy (e): AIDS-Embryopathie
humeroperoneale Muskeldystrophie mit Frühkontrakturen und Kardiomyopathie: Muskeldystrophie Typ Emery-Dreifuss

humeroradiales Syndrom mit multiplen Synostosen

Def.: s.u. Symphalangie, proximale.

humero-spinal dysostosis with congenital heart disease (e): Dysostose, humero-spinale
Hunter-Addison-Anämie: Biermer-Syndrom
Hunter-Fraser syndrome (e): Ruvalcaba-Syndrom
Hunter-Krankheit: Mucopolysaccharidose II
Hunter oculo-encephalo-hepato-renal syndrome (e): okulo-enzephalo-hepato-renales Syndrom
Hunter-Syndrom: Mucopolysaccharidose II
Huntington's disease (e): Chorea Huntington
Huntington-Krankheit: Chorea Huntington
Huntington-Syndrom: Chorea Huntington

Hunt-Neuralgie
Syn.: (Ramsay-)Hunt-Syndrom – Hunt-Syndrom I – Ganglion-geniculatum-Syndrom – Genikulatum-Syndrom – Neuralgie des Ganglion geniculi bzw. N. intermedius – Zoster oticus – Herpes zoster articularis – herpes zoster oticus (e) – geniculate neuralgia (e) – geniculate ganglion syndrome (e) – geniculate herpes zoster (e)
Def.: Zoster oticus mit unilateraler Beteiligung des Ganglion geniculi. Hunt unterschied vier Verlaufsformen:
1. Herpes zoster oticus ohne neurologische Zeichen. –
2. Herpes zoster oticus mit Fazialisparese. – 3. Herpes zoster oticus mit Fazialisparese und Gehörsymptomen. –
4. Herpes zoster oticus mit Fazialisparese und begleitenden Gehör- und Labyrinthsymptomen.
A.: Erstbeschreibung 1907 durch James Ramsay Hunt, 1872–1937, Neurologe, New York.
Diagn. Krit.: (1) Initial: Kopfschmerz, einseitiger Ohrschmerz. – (2) Herpes zoster der Aurikularregion, auch Zostereruptionen am weichen Gaumen und im vorderen Zungendrittel (Geschmacksstörungen) kommen vor. – (3) Anfallsweise oder kontinuierliche heftige Schmerzen im Bereich der sogenannten Hunt-Zone (äußerer Gehörgang, Trommelfell, Teile der Ohrmuschel). – (4) Gelegentlich Störungen der Speichel- und Tränensekretion. – (5) Empfindungsschwerhörigkeit für hohe Frequenzen auf der kranken Seite, Tinnitus. – (6) Horizontaler Spontannystagmus, Schwindel. – (7) Hypästhesie im Bereich des Gehörgangs und der Zunge. – (8) 1–10 Tage nach der Zostereruption kann eine prognostisch günstige Fazialisparese entstehen.
Ätiol.: Virusinfektion mit Varicella-zoster-Virus.
Pathog.: Affektion des Ganglion geniculi.
Lit.: Aleksic SN, Budzilovich GN, Lieberman AN (1973) Herpes zoster oticus and facial paralysis (Ramsay Hunt syndrome). Clinico-pathologic study and review of literature. J Neurol Sci 20: 149–159. – Hunt JR (1907) On herpetic inflammations of the geniculate ganglion. A new syndrome and its complications. J Nerv Ment Dis 34: 73–96. – Hunt JR (1954) Arch Otol NY 3: 371.
W. Paulus/DP

Hunt's paralysis (e): Pallidumatrophie, progressive (Hunt)
Hunt-Paralysis-agitans: Pallidumatrophie, progressive (Hunt)
Hunt-Syndrom I: Hunt-Neuralgie
Hunt-Syndrom II: Pallidumatrophie, progressive (Hunt)
Hunt-Syndrom III: Dyssynergia cerebellaris myoclonica
Hunt-Syndrom IV: Nervus-ulnaris-Kompressionsneuropathie
Hurler-Krankheit: Mucopolysaccharidose I-H
Hurler-Syndrom: Mucopolysaccharidose I-H
H.U.S.: hämolytisch-urämisches Syndrom (Gasser)

Hutchinson-Gilford-Syndrom
Syn.: Gilford-Syndrom – Paedogerie – progeria (e)
Def.: Ein hochcharakteristisches Syndrom mit postnatalem Minderwuchs und frühzeitiger körperlicher »Vergreisung« (Progerie).
A.: Sir Jonathan Hutchinson, 1828–1913, Arzt, London. – Erstbeschreibung 1886. – Hastings Gilford, 1861–1941, Arzt, London. Beschreibung 1897 und 1904 (»Progeria«).
Diagn. Krit.: (1) Geburtsgewicht meist um 2500 g. Minderwuchs ab 1. Lebensjahr. – (2) Gleichzeitig zunehmende »Vergreisung«: Haarausfall, Verlust des subkutanen Fettgewebes, Hervortreten der Schädelvenen, Ausbildung eines sog. »Vogelgesichts« mit schnabelartiger Nase, vortretenden Augen, fliehendem Kinn, fehlenden Ohrläppchen bei normal großem, aber hydrozephaloid wirkendem Hirnschädel. Verzögerter Fontanellenschluß. Zahnungsanomalien. – (3) Beugekontrakturen großer Gelenke und Fingergelenke; Nägeldystrophien und Akromikrie bei Osteolyse von Endphalangen. Atrophisch-dyspigmentierte Haut. – (4) Ferner kümmerliche Muskulatur; vorstehendes Abdomen. Erreichte Endlänge kaum über 115 cm, Endgewicht kaum über 15 kg. Fehlende oder unvollständige Sexualreifung. Hohe, piepsige Stimme. – (5) Insulinresistenz (Postrezeptor-Defekt?), Grundumsatzerhöhung, Serumlipid- und Kollagenanomalien. Kein Mangel an Wachstumshormon. – (6) Intelligenz im Normbereich. – (7) Frühzeitige Atherosklerose mit fataler Auswirkung (Herzinfarkt bzw. Zerebralinsult) im 1. bis spätestens 3. Lebensjahrzehnt.
Ätiol.: Nicht sicher bekannt. Meist sporadisch auftretendes Erbleiden. Einige wenige Geschwisterfälle mit oder ohne elterliche Blutsverwandtschaft sprechen für autosomal-rezessiven Erbgang; gelegentlich erhöhtes Alter der Väter läßt an die Möglichkeit autosomal-dominanter Neumutation denken.
Pathog.: Unbekannt.
Bemerkungen: Das in über 100 Kasuistiken beschriebene hochcharakteristische Erscheinungsbild macht die Erkennung voll ausgeprägter Fälle leicht. **(DD)** mandibuloakrale Dysplasie.
Lit.: DeBusk F (1972) The Hutchinson-Gilford syndrome. J Pediatr 80: 697–742. – Gilford H (1904) Progeria: a form of senilism. Practitioner 73: 188. – Hutchinson J (1886) Congenital absence of hair and mammary glands with atrophic condition of the skin and its appendages in a boy. Trans Med Chir Soc (Edinburgh) 69: 473. – Khalifa MM (1989) Hutchinson-Gilford progeria syndrome: report of a Libyan family and evidence of autosomal recessive inheritance. Clin Genet 35: 125–132. – Wagle WA,

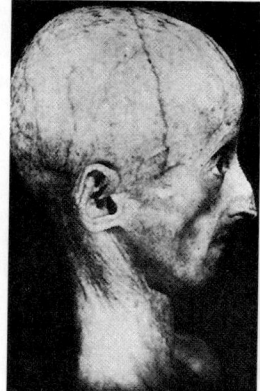
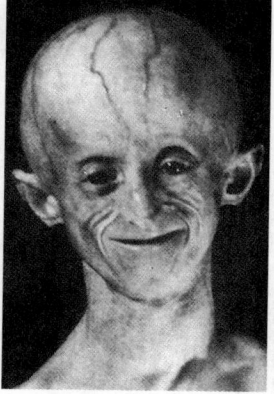

Hutchinson-Gilford-Syndrom: 14½jähr. Knabe (Patient erlag mit 15¾ Jahren einem Herztod bei fortgeschrittener, schwerster Gefäßsklerose; Beob. H.-R. Wiedemann, Kiel)

Haller JS, Cousins JP (1992) Cerebral infarction in progeria. Pediatr Neurol 8: 476–477. – Wiedemann H-R (1987) Progeria. In: Gomez MR (ed) Neurocutaneous Diseases, pp 247–253. Butterworth, Boston.
McK: 176670
H.-R. Wiedemann/JK

Hutchinson-Syndrom: Horner-Trias – Hutchinson-Trias

Hutchinson-Trias
Syn.: Hutchinson-Syndrom
Def.: Charakteristische Symptomentrias für die Lues connata tarda als Stigmata bei Erwachsenen und Jugendlichen.
A.: Erstbeschreibung 1858–1860 durch Sir Jonathan Hutchinson, 1828–1913, Chirurg und Dermatologe, London.
Diagn. Krit.: **(1)** Hutchinsonzähne: Tonnenform mit distaler Verschmälerung der beiden oberen mittleren Schneidezähne mit semilunärer Einkerbung der Schneideflächen und evtl. Diastema. Das bleibende Gebiß zeigt häufig starke Kariestendenz und Schmelzhypoplasie. – **(2)** Keratitis parenchymatosa mit milchglasartiger Trübung der Hornhaut, Manifestation zwischen dem 6. und 20. Lebensjahr, zeitweiser oder bleibender Sehverlust. – **(3)** Innenohrschwerhörigkeit.
Als weitere (unsichere) Zeichen der konnatalen Lues gelten: a) Sattelnase, b) Säbelscheidentibia: konvex gebogene und doppelt konturierte Tibiaknochen infolge luischer Knochengummata und abnormer luischer periostaler Verdickung der Tibia, c) Caput natiforme: Stirnhöcker mit medianer Furche, d) Olympierstirn: Vorwölbung der gesamten Stirn, e) luische Nephrose, f) luische Arthritis, g) positive Luesserologie.
Ätiol.: Unbehandelte Lues der Mutter.
Pathog.: Unbekannt.
Bemerkungen: Prophylaxe durch serologische Testung und Behandlung der schwangeren Mütter.
Lit.: Hutchinson J (1858) Report of the effects of infantile syphilis in marring the development of the teeth. Transact Path Soc, London 9: 449–456.
R. Soehnchen/GB

Hutchinson-Weber-Peutz-Syndrom: Peutz-Jeghers-Syndrom

Hutchison-Syndrom
Def.: Historische Bezeichnung für eine Form des Neuroblastoms.
A.: Sir Robert Grieve Hutchison, 1871–1943, britischer Arzt. – Erstbeschreibung 1864 durch Virchow.
Lit.: Hutchison R (1907) On suprarenal sarcoma in children with metastases in the skull. Quart J Med I: 33–38.

HVL-Insuffizienz, partielle postpartale: Simmonds-Sheehan-Syndrom
hyaline disease of the lungs (e): Surfactant-Mangel des Neugeborenen
hyaline fibromas-gingival fibromatosis (e): Fibromatose, juvenile hyaline
hyaline membrane (e): Surfactant-Mangel des Neugeborenen
hyaline membrane disease, adult (e): ARDS
Hyalinose, systematisierte: Fibromatose, juvenile hyaline
Hyalinosis cutis et mucosae: Lipoidproteinose (Urbach-Wiethe)
Hyalinosis, systemic (Ishikawa-Hori) (e): Fibromatose, juvenile hyaline
Hyalinosis, systemic juvenile (e): Fibromatose, juvenile hyaline
hyaloideo-retinale Degeneration: hyaloideo-retinale Dysplasie

hyaloideo-retinale Dysplasie
Syn.: Wagner-Krankheit – Wagner-Syndrom – Degeneratio hyaloidea-retinalis hereditaria – hyaloideo-retinale Degeneration – vitreoretinale Degeneration – Wagner's hyaloid retinal degeneration (e) – dominant vitreo-retinal degeneration (e) – Wagner's vitreoretinal heredodegeneration (e)
Def.: Autosomal-dominant erbliche Degeneration des Glaskörpers mit präretinalen, avaskulären Membranen, chorioretinalen Pigmentverschiebungen, Myopie und anderen Augenbefunden.
A.: Hans Wagner, 1905–1989, Augenarzt, Zürich. – Erstbeschreibung 1938.
Diagn. Krit.: **(1)** Verlust der Glaskörperstrukturen, optisch fast »leerer« Glaskörper durch Glaskörper-Verflüssigung. – **(2)** Auftreten von feinen filamentären, mobilen Glaskörper-Membranen. – **(3)** Ausbildung von avaskulären, präretinalen Membranen mit Anheftungen, meist zirkulär posterior vom Äquator, Traktionen an der Netzhaut möglich. – **(4)** Grobe, periphere Pigmentumschichtung oder radiäre, perivaskuläre Pigmentierungen. – **(5)** Weißliche, periphere Gefäßeinscheidungen, atrophische Veränderungen der peripheren Netzhaut und Aderhaut. – **(6)** Aderhaut-Gefäßsklerose. – **(7)** Präsenile Katarakt, beginnend in der Adoleszenz, mit 30–40 Jahren starke Verschlechterung. – **(8)** Myopie. – **(9)** Komplikationen: häufig Netzhautablösung, sekundäres Glaukom, Korneatrübung, Strabismus divergens. – **(10)** Normales oder subnormales Elektro-Retinogramm. – **(11)** Konzentrische Gesichtsfeldeinschränkung. – **(12)** Normales Farbensehen. – **(13)** Fluoreszenzangiographie: avaskuläre retinale Areale, abnormale Gefäße an den Grenzen der avaskulären Areale, in der Spätphase Hyperfluoreszenz in den peripheren chorioretinalen, dysplastischen (»atrophischen«) Bereichen.
Ätiol.: Autosomal-dominant erbliche Erkrankung. Genort 5q13–14.
Pathog.: Unbekannt. Wahrscheinlich bedingt eine Hypoplasie der Choriokapillaris im Äquatorbereich eine Hypoxie der Neuroretina und des Pigmentepithels, die ein Einsprossen normaler Retinagefäße in diesen Bereich nicht ermöglicht.
Bemerkungen: Wurde früher von vielen Autoren für identisch mit dem Stickler-Syndrom gehalten (»Wagner-Stickler-Syndrom«), obwohl bei der hyaloideo-retinalen Dysplasie Gaumenspalte, Netzhautablösung und Gelenkbeschwerden nicht vorkommen. Eine Kopplungsstudie an rund 50 Angehörigen von Wagners Familie ergab Kopplung zu Markern auf dem langen Arm von Chromosom 5 und schloß damit den häufigsten Stickler-Locus aus. Hingegen scheinen Mutationen dieses Gens auch die erosive Vitreoretinopathie zur Folge haben zu können. – **(DD)** Stickler-Syndrom – Norrie-S. – Goldmann-Favre-S. – Retinoschisis, geschlechtsgebundene, juvenile – Vitreoretinopathie, familiäre, exsudative (Criswick, Schepens). – Gegebenenfalls prophylaktische Therapie durch Laserkoagulation oder Kryopexie bei drohender Netzhautablösung durch Netzhauteinrisse

und/oder Netzhauttraktionen; bei bestehender Netzhautablösung eindellende Operation oder vitreoretinale Chirurgie, evtl. mit intraokularer Gas- oder Silikonöl-Tamponade.

Lit.: Boehringer HR, Dieterle P, Landolt E (1960) Zur Klinik und Pathologie der Degeneratio hyaloideo-retinalis hereditaria (Wagner). Ophthalmologica 139: 330–338. – Brown DM, Graemiger RA, Hergersberg M, Schinzel A et al (1995) Genetic linkage of Wagner disease and erosive vitreoretinopathy to chromosome 5q13–14. Arch Ophthalmol 113: 671–675. – Fryer AE, Upadhyaya M, Littler M et al (1990) Exclusion of COL2A1 as a candidate gene in a family with Wagner-Stickler syndrome. J Med Genet 27: 91–93. – Godel V et al (1981) The Wagner-Stickler syndrome complex. Doc Ophthalmol 52, 2: 179–188. – Liberfarb RM, Hirose T, Holmes LB (1981) The Wagner-Stickler syndrome: a study of 22 families. J Pediatr 99: 394–399. – Van Nouhuys CE (1982) Observations on Wagner's syndrome, sex-linked juvenile retinoschisis and juvenile rhegmatogenous retinal detachment. Doc Ophthalmol 54, 1–4: 301–331. – Ricci A (1961) Clinique et transmission héréditaire des dégénérescences vitreo-retiniennes. Bull Soc Ophtal Franc 61: 618–662. – Wagner H (1938) Ein bisher unbekanntes Erbleiden des Auges (Degeneratio hyaloideo-retinalis hereditaria), beobachtet im Kanton Zürich. Klin Mbl Augenheilk 100: 840–858.

McK: 143200

G. Hasenfratz; A. Schinzel/DP; AS

Hydantoin-Barbiturat-Embryopathie: Antiepileptika-Embryofetopathie

Hydantoin-Syndrom, embryopathisches

Def.: Eine heute nicht mehr zutreffende Bezeichnung für die Antiepileptika-Embryofetopathie (s. dort).

Lit.: Hanson JW, Smith DW (1975) The fetal hydantoin syndrome. J Pediat 87: 285–290.

S. Koch/JK

Hydantoin-Syndrom, fetales: Antiepileptika-Embryofetopathie
Hyde-Krankheit: Prurigo nodularis (Hyde)
hydrocephalus, agyria, retinal dysplasia and encephalocele (e): Walker-Warburg-Syndrom
hydrocephalus due to congenital stenosis of the aqueduct of Sylvius (e): Aquäduktstenose, geschlechts-gebunden erbliche
hydroletales Syndrom: Hydroletalus-Syndrom

Hydroletalus-Syndrom

Syn.: hydroletales Syndrom – Salonen-Syndrom

Def.: Distinktes, letales, rezessiv vererbtes Dysmorphiesyndrom mit multiplen Fehlbildungen innerer Organe; besonders charakteristisch die Trias Hydramnion/Hydrozephalus/Polydaktylie.

A.: Riitta Salonen, 1948–, Humangenetikerin, Helsinki, und Mitarbeiter beschrieben das Syndrom anhand von 28 Fällen und benannten es 1981.

Diagn. Krit.: **(1)** Hydramnion – **(2)** Hydrozephalus; Agenesie oder Hypoplasie des Corpus callosum; Holoprosenzephalie. – **(3)** Gesicht: Mikrophthalmie; kleine Nase mit bifider, kurzer Spitze; Lippen-Kiefer-Gaumen-Spalte; Unterlippenkerbe; kleines Kinn; tiefsitzende dysmorphe Ohren. – **(4)** Herzfehler, besonders Ventrikelseptumdefekt. – **(5)** Entwicklungsstörungen von Larynx, Trachea und Bronchien; Lungenhypoplasie und abnorme Segmentation; selten: Lungenagenesie. – **(6)** Nierenfehlbildungen (diverse). – **(7)** Uterusfehlbildungen, insbesondere Uterus bicornis. – **(8)** Extremitäten: postaxiale Polydaktylie der Finger, Klumpfuß, Verdoppelung der Großzehen und postaxiale Polydaktylie der Zehen. – **(9)** Röntgen: Defekt im Os occipitale; Verkürzung der Tibiae. – **(10)** 100%ige Letalität (Totgeburt, perinatal oder früh postnatal, max. Überleben 5 Monate).

Ätiol.: Autosomal-rezessiver Erbgang.

Pathog.: Unbekannt.

Bemerkungen: Klinische Ähnlichkeiten mit dem Fryns-Syndrom und dem akrokallosalen Syndrom (Allelie?). Auch Gemeinsamkeiten mit Trisomie 13. Pränatale Diagnose durch Ultraschall: Nachweis des Hydrozephalus und abnormer Mittelhirnstrukturen im zweiten Trimenon.

Lit.: Salonen R, Herva R, Norio R (1981) The hydrolethalus syndrome: delineation of a „new", lethal malformation syndrome based on 28 patients. Clin Genet 19: 321–330. – Salonen R, Herva R (1990) Hydrolethalus syndrome. J Med Genet 27: 756–759. – Toriello H, Bauserman SC (1985) Bilateral pulmonary agenesis: association with the hydrolethalus syndrome and review of the literature from a developmental field perspective. Am J Med Genet 21: 93–103.

McK: 236680

A. Schinzel/AS

hydronephrosis with peculiar facial expression (e): Ochoa-Syndrom
Hydrops, endolymphatischer: Ménière-Krankheit
4-Hydroxybuttersäure-Ausscheidung: γ-Hydroxybuttersäure-Ausscheidung

γ-Hydroxybuttersäure-Ausscheidung

Syn.: Succinatsemialdehyddehydrogenase-Defekt – 4-Hydroxybuttersäure-Ausscheidung – γ-hydroxybutyric aciduria (e) – (Jakobs-Syndrom)

Def.: Angeborene Störung im γ-Aminobuttersäure-Stoffwechsel (GABA) durch Mangel an Succinatsemialdehyd-dehydrogenase.

A.: Erstbeschreibung 1981 durch C. Jakobs und Mitarbeiter.

Diagn. Krit.: **(1)** Im Säuglingsalter zeigen sich die ersten klinischen Symptome: Krämpfe, Ataxie, statomotorischer Entwicklungsrückstand, Muskelhypotonie, später milde geistige Retardierung und Sprachentwicklungsstörung, Apraxie. – **(2)** Im Liquor und Urin finden sich hohe Konzentrationen von γ-Hydroxybuttersäure.

Ätiol.: Autosomal-rezessiv vererbtes Leiden.

Pathog.: Die klinischen Symptome sind wahrscheinlich verursacht durch die Neurotoxizität der im Gehirn vermehrten γ-Hydroxybuttersäure.

Bemerkungen: **(DD)** GABA-Transaminase-Defekt (McK: 137150). Behandlung mit Vigabatrin (Hemmung der GABA-Synthese), 500–3500 mg/Tag.

Lit.: Gibson KM, Sweetman L, Nyhan WL et al (1983) The semialdehyde dehydrogenase deficiency: An inborn error of γ-aminobutyric acid metabolism. Clin Chim Acta 133: 33–42. – Gibson KM, Hoffmann G, Nyhan WL et al (1988) 4-Hydroxybutyric aciduria in a patient without ataxia or convulsions. Eur J Pediatr 147: 529–531. – Jakobs C, Bojasch M, Mönch E et al (1981) Urinary excretion of γ-hydroxy-butyric acid in a patient with neurological abnormalities. The probability of a new inborn error of metabolism. Clin Chim Acta 111: 169–178. – Jakobs C, Michael

T, Jaeger E et al (1992) Further evaluation of vigabatrin therapy in 4-hydroxybutyric aciduria. Eur J Pediatr 151: 466 only. – Jakobs C, Jaeken J, Gibson KM (1993) Inherited Disorders of GABA metabolism. J Inher Metab Dis 16: 704–715.
McK: 271980
E. Mönch/JK

γ-hydroxybutyric aciduria (e): γ-Hydroxybuttersäure-Ausscheidung
11β-Hydroxylase-Mangel: adrenogenitales Syndrom Typ 4
17-Hydroxylase-Mangel: adrenogenitales Syndrom Typ 5
18-Hydroxylasemangel: 18-Hydroxysteroiddehydrogenase-Mangel
21-Hydroxylase-Mangel (mit und ohne Salzverlust): adrenogenitales Syndrom Typ 3
3β-Hydroxysteroiddehydrogenasemangel: adrenogenitales Syndrom Typ 2
17-Hydroxysteroiddehydrogenase-Mangel: Reifenstein-Syndrom

18-Hydroxysteroiddehydrogenase-Mangel
Syn.: 18-Hydroxylasemangel – Corticosteron-Methyloxidase-Defekt Typ 2 – CMO-Defekt II – 18-Dehydrogenasemangel
Def.: Salzverlustsyndrom aufgrund eines Aldosteronmangels bedingt durch einen hereditären Defekt des Gens für das Enzym 18-Hydroxysteroiddehydrogenase.
A.: Erstbeschreibung 1961 durch P. Royer.
Diagn. Krit.: (1) Minderwuchs. – (2) Salzverlustsyndrom mit Hyponatriämie und Hyperkaliämie. – (3) Gedeihstörung. – (4) Metabolische Azidose. – (5) Erhöhte Plasmareninaktivität.
Ätiol.: Autosomal-rezessiv erblicher Defekt des Gens für die 18-Hydroxysteroiddehydrogenase, möglicherweise Störung eines Multifunktionsenzyms P450C11 mit Lokalisation auf Chromosom 8. Es wurden bereits Mutationen im CYP11B-Gen in Familien mit Aldosteronmangel beschrieben.
Pathog.: Der Enzymdefekt führt zu einem Mangel an Aldosteron und Salzverlust, während der Spiegel von 18-Hydroxycorticosteron im Serum vermehrt ist.
Bemerkungen: Gute Prognose bei Mineralcorticoidsubstitution, Heterozygotentest durch Bestimmung des Verhältnisses 18-Hydroxycorticosteron zu Aldosteron.
(DD) Pseudohypoaldosteronismus.
Lit.: Globermann H, Rosler A, Theodor R et al (1988) An inherited defect in aldosterone biosynthesis caused by a mutation in or near the gene of 11-hydroxylase. New Eng J Med 319: 1193–1197. – Lee PD, Patterson BD, Hintz RL, Rosenfeld RG (1986) Biochemical diagnosis and management of corticosterone methyl oxidase type II deficiency. J Clin Endocr Metab 61: 225–229. – Royer P, Lestradet H, de Mendibus CH, Vermeil G (1961) Hypoaldostéronisme familial chronique a début néo-natal. Ann Paediat 8: 133–138. – White PC, New MJ, Dupont B (1987) Congenital adrenal hyperplasia. N Engl J Med 316: 1580–1586.
McK: 203410
A. Grüters/JK

Hydrozephalus, X-chromosomal gekoppelter: Aquäduktstenose, geschlechts-gebundene erbliche
hypandrogenic syndrome with normal spermatogenesis (e): Eunuchoidismus, fertiler

Hyperabduktions-Symptomatik des Arms
Syn.: Hyperelevations-Syndrom – Abduktions-Syndrom
Def.: Nächtliche Armschmerzen und Parästhesien durch Druck des Gefäßnervenstrangs gegen den Muskelansatz des M. pectoralis beim Schlafen mit eleviertem Arm.
Diagn. Krit.: (1) Meist in der zweiten Nachthälfte auftretende, von der Schulter in den gesamten Arm ausstrahlende Schmerzen und Parästhesien. – (2) Prompte Beschwerdefreiheit bei Absenken des Arms. – (3) Keine permanenten sensiblen oder motorischen Störungen. – (4) Bisweilen Raynaud-Symptomatik. – (5) Bei aktiver Armelevation Verlust des Radialispulses. – (6) Radiologischer Nachweis der Gefäßkompression.
Ätiol.: Mechanische Nervenirritation.
Pathog.: Bei Armelevation und gleichzeitiger Retroflexion des Arms kann das Gefäßnervenbündel gegen den Sehnenansatz des M. pectoralis minor bzw. gegen den Processus coracoideus gedrückt werden. Damit entsteht ein funktioneller, voll reversibler Leitungsblock.
Bemerkungen: Unbedingt andere Ursachen nächtlicher Parästhesien ausschließen. Eine Therapie ist in der Regel nicht nötig.
Lit.: Wright IS (1945) Neurovascular syndrome produced by hyperabduction of arm. Am Heart J 29: 1–9.
W. Müller-Felber/DP

hyperadrenocorticism (e): Cushing-Syndrom

Hyperaldosteronismus, primärer
Syn.: Conn-Syndrom – Aldosteronismus, primärer – Conn-Louis-Syndrom – potassium loosing nephritis (e)
Def.: Ätiologisch heterogenes Krankheitsbild mit reninunabhängiger Überproduktion von Aldosteron mit konsekutiver Hypertonie, Hypokaliämie, Hyporeninämie und metabolischer Alkalose.
A.: Jerome W. Conn, 1907–, britischer Arzt. – Erstbeschreibung 1954/55, zwei Jahre nach der Entdeckung des Aldosterons durch Conn.
Diagn. Krit.: (1) Arterielle Hypertonie. – (2) Muskelschwäche. – (3) Periodische Paralyse (häufig bei Orientalen). – (4) Diffuse Parästhesien. – (5) Rezidivierende tetanoide Erscheinungen (auch bei normalem Blut-Calcium). – (6) »Potassium losing nephritis«: Hypertonie, Proteinurie, Hyperkaliurie, Hyponatriurie, Hypochlorurie. Verminderung der Harnkonzentrationsfähigkeit. Polyurie, Polydipsie, Nykturie. Normale Clearance-Proben, normales Harnsediment. Keine Ödeme. – (7) Tiefgreifende Störungen des gesamten Elektrolythaushaltes: Hypernatriämie, Hypokaliämie, Hyperchlorämie, oft Blutalkalose. – (8) Hyperaldosteronämie (bei Adenom sehr viel höhere Werte als bei Hyperplasie, ≥ 400 mg/l), Verminderung der Plasma-Renin-Aktivität. – (9) ST-Strecken-Senkungen, Abflachung der T-Wellen, TU-Verschmelzungswellen. – (10) Reninaktivität supprimiert, im Captopril- und Orthostasetest keine Stimulation von Renin, kein oder nur geringer Abfall von Aldosteron. – (11) NaCl-Infusionstest: keine oder geringe Suppression von Aldosteron. – (12) Speicherung eines radioaktiven Präkursors der Aldosteronbiosynthese (131-Iodomethyl-norcholesterol/131-J-19-Jodocholesterol) in der Funktionsszintigraphie. – (13) Manifestationsalter: 3.–5. Lebensdekade.
Ätiol.: Tumoren (meist Adenome) oder Hyperplasie der Nebennierenrinde mit vermehrter Aldosteronsynthese in der Zona glomerulosa. Conn-Syndrom = Aldosteronproduzierendes Adenom; primär-adrenale Hyperplasie.

Hyperaldosteronismus, sekundärer

Symptome bei 145 Fällen von primärem Hyperaldosteronismus (nach Conn und Mitarbeitern, 1964)

	Prozent
Aldosteronhypersekretion	100
Hypokaliämie	100
Hypertension	100
Proteinurie	85
Hyposthenurie	80
EKG-Veränderungen	80
Muskelschwäche	73
Polyurie	72
Hypernatriämie	65
Kopfschmerz	51
Retinopathie	50
Polydipsie	46
Kardiomegalie	41
Parästhesien	24
Sehstörungen	21
intermittierende Paralyse	21
intermittierende Tetanie	21
Müdigkeit	19
Muskelschmerz	16
asymptomatisch	6
ausgeprägte Ödeme	3

Seltene autosomal-dominante Form des primären Hyperaldosteronismus: Dexamethason-supprimierbarer Hyperaldosteronismus durch Genkonversion: regulatorisches 5'-Genelement des 11β-Hydroxylasegens ist verknüpft mit Aldosteron-Synthasegen. Histologie: 65% unilaterale Tumore, 30% bilaterale Tumore oder Hyperplasien, Karzinome ca. 1% der Fälle, meist große Tumore (> 4 cm).
Pathog.: Die erhöhte Aldosteronkonzentration bewirkt eine vermehrte Kalium- und verminderte Natrium-Ausscheidung über die Nierentubuli. Die von Conn in der Tabelle (1964; nach 10jähriger Beobachtung von Patienten mit Aldosteronismus) zusammengefaßten Veränderungen und Symptome sind mit der Wirkung des Aldosterons erklärt.
Bemerkungen: Operative Therapie korrigiert in 70% der Fälle die arterielle Hypertension nach einem Jahr, in 53% der Fälle nach 5 Jahren; mehrwöchige Vorbehandlung mit Aldosteronantagonist vor OP notwendig.
Lit.: Banks WA, Kastin AJ, Biglieri EG, Ruiz AE (1984) Primary adrenal hyperplasia. A new subset of primary aldosteronism. J Clin Endocr 58: 783–788. – Conn JW (1954) Potassium losing nephritis. Brit Med J 1415. – Conn JW (1955) Primary aldosteronism, a new clinical syndrome. J Lab Clin Med 45: 3–17. – Lifton RP, Dluhy RG (1993) The molecular basis of a hereditary form of hypertension, glucocorticoid remidable aldosteronism. Trends Endocrinology Metabolism 4: 57–61. – Melby JC (1991) Diagnosis of Hyperaldosteronism. Endocrinology and Metabolism Clinics North America 20: 247–255. – Stimpel M (1992) Diagnostik des primären Aldosteronismus. Dtsch med Wschr 117: 907–911.
B. O. Böhm/GA

Hyperaldosteronismus, sekundärer
Def.: Krankheitsbilder mit Erhöhung von Aldosteron und Plasma-Renin-Aktivität durch Stimulation des Renin-Angiotensin-Systems.

Diagn. Krit.: (1) Symptome der Grunderkrankung. – (2) Ggf. Hypertonie. – (3) Medikamentenanamnese.
Ätiol.: Physiologische Bedingungen wie Schwangerschaft, salzarme Kost; Nierenarterienstenose, Nephrosklerose mit Hypertonie; Folge einer Therapie mit Diuretica, Laxanzienabusus; hydroptische Leber-, Nieren- oder Herzinsuffizienz; Phasen mit arterieller Hypertension; Reninsezernierende Tumoren jeweils mit Stimulation des Renin-Angiotensin-Systems.
Bemerkungen: **(DD)** Hyperaldosteronismus, primärer (Conn-Syndrom).
Lit.: Streeten DHP, Anderson GH (1990) Aldosterone disorders. In: Moore WT, Eastman RC (eds) Diagnostic Endocrinology, pp 201–215. Decker, Toronto, Philadelphia.
B. O. Böhm/GA

Hyperammonämie II: Carbamylphosphatsynthetase-Defekte
Hyperammonämie-Syndrom: Carbamylphosphatsynthetase-Defekte
Hyperargininämie: Argininämie
hyperargininemia (e): Argininämie
hyperargininemia, familial, with arginase deficiency (e): Argininämie

Hyperbilirubinämie, hereditäre
Syn.: Ikterus, familiärer
Def.: S. u. Crigler-Najjar-Syndrom (Typ I und Typ II), Gilbert-Syndrom, Rotor-Syndrom und Dubin-Johnson-Syndrom.
M. O. Doss/GA

Hyperbilirubinämie, idiopathische: Gilbert-Syndrom
Hyperbilirubinämie, konstitutionelle: Gilbert-Syndrom
hyperbilirubinemia, idiopathic (e): Crigler-Najjar-Syndrom Typ I
hyperbilirubinemia, Rotor type (e): Rotor-Syndrom
hypercalcemia, familial, with nephrocalcinosis and indicanuria (e): Blue-diaper-Syndrom
hypercalcemia, infantile (e): Williams-Beuren-Syndrom
hyperchloremic acidosis and nephrocalcinosis (e): Azidose, renale tubuläre, Typ 1
Hyperchylomikronämie, familiäre: Bürger-Grütz-Syndrom
Hypercystathioninämie-Syndrom: Cystathioninurie
Hypercystinurie: Cystinurie
hyperekplexia (e): Stiff-baby
Hyperekplexie: Stiff-baby
Hyperelevations-Syndrom: Hyperabduktions-Symptomatik des Arms

hypereosinophiles Syndrom
Def.: Hypereosinophilie unbekannter Ursache mit Krankheitserscheinungen vorwiegend im Bereich von Herz, Lunge, Haut, Zentralnervensystem.
A.: Prägung des Begriffes »hypereosinophiles Syndrom« durch W. R. Hardy, 1968.
Diagn. Krit.: (1) Anderweitig nicht erklärbare, meist ausgeprägte Eosinophilie (> 1500/μl) für mindestens 6 Monate oder bis zum Eintritt des Todes bei einem Krankheitsbild, das mit einem hypereosinophilen Syndrom kompatibel ist. – (2) Kein Hinweis für parasitäre, allergische oder andere Erkrankung, welche die Eosinophilie

erklären könnte. – **(3)** Klinische Zeichen und Symptome eines Organbefalls, der entweder direkt mit der Eosinophilie zusammenhängt oder im gegebenen klinischen Kontext nicht anderweitig erklärt werden kann. – **(4)** In der Regel Allgemeinsymptome (Gewichtsverlust, Fieber, Appetitlosigkeit). – **(5)** In 60% liegt eine Herzbeteiligung vor, welche die häufigste Todesursache darstellt (endomyokardiale Nekrosen im Akutstadium, später thrombotische Veränderungen, im Spätstadium Endomyokardfibrose mit fakultativer Mitral- oder Trikuspidalklappeninsuffizienz; Erfassung dieser Veränderungen durch Endomyokardbiopsie und Dopplerechokardiographie; s.u. Löffler-Endokarditis). – **(6)** Husten, diffuse oder umschriebene Lungeninfiltrate, eosinophile Pleuraergüsse. – **(7)** Oft Abnahme der intellektuellen Leistungsfähigkeit wahrscheinlich infolge von Arteritiden und zerebralen thromboembolischen Prozessen. – **(8)** Periphere Neuropathien oder Mononeuritis multiplex. – **(9)** Gastrointestinaler Befall mit Abdominalbeschwerden und Hepatosplenomegalie. – **(10)** Muskelschwäche, Hautausschläge, Arthralgien, Proteinurie. – **(11)** Anämie und Thrombozytopenie. – **(12)** Der Serum-IgE-Spiegel ist inkonstant erhöht.
Ätiol.: Unbekannt.
Pathog.: Klonale Proliferation von Typ-2-Helfer-T-Zellen?
Bemerkungen: Männer sind häufiger als Frauen befallen (Geschlechtsverhältnis 9 : 1). Behandlung üblicherweise mit Corticoiden, die insbesondere dann erfolgreich ist, wenn die Trias eosinophile Lungenerkrankung, Herzbefall und hohes Serum-IgE vorliegt. Die klinisch wichtigste Differentialdiagnose ist das Churg-Strauss-Syndrom. Im Gegensatz zum Churg-Strauss-Syndrom gehört ein Asthma bronchiale nicht zum Bild des hypereosinophilen Syndroms, die Eosinophilie ist beim Churg-Strauss-Syndrom meist weniger stark ausgeprägt als beim hypereosinophilen Syndrom. Differentialdiagnostisch wichtig ist der histologische Befund einer Arteriitis beim Churg-Strauss-Syndrom.
Lit.: Cogan E, Schandené L, Crusiaux A et al (1994) Brief Report: Clonal Proliferation of Type 2 Helper T Cells in a Man with the Hypereosinophilic Syndrome. N Engl J Med 330: 535–538. – Davies J, Spry CJF, Sapsford R (1983) Cardiovascular features of 11 patients with eosinophilic endomyocardial disease. Q J Med 52: 23–39. – Hardy WR, Anderson RE (1968) The hypereosinophilic syndrome. Ann Intern Med 68: 1220. – Liesveldt JL, Abboud CN (1991) State of the art; the hypereosinophilic syndromes. Blood Rev 5: 29–37. – Spry CJF, Davies J, Tai PC et al (1983) Clinical features of fifteen patients with the hypereosinophilic syndrome. Q J Med 52: 1–22.
S. Wieshammer/GA

hyperexcitability-syndrome of Prechtl (e): Hyperexzitation
Hyperexzitabilitätssyndrom: Hyperexzitation

Hyperexzitation
Syn.: Hyperexzitabilitätssyndrom – Übererregbarkeits-Syndrom des Neugeborenen – hyperexcitability-syndrome of Prechtl (e)
Def.: Eine vorwiegend im deutschen Sprachraum gebräuchliche zusammenfassende Bezeichnung für Krankheitsbilder mit abnormer Bewegungsunruhe, erhöhter Irritabilität und ein extrem auf Stimuli sensitiver grobschlägiger Tremor in der Neugeborenenperiode.
A.: H. F. R. Prechtl, niederländischer Neurologe. – Erstbeschreibung 1960.
Diagn. Krit.: **(1)** Erhöhte Reizbarkeit und erniedrigte Reizschwelle mit lebhaften Eigen- und Fremdreflexen, Kloni und oft überschießendem Moro-Reflex. – **(2)** Grobschlägiger symmetrischer, z.T. nur auf eine Extremität beschränkter, auf leichte Stimuli reagierender Tremor (»Schreckhaftigkeit des Neugeborenen«). Unterbrechbarkeit des Tremors durch sanftes, passives Beugen der betroffenen Gliedmaßen. – **(3)** Häufig assoziierte Muskelhypertonie, allgemeine Irritabilität, Bewegungsunruhe, häufiges Schreien, unruhiger Schlaf.
Ätiol.: Komplexe prä- und perinatale, zumeist hypoxische Schädigung des ZNS (hypoxisch-ischämische Enzephalopathie), aber auch Hypokalziämie, Hypoglykämie und Medikamentenentzug.
Pathog.: Heterogen bzw. unbekannt.
Bemerkungen: Bei vielen Kindern keine Ursache nachweisbar. Das Fehlen weiterer neurologischer Auffälligkeiten in der Neugeborenenperiode spricht für eine günstige Prognose.
Lit.: Prechtl, HFR (1960) Die neurologische Untersuchung des Neugeborenen. Voraussetzung, Methode und Prognose. Wien med Wschr 110: 1035–1039. – Prechtl HFR (1977) The neurological examination of the fullterm newborn infant. Lippincott, Philadelphia. – Volpe JJ (1981) Neurology of the newborn. In: Schaffer AJ, Markowitz M (eds) Major problems in Clinical pediatrics. Saunders, Philadelphia, London, Toronto, Sydney.
H.-L. Spohr/JK

Hypergastrinämie-Syndrom: Zollinger-Ellison-Syndrom

Hyperglycerinämie
Syn.: glycerol kinase deficiency (e) – Glycerin-Kinase-Mangel – ATP: glycerol 3-phosphotransferase deficiency (e)
Def.: Angeborene Störung des Glycerin-Stoffwechsels mit einer Reihe von Allgemeinveränderungen.
A.: Erstbeschreibung 1977 durch E. R. B. McCabe und Mitarbeiter.
Diagn. Krit.: **(1)** Wachstumsverzögerungen. – **(2)** Geistige Retardierung. – **(3)** Osteoporose (Frakturen!). – **(4)** Vermehrung von freiem Glycerin in Serum und Urin.
Ätiol.: X-chromosomal vererbtes Leiden. Genlokalisation auf dem kurzen Arm des X-Chromosoms (Xp21.3–21p.2).
Pathog.: Unbekannt. Prinzipiell findet eine Phosphorylierung von Glycerin statt.
Bemerkungen: Erkrankung ist häufig fälschlicherweise aus analytischen Gründen als Hypertriglyceridämie erfaßt worden (Pseudohypertriglyceridämie). Verschiedene Verlaufsformen sind bekannt (eine infantile und eine juvenile Form). Gelegentlich Kombination mit progressiver Muskeldystrophie und angeborener Nebennierenhypoplasie. Pränatale Diagnostik ist möglich.
Lit.: McCabe ERB (1983) Human glycerol kinase deficiency: an inborn error of compartment metabolism. Biochem Med 30: 215–230. – Francke U, Harper JF, Darras BT et al (1987) Congenital adrenal hypoplasia, myopathy, and glycerol kinase deficiency: molecular genetic evidence for deletions. Am J Hum Genet 40: 212–227. – Rose CI, Haines DSM (1978) Familial hyperglycerolemia. J Clin Invest 61: 163–170.
McK: 307030
E. Mönch/JK

Hyperglycinämie, ketotische: Methylmalonazidämie (Mutase-Defekt) – Propionazidämie

Hyperglycinämie, nichtketotische, isolierte

Syn.: hyperglycinemia, isolated nonketotic type I, II and III (e)
Def.: Erbliche Stoffwechselstörung bei der Glycin-Spaltung zu Kohlendioxid, Ammoniak und N^5, N^{10}-Methylen-Tetrahydrofolat (THF), besonders im Gehirn, die zur Akkumulation von Glycin in Gehirn, Leber, Liquor, Plasma und Urin führt.
A.: Erstbeschreibung 1964 durch K. Schreier und W. Müller.
Diagn. Krit.: **(1)** In den ersten Lebenstagen Auftreten von Muskelhypotonie, Lethargie, gefolgt von myoklonischen Krämpfen, Apnoen. – **(2)** Häufig im Neugeborenenalter tödlich, sonst schwere geistige Retardierung, Spastik und oft auch zerebrale Krämpfe. – **(3)** Erhöhung von Glycin in Plasma, Urin, Liquor und Gehirn, deutliche Verschiebung der Liquor/Plasma-Glycin-Relation zugunsten des Liquors (0,2–0,33; normal 0,02–0,03). – **(4)** EEG-Veränderungen (Hypsarrhythmien). – **(5)** Agenesie des Corpus callosum und Fehlbildungen der Gyri sind häufig.
Ätiol.: Autosomal-rezessiv vererbtes Leiden. Genlokalisation des Typ I auf Chromosom 9 (9q22).
Pathog.: Die Aktivität des Glycin-»Cleavage«-Systems im Gehirn ist herabgesetzt oder fehlt völlig. Das mitochondriale Multienzymsystem besteht aus vier Proteinen und fünf Kofaktoren und katalysiert den Abbau von Glycin zu NH_3, CO_2 und $5,10-CH_2THF$. Betroffen sein können verschiedene Protein-Komponenten, weshalb es unterschiedliche klinische Verlaufsformen gibt, ohne daß bisher eine sichere Zuordnung von Protein zu klinischer Form gelungen ist. Am häufigsten ist der Mangel an Protein P (Glycindecarboxylase). Im klinischen Verlauf sind transitorische Fälle, eine schwere neonatale und eine milde Form beobachtet worden. Die klinische Symptomatik beruht im wesentlichen auf Wirkung von Glycin als inhibitorischem Neurotransmitter.
Bemerkungen: **(DD)** Ketotische Hyperglycinämien – Hyperglycinämie nach Gabe von Dipropylacetat möglich. Therapie: Versuche mit Na-Benzoat (0,15–0,75 g/KG/Tag), Strychnin (0,1–0,2 mg/KG/Tag, als Glycin-Antagonist), Dextromethorphan (5–7,5 mg/kg/Tag), zur Blockierung des übermäßig stimulierten Glycin-Rezeptors, der allosterisch verbunden ist mit der N-Methyl-D-aspartat-Form des Glutamat-Rezeptors, Diazepam (1,5–3,0 mg/kg/Tag), aber auch mit zusätzlichen Gaben von Folsäure (2 mg/Tag) und Cholin (1–4 g/Tag). Reduktion der Eiweißzufuhr. Die Erfolge sind nicht sicher. Die pränatale Diagnostik auf der Basis des Verhältnisses der Konzentrationen von Serin und Glycin im Fruchtwasser ist wegen zu großer Unsicherheit nicht zu empfehlen! Pränatale Diagnostik durch Enzym-Protein-Bestimmung aus Chorionzottenmaterial aber auch auf DNA-Basis ist möglich.
Lit.: Cole DEC, Meek DC (1985) Juvenile non-ketotic hyperglycinemia in three siblings. J Inherit Metab Dis 8: 123–124. – Hamosh A, McDonald JW, Valle D et al (1992) Dextromethorphan and high-dose benzoate therapy for nonketotic hyperglycinemia in an infant. J Pediatr 121: 131–135. – Hayasaka K, Tada K, Fueki N et al (1987) Nonketotic hyperglycinemia: analyses of glycine cleavage system in typical and atypical cases. J Pediatr 110: 873–877. – Kure S, Narisawa K, Tada K (1992) Enzymatic diagnosis of nonketotic hyperglycinemia with lymphoblats. J Pediatr 120: 95–98. – Schreier K, Müller W (1964) Idiopathische Hyperglycinämie (Glycinose). Dtsch Med Wschr 37: 1739–1743. – Tada K, Hayasaka K (1987) Non-ketotic hyperglycinemia: clinical and biochemical aspects. Eur J Pediatr 146: 221–227. – Toone JR, Applegarth DA (1989) Use of placental enzyme analysis in assessment of the newborn at risk for nonketotic hyperglycinemia (NKH). J Inher Metab Dis 12: 281–285.
McK: 238300; 238310; 238330
E. Mönch/JK

hyperglycinemia, isolated nonketotic type I, II and III (e): Hyperglycinämie, nichtketotische, isolierte
hyperglycinemia with ketoacidosis and leukopenia (Type I and II, pcc A and pcc BC complementation group) (e): Propionazidämie
hyperhidrosis, gustatory (e): Schwitzen, gustatorisches
hyperhidrosis-premature greying-premolar aplasia (e): Ektodermaldysplasie mit Prämolarenaplasie, Hyperhidrosis und Canities praematura

Hyper-IgE-Syndrom

Syn.: Hiob-Syndrom – Buckley-Syndrom – Job-syndrome (e)
Def.: Ekzematoide Dermatitis mit chronisch-rezidivierender Pyodermie und Entzündungen des Respirationstrakts.
A.: Die Bezeichnung Hiob- bzw. Job-Syndrom geht auf S. D. Davis, J. Schaller und R. J. Wegdwood 1966 zurück. Sie gründet sich auf das Buch Hiob II, 7, in dem es heißt: »Und der Satan ging vom Angesichte Jahwes fort. Er schlug Hiob mit bösartigem Geschwür von seiner Fußsohle bis zu seinem Scheitel.«
Diagn. Krit.: **(1)** Erkrankungsbeginn meist im Säuglings- oder frühen Kindesalter, überwiegend als superinfizierte ekzematoide Dermatitis. – **(2)** Rezidivierende, bakterielle Infektionen mit charakteristischem Verteilungsmuster: Haut (Gesicht, behaarter Kopf, Halsregion), Schleimhäute der oberen Luftwege (Sinusitis, Otitis media) und Lunge (Pneumonie). Erreger überwiegend Staphylococcus aureus, aber auch andere grampositive und gramnegative Erreger. – **(3)** Hautabszesse mit und ohne klinische Entzündungszeichen (»kalte Abszesse« häufig, jedoch nicht obligat). – **(4)** Gehäuft mykotische Infektionen. Meist mukokutane Candidiasis verlaufend, mit schweren Nageldystrophien. – **(5)** Pathognomonischer Laborbefund: polyklonale IgE-Erhöhung im Serum mit Staphylokokken- und Candida-spezifischen IgE in hohem Titer. Eosinophilie in Blut, Sputum und Eiter. Übrige immunologische Befunde inkonstant und variabel einschließlich der verminderten Chemotaxis von neutrophilen Granulozyten. – **(6)** Spätkomplikationen: pulmonale Insuffizienz infolge rezidivierender Infektionen der unteren Luftwege; maligne Lymphome und systemischer Lupus erythematodes (Einzelfallmitteilungen).
Ätiol.: Bisher ungeklärt. Beide Geschlechter gleich häufig betroffen; familiäre Häufung inkonstant. Autosomal-rezessive und autosomal-dominante Erbgänge mit variabler Penetranz werden diskutiert.
Pathog.: Nicht geklärt. Diskutiert wird eine Störung der Chemotaxis von Granulozyten und Monozyten, sowie ein Defekt im T-Zellsystem.
Bemerkungen: Die in der Erstmitteilung angegebenen Merkmale – rötliches Haar, Hellhäutigkeit und Hyperextensibilität der Gelenke – sind nicht obligat. Andere variable Symptome: Gesichtsdysmorphie (»coarse face«), Osteoporose und/oder Wachstumsretardierung.
Lit.: Belohradsky BH, Däumling S, Kiess W, Griscelli C (1987) Das Hyper-IgE-Syndrom (Buckley- oder Hiob-Syndrom). Ergebnisse der Inneren Medizin und Kinderheilkunde 55: 1–39. – Buckley RM, Wray BB, Belmaker EZ (1972) Extreme hypergammaimmunoglobulinemia E and undue susceptibility to infection. Pediatrics 49: 59. – Davis SD, Schaller J, Wedgwood RJ (1966) Job's syndrome. Recurrent, „cold", staphylococcal abscesses. Lancet 1: 1013.
McK: 243700
E. Späth-Schwalbe/GA

hyperimidodipeptiduria (e): Iminodipeptidurie
Hyperkalzämie, idiopathische infantile mit Osteosklerose und kongenitalen Fehlbildungen: Fanconi-Schlesinger-Syndrom
Hyperkeratosesyndrome: Keratose-Komplex
Hyperkeratosis follicularis et parafollicularis in cutem penetrans: Hyperkeratosis Kyrle

Hyperkeratosis Kyrle
Syn.: Hyperkeratosis follicularis et parafollicularis in cutem penetrans – Hyperkeratosis penetrans – Kyrle-Syndrom
Def.: Chronische, disseminierte, generalisierte Eruption hyperkeratotischer Papeln follikulär bzw. parafollikulär betont.
A.: Josef Kyrle, 1880–1926, Dermatologe, Wien. – Erstbeschreibung 1916.
Diagn. Krit.: (1) Erkrankungsbeginn im Erwachsenenalter mit Gynäkotropie. – (2) Initial stecknadelkopfgroße, wenig über die Oberfläche erhabene, kegelförmige Papeln, die sich allmählich bräunlich oder schmutziggraugrünlich verfärben und zuletzt verrukösen Charakter annehmen. Es bilden sich leicht loslösbare Hornkegel, die bei ihrer Ablösung einen schüsselförmigen Krater hinterlassen. Abheilung mit oberflächlich pigmentierter Narbe. Neben dem charakteristischen Hornkegel können sich auch größere polyzyklische, hyperkeratotische Plaques bilden. – (3) Hauptlokalisation der Hautveränderungen an Extremitäten und am oberen Rumpfbereich, einschließlich Achselhöhlen. – (4) Schleimhäute und Akren sind nicht betroffen, kein Juckreiz, Koebner-Phänomen negativ. – (5) Histologisch besteht ein Hornpfropf in einer epithelialen Invagination mit parakeratotischem Anteil und basophilem Detritus. Tiefliegende Invaginationen im Stratum granulosum, dadurch Entstehung von Fremdkörpergranulomen. – (6) Gemeinsames Vorkommen mit Diabetes mellitus, Nieren- und Leberstörungen sowie angeborenen Herzfehlbildungen wurden beschrieben, möglicherweise als »réaction cutanée«.
Ätiol.: Zur Zeit wird angenommen, daß in der jüngeren Patientengruppe genetische Faktoren für das Auftreten der Erkrankung verantwortlich sind, während bei älteren Patienten die Assoziation mit Diabetes mellitus und chronischer Niereninsuffizienz im Vordergrund steht.
Pathog.: Unbekannt.
Bemerkungen: Schlechte therapeutische Beeinflußbarkeit, evtl. Therapieversuch mit Retinoiden. **(DD)** Lichen ruber planus verrucosus – Lichen ruber acuminatus – Darier-Syndrom – Psoriasis (follikuläre Form) – Rille-Comèl-Syndrom – multiple eruptive Keratoakanthome – Porokeratosis Mibelli – Prurigo nodularis Hyde – Elastosis perforans serpiginosa.
Lit.: Cunningham SR, Walsh M, Path MRC et al (1987) Kyrle's disease. J Am Acad Dermatol 16: 117–123. – Detmar M, Ruszczak Z, Imke E et al (1990) Kyrle disease in juvenile diabetes mellitus and chronic renal failure. Z Hautkr 65: 53–61. – Kyrle J (1916) Über einen ungewöhnlichen Fall von universeller follikulärer und parafollikulärer Hyperkeratose (Hyperkeratosis follicularis et parafollicularis in cutem penetrans). Arch Derm Syph 123: 466–493.
McK: 149500
N. H. Brockmeyer/GB

Hyperkeratosis lenticularis perstans (Flegel)
Syn.: Flegel's disease (e)
Def.: Genetisch bedingtes Auftreten keratotischer Papeln an den Streckseiten der unteren Extremitäten im mittleren Lebensalter.

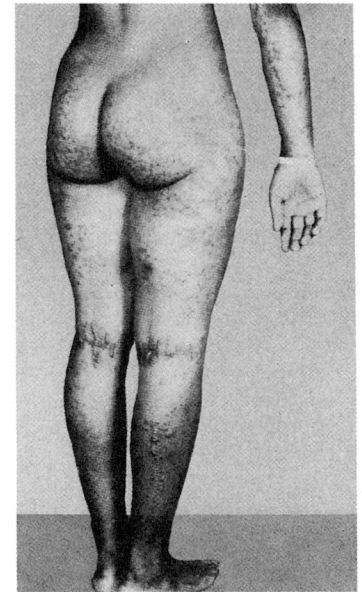

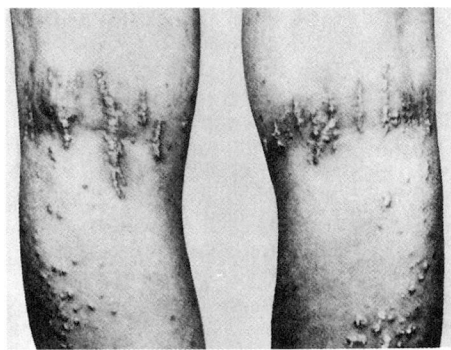

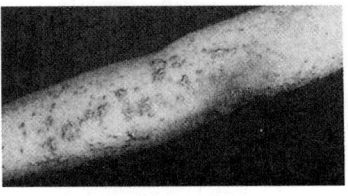

Hyperkeratosis Kyrle: verruköse Papeln und Hornkegel sowie striäre und plaqueartige Hautveränderungen (nach Carter und Constantine)

A.: Erstbeschreibung der Krankheit 1958 durch Heinz Flegel, 1923–, Dermatologe, Rostock.
Diagn. Krit.: (1) Unregelmäßig begrenzte gelbbraune oder rötliche keratotische Papeln und fallweise psoriasiforme Herde. – (2) Beginn am Fußrücken im mittleren Lebensalter, später Ausbreitung auf die Streckseiten der Unterschenkel und gegebenenfalls Einbeziehung von Oberschenkel, Armen, Handrücken und Stamm. – (3) Punktförmige Keratosen an Handflächen und Fußsohlen. – (4) Fallweise Häufung von Malignomen (Basaliom, spinozelluläres Karzinom, Bronchuskarzinom). – (5) Histologisch Hyperkeratose mit teils parakeratotischer Ver-

hornung über einer abgeflachten, gelegentlich spongiotischen Epidermis, lichenoides dermales Rundzellinfiltrat.
Ätiol.: Autosomal-dominant vererbt.
Pathog.: Initial entzündliche Veränderungen in Dermis und Epidermis: Bildungsstörung der Keratinosomen; verändertes Zytokeratinmuster innerhalb der Läsionen.
Bemerkungen: Überwachung hinsichtlich der Entwicklung von malignen Neoplasien angezeigt.
Lit.: Flegel H (1958) Hyperkeratosis lenticularis perstans. Hautarzt 9: 362–364. – Price ML, Wilson Jones E, MacDonald DM (1987) A clinicopathological study of Flegel's disease (hyperkeratosis lenticularis perstans). Br J Dermatol 116: 681–691.
McK: 144150
J. Smolle/GB

Hyperkeratosis penetrans: Hyperkeratosis Kyrle
Hyperkinesie, generalisierte infantile: hyperkinetische Verhaltensstörung
Hyperkinesie-Komplex: hyperkinetische Verhaltensstörung
hyperkinetic heart syndrome (e): hyperkinetisches Herz
hyperkinetic impulse disorder (e): hyperkinetische Verhaltensstörung

hyperkinetisches Herz
Syn.: hyperkinetic heart syndrome (e)
Def.: Herz-Kreislauf-Regulationsstörung, die durch folgende Funktionszustände charakterisiert ist: **a)** erhöhtes Herzschlag- bzw. Herzminutenvolumen ohne erkennbare Ursache; **b)** gering erhöhter systolischer Blutdruck und erhöhte Blutdruckamplitude bei normalem mittlerem arteriellem Druck, erniedrigter systemarterieller Gefäßwiderstand.
A.: Begriffsprägung 1959 durch den amerikanischen Kardiologen Richard Gorlin.
Diagn. Krit.: Meist bei jüngeren Männern. – **(1)** Subjektiv Palpitationen, Herzrasen, atypische Pektangina, Dyspnoe, schnelle Ermüdbarkeit. – **(2)** Gering erhöhter systolischer Blutdruck, vergrößerte Blutdruckamplitude. – **(3)** Cardiac-Index im Mittel um 6 l/min/m^2 Körperoberfläche. – **(4)** Andrängender Herzspitzenstoß. – **(5)** Auskultatorisch häufig 3. und 4. Herzton, systolischer Auswurf-Click, systolisches Geräusch entlang dem linken Sternalrand. – **(6)** Erhöhte Hauttemperatur und Hitzeüberempfindlichkeit. – **(7)** Im EKG manchmal formale Zeichen linksventrikulärer Hypertrophie. Röntgenologisch in der Regel normale Herzsilhouette, mitunter Hinweis auf vermehrte Lungendurchblutung.
Ätiol.: Unbekannt.
Pathog.: Vergrößerte Blutdruckamplitude und erhöhtes Herzminutenvolumen bei erniedrigtem arteriellem Gefäßwiderstand.
Bemerkungen: Gute Langzeitprognose, Besserung unter Betablocker-Medikation.
Lit.: Gillum RF, Teicholz LE, Herman MV, Gorlin R (1981) The idiopathic hyperkinetic heart syndrome: Clinical course and longterm prognosis. Am Heart J 102: 728. – Gorlin R, Brachfeld N, Turner JO et al (1959) The idiopathic high cardiac output state. J Clin Invest 38: 2144.
A. Heisel/GA

hyperkinetisches Syndrom: hyperkinetische Verhaltensstörung

hyperkinetische Verhaltensstörung
Syn.: hyperkinetisches Syndrom – Hyperkinesie, generalisierte infantile – Hyperkinesie-Komplex – Aufmerksamkeitsdefizit-Störung – attention deficit disorder (e) – hyperkinetic impulse disorder (e)
Def.: Ätiologisch und pathogenetisch heterogener Symptomenkomplex des Kindesalters mit den wesentlichen Merkmalen Hyperaktivität, kurze Aufmerksamkeitsspanne und erhöhte Ablenkbarkeit.
A.: Früheste Darstellung eines hyperkinetischen Kindes 1847 durch den Frankfurter Nervenarzt H. Hoffmann in Gestalt des »Zappelphilipp« im »Struwwelpeter«.
Diagn. Krit.: **(1)** Motorische Hyperaktivität. Das Kind kann nicht ruhig sitzen, wirkt nervös, läuft, klettert, springt ungezielt, schläft unruhig, wirkt getrieben. Die gesteigerte Motorik ist schlecht gesteuert, wenig organisiert. – **(2)** Aufmerksamkeitsstörung. Begonnene Aktivitäten werden nicht zu Ende geführt; das Kind ist leicht ablenkbar, scheint nicht zuzuhören, kann sich nicht auf Spiele oder Arbeiten konzentrieren. – **(3)** Impulsivität. Das Kind handelt, bevor es denkt, wechselt Aktivitäten, kann sie nicht strukturieren, agiert situationsunangemessen, wird vermehrt zur Ordnung gerufen. – **(4)** Normale oder überdurchschnittliche Intelligenz. – **(5)** Ausgeprägte Stimmungslabilität, Aggressivität, sekundär gestörte zwischenmenschliche Beziehungen, Leistungsversagen, in der Adoleszenz gelegentlich verminderte motorische Aktivität. – **(6)** Manifestation vor dem Schulalter, Dauer der Verhaltensauffälligkeit über 6 Monate.
Ätiol.: Heterogen.
Pathog.: Diskutiert werden familiäre, evtl. sogar genetische Disposition, organische dienzephale Schädigungen, antineuronale Antikörper nach Infektionen mit β-hämolytischen Streptokokken, metabolische Störungen der Neurotransmitter, Überempfindlichkeit oder Vergiftung mit Stoffen wie Blei, künstlichen Nahrungszusätzen, Salicylaten, Phosphat; Fluoreszenzlicht, mütterlicher Alkoholabusus in der Schwangerschaft, soziale Faktoren. Eine seltene Ursache ist eine generalisierte Resistenz gegen Schilddrüsenhormon.
Bemerkungen: Der Hyperkinesie-Komplex ist keine Krankheitseinheit, sondern eine ätiologisch und pathogenetisch heterogene, unterschiedlich definierte Verhaltensanomalie des Kindes. Es bestehen pathogenetische und nosologische Überschneidungen zur organisch bestimmten »minimalen zerebralen Dysfunktion« und zu Teilleistungsstörungen. Der Hyperkinesie-Komplex ist abzugrenzen von entwicklungsbedingter Hyperaktivität des Kindes als normaler Reifungsvariante, situativer Hyperaktivität bei emotionaler Spannung, Hyperaktivität bei organischen Hirnschäden mit Demenz, Psychosen, insbesondere der Schizophrenie.
Lit.: Gollberg C, Carstrom G, Rasmussen R (1983) Hyperkinetic disorders in seven years old children with perceptual, motor and attention deficits. J Child Psychol Psychiat 24: 233–246. – Hauser P, Zametkin AJ, Martinez P et al (1993) Attention deficit-hyperactivity disorder in people with generalized resistance to thyroid hormone. N Engl J Med 328: 997–1001. – Steinhausen HC (1982) Das konzentrationsgestörte und hyperaktive Kind. Kohlhammer, Stuttgart.
J. Spranger/JK

Hyperkortisolismus: Cushing-Syndrom
Hyperkortizismus: Cushing-Syndrom
Hyperlipoproteinämie, primäre, Typ II: Harbitz-Müller-Syndrom

Hyperlipoproteinämie-Syndrom, hyperchylomikronämisches

Def.: Nicht mehr gebräuchliche Bezeichnung für die familiäre Hyperlipoproteinämie Typ V.
A.: Erstbeschreibung 1969 durch J. C. Nixon et al.
Lit.: Nixon JC, Martin WG, Kalab M, Monahan GJ (1969) Type V hyperlipoproteinemia: a study of a patient and family. Clin Biochem 2: 389–398.

Hyperlipoproteinämie-Syndrom, kohlenhydratinduziertes

Syn.: Hyperlipoproteinämie, Typ IV, primäre
Def.: Nicht mehr gebräuchliche Bezeichnung für die familiäre Hypertriglyzeridämie.
A.: Erstbeschreibung 1969 durch P. H. Schreibman, D. E. Wilson, R. A. Arky.
Lit.: Schreibman PH, Wilson DE, Arky RA (1969): Familial type IV hypolipoproteinemia. N Engl J Med 281: 981–985.
McK: 144600

Hyperlipoproteinämie, Typ IV, primäre: Hyperlipoproteinämie-Syndrom, kohlenhydratinduziertes
hyperlucency of the lung, unilateral: Lunge, einseitig helle
Hyperlysinurie mit Hyperammonämie: Aminoazidurie, hyperdibasische, Typ II
Hyperornithinämie: HHH-Syndrom – Ornithinämie mit Gyratatrophie
Hyperornithinämie-Hyperammonämie-Homocitrullinurie-Syndrom: HHH-Syndrom
hyperornithinemia with gyrate atrophy of the choroid and retina (e): Ornithinämie mit Gyratatrophie

Hyperostose, endostale, Typ Worth

Syn.: endostale Hyperostose, autosomal-dominanter Typ
Def.: Hereditäre Knochendysplasie charakterisiert durch endostale Verdickung und Verdichtung der Röhrenknochen sowie der Schädelkalotte.
A.: Erstbeschreibung 1966 durch die Radiologen H. M. Worth, Vancouver, und D. G. Wollin, Kingston/Ontario.
Diagn. Krit.: **(1)** Verplumpung des Unterkiefers, Hyperplasie des Torus palatinus in der späten Kindheit und Adoleszenz; gelegentlich Fazialisparese, Innenohrschwerhörigkeit und Erhöhung des Schädelinnendrucks durch knöcherne Einengung der Schädelhöhle. Verspäteter Zahndurchbruch, Zahnzysten. Viele Patienten sind asymptomatisch. – **(2)** Röntgenologisch: Verbreiterung und Verdichtung der Kortikalis nach innen mit Einengung des Markraums; Verdickung und Verdichtung der Schädelkalotte, Verplumpung und Verdichtung des Unterkiefers; mäßige Schädelbasissklerose. – **(3)** Normale Körpergröße und intellektuelle Entwicklung.
Ätiol.: Autosomal-dominantes Erbleiden.
Pathog.: Unbekannt.
Bemerkungen: Die dominante Form der endostalen Hyperostose ähnelt der rezessiven (van Buchem) weitgehend, verläuft jedoch leichter, mit selteneren Symptomen seitens der Hirnnerven. Röntgenologisch ist die Oberfläche der Röhrenknochen bei der dominanten Form eher glatt, die Hyperostose der Schädelkalotte nicht so ausgeprägt.
Lit.: Adès LC, Morris LL, Burns R, Haan FA (1994) Neurological involvement in Worth type endosteal hyperostosis. Am J Med Genet 51: 46–50. – Nakamura T, Yamada N, Nonaka R, Sasaki M (1987) Autosomal dominant type of endosteal hyperostosis with unusual manifestations of sclerosis of the jaw bones. Skeletal Radiol 16: 48–51. – Worth HM, Wollin DG (1966) Hyperostosis corticalis generalisata congenita. J Canad Assoc radiol 17: 67–74.
McK: 144750
J. Spranger/JS

Hyperostose, idiopathische periostale, mit Dysproteinämie: Goldbloom-Syndrom

Hyperostose, infantile kortikale

Syn.: Caffey-Silverman-Krankheit – Morbus Caffey-Silverman – Caffey-Krankheit – Caffey-Silverman-Syndrom – Hyperostosis corticalis infantilis
Def.: Autosomal-dominante, spontan sich zurückbildende, periostale Knochenerkrankung des Säuglingsalters.
A.: Beschreibung 1945 durch John P. Caffey, 1895–1978, und William Aaron Silverman, 1917–, Kinderradiologen, New York. – Erstbeschreibung 1930 durch Georg Roske, Heidelberg.
Diagn. Krit.: **(1)** Manifestation meist im 2. bis 4. Lebensmonat, gelegentlich schon bei der Geburt mit Fieber, Unruhe, Appetitlosigkeit sowie Berührungsempfindlichkeit und Weichteilschwellung im Bereich der betroffenen Knochen. Evtl. Pseudoparesen. – **(2)** Im späteren Verlauf Deformierung, evtl. Vergrößerung des betroffenen Knochens. – **(3)** Laborchemisch: Entzündungszeichen mit beschleunigter Senkung, Leukozytose, Erhöhung des C-reaktiven Proteins. Manchmal mäßig erhöhte Aktivität der alkalischen Serum-Phosphatase und Thrombozytose. – **(4)** Röntgenologisch: kortikale Hyperostose meist mehrerer Knochen. Betroffen sind – in absteigender Häufigkeit – Mandibula, Tibia, Radius, Ulna, Humerus und Klavikula, seltener die anderen Röhrenknochen, Rippen, Skapula und Maxilla. – **(5)** Histologisch: im Frühstadium Ersatz des Periosts durch gefäßreiches Gewebe mit zahlreichen segmentkernigen Leukozyten. Keine Bakterien! Dann Neubildung von Osteoid aus der früheren Kortikalis mit zunehmender Verkalkung. Schließlich Ab- und Umbau des neugebildeten Knochens bis zur Restitutio ad integrum. – **(6)** Meist Spontanheilung binnen Wochen oder Monaten. Bei ca. 25% der Fälle Exazerbationen möglich mit einer dadurch verzögerten motorischen Entwicklung.
Ätiol.: Mutation eines in seiner Funktion unbekannten Gens. Manifestation im heterozygoten Zustand, d.h. autosomal-dominanter Erbgang.
Pathog.: Unbekannt. Teilweise wird der Thrombozytose eine kausale Bedeutung zugeschrieben.
Bemerkungen: Aufgrund der ähnlichen Frühsymptomatik wird die infantile kortikale Hyperostose leicht mit der ungleich häufigeren Osteomyelitis des Säuglingsalters verwechselt. Die Röntgenveränderungen der infantilen kortikalen Hyperostose wurden bereits in utero beobachtet.
Lit.: Berger G, Kort G, Rupprecht E (1985) Infantile kortikale Hyperostose. Z klin Med 40: 1947–1951. – Caffey J, Silverman WA (1945) Infantile cortical hyperostosis: preliminary report on a new syndrome. Am J Röntgen 54: 1–5. – Emmery L, Timmermans J, Christens J, Fryns JP (1983) Familial infantile cortical hyperostosis. Eur J Pediatr 141: 56–58. – Roske G (1930) Eine eigenartige Knochenerkrankung im Säuglingsalter. Mschr Kinderheilk 47: 385–393. – Tabardel Y, Seghaye MC, Senterre J (1988) Maladie de Caffey-Silverman néonatale avec thrombocytose,

Hyperostose, sterno-kosto-klavikuläre

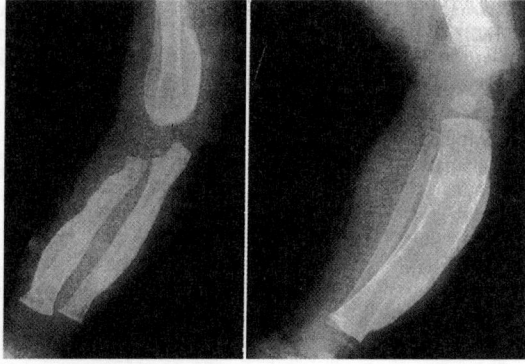

Hyperostose, infantile kortikale: periostale Verdickung

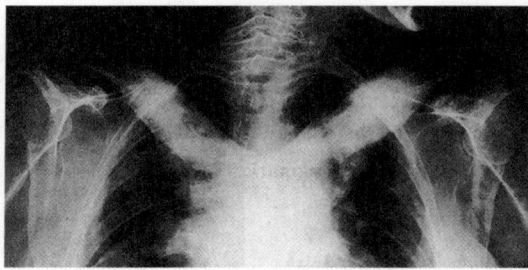

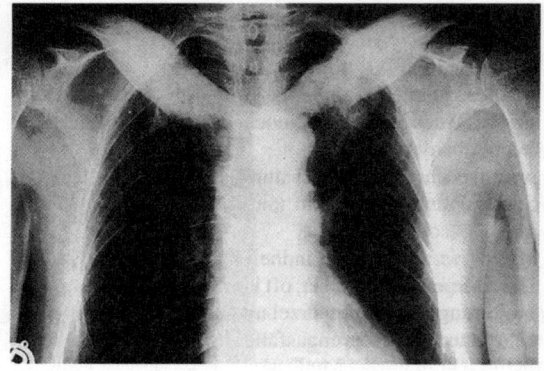

Hyperostose, sterno-kosto-klavikuläre: a) und b) Röntgenveränderungen (Beob. Prof. Köhler, Mainz)

augmentation de la C-réactive protéine et des immunoglobulines. Arch Franc Pédiatr 45: 263–265.
McK: 114000
J. Spranger/JS

Hyperostose, sterno-kosto-klavikuläre

Syn.: intersterno-kosto-klavikuläre Ossifikation – Arthroosteitis, pustulöse – Spondarthritis hyperostotica pustulo-psoriatica – Arthroosteitis, juxtasternale – Hyperostose-Syndrom, akquiriertes (AHS)
Def.: Unspezifische, reaktive Hyperostose des Erwachsenen im Bereich der Sternoklavikulargelenke und der oberen Rippenknorpel.
A.: Frühe Beschreibung im deutschen Sprachbereich 1975 durch den Internisten Hans Köhler und Mitarbeiter, Mainz. Die Erkrankung kommt häufig in Japan vor und wurde dort 1981 ausführlich beschrieben.
Diagn. Krit.: (1) Schmerzen und Schwellungen in der Sternoklavikularregion und an den oberen Rippenknorpeln, gelegentlich lokale Hautrötung. Verstärkung der Beschwerden durch Kälte, Nässe oder banale Infekte. – (2) Jahrelanger Verlauf mit Exazerbationen und Remissionen entzündlicher Symptome. Durch intrathorakale Ausdehnung der Hyperostose möglicherweise Thrombose der Vena subclavia mit Einflußstauung; Spontanfrakturen mit Pseudarthrosenbildung. – (3) Röntgenologisch: sterno-kosto-klavikuläre Hyperostose, die mediale Anteile der Schlüsselbeine, der obersten Rippen des Manubrium sterni erfaßt. Lokale Weichteilverknöcherung unter Einschluß des Ligamentum costoclaviculare. Knöcherne Ankylose der Sternoklavikulargelenke. – (4) Szintigraphisch: vermehrt Anreicherung von Radionukleotiden als Hinweis auf gesteigerten Knochenumbau. Laborchemisch unspezifische, mit der Aktivität des Prozesses schwankende Entzündungszeichen. – (5) Histologisch: je nach Aktivität Bild eines unspezifisch entzündlichen Prozesses, stets ohne Nachweis von Bakterien, mit Zeichen des vermehrten Knochenumbaus mit überschüssiger Knochenumbildung.
Ätiol.: Unbekannt.
Pathog.: Spekulativ wird die sterno-kosto-klavikuläre Hyperostose als Pendant der chronisch rekurrierenden multifokalen Osteomyelitis des Kindesalters angesehen.
Bemerkungen: Die sterno-kosto-klavikuläre Hyperostose ist ein ätiologisch wie pathogenetisch unklarer Symptomenkomplex. Die Bezeichnung Hyperostose-»Syndrom« täuscht über die Unspezifität des Erscheinungsbildes hinweg. (DD) sind u.a. lokale Veränderungen durch Ostitis deformans Paget, bakterielle Osteomyelitis, Osteomyelitis bei Akne fulminans, Tumoren, Streßfrakturen auszuschließen. Friedrich-aseptische-Knochennekrose des sternalen Klavikulaendes, Caffey-Silverman- und Tietze-Syndrom kommen nur bei Kindern vor.
Lit.: Dihlmann W, Hering L, Bargon GW (1988) Das akquirierte Hyperostose-Syndrom (AHS). Fortschr Röntgenstr 149: 386–391. – Köhler H, Uehlinger E, Kutzner J et al (1975) Sterno-kosto-klavikuläre Hyperostose. Dtsch med Wschr 100: 1519–1523.
J. Spranger/JS

Hyperostose-Syndrom, akquiriertes (AHS): Hyperostose, sterno-kosto-klavikuläre
Hyperostosis corticalis deformans juvenilis: Osteoektasie mit Hyperphosphatasie
Hyperostosis corticalis generalisata familiaris: Hyperostosis corticalis Typ van Buchem
Hyperostosis corticalis infantilis: Hyperostose, infantile kortikale

Hyperostosis corticalis Typ van Buchem

Syn.: van-Buchem-Krankheit – Morbus van Buchem – Sklerosteose – Hyperostosis corticalis generalisata familiaris – endostale Hyperostose Typ van Buchem – endostale Hyperostose, autosomal-rezessiver Typ
Def.: Hereditäre Skelettdysplasie mit charakteristischer Hyperplasie des kortikalen Knochens und der Schädelkalotte.

Hyperphosphatasie, familiäre, mit geistiger Retardierung

A.: Erstbeschreibung 1955 durch den Internisten Francis Steven Peter van Buchem und seine Mitarbeiter, Groningen.
Diagn. Krit.: **(1)** In der Kindheit beginnende, progrediente Unterkiefer-Hyperplasie, oft kombiniert mit ossärer Verbreiterung der Nasenwurzel und Auftreibung der Stirn. – **(2)** Später Hirnnervenausfälle durch Hyperostose der Schädelbasis, besonders Fazialisparese, Taubheit, seltener Optikusatrophie. Evtl. Erhöhung des Schädelinnendrucks durch hyperostotisch bedingte Einengung der Schädelhöhle. – **(3)** Bei südafrikanischen Afrikanern häufig Hochwuchs, Syndaktylie und Nagelhypoplasie. – **(4)** Röntgenologisch: Verdickung und Sklerose der Schädelkalotte, Sklerose der Schädelbasis, Verbreiterung der Kortex der Röhrenknochen nach innen (Endostose), in geringerem Maße auch nach außen mit minimaler Unregelmäßigkeit der kortikalen Begrenzung; bei schwereren Formen diaphysäre Auftreibung der kurzen Röhrenknochen evtl. mit radialer Deviation der Mittel- und Endphalangen des 2. und 3. Fingers; gelegentlich ossäre Syndaktylie.
Ätiol.: Autosomal-rezessives Erbleiden mit beträchtlicher Variabilität der Expression.
Pathog.: Unbekannt.
Bemerkungen: Unabhängig von van Buchem beschrieb Truswell 1958 eine Erkrankung, die von Hansen 1967 als »Sklerosteose« bezeichnet wurde. Diese »Sklerosteose« wird fast ausschließlich bei Afrikanern in Südafrika beobachtet, Nachkommen von Holländern, bei denen van Buchem das Krankheitsbild beschrieb. Man nimmt gegenwärtig an, daß van-Buchem-Krankheit und Sklerosteose auf ein- und derselben Genmutation beruhen. Die schweren Verlaufsformen mit Syndaktylie, schweren Schädelveränderungen und deutlichem Hochwuchs kommen vor allem in Südafrika vor; möglicherweise unter dem Einfluß epistatischer Faktoren (Beighton et al., 1984).
Lit.: Beighton P (1988) Sclerosteosis. J Med Genet 25: 200–203. – Beighton P, Barnard A, Hamersma H, van der Wouden A (1984) The syndromic status of sclerosteosis and van Buchem disease. Clin Genet 25: 174–181. – van Buchem FSP, Hadders HN, Ubbens R (1955) An uncommon familial systemic disease of the skeleton: Hyperostosis corticalis generalisata familiaris. Acta Radiol 44: 109–120. – Hansen HG (1967) Sklerosteose. In: Opitz H, Schmidt F (Hrsg) Handbuch der Kinderheilkunde, Bd 6, S 351. Springer, Berlin, Heidelberg, New York. – Truswell AS (1958) Osteopetrosis with syndactyly. A morphological variant of Albers-Schönberg disease. J Bone Joint Surg 40: 208.
McK: 239100
J. Spranger/JS

Hyperostosis frontalis interna: Morgagni(-Stewart-Morel)-Syndrom
Hyperostosis generalisata mit Pachydermie: Pachydermoperiostose
Hyperostosis triangularis ilii: Osteitis condensans ilii
hyperostosis vertebral ancylosing (e): Spondylitis hyperostotica Forestier-Ott
hyperostotischer Minderwuchs Typ Lenz-Majewski: Lenz-Majewski-Syndrom
Hyperoxalurie: Oxalurie, intestinale
Hyperoxalurie, primäre, Typ I: Oxalose Typ I
Hyperoxalurie, primäre, Typ II: Oxalose Typ II
Hyperphenylalaninämie: Phenylketonurie

Hyperphosphatasie, familiäre, mit geistiger Retardierung

Def.: Autosomal-rezessiv erbliche neurologische Erkrankung mit konstanter Erhöhung der alkalischen Serumphosphatase.
A.: Erstbeschreibung 1970 durch den Kinderarzt C. Charlton Mabry, Lexington/Kentucky, und seine Mitarbeiter.
Diagn. Krit.: **(1)** Verzögerte psychomotorische Entwicklung, besonders auch der Sprachfunktionen, gelegentlich Muskelhypotonie. – **(2)** Zerebrale Krampfanfälle. – **(3)** Persistierende Erhöhung der Aktivität der unspezifischen (Knochen- und Leber-) alkalischen Phosphatase im Serum. – **(4)** Fehlen von Knochen- oder Lebererkrankung, Medikamentengabe und Anomalien des Kalzium-Phosphor-Stoffwechsels.
Ätiol.: Homozygot manifeste Mutation eines autosomalen Gens, entsprechend autosomal-rezessiver Erbgang.
Pathog.: Unbekannt. Diskutiert wird eine vermehrte Synthese oder vermehrte Freisetzung aus Gewebe (vor allem auch aus Hirnzellen), oder eine verminderte Degradation der gewebs-unspezifischen alkalischen Phosphatase.
Bemerkungen: Eine persistierende isolierte, d.h. nicht durch eine Knochen- oder Lebererkrankung erklärte Erhöhung der alkalischen Phosphatase-Aktivität kommt auch ohne zerebrale Erkrankung vor. Ob es sich hierbei um den genetisch gleichen Prozeß, um allele Mutationen oder um eine nicht genetische Erkrankung handelt, ist nicht klar. Die persistierende »idiopathische Hyperphosphatasie« ist von der passageren unspezifischen Hyperphosphatasie bei Infektionskrankheiten und von der symptomatischen Hyperphosphatasie, insbesondere bei Knochen- und Lebererkrankungen, zu unterscheiden.
Lit.: Kruse K, Hanefeld F, Kohlschütter A et al (1988) Hyperphosphatasia with mental retardation. J Pediatr 112: 436–439. – Mabry CC, Bautista A, Kirk RFJH et al (1970) Familial hyper-

Hyperostosis corticalis Typ van Buchem: verdickte Kortikalis der langen Röhrenknochen a) beim Kind und b) beim Erwachsenen

phosphatasia with mental retardation, seizures, and neurological deficits. J Pediatr 77: 74–85.
McK: 239300
J. Spranger/JS

Hyperpipecolatämie
Syn.: Pipecolsäure-Vermehrung – Piperidincarbonsäure-Vermehrung – hyperpipecolic aciduria (e)
Def.: Stoffwechselstörung unbekannter Genese, bei der es zur Anhäufung von Piperidincarbonsäure, einem Intermediärprodukt im Lysin-Abbau, im Blut, zu geistiger Behinderung und Hepatomegalie kommt.
A.: Erstbeschreibung 1968 durch P. D. Gatfield und Mitarbeiter.
Diagn. Krit.: (1) Nach normaler Entwicklung in den ersten Monaten Entwicklungsstillstand und Verlust bereits erworbener Fähigkeiten. – (2) Schwere geistige Retardierung. – (3) Fortschreitende Verschlechterung des Zustands mit Lethargie, schlaffer Parese, der mit etwa zwei Jahren zum Tode führt. – (4) Hypotonie. – (5) Hepatomegalie. – (6) Augensymptome: Nystagmus, Linsentrübung, Linsendysplasie, Optikusdysplasie, Gesichtsfeldeinschränkung. – (7) Stark erhöhte Spiegel von Piperidinsäure in Serum und Liquor, mäßig erhöhte Werte im Urin.
Ätiol.: Autosomal-rezessiv vererbtes Leiden.
Pathog.: Der vermutete Enzymdefekt liegt in der mangelnden Umwandlung von Pipecolsäure zu α-Aminoadipinsäuresemialdehyd oder einem Zwischenprodukt (δ-Piperidin-6-Carboxylsäure) auf dem Stoffwechselweg zu Saccharopin. Es wird vermutet, daß es sich bei der Hyperpipecolatämie um eine allele Mutation zum Zellweger-Syndrom und zum infantilen Refsum-Syndrom handelt.
Bemerkungen: Bisher wurden nur wenige Patienten beschrieben. Sie starben im Kleinkindesalter. (DD) Pipecolsäure ist vermehrt bei Patienten mit Zellweger-Syndrom, geringe Erhöhungen i.S. kommen auch bei Kwashiorkor vor. Pipecolaturie findet man bei Patienten mit familiärer Hyperlysinämie und passager bei Frühgeborenen. Die Augenveränderungen ähneln denen bei der Homocystinurie. Therapie: Bisher nicht beschrieben.
Lit.: Brul S, Westerveld A, Strijland A et al (1988) Genetic heterogeneity in the cerebrohepatorenal (Zellweger) syndrome and other inherited disorders with a generalized impairment of peroxisomal functions: a study using complmentation analysis. J Clin Invest 81: 1710–1715. – Burton BK, Reed SP, Remy WT (1981) Hyperpipecolic acidemia: clinical and biochemical observation in two male siblings. J Pediat 99: 729–734. – Gatfield PD, Taller E, Hinton GG et al (1968) Hyperpipecolatemia: a new metabolic disorder associated with neuropathy and hepatomegaly: a case study. Canad Med Assoc J 99: 1215–1233. – Thomas GH, Haslam RHA, Batshaw ML et al (1975) Hyperpipecolic acidemia associated with hepatomegaly, mental retardation, optic nerve dysplasia and progressive neurological disease. Clin Genet 8: 376–382.
McK: 239400
E. Mönch/JK

hyperpipecolic aciduria (e): Hyperpipecolatämie
Hyperpituitarismus, basophiler: Cushing-Syndrom
Hyperplasie der Nebennierenrinde, angeborene: adrenogenitales Syndrom Typ 3
hyperpotassemic syndrome, periodic hereditary (e): Adynamia episodica hereditaria
Hyperprostaglandinismus, primärer: Bartter-Syndrom

Hyperpyrexia figmentatica: Münchhausen-Syndrom
hyperpyrexia, fulminating (e): Hyperthermie, maligne
hyperpyrexia, malignant (e): Hyperthermie, maligne
hyperpyrexic syndrome, malignant (e): Hyperthermie, maligne

Hyperreninismus, primärer
Syn.: Robertson-Kihara-Syndrom – Nierentumor, juxtaglomerulärer – juxtaglomerular cell tumor (e) – reninism, primary (e) – renin secreting renal tumor (e)
Def.: Reninproduzierender Tumor des juxtaglomerulären Apparates der Nieren (Hämangioperizytom) oder andere extrarenale reninproduzierende Tumoren lösen primären Reninismus mit arterieller Hypertonie und sekundärem Hyperaldosteronismus aus.
A.: Erstbeschreibung 1967 durch P. W. Robertson und Mitarbeiter, Internisten und Pathologen, Cosford und Oxford, 1968 durch Itaru Kihara und Mitarbeiter, Pathologen, Internisten und Urologen, Niicata und Aizu-Wakamatzu, Japan, jeweils an einer Patientenkasuistik. – 1972 von Jerome W. Conn, 1905–, Endokrinologe, Michigan, anhand von fünf Kasuistiken beschrieben und als Robertson-Kihara-Syndrom benannt.
Diagn. Krit.: (1) Therapieresistente arterielle Hypertonie; normale Nierenfunktion; Hypernatriämie und Hypokaliämie; Kopfschmerzen; Augenfundusveränderungen; Linksherzhypertrophie. – (2) Erhöhung des Renins und Aldosterons im Plasma. – (3) Nachweis durch seitengetrennte Renin-Bestimmung im Nierenvenenblut; Computertomogramm und Sonogramm.
Ätiol.: Reninproduzierende Nierentumoren (juxtaglomerulärer Apparat, Wilms-Tumor, Nierenzellkarzinom); reninproduzierende extrarenale Tumoren (Nebennierentumoren, Hamartome der Leber, orbitales Hämangioperizytom, Ovarialkarzinom, Pankreaskarzinom, kleinzelliges Bronchialkarzinom).
Lit.: Conn JW, Cohen EL, Lucas CP et al (1972) Primary reninism. Hypertension, hyperreninemia, and secondary aldosteronism due to renin-producing juxtaglomerular cell tumors. Arch Intern Med 130: 682–696. – Fukamizu A, Nishi K, Nishimatsu S et al (1986) Human renin gene of renin-secreting tumor. Gene 49: 39–145. – Kihara I, Kitamura S, Hoshino T, Seida H (1968) A hitherto unreported vascular tumor of the kidney: a proposal of „juxtaglomerular cell tumor". Acta Path Jap 18: 197–206. – Robertson PW, Klidjian A, Harding LK, Walters G (1967) Hypertension due to a renin-secreting renal tumor. Am J Med 43: 963–967.
B. O. Böhm/GA

hypersensitive carotid sinus syndrome (e): Karotis-Sinus-Syndrom
hypersomnia-bulimia syndrome (e): Kleine-Levin-Syndrom
Hypersomnia periodica: Kleine-Levin-Syndrom
Hypersplenie-Syndrom: Hypersplenismus

Hypersplenismus
Syn.: Hypersplenie-Syndrom
Def.: Zytopenie im peripheren Blut durch vermehrte Sequestration von Thrombozyten, Erythrozyten und Granulozyten bei Splenomegalie.
Diagn. Krit.: (1) Quantitative Verminderung einer oder mehrerer Zellreihen im Blut, zumeist der Thrombozyten. – (2) Milzvergrößerung (nicht obligat). – (3) Im Knochenmark normale oder gesteigerte Proliferation der

betroffenen Zellsysteme, meist mit deutlicher »Linksverschiebung«. – **(4)** Häufig Hinweise für gesteigerten Umsatz der betroffenen Zellsysteme (Retikulozytose, Vermehrung stabkerniger Granulozyten).
Ätiol.: Heterogen. Als Auslöser kommen alle Erkrankungen in Betracht, die zur Splenomegalie führen können.
Pathog.: Sequestrierung der zirkulierenden Zellen in der vergrößerten Milz durch Störung der Hämodynamik oder durch Antikörper gegen Erythrozyten, Granulozyten und/oder Thrombozyten. Dadurch erhöhter Zellabbau durch Makrophagen in der Milz. Ungenügende Kompensation des erhöhten Zellunterganges durch das Knochenmark (meist bedingt durch eine zugrundeliegende Erkrankung).
Bemerkungen: Der Begriff ist in der Hämatologie umstritten, vor allem deshalb, weil er ein pathogenetisches Verständnis suggeriert, das keinesfalls gegeben ist.
Lit.: Bowler AJ (1983) Splenomegaly and Hypersplenism. Clin Haematol 12: 467–488. – Haynes BF (1991) Enlargement of lymph nodes and spleen. In: Wilson et al (eds) Principles of Internal Medicine. McGraw-Hill Inc., New York.
E. Späth-Schwalbe/GA

hypertelorism, microtia and facial clefting syndrome (e): HMC-Syndrom

Hypertelorismus (Greig)
Syn.: Greig-Syndrom II – Hypertelorismus, hereditärer
Def.: Familiärer okulärer Hypertelorismus ohne assoziierte Befunde, bedingt durch ein autosomal-dominantes Gen.
A.: David Middleton Greig, 1864–1936, schottischer Arzt, beschrieb 1924 den familiären Hypertelorismus.
Diagn. Krit.: **(1)** Okulärer Hypertelorismus (weiter Augenabstand), wobei innerer und äußerer Lidwinkelabstand und Pupillenabstand über der 97. Perzentile liegen. – **(2)** Breiter Nasenrücken, Epikanthus, Strabismus. – **(3)** Fakultativ antimongoloide Lidachsenstellung. – **(4)** Seltene Befunde, deren kausale Assoziation mit dem Gen nicht gesichert ist: Kleinwuchs, Hernien, psychomotorischer Entwicklungsrückstand, Sprengel-Sequenz.
Ätiol.: Autosomal-dominanter Erbgang.
Pathog.: Unbekannt. Entwicklungsstörung des größeren Keilbeinflügels.
Bemerkungen: Nicht zu verwechseln mit der Greig-Zephalopolysyndaktylie; bei Hypertelorismus muß auch noch Waardenburg-Syndrom ausgeschlossen werden.
Lit.: Abernethy DA (1927) Hypertelorism in several generations. Arch Dis Child 2: 361–365. – Greig DM (1924) Hypertelorism, a hitherto undifferentiated congenital carnio-facial deformity. Edinb Med J 31: 560–593. – Keats TE (1970) Ocular hypertelorism (Greig's syndrome) associated with Sprengel's deformity. Amer J Roentgenol 110: 119–122.
McK: 145400
A. Schinzel/AS

Hypertelorismus, hereditärer: Hypertelorismus (Greig)
Hypertelorismus-Hypospadie-Polysyndaktylie-Syndrom: Naguib-Richieri-Costa-Syndrom

Hypertelorismus-Hypospadie-Syndrom
Syn.: BBB-Syndrom – Opitz-Syndrom – siehe auch G-Syndrom (= Opitz-Trias-Syndrom, Hypospadie-Dysphagie-Syndrom)
Def.: Dysmorphiesyndrom mit den herausstechenden Befunden Hypertelorismus/Hypospadie/Lippen-Kiefer-Gaumen-Spalte, bedingt durch ein autosomal- oder X-chromosomal-dominantes Gen mit stark variabler Expressivität.
A.: John Marius Opitz, 1935–, deutsch-amerikanischer Humangenetiker, Madison/Wisconsin, Helena/Montana, David W. Smith, 1927–1981, Pädiater, Madison/Wisconsin, Seattle, und Robert L. Summitt, Humangenetiker, Madison/Wisconsin, Memphis, beschrieben 1965 die ersten drei Familien. Dem Namen BBB-Syndrom liegen die Erstbuchstaben der Familiennamen dieser drei Familien zugrunde.
Diagn. Krit.: **(1)** Hypertelorismus (ausgeprägt), mit breiter Nasenwurzel und breiter Nase mit Delle in der Spitze; »widow's peak«. – **(2)** Hypospadie 2. bis 3. Grades ohne Kryptorchismus. – **(3)** Ohrmuscheldysplasie, insbeson-

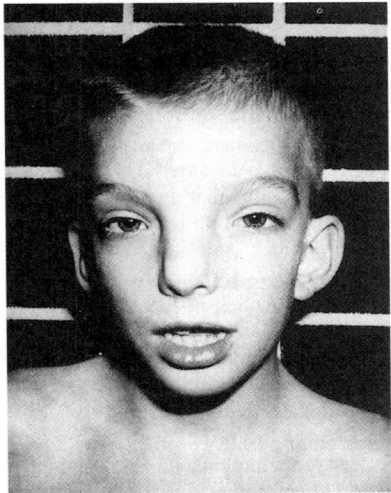

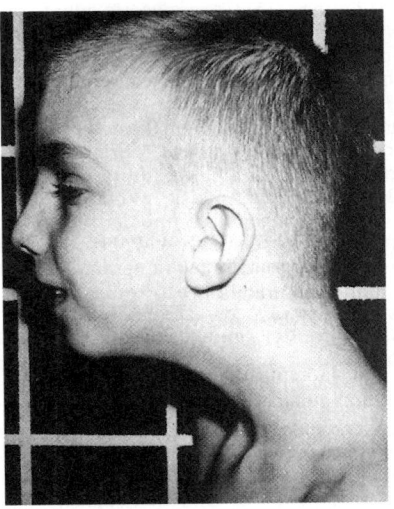

Hypertelorismus-Hypospadie-Syndrom: Hypertelorismus, breite und prominente Nasenwurzel, »widow's peak« (Beob. Opitz, Summitt, Smith)

dere unvollständige Ausbildung der Anthelix und posteriore Rotation. – **(4)** Lippen-Kiefer-Gaumen-Spalte oder Gaumenspalte. – **(5)** Geistige Entwicklung normal oder (leicht) verzögert. – **(6)** Stärkere Ausbildung und häufigeres Vorliegen der obigen Befunde bei männlichen Genträgern. – **(7)** Hernien. – **(8)** Selten: Analatresie, vesiko-renaler Reflux, Herzfehler, Iriskolobom.
Ätiol.: Autosomal-dominanter Erbgang mit Geschlechtsbegrenzung (teilweise). In den meisten Fällen sind weibliche Genträger viel milder betroffen. In einigen wenigen Familien ist X-chromosomale Vererbung durch Vater-Sohn-Übertragung des Gens ausgeschlossen.
Pathog.: Unbekannt.
Bemerkungen: Sehr variable Expressivität; wahrscheinlich Gengleichheit mit dem G-Syndrom.
Lit.: Cordero JF, Holmes LB (1978) Phenotypic overlap of the BBB and G syndromes. Am J Med Genet 2: 145–152. – Opitz JM, Smith DW, Summitt RL (1965) Hypertelorism and hypospadias (Abstract). J Pediatr 67: 968. – Da Silva EO (1983) The hypertelorism-hypospadias syndrome. Clin Genet 23: 30–34. – Stoll C, Geraudel A, Berland H et al (1985) Male-to-male transmission of the hypertelorism-hypospadias (BBB) syndrome. Am J Med Genet 20: 221–225.
McK: 145410
A. Schinzel/AS

Hypertension des Kindesalters, maligne: Hypertension, enzephalopathische

Hypertension, enzephalopathische
Syn.: Hypertensionssyndrom, enzephalopathisches – Hypertension des Kindesalters, maligne – encephalopathy, hypertensive (e)
Def.: Akute, weitgehend reversible Funktionsstörung des ZNS in Verbindung mit schwerer arterieller Hypertension, bei der die zerebrale Autoregulation außer Funktion gesetzt ist.
A.: Erstbeschreibung 1928 durch die nordamerikanischen Kliniker B. S. Oppenheimer und A. M. Fishberg.
Diagn. Krit.: **(1)** Auftreten in jedem Lebensalter (im Kindesalter im Mittel mit 10 Jahren). – **(2)** Starke Blutdruckerhöhung. – **(3)** Generalisierte oder fokale zerebrale Krampfanfälle. – **(4)** Bewußtseinsstörung bis Koma. – **(5)** Starke Kopfschmerzen, Übelkeit, Erbrechen. – **(6)** Sehstörung bis passagere Blindheit (meist durch kortikale Perfusionsstörungen hervorgerufen). – **(7)** Seltenere neurologische Symptome: Hirnnervenläsionen, insbesondere akute Fazialisparese (durch Läsion der Vasa nervorum), akute Hemiplegie (durch zerebrale Ischämie oder Blutung), akute Aphasie, akute Ataxie. – **(8)** Exsudative Veränderungen im Sinne der hypertensiven Retinopathie, Papillenödem. – **(9)** Weitere mögliche Befunde: EEG-Veränderungen (Verlangsamung der Grundaktivität, fokale Abweichungen), erhöhter Liquordruck, erhöhtes Liquoreiweiß, das zerebrale CT ist in der Regel normal. – **(10)** Bei einmaligem Auftreten in der Regel gute Prognose, falls der Blutdruck gesenkt wird. Selten irreversible Läsionen: Blindheit (durch Infarkte der Sehnerven), Paraplegie (durch Infarkte des Rückenmarks).
Ätiol.: Heterogen, im Kindesalter fast immer auf Nierenparenchymerkrankungen beruhend. **1.** Primäre Nierenerkrankungen (im Kindes- und Jugendalter häufig akute Nephritiden, in der 2. und 3. Lebensdekade häufiger chronische Nephritiden). – **2.** Sekundäre Nierenerkrankungen (Lupus erythematodes, hämolytisch-urämisches Syndrom). – **3.** Eklampsie. – **4.** Maligner Hypertonus v.a. ab dem mittleren Lebensalter.

Pathog.: Bei starkem Blutdruckanstieg Versagen der zerebralen autoregulatorischen Vasokonstriktion der Arteriolen mit konsekutiver Hyperämie, erhöhter Gefäßpermeabilität und Auftreten eines vasogenen Hirnödems; im Gehirn Verstorbener fibrinoide Nekrosen der Arteriolenwände, Thrombosen der Arteriolen und Kapillaren, multiple Mikroinfarkte und petechiale Blutungen.
Lit.: Hulse JA, Taylor DSI, Dillon MJ (1979) Blindness and paraplegia in severe childhood hypertension. Lancet II: 553–556. – Oppenheimer BS, Fishberg AM (1928) Hypertensive encephalopathy. Arch Intern Med 41: 264–278. – Schärer K, Benninger C, Heimann A, Rascher W (1993) Involvement of the central nervous system in renal hypertension. Eur J Pediatr 152: 59–63. – Trompeter RS, Smith RL, Hoare RD et al (1982) Neurological complications of arterial hypertension. Arch Dis Childh 57: 913–917.
H. Siemes/JK

Hypertensionssyndrom, enzephalopathisches: Hypertension, enzephalopathische
hypertensive form of congenital adrenal hyperplasia (e): adrenogenitales Syndrom Typ 5

hyperthecosis of the ovary
Def.: s.u. Ovarien, polyzystische.

hyperthermia-induced spectrum of defects (e): Hyperthermie-Sequenz
hyperthermia of anesthesia (e): Hyperthermie, maligne
hyperthermic syndrome (e): Hyperthermie, maligne
Hyperthermie, bösartige myopathische: Hyperthermie, maligne
Hyperthermie-Embryopathie: Hyperthermie-Sequenz

Hyperthermie, maligne
Syn.: Hyperthermie-Syndrom, malignes – Hyperthermie-Syndrom, familiäres – Hyperthermie, bösartige myopathische – Narkose-Hyperthermie-Syndrom – hyperthermic syndrome (e) – myopathic hyperthermia, malignant (e) – hyperpyrexia, malignant (e) – hyperpyrexia, fulminating (e) – hyperpyrexic syndrome, malignant (e) – syndrome of malignant hyperthermia (e) – hyperthermia of anesthesia (e)
Def.: Autosomal-dominant vererbte, bei Allgemeinnarkose auftretende ungewöhnliche Reaktionsweise in Form von Hyperthermie.
A.: Erstbeschreibung 1962 durch M. A. Denborough und Mitarbeiter.
Diagn. Krit.: **(1)** Im Toleranzstadium der Narkose oder kurz nach Narkoseende Tachykardie, Tachypnoe, Vasodilatation mit Zyanose, Hypoglykämie (Folge der metabolischen und respiratorischen Azidose). – **(2)** Wärmefreisetzung mit Körpertemperaturanstieg von etwa 0,5 °C pro 5 bis 7 Minuten mit Endtemperaturen von 40 bis 43 °C. – **(3)** Muskelstarre (in 80%) und Muskelödem mit schwerer Rhabdomyolyse. – **(4)** Hyperkaliämie, Myoglobinurie, Thromboplastinfreisetzung mit intravasaler Gerinnung und Verbrauchskoagulopathie. – **(5)** In schweren Fällen irreversibler Herzstillstand oder Anurie. – **(6)** Statistische Erwartungshäufigkeit zwischen 1 : 5000 und 1 : 70 000. Hinweise auf Prädisposition: positive Familienanamnese, abnorme Reaktionen auf Succinylcho-

lin, erhöhte Creatinkinase im Plasma; sichere Erfassung der Anlage heute durch In-vitro-Muskelkontrakturtest mit Halothan und Coffein.

Ätiol.: Erbleiden mit autosomal-dominantem Erbgang, Defekt nachgewiesen auf Chromosom 19q13.1.

Pathog.: Der Ryanodin-Rezeptor, Protein des sarkoplasmatischen Retikulums zur Regulation der intrazellulären Kalziumausschüttung, zeigt bei der MH abnorme funktionelle Eigenschaften.

Bemerkungen: Bei bekanntem Risiko Prämedikation mit Dantrolen sowie Anwendung eines Anästhesieverfahrens ohne Halothan und Succinylcholin (Regional- und Neuroleptanästhesie, Anästhesie mit Lachgas und nicht depolarisierenden Relaxanzien). Kombination der Anlage zu maligner Hyperthermie mit einigen seltenen Strukturmyopathien bekannt (z.B. »central core disease«, deren Gen demselben Segment auf Chromosom 19 wie bei der malignen Hyperthermie zugeordnet werden konnte); Kombination mit unspezifischer Myopathie und kongenitalen Dysmorphien: s. King-Syndrom.

Lit.: Denborough MA, Forster JFA, Lovell RRH et al (1962) Anaesthetic death in a family. Brit J Anaesth 34: 395–396. – European Malignant Hyperpyrexia Group (1984) A protocol for the investigation of malignant hyperpyrexia (MH) susceptibility. Brit J Anaesth 56: 1267–1269. – McCarthy TV, Healy JMS, Heffron JJA et al (1990) Localization of the malignant hyperthermia susceptibility locus to human chromosome 19q12–13.2. Nature 343: 562–564. – MacKenzie AE, Korneluk RG, Zorzato F et al (1990) The human ryanodine receptor gene: Its mapping to 19q13.1, placement in a chromosome 19 linkage group, and exclusion as the gene causing myotonic dystrophy. Am J Hum Genet 46: 1082–1089. – McPherson EW, Taylor CA jr (1982) The genetics of malignant hyperthermia: evidence for heterogeneity. Am J Med Gen 11: 273–285.

McK: 145600

K.-H. Krause/DP

Hyperthermie-Sequenz

Syn.: Hyperthermie-Embryopathie – hyperthermia-induced spectrum of defects (e) – fetal effects of hyperpyrexia (e)

Def.: Neuralleistendefekt, Gesichtsdysmorphien, Extremitätenfehlbildungen oder Morbus Hirschsprung infolge Hyperthermie in früher Schwangerschaft.

A.: Erstbeschreibung 1978 durch den amerikanischen Pädiater David W. Smith, 1926–1981.

Diagn. Krit.: (1) Anenzephalien und Myelomeningozelen nur oberhalb Th 12, ZNS-Fehlbildungen. – (2) Faziale Dysmorphien: Mikrogenie, Mikrophthalmie, Mittelgesichtsdysplasien, Helixanomalien, Gesichtsspalten, Mikrozephalien. – (3) Muskuläre Hypotonie, spastische Diplegie, mentale Behinderung, Krampfneigung, neurogene Arthrogrypose. – (4) Neuerdings oro-akrale Fehlbildungen, sogar Morbus Hirschsprung als Folge maternaler Hyperthermie beobachtet.

Ätiol.: Nach Smith Embryopathie Folge maternaller Hyperthermie bis zu 40 °C für 1–2 Tage infolge Influenza, Pyelonephritis, Streptokokkenpharyngitis und/oder Saunaeffekt zwischen 21.–28. Schwangerschaftstag. Oro-akrale Fehlbildungen nach Hyperthermie in der 10. SSW. Der Morbus Hirschsprung als Folge der Hyperthermie im 1. Trimester der Gravidität während der Migrationszeit der Ganglienzellen im Intestinum.

Pathog.: Unbekannt. Hypothesen: **1.** Selektives Absterben sich teilender Zellen. – **2.** Neuverteilung der Proteinsynthese nach dem Hitzeschock von embryonalen/fetalen Zellen, mit nachfolgender Störung der Differenzierung. – **3.** Synergistische und additive Effekte mit anderen Teratogenen.

Bemerkungen: Beobachtungen aus Finnland an 586 Graviden mit kontrollierten Saunagängen (20 Minuten bei 80 °C macht Temperaturerhöhungen bis 1½ Grad für 2 Stunden), deren Neugeborene keine erhöhte Fehlbildungsrate des Neuralrohres bzw. des Gesichts aufweisen. Finnland ist das Land mit der höchsten Saunarate und geringsten Anenzephalierate auf der Welt.

Lit.: Lipson A (1988) Hirschsprung disease in the offspring of mothers exposed to hyperthermia during pregnancy. Am J Med Genet 29: 117–124. – Saxen L, Holmberg PC, Nurminen M, Kuosma E (1982) Sauna and congenital defects. Teratology 25: 309–313. – Smith DW, Warren SK, Harvey MA (1978) Hyperthermia as a possible teratogenic agent. J Pediatr 92: 878–883. – Sunerneau DW, Wertelecki W (1985) Brief clinical report: similarity of effects – experimental hyperthermia as a teratogen and maternal febrile illness associated with oromandibular and limb defects. Am J Med Genet 21: 575–580.

J. Kunze/JK

Hyperthermie-Syndrom, familiäres: Hyperthermie, maligne
Hyperthermie-Syndrom, malignes: Hyperthermie, maligne
Hyperthyreoidismus: von-Basedow-Krankheit
hypertonisch-akinetisches Syndrom: Pallidum-Symptomatik
hypertonisch-hypokinetisches Syndrom: Pallidum-Symptomatik
Hypertrichose-Paraneoplasie-Syndrom: Hypertrichosis lanuginosa acquisita Herzberg-Potjan-Gebauer

Hypertrichosis lanuginosa acquisita Herzberg-Potjan-Gebauer

Syn.: Hypertrichose-Paraneoplasie-Syndrom – Lanugo-Hypertrichose, erworbene

Def.: Paraneoplastische erworbene lanugoartige Hypertrichose.

A.: Joachim Herzberg, 1914–, K. Potjan und D. Gebauer, Dermatologen, Bremen. – Erstbeschreibung 1968.

Diagn. Krit.: (1) Plötzlich einsetzendes, erheblich verstärktes lanuginöses Haarwachstum zunächst im Gesicht, auf der Nase, der Stirn sowie im Bereich des Nackens und oberen Rückens. Dabei kann das Einzelhaar bis zu 4 cm lang werden. – (2) Eine besonders starke Hypertrichose entwickelt sich in der Folge in der Achsel- und Schamgegend, wo die bis zu 15 cm lang werdenden Haare das äußere Genitale schließlich fast verdecken können (Abb.). – (3) Harn: Hypogonadotropinurie; Hyperkortisolurie. – (4) Das Grundleiden wird oft erst durch die richtige Deutung der Hypertrichose, manchmal auch erst bei der Autopsie erkannt: metastasierendes Karzinom im Brust- oder Bauchraum, Melanom u.a. – (5) Schlechte Prognose infolge des Grundleidens. Durchschnittliche Überlebenszeit nach Auftreten der Hypertrichose nur wenige Monate.

Ätiol.: Paraneoplasie.

Pathog.: Für die Entstehung der Hypertrichose wird ein hypothetischer »pilotroper Faktor« verantwortlich gemacht, der vor allem bei metastasierenden Karzinomen auftreten soll. Welche Rolle Dysproteinämie, Eiweißmangel und/oder hormonale Einflüsse (Nebenniere) spielen, ist offen. (Bei Kranken mit Hungerdystrophie, Hyperthyreose, Ulkuskrankheit und verschiedenen Malabsorptions-Ss. sind vereinzelt ähnliche Hypertrichosegrade beobachtet worden.)

Bemerkungen: **(DD)** Hypertrichosis lanuginosa congenita – Hypertrichosis bei Porphyria cutanea tarda.

Lit.: Herzberg JJ, Potjan K, Gebauer D (1969) Hypertrichose lanugineuse acquise. Un nouveau syndrome paranéoplastique cutané. Ann Derm Syph 96: 129–134. – Herzberg JJ, Potjan K, Gebauer D (1968) Hypertrichosis lanuginosa (et terminalis) ac-

Hypertrichosis-Skelettdysplasien-Retardierungs-Syndrom mit Hyperurikämie

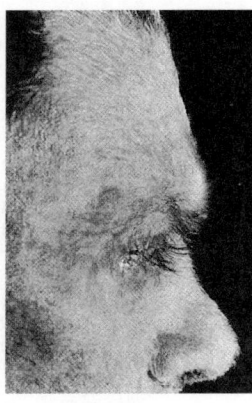 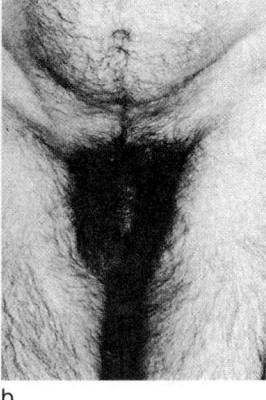

a b

Hypertrichosis lanuginosa acquisita: a) lanuginöse Hypertrichose im Gesichtsbereich; b) Hypertrichose der Terminalbehaarung im Genital-Perigenitalbereich (Beob. Herzberg, Potjan und Gebauer)

A.: Hans-Rudolf Wiedemann, 1915–, Pädiater und Genetiker, Kiel. – Erstbeschreibung 1993.
Diagn. Krit.: **(1)** Angeborenes vermehrtes und sich zunehmend verstärkendes Haarwachstum an Gesicht, Rumpf (s. Abb.) und Gliedmaßen mit frühzeitigem Ergrauen. – **(2)** Angeborene Hohlfüße, abnorme Stellung der Daumen. Brachyzephalie; auffällige Physiognomie. Zunehmende Ausprägung eines langen Halses und schmal-langen, vorspringenden Brustkorbs; hängende Schultern. Coxae valgae mit Subluxation der Hüftgelenke. – **(3)** Leichte mentale Entwicklungsbehinderung. – **(4)** Gichtbeschwerden ab Mitte des 2. Lebensjahrzehnts bei Hyperurikämie infolge renaler Hypoexkretion der Harnsäure.
Ätiol.: Ungeklärt, möglicherweise autosomale oder X-chromosomale Neumutation.
Pathog.: Unbekannt.
Bemerkungen: Therapeutische Regulierung des Blutharnsäurespiegels (Allopurinol) dringend angezeigt.
Lit.: Wiedemann H-R, Oldigs H-D, Oppermann H-C, Oster O (1993) Hirsutism-skeletal dysplasia-mental retardation syndrome with abnormal face and a uric acid metabolism disorder. Am J Med Genet 46: 403–409.
H.-R. Wiedemann/JK

quisita als paraneoplastisches Syndrom. Arch klin exp Derm 232: 176–186. – Hovenden AL (1993) Hypertrichosis lanuginosa acquisita associated with malignancy. Clin Dermatol 11: 99–106. – Jernec GBE (1986) Hypertrichosis lanuginosa acquisita. Arch Derm 122: 805–808.
G. Burg/GB

Hypertrichosis-Skelettdysplasien-Retardierungs-Syndrom mit Hyperurikämie
Syn.: hirsutism-skeletal dysplasia-mental retardation syndrome with abnormal face and a uric acid metabolism disorder
Def.: Angeborene, zunehmende, generalisierte Hypertrichosis, kombiniert mit skelettären Anomalien, auffälliger Fazies, mentaler Retardierung und Hyperurikämie bei verminderter renaler Harnsäureausscheidung.

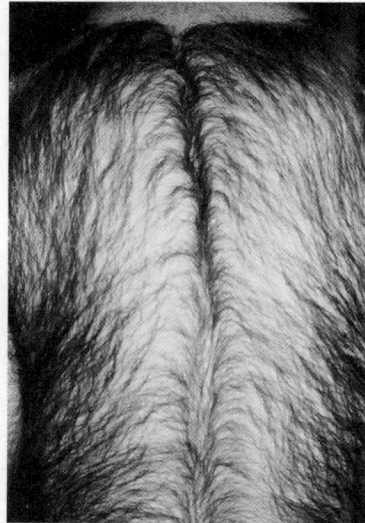

Hypertrichose des Rückens mit 19 Jahren

hypertrichotic osteochondrodysplasia (e): Osteochondrodysplasie mit Hypertrichose
hypertrophic neuropathy of infancy Déjerine and Sottas (e): Neuropathie, hereditäre motorisch-sensible, Typ III
hypertrophy of the masseter muscles, chronic bilateral benign (e): Parotis-Masseter-Hypertrophie
hypertrophy, unilateral (e): Hemihypertrophie, idiopathische
Hyperurikämie-Syndrom: Lesch-Nyhan-Syndrom
Hyperventilationssyndrom, chronisches (Lewis): Effort-Reaktion

Hyperviskositätssyndrom
(Sequenz)
Def.: Erhöhte Viskosität des Blutes durch Polymerisation und Aggregation bei erhöhter Eiweißkonzentration (z.B. bei monoklonalen Gammopathien, Immunkomplexbildung) oder selten durch extreme Zellzahlerhöhung (Erythrozyten und Leukozyten) sowie durch gesteigerte Erythrozytenaggregation oder verminderte Verformbarkeit der Erythrozyten (z.B. bei Sichelzellanämie). Dies führt zu Störungen der Blutgerinnung sowie Strömungsverlangsamung vor allem im Kapillargebiet des Auges und des Nervensystems.
A.: 1965 von John L. Fahey et al. beschrieben als Komplikation beim M. Waldenström, seltener beim multiplen Myelom.
Diagn. Krit.: **(1)** Neurologische Symptome (Schwäche, Kopfschmerzen, Schwindel, Koma, Parästhesien, Ohrgeräusch). – **(2)** Hämorrhagische Diathese (Epistaxis, Purpura, Schleimhautblutung). – **(3)** Retinopathie, Sehstörungen (Papillenödem, Retinablutung, Venenstauung). – **(4)** Hypervolämie mit Herzinsuffizienz, Angina pectoris. – **(5)** Raynaud-Symptomatik. – **(6)** Niereninsuffizienz.
Ätiol.: Heterogen.
Pathog.: Erhöhte Blutviskosität wird meist durch Aggregatbildung (hauptsächlich IgM, IgG 3 und IgA) hervorgerufen und tritt vorwiegend bei monoklonalen (IgM, IgG, IgA), aber auch bei polyklonalen Gammopathien auf. Bei Kryoglobulinämie und bei Kälteagglutinin-Krankheit Kälteabhängigkeit.

Bemerkungen: Erhöhte Blutviskosität mit Beeinträchtigung der Hämorrheologie und mehr oder weniger ausgeprägter Hyperviskositätssymptomatik kann bei extremer Erhöhung der Zellzahlen im Blut auftreten, z.B. bei Polycythaemia vera, Polyglobulie verschiedener Ursache und sehr selten bei Hyperleukozytose bei Leukämien (eine Hyperleukozytose führt allerdings häufiger zu einem Leukostase-Syndrom).
Lit.: Fahey JL, Barth WF, Solomon A (1965) Serum hyperviscosity syndrome. JAMA 192: 120–123. – Patterson WP, Caldwell CW, Doll DC (1990) Hyperviscosity Syndromes and Coagulopathies. Seminars in Oncology 17: 210–216. – Somer T, Meiselman HJ (1993) Disorders of blood viscosity. Ann Med 25: 31–39.
E. Späth-Schwalbe/GA

Hypnolepsie (Singer): Narkolepsie
hypoadrenocorticism with hypoparathyroidism and superficial moniliasis (e): polyglanduläres Autoimmun-(PGA-)Syndrom, Typ I
Hypobetalipoproteinämie mit intestinalem Lipidtransportdefekt: Anderson-Syndrom
Hypochondrie, traumatische: Kraepelin-Syndrom

Hypochondrogenesis
Def.: Letale Osteochondrodysplasie mit charakteristischen Skelettveränderungen.
A.: Erstbeschreibung 1983 durch den Pädiater und Genetiker Pierre Maroteaux, 1926–, Paris.
Diagn. Krit.: **(1)** Schwerer angeborener Minderwuchs mit kurzem Rumpf und kurzen Extremitäten. – **(2)** Tod in utero oder kurz nach der Geburt. – **(3)** Röntgenologisch: fehlende oder stark verzögerte Ossifikation der Wirbelkörper; kurze Rippen; stark verkürzte Röhrenknochen, deren Schäfte ordentlich modelliert sind.
Ätiol.: Autosomal-dominantes Erbleiden. Sämtliche Fälle beruhen auf Neumutationen des COL2A1-Gens.
Pathog.: Synthesedefekt von Kollagen Typ II.
Bemerkungen: Hypochondrogenesis, Achondrogenesis II und Dysplasia spondyloepiphysaria congenita beruhen auf Mutationen ein- und desselben Gens und sind verschieden schwere Manifestationen von Produktionsstörungen des Knorpelkollagens. Pränatale Diagnostik sonographisch möglich.

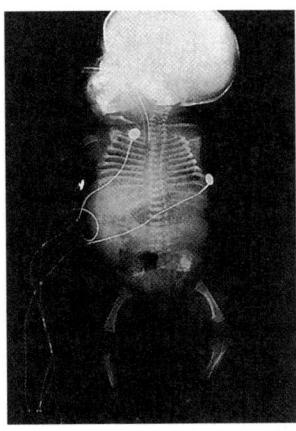

Hypochondrogenesis: Skelettveränderungen

Lit.: Maroteaux P, Stanescu V, Stanescu R (1983) Hypochondrogenesis. Eur J Pediatr 141: 14–22. – Spranger J, Winterpacht A, Zabel B (1994) The type II collagenopathies: A spectrum of chondrodysplasias. Eur J Pediatr 152: 2–11.
McK: 146000
J. Spranger/JS

Hypochondroplasie
Syn.: Chondrohypoplasie
Def.: Hereditäre, der Achondroplasie ähnelnde, doch leichter ausgeprägte, generalisierte Skelettdysplasie.
A.: Abgrenzung der »Chondrohypoplasie« von der Achondroplasie 1913 durch F. Ravenna. – Einführung des Begriffs »Hypochondroplasie« 1924 durch A. Léri und M. Linossier.
Diagn. Krit.: **(1)** Disproportionierter, kurzgliedriger Minderwuchs mit einer Erwachsenengröße zwischen 135 und 155 cm (Männer) bzw. 128 und 148 cm (Frauen). – **(2)** Makrozephalie bei ca. 75%, Genua vara bei ca. 40% der Patienten. Meist vermehrte Lendenlordose. – **(3)** Röntgenologisch: verkürzte Röhrenknochen, verkürzte Schenkelhälse, bei jungen Kindern gelegentlich abgeflachte, später eher hohe Wirbel mit verkürzten Pedikeln. Quadratische Beckenschaufeln.
Ätiol.: Autosomal-dominantes Erbleiden bedingt durch allele Mutation des Achondroplasie-Gens auf Chromosom 4. Während die Achondroplasie-Mutation im transmembranösen Bereich des FGF-Rezeptors 3 liegt, wurden bei der Hypochondroplasie Mutationen im Bereich der Tyrosinkinase 1 gefunden.
Pathog.: Entsprechend der Achondroplasie, jedoch leichter ausgeprägt.
Bemerkungen: Schwer betroffene Patienten lassen sich klinisch kaum von Patienten mit Achondroplasie unterscheiden, leichtere Fälle nur schwer von Kindern mit konstitutionellem Minderwuchs. Die Skelettveränderungen können sehr diskret sein – am verläßlichsten ist die Verkürzung der Schenkelhälse, Verplumpung der Beckenschaufel, Verengung des Wirbelkanals. Charakteristischerweise zeigen viele Patienten dysplastische Veränderungen nur an einem, nicht aber an anderen Körperteilen, z.B. verplumpte Fingerknochen oder Makrokranie ohne sonstige Merkmale der Hypochondroplasie (s. a. Abb. nächste Seite).
Lit.: Bellus GA, McIntosh I, Smith EA et al (1995) A recurrent mutation in the tyrosine kinase domain of fibroblast growth factor receptor 3 causes hypochondroplasia. Nature Genet 10: 357–359. – Hall BD, Spranger J (1979) Hypochondroplasie: clinical and radiological aspects in 39 cases. Radiology 133: 95–100. – Léri A, Linossier M (1924) Hypochondroplasie héréditaire. Bull Mem Soc Méd Hp Paris 48: 1780–1787. – Maroteaux P, Falzon P (1988) Hypochondroplasie. Arch Franc Pédiatr 45: 105–109. – Ravenna F (1913) Achondroplasie et chondrohypoplasie. Nouvelle Iconographie de la Salpetrière. Clinique des maladies du systéme nerveux 26: 157–184.
McK: 146000
J. Spranger/JS

Hypoglossie-Hypodaktylie-Syndrom: oro-akraler Fehlbildungskomplex

Hypoglykämie, Leucin-sensible

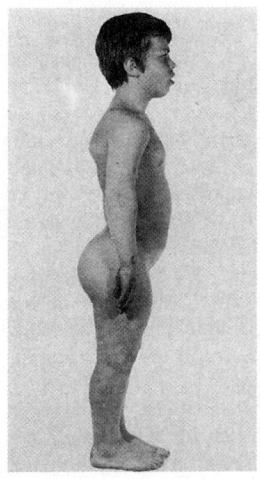
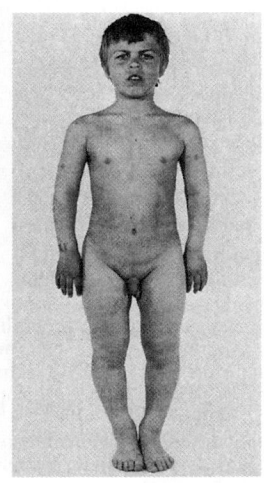
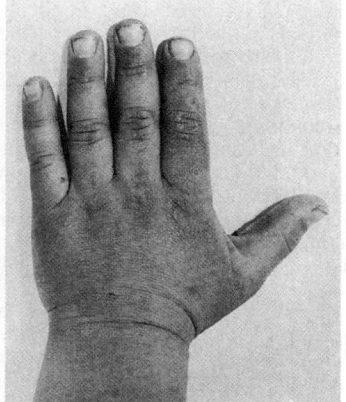
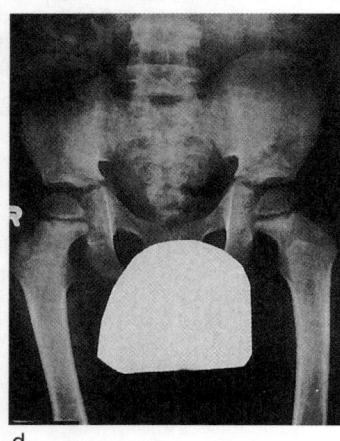

Hypoglykämie, Leucin-sensible
Syn.: leucine induced hypoglycemia (e)
Def.: Autosomal-rezessiv erbliche Form der frühkindlichen Hypoglykämie, bei der die Hypoglykämie durch Leucin-Gabe ausgelöst werden kann.
A.: Erstbeschreibung 1956 durch W. A. Cochrane, Pädiater, London.
Diagn. Krit.: (1) Hypoglykämien mit Trinkunlust, Schwitzen, Blässe oder Krämpfen bereits im Säuglingsalter. – (2) Häufung der Anfälle nach eiweißreicher Kost. – (3) Orale Leucin-Belastung (75–150 mg L-Leucin/kg KG) führt zu Abfall des Blutzuckers auf 50% des Ausgangswertes. – (4) Erhöhte Plasmainsulin-Spiegel.
Ätiol.: Autosomal-rezessive Störung mit Hypoglykämien nach Leucin-Gabe bei erhöhten Insulinspiegeln.
Pathog.: Ungeklärt; jedoch scheint Leucin sowohl die Insulin-Sekretion der β-Zellen des Pankreas zu stimulieren als auch die Glykogenolyse zu hemmen.
Bemerkungen: Nachweis der Hyperplasie der β-Zellen des Pankreas, teilweise auch Inselzelladenome.
Lit.: Cochrane WA, Payne WW, Simpkiss MJ, Woolf LJ (1956) Familial hypoglycemia precipitated by aminoacids. J Clin Invest 35: 411–422. – DiGeorge AM, Auerbach VH (1960) Leucin-induced hypoglycemia: a review and speculations. Am J Med Sci 240: 792–801. – DiGeorge AM, Auerbach VH, Mabry CC (1963) Leucine-induced hypoglycemia. III. The blood glucose depressant action of leucine in normal individuals. J Pediatr 63: 295.
McK: 240800
A. Grüters/JK

Hypochondroplasie: a), b) disproportionierter, kurzgliedriger Minderwuchs mit verstärkter Lendenlordose und Genua vara. Größe des 14 Jahre alten Patienten 133 cm (Soll: 152 cm); c) kurze, breite Hand; d) kurze, quadratische Beckenschaufeln, kurze Schenkelhälse (Beob. und Fotos: DOFONOS, Ffm., d: Spranger)

hypogonadism-partial alopecia syndrome (e): Hypogonadismus und partielle Alopezie

Hypogonadismus und partielle Alopezie
Syn.: hypogonadism-partial alopecia syndrome (e)
Def.: Gemeinsames Auftreten von primärem hypergonadotropem Hypogonadismus und partieller Alopezie.
A.: Erstbeschreibung 1985 durch Al-Awadi und Mitarbeiter.
Diagn. Krit.: (1) Primärer hypergonadotroper Hypogonadismus mit fehlenden oder hypoplastischen Ovarien und Tuben sowie Uterushypoplasie beim weiblichen Geschlecht, Hodenhypoplasie und Azoospermie sowie Fehlen von Bartwuchs und Brustbehaarung beim männlichen Geschlecht. – (2) Spärliche, auf das Zentrum des Capillitiums beschränkte Kopfbehaarung.
Ätiol.: Wahrscheinlich autosomal-rezessiver Erbgang.
Pathog.: Die Hypoplasie der inneren weiblichen Geschlechtsorgane wird auf eine Fehlentwicklung der Müller-Gänge zurückgeführt.
Bemerkungen: Bisher nur bei zwei Töchtern und einem Sohn eines blutsverwandten Ehepaares beschrieben.
Lit.: Al-Awadi SA, Farag TI, Teebi AS et al (1985) Primary hypogonadism and partial alopecia in three sibs with Müllerian hypoplasia in the affected females. Am J Med Genet 22: 619–622.
McK: 241090
Th. Herzinger/GB

Hypogonadismus-Taubheit
Syn.: deafness-hypogonadism syndrome (e)
Def.: X-gebunden vererbte kombinierte Schwerhörigkeit mit Hypogonadismus.
A.: Erstbeschreibung 1982 durch S. A. Myhre et al.

Hypophosphatasie

Ätiol.: Wahrscheinlich X-gebunden rezessiver Erbgang. Sechs männliche Fälle (davon fünf aus der gleichen Familie) mit angeborener hochgradiger gemischter (kombinierter) Schwerhörigkeit.
Pathog.: Unbekannt.
Bemerkungen: In einem Fall wurde eine Mittelohrexploration durchgeführt, welche eine kongenitale Stapesfixation ergab. Nach Eröffnung der Fußplatte kam es zu einem Liquorausfluß (»Stapes-Gusher«). Ein Teil betroffener und nicht betroffener Familienmitglieder wies eine partielle Heterochromie der Iris auf. Die Trägerinnen wiesen keine Hörstörungen auf. Als weiteres Merkmal der Betroffenen wird eine mentale Retardierung beschrieben.
Lit.: Myhre SA, Ruvalcaba RHA, Kelley VC (1982) Congenital deafness and hypogonadism: a new X-linked recessive disorder. Clin Genet 22: 299–307. – Saugier-Veber P, Abadie V, Moncla A et al (1993) The Juberg-Marsidi syndrome maps to the proximal long arm of the X chromosome (Xq12–q21). Am J Hum Genet 52: 1040–1045.
McK: 304350
T. Spillmann/GB

hypohidrotische ektodermale Dysplasie, autosomal-dominanter Typ: Rapp-Hodgkin-Syndrom
hypokalemic alkalosis (e): Bartter-Syndrom
Hypokinesie-Sequenz mit Lymphödem: German-Syndrom
Hypokortizismus: Addison-Krankheit
Hypolipidämie, familiäre: Hooft-Syndrom
Hypoparathyreoid-Addison-Moniliasis-Syndrom: polyglanduläres Autoimmun-(PGA-)Syndrom, Typ I
Hypophosphatämie: Rachitis, familiäre hypophosphatämische

Hypophosphatasie

Syn.: Rathbun-Syndrom – Nierhoff-Hübner-Syndrom (obsolet) – Rachitis, familiäre hypophosphatämische
Def.: Sehr seltene Krankheitsgruppe, die biochemisch definiert ist durch erniedrige alkalische Phosphatase-Aktivität in Serum und Körpergeweben.
A.: J. C. Rathbun, amerikanischer Pädiater, der 1948 den Mangel an alkalischer Phosphatase-Aktivität erkannte und dem Krankheitsbild den Namen Hypophosphatasie gab.
Diagn. Krit.: (1) Verminderte alkalische Phosphatase-Aktivität in Serum, Knorpel, Knochen, Leber und Nieren. – (2) Erhöhte Ausscheidung von Phosphoäthanolamin im Urin und erhöhte Pyridoxal-5-1-Phosphat-Spiegel im Serum, diese korrelieren mit dem Schweregrad der Manifestation. – (3) Variable Ossifikationsdefekte, die von einer weitgehend fehlenden Ossifikation des gesamten Skelettsystems bei der letalen Form bis zu diskreten metaphysären Mineralisationsdefekten bei der leichten, adulten Form reichen. – (4) Hyperkalzämie (inkonstant, bei Säuglingen mit der infantilen Form). – (5) Verkrümmte lange Röhrenknochen. – (6) Frakturen. – (7) Vorzeitiger Zahnverlust infolge Wurzelzementaplasie (Milchzähne vor dem 3. Lebensjahr, bleibende im frühen Erwachsenenalter). – (8) Prämature Kraniosynostose.
Ätiol.: Unklar. Der letale, kongenitale Typ und die mildere infantile Verlaufsform sind wahrscheinlich autosomal-rezessiv erblich, es wird jedoch auch der homozygote Zustand eines dominanten Gens angenommen, das bei Heterozygoten leichtere Symptome hervorruft (Chapple et al.). Die adulten Formen sind autosomal-dominant. Das Gen für die »Leber/Knochen/Nieren«-alkalische Phosphatase konnte auf Chromosom 1p lokalisiert werden (1p36.1-1p34), es ist ca. 50 kb lang und enthält 12 Exons. Weiss und Mitarbeiter konnten 1989 bei einem Kind mit der letalen Form der Hypophosphatasie zeigen, daß es homozygot für eine Punktmutation im alkalischen Phosphatase-Gen war, beide (blutsverwandten) Eltern waren heterozygot.
Pathog.: Der genetisch bedingte Mangel an aktiver alkalischer Phosphatase ist für den verminderten Einbau von Calcium in Osteoid verantwortlich. Sekundär erklären sich so Hyperkalziämie und Hyperkalziurie. Die erhöhte Ausscheidung von Phosphoäthanolamin ist direkte Folge der verminderten Phosphatase-Aktivität.
Bemerkungen: Vom Krankheitsbeginn und vom Verlauf her lassen sich mindestens 5 Typen unterscheiden: 1. Letaler, kongenitaler Typ: Schädelkalotte nicht ossifiziert (Caput membranaceum), Osteopenie des gesamten Skeletts, kongenitale Frakturen, symmetrische schwere metaphysäre Ausfransung, Verkrümmung und Verkürzung der langen Röhrenknochen. Wirbelkörper nur angedeutet ossifiziert. Diaphysäre Knorpelsporne. Atemnot, Zyanose, Muskelhypotonie, Krämpfe, Blutungsneigung, Erbrechen. Die Kinder werden tot geboren oder versterben in den ersten Lebensstagen.
2. Infantiler Typ: Symptome ähnlich wie bei 1., jedoch schwächer. Schwere rachitiforme Skelettveränderungen in den ersten Lebenswochen oder -monaten; Hyperkalzämie kann zu Nephrokalzinose und prämaturer Nahtsynostose führen. Nähte vorher weit offen, Metaphysen unregelmäßig und asymmetrisch gezackt, lange Röhrenknochen dünn und gebogen. Metaphysäre oder epiphysäre bandförmige Ossifikationsdefekte. Gestörte Trabekulierung mit Gebieten von erniedrigtem neben Gebieten von erhöhtem Kalksalzgehalt. Diaphysäre Sporne. Die Prognose ist sehr unterschiedlich: Exitus in den ersten Lebenswochen; Nierenversagen in spätern Jahren.
3. Wachstumsverzögerung, Trinkschwäche, frühzeitiger Milchzahnverlust sind die einzigen klinischen Symptome des milden Typs des Kindesalters. Bei diesem Typ milde röntgenologische Veränderungen und erniedrigte alkalische Phosphatase.
4. Adulter Typ: Leichte rachitisähnliche Symptome im Kindesalter. Wachstumsverzögerung, vorzeitiger Verlust der Milch- und bleibenden Zähne infolge Wurzelzementaplasie, auch stark vergrößerte Pulpakammer, schalenartiges Dentin (Röntgen). Gelenkbeschwerden. Radiologisch asymmetrische rachitisähnliche Veränderungen der Metaphysen. Wie bei der infantilen Form gestörte Trabekulierung, dünne Röhrenknochen, die gebogen sein können. Daneben gibt es Übergänge zwischen allen Formen.
5. Odontohypophosphatasie: Die leichteste Manifestation ist frühzeitiger Verlust von Milchzähnen infolge Zementaplasie und fehlender Verankerung der Zahnwurzel und erniedrigte alkalische Phosphatase sowie erhöhte Phosphoäthanolamin-Ausscheidung im Urin.
Wahrscheinlich beruhen die unterschiedlichen Verläufe auf verschiedenen Mutationen am gleichen Genort (Ikbokwee 1985). Möglicherweise wird die leichte Form der adulten Hypophosphatasie dominant vererbt, die frühletale Form wäre dann bedingt durch den homozygoten Zustand dieses dominanten Gens (Eastman und Bixler, 1983). Macfarlane und Mitarbeiter (1992) favorisieren autosomal-rezessiven Erbgang mit symptomatischen Heterozygoten wenigstens bei der kindlichen Formen. Sie berichten über zwei jeweils unterschiedlich stark betroffene Geschwisterpaare, deren Eltern blutsverwandt waren (A: infantiler Typ und letaler Typ; B: adulter Typ und Odontohypophosphatasie). Die Symptome können der Vitamin-D-Mangel-Rachitis sehr ähnlich sein. Gaben von Vitamin D helfen jedoch nicht und führen zu massiver Calcium-Erhöhung mit der Gefahr der Nephrokalzi-

nose. Albeggiani und Cataldo (1982) konnten die Symptomatik eines Kindes mit infantiler Form durch wöchentliche Frischplasma-Transfusionen (5.–10. Lebensmonat) deutlich verbessern. Kousseff und Mulivor (1981) berichten über die Möglichkeiten der pränatalen Diagnose.

Lit.: Albeggiani A, Cataldo F (1982) Infantile hypophosphatasia diagnosed at 4 months and surviving at 2 years. Helv peadiat Acta 37: 49–58. – Chapple ILC, Thorpe GHG, Smith JM et al (1992) Hypophosphatasia: a family study involving a case diagnosed from gingival crevicular fluid. J Oral Pathol Med 21: 426–431. – Eastman JR, Bixler D (1983) Clinical, laboratory, and genetic investigations of hypophosphatasia: support for autosomal dominant inheritance with homozygous lethality. J Craniofac Genet Develop Biol 3: 213–234. – Ikbokwe EC (1985) Inheritance of hypophosphatasia. Med Hypotheses 18: 1–5. – Kozlowski K, Sutcliffe J, Barglak A et al (1976) Hypophosphatasia. Review of 24 cases. Pediat Radiol 5: 103–117. – Kousseff BG, Mulivor RA (1981) Prenatal diagnosis of hypophosphatasia. Obstet Gynec (Suppl 6) 57: 9–12. – Lundgren T, Westphal O, Bolme P et al (1991) Retrospective study of children with hypophosphatasia with reference to dental changes. Scand J Dent Res 99: 357–364. – Macfarlane JD, Kroon HM, van der Harten JJ (1992) Phenotypically dissimilar hypophosphatasia in two sibships. Am J Med Genet 42: 117–121. – Rathbun JC (1948) Hypophosphatasia, a new developmental anomaly. Am J Dis Child 75: 822–831. – Weiss MJ, Cole DEC, Ray K et al (1988) A missense mutation in the human liver/bone/kidney alkaline phosphatase gene in lethal hyperphosphatasia. Proc Natl Acad Sci USA 85: 7666–7669. – Weiss MJ, Ray K, Mulivor R et al (1989) Alkaline phosphatase mRNA levels in enzyme-deficient perinatal/infantile hypophosphatasia fibroblasts. Am J Med Genet 34: 146–147.

McK: 146300; 171760; 241500; 241510

F. Majewski/JS

hypophysäre Fettsucht: hypothalamischer Symptomenkomplex
hypophysäres Syndrom: hypothalamischer Symptomenkomplex
hypophyseal-sphenoidal syndrome (e): Sinus-cavernosus-Symptomatik, laterale
Hypophysenvorderlappen-Insuffizienz: Simmonds-Sheehan-Syndrom

Hypopigmentierungs-Taubheits-Syndrom

Syn.: Ziprkowski-Syndrom – Ziprkowski-Margolis-Syndrom – albinism-deafness syndrome (e)
Def.: X-chromosomal-rezessive Störung mit Hypopigmentierungen und Innenohrschwerhörigkeit bzw. -taubheit.
A.: Leo Ziprkowski, Dermatologe, und E. Margolis beschrieben voneinander unabhängig 1962 das Syndrom bei derselben Familie.
Diagn. Krit.: **(1)** Generalisierte Hypopigmentierung der Haut. Mit zunehmendem Lebensalter Auftreten von fleckigen Hyperpigmentierungen, vor allem an den Extremitäten und am Rumpf in nahezu symmetrischer Verteilung. Durch Hyperpigmentierungen auf heller Haut leopardenartiges Bild. Größe der Hyperpigmentierungen von einigen Millimetern bis zu Zentimetern reichend. Gesäß und Skrotum schon bei Geburt hyperpigmentiert. – **(2)** Weißverfärbung von Augenbrauen, Wimpern und Kopfhaar bzw. von Haarsträhnen (ähnlich wie bei Piebaldismus). – **(3)** Gelegentlich Heterochromie der Iris. – **(4)** Totale oder subtotale Innenohrtaubheit mit vestibulärer Dysfunktion.
Ätiol.: X-chromosomal-rezessives Erbleiden. Genlokalisation Xq24–26.
Pathog.: Möglicherweise ausgelöst durch Störung der Neuralleiste.
Bemerkungen: Sehr selten. **(DD)** Naevus achromians (Ito) – andere lokalisierte Hypopigmentierungen mit Taubheit wie das Waardenburg- bzw. Klein-Waardenburg-Syndrom – Piebaldismus mit Taubheit (Woolf-Dolowitz-Aldous-Syndrom) – Vitiligo mit autosomal-rezessiver Taubheit.
Lit.: Margolis E (1962) A new hereditary syndrome – sex-linked deaf-mutism associated with total albinism. Acta Genet 12: 12–19. – Ortonne JP, Mosher DB, Fitzpatrick TB (1983) Vitiligo and other hypomelanoses of hair and skin, pp 373–374. Plenum, New York. – Ziprkowski L, Krakowski A, Adam A et al (1962) Partial albinism and deaf-mutism due to a recessive sexlinked gene. Arch Derm 86: 190–199.

McK: 300700

W. Stolz; M. Tronnier/GB

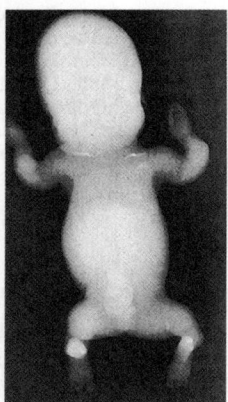

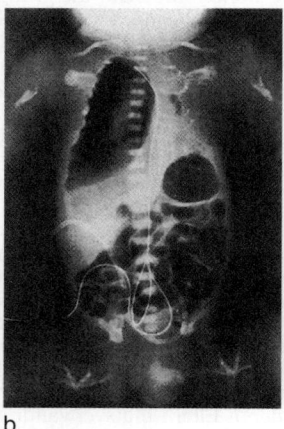
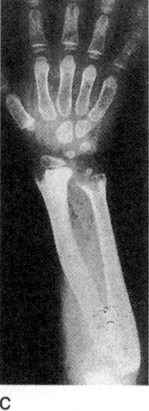

Hypophosphatasie: a) schwerste Form: fast völlig fehlende Ossifikation des Skelettsystems bei 20 Wochen altem Föten; b) Geschwisterkind von a) bei der Geburt; c) älteres Kind mit leichter Form: ausgestanzte metaphysäre Ossifikationsdefekte

Hypoplasia musculorum generalisata congenita: Krabbe-Syndrom II
hypoplasia of the aortic tract complex (e): Linksherzhypoplasie
Hypoplasie, fokale dermale: Goltz-Gorlin-Syndrom
hypoplasie rénale bilatérale avec oligonéphronie (fz): Oligomeganephronie

Hypoplasie-Syndrom, kaudales: Regression, kaudale
Hypopyoniritis, rezidivierende: Morbus Behçet
Hypospadie-Dysphagie-Syndrom: G-Syndrom
hypothalamic hamartoblastoma-hyperphalangeal-hypoendocrine-hypoplastic anus-syndrome (e): Pallister-Hall-Syndrom

hypothalamischer Symptomenkomplex
Syn.: hypothalamisches Syndrom – Dystrophia adiposogenitalis – Fröhlich-Syndrom – Morbus Fröhlich – hypophysäre Fettsucht – hypophysäres Syndrom – Froehlich obesity (e) – adiposogenital syndrome (e)
Def.: Eine Kombination von sich kurzfristig entwickelnder Fettsucht, bei Kindern auch verbunden mit Minderwuchs und sexueller Unreife, ausgelöst durch destruierende Prozesse im Bereich des Hypothalamus.
A.: Alfred Fröhlich, 1871–1953, Neurologe und Pharmakologe, Wien. – Joseph François Félix Babinski, 1857–1932, Neurologe, Paris. – Pierre Emile Launois, 1856–1914, französischer Arzt. – M. Cléret, französischer Arzt. – Erstbeschreibung durch Morgagni, Babinski (1900), Fröhlich (1901).
Diagn. Krit.: (1) Mäßige, sich in relativ kurzer Zeit entwickelnde Adipositas mit proportioniertem Minderwuchs. – (2) Bei älteren Kindern infantiles Genitale mit verzögerter oder ausbleibender Pubertät. – (3) Sehstörung bei Beteiligung des Sehnervs oder Chiasmas. – (4) Weitere Symptome: Kopfschmerzen, Bluthochdruck, Diabetes mellitus, Diabetes insipidus, Krampfanfälle, Apnoeanfälle, Hüftkopfepiphysenlösung. – (5) Destruktion der Sella turcica im Röntgen und CT. – (6) Hypothalamus- und Hypophyseninsuffizienz (hohe Variabilität der endokrinen Unterfunktion), Hyperinsulinämie.
Ätiol.: Verschiedene destruierende Prozesse im Hypothalamusbereich: Tumoren (am häufigsten Kraniopharyngeom), entzündliche Prozesse (Tuberkulose, Sarkoidose, Toxoplasmose), leukämische Infiltrate, Hydrozephalus, Aneurysma, posttraumatische Läsionen.
Pathog.: Durch Zerstörung verschiedener Hypothalamuskerne ausgelöste hormonelle Störungen mit partieller Hypothalamus-Hypophysen-Insuffizienz, meistens sind Gonadotropine und STH betroffen.
Bemerkungen: Schwer zu definierendes Krankheitsbild mit Übergang in andere Erkrankungen (z.B. dienzephaler Symptomenkomplex), im angloamerikanischen Sprachraum nicht mehr gebräuchliche Bezeichnung. **(DD)** dienzephaler Symptomenkomplex – Prader-Willi-Syndrom – Laurence-Moon-Syndrom – Biedl-Bardet-Syndrom – Cohen-Syndrom – Cushing-Syndrom – Pickwick-Syndrom – Biemond-Syndrom I.
Lit.: Babinski JF (1900) Tumeur de corps pituitaire sans acromégalie et avec arrêt du développement des organes génitaux. Rev neurol Paris 8: 531–535. – Bray GA, Gallagher TF (1975) Manifestations of hypothalamic obesity in man. A comprehensive investigation of eight patients and a review of the literature. Medicine 54: 301–330. – Fröhlich A (1901) Ein Fall von Tumor der Hypophysis cerebri ohne Akromegalie. Wien klin Rdsch 15: 883–886; 906–908.
A. Dörries/JK

hypothalamisches Syndrom: hypothalamischer Symptomenkomplex

Hypothalamus-Syndrom
(Sequenz)
Def.: Gesamtbezeichnung für die durch Läsionen des Hypothalamusgebietes entstehenden zentralen, neurovegetativen Störungen.
Diagn. Krit.: (1) Stoffwechsel: Diabetes insipidus, Diabetes mellitus, Fettsucht, Magersucht. – (2) Temperaturregulation: Hyper- oder Hypothermie. – (3) Kreislauf: Hypotension, Kollaps. – (4) Schlafregulation: Schlafsucht, Schlaflosigkeit, Veränderungen des Schlafrhythmus, Veränderungen der Schlaftiefe. – (5) Äußere Sekretion: Dyshidrosis, vermehrte Talgsekretion, Speichelfluß, Tränenfluß. – (6) Pupillen- und Lidspaltenerweiterung. – (7) Psyche: manische, depressive oder lethargische Stimmungslage. – (8) Sexuelle Antriebsstörungen. – (9) Hinweisendes Nachbarschaftssymptom: Optikusstörungen. – (10) SIADH, Syndrom der inadäquaten ADH-Sekretion.
Ätiol.: Subarachnoidalblutung – Schädelverletzungen (Basisfraktur!) – basale Meningitis – epidemische Enzephalitis – Hydrocephalus internus (Druckwirkung!) – Hirntumoren – Durchblutungsstörungen.
Pathog.: Die komplexe Symptomatik entsteht dadurch, daß sich im Hypothalamus (zusammen mit der Hypophyse) eine besondere Konzentration von vegetativen Zentren auf engstem Raum befindet, die deshalb gewöhnlich gemeinsam geschädigt werden.
K. Einhäupl/DP

Hypothenar-Hammer-Syndrom
Def.: Traumatische Schädigung der Arteria ulnaris mit Einbeziehung des Arcus palmaris superficialis.
A.: Erste Beschreibung des Krankheitsbildes durch S. von Rosen 1934. – Die Begriffprägung erfolgte durch J. Conn 1970.
Diagn. Krit.: (1) Vorwiegend männliche, handwerklich tätige Patienten. – (2) Blässe, Schmerzen, Kälteempfindlichkeit des 4. und 5. Fingers und auch des Mittelfingers. – (3) Unilaterales Auftreten an der bevorzugten Hand. – (4) Trophische Ulzera der Finger, selten Hyp- und Parästhesien im Versorgungsbereich des Nervus ulnaris. – (5) Allen-Test positiv. – (6) Sicherung durch Angiographie.
Ätiol.: Wiederholte traumatische Schädigung der Arteria ulnaris.
Pathog.: Durch chronisch-mechanische Schädigung (z.B. Hammerarbeit, Vibrationsschäden) der A. ulnaris im relativ ungeschützten Verlauf zwischen Kleinfingerballen und Os hamatum kommt es zur Schädigung der Gefäßwand mit anschließender Thrombosierung oder Aneurysmabildung. Einbeziehung des Arcus palmaris superficialis. Beteiligung der Digitalarterien wahrscheinlich thrombo-embolischer Genese.
Bemerkungen: Keine vorbestehende, allgemeine Gefäßerkrankung der Patienten vergesellschaftet. **(DD)** Raynaud-Symptomatik – Thrombangitis obliterans – diabetische Angiopathie – Kompressionssyndrome der oberen Thoraxapertur – arteriosklerotische Verschlußkrankheit.
Lit.: Conn J, Bergan JJ, Bell JL (1970) Hypothenar hammar syndrome: posttraumatic digital ischemia. Surgery 68: 1122. – Pouliadis GP, Bollinger A, Brunner U (1977) Das arteriographische Bild des Hypothenar-Hammer-Syndroms. Fortschr Röntgenstr 127: 345–349. – v Rosen S (1934) Ein Fall von Thrombose in der Arteria ulnaris nach Einwirkung von stumpfer Gewalt. Acta chir scand 73: 500.
H.-H. Osterhues/GA

hypothyreote Muskelhypertrophie des Kindes: Kocher-Debré-Semelaigne-Syndrom
hypotonia-hypokinesia sequence and lymphedema (e): German-Syndrom
Hypotrichose, totale familiäre: Hypotrichosis congenita hereditaria Marie Unna

Hypotrichosis congenita hereditaria Marie Unna

Syn.: Hypotrichose, totale familiäre – Unna-Syndrom – Unna's hypotrichosis (e)
Def.: Autosomal-dominant erblicher Typ einer Hypotrichose mit typischen Haaranomalien.
A.: Marie Unna, deutsche Dermatologin. – Erstbeschreibung 1925.
Diagn. Krit.: **(1)** Angeborene Haararmut, weitgehendes Fehlen der Lanugobehaarung. – **(2)** Verspätetes Wachsen eines borstigen Kopfhaares. – **(3)** Spärliche Entwicklung der Sekundärbehaarung. – **(4)** Etwa zwischen dem 10. und 25. Lebensjahr erneut beginnender Haarausfall, teilweise bis zur Alopecia totalis, auch Verlust von Wimpern und Augenbrauen. – **(5)** Rasterelektronenoptische Haaruntersuchung: Kutikuladefekte, longitudinale Rillenbildung der Haarschäfte, sog. Pili canaliculi.
Ätiol.: Autosomal-dominant erbliche Störung mit vollständiger Penetranz.
Pathog.: Unbekannt.
Lit.: Chlebarov S (1985) Hypotrichosis congenita hereditaria Marie Unna. Z Hautkr 60: 583–596. – Unna M (1925) Über Hypotrichosis congenita hereditaria. Dermatol Wochenschr 81: 1167–1178. – Lalevíc-Vasić BM, Polić D, Nikolić MM (1992) Hypotrichose héréditaire de Marie Unna. Ann Dermatol Venereol 119: 25–29. – Wirth G, Bindewald I, Küster W, Goerz G (1985) Hypotrichosis congenita hereditaria Marie Unna. Hautarzt 36: 577–580.
McK: 146550
W. Küster/GB

Hypourikämie

Syn.: Hypourikämie-Syndrom – dalmatinische Hypourikämie
Def.: Autosomal-rezessiv vererbte Hypourikämie und Hyperurikurie mit Tendenz zu Uratsteinbildung.
A.: Martin L. Green, Internist, Seattle, und Mitarbeiter. Erstbeschreibung 1972.
Diagn. Krit.: Defekt in der tubulären Urat-Reabsorption mit konsekutiver Hypourikämie, Hyperurikurie und Tendenz zu Harnsäure-Steinbildung. Gesteigerte Harnsäure-Clearance in den Nieren.
Ätiol.: Autosomal-rezessiver Erbgang (Geschwisterfälle, Konsanguinität). Intermediäre Urat-, Blut- und Urinspiegel bei Heterozygoten.
Pathog.: Unbekannter Enzymdefekt bedingt tubuläre Urat-Reabsorptionsstörung.
Bemerkungen: Entdeckt z.T. bei Abklärungen wegen wiederholter Uratsteinbildung oder zufällig. Defekt analog zu bekannter Stoffwechselstörung beim Dalmatinerhund. Besonders häufig unter irakischen Juden.
Lit.: Greene ML, Marcus R, Aurbach GD et al (1972) Hypouricemia due to isolated renal tubular defect, Dalmatian dog mutation in man. Am J Med 53: 361–367. – Takeda E, Kuroda Y, Ito M et al (1985) Hereditary renal hypouricemia in children. J Pediatr 107: 71–74. – Weitz R, Sperling O (1980) Hereditary renal hypouricemia: isolated tubular defect of urate reabsorption. J Pediatr 96: 850–853.
McK: 220150
A. Schinzel/AS

Hypourikämie-Syndrom: Hypourikämie
Hypoventilation, neurogene: Hypoventilation, primäre

Hypoventilation, primäre

Syn.: Undine-Syndrom – Syndrom der primären Hypoventilation – Hypoventilation, neurogene – Hypoventilationssyndrom, idiopathisches – Hypoventilation, primäre alveoläre – Ondine's curse (e) – Ondine's syndrome (e) – hypoventilation syndrome, idiopathic (e)
Def.: Angeborene oder erworbene Störung der zentralen autonomen Atemregulation unterschiedlicher Ätiologie, sog. primäre alveoläre Hypoventilation.
A.: Namensgebung durch J. W. Severinghaus und R. A. Mitchell (1962) nach der Nixe Undine, die einen irdischen Mann liebt und eine menschliche Seele erlangen möchte. Bei Giraudoux ist für sie daran die Bedingung geknüpft, daß der Mann bei Untreue alle autonomen Funktionen verliert und sie nur willentlich steuern kann. Ein »Fluch« der Undine ist nie beschrieben. – Der erste gut dokumentierte Fall wurde von Ratto et al. 1955 publiziert.
Diagn. Krit.: **(1)** Neigung zu Apnoe, Zyanose und Somnolenz, besonders in der Aufwachphase. Willkürliches Wiedereinsetzen der Atmung ist jedoch möglich. – **(2)** Neigung zu plötzlich einsetzender, unregelmäßiger, tiefer Hyperventilation. – **(3)** Herabgesetzte Empfindlichkeit des Atemzentrums auf erhöhte CO_2-Werte im Atemgas. – **(4)** Häufig Polyglobulie als Folge der Hypoxämie. – **(5)** Entwicklung einer kongestiven Myokardiopathie. – **(6)** Blutgasanalyse: CO_2-Retention, Hypoxämie.
Ätiol.: Verschiedenartige zentrale Störungen der Hirnstammechanismen, die die autonomen Atmungsfunktionen steuern (Entzündung, Infiltration, Neoplasma usw.), im Einzelfall auch ungeklärt.
Pathog.: Fehlende Atemstimulation, besonders im Schlaf auf CO_2-Erhöhung oder Hypoxie.
Bemerkungen: Ausschluß von Erkrankungen von Lunge, Herz, Thorax; z.T. werden per Definition auch destruktive Erkrankungen des zentralen Nervensystems ausgeschlossen. Kombination mit M. Hirschsprung beschrieben (»Ondine-Hirschsprung disease«). Behandlung mit Zwerchfellschrittmachern teilweise erfolgreich.
Lit.: Giraudoux J (1939) Ondine. – Mellins RB, Balfour HH Jr, Turino G (1970) Failure of automatic control of ventilation (Ondine's curse). Medicine 49: 487–504. – Oren J, Kelly DH, Shannon DC (1987) Long-term follow-up of children with congenital central hypoventilation syndrome. Pediatrics 80: 375–380. – Severinghaus JW, Mitchell RA (1962) Ondine's curse – failure of respiratory center automaticity while awake. Clin Res 10: 122. – Weese/Mayer DE, Silvestri JM, Menzies LJ et al (1992b) Congenital central hypoventilation syndrome: Diagnosis, management and long-term outcome in thirty-two children. J Pediatr 96: 865–867. – Weese/Mayer DE, Silvestri JM, Marazita ML, Hoo JJ (1993) Congenital central hypoventilation syndrome: Inheritance and relation to sudden infant death syndrome. Am J Med Genet 47: 360–367.
McK: 209880 (207720; 267480)
E. Kattner/JK

Hypoventilation, primäre alveoläre: Hypoventilation, primäre
Hypoventilationssyndrom, idiopathisches: Hypoventilation, primäre
hypoventilation syndrome, idiopathic (e): Hypoventilation, primäre
Hypoxanthin-Guanin-Phospho-Ribosyl-Transferase-Mangel: Lesch-Nyhan-Syndrom

Hysteroid, organisches
Syn.: Pseudodemenz, hysterische bei organischer Demenz
Def.: Scheinbar grob hysterisches Gehabe mit kognitiven Defiziten wie auffälligem Vorbeireden, Versagen bei einfachsten Aufgabenstellungen bei insgesamt aber sehr heterogenem Leistungsprofil; mit demonstrativ-infantilen Affektäußerungen, so daß der Eindruck einer primitiven Simulation entsteht. Zugrunde liegt aber eine wirkliche Demenz mit einer nachweisbaren hirnorganischen Schädigung. In einem breiteren Gebrauch des Konzeptes auch hysterieähnliche Reaktionsweisen bei hirnorganischen Affektionen eingeschlossen.
A.: Erstbeschreibung 1930 durch W. Mayer//Gross, deutscher (nach seiner während der Nazizeit erzwungenen Emigration englischer) Psychiater an einer kleinen Patientengruppe mit Zustand nach Kohlenmonoxidvergiftung.
Diagn. Krit.: (1) Nachweisbare hirnorganische Schädigung. – (2) Kognitive Defizite, die ein dementielles Syndrom begründen, klinisch aber als »Pseudodemenz« imponieren. – (3) Demonstrativ-infantiles Affektsyndrom. – (4) Scheinbar hysterische Konversionsbildungen, d.h. als »psychogen« imponierende motorische, sensorische oder sensible Funktionsstörungen, die aber ätiologisch und pathogenetisch im engen Kontext der hirnorganischen Schädigung zu werten sind.
Ätiol.: Unterschiedliche hirnorganische Prozesse.
Pathog.: Nicht eindeutig geklärt; neuropsychologische und neurophysiologische Untersuchungen weisen darauf hin, daß sowohl bifrontale als auch Dysfunktionen der nicht-dominanten Hirnhemisphäre mit auffälliger verbaler Konzeptbildung und affektiver Inkongruität, die sowohl konstitutionell als auch über hirnorganische Läsionen erworben sein können, zu Konversionsbildungen prädisponieren.
Bemerkungen: In Verlaufsbeobachtungen kündigen sich später als klare neurologische Erkrankungen definierbare Prozesse im Vorfeld nicht selten über ein hysterieähnliches Syndrom an; klinische Übersichten über Patienten mit Konversionsbildungen registrieren in einem bedeutsamen Prozentsatz zusätzlich auch (hirn-)organische Krankheitssymptome.
Lit.: Flor//Henry P, Fromm//Auch D, Taper M, Schopflocher D (1981) A neuropsychological study of the stable syndrome of hysteria. Biol Psychiat 16: 601–626. – Kapfhammer HP, Buchheim P, Bove D, Wagner A (1992) Konversionssymptome bei Patienten im psychiatrischen Konsiliardienst. Nervenarzt 63: 527–538. – Marsden CD (1986) Hysteria – a neurologist's view. Psychol Med 16: 277–288. – Mayer//Gross W (1930) Zur Symptomatologie organischer Hirnschädigungen. Arch Psychiat Nervenkr 92: 433–438. – Merskey H, Buhrich NH (1975) Hysteria and organic brain disease. BR J Med Psychol 48: 359–366. – Peters UH (1968) Die hysterische Reaktion und die hysteroparen Erscheinungen aus psychogener, somatogener und pharmakogener Ursache. Nervenarzt 39: 213–217.

H. P. Kapfhammer/DP

IBIDS-Syndrom (ichthyosis, brittle hair, impaired intelligence, decreased fertility, short stature): Tay-Syndrom
I-cell disease (e): Mucolipidose II
ICE (skin) (e): Ichthyosis-cheek-eyebrow-Syndrom
ICE syndrome (e): Chandler-Syndrom

ICF-Syndrom
Syn.: **I**mmundefizienz, **Z**entromerinstabilität, **f**aziale Dysmorphien
Def.: Sehr seltenes, autosomal-rezessiv vererbtes Syndrom mit fazialen Dysmorphien, geistiger Behinderung, Kleinwuchs, rezidivierenden respiratorischen und gastrointestinalen Infekten bei kombiniertem Immundefekt sowie einer chromosomalen Zentromerinstabilität.
A.: Zwei Autoren definierten das Syndrom: Maj Hultén 1978 (schwedisch-englische Humangenetikerin, Birmingham), L. Tiepolo (ital. Humangenetiker, Pavia) und Mitarbeiter 1978.
Diagn. Krit.: (1) Faziale Dysmorphien: Hypertelorismus, flache Nasenwurzel, Epikanthusfalten, Makroglossie bzw. Protrusion der Zunge, Mikrognathie. – (2) Geistige Retardierung mit besonderer Beeinträchtigung der Sprachentwicklung. – (3) Wachstumsretardierung. – (4) Kombinierter Immundefekt: Hypogammaglobulinämie, T-Lymphopenie, kleiner Thymus, Hauttest-Anergie, verminderte Mitogenstimulierbarkeit und fehlende Antigenstimulierbarkeit der T-Lymphozyten. – (5) Zentromer-Heterochromatin-Instabilität der Chromosomen 1, 9 und 16.
Ätiol.: Autosomal-rezessiver Erbgang. Genlokalisation und molekulare Basis der Erkrankung unbekannt.
Pathog.: Neigung zu rezidivierenden Infekten als Folge eines kombinierten Immundefekts, möglicherweise wegen gestörter Lymphozytenproliferation.
Bemerkungen: Regelmäßige Immunglobulin-Substitution sowie Antibiotika-Prophylaxe, bei therapieresistenter Diarrhö meist langfristige parenterale Ernährung. Pränatale Diagnose durch fötale Blutentnahme in der 20. Schwangerschaftswoche und Karyotyp-Bestimmung.
Lit.: Hultén M (1978) Selective somatic pairing and fragility at 1q12 in a boy with common variable immunodeficiency. Clin Genet 14: 294. – Kieback P, Wendisch H, Lorenz P, Hinkel K (1992) ICF-Syndrom. Monatsschr Kinderheilkd 140: 91–94. – Tiepolo L, Maraschio P, Gimelli G et al (1978) Concurrent instability at specific sites of chromosome 1, 9 and 16 resulting in multi-branched structures. Clin Genet 14: 313–314.
McK: 242860
R. Seger/AS

Ichthyose, dominante, mit granulärer Degeneration: Erythrodermia ichthyosiformis congenita bullosa (Brocq)

Ichthyosis-cheek-eyebrow-Syndrom
Syn.: ICE (skin) (e)
Def.: Ichthyosis vulgaris in Assoziation mit Pausbacken und seitlich gelichteten Augenbrauen.
A.: Erstbeschreibung 1987 durch Sidranksy und Mitarbeiter.
Diagn. Krit.: (1) Ichthyosis mit Betonung der oberen und unteren Extremität und Aussparung von Hand- und Fußsohlen. – (2) Auffallend volle Wangenpartie (Hamster- oder Pausbacken) mit Rückbildungsneigung nach der Pubertät. – (3) Seitlich gelichtete Augenbrauen. – (4) Weitere kraniofaziale Auffälligkeiten: dysplastische, gefaltete Helices, hoher Gaumen, prominente Nase, flacher Hinterkopf. – (5) Throaxasymmetrie, lange Finger und Zehen, Plattfüße.
Ätiol.: Autosomal-dominante Vererbung.
Pathog.: Unbekannt.
Bemerkungen: Die Eigenständigkeit des Krankheitsbildes wurde durch Traupe (1987) angezweifelt. Zwei weitere Syndrome tragen das gleiche Akronym »ICE«: das iridokorneale Endothelsyndrom (s. Chandler-Syndrom) und das »nonbullous congenital ichthyosiform erythroderma« (s. Ichthyosis congenita).
Lit.: Sidranksy E, Feinstein A, Goodman RM (1987) Ichthyosis-cheek-eyebrow (ICE) syndrome: a new autosomal dominant disorder. Clin Genet 31: 137–142. – Traupe H (1987) What is the ichthyosis in the so-called ichthyosis-cheek-eyebrow (ICE) syndrome? Clin Genet 32: 418.
McK: 146720
Th. Herzinger/GB

Ichthyosis congenita
Def.: Heterogene Untergruppe von hereditären Proliferationshyperkeratosen mit verkürzter epidermaler Transitzeit, historisch von autosomal(-rezessiv) vererbten, bei Geburt manifesten Hauterscheinungen ausgehend (im Gegensatz zur häufigen, autosomal-dominant erblichen Ichthyosis vulgaris, die sich später manifestiert).
Folgende Untergruppen werden zur Zeit unterschieden:
a) Ichthyosis congenita gravis (Riecke-Syndrom Typ I; Keratoma malignum; Keratosis fetalis diffusa; Ichthyosis congenita fetalis; Harlekinfetus; alligator boy).
b) Ichthyosis congenita mitis bzw. tarda (Riecke-Syndrom Typ II bzw. III; kongenitale ichthyosiforme Erythrodermie, nicht bullöse Form; nonbullous congenital ichthyosiform erythroderma [ICE]; Ichthyosis congenita larvata; Ichthyosis congenita benigna, Erythrodermia ichthyosiformis cum Hyperepidermotrophia).
c) Ichthyosis lamellosa (lamelläre Ichthyosis; exfoliatio oleosa neonatorum; lamelläre Desquamation bei Neugeborenen; lamellar ichthyosis [LI]).
Ferner: d) Sjögren-Larson-Syndrom, **e)** Ichthyosis linearis circumflexa, **f)** Netherton-S., **g)** Refsum-Krankheit,

h) KID-S., i) Ichthyosis und männlicher Hypogonadismus, j) Rud-S., k) kutaneo-osseales S., l) Wübenthal-S., m) Conradi-Hünermann-S., n) Erythrokeratodermia figurata variabilis, o) Tay-S., p) Ichthyosis bullosa Siemens?
A.: Erhard Riecke, 1869–1939, Dermatologe, Göttingen, gab 1900 einen ersten Überblick über die heterogene Ichthyosis-congenita-Gruppe.
Diagn. Krit.: (1) Erstmanifestation bei Geburt oder in den folgenden Tagen bis Monaten. Vorwiegend sind Frühgeburten betroffen. – (2) Erythematöse Hyperkeratose an Stamm, Hals, Gesicht sowie besonders an den Beugen der großen Gelenke; teils gröbere, schmutzig, grau-braune Schuppung, teils weniger ausgeprägte feinere, weißliche Schuppung, teils auch als ein einziger dicker Hornpanzer. – (3) Palmare und plantare Rhagadenbildung. – (4) Ektropion. – (5) Oft überschießendes Nagel- und Haarwachstum, Hypotrichose, mögliche Hypohidrosis. – (6) Histologisch: unregelmäßige Akanthose mit massiver orthokeratotischer, teils fleckförmiger parakeratotischer Proliferationshyperkeratose, erhöhter »Labeling-Index« und verkürzte, epidermale Transit-Zeit. Elektronenmikroskopisch: vermehrt und vergrößerte Keratinosomen; Riecke Typ I mit Fetttröpfchen, Typ II mit Cholesterinspalten, Typ III mit Membranstrukturen. – (7) Gehäuftes Auftreten mit Mikrozephalie, Mikrophthalmie, Hornhautdystrophie, Katarakt, Oligophrenie, Syndaktylie, angeborenen Herzfehlbildungen, Minderwuchs, Taubheit, Nephropathie mit Aminoazidurie. – (8) Weitere Differenzierung durch Lipidprofil (Dünnschichtchromatographie) möglich.
Ätiol.: Autosomal-rezessiver Erbgang, auch autosomaldominante Variante ist bekannt (Traupe et al., 1984).
Pathog.: Wahrscheinlich Bildung von pathologischen Keratinen.
Bemerkungen: In schweren Fällen ist die Prognose infaust (Ichthyosis congenita gravis), bei intrauterinem Tod wird sogenannter Harlekin-Fetus geboren. In anderen Fällen symptomatische Therapie mit internen und externen Glucocorticosteroiden oder Etretinat, und Hautpflege mit Salicylat- oder Harnstoff-haltigen Externa.
Lit.: Küster W (1993) Untersuchungen der Hornschichtlipide bei erblichen Verhornungsstörungen. Thieme, Stuttgart. – Riecke E (1900) Über Ichthyosis congenita. Arch Derm Syph 54: 289–340. – Traupe H (1989) The ichthyoses. A guide to clinical diagnosis, genetic counseling and therapy. Springer, Berlin. – Williams ML, Elias PM (1985) Heterogenity in autosomal recessive ichthyosis, clinical and biochemical differentiation of lamellar ichthyosis and nonbullous congenital ichthyosiform erythroderma. Arch Dermatol 121: 477–488.
McK: 242100–242550 (Gruppe ichthyosiformer Erkrankungen)
R. Soehnchen/GB

ichthyosis, congenital, with trichothiodystrophy (e): Tay-Syndrom

Ichthyosis linearis circumflexa (Comel)
Syn.: ILC – Erythrokeratodermie Rille-Comel – Keratosis rubra figurata (Rille)
Def.: Seltene ichthyosiforme Keratinisierungsstörung aus der Ichthyosis-congenita-Gruppe, kutane Manifestation des Netherton-Syndroms (Assoziation von Ichthyosis linearis circumflexa mit Haaranomalien). Die Unterscheidung zwischen beiden Syndromen wird von manchen Autoren abgelehnt.
A.: Erstbeschreibung durch Johannes Heinrich Rille, 1864–, deutsch-österreichischer Dermatologe, und Marcello Comel, Dermatologe, Pisa.
Diagn. Krit.: (1) Kongenitale Keratose mit migratorischen, annulären, polyzyklisch schuppenden Erythemen, besonders am Rumpf, teils hornige schwarz-bräunliche Auflagerungen mit hyperkeratotisch vorspringenden Kanten. – (2) Erhöhte Aminosäuren-Ausscheidung im Urin. – (3) Palmoplantare Hyperhidrose. – (4) Erhöhte Aktivität der sauren Phosphatasen, β-Glucuronidase, Transglutaminase in den Hautschuppen. – (5) Veränderung der Keratinkomposition, ähnlich wie bei Psoriasis vulgaris. – (6) Histologie: Parakeratose, Akanthose, Papillomatose mit verbreiterten Retezapfen, polymorphonukleäres Infiltrat, rund-ovale zytoplasmatische PAS-positive Körperchen im Stratum corneum.
Ätiol.: Ungeklärt.
Bemerkungen: Gute therapeutische Beeinflußbarkeit mit PUVA und Retinoiden.
Lit.: Comel M (1949) Ichthyosis linearis circumflexa. Dermatologica 98: 133–136. – Rille JH (1922) Demonstration 87. Vers Dtsch Naturforscher und Ärzte. Dermat Wochenschr 75: 1204. – Traupe H (1989) The ichthyoses. A guide to clinical diagnosis, genetic counseling and therapy. Springer, Berlin.
R. Soehnchen/GB

ichthyosis linearis circumflexa (Rille-Comel) and trichorrhexis invaginata (Bambushaar) (e): Netherton-Syndrom
Ichthyosis palmaris et plantaris (Thost): Keratosis palmoplantaris diffusa circumscripta (Unna-Thost)
ichthyosis sauroderma (e): Ichthyosis, X-chromosomal-rezessive
Ichthyosis serpentina: Ichthyosis, X-chromosomal-rezessive

Ichthyosis und männlicher Hypogonadismus
Syn.: Lynch-Wiersema-Syndrom
Def.: Kombination von Ichthyosis congenita und sekundärem männlichem Hypogonadismus.
A.: Beschreibung 1960 durch Henry T. Lynch, Internist, Evantville/Indiana. – Erstbeschreibung 1937 durch den niederländischen Arzt M. V. Wiersema.
Diagn. Krit.: (1) Ichthyosis congenita, bevorzugt Extremitätenstreckseiten. – (2) Niedrige Titer der hypophysären gonadotropen Hormone. – (3) Penis- und Testeshypoplasie. – (4) Aplasie der Leydig-Zellen, keine Spermatogenese. – (5) Eunuchoider Hochwuchs, spärliche Behaarung. – (6) Kyphose und BWS-Kyphoskoliose. – (7) Anosmie. – (8) Nur Männer betroffen. – (9) Erniedrigte Steroidsulfatase, gelegentlich erniedrigtes DHEAS.
Ätiol.: X-chromosomal-rezessiv.
Pathog.: Hypogonadismus und Ichthyosis werden bekanntermaßen jeweils X-chromosomal übertragen. Ein räumlicher Zusammenhang der entsprechenden Gene auf dem X-Chromosom wird vermutet.
Bemerkungen: Weitere Familienmitglieder können ebenfalls Schwachzeichen, z.B. Kyphoskoliose, aufweisen. **(DD)** Kallmann-Syndrom (s. dort) mit assoziierter Ichthyosis. Therapeutisch beeinflußbar mit pulsatilem GnRH.
Lit.: Lynch HT, Ozer F, McNutt CW et al (1960) Secondary male hypogonadism and congenital ichthyosis. Association of two rare genetic diseases. Am J Hum Genet 12: 440–477. – Sigg Ch, Meyer J, Bruckner/Tudermann L, Gilardi S (1988) Andrologische Untersuchungen bei Patienten mit X-chromosomal-rezessiver Ichthyose. Hautarzt 39: 97–101. – Wiersema MV (1937) Ichthyosis congenita. Ned T Geneesk: 4764.
McK: 308200
R. Soehnchen/GB

Ichthyosis, X-chromosomal-rezessive

Ichthyosis vulgaris, geschlechtsgebundene: Ichthyosis, X-chromosomal-rezessive
Ichthyosis vulgaris, rezessive: Ichthyosis, X-chromosomal-rezessive
Ichthyosis vulgaris, Typ Wells-Kerr: Ichthyosis, X-chromosomal-rezessive

Ichthyosis, X-chromosomal-rezessive

Syn.: Ichthyosis vulgaris, rezessive – Ichthyosis vulgaris, geschlechtsgebundene – Ichthyosis vulgaris, Typ Wells-Kerr – Wells-Kerr-Ichthyosis – ichthyosis sauroderma (e) – xerodermia (e) – Ichthyosis serpentina – steroid sulfatase deficiency (e)
Def.: X-chromosomal vererbte Form der Ichthyosis vulgaris bei Männern mit nur geringgradiger Ausprägung bei den Konduktorinnen. Klinische Symptomatik stärker als bei Ichthyosis vulgaris.
Diagn. Krit.: (1) Disseminierte, großfeldrige, schmutziggraue Schuppung, betont an den Streckseiten der Extremitäten, außerdem oft betroffen: Ohren, Nacken, Kapillitium. – (2) Krankheitsbeginn in den ersten Lebensmonaten, Symptomatik bei allen Erkrankten nach einem Lebensjahr vorhanden. – (3) Ausschließlich Männer betroffen. – (4) Palmae und Plantae nicht mitbetroffen. – (5) Histologie: Ortho-Hyperkeratose, Stratum granulosum normal bis leicht verbreitert, leichte Akanthose, keine Follikelbeteiligung, Retentionshyperkeratose, normale epidermale Transitzeit. – (6) Korneatrübungen im 2.–3. Lebensjahrzehnt bei betroffenen Männern, sowie auch vermindert ausgeprägt bei Konduktorinnen.
Ätiol.: X-chromosomal-rezessiv. Genort Xp22.3 (terminaler kurzer Arm).
Pathog.: Defizienz der Steroidsulfatase, die Sulfatreste von Steroidsulfaten entfernen soll. Dies führt zu einem erhöhten Cholesterinsulfat, verursacht durch drei Punktmutationen: 1) Austausch Tryptophan für Arginin im Codon 1319, 2) Austausch Cystein für Tyrosin im Codon 1542, 3) Austausch Serin für Leucin im Codon 1237. Die Plazenta ist normalerweise reich an Steroidsulfatase. Bei X-chromosomaler Ichthyosis läßt sich eine Defizienz des Enzyms auch an Leukozyten des peripheren Blutbildes nachweisen. Ferner besteht ein niedriger Östriolspiegel in Urin und Plasma bei betroffenen Schwangeren (pränatale Diagnostik). Cholesterinsulfat und LDL-Spiegel sind deutlich bei X-chromosomaler Ichthyosis erhöht, LDL zeigt eine erhöhte Wanderungsgeschwindigkeit in der Lipoproteinelektrophorese (sensitiver Marker bei klinisch unauffälligem Verlauf). Das Gen für die X-chromosomale Ichthyosis liegt auf dem distalen Ende des X-Chromosoms in unmittelbarer Nachbarschaft zur X-g-Region für Blutgruppen.
Lit.: Basler E, Grompe M, Parenti G et al (1992) Identification of point mutations in the steroid sulfatase gene of three patients with X-linked ichthyosis. Am J Hum Genet 50: 483–491. – Shapiro L (1981) X-linked ichthyosis. Int J Dermatol 20: 26–31. – Wells RS, Kerr CB (1966) Clinical features of autosomal dominant and sex linked ichthyosis in an English population. Br J Med 1: 947–950.
McK: 308100
R. Soehnchen/GB

Icterus intermittens juvenilis Meulengracht: Gilbert-Syndrom
idiocy with spongy degeneration of the neuraxis, familial (e): Canavan-Syndrom
idiocy, xerodermic (e): (de-)Sanctis-Cacchione-Syndrom
idiopathic inflammatory pseudotumor of the orbit (e): Pseudotumor orbitae

idiopathic myoglobinuria (e): Myoglobinurie, idiopathische paroxysmale (Meyer//Betz)
idiopathic orthostatic hypotension (e): Shy-Drager-Syndrom
idiopathic posterior interosseus nerve motor syndrome (e): Supinatortunnel-Symptomatik
idiopathic retinoschisis (e): Retinoschisis, geschlechtsgebundene juvenile
idiopathische Osteolyse Typ Hozay: Osteolyse, hereditäre idiopathische, Typ III (Hozay)
idiopathische Osteolyse Typ Joseph: Osteolyse, hereditäre idiopathische, Typ II (Joseph)
idiopathische Osteolyse Typ Lamy-Maroteaux: Osteolyse, hereditäre idiopathische, Typ I (Lamy-Maroteaux)
idiopathische Osteolyse Typ V: Osteolyse, hereditäre idiopathische, Typ V (François)
idiopathische Polyradikuloneuritis: Polyradikuloneuritis Typ Guillain-Barré
Idiotie, mongoloide (obsolet): Down-Syndrom
idiotie xérodermique (fz): (de-)Sanctis-Cacchione-Syndrom
Idiotie, xerodermische: (de-)Sanctis-Cacchione-Syndrom
IDM (e): Embryopathia diabetica
IDS: Immundefekte
Iduronidasemangel: Mucopolysaccharidose I-H
IgA-heavy-chain-disease (e): α-Schwerkettenkrankheit
IGF-deficiency (e): Wachstumshormonmangel, afrikanischer Pygmäentyp
IgG-heavy-chain disease (e): γ-Schwerkettenkrankheit

Ikterus, cholestatischer, mit tubulärer Niereninsuffizienz

Syn.: Gallengangsfehlbildung, familiäre, mit tubulärer Niereninsuffizienz – Lutz//Richner-Landolt-Syndrom – biliary malformation with renal tubular insufficiency (e)
Def.: Erbliches, in wenigen Monaten zum Tode führendes Fehlbildungssyndrom mit Hypoplasie der externen und internen Gallengänge, proximaler Tubulusinsuffizienz im Sinne eines Fanconi-Syndroms, Skelettfehlbildungen und Muskelhypotonie.
A.: Erstbeschreibung 1973 durch Anna-Regula Lutz//Richner und R. F. Landolt, schweizerische Pädiater, Chur.
Diagn. Krit.: (1) Cholestatischer Ikterus mit Anstieg des direkten Bilirubins in den ersten Lebenstagen. – (2) Schlechtes Gedeihen, starke Infektneigung. – (3) Dysfunktion des proximalen Tubulus mit generalisierter Aminoazidurie, Glucosurie, metabolischer Azidose, Hypophosphatämie, mäßiger Proteinurie. – (4) Kleine Anomalien: Vierfingerfurche, hoher Gaumen, tiefsitzende Ohren. – (5) Skelettdeformitäten: Turmschädel, Mikrogenie, Faßthorax, Hüftluxation, Klump- und Hackenfüße. – (6) Histologie: Niere unauffällig (ein Fall mit diskreter Verkalkung einiger distaler Tubuli). Leber: Hypoplasie der externen Gallengänge, Hypoplasie bis Aplasie der kleinen und mittleren intrahepatischen Gallengänge.
Ätiol.: Vermutlich autosomal-rezessives Erbleiden. Da bisher nur zweimal zwei Brüder mit jeweils gesunden, blutsverwandten Eltern beschrieben wurden, ist auch ein X-chromosomal-rezessiver Erbgang möglich.
Pathog.: Unbekannt. Eine infektiöse Genese (Hepatitis, Zytomegalie) wurde ausgeschlossen. Chromosomenzahl normal.
Bemerkungen: (DD) de Toni-Debré-Fanconi-Syndrom – Alagille-Syndrom: intrahepatische Gallengangshypoplasie mit Wirbel-, Herz- und Nierenfehlbildungen, Niereninsuffizienz und typischer Fazies (verläuft langsamer).
Lit.: Lutz-Richner AR, Landolt RF (1973) Familiäre Gallengangsfehlbildungen mit tubulärer Niereninsuffizienz. Helv Paediat Acta 28: 3–12. – Mikati MA, Barakat AY, Sulh HB, Der Kaloustian

VM (1984) Renal tubular insufficiency, cholestatic jaundice, and multiple congenital anomalies – a new multisystem syndrome. Helv paediat Acta 39: 463–471.
McK: 210550
Th. Lennert/JK

Ikterus, chronischer idiopathischer: Dubin-Johnson-Syndrom
Ikterus, familiärer: Hyperbilirubinämie, hereditäre
Ikterus, familiärer nichthämolytischer: Gilbert-Syndrom
Ikterus, konstitutioneller nichthämolytischer, mit lipochromer Hepatose: Dubin-Johnson-Syndrom
Ikterus mit Kernikterus, nicht hämolytischer, kongenitaler familiärer: Crigler-Najjar-Syndrom Typ I
ILC: Ichthyosis linearis circumflexa (Comel)
Ileitis condensans: Osteitis condensans ilii
Ileitis terminalis: Morbus Crohn

Ilioinguinalis-Symptomatik

Syn.: Ilioinguinal-Syndrom – Syndrom des Nervus ilioinguinalis – Nervus-ilioinguinalis-Syndrom – entrapment neuropathy of the ilioinguinal nerve (e)
Def.: Neuralgien und Parästhesien in der Leiste bei Kompression des N. ilioinguinalis.
Diagn. Krit.: (1) Schmerzen und Dysästhesien im Bereich des Unterbauchs mit Ausstrahlung in Leiste, Skrotum bzw. Labia majora. – (2) Evtl. Lumbalgien. – (3) Schmerzhafte Einschränkung der Innenrotation und Extension im Hüftgelenk. – (4) Beim Gehen Schongang mit vornübergebeugter Haltung. – (5) Evtl. Vorwölbung der Bauchwand durch Parese der unteren Anteile der Mm. transversus abdominis und obliquus internus. – (6) Radiologisch: Entrundung und Kalkminderung des Femurkopfs. – (7) Schmerzfreiheit bei lokaler Infiltration des Nerven mit Lokalanästhetika.
Ätiol.: Mechanische Nervenläsion.
Pathog.: Mechanische Kompression des N. ilioinguinalis meist im Bereich des Durchtritts durch die Bauchwand; häufig bedingt durch Vernarbung des Nerven nach Trauma der Bauchwand, Operation in der unmittelbaren Umgebung des Nerven (Appendektomie, Herniotomie, Nieren-, Harnleiteroperationen), bisweilen ohne erkennbare prädisponierende Faktoren. Oft jahrelange Latenz zwischen Trauma und Symptombeginn.
Bemerkungen: In ausgeprägten Fällen Therapie durch Neurolyse.
Lit.: Komar J (1971) Das Ilioinguinalis-Syndrom. Nervenarzt 42: 637–640. – Koppel HP, Thompson WAL, Postel AH (1962) Entrapment neuropathy of the ilioinguinal nerve. N Engl J Med 266: 16–19.
W. Müller-Felber/DP

Ilioinguinal-Syndrom: Ilioinguinalis-Symptomatik
Iliopsoas-Syndrom: Musculus-psoas-Symptomatik
Illig-type of growth hormone deficiency (e): Wachstumshormonmangel Typ 1
illusion/delusion of doubles (e): Capgras-Syndrom
illusion de sosies (fz): Capgras-Syndrom
Imbecillitas phenylpyruvica: Phenylketonurie
Imerslund-Gräsbeck disease (e): Imerslund-Gräsbeck-Syndrom

Imerslund-Gräsbeck-Syndrom

Syn.: Anämie, familiäre megaloblastäre, mit Proteinurie – Vitamin-B_{12}-Malabsorption, kongenitale hereditäre selektive – Imerslund-Gräsbeck disease (e)
Def.: Autosomal-rezessiv vererbte selektive Störung der Vitamin-B_{12}-Absorption mit megaloblastärer Anämie und Proteinurie.
A.: O. Imerslund und R. Gräsbeck berichteten unabhängig voneinander 1959 bzw. 1960 über die ersten Fälle in Finnland.
Diagn. Krit.: (1) Kongenitale megaloblastäre Anämie bei Vitamin-B_{12}-Mangel. – (2) Proteinurie. – (3) Gelegentlich neurologische Störungen.
Ätiol.: Autosomal-rezessive Erbkrankheit.
Pathog.: Vitamin-B_{12}-Mangel durch Absorptionsstörung von Vitamin B_{12} im terminalen Ileum. Dies führt in den ersten Lebensmonaten zu einer megaloblastären Anämie. Der genaue Mechanismus der Absorptionsstörung und die Ursache der Proteinurie ist unbekannt.
Bemerkungen: Kein Mangel an Intrinsic-Faktor oder Transcobalamin und keine Achlorhydrie. Parenterale Vitamin-B_{12}-Substitution führt zur vollständigen Rückbildung der megaloblastären Anämie, die Proteinurie bleibt jedoch unbeeinflußt.
Lit.: Abdelaal MA, Ahmed AF (1991) Imerslund-Gräsbeck syndrome in a Saudi family. Acta Paediatr 80: 1109–1112. – Gräsbeck R, Gordin R, Kantero I, Kuhlback B (1960) Selective vitamin B_{12} malabsorption and proteinuria in young people. A syndrome. Acta Med Scand 167: 289–296. – Imerslund O (1960) Idiopathic chronic megaloblastic anemia in children. Acta Paediatr Suppl 119: 1.
McK: 261100
E. Späth-Schwalbe/GA

Iminodipeptidurie

Syn.: prolidase deficiency (e) – hyperimidodipeptiduria (e)
Def.: Seltene Stoffwechselstörung, bei der Mangel an Prolidase zur Ausscheidung von Di- und Tripeptiden führt, die Prolin und Hydroxyprolin in C-terminaler Position enthalten.
A.: Erstbeschreibung 1968 durch S. I. Goodman und Mitarbeiter.
Diagn. Krit.: (1) Allgemeine Kennzeichen der bisher beschriebenen Patienten waren typische Facies, Ptosis, prominente kraniale Suturen und eine ulzerative Dermatitis. – (2) Häufig waren Splenomegalie, Thrombozytopenie und Entkalkung der langen Röhrenknochen. – (3) Neigung zu Infekten. – (4) Geistige Retardierung unterschiedlicher Ausprägung war fast immer vorhanden. – (5) Gemeinsam war allen die erhöhte Ausscheidung der Di- und Tripeptide, die Prolin und Hydroxyprolin in C-terminaler Position enthielten, sowie von gebundenem Hydroxyprolin. – (6) Stark verminderte Prolidaseaktivität (Iminodipeptidase, Peptidase D) in Leukozyten und Erythrozytenlysaten und in der Fibroblastenkultur.
Ätiol.: Autosomal-rezessiv vererbtes Leiden. Genlokalisation auf Chromosom 19 (19cen-q13.11).
Pathog.: Prolidasemangel führt dazu, daß Prolin und Hydroxyprolin in C-terminaler Position der Di- und Tripeptide nicht abgespalten werden können. Klinische Symptomatik eventuell durch einen Prolin-Verlust verursacht.
Bemerkungen: (DD) Rachitis – Osteogenesis imperfecta. Therapieversuche mit hohen Dosen Vitamin C, Mg^{++} und Substitution von L-Prolin und Glycin, Gabe von Mn^{++} alle ohne deutlichen positiven Effekt.
Lit.: Goodman SI, Solomons CC, Muschenheim F et al (1968) A syndrome resembling lathyrism associated with iminodipeptiduria. Am J Med 45: 152–159. – Myara I, Charpentier C, Lemonnier

A (1984) Prolidase and prolidase deficiency. Life Sci 34: 1985–1998. – Phang JM, Scriver CR (1989) Disorders of proline and hydroxyproline metabolism. In: Scriver CR, Beaudet AL, Sly WS, Valle D (eds) The Metabolic Basis of Inherited Disease. 6. ed, pp 577–597. McGraw-Hill, New York.
McK: 170100.0001; 170100.0002
E. Mönch/JK

immotile cilia syndrome (e): Kartagener-Syndrom

Immundefekte
Syn.: Immundefektsyndrome – IDS – Immunmangelsyndrome – Antikörpermangelsyndrome (AMS) – Immundefizienzsyndrome – Immuninsuffizienzsyndrome – immunodeficiency diseases (e)
Def.: Übergeordneter Begriff für Krankheitsbilder, die sich infolge von Störungen der spezifischen und/oder unspezifischen Immunmechanismen manifestieren. Klinisches Leitsymptom sind (überwiegend schwer verlaufende) rezidivierende Infektionen. Ätiologisch werden primäre Immundefekte (= angeboren, genetisch determiniert) von sekundären (= erworbenen) Immundefekten unterschieden.
Einteilung:
I. Primäre Immundefekte
A. Defekte mit vorwiegender Störung des B-Lymphozytensystems mit Immunglobulinmangel
1. Infantile, geschlechtsgebundene Agammaglobulinämie (Typ Bruton)
2. Hypo- oder Agammaglobulinämie mit Wachstumshormonmangel
3. Autosomal-rezessive Agammaglobulinämie
4. IgG- und IgA-Mangel mit erhöhtem IgM (»Hyper-IgM-Syndrom«) oder Dysgammaglobulinämie Typ I
5. Selektiver IgA-Mangel
6. Selektiver Mangel von Ig-Klassen oder Subklassen (IgM-Mangel; IgG-Subklassendefekte)
7. Leichtkettendefekte
8. Antikörpermangelsyndrom mit Normo- oder Hypergammaglobulinämie
9. Infantile transitorische Hypogammaglobulinämie
10. Variable Hypogammaglobulinämie (»common variable immunodeficiency« = CVID)
B. Defekte mit vorwiegendem Befall des T-Lymphozytensystems
1. Kombinierter Immundefekt mit vorherrschendem T-Lymphozytendefekt (Nezelof-Syndrom)
2. Schwerer kombinierter Immundefekt (»severe combined immunodeficiency« = SCID) mit T- und B-Lymphozytenverminderung; mit normalen B-Lymphozyten
2.1 Retikuläre Dysgenesie (De-Vaal-Seynhaeve-Syndrom)
2.2 durch Defekte der HLA-Expression
2.3 Adenosin-Desaminase-(ADA-)Mangel
3. Purin-Nucleotid-Phosphorylase-(PNP-)Mangel
4. Lymphoproliferativer Immundefekt (Defekt mit anormaler Immunreaktion auf Epstein-Barr-Virus; Purtilo-Syndrom)
C. Immundefekte verbunden mit anderen Störungen
1. Immundefekte in Zusammenhang mit Chromosomenaberrationen:
1.1 Immundefekt mit Wachstumsretardierung, Gesichtserythem und Teleangiektasien (Bloom-Syndrom)
1.2 Fanconi-Anämie
1.3 Trisomie 21 (Down-Syndrom)
2. Zinkmangel (Akrodermatitis enteropathica)
3. Metabolische Erkrankungen und Immundefekte:
3.1 hereditärer Orot-Phosphoribosyl-Transferase (OPRT)-Mangel und Orotidin-5′-P-Decarboxylase (ODC)-Mangel
3.2 hereditärer Mangel an Biotin-abhängigen Carboxylasen
3.3 Transcobalamin-II-Mangel
3.4 5′-Nucleotidasemangel
4. Komplementdefekte
5. Immundefekt durch gestörte Phagozytenfunktion:
5.1 progressive septische Granulomatose
5.2 Leukozytenadhäsionsdefekt (LAD)
6. Sonstige Immundefektsyndrome:
6.1 Immundefekt mit disproportioniertem Minderwuchs (Typ I–III)
6.2 Hyper-IgE-Syndrom (Hiob- oder Buckley-Syndrom)
6.3 chronische mukokutane Candidiasis
6.4 Immundefekt mit Ekzem und Thrombozytopenie (Wiskott-Aldrich-Syndrom)
6.5 Ataxia teleangiectatica (Louis//Bar-Syndrom)
6.6 Thymusaplasie oder -hypoplasie (di-George-Syndrom)
6.7 Chediak-Higashi-Syndrom
6.8 Sonstige unklassifizierbare Einzelbeschreibungen von Immundefektsyndromen
II. Sekundäre Immundefekte
A. Vorwiegend zelluläre Immunmangelzustände
1. Sarkoidose
2. Morbus Hodgkin
3. Chronische Mangelernährung (Marasmus, Kwashiorkor)
4. Postinfektiös (z.B. Masern, Varizellen)
5. Medikamentös (z.B. Corticosteroide, Antimetabolite)
B. Vorwiegend humorale Immunmangelzustände
1. B-Zell-Neoplasien (insbesondere B-ALL, CLL, multiples Myelom, lymphoplasmozytisches Lymphom)
2. Splenektomie
3. Eiweißverlustsyndrome (z.B. exsudative Enteropathie, nephrotisches Syndrom)
C. Kombinierter Immunmangel
1. Infektionen (infektiöse Mononukleose, HIV-Infektion)
2. Großflächige Verbrennungen
3. Urämie
4. Medikamentös (Alkylanzien, zytostatische Polychemotherapie mit oder ohne Strahlenbehandlung)
Lit.: Buckley RH (1992) Immunodeficiency diseases. JAMA 268: 2797–2806. – Primary immunodeficiency diseases. Report of a WHO Scientific Group. Immunodeficiency Reviews (1992) 3: 195–236.
E. Späth-Schwalbe/GA

Immundefekt, kombinierter, mit Adenosindesaminase-Mangel: Adenosindesaminase-Mangel
Immundefekt nach Epstein-Barr-Virusinfektion mit vererbter Fehlregulation: Purtilo-Syndrom
Immundefektsyndrom: Immundefekte
Immundefizienzsyndrome: Immundefekte
Immundefizienz, Zentromerinstabilität, faziale Dysmorphien: ICF-Syndrom
Immuninsuffizienzsyndrome: Immundefekte
Immunmangelsyndrome: Immundefekte
immunodefect to absence of thymus (e): Nezelof-Syndrom
immunodeficiency diseases (e): Immundefekte

immuno-ossäre Dysplasie Schimke

Def.: Pleiotropes Erbleiden mit Veränderungen an Skelett, Niere, Haut und Immunsystem.
A.: Erstbeschreibung zweier Patienten 1971 durch den Humangenetiker Neill Schimke, Kansas City, USA, unter der irrigen Annahme einer Mucopolysaccharidose. Abgrenzung als eigenständiges Krankheitsbild durch den Kinderarzt J. Spranger und Mitarbeiter, Mainz 1991.
Diagn. Krit.: **(1)** Bei der Geburt manifester, später disproportionierter Kleinwuchs mit kurzem Rumpf. – **(2)** Auffälliges Gesicht mit breitem Nasenrücken und rundlich verdickter Nasenspitze. – **(3)** Linsengroße Pigmentflecken der Haut, piepsige Stimme, feines Haar. – **(4)** Progrediente und therapierefraktäre Nephropathie mit Proteinurie, Hypoproteinämie, Ödemen und Nierenversagen meist im ersten Lebensjahrzehnt. – **(5)** Lymphopenie. – **(6)** T-Zelldefekt mit CD4/CD8 doppelt-positiven T-Zellen und erhöhtem Anteil an gd-positiven T-Zellen. – **(7)** Röntgenologisch spondyloepiphysäre Dysplasie.
Ätiol.: Autosomal-rezessives Erbleiden.
Pathog.: Unbekannt. Histologisch Immunkomplex-Nephritis mit mesangialer Ablagerung von IgG, IgM, C3 und C4 und progredienter Obliterierung der Glomerula. Chondro-ossär ist die Zellzahl im Ruheknorpel vermindert, die Säulenbildung des Wachstumsknorpels gestört. Die Kombination von Nieren-, Haut-, Skelett- und T-Zellveränderungen läßt auf einen grundlegenden zellulären Defekt schließen.

Bemerkungen: Die Nieren sind auch bei anderen Skeletterkrankungen betroffen, z.B. bei der asphyxierenden Thoraxdysplasie oder dem Ellis-van-Creveld-Syndrom. Assoziierte Defekte von Skelett- und Immunsystem finden sich z.B. bei der Knorpel-Haar-Hypoplasie oder dem Adenosin-Deaminasedefekt. Infolge des Nierenversagens erhalten Kinder mit Schimke-Syndrom häufig eine Nierentransplantation. Die Prognose ist jedoch ungünstig und wird zusätzlich durch zerebrale Ausfälle beeinträchtigt, denen pathohistologisch thromboembolische Prozesse zugrunde liegen.
Lit.: Schimke RN, Horton WA, King CR, Martin NL (1974) Chondroitin-6-sulfate mucopolysaccharidosis in conjunction with lymphopenia, defective cellular immunity and the nephrotic syndrome. In: Bergsma D (ed) Skeletal Dysplasias. New York: Alan R Liss Inc Birth Defects Orig Art Ser X (12): 265–285. – Spranger J, Hinkel GK, Stöss H et al (1991) Schimke immunoosseous dysplasia: a newly recognized multisystem disease. J Pediat 119: 64–72.
McK: 242900
J. Spranger/JS

immunoproliferative small intestine disease IPSID (e): α-Schwerkettenkrankheit

Immunthrombozytopenie: Purpura, idiopathische thrombozytopenische

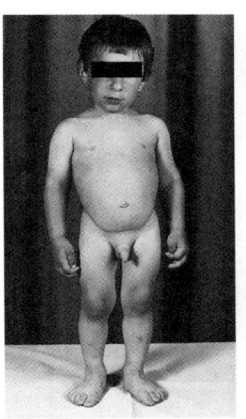 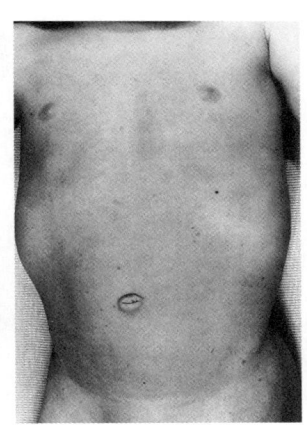 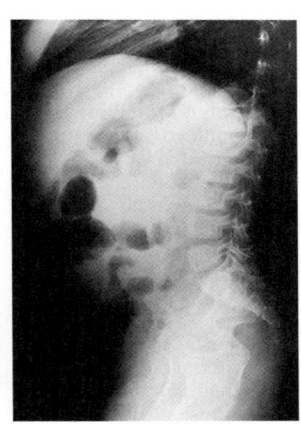

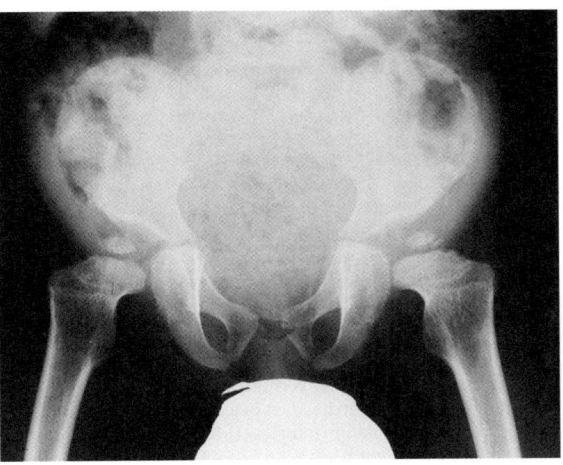

immuno-ossäre Dysplasie Schimke: a) 2 Jahre alter Knabe: kurzrumpfiger Kleinwuchs, breite Nasenwurzel, prominente Nasenspitze; b) 5 Jahre: linsenartige Pigmentflecken; c) 4 Jahre: bikonvex begrenzte Wirbelkörper mit dorsal betonter Abflachung; d) 4 Jahre: Hypoplasie der unteren Iliakalabschnitte, steilgestellte Azetabulardächer, kleine und dysplastische Femurkopfepiphysen, Subluxation und Coxa valga beidseits (Univ.-Kinderklinik, Mainz)

Incontinentia pigmenti (Bloch-Sulzberger)

impression of the renal pelvis, arterial (e): Fraley-Anomalie
Impulsiv-Petit-mal-Epilepsie: Epilepsie, juvenile myoklonische
inappropriate lactation (e): Galaktorrhö-Amenorrhö(-Symptomenkomplex)
Incenko-Cushing-Krankheit: Cushing-Syndrom
inclusion body encephalitis (e): Panenzephalitis, subakute, sklerosierende, van Bogaert
inclusion cell disease (e): Mucolipidose II
Incontinentia pigmenti achromians Ito: Naevus achromians Ito

Incontinentia pigmenti (Bloch-Sulzberger)

Syn.: Bloch-Sulzberger-Syndrom – Melanoblastosis cutis linearis sive systematisata (Carol und Bour) – Melanosis corii degenerativa (Siemens) – Naevus pigmentosus systematicus
Def.: Hereditäre Multisystemerkrankung mit typischen Hautveränderungen, die entlang der Blaschko-Linien angeordnet sind.
A.: Bruno Bloch, 1878–1933, schweizerischer Dermatologe. – Marion Baldur Sulzberger, 1895–1983, amerikanischer Dermatologe.
Diagn. Krit.: (1) Meist bereits im Neugeborenenalter vorhandene oder sehr früh nach Geburt manifeste Dermatose mit bullösen, papulo-vesikulösen und verrukösen Effloreszenzen, in streifenförmiger Anordnung (Blaschko-Linien). Die Erscheinungen sind gewöhnlich an der unteren Extremität am stärksten ausgeprägt (Abb. d). Die Hauterscheinungen gehen zumeist mit Blut-Eosinophilie einher. – (2) Nach Abheilung der akuten Erscheinungen bildet sich die typische Pigmentierungsstörung aus: eigenartige schmutzigbraune oder stahl- bis schiefergraue spritzerartige, verquirlt (wie Marmorkuchen) oder streifenförmig angeordnete Hautpigmentationen besonders an den seitlichen Rumpfpartien, oft symmetrisch nach der vorderen und hinteren Mittellinie zu abnehmend (Abb. a). An den Extremitäten sind bevorzugt Oberarme und Oberschenkel betroffen. Das Gesicht bleibt meist frei, ebenso die Schleimhäute. Die Pigmentationen blassen oft im Verlauf von Jahren ab und heilen z.T. mit Atrophie, aber auch mit verrukösen Veränderungen aus. – (3) Zusätzlich kommen als weitere Anomalien vor: Alopezie nach Aplasia cutis congenita im Bereich des behaarten Kopfes (Abb. b), Nageldystrophie, Zahnhypoplasie, Hypodontie, Zapfenzähne (Abb. c), Mikrodontie, Prognathie, Strabismus, Pseudoglioma retinae, Hornhaut- und Linsentrübungen, Pigmentdystrophie und Ablösungen der Netzhaut, Optikusatrophie, Mikrophthalmie, blaue Skleren, Ptosis, Mikrozephalie, Debilität, spastische Diplegie, Krampfanfälle, Ataxie, Hüftgelenkdysplasie. – (4) Gynäkotropie (10 : 1 oder mehr).
Ätiol.: Die zur Incontinentia pigmenti führenden Mutationen auf dem X-Chromosom sind nur mit dem Leben vereinbar, wenn diese als Mosaik vorliegen. Bei der hereditären IP 2 ist der Locus Xq28, bei der sporadischen IP 1 der Locus Xp11.21 betroffen. Das Mosaik entwickelt sich am häufigsten bei Frauen im Rahmen der X-chromosomalen Inaktivierung. Betroffene männliche Feten sterben meist intrauterin ab; selten bestehen Mosaike bei männlichen Patienten durch Klinefelter-Syndrom, durch Chromatiden-Mutation oder frühe somatische Mutationen.
Pathog.: Unbekannt.
Bemerkungen: **(DD)** (je nach Fehlbildungskombination) Riehl-Syndrom – Melanodermitis toxica – Urticaria pigmentosa (= Nettelship-Syndrom) – Lichen ruber – Naevi pigmentosi – Brandt-Syndrom – kutaneo-ossales S. – Andogsky-S. – Schimmelpenning-Feuerstein-Mims-S. – alle anderen Ektodermaldysplasie-Syndrome – Mendes-da-Costa-van-der-Valk-S.

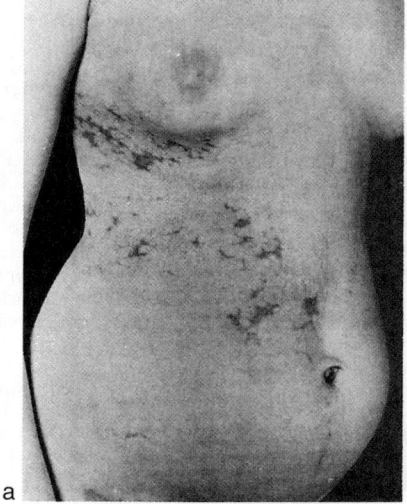
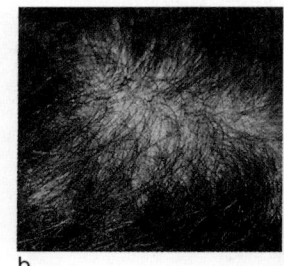
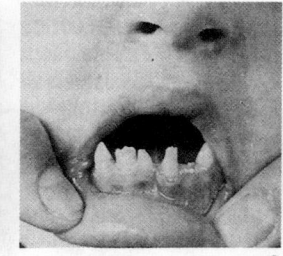
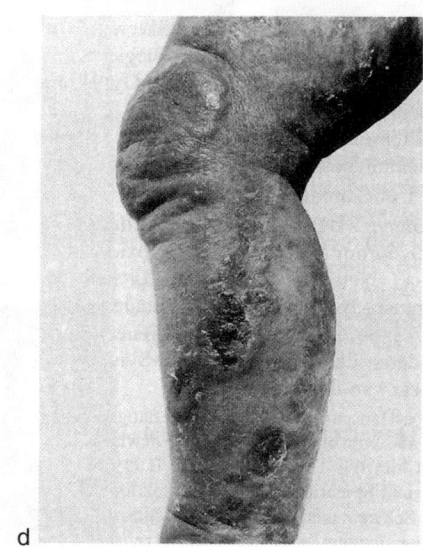

Erscheinungsbild Incontinentia pigmenti: a) streifige Hyperpigmentierungen an den seitlichen Rumpfpartien; b) Alopezie; c) Zapfenzähne (Pat. litt außerdem an zerebralen Störungen, Debilität, Optikusatrophie, Akroatrophie); d) Primärmorphe: streifige papulo-vesikulöse und -verruköse Effloreszenzen der Extremitäten bei einem 3 Monate alten Säugling, dessen Mutter die typische Hyperpigmentation aufwies (U.K.Kl. Charité, Berlin [a, b, c], DOFONOS, Ffm. [d])

Lit.: Asboe-Hansen G (1953) Bullous keratogenous and pigmentary dermatitis with blood eosinophilia in newborn girls. Arch Derm Syph (Chic) 67: 152–157. – Bloch B (1926) Eigentümliche, bisher nicht beschriebene Pigmentaffektion (Incontinentia pigmenti). Schweiz med Wschr 56: 404–405. – Landy SJ, Donnai D (1993) Incontinentia pigmenti (Bloch-Sulzberger syndrome). J Med Genet 30: 53–59. – Morgan JD (1971) Incontinentia pigmenti (Bloch-Sulzberger syndrome). Am J Dis Child 122: 294–300. – Siemens HW (1929) Die Melanosis corii degenerativa, eine neue Pigmentdermatose. Arch Derm Syph 157: 382. – Sulzberger MB (1927) Über eine bisher nicht beschriebene kongenitale Pigmentanomalie (Incontinentia pigmenti). Arch Derm Syph 154: 19–32. – Undeutsch U, Scheid W (1954) Die Incontinentia pigmenti als Leitsymptom eines Komplexes multipler Abartungen. Z Kinderheilk 74: 484–506.
McK: 308300
W. Sterry/GB

Induratio penis plastica

Syn.: (de-la-)Peyronie-Krankheit – van-Buren-Krankheit – Penisknochen – Cavernitis fibrosa – Sclerosis fibrosa penis
Def.: Umschriebene oder diffuse Verhärtung des Penis ungeklärter Pathogenese; Fibrosierung und Sklerosierung (massive Vermehrung kollagener und elastischer Fasern) der Corpora cavernosa.
A.: François (de la) Peyronie, 1678–1747, Chirurg, Montpellier, Paris. – Erstbeschreibung 1743 durch (de la) Peyronie, 1874 durch W. H. van Buren.
Diagn. Krit.: **(1)** Die Erkrankung beginnt am häufigsten zwischen dem 40. und 60. Lebensjahr, wesentlich seltener auch schon nach dem 20. Lebensjahr. – **(2)** Ohne äußeren Anlaß entwickelt sich, anfangs schnell, später langsamer, eine harte, zunächst elastische, später knorpelartige Verdickung am Dorsum penis. Die flache Verhärtung wird bis zu 2–8 cm lang und findet sich am häufigsten hinter der Glans penis, von wo aus sie sich langsam dem Dorsum penis entlang auf die Symphyse zu ausbreitet. Die Haut bleibt stets unbeteiligt und normal verschieblich. – **(3)** In fortgeschritteneren Fällen ist die Erektion insofern gestört, als sie schmerzhaft wird und der Penisschaft sich nur verkrümmt aufrichten kann (Abknickung zur Seite, nach oben oder nach unten). – **(4)** Hierdurch entstehen oftmals Kohabitationsstörungen, auch absolute Kohabitationsunfähigkeit. – **(5)** Nicht selten sind depressive Verstimmungen, Versagens- und Schuldgefühle, sowie suizidale Gedanken unmittelbare Folge der Impotentia coeundi, namentlich bei jüngeren Männern. – **(6)** Die Gewebeveränderungen sind ebenso hartnäckig wie absolut gutartig und scheinen niemals in Krebswachstum überzugehen. – **(7)** In etwa 30% der Fälle ist eine Kombination mit der Dupuytren-Kontraktur vorhanden, auch kommen Kombinationen mit Neigung zu gesteigerter Narbenkeloidbildung und Fibrosis mammae nicht selten vor.
Ätiol.: Unbekannt. Genetische Disposition ist wahrscheinlich, da weitere Fibromatosen vorkommen können. Als Realisationsfaktoren werden Urethritiden, Gefäßveränderungen (Sklerose, diabetische Mikroangiopathie), Traumen u.ä. diskutiert.
Pathog.: Fibromatose mit Ausgang von der die Corpora cavernosa umgebenden Tunica albuginea.
Bemerkungen: **(DD)** Chorda venerea – Entzündung oder Fibrose der Schwellkörper bei Allgemeinerkrankungen – Penistumoren. Therapieversuche: operative Behandlung; intraläsionale Injektionen von Glucocorticosteroid-Kristallsuspensionen oder Röntgenweichstrahlentherapie.
Lit.: Alth G (1984) Zur Klassifikation der Induratio penis plastica (Peyronie's Disease). Wien Klin Wschr 96: 854–857. – Bailey MJ, Yande S, Walmsley B, Pryor JP (1985) Surgery for Peyronie's disease. A review of 200 patients. Br J Urol 57(6): 746–749. – van Buren WH, Keyes EL (1874) N Y med J 19: 390. – Helweg G, Judmaier W, Buchberger W et al (1992) Peyronie's disease: MR findings in 28 patients. Am J Roentgenol 158: 1261–1264. – Horton CE, Sadove RC, Devine CJ Jr (1987) Peyronie's disease. Ann Plast Surg 18: 122–127. – (de la) Peyronie F (1743) Sur quelqes obstacles, qui s' opposent à l' éjaculation naturelle de la semence. Mém Acad Chir 1: 425–434.
R. Hein/GB

infantile myoclonia (e): Kinsbourne-Enzephalopathie
infantiler Autismus: Autismus, frühkindlicher
infantiler Diabetes mit Glykogenose: Minderwuchs, diabetischer
infantiler Skorbut: Moeller-Barlow-Krankheit
infantile spasms (e): BNS-Epilepsie
infant of diabetic mother (e): Embryopathia diabetica
inferolateral artery syndrome (e): Thalamus-Symptomatik, posterolaterale
inflammatory (demyelinating) polyradiculoneuropathy (e): Polyradikuloneuritis Typ Guillain-Barré
inflammatory painful ophthalmoplegia (e): Tolosa-Hunt-Symptomatik

Inguinaltunnel-Symptomatik
(Sequenz)

Syn.: Meralgia paraesthetica – lateral femoral cutaneous nerve entrapment neuropathy (e)
Def.: Engpaß-Symptomatik des N. cutaneus femoris lateralis im Bereich der Durchtrittsstelle durch das Leistenband mit sensiblen Störungen an der Oberschenkelaußenseite.
A.: Martin Bernhardt, 1844–1915, Neurologe, Berlin.
Diagn. Krit.: **(1)** Zum Teil schmerzhafte Parästhesien oder Hypästhesie an der Lateralseite des Oberschenkels. – **(2)** Auslösung oder Verstärkung durch längeres aufrechtes Stehen. – **(3)** Meist einseitig (90%). – **(4)** Positives umgekehrtes Lasègue-Zeichen. – **(5)** Lokale Druckdolenz knapp medial der Spina iliaca anterior superior. – **(6)** Selten trophische Störungen mit Hypotrichose und verdünnter Haut. – **(7)** Elektrophysiologie: vermindertes oder fehlendes orthodromes Summenaktionspotential des N. cutaneus femoris lateralis.
Ätiol.: Mechanische Nervenläsion. Prädispositionsfaktoren: Abnormalität des Lig. inguinale, akutes oder chronisches Trauma in der Inguinalregion, chronische Druck- und Zugbelastungen (Adipositas, Gravidität, Tragen enger Hosen), Diabetes mellitus, Koxarthrose.
Pathog.: Kompression des N. cutaneus femoris lateralis im Bereich des Leistenbands mit kolbiger Auftreibung und Vernarbung des Nerven.
Bemerkungen: **(DD)** Ausschluß einer L_4- oder N.-femoralis-Läsion nötig (PSR, motorisches Defizit, sensible Störungen am Unterschenkel). Prognose bei Wegfall der prädisponierenden Faktoren günstig, bei Persistenz der Schmerzen evtl. Neurolyse.
Lit.: Bernhardt M (1895) Über isoliert im Gebiete des Nervus cutaneus femoris externus vorkommende Parästhesien. Neurol Centralblatt, 14: 242. – Mumenthaler M, Schliack H (1987) Läsionen peripherer Nerven, 5. Aufl, S 309–312. Thieme, Stuttgart.
W. Müller-Felber/DP

inherited retinal detachment (e): Retinoschisis, geschlechtsgebundene juvenile

Inienzephalus

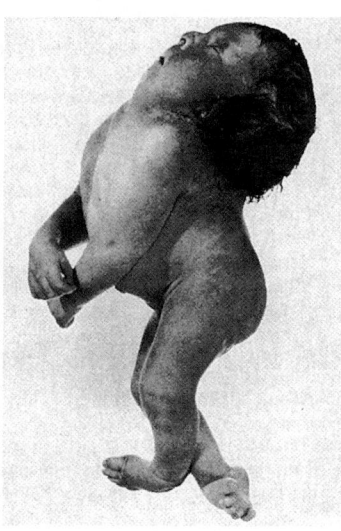

Neugeborenes Mädchen mit Inienzephalus

Inienzephalus
Def.: Angeborene Retroflexion des Kopfes aufgrund einer Fehlbildung der Halswirbelsäule und assoziierter Strukturen.
A.: Erste bekannte Darstellung bereits 1640 (E. Holländer).
Diagn. Krit.: **(1)** Extreme, fixierte Retroflexion des Kopfes. – **(2)** Defekt der Halswirbelsäule mit anteriorer und posteriorer Spina bifida, evtl. auch des Os occipitale und der oberen Thorakalwirbelsäule. Zervikalmark defekt und verkürzt. Fehlen des Halses, direkter Übergang Okziput-Stamm. – **(3)** Relativ großer Schädel. – **(4)** Intrauteriner Wachstumsrückstand, sehr häufig abnorme Kindslagen. – **(5)** Oft Rhachischisis, evtl. Enzephalozele, Anenzephalus, Hydranenzephalus, Zyklopie. – **(6)** Ferner (fakultativ): Lippen-Kiefer-Gaumen-Spalte, abnorme Lungenlappung, diaphragmatische Hernie, Omphalozele, Situs inversus, Herzfehler.
Ätiol.: Unbekannt. Wahrscheinlich überwiegend exogen; dafür sprechen häufigeres Vorliegen bei (diskordanten) eineiigen Zwillingen, ungleiches Geschlechtsverhältnis (90% Mädchen), höhere Inzidenz in Gegenden, wo Neuralrohrdefekte häufiger sind. Familiäres Vorkommen unbekannt. Experimentell auslösbar durch Streptonigringaben an trächtige Weibchen.
Pathog.: Unbekannt. Persistenz der physiologischen Retroflexionshaltung des Kopfes über die 3. Woche der Embryonalentwicklung.
Bemerkungen: Pränatale Ultraschalldiagnose wiederholt beschrieben, immer Zufallsbefund. Der Klippel-Feil-Phänotyp wird als milde Expression der gleichen Störung angesehen.
Lit.: Holländer E (1922) Wunder, Wundergeburten und Wundergestalt, in Einblattdrucken des fünfzehnten bis achtzehnten Jahrhunderts. Encke, Stuttgart. – Lemire RJ, Beckwith JB, Shepard TH (1972) Iniencephaly and anencephaly with spinal retroflexion. A comparative study of eight human specimens. Teratology 6: 27–36. – Morocz I, Szeifert GT, Molnar P et al (1986) Prenatal diagnosis and pathoanatomy of iniencephaly. Clin Genet 30: 81–86.
A. Schinzel/AS

Inspissated-bile-Syndrom
(Sequenz)
Syn.: Gallepfropf – Syndrom der eingedickten Galle
Def.: Verschlußikterus bei Neugeborenen durch Gallethromben.
A.: Erstbeschreibung 1935 durch W. E. Ladd. Still hat jedoch bereits 1927 geschrieben, daß eine Cholestase durch ausgeprägte Hämolyse verursacht sein kann.
Diagn. Krit.: **(1)** Progrediente direkte Hyperbilirubinämie, meist 2–3 Wochen nach schwerem Ikterus in den ersten Lebenstagen (Erythroblastose). – **(2)** Zunehmend acholische Stühle. – **(3)** Zunächst gutes Allgemeinbefinden und Gedeihen. – **(4)** Nach Wochen Übergang in zirrhotische Schädigung der Leber.
Ätiol.: Unbekannt.
Pathog.: Intra- oder extrahepatisch gelegene Gallethromben (eingedickte Galle?), besonders nach Austauschtransfusion. Entstehungsmechanismus ungeklärt, möglicherweise primärer Leberzellschaden mit sekundärer Cholestase. Vermehrt auch nach extrakorporaler Membranoxygenierung beobachtet (Hämolyse?).
Bemerkungen: Sehr selten. **(DD)** direkte Hyperbilirubinämie bei Gallengangsatresien, konnatalen Hepatitiden, Stoffwechselerkrankungen (Galaktosämie, α_1-Antitrypsin-Mangel usw.).
Lit.: Dunn P (1963) Obstructive jaundice and haemolytic disease of the newborn. Arch Dis Child 38: 596. – Ladd WE (1935) Congenital obstruction of bile ducts. Ann Surg 102: 242. – Schneider B, Cronin J, Van Marter L et al (1991) A prospective analysis of cholestasis in infants supported with extracorporal membrane oxygenation. J Pediatr Gastroenterol Nutr 13: 285–289. – Still GF (1927) Common disorder and diseases of childhood, 5th ed, p 375. London Oxford University Press.
E. Kattner/JK

Inspissated-milk-Syndrom
(Sequenz)
Syn.: Milchpfropf – milk curd syndrome (e) – Smythe's syndrome (e)
Def.: Tiefe Dünndarmobstruktion bei Früh- und Neugeborenen durch eingedickte Milch (meist Kunstnahrungen).
A.: Patrick M. Smythe, Kapstadt, erkannte das Krankheitsbild 1970, neun Jahre vor der ersten Veröffentlichung.
Diagn. Krit.: **(1)** Normale Mekoniumentleerung. – **(2)** Unter Milchernährung nach einigen Tagen Dünndarmileus. – **(3)** Durchwanderungsperitonitis. – **(4)** Röntgen: amorphe Masse im rechten Unterbauch, ähnlich dem Neuhauser-Zeichen. – **(5)** Gefahr von Darmperforation durch Druckulzera.
Ätiol.: Ungeklärt; diskutiert werden verminderte Aminosäure- und/oder Fettabsorption, möglicherweise bei primär verminderter Gallesäureproduktion.
Pathog.: Dünndarmileus durch Milchpfröpfe (hoher Calcium- und Fettgehalt), meist lokalisiert im distalen Ileum.
Bemerkungen: Selten (1 : 15 000), vermehrt Knaben betroffen (8 : 1).
Lit.: Cremin BJ, Smythe PM, Cywes S (1970) The radiological appearance of the „inspissated milk syndrome"; a cause of intestinal obstruction in infants. Br J Radiol 43: 856–858. – Pochon JP, Stauffer UG (1978) Das Milchpfropfsyndrom. Helv paediat Acta 33: 53–57.
E. Kattner/JK

Insulinrezeptordefekt: Leprechaunismus
Interosseus-anterior-Syndrom: Nervus-interosseus-Symptomatik
interosseus nerve syndrome (e): Nervus-interosseus-Symptomatik
Interpositio hepatodiaphragmatica: Chilaiditi-Anomalie
Interspinalsyndrom: Baastrup-Symptomatik
intersterno-kosto-klavikuläre Ossifikation: Hyperostose, sterno-kosto-klavikuläre
intestinal atresias, multiple (e): Atresia multiplex congenita
intrauterine Synechien: Uterussynechien, traumatische
inv dup(15)(q13): Tetrasomie 15, partielle
IOMID (e): Prieur-Griscelli-Syndrom
ipse pathogenesis (e): Münchhausen-Syndrom
Irideremie: Aniridie, hereditäre
Iridocyclitis septica (Gilbert): Morbus Behçet
iridokorneo-endotheliale Syndrome (Gruppe): Chandler-Syndrom
Irisnävus-Syndrom: Cogan-Reese-Syndrom

Irvine-Gass-Syndrom
(Sequenz)

Syn.: Irvine's postoperative syndrome (e) – postoperative cystoid macular edema (e) – CME (e)
Def.: Visusstörung durch chronisches Makulaödem 1–24 Wochen nach problemloser Kataraktextraktion.
A.: Rodman S. Irvine, amerikanischer Ophthalmologe, Beverly Hills. – J. D. M. Gass, amerikanischer Ophthalmologe, Miami. – Erstbeschreibung 1953 durch Irvine.
Diagn. Krit.: (1) Photophobie mit zystoidem Makulaödem (fluoreszensangiographisch als rosettenförmiges Bild nachweisbare Schrankenstörung) nach spontaner postoperativer Ruptur der Glaskörpergrenzmembran. – (2) Ödem der Papille n. optici. – (3) Optikusatrophie. – (4) Glaskörperveränderungen (-adhärenzen, -trübungen, -degenerationen).
Ätiol.: Unbekannt; tritt nach Augenoperationen auf.
Pathog.: Sekundäre Schrankenstörung der Netzhaut.
Bemerkungen: Bei ca. 1,7% nach intrakapsulärer Kataraktextraktion. Prognose quoad visum besonders bei Pseudophakie schlechter. Keine systemischen Veränderungen. **(DD)** Postepinephrin-Makulopathie.
Lit.: Gass JDM, Norton EWD (1966) Cystoid macular edema and papilledema following cataract extraction. A fluoresceine fundoscopic and angiographic study. Arch Ophthalmol 76: 646–661. – Irvine SR (1953) A newly defined vitreous syndrome following cataract surgery interpreted according to recent concepts of the structure of the vitreous. 7th Francis I. Proctor Lecture. Am J Ophthalmol 36: 599–619. – Tolentino FI, Schepens CL (1965) Edema of posterior pole after cataract extraction. Arch Ophthalmol 74: 781–786.
F. H. Stefani/DP

Isovalerianazidämie

Syn.: Isovaleriansäure-Vermehrung – sweaty feet syndrome, odour of (e) – Sidbury-Harlan-Wittel's syndrome (e) – isovaleric acidemia (e) – Isovalerianazidurie – isovaleryl-CoA-dehydrogenase deficiency (e)
Def.: Seltener erblicher Defekt im Leucin-Stoffwechsel, bei dem Mangel an Isovaleryl-CoA-Dehydrogenase besteht und der durch einen typischen Geruch des Urins nach Schweißfüßen gekennzeichnet ist.
A.: Erstbeschreibung 1966 durch K. Tanaka und Mitarbeiter.
Diagn. Krit.: (1) Klinische Symptomatik ist variabel: a) akute neonatale Form: Trinkschwäche, metabolische Azidose, Hyperammonämie, Krampfanfälle, typischer »saurer« oder »Schweißgeruch« in den ersten Lebenstagen; ohne Behandlung Koma und früher Tod; b) chronische Form: Episoden verursacht durch Infektionen oder vermehrte Proteinzufuhr mit Erbrechen, Lethargie und typischer Geruch, auch Ketoazidose und Enzephalopathie, die zum Tode führen können. – (2) Isovalerianazidämie (besonders während der Attacken), Ketoazidose, Hyperglycinämie, Thrombopenie, Leukopenie. – (3) Isovalerianazidurie, vermehrte Ausscheidung von Konjugaten, z.B. Isovalerylglycin.
Ätiol.: Autosomal-rezessiv vererbtes Leiden. Genlokalisation auf Chromosom 15 (15q14–q15).
Pathog.: Mangel an Isovaleryl-CoA-Dehydrogenase führt zur Anhäufung von Isovaleryl-CoA vor dem Block, das zu Isovalerylglycin konjugiert wird. Wenn die Konjugationskapazität überschritten ist, kommt es zur Bildung von 3-Hydroxy-Isovaleriansäure und freier Isovaleriansäure, die den typischen Geruch verursacht.
Bemerkungen: Isovaleryl-CoA-Dehydrogenase liegt in fünf genetischen Varianten vor. **(DD)** Ahornsirupkrankheit – 3-Methylcrotonylglycinurie – 3-Methylglutaconsäure-Ausscheidung – 3-Hydroxy-3-Methylglutaraturie – Glutarazidurie Typ II – Reye-Syndrom – andere ketotische Hyperglycinämien. Therapie: Protein- bzw. Leucinarme Ernährung vermindern Häufigkeit und Schwere der Attacken. Glycin- und Carnitin-Substitution. Pränatale Diagnose ist sowohl auf der Basis der Metabolitenbestimmung im Fruchtwasser als auch auf der einer Enzymbestimmung in Amnionzellen möglich.
Lit.: Berry GT, Yudkoff M, Segal S (1988) Isovaleric acidemia: medical and neurodevelopmental effects of long-term therapy. J Pediatr 113: 58–64. – Sidbury JB, Smith EK, Harlan W (1967) An inborn error of short-chain fatty acid metabolism. J Pediat 70: 8–15. – Tanaka K, Budd MA, Efron ML, Isselbacher KJ (1966) Isovaleric acidemia: a new genetic defect of leucine metabolism. Proc Nat Acad Sci 56: 236–242.
McK: 243500.0001; 243500.0002; 243500.0003; 243500.0004
E. Mönch/JK

Irvine's postoperative syndrome (e): Irvine-Gass-Syndrom
Isaacs-Mertens-Syndrom: Neuromyotonie
ischemic necrosis of the anterior tibial muscle (e): Tibialis-anterior-Sequenz
ischiopatellar dysplasia (e): Syndrom der kleinen Patella
Isochromosom 8p, zusätzliches: Tetrasomie 8p
Isochromosom 9p, zusätzliches (im Mosaik): Tetrasomie 9p
isodizentrisches Chromosom 15: Tetrasomie 15, partielle
isodizentrisches überzähliges Chromosom 22(pter→q11): Cat-eye-Syndrom
isolated deficiency of 3-methylcrotonyl-CoAcarboxylase (e): 3-Methylcrotonylglycinurie
isolation of the speech area (syndrome of) (e): Aphasie, transkortikale globale (gemischte)
isolation syndrome, anterior (e): Aphasie, transkortikale motorische

Isovalerianazidurie: Isovalerianazidämie
Isovaleriansäure-Vermehrung: Isovalerianazidämie
isovaleric acidemia (e): Isovalerianazidämie
isovaleryl-CoA-dehydrogenase deficiency (e): Isovalerianazidämie
»itching purpura« Loewenthal (e): Loewenthal-Purpura
Ito hypomelanosis: Naevus achromians Ito
Ito-syndrome (e): Naevus achromians Ito
ITP: Purpura, idiopathische thrombozytopenische
Ivemark-Assoziation: Ivemark-Symptomenkomplex

Ivemark-Symptomenkomplex

Syn.: Ivemark-Assoziation – Ivemark-Syndrom II – Asplenie-Syndrom – Milzagenesie-Syndrom – Alienie-Syndrom – syndrome of congenital absence of the spleen (e) – splenic agenesis syndrome (e) – bilateral right sidedness sequence (e)

Def.: Kombinierte angeborene Fehlbildung auf dem Boden einer genetisch bedingten Rechtsseitigkeit. So sind beide Vorhöfe morphologisch rechte Atrien, in die die Pulmonalvenen anomal einmünden. Weitere Charakteristika: pulmonale Rechtsisomerie, Milzagenesie, Lageanomalien der Abdominalorgane.

A.: Björn Isaac Ivemark, Pädiater, Stockholm. Erstbeschreibung wahrscheinlich 1826 durch Martin und Breschet. Genaue Beschreibung 1955 durch Ivemark.

Diagn. Krit.: **(1)** Milzagenesie. – **(2)** In der Regel schwere angeborene Herzfehler, z.B. Ventrikelseptumdefekt, AV-Defekte, univentrikuläres Herz, Pulmonalstenosen oder -atresien, Truncus arteriosus persistens, Transposition der großen Arterien, Lageanomalien des Herzens, Venenanomalien (System- und Lungenvenen betreffend). Vorhofseptumdefekte bis zum gemeinsamen Vorhof und Vorhofisomerie. Es überwiegen Herzfehler mit verminderter Lungendurchblutung. – **(3)** Lageanomalien der Bauchorgane (Situs ambiguus), z.B. Mesenterium commune, Non- oder Malrotation. – **(4)** Symmetrische Lungenlappung (bds. drei Lappen). – **(5)** Blutbildveränderungen: Howell-Jolly-Körperchen, persistierende Heinz-Innenkörperchen. Siderozytose, Erythroblastose. – **(6)** Urogenitale Fehlbildungen. – **(7)** ZNS-Fehlbildungen. – **(8)** Androtropie. – **(9)** Sepsisneigung.

Ätiol.: Unbekannt. Heredität ist beschrieben (autosomal-rezessiv). Als Zeitpunkt der Störung in der Embryonalentwicklung muß der 31. bis 36. Tag post ovulationem angenommen werden.

Pathog.: Genetisch verursachter Entwicklungsfelddefekt mit Rechtsseitigkeit.

Bemerkungen: Häufigkeit 1 : 40 000 Geburten. Prognose abhängig von der Art des Herzfehlers. Herzfehler häufig sehr schwer, gelegentlich nicht korrigierbar. **(DD)** Polysplenie-Syndrom – zyanotische Herzfehler allgemein – abdominale und thorakale Lageanomalien.

Lit.: Breschet G (1826) Mémoire sur l'éctopie de la circulation et particulièrement sur celle du coeur. Répert gén d'anat physiol path 2: 1 (zitiert n. Ivemark). – Hurwitz RC, Caskey CT (1982) Ivemark syndrome in siblings. Clin Genet 22: 7–11. – Hutchins GM, Moore GW, Lipford EH et al (1983) Asplenia and polysplenia malformation complexes explained by abnormal embryonic body curvature. Path Res Pract 177: 60–76. – Ivemark BI (1955) Implications of agenesis of the spleen on the pathogenesis of conotruncus anomalies in childhood. An analysis of the heart malformation in the splenic agenesis syndrome with 14 new cases. Acta Paed 44, Suppl 104: 1–110. – Martin G (1826) Observation d'une déviation organique de l'estomac, d'une anomalie dans la situation, dans la configuration du coeur et des vaisseaux qui en partent ou qui s'y rendent. Bull Soc anat Paris Iére Année. – Reuss M, Wilker D (1980) Ivemark-Syndrom. Z Kardiol 69: 499–503. – Simpson J, Zellweger H (1973) Familial occurence of Ivemark syndrome with splenic hypoplasia and asplenia in sibs. J med Genet 10: 303–304. – Willich E (1965) Ivemark-Syndrom. Z Kinderchir 2: 373–374.

McK: 208530

G. Bein/JK

Ivemark-Syndrom I: reno-hepato-pankreatische Dysplasie
Ivemark-Syndrom II: Ivemark-Symptomenkomplex
IVIC anomaly (e): IVIC-Syndrom

IVIC-Syndrom

Syn.: Arias-Syndrom – IVIC anomaly (e)

Def.: Erst in einer Familie aus Venezuela und zwei europäischen Familien bekanntes, autosomal-dominant vererbtes Syndrom mit Schwerhörigkeit und radialen Strahlendefekten.

A.: S. Arias, Humangenetiker, Caracas, Venezuela, und Mitarbeiter beschrieben 1980 eine große Familie mit 19 lebenden Betroffenen und benannten das Syndrom nach ihrer Institution (Instituto Venezolano de Investigaciones Cientificas).

Diagn. Krit.: **(1)** Hypoplasie bzw. Aplasie des Radius, Hypoplasie/Aplasie der Daumen: Defizienz der radialen Karpalia. Stark wechselnde Expressivität von fast normalen Daumen mit hypoplastischer Endphalanx bis zu kompletter Agenesie. Im Röntgenbild konstant Karpaldefekte und milde Phalangenveränderungen. – **(2)** Gemischte Mittel- und Innenohr-Schwerhörigkeit. – **(3)** Strabismus. – **(4)** Thrombopenie und Leukozytose (mild). – **(5)** Analatresie (fakultativ).

Ätiol.: Autosomal-dominantes Gen mit vollständiger Penetranz und variabler Expressivität, besonders hinsichtlich der radialen Defekte und Analatresie.

Pathog.: Unbekannt.

Bemerkungen: Erst drei Familien bekannt. **(DD)** Aase-Syndrom.

Lit.: Arias S, Penchaszadeh VB, Pinto//Cisternas J, Larrauri S (1980) The IVIC syndrome: a new autosomal dominant complex pleiotropic syndrome with radial ray hypoplasia, hearing impairment, internal ophthalmoplegia, and thrombocytopenia. Am J Med Genet 6: 25–29. – Czeizel A, Göblyös P, Kodaj I (1989) IVIC syndrome: report of a third family. Am J Med Gen 32: 282–283. – Sammito V, Motta D, Capodieci G et al (1988) IVIC syndrome: report of a second family. Am J Med Genet 20: 875–881.

McK: 147750

A. Schinzel/AS

J

Jackson-Anfälle
Syn.: Jackson-Epilepsie – Herdepilepsie – Rindenepilepsie – Epilepsie, fokale – Epilepsie, partielle – Rindenanfälle – Epilepsie, symptomatische – Anfall-Syndrom, posttraumatisches – Bravais-Jackson-Anfälle – épilepsie corticale partielle (fz) – cortical epilepsy (e)
Def.: Fokaler Anfall ohne Bewußtseinsstörung, der eine Körperhälfte betrifft und zeitlich nacheinander sich von proximal nach distal (oder umgekehrt) ausbreitet. In der Regel Folge eines lokalisierten Hirnrindenherdes.
A.: John Hughlings Jackson, 1834–1911, Neurologe, London. – Beschreibung des Krankheitsbildes 1863 durch Jackson, eine weitere, frühere Mitteilung geht auf Bravais 1827 zurück.
Diagn. Krit.: (1) In bestimmten Muskelgruppen beginnende und manchmal nur auf sie beschränkt bleibende tonische oder klonische Anfälle ohne Bewußtseinsverlust. – (2) Aus der (meist distalen) Muskelgruppe, in der die Anfälle beginnen, ergeben sich zuverlässige Rückschlüsse auf den Sitz des Krampfherdes. – (3) Krampfbefallene Körperteile können bis zu Stunden nach dem Anfall gelähmt bleiben (»Todd-Parese«). – (4) Eine Sonderform der Jackson-Anfälle als Status epilepticus mit dauernden klonischen Krampferscheinungen in umschriebenen Muskelgruppen ist die Koshewnikoff-Sequenz.
Ätiol.: Umschriebene anfallsauslösende Herde im Bereich der Hirnrinde (Narben, Gefäßprozesse, Tumoren, Entzündungen, Fehlbildungen).
Pathog.: Fokale Epilepsie.
Lit.: Bravais LF (1827) Recherches sur les symptômes et le traitement de l'épilepsie hemiplégique. Paris. – Charcot (1894) Epilepsie Bravais-Jacksonienne avec paralysie longtemps limitée au membre supérier. Méd mod Paris 5: 1605. – Jackson JH (1863) Unilateral epileptiform seizures attended by temporary defect of sight. Med Times Gaz, London 1: 588. – Schmidt D (1993) Epilepsien und epileptische Anfälle. Thieme, Stuttgart.
D. Schmidt/DP

Jackson-Epilepsie: Jackson-Anfälle
Jackson-Lähmung: Jackson-Lähmung

Jackson-Lähmung
Syn.: Jackson-Lähmung – MacKenzie-Jackson-Syndrom – Jackson-MacKenzie-Syndrom – Hemiplegia alternans hypoglossica – Hemiplegia alternans infima – Oblongata-Syndrom, paramedianes – Hughlings Jackson syndrome (e) – dysphagia-dysphonia syndrome (e) – vagoaccessory-hypoglossal syndrome (e) – hémiplégie pallato-pharyngo-glosso-laryngée (fz)
Def.: Seltene Lähmung im Bereich einzelner kaudaler Hirnnerven (N. IX, X, XII), fakultativ mit Läsion im Bereich der oberen Medulla oblongata (Hemiplegia alternans).
A.: Erstbeschreibung 1864/72 durch John Hughlings Jackson, 1834–1911, Neurologe, London.
Diagn. Krit.: (1) Herdseitige periphere Hypoglossusparese mit späterer Atrophie der Zunge. – (2) Dysphagie, Dysarthrie und Larynxlähmung. – (3) Kontralaterale spastische Hemiparese. – (4) Meist gekreuzte Hypästhesie für Vibrations-, Lage- und Berührungsreize.
Ätiol.: Tumoren bei Ausdehnung vom Foramen jugulare bis zum Hypoglossus-Kanal, Verlegung eines oder mehrerer Äste der A. vertebralis oder A. basilaris, welche paramedian in die obere Medulla oblongata ziehen, infolge Arteriosklerose, Thrombose, Hypertension oder vaskulärer Hirnlues. Auch posttraumatische Entstehung ist möglich im Sinne der posttraumatischen Syringomyelie und Syringobulbie.
Pathog.: Umschriebene Hirnstammläsion.
Bemerkungen: **(DD)** andere Formen der zentralen Pyramidenbahn-Sequenzen – alle übrigen Formen der Foramen-jugulare-Sequenzen (dort Tabelle!).
Lit.: Jackson JH (1864) London Hosp Rep 1: 368. – Jackson JH (1872) Cases of the greatest interest are those in which paralysis is of but one side and of half the tongue, of the same half of the palate and of one vocal cord. Lancet II (London): 773. – Jackson JM (1872) On a case of paralysis of the tongue from hemorrhage in the medulla oblongata. Lancet II (London): 770–773. – MacKenzie S (1886) Two cases of associated paralysis of the tongue, soft palate, and vocal cord on the same side. Tr Clin Soc, London 19: 317–319. – Schmidt D (1995) In: Schmidt D, Malin JP (Hrsg) Erkrankungen der Hirnnerven, 2. Aufl. Thieme, Stuttgart, New York.
D. Schmidt/DP

Jackson-MacKenzie-Syndrom: Jackson-Lähmung
Jacobsen-Syndrom: Chromosom 11q⁻ Syndrom
Jacobs-Syndrom: Arthritis-Kamptodaktylie-Perikarditis-Syndrom

Jacod-Symptomatik
Syn.: Jacod-Syndrom – petrosphenoidales Syndrom – Negri-Jacod-Syndrom – (Silvio-)Negri-Syndrom – Syndrom der mittleren Hirnnervengruppe – Jacod-Trias – retrosphenoidal space syndrome (e)
Def.: Krankheitsbild bei totalen oder partiellen einseitigen Ausfällen der Hirnnerven II, III, IV, V und VI bei Epipharynxtumoren, ähnelt weitgehend dem Godtfredsen-Syndrom.
A.: Erstbeschreibung 1921 (?) durch Maurice Jacod, 1880–, französischer Neurologe.
Diagn. Krit.: (1) Unilaterale Okulomotoriuslähmung. – (2) Unilaterale Trochlearislähmung. – (3) Unilaterale

Abduzenslähmung. – **(4)** Unilateraler Optikusausfall mit Amaurose. – **(5)** Einseitige Sensibilitätsstörungen des Gesichtes, teilweise von parästhetisch-neuralgiformem Charakter. Einseitige Kaumuskellähmungen. – **(6)** Röntgen: Bei axialer Schädelaufnahme ergeben sich Veränderungen (meist Destruktionen) im Bereich des Foramen lacerum, des großen Keilbeinflügels und/oder in der Umgebung des Foramen ovale.
Ätiol.: Meist vom Epipharynx nach oben zu wachsende Geschwülste.
Pathog.: Bei Vorwärtsdringen durch das Foramen lacerum und durch den Sinus cavernosus kommt es zu einer einseitigen Druckwirkung auf einzelne Hirnnerven.
Bemerkungen: **(DD)** Garcin-S. – Fissura-orbitalis-superior-S. – Jefferson-S. – Tolosa-Hunt-S.
Lit.: Jacod M (1921) Sur la propagation intracrânienne des sarcomes de la trompe d'Eustache, syndrome du carrefour pétro-sphénoidal, paralysie de 2e, 3e, 4e, 5e, et 6e paires crâniennes. Rev Neur Paris 28: 33–38. – Schmidt D, Malin JP (1986) Erkrankungen der Hirnnerven. Thieme, Stuttgart.
U. Büttner/DP

Jacod-Syndrom: Jacod-Symptomatik
Jacod-Trias: Jacod-Symptomatik
Jadassohn-Lewandowsky-Syndrom: Pachyonychia congenita
Jaffe-Lichtenstein Syndrom: fibröse Dysplasie

Jahrestagsreaktion
Syn.: Anniversary-Syndrom – anniversary disease (e)
Def.: Am Jahrestag einer verlorenen oder verstorbenen nahestehenden Person auftretende depressive Reaktion, nicht selten in einer körperlichen Funktionsstörung somatisiert oder über ein Konversionssyndrom ausgedrückt; Verarbeitung eines Schuldgefühls, z.B. einer sog. »Überlebensschuld« im Rahmen einer wiederaufgenommenen Trauer.
A.: Erstbeschreibung vermutlich 1970 durch den Psychiater und Psychoanalytiker G. H. Pollock, Chicago, im Rahmen seiner Arbeiten über den Trauerprozeß; auf ähnliche psychodynamische Reaktionsweise wies u.a. auch der holländische Psychoanalytiker H. Musaph (1973) hin.
Diagn. Krit.: **(1)** Depressive Reaktion, funktionelle Körperstörung oder Konversionsbildung am Trennungs- oder Todestag einer verlorenen Bezugsperson. In seltenen Fällen zu diesem Termin Selbstverletzung, »zufälliger« Unfall oder Suizidversuch. – **(2)** Meist keine bewußte Beziehung in der Erinnerung an dieses Ereignis hergestellt. – **(3)** Unbewußte Aktivierung eines ungelösten Konfliktes, der einen ambivalenten Aspekt, meist ein Schuldgefühl aus der ehemaligen Beziehung zur verlorenen Person aufnimmt. – **(4)** Eine spezielle Variante stellt die sog. »Überlebensschuld« eines ein schweres Trauma, wie Verfolgung, einen KZ-Aufenthalt überlebenden Opfers dar, während andere Familienangehörige, Freunde, Bekannte sterben mußten. – **(5)** Im Sinne einer posttraumatischen Streßreaktion ist psychodynamisch immer auch ein Versuch gegeben, das erlebte Trauma überwinden zu wollen.
Ätiol.: Psychodynamisch vermittelte, meist unbewußte Trauerreaktion oder pathologische Trauer.
Pathog.: Kompromißhafte Lösung eines Ambivalenzkonfliktes in der Beziehung zum verlorenen Objekt über Wendung der Aggression gegen das eigene Selbst in der depressiven Reaktion oder Selbstbeschränkung bzw. -bestrafung in einer funktionellen Körperstörung oder einer Konversionsbildung.

Bemerkungen: Klinisch vor allem dann zu bedenken, wenn scheinbar unerklärliche Affekt- oder Somatisierungsreaktionen auf eine gewisse jahreszeitliche Rhythmik hinweisen. Eine solche posttraumatische Reaktion ist beispielsweise häufig nach spontanen oder induzierten Aborten zu beobachten.
Lit.: Engel GL (1992) Anniversaries. The biopsychosocial complementarity of keeping count and not keeping count. Psychosom Med 54: 543–545. – Franco K, Campbell N, Tamburrino M et al (1989) Anniversary reactions and due date responses following abortion. Psychother Psychosom 52: 151–154. – Musaph H (1973) Anniversary disease. Psychother Psychosom 22: 325–333. – Musaph H (1990) Anniversary reaction as a symptom of grief in traumatized persons. Isr J Psychiatry Relat Sci 27: 175–179. – Pollock GH (1970) Anniversary reactions, trauma and mourning. Int J Psycho-Anal 42: 341–361. – Pollock GH (1971) Temporal anniversary manifestations: Hour, day, holiday. Psa Quart 40: 123–131. – Pollock GH (1975) On anniversary suicide and mourning. In: Anthony EJ, Benedek T (eds) Depression and human existence, pp 369–393. Little Brown, Boston.
H. P. Kapfhammer/DP

Jakob-Creutzfeldt-Pseudosklerose: Creutzfeldt-Jakob-Krankheit
Jakob's pseudoclerosis (e): Creutzfeldt-Jakob-Krankheit
Jakobs-Syndrom: γ-Hydroxybuttersäure-Ausscheidung
Janz-Syndrom: Epilepsie, juvenile myoklonische
Jarcho-Levin-Syndrom: Dysostosen, spondylokostale
jaw winking phenomenon, reverse (e): Marin//Amat-Phänomen
Jefferson-Syndrom: Sinus-cavernosus-Symptomatik, vordere

Jejunalatresie, hereditäre
Syn.: Apfelschalen-Syndrom – apple peel syndrome (e) – christmas tree deformity (e)
Def.: Autosomal-rezessiv erbliche Jejunalatresie (selten Duodenalatresie) mit Agenesie des Mesenteriums, die zu einer typischen Spiralisierung des distalen hypoplastischen Dünndarms führt.
A.: Die Bezeichnungen »apple peel syndrome« und »christmas tree deformity« wurden nach dem typischen Aussehen des Dünndarms bei der Operation geprägt.
Diagn. Krit.: **(1)** Hydramnion. – **(2)** Postpartales Erbrechen, evtl. gallig. – **(3)** Typischer Röntgenbefund: Dilatation des Magens, Duodenums und proximalen Jejunums, bei Kontrasteinlauf Mikrokolon und Spiralisierung des distalen Dünndarms.
Ätiol.: Autosomal-rezessiv erbliches Leiden.
Pathog.: Intrauterine Obliteration der Arteria mesenterica superior, möglicherweise durch einen Volvulus oder Malrotation bedingt.
Bemerkungen: Früher schlechte Prognose mit Tod im Säuglingsalter, jetzt durch verbesserte Operationstechniken gute Überlebenschance. **(DD)** Atresia multiplex congenita – Duodenalatresie.
Lit.: Blyth H, Dickson JAS (1969) Apple peel syndrome. J Med Genet 6: 275–277. – Farag TI, Al-Awadi SA, El-Badramany MH et al (1993) Second family with „apple peel" syndrome affecting four siblings: autosomal recessive inheritance confirmed. Am J Med Genet 47: 119–121. – Schiaretti E, Massotti G, Torricelle M, Perfetti L (1984) 'Apple peel' syndrome. A radiogical study. Pediatr Radiol 14: 380–383. – Seashore JH, Collins FS, Markowitz FJ, Seashore MR (1987) Familial apple peel jejunal atresia: surgical, genetic, and radiographic aspects. Pediatrics 80: 540–544. – Turnock RR, Brereton RJ, Spitz L, Kiely EM (1991) Primary anastomosis in apple-peel bowel syndrome. J Pediatr Surg 26: 718–720. – Weitzmann JJ, Vanderhoof RS (1966) Jejunal atresia with agenesis of the dorsal mesentery. Am J Surg 111: 443–449.
McK: 243600
H. Enders/JK

Jensen-Chorioiditis

Syn.: Jensen-Krankheit – Chorioiditis juxtapapillaris
Def.: Umschriebene, juxtapapilläre Aderhaut-Netzhautentzündung mit Gesichtsfelddefekt.
A.: Edmund Z. Jensen, 1861–1950, Ophthalmologe, Kopenhagen. – Erstbeschreibung 1898 durch Griffith.
Diagn. Krit.: (1) Zäko-zentrales Skotom mit subjektiver Schleier- und Schattenwahrnehmung. – (2) Weißes, etwas prominentes chorioretinitisches Infiltrat unmittelbar am Rand der Papilla n. optici.
Ätiol.: Unbekannt.
Pathog.: Subakute bis chronische immunologische (?) Entzündung.
Bemerkungen: (DD) Neuritis nervi optici.
Lit.: Griffith (1898) Norris and Oliver's System of Diseases of the Eye. London. 3: 355. – Jensen, EZ (1909) Retino-chorioiditis juxtapapillaris. Graefes Arch Ophthalmol 69: 41–48.
F. H. Stefani/DP

Jensen-Krankheit: Jensen-Chorioiditis

Jervell-Lange//Nielsen-Syndrom

Syn.: kardio-auditives Syndrom – surdikardiales Syndrom – Q-T interval, prolonged, and sudden death
Def.: Ständig oder intermittierend vorhandene QT-Verlängerung im EKG in Kombination mit angeborener Innenohrschwerhörigkeit (Formenkreis: Taubheit, erbliche).
A.: Anton Jervell, Internist, Oslo. – Fred Lange//Nielsen, Internist, Tönsberg. – Erstbeschreibung 1957.
Diagn. Krit.: (1) Angeborene Innenohrschwerhörigkeit oder Taubheit und Taubstummheit. – (2) Synkopale Anfälle, vor allem nach körperlicher Belastung, nicht selten mit tödlichem Ausgang. – (3) EKG: oft ausgeprägte QT-Verlängerung, ohne nachweisbare Elektrolytkonzentrationsabweichung; im synkopalen Anfall: typischer Wechsel zwischen Kammerflattern und Kammerflimmern (torsades de pointes). – (4) Eine Variante des Syndroms ohne manifeste Hörstörung ist das Romano-Ward-Syndrom (autosomal-dominant vererbt; McK 192500).
Ätiol.: Autosomal-rezessiv erbliche Störung.
Pathog.: Störung der elektrischen Stabilität des Myokards aufgrund einer »inhomogenen« Erregungsrückbildung, so daß in die länger andauernde vulnerable Phase einfallende Extrasystolen zu Kammerflattern bzw. -flimmern führen kann.
Bemerkungen: Unter der Bezeichnung QT-Syndrom subsumiert. Behandlung mit Betarezeptorenblockern, gelegentlich ist die Blockade bzw. Exstirpation des linken Ganglion stellatum erfolgreich. Manchmal ist die Implantation eines Defibrillators erforderlich.
Lit.: Cusimano F, Martines E, Rizzo C (1991) The Jervell and Lange//Nielsen syndrome. Int J Pediatr Otorhinolaryngol 22: 49–55. – Holland JJ (1993) Cardiac arrest under anesthesia in a child with previously undiagnosed Jervell and Lange//Nielsen syndrome. Anaesthesia 48: 149–151. – Jervell A, Lange//Nielsen F (1957) Congenital deaf-mutism, functional heart disease with prolongation of the QT interval and sudden death. Am Heart J 54: 59–68.
McK: 220400
S. Wieshammer/GA

Jessner-Cole-Syndrom: Goltz-Gorlin-Syndrom
Jeune-Krankheit: Thoraxdysplasie, asphyxierende
Jeune-Syndrom: Thoraxdysplasie, asphyxierende

Jeune-Tommasi-Freycon-Nivelon-Syndrom

Syn.: cerebellar ataxia associated with deafness (e) – ataxia, deafness, and cardiomyopathy (e)
Def.: Erblicher Symptomenkomplex von Schwerhörigkeit, zerebellärer Ataxie und Oligophrenie mit progredientem Verlauf.
A.: Mathis Jeune, 1910–1983, M. Tommasi, F. Freycon und J. L. Nivelon, Pädiater, Lyon. – Erstbeschreibung 1963 anhand einer Beobachtung von zwei Geschwistern (männlich und weiblich) durch die Autoren gemeinsam.
Diagn. Krit.: (1) Minderwuchs. – (2) Oligophrenie. – (3) Bilaterale, progredient verlaufende Innenohrschwerhörigkeit. – (4) Zerebelläre Ataxie mit Intentionstremor, Gleichgewichts-, Gangstörungen und Dysarthrie. – (5) Atrophie der kleinen Handmuskeln. – (6) Abschwächung oder Aufhebung der Patellarsehnenreflexe. – (7) Frühzeitiger Zahnverfall, bes. im Bereich der Schneidezähne, stark ausgeprägte Kariesneigung. – (8) Pigmentationsanomalien der Haut (Lentigines, Epheliden, Pigmentflecke und Pigmentnävi). – (9) Hepatomegalie. – (10) Röntgen: Vergrößerung des Herzschattens.
Ätiol.: Autosomal-rezessiv erbliche Störung (Geschwisterbeobachtungen).
Pathog.: Unbekannt. (Ein Fall): Degenerationserscheinungen im Bereich der weißen Substanz des Stirnhirns, der Pyramiden, der spinozerebellären Stränge und der juxtamedianen Region der Hinterstränge; interstitielle, unregelmäßig verteilte Myokardsklerose nichtentzündlicher Art, grobknotiger Leberumbau durch relativ zarte Bindegewebszüge ohne Entzündungszeichen.
Lit.: Berman W, Haslam RHA, Königsmark BW et al (1973) A new familial syndrome with ataxia, hearing loss and mental retardation. Arch Neurol 29: 258–261. – Harding AE (1984) The hereditary ataxias and related disorders. Churchill Livingstone, Edinburgh. – Jeune M, Tommasi M, Freycon F, Nivelon JL (1963) Syndrome familial associant ataxie, surdité et oligophrénie, sclérose myocardique d'évolution fatale chez l'un des enfants. Pédiatrie 18: 984–987.
McK: 208750
W. Paulus/DP

Job-syndrome (e): Hyper-IgE-Syndrom

Johanson-Blizzard-Syndrom

Syn.: ectodermal dysplasia-exocrine pancreatic insufficiency (e) – malabsorption-ectodermal dysplasia-nasal alar hypoplasia (e) – nasal alar hypoplasia-hypothyroidism-pancreatic achylia-deafness (e)
Def.: Monogen-erbliches Fehlbildungs-Retardierungs-Syndrom mit überwiegend ektodermalen Dysplasien, Pankreasinsuffizienz und assoziierten Organfehlbildungen.
A.: A. J. Johanson. – R. M. Blizzard. – Erstbeschreibung 1971 durch die beiden Autoren gemeinsam bei 3 nichtverwandten Mädchen.
Diagn. Krit.: (1) Aplasie oder Hypoplasie der Nasenflügel. – (2) Persistierendes Milchgebiß mit Mikrodontie, Aplasie bleibender Zähne. – (3) Mediane Skalpdefekte, Haardystrophie, abnormes Haarverteilungsmuster. –

(4) Exokrine Pankreasinsuffizienz, Malabsorption, Durchfälle, Gedeihstörung. – **(5)** Minderwuchs, Knochenalterrückstand (oft). – **(6)** Geistige Retardierung (oft). – **(7)** Sensoneurale Taubheit (oft). – **(8)** Mikrozephalie (½ der Fälle). – **(9)** Hypothyreose (⅓ der Fälle). – **(10)** Analatresie (⅓ der Fälle). – **(11)** Urogenitalanomalien (seltener), z.B. Doppelung von Vagina und Uterus. – **(12)** Herzfehler (seltener). – **(13)** ♂ : ♀ = 10 : 17. – **(14)** Niedriges Geburtsgewicht in ½ der Fälle. – **(15)** Ferner: Hypotonie, Tränengangsfisteln, Hypothyreose, häufiger Analverschluß. Konsanguinität in 25%.
Ätiol.: Autosomal-rezessive Vererbung.
Pathog.: Unbekannt.
Bemerkungen: Die immer vorhandene exokrine Pankreasinsuffizienz ist für die Störung der somatischen Entwicklung und für häufig beobachteten Tod im Kindesalter verantwortlich (pathol.-anat.: Parenchymschwund bei Verfettung).
Lit.: Gershoni/Baruch R, Lerner A, Braun J et al (1990) Johanson-Blizzard syndrome: Clinical spectrum and further delineation of the syndrome. Am J Med Genet 35: 546–551. – Johanson AJ, Blizzard RM (1971) A syndrome of congenital aplasia of the alae nasi, deafness, hypothyreoidism, dwarfism, absent permanent teeth, and malabsorption. J Pediat 79: 982–987. – Moeschler JB, Polak MJ, Jenkins III JJ, Amato RSS (1987) The Johanson-Blizzard syndrome: A second report of full autopsy findings. Am J Med Genet 26: 133–138. – Zerres K, Holtgrave E-A (1986) The Johanson-Blizzard syndrome: report of a new case with special reference to the dentition and review of the literature. Clin Genet 30: 177–183.
McK: 243800
M. Habedank/JK

Johnson-Symptomenkomplex
Syn.: Johnson-Syndrom – Adhärenz-Syndrom – adherence syndrome (e) – adherent lateral rectus muscle syndrome (e)
Def.: Okuläre Pseudoparalyse durch Adhärenz von zwei Augenmuskeln mit Augenstellungsanomalie. Dabei gibt es verschiedene Möglichkeiten: 1) Adhärenz des Musculus rectus lat. mit dem M. obliquus inf. in ihrem Kreuzungsbereich, 2) Adhärenz des M. rectus sup. mit dem M. obliquus sup. in ihrem Kreuzungsbereich in der Nähe der Insertionsstelle des Obliquus, 3) Adhärenz des M. rectus sup. mit dem M. obliquus sup., wobei der Obliquus bis zur Insertionsstelle des Rektus vorwärts gezogen ist.
A.: Lorand V. Johnson, Ophthalmologe, Cleveland/Ohio. – Erstbeschreibung 1946 anläßlich einer Demonstration, ausführlicher Bericht mit Benennung 1950.
Diagn. Krit.: Meist beidseitige, schon bei Kindern unter 3 Jahren festgestellte okuläre Pseudoparalyse des a) M. rectus lat. (Strabismus convergens beim Blick nach geradeaus, fehlende Außenrotation des Bulbus); b) Pseudoparalyse des M. obliquus inf. (Schielstellung des Bulbus nach seitlich = temporal und unten); c) Pseudoparalyse des M. rectus sup. (gewöhnlich mit Überkompensation der Wirkung des M. obliquus inferior; schiefstehende Doppelbilder beim Blick nach unten); d) Pseudoparalyse des M. obliquus sup. (schiefstehende Doppelbilder beim Blick nach unten); Schrägneigung des Kopfes (Schiefhals).
Ätiol.: Unbekannt.
Pathog.: Wahrscheinlich kongenitale mesodermale Entwicklungshemmung; auch eine erworbene (entzündliche?) Adhäsion der Scheiden der Muskeln wird diskutiert.
Bemerkungen: Spontane Rückbildung selten möglich. Vor operativer Korrektur (Lysis) diagnostischen »forced duction test« (Muskelfixationstest) durchführen. **(DD)** Stilling-Türk-Duane-Syndrom – Moebius-S. – Wildervanck-S. (I) – Parinaud-S. (II) – Cogan-S. (II) – Roth-Bielschowsky-S. – Koerber-Salus-Elschnig-S.
Lit.: Johnson LV (1950) Adherence syndrome (pseudoparalysis of the lateral or superior rectus muscles). Arch Ophthalmol 44: 870–878.
F. H. Stefani/DP

Johnson-Syndrom: Johnson-Symptomenkomplex
joint contractures with other abnormalities (e): Aase-Smith-Syndrom
Joseph-Krankheit: Machado-Krankheit
Joubert-Boltshauser-Syndrom: Joubert-Syndrom

Joubert-Syndrom
Syn.: Joubert-Boltshauser-Syndrom
Def.: Genetisch bedingtes, bis jetzt klinisch und neuroradiologisch definiertes Fehlbildungssyndrom der hinteren Schädelgrube.
A.: 1969 Beschreibung vier betroffener Geschwister (Konsanguinität der Eltern) durch Marie Joubert, kanadische Ärztin, Montreal, und Mitarbeiter. Bezeichnung Joubert-Syndrom vorgeschlagen durch Eugen Boltshauser und Werner Isler (1977).
Diagn. Krit.: Obligate Kriterien: **(1)** Kleinhirnwurmhypoplasie bzw. -aplasie, große Cisterna magna, erweiterter 4. Ventrikel. – **(2)** Ab Geburt auffällige Atmung mit intermittierender Tachypnoe und Apnoen, v.a. im Wachzustand, mit zunehmendem Alter weniger ausgeprägt. – **(3)** Entwicklungsrückstand v.a. im motorischen und sprachlichen Bereich.
Inkonstante Befunde: abnorme Augenbewegungen (okuläre Apraxie, Nystagmus, Opsoklonus, Strabismus) – okzipitale Enzephalozele – tapetoretinale Degeneration – chorioretinale Kolobome – Polydaktylie – Heiserkeit.
Ätiol.: Autosomal-rezessives Erbleiden (mehrfach betroffene Geschwister beobachtet). X-chromosomal-rezessive Vererbung für Joubert-Syndrom mit Retinakolobomen diskutiert (McK: 243910).
Pathog.: Unbekannt.
Bemerkungen: Bisher ca. 100 Fälle beschrieben; ein Teil der Patienten ist im Kleinkindesalter unerwartet gestorben. Langzeitprognose noch wenig dokumentiert. Schwerer geistiger Entwicklungsrückstand nicht (wie ursprünglich angenommen) obligat. Wesentliches Problem eigener beobachteter Kinder: Zungenapraxie. Pränatale Diagnose mit Ultraschall möglich (Campbell et al., 1984). In Einzelfällen problematische Abgrenzung zu oro-fazio-digitalem Syndrom Typ II (McK: 252100).
Lit.: Boltshauser E, Isler W (1977) Joubert syndrome: episodic hyperpnea, abnormal eye movements, retardation and ataxia, associated with dysplasia of the cerebellar vermis. Neuropaediatrie 8: 57–66. – Campbell S, Tsannatos Ch, Pearne JM (1984) The prenatal diagnosis of Joubert's syndrome of familial agenesis of the cerebellar vermis. Prenat Diagn 4: 391–395. – Joubert M, Eisenring JJ, Robb JP, Andermann F (1969) Familial agenesis of the cerebellar vermis. A syndrome of episodic hyperpnea, abnormal eye movements, ataxia and retardation. Neurology 19: 813–825. – Saraiva JM, Baraitser M (1992) Joubert syndrome: a review. Am J Med Genet 43: 726–731.
McK: 213300 (243910)
E. Boltshauser/AS

JP (e): Polypose, familiäre juvenile

Juberg-Hayward-Syndrom

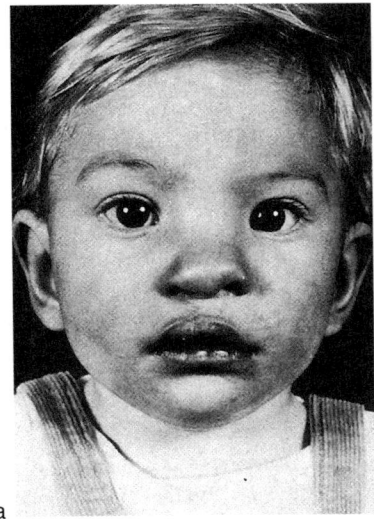

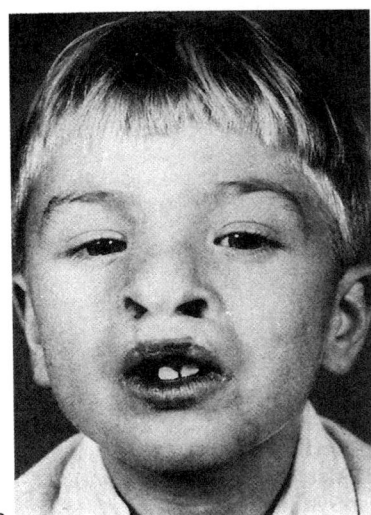

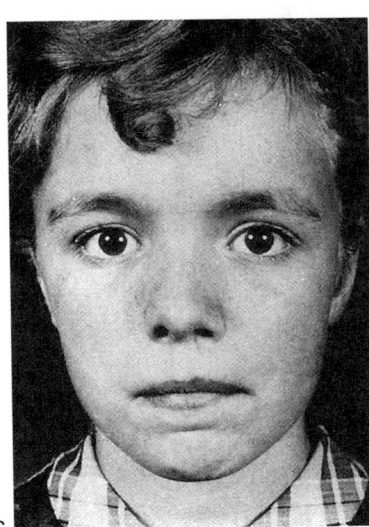

Juberg-Hayward-Syndrom
Syn.: orokraniodigitales Syndrom – oro-cranial-digital syndrome (e)
Def.: Lippen-Kiefer-Gaumenspalte mit Mikrozephalie und abnormen Daumen.
A.: Richard Juberg, amerikanischer Pädiater. – James R. Hayward, amerikanischer Kieferchirurg. – Erstbeschreibung 1969.
Diagn. Krit.: **(1)** Lippen-Kiefer-Gaumen- oder Gaumenspalte, Hypodontie. – **(2)** Hypertelorismus, gebogene Augenbrauen, Epikanthus, breite, flache Nasenwurzel. – **(3)** Leichtere Mikrozephalie. – **(4)** Daumenhypo-/-aplasie oder nach distal/proximal verlagerte Daumen mit fehlender Beugefunktion des Interphalangealgelenks. – **(5)** Hypoplastischer Radius mit vorverlagertem Radiusköpfchen und mangelnder Streckung im Ellenbogengelenk. – **(6)** Syndaktylie der Zehen II/III und Klinodaktylie der Zehe IV. – **(7)** Geringes Geburtsgewicht, Minderwuchs. – **(8)** Selten: geistige Retardierung, nicht angelegte Sella, Wachstumshormonmangel, zerebrale Atrophie, Taubheit, Wirbelkörperfehlbildungen, Hufeisenniere, Hydronephrosis.
Ätiol.: Autosomal-rezessives Erbleiden.
Pathog.: Unbekannt.
Bemerkungen: **(DD)** Syndrome mit radialem Defekt und orofaziale Malformationen (OFM) wie Nager-Syndrom, Goldenhar-Symptomenkomplex, LARD (lakrimoaurikuloradiodentales Syndrom).
Lit.: Juberg RC, Hayward JR (1969) A new familial syndrome of oral, cranial, and digital anomalies. J Pediat 74: 756–762. – Kingston HM, Hughes IA, Harper PS (1982) Orocraniodigital (Ju-

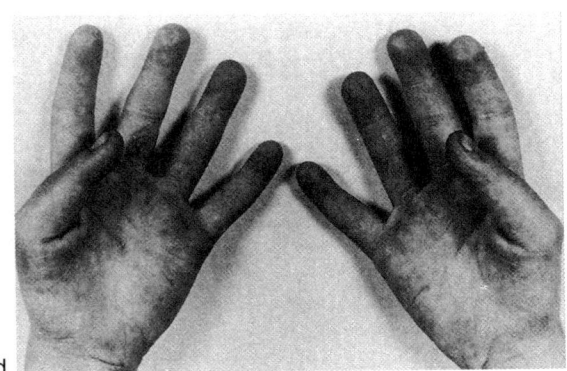

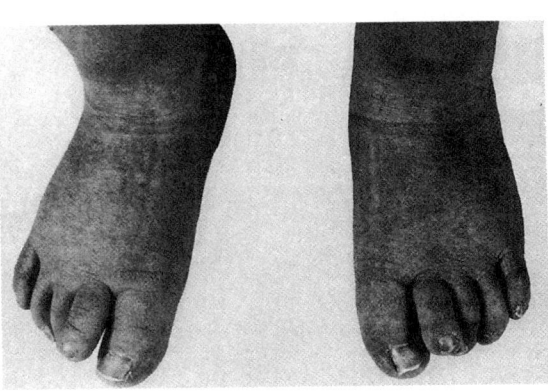

Juberg-Hayward-Syndrom: a)–c) seitliche Lippen-Kieferspalte (operiert), Hypertelorismus, Epikanthus; d) Daumenhypoplasie, fehlende Beugefunktion des Daumen-Interphalangealgelenks; e) Klinodaktylie der 4. Zehe (Beob. Juberg und Hayward)

Juberg-Marsidi-Syndrom

berg-Hayward) syndrome with growth hormone deficiency. Arch Dis Child 57: 790–792. – Nevin NC, Henry P, Thomas TS (1981) A case of the orocraniodigital (Juberg-Hayward) syndrome. J Med Genet 18: 478–480. – Verloes A, Le Merrer M, Davin J-C et al (1992) The orocraniodigital syndrome of Juberg and Hayward. J Med Genet 29: 262–265.
McK: 216100
R. König/JS

Juberg-Marsidi mental retardation (e): Juberg-Marsidi-Syndrom

Juberg-Marsidi-Syndrom
Syn.: Juberg-Marsidi mental retardation (e) – mental retardation-growth/hearing/genital defects, X-linked (e) – microcephaly, X-linked (e) – Vasquez-Syndrom
Def.: Monogen-erbliches, männlich-geschlechtsgebundenes, mental-somatisches Retardierungssyndrom mit Mikrogenitalismus und Taubheit.
A.: Richard C. Juberg, amerikanischer Pädiater, Ann Arbor/Mich. – I. Marsidi. – Erstbeschreibung 1980 durch die beiden Autoren gemeinsam bei 4jährigem Knaben und 2 mütterlichen Onkels.
Diagn. Krit.: **(1)** Schwere geistige Retardierung. – **(2)** Wachstumsretardierung, bereits intrauterin (niedriges Geburtsgewicht und -länge); Knochenalterrückstand. – **(3)** Taubheit/Schwerhörigkeit. – **(4)** Penishypoplasie, Skrotumhypoplasie, Kryptorchismus. – **(5)** Faziale Auffälligkeiten: enge Lidspalten, Epikanthus, Sattelnase, Ohrmuscheldysplasie. – **(6)** Extremitäten: Kamptodaktylie und Klinodaktylie einzelner Finger.
Ätiol.: X-chromosomal-rezessive Vererbung. Genlokalisation: Xq12–q21.
Pathog.: Unbekannt.
Bemerkungen: Bisher in 5 Familien beobachtet.
Lit.: Juberg RC, Marsidi I (1980) A new form of X-linked mental retardation with growth retardation, deafness, and microgenitalism. Am J Hum Genet 32: 714–722. – Matei JF, Collignon P, Ayme S, Giraud F (1983) X-linked mental retardation, growth retardation, deafness and microgenitalism. A second familial report. Clin Genet 23: 70–74. – Saugier-Veber P, Abadie V et al (1993) The Juberg-Marsidi syndrome maps to the proximal long arm of X chromosome (Xq12–q21). Am J Hum Genet 52: 1040–1045.
McK: 309590
M. Habedank/JK

jugular foramen syndrome (e): Foramen-jugulare-Symptomatik
Juhel//Rénoy-Syndrom: Nierenrindennekrose, bilaterale

jumping Frenchman of Maine (e)
Syn.: Latah, Myriachit, Ragin' Cajun startle syndromes (e)
Def.: Exzessive Schreckreaktion (»startle reaction«) auf akustische oder taktile Reize.
A.: Erstbeschreibung 1878 durch den nordamerikanischen Neurologen Beard.
Diagn. Krit.: **(1)** Bei den Betroffenen führt ein plötzlicher starker akustischer oder taktiler Reiz zu einer extrem verstärkten Schreckreaktion mit Hüpfen, Fluchen oder anderen komplexen Verhaltensweisen, wozu die unwillkürliche Wiederholung von Worten (Echolalie), die unwillkürliche Imitation von Gesten (Echopraxie) und die zwanghafte Ausführung von Befehlen gehören. – **(2)** Assoziation mit Schüchternheit und starke Kitzligkeit bei einigen Patienten. – **(3)** Manifestation meist im Adoleszentenalter, Abnahme der Symptome nach der 2.–3. Lebensdekade.
Ätiol.: Familiäres Auftreten mit einem von den Mendel-Regeln abweichenden Erbgang, u.a. Vorkommen in Kanada (französisch-kanadische Holzfällerfamilien aus der Moosehead Lake Region in Maine), Malaysia (Krankheitsbezeichnung »Latah«) sowie in Siberia (Krankheitsbezeichnung »Myriachit«), außerdem ein Bericht über den »Ragin' Cajuns« Frenchman aus Louisiana.
Pathog.: Unbekannt. Es handelt sich um eine genetisch determinierte verstärkte Schreckreaktion, wobei die komplexen Reizantworten wahrscheinlich von kulturellen oder psychiatrischen Faktoren abhängig sind.
Lit.: Beard GM (1878) Remarks upon jumpers or jumping Frenchman. J Nerv Ment Dis 5: 526. – McFarling DA (1988) „Ragin' Cajuns": the jumping Frenchman of Louisiana. Neurology 38 (Suppl 1): 361. – Sainte-Hilaire MH, Sainte-Hilaire JM, Granger L (1986) Jumping Frenchman of Maine. Neurology 36: 1269–1271. – Stevens HF (1966) Jumping Frenchman of Maine. Arch Neurology 12: 311–314.
McK: 244100
H. Siemes/JK

juvenile dystonic lipidosis (e): DAF-Symptomatik
juvenile polyposis (e): Polypose, familiäre juvenile
juvenile retinoschisis (e): Retinoschisis, geschlechtsgebundene juvenile
juveniler Morbus Paget: Osteoektasie mit Hyperphosphatasie
juxtaglomerular cell tumor (e): Hyperreninismus, primärer

K

Kabuki make-up syndrome (e): Kabuki-Syndrom

Kabuki-Syndrom
Syn.: Kabuki make-up syndrome (e) – Niikawa-Kuroki-Syndrom
Def.: Sporadisch vorkommender Symptomenkomplex mit Fehlbildungen, charakteristischen Gesichtsveränderungen und geistiger Retardierung.
A.: Norio Niikawa, Nobuo Matsuura, Yoshimitsu Fukushima, Tadashi Ohsawa, Tadashi Kajii, japanische Pädiater, Sapporo, Tochigi, Ube. – Erstbeschreibung 1981 durch die Autoren gemeinsam bei 5 nicht-verwandten japanischen Kindern mit Vorschlag der Bezeichnung »Kabuki make-up« (nach der besonderen Schminkart der Schauspieler im Kabuki, einem tradionellen japanischen Theater).
Diagn. Krit.: (1) »Kabuki-Fazies«: Augenbrauen gebogen, in der lateralen Hälfte spärlich; Lidspalten lang mit Ektropion des Unterlids im lateralen Drittel; Epikanthus; Nasenwurzel breit und/oder eingesunken; Nasenseptum kurz und/oder eingesunkene Nasenspitze; Ohren groß und abstehend mit hypoplastischen Anthelices. – (2) Mentale Retardierung, mäßig bis schwer. – (3) Minderwuchs, postnatal (normale Geburtsmaße). – (4) Otitis media, rezidivierend. – (5) Gaumenspalte oder hoher Gaumen. – (6) Zahnabstand weit, Karies. – (7) Nackenhaargrenze tief. – (8) Finger kurz, bes. Kleinfinger (Klinodaktylie, evtl. nur eine Beugefalte = single crease); Fingerspitzen polsterähnlich geschwollen (»fetal pads«). – (9) Hörverlust, leicht bis mäßig. – (10) Skelettanomalien (relativ häufig): Skoliose oder andere Wirbel- und Wirbelsäulen-Deformierungen, Hüftdysplasie, Coxa valga, Patellahypoplasie und -dislokation.
Ätiol.: Unbekannt. Die Autoren diskutieren exogene Verursachung ohne konkrete Anhaltspunkte, außerdem autosomal-dominante oder X-gebundene Vererbung (unter den 13 gleichzeitig von den Autoren und einer anderen japanischen Gruppe beschriebenen Kindern sind 10 Knaben und 3 Mädchen). Eine Familienbeobachtung. Keine Konsanguinität der Eltern. Chromosomenbefunde normal.
Pathog.: Unbekannt.
Bemerkungen: Die bisher beschriebenen Fälle sind alle sporadisch, meist japanische Kinder betreffend. Die Autoren halten den Symptomenkomplex für unverwechselbar mit dem Robinow-Syndrom, dem Langer-Giedion-S. und dem Coffin-Lowry-S. – Neurologische Funktionsstörungen und Gelenküberstreckbarkeit scheinen bei nicht-japanischen Patienten gehäuft aufzutreten.
Lit.: Halal F, Gledhill R, Dudkiewicz A (1989) Autosomal dominant inheritance of the Kabuki-make-up (Niikawa-Kuroki) syndrome. Am J Med Genet 33: 376–381. – Kuroki Y, Suzuki Y, Chyo H, Hata A, Matsui I (1981) A new malformation syndrome of long palpebral fissures, large ears, depressed nasal tip, and skeletal anomalies associated with postnatal dwarfism and mental retardation. J Pediat 99: 570–573. – Niikawa N, Kuroki Y et al (1988) Kabuki make-up (Niikawa-Kuroki) syndrome: A study of 62 patients. Am J Med Genet 31: 565–589. – Niikawa N, Matsuura N, Fukushima Y, Ohsawa T, Kajii T (1981) Kabuki make-up syndrome: A syndrome of mental retardation, unusual facies, large and protruding ears, and postnatal growth deficiency. J Pediatr 99: 565–569. – Philip N, Meinecke P, David A et al (1992) Kabuki make-up (Niikawa-Kuroki) syndrome: A study of 16 non-Japanese cases. Clin Dysmorphol 1: 63–77. – Schrander//Stumpel C, Meinecke P et al (1994) The Kabuki(-Niikawa-Kuroki) syndrome: further delineation of the phenotype in 29 non-Japanese patients. Eur J Pediatr 153: 438–445.
McK: 147920
M. Habedank/JK

Kaeser-Syndrom: Muskelatrophie, spinale skapulo-peroneale, Typ Brossard-Kaeser
Kalischer-Syndrom: Sturge-Weber-Phänotyp
»Kalkgicht«: Calcinosis circumscripta

Kallmann-Syndrom
Syn.: olfaktogenitales Syndrom – de-Morsier-Syndrom
Def.: Kombination von hypogonadotropem Hypogonadismus und Anosmie bei beiden Geschlechtern.
A.: Franz J. Kallmann, 1897–1965, Psychiater und Genetiker, Wien und New York. Erstbeschreibung wahrscheinlich von Maestre de San Juan 1856.
Diagn. Krit.: (1) Gonadotropinmangel als Folge eines Mangels an hypothalamischem GnRH (Gonadotropin Releasing Hormone). Bei Kindern mit präpuberalem Knochenalter symptomlos. Bei unbehandelten Jugendlichen mit puberalem Knochenalter und erwachsenen Männern: kleine Hoden, evtl. mit Kryptorchismus, ungenügende androgenbedingte sekundäre Geschlechtsmerkmale, evtl. Gynäkomastie (nicht obligat). Frauen: fehlende oder geringe Entwicklung östrogenbedingter sekundärer Geschlechtsmerkmale, primäre Amenorrhö, genügende androgenbedingte sekundäre Geschlechtsmerkmale (normale Produktion von Nebennierenandrogenen). Beide Geschlechter: eunuchoide Proportionen und Sterilität (bei zu spät begonnener Substitution mit Geschlechtshormonen). – (2) Anosmie. Durch Trigeminusäste wahrnehmbare chemische Reizung (z.B. Ammoniak) normal. – (3) Bei Jugendlichen: Knochenalterrückstand. – (4) Geschlechtschromosomen normal. – (5) Gelegentlich Spaltbildungen (Lippen-Kiefer-Gaumenspalte, fraglich, s.u.), Schwerhörigkeit. – (6) Zusätzlicher primärer Hypogonadismus bzw. Gonadenatrophie, wahrscheinlich als Folge langandauernden Fehlens der Gonadotropinstimulation, wurde beschrieben.

Ätiol.: Heterogen, vorherrschend autosomal-dominantes Gen, aber auch autosomal-rezessiv und geschlechtsgebunden vererbte Fälle bekannt. Das X-chromosomale Kallmann-Gen liegt distal auf dem kurzen Arm des X-Chromosoms (Xp22.3) in der Nachbarschaft der Gene der geschlechtsgebundenen Chondrodysplasia punctata und Ichthyose mit Steroid-Sulfatasemangel (Deletion aller drei Gene bekannt). Größere Deletionen sind nur bei Patienten mit zusätzlichen klinischen Anomalien (einseitige Nierenaplasie, Fehlen des Vas deferens, sensorischer Hörverlust) zu erkennen. Anosmie ohne Gonadotropinmangel kommt z.B. bei Eltern von Patienten vor. Die Diagnose wurde bisher viel häufiger bei Männern gestellt als bei Frauen.

Pathog.: Agenesie oder Hypoplasie der Nervi olfactorii, vor allem der vorderen Teile des zentralen olfaktorischen Systems (Bulbus) und Unterentwicklung hypothalamischer Nuclei (Nuclei tuberales).

Bemerkungen: Bei Spaltbildungen kommen Gonadotropinmangel und Mangelzustände anderer hypophysärer Hormone (z.B. Wachstumshormon) zusammen mit scheinbarer Anosmie vor. In diesen Fällen ist aber die Anosmie eher Folge operativer Eingriffe an den Schleimhäuten. Pränatale Diagnose: hormonal nicht möglich, da die fötalen Gonaden durch Choriongonadotropin normal stimuliert werden. Deshalb auch bei Knaben normale fötale Testosteronproduktion und Entwicklung der äußeren Genitalien. Molekulargenetische pränatale Diagnose der geschlechtsgebundenen Form möglich.

Lit.: Ballabio A, Camerino G (1992) The gene for X-linked Kallmann syndrome: a human neuronal migration defect. Curr Opin Genet Dev 2: 417–421. – Franco B, Guioli S, Pragliola A et al (1991) A gene deleted in Kallmann's syndrome shares homology with neural cell adhesion and axonal pathfinding molecules. Nature 353: 529–536. – Hardelin JP, Levilliers J, Young J et al (1993) Xp22.3 deletions in isolated familial Kallmann's syndrome. J Clin Endocrinol Metab 76: 827–831. – Meitinger T, Heye B, Petit C et al (1990) Definitive localization of X-linked Kallmann syndrome (hypogonadotropic hypogonadism and anosmia) to Xp22.3: close linkage to the hypervariable repeat sequence CRI-S232. Am J Hum Genet 47: 664–669.

McK: 147950; 244200; 308700
M. Zachmann/AS

stenose; Larynxhypoplasie, Lungenhypoplasie, angeborene Herzfehler. – **(5)** Röntgenologisch: Verbiegung von Femora, Tibiae und Fibulae; Hypoplasie der Seitfortsätze der thorakalen Wirbel und der Schulterblätter; Hüftgelenkdislokation mit hypoplastischen Hüftpfannen.

Ätiol.: Autosomal-dominantes Erbleiden, bedingt durch Mutationen im SOX9-Gen auf Chromosom 17q, teilweise mit Translokationen, deren Bruchpunkt in der Nachbarschaft des Gens liegt.

Pathog.: Das SOX9-Gen kodiert ein Transkriptions-regulierendes Protein, das u.a. das Testis-determinierende SRY-Gen aktiviert. Ist das Transkriptions-regulierende Protein defekt, wird das SRY ungenügend aktiviert, die Testisentwicklung bleibt aus und XY-Patienten werden als Mädchen geboren (sex-reversal). Die Skelettveränderungen werden durch die fehlende Aktivierung von Knorpelgenen durch das defekte Transkriptionsprotein erklärt.

Bemerkungen: Verbiegungen der langen Röhrenknochen sind unspezifisch; die Diagnose einer kampomelen Dysplasie erfordert mehr als diese Veränderungen. Zumindest zwei XY-Mädchen waren H-Y negativ. Pränatale Diagnose ist sonographisch möglich, bei Geschlechtsumkehr auch aus dem Vergleich von sonographischem und chromosomalem Geschlecht.

Lit.: Houston CS, Opitz JM, Spranger JW, Macpherson RI, Reed MH, Gilbert EF, Herrmann J, Schinzel A (1982) The campomelic syndrome. Am J Med Genet 15: 3–28. – Mansour S, Hall CM, Pembrey E, Young ID (1995) A clinical and genetic study. J Med Genet 32: 415–420. – Maroteaux P, Spranger J, Opitz JM et al (1971) Le syndrome campomélique. Presse Méd 79: 1157–1162. – Norman EK, Pedersen JD, Stiris G, van der Hagen CB (1993) Campomelic dysplasia – an underdiagnosed condition? Eur J Pediatr 152: 331–333. – Spranger J, Langer LO, Maroteaux P (1970) Increasing frequency of a syndrome of multiple osseous defects? Lancet 2: 716. – Tommerup N, Schempp W, Meinecke P et al (1993) Assignment of an autosomal sex reversal locus (SRA1) and campomelic dysplasia (CMPD1) to 17q24.3–q25.1. Nature Genetics 4: 170–174. – Wagner T, Wirth J, Meyer J et al (1994) Autosomal sex reversal and compomelic dysplasia are caused by mutations in and around the SRY-related gene SOX9. Cell 79: 1111–1120.

McK: 211970
J. Spranger/JS

Kammerungs-Syndrom: Froin-Syndrom
kampomele Dysplasie: kampomeles Syndrom

Kamptodaktylie: Gordon-Syndrom
Kanner-Syndrom: Autismus, frühkindlicher

kampomeles Syndrom

Syn.: kampomele Dysplasie
Def.: Letale, durch Verbiegung der Ober- und Unterschenkel (»Kampomelie«) sowie andere Charakteristika ausgezeichnete erbliche Erkrankung des Neugeborenen.
A.: Erstbeschreibung 1970 und 1971 durch Jürgen Spranger, 1931–, Pädiater, Mainz, und Pierre Maroteaux, 1926–, Pädiater, Paris.
Diagn. Krit.: **(1)** Faziale Dysmorphie mit flacher Nasenwurzel, Mikrognathie und Gaumenspalte; Dolichozephalie. – **(2)** Kleinwuchs, Verbiegung der Unterschenkel, Klumpfüße, Hüftgelenkdislokation. – **(3)** Häufig Polyhydramnion; Kinder werden tot geboren oder versterben bei oder kurz nach der Geburt. Wenige überleben mit chronischen respiratorischen Problemen, gastroösophagealem Reflux. – **(4)** Genital-Fehlbildungen von Hypospadie über intersexuelles Genitale bis zur kompletten Geschlechtsumkehr (weibliche innere und äußere Geschlechtsmerkmale bei männlichem Karyotyp), Ureter-

Kaplan-Klatskin-Komplex

Syn.: syndrome of sarcoidosis, psoriasis and gout (e)
Def.: Krankheitsbild mit Koppelung von Sarkoidose, Psoriasis und Gicht. Von den Erstbeschreibern dargestellter Symptomenkomplex, dessen nosologische Entität heute in Frage gestellt werden muß.
A.: Herbert Kaplan, amerikanischer Arzt. – Gerald Klatskin, Arzt, New Haven. – Erstbeschreibung 1960 durch beide Autoren gemeinsam.
Lit.: Bunim JJ, Kimberg DV, Thomas LB et al (1962) The syndrome of sarcoidosis, psoriasis and gout. Ann intern Med 57: 1018–1040. – Kaplan H, Klatskin G (1960) Sarcoidosis, psoriasis and gout: syndrome or coincidence? Yale J Biol Med 32: 335–352.
G. Burg/GB

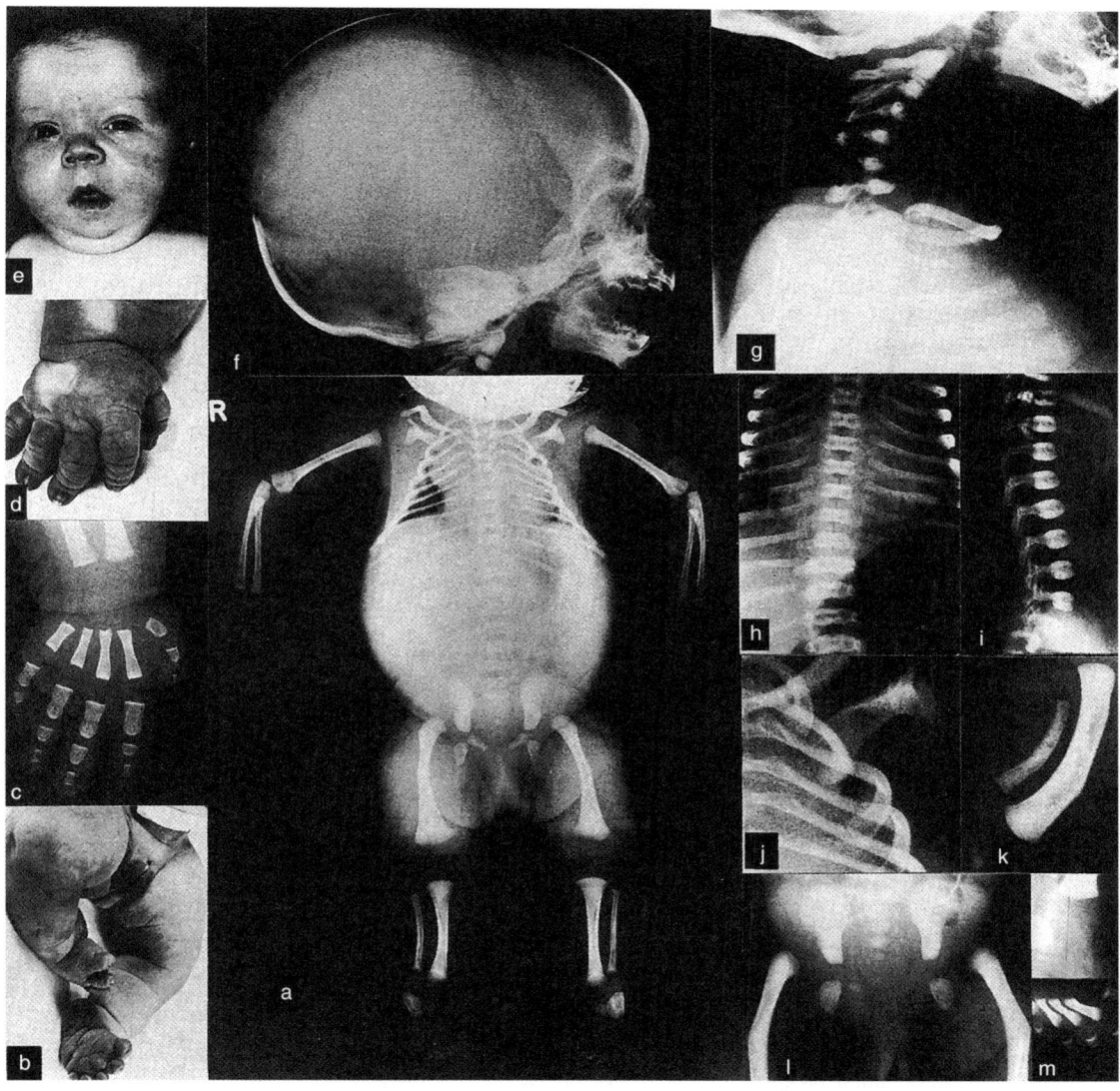

kampomeles Syndrom: a)–m) klinische und radiologische Veränderungen (Beob. und Fotos Univ.-Kinderklinik Mainz)

Kaposi-Sarkom

Syn.: Sarcoma idiopathicum multiplex haemorrhagicum
Def.: Multifokales vaskuläres Neoplasma an Haut und inneren Organen.
A.: Moriz Kaposi//Kohn, 1837–1902 (bis 1871 Moriz Kohn, danach Moriz Kaposi genannt), Dermatologe, Wien. – Erstbeschreibung 1872.
Diagn. Krit.: Vier Formen des Kaposi-Sarkoms (KS): klassisches KS, afrikanisches (endemisches) KS, epidemisches KS (bei AIDS-Patienten) und KS bei iatrogen immunsupprimierten Patienten.
Klinisches Bild: klassisches KS: rotbraune bis blaurote Flecken, Papeln oder Knoten an der unteren Extremität von älteren (50–80 Jahre) Patienten; oft in Begleitung von venöser Stauung, Lymphödemen und diffuser zellulärer Infiltration. Im Laufe der Erkrankung auch Befall des Gastrointestinaltraktes und der Lungen möglich. Überlebenszeit 10–15 Jahre, Assoziation mit anderen Malignomen. Androtropie. – Afrikanisches KS: lokalisierte knotige oder aggressiv exophytisch und invasiv wachsende Hautläsionen; Patienten 25–40 Jahre; Krankheitsverlauf stationär oder progressiv und in 5–8 Jahren letal verlaufend. Variante mit generalisiertem Lymphknotenbefall; Patienten 2–3 Jahre; Verlauf rasch progressiv und letal (2–3 Jahre). – Epidemisches KS: disseminierte mukokutane Ausbreitung, Befall von Lymphknoten und anderen Organen (Gastrointestinaltrakt, Lungen, Leber etc.); hauptsächlich männliche homosexuelle AIDS-Patienten (Altersdurchschnitt 39 Jahre); bei AIDS-Patienten mit KS und zusätzlich opportunistischen Infektionen 2-Jahres-Überlebensrate unter 20%. – KS bei iatrogen-immunsupprimierten Patienten: besonders nach Organtransplantationen; klinisch dem epidemischen KS gleich; in 30% tödlicher Ausgang; nach Absetzen der immunsuppressiven Therapie Rückbildung des KS möglich.
Stadieneinteilung des KS (gemäß der Universität von Kalifornien, Los Angeles): **I.** Begrenzte kutane Form (weniger als zehn Herde oder nur eine anatomische Region betroffen). – **II.** Disseminierte kutane Form (mehr

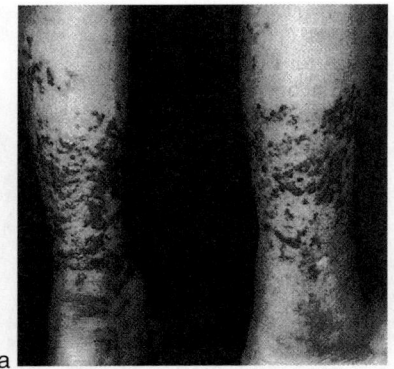

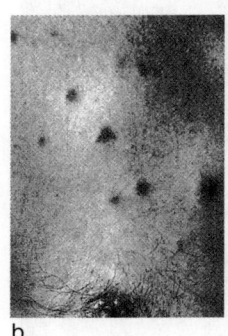
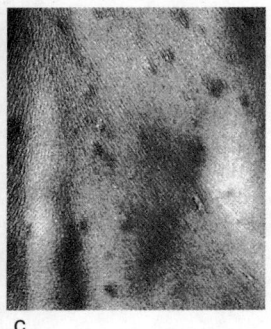

Kaposi-Sarkom: a) klassisches Kaposi-Sarkom an den Unterschenkeln eines 87jährigen Patienten; b) epidemisches Kaposi-Sarkom bei einem 48jährigen AIDS-Patienten (links: mehr makulöse Form, rechts: Plaqueform)

als zehn Herde oder mehr als eine anatomische Region befallen). – **III.** Herde nur an inneren Organen (Gastrointestinaltrakt, Lymphknoten). – **IV.** Kutane Herde und Befall innerer Organe; KS der Lunge. Bei allen vier Stadien weitere Untereinteilung in A = keine systemischen Zeichen (Fieber, Gewichtsverlust, Nachtschweiß) und B = zusätzlich systemische Symptome.
Histopathologisch: Ansammlungen spindelförmiger Tumorzellen, bizarre Gefäßstrukturen mit schlitzförmigen Lumina, Erythrozytenextravasate und Hämosiderinablagerungen. Lymphohistiozytäres, plasmazelluläres entzündliches Infiltrat.
Ätiol.: Multifaktorielle Entstehung: genetische Disposition (Assoziation mit HLA-DR5; gehäuftes Vorkommen bei mediterranen Völkern); HIV Typ 1 im Zusammenhang mit AIDS; Einfluß von Infektionen (Zytomegalievirus; wird auch als ätiologisches Agens diskutiert) und wiederholter Antigenstimulation (parasitäre Infektionen, Transplantate). Der Einfluß von Onkogenen (»HIV-1 tat-gene«) und verschiedenen Wachstumsfaktoren wird diskutiert. Bei einem endemischen KS in Griechenland wurden Retrovirus-artige Partikel nachgewiesen.
Pathog.: Störung der Immunregulation. Histochemische Untersuchungen und der Nachweis verschiedener Endothelzellmarker an der Oberfläche von KS-Tumorzellen lassen einen Endothelzellursprung des KS vermuten.
Bemerkungen: Gute Behandlungserfolge mit Exzision von Solitärläsionen, Röntgenbestrahlung, Chemotherapie (z.B. Vinca-Alkaloide) oder Interferon-Alpha. Behandlung besonders bei Schmerzen, Funktionseinschränkungen (periorbitale, genitale, ulzerierende oder nekrotische orale und anorektale Herde; obstruktive Lymphadenopathie) und aus kosmetischen Gründen; nach Absetzen der Behandlung häufig Rezidive.
Lit.: Kaposi M (1872) Idiopathisches multiples Pigmentsarkom der Haut. Arch Derm Syph 4: 265–273. – Rappasberger K, Tschachler E, Zonzits E et al (1990) Kaposi's sarcoma in human immunodeficiency virus type 1-seronegative persons: demonstration of retrovirus-like particles in cutaneous lesions. J Invest Dermatol 95: 371–381. – Sinkovics JG (1991) Kaposi's sarcoma its „oncogenes" and growth factors. Crit Rev Oncol Hematol 11: 87–107. – Yarbro JW, Bornstein RS, Mastrangelo MJ (1987) Semin Oncol, Vol XIV/2, Suppl 3.
McK: 148000
H. Hintner/GB

Kaposi's varicelliform eruption (e): Ekzema herpeticatum (Juliusberg)
kardio-auditives Syndrom: Jervell-Lange//Nielsen-Syndrom
kardio-digitales Syndrom: Holt-Oram-Syndrom

kardio-fazialer Symptomenkomplex
Syn.: kardio-faziales Syndrom – cardiofacial syndrome (e) – asymmetric crying facies (ACF) (e)
Def.: Komplex (Assoziation) aus sog. asymmetrischem Schreigesicht und angeborenem Herzfehler. In einem Teil der Fälle sind auch weitere, nicht-kardiale Anomalien assoziiert.
A.: Glen G. Cayler, amerikanischer Kliniker. – Erstbeschreibung des Syndroms 1967.
Diagn. Krit.: **(1)** Asymmetrisches Verziehen eines Mundwinkels, im Säuglingsalter beim Schreien, später auch bei anderen mimischen Bewegungen, infolge Hypoplasie/Aplasie des Musculus depressor anguli oris (möglicherweise Mitbeteiligung weiterer mimischer Muskeln im Mundbereich). – **(2)** Angeborene Herzfehler, am häufigsten Ventrikelseptumdefekt, nicht selten auch Fallot-Tetralogie; daneben praktisch alle Typen von einfachen oder komplexen Vitien. – **(3)** Fakultativ weitere assoziierte Anomalien oder Fehlbildungen. Relativ häufig Ohrmuschelanomalien, z.T. auch Manifestation der VATER-Assoziation (vertebrale Anomalien, Analatresie, Ösophagusatresie, Nierenfehlbildungen oder Hypoplasie/Aplasie des Radius bzw. des 1. Strahls).
Ätiol.: Nicht eindeutig geklärt. Virale Infektionen als teratogenes Agens verschiedentlich diskutiert, aber unbewiesen. Als Regel sporadisches Vorkommen, vereinzelt weitere betroffene Personen in der Familie. Untergruppe mit autosomal-dominantem Erbgang.
Pathog.: Ebenfalls ungeklärt. EMG-Befunde sprechen für eine angeborene Hypoplasie/Aplasie des M. depressor anguli oris und gegen eine wesentliche Beteiligung des N. facialis. Relativ häufige Assoziation mit Herzfehlern möglicherweise erklärbar durch enge anatomische Nachbarschaft der entsprechenden embryonalen Strukturen (Konzept des sog. Entwicklungsfeldes).
Lit.: Cayler GG (1967) An „epidemic" of congenital facial paresis and heart disease. Pediatrics 40: 666. – Kobayashi T (1979) Congenital unilateral lower lip palsy. Acta Otolaryngol 88: 303–309. – Levin SE, Silverman NH, Milner S (1982) Hypoplasia or absence of the depressor anguli oris muscle and congenital abnormalities, with special reference to the cardiofacial syndrome. SA Med J 61: 227–231.
McK: 125520
P. Meinecke/AS

kardio-faziales Syndrom: kardio-fazialer Symptomenkomplex

kardio-fazio-kutanes Syndrom
Syn.: cardio-facio-cutaneous syndrome (e) – CFC syndrome (e) – syndrome cardio-facio-cutané (fz)
Def.: Dysmorphiesyndrom mit den Hauptbefunden: Entwicklungsrückstand, Gesichtsdysmorphien, Makrozephalie, Herzfehler und ektodermale Auffälligkeiten.
A.: Erstbeschreibung vermutlich von A. Navratnam und G. Hodgson 1973. Erstumschreibung 1986 durch James F. Reynolds, Humangenetiker, Helena/Montana, USA. Bis jetzt wurden ungefähr 40 Fälle weltweit publiziert.
Diagn. Krit.: (1) Motorischer und geistiger (nicht obligat) Entwicklungsrückstand. – (2) Herzfehler: Vorhofseptumdefekt, Pulmonalstenose; seltener Ventrikelseptumdefekt, hypertrophische Kardiomyopathie, Ebstein-Anomalie, Endokardkissendefekt. – (3) Schädel/Gesicht: (relative) Makrozephalie, hohe/breite Stirn, hypoplastische Supraorbitalbögen, antimongoloide Lidachsenstellung, Exophthalmus, Hypertelorismus, eingesunkene Nasenwurzel mit kurzer Nase, tief angesetzte, nach hinten rotierte Ohren, prominentes Philtrum, Spitzbogengaumen. – (4) Haut/Haar/Nägel: Hyperkeratosis (Streckseite der Extremitätengelenke), Ichthyosis, atopisches Ekzem während der ersten Lebensjahre, selten generalisierte Hyperpigmentierung, spärliches, langsam wachsendes Haar, Kraushaar, spärliche Augenbrauen; dysplastische Nägel. – (5) Postnataler Minderwuchs. – (6) Varia: Strabismus, Nystagmus, Hydrozephalus, abnormes EEG, Splenomegalie, Leistenhernie, kavernöses Hämangiom.
Ätiol.: Vermutlich autosomal-dominantes Gen; die meisten Fälle treten sporadisch (Neumutation?) auf. Erhöhtes väterliches Alter.
Pathog.: Unbekannt.
Bemerkungen: **(DD)** Ähnlichkeiten mit dem Noonan-Syndrom (allelisch? »contiguous gene syndrome«?).
Lit.: Ades LC, Sillence DO, Rogers M (1992) Cardiofaciocutaneous syndrome. Clin Dysmorphol 1: 145–150. – Bottani A, Hammerer I, Schinzel A (1991) The cardio-facio-cutaneous syndrome: report of a patient and review of the literature. Eur J Pediatr 150: 486–488. – Fryer AE, Holt PJ, Hughes HE (1991) The cardio-facio-cutaneous (CFC) syndrome and Noonan syndrome: are they the same? Am J Med Genet 38: 548–551. – Navratnam AED, Hodgson GA (1973) Ulerythema ophryogenes and mental retardation. Proc R Soc Med 66: 233–234. – Reynolds JF, Neri G, Herrmann JP et al (1986) New multiple congenital anomalies/mental retardation syndrome with cardio-facio-cutaneous involvement – the CFC syndrome. Am J Med Genet 25: 413–427.
McK: 115150
A. Bottani/AS

kardio-fazio-mele Dysplasie
Syn.: facio-cardio-melic dysplasia (e) – Cantú-Hermández-Ramírez-Syndrom
Def.: Kurze Extremitäten, dysmorphes Gesicht und komplexer Herzfehler bei Totgeborenen oder Kindern mit Tod in der Perinatalperiode.
A.: José-María Cantú, mexikanischer Genetiker. – Erstbeschreibung 1975.
Diagn. Krit.: (1) Mesomele oder rhizomele Verkürzung besonders der oberen Extremitäten; Radius, Ulna und Fibula fehlend oder hypoplastisch, Madelung-Deformität, Kamptodaktylie, Klinodaktylie, Vierfingerfurche, abnorme Furchung der Fußsohle, Sandalenlücke, Klumpfüße. – (2) Komplexer, häufig zyanotischer Herzfehler, u.a. »single ventricle«, hypoplastisches linkes Herz. – (3) Hypertelorismus, Epikanthus, Mikrostoma, Mikroretrognathie, tiefsitzende Ohren mit hypoplastischer Anthelix, kapillares Hämangiom im Glabellabereich, kurzer Hals, weiter Nackenhautmantel (»webbed neck«).
Ätiol.: Autosomal-rezessives Erbleiden.
Pathog.: Unklar.
Bemerkungen: Die drei erstbeschriebenen Patienten, die einer Verwandtenehe entstammen, belegen den autosomal-rezessiven Erbgang. Es scheint sich um einen Entwicklungsfelddefekt zu handeln, da die gleiche Trias im Rahmen anderer Entitäten auftritt, sind auch andere Erbgänge vorstellbar.
Lit.: Barrow M, Fitzsimmons JS (1984) A new syndrome. Short limbs, abnormal facial appearance, and congenital heart defect. Am J Med Genet 18: 431–433. – Cantú J-M, Hermández A, Ramírez J et al (1975) Lethal faciocardiomelic dysplasia – a new autosomal recessive disorder. Birth Def Orig Art Ser XI(5): 91–98.
McK: 227270
V.-J. Mücke/JS

kardiogenitales Syndrom
Syn.: cardiomyopathy, genital defects (e) – congestive cardiomyopathy (e) – Najjar-Syndrom
Def.: Kombination von Genitalhypoplasie mit Kardiomyopathie und geistiger Retardierung.
A.: Erstbeschreibung von J. J. Najjar 1973 und 1984.
Diagn. Krit.: (1) Kleiner Phallus, geringe Skrotalentwicklung, persistierender Urogenitalsinus und rudimentäre Vagina. – (2) Kein Ansprechen auf menschliches Choriongonadotropin, erhöhtes follikelstimulierendes Hormon, normaler Karyotyp. – (3) Geistige Retardierung mäßig, Sprachverzögerung u. -störung. – (4) Kardiomyopathie: EKG- und Röntgen-Diagnostik. – (5) Tod bis zum 14. Lebensjahr durch kongestives Herzversagen und Perikarderguß.
Ätiol.: Autosomal-rezessive Vererbung wahrscheinlich.
Pathog.: Unbekannt.
Bemerkungen: Inwieweit das Syndrom identisch ist mit den Geschwisterbeobachtungen von Malouf und Mitarbeiter muß noch geklärt werden: neben der kongestiven Kardiomyopathie wurden eine ovarielle Dysgenesie und ein sekundärer hypergonadotroper Hypogonadismus beobachtet.
Lit.: Malouf J, Alam S, Kanj H et al (1985) Hypergonadotropic hypogonadism with congestive cardiomyopathy: an autosomal-

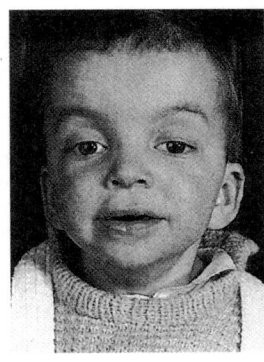
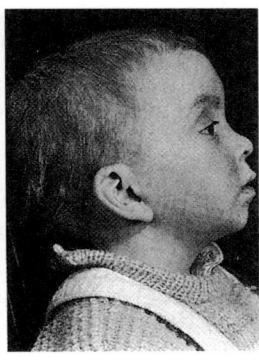

kardio-fazio-kutanes Syndrom: dreijähriges Mädchen mit nach hinten rotierten Ohrmuscheln, leichtem Exophthalmus und Hypertelorismus

recessive disorder? Am J Med Genet 20: 483–489. – Najjar SS, Der Kaloustian VM, Nassif SI (1973) Genital anomaly, mental retardation and cardiomyopathy: a new syndrome? J Pediatr 83: 286–288. – Najjar SS, Der Kaloustian VM, Ardati KO (1984) Genital anomaly and cardiomyopathy: a new syndrome. Clin Genet 26: 371–373. – Thomas JT, Jewett T et al (1993) Najjar syndrome revisited. Am J Med Genet 47: 1151–1152.
McK: 212120
J. Kunze/JK

kardio-kutanes Syndrom: Lentiginose, progressive kardiomyopathische
Kardiomyopathie-Hypogonadismus-Kollagenom-Syndrom: Kollagenom, familiäres kutanes
Kardiomyopathie, rechtsventrikuläre dilatative: Uhl-Anomalie
kardiorespiratorisches Syndrom (Delius): Effort-Reaktion
kardio-vokales Syndrom: Ortner-Syndrom I
Karotis-Abknickungs-Syndrom: Karotis-Torsions-Syndrom
Karotis-Knickungs-Syndrom: Karotis-Torsions-Syndrom
Karotis-Rücklauf-Syndrom: Karotis-Torsions-Syndrom
Karotis-Schlingenbildungs-Syndrom: Karotis-Torsions-Syndrom

Karotis-Sinus-Syndrom
(Sequenz)
Syn.: hypersensitive carotid sinus syndrome (e) – Charcot-Weiss-Baker-Syndrom – tight collar syndrome (e) – carotid body tumor syndrome (e)
Def.: Rezidivierende Schwindelzustände oder synkopale Anfälle, die durch eine gesteigerte Reflexantwort der Pressorezeptoren des Karotissinus bedingt sind.
A.: Erstbeschreibung 1866 durch Johann N. Czermak.
Diagn. Krit.: **(1)** Anamnese mit Schwindelzuständen oder Synkopen ausgelöst durch Kopfbewegungen (Drehung, Streckung) oder Kompression von außen (Rasieren, enger Kragen) und **(2)** Reproduzierbarkeit der anamnestisch geschilderten Symptomatik durch pathologischen Karotisdruckversuch im Liegen und gegebenenfalls im Stehen (head-up tilt test).
Hierbei werden mehrere Typen unterschieden: **a)** kardioinhibitorischer Typ: ventrikuläre Asystolie von mehr als 3 Sekunden (Sinusarrest, SA-Block oder AV-Block); **b)** vasodepressorischer Typ: Abfall des systolischen Blutdrucks um mehr als 50 mmHg ohne wesentlichen Abfall der Herzfrequenz, wobei der tiefste Wert des Blutdrucks (Nadir) meist innerhalb von 20 Sekunden nach Massage erreicht wird. Nach 45 Sekunden hat der Blutdruck wieder seinen Ausgangswert erreicht (daher kontinuierliche Blutdruckmessung erforderlich!); **c)** gemischter Typ: ventrikuläre Asystolie von mehr als 3 Sekunden und Abfall des systolischen Blutdrucks um mehr als 50 mmHg (der Nachweis der vasodepressorischen Komponente gelingt beim gemischten Typ durch Wiederholung des Karotisdruckversuchs nach vorheriger Atropingabe zur Blockierung der kardioinhibitorischen Komponente); **d)** zentraler Typ (umstritten): deutlich neurologische Symptomatik bei fehlendem Abfall von Herzfrequenz und Blutdruck.
Ätiol.: Unbekannt; häufig assoziiert mit koronarer Herzkrankheit und arterieller Hypertonie, Auftreten auch nach interventionellen oder chirurgischen Maßnahmen an der A. carotis sowie bei externer Kompression infolge von Halstumoren.
Pathog.: Der kardioinhibitorische Typ ist durch eine gesteigerte vagale Reflexantwort bedingt und spricht auf Atropin an. Der vasodepressorische Typ kommt durch eine zentral vermittelte Inhibition von sympathischen vasokonstriktorisch wirksamen Bahnen bei gleichzeitiger Aktivierung von cholinergen sympathischen vasodilatorisch wirksamen Bahnen zustande und spricht nicht auf Atropin, jedoch manchmal auf Fludrocortison an.
Bemerkungen: Die Inzidenz eines pathologischen Karotisdruckversuchs steigt bei asymptomatischen Patienten mit zunehmendem Lebensalter an (bei über 80jährigen in 35% der Fälle). Die Diagnose Karotis-Sinus-Syndrom darf nur in der Zusammenschau von Anamnese, Ergebnis des Karotisdruckversuchs und nach Ausschluß anderer Ursachen der Synkopen oder Präsynkopen gestellt werden.
Lit.: Brignole M, Menozzi C, Lolli G et al (1992) Long-term outcome of paced and nonpaced patients with severe carotid sinus syndrome. Am J Cardiol 69: 1039–1043. – Czermak J (1866) Über mechanische Vagusreizung beim Menschen. Jena, Zschr Med Naturw 2: 384. – daCosta D, McIntosh S, Kenny RA (1993) Benefits of fludrocortisone in the treatment of symptomatic vasopressor carotid sinus syndrome. Br Heart J 69: 308–310. – McIntosh SJ, Lawson J, Kenny RA (1993) Clinical characteristics of vasodepressor, cardioinhibitory, and mixed carotid sinus syndrome in the elderly. Am J Med 95: 203–208.
S. Wieshammer/GA

Karotis-Syndrom: Arteria-carotis-interna-Syndrom

Karotis-Torsions-Syndrom
(Sequenz)
Syn.: Karotis-Abknickungs-Syndrom – Karotis-Schlingenbildungs-Syndrom – Karotis-Rücklauf-Syndrom – Karotis-Unterbrechungs-Syndrom – Karotis-Knickungs-Syndrom – Knickungs-Syndrom der A. carotis interna – carotid kinking (e) – kinked carotid syndrome (e) – angulation of the internal carotids (e) – carotid looping syndrome (e) – carotid artery syndrome due to kinking (e) – kinking of the internal carotid artery (e)
Def.: Neurologisches Krankheitsbild bei Abknickung, Torsion oder abnormer Schlingenbildung der Arteria carotis interna meist mit Zeichen einer transienten ischämischen Attacke im Karotisstrombahngebiet.
A.: Während das eigentliche Karotis-Verschlußsyndrom schon durch Broadbent 1875 und Chiari 1905 beschrieben wurde, trennte Freeman erstmals 1962 die durch Torsion und Abknickung der Arterie verursachte Symptomatik als eigenständiges Krankheitsbild von ihm ab.
Diagn. Krit.: Entsprechen weitgehend denjenigen der Karotiden-Sequenz und der Augensymptomatik bei der Karotis-Stenose. Hinzu treten als Besonderheiten: **(1)** Den eigentlichen Ausfallerscheinungen geht oftmals langdauernd bestehender Kopfschmerz voraus. – **(2)** Hypertension (inkonstant) und/oder Herzinsuffizienz. – **(3)** Angiogramm: Schlingenbildung, Torsion oder Abknickung der A. carotis interna (ein- oder beidseitig) mit hochgradiger Einengung des Lumens.
Ätiol.: Als Ursachen der Schlingenbildung oder Abknickung der A. carotis interna kommen in Betracht: **1.** Persistenz des fetalen Verlaufs der A. carotis interna mit nachfolgender Schlingenbildung, die Torsionen bis zu 360° verursachen kann. **2.** Zumeist erworbene, erst im 3. oder 4. Lebensjahrzehnt auftretende Quer- oder Längsausdehnung der Gefäße infolge Elastizitätsverlust (auch einseitig möglich).
Pathog.: Bei der ersten Form besteht die Karotisschlingenbildung bereits bei Kindern und Jugendlichen und verursacht intermittierende zerebrale Durchblutungsstörungen. Sekundär kommt es dann oft zu Torsion oder Aneurysmabildung sowie zur Entstehung sekundärer

Thromben und/oder Atheromen. Ferner bei dilativer Angiopathie.

Lit.: Freeman ThR, Lippitt WH (1962) Carotoid artery syndrome due to kinking: surgical treatment in forty-four cases. Am Surgeon 28: 745–748. – Herrschaft H (1969) Cerebrale Mangeldurchblutung bei abnormer Schlingenbildung („Kinking") der Arteria carotis interna. Radiologe 9: 431–434. – Rundles WR, Kimbell FD (1969) The kinked carotid syndrome. Angiology 20: 177–194. – Ungeheuer E, Wacha H (1976) Zur operativen Behandlung von extremen Schlingen- und Knickbildungen der Arteria carotis interna. Med Klin 71: 661–665.

K. Einhäupl/DP

Karotis-Unterbrechungs-Syndrom: Karotis-Torsions-Syndrom

Karpaltunnel-Symptomatik
Syn.: Brachialgia paraesthetica nocturna – Karpaltunnel-Syndrom – carpal tunnel syndrome (e)
Def.: Druckläsion des N. medianus im Bereich des Handgrundgelenks mit sensorischen, trophischen und motorischen Störungen im Medianus-Versorgungsgebiet.
Diagn. Krit.: (1) Initial meist nächtliche Parästhesien der Finger I–III. – (2) Nächtliche Schmerzen der Hand mit Ausstrahlung bis axillär. – (3) Morgendliches diffuses Schwellungs- und Steifigkeitsgefühl der Hand. – (4) Provokation der sensiblen Störungen durch Hyperextension der Hand (Fahrradfahren). – (5) Besserung der Parästhesien durch Schütteln, Kälteapplikation. – (6) Positives Hoffmann-Tinel-Zeichen über Karpaltunnel. – (7) Im späteren Verlauf permanente sensible Ausfälle der Finger I–III und des Fingers IV radialseitig. – (8) Parese des M. abductor pollicis brevis und M. opponens pollicis. – (9) Thenaratrophie. – (10) Gestörte Hauttrophik und Sudomotorik im Medianus-Innervationsgebiet der Hand. – (11) Raynaud-Symptomatik. – (12) Oft erst Arbeitshand betroffen, später häufig bilateral. – (13) Elektroneurographie: distale motorische Latenz > 4,5 ms, verlangsamte sensible Nervenleitgeschwindigkeit, fehlendes sensibles Antwortpotential. – (14) Elektromyographie: je nach Ausprägung Zeichen akuter oder chronischer Denervierung.
Ätiol.: Mechanische Nervenläsion.
Pathog.: Der Karpaltunnel stellt einen physiologischen Engpaß dar, der durch die Handwurzelknochen und das Retinaculum flexorum begrenzt wird. Durch diesen engen Kanal ziehen neben dem N. medianus die Sehnen und Sehnenscheiden der Fingerbeuger. Umfangsvermehrung all dieser Strukturen können, bei Hyperflexion verstärkt, zur Kompression des N. medianus führen. Wesentliche Umstände, die zum Auftreten einer Karpaltunnel-Sequenz führen können, sind: 1) Klimakterium, 2) Gelenkserkrankungen (chron. Polyarthritis, Handwurzeltrauma), 3) Sehnenscheidenerkrankungen (Tendovaginitis, eosinophile Fasziitis, Gichttophi), 4) Stoffwechselerkrankungen (Diabetes mellitus, Akromegalie, Hypothyreose, Amyloidose), 5) chronische Hämodialyse.
Bemerkungen: Bei fehlendem permanentem neurologischem Defizit konservativer Behandlungsversuch mit Antiphlogistika und dorsaler Unterarmschiene gerechtfertigt. Ansonsten operative Therapie durch Spaltung des Retinaculum flexorum.
Lit.: Ditmars DM, Houin HP (1986) Carpal tunnel syndrome. Hand Clin 2: 525–532. – Stevens J (1987) AAEE Minimonograph No 26: The electrodiagnosis of carpal tunnel syndrome. Muscle and Nerve 10: 99–113.

W. Müller-Felber/DP

Karpaltunnel-Syndrom: Karpaltunnel-Symptomatik
karpotarsale Osteolyse mit Nephropathie: Osteolyse, hereditäre idiopathische, Typ IV (Thieffry-Shurtleff)
karpotarsale Osteolyse Typ Winchester: Winchester-Syndrom

Karsch-Neugebauer-Syndrom
Def.: Distinktes, autosomal-dominant vererbtes Krankheitsbild mit unvollständiger Penetranz und variabler Expressivität des Gens.
A.: H. Neugebauer, Orthopäde, Wien, 1962, und J. Karsch, Ophthalmologe, 1936, beschrieben die Kombination der Fehlbildungen mit wechselnder Expressivität in einer Familie mit mehreren Betroffenen in aufeinanderfolgenden Generationen.
Diagn. Krit.: (1) Reduktionsdefekte der Extremitäten: wechselnde Ausprägung von Spalthand/-fuß-Kombination, bis zur Monodaktylie oder dem Fehlen sämtlicher Phalangen. – (2) Kontrakturen der Fingergelenke, Kamptodaktylie und Symphalangismus. – (3) Augenbefunde: Strabismus, Blinzeln, horizontaler Nystagmus, Fundusveränderungen, Pigmentanomalie der Retina, Katarakt. – (4) Unauffällige motorische und intellektuelle Entwicklung.
Ätiol.: Autosomal-dominanter Erbgang mit unvollständiger Penetranz und variabler Expressivität ist aufgrund der Familienbeobachtungen anzunehmen. Anlageträger können völlig symptomfrei sein.
Pathog.: Unbekannt.
Bemerkungen: (DD) vor allem atypische Spalthand/-fuß-Defekte mit sporadischem Auftreten und durch Schnürfurchen verursachte Extremitätenreduktionsdefekte. Röntgenologisch spricht beim Vorliegen einer Monodaktylie das Vorhandensein einer quergestellten Phalanx (cross-bone) für die Spalthand/-fuß-Ätiologie. Pränatale Diagnostik: durch Ultraschall ab der 15. Schwangerschaftswoche nach Reduktionsdefekten der Extremitäten suchen.
Lit.: Karsch J (1936) Erbliche Augenfehlbildung in Verbindung mit Spalthand und -fuß. Z Augenheilkd 89: 274–279. – Neugebauer H (1962) Spalthand und -fuß mit familiärer Besonderheit. Z Orthop 95: 500–506. – Pilarski RT, Pauli RM, Bresnick GH, Lebovitz RM (1985) Karsch-Neugebauer syndrome: split foot/split hand and congenital nystagmus. Clin Genet 27: 97–101.
McK: 183800

U. G. Froster/AS

Kartagener-Syndrom
Syn.: Dextrokardie-Bronchiektasie-Sinusitis-Syndrom – immotile cilia syndrome (e)
Def.: Typische angeborene familiäre Fehlbildungskombination mit der Trias Bronchiektasie, Situs inversus und Sinusitis.
A.: Manes Kartagener, 1897–1975, Internist, Zürich. – Erstbeschreibung 1933.
Diagn. Krit.: (1) Bronchiektasie mit chronischer Bronchitis, rezidivierender Pneumonie, Bronchorrhö. – (2) Chronische Sinusitis mit Polyposis nasi, Rhinorrhö. – (3) Situs viscerum inversus totalis oder partialis. – (4) Strukturanomalien der Zilien (Fehlen der Dynein-Arme). – (5) Röntgen: sackförmige und zystische Aufhellungen der Lungenfelder, besonders im Unterlappenbereich. Verschattungen der Nasennebenhöhlen (siehe Abb.). – (6) Spermienmotilität bei männlichen Patienten gestört, Infertilität. – Fakultativ: (7) Fehlbildungen des knöchernen Thorax (Rippenverschmelzungen, Halsrip-

kartilaginäre Exostosen, multiple

pen, Spina bifida occulta im Bereich der HWS oder BWS). – **(8)** Kongenitale Herzfehler verschiedener Art (nicht obligat). – **(9)** Pluriglanduläre Insuffizienz. – **(10)** Pulmonaler (evtl. auch kardialer) Infantilismus. – **(11)** Oligophrenie (nicht obligat). – **(12)** Trommelschlegelfinger und -zehen. – **(13)** Kombination mit Hyp- oder Anosmie und/oder Schalleitungsschwerhörigkeit, ebenso mit Ivemark-Syndrom.

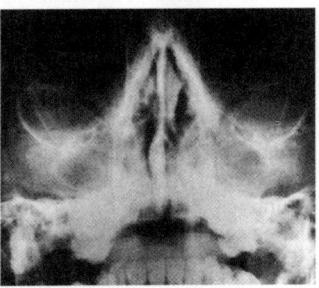

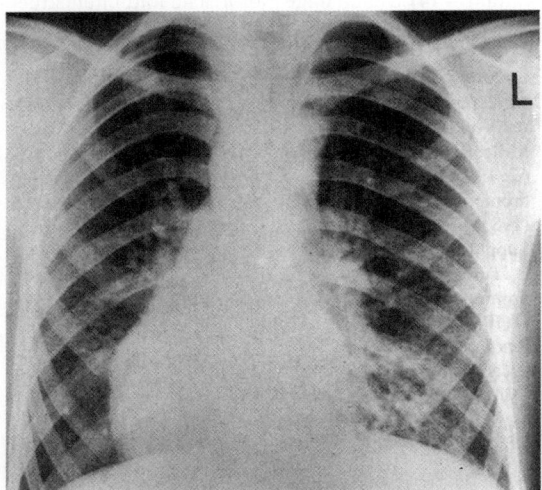

Ätiol.: Autosomal-rezessiver Erbgang, Häufigkeit ca. 1 : 32 000. Sieben Subtypen? Genetische Heterogenie?
Pathog.: Strukturanomalien der Zilien verursachen Störung des mukoziliären Transports, rezidivierende bronchopulmonale Infektionen und Bronchiektasen.
Bemerkungen: Die Diagnose ergibt sich aus einer elektronenmikroskopischen Untersuchung der Zilien und der Messung der Zilienschlagfrequenz im Phasenkontrastmikroskop. **(DD)** Syndrom der immotilen Zilien als Ausdruck anderer Strukturanomalien der Zilien.
Lit.: Kartagener M (1933) Zur Frage der Bronchiektasen. Familiäres Vorkommen von Bronchiektasen. Beitr Klin Tbk 84: 73. – Miller RD, Divertie MB (1972) Kartagener' syndrome. Chest 62: 130. – Rott HD (1979) Kartagener's syndrome and the syndrome of immotile cilia. Hum Genet 46: 249–261. – Rott HD (1983) Genetics of Kartagener's syndrome. Europ J Respir Dis Suppl 127: 1–4. – Sturgess JM, Thompson MW, Czegledy-Nagy E, Turner JAP (1986) Genetic aspects of immotile cilia syndrome. Am J Med Genet 25: 149–160. – Wakefield SJ, Waite D (1980) Abnormal cilia in Polynesians with bronchiectasis. Am Rev Resp Dis 121: 1003.
McK: 244400
U. Wahn/JK

kartilaginäre Exostosen, multiple

Syn.: MCE – Exostosen, hereditäre multiple kartilaginäre – Exostosen, multiple – diaphyseal aclasis (e)
Def.: Hereditäres, durch Auftreten multipler kartilaginärer Exostosen charakterisiertes Krankheitsbild.
A.: Frühe Beschreibung durch Cooper und Travers, London 1818, später durch Virchow 1891 und Bessel-Hagen 1891.
Diagn. Krit.: **(1)** Multiple, meist an den Enden der Röhrenknochen und an den Rippen tastbare, gelegentlich schmerzhafte, harte Vorwölbungen. Manifestation meist im ersten Lebensjahrzehnt. – **(2)** Sekundäre Verkürzungen und Verbiegungen der Knochen, Einschränkung der Gelenkbeweglichkeit. – **(3)** Röntgenologisch: an Röhrenknochen unregelmäßig begrenzte, von den Metaphysen seitlich vorspringende, normal strukturierte Knochentumoren, die im Laufe des Wachstums langsam diaphysenwärts wandern. Sekundäre Verkürzung und Verformung der Röhrenknochen. Multiple Exostosen auch an flachen Knochen wie Beckenkamm und Skapula, ganz selten jedoch an Wirbeln, nie am Schädel.
Ätiol.: Heterogenes, autosomal-dominantes Erbleiden. MCE-Gene wurden auf Chromosom 8q24.1, perizentromer auf Chromosom 11 und auf Chromosom 19q lokalisiert.
Pathog.: Die defekten Gene sind wahrscheinlich Tumor-Suppressor-Gene. Verlust der Heterozygotie führt zu maligner Entartung.
Bemerkungen: Die Knochenveränderungen sind charakteristischerweise asymmetrisch unregelmäßig verteilt. Mit Abschluß des Wachstums treten keine neuen Exostosen auf. Nehmen beim Erwachsenen vorhandene Exostosen an Größe zu, so muß an maligne Entartung gedacht werden, die bei 1–2% der erwachsenen Merkmalsträger vorkommt.
Lit.: Bessel-Hagen F (1891) Über Knochen- und Gelenkanomalien, insbesondere bei partiellem Riesenwuchs und bei multiplen kartilaginären Exostosen. Arch klin Chir 41: 420, 505, 749, 969. – Cooper A, Travers B (1818) Surgical essays, London. – Giedion A, Kesztler R, Muggiasca F (1975) The widened spectrum of multiple cartilaginous exostosis (MCE) Pediatr Radiol 3: 93–100. – Le Merrer M, Legeai/Mallet L, Jeannin PM et al (1994) A gene for hereditary multiple exostoses maps to chromosome 19p. Hum Molec Genet 3: 717–722. – Raskind WH, Conrad EU, Chansky H, Matsushita M (1995) Loss of heterozygosity in

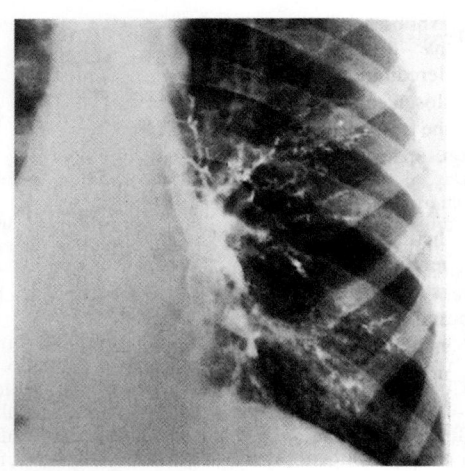

Röntgentrias beim Kartagener-Syndrom: massive Verschattung der Oberkieferhöhlen, Situs inversus thoracalis und ausgeprägte Bronchiektasenbildung im linken Unterlappen (9jähriges Kind. Beob. E. Willich, U.K.Kl. Heidelberg)

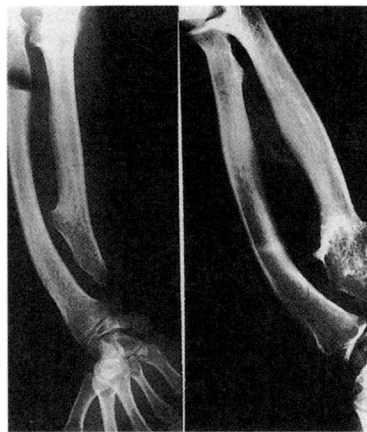

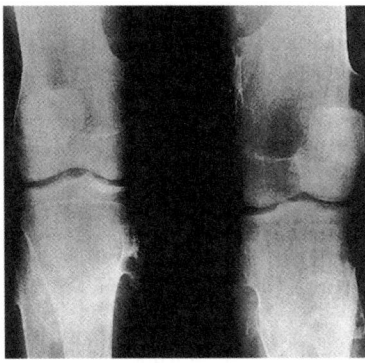

kartilaginäre Exostosen, multiple: Röntgenbefunde

chondrosarcomas for markers linked to hereditary multiple exostoses loci on chromosomes 8 and 11. Am HJ Hum Genet 56: 1132–1139. – Shapiro F, Simon S, Glimcher MH (1979) Hereditary multiple exostoses: anthropometric, roentgenographic, and clinical aspects. J Bone Jt Surg 61A: 815–824. – Voutsinas S, Wynne-Davies R (1983) The infrequency of malignant disease in diaphyseal aclasis and neurofibromatosis. J Med Genet 20: 345–349. – Virchow R (1891) Über multiple Exostosen. Berl klin Wschr 82: 1082. – Wicklund CL, Pauli RM, Johnston D, Hecht JT (1995) Natural history study of hereditary multiple exostoses. Am J Med Genet 55: 43–46.

McK: 133700
J. Spranger/JS

Karzinoid-Syndrom
(Symptomenkomplex)

Syn.: Karzinoidsyndrom, malignes – argentaffinoma syndrome (e) – carcinoid-cardiac-syndrome (e)

Def.: Das Krankheitsbild tritt auf bei metastasierendem Dünndarmkarzinoid mit v.a. abdomineller Beschwerdesymptomatik, charakteristischen Hauterscheinungen, Klappenläsionen des rechten Herzens sowie Stoffwechselbeeinflussung.

A.: Erstbeschreibung von Karzinoiden wahrscheinlich durch Otto Lubarsch (1888); die Bezeichnung »Karzinoid« rührt wohl von Siegfried Oberndorfer (1907) her. Björk, Axen und Thorson machten 1952, Hedinger und Isler 1953 erstmals auf die gesamte Symptomatik des malignen Dünndarmkarzinoids mit den zugehörigen Herzveränderungen und Hauterscheinungen aufmerksam. Frühere Einzelbeobachtungen gehen auf A. J. Scholte 1930 und M. A. Cassidy 1930, 1931, 1934 zurück. Schon 1909 hatten Steiner und Voerner bemerkt, daß die »Angiomatosis miliaris« oftmals mit Abdominalkrebs oder »Karzinom der Beckenorgane« verbunden war.

Diagn. Krit.: (1) Abdominelle Zeichen: Hypermotilität und Hypersekretion des Darmes mit starken Schmerzen und Diarrhö. – (2) Hautzeichen: flüchtige, anfallsweise auftretende, plötzlich purpurrote, manchmal leicht zyanotische Verfärbungen der Haut mit starkem Hitzegefühl (»Flush«), besonders im Bereich des Gesichts, der Brust und der Oberarme. Später Teleangiektasien. Pellagroide Veränderungen im Bereich der Unterarme und Hände. – (3) Herz-/Kreislaufzeichen: Tachykardien. Zeichen eines erworbenen (v.a. rechtsseitigen) Herzklappenfehlers (Trikuspidalinsuffizienz und Pulmonalstenose), Hypotonie. – (4) Stoffwechselzeichen: Heißhungeranfälle mit Spontanhypoglykämien. – (5) Pulmonale Zeichen: Asthma bronchiale. – (6) Laborparameter: Hydroxyindolessigsäureausscheidung im Harn erhöht (≥ 25 mg/24 Std. bzw. ≥ 130 µmol/24 Std.).

Ätiol.: Produktion von Serotonin und anderen biologisch aktiven Substanzen (Histamin, VIP, Prostaglandine, Glucagon, Gastrin, Calcitonin) durch die im Karzinoid wuchernden, enterochromaffinen Zellen.

Pathog.: Manifestation erst bei Vorhandensein von Lebermetastasen, da Serotonin erst von diesen in großen Mengen in den Kreislauf gelangen kann und dabei zuerst das rechte Herz erreicht (Verdickung und Schrumpfung der Pulmonalis- und Trikuspidalklappe sowie des Endokards = Endocarditis fibroplastica). Vasodilatatorische Wirkung des Kallikrein-ähnlichen Enzyms. Hauptsitz des malignen Karzinoids: unterstes Ileum und Appendix, zuweilen auch Kolon und Rektum, seltener Magen, Ovar, Pankreas, Bronchien, Gallenblase. Metastasierung v.a. in intraabdominelle Organe.

Bemerkungen: 34% aller Tumore des Dünndarms sind Karzinoide. Die Karzinoid-Symptomatik ist häufig inkomplett, d.h. der Patient zeigt nur einzelne der typischen Symptome.

Lit.: Creutzfeldt W, Stöckmann F (1987) Carcinoid and Carcinoid Syndrome. Am J Med 82: 4–16. – Feldman JM (1987) Carcinoid tumors and syndrome. Semin Oncol 14: 237–249. – Kähler HJ, Heilmeyer L (1961) Klinik und Pathophysiologie des Karzinoids und Karzinoidsyndroms. Ergeb Inn Med Kinderheilk 16: 292–559. – Lubarsch O (1888) Über den primären Krebs des Ileum nebst Bemerkungen über das gleichzeitige Vorkommen von Krebs und Tuberkulose. Virchows Arch path Anat 111: 280.

McK: 114900
C. Scheurlen/GA

Karzinoidsyndrom, malignes: Karzinoid-Syndrom

Kasabach-Merritt-Sequenz

Syn.: Thrombopenie-Hämangiom-Syndrom – thrombocytopenia associated with »giant« hemangioma (e)

Def.: Kombination von Riesenhämangiomen mit (Verbrauchs-)Thrombozytopenie, meist bei jungen Säuglingen.

A.: Erstbeschreibung 1940 durch Haig Haigouni Kasabach, 1898–1953, amerikanischer Pädiater, und Katharine Krom Merritt, 1886–, amerikanische Pädiaterin.

Diagn. Krit.: (1) Große Hämangiome mit Thrombosie-

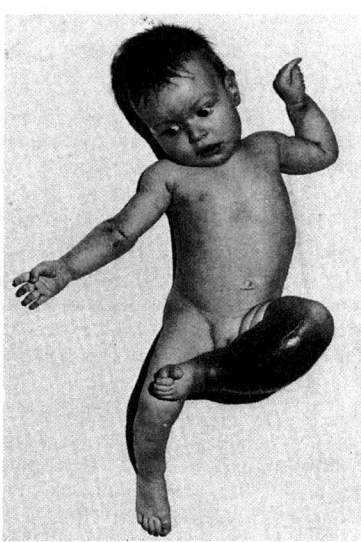

Kasabach-Merritt-Syndrom: Riesenhämangiom des Unterschenkels mit schwerer Thrombopenie und hämorrhagischer Diathese (Foto DOFONOS, Ffm.)

rung, begleitet von Thrombozytopenie mit hämorrhagischer Diathese. – (2) U.U. Zeichen von disseminierter intravasaler Gerinnung mit Verbrauchskoagulopathie (Faktorenmangel, erhöhte Fibrinspaltprodukte).
Ätiol.: Ursache der Hämangiome ist unbekannt.
Pathog.: Thrombotische Vorgänge in Hämangiomen führen zum Verbrauch von Thrombozyten und damit sekundär zu Blutungskomplikationen.
Bemerkungen: Regression der Hämangiome führt zur Rückbildung der hämorrhagischen Diathese. Therapeutisch kommen eine hochdosierte (5 mg/kg KG/d) Glukokortikoid-Therapie, Laser-Chirurgie, radiologisch interventionelle partielle Embolisierung oder auch eine Behandlung mit α-Interferon in Betracht. Die parallel ablaufende Fibrinolyse kann durch Fibrinolysehemmer (z.B. Tranexamsäure) beeinflußt werden. Bei schweren Blutungen Thrombozytentransfusion.
Lit.: Beardsley DS (1993) Platelet abnormalities in infancy and childhood. In: Nathan DG, Oski FA (eds) Hematology of infancy and childhood, 4th ed, Vol II. Saunders, Philadelphia, London, Toronto. – David TJ, Evans DIK, Stevens RF (1983) Haemangioma with thrombocytopenia (Kasabach-Merritt syndrome). Arch Dis Child 58: 1022. – Ezekowitz A, Mulliken J et al (1991) Interferon alpha therapy of haemangiomas in newborns and infants. Br J Haematol 79 (Suppl 1): 67. – Kasabach HH, Merritt KK (1940) Capillary hemangiom with extensive purpura. Report of a case. Am J Dis Child 59: 1063. – Shim WKT (1968) Hemangiomas of infancy complicated by thrombocytopenia. Am J Surg 116: 896.
G. Henze/JK

Kaschin-Beck-Syndrom: Kashin-Beck-Krankheit

Kashin-Beck-Krankheit
Syn.: Kaschin-Beck-Syndrom – Urow-Krankheit – Osteochondroarthrosis deformans endemica (Michailow) – Osteoarthrosis deformans endemica (Weljaminow) – Beck-Krankheit

Def.: Endemisch auftretende, deformierende Osteoarthrose. Ursprünglich als endemisch auftretende Erkrankung der Bewohner des Urow-Flußtals im Transbaikalgebiet beschrieben.
A.: Erstbeschreibung 1861 durch den russischen Arzt Nicolai Ivanovitch Kashin (oder »Kaschin«), 1825–1872, als »Gicht und Arthritis« und, genauer, 1902 durch das russische Arztehepaar Beck.
Diagn. Krit.: **(1)** Schleichender Beginn, oft um das 5. Lebensjahr, mit symmetrischer Steifigkeit und schmerzhafter Schwellung der Interphalangealgelenke, weniger häufig der Metakarpophalangeal- und Handgelenke. Röntgenologisch: Stadium I: unregelmäßige Begrenzung und vorzeitig fokaler Schluß der Epiphysenfugen; rückbildungsfähig bei Verlassen endemischer Gebiete. – **(2)** Stadium II: deformierende Osteoarthritis zahlreicher Gelenke mit zum Teil leicht schmerzhafter Bewegungseinschränkung. Beginnende Osteophytenbildung und Verkürzung der Röhrenknochen. – **(3)** Stadium III: Wachstumshemmung mit disproportioniertem Kleinwuchs mit symmetrischer Verkürzung von Fingern, Unterarmen und Unterschenkeln. Osteophytenbildung an großen und kleinen Gelenken mit Bewegungseinschränkung ohne Ankylose, insbesondere an Ellenbogen, Knien, Fußgelenken, seltener an Hüftgelenken. – **(4)** Gelegentlich Blockierung eines Gelenkes durch freie Gelenkkörper. Abflachung der Wirbelkörper mit Osteophytenbildung. – **(5)** Muskelschwäche. Affenartige Körperhaltung (erhebliche Lordose der Lendenwirbelsäule). – **(6)** Röntgenologisch: polytope symmetrische Osteochondroarthrosen, Gelenkdeformitäten, Hemmung des enchondralen Skelettwachstums.
Vorkommen in bewaldeten, feuchten, gebirgigen Gebieten Nordostsibiriens, Nordchinas und Nordkoreas, in südwestlicher Richtung bis nach Tibet.
Ätiol.: Umweltnoxen sind anzunehmen. In Diskussion sind: **1.** Mangel an bestimmten Radikalfängern wie Selen oder Vitamin E. – **2.** Chronische Vergiftung durch pilzbefallenes Getreide; bei Ersatz der befallenen Getreidearten durch importierte Nahrungsmittel sei die Häufigkeit der Krankheit zurückgegangen. Ein Mykotoxin aus »Fusarium roseum« soll bei Hühnern eine Dyschondroplasie der Tibiae bewirken. – **3.** Schädigende Wirkung von Huminsäuren des Trinkwassers auf den Gelenkknorpel. Huminsäuren und das o.g. Mykotoxin sollen hierbei als Carrier für freie Radikale wirken. Kinder, die in Endemiegebieten leben, haben eine geringere Glutathion-Peroxidase-Aktivität und eine verstärkte Lipidperoxidation; Radikalfänger wie Selen, Vitamin C und E sollen protektiv wirken.
Pathog.: Unbekannt. Histologisch Nekrosen der Chondrozyten an der Basis der Epiphysenfugen und der Gelenkknorpel. Obwohl familiäres Vorkommen beschrieben ist, dürften Umwelteinflüsse überwiegen.
Bemerkungen: In manchen Ortschaften sollen bis zu 80% der Bevölkerung befallen sein. Ähnlichkeit zu einer weiteren endemischen polyartikulären Osteoarthrose, der »Mseleni-Krankheit«, in Nord-Zululand.
Lit.: Beck (1906) Zur Frage der Osteoarthritis deformans endemica im Transbaikalgebiet. Mil Med Akad Diss, zitiert nach Goldstein und Nikiforov. – Ge K, Yang G (1993) The epidemiology of selenium deficiency in the etiological study of endemic diseases in China. Am J Clin Nutr 57 (Suppl 2): 259–263. – Goldstein D, Nikiforov P (1931) Über die sogenannte Kaschin-Beck' Krankheit. Fortschr Röntgenstr 43: 321–336. – Kashin NI (1861) Nachrichten über die Verbreitung des Kropfes und Kretinismus in den Grenzen des russischen Kaiserreiches. Mosk med Z 39–51, zitiert nach Goldstein und Nikiforov. – Nesterov AI (1964) The clinical course of Kashin-Beck disease. Arthr Rheum 7: 29–40. – Peng A, Yang C, Rui H, Li H (1992) Study on the pathogenetic factors of Kashin-Beck disease. J Toxicol Environ Health 35: 79–90. – Wilhelmi G (1993) Potentielle Einflüsse der Nahrung

samt Zusatzstoffen auf gesunde und arthrotische Gelenke. Z Rheumatol 52: 191–200. – Yang C, Wolf E, Roser K et al (1993) Selenium deficiency and fulvic acid supplementation induces fibrosis of cartilage and disturbs subchondral ossification in knee joints of mice: an animal model study of Kashin-Beck disease. Virchows Arch A Pathol Anat Histopathol 423: 483–491.
S. Klatt/GA

Kaspar-Hauser-Syndrom
(Sequenz)
Syn.: Syndrom einer sozialen Isolation – complexe d'abandon (fz)
Def.: Bezeichnung für die Folgen einer extremen Deprivation während der frühkindlichen Entwicklung mit gravierenden Defiziten in der emotionalen, sprachlichen und intellektuellen Kompetenz. »Kaspar-Hauser-Versuche«: ein Forschungsparadigma in der Ethologie, über sog. Attrappenversuche oder Aufzucht unter Erfahrungsentzug die Frage angeborenen oder erworbenen Verhaltens zu klären.
A.: Erstbeschreibung 1959 von A. Mitscherlich, Psychoanalytiker und Psychosomatiker, Frankfurt; eher sozialkritisch gemeinte Bezeichnung für ein Sozialisationsergebnis einer werte- und rollenverunsicherten Erziehung in der frühen Kindheit mit typischen soziokommunikativen und emotionalen Defiziten des heranwachsenden Kindes. Bezugnahme auf die historische Figur des Kaspar Hauser, der 1828 als 16jähriger Findling in Nürnberg auftauchte und vorgab, seit seiner frühesten Entwicklungszeit abgeschirmt ohne jegliche Sozialkontakte in einem dunklen Keller gefangengehalten worden zu sein; durch das Engagement des Juristen A. von Feuerbach weltweit diskutierter Fall für eine geistige Behinderung und Begrenzung infolge einer extremen Isolation. Historisch grausame Experimente, in denen über eine völlige Isolierung von Kindern ein Beleg für die nativistische Grundlage der menschlichen Sprache gesucht werden sollte (ägyptischer König Psammetichos im 7. Jh. v. Chr., Kaiser Friedrich II. im 13. Jh., König James IV. von Schottland im 15./16. Jh.). Parallelen zu natürlichen Beobachtungen an sog. »Wolfskindern«, d.h. Kindern, die früh in der Wildnis ausgesetzt und möglicherweise von Tieren aufgezogen wurden (z.B. der Fall »Victor«, intensiv untersucht und publiziert von J. M. G. Itard 1962).
Diagn. Krit.: (1) Prolongierte soziale Isolation mit fehlender interpersonaler, sprachlicher, emotionaler und wahrnehmungsmäßiger Anregung während früher Entwicklungsjahre. – (2) Massive Defizite in der intellektuellen, sprachlichen, emotionalen und sozialen Entwicklung. – (3) In der Regel sehr begrenzte Nachsozialisation zum Erwerb der Sprache, einfacher sozialer Spielregeln und intellektueller Kompetenzen; Beleg für frühe sensible Phasen. – (4) Meist vorzeitiger Tod dieser Kinder und Jugendlichen; auffällige Parallelen zum infantilen Hospitalismus bzw. Marasmus (vgl. »anaklitische Depression«).
Ätiol.: Extreme soziale Deprivation.
Pathog.: Fehlen einer zuverlässigen und schützenden Beziehung zu einer konstanten Fürsorgeperson während früher Entwicklungsphasen als notwendige Interaktionsbasis für die Individualentwicklung.
Lit.: Eibl/Eibesfeld I (1986) Die Biologie des menschlichen Verhaltens, 2. Aufl. Piper, München. – Grotstein JS (1982) The spectrum of aggression. Psa Inquiry 2: 193–211. – Itard JMG (1962) The wild boy of Aveyron. Appleton, New York. – Leonhard K (1970) Kaspar Hauser und die moderne Kenntnis des Hospitalismus. Confin Psychiat 13: 213–229. – Marx O (1972) Die Geschichte der Ansichten über die biologischen Grundlagen der Sprache. In: Lenneberg EH (Hrsg) Biologische Grundlagen der Sprache, S 541–574. Suhrkamp, Frankfurt. – Mitscherlich A (1959) Ödipus und Kaspar Hauser. Der Monat, Nr 25, Berlin.
H. P. Kapfhammer/DP

Kast-Syndrom: Maffucci-Syndrom
Katalepsie, biegsame: Flexibilitas cerea

Katarakt-Ichthyosis
Syn.: cataract and congenital ichthyosis (e)
Def.: Seltene, autosomal-rezessiv vererbte Kombination von Ichthyose und Katarakt.
Diagn. Krit.: (1) Angeborene ichthyosiforme Erythrodermie mit Bevorzugung der Beugen und des Gesichts. – (2) Taubheit. – (3) Katarakt. – (4) Myopathie. – (5) Lipidvakuolen in den Leukozyten, der Leber, der Epidermis und den gastrointestinalen Epithelien. – (6) Histologie: Akanthose, kompakte Orthohyperkeratose, Lipidvakuolen im Stratum basale und Stratum granulosum. – (7) Elektronenmikroskopische Untersuchung: Lipidvakuolen sind im Zytosol und in den Mitochondrien lokalisiert.
Ätiol.: Autosomal-rezessiv erblich.
Pathog.: Möglicherweise eine Störung des Fettsäuremetabolismus.
Bemerkungen: In den eosinophilen Leukozyten der heterozygoten Patienten, die keine klinische Manifestation aufweisen, sind vakuolige Lipidablagerungen nachweisbar.
Lit.: Pinkerton OG (1957) Cataract associated with congenital ichthyosis. AMA Arch Ophthalmol 60: 393–396. – Williams ML, Koch TK, McDonnell JJ et al (1984) Ichthyosis and neutral lipid storage disease. Am J Med Gen 20: 711–726.
McK: 212400
N. Y. Schürer/GB

Katarakt-Mikrokornea-Syndrom
Syn.: cataract-microcornea-syndrome (e)
Def.: Augenerkrankung mit den Merkmalen einer Mikrokornea und Entwicklung einer Katarakt.
A.: M. W. Friedemann, E. S. Wright. – Erstbeschreibung 1952.
Diagn. Krit.: (1) Mikrokornea. – (2) Früh auftretende Katarakt. – (3) Fakultativ als hinterer Polstar. – (4) Fakultativ Myopie.
Ätiol.: Autosomal-dominanter Vererbungsmodus.
Pathog.: Störung in der Ausbildung des vorderen Augensegments.
Bemerkungen: Salmon et al. berichten über das zusätzliche Auftreten einer Sklerokornea oder Peters-Anomalie bei Betroffenen einer Familie mit o.g. Syndrom. Einzelbeobachtungen weisen auch auf das zusätzliche Auftreten einer Myopie hin. Die Katarakt entwickelt sich postnatal. Bei nicht operierten Kindern fand sich ein hinterer Polstar. **(DD)** hereditäre Dysgenesien des vorderen Augenabschnittes – Peters-Anomalie.
Lit.: Friedmann MW, Wright ES (1952) Hereditary microcornea and cataract in 5 generations. Am J Ophthalmol 35: 1017–1021. – Green JS, Johnson GJ (1986) Congenital cataract with microcornea and Peters anomaly as expression of one autosomal dominant gene. Ophthalmol Paediat Genet 7: 187–194. – Khratova AV, Agatora MD (1991) Clinical characteristics and results of microsurgical treatment of bilateral congenital cata-

racts associated with microphthalmus. Vest Oftalmol 107: 32–35. – Mollica F, Li Volti S, Tomarchio S et al (1985) Autosomal dominant cataract and microcornea associated with myopia in a Sicilian family. Clin Genet 28: 42–46. – Polomeno RC, Cummings C (1979) Autosomal dominant cataracts and microcornea. Can J Ophthalmol 14: 227–229. – Salmon JF, Wallis CE, Murray ADN (1988) Variable expressivity of autosomal dominant microcornea with cataract. Arch Ophthalmol 106: 505–510. – Yamamoto Y, Hayasaka S, Setogawa T (1988) Family with aniridia, microcornea and spontaneously reabsorbed cataract. Arch Ophthalmol 106: 502–504.
McK: 116150
G. Rudolph/DP

Katzenauge-Syndrom: Cat-eye-Syndrom
Katzenkratzfieber: Katzenkratzkrankheit

Katzenkratzkrankheit

Syn.: Katzenkratzfieber – Katzenkratzlymphadenitis – cat scratch disease or fever (e) – benign inoculative lymphoreticulosis (e) – Sonderform: okuloglanduläres Syndrom (Parinaud-Konjunktivitis)
Def.: Meist gutartig verlaufende und spontan heilende durch Katzen übertragene bakterielle Infektionskrankheit beim Menschen mit bipolarem Hautlymphknoten – Primärkomplex oder schwere systemische Erkrankung mit Multiorganbefall (v.a. bei Immunsupprimierten).
A.: Erstbeschreibung des Krankheitsbildes 1935 durch Petzetakis sowie 1950 durch Debré et al. und Mollaret et al. unabhängig voneinander. – Erstbeschreibung des Erregers »Leptothrix« 1913 durch Verhoeff bei okulo-glandulärer Sonderform (Parinaud-Syndrom), 1983 AFIP Washington: Nachweis gramnegativer pleomorpher Bakterien im Lymphknoten, später auch in der Haut nach dem Institut Afipia felis benannt (Brenner et al.), 1993 Isolierung von Rochalimaea henselae bei Katzenkratzkrankheit entsprechenden Krankheitsbildern (Dolan et al.), zuvor Identifizierung von R. henselae bzw. quintanz bei bazillärer Angiomatose als opportunistischer Infektion bei HIV-Patienten (Welch et al.).
Diagn. Krit.: **(1)** Rötlich-bräunliches, manchmal furunkelähnliches Knötchen an der Inokulationsstelle (häufig an Armen und Händen) bei 50% der Patienten. Inkubationszeit der Primärläsion etwa 7–14 Tage. – **(2)** Regionäre Lymphadenitis mit druckdolenten Lymphknoten (oft alleiniges Krankheitszeichen). Häufigster Sitz: Hals, Achselhöhle oder Leistengegend. Auftreten 1–3 Wochen nach Primärläsion. Keine Lymphangitis. Lymphknoten können einschmelzen und nach außen durchbrechen. – **(3)** Allgemeinsymptome: Fieber, Kopf-, Muskel- und Gelenkschmerzen, Müdigkeit, Appetitlosigkeit. – **(4)** Unspezifische kutane Begleitreaktionen (selten): makulo-papulöse, nodöse oder multiforme Exantheme. – **(5)** Epidemiologie: weltweite Verbreitung, Inzidenzgipfel im Spätherbst und in den Wintermonaten, vorwiegend Kinder und Erwachsene unter 20 Jahren. – **(6)** Ektopische und atypische Verlaufsformen: Mund- und Rachenbeteiligung mit akuter Tonsillitis und Fieber, Halslymphknotenschwellung und gelegentlich Retropharyngeal- und Peritonsillarabszessen. Konjunktivale (okulo-glanduläre) Form (Parinaud-Syndrom): einseitige (follikuläre) Konjunktivitis und indolente ipsilaterale präaurikuläre Lymphadenitis und Fieber. Mesenteriale Form: Adenitis mesenterica, granulomatöse abszedierende Hepatitis und Splenitis. Thorakale Form: mediastinale Lymphknotenschwellung. – **(7)** Komplikationen: Enzephalitis, Enzephalomyelitis, Neuritis, Neuroretinitis mit akuter Amaurose, Pneumonie, Splenomegalie, osteolytische Veränderungen, Thyreoiditis, Glomerulonephritis, generalisierte Lymphknotenschwellungen. – **(8)** Histologie (Primärläsion und Lymphknoten): fokale Nekrosen mit neutrophilen Abszessen und umgebender granulomatöser Reaktion. Später tuberkuloide Granulome mit sternförmiger verkäsender Nekrose. – **(9)** Whartin-Starry-Silberimprägnierung und Gewebs-Gram-Färbung nach Brown-Hopps: pleomorphe, kommaförmige bis kokkoide gramnegative Bakterienhaufen. – **(10)** Kulturverfahren. R. henselae zeigt gutes Wachstum auf anaeroben Blutagar- und Schokoladeplatten: kleine, nicht-hämolytische, rauhe, trockene, gelbe bis graue Kolonien (Dolan et al.). – **(11)** Indirekter Immunfluoreszenzantikörpertest (Regnery et al.). – **(12)** Identifikation von R. henselae mittels DNA-Sequenzanalysen (PCR). – **(13)** Intrakutantest (Mollaret-Probe): heute obsolet wegen kommerziell nicht erhältlichen Antigens und der aktuellen Zurückhaltung bei der Anwendung von Humanpräparaten.
Ätiol.: Gramnegatives, pleomorphes, teils gerades, teils gekrümmtes, schlankes, monotrich begeißeltes Stäbchenbakterium (der Genus Afipia bzw. Rochalimaea zugeordnet, welche sich genomisch unterscheiden).
Pathog.: Infektion mit kutan-lymphonodärem Primärkomplex durch exogene Inokulation, insbesondere durch Katzenkratz- oder -bißverletzungen, aber auch durch Floh- und Zeckenstich möglich. Natürliches Erregerreservoir der Bakterien vermutlich im Oberflächenwasser (typischer Feucht- und Pfützenkeim).
Bemerkungen: Als therapeutisch am wirksamsten haben sich Rifampizin, Ciprofloxacin, Trimethoprim-Sulfamefloxazol bei oraler und Gentamycin bei intramuskulärer oder -venöser Gabe erwiesen. Aminoglykoside und Cephalosporine der ersten Generation nicht immer wirksam. Bei HIV-Patienten mit bazillärer Angiomatose Erythromycin und/oder Doxycyclin empfohlen.
Lit.: Brenner DJ, Hollis DG, Moss CW et al (1991) Proposal of Afipia gen. nov., with Afipia felis sp. nov. (formerly the cat scratch disease bacillus). J Clin Microbiol 29: 2450–2460. – Debré R, Lamy M, Jammet ML et al (1950) Le maladie des griffes de chat. Bull med Soc Hôp Paris 66: 76–79. – Dolan MJ, Wong MT, Regnery RL et al (1993) Syndrome of Rochalimaea henselae adenitis suggesting cat scratch disease. Ann Intern Med 118: 331–336. – Gerber MA, MacAlister TJ, Ballow M et al (1985) The aetiological agent of cat scratch disease. Lancet I: 1236–1239. – Mollaret P, Reilly J, Bastin R, Tournier P (1950) Sur une adénopathie régionale subaiguë et spontanément curable, avec intradermo-réaction et lésions ganglionnaires particulières. Bull méd Soc Hôp Paris 66: 424–449. – Petzetakis M (1935) Monoadénite subaiguë multiple de nature inconnue. Soc méd Athènes, Sitzg v 16. 3. 1935, S 229. – Plettenberg A, Tronnier M, Kreusch J et al (1995) Bazilläre Angiomatose. Hautarzt 46: 39–43. – Wear DJ, Margileth AM, Hadfield TL et al (1983) Cat scratch disease: A bacterial infection. Science 221: 1403–1405. – Welch DF, Pickett DA, Slater LN et al (1992) Rochalimaea henselae sp. nov., a cause of septicemia, bacillary angiomatosis, and parenchymal bacillary peliosis. J Clin Microbiol 30: 275–280.
S. Hödl/GB

Katzenkratzlymphadenitis: Katzenkratzkrankheit
Katzenschrei-Syndrom: Chromosom 5p⁻ Syndrom
Kauda-Konus-Syndrom: Cauda(-equina)-Symptomatik
Kauda-Syndrom: Cauda(-equina)-Symptomatik
Kaufman-McKusick-Syndrom: McKusick-Kaufman-Syndrom
Kaufmann-Syndrom: Achondroplasie
Kaufman-Syndrom: okulo-zerebro-faziales Syndrom

Kaveggia-Syndrom

Syn.: Neuhäuser-Kaveggia-Syndrom – BD syndrome (e)
Def.: Möglicherweise eigenständiges Syndrom aus schwerster geistiger Retardierung, spastischer Bewegungsstörung mit athetotischer Komponente, Minderwuchs und charakteristischen fazialen Dysmorphien.
A.: Erstbeschreibung 1975 durch Elisabeth G. Kaveggia, amerikanische Kinderärztin, Gerhard Neuhäuser, 1936–, Neuropädiater, Gießen, und John Marius Opitz, 1935–, Pädiater und Humangenetiker, Helena/Montana.
Diagn. Krit.: (1) Erhebliche Mikro-Brachyzephalie. – (2) Faziale Dysmorphien: Hypertelorismus, Mittelgesichtshypoplasie mit prominenter Stirn und relativer Progenie, inkompletter medianer Spaltbildung der Mandibula mit tastbarer Vertiefung in der Mittellinie sowie Weitstand oder Fehlen der mittleren unteren Schneidezähne; dysmorphe Ohrmuscheln. Fakultativ: Iriskolobom, exzentrische Pupillen, Fistelbildung im Bereich des Nasenrückens, Präaurikularanhängsel. – (3) Ausgeprägter Minderwuchs (etwa –6 Standardabweichungen). – (4) Spastische Bewegungsstörung mit hypoton-athetotischer Komponente. – (5) Schwerste geistige Behinderung, gelegentlich Krampfanfälle. – (6) Relativ breite Daumen- und Fingerendglieder. – (7) Akzessorische Mamillen. – (8) Abnorme Dermatoglyphen.
Ätiol.: Unklar. Denkbar autosomal-rezessiver Erbgang, autosomal-dominante Neumutation oder auch an das X-Chromosom gebundene dominante Mutation, die im hemizygoten Zustand (bei männlichen Patienten) als Letalfaktor wirken könnte.
Pathog.: Ungeklärt.
Bemerkungen: Als klinische Einheit bisher nur aufgrund von 2 Beobachtungen definiert. Weitere Fälle werden die Frage der Entität entscheiden und zur Kenntnis der Variationsbreite des Syndroms beitragen. Die ursprünglich von den Erstbeschreibern gewählte Bezeichnung »BD syndrome« sollte zugunsten »Kaveggia-Syndrom« aufgegeben werden, weil Dr. Elisabeth G. Kaveggia als erste auf eine Identität der Krankheitsbilder bei beiden Patientinnen hingewiesen hat.
Lit.: Neuhäuser G, Kaveggia EG, Opitz JM (1975) Studies of malformation syndromes of man XXXVIII: The BD syndrome. A „new" multiple congenital anomalies/mental retardation syndrome with athetoid cerebral palsy. Z Kinderheilk 120: 191–198.
P. Meinecke/AS

Kavumatresie, partielle: Uterussynechien, traumatische
Kawasaki-Fieber: Kawasaki-Syndrom
Kawasaki-Krankheit: Kawasaki-Syndrom

Kawasaki-Syndrom

Syn.: mukokutanes Lymphknotensyndrom – Kawasaki-Krankheit – Kawasaki-Fieber
Def.: Wahrscheinlich immunologisch vermittelte, vorwiegend im Kindesalter auftretende, diffuse Vaskulitis, die klinisch durch hohes Fieber, vergrößerte Halslymphknoten, Haut- und Schleimhautbefall gekennzeichnet ist und in 15–25% der Fälle durch Hinzutreten einer Myokarditis und Koronariitis mit konsekutiver Thrombus- und Aneurysmabildung in den Koronargefäßen kompliziert wird.
A.: Tomikasu Kawasaki, japanischer Pädiater. – Erstbeschreibung 1967.
Diagn. Krit.: (1) Hauptsymptome: hohes Fieber von über fünftägiger Dauer im Kindesalter. Vergrößerung zervikaler Lymphknoten. Konjunktivitis, Gingivitis, Rhinitis und Lacklippen. Polymorphes stammbetontes Exanthem mit Palmar- und Plantarerythem und späterer Desquamation der Haut im Bereich der Fingerbeeren und Handflächen. – (2) Begleitsymptome: Beteiligung des ZNS (Meningismus, Liquorpleozytose), der Nieren (Leukozyturie, Proteinurie), Arthralgien, Enteritis, Hepatitis mit leichtem Ikterus, Myokarditis und Perikarditis. Gefürchtet ist die Koronariitis, die zu Thrombosen und Aneurysmenbildungen der Koronararterien führt, sich meist zurückbildet, aber auch nach Jahren zum Tod führen kann. – (3) Laborbefunde: Leukozytose mit Linksverschiebung; Anämie; oft Thrombozytosen mit Werten über $10^6/mm^3$ und Erhöhung der Serumtransaminasen.
Ätiol.: Ein Erreger bzw. ein Immunmechanismus konnte bisher nicht eindeutig nachgewiesen werden. Man vermutet, daß die Krankheit durch ein (mikrobielles?) Toxin hervorgerufen wird, das als »Superantigen« wirkt.
Pathog.: Unbekannt.
Bemerkungen: Der Krankheitsverlauf ist im allgemeinen gutartig, jedoch muß aufgrund der Beteiligung der Koronargefäße mit einer Letalität von 1–2% gerechnet werden.
Lit.: Dajani AS, Taubert KA, Gerber MA et al (1993) Diagnosis and therapy of Kawasaki disease in children. Circulation 87: 1776–1780. – Kawasaki T (1967) Acute febrile mucocutaneous syndrome with lymphoid involvement with specific desquamation of the finger and toes in children. Jap J Allerg 16: 178. – Nadel S, Levin M (1993) Kawasaki disease. Curr Opin Pediatr 5: 29–34. – Shaukat N, Ashraf S, Mebewu A et al (1993) Myocardial infarction in a young adult due to Kawasaki disease. A case report and review of the late cardiological sequelae of Kawasaki disease. Int J Cardiol 39: 222–226. – Wortman DW (1992) Kawasaki syndrome. Semin Dermatol 11: 37–47.
S. Wieshammer; H. Daus/GA

KBG-Syndrom

Syn.: Herrmann-Pallister-Syndrom
Def.: Wahrscheinlich autosomal-dominantes Fehlbildungs- und Dysmorphie-Syndrom mit der Trias Minderwuchs, geistige Behinderung und Skelettanomalien.
A.: Jürgen Herrmann, 1941–, Philip D. Pallister, W. Tiddy und John Marius Opitz, 1935–, Humangenetiker und Kinderärzte, Madison und Helena, USA, beschrieben das Syndrom 1975 anhand von zwei Familien, auf deren Anfangsbuchstaben »KBG« die Originalbezeichnung zurückgeht.
Diagn. Krit.: (1) Leichte bis mäßige geistige Retardierung. – (2) Geringer Minderwuchs. – (3) Skelettanomalien: **a)** Brachyzephalus, »Parietalhöcker«, runder Gesichtsschädel; **b)** Wirbelanomalien mit irregulären Deck- und Grundplatten, auch Blockwirbel, Halsrippen; **c)** kleine Hände und Füße, Brachyphalangie, Plattfüße. Inkonstant: Hypoplasien und Epiphysenstörungen an den Phalangen, evtl. kurzer Oberschenkelhals. – (4) Dysmorphiemuster: **a)** Vierfingerfurchen und/oder distaler palmarer Triradius; **b)** okulärer Hypertelorismus (Telekanthus); **c)** breite Augenbrauen; **d)** Makrodontie, v.a. der oberen Schneidezähne, teils auch der übrigen Oberkieferzähne; inkonstante Oligodontie (Fehlen der zweiten oberen Schneidezähne), Mikrodontie der Unterkieferzähne, Zahnstellungsanomalien und Schmelzhypoplasien; **e)** breite Stirn, Blepharophimose, relativ breite Nase mit schmaler Nasenwurzel; tiefer Haaransatz in Stirn und Nacken, geringgradige mongoloide Lidachse.
Ätiol.: Wahrscheinlich autosomal-dominantes Leiden mit variabler Expressivität.
Pathog.: Unbekannt.

Bemerkungen: Bisher nur selten beschrieben (14 Patienten mit dem vollständigen Erscheinungsbild in fünf Familien) und schlecht definiert. Offenbar keine wesentliche Einschränkung der Lebenserwartung. Sekundär erhebliche Komplikationen durch Skelettanomalien.

Lit.: Fryns JP, Haspelagh H (1984) Mental retardation, short stature, minor skeletal anomalies, craniofacial dysmorphism and macrodontia in two sisters and their mother: another variant example of the KBG syndrome? Clin Genet 26: 69–72. – Herrmann J, Pallister PD, Tiddy W, Opitz JM (1975) The KBG syndrome – a syndrome of short stature, characteristic facies, mental retardation, macrodontia and skeletal anomalies. Birth Def Orig Art Ser XI(5): 7–18. – Parloir C, Fryns JP, Deroover J et al (1977) Short stature, craniofacial dysmorphism, and dento-skeletal abnormalities in a large kindred: a variant of KBG syndrome or a new mental retardation syndrome? Clin Genet 12: 263–266.

McK: 148050

L. Pelz/AS

Kearns-Sayre-Syndrom

Syn.: Kearns-Syndrom – Ophthalmoplegia plus – oculo-craniosomatic-neuromuscular disease (e)

Def.: Klinische Sonderform der myopathischen Ophthalmoplegia externa mit Pigmentdegeneration der Netzhaut und Reizleitungsstörungen des Herzens.

A.: Erstbeschreibung 1958 durch Thomas P. Kearns und George P. Sayre gemeinsam. Zuvor schon ist durch mehrere andere Autoren die Kombination von Ophthalmoplegie und Pigmentdegeneration beschrieben worden (Barnard und Scholz, 1944; Chamlin und Billet, 1950; Erdbrink, 1957, u.a.). – Sandifer berichtete 1946 über Ophthalmoplegie und Kardiomyopathie.

Diagn. Krit.: Hauptsymptome: **(1)** Progressive externe Ophthalmoplegie (meist mit Ptose beginnend). – **(2)** Progressive tapetoretinale Degeneration (im fortgeschrittenen Stadium Elektroretinogramm ausgelöscht). – **(3)** Progressive kardiale Reizleitungsstörungen (bis totaler AV-Block, zum Teil Exitus an Adams-Stokes-Anfällen). – **(4)** Beginn vor Pubertät. Häufige Begleitsymptome/Befunde: zerebelläres Syndrom mit Ataxie und Dysarthrie, Schwerhörigkeit, Kleinwuchs, Diabetes mellitus, geistiger Entwicklungsrückstand, Hypogonadismus. Liquoreiweiß erhöht (meist > 100 mg%). Neuroradiologie: typisch Basalganglien-Verkalkung, spongiöse weiße Substanz.

Ätiol.: Gilt als Prototyp einer mitochondrialen Enzephalomyopathie. In der Regel ausgedehnte Deletionen – selten Insertionen – der mt DNA beim Probanden (nicht bei Müttern). Sporadisches Vorkommen (? somatische Mutation). Muskelbioptisch: mitochondriale Myopathie (»ragged red fibres«), ultrastrukturell abnorme Mitochondrien.

Lit.: Kearns TP, Sayre GP (1958) Retinitis pigmentosa, external ophthalmoplegia and complete heart block. Arch Ophthal 60: 280–289. Kearns TP (1965) External ophthalmoplegia pigmentary degeneration of the retina, and cardiomyopathy: A newly recognized syndrome. Trans Amer ophthal Soc 63: 559–625. – Morales CT, DiMauro S, Zeviani M et al (1989) Mitochondrial DNA deletion in progressive external Ophthalmoplegia and Kearns-Sayre syndrome. N Engl J Med 320: 1293–1299. – Yamamoto M, Clemens P, Engel AG (1991) Mitochondrial DNA deletions in mitochondrial cytopathies: Observations in 19 patients. Neurology 41: 1822–1828.

McK: 530000

E. Boltshauser/AS

Kearns-Syndrom: Kearns-Sayre-Syndrom
Kehrer-Adie-Syndrom: Adie-Pupillotonie

Keilbein-Symptomatik

Def.: Oberbegriff für Symptomenkonstellation bei raumfordernden Prozessen im Bereich des Keilbeins und der vorderen Schädelgrube.

Diagn. Krit.: **(1)** Mehr oder weniger gleichförmige generalisierte Empfindlichkeitsreduktion mit zusätzlichen tieferen relativen und absoluten lokalisierten Defekten (Lachenmayr, 1993). – **(2)** Fortschreitende deszendierende Optikusatrophie. – **(3)** Exophthalmus (einseitig, nicht pulsierend). – **(4)** Gelegentlich Okulomotorius- und Fazialisparese. – **(5)** Andere neurologische Ausfälle, Sensibilitätsstörungen, Paresen, Reflexdifferenzen, Pyramidenzeichen, Frontalhirn-Syndrom. – **(6)** Kopfschmerz (oft herdseitig).

Ätiol.: Tumoröse intrazerebrale, insbes. meningeomatöse Neubildungen, entzündliche Prozesse des Knochens oder der Hirnhäute, Hyperostosen, zystische oder sklerosierende Arachnitis. Druckeinwirkungen auf den N. opticus und den Bulbus oculi sowie allgemeine Hirndrucksteigerung.

Pathog.: Lokaler Prozeß im Bereich des Keilbeins bzw. der vorderen Schädelgrube.

Lit.: Lachenmayr B (1993) Der topodiagnostische Wert von Gesichtsfeldbefunden. In: Lund OE, Waubke TN (Hrsg) Neuroophthalmologie, S 112–127. Enke, Stuttgart.

W. Paulus/DP

Keller-Syndrom: FG-Syndrom
Kennedy-Stefanis syndrome (e): Muskelatrophie, bulbospinale, Typ Kennedy

Kennedy-Symptomatik

Syn.: (Foster-)Kennedy-Syndrom – Gowers-Paton-Kennedy syndrome (e)

Def.: Charakteristischer ophthalmo-neurologischer Symptomenkomplex, der als Folge von raumfordernden Prozessen im Bereich der vorderen Schädelgrube und des Frontalhirns entsteht.

A.: Foster Kennedy, 1884–1952, Neurologe, New York. – Erstbeschreibung der Symptome durch Schultz//Zehden 1905, durch Kennedy 1911 und durch Uhthoff 1915.

Diagn. Krit.: **(1)** Optikusatrophie auf der Tumorseite: Sehstörungen bis zur Erblindung. – **(2)** Stauungspapille auf der Gegenseite. – **(3)** Zuweilen auch Riechstörungen (Hyp-, An- oder Dysosmie). – **(4)** Psychisch und neurologisch: Frontalhirnsymptomatik. – **(5)** Sequenz heute selten durch frühzeitigere Diagnostik von interkraniellen Raumforderungen durch CT und MR.

Ätiol.: Tumoren der basalen Stirnhirnregion bzw. der vorderen Schädelgrube mit speziellen Druckwirkungen, aber auch andersartige raumfordernde Prozesse (supraselläre Tumoren, Meningiome der Olfaktoriusgrube, Abszesse).

Pathog.: Läsion des N. opticus.

Lit.: Gelwan MJ, Seidman M, Kupersmith MJ (1988) Pseudo-pseudo-Foster Kennedy syndrome. J clin Neuro Ophth 8: 49–52. – Kennedy F (1911) Retrobulbar neuritis as an exact diagnostic sign of certain tumors and abscesses in the frontal lobes. Am J med Sci 142: 355–368. – Schultz//Zehden P (1905) Ein Beitrag zur Kenntnis der Genese einseitiger Stauungspapille. Klin

Mbl Augenheilk, Stuttgart 43/II: 153–156. – Uhthoff W (1915) Augensymptome bei Großhirntumoren. Graefe-Sämisch, Handb Augenheilk, Bd 11: 1143.

W. Paulus/DP

Kennedy-Syndrom II: Muskelatrophie, bulbospinale, Typ Kennedy
Kenny-Caffey-Syndrom: tubuläre Stenose mit Hypokalzämie
Kenny-Linarelli-Syndrom: tubuläre Stenose mit Hypokalzämie
Kenny-Syndrom: tubuläre Stenose mit Hypokalzämie
keratitis-ichthyosis-deafness-syndrome (e): Erythrokeratodermia progressiva Typ Burns

Keratitis interstitialis Cogan

Syn.: Cogan-Syndrom – keratitis, nonsyphilitic interstitial (e)
Def.: Nichtsyphilitische interstitielle Keratitis mit Ausfällen des N. stato-acusticus.
A.: Erstbeschreibung 1945 durch David Glendening Cogan, 1908–1993.
Diagn. Krit.: (1) Keratitis interstitialis meist beider Augen mit unterschiedlicher Visusverschlechterung. – (2) Peripherer vestibulärer Schwindel mit Nystagmus und evtl. Stand- und Gangataxie. – (3) Tinnitus. – (4) Hypakusis. – (5) Gleichzeitiges oder rasch aufeinanderfolgendes Einsetzen der Symptome ist typisch. – (6) Ablauf der Keratitis häufig rezidivierend, die Hörstörung führt zu irreparabler Taubheit (Therapie: sofortige Cortison-Behandlung). Meist sind junge Erwachsene betroffen (mittleres Alter: 29 Jahre). Haynes und Mitarbeiter (1980) unterscheiden zwischen typischem (Keratitis, Ménière-artige Attacken) und untypischem Cogan-Syndrom (vestibuloauditorische Dysfunktion, andere entzündliche Augenerkrankungen außer interstitieller Keratitis, überlappende rheumatologische Syndrome). 50% von 79 Patienten wiesen neurologische Symptome wie Polyneuropathie, ischämische Insulte, Anfälle, Koma, Psychosen, Kopfschmerzen, EEG- oder Liquorveränderungen auf (Bicknell und Holland, 1978). Bei ¾ der Patienten fand sich eine erhöhte BKS sowie Leukozytose (Vollertson und Mitarbeiter, 1986).
Ätiol.: Vermutlich Autoimmunerkrankung.
Pathog.: Unbekannt.
Lit.: Bicknell JM, Holland JV (1978) Neurologic manifestation of Cogan syndrome. Neurology 28: 178–281. – Cogan DG (1945) Syndrome of nonsyphilitic interstitial keratitis and vestibuloauditory symptoms. Arch Ophthalmol 33: 144–149. – Cogan DG (1949) Nonsyphilitic interstitial keratitis with vestibuloauditory symptoms. Report of four additional cases. Arch Ophthalmol 42: 42–49. – Haynes BF, Kaiser-Kupfer MI, Mason P, Fauci AS (1980) Cogan Syndrome: Studies in thirteen patients, long-term follow-up, and a review of the literature. Medicine 59: 426–441. – Vollertson RS, McDonald TJ, Younge BR et al (1986) Cogan's Syndrome: 18 cases and a review of the literature. Mayo Clin Proc 61: 344–361.

W. Paulus; D. G. Cogan/DP

keratitis, nonsyphilitic interstitial (e): Keratitis interstitialis Cogan
Keratitis punctata superficialis: Thygeson-Komplex
Keratitis rubra figurata (Rille): Erythrokeratodermia figurata variabilis Mendes Da Costa
Keratoderma climactericum: Keratodermia climacterica (Haxthausen)

Keratodermia climacterica (Haxthausen)

Syn.: Haxthausen-Hyperkeratose – Haxthausen's disease (e) – Keratoderma climactericum
Def.: Im Klimakterium auftretende Palmoplantarkeratose.
A.: Erstbeschreibung 1934 durch Holger Haxthausen, 1892–1959, Dermatologe, Kopenhagen.
Diagn. Krit.: (1) Symmetrische, überwiegend fleckförmig umschriebene, seltener diffuse Hyperkeratosen zunächst an den Fußsohlen und später an den Handinnenflächen, insbesondere über mechanisch belasteten Arealen (Ferse und Vorfuß). – (2) Zuweilen auch gering ausgeprägte Keratosen an den Knien. – (3) Beginn der Hautveränderungen zur Zeit der Menopause, nicht selten bei übergewichtigen Frauen. – (4) Oft langwieriger Verlauf.
Ätiol.: Nicht-hereditäre palmoplantare Keratose. Vermutet wurde ein Zusammenhang mit der endokrinen Umstellung des Klimakteriums.
Lit.: Deschamps P, Leroy D, Pedailles S, Mandard JC (1986) Keratoderma climactericum (Haxthausen's disease): clinical signs, laboratory findings and etretinate treatment in 10 patients. Dermatologica 172: 258–262. – Haxthausen H (1934) Keratoderma climactericum. Brit J Derm 46: 161–167.

L. Weber/GB

Keratodermia palmaris et plantaris mit Trommelschlegelfingern und Knochenhypertrophien: Keratodermia palmo-plantaris diffusa Bureau-Barrière-Thomas

Keratodermia palmo-plantaris diffusa Bureau-Barrière-Thomas

Syn.: Keratodermia palmaris et plantaris mit Trommelschlegelfingern und Knochenhypertrophien – Bureau-Barrière-Syndrom II
Def.: Autosomal-rezessiv erblicher Typ einer diffusen Palmoplantarkeratose mit Trommelschlegelfingern und Hyperostosen.
A.: Erstbeschreibung 1959 durch den französischen Dermatologen Yves Bureau und Mitarbeiter.
Diagn. Krit.: (1) Erkrankungsbeginn in früher Kindheit. – (2) Diffuse symmetrische Palmoplantarkeratose mit scharfer Begrenzung gegen die gesunde Haut. – (3) Keine Transgredienz auf die Streckseite der Akren. – (4) Allgemeine Hyperhidrose mit besonderer Ausprägung an Hand- und Fußflächen. – (5) Trommelschlegelfinger und -zehen, Uhrglasnägel. – (6) Hyperostose der langen Röhrenknochen.
Ätiol.: Autosomal-rezessiv erbliche Verhornungsstörung.
Pathog.: Unbekannt.
Bemerkungen: Abzugrenzen von der Pachydermoperiostose Touraine-Solente-Golé. Eigenständigkeit nicht sicher, da Trommelschlegelfinger und Uhrglasnägel auch bei anderen Palmoplantarkeratosen vorkommen. Beziehungen zu dem als Fischer-Syndrom beschriebenen Krankheitsbild.
Lit.: Bureau Y, Barrière H, Thomas M (1959) Hippocratisme digital congénital avec hyperkératose palmo-plantaire et troubles osseux. Ann Dermatol Venereol 86: 611–622. – Rauch HJ, Neumayer K (1981) Bureau-Barrière-Thomas-Syndrom. Z Hautkr 56: 102–108.

W. Küster/GB

Keratodermia palmo-plantaris diffusa Clarke-Howel//Evans-McConnell

Syn.: Keratosis palmo-plantaris mit Ösophaguskarzinom – Clarke(-Howel//Evans-McConnell)-Syndrom

Keratodermia palmo-plantaris diffusa Papillon-Lefèvre

Def.: Autosomal-dominant erblicher Typ einer Palmoplantarkeratose mit Ösophaguskarzinom.
A.: C. A. Clarke, A. W. Howel/Evans, R. B. McConnell, britische Ärzte. – Erstbeschreibung 1957.
Diagn. Krit.: **(1)** Erkrankungsbeginn im 2. Lebensjahrzehnt. – **(2)** Symmetrische diffuse Palmoplantarkeratose ohne Transgredienz. – **(3)** Hyperhidrose. – **(4)** Im späteren Erwachsenenalter bei der Mehrzahl der Patienten Entwicklung eines Plattenepithelkarzinoms meist im unteren Drittel des Ösophagus (durchschnittliches Sterbealter 45 Jahre). – **(5)** Besserung der Keratose nach Operation des Karzinoms.
Ätiol.: Autosomal-dominant erbliche Verhornungsstörung.
Pathog.: Unbekannt.
Lit.: Clarke CA, Howel/Evans AW, McConnell RB (1957) Carcinoma of oesophagus associated with tylosis. Br Med J 1: 945. – O'Mahony MY, Hellier M, Huddy P, Ellis JP, Mann R (1984) Familial tylosis and carcinoma of the oesophagus. J Roy Soc Med 77: 514–517.
McK: 148500
W. Küster/GB

Keratodermia palmo-plantaris diffusa Papillon-Lefèvre

Syn.: Keratosis palmo-plantaris mit Periodontopathie – Papillon-Lefèvre-Syndrom
Def.: Autosomal-rezessiv erblicher Typ einer Palmoplantarkeratose mit schwerer Parodontitis.
A.: M. M. Papillon, Paul Lefèvre, französische Dermatologen. – Erstbeschreibung 1924.
Diagn. Krit.: **(1)** Erkrankungsbeginn meist in den ersten Lebensjahren, die Keratose besteht teilweise jedoch bereits bei Geburt. – **(2)** Symmetrische, diffuse erythematosquamöse Palmoplantarkeratose mit scharfer Begrenzung. – **(3)** Übergreifen der Keratose auf Hand- und Fußrücken, Ferse und Knöchel. – **(4)** Psoriasiforme Hyperkeratosen an Ellenbogen und Knien. – **(5)** Palmoplantare Hyperhidrose. – **(6)** Nagelveränderungen: Dystrophien, Verformungen, Verfärbungen. – **(7)** Nach normalem Milchzahndurchbruch frühzeitige Entwicklung von schwerer, sehr rasch progredienter Parodontitis gefolgt von Zahnlockerung und vorzeitigem Zahnausfall. – **(8)** Abklingen der Entzündungsvorgänge nach Ausfall der Milchzähne im Vorschulalter bei Weiterbestehen der Keratose. – **(9)** Nach Durchbruch des permanenten Gebisses erneutes Auftreten schwerster Parodontitis, Zahnlockerung und Zahnausfall. Gelegentlich Erhaltung der 3. Molaren. – **(10)** Gehäufte bakterielle Infekte (verschiedene immunologische Defekte beschrieben). – **(11)** Fakultativ oder zufällig assoziierte Symptome: intrakranielle Verkalkungen, Osteoporose, verzögerte Knochenreifung, Minderbegabung, Innenohrschwerhörigkeit, Kampto- und Klinodaktylie, malignes Melanom.
Ätiol.: Autosomal-rezessiv erbliche Störung.
Pathog.: Unbekannt.
Bemerkungen: Durch systemische Retinoidtherapie (Acitretin) Abheilen der Keratosen. Gingivitis und Parodontitis in der Regel nicht mit Antibiotika beherrschbar, die hochgradige Infektion der parodontalen Taschen mit Actinobacillus actinomycetemcomitans spiegelt ein stark erhöhter spezifischer Antikörpertiter im Blutserum. Die Abgrenzung eines Untertyps des Papillon-Lefèvre-Syndroms mit schwererer Verlaufsform sowie mit Arachnodaktylie und Akroosteolysen erscheint nicht zwingend (McKusick 246010).
Lit.: Bergman R, Friedman-Birnbaum (1988) Papillon-Lefèvre syndrome: a study of the long-term clinical course of recurrent pyogenic infections and the effects of etretinate treatment. Br J Dermatol 119: 731–736. – Bimstein E, Lustmann J, Sela MN et al (1990) Periodontitis associated with Papillon-Lefèvre syndrome. J Periodontol 61: 373–377. – Haneke E (1979) The Papillon-Lefèvre syndrome: Keratosis palmoplantaris with periodontopathy. Hum Genet 51: 1–35. – Papillon MM, Lefèvre P (1924) Deux cas de kératodermie palmaire et plantaire symétrique familiale (maladie de Meleda) chez le frère et la soeur. Coexistence dans les deux cas d'altérations dentaires graves. Bull Soc Fr Dermat Venereol 31: 82–87. – Revuz J, Puissant A (1988) Papillon-Lefèvre syndrome. Arch Dermatol 124: 533–539.
McK: 245000
W. Küster/GB

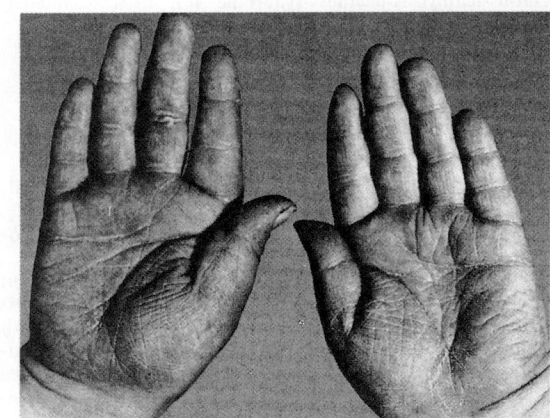

a

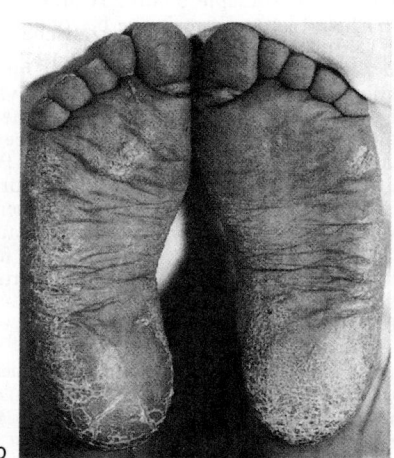

b

c

Keratodermia palmo-plantaris diffusa Papillon-Lefèvre: a) und b) Keratosis palmo-plantaris, c) schwere hypertrophische Parodontitis (Beob. Jansen und Dekker)

Keratodermia palmo-plantaris mutilans Vohwinkel

Syn.: Keratoma hereditarium mutilans – Vohwinkel-Syndrom – Nockemann-Syndrom – mutilating keratoderma (e)
Def.: Autosomal-dominant erblicher Typ einer diffusen, transgredienten Palmoplantarkeratose mit Schnürfurchen, Mutilationen und Taubheit.
A.: Karl Hermann Vohwinkel, 1900–, deutscher Dermatologe. – Erstbeschreibung 1929.
Diagn. Krit.: **(1)** Erkrankungsbeginn in früher Kindheit. – **(2)** Langsame Entwicklung einer diffusen, hyperhidrotischen Palmoplantarkeratose in symmetrischer Ausprägung mit grübchenförmigen Einsenkungen. – **(3)** Transgredienz der Verhornungsstörung auf Hand- und Fußrücken, Ellenbogen und Knie, teils in Form warzenartiger Hyperkeratosen. – **(4)** Entwicklung herdförmiger Hyperkeratosen an mechanisch belasteter Haut. – **(5)** Im Verlaufe von Jahren allmählich Ausbildung von schmerzlosen, keratotischen Schnürfurchen an der Basis der Mittel- und Endgelenke von Fingern und Zehen; spontane Amputationen von Fingern oder Zehen im Bereich der Schnürfurchen. – **(6)** Innenohrschwerhörigkeit mit sekundärer Sprachstörung.
Ätiol.: Autosomal-dominant vererbte Verhornungsstörung.
Pathog.: Unbekannt.
Bemerkungen: Identisch mit dem als selbständige Erkrankung beschriebenen Nockemann-Syndrom, da dieselbe Familie beschrieben wurde. Gutes therapeutisches Ansprechen der Palmoplantarkeratose mit Verschwinden der Schnürfurchen durch Behandlung mit systemischen Retinoiden (Acitretin).
Lit.: Aksu F, Mietens C (1980) Keratopachydermie mit Schnürfurchen an Fingern und Zehen und Innenohrschwerhörigkeit. Pädiatr Prax 23: 303–310. – Nockemann PF (1961) Erbliche Hornhautverdickung mit Schnürfurchen an Fingern und Zehen und Innenohrschwerhörigkeit. Med Welt 37: 1894–1900. – Rivers JK, Duke EE, Justus DW (1985) Etretinate: Management of keratoma hereditaria mutilans in four family members. J Am Acad Dermatol 13: 43–49. – Vohwinkel KH (1929) Keratoma hereditarium mutilans. Arch Derm Syph 158: 354–364.
McK: 124500
W. Küster/GB

Keratodermia palmo-plantaris papulosa Buschke-Fischer-Brauer

Syn.: Keratosis palmoplantaris papulosa seu maculosa – Keratoma hereditarium dissipatum palmare et plantare – Keratodermia symmetrica maculosa disseminata palmaris et plantaris – Keratodermia punctata disseminata symmetrica – Brauer-Syndrom – disseminated clavus of the hands and feet Davies-Colley (e)
Def.: Autosomal-dominant erblicher Typ einer papulösen Palmoplantarkeratose.
A.: Erstbeschreibung 1910 durch die deutschen Dermatologen Abraham Buschke und W. Fischer; Beschreibung 1913 durch den Dermatologen August Brauer, 1883–1945, Danzig.
Diagn. Krit.: **(1)** Erkrankungsbeginn bevorzugt im 2. Lebensjahrzehnt. – **(2)** Palmoplantarkeratose in symmetrischer Ausprägung mit gelegentlichem Übergreifen auf Hand- und Fußrücken: stecknadelkopf- bis kirschkerngroße, zentral gedellte oder mit Hornperlen versehene Papeln, die nach ihrer Entfernung kleine Krater mit keratotischem Randwall hinterlassen und selten konfluieren. – **(3)** Langsame Entwicklung der Keratosen, keine Spontanremissionen.
Ätiol.: Autosomal-dominant erbliche Verhornungsstörung.
Pathog.: Unbekannt.

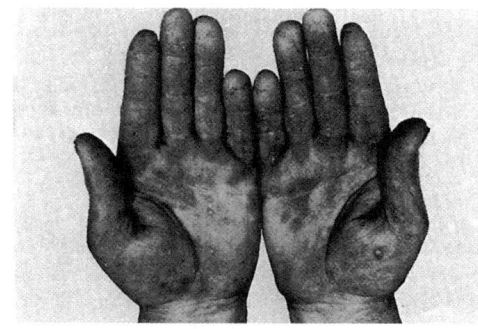

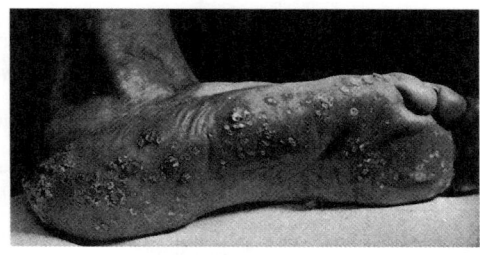

Keratodermia palmo-plantaris papulosa Buschke-Fischer-Brauer: Palmoplantarkeratose (Beob. H. Flegel, Rostock)

Bemerkungen: Papulöse Palmoplantarkeratosen können mit zahlreichen Symptomen assoziiert sein, wobei unklar ist, ob ein ätiologischer oder pathogenetischer Zusammenhang besteht oder ein zufälliges Zusammentreffen vorliegt: Keratitis, Ichthyose, Nagelanomalien, Ulcus ventriculi et duodeni, Osteopoikilie, Epilepsie, Lipome (s.a. Keratodermia palmo-plantaris papulosa Hanhart).
Lit.: Brauer A (1913) Über eine besondere Form des hereditären Keratoms (Keratoma dissipatum hereditarium palmare et plantare). Arch Dermatol 114: 211–236. – Buschke A, Fischer W (1910) Keratodermia maculosa disseminata symmetrica palmaris et plantaris. In: Neisser A, Jacobi E (eds) Ikonographia dermatologica. Vol 1, pp 183–192. Urban & Schwarzenberg, Berlin. – Golsch S, Engst R, Borelli S (1992) Keratosis palmoplantaris papulosa seu maculosa bei Familienangehörigen in vier Generationen. Akt Dermatol 18: 257–262. – Heierli-Forrer E (1959) Zur Klinik und Genetik der hereditären papulösen Palmoplantarkeratosen. Dermatologica 119: 309–327. – Salamon T, Stolic V, Lazovic-Tepavac O, Bosnjak D (1982) Peculiar findings in a family with keratodermia palmo-plantaris papulosa Buschke-Fischer-Brauer. Hum Genet 60: 314–319.
McK: 148600
W. Küster/GB

Keratodermia palmo-plantaris papulosa Hanhart

Syn.: Keratosis palmo-plantaris mit systematisierten Lipomen – Hanhart-Syndrom
Def.: Autosomal-dominant erblicher Typ einer papulösen Palmoplantarkeratose mit multiplen Lipomen.
A.: Ernst Hanhart, 1891–1973, schweizerischer Internist und Humangenetiker. – Erstbeschreibung 1947.
Diagn. Krit.: **(1)** Erkrankungsbeginn im 2. oder 3. Lebensjahrzehnt. – **(2)** Symmetrische Palmoplantarkeratose mit multiplen, einzeln stehenden keratotischen Papeln oder Hornkegeln, gelegentlich konfluierend. – **(3)** Verstärkte Hyperkeratosen an mechanisch belasteter Haut. – **(4)** Solitäre oder multiple, subkutan gelegene Lipome am ganzen Integument.

Ätiol.: Autosomal-dominant erbliche Verhornungsstörung.
Pathog.: Unbekannt.
Bemerkungen: Möglicherweise zufällige Assoziation einer Keratodermia palmo-plantaris papulosa Buschke-Fischer-Brauer mit hereditären multiplen Lipomen.
Lit.: Gago MJ, Pujadas R, Castells A, Jané X (1984) Queratodermia punctata palmoplantar familiar asociada a lipomas múltiples. Med Clin (Barc) 83: 692. – Hanhart E (1947) Neue Sonderformen von Keratosis palmo-plantaris, u.a. eine regelmäßig-dominante mit systematisierten Lipomen, ferner 2 einfach-rezessive mit Schwachsinn und z.T. mit Hornhautveränderungen des Auges (Ektodermalsyndrom). Dermatologica 94: 286–308.
W. Küster/GB

Keratodermia palmo-plantaris transgrediens et progrediens Greither

Syn.: Keratosis extremitatum hereditaria progrediens Greither – Greither-Syndrom
Def.: Autosomal-dominant erblicher Typ einer diffusen Palmoplantarkeratose mit Transgredienz und Progredienz.
A.: Aloys Greither, 1913–1986, Dermatologe, Heidelberg, Düsseldorf. – Erstbeschreibung 1952.
Diagn. Krit.: (1) Erkrankungsbeginn innerhalb des 1. Lebensjahrzehnts. – (2) Diffuse symmetrische Palmoplantarkeratose mit punktförmigen Grübchen. – (3) Hyperhidrose. – (4) Transgredienz von teils flächenhaften, teils papulösen weißgrauen Keratosen mit lividem Randsaum auf Hand- und Fußrücken, Ellenbogen, Knie, Knöchel und Ferse. – (5) Progredienz der Keratosen in den ersten Lebensjahrzehnten, Stillstand der Erkrankung im 4. Dezennium und Rückbildung bis zum 6. Dezennium.
Ätiol.: Autosomal-dominant erbliche Verhornungsstörung.
Pathog.: Unbekannt.
Bemerkungen: Gutes therapeutisches Ansprechen auf systemische Retinoide (Acitretin).
Lit.: Greither A (1952) Keratosis extremitatum hereditaria progrediens mit dominantem Erbgang. Hautarzt 3: 198–203. – Kansky A, Arzensek J (1979) Is palmoplantar keratoderma of Greither's type a separate nosologic entity? Dermatologica 158: 244–248. – van de Kerkhof PCM, van Dooren-Greebe RJ, Steijlen PM (1992) On the efficacy of acitretin in keratodermia palmaris et plantaris transgrediens et progrediens Greither. Europ J Dermatol 2: 503–505.
McK: 148400
W. Küster/GB

Keratodermia palmo-plantaris transgrediens et progrediens (Typ Mljet)

Syn.: Keratosis hereditaria palmo-plantaris progrediens (Kogoj) – Meleda-Krankheit – Akrokeratodermia Typ Meleda – Mal de Meleda
Def.: Autosomal-rezessiv erbliche, auf der Insel Mljet (Meleda) im Adriatischen Meer zuerst beobachtete, aber auch andernorts vorkommende diffuse transgrediente Palmoplantarkeratose.
A.: Erstbeschreibung 1826 durch den in Dubrovnik tätigen Arzt Stulli.
Diagn. Krit.: (1) Erkrankungsbeginn in den ersten Lebenswochen oder -monaten. – (2) Über einem diffusen Erythem symmetrische plattenartige gelbweiße Palmoplantarkeratosen. – (3) Übergreifen der Keratose auf Hand- und Fußrücken, sowie manschettenförmig auf Unterarme und Unterschenkel, Entwicklung einer Pachydermie mit sekundären dermatogenen Kontrakturen der Finger; gelegentlich Entwicklung von Einschnürungen (Pseudoainhum) der 5. Finger. – (4) Nach vollständiger Ausprägung der Keratose stationärer Verlauf mit geringer Progredienz, keine Spontanremissionen. – (5) Keratotische Plaques an Ellenbogen und Knien. – (6) Massive palmo-plantare Hyperhidrose. – (7) Nagelveränderungen: Dystrophien, Verformungen, Verfärbungen, subunguale Keratosen. – (8) Scharf begrenzte Erytheme perioral und perinasal. – (9) Brachyphalangie besonders der Kleinfinger. – (10) Fakultativ oder zufällig assoziierte Symptome: hoher Gaumen, Lingua plicata, partielle kutane Syndaktylien, palmare und plantare Hypertrichose.
Ätiol.: Autosomal-rezessiv erbliche Störung.
Pathog.: Unbekannt.
Bemerkungen: Gutes therapeutisches Ansprechen der Keratosen (nicht des Erythems) auf systemische Retinoide (Acitretin).
Lit.: Bergman R, Bitterman-Deutsch O, Fartasch M et al (1993) Mal de Meleda keratoderma with pseudoainhum. Br J Dermatol 128: 207–212. – Kogoj F (1934) Die Krankheit von Mljet. Acta Derm Venereol (Stockh) 15: 264–299. – Lestringant GG, Hadi SM, Qayed KI, Blayney BJ (1992) Mal de Meleda: Recessive transgressive palmoplantar keratoderma with three unusual facultative features. Dermatology 184: 78–82. – Salamon T (1986) Verschiedene kutane und extrakutane Assoziationen bei der Krankheit von Mljet (Mal de Meleda). Dermatol Monatsschr 172: 528–534. – Schnyder UW, Franceschetti AT, Ceszarovic B, Segedin J (1969) La maladie de Meleda autochtone. Ann Dermatol Venereol 96: 517–530.
McK: 248300
W. Küster/GB

Keratodermia palmo-plantaris varians mit Helikotrichie

Syn.: Helikotrichie-Keratose-Syndrom
Def.: Autosomal-dominant erblicher Typ einer diffusen, striären oder inselförmigen Palmoplantarkeratose mit Helikotrichie.
A.: Gwendolyn D. Sutton/Williams, amerikanische Dermatologin. – Erstbeschreibung 1969.
Diagn. Krit.: (1) Manifestation der Keratose im 1. Lebensjahrzehnt. – (2) Symmetrische, morphologisch variable, diffuse, insel- oder streifenförmige Palmoplantarkeratose ohne rotlividen Randsaum. – (3) Hyperkeratosen an Fingerknöcheln, Ellenbogen, Knien und Ferse. – (4) Verstärkte Hornbildung bei mechanischer Belastung. – (5) Hyperhidrose. – (6) Hyperkeratose des Eponychiums. – (7) Spiralartig gewundene Haare der Kopfhaut (»Helikotrichie«), deren Ausprägung sich nach der Pubertät mit zunehmendem Alter abschwächt.
Ätiol.: Autosomal-dominant erbliche Verhornungsstörung mit hoher Penetranz.
Pathog.: Unbekannt.
Bemerkungen: Möglicherweise zufällige Assoziation der Keratodermia palmo-plantaris varians Brünauer-Fuhs-Wachters mit der Haaranomalie.
Lit.: Sutton/Williams GD (1969) Keratosis palmo-plantaris varians mit Helicotrichie. Arch Klin Exp Dermatol 236: 97–106.
W. Küster/GB

Keratodermia punctata disseminata symmetrica: Keratodermia palmo-plantaris papulosa Buschke-Fischer-Brauer
Keratodermia symmetrica maculosa disseminata palmaris et plantaris: Keratodermia palmo-plantaris papulosa Buschke-Fischer-Brauer

Keratose-Komplex

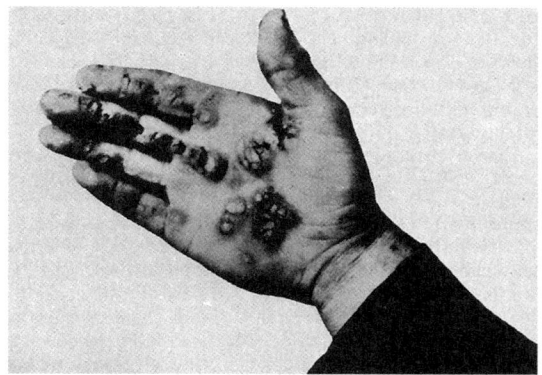

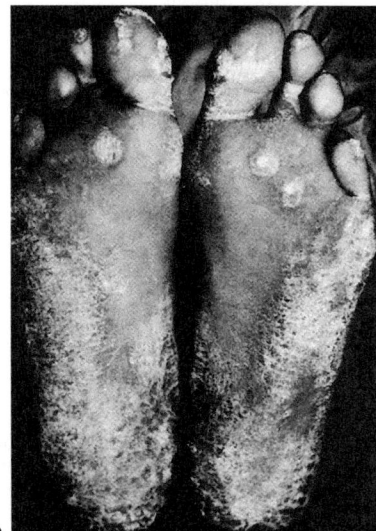

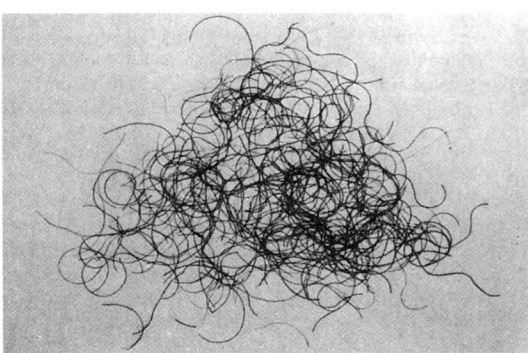

a

b

c

Keratodermia palmo-plantaris varians mit Helikotrichie: a) bandförmige Hyperkeratose an den Beugeseiten der Finger und herdförmige hyperkeratotische Plaques auf den Handtellern (von Rhagaden durchzogen). – b) Keratosis plantaris diffusa. – c) Helikotrichie (Beob. G. D. Sutton//Williams, Zürich)

keratolenticular dysgenesis (e): Peters-Anomalie
Keratolysis bullosa congenita: Epidermolysis bullosa
Keratoma excentricum: Porokeratosis Mibelli
Keratoma hereditarium dissipatum palmare et plantare: Keratodermia palmo-plantaris papulosa Buschke-Fischer-Brauer

Keratoma hereditarium mutilans: Keratodermia palmo-plantaris mutilans Vohwinkel
Keratoma palmare et plantare hereditarium: Keratosis palmo-plantaris diffusa circumscripta (Unna-Thost)

Keratose-Komplex

Syn.: Polykeratosen – Genodermatosen, keratotische – Hyperkeratosesyndrome
Def.: Sammelbegriff für sehr verschiedene, meist erbliche Krankheitsbilder mit mehr oder weniger stark ausgeprägten Hyperkeratosen. Es werden palmoplantare Keratosen von follikulären Keratosen und von umschriebenen Keratosen unterschieden.
A. Vorwiegend palmoplantare Keratosen:
1. Flächenhafte Keratosen ohne assoziierte Symptome: a) Keratosis palmoplantaris (Unna-Thost), b) Keratosis palmoplantaris transgrediens (Greither), c) Keratosis palmoplantaris cum degeneratione granulosa (Vörner), d) Keratosis palmoplantaris (Olmstedt), e) Keratosis palmoplantaris (Gamborg Nielsen, 1990, S Arch Dermatol Res 282: 363–370);
2. flächenhafte Keratosen mit Symptomen: a) Keratosis palmoplantaris mutilans (Vohwinkel), b) Keratosis palmoplantaris transgrediens (Meleda-Krankheit), c) Keratosis palmoplantaris (Papillon-Lefèvre), d) Keratosis palmoplantaris circumscripta sive areata (Richner-Hanhart);
3. streifen- bis inselförmige Keratosen (ohne assoziierte Symptome): a) Keratosis palmoplantaris varians/striata/areata (Brünauer-Fuhs, Wachters), b) Akrokeratoelastoidosis (Costa);
4. dissipiert und papulös ohne assoziierte Symptome: a) Keratosis palmoplantaris papulosa/maculosa (Buschke-Fischer, Siemens), b) Pachyonychia congenita (Jadassohn-Lewandowsky), c) fokale akrale Keratose, d) Porokeratosis palmaris, plantaris et disseminata, e) Porokeratosis punctata, f) Porokeratosis papillomatosa palmaris et plantaris (Mantoux), g) Keratosis lichenoides chronica;
5. weniger etablierte Varianten: a) Keratosis palmoplantaris papillomatosa et verrucosa (Jakac-Wolf), b) Keratosis palmoplantaris mit Karzinomen, c) Keratosis palmoplantaris mit Hypotrichie, d) Keratosis palmoplantaris mit Hautpigmentierungen, e) Keratosis palmoplantaris mit Lipomen, f) Keratosis palmoplantaris mit Hyperkarotinämie und A-Hypovitaminose, g) Keratosis palmoplantaris mit Uhrglasnägeln und Knochenhypertrophie.
B. Vorwiegend follikuläre Keratosen: a) Keratosis follicularis (Lichen pilaris), b) Ulerythema ophryogenes (Unna-Taenzer), c) Keratosis follicularis spinulosa decalvans (Siemens), d) Keratosis follicularis acneiformis (Siemens II), e) Hyperkeratosis follicularis et parafollicularis in cutem penetrans (Kyrle), f) Dyskeratosis follicularis (Darier).
C. Umschriebene Keratosen ohne Follikelbildung: a) Akrokeratosis verruciformis (Hopf), b) Hyperkeratosis lenticularis perstans (Flegel), c) Porokeratosis (Mibelli), d) Porokeratosis linearis, e) Porokeratosis palmoplantaris et disseminata, f) Porokeratosis punctata, g) Erythrokeratodermia figurata variabilis (Da Costa), h) Erythrokeratodermia symmetrica progressia (Gottron), i) Erythrokeratodermia in Kokarden (Degos), j) kongenitale Erythrokeratodermie mit Taubheit (Schnyder).
D. Erworbene Keratosen: a) Keratoma sulcatum, b) Keratoderma climacterium, c) Keratosen nach Arsenexposition, d) paraneoplastische Keratosen.
Lit.: Greither A (1977) Erbliche Palmoplantar-Keratosen. Hautarzt 28: 395. – Salamon T (1986) An attempt at classification of

inherited disorders of keratinization localized mainly, not exclusively on the palms and soles. Dermat Mschr 172: 601–605. – Zemtsov A, Veitschegger M (1993) Keratodermas. Int J Dermatol 32: 493–498.
McK: 148390–148730 (Gruppe)
R. Soehnchen/GB

Keratose, palmoplantare

Syn.: Richner(-Hanhart)-Syndrom – oculocutaneous tyrosinosis (e) – oculocutaneous tyrosinemia (e) – Tyrosinämie II
Def.: Autosomal-rezessive erbliche, seltene Genodermatose mit den folgenden drei charakteristischen Symptomen: Korneadystrophie, palmoplantare Keratose und Oligophrenie.
A.: Erstbeschreibung der Krankheit 1938 durch Hermann Richner, schweizer Ophthalmologe. – Ernst Hanhart, 1891–1973, schweizer Internist und Humangenetiker klärte 1947 den Erbmodus.
Diagn. Krit.: (1) Beidseitige, nicht progrediente herpetoide Epitheldystrophie der Kornea. Lichtscheu, Hypolakrimie. – (2) Keratosis palmo-plantaris circumscripta sowie druckschmerzhafte hyperkeratotische Plaques über Ellenbogen und Knien, keine Hyperhidrosis. – (3) Allgemeiner Entwicklungsrückstand (Minderwuchs, Oligophrenie, Enuresis u.a. Störungen). – (4) Brachytelephalangie. – (5) Tyrosinämie (Typ II) und Tyrosinurie. – (6) Neurologische Symptome. – (7) Gelegentlich nur Bisymptomatik, die Korneaveränderung ist das konstanteste Leitsymptom.
Ätiol.: Autosomal-rezessives Erbleiden.
Pathog.: Defekt der hepatischen Tyrosin-Aminotransferase mit Akkumulation von Tyrosin im Blut. Lokale epidermale Faktoren (spezifische Rezeptoren?), die zur Speicherung der Tyrosinkristalle in den Keratinozyten und in der Kornea führen, scheinen bedeutungsvoll zu sein.
Bemerkungen: Die palmaren Hyperkeratosen sind durch Spalthauttransplantationen erfolgreich zu behandeln.
Lit.: Hanhart E (1947) Neue Sonderformen von Keratosis palmoplantaris, u.a. eine regelmäßig-dominante mit systematisierten Lipomen, ferner 2 einfach-rezessive mit Schwachsinn und z.T. mit Hornhautveränderungen des Auges (Ektodermalsyndrom). Dermatologica 94: 286–308. – Paige DG, Clayton P, Bowron A, Harper JI (1992) Richner-Hanhart syndrome (oculocutaneous tyrosinaemia, tyrosinaemia type II). J Royal Society of the Medicine 85: 759–760. – Richner R (1938) Hornhautaffektion bei Keratoma palmare et plantare hereditarium. Klin Monatsbl Augenheilkd 100: 580–585. – Salamon T, Hrnjica M, Schnyder VW et al (1988). Vier Fälle von Richner-Hanhart-Syndrom (Tyrosinämie Typ II) mit neurologischer Symptomatologie in einer jugoslawischen Familie. Hautarzt 39: 149–154. – Shimizu N, Ito M, Ito K et al (1990) Richner-Hanhart's Syndrome, Electron Microscopic Study of the Skin Lesion. Arch Dermatol 126: 1342–1396.
McK: 276600
W. Maciejewski/GB

Keratosis akneiformis, Type Brooke: Keratosis follicularis contagiosa

Keratosis extremitatum hereditaria progrediens Greither: Keratodermia palmo-plantaris transgrediens et progrediens Greither

Keratosis follicularis acneiformis Typ Siemens

Syn.: Keratosis multiformis – Keratosis multiformis idiopathica Siemens – Polykeratose, angeborene – Polykeratose Touraine
Def.: Sehr seltene Assoziation einer Palmoplantarkeratose mit fakultativer Blasenbildung und einer Keratosis follicularis.
A.: Erstbeschreibung 1921 durch Hermann Werner Siemens, 1891–1969, deutscher Dermatologe, München, Leiden.
Diagn. Krit.: (1) Disseminierte palmoplantare Keratose mit pemphigoider Blasenbildung unter den Plantarschwielen. – (2) Palmoplantare Hyperhidrose. – (3) Follikuläre akneiforme Hyperkeratose an den Streckseiten der Extremitäten sowie der Glutäal- und Perioralregion. – (4) Leukoplakien der Mundschleimhaut, Lingua plicata. – (5) Nagelveränderungen (Paronychie, Onychogryposis, Skleronychie, Unna). – (6) Oligophrenie. – (7) Verlauf: lebenslang stationär bleibender Zustand.
Ätiol.: Autosomal-dominant erbliches Leiden.
Pathog.: Unbekannt.
Bemerkungen: Die Eigenständigkeit des Krankheitsbildes ist fraglich; es ist vermutlich identisch mit der Pachyonychia congenita Jadassohn-Lewandowsky (McK 167200).
Lit.: Siemens HW (1921) Arch Derm Syph 136: 69.
W. Lechner/GB

Keratosis follicularis contagiosa

Syn.: Morrow-Brooke-Syndrom – Keratosis follicularis Morrow-Brooke – Keratosis akneiformis, Type Brooke
Def.: Follikuläre Hyperkeratosen mit spez. Verteilung.
A.: Erstbeschreibung 1886 durch Prince Albert Morrow, 1846–1913, Dermatologe, New York. – Henry Ambrose Grundy Brooke, 1854–1919, Dermatologe, Manchester.
Diagn. Krit.: (1) Stecknadel- bis linsengroße, prominente, einzelstehende Papeln in symmetrischer Anordnung. Teils mit zentralem dunklem Hornpfropf, der exprimierbar ist. – (2) Betroffen sind immer: Extremitätenstreckseiten, Kniebereich, Nacken, Glutealregion, Streckseiten der proximalen Fingerphalangen, gelegentlich auch Wangen, Ohren und seitliche Rumpfpartien. – (3) Genital- und Inguinalregion, Palmar- und Plantarflächen sowie Gelenkbeugen bleiben stets frei. – (4) Gelegentlich leukokeratotische Veränderungen in der Mundhöhle.
Ätiol.: Fraglich kongenitale Verhornungsanomalie mit möglichen Beziehungen zu Keratosis follicularis Flegel. Eigenständigkeit des Krankheitsbildes wird angezweifelt.
Pathog.: Unbekannt.
Lit.: Brooke HAG (1892) Keratosis follicularis contagiosa. Intern Atlas seltener Hautkrankheiten H 7, Tafel 22. – Flegel H (1964) Gibt es eine Keratosis follicularis Morrow-Brooke? Hautarzt 15: 595–598. – Morrow PA (1886) Keratosis follicularis associated with suring of the tongue and leukoplakia buccalis. J cutan dis 4: 257–265.
R. Soehnchen/GB

Keratosis follicularis (Darier-White)

Syn.: Morbus Darier – Keratosis vegetans – Morbus Darier-White – Darier-White disease (e)
Def.: Erbliche chronische Störung der Verhornungsvorgänge der Haut.
A.: Ferdinand Jean Darier, 1856–1938, Dermatologe, Paris. – Henri Charles Lutz, Dermatologe, Paris. – Erstbeschreibung 1860 durch Lutz. – Weitere Beschreibungen 1889 durch Darier und 1889 durch J. C. White.
Diagn. Krit.: (1) Erkrankungsbeginn meist in der Pubertät

Keratosis follicularis spinulosa decalvans

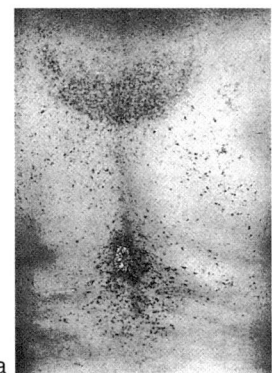

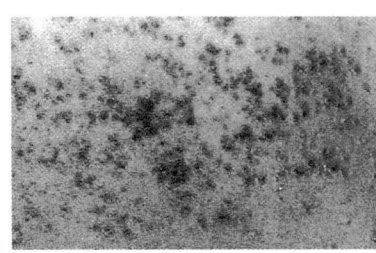

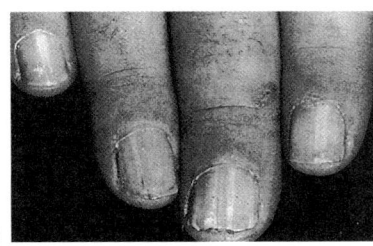

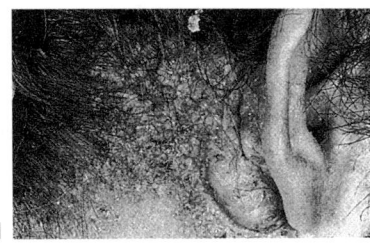

Keratosis follicularis (Darier-White): a) Übersicht; b) Detail am Rücken; c) Leukonychia striata longitudinalis; d) vegetierende Hautveränderungen retroaurikulär

(selten früher) mit dem Auftreten stark juckender roter Flecke, aus denen sich rasch keratotische Knötchen entwickeln. – **(2)** Zunächst haben die einzeln oder dicht gedrängt stehenden, kleinen spitzen oder flachen Knötchen normale Hautfarbe. Lokalisation: Gesicht (Stirn, Ohren, Nasenwinkel, Wangen), behaarter Kopf, Hals, Brusthaut, Bauch, Flanken, Rückenfurche. – **(3)** Bei weiterer Entwicklung entstehen graubraune bis braunrote, kegelartige Knötchen von Stecknadelkopf- bis Linsengröße (Abb. a, b). – **(4)** An den Handflächen und Fingerbeeren ist eine Unterbrechung der Papillarlinien die Regel. – **(5)** Nageldystrophie mit vermehrter Brüchigkeit und weißlicher Längsstreifung (Leukonychia longitudinalis striata, Abb. c). – **(6)** Seltener kommt es zu eigenartigen, rötlich aussehenden, zerklüfteten, zuweilen an echte Geschwülste erinnernden Wucherungen in den Beugen der großen Gelenke, in der Leiste und hinter den Ohren mit fötidem Geruch (Abb. d). – **(7)** Selten sind auch die sich aus Plattenepithel aufbauenden Schleimhautbezirke beteiligt (Genitale, Mundhöhle, Speiseröhre). Hier bilden sich miliare bis linsengroße, graue, glänzende Papeln in stark geröteter Schleimhaut. – **(8)** Kombination mit Oligophrenie kommt vor, auch psychische Veränderungen (vorwiegend Depressionen) sind nicht selten. – **(9)** Vereinzelt wurden Kombinationen mit verschiedenen multiplen Fehlbildungen beobachtet: Porenzephalie, Zahndysplasien, Arterienaplasie, Venenanomalien, solitäre oder multiple Knochenzysten (u.a.), jedoch ist der Zusammenhang mit der Erkrankung noch ungeklärt (Zufall?).

Ätiol.: Autosomal-dominant erbliche Verhornungsanomalie.

Pathog.: Umschriebene Areale mit Hyperkeratose, suprabasaler Spaltbildung in der Epidermis mit Loslösung der Keratinozyten voneinander (Akantholyse), sowie Einzelzellverhornung im Stratum spinosum (Dyskeratose). Letztere zeigen periphere Keratinkondensation (Corps ronds) und lassen sich auch im Stratum corneum nachweisen (grains). Die Corps ronds wurden von Darier irrtümlich für Sporozoen gehalten.

Lit.: Burge S (1994) Darier's disease – the clinical features and pathogenesis. Clin Exp Dermatol 19: 193–205. – Darier JF (1889) Psorospermose folliculaire végétante. Ann Derm (fz) 10: 597–612. – Darier et Thibault (1889) De la psorospermose folliculaire végétante. Étude anatomo-pathologique d'une affection cutanée non décrite ou comprise dans le groupe des acnés sébacées, cornées hypertrophiantes, des kératoses (ichthyoses) folliculaires. Thèse de Paris. – Lutz HC (1889) De l'hypertrophie générale du système sebacé. Paris. – White JC (1889) A case of keratosis (ichthyosis) follicularis. J cutan Dis 7: 201–209.

McK: 124200

W. Sterry/GB

Keratosis follicularis Morrow-Brooke: Keratosis follicularis contagiosa

Keratosis follicularis serpiginosa: Elastosis perforans serpiginosa (Lutz-Miescher)

Keratosis follicularis spinulosa decalvans

Syn.: Keratosis follicularis spinulosa decalvans cum ophiasi – Siemens-Syndrom

Def.: Erbliche, vernarbende follikuläre Dys-/Hyperkeratose mit Hornhauttrübung, Zilien- und Augenbrauenverlust sowie Alopezie.

A.: Hermann Werner Siemens, 1891–1969, deutscher Dermatologe, Berlin, Leiden, 1926. – Erstbeschreibung durch Lameris (»Ichthyosis follicularis«) 1905.

Diagn. Krit.: **(1)** Zunächst okuläre Symptome Wochen bis Monate nach der Geburt (Photophobie, Tränenträufeln, Kornea-Trübungen, Lid-Ektropionierung, Zilienverlust, Ausfall der lateralen Augenbrauenanteile (Hertoghe-Zeichen). – **(2)** Später Auftreten von Hautveränderungen (follikuläre Hornstacheln und -kegel auf follikulär gebundenen Papeln v.a. im Gesicht, Nacken, an Unterarmen, Handrücken. Schleimhäute und Nägel frei. – **(3)** Gelegentlich Selbstheilung des follikulären Verhornungsprozesses mit atrophischen, pigmentierten follikulären Narben zur Zeit der Pubertät. – **(4)** Ophiasisähnliche Alopezie, Ausbildung atrophischer und skle-

rotischer Bezirke in der Scheitelgegend. – **(5)** Bei der 1969 von Adler und Nyhan beschriebenen Kombination des Syndroms mit einem komplexen okulozerebralen Syndrom mit Hyperaminoazidurie handelt es sich wahrscheinlich um eine zufällige Kombination zweier Syndrome.
Ätiol.: Autosomal-dominanter, X-chromosomal gebundener rezessiver und X-chromosomal gebundener dominanter (oder intermediärer) Erbgang wurden mitgeteilt. Nur männliche Individuen zeigen das Vollbild, heterozygote Merkmalsträger nur Teilerscheinungen. Beziehungen zum Ulerythema ophryogenes und zur Pseudopelade Brocq?
Pathog.: Unbekannt.
Bemerkungen: Bei weiblichen Individuen fehlen Haar- und Augenveränderungen. Gelegentlich wurde über Assoziation mit atopischen Erkrankungen berichtet.
Lit.: Adler RC, Nyhan WL (1969) An oculocerebral syndrome with aminoaciduria and keratosis follicularis. J Pediat 75: 436–442. – Baden HP, Byers HR (1994) Clinical findings, cutaneous pathology, and response to therapy in 21 patients with keratosis pilaris atrophicans. Arch Dermatol 130: 469–475. – Lameris (1905) Ichthyosis follicularis. Ned T Gneesk 41: 1524. – Rand R, Baden HP (1983) Keratosis follicularis spinulosa decalvans. Arch Derm 119: 22–26. – Siemens HW (1926) Keratosis follicularis spinulosa decalvans. Arch Derm 151: 384–386.
McK: 308800
W. Lechner/GB

Keratosis follicularis spinulosa decalvans cum ophiasi: Keratosis follicularis spinulosa decalvans
Keratosis hereditaria palmo-plantaris progrediens (Kogoj): Keratodermia palmo-plantaris transgrediens et progrediens (Typ Mljet)
Keratosis multiformis: Keratosis follicularis acneiformis Typ Siemens
Keratosis multiformis idiopathica Siemens: Keratosis follicularis acneiformis Typ Siemens

Keratosis palmaris bei Syringomyelie
Syn.: Volavsek-Syndrom
Def.: Keratosis palmaris bei Syringomyelie.
A.: Wilhelm Volavsek, 1907–, Dermatologe, Wien. – Erstbeschreibung 1941.
Diagn. Krit.: **(1)** Palmarkeratose und Nageldystrophie. – **(2)** Trommelschlegelfinger und -zehen. – **(3)** Symptome der Syringomyelie.
Pathog.: Erbliche Störung mit unterschiedlicher Penetranz. Hyperkeratosen und Nageldystrophie wahrscheinlich bedingt durch trophische Störungen und mechanische Beanspruchung bei der Syringomyelie.
Lit.: Fischer WE, Christiani K (1985) Ungewöhnliche Haut- und Nagelveränderungen bei Syringomyelie, das sogenannte Volavsek-Syndrom. Nervenheilkunde 4: 110–112. – Volavsek W (1941) Zur Klinik der Nagelveränderungen und Palmarkeratosen bei Syringomyelie. Arch Derm Syph 182: 52–57.
H. H. Wolff/GB

Keratosis palmoplantaris diffusa circumscripta (Unna-Thost)
Syn.: Keratoma palmare et plantare hereditarium – Morbus Unna-Thost – Tylosis palmoplantaris – Ichthyosis palmaris et plantaris (Thost)
Def.: Autosomal-dominant vererbte, in den ersten Lebensjahren auftretende diffuse Hyperkeratose an Handflächen und Fußsohlen.
A.: Erstbeschreibung 1880 durch Arthur Thost, deutscher Dermatologe. – Zweitbeschreiber war 1883 Paul Gerson Unna, 1850–1929, Dermatologe, Hamburg.
Diagn. Krit.: **(1)** Diffuse gelbliche wachsartige Verdickung der Hornschicht an Handflächen und Fußsohlen ohne Übergreifen auf die Dorsalseiten. – **(2)** Hyperkeratosen an den Beugeseiten der Finger. – **(3)** Beginn der Hautveränderungen im 1.–2. Lebensjahr, lebenslange Persistenz. – **(4)** Anfangs diskret-rötlicher Saum am Rande der Hyperkeratosen. – **(5)** Hyperhidrose, häufig tiefe Rhagaden. – **(6)** Beeinträchtigung der manuellen Geschicklichkeit. Neigung zu mykotischer Sekundärinfektion. – **(7)** Selten Nagelveränderungen (Verdickung, Querkrümmung); fallweise Mitbeteiligung von Ellenbogen, Präsakralregion und Knien.
Ätiol.: Autosomal-dominante Erbkrankheit. Verschiedene Mutationen im Keratin-9-Gen.
Pathog.: Massive Orthohyperkeratose offensichtlich durch erhöhte Kohäsion der Hornzellen ohne gesteigerte Epidermisproliferation.
Bemerkungen: Verschlechterung durch mechanische Belastung. Therapie mit keratolytischen Externa, Behandlung von Sekundärinfektionen, Berufsberatung. **(DD)** hereditäre Palmoplantarkeratose Typ Gamborg Nielsen (stärkere Ausprägung; autosomal-rezessiver Erbgang).
Lit.: Greither A (1977) Erbliche Palmoplantarkeratosen. Hautarzt 28: 395–403. – Hennies H-C, Zehender D, Kunze J et al (1994) Keratin 9 gene mutational heterogeneity in patients with epidermolytic palmoplantar Keratoderma. Hum Genet 93: 649–654. – Thost A (1880) Über erbliche Ichthyosis palmaris et plantaris cornea. Diss Heidelberg. – Unna PG (1883) Über das Keratoma palmare et plantare hereditarium. Vjschr Derm 15: 231.
McK: 144200
J. Smolle/GB

Keratosis palmo-plantaris mit Ösophaguskarzinom: Keratodermia palmo-plantaris diffusa Clarke-Howel/Evans-McConnell
Keratosis palmo-plantaris mit Periodontopathie: Keratodermia palmo-plantaris diffusa Papillon-Lefèvre
Keratosis palmo-plantaris mit systematisierten Lipomen: Keratodermia palmo-plantaris papulosa Hanhart
Keratosis palmoplantaris papulosa seu maculosa: Keratodermia palmo-plantaris papulosa Buschke-Fischer-Brauer
Keratosis rubra figurata (Rille): Ichthyosis linearis circumflexa (Comel)
Keratosis vegetans: Keratosis follicularis (Darier-White)
Keratozysten, odontogene: Nävobasaliomatose
Kernschwund, infantiler (Moebius): Moebius-Kernaplasie

3-Ketothiolase-Defekt
Syn.: α-methylacetoaceticaciduria (e) – 2-methylacetoacetyl-CoA-thiolase deficiency (e) – 2-methyl-3-hydroxybutyricacidemia (e) – β-ketothiolase deficiency (e)
Def.: Angeborene Störung im Abbau des Isoleucins mit episodischen Phasen von Erbrechen, Lethargie, Koma, metabolischer Azidose und Ketose.
A.: Erstbeschreibung 1971 durch R. S. Daum und Mitarbeiter.
Diagn. Krit.: **(1)** In der Mehrzahl haben die Patienten nur bei Stoffwechselentgleisungen klinische Symptome, selten zeigen sich geistige Retardierungen. Bei Phasen akuten Krankseins werden Krämpfe, Bauchschmerzen, Erbrechen und andere Symptome, metabolische Azidose sowie Hyperglycinämie beobachtet. – **(2)** Im Urin findet

man als wichtigsten Metaboliten auch außerhalb der dramatischen Krankheitsperioden 2-Methyl-3-Hydroxybuttersäure, 2-Methylacetoacetat und Tiglylglycin, sowie 2-Methylglutaconsäure. Die Ausscheidung ist in Krankheitsphasen mit Ketose ähnlich der von Stoffwechselgesunden z.B. mit Hungerketonurie (Vermehrung von 2-Hydroxybuttersäure, 3-Hydroxybuttersäure, 2-Methylacetoacetat und 3-Hydroxyisovaleriat), aber auch an eine Propionazidämie erinnernd, bei der aber zusätzlich Hydroxypropionat und Methylcitrat nachweisbar sind.
Ätiol.: Autosomal-rezessiv vererbtes Leiden.
Pathog.: Der angeborene Defekt besteht im Mangel der mitochondrialen 2-Methylacetoacetyl-CoA-Thiolase. Zwei Fälle mit Mangel des zytosolischen Enzyms sind beschrieben. Ein Teil der klinischen Symptomatik kann durch die Azidose erklärt werden, vieles ist aber unbekannt.
Bemerkungen: **(DD)** Propionazidämie – Methylmalonazidurie – multipler Carboxylase-Defekt – Biotinidase-Mangel. Die Ausscheidung der Metaboliten ist streng korreliert mit der Aufnahme von Isoleucin, so daß eine Therapie mit Reduktion dieser Aminosäure versucht werden sollte (Proteinreduktion). Zur Diagnostik kann auch eine Isoleucin-Belastung mit 225 mg/kg/Tag versucht werden. Pränatale Diagnostik ist möglich.
Lit.: Daum RS, Lamm PH, Mamer OA, Scriver CR (1971) A „new" disorder of isoleucine metabolism. Lancet II: 1289–1290. – Sweetman L (1989) Branched chain organic acidurias. In: Scriver CR, Beaudet AL, Sly WS, Valle D (eds) The metabolic basis of inherited disease. 6 th ed, pp 791–819. McGraw-Hill, New York.
McK: 203750.0001
E. Mönch/JK

β-ketothiolase deficiency (e): 3-Ketothiolase-Defekt

Keutel-Syndrom
Def.: Distinktes, vermutlich autosomal-rezessiv vererbtes Dysmorphiesyndrom mit den charakteristischen Merkmalen Brachytelephalangie, diffuse Knorpelkalzifizierung, periphere Pulmonalstenose und Hörverminderung.
A.: Jürgen Keutel, Göttingen, und Mitarbeiter definierten das Syndrom 1972 anhand zweier Kinder blutsverwandter Eltern. – Seither wurden weitere Fälle beschrieben.
Diagn. Krit.: **(1)** Kraniofaziale Dysmorphien: Hypertelorismus; Mittelgesichtshypoplasie; schmale, flache Nase; kurze Augenbrauen; kurzes Philtrum; abstehende Ohren. – **(2)** Brachytelephalangie mit Akroosteolyse. – **(3)** Periphere Pulmonalstenose. – **(4)** Diffuse Knorpelkalzifizierung an Ohren, Nasenseptum, Larynx, Trachea, Bronchien und Rippen. – **(5)** Gemischter Hörverlust (Größenordnung 30–40 dB). – **(6)** Normale geistige und psychomotorische Entwicklung.
Ätiol.: Vermutlich autosomal-rezessiv erblich.
Pathog.: Unbekannt.
Lit.: Cormode EJ, Dawson M, Lowry RB (1986) Keutel syndrome: clinical report and literature review. Am J Med Genet 24: 289–294. – Keutel J, Jorgensen G, Gabriel P (1972) A new autosomal recessive syndrom: peripheral pulmonary stenoses, brachytelephalangism, neural hearing loss and abnormal calcifications-ossification. Birth Def Orig Art Ser VIII(5): 60–68. – Khosroshahi HE, Uluoglu O, Olgunturk R, Basaklar C (1989) Keutel syndrome: a report of four cases. Eur J Pediatr 149: 188–191.
McK: 245150
J. Hammer/AS

Kichererbsenvergiftung: Lathyrismus(-Symptomatik)
KID-Syndrom: Erythrokeratodermia progressiva Typ Burns
Kiefergelenkarthralgie: Costen-Symptomatik
Kiefer-Lid-Phänomen: (Marcus-)Gunn-Phänomen
Kiefer-Lid-Phänomen, inverses: Marin//Amat-Phänomen

Kiemenbogenhypoplasie, geschlechtsgebundene Form
Syn.: branchial arch syndrome, X-linked (e) – maxillofacial dysostosis, X-linked (e) – microcephaly-branchial arch, X-linked (e) – X-linked syndrome of branchial arch and other defects (e)
Def.: Vermutlich X-chromosomal-rezessiv vererbtes Fehlbildungssyndrom mit Anlagestörung des ersten und zweiten Kiemenbogens, daraus resultierender mandibulofazialer Dysostose, präaurikulären Anhängseln, Taubheit, Gesichtsasymmetrie; zusätzlich Minderwuchs, geistige Behinderung und kongenitale Herzfehler.
A.: Das Auftreten der Symptomenkombination in einer Familie bei zwei Brüdern und deren Cousin 1. Grades mütterlicherseits beschrieben 1985 Helga H. Toriello und Mitarbeiter.
Diagn. Krit.: **(1)** Mikrozephalie, milde geistige Behinderung mit Lernschwierigkeiten. Minderwuchs (≤ 10. Perzentile). – **(2)** Präaurikuläre Fisteln. Bilaterale Taubheit, gemischter Typ. – **(3)** Dreieckige Gesichtsform, Gesichtsasymmetrie. Spärliche laterale Augenbrauen, antimongoloide Lidachsenstellung, Ptosis, Epikanthus. Hoher breiter Nasensteg, hoher Gaumen. Mandibularhypoplasie, Mikrognathie. Tiefsitzende, nach hinten gedrehte Ohren. Dermoidzysten. – **(4)** »Flügelfellartiger« Nacken. – **(5)** Herzfehler: subvalvuläre Pulmonalstenose. – **(6)** Körperasymmetrie. Kryptorchismus.
Ätiol.: Möglicherweise geschlechtsgebunden rezessiv. Ein autosomal-dominanter Erbgang mit verminderter Penetranz kann aufgrund der geringen Fallzahl nicht sicher ausgeschlossen werden.
Pathog.: Anlagestörung des ersten und zweiten Kiemenbogens.
Bemerkungen: **(DD)** Franceschetti-Syndrom I, bei diesem jedoch keine Mikrozephalie, kein Kryptorchismus und keine Dermoidzysten.
Lit.: Kawashima H, Ksuiji N (1987) Syndrome of microcephaly, deafness, malformed ears, mental retardation and peculiar facies in a mother and son. Clin Genet 31: 303–307. – Toriello HV, Higgins JV, Abrahamson J et al (1985) X-linked syndrome of branchial arch and other defects. Am J Med Genet 21: 137–142.
McK: 301950
S. Schechert-Spranger/AS

Kienböck-Atrophie: Sudeck-Dystrophie
Kienboeck disease (e): Osteochondrose, aseptische, Typ Kienböck
Kienböck-Knochenatrophie: Sudeck-Dystrophie
Kienböck-Malazie: Osteochondrose, aseptische, Typ Kienböck
Kienböck-Meisel-Krankheit: Sudeck-Dystrophie
Kikuchi(-Fujimoto)-Syndrom: Lymphadenitis, histiozytäre nekrotisierende
Killian-Pallister-Nicola-Teschler-Syndrom: Tetrasomie 12p
Killian-Syndrom: Tetrasomie 12p
Kiloh-Nevin-Syndrom: Nervus-interosseus-Symptomatik
Kindesmißhandlungs-Syndrom: Battered-child
King(-Denborough) syndrome (e): King-Syndrom

King-Syndrom

King-Syndrom
Syn.: King(-Denborough) syndrome (e)
Def.: Kombination von maligner Hyperthermie, unspezifischer Myopathie und kongenitalen Dysmorphien.
A.: Erstbeschreibung durch King und Denborough 1973.
Diagn. Krit.: **(1)** Anlage zu maligner Hyperthermie. – **(2)** Kleinwuchs. – **(3)** Skoliose. – **(4)** Trichterbrust. – **(5)** Verzögerung der motorischen Entwicklung. – **(6)** Ptose. – **(7)** Tiefer Ohransatz. – **(8)** Antimongoloide Lidachse. – **(9)** Kryptorchismus. – **(10)** Unspezifische subklinische Myopathie mit leichter Faserdegeneration. – **(11)** Erhöhte Creatinkinase im Serum.
Ätiol.: Meist sporadisches Auftreten. In einer Familie dominanter Erbgang nachgewiesen. Bei ca. der Hälfte der Betroffenen Creatinkinase-Erhöhung bei Familienmitgliedern beschrieben.
Pathog.: Nicht bekannt.
Bemerkungen: Möglicherweise Sammelbecken für die Kombination von verschiedenen kongenitalen Myopathien mit maligner Hyperthermie und Fehlbildungen. **(DD)** Strukturmyopathien in Kombination mit maligner Hyperthermie.
Lit.: Chitayat D, Hodgkinson KA, Ginsburg O et al (1992) King syndrome: A genetically heterogenous phenotype due to congenital myopathies. Am J Med Genet 43: 954–956. – Isaacs H, Badenhorst ME (1992) Dominantly inherited malignant hyperthermia (MH) in the King-Denborough syndrome. Muscle & Nerve 15: 740–742. – King JO, Denborough MA (1973) Anaesthetic-induced malignant hyperpyrexia in children. J Pediatr 91: 37–40. – McPherson EW, Taylor CA (1981) The King syndrome: Malignant hyperthermia, myopathy, and multiple anomalies. Am J Med Genet 8: 159–165.
McK: 145600
K.-H. Krause/DP

kinked carotid syndrome (e): Karotis-Torsions-Syndrom
kinking of the internal carotid artery (e): Karotis-Torsions-Syndrom
kinky-hair syndrome (e): Menkes-Syndrom

Kinsbourne-Enzephalopathie
Syn.: Enzephalopathie, myoklonisch infantile – Kinsbourne-Syndrom – myoclonic encephalopathy of childhood (e) – dancing-eye syndrome (e) – infantile myoclonia (e)
Def.: Frühkindliche myoklonische Enzephalopathie ohne EEG-Veränderungen, in weniger als 50% auch paraneoplastisches Syndrom bei Neuroblastom.
A.: Erstbeschreibung 1962 durch M. Kinsbourne, britischer Pädiater.
Diagn. Krit.: **(1)** Myoklonische Zuckungen im Rumpf-, Schulter-/Arm- und Kopfbereich sowie konjugierte, unregelmäßige rasche Augenbewegungen (Opsoklonus, okulärer Myoklonus) sowie assoziierte Augenlidmyoklonien, meist einige Tage nach harmlosen Vorerkrankungen. – **(2)** Sistieren der Myoklonien im Schlaf, nicht jedoch des Opsoklonus. – **(3)** Normalbefunde bei allen Untersuchungen (Blut, Liquor, EEG, EMG, NLG, kraniales CT). – **(4)** Nicht progredienter Verlauf über Monate und Jahre mit häufigen Rezidiven. Residualschäden in Form stato- und psychomotorischer Retardierung häufig. Sprachentwicklungsstörungen. – **(5)** Erkrankungsalter: spätes Säuglings- bis frühes Kleinkindalter. – **(6)** Therapie mit Dexamethason oder ACTH. Dadurch gute Beeinflussung der Myoklonien, weniger des Opsoklonus.
Ätiol.: Unbekannt.
Pathog.: Nicht geklärt, Autoimmunprozeß wird vermutet.
Bemerkungen: Durch Bestimmung der Vanillinmandelsäure, ggf. zusätzliche radiologische Diagnostik, muß ein Neuroblastom sicher ausgeschlossen werden, das sich bei fast 50% aller Patienten mit den Symptomen einer Kinsbourne-Enzephalopathie oft erst nach Jahren nachweisen läßt.
Lit.: Förster C, Lenhard HG, Pache HD, Versmold H (1971) Die infantile myoklonische Encephalopathie. Zeitschrift für Kinderheilkunde 111: 67–82. – Kinsbourne M (1962) Myoclonic encephalopathy of infants. J Neurol Neurosurg Psychiat 25: 271–276. – Lott I, Kinsbourne M (1986) Myoclonic encephalopathy of infants. Advances in Neurology 43: 127–136.
J. Sperner/JK

Kinsbourne-Syndrom: Kinsbourne-Enzephalopathie

Kirner-Deformität
Syn.: Dystelephalangie
Def.: Symmetrische Verdickung der Endphalangen der 5. Finger mit zunehmender Palmarverkrümmung, Radialdeviation und Uhrglasnagelbildung.
A.: Erstbeschreibung 1927 durch den Chirurgen Josef Kirner, 1888–, Waldshut/Baden.
Diagn. Krit.: **(1)** Ab 5. Lebensjahr symmetrische Verdickung, Palmarverkrümmung der Endglieder der 5. Finger mit radialer Deviation. Stillstand der Fehlentwicklung mit Wachstumsabschluß. – **(2)** Instabilität des distalen Interphalangealgelenkes: bei axialer Belastung kippt das Endglied in Beugestellung (nicht die Fingerkuppe, sondern der Nagel schlägt auf). Auch seitliche Instabilität.
Ätiol.: Autosomal-dominanter Erbgang.
Pathog.: Defekt der epi- und metaphysären Zone.
Bemerkungen: **(DD)** Klinodaktylie. Keine konstante Assoziation mit Fehlbildungen. Nach Wachstumsabschluß Korrektur durch mehrere Segmentosteotomien. Vor Wachstumsabschluß streckseitig limitierte Epiphysiodese(?).
Lit.: Blank E, Girdany B (1965) Symmetric bowing of the terminal phalanges of the fifth fingers in a family (Kirner's deformity). Amer J Roentgenol 93: 367–373. – Kirner J (1927) Doppelseitige Verkrümmung des Kleinfingerendgliedes als selbständiges Krankheitsbild. Fortschr Röntgenstr 36: 804–806. – Niederwieser E, Segmüller G (1979) Kirner-Deformität: eine isolierte Fehlbildung der Kleinfingerendphalanx. Schweiz med Wschr 109: 1023–1027.
McK: 128000
J. Kunze/JK

kissing spine (e): Baastrup-Symptomatik
Kitahara's disease (e): Kitahara-Symptomenkomplex
Kitahara-Krankheit: Kitahara-Symptomenkomplex

Kitahara-Symptomenkomplex
Syn.: Retinopathia centralis serosa – Chorioretinitis centralis serosa (Kitahara-Horniker) – Kitahara-Krankheit – Masuda-Kitahara' disease (e) – Kitahara's disease (e) – Masuda's disease (e)
Def.: Exsudative Makulaerkrankung infolge einer toxisch-infektiös-angiospastischen Erkrankung der Kapillaren, die die perifoveolare Netzhaut versorgen.

A.: S. Kitahara, japanischer Ophthalmologe. – Erstbeschreibung 1936.
Diagn. Krit.: (**1**) Meist einseitiger (selten beidseitiger) subretinaler Erguß mit kreisförmiger, umschriebener, flacher, seröser Abhebung der ödematösen Netzhaut im Makulabereich. – (**2**) Plötzliche Sehverschlechterung mit Verzerrung gerader Linien. – (**3**) Scheibenförmiges Zentralskotom. – (**4**) Leichte Hypermetropisierung. – (**5**) Rezidive kommen vor.
Ätiol.: Unbekannt.
Pathog.: Infektion? Allergie? Vasomotorische Störung?
Bemerkungen: Meist 20- bis 45jährige gesunde Männer.
(**DD**) Coats-Sequenz.
Lit.: Kitahara S (1936) Über klinische Beobachtungen bei der in Japan häufig vorkommenden Chorioretinitis centralis serosa. Klin Mbl Augenheilk 97: 345–362.
F. H. Stefani/DP

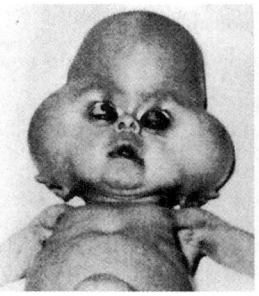 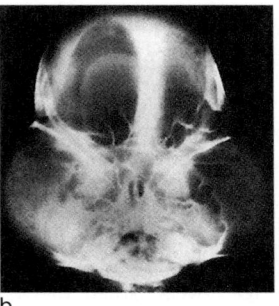

Kleeblattschädel bei Neugeborenem: a) exzessiver Hydrozephalus mit kleeblattförmiger Verformung des Schädels; b) zugehöriges Luftenzephalogramm (Beob. H.-R. Wiedemann, Kiel)

Kjellin-Syndrom
Syn.: paraplegia, familial spastic, with amyotrophy, oligophrenia, and central retinal degeneration (e)
Def.: Wahrscheinlich autosomal-rezessiv erbliches Leiden mit nicht progredienter leichter Oligophrenie, spastischer Paraparese, langsam progredienten neurogenen Muskelatrophien und charakteristischer zentraler Retinadegeneration mit kleinen atrophischen Herden und Pigmentverschiebungen in der Makula und deren Umgebung.
A.: Kage Kjellin, Neurologe, Stockholm. Beschreibung 1959. – D. Louis//Bar und G. Pirot beschrieben bereits 1945 zwei Brüder mit einem entsprechenden Krankheitsbild.
Diagn. Krit.: (**1**) Spastische Paraparese etwa ab dem 25. Lebensjahr: erhöhter Muskeltonus, gesteigerte Muskeldehnungsreflexe, Patellar- und Fußkloni, Babinski-Zeichen positiv, abgeschwächte Bauchhautreflexe. Normale Sensibilität, keine Ataxie, keine Störungen der Sphinkterfunktionen von Blase und Mastdarm. – (**2**) Neurogene Muskelatrophien vor allem an den Händen (insbesondere Thenarmuskulatur), geringer auch an den Beinen, mit Faszikulationen. – (**3**) (Nicht progrediente) Oligophrenie (Intelligenzquotient um 70 bis 80). – (**4**) Elektromyographie: chronische neurogene Schädigung mit Lichtung des Innervationsmusters und überhöhten Amplituden der Muskelaktionspotentiale. – (**5**) Ophthalmologisch: langsam progrediente zentrale Retinadegeneration mit kleinen atrophischen Herden und Pigmentverschiebungen in der Makula und deren Umgebung. Zum Teil leichte Visusminderung. – (**6**) Zum Teil geringe neurogene Hörminderung. – (**7**) Elektroenzephalogramm: normal oder leichte unspezifische Abnormitäten. – (**8**) Liquor cerebrospinalis normal.
Ätiol.: Autosomal-rezessiv erbliches Leiden.
Pathog.: Unbekannt.
Lit.: Kjellin K (1959) Familial Spastic Paraplegia with Amyotrophy, Oligophrenia, and Central Retinal Degeneration. Arch Neurol 1: 133–140. – Louis//Bar D, Pirot G (1945) Sur une paraplegie spasmodique avec dégénérescence maculaire chez deux freres. Ophthalmologica 109: 32–43.
McK: 270700
C. D. Reimers/DP

A.: Erste genaue Beschreibung vermutlich 1849 durch Vrolic, danach zahlreiche Beobachtungen. – Gründliche Bearbeitung der Fehlbildung 1960 durch Holtermüller und Wiedemann.
Diagn. Krit.: (**1**) Kleeblattschädel (trilobäre Schädelkonfiguration) unterschiedlichen Ausmaßes; milde Formen nur im Röntgen zu sehen, in exzessiver Form s. Abbildung. Prämature Kraniosynostose, ausgeprägte Impressiones digitatae im Röntgenbild; oft Schädelasymmetrie; verkürzte Schädelbasis aufgrund vorzeitiger Verknöcherung. – (**2**) Konsekutive Gesichtsbefunde: Exophthalmus, Hypertelorismus, antimongoloide Lidachsenstellung, eingesunkene Nasenwurzel, Ohrentiefstand. – (**3**) Konsekutive weitere Befunde: gelegentlich Blindheit infolge von Hornhautulzera (bei unvollständigem Lidschluß) oder Optikuskompression; Koronarstenose bzw. -atresie. – (**4**) Evtl. Hydrozephalus, Entwicklungsrückstand, Epilepsie. – (**5**) Ferner: assoziierter Befund im Rahmen gewisser Dysmorphiesyndrome (z.B. Crouzon-Syndrom, thanatophore Dysplasie, kampomele Dysplasie, Apert-Syndrom, Carpenter-Syndrom, Pfeiffer-Syndrom, autosomale Chromosomenaberrationen [z.B. partielle Trisomie (13) (pter→q14)].
Ätiol.: Heterogen, meist im Rahmen von dominant vererbten Syndromen mit Skelettbeteiligung.
Pathog.: Vermutlich meist prämature Kraniosynostose in der frühen Embryogenese.
Bemerkungen: Kein Syndrom, sondern assoziierter Befund verschiedener Syndrome; wenn isoliert, am ehesten Crouzon-Syndrom. Pränatale Ultraschalldiagnose wiederholt beschrieben.
Lit.: Dambrain R, Freund M, Verellen G et al (1987) Considerations about the cloverleaf skull. J Craniofacial Genet Develop Biol 7: 387–401. – Holtermüller K, Wiedemann H-R (1960) Kleeblattschädel-Syndrom. Med Monatsschr 14: 439–446.
McK: 148800
A. Schinzel/AS

kleidokraniale Dysostose: Dysostosis cleidocranialis
kleidokraniale Dysplasie: Dysostosis cleidocranialis
Kleine-Levin-Critchley syndrome (e): Kleine-Levin-Syndrom

Kleeblattschädel
Syn.: Holtermüller-Wiedemann-Fehlbildung – cloverleaf skull (e)
Def.: Trilobäre Schädelkonfiguration, meist als Folge prämaturer Kraniosynostose.

Kleine-Levin-Syndrom
(**Symptomenkomplex**)
Syn.: Schlafsucht, periodische – Hypersomnia periodica – Kleine-Levin-Critchley syndrome (e) – hypersomnia-bulimia syn-

drome (e) – somnolence and morbid hunger syndrome, periodic (e)
Def.: Krankheitsbild mit periodischen Schlaf- und Heißhungerzuständen.
A.: Erstbeschreibung durch Willi Kleine 1925 als »periodische Schlafsucht«. – Max Levin ergänzte 1936 die Symptomatik durch Beobachtung der Heißhungerzustände.
Diagn. Krit.: **(1)** Haupterkrankungsalter: späteres Kindes- und Jugendalter. Deutliche Androtropie. – **(2)** Vorerkrankungen: häufig fieberhafter Infekt. – **(3)** »Periodische«, irregulär intermittierende Hypersomnie mit leichter Erweckbarkeit, die echtem Schlaf durchaus ähnlich ist. – **(4)** »Periodische« Polyphagie oft mit erhöhten oder stark schwankenden Blutzuckerwerten. – **(5)** »Periodische« Bradykardie. – **(6)** Muskuläre Tonusschwäche. – **(7)** Dysphorische Verstimmung (Vergeßlichkeit, Denkverlangsamung, Mißmut, hochgradige Antriebsschwäche). – **(8)** Normales EEG in der anfallsfreien Zeit. Während der Anfälle können sich Verlangsamung der Grundaktivität, generalisierte, hochamplitudische, abwechselnd mit niederamplitudischen Slow-waves sowie Slow-waves in Salven einstellen.
Ätiol.: Autosomal-dominante Vererbung. Ferner erworbene Formen (Enzephalitis).
Pathog.: Hypothalamische Dysfunktion? Bezug zu affektiven Psychosen.
Lit.: Frank Y, Braham J, Cohen BE (1974) The Kleine-Levin syndrome. Am J Dis Child 127: 412–413. – Kleine W (1925) Periodische Schlafsucht. Mschr Psychiatr 57: 285. – Levin M (1936) Periodic somnolence and morbid hunger, a new syndrome. Brain, London 59: 494–504. – Livrea P, Puca FM et al (1977) Abnormal central monoamine metabolism in humans with »true hypersomnia« and »subwakefulness«. Eur Neurol 15: 71–76. – Wurthmann C, Klieser E (1991) Das Kleine-Levin-Syndrom. Forts Neurol-Psychiat 59: 371–375.
McK: 148840
D. Schmidt/DP

Kleinhirnataxie: Luciani-Syndrom

Kleinhirnbrückenwinkel-Symptomatik
Syn.: Cushing-Syndrom (II) – angle tumor syndrome (e) – syndrome of the cerebellopontine angle (e) – cerebellopontine angle syndrome (e)
Def.: Entspricht dem klassischen Krankheitsbild des Kleinhirnbrückenwinkeltumors mit Ausfällen der Hirnnerven auf der Herdseite, Kleinhirnsymptomatik und Hirndruckzeichen.
A.: Erstbeschreibung 1917 durch Harvey Williams Cushing, 1869–1939, amerikanischer Neurochirurg.
Diagn. Krit.: **(1)** Hörstörung, evtl. Tinnitus. – **(2)** Gleichgewichtsstörungen. – **(3)** Später Fazialisparese, Trigeminusausfall. – **(4)** Als Fernwirkung evtl. zerebelläre Symptome oder kontralaterale zentrale Parese.
Ätiol.: Meist Tumoren im Kleinhirnbrückenwinkelbereich, gelegentlich entzündlich.
Pathog.: Druckläsion von Hirnnerven, später Auswirkung auf Zerebellum und Pons.
Lit.: Baloh RW, Honrubia V (1990) Clinical neurophysiology of the vestibular system, 2 ed. FA Davis Company, Philadelphia. – Cushing HW (1917) Tumors of the nervus acusticus and the syndrome of the cerebellopontine angle. Saunders, Philadelphia.
U. Büttner/DP

Kleinhirndegeneration, primär progressive, systematisierte: Holmes-Syndrom

Kleinhirnhypertrophie, diffuse
Syn.: Lhermitte-Duclos-Krankheit – Ganglioneurom der Kleinhirnrinde, diffuses – Lhermitte-Duclos disease (e) – granule cell hypertrophy of the cerebellum (e) – gangliocytoma of the cerebellum, dysplastic (e) – ganglioneurome diffus du cortex du cervelet (fz)
Def.: Progrediente, diffuse Hypertrophie vor allem des Stratum granulosum der Kleinhirnrinde bei allgemeiner Hirnvergrößerung.
A.: Erstbeschreibung 1920 durch J. Lhermitte, 1877–1959, Neuropathologe, Paris, und P. Duclos.
Diagn. Krit.: **(1)** Erste Symptome gewöhnlich im Kindes- oder Jugendalter. – **(2)** Megalozephalie, langsam sich entwickelnde Hirndruckzeichen. – **(3)** Unauffällige (z.T. auch fehlende) Hinweise für zerebellare Dysfunktion. – **(4)** Über verschiedene Fehlbildungen (Polydaktylie, Makrodaktylie, Facies leontina u.a.) wurde berichtet. – **(5)** CCT: teils hypo-, teils isodense, teilweise verkalkte und nicht kontrastaufnehmende Raumforderung im Bereich der hinteren Schädelgrube. Hydrozephalus (bei Aquäduktstenose).
Ätiol.: Autosomal-dominanter Erbgang in einigen Familien gesichert. Ob sporadische Fälle Neumutationen oder Phänokopien darstellen, ist nicht eindeutig geklärt.
Pathog.: Proliferation und Hypertrophie von Körnerzellen bzw. ihren Vorläufern bei Abnahme (normaler) Purkinje-Zellen. Neuere immunhistochemische Studien (Shiurba et al., 1988, Hair et al., 1992) sprechen jedoch gegen eine einheitliche, proliferierende Zellinie und deuten darauf hin, daß es sich bei dem Krankheitsbild eher um eine Differenzierungs- und Reifungsstörung (Dysplasie) als um eine Neoplasie handelt.
Bemerkungen: Wegen der zunehmenden raumfordernden Wirkung ist in der Regel eine neurochirurgische Intervention erforderlich; die postoperative Prognose wird heute als günstig angesehen.
Lit.: Hair LS, Symmans F, Powers JM, Carmel P (1992) Immunohistochemistry and proliferative activity in Lhermitte-Duclos disease. Acta Neuropathol 84: 570–573. – Jervis GA (1982) Granule cell hypertrophy of the cerebellum (Lhermitte-Duclos disease). In: Vinken PJ, Bruyn GW (eds) Handbook of clinical neurology, Vol 43, pp 252–253. Elsevier/North-Holland Biomedical Press, Amsterdam, New York, Oxford. – Lhermitte J, Duclos P (1920) Sur un ganglioneurome diffus du cortex du cervelet. Bull Assoc Franc Cancer 9: 99–107. – Milbouw G, Born JD, Martin D et al (1988) Clinical and radiological aspects of dysplastic gangliocytoma (Lhermitte-Duclos disease): a report of two cases with review of the literature. Neurosurgery 22: 124–128. – Shiurba RA, Gessaga EC, Eng LF et al (1988) Lhermitte-Duclos disease. An immunohistochemical study of the cerebellar cortex. Acta Neuropathol 75: 474–480.
McK: 158350
M. T. Jahnke/DP

Kleinhirnrindenatrophie, späte, systematische: Atrophia cerebellaris tardiva (Typ Marie-Foix-Alajouanine)
Kleinhirn-Syndrom: Luciani-Syndrom
Kleinhirn-Syndrom, erworbenes: Goldstein-Syndrom
Klein-Syndrom: Klein-Waardenburg-Syndrom

Klein-Waardenburg-Syndrom

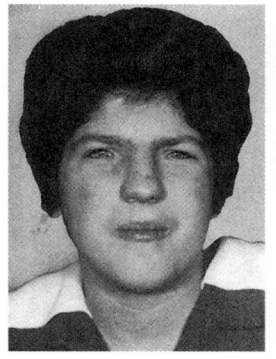
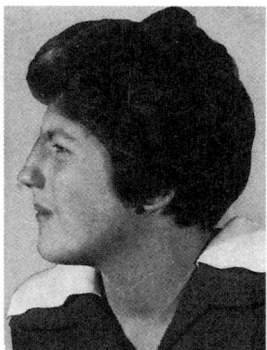

a

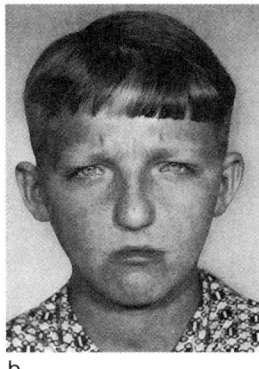
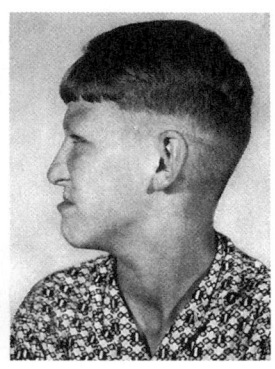

b

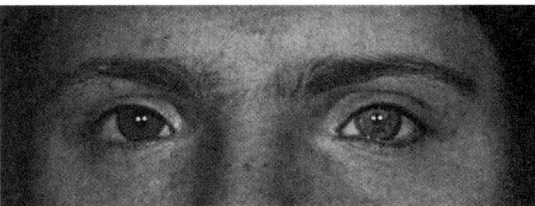

c

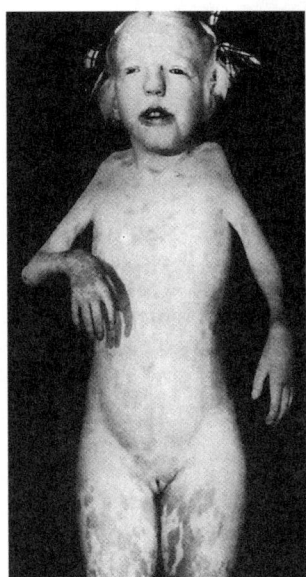
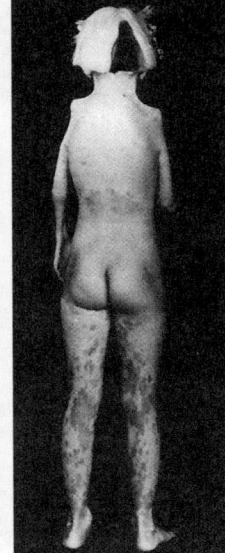

d

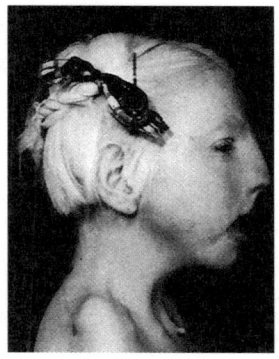

e

Klein-Waardenburg-Syndrom: a) vollständig ausgeprägtes Syndrom: Verlagerung der inneren Augenwinkel nach lateral mit besonders deutlicher Verkürzung der Lidspalte (Blepharophimose), Hyperplasie des medialen Augenbrauenanteils, Hyperplasie der knöchernen Nase mit Fehlen des nasofrontalen Winkels. Weiße Haarsträhne über der Stirnmitte, tiefe Stirnhaargrenze, dickes Haar; b) unvollständig ausgebildetes Syndrom: Verlagerung der inneren und geringer der äußeren Augenwinkel nach lateral (echter Hypertelorismus, größtenteils weiße Augenbrauen, Dyskranie mit stärkerer Progenie und Mikrognathie); c) partielle Irisheterochromie und Dystopia canthi, Augenbrauenhyperplasie; d), e) besonders schwer und extrem ausgeprägte Form des Syndroms: partieller Albinismus (fast totale Weißhaarigkeit, periorale Pigmentkonzentration, Pigmentverschiebungen an Rumpf, Extremitäten, hellblaue Irides). Ferner bestehen in diesem schweren Fall außerdem noch Arthrogryposis und Amyodysplasie der oberen Extremität, Sprengel-Syndrom, Fibroma pendulans über der Articulatio sternoclavicularis, vorspringende plumpe Ossa nasalia, verbreiterter Nasenrücken, Hypertelorismus, Lateralverlagerung des inneren Lidwinkels, Blepharophimosis. Die Lidspalten sind bereits operativ verlängert worden. (Beob. a–c H. Ahrendts, Erfurt, d–e D. Klein, Genf)

Klein-Waardenburg-Syndrom

Syn.: Waardenburg-Klein-Syndrom – van-der-Hoeve-Waardenburg-Klein-Syndrom – Waardenburg-Syndrom Typ III – Klein-Syndrom

Def.: Typ III einer Gruppe von drei klinisch ähnlichen Syndromen (Waardenburg-Syndrom[WS]-I, WS-II und WS-III). Das WS-I ist ein autosomal-dominant vererbtes Syndrom mit sensoneuraler Taubheit, Dystopia canthorum und Pigmentierungsstörungen sowie weiteren Entwicklungsdefekten. Beim WS-II fehlt die Dystopia canthorum, während das WS-III zusätzlich zum WS-I noch Extremitätenfehlbildungen aufweist.

A.: David Klein, 1908–1993, Humangenetiker, Genf. – Johannes Petrus Waardenburg, 1886–1979, Ophthalmologe, Arnheim. – Erstbeschreibung durch Klein 1947 und 1950, durch Waardenburg 1951; van der Hoeve hatte zuvor schon 1913 eine Lateralposition der Tränenpunkte und eine verkürzte Lidspalte bei eineiigen taubstummen Zwillingen beobachtet und beschrieben.

Diagn. Krit.: **(1)** Kongenitale Innenohrtaubheit oder hochgradige Innenohrschwerhörigkeit mit Taubstummheit. – **(2)** Piebaldismus (umschriebener amelanotischer Bezirk in der Stirnmitte), weiße pigmentlose Haarsträhne an der Stirnhaargrenze im Bereich der Mittellinie, medial weiße Augenbrauenteile. Partielle oder totale Irisheterochromie oder doppelseitige blaue Iris (dabei fehlt das Pigment im Irisstroma, nicht aber im Irisepithel, seltener ist auch das gesamte Irisstroma hypoplastisch). – **(3)** Dysplasie des Interokularbereiches: Pseudohypertelorismus durch Lateralverlagerung der inneren

Klinefelter-Syndrom

Augenwinkel und der Tränenpunkte (Dystopia canthi) und Verkürzung der Lidspaltenlänge (Blepharophimosis), seltener auch zusätzlich echter Hypertelorismus; Hyperplasie des medialen Augenbrauenteiles mit Synophrys; Hyperplasie des knöchernen Anteils der Nase mit breiter, hoher Nasenwurzel und (häufig) Aufhebung des nasofrontalen Winkels. – Weitere charakteristische Begleitsymptome sind: – **(4)** Minderwuchs. – **(5)** Brachyzephalie mit Verkürzung des vorderen Abschnittes der Schädelbasis. – **(6)** Kiefer- und Zahnstellungsanomalien. – **(7)** Hyperopie, seltener Astigmatismus. – **(8)** Weitere Pigmentanomalien treten am Augenhintergrund, im Haar- und Gesichtsbereich auf. – **(9)** Behaarungsanomalien in Form von tiefgezogener Stirnhaargrenze bei relativ verdicktem Haardurchmesser, seltener persistierende Lanugobehaarung. – **(10)** Weitere, vereinzelt auftretende Anomalien sind: Gesichts- und Lippenspalten, Glaukom, Mikrophthalmus, Dakryozystitis. – **(11)** Multiple oder umschriebene Hypo- oder Aplasien von Knochen, Gelenken, Muskeln und Hautabschnitten, Syndaktylie, multiple Fibrombildung, Aurikularanhängsel u.a.m. – **(12)** Die Erkrankung kann in ganz verschieden starker Ausprägung manifest werden (Abb. a–c; d; e); tritt sie in leichterer Ausprägung auf, dann wird sie vielfach auch als Mende-Syndrom bezeichnet.

Ätiol.: Autosomal-dominantes Erbleiden mit variabler Penetranz und Expressivität.

Pathog.: Mutationen im PAX3-Gen (2q35–q37), das für einen Transkriptionsfaktor kodiert, beim WS-I und -III.

Lit.: Farrer LA, Arnos KS, Asher JH Jr et al (1994) Locus heterogeneity for Waardenburg syndrome is predictive of clinical subtypes. Am J Hum Genet 55: 728–737. – van der Hoeve J (1913) Augenanomalien bei kongenital-familiärer Taubheit und bei Labyrintherkrankung. Klin Mbl Augenheilk 51: 461–470. – Hoth CF, Milunski A, Lipsky N et al (1993) Mutations in the paired domain of the human PAX3 gene cause Klein-Waardenburg syndrome (WS-III) as well as Waardenburg syndrome type I (WS-I). Am J Hum Genet 52: 455–462. – Klein D (1947) Albinisme partiel (leucisme) accompagné de surdi-mutité, d'ostéo-myodysplasie, de raideurs articulaires congénitales multiples et d'autres malformations congénitales. Arch Klaus-Stiftung 22: 336–342. – Klein D (1950) Albinisme partiel (leucisme) avec surdi-mutité blépharophimosis et dysplasie myo-ostéo-articulaire. Hev paediat Acta 5: 38–58. – Waardenburg PJ (1951) A new syndrome combining development anomalies of the eyelids, eyebrows and nose root with pigmentary defects of the iris and head and with congenital deafness. Amer J hum Genet 3: 195–253. – Waardenburg PJ (1952) A new syndrome of importance for oculists and ear specialists. Ophthalmologica 123: 184–186.

McK: 148820

W. Sterry/GB

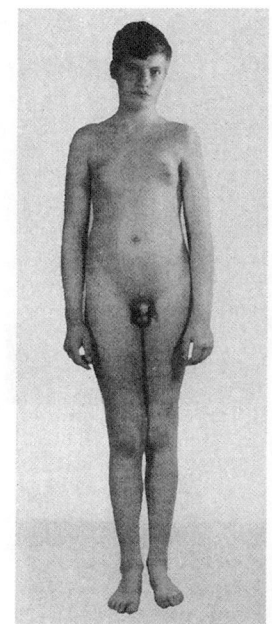
a

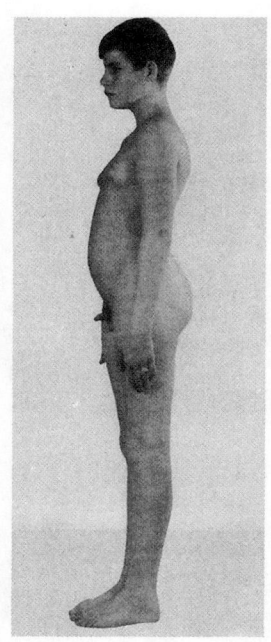
b

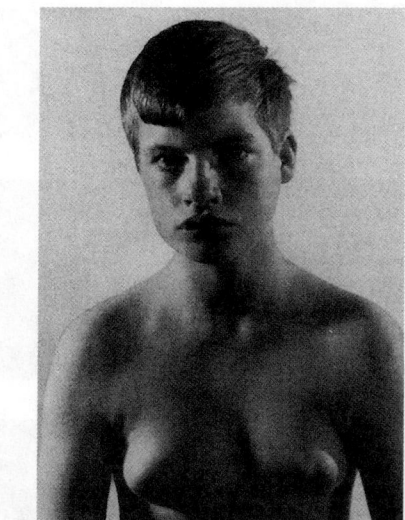
c

Klinefelter-Reifenstein-Syndrom: Klinefelter-Syndrom

Klinefelter-Syndrom

Syn.: Klinefelter-Reifenstein-Syndrom – XXY-Syndrom – 47,XXY-Syndrom

Def.: Phänotyp der Chromosomenaberration 47,XXY, geprägt durch Großwuchs, Infertilität und fakultativ milde geistige Behinderung.

Klinefelter-Syndrom: a)–c) Jugendlicher mit Hypogenitalismus, Überlänge und Gynäkomastie (Beob. H. Kirchmair, Rostock); d) Hodenhistologie: Verödung der Tubuli, Vermehrung der Zwischenzellen (Beob. Achenbach und Ernst) ▷

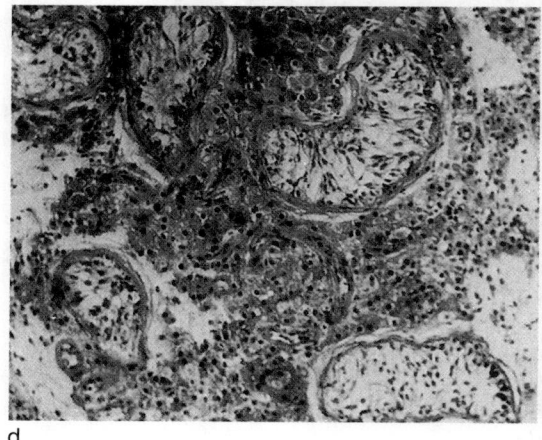
d

A.: Erstbeschreibung angeblich 1895 durch Altmann, spätere Bearbeitung 1934 durch Berblinger. – Gründliche Bearbeitung 1942 durch Harry F. Klinefelter jr., 1912–, Endokrinologe, Baltimore, Edward Conrad Reifenstein jr., 1908–1975, amerikanischer Endokrinologe, und Fuller Albright, 1900–1969, Endokrinologe, Baltimore.
Diagn. Krit.: (1) Großwuchs, bereits im Kindesalter, Extremitäten-betont (Patienten im Durchschnitt 10 cm über dem Familienmaß). Große Hände und Füße, relativ kleiner Schädel. Im Erwachsenenalter Stammadipositas. – (2) Hypogenitalismus: relativ kleiner Penis und kleine Testes (präpubertär kaum auffallend), Fehlen des pubertären Penis- und Testeswachstums, unterentwickelte Pubes-, Axillar- und Bartbehaarung, (Pseudo-)Gynäkomastie, in ca. 15%, erhöhtes Risiko für Mammakarzinome gegenüber 46,XY. Häufigkeit von Kryptorchismus und Hypospadie nicht wesentlich erhöht. – (3) Hypergonadotroper Hypogonadismus: Tubulushyalinose und -fibrose, ungenügende Testosteronproduktion, Vermehrung der Leydig-Zwischenzellen, Aspermie. – (4) Tendenz zu leicht subnormaler Intelligenz (durchschnittlicher IQ 10 bis 15 Punkte unter dem Geschwistermittel). Verspätete motorische Entwicklungsschritte und v.a. Sprachentwicklung. Anfangs defekte Sprache. Feinmotorisch ungeschickt. – (5) Verhalten: antriebsarm, ängstlich, unsicher, Konzentrationsschwäche, Ablenkbarkeit, oft Einzelgänger. Selten schwerwiegende Verhaltensstörungen, dagegen häufig Logorrhö und emotionale Unreife, reaktive Psychosen. – (6) Anderes: Tendenz zu Varikosität, Diabetes, trophischen Hautveränderungen, Hypothyreose. Vermehrt auch essentieller Tremor, Epilepsie. – (7) X-chromosomal-dominante Erbleiden können bei Männern mit diesem Karyotyp vorkommen.
Ätiol.: Überwiegend meiotischer Teilungsfehler, je zur Hälfte in der mütterlichen (meist 1.) und väterlichen Meiose. Mütterlicher Alterseffekt bei den Fällen mütterlicher Herkunft des überzähligen X-Chromosoms deutlich nachweisbar.
Pathog.: Unbekannt; z.T. Folgen verminderter Testosteron-Produktion.
Bemerkungen: Testosteron-Substitution angezeigt zur Ausprägung normaler männlicher äußerer Genitalien und zur psychischen Stabilisierung. Beim Karyotyp 48,XXXY liegen im allgemeinen Debilität mit IQ um 50, eine hochgradige Genitalhypoplasie und variable Dysmorphien vor, das Wachstum ist normal. Vermehrt radio-ulnare Synostose. Karyotyp 49,XXXXY: phänotypischer Aspekt eines »milden« Down-Syndroms mit Mittelgesichtsdysplasie, mongoloider Lidachsenstellung und variablen weiteren Dysmorphien. Häufig radio-ulnare Synostose, zu einem Sechstel angeborene Herzfehler, Intelligenzdefekt auf Stufe Imbezillität oder Idiotie.
Lit.: Klinefelter HF, Reifenstein EC, Albright F (1942) Syndrome characterized by gynecomasty, aspermato-genesis without a-leydigism and increased excretion of follicle stimulating hormone. J Clin Endocrinol 2: 615–627. – Lorda//Sanchez I, Binkert F, Maechler M, Robinson WP, Schinzel AA (1992) Reduced recombination and paternal age effect in Klinefelter syndrome. Hum Genet 89: 524–530. – Nielsen J, Pelsen B, Sorensen K (1988) Follow-up study of 30 Klinefelter males treated with testosterone. Clin Genet 33: 262–269. – Schmid W, Nielsen J (1981) (eds) Human behavior and genetics. Elsevier, Amsterdam.
A. Schinzel/AS

Klinomikrodaktylie V: Brachydaktylie Typ A-3

Klippel-Feil-Phänotyp
Syn.: Klippel-Feil-Syndrom
Def.: Verkürzung und Fehlbildungen der Halswirbelsäule mit konsekutiven Ausfällen.
A.: Erstbeschreibung wahrscheinlich 1893 durch Jonathan Hutchinson, 1828–1913, Chirurg, London; ausführliche Dokumentation 1912 durch Maurice Klippel, 1858–1942, Neurologe, Paris, und André Feil, 1884–, Neurologe, Paris.
Diagn. Krit.: (1) Kurzer, breiter Hals mit verminderter Beweglichkeit; tiefe Haargrenze im Nacken, überschüssige Nackenfalten; Fusion und Hypoplasie von oberen Halswirbelkörpern, Hemivertebrae; konsekutiver Torticollis. – (2) Sekundäre neurologische Störungen: Hemi- bzw. Paraplegie, untere Hirnnerven-Ausfälle, Taubheit; geistige Behinderung, Strabismus convergens, Nystagmus, Hyperreflexie, bimanuelle Synkinese. – (3) Gesicht: Asymmetrie, tiefsitzende und abstehende Ohren. – (4) Anfälligkeit für Nackenfrakturen. – (5) Hypoplasie bzw. abnormer Verlauf der an der Halswirbelsäule ansetzenden Halsmuskeln. – (6) Fakultativ: Sprengel-Phänotyp; Skoliose; Ventrikelseptumdefekt; unilaterale Nierenagenesie; zervikale Spina bifida (occulta), Zervikalrippen; enger Gaumen oder Gaumenspalte; Fehlen der Ulna; Polydaktylie.
Ätiol.: Unklar; wahrscheinlich heterogen mit kleiner Untergruppe mit autosomal-dominantem Erbgang (McK 148900), die meisten Fälle sporadisch. Zwei Drittel der schweren Fälle weiblichen Geschlechts.
Pathog.: Unbekannt; wahrscheinlich heterogen. Möglicherweise frühe vaskulär-disruptive Genese, Hypoplasie oder Disruption im Bereiche der Arteria subclavia.
Bemerkungen: Bestandteil verschiedener Fehlbildungskomplexe, u.a. von Inienzephalie, zervikaler Meningomyelozele, Syringomyelie. Nicht seltener Befund der Alkoholembryopathie. **(DD)** Turner-Syndrom – Noonan-S. – spondylothorakale Dysplasie – verschiedene Pterygium-Syndrome – Wildervanck-S. Überzufällige Assoziation mit dem Poland-Komplex und Moebius-Komplex.
Lit.: Bavinck JNB, Weaver DD (1986) Subclavian artery supply disruption sequence: hypothesis of a vascular aetiology for Poland, Klippel-Feil and Moebius anomalies. Am J Med Genet 23: 903–918. – Fragoso R, Cid//Garcia A, Hernandez A, Nazara Z, Cantu JM (1982) Frontonasal dysplasia in the Klippel-Feil syndrome: a new associated malformation. Clin Genet 22: 270–273. – Klippel M, Feil A (1912) Un cas d'absence des vertèbres cervicales. Nouv iconogr Salpêtrière 25: 223–250.
McK: 148900
A. Schinzel/AS

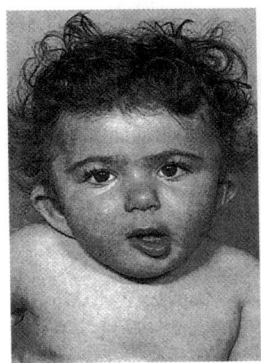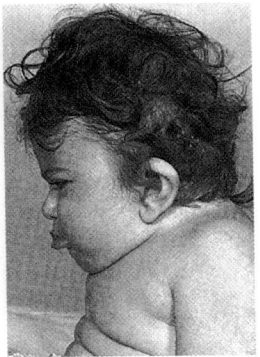

Klippel-Feil-Phänotyp: 10 Monate altes Mädchen. Sehr kurzes und breites Kinn, Schiefhals, asymmetrischer Mundschluß, abstehende Ohren, besonders rechts

Klippel-Feil-Syndrom: Klippel-Feil-Phänotyp

Klippel-Trenaunay-Symptomenkomplex

Syn.: Klippel-Trenaunay-Weber-Symptomenkomplex – Ollier-Klippel-Trenaunay-Symptomenkomplex – Riesenwuchs, angiektatischer

Def.: Kombination lokaler Lymph- und Hämangiome mit Hyperplasie der angrenzenden Knochen und Weichteile.

A.: Nach vorausgegangenen Beobachtungen von Geoffroy-Saint Hilaire 1832 unter anderem ausführliche Dokumentationen 1900 durch Maurice Klippel, 1858–1942, Neurologe, Paris, und P. Trenaunay, 1875–, Neurologe, Paris, und 1907 durch Frederic Parkes Weber, 1863–1962, Arzt, London.

Diagn. Krit.: **(1)** Hypertrophie bzw. Hemihypertrophie von Skelett- und Weichteilanteilen, meist asymmetrisch im Bereich der distalen Extremitäten und meist auf eine Extremität beschränkt. Selten auch am Stamm und im Gesicht. – **(2)** An diesen Stellen lymphangiomatöse und hämangiomatöse Schwellungen. Lokalisation mehrheitlich an Extremitäten, gelegentlich auch Thorax oder Abdomen, besonders lateral; sekundäre Ödem- und/oder Zystenbildung. Betroffene Areale meist wärmer als Umgebung. – **(3)** Im Bereiche der distalen Extremitäten kombiniert mit Makrodaktylie, Syndaktylie, Polydaktylie. – **(4)** Hautveränderungen über dem betroffenen Gebiet: Ödem, Atrophie, fehlende Schweiß- und Talgdrüsen, Pigmentnävi, Streaks, Ulzera, Cutis marmorata. – **(5)** Gelegentlich sekundäre Komplikationen wie Herzinsuffizienz bei großem Umfang des arterio-venösen Shunts; Neigung zu Erysipel. – **(6)** Überzufällige Kombination mit Sturge-Weber-Symptomenkomplex (dann auch arterio-venöse Hirnfehlbildungen); chronische Enteritis mit Proteinverlust. – **(7)** Normale Intelligenz, außer bei Befall von Hirngefäßen. – **(8)** Gelegentlich nicht-immunologischer Hydrops fetalis.

Ätiol.: Unbekannt; fast immer sporadisch.

Pathog.: Vermutlich lokalisierte Störung der Gefäßentwicklung während der Embryogenese. Persistenz arterio-venöser Verbindungen des Mesoderms mit konsekutiv vermehrtem kapillar-venösem Blutdurchfluß während der intrauterinen Entwicklung? Diskutiert wird auch eine Doppelmutation, die erste autosomal-rezessiv, die zweite somatisch.

Bemerkungen: Zufällige pränatale Ultraschalldiagnose mehrfach beschrieben. Operatives Angehen mit Vorsicht, da eine Verschlechterung des lymphatischen Staus und Infektionen die Folge sein können. **(DD)** Maffucci-Syndrom – Neurofibromatose Typ I – Wiedemann-Beckwith-Syndrom. Gelegentlich (bei schwerem Extremitätenbefall) Amputation nötig.

Lit.: Baskerville PA, Akroyd JS, Browse NL (1985) The etiology of the Klippel-Trenaunay syndrome. Ann Surg 202: 624–627. – Geoffroy-Saint Hilaire (1832) Histoire générale et particulière des anomalies de l'organisation chez l'homme et les animaux, Paris. – Happle R (1993) Klippel-Trenaunay syndrome: is it a paradominant trait? Br J Dermatol 128: 465. – Klippel M, Trenaunay P (1900) Du naevus variqueux ostéohypertrophique. Arch gén méd Paris. – Lewis BD, Doubilet PM, Heller VL et al (1986) Case report: cutaneous and visceral hemangiomata in the Klippel-Trenaunay-Weber syndrome: antenatal sonographic detection. Am J Roentgenol 147: 598–600. – Servelle M (1985) Klippel and Trenaunay's syndrome: 768 operated cases. Ann Surg 201: 365–373. – Weber FP (1918) Hemangiectatic hypertrophy of limbs – congenital phlebarteriectasis and so-called congenital varicose veins. Brit J Child Dis 25: 13.

McK: 149000
A. Schinzel/AS

Klippel-Trenaunay-Weber-Symptomenkomplex: Klippel-Trenaunay-Symptomenkomplex

Klivuskanten-Symptomatik

Def.: Graduelle innere, äußere bzw. komplette Okulomotoriuslähmung bei Hirndruck.

Diagn. Krit.: **(1)** Unilaterale Mydriasis und Pupillenstarre. – **(2)** Ptosis. – **(3)** Im Spätstadium: Okulomotoriuslähmung. – **(4)** Bewußtseinsstörungen im Rahmen einer Hirndruckerhöhung.

Ätiol.: Gesteigerter intrakranieller Druck.

Pathog.: Kompression des N. oculomotorius nach seinem Austritt aus dem Hirnstamm entweder an einer Seite der Klivuskante des Tentoriumschlitzes oder durch die querverlaufende A. cerebelli superior.

W. Paulus/DP

Klüver-Bucy-Syndrom
(Sequenz)

Syn.: Klüver-Bucy-Terzian-Syndrom – temporal lobectomy behaviour syndrome (e)

Def.: Nach chirurgischer Entfernung beider Temporallappen (einschließlich des Ammonshornes) beim Rhesusaffen entstehende charakteristische Symptomenkombination.

A.: Heinrich Klüver, 1897–, Neurologe, Chicago. – Paul Clancy Bucy, 1904–, Neurologe, Chicago. – Beide Autoren beobachteten 1937/38 ein Symptomenbild, das nach beidseitiger Entfernung des Temporallappens (einschließlich des Ammonshornes) beim Rhesusaffen konstant aufgetreten war. Beim Menschen wurde das in der Folge nach den beiden Autoren genannte Krankheitsbild bisher nur selten in uneingeschränkter Ausprägung beobachtet, doch kamen unter bestimmten Voraussetzungen Teilsymptome zur Beobachtung, die in ihrer Gesamtheit oftmals als eine besondere Demenzform angesehen wurden.

Diagn. Krit.: **(1)** Gnostische Störungen (Unfähigkeit, Objekte optisch oder taktil zu erkennen). – **(2)** Orale Tendenzen (Drang, alle, auch gefährliche Gegenstände, in den Mund zu nehmen oder zu beschnuppern). – **(3)** Hy-

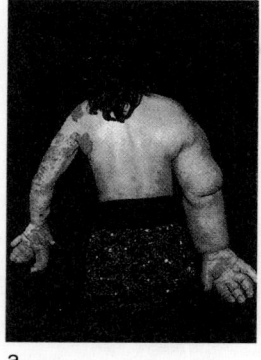
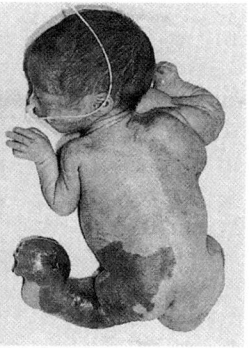

Klippel-Trenaunay-Symptomenkomplex: a) 25jährige Patientin mit Lymph-Hämangiomen an Stamm und Extremitäten, Syndaktylie und Makrophalangie; b) neugeborener Knabe mit multiplen Häm-Lymphangiomen an Stamm und Extremitäten

permetamorphose (starke Ablenkbarkeit durch jeden Reiz). – **(4)** Hypersexualität (exzessives Onanieren, Kopulationsversuche auch unter verschiedenen Arten). Weibliche Individuen können einen Verlust ihrer Mutterinstinkte erleiden. – **(5)** Emotionelle Störungen. – **(6)** Zahmheit und Furchtlosigkeit. – **(7)** Aphasie. – **(8)** Unfähigkeit, neue Gedächtnisinhalte vom Kurzzeitgedächtnis ins Langzeitgedächtnis zu überführen.
Ätiol.: Schädelhirntraumen, selten bei bilateralen Infarkten im Media-Versorgungsgebiet oder Herpes-Enzephalitis.
Pathog.: Enthemmung oraler und triebhafter Phänomene nach Abtragung des temporalen, limbischen Systems beim Rhesusaffen. Beim Menschen dürfte das Auftreten der vollausgeprägten Sequenz deshalb nicht möglich sein, weil es sich offenbar um ein art- oder gruppenspezifisches, primateneigenes Symptomenbild handelt. Die orale Schablone der Sequenz kann aber bei einer Läsion der Ammonshörner im Rahmen einer Gesamthirnstörung auch beim Menschen auftreten. Das Ammonshorn mit seinen benachbarten Gebieten scheint als ein Integrator vorwiegend oraler Funktion des instinktiven Verhaltens angesehen werden zu können (Pilleri).
Lit.: Adams RD, Victor M (1985) Principles of Neurology, 3rd ed, p 337. McGraw-Hill. – Klüver H (1951) Functional differences between the occipital and temporal lobes. In: Cerebral Mechanisms in Behaviour, pp 147–182. New York. – Klüver H, Bucy PC (1937) Psychic blindness and other symptoms following bilateral temporal lobectomy in rhesus monkeys. Am J Physiol 119: 352–353. – Klüver H, Bucy PC (1938) An analysis of certain effects of bilateral temporal lobectomy in the rhesus monkey with special reference to „psychic blindness". J Psychol 5: 33. – Klüver H, Bucy PC (1939) Preliminary analysis of functions of the temporal lobes in monkeys. Arch Neurol Psych (Chicago) 42: 979. – Terzian H, Dalle Ore YG (1955) Syndrome of Klüver and Bucy. Reproduced in man by bilateral removal of the temporal lobes. Neurology (Minneapolis) 5: 373–380.
K. Einhäupl/DP

Klüver-Bucy-Terzian-Syndrom: Klüver-Bucy-Syndrom
Klumpke-Déjerine's paralysis (e): Armplexuslähmung, untere
Klumpke-Lähmung: Armplexuslähmung, untere
Klumpke's palsy (e): Armplexuslähmung, untere
Klumpke's paralysis (e): Armplexuslähmung, untere
Klumpke-Syndrom: Armplexuslähmung, untere
knapsack paralysis (e): Rieder-Syndrom
Knickungs-Syndrom der A. carotis interna: Karotis-Torsions-Syndrom
Knieperygium-Syndrom: Pterygium-Syndrom, popliteales

Kniest-Dysplasie
Syn.: Kniest-Syndrom – Morbus Kniest
Def.: Angeborene Entwicklungsstörung des Skeletts mit schwerem Minderwuchs und charakteristischen Skelettveränderungen.
A.: Erstbeschreibung 1952 durch Wilhelm Kniest, Kinderarzt, Naumburg/Saale.
Diagn. Krit.: **(1)** Schwerer, im Säuglingsalter sich manifestierender, disproportionierter Minderwuchs mit vermehrter thorakaler Kyphose und lumbaler Lordose, im späteren Verlauf auch mit Skoliose; kurze Extremitäten mit aufgetriebenen, in ihrer Beweglichkeit eingeschränkten Gelenken. – **(2)** Flaches Mittelgesicht mit eingesunkener Nasenwurzel; Myopie (ca. 25%), Gaumenspalte (ca. 50%); Schwerhörigkeit (ca. 50%). – **(3)** Erwachsenengröße zwischen 106 und 156 cm; bei schwerer Myopie Gefahr der Netzhautablösung und Erblindung. –

(4) Röntgenologisch Platyspondylie mit ventraler Zuspitzung der Wirbelkörper; bei Säuglingen gelegentlich vertikale Wirbelkörperspalten; breite Beckenschaufeln mit Hypoplasie der unteren Iliakalabschnitte; sehr breite, plumpe, kurze Schenkelhälse; verkürzte, metaphysär aufgetriebene Röhrenknochen. – **(5)** Vereinzelt wurde vermehrt Urinausscheidung von Keratansulfat beschrieben. Charakteristische Knorpelhistologie mit aufgelockerter Struktur des Ruheknorpels, der zahlreiche Vakuolen enthält (»Schweizer-Käse-Muster«).
Ätiol.: Das Krankheitsbild entsteht durch Mutation des heterozygot manifesten COL2A1-Gens: autosomal-dominanter Erbgang.

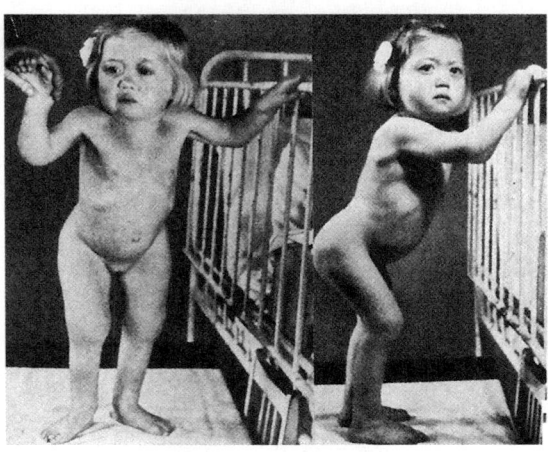

a

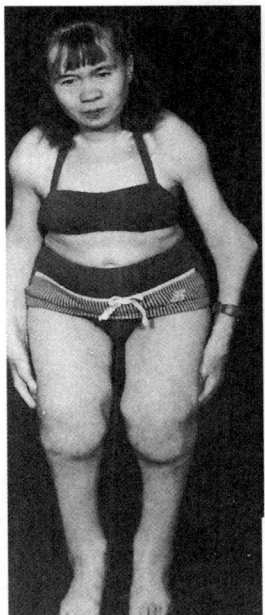

b

c

Kniest-Dysplasie: a) 3½jähriges Mädchen mit disproportioniertem Minderwuchs, verkürztem Rumpf, eingeschränkter Gelenkbeweglichkeit und typischer Gesichtsdysmorphie; b) gleiche Patientin im Alter von 28 Jahren, inzwischen erblindet; Röntgenbefund: c) Kniegelenk (im Alter von 28 Jahren); d) Becken- und Hüftgelenke (im Alter von 28 Jahren); e) Wirbelsäule (Beob. W. Kniest)
Abb.-Teile d und e siehe S. 438

Knochenmarkaplasie, passagere

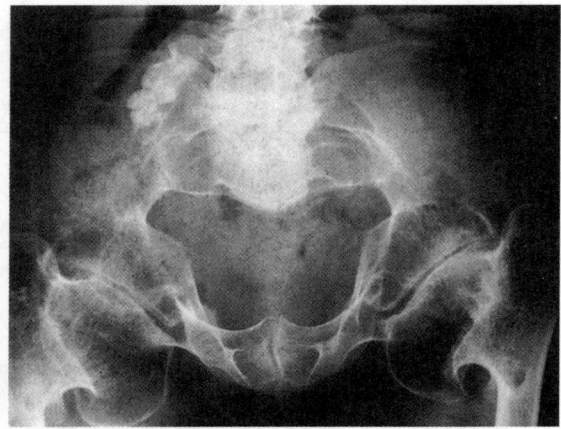

d

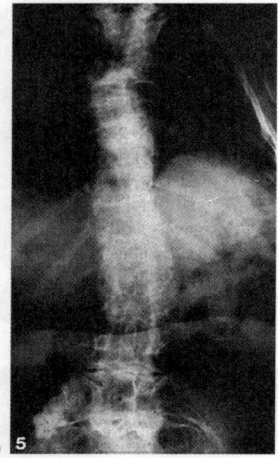

e 5

Pathog.: Durch Mutation des auf Chromosom 12 gelegenen COL2A1-Gens wird fehlerhaftes Typ-II-(Knorpel)Kollagen produziert. Der – teilweise verminderte – Einbau von alteriertem Kollagen in den enchondralen Knorpel führt zur Wachstumsstörung.

Bemerkungen: Das klinische Spektrum der Typ-II-Chondrodysplasien ist durch allele Mutationen und – daraus folgend – unterschiedliche Strukturdefekte des Typ-II-Kollagens bedingt. Das Kniest-Spektrum reicht von schwersten, mit dem Leben nicht zu vereinbarenden Formen der Kniest-Dysplasie bis zu leichten spondyloepiphysären Dysplasien, die sich erst im Erwachsenenalter manifestieren. Das Spektrum schließt die Arthroophthalmopathia hereditaria (Stickler-Syndrom) ein. Andere Mutationen des COL2A1-Gens führen zum Spektrum der Dysplasia spondyloepiphysaria congenita. Pränatale Diagnostik theoretisch durch Bestimmung der COL2A1-Mutation aus Amnion- oder fetalen Blutzellen, praktisch durch Sonographie möglich.

Lit.: Kniest W (1952) Zur Abgrenzung der Dysostosis enchondralis von der Chondrodystrophie. Z Kinderheilk 70: 633–640. – Kniest W, Leiber B (1977) Kniest Syndrom. Mschr Kinderheilk 125: 970–973. – Maroteaux P, Spranger J (1973) La maladie de Kniest. Arch Franc Pédiatr 30: 735–750. – Spranger J, Winterpacht A, Zabel B (1994) The type II collagenopathies: A spectrum of chondrodysplasias. Eur J Pediatr 152: 2–11.

McK: 156550

J. Spranger/JS

Kniest-Syndrom: Kniest-Dysplasie
Knochenatrophie, akute: Sudeck-Dystrophie

Knochenmarkaplasie, passagere

Syn.: Owren-Syndrom II – Erythroblastopenie – Anämie, transitorische aplastische

Def.: Meistens einmalige aplastische Krise bei hämolytischer Anämie. Die aplastische Krise ist gekennzeichnet durch eine akute ausgeprägte Anämie ohne Retikulozyten im peripheren Blut und Verminderung erythropoetischer Vorstufen im Knochenmark, ohne Zunahme der vorbestehenden Hämolyse.

A.: Erstbeschreibung 1948 durch Paul Arnor Owren, 1905–, Internist, Oslo.

Diagn. Krit.: **(1)** Angeborene hämolytische Anämie oder autoimmunhämolytische Anämie. – **(2)** Auftreten einer passageren Knochenmarkdepression im Rahmen einer Infektion durch Parvovirus B 19. – **(3)** Im peripheren Blut Entwicklung einer Retikulozytopenie, häufig auch Leukopenie und/oder Thrombozytopenie. – **(4)** Im Knochenmark starke Verminderung der Erythropoese mit Auftreten von Gigantoblasten (erheblich vergrößerte Proerythroblasten). – **(5)** Abfall der (erhöhten) Bilirubinkonzentration im Serum. – **(6)** Fieber, Schwächegefühl, Muskel- und Kopfschmerzen, makulopapuläres Exanthem, abdominelle Beschwerden. – **(7)** Erholung der peripheren Blutwerte nach 7- bis 14tägiger aregeneratorischer Phase.

Ätiol.: Infektion durch Parvovirus B 19.

Pathog.: Das B-19-Virus infiziert insbesondere Vorläuferzellen der Erythropoese und ist für diese zytotoxisch. Durch die verkürzte Überlebenszeit der Erythrozyten bei hämolytischer Anämie führt schon ein kurzzeitiges Sistieren der Erythrozytenproduktion zu einer raschen Verschlechterung der vorbestehenden Anämie. Da Antikörper gegen das Virus gebildet werden, tritt keine zweite Erkrankungsepisode auf.

Bemerkungen: Das Parvovirus B 19 ist der Erreger des Erythema infectiosum (Ringelröteln), welches typischerweise bei Klein- und Schulkindern epidemisch auftritt und zu vorübergehender Retikulopenie führt.

Lit.: Owren PA (1948) Congenital hemolytic jaundice. The pathogenesis of the hemolytic crisis. Blood 3: 231–248. – Young N (1988) Hematologic and hematopoietic consequences of B 19 parvovirus infection. Seminars in Hematology 25: 159–172.

E. Späth-Schwalbe/GA

Knochennekrosen, aseptische: Osteochondrosen, aseptische
Knöchelpolster-Leukonychie-Taubheits-Syndrom: Bart-Pumphrey-Syndrom
Knorpeldegeneration des Knies, fissurale: Osteochondrose, aseptisch, Typ Büdinger-Ludloff

Knorpel-Haar-Hypoplasie

Syn.: metaphysäre Chondrodysplasie Typ McKusick – McKusick-Syndrom

Def.: Autosomal-rezessiv erbliche, vorwiegend metaphysär ausgeprägte Skelettdysplasie.

A.: Abgrenzung des Krankheitsbildes 1964 durch den Internisten und Genetiker Victor A. McKusick, 1921–, Baltimore, nach ausgedehnten Untersuchungen der »Amish People«, einer aus dem Oberelsaß nach Pennsylvania eingewanderten Volksgruppe, die auch heute

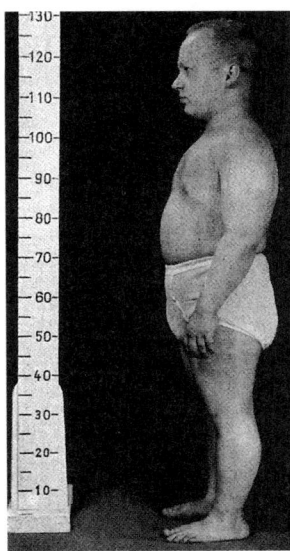

Erscheinungsbild der Knorpel-Haar-Hypoplasie: disproportionierter Minderwuchs mit relativ langem Rumpf und kurzen Extremitäten, Senkspreizfuß, glockenförmigem Thorax und spärlicher Behaarung (23jähriger Mann, Körpergröße 128 cm; Beob. H.-R. Wiedemann und Mitarbeiter [1967] Arch Kinderheilk 176: 74)

noch streng an ihren religiösen und kulturellen Überlieferungen festhält und in der sich viele Patienten mit Knorpel-Haar-Hypoplasie finden.
Diagn. Krit.: (1) Kurzgliedriger Minderwuchs mit Erwachsenengrößen zwischen 105 und 145 cm. – (2) Feines, spärliches Haar mit einem mikroskopisch verminderten Querdurchmesser (nicht obligat); überstreckbare Gelenke, kurze, weiche Hände und Füße. – (3) Röntgenologisch: Verkürzung der Röhrenknochen mit metaphysären Strukturunregelmäßigkeiten. Die metaphysäre Dysplasie ist an den Knien meist stärker als an den proximalen Femora ausgeprägt. Im Säuglingsalter lateralkonvex gebogene Femora. – (4) Immundefekt durch verminderte T-Zellproliferation; gelegentlich Lymphopenie, Malabsorption, Morbus Hirschsprung.
Pathog.: Unbekannt. Formal scheint eine Proliferationsstörung von Knorpelzellen und Lymphozyten vorzuliegen.
Bemerkungen: Der Immundefekt führt zu einer erhöhten Anfälligkeit, besonders gegen das Varicella-Zoster-Virus mit schwerem Krankheitsverlauf. Kombination von Knorpel-Haar-Hypoplasie und kongenitaler Anämie Blackfan-Diamond wurde beschrieben.
Lit.: Harris RE, Baehner RL, Gleiser S et al (1981) Cartilage-Hair hypoplasia, defective T-cell function, and Diamond-Blackfan anemia in an Amish child. Am J Med Genet 8: 291–297. – Maroteaux P, Savart P, Lefebvre J, Royer P (1963) Les formes partielles de la dysostose métaphysaire. Presse méd 71: 1523–1526. – McKusick VA, Eldridge R, Hostetler JA et al (1965) Dwarfism in the Amish II. Cartilage-hair hypoplasia. Bull Johns Hopkins Hosp 116: 285–326. – Trojak JE, Polmar SH, Winkelstein JA et al (1981) Immunologic studies of cartilage-hair hypoplasia in the Amish. Johns Hopkins Med J 148: 157–164. – Wiedemann HR, Spranger J, Kosenow W (1967) Knorpel-Haar-Hypoplasie. Arch Kinderheilk 176: 74–85.
McK: 250250
J. Spranger/JS

Knotenkropf, toxischer: Plummer-Adenom
knuckle pads-leukonychia-deafness syndrome (e): Bart-Pumphrey-Syndrom
knuckle pads syndrome (e): Bart-Pumphrey-Syndrom

Kocher-Debré-Semelaigne-Syndrom
(Symptomenkomplex)
Syn.: hypothyreote Muskelhypertrophie des Kindes – myxedema muscular hypertrophy syndrome infantile (e)
Def.: Mit Muskelhypertrophie einhergehende Myopathie bei kongenitalem Myxödem.
A.: Erstbeschreibung 1892 durch Emil Theodor Kocher, 1841–1917, Chirurg, Bern. – Robert Debré, 1882–1978, Kinderarzt, Paris. – Georges Semelaigne, 1892–, französischer Kinderarzt.
Diagn. Krit.: (1) Kongenitales oder frühkindlich erworbenes Myxödem. – (2) Allgemeine Muskelhypertrophie als Folge eines kindlichen kongenitalen oder erworbenen Myxödems. – (3) Begleitende Muskelschwäche. – (4) Oft besonders starke Ausprägung der Muskelhypertrophie im Bereich des M. sternocleidomastoideus. – (5) Blutchemie: häufig erhöhte Aktivität der Creatinkinase im Serum. – (6) Muskelbiopsie: echte Muskelhypertrophie.
Ätiol.: Verschieden. Kongenitale Athyreose oder Jodfehlverwertung. Erworbene Schilddrüsenfunktionsstörung.
Pathog.: Nicht geklärt. Direkter Zusammenhang mit dem Schilddrüsenhormonmangel wahrscheinlich.
Bemerkungen: Komplette Rückbildung des Symptomenkomplexes unter Schilddrüsenhormon.
Lit.: Debré R, Semelaigne G (1934) Hypertrophie muscularie généralisée du petit enfant. Bull Soc pédiatr, Paris 32: 699–706. – Havaldar PV, Shantala C, Dhaded SM, Siddibhavi BM (1993) Clinical spectrum and follow-up study of congenital hypothyroidism at District Hospital in India. J Trop Pediatr 39: 38–41. – Hesser FH (1940) Hypertrophia musculorum vera (dystrophia musculorum hyperplastica) associated with hypothyroidism: a case study. Bull Johns Hopkins Hosp 66: 353–377. – Hopwood NJ, Lockhardt LH, Bryan GT (1974) Acquired hypothyroidism with muscular hypertrophy and precocious testicular enlargement. J Pediat 85: 233–239. – Kaminski HJ, Ruff RL (1994) Endocrine Myopathies. In: Engel AG, Franzini/Armstrong C (eds) Myology, pp 1726–1753. McGraw Hill, New York. – Kocher Th (1892) Zur Verhütung des Cretinismus und cretinoider Zustände nach neueren Forschungen. Dtsch Z Chir 34: 556–626.
D. Pongratz/DP

Koebberling-Dunnigan-Syndrom: Lipodystrophie, familiäre, Typ Koebberling-Dunnigan
Koehler's bone disease (e): Osteochondrose, aseptische, Typ Köhler
Köhler-Knochenerkrankung: Osteochondrose, aseptische, Typ Köhler
Köhler-Syndrom I: Osteochondrose, aseptische, Typ Köhler
Köhler-Syndrom II: Osteochondrose, aseptische, Typ Freiberg-Köhler
König-Syndrom I: Osteochondrose, aseptische, Typ König

Koerber-Salus-Elschnig-Symptomatik
Syn.: Koerber-Salus-Elschnig-Syndrom – Aquädukt-Syndrom, oberes – sylvian aqueduct syndrome, upper (e)
Def.: Seltenes, lokalisatorisch außerordentlich kennzeichnendes neurologisches Krankheitsbild. Läsionen im Bereich des oberen Aquäduktes.

Kollagenom, familiäres kutanes

A.: Hermann Koerber, 1878–, Ophthalmologe, Duisburg-Hamborn. – Robert Salus, 1877–, österreichischer Ophthalmologe, Prag. – Anton Elschnig, 1863–1939, österreichischer Ophthalmologe, Graz, Wien, Prag.
Diagn. Krit.: (1) Konvergenz-, Retraktionsnystagmus. – (2) Vertikale Blickparese (besonders nach oben). – (3) Pupillenstörungen (Licht-nah-Dissoziation). – (4) Lidretraktion.
Ätiol.: Tumoren (mehr als 50%); vaskuläre Ursachen; Infekt; multiple Sklerose.
Pathog.: Läsion prämotorischer, okulomotorischer Strukturen.
Bemerkungen: Entspricht weitgehend der Aquädukt-Symptomatik. Unter Berücksichtigung der Autoren ist (1) als Kardinalsymptom anzusehen.
Lit.: Elschnig A (1933) Nystagmus retractorius, ein cerebrales Herdsymptom. Med Klin 29: 1134. – Koerber H (1903) Über drei Fälle von Retraktionsbewegung des Bulbus (Nystagmus retractorius). Ophthalm Klin 7: 65. – Leigh RJ, Zee DS (1991) The neurology of eye movements, 2 ed. FA Davis Company, Philadelphia. – Potthoff PC (1969) Das Koerber-Salus-Elschnig-Syndrom. Dtsch med Wschr 94: 381. – Salus R (1911) Über erworbene Retraktionsbewegungen der Augen. Arch Augenheilk 68: 61–76.
U. Büttner/DP

Koerber-Salus-Elschnig-Syndrom: Koerber-Salus-Elschnig-Symptomatik
körperdysmorphe Störung: Dysmorphophobie
Körperviertel-Syndrom: Quadranten-Symptomatik
Kohlschütter-Syndrom: amelo-zerebro-hypohidrotisches Syndrom
Kokardenpurpura, frühinfantile postinfektiöse (Seidlmayer): Seidlmayer-Kokardenpurpura
Kok disease (e): Stiff-baby
Kokzygeus-Levator-Spasmus-Syndrom: Levator-ani-Symptomatik
Kokzygodynie-Syndrom: Levator-ani-Symptomatik

Kollagenom, familiäres kutanes

Syn.: Collagenoma, multiple cutaneous, familial (e) – Kardiomyopathie-Hypogonadismus-Kollagenom-Syndrom
Def.: Familiär auftretende kutane Kollagenome; Assoziation mit Kardiomyopathie, Irisveränderungen, Hörschäden und rezidivierenden Vaskulitiden.
Diagn. Krit.: (1) Kutane Kollagenome, v.a. an Brust und Rücken. – (2) Assoziation mit Kardiomyopathie, Irisveränderungen, Hörschäden und rezidivierenden Vaskulitiden. – (3) Histologisch sind die Bindegewebsknoten, welche in der Größe ihrer Durchmesser von wenigen Millimetern bis mehreren Zentimetern variieren können, charakterisiert durch exzessive, dichte Ablagerung von Kollagenfibrillen in der Dermis. – (4) Beginn des Auftretens in der Adoleszenz, Progression während der Schwangerschaft möglich.
Ätiol.: Autosomal-dominant erblich.
Pathog.: Unbekannt.
Lit.: Henderson RR, Wheeler CE Jr, Abele DC (1968) Familial cutaneous collagenoma. Arch Derm 98: 23–27. – Uitto J, Santa-Cruz DJ, Eisen AZ (1979) Familial cutaneous collagenoma: genetic studies on a family. Brit J Derm 101: 185–195.
McK: 115250
R. Hein/GB

Kollagenose, (familiäre) reaktive perforierende (Mehregan)

Def.: Genetisch bedingte Erkrankung mit ungewöhnlicher Reaktion auf oberflächliches Trauma.
A.: Amir H. Mehregan, iranisch-amerikanischer Dermatologe. – Erstbeschreibung 1967.
Diagn. Krit.: (1) Beginn gewöhnlich im Kindesalter. – (2) Nach oberflächlicher Verletzung entstehen hautfarbene Knötchen, die einen zentralen Pfropf aus Keratin und nekrotischem Kollagen bekommen, Vergrößerung in einigen Wochen auf 5–10 mm, Regression nach 2–4 Wochen, Abheilung mit hyperpigmentierten Närbchen. – (3) Prädilektionsstellen: Finger-, Handrücken, Unterarme; seltener Gesicht, Stamm, Gesäß. – (4) Häufung bei Geschwistern (konsanguiner Eltern), seltener bei zwei aufeinanderfolgenden Generationen.
Ätiol.: Vermutlich autosomal-rezessiv vererbte Prädisposition zu ungewöhnlicher Reaktion des papillären Hautbindegewebes auf oberflächliche Traumatisierung; Kälteexposition spielt eine auslösende bzw. verstärkende Rolle.
Pathog.: Transepidermale Elimination von nekrobiotischem, histochemisch verändertem, aber polarisationsoptisch und elektronenmikroskopisch noch normal aussehendem Kollagen mit sekundären Epidermisveränderungen.
Bemerkungen: Weitestgehend identische Hautveränderungen wurden bei Patienten mit schwerem Diabetes mellitus, Retinopathie, peripherer Angiopathie und Niereninsuffizienz als »Perforating Disease of Diabetes and Renal Failure« beschrieben. **(DD)** Granuloma anulare perforans – Hyperkeratosis et Parakeratosis in cutem penetrans Kyrle – Elastosis perforans serpiginosa – Folliculitis perforans – Prurigo simplex chronica.
Lit.: Fretzin DF, Beal DW, Jao W (1980) Light and ultrastructural study of reactive perforating collagenosis. Arch Dermatol 116: 1054. – Haneke E (1991) Symptomatische reaktive perforierende Kollagenose. Z Hautkr 66: 725–728. – Mehregan AM, Schwartz OD, Livingood CS (1967) Reactive perforating collagenosis. Arch Dermatol 96: 277.
McK: 216700
E. Haneke/GB

Kolobome Iris-Aderhaut-Netzhaut

Syn.: coloboma of iris, choroid and retina (e) – COI (e)
Def.: Kolobome der Iris, Aderhaut bzw. Netzhaut.
Diagn. Krit.: Beidseitiges bzw. einseitiges familiäres Iris-, Aderhaut- bzw. Netzhautkolobom. Große intrafamiliäre Variabilität.
Ätiol.: Autosomal-dominant erblich. Arias et al. vermuteten Loci nahe an 2p25.1.
Bemerkungen: Kolobome sind ein Hauptmerkmal der autosomal-rezessiv vererbten CHARGE-Assoziation. Krankheitsbild steht evtl. der Mutation des Nervus opticus Colobom nahe.
Lit.: Arias S, Rolo M, Gonzalez N (1984) Terminal deletion of the short arm of chromosome 2, informative for acid phosphatase (ACP1), malate dehydrogenase (MDH1), and coloboma of iris loci. (Abstract) Cytogenet Cell Genet 37: 401. – Pagon RA, Kalina RE, Lechner DJ (1981) Possible autosomal-recessive ocular coloboma. Am J Genet 9: 189–193.
McK: 120200
F. H. Stefani/DP

Kompartiment-Syndrom: Kompartment-Sequenz

Kompartment-Sequenz

Syn.: Kompartment-Syndrom – Kompartiment-Syndrom – Logen-Syndrom

Def.: Gewebedrucksteigerung in einer der zahlreichen osteofibrösen oder von straffen Faszien begrenzten Muskellogen, die unbehandelt in der Sequenz zur ischämischen Muskelnekrose führt. Am häufigsten betroffen: Tibialis-anterior-Kompartment, Unterarm-Extensoren-Kompartment und hinteres und mediales Schienbeinkanten-Kompartment.

Diagn. Krit.: (1) Schmerzhafte Schwellung, Rötung, Verhärtung und Druckdolenz der betroffenen Muskelgruppe nach Belastung oder Trauma. – (2) Erhöhung des subfaszial gemessenen Gewebedruckes. – (3) Zunahme oder Auslösung der Schmerzen durch passive Dehnung der ischämischen Muskulatur. – (4) Parese der betroffenen Muskulatur. – (5) Sensible und motorische Störungen im Ausbreitungsgebiet der in der Loge verlaufenden Nerven durch Druckläsion. – (6) Bei verspäteter chirurgischer Intervention ischämische Muskelnekrose mit symptomatischer Myoglobinurie und CK-Erhöhung im Serum. – (7) Bleibendes motorisches Defizit und Kontraktur der entsprechenden Muskeln. – (8) Ggf. bleibende sensible und motorische Defizite im Versorgungsbereich der durch die Loge ziehenden Nerven. – (9) EMG: keine Insertions-, Spontan- oder Willküraktivität im betroffenen Muskel; neurogener Umbau der aufgrund der Nervendruckläsion paretischen Muskulatur.

Ätiol.: Ischämische Schädigung der Muskulatur.

Pathog.: Sistieren der Mikrozirkulation durch Steigerung des Gewebedruckes in der osteofibrös fest begrenzten Muskelloge bei Ödem nach Überlastung, Trauma oder bei Entzündung; Hämatom bei spontaner oder traumatischer Blutung (Frakturen); Mangeldurchblutung bei Embolie oder mechanischer Kompression (ungespaltener Gipsverband, Fehllagerung komatöser Patienten).

Bemerkungen: Prognose abhängig von Zeitintervall zwischen Einsetzen der Ischämie und chirurgischer Intervention mit großzügiger Faszienspaltung und Ausräumung bereits nekrotischen Muskels, da nach 6–8 Stunden die ischämische Nekrose einsetzt und nach 24–36 Stunden ein weitgehender Untergang der betroffenen Muskeln eingetreten ist. Bei ausgedehntem Muskeluntergang Gefahr des akuten Nierenversagens (Crush-Syndrom).

Lit.: Echtermeyer V (1986) Das Kompartment-Syndrom. Hefte zur Unfallheilkunde 169. Springer, Berlin, Heidelberg, New York. – Mubarak SJ, Hargens AR (1983) Acute compartment syndromes. Surg Clin N Amer 63: 539–565.

St. Wagner/DP

Kompartment-Syndrom: Kompartment-Sequenz
Kompressionsneuropathie des Ramus prof. des N. ulnaris: Nervus-ulnaris-Kompressionsneuropathie
Kompressions-Syndrom: Crush-Sequenz
Kompressions-Syndrom der Vena cava superior: Vena-cava-superior-Syndrom
Kompressions-Syndrom der Wirbelsäule: Froin-Syndrom
kongenitale Schmerzunempfindlichkeit und Anhidrose Swanson: Neuropathie, hereditäre sensible und autonome, Typ IV

Konigsmark-Hollander-Berlin-Syndrom

Syn.: Taubheit-Dermatitis-Syndrom – neural hearing loss-atopic dermatitis syndrome (e) – deafness, neural, with atypical atopic dermatitis (e)

Def.: Nicht progrediente Innenohrschwerhörigkeit in Kombination mit atopischer Dermatitis.

A.: Bruce W. Konigsmark, 1928–1973, Otorhinolaryngologe, Baltimore. – Mark B. Hollander, Arzt, Baltimore. – Charles I. Berlin, Otorhinolaryngologe, Louisiana. – Erster Bericht 1967 durch Konigsmark, Berlin, Hollander und McKusick. Erstbeschreibung 1968.

Diagn. Krit.: (1) Nicht progrediente, leicht- bis mittelgradige, im frühen Kindesalter (3–5 Jahre) feststellbare Innenohrschwerhörigkeit. – (2) Atopische Dermatitis mit papulösen, erythematösen, lichenifizierten, stark juckenden Veränderungen besonders an Ellenbeugen und Händen. Manifestation im 9.–11. Lebensjahr. – (3) Gelegentlich ichthyosiforme Hautveränderungen.

Ätiol.: Autosomal-rezessives Erbleiden.

Pathog.: Unbekannt.

Bemerkungen: Beschreibung eines Falles von Schwerhörigkeit mit ichthyosiformen Symptomen und erhöhtem Steroiddisulfat-Spiegel (Oikarinen et al.).

Lit.: Konigsmark BW, Berlin CI, Hollander MB, McKusick VA (1967) Study of familial deafness: Hearing loss associated with dermatitis. Excerpta med Int Congr Series No 175 (Progress in Neurogenetics. Vol 1 of the 2. Internat Congr of Neuro-Genetics and Neuro-Ophthalmology, Montreal). – Konigsmark BW, Hollander MB, Berlin CI (1968) Familial neural hearing loss and atopic dermatitis. J Amer med Ass 204: 953–957. – Oikarinen A, Kääar ML, Ruokonen J (1980) Ein Fall eines ichthyosiformen Syndroms mit Schwerhörigkeit und erhöhtem Steroiddisulfat-Spiegel. Acta Derm-Vener (Stockh) 60: 503–508. – Verbov J (1987) Palmoplantar keratodermia, deafness and atopy. Brit J Derm 116: 881–882.

McK: 221700

S. Schmid; Th. Spillmann/GB

Kontaktmangelparanoid

Def.: Chronische Wahnerkrankung, bei der die soziale Deprivation nicht als Folge, sondern als wesentliche (Teil-)Ursache diskutiert wird.

A.: Werner Janzarik, deutscher Psychiater. Erstbeschreibung 1973.

Diagn. Krit.: (1) Chronische paranoide Symptomatik im höheren Lebensalter (> 60 Jahre). – (2) Menschliche Isolierung. – (3) Oft Bindung des Wahns an die Wohngrenzen (Bedrohung durch Einbrecher, Abgehörtwerden von Nachbarn, Belästigung durch Geräusche und Gerüche). – (4) Häufig zusätzlich sexuelle Wahninhalte. – (5) Halluzinatorische Erlebnisse (vor allem Geräusche und Stimmen) sowie Fremdbeeinflussungserlebnisse kommen vor. – (6) Prämorbide Persönlichkeit oft aktiv, lebhaft, kontaktorientiert und empfindsam. – (7) Zumeist körperliche Rüstigkeit. – (8) Sehr deutliches Überwiegen von Frauen (1 : 20 in der Erstbeschreibung).

Ätiol.: Soziale Isolierung bei Persönlichkeiten, die damit besonders schlecht umgehen können. Zerebrale Abbauvorgänge spielen keine oder keine wesentliche Rolle.

Pathog.: Bei entsprechender prämorbider Persönlichkeit wird die soziale Isolierung als zunehmend massive Kränkung erlebt, woraufhin der darunter Leidende quasi im imaginären, i.e. psychotischen Raum einen »Partner« sucht: die sich verweigernde Sozietät als Feind-Partner (Janzarik).

Bemerkungen: Janzarik stellte das Kontaktmangelparanoid bzw. die Kontaktmangelhalluzinose als 2. Grundtypus schizophrener Erkrankungen des höheren Lebensalters den »Altersschizophrenien« gegenüber. Von anderen Autoren werden chronische Wahnentwicklungen bei sensorischer Deprivation, vor allem bei Schwerhörigkeit, beschrieben. In manchen Aspekten vergleichbar ist das Konzept des »präsenilen Beeinträchtigungswahnes«.

Lit.: Gross J et al (1972) Wahn bei sensorischer Deprivation und Isolierung. In: Schulte W, Tölle R (Hrsg) Wahn, S 49–55. Thie-

me, Stuttgart. – Janzarik W (1973) Über das Kontaktmangelparanoid des höheren Alters und den Syndromcharakter schizophrenen Krankseins. Nervenarzt 44: 515–526. – Janzarik W (1973) Das Kontaktmangelparanoid des höheren Alters. In: Kranz H, Heinrich K (Hrsg) Chronische endogene Psychosen, S 58–64. Thieme, Stuttgart.
P. Hoff/DP

Konus-Symptomatik
Syn.: Konus-Syndrom
Def.: Sequenz neurologischer Störungen bei isolierter Affektion des Conus medullaris des Rückenmarks.
Diagn. Krit.: (1) Schlaffe Blasenlähmung mit Überlaufblase. – (2) Mastdarminkontinenz. – (3) Fehlender Analreflex. – (4) Impotentia coeundi mit Erektions- und Ejakulationsschwäche. – (5) Reithosenanästhesie (bei der reinen Konus-Sequenz nur perianal). – (6) Evtl. fehlender Achillessehnenreflex.
Ätiol.: Nicht einheitlich.
Pathog.: Läsion der im Conus medullaris (S_3 bis S_5) befindlichen vegetativen (sakraler Parasympathikus) Zellgruppen, die für die Steuerung von Blase, Mastdarm und Sexualfunktion verantwortlich sind. Zusätzlich Störung sensibler Afferenzen. Motorische Efferenzen finden sich in diesem Bereich nicht mehr. Ursächlich kommen Durchblutungsstörungen, Kompression von außen (Diskusprolaps im Bereich des thorakolumbalen Übergangs, extramedulläre Tumoren) oder von innen (intramedulläre Tumoren) in Frage.
Bemerkungen: Da Raumforderungen meist auch die Fasern der Cauda equina betreffen, sind isolierte Konus-Sequenzen extrem selten.
Lit.: Duus P (1987) Neurologisch topische Diagnostik, 4. Aufl, S 82–83. Thieme, Stuttgart, New York.
W. Müller-Felber/DP

Konus-Syndrom: Konus-Symptomatik

Konzentrationslagerfolgen, psychische
Def.: Klinisch heterogene Formen psychopathologischer Auffälligkeit, die durch die Internierung in einem Zwangs- oder »Konzentrations«lager hervorgerufen werden. In ähnlicher, aber nicht identischer Bedeutung wurden Begriffe wie »KZ-Syndrom«, »Asthenie der Deportierten«, »erlebnisbedingte Verfolgungsschäden« gebraucht.
A.: Zahlreiche Autoren; keine ausgesprochene Erstbeschreibung.
Diagn. Krit.: A. Akutsituation während der Internierung: (1) Einlieferungsschock mit Angst und Entfremdungserleben. – (2) Anpassungsphase mit apathischem oder entdifferenziertem Verhalten, gelegentlich auch mit partieller Identifikation mit dem Wertesystem der Verfolger. – (3) Vollständige Apathie und Abstumpfung, somatisch oft Kachexie. – B. Spätfolgen: (1) Chronische Angst, vorwiegend bei Verfolgung im jüngeren und mittleren Lebensalter. – (2) Depressive Verstimmung, die chronische Form vorwiegend bei älteren Verfolgten. – (3) Anhaltende Verunsicherung in mitmenschlichen Beziehungen, bis zu generalisiert mißtrauischer und verbitterter Grundeinstellung mit nachfolgender sozialer Isolierung. – (4) Asthenische Dauerzustände, mitunter bis hin zu einerseits autistisch-sensitivem, andererseits dissozial anmutendem Verhalten. – (5) In eher seltenen Fällen können auch psychotische Erkrankungen, schizophrener wie manisch-depressiver Prägung, als entschädigungspflichtige KZ-Folgen anerkannt werden; die differenzierte Würdigung des Einzelfalls ist unabdingbar.
Ätiol.: Die psychisch wie körperlich existentielle Extremsituation der KZ-Internierung.
Pathog.: Die akuten und subakuten seelischen Folgen der KZ-Internierung werden zumeist als vorwiegend reaktive seelische Ausnahmezustände aufgefaßt, die das Ausgeliefertsein an den Terror widerspiegeln; Terror wird als personale Annihilierung verstanden im Sinne des radikalen Verlustes der persönlichen und sozialen Sinn- und Wertorientierung. Demgegenüber interpretiert die Literatur vor allem die asthenischen Dauerzustände je nach theoretischer Ausrichtung des Beschreibers neuropathologisch (etwa qua Hungerdystrophie), psychosomatisch oder psychodynamisch.
Bemerkungen: Die vorliegenden Befunde weisen darauf hin, daß vorbestehende Neurosen durch die Internierung in ihrer Dynamik eher abgeschwächt werden und daß neurotische oder psychotische Störungen während der Internierung nicht gehäuft auftreten; zu bedenken ist dabei aber stets, daß psychisch neu erkrankte Lagerinsassen möglicherweise getötet worden sind, so daß mit einer erheblichen Dunkelziffer hinsichtlich der wahren psychiatrischen Morbidität zu rechnen ist. – Manche Autoren unterscheiden die partiellen, häufig reversiblen Erlebnisreaktionen (vorwiegend generalisierte Angstreaktionen und phobische Störungen) vom chronischen und therapeutisch nur geringfügig zu beeinflussenden Persönlichkeitswandel asthenischen oder depressiv-ängstlichen Gepräges. – Die psychotherapeutische Beeinflußbarkeit KZ-bedingter seelischer Schäden hat sich in der Mehrzahl der Untersuchungen als recht begrenzt erwiesen.
Lit.: v Baeyer W, Häfner H, Kisker KP (1964) Psychiatrie der Verfolgten. Springer, Berlin, Göttingen, Heidelberg. – v Baeyer W, Binder W (1982) Endomorphe Psychosen bei Verfolgten. Springer, Berlin, Heidelberg, New York. – Eitinger L, Strøm A (1973) Mortality and morbidity after excessive stress. Humanities Press, New York. – Matussek P (1958) Zur Frage des Anlasses bei schizophrenen Psychosen. Arch Psychiatr 197: 91–99. – Matussek P (1975) Psychische Schäden bei Konzentrationslagerhäftlingen. In: Kisker KP, Meyer JE, Müller C, Strömgren E (Hrsg) Psychiatrie der Gegenwart, 2. Aufl, Bd 3: Soziale und angewandte Psychiatrie, S 387–427. Springer, Berlin, Heidelberg, New York. – Strøm A (1968) (Hrsg) Norwegian concentration camp survivors. Humanities Press, New York.
P. Hoff/DP

Kopfgrippe: von-Economo-Krankheit

Kopfhautdefekte und Polydaktylie
Def.: Kombination von Kopfhautdefekten mit postaxialer Hexadaktylie.
A.: Erstbeschreibung 1979 durch Jean-Pierre Fryns und Herman van den Berghe, belgische klinische Genetiker.
Diagn. Krit.: (1) Kopfhautdefekte. – (2) Ulnare Polydaktylie. – (3) Keine inneren Fehlbildungen. – (4) Normale Intelligenz.
Ätiol.: Autosomal-dominanter Erbgang mit reduzierter Penetranz und variabler Expressivität des Gens.
Pathog.: Unbekannt.
Bemerkungen: Fryns und van den Berghe beschrieben 1979 eine Familie, in der acht Personen in drei Genera-

tionen in variabler Manifestation Polydaktylie und Kopfhautdefekte aufwiesen. Diese Anomalien traten isoliert oder in Kombination auf. Eine Frau mit isolierter ulnarer Polydaktylie hatte eine Tochter mit isoliertem Kopfhautdefekt. Ein sicherer Genträger war asymptomatisch. Buttiens und Mitarbeiter berichteten 1985 über einen weiteren sporadischen Fall. Dieses Syndrom ist different vom Adams-Oliver-Syndrom (Kopfhautdefekte mit Peromelie).
Lit.: Buttiens M, Fryns JP, Jouckheere P, Brouckmans-Buttiens K, van den Berghe H (1985) Scalp defect associated with postaxial polydactyly: confirmation of a distinct entity with autosomal dominant inheritance. Hum Genet 71: 86–88. – Fryns JP, van den Berghe H (1979) Congenital scalp defects associated with postaxial polydactyl. Hum Genet 49: 217–219.
McK: 181250
F. Majewski/AS

Koprophagie-Syndrom: Pica-Syndrom

korneo-dermato-ossäres Syndrom
Syn.: corneo-dermato-osseous syndrome (e) – CDO syndrome (e)
Def.: Epitheliale korneale Dystrophie mit Hautveränderungen und Skelettbeteiligung.
A.: Erstbeschreiber J. K. Stern, 1984.
Diagn. Krit.: (1) Augen: epitheliale Korneaveränderungen, Photophobie, Augenbrennen. – (2) Haut: palmoplantare Hyperkeratosen, Eryheme, Erythrodermie. – (3) Skelettsystem: Brachydaktylie, Verkürzung und Auftreibungen der distalen Phalangen. – (4) Zähne: weicher Zahnschmelz, früher Verfall.
Ätiol.: Autosomal-dominanter Erbgang.
Pathog.: Unbekannt.
Lit.: Stern JK, Lubinsky MS, Durrie DS, Luckasen JR (1984) Corneal changes, hyperkeratosis, short stature, brachydactyly, and premature birth: a new autosomal dominant syndrome. Am J Med Genet 18: 67–77.
McK: 122440
R. Hein/GB

Koronar-Subklavia-Anzapf-Syndrom
Syn.: Subklavia-Steal-Syndrom, koronares – coronary-subclavian-steal-syndrome (e)
Def.: Angina pectoris durch Strömungsumkehr in koronarem Bypass bei Anastomosierung der A. mammaria interna bedingt durch Abgangsstenose der gleichseitigen A. subclavia.
Diagn. Krit.: (1) Postoperativ auftretende Angina pectoris oder Infarktsymptomatik. – (2) Evtl. zusätzlich klinische Symptome eines Vertebralis-Steal-Syndroms. – (3) Erniedrigte arterielle Blutdruckwerte am linken Arm im Vergleich zur Gegenseite. – (4) Arteriographischer Nachweis von Stenose und Strömungsumkehr.
Ätiol.: Subklaviastenose auf arteriosklerotischer Grundlage.
Pathog.: Durch stenosebedingte Absenkung des Druckes in der A. subclavia Strömungsumkehr in der A. mammaria interna und Blutentzug aus dem Bypass.
Bemerkungen: Seltenes, bisher wenig bekanntes Krankheitsbild. Therapie der Wahl ist hier die perkutane Angioplastie.
Lit.: Feld H, Nathan P, Raninga D, Shani J (1992) Symptomatic angina secondary to coronary-subclavian-steal syndrome treated successfully by percutaneous transluminal angioplasty of the subclavian artery. Catheterization and Cardiovascular Diagnosis 26: 12–14. – Olsen C, Dunton R, Maggs P, Lahey S (1988) Review of coronary-subclavian steal following internal mammary artery-coronary artery bypass surgery. Ann Thorac Surg 46: 667–678.
B. Kramann/GA

Korsakoff's psychosis (e): Korsakow-Psychose

Korsakow-Psychose
Syn.: Korsakow-Symptomenkomplex – Korsakow-Syndrom – Korsakoff's psychosis (e)
Def.: Eine organisch begründbare (»exogene«) Psychose, die besonders häufig, aber nicht ausschließlich bei Patienten mit langdauernder Alkoholabhängigkeit auftritt. Insoweit nosologisch unspezifisch, wird dieses klinische Bild auch bei anderen, das Gehirn schädigenden Noxen wie Traumata, nicht-alkoholtoxischen Einwirkungen, chronisch-entzündlichen Prozessen oder Raumforderungen beobachtet.
A.: Sergej Sergewic Korsakow, 1854–1900, Psychiater, Moskau. – Erstbeschreibung 1887.
Diagn. Krit.: (1) Merk- und Lernfähigkeitsstörungen mit retro- und anterograder Amnesie, wobei erstere mehrere Jahre umfassen kann; das Sekundengedächtnis ist mitunter relativ gut erhalten, nicht aber das Abspeichern und Abrufen der Information. – (2) Desorientiertheit. – (3) Konfabulationen, mit denen die amnestischen Lücken ausgefüllt werden. – (4) Abwesenheit weiterer neuropsychologischer Defizite wie Aphasie, Agraphie, Apraxie. – (5) Keine Bewußtseinstrübung.
Ätiol.: Am häufigsten, aber nicht notwendigerweise chronischer Alkoholismus. In Frage kommen auch (einzeln oder in Kombination): mechanische Traumata; zerebraler Sauerstoffmangel, v.a. bei der Kohlenmonoxidvergiftung; Gefäßverschlüsse mit konsekutivem ischämischem Infarkt; virale Enzephalitiden (auch bei der Creutzfeldt-Jakob-Erkrankung); Tumor, v.a. mit dienzephaler Beteiligung; Temporallappenepilepsie; degenerative Erkrankungen des ZNS, wiederum v.a. bei ausgeprägter Beteiligung der Temporalregion.
Pathog.: Nicht eindeutig geklärt. Diskutiert werden v.a. in Zusammenhang mit dem häufigen Thiaminmangel stehende funktionelle, aber auch strukturelle Läsionen in folgenden anatomischen Strukturen: Höhlengrau des III. und IV. Ventrikels; Thalamus; periaquäduktär; Corpora mamillaria; Hippocampus. Diese Läsionen entstehen über einen längeren Zeitraum und nicht, wie bei der Wernicke-Enzephalopathie, akut. Gemeinsames Auftreten mit der zentralen pontinen Myelinolyse ist beschrieben. Widersprüchliche Befunde liegen vor bezüglich erniedrigter zentralnervöser Noradrenalin- oder Acetylcholin-Spiegel sowie einer unmittelbar neurotoxischen Wirkung von Alkohol auf den Nucleus Meynert.
Bemerkungen: Die oft verwechselten Begriffe »Korsakow-Krankheit«, »Korsakow-Syndrom« und »amnestischer Symptomenkomplex« sind nicht bedeutungsgleich. Während Korsakow das nach ihm benannte Krankheitsbild ursprünglich verstand als die Verbindung eines »amnestisch-konfabulatorischen Syndroms« mit einer alkoholtoxischen Polyneuropathie, meint das »Korsakow-Syndrom« die oben genannten diagnostischen Kriterien ohne ätiologische Implikation; der »amnestische Symptomenkomplex« wiederum wird in der angloamerikanischen Literatur zumeist mit dem

»Korsakow-Syndrom« identifiziert, im deutschsprachigen Bereich aber eher als unspezifischer Oberbegriff für komplexe Störungen der Merk- und Lernfähigkeit betrachtet. Die Terminologie wird dadurch unübersichtlich, daß manche Autoren das Korsakow-Syndrom und die Wernicke-Enzephalopathie zum »Wernicke-Korsakow-Syndrom« (WKS) zusammenfassen mit der Begründung, daß etwa 80% der überlebenden Wernicke-Patienten ein Korsakow-Syndrom entwickeln. Die bei der Wernicke-Enzephalopathie indizierte Thiamin-Substitution ist beim voll ausgebildeten, isolierten Korsakow-Syndrom nicht wirksam.

Lit.: Bahr M et al (1990) Central pontine myelinolysis associated with low potassium levels in alcoholism. J Neurol 237: 275–276. – Butterworth RF (1993) Pathophysiology of cerebellar dysfunction in the Wernicke-Korsakoff-Syndrome. Can J Neurol Sci 20 (suppl 3): 123–126. – Korsakow S (1887) Ob alkoholnom paralichie. Westnick Psychiatrii 4. – Korsakow S (1890) Über eine besondere Form psychischer Störung kombiniert mit multipler Neuritis. Arch Psychiat Nervenkr 21: 669–704. – Metzler P et al (1991) Zum Begriff der Amnesie und zur quantitativen Beurteilung mnestischer Störungen. Fortschr Neurol Psychiat 59: 207–215. – Nickel B (1990) Das Korsakow-Konzept bei Karl Bonhoeffer und sein Bezug zur Psychometrie mnestischer Störungen. Psychiat Neurol Med Psychol 42: 42–50. – Parkin AJ et al (1991) Wernicke-Korsakoff-Syndrome of nonalcoholic origin. Brain Cogn 15: 69–82. – Pietrini V (1992) Creutzfeldt-Jakob disease presenting as Wernicke-Korsakoff syndrome. J Neurol Sci 108: 149–153. – Reuler JB et al (1985) Wernicke's encephalopathy. N Engl J Med 312: 1035–1039. – Victor M, Adams RD, Collins GH (1989) The Wernicke-Korsakow Syndrome, 2nd ed. FA Davis, Philadelphia.
P. Hoff/DP

Korsakow-Symptomenkomplex: Korsakow-Psychose
Korsakow-Syndrom: Korsakow-Psychose

kortiko-striato-zerebellares Syndrom, familiäres
Syn.: Gökay-Tükel-Syndrom – corticostriatocerebellar syndrome (of Gökay and Tükel) (e)
Def.: Erbliches Krankheitsbild mit zerebellarer Ataxie in Kombination mit choreo-athetotischer Bewegungsstörung (Formenkreis: hereditäre zerebelläre Ataxien; s. Ataxien, degenerative).
A.: Erstbeschreibung 1948 durch F. K. Gökay und K. Tükel.
Diagn. Krit.: (1) Erkrankungsbeginn im frühen Kindesalter. – (2) Langsam progrediente zerebellare Ataxie zunächst der Beine (Gangunsicherheit), später auch der Arme (Dysmetrie). Dysarthrie und Intentionstremor. – (3) Muskuläre Hypotonie. – (4) Choreo-athetotische Bewegungsstörung. – (5) Abschwächung oder Aufhebung des Patellar- und Achillessehnenreflexes. Mitunter Pyramidenbahnzeichen. – (6) Mentale und motorische Retardierung. – (7) Skelettdeformitäten (Klumpfuß). – (8) Leberfunktionsstörungen, Myokardschädigung (Störung der Erregungsrückbildung im EKG), Kreatinurie sowie eine noch ungeklärte Dysproteinämie sollen außerdem charakteristisch sein.
Ätiol.: Wahrscheinlich autosomal-rezessives Erbleiden.
Pathog.: Unbekannt; ein Stoffwechseldefekt wird vermutet.
Bemerkungen: (DD) sonstige metabolisch bedingte Ataxien des frühen Kindesalters – hereditäre Ataxie (Friedreich, OPCA). Über das Krankheitsbild liegen keine neueren Beschreibungen vor.

Lit.: Gökay FK, Tükel K (1948) Über Fälle von familiärem cortico-striato-cerebellarem Syndrom. Schweiz med Wschr 78: 1043. – Salam M (1975) Metabolic ataxias. In: Vinken PJ, Bruyn GW (eds) Handbook of Clinical Neurology, Vol 21, ch 32, pp 573–585. North-Holland Publ Co, Amsterdam, Oxford and American Elsevier Publ Co, New York.
M. T. Jahnke/DP

Koryphäen-Killer-Syndrom: Münchhausen-Syndrom
Koshewnikoff's disease (e): Epilepsia partialis continua (Koshewnikoff)
Koshewnikoff-Epilepsie: Epilepsia partialis continua (Koshewnikoff)
Koshewnikoff-Syndrom: Epilepsia partialis continua (Koshewnikoff)

Kostmann-Syndrom
Syn.: Agranulocytosis infantilis hereditaria (Kostmann) – agranulocytosis, infantile genetic (e) – agranulocytosis of Kostmann (e)
Def.: Eine häufig bereits kurz nach der Geburt auftretende Agranulozytose (Granulozyten unter 500/mm^3). Die Erkrankung manifestiert sich durch chronische oder rezidivierende akute bakterielle Infektionen, denen etwa 75% der betroffenen Kinder im Laufe der ersten drei Lebensjahre erliegen.
A.: Erstbeschreibung 1956 durch Rolf Kostmann, 1909–, schwedischer Pädiater, Norrköping.
Diagn. Krit.: (1) Agranulozytose, u.U. begleitet von Eosinophilie und Monozytose bei normaler Leukozytenzahl, normalem oder leicht erniedrigtem Hämoglobin und normaler Thrombozytenzahl. – (2) Im Knochenmark häufig Reifungsarrest auf der Stufe des Promyelozyten oder Myelozyten. – (3) Klinisch schwere pyogene Infektionen. – (4) Erhöhtes Risiko für das Auftreten myeloischer Leukämien.
Ätiol.: Autosomal-rezessiv vererbte Erkrankung.
Pathog.: Fehlende Granulozytenreifung durch einen Defekt der myeloischen Stammzelle?
Bemerkungen: Therapie der Wahl ist die lebenslängliche subkutane Verabreichung von rekombinantem Granulozyten-Wachstumsfaktor (G-CSF), der ohne wesentliche Nebenwirkungen dosisabhängig zum Anstieg der neutrophilen Granulozyten führt.
Lit.: Bonilla MA, Gillio AP et al (1989) Effects of recombinant human granulocyte colony-stimulating factor on neutropenia in patients with congenital agranulocytosis. N Engl J Med 320: 1574. – Kostmann R (1956) Infantile genetic agranulocytosis (Agranulocytosis infantilis hereditaria). A new recessive lethal disease in man. Acta paediat 45, Suppl 105: 1. – Kostmann R (1975) Infantile genetic agranulocytosis: a review with presentation of ten new cases. Acta paed scand 64: 362. – Welte K, Zeidler C et al (1990) Differential effects of granulocyte-macrophage colony-stimulating factor and granulocyte colony-stimulating factor in children with severe congenital neutropenia. Blood 75: 1056.
McK: 202700
G. Henze/JK

Kostobrachial-Syndrom: Kostoklavikular-Symptomatik

Kostoklavikular-Symptomatik
Syn.: Kostoklavikular-Syndrom – Falconer-Weddell-Syndrom – Kostobrachial-Syndrom – costobrachial syndrome (e) – neck-shoulder-arm-pain (e) – syndrome du défilé costoclaviculaire (fz) – syndrome du hile du membre supérieur (fz)
Def.: Neuralgische und vaskuläre Störungen im Armbereich infolge Druckschädigung des Gefäßnervenstranges im subklavikulären Raum (Formenkreis der Thoracic-outlet-Sequenz).
A.: Erstbeschreibung 1943 gemeinsam durch M. Falconer und G. Weddell aufgrund der Beobachtung bei Soldaten mit schweren Rucksäcken, welche beim militärischen Strammstehen Schmerz, Taubheitsgefühl und Müdigkeit in den Armen verspürten.
Diagn. Krit.: (1) Parästhesien, Neuralgien, Müdigkeitsgefühl im Arm-Handbereich. – (2) Klinisch meist nicht nachweisbare Armschwäche. – (3) Fakultativ venöse Stauung des herabhängenden Arms mit chronischen Fingerschwellung und trophischen Störungen. – (4) Gelegentlich Verschwinden des Radialispulses bei forcierter Inspiration und Zug am Arm.
Ätiol.: Vielfältig. Jegliche Einengung des Subklavikularraumes.
Pathog.: Kompression des Gefäßnervenbündels im Subklavikularraum, welcher begrenzt wird ventrolateral von der Klavikula, medial von der ersten Rippe und dorsal von der Skapula. Die Einengung des Subklavikularraumes wird begünstigt durch einen konstitutionsbedingt stark herabhängenden Schultergürtel, Belastung, abnormer Verlauf der ersten Rippe oder Kallusbildung nach Frakturen (z.B. Klavikulafraktur).
Bemerkungen: **(DD)** Halsrippen-Syndrom – Skalenus-Syndrom – Schulter-Arm-Syndrom – Wurzelirritationssyndrom.
Lit.: DeSilva M (1986) The costoclavicular syndrome: a „new cause". Ann Rheum Dis 45: 916–920. – Falconer MA, Weddell G (1943) Costoclavicular compression of the subclavian artery and vein. Relation to the scalenus anticus syndrome. Lancet II: 539–543. – Pollak EW (1980) Surgical anatomy of the thoracic outlet syndrome. Surg Gynecol Obstet 150: 97–103.
R. Bosch; S. Stotz/DP

Kostoklavikular-Syndrom: Kostoklavikular-Symptomatik

Kousseff-Syndrom
Def.: Wahrscheinlich autosomal-rezessiv erbliches Krankheitsbild mit sakralem Neuralrohrdefekt, komplexem Herzvitium und diskreten kraniofazialen Dysmorphien.
A.: Boris G. Kousseff, bulgarisch-amerikanischer klinischer Genetiker, Universität von South Florida, Tampa, Erstbeschreiber des Syndroms 1984 bei drei Geschwistern nichtverwandter Eltern.
Diagn. Krit.: (1) Sakrale Meningomyelozele mit nachfolgendem Hydrozephalus. – (2) Komplexes Herzvitium (Transposition der großen Gefäße/Truncus arteriosus). – (3) Kraniofaziale Dysmorphien (tiefsitzende, retroflektierte Ohrmuscheln, Retrognathie, kurzer Hals). – (4) Unilaterale Nierenagenesie (ein Patient).
Ätiol.: Wahrscheinlich autosomal-rezessives Erbleiden.
Pathog.: Entwicklungsfelddefekt (Toriello et al., 1985).
Bemerkungen: Nach Toriello et al., die 1985 einen weiteren Fall beschrieben, liegt bei ca. 1% der Patienten mit Neuralrohrdefekt ein Kousseff-Syndrom vor.
Lit.: Kousseff BG (1984) Sacral meningocele with conotruncal heart defects: a possible autosomal recessive trait. Pediatrics 74: 395–398. – Toriello HV, Sharda JK, Beaumont EJ (1985) Autosomal recessive syndrome of sacral and conotruncal developmental field defects (Kousseff syndrome). Am J Med Genet 22: 357–360.
McK: 245210
K. Zerres/AS

koxo-podo-patellares Syndrom
Def.: Erbliche Kombination von Vorfußanomalien, Patellahypoplasie und -luxation und Beckenanomalien.
A.: Philippe Morin, französischer Radiologe. Erstbeschreibung 1985.
Diagn. Krit.: (1) Beidseitige Patellahypoplasie und -luxation; walzenförmige Verbreiterung des Condylus femoris lateralis. – (2) Vorfußveränderungen mit konstant vergrößertem Interdigitalabstand zwischen dem 1. und 2. Zeh (»Sandalenzehen«) sowie inkonstant Verkürzung der 4. und 5. Zehen. – (3) Beckenveränderungen mit Vertikalisation und Verschmälerung des Ossa ilii (ähnlich einem Hundebecken); Ossifikationsdefekte oder -unregelmäßigkeiten im Bereich der Synchondrosis ischiopubica.
Ätiol.: Autosomal-dominantes Erbleiden.
Pathog.: Unklar.
Bemerkungen: Eine Familie mit 15 Betroffenen in vier Generationen beschrieben. Ausgeprägte Neigung zur Früharthrose.
Lit.: Morin P, Vielpaul C, Fournier L, Denizet D (1985) Le syndrome coxo-podo patellaire. J Radiol 66: 441–446.
R. Schumacher/JS

Krabbe-Krankheit
Syn.: Krabbe-Syndrom I – Globoidzell-Leukodystrophie
Def.: Autosomal-rezessiv vererbte infantile Leukodystrophie mit charakteristischen, Galaktocerebrosid speichernden Globoidzellen bei einer in Leukozyten und Fibroblasten auf unter 10% erniedrigten Aktivität der β-Galaktocerebrosidase.
A.: Knud Haraldsen Krabbe, 1885–1961, Neurologe, Kopenhagen.
Diagn. Krit.: (1) Klinische Manifestation 4.–6., seltener bis 18. Lebensmonat. – (2) Meist nach fieberhaftem Infekt auftretend. – (3) Sehstörungen bis Erblindung bei progredienter Optikusatrophie. – (4) Irritabilität, Entwicklungsknick. – (5) Phase schrillen Schreiens. – (6) Nach passagerer muskulärer Hypotonie bei extrapyramidalen Hyperkinesen und Rigor zunehmend Spastik, Opisthotonus, Verlust der Kopfkontrolle. – (7) Multifokale Myoklonien möglich, ebenso wie – meist tonische – Anfälle im weiteren Verlauf. – (8) Tod in Enthirnungsstarre meist innerhalb eines Jahres nach klinischem Beginn. – (9) Eine juvenile Verlaufsform beginnt klinisch im 2.–35. Lebensjahr mit Verlust der Sehkraft, Ataxie, dann Spastik und Demenz.
Ätiol.: Autosomal-rezessiv vererbter Mangel an Galaktocerebrosid-β-Galaktosidase, kodiert auf Chromosom 14. Enzymatischer Nachweis möglich bei Heterozygoten und pränatal an Fruchtwasserzellen, Chorion oder auch einzelnen Blastomeren.
Pathog.: Speicherung von nicht metabolisiertem Galaktocerebrosid im Nervensystem vorzugsweise in meist perivaskulär gelegenen Globoidzellen, Demyelinisierung zentral und peripher.
Lit.: Crome L, Hanefeld F, Wilson J, Patrick D (1973) The late onset form of globoid cell leukodystrophy. Brain 96: 841–848. – Krabbe KH (1916) A new infantile form of diffuse brain sclerosis. Brain 39: 74–115. – Oehlmann R, Zlotogora J, Wenger DA,

Knowlton RG (1993) Localization of the Krabbe disease gene (GALC) on chromosome 14 by multipoint linkage analysis. AM J Hum Genet 53(6): 1250–1255. – Suzuki K, Suzuki Y (1970) Globoid cell leucodystrophy (Krabbe's disease): Deficiency of galactocerebroside-β-galactosidase. Proc Natl Acad Sci 66, 2: 302–309.
McK: 245200
B. Reitter/DP

Krabbe-Syndrom I: Krabbe-Krankheit

Krabbe-Syndrom II

Syn.: Muskelhypoplasie, generalisierte, angeborene – Hypoplasia musculorum generalisata congenita – muscle hypoplasia, generalized (e) – muscular infantilism (e)
Def.: Historischer Begriff für kongenitale Myopathien mit generalisierter Atrophie der Muskulatur. Nach heutiger Kenntnis handelt es sich sicher überwiegend, wahrscheinlich ausschließlich um kongenitale Myopathien mit Strukturbesonderheiten.
A.: Knud Haraldsen Krabbe, 1885–1961, Neurologe, Kopenhagen. – Erstbeschreibung 1921 durch A. Gibson. – Ausführliche Beschreibung 1946 durch Krabbe vor der Dänischen Neurologischen Gesellschaft.
Lit.: Gibson A (1921) Muscular infantilism. Arch intern Med 27: 338. – Krabbe KH (1946) Treffen der Dänischen Neurologischen Gesellschaft.
D. Pongratz/DP

Krabbe-Syndrom III: Sturge-Weber-Phänotyp
Kraepelin-Schreckneurose: Kraepelin-Syndrom

Kraepelin-Syndrom

Syn.: Kraepelin-Schreckneurose – Schreckneurose – Hypochondrie, traumatische – Neurose, traumatische
Def.: Heute nicht mehr gebräuchlicher Begriff für eine akute psychogene Erkrankung als Folge einer massiven psychosozialen Belastung. Der Terminus und die dahinterstehende Konzeption waren ohnehin mehr im französischen als im deutschen Sprachraum verbreitet.
A.: Emil Kraepelin, 1856–1926, Psychiater, München. – Erstbeschreibung in dieser klinischen Abgrenzung 1915.
Lit.: Kraepelin E (1915) Psychiatrie. Ein Lehrbuch für Studierende und Ärzte, Bd IV, 8. Aufl, S 1451. Barth, Leipzig.
P. Hoff/DP

Kramer-Syndrom: Cross-Syndrom

Krampfanfälle, Pyridoxin-abhängige

Syn.: Vitamin-B_6-abhängige Krampfanfälle – Syndrom der Vitamin-B_6-Abhängigkeit – Glutamat-Decarboxylase-Mangel – Pyridoxine dependency (e)
Def.: Krankheitsbild mit Krampfanfällen, die in der Regel intrauterin oder in den ersten Lebenstagen beginnen und mittels üblicher Antikonvulsiva nicht zu beherrschen sind, jedoch auf die intravenöse Gabe von Vitamin B_6 sofort sistieren.
A.: Erstbeschreibung 1954 durch den nordamerikanischen Pädiater A. D. Hunt jr. und seine Mitarbeiter.
Diagn. Krit.: (1) Irritabilität, Hyperakusis, Fütterungsschwierigkeiten, Erbrechen. – (2) Zerebrale Krampfanfälle, Manifestation meist in den ersten Lebenstagen, aber nicht selten schon intrauterin, in atypischen Fällen bis zu 18 Monaten postpartal. – (3) Übliche Antikonvulsiva haben keine oder nur geringe Wirkung, i.v. Gabe von Vitamin B_6 führt zu sofortigem Sistieren der Krampfanfälle und der hypersynchronen Aktivität im EEG. – (4) Die Behandlung erfordert eine lebenslange Supplementation mit Vitamin B_6 (in der Regel 20–100 mg täglich). – (5) Unbehandelte Patienten zeigen eine schwere Entwicklungsverzögerung und versterben im Status epilepticus nach einigen Monaten.
Ätiol.: Autosomal-rezessiv vererbter Defekt des Pyridoxin-Stoffwechsels.
Pathog.: Der zugrundeliegende Defekt ist unbekannt. Vermutet wird ein Bindungsdefekt von Pyridoxal-5-Phosphat, der aktiven Form von Vitamin B_6, an das Apoenzym der Glutaminsäure-Decarboxylase mit daraus resultierender verminderter Aktivität dieses Enzyms, das für die Synthese des inhibitorischen Neurotransmitters GABA notwendig ist.
Bemerkungen: (**DD**) ernährungsbedingter Vitamin-B_6-Mangel, der auch mit Krampfanfällen einhergehen kann.
Lit.: Bejsovec M, Kulenda Z, Ponca E (1967) Familial intrauterine convulsions in pyridoxine dependency. Arch Dis Child 42: 201–207. – Erlander MG, Tillakaratne NJK, Feldblum S et al (1991) Two genes encode distinct glutamate decarboxylase. Neuron 7: 91–100. – Goutières F, Aicardi J (1985) Atypical presentations of pyridoxine-dependent seizures: a treatable cause of intractable epilepsy in infants. Ann Neurol 17: 117–120. – Haenggeli CA, Girardin E, Paunier L (1991) Pyridoxine-dependent seizures, clinical and therapeutic aspects. Eur J Pediatr 150: 452–455. – Hunt AD Jr, Stoker J Jr, McCory WW, Stroud HH (1954) Pyridoxine dependency: report of a case of intractable convulsions in an infant controlled by pyridoxine. Pediatrics 13: 140–145.
McK: 266100
H. Siemes/JK

kraniodiaphysäre Dysplasie

Def.: Angeborene, rasch progrediente Hyperostose und Sklerose vor allem des Schädels mit Aufweitung der Schäfte der Röhrenknochen.
A.: Die früheste bekannte Beschreibung stammt von dem australischen Arzt John Halliday, Sydney, 1949.
Diagn. Krit.: (1) Im Säuglingsalter hartnäckig verlegte Nasenwege. – (2) Vom Kleinkindesalter an progrediente Verunstaltung des Gesichts mit Ausbildung knöcherner Nasenwülste und mandibulärer Hyperostose (»Leontiasis ossea«). – (3) Zunehmende, schließlich vollständige Obstruktion der Nasenwege, reine Mundatmung; Verlegung der Tränengänge; Dentitionsanomalien. – (4) Optikusatrophie, Schwerhörigkeit, psychomotorische Retardierung, Kopfschmerzen, Krampfanfälle – sämtlich als Symptome einer zunehmenden Einengung des Schädelinnenraums und der Foramina der Schädelbasis. – (5) Radiologisch massive Hyperostose und Sklerose sämtlicher Schädelknochen, starke Erweiterung und mäßige Sklerose der Klavikel, deutliche Erweiterung der Rippen, fehlende diaphysäre Modellierung der Röhrenknochen. Die Kortikalis ist gut abgrenzbar und nicht (!) verdickt oder verbreitert.
Ätiol.: Genopathie mit möglicherweise autosomal-rezessivem Erbgang.

Pathog.: Unbekannt.
Bemerkungen: Kranielle und diaphysäre Sklerose finden sich beim M. Camurati-Engelmann, der vor allem im Erwachsenenalter fälschlich als »kraniodiaphysäre Dysplasie« beschrieben wird. Im Unterschied zur kraniodiaphysären Dysplasie sind dort die Diaphysen jedoch aufgeweitet und unregelmäßig sklerosiert mit teilweise schlecht abgrenzbarer, unregelmäßig begrenzter Kortikalis. Es finden sich Muskelschmerzen, die kranielle Hyperostose beginnt später und ist nicht so ausgeprägt. Bei der kraniometaphysären Dysplasie sind die Diaphysen der Röhrenknochen normal modelliert. Möglicherweise gibt es darüber hinaus eine autosomal-dominant erbliche Form der kraniodiaphysären Dysplasie mit deutlicher diaphysärer Sklerose (Schaefer et al., 1986).
Lit.: Halliday J (1949) A rare case of bone dystrophy. Brit J Surg 37: 52–63. – Levy MH, Kozlowski K (1987) Cranio-diaphyseal dysplasia. Australas Radiol 31: 431–435. – Macpherson RI (1974) Cradniodiaphyseal dysplasia, a disease or group of diseases? J Assoc Canad Radiol 25: 22–33 (case 1). – Schaefer B, Stein S, Oshman D et al (1986) Dominantly inherited craniodiaphyseal dysplasia: a new craniotubular dysplasia. Clin Genet 30: 381–391. – Stransky E, Mabilangan I, Lara RT (1962) On Paget's disease with leontiasis ossea and hypothyreosis starting in early childhood. Ann paediatr (Basel) 199: 393–408.
McK: 218300
J. Spranger/JS

kraniodigitales Syndrom (Scott)
Syn.: Scott craniodigital syndrome (e)
Def.: Distinktes, möglicherweise X-chromosomal vererbtes Syndrom mit geistiger Behinderung.
A.: Erstbeschreibung 1971 durch den amerikanischen Pädiater C. R. Scott und Mitarbeiter.
Diagn. Krit.: (1) Geistige Behinderung. – (2) Minderwuchs. – (3) Disproportionierte Retardierung der Skelettreife. – (4) Häutige Syndaktylien zwischen den Fingern 2–4 und den Zehen 2 und 3. – (5) Kraniofaziale Dysmorphie mit Brachyzephalie ohne Kraniosynostose, Mandibulahypoplasie, schmaler Nase, prominenten Augenbrauen, langen Augenwimpern und »überraschtem« Gesichtsausdruck. – (6) Dermatoglyphenanomalien. – (7) Spina bifida occulta.
Ätiol.: Aufgrund der Familienbeobachtung von Scott muß eine monogene Veränderung angenommen werden. Da die Erkrankung bisher ausschließlich bei Knaben beobachtet wurde und bei Müttern Mikrosymptome (Syndaktylien der Zehen 2 und 3) vorlagen, ist der Erbgang mit einer X-chromosomalen Genwirkung vereinbar, ein autosomal-rezessiver Erbgang ist jedoch nicht ausgeschlossen.
Pathog.: Unbekannt.
Bemerkungen: **(DD)** zu Akrozephalosyndaktylie-Syndromen und zur Hypothyreose. Die Gesichtsdysmorphie erinnert an die okulo-dento-ossäre Dysplasie. Bisher existiert eine Familienbeobachtung (drei Brüder) und ein Einzelfall.
Lit.: Lorenz P, Hinkel GK, Hoffmann C, Rupprecht E (1990) The craniodigital syndrome of Scott: report of a second family. Am J Med Genet 37: 224–226. – Scott CR, Bryant JI, Graham CB (1971) A new craniodigital syndrome with mental retardation. J Pediatr 78: 658–663.
McK: 312860
P. Lorenz; G. K. Hinkel/AS

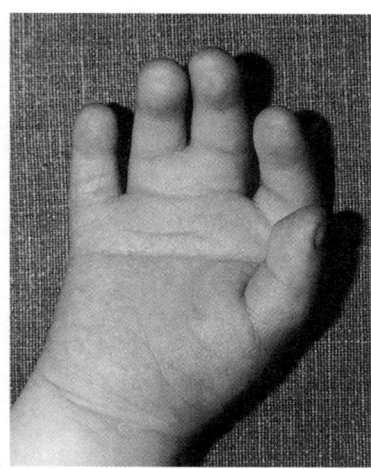

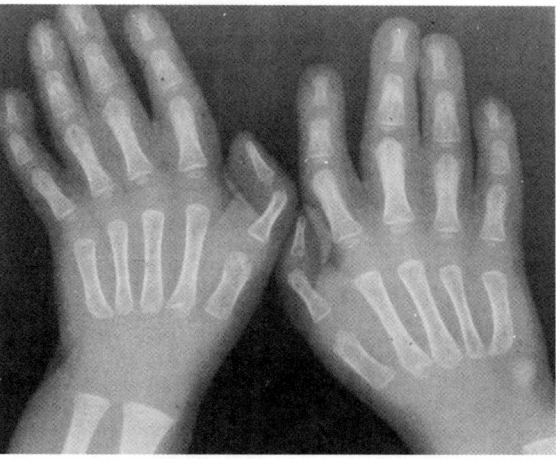

kraniodigitales Syndrom (Scott): a) Hand eines Patienten im Alter von 12 Monaten: distinkte häutige Syndaktylie zwischen den Fingern 2 bis 5 mit besonderer Betonung zwischen 3 und 4, Dermatoglyphenanomalien mit beidseitiger Vierfingerfurche; b) Karporadiogramm im Alter von 2 Jahren und 10 Monaten mit disproportionierter Retardierung der Skelettreife, die karpalen Ossifikationszentren fehlen noch vollständig, während einige Epiphysen der Phalangen bereits sichtbar sind

kranioektodermale Dysplasie
Syn.: Levin-Syndrom I – Sensenbrenner-Syndrom – dysplasia, cranioectodermal (e)
Def.: Durch Zahn- und Haarfehlbildungen definierte ektodermale Dysplasie mit Skelettdysplasie.
A.: Erstbeschreibung 1975 durch die amerikanischen Pädiater J. A. Sensenbrenner, J. P. Dorst, R. P. Owens.
Diagn. Krit.: (1) Hypotrichose mit sehr dünnen, langsam wachsenden, spärlichen, kaum pigmentierten Haaren. – (2) Zahnfehlbildungen: Hypodontie, Mikrodontie, Schmelzhypoplasie, Taurodontie, Dentitionsanomalie, Diastemata. Multiple intraorale Frenula. – (3) Ausgeprägte Dolichozephalie und faziale Dysmorphie mit prominenten Stirnhöckern, eingezogenem Nasensattel, kleiner Nase mit aufwärtsgerichteten Nasenlöchern. – (4) Synostosis praematura der Sagittalnaht. – (5) Epikanthus, antimongoloide Lidachse, Nystagmus, Refrak-

kranioektodermale Dysplasie

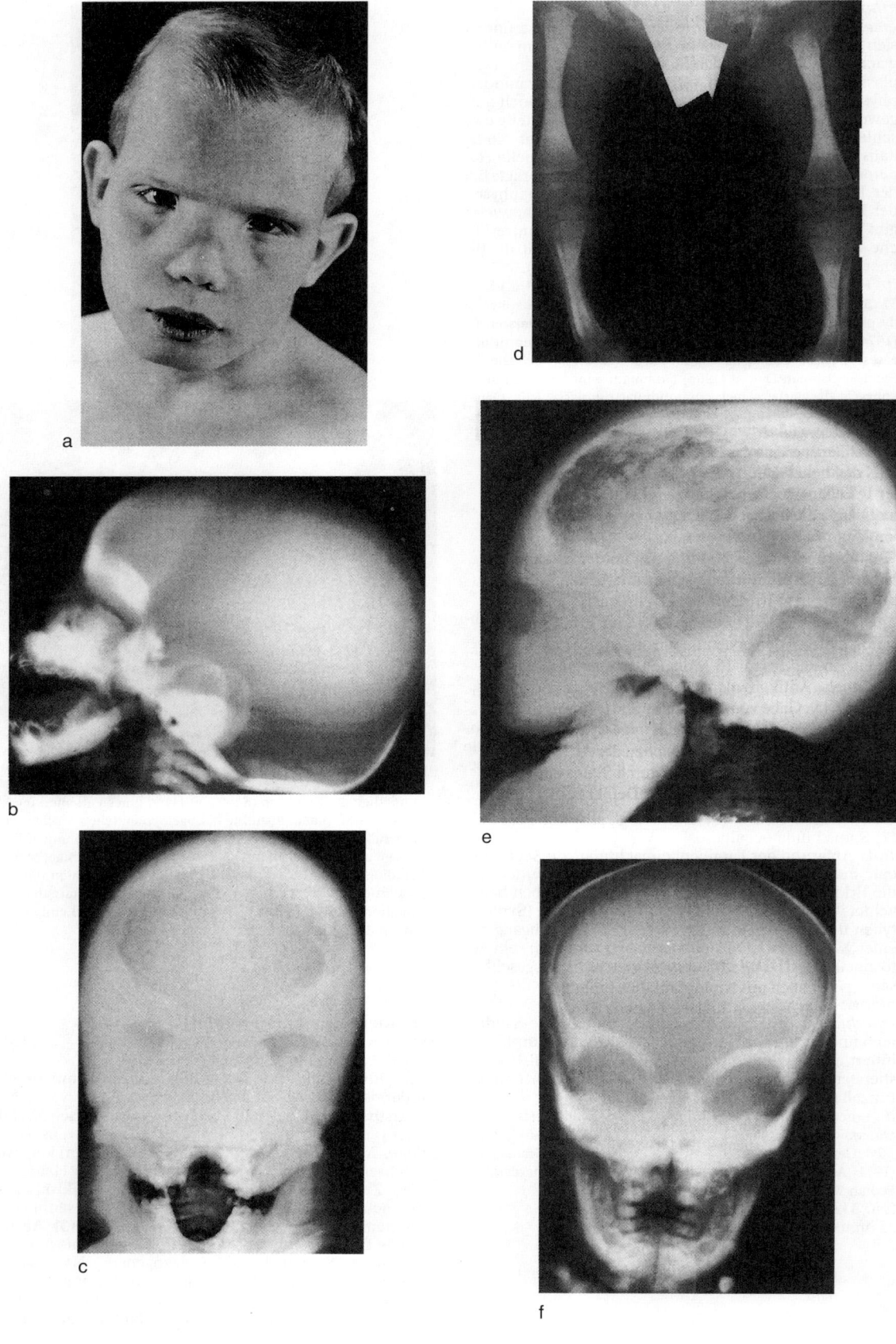

tionsanomalien. – **(6)** Minderwuchs mit rhizomeler Verkürzung der Gliedmaßen, insbesondere der Arme. Überstreckbarkeit der Gelenke, kurzer schmaler Thorax, Pectus excavatum. – **(7)** Brachydaktylie, häufig Syndaktylie der Finger und Zehen. Klinodaktylie der Kleinfinger. Breite kurze Akren und Nägel.
Ätiol.: Wahrscheinlich autosomal-rezessiv erbliches Dysplasie-Syndrom.
Pathog.: Unbekannt.
Bemerkungen: Die Eigenständigkeit dieses Syndroms im Rahmen ektomesodermaler Dysplasien ist nicht gesichert. Ein Syndrom mit Kraniosynostose, generalisierter Knochendysplasie und kurzen spärlichen Haaren, aber normaler Körperstatur, neurologischer Entwicklung, Wachstum und Extremitätenlänge wurde von Lammer et al. (Am J Med Gen 45: 9–13, 1993) beschrieben.
Lit.: Genitori L, Lang D, Philip N et al (1992) Cranioectodermal dysplasia with sagittal craniosynostosis (Sensenbrenner's syndrome): case report and review of the literature. Br J Neurosurg 6: 601–606. – Levin LS, Perrin JCS, Ose L et al (1977) A heritable syndrome of craniosynostosis, short thin hair, dental abnormalities, and short limbs: cranioectodermal dysplasia. J Pediat 90: 55–61. – Sensenbrenner JA, Dorst JP, Owens RP (1975) New syndrome of skeletal, dental and hair abnormalities. Birth Def Orig Art Ser XI(2): 372.
McK: 218330
E. Haneke/GB

kranio-karpo-tarsale Dystrophie: Freeman-Sheldon-Syndrom

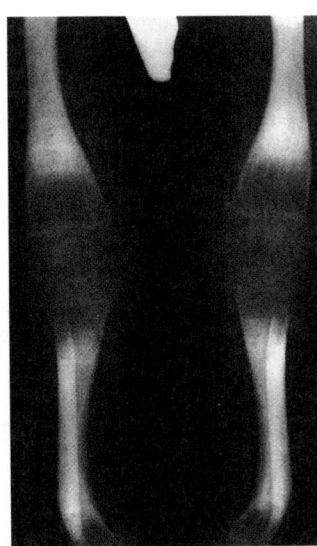

g
Erscheinungsbild der kraniometaphysären Dysplasie: a) Leontiasis ossea mit betonter Glabella und verdickter, plumper, tumorartig wirkender Nasenwurzel (6jähriger Knabe; Beob. J. Spranger); Entwicklung der Röntgenveränderung: b), c) Sklerosierung des Gesichtsschädels im Alter von 10 Wochen; d) Sklerosierung der Tibiadiaphyse, Verdünnung der Metaphysenkompakta (10 Wochen); e), f) schwerste Eburnisation auch der Kalotte, wulstige Mandibula (6 Jahre); g) Keulenform der distalen Femura, C-förmige, zunehmende Varisierung der Tibia (20 Monate; Beob. Wemmer und Böttger, Mannheim)

kraniometaphysäre Dysplasie
Def.: Hereditäre Skelettdysplasie mit kranialer Hyperostose und metaphysärem Modellierungsdefekt.
A.: Das Krankheitsbild wurde 1954 von W. P. U. Jackson als eigenständiges Krankheitsbild insbesondere vom M. Pyle abgegrenzt.
Diagn. Krit.: **(1)** Ausbildung eines knöchernen Nasenwulstes in der Kindheit durch Hyperplasie des Os nasale und der unteren Abschnitte des Os frontale. Einschränkung der Nasenatmung. Mandibuläre Hyperplasie. In leichteren Fällen Rückbildungstendenz der ossären Hyperplasie bis zum Verschwinden beim Erwachsenen. – **(2)** Dolichozephalie, Verbreiterung der Alveolarkämme, Dentitionsanomalien. – **(3)** Hirnnervenausfälle, insbesondere Fazialisparese, (kombinierte) Schwerhörigkeit, in schweren Fällen Optikusatrophie und Erblindung. – **(4)** Röntgenologisch: Schädel-Hyperostose insbesondere fronto-okzipital und des Unterkiefers. Sklerose der Schädelbasis mit Obliteration der Nasennebenhöhlen. Beim Säugling diaphysäre Verdichtung, später metaphysäre Auftreibung der Röhrenknochen.
Ätiol.: Autosomal-dominant erbliche Genopathie. Ob es eine (schwerer verlaufende) autosomal-rezessive Form gibt, ist umstritten.
Pathog.: Unbekannt. Beschleunigter Knochenumbau wurde nachgewiesen. Möglicherweise Reifungsstörung der Osteoklasten mit ungenügender Expression der vakuolären Protonenpumpe.
Lit.: Carnevale A, Grether P, Del Castillo V et al (1983) Autosomal dominant craniometaphyseal dysplasia. Clin Genet 23: 17–23. – Fanconi S, Fischer JA, Wieland P et al (1988) Craniometaphyseal dysplasia with increased bone turnover and secondary hyperparathyroidism: therapeutic effect of calcitonin. J Pediatr 112: 587–591. – Jackson WPU, Hanelin J, Albright F (1954) Metaphyseal dysplasia and related conditions. Arch Int Med 94: 871–885. – Key L, Volberg R, Baron R, Anast CS (1988) Treatment of craniometaphyseal dysplasia with calcitriol. J Pediatr 112: 583–587. – Penchaszadeh VB, Gutierrez ER, Figueroa P (1980) Autosomal recessive craniometaphyseal dysplasia. Am J Med Genet 5: 43–55. – Yamamoto T, Kurihara N, Yamaoka K et al (1993) Bone marrow-derived osteoclast-like cells from a patient with craniometaphyseal dysplasia lack expression of osteoclast-reactive vacuolar proton pump. J Clin Invest 91: 362–367.
McK: 123000
J. Spranger/JS

Kraniosynostose-Fibulaaplasie-Syndrom: Lowry-Syndrom

kraniotelenzephale Dysplasie
Syn.: brain anomalies, frontal bone protuberance (e) – forehead, bony protuberance, brain anomalies (e)
Def.: Eine Kombination frontaler Knochenprotuberanz mit Hirnanomalien.
A.: Erstbeschreibung von S. Daum, J. Le Beau und P. Minuit 1958.
Diagn. Krit.: **(1)** Kraniosynostose mit Knochenvorsprung frontal (frontale Enzephalozele in 2/4). – **(2)** Mikrophthalmie, präaurikuläre Anhängsel. – **(3)** Im CT: Hydrozephalie, Agenesie des Corpus callosum, hypoplastisches Zerebellum, Hypoplasie des N. opticus. – **(4)** Autopsie: bei einem Kind Mikrozephalie, Mikropolygyrie, fehlende Nn. olfactorii, Aquäduktstenose, neuronale Heteropie des Zerebellums.
Ätiol.: Wahrscheinlich autosomal-rezessiv erblich.
Pathog.: Zerebrale Dysgenesie.

Bemerkungen: Schwere geistige Retardierung, früher Tod (36 Monate beobachtet). Inwieweit dieses Syndrom identisch ist mit der kraniofazialen Dyssynostosis bedarf weiterer Beobachtung. Auch bestehen Ähnlichkeiten zum Walker-Warburg-Syndrom.
Lit.: Daum S, Le Beau J, Minuit PC (1958) Dysplasie telencephalique avec excroissance de l'os frontal. Sem Hop (Paris) 34: 1893–1896. – Hughes HE, Harwood/Nash DC, Becker LE (1983) Craniotelencephalic dysplasia in sisters: further delineation of a possible syndrome. Am J Med Genet 14: 557–565. – Jabbour JT, Taybi H (1964) Craniotelencephalic dysplasia. Am J Dis Child 108: 627–632.
McK: 218670
J. Kunze/JK

Krankheit, vorgetäuschte: Münchhausen-Syndrom
Krause-Reese-Syndrom: retinale Dysplasie Reese-Blodi
Krebs-Syndrom, familiäres: colorectal cancer, hereditary nonpolyposis (e)
Kretschmer-Syndrom: apallisches Syndrom
Krummsäbel-Syndrom: Scimitar-Anomalie
kryptogene progrediente Osteolyse: Gorham-Osteolyse
Kryptophthalmus-Syndaktylie-Syndrom: Kryptophthalmus-Syndrom

Kryptophthalmus-Syndrom
Syn.: Fraser-Syndrom – Fraser-François-Syndrom – Kryptophthalmus-Syndaktylie-Syndrom
Def.: Autosomal-rezessives Erbleiden mit den Hauptbefunden: Kryptophthalmus, Syndaktylie, Genitalhypoplasie, Nierenagenesie.
A.: Erstbeschreibung 1962 durch George R. Fraser, 1932–, kanadischer Humangenetiker, Montréal. – Weitere Bearbeitung 1965 durch Jules François, belgischer Ophthalmologe und Genetiker.
Diagn. Krit.: **(1)** Kryptophthalmus (fehlende Lidöffnungen, meist mit Verwachsung der verschlossenen Lider mit dem Bulbus; nicht konstant). Fast immer weitere Augenbefunde, insbesondere Mikrophthalmie bis Anophthalmie; Fehlen oder Verschluß der Tränenausgänge. – **(2)** Nierenagenesie, ein- oder beidseitig; andere Nierenfehlbildungen. – **(3)** Genitalbefunde: bei Knaben Kryptorchismus, Hypospadie. Bei Mädchen Vaginalatresie, Uterus bicornis oder andere Uterusfehlbildungen. Vereinzelt Gonadendysgenesie und Gonadoblastom. – **(4)** Geistige Behinderung. – **(5)** Kraniofazial: Hypertelorismus, Lippen-Kiefer-Gaumen- oder Gaumen-Spalte, dysmorphe Ohren, Atresie der äußeren Gehörgänge, Mittelohrfehlbildungen; Larynxstenose/-atresie; Enzephalozele. – **(6)** Partielle häutige Syndaktylie der Finger. – **(7)** Analatresie/-stenose (selten). – **(8)** Hoher Anteil an Totgeburten, spontan abortierten Feten und postnatal verstorbenen Neugeborenen. Fetaler Aszites kommt vor (Ultraschall!).
Ätiol.: Autosomal-rezessiver Erbgang.
Pathog.: Unbekannt.
Bemerkungen: Fälle mit bilateraler Nierenagenesie, offenbar bevorzugt familiär; der namengebende Befund Kryptophthalmus nicht obligat. Pränatale und Ultraschalldiagnose möglich auf Nieren- und andere fakultative Organfehlbildungen.
Lit.: Boyd PA, Keeling JW, Lindenbaum RH (1988) Fraser Syndrome. A review of eleven cases with postmortem findings. Am J Med Genet 31: 159–168. – François J (1965) Syndrome malformatif avec cryptophthalmie. (Note préliminaire.) Ophthalmologica 150: 215. – Fraser GR (1962) Our genetical „load". A review of some aspects of genetical variation. Ann Hum Genet 25: 387. – Fraser GR, Aymé S, Halal F et al (1983) Autosomal dominant duplication of the renal collecting system, hearing loss, and external ear anomalies: a new syndrome? Am J Med Genet 14: 473–478.
McK: 219000
A. Schinzel/AS

Kubisagari (Minra): Gerlier-Symptomenkomplex
Kubitaltunnel-Syndrom: Sulcus-ulnaris-Symptomatik

Kümmell-Verneuil-Syndrom
Def.: Historischer Begriff für langsam entstehenden Zusammenbruch eines Wirbelkörpers. Ursächlich wurden Bagatelltraumen angenommen und das Erscheinungsbild den aseptischen Epiphysennekrosen zugeordnet.
Lit.: Kümmell H (1928) Der heutige Standpunkt der posttraumatischen Wirbelerkrankung (Kümmellsche Krankheit). Arch Orthop Unfallchir 26: 471.
K. Parsch/JS

Küss-Syndrom
Def.: Historische Bezeichnung für eine Ummauerungsstenose des Colon sigmoideum infolge chronischer vernarbender Entzündungen im kleinen Becken.
Lit.: Küss G (1950) Les rétrécissements péricoliques pelviens (périrectaux et périsigmoidiens). Mém Acad Chir 76: 281–283.

Kufs disease (e): Ceroidlipofuscinose, neuronale, Typ Kufs
Kugelberg-Welander disease (e): Muskelatrophie, spinale, Typ Kugelberg-Welander
Kugelzellenanämie: Sphärozytose

Kuru
Syn.: Schüttelkrankheit Kuru – Kuru(-Kuru-)Krankheit – Kuru-Syndrom – »Lachkrankheit« – laughing death syndrome (e) – curuma (e) – »Skui guria«
Def.: Bisher nur im Gebiet der Eastern Highlands von Neuguinea in der sprachlich und kulturell einheitlichen Bevölkerungsgruppe der Fores beobachtete, endemisch auftretende, schwere progrediente zentralnervöse Erkrankung mit lokomotorischer Ataxie, Choreoathetose.
A.: Erstbeschreibung 1957 durch den amerikanischen Virologen Daniel Carleton Gajdusek, 1923–, und V. Zigas gemeinsam. Die Störung wird von den Eingeborenen Neuguineas »Kuru« genannt, was Zittern (vor Furcht oder Kälte) bedeutet.
Diagn. Krit.: **(1)** Uncharakteristische Prodromalerscheinungen (in etwa einem Drittel der Fälle): Knieschmerz, Kopfschmerz, allgemeines Krankheitsgefühl, Fieber, Husten, Schnupfen. – **(2)** Schnell zunehmende lokomotorische Ataxie, wodurch ein eigenartig schaukelnder, wiegender unsicherer Gang entsteht. – **(3)** Tremor, der zunächst fein, später grobschlägig ist und bei Erregung und Ermüdung sich steigert, im Schlaf verschwindet. – **(4)** Athetotische und choreatiforme Koordinationsstörungen. – **(5)** Aktionsmyoklonus. – **(6)** Strabismus con-

vergens. – **(7)** Sprachstörungen im Sinne der Dysarthrie und Anarthrie. – **(8)** Dysphagie. – **(9)** Im anfänglichen euphorischen Stadium können durch geringfügige Anlässe regelrechte Lachanfälle (daher auch die Bezeichnung »Lachkrankheit«) ausgelöst werden, später herrscht die mimische Starre vor. – **(10)** Im fortgeschrittenen Stadium: Gehunfähigkeit, Muskelschwäche, Demenz. Präfinal Incontinentia alvi et urinae, Dekubitalgeschwüre. – **(11)** Reflexe: anfangs sehr lebhaft oder bis zum unerschöpflichen Klonus gesteigert, später abgeschwächt. – **(12)** Blutbild: geringfügige Eosinophilie, sonst uncharakteristisch. – **(13)** Elektrophorese: mäßige Vermehrung der α- und β-Globuline. – **(14)** Liquor: unauffällig. – **(15)** Verlauf stets progredient. Ausgang gewöhnlich im Verlauf von 6–9 Monaten tödlich. – **(16)** Betroffen ist zwar jedes Lebensalter, doch sind erwachsene Frauen und junge Männer sehr bevorzugt. Kleine Kinder erkranken nicht.
Ätiol.: Die Erkrankung ist bisher in dieser Form nur bei einem einzigen Stamm der Eastern Highlands von Neuguinea und deren Stammverwandten beobachtet worden. Seit 1957 gab es in einer Population von 8000 mehr als 1000 Todesfälle, doch werden seit Einschränkung des Kannibalismus weniger Krankheitsfälle registriert. Virale Genese (Slow virus) wurde früher angenommen, wobei eine Infektion mit besonders langer Inkubationszeit (4–20 Jahre) und Übertragung durch Kannibalismus an Verstorbenen besteht. Inokulation von Schimpansen mit Gehirn-Suspension von Kuru-Erkrankten erzeugt nach 14 Monaten bei diesen ein ähnliches Krankheitsbild. Die Prion-Protein-Hypothese (Prusiner, 1987) hat sich bei Kuru und verwandten subakuten übertragbaren spongiformen Enzephalopathien (s.u.) bestätigt. Prionen sind ein nukleinfreies proteinhaltiges infektiöses Agens. Durch eine Mutation auf Chromosom 20 wird statt der Aminosäure Prolin Leucin kodiert. Dadurch entsteht statt PrPc, ein Sialoglycanprotein und Bestandteil von Nervenzellmembranen, dessen Isoform PrPSc, ein abnormes Protein, das in Kuru-Plaques nachweisbar ist. Bei den betroffenen Eingeborenen gilt die Erkrankung als Folge eines von Feinden hervorgerufenen bösen Zaubers.
Pathog.: Ausgeprägte Degenerationsvorgänge im Zerebellum, geringer in Basalganglien, Dienzephalon, Hirnstamm und Großhirnrinde mit Destruktion von Nervenzellen, Vakuolisierung von Neuronen und Astrozyten, Astrozytenproliferation und Neuronophagie im Bereich der Vorderhornzellen, der unteren Oliven und der Brückenkerne. Kuru-Plaques mit Amyloidablagerung im Zentrum und im fibrillären Rand. Im Rückenmark Degeneration der kortikospinalen und spinozerebellären Bahnen. Entzündliche Veränderungen fehlen. Es bestehen pathogenetische Beziehungen zu anderen subakuten übertragbaren spongiformen Enzephalopathien (Scrapie-Erkrankung bei Schafen und Ziegen, spongiforme Enzephalopathie bei Rindern, Zobel, chronic wasting disease bei Rehwild und Elchen, Creutzfeldt-Jakob-Krankheit, Gerstmann-Sträussler-Scheinker-Krankheit); bei diesen Erkrankungen werden Kuru-Plaques gefunden.
Lit.: Gajdusek DC (1991) The transmissible amyloidoses: genetical control of spontaneous generation of infectious amyloid proteins by nucleation of configurational change in host precursors: kuru-CJD-GSS-scrapie-BSE. Eur J Epidemiol 7: 567–577. – Gajdusek DC (1977) Unconventional viruses and the origin and disappearance of kuru. Science 197: 943–960. – Gajdusek DC, Gibbs CJ Jr, Alpers M (1966) Experimental transmission of a kuru-like syndrome to chimpanzees. Nature 209: 794–796. – Gajdusek DC, Zigas V (1958) Untersuchungen über Pathogenese von Kuru. Eine klinische, pathologische und epidemiologische Untersuchung einer chronischen progressiven, degenerativen und unter den Eingeborenen der Eastern Highlands von Neu-

Guinea epidemische Ausmaße erreichende Erkrankung des Zentralnervensystems. Klin Wschr 36. – Gajdusek DC, Zigas V (1957) Degenerative disease of the central nervous system in New Guinea. The endemic occurance of Kuru in the native population. New Engl J Med 257: 974. – Lantos PL (1992) From slow virus to prion: a review of transmissible spongiform encephalopathies. Histopathology 20: 1–11. – Prusiner SB, DeArmond SJ (1990) Prion diseases of the central nervous system. Monogr Pathol 32: 86–122. – Prusiner SB (1987) Prions and neurodegenerative disease. New Engl J Med 317: 1571–1581.
McK: 245300
A. Weindl/DP

Kuru(-Kuru-)Krankheit: Kuru
Kuru-Syndrom: Kuru

Kurzdarm-Syndrom
(Sequenz)
Syn.: short bowel syndrome (e)
Def.: Zusammenfassende Bezeichnung für die infolge der Malassimilation bei ausgedehnteren Dünndarm-Resektionen auftretenden Krankheitserscheinungen.
Diagn. Krit.: **(1)** Profuse (chologene) Diarrhöen (aufgrund der Malabsorption von Fett, Eiweiß, Vitaminen, vor allem Vitamin B_{12}). – **(2)** Störungen des Elektrolythaushaltes (Hypokaliämie, Hypokalzämie, Hypomagnesiämie). – **(3)** Anämie (makrozytär, Perniziosa-ähnlich). – **(4)** Disaccharidase-(Lactase-)Mangel. – **(5)** Vitamin-D-Mangel (Osteomalazie), negative Ca^{++}- und Mg^{++}-Bilanz. – **(6)** Zinkmangel (trophische Störungen). – **(7)** Hypovolämie, Dehydratation. – **(8)** Hypergastrinämie. – **(9)** Eiweißmangelödeme. – **(10)** Maldigestion des Pankreas.
Ätiol.: Resektionen (Mesenterialinfarkt, Strangulationsileus, Morbus Crohn, intestinaler Volvulus, intestinale Atresie), Entzündungen (Morbus Crohn, Strahlenenteritis) oder Bypass-Operationen des Dünndarms.
Pathog.: Ausbildung und Schweregrad der Symptomatik des Kurzdarmsyndroms abhängig von der Lokalisation des ausgefallenen Darmsegments (Ausdehnung und Höhe), Quantität und Qualität des verbliebenen Restdarmes, sowie Grad der Adaptation des Restdarmes. Verlust von a) Resorptionsfläche; b) spezifischen mukosalen Transportprozessen; c) spezifischen gastrointestinalen Hormonen (CCK, Sekretin, GIP, Motilin); d) der Ileozäkalklappe.
Bemerkungen: **(DD)** postoperative und andere Malabsorptionssyndrome – Pankreasinsuffizienz – Diarrhö verschiedener Ursache – Gallensäureverlustsyndrom.
Lit.: Ladeforged K et al (1980) Calcium, phosphorus, magnesium, zinc, and nitrogen balance in patients with severe short bowel syndrome. Am J Clin Nutr 33: 2137–2142. – Scheurlen C (1986) Das Kurzdarmsyndrom: Pathophysiologie, Komplikationen, Symptomatik. In: Wolfram G, Husemeyer I (Hrsg) Ernährung bei Krankheiten des Dünndarms, Ernährung in der Onkologie, spezielle Aspekte der Ernährung, S 43–51. Zuckschwerdt, München. – Westergaard H, Spady DK (1993) Short bowel syndrome. In: Sleisinger MH, Fordhan JS. Gastrointestinal diseases – pathophysiology, diagnosis, management, 5th ed, pp 1249–1257. WB Saunders, Philadelphia. – Williamsson RCN (1978) Medical progress: Intestinal adaption. Part I: Structural, functional, and cytokinetic changes. Part II: Mechanisms of control. N Engl J Med 298: 1383–1386, 1444–1451.
C. Scheurlen/GA

Kurzketten-Acyl-CoA-Dehydrogenase-Defekt

Syn.: short-chain acyl-CoA-dehydrogenase deficiency (e) – SCAD-deficiency (e)
Def.: In zwei Formen auftretende angeborene Störung im intramitochondrialen Abbau der kurzkettigen Fettsäuren.
A.: Erstbeschreibung 1984 durch D. N. Turnbull und Mitarbeiter.
Diagn. Krit.: Infantile Form: **(1)** Im Säuglings- oder Kleinkindesalter progressive Muskelschwäche, Azidose, Entwicklungsrückstand. – **(2)** In der Skelettmuskulatur findet sich eine generalisierte Fettspeicherung im Fasertyp I. – **(3)** Keine Hypoglykämien, normale Ketonurie im Hungerzustand. Im Urin große Mengen von Ethylmalonsäure und Methylsuccinat, außerdem in einem Fall Butyrylglycin. Gesamt-Carnitin im Serum etwas erniedrigt mit sehr hohem Anteil an acyliertem Carnitin.
Erwachsenenform: **(1)** Muskelschwäche. – **(2)** Muskelveränderungen und Metabolitenausscheidung wie bei der infantilen Form.
Ätiol.: Autosomal-rezessiv vererbtes Leiden.
Pathog.: Unbekannt.
Bemerkungen: Die Enzymaktivitätsdefekte sind in einem Fall der Erwachsenenform nur in der Muskulatur gefunden worden. Die Ketonkörperbildung ist trotz reduzierter Enzymaktivität möglich, da offensichtlich die mittelkettige Acyl-CoA-Dehydrogenase auch zu einem gewissen Teil kurzkettige Fettsäuren verstoffwechselt.
(DD) Andere Defekte der β-Oxidation der Fettsäuren, besonders Kurzketten-Acyl-CoA-Dehydrogenase-Mangel (McK: 143450), Mittelketten-Acyl-CoA-Dehydrogenase-Defekt.
Lit.: Bennett MJ, Gray RGF, Isherwood DM et al (1985) The diagnosis and biochemical investigation of a patient with a short chain fatty acid oxidation defect. J Inher Metab Dis 8, Suppl 2: 135–136. – Hale DA, Bennett MJ (1992) Fatty acid oxidation disorders: A new class of metabolic diseases. J Pediatr 121: 1–11. – Naito E, Indo Y, Tanaka K (1990) Identification of two variant short chain acyl-coenzyme A dehydrogenase alleles, each containing a different point mutation in a patient with short chain acyl-coenzyme A dehydrogenase deficiency. J Clin Invest 85: 1575–1582. – Turnbull DN, Bartlett K, Stevens DL et al (1984) Short-chain acyl-CoA dehydrogenase deficiency associated with a lipid-storage myopathy and secundary carnitine deficiency. New Engl J Med 311: 1232–1236.
McK: 201470.0001; 201470.0002
E. Mönch/JK

Kurzripp-Polydaktylie-Syndrome

Def.: Es handelt sich um eine Gruppe von neonatal letalen, sämtlich autosomal-rezessiv erblichen Osteochondrodysplasien mit charakteristisch kurzen Rippen.
Diagn. Krit.: Gemeinsame Merkmale dieser schweren Entwicklungsstörungen sind **(1)** kurze Rippen, dadurch bedingte Thoraxhypoplasie, Pulmonalhypoplasie und Ateminsuffizienz. – **(2)** Wechselnd starke Verkürzung und Dysplasie der Röhrenknochen. Polydaktylie kommt häufig vor, ist jedoch nicht obligat. – **(3)** Assoziierte Fehlbildungen des Herzens, des Urogenitalsystems und Darms, Zysten von Pankreas, Leber und Nieren, Lippen-Kiefer-Gaumenspalten in wechselnder Ausprägung, Fehlbildungen von Epiglottis, Trachea und Ösophagus, gelegentlich ZNS-Fehlbildungen. Die reno-hepato-pankreatische Dysplasie, d.h. die Kombination von zystischen Veränderungen der Niere, des Pankreas und der Gallengänge mit fibrösen Veränderungen von Niere und Leber ist möglicherweise inkompletter Teil eines Spektrums, zu dem auch die Knochenveränderungen verschiedener Kurzripp-Syndrome gehören. – Klassifikation: Die Zusammengehörigkeit der Kurzripp-Polydaktylie-Syndrome wurde nur allmählich erkannt. Im Laufe des Erkenntnisprozesses wurden verschiedene Numerierungen vorgeschlagen, die meist auf chronologischen Überlegungen, weniger auf morphologischen Ähnlichkeiten beruhen. Die Klassifikation der Internationalen Arbeitsgruppe für Osteochondrodysplasien erkennt vier Typen an und numeriert sie wie folgt:
Kurzripp-(Polydaktylie-)Syndrom Typ I (Saldino-Noonan)
Kurzripp-(Polydaktylie-)Syndrom Typ II (Verma-Naumoff)
Kurzripp-(Polydaktylie-)Syndrom Typ III (Majewski)
Kurzripp-(Polydaktylie-)Syndrom Typ IV (Beemer-Langer)
Die nachfolgende Klassifikation entspricht einer morphologischen Reihe.
Kurzripp-Polydaktylie-Syndrom I (Saldino-Noonan)
Kurzripp-(Polydaktylie-)Syndrom II (Verma-Naumoff)
Kurzripp-Polydaktylie-Syndrom III (LeMarec)
Kurzripp-Polydaktylie-Syndrom IV (Yang)
Kurzripp-(Polydaktylie-)Syndrom V (Jeune)
Kurzripp-Polydaktylie-Syndrom VI (Majewski)
Kurzripp-(Polydaktylie-)Syndrom VII (Beemer-Langer)
Lit.: Spranger J, Maroteaux P (1990) The lethal osteochondrodysplasias. Adv Hum Genet 19: 1–103.
J. Spranger/JS

Kurzripp-Polydaktylie-Syndrom I (Saldino-Noonan)

Syn.: Saldino-Noonan-Syndrom – short-rib-polydactyly syndrome, Saldino-Noonan type (e)
Def.: Besondere Form der letalen Chondrodysplasien mit kurzen Rippen und Polydaktylie.
A.: Erstbeschreibung 1972 durch den Kinderradiologen Ronald M. Saldino, 1941–, und den Genetiker Charles D. Noonan, beide San Francisco.
Diagn. Krit.: **(1)** Die Kinder werden geboren mit einem kurzgliedrigen, schweren Minderwuchs, schmalem Thorax und Polydaktylie. – **(2)** Häufig Oligohydramnion.

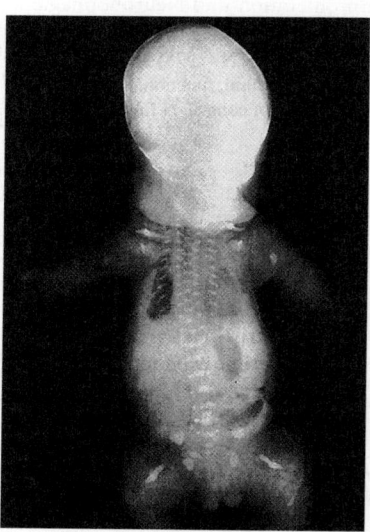

Kurzripp-Polydaktylie-Syndrom I (Saldino-Noonan): Skelettveränderungen (Beob. und Foto Univ.-Kinderklinik Mainz)

Tod vor oder kurz nach der Geburt durch Ateminsuffizienz. – **(3)** Eingesunkene Nasenwurzel, kleines Kinn. – **(4)** Zahlreiche assoziierte Fehlbildungen wie Lungenhypoplasie, komplexe Herzfehler, Kurzdarm, Malrotation, Analatresie, Urethralatresie, Genitalhypoplasie, Nierenaplasie oder -hypoplasie, Uterus duplex, Pankreas-, Leber- und Nierenzysten, Lippen-Kiefer-Gaumenspalten, Epiglottis-Dysplasie, Ösophagusatresie. – **(5)** Röntgenologisch: kurze Rippen, mangelhaft verknöcherte, an den Enden spitz zulaufende Röhrenknochen; Polydaktylie, amorphe Knochenstruktur.
Ätiol.: Homozygot manifeste Genmutation, entsprechend autosomal-rezessiver Erbgang.
Pathog.: Unbekannt.
Bemerkungen: Die Krankheit ist aufgrund ihrer röntgenologischen Merkmale und histologisch von anderen Kurzripp-Polydaktylie-Syndromen zu unterscheiden. Sie kann sonographisch pränatal diagnostiziert werden.
Lit.: Saldino RM, Noonan DC (1972) Severe thoracic dystrophy with striking micromelial abnormal osseous development, including the spine, and multiple visceral anomalies. Am J Roentgen 114: 257–263. – Spranger J, Maroteaux P (1990) The lethal osteochondrodysplasias. Adv Hum Genet 19: 1–103.
McK: 263530
J. Spranger/JS

Kurzripp-(Polydaktylie-)Syndrom II (Verma-Naumoff)

Syn.: short-rib-polydactyly syndrome, Verma Naumoff type (e)
Def.: Letale Osteochondrodysplasie mit schmalem Thorax und (meist) Polydaktylie.
A.: Frühe Beschreibung 1974 durch den Pädiater J. Spranger und Mitarbeiter, Mainz; Abgrenzung von Typ I 1975 durch I. C. Verma und Mitarbeiter, 1977 durch P. Naumoff und Mitarbeiter.
Diagn. Krit.: **(1)** Kurzgliedriger, bei der Geburt manifester, schwerer Minderwuchs, häufig Hydrops. Tod vor oder kurz nach der Geburt. – **(2)** Eingezogene Nasenwurzel, Thoraxhypoplasie, Ateminsuffizienz, Polydaktylie bei über 50% der Fälle. – **(3)** Ähnliche Fehlbildungen wie bei Typ I: Nierenaplasie oder -hypoplasie, Nieren- und Pankreaszysten, angeborene Herzfehler, Analatresie, Urethralatresie, hypoplastisches Genitale, Uterushypoplasie, Vaginaatresie, Kurzdarm, Situs inversus, Lippen-Kiefer-Gaumenspalte. – **(4)** Röntgenologisch ähnliche Knochenveränderungen wie Typ I, doch gezackte Knochenenden (Bild der geschälten Banane).
Ätiol.: Homozygot sich manifestierenden Genmutation, entsprechend autosomal-rezessiver Erbgang. Möglicherweise allele Mutation des für Typ I der Kurzripp-Polydaktylie-Syndrome verantwortlichen Gens.
Pathog.: Unbekannt.
Bemerkungen: Typ I und Typ II der Kurzripp-Polydaktylie-Syndrome wurden ursprünglich als eine Einheit aufgefaßt. Die Veränderungen der langen Röhrenknochen sind jedoch deutlich zu unterscheiden und kommen in einzelnen Familien konstant vor. Typ II ist sehr viel häufiger als Typ I. Die Numerierung entspricht der Einteilung von Spranger und Maroteaux 1990. Die Erkrankung wurde sonographisch pränatal diagnostiziert.
Lit.: Naumoff P, Young LW, Mazer J, Amortegui AJ (1977) Short-rib-polydactyly syndrome type III. Radiology 122: 443–447. – Spranger J, Grimm B, Weller M et al (1974) Short rib-polydactyly (SRP) syndromes, types Majewski and Saldino-Noonan. Z. Kinderheilk 116: 73–94. – Spranger J, Maroteaux P (1990) The lethal osteochondrodysplasias. Adv Hum Genet. 19: 1–103. – Verma IC, Bhargave S, Agarwal S (1975) An autosomal recessive form of lethal chondrodystrophy with severe thoracic narrowing, rhizoacromelic type of micromelia, polydactyly and genital anomalies. Birth Def Orig Art Ser XI(6): 167–174.
McK: 263510
J. Spranger/JS

Kurzripp-Polydaktylie-Syndrom III (Le Marec)

Def.: Letale Osteochondrodysplasie mit kurzen Rippen und Polydaktylie.
A.: Erstbeschreibung 1982 durch den französischen Pädiater B. Le Marec und seine Mitarbeiter. Abgrenzung von anderen letalen Osteochondrodysplasien 1990 durch Jürgen Spranger, Pädiater, Mainz, und Pierre Maroteaux, Pädiater, Paris.
Diagn. Krit.: **(1)** Kurzgliedriger, bei der Geburt manifester Minderwuchs mit Thoraxdysplasie und Polydaktylie, häufig Hydrops. – **(2)** Tod vor oder kurz nach der Geburt. – **(3)** Assoziierte Fehlbildungen wie Situs inversus, hypoplastisches Linksherz, Penishypoplasie, Larynxhypoplasie, Pankreasfibrose. – **(4)** Röntgenologisch kurze Rippen, kurze, doch gut modellierte Röhrenknochen, Polydaktylie, prämature Verknöcherung der proximalen Femur- und Humerusepiphysen.
Ätiol.: Homozygot manifeste Genmutation, entsprechend autosomal-rezessiver Erbgang.
Pathog.: Unbekannt.
Bemerkungen: Durch die Röntgenveränderungen unterscheidet sich Typ III der Kurzripp-Polydaktylie-Syndrome von den anderen Formen. Im Unterschied zum Ellis-van-Creveld-Syndrom sind die Rippen kürzer und die Patienten sterben früh. Pränataldiagnose ist sonographisch möglich.
Lit.: Le Marec B, Passarge E, Dellenbach P et al (1973) Les formes néonatales léthales de la dysplasie chondro-ectodermique. Ann Radiol 16: 19–26. – Spranger J, Maroteaux P (1990) The lethal osteochondrodysplasias. Adv Hum Genet 19: 1–103.
J. Spranger/JS

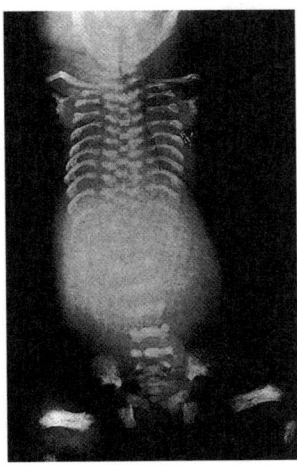

Kurzripp-(Polydaktylie-)Syndrom II (Verma-Naumoff): Skelettveränderungen (Beob. und Foto Univ.-Kinderklinik Mainz)

Kurzripp-Polydaktylie-Syndrom IV (Yang)

Def.: Letale, durch kurze Rippen und Polydaktylie charakterisierte Osteochondrodysplasie.
A.: Frühe Beschreibung 1980 durch den amerikanischen Kinderpathologen Samuel S. Yang und seine Mitarbei-

ter, Michigan. Abgrenzung von anderen letalen Osteochondrodysplasien 1990 durch Jürgen Spranger, Pädiater, Mainz, und Pierre Maroteaux, Pädiater, Paris.
Diagn. Krit.: (1) Schwerer, bei der Geburt manifester, kurzgliedriger Minderwuchs, schmaler Thorax, Polydaktylie. – (2) Hydrops, Ateminsuffizienz, Tod vor oder kurz nach der Geburt. – (3) Assoziierte Fehlbildungen: hypoplastisches Linksherz, Nierenhypoplasie, Malrotation des Darms, Lippen-Kiefer-Gaumenspalte, Arrhinenzephalie, Hydrozephalie, Nieren- und Pankreaszysten, Nebennierenhypoplasie, hypoplastischer Penis. – (4) Röntgenologisch: Veränderungen ähnlich wie bei Typ III der Kurzripp-Polydaktylie-Syndrome, doch schwere Verbiegung von Ulna und Tibia.
Ätiol.: Unbekannt, wahrscheinlich autosomal-rezessives Erbleiden.
Pathog.: Unbekannt.
Bemerkungen: Die verschiedenen Kurzripp-Polydaktylie-Syndrome lassen sich nicht nur röntgenologisch, sondern auch histologisch voneinander unterscheiden. Pränataldiagnostik sonographisch.
Lit.: Spranger J, Maroteaux P (1990) The lethal osteochondrodysplasias. Adv Hum Genet 19: 1–103. – Yang SS, Lin CS, Al Saadi A et al (1980) Short rib-polydactyly syndrome, type 3 with chondrocytic inclusions. Am J Med Genet 7: 205–213.
J. Spranger/JS

Kurzripp(-Polydaktylie)-Syndrom Typ V: Thoraxdysplasie, asphyxierende

Kurzripp-Polydaktylie-Syndrom VI (Majewski)
Syn.: Majewski-Syndrom – short rib-polydactyly, Majewski type (e)
Def.: Letale Osteochondrodysplasie mit schmalem Thorax und Polydaktylie.
A.: Frühe Beschreibung 1971 durch die Genetiker Frank Majewski, 1941–, Düsseldorf, W. Lenz, R. Pfeiffer und Mitarbeiter.
Diagn. Krit.: (1) Bei der Geburt manifester schwerer, kurzgliedriger Minderwuchs. – (2) Thoraxdysplasie, hypoplastische Lungen, Ateminsuffizienz, Tod vor oder bei der Geburt, Polydaktylie. – (3) Vergleichsweise großer Kopf, eingesunkene Nasenwurzel, Lippen-(Kiefer-Gaumen-)Spalte. – (4) Assoziierte Fehlbildungen mit angeborenen Zähnen, Gingivabändchen, hypoplastische Epiglottis und Larynx, Nierenhypo- oder -aplasie, Nierenzysten, Mikropenis, Vaginalatresie, kurzer, malrotierter Darm, Arrhinenzephalie. – (5) Röntgenologisch: kurze Rippen, disproportioniert kurze, ovale Tibien, sonst relativ gut modellierte Röhrenknochen, Polydaktylie.
Ätiol.: Homozygot manifeste Genmutation, entsprechend autosomal-rezessiver Erbgang.
Pathog.: Unbekannt.
Lit.: Majewski F, Pfeiffer RA, Lenz W et al (1971) Polysyndaktylie, verkürzte Gliedmaßen und Genitalfehlbildungen: Kennzeichen eines selbständigen Syndroms? Z Kinderheilk 111: 118–138. – Motegi T, Kusunoki M, Nishi T et al (1979) Short-rib polydactyly syndrome, Majewski type, in two male siblings. Hum Genet 49: 269–275. – Spranger J, Maroteaux P (1990) The lethal osteochondrodysplasias. Adv Hum Genet 19: 1–103.
McK: 263520
J. Spranger/JS

Kurzripp-(Polydaktylie-)Syndrom VII (Beemer-Langer)
Def.: Letale Osteochondrodysplasie mit kurzen Rippen und Polydaktylie.
A.: Frühe Beschreibung 1983 durch den holländischen Genetiker Fritz Beemer und seine Mitarbeiter.
Diagn. Krit.: (1) Neonatal manifester, kurzgliedriger, schwerer Minderwuchs, Thoraxdysplasie, Ateminsuffizienz, Tod vor oder kurz nach der Geburt. – (2) Nur gelegentlich Polydaktylie. – (3) Assoziierte Fehlbildungen einschließlich Lippenspalte, angeborene Herzfehler, Malrotation, Mikropenis, Nierenhypoplasie, Nieren-, Leber- und Pankreaszysten, Hirnfehlbildungen, Hydrozephalus, gelegentlich Kleeblattschädel. – (4) Röntgenologisch: Befunde wie bei Kurzripp-Polydaktylie-Syndrom VI, jedoch besser ausgebildete Tibien.
Ätiol.: Homozygot manifeste Genmutation, entsprechend autosomal-rezessiver Erbgang.
Pathog.: Unbekannt.
Bemerkungen: Polydaktylie scheint bei diesem Kurzripp-Syndrom eher selten aufzutreten. Pränataldiagnostik mittels Ultraschall möglich.
Lit.: Beemer FA, Langer LO, Klep-de Pater JM et al (1983) A new short rib syndrome: report of two cases. Am J Med Genet 14: 115–123. – Black IL, Fitzsimmons J, Fitzsimmons E, Thomas AJ (1982) Parental consanguinity and the Majewski syndrome. J Med Genet 19: 141–143. – Spranger J, Maroteaux P (1990) The lethal osteochondrodysplasias. Adv Hum Genet 19: 1–103.
McK: 269860
J. Spranger/JS

Kurz-Syndrom
Def.: Besondersartige Form der angeborenen Blindheit infolge einer Entwicklungsstörung des äußeren Anteiles des paraxialen Mesoderms.
A.: Jaromir Kurz, 1895–, tschechischer Ophthalmologe. – Erstbeschreibung 1951.
Diagn. Krit.: (1) Hochgradige Achsenhypermetropie mit angeborener, praktischer Blindheit, Areflexie der mittelweiten Pupillen und Pendelnystagmus. – (2) Normaler Fundusbefund. – (3) Enophthalmus. – (4) Hypoplasie des temporalen Orbitalrandes oder Hypoplasie der Orbita.
Ätiol.: Wahrscheinlich familiär auftretendes, erbliches Krankheitsbild.
Pathog.: Entwicklungsstörung des äußeren Anteiles des paraxialen Mesoderms (Velicky). Kurz hatte die Vermutung, daß die Störung Folge einer Myelinisationshemmung der subkortikalen Regionen des Okzipitallappens sei.
Lit.: Kurz J (1951) Syndrom vrozene slepoty. Ceskoslov Ofthalm 7: 387–. – Velicky J (1957) Familiäres Auftreten des Kurz'schen Syndroms (tschechisch, engl. Zusammenfassung). Ceskoslov Ofthalm 13: 170–174; referiert (1957) in Zbl Ophthalmol 72: 217. – Velicky J (1959) Contribution to the study of congenital blindness. Ophthalmologica 138: 330–335.
F. H. Stefani/DP

Kuskokwim disease (e): Kuskokwim-Syndrom

Kuskokwim-Syndrom
Syn.: Kuskokwim disease (e) – arthrogryposis-like disorder (e)
Def.: Monogen-erbliches Arthrogrypose-Syndrom bei Alaska-Eskimos.

A.: Jack H. Petajan, amerikanischer Arzt, Alaska. – Glenn L. Momberger, Orthopäde, Salt Lake City. – D. Gilbert Wright, Orthopäde, Davis/Calif. – Jon M. Aase, Pädiater, Seattle/Washington. – Erstbeschreibung 1969 durch die Autoren gemeinsam. Sie gaben dem Krankheitsbild die Bezeichnung nach dem Fluß Kuskokwim in NW-Alaska, in dessen Delta die betroffenen 7 Eskimo-Sippen siedelten.

Diagn. Krit.: **(1)** Angeborene Flexionskontrakturen der Knie- und Sprunggelenke, seltener auch der Ellenbogengelenke; Adduktionskontrakturen der Hüftgelenke. – **(2)** Atrophie der beteiligten Muskelgruppen (M. tibialis anterior und M. gastrocnemius), wahrscheinlich infolge Inaktivität; Hypertrophie der benachbarten, kompensatorisch beanspruchten Muskeln; watschelnde Fortbewegung auf den Knien. – **(3)** Intelligenz normal. – **(4)** Assoziierte Befunde (inkonstant): multiple Pigmentnävi; verminderte Hornhautsensibilität (herabgesetzter Kornealreflex). – **(5)** Röntgen: Hypoplasie 1. und 2. LWK; fortschreitende sekundäre Verlängerung der Gelenkfortsätze des 5. LWK mit Neigung zur Spondylolisthesis; Osteolyseherde und Auftreibung der Pars acromialis claviculae und des proximalen Humerusanteiles bei Kindern.

Ätiol.: Autosomal-rezessive Vererbung.

Pathog.: Unbekannt. Blutchemisch und muskelbioptisch Normalbefunde.

Bemerkungen: Vorerst Begrenzung des Syndroms auf Inzuchtgebiet anzunehmen. **(DD)** siehe Arthrogryposis multiplex congenita.

Lit.: Petajan JH, Momberger GL, Aase JM, Wright DG (1969) Arthrogryposis syndrome (Kuskokwim disease) in the Eskimo. J Amer med Ass 209: 1481–1486. – Wright DG, Aase JM (1969) The Kuskokwim syndrome: An inherited form of arthrogryposis in the Alaskan Eskimo. Birth Def Orig Art Ser V(3): 91–95.

McK: 208200

M. Habedank/JK

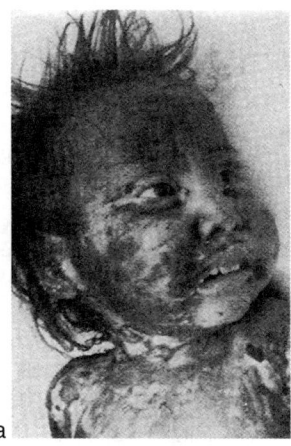

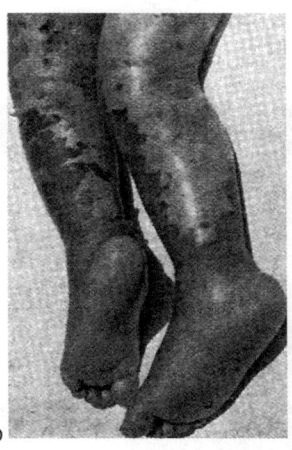

Hauterscheinungen bei einem guatemaltekischen Kleinkind mit Kwashiorkor: a) Pigmentverschiebungen, Ernährungsdermatose, Perlèche, Rhagaden und Störungen der Haartrophik; b) pralles Ödem beim Mehlnährschaden, Dyspigmentation, Hautabschilferung (Beob. Scrimshaw, 1956)

Kussmaul-Maier-Syndrom: Panarteriitis nodosa
Kussmaul-Syndrom: Panarteriitis nodosa
kutaneo-muko-okuloepitheliales Syndrom: Erythema exsudativum multiforme, Major-Form, Konjunktivitis und Stomatitis
kutaneo-muko-uveales Syndrom: Morbus Behçet
kutaneo-zerebrales Angiom: Sturge-Weber-Phänotyp

Kwashiorkor

Syn.: Mehlnährschaden – Unterernährungssyndrom, malignes – protein-energy malnutrition (e)

Def.: Schwere chronische Mangelernährung bei Säuglingen und Kleinkindern besonders in warmen Ländern.

A.: Cecily Delphine Williams, 1893–, Pädiaterin, beschrieb das Krankheitsbild 1933, das sie bei Kindern an der Goldküste beobachtet hatte.

Diagn. Krit.: **(1)** Wachstumsverzögerung oder Wachstumsstillstand in der späten Stillphase des Säuglings sowie in der Entwöhnungs- und Nachentwöhnungszeit im Kleinkindalter. – **(2)** Anorexie. – **(3)** Ödeme, besonders an Händen und Füßen. – **(4)** Hypalbumin-Dysproteinämie (inkonstant). – **(5)** Gastrointestinale Störungen: Diarrhö, Erbrechen. – **(6)** Mäßige Anämie (Eisenmangelanämie). – **(7)** Hautpigmentierung: reduzierte Pigmentbildung der Haut, qualitative Veränderungen des Pigments (schwarzes Haar wird rötlich-braun und schütter). In fortgeschrittenen Fällen Entwicklung von dunklen, fast purpurfarbenen Flecken in der Leistengegend. – **(8)** Reizbarkeit, Irritabilität, Apathie. – **(9)** Zeichen der Polyavitaminose. – **(10)** Vorkommen in warmen Ländern, besonders bei den ärmsten Volksschichten Indiens, Afrikas und Südamerikas.

Ätiol.: Defizit im Energiestoffwechsel durch verminderte Eiweißzufuhr bei gleichzeitigem Einwirken anderer Noxen, diskutiert werden Infektionen und nutritive Noxen, z.B. Aflatoxin.

Pathog.: Im einzelnen unklar. Die Ödeme sind nicht obligat mit einer Hypoproteinämie gekoppelt.

Bemerkungen: Kwashiorkor ist der Eingeborenensprache der Afrikanischen Goldküste entnommen *(Kwashi = Knabe; orkor = rot).* Prognose gut, wenn rechtzeitig eine altersnormale Ernährung eingeleitet wird.

Lit.: Alleyne GAO, Hay RW, Picou DI et al (1977) Protein-energy malnutrition. Arnold, London. – Golden M (1985) The consequences of protein deficiency in man and its relationship to the features of Kwashiorkor. In: Blaxter K, Waterlow JC (eds) Nutritional adaption in man, pp 169–187. Libbey J, London. – Williams CD (1933) A nutritional disease of childhood associated with a maize diet. Arch Dis Child 8: 423–433.

E. Kattner/JK

kynureninase deficiency (e): Xanthurenazidurie

kyphomele Dysplasie

Def.: Autosomal-rezessiv erbliche Skeletterkrankung des frühen Kindesalters mit ausgeprägter Verkrümmung der Femora.

A.: Frühe Fälle wurden von dem Genetiker A. Khajavi aus der Arbeitsgruppe D. Rimoins, Los Angeles (1976), sowie von den Mainzer Kinderärzten B. Hall und J. Spranger (1979) beschrieben. Der Begriff »kyphomele Dysplasie« stammt von dem Genetiker Ronald N. Maclean und seinen Mitarbeitern aus Knoxville, Tennessee, USA.

Diagn. Krit.: (1) Bei der Geburt manifester, kurzgliedriger Kleinwuchs mit besonders kurzen und stark verkrümmten Oberschenkeln; Hautgrübchen über dem Scheitelpunkt der Verkrümmung. – (2) Flaches Mittelgesicht, kleines Kinn (nicht regelmäßig). – (3) Röntgenologisch Verkürzung und starke Verkrümmung der breiten Femora; weniger ausgeprägte Verkürzung anderer langer Röhrenknochen. – (4) Spontane Besserung der Knochenverbiegungen im Laufe der Entwicklung möglich.

Ätiol.: Autosomal-rezessives Erbleiden.

Pathog.: Pränatale Verbiegungen der langen Röhrenknochen können formal durch ein Mißverhältnis zwischen äußeren Kräften (einschließlich muskulärer Imbalance) und innerer Stabilität des chondroossären Gewebes entstehen. Bei der kyphomelen Dysplasie gibt es jedoch weder Hinweise auf eine verminderte Skelettstabilität noch auf exzessive mechanische Einflüsse. Welche endogenen Faktoren die Verbiegungen bewirken könnten, ist nicht bekannt.

Bemerkungen: Es handelt sich offensichtlich um ein spezifisches Krankheitsbild, das zu unterscheiden ist von unspezifischen Verbiegungen der langen Röhrenknochen (»congenital bowing«) mit normaler oder verminderter Knochendichte. Differentialdiagnostisch ist auch an die kampomele Dysplasie zu denken, bei der die verbogenen Röhrenknochen lang und schlank sind und andere Fehlbildungen vorliegen. Die Beziehung zum Femurhypoplasie-Gesichtsdysmorphie-Syndrom ist nicht ganz klar. D. Pitt wies auf die Ähnlichkeit der Gesichtsveränderungen hin und glaubte, daß die beiden Krankheitsbilder identisch sind. Die Femora sind bei der kyphomelen Dysplasie jedoch verdickt und verkrümmt, beim Femurhypoplasie-Gesichtsdysmorphie-Syndrom schlank, hypoplastisch oder gar nicht angelegt. Es gibt keinen Hinweis für autosomal-rezessive Vererbung des Femurhypoplasie-Gesichtsdysmorphie-Syndroms. Pathogenetische Gemeinsamkeiten der beiden Krankheitsbilder sind dagegen nicht ausgeschlossen.

Lit.: Hall BD, Spranger JW (1979) Familial congenital bowing with short bones. Radiology 132: 611–614. – Khajavi A, Lachman R, Rimoin D et al (1976) Heterogeneity in the campomelic syndromes. Radiology 120: 641–647. – Maclean RN, Prater WK, Lozzio CB (1983) Brief clinical report: Skeletal dysplasia with short, angulated femora (kyphomelic dysplasia). Am J Med Genet 14: 373–380. – Pitt D (1986) Letter to the Editor: Kyphomelic dysplasia versus femoral hypoplasia-unusual facies syndrome. Am J Med Genet 24: 365–366. – Turnpenny PD, Dakwar RA, Boulos FN (1990) Kyphomelic dysplasia: the first 10 cases. J Med Genet 27: 269–272.

McK: 211350

J. Spranger/JS

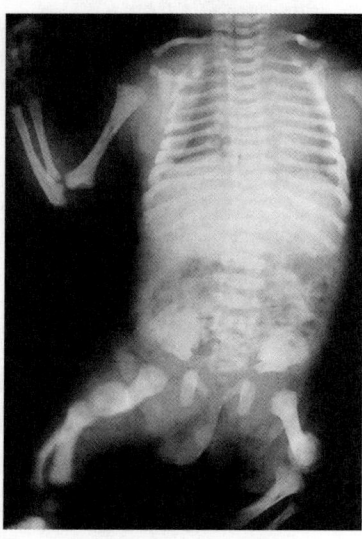

kyphomele Dysplasie: die Femora sind breit und mit einem Schaftwinkel von ca. 90° verkrümmt, so daß die Achse der oberen Hälfte kraniokaudal, die der unteren Hälfte ventrodorsal ausgerichtet ist. Die Unterschenkelknochen sind leicht verkrümmt, die Armknochen unauffällig. Die Rippen sind etwas breit mit aufgetriebenen Enden, die unteren Iliakalabschnitte des Beckens hypoplastisch (Univ.-Kinderklinik, Mainz)

Kyphosis dorsalis juvenilis: Osteochondrose, aseptische, Typ Scheuermann

kyphosis of adolescence (e): Osteochondrose, aseptische, Typ Scheuermann

Kyrle-Syndrom: Hyperkeratosis Kyrle

KZ-Syndrom: s.u. Konzentrationslagerfolgen

L

Laband-Syndrom: Zimmermann-Laband-Fibromatose
Laband-Zimmermann-Syndrom: Zimmermann-Laband-Fibromatose
Labyrinthhydrops: Ménière-Krankheit
labyrinthine vertigo, recurrent (e): Ménière-Krankheit
lacero-condylar space syndrome, posterior (e): Sicard-Neuralgie
»Lachkrankheit«: Kuru
lacrimo-auriculo-dento-digital syndrome (e): LADD-Syndrom

lactate dehydrogenase deficiency-A (subunit M) (e): Lactatdehydrogenase-Mangel
lactate dehydrogenase deficiency-B (subunit H) (e): Lactatdehydrogenase-Mangel
Lactazidose, kongenitale: Pyruvatcarboxylase-Defekt – Pyruvatdehydrogenase-Defekt
Lacunes de Bonnaire (fz): Foramina parietalia

Lactatdehydrogenase-Mangel

Syn.: lactate dehydrogenase deficiency-A (subunit M) (e) – lactate dehydrogenase deficiency-B (subunit H) (e) – LDH deficiency (e)
Def.: Angeborene Störungen von Untereinheiten der Lactat-dehydrogenase (LDH).
A.: Erstbeschreibung des Mangels der Untereinheit H 1971 durch M. Kitamura und Mitarbeiter und der Untereinheit M 1980 durch T. Kanno und Mitarbeiter.
Diagn. Krit.: **(1)** Muskelsteifheit, Muskelschmerzen und Rhabdomyolyse bei Training. – **(2)** Myoglobinurie. – **(3)** Erythrodesquamative Hautveränderungen. – **(4)** In einigen Fällen niedrige Gesamt-LDH-Aktivität im Serum.
Ätiol.: Autosomal-rezessiv vererbte Leiden. Genlokalisation für LDH-A auf Chromosom 11 (11q15.4) und von LDH-B auf Chromosom 12 (12p12.2–p12.1).
Pathog.: Bei Inanspruchnahme der Glykolyse (Ischämieversuch) kommt es zum Anstieg von Pyruvat, nicht jedoch von Lactat. Daraus resultiert ein erhebliches Mißverhältnis von NAD und NADH mit sekundären Beeinflussungen verschiedener Enzyme.
Bemerkungen: Seltene Störungen, die bisher vorwiegend in Japan beschrieben wurden. Diagnostik und Heterozygoten-Untersuchungen durch Isoenzymbestimmungen in Muskulatur, Leukozyten und Erythrozyten. **(DD)** Andere metabolische Myopathien, wie z.B.: Phosphofruktokinase-Mangel – Phosphoglyceromutase-Mangel – McArdle-Syndrom – Störungen der Atmungskette.
Lit.: Kanno T, Sudo K, Takeuchi I et al (1980) Hereditary deficiency of lactate dehydrogenase M-subunit. Clin Chim Acta 108: 267–276. – Kitamura M, Iijima N, Hashimoto F, Hiratsuka A (1971) Hereditary deficiency od subunit H of lactate dehydrogenase. Clin Chim Acta 34: 419–424. – Maekawa M, Kanno T (1989) Laboratory and clinical features of lactate dehydrogenase subunit deficiency. Clin Chim Acta 185: 299–308. – Miyajima H, Takahashi Y, Suzuki M et al (1993) Molecular characterization of gene expression in human lactate dehydrogenase-A deficiency. Neurology 43: 1414–1419. – Yoshikuni K, Tagami H, Yamada M et al (1986) Erythematosquamous skin lesions in hereditary lactate dehydrogenase M-subunit deficiency. Arch Dermatol 122: 1420–1424.
McK: 150000.0001; 150000.0002; 150100.0001
E. Mönch/JK

LADD-Syndrom

Syn.: lacrimo-auriculo-dento-digital syndrome (e) – Levy-Hollister syndrome (e)
Def.: Ein hereditäres Syndrom, bestehend aus einer Hypoplasie, Aplasie oder Atresie des Lakrimalsystems, Ohranomalien und Hörverlust, Hypoplasie, Aplasie oder Atresie des Speicheldrüsensystems, Zahn- und Fingeranomalien.
A.: Erstbeschreibung 1967 durch W. J. Levy und 1973 durch D. W. Hollister und Mitarbeiter.
Diagn. Krit.: **(1)** Tränensystem: verringerte oder fehlende Tränensekretion [10/14], rekurrierende oder chronische Konjunktivitis oder Dakryozystitis [9/14], Aplasie der Tränendrüsen oder des Punctum lacrimale, der Ampulla canaliculi lacrimalis, des Saccus lacrimale, des Ductus nasolacrimalis [10/14]. – **(2)** Ohren: dysplastische Helices (»cup-shaped ears«) [10/14], Hörstörung [10/14], Schalleitungs- und Schallempfindungsstörung. – **(3)** Zähne: Hypoplasie, Aplasie einzelner Zähne, Schmelzhypoplasie, frühzeitiger Zahnverlust [10/14]. – **(4)** Speicheldrüsen: Hypoplasie, Aplasie der Parotis, Submandibularis und der entsprechenden Ductus [3/14], trockener Mund [7/14], Karies. – **(5)** Finger: fingerähnlicher, geteilter oder hypoplastischer Daumen [6/14], Anomalien der 2.–5. Finger mit Hypoplasien des Hypothenar [8/14]. Weitere Auffälligkeiten in Einzelfällen: multizystische Nierendysplasie (Typ II Potter), unilaterale renale Agenesie, Nephrosklerose, Hiatushernie, Hüftdysplasie, hoher Gaumen, schnabelförmige, z.T. knollenförmige Nase, antimongoloide Lidachse, Telekanthus, Mittelgesichtshypoplasie, kurzer Nacken, Wachstum im 3. Perzentilbereich, Hypospadie I.°, breite 1. Großzehen, Nagelhypoplasien.
Ätiol.: Autosomal-dominante Vererbung mit variabler Expressivität. Pleiotropes Gen, das verantwortlich ist für das LADD- und EEC-Syndrom?
Pathog.: Unbekannt.
Bemerkungen: Manifestation zum Zeitpunkt der Geburt. Bisher sind international 25 Patienten dokumentiert. Frühdiagnose wichtig: Hörhilfen, Mundhygiene, Dentalprophylaxe. **(DD)** Sjörgen-Syndrom – Riley-Day-S. – hypohidrotische ektodermale Dysplasie – EEC-Syndrom – branchio-oto-renales S. – okulo-dento-digitales S.
Lit.: Bamforth JS, Kaurah P (1992) Lacrimo-auriculo-dento-digital syndrome: evidence for lower limb involvement and severe

congenital renal anomalies. Am J Med Genet 43: 932–937. – Hollister DW, Klein SH, Dejager HJ et al (1973) The lacrimo-auriculo-dento-digital syndrome. J Pediatr 83: 438–444. – Kreutz JM, Hoyme HE (1988) Levy-Hollister syndrome. Pediatrics 82: 96–99. – Lacombe D, Serville F, Marchand D, Battin J (1992) Split hand/split foot deformity and LADD syndrome in a family: overlap between the EEC and LADD syndromes. J Med Genet 30: 700–703. – Levy WJ (1967) Mesoectodermal dysplasia. Am J Ophthal 63: 978–982. – Wiedemann H-R, Drescher J (1986) LADD syndrome: report of new cases and review of the clinical spectrum. Eur J Pediatr 144: 579–582.
McK: 149730
J. Kunze/JK

Lähmung, episodische hypokaliämische

Syn.: Westphal-Syndrom – Lähmung, periodische hypokaliämische – Westphal's disease (e) – Cavaré-Romberg-Syndrom – Westphal-Krankheit – Cavaré-Romberg-Westphal-Syndrom – Lähmung, paroxysmale – Lähmung, familiäre paroxysmale – Extremitätenlähmung, periodische – Parese, hypokaliämische – paralysis, periodic hypopotassemic (e) – paralysis, periodic familial (e) – myoplegia, intermittent (e) – paralysis, paroxysmal (e) – paralysis, periodic hypokalemic (e)
Def.: Autosomal-dominant erbliche hypokaliämische Lähmung.
A.: Karl Friedrich Otto Westphal, 1833–1890, Psychiater und Neurologe, Berlin. – Beschreibung 1885 durch Westphal; vorher Mitteilung ähnlicher Fälle durch Musgrave 1727, Cavaré 1853, Romberg 1857 und Hartwig 1874.
Diagn. Krit.: **(1)** Anfallsweise, oft während der Nacht auftretende schlaffe Lähmungen vor allem der Extremitätenmuskulatur von meist mehrstündiger Dauer. – **(2)** Abschwächung oder Fehlen der Muskeleigenreflexe. – **(3)** Erloschensein der elektrischen und mechanischen Erregbarkeit der Muskeln im Paroxysmus. – **(4)** Als Vorboten am Abend oft Gliederschwere, leichtes Ziehen und Spannungsgefühl in Beinen und Armen oder Druck im Oberbauch mit leichter Übelkeit, gereizte, mürrische Stimmung. – **(5)** Bei schweren Anfällen Mitbeteiligung des Herzens (Rhythmusstörungen) und der Eingeweidemuskulatur (erschwerte Blasen- und Darmentleerung) möglich. – **(6)** Serumkalium im Anfall erniedrigt. – **(7)** Hypokaliämie-EKG. – **(8)** Muskelbioptisch vereinzelt tubuläre Aggregate, häufig Vakuolen in den Muskelfasern, wahrscheinlich Glykogen enthaltend, Entstehung wohl durch Proliferation und Regeneration von Teilen des sarkoplasmatischen Retikulums. – **(9)** Haupterkrankungsalter im 5.–21. Lebensjahr, prinzipiell aber Erkrankung in jedem Alter möglich. – **(10)** Androtropie (12 : 1), bei Frauen oft leichtere Anfälle als bei Männern.
Ätiol.: Autosomal-dominantes Erbleiden mit verminderter Penetranz und Expressivität beim weiblichen Geschlecht.
Pathog.: Während der Attacke Einstrom von Serumkalium in die Muskelzelle; für Depolarisation der Muskelmembran zusätzlich Anomalie der Natriumkanäle verantwortlich.
Bemerkungen: Anfallsauslösung durch kohlenhydratreiche Mahlzeiten, Muskelruhe nach großen Anstrengungen, Kälteeinwirkung, Alkoholgenuß, Insulin, Traubenzuckergabe, Adrenalin. Behandlung mit Kaliumsubstitution. Prophylaxe mit Acetazolamid zusammen mit kohlenhydratreduzierter Nahrung. **(DD)** andere Formen der periodischen Lähmung – McArdle-Syndrom – Rosenthal-Syndrom – Albright-Hadorn-Syndrom.
Lit.: Musgrave W (1727) A periodical palsy. The philosophical transactions and collections to the end of the year 1700. London 2: 33. – Rüdel R (1986) The pathophysiologic basis of the myoto-

nias and the periodic paralyses. In: Engel AG, Banker BQ (eds) Myology. McGraw-Hill, New York. – Westphal KFO (1885) Über einen merkwürdigen Fall von periodischer Lähmung aller 4 Extremitäten mit gleichzeitigem Erloschensein der elektrischen Erregbarkeit während der Lähmung. Berl Klin Wschr 22: 489–491; 509–511.
McK: 170400
K.-H. Krause/DP

Lähmung, familiäre paroxysmale: Lähmung, episodische hypokaliämische
Lähmung, ischämische: Muskelkontraktur, ischämische, von Volkmann
Lähmung, paroxysmale: Lähmung, episodische hypokaliämische
Lähmung, periodische, hyperkaliämische Form: Adynamia episodica hereditaria
Lähmung, periodische hypokaliämische: Lähmung, episodische hypokaliämische
Lafora-Krankheit: Lafora-Syndrom
Lafora-Myoklonuskörperchen-Krankheit: Lafora-Syndrom

Lafora-Syndrom

Syn.: Lafora-Krankheit – Lafora-Unverricht-Syndrom – Myoklonusepilepsie, Typ Lafora – Lafora-Myoklonuskörperchen-Krankheit
Def.: Besondere, histologisch differenzierte Form der sog. progredienten Myoklonusepilepsie.
A.: Gonzalo Rodriguez Lafora, 1886–1971, spanischer Neuropathologe, Madrid, Washington. – Die Erstbeschreibung erfolgte 1891 durch Unverricht, 1911 veröffentlichte Lafora Beobachtungen, bei denen sich bei einem Teil dieser Fälle im Zytoplasma von Nervenzellen charakteristische Einschlußkörperchen nachweisen ließen, die in der Folge »Lafora-Körperchen«, »Myoklonuskörperchen« (Ostertag, 1925) oder »heteromorphic inclusion« (Roizin und Ferraro, 1942) genannt wurden. Gegenwärtig werden die Fälle, bei denen diese Einschlußkörperchen nachzuweisen sind, als Lafora-Syndrom von den Fällen ohne Einschlußkörperchen als Unverricht-Syndrom abgetrennt, weil zu vermuten ist, daß sich mit dieser morphologischen Besonderheit auch eine ätiologische bzw. pathogenetische Eigenständigkeit ausdrückt.
Diagn. Krit.: **(1)** Erkrankungsbeginn zwischen dem 6.–19. Lebensjahr mit generalisierten tonisch-klonischen Anfällen sowie fokalen visuellen Anfällen mit einem Altersgipfel um das 15. Lebensjahr. – **(2)** Rasche und nahezu vollständige dementielle Entwicklung, häufig psychotische Symptomatik und neurologische Störungen mit Dysarthrie, Ataxie und Amaurose. – **(3)** Die Überlebenszeit beträgt im Mittel 6 Jahre. – **(4)** Histologisch sind Lafora-Körper im Gehirn, in der Leber und in den Schweißdrüsen der Haut der Achselhöhle (Biopsie) nachzuweisen.
Ätiol.: Wahrscheinlich autosomal-rezessiv erbliches enzymopathisches Leiden auf der Grundlage einer Polysaccharidstoffwechselstörung. (Fehlgeleitete Glucoseverarbeitung führt zu Synthese pathologischer Polyglucosane, die in den Lafora-Zellen gespeichert werden und dort histochemisch nachweisbar sind.)
Pathog.: Weitgehend ungeklärt.
Lit.: Lafora GR (1911) Über das Vorkommen amyloider Körperchen im Inneren der Ganglienzellen. Virch Arch 205: 295–303. – Lafora GR (1911) Beitrag zur Histopathologie der myoklonischen Epilepsie. Z ges Neurol Psych 6. – Neville HE, Brooke MH, Austin JH (1974) Studies in myoclonus epilepsy (Lafora bo-

dy form). Arch Neurol (Chic) 30: 466–474. – Ramon y Cajal S, Blanes A, Martinez A et al (1974) Lafora's disease. An ultrastructural and histochemical study. Acta neuropath (Berl) 30: 189–196. – Roger J, Genton P, Bureau M, Dravet Ch (1992) Progressive myoclonus epilepsies in childhood and adolescence, pp 381–400. In: Epileptic syndromes in infancy, childhood and adolescence, 2nd edition. Roger J, Bureau M, Dravet Ch et al (eds). John Libbey, London. – Schwarz GA, Yanoff M (1965) Lafora's disease – distinct clinico-pathologic form of Unverricht's syndrome. Arch Neurol (Chic) 12: 177. – Yanoff M, Schwarz GA (1965) Unverricht's disease – a distinct genetically determined form of Unverricht's syndrome. J Genet hum 14: 235.
McK: 254780
D. Schmidt/DP

Lafora-Unverricht-Syndrom: Lafora-Syndrom – Unverricht-Lundborg-Syndrom
Lain-Krankheit: Glossodynie
Lakritze-Syndrom: Pseudo-Conn-Syndrom
Lambert-Eaton myasthenic syndrome (e): Lambert-Eaton-Rooke-Krankheit

Lambert-Eaton-Rooke-Krankheit
Syn.: Pseudomyasthenie (Lambert-Eaton-Rooke) – myasthenes Syndrom – pseudomyasthenic syndrome of Lambert and Eaton (e) – Lambert-Eaton myasthenic syndrome (e) – myasthenic-myopathic syndrome of Lambert-Eaton (e)
Def.: Autoimmunologische Erkrankung mit Störung der neuromuskulären Funktionen.
A.: Edward H. Lambert, 1915–, amerikanischer Arzt. – Lee M. Eaton, 1905–1958, amerikanischer Neurologe. – E. D. Rooke, amerikanischer Arzt. – Erstbeschreibung 1956.
Diagn. Krit.: **(1)** Muskelschwäche des Rumpfes und der proximalen Extremitätenmuskulatur (Beine häufiger als Arme betroffen). – **(2)** Hypo- bzw. Areflexie. – **(3)** Autonome Störungen: Mundtrockenheit, Obstipation, Impotenz, Miktionsstörungen. – **(4)** Selten: Ptosis, Diplopie, Schluckstörungen, Dysarthrie, Parästhesien. – **(5)** Nach kurzzeitiger Muskelbelastung Besserung der Muskelschwäche, nach längerdauernder Belastung Ermüdung. – **(6)** Häufig keine Besserung auf Cholinesteraseinhibitoren, Verschlechterung auf Muskelrelaxanzien. – **(7)** Neurophysiologie: a) erniedrigtes motorisches Summenaktionspotential (häufig < 1,5 mV), b) auch in klinisch nicht betroffenen Muskeln Dekrement bei Stimulation mit 3 Hz, Inkrement (200–300%) bei Stimulation mit 50 Hz über 4 Sekunden oder nach maximaler Muskelanspannung, c) erhöhter »Jitter« und Blockierungen bei Einzelfaser-EMG.
Ätiol.: Autoimmunerkrankung mit zirkulierenden IgG-Antikörpern. In einem Teil der Fälle handelt es sich um Antikörper, die gegen ein Antigen gerichtet sind, das ausgeprägte Homologien mit der β-Untereinheit des Calciumkanals aufweist (MysB). In einem Teil noch unbekanntes Antigen im Bereich der präsynaptischen Nervenendigung. Bei ca. 70% der erwachsenen Männer und 25% der Frauen Zusammenhang mit Neoplasma (Bronchien, Rektum, Niere, Thymus, Lymphome u.a), bei den übrigen Patienten häufig Assoziation mit anderen Autoimmunerkrankungen (Lupus erythematodes, Thyreoiditis, Sjögren-Syndrom, rheumatoide Arthritis u.a.). Gehäuft HLA-B8-Antigen vorhanden.
Pathog.: Durch Antigen-Antikörper-Reaktion bedingt verminderte präsynaptische Freisetzung von Acetylcholinquanten. Bei tetanischer Reizung kommt es zur Anhäufung von Acetylcholinquanten im synaptischen Spalt und damit zur Fazilitierung.
Bemerkungen: Vorkommen in jedem Lebensalter möglich, unter 30. Lebensjahr selten mit Malignom assoziiert. Prognose der nicht paraneoplastischen Formen relativ gut. Therapie: a) Immunsuppression, b) Förderung der Acetylcholinfreisetzung (z.B. Diaminopyridin), c) Hemmung des Acetylcholinabbaus (Cholinesteraseinhibitoren).
Lit.: Lambert EH, Eaton LM, Rooke ED (1956) Defect of neuromuscular conduction associated with malignant neoplasms. Amer J Physiol 187: 612–613. – Newson//Davis J (1988) Lambert-Eaton myasthenic syndrome: a review. Monogr Allergy 25: 116–124. – Rosenfeld MR, Wong E, Dalmau J et al (1993) Cloning and characterization of a Lambert-Eaton myasthenic syndrome antigen. Ann Neurol 33: 113–120.
McK: 600003
W. Müller-Felber/DP

LAMB syndrome (e): Carney-Komplex

Lance-Adams-Syndrom
(Sequenz)
Syn.: Aktionsmyoklonus, postanoxischer
Def.: Nicht gebräuchliche Bezeichnung für Symptomenkomplex aus Aktions- und Intentionsmyoklonien als Folge eines hypoxämischen Hirnschadens.
A.: James W. Lance, Neurologe, Sydney, und Raymond D. Adams, Neurologe, Harvard, Massachusetts. Gemeinsame Erstbeschreibung 1963.
Lit.: Lance JW, Adams RD (1963) The syndrome of intention or action myoclonus as a sequel to hypoxic encephalopathy. Brain 86: 111–136.
C. D. Reimers/DP

Landau-Kleffner-Komplex
Syn.: Aphasie mit Epilepsie – aphasia, acquired epileptic (e)
Def.: Verlust der rezeptiven, seltener der expressiven Sprachfunktion kombiniert mit den Zeichen einer erhöhten zerebralen Anfallsbereitschaft im Elektroenzephalogramm.
A.: William M. Landau, amerikanischer Neurologe, Washington, und Frank R. Kleffner, amerikanischer Neurologe, St. Louis. Gemeinsame Erstbeschreibung der Erkrankung 1957.
Diagn. Krit.: **(1)** Im 2. bis 13. Lebensjahr (Maximum 3.–5. Lebensjahr) erworbene rezeptive (sensorische), seltener expressive (motorische) Aphasie und auditorische Agnosie. – **(2)** Erhebliche kontinuierliche, vornehmlich bitemporale, generalisierte oder multifokale, seltener einseitige Abnormitäten im Elektroenzephalogramm mit den Zeichen einer erhöhten zerebralen Anfallsbereitschaft (spikes, spike-wave- oder spike-wave-variant-Muster). – **(3)** Bei einem Teil der Patienten Auftreten hirnorganischer (epileptischer) Anfälle unterschiedlicher Art, teilweise bereits vor Einsetzen der Sprachstörung. – **(4)** Verhaltensauffälligkeiten. – **(5)** Neurologischer Befund abgesehen von der Aphasie und gelegentlichen anderen Hirnwerkzeugstörungen (Dyspraxie, Dyslexie, Dyskalkulie, Dysgraphie) unauffällig.
Ätiol.: Möglicherweise autosomal-rezessiv.
Pathog.: In zwei Fällen wurde eine leichte Gliose im Temporallappen gefunden.

Landry-Paralyse

Bemerkungen: Die Anfälle haben eine gute Prognose. Die Aphasie jedoch bildet sich in etwa einem Drittel der Fälle nicht zurück. Männliches Geschlecht und ein frühes Erkrankungsalter bedeuten eine besonders schlechte Prognose. Die Rückbildung der Aphasie korreliert nicht mit der Besserung der elektroenzephalographischen Befunde.
Lit.: Cole AJ, Andermann F, Taylor L et al (1988) The Landau-Kleffner syndrome of acquired epileptic aphasia: Unusual clinical outcome, surgical experience, and absence of encephalitis. Neurology 38: 31–38 (Lit.!). – Landau WM, Kleffner FR (1957) Syndrome of Acquired Aphasia with Convulsive Disorder in Children. Neurology (Minneap) 7: 523–530.
McK: 245570
C. D. Reimers/DP

Landing-Krankheit: G_{M1}-Gangliosidose, Typ I
Landouzy-Déjerine-Syndrom: Muskeldystrophie vom fazioskapulohumeralen Typ
Landry's ascending paralysis (e): Landry-Paralyse
Landry-Guillain-Barré-Syndrom: Polyradikuloneuritis Typ Guillain-Barré

Landry-Paralyse

Syn.: Landry's ascending paralysis (e) – maladie de Landry (fz)
Def.: Akut aufsteigende schlaffe Lähmung in symmetrischer Ausbreitung als Folge einer entzündlichen Radikuloneuritis (schwere Verlaufsform der Polyradikuloneuritis Typ Guillain-Barré).
A.: Erstbeschreibung 1859 durch Jean Baptiste Octave Landry, 1826–1865, französischer Arzt.
Diagn. Krit.: **(1)** Beginn wie die Polyradikuloneuritis Typ Guillain-Barré. – **(2)** Aufsteigen der schlaffen Paresen innerhalb weniger Tage von den Beinen über die Rumpf- und Armmuskeln bis zu den Hirnnerven. – **(3)** Baldiges Erlöschen der Eigenreflexe. Mitbeteiligung aller sensibler Qualitäten und des autonomen Nervensystems. – **(4)** Alle sensiblen und motorischen Hirnnerven können betroffen werden. – **(5)** Auf dem Höhepunkt häufig periphere und zentrale Atemlähmung. – **(6)** Herz- und Kreislaufstörungen. – **(7)** Enzephalomyelitische Beteiligung. – **(8)** Liquor: deutlicher Eiweißanstieg, geringe Pleozytose möglich; zytoalbuminäre Dissoziation. – **(9)** EMG, NLG: ausgeprägte Veränderungen entsprechend der Polyradikuloneuritis Typ Guillain-Barré.
Ätiol.: s. Polyradikuloneuritis Typ Guillain-Barré.
Pathog.: s. Polyradikuloneuritis Typ Guillain-Barré.
Bemerkungen: Die meisten Autoren unterscheiden zwischen der Landry-Paralyse und der Polyradikuloneuritis Typ Guillain-Barré nur aufgrund der Verlaufcharakteristik. Andere setzen bei der Landry-Paralyse eine enzephalomyelitische Beteiligung voraus. Häufig wird bei symmetrischen, aszendierenden Lähmungen vom »Typ der Landry-Paralyse« gesprochen ohne Berücksichtigung der Ätiologie (z.B. bei Poliomyelitis, nicht entzündlicher Polyneuropathie).
Lit.: Alvord EC jr, Jahnke U, Fischer EH (1987) The causes of the syndromes of Landry (1859) and of Guillain, Barré and Strohl (1916). Rev Neurol Paris 143(8–9): 571–579. – Landry JBO (1859) Note sur la paralysie ascendante aigue. Gaz hebd méd Paris 6: 472–477, 486–488.
D. Burg/DP

Lane's disease (e): Erythema palmare hereditarium
(de-)Lange-Krankheit: (Cornelia-de-)Lange-Syndrom (II)
Langer-Giedion-Syndrom: tricho-rhino-phalangeale Dysplasie II

Langerhans-Zell-Histiozytose

Syn.: Histiocytosis-X-Gruppe
Def.: Zusammenfassender Oberbegriff für eine Gruppe unterschiedlich verlaufender Systemerkrankungen mit Proliferation dendritischer Zellen vom Typ der Langerhans-Zelle und ontogenetisch verwandter Zellvarianten. Hierher gehören 1) Letterer-Siwe-Krankheit: akut, im Kindesalter, proliferativ. 2) Hand-Schüller-Christian-Krankheit: chronisch, Erwachsenenalter, häufig xanthomatös. 3) Eosinophiles Granulom des Knochens, auch extraossär (chronisch granulomatös, Erwachsenenalter).
Bemerkungen: Die proliferierende, ursprünglich mit X bezeichnete Zelle ist inzwischen als Langerhans-Zelle und deren ontogenetisch verwandte Differenzierungsformen identifiziert, so daß der Begriff Histiocytosis X (Lichtenstein) nicht mehr adäquat ist. Pathogenetisch handelt es sich um eine nicht neoplastische Proliferation.
Lit.: Caputo R, Gianotti F (1980) Cytoplasmic markers and unusual ultrastructural features in histiocytic proliferations of the skin. Giorn It Derm Venereol 115: 107–120. – Gianotti F, Caputo R (1984) Histiocytic syndromes: A review. J Am Acad Dermatol 13 (3): 383–404. – Helm KF, Lookingbill DP, Marks JG (1993) A clinical and pathologic study of histiocytosis X in adults. J Am Acad Dermatol 29: 166–170.
G. Burg/GB

Langer-Syndrom: mesomele Dysplasie Typ Langer

de-Lange-Syndrom (I)

Syn.: Cornelia-de-Lange-Syndrom – de-Lange-Syndrom – Brachmann-de-Lange-Syndrom
Def.: Klinisch ausgeprägt variables Fehlbildungs-Retardierungssyndrom, das vor allem durch eine charakteristische Fazies gekennzeichnet ist.
A.: Erstbeschreibung 1916 durch W. Brachmann, deutscher Arzt, und 1933 durch Cornelia de Lange, 1871–1950, niederländische Kinderärztin.
Diagn. Krit.: **(1)** Charakteristische Gesichtsdysmorphie: insgesamt kleiner, mikrozephaler Kopf; konvex geschwungene, sehr dichte Augenbrauen, die im Bereich der Nasenwurzel zusammenwachsen (Synophrys); lange, kräftige Wimpern; Epikanthus; kurze Nase mit flachem, breiten Os nasale und prominenter Nasenspitze sowie typischerweise dreiecksförmigem antevertiertem Nasenboden mit retrahiertem Septum; langes, oft leicht vorstehendes und wenig strukturiertes Philtrum; schmale, konvex gebogene Oberlippe und herabgezogene Mundwinkel. Nicht selten Retrogenie, ausnahmsweise kombiniert mit medianer Gaumenspalte. Oft tief angesetzte, nach hinten rotierte dysmorphe Ohrmuscheln. – **(2)** Minderwuchs, typischerweise primordial, häufig kombiniert mit Dystrophie. – **(3)** Extremitätenanomalien: in leichter Ausprägung kleine Hände und Füße, proximal angesetzte Daumen, Klinodaktylie V und Kamptodaktylien; bei schwererer Ausprägung Defekte des ulnaren Strahls mit Reduktion eventuell bis auf den 1. Strahl (Monodaktylie), ausnahmsweise auch nur konisch geformte Unterarmstümpfe bei Acheirie, selten auch Pterygien der Ellenbeugen; extrem selten auch schwere Defekte (Tibiaaplasie) der unteren Extremitäten. –

de-Lange-Syndrom (I)

(4) Anomalien des Handfurchen- und Hautleistenmusters: Vierfingerfurche, distaler palmarer axialer Triradius, vermehrt Bogenmuster und radiale Schleifen auf den Fingerbeeren, niedrige Gesamtleistenzahl. – (5) Hypertrichose, besonders Gesicht, Rücken und Streckseiten der Extremitäten. – (6) Genitalanomalien unterschiedlicher Ausprägung: Hypoplasie, Kryptorchismus, Hypospadie. – (7) Innere Fehlbildungen: nicht selten angeborene Herzfehler, häufig auch gastrointestinale Anomalien einschließlich Zwerchfelldefekten, Nierenanomalien. – (8) Radiologisch: Verkürzung des Os metacarpale I, Brachymesophalangie V, zum Teil krallenartige Deformierung des Kleinfingerendgliedes (Kirner-Deformität), unspezifisch verzögerte Skelettreifung häufig. – (9) Fütterungsschwierigkeiten und schlechtes Gedeihen, bei einem Teil der Patienten jahrelange Sondenernährung erforderlich. – (10) Häufig gesteigerter Muskeltonus; zum Teil stark verzögerte statomotorische Entwicklung, Gehfähigkeit ist jedoch die Regel. – (11) Sprachentwicklung typischerweise deutlich verzögert, bei einem Teil praktisch ganz ausbleibend. Charakteristische dysphone, eher tiefe und heisere Stimme. – (12) Geistige Behinderung unterschiedlicher Ausprägung. Bei einem Teil der Patienten hochgradige geistige Behinderung; oft Störung des sozialen Kontakts, an autistisches Verhalten erinnernd, auch Hyperaktivität und autoaggressives Verhalten. Nicht selten pathologisches EEG, zum Teil auch Krampfanfälle. – (13) Fakultativ zahlreiche andere Anomalien oder Funktionsstörungen: Mikrophthalmie oder Mikrokornea; Refraktionsanomalien, besonders Myopie; Zähne mit Diastemata, Hypodontie; hypoplastische Mamillen; Nabel- oder Leistenhernien; Wirbelanomalien einschließlich Spina bifida occulta, Steißbeingrübchen, Skoliose; eingeschränkte Gelenkbeweglichkeit, insbesondere der Ellenbogengelenke. – (14) Prognose sehr unterschiedlich und abhängig vom Ausprägungsgrad, gewisse Korrelation mit Geburtsgewicht und Schwere der Extremitätenfehlbildung scheint zu bestehen; bei schwersten Formen frühletal, häufig schwere globale Retardierung, ausnahmsweise (häufiger als bisher bekannt?) nur leichte oder praktisch fehlende geistige Behinderung.

Ätiol.: Nicht eindeutig geklärt. Ganz überwiegend sporadisches Auftreten, einige Beispiele direkter Transmission als Hinweis auf autosomal-dominanten Erbgang zu deuten. Eineiige Zwillinge bisher immer konkordant. Möglicherweise Heterogenie.

Pathog.: Unbekannt.

Bemerkungen: Enorme klinische Variabilität des Syndroms. Mittelschwere und schwere Fälle in der Literatur möglicherweise überrepräsentiert, dementsprechend verbindliche Angaben über das gesamte phänotypische Spektrum, über sog. minimale diagnostische Kriterien und zur Prävalenz nicht möglich. Die genetische Beratung hat ein geringes Wiederholungsrisiko zu berücksichtigen, das wahrscheinlich kleiner als das in der Literatur häufig angegebene von 2–5% ist. Pränatale Diagnose über gezielte Ultraschalldiagnostik denkbar.

Lit.: Barr et al (1971) Neurologie and psychometric findings in the Brachmann de Lange syndrome. Neuropädiatrie 3: 46–66. – Brachmann W (1916) Ein Fall von symmetrischer Monodaktylie durch Ulnadefekt, mit symmetrischer Flughautbildung in den Ellenbeugen, sowie anderen Abnormitäten (Zwerghaftigkeit, Halsrippen, Behaarung). Jahrb Kinderheilk 84: 225–235. – De Lange C (1933) Sur un type nouveau de dégénération (Typus amstelodamensis). Arch méd enf Paris 36: 713–719. – Opitz JM (1985) Editorial comment: The Brachmann-de Lange syndrome. Am J Med Genet 22: 98–102. – Pankau R, Johannson W, Meinecke P (1990) Das Brachmann-de Lange-Syndrom bei 16 eigenen Patienten. Monatsschr Kinderheilk 138: 72–76.

McK: 122470

P. Meinecke/AS

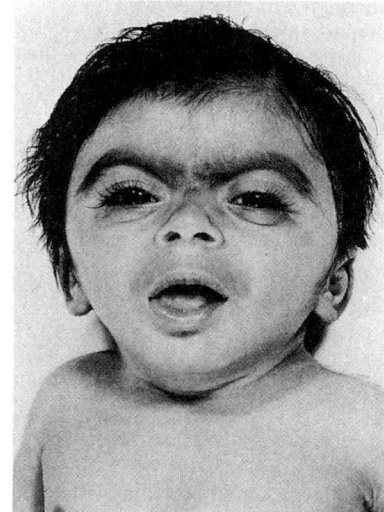

a

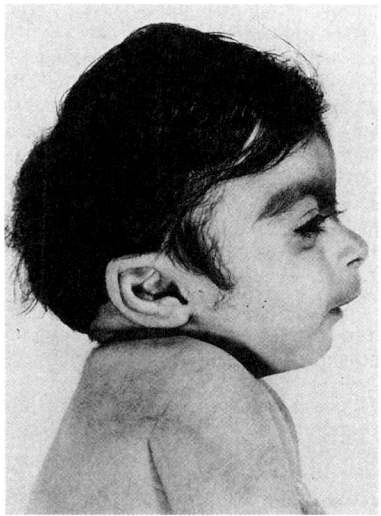

b

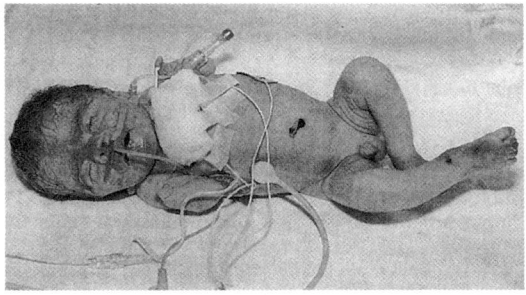

c

(Cornelia-)de-Lange-Syndrom: a) und b) typische Gesichtsdysmorphie (Einzelheiten s. Text), c) weiterer Patient mit schwerer Fehlbildung der oberen Extremitäten (Monodaktylie)

(Cornelia-de-)Lange-Syndrom (II)
(Symptomenkomplex)
Syn.: (de-)Lange-Krankheit – Bruck-(de-)Lange-Krankheit – muscular hypertrophy-cerebral syndrome, congenital (e)
Def.: Sporadisch auftretende kongenitale Muskelhyperplasie bei angeborenem zerebralen Schaden.
A.: Cornelia de Lange, 1871–1950, niederländische Kinderärztin. – Erstbeschreibung wahrscheinlich durch F. Bruck (1889); Arbeiten von de Lange aus dem Jahr 1934.
Diagn. Krit.: **(1)** Angeborene allgemeine Muskelhyperplasie und -hypertrophie mit pseudoathletischem Habitus. – **(2)** Entwicklungsverzögerung und Oligophrenie aller Grade. – **(3)** Großer dysplastischer Kopf, Makroglossie, große Ohrmuscheln. – **(4)** Atrophie der Haut und des Panniculus adiposus. – **(5)** Extrapyramidal-motorische Störungen mit Rigor. – **(6)** Paroxysmale Hyperthermiezustände. – **(7)** Computer- oder kernspintomographisch Nachweis von Porenzephalie, Mikrogyrie sowie Anomalien der Basalganglien. – **(8)** Muskelbioptisch gleichmäßige Hyperplasie und Hypertrophie ohne sonstige pathologische Anomalien. – **(9)** Oft verminderte Creatinurie. – **(10)** Gelegentlich Kombination mit anderen Fehlbildungen (z.B. Zystenlunge, Pigmentnävi, Teleangiektasien, Magen-Darm-Anomalien).
Ätiol.: Nicht bekannt; sporadisches Auftreten.
Pathog.: Nicht bekannt.
Bemerkungen: **(DD)** v.-Gierke-Syndrom – Debré-Semelaigne-Syndrom – Berardinelli-S. – Seip-Lawrence-S. – maligne Hyperthermie.
Lit.: Bruck F (1889) Über einen Fall von kongenitaler Makroglossie kombiniert mit allgemeiner wahrer Muskelhypertrophie. Dtsch med Wschr 15: 229. – Goldstein R (1957) Congenitale Muskelhypertrophie. Ann paediat 189: 51–56. – de Lange C (1934) Congenital hypertrophy of the muscles, extra-pyramidal motor disturbances and mental deficiency. Amer J Dis Child 48: 243.
K.-H. Krause/DP

Langketten-Acyl-CoA-Dehydrogenase-Defekt
Syn.: long-chain acyl-CoA dehydrogenase deficiency (e) – LCAD-deficiency (e)
Def.: Angeborene Störung der Beta-Oxidation langkettiger Fettsäuren, im besonderen C14 bis C16.
A.: Erstbeschreibung 1980 durch E. W. Naylor und Mitarbeiter.
Diagn. Krit.: **(1)** Meist im Säuglingsalter auftretende Episoden mit Fieber, Erbrechen, Lethargie, Hypotonie, Krämpfen und Hepatomegalie, Kardiomegalie, Herz- und Atemstillstand. – **(2)** In den Episoden Hypoglykämien ohne Ketonurie. Bei der Abbaustörung sind Fettsäuren mit den Längen C8 bis C18, besonders aber C14 und C16 betroffen. Dicarbonazidurie wie beim Defekt von mittelkettigen Fettsäuren, aber ohne Vermehrung von Suberyl- und Hexanoyl-Glycin. Der Gesamt-Carnitin-Spiegel ist niedrig und der an freiem signifikant reduziert.
Ätiol.: Autosomal-rezessiv vererbtes Leiden. Genlokalisation auf Chromosom 2 (2q34–q35).
Pathog.: Die Hypoglykämie und der damit verbundene Energiemangel aufgrund reduzierten Abbaus der Fettsäuren tragen sicher zum klinischen Bild bei, jedoch kann ein Teil der langkettigen Fettsäuren über die peroxysomale Omegaoxidation abgebaut werden. Eine Erklärung für die Kardiomyopathie gibt es bisher nicht.
Bemerkungen: **(DD)** Andere Störungen der β-Oxidation der Fettsäuren, besonders der Langketten-3-Hydroxyacyl-Dehydrogenase-Defekt (McK: 143450), systemischer Carnitin-Mangel. Therapie: Entfernung der langkettigen Fettsäuren aus der Nahrung, Erhöhung des Anteils von mittelkettigen Fettsäuren und evtl. von Kohlenhydraten. Gabe von L-Carnitin. Evtl. Gabe von Riboflavin.
Lit.: Hale DE, Bennett MJ (1992) Fatty acid oxidation disorders: A new class of metabolic diseases. J Pediatr 121: 1–11. – Hale DE, Batshaw ML, Coates CM et al (1985) A long chain acyl CoA dehydrogenase deficiency: An inherited cause of non-ketotic hypoglycemia. Pediatr Res 19: 666–671. – Naylor EW, Mosovich LL, Guthrie R et al (1980) Intermittend non-ketotic dicarboxylic aciduria in 2 siblings with hypoglycemia: Inapparent defect of β-oxidation of fatty acids. J Inher Metab Dis 3: 19–24.
McK: 201460.0001
E. Mönch/JK

Lannelongue-Krankheit: Osteochondrose, aseptische, Typ Osgood-Schlatter
Lannois-Gradenigo syndrome (e): Gradenigo-Syndrom
Lanugo-Hypertrichose, erworbene: Hypertrichosis lanuginosa acquisita Herzberg-Potjan-Gebauer
Laparotomophilia migrans: Münchhausen-Syndrom
Laron dwarfism (e): Laron-Syndrom

Laron-Syndrom
Syn.: Laron dwarfism (e) – Laron-Zwergwuchs – Laron type pituitary dwarfism (type II) – growth hormone insensitivity syndrome (e) – Wachstumshormonresistenz – Wachstumshormonmangel Typ 2
Def.: Autosomal-rezessiv erbliche Resistenz der peripheren Wachstumshormonrezeptoren mit Minderwuchs bei erniedrigten IGF-1-Spiegeln (= insulin-like growth factor) und hohen Wachstumshormonspiegeln.
A.: Erstbeschreibung 1966 durch den Pädiater und Endokrinologen Zvi Laron, 1927–, Tel Aviv.
Diagn. Krit.: **(1)** Erheblicher Minderwuchs. – **(2)** Symptome wie bei hypophysärem Minderwuchs (Puppengesicht, Stammfettsucht, verzögerte Skelettreifung). – **(3)** Erniedrigte IGF-1-Spiegel. – **(4)** Hohe Wachstumshormonspiegel. – **(5)** Keine Wirkung von exogenem Wachstumshormon.
Ätiol.: Autosomal-rezessiv erbliche Mutationen des Wachstumshormonrezeptorgens, das auf dem kurzen Arm des Chromosoms 5 (5p13.1) lokalisiert ist.
Pathog.: Aufgrund des Mangels der Wachstumshormonrezeptoren können die erhöhten Wachtumshormonspiegel nicht wirksam werden, was zu einer verminderten IGF-1-Bildung in der Leber mit erheblichem Minderwuchs führt, der durch exogene Wachstumshormon nicht zu beheben ist. Das Wachstumshormonbindungsprotein (extrazelluläre Domäne des GH-Rezeptors) im Serum ist bei einem Teil der Patienten vermindert. Bei Patienten mit normalen Spiegeln des Bindungsproteins werden Defekte der Signaltransduktion diskutiert. Eine Therapie mit IGF-1 ist möglich.
Lit.: Amselem S, Sobrier ML, Duquesnoy P et al (1991) Recurrent nonsense mutations in the human growth hormone receptor from patients with Laron type dwarfism. J Clin Invest 87: 1098–1102. – Daughaday WH, Trivedi B (1987) Absence of serum growth hormone binding protein in patients with growth hormone receptor deficiency (laron dwarfism). Proc Nat Acad Sci 84: 4636–4640. – Eshet R, Laron Z, Pertzelan A et al (1984) Defects of human growth hormone receptors in the liver of two patients with Laron-type dwarfism. Isr J Med Sci 20: 8–11. – Godowski PJ, Leung DW, Meacham LR et al (1989) Characterization of the human growth hormone receptor gene and demonstration of a partial gene deletion in two patients with Laron dwarfism. Proc Nat Acad Sci 86: 8083–8087. – Laron Z, Pertze-

lan A, Mannheimer S (1966) Genetic pituitary dwarfism with high concentrations of growth hormone. A new inborn error of metabolism? Isr J Med Sci 2: 152–155.
McK: 262500
A. Grüters/JK

Laron type pituitary dwarfism (type II) (e): Laron-Syndrom
Laron-Zwergwuchs: Laron-Syndrom
(Sinding) Larsen-Johansson-Syndrom: Osteochondrose, aseptische, Typ Larsen-Johansson

Larsen-Syndrom
Syn.: Rotter-Erb-Syndrom
Def.: Hereditäre Bindegewebserkrankung charakterisiert durch multiple Gelenkluxation und Skelettdysplasie.
A.: Die Erkrankung ist nach dem amerikanischen Orthopäden Loren Joseph Larsen, 1914–, benannt, der das Krankheitsbild 1950 beschrieb. Eine frühere Publikation stammt von Wolfgang Rotter und W. Erb 1948.
Diagn. Krit.: (1) Bei der Geburt erkennbare multiple Gelenkluxationen, vor allem der Hüften, Knie und Ellbogen. – (2) Kraniofaziale Anomalien mit vorgewölbter Stirn, eingesunkener Nasenwurzel, Hypertelorismus, flachem Gesicht. – (3) Gaumenspalte (ca. 50%), Pes equinovarus, breite Endphalangen, in schweren Fällen Kleinwuchs. – (4) Röntgenologisch: multiple Gelenkluxationen, später Verbiegungen der Wirbelsäule mit zervikaler Kyphose (Gefahr der Rückenmarkskompression!), thorakaler Kyphoskoliose oder Lordose. Beim Kleinkind überzähliges Ossifikationszentrum des Calcaneus. Ausbildung charakteristischer Handveränderungen mit überzähligen Handwurzelknochen und kurzen Endphalangen des 1.–4. Fingers. Gelegentlich Brachymetakarpie. – (5) In der ersten Lebenszeit oft Atemstörungen durch Weichheit des Epiglottis-, Ary-, Tracheal- und Rippenknorpels oder durch zervikale Rückenmarkskompression mit Apnoen. Werden die Störungen überwunden, ist die Prognose quoad vitam gut. Häufig allerdings schwere sekundäre Gelenkdeformitäten mit eingeschränkter Gelenkbeweglichkeit.
Ätiol.: Autosomal-dominantes Erbleiden. Die Beobachtung mehrerer erkrankter Kinder gesunder Eltern hatte an die Möglichkeit einer autosomal-rezessiv vererbten Form der Krankheit denken lassen. Wahrscheinlicher ist ein germinales Mosaik.
Pathog.: Unbekannt.
Bemerkungen: Die autosomal-dominante und die autosomal-rezessive Form sind nicht sicher zu unterscheiden, jedoch sollen Patienten mit der letzteren schwerer betroffen und auch kleinwüchsig sein.
Lit.: Larsen LJ, Schottstaedt ER, Bost CF (1950) Multiple congenital dislocations associated with characteristic facial abnormality. J Pediatr 37: 574–581. – Petrella R, Rabinowitz JG, Steinmann B, Hirschhorn K (1993) Long-term follow-up of two sibs with Larsen Syndrome possibly due to parental germ-line mosaicism. Am J Med Genet 47: 187–197. – Rotter W, Erb W (1948) Über eine Systemerkrankung des Mesenchyms mit multiplen Luxationen, angeborener Gelenkschlaffheit und Wirbelbogenspalte. Virchows Arch path Anat 316: 233–263. – Steel HH, Kohl J (1972) Multiple congenital dislocations associated with other skeletal anomalies (Larsen's syndrome) in three siblings. J Bone Jt Surg 54A: 75–82. – Trigueros AP, Vazquez JLV, DeMiguel GFD (1978) Larsen's syndrome: report of three cases in one family, mother and two offspring. Acta Orthopd Scand 49: 582–588.
McK: 150250; 245600
J. Spranger/JS

laryngeal nerve syndrome, superior (e): Avellis-Symptomatik
laryngeal paralysis syndrome (e): Ortner-Syndrom I
Latah, Myriachit, Ragin' Cajun startle syndromes (e): jumping Frenchman of Maine
late onset AGS (e): adrenogenitales Syndrom, spätmanifestes
late onset myopathy (e): Myopathie, klimakterische
lateral femoral cutaneous nerve entrapment neuropathy (e): Inguinaltunnel-Symptomatik

Lateralsklerose, amyotrophische
Syn.: ALS – myatrophische Lateralsklerose – Charcot-Syndrom II
Def.: Gemischt zentral-periphere Paresen mit schweren Muskelatrophien infolge Degeneration der kortiko-bulbo-spinalen Bahnen und der Vorderhorn-Motoneurone.
A.: Erstbeschreibung 1874 durch Jean Martin Charcot, 1825–1893, Neurologe, Paris.
Diagn. Krit.: (1) Fortschreitende Schwäche und Atrophie verschiedener Muskelgruppen. – (2) Meist fokaler Beginn mit rascher Generalisierung, häufig Entwicklung einer Bulbärparalyse. – (3) Aussparung der Augen- und Sphinktermuskeln. – (4) Faszikulieren. – (5) Gesteigerte Eigenreflexe, spastische Tonuserhöhung, gelegentlich Babinski-Zeichen. – (6) Kein Sensibilitätsdefizit, allenfalls unspezifische Mißempfindungen. – (7) Elektromyographie: generalisierte Denervierung mit pathologischer Spontanaktivität, insbesondere Faszikulieren, und chronisch neurogenem Umbau; allenfalls gering verlangsamte Nervenleitgeschwindigkeiten. – (8) Muskel-Computertomographie: Atrophie und diffuse Fettinfiltrationen. – (9) Meist rasche Progredienz und Tod innerhalb 3–5 Jahren durch respiratorische Insuffizienz.

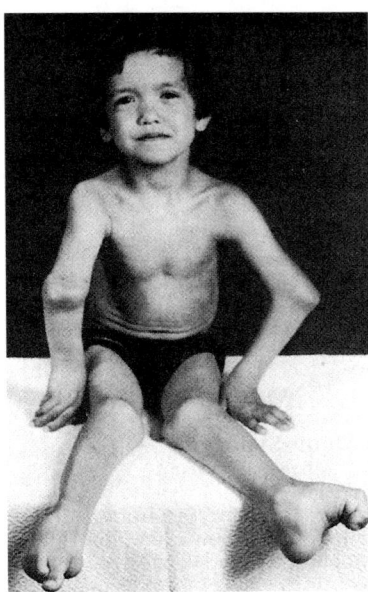

Larsen-Syndrom: »rechteckiges« Gesicht, Abflachung des Mittelgesichts, breite kurze Nase mit tiefer Nasenwurzel, Hypertelorismus; multiple Dysplasie großer Gelenke mit Luxationen und Subluxationen, lange konische Finger (6jähriger Knabe; Beob. H.-R. Wiedemann, Kiel)

Lathyrismus(-Symptomatik)

Ätiol.: Meist sporadisch mit unbekannter Ätiologie, selten (ca. 5%) familiär (autosomal-dominant, sehr selten autosomal-rezessiv). Die inzwischen abnehmende Guam-Form (endemisch auf einigen westpazifischen Inseln) ist vermutlich durch ein exogenes Neurotoxin bedingt.

Pathog.: Verschiedene Hypothesen: Immunopathie, labordiagnostische Auffälligkeiten in ca. 10% der ALS-Patienten – neurotrope Viren – exogene Neurotoxine – endogene Neurotoxine (Exzitotoxine, z.B. Glutamat) – Störung der DNA-Reparatur – bei familiären Formen Defekt der Superoxiddismutase (SOD).

Bemerkungen: Bislang keine effektive Therapie. Bei immunologischen Auffälligkeiten und bei Neuropathie mit multifokalen Leitungsblöcken Immunsuppression evtl. hilfreich.

Lit.: Charcot JM (1874) Des amyotrophies spinales chroniques. Progr med Paris 2: 473. – Dengler R, Zierz S, Jerusalem F (1994) Amyotrophische Lateralsklerose. Thieme Verlag, Stuttgart. – Ringel SP, Murphy JR, Alderson MK et al (1993) The natural history of amyotrophic lateral sclerosis. Neurology 43: 1316–1322. – Tandan R, Bradley WG (1985) Amyotrophic lateral sclerosis: part I, clinical features, pathology and ethical issues in management. Ann Neurol 18: 271–287.

McK: 105400; 105500; 105550; 205100; 205200; 205250
R. Dengler/DP

late systolic murmur syndrome (e): Mitralklappenprolaps(-Syndrom)

Lathyrismus(-Symptomatik)

Syn.: Platterbsenvergiftung – Kichererbsenvergiftung – Spinalparalyse, exogene spastische

Def.: Toxische Myelopathie durch überwiegende Ernährung mit Erbsen oder Erbsmehl von Lathyrusarten (Lathyrus sativus, L. cicer, L. epheca, L. lusenteus, L. odoratus, L. palustris, L. suberosus).

Diagn. Krit.: (1) Auftreten meist in Notzeiten mit Mangel- und Fehlernährung. – (2) Meist akuter (50%), subakuter oder seltener chronischer Beginn. – (3) Initial nächtliche schmerzhafte Krämpfe der unteren Extremität. – (4) Motorik: meist spastische Paraparese, selten (ca. 7%) zusätzlich Zeichen der Vorderhornläsion mit Faszikulieren und später Muskelatrophien. – (5) Gesteigerte Muskeleigenreflexe der unteren Extremität, positives Babinski-Zeichen, fehlende Bauchhautreflexe. – (6) Parästhesien der unteren Extremität, selten sensibles Defizit durch sensible Neuropathie (ca. 5%). – (7) Obere Extremitäten meist ausgespart. – (8) Selten Blasen- oder Potenzstörungen. – (9) Sehr selten Sehstörungen, psychopathologische Beeinträchtigung (Schläfrigkeit), exzessiver Durst, Myoklonien. – (10) Kinder: Ossifikationsstörungen.

Ätiol.: Vor allem toxische Nervenschädigung, auslösendes Agens jedoch noch unbekannt.

Pathog.: Am ehesten toxisch bedingte, irreversible Schädigung überwiegend des Tractus corticospinalis und in geringerem Ausmaß der Vorderhornzellen. Der Einfluß diätetischer Faktoren (Unterernährung) ist umstritten.

Bemerkungen: Häufig endemieartiges Auftreten. Mehr Männer als Frauen betroffen, Frauen meist leichter erkrankt. Häufig Stabilisierung mit nur leichtem neurologischen Defizit.

Lit.: Cohn DF, Streifler M, Schujman E (1977) Das motorische Neuron im chronischen Lathyrismus. Nervenarzt 48: 127–129. – Ludolph AC, Hugon J, Dwivedi MP et al (1987) Studies on the etiology and pathogenesis of motor neuron diseases. 1. Lathyrism. Clinical findings in established cases. Brain 110: 149–165.

W. Müller-Felber/DP

lattice degeneration of the retina, familial (e): vitreoretinale Degeneration nichtmyope, hereditäre periphere (bandförmige)

lattice type corneal dystrophy (Biber-Haab-Dimmer) (e): Haab-Dimmer-Syndrom

Laubry-Pezzi-Anomalie

Syn.: Laubry-Pezzi-Syndrom

Def.: Kombination von Aortenklappeninsuffizienz und Ventrikelseptumdefekt.

A.: Erstbeschreibung 1921 durch C. Laubry und B. Pezzi.

Diagn. Krit.: (1) Auskultatorisch diastolisches (Aortenklappeninsuffizienz) und systolisches (Ventrikelseptumdefekt) Herzgeräusch. – (2) Im EKG Zeichen der linksventrikulären, rechtsventrikulären oder biventrikulären Hypertrophie. – (3) Durch Farbdopplerechokardiographie Nachweis der Aorteninsuffizienz und des Ventrikelseptumdefektes. – (4) Durch Herzkatheteruntersuchung Bestimmung des Schweregrades der Aortenklappeninsuffizienz, Quantifizierung des Shuntvolumens, Evaluierung des pulmonalarteriellen Druckniveaus und Beurteilung der Ventrikelfunktion.

Ätiol.: Unbekannt.

Pathog.: Der Links-rechts-Shunt über den Ventrikelseptumdefekt führt zu einer pulmonalen Hyperzirkulation. Die Volumenbelastung wird durch die zusätzlich bestehende Aortenklappeninsuffizienz verstärkt. Wichtig zur Charakterisierung des pulmonalen Gefäßbettes ist weniger das pulmonalarterielle Druckniveau als vielmehr die Resistance-Ratio (Verhältnis von pulmonalvaskulärem zu systemischem Widerstand).

Lit.: Laubry C, Pezzi B (1921) Traité des maladies congènitales du coeur. JB Baillère et Fils, Paris. – Pornin M, Bickert P, Pauly//Laubry C et al (1979) Evolution et conduite à tenir dans le syndrome de Laubry et Pezzi. Arch Mal Coeur 72: 545–551. – Vernant P, Coppin M (1978) Le syndrome de Laubry et Pezzi. Evolution et résultat opèratoire. Ann Cardiol d'Angèiol 27: 505–510.

S. Wieshammer/GA

Laubry-Pezzi-Syndrom: Laubry-Pezzi-Anomalie
laughing death syndrome (e): Kuru
Launois-Bensaude-Syndrom: Lipomatose, benigne symmetrische
Laurell-Eriksson-Syndrom: Alpha-1-Antitrypsin-Mangel

Laurence-Moon-Syndrom

Syn.: Laurence-Moon syndrome (e)

Def.: Siehe Diagn. Krit.

A.: Erstbeschreibung des Syndroms 1866 durch den Engländer John Z. Laurence und den Amerikaner Robert Ch. Moon, später ergänzend 1882, 1990 durch Hutchinson.

Diagn. Krit.: (1) Tapetoretinale Degeneration (»Retinitis pigmentosa«). – (2) Geistiger Entwicklungsrückstand. – (3) Hypogenitalismus. – (4) Neurologische Symptome: besonders spastische Paraparese, evtl. zerebelläre Symptome.

Ätiol.: Autosomal-rezessives Erbleiden.

Pathog.: Unbekannt.
Bemerkungen: Die Abgrenzung vom Bardet-Biedl-Syndrom erfolgt auf Vorschlag einiger Autoren. In Einzelfällen kommen Überlappungen wohl vor. Das Laurence-Moon-Syndrom im strengen Sinn ist vermutlich wesentlich seltener als das Bardet-Biedl-Syndrom. Die Lebenserwartung ist kaum dokumentiert.
Lit.: Hutchinson J (1900) Slowly progressive paraplegia and disease of the choroids with defective intellect and arrested sexual development. Arch Surg 11: 118–122. – Laurence JZ, Moon RC (1866) Four cases of retinitis pigmentosa occuring in the same family and accompanied by general imperfection of development. Ophthal Rev 2: 32–41.
McK: 245800
E. Boltshauser/AS

Laurence-Moon syndrome (e): Laurence-Moon-Syndrom
Lavy-Palmer-Merritt-Syndrom: Dysostosen, spondylokostale

Lazy-leukocyte-Syndrom
Def.: Periphere Neutropenie auf dem Boden einer Granulozytenfunktionsstörung (Chemotaxis, Motilität).
A.: Erstbeschreibung 1971 durch den amerikanischen Pädiater E. Michael Miller und Mitarbeiter.
Diagn. Krit.: **(1)** Ausgeprägte periphere Neutropenie $(0,2–0,5 \times 10^9/l)$. – **(2)** Normale Zahl und Morphologie der neutrophilen Granulozyten im Knochenmark. – **(3)** Fehlende Mobilisation der Granulozyten nach Adrenalin, Pirogenea oder auf entzündliche Reize. – **(4)** Rekurrierende Infekte, insbesondere Stomatitis, Gingivitis und Otitis media sowie Infekte der oberen Luftwege; geringgradiges Fieber.
Ätiol.: Autosomal-dominant vererbte Störung.
Pathog.: Primärer Defekt der gerichteten (Chemotaxis) und ungerichteten (random mobility) Beweglichkeit neutrophiler Granulozyten bei erhaltener Phagozytose und Bakterizidie.
Bemerkungen: Die Unfähigkeit zur Mobilisierung von Granulozyten aus dem Knochenmark bzw. dem marginalen Pool führt zu einer peripheren Neutropenie. Auffallend ist der trotz extremer Neutropenie ungewöhnlich benigne klinische Verlauf der wenigen bisher beobachteten Krankheitsfälle. **(DD)** benigne familiäre Neutropenie – familiär chemotaktischer Defekt – zyklische Neutropenie – Neutropenie mit Dysgammaglobulinämie.
Lit.: Brenneis H, Hänsch GM (1993) Granulozytenfunktionsstörungen: Formen und Diagnostik. Dtsch med Wschr 118: 1117–1120. – Goldman JM, Foroozaufar N, Ganard BG, Hobbs JR (1984) Lazy-leucocyte syndrome. J Roy Soc Med 77: 140–141. – Miller ME, Oski FA, Harris MB (1971) Lazy-leukocyte Syndrome. A new disorder of neutrophil function. Lancet I: 665–669.
McK: 150550
E. Späth-Schwalbe; J. Schwamborn/GA

lazy-sinus syndrome (e): Sick-Sinus-Syndrom
LCAD-deficiency (e): Langketten-Acyl-CoA-Dehydrogenase-Defekt
LCC (e): Pterygium-Syndrom, letales multiples, Typ IV
LDH deficiency (e): Lactatdehydrogenase-Mangel
Leber-Abiotrophie: Leber(-Amaurosis-congenita)-Syndrom

Leber(-Amaurosis-congenita)-Syndrom
Syn.: Amaurosis congenita (Leber) – tapetoretinale Dystrophie – Leber-Abiotrophie – Leber's congenital amaurosis (e)
Def.: Autosomal-rezessiv erbliche kongenitale degenerative Netzhauterkrankung.
A.: Theodor Leber, 1840–1917, Ophthalmologe, Berlin, Göttingen, Heidelberg.
Diagn. Krit.: **(1)** Schwere Sehstörung bis Blindheit bereits bei Geburt oder in den ersten Lebensmonaten bis -jahren. – **(2)** Nystagmus bei Geburt oder bis zum 2. Lebensjahr. – **(3)** Pupillenreaktion auf Licht träge oder nicht vorhanden. – **(4)** Häufig hohe Hyperopie. – **(5)** Fundus in den ersten Lebensjahren oft unauffällig, dann unterschiedliche Pigmentanomalien; spezielle Form mit »Makulakolobomen«. – **(6)** Photopisches und skotopisches ERG erloschen (95%) oder hochgradig reduziert. – **(7)** Fakultativ: Keratokonus und/oder Katarakt. – **(8)** Assoziation mit systemischen oder neurologischen Störungen (mentale und motorische Retardierung, Epilepsie, Hydrozephalus, Taubstummheit) möglich, aber in neueren Serien eher selten.
Ätiol.: Autosomal-rezessiv erblich; Häufigkeit 1 : 33 000, Heterogenie (mindestens vier verschiedene okuläre Formen).
Pathog.: Primäre Veränderung in den Außensegmenten der Photorezeptoren? Bei einem Teil der Patienten Hyperthreoninämie.
Bemerkungen: Keine Therapie bekannt. **(DD)** kongenitale, stationäre Nachtblindheit – kongenitale stationäre Nachtblindheit mit Myopie – Senior-Loken-Syndrom – Zellweger-Syndrom – konnatale Toxoplasmose (bei Makulakolobomen) – infantile Ceroidlipofuscinose – infantile Retinitis pigmentosa – early onset Retinitis pigmentosa. Heterogenie ist bewiesen, da in einer Familie alle Kinder gesund waren, obwohl beide Eltern betroffen waren.
Lit.: Carr RE, Heckenlively JR (1987) Hereditary pigmentary degenerations of the retina. In: Duane TD, Jaeger EA (eds) Clinical ophthalmology, Vol 3, 24: 9–11. Harper & Row, Philadelphia. – Foxman SG, Heckenlively JR, Bateman JB, Wirtschafter JO (1985) Classification of congenital and early onset retinitis pigmentosa. Arch Ophthalmol 103: 1502–1506. – Hayasaka S, Hara S, Mizuno K et al (1986) Leber's congenital amaurosis associated with hyperthreoninemia. Am J Ophthalmol 101: 475–479. – Leber T (1869) Über Retinitis pigmentosa und angeborene Amaurose. Graefes Arch Augenhk 15, 3: 1–25. – Mizuno K, Takei Y, Sears MC et al (1977) Leber's congenital amaurosis. Am J Ophthalmol 83: 32–42. – Schappert/Kimmejser J, Henkes HE, van den Bosch J (1959) Amaurosis congenita (Leber). Arch Ophthal 61: 211–218. – Steinberg A, Rosen S, Zlotogorski Z et al (1992) Central nervous system involvement in Leber congenital amaurosis. J Pediatr Ophthalmol Strabismus 29: 224–227.
McK: 204000; 204100
B. Lorenz/DP

Leber's congenital amaurosis (e): Leber(-Amaurosis-congenita)-Syndrom
Leber's hereditary optic neuropathy (e): Leber-Optikusneuropathie, hereditäre
Leber-Krankheit: Leber-Miliarangioretinopathie – Leber-Optikusneuropathie, hereditäre

Leber-Miliarangioretinopathie
Syn.: retinale Teleangiektasie – Leber-Krankheit – Leber's miliary aneurysm (e)
Def.: Seltene, in 95% einseitige exsudative Retinopathie, die bei Kindern vor der Pubertät auftritt und im weiteren

Verlauf durch intraokularen Gewebsumbau zur Leukokorie (sog. amaurotisches Katzenauge) führt, die klinisch der Coats-Sequenz gleicht.
A.: Theodor Leber, 1840–1917, Ophthalmologe, Göttingen, Heidelberg.
Diagn. Krit.: **(1)** Multiple Gefäßerweiterungen mit Exsudationen in die Netzhaut ähnlich einer Retinopathia circinata. – **(2)** Leukokorie (sog. amaurotisches Katzenauge) durch Netzhautablösung und Glaskörperblutungen. – **(3)** Strabismus. – **(4)** Vordere Uveitis. – **(5)** Glaukom.
Ätiol.: Unbekannt.
Pathog.: Hamartomatöse, vaskuläre Fehlbildung.
Bemerkungen: Verbindung zur rezessiv erblichen Coats-Sequenz mit Taubheit, Muskelschwäche und geistiger Retardierung? Therapie mit Photo- oder Kryokoagulation. **(DD)** Retinoblastom – Heine-Norrie-Syndrom – Bloch-Sulzberger-S. – feuchte Makuladegeneration – Coats-Sequenz – Retinitis exsudativa externa – Reesesche retinale Teleangiektasie – Angiomatosis retinae von Hippel.
Lit.: Campbell FP (1976) Coats' disease and congenital vascular retinopathy. Trans Am Ophthalmol Soc 74: 365–424. – Coats G (1912) Über Retinitis exsudativa (retinitis haemorrhagica externa). Graefes Arch Ophthalmol 81: 275–327. – Leber T (1912) Über eine durch Vorkommen multipler Miliaraneurysmen charakterisierte Form von Retinaldegeneration. Graefes Arch Ophthalmol 81: 1–14. – Small RG (1968) Coats' disease and muscle dystrophy. Trans Am Acad Ophthalmol Otolaryngol 72: 225–231.
F. H. Stefani/DP

Leber's miliary aneurysm (e): Leber-Miliarangioretinopathie
Leber-Nieren-Syndrom: hepato-renales Syndrom
Leber's optic atrophy (e): Leber-Optikusneuropathie, hereditäre
Leber's optic neuropathy, acute (e): Leber-Optikusneuropathie, hereditäre
Leber-Optikusatrophie: Leber-Optikusneuropathie, hereditäre
Leber-Optikuserkrankung: Leber-Optikusneuropathie, hereditäre

Leber-Optikusneuropathie, hereditäre
Syn.: Leber-Optikusatrophie – LHON – Leber's hereditary optic neuropathy (e) – Leber-Krankheit – Optikusatrophie, familiär-hereditäre, Typ Leber – Leber-Optikuserkrankung – Leber-Sehnervatrophie – Leber's optic atrophy (e) – Leber's optic neuropathy, acute (e) – névrite optique héréditaire de Leber (fz)
Def.: Seltene hereditäre Sehnervenerkrankung.
A.: Erstbeschreibung 1871 durch Theodor Leber, 1840–1917, deutscher Ophthalmologe.
Diagn. Krit.: Akuter Krankheitsbeginn vorwiegend im zweiten und dritten Lebensjahrzehnt (69%) mit einer Spanne zwischen 6–62 Jahren, gelegentlich noch jüngere oder auch ältere Patienten betroffen. Die Augen können simultan (22%) oder sequentiell (78%) betroffen sein mit einem Intervall von etwa 8 Wochen und einer Progression des Visusverlustes über 4–6 Wochen (Riordan/Eva et al., 1995). ⅔ der Patienten weisen eine retinale Mikroangiopathie (besonders windungsreiche Arteriolen, peripapilläre Teleangiektasien mit Dilatation, Kalibersprüngen und arteriovenösen Shunts; später temporale Abblassung der Papillen oder totaler Optikusatrophie) auf. Das Verhältnis der betroffenen Männer zu Frauen beträgt 2,5 : 1 für den Mutationsort 11778, 2 : 1 für 3460 und 5,7 : 1 für 14484. Ein Bild wie bei Multipler Sklerose findet sich bei 45% der Frauen mit der 11778-Mutation. Die Prognose ist deutlich besser bei den 14484-Patienten mit einer Erholung der Sehschärfe auf mindestens 6 : 24 in 71% der Patienten. Der Visus korreliert letztlich eng mit dem Alter zu Erkrankungsbeginn, alle mit einem Erkrankungsalter vor 20 Jahren haben eine Sehschärfe besser als 6 : 24, während dies bei der anderen Gruppe nur bei einem Drittel der Fall war. Besserung der Sehschärfe kann sich bis zu 4 Jahre nach Einsetzen der Symptome hinziehen. Hoher Alkohol- und Tabakkonsum, Schädel- oder okuläres Trauma, sehr junges oder sehr hohes Alter bei Symptombeginn, begleitende neurologische Erkrankungen und kürzliche Geburt mit postpartaler Blutung können differentialdiagnostische Schwierigkeiten erzeugen, insbesondere bei fehlender Familienanamnese. Diese Probleme lassen sich durch die mitochondriale DNA-Analyse beseitigen.
Ätiol.: Mitochondriale DNA-Mutationen werden als Ursache an den Lokalisationen 11478 (60 Familien bei Riordan/Eva et al.), 3460 (7 Familien) oder 14484 (12 Familien) gefunden. Die Vererbung ist daher ausschließlich maternal. Eine Reihe weiterer sekundärer Mutationen wurden beschrieben (Übersicht in McK, 1993).
Pathog.: Veränderungen des mitochondrialen Energiestoffwechsels in unterschiedlichen Komplexen der Atmungskette. Warum es, im Gegensatz zu anderen MT-DNA-Mutationen, zu selektivem Befall des N. opticus kommt, ist unklar.
Bemerkungen: **(DD)** Optikusatrophie, dominant vererbte – DIDMOAD-Syndrom – Mangelamblyopie-S. – Behr-S. – Optikusatrophie, traumatische, druckbedingte, tabische oder toxische – Multiple Sklerose.
Lit.: Leber Th (1871) Über hereditäre und kongenital-angelegte Sehnervenleiden. A v Graefe Arch Ophthal 17: 249–291. – Newman NJ (1993) Leber's hereditary optic neuropathy. Arch Neurol 50: 540–548. – Riordan/Eva P, Sanders MD, Govan GG et al (1995) The clinical features of Leber's hereditary optic neuropathy defined by the presence of a pathogenic mitochondrial DNA mutation. Brain 118: 319–337.
McK: 535000
W. Paulus/DP

Leberphosphorylasemangel: Glykogenspeicherkrankheit Typ 6
Leber-Sehnervatrophie: Leber-Optikusneuropathie, hereditäre
Lebert-Anämie, essentielle: Biermer-Syndrom
Lebervenenthrombose, primäre: Budd-Chiari-Syndrom
Lecithin-Cholesterin-acyltransferase-Mangel: Fischaugen-Syndrom
Ledderhose-Kontraktur: Fibrose der Plantaraponeurose

Lederer-Brill-Syndrom
Def.: Obsoleter Begriff für eine autoimmunhämolytische Anämie.
Lit.: Lederer M (1925) A form of acute hemolytic anemia, probably of infectious origin. Am J Med Sci 170: 500–501.

left pulmonary artery sling (e)
Def.: Die linke Pulmonalarterie verläuft zunächst ventral der Trachea auf Höhe der Hauptkarina nach rechts, biegt dann oberhalb des Abgangs des rechten Hauptbronchus nach dorsal um und gelangt dann zwischen Ösophagus und Dorsalwand der Trachea in den linken Hemithorax.
Diagn. Krit.: **(1)** Tracheomalazie im Bereich der aberrant verlaufenden linken Pulmonalarterie. – **(2)** Manchmal

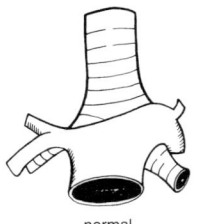 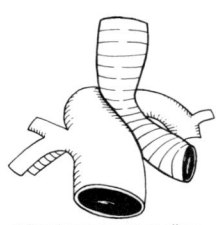

normal — left pulmonary artery sling

Topographische Verhältnisse bei »left pulmonary artery sling« im Vergleich zum Normalzustand

zirkuläre Stenose der distalen Trachea mit zirkulären Ringknorpeln in der distalen Trachea und in den Hauptbronchien; aus diesem Grunde inspiratorischer Stridor während der ersten Lebenstage oder auch erst im Alter von einigen Monaten trotz einer sehr engen Trachea. – (3) Das gleichzeitige Vorhandensein anderer Anomalien (Agenesie des rechten Oberlappens, Gesichtsanomalien, Analfehlbildungen, Vorhofseptumdefekt) ist beschrieben. Diagnosestellung durch Bronchoskopie und Tracheobronchographie, transthorakaler und transösophagealer Dopplerechokardiographie sowie Kontrastmittelangiographie.
Ätiol.: Unklar.
Pathog.: Unklar.
Bemerkungen: (**DD**) Trachealstenose bei aberrantem Ursprung der linken Pulmonalarterie aus der rechten Pulmonalarterie ohne »sling«.
Lit.: Gnanapragasam JP, Houston AB, Jamieson MPG (1990) Pulmonary artery sling: Definite diagnosis by colour Doppler flow mapping avoiding cardiac catheterisation. Br Heart J 63: 251–252. – Link S, Friedburg DZ, Wood BP (1993) Pulmonary sling anomaly of the left pulmonary artery. Am J Dis Child 147: 685–686. – Medina//Escobeda G, Lopez//Corella E (1992) Sling left pulmonary artery, bridging bronchus, and associated anomalies. Am J Med Genet 44: 303–306. – Pawade A, de-Leval MR, Elliot MJ, Stark J (1992) Pulmonary artery sling. Ann Thorac Surg 54: 967–979.
S. Wieshammer/GA

left-sidedness sequence, bilateral (e): Polysplenie-Syndrom
left ventricle syndrome, hypoplastic (e): Linksherzhypoplasie
left ventricular hypoplasia (e): Linksherzhypoplasie
Leiber sternal clefts and telangiectasia/hemangiomas (e): Mittelbauchraphe, supraumbilikale, Sternalspalte und vaskuläre Dysplasie-Assoziation

Leigh-Enzephalomyelopathie

Syn.: Leigh-Syndrom – Morbus Leigh – Enzephalomyelopathie, subakut nekrotisierende – subacute necrotizing encephalomyelopathy (e)
Def.: Progrediente, meist im Kleinkindalter beginnende neurologische Erkrankung aus dem Formenkreis der mitochondrialen Enzephalomyopathien mit großer Variabilität klinischer Symptome und einheitlichem morphologischem Korrelat.
A.: Erstbeschreibung als einheitliches pathologisch-anatomisches Syndrom 1951 durch Archibald Denis Leigh, 1915–, britischer Neuropathologe.
Diagn. Krit.: (1) Erkrankungsalter: 50% innerhalb des 1. Lebensjahres. Schleichender (70%), subakuter (15%) oder akuter (15%) Beginn der Erkrankung. Chronisch-progredienter Verlauf in 55%, chronisch-intermittierender in 28%, subakuter in 15% und akuter Verlauf in 2% der Fälle. – (2) Augensymptome 78% (Ophthalmoplegie, Nystagmus, Optikusatrophie, Visusverlust). – (3) Atemprobleme 69% (unregelmäßige Atmung, Apnoen, Hyperventilation). – (4) Muskelhypotonie 69%. – (5) Pyramidenbahnzeichen 61% (Streckspasmen, Hyperreflexie, Paresen). – (6) Entwicklungsverzögerung 58%. – (7) Nahrungsprobleme 55% (Anorexie, Erbrechen, Untergewicht). – (8) Rasche Ermüdbarkeit 47%. – (9) Kleinhirnsymptome 39% (Ataxie, Dysarthrie). – (10) Gehäufte Infektionen 39%. – (11) Mentale Retardierung 37%. – (12) Krampfanfälle 36%. – (13) Extrapyramidalsymptome 24% (Rigidität, Choreoathetosen, Dystonie, Tremor). – (14) Kardiale Symptome 18%. – (15) Taubheit 7%. – (16) Sensibilitätsstörungen in 5% der Fälle. – (17) Diagnostisch hilfreich sind Lactat- und Pyruvaterhöhungen in Blut, Liquor und Urin, bilaterale hypodense Zonen in den Basalganglien (kraniales CT, MRT); neurophysiologische Untersuchungsmethoden nicht signifikant pathologisch. Mit ^{31}P-NMR-Spektroskopie Nachweis des gestörten Muskelenergiestoffwechsels möglich. – (18) Histopathologisch einheitliches Bild mit spongiösen Nekrosen, Untergang des Myelins, Gliareaktion sowie vaskulären Proliferationen, die graue und weiße Substanz betreffend, 98% im Hirnstamm, 92% im Großhirn (bilaterale Nekrosen der Stammganglien), 74% im Rückenmark und 58% im Kleinhirn. – (19) Kausale Therapie nicht bekannt.
Ätiol.: Autosomal- und X-chromosomal-rezessive Störung des Energiestoffwechsels der Zelle.
Pathog.: Verschiedene Enzymdefekte des Pyruvatstoffwechsels und der Atmungskette sind in Leber-, Muskel-, Nieren-, Nerven- und Hautzellen nachgewiesen.
Bemerkungen: Autosomal-rezessiver Erbgang allgemein angenommen, Familiarität jedoch signifikant häufiger (33%), mitochondriale (mütterliche) Vererbung möglich. Knabenwendigkeit 4 : 1. Histopathologie entspricht der Wernicke-Enzephalopathie, wobei jedoch Basalganglien und Substantia nigra von Wernicke-Enzephalopathie ausgespart werden, dafür keine Hämorrhagien bei der Leigh-Enzephalomyelopathie. Klinisch muß die Leigh-Enzephalomyelopathie heute von anderen mitochondrialen Enzephalomyopathien abgegrenzt werden (CPEO-, MERRF-, MELAS-Syndrom). – S.a. mitochondriale DNA, Mutationen.
Lit.: Van Erven PMM (1987) Leigh-Syndrome. ICG Printing BV, Dordrecht. – Leigh D (1951) Subacute necrotizing encephalyelopathy in an infant. J Neurol Neurosurg Psychiat 14: 216–221. – Matthews PM, Marchington DR, Squier M et al (1993) Molecular genetic characterization of an X-linked form of Leigh's syndrome. Ann Neurol 33: 652–655. – Santorelli FM, Shanske S, Jain KD et al (1993) A new mtDNA mutation in the ATPase 6 gene in a child with Leigh syndrome. Neurology 43: A171.
McK: 161700; 256000; 266150; 308930
J. Sperner/JK

Leigh-Syndrom: Leigh-Enzephalomyelopathie
Lejeune-Syndrom: Chromosom 5p$^-$ Syndrom

Lendenwirbelsäulen-Symptomatik

Def.: Sammelbegriff für schmerzhafte Erkrankungen der Lendenwirbelsäule mit und ohne neurologische Begleitsymptome.

Diagn. Krit.: Je nach auslösender Ursache und Lokalisation des Prozesses drei verschiedene Verlaufsformen: **A.** Lokale Lumbalsequenz mit **(1)** lageabhängigen, meist beim Sitzen verstärkten Schmerzen; **(2)** lokalem Muskelhartspann im betroffenen Bereich (evtl. mit Skoliose); **(3)** lokaler Klopf- und Druckdolenz. – **B.** Lumbale Wurzelirritation bzw. Wurzelläsion mit **(1)** in segmentaler Anordnung ins Bein ausstrahlenden Schmerzen; **(2)** Schmerzverstärkung bei Husten, Niesen; **(3)** positivem Lasègue-Zeichen; **(4)** segmental begrenzten Parästhesien oder sensiblen Defiziten (L_3: Medialseite Oberschenkel; L_4: Lateralseite Oberschenkel; Medialseite Unterschenkel; L_5: Lateralseite Unterschenkel; Medialseite Fuß bis Großzehe); **(5)** evtl. Paresen (L_3/L_4: M. iliopsoas, M. quadriceps; L_5: M. gluteus medius, M. tibialis anterior); **(6)** evtl. Abschwächung der Muskeleigenreflexe der unteren Extremitäten. – **C.** Tiefe Querschnittssymptomatik (siehe Cauda-Sequenz).
Ätiol.: Mechanische Nervenläsionen.
Pathog.: Bei lokaler Lumbalsequenz Irritation sensibler Afferenzen (vor allem Ramus dorsalis n. spinalis) durch a) statische Faktoren (Lockerung des Bandapparats, Insuffizienz der autochthonen Rückenmuskulatur, Fehlbelastung der kleinen Wirbelgelenke, Hyperlordosierung der Lendenwirbelsäule), b) degenerative Veränderungen der kleinen Wirbelgelenke, c) entzündliche (Osteomyelitis, epiduraler Abszeß, Diszitis) oder tumoröse Prozesse der Wirbelsäule, d) Osteoporose (ggf. mit path. Fraktur), e) Raumforderungen (Diskusprolaps, extra- oder intradurale Tumoren, Blutungen). Bei lumbaler Wurzelirritation/Wurzelläsion zusätzlich mechanische Kompression des Ramus ventralis n. spinalis. Neben diesen mechanischen Faktoren zusätzlich häufig psychosoziale Einflüsse.
Bemerkungen: Die Lendenwirbelsäulen-Symptomatik stellt eine vieldeutige Allgemeinsymptomatik (jährliche Inzidenz 5%, Prävalenz 90%) dar, die im Einzelfall eine sorgfältige internistische, orthopädische, neurologische und psychosomatische Abklärung erfordert.
Lit.: Frymoyer JW (1988) Back pain and sciatica. N Engl J Med 318: 291–299. – Krämer J (1986) Bandscheibenbedingte Erkrankungen, 2. Aufl, S 133–279. Thieme, Stuttgart, New York.
W. Müller-Felber/DP

Lennox-Enzephalopathie
Syn.: Lennox-Gastaut-Syndrom – Lennox-Syndrom – childhood epileptic encephalopathy with diffus slow spike waves (e)
Def.: Altersabhängige Form einer Epilepsie mit generalisierten Anfällen (multi-)fokaler Genese, häufig Folge ungünstig verlaufender Epilepsien des Säuglings- und Kleinkindalters mit irregulären Spike-wave-Komplexen unter 3 Hz im EEG.
A.: Erstbeschreibung 1939 durch William Gordon Lennox, 1884–1960, Neuropädiater, Boston.
Diagn. Krit.: **(1)** Beginn zwischen 1. und 6. Lebensjahr. – **(2)** Häufige, auch serienweise auftretende Anfälle, klinisch meist als tonisch-axiale Anfälle (bevorzugt im Schlaf), astatische und myoklonische Anfälle oder Absencen. Häufig Auftreten mehrerer Anfallstypen. – **(3)** Überwiegend schwere psychomentale, meist auch motorische Entwicklungsstörung. – **(4)** Häufig zerebrale Vorschädigungen, West-Syndrom (bei 25%) oder Neugeborenenkrämpfe. – **(5)** Im interiktalen EEG unregelmäßige, teils pseudorhythmische, langsame Spike-wave- oder Sharp-slow-wave-Komplexe mit fokalem und multifokalem Verteilungsmuster sowie zeitlicher und intraindividueller Variabilität (SW-Variante). – **(6)** Bildgebende Verfahren des Gehirns mit unspezifischen pathologischen Befunden. – **(7)** Krankheitsverlauf nur schwer beeinflußbar. Anfallsfreie Phasen im Wechsel mit Perioden gehäufter Krampfanfälle. – **(8)** Demenz.
Ätiol.: Heterogenie. Altersgebunden. Genetische Faktoren in 14–29% der Fälle beteiligt.
Pathog.: Folge unterschiedlicher Schädigungen des unreifen Gehirns multifokaler oder diffuser Art.
Bemerkungen: Abgrenzung gegen die Epilepsie mit myoklonisch-astatischen Anfällen des frühen Kindesalters: normale Entwicklung vor Anfallsbeginn, hohe genetische Belastung (37%), initiale 4–7/sec-Rhythmen im EEG, ungünstiger Verlauf nur in 50%.
Lit.: Aicardi J (1973) The problems of the Lennox syndrome. Dev Med Child Neurol 15: 77–80. – Doose H (1985) Myoclonic-astatic epilepsy of early childhood. In: Roger J, Dravet C, Bureau M et al (eds) Epileptic syndromes in infancy childhood and adolescence, p 78. John Libbey & Company, London. – Dulac O, N'Guyen T (1993) The Lennox-Gastaut syndrome. Epilepsia 34 (Suppl 7): S7–17. – Gibbs FA, Gibbs EL, Lennox WG (1939) Influence of blood sugar level on the wave and spike formation in petit mal epilepsy. Arch Neurol Psychiat 41: 1111–1116.
J. Sperner/JK

Lennox-Gastaut-Syndrom: Lennox-Enzephalopathie
Lennox-Syndrom: Lennox-Enzephalopathie

Lentiginose, progressive kardiomyopathische
Syn.: LEOPARD-Syndrom – Capute-Rimoin-Konigsmark-Esterly-Richardson-Syndrom – kardio-kutanes Syndrom – Lentiginosis-profusa-Syndrom – multiple-Lentigines-Syndrom – progressive cardiomyopathic lentiginosis (e)
Def.: Seltenes vererbliches Syndrom mit ausgeprägter Lentiginose in Assoziation mit diversen Entwicklungsdefekten. Das Akronym LEOPARD wurde von den Anfangsbuchstaben der Hauptstörungen abgeleitet.
A.: Robert J. Gorlin, Pathologe, Minneapolis/Minnesota; Roy C. Anderson, amerikanischer Pädiater, Minneapolis/Minnesota; Michael Blaw, Neuropädiater, Dallas/Texas. – Ausführliche Beschreibung und Namensgebung 1969 durch diese drei Autoren. Capute, Rimoin, Konigsmark, Esterly und Richardson beschrieben 1969 ferner Mutter und Tochter mit kongenitaler Taubheit und multiplen Lentigines. – Die Erstbeschreibung eines Patienten mit multiplen Lentigines und assoziierten Symptomen erfolgte 1936 durch Zeisler und Becker.
Diagn. Krit.: **(1)** Ausgeprägte **L**entiginose mit 2 bis 8 mm großen, bräunlichen Flecken in sehr dichter Aussaat am Stamm und in geringerer Verteilung am restlichen Körper. – **(2) E**KG-Veränderungen (Überleitungsstörungen mit Schenkelblock, unspezifische Störung der Erregungsausbreitung). – **(3) O**kulärer Hypertelorismus, seltener andere kraniofaziale Fehlbildungen. – **(4)** Valvuläre **P**ulmonalstenose, manchmal kombiniert mit Aortenstenose. – **(5) A**bnormalitäten im Genitalbereich wie bilateraler Kryptorchismus, ferner bei Männern Hypoplasie des Genitales mit Hypospadie, bei Frauen hypoplastische Ovarien. – **(6) R**etardierung des Wachstums mit Kleinwuchs. – **(7)** Sensoneurale Innenohrschwerhörigkeit oder Taubheit (**d**eafness). – **(8)** Geistige Retardierung und verzögerte Geschlechtsreifung. – **(9)** Skelettanomalien wie Pectus carinatum oder Pectus excavatum.
Ätiol.: Autosomal-dominant erbliche Entwicklungsstörung mit unterschiedlicher Expressivität und variabler Penetranz.
Pathog.: Aufgrund des Vorherrschens kutaner und neurologischer Symptome wird die Möglichkeit einer neu-

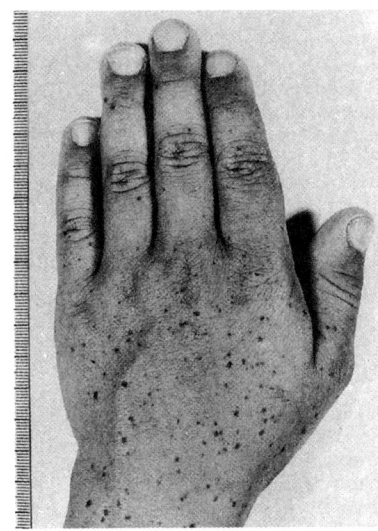

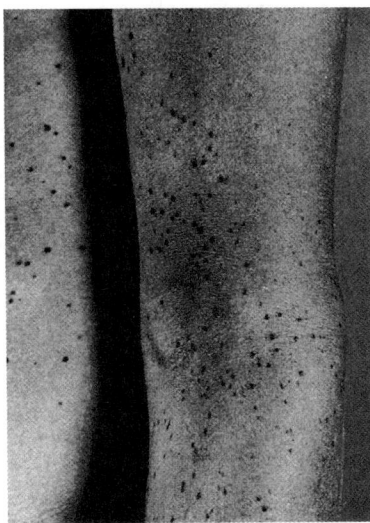

Lentiginose, progressive kardiomyopathische: Lentiginosis bei 11jährigem Knaben mit Pulmonalstenose, EKG-Anomalien, Minderwuchs, Hypertelorismus und Innenohrtaubheit (Fotos DOFONOS, Ffm.)

roektodermalen Störung mit pleiotropem Effekt auf Gewebe mesodermalen Ursprungs diskutiert.
Bemerkungen: Wegen der unterschiedlichen Expressivität ist eine unvollständige Ausprägung dieses Syndroms häufig. Bei Patienten mit einer generalisierten Lentiginose sollte allerdings immer eine exakte kardiologische Abklärung durchgeführt werden. **(DD)** Peutz-Jeghers-Syndrom – gastro-kutanes Syndrom – Carney-Syndrom.
Lit.: Capute AJ, Rimoin DL, Konigsmark BW et al (1969) Congenital deafness and multiple lentigines. Arch Derm 100: 207–213. – Gorlin RJ, Anderson RC, Blaw M (1969) Multiple lentigines syndrome. Complex comprising multiple lentigines, electrocardiographic conduction abnormalities, ocular hypertelorism, pulmonary stenosis, abnormalities of genitalia, retardation of growth, sensorineural deafness, and autosomal dominant hereditary pattern. Am J Dis Child 117: 652–662. – Vehring KH, Kretzschmar L, Hamm H (1991) Das LEOPARD-Syndrom – eine generalisierte Lentiginose mit Indikatorfunktion. Akt Dermatol 17: 85–88.
McK: 151100
H. P. Soyer/GB

Lentiginosis-profusa-Syndrom: Lentiginose, progressive kardiomyopathische
Lentigopolyposis: Peutz-Jeghers-Syndrom

Lenz-Majewski-Syndrom
Syn.: hyperostotischer Minderwuchs Typ Lenz-Majewski
Def.: Konstitutionelle Skelettdysplasie mit progredienter kraniodiaphysärer Sklerose.
A.: Frühe Beschreibung durch R. L. Braham 1969 als »Camurati-Engelmann Syndrom«, Abgrenzung als eigenständiges Krankheitsbild 1974 durch die Humangenetiker Widukind Lenz, 1919–, Münster, und Frank Majewski, 1941–, Düsseldorf.
Diagn. Krit.: **(1)** Manifestation im frühen Säuglingsalter mit Gedeihstörung, Cutis laxa mit progeroidem Aussehen, weit offenen Schädelnähten und Fontanellen. – **(2)** Kraniofaziale Dysmorphie mit prominentem Stirnschädel, Hypertelorismus, kleiner Nase, verlegten Nasengängen, verlegten Tränenkanälen, großen und schlaffen Ohrmuscheln; Zahnschmelzdefekte. – **(3)** Dünne, welke Haut mit vermehrter Venenzeichnung, Hernien, Kryptorchismus, gelegentlich Hypospadie. – **(4)** Mittelschwere bis schwere geistige Retardierung. – **(5)** Schwerer Minderwuchs. – **(6)** Röntgenologisch: progrediente Sklerose der Schädelknochen und Wirbelkörper; breite Rippen und Klavikel; diaphysäre Sklerose und Verbreiterung der Röhrenknochen; Hypoplasie der Mittelphalangen.
Ätiol.: Unbekannt. Sämtliche beobachteten Patienten waren Einzelfälle. An einer hereditären Verursachung ist jedoch wenig Zweifel. Wegen des erhöhten väterlichen Alters einiger Patienten wird an einen autosomal-dominanten Erbgang gedacht.
Pathog.: Unbekannt.
Bemerkungen: Die Krankheit unterscheidet sich von anderen kraniotubulären Dysplasien, insbesondere der kraniodiaphysären und kraniometaphysären Dysplasie sowie dem Camurati-Engelmann-Syndrom durch Hautveränderungen, geistige Retardierung, Minderwuchs und – zumindest bei Kindern – fehlende Hirnnervenausfälle. Der klinische Verlauf ist schwer mit erhöhter Letalität.
Lit.: Braham RL (1969) Multiple congenital abnormalities with diaphyseal dysplasia (Camurati-Engelmann's syndrome). Oral Surg 27: 20–26. – Gorlin RJ, Whitley CB (1983) Lenz-Majewski Syndrome. Radiology 149: 129–131. – Lenz WD, Majewski F (1974) A generalized disorder of the connective tissues with progeria, choanal atresia, symphalangism, hypoplasia of dentine, and craniodiaphyseal hypostosis. Birth Def Orig Art Ser X(12): 133–136.
McK: 151050
J. Spranger/JS

Lenz-Mikrophthalmie-Syndrom: Lenz-Syndrom

Lenz-Syndrom
Syn.: Lenz-Mikrophthalmie-Syndrom – Mikrophthalmie mit multiplen Fehlbildungen
Def.: Distinktes, geschlechtsgebunden erbliches Krankheitsbild mit Mikrophthalmie, Fingerdysplasien und Fehlbildungen anderer Organsysteme.
A.: Widukind Lenz, 1919–, Humangenetiker, Münster, beschrieb das Krankheitsbild 1955.
Diagn. Krit.: (1) Augenanomalien: Mikrophthalmie oder Anophthalmie (unilateral oder bilateral); Mikrokornea; Kolobome der Iris, Retina und Chorioidea; Strabismus divergens; Blepharophimose; Nystagmus; Katarakt; Myopie. Röntgen: kleine Orbitae. – (2) Gesichtsdysmorphien: Mikrozephalie (nicht obligat); Epikanthus; schräg nach oben außen verlaufende Lidachsenstellung (»mongoloide« Lidachsenstellung); Ohrmuscheldysplasie: Makrotie; einfach strukturierte, tiefansetzende Ohrmuschel; abstehende Ohren; Mikrogenie; Aplasie der oberen seitlichen Schneidezähne; Zahnstellungsanomalien; mediale Diastemata; Milchzahnpersistenz; hoher Gaumen. – (3) Dysplasien der Finger: Klinodaktylie; Syndaktylie; präaxiale Polydaktylie; Kamptodaktylie; Zygodaktylie. – (4) Minderwuchs (Größe ≤ 3. Perzentile). – (5) Skelettanomalien: schmale Schultern; schmaler, zylindrischer Thorax; Hypoplasie der Schlüsselbeine; Skapulatiefstand; Cubitus valgus; Kyphoskoliose; Wirbeldysplasien; Lordose der LWS; Flexionskontrakturen der Kniegelenke. – (6) Nierenanomalien: unilaterale Aplasie; Dysgenesie; Hydroureter. – (7) Genitalfehlbildungen: Kryptorchismus; Hypospadie. – (8) Herzfehlbildungen. – (9) Ileumatresie; Nabelhernie. – (10) Dermatoglyphenanomalien. – (11) Geistige Behinderung (nicht obligat); verlangsamte psychomotorische Entwicklung, Sprachentwicklung retardiert; leise, nasale Sprechstimme.
Ätiol.: Wahrscheinlich X-chromosomal-rezessiv erbliches Krankheitsbild.
Pathog.: Unbekannt.
Bemerkungen: Teilsymptome bei heterozygoten Anlageträgerinnen (Mikrozephalie, kutane Syndaktylie) sind beschrieben. **(DD)** vor allem Krankheitsbilder aus dem Formenkreis der okulodentalen Syndrome, die von Duker et al. (1985) beschriebene Mikrophthalmie mit Mikrozephalus und Hydrocephalus internus (siehe Mikrophthalmus-/Mikrozephalie-Syndrom, X-gebunden); z.B. iridodentales Syndrom (Weyers) – okulodentodigitales Syndrom – okulovertebrales Syndrom (Weyers-Thier) – Hallermann-Syndrom – das ebenfalls X-chromosomal-erbliche Norrie-Syndrom.
Lit.: Baraitser M, Winter RM, Taylor DSI (1982) Lenz microphthalmia – a case report. Clin Genet 22: 99–101. – Dinno ND, Lawwill T, Leggett AE et al (1976) Bilateral microcornea, coloboma, short stature and other skeletal anomalies – a new hereditary syndrome. Birth Def Orig Art Ser XII(6): 109–114. – Goldberg MF, McKusick VA (1971) X-linked colobomatous microphthalmos and other congenital anomalies. Am J Ophthalmol 71: 1128–1133. – Herrmann J, Opitz JM (1969) The Lenz microphthalmia syndrome. Birth Def Orig Art Ser V(2): 138–143. – Hoefnagel D, Keenan ME, Allen FH (1963) Heredofamilial bilateral anophthalmia. Arch Ophthalmol 69: 760–764. – Lenz W (1955) Recessiv-geschlechtsgebundene Mikrophthalmie mit multiplen Fehlbildungen. Kinderheilkd 77: 384–390. – Ogunye OO, Murray RF, Osgood T (1975) Linkage studies in Lenz microphthalmia. Hum Hered 25: 493–500.
McK: 309800
U. G. Froster/AS

(Leo-)Buerger-Krankheit: Endangitis obliterans von-Winiwarter-Buerger
LEOPARD-Syndrom: Lentiginose, progressive kardiomyopathische

Leprechaunismus
Syn.: Insulinrezeptordefekt
Def.: Erkrankung, die aufgrund eines Insulinrezeptordefekts mit Hyperinsulinämie und zusätzlich phänotypischen Charakteristika einhergeht.
A.: Erstbeschreibung 1948 durch den kanadischen Pathologen William Leslie Donohue, 1906–, und I. A. Uchida.
Diagn. Krit.: (1) Hyperinsulinismus. – (2) Intrauterine Wachstumsverzögerung und Minderwuchs. – (3) Hypertrichose. – (4) Große Hände, Füße und äußere Genitalia. – (5) Reduziertes subkutanes Fett. – (6) Elfengesicht. – (7) Ovarialzysten.
Ätiol.: Autosomal-rezessiv vererbte Störung mit Defekt des Insulinrezeptors, der bei einigen Patienten auf Mutationen des Insulinrezeptorgens, das auf dem kurzen Arm des Chromosoms 19 (19p13.3) lokalisiert ist, zurückzuführen ist.
Pathog.: Die Ursachen der verminderten Bindung von Insulin an den Rezeptor scheinen unterschiedlich zu sein. Es wurde sowohl eine verminderte Rezeptorendichte, eine verringerte Affinität und eine mangelhafte Rezeptorphosphorylierung beschrieben.
Bemerkungen: Überprüfung der Bindungsfähigkeit der Insulinrezeptoren an Fibroblasten nach Glukosebelastung erlaubt Aussagen über Heterozygotie. Geringe Lebenserwartung der betroffenen Patienten.
Lit.: Catani A, Ziruolo MG, Tacconi ML (1987) A rare polydysmorphic syndrome: leprechaunism – review of fourty-nine cases reported in the literature. Ann Genet 30: 221–227. – Donohue WL, Uchida IA (1954) Leprechaunism: an euphemism for a rare familial disorder. J Pediat 45: 50. – Elsas LJ, Endo F, Strumlauf E et al (1985) Leprechaunism: an inherited defect in a high affinity insulin receptor. Am J Hum Genet 37: 73–88. – Kadowaki T, Bernier CL, Cana A et al (1988) Two mutant allels of the insulin receptor gene in a patient with insulin resistance. Science 240: 787.
McK: 246200
A. Grüters/JK

Leriche-Krankheit: Sudeck-Dystrophie
Leriche-Syndrom: Aortenbifurkations-Syndrom
Léri-Joanny-Syndrom: Melorheostose
Léri-Pleonosteose: Pleonosteose
Léri-Weill-Syndrom: Dyschondrosteosis Léri-Weill
Lermoyez-Anfall: Lermoyez-Symptomenkomplex

Lermoyez-Symptomenkomplex
Syn.: Lermoyez-Syndrom – Lermoyez-Anfall – tinnitus-deafness-vertigo syndrome (e) – vertige de Lermoyez (fz)
Def.: Variante der Ménière-Erkrankung.
A.: Erstbeschreibung 1929 durch Marcel Lermoyez, 1858–1929, französischer Otolaryngologe.
Diagn. Krit.: (1) Oft jahrelang bestehende Schwerhörigkeit mit quälenden Ohrgeräuschen. – (2) Hinzutreten von Schwindelanfällen, bei deren Auftreten die Schwerhörigkeit sich bessert oder verschwindet.
Ätiol.: Variante der Ménière-Erkrankung.
Pathog.: Im Anfall Einreißen eines vestibulären Anteils des Endolymphschlauches, was zur Druckentlastung im Ductus cochlearis führt.
Bemerkungen: **(DD)** Bruns-Symptomatik. Im Gegensatz zur Ménière-Erkrankung kommt es im Schwindelanfall zur Hörverbesserung.
Lit.: Meyer zum Gottesberge A, Strupp H (1979) Ménièresche Krankheit. In: Berendes J, Link R, Zöllner F (Hrsg) HNO-Heilkunde in Praxis und Klinik. Thieme, Stuttgart. – Schmidt D, Malin JP (1986) Erkrankungen der Hirnnerven. Thieme Verlag, Stuttgart.
U. Büttner/DP

Lermoyez-Syndrom: Lermoyez-Symptomenkomplex
Leroy disease (e): Mucolipidose II
Leschke-Syndrom: Pigmentdystrophie, kongenitale

Lesch-Nyhan-Syndrom

Syn.: Hyperurikämie-Syndrom – HGPRT-Mangel – Hypoxanthin-Guanin-Phospho-Ribosyl-Transferase-Mangel
Def.: Autosomal-rezessiv vererbte Stoffwechselstörung (Hypoxanthin-Guanin-Phospho-Ribosyl-Transferase = HGPRT-Mangel) mit den Hauptmanifestationen geistige Behinderung und Mutilationstendenz.
A.: Erstbeschreibung wahrscheinlich 1959 durch W. Catel und J. Schmidt, deutsche Ärzte. – Michael Lesch, 1939–, Arzt, Baltimore, und William Leo Nyhan, 1926–, Pädiater, Miami, San Diego, klärten 1964 den Defekt auf.

Diagn. Krit.: (1) Schwere geistige Behinderung mit Spastizität, Hyperreflexie, Klonus, positivem Babinski-Reflex, Choreoathetose, Hyperkinesie- und Hyperpyrexie-Anfällen. Mit Verlauf Progredienz. – (2) (Auto-)Aggressivität mit Mutilationstendenz, betreffend vor allem Lippen und distale Finger, u.U. Nase, Füße und Ohren. – (3) Laborbefunde: Hyperurikämie, Hyperlipidämie, fehlende HGPRTase, sekundäre Anämie. – (4) Folgen: Nephrolithiasis, Hämaturie, urische Arthritis, Gichtknötchen (Ohrknorpel, Gelenke u.a.), Akroosteolyse. – (5) Schlechte Lebensaussichten, Tod gewöhnlich um das 10. Lebensjahr.
Ätiol.: X-chromosomal-rezessiver Erbgang, Mutation im Gen, das für das Enzym HGPRT kodiert. Inzidenz etwa 1 : 100 000, Genort Xq27.
Pathog.: Störung im Aufbau von Purinkörpern. Folge: vermehrte Harnsäureproduktion, Harnsäureeinlagerung in verschiedenen Organen, basale Hirnganglien, Gelenke, Nieren.
Bemerkungen: Konduktorinnendiagnose in Fibroblasten möglich. Pränatale Diagnose durch Nachweis fehlender Enzymaktivität aus Fruchtwasserzellen und Chorionvilli (oder molekulargenetisch durch direkten Mutationsnachweis) möglich. Pränatale Diagnose bereits im präimplantativen (8-Zell-)Stadium durchgeführt! Atypisch milder Verlauf möglich.
Lit.: Catel W, Schmidt J (1959) Über familiäre gichtische Diathese in Verbindung mit zerebralen und renalen Symptomen bei einem Kleinkind. Dtsch med Wschr 84: 2145–2147. – Gibbs DA, McFadyen IR, Crawfurd M d'A, de Muinck Keizer EE, Headhouse/Benson CM, Wilson TM, Farrant PH (1984) First-trimester diagnosis of Lesch-Nyhan syndrome. Lancet II: 1180. – Lesch M, Nyhan WL (1964) A familiar disorder of uric acid metabolism and central nervous system function. Am J Med 36: 561–570.
McK: 308000.0036
A. Schinzel/AS

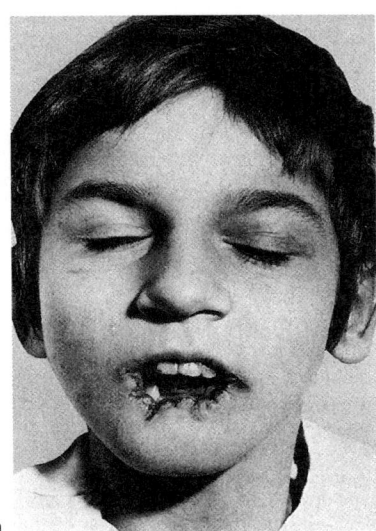

a

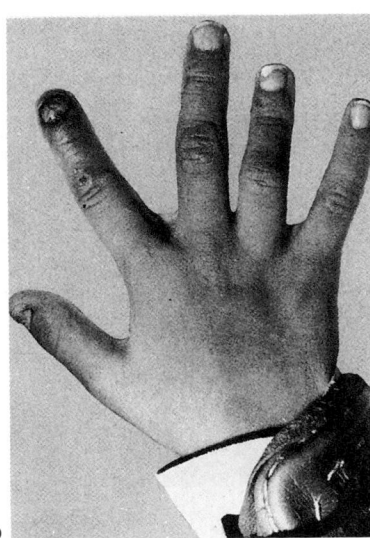

b

Lesch-Nyhan-Syndrom: a) Knabe mit Bißverletzungen der Lippen; b) Folgen von Mutilationen an distalen Fingern (Beob. ZKi, Fotos DOFONOS, Ffm.)

lethal chondrodysplasia with spondylocostal dysostosis, multiple internal anomalies and Dandy-Walker-cyst (e): Dysostose, spondylokostale, mit viszeralen Defekten und Dandy-Walker-Malformation
lethal congenital contracture syndrome (e): Pterygium-Syndrom, letales multiples, Typ IV
lethargisches Syndrom: von-Economo-Krankheit

Letterer-Siwe-Krankheit

Syn.: Abt-Letterer-Siwe-Krankheit – Retikulose, aleukämische – Histiocytosis X, akute disseminierte juvenile Form
Def.: Maligne Systemerkrankung aus dem Formenkreis der Histiocytosis X (Langerhans-Zell-Hystiozytose s. dort) mit Proliferation dendritischer Zellen, die das CD1-Antigen exprimieren.
A.: Erich Letterer, 1895–1982, Pathologe, Tübingen. – Sture A. Siwe, 1897–, Pädiater, Lund. – Arthur Frederik Abt, Pädiater, Chicago. – Erstbeschreibung 1924 durch Letterer, die Besonderheit des klinischen Krankheitsbildes haben Siwe 1933 sowie Abt und Denenholz 1936 umrissen.
Diagn. Krit.: (1) Erkrankungsbeginn im ersten Lebensjahr. – (2) Fieber, Hepatosplenomegalie, generalisierte Lymphknotenschwellung. – (3) Hämorrhagisch-ekzematoide Hautveränderungen, besonders Kapillitium, intertriginöse Räume, Gelenkfalten betroffen (Abb.) – (4) Mundschleimhautulzerationen. – (5) Trombozytopenische Purpura; Leukozytose oder Leukopenie, Throm-

Letterer-Siwe-Krankheit

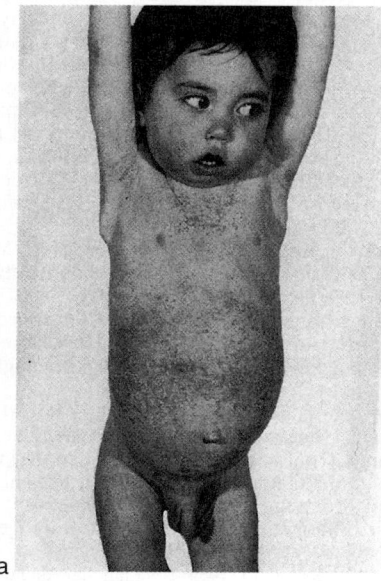

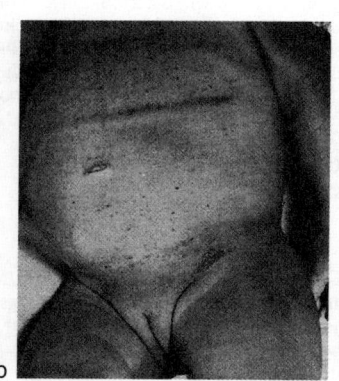

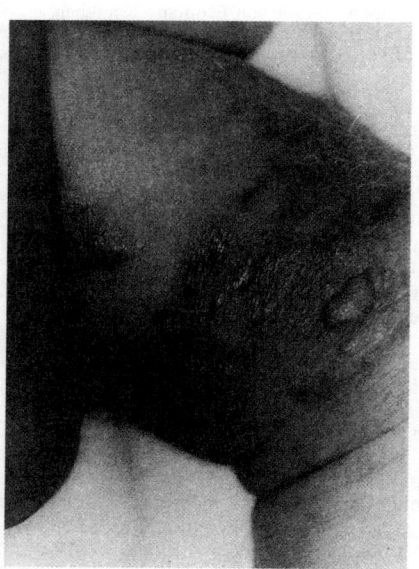

bopenie, hypochrome Anämie. – **(6)** Röntgen: destruierende Knochenherde (Extremitäten, Rippen, Schädel, Darmbeinschaufeln).

Ätiol.: Unbekannt; familiäre Fälle mit autosomal-rezessivem Erbgang sind beschrieben.

Pathog.: Proliferation von dendritischen (Langerhans-) Zellen, mit Expression des CD1-Antigens, S-100-Protein und Neuron-spezifischer Endase (NSE).

Bemerkungen: **(DD)** seborrhoisches Ekzem. Erkrankung des Kleinkindesalters mit schlechter Prognose und meist letalem Ausgang. Therapeutisch können Zytostatika systemisch oder topisch (Mechloretamin) versucht werden. Zur gleichen Krankheitsgruppe der Histiocytosis X gehören die Hand-Schüller-Christian-Krankheit und das eosinophile Granulom des Knochens.

Lit.: Abt AF, Denenholz EJ (1936) Letterer-Siwe disease. Am J Dis Child 51: 499–522. – Feyrter F (1955) Über die Beziehungen zwischen der Abt-Letterer-Siweschen Erkrankung, dem eosinophilen Granulom des Knochens (der eosinophilen Granulomatose) und der Hand-Schüller-Christianschen Erkrankung. Medizinische, Stuttgart: 1019–1025. – Kashihara/Sawami M, Horiguchi Y, Ikai K et al (1988) Letterer-Siwe disease: immunopathologic study with a new monoclonal antibody. J Am Acad Dermatol 18 (4 Pt 1): 646–654. – Letterer E (1924) Aleukämische Retikulose. Ein Beitrag zu den proliferativen Erkrankungen des retikuloendothelialen Apparates. Frankf Zschr Path 30: 377. – Siwe SA (1933) Die Retikuloendotheliose, ein neues Krankheitsbild unter den Hepatosplenomegalien. Zschr Kinderheilk 55: 212. – Vade A, Hayani A, Pierce KL (1993) Congenital histiocytosis X. Pediatr Radiol 23: 181–182. – Wolff HH, Janka GE (1978) Morbus Abt-Letterer-Siwe. Zur Diagnostik und Therapie. Mschr Kinderheilk 126: 425–430.

McK: 246400

G. Burg/GB

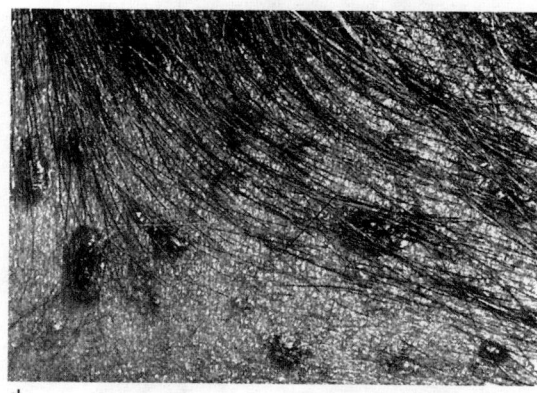

leucine induced hypoglycemia (e): Hypoglykämie, Leucin-sensible

leucoencéphalite sclérosante subaiguë (fz): Panenzephalitis, subakute, sklerosierende, van Bogaert

Leukämie, akute myeloische FAB M6: Erythroleukämie, akute

Leukämie, oligoblastische: myelodysplastische Syndrome

Leukodystrophie, dysmyelinogene: Alexander-Krankheit

Leukodystrophie, fibrinoide: Alexander-Krankheit

Letterer-Siwe-Krankheit: a), b) Purpura; c) polymorphe, teilweise ekzematoide Hauterscheinungen; d) typische Hauterscheinungen am behaarten Kopf (a], c] Beob. Kirchmair, b] Beob. U.H.Kl. Hamburg, Th. Nasemann, d] Beob. H.-R. Wiedemann)

Leukodystrophie, metachromatische, Typ Austin

Syn.: metachromatische Leukodystrophie, adulte Form – Arylsulfatase-A-Mangel – cerebroside sulfatase deficiency (e)

Def.: Adulte Verlaufsform der autosomal-rezessiv erblichen lysosomalen Lipidspeicherkrankheit aus der Gruppe der Sphingolipidosen mit Abbau der weißen Hirnsubstanz und neurodegenerativem Krankheitsbild. Drei weitere Verlaufsformen der metachromatischen Leukodystrophie werden unterschieden.

A.: James Austin, amerikanischer Neurologe. – Erstbeschreibung der Krankheit 1968 durch Austin und Mitarbeiter.

Diagn. Krit.: (1) Manifestation der Krankheit zwischen dem 16. und 60. Lebensjahr. – (2) Langsam progrediente Wesensveränderungen, mit Ängstlichkeit oder Apathie, Affektlabilität, Desinteresse, Distanzlosigkeit und Schizophrenie-ähnlichen Symptomen. – (3) Leistungsabfall in Schule oder Beruf. – (4) Langsamer intellektueller Abbau. – (5) Eventuell erst nach Jahren vielfältige neurologische Symptome wie Ataxie, Athetose, Dysarthrie, Dystonie, Spastik. Gelegentlich Paresen, manchmal im Sinne einer peripheren Neuropathie. – (6) Optikusatrophie. – (7) Im Endstadium nach 5 bis 10 Jahren vollständiger Kontaktverlust. – (8) Verlängerte Nervenleitungsgeschwindigkeit, unspezifische EEG-Veränderungen. – (9) Diagnosesicherung durch Nachweis des Arylsulfatase-A-Mangels im Serum oder in Geweben.

Ätiol.: Autosomal-rezessives Erbleiden.

Pathog.: Sulfatierte Lipide finden sich gehäuft in Membranstrukturen der Nervenzellen. Bei Mangel der Arylsulfatase A – das betreffende Gen ist auf dem Chromosom 22 lokalisiert – werden die Sulfatgruppen nicht hydrolysiert, und es kommt zu einer Speicherung von Galaktosyl-Sulfatiden in den Zellen des ZNS mit sekundärer Demyelinisierung.

Bemerkungen: Klinisch lassen sich vier verschiedene Verlaufsformen der metachromatischen Leukodystrophie bei gleichem Enzymdefekt, aber mit unterschiedlicher Krankheitsmanifestation unterscheiden. Bei der adulten Form Typ Austin muß differentialdiagnostisch eine Schizophrenie erwogen werden. Eine kausale Therapie ist nicht bekannt. Manche gesunde Individuen weisen einen Arylsulfatase-A-Mangel auf, was als Pseudo-Defizienz (PD) bezeichnet wird und bei genetischer Beratung zu Problemen führen kann.

Lit.: Austin J, Armstrong D, Shearer L (1965) Metachromatic form of diffuse cerebral sclerosis. Arch Neurol 13: 593–614. – Baldinger S, Piermont ME, Wenger DA (1987) Pseudodeficiency of arylsulfatase A: a counseling dilemma. Clin Genet 31: 70–76. – Kolodny EH (1989) Metachromatic leukodystrophy and multiple sulfatase deficiency: Sulfatide Lipidosis. In: Scriver CR, Beaudet AL, Sly WS, Valle D (eds) The metabolic basis of inherited disease, 6th ed. McGraw-Hill, New York. – Lowitzsch K (1992) Metachromatische Leukodystrophie. In: Hopf HC, Poeck K, Schliack H (Hrsg) Neurologie in Praxis und Klinik, Bd II, 2. Aufl. Thieme, Stuttgart, New York.

McK: 250100

J. Gehler/JK

Leukodystrophie, metachromatische, Typ Greenfield

Syn.: metachromatische Leukodystrophie, spätinfantile – Leukoenzephalopathie, metachromatische – Sulfatidose – Sulfatidlipidose, spätinfantile – Arylsulfatase-A-Mangel

Def.: Spätinfantile Form einer autosomal-rezessiv erblichen lysosomalen Lipidspeicherkrankheit mit Abbau der weißen Hirnsubstanz aus der Gruppe der Sphingolipidosen, die auf dem Mangel der lysosomalen Arylsulfatase A beruht.

A.: Josef Godwin Greenfield, 1884–1958, Neuropathologe, London. – Erstbeschreibung 1933.

Diagn. Krit.: (1) Erste klinische Symptome zwischen 1. und 2. Lebensjahr. – (2) Entwicklungsstillstand und -rückschritt mit Verlust statomotorischer Funktionen sowie Gangunsicherheit, Fallneigung und Muskelschwäche. – (3) Stillstand mentaler Funktionen mit zunehmenden Sprachstörungen, evtl. Verhaltensauffälligkeiten und Verlust des Umweltkontaktes. – (4) Ausgeprägte Infektneigung. – (5) Aufhebung der Muskeleigenreflexe. – (6) Pathologisch verlängerte Nervenleitungsgeschwindigkeit. – (7) Stark erhöhter Eiweißgehalt im Liquor. – (8) Final Tetraspastik, Blindheit und Dezerebration, Tod im 5. bis 7. Lebensjahr. – (9) Diagnostisch beweisend ist der Nachweis des Arylsulfatase-A-Mangels in Serum oder Gewebekulturen.

Ätiol.: Autosomal-rezessives Erbleiden.

Pathog.: Sulfatierte Lipide finden sich gehäuft in Membranstrukturen der Nervenzellen. Beim Defekt der Arylsulfatase A – das betreffende Gen ist auf dem Chromosom 22 lokalisiert – werden die Sulfatgruppen nicht hydrolysiert, und es kommt zu einer Speicherung von Galaktosyl-Sulfatiden in Zellen des ZNS und in anderen Geweben mit sekundärer Demyelinisierung.

Bemerkungen: Klinisch lassen sich vier Verlaufsformen der metachromatischen Leukodystrophie bei gleichem Enzymdefekt nachweisen: eine kongenitale Form, eine spätinfantile Form (Greenfield), eine juvenile Form (Scholz) und eine adulte Form (Austin). Die spätinfantile Form scheint der häufigste Typ zu sein, wobei Hagberg vier klinische Stadien unterscheidet. Gegenüber anderen lysosomalen Speicherkrankheiten finden sich bei der MLD keine vakuolisierten Zellen. Eine kausale Therapie ist nicht bekannt; die pränatale Diagnostik ist möglich.

Lit.: Greenfield JG (1933) A form of progressive cerebral sclerosis in infants associated with primary degeneration of the interfascicular glia. J Neurol Psychopathol 13: 289. – Kolodny EH (1989) Metachromatic leukodystrophy and multiple sulfatase deficiency: Sulfatide Lipidosis. In: Scriver CR, Beaudet AL, Sly WS, Valle D (eds) The metabolic basis of inherited disease, 6th ed. McGraw-Hill, New York. – Lowitzsch K (1992) Metachromatische Leukodystrophie. In: Hopf HC, Poeck K, Schliack H (Hrsg) Neurologie in Praxis und Klinik, Bd II, 2. Aufl. Thieme, Stuttgart, New York.

McK: 250100

J. Gehler/JK

Leukodystrophie, metachromatische, Typ Scholz

Syn.: metachromatische Leukodystrophie, juvenile – Hirnsklerose, subakute juvenile, Typ Scholz – Leukodystrophie Scholz-Bielschowsky-Henneberg – Sulfatidose, juvenile – Cerebrosid-Sulfatidose, juvenile – Sulfatidlipidose, juvenile

Def.: Juvenile Verlaufsform der autosomal-rezessiv erblichen lysosomalen Lipidspeicherkrankheit aus der Gruppe der Sphingolipidosen mit Abbau der weißen Hirnsubstanz. Neben der juvenilen Form lassen sich eine kongenitale, eine spätinfantile und eine adulte Verlaufsform unterscheiden.

A.: Willibald Scholz, 1889–1971, deutscher Neurologe und Psychiater. – Erstbeschreibung 1925.

Diagn. Krit.: (1) Manifestation zwischen dem 3. und 16. Lebensjahr. Verlauf ähnlich der spätinfantilen Form. – (2) Beginn häufig mit psychomentalen Störungen wie Verhaltensauffälligkeiten, Schulleistungsabfall, Tagträumerei und Sprachstörungen. – (3) Koordinations- und motorische Störungen mit Ataxie und Fallneigung, sowie extrapyramidal-motorischen Symptomen. – (4) Gelegentlich Krampfanfälle. – (5) Aufhebung der

Muskeleigenreflexe. – **(6)** Final Spastik und Dezerebration. – **(7)** Verlängerte Nervenleitungsgeschwindigkeit. – **(8)** Eiweißerhöhung im Liquor. – **(9)** Diagnosesicherung durch Nachweis des Enzymdefekts im Serum oder anderen Geweben.
Ätiol.: Autosomal-rezessives Erbleiden.
Pathog.: Sulfatierte Lipide finden sich gehäuft in Membranstrukturen von Nervenzellen. Bei Mangel der Arylsulfatase A – das betreffende Gen ist auf dem Chromosom 22 lokalisiert – werden die Sulfatgruppen nicht abgespalten, und es kommt zu einer Anhäufung von Galaktosyl-Sulfatiden in den Zellen des ZNS mit sekundärer Demyelinisierung, sowie zu Ablagerungen auch in anderen Geweben.
Bemerkungen: Neben der juvenilen Verlaufsform sind drei weitere Formen mit unterschiedlichem Krankheitsbeginn bei gleichem Enzymdefekt bekannt. Die juvenile Form wird häufig als psychiatrische Erkrankung verkannt. Bei Sicherung der Diagnose durch einen einfachen Serumtest kann auf die früher übliche Nervenbiopsie mit Nachweis metachromatischer Substanzen in den Schwann-Zellen verzichtet werden. Keine kausale Therapie bekannt; eine pränatale Diagnostik ist möglich.
Lit.: Kolodny EH (1989) Metachromatic leukodystrophy and multiple sulfatase deficiency: Sulfatide Lipidosis. In: Scriver CR, Beaudet AL, Sly WS, Valle D (eds) The metabolic basis of inherited disease, 6th ed. McGraw-Hill, New York. – Lowitzsch K (1992) Metachromatische Leukodystrophie. In: Hopf HC, Poeck K, Schliack H (Hrsg) Neurologie in Praxis und Klinik, Bd II, 2. Aufl. Thieme, Stuttgart, New York. – Scholz W (1925) Klinische, pathologisch-anatomische und erbbiologische Untersuchungen bei familiärer, diffuser Hirnsklerose im Kindesalter. Z Neurol 99: 651.
McK: 250100
J. Gehler/JK

Leukodystrophie Scholz-Bielschowsky-Henneberg: Leukodystrophie, metachromatische, Typ Scholz
Leukodystrophie, Typ Canavan: Canavan-Syndrom
Leukoencephalitis periaxialis concentrica: Sklerose, konzentrische, Typ Baló
Leukoenzephalitis, subakute, sklerosierende: Panenzephalitis, subakute, sklerosierende, van Bogaert
Leukoenzephalomyopathie, neonatale: Homocystinurie II
Leukoenzephalopathie, metachromatische: Leukodystrophie, metachromatische, Typ Greenfield
Leukoenzephalopathie, multifokale: Leukoenzephalopathie, progressive multifokale

Leukoenzephalopathie, progressive multifokale
Syn.: Leukoenzephalopathie, multifokale
Def.: Subakute, progrediente Leukoenzephalopathie mit multiplen demyelinisierenden Herden als Folge einer JC-Virus-, seltener einer SV_{40}-Virus-Infektion.
A.: Erstbeschreibung 1930 durch Julius Hallervorden, 1882–1965, Neuropathologe, Landsberg an der Warthe, Berlin, Gießen. Gemeinsame Beschreibung weiterer Fälle 1958 durch Karl-Erik Aström, Neurologe, Stockholm, Elliott L. Mancall und Edward P. Richardson Jr., Neurologen und Neuropathologen, Boston, Massachusetts.
Diagn. Krit.: **(1)** Progrediente, multifokale demyelinisierende Erkrankung des Gehirnes: klinische Symptome je nach Lokalisation der Herde in Form von spastischen Mono-, Hemi-, Para- oder Tetraparesen, Aphasien, pseudobulbäre Zeichen, Sensibilitätsstörungen, Gesichtsfeldausfällen, Augenmuskelparesen, Nystagmus, Koordinationsstörungen, Ataxie, Demenz. Epileptische Anfälle selten. In späten Stadien Bewußtseinstrübung. Keine intrakranielle Drucksteigerung. Verlauf meist subakut. – **(2)** Elektroenzephalogramm: sowohl Allgemeinveränderungen als auch Herdbefunde. – **(3)** Computer- und Magnetresonanztomographie: Nachweis von Demyelinisierungsherden in der weißen Substanz vorzugsweise der Großhirnhemisphären ohne Kontrastmittelaufnahme. – **(4)** Liquorbefund meistens normal. – **(5)** Pathol.-anat.: multiple, konfluierende und unscharf begrenzte Entmarkungsherde mit Persistenz der Axone im Marklager der Großhirnhemisphären, gelegentlich auch im Hirnstamm und Kleinhirn, selten im Rückenmark. Durchmesser der Herde wenige Millimeter. Der Prozeß kann auf die graue Substanz übergreifen. Entzündliche Infiltrate können fehlen, aber auch reichlich vorhanden sein. Vereinzelt eosinophile Kerneinschlüsse in Oligodendrogliakernen, manchmal Vergrößerung der Astrozyten mit bizarr gestalteten Kernen. Elektronenmikroskopie: Nachweis von Viruspartikeln in den Kernen erkrankter Oligodendrogliazellen.
Ätiol.: Die Erkrankung wird offenbar in fast allen Fällen durch eine JC-Virus-Infektion der Oligodendrozyten hervorgerufen. Die Durchseuchung der Bevölkerung mit dem wenig pathogenen JC-Virus liegt bei bis zu 90%. Meistens handelt es sich bei den Kranken um immunkompromittierte Personen (erworbenes Immundefizienzsyndrom, Lymphogranulomatose Hodgkin, chronische lymphatische, seltener myeloische Leukämie, Lymphosarkom, Polycythaemia vera, Plasmozytom, Sarkoidose, immunsuppressive Therapie bei Neoplasmen und nach Organtransplantationen). In Ausnahmefällen scheint das von Weiner et al. beschriebene SV_{40}-Virus das pathogene Agens zu sein.
Pathog.: Nach Befunden von Houff et al. findet sich der häufigere Erreger, das JC-Virus, beim Gesunden in Lymphozyten des Knochenmarks und der Milz. Von dort gelangt er bei abwehrgeschwächten Personen hämatogen in die perivaskulären Räume des Zentralnervensystems, wo er dann zur Infektion der Oligodendroglia führt.
Bemerkungen: Es handelte sich bisher um eine seltene Erkrankung, die jedoch durch das Auftreten des erworbenen Immundefizienzsyndroms wesentlich häufiger geworden ist. Hierbei kommt es in einer Häufigkeit von fast 4% der Kranken vor. Die Prognose der Erkrankung ist sehr schlecht: die Patienten versterben im Mittel in vier bis sechs Monaten nach Diagnosestellung. – Im Jahre 1965 konnten ZuRhein und Chou sowie Silverman und Rubinstein unabhängig voneinander mit der Elektronenmikroskopie Virionen mit typischen morphologischen Kriterien der sog. SV_{40}-Untergruppe der Papova- (papilloma-polyoma-vacuolating-)Viren in Oligodendrozyten nachweisen. Im Jahre 1971 gelang Padgett und Walker, Wisconsin, die Kultivierung und Identifizierung des Virus aus dem Hirn eines Patienten mit den Initialen J C. Der Erreger wird seitdem JC-Virus genannt.
Lit.: Aström K-E, Mancall EL, Richardson EP Jr (1958) Progressive multifocal leukoencephalopathy: a hitherto unrecognized complication of chronic lymphatic leukaemia and Hodgkin's disease. Brain 81: 93–111. – Hallervorden J (1930) Eigenartige und nicht rubrizierbare Prozesse. In: Bumke O (Hrsg) Handbuch der Geisteskrankheiten: Die Anatomie der Psychosen, Bd 11, Teil 7, S 1063–1107. Springer, Berlin. – Houff SA, Major EO, Katz DA et al (1988) Involvement of JC virus-infected mononuclear cells from the bone marrow and spleen in the pathogenesis of progressive multifocal leukoencephalopathy. N Engl J Med 318: 301–305. – Padgett BL, Walker DL, ZuRhein GM, Eckroade RJ (1971) Cultivation of papova-like virus from human brain with progressive multifocal leucoencephalopathy. Lancet 1: 1257–1260. – Richardson EP (1988) Progressive multifocal leukoencephalopathy 30 years later. N Engl J Med 318: 315–316 (Lit.!). – Weiner LP, Herndon RM, Narayan O et al (1972) Isola-

tion of virus related to SV40 from patients with progressive multifocal leukoencephalopathy. N Engl J Med 286: 385–390. – ZuRhein GM, Chou SM (1965) Particles Resembling Papova Viruses in Human Cerebral Demyelinating Disease. Science 148: 1477–1479.
C. D. Reimers/DP

Leukomelanodermie mit multiplen Anomalien: Berlin-Syndrom

Leung-Syndrom

Syn.: microcephaly, congenital lymphedema Leung (e) – lymphedema-microcephaly syndrome (e)
Def.: Kombination von Mikrozephalie und Lymphödemen der unteren Extremitäten.
A.: Erstpublikation von A. K. C. Leung 1985.
Diagn. Krit.: (1) Primäre Mikrozephalie. – (2) Kongenitale Lymphödeme der unteren Extremitäten. – (3) Intellekt normal. – Weiterhin: chorioretinale Dysplasie.
Ätiol.: Wahrscheinlich autosomal-dominante Vererbung. Vier Generationen einer kanadischen Familie chinesischer Herkunft wurden beobachtet.
Pathog.: Unbekannt.
Bemerkungen: Lymphödeme gehen nach dem 1. Jahr zurück. Gelegentlich rezidivierend im Laufe des Lebens. Gesichtsdysmorphie: Epikanthus, flache Nasenbrücke, Mikrogenie, prominente Ohren.
Lit.: Angle B, Holgado S et al (1994) Microcephaly, lymphedema, and chorioretinal dysplasia: report of two additional cases. Am J Med Genet 53: 99–101. – Feingold M, Bartoshesky L (1992) Microcephaly, lymphedema, and chorioretinal dysplasia: a distinct syndrome? Am J Med Genet 43: 1030–1031. – Leung AKC (1985) Dominantly inherited syndrome of microcephaly and congenital lymphedema. Clin Genet 27: 611–612. – Leung AKC (1987) Dominantly inherited syndrome of microcephaly and congenital lymphedema with normal intelligence. (Letter) Am J Med Genet 26: 231 only.
McK: 152950
J. Kunze/JK

Levator-ani-Symptomatik

Syn.: Kokzygodynie-Syndrom – Proctalgia fugax – proctodynia (e) – levator spasm syndrome (e) – Kokzygeus-Levator-Spasmus-Syndrom
Def.: Sammelbegriff für meist permanente Schmerzen im Steißbeinbereich mit Verstärkung bei manueller Irritation des Steißbeins selbst.
A.: Die Bezeichnung Levator-ani-Symptomatik wurde von John Q. McGivney und Benny R. Cleveland 1965 vorgeschlagen. Die Erstbeschreibung der Kokzygodynie erfolgte bereits Mitte des 19. Jh. (z.B. Simpson 1895).
Diagn. Krit.: (1) Schmerzen im Steißbeinbereich bei Sitzen, Defäkation und beim Koitus. – (2) Schmerzen bei rektaler Untersuchung, lokale Druckdolenz der Steißbeinspitze (meist beim Druck nach oben) und des Lig. anococcygeum (beim Druck nach dorsal). – (3) Tastbare und teils sichtbare Verquellung des präsakralen Bindegewebes. – (4) Häufig eingeschränkte Beweglichkeit der Lendenwirbelsäule, positives Lasègue-Zeichen. – (5) Begleitend oft Dysmenorrhö, Dyspareunie und Obstipation. – (6) Meist Frauen betroffen. – (7) Röntgenbefunde: meist unspezifische Befunde mit Bogenschlußanomalien, degenerativen Veränderungen, Abknickung im Sakrokokzygealgelenk.
Ätiol.: Unklar.
Pathog.: Wahrscheinlich reflektorische Mechanismen im Sinne von Insertionstendinosen der Beckenboden- und Glutealmuskulatur sowie des Lig. sacro-coccygeum und Blockierungen der kleinen Gelenke. Ursächlich hierfür können in Frage kommen: a) Steißbeintrauma, b) Erkrankungen des Darms und der Geschlechtsorgane, c) Wurzelkompression sakraler Nervenwurzeln (z.B. Wurzelneurinome), d) statisch-dynamische Faktoren (z.B. Sitzen).
Bemerkungen: Wegen der Vielfalt der Ursachen stets internistische, neurologische und gynäkologische Untersuchung zum Ausschluß einer symptomatischen Kokzygodynie. Therapie meist konservativ (manuelle Medizin, Lokalanästhetika-Infiltration), operative Therapie meist erfolglos.
Lit.: Eder M, Tilscher H (1985) Die Wirbelsäule. In: Junghanns H (Hrsg) Forschung und Praxis: Schmerzsyndrome der Wirbelsäule. Bd 81, 3. Aufl, S 47–49. Hippokrates, Stuttgart. – McGivney JQ, Cleveland BR (1965) The levator syndrome and its treatment. Southern med J 58: 505–510. – Tilscher H, Kantor H, Gangl W, Bogner G (1986) Die Coccygodynie – ein diagnostisches und therapeutisches Problem der Orthopädie. Z Orthop 124: 628–632.
W. Müller-Felber/DP

levator spasm syndrome (e): Levator-ani-Symptomatik

Levine-Critchley-Syndrom

Syn.: acanthocytosis with neurologic disease (e) – neuroacanthocytosis (e) – choreoacanthocytosis (e)
Def.: Akanthozytose mit neurologischen Auffälligkeiten und normalen Serum-Lipoproteinen.
A.: Irvine M. Levine, Internist, Boston. Beschreibungen 1964 und 1968. E. M. R. Critchley, amerikanischer Arzt, Lexington, Kentucky. Beschreibung 1967.
Diagn. Krit.: (1) Akanthozytose (Stechapfelformen der Erythrozyten). – (2) Neurologische Abnormitäten meist mit Beginn im Erwachsenenalter: diese ähneln dem Gilles-de-la-Tourette-Syndrom und der Huntington-Krankheit. Regelmäßig orofaziale Dyskinesien, häufig mit Zungen- und Lippenbissen, Grimassieren und Dysarthrie. Häufig choreatische, seltener dystone Hyperkinesen der Extremitäten. – (3) In Einzelfällen parkinsonistische Bilder mit Rigor, Hypo- und Bradykinese, maskenhaftem Gesichtsausdruck. – (4) Oft meist distal lokalisierte Muskelatrophien mit abgeschwächten Muskeleigenreflexen. – (5) Zusätzliche Sensibilitätsstörungen nicht selten. – (6) In einigen Fällen dementielle Prozesse, epileptische Anfälle, vokale Tics. – (7) Serum-Kreatinphosphokinase sehr häufig erhöht (bis 1000 U/l). – (8) Selten Blasenfunktionsstörungen. – (9) Liquorbefunde normal. – (10) Normale Serumlipoproteine. – (11) Elektrophysiologische Befunde: normale Nervenleitgeschwindigkeiten, neuropathisch verändertes Elektromyogramm. – (12) Myopathologische Befunde: primär neurogene Schäden. – (13) Pathol.-anat.: Neuronenverlust und Gliose im Nucleus caudatus und Putamen.
Ätiol.: Meist autosomal-dominant, seltener autosomal-rezessiv erbliches Leiden, zudem viele sporadische Fälle.
Pathog.: Unbekannt.
Bemerkungen: Es handelt sich um ein bezüglich des Erbganges und der neurologischen Manifestationen heterogenes Krankheitsbild, welches vom autosomal-rezessiven Bassen-Kornzweig-Syndrom (A-β-Lipoproteinämie)

und vom X-chromosomal-rezessiv vererbten McLeod-Syndrom abgegrenzt werden muß. Auch die Nomenklatur wird uneinheitlich gebraucht, da die Bezeichnung »Levine-Critchley-Syndrom« der Gesamtzahl der Erstbeschreiber nicht gerecht wird, »Neuroakanthozytose« das Bassen-Kornzweig- und McLeod-Syndrom mit einschließt und »Choreoakanthozytose« die Phänomenologie nicht immer treffend wiedergibt.
Lit.: Critchley EMR, Clark DB, Wikler A (1967) An Adult Form of Acanthocytosis. Trans. Am Neurol Assoc 92: 132–137. – Levine IM (1964) A Hereditary Neurological Disease with Acanthocytosis. Neurology 16: 272. – Levine IM, Estes JW, Looney JM (1968) Hereditary Neurological Disease with Acanthocytosis. A new syndrome. Arch Neurol 19: 403–409. – Sakai T, Mawatari S, Iwashita H et al (1981) Choreoacanthocytosis. Clues to Clinical Diagnosis. Arch Neurol 38: 335–338.
McK: 100500; 200150
C. D. Reimers/DP

Levin-Syndrom I: kranioektodermale Dysplasie
Levy-Hollister syndrome (e): LADD-Syndrom
v.-Leyden-Syndrom: Weber-Symptomatik
LGL-Syndrom: Lown-Ganong-Levine-Syndrom
Lhermitte-Duclos disease (e): Kleinhirnhypertrophie, diffuse
Lhermitte-Duclos-Krankheit: Kleinhirnhypertrophie, diffuse
LHON: Leber-Optikusneuropathie, hereditäre

Lian-Siguier-Welti-Symptomenkomplex
Def.: Bezeichnung für das Zusammentreffen von Hiatushernie und Thromboseneigung. Wahrscheinlich kein einheitlicher Krankheitsbegriff.
A.: Erstbeschreibung 1952/53 durch die französischen Ärzte Camille C. Lian, 1882–1969, Fred Siguier, 1909–, und J. J. Welti.
Lit.: Lian C, Garcin R, Siguier F, Welti JJ, Sabaoun J (1952) Hernie diaphragmatique et thromboses veineuses répétées. Bull Soc Méd Hôp Paris: 467. – Lian C, Siguier F, Welti JJ (1953) Le syndrome „hernie diaphragmatique ou éventration diaphragmatique et thromboses veineuses". Presse méd 61: 145–146.
E. Seifried/GA

Libman-Sacks-Endokarditis
Def.: Atypische abakterielle verruköse Endokarditis bei systemischem Lupus erythematodes.
A.: Emanuel Libman, 1872–1946, Arzt, New York. – Benjamin Sacks, 1896–1939, Arzt, New York.
Diagn. Krit.: **(1)** Vitientypischer Auskultationsbefund. – **(2)** Dopplerechokardiographie. – **(3)** Eine Angiokardiographie ist nur selten erforderlich, da die Libman-Sacks-Endokarditis meist wegen mangelnder hämodynamischer Relevanz keine Indikation zum Klappenersatz darstellt.
Ätiol.: Autoimmunmechanismus (wie LE). Die Bedeutung von Antiphospholipidantikörpern wird nicht einheitlich beurteilt.
Pathog.: Anlagerung von Immunkomplexen an das Endokard. Veränderungen meist am Klappengrund, die Ränder sind weniger befallen.
Bemerkungen: Tachykardie, Strömungsgeräusche, klinisch-manifeste Herzinsuffizienz können bedingt sein durch die Grundkrankheit selbst oder eine begleitende bakterielle Endokarditis. Komplikationen: Thromboembolie, Ruptur der Chordae tendineae. Die Libman-Sacks-Endokarditis ist eine seltene Komplikation des systemischen Lupus erythematodes und tritt nur in etwa 2,5% der Fälle auf. Sie stellt wahrscheinlich einen Risikofaktor für das Auftreten eines zerebralen Insults dar.
(DD) bakterielle Endokarditis – rheumatische Endokarditis – Herzinsuffizienz mit/ohne relativer Klappeninsuffizienz – Mitralklappenprolaps.
Lit.: Gleason CB, Stoddard MF, Wagner SG et al (1993) A comparison of cardiac involvement in the primary antiphospholipid syndrome versus anticardiolipin-negative systemic lupus erythematodes. Am Heart J 125: 1123–1129. – Kitagawa Y, Gotoh F, Koto A, Okayasu H (1990) Stroke in systemic lupus erythematodes. Stroke 21: 1533–1539. – Libman E, Sacks B (1923) A hitherto undescribed form of valvular and mural endocarditis. Transact Ass Amer Physicians 38: 46–61. – Ong ML, Veerapen K, Chambers JB et al (1992) Cardiac abnormalities in systemic lupus erythematodes: prevalence and relationship to disease activity. Int J Cardiol 34: 69–74.
S. Wieshammer/GA

Lichen corneus obtusus (Brocq): Prurigo nodularis (Hyde)
lichénifications circonscrits nodulaeres chroniques (Pautrier) (fz): Prurigo nodularis (Hyde)
Lichen myxoedematosus: Skleromyxödem Arndt-Gottron
Lichen obtusus chronicus disseminatus (Lailler): Prurigo nodularis (Hyde)
Lichtheim-Syndrom: Dana-Syndrom
Liddle-Syndrom: Pseudohyperaldosteronismus

Liebenberg-Syndrom
Def.: Autosomal-dominante Dysostose der oberen Extremität mit dysplastischen Ellenbogen, Störungen der Handwurzelknochen und Brachytelephalangie.
A.: Erstbeschreibung 1973 durch F. Liebenberg, südafrikanischer Orthopäde.
Diagn. Krit.: **(1)** Flexionshaltung und scheinbare vordere Dislokation des Ellenbogen als Ausdruck einer Anlagestörung aller knöchernen Gelenkanteile mit Unterentwicklung der Humeruskondylen, der Processus coronoideus und olecrani der Ulna und Verplumpung des Radiuskopfes. – **(2)** Im Handgelenk leichte Radialdeviation und eingeschränkte aktive Ulnarbewegung, verursacht durch eine Synostose des Triquetrum und Pisiforme, ein kleines Capitatum, Trapezium und Trapezoideum und ein vergrößertes Triquetrum und Hamatum. – **(3)** Kurze, aufgetriebene Endphalangen mit kleinen, eingesunkenen Fingernägeln. In einem Fall auch Kamptodaktylie beider Kleinfinger. – **(4)** Keine Störungen an den unteren Extremitäten.
Ätiol.: Autosomal-dominantes Erbleiden.
Pathog.: Nicht bekannt.
Bemerkungen: Bisher sind 10 Fälle in einer Familie beschrieben worden.
Lit.: Liebenberg F (1973) A pedigree with unusual anomalies of the elbows, wrists and hands in five generations. S Afr Med J 47: 745–748. – Temtamy SA, McKusick VA (1978) The genetics of hand malformations. Birth Def Orig Art Ser XIV(3): 503.
McK: 186550
H. Menger/JS

Liebermann-Cole-Syndrom: Goltz-Gorlin-Syndrom
Liebow-Krankheit: Granulomatose, lymphomatoide

Ligamentum-arcuatum-medianum-Syndrom (Sequenz)

Syn.: Ligamentum-arcuatum-Syndrom – median arcuate ligament syndrome (e) – compression of the celiac trunk (e) – celiac compression syndrome (e) – celiac axis syndrome (e) – Marable' syndrome (e)

Def.: Intermittierende Ischämie im Stromgebiet des Truncus coeliacus bedingt durch Einengung durch das mediane Ligamentum arcuatum (sog. Aortenarkade).

A.: J. David Dunbar, amerikanischer Radiologe, beschrieb die Formen der intestinalen Angina durch Stenose des Truncus coeliacus bei offenen Mesenterialarterien. Bisher hatte man geglaubt, daß Trunkusstenosen nur bei gleichzeitig vorliegenden Mesenterialstenosen symptomatisch würden.

Diagn. Krit.: **(1)** Unklarer oft postprandialer Oberbauchschmerz. – **(2)** Meteorismus, der sich vor allem nach reichlichen Mahlzeiten verstärkt. – **(3)** Brechreiz, gelegentlich Erbrechen. Klinisch können die Symptome einer chronischen Pankreatitis mit Malabsorption imitiert werden. – **(4)** Unauffällige röntgenologische Magendarmpassage. – **(5)** Arteriographisch: Stenose des Truncus dicht unterhalb des Abgangs aus der Aorta, zuweilen mit poststenotischer Dilatation. – **(6)** Zuweilen Zunahme des Stenosegrads in Ausatmung.

Ätiol.: Angeborene Anomalie des Ligamentum arcuatum medianum des Zwerchfells mit Kompression des Truncus coeliacus.

Pathog.: Wahrscheinlich vorwiegend in Exspiration Einengung des Truncus mit intermittierender Ischämie im Stromgebiet, falls über die Pankreasarkaden keine ausreichende Kollateralisation gewährleistet ist.

Bemerkungen: Die Ausbildung eines Ligamentum-arcuatum-medianum-Syndroms wird offenbar teilweise von noch unbekannten Faktoren mitbestimmt. Keineswegs ist eine Trunkusstenose obligat mit Beschwerden verbunden. Weit häufiger finden sich Patienten mit Trunkusstenosen als Zufallsbefund ohne Beschwerden dieser Art. Auch ist das Auftreten von Beschwerden nicht abhängig vom gleichzeitigen Vorliegen einer Mesenterialstenose. **(DD)** Trunkusstenosen als Folge von Pankreasfibrose bei chronischer Pankreatitis sowie alle übrigen viszeralen Ischämien – Abdominalmigräne – funktionelle Bauchauftreibung – Angina pectoris – Syndrom der zuführenden Schlinge – Fehlrotation – Blind-loop-Syndrom – Dumping-Syndrom – Pseudoobstruktion, intestinale – Pick-Syndrom – Roemheld-Symptomenkomplex – Payr-Syndrom – Kuess-Syndrom – Krankheitsbilder mit uncharakteristischer Bauchsymptomatik.

Lit.: Carey JP, Stemmer EA, Conolly JE (1969) Median arcuate ligament syndrome. Arch Surg 99: 441–446. – Dunbar JD, Molnar W, Beman FF, Marable S (1965) Compression of the celiac trunk and abdominal angina. Am J Roentgenol 95: 731–743. – Zagnoli P, Romani F (1973) La sindrome del legamento arcuato. Radiol med (Torino) 59: 702–709.

B. Kramann/GA

Ligamentum-arcuatum-Syndrom: Ligamentum-arcuatum-medianum-Syndrom
Lightwood-Albright-Syndrom: Azidose, renale tubuläre, Typ 1
Lignac-Syndrom: Cystinose
Likoff-Syndrom: Syndrom X
Lila-Krankheit, weißfleckige (Glanzmann): Dermatomyositis
limb-blood syndrome (e): WT-Syndrom
limb deficiency-splenogonadal fusion (e): splenogonadale Fusion mit Extremitätenfehlbildungen
limb deficiency, thoracic dystrophy, unusual facies (e): Extremitäten-Becken-Hypoplasie-/Aplasie-Syndrom
limb girdle dystrophy (e): Gliedergürteldystrophie
Limited-joint-mobility (LJM): Gelenksteife, diabetische
Lindau-Krankheit: Lindau-Tumor
Lindau-Syndrom: Lindau-Tumor

Lindau-Tumor

Syn.: Lindau-Syndrom – Lindau-Krankheit – Angioreticuloma cerebelli – Hämangiomatose des ZNS, hereditäre

Def.: Angioblastom des Kleinhirns mit ausgedehnter Zystenbildung als Teilerscheinung des v.-Hippel-Lindau-Syndroms (s. dort).

A.: Erstbeschreibung 1925/26 durch Arvid Vilhelm Lindau, 1892–1958, Pathologe, Lund.

Diagn. Krit.: Zystische Kleinhirnangiome.

Ätiol.: In geringerem Maße als früher angenommen familiäres Leiden mit wahrscheinlich dominantem Erbgang und einer Penetranz von 80–90%.

Pathog.: Unbekannt.

Lit.: Lindau A (1926) Studien über Kleinhirncysten. Bau, Pathogenese und Beziehungen zur Angiomatosis retinae. Acta path microbiol scand 1: 1–128. – Neumann HP, Eggert HR, Weigel K et al (1989) Hemangioblastomas of the central nervous system. A 10-year study with special reference to von Hippel-Lindau syndrome. J Neurosurg 70: 24–30.

McK: 106070

W. Paulus/DP

---

linear nevus sebaceus syndrome (e): Naevus sebaceus, linearer

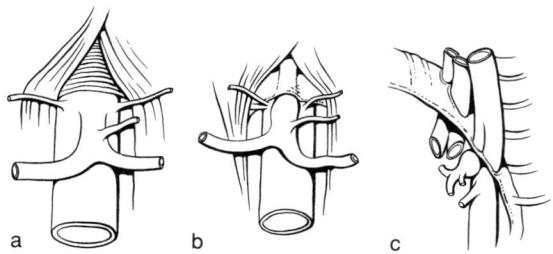

Schematische Darstellung der anatomischen Verhältnisse beim Ligamentum-arcuatum-medianum-S.: a) Normalbefund; b) Einengung des Truncus coeliacus durch das Ligament; c) in seitlicher Ansicht (nach Zagnoli und Romani)

Linksherzhypoplasie

Syn.: Linksherz-Syndrom, hypoplastisches – HLHS – HLVS – left ventricle syndrome, hypoplastic (e) – hypoplasia of the aortic tract complex (e) – aortic stenosis syndrome, congenital (e) – left ventricular hypoplasia (e)

Def.: Schwere, angeborene kombinierte zyanotische Herzfehlbildung, die auf einer Hypoplasie des linken Ventrikels beruht und mit mehr oder weniger hochgradigen Stenosierungen linksseitiger Ostien einhergeht.

A.: Lev und Killian prägten 1942 die Bezeichnung »hypoplastic left heart syndrome«.

Diagn. Krit.: Die klinische Symptomatik hängt vom Grad der Herzfehlbildungen ab. **(1)** Von Geburt an bestehende Dyspnoe, Tachypnoe mit asphyktischen Anfällen, allgemeine Zyanose. – **(2)** Pulsus parvus. Pulsdifferenzen zwischen oberer und unterer Extremität. – (3) Systolisches Geräusch am linken unteren und mittleren oder rechten oberen Sternalrand, das in die linke Schulter und zum Rücken hin fortgeleitet wird, nicht obligat. – (4) Röntgen: Vergrößerung des Herzens, verstärkte Hilus- und Lungengefäßzeichnung, Lungenstauung. – (5) EKG: Rechtshypertrophie, Fehlen der Potentiale der linken Herzkammer. Die rechtspräkordialen S-Zacken und die linkspräkordialen R-Zacken sind sehr niedrig oder fehlen ganz. – (6) (Stauungs-)Hepatomegalie, allgemeine Ödeme. – (7) Die Echokardiographie erlaubt bereits in utero eine zuverlässige Diagnose. – (8) Meist tritt der Tod noch in der Neugeborenenzeit ein. – (9) Zusätzliche extrakardiale Fehlbildungen und Dysplasien: Polydaktylie, Syndaktylie, Dysmelie, Vierfingerfurche, Makroglossie, mongoloide Lidachse, Präaurikularanhängsel, Mandibulahypoplasie, Lungenlappenüberzahl, Wirbel- und Rippenanomalien, Nieren- und Genitaldysplasie.

Ätiol.: Angeborene Fehlbildung unklarer Genese. Diskutiert wird ein vorzeitiger Verschluß des Vorhofseptums mit sekundärer Hypoplasie der linken Herzhöhlen. Autosomal-rezessiv erblich? Multifaktoriell?

Pathog.: Hypoplasie des linken Ventrikels, des linken Vorhofs, der Aorta ascendens, Stenose bis Atresie des Aortenostiums (subvalvulär oder supravalvulär) mit Klappendeformität (Verminderung der Klappenzahl und Hypoplasie des Klappenringes), hochgradige Ostiumstenose bis -atresie der Mitralis mit Insuffizienz. Ductus arteriosus, meist offenes Foramen ovale oder Vorhofseptumdefekt, selten Ventrikelseptumdefekt, abnorm kleine linke Herzkammer, Hypertrophie der rechten Herzkammer und der Arteria pulmonalis, überwiegend linksseitige Endokardfibroelastose. Hämodynamisch wird die Linksherzhypoplasie durch die kompensatorische Vergrößerung der rechten Herzhöhlen ausgeglichen. Nach der postnatalen Kreislaufumstellung müssen linkes Atrium und Ventrikel jedoch den größeren Zufluß aus den Lungenvenen übernehmen, wozu sie nicht befähigt sind. Bei offenem Foramen ovale kommt es zu Links-rechts-Shunt auf Vorhofebene. Das arterielle Blut mischt sich in den rechten Herzhöhlen mit dem venösen. Bei offenem Ductus Botalli arteriosus und pulmonaler Hypertonie kommt es zum Rechts-links-Shunt in die Aorta descendens; von hier aus müssen die Koronararterien retrograd über die hypoplastische Aorta ascendens versorgt werden.

Bemerkungen: **(DD)** sekundäre Hypoplasie des linken Ventrikels bei erworbener hochgradiger Mitralstenose – Endokard-Fibroelastose.

Lit.: Aiello VD, Ho SY, Anderson RH et al (1990) Morphologic features of the hypoplastic left heart syndrome – a reappraisal. Pediatr Pathol 10: 931–943. – Brownell LG, Shokeir MHK (1976) Inheritance of hypoplastic left heart syndrome (HLHS). Clin Genet 9: 245–249. – Danford DA, Cronican P (1992) Hypoplastic left heart syndrome: progression of left ventricular dilation and dysfunction to left ventricular hypoplasia in utero. Am Heart J 123: 1712–1713. – Lev M (1952) Pathologic anatomy and interrelationship of hypoplasia of the aortic tract complexes. Lab Invest 1: 61–70. – McGahan JP, Choy M, Parrish MD, Brant WE (1991) Sonographic spectrum of fetal cardiac hypoplasia. J Ultrasound Med 10: 539–546. – Shokeir MHK (1971) Hypoplastic left heart syndrome: an autosomal recessive disorder. Clin Genet 2: 7–14.

McK: 241550
S. Wieshammer/GA

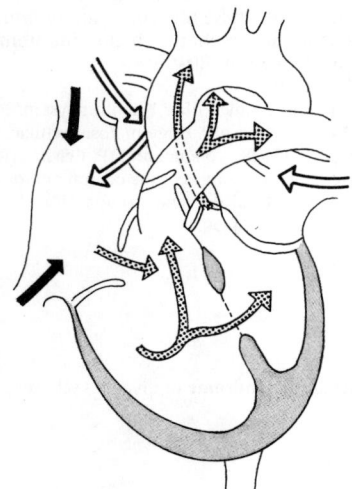

□ arterielles Blut
■ venöses Blut
▨ gemischtes Blut

Schema der anatomischen Situation und Hämodynamik (nach N. Schad) bei Linksherzhypoplasie: bei Mitralatresie, Ventrikelseptumdefekt, Hypoplasie der Aorta und des linken Ventrikels fließt das arterielle Blut in folgender Weise: linker Vorhof → offenes Foramen ovale/Vorhofseptumdefekt → rechter Vorhof → rechter Ventrikel → Ventrikelseptumdefekt → linker Ventrikel → Ventrikelseptumdefekt → rechter Ventrikel → A. pulmonalis → Ductus arteriosus → Aorta. In den rechten Herzhöhlen mischt sich das arterielle Blut mit dem venösen, der große Kreislauf erhält Mischblut

Linksherz-Syndrom, hypoplastisches: Linksherzhypoplasie
Lipalgie: Lipomatosis dolorosa (Dercum)
lipatrophischer Diabetes mellitus: Lipodystrophie, progressive
lipid granulomatosis (e): Lipogranulomatosis Erdheim-Chester
Lipidose, familiäre neuroviszerale: G_{M1}-Gangliosidose, Typ I

Lipodystrophie, familiäre, Typ Koebberling-Dunnigan

Syn.: Koebberling-Dunnigan-Syndrom – familial lipodystrophy of limbs and trunk (e)

Def.: Autosomal oder X-chromosomal (?) vererbte symmetrische Lipatrophie der Arme und Beine bei zumeist erhaltener Fettverteilung im Gesicht und am Stamm.

A.: J. Koebberling (1973), M. G. Dunnigan (1974).

Diagn. Krit.: **(1)** Zumeist weibliche Patienten mit Diabetes mellitus. – **(2)** Beginn in der Pubertät. – **(3)** Symmetrische Atrophie des Fettgewebes der Arme und Beine, seltener des Stamms (Cushingoider Habitus). – **(4)** Hyperlipidämie Typ III, IIb oder IV. – **(5)** Hyperurikämie. – **(6)** Xanthome an den Ellenbogen und Knien. – **(7)** Acanthosis nigricans.

Ätiol.: Autosomal-dominant oder X-chromosomal-dominant (mit Letalfaktoreinfluß bei betroffenen männlichen Hemizygoten, da nur ein männlicher Patient beschrieben).

Pathog.: Zu progressivem Fettabbau führender Hypermetabolismus und Insulinrezeptordefekt mit unterschiedlicher somatischer Ausprägung werden als Ursachen diskutiert.

Bemerkungen: Prognose abhängig von der Behandlung des Diabetes mellitus.

Lit.: Dunnigan MG et al (1974) Familial lipatrophic diabetes with dominant transmission: a new syndrome. Quart J Med 43:

33–48. – Koebberling J et al (1975) Lipodystrophy of the extremities: a dominantly inherited syndrome associated with lipatrophic diabetes. Humangenetik 29: 111–120. – Koebberling J, Dunnigan MG (1986) Familial partial lipodystrophy: two types of an X-linked dominant syndrome, lethal in the hemizygous state. J med Genet 23: 120–127.
McK: 308980
A. Grüters/JK

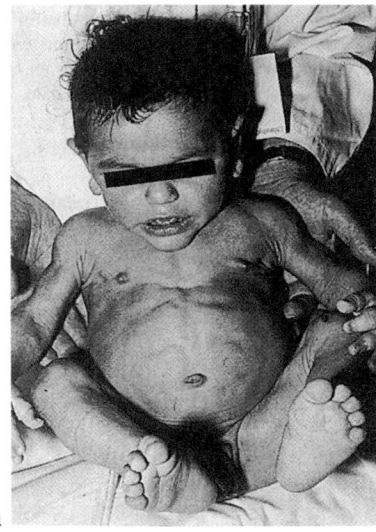

Lipodystrophie mit Rieger-Phänotyp
Syn.: Aarskog-Lipodystrophie – lipodystrophy with short stature and Rieger anomaly (e)
Def.: Faziale Lipodystrophie mit Minderwuchs.
A.: Sensenbrenner (1975).
Diagn. Krit.: (1) Seit der Kindheit bestehende, das Gesicht und das Gesäß betreffende Lipodystrophie, die nicht progredient ist. – (2) Minderwuchs und Entwicklungsverzögerung. – (3) Große, nach vorn rotierte Ohren. – (4) Rieger-Anomalie. – (5) Gestörte Glukosetoleranz im Erwachsenenalter.
Ätiol.: Autosomal-dominant erblich (?).
Pathog.: Ungeklärt.
Lit.: Aarskog D (1983) Autosomal dominant partial lipodystrophy associated with Rieger anomaly, short stature and insulinopenic diabetes. Am J Med Genet 15: 29–38. – Koebberling J, Dunnigan MG (1986) Familial partial lipodystrophy: two types of an X-linked dominant syndrome, lethal in the hemizygous state. J med Genet 23: 120–127. – Sensenbrenner JA et al (1975) A low birthweight syndrome. Birth Defects OAS XI (2): 423–426.
McK: 151680
A. Grüters/JK

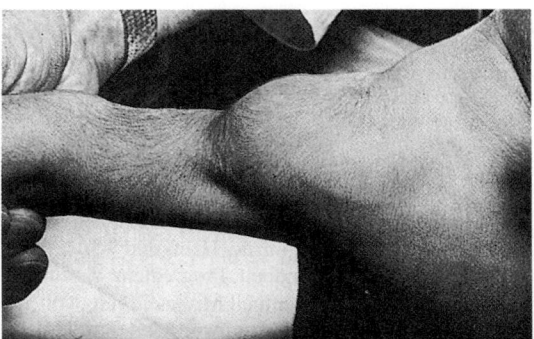

Lipodystrophie, progressive
Syn.: Berardinelli-Seip-Syndrom – Seip-Lawrence-Syndrom – lipatrophischer Diabetes mellitus – congenital lipoatrophic diabetes (e) – total lipodystrophy and acromegaloid gigantism (e)
Def.: Autosomal-rezessiv erbliches Krankheitsbild mit generalisierter, progressiver Lipatrophie, Gigantismus, Muskelhypertrophie, insulin-resistenter, nicht-ketotischer Hyperglykämie, Akromegalie, polyzystischen Ovarien und Acanthosis nigricans.
A.: Erstbeschreibung 1946 durch R. D. Lawrence, Dermatologe, London, 1954 durch W. Berardinelli, 1903–1956, brasilianischer Endokrinologe, und 1959 durch M. Seip, 1921–, norwegischer Pädiater.
Diagn. Krit.: (1) Makrosomie des Säuglings und Kleinkindes. – (2) Muskelhypertrophien, athletischer Aspekt bereits im Säuglingsalter, evtl. hypertrophe Kardiomyopathie. – (3) Progressive generalisierte Lipodystrophie, -atrophie. – (4) Hypertrichose, lockige Haare. – (5) Großer, männlicher Phallus; Klitorishypertrophie, Labienhypertrophie. Später sexuelle Frühreife, Oligomenorrhö, polyzystische Ovarien, Zeichen der Virilisierung. – (6) Akromegaloider Hochwuchs, große Hände, Füße und Ohren. – (7) Deutlich vergrößerte subkutane Venen. – (8) Akzelerierte Skelettreifung. – (9) Hepatosplenomegalie. – (10) Hyperpigmentierung, Pseudoacanthosis nigricans. – (11) Retardierung der mentalen Entwicklung in ca. 50%. – (12) Hyperlipidämie, insulinresistenter, aketotischer Diabetes mellitus.
Ätiol.: Autosomal-rezessive Erkrankung, die sich möglicherweise dienzephal exprimiert, da sich post mortem hypothalamische Veränderungen gezeigt haben.
Pathog.: Insulin-Rezeptordefekt? Immunologische Mechanismen?
Bemerkungen: Ca. 50 Fälle bis heute publiziert. Normale

Lipodystrophie, progressive: a) fünf Monate alt; athletischer Aspekt, geringes subkutanes Fettpolster, deutlich sichtbares Bauchwandrelief (»body-building-Aspekt«); b) fünf Monate alt; Muskelhypertrophie

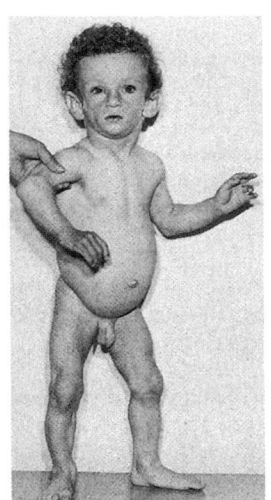 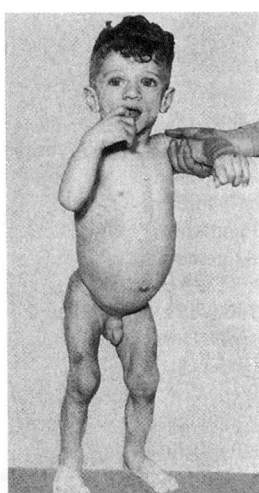

Lipodystrophie, progressive: c) und d) hochgradige generalisierte Lipatrophie, Muskelhypertrophie, Phlebomegalie, Hypertrichose, Makrogenitosomie bei zwei 12 und 14 Monate alten Kindern (Beob. M. Seip, Oslo)

Lipodystrophie, Typ Miescher

Erwachsenengröße bei vorzeitigem Epiphysenschluß. Prognose schlecht: früh Diabeteskomplikationen. **(DD)** familiäre Lipodystrophie Koebberling-Dunnigan Typ I + II – partielle Lipatrophien – Sotos-Syndrom.

Lit.: Berardinelli W (1954) An undiagnosed endocrinometabolic syndrome: report of 2 cases. J Clin Endocr 14: 193–204. – Husemann CA, Johanson AJ, Blizzard RM (1979) Congenital lipodystrophy II. Association with polycystic ovarian disease. J Pediat 95: 72–74. – Koebberling J, Dunnigan MG (1986) Familial partial lipodystrophy: two types of an X linked dominant syndrome, lethal in the hemizygous state. J Med Genet 23: 120–127. – Lawrence RD (1946) Lipodystrophy and hepatomegaly with diabetes, lipaemie, and other metabolic disturbances: A case throwing new light on the action of insulin. Lancet I: 724–775. – Rheuban KS, Blizzard RM et al (1986) Hypertrophic cardiomyopathy in total lipodystrophy. J Pediat 109: 301–302. – Seip M (1959) Lipodystrophy and gigantism with associated endocrine manifestations. A new diencephalic syndrome? Acta paediat 48: 555–574. – Seip M (1971) Generalized lipodystrophy. Erg Inn Med Kinderheilk 31: 59.

McK: 269700

A. Grüters; J. Kunze/JK

Lipodystrophie, Typ Miescher

Syn.: Block-Miescher-Syndrom – lipodystrophy with coarse facies and acanthosis nigricans (e) – Mendenhall-Syndrom

Def.: Kongenitale Lipodystrophie mit Hyperpigmentierung, Hypertrichose, fazialen Auffälligkeiten und Insulin-resistentem Diabetes mellitus.

A.: A. Miescher (1921).

Diagn. Krit.: **(1)** Bereits kurz nach der Geburt erkennbare Hyperpigmentierung und späterer Entwicklung einer Acanthosis nigricans. – **(2)** Vorzeitige Dentition und allgemein beschleunigte Entwicklung. – **(3)** Grobe Gesichtszüge und große Ohren. – **(4)** Hypertrichose. – **(5)** Insulinresistenter Diabetes mellitus.

Ätiol.: Autosomal-rezessiv vererbte Insulinresistenz, aufgrund des Fehlens von Insulinrezeptoren hoher Affinität.

Pathog.: Für die meisten Symptome kann der Hyperinsulinismus verantwortlich gemacht werden.

Bemerkungen: Die Prognose wird durch den Diabetes bestimmt, manchmal Schilddrüsentumoren und Magen-Darm-Ulcera.

Lit.: Accili D, Frapier C et al (1989) A mutation in the insulin receptor gene that impairs transport of the receptor to the plasma membrane and causes insulin-resistant diabetes. EMBO J 8: 2509–2517. – Puig//Domingo M, Webb S et al (1992) Melatonin-related hypogonadotropic hypogonadism. New Engl J Med 327: 1356–1359. – Rittey CDC, Evans TJ, Gray CE et al (1988) Melatonin state in Mendenhall's syndrome. Arc Dis Child 63: 852–854. – Wiedemann HR, Kunze J, Dibbern H (1992) An atlas of clinical syndromes. A visual aid to diagnosis, pp 322–323. Wolfe Publishing Ltd, Aylesbury, England.

McK: 262190

A. Grüters/JK

lipodystrophy with coarse facies and acanthosis nigricans (e): Lipodystrophie, Typ Miescher

lipodystrophy with short stature and Rieger anomaly (e): Lipodystrophie mit Rieger-Phänotyp

Lipogranulomatose, disseminierte: Farber-Krankheit

Lipogranulomatose, generalisierte: Pfeifer-Weber-Christian-Krankheit

Lipogranulomatosis Erdheim-Chester

Syn.: Erdheim-Chester-Krankheit – Lipoidgranulomatose – lipid granulomatosis (e)

Def.: Lipoidgranulome in verschiedenen Körperregionen und Organen.

A.: Jakob Erdheim, 1874–1937, Pathologe, Wien. – William Chester, amerikanischer Pathologe (damals am Pathol. Institut in Wien). – Erstbeschreibung 1931 durch W. Chester als Alleinautor. – Die Namengebung erfolgte später als Erdheim-Chester disease.

Diagn. Krit.: **(1)** Lipoidgranulome mit cholesterinhaltigen Schaumzellen in inneren Organen, im Retroperitoneum sowie in der Orbita und in Knochen meist ohne Fettstoffwechselstörung. – **(2)** Bei Befall der Knochen pathologische Frakturen möglich. – **(3)** Röntgen: symmetrische Sklerosierung der langen Röhrenknochen von Metaphysen und Diaphysen.

Ätiol.: Unbekannt, keine Familiarität.

Pathog.: Unbekannt, bei der Erstbeschreibung wurde ein entzündlicher Prozeß diskutiert.

Bemerkungen: Je nach Lokalisation der Lipoidgranulome unterschiedliche Prognose.

Lit.: Chester W (1931) Über Lipoidgranulomatose. Virchow's Arch Pathol Anat Physiol 279: 561–602. – Dalinka MK, Turner ML, Thompson JJ, Lee RE (1982) Lipid granulomatosis of the ribs: focal Erdheim-Chester disease. Diagn Radiol 142: 297–299. – Kujat C, Martin J, Püschel W (1991) Die Erdheim-Chester-Krankheit. Radiologe 31: 297–306. – Rozenberg I, Wechsler J, Koenig F et al (1986) Erdheim-Chester disease presenting as malignant exophthalmos. Brit J Radiol 59: 173–177.

H. Enders/JK

Lipogranulomatosis subcutanea (Rothmann-Makai)

Syn.: Spontanpannikulitis Rothmann-Makai

Def.: Idiopathische herdförmige chronisch verlaufende Pannikulitis bei Kindern und jungen Erwachsenen ohne Allgemeinsymptome.

A.: Erstbeschreibung 1894 durch Max Rothmann, 1868–1915, Pathologe, Berlin. – Die erste zusammenfassende Darstellung verfaßte 1928 Endre Makai, Chirurg, Budapest.

Diagn. Krit.: **(1)** Spontanes, meist akutes Auftreten von bis walnußgroßen subkutanen Knoten, die stellenweise plattenartig konfluieren, jedoch gegen Unterlage und Haut im allgemeinen gut verschieblich sind. – **(2)** Lokalisation vorwiegend am Unterschenkel, selten am Stamm oder im Gesicht. – **(3)** Bevorzugtes Auftreten bei Kindern, jungen Erwachsenen und Frauen im mittleren Lebensalter. – **(4)** Initial geringe Druckschmerzhaftigkeit der Knoten. – **(5)** Verlauf über Monate, selten über Jahre; Neigung zu völliger Spontanremission. – **(6)** Histologisch lipophages Granulom mit herdförmigen subkutanen Infiltraten und Schaumzellen.

Ätiol.: Idiopathisch. Diskutiert werden eine Störung der Fettzusammensetzung und Fokalinfekte.

Pathog.: Im Anschluß an eine Fettgewebsnekrose kommt es zu einer lobulären Pannikulitis mit Bildung von Granulationsgewebe.

Bemerkungen: Die Lipogranulomatosis subcutanea ähnelt histologisch der Pfeifer-Weber-Christian-Erkrankung, zeigt jedoch im Gegensatz zu letzterer keine Allgemeinsymptome. Therapie mit Antiphlogistika und eventuell Corticosteroiden. Gegebenenfalls Fokussanierung.

Lit.: Makai E (1928) Über Lipogranulomatosis subcutanea. Klin Wschr 7: 2343–2346. – Rothmann M (1894) Über Entzündung und Atrophie des subkutanen Fettgewebes. Virchows Archiv Pathol Anat 136: 159–169. – Säger H-D, Altstädt F (1979/80) Rothmann-Makai-Syndrom. Chir Praxis 26: 25–29.

J. Smolle/GB

lipoid dermato-arthritis (e): Retikulohistiozytose, multizentrische
Lipoiddystrophie, intestinale: Whipple-Krankheit
Lipoidgranulomatose: Lipogranulomatosis Erdheim-Chester
Lipoidhyperplasie der Nebennierenrinde: adrenogenitales Syndrom Typ 1
Lipoidose, juvenile: Ceroidlipofuscinose, neuronale, Typ Spielmeyer-Vogt
Lipoidose, spätinfantile zerebrale: Ceroidlipofuscinose, neuronale, Typ Jansky-Bielschowsky

Lipoidproteinose (Urbach-Wiethe)
Syn.: Hyalinosis cutis et mucosae – Roessle-Urbach-Wiethe-Syndrom
Def.: Hereditäre Ablagerung hyaliner Glykolipoproteine in Haut und Schleimhäuten.
A.: Erstbeschreibung 1923 durch Erich Urbach, 1893–1946, österreichisch-amerikanischer Dermatologe. – Weitere Darstellung 1924 durch Camillo Wiethe, 1888–1949, Otologe, Wien.
Diagn. Krit.: (1) In der Kindheit Auftreten von Heiserkeit infolge von Ablagerungen im Kehlkopf. – (2) Gelblichweiße, wächserne, zum Teil plattenartig konfluierende Papeln mit glatter oder verruköser Oberfläche im Gesicht, an Lippen, Streckseiten der Finger, Ellenbogen und Achselhöhlen; perlschnurartig aufgereihte Papeln an den Lidrändern als besonderes Merkmal. – (3) Varioliforme Narben im Gesicht. – (4) Weißliche Ablagerungen in der Mundschleimhaut, Makroglossie, verdicktes Zungenbändchen, Makrocheilie. – (5) Persistierendes Milchgebiß, Aplasie oder Hypoplasie der seitlichen oberen Schneidezähne. – (6) Beginn der Haut- und Schleimhautveränderungen in der Kindheit, Progredienz bis zum Erwachsenenalter. – (7) Eventuell Mitbeteiligung von Trachea und Bronchien bis zur Atemwegsobstruktion, Befall von Ösophagus, Magen, Rektum und Vagina. – (8) Röntgenologisch intrakranielle Verkalkungen beidseits der Sella turcica, gelegentlich geistige Retardierung und epileptiforme Krampfzustände. – (9) Histologisch Ablagerung hyalinen lipidhaltigen Materials vor allem um die Kapillaren in der oberen Dermis. – (10) Dysproteinämie, pathologische Glucosetoleranz. – (11) Verminderte Wundheilungstendenz.
Ätiol.: Autosomal-rezessiver Erbgang. Gehäuftes Vorkommen in Südafrika.
Pathog.: Entstehung des hyalinen Materials durch Eiweißaustritt aus den Gefäßen und durch Sekretionsleistung der Fibroblasten; sekundäre Lipideinlagerung. Die Ablagerungen enthalten Basalmembrankomponenten und die Kollagentypen III, IV und V.
Bemerkungen: (**DD**) erythropoetische Protoporphyrie (keine Schleimhautveränderungen, positiver Fluorozytennachweis). Symptomatische Therapie eventuell mit Dermabrasion.
Lit.: Hofer PA (1973) Urbach-Wiethe-disease. Acta Derm Venerol (Stockh) 53 (Suppl 71): 1–52. – Newton JA, Rasbridge S, Temple A et al (1991) Lipoid proteinosis – new immunopathological observations. Clin Exp Dermatol 16: 350–354. – Ramsey ML, Tschen JA, Wolf JE Jr (1985) Lipoid proteinosis. Int J Dermatol 24: 230–232. – Urbach E (1933) Kutane Lipoidosen. Derm Z Berlin 66: 371. – Wiethe C (1924) Kongenitale, diffuse Hyalinablagerungen in den oberen Luftwegen, familiär auftretend. Z Hals-, Nasen-, Ohrenheilk 10: 359.
McK: 247100
J. Smolle/GB

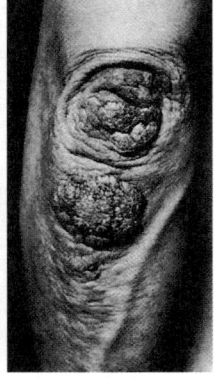

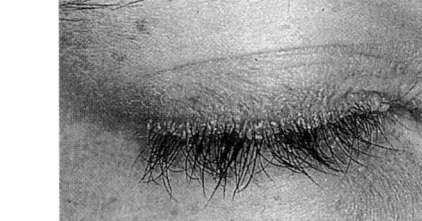

Lipoidproteinose (Urbach-Wiethe): plattenförmige Haut- und Schleimhautveränderungen: a) diffuser Befall im Gesichts-Lippen-Zungen-Bereich; b) zirkumskripte Lokalisation im Bereich des Ellenbogens; c) perlschnurartig aufgereihte Papeln an den Lidrändern (Beob. a] und b] U.H.Kl. Jena)

Lipoid-Rheumatismus: Retikulohistiozytose, multizentrische

Lipomatose, benigne symmetrische
Syn.: Launois-Bensaude-Syndrom – Lipomatose, diffuse (oder multiple oder generalisierte) symmetrische – Lipomatosis simplex indolens – Adenolipomatose, symmetrische – Madelung-Krankheit – Lipomatose, diffuse symmetrische mit Bevorzugung des Halsbereichs (Madelung-Fetthals)
Def.: Die benigne symmetrische Lipomatose ist durch eine diffuse Fettgewebshyperplasie im Bereich des Halses, Nackens, Schultergürtels, der Oberarme und des oberen bzw. unteren Stammes gekennzeichnet. Je nach topographischem Schwerpunkt der Fettgewebszunahme lassen sich drei Verteilungstypen unterscheiden: **1.** Hals-Nacken-Typ (Madelung-Fetthals, lokalisierter Typ), **2.** Schultergürteltyp (pseudoathletischer Typ) und **3.** Beckengürteltyp (gynäkoider Typ).
A.: Pierre Emile Launois, 1856–1914, Arzt, Paris; Raoul Bensaude, 1866–1932, französischer Arzt. – Erstbeschreibung der benignen symmetrischen Lipomatose durch Brodie 1846, Huguier 1855, und durch Launois und Bensaude 1898. – Erstbeschreibung der zervikalen Variante 1888 durch Otto Wilhelm Madelung, 1846–1926, deutscher Chirurg.
Diagn. Krit.: (1) Massive, symmetrische diffuse, teigig derbe Vermehrung des subkutanen Fettgewebes. Prädilektionsstellen: gesamte Halsregion mit Übergreifen auf Prä- und Postaurikular-, Submandibular- und Nackenregion (»Büffelhöcker«). Ferner sind die Supraklavikulargrube, Deltoideus- und Skapularregion, Achselfalten, Oberarme (»Puffärmellipomatose«) und obere Stammpartie involviert, gelegentlich Trigonum femorale und Nabelregion. Insgesamt pseudoathletischer Habitus. Beim gynäkoiden Typ finden sich die Fettablagerungen vorwiegend

Lipomatose, enzephalokraniokutane

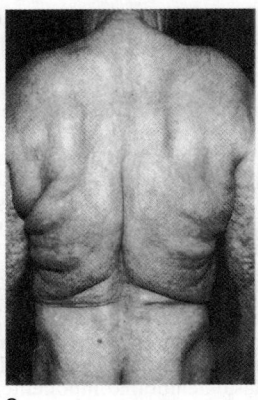
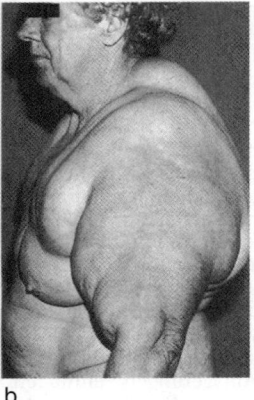

a   b

Benigne symmetrische Lipomatose: a) 55jähriger Patient mit pseudoathletischem Habitus; b) geschwulstige Fettgewebshypertrophie im Nackenbereich (»Büffelhöcker«) und in der Schultergürtel-, Oberarm- (»Puffärmellipomatose«) und Stammregion bei einer 64jährigen Patientin

fettschürzenartig am Bauch und im Beckengürtelbereich. Eine seltene lokalisierte Variante manifestiert sich ausschließlich an den Fußsohlen. Rasche (innerhalb von 1–2 Jahren), schubweise Entwicklung und danach stationäre Fettgewebshyperplasie ohne spontane Rückbildungs- oder Entartungstendenz. Bei Madelung-Fetthals mechanische Bewegungseinschränkung der Kopfgelenke, Dyspnoe durch Larynx- und Tracheakompression. – (2) Livid-rotes durch Teleangiektasien verstärktes Erythem (Arme), Livedo reticularis. – (3) Histologisch: ungekapselte, nicht septierte, diffuse Proliferation reifer univakuolärer Lipozyten mit zungenförmigen Ausläufern in angrenzende Strukturen. – (4) Assoziierte metabolische Störungen: alkoholische Hepatopathie (60–90 % der Patienten), Hyperurikämie sowie manifeste Gicht, Diabetes mellitus, Hyperlipidämie. – (5) Häufig Hypertonie. – (6) Häufig Syntropie mit oro-pharyngealen Karzinomen und Karzinomen des oberen Respirationstraktes sowie Beinvenenvarikose. – (7) Zentrale und periphere neurologische Störungen. – (8) Deutliche Androtropie, sporadisches, aber auch familiär gehäuftes Auftreten (autosomal-rezessiv).
Ätiol.: Unbekannt.
Pathog.: Blockierung der Katecholamin-induzierten Lipolyse wird postuliert (»Zielorganresistenz« mit Autonomie der Fettgewebshyperplasie). Diskutiert wird eine Neoplasie des braunen Fettes.
Bemerkungen: Stillstand der Erkrankung bei absoluter Alkoholabstinenz möglich. Explosive Verschlechterung nach Traumen oder chirurgischer Fettgewebsreduzierung (Rhytidektomie) wurde beobachtet. Fettgewebshyperplasie diätetisch unbeeinflußbar, Resistenz bei Tumorkachexie. Zuletzt gute Resultate mit Liposuktion. Gute Therapieeffekte mit Betarezeptorenblocker (Salbutamol).
Lit.: Donhauser G, Vieluf D, Ruzicka T, Braun/Falco O (1991) Benigne symmetrische Lipomatose Launois-Bensaude Typ III und Bureau-Barrière-Syndrom. Hautarzt 42: 311–314. – Launois PE, Bensaude R (1898) De l'adénolipomatose symétrique. Bull Soc Méd Hôp Paris, Mémoires 1: 298–318. – Madelung OW (1888) Über den Fetthals (diffuses Lipom des Halses). Langenbecks Arch Klin Chir 37: 106–130. – Ruzicka T, Vieluf D, Landthaler M, Braun/Falco O (1987) Benign symmetric lipomatosis Launois-Bensaude. J Am Acad Dermatol 17: 663–674.
McK: 151800
S. Hödl/GB

Lipomatose, diffuse (oder multiple oder generalisierte) symmetrische: Lipomatose, benigne symmetrische
Lipomatose, diffuse symmetrische mit Bevorzugung des Halsbereichs (Madelung-Fetthals): Lipomatose, benigne symmetrische

Lipomatose, enzephalokraniokutane
Def.: Wird als Teilmanifestation des Proteus-Syndroms aufgefaßt.
Lit.: Haberland C, Perou M (1970) Encephalocraniocutaneous lipomatosis. Arch Neurol 22: 144–155. – Rizzi R, Pavone L, Micali G et al (1993) Encephalocraniocutaneous lipomatosis, Proteus syndrome, and somatic mosaicism. Am J Med Genet 47: 653–655. – Wiedemann H-R, Burgio GR (1986) Encephalocraniocutaneous lipomatosis and Proteus syndrome. Am J Med Genet 25: 403–404.
H.-R. Wiedemann/JK

Lipomatosis dolorosa: Lipomatosis dolorosa (Dercum)

Lipomatosis dolorosa (Dercum)
Syn.: Dercum-Krankheit – Dercum-Vitaut-Syndrom – Anders-Syndrom – Anders-Krankheit – Lipomatosis dolorosa – Lipalgie – Adipositas tuberosa simplex – Adipositas dolorosa – Neurolipomatosis – Adiposalgie
Def.: Schmerzhafte Lipome und Angiolipome in der Haut des Stammes und der Extremitäten bei älteren Frauen.
A.: Erstbeschreibung 1888 durch Francis Xavier Dercum, 1856–1931, Psychiater und Neurologe, Philadelphia. – James M. Anders, 1854–1931, Arzt, Philadelphia.
Diagn. Krit.: (1) Multiple, subkutane, schmerzhafte, meist bilateral-symmetrische, subkutan gelegene Lipome an Stamm und Extremitäten (Gesicht bleibt meist ausgespart), zusätzlich generalisierte Adipositas. – (2) Asthenie, Schwäche und rasche Ermüdbarkeit. – (3) Psychische Störungen, vor allem emotionale Instabilität, Depressionen, Epilepsie, Verwirrtheitszustände bis zur Demenz. – (4) Betroffen sind fast ausschließlich Frauen jenseits der oft verfrüht eintretenden Menopause (Gynäkotropie von 6 : 1).
Ätiol.: Unbekannt.
Pathog.: Unbekannt.
Lit.: Brodovsky S, Westreich M, Leibowitz A, Schwartz Y (1994) Adiposis dolorosa (Dercum's disease): 10-year follow-up. Ann Plast Surg 33: 664–668. – Dercum FX (1888) A subcutaneous connective tissue dystrophy of the arm and neck, associated with symptoms resembling myxedema. Univ Med Gaz Philadelphia 1: 140–150.
McK: 103200
W. Sterry/GB

Lipomatosis simplex indolens: Lipomatose, benigne symmetrische
lipomembranous polycystic osteodysplasia (LMPO) (e): Demenz, progrediente und polyzystische Osteodysplasie
Lippenfisteln und Spalten mit dominantem Erbgang: van-der-Woude-Syndrom

Lippen-Gaumen-Spalte, Oligodontie, Syndaktylie, Haarveränderungen

Syn.: cleft lip/palate-oligodontia-syndactyly-hair alterations-syndrome (e)
Def.: Kombination von Lippen-Gaumen-Spalte, Milchzahnagenesis, Oligodontie bleibender Zähne, Syndaktylie und Haarveränderungen.
A.: Erstbeschreibung 1987 durch Benjamin R. Martinez et al.
Diagn. Krit.: (1) Lippen-Gaumen-Spalte. – (2) Hypertelorismus. – (3) Mittelgesichtshypoplasie. – (4) Syndaktylie. – (5) Milchzahnagenesis, Oligodontie bleibender Zähne. – (6) Pili torti.
Ätiol.: Möglicherweise autosomal-dominantes oder geschlechtsgebundenes (XL) Erbleiden.
Pathog.: Der bisher beschriebene Einzelfall läßt keine spezifischen pathogenetischen Mechanismen erkennen. Eine Verwandtschaft besteht zu anderen ektodermalen Dysplasien wie dem oro-fazio-digitalen (OFD) Syndrom, der okulo-dento-digitalen (ODD) Dysplasie und dem »familial clefting-ectropion-conical teeth syndrome«.
Lit.: Martinez BR, Monasterio LA, Pinheiro M, Freire/Maia N (1987) Cleft lip/palate-oligodontia-syndactyly-hair alterations, a new syndrome: Review of the conditions combining ectodermal dysplasia and cleft lip/palate. Am J Med Genet 27: 23–31.
H. E. Schroeder/GB

lip pits and clefts (e): van-der-Woude-Syndrom
lip pseudocleft-hemangiomatous branchial cyst syndrome (e): Branchio-okulo-faziales-Syndrom

Lisch-Syndrom

Syn.: Syndrom der perluziden Iris mit hereditärem Nystagmus und mit/ohne peripherem Fundus flavus
Def.: Krankheitsbild in einer großen Tiroler Sippe mit durchscheinender Iris, hereditärem Nystagmus und z.T. mit peripherem Fundus flavus.
A.: K. Lisch, österreichischer Ophthalmologe, Wörgl/Tirol.
Diagn. Krit.: (1) Isolierte perluzide Iris. – (2) Horizontaler Nystagmus. – (3) Schiefhals. – (4) Peripherer Fundus flavus.
Ätiol.: Autosomal-dominant erblich.
Pathog.: Unbekannt.
Bemerkungen: **(DD)** okulärer Albinismus – isolierter idiopathischer Nystagmus – Forsius-Erikson-Syndrom (Åland eye disease).
Lit.: Lisch K (1980) Das Syndrom des mit perluzider Iris gekoppelten hereditären Nystagmus. Ber Dtsch Ophthalmol Ges 77: 795–797.
F. H. Stefani/DP

Lissauer-Krankheit

Syn.: Lissauer-Paralyse, atypische – Lissauer's type of dementia paralytica (e) – Lissauer's type of paresis (e)
Def.: Besondere Form der progressiven Paralyse, bei der durch bevorzugten Befall des Schläfen-, Scheitel- und Hinterhauptslappens Herdsymptome im Vordergrund des klinischen Bildes stehen.
A.: Heinrich Lissauer, 1861–1891, Psychiater, Breslau. Erstbeschreibung der Beobachtungen Lissauers durch Storch 1901.
Diagn. Krit.: (1) Zerebrale Herdsymptome wie Aphasien, Apraxien, Lese-, Schreib- und Rechenstörungen, »apoplektiform« auftretende Hemiparesen. – (2) Zeichen der progressiven Paralyse (im wesentlichen Stirnhirnsymptomatik).
Ätiol.: Chronische Infektion des Zentralnervensystems mit Treponema pallidum.
Pathog.: Chronische luische Enzephalitis mit Schwerpunkt im Schläfen-, Scheitel- und Hinterhauptslappen.
Lit.: Storch E (1901) Ueber einige Fälle atypischer progressiver Paralyse. Nach einem hinterlassenen Manuscript Dr. H. Lissauer's. Mschr Psychiatr 9: 401–434. – Weitbrecht HJ (1973) Psychiatrie im Grundriß, 3. Aufl. Springer, Berlin, Heidelberg, New York.
C. D. Reimers/DP

Lissauer-Paralyse, atypische: Lissauer-Krankheit
Lissauer's type of dementia paralytica (e): Lissauer-Krankheit
Lissauer's type of paresis (e): Lissauer-Krankheit

Lissenzephalie-Syndrome

Def.: Gruppe von Syndromen, die als Hauptbefund Lissenzephalie (= Agyrie oder Pachygyrie) aufweisen.
Typ I = klassische Lissenzephalie ohne assoziierten Hydrozephalus, meist mit assoziierten Schädel-Gesichts-Dysmorphien (siehe Miller-Dieker-Syndrom).
Typ II = Lissenzephalie mit obstruktivem Hydrozephalus und anderen schweren Hirnfehlbildungen. Bestandteil verschiedener Syndrome; alleiniges Vorkommen dieses Befundes unbekannt.
A) Am häufigsten: Warburg-Syndrom (= Walker-Warburg-Syndrom, HARD[E]-Syndrom: Hydrozephalus, Agyrie, Retinadysplasie [mit oder ohne Enzephalozele]), siehe dort.
B) COMS (= cerebro-okulo-muskuläres Syndrom), mit kongenitaler Muskeldysplasie, evtl. gleiches Bild nach okzipitaler Enzephalozele. Patienten praktisch bewegungslos, früher immer früh verstorben. Unklar, ob genetisch different vom Warburg-Syndrom oder phänotypische Spielart des letzteren, jedenfalls ebenfalls autosomal-rezessiv vererbt. Diagnose durch CT, Augenuntersuchung, Muskelhistologie.
C) Neu-Laxova-Syndrom (s. dort).
Lit.: Dobyns WB, Kirkpatrick JB, Hittner HM, Roberts RM, Kretzer FL (1985) Syndromes with lissencephaly. II: Walker-Warburg and cerebro-oculo-muscular syndromes and a new syndrome with type II lissencephaly. Am J Med Genet 22: 157–195.
A. Schinzel/AS

Lithophagie-Syndrom: Pica-Syndrom

Livedo racemosa

Syn.: Livedo racemosa generalisata (Ehrmann)
Def.: Arteriopathie mit blitzfigurenartigen oder netzförmigen dunkellividen Hautveränderungen symptomatischer oder idiopathischer Genese.
A.: Erstbeschreibung 1907 bei zwei Syphilispatienten durch S. Ehrmann.
Diagn. Krit.: (1) Bizarr geformte, blitzfigurenartige oder netzförmige dunkellivide (bräunliche) Hautveränderungen, die sich in der Wärme nicht vollständig zurückbil-

den. – **(2) Prädilektionsstellen:** Gesäß, Lateralseite des Rumpfes, Streckseiten der Extremitäten. – **(3) Auftreten** idiopathisch oder symptomatisch bei verschiedenen Grunderkrankungen: Infektionskrankheiten (z.B. Lues, Tuberkulose, bakterielle Endokarditis), Gefäßkrankheiten (Gefäßverschlußkrankheiten, systemische Vaskulitiden), hämatologische Erkrankungen (z.B. Kryoglobulinämie, Thrombozythämie), Lymphome (z.B. Mycosis fungoides, Plasmozytom) u.a.
Ätiol.: Unbekannt.
Pathog.: Stenose oder Verschluß von kleinen und mittelgroßen Arterien der Haut durch Proliferation von glatten Muskel- und Endothelzellen. Rheologische Ursachen (Stase, Mikrothromben). Beim Sneddon-Syndrom anfänglich eine Endothelitis.
Bemerkungen: Die idiopathische Form geht in etwa 70% mit neurologischen Symptomen einher und wird in dieser Kombination als Sneddon-Syndrom bezeichnet (siehe dort). Die Probeexision sollte periläsionale, klinisch normal erscheinende Haut einschließen. Vollständige Aufarbeitung der Haut erforderlich.
Lit.: Champion RH (1965) Livedo reticularis. A review. Brit J Dermatol 77: 167–179. – Ehrmann S (1907) Ein neues Gefäßsymptom bei Lues. Wien Med Wochenschr 57: 777–782. – Marsch WC, Muckelmann R (1985) Generalized racemose livedo with cerebrovascular lesions (Sneddon syndrome): an occlusive arteriopathy due to proliferation and migration of smooth muscle cells. 112: 703–708. – Zelger B, Sepp N, Schmid KW, Hintner H et al (1992) Life history of cutaneous vascular lesions in Sneddon's syndrome. Hum Pathol 23: 668–675.
H. Hintner/GB

Livedo racemosa apoplectica: Sneddon-Sequenz
Livedo racemosa generalisata (Ehrmann): Livedo racemosa
Livedo racemosa generalisata mit zerebrovaskulären Störungen: Sneddon-Sequenz
livedo reticularis and cerebrovascular lesions (e): Sneddon-Sequenz
Livedo reticularis congenitalis: Cutis marmorata teleangiectatica congenita

Livedo reticularis mit Sommerulzerationen
Syn.: Feldacker-Hines-Kierland-Syndrom – O'Leary-Montgomery-Brunsting-Syndrom – Livedovaskulitis
Def.: Seltene Sonderform einer idiopathischen Livedoerkrankung an den Unterschenkeln mit rezidivierendem, saisongebundenem Auftreten von schmerzhaften Ulzera im Knöchelbereich.
A.: P. A. O'Leary, Hamilton Montgomery und Louis A. Brunsting, Dermatologen, Rochester, Minnesota/USA. – Erstbeschreibung 1944 durch diese drei Autoren. Die ausführliche Bearbeitung durch Feldacker, Hines und Kierland erfolgte 1955.
Diagn. Krit.: **(1)** Therapieresistente schmerzhafte Ulzera im Knöchelbereich mit chronisch-rezidivierendem saisongebundenem Auftreten, meist im Frühjahr und/oder Sommer. – **(2)** In der Umgebung der Ulzera finden sich persistierende, bizarr konfigurierte, blitzfigurenartige, livide Hautverfärbungen (Livedo racemosa; im angloamerikanischen Sprachraum Livedo reticularis). – **(3)** Zusätzlich finden sich Livedo-racemosa-artige Hautveränderungen oft auch an den Oberschenkeln sowie an den Armen. – **(4)** Vorkommen meist bei jüngeren Frauen. – **(5)** Keine Autoantikörper nachweisbar.
Ätiol.: Bei der idiopathischen Livedo racemosa letztlich ungeklärt; eine Autoimmunerkrankung wird diskutiert. Beziehungen zu Systemkrankheiten wie Lupus erythematodes oder Panarteriitis nodosa ergeben sich manchmal erst im weiteren Verlauf.
Pathog.: Die Anregung des Stoffwechselgeschehens der Haut durch erhöhte Temperaturen soll über einen erhöhten Bedarf zu Anoxämie und Gewebsuntergang führen (Klüken). Histologisch liegt eine segmental-hyalinisierende Vaskulitis der kleinen Gefäße der tiefen Kutis und Subkutis vor. Ablagerungen von Immunglobulinen und Komplementfaktoren in den Gefäßwänden weisen auf eine immunologische Genese hin.
Bemerkungen: Die ätiopathogenetische Eigenständigkeit der Erkrankung wird bezweifelt und diese als Sonderform der idiopathischen Livedo racemosa aufgefaßt. Die symptomatischen Livedo-racemosa-Formen (Panarteriitis nodosa, Dermatomyositis, systemischer Lupus erythematodes, PcP, Kryoproteinämie, Cholesterinembolie, Thrombozytämie, Antikardiolipin-Antikörper u.a.) müssen durch eine subtile Untersuchung von der idiopathischen Livedo racemosa abgegrenzt werden. Differentialdiagnostisch kommen ferner neben einer Vasculitis allergica superficialis eine exulzerierte Atrophie blanche im Rahmen einer chronischen venösen Insuffizienz in Betracht. Im angloamerikanischen Schrifttum wird die Bezeichnung Livedo reticularis generell für alle Formen von Livedoerkrankungen – unabhängig von einer funktionellen oder entzündlichen Ursache – verwendet. In der deutschsprachigen Literatur entspricht der Begriff Livedo racemosa einer organisch bedingten Erkrankung (idiopathisch oder symptomatisch) der kutanen Endstrombahn, während die Livedo reticularis (Cutis marmorata) als funktionelle Livedoerkrankung angesehen wird.
Lit.: Feldacker M, Hines EA, Kierland RR (1955) Livedo reticularis with summer ulcerations. Arch Derm Syph 72: 31–37. – Fleischer AB Jr, Resnick SD (1990) Livedo reticularis. Dermatol Clin 8(2): 347–354. – O'Leary PA, Montgomery H, Brunsting LA (1944) Livedo reticularis: recurring ulcerations of the ankles in the summer. Arch Dermat Syph 50: 213.
H. P. Soyer/GB

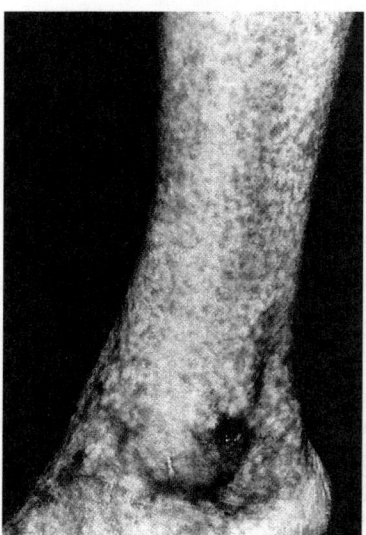

Livedo reticularis mit Sommerulzerationen: rezidivierendes sog. Sommerulkus im Prämalleolarbereich mit Livedo reticularis (Beob. G. W. Korting, Mainz)

Livedovaskulitis: Livedo reticularis mit Sommerulzerationen
LMPS III: Pterygium-Syndrom, letales multiples, Typ III
lobster claw (e): Ektrodaktylie
localized neuritis of the shoulder girdle (e): Parsonage-Turner-Symptomatik

Löffler-Endokarditis

Syn.: Endocarditis parietalis fibroplastica Löffler – Löffler-Syndrom – biventrikuläre eosinophile Endomyokarderkrankung
Def.: Eosinophilie und Erkrankung des Endokards und Myokards; im akuten Stadium eosinophile nekrotisierende Endomyokarditis, im weiteren Verlauf im befallenen Bereich parietale Thromben und schließlich biventrikuläre Endomyokardfibrose.
A.: Erstbeschreibung 1936 durch Wilhelm Löffler, 1887–1972, Internist, Schweiz.
Diagn. Krit.: (1) Extrakardiale Symptome des hypereosinophilen Syndroms (s. dort). – (2) Fakultativ Zeichen der Herzinsuffizienz, Rhythmusstörungen. – (3) Kardiomegalie ohne Herzinsuffizienz. – (4) Mitralinsuffizienz. – (5) Systemische Embolien (Niere, Gehirn, Lunge). – (6) Echokardiographisch Verdickung der posterobasalen linksventrikulären Wand und fehlende Beweglichkeit des posterioren Mitralsegels, Obliteration des Apex durch thrombotisches Material, Vergrößerung der Vorhöfe, vermehrte Echogenität des Endokards. – (7) Bei der Herzkatheteruntersuchung fakultativ Zeichen der Restriktion mit Reduktion der Ventrikelvolumina infolge der Einlagerung von thrombotischem Material, weitgehend erhaltene systolische Pumpfunktion mit Obliteration des links- und rechtsventrikulären Apex.
Ätiol.: Unbekannt. Prinzipiell kann eine ausgeprägte Eosinophilie jeglicher Genese zu einem Befall des Endomyokards führen, meist entwickelt sich die Löffler-Endokarditis jedoch im Rahmen eines hypereosinophilen Syndroms.
Pathog.: Freisetzung von Enzymen durch Degranulation von Eosinophilen, z.B. des Eosinophilen-Kationen-Proteins.
Bemerkungen: Von der Löffler-Endokarditis abzugrenzen ist die Endomyokardfibrose, die vorwiegend in den Tropen vorkommt. Klinisch unterscheiden sich diese beiden Krankheitsbilder durch die beim Löffler-Syndrom bestehende Blut- und Gewebseosinophilie, durch den vorwiegenden Befall von Männern, durch das systemische Krankheitsbild und den foudroyanteren Verlauf, durch die höhere Inzidenz thromboembolischer Komplikationen, durch den stets vorliegenden biventrikulären Befall und durch die hohe Inzidenz einer Mitralinsuffizienz. Im fibrotischen Endstadium unterscheiden sich die beiden Krankheitsbilder jedoch nicht. Aus diesem Grunde werden die Löffler-Endokarditis und die Endomyokardfibrose von manchen Autoren als verschiedene Manifestationsformen derselben Erkrankung angesehen.
Lit.: Löffler W (1936) Endocarditis fibroplastica mit Bluteosinophilie. Ein eigenartiges Krankheitsbild. Schw med Wschr 66: 817–820. – Slungaard A, Vercellotti GM, Tran T et al (1993) Eosinophilic cationic granule proteins impair thrombomodulin function. A potential mechanism for thromboembolism in hypereosinophilic heart disease. J Clin Invest 91: 1721–1730. – Spry CJF (1986) Eosinophils in eosinophilic endomyocardial disease. Postgrad med J 62: 609–613.
S. Wieshammer/GA

Löffler-Syndrom
(Sequenz)
Syn.: Lungeninfiltrat, eosinophiles (flüchtiges)
Def.: Flüchtige mit Bluteosinophilie einhergehende Lungeninfiltrate.
A.: Erstbeschreibung 1932 durch Wilhelm Löffler, 1887–1972, Internist, Zürich.
Diagn. Krit.: (1) Akutes Krankheitsbild mit Fieber, Husten und Dyspnoe. – (2) Bluteosinophilie mit Leukozytose (meist > 20 000/µl). – (3) Radiologisch Lungeninfiltrate, die wandern können und sich binnen Wochen auflösen.
Ätiol.: 1. Parasiten (Ascaris lumbricoides, Strongyloides, Ancylostoma duodenale, Larva migrans, Schistosomiasis, Trichuris trichiura, Taenia saginata). – 2. Medikamente (Nitrofurantoin, nicht-steroidale Antiphlogistika, Chemotherapeutika, Immunsuppressiva). – 3. Ohne erkennbare Ursache. – 4. Andere Faktoren (post partum, Rauchgasinhalation, Bluttransfusion, Lymphographie).
Pathog.: Wahrscheinlich entzündlich-allergische Reaktion auf verschiedene Antigene in den Alveolen.
Bemerkungen: Die Diagnose »Löffler-Syndrom« wird klinisch und radiologisch ohne histologische Untersuchung der Lungenveränderungen gestellt. Hier ist zu beachten, daß ein Lungeninfiltrat bei Bluteosinophilie nicht immer durch ein eosinophiles Infiltrat verursacht sein muß. Umgekehrt geht ein eosinophiles entzündlichzelliges Lungeninfiltrat nicht notwendigerweise mit einer Bluteosinophilie einher. Der rasche und benigne klinische Verlauf ist eine conditio sine qua non des »Löffler-Syndroms«, so daß diese Diagnose nur retrospektiv gestellt werden kann. Aus diesem Grunde sollte die Bezeichnung »Löffler-Syndrom« zugunsten des Sammelbegriffs »eosinophile Pneumonie« verlassen werden. Die eosinophilen Pneumonien werden nach Verlaufsform (akut oder chronisch) und – falls bekannt – nach dem auslösenden Agens unterteilt (Churg-Strauss-Syndrom, allergische bronchopulmonale Aspergillose und andere Pilze, Medikamente, andere exogene Noxen, Parasiten, Asthma, chronische idiopathische eosinophile Pneumonie, hypereosinophiles Syndrom).
Lit.: Beninati W, Derdak S, Dixon PF et al (1993) Pulmonary eosinophils express HLA-DR in chronic eosinophilic pneumonia. J Allergy Clin Immunol 92: 442–449. – Buchheit J, Eid N, Rodgers G et al (1992) Acute eosinophilic pneumonia with respiratory failure: a new syndrome? Am Rev Respir Dis 145: 716–718. – Goodwin SD, Glenny RW (1992) Nonsteroidal anti-inflammatory drug-associated pulmonary infiltrates with eosinophilia. Review of the literature and Food and Drug Administration Adverse Drug Reaction reports. Arch Intern Med 152: 1521–1524. – Löffler W (1932) Zur Differentialdiagnose der Lungeninfiltrierungen. I. Frühinfiltrate unter besonderer Berücksichtigung der Rückbildungszeiten. Beitr Klin Tbk 79: 338–367. – Löffler W (1932) Zur Differentialdiagnose der Lungeninfiltrierungen. II. Über flüchtige Succedan-Infiltrate (mit Eosinophilie). Beitr Klin Tbk 79: 368–382. – Nadeem S, Nasir N, Israel RH (1994) Löffler's syndrome secondary to crack cocaine. Chest 105: 1599–1600. – Nishio M, Ohata M, Suruda T et al (1992) Idiopathic acute eosinophilic pneumonia. Intern Med 31: 1139–1143.
S. Wieshammer/GA

Löfgren-Syndrom: Sarkoidose mit Erythema nodosum
Loeper-Syndrom: Oxalurie, intestinale

Loewenthal-Purpura

Syn.: »itching purpura« Loewenthal (e) – Eczematid-like Purpura (e) – disseminierte pruriginöse Angiodermatitis
Bemerkungen: Als stark juckende Purpura von L. J. A. Loewenthal beschrieben. Keine weiteren Mitteilungen in der Literatur. Kein eigenständiges Krankheitsbild; am ehesten Variante einer hämorrhagisch pigmentären Dermatose.
Lit.: Doucas C, Kapetanakis J (1953) Eczematid-like purpura. Dermatologica 106: 86–95. – Loewenthal LJA (1954) Itching purpura. Brit J Derm 66: 95.
G. Burg/GB

Loge-de-Guyon-Syndrom: Ulnartunnel-Symptomatik
Logen-Syndrom: Kompartment-Sequenz
van-Lohuizen-Syndrom: Cutis marmorata teleangiectatica congenita
loi de Bard et Pic (fz): Courvoisier-Zeichen
long-chain acyl-CoA dehydrogenase deficiency (e): Langketten-Acyl-CoA-Dehydrogenase-Defekt

Looked-in-Symptomatik

Syn.: Pons-Syndrom, ventrales – de-afferent state syndrome (e)
Def.: Tetraplegie und Paralyse der unteren Hirnnerven bei erhaltenem Bewußtsein. Pseudokoma.
A.: Plum und Posner (1966).
Diagn. Krit.: **(1)** Tetraparese bei erhaltener Augenbeweglichkeit. – **(2)** Paralyse der unteren Hirnnerven. – **(3)** Erhaltenes Bewußtsein.
Ätiol.: Pons- oder Hirnstamm-Läsion nach Trauma, chiropraktischen Manipulationen, Tumor oder Ischämie.
Pathog.: Unterbrechung der absteigenden motorischen Bahnen.
Bemerkungen: **(DD)** wichtig ist die Abgrenzung zum »akinetischen Mutismus«.
Lit.: Anderson C, Dillon C, Burns R (1993) Life-sustaining treatment and locked-in-syndrome. Lancet 342: 867–868. – Kleinschmidt-DeMasters BK, Yeh M (1992) „Locked-in-syndrome" after intrathecal cytosine arabinoside therapy for malignant immunoblastic lymphoma. Cancer 70: 2504–2507. – Ohry A (1990) The locked-in-syndrome and related states. Paraplegia 28: 73–75.
P. Fischer/DP

Looser-Debray-Milkman-Syndrom: Milkman-Frakturen
Looser-Milkman-Syndrom: Milkman-Frakturen

Louis//Bar-Syndrom

Syn.: Ataxia-Teleangiectasia
Def.: Autosomal-rezessives, strahlensensitives Chromosomenbruchsyndrom mit zerebellärer Ataxie, okulärer Teleangiektasie, erhöhtem Alpha-Fetoprotein, Immundefekt und Neoplasie-Risiko.
A.: Erstbeschreibung 1941 durch Denise Louis//Bar, 1914 –, belgische Ärztin.
Diagn. Krit.: **(1)** Neurologisch: progressive zerebelläre Ataxie, Rumpf und Extremitäten betroffen; okulomotorische Apraxie, typisch abfallende Schultern, Kopfneigung zu einer Seite, allgemeine Muskelschwäche, dysarthritische Sprache, Strabismus, Nystagmus, periphere Neuropathie, fehlende Sehnenreflexe. CT: Hirnatrophie. – **(2)** Geistige Behinderung in ca. einem Drittel, meist nicht vor dem 10. Lebensjahr deutlich ausgeprägt. – **(3)** Haut: venöse Teleangiektasien der Konjunktiven, meist besonders temporal und nasal; kutane Teleangiektasien mit bevorzugter Lokalisation an Ohrläppchen, Augenlidern, Nasenrücken (schmetterlingsförmig), periorbital; später übergreifend auf Hals, Hände und Füße (sonnenexponierte Areale); im weiteren Verlauf Sklerodermie-artige Hautareale mit Hyper- oder Hypopigmentation, vorzeitiges Ergrauen; Hirsutismus, follikuläre Hyperkeratose, seborrhoische Dermatitis. – **(4)** HNO: Tendenz zu respiratorischen Infekten. – **(5)** Immunsystem: verminderte zelluläre Immunabwehr, Hypoplasie oder Agenesie des Thymus, Hypoplasie des lymphatischen Gewebes, Lymphopenie, vermindertes IgA und IgE. Frühzeitiges Auftreten (ab Pubertät) von Lymphomen, Leukämien, Lymphogranulomatose, Lymphosarkom. – **(6)** Gonaden: bei Frauen Ovar-, bei Männern Hodeninsuffizienz oder -aplasie. – **(7)** Genetische Laborbefunde: erhöhte Chromosomenbrüchigkeit; charakteristische klonale Translokationen zwischen den T-Zell-Rezeptorloci auf Chromosomen 7 und 14. Stark verminderte Stimulierbarkeit der T-Lymphozyten. Nach In-vitro-Röntgenbestrahlung (1,5 Gy) peripherer mononukleärer Blutzellen charakteristischer Zellzyklusblock in der G2-Phase als Ausdruck der erhöhten Strahlensensitivität. – **(8)** Erhöhtes Alpha-Fetoprotein. – **(9)** Wachstumsrückstand. – **(10)** Vorzeitiger Tod, meistens zwischen 20. und 30. Lebensjahr; maximales Überleben ca. 50 Jahre.
Ätiol.: Genetisch heterogenes, autosomal-rezessives Krankheitsbild (bisher 5 Komplementationsgruppen bekannt). Kartierung von AT-A und AT-C auf Chromosom 11q23 im Bereich wichtiger Gene für T-Zellfunktionen (CD3, THY1, NCAM).
Pathog.: Unklar; der Gendefekt bedingt erhöhte Strahlensensitivität (cave: iatrogene Tumorinduktion bei extensiver Röntgen-Diagnostik). Rekombinationsdefekt während der T-Zell-Reifung?
Bemerkungen: Diagnostische Trias von Ataxie, Telangiektasie und erhöhtem Alpha-Fetoprotein nur bei »klassischer« AT. 85% der Patienten zeigen Symptome (besonders Ataxie) bis zum Alter von 4 Jahren, 15% haben mildere Formen mit späterem Beginn, weniger Pro-

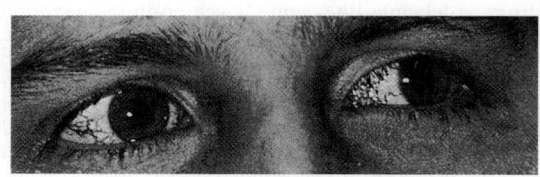

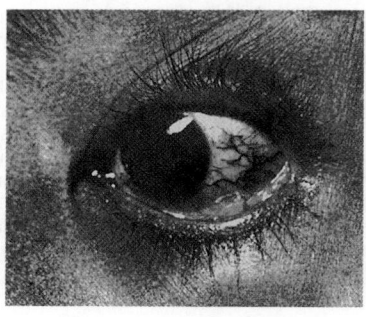

Louis//Bar-Syndrom: Teleangiektasien der Konjunktiva bei einer 11jährigen Patientin (Beob. E. Boltshauser)

gredienz und geringerer Strahlensensitivität. AT-Fresno mit allen AT-Symptomen plus Mikrozephalie. **(DD)** andere Ataxie-Formen (keine Strahlensensitivität; keine AFP-Erhöhung) – Nijmegen-Chromosomenbruch-Syndrom – Seemanova-Syndrom (Mikrozephalie, keine Ataxie, keine AFP-Erhöhung). Heterozygoten-Frequenz 1:50; möglicherweise bis zu 6% der Mammakarzinom-Patientinnen Genträger (heterozygot). Kein verläßlicher Heterozygotentest. Pränatale Diagnostik durch Messung der Strahlensensitivität in kultivierten Amnionzellen.

Lit.: Curry CTR, Tsai J, Hutchinson HT et al (1989) AT Fresno: a phenotype linking ataxia-telangiectasia with the Nijmegen breakage syndrome. Am J Hum Genet 45: 270–275. – Gatti RA, Painter RB (eds) (1993) Ataxia telangiectasia. Springer, Berlin–Heidelberg. – Louis/Bar D (1941) Sur un syndrome progressif comprenant des télangiectasies capillaires cutanées et conjonctivales, à disposition naevoide et des troubles cérébelleux. Confin Neurol 4: 32. – McKinnon PJ (1987) Ataxia-telangiectasia: an inherited disorder of ionizing-radiation sensivity in man. Progress in the elucidation of the underlying biochemical defect. Hum Genet 75: 197–208. – Sedgwick RP (1982) Neurological abnormalities in ataxia-teleangiectasia. In: Bridge BA, Harnden DS (eds) Ataxia-teleangiectasia – a cellular and molecular link between cancer, neuropathology, and cellular deficiency, pp 25–35. Wiley, New York. – Seyschab H et al (1992) Simultaneous measurement of radiosensitivity and defective mitogen response in Ataxia telangiectasia and related syndromes. Eur J Pediatr 151: 756–760.

McK: 208900
H. Höhn/AS

Loutit-Syndrom

Def.: Obsoleter Begriff für eine autoimmunhämolytische Anämie.

Lit.: Loutit FJ, Mollison PL (1946) Hemolytic icterus (acholuric jaundice), congenital and acquired. J Path Bact 58: 711–728.

Lowe-Syndrom

Syn.: okulo-zerebro-renales Syndrom

Def.: Ein familiäres Syndrom mit angeborener Katarakt, muskulärer Hypotonie, Areflexie, schwerer psychomotorischer Retardierung, tubulärer Proteinurie, Aminoazidurie und verringerter renaler Ammoniumproduktion.

A.: Erstbeschreibung 1955 durch Charles Upton Lowe, 1921–, Pädiater, Boston, und Mitarbeiter.

Diagn. Krit.: **(1)** Nur männliche Patienten mit zentraler bilateraler Katarakt, gelegentlich mit Glaukom, Buphthalmus, Korneatrübung, Enophthalmus. – **(2)** Schwere progressive psychomotorische Retardierung, hohes schrilles Schreien. – **(3)** Muskuläre Hypotonie, Areflexie, myopathisches Elektromyogramm. – **(4)** Tubuläre Proteinurie, Aminoazidurie, verringerte renale Ammoniumproduktion. – **(5)** Periphere Axonopathie, zentrale demyelinisierende oder gliotische Prozesse. Weiterhin: betonte Stirn, schütteres Haar, blasse Haut, Adipositas im 1. Lebensjahr, später Dystrophie, Kryptorchismus. Hyperphosphaturie mit hypophosphatämischer Rachitis, metabolische Azidose, intermittierende Glucosurie. Oft Subfebrilität. Erhöhte Creatinkinasewerte.

Ätiol.: X-chromosomal-rezessives Erbleiden. Weibliche Überträger können bei Spaltlampenuntersuchungen Linsentrübungen aufweisen oder Katarakte. Genlokalisation auf dem langen Arm des X-Chromosoms (Xq26.1). Pränatale Diagnostik mit Hilfe der RFLP-Analyse.

Pathog.: Unbekannt.

Bemerkungen: Manifestation zum Zeitpunkt der Geburt durch muskuläre Hypotonie und Katarakte. Mehr als 100 Patienten sind beschrieben. Die meisten Kinder sterben im 1. Lebensjahrzehnt. Wenige erreichen schwerst behindert das Erwachsenenalter. Symptomatische Therapie der Augenanomalien, der Hypophosphatämie und der Rachitis. **(DD)** zerebrohepatorenales Syndrom Zellweger.

Lit.: Charnas LR, Bernar J, Pezeshkpour GH et al (1988) MRI findings and peripheral neuropathy in LOWE's syndrome. Neuropediatrics 19: 7–9. – Charnas LR, Bernardini I, Rader D et al (1991) Clinical and laboratory findings in the oculocerebrorenal syndrome of LOWE, with special reference to growth and renal function. New Engl J Med 324: 1318–1325. – Gardner RJM, Brown N (1976) Lowe's syndrome: identification of carriers by lens examination. J Med Genet 13: 449–454. – Gazit E, Brand N, Harel Y et al (1990) Prenatal diagnosis of LOWE's syndrome: a case report with evidence of de novo mutation. Prenatal Diagnosis 10: 257–260. – Hodgson SV, Heckmatt JZ, Hughes E et al (1986) A balanced de novo X/autosome translocation in a girl with manifestations of Lowe syndrome. Am J Med Genet 23: 837–847. – Lowe CU, Terrey M, MacLachlan EA (1952) Organic aciduria, decreased renal ammoniac production, hydrophthalmus, and mental retardation. A distinct clinical entity. Am J Dis Child 83: 164–184. – Mueller OT, Hartsfield Jr JK, Gallardo LA et al (1991) LOWE oculocerebrorenal syndrome in a female with

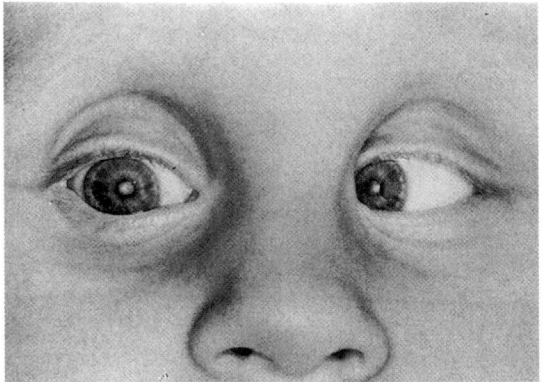

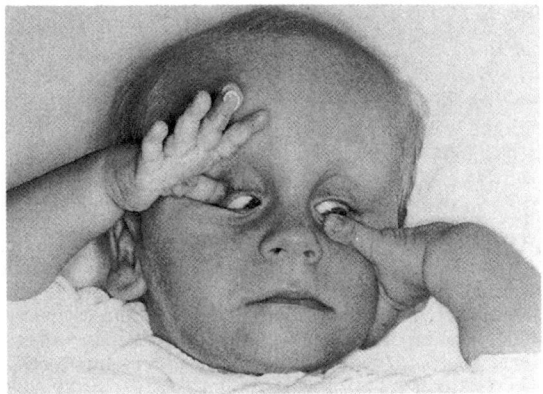

Lowe-Syndrom: kongenitale bilaterale Katarakt. Das 2 Jahre alte, entwicklungsrückständige Kleinkind demonstriert das sog. okulo-digitale Phänomen, bei dem sehschwache oder blinde Kinder durch Druck ihrer Finger auf dem Augenbulbus in mechanischer Weise Lichtbilder (Phosphene) erzeugen (Fotos DO-FONOS, Ffm.)

a balanced X;20 translocation: mapping of the X chromosome breakpoint. Am J Hum Genet 49: 804–810. – Pallisgaard G, Goldschmidt E (1971) The oculo-cerebro-renal syndrome of Lowe in four generations of one family. Acta Paediatr Scand 60: 146–148.
McK: 309000
J. Kunze/JK

Lown-Ganong-Levine-Syndrom
Syn.: LGL-Syndrom – short PR-interval syndrome (e)
Def.: Anfallsweises Herzjagen bei kurzem PQ-Intervall und normalem QRS-Komplex.
A.: Erstbeschreibung 1952 durch Bernard Lown, 1921–, amerikanischer Kardiologe, William Francis Ganong, 1924–, amerikanischer Physiologe, und Samuel Albert Levine, 1891–1966, amerikanischer Kardiologe.
Diagn. Krit.: (1) Anfallsweises Herzjagen mit Symptomen in Abhängigkeit von Dauer, Herzfrequenz, autonomen Gegenregulationen und kardialer Begleiterkrankung. – (2) EKG: supraventrikuläre Tachykardie. – (3) Terminierung häufig spontan oder durch Vagusmanöver. – (4) Im Intervall kurzes PQ-Intervall (< 120 ms) mit normalem QRS-Komplex. – (5) Elektrophysiologische Untersuchung (paroxysmale Tachykardien).
Ätiol.: Anatomisch sind atriohisäre Leitungsbahnen (»James-Bündel«) nachgewiesen, welche diejenigen Teile des AV-Knotens umgehen, in denen die Leitungsverzögerung stattfindet. Die elektrophysiologische Relevanz dieser akzessorischen Bahnen ist jedoch zweifelhaft.
Pathog.: Bei den meisten Patienten mit paroxysmalen Tachykardien dürfte ein kurzes PQ eher die untere Normgrenze der AV-nodalen Leitungszeit repräsentieren; somit wird die Bedeutung des Krankheitsbildes als selbständige Einheit überhaupt fragwürdig. Die Tachykardie stellt meist eine orthodrome Re-entry-Tachykardie dar. Bei diesen Patienten treten auch gehäuft Vorhofflimmern oder -flattern auf. In diesem Fall kann es infolge der guten antegraden Leitungseigenschaften des AV-Knotens zu sehr hohen Kammerfrequenzen kommen.
Lit.: Lown B, Ganong WF, Levine SA (1952) The syndrome of short PR interval, normal QRS complex and paroxysmal rapid heart action. Circulation 5: 693. – Ometto R, Thiene G, Corrado D et al (1992) Enhanced A-V nodal conduction (Lown-Ganong-Levine syndrome) by congenitally hypoplastic A-V node. Eur Heart J 13: 1579–1584.
S. Wieshammer/GA

Lowry-Syndrom
Syn.: Kraniosynostose-Fibulaaplasie-Syndrom
Def.: Umschriebenes Krankheitsbild mit hochgradiger Kraniosynostose und beidseitiger Fibulaaplasie.
A.: R. Brian Lowry, Calgary, Canada, definierte das Krankheitsbild 1972 anhand der Beobachtung von zwei Brüdern aus einer blutsverwandten Verbindung.
Diagn. Krit.: (1) Schädelanomalien: prämature Synostose der Koronar- und/oder Sagittalnähte, kleine Fontanellen; Schaltknochen und Lückenschädel in einem Fall. – (2) Gesichtsdysmorphien: Exophthalmus, Strabismus, Gaumenspalte oder hoher Gaumen, Halspterygium in einem Fall. – (3) Fibulaaplasie, Klumpfußstellung. – (4) Vierfingerfurche beidseits ist in einem Fall beschrieben. – (5) Kryptorchismus. – (6) Wahrscheinlich unauffällige geistige Entwicklung.
Ätiol.: Unbekannt; ein autosomal-rezessiver Erbgang wird aufgrund der Erstbeschreibung eines Brüderpaares aus

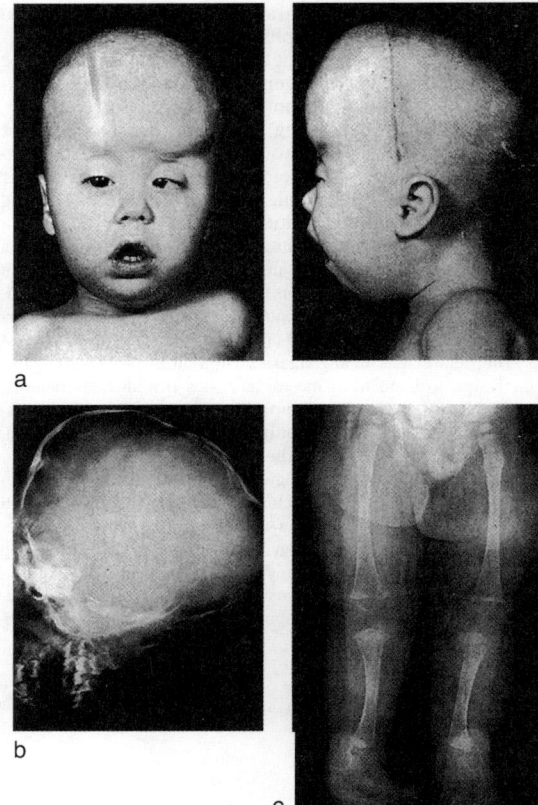

Lowry-Syndrom: a) und b) Akrozephalie bei Kraniosynostose, c) Röntgenaufnahme des Schädels und d) der unteren Extremitäten (beidseitige Fibulaaplasie) (Beob. B. Lowry)

blutsverwandter Verbindung vermutet; ein X-chromosomal erbliches Krankheitsbild kann jedoch nicht mit Sicherheit ausgeschlossen werden.
Pathog.: Unbekannt.
Bemerkungen: Die meisten Fibuladefekte zählen zu den sporadisch auftretenden Anomalien. **(DD)** vor allem das Roberts-Syndrom mit schweren Dysplasien von Tibia und Fibula, Lippen-Kiefer-Gaumen-Spalte und prämaturer Zentromertrennung der Chromosomen – FFU-Komplex. Die Kombination von Fibula-Aplasie und Kraniosynostose erscheint für das Lowry-Syndrom charakteristisch.
Lit.: Lowry RB (1972) Congenital absence of the fibula and craniosynostosis in sibs. J Med Genet 9: 227–229.
McK: 218550
U. G. Froster/AS

Lowry-Wood-Syndrom
Def.: Multiple epiphysäre Dysplasie mit Mikrozephalie, leichter geistiger Retardierung und Minderwuchs.
A.: Erstbeschreibung 1975 durch die amerikanischen Genetiker R. B. Lowry und B. J. Wood.
Diagn. Krit.: (1) Multiple epiphysäre Dysplasie mit Verkürzung von Humerus und Femur. – (2) Minderwuchs. – (3) Mikrozephalie. – (4) Leichte geistige Retardierung. – (5) Inkonstant: kongenitaler Nystagmus, Myopie, Retinadegeneration, Krampfanfälle, Bewegungseinschrän-

kung im Ellenbogengelenk und Schulterbereich, Coxa vara, Genua valga, hypoplastische Fußnägel.
Ätiol.: Autosomal-rezessiv.
Pathog.: Unbekannt.
Bemerkungen: Multiple epiphysäre Dysplasie als Bestandteil eines Syndroms beschrieben z.B. Walker (1969) mit Katarakt bei 3 Schwestern; Pfeiffer (1973) bei 3 Brüdern mit schwerer Myopie und Taubheit; Beighton (1978) bei einer Mutter und 3 ihrer 4 Kinder mit Myopie, Katarakt, Schalleitungsschwerhörigkeit.
Lit.: Beighton P, Goldberg L, Op't Hof J (1978) Dominant inheritance of multiple epiphyseal dysplasia, myopia and deafness. Clin Genet 14: 173–177. – Hankenson LG, Ozonoff MB, Cassidy SB (1989) Epiphyseal dysplasia with coxa vara, microcephaly, and normal intelligence in sibs: expanded spectrum of Lowry-Wood syndrome? Am J Med Genet 33: 336–340. – Lowry RB, Wood BJ (1975) Syndrome of epiphyseal dysplasia, short stature, microcephaly and nystagmus. Clin Genet 8: 269–274. – Lowry RB, Wood BJ, Cox TA, Hayden MR (1989) Epiphyseal dysplasia, microcephaly, nystagmus, and retinitis pigmentosa. Am J Med Genet 33: 341–345. – Nevin V, Thomas PS, Hutchinson J (1986) Syndrome of short stature, microcephaly, mental retardation, and multiple epiphyseal dysplasia – Lowry-Wood syndrome. Am J Med Genet 24: 33–39. – Pfeiffer RA, Junemann G, Polster J, Bauer H (1973) Epiphysial dysplasia of the femoral head, severe myopia and perceptive hearing loss in three brothers. Clin Genet 4: 141–144. – Walker BA (1969) Juvenile cataracts and multiple epiphyseal dysplasia in three sisters. Alan R Liss Inc for the National Foundation – March of Dimes. Birth Def Orig Art Ser V(4): 315–317.
McK: 226960
R. König/JS

Lubliner-Syndrom: Hämangiomatose-Porenzephalie

Lucey-Driscoll-Syndrom
Syn.: (Neugeborenen-)Hyperbilirubinämie, transiente, familiäre
Def.: In den ersten Lebenstagen auftretende schwere Hyperbilirubinämie, die bei allen Kindern derselben Mutter auftritt. Sehr selten (bisher ca. 20 Fälle beschrieben).
Diagn. Krit.: Innerhalb der ersten vier Lebenstage Auftreten einer massiven Erhöhung des unkonjugierten Bilirubins (Werte bis über 60 mg/dl können erreicht werden). Ohne eine adäquate Therapie durch Austauschtransfusionen Kernikterus und letaler Ausgang möglich.
Ätiol.: Autosomal-rezessiver Erbgang?
Pathog.: Bei den Müttern der betroffenen Kinder und postnatal auch bei den Kindern selbst ist ein Inhibitor der Bilirubinkonjugation in Serum und Urin vorhanden. Das Serum dieser Mütter hemmt in vitro die Bilirubinkonjugation ca. 5- bis 7mal stärker als das normaler Mütter. Der Faktor ist bisher noch nicht identifiziert worden (möglicherweise Steroid).
Bemerkungen: **(DD)** physiologischer Neugeborenenikterus – hereditärer Glucuronyltransferasemangel (Crigler-Najjar-Syndrom, Typ I und Typ II) – Brustmilchikterus – Novobiocin-Ikterus.
Lit.: Arias IM, Wolfson S, Lucey JF, McKay RJ (1965) Transient familial neonatal hyperbilirubinemia. J Clin Invest 44: 1442–1450. – Lucey JF, Arias IM, McKay RJ Jr (1960) Transient familial neonatal hyperbilirubinemia. Am J Dis Child 100: 787. – Lucey JF, Driscoll JJ (1961) Physiological jaundice reexamined. In: Sass-Kortak A (ed) Kernicterus, p 29. University of Toronto Press, Toronto.
McK: 237900
M. Scheurlen/GA

Luciani-Syndrom
Syn.: Luciani-Trias – Kleinhirnataxie – Kleinhirn-Syndrom – triad of Luciani (e) – Luciani's triad (e)
Def.: Historischer (obsoleter) Begriff für die Sequenz neurologischer Störungen bei verschiedensten Kleinhirnerkrankungen mit Astasie, muskulärer Atonie und Asthenie.
A.: Luigi Luciani, 1842–1919, italienischer Physiologe.
W. Müller-Felber/DP

Luciani's triad (e): Luciani-Syndrom
Luciani-Trias: Luciani-Syndrom
Lunatum-Malazie: Osteochondrose, aseptische, Typ Kienböck

Lundbaek-Symptomatik
Syn.: Stiff-hand-Syndrom – Syndrom der steifen Hand
Def.: Hypoxämische Bindegewebserkrankung der Hand mit Steifigkeit und sensiblen Störungen bei langjährigem Diabetes mellitus.
A.: Knut Lundbaek, dänischer Internist. – Erstbeschreibung der Sequenz 1957.
Diagn. Krit.: Nach langjährigem Diabetes mellitus: **(1)** Motilitätsstörungen (Muskelsteifigkeit, Kontrakturen) der Hand und des Unterarms. – **(2)** Schmerzen (lokale Druckdolenz der Muskulatur, bewegungsabhängige Schmerzen). – **(3)** Sensible Störungen (Parästhesien, meist kein sensibles Defizit). – **(4)** Atrophie der Handbinnenmuskulatur. – **(5)** Radiologisch: Sklerose der Handarterien.
Ätiol.: Am ehesten vaskulär.
Pathog.: Durch chronische Gewebshypoxie bei diabetischer Angiopathie Schwund der elastischen Fasern des Koriums mit konsekutiver Irritation von Nerven und Muskeln und Kontraktur der Hand.
Lit.: Lundbaek K (1957) Stiff hands in long-term diabetes. Acta med scand 158: 447.
W. Müller-Felber/DP

Lundborg-Unverricht-Krankheit: Unverricht-Lundborg-Syndrom
Lund-Huntington-Chorea: Chorea Huntington

Lunge, einseitig helle
Syn.: Emphysem, unilaterales oder lobäres – lung, hyperlucent (e) – transradiancy of the lung, abnormal – hyperlucency of the lung, unilateral – Macleod-Syndrom – Swyer-James-Syndrom
Def.: Röntgenologischer Begriff für vermehrte Strahlentransparenz einer Lunge bzw. einzelner oder mehrerer Lungenlappen infolge eines lokalen Emphysems oder einer verminderten Gefäßzeichnung. Die aufgeführten Synonyme werden in der Literatur z.T. unterschiedlich definiert und uneinheitlich gebraucht.
A.: Beschreibungen 1954 durch William Mathieson Macleod, 1911–1977, Pneumologe, London, und 1952 durch Paul Robert Swyer, 1921–, kanadischer Arzt, gemeinsam mit G. C. W. James, amerikanischer Arzt.
Lit.: Chevrolet JC, Junod AF (1987) Caracteristiques de l'atteinte fonctionnelle respiratoire dans le syndrome de MacLeod (ou syndrome de Swyer-James). Schweiz Med Wschr 117: 1902–1909. – Macleod WM (1954) Abnormal transradiancy of

one lung. Thorax 9: 147–153. – Moritz JD, Rau WS, Ganter H (1990) Die einseitig helle Lunge (Swyer-James-Syndrom, MacLeod-Syndrom). Rofo Fortschr Geb Rontgenstr Neuen Bildgeb Verfahr 153: 96–98. – Ohri SK, Rutty G, Fountain SW (1993) Acquired segmental emphysema: the enlarging spectrum of Swyer-James/Macleod's syndrome. Ann Thorac Surg 56: 120–124. – Swyer PR, James GCW (1953) A case of unilateral pulmonary emphysema. Thorax 8: 133–136.
S. Wieshammer/GA

Lungendysplasie, kongenitale zystische adenomatoide

Syn.: Craig-Syndrom – congenital cystic adenomatoid malformation (e) – CCAM (e)
Def.: Kongenitale zystische adenomatoide Dysplasie der Lunge, wobei morphologisch drei Gruppen unterschieden werden (singuläre Zyste oder multiple große Zysten, multiple kleine Zysten, nicht-zystische aus bronchiolären Verbänden bestehende solide Raumforderung).
A.: Erstbeschreibung 1956 durch J. M. Craig et al.
Diagn. Krit.: **(1)** Klinische Manifestation meist beim Neugeborenen mit Atemnot, Zyanose sowie akuter oder progredienter respiratorischer Insuffizienz; bei manchen Neugeborenen besteht ein Hydrops mit Aszites und Pleuraergüssen. – **(2)** Seltener Manifestation erst im Säuglingsalter mit Gedeihstörungen, rezidivierenden Pneumonien, Spontanpneumothorax durch Zystenruptur (selten wird die Erkrankung noch später klinisch manifest). – **(3)** Die radiologischen Befunde sind variabel: bei Neugeborenen meist große raumfordernde Zysten ggf. mit Spiegelbildung und konsekutiver Mediastinalverlagerung zur Gegenseite, bei Säuglingen und Kleinkindern neben expansiven zystischen Veränderungen unregelmäßig konturierte, schlecht abgrenzbare, wechselnde Infiltrate, die sich nicht vollständig zurückbilden und in deren Nachbarschaft oft ein Honigwabenmuster besteht. – **(4)** Bronchoskopie, Bronchographie und szintigraphische Untersuchungen sind bei der Diagnosestellung nicht hilfreich. – **(5)** Histologisch zeigen sich in den terminalen Bereichen des Bronchialbaums Zysten und Adenome. Meist ist ein Teil eines Lappens oder ein ganzer Lungenlappen betroffen. Seltener sind benachbarte Areale zweier Lappen in den Prozeß einbezogen. Ein bilateraler Befall ist sehr selten.
Ätiol.: Unbekannt.
Pathog.: Hamartom-artige Fehlentwicklung der nicht mehr knorpelhaltigen Bronchioli terminales und der Alveolarkanäle? Gestörtes Zusammenspiel zwischen den endodermalen Bronchioli terminales mit den mesenchymalen Bronchioli respiratorii und Alveolen?
Bemerkungen: Die frühzeitige Diagnosestellung ist wichtig, da sich durch eine Resektion des befallenen Lappens eine Heilung erreichen läßt. **(DD)** lobäres Emphysem – Lungensequester – bronchogene Zyste – Bronchiektasie – Staphylokokkenpneumonie – postinfektiöse Pneumatozelen – bullöses Emphysem – Zwerchfellhernie.
Lit.: Balquet P, Aubry I, Neuenschwander S et al (1983) Craig's disease (cystic adenomatoid malformation) in children. Ann Radiol 26: 129–137. – Craig JM, Kirkpatrick J, Neuhauser EBD (1956) Congenital cystic adenomatoid malformation of the lung in infants. Am J Radiol 76: 516–526. – Spencer H (1985) Congenital abnormalities of the lung. In: Pathology of the Lung, 4th ed, p 79. Pergamon Press, Oxford.
S. Wieshammer/GA

Lungenfibrose, idiopathische fulminante oder foudroyante: Hamman-Rich-Krankheit

Lungenhämosiderose, idiopathische

Syn.: Ceelen-Gellerstedt-Syndrom – pneumohämorrhagische Anämie – Eisenlunge, idiopathische – Sideroelastosis pulmonum
Def.: Chronisch-rezidivierende Lungenblutung mit Phasen schwerer, hypochromer Anämie.
A.: Wilhelm Ceelen, Pathologe, Bonn. – Nils Gellerstedt, Pathologe, Uppsala. – Erstbeschreibung 1864 durch R. Virchow.
Diagn. Krit.: **(1)** In Phasen verlaufende (Eisenmangel)-Anämie, die zunächst auf Eisengabe anspricht. – **(2)** Hämoptysen (fakultativ; Kinder verschlucken häufig das Blut, so daß eine gastrointestinale Blutung vorgetäuscht wird; Hämoptysen können auch völlig fehlen! Im anderen Extremfall massive Hämoptoe). – **(3)** Radiologisch Lungeninfiltrate infolge der alveolären Hämorrhagie, fakultativ Übergang in Lungenfibrose. – **(4)** Während einer Blutungsepisode signifikanter Anstieg des Transferfaktors für Kohlenmonoxid bei gleichzeitigem Abfall des Hb-Wertes. – **(5)** Nachweis der alveolären Hämorrhagie mittels bronchoalveolärer Lavage (Hämosiderin-beladene Makrophagen). – **(6)** Offene Lungenbiopsie. – **(7)** Fakultativ Assoziation mit Zöliakie, dem Vorhandensein von Gliadin-Antikörpern bei von seiten des Gastrointestinaltrakts asymptomatischen Patienten und atrioventrikulären Reizleitungsstörungen. – **(8)** Die Erkrankung kann in jedem Alter auftreten, Beginn jedoch meist im frühen Kindesalter. Später Übergang in eine systemische Vaskulitis möglich.
Ätiol.: Unbekannt.
Pathog.: Primäre Fehlbildung des Lungengewebes? Immunmechanismen? (Hierfür spricht die Assoziation zwischen Zöliakie und idiopathischer Lungenhämosiderose; manche Patienten bessern sich unter Gliadin-freier Kost!)
Bemerkungen: Die Diagnose wird per exclusionem gestellt. **(DD)** Ausschluß einer anderen interstitiellen Lungenerkrankung und einer Mitralstenose. Ausschluß der anderen unter »alveoläres Hämorrhagiesyndrom« (s. dort) aufgeführten Krankheiten. Wichtiger klinischer Hinweis in der Akutsituation mit Hämoptoe: die idiopathische Lungenhämosiderose ist kein pulmo-renales Krankheitsbild! Das Fehlen einer renalen Symptomatik erlaubt allerdings keinen sicheren Ausschluß eines Goodpasture-Syndroms, da die renale Symptomatik beim Goodpasture-Syndrom in seltenen Fällen fehlen kann.
Lit.: Bell DD, Moffatt SL, Singer M, Munt PW (1990) Antibasement membrane antibody disease without clinical evidence of renal disease. Am Rev Resp Dis 142: 234–237. – Buschman DL, Ballard R (1993) Progressive massive fibrosis associated with idiopathic pulmonary hemosiderosis. Chest 104: 293–295. – Katz Moriber S, Foster E, Miller AS et al (1989) Goodpasture's syndrome mimicking idiopathic pulmonary hemosiderosis. Ann Clin Lab Sci 19: 280–286. – Mah NW, Priel IE, Humen DP et al (1989) Idiopathic pulmonary hemosiderosis, complete heart block and celiac disease. Can J Cardiol 5: 191–194.
McK: 178550
S. Wieshammer/GA

Lungeninfiltrat, eosinophiles (flüchtiges): Löffler-Syndrom
Lungenödem, nicht-kardiogenes: ARDS
Lungenspitzen-Tumor: Pancoast-Tumor
lung, hyperlucent (e): Lunge, einseitig helle
Lupus erythematodes, medikamenteninduzierter: Pseudo-Lupus-erythematodes

Lutembacher-Komplex

Syn.: Lutembacher-Krankheit – Lutembacher-Syndrom
Def.: Kombination von angeborenem Vorhofseptumdefekt (ASD) und erworbener Mitralklappenstenose. Lutembacher ging noch von einer kongenitalen Mitralstenose aus. Der Terminus »Lutembacher-Komplex« ist auch gerechtfertigt, wenn sich zur Mitralklappenstenose eine leicht- bis mittelgradige Mitralklappeninsuffizienz gesellt. Die Kombination Mitralstenose und fehlmündende Lungenvene bzw. offenes Foramen ovale sollte nicht als Lutembacher-Komplex bezeichnet werden.
A.: René Lutembacher, 1884–1968, französischer Kardiologe, Paris. – Erstbeschreibung 1916 durch Lutembacher. – Frühere Mitteilungen gehen bereits auf Martineau (1865) und auf Peacock (1866) zurück.
Diagn. Krit.: **(1)** Klinisches Bild: abhängig von der Größe des ASD und vom Schweregrad der Mitralstenose. Bei großem ASD fehlen oft die »pulmonalen Symptome« der Mitralstenose (schwere Dyspnoe, Orthopnoe, rezidivierende Lungenödeme, Hämoptoe), da sich trotz Mitralstenose eine signifikante pulmonalvenöse Stauung nicht entwickeln kann: das Blut fließt über den ASD in das rechte Herz ab. Klinisch stehen bei großem ASD im Frühstadium die leichte Erschöpfbarkeit infolge des reduzierten Großkreisvolumens (Pulsus parvus bei kleinem Schlagvolumen des linken Ventrikels) und im Spätstadium die Zeichen der Rechtsherzinsuffizienz im Vordergrund. Bei drucktrennendem kleinen ASD treten die klinischen Zeichen der Mitralstenose mehr in den Vordergrund. – **(2)** Auskultation: Zeichen der Mitralstenose fehlen oder sind nur gering ausgeprägt, da bei großem ASD der transmitrale Blutfluß erniedrigt ist und die Herzspitze vom vergrößerten volumenbelasteten rechten Ventrikel gebildet wird. Bei großem Links-Rechts-Shunt dominiert das Geräusch des ASD (gegebenenfalls weitere Komplizierung des Auskultationsbefundes durch diastolisches transtrikuspidales Strömungsgeräusch bei großem Links-Rechts-Shunt). – **(3)** EKG: typisches Bild des ASD vom Sekundumtyp (nach rechts verlagerter QRS-Vektor, Rechtsschenkelblock), häufig Vorhofflimmern. – **(4)** Röntgen-Thorax: prominentes Pulmonalissegment, schmaler Aortenbogen, Vergrößerung des rechten Ventrikels, ausgeprägte pulmonale Hyperzirkulation ohne Zeichen der pulmonalvenösen Stauung. – **(5)** Farbdopplerechokardiogramm: Nachweis des ASD und der Mitralstenose (Druckhalbwertszeit zur Bestimmung der Mitralklappenöffnungsfläche bei gleichzeitig bestehendem interatrialem Shunt nicht geeignet!). – **(6)** Herzkatheteruntersuchung und Angiographie: Shuntquantifizierung, angiographischer Nachweis des interatrialen Shuntflusses, hämodynamische Charakterisierung des Lungenkreislaufs. – **(7)** Komplikationen: Mitralklappenendokarditis, bronchopulmonale Infekte.
Ätiol.: Der ASD ist angeboren, die Mitralstenose ist rheumatischer Genese.
Pathog.: Unbekannt.
Bemerkungen: Seltenes Krankheitsbild (4% der Patienten mit ASD haben eine Mitralstenose, umgekehrt weisen 0,5% der Patienten mit Mitralstenose einen ASD auf). Vom Lutembacher-Komplex im engeren Sinne abzugrenzen ist das iatrogene Lutembacher-Syndrom: durch den Versuch der transseptalen Katheter-Mitralvalvuloplastie einer Mitralstenose (Perforation des Vorhofseptums mit dem Valvuloplastiekatheter) kann ein Vorhofseptumdefekt erzeugt werden.
Lit.: Crawford MH (1990) Iatrogenic Lutembacher's syndrome revisited. Circulation 81: 1422–1424. – Iga K, Tomonage G, Hori K (1992) Continuous murmur in Lutembacher syndrome analyzed by Doppler echocardiography. Chest 101: 565–566. – Lutembacher R (1916) De la sténose mitrale avec communication interauriculaire. Arch mal cœur, Paris 9: 237–260.
S. Wieshammer/GA

Lutembacher-Krankheit: Lutembacher-Komplex
Lutembacher-Syndrom: Lutembacher-Komplex
Lutz//Richner-Landolt-Syndrom: Ikterus, cholestatischer, mit tubulärer Niereninsuffizienz

Lyell-Syndrom
(Sequenz)

Syn.: Nekrolyse, toxische epidermale – Syndrom der verbrühten Haut – Lyell-Syndrom, medikamentöses – Epidermolysis necroticans combustiformis
Def.: Seltene (Inzidenz: etwa 1–2 Fälle/1 Mio. Einwohner und Jahr), plötzlich auftretende, lebensbedrohliche (Mortalität zwischen 25 und 35%) Haut- und Schleimhautreaktion, gekennzeichnet durch großflächige Erytheme, schlaffe Blasen und Erosionen mit möglichem Multiorganausfall. Bevorzugt betroffen sind ältere Frauen.
A.: Alan Lyell, britischer Dermatologe, Aberdeen.
Diagn. Krit.: **(1)** Haut: fleckige, morbilliforme oder kokardenartige, teils konfluierende Erytheme im Bereich des Gesichtes, des Stammes und der Extremitäten bis zur Erythrodermie. Entwicklung von großen schlaffen Blasen. Induktion von neuen Blasen auf Erythem durch Reibung (Nikolski I) oder Weiterschieben von Blasen (Nikolski II) in die scheinbar gesunde Haut. Großflächige Erosionen (> 10% der Körperoberfläche). – **(2)** Augen: zunächst periorbitale Rötung, später Konjunktivitis, Keratitis, Erosionen, grau-weiße Fibrinbeläge, Symblepharon. – **(3)** Schleimhaut (Mund, Pharynx, Larynx, Genitale): Blasenbildung, Erosionen, Fibrinbeläge, evtl. narbige Abheilung mit Strikturen. – **(4)** Nägel: Nagelwachstumsstörung (Beau-Reil-Furche) oder Verlust aller 20 Nägel, evtl. narbige Heilung. – **(5)** Allgemeinsymptome: Fieber, Krankheitsgefühl, Schmerzen. – **(6)** Weitere Organe: Flüssigkeits- und Elektrolytverlust, Superinfektion mit Bakterien oder Viren, Sepsis, Entwicklung eines Schocks mit Multiorganausfall.
Ätiol.: Unklar. Unverträglichkeit gegenüber Medikamenten, möglicherweise Kombination aus Medikamenteneinnahme und Infekt (Viren, Mykoplasmen). Genetische Assoziation mit MHC-Klasse I und II. Möglicherweise zytotoxischer Prozeß an den durch das Medikament veränderten Antigenstrukturen der Keratinozyten über TNF-α als Mediator. Die häufigsten Medikamente sind Antibiotika (Sulfonamide, Aminopenicilline), Antiepileptika (Phenytoin, Carbamazepin), nichtsteroidale Antiphlogistika und Allopurinol.
Pathog.: Nekrose der gesamten Epidermis, subepidermale Spalt- bzw. Blasenbildung und nur geringe entzündliche

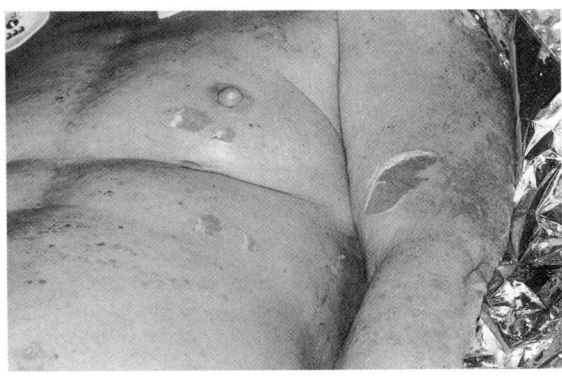

Lyell-Syndrom

Lymphadenitis, histiozytäre nekrotisierende

Infiltrate und Ödematisation in der oberen Dermis (»leere Dermis«).
Bemerkungen: Intervall zwischen Medikamenteneinnahme und Auftreten der Erkrankung bis zu 14 Tage. Einige Autoren fassen das Lyell-Syndrom als eine Maximalvariante des Stevens-Johnson-Syndroms auf. Eine eindeutige Grenzziehung zwischen beiden Krankheitsbildern ist nicht immer möglich. **(DD)** das »staphylococcal-scalded-skin-Syndrom« sollte ausgeschlossen werden (subkorneale Spaltbildung).
Lit.: Lyell A (1956) Toxic epidermal necrolysis: An eruption resembling scalding of the skin. Br J Dermatol 68: 355–361. – Roujeau J-C, Guillaume J-C, Fabre J-P et al (1990) Toxic epidermal necrolysis (Lyell syndrome). Arch Dermatol 126: 37–42. – Schöpf E, Stühmer A, Rzany B et al (1991) Toxic epidermal necrolysis and Stevens-Johnson syndrome. Arch Dermatol 127: 839–842.
C. G. Schirren/GB

Lyell-Syndrom, medikamentöses: Lyell-Syndrom
Lymphadenitis, dermatopathische: Retikulose, lipomelanotische (Pautrier-Woringer)

Lymphadenitis, histiozytäre nekrotisierende

Syn.: Kikuchi(-Fujimoto)-Syndrom – Lymphadenitis, zervikale nekrotisierende histiozytäre
Def.: Selbstlimitierende Verlaufsform einer nekrotisierenden Lymphadenitis.
A.: Zeitgleich von M. Kikuchi und Y. Fujimoto beschrieben.
Diagn. Krit.: **(1)** Lymphknotenschwellung (1–3 cm), meist zervikal und einseitig, vereinzelt schmerzhaft. – **(2)** Fieber (ca. 30%), Neutropenie und atypische Lymphozyten möglich. – **(3)** Exanthem (30%), Erythem. – **(4)** Histologisch fleckförmig, fibrinoide Nekrosen mit starker Karyorhexis der parakortikalen Zonen der Lymphknoten. Zelluläre Infiltrate bestehend aus Makrophagen, Histiozyten und T-Lymphozyten, keine Granulozyten. – **(5)** Spontane Remission nach 1–4 Monaten.
Ätiol.: Nicht geklärt.
Pathog.: Möglicherweise Hyperimmunreaktion (T-Zellen, Histiozyten) auf unbekanntes infektiöses Agens.
Bemerkungen: Altersgipfel 30 Jahre. Verhältnis Frauen/Männer 4 : 1. **(DD)** malignes Lymphom – systemischer Lupus erythematodes.
Lit.: Dorfman RF, Berry GJ (1988) Kikuchi's histiocytic necrotizing lymphadenitis: an analysis of 108 cases with emphasis on differential diagnosis. Sem Diagn Path 5: 329–345. – Fujimoto Y, Kozima Y, Yamaguchi K (1972) Cervical subacute necrotizing lymphadenitis. A new clinicopathological entity. Naika 20: 920–927. – Kikuchi M (1972) Lymphadenitis showing focal reticulum cell hyperplasia with nuclear debris and phagocytosis: Nippon Ketsueki Gakkai Zasshi 35: 379–380. – Sumiyoshi Y, Kikuchi M, Takeshita M et al (1992) Immunohistological study of skin involvement in Kikuchi's disease. Virch Arch B 62: 263–269.
E. Späth-Schwalbe/GA

Lymphadenitis, zervikale nekrotisierende histiozytäre: Lymphadenitis, histiozytäre nekrotisierende

Lymphadenosis benigna cutis Bäfverstedt

Syn.: Lymphozytom – Sarkoid Spiegler-Fendt
Def.: Follikuläres (B-lymphozytäres) Pseudolymphom.
A.: Übersichtsarbeit und Prägung der Krankheitsbezeichnung »Lymphadenosis benigna cutis« 1944 durch den schwedischen Dermatologen Bo Erik Bäfverstedt, 1905–.
Diagn. Krit.: **(1)** Schmerzlose, scharf umschriebene, bräunlich- bis hellrote kutan-subkutane Papeln oder Knoten (a) solitär oder (b) multipel disseminiert. – **(2)** Prädilektionsstellen: Nase, Ohrläppchen, Axillarfalte, Mamillen, Skrotum. – **(3)** Erythema migrans nach Zeckenbiß in der Anamnese. – **(4)** 5.–10. Lebensjahr bevorzugt. – **(5)** Gynäkotropie (2 : 1).
Ätiol.: Spirochätose durch Borrelia burgdorferi nach Zeckenbiß (Ixodes ricinus). Daneben können auch Traumen, Fremdkörper (Tätowierung), Medikamente (Hydantoin) und andere Reize auslösend sein.
Pathog.: Reaktive polyklonale follikuläre extranodale Proliferation von B-Lymphozyten und dendritischen Zellen mit Ausbildung von Keimzentren.
Bemerkungen: **(DD)** Lymphom der Haut, niedrig malignes, zentroblastisch/zentrozytisches – Lupus erythematodes tumidus – Basaliom, knotiges.
Lit.: Albrecht S, Hofstadter S, Artsob H et al (1991) Lymphadenosis benigna cutis resulting from Borrelia infection (Borrelia lymphocytoma). J Am Acad Dermatol 24: 621–625. – Bäfverstedt B (1944) Über Lymphadenosis benigna cutis. Eine klinische pathologisch-anatomische Studie. Acta Derm Venerol (Suppl XI) (Stockh) 24: 1–102. – Burg G, Braun/Falco O (1983) Cutaneous Lymphomas: Pseudolymphomas and Related Disorders, pp 420–441. Springer, Berlin, Heidelberg, New York, Tokyo.
G. Burg/GB

Lymphangiektasie, intestinale, angeborene

Syn.: familial idiopathic dysproteinemia (e) – protein-losing enteropathy with dilated intestinal lymphatics (e)
Def.: Intestinale submuköse oder subseröse Lymphangiektasie mit proteinverlierender Enteropathie, Hypalbuminämie, hypoproteinämischen Ödemen und Lymphozytopenie.
A.: Erstbeschreibung 1949 durch F. Homburger und M. L. Petermann. – Weitere ätiologische Klärung 1961 und 1965 durch T. A. Waldmann et al.
Diagn. Krit.: **(1)** Diarrhö. – **(2)** Wachstumsverzögerung. – **(3)** Hypoproteinämie mit Ödemen, z.T. zum Zeitpunkt der Geburt, aber auch Manifestation erst im 15. Lebensjahr und später, z.T. exzessiver Verlust von Serumproteinen in den Gastro-Intestinaltrakt. Folgen: Hypalbuminämie, Reduktion von IgG, Fibrinogen, Transferrin, IgM und IgA. Steatorrhö. – **(4)** Chylöse pleurale und kardiale und peritoneale Ergüsse. – **(5)** Hypokalzämische Tetanien. – **(6)** Lymphozytopenie nach jahrelangem Krankheitsbild. – **(7)** Röntgenologisch: nach Kontrastmittelgabe verdickte Jejunalfalten, erweitertes Darmlumen, starke Kontrastmittelverdünnung, kleinpolypöse Aussparungen. – **(8)** Orale Dünndarmbiopsie: Nachweis dilatierter subepitalialer Lymphgefäße in der Lamina propria und/oder in der Submukosa. Wiederholte Biopsien notwendig, da häufig Normbefunde erhoben werden. – **(9)** Therapie: eiweißreich, fettfrei, mittelkettige Triglyceride. – **(10)** Assoziierte Befunde: kongenitales Glaukom, Noonan-S., Fallot-Tetralogie, Hypobetalipoproteinämie.
Ätiol.: Autosomal-dominante Vererbung mit kompletter Penetranz und variabler Expressivität. 75% sporadisch erkrankt.
Pathog.: Angeborene lymphatische Dysplasie mit variköser Ektasie. Beim Erwachsenen kann die gleiche Symptomatik z.B. nach einer chronischen Pankreatitis, Tu-

mor, Lymphom, Bestrahlung oder einer retroperitonealen Fibrose auftreten. Weltweit beobachtet.
Bemerkungen: Die Lymphangiektasie scheint häufiger und asymptomatisch vorzukommen. Ätiologisch sind genetische, erworbene und transitorische Formen zu unterscheiden. **(DD)** intestinales Eiweißverlustsyndrom – hereditäres Lymphödem Nonne-Meige – Whipple-Erkrankung.
Lit.: Homburger F, Petermann ML (1949) Studies on hypoproteinemia. II. Familial idiopathic dysproteinemia. Blood 4: 1085–1108. – Vardy PA, Lebenthal E, Schwachman H (1975) Intestinal lymphangiectasia: a reappraisal. Pediatrics 55: 842–851. – Waldmann TA, Schwab PJ (1965) IgG (7 S gamma globulin) metabolism in hypogammaglobulinemia: studies in patients with defective gammaglobulin synthesis, gastrointestinal protein loss, or both. J Clin Invest 44: 1523–1533.
McK: 152800
J. Kunze/JK

lymphedema, late-onset (e): Lymphödem, hereditäres, Typ II (Meige)
lymphedema-microcephaly syndrome (e): Leung-Syndrom
lymphedema praecox, familial (e): Lymphödem, hereditäres, Typ II (Meige)
Lymphknotenhyperplasie: Castleman-Lymphom
lymphocytic meningopolyneuritis (-radiculitis) (e): Bannwarth-Krankheit

Lymphödem, hereditäres, Typ I (Nonne-Milroy)
Syn.: Trophödem, kongenitales – Elephantiasis congenita hereditaria (Nonne) – Milroy's disease (e)
Def.: Monogen-erbliches Lymphödem mit Manifestation bei oder kurz nach Geburt.
A.: Max Nonne, 1861–1959, Neurologe, Hamburg. – William Forsyth Milroy, 1855–1942, Internist, Ohama (Nebraska). – Erstbeschreibung durch Nonne 1891 und durch Milroy 1892.
Diagn. Krit.: **(1)** Lymphödem, angeboren, an den unteren Extremitäten, nie oberhalb des Leistenbandes; schmerzlos, ohne Entzündungen oder Ulzerationen. – **(2)** Cholestase oder intestinale Lymphangiektasie mit Albuminverlust und konsekutiver Hypoproteinämie (selten). – **(3)** Keine zusätzliche Symptomatik.
Ätiol.: Autosomal-dominante Vererbung mit variabler Expressivität.
Pathog.: Angeborener Defekt im lymphatischen System der unteren Körperhälfte unbekannter Genese.
Bemerkungen: Früher wurden Typ I und Typ II zum »Nonne-Milroy-Meige-Syndrom« zusammengefaßt. Manifestationsalter, Ausdehnung und Verlauf des Lymphödems und die Existenz von assoziierten Lymphödem-unabhängigen Anomalien erlauben jedoch eine klare Differenzierung. Typ I und II sind wahrscheinlich genetisch identisch. Beide Typen kommen auch innerhalb einer Familie vor. Eine rezessive Form mit fazialen Auffälligkeiten (J. Mücke et al.) sowie Kombination mit Mikrozephalie (P. Meinecke) wurden beschrieben.
Lit.: Garg BK (1974) Congenital lymphoedema. A report of 10 cases in a family. Indian J Pediat 41: 309–313. – Meinecke P (1987) Letter to the editor: A genetic association between microcephaly and lymphedema. Am J Med Genet 26: 233. – Milroy WF (1892) An undescribed variety of hereditary edema. N Y Med J 56: 505–508. – Mücke J, Hoepffner W, Scheerschmidt G et al (1986) Early onset lymphoedema, recessive form – a new form of genetic lymphoedema syndrome. Eur J Pediatr 145: 195–198. – Nonne M (1891) Vier Fälle von Elephantiasis congenita hereditaria. Arch Path Anat, Berlin, 125: 189–196.
McK: 153100
M. Habedank/JK

Lymphödem, hereditäres, Typ II (Meige)
Syn.: Trophödem Meige – lymphedema praecox, familial (e) – Meige's disease (e) – lymphedema, late-onset (e)
Def.: Monogen-erbliches Syndrom mit Lymphödem-Manifestation um Pubertät und davon unabhängigen angeborenen Anomalien.
A.: Henry Meige, 1866–1940, Arzt, Paris. – Erstbeschreibung 1863 durch Virchow als »Lymphatisches Ödem mit Mißbildungen«. – Beschreibung durch Meige 1889.
Diagn. Krit.: **(1)** Lymphödem, abrupt einsetzend um Pubertät, an den unteren Extremitäten; häufig mit akuten Entzündungszeichen, oft schmerzhaft. – **(2)** Lymphödem seltener auch das Genitale, die oberen Extremitäten, das Gesicht, Larynx und Pleura (Ergüsse) betreffend. – **(3)** Angeborene Anomalien: partielle häutige Syndaktylien der Zehen, Distichiasis (Doppelreihe der Augenwimpern); Myopie; Ptosis; gelbe Nägel; extradurale Zysten und/oder Wirbelanomalien; zerebro-vaskuläre Fehlbildungen; sensoneuraler Hörverlust; Gaumenspalte. – **(4)** Sinusitis. – **(5)** Bronchiektasen.
Ätiol.: Autosomal-dominante Vererbung mit variabler Expression; meist aber sporadisch auftretend.
Pathog.: Defekt im lymphatischen System unbekannter Genese. Lymphangiographische Untersuchungen haben Verminderung oder Fehlen der Lymphknoten in Axilla und oberhalb des Leistenbandes nachgewiesen.
Bemerkungen: s.u. Lymphödem, hereditäres, Typ I (Nonne-Milroy). Die angeborenen Lymphödem-unabhängigen Anomalien (s.a. McK 152900, 153000, 153300, 153400) sind Indizien für Genträgerschaft vor Lymphödem-Manifestation.
Lit.: Figueroa AA, Pruzansky S, Rollnick BR (1983) Meige disease (familial lymphedema praecox) and cleft palate: report of a family and review of the literature. Cleft Palate J 20: 151–157. – Meige H (1889) Le trophoedème chronique héréditaire. Nouv icono gr Salpêtrière, Paris, 12: 453–480. – Wheeler ES, Chan V, Wassman R, Rimoin DL, Lesavoy MA (1981) Familial lymphedema praecox: Meige's disease. Plast Reconst Surg 67: 362–364.
McK: 153200
M. Habedank/JK

Lymphogranulomatosis benigna (Schaumann): Sarkoidose
Lymphohistiozytose, familiäre erythrophagozytäre: Morbus Farquhar
lymphoproliferativer Immundefekt, X-chromosomal vererbter: Purtilo-Syndrom
lymphoproliferatives Syndrom, X-chromosomal vererbtes: Purtilo-Syndrom
lymphozytäre Meningopolyneuritis: Bannwarth-Krankheit
lymphozytäre Meningoradikulitis: Bannwarth-Krankheit
Lymphozytom: Lymphadenosis benigna cutis Bäfverstedt
Lynch-Syndrom (I und II): colorectal cancer, hereditary nonpolyposis (e)
Lynch-Wiersema-Syndrom: Ichthyosis und männlicher Hypogonadismus
Lysinurie, kongenitale: Aminoazidurie, hyperdibasische, Typ II
lysosomal acid lipase deficiency (e): Cholesterinester-Speicherkrankheit
lysosomale Glykopeptid-Speichererkrankung mit Angiokeratoma corporis diffusum Typ Kanzaki: Alpha-N-Acetylgalaktosaminidase-Defizienz

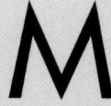

Machado-Joseph-Krankheit: Machado-Krankheit

Machado-Krankheit

Syn.: Machado-Joseph-Krankheit – Joseph-Krankheit – azorean neurologic disease (e) – nigrospinodentatal degeneration (e)
Def.: Autosomal-dominant erbliche, subakut verlaufende Kleinhirnatrophie mit externer Ophthalmoplegie, extrapyramidalen und spastischen Zeichen.
A.: Gemeinsame Erstbeschreibung des Krankheitsbildes 1972 durch Kenneth K. Nakano, David M. Dawson, Alexander Spence, Neurologen, Boston.
Diagn. Krit.: **(1)** Subakute Kleinhirnatrophie: Gangataxie, vertikaler und horizontaler Nystagmus, teilweise als Blickrichtungsnystagmus, dysmetrische Blicksakkaden, abnormer optokinetischer und kalorischer Nystagmus, Koordinationsstörungen, Dysarthrie. – **(2)** Progressive externe Ophthalmoplegie: Diplopie, äußere Augenmuskelparesen, vor allem des M. rectus superior. – **(3)** Extrapyramidale Zeichen: Athetose, Dystonie, Fazialismyoklonien, Gaumensegelmyoklonien, Parkinsonismus (maskenhaftes Gesicht, Rigor, Bradykinese, Startschwierigkeiten, Ruhetremor der Hände). – **(4)** Spastische (pyramidale) Zeichen: spastische Tonuserhöhung, gesteigerte Muskeleigenreflexe, Babinski-Zeichen. – **(5)** Periphere Neuropathien: distale symmetrische Muskelatrophien besonders an den Beinen, Reflexabschwächung oder -verlust, leichte Störungen des Schmerz-, Vibrations- und Bewegungsempfindens, gelegentlich auch Faszikulationen. – **(6)** Dysphagie. – **(7)** Zungenfaszikulationen. – **(8)** Leichte Blasen- und Mastdarminkontinenz. – **(9)** Exophthalmus. – **(10)** Visusminderung. – **(11)** Gelegentlich bei Frühmanifestation im Kindesalter mentale Retardierung (bei Beginn im Erwachsenenalter normale Intelligenz), Polydaktylie, Mikrozephalie. – **(12)** Bei etwa einem Drittel der Patienten Skelettanomalien: Skoliose, Hohlfüße, Hammerzehen. – **(13)** Neurographie: fakultativ verminderte Nervenleitgeschwindigkeiten. – **(14)** Muskelbiopsie: fakultativ chronische neurogene Muskelatrophie. – **(15)** Nervenbiopsie: Proliferation des perineuralen Bindegewebes, in geringem Maße segmentale Demyelinisierung. – **(16)** Pathol.-anat.: Neuronenverlust und Gliose der Substantia nigra, der Nuclei pontis und vestibulares und anderer Hirnnervenkerne, des Nucleus dorsalis (Clarke-Stilling) und des Vorderhornes.
Ätiol.: Autosomal-dominant erbliche Erkrankung. Bei der charakteristischen Mutation handelt es sich um eine Verlängerung einer polymorphen CAG-Trinukleotidsequenz in der kodierenden Region eines nicht näher charakterisierten Gens auf Chromosom 14q24–q32.
Pathog.: Unbekannt.
Bemerkungen: Die Krankheit wurde nach William Machado, dem Stammvater der erstbeschriebenen Sippe mit 31 erkrankten Familienmitgliedern, und nach Antone Joseph, dem Stammvater einer Sippschaft von 51 Kranken, benannt. Beide Sippschaften kamen von den portugiesischen Azoren. – Der Erkrankungsbeginn liegt zwischen dem Vorschulalter und dem Senium mit Maximum zwischen dem 20. und 50. Lebensjahr. Es werden nach Coutinho und Andrade drei Typen der Erkrankung unterschieden: Typ I: pyramidale und extrapyramidale Störungen, progressive externe Ophthalmoplegie, leicht ausgeprägte Kleinhirnsymptome; Typ II: zerebellare und pyramidale Zeichen, keine extrapyramidalen Störungen, mit oder ohne progressive externe Ophthalmoplegie; Typ III: zerebellare Störungen mit distaler symmetrischer Muskelatrophie, eventuell auch progressiver externer Ophthalmoplegie. Nach Rosenberg wird noch ein Typ IV unterschieden: zerebellare und pyramidale Störungen, progressive externe Ophthalmoplegie, periphere Neuropathie und Parkinsonismus. Die Krankheitszeichen können selbst innerhalb einer Familie sehr stark variieren. Nach Romanul und dessen Mitarbeitern handelt es sich bei den Beschreibungen des Machado- und Joseph-Syndroms sowie der »nigro-spino-dentatalen Degeneration mit nukleärer Ophthalmoplegie« (B. T. Woods und H. H. Schaumburg) wahrscheinlich um die gleichen Krankheitsbilder. Neuere molekulargenetische Studien haben ergeben, daß die Machado-Krankheit die häufigste Form (ca. 30–50%) von autosomal-dominant vererbter spinozerebellärer Ataxie ist.
Lit.: Kawaguchi Y, Okamoto T, Taniwaki M et al (1994) CAG expansions in a novel gene for Machado-Joseph disease at chromosome 14q32.1. Nature Genet 8: 221–228. – Nakano KK, Dawson DM, Spence A (1972) Machado disease. A hereditary ataxia in Portuguese emigrants to Massachusetts. Neurology 22: 49–55. – Romanul FCA, Fowler HL, Radvany J et al (1977) Azorean disease of the nervous system. N Engl J Med 296: 1505–1508. – Rosenberg RN, Nyhan WL, Coutinho P, Bay C (1978) Joseph's disease: An autosomal dominant neurological disease in the Portuguese of the United States and the Azores Islands. In: Kark RAP, Rosenberg RN, Schut LJ (eds) Advances in Neurology, Vol 21. Raven Press, New York. – Woods BT, Schaumburg HH (1972) Nigro-spino-dentatal degeneration with nuclear ophthalmoplegia. A unique and partially treatable clinico-pathological entity. J neurol Sci 17: 149–166.
McK: 109150
C. D. Reimers/DP

MacKenzie-Jackson-Syndrom: Jackson-Lähmung
Macleod-Syndrom: Lunge, einseitig helle
macrocephaly, multiple lipomas and hemangiomata (e): Bannayan-Riley-Ruvalcaba-Syndrom
macrogenitosomia praecox syndrome (e): Vierhügel-Syndrom
macular atrophy (e): Anetodermie
macular corneal dystrophy, type Groenouw II (e): Fehr-Syndrom

macular dystrophy (or degeneration), juvenile hereditary (e): Stargardt-Makuladegeneration

Madelung-Deformität
Def.: Bajonettförmige Achsabknickung der Hand gegenüber dem Unterarm (Subluxationsstellung der Hand nach volar mit dorsal vorspringender Ulna). Nie isoliert auftretend, immer Teilsymptom der Dyschondrosteosis Léri-Weill (Langer 1965). Häufig auch bei Turner-Patientinnen zu beobachten.
Pathog.: Unbekannt.
J. Kunze/JK

Madelung-Krankheit: Lipomatose, benigne symmetrische
Männerkindbett: Couvade-Syndrom
Maffucci-Kast-Syndrom: Maffucci-Syndrom

Maffucci-Syndrom
Syn.: Kast-Syndrom – Maffucci-Kast-Syndrom
Def.: Konstitutionelle, nicht-hereditäre mesodermale Dysplasie mit multiplen Enchondromen und Hämangiomen.
A.: Frühe Beschreibung 1881 durch den Pathologen Angelo Maffucci, 1845–1903, Neapel, Pisa, und Alfred Kast, 1856–1903, Internist, Breslau.
Diagn. Krit.: (1) Auftreten multipler Enchondrome überwiegend an Händen und Füßen (70–80%), weniger häufig an den langen Röhrenknochen (40–60%), Rippen, Becken und Schulterblättern (20–30%), selten an Wirbelkörpern, Schädel, Klavikeln und Sternum (2–10%). – (2) Multiple kapilläre oder kavernöse Hämangiome der Haut und inneren Organe. – (3) Sekundäre Verformung und Verkürzung der betroffenen Skelettteile, Kleinwuchs, häufig mit asymmetrischer Beinverkürzung. – (4) 78% der Fälle manifestieren sich vor der Pubertät, 25% bereits im ersten Lebensjahr. Maligne Degeneration der Tumoren bei ca. 23% der publizierten Patienten (Chondrosarkome, Hämangiosarkome, Lymphangiosarkome, Fibrosarkome, Gliome u.a.). – (5) Röntgenologisch: typische Veränderungen multipler Enchondrome. Häufig Phlebolithen.
Ätiol.: Unbekannt.
Pathog.: Unbekannt.
Bemerkungen: Bei gleichzeitigem Vorliegen anderer benigner Tumoren und von Gewebshyperplasien ist an ein Proteus-Syndrom zu denken.
Lit.: Lewis RJ, Ketcham AS (1973) Maffucci's Syndrome: functional and neoplastic significance. J Bone Jt Surg 55-A: 1465–1479. – Maffucci A (1881) Di un caso encendroma ed angioma multiplo. Movimento medico-chirurgico (Napoli) 3: 399–412, 565–575.
McK: 166000
J. Spranger/JS

MAGIC-Syndrom: Mund- und Genital-Ulcera mit Chondritis
magnesium-losing tubulopathy (e): Gitelman-Syndrom
Majewski-Syndrom: Kurzripp-Polydaktylie-Syndrom VI (Majewski)

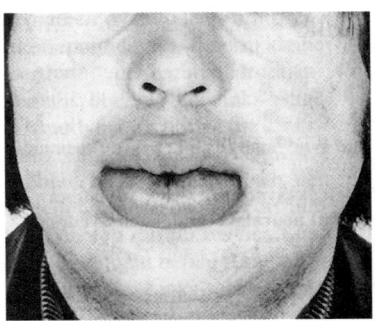

essentielle granulomatöse Makrocheilie Miescher: Schwellung und rüsselförmige Vorwölbung der Lippen (24jähr. Mann; Beob. U.H.Kl. Hamburg, Th. Nasemann)

Makrocheilie, essentielle granulomatöse (Miescher)
Syn.: Cheilitis granulomatosa (Miescher) – Morbus Miescher – Cheilitis glandularis – Miescher Cheilitis
Def.: Chronisch entzündliche Makrocheilie (wahrscheinlich Teilerscheinung des Melkersson-Rosenthal-Syndroms).
A.: Guido Miescher, 1877–1961, Dermatologe, Zürich. – Erstbeschreibung 1945.
Lit.: Grosshans E, Pfeffer S (1991) Le syndrome de Melkersson-Rosenthal. La macrocheilite granulomateuse de Miescher. Ann Dermatol Venereol 118: 245–251. – Miescher G (1945) Über essentielle granulomatöse Makrocheilie (Cheilitis granulomatosa). Dermatologica 91: 57. – Zimmer WM, Rogers RS, Reeve CM, Sheridan PJ (1992) Orofacial manifestations of Melkersson-Rosenthal syndrome. A study of 42 patients and review of 220 cases from the literature. Oral Surg Oral Med Oral Pathol 74: 610–619.
G. Burg/GB

Makrothrombozytopenie-Taubheit-Nephritis-Syndrom: Epstein-Syndrom
Makrozephalie (familiäre): Megalenzephalie
Makuladegeneration, familiäre, juvenile: Stargardt-Makuladegeneration
Makuladegeneration, hereditäre, Typ Stargardt: Stargardt-Makuladegeneration
Makuladegeneration, vitelliforme: Best-Makuladegeneration, vitelliforme oder vitelliruptive
Makuladystrophie bei Taubstummheit: Diallinas-Amalric-Syndrom
Makuladystrophie, hereditäre, und Proteinurie: Makuladystrophie vom North-Carolina-Typ
Makuladystrophie, vitelliruptive: Best-Makuladegeneration, vitelliforme oder vitelliruptive

Makuladystrophie vom North-Carolina-Typ
Syn.: Makuladystrophie, hereditäre, und Proteinurie – North Carolina macular dystrophy (e) – central areolar pigment epithelial dystrophy (e) – dominant progressive foveal dystrophy of Lefler, Wadsworth and Sidbury (e) – North Carolina macular dystrophy by Gass (e)
Def.: Verstreut liegende, drusenartige Läsionen in der Makula mit Depigmentierungen des retinalen Pigmentepithels und Proteinurie.
A.: W. H. Lefler, J. A. C. Wadsworth, J. B. Sidbury Jr., amerikanische Ophthalmologen.

Diagn. Krit.: (1) Visusminderung. – (2) Zentralskotom. – (3) Drusenartige Läsionen im Bereich der Makula. – (4) Atrophie des retinalen Pigmentepithels und der Gefäße der Choroidea. – (5) Auftreten von Staphylomen in der Makula bei einigen Patienten. – (6) Proteinurie. – (7) Frühes Auftreten mit einer Erstmanifestation in der ersten Lebensdekade. – (8) Langsamer Verlauf. – (9) EOG und ERG regelrecht. – (10) Normales Farbensehen.
Ätiol.: Autosomal-dominanter Vererbungsmodus.
Pathog.: Atrophie des retinalen Pigmentepithels und der Choriokapillaris.
Bemerkungen: In der von Lefler untersuchten Gruppe fand sich bei elf von 17 Betroffenen eine Proteinurie. Lefler setzt den Beginn der Erkrankung vor dem Erreichen des 10. Lebensjahres fest, wohingegen Frank et al. eine Erstmanifestation vor dem 1. Lebensjahr beschreiben. Bisweilen werden fortgeschrittene Veränderungen im Bereich der Fovea vor Einsetzen der Visusminderung beobachtet. Die Erkrankung ist zu unterscheiden von der Doyn-Chorioidose bzw. dominanten Drusen der Bruch-Membran. Weiterhin ist sie von der dominanten, progressiven Fovea-Dystrophie nach Deutmann abzugrenzen. Bei letztgenannter Erkrankung werden Beginn und Vollbild der Erkrankung zu einem späteren Zeitpunkt manifest, ohne Auftreten von Drusen. Eine Sehminderung tritt bei dieser Form einer Makuladystrophie manchmal bereits vor zu beobachtenden Veränderungen in der Makula ein.
Lit.: Frank HR, Landers MB, Williams RJ, Sidbury JB (1974) A new dominant progressive foveal dystrophy. Am J Ophthalmol 78: 903–916. – Gass JDM (1987) Stereoscopic Atlas of Macular Diseases: Diagnosis and Treatment, Vol I, 3rd ed, pp 98–99. CV Mosby, St Louis. – Hermsen V, Judisch GF (1984) Central areolar pigment epithelial dystrophy. Birth Defects 18(6): 281–296. – Klein R, Bresnick G (1982) An inherited central retinal pigment epithelial dystrophy. Ophthalmologica 189: 69–72. – Lefler WH, Sidbury JB Jr, Wadsworth JAC (1971) Hereditary macular dystrophy and amino-aciduria. Am J Ophthalmol 71 (suppl): 224–230.
McK: 136550
G. Rudolph/DP

Makulakolobome mit Brachytelephalangie
Syn.: Sorsby-Syndrom (II) – coloboma of macula with type B brachydactyly (e) – Phillips-Griffiths syndrome (e)
Def.: Autosomal-dominant erbliches Syndrom mit Makulakolobomen und Brachytelephalangie.
A.: Erstbeschreibung 1935 durch Arnold Sorsby, 1900–1980, britischer Ophthalmologe.
Diagn. Krit.: (1) Bilaterale Makulakolobome, Hypermetropie, Nystagmus, Visusminderung. – (2) Brachytelephalangie. – (3) Inkonstant: Gaumenspalte, kurze Füße mit Hallices valgi, unilaterale Nierenaplasie.
Ätiol.: Autosomal-dominantes Erbleiden.
Pathog.: Nicht bekannt.
Bemerkungen: Bisher wurden drei Familien beschrieben; eine endgültige Charakterisierung ist nicht möglich. (DD) im McKusick-Katalog wird ein isolierter Fall mit wesentlich stärkeren, generalisierten Skelettveränderungen dazugerechnet (R. D. Smith et al., 1980), dessen Zugehörigkeit jedoch angezweifelt werden muß.
Lit.: Phillips CI, Griffiths DL (1969) Macular coloboma and skeletal abnormality. Br J Ophthalmol 53: 346–349. – Smith RD, Fineman RM, Sillence DO et al (1980) Congenital macular colobomas and short-limb skeletal dysplasia. Am J Med Genet 5: 365–371. – Sorsby A (1935) Congenital coloboma of the macula, together with an account of the familial occurence of bilateral macular coloboma in association with apical dystrophy of hands and feet. Br J Ophthalmol 19: 65–90. – Thompson EM, Baraitser M (1988) Sorsby syndrome: a report on further generations of the original family. J Med Genet 25: 313–321.
McK: 120400
H. Menger/JS

malabsorption-ectodermal dysplasia-nasal alar hypoplasia (e): Johanson-Blizzard-Syndrom
maladie de Best (fz): Best-Makuladegeneration, vitelliforme oder vitelliruptive
maladie de Bosviel (fz): Staphylhämatom Bosviel
maladie de Dowling-Degos (fz): Pigmentdermatose, retikuläre
maladie de Duchenne-Erb (fz): Armplexuslähmung, obere
maladie de Fahr (fz): Fahr-Krankheit
maladie de Gerlier (fz): Gerlier-Symptomenkomplex
maladie de Grisel (fz): Grisel-Sequenz
maladie de Landry (fz): Landry-Paralyse
maladie de Ménière (fz): Ménière-Krankheit
maladie de Pautrier-Woringer (fz): Retikulose, lipomelanotische (Pautrier-Woringer)
maladie de Porak et Durante (fz): Osteogenesis imperfecta

Maladie de Puigvert
Syn.: Puigvert-Krankheit – Megakalikose – Megakaliose – megacalycosis (e) – megacalicosis (e) – megacalice (fz) – displasie megacalicali (i)
Def.: Renale Dysplasie mit Hypoplasie der Markpyramiden und assoziierter kongenitaler, nicht obstruktiver Kelcherweiterung.
A.: A. Puigvert. Erstbeschreibung 1962.
Diagn. Krit.: (1) Meist einseitiges Vorkommen. – (2) Große Niere, vergrößerte Nierenkelche mit konvexer Konfiguration. – (3) Oft kombiniert mit Polykalikose. – (4) Eingeschränktes Konzentrationsvermögen. – (5) Gelegentlich (sterile) chronisch-interstitielle Nephritis. – (6) Steinbildung (35–50%). – (7) Gehäuft Harnwegsinfekte.
Ätiol.: Nicht hereditäre embryonale Entwicklungsstörung.
Pathog.: Vermutet wird eine Störung während der Kommunikationsphase zwischen nephrogenem Blastem und Ureterknospe in Sinne einer überproportionalen Entwicklung der Ureterknospe bei normaler Nierenrinde.
Bemerkungen: Eine operative Korrektur ist nur bei Komplikationen indiziert. (DD) Ureterabgangsstenose – Refluxnephropathie – Nierentuberkulose.
Lit.: Biewald W, Scigalla P, Duda SH (1988) Die Megakaliose im Kindesalter. Z Kinderchir 43: 427–429. – Mezas//Artasona et al (1991) Ann Radiol 34: 248. – Puigvert A (1962) Megacalicosis: differentiation from hydrocalicosis. Helv chir acta 31: 414.
Th. Lennert/JK

maladie de Stargardt (fz): Stargardt-Makuladegeneration
maladie de v. Bechterew-Stoelzner (fz): Erythema palmare hereditarium
maladie du Froin (fz): Froin-Syndrom
Mal de Meleda (fz): Keratodermia palmo-plantaris transgrediens et progrediens (Typ Mljet)
malformed low-set ears and conductive hearing loss, recessive (e): Mengel-Konigsmark-Berlin-McKusick-Syndrom

Mallory-Weiss-Syndrom
(Sequenz)

Def.: Schleimhautrisse in der Kardiaregion nach heftigem Erbrechen mit massiver gastrointestinaler Blutung und Hämatemesis.

A.: Erstbeschreibung 1879 von Quincke. – 1929 und 1932 beschrieben George Kenneth Mallory, 1900–, amerikanischer Pathologe, und Soma Weiss, 1898–1942, amerikanischer Arzt, erstmals den kausalen Zusammenhang zwischen Erbrechen und den Schleimhautrissen im Kardiabereich.

Diagn. Krit.: **(1)** Heftiges rezidivierendes Erbrechen. – **(2)** Als Folgeerscheinung tritt eine zuweilen sehr schwere Hämatemesis auf. – **(3)** Gastroskopie: parallel zur Längsachse des Ösophagus und Magens verlaufende 1–3 cm lange Schleimhautrisse. Hauptlokalisation im Übergangsbereich von Kardia zum Ösophagus, oft auch etwas unterhalb der Kardia gelegen. – **(4)** Anamnestisch häufig akuter oder chronischer Alkoholabusus.

Ätiol.: Heftiges und häufiges Erbrechen und Würgen insbesondere bei akutem oder chronischem Alkoholabusus (unkoordiniertes Erbrechen).

Pathog.: Durch das Erbrechen entsteht eine intraluminale Druckerhöhung in der Kardiaregion, besonders wenn die Erschlaffung des unteren Ösophagussphinkters nicht rechtzeitig eintritt. Bei vorübergehender Verlagerung der Region in den Thorax kommt es zum starken transmuralen Druckanstieg (bis 100 mmHg). Durch Dehnung und Zerrung der Wand kommt es zu längsgerichteten Schleimhautrissen im Kardiabereich. Ob eine Vorschädigung der Schleimhaut z.B. durch vermehrte Säureproduktion nach Alkoholgenuß eine Rolle spielt, ist nicht bekannt.

Bemerkungen: Altersgipfel: 3.–5. Lebensdekade. Androtropie (4 : 1). Komplikationen: akute Verblutung (3%), Ösophagusruptur (Boerhaave-Syndrom). Prognose: in über 80% spontanes Sistieren der Blutung und Abheilung der Läsion. Therapie: symptomatische Maßnahmen, endoskopische Sklerosierung der Läsion, angiographische Embolisation, operative Umstechung. **(DD)** andere Ursachen der oberen gastrointestinalen Blutung, z.B. Ösophagusvarizenblutung, Ulkusblutung.

Lit.: Filippini L (1986) Mallory-Weiss syndrome. In: Hornbostel H, Kaufmann W, Siegenthaler W (Hrsg) Innere Medizin in Praxis und Klinik, Bd 4, 3. Aufl, S 15.68–15.71. Thieme, Stuttgart, New York. – Katz PO, Salas L (1993) Less frequent causes of upper gastrointestinal bleeding. Gastroenterol Clin North Am 22: 875–889. – Mallory GK, Weiss S (1929) Hemorrhages from laceration of cardiac orifice of stomach due to vomiting. Amer J Med Sci 178: 506–515. – Quincke H (1879) Ulcus oesophagi ex digestione. Arch Klin Med 24: 72. – Sugawa C, Benishek D, Walt AJ (1983) Mallory-Weiss syndrome. Am J Surg 145: 30–33. – Weiss S, Mallory GK (1932) Lesion of cardiac orifice of stomach produced by vomiting. J Amer Med Ass 98: 1353.

C. Köhler/GA

Malpuech facial-clefting syndrome (e): Malpuech-Syndrom

Malpuech-Syndrom

Syn.: Malpuech facial-clefting syndrome (e) – facial-clefting syndrome, Gypsy type (e)

Def.: Distinktes Fehlbildungssyndrom mit ein- bzw. doppelseitiger Lippen-Kiefer-Gaumen-Spalte, Minderwuchs, geistiger Behinderung und Urogenitalfehlbildungen.

A.: Der französische Kinderarzt G. Malpuech und Mitarbeiter beschrieben 1983 eine Zigeunerfamilie mit hohem Inzuchtskoeffizienten, in der vier Mitglieder erkrankt waren, drei Geschwister sowie deren Cousin. In der Familie der Geschwister hatten zusätzlich noch drei totgeborene Kinder die gleichen phänotypischen Auffälligkeiten gezeigt.

Diagn. Krit.: **(1)** Ausgeprägte geistige Behinderung. Pränatale Wachstumsverzögerung, postnataler Minderwuchs (≤ 3. Perzentile). – **(2)** Uni- oder bilaterale Lippen-Kiefer-Gaumen-Spalte. Hypertelorismus. – **(3)** Urogenitalfehlbildungen: Mikropenis, Hypospadie, ektoper Hoden, Scrotum bifidum, einseitige Nierenaplasie, beidseitige Nierenhypoplasie. Normaler Hormonstatus.

Ätiol.: Autosomal-rezessiver Erbgang wird vermutet.

Pathog.: Unbekannt.

Bemerkungen: **(DD)** andere Syndrome mit geistiger Behinderung, Minderwuchs, Hypertelorismus verbunden entweder mit Lippen-Kiefer-Gaumen-Spalten oder Fehlbildungen des Urogenitaltrakts. Aarskog-Syndrom – HMC-Syndrom – Hypertelorismus-Hypospadie-Syndrom.

Lit.: Malpuech G, Demeocq F, Palcoux JB, Vanlieferinghen P (1983) A previously undescribed autosomal recessive multiple congenital anomalies/mental retardation (MCA/MR) syndrome with growth failure, lip/palate cleft(s), and urogenital anomalies. Am J Med Genet 16: 475–480.

McK: 248340

S. Schechert-Spranger/AS

mammo-renale Assoziation

Syn.: mammo-renal syndrome (dysplasia) (e)

Def.: Komplex angeborener Anomalien der Mammae/Mamillen und der Nieren.

Diagn. Krit.: **(1)** Numerische oder Positionsveränderung der Mammae/Mamillen. – **(2)** Ein- oder doppelseitige Nierenanomalien: Doppelnieren, Nierendysplasie oder -hypoplasie.

Ätiol.: Unbekannt.

Pathog.: Überzufällig häufig beobachtete Assoziationen von Anomalien in zwei unabhängigen Entwicklungsfeldern (Milchleiste; Ureterknospe). Koordinationsgrundlage unbekannt.

Bemerkungen: Der Symptomenkomplex tritt isoliert und im Rahmen folgender Krankheitsbilder auf: Poland-Symptomenkomplex, Oligodaktylie-Syndrom (Hertwig-Weyers), außerdem bei verschiedenen Chromosomopathien (Edwards-S., de Grouchy-S. II, Turner-S.) (s. a. Abb. nächste Seite).

Lit.: Goeminne L (1972) Synopsis of mammo-renal syndromes. Humangenetik 14: 170–171. – Goeminne L (1973) Synopsis of mammo-renal syndromes II. Humangenetik 17: 271–272. – Hersh JH, Bloom AS, Cromer AO, Harrison HL, Weisskopf B (1987) Does a supernumerary nipple/renal field defect exist? AJDC 141: 989–991. – Kenney RD, Flippo JL, Black EB (1987) Supernumerary nipples and renal anomalies in neonates. AJDC 141: 987–988. – Leiber B, Olbrich G (1973) Mammo-renales Syndrom. Mschr Kinderh 121: 37–38. – Méhes K (1979) Association of supernumerary nipples with other anomalies. J Pediat 95: 274–275.

M. Habedank/JK

mammo-renal syndrome (dysplasia) (e): mammo-renale Assoziation
Mandibulargelenk-Syndrom: Costen-Symptomatik
mandibular joint neuralgia (e): Costen-Symptomatik

mandibulo-akrale Dysplasie

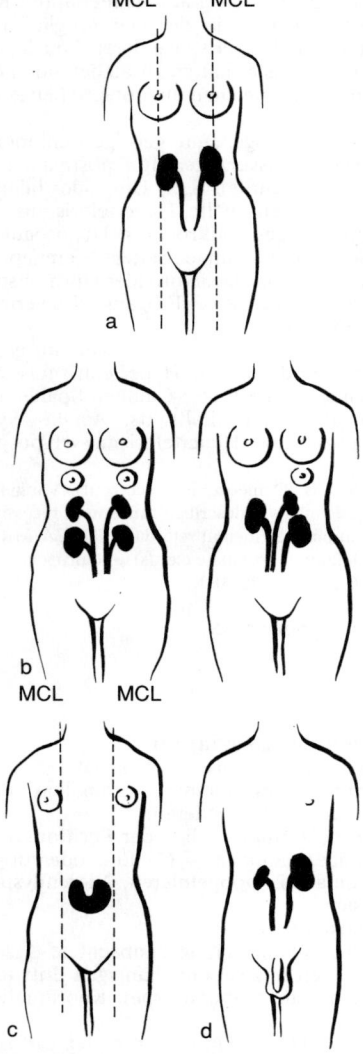

Synoptisches Schema beispielhafter mammo-renaler Assoziationen (MCL = Medioklavikularlinie)
a) Normalbefund; b) mammo-renale Überzahl (doppelseitig; einseitig, oft gleichseitig); c) Hypoplasie und Lateralisation der Mammae/Mamillen und Hufeisenniere (s. Turner-Syndrom); d) einseitige Mamillenaplasie und gleichseitige Nierenhypoplasie (s. Poland-Symptomenkomplex)

mandibulo-akrale Dysplasie

Syn.: Dermatodysostose, kraniomandibulare
Def.: Progerie mit Osteolyse der Phalangen, Unterkiefer-Dysplasie, Destruktion der Claviculae, Atrophie der Haut, Nägel und Haare.
A.: L. W. Young und Mitarbeiter definierten das Krankheitsbild 1971 anhand der Beobachtung eines männlichen Patienten. – O. Welsh beschrieb 1975 eine Familie mit vier betroffenen Geschwistern und grenzte das Krankheitsbild von anderen Progerie-Syndromen ab.
Diagn. Krit.: **(1)** Wachstumsretardierung, um das 6. Lebensjahr beginnend; hohe Stimme; unauffällige Intelligenzentwicklung. – **(2)** Hautveränderungen: Sklerose der Haut; Glatzenbildung mit frontoparieto-okzipitalem Beginn (keine vorzeitige Ergrauung); prominente Kopfvenenzeichnung; fleckige Hyperpigmentierung der Haut im Nacken, Abdomen und Brustbereich; wenig Unterhautfettgewebe; Dystrophie der Finger- und Fußnägel; gelegentlich Anonychie; Kallusbildung der Fußsohlen. – **(3)** Skelettveränderungen: Verformung des Brustkorbes, der Hände und Füße; Osteolyse der Schlüsselbeine; Hypoplasie der Gesichtsknochen, vor allem im Unterkieferbereich; Erweiterung der Schädelnähte, Schaltknochen; Akroosteolyse (Beginn mit ca. zwei Jahren); glockenförmiger Thorax; prominente Interphalangealgelenke. – **(4)** Gesichtsdysmorphien: Vogelkopfgesicht, gebogene Nase, kleiner Mund, progrediente Mikrogenie; Zahnstellungsanomalien. – **(5)** Laborwerte: Erniedrigung von FSH und LH und Erhöhung der alkalischen Phosphatase können vorkommen; grenzwertiger Glucosetoleranztest.
Ätiol.: Wahrscheinlich autosomal-rezessiv erbliches Krankheitsbild (Geschwisterbeobachtungen).
Pathog.: Unbekannt.
Bemerkungen: Vorrangig ist eine diffuse Veränderung des Bindegewebes und der Gefäßwände zu beobachten.
(DD) abzugrenzen vor allem gegen Werner-Syndrom – Hutchinson-Gilford-Syndrom – kleidokraniale Dysplasie – Akrogerie – Pyknodysostose – Hajdu-Cheney-Syndrom.
Lit.: Cavallazzi C, Cremoncuri R, Quadri A (1960) Su di un caso di disostosi cleido-crania (A case of cleidocranial dysostosis). Riv Clin Pediat 65: 312–326. – Danks DM, Mayne V, Norman H et al (1974) Craniomandibular dermatodysostosis. Birth Def Orig Art Ser X(12): 99–105. – Hall BD, Mier RJ (1985) Mandibuloacral dysplasia: a rare progressive disorder with postnatal onset. Proc Greenwood Genet Center 4: 125–126. – Pallotta R, Morgese G (1984) Mandibuloacral dysplasia: a rare progeroid syndrome. Clin Genet 26: 133–138. – Welsh O (1975) Study of a family with a new progeroid syndrome. Birth Def Orig Art Ser XI(5): 25–38. – Young LW, Radebaugh JF, Rubin P et al (1971) New syndrome manifested by mandibular hypoplasia, acroosteolysis, stiff joints and cutaneous atrophy (mandibulo acral dysplasia) in two unrelated boys. Birth Def Orig Art Ser VII(7): 291–297.
McK: 248370
U. G. Froster/AS

α-Mannosidose

Def.: Lysosomale Speicherkrankheit durch mangelnde Aktivität des lysosomalen Enzyms α-Mannosidase.
A.: 1967 klinische Beschreibung und Entdeckung des ursächlichen Enzymdefekts durch den schwedischen Biochemiker P. A. Öckerman.
Diagn. Krit.: **(1)** Im frühen Kleinkindesalter sich manifestierende grobe, angedeutet Hurler-artige Gesichtszüge, geistige Behinderung, mäßiggradige Hepatosplenomegalie. – **(2)** Muskelhypotonie, rezidivierende Luftwegsinfekte, Schwerhörigkeit, gelegentlich Katarakte, Hernien. – **(3)** Röntgenologisch: leichtgradige Dysostosis multiplex mit grober Bälkchenstruktur, ovoiden Wirbelkörpern, hypoplastischen Beckenschaufeln mit steilgestelltem Azetabulardach und Coxa valga, verplumpte, proximal zugespitzte Metacarpalia. – **(4)** Grobe lymphozytäre Einschlüsse, vermehrte Ausscheidung von Mannose-haltigen Oligosacchariden im Urin. – **(5)** Fehlende Aktivität der α-Mannosidase in Lymphozyten, Fibroblasten und Körpergeweben. – **(6)** Die Patienten sind nicht klein und haben eine gute Prognose quoad vitam.
Ätiol.: Homozygot manifeste Mutation des die Mannosidase kodierenden Gens auf Chromosom 19. Autosomalrezessiver Erbgang.
Pathog.: Mannose ist Bestandteil der Kohlenhydratkette von Glykoproteinen. Fehlende Aktivität von α-Manno-

β-Mannosidose

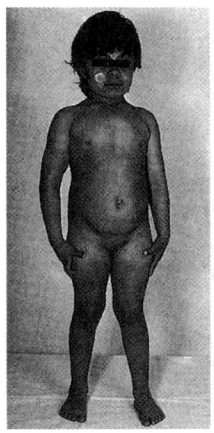
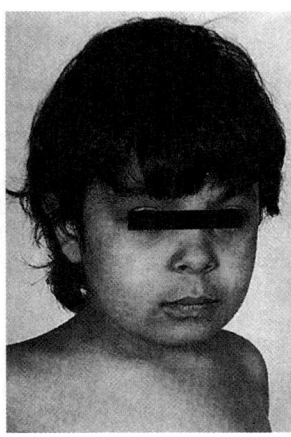
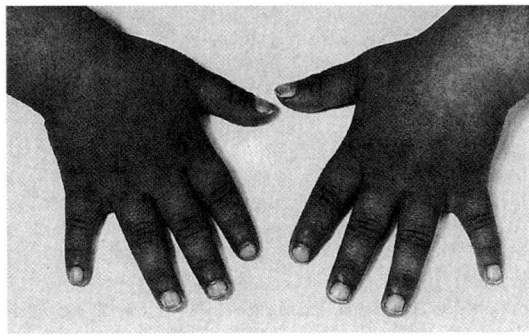

α-Mannosidose: 5 Jahre altes Mädchen; etwas grobe Gesichtszüge, X-Beine, sonst keine morphologischen Auffälligkeiten; das Mädchen lernte verzögert zu laufen und zu sprechen; motorisch Koordinationsschwäche; Schallempfindungsstörung; nonverbales intellektuelles Leistungsvermögen im Bereich der Lernbehinderung (Univ.-Kinderklinik Mainz)

sidase verhindert die hydrolytische Abspaltung von Mannose; in Lysosomen häufen sich Mannose-haltige Oligosaccharide an.
Bemerkungen: Verschieden schwer verlaufende Formen wurden auf allele Mutationen des Mannosidase-Gens zurückgeführt – schwer und leicht verlaufende Formen kommen jedoch in derselben Familie vor und sind dann durch variable Expression ein- und desselben Gendefekts bedingt. Pränatale Diagnostik durch Enzymbestimmung in gezüchteten Amnionzellen oder Chorionzotten. Knochenmarktransplantation wurde versucht und erscheint prinzipiell aussichtsreich.
Lit.: Champion MJH, Shows TB (1977) Mannosidosis: Assignment of the lysosomal alpha-mannosidase B gene to chromosome 19 in man. Proc Nat Acad Sci USA 74: 2968–2972. – Jolly RD, Winchester BG, Gehler J et al (1981) Mannosidosis: a comparative review of biochemical and related clinicopathological aspects of three forms of the disease. J Appl Biochem 3: 273–291. – Mitchell ML, Erickson RP, Schmid D et al (1981) Mannosidosis: two brothers with different degrees of disease severity. Clin Genet 20: 191–202. – Öckerman PA (1977) A generalised storage disorder resembling Hurler's syndrome. Lancet II: 239–241. – Spranger J (1987) Mini-review: inborn errors of complex carbohydrate metabolism. Am J Med Genet 28: 289–299. – Will A, Cooper A, Hatton C et al (1987) Bone marrow transplantation in the treatment of alpha-mannosidosis. Arch Dis Child 62: 1044–1049. – Yunis JJ, Lewandowski RC, Sanfilippo SJ et al (1977) Clinical manifestations of mannosidosis – a longitudinal study. Am J Med 61: 841–848.
McK: 248500
J. Spranger/JS

β-Mannosidose

Def.: Durch mangelnde Aktivität der β-Mannosidase bedingte angeborene Störung des lysosomalen Glykoproteinabbaus.
A.: 1986 Beschreibung des Enzymdefekts beim Menschen durch den englischen Biochemiker A. Cooper und den amerikanischen Genetiker David A. Wenger mit ihren Mitarbeitern.
Diagn. Krit.: (1) Verzögerte psychomotorische Entwicklung, später geistige Behinderung. – (2) Innenohrschwerhörigkeit und verzögerte Sprachentwicklung. – (3) Gelegentlich grobe Gesichtszüge mit Hypertelorismus, eingesunkener Nasenwurzel, hervorstehenden Augen, motorische Hyperaktivität, Enzephalopathie mit tonisch-klonischen Krampfanfällen. – (4) Angiokeratome, Lymphödem und Aggressivität bei Erwachsenen. – (5) Röntgenologisch gelegentlich breite Rippen, sonst keine Hinweise auf Dysostosis multiplex. – (6) Vermehrte Urinausscheidung Mannose-haltiger Oligosaccharide. – (7) Verminderte Aktivität der β-Mannosidase in Leukozyten, Plasma und Fibroblasten.
Ätiol.: Mutation des die β-Mannosidase kodierenden Gens, klinische Manifestation bei Homozygotie des mutierten Gens; entsprechend autosomal-rezessiver Erbgang.
Pathog.: β-Mannosidase spaltet Mannose-Reste aus β-Bindung. Ihre verminderte Aktivität führt zur intralysosomalen Anhäufung von kurzkettigen, Mannose-haltigen Oligosacchariden.
Bemerkungen: Das klinische Krankheitsbild variiert außerordentlich, selbst unter Geschwistern. Das von Wenger et al. beobachtete Kleinkind mit β-Mannosidase-Mangel hatte zusätzlich einen Defekt der Heparin-Sulfamidase, d.h. einen Morbus Sanfilippo A. Entsprechend war dieser Patient schwerer betroffen als die beiden Patienten Coopers, mit früher einsetzender Demenz, groben Gesichtszügen, Hypertelorismus, buschigen Augenbrauen und vermehrter thorakolumbaler Behaarung. Der β-Mannosidase-Defekt wurde zuerst bei Ziegen beschrieben und geht dort mit morphologischen Veränderungen des Gesichtsschädels einher.
Lit.: Cooper A, Hatton CE, Thornley M, Sardharwalla IB (1990) α- and β-mannosidoses. J Inher Metab Dis 13: 538–548. – Cooper A, Sardharwalla IB, Roberts MM (1986) Human beta-mannosidase deficiency. N Engl J Med 315: 1231. – Cooper A, Wraith JE, Savage WJ et al (1991) β-Mannosidase deficiency in a female infant with epileptic encephalopathy. J Inher Metab Dis 14: 18–22. – Kleijer WJ, Hu P, Thoomes R et al (1990) Beta-mannosidase deficiency: heterogeneous manifestation in the first female patient and her brother. J Inher Metab Dis 13: 867–872. – Wenger DA, Sujansky E, Fennessey PV, Thompson JN (1986) Human beta-mannosidase deficiency. N Engl J Med 315: 1201–1205.
McK: 248510
J. Spranger/JS

Manzke-Syndrom: Catel-Manzke-Syndrom
maple bark disease (e): Ahornrinden-Krankheit
maple sugar disease (e): Ahornsirup-Krankheit
maple sugar syndrome (e): Ahornsirup-Krankheit
maple syrup disease (e): Ahornsirup-Krankheit

maple syrup urine syndrome (e): Ahornsirup-Krankheit
Marable' syndrome (e): Ligamentum-arcuatum-medianum-Syndrom
Marasmus, infantiler: Depression, anaklitische
Marchesani-Syndrom: Weill-Marchesani-Syndrom
Marchesani-Wirz-Syndrom: Pseudoxanthoma elasticum
march gangrene (e): Tibialis-anterior-Sequenz
Marchiafava-Anämie: Hämoglobinurie, paroxysmale nächtliche

Marchiafava-Bignami-Krankheit
Syn.: Corpus-callosum-Degeneration – Marchiafava-Syndrom – Demenz, progressive alkoholische – Marchiafava's disease (e) – corpus callosum degeneration syndrome (e) – demyelinating encephalopathy, callosal (e) – alcoholic dementia, progressive (e) – degeneration of corpus callosum, primary (e)
Def.: Besondere klinische Form und Folgeerscheinung des chronischen Alkoholismus mit Degeneration des Corpus callosum und laminärer kortikaler Hirnsklerose, das in akuter, subakuter oder chronischer Form vorliegen kann. Klinische Zeichen sind Persönlichkeits- und Charakterabbau, Demenz, Tremor, Apraxie, Dysarthrie, Abasie und Astasie.
A.: Ettore Marchiafava, 1847–1935, italienischer Pathologe, Amico Bignami, 1862–1929, italienischer Pathologe. Der erste Fall wurde 1897 durch Marchiafava beobachtet und 1898 in der Dissertation Carduccis mitgeteilt. 1903 wurde das Krankheitsbild dann durch Marchiafava und Bignami eingehender beschrieben.
Diagn. Krit.: **a)** Akute Form: **(1)** Plötzlicher Beginn mit Bewußtseinsstörungen, Krampfanfällen gefolgt von Koma oder Stupor mit Pyramidenbahnzeichen und gesteigertem Muskeltonus, Mutismus, evtl. schwere Dysarthrie. Tod innerhalb weniger Tage.
b) Subakute Form: **(2)** Rasch progrediente Demenz, manchmal nach vorangegangenem Koma oder Anfällen. – **(3)** Dysarthrie. Gesteigerter Muskeltonus. Beugespastik der Arme und Streckerspastik der Beine mit Hyperreflexie und positivem Babinski. – **(4)** Gelegentlich Trismus, Opisthotonus. Stand- und Gangunfähigkeit. – **(5)** Übergang der Demenz in ein vegetatives Stadium. Tod innerhalb von Monaten.
c) Chronische Form: **(6)** Weniger häufig Persönlichkeits- und Charakterveränderungen: Apathie, Depression, evtl. auch Erregungszustände mit Aggressivität, moralischer und sittlicher Zerfall, paranoid-halluzinatorische Zustände. – **(7)** Bei neuropsychologischer Testung wurden Zeichen eines interhemisphäralen Diskonnektionssyndroms, Agraphie, Anomie, hemispatialer Neglect, motorische Impersistenz gefunden – **(8)** Über Jahre langsam progrediente Demenz. – **(9)** Feinschlägiger Tremor. Rigor. Dysarthrie. Apraxie. Astasie, Abasie. – **(10)** Inappetenz, Inanition, Marasmus. Langsame Progredienz über Jahre bis zum Tod. – **(11)** Im Serum Nachweis von Vitamin-B-Mangel infolge Malnutrition. – **(12)** CT, MRT: unscharf begrenzte Läsionen im Corpus callosum und Ödeme bei akuter Form; bei subakuter und chronischer Form scharfe Abgrenzung, keine umgebenden Ödeme. Ausgedehnte hypodense Läsionen im subkortikalen Marklager. In frühen Phasen Kontrastmittelaufnahme. Später Atrophie des Corpus callosum, zunehmende Erweiterung der Sulci und der Seitenventrikel.
Ätiol.: Chronischer Alkoholabusus und chronische Alkoholintoxikation; vor allem bei Trinkern von verunreinigtem Rotwein (Most), häufig in Italien, aber auch in anderen Ländern auftretend. Ähnliche Befunde treten bei chronischen Cyanid- und Methanolvergiftungen auf. Ein häufig beobachteter paralleler Vitaminmangel ist für die Pathogenese nicht entscheidend.
Pathog.: Die pathogenetischen Mechanismen sind noch ungeklärt, ebenso die Frage nach der konstitutionellen Disposition. Möglicherweise Myelinolyse infolge von Elektrolytstörungen und Oligodendrozytenschädigung. Teils scharf begrenzte rötliche oder graue, vereinzelt auch multilokuläre Entmarkungsherde und Nekrosen der medianen Anteile des Corpus callosum, der vorderen und hinteren Kommissur sowie der Hemisphären (Centrum semiovale) und gelegentlich der Kleinhirnschenkel. Gelegentlich (sekundäre) Nekrosen der Rinde und der Basalganglien. Histologie: Myelinzerfall bei erhaltenen Axonen. Im akuten Stadium Makrophagen- und Astrozytenproliferationen. Entzündliche Infiltrate fehlen. Übergang in Nekrose mit vollständigem Verlust von Axonen.
Lit.: Adams RD, Victor M (1989) Principles of Neurology, 4th ed. McGraw-Hill, New York. – Marchiafava E, Bignami A (1903) Sopra un'alterazione del corpo calloso osservata da sogetti alcoolisti. Riv pat nev ment 12: 544–549. – Marchiafava E, Bignami A, Nazari A (1911) Über Systemdegeneration der Kommissuralbahnen des Gehirns bei chron. Alkoholismus. Mschr Psychiatr 229: 181–215 und 315–334. – Namba Y, Bando M, Takeda K et al (1991) Marchiafava-Bignami disease with symptoms of the motor impersistence and unilateral hemispatial neglect. Rinsho-Shingeigaku 31: 632–635. – Rosa A, Demiati M, Cartz L, Mizon JP (1991) Marchiafava-Bignami disease, syndrome of interhemipheric disconnection, and right-handed agraphia in a left-hander. Arch Neurol 48: 986–988. – Valk J, van der Knaap MS (1989) Magnetic resonance of myelin, myelination and myelin disorders. Springer, Berlin, Heidelberg, New York. – Volk B (1989) Intoxikationen des Nervensystems. In: Cervos//Navarro J, Ferszt R (Hrsg) Klinische Neuropathologie, pp 280–282. Thieme, Suttgart, New York.
A. Weindl/DP

Marchiafava's disease (e): Marchiafava-Bignami-Krankheit
Marchiafava-Micheli-Syndrom: Hämoglobinurie, paroxysmale nächtliche
Marchiafava-Syndrom: Marchiafava-Bignami-Krankheit
Marcus Gunn phenomenon, inverted (e): Marin//Amat-Phänomen
Marcus-Gunn's syndrome (e): (Marcus-)Gunn-Phänomen

Marden-Walker-Syndrom
Syn.: MWS
Def.: Distinktes Dysmorphiesyndrom mit Blepharophimose, Gelenkkontrakturen und schwerem Entwicklungsrückstand, bedingt durch ein autosomal-rezessives Gen.
A.: P. N. Marden und W. N. Walker, Pädiater, Minneapolis, berichteten 1966 über einen Fall. Der erste Fall dieses Syndroms wurde wahrscheinlich von Ealing 1944 beschrieben.
Diagn. Krit.: **(1)** Mikrozephalie, schwerer Entwicklungsrückstand, muskuläre Hypotonie. – **(2)** Gesicht: Blepharophimose, Strabismus, kleines Kinn; seltener Hypertelorismus, Ohrdysmorphie. – **(3)** Skelett, Muskulatur und Gelenke: verminderte Muskelmasse, angeborene Kontrakturen, insbesondere in Ellenbogen, Knien und Hüften; Klumpfuß, Kyphoskoliose, Kamptodaktylie und Arachnodaktylie; Pectus excavatum oder carinatum. – **(4)** Kleinwuchs. – **(5)** Abnorme Dermatoglyphen, Vierfingerkurven. – **(6)** Genitalien: Kryptorchismus, evtl. Hypospadie; Klitorishyperplasie, hypoplastische Labia majora. – **(7)** Seltener: Gaumenspalte, Herzfehler, Herz-Reizleitungs-Störungen, Nierenfehlbildungen.
Ätiol.: Autosomal-rezessives Gen.
Pathog.: Unbekannt; vermutet wird eher eine primäre

Marfan-Syndrom

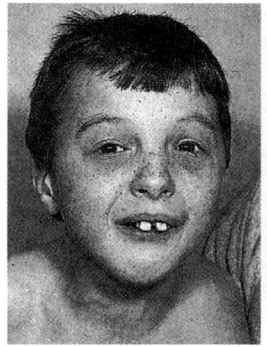
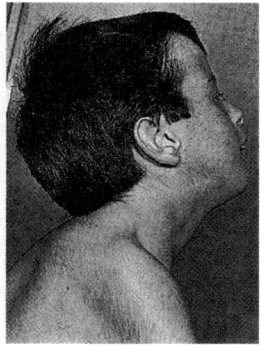

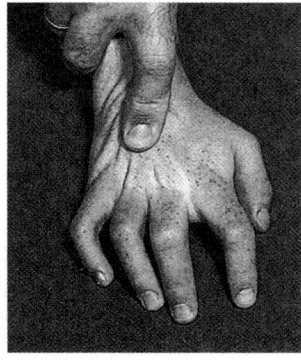

Marden-Walker-Syndrom: 10jähriger Knabe; a) Gesicht; b) rechte Hand (Kamptodaktylie)

Störung im zentralen Nervensystem als eine primäre Myopathie.
Bemerkungen: Gelegentlich klinische Ähnlichkeit mit dem 18q-Syndrom; kann in den ersten Lebensjahren leicht mit dem Schwartz-Jampel- oder dem Freeman-Sheldon-Syndrom verwechselt werden. Die klinische und im EMG nachweisbare Myotonie unterscheidet diese beiden Syndrome.
Lit.: Gossage D, Perrin JM, Butler MG (1987) Brief clinical report and review: a 26-month-old child with Marden-Walker syndrome and pyloric stenosis. Am J Med Genet 26: 915–919. – Howard FM, Rowlandson P (1981) Two brothers with the Marden-Walker syndrome: case report and review. J Med Genet 18: 50–53. – Kotzot D, Schinzel A (1995) Marden-Walker syndrome in an adult. Clin Dysmorphology 4: 260–265. – Marden PM, Walker WA (1966) A new generalized connective tissue syndrome. Am J Dis Child 112: 225–228. – Ramer JC, Frankel CA, Ladda RL (1993) Marden-Walker phenotype: spectrum of variability in three infants. Am J Med Genet 45: 285–291.
McK: 248700
A. Schinzel/AS

Marfan-Achard-Syndrom: Marfan-Syndrom

Marfan-Syndrom
Syn.: Dolichostenomelie – Arachnodaktylie – Marfan-Achard-Syndrom
Def.: Autosomal-dominant vererbte, generalisierte Bindegewebskrankheit, charakterisiert durch Veränderungen des Habitus, der Augen und des kardiovaskulären Systems.
A.: Antoine-Bernard Marfan, 1858–1942, Pädiater, Paris. – 1990/91 Aufklärung des Primärdefektes: abnormes Fibrillin (Hollister et al., 1990); Lokalisation des Genes für Marfan-Syndrom und Fibrillin auf Chromosom 15 durch Linkage (Kainulainen et al., 1990) respektive In-situ-Hybridisierung (Lee et al., 1991); erstmalige molekulare Charakterisierung eines Fibrillindefektes (Dietz et al., 1991); Abgrenzung gegen die kongenitale kontrakturelle Form der Arachnodaktylie (Lee et al., 1991).
Diagn. Krit.: Da die molekulare und/oder zellbiologische Abklärung erst ausnahmsweise zur Verfügung steht und noch nicht sensitiv genug ist, wird die Diagnose klinisch gestellt. Aus den vier untenstehenden Kriteriengruppen werden mindestens zwei *Hauptmerkmale* (je eines pro Gruppe) und einige Nebenmerkmale zur Diagnosestellung gefordert. – **(1)** Habitus – skelettale Veränderungen: **a)** *Dolichostenomelie* = »Langschmalgliedrigkeit« (77%), »Asthenie«. Glieder schlank und disproportioniert lang im Vergleich zum Rumpf, besonders die distalen Segmente. Lange, schmale Hände (»Madonnenhände« 88%, Steinberg- und Murdoch-Zeichen positiv, s. Abb. 1c und d) und Füße. Vermindertes Verhältnis oberes zu unterem Segment, Spannweite gelegentlich größer als Höhe. – **b)** Großwuchs (58%) im Vergleich zu gesunden Verwandten ersten Grades (s. Abb. 1a und b). – **c)** Langer und schmaler Kopf mit prominenten Orbitabögen und tiefliegenden Augen, Gesichtsausdruck wirkt alt und ernst, erinnert an Porträts von El Greco. – **d)** Gotischer Gaumen (60%); lange, eng und unregelmäßig stehende Zähne, Malokklusion, Prognathie. - **e)** Hohe Stimme. – **f)** *Trichter- oder Hühnerbrust* (68%), meist asymmetrisch (s. Abb. 1a). – **g)** *Kyphoskoliose* (44%), Flachrücken. – **h)** Überstreckbare Gelenke (56%), Genua recurvata, gehäufte Distorsionen, habituelle Luxationen. »Arachnodaktylie = Spinnenfingrigkeit«. – **i)** Muskulatur unterentwickelt. – **j)** Samtartig weiche Haut mit spärlichem subkutanem Fettgewebe, Striae distensae (24%). – **k)** Leistenhernie, rezidivierend. – **l)** Apikale Lungenzysten, rezidivierender Pneumothorax (5%). – **m)** Ektasie der lumbosakralen Dura (67% bei Erwachsenen im mittleren Alter von 36 Jahren), Erweiterung der Cisterna magna. – **n)** Protrusio acetabuli.
(2) Augenveränderungen (70%): **a)** *Luxation/Subluxation der Linsen* (60% ab ca. 4 Jahren), meistens bilateral und nach temporal oben (s. Abb. 1e), oft nur nach Mydriasis sichtbar, evtl. mit Iridodonesis (Irisschlottern, nicht etwa »Linsenschlottern«). – **b)** Myopie (34%), axial und/oder Kugellinse (Spaltlampe) bedingt. – **c)** Glaukom, Netzhautablösung. – **d)** Pupillen eng, schlecht dilatierbar, Iristransluminiszenz (Hypoplasie des Irisstromas und des M. dilatator pupillae), Arcus senilis, oft Megalokornea, flache Kornea.
(3) Kardiovaskuläre Veränderungen (98%): **a)** *Progressive Erweiterung der Sinus Valsalvae und der Aorta ascendens.* – **b)** Dissezierendes Aortenaneurysma und -ruptur. – **c)** Aorteninsuffizienz. – **d)** Arrhythmie. – **e)** Mitralklappenprolaps (66%) und -insuffizienz. – **f)** Verkalkung des Mitralklappenringes. – **g)** Mortalität 90% kardial, mittlere Lebenserwartung ohne Behandlung ca. 32–35 Jahre.
(4) *Familiarität:* Auftreten bei Verwandten ersten Grades in ca. 70%, sporadisch in ca. 30%.
Ätiol.: Das Marfan-Syndrom wird autosomal-dominant vererbt; das Gen für das Fibrillin (FBN1; McK 134797) liegt auf dem langen Arm von Chromosom 15 (15q15–21.1). Häufigkeit ca. 1 : 10 000; alle ethnischen Gruppen befallen. In 70% tritt es familiär auf, in 30% durch Neumutationen bei durchschnittlich erhöhtem väterlichem Alter (36 versus 29 Jahre). Es sind auch Kin-

Marfan-Syndrom

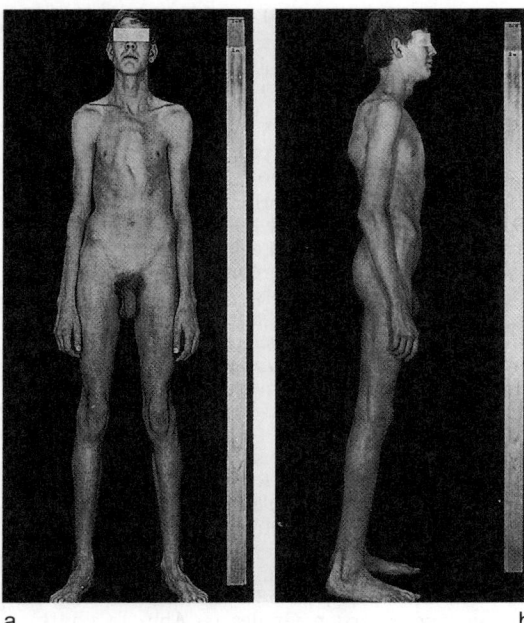

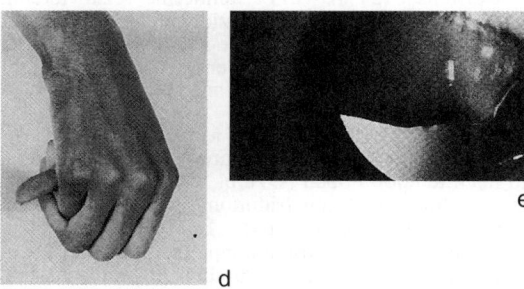

der zweier Marfan-Eltern beschrieben worden, die im frühen Säuglingsalter an Herzinsuffizienz starben (gemischte = compound Heterozygotie).

Pathog.: Die klinischen und pathologischen Befunde beruhen auf einem quantitativen und/oder qualitativen Mangel von Fibrillin, einem riesigen Glykoprotein von 350 000 Dalton, das ein wichtiger Bestandteil der Mikrofibrillen und der elastischen Fasern ist. Die Aorta weist eine zystische Medianekrose mit Degeneration der elastischen Fasern auf; die Zonulafasern sind locker.

Bemerkungen: **1.** Die interfamiliäre Variabilität ist groß (jede Familie hat ihre »private« Mutation) und reicht vom schweren, neonatal letalen Marfan-Syndrom (Raghunath et al., 1993, s. Abb. 2) zur klinisch kaum erkennbaren Anomalie.
2. Das Marfan-Syndrom ohne asthenischen Habitus kommt vor und wird oft verkannt. Die Diagnose im Kleinkindesalter ist schwierig.
3. Die intrafamiliäre Variabilität kann erheblich sein, Nichtpenetranz ist selten.
4. (DD) Homozystinurie – kongenitale kontrakturelle Form der Arachnodaktylie (Beals-Hecht-Syndrom, McK

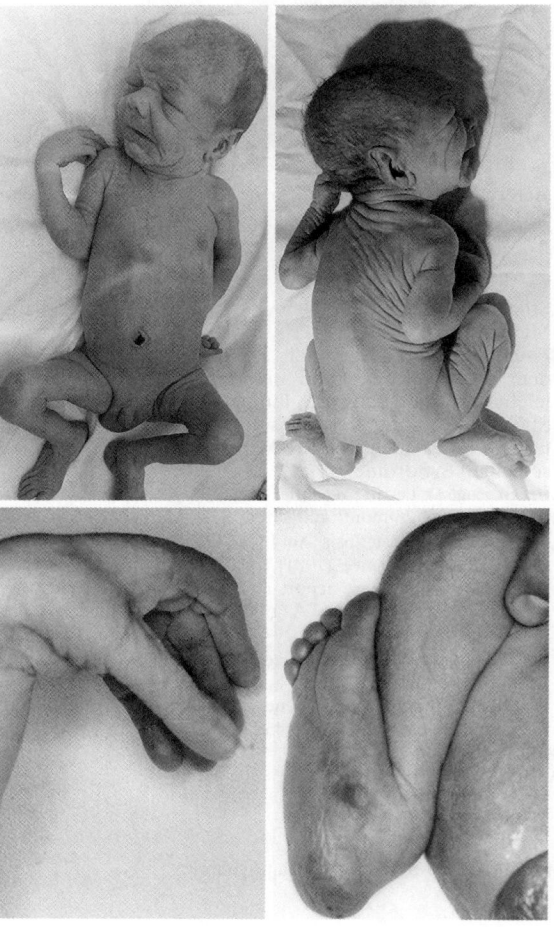

Marfan-Syndrom (Abb. 1): a) und b) nicht-familiärer Großwuchs (15jährig, 213 cm), distal betonte Langgliedrigkeit, asymmetrische Hühnerbrust, thorakale Kyphose, spärliches subkutanes Fettgewebe und schlankes Muskelrelief; Status nach mehrfacher Zwerchfellhernien-Operation; Exitus mit 23 Jahren an Herztamponade; c) »Madonnenhände« mit positivem Murdoch-Zeichen: der kleine Finger und der Daumen umspannen das Handgelenk; d) Steinberg-Zeichen: bei Faustschluß überragt der eingeschlagene Daumen den ulnaren Handrand; e) Luxation der Linse nach temporal oben; die parallel angeordneten intakten Zonulafasern deformieren den Linsenrand – im Gegensatz zur Homozystinurie mit Luxation der Linse nach unten, Verlust der Zonulafasern und rundem Linsenrand

Marfan-Syndrom (Abb. 2): neonatal letale Form (Alter: 1 Woche). Man beachte den altwirkenden Ausdruck mit der redundanten laxen Haut, die großen weichen Ohren, Dolichostenomelie, lange Finger (Daumen!) und Zehen, Kontrakturen von Ellbogen, Hüften, Handgelenk und Knien. Diverse Fehlbildungen innerer Organe (siehe Raghunath et al., 1993)

121050) (FBN2-Gen auf Chromosom 5) – Hypermobilitäts-Syndrom, marfanoides (eigenes Krankheitsbild?) – Stickler-Syndrom – Mitralklappenprolaps – annuloaortale Ektasie Erdheim – Klinefelter-Syndrom – Syndrom des fragilen X-Chromosoms – Mosaik-Trisomie 8 – MEN – gewisse Formen des Ehlers-Danlos-Syndroms und der Osteogenesis imperfecta.
5. Sekundäre Prophylaxe und Behandlung: **a)** Regelmäßige echokardiographische Kontrollen, speziell wichtig während der Schwangerschaft; Endokarditisprophylaxe bei Aorten- und Mitralinsuffizienz; rechtzeitige herzchirurgische Korrektur, evtl. die noch experimentelle Prävention der Aortendilatation mit β-Blockern. **b)** Konservative und chirurgisch-orthopädische Maßnahmen; evtl. frühzeitige Pubertätseinleitung zur Wachstumsreduktion und besseren Behandlung der Kyphoskoliose. **c)** Augenkontrollen (Netzhautablösung). **d)** Lebensstil: keine körperliche Überforderung, kein Mannschaftssport mit Körperkontakt.
6. Primäre Prophylaxe: genetische Beratung (50 % Übertragungsrisiko); pränatale Diagnose molekularbiologisch möglich bei bekannter Mutation in der Familie.
7. Tiermodell: Kälber mit Marfan-Syndrom mit nachgewiesenem Fibrillindefekt.
Lit.: Dietz HC, Cutting GR, Pyeritz RE et al (1991) Marfan syndrome caused by a recurrent de novo missense mutation in the fibrillin gene. Nature 352: 337–339. – Hollister DW, Godfrey M, Sakai LY, Pyeritz RE (1990) Immunohistologic abnormalities of the microfibrillar-fiber system in the Marfan syndrome. N Engl J Med 323: 152–159. – Kainulainen K, Pulkkinen L, Savolainen A et al (1990) Location on chromosome 15 of the gene defect causing Marfan syndrome. N Engl J Med 323: 935–939. – Lee B, Godfrey M, Vitale E et al (1991) Linkage of Marfan syndrome and a phenotypically related disorder to two different fibrillin genes. Nature 352: 330–334. – Pyeritz RE (1993) The Marfan syndrome. In: Royce PM, Steinmann B (eds) Connective Tissue and Its Heritable Disorders: Molecular, Genetic, and Medical Aspects, pp 437–468. Wiley-Liss, New York. – Raghunath M, Superti-Furga A, Godfrey M, Steinmann B (1993) Decreased extracellular deposition of fibrillin and decorin in neonatal Marfan syndrome fibroblasts. Hum Genet 90: 511–515.
McK: 154700
B. Steinmann/AS

Marghescu-Braun//Falco-Rodermund-Syndrom: Poikilodermie, kongenitale, mit Blasenbildung

Marie-Bamberger-Syndrom
(Sequenz)
Syn.: Bamberger-Pierre-Marie-Syndrom
Def.: Stoffwechselbedingte Hyperostose bei unterschiedlichen Grundleiden.
Bemerkungen: Als sekundäre Form der Pachydermoperiostose im Sinne eines Epiphänomens bei anderem Grundleiden zu verstehen.
V.-J. Mücke/JS

(Pierre-)Marie-Syndrom: s.a. Akromegalie

(Pierre-)Marie-Syndrom
Syn.: Nonne-(Pierre-)Marie-Syndrom – Heredoataxie, zerebellare – Heredoataxia cerebellaris – hereditary spastic ataxia (e) – ataxia of (Pierre) Marie (type), hereditary cerebellar (e) – ataxia of Brown (type), hereditary cerebellar (e) – hérédo-ataxie cérébelleuse (fz)
Def.: Kleinhirnataxie mit spastischer Paraparese, Hirnnervenstörungen und Demenz (Formenkreis: hereditäre zerebelläre Ataxien [ADCA]; s. Ataxien, degenerative).
A.: Pierre Marie, 1853–1940, Neurologe, Paris. – Erstbeschreibung 1893 durch Marie aufgrund der von Fraser 1880, Nonne 1891, (Sanger) Brown 1892 und Klippel und Durante 1892 beschriebenen Familien.
Diagn. Krit.: **(1)** Beginn meist zwischen dem 20. und 45. Lebensjahr. – **(2)** Progrediente zerebellare Ataxie, zunächst Stand- und Gangataxie, später allgemeine zerebelläre Asynergie (Dysmetrie, Dysdiadochokinese, fehlendes Rückstoßphänomen). – **(3)** Dysarthrie (»Löwenstimme«; skandierende, explosive Sprache). – **(4)** Muskeldehnungsreflexe oft gesteigert, Bauchhautreflexe abgeschwächt oder erloschen; fakultativ Pyramidenbahnzeichen. Häufig spastische Parese der Beine. – **(5)** Hirnnervenstörungen: Augenmuskelparesen, Hörstörungen, bulbäre Schluckstörungen, Retinitis pigmentosa; mitunter Optikusatrophie, horizontale Blickparese. – **(6)** Euphorie, Kritiklosigkeit; Entwicklung einer Demenz. – **(7)** Nystagmus selten und nur gering ausgeprägt. – **(8)** Selten Skelettdeformitäten. – **(9)** Extrapyramidale Symptome (Rigor, Dystonie, Akinese, Ruhetremor, choreatiforme Bewegungsunruhe) gehören nicht zum Krankheitsbild. – **(10)** Verlauf über mehrere Jahre bis Jahrzehnte.
Ätiol.: Autosomal-dominant erbliches Krankheitsbild; Untergruppe mit rezessivem Erbgang möglich.
Pathog.: Rindenatrophie des Kleinhirns mit Ausfall der Purkinje-Zellen. Retrograde Degeneration der Oliven. Frontale und parietale Atrophie der Großhirnrinde mit Untergang vor allem der Pyramidenzellen. Leichtere Degeneration der Hinterstränge, der Clarke-Säule und der Kleinhirnseitenstränge, in geringem Maße auch der Pyramidenbahnseitenstränge.
Bemerkungen: Der historischen Beschreibung von P. Marie wird, besonders im angelsächsischen Schrifttum, nur noch wenig Beachtung geschenkt. Das Krankheitsbild wird unter die autosomal-dominanten zerebellären Ataxien (ADCA) subsumiert (s.a. Ataxien, degenerative) und mit diesen in die größere Gruppe der kombinierten Systemdegenerationen des ZNS eingereiht. Einzelne neuere Studien betonen die nosologische Eigenständigkeit des Syndroms wegen der hauptsächlich spinalen Beteiligung und dem Fehlen extrapyramidaler Symptome auch in fortgeschrittenen Fällen (Kondo et al., 1981; Markova et al., 1989).
Lit.: Eadie MJ (1975) Hereditary spastic ataxia. In: Vinken PJ, Bruyn GW (eds) Handbook of Clinical Neurology, Vol 21, ch 15, pp 365–375. North-Holland Publ Comp, Amsterdam, Oxford; American Elsevier, New York. – Escourolle R, Gray F, Hauw JJ (1982) Les atrophies cérébelleuses. Rev Neurol 138: 953–965. – Kondo K, Hirota K, Katagiri T (1981) Genetic and clinical patterns of heritable cerebellar ataxias in adults. II. Clinical manifestations. J Med Genet 18: 276–284. – Marie P (1893) Clinique des maladies nerveuses. Sur l'hérédo-ataxie cérébelleuse. Sem méd (Paris) 13: 444–447. – Markova ED, Insarova NG, Gurskaia NZ, Illarioshkin SN (1989) Nosologische Stellung der Pierre-Marie-Erkrankung. Zh Nevropatol Psikhiat 89: 3–7. – Struppler A, Hofmann A (1984) Morbus Nonne-Pierre-Marie – zerebelläre Heredoataxie. In: Bernsmeier A, Schrader A, Struppler A (Hrsg) Differentialdiagnose neurologischer Krankheitsbilder, 4. Aufl, S 7.49–7.50. Thieme, Stuttgart, New York.
McK: 117200
M. T. Jahnke/DP

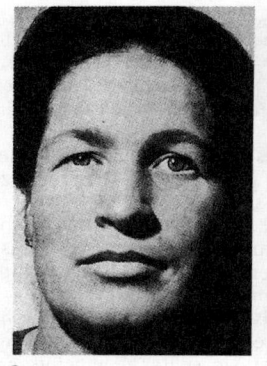
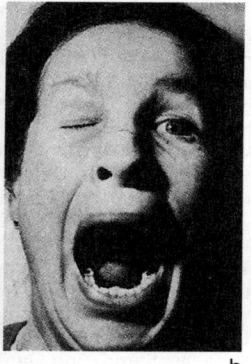
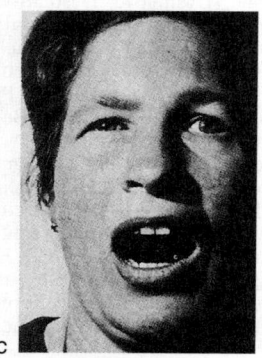

Marian//Amat-Phänomen: a) Ptose rechts nach Fazialislähmung; b) bei maximaler Mundöffnung Lidschluß rechts; c) bei mäßiger Mundöffnung bleibt der Lidschluß rechts aus (Beob. K. Lisch, 1967)

Marin//Amat-Phänomen

Syn.: Kiefer-Lid-Phänomen, inverses – (Marcus) Gunn-Syndrom, inverses – jaw winking phenomenon, reverse (e) – Marcus Gunn phenomenon, inverted (e) – winking-jaw syndrome, inverted (e)

Def.: Abnorme Assoziation der Bewegungen eines kongenital ptotischen Lides, welches sich bei Öffnung oder Seitwärtsbewegung der Kiefer noch stärker senkt (sog. umgekehrtes Marcus-Gunn-Phänomen).

A.: Manuel Marin//Amat, 1879–, spanischer Ophthalmologe. – Erstbeschreibung 1918.

Diagn. Krit.: **(1)** Einseitig partielle Ptosis. – **(2)** Eigenartiger Lidschluß beim Öffnen des Mundes. – **(3)** Zuweilen zusätzliche Zeichen einer alten Fazialisparese. – **(4)** Evtl. Tränenträufeln (Epiphora) beim Essen.

Ätiol.: Ungeklärt.

Pathog.: Supranukleärer (?) trigemino-fazialer oder interfazialer Synergismus? Restzustand nach peripherer Fazialislähmung?

Bemerkungen: **(DD)** (Marcus) Gunn-Phänomen – Frey-Syndrom.

Lit.: Lisch K (1967) Eine dem Marcus Gunnschen Phänomen gegensätzliche Erscheinung. Klin Mbl Augenheilk 151: 532–533. – Marin//Amat M (1918) Contribucion al estudio de la curabilidad de las paralisis oculares de origen traumatico – substitucion funcional del VII por el V par craneal. Arch Oftalmol Hisp Amer 18: 70–99.

F. H. Stefani/DP

Marinescu-Garland-Syndrom: Marinescu-Sjögren-Syndrom I
Marinescu-Sjögren-Garland-Syndrom: Marinescu-Sjögren-Syndrom I
Marinescu-Sjögren syndrome (e): Marinescu-Sjögren-Syndrom I

Marinescu-Sjögren-Syndrom I

Syn.: Marinescu-Sjögren-Garland-Syndrom – Marinescu-Garland-Syndrom – Marinescu-Sjögren syndrome (e)

Def.: Seltenes erbliches Krankheitsbild mit der Kombination von spinozerebellarer Ataxie, Oligophrenie, Dysarthrie, Katarakt und Minderwuchs.

A.: Gheorghe Marinescu, 1863–1938, Neurologe, Bukarest. – Karl Gustaf Torsten Sjögren, 1896–, Neurologe, Stockholm. Erstbeschreibung durch Marinescu und Mitarbeiter nach Beobachtungen in Rumänien sowie 1950 durch T. Sjögren nach Beobachtungen in Schweden. Namengebung durch A. Franceschetti 1931. Es ist sehr wahrscheinlich, daß frühere Fallbeobachtungen zum Teil dem Friedreich-Syndrom I zugeordnet wurden.

Diagn. Krit.: **(1)** Im frühen Kindesalter auftretend angeborene unspezifische Katarakt beidseits, intermittierender Nystagmus, Strabismus convergens concomitans, Epikanthus, vertikale Blickparese, Ptosis. – **(2)** Progrediente Ataxie des Rumpfes und der Extremitäten mit meist früher Manifestation, vereinzelt erst im Verlauf der Kindheit auffällig werdend. Dysarthrie. Hypersalivation. – **(3)** Hypo- oder Areflexie (selten Hyperreflexie). Positives Babinski-Zeichen. Muskelschwäche und -atrophie in 75% der Fälle. – **(4)** Verzögerte psychomotorische Entwicklung, geistige Retardierung, Oligophrenie. – **(5)** Minderwuchs mit verzögerter Knochenkernentwicklung, Skelettanomalien wie Pes planus, Genua valga und Cubiti valgi, Kyphoskoliose, Finger-, Zehen- und Brustdeformitäten. Dyskranie: meist Dolichozephalie, Spitzgaumen. – **(6)** Vereinzelt Tachykardie, Hypotension, Epilepsie, hypergonadotroper Hypogonadismus. – **(7)** Langsam progredienter Verlauf über Jahre bis zur Rollstuhlgebundenheit. – **(8)** CT, MRT: Kleinhirnwurm- und -hemisphärenatrophie.

Ätiol.: Autosomal-rezessives Erbleiden. Das Marinescu-Sjögren-Syndrom wird zu den hereditären Ataxien (zerebelläre Ataxie) mit zusätzlichen Symptomen (Katarakt) gezählt (s. Ataxien, dort Übersicht).

Pathog.: Kleinhirnrinden- und Olivenatrophie. Histologie: Purkinje-Zell- und Körnerzellatrophie, Gliose in Kleinhirn, Pons, Oliven. Vorderhorn-Motoneuronenverlust. Segmentale Entmarkung peripherer Nerven. Nachweis abnormer Kohlenhydrate im Urin.

Lit.: Garland H, Moorhouse D (1953) An extremly rare recessive hereditary syndrome including cerebellar ataxia, oligophrenia, cataract and other features. J Neurol Neurosurg Psychiat 16: 110–116. – Hakamada S, Sobue G, Watanabe K et al (1981) Peripheral neuropathy in Marinesco-Sjögren syndrome. Brain and Develop 33: 403–406. – Mahloudji M (1975) Marinesco-Sjögren syndrome. In: Vinken PJ, van Bruyn GW (eds) Handbook of Clinical Neurology, Vol 21, Chapter 30, pp 555–561. Elsevier-North Holland Publ, Amsterdam. – Mahloudji M, Anirhakimi GH, Haghighi P, Khodadoust AA (1972) Marinesco-Sjögren syndrome: report of an autopsy. Brain 95: 675–680. – Marinesco G, Draganescu S, Vasiliu D (1931) Nouvelle maladie familiale caractérisée par une cataracte congénitale et un arrêt du developement somato-neuropsychique. Encéphale 26: 97–109. – Nyberg-Hansen R et al (1972) Hereditary cerebellar ataxia associated with congenital cataracts; four cases of the Marinesco-Sjögren syndrome with unusual features. Acta neurol scand 48, Suppl 51: 257–260. – Sjögren T (1950) Hereditary congenital spinocerebellar ataxia and oligophrenia, genetic and clinical investigation. Confin neurol 10: 293–308.

McK: 248800

A. Weindl/DP

Marinescu-Sjögren-Syndrom II: Trichothiodystrophie-Syndrom
Markschwammniere: Tubuloektasie, präkalizielle
Markus-Syndrom: Adie-Pupillotonie
Markus syndrome (e): Adie-Pupillotonie
Marmorknochenkrankheit: Osteopetrose, autosomal-dominante
Marmorknochenkrankheit, letale Form: Osteopetrose, autosomal-rezessiv-frühinfantile Form
Maroteaux-Lamy-Krankheit: Mucopolysaccharidose VI
Maroteaux-Lamy-Syndrom: Mucopolysaccharidose VI
Maroteaux-Malamut-Syndrom: Akrodysplasie
marrow-pancreas syndrome (e): Pearson-Syndrom
Marshall-Smith-Syndrom: Greig-Zephalopolysyndaktylie

Marshall-Syndrom

Syn.: cataract-deafness-myopia-saddle nose (e)
Def.: Monogen-erbliches Syndrom mit charakteristischer Mittelgesichtsdysplasie, Augenanomalien und Taubheit.
A.: Don Marshall, 1905–, amerikanischer Ophthalmologe, Kalamozoo/Mich. – Erstbeschreibung 1958 bei 7 Mitgliedern einer Familie in 3 Generationen.
Diagn. Krit.: **(1)** Mittelgesichtsdysplasie: kleine, verkürzte, stumpfe Sattelnase mit nach vorn gerichteten Nasenlöchern; Supraorbitalbereich normal oder kräftig ausgeprägt; Augen wirken groß, wahrscheinlich durch Orbitaabflachung. – **(2)** Augen: Myopie, angeborene; Katarakt, angeboren oder juvenil manifestierend, fortschreitend; Sekundärglaukom; Neigung zu Linsenluxation und zu -kapselabriß. – **(3)** Schwerhörigkeit/Taubheit, sensoneural, fortschreitend. – **(4)** Zahnanomalien (fakultativ): Anodontie, Hypodontie, Verdoppelung, Mikrodontie. – **(5)** Hypohidrosis (fakultativ). – **(6)** Intelligenz normal.
Ätiol.: Autosomal-dominante Vererbung, meist mit vollständiger Penetranz.
Pathog.: Unbekannt; Typ-2-Kollagen-Defekt?
Bemerkungen: Die ursprüngliche Einreihung des Syndroms durch den Erstbeschreiber in die Gruppe der Ektodermaldysplasien ist nicht haltbar, da entsprechende Kernsymptome wie Zahnanomalien und Hypohidrosis nicht konstant vorkommen. Die phänotypische Ähnlichkeit mit dem Stickler-Syndrom hatte zur Vermutung veranlaßt, daß beide Syndrome nur Expressionsvarianten des gleichen monogenen Effektes darstellen. Eine kritische Phänotyp-Analyse (Aymé u. Preus) widerlegt dies durch deutliche faziale Unterscheidungsmerkmale. – Wichtiger Hinweis: Die Bezeichung Marshall-Syndrom oder Marshall-Smith(-Weaver)-S. wird auch verwendet für ein Syndrom mit akzelerierter Skelettreifung und Gedeihstörung (genetische Basis unbekannt).
Lit.: Aymé S, Preus M (1984) The Marshall and Stickler syndromes: objective rejection of lumping. J Med Genet 21: 34–38. – Marshall D (1958) Ectodermal dysplasia. Report of kindred with ocular abnormalities and hearing defect. Amer J Ophthal 45: 143–156. – Opitz JM, Lowry RB (1987) Lincoln vs. Douglas again; comments on the papers by Curry et al, Greenberg et al, and Belmont et al (Editorial). Am J Med Genet 26: 69–71. – Stratton RF, Lee B, Ramirez F (1991) Marshall syndrome. Am J Med Genet 41: 35–38.
McK: 154780
M. Habedank/JK

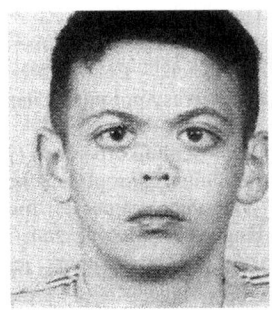
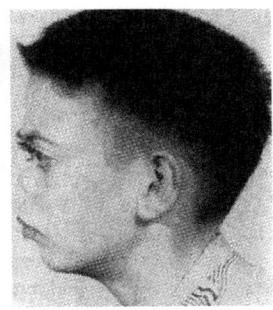
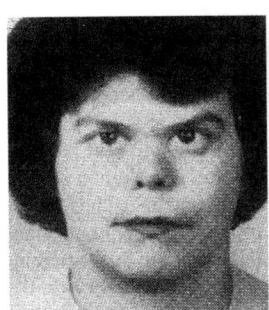
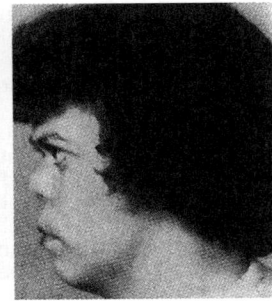

Marshall-Syndrom: Gesichtsdysplasie bei Vetter (13 Jahre) und Kusine (16 Jahre); Mikrorhinie, Mittelgesichtsdysplasie (Beob. D. Marshall)

Marsh's disease (e): von-Basedow-Krankheit
Martin-Bell-Syndrom: Syndrom des fragilen X-Chromosoms
Martin-Bosviel-Syndrom: Staphylhämatom Bosviel
Martorell-Fabré-Syndrom: Takayasu-Arteriitis

Martsolf-Syndrom

Syn.: cataract-mental retardation-hypogonadism (e)
Def.: Erbliches Retardierungs-Dysplasie-Syndrom mit charakteristischem Phänotyp.
A.: J. T. Martsolf, kanadischer Kinderarzt, Winnipeg. Erstbeschreibung 1978.
Diagn. Krit.: **(1)** Geistige Retardierung. – **(2)** Minderwuchs. – **(3)** Katarakt. – **(4)** Kraniofaziale Anomalien mit Mikrozephalie, flacher, breiter Nase, antimongoloider Augenstellung, hypoplastischem Oberkiefer, kurzem Philtrum, geschürzten Lippen, Zahnstellungsanomalien. – **(5)** Hypogonadotroper Hypogonadismus. – **(6)** Weitere Merkmale: Thoraxdeformität, Hyperlordose, überstreckbare Fingergelenke, breite Endphalangen, hohe Leistenzahl der Dermatoglyphen.
Ätiol.: Autosomal-rezessives Erbleiden.
Pathog.: Unbekannt.
Bemerkungen: Abgrenzung von anderen Syndromen mit geistiger Retardierung, Minderwuchs, Katarakten und Hypogonadismus (z.B. Marinesco-Sjögren-Syndrom, Lundberg-Syndrom) durch das charakteristische Gesicht und das Fehlen neurologischer Ausfälle wie Ataxie oder Muskelhypotonie.
Lit.: Hennekam RCM, van de Meeberg AG, van Doorne JM et al (1987) Martsolf Syndrome in a brother and sister. Europ J Pediat 147: 539–543. – Martsolf JT, Hunter AGW, Haworth JC (1978) Severe mental retardation, cataracts, short stature and primary hypogonadism in two brothers. Am J Med Genet 1: 291–298.
McK: 212720
J. Spranger/JS

MASA-Syndrom

Syn.: adducted thumb-mental retardation syndrome (e) – Bianchine-Lewis syndrome (e) – clasped thumb and mental retardation (e) – Gareis-Mason syndrome (e) – **m**ental retardation-aphasia-shuffling gait-adducted thumbs (MASA) (e) – thumb congenital clasped, mental retardation (e) – X-linked mental retardation, clasped thumb syndrome (e)

Def.: Angeborene adduzierte Daumen und geistige Behinderung.
A.: Erstbeschreibung durch J. W. Bianchine und R. C. Lewis jr. 1974.
Diagn. Krit.: **(1)** Muskulo-skelettäre Anomalien: Daumenkontrakturen, hypoplastischer Thenar, Minderwuchs, Lordose/Kyphose, Pes planus/cavus/calcaneovalgus, Flexions-Kontrakturen der Finger. – **(2)** ZNS-Anomalien: geistige Behinderung, Spastik der unteren Extremitäten (shuffling gait), Mikrozephalie, Sprachstörungen (Aphasie).
Ätiol.: X-gebunden-rezessiver Erbgang. Genlokalisation: Xq28.
Pathog.: Unbekannt.
Bemerkungen: **(DD)** siehe Adducted-thumb-Sequenz (adduzierte Daumen).
Lit.: Bianchine JW, Lewis RC (1974) The MASA syndrome: a new heritable mental retardation syndrome. Clin Genet 5: 298–306. – Boyd E, Schwartz CE, Schroer RJ et al (1993) Agenesis of the corpus callosum associated with MASA syndrome. Clin Dysmorphol 2: 332–341. – Fryns JP, Schrander-Stumpel C et al (1992) MASA syndrome: delineation of the clinical spectrum at prepubertal age. Am J Med Genet 43: 402–407. – Kaepernick L, Legius E et al (1994) Clinical aspects of the MASA syndrome in a large family, including expressing females. Clin Genet 45: 181–185. – Legius E, Kaepernick L et al (1994) Fine mapping of X-linked clasped thumb and mental retardation (MASA) syndrome in Xq28. Clin Genet 45: 165–168. – Macias VR, Day DW et al (1992) Clasped-thumb mental retardation (MASA) syndrome: confirmation of linkage to Xq28. Am J Med Genet 43: 403–414. – Rietschel M, Friedl W, Uhlhaas S et al (1991) MASA syndrome: clinical variability and linkage analysis. Am J Med Genet 41: 10–14.
McK: 303350
J. Kunze/JK

mast cell disease (e): Mastozytose
Masters-Allen-Syndrom: Allen-Masters-Syndrom

Mastozytose
Syn.: mast cell disease (e)
Def.: Überwiegend spontan, gelegentlich auch familiär auftretende Erkrankung mit kutaner (Urticaria pigmentosa) oder generalisierter Proliferation von Mastzellen.
A.: Erstbeschreibung 1869 durch Nettleship.
Diagn. Krit.: **(1)** Typische Pigmentverschiebungen der Haut, Pruritus, rezidivierende urtikarielle Schübe u.U. assoziiert mit gastrointestinalen Beschwerden (Koliken, Erbrechen, Diarrhö), in Einzelfällen Tachykardie-Schocksymptome, Kopfschmerzen. Länger anhaltendes Krankheitsgefühl, Fieber und Gewichtsverlust sind Zeichen einer malignen Entwicklung, lokale Knochenschmerzen, Parästhesien sowie Krämpfe gehören zu den seltenen Komplikationen. – **(2)** In der Regel ausreichend für die Diagnose sind bei typischer Anamnese die Entwicklung von Quaddeln und Rötung bei Reiben der Haut (Darier-Zeichen). 50% der Patienten entwickeln auch in der klinisch normal erscheinenden Haut einen Dermographismus. – **(3)** Erhöhung von Histamin und Metaboliten in Serum und Urin. Gelegentlich Erhöhung von Calcium, Phosphor und alkalischer Phosphatase im Serum, bei systemischer Verlaufsform Anämie, Thrombozytopenie, Leukopenie und Gerinnungsstörungen.
Ätiol.: Unklar. Eine Häufung von familiären Fällen wurde verschiedentlich beobachtet, wobei sowohl ein dominanter als auch rezessiver Erbgang postuliert wurde. Eine Assoziation mit bestimmten HLA-Phänotypen wurde bisher nicht belegt.
Pathog.: Bindegewebsmastzellen entwickeln sich aus dem Knochenmark, wobei mononukleäre Phagozyten sich offenbar unter dem Einfluß von Fibroblastenfaktoren in Mastzellen transformieren. Auch Lymphokine als Mastzell-Differenzierungsfaktoren wurden beschrieben. Erhebliche Unterschiede hinsichtlich der Menge und des Reifegrades der Mastzellen erklären vermutlich Unterschiede der klinischen Symptomatologie.
Bemerkungen: In der Regel ist die Mastozytose eine gutartige proliferative Erkrankung, vor allem die im Kindesalter manifesten Formen zeigen eine spontane Regression und persistieren selten bis zur Pubertät. Ein Drittel der Erwachsenen-Manifestationen entarten in eine maligne Mastozytose.
Lit.: Anstey A, Lowe DG, Kirby JD, Horton MA (1991) Familial mastocytosis: a clinical, immunophenotypic, light and electron microscopic study. Brit J Derm 125: 583–587. – Boxyano T, Carrascosa T, Porta N et al (1990) Urticaria pigmentosa in monozygotic twins. (Letter) Arch Derm 126: 1375–1376. – Czarnetzki BM (1986) Urticaria. Springer, Berlin, Heidelberg, New York. – James MP, Eady RAJ (1981) Familial urticaria pigmentosa with giant mast cell granules: a clinical, light, and electron microscopic study. Arch Derm 117: 713–718. – Nettleship E (1869) Rare forms of urticaria. Med J 2: 323–324. – Oku T, Hashizume H, Yokote R et al (1990) The familial occurence of bullous mastocytosis (diffuse cutaneous mastocytosis). Arch Derm 126: 1478–1484.
McK: 154800
U. Wahn/JK

Mast-Syndrom
Syn.: Mast syndrome (e)
Def.: Spezielle, familiär auftretende, präsenile Demenz in Kombination mit verschiedenen motorischen Ausfallerscheinungen.
A.: Erstbeschreibung 1967 durch Harold E. Cross und Viktor A. McKusick. Das Krankheitsbild wurde in der Inzuchtpopulation der Ohio-Amish-Gemeinde in der Familie Mast untersucht.
Diagn. Krit.: **(1)** Beginn in der Mitte des 2. Lebensjahrzehnts. – **(2)** Verlust von Spontaneität und Initiative; Gedächtnisstörungen, Dysarthrie. Später dementiver Abbau, Psycholabilität und Affektinkontinenz. – **(3)** Gangstörungen (schlurfender Gang mit häufigem Stolpern). – **(4)** Muskelhypertonie (Rigor, Spastik), Bradykinese, mimische Ausdrucksstarre. – **(5)** Muskeldehnungsreflexe brüsk, häufig Klonus. – **(6)** Keine oder nur gering ausgeprägte zerebellare Zeichen (leichter Intentionstremor). – **(7)** Aufhebung der Kommunikationsfähigkeit und Pflegebedürftigkeit ab dem 4. oder 5. Lebensjahrzehnt.
Ätiol.: Wahrscheinlich autosomal-rezessiv erbliche Erkrankung.
Pathog.: Unbekannt. Anhaltspunkte für ein Stoffwechselleiden konnten bisher nicht ermittelt werden.
Bemerkungen: Geistige und motorische Entwicklung in der 1. Lebensdekade charakteristischerweise normal (im Gegensatz zu vielen angeborenen Stoffwechselerkrankungen). **(DD)** alle Demenz-Formen, besonders die in den mittleren Lebensjahren einsetzenden »idiopathischen« Formen. – Neuerdings wurde über das mögliche Auftreten des Krankheitsbildes außerhalb der Amish-Gemeinde berichtet (D'Hooghe, 1992).
Lit.: Cross HE (1981) Mast syndrome (presenile dementia with motor disturbances). In: Vinken PJ, Bruyn GW (eds) Handbook

of clinical neurology, Vol 42, p 282. Elsevier/North-Holland Biomedical Press, Amsterdam, New York, Oxford. – Cross HE, McKusick VA (1967) The Mast syndrome: a recessively inherited form of presenile dementia with motor disturbances. Arch Neurol 16: 1–13. – D'Hooghe M (1992) Probable cases of mast syndrome in a non-Amish family. J Neurol Neurosurg Psychiat 55: 1210.
McK: 248900
M. T. Jahnke/DP

Mast syndrome (e): Mast-Syndrom
Masuda's disease (e): Kitahara-Symptomenkomplex
Masuda-Kitahara' disease (e): Kitahara-Symptomenkomplex
maternal deprivation syndrome (e): Battered-child
maternal PKU (e): Phenylalanin-Embryopathie
maternity blues: Generationspsychosen
Mauriac-Syndrom: Minderwuchs, diabetischer
Mau-Syndrom: Osteochondrose, aseptische, Typ Larsen-Johansson
maxillofacial dysostosis (e): Dysostose, maxillo-faziale
maxillofacial dysostosis, X-linked (e): Kiemenbogenhypoplasie, geschlechtsgebundene Form
maxillo-faziales Syndrom: Dysostose, maxillo-faziale

maxillonasale Dysplasie (Assoziation), Typ Binder

Syn.: Binder-Phänotyp – Binder-Syndrom – Dysostose, maxillonasale – Facies scaphoidea – flat nose syndrome, congenitally (e)
Def.: Fehlbildung des Gesichts gekennzeichnet durch Hypoplasie der Maxilla und flache, steil senkrecht nach unten verlaufende Nase.
A.: Erstbeschreibung 1939 durch Noyes, Einordnung als Dysplasie durch Binder, 1962. Seitdem sind mehr als 200 Fälle publiziert.
Diagn. Krit.: (1) Maxilläre Hypoplasie, dadurch relative mandibuläre Prognathie. Röntgenologisch kleine Maxilla, posterior positioniert auf kurzer vorderer Schädelbasis. In einigen Fällen Hypoplasie der Sinus frontales. – (2) Kleine, kurze Nase mit hypoplastischen Nasenflügeln. Steil abwärts gerichtetes Os nasale. Fehlende bzw. hypoplastische Spina nasalis anterior. Von unten betrachtet sind die Nasenlöcher halbmondförmig bzw. dreieckig. Nasenmukosa atrophisch, aber normales Riechvermögen. Konvex verlaufende Oberlippe. Gering oder gar nicht ausgebildetes Philtrum. – (3) Zahnveränderungen (nicht obligat!): Kleine, obere Schneidezähne, fehlende Eckzähne, fehlende obere Backenzähne. Sekundäre Zahnschäden durch Malokklusion. – (4) Bei ca. 50% der bisher beschriebenen Patienten kamen einzelne oder multiple Anomalien der zervikalen Wirbelsäule vor: Malformationen von C1, C2; Blockwirbel, hypoplastische Wirbelbögen, Kyphose, Skoliose. Keine neurologischen Ausfälle, aber erhöhtes Arthroserisiko.
Ätiol.: Die Mehrzahl der Fälle traten sporadisch auf. Wiederholungen bei Kindern nicht betroffener Eltern wurde in sieben Fällen beobachtet, Übertragung von einem betroffenen Elternteil auf das Kind 10mal. Vermutet wird eine autosomal-dominante Vererbung mit verminderter Penetranz. Die maxillonasale Dysplasie wird auch bei Warfarin-Embryopathie beschrieben.
Pathog.: Diskutiert wird als Ursache u.a. eine milde Form der Arhinenzephalie, bisher ist jedoch bei keinem Patienten mit der maxillonasalen Dysplasie eine Riechstörung nachgewiesen worden.
Bemerkungen: In der Neonatalzeit erhöhtes Risiko für Ateminsuffizienz. Kieferchirurgische und kieferorthopädische Behandlung, Le-Fort-I-, -II-Osteotomie. Leslie J. Sheffield ist der Meinung, daß der maxillonasalen Dysplasie in vielen Fällen eine nicht erkannte Chondrodysplasia punctata, Typ Sheffield, zugrunde liegt. Die Patienten kommen meist erst in dem Alter zur Behandlung, wenn die dafür typischen bilateral-symmetrischen Kalzifikationsherde der Hand- und Fußwurzelknochen verschwunden sind.
Lit.: Binder KH (1962) Dysostosis maxillo-nasalis, ein arhinenzephaler Mißbildungskomplex. Deutsch Zahnärztl Z 17: 438–444. – Munro IR, Sinclair WJ, Rudd NL (1979) Maxillonasal dysplasia (Binder's syndrome). Plastic Reconstruct Surg 63: 657–663. – Olow-Nordenram MAK, Radberg CT (1984) Maxillonasal-dysplasia (Binder syndrome) and associated malformations of the cervical spine. Acta Radiol 25: 353–360. – Quarell OWJ, Koch M, Hughes HE (1990) Maxillonasal dysplasia (Binder's syndrome). J Med Genet 27: 384–387. – Sheffield LJ, Halliday JL, Jensen F (1991) Maxillonasal dysplasia (Binder's syndrome) and chondrodysplasia punctata. (Letter) J Med Genet 28: 503–504.
McK: 155050
S. Schechert-Spranger/AS

maxillo-palpebral synkinesis: (Marcus-)Gunn-Phänomen
Maydl-Krankheit: Osteochondrose, aseptische, Typ Perthes

Mayer-von-Rokitansky-Küster-Fehlbildungskomplex

Syn.: Mayer-von-Rokitansky-Küster-(Hauser-)Syndrom – von-Rokitansky-Hauser-Syndrom – MRK-Syndrom – Uterus bipartitus (obsolet) – Uterus bicornis rudimentarius solidus partim excavatus cum vagina solida (obsolet)
Def.: Eine Form der uterovaginalen Agenesie. Hemmungsfehlbildung der distalen Anteile der Müller-Gänge mit rudimentärem, meist solidem Uterus bicornis und solider Scheidenanlage, mit meist normal angelegten, jedoch häufig in der Funktion gestörten Ovarien. Normale sekundäre Geschlechtsmerkmale und normale weibliche Entwicklung.
A.: C. A. J. Mayer, 1787–1865, Anatom und Physiologe, Bonn. – Freiherr Carl von Rokitansky, 1804–1878, Pathologe, Wien. – Hermann Küster, deutscher Gynäkologe. – Erstbeschreibung 1829 durch Mayer unter der Bezeichnung »uterus bipartitus«. Von Rokitansky übernahm 1838, Kussmaul 1859 und andere später diese Bezeichnung. Von Winckel bezeichnete 1899 die Anomalie in seiner »Einführung in die Bildungshemmungen der weiblichen Sexualorgane« als »Uterus bicornis rudimentarius solidus partim excavatus cum vagina solida«. Küster hat das Verdienst, 1910 alle Besonderheiten des Krankheitsbildes erstmals vollständig zusammengestellt zu haben.
Diagn. Krit.: (1) Anamnese: primäre Amenorrhö, Unfähigkeit zur normalen Kohabitation, primäre Sterilität, normale Thelarche und Pubarche. Zuweilen zyklische Beschwerden in den Brüsten oder monatliche Unterbauchspasmen. – (2) Äußeres Genitale: Fehlen der Scheide; an ihrer Stelle ist manchmal eine 2–3 cm tiefe Grube vorhanden. Oftmals Dorsalverlagerung und trichterförmige Erweiterung der Urethralmündung. Analwärts von ihr finden sich nicht selten ein oder mehrere karunkelartige Gebilde, die ebenfalls einen in Wirklichkeit nicht vorhandenen Introitus vaginae vortäuschen können. – (3) Inneres Genitale: die Vagina ist durch bindegewebige Faserzüge ersetzt. Der Uterus ist zweigeteilt, die Hälften verjüngen sich nach medial und sind lateral kolbenförmig aufgetrieben. Die beiden Stränge vereini-

gen sich hinter der Blase. Die Uterusrudimente weisen in der Regel keinen Hohlraum auf, auch fehlt das Endometrium. Die Ovarien stehen relativ hoch und sind oftmals nach lateral gegen den Inguinalkanal verzogen (selten sind sie sogar in einer Inguinalhernie enthalten). Die Tuben sind hypoplastisch, enthalten aber ein Lumen. – (4) Sekundäre Geschlechtsmerkmale: normales weibliches Erscheinungsbild; normale heterosexuelle Triebempfindung; Libido und Orgasmusfähigkeit regelrecht. – (5) Gehäuft Zyklusstörungen, die in hohem Maße hyperandrogenämisch bedingt sind; seltener besteht ein Hypoöstrogenismus. – (6) Extragenitale Symptome: als zusätzliche Fehlbildungen kommen vor allem solche der Nieren und Harnwege vor (Aplasie, Verdoppelungen, Hufeisenniere, Beckenniere, Doppelureter). Daneben sind beobachtet worden: kongenitales Aortenaneurysma, unvollständige Rotation des Mesokolon, Sakralisation des 5. Lendenwirbels, Hypoplasie der 12. Rippe. – (7) Chromosomensatz: normal weiblich (46XY).
Ätiol.: Unbekannt. Sichere Anhaltspunkte für Erblichkeit der Störung fehlen.
Pathog.: Hemmungsfehlbildung der Müller-Gänge, die im Laufe des 2. Embryonalmonats realisiert wird.
Bemerkungen: **(DD)** testikuläre Feminisierung (»hairless women«) – isolierte Hymenalatresie – erworbene Vaginalsynechie – andere Formen angeborener Gynatresie – Winter-Kohn-Mellman-Wagner-Syndrom.
Lit.: Graf M, Pelzer V, Müller S (1991) Hormoneller Status beim Mayer-Rokitansky-Küster-Syndrom. In: Aktuelle Fragen aus der Kinder- und Jungengynäkologie, S 83–88. Thieme, Stuttgart, New York. – Griffin IE, Edwards C, Madden JD et al (1976) Congenital absence of the vagina. The Mayer-Rokitansky-Kuester-Hauser syndrome. Ann intern Med 85: 224–236. – Hauser GA, Schreiner WE (1961) Das Mayer-v. Rokitansky-Küster-Syndrom. Schweiz Med Wschr 91, 381–384. – Kussmaul A (1859) Von dem Mangel, der Verkümmerung und Verdoppelung der Gebärmutter. Würzburg. – Küster H (1910) Uterus bipartitus solidus rudimentarius cum vagina solida. Z Geburtsh Gynäk 67: 692–718. – Mayer CAJ (1829) Über Verdoppelungen des Uterus und ihre Arten nebst Bemerkungen über Hasenscharten und Wolfsrachen. J Chir Augenheilk 13: 525. – Philipp E (1957) Ein klinischer Beitrag zur Frage der Bildung und Entwicklung der menschlichen Vagina. Geburtsh Frauenheilk 17: 1079. – v Rokitansky C (1838) Über die sog. Verdoppelungen des Uterus. Med Jb öst Staat 26: 39–77. – Schmid-Tannwald I, Hauser GA (1977) Deutung der „atypischen" Formen des Mayer-Rokitansky-Küster-Syndroms. Geburtsh Frauenheilk 37: 386–392.
McK: 277000
P. Nawrocki; R. Terinde/GA

Mayer-von-Rokitansky-Küster-(Hauser)-Syndrom: Mayer-von-Rokitansky-Küster-Fehlbildungskomplex

May-Hegglin-Anomalie
Syn.: Hegglin-Syndrom I
Def.: Familiäre Erkrankung mit basophilen Einschlußkörperchen in neutrophilen Granulozyten sowie einer variablen Thrombozytopenie und Thrombozytopathie.
A.: Richard May, 1863–1937, Internist, München. – Robert Hegglin, 1907–1970, Internist, Zürich. – Erstbeschreibung 1909 durch R. May bei einer asymptomatischen jungen Frau.
Diagn. Krit.: **(1)** Große basophile Einschlußkörperchen (2–5 µm) in Neutrophilen, Eosinophilen, Basophilen und Monozyten. – **(2)** Variable Thrombozytopenie mit Riesenplättchen. – **(3)** Verlängerte Blutungszeit. – **(4)** Normale Megakaryozytenzahl im Knochenmark, jedoch auffallende Felderung des Megakaryozytoplasmas. – **(5)** Thrombozytenüberlebenszeit verkürzt (Halbwertszeit 3 Tage im Vergleich zu normal 6,9 ± 1,5 Tage).
Ätiol.: Anomalie mit autosomal-dominantem Erbgang.
Pathog.: Unbekannt.
Bemerkungen: Die basophilen Einschlüsse bestehen wie die Döhle-Körperchen aus zytoplasmatischer RNA. Elektronenmikroskopische Untersuchungen lassen eine parakristalline Anordnung depolymerisierter Ribosomen vermuten. Die gelegentlich auftretende hämorrhagische Diathese scheint eher Folge einer Thrombozytopenie als einer Thrombozytopathie zu sein. **(DD)** schwere Allgemeininfektion (Döhle-Körperchen!) – Chediak-Steinbrinck-Higashi-Syndrom – Alder-Reilly-Anomalie.
Lit.: Coller BS, Zarrabi MH (1981) Platelet membrane studies in the May-Hegglin anomaly. Blood 53: 299. – Godwin HA, Ginsburg AD (1974) May-Hegglin anomaly: a defect in megakaryocyte fragmentation? Brit J Haemat 26: 117–128. – Hegglin R (1945) Gleichzeitige konstitutionelle Veränderungen an Neutrophilen und Thrombozyten. Helv Med Arch 12: 439. – May R (1909) Leukocyteneinschlüsse. Dtsch Arch klin Med 96: 1.
McK: 155100
J. Schwamborn/GA

MCAD-Mangel: Mittelketten-Acyl-CoA-Dehydrogenase-Defekt
McArdle-Syndrom: Glykogenspeicherkrankheit Typ 5 (McArdle)
McArdle's syndrome (e): Glykogenspeicherkrankheit Typ 5 (McArdle)
McCune-Albright-Syndrom: s.a. fibröse Dysplasie

McCune-Albright-Syndrom
Syn.: Albright-Syndrom – polyostotische fibröse Dysplasie mit Pubertas praecox
Def.: Trias aus fibröser polyostotischer Dysplasie, großen landkartenförmigen Café-au-lait-Flecken der Haut und autonomen endokrinologischen Hyperfunktionszuständen, insbesondere der Gonaden. Häufiger als das Vollbild lassen sich nur zwei Teilkomplexe der Trias nachweisen.
A.: Fuller Albright, 1900–1969, amerikanischer Kliniker, Boston. Vor Albright, der auf die Einheitlichkeit des Krankheitsbildes hinwies, hatten bereits A. Weil (1922) und V. Gaupp (1932) in Deutschland, und D. J. McCune (1936) in den USA Einzelfälle des Syndroms publiziert. J. L. Jaffé (1935) und D. L. Lichtenstein (1938) beschrieben die mono- und polyostotische Dysplasie ohne Hautpigmentationen und vorzeitige Sexualentwicklung.
Diagn. Krit.: **(1)** Polyostotische, selten monostotische Dysplasie: angeborene Ossifikationsstörung, bei der es vermutlich durch Wucherung zurückgebliebener Inseln embryonalen Gewebes zur Ausbildung von zellarmem, faserreichem Bindegewebe im Knochenmark kommt, das die Kortikalis allmählich zerstört. Hauptlokalisation der meist schmerzlosen Knochenveränderungen, die sich oft zwischen dem 5. und 15. Lebensjahr manifestieren, sind lange Röhrenknochen (Spontanfrakturen, Auftreibungen, Deformierungen, charakteristisch: »hirtenstabförmige Verkrümmung des Femur«) und Schädel (Osteosklerose, Hyperostose v.a. von Basis, Orbita und Gesichtsschädel). – **(2)** In Größe und Lokalisation variable, meist großflächige, landkartenförmige Café-au-lait-Flecken. Die Pigmentationen sind oft bei Geburt noch nicht vorhanden, ähneln denen bei Neurofibromatose, treten in den Sommermonaten (Sonnenbestrahlung) stärker hervor und sind bevorzugt an Gesäß, Oberschen-

keln, Rücken, Nacken und Hals lokalisiert. – (3) Autonome Überfunktionszustände endokriner Organe: a) vorzeitige sexuelle Reifung (fast nur bei Mädchen beobachtet) unabhängig von der Aktivierung über die hypothalamo-hypophysäre Achse (also keine Pubertas praecox, sondern Pseudopubertas praecox). Hormonproduzierende Ovarialzysten bewirken vorzeitige Stimulierung der östrogenabhängigen Organe und Funktionssysteme wie Mamma, Labia minora, Endometrium und Vaginalflora. Laborchemisch stark erhöhte Östradiolwerte, präpubertäre Gonadotropine ohne Rhythmik und Stimulierbarkeit durch LHRH; b) Hyperthyreose mit erhöhter Sekretion von T_4 und T_3, aber supprimiertem TSH. Im Gegensatz zur Basedow-Hyperthyreose keine Autoimmunphänomene, kein Überwiegen des weiblichen Geschlechtes und histologisch knotige Hyperplasie (bei Basedow-Krankheit diffuse Schilddrüsenvergrößerung mit lymphozytären Infiltrationen); c) Cushing-Symptomatik mit von den Nebennieren ausgehender Hypercortisolämie (histologisch: multiple hyperplastische knotige Veränderungen); d) Akromegalie bzw. hypophysärer Hochwuchs infolge exzessiver Wachstumshormon-Sekretion (histologisch heterogen: eosinophiles oder chromophobes Adenom, Hyperplasie der Wachstumshormon-produzierenden Hypophysen-Vorderlappen-Zellen); e) primärer Hyperparathyreoidismus infolge Hyperplasie oder Adenom der Nebenschilddrüsen; f) hypophosphatämische Rachitis bzw. Osteomalazie mit Hypophosphatämie, Normokalzämie, erhöhter alkalischer Phosphatase, normalem Parathormon und erniedrigtem 1,25-Dihydroxy-Vitamin-D im Serum. Pathogenetisch wird die Bildung einer hormonähnlichen Substanz diskutiert, die den renalen Phosphattransport und die 1,25-Dihydroxy-Vitamin-D-Synthese im proximalen Nierentubulus hemmt wie bei der Tumor-Rachitis anregt.
Ätiol.: Keine Anhaltspunkte für Erblichkeit. Postzygotische somatische Zellmutation des auf dem Chromosom 20 lokalisierten Gens, das für die α-Einheit des stimulierenden G-Proteins ($αG_s$) kodiert.
Pathog.: Die dadurch konstitutiv gesteigerte $αG_s$-Protein-Aktivität erklärt die Überempfindlichkeit von Hormonrezeptoren gegenüber Gonadotropinen (Östradiol-Exzeß), TSH (Hyperthyreose), ACTH (Cushing-Syndrom), GHRH (Wachstumshormon-Exzeß), Melanozyten-stimulierendes Hormon (Café-au-lait-Flecken) und Parathormon (Knochenveränderungen).
Bemerkungen: Die ossären Veränderungen sind nicht beeinflußbar; symptomatische Behandlung (Korrektur-Osteotomien u.a.). Die Endokrinopathien sind meist nur durch operative Entfernung der veränderten Hormondrüse zu beheben; die sexuelle Frühreife spricht gut auf Hemmstoffe der Östrogen-Synthese (Testolacton) an.
Lit.: Albright F, Butler AM, Hampton AO, Smith PH (1937) Syndrome characterized by osteitis fibrosa disseminata, areas of pigmentation and endocrine dysfunction with precocious puberty in females; report of five cases. N Engl J Med 216: 727–746. – Danon M, Crawford JD (1987) The McCune-Albright syndrome. Ergeb Inn Med Kinderheilkd 55: 82–115. – Gaupp V (1932) Pubertas praecox und Osteo-dystrophia fibrosa. Monatsschr Kinderheilkd 53: 312–322. – McCune DJ (1936) Osteitis fibrosa cystica; the case of a nine year old girl who also exhibits precocious puberty, multiple pigmentation of the skin and hyperthyroidism. Am J Dis Child 52: 743–747. – Weil A (1922) Pubertas praecox und Knochenbrüchigkeit. Klin Wschr 1: 2114–2115. – Weinstein LS, Shenker A, Gejman PV et al (1991) Activating mutations of the stimulatory G protein in the McCune-Albright syndrome. N Engl J Med 325: 1688–1695.
McK: 174800
K. Kruse/JS

McDonough-Syndrom
Def.: Autosomal-rezessiv erbliches Krankheitsbild mit multiplen, z.T. diskreten, gegen Normvarianten schwer abgrenzbare Anomalien, mit geistiger Retardierung, Kyphoskoliose, Herzfehler und Kryptorchismus bei Knaben.
A.: Gerhard Neuhäuser, Neuropädiater, Gießen, und deutsch-amerikanischer Humangenetiker John M. Opitz, 1935–, Helena/Montana, damals beide Madison/Wisconsin, haben 1975 das Krankheitsbild bei drei Geschwistern erstmals beschrieben. Das Syndrom wurde Dr. K. B. McDonough, 1902–1974, Emeritus, Professor für Pädiatrie der Universität Wisconsin, in memoriam zugedacht. Er hatte die Autoren auf die Familie aufmerksam gemacht.
Diagn. Krit.: (fünf Patienten) (1) geistige Behinderung (IQ 47–71). – (2) Herzfehler. – (3) Faziale Dysmorphien (u.a. antevertierte Ohrmuscheln, betonte große Nase, prominente Supraorbitalregion, Synophris, Hypertelorismus). – (4) Kyphoskoliose. – (5) Kryptorchismus bei Knaben. – (6) Rektusdiastase. – (7) Minderwuchs.
Ätiol.: Autosomal-rezessives Erbleiden.
Pathog.: Unbekannt. Die Abgrenzung einzelner Dysmorphien zu familiären Normvarianten ist teilweise schwierig. In der von Neuhäuser und Opitz beschriebenen Familie wies der nicht betroffene Vater ein Klinefelter-Mosaik, ein betroffener Sohn ein Klinefelter-Syndrom auf. In der bisher einzigen weiteren Beschreibung (zwei betroffene Geschwister) wiesen die nicht betroffene Mutter sowie die betroffene Tochter eine balancierte X/20-Translokation auf. Ein Zusammenhang zwischen Chromosomenstörung und Krankheitsbild erscheint weitgehend ausgeschlossen.
Lit.: Garcia-Sagredo JM, Lozano C, Ferrando P, San Roman C (1984) Mentally retarded siblings with congenital heart defect, peculiar facies and cryptorchidism in the male: possible McDonough syndrome with coincidental (X; 20) translocation. Clin Genet 26: 117–124. – Neuhäuser G, Opitz JM (1975) Studies of malformation syndromes in man XXXX: multiple congenital anomalies/mental retardation syndrome of variant familial developmental pattern: differential diagnosis and description of the McDonough Syndrome (with XXY son from XY/XXY father). Z Kinderheilk 120: 231–242.
McK: 248950
K. Zerres/AS

MCE: kartilaginäre Exostosen, multiple

MCE-PD-S: tricho-rhino-phalangeale Dysplasie II

McKittrick-Wheelock-Syndrom
Def.: Historische, nicht mehr gebräuchliche Bezeichnung für villöse Adenome mit Elektrolytstörungen.
A.: Leland Sterling McKittrick, 1892–, Chirurg, New York. – Frank Cawthorne Wheelock jr., amerikanischer Pathologe. – Erstbeschreibung 1954 durch beide Autoren.
Lit.: McKittrick LS, Wheelock FC Jr (1954) Carcinoma of the colon. Springfield, Ill.
C. Scheurlen/GA

McKusick-Kaufman-Syndrom
Syn.: Kaufman-McKusick-Syndrom
Def.: Distinktes, autosomal-rezessiv vererbtes Dysmorphie-Fehlbildungssyndrom mit Hydrometrokolpos, Herzfehler und postaxialer Polydaktylie.

A.: Victor A. McKusick, 1921–, Humangenetiker, Baltimore, beschrieb das Syndrom 1964 und 1968. – Robert L. Kaufman, 1937–, amerikanischer Internist, beschrieb die erste Familie 1972 ausführlicher.
Diagn. Krit.: Keines der im folgenden genannten Kriterien ist obligat! – **(1)** Hydrometrokolpos infolge membranöser Vaginalatresie; Verdoppelung von Uterus und Vagina. – **(2)** Postaxiale Polydaktylie der oberen, selten der unteren Extremität. – **(3)** Herzfehler. – **(4)** Hypospadie, Skrotalraphe. – **(5)** Ureterstenose/-atresie, Hydronephrose. – **(6)** Analatresie, Fistel, intestinale Malrotation. Selten Choanalatresie, Hypophysenvorderlappendysplasie, Hemivertebrae, Hüftluxation, Gaumenspalte. – **(7)** Nicht-immunologischer Hydrops fetalis. – **(8)** Morbus Hirschsprung. – **(9)** Geistige Behinderung (nicht obligat), schlechte Lebensaussichten.
Ätiol.: Autosomal-rezessiver Erbgang.
Pathog.: Unbekannt.
Bemerkungen: Sehr variables klinisches Bild, z.T. als Ellis-van-Creveld-Syndrom fehldiagnostiziert. Kein Befund obligat. Pränatale Ultraschalldiagnose möglich anhand von Hydrometrokolpos, Hydronephrose und Polydaktylie.
Lit.: Abraham D, Königsberg M, Hoffmann/Tretin J (1985) The prenatal ultrasound appearance of hydrometrocolpos. A feature of McKusick-Kaufman syndrome. J Diagn Med Sonogr 1: 115–116. – Goecke T, Dopfer R, Huenges R et al (1981) Hydrometrocolpos, postaxial polydactyly, congenital heart disease, and anomalies of the gastrointestinal and genitourinary tracts: a rare autosomal recessive syndrome. Eur J Pediatr 136: 297–305. – Kaufman RL, Hartmann AF, McAlister WH (1972) Family studies in congenital heart disease, II: a syndrome of hydrometrocolpos, postaxial polydactyly and congenital heart disease. Birth Def Orig Art Ser VIII(5): 85–87. – McKusick VA, Bauer RL, Koop CE, Scott RB (1964) Hydrometrocolpos as a simply inherited malformation. J Am Med Ass 189: 813–816. – McKusick VA, Weilbaecher RG, Gragg GW (1968) Recessive inheritance of a congenital malformation syndrome. J Am Med Ass 204: 113–118.
McK: 236700
A. Schinzel/AS

McKusick-Syndrom: Knorpel-Haar-Hypoplasie

McLeod-Syndrom
Syn.: Myopathie mit Akanthozytose, benigne X-gebundene – Xk-Locus
Def.: Eine geschlechtsgebundene, klinisch nicht manifest werdende Myopathie mit Akanthozytose und abnormer Expression des Kell-Blutgruppen-Antigens.
A.: Erstbeschreibung 1961 durch F. H. Allen, S. M. R. Krabbe und P. A. Corcoran bei einem Patienten mit Namen McLeod.
Diagn. Krit.: **(1)** Akanthozytose, Anisozytose, Dakryozytose, Echinozytose, reduzierte Überlebenszeit der Erythrozyten, kompensierte hämolytische Anämie, Splenomegalie. – **(2)** Erhöhte Creatinkinase im Blut. – **(3)** Subklinische Myopathie (histologisch Muskelfasernekrosen mit Regenerationstendenz. Keine Störung der Dystrophinbildung. – **(4)** Keine kardiale Beteiligung.
Ätiol.: X-gebundene rezessive Vererbung. Vererbung einer Xk-Allel-Variante X⁴k, die die Synthese des Kx-Antigens verhindert. Kx wird als Vorläufermolekül für die Entstehung des Kell-Antigens angesehen. Bei Patienten mit McLeod-Syndrom ist die Kx-Antigenität auf den Leukozyten vorhanden, aber nicht auf den Erythrozyten. Patienten, bei denen die X^2k-Allel-Variante weder auf den Leukozyten noch auf den Erythrozyten vorhanden ist, erkranken zusätzlich an der chronischen Granulomatosis. – Der Genort für das McLeod-Syndrom liegt wahrscheinlich auf dem kurzen Arm des Chromosoms X (Xp21.2–p21.1) in unmittelbarer Nachbarschaft zur chronischen Granulomatose, der Muskeldystrophie Duchenne und der Retinitis pigmentosa.
Pathog.: Unbekannt.
Bemerkungen: **(DD)** andere X-gebundene Myopathien, z.B. Musekldystrophie Duchenne, Becker, Emery-Dreifuß, skapuloperoneale und myotubuläre Myopathien. Auch zwei weitere Subtypen neuromuskulärer Syndrome mit Akanthozytose sind zu differenzieren, und zwar die mit Abetalipo- oder Normolipoproteinämie.
Lit.: Allen FH, Krabbe SMR, Corcoran PA (1961) A new phenotype (McLeod) in the Kell blood group system. Vox sanguinis 6: 555–560. – Danek A, Witt TN (1993) McLeod-Syndrom. Dtsch med Wschr 118: 428–432. – Danek A, Witt TN, Stockmann HBAC et al (1990) Normal dystrophin in McLeod myopathy. Ann Neurol 28: 720–722. – Francke U, Ochs HD, de Martinville B et al (1985) Minor Xp21 chromosome deletion in a male associated with expression of Duchenne Muscular Dystrophy, chronic granulomatous disease, retinitis pigmentosa, and McLeod syndrome. Am J Hum Genet 37: 250–267. – Frey D, Machler M, Seger R et al (1988) Gene deletion in a patient with chronic granulomatous disease, and McLeod syndrome: fine mapping of the X_k gene locus. Blood 71: 252–255. – Swash M, Schwartz MS, Carter ND et al (1983) Benign X-linked myopathy with acanthocytes (McLeod syndrome). Brain 106: 717–733.
McK: 314850
J. Kunze/JK

MEA: multiple endokrine Neoplasie
Meadow-Syndrom: Münchhausen-Stellvertreter-Syndrom

Meckel-Gruber-Syndrom
Syn.: Gruber-Meckel-Syndrom – Gruber-Syndrom – Meckel-Syndrom – Dysencephalia splanchnocystica
Def.: Letales, autosomal-rezessiv vererbtes Syndrom mit Enzephalozele, polyzystischen Nieren, Polydaktylie und multiplen anderen Fehlbildungen.
A.: Georg Gruber, 1884–1977, Pathologe, Göttingen. – Johann Friedrich Meckel jr., 1781–1833, Anatom, Halle/Saale. – Erstbeschreibung 1822 durch Meckel; eingehendere Bearbeitung durch Gruber 1933/34.
Diagn. Krit.: **(1)** Mikrozephalie mit hinterer Enzephalozele, weitere ZNS-Anomalien (Anenzephalie, Hydrozephalus, Kleinhirnagenesie, Arrhinenzephalie, Hypoplasie des Nervus opticus, Corpus-callosum-Agenesie, Holoprosenzephalie). – **(2)** Postaxiale Hexadaktylie, Polydaktylie, Syndaktylien, Kamptodaktylie, Klinodaktylie, Klumpfüße. – **(3)** Polyzystische Nieren (Potter Typ III). – **(4)** Faziale Auffälligkeiten mit fliehender Stirn und Mikrogenie (Potter-Sequenz). – **(5)** Gaumenspalte, selten Lippenspalte. – **(6)** Augenanomalien: Mikrophthalmie, Kolobom, Katarakt. – **(7)** Leberfibrose. – **(8)** Weitere Symptome: Herzfehler, Genitalanomalien (Hypo-, Epispadie), Blasenekstrophie, angeborene Zähne, Zungenfehlbildungen, Hypertelorismus.
Ätiol.: Autosomal-rezessive Vererbung. Genlokalisation: 17q21–24.
Pathog.: Unbekannt. Pathohistologisch finden sich Zysten in Leber und Niere (auch Pankreas und inneres Genitale). Typische ZNS-Anomalien: Prosenzephalodysgenesie, okzipitale Enzephalozele bei großer hinterer Fontanelle, Rhombendachdysgenesie mit Anomalien der

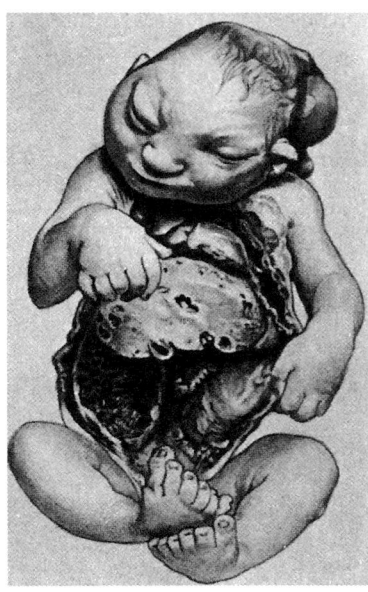

Meckel-Gruber-Syndrom: Hexadaktylie, Enzephalozele und multiple Gesichtsanomalien sowie zystische Dysplasie von Leber und Nieren (Obduktionsfall, nach Gruber, 1934)

hinteren Schädelgrube. Möglicherweise bedingt durch defekte ventrale Induktion des prächordalen Mesoderms.
Bemerkungen: Häufigkeit weltweit unterschiedlich (Großbritannien: 1 : 140 000; Ashkenazy-Juden in Israel: 1 : 50 000; Finnland: 1 : 9000. Hohe Variabilität der Symptome. Kinder nicht lebensfähig, Tod in der Neonatalperiode aufgrund renaler Insuffizienz. Pränatale Diagnostik durch Ultraschall und Alphafetoprotein. **(DD)** Smith-Lemli-Opitz-Syndrom – Kurzripp-Polydaktylie-Syndrom Typ Majewski und Typ Saldino-Noonan – Trisomie 13 – Potter-Sequenz – Mittellinien-Entwicklungsfeld-Komplex – hydroletales Syndrom – okulo-enzephalo-hepato-renales Syndrom.
Lit.: Ahbad-Barmada M, Claassen D (1990) A distinctive triad of malformations of the central nervous system in the Meckel-Gruber syndrome. J Neuropathol Exp Neurol 49: 610–620. – Blackenberg TA, Ruebner BH, Ellis WG et al (1987) Pathology of renal and hepatic anomalies in Meckel syndrome. Am J Med Genet 3 (suppl): 395–410. – Gruber GB (1934) Beiträge zur Frage „gekoppelter" Mißbildungen (Akrocephalo-Syndactylie und Dysencephalia splanchnocystica). Beitr path Anat 93: 459–476. – Meckel JF (1822) Beschreibung zweier durch sehr ähnliche Bildungsabweichungen entstellter Kinder. Dtsch Arch Physiol 7: 99–172. – Nyberg, DA, Hallesy D, Mahony BS et al (1990) Meckel-Gruber syndrome, importance of prenatal diagnosis. J Ultrasound Med 9: 691–696. – Opitz JM (1984) The Meckel Symposium. Am J Med Genet 18: 559–711. – Paavola P, Salonen R, Weissenbach J, Peltonen L (1995) The locus for Meckel syndrome with multiple congenital anomalies maps to chromosome 17q21–q24. Nature Genet 11: 213–215.
McK: 249000
A. Dörries/JK

Meckel-Syndrom: Meckel-Gruber-Syndrom
meconium ileus syndrome (e): Mekoniumpfropf
meconium plug syndrome (e): Mekoniumpfropf

median arcuate ligament syndrome (e): Ligamentum-arcuatum-medianum-Syndrom
median cleft face (e): frontonasale Dysplasie
median cleft syndrome (e): Mittellinien-Entwicklungsfeld-Komplex
mediodens-cataract syndrome (e): Nance-Horan-Syndrom
mediteranean lymphoma (e): α-Schwerkettenkrankheit
medium chain acyl-CoA dehydrogenase deficiency (e): Mittelketten-Acyl-CoA-Dehydrogenase-Defekt
medulläre Stenose der Röhrenknochen: tubuläre Stenose mit Hypokalzämie
medullary cystic disease (e): Nephronophthise
medullary syndrome, dorsolateral (e): Wallenberg-Symptomatik
medullary thyroid carcinoma-pheochromocytoma (e): Sipple-Syndrom
Medullose, funikuläre: Dana-Syndrom
Meesmann corneal epithelial dystrophy (e): Meesmann-Wilke-Dystrophie

Meesmann-Wilke-Dystrophie

Syn.: Epitheldystrophie, juvenile – Dystrophie, diffuse epitheliale – Meesmann corneal epithelial dystrophy (e) – corneal dystrophy, juvenile, epithelial (e) – epithelial dystrophy, juvenile, hereditary (e)
Def.: Hornhautdystrophie mit intraepithelial gelegenen Vesikeln und punktförmig anfärbbaren Epithelaufbrüchen über der gesamten Hornhautoberfläche.
A.: Alois Meesmann, 1888–1969, Ophthalmologe, Kiel. – Die Erstbeschreibung dieser Veränderung erfolgte 1935 durch J. K. Pameijer.
Diagn. Krit.: (1) Diffus über die gesamte Oberfläche oder sektorenförmig verteilte, intraepithelial gelegene Vesikel mit guter Darstellbarkeit im regredienten Licht. – (2) Rupturierte Bläschen mit Fluorescein positiv anfärbbaren Epithelaufbrüchen. – (3) Bilaterales Auftreten bereits kurz nach der Geburt. – (4) Visusminderung und vermehrte Blendempfindlichkeit.
Ätiol.: Autosomal-dominanter Vererbungsmodus.
Pathog.: Die Erkrankung wird durch einen bisher nicht näher definierten Enzymdefekt der basalen Epithelzellen hervorgerufen. Pseudozysten entstehen durch Konfluieren nektrotischer Epithelzellen. Intra- und extrazelluläre Ablagerungen von Mucopolysacchariden scheinen am Krankheitsgeschehen mitbeteiligt zu sein, wenngleich eine Beziehung zu einer generalisierten Glykogenstoffwechselstörung nicht hergestellt werden kann.
Bemerkungen: Bei etwa 10% der Betroffenen kommen Variationsformen vor, ohne subjektive Beschwerden oder Funktionsverlust. **(DD)** epitheliale Hornhaut-Dystrophien – »fleck corneal dystrophy« (Francois und Neetens).
Lit.: Behnke H, Thiel HJ (1965) Über die hereditäre Epitheldystrophie der Hornhaut (Typ Meesmann-Wilke) in Schleswig-Holstein. Klin Mbl Augenheilk 147: 662–672. – Fine BS, Yanoff M, Pitts E, Slaughter FD (1977) Meesmann's epithelial dystrophy of the cornea. Am J Ophthalmol 83: 633–642. – Francois J, Neetens A (1957) Nouvelle dystrophie heredo-familiale du parenchym cornée (heredo dystrophie mouchettée). Bull Soc Belge Ophthalmol 114: 641–646. – Meesmann A, Wilke F (1939) Klinische und anatomische Untersuchungen über eine bisher unbekannte, dominant vererbte Epitheldystrophie der Hornhaut. Klin Mbl Augenheilk 103: 361–391. – Pameijer JK (1935) Über eine fremdartige familiäre, oberflächliche Hornhautveränderung. Klin Mbl Augenheilk 95: 516–517. – Thiel HJ (1984) Dystrophien des Hornhautepithels und der Bowmannschen Membran. In: Hammerstein W, Lisch W (Hrsg) Ophthalmologische Genetik, S 80–93.
McK: 122100
G. Rudolph/DP

Megalenzephalie

megacalice (fz): Maladie de Puigvert
megacalicosis (e): Maladie de Puigvert
megacalycosis (e): Maladie de Puigvert
Megacolon congenitum: Morbus Hirschsprung
megacystis, idiopathic (e): Pseudoobstruktion, intestinale
megaduodenum, idiopathic (e): Pseudoobstruktion, intestinale
Megakalikose: Maladie de Puigvert
Megakaliose: Maladie de Puigvert

Megalenzephalie

Syn.: Makrozephalie (familiäre) – Megalozephalie
Def.: Erbliche Makrozephalie mit Überwiegen im männlichen Geschlecht (4 : 1).
A.: De Myer beschrieb 1972 erstmals die Familiarität der Megalenzephalie.
Diagn. Krit.: **(1)** ⅔ aller Kinder haben eine Makrozephalie mit einem Kopfumfang 2 cm oberhalb der 98. Perzentile, ⅓ 2–4 cm darüber. Pathologisches Kopfwachstum zu 80% in den ersten 4 Lebensmonaten, weitere 12% im späten Kleinkindesalter. Körpergewicht und Länge im Normbereich. – **(2)** In über 90% normale Intelligenz, unauffälliges neurologisches Bild, keine assoziierten Fehlbildungen. – **(3)** Selten: muskuläre Hypotonie, Epilepsie, kraniofaziale Dysmorphie, Katarakt, Wirbelsäulenanomalien, Hochwuchs, Minderwuchs, zwitterhaftes Genitale.
Ätiol.: Autosomal-dominante Vererbung mit stärkerer Bevorzugung des männlichen Geschlechtes.
Pathog.: Unbekannt.
Bemerkungen: **(DD)** Patienten mit intrakranieller Druckerhöhung. Osteopathia striata und Schädelsklerose – Ruvalcaba-Myhre-Smith-Syndrom – Achondroplasie – X-gebundene Aquäduktstenose – Alexander-Krankheit – Glutaracidurie Typ I – GM_1-Gangliosidose.
Lit.: Lorber J, Priestley BL (1981) Children with large heads: a practical approach to diagnosis in 557 children, with special reference to 109 children with megalencephaly. Dev Med Child Neurol 23: 494–504. – De Myer W (1972) Megalencephaly in children. Clinical syndromes, genetical patterns and differential diagnosis from other causes of megalocephaly. Neurology 22: 634–643. – De Myer W (1986) Megalencephaly: types, clinical syndromes, and management. Pediatr Neurol 2: 321–328.
McK: 155350; 248000
J. Kunze/JK

megaloblastic anemia (e): Anämie, megaloblastische

megalocornea-mental retardation syndrome (e)

Syn.: Neuhäuser-MMR syndrome (e)
Def.: Erbliches Fehlbildungs-Retardierungs-Syndrom mit vergrößerter Kornea, anderen Augenanomalien, kraniofazialer Dysmorphie und zerebralen Anfällen.
A.: Gerhard Neuhäuser, 1936–, Neuropädiater, Erlangen, Gießen. – Erstbeschreibung 1975 zusammen mit E. G. Kaveggia, Th. D. France und J. M. Opitz.
Diagn. Krit.: **(1)** Nach normaler Schwangerschaft und Geburt deutlich verzögerte statomotorische und geistige Entwicklung, gelegentlich Minderwuchs. – **(2)** Megalokornea (Durchmesser der Hornhaut mehr als 12,5 mm), Irishypoplasie, Iridodonesis, Myopie. – **(3)** Mikro- oder Makrozephalie. Kraniofaziale Dysmorphie mit vorspringender Stirn, breiter Nasenwurzel, schräg nach unten geneigten Lidachsen (antimongoloid), Telekanthus, Epikanthus, Mikrogenie. – **(4)** Muskelhypotonie, Koordinationsstörung. Unterschiedlich stark ausgeprägte geistige Behinderung. Zerebrale Anfälle (meist Grand mal). Abnorme Myelinisierung. – **(5)** Gelegentlich Skelettanomalien.
Ätiol.: Autosomal-rezessive Vererbung.
Pathog.: Pleiotropie.
Bemerkungen: Bisher mindestens 28 Fälle dokumentiert. Offenbar unterschiedliche Ausprägung, wobei Megalokornea (Messen des Hornhautdurchmessers) und geistige Behinderung als Minimalkriterien gelten. Bei zusätzlichen Symptomen ist eine weitere Differenzierung möglich (Typ Frank-Temtamy mit Kamptodaktylie, Skoliose, Minderwuchs; Typ Verloes mit normaler Iris, relativer oder absoluter Makrozephalie und kleinen Anomalien; ferner Typ Frydman und andere).
Lit.: Frydman M, Berkenstadt M, Raas-Rothschild A, Goodman RM (1990) Megalocornea, macrocephaly, mental and motor retardation (MMMM). Clin Genet 38: 149–154. – Grønbech-Jensen M (1989) Megalocornea and mental retardation syndrome: a new case. Am J Med Genet 32: 468–469. – Del Guidice E, Sartorio R, Romano A et al (1987) Megalocornea and mental retardation syndrome: two new cases. Am J Med Genet 26: 417–420. – Kimura M, Kato M, Yoshino K et al (1991) Megalocornea mental retardation syndrome with delayed myelination. Am J Med Genet 38: 132–133. – Neuhäuser G, Kaveggia EG, France TD, Opitz JM (1975) Syndrome of mental retardation, seizures, hypotonic cerebral palsy, and megalocornea, recessivley inherited. Z Kinderheilk 120: 1–18. – Santolaya JM, Grijalbo A, Delgado A, Erdozain G (1992) Additional case of Neuhäuser megalocornea and mental retardation syndrome with congenital hypotonia. Am J Med Genet 43: 609–611. – Schmidt R, Rapin I (1981) The syndrome of mental retardation and megalocornea. Am J Hum Genet 33: 90A. – Verloes A, Journel H, Elmer C et al (1993) Heterogeneity versus variability in megalocornea-mental retardation (MMR) syndromes: report of new cases and delineation of 4 probable types. Am J Med Genet 46: 132–137.
McK: 249310
G. Neuhäuser/JK

Megalozephalie: Megalenzephalie

Megazystis, Mikrokolon, intestinale Hypoperistalsis

Syn.: Berdon-Syndrom – MMIH-Syndrom
Def.: Seltenes, autosomal-rezessiv vererbtes letales Dysmorphiesyndrom mit der charakteristischen, namengebenden Trias: Megazystis, Mikrokolon, intestinale Hypoperistalsis.
A.: Erstbeschreibung 1976 durch W. E. Berdon, Kinderradiologe, New York, und Mitarbeiter.
Diagn. Krit.: **(1)** Megazystis = große Harnblase, die sich nicht spontan entleert (dauerhafte Katheterisierung erforderlich); Hydroureteren und Hydronephrose; u.U. Phänotyp der Prune-Belly-Sequenz, aber kein Abflußhindernis. – **(2)** Mikrokolon mit dünner muskulärer Längsschicht, aber normalen Ganglienzellen; evtl. kurzes Mesenterium, dilatierter Dünndarm und Rotationsanomalien von Dick- und Dünndarm. – **(3)** Intestinale Hypoperistalsis, zwingt zu langdauernder parenteraler Ernährung; mögliche Folgen sind Sepsis, Leberfibrose. – **(4)** Kurzes Überleben; evtl. intrauterines Absterben. – **(5)** Psychomotorischer Entwicklungsrückstand. – **(6)** Gesichtsdysmorphien: breite Stirn, Hypertelorismus, kurze Nase, extrem kleine Mandibula, evtl. mit Gaumenspalte, dysmorphe Ohrmuscheln. – **(7)** Weitere Fehlbil-

dungen: Herzfehler, Klumpfüße, hypoplastische Nägel, Hypoplasie der äußeren Genitalien.

Ätiol.: Autosomal-rezessiver Erbgang durch mehrere Geschwisterfälle und wiederholtes Vorkommen bei Nachkommen von Blutsverwandten zumindest für einen Teil der Fälle gesichert. Das überwiegende Vorliegen beim weiblichen Geschlecht läßt sich durch teilweise Geschlechtsbegrenzung erklären, mag aber auch durch Fehlklassifizierung männlicher Betroffener als Prune-Belly-Sequenz (welche fast nur bei Knaben vorkommt) bedingt sein.

Pathog.: Unbekannt.

Bemerkungen: Milder verlaufende Fälle z.T. mit Teilmanifestationen bei einem Elternteil, sind im allgemeinen nicht diesem Syndrom, sondern der autosomal-dominant vererbten chronischen idiopathischen intestinalen Pseudoobstruktion (McK 155310) zuzuordnen. Bei familiären Fällen von »Prune-Belly-Sequenz«, meist mit unvollständigen klinischen und autoptischen Angaben, dürfte es sich zumindest größtenteils in Wirklichkeit um Fälle dieses Syndroms handeln. Pränatale Ultraschalldiagnose zumindest in der 2. Schwangerschaftshälfte möglich.

Lit.: Annerén G, Meurling S, Olsen L (1991) Megacystis-microcolon-intestinal hypoperistalsis syndrome (MMIHS), an autosomal recessive disorder: clinical reports and review of the literature. Am J Med Genet 41: 251–254. – Berdon WE, Baker DH, Blanc WA et al (1976) Megacystis-microcolon-intestinal hypoperistalsis syndrome: a new cause of intestinal obstruction in the newborn period. AJR 126: 957–964. – Winter RA, Knowles SAS (1986) Megacystis-microcolon-intestinal hypoperistalsis syndrome: confirmation of autosomal recessive inheritance. J Med Genet 23: 360–362.

McK: 249210
A. Schinzel/AS

megephysäre Dysplasie

Syn.: Minderwuchs, megephysärer

Def.: Besondere, in ihrer Eigenständigkeit noch unklare, durch große Epiphysenkerne charakterisierte Skelettdysplasie.

A.: Erstbeschreibung 1973 durch Robert James Gorlin, 1923–, Genetiker, und Leonard Langer, 1928–, Radiologe, beide Minneapolis/Minnesota.

Diagn. Krit.: (1) Disproportionierter, kurzgliedriger Minderwuchs mit aufgetriebenen Gelenken. – (2) Schon bei der Geburt manifeste auffällige Physiognomie mit kurzer, aufgestülpter Nase, Epikanthus, Gaumenspalte. – (3) Schwerhörigkeit, ausbleibende Sprachentwicklung. – (4) Röntgenologisch: verkürzte, an den Enden pilzförmig aufgetriebene Röhrenknochen mit sehr großen Epiphysen; thorakolumbale Kyphose durch anteriore Hypoplasie der unteren Thorakal- und oberen Lumbalwirbel; leichte Abflachung der thorakalen Wirbelkörper.

Ätiol.: Möglicherweise autosomal-rezessives Erbleiden.

Pathog.: Unbekannt.

Bemerkungen: Unabhängig von seiner Skelettdysplasie hatte der von Gorlin beschriebene Patient eine Homozystinurie mit Linsenluxation, geistiger Entwicklungsstörung und generalisierter Osteoporose. Er scheint aus einem Inzest zwischen Vater und Tochter zu stammen.

Lit.: Gorlin RJ, Asper R, Langer L (1973) Megephyseal dwarfism. J Pediatr 83: 633–635.

McK: 249210
J. Spranger/JS

Mehlnährschaden: Kwashiorkor

Mehrfachbildung ganzer Extremitäten: Diplocheirie und Diplopodie

Meige's disease (e): Lymphödem, hereditäres, Typ II (Meige)

Meige-Syndrom

Syn.: Brueghel's syndrome (e) – dystonia, idiopathic cranial (e) – dystonia, idiopathic orofacial (e)

Def.: Bei betagten Personen häufige (10 bis 20% der über 80jährigen) unwillkürliche, orofaziale und zervikale, gewöhnlich rasche, kontinuierliche, stereotype Bewegungen.

A.: Henry Meige, französischer Neurologe. Erstbeschreibung 1910.

Diagn. Krit.: (1) Blepharospasmus. Häufige Prodromi: Augenirritation, Photophobie, vermehrtes Blinzeln. Gelegentlich Gefühl der Gesichtssteifheit und -schwellung, brennende Mißempfindungen im Mund, Dysarthrie oder Dysphagie, Heiserkeit, nächtliches Zähneknirschen, Schreibkrämpfe und ähnliche Bewegungsstörungen. – (2) Etwa ein Drittel: zusätzliche oromandibuläre Dystonie. – (3) Seltener Dystonie der Halsmuskulatur oder generalisierte Dystonie. – (4) Gelegentlich spasmodische Dysphonie und essentieller Tremor. – (5) Krankheitsbeginn meist im 5. bis 8. Lebensjahrzehnt, Frauen häufiger betroffen als Männer.

Ätiol.: Möglicherweise Überwiegen des dopaminergen Systems im Striatum, idiopathisch oder als Folge einer längerdauernden antipsychotischen Therapie (dann besser als tardive Dyskinesie zu bezeichnen).

Pathog.: Abnorme Erregbarkeit der Basalganglien.

Bemerkungen: Pieter Brueghel der Ältere (1525–1569) erkannte die Störung offensichtlich bereits als ein besonderes Krankheitsbild, welches er in dem Bild »De Gaper« darstellte (ausgestellt im Musées Royaux des Beaux-Arts in Brüssel). Die Dystonie läßt sich durch lokale Injektionen von Botulinustoxin behandeln.

Lit.: Jankovic J, Ford J (1983) Blepharospasm and orofacial-cervical dystonia: clinical and pharmacological findings in 100 patients. Ann Neurol 13: 402–411. – Meige H (1910) Les convulsions de la face. Une forme clinique de convulsion faciale, bilatérale et mediane. Rev Neurol 20: 437–443.

C. D. Reimers/DP

Meigs-Cass-Syndrom: Meigs-Syndrom

Meigs-Syndrom
(Symptomenkomplex)

Syn.: Demons-Meigs-Syndrom – Meigs-Cass-Syndrom

Def.: Gemeinsames Auftreten eines benignen Ovarialtumors mit Aszites und Hydrothorax.

A.: Joe Vincent Meigs, 1892–1963, Gynäkologe, Boston. – J. O. Albert Demons, 1842–1920, Chirurg, Bordeaux. – Erstbeschreibung bereits 1879 durch Cullinworth. Weitere Beschreibungen 1886 durch Spiegelberg, 1887 durch Demons und 1892 durch Tait.

Diagn. Krit.: (1) Aszites sowie Hydrothorax meist rechtsseitig (Transsudat, seltener auch als Exsudat). – (2) Gutartige Ovarialtumoren (meist Fibrome, seltener Kystome, Dermoidzysten, Struma ovarii). – (3) Vorkommen: vorwiegend bei älteren Frauen. – (4) Verlauf und Prognose: vollständige und rasche Rückbildung des Hydrothorax und des Aszites nach Entfernung des Ovarialtumors.

Mekoniumpfropf

Ätiol.: Unklar.
Pathog.: Der Aszites wird als Reizerguß infolge des Tumorwachstums erklärt; die Entstehung des Hydrothorax ist nicht klar. Nach einer von Meigs und Mitarbeitern (1943) an diesem Krankheitsbild und von anderen Autoren experimentell belegten Theorie steigt Aszitesflüssigkeit über Lymphbahnen in den Pleuraraum auf.
Bemerkungen: Ähnliche Symptome können auch bei malignen Ovarialgeschwülsten (Ovarialkarzinome, Krukenberg-, Brenner- oder Thekazelltumoren) sowie bei Uterusmyomen auftreten und werden dann als Pseudo-Meigs-Syndrom bezeichnet. Bei Aszites und Hydrothorax handelt es sich nicht um maligne Ergüsse, da das Meigs-Syndrom bei nicht metastasierenden Tumoren auftritt. Diese können sich dem klinischen Nachweis zunächst entziehen, weshalb an das Krankheitsbild bei Aszites und (rechtsseitigem) Hydrothorax älterer Frauen zu denken ist, zumal mit operativer Entfernung des Tumors Heilung erzielt werden kann. Die Bezeichnung »Meigs-Syndrom« bei Vergrößerung und Zystenbildung der Ovarien sowie Aszites und Pleuraergüssen infolge einer Überstimulation mit HMG/HCG ist irreführend (es liegt eine völlig andere Ätiologie vor).
Lit.: O'Flanagan SJ, Tighe BF, Egan TJ, Delaney PV (1987) Meigs' syndrome and pseudo-Meigs' syndrome. J R Soc Med 80: 252–253. – Fraisse E, Poulain P, Grosbois B et al (1984) Le syndrome de Demons-Meigs. A propos d'un cas. Revue de la littérature. Rev fr Gynécol Obstét 79: 579–580. – Meigs JV, Armstrong SH, Hamilton HH (1943) A further contribution to the syndrome of fibroma of the ovary with fluid in the abdomen and chest: Meigs' syndrome. Am J Obstet Gynec 46: 19–33. – Meigs JV, Cass JW (1937) Fibroma of the ovary with ascites and hydrothorax with a report of seven cases. Amer J Obstetr Gynec 33: 249–267. – Williamson JG, Patel D, Menzies DN (1972) Leiomyomata of the uterus associated with ascites and hydrothorax. J Obstet Gynaec Brit Cwlth 79: 273–280.
R. Terinde; U. Lotze/GA

Mekoniumileus-Syndrom: Mekoniumpfropf

Mekoniumpfropf

Syn.: Mekoniumileus-Syndrom – meconium ileus syndrome (e) – meconium plug syndrome (e)
Def.: Krankheitsbild des funktionellen Neugeborenenileus.
A.: Erstbeschreibung 1905 durch K. Landsteiner.
Diagn. Krit.: **(1)** Kurz nach der Geburt, innerhalb der ersten 24 Stunden auftretendes galliges Erbrechen bei spärlichem oder fehlendem Mekoniumabgang. – **(2)** Aufgetriebenes Abdomen. Darmsteifungen gelegentlich sicht- oder tastbar. – **(3)** Röntgen: wechselnde und nur teilweise charakteristische Befunde in Abhängigkeit von der Dauer des Verschlusses. Typisch: tiefer Ileus mit luftleerem Becken. – **(4)** Rektaleinlauf, Darmrohr bringt zuweilen die Darmentleerung in Gang. – **(5)** Selten Perforation oberhalb des Mekoniumpfropfes, dann Übergang in Mekoniumperitonitis. – **(6)** Entleerung bzw. Entfernung eines grau-weißen Mekoniumpfropfes.
Ätiol.: Ungeklärt.
Pathog.: Obstruktion des Rektums oder Rektosigmoids durch einen festen Mekoniumpfropf mit Entwicklung eines mechanischen Ileus.
Bemerkungen: **(DD)** tiefsitzender, organischer Darmverschluß – angeborene Stenosen und Atresien – Hirschsprung-Krankheit (Aganglionose) – zystische Fibrose (»meconium ileus equivalent«) – funktionelle Pseudoobstruktion. Prognose gut, wenn die Darmpassage schnell hergestellt werden kann.
Lit.: Hussain SM, Meradji M, Robben SG, Hop WC (1991) Plain film diagnosis in meconium plug syndrome, meconium ileus and neonatal Hirschsprung's disease. A scoring system. Pediatr Radiol 21: 556–559. – Landsteiner K (1905) Darmverschluß durch eingedicktes Mekonium: Pankreatitis. Zbl Path 16: 903. – Willich E (1959) Das Mekoniumpfropf-Syndrom. Arch Kinderheilk 159: 276–283.
E. Kattner/JK

Melanoblastome, neurokutane

Syn.: Melanosis neurocutanea – Touraine-Syndrom
Def.: Neurokutane Phakomatose mit ausgedehnten melanozytären Nävi an der Haut und diffuser oder umschriebener Pigmentierung der Leptomeningen durch melanozytäre Zellen, häufig sekundär Hydrocephalus internus.
A.: Erstbeschreibung 1859 durch Rudolf Virchow und 1861 durch Karl von Rokitansky. – Durch Albert Touraine, 1883–1961, Dermatologe, Paris, wurde 1941 der Begriff der neurokutanen Melanoblastose geprägt und damit die Erkrankung unter die neurokutanen Syndrome subsumiert.
Diagn. Krit.: **(1)** Ausgedehnter (bei Neugeborenen größer als 9 cm am Kopf und 6 cm am Körper), kongenitaler, zum Teil behaarter melanozytärer Nävus der Haut und/oder mehr als zwei kleinere kongenitale melanozytäre Nävi, die sehr oft am Kopf und im Nacken auftreten oder über der hinteren Mittellinie sitzen. – **(2)** Starke Vermehrung von melanozytären Zellen (97%) oder malignes Melanom im frühen Lebensalter (62%) an der Leptomeninx. – **(3)** Hydrocephalus internus (64%), epileptische Anfälle, Bewußtseinsstörungen, Hirndruck- und spinale Kompressionszeichen.
Ätiol.: Neurokutane Phakomatose.
Pathog.: Melanozytäre Nävi an der Leptomeninx führen durch Proliferation zum Hydrocephalus internus mit entsprechender neurologischer Symptomatik. Hohes Risiko für Entwicklung maligner Melanome.

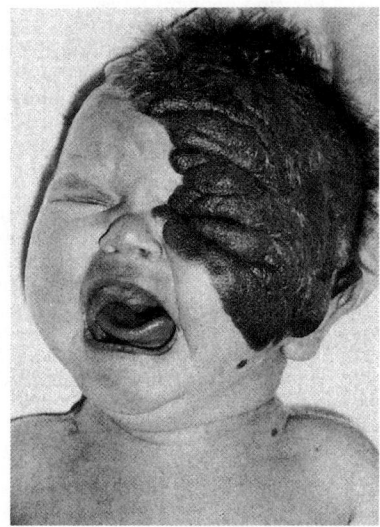

Melanoblastome, neurokutane: ausgedehnte, z.T. behaarte melanozytäre Nävi am Kopf (und Rücken) (Beob. Weyers, U.K.Kl. Bonn)

Bemerkungen: Nicht vererbt, ausgeglichenes Geschlechtsverhältnis. Etwa 110 Fälle beschrieben. Schlechte Prognose. In etwa 70% letal vor dem 10. Lebensjahr.
Lit.: Fox H (1972) Neurocutaneous melanosis. In: Vinken PJ, Bruyn GW (eds) The Phakomatoses. Handbook of Clinical Neurology, Vol 14, pp 414–428. Elsevier, Amsterdam. – Kadonaga JN, Frieden IJ (1991) Neurocutaneous melanosis: Definition and review of the literature. J Am Acad Dermatol 24: 747–755. – v Rokitansky C (1861) Ein ausgezeichneter Fall von Pigment-Mal mit ausgebreiteter Pigmentierung der inneren Hirn- und Rückenmarkshäute. Allg Wiener Med Ztg 15: 113–116. – Touraine A (1941) La mélanoblastose neurocutanée. Presse Méd 49: 1087–1088. – Virchow R (1859) Pigment und diffuse Melanose der Arachnoides. Virchows Arch Path Anat 16: 180–187.
McK: 249400
W. Stolz/GB

Melanoblastosis cutis linearis sive systematisata (Carol und Bour): Incontinentia pigmenti (Bloch-Sulzberger)
melanodermic leukodystrophy (e): Adrenoleukodystrophie
Melanoleukodermie mit multiplen Anomalien: Berlin-Syndrom
melanoproliferatives Syndrom: Nävi, dysplastische, familiäre
Melanosis corii degenerativa (Siemens): Incontinentia pigmenti (Bloch-Sulzberger)
Melanosis neurocutanea: Melanoblastome, neurokutane

Melanosis Riehl
Def.: Pigmentdermatose, die mit der sog. Poikilodermie réticulée pigmentaire (Civatte) identisch und nahe verwandt mit der sog. Melanodermitis toxica (Hoffmann-Habermann) ist.
A.: Gustav Riehl, 1855–1943, österreichischer Dermatologe. – Erstbeschreibung 1917.
Diagn. Krit.: **(1)** Netzförmige melanotische Hauthyperpigmentierungen und Schuppung. Lichenoide Papeln und follikuläre Keratosen können zusätzlich auftreten. Lokalisation: Gesicht, Nacken, Hals, Streckseiten der Arme und Hände, Axillen. – **(2)** Gynäkotropie; Vorkommen in allen Lebensaltern.
Ätiol.: Unbekannt; wahrscheinlich Photosensibilisierung vorgeschädigter Haut. In Betracht zu ziehende Noxen: Asphalt, Teere und Fette (in minderwertigen Kosmetika), Nahrungsmittel, Arzneimittel (Atebrin). Das gehäufte Auftreten der Melanose in Kriegszeiten mit Mangelernährung hat dem Krankheitsbild auch den Beinamen »Kriegsmelanose« eingetragen. Möglicherweise disponiert bei chronischer Unterernährung ein Defizit an Hautwirkstoffen und Vitaminen zur Pigmentstörung.
Pathog.: Postinflammatorische Hyperpigmentierung.
Bemerkungen: **(DD)** Chloasma gravidarum – Freund-Syndrom – Érythrose péribuccale pigmentaire (Brocq) – Bloch-Sulzberger-Syndrom – Naegeli-S. – v. Rothmund-S. – (Graham) Little-S. – Ito-Nävus.
Lit.: Civatte A (1923) Poïkilodermie réticulée pigmentaire du visage et du cou. Ann Derm Syph Paris 4: 605–620. – Riehl G (1917) Über eine eigenartige Melanose. Wien klin Wschr 30: 780–781. – Serrano G, Pujol C, Cuadra J et al (1989) Riehl's melanosis: Pigmented contact dermatitis caused by fragrances. J Am Acad Dermatol 21: 1057–1060.
G. Burg/GB

Melasma suprarenale: Addison-Krankheit

MELAS-Syndrom
Def.: Kombination von mitochondrialer Myopathie, Enzephalopathie, Laktatazidose, iktus-ähnlichen zerebralen Anfällen (MELAS = **M**yopathy, **E**ncephalopathy, **L**actic **A**cidosis, **S**troke-like episodes), manchmal mit Ausfällen zusätzlicher Organe oder Systeme.
A.: Steven G. Pavlakis (Neurologe an der Columbia University, New York), P. C. Philips, S. DiMauro, D. DeVivo und L. Rowland erkannten 1984 anhand von zwei eigenen Patienten und neun weiteren aus der Literatur die Eigenständigkeit dieses Syndroms und prägten das Akronym MELAS.
Diagn. Krit.: **(1)** Chronische oder progressive Enzephalopathie mit im späten Kindes- oder frühen Schulalter manifester Entwicklungsverzögerung oder -rückschritt. – **(2)** Generalisierte oder fokale Epilepsie, oft Myoklonusepilepsie. – **(3)** Periphere Myopathie, manchmal mit Befall der Augenmuskulatur, mit erhöhter CK und LDH im Plasma und histologisch »ragged-red fibers« (= rote Muskelfasern mit unregelmäßiger Begrenzung); seltener auch Kardiomyopathie. – **(4)** Akute, einen zerebralen Iktus simulierende Episoden mit Kopfschmerzen, Erbrechen, Hemiparese, Hemianopsie, Blindheit oder Aphasie. – **(5)** Mit Computertomographie oder Magnetresonanz erkennbare, herdförmige hyper- oder hypointense ZNS-Läsionen. – **(6)** Chronische Innenohrschwerhörigkeit. – **(7)** Kleinwuchs. **(8)** Seltener Diabetes mellitus oder Hypothyreose. – **(9)** Erhöhung des Laktats im Plasma.
Ätiol.: Bei der Mehrheit der MELAS-Patienten ist in Muskelgewebe (und meistens auch im Blut) eine Adenosin-zu-Guanosin(A-zu-G)-Punktmutation in Position 3243 der mitochondrialen DNA (mtDNA) nachzuweisen, jedoch immer zusammen mit einer gewissen Menge normaler mtDNA (sog. Heteroplasmie). – Die übrigen Patienten tragen wahrscheinlich andere Mutationen der mtDNA, z.B. die erst in wenigen Fällen beobachteten Punktmutationen in Positionen 3271 oder 11084 der mtDNA oder Deletionen. – Zur mütterlichen Vererbung des MELAS-Syndromes s. Beitrag »mitochondriale DNA, Mutationen«.

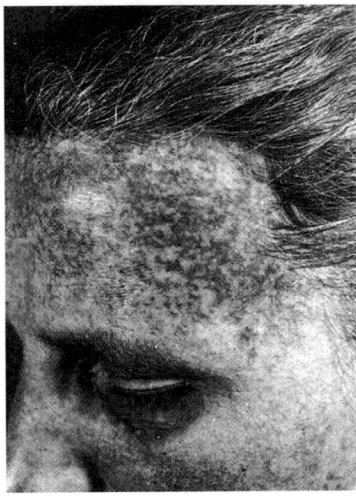

Erscheinungsbild der Melanosis Riehl (Beob. H. Flegel, Rostock)

Pathog.: 3243-A-zu-G-Punktmutation der mitochondrialen DNA verändert mitochondrienspezifische tRNA für Leuzin und 16S-Untereinheit der mitochondrialen ribosomalen RNA (rRNA); letzteres möglicherweise wichtiger, da Transkription der 16S-rRNA in vitro gestört und dadurch gesamte mitochondriale Proteinsynthese gehemmt ist. Aktivität verschiedener Untereinheiten der mitochondrialen Atmungskette in betroffenen Geweben reduziert. Verhältnis zwischen normaler und mutanter mtDNA (Heteroplasmie) scheint eine gewisse Korrelation zur klinischen Ausprägung zu haben. mtDNA-Moleküle mit 3243-A-zu-G-Mutation werden in Zellkultur schneller repliziert als normale mtDNA-Moleküle. Es ist möglich, daß dieser Befund die Progression der klinischen Symptomatik erklären kann. Rolle einer unterschiedlichen Gewebsverteilung von normaler und mutanter mtDNA noch wenig untersucht.

Bemerkungen: Neben klinisch typischen MELAS-Patienten wurden, oft im Rahmen einer Familienabklärung, Mutationsträger erkannt, die eines oder wenige der diagnostischen Kriterien erfüllen, z.B. eine isolierte Muskelschwäche oder eine Hypoakusis haben, oder asymptomatisch sind. 3243-A-zu-G-Punktmutation der mtDNA auch als Ursache von mütterlich vererbtem Diabetes mellitus Typ II mit Hypoakusis erkannt (s. Beitrag über mitochondriale Mutationen). Zusätzlich zur 3243-Punktmutation sind andere, den Phänotyp mitbestimmende Faktoren postuliert worden. Die Mutation ist mittels PCR-Amplifikation, Inkubation mit dem Restriktionsenzym Apa I und Gelelektrophorese relativ einfach nachweisbar. **(DD)** MERRF-Syndrom – Leigh-Syndrom – Kearns-Syndrom – andere mitochondriale Enzephalomyopathien oder neurodegenerative Erkrankungen.

Lit.: Ciafaloni E, Ricci E, Shanske S et al (1992) MELAS: clinical features, biochemistry, and molecular genetics. Ann Neurol 31: 391–398. – Goto Y, Nonaka I, Horai S (1990) A mutation in the tRNA-Leu (UUR) gene associated with the MELAS subgroup of mitochondrial encephalomyopathies. Nature 348: 651–653. – Hammans SR, Sweeney MG, Brockington M et al (1991) Mitochondrial encephalopathies: molecular genetic diagnosis from blood samples. Lancet 337: 1311–1313. – Pavlakis SG, Phillips PC, DiMauro S et al (1984) Mitochondrial myopathy, encephalopathy, lactic acidosis, and strokelike episodes: a distinctive clinical syndrome. Ann Neurol 16: 481–488.
McK: 540000
A. Superti-Furga/AS

Meleda-Krankheit: Keratodermia palmo-plantaris transgrediens et progrediens (Typ Mljet)

Melkersson-Rosenthal-Komplex

Syn.: Melkersson-Rosenthal-Syndrom – Fazialislähmung, rezidivierende
Def.: Symptomentrias von chronisch-rezidivierender Gesichts- bzw. Lippenschwellung (granulomatöse [sarkoidale] Entzündung), Fazialisparese und Lingua plicata.
A.: Ernst Gustaf Melkersson, 1892–1932, Arzt, Göteborg. – Curt Rosenthal, Neurologe, Breslau. – Erstbeschreibung des Syndroms durch Melkersson 1928, durch Rosenthal Ergänzung der Symptome 1931. Beschreibung der nicht-verkäsenden Cheilitis granulomatosa durch Miescher 1956. Frühere Beschreibungen stammen von Rossolimo (1901), Hübschmann (1894) und von v. Frankl/Hochwart (1891).
Diagn. Krit.: **(1)** Anfangs rezidivierende, später persistierende, meist asymmetrische Schwellung im Orofazialbereich, hauptsächlich an den Lippen (Cheilitis granulomatosa), selten an Stirn (Metopitis), Lidern (Blepharitis), Wangen (Pareitis), Kinn (Geneitis). Histologisch: nicht-verkäsende, granulomatöse Entzündung, diffuses, interstitielles Ödem. – **(2)** Rezidivierende, periphere Fazialisparese (Granulombildung im Verlauf des Canalis facialis). Anfänglich völlig rückbildungsfähig, bei zahlreichen Rezidiven oft Persistenz. – **(3)** Lingua plicata (Glossitis granulomatosa). – **(4)** Häufig Lymphozytose und/oder geringe Eosinophilie. – **(5)** Zusätzlich neurologische Symptome (Parästhesien, Kopfschmerzen, Hyperakusis etc.) möglich.
Ätiol.: Unbekannt. Genetische Prädisposition fraglich.
Pathog.: Unbekannt.
Bemerkungen: Gutes Ansprechen der Gesichtsschwellungen auf Clofazimin.
Lit.: Melkersson E (1928) Ett fall av recidiverande facialispares i samband med angioneurotiskt ödem. Hygiea, Stockholm 90:

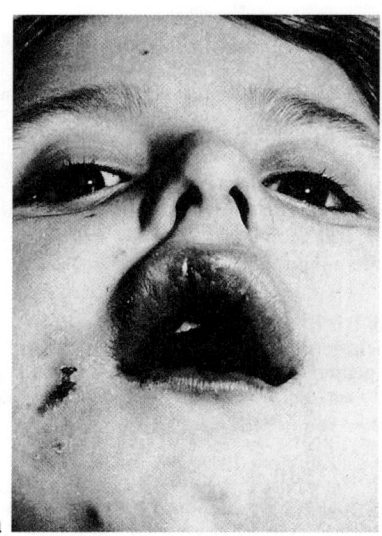

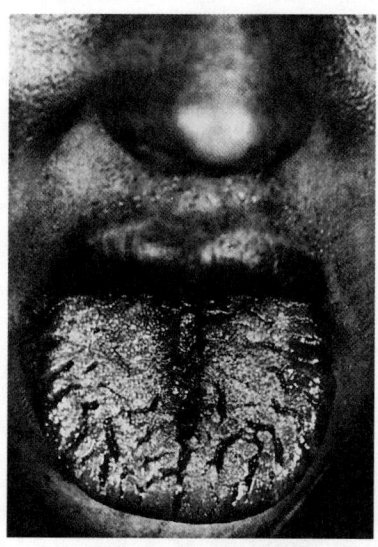

Melkersson-Rosenthal-Komplex: a) Fazialislähmung und Cheilitis granulomatosa (erster Schub) (Foto DOFONOS, Ffm.); b) Lingua scrotalis und Cheilitis granulomatosa (Beob. H. Flegel, Rostock)

737–741. – Miescher G (1956) Cheilitis und Pareitis granulomatosa ohne Facialisparese bei Vorhandensein einer Lingua scrotalis. Dermatologica 112: 536. – Neuhofer J, Fritsch P (1984) Cheilitis granulomatosa (Melkersson-Rosenthal-Syndrom): Behandlung mit Clofazimin. Hautarzt 35: 459–463. – Rosenthal C (1931) Klinisch erbbiologischer Beitrag zur Konstitutionspathologie. Gemeinsames Auftreten von rezidivierender familiärer Facialislähmung, angioneurotischem Gesichtsödem und Lingua plicata in Arthritismus-Familien. Z Gesamte Neurol Psychiat, Berlin 131: 475–500.
McK: 155900
H. Hintner/GB

Melkersson-Rosenthal-Syndrom: Melkersson-Rosenthal-Komplex
Melnick-Needles-Syndrom: Osteodysplastie

Melorheostose
Syn.: Léri-Joanny-Syndrom
Def.: Ätiopathogenetisch unklare Bindegewebserkrankung mit umschriebenen Osteosklerosen und Weichteilfibrosen.
A.: Erstbeschreibung 1922 durch den französischen Neurologen André Léri, 1875–1930, und seinen Mitarbeiter Jean Paul Joanny.
Diagn. Krit.: **(1)** Weichteilkontrakturen mit Einschränkung der Gelenkbeweglichkeit. – **(2)** Umschriebene Verdickung (Fibrose) von Haut und Faszien, gelegentlich im Sinne einer linearen Sklerodermie, auch mit fibrolipomatösen Veränderungen. – **(3)** Verkürzung, Verformung, Fehlstellung einer Extremität. – **(4)** Schmerzen in der betroffenen Extremität, vor allem nach Abschluß des Wachstums. – **(5)** Röntgenologisch: längsgerichtet, bandförmige, an runden oder flachen Knochen, bei länger bestehenden Fällen, also meist bei Erwachsenen, unregelmäßig begrenzte, an eine tropfende Kerze erinnernde subperiostale, kortikale Hyperostosen, Verkürzung und Verformung betroffener Knochen. – **(6)** Hautveränderungen und Kontrakturen können lange vor den Knochenveränderungen auftreten. Die Schmerzen nach Abschluß des Wachstums werden mit der Reizung des empfindlichen Periosts durch die extrakortikalen Knochenwucherungen erklärt.
Ätiol.: Unbekannt.
Pathog.: Unbekannt. Diskutiert werden umschriebene Läsionen sensibler Nervenfasern, da die Knochenveränderungen Sklerotomen zuzuordnen sind.
Bemerkungen: Gelegentlich treten lineare, punktförmige und streifige Verdichtungen gemeinsam auf. Für diese Fälle wird der Begriff der »Mischsklerose« (»mixed sclerosing bone dystrophy«) vorgeschlagen. Ob diesen Läsionen ein anderer Pathomechanismus zugrunde liegt als der Melorheostose, ist unbekannt.
Lit.: Garver P, Resnick D, Haghigi P, Guerra J (1982) Melorheostosis of the axial skeleton with associated fibrolipomatous lesions. Skeletal Radiol 9: 41–44. – Léri A, Joanny JP (1922) Une affection non décrite des os: hyperostose „en coulé" sur toute la hauteur d'un membre ou mélorhéostose. Bull Mém Soc Méd Hôp Paris 46: 1141–1145. – Murray RO, McCredie J (1979) Melorheostosis and the sclerotomes: a radiological correlation. Skeletal Radiol 4: 57–71. – Whyte MP, Murphy WA, Fallon MD, Hahn TJ (1981) Mixed-sclerosing-bone-dystrophy. Skeletal Radiol 6: 95–102. – Younge D, Drummond DS, Herring J, Cruess RL (1979) Melorheostosis in children. J Bone Jt Surg 61-B: 415–418.
McK: 155950
J. Spranger/JS

membranous lipodystrophy (e): Demenz, progrediente und polyzystische Osteodysplasie
Membransyndrom, hyalines: Surfactant-Mangel des Neugeborenen
MEMR-S: tricho-rhino-phalangeale Dysplasie II
MEN: multiple endokrine Neoplasie

Mendelson-Syndrom
Syn.: Aspirationspneumonitis
Def.: Nicht gebräuchliche Bezeichnung für die bei Aspiration von Magensaft auftretenden bronchopulmonalen Erkrankungen.
A.: Curtis Lester Mendelson, 1913–, Anästhesist, New York.
Lit.: Mendelson CL (1946) The aspiration of stomach contents into the lungs during obstetric anesthesia. Am J Obstet Gynecol 52: 191–205. – Trübestein G, Esser H, Kikis D, Franken T (1975) Das Mendelson-Syndrom. Med Klin 70: 1309–1313.

Mendenhall-Syndrom: Lipodystrophie, Typ Miescher
Mendes-Da-Costa-Syndrom: Erythrokeratodermia figurata variabilis Mendes Da Costa

Mengel-Konigsmark-Berlin-McKusick-Syndrom
Syn.: Taubheits-Ohrmuscheldysplasie-Syndrom – malformed low-set ears and conductive hearing loss, recessive (e) – conductive hearing loss, recessive, and malformed low-set ears (e) – deafness, conductive, with malformed low-set ears (e)
A.: Marvin C. Mengel, Humangenetiker, Baltimore. – Bruce W. Konigsmark, 1928–1973, Otorhinolaryngolo-

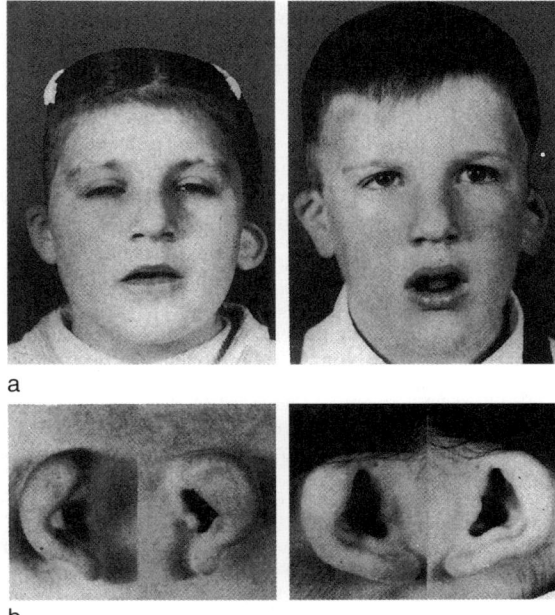

Mengel-Konigsmark-Berlin-McKusick-Syndrom: a) Gesichtsschnitt; b) halbmondförmige Ohrmuscheldysplasie (Beob. Mengel, Konigsmark, Berlin und McKusick)

ge, Baltimore. – Charles I. Berlin, Otorhinolaryngologe, Louisiana. – Victor A. McKusick, 1921–, Humangenetiker, Baltimore. – Erstbeschreibung 1969 anhand einer Familienstudie in der Mennonitengemeinde von Lancaster County, Pennsylvanien (sechs Fälle in zwei Familien).
Diagn. Krit.: **(1)** Ohrmuscheldysplasie beiderseits, manchmal an beiden Ohren verschieden stark ausgeprägt. – **(2)** Leichte Gesichtsdysplasie, leichte antimongoloide Lidachse, Hypertelorismus, breiter Nasensattel, Spitzbogengaumen, Blepharophimose. – **(3)** Geistige Behinderung. – **(4)** Schalleitungsschwerhörigkeit beiderseits infolge Fehlbildung der Gehörknöchelchenkette. – **(5)** Minderwuchs. – **(6)** Kryptorchismus, Hypogonadismus. – **(7)** Systolikum.
Ätiol.: Autosomal-rezessives Erbleiden.
Pathog.: Unbekannt.
Bemerkungen: **(DD)** erbliche Formen von Ohrfehlbildungen und Schalleitungsschwerhörigkeit: Escher-Hirt-Syndrom (Verkürzung des Crus longum incudis und Aplasie des Caput stapedis), Fárá-Chlupácková-Hrvnáková-Syndrom, Forney-Robinson-Pascoe-Syndrom (Stapesfixation, Mitralinsuffizienz, Skelettanomalien), Fourman-Fourman-Syndrom (Ohr- oder Halsfisteln), Wildervanck-Syndrom (multiple Fehlbildungen), Winter-Kohn-Mellman-Wagner-Syndrom (urogenitale Fehlbildungen, Mikrognathie).
Lit.: Cantù JM, Ruenes R, Garcia-Cruz D (1978) Autosomal recessive sensorineural-conductive deafness, mental retardation and pinna anomalies. Hum Genet 40: 231–234. – Mengel MC, Konigsmark BW, Berlin CI, McKusick VA (1969) Conductive hearing loss and malformed low-set ears, as a possible recessive syndrome. J Med Genet 6: 14–21. – Siegel-Sadewitz V, Shprintzen RJ (1982) The relationship of communication disorders to syndrome identification. J speech and hear. Disord 47: 338–354.
McK 221300
S. Schmid; Th. Spillmann/GB

Ménière's disease (e): Ménière-Krankheit

Ménière-Krankheit
(Symptomenkomplex)
Syn.: Ménière-Syndrom – Vestibularissyndrom – Hydrops, endolymphatischer – Labyrinthhydrops – Ménière's disease (e) – aural or auditory vertigo (e) – oticodynia (e) – labyrinthine vertigo, recurrent (e) – maladie de Ménière (fz) – vertige épisodique avec surdité (fz) – vertige auriculaire (fz) – vertige labyrinthique (fz) – oticodynose (fz) – syndrome de Ménière (fz) – oticodynie (fz)
Def.: Einseitige, anfallsweise auftretende kochleovestibuläre Störung, gekennzeichnet durch Ohrensausen, Hörverschlechterung und Drehschwindel. Es ist zu unterscheiden zwischen a) Ménière-Krankheit mit der geschilderten klassischen Trias und b) dem sog. Ménière-Symptomenkomplex, bei dem es sich um kochleäre und/oder vestibuläre Symptome uneinheitlicher Genese handelt.
A.: Prosper Ménière, 1799–1862, Internist, Paris. – Erstbeschreibung 1860/61.
Diagn. Krit.: **a)** Ménière-Krankheit: **(1)** Akut einsetzender typischer Ménière-Anfall mit einseitigem Tinnitus, Hörverschlechterung und Drehschwindel, dabei Nausea und Erbrechen. – **(2)** Im anfallsfreien Intervall anfangs Verschwinden von Ohrensausen und Hörstörungen, später fluktuierende Tiefstonschwerhörigkeit, im Endstadium irreversibler hochgradiger pankochleärer Hörverlust. – **(3)** Im Anfall Spontannystagmus mit schneller Komponente zur gesunden Seite, Absinken der Hörschwellenkurve auf der kranken Seite. – **(4)** Im anfallsfreien Intervall anfangs keine Symptome, bei Anfallshäufung kochleäre Schwerhörigkeit im Schwellenaudiogramm. – **(5)** Positives Recruitment.
b) Ménière-Symptomenkomplex: **(1)** Einseitiger Vestibularisausfall ohne Hörverschlechterung und Tinnitus = Neuronitis vestibularis. – **(2)** Progrediente Hochtonschwerhörigkeit mit kurzdauernden Schwindelattacken bei Diabetes mellitus und manchen Hypertonieformen. – **(3)** Kurzdauernde, lage- und kopfstellungsabhängige Schwindelanfälle, verbunden mit Ohrensausen bei »Zervikalsyndrom«. – **(4)** Posttraumatischer Lage- und Lagerungsnystagmus. – **(5)** Spontannystagmus, unregelmäßiger Provokationsnystagmus mit kurzdauernden Bewußtseinstrübungen bei vertebrobasilärer Insuffizienz. – **(6)** Druckgefühl im Ohr, heftiger Tinnitus und innerhalb von Minuten einsetzende hochgradige Hörstörung ohne vestibuläre Erscheinungen = Hörsturz.
Ätiol.: **a)** Ménière-Krankheit: Labyrinthhydrops.
b) Ménière-Symptomenkomplex: uneinheitlich. Mikrozirkulationsstörungen durch Diabetes mellitus, Hypertonie, Autoimmunkrankheiten, Infektionen mit neurotropen Viren oder anderen Erregern, durch traumatische Schädigungen oder entzündlich-degenerative Halswirbelsäulenveränderungen, toxische Schädigungen durch Alkohol- und Nikotinabusus.
Pathog.: **a)** Ménière-Krankheit: Druckerhöhung im endolymphatischen System mit Rückresorptionsstörung der kaliumreichen Endolymphe. Nach Überschreiten eines kritischen Grenzdrucks kommt es zur Ruptur der Reissner-Membran, die Endo- und Perilymphraum trennt. Damit vermischt sich kaliumreiche Endolymphe mit kaliumarmer Perilymphe in den Interzellulärspalten des perilymphatischen Maschenwerks, in dem die afferenten Neuronen des N. statoacusticus verlaufen; diese werden durch den Kaliumanstieg gelähmt.
b) Ménière-Symptomenkomplex: uneinheitlich bzw. ungeklärt.
Bemerkungen: **a)** Ménière-Krankheit: Therapie im Anfall mit Infusionen zur Besserung der Labyrinthdurchblutung, zur Steigerung des Peri- und Endolymphdurchflusses und zur Flüssigkeits- und Elektrolytsubstitution. Keine Psychopharmaka! Bei gehäuften Anfällen chirurgische Therapie (Vestibularisneurektomie) bzw. lokale Gentamycin-Applikation.
b) Ménière-Symptomenkomplex: im Akutstadium symptomatische Therapie mit Antivertiginosa und Sedativa, bei Infekten Antibiotika, bei Autoimmunkrankheiten Corticosteroide. Behandlung der Grunderkrankung.
Lit.: Anon (1995) Committee on hearing and equilibrium guidelines for the diagnosis and evaluation of therapy in Ménière's disease. Otolaryngol Head Neck Surg 113: 181–185. – Kitahara M, Takeda T, Yazawa Y et al (1984) Pathophysiology of Ménière's disease and its subvarities. Acta otolaryng (Stockholm) Suppl 406: 52–55. – Ménière P (1861) Sur une forme particulière de surdité grave dépandant d' une lésion de l'oreille interne. Gaz méd Paris 16: 29. – Ménière P (1861) Mémoire sur des lésions de l'oreille interne donnant lieu à des symptomes de congestion cérébrale apoplectiforme. Gaz méd Paris 16: 597–601. – Schuknecht HF (1984) The pathophysiology of Ménière's disease. Amer J Otol 5: 526–527.
S. Schmid; Th. Spillmann; G. Full-Scharrer/GB

Ménière-Syndrom: Ménière-Krankheit
meningococcic adrenal syndrome (e): Waterhouse-Friderichsen-Syndrom
Meningokokkensepsis: Waterhouse-Friderichsen-Syndrom

Meningokokkensepsis, perakute oder fulminante: Waterhouse-Friderichsen-Syndrom
Meningopolyneuritis, durch Zecken übertragene: Bannwarth-Krankheit
Meningopolyneuritis oder -radikulitis Garin-Bujadoux-Bannwarth oder (Garin-Bujadoux-)Bannwarth: Bannwarth-Krankheit
Meningoradikulitis Bannwarth: Bannwarth-Krankheit
Meningoradikulitis, durch Zecken übertragene: Bannwarth-Krankheit

Menkes-Syndrom
Syn.: kinky-hair syndrome (e) – steely-hair-syndrome (e) – Trichopoliodystrophie
Def.: X-chromosomal vererbte Kupferstoffwechselstörung mit körperlichem und psychomotorischem Entwicklungsrückstand, Pili torti, zerebralen Krampfanfällen und Tod im Säuglings- oder Kleinkindesalter.
A.: John H. Menkes, 1928–, Neuropädiater, Los Angeles, und Mitarbeiter definierten das Syndrom 1962 anhand von fünf Knaben aus der gleichen Familie.
Diagn. Krit.: (1) Pathologisch tiefes Serumkupfer und -coeruloplasmin, abnorm erhöhte Kupferaufnahme durch kultivierte Fibroblasten. – (2) Haar, makroskopisch: hypopigmentiert, drahtig, spärlich wachsend, erhöhte Brüchigkeit; mikroskopisch: Pili torti, Monilethrix, Trichorrhexis nodosa. – (3) Maskenhaftes Gesicht mit rundlichen, herabhängenden Wangen, oft starrer Blick. – (4) Körperlicher und psychomotorischer Entwicklungsrückstand, meist mit Krampfleiden, oft Hypothermie-Episoden. – (5) Gehirn: Erweiterung der Seitenventrikel, Hypoplasie bzw. Atrophie von Zerebrum und Zerebellum, Demyelinisierung, Leukomalazie, Subduralhämatome. – (6) Skelett: metaphysäre Becherung und Spornbildung, diaphysäre periostale Auflagerungen, Schaltknochen am Schädel, Osteoporose, selten Platyspondylie. – (7) Gefäße: Tortuositas, Erweiterung (Kaliberssprung) und/oder Vermehrung sowie korkzieherartige Verwindungen v.a. der intrakraniellen und viszeralen Arterien. – (8) Blasendivertikel, vesikoureteraler Reflux. – (9) Blasser Augenfundus mit Tortuositas vasorum, Salz- und Pfeffer-Fundus, flache dysplastische oder atrophische Papillen. – (10) Weitere Befunde, in abnehmender Häufigkeit: hoher Gaumen, Mikro-/Retrognathie, Trichter-, Hühnerbrust, Klumpfuß, Vierfingerfurche, Skaphozephalie, Kryptorchismus. – (11) Verlauf bestimmt durch Krampfleiden und Luftwegsinfekte (Immobilisierung, Aspiration); Tod im Säuglings- oder Kleinkindesalter.
Ätiol.: X-chromosomal-rezessiver Erbgang: Genlokalisation Xq12–Xq13.3. Kandidat-Gen isoliert, welches für eine Kupfer-transportierende ATPase kodiert.
Pathog.: Unvollständig geklärt. Quantitativ und qualitativ gestörte Synthese von Metallothionein (intrazelluläres Transportprotein für Kupfer) mit funktionellem Kupfermangel (reduzierte Aktivität Kupfer-abhängiger Enzyme) und mit bereits in utero bestehender Kupferverteilungsstörung (Gehirn und Leber zu wenig Kupfer, andere Gewebe mit Metall überladen).
Bemerkungen: Häufigkeit 1 : 298 000 Lebendgeborene. Leichtere Formen vereinzelt beschrieben (Allelie?). Bis auf wenige Ausnahmen waren parenterale Kupfersubstitutionen ohne Einfluß auf den Verlauf. Pränatale Diagnose sicherer aus Chorionzotten als aus Fruchtwasserzellen. Chorionzotten: Kupfer-Gehalt erhöht (ein Mehrfaches der Norm), an Trophoblast-Zellmembran gebundenes Kupfer elektronenmikroskopisch nachweisbar. Fruchtwasserzellen: erhöhte Kupferaufnahme.
Lit.: Baerlocher K, Nadal D (1988): Das Menkes-Syndrom. Erg Inn Med Kinderheilk 57: 79–144. – Menkes JH, Alter M, Steigleder GK et al (1962) A sexlinked recessive disorder with retardation of growth, peculiar hair, and focal cerebral and cerebellar degeneration. Pediatrics 29: 764–779. – Nadal D, Baerlocher K (1988): Menkes syndrome: longterm treatment with copper- and D-penicillamine. Eur J Paediatr 147: 621–625. – Tonnesen T, Petterson A, Kruse TA et al (1992) Multipoint linkage analysis in Menkes disease. Am J Hum Genet 50: 1012–1017. – Tonnesen T, Kleijer WJ, Horn N (1991) Incidence of Menkes disease. Hum Genet 86: 408–410. – Vulpe C, Levinson B, Whitney S et al (1993) Isolation of a candidate gene for Menkes disease and evidence that it encodes a copper-transporting ATPase. Nat Genet 3: 7–13.
McK: 309400
D. Nadal/AS

MEN-Syndrom: multiple endokrine Neoplasie
mental deficiency, epilepsy, endocrine disorders (e): Börjeson-Forssman-Lehmann-Syndrom
mental retardation-aphasia-shuffling gait-adducted thumbs (MASA) (e): MASA-Syndrom
mental retardation, Buenos Aires type (e): Mutchinick-Syndrom
mental retardation, congenital heart disease, blepharophimosis, ptosis, hypoplastic teeth (e): Ohdo-Blepharophimose-Syndrom
mental retardation, deafness, coarse facies (e): Fountain-Syndrom
mental retardation-growth/hearing/genital defects, X-linked (e): Juberg-Marsidi-Syndrom
mental retardation syndrome (e): tricho-rhino-phalangeale Dysplasie II
Meralgia paraesthetica: Inguinaltunnel-Symptomatik
Meretoja-Syndrom: Amyloid-Polyneuropathie Typ IV
Meretoja's syndrome (e): Amyloid-Polyneuropathie Typ IV
Meretoja type amyloidosis (e): Amyloid-Polyneuropathie Typ IV
Meretoja's type of hereditary neuropathic amyloidosis (e): Amyloid-Polyneuropathie Typ IV
mermaid anomaly (e): Sirenomelie

MERRF-Syndrom
Def.: Kombination von Myoklonus-Epilepsie und Myopathie mit charakteristischer Histologie (MERRF = **M**yoclonus **E**pilepsy with **R**agged-**R**ed **F**ibers); oft noch andere Zeichen und Symptome vorhanden (s. unten).
A.: N. Fukuhara (Neurologe an der Universität Nigata, Japan) beschrieb 1980 zwei eigene Fälle von »Myoclonus-Epilepsy with Ragged-Red Fibers«, erkannte Ähnlichkeiten mit schon beschriebenen Patienten und postulierte deshalb ein eigenständiges Syndrom.
Diagn. Krit.: (1) Myoklonus-Epilepsie im Kindes- oder Jugendalter. – (2) Ataxie. – (3) Im Verlauf progressive Demenz und generalisierte Epilepsie. – (4) Mitochondriale Myopathie mit Muskelschwäche, histologisch »ragged-red fibers« (rote Muskelfasern mit unregelmäßiger Begrenzung) und pathologisch Mitochondrien. – (5) Kleinwuchs. – (6) Innenohr-Schwerhörigkeit. – (7) Zentrale Hypoventilation. – (8) Milde Kardiomyopathie. – (9) Hautlipome, manchmal symmetrisch. – (10) Erhöhtes Laktat im Plasma.
Ätiol.: Bei der Mehrheit der Patienten ist in Muskelgewebe, und meistens auch im Blut, die Punktmutation A-8344-G der mitochondrialen DNA (mtDNA) nachweisbar, immer zusammen mit einer gewissen Menge an normaler mtDNA (sog. Heteroplasmie). Übrige Patienten haben andere mtDNA-Mutationen (z.B. T-8356-C). Zur mütterlichen Vererbung des MERRF-Syndroms s. Beitrag »mitochondriale DNA, Mutationen«. Bei symptomatischen Fällen ist die Mutation meistens auch bei der Mutter und/oder bei Geschwistern nachweisbar!

Mesenterialarterien-Anzapf-Syndrom

Pathog.: Punktmutation A-8344-G verändert mitochondriales tRNA für Lysin. Daher Störung der mitochondrialen Proteinsynthese, verminderte Aktivität von Atmungskette-Untereinheiten. Verhältnis mutante mtDNA/normale mtDNA ausschlaggebend für Phänotyp; Verhältnis kann über Jahre zunehmen, deshalb Progression der Krankheit mit sequentiellem Befall von zerebralem Kortex, Muskel, Kochlea und Hörbahnen, Kleinhirn, Hirnstamm und Herz.
Bemerkungen: Familienabklärungen zeigen auf mütterlicher Seite oft »atypische«, oligo- oder asymptomatische Mutationsträger. Verhältnis mutante/normale mtDNA muß weit über 1 sein, damit Symptome ausgelöst werden. Familienstudien zeigten auch »atypische« Phänotypen wie externe Ophthalmoplegie, Leigh-Syndrom, MELAS-Syndrom, also klinische Überlappung mit anderen mitochondrialen Enzephalomyopathien möglich. Diagnose mit PCR-Amplifikation von Muskel- oder Blut-DNA, Restriktionsenzymspaltung und Elektrophorese relativ einfach. **(DD)** MELAS-Syndrom – Kearns-Syndrom – Leigh-Syndrom – verschiedene Myoklonus-Epilepsien.
Lit.: Fukuhara N, Tokiguchi S, Shirakawa K, Tsubaki T (1980) Myoclonus epilepsy associated with ragged-red fibers (mitochondrial abnormalities): disease entity or syndrome? J Neurol Sci 47: 117–133. – Larsson NG, Tulinius MH, Holme E et al (1992) Segregation and manifestations of the mtDNA tRNA(Lys) A to G (8344) mutation of myoclonus epilepsy and ragged-red fibers (MERRF) syndrome. Am J Hum Genet 51: 1201–1212. – Shoffner JM, Lott MT, Lezza AMS et al (1990) Myoclonic epilepsy and ragged-red fiber disease (MERRF) is associated with a mitochondrial DNA tRNA-Lys mutation. Cell 61: 931–937. – Wallace DC, Zheng X, Lott MT et al (1988) Familial mitochondrial encephalomyopathy (MERRF): genetic, pathophysiological and biochemical characterization of a mitochondrial DNA disease. Cell 55: 601–610. – Zeviani M, Amati P, Bresolin N et al (1991) Rapid detection of the A-to-G (8344) mutation of mtDNA in Italian families with myoclonus-epilepsy and ragged-red fibers (MERRF). Am J Hum Genet 48: 203–211.
McK: 545000
A. Superti-Furga/AS

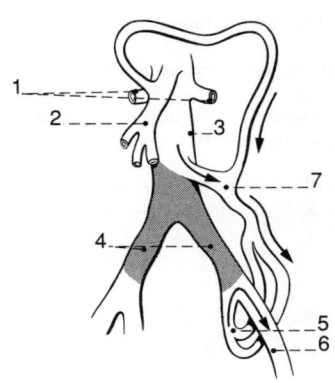

1 Aa. renales
2 A. mesenterica sup.
3 Aorta
4 Aa. iliacae com.
5 A. iliacae int.
6 A. iliacae ext.
7 A. mesenterica inf.

Hämodynamik der Blutversorgung beim Mesenterialarterien-Anzapf-Syndrom: Blutentzug aus beiden Mesenterialgefäßen bei reduziertem Strömungswiderstand in den Beinen (nach Vollmar, 1967).

A. mesenterica superior und inferior sind hierbei frei von Stenosen oder Verschlüssen (Abb.). Bei Aortenverschlüssen mit Einbeziehung der Abgangsstelle der A. mesenterica inferior kann die Blutversorgung der unteren Extremitäten vorwiegend von der A. mesenterica superior über die Riolan-Anastomose erfolgen.
Bemerkungen: Die ältere Bezeichnung »mesenteric steal syndrome« ist, wie Vollmar bemerkt, nicht ganz korrekt, da hier die ilio-femorale Strombahn das Blut »stiehlt« und nicht das Stromgebiet der A. mesenterica. **(DD)** Ortner-Syndrom – chronische Pankreatitis – Angina abdominalis – Aortenbifurkationssyndrom.
Lit.: Vollmar J (1971) Steal-Syndrome. Münch Med Wschr 113: 501–506. – Vollmar J, Hartert H, Schroeder K, Coerper HG (1964) Das chronische Verschlußsyndrom der Eingeweide-Schlagadern. Langenbecks Arch klin Chir 305: 473–490.
B. Kramann/GA

---

mesenchymal dysplasie of Puretić (e): Fibromatose, juvenile hyaline

Mesenterialarterien-Anzapf-Syndrom
(Sequenz)
Syn.: Steal-Syndrom, ilio-femorales – Steal-Syndrom, mesenterisches – steal syndrome, mesenteric (e)
Def.: Blutverteilungsstörung, bei der aus beiden mesenterialen Gefäßetagen zugunsten der Beine Blut entzogen wird.
A.: Jörg Vollmar, 1923–, Chirurg, Heidelberg, Ulm. Erstbeschreibung 1964.
Diagn. Krit.: Unter körperlicher Belastung, z.B. beim schnellen Gehen, schneidende, krampfartige Bauchschmerzen, die augenblicklich sistieren, wenn die Patienten wieder stehenbleiben.
Ätiol.: Verschluß im Bereich der Aortenbifurkation bei offener linker A. iliaca interna und externa.
Pathog.: Meist arteriosklerotischer Verschluß der unteren Aorta oder der linken A. iliaca communis. Bei offener A. mesenterica inferior und superior besteht ein ausgedehnter mesenteriko-iliakaler Kollateralkreislauf, über den eine Blutverteilungsänderung zugunsten der Beinarterien eintritt. Die eigentlichen Versorgungsarterien,

Mesenterialarterien-Syndrom, oberes
(Sequenz)
Syn.: Wilkie-Syndrom – Syndrom der oberen Mesenterialarterie – Arteria-mesenterica-superior-Syndrom – Darmverschluß, arterio-mesenterialer – Duodenalverschluß, arterio-mesenterialer – Duodenalkompression, arterio-mesenteriale – Wilkie's disease (e) – superior mesenteric artery syndrome (e) – arterio-mesenteric duodenal ileus (e) – arteriomesenterial occlusion syndrome (e)
Def.: Krankheitsbild mit hohem mechanischen Verschluß bedingt durch Kompression des Duodenum horizontale durch die A. mesenterica superior.
A.: Sir David Wilkie, 1882–1938, britischer Arzt. – Erstbeschreibung durch von Rokitansky.
Diagn. Krit.: Es überwiegt die chronische Form: **(1)** Periodischer Bauchschmerz oder Völlegefühl im Epigastrium, nach den Mahlzeiten auftretend. – **(2)** Periodisches Erbrechen, danach oft Beschwerdefreiheit.
Akute Form: **(3)** Klinisches Bild des hohen Ileus mit Erbrechen. – **(4)** Röntgenologisch: Fehlen von Darmgas distal der Stenose im Abdomen-Übersichtsbild. – **(5)** Typische rinnenartige Impression des Gefäßes in Ventralwand des Duodenums (Abb. a). – **(6)** Sehr spitzwinkliger Abgang der A. mesenterica sup. in seitlicher Projektion des Arteriogramms mit geringem Abstand zwischen Aorta und Stamm der Mesenterialarterie (Abb. b).
Ätiol.: Abklemmung der Pars inferior duodeni durch die in der straff gespannten Radix mesenterii verlaufenden

mesomele Dysplasie Typ Campailla-Martinelli

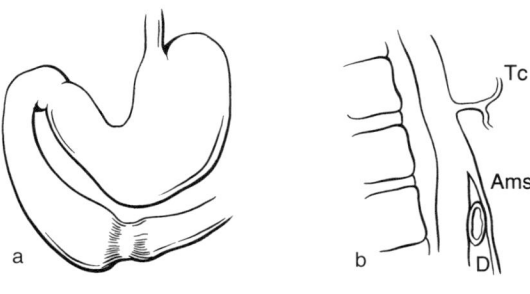

Tc = Truncus coeliacus; D = Duodenum; Ams = Arteria mesenterica superior
Mesenterialarterien-Syndrom, oberes: Duodenalkompression durch die über den Darm ziehende Arteria mesenterica superior

A. mesenterica sup. Prädisponierend sind ein spitzwinkliger Gefäßabgang sowie geringes Fettpolster in der Radix mesenterii nach Abmagerung. Lokale Entzündungen, z.B. bei chronischer Pankreatitis, können bei entsprechender Prädisposition das Krankheitsbild mit auslösen.
Pathog.: Die Gefäßkompression wirkt als mechanisches Passagehindernis.
Bemerkungen: Impressionen der A. mesenterica superior in die Ventralwand der Pars inferior des Duodenums finden sich häufig bei diesbezüglich beschwerdefreien Personen. Die Diagnose des Mesenterialarterien-Syndroms ist nicht allein aufgrund der Röntgenmorphologie zu stellen. In vielen Fällen führt Bauchlagerung, Lagerung in rechter Seiten- oder Knie-Ellenbogenlage zum raschen Verschwinden der Symptome. **(DD)** alle anderen Formen des hochsitzenden Ileus.
Lit.: Gondos B (1977) Duodenal compression defect and the „superior mesenteric artery syndrome". Radiology 123: 575–580. – Wilkie DPD (1911) The blood supply of the duodenum. With special reference to the supraduodenal artery. Surg Gynec Obstet 13: 399–405.
B. Kramann/GA

mesoaxial hexadactyly-cardial malformation (e): Herz-Hand-Syndrom Typ IV
mesodermale Dysmorphodystrophie (obsolet): Weill-Marchesani-Syndrom

mesomele Dysplasie
Def.: **(DD)** siehe Tabelle.
Lit.: Kaitila II, Leisti T, Rimoin CL (1976) Mesomelic skeletal dysplasias. Clin Orthoped 114: 94–106.
J. Spranger/JS

mesomele Dysplasie Typ Campailla-Martinelli
Def.: Autosomal-rezessiv erbliche Skeletterkrankung mit besonderer Verkürzung von Unterarm und Unterschenkel.
A.: Abgrenzung des Krankheitsbilds 1970 durch die Orthopäden E. Campailla und B. Martinelli aus Triest.
Diagn. Krit.: (1) Disproportionierter Kleinwuchs mit besonderem Befall der mesomelen Gliedmaßen-Abschnit-

Differentialdiagnose mesomeler Dysplasien (modif. nach Kaitila et al., 1976)

	Dyschondrosteose	Typ Langer	Typ Nievergelt	Typ Reinhart-Pfeiffer	Robinow-Syndrom	akromesomele Dysplasie	Typ Campailla-Martinelli
Genetik	AD	AR	AD	AD	AD	AR	AR
Kleinwuchs	leicht	schwer	schwer	leicht	leicht	schwer	schwer
Ulna	Madelung	distal hypoplastisch	rhomboid	distal hypoplastisch	distal hypoplastisch	distal hypoplastisch	distal hypoplastisch
Radius	kurz, deformiert	sehr kurz, deformiert	rhomboid, proximal disloziert	rhomboid, proximal disloziert	kurz, proximal disloziert	kurz, deformiert, proximal disloziert	kurz, deformiert
Tibia	etw. verkürzt	kurz	rhomboid	kurz	kurz	kurz	kurz
Fibulae	kurz	proximale Hypoplasie	rhomboid	proximale Hypoplasie	leicht verkürzt	kurz	kurz
Metacarpalia	manchmal kurz	normal	Tarsal-Synostose	normal	normal	sehr kurz	überwiegend normal
Metatarsalia							
Phalangen	manchmal kurz	normal	normal	normal	normal	sehr kurz	Mittel- und Endphalangen kurz
Besonderheiten		hypoplastischer Unterkiefer	radio-ulnare Synostose		»fetal face«, Wirbelkörperanomalie	flache Wirbelkörper	

AD = autosomal-dominant   AR = autosomal-rezessiv

te. – **(2)** Röntgenologisch Verkürzung von Radius und Ulna mit lateralkonvexer Verkrümmung des Radius und Madelung-Deformität; Verkürzung von Tibia und Fibula; Verkürzung der Mittel- und Endphalangen.
Ätiol.: Autosomal-rezessives Erbleiden.
Pathog.: Unbekannt.
Bemerkungen: **(DD)** andere mesomele Kleinwuchsformen (s. Tabelle »mesomele Dysplasie«).
Lit.: Beighton P (1974) Autosomal recessive inheritance in the mesomelic dwarfism of Campailla and Martinelli. Clin Genet 5: 363–367. – Campailla E, Martinelli B (1970) Deficit staturale con micrormesomelia. Min Orthoped 22: 180–184. – Kaitila II, Leisti T, Rimoin CL (1976) Mesomelic skeletal dysplasias. Clin Orthoped 114: 94–106.
J. Spranger/JS

mesomele Dysplasie Typ Langer
Syn.: Langer-Syndrom – Dyschondrosteose, homozygote Form
Def.: Hereditäre Skelettdysplasie mit Hypoplasie von Ulna, Fibula und Mandibula.
A.: Erstbeschreibung 1967 durch den Radiologen Leonard O. Langer, 1928–, Minneapolis.
Diagn. Krit.: **(1)** Kurzgliedriger Minderwuchs mit besonderer Verkürzung von Unterarmen und Unterschenkeln; Erwachsenengröße um 130 cm. – **(2)** Mikrogenie. – **(3)** Röntgenologisch: Verkürzung der langen Röhrenknochen, besonders der Unterarm- und Unterschenkelknochen; Hypoplasie der distalen Ulna mit lateralkonvexer Verkrümmung des Radius; Hypoplasie der proximalen Fibula.
Ätiol.: Homozygotie eines Gens, das heterozygot die Dyschondrosteose hervorruft. Autosomal-rezessiver Erbgang.
Pathog.: Unbekannt.
Bemerkungen: Beide Eltern sind Merkmalsträger und haben eine Dyschondrosteose – in leichtester Ausprägung auch als »Madelung-Deformität« bekannt. Die Störung wurde pränatal im 2. Trimenon mittels Sonographie diagnostiziert. **(DD)** andere mesomele Dysplasien (Kaitila et al., 1976; Maroteaux und Spranger, 1977), besonders auch das Reinhardt-Pfeiffer-Syndrom.
Lit.: Espiritu C, Chen H, Wolley PV (1975) Mesomelic dwarfism as the homozygous expression of dyschondrosteosis. Am J Dis Child 129: 375–377. – Evans MI, Zador IE, Qureshi F et al (1988) Ultrasonographic prenatal diagnosis and fetal pathology of Langer mesomelic dwarfism. Am J Med Genet 31: 915–920. – Kaitila II, Leisti JT, Rimoin DL (1976) Mesomelic skeletal dysplasias. Clin Orthoped 114: 94–106. – Kunze J, Klemm T (1980) Mesomelic dysplasia, type Langer – a homozygous state for dyschondrosteosis. Eur J Pediatr 134: 269–272. – Langer LO (1967) Mesomelic dwarfism of the hypoplastic ulna, fibula, mandible type. Radiology 89: 654–660.
McK: 249700
J. Spranger/JS

mesomele Dysplasie Typ Nievergelt: Nievergelt-Syndrom
mesomele Form der Chondrodysplasia punctata: Chondrodysplasia punctata, Tibia-Metacarpus-Typ

mesomeler Minderwuchs durch Tibia-Radius-Hypoplasie
Syn.: mesomelic dwarfism of the hypoplastic tibia, dominant, radius type (e)
Def.: Durch Hypoplasie von Radius und Tibia charakterisierte, dominant erbliche Minderwuchsform.
A.: Abgrenzung 1975 durch den Pädiater Jules G. Leroy und Mitarbeiter, Antwerpen.
Diagn. Krit.: **(1)** Disproportionierter, mesomeler Minderwuchs durch Verkürzung der Unterschenkel; Erwachsenengröße zwischen 129 und 145 cm. – **(2)** Crura vara, Patelluxation. Die proximalen Fibulaenden sind oberhalb der Knie zu tasten. – **(3)** Kurze Unterarme mit radialer Abweichung der Hände. – **(4)** Röntgenologisch: ausgeprägte, bilateral symmetrische Tibia-Hypoplasie, weniger stark ausgeprägte Radius-Hypoplasie.
Ätiol.: Heterozygot manifeste Mutation eines autosomalen Gens, entsprechend autosomal-dominanter Erbgang.
Bemerkungen: Die Krankheit unterscheidet sich von anderen genetisch bedingten mesomelen Minderwuchsformen durch die ausschließliche und bilateral symmetrische Verkürzung von Tibia und Radius.
Lit.: Leroy JG, DeVos J, Timmermans J (1975) Dominant mesomelic dwarfism of the hypoplastic tibia, radius type. Clin Genet 7: 280–286.
McK: 156230
J. Spranger/JS

mesomelic dwarfism (e): Dyschondrosteosis Léri-Weill
mesomelic dwarfism of the hypoplastic tibia, dominant, radius type (e): mesomeler Minderwuchs durch Tibia-Radius-Hypoplasie

metabolisches Syndrom
(Symptomenkomplex)
Syn.: Syndrom X – Wohlstands-Syndrom
Def.: Bezeichnung für die Summe von Risikofaktoren für kardiovaskuläre Komplikationen bestehend aus androider Fettverteilung, arterieller Hypertonie, Hypercholesterinämie, Hypertriglyceridämie, Hyperurikämie und Glucoseintoleranz bis hin zum manifesten Diabetes mellitus.
Diagn. Krit.: **(1)** Androide Fettverteilung. – **(2)** Arterielle Hypertonie. – **(3)** Hypercholesterinämie, Hypertriglyceridämie, erhöhte freie Fettsäuren. – **(4)** Hyperurikämie. – **(5)** Gestörte Glucoseintoleranz oder manifester Diabetes mellitus. – **(6)** Hohe Prävalenz von kardio-vaskulären Komplikationen. – **(7)** Prokoagulatorischer Zustand mit erhöhter Plasmakonzentration von Plasminogen-Activator-Inhibitor (PAI-1).
Ätiol.: Diskutiert wird die mögliche Rolle einer Insulinresistenz mit sekundären, komplexen Stoffwechselstörungen. Bei Insulinresistenz resultiert eine kompensatorische Nüchtern- sowie postprandiale Hyperinsulinämie, mit Dyslipoproteinämie, arteriellem Hypertonus sowie androider Fettsucht.
Lit.: Badenhoop K, Böhm BO, Häring HU (1994) Klassifikation, Ätiologie, Pathogenese, Epidemiologie, Verlauf und Prognose. In: Mehnert H, Schöffling K, Standl E, Usadel KH (Hrsg) Diabetologie in Klinik und Praxis, S 35–83. Thieme, Stuttgart, New York. – DeFronzo RA, Ferrannini E (1991) Insulin resistance. A multifaced syndrome responsible for NIDDM, obesity, hypertension, dyslipedemia, and artherosclerotic cardiovascular disease. Diabet Care 14: 545–551. – Reaven GM (1988) Role of insulin resistance in human disease. Diabetes 37: 1595–1607. – Reaven GM (1993) Role of insulin resistance in human disease (Syndrome X): An expanded definition. Annu Rev Med 44: 121–131.
B. O. Böhm/GA

Metachondromatose
Def.: Autosomal-dominant erbliche Skelettdysplasie charakterisiert durch das gleichzeitige Auftreten von Enchondromen, Exostosen und periossären Verkalkungsherden.
A.: Erstbeschreibung 1971 durch den Pädiater und Genetiker Pierre Maroteaux, 1926–, Paris.
Diagn. Krit.: (1) Im Kleinkindesalter vor allem an Fingern und Zehen auftretende knochenharte Tumoren. Seltener sind die langen Röhrenknochen betroffen. Normale Körpergröße, keine sonstigen klinischen Veränderungen. – (2) Röntgenologisch: polymorphe Veränderungen vor allem an den kurzen Röhrenknochen: a) umschriebene Verkalkungsherde, die neben den Knochenenden liegen, mit dem Knochen verschmelzen und zu b) Exostosen werden; c) Enchondrome. – (3) Spontanregression nach Abschluß des Wachstums. – (4) Hypodontie in einer Familie.
Ätiol.: Im Heterozygotenzustand sich manifestierende Gen-Mutation; entsprechend autosomal-dominanter Erbgang.
Pathog.: Unbekannt.
Lit.: Hinkel GK, Rupprecht E, Harzer W (1984) Beitrag zur Metachondromatose. Helv paediat Acta 39: 481–489. – Maroteaux 9 (1971) La Métachondromatose. Z Kinderheilk 109: 246–261.
McK: 156250
J. Spranger/JS

metachromatische Leukodystrophie, adulte Form: Leukodystrophie, metachromatische, Typ Austin
metachromatische Leukodystrophie, juvenile: Leukodystrophie, metachromatische, Typ Scholz
metachromatische Leukodystrophie, spätinfantile: Leukodystrophie, metachromatische, Typ Greenfield

Metagerie
Def.: Spezieller Biotyp einer Progerie mit günstigem Verlauf.
Lit.: Gickes JJH, Sharvill DE, Wells RS (1974) The premature aging syndromes. Brit J Derm 91: 243–262. – Greally JM, Boone LY, Lenkey SG et al (1992) Acrometageria: a spectrum of „premature aging" syndromes. Am J Med Genet 44: 334–339.
G. Burg/GB

metal turner's paralysis (e): Nervus-ulnaris-Kompressionsneuropathie

metaphysäre Anadysplasie
Syn.: Wiedemann-Spranger-Syndrom – metaphysäre Chondrodysplasie Typ Wiedemann-Spranger
Def.: Sehr seltene Skelettdysplasie mit spondylometaphysären Veränderungen und spontaner Ausheilungstendenz.
A.: Erstbeschreibung 1970 durch die Pädiater Hans-Rudolf Wiedemann, 1915–, Kiel, und Jürgen Spranger, 1931–, Mainz.
Diagn. Krit.: (1) Bei der Geburt manifester, kurzgliedriger Minderwuchs mit O-Beinen; ab etwa dem 8. Lebensjahr »catch-up growth« mit fast normaler Erwachsenengröße. – (2) Röntgenologisch: Schmetterlingswirbel durch koronare Knorpelspalten der Wirbelkörper; generalisierte metaphysäre Dysplasie mit unregelmäßig gewellten Metaphysenabschlußplatten, lateralkonvexe, großbogige Verkrümmung der Oberschenkel. – (3) Spontane Normalisierung sämtlicher Befunde bis zum Abschluß des Wachstums. – (4) Unauffällige Laborwerte, insbesondere des Calcium-Phosphatstoffwechsels.
Ätiol.: Vermutlich X-chromosomal-rezessives Erbleiden.
Pathog.: Unbekannt.
Bemerkungen: Die von Wiedemann und Spranger ursprünglich gewählte Bezeichnung »metaphysäre Chondrodysplasie« trifft angesichts der ausgeprägten Wirbelkörperveränderungen nicht zu.
Lit.: Currarino G (1986) Unusual bone dysplasia featuring severe platyspondyly and vertebral „coronal cleft" in infancy, and changes of metaphyseal chondrodysplasia in childhood. Pediatr Radiol 16: 433–436. – Maroteaux P, Verloes A, Stanescu V, Stanescu R (1991) Metaphyseal anadysplasia. Am J Med Genet 39: 4–10. – Wiedemann HR, Spranger J (1970) Chondrodysplasia metaphysaria (Dysostosis metaphysaria) – ein neuer Typ (?). Z Kinderheilk 108: 171–186. – Wiersbitzky P, Ewyrauch C, Wiersbitzky S (1970) Dysostosis enchondralis metaphysaria (Typ Schmid) bei einem Neugeborenen mit Morbus haemolyticus neonatorum (Anti-D). Dtsch Gesundheitswesen 25: 2225–2230.
McK: 309645
J. Spranger/JS

metaphysäre Chondrodysplasie-Malabsorption-Neutropenie-Syndrom: Shwachman-Diamond-Syndrom
metaphysäre Chondrodysplasie mit Pankreasinsuffizienz und Neutropenie: Shwachman-Diamond-Syndrom
metaphysäre Chondrodysplasie Typ McKusick: Knorpel-Haar-Hypoplasie
metaphysäre Chondrodysplasie Typ Wiedemann-Spranger: metaphysäre Anadysplasie

metaphysäre Dysplasie, Anetodermie, Optikusatrophie
Def.: Makuläre Hautatrophie und primäre Optikusatrophie bei einer dem Pyle-Syndrom ähnlichen Skelettdysplasie.
A.: Beschreibung 1974 durch Samia A. Temtamy, ägyptisch-amerikanische Genetikerin.
Diagn. Krit.: (1) Minderwuchs. – (2) Makuläre Hautatrophie (Anetodermie). – (3) Hirsutismus. – (4) Primäre Optikusatrophie mit Blindheit bzw. starker Sehbehinderung. – (5) Dysplastische Skelettveränderungen u.a. mit sklerosierender Schädelbasis, flachen, irregulären Wirbelkörpern, submetaphysärer Erweiterung der Röhrenknochen und Osteopenie.
Ätiol.: Autosomal-rezessives Erbleiden.
Pathog.: Nicht bekannt.
Bemerkungen: Bisher wurde ein ägyptisches Geschwisterpaar beschrieben. (DD) zu unterscheiden von der Dysosteosklerose, bei der makuläre Hautatrophien (Anetodermie) ebenfalls auftreten können.
Lit.: Temtamy SA, El-Meligy MR, Badrawy HS et al (1974) Metaphyseal dysplasia, anetoderma and optic atrophy: an autosomal recessive syndrome. Birth Defects Orig Art Ser X(12): 61–71.
McK: 250450
H. Menger/JS

metaphysäre Dysplasie Pyle: Pyle-Krankheit
Metatarsalgia anterior (e): Morton-Symptomatik

metatropische Dysplasie

Syn.: Minderwuchs, metatropischer

Def.: Durch ausgeprägten Gestaltwandel während der Entwicklung charakterisierte erbliche Skelettdysplasie.

A.: Abgrenzung 1966 durch die Pädiater Pierre Maroteaux, Paris, Jürgen Spranger, Kiel, und Hans-Rudolf Wiedemann, Kiel. – Frühe Beschreibung einer letalen Verlaufsform durch E. Kaufmann 1886 und durch A. Johannessen 1898.

Diagn. Krit.: (1) Minderwuchs, der sich im ersten Lebensjahr manifestiert und zunächst kurzgliedrig ist, mit relativ langem Rumpf und schmalem Thorax. Später zunehmende Kyphoskoliose und Proportionswandel zum kurzrumpfigen Kleinwuchs. Erwachsenengröße zwischen 110 und 130 cm. – (2) Aufgetriebene Gelenke, häufig sakraler Appendix, überstreckbare Fingergelenke. Schädel normal. – (3) Röntgenologisch: Platyspondylie: zungenförmig abgeflachte, gelegentlich auch rhomboide Wirbelkörper, kurze Rippen, Hypoplasie der unteren Iliakalabschnitte mit tiefreichender Spina iliaca anterior (sog. Hellebardenbecken), hypoplastische proximale Femurepiphysen in kräftigem Trochantermassiv; Verkürzung und metaphysäre Auftreibung, epi-metaphysäre Dysplasie der Röhrenknochen. – (4) Im allgemeinen normale Lebenserwartung; schwerste Fälle sterben jedoch bei oder kurz nach der Geburt.

Ätiol.: Möglicherweise heterogen, autosomal-dominante Vererbung ist gesichert. Erkrankte Geschwister gesunder Eltern wären mit einem autosomal-rezessiven Erb-

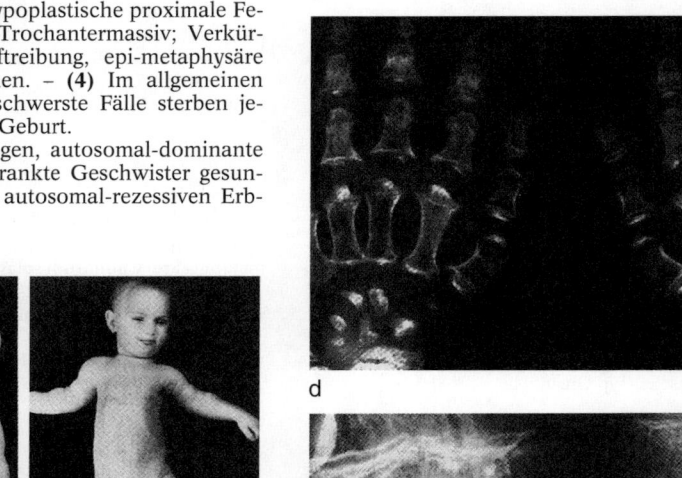

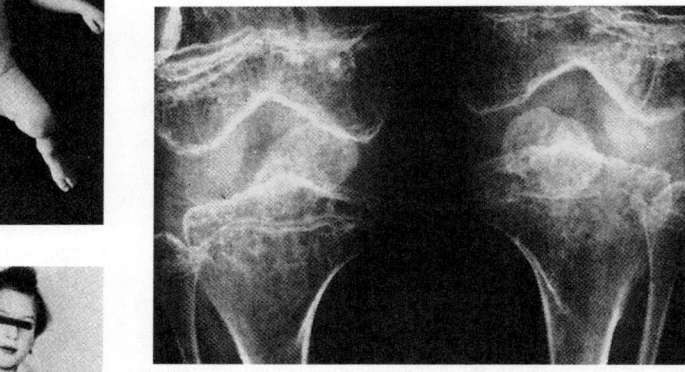

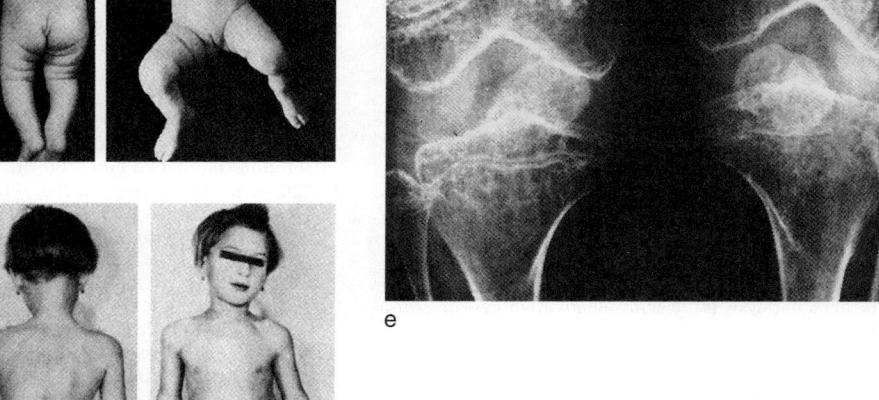

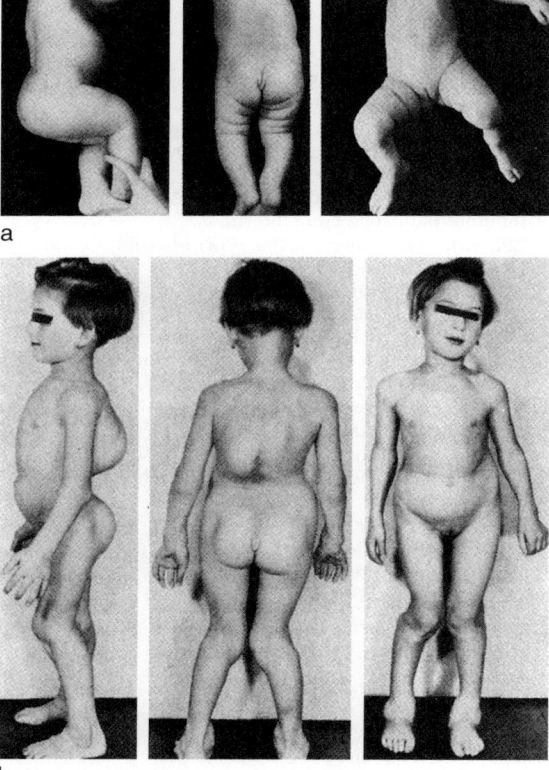

metatropische Dysplasie: a) Mißverhältnis zwischen Rumpf- und Extremitätenlänge im Säuglingsalter mit relativer Rumpfüberlänge (10 Monate alt); b) Proportionsumkehr bei Entwicklung einer schweren Kyphoskoliose; Verplumpung und Auftreibung der Gelenke; beachte die schwänzchenförmige Hautduplikatur im Oberteil der Analfalte (gleiches Kind, 7 Jahre alt); c) Dysplasie der Oberschenkelknochen mit kleinen aufgelockerten Epiphysen, kräftigen Trochanteren, horizontal stehenden, unregelmäßig begrenzten Azetabula, hypoplastischen Beckenschaufeln (»Hellebardenbecken«) (7jähriges Kind); d) Verkürzung der kurzen Röhrenknochen, verzögerte Ossifikation; e) schwer deformierte Epiphysenkerne und wabig aufgehellte Metaphysen im Kniebereich (5jähriges Kind) (Beob. Maroteaux, Spranger und Wiedemann)

gang vereinbar, doch ist ein germinales Mosaik nicht ausgeschlossen.
Pathog.: Unbekannt.
Bemerkungen: Beck und Mitarbeiter (1983) gehen von drei Biotypen aus: **a)** einem autosomal-dominanten, etwas leichter verlaufenden Typ, **b)** einem autosomal-rezessiv vererbten, schwerer verlaufenden Typ und **c)** einer letalen Form mit unbekanntem Erbgang. Nicht ausgeschlossen ist, daß alle Biotypen auf allelen Mutationen eines einzigen, heterozygot sich manifestierenden Gens beruhen.
Lit.: Beck M, Roubicek M, Rogers JG, Naumoff P, Spranger J (1983) Heterogeneity of metatropic dysplasia. Europ J Pediatr 140: 231–237. – Maroteaux P, Spranger J, Wiedemann HR (1966) Der metatropische Zwergwuchs. Arch Kinderheilk 173: 211–226.
McK: 250600
J. Spranger/JS

Methämoglobinämie-Syndrom, enzymopathisches
Def.: Kein eigenständiges Krankheitsbild. Gehört in den Formenkreis der Erythrozytenenzymdefekte.
G. Henze/JK

Methionin-Malabsorptions-Syndrom
Syn.: oasthouse urine disease (e) – Smith-Strang disease (e)
Def.: Erbliche selektive Störung der Methioninabsorption im Dünndarm mit Ausscheidung einiger Methioninabbauprodukte im Urin, charakteristischer Geruch nach getrocknetem Hopfen bzw. Sellerie.
A.: Erstbeschreibung 1958 durch A. J. Smith und L. B. Strang und 1964 durch C. Hooft und Mitarbeiter.
Diagn. Krit.: **(1)** Pigmentarmut, weiße Haare, blaue Augen. – **(2)** Chronische Diarrhö bereits im Säuglingsalter. – **(3)** Hyperkapnie. – **(4)** Epilepsie, generalisiert oder fokal. – **(5)** Oligophrenie. – **(6)** Charakteristischer Uringeruch nach getrocknetem Sellerie bzw. getrocknetem Hopfen (»oasthouse«). – **(7)** Orale Belastung mit Methionin führt zu Durchfall mit vermehrter Methionin- und α-Hydroxybuttersäureausscheidung im Stuhl. $FeCl_3$-Test wie bei Phenylketonurie positiv.
Ätiol.: Autosomal-rezessives Erbleiden.
Pathog.: Selektiver Defekt der Absorption der Aminosäure Methionin im Dünndarm. Durch bakteriellen Abbau des nicht resorbierten Methionins entsteht im Dickdarm α-Hydroxybuttersäure, die absorbiert wird und den charakteristischen Uringeruch hervorruft. Nicht absorbierte verzweigtkettige Aminosäuren werden zu Ketosäuren bakteriell abgebaut. Heterozygote scheiden nach Methioningabe vermehrt α-Hydroxybuttersäure aus.
Bemerkungen: Methioninarme Kost verbessert die Symptomatik. Seit 1968 wurden keine weiteren Fälle publiziert.
Lit.: Hooft C, Carton D, Snoeck J et al (1968) Further investigations in the methionine malabsorption syndrome. Helv paediat Acta 23: 334–349. – Hooft C, Timmermans J, Snoeck J et al (1964) Methionine malabsorption in a mentally defective child. Lancet II: 20 only. – Hooft C, Timmermans J, Snoeck J et al (1965) Methionine malabsorptions syndrome. Ann Paediat (Stockh) 205: 73–104. – Smith AJ, Strang LB (1958) An inborn error of metabolism with urinary excretion of alpha-hydroxy-butyric acid and phenyl-pyruvic acid. Arch dis Child 33: 109–113.
McK: 250900
M. Becker/JK

Methotrexatembryopathie: Aminopterin-Embryopathie
α-methylacetoaceticaciduria (e): 3-Ketothiolase-Defekt
2-methylacetoacetyl-CoA-thiolase deficiency (e): 3-Ketothiolase-Defekt
3-Methylcrotonyl-CoA-Carboxylase-Defekt: 3-Methylcrotonylglycinurie
β-methylcrotonylglycinuria (e): 3-Methylcrotonylglycinurie

3-Methylcrotonylglycinurie
Syn.: β-methylcrotonylglycinuria (e) – 3-Methylcrotonyl-CoA-Carboxylase-Defekt – isolated deficiency of 3-methylcrotonyl-CoAcarboxylase (e)
Def.: Angeborener Defekt im Stoffwechsel von Leucin mit Muskelhypotonie und -atrophie.
A.: Erstbeschreibung 1970 durch L. Eldjarn und Mitarbeiter.
Diagn. Krit.: **(1)** Progressive Muskelhypotonie und Muskelatrophie im Säuglings- und Kindesalter, in einigen Fällen Ketoazidose und Hypoglykämien. – **(2)** Im Urin 3-Methylcrotonylglycin, häufig auch 3-Hydroxyisovaleriansäure. – **(3)** Manchmal haben die Patienten einen »Katzengeruch«.
Ätiol.: Autosomal-rezessiv vererbtes Leiden.
Pathog.: Unbekannt.
Bemerkungen: Beim Defekt der 3-Methylcrotonyl-CoA-Carboxylase gibt es mindestens zwei Varianten. Eine ist Biotin-sensibel. Bei dieser Form wird auch die Ketoazidose beobachtet. Enzymnachweis aus Leukozyten. **(DD)** Ahornsirupkrankheit – Isovalerianazidämie – 3-Methylglutaconsäure-Ausscheidung – 3-Hydroxy-3-Methylglutaraturie – Werdnig-Hoffmann-Krankheit. Therapie: Leucin-arme Ernährung bringt zwar deutliche biochemische Veränderungen, aber keine klinische Besserung, evtl. Gabe von Biotin (10–100 mg/Tag). Pränatale Diagnostik aus Fruchtwasser bzw. Amnionzellen ist möglich.
Lit.: Bannwart C, Wermuth B, Baumgartner R et al (1992) Isolated biotin-resistant deficiency of 3-methylcrotonyl-CoA carboxylase presenting as a clinically svere form in a newborn with fatal outcome. J Inher Metab Dis 15: 863–868. – Eldjarn L, Jellum E, Stokke O et al (1970) β-hydroxyisovaleric aciduria and β-methylcrotonylglycinuria: a new inborn error of metabolism. Lancet I: 521–522. – Elpeleg ON, Havkin S, Barash V et al (1992) Familial hypotonia of childhood caused by isolated 3-methylcrotonyl-coenzyme A carboxylase. J Pediatr 121: 407–410.
McK: 210200; 210210
E. Mönch/JK

5,10-Methylentetrahydrofolatreduktase-Defekt: Homocystinurie II
3-methylglutaconicaciduria (e): 3-Methylglutaconsäure-Ausscheidung

3-Methylglutaconsäure-Ausscheidung
Syn.: 3-methylglutaconicaciduria (e) – 3-methylglutaconyl-CoA hydratase deficiency (e)
Def.: Angeborene Stoffwechselstörung im Abbau des Leucins mit klinischen Symptomen im Kindesalter.
A.: Erstbeschreibung 1976 durch B. H. Robinson und Mitarbeiter, 1978 durch J. Greter und Mitarbeiter.
Diagn. Krit.: **(1)** Im Vorschul- und frühem Schulalter Sprachretardierung und milder statomotorischer Entwicklungsrückstand, aber auch Muskelhypotonie und

Methylmalonazidämie (Mutase-Defekt)

Augenveränderungen (Optikusatrophie, Makuladegeneration und chorioretinale Degeneration). – **(2)** Nüchtern-Hypoglykämie. – **(3)** Im Urin findet sich außer 3-Methylglutaconsäure auch 3-Methylglutarsäure und 3-Hydroxyisovaleriansäure.
Ätiol.: Autosomal-rezessiv vererbtes Leiden.
Pathog.: Der Mangel an 3-Methylglutaconyl-CoA-Hydratase ist bei einem Teil der Patienten nachgewiesen, der Pathomechanismus aber ist unbekannt.
Bemerkungen: Die Methylglutaconicazidurie erscheint in zwei unterschiedlichen Varianten. Bei der ersten ist der Mangel an Hydratase nachweisbar. Bei der zweiten, die in der Regel klinisch schwerer verläuft, läßt sich in Fibroblasten kein Enzymmangel nachweisen. Gelegentlich sind vermehrte Ausscheidungen von 3-Methylglutaconsäure beobachtet worden, deren Ursachen aber bisher nicht geklärt sind und keine Zusammenhänge zu klinischen Symptomen hergestellt werden konnten. **(DD)** 3-Hydroxy-3-Methyl-Glutaraturie (McK 246450) – 3-Methylcrotonylglycinurie. Therapie: Eine Behandlung kann mit der Reduzierung der Leucinzufuhr versucht werden (Proteinrestriktion). Pränatale Diagnostik ist möglich.
Lit.: Duran M, Beemer FA, Tibosch AS et al (1982) Inherited 3-Methylglutacuronicaciduria in two brothers – another defect of leucine metabolism. J Pediatr 101: 551–554. – Gibson KM, Nyhan WL, Sweetman L et al (1988) 3-Methylglutaconic aciduria: a phenotype in which activity of 3-methylglutaconyl-coenzyme A hydratase is normal. Eur J Pediatr 148: 76–82. – Gibson KM, Sherwood WG, Hoffmann GF et al (1991) Phenotypic heterogeneity in the syndromes of 3-methylglutaconic aciduria. J Pediatr 118: 885–890.
McK: 250950
E. Mönch/JK

3-methylglutaconyl-CoA hydratase deficiency (e): 3-Methylglutaconsäure-Ausscheidung
2-methyl-3-hydroxybutyricacidemia (e): 3-Ketothiolase-Defekt
Methylmalonat-CoA-Mutase-Defekt: Methylmalonazidämie (Mutase-Defekt)

Methylmalonazidämie (Mutase-Defekt)

Syn.: Methylmalonazidurie – methylmalonic acidemia (e) – methylmalonic aciduria without homocystinuria (e) – Hyperglycinämie, ketotische – Methylmalonat-CoA-Mutase-Defekt – methylmalonic-aciduria I (e)
Def.: Angeborene Stoffwechselstörung im Abbau von Isoleucin, Valin, Threonin und Methionin (ungradzahligen Fettsäuren und Cholesterin).
A.: Erstbeschreibung 1968 durch L. E. Rosenberg und Mitarbeiter.
Diagn. Krit.: **(1)** Häufig schon im Neugeborenenalter beginnend: Trinkschwäche, Erbrechen, Gedeihstörung, Muskelhypotonie, Hyperventilation, Lethargie, Krampfanfälle und Koma, später Episoden von Ketoazidosen, Gedeihstörungen, Muskelhypotonie, häufig Osteoporose und Niereninsuffizienz. – **(2)** Blut: metabolische Ketoazidose mit ausgeprägtem Basendefizit, Erhöhung von Lactat und Ammoniak, Hypoglykämien, häufig Panzytopenie. Vermehrung von Methylmalonsäure, Propionsäure und Glycin. Im Urin werden große Mengen von Methylmalonsäure (nicht selten mehr als 1 g/Tag) ausgeschieden, daneben Propionsäure, Hydroxypropionsäure und Methylcitrat.
Ätiol.: Autosomal-rezessiv vererbtes Leiden. Genlokalisation auf Chromosom 6 (6p21).

Pathog.: Neben der Wirkung von Methylmalonsäure direkt sind einige klinische Symptome mit der chronischen Azidose zu erklären. Die Muskelhypotonie ist wahrscheinlich durch einen sekundären Mangel an freiem Carnitin bedingt. Die Panzytopenie beruht auf einem Reifungsstopp im Knochenmark, hervorgerufen durch die Akkumulation von organischen Säuren. Die Hyperammonämie wird durch Hemmung der Aspartylglutamatsynthetase bewirkt.
Bemerkungen: **(DD)** Andere Methylmalonazidämien, z.B. Racemase-Defekt (McK 251120) oder Vitamin-B_{12}-sensible Formen (Störungen der Synthese von Adenosylcobalamin, McK 251100, 251110) – Homocystinurie (Homocystinurie III) – ketotische Hyperglycinämien, im besonderen Propionazidämie, Vitamin B_{12}-Mangel. Diagnose und DD durch Bestimmung der organischen Säuren und der Aminosäuren im Urin, Prüfung des Effektes einer Hydroxy-Cobalamin-Gabe. Neben benignen Varianten des Mutase-Mangels unterscheidet man die sogenannten mut 0 und mut – Formen, die sich durch die Höhe der Restenzymaktivität unterscheiden. Nicht immer korrelieren aber die in Fibroblasten gemessenen Enzymaktivitäten mit der Schwere des klinischen Bildes. Therapie: Reduktion der Zufuhr von Isoleucin, Valin, Threonin und Methionin (gelegentlich genügt eine generelle Eiweißreduktion). Substitution von L-Carnitin (25 mg/kg KG/Tag) zur Behebung des Mangels an freiem Carnitin. Da ein Teil der Methylmalonsäure möglicherweise von den Darmbakterien gebildet wird, besteht zusätzlich die Möglichkeit, durch gezielte antibiotische Therapie die Methylmalonsäure-Konzentration im Blut bzw. -Ausscheidung mit dem Urin zu senken. Eventuell zusätzlich Therapie der Hyperammonämie und der Osteoporose. Pränatale Diagnostik ist aus Amnionzellen (enzymatische Messungen), im Fruchtwasser und gelegentlich im Urin der Schwangeren (Metabolitenbestimmungen) möglich.
Lit.: Matsui SM, Mahoney MJ, Rosenberg LE (1983) The natural history of the inherited methylmalonic acidemias. N Engl J Med 308: 857–861. – Rosenberg LE, Fenton WA (1989) Disorders of propionate and methylmalonate metabolism. In: Scriver CR, Beaudet AL, Sly WS, Valle D (eds) The Metabolic Basis of Inherited Disease. 6. ed, pp 821–844. McGraw-Hill, New York. – Shevell MI, Matiaszuk N, Ledley FD, Rosenblatt DS (1993) Varrying neurological phenotypes among mut0 and mut-patients with methyl-malonyl CoA mutase deficiency. Am J Med Genet 45: 619–624. – Treacy E, Clow C, Mamer OA, Scriver CR (1993) Methylmalonic acidemia with a severe chemical and benign clinical phenotype. J Pediatr 122: 428–429.
McK: 251000; 251000.0001; 251000.0002; 251000.0003; 251000.0004
E. Mönch/JK

Methylmalonazidurie: Methylmalonazidämie (Mutase-Defekt)
methylmalonic acidemia (e): Methylmalonazidämie (Mutase-Defekt)
methylmalonic-aciduria I (e): Methylmalonazidämie (Mutase-Defekt)
methylmalonic aciduria without homocystinuria (e): Methylmalonazidämie (Mutase-Defekt)
mevalonate kinase deficiency (e): Mevalonazidämie
Mevalonatkinase-Mangel: Mevalonazidämie

Mevalonazidämie

Syn.: Mevalonazidurie – Mevalonatkinase-Mangel – mevalonate kinase deficiency (e) – ATP-Mevalonat-5-Phosphotransferase-Mangel

Def.: Seltene Störung in der Synthese von Cholesterin.
A.: Erstbeschreibung 1986 durch G. Hoffmann und Mitarbeiter.
Diagn. Krit.: (1) Statomotorische Entwicklungsverzögerung, Anämie, Hepatosplenomegalie, Katarakt. – (2) Hohe Konzentrationen von Mevalonsäure im Blut und Urin. – (3) Niedriger Blut-Cholesterin-Spiegel.
Ätiol.: Autosomal-rezessiv vererbtes Leiden.
Pathog.: Mangel an Mevalonatkinase (auch in Lymphozyten und Fibroblasten).
Bemerkungen: Hinsichtlich der Ausprägung des klinischen Bildes gibt es unterschiedlich schwere Formen. Eine Therapie ist nicht bekannt (Substitution von fettlöslichen Vitaminen wegen niedriger Gallensäuren-Spiegel). Pränatale Diagnostik ist möglich, Mevalonsäure findet sich in erhöhten Konzentrationen im Fruchtwasser.
Lit.: Gibson KM, Hoffmann G, Nyhan WL et al (1988) Mevalonate kinase deficiency in a child with cerebellar ataxia, hypotonia and mevalonic aciduria. Eur J Pediatr 148: 250–252. – Hoffmann G, Gibson KM, Brandt IK et al (1986) Mevalonic aciduria – an inborn error of cholesterol and non-sterol isoprene biosynthesis. N Engl J Med 314: 1610–1614. – Hoffmann GF, Charpentier C, Mayatepek E et al (1993) Clinical and biochemical phenotype in 11 patients with mevalonic aciduria. Pediatrics 91: 915–921.
McK: 251170
E. Mönch/JK

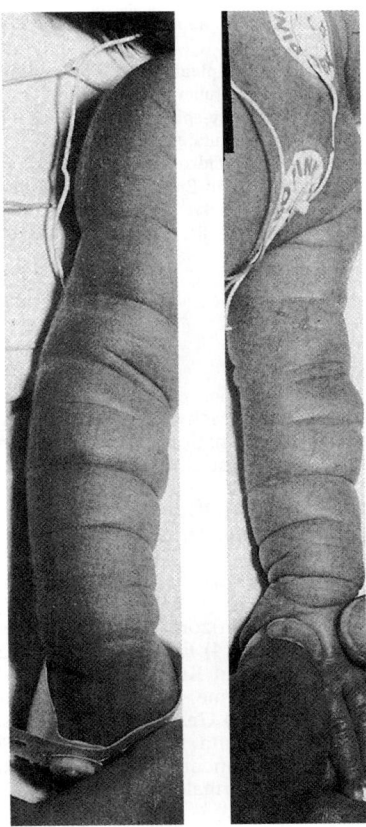

Michelin-tire-baby-Syndrom: sechster Lebenstag, multiple zirkuläre benigne Einschnürungen der Haut (obere Extremitäten)

Mevalonazidurie: Mevalonazidämie
Mexican cardiomelic dysplasia (e): Herz-Hand-Syndrom Typ IV
Meyer//Betz disease (e): Myoglobinurie, idiopathische paroxysmale (Meyer//Betz)
Meyer//Betz-Syndrom: Myoglobinurie, idiopathische paroxysmale (Meyer//Betz)
Meyer-Dysplasie: Dysplasia epiphysealis capitis femoris Typ Meyer
Meyer-Hüftkopfdysplasie: Dysplasia epiphysealis capitis femoris Typ Meyer
Meyer//Schwickerath-Syndrom: okulo-dento-digitale Dysplasie
Michelin-Reifen-Baby-Syndrom: Michelin-tire-baby-Syndrom

Michelin-tire-baby-Syndrom
Syn.: Michelin-Reifen-Baby-Syndrom – Hautfalten, multiple, ringförmige – bébé Michelin (fz) – multiple benign circumferential skin creases of the limbs (e)
Def.: Ein erbliches Syndrom generalisierter symmetrischer ringförmiger Hautfalten an allen Extremitäten, auch am Rumpf, ohne Strangulationsfolgen.
A.: Erstbeschreibung 1969 durch C. M. Ross.
Diagn. Krit.: (1) Multiple, benigne, ringförmige Hautfalten an allen Extremitäten, auch am Rumpf, keine Amputationszeichen, keine Komplikationen. – (2) Assoziierte Fehlbildungen: Gaumenspalte, Neuroblastom, Ureterozelen, Krämpfe, Hemihypertrophie, lipomatöser Nävus. Fehlbildungen zufällig auslesebedingt?
Ätiol.: Autosomal-dominanter Erbgang. Bei sporadischen Fällen kann es sich um Neumutationen oder genetische Heterogene handeln.
Pathog.: Unbekannt.
Bemerkungen: Gegenwärtig gibt es nur 20 Beschreibungen. Verhältnis Jungen : Mädchen 10 : 10. In allen beobachteten Familien sind die Ringfalten bis zum Erwachsenenalter nicht mehr nachweisbar. Das Michelin-tire-baby-Syndrom wird auch als Sequenz bei Skelettkrankheiten mit verkürzten Extremitäten beobachtet.
Lit.: Bass HN, Caldwell S, Brooks BS (1993) Michelin tire baby syndrome: Familial constriction bands during infancy and early childhood in four generations. Am J Med Genet 45: 370–372. – Cohen MM Jr, Gorlin RJ et al (1993) Multiple circumferential skin folds and other anomalies: a problem in syndrome delineation. Clin Dysmorphol 2: 39–46. – Kunze J (1985) Letter to the editor: The „Michelin Tire Baby syndrome": an autosomal-dominant trait. Am J Med Genet 22: 637–638. – Kunze J, Riehm H (1982) A new genetic disorder: autosomal-dominant multiple benign ringshaped skin creases. Eur J Pediatr 138: 301–303. – Kunze J (1986) The „Michelin tire baby" syndrome: an autosomal-dominant trait. Am J Med Genet 25: 169 only. – Niikawa N, Ishikiriyama S, Shikimani T (1985) The „Michelin Tire Baby" Syndrome – an autosomal-dominant trait. Am J Med Genet 22: 637–638. – Ross CM (1969) Generalized folded skin with an underlying lipomatous nevus. Arch Derm 100: 320–323.
McK: 156610
J. Kunze/JK

Michels syndrome (e): okulopalatoskeletales Syndrom
microcephaly-branchial arch, X-linked (e): Kiemenbogenhypoplasie, geschlechtsgebundene Form
microcephaly, calcification of basal ganglion (e): Aicardi-Goutières-Syndrom
microcephaly-chorioretinopathy, autosomal recessive (e): Mirhosseini-Holmes-Walton-Syndrom
microcephaly, congenital lymphedema Leung (e): Leung-Syndrom

microcephaly, hiatus hernia, nephrosis, Galloway type (e): Galloway-Syndrom
microcephaly with spastic diplegia (e): Paine-Syndrom
microcephaly, X-linked (e): Juberg-Marsidi-Syndrom
micrognathia-limb deficiency-splenogonadal fusion (e): splenogonadale Fusion mit Extremitätenfehlbildungen
microvascular angina (e): Syndrom X
midline defect (e): Mittellinien-Entwicklungsfeld-Komplex
Midline-Mucinosis: Muzinose, retikuläre erythematöse
Miescher Cheilitis: Makrocheilie, essentielle granulomatöse (Miescher)

Mietens-Syndrom
Syn.: Mietens-Weber-Syndrom
Def.: In vier von sechs Geschwistern einer einzigen Familie beschriebene Kombination von Hornhauttrübungen, Nystagmus, Flexionskontrakturen und Wachstumsrückstand.
A.: Carl Mietens, 1933–, Pädiater, Würzburg, Bochum, und Helga Weber, Pädiaterin, Würzburg, beschrieben das Syndrom 1966.
Diagn. Krit.: (1) Kleinwuchs, prä- und postnatal. – (2) Geistige Behinderung, mäßiggradig. – (3) Augen: Hornhauttrübungen, horizontaler und rotatorischer Nystagmus, Strabismus. – (4) Extremitäten: Beugekontrakturen in Ellenbogen und Knie, dislozierte Radiusköpfchen, verkürzte Unterarme, Hüftluxation, Klinodaktylie der fünften Finger. – (5) Gesicht: schmale Nase mit hypoplastischer Wurzel und hypoplastischen Flügeln. – (6) Weiteres: Aortenaneurysma; Pectus excavatum; Schulterhochstand; normale Pubertät bei Mädchen; Knochenaltervorsprung.
Ätiol.: Wahrscheinlich autosomal-rezessiver Erbgang.
Pathog.: Unbekannt.
Bemerkungen: Offenbar äußerst selten. Die psychomotorische Entwicklungsverzögerung könnte zumindest teilweise durch den Sehverlust bedingt sein. Pränatale Ultraschalldiagnose theoretisch denkbar aufgrund der Bewegungseinschränkung in Ellenbogen und Knien.
Lit.: Mietens C, Weber H (1966) A syndrome characterized by corneal opacity, nystagmus, flexion contracture of the elbows, growth failure and mental retardation. J Pediatr 69: 624–629. – Nagano A, Kurokawa T, Tachibana S, Tsuyama N (1977) Mietens syndrome. Arch Orthop Trauma Surg 89: 81–86.
McK: 249600
A. Schinzel/AS

Mietens-Weber-Syndrom: Mietens-Syndrom
Migeon-Syndrom: ACTH-Unempfindlichkeit
Migräne: Migräne-Syndrom

Migräne-Syndrom
(Symptomenkomplex)
Syn.: Migräne – migraine (e)
Def.: Ungebräuchlicher Sammelbegriff für die verschiedenen Migräneformen.
A.: Arnold P. Friedman, Neurologe, New York. Namensgebung 1968.
Lit.: Friedman AP (1968) The migraine syndrome. Brain 44: 45–62.
C. D. Reimers/DP

migraine (e): Migräne-Syndrom
migrainous neuralgia, periodic (e): Cluster-Kopfschmerz

Mikity-Wilson-Komplex
Syn.: Mikity-Wilson-Syndrom – Pneumonie, interstitielle mononukleäre, herdförmige fibrosierende – bubble lung syndrome (e) – Wilson-Mikity syndrome (e) – pulmonary dysmaturity syndrome (e) – delayed pulmonary maturation (e)
Def.: Progrediente Lungenkrankheit, die überwiegend bei frühgeborenen Kindern auftritt.
A.: Miriam G. Wilson, 1922–, Kinderärztin, Los Angeles. – Victor G. Mikity, 1919–, Röntgenologe, Los Angeles. – Erstbeschreibung 1960.
Diagn. Krit.: (1) Allmähliche Entwicklung von Dyspnoe und Zyanose mit häufigen Apnoe-Anfällen in der ersten bis sechsten Woche nach der Geburt. – (2) Progrediente Ateminsuffizienz, häufig beatmungsbedürftig, Sauerstoffabhängigkeit. – (3) Geringfügiger (oder negativer) Auskultationsbefund. – (4) Selten Husten. – (5) Röntgen: anfangs unauffällig, dann hilifugale streifige symmetrische Zeichnung der Oberfelder. Später netzförmige fein-, mittel- oder grobmaschige Bilder, die an Honigwaben erinnern. Basal- und Retrosternalemphysem. – (6) Bei einem Teil der Kinder allmähliche Besserung der Atemnot nach wochenlangem Verlauf. – (7) Letalität 25–70% (Atem- und Rechtsherzinsuffizienz).
Ätiol.: Ungeklärt.
Pathog.: Ungeklärt. Die pathol.-anat. Befunde sind unspezifisch: Emphysemblasen; herdförmige Atelektasen; Alveolarsepten z.T. mit hochgradiger Wandverdünnung, z.T. mit stark verdickten Septen.
Bemerkungen: In Einzelfällen, auch bei reifen Kindern beobachtet, kein Hinweis auf infektiöse oder toxische Genese.
Lit.: Coates AL, Bergsteinsson H, Desmond K et al (1978) Long-term pulmonary sequelae of the Wilson-Mikity syndrome. J Pe-

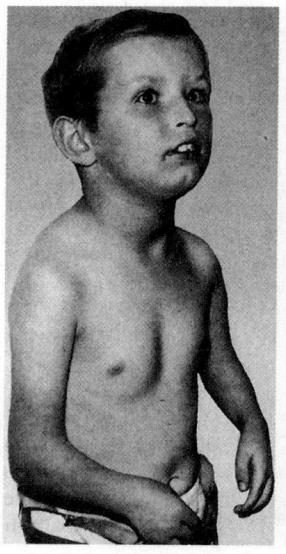
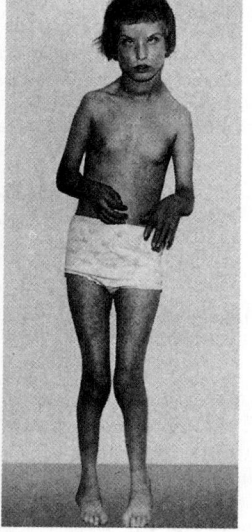

a b

Mietens-Syndrom: a) 8jähriger Knabe; b) 11jähriges Mädchen. Flexionskontrakturen in den Ellenbogen, verkürzte Unterarme, schmale Nase (Beob. Mietens und Weber)

diatr 92: 247–252. – Dette GA, Gathman HA (1974) Das Wilson-Mikity-Syndrom. Übersicht und Fallkatalog. Klin Pädiat 18: 369–383. – Gillan JE, Cutz E (1993) Abnormal pulmonary bombesin immunoreactive cells in Wilson-Mikity syndrome and bronchopulmonary dysplasia. Pediatr Pathol 13: 165–180. – Wilson MG, Mikity V (1960) A new form of respiratory disease in premature infants. Amer J Dis Child 99: 468–499.
E. Kattner/JK

Mikity-Wilson-Syndrom: Mikity-Wilson-Komplex
Mikroangiopathie, thrombotische: thrombotisch-thrombozytopenische Purpura Moschcowitz
Mikroblepharie, primäre, mit Nageldystrophie: Mikroblepharie (Tost)

Mikroblepharie (Tost)
Syn.: Tost-Syndrom – Mikroblepharie, primäre, mit Nageldystrophie
Def.: Seltene, beidseitige, familiär erbliche primäre Mikroblepharie mit Nageldystrophie.
A.: Manfred Tost, Ophthalmologe, Halle.
Diagn. Krit.: (1) Angeborene doppelseitige Mikroblepharie mit Lagophthalmus. – (2) Dysplasie der Augenwimpern (mehrfache Wimpernreihe) mit Trichiasis und Dystopie der Superzilien. – (3) Synophrys. – (4) Platonychie.
Ätiol.: Wahrscheinlich autosomal-dominantes Erbleiden.
Pathog.: Unbekannt.
Bemerkungen: Bisher nur eine Familie mit gesichertem autosomal-dominantem Erbgang über drei Generationen. Konjunktivitis und Keratitis superficialis aufgrund des Lagophthalmus und der Trichiasis.
Lit.: Badtke G, Tost M (1986) Mißbildungen des menschlichen Auges. In: Velhagen K (Hrsg) Der Augenarzt 11, 22: 729–730. – Tost M (1969) Beitrag zur hereditären Mikroblepharie. Wiss. Univ. Rostock, 18, Math-Nat Reihe, Heft 9/10, 1107–1108.
B. Lorenz/DP

Mikroglossie-Adaktylie-Syndrom: oro-akraler Fehlbildungskomplex
mikrognather Zwergwuchs: Weissenbacher-Zweymüller-Phänotyp

Mikrolithiasis, pulmonale alveoläre
Syn.: pulmonary alveolar microlithiasis
Def.: Alveoläre Mikroknötchen ohne klinische Auffälligkeiten.
A.: Erstbeschreibung 1918 durch den norwegischen Pathologen Francis Harbitz, 1867–1950. Namensgebung 1933 durch L. Puhr.
Diagn. Krit.: Zufällige Entdeckung durch Röntgen-Aufnahmen der Lungen: alveoläre Mikroknötchen, die durch ihre Kalkdichte imponieren. Größe der winzigen Lungensteinchen variiert zwischen 0,01–3 mm. Routine-Thorax zeigt eine feine »sandähnliche« Trübung beider Lungen. Gelegentlich lineare Verdichtungen in Form eines sehr feinen Randes entlang der viszeralen Pleura des Thorax, des Herzens und in den Interlobärspalten. Keine klinischen Symptome, keine laborchemischen Störungen des Ca- und P-Metabolismus. – Bereits im Neugeborenenalter bekannt.
Ätiol.: Autosomal-rezessive Vererbung gut dokumentiert. Auch viele sporadische Erkrankungen bekannt. Gegenwärtig sind 173 Patienten (davon 52 Kasus in der Türkei) bekannt, davon 40 Kinder.
Pathog.: Calcium-Ablagerung in den Alveolen beider Lungen ohne erkennbare laborchemische Veränderungen.
Bemerkungen: **(DD)** pulmonale Hämosiderose – Tuberkulose – Sarkoidose – Histoplasmose – Pneumokoniose – Ornithose – pulmonale Adenomatose.
Lit.: Harbitz F (1918) Extensive calcification of lungs as distinct disease. Arch Int Med 21: 139. – Puhr L (1933) Microlithiasis alveolaris pulmonum. Virch Arch 290: 156. – Richie DA, O'Connor SA et al (1992) An unusual presentation of pulmonary alveolar microlithiasis and diaphysal aclasia. Brit J Radiol 65: 178–181. – Ucan ES, Keyf AJ et al (1993) Pulmonary alveolar microlithiasis: review of Turkish reports. Thorax 48: 171–173. – Volle E, Kaufmann HJ (1987) Pulmonary alveolar microlithiasis in pediatric patients – review of the world literature and two new observations. Pediatr Radiol 17: 439–442.
McK: 265100
J. Kunze/JK

Mikrophthalmie
Def.: Mikrophthalmie mit Sklerokornea oder Anophthalmie mit oder ohne geistiger Retardierung.
Diagn. Krit.: (1) Mikrophthalmie oder Anophthalmie mit Blindheit. – (2) Sklerokornea. – (3) Evtl. familiäre kongenitale Katarakt. – (4) Geistige Retardierung (kann fehlen).
Ätiol.: Fraglich X-chromosomal vererbt.
Bemerkungen: Reine X-chromosomale Mikrophthalmie erscheint unwahrscheinlich. Experimentell läßt sich bei Ratten durch Applikation von Trypanblau eine intrauterin induzierte kongenitale Mikrophthalmie bzw. Anophthalmie erzeugen. Sporadisch kommt eine kongenitale Mikrophthalmie auch bei Schafen, Katzen und Hühnern vor. Eine autosomal-rezessive kongenitale Mikrophthalmie mit anderen okulären Anomalien kommt bei der Charles-River-Ratte vor; als Ursache für die Anophthalmie wird eine Reabsorption fehlgebildeten Gewebes angenommen (Kinney et al., 1982). **(DD)** Norrie-Krankheit – Lenz-Dysplasie mit Mikrophthalmie und anderen assoziierten Anomalien.
Lit.: Ash WM (1922) Hereditary microphthalmia. Brit J Med 1: 558–559. – Hoefnagel D, Keenan ME, Allen FH (1963) Heredofamilial bilateral anophthalmia. Arch Ophthalmol 69: 760–764. – Kinney HC, Klintworth GK, Lesiewicz (1982) Congenital cystic microphthalmia and consequent anophthalmia in the rat: a study in abnormal morphogenesis. Teratology 26: 203–212.
McK: 309700
F. H. Stefani/DP

Mikrophthalmie-Mikrozephalie-Syndrom, X-gebunden
Def.: Geschlechtsgebundenes Krankheitsbild mit Mikrozephalie, Mikrophthalmie, geistiger Behinderung, Kornea- und Uvea-Anomalien, Augenlidveränderungen und Hirnfehlbildungen.
A.: J. S. Duker und Mitarbeiter grenzten das Krankheitsbild 1985 vom Lenz-Mikrophthalmie-Syndrom aufgrund der ophthalmologischen Befunde ab.
Diagn. Krit.: (1) Augenanomalien: Mikrophthalmie, Kornea-Trübung, Kornea-Hypoplasie, Katarakt, Uvea-Hypoplasie, Retina-Dysplasie, Optikus-Hypoplasie, Blepharophimose. Augenlidveränderungen: verdickte Augenli-

der. – **(2)** ZNS-Anomalien: Mikrozephalie, Hydrocephalus internus, Corpus-callosum-Defekt, geistige Behinderung. – **(3)** Urogenitale Anomalien: Kryptorchismus, Hypospadie. – **(4)** Syndaktylie der Zehen 3 und 4 in einem Fall. – **(5)** Gesichtsdysmorphien: kurze Stirn, flaches Hinterhaupt, schnabelförmige Nase, langes Philtrum.
Ätiol.: Wahrscheinlich X-chromosomal erbliches Krankheitsbild.
Pathog.: Unbekannt.
Bemerkungen: Die Unterscheidung zum Lenz-Syndrom ergibt sich aufgrund der ophthalmologischen Befunde und der Gesichtsdysmorphien. **(DD)** Trisomie 13 – Cockayne-Syndrom – Pena-Shokeir-Syndrom – Lenz-Syndrom abzugrenzen. Eine ausführliche Beschreibung der histologischen Befunde findet sich in der Originalarbeit.
Lit.: Duker JS, Weiss JS, Siber M et al (1985) Ocular findings in a new heritable syndrome of brain, eye, and urogenital abnormalities. Am J Ophthalmol 99: 51–55.
McK: 309800
U. G. Froster/AS

Mikrophthalmie mit multiplen Fehlbildungen: Lenz-Syndrom

mikrorhine Dysplasie
Def.: H. P. Bimler schuf diesen Ausdruck und gebraucht ihn bisher ausschließlich. Gemeint ist eine überzufällige Assoziation von kleiner Nase mit nach vorne gerichteten Öffnungen mit Mittelgesichtsdysplasie, Lippenspalte mit kurzer Oberlippe, evtl. auch antimongoloider Lidachsenstellung und dysmorphen, abstehenden Ohren. Dieses Befundmuster kommt für sich allein und im Rahmen verschiedener Syndrome vor. Die Schaffung eines eigenen Begriffs dafür erscheint unnötig.
Lit.: Bimler HP (1965) Über die microrhine Dysplasie. Fortschr Kieferorthop 26: 417–434.
A. Schinzel/AS

Mikrosomie, hemifaziale, mit Daumenfehlbildungen
Def.: Moeschler und Clarren berichteten 1982 über Mutter und Tochter mit dem klinischen Bild des Goldenhar-Symptomenkomplexes und beidseitiger Daumenfehlbildung (Doppeldaumen bzw. triphalangeale Daumen). Sporadische Fälle wurden wiederholt beobachtet. Es bleibt vorerst unklar, ob es sich um ein eigenständiges dominantes Gen, eine dominante Untergruppe des Goldenhar-Symptomenkomplexes oder eine milde Expression des Townes-Brocks-Syndroms handelt.
Lit.: Moeschler J, Clarren SK (1982) Familiar occurrence of hemifacial microsomia with radial limb defects. Am J Med Genet 12: 371–375.
McK: 141400
A. Schinzel/AS

Mikrotie-Gehörgangsatresie-Schalleitungsschwerhörigkeit
Def.: Ein- oder beidseitige Mikro- oder Anotie mit Gehörgangsatresie und resultierender Schalleitungsschwerhörigkeit.
A.: Erstbeschreibung 1968 durch L. C. Ellwood et al.
Ätiol.: Wahrscheinlich autosomal-rezessiver Erbgang.
Pathog.: Entwicklungsstörung des ersten und zweiten Kiemenbogens.
Lit.: Ellwood LC, Winter ST, Dar H (1968) Familial microtia with meatal atresia in two sibships. J Med Genet 5: 289–291. – Strisciuglio P, Ballabio A, Parenti G (1986) Microtia with meatal atresia and conductive deafness in three siblings. Am J Med Genet 22: 327–332.
McK: 251800
S. Schmid/GB

mikrozephaler primordialer Zwergwuchs, Typ Seckel: Seckel-Syndrom

Mikrozephalie, chorioretinale Dysplasie
Def.: Autosomal-dominante Form der Kombination Mikrozephalie, chorioretinale Dysplasie mit geistiger Behinderung.
A.: C. Alzial, Paris, und Mitarbeiter. – Romano Tenconi, 1941–, italienischer Humangenetiker, Padua, und Mitarbeiter. – Erstbeschreibung 1980/81.
Diagn. Krit.: **(1)** Mikrozephalie mit vorzeitigem Verschluß der Fontanellen. – **(2)** Augen: Chorioretinitis, Retinadysplasie, Retinaablösung, Sehnervhypoplasie, Mikrophthalmie, sekundäre Blindheit, Nystagmus, Strabismus. – **(3)** Geistige Behinderung (mäßig).
Ätiol.: Autosomal-dominanter Erbgang, möglicherweise heterogen (gewisse Konstanz innerhalb derselben Familie).
Bemerkungen: Zu unterscheiden vom Syndrom der Mikrozephalie und chorioretinaler Dysplasie mit schwerem Verlauf und autosomal-rezessivem Erbgang.
Lit.: Alzial C, Dufier JL, Brasnu C et al (1984) Microcephalie „vraie" avec dysplasie chorio-retinière à hérédité dominante. Ann Génét (Paris) 23: 91–94. – Parke JT, Riccardi VM, Lewis RA, Ferell RE (1984) A syndrome of microcephaly and retinal pigmentary abnormalities autosomal dominant hyperreflexia. Am J Med Genet 17: 585–594. – Tenconi R, Clementi M, Moschini GB et al (1981) Chorio-retinal dysplasia, microcephaly and mental retardation. An autosomal dominant syndrome. Clin Genet 20: 347–351.
McK: 251270
A. Schinzel/AS

Mikrozephalie und Verkalkung der Basalganglien: Aicardi-Goutières-Syndrom
v.-Mikulicz-Gougerot-Sjögren-Krankheit: Sicca-Komplex
v.-Mikulicz-Krankheit: v.-Mikulicz-Syndrom

v.-Mikulicz-Syndrom
(Symptomenkomplex)
Syn.: v.-Mikulicz-Krankheit
Def.: Reaktive Schwellung der Tränen- und Speicheldrüsen bei verschiedenen Allgemein- und Systemerkrankungen.
A.: Johann Freiherr von Mikulicz-Radecki, 1850–1905, Chirurg, Krakau, Königsberg, Breslau. – Erstbeschreibung 1888 (Vortrag) und 1892 (Lit.).
Diagn. Krit.: **(1)** Allmählich sich entwickelnde symmetrische, schmerzlose Schwellung der Tränen- und Spei-

cheldrüsen, oft auch Befall der Schleimdrüsen des Bindehautsackes und der Mundhöhle. – **(2)** Späterscheinungen: Atrophie der Speicheldrüsen mit Xerostomie (Trockenheit im Mund) und verminderter Tränensekretion (Hypolakrimie) mit juckender Trockenheit der Augenbindehaut, Keratitis sicca und häufig Begleit-Iridozyklitis.

Ätiol.: Der Symptomenkomplex entwickelt sich bei verschiedenen Allgemein- und Systemerkrankungen, bei Hodgkin- und Non-Hodgkin-Lymphomen, Leukämien und Sarkoidose. Er wurde aber auch vereinzelt bei Tuberkulose, Lues, Sialose und Hyperthyreose beobachtet.

Pathog.: Atrophie der Drüsenepithelien.

Lit.: Awan KJ (1976) Mikulicz disease and Mikulicz syndrome. South Med J 69: 458. – Azzopardi JA, Evans DJ (1971) Malignant lymphoma of the parotid associated with Mikulicz disease (benign lymphoepithelial lesion). J Clin Pathol 24: 744. – v Mikulicz J (1892) Über eine eigenartige symmetrische Erkrankung der Tränen- und Mundspeicheldrüsen. Beitrag z chir Festschrift f Theodor Billroth, Stuttgart, 610. – Penfold CN (1985) Mikulicz syndrome. J Oral Maxillofac Surg 43: 900.

H. Daus/GA

Milch-Alkali-Hyperkalziämie

Syn.: Burnett-Syndrom – milk poisoning (e) – milk drinker's syndrome (e)

Def.: Metabolische Alkalose mit Hyperkalziämie, Hypokalziurie, Bindegewebsverkalkung und Niereninsuffizienz durch übermäßige Zufuhr von Alkalien (NaHCO$_3$, CaCO$_3$) und Milch.

A.: Erstbeschreibung 1936 durch Cope und 1949 durch Charles H. Burnett und Mitarbeiter.

Diagn. Krit.: **(1)** Klinische Symptome vorwiegend durch die Hyperkalziämie bedingt. – **(2)** Im Vordergrund stehen Übelkeit, Erbrechen, Polyurie, Polydipsie, Obstipation. – **(3)** Oft kommen die Patienten jedoch erst bei schwerer Niereninsuffizienz oder bei Bindegewebsverkalkungen zum Arzt. – **(4)** Laborbefunde: metabolische Alkalose, Hyperkalziämie, niedriges Urin-Calcium, Harnstoff und Creatininanstieg (bei schweren Verläufen).

Ätiol.: Siehe Definition.

Pathog.: Die passive intestinale Resorption übermäßiger Calcium-Mengen bleibt symptomlos, solange Calcium durch Steigerung der renalen Calcium-Ausscheidung eliminierbar ist. Hemmung der Calcium-Ausscheidung durch metabolische Alkalose. Hyperkalziämie und Polyurie mit nachfolgender Verringerung des Extrazellulärvolumens führen zum Rückgang des Glomerulumfiltrates und zu weiterer Verminderung der Calcium-Ausscheidung. Bei verringertem Extrazellulärvolumen und supprimierter Parathormonsekretion ist die tubuläre Bicarbonat-Rückresorption erhöht. Dies trägt zur Alkalose bei. Verminderte Phosphat-Ausscheidung bei Nierenfunktionsstörung. Pathologisch-anatomisch Kalkablagerungen im Bereich der Nierentubuli mit sekundärer Entzündung und Schrumpfungsvorgängen im Nierenparenchym. Metastatische Verkalkungen bei erhöhtem Ca-x-P-Produkt.

Bemerkungen: Auftreten zumeist im Rahmen von Ulkuskuren und der Ulkusprophylaxe. Die Erscheinungen sind nach Therapieumstellung rückbildungsfähig, außer bei sehr fortgeschrittener Niereninsuffizienz. Natriumchlorid-Infusionen steigern Calcium- und Bicarbonat-Ausscheidung.

Lit.: Burnett CH, Commons RR, Albright F, Howard JE (1949) Hypercalcemia without hypercalcuria or hypophosphatemia, calcinosis and renal insufficieny. A syndrome following prolonged intake of milk and alkali. N Engl J Med 240: 787–794. – Cope CL (1936) Base changes in the alkalosis produced by the treatment of gastric ulcer with alkalies. Clin Sci 2: 287–300. – Kapsner P, Langsdorf L, Marcus R et al (1986) Milk-alkali syndrome in patients treated with calcium carbonate after cardiac transplantation. Arch Intern Med 146: 1965–1968. – Orwoll ES (1982) The milk-alkali syndrome: current concepts. Ann Intern Med 97: 242–248.

R. Stahl/GA

Milchpfropf: Inspissated-milk-Syndrom
Miliaria, apokrine: Fox-Fordyce-Syndrom
milk curd syndrome (e): Inspissated-milk-Syndrom
milk drinker's syndrome (e): Milch-Alkali-Hyperkalziämie

Milkman-Frakturen

Syn.: Milkman-Syndrom – Looser-Milkman-Syndrom – Looser-Debray-Milkman-Syndrom – Milkman-Krankheit – Frakturen, multiple, spontane, idiopathische, symmetrische – Ermüdungsbruch – Überlastungsschaden – Dauerbruch – »Fraktur, schleichende«

Def.: Multiple, symmetrische, bandartig querverlaufende Umbauzonen in verschiedenen Knochen. Oberbegriff für die sich schleichend entwickelnden Knochenschäden in Form von Umbauzonen, Infraktionen und Frakturen bei verschiedenen Osteopathien. Der Begriff »Milkman-Krankheit« ist der wirklichen »idiopathischen« Form vorbehalten.

A.: Louis Milkman, 1895–1951, amerikanischer Röntgenologe. – Emil Looser, 1877–1936, schweizerischer Chirurg. – Erstbeschreibung 1934 durch Milkman. Zuvor hatte schon Looser 1920 bei schweren Fällen von Rachitis, Spätrachitis und Osteomalazie die nach ihm benannten Umbauzonen beschrieben.

Diagn. Krit.: **(1)** Rheumatoide Schmerzen im Bereich der erkrankten Knochen. – **(2)** Auslösende oder begleitende Mineralstoffwechselstörung, z.B. Rachitis, bei erwachsenen Frauen puerperale Osteomalazie, Morbus Paget. – **(3)** Röntgenologisch: a) umschriebene bandartige querverlaufende kalkärmere Zonen in den langen Röhrenknochen, b) Spontanfrakturen an den langen Röhrenknochen, die zu Dauerfrakturen werden können, c) kalkarmer Kallus mit Umbauzonen an den Rändern der Fraktur, d) Hauptlokalisation an Schambeinästen, proximalem Femur, an den Biegungsstellen der Rippen »schleichende Hustenfrakturen«. – **(4)** Milkman-Krankheit im engeren Sinne ist bei normalem Serum-Calcium- und Phosphatspiegel und therapieresistent mit ungünstiger Prognose.

Ätiol.: Primäre und sekundäre Mineralstoffwechselstörung.

Pathog.: Die Entmineralisierung des Skeletts führt zu Umbauvorgängen und schleichenden Frakturen, diese treten an den besonders belasteten Biegungsstellen auf.

Lit.: Enderle A, Willert HG, Zichner L (1984) Überlastungsschäden am Skelett. In: Witt AN, Rettig H, Schlegel KF et al (Hrsg) Orthopädie in Praxis und Klinik, S 1.257–1.263. Thieme, Stuttgart, New York. – Looser E (1920) Über pathologische Formen von Infraktionen und Callusbildungen bei Rachitis und Osteomalazie und anderen Knochenerkrankungen. Zbl Chir 47: 1470–1474. – Milkman L (1934) Multiple spontaneous idiopathic fractures. Amer J Roentgenol 32: 622–634.

K. Parsch/JS

Millard-Gubler-Symptomatik

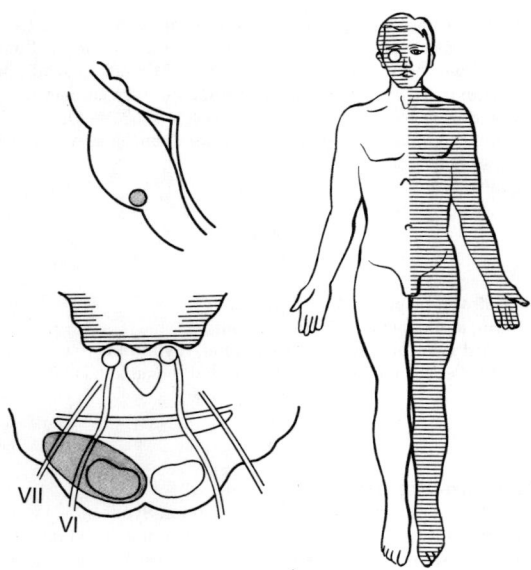

Millard-Gubler-Symptomatik und Lokalisation des Herdes (nach Remky)

Milkman-Krankheit: Milkman-Frakturen
Milkman-Syndrom: Milkman-Frakturen
milk poisoning (e): Milch-Alkali-Hyperkalziämie

Millard-Gubler-Symptomatik

Syn.: Millard-Syndrom – Gubler-Syndrom – Gubler-Lähmung – Hemiplegia cruciata abducentis inferior – protuberance syndrome, inferior (e) – alternating hemiplegia, middle (e) – syndrome protubérantiel inférieur (fz) – paralysie alterne inférieure (fz)
Def.: Sequenz des kaudalen Brückenfußes.
A.: Adolphe Marie Gubler, 1821–1897, Arzt, Paris. – Auguste Millard, 1830–1915, französischer Arzt. – Erstbeschreibung durch Gubler 1856.
Diagn. Krit.: (1) Ipsilaterale periphere Fazialisparese. – (2) Ipsilaterale Abduzensparese. – (3) Kontralaterale Hemiparese.
Ätiol.: Vaskulär, Tumoren, Entzündungen.
Pathog.: Läsion im kaudalen Brückenfuß.
Bemerkungen: Wird unkorrekterweise auch als Foville-Syndrom bezeichnet.
Lit.: Gubler AM (1856) De l'hémiplégie alterne envisagée comme signe de lésion de la protubérance annulaire et comme preuve de la décussation des nerfs faciaux. Gaz hebd méd Paris 3: 749–754; 789–792; 811–816. – Leigh RJ, Zee DS (1991) The neurology of eye movements, 2 ed. FA Davis Company, Philadelphia.
U. Büttner/DP

Millard-Syndrom: Millard-Gubler-Symptomatik

Miller-Dieker-Syndrom

Syn.: 17p⁻ Syndrom – Deletion des kurzen Arms von Chromosom 17, partielle terminale
Def.: Lissenzephalie und charakteristische Dysmorphien, bedingt durch terminale Deletion des kurzen Arms von Chromosom 17.
A.: Erste Beobachtungen von je zwei Geschwisterfällen 1963 durch James Q. Miller, 1926–, amerikanischer Arzt, und 1969 durch Hans Jochen Dieker, 1941–1973, Humangenetiker, Madison/Wisconsin, und Mitarbeiter. – Entdeckung der zugrundeliegenden diskreten Chromosomenaberration 1983 durch W. B. Dobyns, Humangenetiker und Pädiater, Houston, Milwaukee, und Mitarbeiter.
Diagn. Krit.: (1) Lissenzephalie Typ I (= totale Lissenzephalie, Pachygyrie, unvollständige Gyrierung des Großhirns); meist andere Hirnfehlbildungen assoziiert, so Hypoplasie des Corpus callosum, Fehlen des Operkulums, Hydrozephalus etc. – (2) Schädel/Gesicht: Mikrozephalie, schmale Schläfen, prominente Stirn mit faltiger Haut über der Glabella, schmale Stirn, antimongoloide Lidachsenstellung, Ptose, Katarakt, Optikusatrophie, hypoplastische Nase, hypoplastische Maxilla, prominentes Philtrum, kleines Kinn, tiefsitzende Ohren. – (3) Herzfehler. – (4) Hypoplastische äußere männliche Genitalien mit Kryptorchismus. – (5) Wachstumsrückstand. – (6) Intelligenzdefekt, initial muskuläre Hypotonie, später Spastizität, Krämpfe, pathologisches EEG. Fütterungsschwierigkeiten. – (7) Schlechte Überlebenschancen, Tod gewöhnlich im Kleinkindesalter. – (8) Bei zusätzlicher partieller Trisomie für ein anderes Chromosomensegment aufgrund reziproker, unbalancierter Translokation kommen noch die für die jeweilige Duplikation charakteristischen Befunde hinzu.
Ätiol.: Monosomie für das terminale Segment des kurzen Arms von Chromosom 17, speziell Band 17p13. Entweder Neumutation oder durch unbalancierte Segregation einer elterlichen balancierten Translokation. Zytogenetisch nicht immer nachweisbar, Nachweis mittels fluoreszierender In-situ-Hybridisierung. Die Region enthält das LIS1-Gen; dieses findet sich auch deletiert in einer Minderzahl von Fällen von Lissenzephalie ohne assoziierte Befunde des Miller-Dieker-Syndroms.
Pathog.: Unbekannt.
Bemerkungen: Ein normales Chromosomenresultat schließt das Syndrom bzw. eine submikroskopische Deletion nicht aus. In diesem Fall ist, wenn die Befunde charakteristisch sind, eine Untersuchung mit der LIS1-Probe anzuschließen.
Lit.: Dieker H, Edwards RH, ZuRhein G et al (1969) The lissencephaly syndrome. Birth Def Orig Art Ser V(2): 53–64. – Dobyns WB, Reiner O, Carrozzo R, Ledbetter DH (1993) Lissencephaly. A human brain malformation associated with deletion of the LIS1 gene located at chromosome 17p13. JAMA 270: 2838–2842. – Dobyns WB, Stratton RF, Greenberg F (1984) Syndromes with lissencephaly: 1. Miller-Dieker and Norman-Roberts syndromes and isolated lissencephaly. Am J Med Genet 18: 509–526. – Dobyns WB, Stratton RF, Parke JT et al (1983) Miller-Dieker syndrome: lissencephaly and monosomy 17p. J Pediatr 102: 552–558. – Kuwano A, Ledbetter SA, Dobyns WB et al (1991) Detection of deletions and cryptic translocations in Miller-Dieker syndrome by in situ hybridization. Am J Hum Genet 49: 707–714. – Miller JQ (1963) Lissencephaly in two siblings. Neurology 13: 841–850. – vanTuinen P, Dobyns WB, Rich DC et al (1988) Molecular detection of microscopic and submicroscopic deletions associated with Miller-Dieker-syndrome. Am J Hum Gen 43: 587–596.
McK: 247200
A. Schinzel/AS

Miller-Fisher-Syndrom: Polyradikuloneuritis Typ Fisher
Miller-syndrome (e): Dysostose, akrofaziale, überwiegend postaxialer Typ
Milroy's disease (e): Lymphödem, hereditäres, Typ I (Nonne-Milroy)
Milzagenesie-Syndrom: Ivemark-Symptomenkomplex
Mimikry-Patient: Münchhausen-Syndrom

Minamata-Krankheit
Syn.: Minamata-Syndrom
Def.: Progrediente Degeneration des ZNS durch chronische Vergiftung mit alkylierten Quecksilberverbindungen.
A.: Erstmals in den Jahren 1957–1961 in der Bucht von Minamata in Südjapan beobachtete, bis dahin unbekannte Nervenkrankheit. 1960 wurde durch Kurland und Mitarbeiter bei Fischern und ihren Angehörigen geklärt, daß es sich dabei um die Folgen einer chronischen Intoxikation mit alkylierten Quecksilberverbindungen handelte, die in einer naheliegenden Fabrik bei der Vinylchloridproduktion angefallen und ins Meer gelangt waren. Die Giftaufnahme der Betroffenen war mit der Nahrungskette über Fische und Muscheln erfolgt. Wasservögel in der Minamatabucht waren gleichfalls in ähnlicher Weise erkrankt.
Diagn. Krit.: (1) Ataxie und Tremor. – (2) Dysarthrie. – (3) Ertaubung, bei Kindern Taubstummheit. – (4) Progrediente Einschränkung des Gesichtsfeldes. – (5) Asomnie. – (6) Hypersalivation. – (7) Anfälle von generalisierten Myoklonien. – (8) EEG: hochgespannte polymorphe Delta-Wellen, unregelmäßige Theta-Wellen, anfallsartig auftretende »Sharp-waves« und kurze Serien von monorhythmischen Delta-Wellen.
Ätiol.: Vergiftung mit organischen Quecksilberverbindungen.
Pathog.: Degeneration des visuellen, sensomotorischen und temporalen Kortex sowie der Kleinhirnrinde (Purkinje-Zellen).
Lit.: Gosciniska Z (1965) Durch alkylierte Quecksilberverbindungen hervorgerufenes Degenerationssyndrom des Gehirns („Minamata-Krankheit"). Helv paediat Acta 28: 216–221. – Igata A (1993) Epidemiological and clinical features of Minamata disease. Environ Res 63: 157–169. – Kurland L, Faro S, Siedler H (1960) Wld Neurol (Minn) 5: 370. – Takizawa Y, Kosaka T et al (1972) Studies on the cause of the Niigate episode of Minamata disease outbreak. Acta med biol 19: 193–206.
R. Dengler/DP

Minamata-Syndrom: Minamata-Krankheit

Minderwuchs, diabetischer
Syn.: Mauriac-Syndrom – infantiler Diabetes mit Glykogenose – Glykogenose, sekundäre, diabetische – diabetischer Minderwuchs
Def.: Juveniler Diabetes mellitus mit erheblichem Minderwuchs und sekundärer Glykogenspeicherung.
A.: Erstbeschreibung 1930 durch den Kliniker Pierre Mauriac, 1882–1963, Bordeaux.
Diagn. Krit.: (1) Juveniler Diabetes mellitus, der durch schwere Gegenregulationen gekennzeichnet und daher schwer einstellbar ist. – (2) Chronische Ketonurie. – (3) Hepatomegalie mit Glykogenspeicherung. – (4) Minderwuchs. – (5) Stammfettsucht. – (6) Hyperlipidämie. – (7) Hyperkortisolismus.
Ätiol.: Nicht-erbliche Störung bei Diabetes mellitus Typ 1, die auf unzureichende Insulinzufuhr und schlechte Einstellung des Glukosestoffwechsels zurückzuführen ist.
Pathog.: Die hohen Blutzuckerspiegel führen zu Glykogenspeicherung, der Insulinmangel zu dem oft erheblichen Minderwuchs.
Bemerkungen: Diese Störung wird zunehmend seltener beobachtet.
Lit.: Mauriac P (1930) Gros ventre, hépatomégalie, troubles de la croissance chez les enfants diabétiques traités depuis plusieurs années par l'insuline. Soc méd Bordeaux 51: 402. – Tulzer W, Ploier R (1976) Untersuchungen zur Pathogenese des Mauriac Syndroms. Pädiat Pädol 11: 356–363.
A. Grüters/JK

Minderwuchs, megephysärer: megephysäre Dysplasie
Minderwuchs, metatropischer: metatropische Dysplasie
Minor's disease (e): Tremor, essentieller (familiärer)
Minor-Krankheit: Tremor, essentieller (familiärer)

Minor-Oppenheim-Syndrom
Syn.: Haematomyelia centralis
Def.: Nicht mehr gebräuchlicher Begriff für den Symptomenkomplex traumatischer, ganz oder partiell reversibler, kongenitaler Muskelhypotonien nach problematischem Geburtsverlauf.
A.: Lazar Salomowitsch Minor, 1855–1942, Neurologe, Moskau. – Hermann Oppenheim, 1858–1919, Neurologe, Berlin.
Lit.: Minor L (1892) Centrale Haematomyelie. Arch Psychiatr 24: 693–729.
W. Müller-Felber/DP

Minor-Syndrom: Tremor, essentieller (familiärer)

Minoxidil-Embryopathie
Def.: Generalisierte Hypertrichose des Neugeborenen und fraglich assoziierte Häufung von Fehlbildungen nach Minoxidil-Therapie intra graviditatem.
A.: Erstbeschreibung 1977 durch A. J. Pennisi.
Diagn. Krit.: (1) Generalisierte Hypertrichose. – (2) Weitere Auffälligkeiten in Einzelkasus beobachtet: Omphalozele, Ventrikelseptumdefekt, urogenitale Anomalien, faziale Dysmorphien mit eingesunkener Nasenwurzel, tief angesetzten Ohren, Mikrogenie. Prolongierte Hypotension und Hyperbilirubinämie post partum.
Ätiol.: Minoxidil und Kombination von anderen Antihypertensiva intra graviditatem.
Pathog.: Unbekannt.
Bemerkungen: Gegenwärtig gibt es keine definierten Zusammenhänge zwischen Minoxidil und angeborenen Fehlbildungen. Der Hirsutismus als konstantes Symptom geht ab 2. Lebensmonat deutlich zurück. Cave: Kombinationstherapie mit anderen Antihypertensiva (Captopril, Propranolol). Captopril intra graviditatem ist in Zusammenhang gebracht worden mit intrauteriner Wachstumsverzögerung, Nierenversagen und Hypotension des Neugeborenen; Propranolol kann offenbar auch zu Wachstumsverzögerung, postpartalen Hypoglykämien, Bradykardien und prolongierten Hyperbilirubinämien des Neugeborenen führen.
Lit.: Kaler SG, Patrinos ME, Lambert GH et al (1987) Hypertrichosis and congenital anomalies associated with maternal use of Minoxidil. Pediatrics 79: 434–436. – Pennisi AJ, Takahashi M, Bernstein BH et al (1977) Minoxidil therapy in children with severe hypertension. J Pediatr 90: 813–189.
J. Kunze/JK

Mirhosseini-Holmes-Walton-Syndrom

Syn.: microcephaly-chorioretinopathy, autosomal recessive (e)
Def.: Distinktes, vermutlich autosomal-rezessiv vererbtes Syndrom mit der typischen Kombination: Mikrozephalie, geistige Retardierung und Pigmentdegeneration der Retina.
A.: S. Ali Mirhosseini, Lewis B. Holmes und David S. Walton (Boston/USA) beschrieben 1972 zwei Brüder mit diesem Syndrom. Seither wurden einige wenige weitere Fälle beschrieben.
Diagn. Krit.: (1) Mikrozephalie. – (2) Schwere geistige und psychomotorische Retardierung. – (3) Pigmentdegeneration der Retina mit starkem Visusverlust und Optikusatrophie. Gelegentlich Katarakt, Nystagmus, Hypermetropie, Mikrokornea und Mikrophthalmie. – (4) Arachnodaktylie, überstreckbare Gelenke, Skoliose, evtl. Minderwuchs. – (5) Evtl. Cutis marmorata.
Ätiol.: Vermutlich autosomal-rezessives Erbleiden.
Pathog.: Unbekannt.
Bemerkungen: Es besteht die Vermutung, daß dieses Krankheitsbild mit dem Cohen-Syndrom identisch ist. Die Assoziation von Mikrozephalie und Retinaabnormitäten wurde bereits 1966 von McKusick anhand von 8 Geschwistern beschrieben. Kongenitale Zytomegalie- oder Toxoplasmose-Infektionen können ähnliche Symptome verursachen.
Lit.: Cantù JM, Rojas JA, Garcia/Cruz D, Hernandez A, Pagan P, Fragoso R, Manzano C (1977) Autosomal recessive microcephaly associated with chorioretinopathy. Hum Genet 36: 243–247. – Mendez HMM, Paskulin GA, Vallandro C (1985) The syndrome of retinal pigmentary degeneration, microcephaly and severe mental retardation (Mirhosseini-Holmes-Walton-Syndrome): Report of two patients. Am J Med Genet 22: 223–228. – Mirhosseini SA, Holmes LB, Walton DS (1972) Syndrome of pigmentary retinal degeneration, cataract, microcephaly and severe mental retardation. J Med Genet 9: 193–196.
McK: 268050
J. Hammer/AS

Mirizzi-Syndrom
(Sequenz)

Syn.: hepatic duct stenosis (e)
Def.: Einengung des Ductus hepaticus communis durch pericholezystische Verwachsungen mit oder ohne Zystikusstein und nachfolgender extrahepatischer Galleabflußbehinderung.
A.: Erstbeschreibung 1921 durch Pablo L. Mirizzi, 1893–1964, argentinischer Chirurg.
Diagn. Krit.: (1) Klinische Zeichen einer extrahepatischen Galleabflußbehinderung: Oberbauchschmerzen, Übelkeit, Erbrechen, dunkler Urin. – (2) Laborchemisch Cholestasekonstellation: Erhöhung von Bilirubin, alkalischer Phosphatase, Transaminasen. – (3) Zusätzlich Symptome einer Cholangitis: Fieber, laborchemisch Entzündungszeichen. – (4) Sonographisch Erweiterung der intrahepatischen Gallenwege und des Ductus hepaticus communis, Cholezystolithiasis, gelegentlich obstruierendes Konkrement darstellbar. – (5) Direkte Cholangiographie (ERC oder PTC): exzentrisch von lateral her eingeengter Ductus hepaticus communis, Erweiterung des prästenotischen Ductus hepaticus und der intrahepatischen Gallenwege, Ductus cysticus-Verschluß.
Ätiol.: Heterogen; alle Ursachen, die zu pericholezystischen Verwachsungen führen.
Pathog.: Kompression des Ductus hepaticus communis durch einen Stein im parallel zu ihm verlaufenden Ductus cysticus. Meist zusätzliche Adhärenz des Ductus cysticus an den Ductus hepaticus communis durch entzündlich-narbige Prozesse im Rahmen einer Cholezysti-

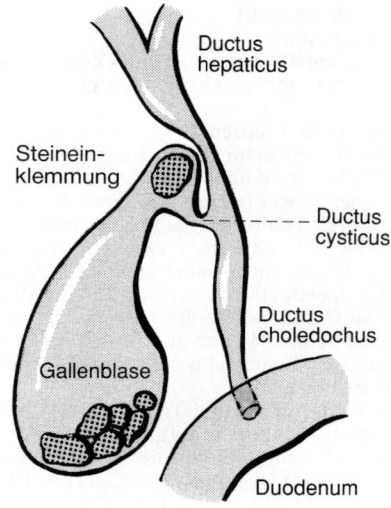

Schematische Darstellung des pathogenetischen Mechanismus beim Mirizzi-Syndrom: Kompression und Stenosierung des Ductus hepaticus durch einen Zystikusstein, normales Kaliber des Ductus choledochus

tis/Pericholezystitis; dieser Mechanismus kann gelegentlich auch eine nur entzündlich bedingte Hepatikuseinengung ohne Zystikuskonkremente bewirken.
Bemerkungen: Von einigen Autoren werden mittlerweile ein Typ I (Zystikusstein, der von außen den Ductus hepatocholedochus komprimiert) und ein Typ II (Zystikus- oder Gallenblasenstein, der bereits teilweise in den Ductus hepatocholedochus penetriert und den diesen direkt verschließt) des Mirizzi-Syndroms unterschieden. **(DD)** narbige, entzündliche und vor allem tumoröse Stenosen des Ductus hepatocholedochus.
Lit.: Balthazar EJ (1975) The radiology corner. The Mirizzi syndrome, inflammatory stricture of the common hepatic duct. Amer J Gastroent 64: 144–148. – Kauffmann GW, Hoppe/Seyler P, Nöldge G, Waninger J (1982) Mirizzi-Syndrom. Diagnose und Differentialdiagnose. Münch med Wschr 124/27: 647–650. – Meyer GJ, Runge D, Gebhardt J (1990) Das Mirizzi-Syndrom und Varianten. Z Gastroenterol 28: 202–205. – Mirizzi PL, Quiroga Losada C (1921) Estenosis del hépatocoledoco. Hépato-coledocotomia. Resultado lejano. Bol Trav Soc Cir (B. Aires) 12: 522.
M. Scheurlen/GA

mirror hand and mirror foot (e): Diplocheirie und Diplopodie
Mischkollagenose (klassische): Sharp-Syndrom
MISHAP (microphallus-imperforate anus-syndactyly-hamartoblastoma-abnormal lung lobulation-polydactyly-syndrome) (e): Pallister-Hall-Syndrom
Mißgestaltfurcht: Dysmorphophobie
(Weir-)Mitchell-Krankheit: Erythromelalgie
Mitchell's syndrome (e): Horner-Trias

mitochondriale DNA, Mutationen

Def.: Mitochondrien besitzen eigene DNA (mtDNA) in Form von ringförmigen DNA-Molekülen (etwa zehn pro Mitochondrion). Jedes zirkuläre mtDNA-Molekül besteht aus 16 569 Basenpaaren (es gibt jedoch geringe

mitochondriale DNA, Mutationen

Mutationen der mitochondrialen DNA

Phänotyp	Mutation	betroffenes Gen	Bemerkungen	Referenz
LHON	T-3394-C G-3460-A T-4160-C A-4917-G G-7444-A G-11778-A G-13708-A T-14484-C G-15527-A	ND1 ND1 ND1 ND2 COXI ND4 ND5 ND6 CYTB	Pathogenese noch unklar, zusätzlich zu Mutationen der mtDNA wahrscheinlich nukleäre Faktoren wichtig	s. Beitrag; s.a. Wallace et al., 1992, und Wallace, 1993
MELAS-Syndrom	A-3243-G T-3271-C A-11084-G	tRNA(Leu) tRNA(Leu) ND4	häufige Mutation seltenere Mutation seltenere Mutation	s. Beitrag Sakuta et al. Lertrit et al.
Diabetes mellitus	A-3243-G	tRNA(Leu)	s. a. MELAS-Syndrom	Reardon et al.; Oka et al.
Diabetes mellitus mit Hypoakusis	A-3243-G 10.4kb-Deletion	tRNA(Leu) (mehrere)	s. a. MELAS-Syndrom	van den Ouweland et al. Ballinger et al.
MERRF-Syndrom	A-8344-G T-8356-C	tRNA(Lys) tRNA(Lys)	häufige Mutation seltenere Mutation	s. Beitrag Silvestri et al.
NARP	T-8993-G	ATPase6		Holt et al., 1990
mitochondriale Myopathien	T-3250-C G-15990-A Del (+ − Dupl)	tRNA(Leu) tRNA(Pro) (mehrere)		Goto et al. Moraes et al. Holt et al., 1988
Myopathie »plus«	Del (multiple)	(mehrere)	Vererbung: AD!	Zeviani et al., 1990
Myopathie und Kardiomyopathie	A-3260-G	tRNA(Leu)		Zeviani et al., 1991
infantile Kardiomyopathie	A-4317-G	tRNA(Ile)		Tanaka et al.
adulte Kardiomyopathie	Del (multiple)	(mehrere)	Vererbung: AD oder mtDNA?	Suomalainen et al.
Schwerhörigkeit (spontan oder Aminoglykosid-induziert)	A-1555-G	small rRNA		Prezant et al.
Pearson-Syndrom	Del (+ − Dupl)	(mehrere)		s. Beitrag
Kearns-Syndrom, CPEO	Del (+ − Dupl)	(mehrere)		s. Beitrag

MELAS-, MERRF-, Pearson-, Kearns-Syndrom: s. a. im entspr. Beitrag. – LHON: Leber-hereditäre-Optikus-Neuropathie; s. Beitrag. – NARP: neurogene Muskelschwäche, Ataxie, Retinitis pigmentosa. – CPEO: chronisch-progressive externe Ophthalmoplegie. – Del = Deletion, Dupl = Duplikation, AD = autosomal-dominant, mtDNA = mitochondriale DNA.
ND1–6 = NADH-Dehydrogenase-Untereinheiten 1–6; COXI = Cytochrom-Oxidase Untereinheit I; CYTB = Cytochrom B; ATPase6 = ATP-Synthase-Untereinheit 6.

Lit.: Ballinger SW et al (1992) Nature Genetics 1: 11–15. – Goto Y, Tojo M, Tohyama J et al (1992) Ann Neurol 31: 672–675. – Holt IJ, Harding AE, Morgan-Hughes JA (1988) Nature 331: 717–719. – Holt IJ, Harding AE, Petty RKH, Morgan-Hughes JA (1990) Am J Hum Genet 46: 428–433. – Lertrit P, Noer AS, Jean-Francois MJ et al (1992) Am J Hum Genet 51: 457–468. – Moraes CT, Ciacci F, Bonilla E et al (1993) Nature Genet 4: 284–288. – Oka Y, Katagiri H, Yazaki X et al (1993) Lancet 342: 527–528. – Prezant TR, Agapian JV, Bohlman MC et al (1993) Nature Genet 4: 289–294. – Reardon W, Ross RJM, Sweeney MG et al (1992) Lancet 340: 1376–1379. – Sakuta R, Goto Y, Horai S, Nonaka I (1993) J Neurol Sci 115: 158–160. – Silvestri G, Moraes CT, Shanske S, DiMauro S (1992) Am J Hum Genet 51: 1213–1217. – Suomalainen A, Paetau A, Leinonen H et al (1992) Lancet 340: 1319–1320. – Tanaka M, Ino H, Ohno K et al (1990) Lancet 1: 1452. – van der Ouweland JMW, Lemkes HHPJ, Ruitenbeek W et al (1992) Nature Genet 1: 368–371. – Wallace DC, Lott MT, Shoffner JM, Brown MD (1992) J Inher Metab Dis 15: 472–479. – Wallace DC (1993) Trends Genet 9: 128–133. – Zeviani M, Bresolin N, Gellera C et al (1990) Am J Hum Genet 47: 904–914. – Zeviani M, Gellera C, Antozzi C et al (1991) Lancet 338: 143–147.

Längenpolymorphismen). Die mtDNA kodiert für beide RNA-Untereinheiten der Ribosomen (rRNAs) und für 22 Transfer-RNA (tRNAs), die für die mitochondriale Proteinsynthese verantwortlich sind. Weiterhin kodiert die mtDNA für 13 Protein-Untereinheiten der Atmungskette und der ATP-Synthetase.

Die beobachtete Mutationsrate der mitochondrialen DNA ist größer als die der nukleären DNA, möglicherweise weil DNA-Reparaturmechanismen in Mitochondrien weniger effizient sind. Demzufolge sind vergleichsweise viele Mutationen der mtDNA bekannt. Grundsätzlich kann man zwischen Punktmutationen und größeren Deletionen unterscheiden; letztere sind oft noch mit weiteren Strukturveränderungen der mtDNA assoziiert, wie z.B. mit Duplikationen oder der Verbindung zweier mtDNA-Molekülen zu zirkulären Dimeren. Größere Veränderungen der mtDNA sind ursprünglich in leukämischen Zellen beobachtet worden; deren pathogenetische Bedeutung ist bis jetzt unklar. Später wurden mtDNA-Mutationen als Ursache angeborener oder gar vererbter Krankheiten erkannt (s. Tab.). In der Ätiologie und der molekularen Pathogenese der mitochondrialen Krankheiten lassen sich folgende Grundzüge erkennen:

– mtDNA-Mutationen liegen fast immer als Heteroplasmie vor, d.h. als Gemisch von normalen und mutierten mtDNA-Molekülen.
– Der Grad der Heteroplasmie, d.h. das Verhältnis zwischen normaler und mutanter mtDNA, ist für den Schweregrad des Phänotyps ausschlaggebend. Dieses Verhältnis kann sich innerhalb der Lebensspanne eines Individuums verändern, meistens zuungunsten der normalen DNA. Somit kann ein Phänotyp erst Jahre oder Jahrzehnte nach der Geburt manifest werden.
– Der klinische Phänotyp wird von der Gewebsverteilung wesentlich beeinflußt. Die Gewebsverteilung mutanter mtDNA-Molekülen kann aber von Individuum zu Individuum, auch zwischen Geschwistern, verschieden sein.
– Wegen der unterschiedlichen Heteroplasmie und Gewebsverteilung von mtDNA-Mutationen ist die Variabilität der damit assoziierten klinischen Phänotypen noch weit größer als die bei autosomal vererbten Krankheiten beobachtete intra- und interfamiliäre Variabilität.
– Die Pathogenese geht in den allermeisten Fällen über eine gestörte Proteinsynthese innerhalb der Mitochondrien und den damit verbundenen Ausfall verschiedener Untereinheiten der Atmungskette und/oder der ATP-Synthese und führt zum ATP-Mangel in der Zelle und somit zur gestörten Zellfunktion (mitochondriale Zytopathie). Der ATP-Mangel führt wiederum zu einer Steigerung der Replikation der mitochondrialen DNA und zur Proliferation von Mitochondrien. Tatsächlich sind in betroffenen Geweben die Zahl der Mitochondrien und die Menge der mtDNA erhöht.

Eizellen enthalten viel Zytoplasma mit vielen Mitochondrien, Samenzellen hingegen nur wenige Mitochondrien. Die menschliche Zygote enthält praktisch nur mütterliche Mitochondrien. Polymorphismen, aber auch Mutationen der mtDNA, werden somit nur in der mütterlichen Linie vererbt. Allerdings können nukleäre, autosomal-dominant vererbte Mutationen sekundär Deletionen der mtDNA verursachen (genauer Mechanismus noch unbekannt). Die Pathogenese ist dann ähnlich wie bei primären mtDNA-Deletionen. – Die bei LHON beobachteten mtDNA-Punktmutationen (s. Tab.) sind notwendige, aber nicht immer hinreichende Bedingungen für die Entwicklung des klinischen Phänotyps, obwohl sie oft sogar homoplasmisch, d.h. als einzige mtDNA-Population, vorliegen. Andere, noch schlecht verstandene Faktoren (nukleäre oder zusätzliche mtDNA-Mutationen?) scheinen eine Rolle zu spielen.

Es ist ersichtlich, daß bei mtDNA-Mutationen und damit verbundenen Phänotypen die Mendelschen Gesetze nicht mehr gültig sind, hingegen vermehrt quantitative und zeitlich-dynamische Aspekte der mtDNA-Replikation eine Rolle spielen. Diese Beobachtungen, zusammen mit biochemischen Erkenntnissen, haben zur Hypothese geführt, daß der physiologische Alterungsprozeß wenigstens teilweise durch eine Akkumulation von mtDNA-Mutationen, und somit durch progressive Abnahme der mitochondrialen Funktion, bedingt sein könnte. Viele der pathogenen mtDNA-Mutationen (s. Tab.) sind tatsächlich bei älteren »gesunden« Menschen, nicht jedoch bei jungen, nachweisbar. Der Beitrag von mtDNA-Mutationen zum Alterungsprozeß bedarf weiterer Untersuchungen.

Lit.: Anderson S, Bankier AT, Barrell BG et al (1981) Sequence and organization of the human mitochondrial genome. Nature 290: 457–465. – Clayton DA (1982) Replication of animal mitochondrial DNA. Cell 28: 693–705. – Giles RE, Blanc H, Cann HM, Wallace DC (1980) Maternal inheritance of human mitochondrial DNA. Proc Natl Acad Sci USA 77: 6715–6719. – Grossmann LI (1990) Mitochondrial DNA in sickness and in health. Am J Hum Genet 46: 415–417. – Wallace DC (1992) Mitochondrial genetics: a paradigm for aging and degenerative diseases? Science 256: 628–632. – Wallace DC (1993) Mitochondrial diseases: genotype versus phenotype. Trends Genet 9: 128–133.

A. Superti-Furga/AS

Mitralklappenprolaps, familiärer oder idiopathischer: Mitralklappenprolaps(-Syndrom)

Mitralklappenprolaps(-Syndrom)

Syn.: Mitralklappenprolaps, familiärer oder idiopathischer – MKP-Syndrom – floppy valve syndrome (e) – billowing mitral leaflet syndrome (e) – ballooning of the mitral valve (e) – systolic click (e) – late systolic murmur syndrome (e) – click-murmur syndrome (e) – Barlow-Syndrom – overlap connective tissue disease (e)

Def.: (Spät-)systolische konvexbogige Vorwölbung eines oder beider Mitralklappensegel oder von Teilen der Mitralklappe in den linken Vorhof, mit fakultativer Mitralklappeninsuffizienz.

A.: John B. Barlow, Kardiologe, Südafrika, deutete 1963 und 1968 als erster die seit Jahrzehnten bekannten Auskultationsphänomene (systolischer Klick, Spätsystolikum) als Ausdruck eines Mitralklappenprolapses.

Diagn. Krit.: Die Diagnose »Mitralklappenprolaps-Syndrom« ist nur zu stellen, wenn der typische Auskultations- oder Echokardiographie-Befund mit der entsprechenden klinischen Symptomatik einhergeht. – **(1)** Anamnestisch meist Belastungsdyspnoe, leichte Erschöpfbarkeit, Schwindel, Synkopen, präkordiale Palpitationen, atypische Thoraxschmerzen, selten typische Angina pectoris. – **(2)** Klinisch meist asthenischer Habitus, häufig Thoraxdeformitäten (Pectus excavatum, »straight back«); auskultatorisch mittel- bis spätsystolischer Klick, im Anschluß an den Klick fakultativ mittel- bis spätsystolisches Geräusch als Ausdruck einer Mitralklappeninsuffizienz (Auskultationsbefund kann inkonstant sein). »Linksverschiebung« des Klicks und des Geräusches beim Aufstehen (dynamische Auskultation). Insbesondere bei schwerer Mitralinsuffizienz ist ein holosystolisches Geräusch nachweisbar. – **(3)** Echokardiographisch werden Kriterien 1. Ordnung (a) spätsystolischer posteriorer Prolaps der Mitralsegel in der M-Mode-Darstellung, b) im parasternalen Längsachsenschnitt systolische Vorwölbung von Teilen der Mitralklappe in den linken Vorhof über die Klappenringebene hinaus, c) wellige Konturierung sowie Verdickung und Vergrößerung der Mitralsegel und weniger zuverlässige Kriterien 2. Ordnung (a) holosystolischer Prolaps der Mitralsegel in der M-Mode-Darstellung, b) im apikalen Vierkammerblick systolische Vorwölbung von Teilen der Mitralklappe in den linken Vorhof über die Klappenringebene hinaus, c) dopplerechokardiographisch spätsystolische Regurgitation an der Mitralklappe unterschieden. – (4) Im Ruhe-EKG in mehr als der Hälfte der Fälle unspezifische Veränderungen (Repolarisationsstörungen, aber auch ventrikuläre und supraventrikuläre Rhythmusstörungen, sowie Reizleitungs- und Reizbildungsstörungen). – (5) Günstige Prognose insbesondere wenn keine hämodynamisch relevante Mitralklappeninsuffizienz vorliegt. In diesem Fall beträgt das Risiko des plötzlichen Herztodes zwei pro 10 000 pro Jahr. Eine schwere Komplikation (Endokarditis, plötzlicher Herztod, Indikation zum Mitralklappenersatz oder zerebrale Ischämie) tritt pro Jahr nur bei einem von 1000 Patienten mit Mitralklappenprolaps ein.

Ätiol.: Autosomal-dominanter Erbgang mit unterschiedlicher Penetranz und Expressivität. Gynäkotropie. Häufigste nach den Mendel-Gesetzen vererbte kardiovaskuläre Anomalie.

Pathog.: Myxödematöse oder mukoide Degeneration der ballonartig umgeformten Mitralklappen. Abnorm lange und verdünnte Chordae tendinae.

Bemerkungen: Bei etwa 4 % der Bevölkerung liegt ein Mitralklappenprolaps (MKP) vor. Er ist mit Rückgang des rheumatischen Fiebers heute die häufigste Ursache einer operationswürdigen Mitralinsuffizienz. Bei 4 % der Patienten mit MKP besteht ein Marfan-Syndrom, welches umgekehrt fast immer mit einem MKP einhergeht. Glesby sieht den MKP als eine Erscheinungsform angeborener Bindegewebserkrankungen, zu denen auch das Marfan-Syndrom zu zählen sei (beide haben tatsächlich gelegentlich phänotypische Ähnlichkeiten).

Lit.: Alpert MA, Mukerji V, Sabeti M et al (1991) Mitral valve prolapse, panic disorder, and chest pain. Med Clin North Am 75: 1119–1133. – Barlow JB, Bosman CK, Pocock WA, Marchand P (1968) Late systolic murmurs and non-ejection (mid-late) systolic clicks: An analysis of 90 patients. Br Heart J 30: 203–218. – Barlow JB, Marchand P, Pocock WA, Denny D (1963) The significance of late systolic murmurs. Am Heart J 66: 443. – Bensaid J (1991) Le prolapsus valvulaire mitral: une anomalie bénigne? Arch Mal Coeur Vaiss 84: 975–980. – Bluschke V, Köhler E, Seipel L, Leuner Ch (1979) Arrhythmien beim Mitralklappenprolapssyndrom. Z Kardiol 68: 396–403. – Bourdarias JL (1991) Le prolapsus valvulaire mitral: une anomalie grave? Arch Mal Coeur Vaiss 84: 981–986. – Cohen ME, Badal DW, Kilpatrick A et al (1961) The high familial prevalence of neurocirculatory asthenia (anxiety neurosis, effort syndrome). Am J Hum Genet 3: 126–158. – Feigenbaum H (1992) Echocardiography, 5th ed, pp 262–337. Lea & Febinger. – Glesby MJ, Pyeritz RF (1989) Association of mitral valve prolapse and systemic abnormalities of connective tissue: a phenotypic continuum. JAMA 262: 523–528. – Levy S (1992) Arrhythmias in the mitral valve prolapse syndrome: clinical significance and management. PACE 15: 1080–1088. – Luxereau P, Dorent R, De Gevigney G et al (1991) Aetiology of surgically treated mitral regurgitation. Eur Heart J 12 (Suppl B): 2–4. – Pocock WA, Barlow JB (1971) Etiology and electrocardiographic features of the billowing posterior mitral leaflet syndrome. Am J Med 51: 731–739.

McK: 157700
G. Bein; S. Wieshammer/JK; GA

Mittelbauchraphe, supraumbilikale, Sternalspalte und vaskuläre Dysplasie-Assoziation

Syn.: hemangiomata-cleft sternum (e) – Leiber sternal clefts and telangiectasia/hemangiomas (e) – vascular dysplasia-sternal malformation (e) – association, abdominal raphe syndrome (e)

Def.: Eine Kombination von gespaltenem Sternum und Hämangiomata.

A.: Erstbeschreibung 1982 durch B. Leiber, 1919–, deutscher Pädiater.

Diagn. Krit.: (1) Sternaldefekte. – (2) Supraumbilikale Mittelbauchraphe. – (3) Kavernöse Hämangiomata des Gesichts und/oder des Respirationstrakts und/oder intraabdominell. – (4) Fakultativ: Mikrogenie, fehlendes Perikard, unilaterale Lippenspalte, Hernien.

Ätiol.: Eine Geschwisterbeobachtung, sonst sporadische Casus.

Pathog.: Mittelliniendefekt mesodermaler Strukturen und Proliferation angioplastischer Gewebe.

Bemerkungen: Chirurgische Therapie, Lasertherapie. Infektionsprophylaxe. Kortikosteroide. Normale Lebenserwartung.

Lit.: Blei F, Seth SJ, Geronemus RG (1993) Supraumbilical midabdominal raphe, sternal atresia, and hemangioma in an infant: response of hemangioma to laser and interferon alpha-2a. Pediatr Dermatol 10: 71–76. – Hersh JH, Waterfill D, Rutledge J et al (1985) Sternal malformation/vascular dysplasia assoziation. Am J Med Genet 21: 177–186. – Leiber B (1982) Angeborene supraumbilikale Mittelbauchraphe (SMBR) und kavernöse Gesichtshämangiomatose – ein neues Syndrom? Monatsschr Kinderheilkd 130: 84–90. – Opitz JM (1985) Editorial comment on the papers by Hersh et al and Kaplan et al on sternal cleft. Am J Med Genet 21: 201–202.

McK: 140850
J. Kunze/JK

Mittelketten-Acyl-CoA-Dehydrogenase-Defekt

Syn.: medium chain acyl-CoA dehydrogenase deficiency (e) – MCAD-Mangel

Def.: Autosomal-rezessiv vererbte mitochondriale Störung des Abbaus von Fettsäuren mit den Kettenlängen C6 bis C10.

A.: Erstbeschreibung 1976 durch N. Gregersen und Mitarbeiter.

Diagn. Krit.: (1) Episodenhaftes Auftreten von Lethargie und Koma; erstmals auftretend im Alter von 2 Monaten bis 4 Jahren in der Regel anläßlich einer Infektionskrankheit mit Fieber und Diarrhö. Häufig Erbrechen und Ernährungsschwierigkeiten. Während der Episoden Transaminasenanstieg, metabolische Azidose, Hypoglykämie, aber ohne Ketonurie! Klinische Ähnlichkeiten mit Reye-Syndrom sind beschrieben, aber auch Fälle mit plötzlichem Kindstod (»sudden infant death syndrome«). – (2) Im Plasma cis-4-Decenoat nachweisbar. Im Urin massive Vermehrung von Dicarbonsäuren (Adipinsäure, Suberinsäure und Sebacinsäure), wobei Adipinsäure jeweils höher konzentriert ist als Suberin- und Sebacinsäure, 5-Hydroxyhexanoat sowie die Glycinkonjugate der genannten Dicarbonsäuren. Die Konzentration von Carnitin im Serum ist in der Regel vermindert, da große Mengen von Octanoyl-Carnitin mit dem Urin ausgeschieden werden (sekundärer Carnitinmangel).

Ätiol.: Autosomal-rezessiv vererbtes Leiden. Genlokalisation auf Chromosom 1 (1p31). 80 % der Patienten mit MCAD-Mangel zeigen die gleiche DNA-Mutation Guanin statt Adenin im Basenpaar 985.

Pathog.: In Zuständen eines mit zusätzlich durch Erbrechen, Durchfall, Fieber oder Hunger belasteten Stoffwechsels zeigen die Patienten in der Regel klinische Symptome, weil Fettsäuren für die Energiegewinnung in

größerem Umfang herangezogen werden. Es kommt zu den genannten Stoffwechselveränderungen, wobei eine erhöhte Ausscheidung von 3-Hydroxybuttersäure in der Größenordnung auftritt, wie sie gelegentlich auch bei Hungerzuständen beschrieben werden.
Bemerkungen: Zu warnen ist vor Hungertests. Todesfälle hierbei sind beschrieben worden. (DD) Andere Störungen der β-Oxidation der Fettsäuren – Reye-Syndrom – Carnitin-Mangel. Zur Diagnostik des MCAD-Mangels wird der ungefährliche Belastungstest mit 3-Phenylpropionat empfohlen (10–25 mg/kg KG). Beim MCAD-Mangel werden neben Hippursäure große Mengen von Phenylpropionylglycin und andere Metaboliten ausgeschieden. Die Therapie dieser Störung besteht in frühzeitiger parenteraler Gabe von Glucose zur Vermeidung von Energiemangelzuständen bei erhöhtem Energiebedarf (Fieber), bei Erbrechen und/oder Durchfall, evtl. Carnitin-Substitution. Einige Fälle reagieren auf Gabe von Riboflavin (200 mg/kg KG pro Tag). Postmortale Diagnostik ist aus DNA möglich.
Lit.: Duran M, Bruinvis L, Ketting D et al (1988) Cis-4-decenoic acid in plasma: a characteristic metabolite in medium-chain acyl-CoA dehydrogenase deficiency. Clin Chem 34: 548–551. – Gregersen N, Lauritzen R, Rasmussen K (1976) Suberylglycine excretion in the urine from a patient with dicarboxylic aciduria. Clin Chim Acta 70: 417–425. – Hale DA, Bennett MJ (1992) Fatty acid oxidation disorders: A new class of metabolic diseases. J Pediatr 121: 1–11. – Roe CR, Millington DS, Maltby DA et al (1985) Diagnostic and therapeutic implications of medium-chain acyl carnitines in the medium-chain-acyl-CoA-dehydrogenase deficiency. Pediatr Res 19: 459–466. – Touma EH, Charpentier C (1992) Medium chain acyl-CoA dehydrogenase deficiency. Arch Dis Childhood 67: 142–145. – Workshop on molecular aspects of MCAD deficiency (1992) Mutation causing medium-chain acyl-CoA dehydrogenase deficiency: a collaborative compilation of the data from 172 patients. Prog Clin Biol Res 375: 499–506.
McK: 201450(.0001; .0002; .0003; .0004; .0005; .0006; .0007)
E. Mönch/JK

Mittellappen-Syndrom
(Sequenz)
Syn.: Brock-(Graham-)Syndrom
Def.: Röntgenologischer Begriff für eine Atelektase oder Teilatelektase des Mittellappens.
A.: Erstbeschreibung 1928 durch B. M. Graham.
Diagn. Krit.: Pulmonale Symptome wie Husten, Auswurf, manchmal Hämoptysen und rechtsseitiger Thoraxschmerz, Fieber, Dyspnoe; röntgenologisch Atelektase oder Teilatelektase des Mittellappens.
Ätiol.: Heterogen. Bronchialkarzinom im Mittellappen; Lungentuberkulose mit Lymphadenitis; Pneumonie; Aspiration; entzündliche oder tumoröse Lymphome am Mittellappen; selten benigne Tumoren.
Pathog.: Infolge einer Stenosierung bzw. eines Verschlusses der Segmentbronchien 4 und/oder 5 kommt es zu einer röntgenologisch diagnostizierbaren Atelektase oder Teilatelektase des Mittellappenbronchus.
Bemerkungen: Die häufigste Ursache ist heute das Bronchialkarzinom; bei Kindern spielen Infekte die wichtigste Rolle; früher war die Lungentuberkulose vorrangig. Das Korrelat an der linken Lunge ist das Lingula-Syndrom.
Lit.: Graham BM (1928) Postgrad med J 4: 29. – Lambert GW, Baddour LM (1992) Right middle lobe syndrome caused by Mycobacterium fortuitum in a patient with human immunodeficiency virus infection. South Med J 85: 767–769. – Shah A, Bhagat R, Panchal N et al (1993) Allergic bronchopulmonary aspergillosis with middle lobe syndrome and allergic Aspergillus sinusitis. Eur Resp J 6: 917–918. – Springer C, Avital A, Noviski N et al (1992) Role of infection in the middle lobe syndrome in asthma. Arch Dis Child 67: 592–594.
S. Wieshammer/GA

Mittellinien-Entwicklungsfeld-Komplex
Syn.: Mittellinien-Komplex – Mittellinienverschlußstörung – Defektsyndrom, ventrales – median cleft syndrome (e) – midline defect (e) – schisis association (e)
Def.: Angeborene mediane ventrale und/oder dorsale Verschlußstörung im Sinne eines Entwicklungsfelddefektes. Ausprägung einfach bis sehr komplex.
A.: Erste Zusammenfassung der verschiedenen Symptome als Entwicklungsfelddefekt 1982 durch John M. Opitz und Enid F. Gilbert.
Diagn. Krit.: (1) Angeborene Fehlbildungen, unterschiedlich stark ausgeprägt, meist in der Mittellinie des Körpers Myelomeningozele, Omphalozele (inkomplette Differenzierung). – (2) Betroffene Organe: ZNS, Mittelgesicht, Lippe, Gaumen, Kiefer, Larynx, Trachea, Ösophagus, Herz, Zwerchfell, inneres und äußeres Genitale, Anus, Wirbelsäule. Bei früher Verschlußstörung Entwicklung von Meningomyelozelen, Sirenomelie und kaudaler Dysplasie. – (3) Assoziationen zwischen ventraler und dorsaler Mittellinienverschlußstörung bekannt, deren Verlauf zum größten Teil letal.
Ätiol.: Unbekannt; Heterogenie.
Pathog.: Genauer Entstehungsmechanismus unbekannt. Theorie über unbekannte entwicklungshemmende Faktoren während der Embryogenese im Sinne eines Entwicklungsfeldes (morphogenetisch reaktive Einheit des Embryos in bezug auf Lokalisations- und Differenzierungsfaktoren).
Bemerkungen: Auftreten im Rahmen von Syndromen (Meckel-Gruber-Syndrom, Wiedemann-Beckwith-Syndrom, BBB-Syndrom, G-Syndrom u.a.) mit bekanntem und unbekanntem Erbgang, als Assoziation (z.B. VATER-Assoziation), als Disruption (z.B. ADAM-Komplex) und bei Chromosomenaberrationen (z.B. Trisomie 13). Prognose abhängig von der Ausprägung des Defektes, den betroffenen Organen und der Grunderkrankung. Wiederholungsrisiko für Schisis-Assoziationen (nach Czeizel) bei 4%.
Lit.: Ardinger HH, Williamson RA, Grant S (1987) Association of neural tube defects with omphalocele in chromosomally normal fetuses. Am J Med Genet 27: 135–142. – Czeizel A (1981) Schisis-Association. Am J Med Genet 10: 25–35. – Khoury MJ, Cordero JF, Mulinare J, Opitz JM (1989) Selected midline defect associations: a population study. Pediatrics 84: 266–272. – Opitz JM, Gilbert EF (1982) CNS anomalies and the midline as a „Developmental Field". Am J Med Genet 12: 443–455. – Opitz JM (1985) The developmental field concept. Am J Med Genet 21: 1–11. – Opitz JM, Gilbert SF (1993) Developmental field theory and the molecular analysis of morphogenesis: a comment on Dr. Slavkin's observations. Am J Med Genet 47: 687–688. – Toriello HV, Higgins JV (1985) X-linked midline defects. Am J Med Genet 21: 143–146.
McK: 157170
A. Dörries/JK

Mittellinien-Komplex: Mittellinien-Entwicklungsfeld-Komplex
Mittellinienverschlußstörung: Mittellinien-Entwicklungsfeld-Komplex

Mittelmeerfieber, familiäres

Syn.: Polyserositis, familiäre paroxysmale
Def.: Autosomal-rezessiv vererbte Krankheit, charakterisiert durch rezidivierende Fieberepisoden, nicht-erregerbedingte Peritonitis, Pleuritis und/oder Synovitis und einer erhöhten Inzidenz einer systemischen Amyloidose.
Diagn. Krit.: (1) Kardinalsymptome sind anfallsartige, heftige, von hohem Fieber begleitete Schmerzen in Abdomen, Gelenken oder Thorax. – (2) Episoden dauern 12–48 Stunden, Auftreten in unregelmäßigen Intervallen von wenigen Wochen bis einmal jährlich. – (3) Abdominelle Schmerzen durch sterile Peritonitis, manchmal mit Übelkeit und Erbrechen. – (4) Akute, selten chronische Arthritis eines oder mehrerer großer Gelenke, häufig mit Gelenkergußbildung. – (5) Akute, meist einseitige Pleuritis. – (6) Seltener erysipel-ähnliches, schmerzhaftes Erythem am Unterschenkel. – (7) Labor: während des Anfalls Leukozytose, BSG-Beschleunigung und Anstieg der Akute-Phase-Proteine. – (8) Systemische Amyloidose, die auch ohne andere Symptome auftreten kann, mit Ablagerung von Amyloid-A-Proteinen. Betroffen sind insbesondere die Nieren. – (9) Gehäuft bei sephardischen Juden, Armeniern, Arabern, Türken und Italienern.
Ätiol.: Autosomal-rezessive Vererbung.
Pathog.: Unbekannt.
Bemerkungen: Das familiäre Mittelmeerfieber manifestiert sich zumeist in der Kindheit oder bei Adoleszenten. Häufig werden anamnestisch Laparotomien angegeben. Die Diagnose kann nur klinisch gestellt werden, da charakteristische Laborbefunde fehlen. Anfallsreduktion mit Colchicin.
Lit.: Better OS, Zemer D (1991) Familiäres Mittelmeerfieber. Dtsch Med Wschr 116: 548–552. – Langer HE, Zeidler H (1985) Das familiäre Mittelmeerfieber. Internistische Welt 4: 106–113.
McK: 249100
E. Späth-Schwalbe/GA

mixed connective tissue disease (e): Sharp-Syndrom
MKP-Syndrom: Mitralklappenprolaps(-Syndrom)

MLD

Def.: Leukodystrophie, metachromatische (Typ Austin, Greenfield, Scholz).

MMIH-Syndrom: Megazystis, Mikrokolon, intestinale Hypoperistalsis
MMM-Syndrom: 3-M-Syndrom
MMN-Syndrom: Shwachman-Diamond-Syndrom
Mobitz-I-Block: Wenckebach-Periode

Moebius-Kernaplasie
(Symptomenkomplex)

Syn.: Moebius-Syndrom – Kernschwund, infantiler (Moebius) – Augenmuskelschwund, infantiler (Moebius) – Fazialisparese, angeborene – Gesichtslähmung, kongenitale – nuclear agenesis (e) – facial diplegia syndrome, congenital (e)
Def.: Kongenitale Lähmung isolierter Nerven (besonders der Hirnnerven); sog. infantiler Kernschwund.
A.: Erstbeschreibung 1888 durch Paul Julius Moebius, 1853–1907, Neurologe, Leipzig. – Während der Begriff ursprünglich auf angeborene Defekte der 6. und 7. Hirnnerven begrenzt war, wird er heute auch auf weitere Hirnnervenausfälle ausgedehnt.
Diagn. Krit.: (1) Angeborene beidseitige Fazialisparese. – (2) Beidseitige Abduzensparese (Augen in Esotropie). – (3) Atrophie der Zunge (einseitig/XII). – (4) Kauschwä-

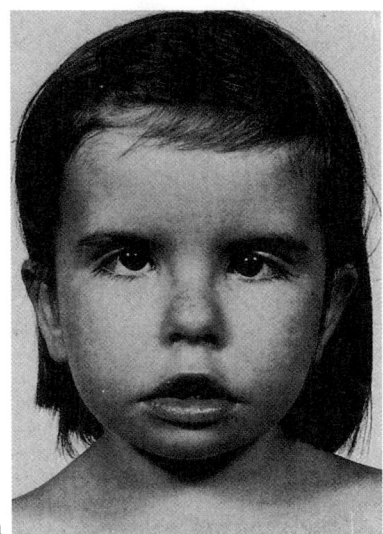

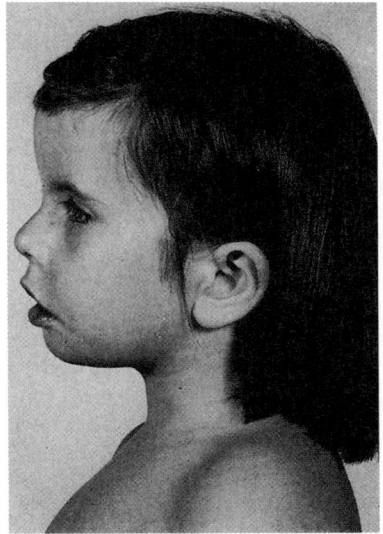

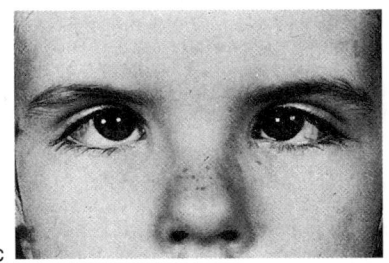

Moebius-Kernaplasie: a) Maskengesicht; a), b) und c) angeborene doppelseitige Abduzens- und Fazialisparese; d) Lagophthalmus;

Moeller-Barlow-Krankheit

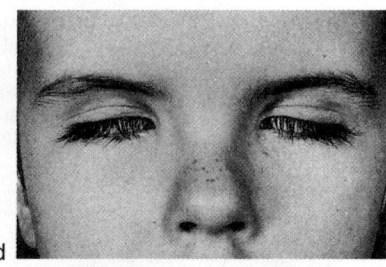

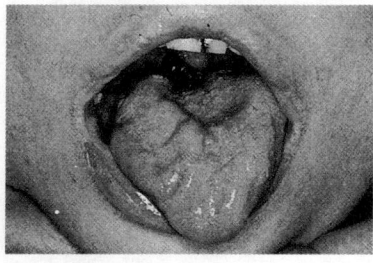

e) Zungenatrophie; 6jähriges Kind (Fotos DOFONOS, Ffm.)

Moebius-Syndrom: Moebius-Kernaplasie – oro-akraler Fehlbildungskomplex

Moeller-Barlow-Krankheit

Syn.: Avitaminose C – Vitamin-C-Mangel – infantiler Skorbut – »rachitischer Skorbut« – Säuglingsskorbut – vitamin C deficiency (e) – ascorbic acid deficiency (e) – rickets hemorrhagic (e) – scurvy, infantile (e) – scorbut, infantile (e)
Def.: Schwere Avitaminose (Ascorbinsäuremangel) des Säuglings- und Kleinkindalters.
A.: Julius Otto Ludwig Moeller, 1819–1897, Chirurg, Königsberg. – Sir Thomas Barlow, 1845–1945, Internist, London. – Walter Butler Cheadle, 1836–1910, Pädiater, London. – Bezeichnung Barlow-Krankheit durch O. Heubner, Moeller-Barlow-Krankheit durch L. Conitzer.
Diagn. Krit.: (1) Hauptmanifestationsalter 6 bis 24 Monate. – (2) Allmählich zunehmende Reizbarkeit, Unruhe, Gewichtsverlust und Tachypnoe. – (3) Hochgradige Berührungsempfindlichkeit mit Pseudoparalyse und typischer »Froschhaltung« der Beine. – (4) Ödematöse Schwellung der Beine. – (5) Auftreibung der Knorpelknochengrenze der Rippen (skorbutische Stufenbrust). – (6) Hautblutung, Hämaturie, Melaena und Zahnfleischblutung (wenn Zähne vorhanden). – (7) Röntgen: charakteristische Trümmerfeldzonen im Epiphysenbereich (am ausgeprägtesten im Kniebereich) und subperiostale Blutungen. – (8) Geringgradiges Fieber. – (9) Weitere Symptome: Anämie, Wundheilungsstörung, Gelenkschwellung anderer Ätiologie, follikuläre Hyperkeratose.
Ätiol.: Mangel an Vitamin C.
Pathog.: Ascorbinsäure ist essentieller Aufbaustoff der normalen Bildung von Kollagen und Chondroitinsulfat, hat ein hohes Redoxpotential, wird schnell oxidiert und ist hitzelabil. Ascorbinsäure kommt in hoher Konzentration in Linse, Nebennieren und ZNS vor und fungiert als Coenzym. Bei Mangel ist die enchondrale Knochenbildung gestört.
Bemerkungen: Auftreten von Avitaminosen bei einseitiger Ernährung. Gut therapierbar mit Gabe von Ascorbinsäure (intravenös oder oral). Prävention durch adäquate Ernährung (Zitrusfrüchte, Fruchtsäfte, Gemüse). Täglicher Bedarf 45–60 mg. Erhöhter Bedarf bei stillenden Müttern, Fieber, Infektionen, Kälte, Proteinmangel, Diarrhö, Eisenmangel, Rauchen und bei älteren Erwachsenen. Keine Vergiftungserscheinungen bei Überdosierung, überhohe Dosen werden nicht resorbiert oder beschleunigt ausgeschieden. (DD) Rachitis – Lues connata – Osteomyelitis – Poliomyelitis – septisch-eitrige Arthritis – Purpura Schoenlein-Henoch – Akrodynie – rheumatisches Fieber – Caffey-Silverman-Syndrom – Ewing-Sarkom – Camurati-Engelmann-Syndrom.
Lit.: Barlow T (1883) On cases described as „acute rickets" which are probably a combination of scurvy and rickets. Med Chir Transact London 66: 159–219. – Cheadle WB (1872) Scurvy and purpura. Brit med J 2: 520–522. – 3rd Conf on Vitamin C (1987) N Y Acad Sci, vol 498. – Conitzer L (1894) Zwei Fälle von Moeller-Barlowscher Krankheit. Münch med Wschr 11: 203. – Henson DE, Block G, Levine M (1991) Ascorbic acid: biological function and relation to cancer. J Natl Cancer Inst 83: 547–550. – Heubner O (1892) Über skorbutartige Erkrankungen rachitischer Säuglinge (Barlowsche Krankheit). Jb Kinderheilk Berlin NF 35: 351. – Moeller JOL (1859) Über akute Rachitis. Königsberger Med Jb I: 377. – Padh H (1991) Vitamin C: newer insight into its biochemical functions. Nutr Rev 49: 65–70.
A. Dörries/JK

che (V). – **(5)** Ausfall des IV., VIII. (N. vestibularis; vestibuläre Unerregbarkeit) und IX. (Schwierigkeiten beim Saugen und Schlucken) Hirnnerven. – **(6)** Bei den leichteren Formen soll normale Intelligenz bestehen. – **(7)** Bei einseitigen Fazialislähmungen findet man manchmal außerdem Verbildungen der Ohrmuscheln, Aplasie des Gehörgangs, Schwerhörigkeit oder Taubheit. – **(8)** Als weitere Fehlbildungen wurden beobachtet: Mandibulahypoplasie, Stridor laryngis, Epikanthus, Aplasie der Carunculae lacrimales, Mikrophthalmie, Syndaktylie. – **(9)** Auch lokalisierte Muskeldefekte und Fehlbildungen der Extremitäten (v.a. Klumpfuß) oder des Rumpfes sind beschrieben worden.
Ätiol.: Heterogener Entwicklungsdefekt. Autosomal-dominanter Erbgang wurde beschrieben.
Pathog.: Agenesie oder frühzeitiger Schwund motorischer Ganglienzellen besonders im Bereich bestimmter Hirnnerven: Nn. oculomotorius, abducens, facialis, (seltener) hypoglossus, trigeminus und accessorius.
Bemerkungen: **(DD)** oroakraler Fehlbildungskomplex Hanhart. Fließende Übergänge zur Poland-Anomalie.
Lit.: Brandt Th, Büchele W (1983) Augenbewegungsstörungen. Fischer, Stuttgart. – D'Cruz OF, Swisher CN, Jaradeh S et al (1993) Mobius syndrome: evidence for a vascular etiology. J Child Neurol 8: 260–265. – Henderson JL (1939) The congenital facial diplegia syndrome: clinical features, pathology, and aetiology. A review of 61 cases. Brain 62: 381–403. – Heubner O (1900) Über angeborenen Kernmangel. Charité-Ann. – Hillig U, Stroth HJ et al (1978) Moebius-Syndrom: Nachweis – Klinik – Genetik. Diagnostik u Intensivtherapie 3: 131–132. – Moebius PJ (1888) Über angeborene doppelseitige Abducens-Facialislähmung. Münch med Wschr 6: 108–111. – Moebius PJ (1892) Über infantilen Kernschwund. Münch med Wschr 39: 17–21; 41–43; 55–58 sowie 309. – Rodrigues-Alves CA, Caldeira JAF (1975) Moebius' syndrome: a case report with multiple congenital anomalies. J Pediatr Ophthalmol 12: 103–106.
McK: 157900
U. Büttner/DP

Moena's anomalia (e): PTC-Mangel
Mohr-Claussen-Syndrom: Mohr-Syndrom

Mohr-Syndrom

Syn.: oro-fazio-digitales Syndrom Typ II – OFD-Syndrom Typ II – Mohr-Claussen-Syndrom
Def.: Distinktes, autosomal-rezessiv vererbtes Dysmorphiesyndrom mit oralen Befunden ähnlich dem OFD Typ I und präaxialer Polysyndaktylie.
A.: Angeblich erste Beschreibung 1841 durch A. G. Otto, Breslau. – Beschreibung einer Familie 1941 durch Otto L. Mohr, 1886–1967, und 1946 durch O. Claussen, Humangenetiker, Oslo.
Diagn. Krit.: (1) Gesicht: gekerbte Nasenspitze, Hypertelorismus, mediane Lippenkerbe/-spalte, orale Frenula, Zungenkerben, kleines Kinn, Gaumenspalte, hypoplastische Maxilla, Fehlen von Zähnen. – (2) Extremitäten: Syndaktylie variablen Ausmaßes, Verdoppelung der Großzehen, postaxiale Polydaktylie der Finger. Kurze Finger, Klinodaktylie. Selten: hochgradige Polydaktylie. Fehlbildungen der Karpalia, Metakarpalia, Tarsalia und Metatarsalia; verkürzter Unterschenkel mit Verbiegung der Tibia. – (3) Ferner: Hirnfehlbildungen, insbesondere Zyste über dem Tentorium, geistige Behinderung, Tachypnoe; Schalleitungsschwerhörigkeit; Herzfehler; Nierenfehlbildungen. – (4) Häufig schlechte Lebensaussichten, besonders bei Vorliegen von Hirnfehlbildungen. – (5) Wachstumsrückstand, geistige Behinderung (nicht konstant).
Ätiol.: Autosomal-rezessiver Erbgang; in einer Familie geschlechtsgebundene Vererbung (Edwards et al., 1988).
Pathog.: Unbekannt.
Bemerkungen: Das Varadi- und das Egger-Syndrom dürften mit diesem Syndrom identisch sein. **(DD)** akrokallosales Syndrom – Joubert-S. – Majewski-S. (SRP II). Bei den Fällen in der Arbeit von Rimoin und Edgerton handelt es sich vermutlich nicht um das gleiche Syndrom wie in den Originalarbeiten von Mohr und Claussen. Pränatale Diagnose unter Umständen aufgrund von Ultraschallnachweis der Hexadaktylie möglich.
Lit.: Baraitser M (1986) The orofaciodigital (OFD) syndromes. J Med Genet 23: 116–119. – Claussen O (1946) Et arvelig syndrom omfattende tungemisdannelse og polydaktyli. Nord Med 30: 1147–1151. – Edwards M, Mulcahy D, Turner G (1988) X-linked recessive inheritance of an orofaciodigital syndrome with partial expression in females and survival of affected males. Clin Gen 34: 325–332. – Egger J, Baraitser M (1984) Mohr syndrome variant or Joubert-Boltshauser syndrome? Clin Genet 25: 86–87. – Mohr OL (1941) A hereditary sublethal syndrome in man. Skr Norske Vidensk Akad I Mat Naturv Klasse 14: 3. – Rimoin DL, Edgerton MT (1967) Genetic and clinical heterogeneity in the oral-facial-digital syndromes. J Pediatr 71: 94–102. – Varadi V, Szabo L, Papp Z (1980) Syndrome of polydactyly, cleft lip/palate or lingual lump, and psychomotor retardation in endogamic gypsies. J Med Genet 17: 119–122.
McK: 252100
A. Schinzel/AS

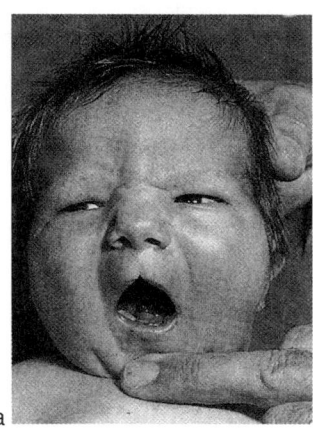
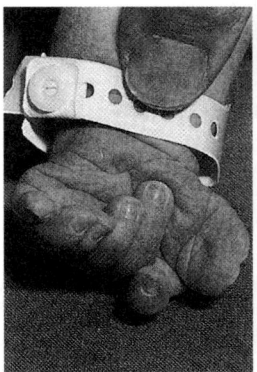
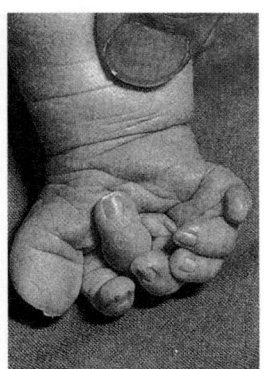
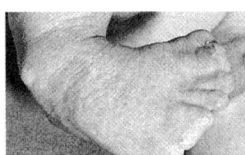
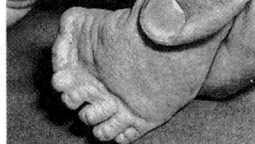

Mohr-Syndrom: a) Gesicht eines Neugeborenen mit Oberlippenkerbe und Hypertelorismus; b) beide Hände desselben Patienten mit prä- und postaxialer Polydaktylie; c) beide Füße desselben Patienten mit hochgradiger Duplikation der Phalangen, prä- und postaxial

von-Monakow-Syndrom
(Sequenz)

Syn.: Syndrom des Verschlusses der vorderen Choroidealarterie
Def.: Durch Mangeldurchblutung der A. choroidea anterior entstehendes, zerebrales Krankheitsbild.
A.: Constantin v. Monakow, 1853–1930, Neurologe, Zürich.
Diagn. Krit.: (1) Kontralaterale spastische Hemiplegie. – (2) Kontralaterale Hemianästhesie. – (3) Kontralaterale homonyme Hemianopsie.
Ätiol.: Meist liegen thrombotische Prozesse auf der Grundlage von Arteriosklerose oder embolische Gefäßverschlüsse den Erscheinungen zugrunde.
Pathog.: Die A. choroidea aus der A. carotis interna versorgt den hintersten Anteil der Capsula interna, den größten Teil des Globus pallidus, die Radiatio optica am Ursprung, den lateralen Teil des Corpus geniculatum und das Crus cerebri im mittleren Drittel.
K. Einhäupl/DP

Mondini-Anomalie

Syn.: Mondini-Syndrom
Def.: Ossäre und membranöse Anomalie des Innenohrs mit erweitertem Vestibulum und Aquaeductus vestibuli, sowie bläschenförmiger Erweiterung der apikalen Kochlea-Windung. Die funktionellen Ausfälle des Gehörs und des Gleichgewichtssystems sind variabel.

A.: Carlo Mondini, 1791, Anatom, Bologna. Alexander beschrieb um 1904 zum ersten Mal die histologischen Veränderungen. Die Anomalie kann erst seit der Einführung von tomographischen radiologischen Verfahren sicher diagnostiziert werden. Eine historische Übersicht neueren Datums findet sich bei Phelps (1994).
Diagn. Krit.: **(1)** Erweitertes Vestibulum und erweiterter Aquaeductus vestibuli. – **(2)** Evtl. erweiterte und/oder verkürzte apikale Kochlea-Windung, jedoch nicht erweiterte Basalwindung. – **(3)** Die Beeinträchtigung von Gehörs- und Gleichgewichtssinn kann von gering bis zu total reichen. Eine ein- oder doppelseitige Mondini-Anomalie wird durch die hochauflösende Computertomographie bewiesen.
Ätiol.: Unklar.
Pathog.: Embryonale Entwicklungsstörung.
Bemerkungen: Die Mondini-Anomalie kann mit anderen Syndromen kombiniert (Klippel-Feil-Syndrom, Pendred-Syndrom, Trisomien 13–15, 17, 18, DiGeorge-Syndrom, Goldenhar-Syndrom) oder isoliert, oft in Verbindung mit Mikrotie oder Gehörgangs-Atresie, auftreten. Die von Mondini beschriebene Erweiterung von Vestibulum und vestibulärem Aquädukt ist wahrscheinlich die häufigste Strukturanomalie des Innenohrs. Neuerdings werden erfolgreiche Anwendungen von Kochlea-Implantaten bei Mondini-Anomalie mit bilateraler Taubheit beschrieben. Von der Mondini-Anomalie abgegrenzt werden sollte das »Pseudo-Mondini-Syndrom«, bei welchem die Basalwindung der Kochlea erweitert ist und mit dem Subarachnoidalraum kommuniziert. In diesen Fällen sind zusätzlich eine Erweiterung des inneren Gehörganges und Fehlbildungen des ovalen und runden Fensters zu finden. Eine Eröffnung der Fenster kann in einer Liquorfistel und Meningitis resultieren, was bei der echten Mondini-Anomalie nicht der Fall ist (Phelps, 1990).
Lit.: Mondini C (1791) Anatomica surdi nati sectio. Bononiensi scientarium et artium instituto atque academia commentarii. Bononiae 7: 419–428. – Paparella MM (1980) Mondini's deafness. A review of histopathology. Ann Otol Rhinol Laryngol 89, Suppl 67: 1–10. – Phelps PD (1990) Mondini and „Pseudo Mondini". Clin Otolaryngol 15: 99–101. – Phelps PD (1994) Ear dysplasia after Mondini. J Laryngol Otol 108: 461–465. – Schuknecht HF (1980) Mondini dysplasia. A clinical and pathological study. Ann Otol Rhinol Laryngol 89, Suppl 65: 1–23.
T. Spillmann/GB

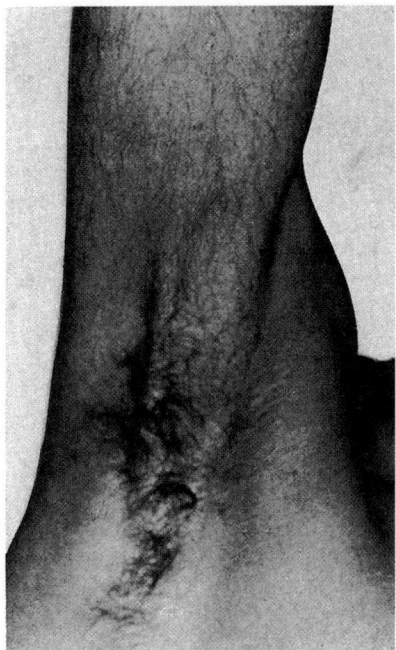

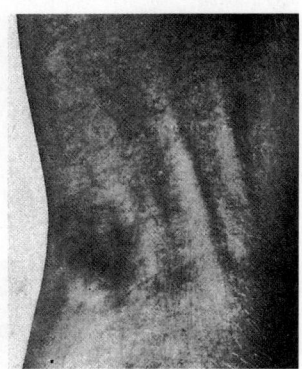

Mondor-Phlebitis: Erscheinungsbild der strangförmigen oberflächlichen Phlebitiden (Beob. Braun/Falco, München)

Mondini-Syndrom: Mondini-Anomalie

Mondor-Phlebitis

Syn.: Mondor-Syndrom – phlébite en cordon de la paroi thoracique (fz)
Def.: Entzündliche Erkrankung der seitlichen oberflächlichen Thoraxvenen. Wahrscheinlich Sonderform der strangförmigen, oberflächlichen Phlebitiden (Phlébite en fil de fer, Favre).
A.: Henri Mondor, 1885–1962, Chirurg, Paris. – Erstbeschreibung 1939.
Diagn. Krit.: **(1)** Meist nur geringfügige subjektive Beschwerden: Spannungsgefühl bei Bewegungen und geringe Empfindlichkeit des seitlichen Thorax und der vorderen Axillarlinie. – **(2)** Klinischer Befund: dünner, geradlinig an der Brustwand oder in der Achselhöhle vertikal verlaufender, ziemlich harter Strang (wie unter die Haut geschobene Urethralsonde, Mondor). – **(3)** Sehr selten axilläre Lymphknotenschwellung. – **(4)** Spontane Regression nach einigen Wochen. – **(5)** Nach Abheilung im Gebiet der vormaligen Strangbildung mitunter kausalgieartige Schmerzzustände. – **(6)** Gynäkotropie.
Ätiol.: Unbekannt.
Pathog.: Umschriebene Thrombophlebitis der subkutanen Thoraxvenen unbekannter Ursache. Die betroffenen Gefäße liegen unter der Haut oberflächlich in der Muskulatur, tiefe Venen sind niemals betroffen. Histologisch handelt es sich um eine sklerosierende Endophlebitis mit komplettem oder partiellem Verschluß der Gefäßlumina durch Thromben. Auslösende Momente sind wahrscheinlich Traumen verschiedener Art, jedoch scheint es auch epidemisches Vorkommen zu geben. Die Deutung der Erscheinungen als Ausdruck einer tuberkulösen Allergie ist ebenfalls versucht worden. Zusammenhang mit Mammakarzinom wurde gesehen.
Lit.: Bartolo M, Bartolo M, Amoroso A, Bonomo L (1993) La malattia di Mondor. Osservazioni su 22 casi. Recenti Prog Med 84: 737–741. – Mondor H (1939) Tronculite souscutanée subaiguë de la paroi thoracique antéro-laterale. Mem Acad Chir 65:

1271–1278. – Paes E, Rahmer H, Mitic B (1985) Die Mondor'sche Krankheit. Ein kasuistischer Beitrag. Phlebol u Proktol 14: 133–134.
W. Lechner/GB

Mondor-Syndrom: Mondor-Phlebitis
Monge-Syndrom: Höhenkrankheit, chronische
Mongolismus: Down-Syndrom
Mongoloidismus: Down-Syndrom

Monilethrichose

Syn.: Monilethrix-Syndrom – Spindelhaare – Aplasia pilorum moniliformis – Sabouraud-Syndrom
Def.: Autosomal-dominant erblicher Typ einer Haaranomalie durch Spindelhaarbildung.
A.: Erstbeschreibung durch W. G. Smith 1879; erste umfassende Darstellung durch den französischen Dermatologen Raymond Jaques Sabouraud 1892; Namensgebung durch H. R. Crocker 1903.
Diagn. Krit.: **(1)** Kopfhaar bei Geburt meist unauffällig. – **(2)** In den ersten Lebensmonaten Nachwachsen eines brüchigen, dünnen Haares mit Spindelbildung, Abbrechen der Haare meist nach wenigen Millimetern Wachstum. – **(3)** Prädilektionsstellen sind der Nacken und das Hinterhaupt, Ausprägung auch an Körper- und Sexualbehaarung möglich. – **(4)** Keratosis follicularis. – **(5)** Koilonychie. – **(6)** Fakultative oder zufällig assoziierte Symptome: juvenile Katarakt, eingeengtes Gesichtsfeld, Zahnanomalien, Cutis elastica, Syndaktylien, körperliche und geistige Retardierung, Epilepsie, Schizophrenie, erhöhte Argininobernsteinsäure-Ausscheidung.
Ätiol.: Autosomal-dominant erbliche Störung mit hoher Penetranz und erheblichen Expressivitätsschwankungen.
Pathog.: Unbekannt.
Lit.: Kuhlwein A, Müller V, Weiß J (1983) Das Monilethrix-Syndrom. Akt Dermatol 9: 27–30. – Sabouraud R (1892) Sur les cheveux moniliformes. Ann Dermatol Venereol 3: 781–793. – Smith WG (1879) A rare nodose condition of the hair. Br Med J 2: 291–292. – Zimmermann R (1983) Zur Monilethrix. Dermatol Monatsschr 169: 638–645.
McK: 158000
W. Küster/GB

Monilethrix-Syndrom: Monilethrichose
Monodaktylie: Ektrodaktylie
Monosaccharid-Intoleranz: Glucose-Galaktose-Malabsorption
monostotische fibröse Dysplasie: fibröse Dysplasie
Montandon-Syndrom: Achalasie, krikopharyngeale
Montgomery-Fordyce-Fox-Syndrom: Fox-Fordyce-Syndrom
Moore-Federman-Syndrom: okulo-arthro-skeletales Syndrom
Morbus Addison: Addison-Krankheit
Morbus Addison mit Hirnsklerose: Adrenoleukodystrophie
Morbus Albers//Schönberg: Osteopetrose, autosomal-dominante
Morbus Alzheimer: Alzheimer-Krankheit
Morbus Anderson-Fabry: Fabry-Krankheit
Morbus Ayerza: Arteria-pulmonalis-Sklerose
Morbus v. Basedow: von-Basedow-Krankheit

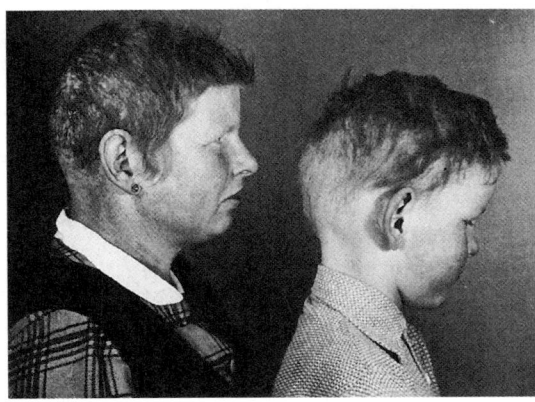

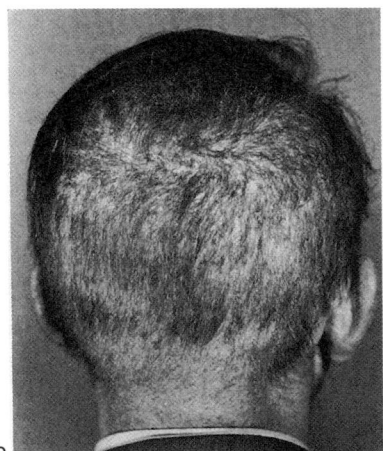

Monilethrichose: a) Spindelhaarbildung und Keratosis follicularis bei Mutter und Kind; b) inhomogener Wuchs verschieden starker Haare (Beob. H. Flegel, Rostock)

Morbus Behçet
(Symptomenkomplex)

Syn.: Behçet-Syndrom – Behçet-Krankheit – Trisymptomenkomplex – Hypopyoniritis, rezidivierende – Iridocyclitis septica (Gilbert) – Ophthalmia lenta (Gilbert) – kutaneo-muko-uveales Syndrom – Behçet-Aphthen
Def.: Chronisch-rezidivierende, schubweise ablaufende vaskulitische Erkrankung (Trisymptomkomplex mit Hypopyon-Iritis, aphthösen Mundschleimhaut- und ulzerösen Genitalveränderungen).
A.: Erstbeschreibung 1937 durch Halushi Behçet, 1889–1948, Dermatologe, Istanbul. – Wilhelm Gilbert, 1879–, Ophthalmologe, Hamburg.
Diagn. Krit.: Chronischer Krankheitsablauf mit längeren Remissionen. Das freie Intervall zwischen den Schüben kann wenige Tage bis zu mehreren Jahren betragen. Hauptsymptome (Abb. a, b, c, d): **(1)** Disseminierte multiple, sehr schmerzhafte Mundschleimhautaphthen, die meist rasch und narbenlos abheilen. – **(2)** Aphthös-ulzeröse Genitalveränderungen. – **(3)** Augenbeteiligung: schmerzhafte Lichtscheu, Hypopyon-Iritis, Zyklitis, Hämorrhagien des Glaskörpers und am Fundus. Jedes Rezidiv führt zu einer anfänglich temporären, später bleibenden Herabsetzung der Sehkraft. Meist Ausgang in Amaurose. Charakteristisch ist die ausgesprochene Schmerzhaftigkeit der rezidivierenden Hypopyon-Iritis. – Nebensymptome: **(4)** Rezidivierendes Erythema nodosum. – **(5)** Sterile Pusteln. – **(6)** Ein diagnostisch be-

Morbus Brill-Symmers

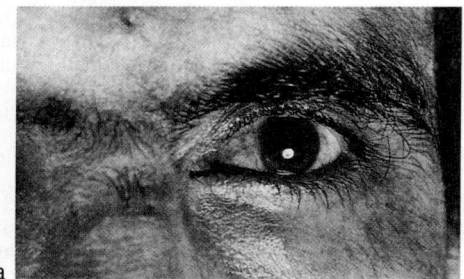
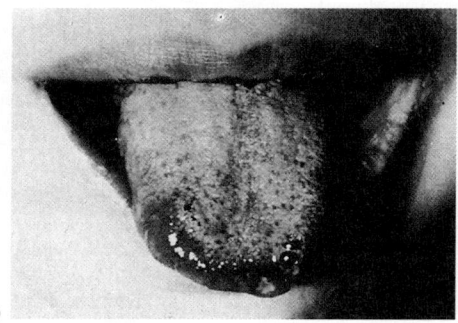
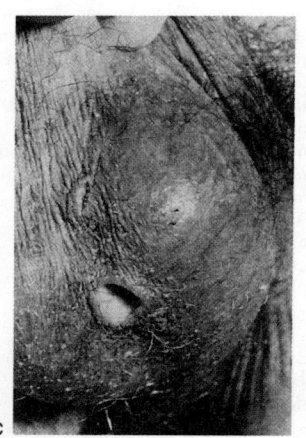
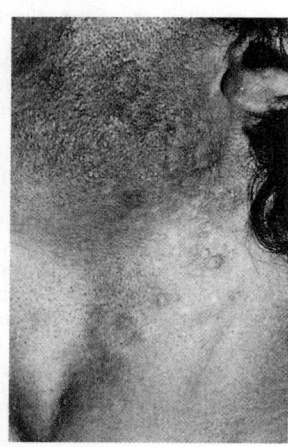

sonders wichtiges Merkmal ist eine lokale hyperergische Reaktion der Haut bei Traumatisierung (so bildet sich z.B. an Einstichstellen von Injektionen oft eine entzündliche Induration aus). – **(7)** Verstärkte Fragilität, Hämorrhagien der Haut und Schleimhäute, rezidivierende Thrombose und Thrombophlebitis. – **(8)** Rheumatoide Erscheinungen der Weichteile und Gelenke. – **(9)** Epididymitis, Orchitis. – **(10)** Bisweilen entwickelt sich eine chronische Meningoenzephalitis mit schlechter Prognose (= sog. Neuro-Behçet-Komplex); auch Lungenbeteiligung (wie Hilusreaktionen, Infiltrationen, Aphthen und Hämorrhagien der Trachea und Bronchien) können auftreten (selten). – **(11)** Ulzerative Ösophagitis und (Ileozökal-)Kolitis mit Blutungen des Magen-Darm-Kanals. Hämoptoe. Hämaturie, Schwellung der Speichel- und Tränendrüsen kommt vor. – **(12)** Haupterkrankungsalter: mittlere Lebensjahre. Epidemiologie: häufig im Vorderen Orient und in Japan.

Die Diagnose kann als gesichert gelten, wenn mindestens zwei Haupt- und zwei Nebensymptome vorhanden sind.

Ätiol.: Möglicherweise chronische Virusinfektion.
Pathog.: Unspezifische chronische Entzündung mit vorwiegend zirkumvaskulären Rundzelleninfiltraten. Es besteht nahe Verwandtschaft zur sog. Mondblindheit der Pferde, einer ebenfalls in Schüben verlaufenden Panophthalmie ungeklärter Ätiologie.

Lit.: Adamantiades B (1931) Sur un cas d'iritis à hypopyon récidivant. Ann ocul (Paris) 168: 271–278. – Behçet H (1937) Über rezidivierende aphthöse durch ein Virus verursachte Geschwüre am Mund, am Auge und an den Genitalien. Dermat Wschr Leipzig 105: 1152–1157. – Feutrie ML, Hachulla E, Hatron PY et al (1994) Maladie de Behçet. Aspect comparatif des criteres diagnostiques. Presse Med 23: 1809–1812. – Gilbert W (1925) Über eine chronische Verlaufsform der metastatischen Ophthalmie („Ophthalmia lenta"). Arch Augenhk (München) 96: 119–130. – Touraine A (1955) l'Aphthose. Données récentes et synthèse. Presse méd 63: 1493–1495.
McK: 109650
W. Sterry/GB

Morbus Biermer: Biermer-Syndrom
Morbus Bourneville: tuberöse Sklerose

Morbus Brill-Symmers
Syn.: Brill-Symmers-Krankheit
Def.: Heute nicht mehr gebräuchliche Bezeichnung für das zentroblastisch-zentrozytische Lymphom.
A.: Nathan Edwin Brill, 1860–1925, Internist, New York. – Douglas Symmers, 1879–1952, Pathologe, New York.
Lit.: Brill N, Baehr G, Rosenthal N (1925) Generalized giant lymph follicle hyperplasia of lymph nodes and spleen. J Amer med Ass 84: 668. – Symmers D (1927) Follicular lymphadenopathy with splenomegaly: a newly recognized disease of the lymphatic system. Arch path Anat 3: 816.

Morbus Caffey-Silverman: Hyperostose, infantile kortikale
Morbus Calvé: Osteochondrose, aseptische, Typ Calvé
Morbus Camurati-Engelmann: Camurati-Engelmann-Syndrom
Morbus Coats: Coats-Retinopathie

Morbus Behçet: a) Hypopyon-Iritis und Keratokonjunktivitis; b) Zungenaphthen; c) aphthöses Ulkus des Skrotums, d) akneiforme Läsionen im Bereich der Wange (Beob. und Fotos ZDV Ffm. Th. Nasemann)

Morbus Crohn

Syn.: Crohn-Krankheit – Ileitis terminalis – Enteritis regionalis
Def.: Chronisch entzündliche Erkrankung überwiegend des terminalen Ileums und des Kolons, die jedoch alle Abschnitte des Magen-Darm-Traktes betreffen kann. Sie ist charakterisiert durch einen diskontinuierlichen Befall, durch aphthöse und ulzeröse Schleimhautveränderungen und Granulome. Es handelt sich um ein komplexes Krankheitsbild, das durch verschiedenartige intestinale und extraintestinale Manifestationen und Komplikationen gekennzeichnet ist.
A.: Burill Bernard Crohn, 1884–1956, amerikanischer Arzt. – Erstbeschreibung 1913 unter dem Titel »chronisch-interstitielle Enteritis« durch Dalzeil. – Beschreibung als Krankheitsentität 1932 durch Crohn, gemeinsam mit Ginzburg und Oppenheimer.
Diagn. Krit.: **(1)** Wechsel zwischen akuten Schüben und Remissionsphasen. – **(2)** Bauchschmerzen, erhöhte Stuhlfrequenz (breiig, Blut-, Schleim- oder Eiterbeimengungen), Gewichtsverlust, Fieber. – **(3)** Fistelbildungen (perianal, entero-enteral, entero-vesikal). – **(4)** Extraintestinale Manifestationen aller Organe möglich (am häufigsten Iritis, Uveitis, Arthralgien, Erythema nodosum, Pyoderma gangraenosum). – **(5)** Oft entzündlicher Tumor, vor allem im rechten Unterbauch tastbar. – **(6)** Keine spezifischen Laborparameter. BSG, CRP, Serumeisen, Leukozyten und Thrombozyten im Sinne der Entzündung verändert. – **(7)** Diagnostik durch Sonographie des Abdomens, Endoskopie von Magen, Dickdarm und terminalem Ileum, Röntgen des Dünndarms.
Ätiol.: Unbekannt. Diskutiert werden infektiöse Ursachen, Umwelteinflüsse und genetische Disposition.
Pathog.: Unklar, am ehesten Autoimmunerkrankung.
Lit.: Adler G (1993) Morbus Crohn, Colitis ulcerosa. Springer, Berlin. – Crohn BB, Ginzburg L, Oppenheimer GD (1932) Regional ileitis. A pathologic and clinical entity. J Am Med Ass 99: 1323–1329. – Dalzeil TK (1913) Chronic intestinal enteritis. Br J 2: 1068.
G. Adler/GA

Morbus-Crouzon: Crouzon-Syndrom
Morbus Cushing: Cushing-Syndrom
Morbus Darier: Keratosis follicularis (Darier-White)
Morbus Darier-White: Keratosis follicularis (Darier-White)
Morbus Duhring: Dermatitis herpetiformis (Duhring)
Morbus Duhring-Brocq: Dermatitis herpetiformis (Duhring)
Morbus (Ekman-)Lobstein: Osteogenesis imperfecta
Morbus Fahr: Fahr-Krankheit
Morbus Fairbank: epiphysäre Dysplasie, multiple – Osteopathia striata und Schädelsklerose

Morbus Farquhar

Syn.: Farquhar-Krankheit – Lymphohistiozytose, familiäre erythrophagozytäre – Retikulose, familiäre hämophagozytische – familial hemophagocytic lymphohistiocytosis (e)
Def.: Genetische, häufig tödlich verlaufende entzündliche Erkrankung des frühen Kindesalters, deren herausragendes Merkmal eine Hämophagozytose durch Histiozyten ist.
A.: Erstbeschreibung durch J. W. Farquhar und A. F. Claireaux 1952.
Diagn. Krit.: **(1)** Histologie: Benigne histiozytäre Proliferation mit Hämatophagozytose im Knochenmark, Milz, Leber und/oder Lymphknoten. – **(2)** Klinik: Fieber, Hepatosplenomegalie, Ikterus, Beteiligung des ZNS in Form einer sterilen lymphohistiozytären Meningitis mit neurologischen Auffälligkeiten. – **(3)** Labor: Panzytopenie, Hypofibrinogenämie, Hypertriglyceridämie.
Ätiol.: Vermutlich autosomal-rezessiver Vererbungsmodus.
Pathog.: Unbekannt. Vermutet wird eine Störung der zellulären Immunität.
Bemerkungen: Die jährliche Inzidenz wird mit 1,2 Fällen/10^6 Kinder unter 15 Jahre angegeben. Die Abgrenzung zur histiozytischen medullären Retikulose, zum virus- bzw. infektassoziierten hämophagozytischen Syndrom und zum Purtilo-Syndrom ist oft schwierig, da teilweise Überlappungen der Krankheitsbilder bestehen.
Lit.: Farquhar JW, Claireaux AF (1952) Familial haemophagocytic reticulosis. Arch Dis Child 27: 519–525. – Favara BE (1992) Hemophagocytic lymphohistiocytosis: A hemophagocytic syndrome. Semin Diagn Pathol 9: 63–74. – Schroten H, Kampmann A, Sperzel M et al (1992) M. Farquhar. Monatsschr Kinderheilkd 140: 336–339.
McK: 267700
E. Späth-Schwalbe/GA

Morbus Fröhlich: hypothalamischer Symptomenkomplex
Morbus Gaucher: Gaucher-Krankheit
Morbus Gilbert-Meulengracht: Gilbert-Syndrom
Morbus Günther: Porphyrie, kongenitale erythropoetische
Morbus Hailey-Hailey: Pemphigus chronicus benignus familiaris (Gougerot-Hailey-Hailey)
Morbus Harada: Vogt-Koyanagi-Harada-Sequenz

Morbus Hirschsprung

Syn.: Megacolon congenitum – Hirschsprung disease (e)
Def.: Eine angeborene Störung des Neuralrohres mit den Folgezuständen aganglionärer Dickdarmsegmente.
A.: Erstbeschreibung 1888 durch Harald Hirschsprung, 1830–1916, Pädiater, Kopenhagen.
Diagn. Krit.: **(1)** Neonatale Obstruktion, chronische Verstopfung von junger Säuglingszeit bis Kleinkindeszeit. – **(2)** Gedeihstörung. – **(3)** Durch das spastisch enge Segment Kotstau mit erheblicher proximal gelegener Dickdarmdilatation (Megakolon), großem gespanntem meteoristisch aufgetriebenem Abdomen, Zwerchfellhochstand. – **(4)** Als ominöses Zeichen gelten Diarrhöen, die auf Enterokolitiden hinweisen und in den ersten Lebensmonaten eine hohe Mortalität haben. – **(5)** Ampulla recti bei rektaler Untersuchung leer. – **(6)** Röntgen: Nachweis des sog. Lumensprungs vom aganglionären spastischen Segment zum Megakolon. – **(7)** Oberflächliche Schleimhautbiopsie von der Rektumhinterwand im Bereich des aganglionären Segments: Acetylcholinesterase-Färbung zum Nachweis fehlender submuköser und intermuskulärer Ganglienzellen. – **(8)** Elektromanometrie: fehlende Induktion einer propulsiven Welle und fehlende Sphinktererschlaffung. – **(9)** Komplikationen: Kolonperforation, sog. toxisches Megakolon.
Ätiol.: Häufigkeit = 1 : 5000 Neugeborene. Geschlechterverhältnis männlich zu weiblich = 3 : 1. Patienten mit einem langen aganglionären Segment haben für ihre eigenen Kinder ein erhöhtes Risiko (9–18%) gegenüber Patienten mit einem kurzen Segment (0,6–8,1%), wobei männliche Nachkommen immer höhere Risiken haben. Es besteht eine gehäufte Assoziation von Morbus Hirschsprung und Down-Syndrom. Neuerdings werden genetische Untergruppen vorgeschlagen: für Patienten mit Aganglionose über das Sigmoid hinaus wird ein autosomal-dominanter Erbgang (Genlokalisation als RET-Onkogen auf 10q11.2) mit inkompletter Penetranz ange-

nommen. Bei Patienten mit Aganglionose bis zum Sigmoid muß eine multifaktorielle Ätiologie oder eine autosomal-rezessive Vererbung (Genlocus 13q22) mit sehr geringer Penetranz angenommen werden.

Pathog.: Ausbleibende Migration der vom Neuralrohr her in den Darm von proximal nach distal einwandernden intramuralen Nervenplexus (Plexus submucosus Meißner + Plexus myentericus Auerbach). Folgezustände verschieden großer nach proximal reichender aganglionärer Segmente. Durch Einwachsen extramuraler parasympathischer adrenerger Nerven kommt es zu einer Dauerkontraktion mit sich daraus entwickelnder Hypertrophie der Ringmuskulatur.

Bemerkungen: 80% aller Patienten haben das aganglionäre Segment im Rektum bzw. Rektumsigmoid, 15% zeigen das aganglionäre Segment vom Kolon bis zur Flexura hepatica und 3% der Patienten haben eine totale Kolonaganglionosis. Liegt letzteres vor, besteht klinisch ein Mikrokolon mit Aufstau im Dünndarm. Therapie: Resektion des aganglionären Abschnittes. Bei akuter Neugeborenensymptomatik (Ileus) passagerer Anus praeter naturalis. **(DD)** neuronale Dysplasie Typ B – Hypoganglionose – ultrakurzes Segment – idiopathisches (erworbenes) Megakolon – M. Hirschsprung mit bilateraler zweifarbiger Iris – M. Hirschsprung mit Polydaktylie, renaler Agenesie und Taubheit – M. Hirschsprung mit ulnarer Polydaktylie, Polydaktylie der Großzehen und Ventrikelseptumdefekt – M. Hirschsprung mit hypoplastischen Nägeln und Gesichtsdysmorphie – M. Hirschsprung mit Waardenburg-Syndrom – M. Hirschsprung mit Typ-D-Brachydaktylie – M. Hirschsprung mit black lock-albinismus-deafness. Pränatale Diagnostik?

Lit.: Angrist M, Kauffmann E et al (1993) A gene for Hirschsprung disease (megacolon) in the pericentromeric region of human chromosome 10. Nature Genet 4: 351–356. – Badner JA, Sieber WK, Garver KL, Chakravarti A (1990) A gentic study of Hirschsprung disease. Am J Hum Genet 46: 568–580. – Bottani A, Xie Y, Binkert F, Schinzel A (1991) A case of Hirschsprung disease with a chromosome 13 microdeletion, del (13)(q32.3q32.2): potential mapping of one disease locus. Hum Genet 87: 748–750. – Chow CW, Campbell PEC (1983) Shortsegment Hirschsprung's disease as a cause of discrepancy between histological, histochemical and clinical features. J Pediatr Surg 18: 167. – Garver KL, Law JC, Garver B (1985) Hirschsprung disease: a genetic study. Clin Gen 28: 503–508. – Hirschsprung H (1888) Stuhlträgheit Neugeborener infolge von Dilatation und Hypertrophie des Colon. Jb Kinderheilk 27: 1–7. – Jarmas AL, Weaver DD, Padilla LM et al (1983) Hirschsprung disease: Etiologic implications of unsuccessfull prenatal diagnosis. Am J Med Gen 16: 163–167. – Passarge E (1972) Genetic heterogeneity and recurrence risk of congenital intestinal aganglionosis. Birth Def Orig Art Ser VIII(2): 63–67. – Swenson O, Sherman JO, Fisher JH (1973) Diagnosis of congenital megacolon: an analysis of 501 patients. J Pediatr Surg 8: 587.

McK: 142623
J. Kunze/JK

Morbus Hoffa: Hoffa-Kastert-Syndrom
Morbus Hoffa-Kastert: Hoffa-Kastert-Syndrom
Morbus Hopf: Akrokeratosis verruciformis Hopf
Morbus Horton: Riesenzellarteriitis
Morbus Hunter: Mucopolysaccharidose II
Morbus Hurler: Mucopolysaccharidose I-H
Morbus Kimura: angiolymphoide Hyperplasie
Morbus Kniest: Kniest-Dysplasie
Morbus Köhlmeier-Degos: Papulose, maligne atrophische
Morbus Ledderhose: Fibrose der Plantaraponeurose
Morbus Leigh: Leigh-Enzephalomyelopathie

Morbus Little

Def.: Der Begriff hat im Deutschen nur noch historische Bedeutung und bezeichnet die von Little beschriebene spastische Diplegie. Im englischen Schrifttum steht er als Synonym für Zerebralparesen im allgemeinen. Eine einheitliche Klassifikation der Zerebralparesen existiert nicht.

Lit.: Brett EM (1983) Cerebral palsy, perinatal injury to the spinal cord and brachial plexus birth injury. In: Brett EM (ed) Pediatric Neurology, pp 246–274. Churchill Livingstone, Edinborough-London. – Little WJ (1862) On the influence of abnormal parturition from difficult labors, premature births and asphyxia neonatorum on the mental and physical conditions of the child especially in relation to deformities. Transact Obstetr Soc London 3: 293–344.

J. Sperner/JK

Morbus Lutz-Miescher: Elastosis perforans serpiginosa (Lutz-Miescher)
Morbus Ménétrier: Gastropathie Ménétrier, hypertrophische
Morbus Meulengracht: Gilbert-Syndrom
Morbus Miescher: Makrocheilie, essentielle granulomatöse (Miescher)
Morbus Morquio: Mucopolysaccharidose IV
Morbus Nettleship: Urticaria pigmentosa
Morbus Ollier: Enchondromatose Ollier
Morbus Oppenheim: Oppenheim-Krankheit
Morbus Osler: Teleangiectasia hereditaria haemorrhagica (Rendu-Osler-Weber)
Morbus Pick: Pick-Krankheit
Morbus Pyle: Pyle-Krankheit
Morbus Queyrat: Erythroplasie Queyrat
Morbus Raynaud: Raynaud-Krankheit

Morbus Reiter
(Symptomenkomplex)

Syn.: Reiter-Krankheit – Fiessinger-Leroy-Syndrom – Fiessinger-Leroy-Reiter-Krankheit – urethro-okulo-artikuläres Syndrom – postdysenterisches Syndrom

Def.: Auftreten von Arthritis, Konjunktivitis, Urethritis und mukokutanen Manifestationen nach einer Enteritis oder einer urogenitalen Infektion.

A.: Hans Reiter, 1881–1969, deutscher Hygieniker. – Erstbeschreibung der Symptome 1818 durch Brodie; 1916 durch Reiter, sowie durch Fiessinger und Leroy.

Diagn. Krit.: **(1)** Krankheitsbeginn Tage bis Wochen nach einer Enteritis oder einer urogenitalen Infektion, oft mit Fieberschüben. – **(2)** Vielfältige Gelenksymptomatik: Arthralgien oder Arthritiden mit meist polyartikulärem und asymmetrischem Befallsmuster; Weichteilschwellungen im Bereich von Fingern und Zehen; häufige Entwicklung einer Sakroiliitis und Spondylitis bei remittierenden Verläufen; Enthesiopathie an Insertionsstellen von Sehnen und Bändern (plantare Fasziitis, Tendosynovitis). Radiologischer Nachweis von gelenknaher Osteoporose, Gelenkspaltverschmälerungen, Verkalkungen des vorderen Längsbandes und periostalen Knochenneubildungen. – **(3)** Konjunktivitis: manchmal lediglich anamnestische Hinweise oder blander Verlauf. Episkleritis, Keratitis, korneale Ulzerationen und anteriore Uveitis häufiger bei rezidivierenden Verläufen. – **(4)** Urethritis mit mukopurulentem Ausfluß; häufig auch Prostatitis; Manifestation der urogenitalen Infektionen bei Frauen überwiegend als Zervizitis. – **(5)** Mukokutane Manifestationen: Keratosis blennorrhagica überwiegend an Fußsohlen und Handflächen (seltener am Stamm), Hyperkeratosen

der Kopfhaut; Nageldystrophie; schmerzlose Ulzerationen der Mundschleimhaut, Balanitis circinata mit weißlichen Plaques an der Glans penis. – **(6)** Seltene Manifestationen: Herzbeteiligung in Form von Erregungsleitungsstörungen oder einer Perimyokarditis; Mesaortitis mit Aortenklappen-Insuffizienz; Pleuritis; Neuropathie; Amyloidose. – **(7)** Laborbefunde: BSG-Beschleunigung; α_1- und α_2-Globulinvermehrung in der Serum-Elektrophorese; Leukozytose, Leukozyturie; kultureller oder serologischer Nachweis von Chlamydien, Mykoplasmen (postvenerisch) oder Shigellen, Salmonellen, Yersinien oder Campylobacter (postdysenterisch).
Ätiol.: Chronische rheumatische Erkrankung, die durch verschiedene Infektionen ausgelöst wird und sich bei entsprechender genetischer Prädisposition (häufig HLA-B27) manifestiert.
Pathog.: Assoziation mit inapparent verlaufenden Chlamydieninfektionen.
Bemerkungen: Die Inzidenz nach unspezifischer Urethritis oder Shigellenenteritis beträgt etwa 1%, bei Trägern des HLA-Antigens-B27 liegt sie jedoch über 20%. Bei 70% der Patienten kann dieses HLA-B27-Antigen nachgewiesen werden. Die Symptomatik klingt in der Regel unter Behandlung mit nichtsteroidalen Antirheumatika nach mehreren Monaten ab. Spontane oder durch Infektionen ausgelöste Rezidive sind so häufig, daß bei 80% der Patienten nach 5 Jahren noch krankheitsspezifische Symptome nachgewiesen werden können. Die Beteiligung der Sakroiliakalgelenke macht eine Abgrenzung zum M. Bechterew in vielen Fällen unmöglich. **(DD)** reaktive postinfektiöse Arthropathien ohne extraartikuläre Symptomatik – Psoriasis-Arthritis – enteropathische Arthropathien bei Colitis ulcerosa oder M. Crohn – rheumatisches Fieber.
Lit.: Calin A (1982) Reiter's syndrome. Clinical Rheumatology 1: 10. – Catteral RD (1983) Clinical aspects of Reiter's disease. Br J Rheumatol 22: 151. – Fiessinger N, Leroy E (1916) Contribution à l'étude d'une épidémie de dysenterie dans la somme. Bull Soc méd Hòp, Paris 40: 2030. – Fox R, Calin A, Gerber R, Gibson D (1979) The chronicity of symptoms and disability in Reiter's syndrome: an analysis of 131 consecutive patients. Ann Intern Med 91: 190. – Rahman MU, Schumacher HR, Hudson AP (1992) Recurrent arthritis in Reiter's syndrome: a function of inapparent chlamydial infection of the synovium? Sem Arthr Rheum 21: 259–266. – Reiter H (1916) Über eine bisher unerkannte Spirochäteninfektion (Spirochaetosis arthritica). Dtsch med Wschr 42: 1535.
H. Daus/GA

Morbus Ribbing: epiphysäre Dysplasie, multiple
Morbus Sandhoff: Sandhoff-Krankheit
Morbus Sandhoff-Jatzkewitz-Pilz: Sandhoff-Krankheit
Morbus Schamberg: Purpura pigmentosa progressiva
Morbus Sneddon-Wilkinson: Pustulosis subcornealis (Sneddon-Wilkinson)
Morbus Stargardt: Stargardt-Makuladegeneration
Morbus Still: Still-Krankheit
Morbus Tay-Sachs: Tay-Sachs-Krankheit
Morbus Thiemann-Fleischner: Osteochondrose, aseptische, Typ Thiemann
Morbus Unna-Thost: Keratosis palmoplantaris diffusa circumscripta (Unna-Thost)
Morbus van Buchem: Hyperostosis corticalis Typ van Buchem
Morbus Werlhof: Purpura, idiopathische thrombozytopenische
Morbus Whipple: Whipple-Krankheit

Morbus Wilson

Syn.: Wilson-Krankheit – hepatozerebrale Degeneration – hepatolentikuläre Degeneration
Def.: Erbliche Störung des Kupferstoffwechsels mit Ablagerung von Kupfer vorwiegend in der Leber und den Basalganglien.
A.: Karl Friedrich Otto Westphal, 1833–1890, Psychiater und Neurologe, Berlin. Beschreibung 1883. – Adolf von Strümpell, 1853–1925, Internist, Leipzig. Beschreibung 1898. – Samuel Alexander Kinnier Wilson, 1878–1937, Neurologe, London. Beschreibung 1912. – Die erste einschlägige Beobachtung wurde wohl von Frerichs 1854 mitgeteilt.
Diagn. Krit.: Die Krankheit kann unter verschiedenartigen klinischen Bildern verlaufen, je nachdem, ob die hepatischen oder die zerebralen Manifestationen im Vordergrund stehen. – **(1)** Verminderte Konzentration von Coeruloplasmin im Serum (< 20 mg/dl) in ca. 95% der Fälle. – **(2)** Freies (nicht an Coeruloplasmin gebundenes) Kupfer erhöht; in 90% der Fälle erniedrigtes Gesamtkupfer im Serum. – **(3)** Deutlich erhöhte Kupferausscheidung im Urin (über 100 µg/Tag). – **(4)** Der Kupfergehalt des Lebergewebes ist auf über 250 µg/g Trockengewicht erhöht. Dieser Befund ist pathognomonisch, sofern eine biliäre Zirrhose ausgeschlossen ist. – **(5)** Der Kayser-Fleischer-Kornealring als Zeichen einer vermehrten Kupferspeicherung in der Hornhaut ist in 90% der Fälle, gelegentlich allerdings nur unter Zuhilfenahme der Spaltlampe, nachweisbar. Bei Vorliegen von neurologischen Symptomen wird der Kornealring immer gefunden. Eine sogenannte »Sonnenblumenkatarakt« kann ebenfalls gelegentlich beobachtet werden. – **(6)** Die Lebererkrankung kann unter dem Bild einer fulminanten Hepatitis, einer chronisch aktiven Hepatitis oder einer Leberzirrhose verlaufen. – **(7)** Die neurologischen Symptome können vielgestaltig sein: am häufigsten sind Tremor, Dysarthrie und Rigor. Psychische Störungen sind häufig, ein Intelligenzverlust kommt erst in den späteren Krankheitsphasen hinzu.
Drei prinzipielle Verlaufsformen lassen sich unterscheiden:
A. Die parkinsonistische oder Wilson-Verlaufsform (am häufigsten). Die Krankheit manifestiert sich im allgemeinen im 2. Lebensjahrzehnt, wobei zunächst die progrediente neurologische Symptomatik im Vordergrund steht. Die Patienten entwickeln ein parkinsonähnliches Bild mit Rigor, Akinesie, Hypo- oder Amimie, Dysarthrie, Zwangslachen, Hypersalivation, inadäquater Euphorie und Wesensveränderungen. Die Lebererkrankung beginnt schleichend mit Hepatosplenomegalie und intermittierendem Ikterus.
B. Die Pseudosklerose- oder neurologische Verlaufsform (Westphal-Strümpell). Diese Form manifestiert sich relativ spät (3. Lebensjahrzehnt). Der Verlauf ist chronisch und im Vergleich zu den beiden anderen Formen langsamer progredient. Auch hier ist die neurologische Symptomatik betont mit Wackeltremor, »Flügelschlagen« bei seitlich ausgestreckten Armen, motorischer Unruhe, skandierender Sprache und motorischen Störungen ohne wesentliche Reflexanomalien. Daneben entwickelt sich langsam und häufig zunächst unbemerkt eine Leberzirrhose.
C. Die abdominelle oder Kehrer-Verlaufsform. Diese seltenste Verlaufsform tritt ebenfalls vorwiegend bei Kindern und Jugendlichen auf. Im Vordergrund steht die Manifestation der Lebererkrankung unter dem Bild des akuten Leberversagens, häufig mit gleichzeitiger Hämolyse und oft ohne neurologische Veränderungen. Unbehandelt führt diese Verlaufsform rasch zum Tod, wenn keine Lebertransplantation durchgeführt werden kann.
Ätiol.: Autosomal-rezessiver Erbgang. Genfrequenz ca. 1 : 180; Krankheitsfrequenz ca. 1 : 30 000. Lokalisation

des defekten Gens auf Chromosom 13. Das defekte Gen kodiert wahrscheinlich ein Transportprotein für Kupfer in die Galle.

Pathog.: Der Defekt ist in der Leber lokalisiert. Wahrscheinlich handelt es sich um eine Störung der Kupferausscheidung in die Galle mit konsekutiver Akkumulation von Kupfer zunächst im Zytoplasma der Hepatozyten. Nach Aufsättigung der Leberzellen erfolgt eine Umverteilung in extrahepatische Kompartimente, wodurch die Erkrankung klinisch manifest wird.

Bemerkungen: **(DD)** postinfektiöse oder autoimmune chronisch aktive Hepatitis – Leberzirrhose anderer Ätiologie – postenzephalitisches Parkinson-Syndrom – Jakob-Creutzfeldt-S. – Morbus Gaucher – Hallervorden-Spatz-Syndrom – idiopathische Hämochromatose.

Lit.: Bull PC, Thomas GR, Rommens JM et al (1993) The Wilson gene is a putative copper transporting P-type ATPase similar to the Menkes gene. Nat Genet 5: 327–337. – Oder W, Grimm G, Kollegger H et al (1991) Neurological and neuropsychiatric spectrum of Wilson's disease: a prospective study of 45 cases. J Neurol 238: 281–287. – Petrukhin K, Fischer SG, Pirastu M et al (1993) Mapping, cloning and genetic characterization of the region containing the Wilson disease gene. Nat Genet 5: 338–343. – Stremmel W, Meyerrose KW, Niederau C et al (1991) Wilson disease: clinical presentation, treatment, and survival. Ann Intern Med 115: 720–726. – v Strümpell A (1898) Über die Westphalsche Pseudosklerose und über diffuse Hirnsklerose, insbesondere bei Kindern. Dtsch Z Nervenheilk 12: 115–149. – Westphal KFO (1883) Über eine dem Bilde der cerebrospinalen grauen Degeneration ähnliche Erkrankung des zentralen Nervensystems ohne anatomischen Befund, nebst einigen Bemerkungen über paradoxe Kontraktionen. Arch Psychiatr 14: 87–134; 767–769. – Wilson SAK (1912) Progressive lenticular degeneration: a familial nervous disease associated with cirrhosis of the liver. Brain 34: 295–309.

McK: 277900

M. Scheurlen/GA

Morbus Woringer-Kolopp: Retikulose, pagetoide
Morgagni-Adams-Stokes-Syndrom: Adams-Stokes-Anfall

Morgagni(-Stewart-Morel)-Syndrom
(Symptomenkomplex)

Syn.: Hyperostosis frontalis interna – Stewart-(Greeg-)Morel-Syndrom

Def.: Nach der Erstbeschreibung ein Symptomenkomplex mit Hyperostosis frontalis interna, Übergewicht und Hirsutismus, fast ausschließlich bei Frauen auftretend.

A.: Giovanni Battista Morgagni, 1682–1771, Chirurg, Anatom und Pathologe, Padua. – Ferdinand Morel, 1888–1957, Psychiater, Genf. – Douglas Hunt Stewart, 1860–1930, Chirurg, New York. – Die erste Erwähnung der Trias stammt von Morgagni 1719, eine eingehende Beschreibung durch ihn erfolgte 1761, intensive Bearbeitung und Namensgebung durch Henschen 1937.

Diagn. Krit.: **(1)** Hyperostosis frontalis interna. – **(2)** Adipositas. – **(3)** Virilismus und Hirsutismus. – **(4)** Verschiedene neuropsychiatrische Beschwerden.

Ätiol.: Ein ursächlicher Zusammenhang zwischen Hyperostosis, Hirsutismus und Übergewicht konnte bisher nicht entdeckt werden. Die Häufigkeit der einzelnen Veränderungen legt es nahe, ein zufälliges Zusammentreffen anzunehmen (die Häufigkeit der Hyperostosis frontalis interna wird mit 12–37% bei Frauen angegeben). Begleitende, z.T. stark ausgeprägte frontale Kopfschmerzen sind häufig.

Pathog.: Beobachtung von Patientinnen mit Hyperostosis frontalis interna erbrachten keinen Hinweis für eine hormonelle Störung oder typische Begleiterkrankungen.

Lit.: Fernandez-Nogueras FJ (1993) The Stewart-Morel syndrome in the differential diagnosis of patients with frontal headache. An Otorrinolaringol Ibero Am 20: 383–391. – Morel F (1930) L'hyperostose interne. Syndrome de l'hyperostose frontale interne avec adipose et troubles cérébraux. Paris. – Morgagni GB (1719) Adversaria anatomica, VI. Animadversio 74, Padua. – Morgagni GB (1761) De sedibus et causis morborum. Liv II, Venezia. – Stewart RM (1928) Localized cranial hyperostosis in insane. J Neurol 8: 321.

S. Klatt/GA

Morning-glory-Phänomen

Syn.: Sehnervenfehlbildung, zentrale gliöse – Phänomen der »Windblütenpapille« – central glial anomaly of the optic disk, hereditary (e)

Def.: Die vergrößerte rötliche Papille des hypoplastischen N. opticus ist von einem leicht erhabenen Ring und chorioretinalem Pigment umgeben.

A.: P. Kindler. Erstbeschreibung als »Morning-glory-Syndrom« 1970. – Erstbeschreibung des Krankheitsbildes durch M. Handmann 1929.

Diagn. Krit.: **(1)** Hochgradige Sehstörung mit Strabismus. – **(2)** Vergrößerte, exkavierte Papilla n. optici mit abnormem Gliagewebe und peripapillärem Pigmentring mit Resten des Arteria-hyaloidea-Gefäßsystems. – **(3)** Schisis oder Ablatio retinae. – **(4)** Subretinale Blutungen. – **(5)** Retinale Neovaskularisation. – **(6)** Vorderkammerfehlbildungen.

Ätiol.: Die Persistenz des A.-hyaloidea-Gefäßsystems scheint eine wesentliche Ursache dieser Fehlanlage darzustellen.

Pathog.: Embryologische Entwicklungfehlbildung mit abnormer Differenzierung mit Fehlen von Bindegewebe in der neuroektodermalen Lamina cribrosa, atypischen Gefäßen im Bereich des N. opticus und Ausbildung mesodermalen Gewebes als Ersatz für die den Opticus umgebenden Meningen.

Bemerkungen: Wiederholt wurde bei Patienten mit Morning-glory-Phänomen über das Auftreten einer Nierenerkrankung berichtet. **(DD)** Gliom der Papilla n. optici – Kolobom der Papilla n. optici.

Lit.: Cannamo G, Sammartino A, Fioretti F (1983) Morning glory syndrome with contractile peripapillary staphyloma. Br J Ophthalmol 67: 346–348. – Dempster AG, Lee WR, Forrester JV, McGreath GT (1983) The „Morning Glory Syndrome" – A mesodermal Defect? Ophthalmologica 187: 222–230. – Haik BG, Greenstein SG, Smith ME et al (1983) Retinal detachment in the morning glory syndrome. Ophthalmology 90 (Suppl): 76. – Handmann M (1929) Erbliche, vermutlich angeborene zentrale gliöse Entartung des Sehnerven mit besonderer Beteiligung der Zentralgefäße. Klin Mbl Augenheilk 83: 145–152. – Karcher H (1979) Zum Morning Glory Syndrom. Kl Mbl Augenheilkunde 175: 835–840. – Kindler P (1970) Morning glory syndrome: unusual congenital optic disk anomaly. Am J Ophthalmol 69: 376–384. – Rieger G (1977) Zum Krankheitsbild der Handmannschen Sehnervenanomalie: „Windblüten" (Morning Glory) Syndrom? Kl Mbl Augenheilkunde 170: 697. – Rubinstein K (1983) Acute morning glory syndrome: report of a case. Br J Ophthalmol 67: 343–345. – Weaver RG, Cashwell LF, Lorentz W et al (1988) Optic Nerve Coloboma associated with Renal Disease. Am J Med Genet 29: 597–605. – Yaman T, Nishimuta M, Ueda K, Chijuwa T (1983) Macular involvement in Morning Glory Syndrome. Jpn J Ophthalmol 27: 201.

G. Rudolph/DP

morphinism, congenital (e): Entzugserscheinungen des Neugeborenen
Morquio-Brailsford-Krankheit: Mucopolysaccharidose IV
Morquio-Krankheit: Mucopolysaccharidose IV
Morquio-Syndrom: Mucopolysaccharidose IV
Morrow-Brooke-Syndrom: Keratosis follicularis contagiosa
de-Morsier-Syndrom: Kallmann-Syndrom – septooptische Dysplasie

Mortensen-Syndrom

Def.: Nicht mehr gebräuchliche Bezeichnung für die primäre essentielle Thrombozythämie.
Lit.: Mortensen O (1948) Thrombocythemia hemorrhagica. Acta Med Scand 129: 547–559.

Morton's foot (e): Morton-Symptomatik
Morton-Neuralgie: Morton-Symptomatik

Morton-Symptomatik

Syn.: Morton-Neuralgie – Morton-Syndrom – Metatarsalgia anterior (e) – Morton's foot (e)
Def.: Durch chronische Kompression der Digitalnerven bedingte neuralgiforme Schmerzen der Fußsohle.
A.: Thomas George Morton, 1835–1903, amerikanischer Chirurg, Philadelphia. – Erstbeschreibung der Sequenz 1845 durch Durlacher, 1876 durch Morton; Namensgebung durch Ph. Lewin.
Diagn. Krit.: **(1)** Anfangs beim Gehen, später permanent akut einschießende, zum Teil brennende Schmerzen der Fußsohle (meist im Bereich des III. und IV. Metatarsalköpfchens). – **(2)** Schmerzausstrahlung meist in die 4. Zehe. – **(3)** Später Schmerzausstrahlung nach proximal. – **(4)** Durch Verschiebung der Metatarsalia gegeneinander in die 4. Zehe einschießender Schmerz auslösbar. – **(5)** Sofortige Schmerzlinderung durch Nervenblockade im 3. Interdigitalraum diagnostisch wegweisend. – **(6)** Amplitudengemindertes und latenzverzögertes orthodromes sensibles Summenaktionspotential bei Stimulation am Interdigitalnerven der Grundphalanx.
Ätiol.: Mechanische Nervenläsion.
Pathog.: Durch chronischen Druck im Bereich der Metatarsalköpfchen auftretende spindelige Auftreibungen des N. plantaris mit Ausbildung von kleinen Pseudoneuromen, intraneuraler Vernarbung und sekundär ischämischen Nervenschädigungen. Prädisponierend wirken: Senkspreizfuß, Schuhe mit hohem Absatz (deshalb Verhältnis Männer : Frauen = 1 : 5), häufige statische Belastung durch langes Stehen, Jogging u.ä.
Bemerkungen: In leichten Fällen Besserung durch Entlastung (evtl. mit Schuheinlagen) und Infiltration von Corticoiden in das Spatium interosseum in ca. 80% der Fälle. Bei Persistenz der Beschwerden Exzision des Neuroms indiziert.
Lit.: Alexander IJ, Johnson KA, Parr JW (1987) Morton's neuroma: a review of recent concepts. Orthopedics 10: 103–106. – Morton TG (1876) A peculiar and painfull affection of the fourth metatarsophalangeal articulation. Amer J med Sci: 37–45.
W. Müller-Felber/DP

Morton-Syndrom: Morton-Symptomatik
Morvan-Chorea: Myokymien, generalisierte
Morvan's disease (e): Morvan-Syndrom II
Morvan-Krankheit: Morvan-Syndrom II
Morvan-Syndrom I: Myokymien, generalisierte

Morvan-Syndrom II

Syn.: Morvan-Krankheit – analgesic paralysis with whitlow (e) – Morvan's disease (e)
Def.: Historischer Begriff für einen Symptomenkomplex bei vom Zentralkanal des Halsmarks ausgehenden Läsionen umliegender Strukturen mit sensorisch-trophischen Störungen, peripheren, atrophischen Paresen der oberen Extremitäten und Zeichen der Affektion langer Bahnen (z.B. bei Syringomyelie).
A.: Augustin Marie Morvan, 1819–1897, französischer Arzt. – Erstbeschreibung des Symptomenkomplexes 1883.
Lit.: Morvan AM (1883) De la parésie analgésique à panaris des extrémités supérieures ou paréso-analgésiques des extrémités supérieures. Gaz hebd méd (Paris) 20: 580; 590; 624; 721.
W. Müller-Felber/DP

Mosaik-Tetrasomie 8p: Tetrasomie 8p
Mosaik-Tetrasomie 9p: Tetrasomie 9p
Mosaik-Trisomie 8: Trisomie-8-Mosaik
Mosaik-Trisomie 9: Trisomie-9-Mosaik
Mosaik-Trisomie 14: Trisomie-14-Mosaik
Moschcowitz-Krankheit: thrombotisch-thrombozytopenische Purpura Moschcowitz
Moschcowitz-Singer-Symmers-Syndrom: thrombotisch-thrombozytopenische Purpura Moschcowitz
Moschcowitz-Syndrom: thrombotisch-thrombozytopenische Purpura Moschcowitz

Mouchet-Syndrom

Def.: Historischer Begriff für eine, nach einer Latenz von Jahrzehnten auftretenden Sequenz neurologischer Ausfälle durch Läsion des N. ulnaris infolge einer Humerusfraktur in der Kindheit.
A.: Albert Mouchet, 1869–1963, französischer Chirurg.
Lit.: Mouchet A (1914) Paralysies tardives du nerf cubital à la suite des fractures du condyle externe de l'humerus. J chir (Paris): 437–456.
W. Müller-Felber/DP

Mounier//Kuhn-Syndrom

Syn.: Tracheobronchomegalie – Tracheo(bronchi)ektase
Def.: Kongenitale Fehlbildung und ungewöhnliche Erweiterung der Trachea und der Hauptbronchien mit Atrophie und Wandschwäche der betroffenen Bezirke.
A.: P. Mounier//Kuhn, Otorhinolaryngologe, Lyon. – Die erste genauere anatomische Beschreibung des Zustandsbildes erfolgte wahrscheinlich durch Czyhlarz (1897) (unter der Bezeichnung »Pulsionsdivertikel der Trachea«).
Diagn. Krit.: **(1)** Klinische Manifestation meist schon im Kindesalter: lautstarker Husten, rezidivierende Infekte mit eitrigem Auswurf; Fieber, Pneumonie, zuweilen Spontanpneumothorax. – **(2)** Im Spätstadium: Cor pulmonale. Röntgenologisch und bronchographisch abnorme Weite des Tracheal- und Bronchiallumens (transversaler Trachealdurchmesser > 25 mm), sackförmige Bronchiektasie. – **(3)** Bronchoskopisch ebenfalls abnorme Beweglichkeit der hinteren (membranösen) Tracheawand, exspiratorischer Tracheobronchialkollaps.
Ätiol.: Kongenitale (autosomal-rezessiv erbliche?) Fehlbildung: es sind Fälle mit gleichzeitig bestehendem Ehlers-Danlos-Syndrom und mit Cutis laxa beschrieben,

was für einen Bindegewebsdefekt spricht. Daneben gibt es auch Fälle mit erworbener Tracheobronchomegalie.
Pathog.: Strukturdefekt der elastischen und muskulären Fasern der Tracheal- und Bronchialwand. Wandinstabilität führt zu einem Tracheobronchialkollaps, exspiratorisch; unwirksamer Hustenstoß und Bronchiektase prädisponiert zu rezidivierenden Infektionen der Atemwege und Pneumonien; Komplikationen: Anstieg des Pulmonalarteriendrucks und chronisches Cor pulmonale.
Bemerkungen: (DD) erworbene oder auch angeborene Bronchiektasen, z.B. das eosinophile Lungeninfiltrat (s. Lungeninfiltrat, eosinophiles).
Lit.: Czyhlarz ER (1897) Über ein Pulsionsdivertikel der Trachea mit Bemerkungen über das Verhalten der elastischen Fasern an normalen Tracheen und Bronchien. Centralbl allg path Anat 8: 721–728. – Mounier/Kuhn P (1932) Dilatation de la trachée; constatations radiographiques et bronchoscopiques. Lyon med 150: 106–119. – Parris WC et al (1982) Tracheomegaly. Anesthesiology 56(2): 141–143. – Sane AC, Effmann EL, Brown SD (1992) Tracheobronchomegaly. The Mounier/Kuhn syndrome in a patient with the Kenny-Caffey syndrome. Chest 102: 618–619. – Van Schoor J, Joos G, Pauwels R (1991) Tracheobronchomegaly – the Mounier/Kuhn syndrome: report of two cases and review of the literature. Eur Resp J 4: 1303–1306.
McK: 275300
S. Wieshammer/GA

Mount-Reback syndrome (e): Choreoathetose, familiäre paroxysmale

Moyamoya-Symptomenkomplex
Syn.: Moyamoya-Syndrom – cerebral basal rete mirabile (e) – cerebral juxta basilar (e) – telangiectasia (e)
Def.: Ätiologisch ungeklärte, in Japan endemische, in Europa und USA nur sporadische Erkrankung der zerebralen Arterien mit vielfältiger zerebrovaskulärer Symptomatik und angiographisch unverwechselbarem Erscheinungsbild. Krankheitsmanifestation überwiegend in der Kindheit oder im jungen Erwachsenenalter, Frauen etwas häufiger betroffen als Männer. Meist Progredienz über viele Jahre.
Diagn. Krit.: **(1)** Rezidivierende Subarachnoidalblutungen, intrazerebrale Hämatome und Infarkte, bei Kindern häufiger transitorisch-ischämische Attacken. – **(2)** Epileptische Anfälle. – **(3)** Mentaler Abbau. – **(4)** Stenosen oder Verschlüsse der supraklinoidalen A. carotis interna sowie aller intrazerebralen Arterien proximal betont. Typisches vaskuläres Netz kleinster anastomisierender Gefäße, vor allem im Basalganglienbereich. Transdurale Anastomosen (Rete mirabile). – Die Diagnose wird klinisch ausschließlich durch Angiographie der Hirnarterien gestellt.
Ätiol.: Unbekannt, diskutiert werden kongenitale Störung, Immunerkrankung oder Autoimmunerkrankung.
Pathog.: Vermutlich entzündlich induziert, kommt es zu einer Proliferation glatter Muskelzellen der Gefäßintima der großen intrakraniellen Arterien. Dieser Prozeß führt langsam zur Stenose und zum Verschluß des Gefäßlumens. Sekundär kommt es zur Ausbildung von Kollateralkreisläufen in Form von intraparenchymatösen Anastomosen, die zu einem charakteristischen Netzwerk führen. **(DD)** alle anderen juvenilen Schlaganfälle, der angiographische Befund muß gegen Tumorgefäße abgegrenzt werden.
Lit.: Junichi Masuada et al (1993) Smooth Muscle Cell Proliferation and Localization of Macrophages and T Cells in the Occlusive Intracranial Major Arteries in Moyamoya Disease. Stroke 24: 1960–1967. – Yonekawa Y, Handa H, Okuno T (1986) Moyamoya Disease. In: Barnett H, Mohr J, Stein B, Yatsu F (eds) Stroke (Vol 2) pp 805–829. Churchill Livingstone, New York, Edinburgh, London, Melbourne.
McK: 252350
K. Einhäupl/DP

Moyamoya-Syndrom: Moyamoya-Symptomenkomplex
Moynahan-Syndrom: Ektodermaldysplasie mit Xerodermie
MPS-Frias Form: Pterygium-Syndrom, multiples, Typ Frias
MPS II: Pterygium-Syndrom, rezessiv vererbtes multiples
MRK-Syndrom: Mayer-von-Rokitansky-Küster-Fehlbildungskomplex
MSUD (e): Ahornsirup-Krankheit

3-M-Syndrom
Syn.: MMM-Syndrom
Def.: Autosomal-rezessiv erbliche Form des primordialen Minderwuchses.
A.: Frühe Beschreibung des Syndroms 1972 durch Walter Fuhrmann, 1924–, Humangenetiker, Gießen. Benennung 1975 (nach den Anfangsbuchstaben der Namen der drei Autoren) durch J. D. Miller, V. A. McKusick, P. Malvaux und Mitarbeiter.
Diagn. Krit.: **(1)** Intrauterine Hypotrophie mit einer für die Gestationsdauer zu geringen Geburtslänge. – **(2)** Proportionierter Minderwuchs. – **(3)** Charakteristische Gesichtsveränderungen mit relativ kurzer, aufgestülpter, an der Spitze kräftiger Nase, langer Oberlippe und vollen Lippen. – **(4)** Skelettveränderungen: relativ schmale Röhrenknochen und anterior-posterior kurze, relativ hohe Wirbelkörper.
Ätiol.: Autosomal-rezessives Erbleiden.
Pathog.: Unbekannt.
Bemerkungen: Der Phänotyp erinnert an das Silver-Russell-Syndrom, unterscheidet sich davon jedoch durch die Gesichtsveränderungen. Das Silver-Russell-Syndrom tritt nicht familiär auf. Die Skelettveränderungen sind unspezifisch und finden sich auch bei anderen Formen des primordialen Minderwuchses (s. a. Abb. nächste Seite).
Lit.: Fuhrmann W, Nägele E, Gugler E, Adili E (1972) Familiärer Minderwuchs mit unproportioniert hohen Wirbeln. Humangenetik 16: 271–282. – Miller JD, McKusick VA, Malvaux P et al (1975) The 3-M syndrome: a heritable low birthweight dwarfism. Birth Def Orig Art Ser XI(5): 39–47. – Spranger J, Opitz JM, Nourmand A (1976) A new familial intrauterine growth retardation syndrome: the 3-M syndrome. Eur J Pediatr 123: 115–124. – Winter RM, Baraitser M, Grant DB et al (1984) The 3-M syndrome. J med Genet 21: 124–128.
McK: 273750
J. Spranger/JS

MT-Typ: Chondrodysplasia punctata, Tibia-Metacarpus-Typ

Muckle-Wells-Syndrom
Syn.: Urtikaria-Taubheits-Syndrom – urticaria, deafness and amyloidosis (e)
Def.: Progrediente Innenohrschwerhörigkeit mit rezidivierender Urtikaria und Amyloidose.

Mucolipidose II

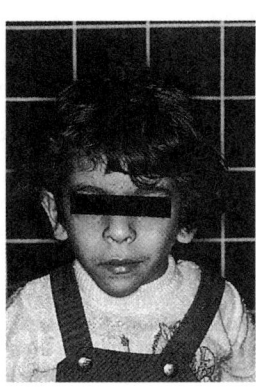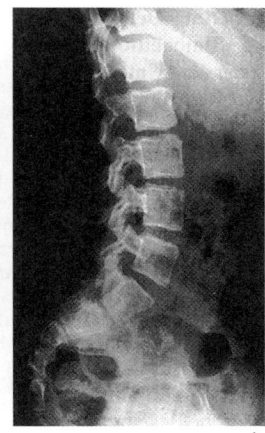

a b

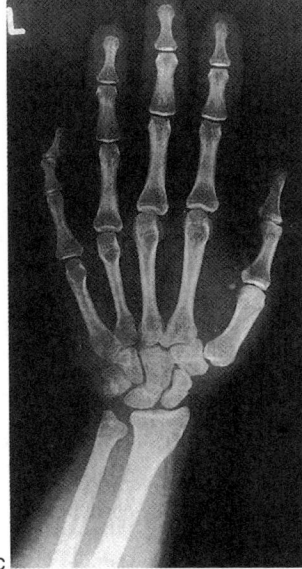

c

3-M-Syndrom: klinischer und radiologischer Phänotyp des 3-M-Syndroms: a) durch lang auslaufendes Kinn betontes, dreieckförmiges Gesicht; b), c) unspezifische Röntgenveränderungen des primordialen Minderwuchses mit relativ hohen, ap-verkürzten Wirbelkörpern und übermodellierten Röhrenknochen

A.: Thomas James Muckle, britischer Pädiater, Newcastle upon Tyne, Hammon/Ontario. – Michael Vernon Wells, Arzt, Nottingham. – Erstbeschreibung 1962 durch beide Autoren gemeinsam.
Diagn. Krit.: (1) Erkrankungsbeginn im Jugendalter mit rezidivierenden Schüttelfrösten und Urtikaria. – (2) Langsam progrediente Innenohrschwerhörigkeit bis zur Taubheit. – (3) Manchmal Nephrose, Hodenatrophie, Glaukom, Pes cavus. – (4) Hyperglobulinämie, Hypercholesterinämie, beschleunigte Blutsenkung, Azotämie. – (5) Proteinurie, Hyperaminoazidurie, Hyperglyzinurie (fakultativ). – (6) Exitus letalis durch Urämie.
Ätiol.: Autosomal-dominantes Erbleiden mit wechselnder Expressivität und Antizipation des Manifestationsalters.
Pathog.: Unbekannt.
Bemerkungen: Pathol.-anat.: Atrophie des kochleovestibulären Systems, Amyloidose der Nieren, Nebennieren und Milz. **(DD)** Alport-Syndrom – Ohlsson-Syndrom.

Lit.: Andersen V, Buch NH, Jensen MK, Killmann S (1967) Deafness, urticaria and amyloidosis. Amer J med 42: 449–456. – Lagrue G, Vernant JP et al (1972) Syndrome de Muckle et Wells, cinquième observation familiale. Nouv Presse méd 1: 2223–2226. – Muckle TJ, Wells MV (1962) Urticaria, deafness and amyloidosis: a new heredo-familial-syndrome. Quart J Med 31: 235–248.
McK: 191900
S. Schmid; Th. Spillmann/GB

mucocutaneous lentigines, cardiomucocutaneous myxomas, and multiple blue nevi (e): Carney-Komplex

Mucolipidose I
Def.: siehe unter Sialidose.

Mucolipidose II
Syn.: I-cell disease (e) – inclusion cell disease (e) – Leroy disease (e) – Mucolipidosis II
Def.: Autosomal-rezessiv erbliche und rasch progredient verlaufende lysosomale Speicherkrankheit aus der Gruppe der Mucolipidosen mit Störungen im Abbau von Glykosaminoglykanen, Glykolipiden und Glykoproteinen mit konsekutiver schwerster psychomotorischer Retardierung und Skelettanomalien.
A.: Erstbeschreibung 1969 durch Jules G. Leroy, belgischer Genetiker, und Mitarbeiter.
Diagn. Krit.: (1) Manifestation bei Geburt. – (2) Untergewicht bei Geburt (60%). – (3) Hurler-ähnliche Gesichtsdysmorphie mit Lidödemen. – (4) Hautverdickung. – (5) Progrediente Gelenkkontrakturen und -auftreibungen, sowie »Tatzenhände«. – (6) Hepatosplenomegalie, Hernien. – (7) Schwerste statomotorische Retardierung mit (meist) Unfähigkeit zu sitzen und zu laufen. Ausbleiben der Sprachfunktion. – (8) Minderwuchs bei schwersten Skelettveränderungen im Sinne einer Dysostosis multiplex. – (9) Rezidivierende Luftwegsinfekte. – (10) Tod im 4. bis 5. Lebensjahr. – (11) Im peripheren Blutbild und in Geweben vakuolisierte Zellen, keine Mucopolysaccharidurie. – (12) Diagnosesicherung durch Nachweis des Enzymdefektes in Fibroblasten, bzw. durch Nachweis multipler Enzymstörungen im Serum und in Fibroblasten.
Ätiol.: Autosomal-rezessives Erbleiden. Genlokalisation auf 4q21–23.
Pathog.: Lysosomale Enzyme werden in ihrer Biogenese mit Hilfe eines speziellen Markers via rauhes endoplasmatisches Retikulum und Golgi-Apparat in die Lysosomen eingeschleust. Die für diesen Markierungsschritt notwendige N-Acetyl-Glucosamin-Phosphotransferase fehlt bei der Mucolipidose II, was einen intralysosomalen Enzymmangel und eine extrazelluläre Enzymerhöhung zur Folge hat. Auf dem Boden dieses sekundären multiplen lysosomalen Enzymdefekts entsteht das klinische Bild, das sowohl an eine Mucopolysaccharidose als auch an eine Sphingolipidose erinnert. Intrazellulär kommt es zu Ablagerungen von Glykosaminoglykanen, Glykolipiden und Glykoproteinen.
Bemerkungen: Seltene Krankheit mit typischem klinischem Muster. Die Bezeichnung »I-cell disease« (»inclusion cell disease«) rührt von dem histologischen Bild der aufgeblähten und mit Stoffwechselprodukten beladenen Lysosomen in den Zellen her. Keine kausale Therapie bekannt. Eine pränatale Diagnostik ist möglich durch Untersuchung des Enzymmusters in Amnionflüssigkeit oder gezüchteten Amnionzellen.

Mucolipidose III

Lit.: Cantz M, Gehler J (1992) Mukolipidosen. In: Hopf HC, Poeck K, Schliack H (Hrsg) Neurologie in Praxis und Klinik, Bd II, 2. Aufl. Thieme, Stuttgart, New York. – Leroy JG, Demars RI, Opitz JM (1969) I-cell disease. Birth Def Orig Art Ser V(4): 174–185. – Nolan CM, Sly WS (1989) I-Cell disease and pseudo-Hurler polydystrophy: disorders of lysosomal enzyme phosphorylation and localization. In: Scriver CR, Beaudet AL, Sly WS, Valle D (eds) The metabolic basis of inherited disease, 6th ed. McGraw-Hill, New York.
McK: 252500
J. Gehler/JK

Mucolipidose III

Syn.: Pseudo-Hurler-Polydystrophie – Mucolipidosis III
Def.: Autosomal-rezessiv erbliche lysosomale Speicherkrankheit aus der Gruppe der Mukolipidosen mit Störungen im Stoffwechsel der Glykosaminoglykane, Glykolipide und Glykoproteine als Folge eines Defekts in der Biogenese lysosomaler Enzyme. Klinisch lassen sich eine leichte und eine schwere Verlaufsform, sowie eine »klassische« Form mit intermediärem Krankheitsbild unterscheiden.
A.: Erstbeschreibung 1966 durch Pierre Maroteaux, 1926–, und Maurice Lamy, 1895–1975, französische Pädiater.
Diagn. Krit.: (1) Manifestation meist im Kleinkindalter, klinische Merkmale erinnern stark an eine abgeschwächte Mucolipidose II. – (2) Leichte bis deutliche Gesichtsdysmorphie. – (3) Fehlende bis ausgeprägte Intelligenzminderung. – (4) Langsam progrediente motorische Störungen durch Gelenkkontrakturen. – (5) Inkonstante Hepatosplenomegalie. – (6) Minderwuchs. – (7) Unterschiedlich schwere Skelettveränderungen im Sinne einer Dysostosis multiplex, regelmäßig Nachweis einer Becken-Hüftdysplasie. – (8) Oft feinfleckige Hornhauttrübungen. – (9) Keine Mucopolysaccharidurie. – (10) Vakuolisierte Zellen im peripheren Blutbild und anderen Geweben. – (11) Diagnosesicherung durch Nachweis des Enzymdefekts in Fibroblasten oder durch Nachweis multipler Enzymstörungen im Serum oder in Fibroblasten.
Ätiol.: Autosomal-rezessives Erbleiden. Genlokalisation auf 4q21–23.
Pathog.: Die Pathogenese der Mucolipidose III entspricht nach bisherigem Kenntnisstand genau der Mucolipidose II. Bei klinisch leichterem Verlauf ist der biochemische Enzymdefekt bei der Mucolipidose III weniger ausgeprägt.
Bemerkungen: Seltene genetische Stoffwechselstörung mit großer Variabilität im klinischen Bild. Prognose abhängig vom Schweregrad der Erkrankung. Keine kausale Therapie bekannt. Eine pränatale Diagnostik ist möglich.
Lit.: Maroteaux P, Lamy M (1966) La pseudo-polydystrophie de Hurler. Presse Med 74: 2889–2892. – Nolan CM, Sly WS (1989) I-cell disease and pseudo-Hurler polydystrophy: disorders of lysosomal enzyme phosphorylation and localization. In: Scriver CR, Beaudet AL, Sly WS, Valle D (eds) The metabolic basis of inherited disease, 6th ed. McGraw-Hill, New York.
McK: 252600
J. Gehler/JK

Mucolipidose IV

Syn.: Mucolipidosis IV – ganglioside sialidase deficiency (e)
Def.: Seltene autosomal-rezessiv erbliche Speicherkrankheit mit klinischen Ähnlichkeiten zur Gruppe der Mucolipidosen. Es finden sich intrazelluläre Ablagerungen von Gangliosiden und Mucopolysacchariden. Die Erkrankung ist wahrscheinlich durch den Defekt einer Gangliosid-spezifischen Neuraminidase verursacht.
A.: Erstbeschreibung 1974 durch E. Berman und Mitarbeiter. – Die Bezeichnung Mucolipidose IV stammt von S. Merin und Mitarbeiter (1975).
Diagn. Krit.: (1) Leichte psychomotorische Entwicklungsverzögerung. – (2) Regelmäßig Korneatrübung. – (3) Neurologische Symptome mit Reflexsteigerung, Muskelhypotonie und extrapyramidal-motorischen Symptomen. – (4) Organvergrößerung. – (5) Keine Skelettveränderungen. – (6) Diagnostisch führend sind Einschlußkörperchen (Speichervakuolen) in Haut- und Konjunktivalbiopsien. – (7) Keine Mucopolysaccharidurie.
Ätiol.: Autosomal-rezessives Erbleiden.
Pathog.: Durch den Defekt der Gangliosid-spezifischen Neuraminidase (Sialidase) kommt es zur intralysosomalen Speicherung vorwiegend von Gangliosiden, aber auch von Mucopolysacchariden. Der postulierte Enzymmangel konnte bisher nicht zweifelsfrei gesichert werden, so daß der biochemische Kausaldefekt noch nicht endgültig geklärt scheint.
Bemerkungen: Circa 20 Patienten sind bisher beschrieben, davon etwa die Hälfte jüdischen Ursprungs. Die Diagnosesicherung erfolgt durch histologische und biochemische Untersuchungen. Keine kausale Therapie bekannt. Pränatale Diagnostik?
Lit.: Berman ER, Lirni N, Shapira E et al (1974) Congenital corneal clouding with abnormal systemic storage bodies: a new variant of mucolipidosis. J Pediat 84: 519–526. – Crandall BF, Philippart M, Brown WJ, Bluestone DA (1982) Mucolipidosis IV. Am J Med Genet 12: 301–308. – Merin S, Lirni N, Berman ER, Yatzir S (1975) Mucolipidosis IV: ocular, systemic, and ultrastructural findings. Invest Ophthal 14: 437–448. – O'Brien JS (1989) β-galactosidase deficiency (GM_1 gangliosidosis, galactosialidosis, and Morquio syndrome type B); ganglioside sialidase deficiency (mucolipidosis IV). In: Scriver CR, Beaudet AL, Sly WS, Valle D (eds) The metabolic basis of inherited disease, 6th ed. McGraw-Hill, New York. – Ornoy A, Arnon J, Grebner EE et al (1987) Early prenatal diagnosis of mucolipidosis IV. Am J Med Genet 27: 983–985.
McK: 252650
J. Gehler/JK

Mucolipidosis II: Mucolipidose II
Mucolipidosis III: Mucolipidose III
Mucolipidosis IV: Mucolipidose IV

Mucopolysaccharidose I-H

Syn.: Hurler-Krankheit – Morbus Hurler – Hurler-Syndrom – Pfaundler-Hurler-Krankheit – Iduronidasemangel
Def.: Durch mangelnde Aktivität des Enzyms α-Iduronidase bedingte lysosomale Speicherkrankheit.
A.: Erstbeschreibung durch die Kinderärztin Gertrud Hurler, 1889–1965, auf Veranlassung ihres Doktorvaters Meinhard von Pfaundler, München 1920.
Diagn. Krit.: (1) Grobe Gesichtszüge mit eingesunkener Nasenwurzel, großem Mund, Makroglossie; grobes Haar. – (2) Hornhauttrübungen. – (3) Hepatosplenomegalie, Hernien, durch Mucopolysaccharideinlagerungen erworbene Herzklappenfehler. – (4) Disproportionierter (kurzrumpfiger) Minderwuchs, Gelenkkontrakturen. – (5) Demenz. – (6) Röntgenologisch: charakteristische Skelettveränderungen im Sinne der Dysostosis multiplex. Verzögerter Zahndurchbruch, Zysten um nichtdurchgebrochene Zähne. – (7) Vermehrte Urinausschei-

Mucopolysaccharidose I-S

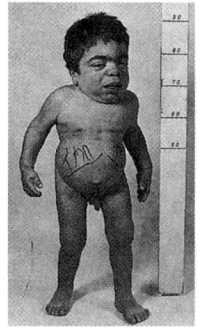
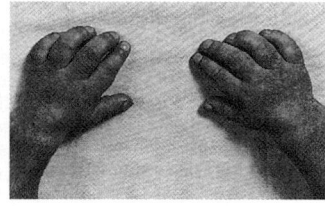
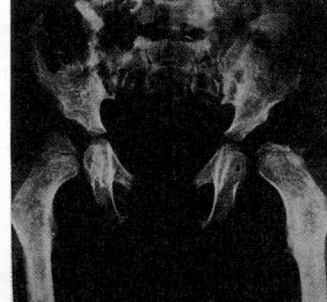
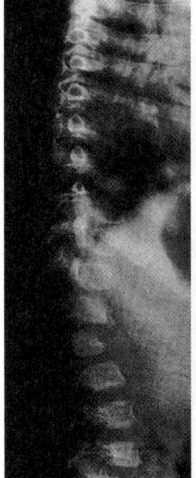
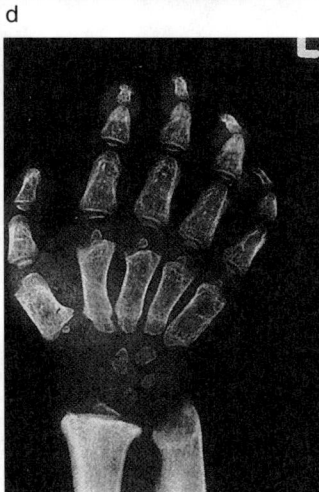

Mucopolysaccharidose Typ I-H: a) 8 Jahre alter Knabe mit Kleinwuchs, groben Gesichtszügen, Hepatosplenomegalie; b) Fingerkontrakturen (Klauenhände); c)–e) mittelschwere Veränderungen der Dysostosis multiplex: Hakenwirbel; Beckendysplasie mit Hypoplasie der unteren Iliakalabschnitte, Coxa valga und epiphysärer Dysplasie; Zuckerhutphalangen, proximale Zuspitzung der Mittelhandknochen (Univ.-Kinderklinik Mainz)

dung saurer Mucopolysaccharide, besonders von Dermatansulfat und Heparansulfat. – (8) Grobe Speichereinschlüsse in peripheren Lymphozyten. – (9) Verminderte Aktivität des Enzyms α-Iduronidase in weißen Blutzellen und gezüchteten Fibroblasten.

Ätiol.: Mutation des auf Chromosom 4 (p16.3) lokalisierten Gens für α-Iduronidase, überwiegend durch Austausch einzelner Basen.

Pathog.: Durch die verminderte Aktivität des lysosomalen Enzyms α-Iduronidase können Glykosaminoglykane (saure Mucopolysaccharide) in Lysosomen nicht ordnungsgemäß abgebaut werden. Teildegradierte Mucopolysaccharide bleiben in den Lysosomen liegen. Durch das Speichermaterial aufgetriebene Lysosomen verdrängen andere Zellbestandteile und führen zu den klinischen Speichersymptomen und Funktionseinschränkungen. Vom echten α-Iduronidase-Mangel ist ein Pseudomangel zu unterscheiden. Hier spaltet die α-Iduronidase natürliches Substrat, nicht aber das künstliche Testsubstrat 4-Methylumbilliferyl-Iduronid.

Bemerkungen: Die Erkrankung ist von anderen Mucopolysaccharidosen sowie von Oligosaccharidosen und Mucolipidosen zu differenzieren. Allele Mutationen des die α-Iduronidase kodierenden Gens führen zu ähnlichen, klinisch jedoch unterscheidbaren Krankheitsbildern, u.a. die Scheie-Krankheit (Mucopolysaccharidose I-S). Die Kombination eines Hurler- und eines Scheie-Gens äußert sich in einem »intermediären« Krankheitsbild, dem sogenannten Hurler-Scheie-compound. Therapeutisch werden Knochenmarkstransplantationen diskutiert. Zerebrale Schäden sind nicht reversibel und über Erfolge wird am ehesten bei Transplantation in den ersten beiden Lebensjahren berichtet. Allele Mutationen und intrafamiliäre Variabilität erschweren die Erfolgsbeurteilung. Pränatale Diagnose aus Chorionzotten und gezüchteten Amnionzellen möglich.

Lit.: McDowell GA, Cowan TM, Blitzer MG, Greene CL (1993) Intrafamilial variability in Hurler syndrome and Sanfilippo Syndrome type I: Implications for evaluation of new therapies. Am J Med Genet 47: 1092–1095. – Gardner DG (1971) The oral manifestations of Hurler's syndrome. Oral Surg 32: 46–57. – Hurler G (1920) Über einen Typ multipler Abartung, vorwiegend am Skelettsystem. Z Kinderheilk 24: 220–234. – Roubicek M, Gehler J, Spranger J (1985) The clinical spectrum of α-L-Iduronidase deficiency. Am J med Genet 20: 471–481. – Scott HS, Litjens T, Hopwood JJ, Morris CP (1992) A common mutation for mucopolysaccharidosis I associated with a severe Hurler syndrome phenotype. Hum Mut 1: 103–108. – Spranger J (1972) The systemic mucopolysacharidoses. Ergebn Inn Med Kinderheilk 32: 165–265. – Taylor HA, Thomas GH (1993) Pseudodeficiency of α-iduronidase. J Inher Metab Dis 16: 1058–1059. – Whitley CB, Belani KG, Chang PN et al (1993) Long-term outcome of Hurler syndrome following bone marrow transplantation. Am J med Genet 46: 209–218.

McK: 252800

J. Spranger/JS

Mucopolysaccharidose I-S

Syn.: Scheie-Syndrom – Ullrich-Scheie Syndrom – Spät-Hurler-Syndrom

Def.: Durch α-Iduronidase-Mangel bedingte Mucopolysaccharid-Speicherkrankheit mit später Manifestation.

A.: Erstbeschreibung durch die Orthopäden Schinz und Furtwaengler 1928; Abgrenzung als Krankheitseinheit und Erkennung der Ähnlichkeit mit der Mucopolysaccharidose Typ I-H (Pfaundler-Hurler) durch den Kinderarzt O. Ullrich, Bonn 1943. Der amerikanische Augenarzt H. Scheie und seine Mitarbeiter beschrieben die Erkrankung ohne Kenntnis der europäischen Publikationen neu 1962.

Diagn. Krit. (1) Gelenkkontrakturen, besonders der Hände (sog. Klauenhände), nicht selten Karpaltunnel-Sequenz. – (2) Hornhauttrübungen. – (3) Gelegentlich Hepatomegalie, mäßig ausgeprägter Kleinwuchs um 150 cm, untersetzter Körperbau, etwas grobe Gesichtszüge, Schwerhörigkeit, Herzklappenfehler durch Einlagerung saurer Mucopolysaccharide. Die Intelligenz ist normal. – (4) Röntgenologisch kleine Handwurzelknochen mit proximaler Konvergenz der Metacarpalia; schlanke Beckenschaufeln, oft mit Coxa valga. – (5) Laborchemisch vermehrte Ausscheidung des Mucopolysaccharids Dermatansulfat im Urin; verminderte Aktivität der α-Iduronidase in Leukozyten, Fibroblasten und Chorionzellen.

Ätiol.: Autosomal-rezessiv erbliche Krankheit durch Punktmutationen des auf Chromosom 4 in Region 4p16.3 gelegenen Iduronidase-Gens.

Pathog.: Wie Mucopolysaccharidose I-H. Erhaltene Restaktivität der α-Iduronidase erklärt die weniger ausgeprägte und später sich manifestierenden Krankheitszeichen.

Bemerkungen: Die verschiedenen Mutationen des α-Iduronidase-Gens erlauben verschiedene homozygote und doppelt-heterozygote Kombinationen defekter Gene, die sich in wechselnden Restaktivitäten der α-Iduronidase und, daraus folgend, einem weiten Spektrum von Krankheitsbildern äußern, vom M. Hurler mit schwerstem Kleinwuchs und Demenz bis zum leichten M. Ullrich-Scheie, die erst im Erwachsenenalter an Handkontrakturen erkannt wird. Pränatale Diagnostik ist durch Bestimmung der α-Iduronidase-Aktivität in Chorionzotten oder Amnionzellen möglich.

Lit.: Moskowitz SM, Tieu PT, Neufeld EF (1993) Mutation in Scheie Syndrome (MPS iS): A G-A transition creates new slice site in intron 5 of one IDUA allele. – Rampini S (1969) Der Spät Hurler. Schweiz med Wschr: 1769–1887. – Scheie HG, Hambrick G, Barness LA (1962) A newly recognized forme fruste of Hurler's disease (gargoylism). Am J Ophthal 53: 753–769. – Schinz R, Furtwaengler A (1928) Zur Kenntnis einer hereditären Osteo-Arthropathie mit rezessivem Erbgang. Dtsch Z Chir 207: 398–416. – Ullrich O (1943) Die Pfaundler-Hurlersche Krankheit. Ein Beitrag zum Problem pleiotroper Genwirkung in der Erbpathologie des Menschen. Ergebn inn Med Kinderheilk 69: 929–1000.

McK: 252800
J. Spranger/JS

Mucopolysaccharidose II

Syn.: Hunter-Krankheit – Hunter-Syndrom – Morbus Hunter

Def.: Durch Inaktivität des lysosomalen Enzyms Sulfoiduronat-Sulfatase bedingte lysosomale Speicherkrankheit.

A.: Erstbeschreibung 1917 durch den kanadischen Internisten Charles Hunter, 1873–1955, bei zwei Brüdern.

Diagn. Krit.: **(A)** Die schwere Verlaufsform des Morbus Hunter entspricht weitgehend der des Morbus Hurler mit groben Gesichtszügen, Gelenkkontrakturen, Kleinwuchs, Hepatosplenomegalie, psychomotorischer Retardierung, Dysostosis multiplex und vermehrter Urinausscheidung von Heparansulfat und Dermatansulfat. Die Patienten überleben meist das erste Dezennium. Im Unterschied zum Morbus Hurler keine Hornhauttrübungen, dafür pflastersteinartige Infiltrationen der Haut. – **(B)** Patienten mit der leichteren Verlaufsform fallen erst gegen Ende des Kleinkindesalters durch schwere Gesichtszüge, Gelenkkontrakturen und Schwerhörigkeit auf. Minderwuchs und Dysostosis multiplex sind weniger stark ausgeprägt; Erwachsene werden bis zu 160 cm groß. Die geistige Entwicklung ist kaum beeinträchtigt, sofern die Schwerhörigkeit erkannt und behandelt wurde. Später Retinopathia pigmentosa (Elektroretinogramm!), prämature Hüftgelenkarthrose, Beschwerden durch die Fingerkontrakturen, evtl. Karpaltunnelsequenz. In beiden Formen verminderte Aktivität der Sulfoiduronat-Sulfatase in Serum, Leukozyten und gezüchteten Fibroblasten.

Ätiol.: Hemizygot sich manifestierende Mutation eines auf Xq28 lokalisierten Gens, entsprechend X-chromosomal-rezessiver Erbgang. Etwa zur Hälfte handelt es sich um Punktmutationen. Die andere Hälfte der Patienten hat grobe Strukturveränderungen oder Deletionen, teilweise des ganzen Gens.

Pathog.: Entsprechend der Mucopolysaccharidose I.

Bemerkungen: Leichte und schwere Verlaufsform sind möglicherweise durch allele Mutationen bedingt. Entsprechend verläuft die Krankheit in Familien gleich schwer. Ein Drittel der Erkrankungen sind Neumutationen. Pränatale Diagnostik und Nachweis des Heterozygotenstatus bei der Mutter sind biochemisch und mittels DNA-Analyse möglich.

Lit.: Bondeson ML, Dahl N, Malmgren H et al (1995) Inversion of the IDS gene resulting form recombination with IDS-related sequences is a common cause of the Hunter syndrome. Hum Molec Genet 4: 615–621. – Bunge S, Steglich C, Beck M et al (1993) Iduronate-2-sulfatase gene mutations in 16 patients with mucopolysaccharidosis type II (Hunter syndrome). Hum Mol Gen 2: 1871–1875. – Bunge S, Steglich C, Lorenz P et al (1994) Prenatal diagnosis and carrier detection in mucopolysaccharidosis type II by mutation analysis. Prenatal Diagnosis 14: 777–780. – Hunter C (1917) A rare disease in two brothers. Proc Roy Soc Med 10: 104–116. – Schröder W, Wulff K, Wehnert M et al (1994) Mutations of the iduronate-2-sulfatase (IDS) gene in

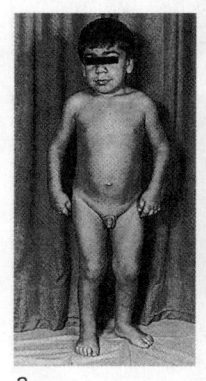

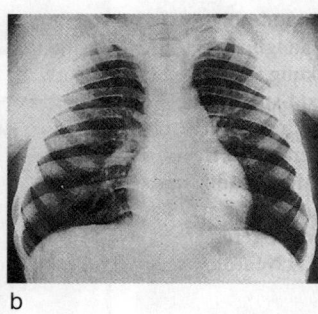

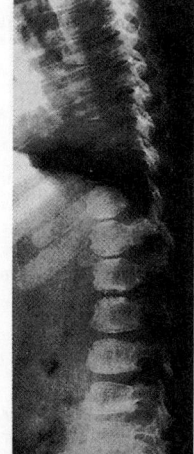

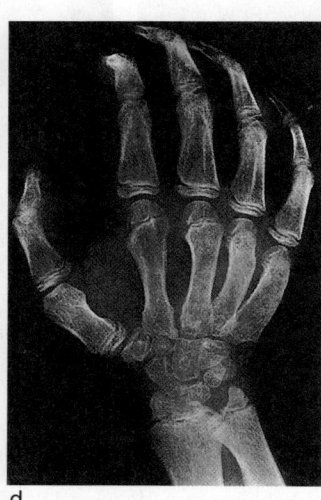

Mucopolysaccharidose II: a) 6 Jahre alter Knabe mit etwas vergröberten Gesichtszügen, dichtem Haar, Fingerkontrakturen; es handelt sich um die leichte Verlaufsform der Erkrankung; b) 6 Jahre, verbreiterte Rippen; c) 8 Jahre, ovoide Verformung der Wirbelkörper; d) 18 Jahre, diaphysäre Auftreibung der Phalangen, proximale Zuspitzung der Metacarpalia, Fingerkontrakturen (Univ.-Kinderklinik Mainz)

patients with Hunter syndrome (Mucopolysaccharidosis II). Hum Mutat 4: 128–131. – Young ID, Harper PS (1983) The natural history of the severe form of Hunter's syndrome. A study based on 52 cases. Developm Med Child Neurol 25: 481–489. – Young ID, Harper PS, Archer IM, Newcombe RG (1982) A clinical and genetic study of Hunter's syndrome. J med Genet 19: 401–411.
McK: 309900
J. Spranger/JS

Mucopolysaccharidose III
Syn.: Sanfilippo-Krankheit – Sanfilippo syndrome (e)
Def.: Lysosomale Speicherkrankheit durch Abbaudefekt des Glykosaminoglykans Heparansulfat.
A.: Die Erkrankung ist nach dem amerikanischen Kinderarzt Sylvester J. Sanfilippo benannt, der die Erkrankung 1963 mit seinen Mitarbeitern in Minneapolis beschrieb.
Diagn. Krit.: **(1)** Manifestation im frühen Kleinkindesalter mit Verhaltensauffälligkeiten wie Schlaf- und Sprachstörungen, mangelnde Lenkbarkeit, Konzentrationsunfähigkeit. – **(2)** Zunehmende Erethie, Aggressivität, Demenz. – **(3)** Plumpe Gesichtszüge, grobes Haar. – **(4)** Leichte Hepatomegalie, rezidivierende Durchfälle, gelegentlich Krampfanfälle. Kein Kleinwuchs, keine Hornhauttrübung. – **(5)** Leichtgradige Skelettveränderungen im Sinne der Dysostosis multiplex mit ovoiden Wirbelkörpern, hypoplastischem Corpus ossis ilei, vergröberter Bälkchenstruktur. In fortgeschrittenen Stadien verdickte Schädelkalotte. Keine Aufweitung der Sella. – **(6)** Vermehrte Urinausscheidung von Heparansulfat, grobe lymphozytäre Einschlüsse. – **(7)** Spezifische Enzymdefekte sind in peripheren Leukozyten und gezüchteten Fibroblasten, teilweise auch im Serum nachweisbar.
Ätiol.: Vier nicht-allele Mutationen homozygot manifester Gene führen zum gleichen Krankheitsbild. Die Mutationen resultieren in defekten Enzymen: **a)** Heparan-N-Sulfatase (MPS III-A); **b)** α-N-Acetyl-Glucosaminidase (MPS III-B); **c)** Acetyl-CoA: α-Glucosaminid-N-Acetyl-Transferase (MPS III-C); **d)** N-Acetyl-Glucosaminid-6-Sulfatase (MPS III-D).
Pathog.: Durch die ungenügende Aktivität der für den Abbau von Glykosaminoglykan-Ketten verantwortlichen Enzyme häuft sich das intralysosomal teildegradierte Heparansulfat an. Die klinischen Erscheinungen erklären sich teilweise aus den durch die Speicherung gestörten Zellfunktionen. Ob darüber hinaus noch Strukturveränderungen Heparansulfat-haltiger Membranen oder andere Mechanismen eine pathogenetische Rolle spielen, ist unbekannt.
Bemerkungen: Die vier Typen der Mucopolysaccharidose unterscheiden sich klinisch nicht wesentlich, wenn auch die MPS III-A etwas schwerer als die MPS III-B verläuft. Der Verlauf schwankt außerordentlich. Viele Patienten sterben im 2. Dezennium, andere erreichen, geistig schwer behindert, das 3. Lebensjahrzehnt. Pränatale Diagnostik mittels Enzymbestimmung in Chorionzotten oder Amnionzellen möglich. Heterozygote lassen sich durch vermindertete Enzymaktivität erkennen.
Lit.: Cleary MA, Wraith JE (1993) Management of mucopolysaccharidosis type III. Arch Dis Child 69: 403–406. – Fensom AH, Benson PF (1994) Recent advances in the prenatal diagnosis of the mucopolysaccharidoses. Prenatal Diag 14: 1–12. – Gatti R, Borrone C, Durand P et al (1982) Sanfilippo type D disease. Eur J Pediatr 138: 168–171. – Van de Kamp JJP, Niermeijr MF, v Figura K, Giesberts MAH (1981) Genetic heterogeneity and clinical variability in the Sanfilippo syndrome (types A, B, and C). Clin Genet 20: 142–160. – Sanfilippo SJ, Podosin R, Langer LO, Good RA (1963) Mental retardation associated with acid mucopolysacchariduria (heparitin sulfate type). J Pediatr 63: 837–838.
McK: 252900; 252920; 252930; 252940
J. Spranger/JS

Mucopolysaccharidose IV
Syn.: Morquio-Krankheit – Morquio-Syndrom – Morbus Morquio – Morquio-Brailsford-Krankheit
Def.: Autosomal-rezessiv erbliche Speicherkrankheit mit lysosomaler Speicherung von vorwiegend Keratansulfat und den daraus folgenden klinischen und radiologischen Veränderungen.
A.: Frühe Beschreibung 1929 durch den Pädiater Luis Morquio, 1867–1935, Uruguay, und 1931 durch den Radiologen James Frederik Brailsford, 1888–1961, Birmingham.
Diagn. Krit.: **(1)** Im Kleinkindesalter sich manifestierender disproportionierter, rumpfbetonter Minderwuchs mit Endgrößen zwischen 80 und 150 cm. – **(2)** Kielbrust, X-Beine, Bänderschlaffheit. – **(3)** Feine, nur spaltlampenmikroskopisch erkennbare Hornhauttrübungen. – **(4)** Zahnschmelzdefekte. – **(5)** Manchmal Schwerhörigkeit. – **(6)** Charakteristische Skelettdysplasie mit Platyspondylie, Hypoplasie der vorderen Wirbelkörperabschnitte am thorakolumbalen Übergang, mangelhafter Ossifikation des Processus odontoideus von C_2, atlantoaxialer Instabilität, Hypoplasie der unteren Iliakalabschnitte des Beckens, Coxa valga mit epiphysärer Dysplasie, proximaler Zuspitzung der Metacarpalia, Verkürzung aller Röhrenknochen. – **(7)** Vermehrte Ausscheidung von Keratansulfat im Urin bei Kindern, nicht jedoch bei Adoleszenten und Erwachsenen. – **(8)** Spezifische Enzymdefekte in gezüchteten Hautfibroblasten.
Ätiol.: Genetische Heterogenität: »Morquio A« ist bedingt durch Mutation des auf Chromosom 16q24.3 lokalisierten Gens der Galaktosamin-6-sulfat-Sulfatase; »Morquio B« durch Mutation des auf Chromosom 3 lokalisierten Gens der β-Galaktosidase. Manifestation bei Homozygotie der mutierten Gene, entsprechend autosomal-rezessiver Erbgang.

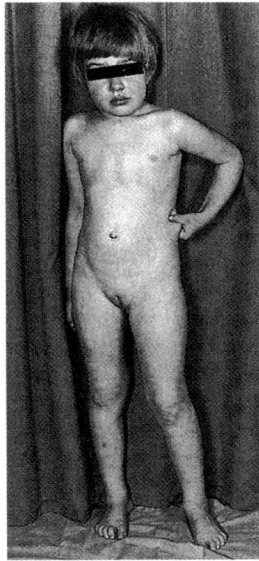

Mucopolysaccharidose III: klinischer Phänotyp (Beob. Univ.-Kinderklinik Mainz)

Mucopolysaccharidose VI

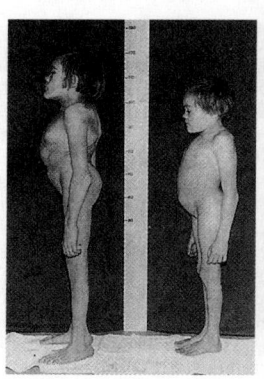
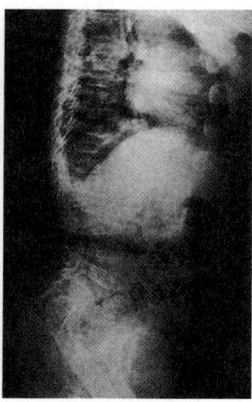
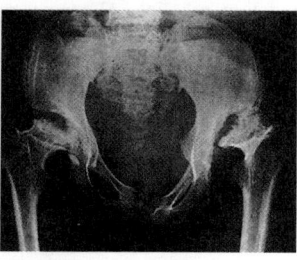
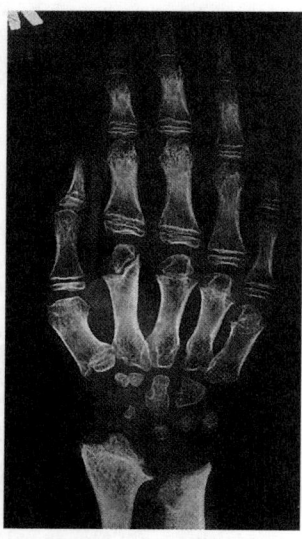

Typen A und B gibt es beträchtliche Unterschiede der Manifestation. So können Patienten mit MPS IV-A fast normal groß werden (allele Mutationen?). Leichter betroffene Patienten haben höhere Restaktivitäten des defekten Enzyms. Zumindest ein Patient mit klassischem Morquio-Phänotyp hatte normale Aktivitäten der Galaktosamin-6-sulfat-Sulfatase und der β-Galaktosidase (Maroteaux et al., 1978), d.h. möglicherweise ist die Mucopolysaccharidose IV heterogener als die derzeit gültige Unterteilung in die Subtypen A und B vermuten läßt. Beide Formen der MPS IV lassen sich pränatal diagnostizieren durch Enzymbestimmung in Chorionzotten oder gezüchteten Amnionzellen. Eine wichtige Komplikation ist die Rückenmarkskompression in Höhe des atlantookzipitalen Übergangs oder des thorakolumbalen Gibbus. Frühe Symptome sind vermehrte Ermüdbarkeit, verkürzte Gehstrecken. Frühdiagnose durch neurologische Untersuchung, röntgenologische Funktionsaufnahmen der HWS (atlantoaxiale Instabilität?), Magnetresonanzuntersuchung, somatisch evozierte Potentiale. Gegebenenfalls operative Dekompression und Stabilisation erforderlich. Pränatale Diagnostik enzymatisch, künftig durch Gen-Analyse möglich.

Lit.: Beck M, Glossl J, Grubisic A, Spranger J (1983) Heterogeneity of Morquio disease. Clin Genet 29: 311–325. – Brailsford JF (1931) Chondro-osteodystrophy; roentgenographic and clinical features of child with dislocation of vertebrae. Brit J Radiol NS 4: 83–89. – Fukuda S, Tomatsu S, Masue M et al (1992) Mucopolysaccharidosis type IV A. N-Acetylgalactosamine-6-sulfatase exonic point mutation in classical Morquio and mild cases. J Clin Invest 90: 1049–1053. – Langer LO, Carey LS (1966) The roentgenographic features of KS-mucopolysaccharidosis of Morquio (Morquio-Brailsford disease). Am J Roentgenol 47: 1–20 I. – Maroteaux P, Stanescu V, Stanescu R et al (1982) Hétérogeneité des formes frustes de la maladie de Morquio. Arch Franc Pédiatr 39: 761–765. – Morquio L (1929) Sur une forme de dystrophie osseuse familiale. Arch méd inf Paris 32: 129–135. – Nelson J, Broadhead D, Mossman J (1988) Clinical findings in 12 patients with MPS IV A (Morquio's disease): further evidence for heterogeneity. Clin Genet 33: 111–120. – Oshima A, Yoshida K, Shimmoto M et al (1991) Human β-galactosidase gene mutations in Morquio B disease. Am J Hum Genet 49: 1091–1093. – Tomatsu S, Fukuda S, Cooper A et al (1995) Mucopolysaccharidosis type IV A: identification of six novel mutations among non-Japanese patients. Hum Moled Genet 4: 741–743.

McK: 253000; 253010

J. Spranger/JS

Mucopolysaccharidose IV: klinischer Phänotyp und Skelettveränderungen bei Mucopolysaccharidose IV (Beob. Univ.-Kinderklinik Mainz)

Pathog.: Wie bei anderen Mucopolysaccharidosen führen Enzymdefekte zur mangelhaften Degradation von Glykosaminoglykanen, deren nicht weiter abbaubare Bruchstücke in den Lysosomen liegenbleiben. Im Falle der Morquio-Krankheit sind ausschließlich Bindegewebszellen betroffen, nicht aber das Gehirn oder innere Organe. Entsprechend normale Intelligenz und wesentlich normale Größe von Leber und Milz.

Bemerkungen: Patienten mit Mucopolysaccharidose IV-B sind im allgemeinen leichter betroffen als Patienten mit Mucopolysaccharidose-IV-A. Auch innerhalb der

Mucopolysaccharidose VI

Syn.: Maroteaux-Lamy-Krankheit – Maroteaux-Lamy-Syndrom – Arylsulfatase-B-Mangel

Def.: Lysosomale Speicherkrankheit mit Anhäufung vor allem von Dermatansulfat.

A.: Erstbeschreibung 1963 durch Pierre Maroteaux, 1926–, und Maurice Lamy, 1895–1975, Kinderärzte und Genetiker, Paris.

Diagn. Krit.: **(1)** Disproportionierter, kurzrumpfiger Minderwuchs. – **(2)** Grobe, Hurler-artige Gesichtszüge. – **(3)** Hornhauttrübungen. – **(4)** Hepatosplenomegalie, Hernien, Gelenkkontrakturen, Herzklappenfehler durch zunehmende Verdickung der Herzklappen infolge Einlagerung von Speichermaterial. – **(5)** Skelettdysplasie im Sinne der Dysostosis multiplex. – **(6)** Grobe lymphozytäre Einschlüsse (sog. Alder-Granulationen). – **(7)** Im Urin vermehrte Ausscheidung vorwiegend von Dermatansulfat. – **(8)** Mangelnde Aktivität des lysosomalen Enzyms N-Acetyl-Galaktosamin-4-sulfat-Sulfatase (= Arylsulfatase B) in Lymphozyten und gezüchteten Fibroblasten. – **(9)** Normale Intelligenz. Patienten mit der leichteren

Mucopolysaccharidose VII

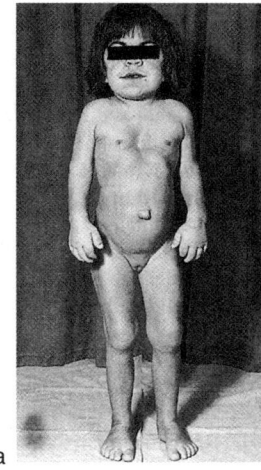

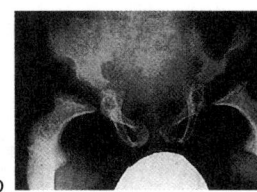

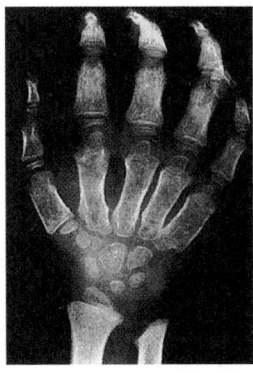

Mucopolysaccharidose VI: a)–c) Klinischer Phänotyp und Röntgenveränderungen der Mucopolysaccharidose VI (Beob. Univ.-Kinderklinik Mainz)

Verlaufsform überleben bis in das Erwachsenenalter. Sie können fast normal groß sein.

Ätiol.: Homozygot sich manifestierende Genmutation, entsprechend autosomal-rezessiver Erbgang. Das Arylsulfatase-B-Gen wurde auf Chromosom 5 lokalisiert.

Pathog.: Wie bei anderen Mucopolysaccharidosen. Degradationsdefekt und Speicherung nur von Dermatansulfat; der unbeeinträchtigte Stoffwechsel von Heparansulfat erklärt möglicherweise die normale geistige Entwicklung der Patienten.

Bemerkungen: Es gibt eine schwerer verlaufende Form A und eine leichter verlaufende Form B der Mucopolysaccharidose VI. Patienten mit der schweren Form sind kleiner, haben stärkere körperliche Veränderungen und überleben häufiger das 2. Dezennium nicht. Verschiedene Schweregrade der Erkrankung sind durch verschiedene Punktmutationen, Deletionen und Insertionen des ASB-Gens bedingt. Schwerste Fälle erkranken in den ersten beiden Lebensjahren und die Patienten sterben im 2.–3. Lebensjahrzehnt an kardiovaskulären Komplikationen. Leichte Verlaufsformen werden erst beim jungen Erwachsenen erkannt. Pränatale Diagnostik durch Enzymbestimmung in gezüchteten Amnionzellen oder Chorionzotten möglich.

Lit.: Black SHJ, Pelias MZ, Miller JB et al (1986) Maroteaux-Lamy syndrome in a large consanguineous kindred: biochemical and immunological studies. Am J Med Genet 25: 273–279. – Isbrandt D, Arlt G, Brooks DA et al (1994) Mucopolysaccharidosis VI (Maroteaux-Lamy Syndrome): six unique arylsulfatase B Gene alleles causing variable disease phenotypes. Am J Hum Genet 54: 454–463. – Maroteaux P, Levèque B, Marie J, Lamy M (1963) Une nouvelle dysostose avec élimination urinaire de chondroitine-sulfate B. Presse méd 71: 1849–1852. – Spranger JW, Koch F, McKusick VA et al (1970) Mucopolysaccharidosis VI (Maroteaux-Lamy disease). Helv paediat Acta 25: 337–362. – Voskobaeva E, Isbrandt D, v Figura K et al (1994) Four novel mutant alleles of the arylsulfatase B gene in two patients with intermediate form of mucopolysaccharidosis VI (Maroteaux-Lamy syndrome). Hum Genet 93: 259–264.

McK: 253200

J. Spranger/JS

Mucopolysaccharidose VII

Syn.: β-Glucuronidasemangel

Def.: Durch mangelnde Aktivität des lysosomalen Enzyms β-Glucuronidase bedingte Mucopolysaccharidose.

A.: Erste ausführliche Beschreibung 1973 durch eine Autorengruppe um den Kinderarzt William S. Sly, St. Louis. Das Krankheitsbild wurde bereits ein Jahr zuvor von dem Amerikaner A. Beaudet und Mitarbeitern beschrieben.

Diagn. Krit.: **(1)** Grobe Gesichtszüge, Hornhauttrübungen, Hepatosplenomegalie, Hernien. – **(2)** Kleinwuchs, Thoraxdeformität, Kyphose. – **(3)** Demenz. – **(4)** In schweren Fällen Hydrops fetalis. – **(5)** Röntgenologisch: Knochenveränderungen im Sinne der Dysostosis multiplex. – **(6)** Laborchemisch: grobe leukozytäre Einschlüsse, vermehrte Ausscheidung von Mucopolysacchariden im Urin und verminderte Aktivität der β-Glucuronidase in Leukozyten und gezüchteten Fibroblasten.

Ätiol.: Mutation eines auf Chromosom 7 (q21.22) lokalisierten Gens. Autosomal-rezessiver Erbgang.

Pathog.: Die Mutation des die β-Glucuronidase kodierenden Gens führt zur verminderten Aktivität des lysosomalen Enzyms. Dadurch können saure Mucopolysaccharide nur unvollständig abgebaut werden. Die unvollständigen hydrolysierten Abbauprodukte häufen sich in den Lysosomen an, interferieren mit der Zellfunktion und führen zu den oben genannten klinischen Erscheinungen.

Bemerkungen: Die Klinik der Mucopolysaccharidose VII ist außerordentlich variabel und reicht von Neugeborenen mit Hydrops fetalis bis zu leicht betroffenen Erwachsenen, die nur Knochenveränderungen haben. Für die verschiedenen Verlaufsformen sind unterschiedliche Mutationen des Glukuronidase-Gens verantwortlich.

Lit.: Beaudet AL, DiFerrante NM, Nichols BL, Ferry GD (1975) β-glucuronidase deficiency: altered enzyme substrate recognition. Am J Hum Genet (abstr) 24: 259. – Lee JE, Falke RE, Ng WG, Donnell GN (1985) β-Glucuronidase deficiency: A heterogeneous mucopolysaccharidosis. Am J Dis Child 139: 57–59. – Sewell AC, Gehler J, Mittermaier G, Meyer E (1982) Mucopolysaccharidosis type VII (β-glucuronidase deficiency): a report of a new case and a survey of those in the literature. Clin Genet 21: 366–373. – Sly WS, Quinton BA, McAlister WH, Rimoin DL (1973) β-glucuronidase deficiency: report of clinical, radiologic, and biochemical features of a new mucopolysaccharidosis. J Pe-

diatr 82: 249–257. – Wu BJ, Sly WS (1993) Mutational studies in a patient with the hydrops fetalis form of mucopolysaccharidosis type VII. Hum Mut 2: 446–457.
McK: 253220
J. Spranger/JS

mucous membrane pemphigoid benign (e): Pemphigoid, vernarbendes Typ I

Müdigkeits-Syndrom, chronisches
(Symptomenkomplex)

Syn.: chronic fatigue syndrome (e) – CFS (e) – weitgehende Überschneidungen mit: Müdigkeits-Syndrom, postvirales (postinfektiöses) – Neuromyasthenie – Epstein-Barr-Virus-Infektion, chronische – Enzephalomyelitis, myalgische – Fibromyalgie

Def.: In seiner Wertigkeit als eigenständige Krankheitsentität bisher ungeklärter Symptomenkomplex mit dem Leitsymptom der persistierenden Müdigkeit und sehr heterogenem Beschwerdebild.

Diagn. Krit.: **A)** Klinische Kriterien: **(1)** Erstmaliges Auftreten klinisch evaluierter unerklärter persistierender oder rezidivierender Müdigkeit über einen Zeitraum von mindestens 6 Monaten, die nicht auf andauernde Anstrengung zurückzuführen ist, sich durch Ruhe nicht bessert oder aus der eine deutliche Reduktion der beruflichen, sozialen und persönlichen Aktivitäten resultiert. – **(2)** Vorliegen von mindestens vier der folgenden Symptome, die nicht vorbestanden und die für mindestens 6 Monate persistieren oder rezidivieren: Störungen in Kurzzeitgedächtnis oder Konzentration mit relevanten Auswirkungen in oben genannten Aktivitäten – Halsschmerzen – schmerzhafte zervikale oder axilläre Lymphknoten – Muskelschmerzen – Polyarthralgien (ohne Gelenkschwellungen und -rötungen) – neu aufgetretene oder in der Qualität geänderte Kopfschmerzen – nicht erholsamer Schlaf – Unwohlsein nach Anstrengungen für mehr als 24 Stunden.

Ausschlußkriterien: **(1)** Aktive internistische Erkrankung, die Müdigkeit erklärt, unbehandelt oder behandelt mit nicht gesichertem Therapieerfolg. – **(2)** Jede frühere oder aktuelle Diagnose einer Major-Depression mit psychotischen oder melancholischen Zügen, bipolare affektive Störungen, jede Schizophrenie, jede wahnhafte Störung, jede Demenz, Anorexia nervosa, Bulimia nervosa. – **(3)** Alkoholabusus oder Substanzmißbrauch innerhalb 2 Jahren vor Müdigkeitsbeginn oder in der Zeit danach. – **(4)** Starke Adipositas (body mass index = Gewicht in kg : [Größe in m]^2 ≥ 45). Jeder unerklärte Untersuchungs- oder Laborbefund, der verdächtig ist auf das Vorliegen eines Ausschlußkriteriums, muß vor Diagnosestellung geklärt sein.

Keine Ausschlußkriterien sind: **(1)** Zustände/Symptome, die nicht durch Labortests bestätigt werden können, z.B. Fibromyalgie, Angststörungen, somatoforme Störungen, nichtpsychotische oder nichtmelancholische Depression, Neurasthenie, multiple Hypersensitivitätsstörungen (»chemical sensitivity disorders«). – **(2)** Dokumentiert erfolgreich therapierte Erkrankungen. – **(3)** Erkrankungen, die vor Ausbruch der Müdigkeit adäquat behandelt wurden (z.B. Lyme-Krankheit, Syphilis). – **(4)** Isolierte unerklärte Untersuchungs- oder Laborbefunde, die ein Ausschlußkriterium nicht hinreichend wahrscheinlich machen (z.B. isoliert erhöhte ANA).

Die hier vorgestellten Diagnosekriterien sind Richtlinien der »International Chronic Fatigue Syndrome Study Group« von 1994 und basieren auf einer Revision 1987 vorgeschlagener und 1991 erstmals überarbeiteter Kriterien im Sinne einer Arbeitsdefinition. Die Klassifizierung als »chronic fatigue syndrome« wird vorgenommen bei vollständigem Erfüllen beider Diagnosekriterien, die übrigen Fälle von klinisch evaluierter unerklärter chronischer Müdigkeit werden als »idiopathische chronische Müdigkeit« bezeichnet.

B) Labordiagnostik, bildgebende Verfahren: bisher keine Untersuchungen zur »Positivdiagnose CFS« bekannt, ausdrücklich abgeraten wird von ausufernder Diagnostik außerhalb kontrollierter klinischer Studien.

Ätiol.: Unbekannt. Unklar ist, ob es sich beim CFS um eine Erkrankung oder um ähnliche Erscheinungsbilder verschiedener Krankheitsentitäten handelt.

Pathog.: Kein einheitlicher Pathomechanismus gesichert. **1.** Infektiologische Theorie: ein Kausalzusammenhang zwischen Herpesviren, Enteroviren, Retroviren oder einem anderen infektiösen Agens und CFS konnte bisher nicht bewiesen werden.
2. Immunologische Theorie: beschrieben werden eine Vielzahl meist kontroverser, inkonstant gefundener und nur gering von der Norm abweichender Befunde.
3. Psychosomatisch/psychiatrische Theorie: auffallend hohe Prävalenz von psychiatrischen Erkrankungen, v.a. Depressionen mit hoher Somatisierungstendenz. Neurologisch werden gehäuft Schlafstörungen beschrieben.

Bemerkungen: **(DD)** endogene Depression – systemischer Lupus erythematodes – milde Form einer Multiplen Sklerose sowie alle anderen mit chronischer Müdigkeit einhergehenden Erkrankungen. Epidemiologie: Diagnosestellung vermehrt bei weißen Frauen jüngeren bis mittleren Alters, sowohl spontan auftretend als auch geographisch gehäuft. Verlauf: oft mit plötzlichem Beginn nach einer fieberhaften Phase wie bei (viralem) Infekt, Dauer der Beschwerden bei Diagnosestellung im Mittel etwa 6 Jahre (0,5–22 Jahre), oft zyklische Erholungs- und Rückfallphasen, häufig zu Arbeitsunfähigkeit führend, prognostisch nicht lebensbedrohlich, hoher Anteil an spontanen Besserungen/»Heilungen«. Therapie: bisher keine wissenschaftlich gesichert effektive Therapie bekannt, Versuch mit kognitiver Verhaltenstherapie, bei einem Teil der Patienten evtl. Einsatz trizyklischer Antidepressiva. Notwendigkeit von kontrollierten Studien zur Erforschung dieses bezüglich Wertigkeit, Ätiologie und klinischer Führung weiterhin unklaren Symptomenkomplexes.

Lit.: Bock GR, Whelan J (1993) Chronic fatigue syndrome. Ciba Foundation Symposium 173. John Wiley & Sons, Chicester. – Fukuda K et al (1994) The Chronic Fatigue Syndrome: A Comprehensive Approach to Its Definition and Study. Ann Intern Med 121: 953–959. – Holmes GP et al (1988) Chronic fatigue syndrome: a working case definition. Ann Intern Med 108: 387–389. – Schluederberg A et al (1992) Chronic fatigue syndrome research. Ann Intern Med 117: 325–331. – Schluederberg A, Straus SE, Grufferman S (1991) Considerations in the design of studies of chronic fatigue syndrome. Rev Inf Dis 13 (Suppl 1). The University of Chicago Press, Chicago. – Schmitz S et al (1994) Das chronische Müdigkeitssyndrom („Chronic Fatigue Syndrome", CFS). Med Klin 89: 154–159.
A. Engel/GA

Müdigkeits-Syndrom, postvirales (postinfektiöses): Müdigkeits-Syndrom, chronisches

Müllerian derivates in man-Hernia uteri inguinale syndrome (e): Oviduct, persistierender

Müller-Weiss disease (e): Osteochondrose, aseptische, Typ Müller-Weiss

Münchhausen-Neurose: Münchhausen-Syndrom

Münchhausen-Stellvertreter-Syndrom
(Symptomenkomplex)

Syn.: Munchausen (syndrome) by proxy (e) – Polle-Syndrom – Meadow-Syndrom – syndrome de Munchausen par procuration (fz)

Def.: Gesunde Kinder, die unter Vorspiegelung pathologischer Befunde durch die Eltern (vorwiegend die Mütter) wiederholt ärztlichen Untersuchungen zugeführt werden. Sonderform der Kindesmißhandlung (s. Batteredchild). Pädiatrische Variante des Münchhausen-Syndroms.

A.: Erstbeschreibung 1977 durch Roy Meadow, Pädiater, Leeds. – 1984 Nachweis durch R. Meadow und Th. Lennert, daß die Bezeichnung Polle-Syndrom auf einem historischen Irrtum beruht.

Diagn. Krit.: **(1)** Mütter gehäuft medizinisch vorgebildet. – **(2)** Symptomenkonstellation rational nicht erklärbar, z.B. Krämpfe ohne EEG-Korrelat, ungewöhnliche Elektrolyt-Verschiebungen in Serum oder Urin, Blut in Urin, Sputum, Stuhl, dessen Blutgruppe von der des Kindes abweicht, Fieber nur in Gegenwart der Eltern/Mütter. »Nierensteine« aus unbiologischem Material, Allergien gegen eine Vielzahl von Substanzen gleichzeitig. – **(3)** Eltern weichen Tag und Nacht nicht vom Bett des Kindes, suchen engen Kontakt zu Ärzten und Schwestern. – **(4)** Symptome verschwinden nach Trennung des Kindes von den Eltern. – **(5)** In betroffenen Familien kommt es gehäuft auch zu »klassischen« Kindesmißhandlungen.

Ätiol.: Psychoneurotische Störung eines oder beider Elternteile als Ausdruck gestörter Eltern-Kind- oder Partner-Beziehung. Folge nicht bewältigter früherer Krankheitskonflikte. Versuch, gesteigerte ärztliche Zuwendung zu erzwingen. Persönlicher Triumph, die ärztliche Zunft überlistet zu haben.

Pathog.: »Erfundenes« Symptomenspektrum.

Bemerkungen: Die Problematik dieser Störung liegt darin, daß zum Ausschluß eventueller somatischer Befunde nicht selten an den Kindern invasive Untersuchungen vorgenommen werden. Selbst bei Überführung der Eltern ist die Rückfallquote hoch, etwa 20% entziehen sich jeder Therapie. Todesfälle sind berichtet worden.

(DD) Münchhausen-Syndrom (tritt nicht selten in derselben Familie auf) – pädiatrische Form der Rentenneurose (z.B. Pflegegeld).

Lit.: Al-Jumaah S, Al-Dowaish A, Tufenkeji H, Fraga HH (1993) Munchausen syndrome by proxy in a Saudi child. Ann Saudi Medicine 13: 469–471. – Ginies JL et al (1989) Syndrome de Munchausen par procuration et pseudo-obstruction intestinale chronique. Arch frç Pediat 46: 267–269. – Lennert Th, Meadow R, Bode L (1985) Aufstieg und Fall des Polle-Syndroms. Der Kinderarzt 16: 1500–1503. – Meadow R (1977) Munchausen syndrome by proxy. Lancet II: 343–345. – Meadow R (1984) Factitious illness – the hinterland of child abuse. Rec Advanc Pediatrics 7: 217–232. – Meadow R, Lennert Th (1984) Munchausen by proxy or Polle syndrome: Which term is correct? Pediatrics 74: 554–556. – Rosenberg DA (1987) Web of deceit: A literature review of Munchausen syndrome by proxy. Child Abuse & Neglect 11: 547–563.

Th. Lennert/JK

Münchhausen-Syndrom
(Sequenz)

Syn.: (Varianten) Münchhausen-Neurose – polysurgery addiction (e) – fraudulent fever (e) – Selbstverstümmelung, iatrogene – Laparotomophilia migrans – Hämorrhagica histrionica – Neurologica diabolica – Walter-Mitty's syndrome (e) – Ahasverus syndrome (e) – Wandering-Jew-syndrome (e) – peregrinating problem patients (e) – Dermatitis autogenica – Hyperpyrexia figmentatica – hospital hoboes (e) – van-Gogh-Syndrom – autokannibalism (e) – Mythomania – hospital black book patients (e) – frater hospitalists (e) – hospital addiction (e) – factitious illness (e) – Pathomime – focal suicide (e) – hospital stumble-bums (e) – hospital deadbeats (e) – ipse pathogenesis (e) – doctor fox effect (e) – Apotemnophilia – Koryphäen-Killer-Syndrom – Polle-Syndrom – Pathomimicry – cardiopathica fantastica – Chirurgomania – Skalpellophilie – Automanipulation – Mimikry-Patient – Krankheit, vorgetäuschte – Patienten, professionelle – Pseudologia phantastica

Def.: Artifizielle Störungen mit phantasierter oder manipulierter körperlicher/seelischer Symptomatik; pathologisches Erfinden von medizinischen und sozialen Identitäten, Gebrauch von falschen Namen, Biographien, Hochstapelei; pathologisches Behandlungswandern von Klinik zu Klinik.

A.: Erstbeschreibung 1951 unter dem Namen »Münchhausen-Syndrom« durch den englischen Chirurgen R. Asher unter Anspielung auf den grandiosen Lügenerzähler Baron von Münchhausen. Historisch erstmalige Beschreibung 1934 durch den Psychiater und Psychoanalytiker K. Menninger unter dem Begriff »polysurgery and polysurgery addiction«; klassisches Standardwerk des Dermatologen J. Mayr »Handbuch der Artefakte. Morphologie und funktionelle Simulationen und Dissimulationen« (1937).

Diagn. Krit.: **(1)** Vortäuschung, Aggravation und/oder künstliches Hervorrufen körperlicher/psychischer Krankheitssymptome; hierbei Bewußtsein über die Intention des Täuschens, ohne aber Einblick in die meist unbewußte Motivation dieses Verhaltens. – **(2)** Suchtartiges Verlangen nach ständig neuen Krankenhausaufenthalten, bereitwillige Inkaufnahme invasiver diagnostischer und therapeutischer Maßnahmen. – **(3)** Hinweise auf zahlreiche vorangegangene Operationen. – **(4)** Häufig keine, aus der Lebenssituation verstehbaren Motive. – **(5)** Pathologische Arzt-Patienten-Beziehung. – **(6)** Im Vollbild: Pseudologia phantastica, pathologisches Wandern, Selbstentlassungen gegen ärztlichen Rat.

Ätiol.: Nicht eindeutig geklärt; psychodynamische, psychosoziale, hirnorganische Einflußfaktoren; nicht selten Suchtproblematik; dissoziative Zustände; Borderline- und antisoziale Persönlichkeitsstörungen.

Pathog.: Frühkindliche Entwicklung mit Hinweisen auf zahlreiche traumatisierende Realerfahrungen, Trennungs- und Verlusterlebnisse, sexuelle und seelische Mißhandlungen; häufig chronische Erkrankungen in der Familie; zerebrale Dysfunktionen für Pseudologia phantastica prädisponierend.

Lit.: Asher R (1951) Munchausen's syndrome. Lancet I: 339–341. – Eckhardt A (1992) Artifizielle Krankheiten (selbstmanipulierte Krankheiten) – Eine Übersicht. Nervenarzt 63: 409–415. – Pankratz L (1981) A review of the Munchausen syndrome. Clin Psychol Review 1: 65–78. – Plassmann (1993) Psychoanalyse artifizieller Krankheiten. Shaker, Aachen. – Taylor S, Hyler SE (1993) Update on factitious disorders. Int J Psych Med 23: 81–94.

H. P. Kapfhammer/DP

Münchmeyer's disease (e): Fibrodysplasia ossificans progressiva
Münchmeyer-Syndrom: Fibrodysplasia ossificans progressiva
Muir-Torre-Syndrom: Talgdrüsentumoren, multiple

mukoepitheliale Dysplasie, hereditäre

Syn.: Dysplasie-Syndrom, mukoepitheliales – Candidiasis, chronische mukokutane – hereditary mucoepithelial dysplasia (e)

Mulibrey-Syndrom

Def.: Seltene, sich im Kleinkindesalter manifestierende Erbkrankheit mit chronischer periorifizieller Candidiasis, schwersten Augenveränderungen mit frühzeitiger Kataraktbildung und rezidivierenden Pneumonien mit konsekutiver Lungenfibrose und Cor pulmonale aufgrund einer panepithelialen interzellulären Kohärenzstörung.

A.: Carl J. Witkop jr., James G. White, R. A. King, M. V. Dahl, W. G. Young, J. J. Sauk jr., amerikanische Genetiker, Minnesota/Minneapolis. – 1979 Erstbeschreibung und Namensgebung durch diese sechs Autoren. – Gary A. Okamoto, Judith G. Hall, Hans Ochs, Charles Jackson, Keith Rodaway und John Chandler beschrieben 1977 dieses Syndrom unter der Bezeichnung chronisch-mukokutane Candidiasis.

Diagn. Krit.: (1) Erste Manifestation im Säuglingsalter mit ausgeprägter Photophobie, Blepharospasmus und Nystagmus. – (2) Im 1. Lebensjahr Auftreten von persistierenden, flach erhabenen, rötlichen Herden mit vorwiegend periorifizieller Anordnung um Nase, Mund, Augen, Urethra, Vagina und Anus entsprechend dem klinischen Bild einer chronischen mukokutanen Candidiasis. – (3) In der Folge (2. bis 4. Lebensjahr) erhöhte Anfälligkeit für bakterielle Infekte mit chronischer Rhinitis und rezidivierenden Pneumonien. – (4) Auftreten einer nicht vernarbenden Alopecia universalis und einer follikulären Hyperkeratose, sowie häufig Diarrhö, Melaena, Enuresis und Hämaturie; bei Knaben häufig Urethralstrikturen. – (5) Um das 5. Lebensjahr bilaterale Keratokonjunktivitis, Vaskularisierung der Kornea mit Pannusbildung, in der Folge Hornhautvernarbung und Entwicklung von posterioren subkapsulären Katarakten. – (6) Die meisten Patienten erblinden zwischen dem 7. und 9. Lebensjahr. – (7) Im späteren Verlauf (2. bis 3. Lebensjahrzehnt) interstitielle Lungenfibrose, häufige Episoden eines spontanen Pneumothorax sowie terminal Cor pulmonale.

Ätiol.: Autosomal-dominantes Erbleiden.

Pathog.: Histologisch zeigen sich an der Epidermis und allen Schleimhäuten ähnliche Charakteristika: Verminderung der epithelialen Zellzahl, Fehlen der epithelialen Zellreifung mit Störung der Keratinisierung, zahlreiche dyskeratotische Zellen und deutliche Verminderung der Interzellularbrücken mit stellenweise Akantholyse. Auch die ultrastrukturellen Befunde sind in allen Epithelien identisch. Im Vordergrund steht die verminderte Anzahl von Desmosomen und »gap junctions« (spezialisierte Membrankontakte) bedingt durch die intrazytoplasmatische Anhäufung von »isolated gap junctional material« (Witkop, 1982). Dieses Defizit an »gap junctions«, die in avaskulären Geweben wie z.B. der Augenlinse gewöhnlich in hoher Dichte vorhanden und offensichtlich für deren Ernährung von wesentlicher Bedeutung sind, könnte theoretisch die frühzeitige Kataraktentstehung bei diesem Syndrom erklären.

Bemerkungen: Die Verdachtsdiagnose dieser Erkrankung ist wegen der fehlenden Spezifität der einzelnen Symptome äußerst schwierig und nur durch das assoziierte Auftreten der beschriebenen Haut- und Schleimhautveränderungen im Zusammenhang mit einer positiven Familienanamnese zu stellen. (DD) ophthalmologische Erkrankungen im Rahmen einer atopischen Dermatitis – Stevens-Johnson-Syndrom – staphylogen-bedingte chronische Blepharokeratokonjunktivitis. Das Behandlungsregime ist oft frustran, die frühzeitige Keratoplastik wird empfohlen.

Lit.: Okamoto GA, Hall JG, Ochs H et al (1977) New syndrome of chronic mucocutaneous candidiasis. Birth Def Orig Art Ser XIII(3B): 117–125. – Urban MD, Schosser R, Spohn W et al (1991) New clinical aspects of hereditary mucoepithelial dysplasia. Am J Med Genet 39: 338–341. – Witkop CJ Jr, White JG, King RA et al (1979) Hereditary mucoepithelial dysplasia: a disease apparently of desmosome and gap junction formation. Am J Hum Genet 31: 414–427.
McK: 158310
H. P. Soyer/GB

mukokutanes Lymphknotensyndrom: Kawasaki-Syndrom
Mukoviszidose: cystische Fibrose
mulibrey dwarfism (e): Mulibrey-Syndrom
mulibrey nanism (e): Mulibrey-Syndrom

Mulibrey-Syndrom

Syn.: mulibrey nanism (e) – mulibrey dwarfism (e) – dwarfism-pericarditis (e) – constrictive pericarditis with dwarfism (e) – pericardial constriction-growth failure (e) – Perheentupa-Syndrom

Def.: Autosomal-rezessiv erbliches Syndrom mit primordialem Kleinwuchs, charakteristischem Aussehen und typischen Organbefunden.

A.: Erstbeschreibung 1973 durch J. Perheentupa, finnischer Pädiater.

Diagn. Krit.: (1) Primordialer, zunehmender Kleinwuchs, vergleichsweise große Hände und Füße. – (2) Dreieckiges Gesicht mit prominenter Stirn; Dolichozephalus und J-förmige Sella turcica. – (3) Am Auge vor allem verminderte, ungleichmäßige Pigmentierung der Retina mit gelblichen Pigmentflecken. – (4) Kleine Zunge, hohe, piepsige Stimme. – (5) Muskelhypotonie und Muskelschwäche. – (6) Konstriktive Perikarditis (Manifestation zwischen der Geburt und dem Ende des zweiten Lebensjahrzehntes), als Folge erhöhter Venendruck mit Hepatosplenomegalie, hervortretenden Venen an Kopf und Hals, kutane Hämangiome vor allem an den Gliedern. – (7) Verzögerte Pubertät bei Mädchen. – (8) Zystische Dysplasie vor allem der Tibia mit Frakturneigung; dünne Röhrenknochen mit engen Markhöhlen.

Ätiol.: Autosomal-rezessives Erbleiden.

Pathog.: Nicht bekannt.

Bemerkungen: Der Name »Mulibrey« leitet sich von den Organen ab, die ursprünglich als hauptsächlich betroffen galten: **mu**scle (Muskelschwäche), **li**ver (Hepatomegalie), **br**ain, **ey**e (Pigmentflecke). – Bisher wurden über 30 Patienten, ganz überwiegend aus Finnland, beschrieben. (DD) Kleinwuchs, Schädelform und Gesicht erinnern an das Silver-Russell-Syndrom, Körperasymmetrie ist aber beim Mulibrey-Syndrom die Ausnahme.

Lit.: Haraldsson A, van der Burgt CJ, Weemaes CM et al (1993) Antibody deficiency and isolated growth hormone deficiency in a girl with mulibrey nanism. Eur J Pediatr 152: 509–512. – Perheentupa J, Autio S, Leisti S et al (1973) Mulibrey nanism, an autosomal recessive syndrome with pericardial constriction. Lancet II: 351–355. – Voorhees ML, Husson GS, Blackman MS (1976) Growth failure with pericardial constriction: the syndrome of mulibrey nanism. Am J Dis Child 130: 1146–1148.
McK: 253250
B. Zabel/JS

Mullerian duct aplasia/hypoplasia-renal aplasia/ectopia-cervicothoracic somite (spinal) dysplasia and upper limb defects (e): MURCS-Assoziation

Multifidusdreieck-Syndrom

Def.: Historischer Begriff für chronisch rezidivierende Lumbalgien ohne neurologisches Defizit. Zum Teil Schmerzausstrahlung in Gesäß und Oberschenkel. Schmerzauslösung durch unphysiologische Belastung.

Lit.: Livingston WK (1941) Back disabilities due to strain of multifidus muscle. Cases treated by novocain injection. West J Surg, Portland 49: 259.
W. Müller-Felber/DP

multiple benign circumferential skin creases of the limbs (e): Michelin-tire-baby-Syndrom
multiple carboxylase deficiency (e): Biotinidase-Defekt
multiple carboxylase deficiency (neonatal form) (e): Carboxylase-Defekt, multipler
multiple contracture syndrome Finnish type (e): Pterygium-Syndrom, letales multiples, Typ IV
multiple endokrine Adenomatose: multiple endokrine Neoplasie

multiple endokrine Neoplasie

Syn.: MEN – MEN-Syndrom – multiple endokrine Adenomatose – MEA
Def.: Autosomal-dominante Störungen mit neoplastischen Veränderungen mehrerer endokriner Organe und inadäquat vermehrter Hormon-Produktion. – Mindestens drei Kombinationen hyperplastischer, adenomatöser und/oder karzinomatöser Transformation wurden beschrieben (s. Tabelle): **1.** MEN Typ I (= Wermer-Syndrom) mit Nebenschilddrüsen-Hyperplasie oder -Adenom, Pankreas-Inselzell-Tumoren (Gastrinome, Insulinome), Hypophysentumoren, Nebennierentumoren, Schilddrüsentumoren, Lipomen und sehr selten Karzinoid-Tumoren. – **2.** MEN Typ II (= MEN IIa = Sipple-Syndrom) mit medullärem Schilddrüsen-Karzinom, Phäochromozytom, Nebenschilddrüsen-Hyperplasie oder -Adenom. – **3.** MEN Typ IIb (= MEN III; Ganglioneurom-Phänotyp) mit multiplen Schleimhaut-Neuromen, einem marfanoiden Habitus, medullärem Schilddrüsen-Karzinom und Phäochromozytom.
A.: **1.** MEN Typ I: s.u. Wermer-Syndrom. – **2.** MEN Typ II: s.u. Sipple-Syndrom. – **3.** MEN Typ III: Die Erstbeschreibung des gemeinsamen Vorkommens von Phäochromozytom und Schilddrüsen-Karzinom erfolgte bereits 1932 durch A. Eisenberg und H. Wallerstein. – E. D. Williams und D. J. Pollock (1966) sowie R. J. Gorlin, H. O. Sedano, R. A. Vickers und J. Červenka 1968 beschrieben dann das Vollbild.

Diagn. Krit.: s. Tabelle.
Ätiol.: Genetische Defekte mit Veränderungen von Proto-Onkogenen und Tumorsuppressorgenen; autosomal-dominanter Erbgang.
Bemerkungen: Bei Vorliegen einer MEN stets Familienuntersuchungen veranlassen. Das Gen für MEN I ist auf dem Chromosom 11 in der Region 11q13 lokalisiert worden, für MEN IIa Region 10q11 (RET-Protoonkogen). Für MEN IIa konnte gezeigt werden, daß in Abhängigkeit der Lokalisation der Mutationen des RET-Gens unterschiedliche Phänotypen auftreten.
Lit.: Gagel RF (1994) Multiple Endocrine Neoplasia. Endocrinology and Metabolism Clinics of North America 23: 1–233. – Gorlin RJ, Sedano HO, Vickers RA, Červenka J (1968) Multiple mucosal neuromas, pheochromocytoma and medullary carcinoma of the thyroid: A Syndrome. Cancer 22: 293–299. – Jackson CE (1993) Genetic aspects of multiple endocrine syndromes. In: Mazzaferri EL, Samaan NA (eds) Endocrine tumors, pp 36–48. Blackwell Scientific Publications, Oxford, London, Edinburgh. – Knudson AG (1993) Antioncogenes and human cancer. Proc Natl Acad Sci USA 90: 10914–10921. – Mulligan LM, Eng C, Healey CS et al (1994) Specific mutations of the RET proto-oncogene are related to disease phenotype in MEN 2A and FMTC. Nature Genetics 6: 70–74. – Schimke RN, Hartman WH, Prout TE et al (1968) Syndrome of bilateral pheochromocytoma, medullary thyroid carcinoma and multiple neuromas. A possible regulatory defect in the differentiation of chromaffin tissue. N Engl J Med 279: 1–7.
McK: 131100; 162300; 171400
B. O. Böhm/GA

multiple endokrine Neoplasie Typ I: Wermer-Syndrom
multiple endokrine Neoplasie Typ IIa: Sipple-Syndrom
multiple-Hamartome-Syndrom: Hamartome, multiple
multiple kartilaginäre Exostosen/periphere Dysostose-Syndrom: tricho-rhino-phalangeale Dysplasie II
multiple-Lentigines-Syndrom: Lentiginose, progressive kardiomyopathische
multiple neuritis of the shoulder girdle (e): Parsonage-Turner-Symptomatik
multiple pterygium syndromes (e): Pterygium-Syndrome, multiple
multiples Pterygium-Syndrom I: Pterygium-Syndrom, progredientes, multiples
multiple system atrophy (e): Shy-Drager-Syndrom

multiple endokrine Neoplasie							
	NSD	Pankreas	Hypophyse	Phäo	MSD-Ca	Neurome	marfanoider Habitus
MEN I*	90–97%	30–70% [80%]	15–50% [50–65%]	–	–	–	–
MEN IIa**	10–20%	–	–	20–50%	60%	–	–
MEN IIb	10–20%	–	–	50%	60%	95–97%	85–94%

NSD = Nebenschilddrüsen-Adenom, -Karzinom; Pankreas: PP, Glukagon, Insulin, SMS, GIP, VIP, Neurotensin-produzierende Tumoren; MSD-Ca = medulläres Schilddrüsenkarzinom. Angegeben sind die Prävalenzdaten anhand klinisch-chemischer Untersuchungen, in eckigen Klammern die Prävalenzdaten aus Autopsieuntersuchungen; * weniger als 5% Prävalenz: Karzinoide, nicht-Hormon-sezernierende Pankreastumore, multiple Lipomatose; ** mit weniger als 5% Prävalenz kutane lichenoide Amyloidose

multiple Trichodiskome, Fibrofollikulome und Akrochordone

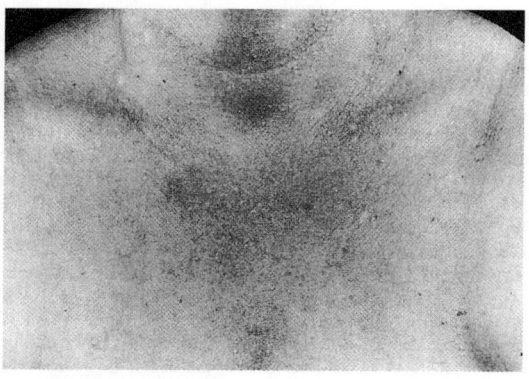

multiple Trichodiskome und Fibrofollikulome: am Hals und im Dekolletébereich; zusätzlich Akrochordone erkennbar (Beob. W. Sterry)

multiple Trichodiskome, Fibrofollikulome und Akrochordone

Syn.: Birt-Hogg-Dubé-Syndrom
Def.: Multiple Tumoren der Haarscheide (Trichodiskome, Fibrofollikulome) und Akrochordone (weiche Fibrome) ohne interne Manifestation.
A.: Arthur R. Birt, kanadischer Dermatologe, Georgine R. Hogg, kanadische Pathologin, James W. Dubé, kanadischer Internist.
Diagn. Krit.: (1) Multiple Trichodiskome und Fibrofollikulome; klinisch 2–4 mm große, hautfarbene Papeln im Gesichts-, Hals- und oberen Thoraxbereich (Abb.). – (2) Akrochordone (Syn.: weiche Fibrome, fibroepitheliale Polypen) im Halsbereich (seitlich) und Axillen.
Ätiol.: Autosomal-dominant vererbtes Krankheitsbild.
Lit.: Birt AR, Hogg GR, Dube WJ (1977) Hereditary multiple fibrofilliculomas with trichodiscomas and acrochordons. Arch Dermatol 113: 1674–1677. – Cohen PR, Kurzrock R (1995) Miscellaneous genodermatoses: Beckwith-Wiedemann syndrome, Birt-Hogg-Dubé syndrome, familial atypical multiple mole melanoma syndrome, hereditary tylosis, incontinentia pigmenti, and supernumerary nipples. Dermatol Clin 13: 211–229.
McK: 135150
W. Sterry/GB

multiple Trichoepitheliome: Epithelioma adenoides cysticum (Brooke)
Multisystem-Atrophie mit Pandysautonomie: Shy-Drager-Syndrom
multisystem inflammatory disease, infantile-onset (e): Prieur-Griscelli-Syndrom
multizentrische Retikulohistiozytose der Haut und Synovia: Retikulohistiozytose, multizentrische

Mulvihill-Smith-Syndrom

Syn.: progeroid short stature with pigmented nevi (e) – progeria-like syndrome (e)
Def.: Kombination von prä- und postnatalem Minderwuchs, Mikrozephalie, »vogelähnlichem« Aussehen, multiplen pigmentierten Nävi, vorzeitiger Alterung.
A.: Bisher sind sechs sporadische Fälle publiziert worden, der erste 1971 von Shepard.
Diagn. Krit.: (1) Prä- und postnataler Minderwuchs. Mikrozephalie. IQ-Verminderung im Vergleich zu den übrigen Familienmitgliedern. – (2) Fehlen des Unterhautfettgewebes im Gesicht und am Hals, normale Fettverteilung am übrigen Körper, dadurch »vogelähnlicher« Ausdruck des Gesichts. Vorzeitige Alterung. – (3) Pigmentierte Nävi über der gesamten Haut, schmetterlingsförmig verteilt im Gesicht. Sie nehmen im Laufe des Lebens an Zahl zu. – (4) Sensoneuraler, bilateraler Hörverlust. Hohe, heisere Stimme. – (5) Hypertelorismus, Mikrognathie, kleiner Mund, Hypodontie, erhöhte Kariesneigung. Prominente Ohren. Spärliches Kopfhaar, fehlende Axillarbehaarung. – (6) Lebervergrößerung, z.T. mit Funktionseinschränkung. Hypospadie. – (7) In Einzelfällen: Diabetes mellitus, Immunschwäche, Syndaktylien.
Ätiol.: Sporadisches Auftreten, autosomal-dominante Neumutation kann nicht ausgeschlossen werden.
Pathog.: Unklar.
Lit.: Baraitser M, Insley J, Winter RM (1988) A recognisable short stature syndrome with premature aging and pigmented naevi. J Med Genet 25: 53–56. – Bartsch O, Tympner KD, Schwinger E, Gorlin RJ (1994) Mulvihill-Smith syndrome: case report and review. J Med Genet 31: 707–711. – Elliot DE (1975) Undiagnosed syndrome of psychomotoric retardation, low birth weight dwarfism, skeletal, dental, dermal and genital abnormalities. Birth Defects Orig Art Ser XI (2): 364–367. – Mulvihill JJ, Smith DW (1975) Another disorder with prenatal shortness of stature and premature aging. Birth Defects Orig Art Ser XI (2): 368–371. – Shephard, MK (1971) An unidentified syndrome with abnormality of skin and hair. Birth Defects Orig Art Ser VII (8): 353–354.
McK: 176690
S. Schechert-Spranger/AS

Munchausen (syndrome) by proxy (e): Münchhausen-Stellvertreter-Syndrom

Mund- und Genital-Ulcera mit Chondritis

Syn.: MAGIC-Syndrom
Def.: »Mouth and genital ulcers with inflamed cartilage« (MAGIC): Kombination der klinischen Symptome des Morbus Behçet und Polychondritis.
A.: Firestein und Mitarbeiter beschrieben fünf Patienten mit Zeichen von Morbus Behçet und rezidivierender Polychondritis.
Diagn. Krit.: (1) Kriterien des Morbus Behçet: Orale Aphthen, entzündliche Veränderungen an Haut, Auge, Genital, Gelenke. – (2) Rezidivierende Entzündungen des Knorpels von Ohren, Nase, Larynx und Trachea.
Ätiol.: Unbekannt.
Pathog.: Es werden Autoimmunprozesse gegenüber Proteoglykanen und elastischem Gewebe diskutiert.
Bemerkungen: Die Eigenständigkeit des Krankheitsbildes ist fraglich.
Lit.: Firestein GS, Gruber HE, Weisman MH, Zvaifler NJ (1985) Mouth and genital ulcers with inflamed cartilage: MAGIC syndrome. Am J Med 79: 65–72. – Orme RL, Nordlung JJ, Barich L, Brown T (1990) The MAGIC Syndrome (Mouth and Genital Ulcers With Inflamed Cartilage). Arch Dermatol 126: 940–944.
G. Burg/GB

MURCS-Assoziation

Syn.: **Mu**llerian duct aplasia/hypoplasia-**r**enal aplasia/ectopia-**c**ervicothoracic **s**omite (**s**pinal) dysplasia and upper limb defects (e)

Def.: Fehlbildungen der zervikalen und thorakalen Wirbelkörper, Rippen und/oder Fehlbildungen der oberen Extremitäten in Verbindung mit uterovaginalen Anomalien und renaler Agenesie/Ektopie.
A.: Erstbeschreibung durch P. A. Duncan und Mitarbeiter 1979.
Diagn. Krit.: **(1)** Mayer-von Rokitansky-Küster-Fehlbildungskomplex (96%). – **(2)** Renale Agenesie/Ektopie (88%), fehlgebildete zervikale und obere thorakale Wirbelkörper (80%). – **(3)** Rippenanomalien. – **(4)** Fehlbildungen der oberen Extremitäten. – **(5)** Infertilität. – **(6)** Normaler weiblicher Karyotyp.
Ätiol.: Sporadisches Auftreten ausschließlich bei Frauen.
Pathog.: Blastemveränderung zervikaler und thorakaler Somiten, Armknospen, pronephritischen Gängen in der 4. Embryonalwoche.
Bemerkungen: Assoziiert wurden beobachtet: Sprengel-Deformität, Taubheit, Ohranomalien, faziale Asymmetrien, Lippenspalten, Gaumenspalten, gastro-intestinale Anomalien.
Lit.: Colavita N, Orczi C, Logrosskino C (1986) Does MURCS association represent an actual non-random complex of malformation? Diagn Imagin Clin Med 55: 172–176. – Duncan PA, Shapiro LP, Stangel JJ et al (1979) The MURCS association: Müllerian duct aplasia, and cervicothoracic somite dysplasia. J Pediat 95: 399–402. – Greene RA, Bloch MJ, Shuff DS, Ioszo V (1986), MURCS association with additional congenital anomalies. Hum Pathol 17: 88–91.
J. Kunze/JK

(Murk) Jansen-Syndrom: Chondrodysplasie, metaphysäre, Typ Murk Jansen
Murray-Puretić-Drescher syndrome (e): Fibromatose, juvenile hyaline
Murray-Puretić syndrome (e): Fibromatose, juvenile hyaline
Murray-Syndrom: Fibromatose, juvenile hyaline

muscle-eye-brain disease
Def.: Eine familiäre Erkrankung mit schwerer muskulärer Hypotonie, psychomotorischer Retardierung und angeborener Myopie.
A.: Erstbeschreibung 1977 durch die finnischen Pädiater P. Santavuori, J. Leisti und S. Kruns.
Diagn. Krit.: **(1)** Neonatalperiode: Geburtsgewicht normal bis erhöht, Trinkschwierigkeiten. – **(2)** Muskelsymptome: schwere angeborene Muskelhypotonie, retardierte motorische Entwicklung, verringerte/fehlende Sehnenreflexe, myopathisches EMG, erhöhte Creatinkinase-Werte. Histologisch: Muskeldystrophie. – **(3)** Augensymptome: Sehstörungen, schwere kongenitale Myopie, infantiles Glaukom, Hypoplasie der Sehnervenpapille, retinale Hypoplasie. – **(4)** ZNS: geistige Retardierung, leichte Spastik, hydrozephale Symptome im 1. Lebensjahr, Myoklonien, pathologisches EEG. Pachygyrie, Polymikrogyrie, okzipitale Agyrie.
Ätiol.: Autosomal-rezessive Vererbung.
Pathog.: Unbekannt.
Bemerkungen: Geographische Häufung in Südfinnland. – Symptomatische Therapie (Glaukom). Praktisch keine selbständige Gehfähigkeit der Patienten. Gegenwärtig ist nicht geklärt, ob das Walker-Warburg-Syndrom und »muscle-eye-brain disease« identische Krankheitsbilder sind.
Lit.: Dobyns WB, Pagon RA, Curry CJR, Greenberg F (1990) Response to Santavuori et al. regarding Walker-Warburg syndrome and muscle-eye-brain disease. Am J Med Genet 36: 373–374. – Laverda AM, Battaglia MA, Drigo P et al (1993) Congenital muscular dystrophy, brain and eye abnormalities: one or more clinical entities? Child's Nerv Syst 9: 84–87. – Santavuori P, Leisti J (1980) Muscle, eye and brain disease. In: Erikson AW, Forsius HR, Nevanlinna HR, Workman PL, Norio RK (eds): Population Structure and Genetic Disorders, pp 647–651. Academic Press, New York. – Santavuori P, Pihko H, Sainio K et al (1990) Muscle-eye-brain-disease and Walker-Warburg syndrome. Am J Med Genet 36: 371–372.
McK: 253280
J. Kunze/JK

muscle fibre activity, continuous (e): Neuromyotonie
muscle hypoplasia, generalized (e): Krabbe-Syndrom II
muscle hypotonia, congenital (e): Floppy-Infant-Symptomatik
muscular atrophy, mental retardation, X-linked (e): Allan-Herndon-Dudley-Syndrom
muscular dystrophy, classic X-linked recessive (e): Muskeldystrophie, X-chromosomal rezessive, Typ Duchenne
muscular hypertrophy-cerebral syndrome, congenital (e): (Cornelia-de-)Lange-Syndrom (II)
muscular infantilism (e): Krabbe-Syndrom II
Musculus-obliquus-superior-Syndrom: Obliquus-superior-Sehnenscheiden-Syndrom

Musculus-piriformis-Symptomatik
Syn.: Piriformis-Syndrom
Def.: Kompressionsneuropathie des N. ischiadicus bei atypischem Verlauf des Nervs zwischen den beiden Köpfen des M. piriformis.
Diagn. Krit.: **(1)** Lokale Schmerzen im Gesäß mit Ausstrahlung in die Dorsalseite des Beins (Ischialgie). – **(2)** Schmerzauslösung durch Innenrotation im Hüftgelenk. – **(3)** Elektromyographisch evtl. Zeichen akuter oder chronischer Denervierung im Ischiadikus-Innervationsgebiet bei unauffälliger paraspinaler Muskulatur.
Ätiol.: Mechanische Nervenläsion.
Pathog.: In 6% verläuft der N. ischiadicus zwischen beiden Köpfen des M. piriformis. Bei zusätzlichen Faktoren, die zur vermehrten Tonisierung des M. piriformis führen (Überlastung, Erkrankungen im Bereich des Hüftgelenks und des Sakrums), kann es zur Kompression des N. ischiadicus und seltener des N. gluteus superior kommen.
Bemerkungen: Eine Musculus-piriformis-Symptomatik stellt eine Ausschlußdiagnose dar, welche nur bei Fehlen einer Radikulopathie, einer Kompression des Plexus lumbosacralis oder anderer Läsionen des N. ischiadicus gestellt werden sollte. Bei dringendem Verdacht ist eine operative Freilegung indiziert.
Lit.: Kopell HP, Thompson WAL (1963) Peripheral entrapment neuropathies. Williams & Wilkins, Baltimore. – Nakano KK (1987) Sciatic nerve entrapment: the piriformis syndrome. J Musculoskeletal Med 4: 33–37. – Pezina M (1979) Contribution to the etiological explanation of the piriformis syndrome. Acta anat 105: 181.
W. Müller-Felber/DP

Musculus-psoas-Symptomatik
Syn.: Iliopsoas-Syndrom – Psoas-Syndrom
Def.: Zusammenfassung der Symptome, die durch einen krankhaften, hypertonischen, asymmetrischen Zug des M. psoas verursacht werden.

A.: Erstbeschreibung 1958 durch H. Moser, Chirurg, Graz.
Diagn. Krit.: (1) Chronische Kreuzschmerzen, seltener Unterbauchschmerzen auf einer Seite oder Schmerzen im Bereich eines Hüftgelenkes. Eventuell Ausstrahlung der Schmerzen nach kaudal über die Außenseite der Hüfte auf den Oberschenkel oder nach kranial in den Rücken bis in die Schulter und in den Nacken. – (2) In Rückenlage: ipsilaterale Tonusvermehrung des M. psoas über dem Schambein besonders bei gestreckt gehobenem Bein. – (3) In Flexions-Abduktions-Außenrotationsstellung des Oberschenkels Druckschmerzhaftigkeit am Ansatz des M. psoas am Trochanter minor (an der Grenze zwischen innerem und den beiden äußeren Dritteln der vorderen Oberschenkelbreite drei Querfinger unter dem Leistenband). – (4) Fakultativ Spontanschmerzen und Druckstellen an der Lendenwirbelsäule, wenn das in der Hüfte überstreckte und im Kniegelenk gestreckte Bein in Bauchlage über das liegende andere Bein gekreuzt und nach innen rotiert wird. – (5) Röntgen: in fortgeschritteneren Krankheitsstadien ipsilateral konkave Skoliose der Lendenwirbelsäule, gelegentlich zusätzliche Torquierung und ipsilateral exostotische Zacken.
Ätiol.: Statische Ursachen (Schiefhaltung des Beckens), »rheumatische« Ursachen (Myogelosen, Quellungen, Knoten im Muskel), reflektorische Ursachen (Nachbarschaftsprozesse wie Appendizitis, Adnexitis, Uretersteine usw., die zu einer Verspannung des Muskels führen).
Pathog.: Chronische Verspannung des M. (ilio-)psoas bis zur Kontraktur.
Lit.: Moser H (1958) Neue Erkenntnisse aus der Orthopädie für die allgemeine Praxis. Wien med Wschr 108: 822–825. – Moser H (1960) Das Psoas-Syndrom. Med Klin 55: 835–838.
C. D. Reimers/DP

Musculus-rectus-abdominis-Symptomatik

Syn.: Rectus-abdominis-Syndrom
Def.: Rhabdomyolyse des M. rectus abdominis.
A.: H. P. Schmitt, Neuropathologe, Heidelberg. – W. Bersch, Physiologe, Speyer. – H. P. Feustel, Chirurg, Speyer. – Gemeinsame Erstbeschreibung 1983.
Diagn. Krit.: (1) Akute Rhabdomyolyse des M. rectus abdominis unter dem Bild eines »akuten Abdomens«. – (2) Labor: massiver Anstieg der Kreatinkinase-Aktivität im Serum.
Ätiol.: Den bisher beschriebenen Fällen ging jeweils ein körperliches Training mit Belastung der Bauchmuskulatur voraus. In drei Fällen wirkten offenbar sog. banale Infekte auslösend.
Pathog.: Kompartment-Symptomatik des Muskels analog der Tibialis-anterior-Symptomatik.
Bemerkungen: Unter der gleichen Bezeichnung verstehen verschiedene Autoren auch die Läsion des Ramus cutaneus medialis der unteren sechs Nn. intercostales, meist durch Dehnung (z.B. in der Schwangerschaft) bedingt.
Lit.: Reimers CD, Haider M, Mehltretter G, Kääb S, Wunderer B, Pongratz DE (1992) Rectus-abdominis-Syndrom. Dtsch med Wschr 117: 1474–1478. – Schmitt HP, Bersch W, Feustel HP (1983) Acute abdominal rhabdomyolysis after body building exercise. Is there a „rectus abdominis syndrome"? Muscle & Nerve 6: 228–232.
C. D. Reimers/DP

Muskelatonie, kongenitale (Tobler): Oppenheim-Krankheit

Muskelatrophie, bulbospinale, Typ Kennedy

Syn.: Kennedy-Syndrom II – Kennedy-Stefanis syndrome (e)
Def.: X-chromosomal-rezessiv erbliche proximal betonte spinale und bulbäre, langsam progrediente Muskelatrophie.
A.: William B. Kennedy, Milton Alter und Joo Ho Sung, Neurologen, Minneapolis. Erstbeschreibung 1968.
Diagn. Krit.: (1) Entwicklung generalisierter Faszikulationen betont in der perioralen Muskulatur in der 3. bis 5. Lebensdekade. Subjektiv Muskelkrämpfe. – (2) Im weiteren Verlauf Paresen der mimischen Muskeln, besonders im Bereich der Unterlippe und des Kinnes, sowie zum Teil asymmetrisch in der Schulter- und Beckengürtelmuskulatur (Hyperlordosierung, Watschelgang), später und geringer auch der distalen Gliedmaßenmuskeln. – (3) Zungenatrophie, Dysphagie und Dysarthrie, jedoch nicht so stark, daß die Nahrungsaufnahme erheblich behindert wird. – (4) Abgeschwächte oder fehlende Muskeldehnungsreflexe. – (5) Gelegentlich Intentionstremor. – (6) Inkonstant Gynäkomastie, möglicherweise Folge erhöhter Serumöstrogenspiegel und niedriger Testosteronspiegel. – (7) Leicht bis mäßig erhöhte Kreatinkinase im Serum. – (8) Gering erhöhte Eiweißkonzentration im Liquor cerebrospinalis. – (9) Elektroneurographie: oft reduzierte oder fehlende sensible Nervenaktionspotentiale. – (10) Elektromyographie: in Ruhe reichlich Faszikulations- und weniger Fibrillationspotentiale in den meisten Muskeln, bei Willküraktivität gelichtetes Innervationsmuster, erhöhte Amplituden der Muskelaktionspotentiale. – (11) Muskelbiopsie: neurogene Muskelatrophie mit sog. Begleitmyopathie.
Ätiol.: X-chromosomal-rezessiv erbliches Leiden. Ursache ist a) Verlängerung einer polymorphen CAG-Trinucleotidsequenz im ersten Exon des Androgenrezeptorgens. Es besteht b) eine Korrelation zwischen dem Ausmaß der Verlängerung und dem Erkrankungsalter, respektive der Gehfähigkeit.
Pathog.: Unbekannt.
Bemerkungen: Langsam progredienter Verlauf. Bis ins Alter Gehfähigkeit meist erhalten. Normale Lebenserwartung.
Lit.: Kennedy WB, Alter M, Sung JH (1968) Progressive proximal spinal and bulbar muscular atrophy of late onset. Neurology 18: 671–680. – Stefanis C, Papapetropoulos Th, Scarpalezos S et al (1975) X-linked Spinal and Bulbar Muscular Atrophy of Late Onset. J neurol Sci 24: 493–503. – La Spada AR, Wilson EM, Lubahn DB et al (1991) Androgen receptor gene mutations in X-linked spinal and bulbar muscular atrophy. Nature 352: 77–79. – La Spada AR, Rolin DB, Harding AE et al (1992) Meiotic stability and genotype-phenotype correlation of the trinucleotide repeat in X-linked spinal and bulbar muscular atrophy. Nature Genet 2: 301–304.
McK: 313200
C. D. Reimers/DP

Muskelatrophie, infantile spinale, Typ Werdnig-Hoffmann

Syn.: Werdnig-Hoffmann-Syndrom – Werdnig-Hoffmann-Krankheit – Hoffmann-Atrophie – Werdnig's disease (e) – spinal muscular atrophy type I and II (e) – SMA type I and II (e)
Def.: Infantile Form der hereditären progressiven spinalen Muskelatrophie mit Systemdegeneration motorischer Vorderhornzellen, autosomal-rezessiv vererbt. Es werden zwei Verlaufsformen unterschieden: **a)** die frühinfantile Form (SMA I), früher als prä-, peri- oder postpartale generalisierte nukleäre Atrophie mit rascher Progredienz bezeichnet, **b)** die chronische Form (SMA II), früher zusätzlich unterschieden in die Form des Säuglingsalters und die spätinfantile Form.

A.: Johann Hoffmann, 1857–1919, Neurologe, Heidelberg. – Guido Werdnig, 1844–1919, Neurologe, Graz. – Erstbeschreibung 1891 durch Hoffmann und Werdnig, unabhängig voneinander.

Diagn. Krit.: **a)** Frühinfantile Form (SMA I): **(1)** Beginn in utero oder innerhalb der ersten sechs Monate. – **(2)** Generalisierte Muskelhypotonie, Hypokinese, Areflexie und Myatrophie (bei Fettpolster der Säuglinge oft nicht erkennbar). Rasche Progredienz der meist symmetrisch an der proximalen Beinmuskulatur beginnenden und dann aufsteigenden Paresen und Atrophien. – **(3)** In Rückenlage liegen die Extremitäten in Außenrotation (Henkelstellung, Froschbeine), die Bewegungsfähigkeit der distalen Extremitäten oft initial noch erhalten. – **(4)** Erhebliche Beteiligung der Rumpfmuskulatur mit Taschenmesser- und »head-drop-Phänomen«. Frühzeitiger Befall der Interkostalmuskulatur. – **(5)** Evtl. »lose Schultern«. – **(6)** Teils bulbäre Symptomatik mit Dysphagie und Fibrillationen sowie Atrophie der Zunge. – **(7)** Später paretischer Spitzfuß. – **(8)** Liquor meist unauffällig, selten leichte Pleozytose. Creatinkinase normal. – **(9)** Keine sensiblen Defizite. – **(10)** EMG: ausgeprägte pathologische Spontanaktivität und rhythmische Entladungen, deutliche neurogene Veränderungen mit hoher Amplitude und verlängerter Dauer der motorischen Potentiale, sog. Riesenpotentiale. – **(11)** Motorische Nervenleitgeschwindigkeit oft etwas verzögert. – **(12)** Biopsie: deutliche neurogene Atrophie großer Muskelfasergruppen und Anpassungshypertrophie des nicht denervierten Parenchyms.

Die akute Form führt meist innerhalb der ersten zwei Lebensjahre zum Tode durch Aspirationspneumonie oder respiratorische Insuffizienz.

b) Chronische Form (SMA II): **(1)** Krankheitsbeginn in den ersten Lebensjahren, frühestens nach Erlernen des Sitzens, oft nach Erlernen des Laufens. Initial progrediente Hypotonie und Schwäche der proximalen Beinmuskulatur, Muskeleigenreflexe früh abgeschwächt. – **(2)** Bereits erlernte motorische Fähigkeiten gehen wieder verloren. – **(3)** Myatrophien und Paresen wie bei der frühinfantilen Form, später auftretend und langsamer progredient. – **(4)** Frühzeitige Entwicklung von Kyphoskoliose und Thoraxdeformitäten. – **(5)** Später Befall der Interkostalmuskulatur und evtl. des Zwerchfells. – **(6)** Entsprechend der erheblichen Variabilität dieser Form, die von manchen Autoren wiederum nicht als nosologische Entität betrachtet wird, sterben die Kinder teils in den ersten Lebensjahren, aber auch Verlaufsformen mit Überleben des 20. Lebensjahres kommen vor.

Ätiol.: Meist autosomal-rezessiver Erbgang. 1990 Lokalisierung des Genortes für die infantilen spinalen Muskelatrophien auf Chromosom 5q11.2–13.3. Später Identifizierung mehrerer Kandidatengene, die normalerweise in mehreren Kopien pro Chromosom vorkommen. Das wohl wichtigste dieser Gene (»Motoneuron-Survival«-Gen) ist bei über 98% aller Patienten homozygot deletiert. Die Größe der Deletionen scheint zum Teil mit dem klinischen Schweregrad zu korrelieren.

Pathog.: Ungeklärt.

Bemerkungen: Die Unterscheidung der beiden Verlaufsformen ist zur Zeit nur klinisch möglich, langsame Verlaufsformen der chronischen Form ähneln erheblich der spinalen Muskelatrophie des Typs Kugelberg-Welander, deren Defekt den gleichen Genlocus aufweist.

Lit.: Brzustowicz LM, Lehner T, Castilla LH et al (1990) Genetic mapping of chronic childhood-onset spinal muscular atrophy to chromosome 5q11.2–13.3. Nature 344: 540–541. – Dubowitz V (1991) Chaos in classification of the spinal muscular atrophies of childhood. Neuromusc Disorders 1: 77–80. – Harding AE (1984) Inherited neuronal atrophy and degeneration predominantly of lower motor neurons. In: Dyck PJ, Thomas PK, Lambert EH, Bunge RP (eds) Peripheral Neuropathy, Vol II, pp 1537–1556. Saunders, Philadelphia. – Hoffmann J (1891) Weitere Beiträge zur Lehre von der progressiven neurotischen Muskeldystrophie. Dtsch Zeitschr Nervenheilkd 1: 95–120. – Hoffmann J (1893) Über chronische spinale Muskelatrophie im Kindesalter auf familiärer Basis. Dtsch Ztschr Nervenheilkd 3: 427. – Hoffmann J (1897) Weiterer Beitrag zur Lehre der hereditären progressiven spinalen Muskelatrophie im Kindesalter nebst Bemerkungen über den fortschreitenden Muskelschwund im Allgemeinen. Dtsch Zeitschr Nervenheilkd 10: 292–320. – Lefebvre S, Bürglen L, Reboullet S et al (1995) Identification and characterization of a spinal muscular atrophy-determining gene. Cell 80: 155–165. – Pongratz D, Burg D (1984) Degenerative Erkrankungen des pyramidalmotorischen Systems. In: Bernsmeier A, Schrader A, Struppler A (Hrsg): Bodechtel: Differentialdiagnose neurologischer Krankheitsbilder, S 7.55–7.87. Thieme, Stuttgart, New York. – Roy N, Mahadevan MS, McLean M et al (1995) The gene for neuronal apoptosis inhibitory protein is partially deleted in individuals with spinal muscular atrophy. Cell 80: 167–178. – Werdnig G (1891) Zwei frühinfantile hereditäre Fälle von progressiver Muskeldystrophie unter dem Bilde der Dystrophie, aber auf neurotischer Grundlage. Arch Psychiatr 22: 437–480.

McK: 253300; 253550

St. Wagner/DP

Muskelatrophie, neurale, hypertrophische, Typ Déjerine-Sottas: Neuropathie, hereditäre motorisch-sensible, Typ III

Muskelatrophie, neurale, Typ I: Neuropathie, hereditäre motorisch-sensible, Typ I

Muskelatrophie, neurale, Typ II: Neuropathie, hereditäre motorisch-sensible, Typ II

Muskelatrophie, progressive spinale distale: Muskelatrophie, spinale adulte, Typ Duchenne-Aran

Muskelatrophie, pseudomyopathische, spinale, Typ Kugelberg-Welander: Muskelatrophie, spinale, Typ Kugelberg-Welander

Muskelatrophie, spinale adulte, Typ Duchenne-Aran

Syn.: Duchenne-Aran-Syndrom – Duchenne-Aran-Krankheit – Duchenne-Griesinger-Krankheit – Muskelatrophie, progressive spinale distale – Muskelatrophie, spinale distale – Amyotrophia nuclearis progressiva, spinale Form – Cruveilhier-Krankheit – Cruveilhier-Atrophie – wasting palsy (e) – atrophie musculaire progressive, type Aran-Duchenne (fz) – atrophie myelopathique (fz)

Def.: Sporadisch auftretende distale Form der progressiven spinalen Muskelatrophie mit Systemdegeneration motorischer Vorderhornzellen.

A.: Guillaume Benjamin Armand Duchenne de Boulogne, 1806–1875, Neurologe, Paris. – François-Amilcar Aran, 1817–1861, französischer Arzt. – Erstbeschreibung durch Duchenne 1847 und Aran 1850.

Diagn. Krit.: **(1)** Monoparetischer Beginn, fast regelhaft an der kleinen Muskulatur einer Hand, meist der Arbeitshand, beginnend. Oft zunächst Thenar und Hypothenar, später Mm. interossei betroffen. – **(2)** Ausbreitung der Paresen und Myatrophien an Unterarm und Schultergürtel dieser, auch im weiteren Verlauf am stärksten betroffenen Extremität. – **(3)** Faszikulieren der atrophen, oft auch der klinisch noch unauffälligen Muskulatur. – **(4)** Abgeschwächte oder fehlende Muskeleigenreflexe. – **(5)** In unterschiedlichem Zeitintervall nach Erkrankungsbeginn Übergreifen auf die andere Hand. – **(6)** Langsam chronisch progredienter Verlauf. Nach längerem Verlauf Generalisation möglich. Teils später auch bulbäre Symptomatik. – **(7)** Creatinkinase und Liquor in der Regel unauffällig. – **(8)** EMG: gelichtetes Innerva-

tionsmuster mit neurogen veränderten motorischen Einheiten, Riesenpotentialen, teils auch in klinisch noch unauffälligen Muskeln. – (9) Biopsie: bei vornehmlichem Befall der kleinen Handmuskeln ist die Entnahme einer Muskelbiopsie meist erschwert.
Ätiol.: Unbekannt. Sporadisch auftretend.
Pathog.: Ungeklärt.
Bemerkungen: Verwechslung mit beginnender myatropher Lateralsklerose und hereditärer spinaler Muskelatrophie des Erwachsenenalters möglich. Beginn im Jugend- oder Erwachsenenalter. Bei Beginn im Jugendalter tritt die sekundäre Generalisation seltener und später ein.
Lit.: Aran F-A (1850) Recherches sur une maladie non encore décrite du système musculaire (atrophie musculaire progréssive). Arch gén méd Paris 24: 172–214. – Cruveilhier (1853) Sur la paralysie musculaire progréssive atrophique. Bull Acad méd Paris 18: 490–502. – Duchenne GBA (1853) Etude comparée des lésions anatomiques dans l'atrophie musculaire progréssive et dans la paralysie générale. Union méd prat frç 7: 202. – Pongratz D, Burg D (1984) Degenerative Erkrankungen des pyramidalmotorischen Systems. In: Bernsmeier A, Schrader A, Struppler A (Hrsg) Bodechtel: Differentialdiagnose neurologischer Krankheitsbilder, S 7.55–7.87. Thieme, Stuttgart, New York.
St. Wagner/DP

Muskelatrophie, spinale distale: Muskelatrophie, spinale adulte, Typ Duchenne-Aran
Muskelatrophie, spinale progressive, Schultergürtelform: Muskelatrophie, spinale skapulo-humerale, Typ Vulpian-Bernhardt
Muskelatrophie, spinale progressive zerviko-skapulo-humerale Form: Muskelatrophie, spinale skapulo-humerale, Typ Vulpian-Bernhardt

Muskelatrophie, spinale skapulo-humerale, Typ Vulpian-Bernhardt

Syn.: Vulpian-Bernhardt-Syndrom – Muskelatrophie, spinale progressive zerviko-skapulo-humerale Form – Muskelatrophie, spinale progressive, Schultergürtelform
Def.: Sporadisch auftretende skapulo-humerale Form der progressiven spinalen Muskelatrophie mit Systemdegeneration der motorischen Vorderhornzellen.
A.: Edmond Felix Alfred Vulpian, 1826–1887, Neurologe, Paris. – Martin Bernhardt, 1844–1915, Neurologe, Berlin. – Erstbeschreibung 1879 und 1886 durch Vulpian, 1893 durch Bernhardt.
Diagn. Krit.: (1) Meist monoparetisch beginnende, einseitig die Muskulatur der Schulter und des Oberarms befallende Schwäche und Atrophie. Zunächst vornehmlich die Mm. serratus anterior, rhomboideus, trapezius und deltoideus betroffen. Beginn meist im Erwachsenenalter. – (2) Faszikulationen der betroffenen und auch der klinisch noch nicht betroffenen Muskulatur. – (3) Im weiteren Verlauf Ausbreitung auf die kontralaterale Seite, wobei die initial betroffene Seite auch im weiteren Verlauf dominierend bleibt. – (4) Langsame Progredienz der Paresen und Atrophien mit Befall auch der Unterarm- und Handmuskulatur. – (5) Sekundäre Generalisation mit Befall des Rückens und der Rumpfmuskulatur möglich, wobei die Beine oft lange verschont bleiben. – (6) Creatinkinase meist normal, Liquor unauffällig. – (7) EMG: gelichtetes Innervationsmuster, die motorischen Potentiale weisen eine hohe Amplitude und eine längere Dauer auf, Riesenpotentiale und Faszikulationen erkennbar. – (8) Normale Nervenleitgeschwindigkeit. – (9) Muskelbiopsie: felderförmige Atrophien von Muskelfasern mit Anpassungshypertrophie des erhaltenen Restparenchyms.
Ätiol.: Unbekannt. Sporadisches Auftreten.
Pathog.: Unbekannt.
Lit.: Bernhardt M (1893) Weiterer Beitrag zur Lehre von den hereditären und familiären Erkrankungen des Nervensystems. Über die spinal-neurotische Form der progressiven Muskelatrophie. Virch Arch path Anat 133: 259. – Pongratz D, Burg D (1984) Degenerative Erkrankungen des pyramidalmotorischen Systems. In: Bernsmeier A, Schrader A, Struppler A (Hrsg) Bodechtel: Differentialdiagnose neurologischer Krankheitsbilder, S 7.55–7.87. Thieme, Stuttgart, New York. – Vulpian EFA (1879 et 1886) Maladies du système nerveux. Paris.
St. Wagner/DP

Muskelatrophie, spinale skapulo-peroneale, Typ Brossard-Kaeser

Syn.: Brossard-Kaeser-Syndrom – Stark-Kaeser-Syndrom – Brossard-Stark-Kaeser-Syndrom – Kaeser-Syndrom – skapulo-peroneales Syndrom – Amyotrophie, skapulo-peroneale – skapulodistales Syndrom – Schulter-Bein-Syndrom
Def.: Seltene autosomal-dominant vererbte Form der progressiven spinalen Muskelatrophie mit Systemdegeneration der motorischen Vorderhornzellen, mit vornehmlichem Befall der Unterschenkel- und der Schultermuskulatur.
A.: Erstbeschreibung 1886 durch J. Brossard, Neurologe, Paris. – Als eigenständige nosologische Einheit 1964 von Heinrich Kaeser, 1924–, Neurologe, Basel, herausgestellt.
Diagn. Krit.: (1) Erkrankungsbeginn in 2. bis 4. Lebensdekade mit initialer Schwäche und Atrophie der Unterschenkel- und Fußmuskulatur, wobei durch die erheblichen Atrophien der Unterschenkel der Aspekt der Storchenbeine entsteht. – (2) Allmähliches Übergreifen auf den Schultergürtel mit Atrophien und Paresen der Schultergürtel- und Oberarmmuskulatur, wobei der obere Trapeziusanteil und die Mm. rhomboideus, supra- und infraspinatus sowie triceps brachii vergleichsweise deutlich betroffen sind, die Mm. biceps brachii und serratus anteriores weitgehend ausgespart bleiben. In einigen Fällen auch Beginn der Erkrankung im Schultergürtel und erst später Befall der Unterschenkelmuskulatur. – (3) Im weiteren Verlauf greift der Prozeß auch auf die Oberschenkel- und Beckenmuskulatur über. – (4) Bei einigen der Erkrankten kommt es auch zu einem Befall der kaudalen motorischen Hirnnerven mit Dysphagie, Parese der Kaumuskulatur, seltener auch der Gesichtsmuskulatur und der äußeren Augenmuskulatur. – (5) Creatinkinase und Liquor unauffällig. – (6) EMG: an den Beinen neurogen veränderte, verbreiterte und hochamplitudige motorische Potentiale, an den oberen Extremitäten daneben auch verkürzte polyphasische Potentiale (neurogen-myopathisches Mischmuster). – (7) Die Nervenleitgeschwindigkeiten sind unauffällig. – (8) Muskelbiopsie: felderförmige Atrophien bei gleichzeitiger Anpassungshypertrophie der intakten Muskelfasern.
Ätiol.: Autosomal-dominanter Erbgang, eventuell heterogen.
Pathog.: Ungeklärt.
Bemerkungen: Die Abgrenzung dieses seltenen Krankheitsbildes gegenüber der gleichnamigen Muskeldystrophie, der fazio-skapulo-humeralen Muskeldystrophie, Myopathien mit Strukturbesonderheiten sowie anderen progressiven spinalen Muskelatrophien kann oft sehr schwer sein.
Lit.: Brossard J (1886) Etude clinique sur une forme héréditaire d'atrophie musculaire progréssive débutant par les membres in-

férieurs (type fémoral avec griffes des orteils). Paris. – Harding EA (1984) Inherited Neuronal Atrophy and Degeneration Predominantly of Lower Motor Neurons. In: Dyck PJ, Thomas PK, Lambert EH, Bunge RP (eds) Peripheral Neuropathy, Vol II, pp 1537–1556. Saunders, Philadelphia. – Kaeser HE (1964) Die familiäre skapulo-peroneale Muskelatrophie. Dt Ztschr Nervenheilkd 186: 379–394.
McK: 181400; 181405
St. Wagner/DP

Muskelatrophie, spinale, Typ Kugelberg-Welander

Syn.: Atrophia musculorum spinalis pseudomyopathica, Typ Kugelberg-Welander – Muskelatrophie vom Beckengürteltyp, juvenile pseudomyopathische spinale (Wohlfart-Kugelberg-Welander) – Wohlfart-Kugelberg-Welander-Syndrom – Muskelatrophie, pseudomyopathische, spinale, Typ Kugelberg-Welander – Amyotrophie, hereditäre neurogene proximale – Kugelberg-Welander disease (e) – spinal muscular atrophy, hereditary proximal (e) – spinal muscular atrophy (SMA) type III (e) – girdle type of muscular atrophy, neurogenic familial (e) – neurogenic muscular atrophy, hereditary proximal (e)

Def.: Juvenile proximale Form der hereditären progressiven spinalen Muskelatrophie mit Systemdegeneration der motorischen Vorderhornzellen, überwiegend autosomal-rezessiv, gelegentlich auch -dominant vererbt.

A.: Erstbeschreibung 1942 durch Gunnar Wohlfart, schwedischer Neurologe. – Erik Klas Henrik Kugelberg, 1913–1983, schwedischer Neurologe. – Lisa Welander, 1909–, schwedische Neurologin. – Die nukleäre Genese wurde durch Kugelberg und Welander verifiziert.

Diagn. Krit.: **(1)** Schwäche der proximalen Beinmuskulatur, beginnend im Kindes- bis Jugendalter, initial mit häufigem Stolpern, erschwertem Aufrichten aus der Hocke und rascher Ermüdbarkeit insbesondere beim Treppensteigen. – **(2)** Muskelhypotonie und abgeschwächte Muskeleigenreflexe. – **(3)** Zunehmende Myatrophien zunächst der proximalen Beinmuskulatur mit Faszikulationen. Bei ca. ¼ der Fälle Hypertrophie der Wadenmuskulatur. – **(4)** Hyperlordose mit vorgewölbtem Abdomen. – Später **(5)** Paresen und Atrophien auch der Schultergürtel- und Oberarmmuskulatur, insbesondere des M. infraspinatus mit Scapula alata. – **(6)** Zungenfibrillationen, feinschlägiger Fingertremor. – **(7)** Skoliose oder Kyphoskoliose. – **(8)** Sehnenkontrakturen mit resultierendem Spitz- und/oder Hohlfuß. – **(9)** Bei ca. ¼ der Fälle auch bulbäre Symptomatik. – **(10)** Creatinkinase meist auf das 5- bis 10fache der Norm erhöht. – **(11)** EMG: oft Mischbilder von Neuropathie- und Myopathiemuster. Meist Riesenpotentiale und pathologische Spontanaktivität nachweisbar, oft pseudomyotone Entladungen. – **(12)** Biopsie: starke Begleitmyopathie bei gruppierten neurogenen Atrophien.

Ätiol.: Meist autosomal-rezessiver Erbgang, vgl. Muskelatrophie Typ Werdnig-Hoffmann. Homozygote Deletionen des SMN(Survival-Motoneuron)-Gens auf Chromosom 5q11.2–13.3 in Mehrzahl der Patienten nachweisbar. In einigen Fällen wurden subtilere DNA-Veränderungen (Basensubstitution, -insertionen) beschrieben.

Pathog.: Ungeklärt.

Bemerkungen: Erkrankungsbeginn im Kindes- bis Jugendalter, meist anamnestisch bis in die Kindheit zurückzuverfolgen, manchmal leichte Verzögerung der motorischen Entwicklung. Männliches Geschlecht etwas häufiger betroffen, vornehmlich bei späterem Erkrankungsbeginn. Klinisch besteht Ähnlichkeit mit der progressiven Muskeldystrophie, insbesondere Typ Becker-Kiener; daher auch die Bezeichnung »pseudomyopathisch«. Prognose meist benigne, selten werden Patienten im höheren Alter rollstuhlpflichtig. Überschneidungen mit spätinfantiler Manifestationsform der progressiven spinalen Muskelatrophie Werdnig-Hoffmann möglich, manche Autoren sehen in diesen Krankheitsbildern eine nosologische Einheit, gut vereinbar mit der Tatsache, daß der Genort der gleiche ist. Die Diskussion um die Klassifizierung der spinalen Muskelatrophien der Kindheit (»primary childhood spinal muscular atrophies, SMA«) dauert fort und dürfte erst mit Sicherung der verschiedenen Erbgänge endgültig möglich sein.

Lit.: Brzustowicz LM, Lehner T, Castilla LH et al (1990) Genetic mapping of chronic childhood-onset spinal muscular atrophy to chromosome 5q11.2–13.3. Nature 344: 540–541. – Kugelberg E, Welander L (1956) Heredo-familial juvenile muscular atrophy simulating muscular dystrophy. Arch Neurol Psych 75: 500–509. – Lefebvre S, Bürglen L, Reboullet S et al (1995) Identification and characterization of a spinal muscular atrophy-determining gene. Cell 80: 155–165. – Pongratz D, Burg D (1984) Degenerative Erkrankungen des pyramidalmotorischen Systems. In: Bernsmeier A, Schrader A, Struppler A (Hrsg) Bodechtel: Differentialdiagnose neurologischer Krankheitsbilder, S 7.55–7.87. Thieme, Stuttgart, New York. – Roy N, Mahadevan MS, McLean M et al (1995) The gene for neuronal apoptosis inhibitory protein is partially deleted in individuals with spinal muscular atrophy. Cell 80: 167–178. – Wohlfart G, Fex J, Eliason S (1955) Hereditary proximal spinal muscular atrophy; a clinical entity simulating progressive muscular dystrophy. Acta Psychiat Neurol 30: 395–406. – Wohlfart G (1942) Zwei Fälle von Dystrophia musculorum progressiva mit fibrillären Zuckungen und atypischem Muskelbefund. Dtsch Z Nervenheilk 153: 189–204.
McK: 158600; 253400
St. Wagner/DP

Muskelatrophie vom Beckengürteltyp, juvenile pseudomyopathische spinale (Wohlfart-Kugelberg-Welander): Muskelatrophie, spinale, Typ Kugelberg-Welander

Muskeldystrophie, benigne, X-chromosomal-rezessive: Muskeldystrophie, X-chromosomal rezessive, Typ Becker-Kiener

Muskeldystrophie, kongenitale

Def.: Gruppe von Muskelerkrankungen, welche sich unmittelbar nach der Geburt oder in den ersten Lebenswochen manifestieren und myopathologisch durch das Bild einer Muskeldystrophie charakterisiert sind. Historisch wurde zwischen einem malignen Typ de Lange und einem benigneren Typ Batten-Turner unterschieden. Die heutige Klassifikation beinhaltet sog. »reine« kongenitale Muskeldystrophien und kongenitale Muskeldystrophien in Assoziation mit zerebralen Fehlbildungen (Fukuyama-Typ, muscle eye brain-disease, Walker-Warburg-Syndrom = Hard + E-Syndrom).

A.: Erstbeschreibung 1903 durch Frederick Eustace Batten, 1865–1918, britischer Neurologe. – Erstbeschreibung des malignen Verlaufes 1937 durch John W. Aldren Turner, britischer Neurologe, und Cornelia de Lange, 1871–1950, niederländische Kinderärztin. – Erstbeschreibung der kongenitalen Muskeldystrophie mit zerebralen Fehlbildungen durch U. Fukuyama zusammen mit seinen Co-Autoren 1960.

Diagn. Krit.: **A.** »Reine« kongenitale Muskeldystrophien: **(1)** Muskelschwäche mit Hypotonie oder Arthrogrypose. – **(2)** Normaler Intellekt. – **(3)** Normale zerebrale Bildgebung oder allenfalls leichte Anomalien der weißen Substanz. – **(4)** Normale oder leicht erhöhte CK. – **(5)** In der Muskelbiopsie ausgeprägte Zeichen einer Myopathie mit erheblichem fibrotischen oder lipomatösen Umbau,

jedoch ohne wesentliche nekrotische oder regenerative Parenchymveränderungen.
B. Typ Fukuyama: (1) Obligate zusätzliche mentale Retardierung. – **(2)** Deutlich erhöhte CK. – **(3)** Häufig Anfälle. – **(4)** Keine Beteiligung der Augen. – **(5)** Strukturveränderungen bei der zerebralen Bildgebung. – **(6)** Meist Überleben bis zum Jugend- oder Erwachsenenalter.
C. Muscle eye brain disease (Santavuori): (1) Obligate Beteiligung der Augen (schwere Myopie, Glaukom, Linsentrübung, Retinopathie, Optikusatrophie). – **(2)** Obligate mentale Retardierung. – **(3)** Häufig zerebrale Anfälle. – **(4)** Meist Hydrozephalus. – **(5)** CK kann im Säuglingsalter normal sein, ist aber später immer erhöht.
D. Walker-Warburg-Syndrom (Hard + E-Syndrom): (1) Obligate Beteiligung des Zentralnervensystems (Lissenzephalie, gyrale Malformationen u.a.). – **(2)** Beteiligung der Augen nicht regelmäßig und weniger schwer als beim Muscle eye brain disease.
Ätiol.: Autosomal-rezessive Vererbung.
Pathog.: In einem Teil der Fälle konnte eine Defizienz von M-Laminin (Merosin) in der extrazellulären Matrix nachgewiesen werden.
Lit.: Banker BQ (1986) Congenital muscular dystrophy. In: Engel AG, Banker BQ (eds) Myology, Vol II, pp 1367–1382. McGraw Hill, New York. – Batten FE (1903) Myositis fibrosa. Br Med J 2: 1333. – Dubowitz V (1995) Congenital muscular dystrophy. Neuromuscular Disorders (to be published). – Fukuyama U, Kawozura M, Haruna H (1960) A peculiar form of congenital progressive muscular dystrophy: report of fifteen cases. Paediat Univ Tokyo 4: 5. – de Lange C (1937) Studien über angeborene Lähmungen bzw. angeborene Hypotonie. Part II. Über die angeborene oder frühinfantile Form der Dystrophia musculorum progressiva (Erb). Acta Paediatr 20 (Suppl 3): 1–51. – Turner JWA (1940) The relationship between amyotonia congenita and congenital myopathy. Brain 63: 163.
McK: 253800; 254100; 255300
D. Pongratz/DP

Muskeldystrophie, okulo-gastrointestinale

Syn.: Okulogastrointestinal-Muskel-Dystrophie-Syndrom
Def.: Sehr seltene, autosomal-rezessiv vererbte Muskeldystrophie mit Befall sowohl quergestreifter als auch glatter Muskulatur, Neuropathie und Hinterstrangdegeneration. Es wurde in einer Familie eine schwere Form beobachtet, in einer weiteren eine später beginnende und leichtere.
A.: Erstbeschreibung 1983 durch Victor Ionasescu, Iowa.
Diagn. Krit.: **(1)** Beidseitige Ptosis und externe Ophthalmoplegie in den ersten Lebensjahren auftretend. – **(2)** Gastrointestinale Beschwerden mit abdominellen Schmerzen, Übelkeit und Erbrechen, postprandialem Völlegefühl und schließlich zunehmend häufigen Durchfällen zwischen 10. und 18. Lebensjahr einsetzend. – **(3)** Zunehmender Gewichtsverlust bei Mangelernährung. – **(4)** Muskeleigenreflexe abgeschwächt. – **(5)** Erheblich verzögerte Magen- und Dünndarmpassage. – **(6)** Dünndarmdivertikel. – **(7)** Motorische Nervenleitgeschwindigkeiten erheblich herabgesetzt. – **(8)** Muskelbiopsie: in der quergestreiften Muskulatur Atrophien und vermehrte Kalibervariation beider Fasertypen. – **(9)** Magen- und Dünndarmbiopsie: Atrophien und Fibrose vornehmlich in den längsverlaufenden Muskelschichten. – Die später einsetzende, leichtere Verlaufsform beginnt mit Ptose und externer Ophthalmoplegie in der 4. Lebensdekade, später deutlich geringer ausgeprägte gastrointestinale Symptomatik.
Ätiol.: Autosomal-rezessive Erbkrankheit.
Pathog.: Ungeklärt.

Bemerkungen: Die schwerere Ausprägung führt vor dem 30. Lebensjahr zum Tode.
Lit.: Ionasescu V (1983) Oculogastrointestinal Muscular Dystrophy. Am J Med Genet 15: 103–112. – Ionasescu V (1984) Lateonset oculogastrointestinal muscular dystrophy (letter). Am J Med Genet 18: 781–788.
McK: 277320
St. Wagner/DP

Muskeldystrophie, okulopharyngeale

Syn.: Taylor-Syndrom
Def.: Autosomal-dominante degenerative Myopathie mit schwerpunktmäßigem Befall der äußeren Augenmuskulatur sowie Pharynxmuskulatur.
A.: E. W. Taylor, kanadischer Arzt. – Erstbeschreibung des Syndroms 1915 bei einer franko-kanadischen Familie, doch deutete Taylor das Geschehen als Folge einer Atrophie der Hirnnervenkerne III und X. Erst Victor, Hayes und Adams konnten 1962 zeigen, daß es sich in Wirklichkeit um einen muskeldystrophischen Prozeß handelte. Die bis 1966 in Kanada beobachteten Fälle konnte Barbeau sämtlich auf ihre Herkunft von einem 1634 nach Quebec eingewanderten französischen Vorfahren beziehen.
Diagn. Krit.: **(1)** Erstmanifestation in der 5. oder 6. Dekade. – **(2)** Progrediente Ptose. – **(3)** Progrediente Dysphagie. – **(4)** Später fakultativer Befall der übrigen äußeren Augenmuskeln und anderer Skelettmuskeln (vor allem Fußheber). – **(5)** Creatinkinase im Serum nicht erhöht. – **(6)** EMG: Myopathiemuster. – **(7)** Muskelbiopsie: Nachweis sog. »rimmed vacuoles« in der Skelettmuskulatur. Elektronenmikroskopisch zusätzlich häufig charakteristische intranukleäre filamentäre Einschlüsse.
Ätiol.: Autosomal-dominante Erkrankung mit hoher Penetranz.
Pathog.: Nicht geklärt.
Bemerkungen: **(DD)** progressive externe Ophthalmoplegie – Kearns-Sayre-Syndrom.
Lit.: Taylor EW (1915) Progressive vagus-glossopharyngeal paralysis with ptosis. A contribution to the group of family diseases. J nerv ment Dis 42: 129–139. – Tomé FMS, Fardeau M (1994) Oculopharyngeal Muscular Dystrophy. In: Engel AG, Franzini/Armstrong C (eds) Myology, Vol II, pp 1233–1245. McGraw Hill, New York. – Victor M, Hayes R, Adams RD (1962) Oculopharyngeal muscular dystrophy. A familial disease of late life characterized by dysphagia and progressive ptosis of the eyelids. N Engl J Med 267: 1267–1272.
McK: 164300
D. Pongratz/DP

Muskeldystrophie Typ Emery-Dreifuss

Syn.: humeroperoneale Muskeldystrophie mit Frühkontrakturen und Kardiomyopathie – Emery Dreifuss muscular dystrophy (e)
Def.: X-chromosomal-rezessive, sehr langsam progrediente Muskeldystrophie mit humeroperonealer Prädilektion, frühzeitig vorhandenen Kontrakturen und Kardiomyopathie.
A.: Etienne Jacques Marie Raymond Cestan, französischer Neurologe, 1872–1932. – N. J. LeJonne, französischer Neurologe. – Fritz E. Dreifuss, 1962–, Neurologe, Charlottesville/Virginia. – Allan E. H. Emery, Humangenetiker, Baltimore, Edinburgh. – Erstbeschreibung des Syndroms 1902 durch Cestan und LeJonne; weitere Beschreibungen 1961 durch Dreifuss und Hogan und 1966 erneut durch Emery und Dreifuss anhand von Sippenbeobachtungen.

Diagn. Krit.: (1) Beginn bereits in früher Kindheit mit Ellenbogenkontrakturen und Schwäche der Oberarme. – (2) Später Schwäche der distalen Beinmuskulatur, Entwicklung eines Spitzfußes. – (3) Keine Muskelhypertrophie. – (4) Häufig Einschränkung der Flexionsbewegungen der HWS. – (5) Myokardbeteiligung; Rhythmusstörungen, AV-Block, Herzhypertrophie, Herzdilatation. – (6) Im Serum leicht erhöhte Creatinkinase. – (7) EMG: myopathisch. – (8) Muskelbiopsie: nur gering ausgeprägte degenerative Myopathie.
Ätiol.: X-chromosomal-rezessive Erkrankung. Genort am distalen langen Arm des X-Chromosoms (Xq28).
Pathog.: Membranprotein Emerin.
Bemerkungen: Die Differentialdiagnose zum Rigid-spine-Syndrom ist oft sehr schwierig.
Lit.: Bione S, Maestrini E, Rivella S et al (1994) Identification of a novel X-linked gene responsible for Emery-Dreifuss muscular dystrophy. Nature Genetics 8: 323–327. – Cestan R, Lejonne NJ (1902) Une myopathie avec rétractions familiales. Nouvelle Iconographie de la Salpètriere 15: 38–52. – Dreifuss FE, Hogan GR (1961) Survival in X-chromosomal muscular dystrophy. Neurology (Minneap) 11: 734–737. – Dubowitz V (1985) Muscle Biopsy. A Practical Approach. Baillière Tindall, London. – Emery AEH, Dreifuss FE (1966) Unusual type of benign X-linked muscular dystrophy. J Neurol Neurosurg Psychiat 29: 338–342. – Grimm T, Janka M (1994) Emery-Dreifuss muscular dystrophy. In: Engel AG, Franzini//Armstrong C (eds) Myology, Vol II, pp 1188–1191. McGraw-Hill, New York. – Yates JRW (1991) Emery-Dreifuss muscular dystrophy. Neuromuscular Disorders 1: 393–396.
McK: 310300
D. Pongratz/DP

Muskeldystrophie vom fazioskapulohumeralen Typ

Syn.: Landouzy-Déjerine-Syndrom – Schultergürtelform der progressiven Muskeldystrophie – facio-scapulo-humeral dystrophy (e)
Def.: Relativ seltene, autosomal-dominant vererbte Muskeldystrophie, welche sich primär in der Muskulatur des Gesichtes sowie des Schultergürtels manifestiert.
A.: Louis Théopile Joseph Landouzy, 1845–1917, Internist, Paris. – Joseph Jules Déjerine, 1849–1917, Neurologe, Paris. – Erstbeschreibung durch beide Autoren 1885.
Diagn. Krit.: (1) Erkrankungsbeginn meist im 2. Lebensjahrzehnt, selten früher. – (2) Erstmanifestation in der fazialen Muskulatur: Facies myopathica, Unfähigkeit zu Pfeifen, später Schwierigkeiten beim Backenaufblasen und unvollständiger Lidschluß. – (3) Oft Hypertrophie des M. orbicularis oris (Tapirmund). – (4) Zunehmende Muskelschwäche und Muskelatrophie im Schultergürtel-Oberarmbereich. Besonders frühzeitig betroffen ist der M. pectoralis, der M. trapezius, der M. supra- und infraspinatus: hochstehende Schulterblätter sowie Scapulae alatae. – (5) Später Generalisation auf den M. biceps und trizeps brachii sowie den M. tibialis anterior. – (6) Häufig Asymmetrie. – (7) Bei schwerem Krankheitsverlauf Generalisation auch auf die Rumpf- und Beckengürtel-Oberschenkelmuskulatur. – (8) Blutchemie: nur leichte Erhöhung der Creatinkinase, in einem Teil der Fälle fehlend. – (9) EMG: deutliches Myopathiemuster. – (10) Muskelbiopsie: Nachweis einer degenerativen Myopathie, die jedoch in Abhängigkeit von der Biopsiestelle oft nur sehr gering ausgeprägt ist. – (11) Audiogramm: progrediente Schwerhörigkeit.
Ätiol.: Autosomal-dominante Erkrankung mit fast vollständiger Penetranz. Anzahl von Neumutationen sicher klein. Genlokalisation am langen Arm von Chromosom 4 (4q35; verkürztes Eco-RI-Fragment).
Pathog.: Bisher unbekannt.
Lit.: Caroll JE (1979) Facioscapulohumeral and scapuloperoneal syndromes. In: Vinken PJ, Bruyn GW (eds) Handbook of Clinical Neurology. North Holland Publishing Company, Amsterdam, New York, Oxford. – Landouzy L, Déjerine J (1885) De la myopathie atrophique progressive; myopathice héréditaire sans neuropathie, débutant d'ordinaire dans l'enfance par la face. Rev méd Paris 5: 81; 253. – Munsat TL (1994) Facioscapulohumeral dystrophy and the scapuloperoneal syndrome. In: Engel AG, Franzini//Armstrong C (eds) Myology, Vol II, pp 1220–1231. McGraw Hill, New York. – Padberg GW, Lunt PW, Koch M, Fardeau M (1991) Facioscapulohumeral muscular dystrophy. Neuromuscular Disorders 1: 231–234. – Wijmenga C, Hewitt JE, Sandkuijl LA et al (1992) Chromosome 4q DNA rearrangements associated with facioscapulohumeral muscular dystrophy. Nature Genetics 2: 26–30.
McK: 158900
D. Pongratz/DP

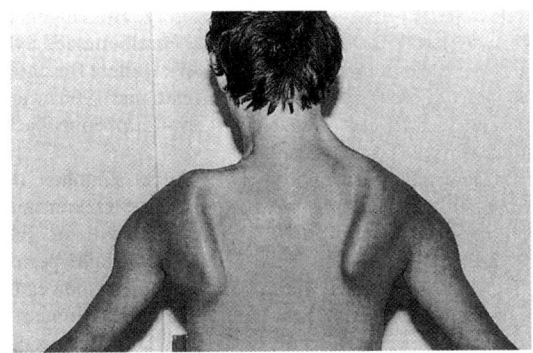

Muskeldystrophie, progressive vom fazioskapulohumeralen Typ: ausgeprägte Scapula alata beidseits

Muskeldystrophie, X-chromosomal rezessive, Typ Becker-Kiener

Syn.: Becker-Kiener Muskeldystrophie – Muskeldystrophie, benigne, X-chromosomal-rezessive – Becker's muscular dystrophy (e) – Becker dystrophy (e)
Def.: Seltene, X-chromosomal-rezessive, juvenil-adulte Form der progressiven Muskeldystrophie vom Beckengürteltyp.
A.: Peter Emil Becker, 1908–, Humangenetiker, Göttingen. – Franz Kiener, Psychologe, 1910–, Berlin, Regensburg. – Erstbeschreibung des Krankheitsbildes 1955 durch beide Autoren anhand einer Familienbeobachtung und Abgrenzung vom malignen Typ Duchenne.
Diagn. Krit.: (1) Späterer und langsamerer Beginn der Symptome als bei der progressiven Muskeldystrophie Typ Duchenne (»Zeitlupenvariante«). – (2) Identische Verteilung von Muskelschwäche und Muskelatrophie. Beginn der Symptome im Beckengürtel. – (3) Erhalt der Gehfähigkeit bis ins Erwachsenenalter. – (4) Herzmuskelbeteiligung häufig, jedoch klinisch lange stumm. – (5) Geistige Entwicklung normal. – (6) Labor: schon präklinisch exzessive Erhöhung der Creatinkinase im Serum. – (7) EMG und Muskelbiopsie: wie bei der progressiven Muskeldystrophie Typ Duchenne, jedoch quantitativ geringer ausgeprägt. – (8) Immunhistologisch nur partieller Dystrophinmangel. Im Westernblot zeigt das Dystrophin zusätzlich meist ein abnormes Molekulargewicht.

Muskeldystrophie, X-chromosomal rezessive, Typ Duchenne

Ätiol.: X-chromosomaler Erbgang. Das Gen ist das gleiche wie dasjenige, welches bei der Muskeldystrophie Typ Duchenne mutiert ist, aber die Mutationen sind different. Während der Typ Duchenne mit Mutationen einhergeht, die den Leserahmen des Gens zerstören, lassen ihn die Mutationen beim Typ Becker intakt.

Pathog.: Das Genprodukt ist ein vermindertes Dystrophin-Protein mit meist abnormem Molekulargewicht und wahrscheinlich veränderter biologischer Aktivität.

Lit.: Becker PE, Kiener F (1955) Eine neue X-chromosomale Muskeldystrophie. Arch Psychiat Z Neurol 193: 427–448. – Engel AG, Yamamoto M, Fischbeck KH (1994) Dystrophinopathies. In: Engel AG, Franzini//Armstrong C (eds) Myology, Vol II, pp 1130–1187. McGraw Hill, New York. – Jennekens FGI, ten Kate LP, de Visser M, Wintzen AR (1991) Diagnostic criteria for Duchenne and Becker muscular dystrophy and myotonic dystrophy. Neuromuscular disorders 1: 389–391. – Nudel U, Robzyk K, Yaffe D (1988) Expression of the putative Duchenne muscular dystrophy gene in differentiated myogenic cell cultures and in the brain. Nature 331: 635–638.

McK: 310200

D. Pongratz/DP

Muskeldystrophie, X-chromosomal rezessive, Typ Duchenne

Syn.: Duchenne-Muskeldystrophie – Beckengürteldystrophie, infantile, maligne Form – muscular dystrophy, classic X-linked recessive (e) – dystrophie musculaire de Duchenne (fz) – myopathie pseudohyertrophique de l'enfant (historisch, fz)

Def.: Maligne X-chromosomal-rezessive Form der progressiven Muskeldystrophien vom Beckengürteltyp.

A.: Erstbeschreibung der Krankheit 1861 durch Guillaume Benjamin Armand Duchenne de Boulogne, 1806–1875, Neurologe, Paris. – Sir William R. Gowers, 1845–1915, britischer Neurologe, erkannte 1879, daß nur Knaben betroffen sind und daß die Krankheit über gesunde Mütter auf deren Söhne übertragen wird. – Der Heidelberger Neurologe Wilhelm Heinrich Erb, 1840–1920, brachte 1890/91 eine ausführliche Beschreibung des klinischen Bildes und histopathologischen Befundes.

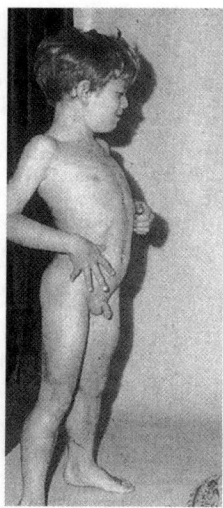

Muskeldystrophie, progressive, Typ Duchenne: 6jähriger Knabe mit ausgeprägter Wadenhypertrophie, beginnender Atrophie der Oberschenkel sowie bereits ausgeprägtem Hohlkreuz

Diagn. Krit.: **(1)** Anfänglich weitgehend unauffälliges Erlernen des Sitzens, Stehens und Gehens (leichte Verzögerung möglich). – **(2)** Erste Symptome der Muskelschwäche meist zwischen dem 3. und 4. Lebensjahr (selten zwischen dem 2. und 3. oder nach dem 4. Lebensjahr), Watschelgang mit positivem Trendelenburg-Zeichen im Einbeinstand, Lendenlordose, welche sich im Sitzen ausgleicht, Zehenspitzengang. Emporklettern mit den Armen am eigenen Körper beim Aufrichten vom Liegen oder aus der Hocke (Gower-Manöver). – **(3)** Hypertrophie der Waden, zum Teil auch des M. deltoideus und der Zunge (Makroglossie). Im Kleinkindesalter teilweise Wadenschmerzen bei Belastung (ca. $\frac{1}{3}$ der Fälle). – **(4)** Verlust der Gehfähigkeit variabel, meist zwischen 8. und maximal 13. Lebensjahr (bei Gehfähigkeit jenseits des 13. Lebensjahres **[DD]** progressive Muskeldystrophie Typ Becker-Kiener). – **(5)** Regelhafte Ausprägung von Kontrakturen (Hüfte, Fuß, später Knie), nach Immobilisation im Rollstuhl Entwicklung einer Skoliose. – **(6)** Im Verlauf rasches Fortschreiten von Paresen und Atrophien. Mitbefall der Rumpf-, Schultergürtel-, Oberarmmuskulatur. Beine in fortgeschrittenem Stadium bewegungsunfähig. Erhebliche Elevationsbehinderung der Arme. Die Unterarm-/Handmuskulatur bleibt am längsten gebrauchsfähig. – **(7)** Herzmuskelbeteiligung. Frühzeitig EKG-Veränderungen. Später Auffälligkeiten im Echokardiogramm (Hypomotilität des Posterobasalabschnittes des linken Ventrikels). Erst jenseit des 20. Lebensjahres Entwicklung einer dilatativen Kardiomyopathie mit verminderter Auswurffraktion. Herzrhythmusstörungen, final therapierefraktäre Herzinsuffizienz. – **(8)** Lungenfunktion: zunehmende restriktive Ventilationsstörung (Schwäche der Atemhilfsmuskulatur, Skoliose). – **(9)** Geistige Entwicklung: statistisch gesicherte unterdurchschnittliche Verteilungskurve des Intelligenzquotienten (Überschneidungen mit dem Normalbereich sind zu beachten). – **(10)** Verkürzte Lebenserwartung infolge kardiopulmonaler Komplikationen. – **(11)** Labor: schon im präklinischen Stadium exzessive Erhöhung der Creatinkinase im Serum, welche erst mit Fortschreiten der Erkrankung Rückbildungstendenz zeigt. Vor Erreichen der Immobilisation im Rollstuhl sind CK-Werte von mehr als 1000 U/l obligat. – **(12)** EMG: Myopathiemuster mit reichlich pathologischer Spontanaktivität in Ruhe. Das Ausmaß der pathologischen Spontanaktivität ist differentialdiagnostisch für benigne Myopathien ungewöhnlich. Ähnliche neurophysiologische Befunde findet man jedoch bei Polymyositiden **(DD)**. – **(13)** Muskelbiopsie: stadienabhängige Strukturveränderungen mit Abrundung der Fasern sowie vermehrten Kalibervariationen, fokal regressiven, geringer regenerativen Veränderungen sowie überkontrahierten opaken Fasern. Im Verlauf zunehmender Parenchymuntergang und Ersatz durch proliferierendes Fett- und Bindegewebe. Immunhistologisch praktisch kein Dystrophin nachweisbar (allenfalls unter 5% der Fasern können positiv sein). Bestätigung des Dystrophinmangels im Westernblot.

Ätiol.: X-chromosomaler Erbgang. Genlokalisation in der Mitte des kurzen Arms (Xp21). Das Gen ist das gleiche wie beim Typ Becker-Kiener. Die Mutationen zerstören im Gegensatz zum Typ Becker den Leserahmen des Gens. Mit genomischer DNA-Analyse lassen sich in etwa 60–65% der Fälle größere Deletionen oder Duplikationen im Dystrophin-Gen nachweisen. Mit mRNA-Analyse werden zusätzlich abnorme Transkripte und kleine Mutationen erfaßbar, was zur Erfassung von Punktmutationen führen kann.

Pathog.: Mangel an Dystrophin.

Bemerkungen: Häufigste und maligneste Form der progressiven Muskeldystrophie. Hohe Rate an Spontanmutation.

Lit.: Dubowitz V (1978) Muscle Disorders in Childhood. Saunders, London, Philadelphia, Toronto. – Dubowitz V (1978) The Muscular Dystrophies. In: Dubowitz V (ed) Muscle Disorders in Childhood. Saunders, London, Toronto, Philadelphia. – Duchenne GBA (1868) Recherches sur la paralysie musculaire pseudohypertrophique ou paralysie myosclérosique. Arch gén Méd 11. – Engel AG, Yamamoto M, Fischbeck KH (1994) Dystrophinopathies. In: Engel AG, Franzini/Armstrong C (eds) Myology, Vol II, pp 1133–1187. McGraw-Hill, New York. – Erb W (1890) Dystrophia muscularis progressiva. Samml Klin Vort, NF, No 2: 1–32. – Erb W (1891) Dystrophia Muscularis Progressiva. Klinische und pathologisch-anatomische Studien. Dtsch Z Nervenheilk 1: 13 – Gowers WR (1879) Pseudo-hypertrophic muscular paralysis. London. – Jennekens FGI, ten Kate LP, de Visser M, Wintzen AR (1991) Duchenne and Becker muscular dystrophies. Neuromuscular Disorders 1: 389–391. – Nudel U, Robzyk K, Yaffe D (1988) Expression of the putative Duchenne muscular dystrophy gene in differentiated myogenic cell cultures and in the brain. Nature 33: 635–638.
McK: 310200
D. Pongratz/DP

Muskelentzündung, akute (Unverricht, 1887): Dermatomyositis

Muskelhyperplasie, pulmonale
Syn.: Emphysem, bronchioläres – Syndrom der pulmonalen Muskelhyperplasie – pulmonale Myxomatose mit mikrozystischen Formationen – muskuläre Zirrhose der Lunge
Def.: Progressive, tödliche Erkrankung auf dem Boden einer pulmonalen muskulären Hyperplasie.
A.: Erstbeschreibung 1873 durch L. von Bühl. Exakte Abgrenzung 1965 durch Douglas J. Sheft und Mitarbeiter.
Diagn. Krit.: **(1)** Klinische Symptome: Kurzatmigkeit, Schwächegefühl, Husten, Gewichtsverlust, Trommelschlegelfinger und -zehen. – **(2)** Röntgen-Thorax: feinretikuläres Muster, diffus in beiden Lungen. Gelegentlich Honigwabenmuster der Lungenzeichnung. Hiluslymphknotenvergrößerung, seltener Vergrößerung der paratrachealen Lymphknoten. – **(3)** Histologie: dichte Massierung glatter Muskelfasern perialveolär, peribronchial, interlobär und interstitiell. Muskelmassierung teilweise tumorähnlich. Fibröse Stränge und Vermehrung elastischer Fasern. Mikrozysten (dilatierte Bronchiolen). Alveolarsepten verdickt. – **(4)** Koinzidenz mit Lungenkarzinom nicht selten.
Ätiol.: Unbekannt.
Pathog.: Die Verdickung der Alveolarwände führt zum »alveolar-kapillären Block« (dadurch klinisches Bild erklärt). Ventilationsstörungen und Störung der alveolokapillären Diffusion gehen oft nicht parallel.
Bemerkungen: Seltene, praktisch immer tödliche Erkrankung. **(DD)** Sarkoidose – Pneumokoniosen – Tuberkulose – Lungenemphysem – chronisches Lungenödem – Lungenkarzinomatose – Lungenfibrose – primäre pulmonale Hypertonie. Diagnose nur histologisch möglich.
Lit.: von Bühl L (1873) Lungenentzündung, Tuberkulose und Schwindsucht. Oldenbourg, München. – Liebow AA, Loring WF, Felton WL (1953) Musculature of lungs in chronic pulmonary disease. Am J Path 29 (1953) 886–911. – Sheft DJ, Moskwitz H (1965) Pulmonary muscular hyperplasia. Am J Roentgenol 93: 836–849.
G. Bein/JK

Muskelhypoplasie, generalisierte, angeborene: Krabbe-Syndrom II

Muskelkontraktur, ischämische, von Volkmann
Syn.: von-Volkmann-Syndrom II – von-Volkmann-Lähmung – von-Volkmann-Muskelkontraktur – Lähmung, ischämische
Def.: Vornehmlich an den Extremitäten auftretende ischämische Schädigung der Muskulatur mit bindegewebiger Umwandlung und Kontraktur des untergegangenen Muskelgewebes.
A.: Richard von Volkmann, 1830–1889, Chirurg, Leipzig, Halle. Er beschrieb 1869 die Sequenz und prägte 1881 die Bezeichnung ischämische Kontraktur.
Diagn. Krit.: **(1)** Schmerzhafte Schwellung der meist zyanotischen Extremität. – **(2)** Parese der betroffenen Muskulatur. – **(3)** Sensible Störungen im Bereich der Läsion. – **(4)** Trophische Störungen evtl. mit späterer Geschwürbildung. – **(5)** Paresen der Muskulatur, deren versorgende Nerven durch das ischämische Gewebe verlaufen. – **(6)** Nach Wochen bis Monaten Eintreten einer Kontrakturstellung.
Ätiol.: Ischämie der betroffenen Muskulatur.
Pathog.: Unterbindung des arteriellen Zuflusses, z.B. bei ungünstiger Stellung von Knochenfragmenten nach Fraktur; Erhöhung des Gewebedruckes von außen z.B. bei zu engen Verbänden; Erhöhung des Gewebedruckes in einer osteofibrös fest begrenzten Loge bei Ödem oder Hämatom mit nachfolgender Kompartment-Sequenz; iatrogen, nach Verödungsinjektion in Varizen, nach paravenöser Infusion gewebsunverträglicher Medikamente.
Bemerkungen: Betrifft am häufigsten die Beugergruppe an Unterarm und Hand nach suprakondylärer Humerusfraktur. Meist jüngere Patienten. Initial aufgrund der sensiblen Störungen als Läsion eines peripheren Nervs zu verkennen, später Verwechslung mit arthrogener Kontraktur möglich.
Lit.: Mubarak SJ, Hargens AR (1981) Compartment Syndromes and Volkmann's contracture. Saunders Monographs in Clinical Orthopaedics, Vol III. Saunders, Philadelphia. – v Volkmann R (1869) Krankheiten der Bewegungsorgane. In: Pitha-Billroth (Hrsg) Handbuch der Chirurgie 2, S 845–920. – v Volkmann R (1881) Die ischämischen Muskellähmungen und -kontrakturen. Zentralbl Chir 51: 51.
St. Wagner/DP

Muskelparese, intermittierende (Grassmann): Charcot-Syndrom I
Muskelphosphorylase-Mangel: Glykogenspeicherkrankheit Typ 5 (McArdle)
Muskelrigidität, progressive, fluktuierende: Stiff man
Muskelstarre-Syndrom: Stiff man
Muskelzerfalls-Syndrom: Crush-Sequenz
muskuläre Zirrhose der Lunge: Muskelhyperplasie, pulmonale

Mutchinick-Syndrom
Syn.: mental retardation, Buenos Aires type (e)
Def.: Autosomal-rezessiv vererbte Form von schwerer geistiger Behinderung, kombiniert mit Kleinwuchs, Mikrozephalie, Gesichtsdysmorphien sowie milden Nieren- und Herzfehlbildungen.
A.: Erstbeschreibung 1972 durch Osvaldo Mutchinick, Humangenetiker, Buenos Aires, Argentinien. Beschreibung einer Familie mit zwei betroffenen Schwestern.

Diagn. Krit.: **(1)** Schwere geistige Retardierung. – **(2)** Mikrozephalie. – **(3)** Kleinwuchs. – **(4)** Kraniofaziale Dysmorphien: Hypertelorismus, antimongoloide Lidachsenstellung, lange gekrauste Augenbrauen, breite Nase mit prominenter Wurzel, hoher Gaumen, Prognathie, große Ohren. – **(5)** Ein- oder beidseitige Dilatation des Nierenbeckens, resp. Ureters. – **(6)** ASD (mit oder ohne Pulmonalstenose und Rechtsschenkelblock). – **(7)** Hypomelanose (blonde Haare, blaue Augen, Photophobie). – **(8)** Weitere körperliche Auffälligkeiten: Trichterbrust, Klinodaktylie, hyperkonvexe Daumennägel.
Ätiol.: Wahrscheinlich autosomal-rezessiver Erbgang. Konsanguinität der Eltern.
Pathog.: Unbekannt, Defekt im Melaninstoffwechsel nicht ausgeschlossen.
Bemerkungen: Gewisse phänotypische Gemeinsamkeit mit der autosomal-rezessiv vererbten Mikrozephalie und dem Seckel-Syndrom (Vogelkopf-Zwergwuchs).
Lit.: Mutchinick O (1972) A syndrome of mental and physical retardation, speech-disorders, and peculiar facies in two sisters. J Med Genet 9: 60–63.
McK: 249630
R. Spiegel/AS

mutilating keratoderma (e): Keratodermia palmo-plantaris mutilans Vohwinkel

Muzinose, retikuläre erythematöse
Syn.: REM-Syndrom – Rundzellerythematose – Midline-Mucinosis
Def.: Unklar lokalisierte Ablagerungsdermatose vorwiegend bei jüngeren Erwachsenen.
A.: Erstbeschreibung 1974 von Gerd Klaus Steigleder, 1925–, Dermatologe, Köln, und Mitarbeitern.
Diagn. Krit.: **(1)** Unscharf begrenzte, netzförmige oder flächenhafte, lividrote Maculae, Erytheme bzw. Papeln. – **(2)** Lokalisation: vorwiegend an der Brust, über dem Sternum und in der hinteren Schweißrinne. – **(3)** Beschwerden: keine, gelegentlich Juckreiz nach Sonnenexposition. – **(4)** Auftreten: bevorzugt bei Frauen zwischen dem 20. und 50. Lebensjahr. – **(5)** Histologisch findet man im oberen und mittleren Korium perivaskulär und perifollikulär orientierte, rundzellige Infiltrate und Alcianblau-positives Material in den Fortsätzen von Fibroblasten und zwischen den Kollagenbündeln. – **(6)** Gutes Ansprechen auf Antimalariamittel und PUVA-Therapie. – **(7)** Einige Berichte über Assoziation u.a. mit rheumatischen Erkrankungen, Hypo- und Hyperthyreoidismus, Diabetes, Neoplasien, thrombozytopenischer Purpura.
Ätiol.: Ungeklärt.
Pathog.: Möglicherweise als Folge einer entzündlichen Reaktion (Immunreaktion?) kommt es zur Aktivierung von Fibroblasten, mit Ablagerung von Alcianblau-positivem Material in die Umgebung.
Bemerkungen: Das Krankheitsbild ist wahrscheinlich nicht so selten. Es muß von einer plaqueartigen Form der kutanen Muzinose unterschieden werden.
Lit.: Braddock SW, Davis CS, Davis RB (1988) Reticular erythematous mucinosis and thrombocytopenic purpura. Report of a case and review of the world literature, including plaguelike cutaneous mucinosis. J Am Acad Dermatol 19: 986–988. – Ingber A, Sandbank M (1988) Retikuläre erythematöse Muzinose (REM). Z Hautkr 63: 986–998. – Quimby SR, Perry HO (1982) Plaque-like cutaneous mucinosis: Its relationship to reticular erythematous mucinosis. J Am Acad Dermatol 6: 856–861. – Steigleder GK, Gartmann H, Linker U (1974) REM-Syndrom: Retikuläre erythematöse Mucinosis (Rundzellerythematosis). Z Hautkr 49: 235–238. – Steigleder GK (1981) REM-Syndrom = retikuläre erythematöse Muzinose (REMS). Hautarzt 32 (Suppl V): 408–412. – Wozel G, Barth J (1987) REM-Syndrom (REMS) – Alternative Therapiemöglichkeiten. Z Hautkr 62: 1409–1411.
W. Maciejewski/GB

MWS: Marden-Walker-Syndrom
myasthenes Syndrom: Lambert-Eaton-Rooke-Krankheit

myasthenes Syndrom, kongenitales
Syn.: Myasthenia gravis, kongenitale – myasthenic syndrome, congenital (e)
Def.: Bei Geburt oder in den ersten beiden Lebensjahren auftretendes, familiär gehäuftes Krankheitsbild mit Störung der neuromuskulären Übertragung ohne Nachweis einer immunologischen Ursache.
Diagn. Krit.: **(1)** Ptosis, Ophthalmoplegie. – **(2)** Bisweilen generalisierte Schwäche der Gesichts-, Schlund- und Extremitätenmuskulatur. – **(3)** Normale Acetylcholin-Rezeptor-Antikörpertiter.
Ätiol.: Genetisch bedingt (zum Teil autosomal-rezessiv erblich).
Pathog.: Störung der neuromuskulären Übertragung durch: a) Defekt in Synthese und Freisetzung von Acetylcholin, b) Fehlen der Acetylcholinesterase mit Depolarisationsblock, c) veränderte Öffnungszeit von Ionenkanälen (slow channel syndrome, fast channel syndrome u.a.), d) kongenitaler ACH-R-Mangel oder Defekt.
Bemerkungen: Keine oder nur geringe Progredienz der Erkrankung. Schlechtes Ansprechen auf Acetylcholinesterase-Inhibitoren.
Lit.: Engel AG, Lambert EH, Mulder DM (1981) Recently recognized congenital myasthenic syndromes. Ann NY Acad Sci 377: 614–639. – Engel AG (1994) Myasthenic syndromes. In: Engel AG, Franzini/Armstrong C (eds) Myology, Basic and Clinical, 2nd ed, pp 998–1935. McGraw Hill, New York. – Hohlfeld R (1990) Disorders of neuromuscular transmission. Curr Opin Neurol Neurosurg 3: 684–688.
McK: 254210
W. Müller-Felber/DP

Myasthenia gravis, kongenitale: myasthenes Syndrom, kongenitales

Myasthenia gravis (pseudoparalytica)
Syn.: Erb-Goldflam-Syndrom – Erb-Syndrom – Hoppe-Goldflam-Syndrom – Erb-Oppenheim-Goldflam-Syndrom – Bulbärparalyse, myasthenische – Myasthenie – asthenic bulbar paralysis (e) – bulbospinal paralysis (e) – Erb-Goldflam syndrome (e)
Def.: Postsynaptische Störung der neuromuskulären Übertragung mit abnormer Ermüdbarkeit der Skelettmuskulatur.
A.: Wilhelm Heinrich Erb, 1840–1921, Neurologe, Leipzig und Heidelberg. – Samuel Goldflam, 1852–1932, Neurologe, Warschau. – Hermann Oppenheim, 1858–1919, Neurologe, Berlin. – Erstbeschreibung 1878 durch Erb, 1892 durch H. Hoppe, 1893 durch Goldflam und 1900 durch Oppenheim.

Diagn. Krit.: (1) Tageszeitlich fluktuierende, belastungsabhängige Paresen. – (2) Betroffene Muskeln: a) M. levator palpebrae und äußere Augenmuskulatur (90%): Ptosis und Diplopie; b) mimische Muskulatur, Kaumuskulatur, Rachenmuskulatur (80%): Facies myopathica, Dysarthrie, Dysphagie, Kaustörungen; c) proximale Extremitätenmuskulatur und Rumpfmuskulatur; d) in schweren Fällen generalisierter Befall der Muskulatur inkl. Diaphragma, Interkostalmuskulatur: restriktive Ventilationsstörung mit respiratorischer Insuffizienz; e) selten betroffen M. sphincter ani externus und M. sphincter vesicae externus mit Blasen-Mastdarminkontinenz. – (3) Selten, vor allem nach längerer Erkrankung Muskelatrophien (in 10 bis 20%). – (4) Bisweilen Schmerzen bifrontal und im Bereich der Augen. – (5) Vor allem zu Beginn der Erkrankung Remissionen möglich, Exazerbationen durch Schwangerschaft, Wochenbett, respiratorische Infekte. – (6) Neurophysiologische Untersuchungen: a) repetitiver Stimulationstest: Amplitudenminderung des motorischen Summenaktionspotentials (Dekrement) bei Stimulation mit 3–5 Hz. Bei tetanischer Reizung Amplitudenzunahme (Inkrement). Pathologische Befunde bei Stimulation distaler Muskeln in ca. 50%, bei Stimulation der mimischen Muskulatur in 80%; b) EMG: »Myopathiemuster« mit verkürzten, polyphasischen Einheiten in 19%, Amplitudenabnahme der Einheiten bei längerer Innervation; c) Einzelfaser-EMG: abnorm erhöhter »Jitter«, Blockierungen in 55 bis 100%. – (7) Erhöhte Acetylcholin-Rezeptor-Antikörper im Serum in 57% (okuläre Myasthenie) bis 99% (generalisierte Myasthenie) nachweisbar.
Ätiol.: Autoimmunerkrankung mit gegen den Acetylcholin-Rezeptor als Antigen gerichteten polyklonalen IgG-Antikörpern. Exakte immunologische Grundlage des autoimmunologischen Prozesses ebenso wie die Rolle des Thymus im Prozeß noch ungeklärt. Bei jüngeren Patienten Assoziation mit HLA-B8 und HLA-DR3. Häufig Koinzidenz mit anderen Autoimmunerkrankungen: rheumatoide Arthritis, Lupus erythematodes, Polymyositis und Thyreotoxikose (5%). In ca. 10% Vorkommen von malignen Thymomen.
Pathog.: Durch Acetylcholin-Rezeptor-Antikörper Reduktion der verfügbaren Acetylcholin-Rezeptoren und beschleunigter Abbau des Acetylcholins. Unter Mitwirkung von Komplement zusätzlich Mikroläsionen der Endplattenmembran. Dadurch postsynaptische Störung der neuromuskulären Impulsübertragung mit zum Teil fehlender Impulsüberleitung.
Bemerkungen: Prävalenz 1 : 10 000 bis 1 : 50 000, Vorkommen in jedem Lebensalter möglich, Erkrankungsmaximum zwischen 20. und 30., bis 40. Lebensjahr. Frauen : Männer = 2 : 1. – Nach klinischen Kriterien Einteilung in vier Gruppen (nach Osserman: 1) Okuläre Myasthenie. 2a) Milde generalisierte Myasthenie mit leichter Progression, keine Krisen; gutes Ansprechen auf Behandlung. 2b) Ausgeprägtere generalisierte Myasthenie; keine Krisen, jedoch ausgeprägtes Betroffensein der Skelett- und Bulbärmuskulatur; mäßiges Ansprechen auf Medikamente. 3) Akute schwere Myasthenie mit rascher Progredienz, respiratorischen Krisen, schlechtes Ansprechen auf Behandlung, hohe Mortalität. 4) Späte schwere Myasthenie: Übergang von Gruppe I oder II nach ca. 2 Jahren in eine schwere Form wie Gruppe 3. – Therapie: a) symptomatisch (Cholinesteraseinhibitoren), b) Immunsuppressiva, c) evtl. Thymektomie.
Lit.: Engel AG (1986) Acquired autoimmune mysthenia gravis. In: Engel AG, Banker BQ (eds) Myology, pp 1925–1954. McGraw-Hill, New York. – Erb H (1878) Zur Casuistik der bulbären Lähmungen. Arch Psychiatr 9: 336–350. – Goldflam S (1893) Über einen scheinbar heilbaren bulbärparalytischen Symptomenkomplex mit Beteiligung der Extremitäten. Dtsch Zschr Nervenheilk 4: 312–352. – Hoppe HH (1892) Ein Beitrag zur Kenntnis der Bulbärparalyse. Berliner klin Wschr 29: 332–336. – Somnier FE, Trojaborg W (1993) Neurophysiological evaluation in myasthenia gravis. A comprehensive study of a complete patient population. EEG Clin Neurophys 89: 73–87.
McK: 254200
W. Müller-Felber/DP

myasthenic-myopathic syndrome of Lambert-Eaton (e): Lambert-Eaton-Rooke-Krankheit
myasthenic syndrome, congenital (e): myasthenes Syndrom, kongenitales
Myasthenie: Myasthenia gravis (pseudoparalytica)
Myatonia congenita: Floppy-Infant-Symptomatik
Myatonia congenita (Oppenheim): Oppenheim-Krankheit
myatony, congenital (e): Oppenheim-Krankheit
myatrophische Lateralsklerose: Lateralsklerose, amyotrophische

Myelinopathia centralis diffusa

Syn.: Myelinopathie, zentral diffuse – white matter disease, diffuse (e)
Def.: Progressive Enzephalopathie mit Spastizität, Ataxie und Epilepsie nach unauffälliger frühkindlicher Entwicklung. Homogener Signalverlust der zentralen weißen Substanz im T1-gewichteten kraniellen MRI mit gleichzeitigem Verlust von N-Acetylaspartat (NAA), cholinhaltigen Verbindungen (Cho), Creatin/Phosphocreatin (Cr) und Inositol (Ins) in der Protonen-Magnet-Resonanz-Spektroskopie (MRS).
A.: F. Hanefeld, Pädiater. – Erstbeschreibung 1993.
Diagn. Krit.: (1) Plötzlich einsetzende Symptomatik bei unauffälliger Vorgeschichte im Alter von ca. 3 Jahren mit **a)** progredient entwickelnder Ataxie; **b)** Tetraspastik und später hinzukommender **c)** Bulbärsymptomatik und **d)** Optikusatrophie. Neben guter Erhaltung der mentalen Funktionen fällt ein Fehlen von Hinweisen auf eine periphere Neuropathie auf. – (2) Das MRI zeigt in der weißen Substanz einen homogenen Signalintensitätsverlust in den T1-gewichteten Bildern mit einem entsprechenden Signalintensitätsanstieg in den T2-gewichteten Aufnahmen beider Großhirnhemisphären mit einer milden Vergrößerung der Seitenventrikel und einer Balkenatrophie. – (3) In der MRS imponiert die weiße Substanz mit einem völligen Verlust der neuronalen bzw. Gliazellmetaboliten NAA, Cho, Cr und Ins.
Ätiol.: Wahrscheinlich autosomal-rezessives Erbleiden.
Pathog.: Nicht bekannt.
Bemerkungen: Die Beobachtung weiterer Patienten in früheren Krankheitsstadien muß klären, ob dem Krankheitsgeschehen eine Hypo- oder Demyelinisierung zugrunde liegt.
Lit.: Hanefeld F, Holzbach U, Kruse B et al (1993) Diffuse white matter disease in three children: An encephalopathy with unique features on magnetic resonance imaging and proton magnetic resonance spectroscopy. Neuropediatrics 24: 244–248. – Schiffmann R, Moller JR, Trapp BD et al (1994) Childhood ataxia with diffuse central nervous system hypomyelination. Ann Neurol 35: 331–340.
F. Hanefeld/JK

Myelinopathie, zentral diffuse: Myelinopathia centralis diffusa
myelitis, funicular (e): Dana-Syndrom
Myelitis, funikuläre (Henneberg): Dana-Syndrom
Myelitis necroticans (Foix-Alajouanine): Foix-Alajouanine-Syndrom
Myelitis, subakute nekrotisierende: Foix-Alajouanine-Syndrom

myelodysplastische Syndrome

myelodysplastische Syndrome

Subtypen	morphologische Kriterien	
	peripheres Blut	Knochenmark
– refraktäre Anämie (RA)	Blasten ≤ 1%	Blasten < 5%
– refraktäre Anämie mit Ringsideroblasten (RARS)	Blasten ≤ 1%	Blasten < 5% Ringsideroblasten > 15%
– refraktäre Anämie mit Exzeß an Blasten (RAEB)	Blasten < 5%	Blasten 5–20%
– refraktäre Anämie in Transformation (RAEB-T)	Blasten ≤ 5%	Blasten 21–30% und/oder Auerstäbchen
– chronische myelomonozytäre Leukämie (CMML)	Blasten < 5% Monozyten > 10^9/l	Blasten < 20% Promonozyten vermehrt

myelodysplastische Syndrome
Syn.: Präleukämie – Leukämie, oligoblastische – smouldering leukemia (e)
Def.: Chronische, maligne Reifungsstörung der Hämatopoese; betroffen ist eine oder mehrere Zellreihen.
Diagn. Krit.: **(1)** Morphologie der Zellen im peripheren Blut und Knochenmark mit unterschiedlichen Kombinationen dysplastischer Phänomene (Dyserythropoese, Dysgranulopoese, Dysmegakaryozytose). – **(2)** Meist periphere Zytopenie einer oder mehrerer Zellreihen bei hyperzellulärem Knochenmark. – **(3)** Klinische Symptome manchmal bei Diagnosestellung fehlend, ansonsten abhängig von der/den betroffenen Zellreihen, insbesondere vom Ausmaß der hämopoetischen Insuffizienz (Anämie-Symptome, Infektanfälligkeit, Blutungsneigung). – **(4)** Einteilung in fünf morphologische Entitäten entsprechend der Französisch-Amerikanisch-Britischen Arbeitsgruppe für die Leukämie-Klassifikation (FAB) von 1982 (Bennett und Mitarbeiter) (s. Tabelle).
Ätiol.: Klonale Erkrankung, bei der eine neoplastische Transformation einer pluripotenten hämatopoetischen Stammzelle angenommen wird.
Pathog.: Die neoplastische Transformation führt vermutlich einerseits zu einem Verlust der Differenzierungsfähigkeit der von der transformierten Zelle abstammenden Zellreihen, andererseits zu einer langsamen Zunahme unreifer Blasten. Die Prognose bezüglich Überlebenszeit und Risiko der leukämischen Transformation der verschiedenen Subtypen ist unterschiedlich. Der Zeitpunkt des Auftretens der myelodysplastischen Syndrome liegt im Median bei über 60 Jahre.
Lit.: Bennett JM, Catovsky D, Daniel MT et al (1982) Proposals for the classification of the myelodysplastic syndromes. Brit J Haematol 51: 189–199. – Heimpel H, Mohren M (1993) Myelodysplastische Syndrome. Münchner Med Wschr 135: 634–638.
E. Späth-Schwalbe/GA

Myelomalazie, angiodysgenetische: Foix-Alajouanine-Syndrom
Myelo-Optiko-Neuropathie, subakute: SMON-Krankheit
Myelopathia necroticans: Foix-Alajouanine-Syndrom
Myelopathie, angiodysgenetische nekrotisierende: Foix-Alajouanine-Syndrom
Myelopathie, angiodysgenetische nekrotisierende (Scholz und Manuelidis): Foix-Alajouanine-Syndrom
Myelopathie, vaskuläre: Foix-Alajouanine-Syndrom
myeloproliferative disorders (e): myeloproliferative Erkrankungen, chronische

myeloproliferative Erkrankungen, chronische
Syn.: chronisch myeloproliferative Syndrome – myeloproliferative disorders (e)
Def.: Neoplastische klonale Stammzellerkrankung mit zumindest anfänglicher Hyperplasie eines oder mehrerer Zellsysteme im Knochenmark und verstärkter Ausschwemmung von Zellen ins Blut bei effektiver Hämatopoese.
Einteilung: Zu den chronisch myeloproliferativen Erkrankungen gehören: chronisch myeloische Leukämie (CML) – Polycythaemia vera (P. vera) – Osteomyelofibrose/-sklerose (OMF/OMS) – essentielle Thrombozythämie (ET).
Bemerkungen: Übergänge zwischen den einzelnen Krankheitsbildern sind häufig. Alle chronischen myeloproliferativen Syndrome haben eine Tendenz zur Fibrosierung und Sklerosierung des Knochenmarks in späten Krankheitsstadien. Ein Teil geht in eine akute Leukämie über, die man als Blastenschub bezeichnet.
Lit.: Dickstein JI, Vardiman JW (1993) Issues in the pathology and diagnosis of the chronic myeloproliferative disorders and the myelodysplastic syndromes. Am J Clin Path 99: 513–525.
E. Späth-Schwalbe/GA

Myelose, akute erythroleukämische: Erythroleukämie, akute
Myelose, anämische: Dana-Syndrom
Myelose, funikuläre: Dana-Syndrom

Myhre-Syndrom
Syn.: growth, mental deficiency, Myhre type (e)
Def.: Minderwuchs, muskuläre Hypertrophie und verringerte Gelenkbeweglichkeit.
A.: Erstbeschreibung durch S. A. Myhre und Mitarbeiter 1981.
Diagn. Krit.: **(1)** Erniedrigtes Geburtsgewicht. – **(2)** Blepharophimose. – **(3)** Hypoplastische Maxilla, Progenie, kurzes Philtrum, schmaler Mund. – **(4)** Herzfehler. – **(5)** Kryptorchismus. – **(6)** Minderwuchs. – **(7)** Hyperopie. – **(8)** Mentale Retardierung. – **(9)** Innenohrtaubheit. – **(10)** Radiologisch verdickte Schädelkalotte, breite Rippen, kurze tubuläre Knochen, Platyspondylie, große Wirbelkörper. – **(11)** Fakultativ: Gaumenspalte, Hypospadie, Hernien. Muskuläre Hypertrophie, eingeschränkte Gelenkbeweglichkeit, verkürzte tubuläre Knochen.

Ätiol.: Möglicherweise autosomal-dominante Vererbung. Beide männliche Patienten hatten alte Väter.
Pathog.: Unbekannt.
Bemerkungen: Selten.
Lit.: Garcia//Cruz D, Figuera LE et al (1993) The Myhre syndrome: report of two cases. Clin Genet 44: 203–207. – Myhre SA, Ruvalcaba RHA, Graham CB (1981) A new growth deficiency syndrome. Clin Genet 20: 1–5. – Soljak MA, Aftimos S, Gluckman PD (1983) A new syndrome of short stature, joint limitation and muscle hypertrophy. Clin Genet 23: 441–446.
McK: 139210
J. Kunze/JK

myoclonic cerebellar dyssynergia (e): Dyssynergia cerebellaris myoclonica
myoclonic encephalopathy of childhood (e): Kinsbourne-Enzephalopathie
myoclonic epilepsy, juvenile (e): Epilepsie, juvenile myoklonische
myoclonic epilepsy, progressive familial (e): Unverricht-Lundborg-Syndrom
myoclonie épileptique progressive (fz): Unverricht-Lundborg-Syndrom
myoclonus, hereditary essential (e): Paramyoklonus
Myoclonus multiplex fibrillaris: Myokymien, generalisierte
Myodysplasia ossificans generalisata Münchmeyer: Fibrodysplasia ossificans progressiva
Myodystrophia congenita: Amyoplasie
myodystrophia fetalis deformans: Amyoplasie
myofibromatosis, juvenile (e): Fibromatose, generalisierte kongenitale

Myoglobinurie, idiopathische paroxysmale (Meyer//Betz)

Syn.: Meyer//Betz-Syndrom – Meyer//Betz disease (e) – idiopathic myoglobinuria (e)
Def.: Der Begriff wird heute nur noch verwendet, wenn der Symptomenkomplex einer paroxysmalen Rhabdomyolyse vorliegt, ohne daß eine zugrundeliegende Muskelkrankheit (z.B. metabolische Myopathie, z.B. Poly-/Dermatomyositis) aufgedeckt oder eine exogene Ursache (mechanische Überlastung, Crush-Syndrom, toxische Ursachen, Infektionen o.a.) nachweisbar ist.
A.: Erstbeschreibung 1910/1911 durch den deutschen Arzt Friedrich Meyer//Betz.
Diagn. Krit.: **(1)** Spontan und ohne nachweisbare Ursache anfallsweise auftretende Muskelschmerzen mit mehr oder minder ausgeprägter Muskelschwäche. – **(2)** Stunden danach dunkler Urin. – **(3)** Nachweis der Myoglobinurie. Exzessive Erhöhung der Creatinkinase im Serum, welche in den folgenden Tagen schnell wieder abfällt. BKS-Beschleunigung, Leukozytose. – **(4)** Gefahr der Entstehung eines akuten Nierenversagens.
Ätiol.: Meist sporadisch. Selten kommen pathogenetisch nicht geklärte autosomal-rezessive bzw. -dominante Formen vor.
Pathog.: Nicht geklärt. Muskelbioptisch: Nachweis einer frischen Rhabdomyolyse.
Lit.: Meyer//Betz F (1911) Beobachtungen an einem eigenartigen, mit Muskellähmungen verbundenen Fall von Hämoglobinurie. Arch klin med 101: 85–127. – Penn AS (1994) Myoglobinuria. In: Engel AG, Franzini//Armstrong C (eds) Myology, Vol 2, pp 1679–1696. McGraw Hill, New York.
McK: 160010; 268200
D. Pongratz/DP

Myoklonie, familiäre: Unverricht-Lundborg-Syndrom
myoklonisches Petit mal: Epilepsie, juvenile myoklonische
Myoklonusepilepsie: Unverricht-Lundborg-Syndrom
Myoklonusepilepsie, progressive familiäre: Unverricht-Lundborg-Syndrom
Myoklonusepilepsie, Typ Lafora: Lafora-Syndrom

Myoklonus, tardiver
Def.: S.u. Neuroleptika-induzierte extrapyramidalmotorische Störungen, späte.
H. P. Kapfhammer/DP

Myokymien, generalisierte
Syn.: Morvan-Syndrom I – Myokymie-Syndrom – Morvan-Chorea – Myoclonus multiplex fibrillaris – Chorea fibrillaris – Chorée fibrillaire (fz)
Def.: Krankheitsbild mit Muskelwogen (Myokymie), Faszikulieren, fokalen Myoklonien und Krämpfen (vorwiegend in franz. Literatur beschrieben).
A.: Augustin Marie Morvan, 1819–1897, französischer Arzt. – Erstbeschreibung 1890.
Diagn. Krit.: **(1)** Schleichender Beginn mit Muskelschwäche und schmerzhaften Krämpfen. – **(2)** Ausbildung von Myokymien und Faszikulationen, z.T. Myoklonie-ähnlich, an den Beinen stärker als an den Armen. – **(3)** Vegetative Störungen: Schweißausbrüche, Palmar- und Plantarerytheme, Ödeme, Pruritus, Blutdruckanstieg und Pulsbeschleunigung. – **(4)** Psychische Störungen: Hypochondrie, Depressionen, Schlafstörungen. – **(5)** Elektromyographie: spontane Entladungstätigkeit mit komplexen Potentialen, die auf Curare verschwindet.
Ätiol.: Unbekannt; vermutlich heterogen, toxische Ursachen möglich.
Pathog.: Vermutlich abnorme Erregbarkeit des peripheren Nerven mit ektopischer Entstehung von Aktionspotentialen im Verlauf der motorischen Axone, es wurde jedoch auch eine spinale (Myelitis) oder zerebrale Genese diskutiert.
Bemerkungen: Eventuell Querbeziehungen zum Isaacs-Syndrom, zur Neuromyotonie (Mertens) bzw. zum »Stiff-Man-Syndrom«. Therapeutischer Versuch mit Membranstabilisatoren (Phenytoin, Carbamazepin) sinnvoll.
Lit.: Jamieson PW, Katirji MB (1994) Idiopathic generalized myokymia. Muscle Nerve 17: 42–51. – Morvan AM (1890) De la choree fibrillaire. Gaz Hôp méd Paris 27: 173–176; 186–189; 200–202.
R. Dengler/DP

Myokymie-Syndrom: Myokymien, generalisierte

Myopathia distalis tarda hereditaria Welander
Syn.: Welander-Syndrom – distal myopathy, late onset hereditary (e)
Def.: Autosomal-dominante distale Myopathie mit später Manifestation und sehr langsamer Progredienz.
A.: Lisa Welander, 1909–, schwedische Neurologin. Es ist ihr Verdienst, die Myopathia distalis tarda hereditaria bei 249 Patienten in 72 schwedischen Sippen untersucht

und als eigenständiges Krankheitsbild abgegrenzt zu haben.
Diagn. Krit.: (1) Erkrankungsbeginn im Erwachsenenalter. – (2) Primär langsam progrediente Schwäche und Atrophie der Unterarm- und Handmuskulatur, später der Unterschenkel- und Fußmuskulatur, meist beginnend mit einer Schwäche einzelner Finger. – (3) Keine Hypertrophie. – (4) Muskeleigenreflexe erhalten. Keine Sensibilitätsstörungen, keine Faszikulationen. – (5) Creatinkinase meist nicht erhöht. – (6) EMG: myopathisch. – (7) Muskelbiopsie: nur gering ausgeprägte degenerative Myopathie.
Ätiol.: Autosomal-dominante Erkrankung. Atypische, schnell progredient verlaufende Fälle wahrscheinlich Ausdruck einer Homozygotie.
Bemerkungen: (DD) andere seltene distale Myopathien.
Lit.: Griggs RC, Markesbery WR (1994) Distal myopathies. In: Engel AG, Franzini//Armstrong C (eds) Myology. McGraw Hill, New York. – Kratz R, Brooke MD (1979) Distal myopathy. In: Vinken PJ, Bruyn GW (eds) Handbook of Clinical Neurology. North-Holland Publishing Company, Amsterdam, New York, Oxford. – Markesbery WR, Griggs RC, Leach RP, Lapham LW (1974) Late onset hereditary distal myopathy. Neurology (Minneap) 24: 127–134. – Welander L (1945) Hereditär handmuskelatrofi. Nord med 26: 1019. – Welander L (1951) Myopathia distalis tarda hereditaria. Acta Med Scand Suppl 265: 1–124.
McK: 160500
D. Pongratz/DP

myopathic carnitine deficiency (e): Carnitinmangel, muskulärer, primärer
myopathic hyperthermia, malignant (e): Hyperthermie, maligne
Myopathie des Erwachsenen, hypothyreote: Hoffmann-Syndrom

Myopathie, klimakterische
Syn.: Syndrom der klimakterischen Myopathie – late onset myopathy (e)
Def.: Unscharfe Bezeichnung für jenseits des 50. Lebensjahres manifest werdende Muskelkrankheiten. Diese entsprechen ätiologisch nur selten degenerativen Myopathie. Viel häufiger verbergen sich dahinter schleichend verlaufende Polymyositiden oder auch Paraneoplasien (z.B. ektope ACTH-Produktion).
A.: Erstbeschreibung 1936 durch Nevin. – Weitere Beschreibungen 1922 durch Bramwell und durch Shy und McEachern 1950/51.
Lit.: Shy GM, McEachern D (1951) The clinical features and responses to cortisone of menopausal muscular dystrophy. J Neurol Neurosurg Psychiatr 14: 101.
D. Pongratz/DP

Myopathie, kongenitale myotubuläre: Myopathie, kongenitale zentronukleäre

Myopathie, kongenitale zentronukleäre
Syn.: Myopathie, kongenitale myotubuläre – congenital centronuclear myopathy (e) – congenital myotubular myopathy (e)
Def.: Sehr seltene Myopathie mit Strukturbesonderheiten, die verschiedenen Erbgängen (autosomal-dominant, autosomal-rezessiv, X-chromosomal-rezessiv) folgt und unterschiedliche klinische Schweregrade aufweist.

A.: Alfred J. Spiro, Neuropädiater, Philadelphia. – Milton Georg Shy, 1919–1967, Neuropädiater, Philadelphia. – Nicholas K. Gonatas, Neuropädiater, Philadelphia. – Erstbeschreibung der Krankheit 1966.
Diagn. Krit.: **A.** X-chromosomal-rezessive Form (McK 310400): (1) Prä- oder neonataler Beginn. – (2) Männliches Geschlecht. – (3) Ausgeprägte generalisierte Muskelhypotonie und -schwäche meist mit Ateminsuffizienz und Schluckschwierigkeiten. – (4) Dünne Rippen. – (5) Kontrakturen. – (6) Ophthalmoplegie. – (7) Fataler Verlauf ([DD] kongenitale Dystrophia myotonica).
B. Autosomal-rezessive Form mit Beginn in der Kindheit (McK 255220): (1) Generalisierte Muskelschwäche und -atrophie mit meist langsamer Progredienz. – (2) Häufig begleitende Facies myopathica. – (3) Hoher Gaumen. – (4) Skoliose. – (5) Spitzfüße.
C. Autosomal-dominante Form mit spätem Beginn (McK 160150): (1) Deutliche Manifestation der Symptome meist erst im Erwachsenenalter mit generalisierter Muskelschwäche und -atrophie, jedoch meist Schwerpunkt in der Beckengürtel-Oberschenkelmuskulatur ([DD] Gliedergürteldystrophie) und langsamer Progredienz. – (2) CK im Serum meist normal oder nur leicht erhöht. – (3) EMG gering myopathisch (teilweise auch Mischbild mit sog. neurogenen Veränderungen). – (4) Muskelbiopsie: Nachweis der Zentralverlagerung fast aller Muskelkerne, welche im Längsschnitt in Kernreihen angeordnet sind. Perinukleäre Höfe mit Alteration der Fibrillenstruktur. Typ-I-Faser-Überwiegen und Typ-I-Faser-Hypotrophie.
Ätiol.: X-chromosomal-rezessiver Erbgang (Xq28), autosomal-dominanter Erbgang bzw. autosomal-rezessiver Erbgang.
Pathog.: Unklar.
Lit.: Fardeau M, Tomé FMS (1994) Congenital myopathies. In: Engel AG, Franzini//Armstrong C (eds) Myology, Vol II, pp 1487–1532. McGraw Hill, New York. – Fardeau M, Tomé FMS, Evangelista T et al (1994) Clinical, histopathological and immunocytochemical data in congenital muscular dystrophies in France. Muscle & Nerve Suppl 1: 352. – Kinoshita M, Cadman TE (1968) Myotubular myopathy. Arch Neurol 18: 265–271. – Raju TNK, Vidyasagar D et al (1977) Centronuclear myopathy in the newborn period causing severe respiratory distress. Pediatrics 59: 29–34. – Spiro AJ, Shy MG, Gonatas NK (1966) Myotubular myopathy. Arch Neurol 14: 1–14. – Wallgren//Pettersson C (1994) Myotubular/Centronuclear Myopathie. Neuromuscular Disorders (to be published).
McK: 160150; 255200; 310400
D. Pongratz/DP

Myopathie mit Akanthozytose, benigne X-gebundene: McLeod-Syndrom

Myopathien, distale
Def.: Klare Entitäten stellen nach heutiger Kenntnis die im Bereich der Hände beginnende autosomal-dominante distale Myopathie Typ Welander, die autosomal-dominante im Bereich der Beinmuskulatur beginnende Erwachsenenform (McK 158800) sowie die früh manifest werdende autosomal-rezessive (Typ I mit Beginn im hinteren Kompartment, Typ II mit Beginn im vorderen Kompartment [McK 254130]) bzw. sporadische Form dar. Nicht sicher in der Einordnung sind die von Magee und DeJong beschriebenen infantilen Formen sowie die von Biemond beschriebene juvenile Form.
A.: Lisa Welander, 1909–, schwedische Neurologin. – William R. Markesbery, amerikanischer Neurologe, und Ro-

bert C. Griggs beschrieben erstmals 1974 die autosomal-dominante Erwachsenenform mit Beginn an den Beinen. – William R. Markesbery, Robert C. Griggs und B. Hers sind 1977 die Erstbeschreiber der rezessiven oder sporadischen, früh beginnenden distalen Myopathie. – Magee und DeJong sind 1965 die Erstbeschreiber der infantilen distalen Myopathie. – Arie Biemond ist 1955 Erstbeschreiber der juvenilen distalen Myopathie.

Diagn. Krit.: **(1)** Meist sehr langsam progrediente distal im Bereich der Hand- oder Fußmuskulatur beginnende dystrophische Myopathie. – **(2)** Bei Beginn an den Beinen häufig Wadenhypertrophie. – **(3)** Creatinkinase im Serum bei den Erwachsenenformen meist normal oder gering erhöht, bei der autosomal-rezessiven bzw. sporadischen, früher manifest werdenden Erkrankung stark erhöht. – **(4)** EMG: Myopathiemuster. – **(5)** Muskelbiopsie: bei den Erwachsenenformen meist nur geringfügige Befunde. Bei der früh manifest werdenden Erkrankung teils ausgeprägte degenerative Myopathie, teils »rimmed vacuoles«.

Ätiol.: Uneinheitlich; autosomal-dominant, autosomal-rezessiv bzw. sporadisch.

Pathog.: Noch nicht geklärt.

Lit.: Biemond A (1955) Myopathia distalis juvenilis hereditaria. Acta Psychiatr Neurol Scand 30: 25. – Griggs RC, Markesbery WR (1994) Distal myopathies. In: Engel AG, Franzini//Armstrong C (eds) Myology, Vol 2, pp 1246–1257. McGraw Hill, New York. – Magee KR, DeJong RN (1965) Hereditary distal myopathy with onset in infancy. Neurology 13: 387. – Markesbery WR, Griggs RC, Hers B (1977) Distal myopathy: Electron microscopic and histochemical studies. Neurology 27: 727. – Markesbery WR, Griggs RC, Leach RP, Lapham LW (1974) Late onset hereditar distal myopathy. Neurology 23: 127. – Welander L (1951) Myopathia distalis tarda hereditaria. Acta Med Scand 141: 1.

McK: 158800; 254130
D. Pongratz/DP

myopathie pseudohyertrophique de l'enfant (historisch, fz): Muskeldystrophie, X-chromosomal rezessive, Typ Duchenne
Myopathie-Syndrom, viszerales: Myopathie, viszerale

Myopathie, viszerale

Syn.: Myopathie-Syndrom, viszerales – familial visceral myopathy (e) – hereditary hollow visceral myopathy (e)

Def.: Heterogene Gruppe sehr seltener, familiär auftretender Myopathien mit Befall der glatten Muskulatur des Verdauungstraktes, vornehmlich des Dünndarmes und Kolons, vereinzelt auch des Ösophagus und des Urogenitaltraktes, gelegentlich mit Ophthalmoplegie oder anderen neurologischen Defiziten.

A.: Erstbeschreibung 1977 durch M. D. Schuffler und C. E. Pope. Klassifikationsvorschlag 1986 von Anuras et al.

Diagn. Krit.: **(1)** Zeichen einer intestinalen Pseudoobstruktion mit allmählich einsetzenden Abdominalkoliken. – **(2)** Erbrechen und zunehmender Meteorismus. – **(3)** Zunehmende Diarrhö. – **(4)** Gewichtsverlust bis hin zur Kachexie. – **(5)** Evtl. Harnretention oder andere urologische Manifestationen. – **(6)** Röntgen: massiv geblähte Darmschlingen im betroffenen Abschnitt evtl. mit Spiegelbildung, ohne Zeichen einer Stenose. – **(7)** Biopsie: Atrophie und bindegewebige Umwandlung der äußeren, längsverlaufenden Muskelschichten des betroffenen Darmabschnittes, ohne Entzündungszeichen.

Ätiol.: Ein autosomal-rezessiver Erbgang wird postuliert, muß jedoch noch als ungesichert gelten.

Pathog.: Gemäß neuerer Literatur wird erwogen, ob es sich bei der familiären viszeralen Myopathie um eine mitochondriale Myopathie handelt.

Bemerkungen: Krankheitsbeginn erheblich schwankend zwischen ersten Lebenswochen und 2. Lebensjahrzehnt.

Lit.: Anuras et al (1986) A familial visceral myopathy with dilatation of the entire gastrointestinal tract. Gastroenterology 90: 385–390. – Lowsky R et al (1993) Familial visceral myopathy associated with a mitochondrial myopathy. Gut 34: 279–283. – Schuffler MD, Pope CE (1977) Studies of idiopathic intestinal pseudoobstruction I. Hereditary hollow visceral myopathy: clinical and pathological studies. Gastroenterology 73: 327–338.

McK: 155310
St. Wagner/DP

myopathy in hypothyroidism (e): Hoffmann-Syndrom
myopathy, with deficiency of carnitine palmitoyltransferase (e): Carnitin-Palmitoyltransferase-Mangel I und II
myopia, telecanthus, sensorineural deafness syndrome (e): fazio-okulo-akustisch-renales Syndrom
myoplegia, intermittent (e): Lähmung, episodische hypokaliämische
Myositis, akute parenchymatöse (Hepp, 1887): Dermatomyositis
Myositis ossificans generalisata: Fibrodysplasia ossificans progressiva
myositis ossificans progressiva (e): Fibrodysplasia ossificans progressiva
Myositis universalis acuta infectiosa (Jackson, 1887): Dermatomyositis
Myospasia convulsiva: Gilles-de-la-Tourette-Syndrom
Myospasia impulsiva: Gilles-de-la-Tourette-Syndrom
Myotonia atrophica: Dystrophia myotonica Curschmann-Steinert

Myotonia congenita (Becker)

Syn.: Myotonie, rezessive generalisierte (Becker) – recessive myotonia (e)

Def.: Autosomal-rezessiv erbliche Myopathie mit verzögerter Erschlaffung der Skelettmuskulatur.

A.: Peter Emil Becker, Humangenetiker in Göttingen. – Erste umfassende Darstellung 1971.

Diagn. Krit.: **(1)** Funktionsstörung der Muskulatur, bei der willkürliche kräftige Muskelaktionen mit solcher Steifheit beantwortet werden, daß jede weitere Bewegung gehemmt wird (Aktionsmyotonie); myotone Störung meist deutlich mehr ausgeprägt als bei der Myotonia congenita Thomsen. – **(2)** Bei den ersten Bewegungen nach Ruhe temporäre Paresen bis zu 30 s. – **(3)** Häufig Muskelhypertrophie an den unteren Extremitäten, Armmuskulatur manchmal schmächtig. – **(4)** Perkussionsmyotonie (nachdauernde Dellenbildung beim Schlag mit dem Perkussionshammer auf den Muskel). – **(5)** Gelegentlich Klagen über schmerzhafte Muskelsteife. – **(6)** Beginn meist zwischen 4. und 12. Lebensjahr, im Erwachsenenalter keine Progredienz; im höheren Lebensalter leichte permanente Schwäche ohne signifikante Strukturveränderungen des Muskels möglich. – **(7)** Typische myotone Entladungsserien (frequenz- und amplitudenmodulierte Entladungsschauer) im EMG bei Einstich der Nadel oder Beklopfen des Muskels; EMG sonst ohne Befund. – **(8)** Normale oder höchstens leicht gesteigerte Creatinkinase-Aktivität (max. 2- bis 3fach über der Norm) im Serum.

Ätiol.: Erbleiden mit autosomal-rezessivem Erbgang, Mutation an Chromosom 7q35 (Gen für die Regulierung des Chloridkanals am Skelettmuskel).

Pathog.: Nicht bekannt; pathophysiologisch entscheidend Alteration der Muskelfasermembran mit vermehrter Chlorid-Durchlässigkeit.

Myotonia congenita (Thomsen)

Bemerkungen: Minimale myotone Zeichen bei ca. 5% der Heterozygoten. Therapeutisch gute Beeinflussung durch Antiarrhythmika (Mexiletin Mittel der ersten Wahl, nachdem für das gleich wirksame Tocainid Knochenmarksdepression, toxische Hautreaktionen und interstitielle Lungenfibrose beschrieben wurde), je nach Schwere der Symptomatik sowie Behinderung im täglichen Leben Indikationsstellung zur Dauertherapie. **(DD)** Myotonia congenita Thomsen – Paramyotonia congenita Eulenburg – Myotonie bei Chondrodystrophie (Schwartz-Jampel-Syndrom) – Dystrophia myotonica Curschmann-Steinert.

Lit.: Becker PE (1971) Genetic approaches to the nosology of muscle disease: myotonias and similar disorders. Birth defects 7: 52–62. – Becker PE (1979) Heterozygote manifestation in recessive generalized myotonia. Hum Genet 46: 325–329. – Koch M, Steinmeyer K, Lorenz C et al (1992) The skeletal muscle chlorid channel in dominant and recessive human myotonia. Science 257: 797–800. – Kuhn E, Fiehn W, Seiler D, Schroeder JM (1979) The autosomal recessive (Becker) form of myotonia congenita. Muscle & Nerve 2: 109–117.

McK: 255700

K.-H. Krause/DP

Myotonia congenita (Thomsen)

Syn.: Thomsen-Syndrom – Ataxia muscularis (Thomsen) – Thomsen's disease (e)

Def.: Autosomal-dominant erbliche Myopathie mit verzögerter Erschlaffung der Muskeln.

A.: Asmus Julius Thomas Thomsen, 1815–1896, praktischer Arzt, Kappeln, Schleswig-Holstein. – Erstbeschreibung schon durch v. Leyden 1866 und 1874. – Beschreibung durch Thomsen 1876.

Diagn. Krit.: **(1)** Funktionsstörung der Muskulatur, bei der willkürliche kräftige Muskelaktionen mit solcher Steifheit beantwortet werden, daß jede weitere Bewegung gehemmt wird (Aktionsmyotonie). – **(2)** Meist von Geburt an Frühsymptome wie Saugschwierigkeiten, Krampfzustände des M. orbicularis oculi, »stillstehende« Gesichtszüge nach dem Weinen und positives v.-Graefe-Zeichen. – **(3)** Muskelhypertrophie (herkulische Gestalten). – **(4)** Perkussionsmyotonie (nachdauernde Dellenbildung beim Schlag mit dem Perkussionshammer auf den Muskel). – **(5)** Typische myotone Entladungsserien (frequenz- und amplitudenmodulierte Entladungsschauer) im EMG bei Einstich der Nadel oder Beklopfen des Muskels; EMG sonst o.B. – **(6)** Normale oder höchstens leicht gesteigerte Aktivität der Creatinkinase im Serum.

Ätiol.: Erbleiden mit autosomal-dominantem Erbgang; Mutation an Chromosom 7q35 (Gen für die Regulierung des Chloridkanals im Skelettmuskel).

Pathog.: Nicht bekannt; pathophysiologisch entscheidende Rolle einer Alteration der Muskelfasermembran mit vermehrter Chloriddurchlässigkeit.

Bemerkungen: Therapeutisch gute Beeinflussung durch Antiarrhythmika (Mexiletin Mittel der ersten Wahl, nachdem für das gleich wirksame Tocainid Knochenmarksdepression, toxische Hautreaktionen und interstitielle Lungenfibrose beschrieben wurde), je nach Schwere der Symptomatik sowie Behinderung im täglichen Leben Indikationsstellung zur Dauertherapie. **(DD)** rezessive generalisierte Myotonie – Paramyotonia congenita Eulenburg – Myotonie bei Chondrodystrophie (Schwartz-Jampel-Syndrom) – Dystrophia myotonica Curschmann-Steinert.

Lit.: Koch M, Steinmeyer K, Lorenz C et al (1992) The skeletal muscle chlorid channel in dominant and recessive human myotonia. Science 257: 797–800. – Kuhn E, Seiler D (1970) Biochemische Besonderheiten und Unterschiede der autosomal dominant und autosomal rezessiv vererbten Myotonia congenita. Klin Wschr 48: 1134–1136. – v Leyden E (1874) Klinik der Rückenmarkskrankheiten. Berlin I: 128. – Lipicky RJ (1979) Myotonic syndromes other than myotonic dystrophy. In: Vinken PJ, Bruyn GW (eds) Handbook of clinical neurology. North Holland Publishing Company, Amsterdam, New York, Oxford. – Thomsen AJT (1876) Tonische Krämpfe in willkürlich bewegichen Muskeln in Folge von ererbter physischer Disposition (Ataxia muscularis?). Arch Psych 6: 702–718.

McK: 160800

K.-H. Krause/DP

myotonic dystrophy (e): Dystrophia myotonica Curschmann-Steinert

myotonic pupil (e): Adie-Pupillotonie

Myotonie, atrophische: Dystrophia myotonica Curschmann-Steinert

Myotonie, dystrophische (Curschmann-Steinert-Batten): Dystrophia myotonica Curschmann-Steinert

Myotonie, rezessive generalisierte (Becker): Myotonia congenita (Becker)

Mythomania: Münchhausen-Syndrom

Myxadenitis labialis: Cheilitis glandularis apostematosa

myxedema muscular hypertrophy syndrome infantile (e): Kocher-Debré-Semelaigne-Syndrom

Myxödem, postpartales hypophyseogenes: Simmonds-Sheehan-Syndrom

myxoma-adrenocortical dysplasia syndrome (e): Carney-Komplex

myxoma, spotty pigmentation and endocrine overactivity (e): Carney-Komplex

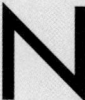

Naegeli(-Franceschetti-Jadassohn)-Syndrom: Pigmentdermatose, anhidrotische, retikuläre
Naegeli-Syndrom: Thrombasthenie Glanzmann(-Naegeli)

Nävi, dysplastische, familiäre
Syn.: Nävusdysplasie-Syndrom – FAMM-Syndrom – Nävus-Syndrom, dysplastisches – BK-Mole-Krankheit – melanoproliferatives Syndrom – familial malignant melanoma-syndrome (e)
Def.: Autosomal-dominant vererbtes Krankheitsbild, das durch das Auftreten maligner Melanome und besonderer, histologisch Dysplasien aufweisender Nävuszellnävi gekennzeichnet ist. Die Buchstaben **B** und **K** bei BK-Mole-Krankheit sind die Initialen der beiden ersten Patienten, bei denen das Krankheitsbild beobachtet wurde.
Diagn. Krit.: **(1)** Maligne Melanome. Bei 15% der Melanompatienten vorhanden. Erkrankungsrisiko bei Betroffenen über 50%, maligne Melanome bei der BK-Mole-Krankheit können de novo in unveränderter Haut entstehen oder sich in dysplastischen Nävi entwickeln. Klinisch große (> 6 mm), unregelmäßig pigmentierte, meist unscharf begrenzte Makeln oder Plaques mit polyzyklischem Rand. – **(2)** Dysplastische Nävi. Zahl kann erheblich variieren (einige bis hunderte); dysplastische Nävi zeigen in Familien mit Nävusdysplasie-Syndrom das individuelle Melanomrisiko an und zwingen zur fortlaufenden Beobachtung der Patienten. Morphologisch ovaläre, hellbraune, im Längsdurchmesser 8–12 mm große Herde, oft zentral erhaben, »Spiegelei-Form« (Abb. a und b). Anordnung parallel zu den Hautspaltlinien. – **(3)** Normale Nävi und Lentigines gehäuft (melanoproliferatives S.). – **(4)** Segmentale Ausprägung möglich.
Ätiol.: Autosomal-dominante Vererbung.
Pathog.: Weitgehend unbekannt. Histologisch atypische Melanozytenhyperplasie mit unterschiedlichen Atypiegraden in der basalen Epidermis. Zahlreiche, einzeln stehende Melanozyten sowie junktional gelegene Melanozytennester. In benachbarten Reteleisten gelegene Nester zeigen Konfluenz. Konzentrische lamelläre Fibroplasie in der oberen Dermis. Im oberen Korium ist stärkere lymphohistiozytäre Infiltration mit zahlreichen Melanophagen nachweisbar (Abb. c).
Lit.: Greene MH, Clark WH Jr, Tucker MA et al (1985) Acquired precursors of cutaneous malignant melanoma: the familial dysplastic nevus syndrome. N Engl J Med 312: 91–97. – Lynch HT, Fusaro RM, Kimberling WJ et al (1983) Familial atypical multiple molemelanoma (FAMM) syndrome: segregation analysis. Med Gen 20: 342–344. – Slade J, Marghoob AA, Salopek TG et al (1995) Atypical mole syndrome: risk factor for cutaneous malignant melanoma and implications for management. J Am Acad Dermatol 32: 479–494. – Sterry W, Christophers E (1988) Quadrant distribution of dysplastic nevus syndrome. Arch Dermatol 124: 926–929.
McK: 155600
W. Sterry/GB

Naevi epitheliomatosi cystici (Winkler): Epithelioma adenoides cysticum (Brooke)

Nävobasaliomatose
Syn.: Gorlin-Goltz-Syndrom – Basalzellnävus-Syndrom – Nävoid-Basalzell-Karzinom-Syndrom – Keratozysten, odontogene – Phakomatose, fünfte – Naevus epitheliomatodes multiplex – Po-

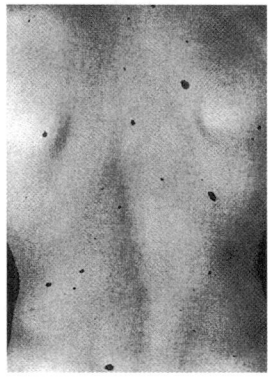

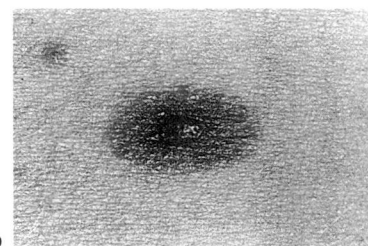

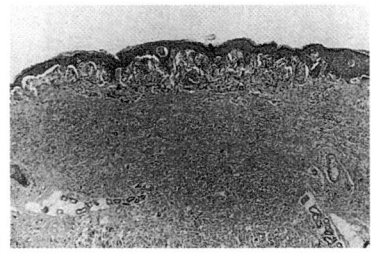

a) zahlreiche dysplastische Nävi am Stamm; b) dysplastischer Nävus, Nahaufnahme; c) dysplastischer Nävus, Histologie (Beob. W. Sterry)

lyonkose, erbliche kutane mandibuläre – Ward-Syndrom – epithélioma naevique multiple (Pautrier) (fz)
Def.: Autosomal-dominant vererbbare Erkrankung mit hoher Penetranz, Kombination von Basaliomen mit multiplen Kieferzysten und Rippenanomalien.
A.: Robert James Gorlin, 1923–, Stomatologe, Minneapolis/Minn. – Robert William Goltz, 1923–, Dermatologe, Minneapolis/Minn. – Erstbeschreibung 1960 durch beide Autoren, nachdem Einzelfälle zuvor schon durch Jarisch (1894), Kaposi (1872), Nomland (1932), Binkley und Johnson (1951) u.a. beschrieben worden waren.
Diagn. Krit.: (1) Multiple nävoide, teilweise zystische, pigmentierte oder verhornende Basaliome, die im Niveau der Haut liegen oder sie leicht überragen. Die Tumoren können jahrelang unbemerkt bestehen und dann plötzlich extensiv wachsen, oberflächlich ulzerieren und das darunterliegende Gewebe destruieren (onkotisches Stadium). – (2) Multiple Kieferzysten (mit Neigung zu maligner Entartung); oft als Folge cherubismusartige Fazies. Daneben kommen auch zystische Veränderungen an langen und kurzen Röhrenknochen (Brachymetakarpalismus) sowie am Schädeldach vor. – (3) Isolierte oder multiple Gabelrippen oder andere Rippenanomalien, auch Kyphoskoliose, Spina bifida occulta und Pectus excavatum möglich. – (4) Agenesie des Corpus callosum. Verkalkung der Falx cerebri. – (5) Kantige Schädelform, verbreiterter Nasenrücken, vergrößerter Augenabstand (Hypertelorismus). – (6) Palmo-Plantarkeratose mit grübchenförmigen Hornschichtdefekten (»palmar pits«). – (7) Ovarfibrome, männlicher Hypogonadismus, fehlende oder nicht deszendierte Hoden. – (8) Seltener kommen vor: Amaurose (mit Kolobomen, Katarakt und Glaukom), mesenteriale Lymphzysten, Medulloblastom, Kombination mit Pseudo-Hypoparathyreoidismus (Martin-Albright-Syndrom), Marfan-Syndrom, Neurofibromatose. – (9) Benigne Hautveränderungen: Milien, Zysten, Fibrome, Lipome. – (10) Gynäkotropie (3.–5. Dezennium).
Ätiol.: Autosomal-dominante Erkrankung (pleiotropes Gen; Genlokalisation 9q31) mit hoher Penetranz und variabler Expressivität im Sinne einer Phakomatose. Histologisch besteht eine gewisse Ähnlichkeit mit dem Epithelioma adenoides cysticum (Brooke-Syndrom).
Pathog.: Unbekannt.

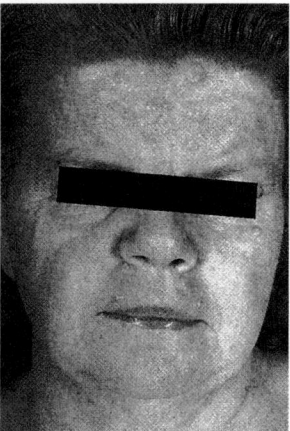

Nävobasaliomatose: multiple Basalzellnävi disseminiert im Gesicht. Typische Veränderungen: kantige Schädelform, verbreiterter Nasenrücken und Hypertelorismus. Zudem bestanden ein ausgeprägtes Basalioma terebrans axillär links und palmar pits (Beob. M. Goos, Essen)

Bemerkungen: (DD) alle übrigen Formen der neurokutanen Syndrome – Lewandowsky-Lutz-Syndrom – Cherubismus. Therapeutisch: Excisio, Retinoide, engmaschige Kontrolle.
Lit.: Gorlin RJ, Goltz RW (1960) Multiple nevoid basal-cell epithelioma, jaw cysts and bifid rib. A syndrome. N Engl J Med 262: 908–912. – Gorlin RJ (1987) Nevoid basal-cell carcinoma syndrome. Medicine 66: 98–113. – Howell JB (1984) Nevoid basal cell carcinoma syndrome. Profil of genetic and environmental factors of oncogenesis. J Am Acad Dermatol 11: 98–104. – Kuster W, Happle R (1993) Neurocutaneous disorders in children. Curr Opin Pediatr 5: 436–440. – Stieler W, Plewig G, Küster W (1988) Basalzellnävus-Syndrom mit Plattenepithelkarzinom des Larynx. Z Hautkr 63: 113–120.
McK: 109400
N. H. Brockmeyer/GB

Nävoid-Basalzell-Karzinom-Syndrom: Nävobasaliomatose

Naevus achromians Ito

Syn.: Incontinentia pigmenti achromians Ito – Ito-syndrome (e) – Ito hypomelanosis – Naevus systematicus vitiligoides
Def.: Systematisiertes neurokutanes Syndrom mit streifen- oder wirbelförmig verlaufenden Hypopigmentierungen der Haut und variabel kombinierten Anomalien von ZNS, Augen, Muskel- und Skelettsystem, Zähnen und Haaren (Formenkreise: neurokutane und Ektodermaldysplasie-Syndrome).
A.: Minor Ito, japanischer Dermatologe, Aomori. – Erstbeschreibung des Syndroms 1952.
Diagn. Krit.: (1) Uni- oder häufiger bilaterale, vorwiegend dem Verlauf der Blaschko-Linien folgende, streifenförmig oder wirbelartig (sog. Marmorkuchenmuster) angeordnete Hauthypopigmentierungen an Stamm und/oder Extremitäten (»Negativbild« der Hyperpigmentierung beim Bloch-Sulzberger-Syndrom), die meist bei oder kurz nach der Geburt in Erscheinung treten. Entzündliche Vorstadien fehlen. – (2) Epilepsie, EEG-Anomalien, geistige Retardierung, Paresen sämtlicher Extremitäten, Leitungsschwerhörigkeit. – (3) Strabismus, Hypertelorismus, Epikanthus, Dyskorie, Iriskolobom, Hornhauttrübung, retinale Pigmentanomalien (Mosaikfundus), Chorioideaatrophie. – (4) Muskel-Skelettsystem: allgemeine Muskelhypotonie, Überstreckbarkeit der Gelenke, Torticollis, Gesichts- und Extremitätenasymmetrien, Kyphoskoliose, mannigfaltige Knochendysplasien (Mittelhand, Finger, Hüftgelenk), Steißbeinluxation, Spina bifida occulta. – (5) Zahndysplasien (überzählige Zahnhöcker), Zahnschmelzdefekte, Wulstlippen, gotischer Gaumen, Hypoplasie der Ohrmuschel und des äußeren Gehörganges. – (6) Diffuse Alopezie, Hirsutismus, abnorme Dermatoglyphen. – (7) Hypoplastische konkave Mammae. – (8) Assoziation mit Epidermalnävus. – (9) Herabgesetzte Kapillarresistenz. – (10) Pilocarpin-resistente Hypohidrosis in hypopigmentierter Haut. – (11) Histologie der hypopigmentierten Haut: numerische Verminderung Dopa-positiver Melanozyten, Reduktion der Pigmentgranula in Melanozyten und Keratinozyten. – (12) Hydronephrose, Hepatomegalie. – (13) Weibliche Prädominanz (1–2,5 : 1).
Ätiol.: Wahrscheinlich autosomal-dominantes Erbleiden mit unvollständiger Penetranz.
Pathog.: Unbekannt, vermutlich Mutation am Chromosom 9.
Bemerkungen: Genetische Beratung. Hinweis auf mögliches Nachdunkeln der Hautveränderungen, kosmeti-

Naevus lipomatodes superficialis Hoffmann-Zurhelle

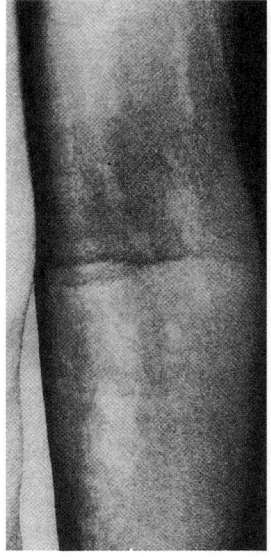
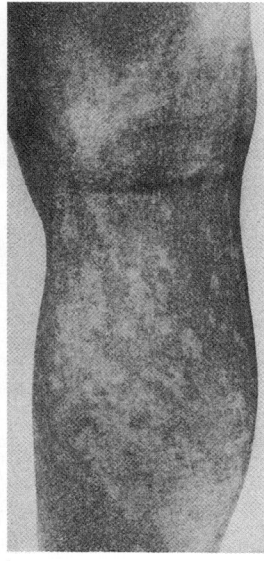

a   b

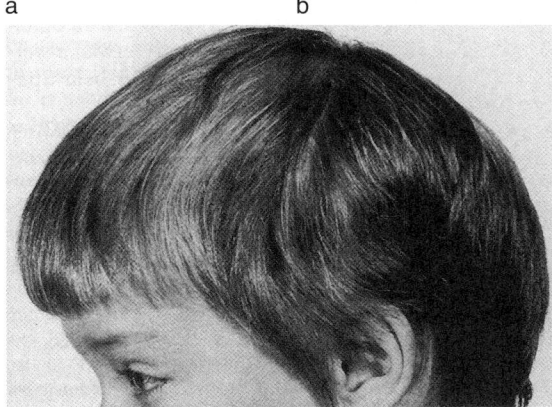

c

Erscheinungsbild der Haut beim Naevus achromians Ito: diskrete beidseitige, segmental angeordnete wirbel- und streifenförmige Depigmentierungen a) am Arm, b) am Bein; c) Schädeldysmorphie und streifenförmige Haardepigmentierungen (Beob. Th. Nasemann, ZDV, Fotos DOFONOS, Ffm.)

sche Abdeckung der hyperpigmentierten Areale. Das Ito-Syndrom (Incontinentia pigmenti achromians) darf nicht mit dem Naevus Ito (Naevus fuscocoeruleus deltoideo-acromialis) verwechselt werden, welcher einen flächenhaften blauen Nävus im Schulter- und Skapularbereich darstellt.

Lit.: Happle R, Kreuz J, Pfeiffer R (1976) Das Ito-Syndrom (Incontinentia pigmenti achromians) Hautarzt 27: 286–290. – Ito M (1952) Studies on melanin. XI. Incontinentia pigmenti achromians, a singular case of nevus depigmentosus systematicus bilateralis. Tohoku J Exp Med 55 (Suppl): 57–59. – Takematsu H, Sato S, Igarashi M, Seiji M (1983) Incontinentia pigmenti achromians (Ito) Arch Dermatol 119: 391–395.
McK: 146150
S. Hödl/GB

naevus caoutchouc-bleu (fz): Blue-rubber-bleb-Nävus
Nävusdysplasie-Syndrom: Nävi, dysplastische, familiäre
Naevus epitheliomatodes multiplex: Nävobasaliomatose

Naevus flammeus, posttraumatischer

Syn.: Fegeler-Syndrom – Teleangiektasien, posttraumatische – port-wine stain, acquired (e) – telangiectatic nevus, acquired (e)
Def.: Erworbener – meist posttraumatischer – Naevus flammeus.
A.: Ferdinand Fegeler, 1920–, Dermatologe, Münster. – Erstbeschreibung 1949.
Diagn. Krit.: **(1)** Einseitiger mehr oder minder scharf und unregelmäßig begrenzter dunkelroter Fleck unterschiedlicher Größe – nicht notwendigerweise auf den Versorgungsbereich des N. trigeminus beschränkt. – **(2)** Bei näherer Betrachtung sieht man zahlreiche, feinverästelte Teleangiektasien. – **(3)** Anamnestisch besteht meist ein vorangegangenes Trauma der entsprechenden Körperstelle. – **(4)** Fakultativ wird eine mehr oder weniger stark ausgeprägte neurologische Symptomatik angegeben.
Ätiol.: Ein einheitliches Konzept zur Erklärung der Entstehung von Naevi flammei und Teleangiektasien nach verschiedenen Arten von äußeren Einflüssen (Trauma, Kälte) besteht nicht. Aktivierung durch sog. angiogenic factors?
Pathog.: Histologisch finden sich dilatierte, dünnwandige Gefäße im Stratum papillare (Ektasie des superfiziellen Gefäßplexus). Pathogenetisch wird ein Ungleichgewicht zwischen sympathischer und parasympathischer Nervenversorgung diskutiert. Nach einer Untersuchung von Smoller und Rosen 1986 wird eine quantitative Verminderung der Innervation der Gefäßversorgung als Basis für die Entstehung von Naevi flammei angesehen.
Bemerkungen: Die posttraumatische Entstehung des Granuloma pyogenicum sive teleangiectaticum, sowie das posttraumatische Auftreten von Hämangiomen im Bereiche des Knochens (Gorham's disease) soll erwähnt werden. **(DD)** angeborene Naevi flammei wie z.B. beim Sturge-Weber-Krabbe-Syndrom – erythematöse Kontaktreaktion – atypisches Erythema migrans – unilaterales nävoides Teleangiektasiesyndrom.
Lit.: Colver GB, Ryan TJ (1986) Acquired portwine stain. Arch Dermatol 122: 1415–1416. – Fegeler F (1949) Naevus flammeus im Trigeminusgebiet nach Trauma im Rahmen eines posttraumatisch-vegetativen Syndroms. Arch Derm Syph 188: 416–422. – Kainz JT, Soyer HP, Strasser/Fuchs S, Smolle J (1991) Erworbener Naevus flammeus (Fegeler-Syndrom). Hautarzt 42: 289–292.
H. P. Soyer/GB

Naevus-iridis-Syndrom: Cogan-Reese-Syndrom
Naevus lipomatodes Hoffmann-Zurhelle: Naevus lipomatodes superficialis Hoffmann-Zurhelle

Naevus lipomatodes superficialis Hoffmann-Zurhelle

Syn.: Naevus lipomatodes Hoffmann-Zurhelle – Fettgewebsnävus
Def.: Umschriebene Fehlbildung der Haut mit Entwicklung von Fettgewebsläppchen in der gesamten Dermis, klinisch als regionär angeordnete gelbliche Papeln imponierend.
A.: Gemeinsame Erstbeschreibung der Krankheit 1921 durch Erich Hoffmann, 1868–1959, Dermatologe, Bonn, und Emil Zurhelle, deutscher Dermatologe, Groningen, Aachen.

Naevus sebaceus, linearer

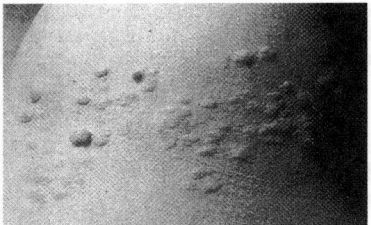

Naevus lipomatodes superficialis Hoffmann-Zurhelle: hautfarbene bzw. gelbliche Papeln und Knoten

Diagn. Krit.: **(1)** Seit Geburt bestehende hautfarbene oder gelbliche, weiche, schmerzlose Papeln bzw. Knoten. – **(2)** Bevorzugter Sitz im Lenden- und Glutäalbereich, gegebenenfalls in systemisierter Ausbreitung. – **(3)** Glatte oder warzenförmige Oberfläche. – **(4)** Histologisch Fettgewebsläppchen in der gesamten Dermis, bis unter die Epidermis reichend, umgeben von lockeren kollagenen Fasern.
Ätiol.: Anlagebedingte, umschriebene Fehlbildung.
Pathog.: Abnorme Differenzierung des dermalen Bindegewebes mit Bildung von Fettgewebsläppchen.
Bemerkungen: **(DD)** Bindegewebsnävus (derbe Konsistenz, Überwiegen von kollagenen Fasern) – fokale dermale Hypoplasie Goltz-Gorlin (Atrophie der Haut, Teleangiektasien, periorifizielle Papillome, Knochenveränderungen).
Lit.: Hoffmann E, Zurhelle E (1921) Über einen Naevus lipomatodes cutaneus superficialis der linken Glutäalgegend. Arch Derm Syph 130: 327–333. – Stenger D, Bahmer FA (1986) Naevus lipomatosus cutaneus superficialis (Hoffmann-Zurhelle). Z Hautkr 61: 50.
J. Smolle/GB

Naevus pigmentosus systematicus: Incontinentia pigmenti (Bloch-Sulzberger)
Naevus sebaceus Jadassohn: Naevus sebaceus, linearer

Naevus sebaceus, linearer

Syn.: Schimmelpenning-Feuerstein-Mims-Syndrom – Naevus sebaceus Jadassohn – Syndrom des linearen Naevus sebaceus – neuroektodermales Syndrom (Feuerstein-Mims) – Haut-Augen-Hirn-Herz-Syndrom – HAHH-Syndrom – epidermal nevus syndrome Solomon (e) – linear nevus sebaceus syndrome (e) – skin-eye-brain-heart syndrome (e) – syndrome du naevus sébacé linéaire (fz)
Def.: Neuroektodermaler Symptomenkomplex mit Haut-, Augen- und Hirnbeteiligung.
A.: G. W. Schimmelpenning, deutscher Neurologe. – Richard C. Feuerstein und Leroy C. Mims, amerikanische Ärzte. – Erstbeschreibung durch Schimmelpenning 1957 und Feuerstein und Mims 1962.
Diagn. Krit.: **(1)** Hautveränderungen bei Geburt vorhanden. – **(2)** Multiple, meist linear angeordnete Talgdrüsennävi (Naevi sebacei) am gesamten Integument mit Bevorzugung von Kopf und Hals, auch an der Mundschleimhaut. Meistens nur an einer Körperhälfte ausgeprägt. – **(3)** Partielle Alopezie der Kopfhaut im Bereich des Naevus sebaceus. – **(4)** Mit zunehmendem Alter Auftreten von multiplen Naevuszellnaevi, dermalen Naevi mit aufgepropften Verrucae vulgares. – **(5)** Deutliche

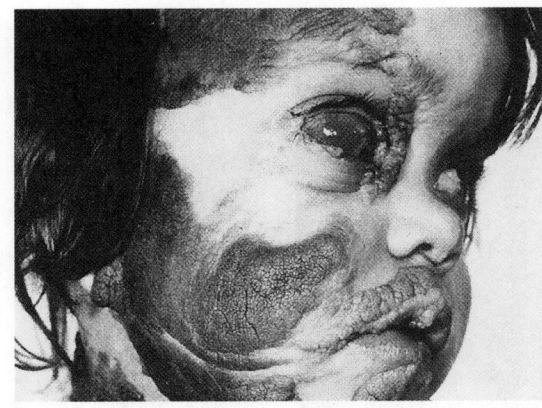

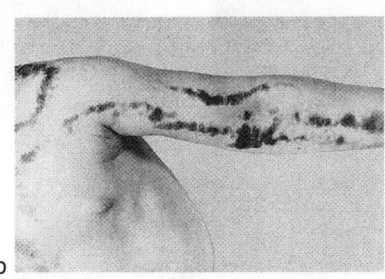

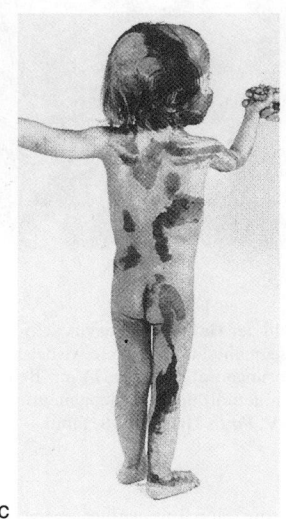

Naevus sebaceus, linearer: a) Korneavaskularisierung und -trübung mit Amaurose; b) streifenförmiger Naevus sebaceus des linken Arms und c) des Körpers (Fotos DOFONOS, Ffm.)

Schädelasymmetrien mit knöchernen Vorwölbungen. – **(6)** Seit früher Kindheit epileptische Anfälle, später außerdem häufig spastische Hemiparesen. EEG: Anfallsaktivitäten. – **(7)** Fast immer geistige Entwicklungsverzögerung mit unterschiedlicher Ausprägung. – **(8)** Fast immer Augenanomalien: Mikrophthalmus, Kolobom, Dermoidzyste, Hornhauttrübungen, Symblepharon, Nystagmus, Ptosis. – **(9)** Weiter sind beschrieben: Meningiom, Optikusgliom, Osteoklastom und Ameloblastom des Kiefers, Osteofibrom des Augenlides, intrazerebrale Verkalkungen, Osteomalazie, Hämangiomatose, Kardio-

myopathie, Aortenisthmusstenosen, Inguinalhernien, Klitorishypertrophie. – **(10)** Unterschiedlich starker Ausprägungsgrad aller Symptome.
Ätiol.: Familiäres Auftreten oder eine generalisierte Ausprägung der Hautveränderungen wurden bisher nicht beobachtet. Es wird daher angenommen, daß das Krankheitsbild durch eine frühembryonal auftretende somatische Mutation eines Gens entsteht, dessen Keimzellmutation letal wirkt.
Pathog.: Unbekannt.
Lit.: Albrecht-Nebe H, Audring H, Horáková M (1992) Schimmelpenning-Feuerstein-Mims-Syndrom. Dermatol Mschr 178: 77–80. – Feuerstein RC, Mims LC (1962) Linear nevus sebaceus with convulsions and mental retardation. Am J Dis Child 104: 675–679. – Happle R (1987) Lethal genes surviving by mosaicism. A possible explanation for sporadic birth defects involving the skin. J Am Acad Dermatol 16: 899–906. – Schimmelpenning GW (1957) Klinischer Beitrag zur Symptomatologie der Phakomatosen. Fortschr Geb Röntgenstr 87: 716–720. – Schimmelpenning GW (1983) Langjährige Verlaufsbeobachtung einer organoiden Nävusphakomatose (Schimmelpenning-Feuerstein-Mims-Syndrom). Fortschr Geb Röntgenstr 139: 63–67.
McK: 163200
W. Küster/GB

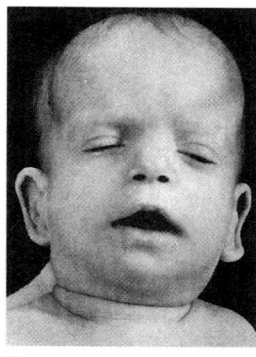 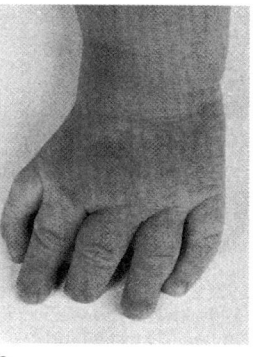

a b

Nager-Syndrom: a) enger Lidspalt, antimongoloide Lidachse, Ohrmuscheldysplasie, Mikrogenie; b) Daumendysplasie, Klinodaktylie (Beob. H.-R. Wiedemann, Kiel)

Nävus-Syndrom, dysplastisches: Nävi, dysplastische, familiäre
Naevus systematicus vitiligoides: Naevus achromians Ito
Naevus trichoepitheliomatosus (Werther): Epithelioma adenoides cysticum (Brooke)
Naffziger-Syndrom: Halsrippen-Symptomatik
NAGA-Defizienz: Alpha-N-Acetylgalaktosaminidase-Defizienz
Nagel-Patella-Syndrom: Osteoonychodysplasie
Nager acrodental dysostosis (e): Nager-Syndrom
Nager acrofacial dysostosis (e): Nager-Syndrom
Nager-(de)Reynier-Syndrom: Nager-Syndrom

Nager-Syndrom
Syn.: Nager-(de)Reynier-Syndrom – Dysostose, akrofaziale (akrodentale), Typ Nager – Nager acrofacial dysostosis (e) – Nager acrodental dysostosis (e)
Def.: Gesichtsbefunde des Treacher-Collins-Syndroms kombiniert mit Reduktionsfehlbildungen des radialen Strahls.
A.: Felix R. Nager, 1877–1959, Otorhinolaryngologe, Zürich, Baltimore, und J. P. de Reynier. – Erstbeschreibung 1948.
Diagn. Krit.: **(1)** Mandibulo-faziale Dysostose (wie bei Treacher-Collins-Syndrom; seltener Unterlid-Kolobom). – **(2)** Hypoplasie oder Aplasie der Daumen. – **(3)** Radio-ulnare Synostose. – **(4)** Hypoplasie, evtl. Verkürzung des Radius. – **(5)** Rippen- und Wirbelanomalien. – **(6)** Fehlbildungen an der tibialen Seite der unteren Extremitäten (selten).
Ätiol.: Mehrere Fälle von direkter Weitergabe von einem Elternteil auf ein Kind beobachtet, darunter Vater-Sohn-Vererbung; daher autosomal-dominante Vererbung mit beträchtlichen Expressionsschwankungen. Vereinzelte Familien mit zwei betroffenen Geschwistern bei nicht betroffenen Eltern könnten für eine autosomal-rezessive Untergruppe sprechen, wären aber auch durch Keimzellmosaizismus erklärbar.
Pathog.: Wahrscheinlich gleich wie beim Treacher Collins-Syndrom mit Ausdehnung der Störung auf radiale Entwicklungsfelder der oberen Extremitäten.
Bemerkungen: Die Extremitätenfehlbildungen betreffen immer die radiale Seite. Hypoplasie bzw. Aplasie der Daumen sind obligat. Vom Nager-Syndrom abzutrennen sind akrofaziale Dysostosen mit postaxialen Defekten. Ob Fehlbildungen an inneren Organen, z.B. Herzfehler, im Rahmen des Nager-Syndroms auftreten können, muß durch weitere Beobachtungen geklärt werden.
Lit.: Aylsworth AS, Lin AE, Friedman PA (1991) Nager Acrofacial Dysostosis: Male-to-Male Transmission in 2 Families. Am J Med Gen 41: 83–88. – Bonthron DT, Macgregor DF, Barr DGD (1993) Nager acrofacial dysostosis: minor familial manifestations supporting dominant inheritance. Clin Gen 43: 127–131. – Halal F, Herrmann J, Pallister PD et al (1983) Differential diagnosis of Nager acrofacial dysostosis syndrome: report of four patients with Nager syndrome and discussion of other related syndromes. Am J Med Genet 14: 209–224. – Nager FR, de Reynier JP (1948) Das Gehörorgan bei den angeborenen Kopfmißbildungen. Pract otorhino-laryng (Basel) 10 (Suppl 2): 1–128. – Thompson E, Cadbury R, Baraitser M (1985) The Nager acrofacial dysostosis syndrome with the tetralogy of Fallot. J Med Genet 22: 408–410.
McK: 154400
W. Rosenkranz/AS

Naguib-Richieri-Costa-Syndrom
Syn.: Hypertelorismus-Hypospadie-Polysyndaktylie-Syndrom – acrofronto-facio-nasal dysostosis with genitourinary anomalies (e)
Def.: Vermutlich autosomal-rezessiv erbliches Fehlbildungssyndrom mit ausgeprägtem Hypertelorismus, bilateralen kutanen Syndaktylien der Hände und Anomalien des Urogenitalbereichs.
A.: Erstbeschreibung durch K. K. Naguib, 1988, der drei betroffene Söhne und eine Tochter konsanguiner pakistanischer Eltern beschrieb. Ergänzung zweier ähnlicher Fälle, zwei brasilianische Geschwister konsanguiner Eltern, durch den Genetiker Richieri-Costa 1989.
Diagn. Krit.: **(1)** Ausgeprägter Hypertelorismus. Milde Proptosis, Ptosis oder schmale Spalte im oberen Augenlid, antimongoloide Lidachsenstellung. Breite Nasenbrücke und breite Nasenspitze, in einem Fall Grübchen in der Mitte der Nasenspitze. Tiefsitzende, nach hinten rotierte, dysplastische Ohren. – **(2)** An der oberen Extremität präaxiale Polydaktylie, bilateral kutane Syndaktylien des 3./4. bzw. 2./3. Strahls, breiter Daumen. An der unteren Extremität breiter erster Zeh, Sandalenfurche, Syndaktylien. – **(3)** Kleiner Penis. Hypospadie. Schalskrotum, scrotum bifidum.
Ätiol.: Konsanguinität der gesunden Eltern sowie Wiederholung des Krankheitsbildes bei mehreren Geschwistern

machen einen autosomal-rezessiven Erbgang wahrscheinlich.
Pathog.: Unbekannt.
Bemerkungen: Die bisher beschriebenen vier Kinder zeigten alle eine normale psychomotorische Entwicklung. Drei waren altersentsprechend groß, eins zeigte einen proportionierten Minderwuchs. **(DD)** Hypertelorismus-Hypospadie-Syndrom, dabei keine Veränderungen der Extremitäten beschrieben.
Lit.: Naguib KK (1988) Hypertelorism, proptosis, ptosis, polysyndactyly, hypospadias and normal height in 3 sibs: A new syndrome? Am J Med Genet 29: 35–41. – Richieri-Costa A, Montagnoli L, Kamiya TY (1989) Autosomal recessive acro-fronto-facio-nasal dysostosis associated with genitourinary anomalies. Am J Med Genet 33: 121–124. – Teebi AS (1992) Naguib-Richieri-Costa syndrome: Hypertelorism, hypospadia, and polysyndactyly syndrome. (Letter to the editor) Am J Med Genet 44: 115–116.
McK: 201181
S. Schechert-Spranger/AS

Najjar-Syndrom: kardiogenitales Syndrom
NAME syndrome (e): Carney-Komplex

Nance-Horan-Syndrom
Syn.: Horan-Nance-Syndrom – cataract-dental syndrome (e) – mediodens-cataract syndrome (e) – X-linked cataract with Hutchinson teeth (e)
Def.: Kombination von Katarakt mit Hutchinson-Zähnen bei geschlechtsgebundenem Erbgang und milderer Manifestation der Konduktorinnen.
A.: Erstbeschreibung je einer Familie 1974 durch Walter E. Nance, Humangenetiker, Richmond/Virginia, Margaret B. Horan, Pädiaterin, Melbourne, und F. A. Billson, Ophthalmologe, Melbourne.
Diagn. Krit.: (1) Augen: Cataracta zonularis; Mikrokornea. Folge: Erblindung. Bei Konduktorinnen milde posteriore Katarakt, evtl. klinisch stumm. – (2) Zähne: abnorme Zahl und Form, insbesondere Mediodens (überzähliger, zentraler Inzisivus) und Hutchinson-Zähne (konische Schneidezähne mit abgerundeten Kauecken und Delle in der Mitte der Kaufläche); kleine Backenzähne. – (3) Ohren: abstehend, wenig modelliert. – (4) Kurze Metakarpalia. – (5) Fakultativ: milder Entwicklungsrückstand.
Ätiol.: X-chromosomaler Erbgang mit fakultativ milder Manifestation bei Konduktorinnen (partielle Katarakt, Mediodens). Genort Xp22.
Pathog.: Unbekannt.
Lit.: Bixler D, Higgins M, Hartsfield J (1984) The Nance-Horan syndrome: a rare X-linked ocular-dental trait with expression in heterozygous females. Clin Genet 26: 30–35. – Horan MB, Billson FA (1974) X-linked cataract and Hutchinsonian teeth. Aust Paediatr J 10: 98–102. – Nance WE, Warburg M, Bixler D, Helveston EM (1974) Congenital X-linked cataract, dental anomalies and brachymetacarpalia. Birth Def Orig Art Ser X(4): 285–291. – Stambolian D, Lewis RA, Buetow K et al (1990) Nance-Horan syndrome: localization within the region Xp21.1–Xp22.3 by linkage analysis, awle 1984. Am J Hum Genet 47: 13–19.
McK: 302350
A. Schinzel/AS

Nanisme progéroide (fz): Cockayne-Syndrom

Narkolepsie
Syn.: Gélineau-Syndrom – Gélineau-Krankheit – Hypnolepsie (Singer) – narkoleptisches Syndrom
Def.: Syndrom mit Tagesmüdigkeit, Kataplexie, Schlaflähmung und hypnagogen Halluzinationen.
A.: Jean Baptiste Édouard Gélineau, 1837–1906, französischer Neurologe. – Erstbeschreibung zuerst durch Thomas Willis 1672, 1851 durch Graves, 1877 durch Westphal, 1880 durch Gélineau.
Diagn. Krit.: (1) Anfallsweise, mehrmals am Tage auftretende Zustände von unüberwindlichem minutenlangem Schlaf. – (2) Schlaf-Wach-Umkehr. Hypnagoge Tagträumereien und halluzinatorische Erlebnisse (vgl. auch Rosenthal-Syndrom II). – (3) Neigung zu affektivem und spontanem Tonusverlust (sekundenlanges Zusammensinken infolge Erschlaffung und Bewegungsunfähigkeit der Skelettmuskulatur bei lebhaften Gemütsbewegungen) ohne Bewußtseinsverlust (= Kataplexie), z.B. sog. »Lachschlag« (Oppenheim). – (4) Bisweilen passageres Doppeltsehen beim Einschlafen oder Erwachen; ebenso kann es dabei zu »Einschlaf-« oder »Aufwachlähmung« kommen. – (5) Als Begleiterscheinungen kommen vor: Adipositas, leichter Diabetes insipidus, diffuse Hyperhidrose, Polyzythämie, paradoxe Adrenalinreaktion, Neigung zu Hypoglykämie, Störungen der Speichelsekretion, Akromegalie, dysplastischer Kümmerwuchs, Hypogenitalismus.
Ätiol.: Autosomal-dominante Vererbung mit inkompletter Penetranz und symptomatische Formen werden unterschieden. Letztere können Folge epidemischer Enzephalitis oder Begleiterscheinung anderer organischer Erkrankungen (Lues cerebrospinalis, Tumoren am Boden des 3. Ventrikels, Encephalomyelitis disseminata) sein. Zusammenhänge mit Epilepsie fehlen trotz Verwechslungsgefahr.
Pathog.: Die Störung ist in bestimmten Zentren des Thalamus, Hypothalamus und Mittelhirns lokalisiert, deren Funktion im Sinne einer dienzephalen Dysregulation gestört ist.
Lit.: Gélineau JBE (1880) De la narcolepsie. Gaz Hôp Paris 53: 623–628; 635–637. – Mathis J (1992) Aktuelles zur Diagnostik und Therapie der Narkolepsie. Schweiz Med Wschr 122: 1385–1393. – Parkes JD, Baraitser M, Mardsen CD, Assel P (1975) Natural history, symptoms and treatment of the narcoleptic syndrome. Acta Neurol Scand 52: 337–353. – Roth B (1976) Narcolepsy and hypersomnia: review and classification of 624 personally observed cases. Schweiz Arch Neurol Neurochir Psychiat 119: 31–41. – Zarcone V (1973) Narcolepsy. N Engl J Med 288: 1156–1166.
McK: 161400
D. Schmidt/DP

narkoleptisches Syndrom: Narkolepsie
Narkose-Hyperthermie-Syndrom: Hyperthermie, maligne
nasal alar hypoplasia-hypothyroidism-pancreatic achylia-deafness (e): Johanson-Blizzard-Syndrom

nasopalpebrales Lipom-Kolobom-Syndrom
Syn.: Penchaszadeh-Syndrom
Def.: Autosomal-dominant erbliches Syndrom mit kongenitalen nasopalpebralen Lipomen, bilateralen Lidkolobomen, Telekanthus und Mittelgesichtshypoplasie.
A.: Victor B. Penchaszadeh, Darlin Velasques, Ramon Arrivillaga, Pathologen und Ophthalmologen der Zentraluniversität von Venezuela, beschrieben eine Familie mit acht betroffenen Personen in drei Generationen erstmals 1980 (abstract) und ausführlicher 1982.

Diagn. Krit.: (1) Kongenitale bilateral symmetrische nasopalpebrale Lipome. – (2) Bilateral symmetrische Kolobome beider Augenlider. – (3) Kraniofaziale Dysmorphien (breite Stirn, »widow's pick«, Verlust der medialen Augenbrauen). – (4) Primärer Telekanthus. – (5) Maxillahypoplasie. Daneben zahlreiche Sekundärveränderungen: Malposition oder Aplasie der Tränendrüsenausführungsgänge, aberrante Augenlider, konjunktivale Injektionen, Kornea- und Linsentrübungen, Strabismus divergens.
Ätiol.: Autosomal-dominant erbliches Krankheitsbild mit vollständiger Penetranz.
Pathog.: Die Autoren vertreten die Theorie, daß der unbekannte primäre Defekt eine embryonale Differenzierungsstörung des Fettgewebes ist, der zu nasopalpebralen und Oberlidkolobomen in der Embryogenese führt. Die gesamte Symptomatik kann dann als Folgewirkung der Differenzierungsstörung aufgefaßt werden.
Lit.: Penchaszadeh VB, Velasquez D, Arrivillaga R (1980) Bilateral upper and lower palpebral colobomata and associated facial anomalies: a new autosomal dominant condition (Abstract). Am J Hum Genet 32: 122A. – Penchaszadeh VB, Velasquez D, Arrivillaga R (1982) The nasopalpebral lipoma-coloboma syndrome: a new autosomal dominant dysplasia-malformation syndrome with congenital nasopalpebral lipomas, eyelid colobomas, telecanthus, and maxillary hypoplasia. Am J Med Genet 11: 397–410.
McK: 167730
K. Zerres/AS

Nasoziliarneuralgie: Charlin-Neuralgie
Nasu-Hakola's disease (e): Demenz, progrediente und polyzystische Osteodysplasie

Nathalie-Krankheit
Syn.: Nathalie syndrome (e)
Def.: Autosomal-rezessiv erbliche Krankheit mit Taubheit im frühen Kindesalter, Katarakt, Muskelatrophien und EKG-Abnormitäten.
A.: C. W. R. J. Cremers, Humangenetiker, B. G. A. ter Haar, Pädiater, T. J. G. van Rens, Orthopäde, Nijmegen. Gemeinsame Erstbeschreibung der Krankheit 1975.
Diagn. Krit.: (1) Taubheit bereits in der frühen Kindheit. – (2) Flockig-trübe, weißliche Katarakt. – (3) Muskelatrophien wahrscheinlich vom Typ der spinalen Muskelatrophien. – (4) EKG-Abnormitäten (wandernder Schrittmacher, ventrikuläre Extrasystolen, kurze PQ-Zeit, kurze QRS-Dauer, flache T-Wellen). – (5) Skelettabnormitäten, vor allem Osteochondrosen. – (6) Wachstumsverzögerung. – (7) Unterentwicklung der sekundären Geschlechtsmerkmale.
Ätiol.: Sehr seltenes autosomal-rezessiv erbliches Leiden.
Pathog.: Unbekannt.
Bemerkungen: Es handelt sich um die bisher einmalige Beschreibung von vier Kranken in einer Familie. Die Erkrankung wurde nach der Proposita namens Nathalie benannt.
Lit.: Cremers CWRJ, Ter Haar BGA, Rens TJG van (1975) The Nathalie syndrome. A new hereditary syndrome. Clin Genet 8: 330–340.
McK: 255990
C. D. Reimers/DP

Nathalie syndrome (e): Nathalie-Krankheit
Nebennierenapoplexie: Waterhouse-Friderichsen-Syndrom
Nebennierenrindeninsuffizienz, akute: Waterhouse-Friderichsen-Syndrom
Nebennierenrindeninsuffizienz, kongenitale mit Kryptorchismus: Syndrom der angeborenen Nebennierenhypoplasie mit Gonadotropinmangel
Nebennierenrindeninsuffizienz, primär-chronische: Addison-Krankheit
van Neck disease (e): Osteochondrose, aseptische, Typ van Neck
neck, limber-mental retardation (e): Allan-Herndon-Dudley-Syndrom
van-Neck-Odelberg-Krankheit: Osteochondrose, aseptische, Typ van Neck
neck-shoulder-arm-pain (e): Kostoklavikular-Symptomatik

Necrobiosis lipoidica (diabeticorum)
Syn.: Oppenheim-Urbach-Syndrom
Def.: Relativ seltene granulomatöse Hautkrankheit mit Kollagennekrobiose, vorzugsweise bei Erwachsenen mit diabetischer Stoffwechsellage.
A.: Moritz Oppenheim, 1876–1949, Dermatologe, Wien. Erstbeschreibung 1929. – Erich Urbach, 1893–1946, Dermatologe, Wien. Beschreibung 1932.
Diagn. Krit.: (1) Meist an Unterschenkeln anterolateral auftretende, sich langsam aus kleinen roten Knoten entwickelnde, später leicht eingesunkene plattenartige Infiltrate mit bräunlich-gelbem Zentrum und entzündlich rotem Randsaum, glatter glänzender Epidermis und durchscheinenden Gefäßen. – (2) Assoziation mit Diabetes mellitus in ca. 50%, in bis zu 90% zumindest latenter Diabetes mellitus. Keine Abhängigkeit von Typ und Entwicklung des Diabetes mellitus. – (3) Gelegentlich Ulzeration. – (4) Selten extrakrurale Herde an Stamm, Armen, Stirn. Besondere Variante: Granulomatosis disci-

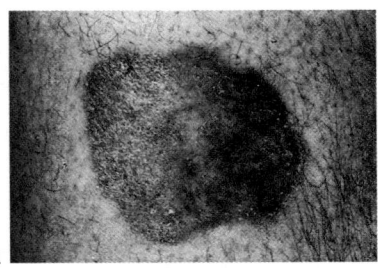
a

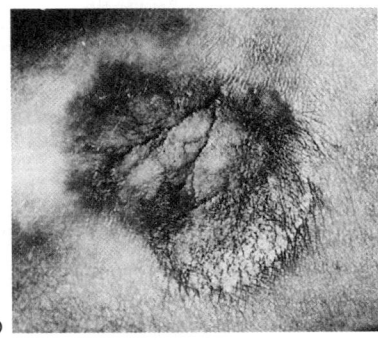
b

Necrobiosis lipoidica diabeticorum: a) Plaque im Frühstadium (Beob. H. Flegel); b) typischer Plaque mit schlaff-atrophischem Zentrum, Teleangiektasien und lividroter Randverfärbung, sog. Necrosis lipoidica (Beob. G. W. Korting, Mainz)

formis chronica et progressiva (Miescher). – **(5)** Histologie: Kollagennekrobiose, Verlust elastischer Fasern, entzündliches Infiltrat mit unterschiedlich stark ausgeprägter granulomatöser Komponente, Gefäßveränderungen.
Ätiol.: Unbekannt.
Pathog.: Noch nicht eindeutig geklärt; möglicherweise führt eine diabetische Mikroangiopathie mit erhöhter Thrombozytenaggregation und Einlagerung von Glykoproteinen in die Gefäßwand nach lokaler Alteration (Trauma) zur Kollagennekrobiose, das veränderte Kollagen induziert eine granulomatöse Reaktion. Neuerdings wurde nachgewiesen, daß Fibroblasten im Herd weniger mRNA für Prokollagen I enthalten und daher weniger Kollagen synthetisiert wird. **(DD)** zirkumskripte Sklerodermie – extra-periorbitales nekrobiotisches Xanthogranulom – Granuloma anulare; bei Ulzeration Ulcus cruris, Ulzerationen bei arterieller Durchblutungsstörung, Erythema induratum Bazin, tiefe Mykosen. Keine in allen Fällen erfolgreiche Therapie bekannt: Einzelerfolge mit systemischer Steroidbehandlung, Heparin-Unterspritzungen, Pentoxyphyllin, Etretinat, Clobetasol-Hydrokolloid-Verbänden, Sauerstoffüberdruck.
Lit.: Boateng B, Hiller D, Albrecht HP, Hornstein OP (1993) Kutane Mikrozirkulation bei prätibialer Necrobiosis lipoidica. Vergleichende Laser-Doppler-Fluxmetrie und Sauerstoffpartialdruckmessungen bei Patienten und Hautgesunden. Hautarzt 44: 581–586. – Oppenheim M (1929) Eigentümliche disseminierte Degeneration des Bindegewebes bei einem Diabetiker. Zbl Hautkr 32: 179. – Urbach E (1932) Multiple degenerative Gewebsschädigungen der Haut mit extrazellulären Lipoideinlagerungen bei einem Fall von schwerem Diabetes. Arch Derm Syph (Berlin) 166: 273.
E. Haneke/GB

nefritis hereditaria y sordera neural (sp): Alport-Syndrom

Neglect-Symptomatik
Syn.: Neglect-Syndrom – Hemineglect-Syndrom – Vernachlässigung, ein- oder halbseitige
Def.: Nichtbeachten der Ereignisse, Objekte und Personen in einer Gesichtsfeldhälfte nach vaskulären Hirnschäden.
Diagn. Krit.: **(1)** Nichtbeachtung der Ereignisse, Objekte und Personen in einer Gesichtsfeldhälfte: A. Motorischer Neglect: Die Extremitäten einer Körperhälfte werden nur auf spezielle Aufforderung voll bewegt. – B. Sensibler Neglect: Bei bilateral symmetrisch und simultan applizierten sensiblen Stimuli wird die Wahrnehmung nur auf einer Seite angegeben. C. Neglect in einem Gesichtsfeld (hemianopische Aufmerksamkeitsschwäche): Einseitige Vernachlässigung bilateral simultan dargebotener visueller Reize. – D. Akustischer Neglect: Ausbleiben der Reaktion auf akustische Reize aus der linken Hälfte des Außenraumes. – E. Neglect in der mentalen Repräsentation (bei rechtsseitigen Parietalhirnschäden): Weglassen von Details, die der linken Hälfte des Außenraumes zugehörten, beim verbalen Beschreiben erinnerter Situationen. – **(2)** Kopf und Augen meist auf die beachtete Raumhälfte gewendet. – **(3)** Häufig zusätzliche Anosognosie (Leugnen der Funktionsstörung).
Ätiol.: Vaskuläre Hirnschäden, meist Infarkte, in den unteren Anteilen des Scheitellappens, im vorderen Gyrus cinguli und im dorsolateralen Stirnhirn.
Pathog.: Nicht gesichert.
Bemerkungen: Es besteht eine hohe Korrelation mit homonymen Gesichtsfeldausfällen. Spontane Besserung nur innerhalb der ersten drei Erkrankungsmonate zu erwarten, unter Therapie Besserungen noch innerhalb des ersten Jahres möglich.
Lit.: Cramon D von, Zihl J, Benz R (1984) Merkmale des „Hemineglect"-Syndroms und seine Auswirkungen auf das Verhalten. In: Paal G (Hrsg) Therapie der Hirndurchblutungsstörungen. Edition Medizin, Weinheim-Deerfield Beach, Florida-Basel. – Poeck K (1982) Anosognosie und halbseitige Vernachlässigung. In: Poeck K (Hrsg) Klinische Neurophysiologie. Thieme, Stuttgart-New York.
C. D. Reimers/DP

Neglect-Syndrom: Neglect-Symptomatik
Negri-Jacod-Syndrom: Jacod-Symptomatik
Nekrolyse, staphylogene toxische epidermale: Dermatitis exfoliativa Ritter von Rittershain
Nekrolyse, toxische epidermale: Lyell-Syndrom
Nekrose, aseptische des medialen Tibiakondylus: Tibia vara (Blount)

Nelson-Syndrom
(Sequenz)
Syn.: Nelson-Tumor – ACTH-secreting pituitary tumors following adrenalectomy for Cushing's disease (e)
Def.: Schnell und aggressiv wachsende, ACTH-sezernierende Hypophysentumoren, die bei Patienten nach doppelseitiger Adrenalektomie – wegen Cushing-Syndrom – beschrieben werden.
A.: Don H. Nelson, 1925–, amerikanischer Endokrinologe; Erstbeschreibung 1958.
Diagn. Krit.: **(1)** Zustand nach doppelseitiger Adrenalektomie wegen Cushing-Syndrom. – **(2)** Deutliche Hyperpigmentation von Haut und Schleimhäuten (stärker als bei Addison-Krankheit). – **(3)** Nachweis eines Makroadenoms. – **(4)** Gesichtsfeld-Einschränkung, Kopfschmerzen. – **(5)** Exzessiv erhöhte ACTH-Plasmaspiegel (> 1000 pg/ml). – **(6)** Häufiger Frauen; Manifestationsalter > 40. Lj.
Ätiol.: Wirkungen eines schnell und infiltrativ wachsenden, Proopiomelanocortin(POMC)-sezernierenden Hypophysentumors.
Pathog.: Man nimmt an, daß die Symptomatik Ausdruck eines zuvor nicht entdeckten Hypophysentumors ist. Nach bilateraler Adrenalektomie entfällt die zuvor deutlich erhöhte Cortisol-Konzentration, so daß es zur Zellproliferation mit POMC-Expression und ACTH-Sekretion kommt.
Bemerkungen: Inzidenz zwischen 8–43%, Auftreten 1,5 bis 13 Jahre nach bilateraler Adrenalektomie; Alter > 40 Jahre.
Lit.: Grua JR, Nelson DH (1991) ACTH-producing pituitary tumors. Endocrinology and Metabolism Clinics of North America 20: 319–362. – Himsworth RL, Lewis JG, Rees LH (1978) A possible ACTH-secreting tumor of the pituitary developing in a conventionally treated case of Addison's disease. Clin Endocrinol 9: 131–139. – Krieger DT (1983) Physiopathology of Cushing's disease. Endocr Rev 4: 22–43. – Nelson DH, Meakin JW, Dealy JB Jr et al (1958) ACTH-Producing tumor of the pituitary gland. N Engl J Med 259: 161–164. – Robert F, Hardy J (1987) Human corticotroph cell adenomas. Semin Diagn Pathol 3: 34–41.
B. O. Böhm/GA

Nelson-Tumor: Nelson-Syndrom
nemaline myopathy, congenital (e): Stäbchenmyopathie, kongenitale

neonatal abstinence syndrome (e): Entzugserscheinungen des Neugeborenen
neonatal pseudo-hydrocephalic syndrome (e): Wiedemann-Rautenstrauch-Syndrom
neonatal small left colon syndrome (e): Small-left-colon-Syndrom
neonatal withdrawal (e): Entzugserscheinungen des Neugeborenen
nephritis-deafness-macrothrombopathia (e): Epstein-Syndrom
nephritis, dominant, with hearing loss (e): Alport-Syndrom
Nephrokalzinose, idiopathische und Minderwuchs mit hypophosphatämischer Rachitis: Azidose, renale tubuläre, Typ 1

Nephronophthise

Syn.: Nephronophthise, juvenile – Nierendegeneration, medulläre, zystische – medullary cystic disease (e) – nephronophthisis-cystic renal medulla complex (e)
Def.: Progredient verlaufende, familiär oder sporadisch auftretende tubulointerstitielle Nephropathie, die mit Bildung kleiner Zysten an der Mark-Rindengrenze einhergehen kann. Die Krankheit tritt auch kombiniert mit Leberfibrose, peripheren Dysostosen, zerebellärer Ataxie oder Aminosäurenstoffwechselstörungen auf. Die Kombination mit tapeto-retinaler Degeneration wird auch als eigenständiges Krankheitsbild geführt (Senior-Loken-Syndrom).
A.: C. H. Smith und J. B. Graham, amerikanische Pädiater, beschrieben 1945 erstmals »congenital medullary cysts of the kidneys«. – Guido Fanconi, schweizerischer Pädiater, 1892–1979, beschrieb 1951 zusammen mit den Pädiatern Andrea Prader und G. Dolivo, dem Genetiker E. Hanhart und den Pathologen v. Albertini und E. Ühlinger erstmals die familiäre juvenile Nephronophthise.
Diagn. Krit.: (1) Polydipsie und Polyurie. – (2) Salzverlust. – (3) Anämie und Osteopathie als Urämiesymptom. – (4) Fortschreitende Niereninsuffizienz, die schon vor der Pubertät in die terminale Urämie führt. – (5) Es fehlen Proteinurie, Hämaturie, Hypertonie (außer im Spätstadium). – (6) Extrarenale Beteiligung: Augenveränderungen (nur bei rezessivem Erbgang) wie tapetoretinale Degeneration, Nystagmus, Kolobome, Katarakt, Leberfibrose, periphere Dysostosen (Zapfenepiphysen, Wirbeldeformitäten), zerebrale und zerebelläre Störungen (Krampfanfälle, Hydrozephalus, Athetose und Ataxie, Wurmaplasie). – (7) Pathologisch-histologisch: Nierenoberfläche glatt, keine Narben, Nierengröße nicht wesentlich verringert; lichtmikroskopisch zunächst herdförmige, später diffuse interstitielle Fibrose, Verdickung der tubulären Basalmembran, ausgeprägte peritubuläre und periglomeruläre Fibrose. Tubuli anfangs dilatiert mit divertikelartigen Ausstülpungen, später bis zu 10 mm im Durchschnitt messende Zysten, besonders im kortiko-medullären Übergangsbereich. Elektronenoptisch lamelläre Verdickung und teilweise Aufsplitterung der tubulären Basalmembran. Immunhistologie fast immer negativ.
Ätiol.: Autosomal-rezessive bzw. autosomal-dominante Erbkrankheit. Sporadische Fälle häufig. Das Gen für Nephronophthise wurde auf dem Chromosom 2p lokalisiert. Das Senior-Loken-Syndrom wurde genetisch davon eindeutig abgetrennt.
Pathog.: Die Entstehung der Krankheit ist nicht klar. Ein Enzymdefekt konnte bisher nicht ermittelt werden, dagegen spricht das fehlende Wiederauftreten der Krankheit im Transplantat. Ultrastrukturelle Untersuchungen machen einen Defekt der tubulären Basalmembran mit sekundärem Funktionsverlust des ganzen Nephrons wahrscheinlich. Es wird eine pathologisch gesteigerte Synthese der tubulären Basalmembran mit Störung des tubulären Transports diskutiert. Auffällig ist die Ähnlichkeit mit der Histologie bei der endemischen Balkannephropathie, bei der infektiöse (Viren?) oder exogentoxische Ursachen vermutet werden.
Bemerkungen: Häufigkeit: autosomal-rezessive Form 1 : 50 000 Lebendgeburten, sporadische und autosomal-dominante Formen seltener. Die Nephronophthise stellt in 10–22% aller Fälle die Ursache einer dialysepflichtigen Niereninsuffizienz im Kindesalter dar. In den ursprünglichen Beschreibungen bestand eine deutliche Abgrenzung zwischen der im Kindesalter auftretenden, autosomal-rezessiv vererbten juvenilen Nephronophthise und der im Erwachsenenalter gefundenen sporadischen oder autosomal-dominant vererbten medullär-zystischen Nierendegeneration. Inzwischen besteht Übereinstimmung, daß sich die Histologie nicht unterscheidet, insbesondere, wenn nicht nur nierenbioptisches, sondern auch autoptisches Material ausgewertet wird. Beide Erbgänge sind gesichert, auffällig ist das Fehlen jeglicher extrarenalen Beteiligung bei der dominanten Form. Eine pränatale Diagnose ist bis heute nicht möglich, auch eindeutige Heterozygotentests existieren noch nicht.
Lit.: Antignac C, Arduy CH, Beckmann JS et al (1993) A gene for familial juvenile nephronophthisis (recessive medullary cystic kidney disease) maps to chromosome 2p. Nature Genet 3: 342–345. – Cohen AH, Hoyer JR (1986) Nephronophthisis: a primary tubular basement membrane defect. Lab Invest 55: 564–572. – Fanconi G, Hanhart E, v Albertini A, Ühlinger E, Dolivo E, Prader A (1951) Die familiäre juvenile Nephronophthise. Helv paed Acta 6: 1–49. – Gardner KD (1976) Juvenile nephronophthisis and renal medullary cystic disease. In: Gardner KD (ed) Cystic Disease of the Kidney, pp 173–185. Wiley, New York. – Hildebrandt F, Waldherr R, Kutt R, Brandis M (1992) The nephronophthisis complex. Clinical and genetic aspects. Clin Invest 70: 802–808. – Lennert Th, Höhmann B, Schärer K (1975) Vergleich der klinischen Symptomatik von Nephronophthise und Oligomeganephronie. Moschr Kinderheilk 123: 417–418. – Loken AC, Hanssen O, Halvorsen S, Jolster NJ (1961) Hereditary renal dysplasia and blindness. Acta Paediat 50: 177–184. – Senior B, Friedman AI, Braudo JI (1961) Juvenile familial nephropathy with tapetoretinal degeneration. A new oculorenal dystrophy. Am J Ophthalmol 52: 625–633. – Smith CH, Graham JB (1945) Congenital medullary cysts of the kidneys with severe refractory anaemia. Am J Dis Child 69: 369–377. – Warady BA, Cibis G, Alon U et al (1994) Senior-Loken syndrome: revisited. Pediatrics 94: 111–112.
McK: 256100 (Nephronophthise); 174000 (»polycystic kidneys, medullary type«); 266900 (Senior-Loken-Syndrom)
Th. Lennert/JK

Nephronophthise, juvenile: Nephronophthise
nephronophthisis-cystic renal medulla complex (e): Nephronophthise
Nephropathie, danubisch-endemische familiäre: Balkan-Nephropathie
Nephropathie/Glomerulopathie-Pseudohermaphroditismus/ Genitalfehlbildungs-Wilmstumor-Syndrom: Denys-Drash-Syndrom
néphropathie hématurique familiale de Dickinson (fz): Alport-Syndrom
néphropathie héréditaire avec surdité (fz): Alport-Syndrom
Nephropathie mit Innenohrschwerhörigkeit: Alport-Syndrom

Nephropathie-Prolinurie-Ichthyose-Schwerhörigkeit

Def.: Nierenerkrankung mit Zystenniere oder chronischer Nephritis, Ichthyose, Prolinurie und sensorineuraler Schwerhörigkeit.
A.: Erstbeschreibung 1968 durch R. A. Goyer, J. Reynolds, J. Burke und P. Burkholder.
Diagn. Krit.: (1) Angeborene sensorineurale Schwerhörigkeit unterschiedlicher Ausprägung. – (2) a) angeborene Nephritis mit chronischer Niereninsuffizienz; b) multiple Nierenzysten. – (3) Ichthyose der Streckseiten der Extremitäten. – (4) Erhöhte Prolin-Konzentration im Urin und im Serum.
Ätiol.: Wahrscheinlich autosomal-dominanter Erbgang mit unvollständiger Dominanz.
Pathog.: Unbekannt.
Bemerkungen: Die Hyperprolinämie Typ I beruht nach M. L. Efron (New Engl. J. Med. 272: 1243, 1965) auf einem Block der enzymatischen Umwandlung von Prolin zu Delta'-Pyrrolin-5-Carboxyl-Säure durch die Prolinoxydase. Die Aktivität dieses Enzyms war in der Leber bei einem Träger verringert (zit. nach N. C. Woody et al., Pediatrics 44: 554–563, 1969).
Lit.: Goyer RA, Reynolds J Jr, Burke J, Burkholder P (1968) Hereditary renal disease with neurosensory hearing loss, prolinuria and ichthyosis. Am J Med Sci 256: 166–179.

T. Spillmann/GB

Nephropathie-Taubheits-Syndrom, hereditäres: Alport-Syndrom

nephropathy and deafness, hereditary (e): Alport-Syndrom

Nephrose, kongenitale

Syn.: nephrotisches »mikrozystisches« Syndrom vom finnischen Typ
Def.: Hereditäres nephrotisches Syndrom mit schon pränatal nachweisbarem Eiweißverlust und klinischer Manifestation bei Geburt.
A.: Niilo Hallman, Pädiater, Helsinki. – Erstbeschreibung 1942 durch P. Gautier.
Diagn. Krit.: (1) Renaler Proteinverlust schon ab zweitem Trimenon, Tendenz zur Frühgeburt (36./37. Woche), Plazentomegalie (> 25% des Körpergewichts). – (2) Bei Geburt weite Fontanelle und Schädelnähte ohne erhöhten intrakraniellen Druck, blasses Aussehen, Dystrophie, Nabelhernie, vermehrte abdominelle Gefäßzeichnung, Pes calcaneus, tiefe Nasenwurzel. – (3) Ödembildung und massive Proteinurie mit Hypalbuminämie und Hypercholesterinämie schon bei Geburt (25%), innerhalb der ersten Woche (50%) bzw. bis zum Ende des 2. Monats (100%). Dabei normale Retentionswerte. – (4) Progredienter Verlauf ohne Spontanremission, Resistenz gegen Steroide und Immunsuppressiva. – (5) Histologie: bei zunächst nur geringer Proliferation des glomerulären Mesangiums Erweiterung der Tubuli, die allmählich zu »mikrozystischen« Ausstülpungen führt. Später peri- und intraglomeruläre sowie interstitielle Fibrose. Schon beim Feten elektronenoptischer Nachweis der Verschmelzung der epithelialen Fußfortsätze der Glomeruli. – (6) Starke Infektneigung (häufigste Todesursache). Unbehandelt sterben 50% in den ersten 6 Monaten, nur 3% erreichen ein Alter von 2 Jahren. Urämie niemals Todesursache.
Ätiol.: Autosomal-rezessives Erbleiden. Das Gen wurde auf dem langen Arm des Chromosom 19 gefunden (19q12–q13.1).
Pathog.: Nicht geklärt. Es wird eine Veränderung der elektrischen Ladung der glomerulären Basalmembran mit Steigerung der Permeabilität für Proteine diskutiert.
Bemerkungen: In den letzten Jahren erfolgreiche Behandlung mit Hilfe von Antibiotika, Immunglobulinen, Albumin-Substitution und hochkalorischer Ernährung bis zum Erreichen eines Körpergewichtes von ca. 10 kg, bei dem eine Nierentransplantation möglich ist. Die Krankheit tritt im Transplantat nicht auf. Pränatale Diagnostik möglich durch Bestimmung des erhöhten Alpha-Fetoproteins im Fruchtwasser und (unsicher) im mütterlichen Serum (16.–18. Woche). Die Bestimmung ist jedoch nicht spezifisch für das Syndrom. **(DD)** infantiles nephrotisches Syndrom mit diffuser mesangialer Glomerulosklerose (vereinzelt familiär, führt rasch zur Urämie) (McK 256370) – infantiles nephrotisches Syndrom mit fokal-segmentaler Glomerulosklerose (vereinzelt familiär) (McK 256350) – sekundäres nephrotisches Syndrom bei kongenitaler Lues, Toxoplasmose, Zytomegalie – nephrotisches Syndrom bei Quecksilbervergiftung oder Nierenvenenthrombose.
Lit.: Autio/Harmainen H, Rapola J (1983) The thickness of glomerular basement in congenital nephrotic syndrome of the Finnish type. Nephron 34: 48–50. – Gautier P, Miville D (1942) Syndrome de néphrose lipoidique congénital. Rev méd Suisse rom 12: 9. – Hallman N, Hjelt L, Ahvenainen EK (1956) Nephrotic syndrome in newborn and young infants. Ann Pediatr Fenn 2: 227–241. – Hallman N, Rapola J (1978) Kongenitales nephrotisches Syndrom. In: Bachmann KD, Ewerbeck H, Joppich G et al (Hrsg) Pädiatrie in Praxis und Klinik, 1. Aufl, Bd I, pp 9.74–9.77. Fischer und Thieme, Stuttgart. – Holmberg C, Jalanko H, Koskimies O et al (1990) Renal transplantation in children with congenital nephrotic syndrome of the Finnish type. Transplant Proc 22: 158–159. – Kestilä M, Männikkö M, Holmberg C (1994) Congenital nephrotic syndrome of the Finnish type maps to the long arm of chromosome 19. Am J Hum Genet 54: 757–764. – Vernier RL, Klein DJ, Sisson SP et al (1983) Heparan sulfate-rich anionic sites in the human glomerular basement membrane. N Engl J Med 309: 1001–1009.
McK: 256300
Th. Lennert/JK

Nephrosialidose: Sialidose

nephrosis, microcephaly, hiatus hernia, Galloway type (e): Galloway-Syndrom

nephrotisches »mikrozystisches« Syndrom vom finnischen Typ: Nephrose, kongenitale

Neri-Barré-Syndrom: Barré-Liéou-Syndrom

Nervenkompressionssyndrome
(Sequenzen)

Diagn. Krit.: Prädisponiert für eine lokale mechanische Schädigung peripherer Nerven sind Stellen, an denen a) bereits im Normalfall ein anatomischer Engpaß vorliegt (z.B. Karpaltunnel); b) akzessorische Strukturen wie eine Halsrippe oder aberrierende Muskelansätze zu einer Einengung führen; c) der Nerv unmittelbar dem Knochen aufliegt. An derartigen Stellen kommt es dann zur Manifestation eines Kompressionssyndroms, wenn einer oder mehrere der folgenden Auslösefaktoren hinzutreten: a) Weichteilschwellungen (z.B. im Rahmen rheumatischer Erkrankungen); b) knöcherne Veränderungen (z.B. Kallusbildung, Exostosen); c) Kachexie; d) statische oder dynamische Fehlbelastungen; e) längerdauernde Kompression von außen. Besonders gefährdet sind Nerven dann, wenn a) eine Vorschädigung der Ner-

Nervus-interosseus-Symptomatik

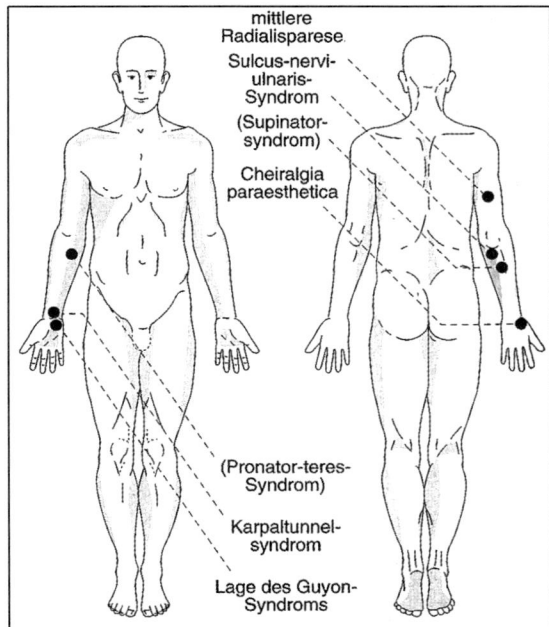

a

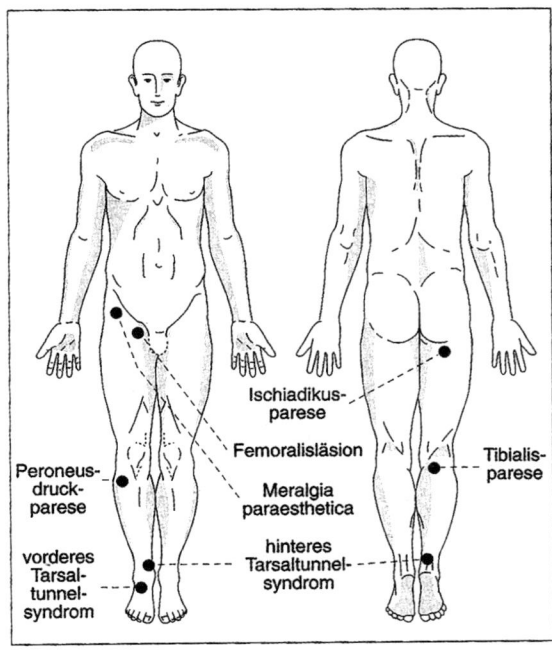

b

Wesentliche Nervenkompressionssyndrome der a) oberen und der b) unteren Extremitäten

ven im Rahmen einer übergeordneten Neuropathie vorliegt; b) durch Bewußtseinstrübung und Muskelrelaxation (z.B. bei Narkosen, Rauschzuständen) eine mechanische Kompression der Nerven nicht wahrgenommen oder eine ungünstige Lage nicht verändert werden kann. Im Hirnnervenbereich existieren mechanische Kompressionssyndrome sämtlicher Hirnnerven. Entsprechend der engen räumlichen Beziehungen kommt es hier häufig zu kombinierten Nervenausfällen.

W. Müller-Felber/DP

Nervus-cochleovestibularis-Kompressions-Symptomatik

Def.: Audiovestibuläre Funktionsstörung durch gefäßbedingte Kompression des N. cochleovestibularis.

Diagn. Krit.: (1) Obligat: a) wiederholte akute Schwindelattacken mit einer Dauer von Minuten bis einigen Stunden. Schwindelauslösung zum Teil durch Lageänderung; b) kontinuierliche Gleichgewichtsstörungen unterschiedlichen Schweregrades. – (2) Fakultativ: a) Bewegungsüberempfindlichkeit; b) Auslösen von Übelkeit und Schwindel durch visuelle Reize; c) Tinnitus; d) Hypakusis. – (3) Technische Untersuchungen: a) fakultativ pathologisch akustisch evozierte Hirnstammpotentiale (BAEPs) und Elektroneurogramm; b) CCT/NMR: Gefäßschlinge in unmittelbarer Umgebung des N. cochleovestibularis. Daneben zum Teil unspezifische Veränderungen (erweiterte A. basilaris, Erweiterung des inneren Gehörgangs).

Ätiol.: Diskutiert werden eine mechanische Nervenirritation oder eine Neuritis als Ursache.

Pathog.: Es wird vermutet, daß es im Anschluß an eine unterschiedlich ausgeprägte axonale Läsion des N. cochleovestibularis zu einer inkompletten Reinnervation mit Kurzschlußverbindungen zwischen Axonen kommt. Hierdurch kommt es durch ektopische Erregungsbildung zu chronischer Erregung des Nucleus vestibularis sowie zur Reorganisation des Vestibularapparates. In einzelnen Fällen können zusätzliche Gefäßschlingen als Trigger fungieren. Die Symptome sind teils als Ausfalls-, teils als Reizerscheinungen zu interpretieren.

Lit.: Schwaber MK, Hall JW (1992) Cochleovestibular nerve compression syndrome. I. Clinical features and audiovestibular findings. Laryngoscope 102: 1020–1029. – Schwaber MK, Whetsell WO (1992) Cochleovestibular nerve compression syndrome. II. Vestibular nerve histopathology and theory of pathophysiology. Laryngoscope 102: 1030–1036.

W. Müller-Felber/DP

Nervus-ilioinguinalis-Syndrom: Ilioinguinalis-Symptomatik

Nervus-interosseus-Symptomatik

Syn.: Kiloh-Nevin-Syndrom – Interosseus-anterior-Syndrom – interosseus nerve syndrome (e) – neuritis of the interosseus anterior nerve (e)

Def.: Sequenz neurologischer Ausfälle bei isolierter Kompression des N. interosseus anterior.

A.: Leslie Gordon Kiloh, australische Ärztin. – Samuel Nevin, 1905–, britischer Neurologe. – Erstbeschreibung 1952 durch beide Autoren.

Diagn. Krit.: (1) Prodromal Schmerz im proximalen Unterarm, akuter oder chronischer Beginn. – (2) Parese des M. flexor digitorum profundus III und IV (Beugeschwäche in distalem Interphalangealgelenk des Zeige- und Mittelfingers), des M. flexor pollicis longus (Beugeschwäche im Daumenendglied) und des M. pronator quadratus (Pronationsschwäche bei gebeugtem Ellenbogen). – (3) Bisweilen Druckdolenz im Bereich des M. pronator teres. – (4) Keine sensiblen Ausfälle (da rein

motorischer Nerv). – **(5)** In Fällen mit Innervationsanomalien (z.B. Martin-Gruber-Anastomose) atypische klinische Erscheinungen möglich: Parese aller tiefen Fingerbeuger; isolierte Parese des M. flexor pollicis longus evtl. kombiniert mit Parese der Ulnaris-innervierten Handbinnenmuskulatur; isolierte Parese des M. flexor digitorum profundus zum Zeigefinger. – **(6)** EMG: Nachweis akuter oder chronischer Denervierung in den betroffenen Muskeln. – **(7)** Elektroneurographie: verzögerte motorische Latenz zum M. pronator quadratus.
Ätiol.: Unklar.
Pathog.: Als prädisponierende Faktoren kommen in Betracht: a) sehniger Ursprung des tiefen Kopfes des M. pronator teres, b) sehniger Ursprung oder muskuläre Hypertrophie des M. flexor digitorum superficialis, c) akzessorischer Ursprung des M. flexor pollicis longus, d) Gefäßanomalien. – Auf dem Boden dieser Anomalien kann ein akutes Trauma (Schußverletzung, Fraktur), ein längeranhaltender Druck (Schlaflähmung) oder chronische Belastung mit repetitiver Ellenbogenflexion und -pronation (z.B. Metzger) zur Läsion des N. interosseus anterior führen. Ohne prädisponierende Faktoren kann der Nerv durch Venae sectio, Drogeninjektion geschädigt werden. Vereinzelt Interosseus-anterior-Sequenz als Manifestation einer neuralgischen Schulteramyotrophie (s. Parsonage-Turner-Sequenz).
Bemerkungen: Therapeutisch meist operative Exploration notwendig.
Lit.: Kiloh L, Nevin S (1952) Isolated neuritis of the anterior interosseus nerve. Brit med J I: 850–851. – Schantz K, Riegels/Nielsen P (1992) The anterior interosseus nerve syndrome. J Hand Surg Br 17: 510–512. – Wertsch JJ (1992) AAEM case report 25: Anterior interosseus nerve syndrome. Muscle and Nerve 15: 977–983.
W. Müller-Felber/DP

Nervus-obturatorius-Symptomatik
Syn.: Howship-von-Romberg-Syndrom – Howship-von-Romberg-Zeichen – Neuralgia obturatoria
Def.: Läsion des N. obturatorius mit Schmerzen und Parästhesien entlang des Nervenverlaufes an der Innenseite des Oberschenkels mit Ausstrahlung ins Kniegelenk.
A.: John Howship, 1781–1841, Chirurg, London. Erstbeschreibung 1840. Moritz Heinrich von Romberg, 1795–1873, Neurologe, Berlin. Beschreibung 1848.
Diagn. Krit.: Schmerzen und Mißempfindungen an der Innenseite des Oberschenkels mit Ausstrahlung ins Kniegelenk.
Ätiol.: Beckenfrakturen, Hernia obturatoria, Metastasen in der knöchernen Umrandung des Foramen obturatorium, nach Geburt.
Pathog.: Irritation des R. posterior n. obturatorii.
Lit.: Howship J (1840) Practical remarks on the discrimination and appearance of surgical disease. London. – Mumenthaler M, Schliack H (1993) Läsionen peripherer Nerven. Diagnostik und Therapie, 6. Aufl, S 318. Thieme, Stuttgart. – Romberg MH von (1848) In: Dieffenbachs operative Chirurgie. Leipzig.
C. D. Reimers/DP

Nervus-pelvicus-Symptomatik
Syn.: Syndrom der Nervi pelvici – Beckennerven-Syndrom – pelvic nerve syndrome (e) – pelvic bladder (e)
Def.: Sequenz mit durch bilaterale Läsion der Nervi pelvici bedingter infranukleärer Blasenstörung mit Überlaufblase.
Diagn. Krit.: **(1)** Vorkommen nur beim Mann. – **(2)** Stadienhafter Ablauf: 1. Stadium: Blasenatonie und fehlendes Gefühl der Blasenfüllung mit akutem Harnverhalt unmittelbar postoperativ (meist nach Operation wegen Rektumkarzinom), Entleerung nur mit Bauchpresse oder Credé-Handgriff möglich; 2. Stadium: nach einigen Tagen Miktion wieder möglich, Inkontinenz (während Tag und Nacht), Harnwegsinfekte, Normalisierung der Restharnmenge; 3. Stadium: Inkontinenz bei normaler Blasenkapazität und fehlendem Restharn, teilweise Besserung der Blasensensibilität, Impotentia coeundi.
Ätiol.: Mechanische Nervenläsion.
Pathog.: Meist während Rektumexstirpation bilaterale Läsion der Nn. pelvici im wurzelnahen Abschnitt (evtl. im Zusammenhang mit der Durchtrennung der Waldeyer-Faszie), hierdurch kommt es zur Denervierung des M. detrusor vesicae. Zusätzlich spielen mechanische Faktoren durch die Verlagerung von Blase und Blasenhals in die durch die Rektumexstirpation entstandene Höhle bei der Entstehung der Inkontinenz eine Rolle.
Bemerkungen: Die Prognose der Inkontinenz ist relativ schlecht. Durch Training des M. sphincter urethrae externus kann bisweilen teilweise Kontinenz erreicht werden.
Lit.: Watson PC, Williams DI (1952) The urological complications of excision of the rectum. Brit J Surg 159: 19–28.
W. Müller-Felber/DP

Nervus-ulnaris-Kompressionsneuropathie
Syn.: Hunt-Syndrom IV – Ramsay-Hunt-Syndrom – Berufsatrophie – Beschäftigungsneuropathie – Kompressionsneuropathie des Ramus prof. des N. ulnaris – occupation neuritis of the deep palmar branch of the ulnar nerve (e) – occupation neurosis (e) – artisan's palsy (e) – metal turner's paralysis (e)
Def.: Kompressionsneuropathie des Ramus profundus n. ulnaris im Hohlhandbereich.
A.: James Ramsay Hunt, 1872–1937, Neurologe, New York.
Diagn. Krit.: **(1)** Lähmung und Atrophie der Ulnaris-innervierten Handbinnenmuskulatur (Mm. interossei, lumbricales III/IV, des M. adductor pollicis und des Caput profundum des M. flexor pollicis brevis). – **(2)** Schmerzen bei Druck in der Hand, zum Teil mit Ausstrahlung in die Finger. – **(3)** Kein sensibles Defizit nachweisbar. – **(4)** Häufig Hypothenar nicht betroffen. – **(5)** Neurographie: verzögerte motorische distale Latenz zu M. interosseus dors. I (evtl. bei normaler Latenz zu M. abductor digiti V). – **(6)** EMG: evtl. pathologische Spontanaktivität und chron. neurogene Veränderungen im M. interosseus dorsalis I. – **(7)** Meist normales sensibles Aktionspotential und sensible Nervenleitgeschwindigkeit zu D IV und D V.
Ätiol.: Mechanische Nervenläsionen.
Pathog.: Chronische Druckeinwirkung auf den R. profundus n. ulnaris im Bereich des Handgrundgelenks und der Hohlhand durch Werkzeuge (Schraubenzieher, Joystick, Fahrradgriff).
Bemerkungen: **(DD)** spinale Muskelatrophie Duchenne-Aran – intramedulläre Raumforderungen (Tumoren, Syringomyelie, Hämatomyelie) – Radikulopathie C_8/Th_1 – thoracic outlet syndrome – Läsion des unteren Plexus brachialis (Pancoast-Syndrom). – Therapeutisch im Frühstadium gute Besserung durch Ruhigstellung und evtl. lokale Corticoid-Injektion. Ist es bereits zu deutlichen intraneuralen Vernarbungen gekommen oder liegt ein Ganglion im Handbereich vor, muß der Nerv operativ revidiert werden.
Lit.: Hunt JR (1908) Occupation neuritis of the deep palmar branch of the ulnar nerve. J Nerv Ment Dis 35: 673–689. – Stolke

D, Seidel U, Schliak H (1980) Das Syndrom der Loge de Guyon oder die Ulnarisparese am Handgelenk unter Bevorzugung des Ramus profundus. Akt Neurol 7: 161–165.
W. Müller-Felber/DP

Nesidioblastose, familiäre

Syn.: familial nesidioblastosis (e)
Def.: Autosomal-rezessiv erbliche Form einer Hyperplasie der β-Zellen des Pankreas, die mit schweren Hypoglykämien einhergeht.
A.: Der Name Nesidioblastosis wurde von G. F. Laidlaw 1938 geprägt. »Nesidio« für »Insel« leitet sich aus dem Griechischen her.
Diagn. Krit.: **(1)** Schwere Hypoglykämien bereits im Neugeborenenalter. – **(2)** Erhöhte Insulinspiegel im Verhältnis zum Blutzuckerspiegel. – **(3)** Nur geringer Erfolg konservativer Behandlung mit Diazoxid, meistens Pankreatektomie nötig. – **(4)** Erniedrigte Plasma-Ketonkonzentration.
Ätiol.: Autosomal-rezessives Erbleiden mit diffuser oder nodulärer Hyperplasie der Inselzellen des Pankreas mit Umwandlung von epithelialen Zellen des exokrinen Pankreas in Inselzellen (Typ 1) oder reiner Neuformation von Inselzellen aus exokrinen Epithelzellen (Typ 2) (Nesidioblastose).
Pathog.: Aufgrund der Hyperplasie der β-Zellen kommt es zu einer starken Hyperinsulinämie mit schweren Hypoglykämien.
Bemerkungen: Beweisend für das Vorliegen einer Hyperplasie sind wiederholt erhöhte Insulin/Blutzucker-Quotienten. Auch bei einem Teil der Fälle von Wiedemann-Beckwith-Syndrom liegt eine diffuse Hyperplasie der Inselzellen vor. Die neonatalen Insulinome hingegen stellen eine eigene Entität dar und weisen keine familiäre Häufung auf.
Lit.: Aynsley-Green A, Polak JM, Bloom SR et al (1981) Nesidioblastosis of the pancreas: definition of syndrome and management of severe neonatal hyperinsulinemic hypoglycemia. Arch Dis Child 56: 496–508. – Laidlow GF (1938) Nesidioblastoma, the islet tumor of the pancreas. Am J Path 14: 125–134. – Thornton PS, Summer AE, Ruchelli ED et al (1991) Familial and sporadic hyperinsulinism: histopathologic findings and segregation analysis support a single autosomal recessive disorder. J Pediat 119: 721–724.
McK: 256450
A. Grüters/JK

Netherton-Syndrom

Syn.: erythroderma ichthyosiforme congenitum-trichorrhexis syndrome (e) – ichthyosis linearis circumflexa (Rille-Comel) and trichorrhexis invaginata (Bambushaar) (e) – bamboo hairs (e)
Def.: Seltenes dermatologisches Krankheitsbild mit ichthyosiformer, kongenitaler Erythrodermie in Kombination mit Trichorrhexis invaginata und Atopie. Abtrennung vom Rille-Comel-Syndrom (Ichthyosis linearis circumflexa [ILC]) wird von manchen Autoren abgelehnt.
A.: Erstbeschreibung 1958 durch Earl Weldon Netherton, 1893–, amerikanischer Dermatologe.
Diagn. Krit.: **(1)** Kongenitale, ichthyosiforme migratorische Erytheme an Rumpf und Extremitäten mit bogiger Begrenzung und randbetonter groblamellärer Schuppung. – **(2)** Brüchigkeit und Trockenheit der Kopfhaare, Augenbrauen und Wimpern, Trichorrhexis invaginata (sog. Bambushaar). – **(3)** Atopie, oft Lichenifikation im Bereich der Gelenkbeugen, Bluteosinophilie und erhöhter Ig-E-Wert. – **(4)** Minderwuchs. – **(5)** Fakultativ erhöhte Aminosäurenausscheidung im Urin. – **(6)** Histologisch: Akanthose mit verlängerten und verbreiterten Retezapfen, Parakeratose, polymorphes Infiltrat, rund-ovale zytoplasmatische PAS-positive Körperchen der Stachelzellschicht.
Ätiol.: Autosomal-rezessiv mit Stoffwechseldefekt im Bereich der schwefelhaltigen Aminosäuren.
Pathog.: Verschiebung des Keratinisierungsprozesses in Richtung auf einen mukoiden Prozeß mit PAS-positiven Substanzen im Stratum corneum. Die betroffenen Areale werden, sobald die Läsion weitergewandert ist, vollständig rekonstituiert.
Bemerkungen: Gute therapeutische Beeinflußbarkeit der Hautveränderungen durch PUVA und externe Laktat-Therapie.
Lit.: Netherton EW (1958) An unique case of trichorrhexis nodosa. Arch Derm 78: 483–487. – Platin P, Delaire P, Guillet MH et al (1991) Syndrome de Netherton. Aspects actuels. Apropos de neuf cas. Ann Dermatol Venereol 118: 525–530. – Wehr RF, Hickman J, Krochmal L (1988) Effective treatment of Netherton's syndrome. J Am Acad Derm 19: 140. – Zina AM, Bundino S (1979) Ichthyosis linearis circumflexa Comel and Netherton's syndrome; an ultrastructural study. Dermatologica 158: 404–412.
McK 256500
R. Soehnchen; H. Hintner/GB

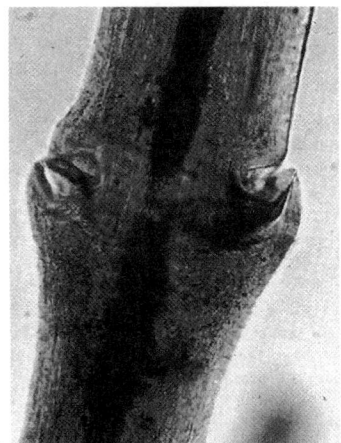

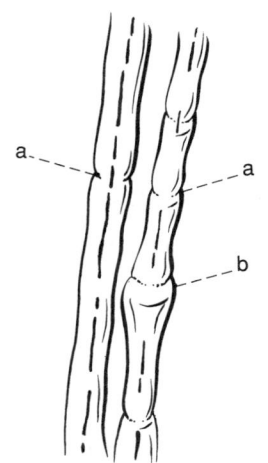

Mikroskopisches Haarbild beim Netherton-Syndrom: a) frühzeitiger Einriß der Kortex des Haarschaftes; b) bambusartige, knotige Schwellung des Haarschaftes (nach Netherton)

(Neugeborenen-)Hyperbilirubinämie, transiente, familiäre: Lucey-Driscoll-Syndrom
Neuhäuser-Kaveggia-Syndrom: Kaveggia-Syndrom
Neuhäuser-MMR syndrome (e): megalocornea-mental retardation syndrome (e)

Neu-Laxova-Syndrom
Def.: Distinktes, letales Mikrozephalie-Ichthyose-Fehlbildungssyndrom mit autosomal-rezessivem Erbgang.
A.: Richard L. Neu, amerikanischer Humangenetiker, und Renata Laxova, tschechisch-amerikanische Humangenetikerin, Madison/Wisconsin, und Mitarbeiter beschrieben 1971/72 je eine Familie.
Diagn. Krit.: (1) Intrauteriner Wachstumsrückstand mit Mikrozephalie. – (2) Gehirn: Lissenzephalie, Balkenmangel, intrakraniale Kalzifikationen, Kleinhirnhypoplasie. – (3) Augen: Mikrophthalmie, Exophthalmus, Katarakt, Fehlen der Lider. – (4) Hydrops, Handrückenödeme, Aszites. – (5) Ichthyose; hypertrophes, subkutanes Fettgewebe mit atrophischer Muskulatur. – (6) Gesichtsdysmorphien: flache Nase, Mikrogenie, kurzer Hals. – (7) Extremitäten: Gelenkkontrakturen/Arthrogrypose, Syndaktylie der Finger. – (8) Schlechte Lebensaussichten; Tod gewöhnlich kurz nach Geburt oder innerhalb von Tagen bis Monaten, evtl. intrauteriner Fruchttod.
Ätiol.: Autosomal-rezessiver Erbgang.
Pathog.: Unbekannt.
Bemerkungen: Klinische Ähnlichkeiten mit dem zerebrookulo-fazio-skeletalen Syndrom, welches aber bessere Überlebenschancen aufweist. Pränatale Ultraschalldiagnose möglich. Zwei Untergruppen mit oder ohne Fettgewebshypertrophie diskutiert.
Lit.: Laxova R, Ohdra PT, Timothy JAD (1972) A further example of a lethal autosomal recessive condition in sibs. J Ment Defic Res 16: 139–143. – Mueller RF, Winter RM, Naylor CPE (1983) Neu-Laxova syndrome: two further case reports and comments on proposed subclassification. Am J Med Genet 16: 645–649. – Muller LM, de Jong G, Mouton SCE et al (1987) A case of Neu-Laxova syndrome: prenatal ultrasonographic monitoring in the third trimester and the histopathologic findings. Am J Med Genet 26: 421–429. – Neu RL, Kajii T, Gardner LI, Nagyfy SF, King S (1971) A lethal syndrome of microcephaly with multiple congenital anomalies in three siblings. Pediatrics 47: 610–612.
McK: 256520
A. Schinzel/AS

Neuralgia nasociliaris: Charlin-Neuralgie
Neuralgia obturatoria: Nervus-obturatorius-Symptomatik
neuralgic amyotrophy (e): Parsonage-Turner-Symptomatik
Neuralgie des Ganglion geniculi bzw. N. intermedius: Hunt-Neuralgie
Neuralgie des N. glossopharyngeus: Sicard-Neuralgie
Neuralgie des N. nasociliaris: Charlin-Neuralgie
neural hearing loss-atopic dermatitis syndrome (e): Konigsmark-Hollander-Berlin-Syndrom
Neuraminidase-Mangel: Sialidose

Neuraminsäure-Speicherkrankheit
Syn.: sialic acid storage disease (e) – SASD – Salla-Krankheit
Def.: Autosomal-rezessiv erbliche lysosomale Speicherkrankheit mit vorwiegend neurologischer Symptomatik, die durch einen lysosomalen Transportdefekt verursacht wird. Eine schwere infantile, eine frühinfantile und eine spätinfantile Form (Salla-Krankheit) lassen sich unterscheiden.
A.: Erstbeschreibung 1979 durch P. Aula, finnischer Biochemiker, und Mitarbeiter.
Diagn. Krit.: (1) Bei schwerer Verlaufsform schon im frühen Säuglingsalter ausgeprägte neurodegenerative Symptome, schlechte Prognose. – (2) Bei leichterer Form Erstmanifestation im Kleinkindalter. – (3) Verzögerte statomotorische Entwicklung. – (4) Sprachentwicklungsverzögerung, später Sprachabbau. – (5) Progredienter geistiger Abbau. – (6) Muskelhypotonie, später Ataxie und Spastik. – (7) Zunehmende Vergröberung der Gesichtszüge. – (8) In der zweiten Dekade Krampfanfälle bei ca. 30%. – (9) Inkonstant Leber- und Milzvergrößerung. – (10) Nur sehr leichte Skelettveränderung im Sinne einer Dysostosis multiplex. – (11) Diagnosesicherung durch erhöhte Neuraminsäure-Ausscheidung im Urin. – (12) Vakuolisierte Lymphozyten im peripheren Blutbild, sowie Speichervakuolen in anderen Geweben.
Ätiol.: Autosomal-rezessives Erbleiden.
Pathog.: Die Neuraminsäure-Speicherkrankheit gleicht histologisch einer lysosomalen Speicherkrankheit. Bei intakter Neuraminidase liegt der Defekt in einem gestörten Transportmechanismus von Neuraminsäure durch die Lysosomenmembran, was zur intralysosomalen Anhäufung von Neuraminsäure führt. Die genauen biochemischen Grundlagen sind noch unklar. Der Genort ist auf dem langen Arm des Chromosoms 6 lokalisiert.
Bemerkungen: Mehr als 100 Patienten mit der leichteren Verlaufsform (Salla-Krankheit; nach der finnischen Provinz Salla) sind in Finnland bekanntgeworden, daneben gibt es Einzelbeschreibungen aus anderen ethnischen Gruppen. Die Basis für die unterschiedlichen Verlaufsformen ist unbekannt. Eine kausale Therapie besteht nicht, die pränatale Diagnostik ist möglich.
Lit.: Aula P, Autio S, Raivio KO et al (1979) Salla disease: a new lysosomal storage disorder. Arch Neurol 36: 88. – Baumkötter J, Cantz M, Mendla K, Baumann W, Friebolin H, Gehler J, Spranger J (1985) N-acetylneuraminic acid storage disease. Hum Genet 71: 155–159. – Gahl WA, Renlund M, Thoene JG (1989) Lysosomal transport disorders: Cystinosis and sialic acid storage. In: Scriver CR, Beaudet AL, Sly WS, Valle D (eds) The metabolic basis of inherited disease, 6th ed. McGraw-Hill, New York. – Renlund M (1984) Clinical and laboratory diagnosis of Salla disease in infancy and childhood. J Pediatr 104: 232–236. – Renlund M, Aula P (1987) Prenatal detection of Salla disease based upon increased free sialic acid in amniocytes. Am J Med Gen 28: 377–384.
McK: 269920
J. Gehler/JK

Neurinomatosis centralis (Orzechewski): tuberöse Sklerose
neuritis of the interosseus anterior nerve (e): Nervus-interosseus-Symptomatik
Neuritis saturnina: Remak-Krankheit
neuroacanthocytosis (e): Levine-Critchley-Syndrom
Neuro-Anämie-Syndrom: Dana-Syndrom
Neuroangiomatosis encephalofacialis: Sturge-Weber-Phänotyp
neuroaxonale Dystrophie, infantile, Typ Schindler: Alpha-N-Acetylgalaktosaminidase-Defizienz
neuroaxonale Dystrophie, lokalisierte: Hallervorden-Spatz-Syndrom

neuroaxonale Dystrophie Seitelberger
Syn.: Dystrophie, infantile neuroaxonale – Seitelberger's disease (e)
Def.: Seltene autosomal-rezessiv erbliche neurodegenerative Störung mit Ähnlichkeiten zum Hallervorden-Spatz-Syndrom. Klinische und biochemische Ähnlichkeit zu der alpha-N-Acetylgalaktosaminidase-Defizienz (Schindler-Krankheit).
A.: Franz Seitelberger, 1916–, österreichischer Neuropathologe. – Erstbeschreibung 1952.
Diagn. Krit.: (1) Manifestation im späten Säuglings- oder Kleinkindalter. – (2) Statomotorische und mentale Entwicklungsverzögerung und Regression. – (3) Progrediente Spastik mit Hyperreflexie, teilweise Hyporeflexie und Kontrakturneigung. – (4) (Myoklonische) Krampfanfälle. – (5) Unruhebewegungen der Gesichts-, Zungen- und Kaumuskulatur. – (6) Später Optikusatrophie mit Amaurose. – (7) Störungen der Schmerz-Sensibilität, Temperaturregulationsstörungen. – (8) Final Übergang in amaurotische Idiotie mit bulbärer Symptomatik. – (9) Keine sicheren intravitalen Diagnosemöglichkeiten. – (10) Hirnbioptisch: Nachweis von Ganglienzelldegeneration und fokaler axonaler Anschwellung (»Spheroids«), zerebellare Sklerose und Hydrocephalus internus. – (11) Pathologisches EMG.
Ätiol.: Autosomal-rezessives Erbleiden.
Pathog.: Der Kausaldefekt dieser Stoffwechselstörung ist unbekannt. Pathologisch-anatomisch lassen sich eine großwabige Ganglienzelldegeneration mit Lipoidansammlung und spongiöse Veränderungen nachweisen.
Bemerkungen: Bisher nur wenige Fallbeschreibungen. Das Krankheitsbild weist Ähnlichkeit zu dem Hallervorden-Spatz-Syndrom auf, scheint jedoch nicht mit diesem identisch. Keine kausale Therapie bekannt. Die kürzlich nachgewiesene alpha-N-Acetylgalaktosaminidase-Defizienz (Schindler-Krankheit) ist möglicherweise mit der neuroaxonalen Dystrophie Seitelberger identisch.
Lit.: Hunter AGW, Jimenez CL, Carpenter BF, MacDonald J (1987) Neuroaxonal dystrophy presenting with neonatal dysmorphic features, early onset of peripheral gangrene, and a rapidly lethal course. Am J Med Genet 28: 171–180. – Nagashima K, Suzuki S, Ichikawa E et al (1985) Infantile neuroaxonal dystrophy: perinatal onset with symptoms of diencephalic syndrome. Neurology 35: 735–738. – Ramaekers VT, Lake DB, Harding B et al (1987) Diagnostic difficulties in infantile neuroaxonal dystrophy: a clinicopathological study of eight cases. Neuropediatrics 18: 170–175. – Schindler D, Bishop DF, Wolfe DE et al (1989) Neuroaxonal dystrophy due to lysosomal α-N-acetylgalactosaminidase deficiency. New Engl J Med 320: 1735–1740. – Seitelberger F (1952) Eine unbekannte Form von infantiler Lipoidspeicherkrankheit des Gehirns. Proc First Internat Cong Neuropath Vol 3. Rosenberg and Sellier, Turin.
McK: 256600
J. Gehler/JK

neuroaxonale Dystrophie Typ I von Gilman und Barrett: Hallervorden-Spatz-Syndrom
Neurodermitis nodulosa (Fabry): Prurigo nodularis (Hyde)
neuroektodermales Syndrom (Feuerstein-Mims): Naevus sebaceus, linearer

neuro-fazio-digito-renales Syndrom
Syn.: Freire//Maia-Syndrom II – NFDR-Syndrom
Def.: Distinktes, wahrscheinlich autosomal-rezessiv oder X-chromosomal erbliches Dysmorphie-Syndrom mit Megalenzephalie, angedeuteter Spaltung der Nasenspitze und Nierenanomalien.
A.: Newton Freire//Maia, Marta Pinheiro und John Marius Opitz definierten 1982 das Syndrom anhand eines Brüderpaares.
Diagn. Krit.: (1) Schwere geistige Behinderung, muskuläre Hypotonie. – (2) Gesichtsdysmorphien: Megalenzephalie (Kopfumfang über die 98. Alterszentile bei normaler Körpergröße und normalem Körpergewicht), Brachyzephalie, hohe Stirn, frontaler Haaraufstrich (»cowlick«), flache Supraorbitalwülste, prominente Nasenwurzel, kurzes Mittelgesicht, flaches Philtrum, angedeutete vertikale Spaltbildung der Nasenspitze. – (3) Augenbefunde: Hypertelorismus, antimongoloide Lidachsenstellung, Epikanthus, Strabismus divergens, Weitsichtigkeit. – (4) Ohranomalien: kleine Ohren, nach hinten rotierte tiefansetzende Ohrmuscheln. Ohrmuscheldysplasie mit prominentem, zum Helixrand querlaufendem Wulst, hypoplastischem Tragus und Antitragus und engen äußeren Gehörgängen. – (5) Spitze Zähne. – (6) Kurzer Hals mit breitem Halsansatz. – (7) Brustkorb: Pectus excavatum, Scapulae alatae. – (8) Verbreiterung der Großzehen, Triphalangie der Daumen, mediale Klinodaktylie der Daumenendgelenke. – (9) Röntgenbefunde: unilaterale Nierenaplasie (einer von zwei Patienten), Verbreiterung der Metakarpalia und Phalangen des ersten Strahls. – (10) EKG-Befunde: Verbreiterung des QRS-Komplexes. – (11) EEG-Befunde: abnormes EEG-Muster mit fokal erhöhter zerebraler Erregbarkeit (spike-wave Focus).
Ätiol.: X-chromosomal-rezessives oder autosomal-rezessiv erbliches Krankheitsbild. Genlokalisation unbekannt.
Pathog.: Unbekannt.
Bemerkungen: Die Beobachtung eines Brüderpaares läßt ein X-chromosomal-rezessives Erbleiden wahrscheinlich erscheinen. Pränatale Diagnostik: Polyhydramnion trat in beiden Fällen auf. Eine sonographische Darstellung der Nieren kann ab der 15. Schwangerschaftswoche erfolgen. Die anderen Fehlbildungen sind durch Ultraschalltechniken nicht mit hinreichender Sicherheit erkennbar. **(DD)** CODAS-Syndrom.
Lit.: Freire//Maia N, Pinheiro M, Opitz JM (1982) The neurofaciodigitorenal (NFDR) syndrome. Am J Med Genet 11: 329–336. – Shebib SM, Reed MH, Schuckett EP et al (1991) Newly recognized syndrome of cerebral, ocular, dental, auricular, skeletal anomalies: CODAS syndrome – a case report. Am J Med Genet 40: 88–93.
McK: 256690
U. G. Froster/AS

Neurofibromatose
Syn.: NF
Def.: Aufgrund klinischer, genetischer und prognostischer Kriterien müssen heute mehrere Formen von NF unterschieden werden, am besten definiert sind: Neurofibromatose-1 und Neurofibromatose-2 (s. dort). Für weitere Neurofibromatoseformen vergleiche Riccardi et al. 1992.
Lit.: Riccardi VM (1992) Neurofibromatosis, Phenotype, natural history and pathogenesis, 2. Aufl. Johns Hopkins Univ Press, Baltimore.
E. Boltshauser/AS

Neurofibromatose-1
Syn.: NF-1 – v.-Recklinghausen-Krankheit – Neurofibromatosis
A.: Friedrich Daniel v. Recklinghausen, 1833–1910, Pathologe, Königsberg, Würzburg, Straßburg. – Erstbeschreibung durch Tilesius 1793, Robert Smith 1849, Ru-

dolf Virchow 1863. Von Recklinghausen erkannte 1882 den inneren Zusammenhang der typischen Hauttumoren mit dem Nervensystem.

Diagn. Krit.: Zur Diagnose NF-1 müssen wenigstens zwei der folgenden Kriterien erfüllt sein: **(1)** Sechs oder mehr Café-au-lait-Flecken (Durchmesser präpubertal über 5 mm, postpubertär über 15 mm). – **(2)** Mehr als zwei kutane Neurofibrome oder ein plexiformes Neurofibrom. – **(3)** »Freckling« (= kleinfleckige Pigmentierungen), axillär und inguinal. – **(4)** Sehbahntumor (Optikusgliom). – **(5)** Mehr als zwei Irishamartome (Lisch-Knötchen). – **(6)** Charakteristische ossäre Läsion (z.B. Keilbeinflügeldysplasie, Tibiapseudarthrose). – **(7)** Verwandter 1. Grades mit sicherer Nf-1 gemäß obigen Kriterien. Selten (1–2%): schwere Skoliose, Tibiapseudarthrose, Epilepsie, Hydrozephalus, Hypertonie, Phäochromozytom, schwere geistige Behinderung, Leukämie. Gehäuftes Risiko für Auftreten von Malignomen bzw. Entartung von Neurofibromen (Größenordnung wenige Prozente).

Ätiol.: Autosomal-dominantes Erbleiden. Hohe Mutationsrate, die Hälfte der Fälle sind Neumutationen. Variable Expressivität, sehr hohe, praktisch vollständige Penetranz. Genlocus: 17q11.2.

Pathog.: Genprodukt »Neurofibromin« genannt. Genaue Funktion?

Bemerkungen: Häufigkeit 1 : 3000 bis 1 : 4000, Sehbahntumoren häufig (ca. 15%), Akustikusneurinome sind Rarität. Auffallend häufig (ca. 30%) sind Lernstörungen bei betroffenen Kindern. Prä- und frühe postnatale Genträgerdiagnostik teilweise möglich.

Lit.: Collins FS, Ponder BAJ, Seizinger BR, Epstein CJ (1989) Editorial: The von Recklinghausen neurofibromatosis region on chromosome 17 – genetic and physical maps come into focus. Am J Hum Genet 44: 1–5. – Crowe FW, Schull WJ, Neel JV (1956) A clinical, pathological and genetic study of multiple neurofibromatosis, III S 181. Charles C Thomas, Springfield. – v Recklinghausen FD (1882) Über die multiplen Fibrome der Haut und ihre Beziehungen zu den Neuromen. S 138. Festschrift f. R. Virchow, Berlin. – Riccardi VM (1982) Neurofibromatosis: Clinical heterogeneity. Curr Probl Cancer 7: 1–34. – Riccardi VM (1992) Neurofibromatosis. Phenotype, natural history and pathogenesis, 2. Aufl. Johns Hopkins Univ Press, Baltimore.

McK: 162200

E. Boltshauser/AS

Neurofibromatose-2

Syn.: NF-2 – Akustikus-Neurofibromatose, bilaterale – Neurofibromatose, zentrale

Def.: Genetisch und klinisch separate Neurofibromatoseform. Hauptmerkmal: bilaterale Akustikusneurinome.

A.: Erstbeschreibung bilateraler Akustikusneurinome 1822 durch Wishart. – 1933 Publikation einer Sippe mit Betroffenen über fünf Generationen durch Gardner und Frazier.

Diagn. Krit.: Diagnose NF-2 erfordert entweder **(1)** Nachweis beidseitiger Akustikusneurinome oder – **(2)** Verwandter ersten Grades mit NF-2 und **a)** einseitiges Akustikusneurinom oder **b)** zwei der folgenden Symptome: Neurofibrom, Meningeom, Gliom, Schwannom, juvenile hintere Linsentrübung (gemäß NIH-Konsens).

Ätiol.: Autosomal-dominantes Erbleiden. Viele Neumutationen (genauer Anteil?), Genlocus: 22q12.

Pathog.: Genprodukt »MERLIN« genannt. Genaue Funktion? Tumor-Suppressor-Gen?

Bemerkungen: Häufigkeit ca. 1/35 000. Unterschiede zu NF-1: keine Irishamartome, sehr selten Sehbahntumoren (= Optikusscheidenmeningeome), gehäuft andere ZNS-Tumoren. Gliome, Meningeome, Ependymome, spinale Tumoren, mittleres Manifestationsalter der Akustikusneurinome (Ertaubung) um 20 Jahre.

Lit.: Evans DGR, Huson SM, Dounai D et al (1992) A clinical study of type-2 neurofibromatosis. Quast J Med 84: 603–618. – Gardner WJ, Frazier CH (1930) Bilateral acoustic neurofibromas. A clinical study and survey of a family of five generations with bilateral deafness in 38 members. Arch Neurol Psychiat 23: 266–302. – Trofatter JA, MacCollin MM, Rutter JL et al (1993) A novel moesin-, ezrin-, radixin-like gene is a candidate for the neurofibromatosis 2 tumor suppressor. Cell 72: 1–20. – Wishart JH (1822) Case of tumors in the skull, dura mater and brain. Edinburgh Med Surg J 18: 393.

McK: 101000

E. Boltshauser/AS

Neurofibromatose-1: a) multiple Café-au-lait-Flecken (7jähriges Mädchen); b) kutane Neurofibrome (47jähriger Mann); c) Irishamartome (14jähriger Knabe)

Neurofibromatose, zentrale: Neurofibromatose-2
Neurofibromatosis: Neurofibromatose-1
Neurofibromatosis-Noonan-Syndrom: Watson-Syndrom
neurogenic muscular atrophy, hereditary proximal (e): Muskelatrophie, spinale, Typ Kugelberg-Welander

Neuroleptika-induzierte extrapyramidal-motorische Störungen, späte

Def.: **1.** Tardive Dyskinesie (Spätdyskinesie, terminales extrapyramidales Defektsyndrom): hyperkinetische, choreatiforme Bewegungsstörung nach längerfristiger Neuroleptikaeinnahme mit relativ monotonen und langsamen (10–40/min) unwillkürlichen Bewegungsabläufen; willentlich kurzzeitig unterdrückbar, subjektiv oft unbemerkt; bei Sedierung reduziert, im Schlaf sistierend; in ca. 80% orofaziale Manifestationen (»bukkolinguo-mastikatorisches Syndrom«): Zungenwälzen, Pro- und Retrotrusion der Zunge mit Kauen, Schmatzen, Saugen oder Schnauzen; in ca. 50% auch die Extremitäten betroffen: »Pianospielen« der Finger, Rotations-, Flexions- und Extensionsbewegungen an Gelenken, Fingern oder Zehen, Stampfen mit Füßen; in ca. 20% Dyskinesien des Rumpfes: Schaukeln mit dem Oberkörper, Beckenstöße, Diaphragmakontraktionen. **2.** Tardive Dystonie: unwillkürliche, nicht paroxysmale, relativ langsam einsetzende anhaltende Tonuserhöhung mit athetoider Bewegungskomponente und Positionsfixierung nach längerfristiger Neuroleptikaeinnahme; sekundäre Muskelhypertrophie, willentlich kurzfristig unterdrückbar, subjektiv hohes Beeinträchtigungsgefühl; bei Sedierung reduziert, im Schlaf sistierend; fokale, segmentale oder generalisierte Manifestationsformen, z.B. Torti-, Antero-, Retrocollis, axiale Torsionsformen (»Pisa-Syndrom«), Glieddystonie. **3.** Tardive Akathisie: konstante oder zumindest häufige stereotype, unwillkürliche Bewegungen wie Tippeln, Übereinanderschlagen der Beine, Gesichtsreiben, Zupfen, Kratzen usw. nach längerfristiger Neuroleptikaeinnahme; subjektiv stark quälende innere Bewegungsunruhe, die u.U. erst im Schlaf nachläßt. **4.** Tardiver Myoklonus: unwillkürliche, repetitive, kurz einschießende Zuckungen in Muskelgruppen mit störenden Bewegungseffekten in den betroffenen Körperregionen; Auftreten auch während des Schlafs, deswegen bedeutsame Interferenz mit dem Schlafrhythmus möglich. **5.** Tardive Tics (tardives Gilles-de-la-Tourette): multiple Tics mit Vokalisationen, Geräuschbildungen und sehr selten mit Koprolalie nach längerfristiger Neuroleptikaeinnahme. **6.** Tardive Dysmentia: lautes, logorrhoisches Sprechen, zunehmende Distanzlosigkeit im sozialen Umgang und labile Stimmungslage bei insgesamt eher flacher Euphorie ebenfalls als späte Neuroleptika-induzierte Störung zu diskutieren.

A.: Erstbeschreibung des Phänomens durch den deutschen Psychiater M. Schönecker 1957; Prägung des Begriffs »Spätdyskinesie« durch L. Uhrbrand und A. Faurbye 1960.

Diagn. Krit.: **(1)** Vorliegen einer der oben beschriebenen Störungen (1.–6.). – **(2)** Erstmanifestation nach kontinuierlicher Neuroleptikaexposition von mindestens drei Monaten; Auftreten entweder unter Neuroleptika oder innerhalb weniger Wochen nach Absetzen der Neuroleptika. – **(3)** Wenn Erstmanifestation nach Absetzen der Neuroleptika für mindestens drei Wochen nachweisbar. – **(4)** Keine andere adäquate Erklärung für die Bewegungsstörung. – **(5)** Breite differentialdiagnostische Abklärung unterschiedlichster neurologischer Erkrankungen notwendig; bedeutsam: Neuroleptika-induzierte Spätsyndrome stellen nicht-progrediente Störungen dar; bei rascher Progression und zusätzlichen Symptomen aus anderen Systemen des peripheren und zentralen Nervensystems, bei positiver Familienanamnese für Bewegungsstörungen, zusätzlicher Entwicklung eines dementiellen Syndroms und anderen Krankheitssymptomen wie z.B. Fieber intensive Diagnostik erforderlich. – **(6)** Neben Neuroleptika ist auch an andere (anti-)dopaminerg wirksame Substanzen, wie z.B. Metoclopramid, Reserpin, L-Dopa usw. zu denken; gelegentlich auch unter Antidepressiva, aber auch Lithiumpräparaten extrapyramidalmotorische Nebenwirkungen beobachtbar.

Ätiol.: In der Regel längerfristige, in sehr seltenen Fällen aber auch schon sehr kurzdauernde Neuroleptika-Exposition.

Pathog.: Nicht eindeutig geklärt; zentral die Hypothese einer Hypersensitivitätsentwicklung von Dopaminrezeptoren, die aber nicht ausreicht, alle klinischen Phänomene (1.–6.) in ihren Ausprägungen und Verlaufscharakteristika zu erklären. Für »Spätdyskinesie« unterschiedliche Risikofaktoren diskutiert, die additiv, interaktiv oder potenzierend wirksam sein können. Therapiebezogene Risikofaktoren: Dauer einer Neuroleptika-Exposition, Gesamtmenge der eingenommenen Neuroleptika, neuroleptische Maximaldosis, »drug holidays« und intermittierender Behandlungstypus, Zusatzgabe von Lithium. Patientenbezogene Risikofaktoren: höheres Lebensalter, weibliches Geschlecht, psychiatrische Diagnose (schizophrene Psychosen mit ausgeprägter Minus-Symptomatik, bipolare affektive Psychosen), zerebrale Vorschädigung, Schwere und Dauer eines Neuroleptika-induzierten Parkinsonoids in der initialen Behandlungsphase.

Bemerkungen: Prävalenz von Spätdyskinesien je nach Studie zwischen 10 und 40%; Prävalenz für tardive Dystonie ca. 1,5–2%; nach Absetzen der Neuroleptika, v.a. schon bei »frühen« Anzeichen einer Spätdyskinesie (z.B. feines Fibrillieren der ruhenden Zunge, minimale choreoathetoide Bewegungen der ausgestreckten Zunge, geringes periorales Zucken, erhöhte Augenblinkfrequenz, unwillkürliches Tippeln beim Stehen) ist mit einer durchschnittlichen Remissionsrate von ca. 50% zu rechnen; akute Gabe eines Anticholinergikums verschlechtert eine Spätdyskinesie, verbessert aber eine tardive Dystonie.

Lit.: Barnes TRE (1990) Movement disorder associated with antipsychotic drugs: The tardive syndromes. Int Rev Psychiatry 2: 355–366. – Cummings JL, Wirshing WC (1989) Recognition and differential diagnosis of tardive dyskinesia. Int J Psych Med 19: 133–144. – Joseph AB, Young RR (eds) (1992) Movement disorders in neurology and neuropsychiatry. Blackwell, Oxford. – Kane JM, Woerner M, Lieberman J (1988) Tardive dyskinesia: Prevalence, incidence and risk factors. J Clin Psychopharmacol 8: 52S–56S. – Schönecker M (1957) Ein eigentümliches Syndrom im oralen Bereich bei Megaphenapplikation. Nervenarzt 28: 35–36. – Uhrbrand L, Faurbye A (1960) Reversible dyskinesia after treatment with perphenazine, chlorpromazine, reserpine and electroconvulsive therapy. Psychopharmacologia 1: 408–418.

H. P. Kapfhammer/DP

Neuroleptika-induziertes Parkinsonoid

Syn.: Parkinson-Syndrom, Neuroleptika-induziertes – Parkinsonoid, neuroleptisches – Pseudoparkinsonismus, Neuroleptika-induzierter – akinetisch-abulisches Syndrom – abulisch-akinetisches Syndrom

Def.: Während einer Neuroleptikatherapie auftretende Symptomatik einer verminderten Spontan- und Ausdrucksmotorik mit begleitend reduzierter emotionaler Reagibilität, die dem klinischen Bild einer Parkinson-Krankheit sehr ähnlich ist.

A.: Erstbeschreibungen 1955 durch Fritz Flügel, 1897–1971, Psychiater, Erlangen, sowie durch Hall, Jackson, Swain 1956.

Diagn. Krit.: **(1)** Verminderte Spontanbewegungen (Bradykinese – Akinese) mit reduzierter Ausdrucksmotorik (Hypomimie – Amimie). – **(2)** Erhöhter Muskeltonus (Rigor), oft »Zahnradphänomen« nachweisbar. – **(3)** Aktions-, Haltungs-, Ruhetremor (> 5 Hz). – **(4)** Haltungsinstabilität. – **(5)** Vermehrte Talgsekretion, Speichelfluß. – **(6)** Symmetrisches Verteilungsmuster der motorischen Symptome. – **(7)** Antriebs- und Willensschwäche (Abulie). – **(8)** Beginn der Symptomatik innerhalb von drei Monaten nach aufgenommener Neuroleptikabehandlung, in der Regel nicht vor Ablauf einer Woche. – **(9)** Gutes Ansprechen auf Anticholinergika, nach Absetzen der Neuroleptika in der Regel spontane Remission innerhalb weniger Tage bis Wochen.

Ätiol.: Antidopaminerg wirksame Substanzen, v.a. Neu-

roleptika, aber auch vereinzelt unter Metoclopramid, Reserpin, Tetrabenazin, Calcium-Kanal-Blocker (z.B. Flunarizin), selten unter Lithium, Antidepressiva (z.B. Trazodon).
Pathog.: Durch Blockade der Dopaminrezeptoren, v.a. vom D_2-Typus, im Corpus striatum verminderte dopaminerge Transmission und hierdurch relative Verschiebung im dopaminerg-cholinergen Gleichgewicht; verminderte Antriebs-, Willens- und emotionale Reaktionsfähigkeit wird aber auch vermittelt über D_2-Blockade im mesolimbischen System.
Bemerkungen: Neuroleptika-induziertes Parkinsonoid, Frühdyskinesie bzw. -dystonie und Akathisie (Bewegungsunruhe) zählen zu den früh während einer Neuroleptikatherapie auftretenden extrapyramidalmotorischen Störungen; klinisch und pathophysiologisch abzugrenzen von »späten« Neuroleptika-induzierten extrapyramidalmotorischen Störungen (s. dort).
Lit.: Flügel F (1955) Colloque internationale sur la chlorpromazine. Encéphale 40: 13–15. – Hall RA, Jackson RB, Swain JM (1956) Neurotoxic reactions resulting from chlorpromazine administration. J Am Med Assoc 161: 214–218. – Rüther E (1986) Wirkungsverlauf der neuroleptischen Therapie. Fischer, Stuttgart, New York.
H. P. Kapfhammer/DP

neuroleptisches hypothalamisches Syndrom: neuroleptisches Syndrom, malignes

neuroleptisches Syndrom, malignes
(Symptomenkomplex)
Syn.: neuroleptisches hypothalamisches Syndrom – syndrome malin des neuroleptiques (fz)
Def.: Unter Neuroleptikabehandlung auftretender Symptomenkomplex mit den Kardinalsymptomen Hyperthermie, Muskelsteifigkeit, autonomer Instabilität und verschiedenen zentralnervösen Dysfunktionen wie Bewußtseinstrübung und Koma.
A.: Erstmals 1960 beschrieben durch die Arbeitsgruppe um den französischen Psychiater und Pharmakologen J. Delay.
Diagn. Krit.: (1) Unter Neuroleptikatherapie auftretendes Fieber bis 42 °C. – (2) Tremor, Rigor, Akinese, Dyskinesie, Muskelkrämpfe. – (3) Autonome Dysfunktionen: Tachykardie, Schwitzen, labiler Blutdruck, Blässe, Sialorrhö. – (4) Stupor oder Koma; Bewußtsein kann jedoch auch klar sein. – (5) Tachypnoe. – (6) Leukozytose, BKS-, Transaminasen-, CK-Erhöhung. – (7) **(DD)** Katatonie – toxische oder infektiöse Enzephalitis – Polymyositis – Thyreotoxikose – Hyperparathyreoidismus – maligne Hyperthermie nach Inhalationsnarkotika – Lithiumintoxikation – anticholinerges Delir – Hitzeschlag infolge neuroleptikabedingter Thermoregulationsstörung.
Ätiol.: Nicht eindeutig geklärt; Dopamin-antagonistische Wirkung der Neuroleptika entscheidend; Störung der Thermoregulation und Muskelaktivität zentral und/oder peripher verursacht.
Pathog.: Nicht eindeutig geklärt; Dopaminblockade im nigrostriären System: Rigor; in dienzephalospinalen Bahnen: erhöhter Sympathikotonus, gestörte Thermoregulation; im Hypothalamus: gestörte zentrale Thermoregulation; an der neuromuskulären Verbindung: Interferenz mit intrazellulärer Übertragerfunktion von Calcium und zyklischem AMP auf molekularer Ebene.
Bemerkungen: Inzidenz: Insgesamt sehr seltenes Ereignis mit schwankenden Angaben von 0,06–1,0% aller neuroleptischen Behandlungen; Risikofaktoren: Neuroleptika mit ausgeprägtem Dopamin-D_2-Antagonismus, höhere neuroleptische Dosierungen, Depotinjektionen, relativ junges Lebensalter, männliches Geschlecht, bipolare affektive, schizoaffektive oder organische Psychosen, psychomotorische Agitiertheit mit begleitender Dehydratation und Erschöpfung; Mortalität: zwischen 7,7–20% (infolge Kreislaufversagens, respiratorischer Insuffizienz oder Nierenversagens); Therapie: sofortiges Absetzen der Neuroleptika, intensivmedizinische Überwachung, Dantrolen-Infusionen in Kombination mit Bromocriptin, Behandlung der Hyperthermie durch externe Kühlung, Behandlung der internistischen Störungen und Komplikationen, Elektrokrampftherapie.
Lit.: Delay J, Pichot P, Lemperiere T et al (1960) Un neuroleptique majeur non phenothiazine et non reserpine, l'haloperidol, dans le traitement des psychoses. Ann Med Psychol 118: 145–152. – Keck PE, Pope HG, Cohen BM et al (1989) Risk factors for neuroleptic malignant syndrome. Arch Gen Psychiat 46: 914–918. – Pietzcker A (1988) Das maligne neuroleptische Syndrom. Nervenarzt 59: 691–700. – Spiess/Kiefer C, Hippius H (1986) Malignes neuroleptisches Syndrom und maligne Hyperthermie – ein Vergleich. Fortschr Neurol Psychiat 54: 158–170.
H. P. Kapfhammer/DP

Neurolipomatosis: Lipomatosis dolorosa (Dercum)
Neurologica diabolica: Münchhausen-Syndrom
Neuromyasthenie: Müdigkeits-Syndrom, chronisches
neuromyélite optique aiguë de Dévic (fz): Neuromyelitis optica (Dévic)

Neuromyelitis optica (Dévic)
Syn.: Dévic-Syndrom – Neuromyelitis optica (Erb-Dévic) – Neuro-Optico-Myelitis – Dévic's disease (e) – Dévic-Gault syndrome (e) – ophthalmoneuromyelitis (e) – ophthalmoencephalomyelopathy (e) – optic encephalomyelitis (e) – neuromyélite optique aiguë de Dévic (fz)
Def.: Akut auftretende Neuritis n. optici mit rasch folgender Querschnittsmyelitis ohne weitere neurologische Symptome mit progredientem oder remittierendem Verlauf.
A.: T. C. Allbutt, Erstbeschreibung 1870. – Wilhelm Erb, 1840–1921, Internist, Leipzig, Heidelberg. E. C. Seguin, Neurologe, New York. Beschreibungen 1880. Eugène Dévic, 1858–1930, Arzt, Lyon, und sein Student F. Gault. Beschreibung des Krankheitsbildes 1894.
Diagn. Krit.: (1) In etwa jedem zweiten Fall Prodromi wie »grippale« Symptome, leichtes Fieber, Kopfschmerzen, Myalgien, Müdigkeit. Infekte, körperliche Strapazen, Kindbett oder Impfungen, gelegentlich als mögliche Auslöser. – (2) Im Jugend- bis frühen und mittleren Erwachsenenalter (selten nach dem 50. Lebensjahr) auftretende schwere beidseitige Neuritis n. optici: Sehstörungen in Form von Zentralskotomata, einer bitemporalen Hemianopsie oder unteren nasalen Quadrantenanopsie, oft in wenigen Tagen bis zur Erblindung fortschreitend. Häufig Papillenödem, später Optikusatrophie. Gelegentlich Schmerzen in der Augenhöhle. – (3) Mit einer Latenz von Tagen bis wenigen Wochen folgende aufsteigende Querschnittsmyelitis: Querschnittssyndrom mit schwerer Paraparese, Sensibilitäts-, Blasen- und Mastdarmstörungen. Bei zervikalem Sitz auch segmentale Innervationsstörungen an den Armen. Lhermitte-Zeichen oft positiv. In schweren Fällen schmerzhafte, anfallsartige tonische Krämpfe in den Beinen. Besserungen, gelegentlich auch Heilungen möglich, aber meistens Fort-

schreiten der Erkrankung, in etwa 20% tödliche Ausgänge. Keine schubartigen Verlaufsformen. – **(4)** Liquor cerebrospinalis: leichte bis mäßige überwiegend lymphoplasmozelluläre Pleozytose (manchmal über 100/mm^3), meist Eiweißerhöhung, selten autochthone IgG-Produktion im Bereich des Zentralnervensystems und Nachweis oligoklonaler Banden. – **(5)** Elektroenzephalogramm: häufig herdförmige Veränderungen in der Temporal- oder Parietalregion. – **(6)** Computer- und Magnetresonanztomogramm: im Gegensatz zur Multiplen Sklerose normale Befunde des Zerebrums, aber Schwellung und Höhlenbildung des Rückenmarks. – **(7)** Pathol.-anat.: ausgedehnte, zum Teil nekrotisierende, herdförmige entzündliche Entmarkung im Bereich der Nn. optici und des Rückenmarkes mit Verdickung der Gefäßwände und auf- und absteigender Degeneration der langen Bahnen.
Ätiol.: Unbekannt.
Pathog.: Unbekannt.
Bemerkungen: Die Erkrankung wird als Sonderform der Entmarkungsenzephalomyelitiden aufgefaßt und ist nicht immer eindeutig von der Encephalomyelitis disseminata und der Schilder-diffusen-Sklerose abgrenzbar. Die Erkrankung kommt in ostasiatischen Raum (bis 10% der Entmarkungsenzephalomyelitiden) häufiger vor als in Europa (unter 1%). Frauen überwiegen zahlenmäßig leicht. Bei Vorliegen weiterer Entmarkungsherde außerhalb der Nn. optici und des Rückenmarkes sollte die Diagnose Neuromyelitis optica nicht gestellt werden.
Lit.: Allbutt TC (1870) On the opthalmoscopic signs of spinal disease. Lancet 1: 76–78. – Cloys DE, Netsky MG (1970) Neuromyelitis optica. In: Vinken PJ, Bruyn GW (eds) Handbook of Clinical Neurology: Multiple Sclerosis an Other Demyelinating Diseases, Vol 9. North-Holland Publishing Co., Amsterdam, and American Elsevier Publishing Co., New York. – Dévic E (1894) Myélite subaiguë compliquée de névrite optique (Abstract). Bull Méd (Paris) 8: 1033–1034. – Dévic E (1894) Myélite aiguë dorsolombaire avec névrite optique. Autopsie. Cong Fr méd, Lyon 1: 434–439. – Erb W (1880) Ueber das Zusammenkommen von Neuritis optica und Myelitis subacuta. Arch Psychiatr Nervenkr 1: 146–157. – Gault F (1894) De la Neuromyélite Optique Aiguë. Thesis, Lyon. – Seguin EC (1880) On the coincidence of optic neuritis and subacute transverse myelitis. J Nerv Ment Dis 7: 177–188.
C. D. Reimers/DP

Neuromyelitis optica (Erb-Dévic): Neuromyelitis optica (Dévic)
neuromyotonia (e): Neuromyotonie

Neuromyotonie
Syn.: Isaacs-Mertens-Syndrom – neuromyotonia (e) – muscle fibre activity, continuous (e)
Def.: Erworbenes Krankheitsbild mit muskulärer Daueraktivität, die zu anhaltender unwillkürlicher Verspannung der Muskulatur führt.
A.: Erstbeschreibung 1961 durch Hyam Isaacs, Johannesburg, Südafrika. Weitere Krankheitsbeschreibungen 1965 durch Hans-Georg Mertens und Stephan Zschocke.
Diagn. Krit.: **(1)** Anhaltende Versteifung und Verhärtung der gesamten Körpermuskulatur einschließlich der Gesichtsmuskeln auch im Schlaf mit Pfötchen- und Fauststellung der gebeugten Hände, angewinkelten Ellenbogen, gebeugten Hüft- und Kniegelenken, Spitzfußstellung und Verstärkung der physiologischen Wirbelsäulenverkrümmungen. Atembehinderung und Kontrakturen möglich. – **(2)** Faszikulationen und Myokymien. – **(3)** Hyperhidrosis. – **(4)** Oft distal betonte Schwäche der Extremitäten mit Reflexverlust. – **(5)** Elektromyographie: Kontinuierliche Daueraktivität motorischer Einheiten, dazu Duplets, Triplets und Multiplets, hochfrequente irreguläre Serienentladungen sowie Faszikulations- und Fibrillationspotentiale. – **(6)** Nervenleitgeschwindigkeit gelegentlich leicht reduziert. – **(7)** Liquor cerebrospinalis: gelegentlich oligoklonale Banden. – **(8)** Muskelbiopsie: normal oder leichte neurogene Faseratrophien. – **(9)** Nervenbiopsie: Demyelinisierung.
Ätiol.: Ungeklärt.
Pathog.: Wahrscheinlich distale Schädigung der peripheren Nerven; möglicherweise antikörpervermittelter Autoimmunprozeß gegen die Kaliumkanäle der peripheren Nerven.
Bemerkungen: Schleichender oder subakuter Beginn, chronisch-progredienter, oft schubweiser Verlauf mit Remissionen. Gute Beeinflußbarkeit durch Phenytoin oder Carbamazepin. Therapieerfolge mit Plasmapherese beschrieben. Gelegentliche Assoziationen mit Thymom, Myasthenia gravis oder erhöhten Acetylcholinrezeptor-Antikörpertitern sowie mit hereditären Neuropathien. **(DD)** s. Stiff-man.
Lit.: Isaacs H (1961) A syndrome of continuous muscle-fibre activity. J Neurol Psychiat 24: 319–325. – Mertens H-G, Zschocke St (1965) Neuromyotonie. Klin Wochenschr 43: 917–925. – Newsom/Davis J, Mills KR (1993) Immunological associations of acquired neuromyotonia (Isaacs syndrome). Report of five cases and literature review. Brain 116: 453–469.
C. D. Reimers/DP

neuronal ceroidlipofuscinosis, infantile Finnish type (e): Ceroidlipofuscinose, neuronale, Typ Haltia-Santavuori
Neuro-Optico-Myelitis: Neuromyelitis optica (Dévic)

Neuropathie, familiäre, rezidivierende, polytope
Syn.: hereditäre Neuropathie mit Neigung zu Druckparesen – hereditary neuropathy with liability to pressure palsies (e) – HNPP – tomaculous neuropathy (e)
Def.: Autosomal-dominant vererbte Erkrankung des peripheren Nervensystems mit tomakulös (= wurstartig) verdickten, besonders druck- und zugempfindlichen Markscheiden, die klinisch durch rezidivierende Mono- und Multiplexneuropathien in Erscheinung tritt.
A.: J. G. Y. DeJong, holländischer Neurologe, beschrieb das Syndrom erstmals 1947.
Diagn. Krit.: **(1)** Beginn meist in der 2.–3. Lebensdekade. – **(2)** Akut oder subakut auftretende, rezidivierende und remittierende Lähmungsepisoden, die das Innervationsgebiet eines oder mehrerer peripherer Nerven betreffen. – **(3)** Läsionen werden initiiert durch inadäquat erscheinende Traumen oder im Sinn eines Engpaßsyndroms (z.B. Karpaltunnel-, Tarsaltunnel-, Supinatorsyndrom, multiple Engpaßsyndrome). – **(4)** Beginn meist schmerzlos mit sensiblen und motorischen Ausfallserscheinungen, Trophik kaum tangiert. – **(5)** Rückbildung innerhalb von Tagen bis Wochen, besonders nach Rezidiven Defektheilung. – **(6)** Besonders betroffen: N. peronaeus am Fibulaköpfchen, N. radialis im Sulcus humeri, N. ulnaris am Ellenbogen, N. medianus distal, gelegentlich auch Plexus (z.B. durch Rucksacktragen). – **(7)** In manchen Fällen diskrete Zeichen einer Polyneuropathie. – **(8)** Nervenleitgeschwindigkeit auch von klinisch nicht betroffenen Nerven, distal betont, reduziert. –

(9) Liquor: normal. – (10) Nervenbiopsie: tomakulöse Markscheidenverdickung (pathognomonisch) mit verschmälerten Axonen, paranodaler und segmentaler Demyelinisierung, transnodaler Myelinisierung.

Ätiol.: Autosomal-dominantes Erbleiden.

Pathog.: Vermutlich bedingt durch Stoffwechselstörung der Schwann-Zelle kommt es zur Dysmyelinisierung. Die abnormen Markscheiden haben eine hohe Fragilität, so daß Druck- und Zugeinwirkung Läsionen verursachen.

Bemerkungen: Die Erkrankung ist phänotypisch abzugrenzen von der familiären Armplexus-Neuropathie, die ebenfalls autosomal-dominant vererbt wird und mit einer Prädilektion für den proximalen Armplexus einhergeht. Sie weist ebenfalls die morphologische Besonderheit systemischer tomakulöser Markscheidenverdickungen auf. Lähmungsepisoden gehen häufig mit Schmerzen einher. Die Beziehung dieser Erkrankung zur familiären neuralgischen Schulteramyotrophie wird unterschiedlich beurteilt.

Lit.: Behse F, Buchthal F, Carlsen F, Knappeis GG (1972) Hereditary neuropathy with liability to pressure palsies: electrophysiological and histopathological aspects. Brain 95: 777–794. – DeJong JGY (1947) Over families met hereditaire dispositie tot het optreden van neuritiden gecorreleerd met migraine. Psychiatr Neurol Bl (Amst) 50: 60–76. – Madrid R, Bradley WG (1975) The pathology of neuropathies with focal thickening of the myelin sheath (tomaculous neuropathy). Studies on the formation of the abnormal myelin sheath. J Neurol Sci 25: 415–448. – Pou/Serradell A, DePaiva VJ, Alameda F et al (1992) Paralysie récidivante familiale du plexus brachial. Rev Neurol Paris 148: 123–128. – Roth G, Magistris M (1984) Fragilité héréditaire des nerfs périphériques. Étude clinique et neurophysiologique de 23 cas. Revue de la littérature. Schweiz Arch Neurol Neurochir Psychiatr 135(2): 243–264.

McK: 162500
D. Burg/DP

Neuropathie, hereditäre motorisch-sensible, Typ I

Syn.: HMSN I – Muskelatrophie, neurale, Typ I – Charcot-Marie-Tooth-Krankheit Typ I – CMT I – hereditary motor and sensory neuropathy, type I (e) – atrophie musculaire progressive, type Charcot-Marie I (fz)

Def.: Hereditäre, hypertrophische, motorisch betonte Polyneuropathie mit distalem, peronealem Manifestationsschwerpunkt und langsamer Progredienz.

A.: Jean Martin Charcot, 1825–1893, und Pierre Marie, 1853–1940, Neurologen, Paris. – Howard Henry Tooth, 1856–1925, Neurologe, Brighton.

Diagn. Krit.: (1) Schleichender Beginn, Diagnosestellung meist zwischen dem 5. und 30. Lebensjahr. Diskrete Besonderheiten bestehen jedoch oft schon in der frühen Kindheit. Spätmanifestationen nach der 4. Dekade kommen vor. – (2) Schwäche und Atrophie der Fuß- und Unterschenkelmuskulatur, vor allem des Peroneusinnervationsgebietes, meistens symmetrisch. Steppergang oder ataktisches Gangbild. – (3) Übergreifen auf Handbinnenmuskeln (in fortgeschrittenen Fällen Krallenhand) und auf die Oberschenkelmuskeln (besonders Vastus medialis). – (4) Hypo- bis Areflexie, fast immer erloschene ASR. – (5) Häufig Fußdeformitäten: Hohl- und Spreizfüße, Hammerzehen, Vogel- oder Storchenbeine. – (6) Tastbar verdickte Nerven in ca. 50% der Fälle. – (7) Gelegentlich Faszikulationen. – (8) Relativ gering ausgeprägte Sensibilitätsstörungen distal. – (9) Leichte trophische Störungen mit Hyperkeratosen, Nageldystrophie, Akrozyanose und vereinzelt Ulzera an druckbelasteten Stellen. – (10) Tremor kann bei besonders stark betroffenen Patienten beobachtet werden. – (11) Lanzinierende Beinschmerzen und Krämpfe kommen vor. – (12) Wirbelsäulenanomalien (Skoliose, Kyphose). – (13) Große Variabilität der Krankheitsausprägung, Gehfähigkeit bleibt in der Regel erhalten. – (14) Verzögerte Nervenleitgeschwindigkeit, meist unter 50% des Normwertes. – (15) EMG abnorm je nach Stadium. – (16) Erhöhtes Liquorprotein. – (17) Morphologisch: im peripheren Nerv distal betonte Reduktion von Markfasern, ausgeprägte Demyelinisierung und Zwiebelschalenbildung.

Ätiol.: Heterogene hereditäre Erkrankungsgruppe. Die Mehrzahl der Fälle folgt einem autosomal-dominanten Erbgang. Dabei ist zu unterscheiden zwischen einer milder verlaufenden und häufigeren Form, die als HMSN IA bezeichnet wird, und einer früher beginnenden, mit ausgeprägteren Veränderungen einhergehenden, selteneren Form HMSN IB. Bei Typ IA wurden genetische Veränderungen auf Chromosom 17p mit 1.5-Mb-Duplikation und bei Typ IB Anomalien auf Chromosom 1q lokalisiert. Weitere autosomale Charcot-Marie-Tooth-Loci werden angenommen. Als Seltenheit sind Fälle mit autosomal-rezessivem und Familien mit X-chromosomal-dominantem (HMSN X1) sowie X-chromosomal-rezessivem (HMSN X2) Stammbaum beschrieben.

Pathog.: Unbekannt.

Bemerkungen: Beschrieben sind Kombinationen mit Optikusatrophie, Pupillenanomalien, Retinitis pigmentosa. Taubheit sowie gleichzeitiges Vorkommen von Optikusatrophie und Taubheit (Rosenberg-Chutorian-Syndrom). Als Seltenheit sind entsprechende Krankheitsbilder mit autosomal-rezessivem und X-chromosomal-rezessivem Erbgang bekannt.

Lit.: Berciano J, Combarros O, Figols J et al (1986) Hereditary motor and sensory neuropathy type II. Brain 109: 897–914. – Chance PF, Murray JC, Bird TD, Kochin RS (1987) Genetic linkage relationships of Charcot-Marie-Tooth disease (HMSN-Ib) to chromosome 1 markers. Neurology 37: 325–329. – Charcot JM, Marie P (1886) Sur une forme particulière d'atrophie musculaire progressive, souvent familiale débutant par les pieds et les jambes et atteignant plus tard les mains. Rev Med 6: 97–138. – Dyck PJ, Chance Ph, Lebo R, Carney JA (1993) Hereditary motor and sensory neuropathies. In: Dyck PJ, Thomas PK, Griffin JW et al (eds) Peripheral Neuropathy, 3rd ed, Vol II, pp 1096–1117. Saunders, Philadelphia, London. – Fairweather N, Bell Ch, Cochrane S et al (1994) Mutations in the connexin 32 gene in X-linked dominant Charcot-Marie-Tooth disease (CMTX1). Hum Mol Genet 3: 29–34. – Hallam PJ, Harding AE, Berciano J et al (1992) Duplication of part of chromosome 17 is commonly associated with hereditary motor and sensory neuropathy type I (Charcot-Marie-Tooth disease type I). Ann Neurol 31(5): 570–572. – Harding AE, Thomas PK (1980) The clinical features of hereditary motor and sensory neuropathy types I and II. Brain 103: 259–280. – Tooth HH (1886) The peroneal type of progressive muscular atrophy. HK Lewis, London.

McK: 118200; 118220.0001; 214400; 302800; 302801
D. Burg/DP

Neuropathie, hereditäre motorisch-sensible, Typ II

Syn.: HMSN II – HMSN, neuronale Form – Muskelatrophie, neurale, Typ II – Charcot-Marie-Tooth-Krankheit Typ II – CMT II – hereditary motor and sensory neuropathy, type II (e) – atrophie musculaire progressive, type Charcot-Marie II (fz)

Def.: Hereditäre, neuronale, motorisch und peroneal betonte Neuropathie mit langsamer Progredienz.

A.: Siehe: Neuropathie, hereditäre motorisch-sensible, Typ I.

Diagn. Krit.: (1) Seltener als die hereditäre motorisch-

sensible Neuropathie Typ I. Beginn schleichend im Erwachsenenalter. Spätformen im höheren Lebensalter kommen vor. – (2) Muskelatrophien und Paresen der Fuß- und Unterschenkelmuskulatur wie bei Typ I im Vordergrund. Seltener und in geringerem Ausmaß sind Hände und Oberschenkel mitbetroffen. Asymmetrien kommen häufiger vor. Steppergang. Oft ausgeprägte Gangataxie. – (3) Fußdeformitäten gelegentlich. – (4) Reflexabschwächung, meist fehlende ASR. – (5) Sensible Störungen oft nur diskret, können auch fehlen. Sensible Nervenpotentiale amplitudenreduziert. Trophik meist intakt. – (6) Tremor selten. – (7) Fuß- und Beinschmerzen häufig. – (8) Faszikulationen nicht selten. – (9) Tastbefund der peripheren Nerven normal. – (10) Nervenleitgeschwindigkeit gering verzögert oder normal. EMG: neurogene Veränderungen abhängig von Stadium und Progredienz. – (11) Liquorprotein normal. – (12) Nervenbiopsie: Reduktion markhaltiger Nervenfasern, nur vereinzelt Zwiebelschalenformationen. Spinalmark: Reduktion von Vorderhorn- und Spinalganglienzellen.
Ätiol.: Überwiegend Fälle mit autosomal-dominantem Erbgang.
Pathog.: Wahrscheinlich heterogen.
Lit.: Siehe Neuropathie, hereditäre motorisch-sensible, Typ I.
McK: 118210
D. Burg/DP

Neuropathie, hereditäre motorisch-sensible, Typ III

Syn.: HMSN III – Muskelatrophie, neurale, hypertrophische, Typ Déjerine-Sottas – Déjerine-Sottas-Krankheit – hypertrophic neuropathy of infancy Déjerine and Sottas (e) – hereditary motor and sensory neuropathy type III (e) – névrite interstitielle hypertrophique progressive (fz)
Def.: Hereditäre, in der frühen Kindheit in Erscheinung tretende Polyneuropathie, die mit erheblicher Behinderung, verzögerter Nervenleitgeschwindigkeit und histologisch mit markarmen Nervenfasern und ausgeprägter Zwiebelschalenbildung einhergeht.
A.: Joseph Jules Déjerine, 1849–1917, Neurologe, Paris. – Jules Sottas, 1866–1943, Neurologe, Paris. – Erstbeschreibung durch beide Autoren gemeinsam 1893.
Diagn. Krit.: (1) Symptomatischer Beginn in der frühen Kindheit mit Verzögerung der motorischen Entwicklung, besonders des Gehvermögens. Verschlechterung der motorischen Fähigkeiten ab der 2. und Verlust des Gehvermögens häufig ab der 3. Lebensdekade. – (2) Weitgehend symmetrische, distal und motorisch betonte Polyneuropathie mit Atrophie besonders der Unterschenkel-, Fuß- und Handbinnenmuskeln. Früh gestörte Motilität der Hände. – (3) Distale Störung der Druck/Berührungs-, Vibrations- und Lageempfindung. – (4) Fuß-, Wirbelsäulen- und Thoraxdeformitäten (z.B. Klumpfuß, Skoliose, Trichterbrust). – (5) Reflexe fast immer aufgehoben. – (6) Häufig sind Mißempfindungen, Krämpfe, Beinschmerzen und Faszikulationen. – (7) Trophische Störungen können ausgeprägt sein. Gefahr der Sudeck-Dystrophie. – (8) Rumpfataxie und Tremor sind nicht selten, choreiforme Bewegungen und Myoklonien sind beschrieben. – (9) Pupillenstörungen (Anisokorie, Miosis, Pupillotonie, reflektorische Pupillenstarre), Nystagmus, Optikusatrophie und andere Hirnnervenstörungen (Akustikus, Trigeminus, Fazialis) kommen vor. – (10) Verdickt tastbare periphere Nerven. – (11) Erhebliche Verzögerung der Nervenleitgeschwindigkeit. Amplitudenreduzierte bis aufgehobene sensible Nervenpotentiale. Abnormes EMG. – (12) Geringe bis erhebliche Eiweißvermehrung im Liquor. –
(13) Nervenbiopsie: abnorm dünne oder fehlende Markscheiden mit kurzen Internodien; zahlreiche überzählige Schwannzellen lagern sich in ausgeprägten Zwiebelschalenlamellen um die Nervenfasern. – (14) Verminderung der Zerebroside im Nerv.
Ätiol.: Wahrscheinlich autosomal-rezessives Erbleiden. Die Zuordnung von Fällen mit autosomal-dominantem Stammbaum wird in der Literatur nicht einheitlich beurteilt.
Pathog.: Ungeklärt.
Bemerkungen: In vorläufigen Befunden wird der Verdacht einer Punktmutation auf beiden Allelen von PMP22 geäußert. In der Literatur werden unterschiedliche Zuordnungen zur HMSN III vorgenommen. Neben der Ansicht von P. J. Dyck, der HMSN III als »wahrscheinlich autosomal-rezessiv« klassifiziert, wird auch der Standpunkt einer genetisch heterogenen Krankheitsgruppe vertreten, in der auch Phänotypen mit autosomal-dominantem Stammbaum beschrieben sind. McKusick verwendet die Bezeichnung »hypertrophic neuropathy of Déjerine-Sottas« für einen autosomal-dominanten Phänotyp und die Bezeichnung »Charcot-Marie-Tooth peroneal muscular atrophy (CMT 4)« für eine autosomal-rezessive Form, unter der er auch das von Déjerine und Sottas beschriebene Geschwisterpaar erwähnt. HMSN III nach der Definition von Dyck ist insbesondere von frühen Manifestationen von HMSN I, von Homozygoten des Typs I und II, vom klinischen Phänotyp der hereditären motorisch-sensiblen Neuropathie vom neuronalen Typ mit Beginn in früher Kindheit zu unterscheiden.
Lit.: Déjerine JJ, Sottas J (1893) Sur la névrite interstitielle hypertrophique et progressive de l'enfance. Comp Rend Soc Biol 45: 63–96. – Dyck PJ, Chance Ph, Lebo R, Carney JA (1993) Hereditary motor and sensory neuropathies. In: Dyck PJ, Thomas PK, Griffin JW et al (eds) Peripheral Neuropathy, 3rd ed, Vol II, pp 1116–1117. Saunders, Philadelphia, London. – Ouvrier RA, McLeod JG, Conchin TE (1987) The hypertrophic forms of hereditary motor and sensory neuropathy. A study of hypertrophic Charcot-Marie-Tooth-disease (HMSN I) and Déjerine-Sottas-disease (HMSN type III) in childhood. Brain 110: 121–148.
McK: 145900; 214400
D. Burg/DP

Neuropathie, hereditäre sensible, Typ I

Syn.: HSN I – Thévenard-Syndrom Typ I – Akroosteopathia ulcero-mutilans (Thévenard) Typ I – Polyneuropathie, hereditäre sensorische, Typ I – hereditary sensory and autonomic neuropathy type I (e) – HSAN I – hereditary sensory radicular neuropathy (Denny//Brown) (e)
Def.: Autosomal-dominant erbliche Polyneuropathie, die durch den systemischen Untergang vorwiegend sensibler und kutaner vegetativer Nervenfasern charakterisiert ist und in fortgeschrittenen Stadien das Bild der ulzeromutilierenden Akrodystrophie bietet.
A.: Der französische Neurologe André Thévenard, 1898–1952, stellte 1942 anhand von eigenen und in der Literatur seit 1903 beschriebenen Fällen (nach heutiger Auffassung Typ I und Typ II einbezogen) die Symptomatik zusammen, verwarf die bis dahin weitgehend geltende Ansicht einer Myelogenese (Syringomyelie) zugunsten eines neuropathischen Prozesses, der 1951 von dem britischen Neurologen Denny//Brown bestätigt wurde. Die Bezeichnung »hereditary sensory neuropathy« wurde von P. J. Dyck geprägt.
Diagn. Krit.: (1) Akral betonter Sensibilitätsverlust vor allem der unteren Extremitäten, mit Veränderungen der Hauttrophik und der Folge von Ulzera, Fußdeformitäten, Osteolysen und letztlich Mutilationen in fortge-

schrittenen Stadien, oft kompliziert durch Paronychien, Lymphangitis, Osteomyelitis und Sepsis. Reduzierte bis aufgehobene sensible Nervenpotentiale. Schleichender Beginn im Erwachsenenalter (meist 2.–4. Dekade, auch später). – (2) Beginnend mit Störungen der Schmerz- und Temperaturempfindung (dissoziierte Empfindungsstörung) an den Füßen, langsam aufsteigend. Oft begleitet von Störungen der Schweißsekretion (Hyper- oder Hypo- bis Anhidrose). Im späteren Verlauf werden auch die anderen sensiblen Qualitäten (zuletzt die Lageempfindung) tangiert. – (3) Motorische Funktionen bleiben erhalten. – (4) Häufig Ausfall der ASR, später evtl. auch der PSR. – (5) Ulzera im Sinne des Mal perforant an den Fußsohlen meist durch Druckeinwirkung oder andere Traumen initiiert. In der Regel keine Ulzera an den Händen, die nur in geringem Ausmaß betroffen werden. Nicht selten Spontanschmerzen in Beinen und Füßen von lanzinierendem Charakter und spontane Mißempfindung, z.B. Burning-feet-Symptomenkomplex. – (6) Bei mehreren Fällen wurden Hörstörungen beschrieben.

Ätiol.: Autosomal-dominantes Erbleiden.

Pathog.: Systemische Erkrankung des peripheren sensiblen und kutanen vegetativen Nervensystems, die vordergründig die dünnkalibrigen Nervenfasern betrifft. Die Veränderungen entwickeln sich im Erwachsenenalter ähnlich dem Pied diabétique und dem Mal perforant beim Bureau-Barrière-Syndrom.

Lit.: Bruns O (1903) Familiale symmetrische Gangrän und Akropathie an den Füßen, möglicherweise beruhend auf familialer Syringomyelie im lumbosakralen Mark. Neurologisches Centralblatt 22: 599–601. – Denny//Brown D (1951) Hereditary sensory radicular neuropathy. J Neurol Neurosurg Psychiat 14: 237–252. – Dyck PJ (1993) Neuronal atrophy and degeneration predominantly affecting peripheral sensory and autonomic neurons. In: Dyck PJ, Thomas PK, Griffin JW et al (eds) Peripheral Neuropathy, Vol II, pp 1065–1093. Saunders, Philadelphia, London. – Thévenard A (1942) L'acropathie ulcéro-mutilante familiale. Rev neurol 74: 193–212.

McK: 162400

D. Burg/DP

Neuropathie, hereditäre sensible, Typ II

Syn.: HSN II – Akroosteopathia ulcero-mutilans, familiäre, Typ II – Thévenard-Syndrom Typ II – Akroosteolyse, neurogene (Giaccai-Typ) – Polyneuropathie, hereditäre sensorische, Typ II – hereditary sensory and autonomic neuropathy type II (e) – HSAN II

Def.: Wahrscheinlich angeborene, autosomal-rezessiv vererbte sensorisch-autonome Polyneuropathie, die in der frühen Kindheit in Erscheinung tritt und die sich klinisch vom Typ I durch Einbeziehung aller sensibler Modalitäten, mehr generalisierte Veränderungen und stärkere Einbeziehung der Hände unterscheidet.

A.: Siehe Neuropathie, hereditäre sensorische, Typ I.

Diagn. Krit.: (1) Beginn in der frühen Kindheit. – (2) Sensibilitätsstörungen mit Einbeziehung aller sensibler Qualitäten. Betonung an den Händen und Füßen. Die Veränderungen dehnen sich häufig über Knie und Ellenbogen nach proximal aus. Auch der Rumpf und das Gesicht können betroffen sein. – (3) Störungen der Hauttrophik, häufig Anhidrose, aber auch Hyperhidrose der Hände und Füße. Schmerzlose Ulzera, durch Minimaltraumen initiiert, an Händen und Füßen. – (4) Es besteht die Gefahr von Paronychien, Lymphangiitis, Osteomyelitis und Sepsis. – (5) Deformierungen an Händen und Füßen: verkürzte, distal aufgetriebene Phalangen, Gelenkanomalien mit Kontrakturen, Nagelwachstumsstörungen und Nagelverlust. – (6) In fortgeschrittenen Stadien Osteolysen und Mutilationen, Zustand nach Frakturen und Luxationen. – (7) Besonders im Kindesalter Gefahr von Selbstmutilationen. – (8) Die Eigenreflexe, besonders die ASR, sind meist reduziert. Die motorischen und mentalen Funktionen sind normal. – (9) Lanzinierende Schmerzen kommen vor. – (10) Reduzierte bis aufgehobene sensible Nervenpotentiale. – (11) Hörstörungen bis zur Taubheit sind beschrieben.

Ätiol.: Wahrscheinlich autosomal-rezessives Erbleiden.

Pathog.: Systemische Erkrankung des peripheren sensiblen und kutanen vegetativen Nervensystems, die das gesamte afferente Faserspektrum einbezieht. Bereits bei der Geburt besteht eine Rarefizierung sensibler Nervenfasern. Unterschiedliche Ansichten werden vertreten zur Frage, ob die zunehmenden sichtbaren Veränderungen ausschließlich Folgeerscheinungen einer kongenitalen Erkrankung darstellen, oder ob eine progressive von einer nicht progressiven Form abzugrenzen ist.

Lit.: Dyck PJ (1993) Neuronal atrophy and degeneration predominantly affecting peripheral sensory and autonomic neurons. In: Dyck PJ, Thomas PK, Griffin JW et al (eds) Peripheral Neuropathy, Vol II, pp 1065–1093. Saunders, Philadelphia, London. – Ferriere G, Guzzetta F, Kulakowski S, Evrard P (1992) Nonprogressive type II hereditary sensory autonomic neuropathy: a homogeneous clinicopathologic entity. J Child Neurol 7: 364–370. – Guillain G, Thévenard A (1929) Mal perforant plantaire familial. Syringomyélie probable chez deux frères. Annales de médicine 25: 267–274. – Murray TJ (1973) Congenital sensory neuropathy. Brain 96: 387–394. – Thévenard A (1942) L'acropathie ulcéro-mutilante familiale. Rev neurol 74: 193–212.

McK: 201300

D. Burg/DP

Neuropathie, hereditäre sensible, Typ III

Syn.: HSN III – Dysautonomie, familiäre – Riley-Day-Krankheit – hereditary sensory and autonomic neuropathy type III (e) – HSAN III

Def.: Autosomal-rezessiv erbliche, kongenitale Erkrankung, bei der vielfältige vegetative Regulationsstörungen im Vordergrund stehen, begleitet von Symptomen des peripheren und zentralen Nervensystems, von ophthalmologischen Störungen und psychischen Auffälligkeiten.

A.: Erstbeschreibung 1949 durch Conrad Milton Riley, Pädiater, New York, Richard Lawrence Day.

Diagn. Krit.: (1) Vorkommen fast ausschließlich in Ashkenasi-jüdischen Familien. – (2) Erste Symptome bestehen bereits bei der Geburt oder treten in den ersten Lebenswochen in Erscheinung mit Saug- und Schluckstörungen (oft Sondenernährung erforderlich), Neigung zu Aspiration und Apnoezuständen, schlechtem Gedeihen. – (3) Obligate Symptome sind verminderte Tränensekretion (»Weinen ohne Tränen«) und Fehlen der fungiformen Zungenpapillen. – (4) Exzessive Schweißausbrüche und Hypersalivation. – (5) Fleckförmige und generalisierte Erytheme (nach dem Essen und unter Streß), Neigung zu pustulösen Hautveränderungen. – (6) Blutdrucklabilität mit orthostatischer Hypotension und hypertonen Krisen. – (7) Periodisches Erbrechen. – (8) Fieberschübe ungeklärter Genese. – (9) Hypo- bis Analgesie einschließlich Kornea, Neigung zu Keratitis und Kornealulzera, in manchen Fällen verstärkt durch fehlenden Lidschluß im Schlaf. Temperaturempfindung reduziert. Berührungs- und Lagesinn erhalten. – (10) Hypo- bis Areflexie. – (11) Verzögerte statomotorische Entwicklung, beeinträchtigte Koordination. – (12) Skoliose, Gelenkveränderungen. – (13) Minderwuchs. – (14) Akrozyanose. – (15) Emotionale Ausbrüche, negativistisches Verhalten. – (16) EEG-Veränderungen, Krampfanfälle. –

(17) Verzögerte Sprachentwicklung, nasale Sprache. – (18) Pathologischer intrakutaner Histamintest. Pupillenverengung durch konjunktivale Applikation von 2,5%igem Methylcholin-Chlorid. – (19) Verminderte Motilität des Ösophagus, Megaösophagus, Pylorospasmus, Megakolon, Magen-Darm-Atonie, Magenulzera, Diarrhö, Obstipation. – (20) Niereninsuffizienz. – (21) Komplikationen: Atem- und Herzstillstand durch Vagusreiz, Synkopen durch Blutdruckabfall, fehlende Gegenregulation bei Hyperkapnie und Hypoxie – Pneumonie, Aspiration, Verbrennungen, Frakturen. Lebenserwartung erheblich reduziert. – (22) EMG: meist normal, NLG kann gering verzögert sein, sensible Nervenpotentiale erniedrigt. – (23) Nervenbiopsie: Reduktion der Zahl unmyelinisierter, in geringerem Ausmaß auch der Zahl myelinisierter Fasern. – (24) Labor: vermehrte Ausscheidung von Homovanillinmandelsäure, verminderte Ausscheidung von Vanillinmandelsäure und von Methoxyhydroxyphenylglykol im Urin. Dopamin-β-hydroxylase im Serum erniedrigt. – (25) Verminderte biologische Aktivität des beta-NGF (nerve growth factor).

Ätiol.: Erkrankung mit autosomal-rezessivem Erbgang. Genlokalisation wahrscheinlich auf Chromosom 9 (9q31–q33).

Pathog.: Pränatale Entwicklungsstörung. Morphologische Veränderungen betreffen vor allem die autonomen Ganglien und die Spinalganglien, die Hinterwurzeln, das Ganglion Gasseri und Ganglion pterygopalatinum, die Formatio reticularis des Hirnstamms, Bahnen des Rückenmarks auch den Kortex.

Lit.: Aguayo AJ, Nair CPV, Bray GM (1971) Peripheral nerve abnormalities in the Riley-Day syndrome. Findings in a sural nerve biopsy. Arch Neurol 24: 106–116. – Blumenfeld A, Slangenhaupt SA, Axelrod FB et al (1993) Localization of the gene for familial dysautonomia on chromosome 9 and definition of DNA markers for genetic diagnosis. Nat Genet 4: 160–164. – Pearson J (1979) Familial Dysautonomia (a brief review). J Auton Nerv Syst 1: 119–126. – Riley CM (1952) Familial autonomic dysfunction. J Am med Ass 149: 1532–1535. – Riley CM, Day RL, Greeley DM, Langford WS (1949) Central autonomic dysfunction with defective lacrimation. Report of five cases. Pediatrics 3: 468–478.

McK: 223900
D. Burg/DP

Neuropathie, hereditäre sensible und autonome, Typ IV

Syn.: HSAN IV – hereditary sensory and autonomic neuropathy type IV (e) – Dysautonomie, familiäre, Typ II – kongenitale Schmerzunempfindlichkeit und Anhidrose Swanson – hereditary sensory neuropathy type IV (e) – HSN IV

Def.: Seltene kongenitale hereditäre Erkrankung, die mit einem Mangel an markarmen und marklosen peripheren Nervenfasern einhergeht und klinisch durch fehlende Schmerz- und Temperaturempfindung, Entgleisungen der Körpertemperatur und Anhidrose geprägt ist.

A.: Erstbeschreibung 1963 durch August G. Swanson, University of Washington, Seattle.

Diagn. Krit.: (1) Symptome treten in der frühen Kindheit in Erscheinung mit Fieberausbrüchen ohne Infekt und begünstigt durch Überhitzung. – (2) Schmerz- und Temperaturunempfindlichkeit fallen bei Traumen und Verbrennungen auf. – (3) Keine Kalt-Warm-Diskrimination. – (4) Selbstmutilationen besonders der Zunge, Lippen und Fingerkuppen. – (5) Schmerzlose Frakturen, die häufig mit verbleibenden Gelenk- und Knochendeformierungen einhergehen. – (6) Hypo- bis Anhidrose trotz histologisch unauffälliger Schweißdrüsen. Schwitzen kann weder thermisch noch emotional provoziert werden. – (7) Mentale Retardierung wurde mehrfach beobachtet. – (8) In Einzelfällen beschrieben: fehlende Tränensekretion nach subkutaner Mecholyl- oder Neostigminanwendung, Kreislaufdysregulation, Ohnmacht bei raschem Lagewechsel.

Ätiol.: Autosomal-rezessives Erbleiden.

Pathog.: Fehlen dünn myelinisierter und unmyelinisierter Nervenfasern. Diese Auffälligkeiten sind sowohl in peripheren Nerven als auch in Hinterwurzeln beschrieben. In den Spinalganglien ist die Zahl der kleinen Ganglienzellen vermindert. Swanson beschrieb Fehlen des Lissauer-Traktes bei einem Patienten. Eine pränatale Entwicklungsstörung wird diskutiert.

Lit.: Hatzis J, Gourgiotou K, Koumelas D et al (1992) Congenital sensory neuropathy with anhidrosis (hereditary sensory neuropathy type IV). Australas J Dermatol 33(2): 103–107. – Pinsky L, DiGeorge AM (1966) Congenital familial sensory neuropathy with anhidrosis. J Pediat 68: 1–13. – Rafel E, Alberca R, Bautista J et al (1980) Congenital insensitivity to pain with anhidrosis. Muscle Nerve 3: 216–220. – Swanson AG (1963) Congenital insensitivity to pain with anhidrosis. A unique syndrome in two male siblings. Arch Neurol 8: 299–306. – Swanson AG, Buchan GC, Alvord EC jr (1965) Anatomic changes in congenital insensitivity to pain. Absence of small primary sensory neurons in ganglia, roots and Lissauer's tract. Arch Neurol 2: 12–18.

McK: 256800
D. Burg/DP

Neuropathie, sensorische, Typ Denny//Brown

Syn.: Denny//Brown-Assoziation – carcinomatous sensory neuropathy (e)

Def.: Assoziation von sensorischer Polyneuropathie und Karzinom.

A.: Erstbeschreibung 1948 durch Derek Ernest Denny//Brown, 1901–1981, Neurologe in England und den USA.

Diagn. Krit.: (1) Beginn meistens subakut, selten akut, durchschnittlich ein halbes Jahr vor Erkennen des Karzinoms. – (2) Taubheitsgefühl, Dys- und Parästhesien, distal- und beinbetont. – (3) Alle sensiblen Qualitäten können betroffen sein, bevorzugt die Tiefensibilität mit der Folge einer Gangataxie (»Pseudotabes peripherica«). – (4) Quälende, oft brennende Schmerzen in den Extremitäten. – (5) Hypo-, Areflexie. – (6) Im fortgeschrittenen Stadium distale Muskelatrophie möglich. – (7) Selten: Hirnnervenbeteiligung (Doppelbilder, Nystagmus, Pupillendifferenz) und Demenz. In ca. 50% enzephalomyelitische Beteiligung. – (8) EMG: In späten Stadien können Denervierungszeichen vorhanden sein. Nervenleitgeschwindigkeit meist normal, gelegentlich etwas verzögert. Sensible Nervenpotentiale amplitudenreduziert. – (9) Liquor: Eiweiß kann erhöht sein, selten leichte Pleozytose. Erhöhte Globulin-Albumin-Quotienten und oligoklonale IgG-Banden kommen vor. – (10) Nervenbiopsie: Rarefizierung von Nervenfasern.

Ätiol.: Eine Paraneoplasie, die in 80% der Fälle durch ein kleinzelliges Bronchialkarzinom, selten durch ein Ösophagus- , Zökum-, Mamma-, Ovarialkarzinom o.a. hervorgerufen wird.

Pathog.: Morphologisch: degenerative und entzündliche Veränderungen (lymphozytäre Infiltration) vor allem in Spinalganglien, Hinterwurzeln, Hintersträngen und Hirnstrukturen (u.a. Hirnstamm, Hippocampus, Nucleus amygdalae). Ursächlich wird ein Autoimmunprozeß angenommen. Dabei kommt wahrscheinlich Autoantikörpern, die nach ihrem Reaktionsmuster als Anti-Neuronal-Nukleäre-Antikörper (ANNA) bezeichnet werden, eine wichtige Bedeutung zu. Es wird zwischen ANNA I (Anti-Hu; vorwiegend bei kleinzelligem Bronchialkarzinom nachzuweisen) und ANNA II (Anti-Ri; vorwiegend bei Mammakarzinom) unterschieden.

Lit.: Altermatt HJ, Gerber HA, Scheithauer BW (1993) Neurologische paraneoplastische Syndrome. Anti-Purkinje-Zell-Antikörper und Anti-Neuronal-Nukleäre-Antikörper als serologische Marker. Dtsch med Wschr 118: 1735–1741. – Deny//Brown D (1948) Primary sensory neuropathy with muscular changes by carcinoma. J Neurol Neurosurg Psychiatry 11: 73–87. – McLeod JG (1993) Paraneoplastic neuropathies. In: Dyck PJ, Thomas PK, Griffin JW et al (eds) Peripheral Neuropathy, 3rd ed, Vol II, pp 1583–1590. Saunders, Philadelphia, London.
D. Burg/DP

neuropathy-deafness-diverticulitis (e): Groll-Hirschowitz-Syndrom
neuroretinoangiomatosis (syndrome) (e): Bonnet-Dechaume-Blanc-Syndrom
Neurose, traumatische: Kraepelin-Syndrom
Neurospongioblastosis diffusa: tuberöse Sklerose
Neuro-uveo-Parotitis-Syndrom: Heerfordt-Syndrom
neurovisceral storage disease with supranuclear ophthalmoplegia (e): DAF-Symptomatik
Neutropenie, periodische: Neutropenie, zyklische

Neutropenie, zyklische
Syn.: Agranulozytose, zyklische – Agranulozytose, periodische – Neutropenie, periodische
Def.: Eine periodisch, in regelmäßigen Zeitintervallen auftretende Verminderung neutrophiler Granulozyten, u.U. bis zur Agranulozytose, von meist 4- bis 5tägiger Dauer.
A.: Erstbeschreibung 1910 durch M. Leale.
Diagn. Krit.: **(1)** In Phasen der Neutropenie Neigung zu bakteriellen Infektionen der Haut und Schleimhäute, am ausgeprägtesten innerhalb der ersten 10 Lebensjahre. – **(2)** Blutbild im Intervall normal, gelegentlich Eosinophilie, neutropenische Phase, Neutropenie bis Agranulozytose von 4- bis 10tägiger Dauer, Intervall zwischen den Phasen im Mittel 3 Wochen (2–6 Wochen). – **(3)** Im Knochenmark während der Neutropenie Verminderung oder Reifungsstopp der Granulozytopoese (Erythropoese und Megakaryozytopoese sind häufig mitbetroffen, jedoch wegen der längeren Lebensdauer von Erythrozyten und Thrombozyten ohne klinische Konsequenz).
Ätiol.: Vermutlich Stammzelldefekt, meist autosomal-dominanter Erbgang.
Pathog.: Periodische Unterbrechung der Myelopoese unbekannter Ursache.
Bemerkungen: In schweren Fällen Behandlung mit rekombinantem Granulozyten-Wachstumsfaktor (G-CSF) aussichtsreich, antibiotische Behandlung bei manifester Infektion, Prognose meist gut, nach Jahren u.U. Spontanheilung.
Lit.: Hammond WP, Price TH et al (1989) Treatment of cyclic neutropenia with granulocyte colony-stimulating factor. N Engl J Med 320: 1306. – Inoue T, Tani K et al (1992) A case report of familial cyclic neutropenia. Tohoku J Exp Med 167: 107–113. – Lange BO (1983) Cyclic hematopoiesis: human cyclic neutropenia. Exp Hematol 11: 435. – Leale M (1910) Recurrent furunculosis in an infant showing an unusual blood picture. JAMA 54: 1845. – Wright DG, Dale DC et al (1981) Human cyclic neutropenia: clinical review and long-term follow-up of patients. Medicine 60: 1.
McK: 162800
G. Henze/JK

Neville's disease (e): DAF-Symptomatik
névrite interstitielle hypertrophique progressive (fz): Neuropathie, hereditäre motorisch-sensible, Typ III
névrite optique héréditaire de Leber (fz): Leber-Optikusneuropathie, hereditäre

Nezelof-Syndrom
Syn.: severe combined immunodeficiency with immunoglobulins (e) – T-lymphocyte deficiency (e) – immunodefect to absence of thymus (e) – thymic aplasia (e)
Def.: Ein schwerer kombinierter Immundefekt mit vorherrschendem T-Zelldefekt.
A.: Erstbeschreibung 1964 durch C. Nezelof, 1922–, französischer Pädopathologe, und E. C. Allibone, unabhängig voneinander.
Diagn. Krit.: **(1)** Erste klinische Symptome etwa im 6. Lebensmonat, rezidivierende pulmonale und Hautinfektionen, mukokutane chronische Candidiasis, chronische Diarrhö, Gedeihstörung. – **(2)** Röntgenologisch kein Nachweis eines Thymusschattens. – **(3)** Im Blutbild Lymphozytopenie mit Fehlen der T-Lymphozyten. – **(4)** Serum-Immunglobulin-Konzentrationen normal oder erhöht, Antikörper aber funktionell nicht intakt.
Ätiol.: Autosomal-rezessives Erbleiden.
Pathog.: Defekt der Stammzellentwicklung und der T-Zelldifferenzierung. Fehlende T-Zell-Funktion führt zu vorwiegend zellulärem Immundefekt mit chronisch rezidivierenden Infektionen.
Bemerkungen: Krankheitsbild ist abzugrenzen vom schweren kombinierten Immundefekt (Swiss type). Im amerikanischen Schrifttum Nezelof-Syndrom nicht mehr als eigenständiges Krankheitsbild genannt, sondern subsummiert unter dem Begriff des schweren kombinierten Immundefekts (mit Immunglobulinen). Verlauf beim Nezelof-Syndrom weniger rasch progredient, ursächliche medikamentöse Therapie nicht bekannt. Prognose infaust, Heilung durch Knochenmark-Transplantation, auch haploidentisch, möglich. Pränatale Diagnostik an fetalem Blut (Nabelschnurvenenpunktion). Siehe auch Immundefekt.
Lit.: Allibone EC, Goldie W, Marmion BP (1964) Pneumocystis carinii pneumonia and progressive vaccinia in siblings. Arch Dis Child 39: 26. – Friedrich W, Goldmann SF, Ebell W et al (1985) Severe combined immuno-deficiency: treatment by bone marrow transplantation in 15 infants using HLA-haploidentical donors. Eur J Pediatr 144: 125. – Nezelof C, Jammet ML, Lortholary P et al (1964) L'hypoplasie héréditaire du thymus: sa place et sa responsabilité dans une observation d'aplasie lymphocytaire, normoplasmocytaire et normoglobulinémique du nourisson. Arch franc Pédiat 21: 897.
McK: 242700
G. Henze/JK

NF: Neurofibromatose
NF-1: Neurofibromatose-1
NF-2: Neurofibromatose-2
NFDR-Syndrom: neuro-fazio-digito-renales Syndrom
NHD syndrome (e): Stauffer-Symptomenkomplex
Nicola-Teschler-Killian-Pallister-Syndrom: Tetrasomie 12p
Nicola-Teschler-Syndrom: Tetrasomie 12p
Nicolau-Syndrom: Embolia cutis medicamentosa

Nielson-Syndrom

Def.: Distinktes autosomal-dominant erbliches Krankheitsbild mit Pterygium colli, Fusion von Wirbelkörpern, Ptosis und Gaumenspalte.

A.: Die Erstbeschreibung 1934 geht auf H. Nielson zurück. E. Moldenhauer, Dermatologe, Rostock, beschrieb 1964 drei betroffene Frauen in drei Generationen.

Diagn. Krit.: (1) Minderwuchs, Halspterygium. – (2) Gesichtsdysmorphien: Gesichtsasymmetrie; Gaumenspalte; Ptosis; Hypertelorismus. – (3) Skelettanomalien: Kamptodaktylie; radiale Deviation des IV. und V. Fingers. Röntgen: Blockwirbelbildung der HWS, BWS und LWS; Skoliose der BWS. – (4) Normale Intelligenz.

Ätiol.: Wahrscheinlich autosomal-dominant erbliches Krankheitsbild (drei Betroffene in drei Generationen) mit variabler Expressivität.

Pathog.: Unbekannt.

Bemerkungen: Abzugrenzen gegen Klippel-Feil-Anomalien und die fazio-aurikulo-vertebrale Dysplasie. (DD) das ebenfalls autosomal-dominant erbliche isolierte Pterygium-Syndrom (McK 177990) zeigt keine Kamptodaktylie.

Lit.: Graham JM, Smith DW (1981) Dominantly inherited pterygium colli. J Pediatr 98: 664–665. – Moldenhauer E (1964) Zur Klinik des Nielson-Syndroms. Dermatol Wschr 49: 594–601.

U. G. Froster/AS

Niemann-Pick-Krankheit

Syn.: Sphingomyelinose – Sphingolipidosis – Sphingomyelin-Lipidosis

Def.: Autosomal-rezessiv erbliche degenerative Lipidstoffwechselstörung mit Speicherung von Sphingomyelinen in verschiedenen Geweben und Organen. Fünf verschiedene Formen (Typ A, B, C, D, E) sind definiert. Während bei Typ A, B und C der Defekt der Sphingomyelinase ursächlich nachgewiesen werden konnte, ließ sich bei Typ D und E kein Enzymmangel feststellen. – Der akut-infantile neuronopathische Typ A ist charakterisiert durch schweren ZNS-Befall und rasch malignen Verlauf. Der chronisch-viszerale Typ B wird spätinfantil manifest und ist gekennzeichnet durch Organvergrößerung ohne Gehirnbeteiligung. Manche als »seeblaue Histiozytose« bezeichnete Fälle scheinen zu diesem Typ zu gehören. Der Typ C verläuft subakut mit viszeralem und ZNS-Befall, bei schlechter Prognose versterben die Patienten meist vor dem 20. Lebensjahr. Ähnlich dem Typ C verläuft der Typ D, der bisher nur bei Patienten mit Abstammung aus Nova Scotia/Kanada beschrieben wurde. Der adulte Typ E ähnelt klinisch dem Typ B, ohne daß sich ein Enzymdefekt sichern läßt. (Eine als Typ F bezeichnete Form ist nicht genau definiert, sie wurde zeitweilig der sog. seeblauen Histiozytose zugeordnet.) Eine neuere Einteilung klassifiziert in Störungen mit Sphingomyelinidase-Defekt (Typ I) und solche ohne bekannten Enzymdefekt (Typ II).

A.: Albert Niemann, 1880–1921, deutscher Kinderarzt. – Ludwig Pick, 1868–1944, deutscher Pathologe. – Erstbeschreibung der Krankheit 1914 durch Niemann und 1926 durch Pick.

Diagn. Krit.: (1) Krankheitsmanifestation zwischen dem 1. Lebensmonat (Typ A) und dem 5. und 10. Lebensjahr. – (2) Ausgeprägte Hepatosplenomegalie. – (3) Minderwuchs und Gedeihstörung. – (4) Neurodegenerative Symptome (nur Typ A, C und D) mit statomotorischer Entwicklungsverzögerung, Ataxie, Nystagmus, später Tetraspastik und Athetose, Krampfanfällen und Demenz. – (5) Bei Typ A Tod bis zum 3. Lebensjahr, bei Typ C und D deutlich langsamerer Verlauf. – (6) Kirschroter Fleck am Augenhintergrund (Typ A und C, selten Typ B) in etwa 50%. – (7) Hämatopoetische Störungen bei Hypersplenismus, gelbliches Hautkolorit. – (8) Diffuse Sphingomyelininfiltration der Lunge mit gesteigerter Infektneigung. – (9) »Schaumzellen« im Knochenmark, Leber, Milz, Lymphknoten. Speichervakuolen in peripheren Lymphozyten. – (10) Selten leichtere Skelettveränderungen.

Ätiol.: Autosomal-rezessives Erbleiden. Genlokalisation auf Chromosom 17.

Pathog.: Der Typ A und B, wahrscheinlich auch der Typ C werden durch den Defekt der lysosomalen Sphingomyelinase verursacht. Die konsekutive Anhäufung von nicht abgebautem Sphingomyelin in den parenchymatösen Organen und beim Typ A im Gehirn bewirken das Krankheitsbild. Der unterschiedliche klinische Verlauf ist möglicherweise Folge alleler Mutation. Sphingomyelin wird im RES und anderen Zellen, bei ZNS-Beteiligung in neuronalen Zellen intralysosomal gespeichert. Daneben kommt es zur intrazellulären Akkumulation von Glykolipiden und Gangliosiden. Die biochemischen Zusammenhänge bei den Formen ohne Enzymdefekt sind noch unklar.

Bemerkungen: Die einzelnen Formen treten unterschiedlich häufig auf, der Typ B wird gehäuft bei der jüdischen Bevölkerung beobachtet. Eine kausale Therapie ist nicht bekannt. Bei Hypersplenismus erscheint eine Milzexstirpation sinnvoll. Die pränatale Diagnostik ist bei den Formen mit nachgewiesenem Enzymdefekt möglich.

Lit.: Niemann A (1914) Ein unbekanntes Krankheitsbild. Jb Kinderheilk 79. – Pick L (1926) Der Morbus Gaucher und die ihm ähnlichen Krankheiten (die lipoidzellige Splenohepatomegalie Typus Niemann und die diabetische Lipoidzellenhypoplasie der Milz). Erg inn Med 29: 519–627. – Spence MW, Callahan JW (1989) Sphingomyelin-cholesterol lipidoses: The Niemann-Pick group of diseases. In: Scriver CR, Beaudet AL, Sly WS, Valle D (eds) The metabolic basis of inherited disease, 6th ed. McGraw-Hill, New York.

McK 257200; 257250

J. Gehler/JK

Niere, multizystische: Nierendysplasie, multizystische
Nierendegeneration, medulläre, zystische: Nephronophthise
Nierendegeneration, polyzystische (adulte Form): Nieren, polyzystische (adulte Form)
Nierendegeneration, polyzystische (infantile Form): Nieren, polyzystische (infantile Form)

Nierendysplasie, multizystische

Syn.: Niere, multizystische – Zystennieren Typ II nach Potter

Def.: Angeborene, im allgemeinen nicht erbliche, schwere Entwicklungsstörung der Nieren. Die doppelseitige Form ist mit dem Leben nicht vereinbar. Bei völligem Fehlen von funktionstüchtigem Nierenparenchym finden sich Zysten unterschiedlicher Größe neben dysplastischen Gewebebezirken. Häufigste Form der zystischen Nierenveränderung im Kindesalter.

A.: Erste systematische Einteilung 1964 durch die Pathologen V. Osathanondh und Edith Louise Potter, beide Chicago, weitere klinisch-morphologische Korrelation durch den Pathologen Jay Bernstein, Royal Oak/USA, 1971.

Diagn. Krit.: (1) Doppelseitig: Oligohydramnion, Potter-Sequenz, Überleben nur für wenige Tage. – (2) Einseitig: normale Nierenfunktion und Normohydramnion. – (3) Zysten häufig als große abdominelle Tumoren tastbar

Nieren, polyzystische (adulte Form)

(hyperplastische Form = Potter Typ IIa). Daneben existiert eine hypoplastische Form (Potter IIb) mit nur rudimentärer, dysplastischer Nierenanlage ohne erkennbare Zysten. – (4) Stumme Niere im IV-Urogramm und Szintigramm, sonographisch traubenförmiges Bild ohne erkennbares Parenchym. – (5) Ureter meist atretisch, in einzelnen Fällen läßt sich zystoskopisch kein Ureterostium (mehr) nachweisen. – (6) Histologisch: buntes Bild mit Zysten variabler Größen, unreifen Tubuli und Glomeruli, Inseln von Knorpelzellen und undifferenziertem Mesenchym. Die nicht betroffene Niere ist meist schon bei Geburt hypertrophiert. – (7) In 30% Fehlbildungen an der kontralateralen Niere (Reflux, Hydronephrose). – (8) Gehäuftes Vorkommen von kardialen und Skelettfehlbildungen. – (9) Die multizystische Nierendysplasie kann Bestandteil zahlreicher Krankheitsbilder mit Nierenbeteiligung sein: z.B. Jeune-Syndrom, Prune-Belly-Sequenz, branchio-oto-renales Syndrom.
Ätiol.: Nicht bekannt. Es werden intrauterine Obstruktionen des Harntrakts, Reflux, Infektionen, Medikamentenwirkungen und vieles mehr diskutiert.
Pathog.: Wahrscheinlich handelt es sich bei dem Spektrum Nierenagenesie, Nierendysplasie, Nierenhypoplasie, Hydronephrose um unterschiedlich starke Auswirkungen der gleichen Noxe, je nachdem, zu welchem Zeitpunkt die Nierenentwicklung geschädigt wird.
Bemerkungen: (DD) Wilms-Tumoren – Nierenvenenthrombose – Neuroblastom – polyzystische Nieren – Hydronephrose. Eine multizystisch-dysplastische Niere muß in der Regel nicht entfernt werden, wenn eine mechanische Belastung der Nachbarorgane ausgeschlossen ist. Ein Hochdruck entsteht nicht, Harnwegsinfekte nur, wenn der betroffene Ureter refluxiert. Eine sekundäre Malignisierung wird diskutiert, ist aber bis heute nicht eindeutig bewiesen. Pränatale Diagnostik ist möglich (Ultraschall) ab 2. Trimenon.
Lit.: Bernstein J (1971) The morphogenesis of renal parenchymal maldevelopment (renal dysplasia). Pediat Clin North Am 18: 395–407. – Lennert Th, Tetzner M, Er M et al (1988) Multicystic renal dysplasia: nephrectomy versus conservative treatment. In: Boda D, Turi S (eds) Paediatric Nephrology: A research update, pp 183–187. Karger, Basel. – Osathanondh V, Potter EL (1964) Pathogenesis of polycystic kidneys. Arch Pathol Lab Med 77: 459–509. – Resnick J, Vernier RL (1987) Renal cystic diseases and renal dysplasia. In: Holliday, Barratt, Vernier (eds) Pediatric Nephrology, 2nd ed, pp 371–375. Williams & Wilkins, Baltimore.
Th. Lennert/JK

Nieren, polyzystische (adulte Form)

Syn.: Zystennieren (adulte Form) – Nierendegeneration, polyzystische (adulte Form) – Zystennieren Typ III nach Potter – adult polycystic kidney disease (APKD) (e)
Def.: Angeborene, autosomal-dominant vererbte polyzystische (doppelseitige) Nierenerkrankung, häufig kombiniert mit Zysten in Leber und Pankreas und Hirnbasisaneurysmen.
A.: Siehe Nieren, polyzystische (infantile Form).
Diagn. Krit.: (1) Bei Geburt selten Nierenvergrößerung. Erst allmähliche Zunahme bis hin zu tastbaren Nieren. – (2) Hochdruck meist erst im Schulalter oder im Erwachsenenalter. – (3) Radiologisch: diffuser Befall aller Nierenschichten (Rinde, Sammelrohre) mit Zysten sehr variabler Größe (bis zu mehreren Zentimeter Durchmesser), die die Kelche abflachen oder verdrängen können (»Hirschgeweihform«), Beginn oft asymmetrisch. Sonographisch Nachweis von asymptomatischen Leberzysten und Pankreaszysten meist erst im Erwachsenenalter. Angiographisch oder durch CT in 10–30% Nachweis von basisnahen Hirnaneurysmen. – (4) Schleichende Entwicklung einer Niereninsuffizienz, die meist erst im Erwachsenenalter die Dialysepflichtigkeit erreicht, Verlauf ebenfalls durch Hochdruck beeinflußt. – (5) Histologisch fällt das Nebeneinander von intakten und völlig veränderten Nierenstrukturen in allen Schichten auf. – (6) »Adulte« Zystennieren können gelegentlich schon bei Geburt und auch pränatal nachweisbar sein. Milde Formen ohne Dialysepflichtigkeit können auch im hohen Alter vorkommen.
Ätiol.: Autosomal-dominantes Erbleiden. Es existieren unterschiedliche Genorte, darunter Chromosomen 16 und 4. Molekulargenetische Diagnostik – auch pränatal – muß mit Vorsicht durchgeführt werden.
Pathog.: Die Pathogenese der adulten Zystennieren ist noch weitgehend unbekannt. Die von Hildebrand schon 1894 entwickelte Theorie einer ausbleibenden Vereinigung von Ureterknospe und metanephrogenem Blastem (»Non-Union-Theorie«) war zwar lange sehr populär, gilt aber heute als widerlegt. Im Unterschied zur infantilen Form finden sich zystische Veränderungen in allen Abschnitten der Nephrone und Sammelrohre neben vollkommen normalen Strukturen. Es werden sowohl toxische Faktoren, wie Störungen im renalen Kaliumhaushalt, wie auch lokale Drucksteigerungen angeschuldigt.
Bemerkungen: Häufigkeit der adulten Form 1 : 1000. Genlokalisation auf Chromosom 16, Kopplung mit β-Globulin-Gen. Genträgerdiagnostik mittels gekoppelter DNA-Polymorphismen möglich.
Lit.: Kimberling WJ, Fain PR, Kenyon JB et al (1988) Linkage heterogeneity of autosomal dominant polycystic kidney disease. N Engl J Med 319: 913–918. – s. auch Nieren, polyzystische (infantile Form). – Kimberling WJ, Kumar S, Gabow PA et al (1993) Autosomal dominant polycystic kidney disease: localization of the second gene to chromosome 4q13–q23. Genomics 18: 467–472. – Reeders ST, Breuning MH, Davies KE et al (1985) A highly polymorphic DNA marker linked to adult polycystic kidney disease on chromosome 16. Nature 317: 542–544. – Zerres K, Rudnik/Schönborn S, Deget F (1993) Childhood onset autosomal dominant polycystic kidney disease in sibs: clinical picture and recurrence risk. J med Genet 30: 583–588.
McK: 173900
Th. Lennert/JK

Nieren, polyzystische (infantile Form)

Syn.: Zystennieren (infantile Form) – Zystennieren Typ I nach Potter – Nierendegeneration, polyzystische (infantile Form) – Zystennieren mit kongenitaler Leberfibrose – autosomal recessive polycystic kidney disease (e)
Def.: Angeborene, autosomal-rezessiv vererbte polyzystische (doppelseitige) Nierenerkrankung; immer kombiniert mit einer kongenitalen Leberfibrose.
A.: Zystennieren sind seit Jahrhunderten in der Medizin bekannt. Das Verdienst der ersten systematischen Klassifikation 1964 gebührt den amerikanischen Pathologen V. Osathanondh und Edith Louise Potter, 1901–, Chicago, H. Blyth und B. G. Ockenden 1971 sowie der Pädiaterin Ellin Lieberman, Los Angeles 1971.
Diagn. Krit.: (1) Beiderseits vergrößerte, meist tastbare Nieren, die bei Neugeborenen die Ursache erheblicher Atemstörungen durch Zwerchfellhochstand sein können. – (2) Hochdruck (selten im 1. Lebensjahr). – (3) Leberfibrose mit portaler Hypertension, gelegentlich mit Ösophagusvarizenbildung. – (4) Radiologisch: erhaltene Nierenform, radiäre Anordnung zystisch erweiterter Sammelrohre im IV-Urogramm, sonographisch diffuse kleinzystische Veränderungen (bis 2 mm Durchmesser), erhöhte Echodichte der Nieren. Mit zunehmendem Al-

ter kann das Bild sich dem der adulten Formen annähern. – **(5)** Histologisch: Glomeruli intakt mit zunächst gut erhaltener Funktion.
Ätiol.: Autosomal-rezessives Erbleiden. Das Gen wurde auf Chromosom 6p21–cen lokalisiert.
Pathog.: Es handelt sich um eine sekundäre Störung der normal geformten Sammelrohre. Die intrauterine Nierenentwicklung verläuft zunächst normal. Es kommt zur normalen Anlage von metanephrogenem Blastem und Ureterknospe, letztere induziert die Nephrone in normaler Anzahl und Anordnung. Das erklärt die normale Nierenfunktion zumindest in der ersten Hälfte der Schwangerschaft und das Fehlen eines Oligohydramnions. Aus nicht geklärter Ursache kommt es in der zweiten Schwangerschaftshälfte zur Erweiterung insbesondere der proximalen Anteile der Sammelrohre. Schon in der 30. Woche wurden autoptisch Zystennieren vom infantilen Typ gesichert. Ganz ähnliche Veränderungen ließen sich im Tierversuch dort Verabreichung von Diphenylamin bei Ratten erzeugen.
Bemerkungen: Das Ausmaß von Nieren- und Leberbeteiligung kann stark schwanken. Im ersten Lebensjahr kommt es selten zur Niereninsuffizienz, frühe Todesfälle sind in erster Linie pulmonal oder durch Beeinträchtigung der Leberfunktion bedingt. In späteren Jahren hängt die Prognose in erster Linie von der Kontrolle des Blutdrucks ab. »Infantile« Zystennierenpatienten können das Erwachsenenalter erreichen.
Schwierigkeiten bereitet die Zuordnung der kongenitalen Leberfibrose zum Komplex der Zystennieren. Während bei 30–70 % aller Fälle von kongenitaler Leberfibrose Zystennieren vom infantilen Typ gefunden werden, ist umgekehrt die kongenitale Leberfibrose ein obligater Bestandteil der infantilen Zystennierenkrankheit. Die Leberfibrose kann aber auch isoliert, oder in Kombination mit anderen Syndromen (Meckel-Syndrom, Jeune-Syndrom), ferner bei der juvenilen Nephronophthise auftreten. Von der kongenitalen Leberfibrose ist noch das Caroli-Syndrom abzugrenzen, das schwere, nicht obstruktive Erweiterungen der großen intrahepatischen Gallengänge meist kombiniert mit einer Cholangitis zeigt. Auch hier sind in einigen Fällen Nierenveränderungen im Sinne der infantilen polyzystischen Nierendegeneration beschrieben. Häufigkeit der infantilen Form 1 : 40 000. Pränatale (sonographische) Diagnostik ist möglich, eine Abgrenzung von der adulten Form (s. Nieren, polyzystische, adulte Form) aber schwierig. Eine sonographische Untersuchung beider Eltern ist zwingend nötig zur genauen diagnostischen Einordnung.
Lit.: Blyth H, Ockenden BG (1971) Polycystic disease of kidneys and liver presenting in childhood. J med Genet 8: 257–284. – Lieberman E, Salinas/Madrigal L, Gwinn JL et al (1971) Infantile polycystic disease of the kidneys and liver: clinical, pathological and radiological correlations and comparison with congenital hepatic fibrosis. Medicine (Baltimore) 50: 277–318. – Osathanondh V, Potter EL (1964) Pathogenesis of polycystic kidneys. Arch Pathol Lab Med 77: 459–509. – Zerres K, Völpel M-C, Weiss H (1984) Cystic kidneys: genetics, pathologic anatomy, clinical picture, and prenatal diagnosis. Hum Genet 68: 104–135. – Zerres K, Mücher G et al (1994) Mapping of the gene for autosomal recessive polycystic kidney disease (ARPKD) to chromosome 6p21–cen. Nature Genetics 7: 429–432.
McK: 263200
Th. Lennert/JK

Nierenrindennekrose, bilaterale
Syn.: Juhel/Rénoy-Syndrom
Def.: Akutes Nierenversagen durch bilaterale Nierenrindennekrose.
A.: Erstbeschreibung 1886 durch den französischen Arzt Jean Edouard Juhel/Rénoy, 1855–1894.
Diagn. Krit.: **(1)** Rasch sich entwickelnde akute Niereninsuffizienz. – **(2)** Lumbalschmerz. – **(3)** In ⅔ der Fälle Erkrankung während der Schwangerschaft oder post partum. – Andere auslösende Ursachen: Verbrauchskoagulopathie, Sepsis, hämolytisch-urämisches Syndrom, thrombotisch-thrombozytopenische Purpura (Moschcowitz) mit den dementsprechenden klinischen Symptomen. – **(4)** Nierenbiopsie: Nekrose der Nierenrinde; bei nicht-homogener Form kann die Biopsie auch negativ sein. – **(5)** Prognose: bei schweren Formen schlecht (meist irreversible Niereninsuffizienz).
Ätiol.: Utero-plazentare Apoplexie, Verbrauchskoagulopathie post partum, septischer Schock, thrombotisch-thrombozytopenische Purpura (Moschcowitz).
Pathog.: Partielle oder totale Blockade der Mikrozirkulation in der Niere.
Lit.: Brenner BM, Lazarus IM (eds) (1983) Acute renal failure. Saunders, Philadelphia. – Juhel/Rénoy E (1886) De l'anurie précoce scarlatineuse. Arch gén Méd 17: 385–410. – Michon P, Larcan A, Rauber G, Huriet C (1961) La nécrose corticale rénale bilaterale. Le syndrome de Juhel/Rénoy. Sem Hôp Paris 37: 1554–1560.
G. Adler/GA

Nierentumor, juxtaglomerulärer: Hyperreninismus, primärer
Nierhoff-Hübner-Syndrom (obsolet): Hypophosphatasie

Nievergelt-Syndrom
Syn.: mesomele Dysplasie Typ Nievergelt
Def.: Erbliche Skelettdysplasie mit vorwiegendem Befall der mittleren Extremitätenabschnitte und Synostosen.
A.: Erstbeschreibung 1944 durch den Schweizer Chirurgen und Orthopäden Kurt Nievergelt anhand eines Vaterschaftsgutachtens.
Diagn. Krit.: **(1)** Minderwuchs durch starke Verkürzung der mittleren Extremitätenabschnitte, Erwachsenengröße 150–155 cm; Klumpfüße. – **(2)** Bewegungseinschränkung des Ellenbogengelenks. – **(3)** Röntgenologisch: rhomboide Verkürzung und Verplumpung der Tibia bei meist normaler, selten stark verkürzter und verformter Fibula; Synostose der Tarsal- und Metatarsalknochen; radioulnare Synostose und Dislokation des Radiusköpfchens, gelegentlich Verkürzung und Verplumpung auch von Radius und Ulna.
Ätiol.: Heterozygot sich manifestierende Genmutation. Autosomal-dominante Vererbung mit erheblicher Variabilität der Expression.
Pathog.: Unbekannt.
Bemerkungen: Die von Nievergelt beobachtete Familie wurde von Hess und Mitarbeitern 1978 nachuntersucht. Verglichen mit anderen Familien waren die Veränderungen in der Nievergeltschen Familie relativ leicht (s. a. Abb. nächste Seite).
Lit.: Hess OM, Goebel NH, Streubel R (1978) Familiärer mesomeler Kleinwuchs (Nievergelt Syndrom). Schweiz med Wschr 108: 1202–1206. – Nievergelt K (1944) Positiver Vaterschaftsnachweis auf Grund erblicher Fehlbildungen der Extremitäten. Arch Julius Klaus-Stiftung Zürich 19: 157–194. – Solonen K, Sulamaa M (1958) Nievergelt syndrome and its treatment. Ann Chir Gynaec Fenn 47: 142–147.
McK: 163400
J. Spranger/JS

Nijmegen-Chromosomenbruch-Syndrom

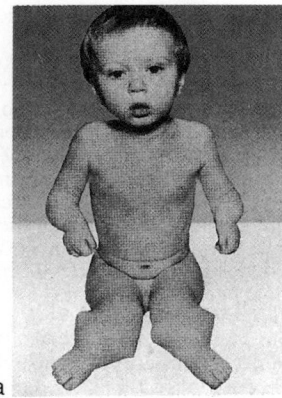

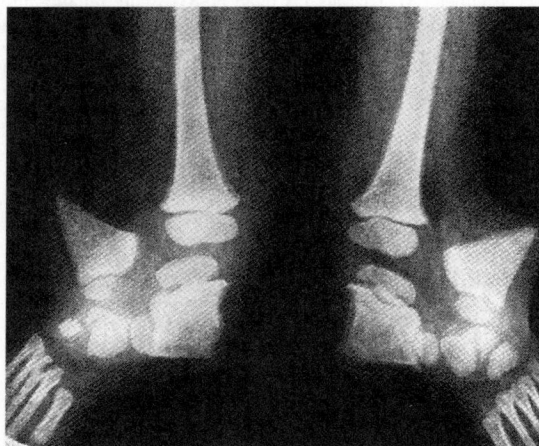

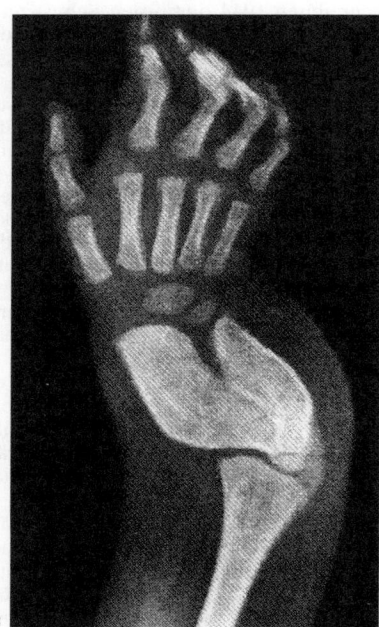

Nievergelt-Syndrom: a) typische Unterschenkeldeformität (Crura rhomboidea) und analoge Unterarmveränderungen; b), c) zugehörige Röntgenbilder (Einzelheiten vgl. Text) (nach Solonen und Sulamaa, 1958)

nigrospinodentatal degeneration (e): Machado-Krankheit
nihilistischer Wahn: Cotard-Syndrom
Niikawa-Kuroki-Syndrom: Kabuki-Syndrom
Nijmegen breakage syndrome (e): Nijmegen-Chromosomenbruch-Syndrom

Nijmegen-Chromosomenbruch-Syndrom

Syn.: Nijmegen breakage syndrome (e) – Nijmegen-Chromosomen-Instabilitäts-Syndrom – Seemanová-Syndrom II

Def.: Autosomal-rezessiv vererbtes Strahlensensitivitäts-Syndrom mit Mikrozephalie (mit und ohne geistige Retardierung), Kleinwuchs, charakteristischer Fazies, Chromosomen-Instabilität. Immundefizienz, vorwiegend lympho-retikuläre Neoplasien.

A.: C. M. R. Weemaes und Mitarbeiter, Pädiater und Humangenetiker aus Nijmegen, Niederlande, Erstbeschreibung 1981. – Eva Seemanová, medizinische Genetikerin, Prag, Tschechische Republik. Erstbeschreibung 1985.

Diagn. Krit.: (1) Wachstumsrückstand und Mikrozephalie, prä- und postnatal. – (2) Sonnenerythem, Sommersprossen, »Café-au-lait«-Flecken, Vitiligo. – (3) Immunologische Befunde: vermindertes IgE, IgD und besonders IgA, normales IgM. Keine oder geringe Antikörperreaktion auf Injektionen mit Immunogenen. – (4) Infektanfälligkeit, insbesondere für Infekte der oberen Luftwege und des Harntraktes, nicht für Virusinfekte. – (5) Mittelschwere geistige Behinderung bei einem Teil der Patienten. Andere geistig unauffällig, trotz schwerster Mikrozephalie. – (6) Erhöhte Neoplasierate, insbesondere des lympho-retikulären Systems. – (7) Erhöhte Chromosomenbrüchigkeit und klonale Translokationen der Chromosomen 7 und 14 in Lymphozytenkulturen (T-Zell-Rezeptorloci). – (8) Zelluläre Strahlensensitivität.

Ätiol.: Genetisch heterogenes, autosomal-rezessives Erbleiden. Zumindest zwei Komplementationsgruppen (V1 und V2).

Pathog.: Unbekannt.

Bemerkungen: Frühere Unterscheidung vom Seemanová-Syndrom II obsolet. Zahlreiche weitere Varianten, z.B. Barbi et al. (keine Immundefizienz). Nur der zelluläre, nicht aber der klinische Phänotyp zeigt Ähnlichkeiten zur Ataxia telangiectasia. **(DD)** keine phänotypische Überlappung zu anderen Chromosomenbruchsyndromen.

Lit.: Barbi G, Scheres JMJC, Schindler D et al (1991) Chromosome instability and X-ray hypersensitivity in a microcephalic and growth-retarded child. Am J Med Genet 40: 44–50. – Chrzanowska KH, Kleijer WJ, Krajewska/Walasek M et al (1995) Eleven polish patients with microcephaly, immunodeficiency, and chromosomal instability: The Nijmegen Breakage Syndrome. Am J Med Genet 57: 462–471. – Green AJ, Barnes N, Billing CJ et al (1995) The Nijmegen breakage syndrome is not an allelic form of ataxia telangiectasia. J Med Genet 32: 149–150. – Seemanová E, Passarge E, Beneskova D et al (1985) Familial microcephaly with normal intelligence, immunodeficiency, and risk for lymphoreticular malignancies: a new autosomal recessive disorder. Am J Med Genet 20: 639–684. – Taalman RDFM, Hustinx TWJ, Weemaes CMR et al (1989) Further delineation of the Nijmegen breakage syndrome. Am J Med Genet 32: 425–431. – Weemaes CMR, Hustinx TWJ, Scheres JMJC et al (1981) A new chromosomal instability disorder: the Nijmegen breakage syndrome. Acta Paediat Scand 70: 557–564.

McK: 251260

H. Höhn; C. Stoll/AS

Nijmegen-Chromosomen-Instabilitäts-Syndrom: Nijmegen-Chromosomenbruch-Syndrom

Noack-Syndrom
Def.: s.u. Pfeiffer-Syndrom.

Nockemann-Syndrom: Keratodermia palmo-plantaris mutilans Vohwinkel
noduläre Prurigo: Prurigo nodularis (Hyde)
nodular goiter, toxic (e): Plummer-Adenom
Nona: von-Economo-Krankheit
Nonne-Froin-Syndrom: Froin-Syndrom
Nonne-Kompressions-Syndrom: Froin-Syndrom

Nonne-Milroy-Meige-Syndrom
Def.: Historische Bezeichnung; s.u. Lymphödem, hereditäres Typ I (Nonne-Milroy) und Lymphödem, hereditäres Typ II (Meige).
M. Habedank/JK

Nonne-(Pierre-)Marie-Syndrom: (Pierre-)Marie-Syndrom
Nonne-Syndrom: Halsrippen-Symptomatik
nonspecific granuloma of the orbit (e): Pseudotumor orbitae

Noonan-Syndrom
Syn.: Pseudo-Turner-Syndrom – XX-Turner-Phänotyp – XY-Turner-Phänotyp
Def.: Unscharf umrissenes Syndrom mit Befunden ähnlich dem 45,X-Turner-Syndrom, jedoch bei strukturell und numerisch normalem Karyotyp, bedingt durch ein dominantes Gen.
A.: Nachdem das klinische Bild des Turner-Syndroms mit normalem Karyotyp schon vorher vielfach erwähnt wurde, definierten Jacqueline A. Noonan, 1921–, und Dorothy A. Ehmke, amerikanische Kardiologin/Pädiaterin, das Syndrom 1963 aufgrund klinischer und zytogenetischer Befunde.
Diagn. Krit.: (1) Kleinwuchs. – (2) Gesichtsdysmorphien des Turner-Syndroms, speziell Ptose; antimongoloide Lidachsenstellung, Epikanthus; lange, schmale, abstehende Ohren; Hypertelorismus; Strabismus. – (3) Tiefe Haargrenze im Nacken; kurzer Hals, evtl. Pterygium. – (4) Pectus excavatum; Herzfehler; insbesondere Pulmonalstenose (häufiger als beim Turner-Syndrom); Kardiomyopathie; hypoplastische, evtl. akzessorische, invertierte Mamillen. – (5) Cubitus valgus. – (6) Multiple Naevi. – (7) Periphere Lymphschwellung der Hand- und Fußrücken. Selten: Hydrops, Aszites, Chylothorax. – (8) Geistige Behinderung (fakultativ) evtl. Epilepsie. – (9) Männliche Genitalien: Kryptorchismus, Hypoplasie. Weibliche Genitalien: verspätete Menarche. – (10) In einer Minderheit der Fälle Kombination mit Neurofibromatose oder Klippel-Feil-Phänotyp. – (11) Weiterhin: Keratokonus, Kyphoskoliose, Nierenduplikation, Spina bifida occulta, gekräuselte Haare, Vierfingerfurche, Blutungsneigung bei Faktor-X-Mangel.
Ätiol.: Heterogen und unscharf umschrieben; die typi-

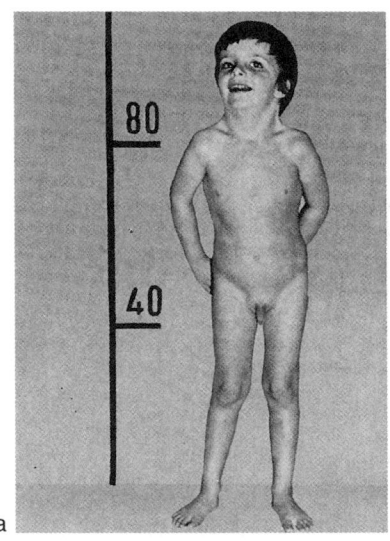

a

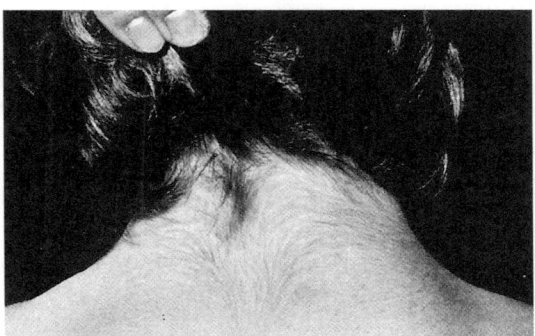

b

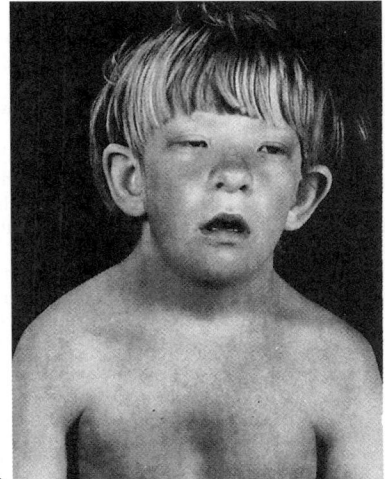

c

Noonan-Syndrom: a) antimongoloide Lidachse, Hypertelorismus, »Sphinxgesicht«, Halspterygien, »Schildthorax«, überweiter Mamillenabstand, Genua valga, Kryptorchismus beidseits; b) tiefer nuchaler Haaransatz und Halspterygien beim gleichen Kinde (3½ Jahre; Beob. und Fotos Inst. f. Humangenetik, Ffm.); c) 10jähriges Mädchen mit Hypertelorismus, Ptosis, Epikanthus, »Sphinxgesicht«, Ohrmuscheltiefstand und -dysplasie, angedeutete Halspterygien, Minderwuchs, Trichter-Schildbrust, überweiter Mamillenabstand (Beob. H.-R. Wiedemann, Kiel)

schen Fälle wahrscheinlich mehrheitlich durch autosomal-dominantes Gen oder Gene bedingt, mit vermutlich reduzierter Fertilität beim männlichen und uneingeschränkter Fertilität beim weiblichen Geschlecht. Ein Genort auf 12q. Vater/Sohn-Übertragung beschrieben. Autosomal-rezessive Untergruppe nicht ausgeschlossen.
Pathog.: Unbekannt.
Bemerkungen: Das Syndrom wurde früher sehr unscharf umschrieben, einige erst später definierte Syndrome wie die Alkoholembryopathie, Antiepileptika-Embryopathie, 18p-Syndrom und Aarskog-Syndrom wurden vor deren Beschreibung mehrheitlich als Noonan-Syndrom klassifiziert. Bei Erwachsenen weniger distinkte Gesichtszüge. Die Zuordnung sollte heute womöglich streng nach den oben genannten Kriterien erfolgen. Fälle mit zusätzlichen, oft milden Befunden der Neurofibromatosis I existieren und werden als Watson-Syndrom klassifiziert (Genort: Chromosom 17).
Lit.: Allanson JE (1987) Noonan syndrome. J Med Genet 24: 9–13. – Allanson JE, Hall JG, Hughes HE et al (1985) Noonan syndrome: the changing phenotype. Am J Med Genet 21: 507–514. – Jamieson CR, van der Burgt I, Brady AF et al (1994) Mapping a gene for Noonan syndrome to the long arm of chromosome 12. Nature Genet 8: 357–360. – Mendez HMM, Opitz JM (1985) Noonan syndrome: a review. Am J Med Genet 21: 493–506. – Noonan JA, Ehmke DA (1963) Associated noncardiac malformations in children with congenital heart disease. J Pediatr 63: 469. – Ranke MB, Heidemann P, Knupfer C et al (1988) Noonan syndrome: growth and clinical manifestations in 144 cases. Eur J Pediatr 148: 220–227.
McK: 163950
A. Schinzel/AS

Norrie disease (e): Norrie-Syndrom

Norrie-Syndrom
Syn.: Pseudoglioma congenita – Atrophia bulborum congenita – Norrie disease (e)
Def.: X-chromosomal-rezessiv vererbte Erblindungsform infolge kongenitaler bilateraler vaskulärer Proliferation in beiden Retinae (Pseudogliom) mit progredientem Verlauf bis zur Atrophie, häufig begleitet von Schwerhörigkeit und geistiger Behinderung.
A.: Gordon Norrie, 1855–1941, dänischer Ophthalmologe. – Erstbeschreibung des kongenitalen Pseudotumors der Retina 1925 durch L. Heine und 1927 durch Norrie. Die zusätzliche Taubheit und Oligophrenie wurde 1961 von M. Warburg beschrieben.
Diagn. Krit.: **(1)** Augenveränderungen: Auftreten der vaskulären Proliferation in den ersten Lebensmonaten, als Trübung des Auges oder gelbe Masse durchscheinend; Glaskörperblutungen. Im weiteren Verlauf Kataraktbildung, Hornhauttrübung, Atrophie und Synechien der Iris, Obliteration der vorderen Augenkammer und Glaukom, Atrophie und Phthisis bulbi. Erblindung bei Geburt oder in früher Kindheit. – **(2)** Geistige Behinderung mittleren bis schweren Grades in ein bis zwei Drittel der Fälle mit Tendenz zu Verschlechterung und Auftreten von psychotischen Symptomen. – **(3)** Sensorischer Gehörverlust verschiedenen Grades mit Progredienz; kann in jedem Alter auftreten, bei ca. einem Drittel der Patienten. – **(4)** Weitere Befunde: pathologisches EEG und Epilepsie, Mikrozephalie. – **(5)** Weibliche Überträgerinnen zeigen keine okulären oder aurikulären Manifestationen im Sinne von klinischen Heterozygoten-Zeichen.
Ätiol.: Punktmutationen im ND(Norrie disease)-Gen; Mikrodeletionen mit Einbezug des ND-Lokus auf Xp11.3.
Pathog.: Unbekannt, die abgeleitete Aminosäuresequenz des mutmaßlichen Norrie-Proteins zeigt keine Verwandtschaft mit bereits bekannten Eiweißen. Das Norrie-Gen wird im fetalen Hirn sowie in der Retina und Choroidea exprimiert.
Bemerkungen: Atypische Norrie-Syndrom-Patienten, bei denen zusätzliche Befunde wie Oligophrenie, Mikrozephalie, Kleinwuchs, Hypogonadismus, erhöhte Infektanfälligkeit sowie Epilepsie und Myoklonus beschrieben wurden, weisen alle submikroskopische Deletionen von Xp11.3 auf. Diese Deletionen umfassen neben dem ND-Gen auch die DNA-Marker-Loci DXS77, DXS7 und/oder die Monoaminooxidase-Gene (MAOA und MAOB). Die Größe der Deletionen scheint nicht zwingend mit dem klinischen Schweregrad zu korrelieren, was aufgrund der beobachteten phänotypischen Variabilität auch innerhalb derselben Familie bereits erwartet wurde. Pränatale Diagnose durch molekulargenetischen Nachweis der Punktmutationen/Deletionen. **(DD)** retrolentale Fibroplasie nach Sauerstofftherapie des Frühgeborenen – intrauterine Infekte wie z.B. Toxoplasmose, Retinoblastom.
Lit.: Berger W, van de Pol TJR, Warburg M et al (1992) Mutations in the candidate gene for Norrie disease. Hum Mol Genet 1, 7: 461–465. – Donnai D, Mountford RC, Read AP (1988) Norrie disease resulting from a gene deletion: clinical features and DNA studies. J Med Genet 25: 73–78. – Gal A, Wieringa B, Smeets DF et al (1986) Submicroscopic interstitial deletion of the X chromosome explains a complex genetic syndrome dominated by Norrie disease. Cytogenet Cell Genet 42: 219–224. – Heine L (1925) Über das familiäre Auftreten von Pseudoglioma congenitum bei zwei Brüdern und Amotio retinae acq. bei Vater und Sohn und über Pseudogliom mit Nekrose der Uvea und Retina beim Sohn eines Vaters mit Iritis (Tbc?). Z Augenheilk 56: 155–164. – Norrie G (1927) Causes of blindness in children. Acta Ophth (Koph.) 5: 357–386. – Sims KB, de la Chapelle A, Norio R et al (1989) Monoamine oxidase deficiency in males with an X chromosome deletion. Neuron 2: 1069–1076. – Warburg M (1963) Norrie's disease (Atrophia bulborum hereditaria). A report of 11 cases of hereditary bilateral pseudotumor of the retinae, complicated by deafness and mental deficiency. Acta ophthalmologica 41: 134–146.
McK: 310600
R. Spiegel/AS

North Carolina macular dystrophy (by Gass) (e): Makuladystrophie vom North-Carolina-Typ

Nothnagel-Symptomatik
Syn.: Syndrom, oberes, des Nucleus ruber – ophthalmoplegia-cerebellar ataxia syndrome (e)
Def.: Läsion im Bereich des Nucleus ruber.
A.: Erstbeschreibung 1879 durch Hermann Nothnagel, 1841–1905, deutscher Internist und Neurologe, Wien.
Diagn. Krit.: **(1)** Homolaterale Okulomotoriuslähmung. – **(2)** Kontralaterale Hemiataxie und Hemichoreoathetose. – **(3)** Vertikale Blickparese.
Ätiol.: Überwiegend Tumoren der Vierhügelgegend, seltener andere Läsionen des Nucleus ruber.
Pathog.: Druckwirkung nach dorsal.
Bemerkungen: **(DD)** Benedikt-S. (s. a. Abb. nächste Seite).
Lit.: Nothnagel H (1879) Topische Diagnostik der Gehirnkrankheiten. Berlin 220. – Schmidt D, Malin JP (1986) Erkrankungen der Hirnnerven. Thieme, Stuttgart.
U. Büttner/DP

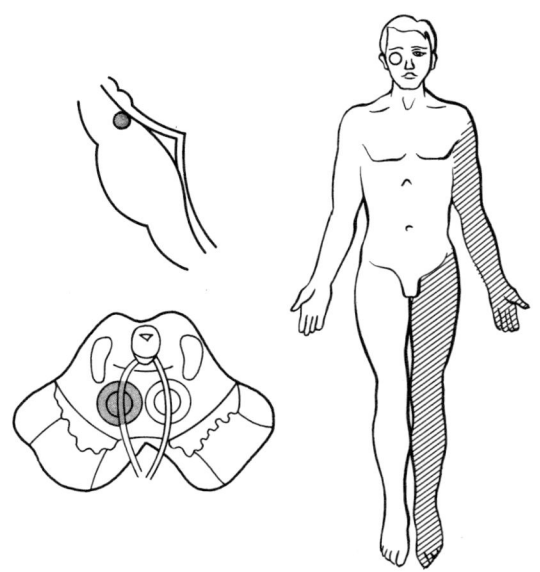

Nothnagel-Symptomatik und Lokalisation des Herdes (nach Remky)

N-Syndrom
Syn.: Opitz-N-Syndrom
Def.: Fehlbildungs-Retardierungs-Chromosomenbruch-Syndrom mit Hör- und Sehstörungen, Kryptorchismus, Hypospadie und Tetraspastik. Benennung des Syndroms nach dem Anfangsbuchstaben der beschriebenen Familie.
A.: Erste Mitteilung 1970 durch John Marius Opitz, 1935–, Pädiater und Humangenetiker, Helena/Montana, USA. Detaillierte Beschreibung der beiden betroffenen Brüder 1974 durch Russell O. Hess, Elisabeth G. Kaveggia und John M. Opitz, Madison/Wisconsin, USA. Verlaufsbeschreibung der Originalfamilie 1987 (Tod des älteren Bruders und der Mutter durch akute Leukämie, wie beim jüngeren Bruder Jahre zuvor). Keine weitere Familie z.Z. bekannt.
Diagn. Krit.: (1) Ausgeprägte geistige Behinderung. – (2) Wachstumsverzögerung, deutlich verzögertes Knochenalter. – (3) Zentrale Sehstörung. – (4) Taubheit. – (5) Kraniofaziale Dysmorphien (Dolichozephalie, Hypotelorismus, lateral überlappende obere Augenlider, dysplastische Ohrmuscheln, Zahnstellungsanomalien. – (6) Generalisierte Skelettdysplasie (mit überschießender Ossifikation der langen Knochen und relativer Verkürzung der distalen langen Röhrenknochen. – (7) Kryptorchismus. – (8) Hypospadie. – (9) Tetraspastik. – (10) Erhöhte Chromosomenbruch- und -aberrationsrate. – (11) Lymphoblastische Leukämie. – (12) Zerebrale Anfälle (ein Patient).
Ätiol.: Wahrscheinlich X-chromosomal-rezessiver Erbgang. Möglicherweise Mutation des DNA-Polymerase-Alpha-Gens (Xp21.3–22.1).
Pathog.: Unbekannt. Vermutet wird ein DNA-Reparatur-Defekt.
Bemerkungen: **(DD)** andere Chromosomenbrüchigkeits-/abnorme-DNA-Reparatur-Syndrome: z.B. Fanconi-Anämie – Louis//Bar-Syndrom – Cockayne-Syndrom – Nijmegen-Chromosomenbruch-Syndrom.
Lit.: Floy KM, Hess RO, Meisner LF (1990) DNA polymerase alpha defect in the N syndrome. Am J Med Genet 35: 301–305. – Hess RO, Kaveggia EG, Opitz JM (1974) The N syndrome, a „new" multiple congenital anomaly-mental retardation syndrome. Clin Genet 6: 237–246. – Hess RO, Hafez GR, Meisner LF (1987) Updating the N syndrome: occurrence of lymphoid malignancy and possible association with an increased rate of chromosome breakage. Am J Med Genet (Suppl) 3: 383–388.
McK: 310465
K. Zerres; A. Bottani/AS

nuclear agenesis (e): Moebius-Kernaplasie
Nucleus-hypothalamicus-Syndrom: Corpus-Luysi-Symptomatik
Nucleus-ruber-Sequenz: Claude-Symptomatik
NUDE syndrome (nodular, unilateral glaucoma, Descemet's membrane, endothelial) (e): Cogan-Reese-Syndrom
nursemaid's elbow (e): Chassaignac-Luxation
Nygaard-Brown-Syndrom: Thrombophilie, essentielle

Nyssen-van-Bogaert-Syndrom
Syn.: Atrophia optico-cochleo-dentata Nyssen-van-Bogaert – Dentatus-Optikus-Kochlearis-Atrophie – dégénerescence systématisée optico-cochléo-dentelée (fz)
Def.: Wahrscheinlich autosomal-rezessiv erbliche, multisystemische ZNS-Degeneration.
A.: Réne Nyssen, 1891–1972 und Ludo van Bogaert, 1897–, Neurologen, Antwerpen. – Ergänzung weiterer Systemdegenerationen durch J. Meyer.
Diagn. Krit.: (1) Im 1.–15. Lebensjahr beginnende, sehr selten beschriebene Neurodegeneration mit muskulärer Dystonie, meist Hypo- und später Hypertonie, Abbau der Statomotorik. – (2) Gleichzeitig oder vorhergehend Visusverlust, progredient bis Amaurose bei Optikusatrophie und externer Ophthalmoplegie. – (3) Hörverlust bis Taubheit. – (4) Intelligenz- und Sprachabbau. – (5) Präfinal Idiotie, Tetraspastik mit Kontrakturen, Kachexie. – (6) Exitus beschriebener Fälle 5.–32. Lebensjahr. – (7) Luftenzephalographie: diffuse Hirnatrophie (bislang nicht bestätigt durch andere bildgebende Verfahren).
Ätiol.: Familiäre Kasuistiken legen autosomal-rezessiven Erbgang nahe.
Pathog.: Pathol.-anat. symmetrische Atrophie des Dentatus und der Bindearme, der Kerne der Hirnnerven II, IV, VIII und Demyelinisierung der abhängigen Nervenbahnen, auch der ventralen und dorsalen Hörbahnen mit ausgeprägter Gliose, ohne Lipid- oder Pigmentablagerung, jedoch mit senilen Plaques.
Bemerkungen: Definition bislang klinisch-neuropathologisch, biochemische Ausschlußuntersuchungen sind nicht gesondert beschrieben; selten gestellte Diagnose, keine Kasuistiken jüngeren Datums. **(DD)** ähnlich verlaufende Systemdegenerationen: Ramsay-Hunt-Syndrom – spinozerebelläre Heredoataxien.
Lit.: Hasaerts R (1957) Sur une dégénerescence optico-cochléo-dentelée avec extension strio-thalamique des abiotrophies. Encéphale 46: 81–107. – Meyer JE (1949) Über eine kombinierte Systemerkrankung in Klein-, Mittel- und Endhirn. Arch Psychiat Nervenkr 182: 731–758. – Muller J, Zeman W (1965) Dégénerescence systématisée optico-cochléo-dentelée. Acta Neuropathol (Berl) 5: 26–39. – Nyssen R, van Bogaert L (1934) La dégénerescence systématisée optico-cochléo-dentelée. Rev neurol 2: 321–345.
B. Reitter/DP

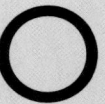

oasthouse urine disease (e): Methionin-Malabsorptions-Syndrom
obesity, hyperthermia, oligomenorrhea, and parotid swelling syndrome (e): Adipositas-Hyperthermie-Oligomenorrhö-Parotis-Komplex

Obliquus-superior-Sehnenscheiden-Syndrom (Sequenz)

Syn.: superior oblique tendon sheath syndrome (e) – Brown-Syndrom – Musculus-obliquus-superior-Syndrom – superior orbital click syndrome (e) – sheat syndrome (e)
Def.: Angeborene oder erworbene Verdickung der Sehne des Musculus obliquus superior mit charakteristischer Augenbewegungsstörung. Angeborene Form meist sporadisch und einseitig, familiäre Fälle beschrieben.
A.: Harold Whaley Brown, 1899–1978, amerikanischer Ophthalmologe. Erstbeschreibung 1950. Klinische Beschreibungen wahrscheinlich schon früher (z.B. Jaensch 1928).
Diagn. Krit.: **(1)** Hebungsdefizit des Auges in Adduktion bei normaler oder fast normaler Hebung in Abduktion. – **(2)** Tieferstand bei versuchter Adduktion. – **(3)** Selten Musculus-obliquus-superior-Überfunktion. – **(4)** V-Phänomen. – **(5)** Positiver forced-duction-Test (Hebung in Adduktion passiv eingeschränkt). – **(6)** Evtl. Kopfzwangshaltung (Kinnhebung, Kopfwendung zur Gegenseite).
Ätiol.: Meist einseitig und sporadisch, selten familiär (Geschwisterfälle, zwei Generationen, autosomal-dominant?). Ca. 80% kongenital, 20% erworben, z.B. entzündlich (permanent, transient, intermittierend), außerdem postoperativ nach Musculus-obliquus-superior-Faltung.
Pathog.: Kongenitale strukturelle Anomalie der Sehne des Musculus obliquus superior, möglicherweise früher embryonaler Insult des Komplexes Trochlea–Obliquus-superior-Sehne. Erworbene Formen, z.B. bei Sinusitis, bei rheumatischen Erkrankungen, posttraumatisch oder metastatisch.
Bemerkungen: Beim kongenitalen Brown-Syndrom evtl. Obliquus-superior-Tenotomie oder Tenektomie (nur bei auffälliger Kopfzwangshaltung). Spontane Besserung möglich. Bei erworbenen Formen evtl. lokale Corticosteroidinjektion.
Lit.: Brown H (1950) Congenital structural anomalies. In: Allen JH (ed) Strabismus Ophthalmic Symposium, pp 205–236. CV Mosby, St. Louis. – Brown HW (1973) True and simulated superior oblique tendon sheath syndromes. Doc Ophthalmol 34: 123–136. – Hermann JS (1978) Acquired Brown's syndrome of inflammatory origin; response to locally injected steroids. Arch Ophthalmol 96: 1228–1232. – Moore AT, Walker J, Taylor D (1988) Familial Brown's syndrome. J Ped Ophthalmol Strab 25: 202–204. – von Noorden GK (1990) Binocular Vision and Ocular Motility. Theory and Management of Strabismus, 4th ed, pp 404–426. CV Mosby, St. Louis. – Sprunger DT, von Noorden GK, Helveston EM (1991) Surgical results in Brown syndrome. J Ped Ophthalmol Strab 28: 164–167. – Wang FM, Wertenbaker C, Behrens MM, Jacobs JCJ (1984) Acquired Brown's Syndrome in Children with Juvenile Rheumatoid Arthritis. Ophthalmology 91: 23–26.
B. Lorenz/DP

Oblomowismus

Syn.: Oblomowismus-Syndrom – Oblomow-Syndrom
Def.: Besondere Variante einer Persönlichkeitsstörung, die durch eine auffällige Willensschwäche, bevorzugtem Liegen im Bett, einer Verweigerung gegenüber Arbeitspflichten und interpersonal ausbeuterischen Tendenzen gekennzeichnet ist.
A.: Begriff eingeführt durch den russischen Schriftsteller I. A. Gontscharow (1812–1891) in seinem Roman »Oblomow« (1859); bezeichnet in einer soziologisch ironisierend-kritisierenden Sicht das Gehabe feudaler Gutsbesitzer im Rußland des 19. Jahrhunderts; als psychiatrischer Begriff vermutlich 1957 erstmals von A. Masciochi, einem italienischen Psychiater, gebraucht.
Diagn. Krit.: **(1)** Willensschwäche, Unselbständigkeit, Apathie, Verweigerung von Arbeitspflichten. – **(2)** Pathologische Bettsucht, hierüber ausgeprägte Vermeidungshaltung von Gefühlen der Unzulänglichkeit in sozialen Selbstbehauptungssituationen. – **(3)** Extreme emotionale und ökonomische Abhängigkeit von der Unterstützung und Zuwendung naher Angehöriger. – **(4)** Multiple hypochondrische und phobische Ideen. – **(5)** Meist Angehörige der Oberschicht. – **(6)** Keine intellektuellen Defizite oder organischen Störungen.
Ätiol.: Persönlichkeitsstörung mit unreifen, abhängigen und narzißtischen Anteilen.
Pathog.: Zusammenwirken von Persönlichkeitsanlage, Familiendynamik und sozialem Milieu.
Bemerkungen: Eher historisch kulturgeschichtliche Bezeichnung einer Persönlichkeit, die in einer modernen differentialtypologischen Bewertung von Persönlichkeitsstörungen am ehesten auf eine Überschneidung von infantilen, asthenischen und dependenten Strukturanteilen hinweist.
Lit.: Dietrich H (1965) Ein besonderer Typ willensschwacher Psychopathen (Oblomowisten). Münch Med Wschr 107: 2225–2229. – Gontscharow IA (1859) Oblomow; deutsch 1868. – Masciochi A (1957) Il rifiuto del lavoro negli psicopatici e gli psicopatici chi rifiutano il lavoro. Arch Psicol Nevrol 18: 429–434. – Saß H (1987) Psychopathie – Soziopathie – Dissozialität. Zur Differentialtypologie der Persönlichkeitsstörungen. Springer, Berlin, Heidelberg, New York.
H. P. Kapfhammer/DP

Oblomowismus-Syndrom: Oblomowismus
Oblomow-Syndrom: Oblomowismus
Oblongata-Gefäß-Syndrom, laterales: Babinski-Nageotte-Symptomatik – Wallenberg-Symptomatik
Oblongata-Syndrom, laterales: Babinski-Nageotte-Symptomatik – Cestan-Chenais-Symptomatik – Wallenberg-Symptomatik
Oblongata-Syndrom, laterales oberes: Wallenberg-Symptomatik
Oblongata-Syndrom, paramedianes: Jackson-Lähmung
Obrinsky-Fröhlich-Syndrom: Prune-belly-Sequenz
occupation neuritis of the deep palmar branch of the ulnar nerve (e): Nervus-ulnaris-Kompressionsneuropathie
occupation neurosis (e): Nervus-ulnaris-Kompressionsneuropathie

Ochoa-Syndrom
Syn.: urofacial syndrome (e) – hydronephrosis with peculiar facial expression (e)
Def.: Autosomal-rezessiv erbliche, neurologische Störung mit »okkulter« neurogener Blase (»non-neurogenic bladder«) und »inversiver« Mimik beim Lachen (Gesichtsausdruck wie beim Weinen).
A.: Bernardo Ochoa, kolumbianischer Kinderchirurg, Medellin/Kolumbien. – Erstbeschreibung 1979 durch Elejalde (anhand von Patienten von B. Ochoa).
Diagn. Krit.: (1) Inverse Mimik beim Lachen. – (2) Neurogene Blase (urodynamisch: hyperreflexive Blase mit unkontrollierten Detrusorkontraktionen), sekundär Blasenhypertrophie, vesiko-uretero-renaler Reflux (50 % beidseitig), Verplumpung der Nierenkelche und Parenchymnarben, Nierenschrumpfung. – (3) Enuresis nocturna et diurna. – (4) Gestörte anale Sphinkterfunktion mit chronischer Obstipation in ⅔ der Fälle.
Ätiol.: Autosomal-rezessives Erbleiden.
Pathog.: Es wird eine komplexe zentralnervöse Störung von Gesichtsmuskulatur, Blasenentleerung und Analsphinkterfunktion postuliert, die bisher aber nicht nachgewiesen ist.
Bemerkungen: Die Störung führt, ähnlich wie bei Myelomeningozele, in einem Teil der Fälle in die Urämie. Harnableitende Maßnahmen können notwendig werden.
Lit.: Elejalde BR (1979) Genetic and diagnostic considerations in three families with abnormalities of facial expression and congenital urinary obstruction: »The Ochoa syndrome«. Am J Med Genet 3: 97–108. – Ochoa B, Gorlin RJ (1987) Urofacial (Ochoa) syndrome. Am J Med Genet 27: 661–667 (Abb.). – Teebi AS, Farag TI, El-Khalifa MY et al (1989) Urofacial syndrome (letter). Am J Med Genet 34: 608.
McK: 236730
Th. Lennert/JK

Ochronose: Alkaptonurie
ocular albinism Forsius-Eriksson type (e): Forsius-Eriksson-Syndrom
ocular and facial anomalies, proteinuria, deafness (e): fazio-okulo-akustisch-renales Syndrom
ocular cicatricial pemphigoid (e): Pemphigoid, vernarbendes Typ I
ocular contusion syndrome (e): Frenkel-Symptomenkomplex
oculo-cerebral syndrome with hypopigmentation (e): Cross-Syndrom
oculo-cranio-somatic-neuromuscular disease (e): Kearns-Sayre-Syndrom
oculocutaneous tyrosinemia (e): Keratose, palmoplantare
oculocutaneous tyrosinosis (e): Keratose, palmoplantare
oculo-dento-digital dysplasia u.a. Kombinationen. Spezielle Krankheitsbezeichnungen s.u. Bemerkungen: Ektodermaldysplasie
oculomelic dysplasia (e): Arthrogrypose, distale, Typ II F
oculomotor apraxia syndrome, congenital (e): Apraxie, kongenitale okulomotorische, Typ Cogan
oculomotor paralysis, cyclic (e): Okulomotoriuslähmung, zyklische
oculopupillary syndrome (e): Horner-Trias
oculosympathetic syndrome (e): Horner-Trias
ODD-Syndrom: okulo-dento-digitale Dysplasie
Odelberg-Syndrom: Osteochondrose, aseptische, Typ van Neck
odontodysplasia, regional (e): Odontodysplasie

Odontodysplasie
Syn.: odontodysplasia, regional (e) – odontogenic dysplasia (e) – ghost teeth (e) – arrested tooth development, localized (e)
Def.: Meist uni-, aber auch bilateral in einem oder mehreren Gebißquadranten meist eines, selten beider Kiefer auftretende, relativ häufige Hypo- und Dysplasie von Schmelz und Dentin an einigen oder allen Milchzähnen des/der Quadranten und der entsprechenden bleibenden Zähne.
A.: Röntgenologisch zuerst von McCall und Wald (1947), später von Schulze (1952) und Suher et al. (1953) auch klinisch und histologisch beschrieben. – Der Begriff »Odontodysplasie« stammt von Zegarelli et al. (1963).
Diagn. Krit.: Meist asymmetrische, seltener symmetrische Zahnentwicklungsanomalie: starke Schmelzhypoplasie gepaart mit Dentinhypo- und Dysplasie, gelblich-braune Zahnverfärbung, sehr dünnes Wurzeldentin, weit offene Pulpakammer (Röntgen), verzögerter oder mangelnder Zahndurchbruch, Abszesse und Schwellungen in zahnumgebenden Weichteilen, häufiger im Oberkieferfrontbereich als im Unterkiefer (2,5 : 1), häufiger bei Mädchen als bei Knaben (1,4 : 1). Ipsilaterale Nävi der Hals- und Gesichtshaut sind gelegentlich vorhanden.
Ätiol.: Unbekannt. Kein Erbleiden. Keine familiäre Häufung.
Pathog.: Der in den bisher etwa 120 beschriebenen Fällen sehr unregelmäßige Befall der Zähne und sämtliche klinischen und pathobiologischen Untersuchungen bioptischen Materials lassen keine allgemeingültigen pathogenetischen Mechanismen erkennen.
Lit.: Crawford PJM, Aldred MJ (1989) Regional odontodysplasia: a bibliography. J Oral Pathol Med 18: 251–263. – McCall JO, Wald SS (1947) Clinical dental roentgenography, 2nd ed, p 150. Saunders, Philadelphia. – Schulze C (1952) Über einen Fall von Hypoplasie der Zahnhartsubstanzen bei Zähnen im Bereich des rechten Oberkiefers. Dtsch Zahnärztl Z 7: 788–800. – Suher T, Jump EB, Landis RL (1953) Localized arrested tooth development. Oral Surg 6: 1305–1314. – Zegarelli EV, Kutscher AH, Applebaum E, Archard HO (1963) Odontodysplasia. Oral Surg 16: 187–193.
H. E. Schroeder/GB

odontogenic dysplasia (e): Odontodysplasie
Odontomatosis: Odontome-Dysphagie-Syndrom

Odontome-Dysphagie-Syndrom
Syn.: Odontomatosis
Def.: Angeborene multiple Odontome mit Anomalien der Speiseröhrenmuskulatur.
A.: Herausarbeitung des Syndroms als eigene Entität 1974

durch W. Schönberger, Kinderarzt, Aachen, Deutschland, unter Verwendung der bereits von M. Herrmann (1957) sowie R. Schmidseder und J. E. Hausamen (1973) beschriebenen Familienmitglieder.
Diagn. Krit.: (1) Multiple angeborene Odontome. – (2) Im Kleinkindesalter sich progredient entwickelnde Dysphagie infolge Leiomyomatose und/oder Hypertrophie der Ösophagusmuskulatur. Dilatation des Ösophagus im oberen, Stenosierung im unteren Drittel. – (3) Evtl. weitere Fehlbildungen, z.B. Aortenstenose, angeborene zylindrische Bronchiektasen.
Ätiol.: Wahrscheinlich autosomal-dominantes Leiden. Penetranz und Variabilität noch nicht ausreichend bekannt.
Pathog.: Unbekannt; Odontome als spezielle Form von Hamartomen; Dysphagie wahrscheinlich Folge der anomalen Ösophagusmuskulatur mit Dilatation und Stenosierung.
Bemerkungen: Außerordentlich selten vorkommendes Leiden; Variabilität des klinischen Bildes noch nicht genügend bekannt. Bericht über zwei Brüder mit multiplen Odontomen von N. Schmitz und A. Witzel (1901), Einzelbeobachtungen von G. Bader (1967) sowie W. Schalow und G. Bader (1967) wahrscheinlich hier einzuordnen. Evtl. auch Kombination familiärer Leiomyome des Ösophagus und der Vulva (McK 150700) als spezielle Variante hier zu berücksichtigen. Offenbar nicht immer als nosologische Einheit erkannt.
Lit.: Herrmann M (1957) Über vom Zahnsystem ausgehende Tumoren bei Kindern. Kiefer- und Gesichtschir 3: 257–264. – Schmidseder R, Hausamen JE (1973) Familiäres Auftreten angeborener multipler Odontome. Dtsch zahnärztl Z 28: 626–632. – Schönberger W (1974) Angeborene multiple Odontome und Dysphagie bei Vater und Sohn – eine syndromenhafte Verknüpfung? Z. Kinderheilkd 117: 101–108.
McK 164330
L. Pelz/AS

odonto-onychodermale Dysplasie
Def.: Nagelfehlbildung assoziiert mit natalen und konischen Zähnen.
A.: Erstbeschreibung durch Murray 1921.
Diagn. Krit.: (1) Natale, später konische Zähne. – (2) Kopfhauthypotrichosis, dystrophische Nägel, palmoplantare Hyperhidrose, Erytheme, Hyperkeratose und gesprungene Haut.
Ätiol.: Autosomal-dominantes oder -rezessives Erbleiden.
Pathog.: Unbekannt.
Bemerkungen: Dieses bis 1984/88 offenbar nur einmal (1921) bei wenigen Personen beschriebene Leiden ist symptomatisch nicht gut definiert. Neuere Auflistung (Thakkar und Sloan, 1990) ist mit älteren Angaben (Freire-Maia und Pinheiro, 1984) nicht kompatibel.
Lit.: Freire-Maia N, Pinheiro M (1984) Ectodermal dysplasias: A clinical and genetic study, p 173. AR Liss, New York. – Freire-Maia N, Pinheiro M (1988) Ectodermal dysplasias – Some recollections and a classification. Birth Defects, Orig Art Ser 24: 3–14. – Murray FA (1921) Congenital anomalies of the nails. Four cases of hereditary hypertrophy of nail-bed associated with a history of erupted teeth at birth. Br J Dermatol 33: 409–411. – Thakkar NS, Sloan P (1990) Dental manifestations of systemic disease. In: Jones JH, Mason DK: Oral manifestations of systemic disease, 2nd ed, pp 480–511. Baillière Tindall, London, Philadelphia, Toronto.
McK: 257980
H. E. Schroeder/GB

odontotrichomelic hypohidrotic dysplasia (e): Freire//Maia-Syndrom I

Ödem, idiopathisches
Def.: Ödematöser Zustand, Ausschlußdiagnose.
Diagn. Krit.: (1) Ausschluß primärer und sekundärer Hyperaldosteronismus. – (2) Im Stadium der Ödementwicklung Hypovolämie mit vermehrter Plasmarenin-Aktivität und erhöhtem Aldosteronspiegel. – (3) Im ödemfreien Zustand normale Aldosteronkonzentration.
Ätiol.: Unbekannt.
Pathog.: Unbekannt.
Bemerkungen: Meist Frauen, zyklisch verlaufend: Prädilektionsorte: Unterschenkel, Hände, Unterarme, Gesicht. Gewichtsschwankungen bis zu 5 kg/die: anamnestisch Abgrenzung zu Folgen eines Diuretikaabusus.
Lit.: Bhathena SJ, Canary JJ, Smith PM et al (1994) Opioid peptides, adrenocorticotrophic hormone, and idiopathic (orthostatic) edema. Am J Med Sci 308: 133–137. – Dunnigan MG, Pelosi AJ (1993) Familial idiopathic oedema in prepubertal children: a new syndrome. Q J Med 86: 301–313. – Mach RS, Fabre J, Müller AF, Nehrer R (1955) Oedèmes par rétention de chlorure de sodium avec hyperaldosteronurie. Schweiz med Wschr 85: 1229. – Mach RS, Müller AF (1955) Étude clinique de l'aldostérone. Schweiz med Wschr 85: 660. – Pelosi AJ, Czapla K, Duncan A et al (1995) The role of diuretics in the aetiology of idiopathic oedema. Q J Med 88: 49–54.
B. O. Böhm/GA

Ödipus-Komplex
Def.: Psychoanalytische Formel eines normativen Entwicklungskonfliktes des drei- bis vierjährigen Kindes, der polarisierte aggressive und sexuelle Strebungen den Eltern gegenüber beinhaltet. Der vollständige Ödipus-Komplex verweist zusätzlich auf eine inverse Beziehungskonstellation, der sog. »negativen« Ödipus-Komplex, der gerade umgekehrte emotionale Tendenzen gegenüber beiden Elternteilen ausdrückt.
A.: Das Drama des Sophokles von König Ödipus zählt zum abendländischen Kulturgut, das besonders im 19. Jahrhundert von zahlreichen Dichtern und Philosophen neu thematisiert wurde. Von S. Freud 1900 erstmals als grundlegendes psychoanalytisches Konzept explizit in der »Traumdeutung« ausgeführt, jedoch bereits 1897 in Briefen an seinen Freund W. Fließ erörtert.
Diagn. Krit.: (1) Libidinöses Umwerben des gegengeschlechtlichen Elternteils (unbewußter Inzestwunsch) bei gleichzeitig aggressiv-rivalisierender Zurückweisung des gleichgeschlechtlichen Elternteils (unbewußte Tötungsabsicht). – (2) Im Vergleich zum »positiven« Ödipuskomplex (vgl. 1) im »negativen« Ödipuskomplex inverse Gefühlsbestrebungen dem gleich- und gegengeschlechtlichen Elternteil gegenüber. – (3) »Untergang des Ödipuskomplexes« wird durch ein familiendynamisch sicher vermitteltes Inzesttabu sowie durch eine stabile Generationsschranke erleichtert; wird affektiv eingeleitet durch eine Vergeltungsfurcht (Kastrationsangst) und Angst vor Liebesverlust; wird durch eine liebevolle Identifikation mit dem gleichgeschlechtlichen Elternteil gefördert. – (4) Überwindung der ödipalen Konflikte ermöglicht die Errichtung einer Gewissensinstanz (Über-Ich), garantiert ausgewogene, emotional reichhaltige trianguläre Beziehungen im Schutz einer hierarchischen Familienstruktur.
Ätiol.: Vermutlich in allen Gesellschaften, v.a. aber in patriarchalisch ausgerichteten Sozialsystemen normativ

auftretende, ontogenetische Entwicklungskonstellation, die von grundlegender Bedeutung für die Individualentwicklung ist.
Pathog.: Nicht erfolgreich bewältigte, individualtypisch verarbeitete ödipale Konflikte prädisponieren zu unterschiedlichen neurotischen Phänomenen.
Bemerkungen: Ödipus-Komplex gilt in der klassischen Psychoanalyse als Kernstück der Entwicklungs- und Neurosenlehre. In der modernen Psychoanalyse wird den Voraussetzungen aus früheren Entwicklungsabschnitten, den aktuellen familiendynamischen Konstituenten sowie besonders den geschlechtdifferentiellen Ausprägungen des Ödipus-Komplexes eine verstärkte Beachtung gewidmet.
Lit.: Freud S (1900) Die Traumdeutung. GW II/III. – Loewald HW (1979) The waning of oedipus complex. J Am Psa Assn 27: 751–755. – Mertens W (1993) Ödipuskomplex. In: Mertens W (Hrsg) Schlüsselbegriffe der Psychoanalyse, S 209–223. Verlag Internationale Psychoanalyse, Stuttgart. – Rohde/Dachser C (1987) Ausformungen der ödipalen Dreieckskonstellationen bei narzißtischen und Borderline-Störungen. Psyche 41: 773–789.
H. P. Kapfhammer/DP

Ödipuskomplex, weiblicher: Elektra-Komplex

OEIS-Komplex
Syn.: **o**mphalocele-**e**xstrophy-**i**mperforate anus-**s**pinal defects (e) – exstrophy of cloacal sequence (e) – exstrophia splanchnica (e) – cloacal exstrophy (e) – ectopia cloacae
Def.: Ein Fehlbildungskomplex mit der Kombination Omphalozele, kloakale Exstrophie, Analstenose und spinalen Defekten.
A.: Namensgebung des OEIS-Komplexes durch J. C. Carey und Mitarbeiter 1978. Erstbeschreibung bereits im Jahre 1709.
Diagn. Krit.: (1) Kloakale Exstrophie. – (2) Fehlende anorektale Anlage. – (3) Gespaltener Phallus mit weiter Diastase der Schambögen, tiefansetzende Ureterostien lateral in der Blasenschleimhaut, Ureteranomalien. – (4) Uterus bicornis, Vagina duplex, blind endend. – (5) Omphalozele in 90%. – (6) Spinaler Dysrhaphismus mit/ohne Myelomeningozele in 40%. – (7) Fehlbildungen der unteren Extremitäten. – (8) Einzelne Nabelschnurarterie. – (9) Assoziierte Befunde: Hüftluxation, Kryptorchismus, Kolonduplikation, Herzfehler.
Ätiol.: Fast ausschließlich sporadisches Auftreten. Ca. 100 Fälle beobachtet. ♂ : ♀ = 2 : 1.
Pathog.: Entstehung in der 6.–8. Schwangerschaftswoche, keine eindeutig pathogenetisch geklärten Vorstellungen, Vorkommen auch bei mütterlichem Diabetes mellitus, Hydantoingaben in der Schwangerschaft, Trisomie 18.
Bemerkungen: Häufigkeit mit 1 auf 200 000 bis 400 000 Schwangerschaften, intrauterine Diagnostik durch erhöhtes α-Fetoprotein und Ultraschalldiagnostik. Prophylaxe durch präkonzeptitionelle Folsäuregaben? – Mortalität von 100% auf 50% durch chirurgische Rekonstruktionsoperationen reduziert.
Lit.: Carey JC, Greenbaum B, Hall BD (1978) The OEIS-complex (omphalocele, exstrophy, imperforate anus, spinal defects). Birth Defects: Original Article Series, Vol XIV, No 6B, 253–263. – Evans JA, Darvill KD, Trevenen C, Rockman/Greenberg C (1985) Cloacal exstrophy and related abdominal wall defects in Manitoba: incidence and demographic factors. Clin Genet 27: 241–251. – Jeffs RD (1987) Exstrophy, epispadias, and cloacal and urogenital sinus abnormalities. Pediatric Clinics of North America 34: 1233–1257. – Kutzner DK, Wilson WG, Hogge WA (1988) OEIS-complex (cloacal exstrophy): prenatal diagnosis in the second trimester. Prenatal Diagnosis 8: 247–253. – Smith NM, Chambers HM, Furness ME, Haan EA (1992) The OEIS complex (omphalocele-exstrophy-imperforate anus-spinal defects): recurrence in sibs. J Med Genet 29: 730–732.
McK: 258040
J. Kunze/JK

Öl-Syndrom, toxisches
Syn.: toxic oil syndrome (e) – Tabuenca-Syndrom
Def.: Multisystemerkrankung infolge Einnahme von denaturiertem und wahrscheinlich mit Anilin kontaminiertem Rapsöl.
A.: Erstbeschreibung 1981 durch Juan Manuel Tabuenca, Madrid.
Diagn. Krit.: (1) Akutes Krankheitsbild mit Husten, Fieber, Dyspnoe, Hypoxämie, Lungeninfiltraten und Pleuraergüssen. Bei mehr als der Hälfte der Patienten klingt dieses akute Krankheitsbild ohne erkennbare Folgen ab. – (2) Bei den verbleibenden 30–50% kommt es im weiteren Verlauf (intermediäres Stadium, chronisches Stadium) zu ausgeprägten Myalgien, Eosinophilie, peripherer Neuropathie, Hautveränderungen wie bei Sklerodermie, Alopezie, Sicca-Syndrom, Gelenkkontrakturen, Hepatopathie und schwerer pulmonaler Hypertonie.
Ätiol.: Orale Einnahme von denaturiertem Rapsöl, dem unter anderem Anilin zugesetzt worden war.
Pathog.: Nicht definitiv geklärt. Wegen der Ähnlichkeit zwischen »Toxic-Oil-Syndrom« und Eosinophilie-Myalgie-Syndrom – (letzteres trat 1989 in den USA epidemieartig auf und wurde auf die Einnahme von verunreinigtem Tryptophan zurückgeführt) – spielt pathogenetisch möglicherweise ein Produkt des Tryptophanstoffwechsels eine Rolle. In Proben des Öls, welches das »Toxic-Oil-Syndrom« auslöste, wurde ein Anilinderivat nachgewiesen, das chemisch einer Verbindung (3-[Phenylamino]alanin) ähnlich ist, die in Spuren in dem kontaminierten Tryptophan gefunden wurde, welches als Ursache des Eosinophilie-Myalgie-Syndroms angesehen wird. Die beiden Krankheitsbilder könnten somit durch ein gemeinsames ätiologisches Agens bedingt sein.
Histologisch zeigen die befallenen Organe eine Vaskulitis, welche zunächst insbesondere das Endothel betrifft (»Endovaskulitis«), später Infiltration von Media und Adventitia und schließlich Obliteration des Gefäßlumens durch Fibroblastenproliferate. Häufig treten thromboembolische Ereignisse hinzu. Die Gefäßverschlüsse haben eine Ischämie und eine Atrophie parenchymatöser Organe zur Folge. Die peripheren Nerven sind zunächst im Sinne einer lymphozytären Perineuritis verändert. Später entwickelt sich eine perineurale Fibrose mit sekundärer axonaler Degeneration. Ferner besteht eine interstitielle Myositis der Skelettmuskulatur mit nachfolgender neurogener Muskelatrophie. Im Lungengefäßbett werden Veränderungen wie bei primärer pulmonaler Hypertonie gefunden.
Bemerkungen: Epidemie in Spanien im Sommer 1981. Es erkrankten mehr als 20 000 Menschen, 300 Personen verstarben. Das »Toxic-Oil-Syndrom« gleicht in vieler Hinsicht dem Eosinophilie-Myalgie-Syndrom, das 1989 in den USA epidemisch auftrat, auch zur diffusen eosinophilen Fasziitis, die sporadisch auftritt, bestehen Ähnlichkeiten.
Lit.: Posada de la Paz M, Philen RM, Abaitua Borda I et al (1991) Manufacturing processes at two French rapeseed oil companies: possible relationships to toxic oil syndrome in Spain. Food Chem Toxicol 29: 797–803. – Silver RM (1992) Eosinophilia-myalgia syndrome, toxic-oil syndrome, and diffuse fasciitis with eosinophilia. Curr Opin Rheumatol 4: 851–856. – Silver RM, Su-

therland SE, Carreira P, Heyes P (1992) Alterations in tryptophan metabolism in the toxic oil syndrome and in the eosinophilia-myalgia syndrome. J Rheumatol 19: 69–73. – Tabuenca JM (1981) Das Tabuenca-Syndrom. Sozialpädiatrie 3: 455–459.
S. Wieshammer/GA

Ösophagusruptur, atraumatische

Syn.: Boerhaave-Syndrom – spontane Ösophagusruptur
Def.: Krankheitsbild der spontanen Ösophagusruptur meist infolge von Erbrechen, seltener nach schwerem Pressen.
A.: Hermann Boerhaave, 1668–1738, niederländischer Arzt. Boerhaave gab 1724 mit dem detaillierten Bericht über die Krankheit des Admirals Baron de Wasenaer die erste Beschreibung des später nach ihm benannten Syndroms.
Diagn. Krit.: **(1)** Meist ohne Vorkrankheit kommt es nach heftigem Erbrechen (nach Magenüberlastung oder nach Alkoholgenuß) zu plötzlichem thorakalem Schmerz mit Vernichtungsgefühl und Todesangst. – **(2)** Ausstrahlung der Schmerzen ins Epigastrium. – **(3)** Hämatemesis. – **(4)** Subkutanes Emphysem im Hals- und Gesichtsbereich mit Krepitation. – **(5)** Röntgen: Pneumomediastinum (Hamon sign), linksseitiger Pleuraerguß, keine Luft unter den Zwerchfellen. – **(6)** Entwicklung einer Schocksymptomatik. – **(7)** Druckschmerz und Abwehrspannung im Epigastrium.
Ätiol.: Heterogen (s. unter Pathog.).
Pathog.: Druckerhöhung im unteren Ösophagus bei meist unkoordiniertem Erbrechen insbesondere nach übermäßigem Alkoholgenuß. Seltene Ursachen sind starkes Pressen während Entbindung oder abdominelle Druckerhöhung bei schwerer körperlicher Arbeit. Bei unkoordiniertem Erbrechen tritt eine verspätete Relaxation des mittleren und oberen Ösophagus ein, so daß es im unteren Ösophagus zum plötzlichen Druckanstieg bis auf 200 mmHg kommt. Dieser Druck führt zur Berstung der Ösophaguswand in Längsrichtung meist links lateral über dem Zwerchfell, da hier aus anatomischen Gründen eine relative Wandschwäche vorliegt.
Bemerkungen: Androtropie 5 : 1, Haupterkrankungsalter 35.–65. Lebensjahr. Prognose: bei sofortiger Operation beträgt die Sterblichkeit etwa 35%. Bei kompletter Ruptur besteht kaum eine Überlebenschance unter konservativer Therapie. **(DD)** Herzinfarkt – Spontanpneumothorax – Ulkusperforation – akute Pankreatitis.
Lit.: Bjerke HS (1994) Boerhaave's syndrome and barogenic injuries of the esophagus. Chest Surg Clin N Am 4: 819–825. – Boerhaave H (1724) Atrocis, nec descripti prius, morbi historia: Secundum medicae artis leges conscripta. Boutesteniana. – Michel L (1982) Postemetic laceration and rupture of the gastrooesophageal junction. Acta Chir Bel: 13–24. – Walker WS, Cameron EWJ, Walbaum PR (1985) Diagnosis and management of spontaneous transmural rupture of the oesophagus. Boerhaave's syndrome. Br J Surg 72: 204–207.
C. Köhler/GA

Ösophagusspasmus, idiopathischer diffuser

Syn.: Bársony-Teschendorf-Syndrom – esophageal spasm, symptomatic diffuse (e)
Def.: Intermittierend auftretende Brustschmerzen, Dysphagie und manometrisch nichtperistaltische Kontraktionen bei mehr als 10% der Schluckakte.
A.: Theodor Bársony, 1887–1942, Radiologe, Budapest. – Werner Teschendorf, Radiologe, Köln. – Erstbeschreibung 1926 durch Bársony.
Diagn. Krit.: Für die Diagnosestellung sind sowohl die klinischen als auch die manometrischen Befunde zu fordern, da die manometrischen (als auch die radiologischen) Charakteristika der Erkrankung bei asymptomatischen Personen, v.a. mit zunehmendem Alter, gesehen werden und damit an Spezifität einbüßen. – **(1)** Klinisch bieten die Patienten intermittierend auftretende Brustschmerzen, die denen beim Angina-pectoris-Anfall ähneln und ebenfalls durch Nitratgabe gebessert werden können. Außerdem klagen die Patienten über Dysphagie, die ebenfalls intermittierend auftritt. – **(2)** Radiologisch zeigt sich das Bild des »Korkenzieher-Ösophagus« oder »Perlenkollier-Ösophagus« mit zahlreichen zirkulären Spasmen in allen Etagen des Ösophagus. – **(3)** Manometrisch kann man nichtperistaltische Kontraktionen, die spontan oder bei mehr als 10% der Schluckakte im Rahmen der manometrischen Untersuchung auftreten, mit intermittierend normaler Peristaltik sehen. Erhöhungen der Amplituden, Verlängerung der Kontraktionsdauer sowie Druckerhöhungen im Bereich des unteren Ösophagussphinkters kommen zwar vor, sind jedoch für die Diagnose nicht nötig. Die diagnostische Ausbeute kann durch Langzeitmanometrie und Provokationstests, z.B. durch Essen oder Gabe von Cholinergica, verbessert werden.
Ätiol.: Unbekannt.
Pathog.: Die myenterischen Ganglien des Ösophagus sind erhalten, aber von Entzündungszellen durchsetzt. Die vagalen Äste, die an den Ösophagus ziehen, zeigen eine Wallersche Degeneration wie bei der Achalasie. Es besteht, ebenfalls wie bei der Achalasie, eine Hypersensitivität auf Cholinergica hin. Bei etwa 3–5% der Patienten mit diffusem Ösophagusspasmus entwickelt sich im Laufe der Zeit eine Achalasie. Über familiäres Auftreten wurde berichtet.
Bemerkungen: Die Therapie der Erkrankung erfolgt medikamentös mit Nitraten oder Calciumantagonisten, auch über die erfolgreiche Anwendung der Ösophagomyotomie wird berichtet.
Lit.: Allen ML, Mellow MH, Robinson M (1992) Manometry during food ingestion aids in the diagnosis of diffuse esophageal spasm. Am J Gastroenterol 87: 568–571. – Bársony T (1926) Funktionelle Speiseröhrendivertikel (Relaxationsdivertikel). Wien Klin Wschr 39: 1363. – Cohen S (1979) Motor disorders of the esophagus. NEJM 301: 184–192. – Gelfand MD, Botoman VA (1987) Esophageal motility disorders: a clinical overview.

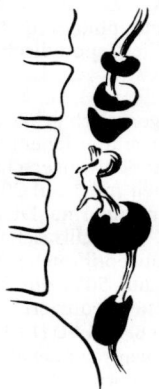

idiopathischer diffuser Ösophagusspasmus: Ösophagogramm mit dem Bild des sog. »Korkenzieher-Ösophagus« oder »Perlenkollier-Ösophagus« mit zahlreichen zirkulären Spasmen in allen Etagen der Speiseröhre (halbschematisch, nach Schinz-Baensch-Friedl-Uehlinger)

Am J Gastroenterol 82: 181–187. – Ellis FH (1992) Esophagomyotomy for noncardiac chest pain resulting from diffuse esophageal spasm and related disorders. Am J Med 92 (Suppl 5A): 129S–131S.

S. Klatt/GA

Oesterreicher-Turner-Kieser-Syndrom: Osteoonychodysplasie
OFD-Syndrom Typ I: oro-fazio-digitales Syndrom Typ I
OFD-Syndrom Typ II: Mohr-Syndrom

Ogilvie-Syndrom
Def.: s.u. Pseudoobstruktion, intestinale.

Oguchi's disease (e): Oguchi-Syndrom

Oguchi-Syndrom
Syn.: Oguchi's disease (e)
Def.: Autosomal-rezessive Variante der essentiellen kongenitalen Hemeralopie; drei Typen: **1.** ohne Stäbchenadaptation, ohne Mizuo-Phänomen; – **2.** ohne Stäbchenadaptation, mit Mizuo-Phänomen; – **3.** unvollständige Stäbchenadaptation, leichte Nachtblindheit, mit Mizuo-Phänomen (häufigster Typ).
A.: Erstbeschreibung 1907 und 1912 durch Chuta Oguchi, 1875–1945, japanischer Ophthalmologe.
Diagn. Krit.: **(1)** Dunkeladaptation stark herabgesetzt und verlängert; 30–60 Min. nach Hellaufenthalt: Fundustingierung gelblich, besonders peripapillär und im Makulabereich; 2–3 Std. nach Dunkelaufenthalt = Mizuo-Phänomen: Fundus normal; Reflexverstärkung in den zentralen Netzhautpartien. Retinagefäße in der Netzhautperipherie dunkel verfärbt. – **(2)** Visus: normal; Elektro-Retinogramm: keine skotopische Komponente; nach langer Dunkeladaptation: normal; extrem verlängerte Dunkeladaptation (3 h, z.T. bis 36 h), Endniveau erhöht; Fluoreszenzangiographie: Pigmentepithelveränderungen.
Ätiol.: Autosomal-rezessive Vererbung.
Pathog.: Veränderungen der histologischen Feinstruktur des Neuroepithels. Retinagefäße erscheinen verändert; anormale Anzahl und Anordnung der Zapfen, der bipolaren Kerne und der Ganglienzellen; bei Dunkeladaptation: Ektopie der Zapfenkerne. Vermutlich Müller-Zellen beteiligt.
Bemerkungen: Vorkommen besonders in Japan, vereinzelt auch in Europa, stationäre Erkrankung. **(DD)** dominante essentielle Nachtblindheit (Typ Nougaret) – X-chromosomale Nachtblindheit mit Myopie – Fundus albipunctatus cum Hemeralopia (Lauber) – Uyemura-Syndrom – Chorioideremie – Pigmententartung der Netzhaut – stationäre Nachtblindheit mit gefleckter Retina (beschrieben von Kandori) = DD zu Oguchi-Syndrom Typ 3.
Lit.: Carr RE, Gouras P (1965) Oguchi's disease. Arch Ophthalmol 73: 646. – de Jong PT, Zrenner E, van Meel GJ et al (1991) Mizuo phenomenon in X-linked retinoschisis. Pathogenesis of the Mizuo phenomenon. Arch Ophthalmol 109: 1104–1108. – Krill AE (1977) Hereditary retinal and chorioidal diseases. Harper & Row, New York. – McKusick VA (1983) Mendelian inheritance in man. John Hopkins Univ. Press, Baltimore, London. – Newsome DA (1988) Retinal dystrophies and degenerations, Raven Press, New York. – Oguchi Ch (1907) Über eine Abart von Hemeralopie. Nippon gaukwa gakukwai zasshi. – Oguchi Ch (1912) Über eine eigenartige Hemeralopie mit diffuser weißgräulicher Verfärbung des Augenhintergrundes. Arch Ophthalmol 81: 109–117. – Oguchi Ch (1925) Zur Anatomie der sogenannten Oguchischen Krankheit. Arch Ophthalmol 115: 234. – Paul H (1986) Differentialdiagnose der Augenkrankheiten. Thieme, Stuttgart, New York. – Scheerer R (1927) Der erste sichere Fall von Oguchischer Krankheit mit Mizuo-Phänomen außerhalb Japans. Klin Monatsbl Augenheilkd 78: 811. – Yamanaka M (1969) Histologic study of Oguchi's disease. Am J Ophthalmol 68: 19–26.
McK: 258100
E. Zrenner/DP

Ohdo-Blepharophimose-Syndrom
Syn.: mental retardation, congenital heart disease, blepharophimosis, ptosis, hypoplastic teeth (e)
Def.: Eine seltene Symptomenkombination von geistiger Retardierung, Blepharophimose, Blepharoptose, Taubheit und Zahnhypoplasien.
A.: Erstbeschreibung durch S. Ohdo und Mitarbeiter 1986.
Diagn. Krit.: **(1)** Blepharophimose, Ptose. – **(2)** Breit eingesunkene Nasenwurzel. – **(3)** Mikrostomie. – **(4)** Zahnhypoplasie. – **(5)** Taubheit. – **(6)** Muskuläre Hypotonie. – **(7)** Proteinurie. – **(8)** Entwicklungsverzögerung. – **(9)** Fakultativ: Herzfehler, Ohrkanalstenose, dysplastische Helices, Kryptorchismus, überstreckbare Gelenke.
Ätiol.: Autosomal-rezessive Vererbung wahrscheinlich.
Pathog.: Unbekannt.
Bemerkungen: **(DD)** Blepharophimose-Ptose-Epikanthus-inversus-Syndrom – okulopalatoskeletales Syndrom – Dubowitz-Syndrom – Alkoholembryofetopathie – BBB/G-Syndrom.
Lit.: Biesecker LG (1991) The Ohdo blepharophimosis syndrome: a third case. J Med Genet 28: 131–134. – Buntinx I, Majewski F (1990) Blepharophimosis, iris coloboma, microgenia, hearing loss, postaxial polydactyly, aplasia of corpus callosum, hydroureter and developmental delay. Am J Med Genet 36: 273–274. – Maat/Kievit A, Brunner HG, Maaswinkel/Mooij P (1993) Two additional cases of the Ohdo blepharophimosis syndrome. Am J Med Genet 47: 901–906. – Melnyk AR (1994) Blepharophimosis, ptosis and mental retardation: further delineation of the Ohdo syndrome. Clin Dysmorphol 3: 121–124. – Ohdo S, Madokoro H, Sonoda T, Hayakawa K (1986) Mental retardation associated with congenital heart disease, blepharophimosis, blepharoptosis, and hypoplastic teeth. J Med Genet 23: 242–244. – Say B, Barber N (1987) Mental retardation with blepharophimosis. (Letter) J Med Genet 24: 511 only.
McK: 249620
J. Kunze/JK

Ohlsson-Syndrom
Syn.: deafness, cochlear, with myopia and intellectual impairment (e)
Def.: Progrediente Innenohrschwerhörigkeit mit Myopie und Nephropathie, die dem Alport-Syndrom nahesteht.
A.: Lave Ohlsson, schwedischer Internist, Karlskoga. – Erstbeschreibung und Abgrenzung gegen das Alport-Syndrom 1963.
Diagn. Krit.: **(1)** Hochgradige Myopie (bis zu 20 D sphärisch) bereits im frühen Kindesalter. – **(2)** Progrediente Innenohrschwerhörigkeit, die sich spätestens bis zum Schulalter manifestiert. – **(3)** Normale Vestibularis-

funktion. – **(4)** Chronische, nicht progrediente Albuminurie, sporadische Mikrohämaturie, Hyperaminoazidurie (Alanin, Histidin, Glutaminsäure), selten Rest-N-Erhöhung. – **(5)** Bei Männern Ausbildung aller Symptome, bei Frauen nur Einzelsymptome.
Ätiol.: Autosomal-rezessives Erbleiden mit geschlechtsbezogener variabler Expressivität.
Bemerkungen: **(DD)** Krankheitsbilder mit Schwerhörigkeitssymptomen und Augen- und/oder Nierenstörungen, z.B. Alport-Syndrom, Eldridge-Berlin-Money-McKusick-Syndrom.
Lit.: Eldridge R, Berlin CI, Money JW, McKusick VA (1968) Cochlea deafness, myopia and intellectual impairment in an Amish family. Arch Otolaryng 88: 75–80. – Ohlsson L (1963) Congenital renal disease, deafness and myopia in one family. Acta med scand 174: 77–84.
McK: 221200
S. Schmid; Th. Spillmann/GB

Ohrmuschelfehlbildung-Fazialisparese-Schwerhörigkeit

Def.: Schwere Schalleitungsschwerhörigkeit durch Stapesanomalie mit Fehlbildung des äußeren Ohres und kongenitaler Fazialisparese.
A.: Erstbeschreibung 1983 durch S. Sellars und P. Beighton, Genetiker, Kapstadt, Südafrika.
Diagn. Krit.: **(1)** Ausgeprägte bilaterale Schalleitungsschwerhörigkeit bedingt durch Stapesanomalie. – **(2)** Ohren: Fehlbildung der Ohrmuschel mit Fehlen der oberen Helix, Präaurikularfistel und engem Gehörgang. – **(3)** Kongenitale, periphere Fazialisparese.
Ätiol.: Autosmal-dominanter Erbgang.
Pathog.: Unbekannt.
Bemerkungen: Bisher nur eine Familie beschrieben mit Vererbung von der Mutter (mit Spontanmutation) auf drei ihrer fünf Kinder. Möglicherweise Spielform der »branchio-oto (BO) Dysplasie«.
Lit.: Sellars S, Beighton P (1983) Autosomal dominant inheritance of conductive deafness due to stapedial anomalies, external ear malformations and congenital facial palsy. Clin Genet 23: 376–379.
McK: 124490
S. Schmid/GB

OI: Osteogenesis imperfecta
Okklusionssyndrom der Vena cava superior: Vena-cava-superior-Syndrom

okulo-arthro-skeletales Syndrom

Syn.: Moore-Federman-Syndrom – dwarfism-stiff joints (e) – stiff joints-dwarfism-eye defects (e)
Def.: Monogen-erbliches Minderwuchs-Syndrom (disproportioniert) mit eingeschränkter Gelenkmobilität und Augenanomalien.
A.: W. T. Moore. – D. D. Federman. – Erstbeschreibung 1965 durch die Autoren gemeinsam bei 7 Mitgliedern in 3 Generationen einer Familie.
Diagn. Krit.: **(1)** Minderwuchs mit disproportioniert kurzen Beinen (Körpergröße 137–145 cm). – **(2)** Gelenkbeweglichkeit eingeschränkt. – **(3)** Augen: Hyperopie, Glaukom, Katarakt, Netzhautablösung.
Ätiol.: Autosomal-dominante Vererbung.
Pathog.: Unbekannt.

Bemerkungen: Bisher 1 Familie beobachtet. Einige Ähnlichkeiten mit Pleonosteosis Léri. **(DD)** Stickler-Syndrom – oto-spondylo-megaepiphysäre Dysplasie.
Lit.: Moore WT, Federman DD (1965) Familial dwarfism and „stiff joints". Arch Intern Med 115: 398–404. – Winter RM, Patton MA, Challenger J et al (1989) Moore-Federman syndrome and acromicric dysplasia: Are they the same entity? J Med Genet 26: 320–325.
McK: 127200
M. Habedank/JK

okulo-aurikulo-vertebrale Dysplasie: Goldenhar-Symptomenkomplex

okulo-dento-digitale Dysplasie
Syn.: ODD-Syndrom – Dysplasie, okulo-dento-ossäre – Meyer//Schwickerath-Syndrom
Def.: Ein genetisch bestimmtes Syndrom mit okulären, nasalen, akralen und dentalen Auffälligkeiten.
A.: Erstbeschreibung 1957 durch Gerhard Meyer//Schwickerath, 1920–, Ophthalmologe, Essen.
Diagn. Krit.: **(1)** Mikrokornea bei meist normal großem Augenbulbus, Irisdysplasie, Hypotelorismus. – **(2)** Lange dünne Nase mit betontem Nasensteg, hypoplastischen Alae nasi und verengten äußeren Nasenöffnungen. – **(3)** Syndaktylien der 4.–5. Finger, gelegentlich auch der 3. Finger beiderseits. Dys-, Hypo- bzw. Aplasie von einem bis mehreren Zehenphalangen (Röntgen!). – **(4)** Zahnschmelzhypoplasie, -dysplasie. – **(5)** Weitere Merkmale: schmale Lidspalten, Epikanthus medialis beiderseits, Refraktionsanomalien, Strabismus, Glaukom. Klinodaktylie, Kamptodaktylie, kraniale Hyperostose, verdickte Mandibula, plumpe Claviculae, verdickte Rippen, mangelhafte Tubulation der langen Röhrenknochen. – **(6)** Generalisierte Trichose, Trichorrhexis, Glanzlosigkeit, Brüchigkeit, spärliches Wachstum, einschließlich von Wimpern und Brauen. Selten: Schalleitungsstörung. Neurologische Auffälligkeiten: Hyperreflexie, Ataxie, Dysarthrie.
Ätiol.: Meist autosomal-dominante Vererbung mit variabler Expressivität, auch viele sporadische Fälle (dominante Neumutationen, erhöhtes väterliches Alter!). Einzelfälle (Geschwister) aus autosomal-rezessiven Erbgängen? Heterogenie?
Pathog.: Unbekannt.
Bemerkungen: Bis 1993 Mitteilungen über 60 Fälle. In der Regel normale psychomotorische Entwicklung, 10% leichte mentale Behinderungen. Sehstörungen. **(DD)** kraniotubuläre Hyperostosen – Sklerostose – Pyle disease (s. a. Abb. nächste Seite).
Lit.: Beighton P, Hamersma H, Raad M (1979) Oculodento-osseous dysplasia: heterogeneity or variable expression. Clin Genet 16: 169–177. – Gutman DH, Zackai EH, McDonald-McGinn DM, Fischbeck KH (1991) Oculodentodigital dysplasia syndrome associated with abnormal cerebral white matter. Am J Med Genet 41: 18–20. – Judisch GF, Martin-Casals A, Hanson JW, Olin WH (1979) Oculodento-digital dysplasia. Four new reports and a literature review. Arch ophthalmol 97: 878–884. – Meyer-Schwickerath G, Grüterich E, Weyers H (1957) Mikrophthalmus-Syndrome. Klin Mbl Augenheilk, Stuttgart 131: 18–30. – Patton MA, Laurence KM (1985) 3 new cases of oculodentodigital (ODD) syndrome – development of the facial phenotype. J Med Genet 22: 386–389.
McK: 164200
J. Kunze/JK

okulopalatoskeletales Syndrom

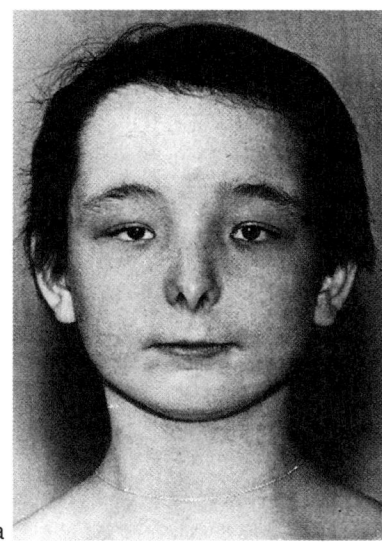

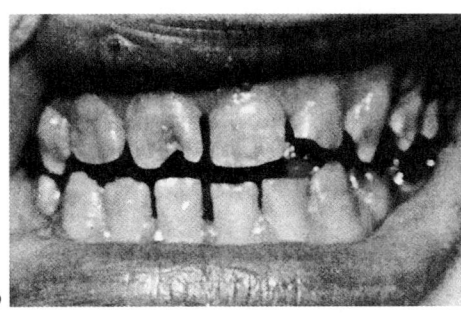

okulo-dento-digitale Dysplasie: a) Mikrophthalmus, Pseudohypertelorismus, schmale Vordernase mit betontem Nasensteg, Hypotrichose, 12jähr. Mädchen (Beob. Meyer//Schwickerath und Weyers 1953); b) braune Schmelzdysplasie; außer der Verfärbung sind die muldenförmigen Schmelzhypoplasien bemerkenswert (Beob. Weyers, U.K.Kl. Bonn, 1953)

okulo-enzephalo-hepato-renales Syndrom

Syn.: COACH syndrome (e) – hepatic fibrosis-polycystic kidneys-colobomata (e) – Hunter oculo-encephalo-hepato-renal syndrome (e) – Thompson-Baraitser-Syndrom
Def.: Eine Symptomenkombination aus kongenitaler Ataxie mit zerebellärer Wurmhypo- oder -aplasie, Kolobomen und hepatischer Fibrose.
A.: Erstbeschreibung durch A. G. W. Hunter und Mitarbeiter 1974 sowie A. Verloes mit C. Lambotte 1989.
Diagn. Krit.: (**1**) Kolobomata. – (**2**) Muskuläre Hypotonie. – (**3**) Tachypnoe. – (**4**) Kleinhirnwurmfehlbildung. – (**5**) Ataxie, Spastik. – (**6**) Psychomotorische Retardierung. – (**7**) Hepatomegalie bei Fibrozirrhose zwischen 1.–6. Jahr. – (**8**) Kleine subkapsulär gelegene oder tubuläre Nierenzysten, interstitielle Fibrose, tubuläre Azidose, Nierenhypoplasie. – (**9**) Faziale Dysmorphie: rundes flaches Gesicht, Hypertelorismus, geringe Ptosis, antevertierte Nares, Makrostomie, schmales Kinn. – (**10**) Fakultativ: okzipitale Enzephalozele, postaxiale Polydaktylie.
Ätiol.: Autosomal-rezessive Vererbung.
Pathog.: Unbekannt.
Bemerkungen: Ösophagusvarizenblutung lebensbedrohlich. Klinisches Überlappen mit dem Smith-Lemli-Opitz-Syndrom. – Das Achronym COACH steht für **c**erebellar vermis hypo-/aplasia, **o**ligophrenia, congenital **a**taxia, **c**oloboma, **h**epatic fibrosis.
Lit.: Hunter AGW, Rothman SJ, Hwang WS, Deckelbaum R (1974) Hepatic fibrosis, polycystic kidney, colobomata and encephalopathy in siblings. Clin Genet 6: 82–89. – Thompson E, Baraitser M (1986) An autosomal-recessive mental retardation syndrome. Am J Med Genet 24: 151–158. – Verloes A, Lambotte C (1989) Further delineation of a syndrome of cerebellar vermis hypo/aplasia, oligophrenia, congenital ataxia, coloboma and hepatic fibrosis. Am J Med Genet 32: 227–232. – Wiesner GL, Snover DC et al (1992) Familial cerebellar ataxia and hepatic fibrosis – a variant of COACH syndrome with biliary ductal proliferation. (Abstract) Am J Hum Genet 51 (suppl): A 110 only.
McK: 216360
J. Kunze/JK

Okulogastrointestinal-Muskel-Dystrophie-Syndrom: Muskeldystrophie, okulo-gastrointestinale
okulokutanes Syndrom: Vogt-Koyanagi-Harada-Sequenz
okulo-mandibulo-faziales Syndrom: Hallermann-Streiff-Syndrom

Okulomotoriuslähmung, zyklische

Syn.: Axenfeld-Schürenberg-Syndrom – oculomotor paralysis, cyclic (e)
Def.: Seltene, häufig einseitige angeborene Okulomotoriuslähmung mit zyklisch wiederkehrender tonisch-klonischer Kontraktion der gelähmten Muskelgruppe.
A.: Karl Theodor Paul Polykarpus Axenfeld, 1867–1930, deutscher Ophthalmologe. – Erstbeschreibung 1894 durch Rampoldi.
Diagn. Krit.: (**1**) Kongenitale, bald nach der Geburt manifest werdende Okulomotoriuslähmung mit Ptosis und Abduktionsstellung des betroffenen Auges während der paralytischen Phasen. – (**2**) Während der Spasmenzyklen minutenlange krampfartige Kontraktionen der gelähmten Muskelgruppe mit Lidöffnung und Ab- oder Adduktionsstellung des Bulbus sowie Miosis der Pupille.
Ätiol.: Verschiedene angeborene Gefäßanomalien (z.B. Aneurysmen der A. carotis oder anderer Gefäße des Circulus arteriosus Willisii).
Pathog.: Unbekannt.
Bemerkungen: (**DD**) periodische Okulomotoriuslähmung mit neuralgischen Schmerzzuständen (Moebius-Krankheit).
Lit.: Axenfeld T, Schürenberg L (1901) Beiträge zur Kenntnis der angeborenen Beweglichkeitsdefekte des Auges. Klin Mbl Augenheilk 39: 64–73. – Price DMC, Trounce DQ (1973) Cyclic oculomotor paralysis. Arch Dis Child 48: 881–884. – Rampoldi (1894) Annali di Ottalmologia XIII, Fasc 5. – Susac JO, Smith JL (1974) Cyclic oculomotor paralysis. Neurology (Minneap) 24: 24–27.
B. Lorenz/DP

okulo-nasales Syndrom: Charlin-Neuralgie

okulopalatoskeletales Syndrom

Syn.: craniosynostosis with lid anomalies (e) – cleft lip/palate, deafness, eye abnormalities (e) – Michels syndrome (e)
Def.: Charakteristika dieses Syndroms sind geistige Retardierung, Kraniosynostose, Blepharophimose, Ptose und Epikanthus inversus.

okulo-vertebraler Symptomenkomplex (Weyers-Thier)

A.: Erstbeschreibung durch V. V. Michels und Mitarbeiter 1978.
Diagn. Krit.: **(1)** Mentale Retardierung, Sprachentwicklungsstörung. – **(2)** Kraniosynostose mit fazialer Asymmetrie. – **(3)** Blepharophimose, Ptose, Epikanthus inversus, Telekanthus. – **(4)** Synechien zwischen Iris und Kornea, gestörte Augenbulbusbewegung. – **(5)** Fakultativ: verkürzter 5. Finger, Lippen- und Gaumenspalte, Taubheit, Wachstumsstörungen, radioulnare Synostose, Spina bifida occulta.
Ätiol.: Autosomal-rezessive Vererbung.
Pathog.: Unbekannt.
Bemerkungen: **(DD)** Chromosom 7p⁻, 11q⁻, 13q⁻ Syndrom – Saethre-Chotzen-Syndrom.
Lit.: Cunniff C, Jones KL (1990) Craniosynostosis and lid anomalies: report of a girl with Michels syndrome. Am J Med Genet 37: 28–30. – Michels VV, Hittner HM, Beaudet AL (1978) A clefting syndrome with ocular anterior chamber defect and lid anomalies. J Pediatr 93: 444–446.
McK: 257920
J. Kunze/JK

okulopupilläres Syndrom: Horner-Trias

okulo-vertebraler Symptomenkomplex (Weyers-Thier)
Syn.: okulo-vertebrales Syndrom (Weyers-Thier)
Def.: Symptomenkomplex im Rahmen des Goldenhar-Syndroms, des Aicardi-Syndroms und der spondylokostalen Dysplasie Jarcho-Levin.
Lit.: Weyers H, Thier J (1958) Malformations mandibulo-faciales et délimitation d'un „syndrome oculo-vertébral". J Génét hum 7: 143–173.
J. Kunze/JK

okulo-vertebrales Syndrom (Weyers-Thier): okulo-vertebraler Symptomenkomplex (Weyers-Thier)

okulo-zerebro-faziales Syndrom
Syn.: Kaufman-Syndrom
Def.: Fehlbildungssyndrom von wahrscheinlich autosomal-rezessivem Erbgang, unter anderem mit geistiger Behinderung, Mikrozephalie, Optikusatrophie, anderen Augenbefunden und Hypoplasie des Mandibularbogens einhergehend.
A.: Robert Kaufman, amerikanischer Humangenetiker, St. Louis, und Stanislava Jurenka, kanadische Kinderärztin, Winnipeg, beschrieben die ersten Fälle.
Diagn. Krit.: **(1)** Geistige Behinderung, meist schwer. – **(2)** Mikrozephalie mit Brachyzephalie und Hypotonie. – **(3)** Augen: Mikrokornea, Optikusatrophie; Myopie, Strabismus, Ptose, Hypertelorismus, Epikanthus und mongoloide Lidachsenstellung. – **(4)** Mundregion: schmaler hoher Gaumen, kleine Zähne (besonders Eckzähne und Prämolaren). – **(5)** Ohr-Kinn-Region: kleines Kinn, präaurikuläre Anhängsel. Kleine, abstehende Ohrmuscheln. – **(6)** Langes, schmales Gesicht. – **(7)** Lange, schmale Hände und Füße. – **(8)** Untergewicht bei Geburt, später Minderwuchs. In Neonatalperiode: Gedeihstörung, respiratorische Schwierigkeiten. – **(9)** Normale Chromosomen, kein biochemischer Defekt nachgewiesen.
Ätiol.: Vermutlich autosomal-rezessive Vererbung.
Pathog.: Unbekannt.
Bemerkungen: Spektrum der klinischen Befunde noch wenig bekannt. Das Syndrom ist nicht identisch mit der enzephalokraniokutanen Lipomatose.
Lit.: Figuera LE, Garcia/Cruz D, Ramirez/Duenas ML et al (1993) Kaufman oculocerebrofacial syndrome: report of two new cases and further delineation. Clin Genet 44: 98–101. – Jurenka SB, Evans J (1979) Kaufman oculocerebrofacial syndrome: case report. Am J Med Genet 3: 15–19. – Kaufman RL, Rimoin DL, Prensky AL, Sly WS (1971) An oculocerebrofacial syndrome. Acta Paediatr Scand 70: 557.
McK: 244450
C. Stoll/AS

okulo-zerebro-kutanes Syndrom
Syn.: Delleman-Syndrom – Delleman-Orthuis-Syndrom
Def.: Angeborenes Fehlbildungssyndrom mit Orbita- und Hirnzysten sowie fokalen Hautveränderungen.
A.: J. W. Delleman und J. W. E. Oorthuys (Amsterdam) beschrieben dieses Syndrom 1981 anhand von zwei Beobachtungen.
Diagn. Krit.: **(1)** Orbitazysten und/oder -tumoren. – **(2)** Hirnfehlbildungen (Balkenagenesie, mit Liquor gefüllte Hirnzysten, Hydrozephalus, Krämpfe, schwerer psychomotorischer Entwicklungsrückstand). – **(3)** Fokale Hautveränderungen (Hautanhänge oder Fibrome, periorbital; Trichofolliculomata; hypoplastische, aplastische oder ausgestanzte Defekte). – **(4)** Skelettveränderungen im Bereich der Orbita und des Jochbeins.
Ätiol.: Unbekannt; möglicherweise autosomal-rezessive Vererbung (Konsanguinität der Eltern in einem Fall). Autosomal-dominante Vererbung (Neumutation) nicht ausgeschlossen.
Pathog.: Unbekannt.
Bemerkungen: Die Ähnlichkeit zum Goltz-Syndrom und dem Goldenhar-Symptomenkomplex wird von den Autoren erwähnt, sie glauben aber, ein eigenständiges Syndrom abgrenzen zu können. Selten, bisher etwa 20 Patienten beschrieben.
Lit.: De Cock R, Merizian A (1992) Delleman syndrome: a case report and review. J Ophthalmol 76: 115–116. – Delleman JW, Oorthuys JWE (1981) Orbital cyst in addition to congenital cerebral and focal dermal malformations: a new entity? Clin Genet 19: 191–198. – Ferguson JW, Hutchison HT, Rouse BM (1984) Ocular, cerebral and cutaneous malformations: confirmation of an association. Clin Genet 25: 464–469.
McK: 164180
W. Rosenkranz/AS

okulo-zerebro-renales Syndrom: Lowe-Syndrom

Oldfield-Syndrom
Syn.: adenomatous polyposis coli (e) – APC (e) – polyposis, familial adenomatous (e) – FAP (e)
Def.: Seltene Variante der familiären Polypose des Kolons mit multiplen Talgdrüsenzysten.
A.: Michael W. C. Oldfield, Arzt, Leeds. – Erstbeschreibung 1954.
Diagn. Krit.: **(1)** Familiäre Polypose des Kolons. – **(2)** Zusätzlich multiple Talgdrüsenzysten am ganzen Körper.

Manifestation der Talgdrüsenzysten bei Geburt oder ab dem Kleinkindalter.
Ätiol.: Autosomal-dominant erbliche Störung mit variabler Penetranz.
Pathog.: Unbekannt.
Bemerkungen: Während die Talgdrüsenzysten bereits bei Geburt oder in der frühen Kindheit vorhanden sein können, entwickelt sich die Polypose des Kolons erst im 2. oder 3. Lebensjahrzehnt. Das Oldfield-Syndrom wird als eine Variante des Gardner-Syndroms angesehen.
Lit.: Belisario JC (1971) Hauterscheinungen bei malignen Erkrankungen. Hautarzt 22: 139–143. – Oldfield MWC (1954) The association of familial polyposis of the colon with multiple sebaceous cysts. Br J Surg 41: 534–541.
McK: 175100
M. P. Lutz/GA

O'Leary-Montgomery-Brunsting-Syndrom: Livedo reticularis mit Sommerulzerationen
olfaktogenitales Syndrom: Kallmann-Syndrom

Oligodaktylie-Syndrom (Grebe-Weyers)
Syn.: Weyers oligodactyly syndrome (e) – Hertwig-Weyers-Syndrom
Def.: Autosomal-rezessiv erbliche Kombination von ulnaren und seltener fibularen Defekten mit spitzwinklig ankylosierten Ellenbogengelenken, Nierenfehlbildungen, Lippen-Kiefer-Gaumenspalten und Reduktion von Sternumsegmenten.

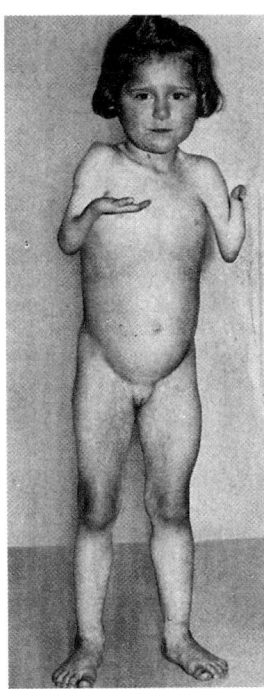

Oligodaktylie-Syndrom (Grebe-Weyers): Ulnaaplasie, Reduktion der ulnaren Randstrahlen und spitzwinkelige Fixierung der Ellenbogengelenke durch Flügelfell, Lateralposition der Mamillen (Beob. H. Weyers, 1953)

A.: Hans Grebe, 1913–, Humangenetiker, Hamburg. – Helmut Weyers, deutscher Pädiater und Pädodontologe.
Diagn. Krit.: (1) Ulnare Oligodaktylie (in der Regel nur Daumen und Zeigefinger angelegt, fehlende oder hypoplastische Ulna). – (2) Spitzwinklige Ankylose der Ellenbogengelenke mit antekubitalen Pterygien. – (3) Verkürzung des Daumens. – (4) Weiter Mamillenabstand. – (5) Nierenfehlbildungen (Hufeisenniere, Hydronephrose). – (6) Lippen-Kiefer-Gaumenspalten. – (7) Hypoplastische Mandibula. – (8) Seltener fibulare Oligodaktylie und Fibulaaplasie. – (9) Ein Teil der Patienten verstarb perinatal.
Ätiol.: Wahrscheinlich autosomal-rezessiv erblich.
Pathog.: Weyers nimmt an, daß dieses Syndrom sehr ähnlich einer von Hertwig (1942) beschriebenen Mäusemutante ist, bei der histologisch Mesenchymmangel in der embryonalen Extremitätenknospe nachgewiesen wurde.
Bemerkungen: Weyers wird bisher von allen Autoren als Erstbeschreiber genannt, Grebe hat dieses Syndrom jedoch bereits 1943 bei einem 27jährigen Mann beschrieben. Turnpenny und Mitarbeiter beschrieben 1992 radiale und ulnare Defekte in Kombination mit Hypotelorismus und singulärem oberem Incisivus bei drei Personen in zwei Generationen. Es erscheint fraglich, ob das Grebe-Weyers-Syndrom vorliegt, da Retrogenie, Ankylose der Ellenbogen und Nierenfehlbildungen fehlten.
Lit.: Elejalde BR, Elejalde MM, Booth C et al (1985) Prenatal diagnosis of Weyers syndrome (deficient ulnar and fibular rays with bilateral hydronephrosis). Am J Med Genet 21: 439–444. – Grebe H (1943) Erbpathologische Arbeitsgemeinschaft. Erbarzt 11: 152–155. – Hertwig P (1942) Sechs neue Mutationen bei der Hausmaus in ihrer Bedeutung für allgemeine Vererbungsfragen. Z menschl Vererb Konstit Lehre 26: 1–21. – Turnpenny PD, Dean JCS, Duffty P et al (1992) Weyer's ulnar ray/oligodactyly syndrome and the association of midline malformations with ulnar ray defects. J Med Genet 29: 659–662. – Weyers H (1957) Das Oligodaktylie-Syndrom des Menschen und seine Parallelmutation bei der Hausmaus. Ann Paediatr 189: 351–370.
F. Majewski/JS

Oligodontie-Spalthand-Syndrom: akrodentale Dysplasie (Weyers)
Oligohydramnion-Sequenz: Potter-Sequenz
oligomeganephronic renal hypoplasia (e): Oligomeganephronie

Oligomeganephronie
Syn.: Royer-Syndrom – hypoplasie rénale bilatérale avec oligonéphronie (fz) – bilateral renal hypoplasia with oligonephronia (e) – oligomeganephronic renal hypoplasia (e)
Def.: Kongenitale bilaterale Nierenhypoplasie mit Verminderung der Zahl der Nephrone bei gleichzeitiger Vergrößerung der Glomeruli und Tubuli.
A.: Pierre Royer, 1917–1995, Pädiater, Paris. – Erstbeschreibung 1962 durch P. Royer, R. Habib, H. Mathieu und V. Courtecuisse.
Diagn. Krit.: (1) Intrauterine Dystrophie (33%). – (2) Mütter über 35 Jahre bei Geburt (33%). – (3) Frühkindliche Gedeihstörungen, Erbrechen, Anorexie, Fieberschübe. – (4) Polyurie mit Dehydratationszuständen. – (5) Krampfanfälle. – (6) Beidseits kleine, glatt begrenzte Nieren. – (7) Histologisch: hypertrophierte Glomeruli (Durchmesser 250–325 µ gegenüber 100–150 µ bei Gesunden), das glomeruläre Volumen ist auf das 6- bis 7fache erhöht, Hypertrophie des juxtaglomerulären Apparates, erweiterter Durchmesser der proximalen Tubuli.

Nach einer äußerlichen Stabilisierung nach dem zweiten Lebensjahr, bei der jedoch glomeruläre Filtration und Konzentrierungsleistung der Nieren herabgesetzt sind, kommt es um das 7. Lebensjahr zur manifesten Niereninsuffizienz, die zwischen dem 12. und 14. Lebensjahr in die Terminalphase tritt. Histologisch findet sich dann eine progressive Sklerose der Glomeruli und eine ausgeprägte interstitielle Fibrose.

Ätiol.: Die Krankheit ist nicht hereditär. Die Ursache ist unbekannt. Das Alter der Mütter scheint von Bedeutung zu sein.

Pathog.: Die Krankheit ähnelt einer kompensierten Hypertrophie nach partieller Nephrektomie. Entsprechend der Hyperfiltrationstheorie nach Brenner könnte man die Niereninsuffizienz mit einer allmählichen Überlastung und Sklerosierung bei Hyperfiltration des Einzelnephrons erklären. Wodurch es zur Verminderung der Zahl der Nephrone auf 20% der Norm kommt, ist nicht bekannt. In seltenen Fällen wurde die oligonephronische Hypoplasie nur einseitig gesehen bei Agenesie der kontralateralen Niere. Im Zusammenhang mit anderen Fehlbildungen (Augen, Ohren, mentale Retardierung) sind einzelne familiäre Fälle beschrieben.

Bemerkungen: Die Krankheit hat mit der familiären juvenilen Nephronophthise gemeinsam, daß sie ohne Hypertonie, Hämaturie oder Leukozyturie einhergeht. Sie betrifft etwa 10% aller terminal niereninsuffizienten Kinder. Im Transplantat tritt die Krankheit nicht wieder auf.

Lit.: Lennert Th, Höhmann B, Schärer K (1975) Vergleich der klinischen Symptomatik von Nephronophthise und Oligomeganephronie. Moschr Kinderheilk 123: 417–418. – Royer P (1979) Oligomeganephronic renal hypoplasia. In: Hamburger J, Crosnier J, Grünfeld JP (eds) Nephrology, pp 1017–1021. Wiley-Flammarion, New York, Paris. – Royer P, Habib R, Mathieu H, Courtecuisse V (1962) L'hypoplasie rénale bilaterale congénitale avec réduction du nombre et hypertrophie des néphrons chez l'enfant. Ann Pédiatr 38: 753–766. – Scheinman JI, Abelson HT (1970) Bilateral renal hypoplasia with oligonephronia. J Pediatr 76: 369–376.

Th. Lennert/JK

Oligophrenie-Ichthyose-Syndrom: Sjögren-Larsson-Syndrom
olivo-ponto-cerebellar atrophy of Déjerine and Thomas (e): Atrophie, olivopontozerebelläre (»sporadische Form«, »SOPCA«)
Ollier-Klippel-Trenaunay-Symptomenkomplex: Klippel-Trenaunay-Symptomenkomplex
Ollier-Krankheit: Enchondromatose Ollier
3β-ol-Mangel: adrenogenitales Syndrom Typ 2

Ombrédanne-Symptomenkomplex
Syn.: Ombrédanne-Syndrom – Blässe-Fieber-Syndrom, postoperatives – pallor-hyperthermia-syndrome, infantile or postoperative (e) – fever syndrome, malignant (e) – syndrome de pâleur et hyperthermie postopératoire (fz) – syndrome pâleur-hyperthermie du nourrisson (fz)
Def.: Nicht mehr gebräuchliche Bezeichnung für postoperativ auftretende multifaktoriell bedingte Schockzustände bei Säuglingen und Kleinkindern.
A.: Louis Ombrédanne, 1871–1956, Kinderchirurg und Orthopäde, Paris. – Erstbeschreibung 1914 durch Texier und Levesque. Grundlegende Bearbeitung und Namensgebung 1929 durch Ombrédanne.
Lit.: Ombrédanne L (1929) De l'influence de l'anesthésique employé dans la genèse des accidents post-opératoires de pâleur-hyperthermie observés chez les nourrissons. Rev méd frç 617. – Pellerin D (1991) Enfants-malades: annees 50. Rev Prat 41: 2482–2484.

K.-H. Krause/DP

Ombrédanne-Syndrom: Ombrédanne-Symptomenkomplex

Omenn-Syndrom
Syn.: Retikulohistiozytose, familiäre, mit Eosinophilie – SCID mit Eosinophilie
Def.: Kongenitaler schwerer kombinierter Immundefekt (SCID) mit im frühen Säuglingsalter auftretender generalisierter Dermatitis und ausgeprägter Bluteosinophilie.
A.: Erstbeschreibung der familiären Retikuloendotheliose mit Eosinophilie durch G. S. Omenn 1965. – Erstbeschreibung des Immundefektes durch R. F. Barth et al. 1972.
Diagn. Krit.: (1) Beginn der klinischen Symptomatik in den ersten Lebenswochen. – (2) Obligat entwickelt sich eine generalisierte Dermatitis, die meist mit einem makulopapulösen Exanthem im 1. Lebensmonat beginnt und regelmäßig zu einer totalen Alopezie führt. – (3) Eine Lymphadenopathie und eine Hepatomegalie sind bei 100% der Patienten beschrieben. – (4) Eine Splenomegalie kommt weniger häufig vor. – (5) Meist entwickeln sich wie bei anderen Formen des SCID eine chronische Diarrhö, rezidivierende schwere Infektionen und ein Gewichtsstillstand. – (6) Im Blut sind ein hoher Prozentsatz eosinophiler Granulozyten und eine variable Zahl schlecht funktionierender T-Zellen vorhanden; beide Populationen dominieren auch in Infiltraten von Haut, Darm, Leber und Milz. – (7) Im Gegensatz dazu sind Thymus und Lymphknoten weitgehend von T-Zellen depletiert, zeigen einen irregulären Aufbau (fehlende Mark-Rinden-Grenze, keine Hassall-Korpuskel im Thymus) und eine Infiltration mit bizarren Histiozyten. – (8) Das Knochenmark ist in der Regel hyperplastisch mit auffallender Eosinophilie ähnlich wie im Blut. – (9) In einigen Fällen kann zusätzlich eine metaphysäre Chondrodysplasie (»short-limbed dwarfism«) vorhanden sein. – (10) T-Zell Funktionen fehlen vollständig oder fast vollständig (partielle Aktivierung der T-Zellen durch Mitogene möglich). – (11) B-Zellen können vorhanden sein; einzelne Patienten weisen hohe IgE-Werte im Serum auf.
Ätiol.: Primärer schwerer kombinierter Immundefekt mit entweder – 1. sog. »leaky T cells«, die durch eine Oligoklonalität des T-Zell-Rezeptor-Repertoires auffallen, oder – 2. einer chronischen Graft-versus-Host-Reaktion (GVHD) durch intrauterin übertragene maternale T-Zellen.
Pathog.: Entweder – 1. klonale Expansion von T-Zellen mit limitiertem T-Zell-Rezeptor-Repertoire, die im Sinne einer Autoimmunerkrankung wirken, oder – 2. durch allogene T-Zellen initiierte chronische Form der Graft-versus-Host-Erkrankung, die klinisch und histologisch ebenfalls die charakteristischen Züge einer Autoimmunerkrankung trägt.
Bemerkungen: Gegen die ätiologischen Vorstellungen einer GVHD durch maternale T-Zellen spricht der autosomal-rezessive Erbgang, der zumindest in der von Omenn beschriebenen Familie erkannt wurde. Weiterhin wurden bei einigen Patienten T-Zellen mit oligoklonalem Repertoire des T-Zell-Rezeptors gefunden. Diese T-Zellen entsprachen patienteneigenen, nicht diaplazentar übertragenen maternalen T-Zellen. Für die ätiologischen

Vorstellungen einer GVHD durch maternale T-Zellen spricht, daß einige Autoren klinisch nicht unterscheidbare Bilder bei Patienten mit SCID und nachweisbaren maternalen T-Zellen beschrieben haben. Der Immundefekt, die Dermatopathie und die Hypereosinophilie des Omenn-Syndroms können durch Transplantation gesunder allogener Knochenmarkstammzellen nach vorheriger immunsuppressiver und myeloablativer Konditionierung geheilt werden. Die metaphysäre Chondrodysplasie ist mit großer Wahrscheinlichkeit durch eine Knochenmarktransplantation nicht zu beeinflussen.

Lit.: Barth RF, Vergara GG, Khurana SK et al (1972) Rapidly fatal familial histiocytosis associated with eosinophilia and primary immunological deficiency. Lancet: 503–506. – Fischer A, Griscelli C, Friedrich W et al (1986) Bone marrow transplantation for immunodeficiencies and osteopetrosis; European survey, 1968–1985. Lancet II: 1080–1083. – Kuijpers KC, van Dongen JJM, van der Burg P et al (1992) A combined immunodeficiency with oligoclonal CD8+, Vβ3-expressing, cytotoxic T lymphocytes in the peripheral blood. J Immunol 149: 3403–3410. – Ochs HD, Davis SD, Mickelson E et al (1974) Combined immunodeficiency and reticuloendotheliosis with eosiniphilia. J Pediatr 85: 463–465. – Omenn GS (1965) Familial reticoloendotheliosis with eosinophilia. N Engl J Med 273: 427–432. – Ruco LP, Stoppacciaro A, Pezella F et al (1985) The Omenn's syndrome: histological, immunohistochemical and ultrastructural evidence for a partial T cell deficiency evolving in an abnormal proliferation of T lymphocytes and S-100+/T-6+ Langerhans-like cells. Virchows Arch (A) 407: 69–82. – Saint-Basile G, Le Deist F, Villartay JP et al (1991) Restricted heterogeneity of T lymphocytes in combined immunodeficiency with hypereosinophilia (Omenn's syndrome). J Clin Invest 87: 1352–1359. – Schofer O, Blaha I, Mannhardt W et al (1991) Omenn phenotype with short-limbed dwarfism. J Pediar 118: 86–89. – Voßbeck S, Knobloch C, Heymer B et al (1992) Auftreten von exfoliativer Dermatitis mit Eosinophilie und Lymphadenopathie. Monatsschr Kinderheilkd 140: 188–193. – Wirt DP, Brooks EG, Vaidya S et al (1989) Novel T-lymphocyte population in combined immunodeficiency with features of graft versus host disease. N Engl J Med 321: 370–374.

McK: 267700
O. Schofer/JS

OMM-Syndrom: ophthalmo-mandibulo-mele Dysplasie (Pillay-Orth)

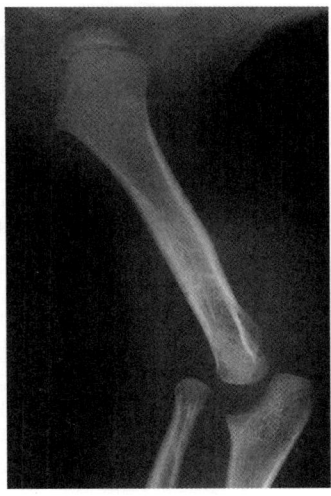

Omodysplasie: distale Hypoplasie des Humerus, proximale Dislokation des Radius (Univ.-Kinderklinik Mainz)

Omodysplasie
Def.: Hereditäre Kleinwuchsform mit disproportioniert kurzen Oberarmen.
A.: Abgrenzung des Krankheitsbilds durch den Pariser Kinderarzt und Genetiker Pierre Maroteaux, 1989.
Diagn. Krit.: (1) Bei der Geburt manifester mäßiggradiger Kleinwuchs mit besonderer Verkürzung der Humeri. – (2) Auffälliges Gesicht mit Balkonstirn, verbreitertem Interkanthalabstand, kleiner Nase mit eingesunkener Wurzel und Kerbe zwischen Nasenspitze und -flügeln. – (3) Röntgenologisch distale Hypoplasie der Humeri, radioulnare Synostose, verkürztes Os metacarpale I.
Ätiol.: Autosomal-dominantes Erbleiden.
Pathog.: Unbekannt.
Bemerkungen: Das Krankheitsbild wurde zunächst als dominante Form des Robinow-Syndroms verkannt. Die Patienten 4 und 5 der Originalarbeit von Maroteaux et al. haben eine ähnliche Skelettdysplasie mit Verkürzung auch der Oberschenkel und schwererem Kleinwuchs. Diese, phänotypisch (und möglicherweise pathogenetisch) der Atelosteogenesis nahestehende, autosomal-rezessiv vererbte Krankheit, wurde von Borochowitz et al. als solche erkannt.

Lit.: Borochowitz Z, Barak M, Hershkowitz S (1991) Familial congenital micromelic dysplasia with dislocation of radius and distinct face: a new skeletal dysplasia syndrome. Am J Med Genet 39: 91–96. – Maroteaux P, Sauvegrain J, Chrispin A, Farriaux JP (1989) Omodysplasia. Am J Med Genet 32: 371–375.

McK: 164750
J. Spranger/JS

omphalocele-exstrophy-imperforate anus-spinal defects (e): OEIS-Komplex
oncogenic autoimmunity (e): paraneoplastische Autoimmunität
Ondine's curse (e): Hypoventilation, primäre
Ondine's syndrome (e): Hypoventilation, primäre
Oneirismus: Oneiroid

Oneiroid
Syn.: oneiroides Syndrom – Oneirismus – oneiroides Delir – oneiroide Erlebnisform – Oneirophrenie – oneiroider Dämmerzustand
Def.: Seelischer Ausnahmezustand vorwiegend halluzinatorischer Natur, in dem phantastische und komplexe Erlebniszusammenhänge als subjektiv unbezweifelbare Wirklichkeit erfahren werden.
A.: Der Begriff des Oneiroids wurde 1924 von Wilhelm Mayer//Groß (1889–1961), Heidelberg, Birmingham, in die deutschsprachige Psychiatrie eingeführt.
Diagn. Krit.: (1) Veränderter Wachbewußtseinszustand. – (2) Subjektiv als wirklich erlebte phantastische Welt mit sehr variabler Geschehensdynamik und räumlicher Konfiguration. – (3) Erleben imaginativ fundierter Sinngestalten mit hohem, welthaft aufgebautem Differenzierungsgrad. – (4) Reversibilität, oft nur einmaliges Auftreten.
Ätiol.: Oneiroide Zustände kommen als psychogene Ausnahmezustände, als reversible psychotische Episoden bei hirnorganischen Erkrankungen sowie bei den von Janzarik als idiopathische Psychosyndrome bezeichne-

ten endogenen Psychosen vor. Ein Zusammenhang mit der Einnahme kurzwirksamer Benzodiazepine ist beschrieben.

Pathog.: Die umfassendste und überzeugendste aktuelle Konzeption (Schmidt//Degenhard 1992) versteht das Oneiroid als einen ätiologie-unabhängigen Typus psychotischen Erlebens, der prinzipiell jedem Individuum zugänglich sein kann. Dabei erschließt sich das scheinbar chaotische oneiroide Erleben der psychopathologischen Durchdringung durchaus als individuell-sinnhaft strukturiert.

Bemerkungen: Die mit dem Begriff des Oneiroids gemeinten akut-psychotischen Bilder stellen unbeschadet ihrer relativen Seltenheit aufgrund der psychopathologischen Vielgestaltigkeit und der heterogenen ätiologischen und pathogenetischen Einbindung eine besondere theoretische Herausforderung an die Psychopathologie und die psychiatrische Nosologie dar. Die klinischen Bilder selbst waren der psychiatrischen Literatur lange vor der Benennung als Oneiroid bekannt.

Lit.: Boeters U (1971) Die oneiroiden Emotionspsychosen. Karger, München, Basel. – v Domarus E (1926) Halluzinatorisch-paranoide Bilder bei Metencephalitis. Arch Psychiat Nervenkr 78: 58–63. – Gyárfás K (1939) Beiträge zur Frage des Oneiroids. Allg Z Psychiat 111: 233–245. – Leonhard K (1972) Über die Entstehung oneiroider Zustände bei endogenen Psychosen und bei einem Hypophysentumor. Arch Psychiat Nervenkr 215: 269–292. – Lieberherr S et al (1991) Dämmerzustände nach Einnahme von kurzwirkenden Benzodiazepinen (Midazolam/Triazolam). Schweiz Rundsch Med Prax 80: 673–675. – Mayer//Groß W (1924) Selbstschilderungen der Verwirrtheit. Die oneiroide Erlebnisform. Springer, Berlin. – Meduna LJ (1950) Oneirophrenia. The confusional state. Illinois Press, Urbana. – Schmidt B (1964) Kasuistischer Beitrag zum Problem der oneiroiden Psychose. Med Diss, Universität München. – Schmidt//Degenhard M (1992) Die oneiroide Erlebnisform. Zur Problemgeschichte und Psychopathologie des Erlebens fiktiver Wirklichkeiten. Springer, Berlin, Heidelberg, New York. – Winkler W (1948) Das Oneiroid. Arch Psychiat Nervenkr 181: 136–167.

P. Hoff/DP

oneiroide Erlebnisform: Oneiroid
oneiroider Dämmerzustand: Oneiroid
oneiroides Delir: Oneiroid
oneiroides Syndrom: Oneiroid
Oneirophrenie: Oneiroid
onkogene Autoimmunität: paraneoplastische Autoimmunität

Onycho-Dento-Dysplasie, hypohidrotische

Syn.: amelo-onycho-dyshidrotic syndrome (e) – onycholysis-hypohidrosis-enamel hypocalcification syndrome (e) – Onycho-Dento-hypohydrotisches Syndrom – Schmelzhypoplasie-Onycholyse-Hypohidrose-Syndrom

Def.: Seltene, wahrscheinlich autosomal-dominant vererbte Ektodermaldysplasie mit Onycholysis, Zahnschmelzhypoplasie und Hypohidrose.

A.: Carl J. Witkop jr., 1920–1993, Minneapolis, L. J. Brearley//Messer und W. G. Gentry jr., definierten das Syndrom 1975 anhand einer Familie in Minneapolis/USA.

Diagn. Krit.: **(1)** Onycholysis vor allem der distalen Abschnitte der Finger- und Zehennägel. Subunguale Hyperkeratose (proximal). Glatte Nageloberfläche. – **(2)** Zahnschmelzhypoplasie und -dysplasie mit unregelmäßig braunem, dünnem, weichem Zahnschmelz, besonders bei den Schneidezähnen. Pathologische zweite Dentition; stark verfrühter Zahnverlust. – **(3)** Allgemeine Hypohidrose; rauhe, trockene Haut. – **(4)** Seborrhoische Dermatitis der Kopfhaut.

Ätiol.: Wahrscheinlich autosomal-dominantes Erbleiden. Vater-Sohn-Übertragung beobachtet.

Pathog.: Dysplasie mehrerer ektodermaler Organe. Einzelheiten unbekannt.

Bemerkungen: Bis Ende 1987 nur zwei, miteinander vermutlich verwandte betroffene Familien bekannt (Witkop C. J. jr., persönliche Mitteilung, 1987).

Lit.: Witkop CJ Jr, Brearley LJ, Gentry WG Jr (1975): Hypoplastic enamel, onycholysis, and hypohidrosis inherited as an autosomal dominant trait. A new syndrome. Oral Surg 39: 71–86.

McK: 104570

K. Méhes/AS

Onycho-Dento-hypohydrotisches Syndrom: Onycho-Dento-Dysplasie, hypohidrotische
onycholysis-hypohidrosis-enamel hypocalcification syndrome (e): Onycho-Dento-Dysplasie, hypohidrotische
opalescent dentin (e): Dentinogenesis imperfecta II
OPCA (e): Atrophie, olivopontozerebelläre (»sporadische Form«, »SOPCA«)
OPD-Syndrom Typ I: oto-palato-digitales Syndrom Typ I
operatives Denken: Alexithymie
Ophthalmia lenta (Gilbert): Morbus Behçet
ophthalmoencephalomyelopathy (e): Neuromyelitis optica (Dévic)

ophthalmo-mandibulo-mele Dysplasie (Pillay-Orth)

Syn.: Pillay-Orth-Syndrom – OMM-Syndrom

Def.: Autosomal-dominant erbliches Syndrom mit Korneatrübung, vollständiger Ankylose des Kiefergelenkes, Verkürzung von Radius und Ulna, Symphalangie der Finger 3–5, Verkürzung der Fibula, Coxa valga und Anomalien des Kniegelenkes.

A.: V. K. Pillay, britischer Orthopäde. – M. Ch. Orth, britischer Chirurg, beide Singapur.

Diagn. Krit.: **(1)** Beidseitige inkomplette bis komplette Hornhauttrübung. – **(2)** Totale Ankylose des Kiefergelenkes mit weitem Mandibularwinkel und fehlgebildeten Processus mandibulae. – **(3)** Progenie mit nach vorne offenem Biß (der eine Nahrungsaufnahme ermöglicht). – **(4)** Verkürzung und Verkrümmung von Radius und Ulna. – **(5)** Fehlbildungen des Ellenbogengelenkes: Luxation des Radiusköpfchens, eingeschränkte Supination, Pronation und Adduktion. – **(6)** Komplette Symphalangie der Kleinfinger, distale Symphalangie der Finger 2 und 3. – **(7)** Coxa valga. – **(8)** Anomalien des Kniegelenkes (Hypoplasie des lateralen Femurkondylus, konvexe bzw. konkave Tibia- und Femurgelenkflächen. – **(9)** Verkürzung der Fibulae. – **(10)** Keine inneren Fehlbildungen, normale Intelligenz.

Ätiol.: Autosomal-dominant erblich (Vater, Sohn und Tochter betroffen).

Pathog.: Unbekannt.

Bemerkungen: Äußerst selten, bisher nur bei einer malayischen Familie beschrieben.

Lit.: Pillay VK, Orth MC (1964) Ophthalmo-mandibulo-melic dysplasia. An heriditary syndrome. J Bone Joint Surg 46A: 858–862.

McK: 164900

F. Majewski/JS

ophthalmoneuromyelitis (e): Neuromyelitis optica (Dévic)
ophthalmoplegia-cerebellar ataxia syndrome (e): Nothnagel-Symptomatik
Ophthalmoplegia plus: Kearns-Sayre-Syndrom
ophthalmoplegic neurovisceral lipidosis (e): DAF-Symptomatik
Ophthalmoplegie-Ataxie-Areflexie-Syndrom: Polyradikuloneuritis Typ Fisher

Ophthalmoplegie, progressive, externe (v. Graefe)
Syn.: von-Graefe-Syndrom
Def.: Degenerative Erkrankung der äußeren Augenmuskeln mit progredientem Verlauf.
A.: Albrecht Friedrich Wilhelm Ernst von Graefe, 1828–1870, Ophthalmologe, Berlin. – G. Kiloh, britischer Neurologe. Während v. Graefe die Krankheitserscheinungen ursächlich noch auf eine progrediente Degeneration der motorischen Hirnnervenkerne bezog (1866/1868), erkannten vor allem Kiloh und Nevin (1951) u.a. durch myobioptische Untersuchungen die hierhergehörenden Krankheitsbilder als Myopathien.
Diagn. Krit.: (1) Erstmanifestation in jedem Lebensalter möglich. – (2) Initialbefund: langsam progrediente Ptose. – (3) Zusätzlich zunehmende Einschränkung der Bulbusmotilität. – (4) Häufig subklinische oder klinisch manifeste Generalisation in die übrige Skelettmuskulatur. – (5) In einem Teil der Fälle Mitbeteiligung weiterer Organe. Übergang zum Kearns-Sayre-Syndrom! – (6) Creatinkinase im Serum entweder normal oder gering erhöht. – (7) EMG: meist nur sehr geringe Abweichungen von der Norm. – (8) Muskelbiopsie: in der Regel Nachweis sog. »ragged red fibers« im Skelettmuskel, auch wenn dieser praktisch nicht befallen erscheint. Histochemie: Nachweis von Einzelfaserdefekten der Zytochrom-c-Oxidase.
Ätiol.: Die meisten Fälle sind sporadisch. Selten besteht ein autosomal-rezessiver Erbgang. Häufig finden sich Deletionen der mitochondrialen DNA.
Pathog.: Noch nicht geklärt. Partielle Defizienz der Zytochrom-c-Oxidase wahrscheinlich.
Lit.: Drachman DA (1968) Ophthalmoplegia-plus: the neurodegenerative disorders associated with progressive external ophthalmoplegia. Arch Neurol (Chic) 18: 654–674. – v. Graefe AFWE (1868) Demonstration in der Berliner medizinischen Gesellschaft vom 2. 9. 1866. Berl klin Wschr 5: 127. – Kiloh LG, Nevin S (1951) Progressive dystrophy of the external ocular muscles (ocular myopathy). Brain 74: 115–143. – Morgan/Hughes JA (1994) Mitochondrial diseases. In: Engel AG, Franzini/Armstrong C (eds) Myology, Vol II, pp 1610–1660. McGraw Hill, New York.
McK: 258450
D. Pongratz/DP

Opitz-Frias-Syndrom: G-Syndrom
Opitz-Kaveggia-Syndrom: FG-Syndrom
Opitz-N-Syndrom: N-Syndrom
Opitz-Syndrom: Hypertelorismus-Hypospadie-Syndrom
Opitz-Trigonozephalie-Syndrom: C-Trigonozephalie(-Syndrom)
Oppenheim's disease (e): Oppenheim-Krankheit

Oppenheim-Krankheit
Syn.: Morbus Oppenheim – Myatonia congenita (Oppenheim) – Amyotonia congenita (Collier und Wilson) – Muskelatonie, kongenitale (Tobler) – Oppenheim's disease (e) – myatony, congenital (e) – atonic pseudoparalysis, congenital (e)
Def.: Nicht mehr gebräuchlicher Begriff für im Verlauf der Entwicklung nicht progrediente und zum Teil reversible kongenitale muskuläre Hypotonien (s. Floppy-infant-Symptomatik).
A.: Hermann Oppenheim, 1858–1919, Neurologe, Berlin.
Lit.: Oppenheim H (1900) Über allgemeine und lokalisierte Atonie an der Muskulatur (Myatonie) im frühen Kindesalter. Mschr Psychiatr 8: 232–233.
W. Müller-Felber/DP

Oppenheim-Urbach-Syndrom: Necrobiosis lipoidica (diabeticorum)

Opsismodysplasie
Def.: Schwere, häufig letale, autosomal-rezessiv erbliche Osteochondrodysplasie.
A.: Abgrenzung des Krankheitsbildes 1984 durch den französischen Pädiater und Genetiker Pierre Maroteaux, 1926–, und Mitarbeiter, Paris.
Diagn. Krit.: (1) Schwerer, bei der Geburt manifester, rhizomeler Minderwuchs mit besonders kurzen Händen und Füßen; schmaler Thorax. – (2) Kraniofaziale Anomalien mit vorgewölbter Stirn, weit offenen Fontanellen, eingesunkener Nasenwurzel, langer Oberlippe. – (3) Ausgeprägte Muskelhypotonie. – (4) Röntgenologisch: stark verzögerte Skelettreifung (»opsismo« = verzögerte Reifung); entsprechend schmale Wirbelkörper, verkürzte Röhrenknochen mit metaphysärer Dysplasie und fehlender oder stark vergrößerter epiphysärer Ossifikation. – (5) Eingeschränkte Prognose durch Ateminsuffizienz und chronisch rezidivierende Luftwegsinfekte. – (6) Histologisch stark verbreiterte, Typ-I-Kollagenhaltige Septen zwischen den hypertrophischen Knorpelzellen der Wachstumsfugen.
Ätiol.: Wahrscheinlich autosomal-rezessives Erbleiden.
Pathog.: Fehlende Reifung der Knorpelzellen mit ausbleibender Bildung von Typ-II-Kollagen?
Lit.: Beemer FA, Kozlowski KS (1994) Additional case of opsismodysplasia supporting autosomal recessive inheritance. Am J Med Genet 49: 3344–3347. – Maroteaux P, Stanescu V, Stanescu R et al (1984) Opsismodysplasie: a new type of chondrodysplasia with predominant involvement of the bones of the hand and the vertebrae. Am J Med Genet 19: 171–182.
McK: 258480
J. Spranger/JS

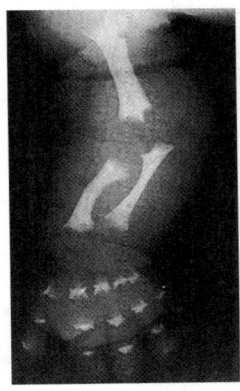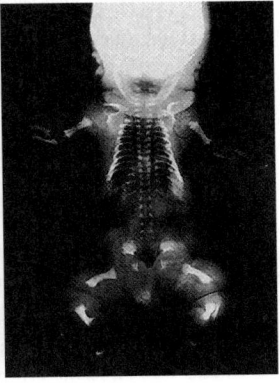

Opsismodysplasie: Röntgenveränderungen bei Neugeborenem (Beob. Prof. Kunze, Berlin)

OPSI(-Syndrom)
Syn.: overwhelming-postsplenectomy-infection-syndrome (e) – Postsplenektomiesepsis
Def.: Häufig tödlich verlaufende Postsplenektomiesepsis.
A.: 1952 von H. King und H. B. Shumaker bei Kindern beschrieben. Die Bezeichnung OPSI-Syndrom geht auf W. Krivit 1979 zurück.
Diagn. Krit.: Bei splenektomierten Patienten aller Altersstufen treten offenbar lebenslang häufiger Infektionen auf, wobei – im Vergleich zur posttraumatischen Splenektomie – bestimmte Grunderkrankungen (z.B. Morbus Hodgkin, Thalassämie, Speicherkrankheiten) dieses Risiko signifikant erhöhen. Das Zeitintervall zwischen Milzentfernung und Postsplenektomiesepsis ist sehr variabel (Wochen bis Jahre). Die Inzidenz liegt bei etwa 5%. Die Letalität wird im Kindesalter mit 45–80% und im Erwachsenenalter mit ca. 50% angegeben. Der Krankheitsverlauf erstreckt sich oft nur über wenige Stunden bis Tage. Der akute Beginn ist durch Übelkeit, Erbrechen, Fieber, Kopfschmerzen und Verwirrtheit charakterisiert. Folgen der perakuten Sepsis sind Schwellungen der großen parenchymatösen Organe, generalisierte Einblutungen in Haut, seröse Häute und Darmschleimhaut. Die Kombination einer Septikämie mit einer disseminierten intravasalen Koagulation gilt als charakteristisch für das OPSI-Syndrom.
Ätiol.: Die Bedeutung der Milz für die Infektabwehr ist lange unterschätzt worden; sie ist heute gesichert. Die Splenektomie ist der primäre ätiologische Faktor. Der häufigste Erreger ist Streptococcus pneumoniae (70%).
Pathog.: Die pathogenetischen Mechanismen sind nur z.T. geklärt. Im Vordergrund steht eine Störung der Phagozytosefähigkeit im retikulo-endothelialen System, einerseits durch eine quantitative Reduktion des Makrophagensystems mit einer verminderten Elimination von Bakterien, Zelltrümmern und thrombogenem Material. Andererseits findet sich nach Milzentfernung eine qualitative Beeinträchtigung der Phagozytose bei hämatologischer Grunderkrankung durch die Reduktion von Tuftsin, einem Tetrapeptid, das Makrophagen und Granulozyten aktiviert. Ferner führt die Splenektomie zu einer Verminderung der Serum-IgM-Konzentration. Dies bedeutet auch eine Verminderung opsonierender Antikörper, die insbesondere zur Elimination kapseltragender Organismen notwendig sind. Störungen des Komplementsystems spielen nur eine untergeordnete Rolle.
Bemerkungen: Wegen der Häufigkeit von Pneumokokken als Erreger wird derzeit eine prophylaktische Vakzination propagiert.
Lit.: King H, Shumaker HB (1952) Splenic studies: 1. Susceptibility to infection after splenectomy performed in infancy. Ann Surg 136: 239–242. – Kribben A, Uppenkamp M, Heemann U et al (1995) Postsplenektomie-Sepsis (OPSI-Syndrom). Dtsch Med Wschr 120: 771–775. – Krivit W, Giebink GS, Leonhard A (1979) Overwhelming postsplenectomy infection. Surg Clin North Am 59: 223–233. – van der Meer JWM (1993) Infections in splenectomised patients: guidelines for management. Clinical Investigator 71: 1–2.
E. Späth-Schwalbe/GA

optic atrophy-ataxia syndrome (e): Behr-Syndrom
optic encephalomyelitis (e): Neuromyelitis optica (Dévic)
Optikusatrophie, familiär-hereditäre, Typ Leber: Leber-Optikusneuropathie, hereditäre
Optikusatrophie, infantile juvenile mit autosomal-dominanter Vererbung: Optikusatrophie, juvenile

Optikusatrophie, juvenile
Syn.: Optikusatrophie, infantile juvenile mit autosomal-dominanter Vererbung
Def.: Autosomal-dominant vererbte Optikusatrophie.
Diagn. Krit.: **(1)** Erstsymptome um das vierte Lebensjahr. – **(2)** Sehminderung zunächst mäßig, nie bis zur Erkennung von Handbewegungen oder Fingerzählen, ausgeprägt. – **(3)** Papillenabblassung homogen oder temporal betont. – **(4)** Pathognomonisch zentrozäkales Gesichtsfeld mit Vergrößerung des blinden Flecks betroffen. – **(5)** Normale periphere Gesichtsfelder. – **(6)** Farbsinnstörungen besonders im Blau-Gelb-Bereich (Jaeger 1954). – **(7)** Nystagmus als zum Krankheitsbild zugehöriges primäres Begleitsymptom umstritten (Miller 1982; Neetens und Martin 1986). – **(8)** Langsame Progredienz, 25% der über 45jährigen weisen eine Sehschärfe unter 20/200 auf.
Ätiol.: Autosomal-dominantes Erbleiden.
Pathog.: Unbekannt; vermutet wird eine primäre retinale Ganglienzelldegeneration.
Lit.: Jaeger W (1954) Dominant vererbte Optikusatrophie. Graefe's Archiv Ophthal 155: 457–484. – Miller NR (1982) Clinical Neuro-Ophthalmology, Vol 1. Williams & Wilkins, Baltimore. – Neetens A, Martin JJ (1986) The hereditary familial optic atrophies. Neuro-ophthalmology 6: 277–297.
McK: 165500
W. Paulus/DP

Optikusatrophie, komplizierte, heredofamiliäre: Behr-Syndrom

Orbitalhirn-Symptomatik
Def.: Durch traumatische Schädigung der Stirnbasis (Orbitalhirn) entstehendes Krankheitsbild, das vor allem durch die Diskrepanz zwischen der Schwere des Traumas und der Geringfügigkeit der subjektiven Krankheitsempfindung auffällig ist.
A.: Die Abgrenzung der Sequenz innerhalb der gesamten Stirnhirnsymptomatologie ist vor allem das Verdienst von Feuchtwanger (1929), Kleist (1934) und E. Kretschmer (1932–1956).
Diagn. Krit.: **(1)** Verlust der personellen Schmerzresonanz: Fehlen von Kopfschmerz, mangelnde Krankheitsempfindung, fehlende Krankheitseinsicht. – **(2)** Affektive Enthemmung: Takt- und Distanzlosigkeit, Verschiebung der Affektskala, Entgleisung der ethischen und moralischen Empfindungen. – **(3)** Oft tritt die euphorische Verstimmung hinzu. Daher drängen die Kranken vorzeitig aus der Behandlung zur Arbeit. – **(4)** Riechstörungen (Olfaktoriusanosmie). – **(5)** Die Symptomatik überschichtet häufig die postkommotionellen Erscheinungen, so daß auch schwere Stirnhirnkontusionen und -abszesse verkannt werden können.
Ätiol.: Unterschiedlich, vorwiegend traumatisch.
Pathog.: Das Orbitalhirn liegt ohne Liquorpufferung dicht dem Knochen auf und ist daher besonders leicht verletzlich. Path.-anat.: Schädigung der Hirnsubstanz infolge von schweren Störungen der zerebralen Gefäßregulationen.
Lit.: Feuchtwanger E (1929) Die Funktionen des Stirnhirns, ihre Pathologie und Psychologie. Springer, Berlin. – Kienle G (1958) Das Orbitalhirn-Syndrom und seine Bedeutung für die Unfallchirurgie. Chirurg 29: 393–397. – Kleist K (1934) Gehirnpathologie. Leipzig. – Kretschmer E (1932) Über zerebrale Gefäßschwäche. Dtsch med Wschr 58: 1789. – Kretschmer E (1949) Arch Psychiatr Nervenkr 182: 454. – Kretschmer E (1956) Medizinische Psychologie, 11. Aufl, Stuttgart.
D. Schmidt/DP

orbital lymphomatosis (e): Pseudotumor orbitae
orbital periostitis or fibrositis (Collier) (e): Pseudotumor orbitae
orbital pseudotumor (syndrome) (e): Pseudotumor orbitae
Ormond-Krankheit: Fibrose, retroperitoneale

Ornithinämie mit Gyratatrophie
Syn.: Hyperornithinämie – hyperornithinemia with gyrate atrophy of the choroid and retina (e) – ornithine ketoacid aminotransferase deficiency (e) – ornithine-δ-aminotransferase deficiency (e)
Def.: Erbliche Stoffwechselstörung des Ornithinabbaus, bei der Hyperornithinämie und Ornithin-δ-Aminotransferase-Mangel zur Erblindung durch eine »atrophia gyrata« von Choroidea und Retina führen.
A.: Erstbeschreibung 1973 durch O. Simell und K. Takki.
Diagn. Krit.: (1) Auftreten von Nachtblindheit und periphere Gesichtsfeldeinschränkung gelegentlich schon im jugendlichen Alter beginnend. – (2) Es kommt zur chorioretinalen Atrophie der Fundusperipherie und zur Myopie. – (3) Das Fortschreiten der Symptome führt zur Blindheit im 5. Lebensjahrzehnt. – (4) Katarakte sind häufig. – (5) Das Elektroretinogramm zeigt fortschreitenden Aktivitätsverlust. – (6) Hyperornithinämie in Plasma (Lysin erniedrigt), Urin und Liquor, keine Hyperammonäurie. – (7) Selten geistige Retardierung und Sprachentwicklungsstörung.
Ätiol.: Autosomal-rezessiv vererbtes Leiden. Genlokalisation auf Chromosom 10 (10q26).
Pathog.: Durch den Mangel des gebundenen Pyridoxalphosphat-abhängigen Enzyms kommt es zum Abbaublock von Ornithin.
Bemerkungen: Die Krankheit tritt hauptsächlich in Finnland auf. Sonderformen: 1968 berichtete Bickel über zwei Geschwister, die Hyperornithinämie mit Leber-, Hirn- und Nierenschaden aufwiesen und ebenfalls einen Ornithin-γ-Transaminasemangel hatten. Die Beziehung zwischen den beiden Störungen ist ungeklärt. Einige Patienten haben mitochondriale Veränderungen und Muskelschwäche. **(DD)** HHH-Syndrom. Therapie: Drastische Reduzierung der Eiweißzufuhr (0,2 g/kg KG/Tag) und/oder Argininrestriktion. Eine Reihe von Fällen sprechen auf hohe Dosen Pyridoxalphosphat (500–1000 mg/Tag) an. Plasma-Ornithin-Spiegel lassen sich in einigen Fällen durch Gabe von Lysin oder α-Aminobuttersäure senken.
Lit.: Bickel H, Feist D, Müller H, Quadbeck G (1968) Ornithinämie. Eine weitere Aminosäurenstoffwechselstörung mit Hirnschädigung. Dtsch Med Wschr 93: 2247–2251. – Kaiser-Kupfer MI, Caruso RC, Valle (1991) Gyrate atrophy of the choroid and retina. Long-term reduction of ornithine slows retinal degeneration. Arch Ophthalmol 109: 1539–1548. – Ramesh V, Gusella JF, Shih VE (1981) Molecular pathology of gyrate atrophy of the choroid and retina due to ornithine aminotransferase deficiency. Mol Biol Med 8: 81–93. – Simell O, Takki K (1973) Raised plasma ornithine and gyrate atrophy of the choroid and retina. Lancet I: 1031–1033. – Vannas/Sulonen K, Simell O, Sipila I (1987) Gyrate atrophy of the choroid and retina. The ocular disease progresses in juvenile patients despite normal or near normal plasma ornithine. Ophthalmology 94: 1428–1433.
McK: 258870(.0001 bis .0026)
E. Mönch/JK

ornithine-δ-aminotransferase deficiency (e): Ornithinämie mit Gyratatrophie
ornithine carbamoyltransferase deficiency (e): Ornithintranscarbamylase-Mangel
ornithine ketoacid aminotransferase deficiency (e): Ornithinämie mit Gyratatrophie

Ornithintranscarbamylase-Mangel
Syn.: ornithine carbamoyltransferase deficiency (e) – OTC-Mangel
Def.: Angeborene Stoffwechselstörung bei der Harnstoffsynthese mit schwerer Hyperammonämie, letale neonatale Hyperammonämie.
A.: Erstbeschreibung der schweren Form 1971 durch A. G. M. Campbell und Mitarbeiter, Erstbeschreibung der milderen Form 1962 durch A. Russell und Mitarbeiter.
Diagn. Krit.: Schwere Form: (1) Schon kurz nach der Geburt, spätestens am 2. Lebenstag Lethargie, Tachypnoe, Hypothermie, Krämpfe. – (2) Schwere Hyperammonämie (in der Regel über 1000 µg/dl), Vermehrungen von Glutamin und Alanin im Blut (und Gehirn), Ausscheidung großer Mengen von Orotsäure im Urin. – (3) Maximal 2% Restaktivität der Ornithintranscarbamylase im Lebergewebe. – Mildere Form, im späten Säuglings- und Kleinkindesalter auftretend: (1) Statomotorische Entwicklungsverzögerung, Erbrechen, Episoden von Schläfrigkeit. – (2) Hyperammonämie nicht so ausgeprägt, eher episodenhaft. – (3) Höhere Restaktivität des Enzyms als bei der schweren Form. – (4) Sekundärer Carnitin-Mangel.
Ätiol.: X-chromosomal-dominant vererbtes Leiden. Genlokalisation auf Xp21.1.
Pathog.: Aufgrund des Mangels des nur in der Leber (und evtl. in der Darmmukosa) vorhandenen Enzyms kommt es zu schweren Hyperammonämien, die zu den beschriebenen klinischen Symptomen führen.
Bemerkungen: Heterozygote Mädchen können gelegentlich ähnliche Symptome aufweisen wie die milde Form bei den betroffenen Jungen, aber etwa 15% der Heterozygoten müssen wegen Hyperammonämie behandelt werden. Ammoniakvermehrungen sind besonders in der Neugeborenenperiode und bei zusätzlicher Schädigung der Leber durch Infektionskrankheiten oder hepatotoxische Medikamente (z.B. Valproat) beschrieben worden. Nicht selten Kopfschmerzen nach einer eiweißreichen Mahlzeit, Erbrechen und Lethargie. Therapie: Die schwere neonatale Form der Krankheit ist praktisch nicht zu behandeln (quasi Letalfaktor). Die mildere Form und die Heterozygoten sind erfolgreich zu therapieren, siehe bei Carbamylphosphatsynthetase-Defekten. Zusätzlich Gabe von Carnitin. **(DD)** Andere Störungen der Harnstoffsynthese – neonatale Hyperammonämie ohne Enzymdefekt – Orotazidurie – Reye-Syndrom – vom klinischen Bild oft zunächst Verdachtsdiagnose Sepsis. Heterozygotentest durch Gabe von 0,4–1,0 g Eiweiß pro kg KG und anschließender Messung der Orotsäure-Ausscheidung mit dem Urin (oder Alanin-Belastungstest). Bei Vorliegen eines Indexfalles sind die pränatale Diagnostik und die Erfassung der Heterozygoten in der mütterlichen Familie mittels DNA-Analysen möglich. Die Gentherapie des OTC-Mangels ist bei Mäusen (Adenoviren-vermittelter Gentransfer) gelungen.
Lit.: Drogari E, Leonard JV (1988) Late onset ornithin carbamoyl transferase deficiency in males. Arch Dis Child 63: 1363–1367. – Grompe M, Caskey CT, Fenwick RG (1991) Improved molecular diagnostics for ornithin transcarbamylase deficiency. Am J Hum Genet 48: 212–222. – Hjelm M, Silva de LVK, Seakins JWT et al (1986) Evidence of inherited urea cycle defect in a case of fatal valproate toxicity. Brit Med J 292: 23–24. – Ohtani Y, Ohyanagi K, Yamamoto S, Matsuda I (1988) Secondary carnitine deficiency in hyperammonemic attacks of ornithine transcarbamylase deficiency. J Pediatr 112: 409–414. – Russell A, Levin B, Oberholzer VG, Sinclair L (1962) Hyperammonaemia. A new instance of an inborn enzymatic defect of the biosynthesis of urea. Lancet 2: 699–700. – Tuchman M, Holzknecht RA (1991) Heterogeneity of patients with late onset ornithine transcarbamylase deficiency. Clin Invest Med 14: 320–324.
McK: 311250(.0001 bis .0015)
E. Mönch/JK

oro-akraler Fehlbildungskomplex

oro-akraler Fehlbildungskomplex
Syn.: oro-akrales Syndrom – Aglossie-Adaktylie-Syndrom – Mikroglossie-Adaktylie-Syndrom – Ankyloglossum-superius-Syndrom – Hypoglossie-Hypodaktylie-Syndrom – Hanhart-Syndrom – Moebius-Syndrom – Charlie-M-Syndrom – facial-limb disruptive spectrum (e) – glosso-palatine-ankylosis syndrome (e) – oromandibular-limb-hypogenesis syndrome (e) – peromelia with micrognathism (e)
Def.: Seltener charakteristischer Fehlbildungskomplex mit Mikrogenie, A- bzw. Mikroglossie und peripheren Reduktionsanomalien.
A.: Das Krankheitsbild wurde bereits in Einzelfällen im 18./19. Jahrhundert beschrieben, z.B. von de Jussieu 1718/19 und Meyer 1849. 1932 gab Rosenthal eine einschlägige Literaturübersicht.
Diagn. Krit.: **(1)** Aglossie, Mikroglossie, Ankyloglossie. – **(2)** Synechien zwischen Maxilla und Mandibula (Syngnathie), selten knöcherne Verbindungen. – **(3)** Partielle Anodontie. – **(4)** Mikrogenie (Vogelgesicht), Fehlen des Zahnbogens. – **(5)** Reduktionsfehlbildungen der Extremitäten (oft symmetrisch), Peromelien verschiedener Schweregrade, Oligodaktylien, Symbrachydaktylien. – **(6)** Seltener sind bilaterale Lähmungen der 6./7. Hirnnerven, Hirnstammatrophie, -nekrose, -verkalkungen nach pränataler Ischämie (Moebius-Syndrom), Lippen- und/oder Gaumenspalten. Situs inversus totalis oder partialis. – **(7)** Normale Intelligenz.
Ätiol.: Heterogen. Genetische Ursachen oder Folgen amniogener Schnürfurchen eher unwahrscheinlich.
Pathog.: **1.** Vaskuläre Ereignisse (z.B. Unterbrechung der Arteria subclavia; kapilläre Telangiektasien im Mesenphalon und der Pons, die zu Nekrosen führen. – **2.** Teratogene Ursachen: Hyperthermie? Synthetische Prostaglandin-E_1-Analoga?
Bemerkungen: Sporadisch auftretender Fehlbildungskomplex im Sinne einer Entwicklungsfeldstörung. Kein Wiederholungsrisiko unter Geschwistern. Keine genetische Weitergabe in die nächste Generation. **(DD)** isolierte Moebius-Sequenz – Poland-Sequenz – Ektrodaktylien.
Lit.: Charles SS, DiMario Jr FJ, Grunnet ML (1993) Möbius sequence: Further in vivo support for the subclavian artery supply disruption sequence. Am J Med Genet 47: 289–293. – D'Cruz OF, Swisher CN, Jaradeh S et al (1993) Möbius syndrome: evidence for a vascular etiology. J Child Neurol 8: 260–265. – De Jussieu (1718/19) Observation sur la manière dont une fille sans langue s'acquitte des fonctions qui dependent de cet organe. Hist Acad Roy Soc Paris, Mem: 6–14. – Gonzales CH, Vargas FR, Perez ABA et al (1993) Limb deficiency with or without Möbius sequence in seven Brazilian children associated with Misoprostol use in the first trimester of pregnancy. Am J Med Genet 47: 59–64. – Meyer MW (1849) Über das angeborene Fehlen der Zunge und die dadurch bedingte Behinderung des Säuglings. Jb Kinderheilk 13: 328–354. – Robinow M, Marsh JL, Edgerton MT et al (1978) Discordance in monozygotic twins for aglossia-adactylia, and possible clues to the pathogenesis of the syndrome. Birth Def Orig Art Ser XIV(6A): 223–230. – Superneau DW, Wertelecki W (1985) Brief clinical report; similarity of effects – experimental hyperthermia as a teratogen and maternal febrile illness associated with oromandibular and limb defects. Am J Med Genet 21: 575–580.
McK: 103300
J. Kunze/JK

oro-akrales Syndrom: oro-akraler Fehlbildungskomplex
oro-cranial-digital syndrome (e): Juberg-Hayward-Syndrom
oro-facial-digital syndromes (e): Ektodermaldysplasie

oro-fazio-digitales Syndrom Typ I
Syn.: Papillon-Léage-Psaume-Syndrom – OFD-Syndrom Typ I
Def.: Distinkte Kombination fazialer und akraler Fehlbildungen, bedingt durch ein pleiotropes, geschlechtsgebundenes Gen mit stark variabler Expressivität.
A.: Erstbeschreibung 1954 durch E. Papillon-Léage und J. Psaume, Stomatologen, Paris, anhand von acht Fällen. Robert J. Gorlin, amerikanischer Humangenetiker, Minneapolis, machte das Syndrom international bekannt.
Diagn. Krit.: **(1)** Mund: Zungenkerben, Oberlippen- und Zungenfrenula, Kerben in den Alveolarfortsätzen, irreguläre Stellung und Hypoplasie/Aplasie von Zähnen, besonders Schneidezähnen; Gaumenspalte; Tendenz zu Karies. Selten: Zungenhamartome, Unterlippenfistel, überzählige Zähne, Oberlippenkerbe. – **(2)** Finger: sehr variable Hypoplasie einzelner Phalangen, radial oder ulnare Abweichung einzelner Strahlen, Klinodaktylie, Syndaktylie. – **(3)** Gesicht: multiple Milia, hypoplastische schmale Nase mit unterentwickelten Alaknorpeln, Hypoplasie von Maxilla und Mandibula, prominente Stirn. – **(4)** Haut: Alopezie, trockene Haut, Seborrhö. – **(5)** ZNS: geistige Behinderung (nicht obligat); Fehlen des Corpus callosum und andere Hirnfehlbildungen. Selten: Epilepsie, Hydrozephalus. – **(6)** Füße: selten Duplikation der ersten Zehe, Hypoplasie der Zehen II bis V. – **(7)** Sonst: Nierenzysten.
Ätiol.: X-chromosomales Gen, bei XY-Geschlechtschromosomenkonstitution meist letal. Stark unterschiedliche Expressivität und (?) unvollständige Penetranz.
Pathog.: Unbekannt.
Bemerkungen: Genaue Untersuchung der Mutter einer Betroffenen wichtig zur Identifikation mild betroffener Genträgerinnen. Vollständig sicherer Ausschluß einer Genträgerschaft kaum möglich. **(DD)** Mohr-Syndrom,

oro-akraler Fehlbildungskomplex: amputationsartiger angeborener Defekt beider Hände, Mikrogenie, allgemeine Entwicklungshemmung (Beob. Hanhart)

Ortner-Syndrom I

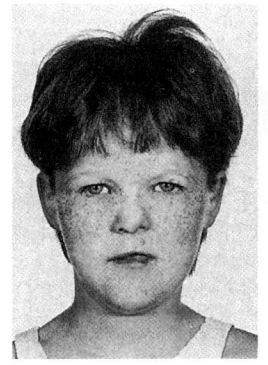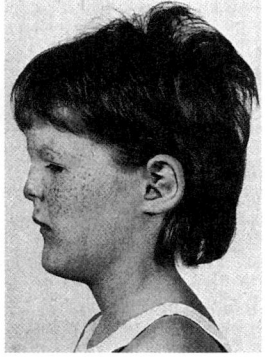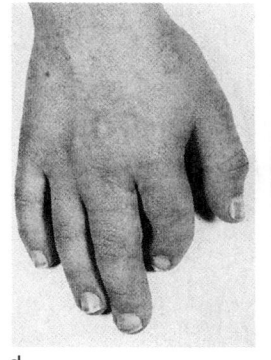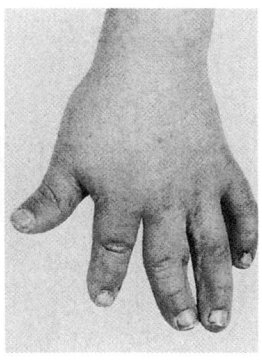

a

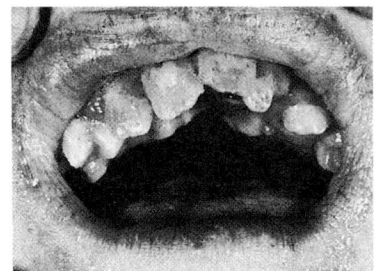

b

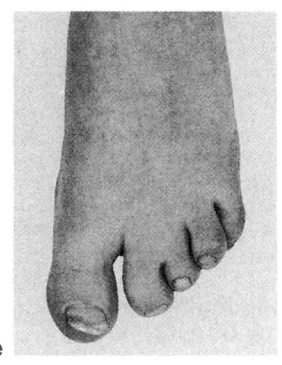

d

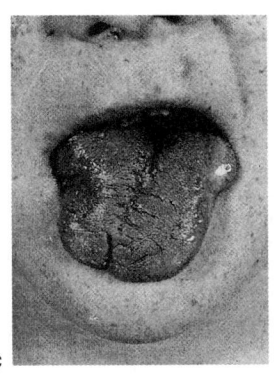

e

oro-fazio-digitales Syndrom Typ I: a) schmale kurze Nase mit Hypoplasie des Nasenknorpels, Verkürzung der Oberlippe; b) hochgradige Zahnstellungsanomalien, Gaumenspalte; c) multiple Zungenlappung; d) asymmetrische Fingerdysplasie, operativ korrigierte Syndaktylien; e) Zehendysplasie, inkomplette Syndaktylie II/II (9jähriges Mädchen; Beob. und Fotos DOFONOS, Ffm.)

c

insbesondere bei sporadischen Fällen (bei diesem Polydaktylie häufiger, auch im Bereich der Hände, keine unregelmäßige Phalangenhypoplasie, normale Haare, schwere geistige Behinderung).

Lit.: Baraitser M (1986) The orofaciodigital (OFD) syndromes. J Med Genet 23: 116–119. – Goodship J, Platt J, Smith R, Burn J (1991) A male with type I orofaciodigital syndrome. J Med Genet 28: 691–694. – Gorlin RL, Psaume J (1962) Orodigitofacial dysostosis, a new syndrome. A study of 22 cases. J Pediatr 61: 520–530. – Papillon-Léage E, Psaume J (1954) Une nouvelle malformation héréditaire de la muqueuse buccale. Brides et freins anormaux. Rev Stomat (Paris) 55: 209–227.
McK: 311200
A. Schinzel/AS

oro-fazio-digitales Syndrom Typ II: Mohr-Syndrom
orokraniodigitales Syndrom: Juberg-Hayward-Syndrom
oromandibular-limb-hypogenesis syndrome (e): oro-akraler Fehlbildungskomplex

Ortner-Syndrom I
(Sequenz)

Syn.: kardio-vokales Syndrom – laryngeal paralysis syndrome (e)
Def.: Phonationsstörung infolge linksseitiger Rekurrensparese bei nichtaneurysmatischer Herzkrankheit.
A.: Norbert Ortner, 1865–1935, österreichischer Internist. – Erstbeschreibung 1897.
Diagn. Krit.: Heiserkeit von wechselnder Intensität mit Paramedianstellung des linken Stimmbandes, hauptsächlich bei Vitien.
Ätiol.: Heterogen. Herzfehler wie Mitralstenose, Ductus Botalli apertus, aortopulmonales Fenster, große Septumdefekte, Pulmonalstenose.
Pathog.: Bei Dilatation der A. pulmonalis infolge pulmonaler Hypertonie wird der linksseitige N. laryngeus recurrens zwischen Pulmonalarterie, Ligamentum Botalli und Aortenbogen eingeklemmt und durch mechanischen Druck verletzt.
Bemerkungen: **(DD)** linksseitige Rekurrensparese bei thorakalen Aortenaneurysmen – Tumoren im oberen Mediastinum und im Halsbereich, sowie bei retrosternaler Struma (s. a. Abb. nächste Seite).
Lit.: Ortner N (1897) Recurrenslähmung bei Mitralstenose. Wien klin Wschr 753–755. – Sharma NGK, Kapoor CP (1973) Ortner's syndrome. J Indian Med Assoc 60: 427–431.
S. Wieshammer/GA

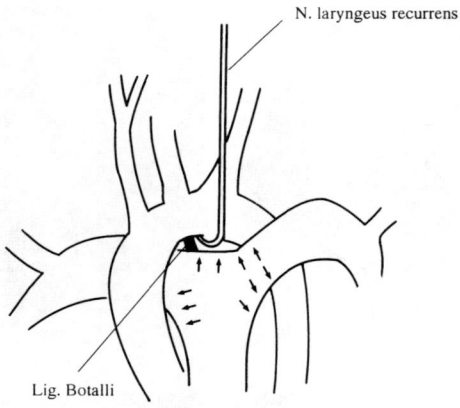

Ortner-Syndrom I: topographische Lage des N. laryngeus recurrens zwischen Pulmonalarterie, Aortenbogen und Ligamentum Botalli

Ortner-Syndrom (II): Angina abdominalis

Osebold-Remondini-Syndrom
Syn.: Brachydaktylie Typ A-6
Def.: Autosomal-dominant vererbter mesomeler Minderwuchs mit charakteristischen Befunden an Händen und Füßen.
A.: William R. Osebold, Washington, David J. Remondini, Maryland/USA, und Mitarbeiter beschrieben 1985 das Syndrom anhand einer Familie mit 7 Betroffenen. Bisher keine weiteren Fälle bekannt.
Diagn. Krit.: (1) Bei Geburt manifester mesomeler Kleinwuchs (Erwachsenengröße ca. 1,60 m). – (2) Mesomelie der oberen Extremitäten (unproportionale Verkürzung der Radii und Ulnae). – (3) Hände: radiale Deviation; Synostosen zwischen Carpalia; Brachydaktylie aufgrund hypoplastischer oder fehlender Mittelphalangen. – (4) Mesomelie der unteren Extremitäten. – (5) Füße: Synostosen zwischen Tarsalia; Calcaneus bipartitus aufgrund verspäteten Zusammenwachsens der beiden Ossifikationszentren (normal: 1. Lebensjahr); hypoplastische oder fehlende Mittelphalangen, Brachydaktylie; häutige Syndaktylie II/III. – (6) Normale geistige Entwicklung und Lebenserwartung. – (7) Leichte manuelle Behinderung, Arthroseneigung, Gelenkschmerzen bei Belastung.
Ätiol.: Autosomal-dominanter Erbgang. Genlokalisation unbekannt.
Pathog.: Unbekannt.
Bemerkungen: Parallelitäten in Lokalisation des Skelettbefalls mit dem Nievergelt-Syndrom (Allelie?).
Lit.: Opitz JM, Gilbert EF (1985) Clinical report: autopsy findings in a stillborn female infant with the Osebold-Remondini syndrome. Am J Med Genet 22: 811–819. – Osebold WR, Remondini DJ, Lester EL, Spranger JW, Opitz JM (1985) An autosomal dominant syndrome of short stature with mesomelic shortness of limbs, abnormal carpal and tarsal bones, hypoplastic middle phalanges, and bipartite calcanei. Am J Med Genet 22: 791–809.
McK: 112910
J. Hammer/AS

Osler-Krankheit: Teleangiectasia hereditaria haemorrhagica (Rendu-Osler-Weber)

OSMED: oto-spondylo-megaepiphysäre Dysplasie
Os-naviculare-pedis-Malazie: Osteochondrose, aseptische, Typ Müller-Weiss

Osteitis condensans ilii
Syn.: Ileitis condensans – Sacroileitis condensans – Bársony-Polgár-Syndrom – Brailsford-Bársony-Polgár-Syndrom – Hyperostosis triangularis ilii
Def.: Durch mechanische Überlastung bedingte dreiecksförmige Sklerosierungszone im kaudalen Bereich des dem Iliosakralgelenk angrenzenden Teil des Os ilium.
A.: James Frederick Brailsford, 1888–1961, Radiologe, Birmingham. – Theodor Bársony, 1887–1942, Radiologe, Budapest. – Franz Polgár, ungarischer Radiologe. – Erstbeschreibung 1924 durch Brailsford, die Bearbeitung durch Bársony und Polgár erfolgte durch beide Autoren gemeinsam 1928.
Diagn. Krit.: Einseitige oder doppelseitige trianguläre Hyperostose im Bereich des Os ilium, direkt anschließend an die Iliosakralfuge. Sie tritt bei Frauen etwa doppelt so häufig auf wie bei Männern mit einem ersten Häufigkeitsgipfel bei durchschnittlich 33,7 Jahren und einem zweiten Häufigkeitsgipfel bei durchschnittlich 74,5 Jahren. Klinisch stehen Kreuzschmerzen und/oder Schmerzen in der Inguinalregion im Vordergrund. Histologisch zeigt sich eine entzündungsfreie Transformation der Spongiosa in kompakte Knochensubstanz sowie Mosaikstrukturen mit verstärktem Knochenumbau.
Ätiol.: Knöcherner Überlastungsschaden an der vorderen Iliumgelenkfläche.
Pathog.: Knochenumbau im Os ilium direkt anschließend an das Iliosakralgelenk. Häufiger bei Frauen, die geboren haben. Im späteren Lebensalter oft mit Arthrose des Iliosakralgelenks verbunden.
Bemerkungen: Prognose: spontane Rückbildungstendenz wird beobachtet. **(DD)** Spondylitis ankylosans – bakterielle Entzündung des Iliosakralgelenks – Osteodystrophia deformans Paget – Arthrose der Iliosakralgelenke.
Lit.: Bársony Th, Polgár F (1928) Ostitis condensans ilii – ein bisher nicht beschriebenes Krankheitsbild. Fortschr Röntgenstr 57: 663–669. – Dihlmann W (1976) Die Hyperostosis triangularis ilii – das sacroiliacale knöcherne Streßphänomen, 1. Teil (Terminologie, Definition, Morphologie). Fortschr Röntgenstr 124: 1–6. – Dihlmann W (1976) Die Hyperostosis triangularis ilii – das sacroiliacale knöcherne Streßphänomen, 2. Teil (Inzidenz, Prognose, Pathogenese, Ätiologie, Tracerstudium, Differentialdiagnose). Fortschr Röntgenstr 124: 154–160. – Markowitz A, Farcon EL, Marx GF (1992) Osteitis condensans ilii misdiagnosed as post-edidural block backache. Reg Anesth 17: 355. – Nebel G, Hering L, Lingg G (1981) Die adulte generative und senile degenerative Hyperostosis triangularis ilii. Fortschr Röntgenstr 135: 478–481.
S. Klatt/GA

Osteoarthrosis deformans endemica (Weljaminow): Kashin-Beck-Krankheit
Osteoarthrosis interspinalis: Baastrup-Symptomatik
Osteochalasia desmalis familiaris: Osteoektasie mit Hyperphosphatasie
Osteochondritis deformans tibiae, non rachitic bowlegs in children (e): Tibia vara (Blount)
Osteochondritis dissecans der distalen Femurepiphyse: Osteochondrose, aseptische, Typ König
osteochondritis, vertebral (e): Osteochondrose, aseptische, Typ Calvé
Osteochondritis vertebralis: Osteochondrose, aseptische, Typ Scheuermann

Osteochondroarthrosis deformans endemica (Michailow): Kashin-Beck-Krankheit

Osteochondrodysplasie mit Hypertrichose
Syn.: hypertrichotic osteochondrodysplasia (e)
Def.: Autosomal-rezessiv erbliche Skelettdysplasie und Hypertrichose bei makrosomen Neugeborenen.
A.: Beschreibung 1982 durch José María Cantú, mexikanischer Genetiker.
Diagn. Krit.: **(1)** Makrosome Neugeborene. – **(2)** Angeborene, generalisiert und stark vermehrte Körperbehaarung (Hypertrichose). – **(3)** Grobe Gesichtszüge. – **(4)** Dysplastische Skelettveränderungen mit schmalem Thorax, breiten Rippen, Platyspondylie, hypoplastischem Pubis und Ischium, Coxa valga, dünnem Kortex und submetaphysärer Erweiterung der Röhrenknochen, Osteopenie. – **(5)** Kardiomegalie, teils persistierender Ductus arteriosus oder Aortenklappenstenose.
Ätiol.: Autosomal-rezessives Erbleiden.
Pathog.: Nicht bekannt.
Bemerkungen: Bisher sind sieben Betroffene in drei mexikanischen Familien bekannt.
Lit.: Cantú JM, García-Cruz D, Sanchez-Corona J et al (1982) A distinct osteochondrodysplasia with hypertrichosis – individualization of a probable autosomal recessive entity. Hum Genet 60: 36–41.
McK: 239850
H. Menger/JS

Osteochondromatose, karpotarsale
Def.: Vorwiegend in Hand- und Fußwurzeln vorkommende, dominant erbliche Osteochondromatose.
A.: Pierre Maroteaux, französischer Kinderarzt und Genetiker, Paris 1991.
Diagn. Krit.: **(1)** Schwellung, Bewegungseinschränkung von Hand- und/oder Fußgelenk, gelegentlich auch der Knie. – **(2)** Röntgenologisch irregulär begrenzte und mineralisierte Knorpel-Knochenmasse vorwiegend im Bereich von Fuß- und/oder Handwurzel, selten auch in anderen Gelenken. Häufig Befall mehrerer Gelenke. Größenzunahme bis zur Pubertät, dann Wachstumsstillstand. Neben den Osteochondromen gelegene Knochenteile können vergrößert, irregulär strukturiert und begrenzt sein.
Ätiol.: Autosomal-dominantes Erbleiden.
Pathog.: Unbekannt. Histologisch typisches Osteochondrom.
Bemerkungen: Röntgenologisch sind die Veränderungen mit denen der Dysplasia epiphysealis hemimelica identisch. Im Unterschied zu dort treten sie jedoch auch beidseitig auf, konzentrieren sich auf Hand- und Fußwurzel. Die Dysplasia epiphysealis hemimelica tritt sporadisch auf und wird nicht vererbt.
Lit.: Maroteaux P, LeMerrer M, Bensahel H, Freisinger P (1993) Dominant carpotarsal osteochondromatosis. J Med Genet 30: 704–706.
J. Spranger/JS

osteochondromatosis, synovial (e): Reichel-Gelenkchondromatose

Osteochondropathia deformans coxae juvenilis: Osteochondrose, aseptische, Typ Perthes

Osteochondrosen, aseptische
Syn.: Knochennekrosen, aseptische – Osteonekrosen, aseptische
Def.: Während des Wachstums an den verschiedensten Skeletteilen auftretende Knochennekrosen mit nachfolgenden Umbauprozessen (s.u. Osteochondrose, aseptische, Typ ...).

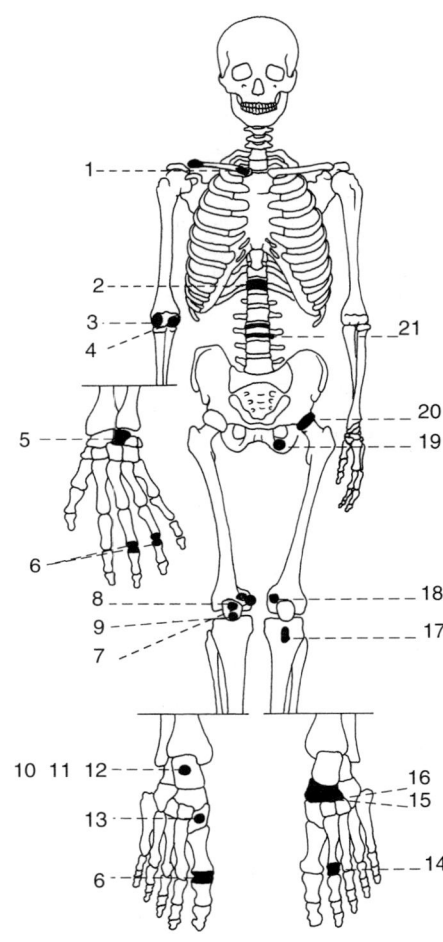

Lokalisation der aseptischen Osteochondrosen
1. Schlüsselbeinköpfchen: Friedrich
2. Wirbelkörper: Calvé
3. Capitulum humeri: Panner
4. Trochlea humeri: Hegemann
5. Os lunatum: Kienböck
6. Fingermittelgelenke, Fingergrundgelenke oder Großzehengrundgelenk: Thiemann
7. Femurkondylus: Ahlbäck
8. Patella: Büdinger-Ludloff
9. Patella beim Jugendlichen: Larsen-Johannsson
10. Calcaneus: Blencke
11. Calcaneus: Haglund I
12. Calcaneus: Haglund II
13. Os cuneiforme I: Brinon
14. Metatarsalköpfchen II (III, IV): Freiberg-Köhler
15. Os naviculare pedis: Müller-Weiss
16. Os naviculare pedis beim Kind: Köhler
17. Tibiaapophyse: Osgood-Schlatter
18. Distale Femurepiphyse: König
19. Schambeinsynchondrose: van Neck
20. Femurkopf: Perthes
21. Wirbelkörperdeckplatten: Scheuermann

A.: Die einzelnen Nekrosen werden nach ihrem Erstbeschreiber benannt.
Diagn. Krit.: **(1)** Örtliche Schmerzen, vor allem unter Belastung. Die Schmerzen können über Wochen anhalten. – **(2)** Röntgen: je nach Lokalisation Aufhellungen, dann Verdichtungen, schließlich Defektheilung der betroffenen Skeletteile.
Ätiol.: Unbekannt. Spekuliert wird über embolische Gefäßverschlüsse, Verringerung der Blutzufuhr durch Gelenkkapselsklerosierung oder erhöhte Spannung in den Weichteilen, direkte Gefäßverletzungen, Mißverhältnis zwischen Ossifikationsvorgängen und Gefäßversorgung während des Wachstums, Mikrotraumatisierung des betroffenen Gewebes. Als Dispositionsfaktor werden genetische Besonderheiten der Gefäßversorgung diskutiert.
Pathog.: Die Durchblutungsstörung führt zur Nekrose des mangelhaft versorgten Knochenbezirks. Umbauprozesse setzen ein und führen schließlich meist zur Defektheilung mit bleibenden Knochendeformitäten.
Bemerkungen: Historisch begründet wurden die verschiedenen aseptischen Knochennekrosen jeweils als eigene »Krankheit« oder als eigenständiges »Syndrom« geführt und nach den Erstbeschreibern benannt. Es handelt sich jedoch lediglich um topische Varianten ein- und desselben, örtlich gelegentlich modifizierten pathogenetischen Prozesses, formal also um eine topisch spezifizierte Sequenz. Entsprechend werden die verschiedenen Osteonekrosen nachfolgend (s.u. Osteochondrose, aseptische, Typ ...) beschrieben.
Lit.: Breck, LW (1971) An atlas of the osteochondroses. Thomas Springfield Ill. – Davidson JK (1976) Aseptic necrosis of bone. Excerpta Medica, Amsterdam. – Kenzora JE (ed) Idiopathic osteonecrosis. The Orthopedic Clinics of North America, Vol 16 (4). Saunders, Philadelphia, 1985. – Mau H (1982) Die aseptischen Osteochondrosen. In: Witt AN, Rettig H, Schlegel KF, Hackenbroch M, Hupfauer W (Hrsg) Orthopädie in Praxis und Klinik, Bd IV. Thieme, Stuttgart. – Pöschl M (1971) Juvenile Osteo-Chondro-Nekrosen. In: Diethelm L, Heuck F, Olsson O et al (Hrsg) Handbuch der medizinischen Radiologie, Bd V/4: Röntgendiagnostik der Skeletterkrankungen. Springer, Berlin.
R. König/JS

Osteochondrose, aseptische, Typ Ahlbäck
Syn.: Osteochondrose des älteren Menschen
Def.: Osteochondrose des medialen Femurkondylus beim älteren Patienten.
A.: Ausführliche Beschreibung des Krankheitsbildes durch S. Ahlbäck (schwedischer Radiologe) und Mitarbeiter, 1968.
Diagn. Krit.: **(1)** Plötzlicher, intensiver Knieschmerz, der über Wochen und Monate anhält und weitgehend unabhängig ist von Be- und Entlastung. – **(2)** Nächtlicher Ruheschmerz. – **(3)** Seltener Steife oder Schwellung des Kniegelenks. – **(4)** Erkrankungsbeginn: über 60 Jahre. – **(5)** Überwiegend Frauen betroffen. – **(6)** Röntgen: unauffällige Initialphase, Abflachung des medialen Femurkondylus, typische ovale Läsion, teilweise mit Randsklerose im gewichtstragenden Teil des Femurkondylus. – **(7)** Szintigraphisch ist bereits in der Initialphase eine Anreicherung erkennbar. – **(8)** Röntgen, Szintigraphie und Klinik fließen in die Klassifizierung nach Lotke et al. (1982) ein, die auch der Therapieplanung dient.
Ätiol.: s.u. Osteochondrose, aseptische.
Pathog.: s.u. Osteochondrose, aseptische.
Bemerkungen: **(DD)** Osteoarthritis.
Lit.: Ahlbäck S, Bauer GCH, Bohne WH (1968) Spontaneous osteonecrosis of the knee. Arthritis and Rheumatism 11: 705–733. – Koshino T (1982) The treatment of spontaneous osteonecrosis of the knee by high tibial osteotomy with and without bone-graft or drill of the lesion. J Bone Jt Surg 64 A: 47–58. – Lotke PA, Abend JA, Ecker ML (1982) The treatment of osteonecrosis of the medial femoral condyle. Clin Orthop Rel Res 171: 109–116.
R. König/JS

Osteochondrose, aseptische, Typ Blencke
Syn.: Osteochondrose des Kalkaneus – Epiphysitis calcanei – Osteodystrophia metaepiphysaria calcanei – Blencke disease (e)
Def.: Ossifikationsstörung der hinteren Apophyse des Kalkaneus.
A.: Erstbeschreibung durch August Blencke, 1868–1937, Orthopäde, Magdeburg.
Diagn. Krit.: **(1)** Schmerzen im Bereich des Tuber calcanei. – **(2)** Zuweilen schmerzhafte Schwellung am Achillessehnen-Ansatz. – **(3)** Röntgen: atypische Ossifikationskerne im Weichteilschatten der Achillessehne. – **(4)** Erkrankungsbeginn: zwischen dem 8. und 20. Lebensjahr.
Ätiol.: s.u. Osteochondrose, aseptische.
Pathog.: s.u. Osteochondrose, aseptische.
Lit.: Tonioli G (1950) Perché non può esistere un osteodistrofia metaepifisaria del calcagno. Radiologica Clin 19: 81–94.
R. König/JS

Osteochondrose, aseptische, Typ Brinon
Syn.: Osteochondrose des Os cuneiforme I – Brinon's syndrome (e)
Def.: Bilaterale Osteochondronekrose des Os cuneiforme I.
A.: Erstbeschreibung 1944 durch J. P. Brinon//Cherbuliez, französischer Orthopäde, Thonon.
Diagn. Krit.: **(1)** Schmerzen in beiden Füßen. – **(2)** Druckschmerz auf der tibialen Seite der Metatarsalphalangealgelenke oder lokal über dem Os cuneiforme I. – **(3)** Röntgen: multiple, stecknadelkopf- bis hirsekorngroße Rarefizierung in beiden Keilbeinen, unebene tibiale Randkonturen. – **(4)** Erkrankungsbeginn: zwischen dem 3. und 6. Lebensjahr.
Ätiol.: s.u. Osteochondrose, aseptische.
Pathog.: s.u. Osteochondrose, aseptische.
Lit.: Brinon//Cherbuliez JP (1944) Dystrophie osseuse du premier cunéiforme. Rév d'orthop 30: 101–104.
R. König/JS

Osteochondrose, aseptische, Typ Büdinger-Ludloff
Syn.: Chondromalacia patellae – Osteopathia patellae – Knorpeldegeneration des Knies, fissurale – chondrosis of the patella (e)
Def.: Chondromalazie der Patella.
A.: Erstbeschreibung 1906/08 durch Konrad Büdinger, Chirurg, Wien; 1910 durch Karl Ludloff, Orthopäde, Breslau.
Diagn. Krit.: **(1)** Oft doppelseitiger Kniegelenkschmerz, der zumeist medial lokalisiert wird. – **(2)** Röntgen: Fragmentation des Patellarknochenkernes. – **(3)** Erkrankungsbeginn: im Jugendalter.
Ätiol.: s.u. Osteochondrose, aseptische.
Pathog.: s.u. Osteochondrose, aseptische.
Lit.: Büdinger K (1906) Über die Ablösung von Gelenkteilen und verwandte Prozesse. Dtsch Z Chir 84: 311–365. – Janssen G (1979) Die Chondropathia patellae. Therapiewoche 29: 8478–8489. – Ludloff K (1910) Zur Pathologie des Kniegelenkes. Verh dtsch Ges Chir 39: 223–225.
R. König/JS

Osteochondrose, aseptische, Typ Calvé

Syn.: Morbus Calvé – Platyspondylie-Osteochondritis vertebralis infantilis – vertebra plana Calvé – osteochondritis, vertebral (e)
Def.: Epiphyseonekrose eines Wirbelkörpers.
A.: Erstbeschreibung 1925 durch Jacques Calvé, 1875–1954, französischer Chirurg.
Diagn. Krit.: **(1)** Beginn akut nach geringfügigen Traumen oder auch schleichend. – **(2)** Schmerzen im Wirbelsäulenbereich, oft aber auch in den Bauchraum projiziert. – **(3)** Selten: Ausbildung einer Kyphose (zumeist Übergang BWS/LWS) oder neurologische Ausfälle. – **(4)** Röntgen: meist nur ein Wirbel betroffen, krümeliger Zerfall, Abplattung, unvollständige Restitutio, Zwischenwirbelscheiben unversehrt. – **(5)** Erkrankungsbeginn: zwischen dem 2. und 15. Lebensjahr, Erkrankungsgipfel um das 4. Lebensjahr.
Ätiol.: s.u. Osteochondrose, aseptische.
Pathog.: s.u. Osteochondrose, aseptische.
Bemerkungen: **(DD)** Spondylitis – aneurysmatische Knochenzyste – eosinophiles Granulom – Ewing-Sarkom – Lymphome.
Lit.: Calvé J (1925) A localized affection of the spine suggesting osteochondritis of the vertebral body, with the clinical aspect of Pott's disease. J Bone Surg 7: 41–46. – Jani L, Suezawa Y, Kaufmann L (1981) Aseptische Nekrosen der Wirbelsäule, Differentialdiagnose und Behandlung der Vertebra plana. Orthopäde 10: 40–44. – Radke J (1972) Morbus Calvé. Fortschr Med 90: 97–100.
R. König/JS

Osteochondrose, aseptische, Typ Freiberg-Köhler

Syn.: Freiberg-Köhler-Epiphysennekrose – Köhler-Syndrom II – Freiberg's infraction (e)
Def.: Epiphyseonekrose des 2., seltener des 3. oder 4. Metatarsalköpfchens.
A.: Erstbeschreibung 1914 durch Albert Henry Freiberg, 1869–1940, Chirurg, Cincinnati; 1920 durch Alban Köhler, 1874–1947, Röntgenologe, Wiesbaden.
Diagn. Krit.: **(1)** Belastungsabhängige Schmerzen im Bereich des Vorfußes. – **(2)** Verdickung und Druckempfindlichkeit der distalen Metatarsalköpfchen II (III). – **(3)** Kombination mit Spreizfuß. – **(4)** Gynäkotropie (75%). – **(5)** Röntgen: Abflachung und Verdichtung der Knochenzeichnung des betroffenen Metatarsalköpfchens. – **(6)** Erkrankungsbeginn: zwischen dem 10. und 18. Lebensjahr.
Ätiol.: s.u. Osteochondrose, aseptische.
Pathog.: s.u. Osteochondrose, aseptische.
Bemerkungen: **(DD)** Streßfraktur – Morton-Neurom.
Lit.: Freiberg AH (1914) Infraction of the second metatarsal bone. S G O 19: 191–193. – Köhler A (1920) Eine typische Erkrankung des 2. Metatarsophalangealgelenks. Münch med Wschr 67: 1289–1290.
R. König/JS

Osteochondrose, aseptische, Typ Friedrich

Def.: Kaudale Polnekrose des sternalen Klavikulaendes.
A.: Erstbeschreibung 1924 durch Heinrich Friedrich, 1893–, Chirurg, Erlangen.
Diagn. Krit.: **(1)** Druckschmerzhafte Weichteilschwellung und Rötung über dem Sternoklavikulagelenk. – **(2)** Bewegungs- und Belastungsschmerz, der in das Schultergelenk ausstrahlt. – **(3)** Überwiegend sind Erwachsene betroffen. – **(4)** Röntgen: je nach Stadium: Aufhellungen und/oder Verdichtungen des kaudalen Pols des sternalen Klavikulaendes.
Ätiol.: s.u. Osteochondrose, aseptische.
Pathog.: s.u. Osteochondrose, aseptische.
Lit.: Friedrich H (1924) Über ein noch nicht beschriebenes, der Perthesschen Erkrankung analoges Krankheitsbild des sternalen Klavikelendes. Dtsch Zschr Chir 187: 385–398. – Heinemeier G, von Torklus D (1979) Osteonekrose Morbus Friedrich. Fortschr Med 97: 1679–1682. – Lingg G, Heinemeier G (1981) Morbus Friedrich, aseptische Knochennekrose des sternalen Klavikulaendes. Fortschr Röntgenstr 134: 74–77.
R. König/JS

Osteochondrose, aseptische, Typ Haglund I

Syn.: Apophysitis calcanei
Def.: Nekrose der Kalkaneusapophyse.
A.: Erstbeschreibung 1907 durch Patrik Haglund, 1870–1937, Orthopäde, Stockholm.
Diagn. Krit.: **(1)** Schmerzen und Schwellung im Bereich des Achillessehnenansatzes. – **(2)** Häufig Pes valgus. – **(3)** Gynäkotropie. – **(4)** Röntgen: Zerklüftung oder bröckeliger Zerfall der Kalkaneusapophyse. – **(5)** Erkrankungsbeginn: zwischen dem 5. und 12. Lebensjahr.
Ätiol.: s.u. Osteochondrose, aseptische.
Pathog.: s.u. Osteochondrose, aseptische.
Lit.: Haglund P (1907) Über Fraktur des Epiphysenkerns des Calcaneus, nebst allgemeinen Bemerkungen über ähnliche Knochenverletzungen. Arch klin Chir, Berlin 82: 922–930.
R. König/JS

Osteochondrose, aseptische, Typ Haglund II

Syn.: Haglund-Kalkaneusexostose – Haglund-Ferse – Schuhgeschwulst der Ferse
Def.: Besondere Formvariante des Kalkaneus mit reaktiver Veränderung der umgebenden Weichteile.
A.: Erstbeschreibung 1928 durch Patrik Haglund, 1870–1937, Orthopäde, Stockholm.
Diagn. Krit.: **(1)** Harte Vorwölbung am oberen Pol des Tuber calcanei. – **(2)** Hautrötung und Druckschmerz (»Bursitis achillea«). – **(3)** Röntgen: spitze Form der oberen hinteren Kante des Kalkaneus im seitlichen Röntgenbild.
Ätiol.: Reizerscheinung durch Reiben zwischen Schuhkappe und Fersenbein.
Pathog.: s.u. Osteochondrose, aseptische.
Lit.: Haglund P (1928) Beitrag zur Klinik der Achillessehne. Zschr orthop Chir, Stuttgart 49: 49. – Heneghan MA, Wallace T (1985) Heel pain due to retrocalcaneal bursitis – radiographic diagnosis. Pediatr Radiol 15: 119–122.
R. König/JS

Osteochondrose, aseptische, Typ Hegemann

Syn.: Hegemann-Krankheit – Hegemann's disease (e)
Def.: Osteochondrose der Trochlea humeri.
A.: Frühere Beschreibung durch F. Uhrmacher, 1933. Ausführliche Darstellung der aseptischen Knochennekrosen des Ellbogengelenkes durch G. Hegemann, 1951.
Diagn. Krit.: **(1)** Schwellung und Bewegungseinschränkung des Ellenbogengelenkes. – **(2)** Seltener: Schmerzen. – **(3)** Nach Ausheilung häufig Valgus-Deformität. – **(4)** Erkrankungsbeginn: frühes Jugendalter. – **(5)** Röntgen: Verdichtung und Fragmentierung der Trochleaepiphyse.
Ätiol.: s.u. Osteochondrose, aseptische.
Pathog.: s.u. Osteochondrose, aseptische.

Osteochondrose, aseptische, Typ Kienböck

Bemerkungen: Selten, Beyer et al. (1990) stellten 15 Fälle zusammen. Die röntgenologische Abgrenzung zur physiologischen multizentrischen, unregelmäßigen Ossifikation der Trochleaepiphyse kann schwierig sein. **(DD)** Osteochondritis dissecans.

Lit.: Beyer WF, Heppt P, Glückert K, Willauschus (1990) Aseptic osteonecrosis of the humeral trochlea (Hegemann's disease). Arch Orthop Trauma Surg 110: 45–48. – Hegemann G (1951) Die „spontanen", aseptischen Knochennekrosen des Ellbogengelenkes. Fortschr Röntenstr 75: 89–92. – Uhrmacher F (1933) Über Osteochondritis deformans juvenilis des Ellenbogengelenkes. Z Orthop Chir 59: 398–411.

R. König/JS

Osteochondrose, aseptische, Typ Kienböck

Syn.: Lunatum-Malazie – Kienböck-Malazie – Kienboeck disease (e)
Def.: Oft traumatische Epiphyseonekrose des Os lunatum.
A.: Erstbeschreibung 1910/11 durch Robert Kienböck, 1871–1953, Röntgenologe, Wien.
Diagn. Krit.: **(1)** Belastungsabhängige, hartnäckige Schmerzen im erkrankten Handgelenk. – **(2)** Druckschmerz über dem Os lunatum und Weichteilschwellung. – **(3)** Einschränkung der Volarflexion. – **(4)** Überwiegend Männer betroffen, Handwerker, meist rechte Hand. – **(5)** Röntgen: Zusammensinterung des Os lunatum, später hochgradige Deformierung. – **(6)** Erkrankungsbeginn: vorwiegend im Erwachsenenalter.
Ätiol.: Starkes Handgelenkstrauma mit Ruptur der das Mondbein versorgenden Gefäße, Mikrotraumatisierung, Mißverhältnis zwischen Ulna und Radius.
Pathog.: s.u. Osteochondrose, aseptische.
Lit.: Genelin F, Gasperschitz F, Helmberger R, Kröpfl A (1991) Therapie der Mondbeinnekrose. Z Orthop 128: 243–247. – Kienböck R (1910/11) Über traumatische Malacie des Mondbeins und ihre Folgezustände: Entartungsformen und Kompressionsfrakturen. Fortsch Röntgenstr 16: 77–103. – Nigst H (1981) Aseptische Knochennekrosen. In: Nigst H, Buck//Gramcko D, Millesi H (Hrsg) Handchirurgie, Bd I. Thieme, Stuttgart, New York. – Weber HG, Gregl A (1967) 100 Beobachtungen von aseptischen Mondbeinnekrosen des Handgelenks – Spätergebnisse. Arch klin Chir 319: 433–435.

R. König/JS

Osteochondrose, aseptische, Typ Köhler

Syn.: Köhler-Knochenerkrankung – Köhler-Syndrom I – Koehler's bone disease (e)
Def.: Spontane Epiphyseonekrose des Os naviculare pedis.
A.: Erstbeschreibung 1908 durch Alban Köhler, 1874–1947, Radiologe, Wiesbaden.
Diagn. Krit.: **(1)** Belastungsabhängige Schmerzen im Mittelfuß. – **(2)** Schwellung, Druck- und Stauchungsschmerz über dem Os naviculare. – **(3)** Schonhinken. – **(4)** Androtropie. – **(5)** Röntgen: Verdichtung, Fragmentierung und Abplattung (Biskuitform) des Os naviculare pedis. – **(6)** Erkrankungsbeginn: zwischen dem 3. und 8. Lebensjahr.
Ätiol.: s.u. Osteochondrose, aseptische.
Pathog.: s.u. Osteochondrose, aseptische.
Lit.: Köhler A (1908) Über eine häufige, bisher anscheinend unbekannte Erkrankung einzelner kindlicher Knochen. Münch med Wschr 60: 1923–1925.

R. König/JS

Osteochondrose, aseptische, Typ König

Syn.: König-Syndrom I – Osteochondritis dissecans der distalen Femurepiphyse
Def.: Knochennekrose der distalen medialen Femurepiphyse (85%). (Weniger häufig sind das Ellenbogengelenk, selten oberes Sprunggelenk und Hüftgelenk betroffen.)
A.: Erstbeschreibung 1887/88 durch Franz König, 1823–1910, deutscher Chirurg.
Diagn. Krit.: **(1)** Belastungsabhängige Gelenkschmerzen. – **(2)** Rezidivierende Gelenkergüsse. – **(3)** Gelenksperren. – **(4)** Früharthrose (Knie). – **(5)** Androtropie (4:1). – **(6)** Röntgen: umschriebener Verdichtungsbezirk, »Mausbett« (Aufnahme nach Frick). – **(7)** Erkrankungsbeginn: im Jugendlichen- bzw. Erwachsenenalter.
Ätiol.: s.u. Osteochondrose, aseptische.
Pathog.: s.u. Osteochondrose, aseptische.
Lit.: Bruns J et al (1993) Langzeitergebnisse nach Klebung von osteochondralen Fragmenten bei Osteochondrosis dissecans. Langenbecks Arch Chir 378: 160–166. – Jawish R et al (1993) Osteochondritis dissecans of capitellum humeri in children. Eur J Pediatr Surg 3: 97–100. – König F (1887/88) Über freie Körper in den Gelenken. Dtsch Z Chir 27: 90. – Mohing W (1960) Die Osteochondrosis dissecans des Kniegelenks – Ätiologie, Pathogenese, Klinik und Therapie – unter besonderer Berücksichtigung ihrer Bedeutung als präarthrotischer Gelenkschaden. Z Orthop 92: 543.

R. König/JS

Osteochondrose, aseptische, Typ Larsen-Johansson

Syn.: (Sinding) Larsen-Johansson-Syndrom – Osteopathia patellae juvenilis – Mau-Syndrom
Def.: Osteochondrose des unteren Patellapoles.
A.: Erstbeschreibung 1921 durch Christian Magnus Falsen Sinding Larsen, Arzt, Oslo; 1922 durch Sven Johansson, 1880–, Chirurg, Göteborg. – Ausführliche deutsche Arbeit 1930 von Carl Mau.
Diagn. Krit.: **(1)** Schwellung und Druckschmerzhaftigkeit am unteren Patellapol. – **(2)** Schmerzen im Verlauf des Lig. patellae (nach Belastung). – **(3)** Gelenkergüsse. – **(4)** Röntgen: krümelige Desorganisation der Patella mit einzelnen Verdichtungsherden, Unterbrechung der Kortikalisbegrenzung. – **(5)** Erkrankungsbeginn: im Jugendalter.
Ätiol.: s.u. Osteochondrose, aseptische.
Pathog.: s.u. Osteochondrose, aseptische.
Lit.: Johansson S (1910) En förut icke beskriven sjukdom i patella. Hygiea, Stockholm 84: 161–166. – Larsen S (1921) En hittil ukjendt sygdom i patella. Norsk Mag Laegevidensk 82: 856–858. – Mau C (1930) Beitrag zur Pathologie der kindlichen Kniescheibe (Osteopathia patellae juvenilis). Dtsch Z Chir 228: 260–276. – Müller H (1973) Eine seltene Lokalisation einer aseptischen Knochennekrose im Kindesalter. Röntgenblätter 26: 395–405.

R. König/JS

Osteochondrose, aseptische, Typ Müller-Weiss

Syn.: Os-naviculare-pedis-Malazie – Müller-Weiss disease (e)
Def.: Doppelseitige Osteochondrose des Os naviculare beim Erwachsenen.
A.: Erstbeschreibung 1927 in getrennten Mitteilungen durch Walther Müller, 1888–, Orthopäde, Königsberg, und Konrad Weiss, 1891–, Radiologe, Wien.
Diagn. Krit.: **(1)** Gehbeschwerden mit stechenden Schmerzen im Fußrücken beidseits (zeitlich oft versetzt). – **(2)** Pes planus, leichter Spreizfuß, Hammerze-

henbildung. – **(3)** Röntgen: hochgradige Abplattung des Os naviculare, das dorsal und nach medial aus seiner Lage verdrängt zu sein scheint. – **(4)** Erkrankungsbeginn: im Erwachsenenalter.
Ätiol.: s.u. Osteochondrose, aseptische.
Pathog.: s.u. Osteochondrose, aseptische.
Lit.: Müller W (1927) Über eine eigenartige doppelseitige Veränderung des Os naviculare pedis beim Erwachsenen. Dtsch Z Chir 201: 84–87. – Weiss K (1927) Über die „Malazie" des Os naviculare pedis. Fortschr Röntgenstr 40: 63–67.
R. König/JS

Osteochondrose, aseptische, Typ van Neck
Syn.: van-Neck-Odelberg-Krankheit – Osteochondrosis ischiopubica – Synchondrosis ischiopubica – Odelberg-Syndrom – van Neck disease (e)
Def.: Osteochondrose im Bereich der Schambeinsynchondrose.
A.: Erstbeschreibung 1924 durch Axel Odelberg und M. van Neck in unabhängigen Mitteilungen.
Diagn. Krit.: **(1)** Spontan- und Belastungsschmerz im Hüftgelenk und in der Leistenbeuge. – **(2)** Schmerzen bei der Abduktion, Adduktion und Rotation des betroffenen Beines. – **(3)** Druckschmerz im Bereich des unteren Schambeinastes. – **(4)** Schmerzbedingte Kontraktur der Hüfte. – **(5)** Evtl. BSG-Erhöhung, Fieber. – **(6)** Röntgen: kolbige bis spindelige Auftreibung im Bereich der Synchondrosis ischiopubica, zystische Aufhellungen. – **(7)** Erkrankungsbeginn: zwischen 6. und 8. Lebensjahr.
Ätiol.: s.u. Osteochondrose, aseptische.
Pathog.: s.u. Osteochondrose, aseptische.
Bemerkungen: **(DD)** Hüftgelenkserkrankungen. Bei Kindern röntgenologisch sichtbare Kalkeinlagerungen und Auftreibungen im Bereich der Synchondrosis ischiopubica ohne klinische Symptomatik sind in der Regel harmlose Ossifikationsstörungen, die sich ohne Behandlung zurückbilden.
Lit.: Leonhard T, Niethard FU (1987) Der Morbus van Neck. Der Kinderarzt 18: 1311–1314. – van Neck M (1924) Ostéochondritie du pubis. Arch franco-belg chir 238–240. – Odelberg A (1924) Some cases of destruction in the ischium of doubtful etiology. Acta chir scand 16: 273–284.
R. König/JS

Osteochondrose, aseptische, Typ Osgood-Schlatter
Syn.: Schlatter-Syndrom – Lannelongue-Krankheit – Periostitis tuberositas tibiae – osteochondrosis of the tuberosity of tibia (e)
Def.: Osteochondrose der Tibiaapophyse.
A.: Erstbeschreibung 1903 durch Robert Bayley Osgood, 1873–1956, Orthopäde, Boston, und Carl Schlatter, 1864–1934, Chirurg, Zürich, unabhängig voneinander.
Diagn. Krit.: **(1)** Druck- und Bewegungsschmerz an der Tuberositas tibiae mit (sulziger) Schwellung und Verdickung des Ligamentum patellae. – **(2)** Ausgesprochen chronischer Verlauf. – **(3)** Vorwiegend Knaben betroffen. – **(4)** Häufig bilateral auftretend. – **(5)** Röntgen: verbreiterter Weichteilschatten über der Tibiaapophyse, prominente Tibiaapophyse mit isoliertem Knochenfragment (Ossikel), Patella alta, teilweise osteoporotische Herde in der Tibiametaphyse. – **(6)** Erkrankungsbeginn: zwischen dem 8. und 15. Lebensjahr.
Ätiol.: s.u. Osteochondrose, aseptische. Die Überlastung der Schienbeinapophyse durch Zug des Lig. patellae scheint von wesentlicher Bedeutung.
Pathog.: s.u. Osteochondrose, aseptische.
Lit.: Binazzi R, Felli L, Vaccari V, Borelli P (1993) Surgical treatment of unresolved Osgood-Schlatter lesions. Clin Orthop 289: 202–204. – Osgood R (1903) Lesions of the tibia tubercle occurring during adolescence. Boston Med Surg J 148: 114–117. – Rosenberg ZS, Kawelblum M, Cheung YY et al (1992) Osgood-Schlatter lesions: fracture or tendinitis. Scintigraphic, CT, and MR imaging features. Radiology 185: 853–858. – Schlatter C (1903) Verletzungen des schnabelförmigen Fortsatzes der oberen Tibiaepiphyse. Bruns Beitr klin Chir 38: 874. – Steinwender G, Grill F (1991/92) Morbus Osgood-Schlatter. Pädiat Prax 43: 543–548.
R. König/JS

Osteochondrose, aseptische, Typ Panner
Syn.: Osteochondrose des Capitulum humeri – Epiphysennekrose, juvenile des Capitulum humeri
Def.: Epiphysennekrose des Capitulum humeri.
A.: Erstbeschreibung 1927 durch Hans Jessen Panner, 1871–1930, Röntgenologe, Kopenhagen.
Diagn. Krit.: **(1)** Eingeschränkte Beugung und Streckung im Ellenbogengelenk. – **(2)** Druckschmerz am Capitulum humeri. – **(3)** Konturen des Ellenbogengelenks verstrichen. – **(4)** Androtropie. – **(5)** Röntgen: Entrundung und Inhomogenität des Capitulum humeri; Verbreiterung der Epiphysenfuge. – **(6)** Erkrankungsbeginn: im Kindesalter.
Ätiol.: s.u. Osteochondrose, aseptische.
Pathog.: s.u. Osteochondrose, aseptische.
Lit.: Panner H (1927) An affection of the capitulum humeri, resembling Calvé-Perthes disease of the hip. Acta radiol (Stockh) 8: 671.
R. König/JS

Osteochondrose, aseptische, Typ Perthes
Syn.: Calvé-Legg-Perthes-Krankheit – Maydl-Krankheit – Osteochondropathia deformans coxae juvenilis – Perthes' disease (e)
Def.: Epiphysennekrose des Femurkopfes.
A.: Erstbeschreibung 1897 durch Karl Maydl, 1853–1903, Chirurg, Wien. – 1910 Beschreibung durch Georg Clemens Perthes, 1869–1927, Chirurg, Tübingen.
Diagn. Krit.: **(1)** Belastungsschmerzen in der Hüfte mit Ausstrahlung in Oberschenkel und Knie. – **(2)** Zumeist einseitiges Hinken. – **(3)** Einschränkung von Abduktion und Rotation. – **(4)** Androtropie (= 4 : 1). – **(5)** Röntgen: Abflachung und Verdichtung der Epiphyse, unregelmäßige Aufhellungszonen, Femurkopfdeformierung (Pilz-/Walzenform). – **(6)** Erkrankungsbeginn: zwischen dem 3. und 12. Lebensjahr.
Ätiol.: Unterschiedliche Ursachen werden diskutiert: multifaktorielle Vererbung (Hall DJ, 1986) – Diskrepanz zwischen Knorpel- und Knochenreifung – Insuffizienz der Femurkopfvaskularisation – hormonelle Faktoren – mechanische Überlastung.
Pathog.: s.u. Osteochondrose, aseptische.
Lit.: Burwell RG (1988) Perthes' disease: growth and aetiology. Arch Dis Child 63: 1408–1412. – Evans IK, Deluca PA, Gage JR (1988) A comparative study of ambulation-abduction bracing and varus derotation osteotomy in the treatment of severe Legg-Calvé-Perthes disease in children over 6 years of age. J Pediatr Orthop 8: 676–682. – Hall DJ (1986) Genetic aspects of Perthes' disease. A critical review. Clin Orthop 209: 100–114. – Harper PS, Brotherton BJ, Cochlin D (1976) Genetic risks in Perthes' disease. Clin Genet 10: 178–182. – Lauritzen J (1975) Legg-Calvé-Perthes disease. Acta Orthop Scand. Suppl 159. – Perthes GC (1910) Über Arthritis deformans juvenilis. Dtsch Zschr Chir 107: 111–159.
R. König/JS

Osteochondrose, aseptische, Typ Scheuermann

Osteochondrose, aseptische, Typ Scheuermann
Syn.: Adoleszentenkyphose – Kyphosis dorsalis juvenilis – Osteochondritis vertebralis – Scheuermann-Krankheit – kyphosis of adolescence (e)
Def.: Fixierte Kyphose des Jugendlichen mit Deckplattenveränderungen und Bandscheibeneinbrüchen in die Wirbelkörperspongiosa (Schmorl-Knorpelknötchen).
A.: Erstbeschreibung 1920 durch Holger Werfel Scheuermann, 1877–1960, Röntgenologe, Kopenhagen.
Diagn. Krit.: **(1)** Stadium 1: schlechte Haltung; vermehrt Dorsalkyphose. Seltener: Schmerzen in Brust- und Lendenwirbelsäule (15–20%). – **(2)** Stadium 2: Versteifung der Brustwirbelsäule mit Ausbildung eines Rundrückens (Scheitel D_8–D_{11}). – **(3)** Stadium 3: Schmerzen häufig außerhalb des versteiften Gebietes. – **(4)** Röntgen: ventrale Erniedrigung der Wirbelkörper, Unregelmäßigkeit der Deckplatten, Schmorl-Knorpelknötchen, Bandscheiben erniedrigt und verkalkt. – **(5)** Erkrankungsbeginn: im Jugendalter.
Ätiol.: Zumindest in einigen Familien autosomal-dominanter Erbgang. Bei anderen Patienten starke genetische Einflüsse: in 48% mitbetroffene Geschwister, in 65% mitbetroffene Eltern (Sorensen, 1964).
Pathog.: Störung der enchondralen Ossifikation.
Lit.: Findlay A, Conner AN, Connor JM (1989) Dominant inheritance of Scheuermann's juvenile kyphosis. J Med Genet 26: 400–403. – Halal F, Gledhill RB, Fraser FC (1978) Dominant inheritance of Scheuermann's juvenile kyphosis. Am J Dis Child 132: 1105–1107. – McKenzie L, Sillence D (1992) Familial Scheuermann disease: a genetic and linkage study. J Med Genet 29: 41–45. – Scheuermann H (1921) Kyphosis dorsalis juvenilis. Z orthop Chir, Stuttgart 41: 305–317. – Sorensen KH (1964) Scheuermann's juvenile kyphosis: clinical appearance, radiography, aetiology and prognosis. Munksgaard, Copenhagen.
McK: 181440
R. König/JS

Osteochondrose, aseptische, Typ Thiemann
Syn.: Morbus Thiemann-Fleischner – Acrodysplasia epiphysaria – Thiemann's disease (e)
Def.: Zumeist symmetrische, multiple Epiphysendysplasie an Fingermittelgelenk, -grundgelenk oder Großzehengrundgelenk.
A.: Erstbeschreibung 1909 durch H. Thiemann, deutscher Chirurg.
Diagn. Krit.: **(1)** Betroffen sind zumeist die Epiphysen von 2 oder 3 Fingermittelgelenken und -endgelenken, am Fuß Großzehengrundgelenk und 1. Tarsometatarsalgelenk. – **(2)** Röntgen: Zerklüftung bis Auflösung der betroffenen Epiphysen. – **(3)** Erkrankungsbeginn: im 8. bis 14. Lebensjahr.
Ätiol.: s.u. Osteochondrose, aseptische.
Pathog.: s.u. Osteochondrose, aseptische.
Lit.: Cullen JC (1970) Thiemanns disease – osteochondrosis juvenilis of the basal epiphyses of the phalanges of the hand. J Bone Jt Surg 52-B: 532–534. – Thiemann H (1909/10) Juvenile Epiphysenstörungen. Fortschr Röntgenstr 14: 79.
R. König/JS

Osteochondrose des älteren Menschen: Osteochondrose, aseptische, Typ Ahlbäck
Osteochondrose des Capitulum humeri: Osteochondrose, aseptische, Typ Panner
Osteochondrose des Kalkaneus: Osteochondrose, aseptische, Typ Blencke
Osteochondrose des Os cuneiforme I: Osteochondrose, aseptische, Typ Brinon

Osteochondrosis deformans tibiae (Blount): Tibia vara (Blount)
Osteochondrosis ischio-pubica: Osteochondrose, aseptische, Typ van Neck
osteochondrosis of the tibia, deformative (e): Tibia vara (Blount)
osteochondrosis of the tuberosity of tibia (e): Osteochondrose, aseptische, Typ Osgood-Schlatter
Osteodermopathia hypertrophica: Pachydermoperiostose
osteodysgenesis, multisynostotic (e): Antley-Bixler-Syndrom

Osteodysplastie
Syn.: Melnick-Needles-Syndrom
Def.: Konstitutionelle Skelettdysplasie mit charakteristischem klinischem Phänotyp und Veränderungen der langen Knochen und des Schädels.
A.: Erstbeschreibung 1966 als »undiagnosed bone dysplasia« durch den Röntgenologen John Charles Melnick, 1928–, Youngstown/Ohio, und den Kinderarzt Carl F. Needles, 1935–, New York. Beide beobachteten unabhängig voneinander zwei Familien, wurden von P. Maroteaux, Paris, auf die Identität der Veränderungen hingewiesen und zur gemeinsamen Publikation ermutigt.

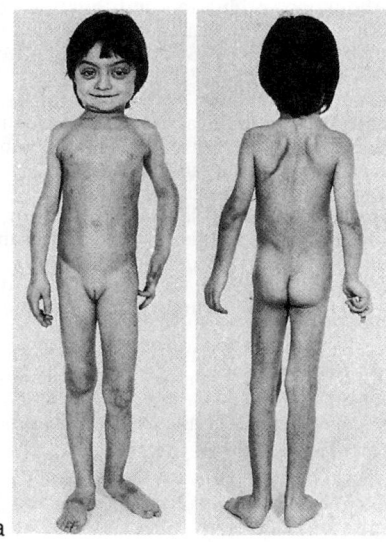

a

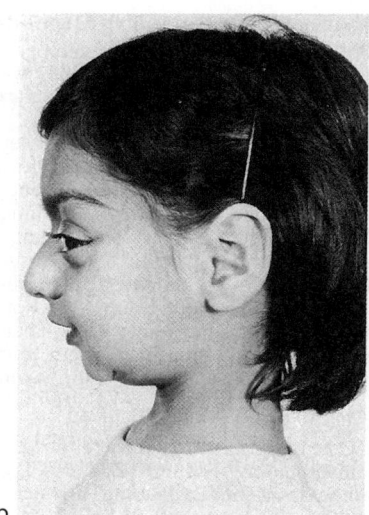

b

Osteodysplastie

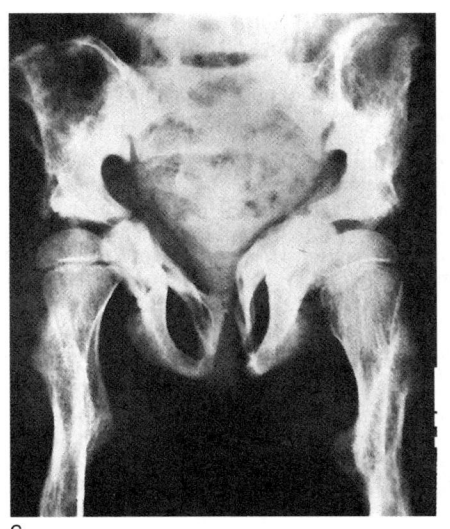

Osteodysplastie: a) Gesamterscheinung (7jähriges Mädchen); b) Gesichtsprofil mit Exophthalmus und Mikrogenie; c) Becken-Übersichtsaufnahme a.p.: Kartenherzform und verstärkte Sklerosierung des Beckeneingangs, schmale, hohe Beckenschaufeln mit Kompaktadefekten, plumpe Schenkelhälse, Coxavalga-Stellung; d) Thorax-Übersichtsaufnahme a.p.: 12 schmale, unregelmäßig begrenzte Rippenpaare mit wechselnder Knochendichte, kurze, unregelmäßig konturierte, schmale Claviculae; Scapula am Margo lateralis re. wellig begrenzt, schmales Collum, mächtige Fossa articularis, Akromion lang und schmal, Processus coracoides nur als rundlicher Knochenkern erkennbar; e) Schädel-Übersichtsaufnahme seitlich: verkürzte und verstärkt sklerosierte Schädelbasis, plumpes Dorsum sellae, große Fontanelle noch offen, fleckige Mineralisation der Kalotte, kurzer Ober- und Unterkiefer, fehlende Pneumatisation der Nebenhöhlen; f) Lendenwirbelsäule seitlich: Lendenwirbelkörper schmal und hoch, Exkavation der Vorder- und Hinterkante, Kyphose, weite Foramina intervertebralia, schmale, lange Bogenwurzeln; g) h) Oberarm li. und Unterschenkel re.: die langen Röhrenknochen lassen eine Verbreiterung der Metaphysen, Verbiegungen und Kompaktdefekte erkennen; i) Handskelett: Ossifikationsalter 3½ Jahre (nach Pyle-Greulich); plumpes Daumenskelett, Verkürzung der Endphalanx des Daumens und der Mittelphalanx des 5. Strahles mit Zapfenepiphysen. Typische Abschrägung der Metaphysenendzonen von Radius und Ulna, Verkürzung der Ulna (Beob. ZKi. Fotos DOFONOS, Ffm.)

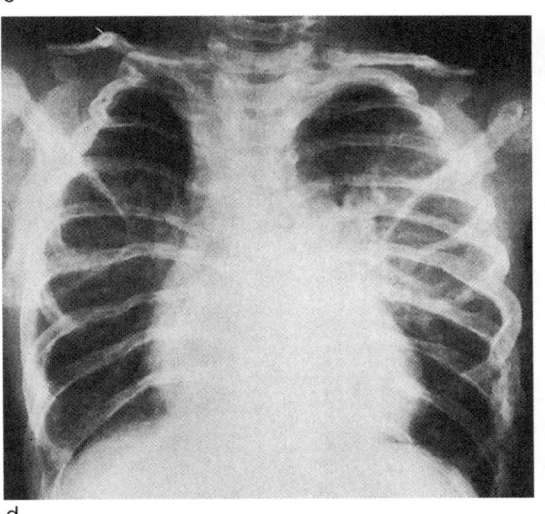

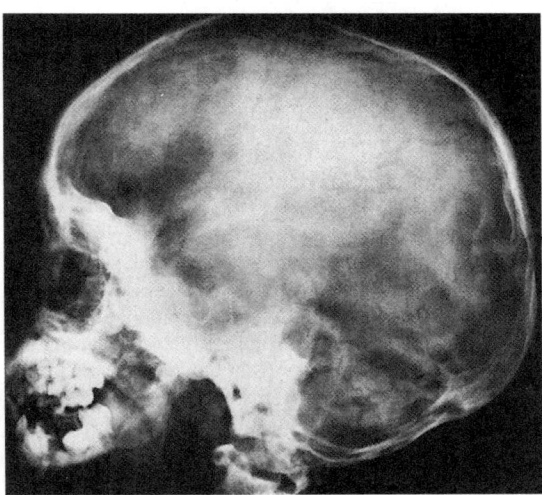

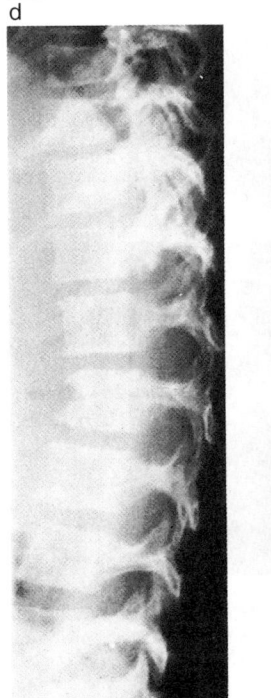

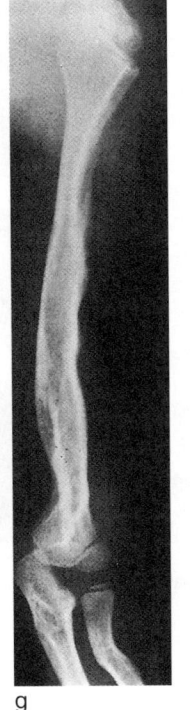

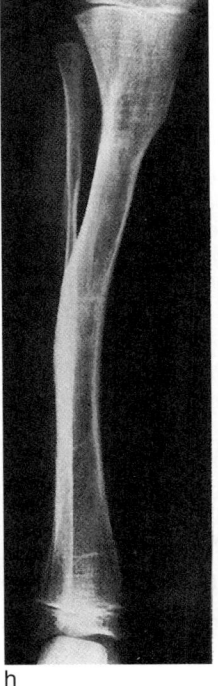

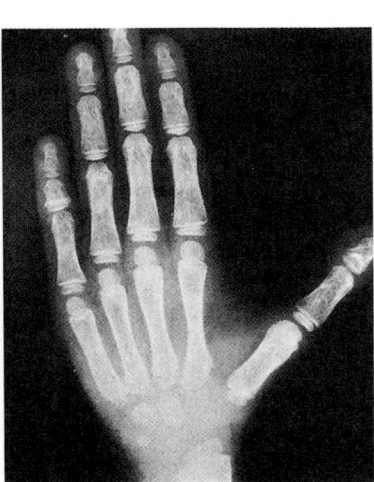

osteodysplastischer primordialer Minderwuchs Typ I

Diagn. Krit.: **(1)** Charakteristische Schädel- und Gesichtsveränderungen mit prominenter Stirn, evtl. supraorbitalem Wulst, Exophthalmus, vollen Wangen, leichtem Hypertelorismus, vorspringender, kräftiger Nase, Mikrogenie, Zahnfehlstellung. – **(2)** Oft Ganganomalien, Fußfehlstellungen. – **(3)** Gelegentlich Ureterstenose mit sekundärer Hydronephrose. – **(4)** Im Kindesalter Neigung zu rezidivierenden Luftwegsinfektionen, Gedeihstörung. – **(5)** Schwer betroffene, meist männliche Föten haben Omphalozelen, schwere Nierenfehlbildungen, Herzfehler. – **(6)** Röntgenologisch: verzögerter Fontanellenschluß, große hintere Schädelgrube, Hyperostose im Frontalbereich mit fehlender Entwicklung der Stirnhöhlen, Mikrognathie mit offenem Mandibularwinkel; Verbiegungen und kortikale Unregelmäßigkeiten der langen Röhrenknochen und der Rippen, Coxa valga, Beckendysplasie, (Kypho-)Skoliose, Wirbelkörperdysplasie.
Ätiol.: Mutation eines dominanten, möglicherweise X-chromosomalen Gens. Schwerere Expression beim männlichen Geschlecht.
Pathog.: Unbekannt.
Bemerkungen: Erbgang und nosologische Beziehung der phänotypisch sehr ähnlichen frontometaphysären Dysplasie sind noch nicht sicher geklärt. Es ist nicht ausgeschlossen, daß es sich um dasselbe dominant erbliche Krankheitsbild handelt mit schwererer Manifestation im männlichen Geschlecht. Leichtere (weibliche) Fälle werden eher als frontometaphysäre Dysplasie bezeichnet. Von der dominant erblichen Osteodysplastie zu unterscheiden sind die sogenannte »Frühform der Osteodysplastie« (Kozlowski et al., 1973, Donnenfeld et al., 1987), das Syndrom der Schlangen-Fibula mit polyzystischen Nieren (Exner, 1988), sowie eine als »ter-Haar-Syndrom« bezeichnete autosomal-rezessive Krankheit. Sie unterscheidet sich von der frühen Osteodysplastie durch kongenitales Glaukom, schwere angeborene Herzfehler und schlechte Prognose (Hamel et al., 1995).
Lit.: Donnenfeld AD, Conrad KA, Robert NS et al (1987) Melnick-Needles syndrome. Am J Med Genet 27: 159–173. – Exner GU (1988) Serpentine fibula – polycystic kidney syndrome. Eur J Pediatr 147: 544–546. – Hamel BCJ, Draaisma MT, Pinckers JLG et al (1995) Autosomal recessive Melnick-Needles syndrome or ter Haar syndrome? Am J Med Genet 56: 312–316. – Kozlowski K, Mayne V, Danks DM (1973) Precocious type of osteodysplasia. Acta Radiol 14: 171–176. – Krajesky-Walasek M, Winkelman J, Gorlin RJ (1987) Melnick-Needles syndrome in males. Am J Med Genet 27: 153–158. – Melnick JC, Needles CF (1966) An undiagnosed bone dysplasia; a 2 family study of 4 generations and 3 generations. Am J Roentgenol 47: 39–48.
McK: 309350
J. Spranger/JS

osteodysplastischer primordialer Minderwuchs Typ I

Syn.: Zwergwuchs mit zephaloskeletärer Dysplasie, kongenitaler – Chondrodysplasie, mikrozephale subletale – Taybi-Lindner-Syndrom
Def.: Intrauterin manifester, primordialer Minderwuchs mit charakteristischen Skelettveränderungen.
A.: Abgrenzung des Krankheitsbildes 1976 durch die Pädiater F. Majewski und J. Spranger, Mainz. Frühere Beschreibung 1975 durch H. N. Bass und Mitarbeiter sowie durch Taybi und Lindner 1967.
Diagn. Krit.: **(1)** Intrauteriner Minderwuchs mit Geburtslänge um 32 cm und Gewicht um 1000 g zum Termin. – **(2)** Mikrozephalie, vorstehende Augen, fleischige Nase und Mikrogenie, fehlende Kopfbehaarung. – **(3)** Verkürzte Oberarme und Oberschenkel. – **(4)** Röntgenologisch: Verkürzung, proximale Verplumpung und lateralkonvexe Verkrümmung der Oberschenkel, Verkürzung und proximale Verplumpung der Oberarme, Verkürzung von Metacarpale I und Mittelphalangen.
Ätiol.: Möglicherweise autosomal-rezessives Erbleiden durch Mutation eines unbekannten Gens.
Pathog.: Unbekannt.
Bemerkungen: Nach überwiegender Auffassung ist die von Majewski als Typ III bezeichnete Form des osteodysplastischen primordialen Minderwuchses mit dem Typ I identisch. Auch das sog. Taybi-Lindner-Syndrom ist wohl mit dem osteodysplastischen primordialen Minderwuchs Typ I identisch.
Lit.: Bass HN, Smith LE, Sparkes RS, Gyepes MT (1975) Case report 33. Syndrome Identification J III: 12–14. – Majewski F, Spranger J (1976) Über einen neuen Typ des primordialen Minderwuchses: Der brachymele primordiale Minderwuchs. Mschr Kinderheilk 124: 1–5. – Majewski F, Stoeckenius M, Kemperdick H (1982) Studies of microcephalic primordial dwarfism III: an intrauterine dwarf with platyspondyly and anomalies of pelvis and clavicles – osteodysplastic primordial dwarfism type III. Am J Med Genet 12: 37–42. – Maroteaux P, Badoual (1990) La chondrodysplasie microcéphalique sublétale. Arch Franc Pédiatr 47: 103–106. – Meinecke P, Schaefer E, Wiedemann HR (1991) Microcephalic osteodysplastic primordial dwarfism: Further evidence for identity of the so-called types I and III. Am J Med Genet 39: 232–236. – Taybi H, Lindner D (1967) Congenital familial dwarfism with cephaloskeletal dysplasia. Radiology 89: 275–281. – Winter RM, Wigglesworth J, Harding BN (1985) Osteodysplastic primordial dwarfism: Report of a further patient

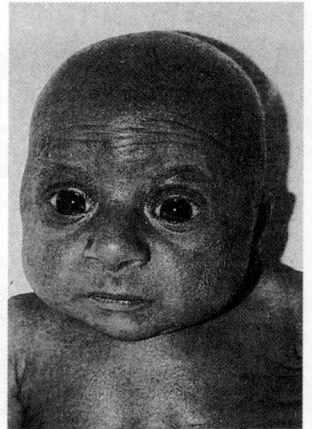

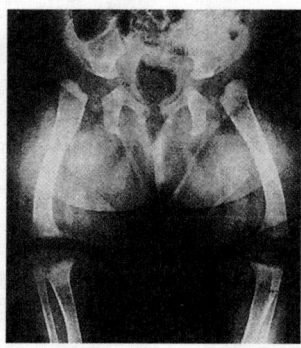

osteodysplastischer primordialer Minderwuchs Typ I: klinischer Aspekt und Röntgenveränderungen (Univ.-Kinderklinik Mainz)

with manifestations similar to those seen in patients with types I and III. Am J Med Genet 221: 569–574.
McK: 210710; 210730
J. Spranger/JS

osteodysplastischer primordialer Minderwuchs Typ II

Def.: Intrauterin manifester, primordialer Minderwuchs mit charakteristischen Skelettveränderungen.
A.: Abgrenzung 1982 durch den Düsseldorfer Pädiater und Genetiker Frank Majewski und seine Mitarbeiter.
Diagn. Krit.: (1) Intrauteriner Minderwuchs, Geburtslänge 33–38 cm, Geburtsgewicht um 1200 g zum Termin; zunächst vergleichsweise kurze Arme und Beine, im weiteren Verlauf relativ normal proportionierter Minderwuchs. – (2) Mikrozephalie, kräftige, gebogene Nase, Retrognathie, dysplastische Ohrmuscheln. – (3) Geistiger Entwicklungsrückstand. – (4) Röntgenologisch: schlanke Röhrenknochen, Coxa vara mit Neigung zur Epiphyseolyse, schmales, hohes Becken, Verkürzung der übermodellierten Phalangen und gelegentlich der Ulna.
Ätiol.: Wahrscheinlich autosomal-rezessives Erbleiden durch homozygot manifeste Mutation eines unbekannten Gens.
Pathog.: Unbekannt.
Bemerkungen: Die Störung ähnelt dem Seckel-Syndrom, unterscheidet sich jedoch durch die typischen Knochenveränderungen. Diese wiederum sind anders als bei Typ I des osteodysplastischen primordialen Minderwuchses.
Lit.: Majewski F, Ranke M, Schinzel A (1982) Studies of microcephalic primordial dwarfism. II: The osteodysplastic type II of primordial dwarfism. Am J Med Genet 12: 23–35. – Théau D, Maroteaux P (1993) Nanisme microcéphalique primordial de type II. Ann Pédiatr 40: 323–328. – Verloes A, Lambrechts L, Senterre J, Lambotte C (1987) Microcephalic osteodysplastic dwarfism (type II-like) in siblings. Clin Genet 32: 88–94.
McK: 210720
J. Spranger/JS

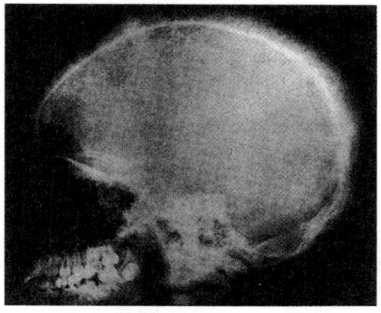

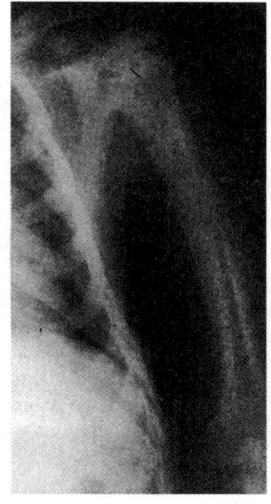

Osteoektasie mit Hyperphosphatasie: Skelettveränderungen, Verbreiterung und Auflockerung der Schädelkalotte und der Kortikalis (Univ.-Kinderklinik Mainz)

Osteodystrophia deformans: Paget-Krankheit
Osteodystrophia fibrosa cystica generalisata: Recklinghausen-Krankheit
Osteodystrophia fibrosa localisata: Paget-Krankheit
Osteodystrophia metaepiphysaria calcanei: Osteochondrose, aseptische, Typ Blencke
osteoectasia with macrocranium (e): Osteoektasie mit Hyperphosphatasie

Osteoektasie mit Hyperphosphatasie

Syn.: hereditäre Hyperphosphatasie – chronische Hyperphosphatasie – Bakwin-Eiger-Syndrom – Osteochalasia desmalis familiaris – Hyperostosis corticalis deformans juvenilis – juveniler Morbus Paget – osteoectasia with macrocranium (e)
Def.: Hereditäre Skelettdysplasie mit charakteristischer kortikaler Hyperplasie, Makrokranie und Hyperphosphatasie.
A.: Erstbeschreibung 1956 durch die Kinderärzte Harry Bakwin und Marvin Eiger, New York.
Diagn. Krit.: (1) Kleinwuchs. – (2) Makrokranie, Schwerhörigkeit, gelegentlich »angioid streaks« der Retina, Optikusatrophie, arterielle Hypertonie. – (3) Verbiegung der Gliedmaßen, erhöhte Frakturneigung. – (4) Röntgenmerkmale: Verdickung der Schädelkalotte, Verbreiterung und Verbiegung der Röhrenknochen, teilweise Auflösung der normalen kortikalen Bälkchenstruktur und Ersatz durch longitudinal orientierte Trabekeln; generalisierte Osteopenie; Kortikalisverdickung an der Innenseite der verkrümmten Röhrenknochen. – (5) Stark erhöhte alkalische und saure Serumphosphatase.
Ätiol.: Autosomal-rezessives Erbleiden mit beträchtlicher intrafamiliärer Variabilität der Expression.
Pathog.: Beschleunigter Umbau von Membranknochen, der nicht zu lamellärem Knochen reift.
Bemerkungen: Die Erkrankung ist u.a. von der transienten, postinfektiösen Hyperphosphatasie, von der dominant erblichen isolierten Hyperphosphatasämie sowie von der autosomal-rezessiv erblichen Hyperphosphatasie mit geistiger Unterentwicklung zu differenzieren.
Lit.: Bakwin H, Eiger M (1956) Fragile bones and macrocranium. J Pediatr 49: 558–564. – Dunn V, Condon VR, Rallison ML (1979) Familial hyperphosphatasemia: Diagnosis in early infancy and response to human thyrocalcitonin therapy. Am J Roentgenol 132: 541–545. – Kruse K (1983) Inherited isolated hyperphosphatasemia. Acta Paediatr Scand 72: 833–835. – Kruse K, Hanefeld F, Kohlschütter A et al (1988) Hyperphosphatasia with mental retardation. J Pediatr 112: 436–439.
McK: 239000
J. Spranger/JS

Osteogenesis imperfecta

Osteofibrosis deformans juvenilis: fibröse Dysplasie

Osteogenesis imperfecta

Syn.: OI – 1. Sammelbegriffe: Fragilitas ossium hereditaria – fragilité osseuse constitutionelle (fz) – brittle bone disease (e) – Glasknochenkrankheit – »homme de verre« (fz) – »china doll« (e) – 2. Für die schwere, beim Neugeborenen bereits schwer ausgebildete Form: Osteogenesis imperfecta congenita – Osteogenesis imperfecta letalis Vrolik – maladie de Porak et Durante (fz) – 3. Für die häufigere, leichtere, meist später auftretende Form: Osteogenesis imperfecta tarda – Morbus (Ekman-)Lobstein – Osteopsathyrose – van-der-Hoeve-de-Kleyn-Trias

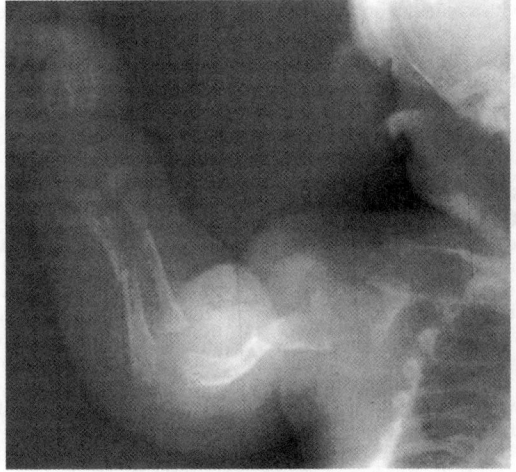

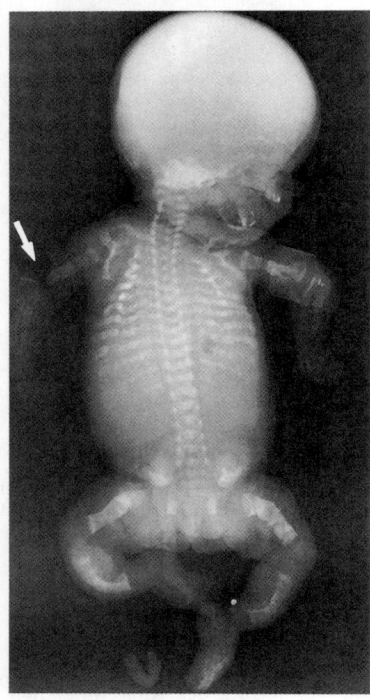

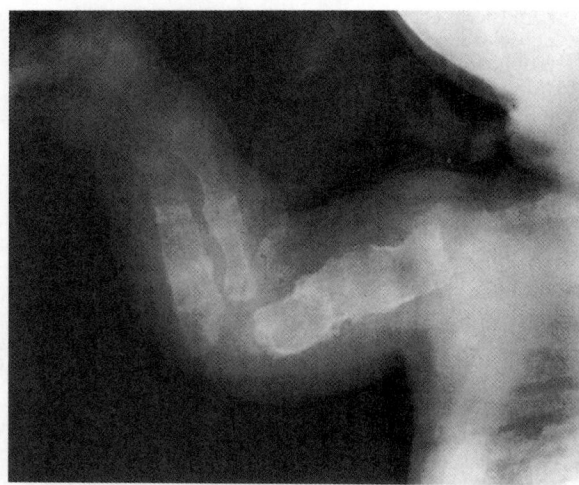

Osteogenesis imperfecta: a) bei Kaiserschnitt Abriß des rechten Armes (→). Hochgradige Osteoporose. An der Kalotte ist nur die Hinterhauptschuppe als knöcherne Stuktur erkennbar. Zahllose Frakturen der Rippen und der z.T. deformierten Röhrenknochen mit »Ziehharmonikaform« sowie »rosenkranzartigen« Rippen. Nur geringe Platyspondylie (OI Typ II). b) 2. Lebenstag. c) 3 Monate. Im Gegensatz zur Abb. a) sind hier die Rippen initial schlank mit nur vereinzelten Frakturen, ebenso die Röhrenknochen des Armes, die sich dann zum »thick bone«-Typ entwickeln. d) distale Femurepiphyse mehrfach in Metaphyse verzapft. Beginnendes »Popcorn-Muster« (OI Typ III).

Osteogenesis imperfecta

Def.: Klinisch und genetisch sehr heterogene, generalisierte Störung im Aufbau des harten, aber auch des weichen Bindegewebes, charakterisiert hauptsächlich durch vermehrte Knochenbrüchigkeit.

A.: Erste ausführliche Beschreibungen der »leichten Form« durch O. J. Ekman (1788), D. F. Sartorius (1826), J.-F. G. C. M. Lobstein (1833), die der »schweren Form« durch M. Vrolik (1849), C. Porak und G. Durante (1905); Namengebung »Osteogenesis imperfecta tarda« und »congenita« durch E. Looser (1906). Die Trias Knochenbrüchigkeit, blaue Skleren und Schwerhörigkeit wurde von E. Bronson (1917) und von J. van der Hoeve und A. de Kleyn (1917) beschrieben.

Diagn. Krit.: (1) Vermehrte Knochenbrüchigkeit, bei schweren Fällen sekundäre Verbiegungen der Röhrenknochen, Kyphoskoliose, Kleinwuchs. Häufig charakteristische Schädeldeformität mit ausladender Temporalregion und Brachyzephalie. – (2) Blaue Skleren, oft Arcus senilis, seltener Keratokonus, Glaukom, Mikrophthalmie, Katarakt, Megalokornea. – (3) Schalleitungs- oder gemischte Schwerhörigkeit durch Frakturen der Gehörknöchelchen und/oder Stapesfixation. – (4) Dentinogenesis imperfecta mit graublau oder bernsteinfarbig durchschimmernden Zähnen. – (5) Dünne Haut, vermehrte Gefäßbrüchigkeit mit Blutungsneigung, überstreckbare Gelenke, Hernien, Muskelhypotonie, Aortenklappeninsuffizienz. – (6) Radiologisch: **a.** Osteoporose – Osteopenie. **b.** Frakturen mit guter Heilungstendenz, gelegentlich überschießender Kallusbildung, nicht selten Pseudarthrosenbildung, Platyspondylie, Keil- und Fischwirbelbildung; ziehharmonikaartige Deformationen und Serienfrakturen der Rippen mit »rosenkranzartigem« Bild bei der letalen Form (Abb. a). **c.** Skoliose, Thoraxdeformitäten, Pectus carinatum oder excavatum. **d.** Verbiegung der Röhrenknochen. **e.** Schädel: Schaltknochen, Caput membranaceum (Abb. a), Flachschädel, basiläre Impression. – (7) Der Verlauf hängt von der Auswirkung des individuellen biochemischen Defektes ab. Schwerst Betroffene (Typ II) sterben bei oder kurz nach der Geburt. Andere (Typ III, manche Kinder mit Typ IV) haben bereits bei der Geburt zahlreiche Frakturen, erleiden auch danach zahlreiche Brüche, lernen wegen grotesker Knochenverbiegungen nicht zu laufen. Wieder andere erleiden nur gelegentlich eine Fraktur. Bei allen nimmt die Frakturneigung um die Pubertät spontan ab, nimmt dann nach der Menopause wieder zu. Brüche heilen normal, gelegentlich mit überschießender Kallusbildung, die an die Entwicklung eines Osteosarkoms denken läßt, das jedoch nur äußerst selten beobachtet wurde.

Ätiol.: Dominante Mutationen der Gene COL1A1 (auf Chromosom 17) und COL1A2 (Chromosom 7), die für die α-Ketten von Kollagen Typ I kodieren.

Pathog.: Die *fehlende Expression* eines Alleles führt zu einer bis zu 50%igen Verminderung der Kollagensynthese; das gebildete Kollagen ist qualitativ normal (Typ I). Die Pathogenese bei *Strukturdefekten* ist komplexer (Typen II, III und IV), führt aber letztendlich zu funktionell insuffizienten Kollagenfibrillen.

Bemerkungen: **1.** Die Einteilung durch Sillence in die Typen I bis IV (s. Tab.) ist ein klinisch nützliches Kommunikationsmittel, entspricht aber keiner ätiopathogenetisch definierten Gruppierung. **2.** Der Schweregrad hängt von der betroffenen Kette und von der Art und Lokalisation des Strukturdefektes innerhalb der Kette ab. **3.** Die intrafamiliäre Variabilität kann gelegentlich beträchtlich sein, der Grund dafür ist unklar. Ist ein Kind deutlich schwerer betroffen als ein Elternteil, so weist dies auf ein mögliches parentales somatisches Mosaik hin. **4. (DD)** Hypophosphatasie – Kindsmißhandlung – Osteoporosis-pseudoglioma-Syndrom – Gerodermia osteodysplastica hereditaria – idiopathische juvenile Osteoporose – Dentinogenesis imperfecta Typ II (isoliert) – sekundäre Formen der Osteoporose. Neue Symptomenkomplexe wurden und werden immer wieder als »neue Krankheiten« beschrieben (Grant-Syndrom, Bruck-Syndrom etc.). Entweder handelt es sich hierbei um die Selektion von Patienten mit besonderen Manifestationen der OI oder, besonders bei familiären Beobachtungen, um den Ausdruck spezifischer biochemischer Defekte, ohne deren Abklärung die Anerkennung eigenständiger Krankheitsbilder fragwürdig erscheint. **5.** Pränatale Diagnose aufgrund von direkten oder indirekten molekularbiologischen und/oder proteinchemischen Kriterien aus Chorionzottenbiopsien und/oder Ultraschalluntersuchungen ab 14. Schwangerschaftswoche.

Lit.: Bronson E (1917) On fragilitas ossium and its association with blue sclerotics and otosclerosis. Edinburgh Med J (New Series) 18: 240–281. – Byers PH (1993) Osteogenesis imperfecta.

Einteilung der Osteogenesis imperfecta (modif. nach Sillence)

Typ I = »milde« Form blaue Skleren diskreter Minderwuchs nur geringe Verkrümmungen vorzeitiger Hörverlust normale Zähne ~ 1 : 10 000	Typ II = perinatale letale Form kurze und krumme Extremitäten enger Thorax weicher Kopf, minimal verkalkt schiefergrnblaue Skleren Hernien ~ 1 : 20 000
Typ III = progressiv deformierende Form multiple diaphysäre und metaphysäre Frakturen dünne Rippen progrediente Deformitäten extremer Kleinwuchs Skleren blaßblau, oft aufhellend Dentinogenesis imperfecta vorzeitiger Hörverlust ~ 1 : 40 000	Typ IV = »mäßige« Form Kleinwuchs Verkrümmungen Skleren grau-bläulich, abblassend Dentinogenesis imperfecta vorzeitiger Hörverlust ~ 1 : 30 000

In: Royce PM, Steinmann B (eds) Connective Tissue and Its Heritable Disorders: Molecular, Genetic, and Medical Aspects, pp 317–350. Wiley//Liss, New York. – Ekman O (1788) Descriptionem et casus aliquot osteomalacia sistens. Diss med Upsaliae. – Lobstein J (1833) De la fragilité des os ou l'ostéopsathyrose. Traité de l'anatomie pathologique. Paris 2: 204–212. – Porak C, Durante G (1905) Les micromélies congénitales: Achondroplasie varié et dystrophie périostale. Nouv Iconogr Salpèt 18: 481–538. – Raghunath M, Steinmann B, DeLozier//Blanchet C et al (1994) Prenatal diagnosis of collagen disorders by direct biochemical analysis of chorionic villus biopsies. Pediat Res 36: 441–448. – Raghunath M, Mackay K, Dalgleish R, Steinmann B (1995) Genetic counselling on brittle grounds: recurring osteogenesis imperfecta due to parental mosaicism for a dominant mutation. Eur J Pediat 154: 123–129. – Sartorius DF (1826) Diss med Leipzig. – Sillence DO, Senn A, Danks DM (1979) Genetic heterogeneity in osteogenesis imperfecta. J Med Genet 16: 101–116. – Steinmann B, Superti//Furga A, Royce PM (1990) Heritable disorders of connective tissue. In: Fernandes J, Saudubray J-M, Tada K (eds) Inherited Metabolic Disease – Diagnosis and Treatment. Springer, Heidelberg. – Steinmann B, Superti//Furga A, Giedion A (1991) Osteogenesis imperfecta. In: Diehlmann W, Frommhold W (Hrsg) Schinz HR, Radiologische Diagnostik in Klinik und Praxis, Bd VI/2, S 728–745. Thieme, Stuttgart. – van der Hoeve J, de Kleyn A (1918) Blue sclera, fragile bones and deafness. Arch Ophthalmol 95: 81–93. – Vrolik W (1854) Tabulae ad illustrandum embryogenesis hominis et mammalium, tam naturalem quem abnormem. Tab XCI.
McK: 120150; 120160; 166200; 166210; 166230; 166240; 166260; 259420; 259440
B. Steinmann/JS

Osteogenesis imperfecta, okuläre Form: Osteoporose-Pseudoglioma-Syndrom

osteoglophone Dysplasie
Syn.: osteoglophoner Minderwuchs – Fairbank-Keats-Syndrom
Def.: Autosomal-dominant erbliche Skelettdysplasie charakterisiert durch kraniofaziale und metaphysäre Defekte.
A.: Erstbeschreibung 1951 durch den Radiologen Sir Thomas Fairbank, London.
Diagn. Krit.: **(1)** Prämature Synostose der Schädelnähte mit nachfolgender Verformung des Schädels, meist Turrizephalie, hypoplastischer Maxilla, mandibulärer Prognathie, vorstehenden Augen, Hypertelorismus, und verlegten Nasenwegen. – **(2)** Daraus folgend Ernährungsprobleme, rezidivierende Luftwegsinfekte und Gedeihstörung im Säuglingsalter. – **(3)** Minderwuchs, verzögerte Dentition, leichte Verzögerung der psychomotorischen Entwicklung, gelegentlich obstruktiver Hydrozephalus. – **(4)** Röntgenologisch: Schädelveränderungen der prämaturen Nahtsynostose und submetaphysäre fibröse Knochendefekte.
Ätiol.: Heterozygot manifeste Mutation eines autosomalen Gens, entsprechend autosomal-dominanter Erbgang.
Pathog.: Unbekannt.
Bemerkungen: Die metaphysären Ossifikationsdefekte sind von denen bei der Hypophosphatasie zu unterscheiden. Prämature Nahtsynostose und verzögerte Dentition kommen auch dort vor, jedoch sind die Schädelveränderungen leichter und die biochemischen Veränderungen diagnostisch richtungweisend.
Lit.: Beighton P, Cremin BG, Kozlowski K (1980) Osteoglophonic dwarfism. Pediatr Radiol 10: 46–50. – Fairbank T (1951) An atlas of general affections of the skeleton, pp 181–183. Livingstone, Edinburgh. – Keats TE, Smith TH, Sweet DE (1975) Craniofacial dysostosis with fibrous metaphyseal defects. Am J Roentgen 124: 271–275. – Kelley RI, Borns PF, Nichols D, Zackai E (1983) Osteoglophonic dwarfs in two generations. J Med Genet 20: 436–440. – Santo H, Campos P, Alves R, Torrado A (1988) Osteoglophonic dysplasia: a new case. Eur J Pediatr 147: 547–549.
McK: 166250
J. Spranger/JS

osteoglophoner Minderwuchs: osteoglophone Dysplasie
Osteolyse, essentielle: Gorham-Osteolyse

Osteolyse, hereditäre idiopathische, Typ I (Lamy-Maroteaux)
Syn.: idiopathische Osteolyse Typ Lamy-Maroteaux
Def.: Autosomal-dominant erbliche, isoliert akrale Form der idiopathischen Osteolysen (Akroosteolyse).
A.: Erstbeschreibung 1961 durch Maurice Lamy, 1895–1975, und Pierre Maroteaux, 1926–, Kinderärzte und Genetiker, Paris.
Diagn. Krit.: **(1)** In der frühen Kindheit einsetzende, weitgehend symptomlose Akroosteolyse, die sich in Verkürzung der Finger- und Zehenendglieder und Nagelhypoplasie zeigt. – **(2)** Röntgenologisch: zunehmende Auflösung vor allem der Endphalangen, teilweise jedoch auch der mittleren und proximalen Phalangen; diskrete Erosionen auch der Metapodia.
Ätiol.: Heterozygot manifeste Mutation eines Gens, entsprechend autosomal-dominante Vererbung.
Pathog.: Unbekannt.
Bemerkungen: Osteolysen kommen »idiopathisch« als Hauptsymptom vor. Die genetisch bedingten Formen sind in Anlehnung an die Typologie von Spranger, Langer und Wiedemann numeriert und nach Autoren benannt. Die einzige nicht hereditäre idiopathische Osteolyse ist das Gorham-Syndrom. Darüber hinaus kommen Osteolysen als »Nebensymptom« bei zahlreichen hereditären und nicht hereditären Erkrankungen vor, z.B. bei Progerie, dem Werner-Syndrom, Lesch-Nyhan-Syndrom, bei der tumorösen Kalzinose, der Pankreatitis, Hyperparathyreoidismus, rheumatoider Arthritis, Diabetes mellitus, traumatischen Neuropathien oder als Berufskrankheit nach Exposition von Vinylchlorid. Die im Rahmen erblicher sensorischer Polyneuropathien einhergehenden Akroosteopathien sind als Thévenard-Syndrome beschrieben.
Lit.: Lamy M, Maroteaux P (1961) Acro-Ostéolyse dominante. Arch Franc Pédiat 18: 693–702. – Spranger J, Langer LO, Wiedemann HR (1974) Bone Dysplasias, pp 211–218. Fischer/Saunders, Stuttgart, Philadelphia.
McK: 102400
J. Spranger/JS

Osteolyse, hereditäre idiopathische, Typ II (Joseph)
Syn.: idiopathische Osteolyse Typ Joseph
Def.: Autosomal-rezessiv erbliche Form der Akroosteolyse mit isoliertem Befall der distalen Phalangen ohne sonstige Symptome.
A.: Frühe Beschreibung 1959 durch den Pädiater Raymond Joseph, 1903–1962, und seine Mitarbeiter, Paris.

Diagn. Krit.: **(1)** Im mittleren Kindesalter auftretende Schwellung der Fingerendglieder. Keine sonstigen Symptome. – **(2)** Röntgenologisch: Osteolyse der Endphalangen.
Ätiol.: Genopathie mit autosomal-rezessivem Erbgang.
Pathog.: Unbekannt.
Bemerkungen: Die von Joseph und Mitarbeitern beobachteten Kinder waren 5, 8 und 10 Jahre alt. Über den weiteren Verlauf, evtl. auftretende Komplikationen des Krankheitsbildes, ist nichts bekannt. Im übrigen siehe bei Osteolyse, hereditäre idiopathische, Typ I A.
Lit.: Joseph R, Nézelof C, Guéraud L, Job JC (1959) Acroostéolyse idiopathique familiale. Ann Pédiatr 35: 82–89.
J. Spranger/JS

Osteolyse, hereditäre idiopathische, Typ III (Hozay)

Syn.: idiopathische Osteolyse Typ Hozay
Def.: Autosomal-rezessiv erbliches Leiden charakterisiert durch Akroosteolyse, faziale Dysmorphie und Debilität.
A.: Beschreibung einer zuvor von van Bogaert beobachteten Familie 1953 durch den Neurologen Jean Hozay, Antwerpen.
Diagn. Krit.: **(1)** Im Kleinkindesalter beginnende Verkümmerung der Endphalangen; progrediente Osteolyse, mit Verschwinden der End- und Mittelphalangen und Ausbildung von amputationsähnlichen Veränderungen der Hände und Füße, Kontrakturen der Fingergelenke, teilweise auch der Hand- und Ellenbogengelenke. – **(2)** Kleinwuchs. – **(3)** Breites Gesicht mit flacher Nase. – **(4)** Atrophische Hautveränderungen und Ulzerationen im Bereich der Osteolysen, teilweise jedoch auch im Gesicht; dort auch multiple Lentigines. – **(5)** Debilität. – **(6)** Röntgenologisch: von distal nach proximal progrediente Osteolyse der Phalangen, später auch der distalen Ulna. Hand- und Fußwurzelknochen sind nicht betroffen. – **(7)** Keine Sensibilitätsausfälle.
Ätiol.: Genopathie mit autosomal-rezessivem Erbgang.
Pathog.: Unbekannt. Am ehesten vaskulärer Prozeß: Hozay berichtete von zunehmender Pulsabschwächung.
Lit.: Hozay J (1953) Sur une dystrophie familiale particulière. Revue neurol 89: 245–258. – Kozlowski K, Barylak A, Eftekhari F et al (1979) Acroosteolysis. Pediatr Radiol 8: 79–86 (case 2). – Petit P, Fryns JP (1986) Distal osteolysis, short stature, mental retardation, and characteristic facial appearance: delineation of an autosomal recessive subtype of essential osteolysis. Am J Med Genet 25: 537–541.
J. Spranger/JS

Osteolyse, hereditäre idiopathische, Typ IV (Thieffry-Shurtleff)

Syn.: karpotarsale Osteolyse mit Nephropathie
Def.: Autosomal-dominant erbliche karpotarsale Osteolyse mit Nephropathie.
A.: Beschreibung einer Familie mit der Erkrankung 1958 durch Stephane Thieffry und Jacqueline Sorrel-Déjérine, Paris. Die vaskulären und renalen Aspekte der Erkrankung wurden 1964 von David B. Shurtleff und Mitarbeiter, Seattle, erkannt, die auch auf eine frühere Beobachtung von H. R. Schinz (publiziert im Handbuch der Röntgendiagnostik 1951) verweisen.
Diagn. Krit.: **(1)** Im Kleinkindesalter beginnende, meist als Arthritis gedeutete Überwärmung, Schwellung und Bewegungseinschränkung der Hand-, später auch der Fußgelenke. – **(2)** Häufig grazieler, marfanoider Habitus mit Muskelhypotrophie, Mikrognathie. – **(3)** Proteinurie als Ausdruck einer leicht verlaufenden, nicht in allen Fällen beobachteten Nephropathie. – **(4)** Röntgenologisch: progrediente Osteolyse der Hand- und Fußwurzelknochen. – **(5)** Histologisch: Verdickung der Arteriolenwände in Haut- und Nierengewebe.
Ätiol.: Mutation eines heterozygot manifesten Gens, entsprechend autosomal-dominantem Erbgang.
Pathog.: Unbekannt. Primär vaskulärer Prozeß?
Lit.: Carnevale A, Canun S, Mendoza L, del Castillo V (1987) Idiopathic multicentric osteolysis with facial anomalies and nephropathy. Am J Med Genet 26: 877–886. – Kohler E, Babbitt D, Huizenga B, Good TA (1973) Hereditary osteolysis. Radiology 108: 99–105. – Shurtleff DB, Sparkes RS, Clawson K et al (1964) Hereditary osteolysis with hypertension and nephropathy. J Am Med Assoc 188: 363–368. – Thieffry S, Sorrel//Déjérine J (1958) Forme spéciale d'osteolyse essentielle héréditaire et familiale. Presse méd 66: 1858–1861. – Torg JS, Steel HH (1968) Essential osteolysis with nephropathy. J Bone Joint Surg 50-A: 1629–1638.
McK: 166300
J. Spranger/JS

Osteolyse, hereditäre idiopathische, Typ V (François)

Syn.: idiopathische Osteolyse Typ V – François-Syndrom I – Dermato-chondro-korneale Dystrophie – Dystrophia dermo-chondro-cornealis familiaris
Def.: Autosomal-rezessive erbliche Sonderform der idiopathischen Osteolyse mit charakteristischen Hornhauttrübungen und Xanthomen.
A.: Abgrenzung 1949 durch Jules François, 1907–1984, belgischer Augenarzt.
Diagn. Krit.: **(1)** Progrediente Osteolysen der Hände und Füße, die sich im Kleinkindesalter zunächst mit Berührungsempfindlichkeit und Gehbeschwerden äußern. – **(2)** Zunehmende Deformierung der Finger und Zehen, Kontrakturen. – **(3)** Subepitheliale Hornhauttrübungen. – **(4)** Hautxanthome. – **(5)** Röntgenologisch: progrediente karpotarsale Osteolyse mit Befall auch der angrenzenden Röhrenknochen-Enden. Leichtere Veränderungen auch an den gelenknahen Phalangealabschnitten.

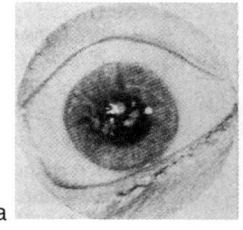
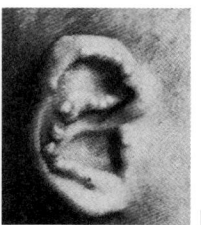
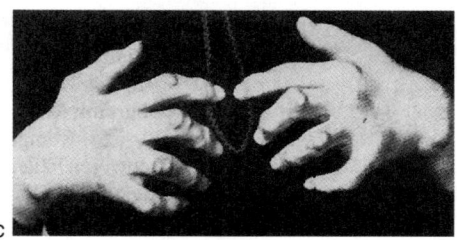

Osteolyse, hereditäre idiopathische, Typ V (François): a) Dystrophie der Kornea; b) multiple Xanthome der Ohrmuschel bei einem 11jährigen Kind; c) symmetrische Krallenhände, Xanthomknoten im Fingerbereich (Beob. François)

Ätiol.: Homozygotie eines mutierten Gens, entsprechend autosomal-rezessiver Erbgang.
Pathog.: Unbekannt.
Bemerkungen: Eine von Wiedemann beobachtete Patientin hatte eine persistierende Proteinurie, so daß Nephropathie als zusätzliches Symptom der Krankheit in Frage kommt.
Lit.: François J (1949) Dystrophie dermo-chondro-cornéenne familiale. Ann ocul Paris 182: 409–442. – Spranger J, Langer LO, Wiedemann HR (1974) Bone Dysplasias, p 213. Fischer/Saunders, Stuttgart, Philadelphia. – Wiedemann HR (1958) Zur François'schen Krankheit. Ärztl Wschr 13: 905–909.
McK: 221800
J. Spranger/JS

Osteolyse, hereditäre idiopathische, Typ VI (Hajdu-Cheney)

Syn.: Hajdu-Cheney-Syndrom – Akroosteolyse Typ Hajdu-Cheney – cranio-skeletal dysplasia (e) – Arthro-Dento-Osteodysplasie – arthro-osteo-renale Dysplasie
Def.: Autosomal-dominantes multiples Dysplasie-Syndrom mit Akroosteolyse.
A.: Frühe Beschreibung eines Einzelfalles 1948 durch Nicholas Hajdu, 1908–, Radiologe, und Ralph Kauntze, London. – 1965 erkannte der Radiologe William D. Cheney, Lansing/Michigan, den genetischen Charakter der Störung.
Diagn. Krit.: (1) Manifestation in der Kindheit mit Kleinwuchs. – (2) Kraniofaziale Anomalien: Dolichozephalie mit stark betontem Hinterkopf, flache Nasenwurzel, hochgewölbte, dichte Augenbrauen, evtl. Synophrys, Mikrogenie. – (3) Dentitionsstörungen: verzögerter oder ausbleibender Zahndurchbruch, vorzeitiger Zahnausfall. – (4) Verkürzung der Endphalangen mit Nagelhypoplasie, überstreckbare Gelenke. – (5) Weniger konstant Myopie, Optikusatrophie, Gesichtsfeldausfälle, Nystagmus, Schwerhörigkeit; polyzystische Nieren in einem fraglichen Einzelfall. – (6) Röntgenologisch: Osteolyse der distalen, weniger ausgeprägt auch der anderen Phalangen, Metapodia; zystische Läsionen auch anderer Röhrenknochen; vermehrte Schaltknochen der Schädelnähte (wormian bones), verzögerter Nahtschluß, basiläre Impression, Atrophie der Alveolarkämme von Ober- und Unterkiefer; nicht selten generalisierte Osteoporose und Spontanfrakturen. – (7) Die Patienten sind geistig normal, erreichen das Erwachsenenalter, haben keine neurologischen Ausfälle.
Ätiol.: Mutation eines heterozygot manifesten Gens, entsprechend autosomal-dominanter Erbgang.
Pathog.: Unbekannt.
Lit.: Cheney WD (1965) Acro-Osteolysis. Am J Roentgenol 94: 595–607. – Hajdu N, Kauntze R (1948) Cranio-skeletal dysplasia. Br J Radiol 21: 42–48. – Herrmann J, Zugibe F, Gilbert EN, Opitz JM (1973) Arthro-Dento-Osteodysplasia (Hajdu-Cheney syndrome) Z Kinderheilk 114: 93–110. – Wendel U, Kemperdick H (1979) Idiopathische Osteolyse vom Typ Hajdu-Cheney. Mschr Kinderheilk 127: 581–584.
McK: 102500
J. Spranger/JS

Osteolyse, hereditäre idiopathische, Typ VII (Torg)

Syn.: hereditäre multizentrische Osteolyse
Def.: Autosomal-rezessive karpotarsale Osteolyse.
A.: Abgrenzung des Krankheitsbildes 1969 durch den Orthopäden S. Torg und seine Mitarbeiter, Philadelphia.

Diagn. Krit.: (1) Manifestation im Kleinkindesalter mit schmerzhaften Weichteilschwellungen der Hand- und Fußgelenke. – (2) Progrediente Einschränkung der Beweglichkeit der befallenen Gelenke, dann Subluxationen der Interphalangeal- und Metakarpophalangealgelenke. – (3) Röntgenologisch: progrediente Osteolyse der Hand- und Fußwurzelknochen, später auch der distalen Enden der Unterarmknochen; Synostose der Handwurzelknochen, einzelne Osteolysen auch im Bereich des Ellenbogengelenks; sich generalisierende Osteoporose. – (4) Keine neurologischen Ausfälle, keine Hautulzerationen.
Ätiol.: Genopathie mit autosomal-rezessivem Erbgang.
Pathog.: Unbekannt.
Bemerkungen: Im Unterschied zu Typ IV (Thieffry-Shurtleff) der Osteolysen ist bei den bislang bekanntgewordenen wenigen Patienten mit gesichertem Typ VII keine Nephropathie beobachtet worden. Da diese bei dem autosomal-dominant vererbten Typ IV auch nicht konstant ist, kann im Einzelfall eine diagnostische Zuordnung (und damit genetische Beratung) schwierig sein.
Lit.: Sauregrain J, Gaussin G, Blondet P et al (1981) Ostéolyse multicentrique à transmission récessive. Ann Radiol (Paris) 24: 638–642. – Torg JS, DiGeorge AM, Kirkpatrick JA, Trujillo MM (1969) Hereditary multicentric osteolysis with recessive transmission: a new syndrome. J Pediatr 75: 243–252.
McK: 259600
J. Spranger/JS

Osteolyse, massive: Gorham-Osteolyse
Osteomalacia chronica deformans hypertrophica: Paget-Krankheit

Osteomesopyknose

Def.: Zu den Skelettdysplasien mit erhöhter Knochendichte gehörende, rumpfbetonte Osteosklerose.
A.: Abgrenzung des Krankheitsbildes 1980 durch den Pädiater und Genetiker Pierre Maroteaux, 1926–, Paris.
Diagn. Krit.: (1) Rückenschmerzen, leicht vermehrte Kyphose und etwas eingeschränkte Beweglichkeit der Wirbelsäule. – (2) Sklerose der Grund- und Deckplatten der Wirbelkörper, der Sakroiliakalgelenke, teilweise des Beckens und der proximalen Femora. Das restliche Skelett zeigt eine normale Knochendichte. Zwei Patienten hatten eine größere Zyste im proximalen Femur. – (3) Keine nachweisbaren Veränderungen im Mineralstoffwechsel, gute Prognose.
Ätiol.: Heterozygot manifeste Mutation eines autosomalen Gens, entsprechend autosomal-dominanter Erbgang.
Pathog.: Unbekannt.
Bemerkungen: Die Erkrankung unterscheidet sich vom Morbus Albers-Schönberg, d.h. von der spätmanifesten, autosomal-dominanten Osteopetrose, durch die Beschränkung der Sklerose auf die mittleren Körperabschnitte.
Lit.: Maroteaux P (1980) L'ostéomésopyknose. Arch Franc Pédiatr 37: 153–157. – Stoll GC, Collin D, Dreyfus J (1981) Osteomesopyknosis: an autosomal dominant osteosclerosis. Am J Med Genet 8: 349–353.
McK: 166450
J. Spranger/JS

Osteonecrosis pubica posttraumatica: Grazilis-Symptomatik
Osteonekrosen, aseptische: Osteochondrosen, aseptische

Osteoonychodysplasie

Syn.: Nagel-Patella-Syndrom – Turner-Kieser-Syndrom – Oesterreicher-Turner-Kieser-Syndrom – Fong-Syndrom

Def.: Pleiotropes erbliches Krankheitsbild mit charakteristischen Veränderungen an Patella, Nägel, Radius und Becken.

A.: Eine Kombination von Patella-Aplasie und Onychodystrophie beobachteten u.a. E. M. Little 1897 und H. N. Mayer 1897. – Der in Marburg als Assistenzarzt der Nervenklinik tätige W. Oesterreicher beschrieb 1931 eine große Familie mit Onychodysplasie, Patella-Defekt und Radiusluxation. Beckenhörner wurden erstmals 1939 von W. Kieser, später (1946) von E. E. Fong beschrieben. Die Bezeichnung Osteoonychodysplasie stammt von W. Roeckerath (1951). – Der Name J. W. Turners wird mit dem Syndrom aufgrund einer 1933 beobachteten Familie von 26 Fällen mit der Trias Patellarhypoplasie, Nageldysplasie und Ellenbogendysplasie verbunden. Übersicht zur Historie bei Mino et al. (1948).

Diagn. Krit.: (1) Nageldysplasie vorzugsweise an Daumen und Zeigefinger (Weichheit, Verfärbung, Splittern, Längsriffelung). – (2) Patella-Hypoplasie. – (3) Hypoplasie des Radiusköpfchens, häufig mit Luxation. – (4) Beckenhörner (pyramidenförmige Auswüchse auf der Dorsalfläche der Darmbeinschaufeln). – (5) Nephropathie bei etwa 50% der Fälle, offenbar mit familiärer Häufung.

Ätiol.: Autosomal-dominantes Erbleiden durch Mutation eines auf Chromosom 9(q33–q34) lokalisierten Gens.

Pathog.: Diskutiert wird ein Kollagendefekt, möglicherweise durch fehlerhafte Vernetzung der Kollagenketten. In der glomerulären Basalmembran wurden vermehrte Kollagenfasern gesehen. COL5A1 wurde als Kandidatengen ausgeschlossen.

Bemerkungen: Das Osteoonychodysplasie-Gen ist mit dem AB0-Blutgruppenlocus gekoppelt. Die renale Prognose wird als überwiegend günstig beschrieben, kann aber bereits im Kindesalter zur Niereninsuffizienz führen. Das Nephropathie-Risiko eines Anlageträgers in einer Familie mit Osteoonychodysplasie und Nephropathie wird mit 25% angegeben. In dieser Familie beträgt das Risiko einer Niereninsuffizienz im Kindesalter ca. 10%.

Lit.: Campeau E, Watkins D, Rouleau GA et al (1995) Linkage analysis of the nail-patella syndrome. Am J Hum Genet 56: 243–247. – Fauré C, Petrel P (1967) L'ostéo-onycho-dysplasie héréditaire. Ann Radiol 11: 376–388. – Greenspan DS, Northrup H, Au KS et al (1995) COL5A1 – Fine genetic mapping and exclusion as candidate gene in families with nail-patella syndrome, tuberous sclerosis 1, hereditary hemorrhagic teleangiectasia, and Ehlers-Danlos syndrome type II. Genomics 25: 737–739. – Looij BJ, Te Slaa RL, Hogewind BL, Van de Kamp JJP (1988) Genetic counselling in hereditary osteoonychodysplasia (HOOD), nail-patella syndrome with nephropathy. J Med Genet 25: 682–686. – Lubec B, Arbeiter K, Uilrich W, Frauscher G (1995) Hereditary osteo-onycho-renal dysplasia with excess urinary pyrodinoline cross-links and abnormal kidney collagen cross-linking. Nephron 70: 255–259. – Mino RA, Mino VH, Livingstone RG (1948) Osseous dysplasia and dystrophy of the nails. Am J Roentgenol 60: 633–641. – Schröder G (1961) Osteo-Onycho-Dysplasia hereditaria (albuminurica). Z menschl Vererb Konstitutionslehre 36: 42–74.

McK: 161200

J. Spranger/JS

Osteopathia patellae: Osteochondrose, aseptische, Typ Büdinger-Ludloff

Osteopathia patellae juvenilis: Osteochondrose, aseptische, Typ Larsen-Johansson

Osteopathia striata und Schädelsklerose

Syn.: Morbus Fairbank – Fairbank-Syndrom – Voorhoeve-Syndrom

Def.: Besondere Form der autosomal-dominant erblichen Osteosklerose.

A.: Frühe Beschreibung einer dominant vererbten Osteopathia striata 1924 durch den niederländischen Radiologen Nicolas Voorhoeve, 1879–1927, dann 1950 durch den britischen Radiologen Sir Thomas Fairbank. Den Zusammenhang mit Schädelsklerose erkannte 1953 R. L. Hurt.

Diagn. Krit.: (1) Makrozephalie, vorgewölbte Stirn. – (2) Gelegentlich Schwerhörigkeit, Fazialisparese, mäßiggradige geistige Behinderung. – (3) Schwerste Fälle manifestieren sich bereits bei der Geburt mit Mikrogenie und Gaumenspalte (Robin-Sequenz). – (4) Röntgenologisch: Sklerose der Schädelbasis, in schweren Fällen auch des Gesichts- und Hirnschädels. Longitudinale Verdichtungen der normal modellierten submetaphysären Abschnitte der Röhrenknochen (»striae«). Gelegentlich homogene Sklerose der Röhrenknochen.

Ätiol.: Genmutation, die sich heterozygot manifestiert. Entsprechend autosomal-dominanter Erbgang.

Pathog.: Unbekannt.

Bemerkungen: Striäre Verdichtungen des Knochens sind unspezifisch und kommen u.a. bei der Osteopetrose, Osteopoikilose, Melorheostose, der fokalen dermalen Hypoplasie und in leichter Form sogar bei der Rötelnembryopathie vor.

Lit.: Fairbank HAT (1950) Osteopathia striata. J Bone Joint Surg 32-B: 117–125. – Gay BB, Elsas LJ, Wyly JB, Pasquali M (1994) Osteopathia striata with cranial sclerosis. Pediatr Radiol 24: 56–60. – Nakamura T, Yokomizo Y, Kanda S et al (1985) Osteopathia striata with cranial sclerosis affecting three family members. Skeletal Radiol 14: 267–269. – Voorhoeve N (1924) L'image radiologique non encore décrite d'une anomalie du squelette. Acta Radiol (Stockh) 3: 407–427. – Winter RM, Crawfurd M, Meire H, Mitchell N (1980) Osteopathia striata with cranial sclerosis: highly variable expression within a family including cleft palate in two neonatal cases. Clin Genet 18: 462–474.

McK: 166500

J. Spranger/JS

Osteopetrose, autosomal-dominante

Syn.: Morbus Albers//Schönberg – Albers//Schönberg-Syndrom – Marmorknochenkrankheit – Osteopetrosis – Osteosclerosis

Def.: Autosomal-dominant erbliche, durch generalisierte Knochenverdichtung charakterisierte Skelettdysplasie.

A.: Erstbeschreibung durch den Chirurgen und Röntgenologen Heinrich Ernst Albers//Schönberg, 1865–1921, Hamburg.

Diagn. Krit.: (1) Röntgenologisch: generalisierte, vermehrte Knochendichte und metaphysäre Auftreibung. – (2) Anämie (ca. 30%). – (3) Vermehrte Frakturneigung vor allem bei Typ II. – (4) Als Komplikationen der verminderten Knochenresorption im Bereich des Schädels Zahnbildungsanomalien, vermehrte Karies, Schwerhörigkeit, Fazialisparese, Sehstörungen, rezidivierende Osteomyelitis des Ober- und Unterkiefers.

Ätiol.: Autosomal-dominantes Erbleiden. Genetische Heterogenität ist wahrscheinlich.

Pathog.: Verminderte Knochenresorption durch Osteoklasten-Defekt.

Bemerkungen: Manifestation und Expression des Krankheitsbildes sind variabel. Es lassen sich jedoch zwei Subtypen unterscheiden, die innerhalb von Familien konstant auftreten: Typ I ist durch eine ausgeprägte Sklerose des Schädeldachs charakterisiert. Bei Typ II beschränkt sich die Sklerose wesentlich auf die Schädelbasis, die

Osteopetrose, autosomal-rezessiv-frühinfantile Form

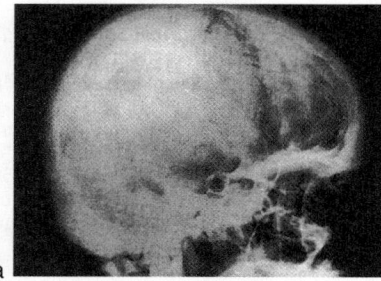

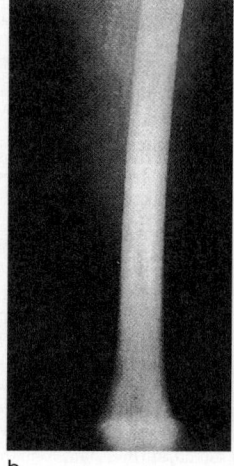

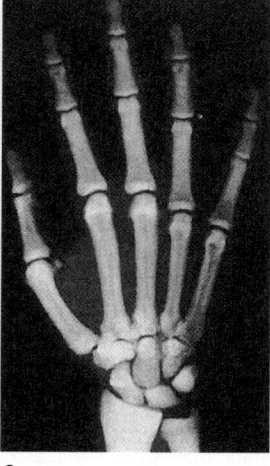

Osteopetrose, autosomal-dominante: radiologischer Phänotyp: a) generalisierte Schädelsklerose mit mäßiggradiger Hyperostose der Schädelkalotte; b) und c) Verdichtung und endostale Hyperostose der langen und kurzen Röhrenknochen bei wesentlich erhaltener Modellierung (Univ.-Kinderklinik Mainz)

A.: Als Erstbeschreiber wird meist H. Albers-Schönberg genannt, der jedoch die leichte Form der Osteopetrose beschrieb. Eine frühe Beschreibung schwer verlaufender Fälle stammt von dem Pathologen G. Heuck (1879).
Diagn. Krit.: **(1)** Im frühen Säuglingsalter auftretende Augenstörungen mit Exophthalmus, Nystagmus, Strabismus, Optikusatrophie; später Erblindung. – **(2)** Gedeihstörung; später Wachstumsrückstand mit Makrozephalie und aufgetriebenen Rippenenden. – **(3)** Progrediente normochrome Anämie; später auch Thrombopenie. – **(4)** (Hepato-)Splenomegalie. – **(5)** Hypokalzämische Krampfanfälle. – **(6)** Gelegentlich Hirnnervenlähmungen, chronische Rhinitis, verzögerte psychomotorische Entwicklung, Muskelhypotonie, Osteomyelitiden vor allem der Kieferknochen, Frakturen. – **(7)** Röntgenologisch generalisierte Sklerose mit keulenförmiger Auftreibung der langen Röhrenknochen, gelegentlich mit metaphysären Zeichen der Rachitis. – **(8)** Labortechnisch Zeichen des (sekundär) gestörten Calcium-Phosphor-Stoffwechsels mit Hypokalzämie, Hypophosphatämie, erhöhtem Serum-Parathormon, gelegentlich erhöhtem 1,25-Dihydroxyvitamin-D. Inkonstant Zeichen der gestörten Granulozytenfunktion.
Ätiol.: Autosomal-rezessives Erbleiden.
Pathog.: Mangelhafte Knochenresorption durch Funktionsstörung der Osteoklasten.
Bemerkungen: Es besteht eine gewisse Variabilität hinsichtlich der Manifestation der ersten klinischen Zeichen. Unbehandelt führt die Krankheit zum Tod bis zum 10. Lebensjahr. Fälle mit günstigerem Verlauf sind anderen, teilweise ebenfalls autosomal-rezessiv erblichen Osteosklerosen zuzuordnen (z.B. Kahler et al., 1984). Behandlungsversuche mit hohen Dosen von Calcitriol oder extrem hohen Dosen von Corticoiden haben den Krankheitsverlauf in einzelnen Fällen günstig beeinflußt. Therapie der Wahl ist die Knochenmarkstransplantation. Bei Fehlen geeigneter Spender oder bis zur Transplantation bietet sich ein Behandlungsversuch mit γ-Interferon an.
Lit.: Gerritsen EJA, Vossen JM, van Loo IHG et al (1994) Autosomal recessive osteopetrosis: variability of findings at diagnosis and during the natural course. Pediatrics 93: 247–253. – Gerritsen EJA, Vossen JM, Fasth A et al (1994) Bone marrow transplantation for autosomal recessive osteopetrosis. J Pediatr 125: 896–902. – Heuck G (1879) Zwei Fälle von Leukämie mit eigentümlichen Blut- resp. Knochenmarksbefund. Virchows Arch path Anat 78: 475–579. – Kahler SG, Burns JA, Aylsworth AS (1984) A mild autosomal recessive form of osteopetrosis. Am J Med Genet 17: 451–464. – Key LL, Rodriguiz RM, Willi SM et al (1995) Long-term treatment of osteopetrosis with recombinant human interferon gamma. New Engl J Med 332: 1594–1599. – Loria-Cortés R, Quesada-Calvi E, Cordero-Chaverri C (1977) Osteopetrosis in children. J Pediatr 91: 43–47.
McK: 259700
J. Spranger/JS

Wirbelkörper haben stark verdickte Endplatten, die Beckenschaufeln zeigen bogenförmige Sklerosierungsbänder und in den Metaphysen finden sich bandförmige Sklerosierungen. Ein phänotypisch ähnliches Krankheitsbild wird autosomal-rezessiv vererbt.
Lit.: Albers-Schönberg HE (1904) Röntgenbilder einer seltenen Knochenerkrankung. Münchn Med Wschr 51: 365. – Bollerslev J (1989) Autosomal dominant osteopetrosis: Bone metabolism and epidemiological, clinical, and hormonal aspects. Endocrine Reviews 10: 45–67. – EL/Tawil T, Stoker DJ (1993) Benign osteopetrosis: a review of 42 cases showing two different patterns. Skel Radiol 22: 587–593. – Kihlencordt F, Kruse HP, Lozano/Tonkin C et al (1977) Die Osteopetrosis Albers/Schönberg. Ergebn inn Med Kinderheilk NF 39: 135–160. – Walpole IR, Nicoll A, Goldblatt J (1990) Autosomal dominant osteopetrosis type II with „malignant" presentation: further support for heterogeneity? Clin Genet 38: 257–263.
McK: 166600
J. Spranger/JS

Osteopetrosis: Osteopetrose, autosomal-dominante

Osteopetrose, autosomal-rezessiv-frühinfantile Form
Syn.: Marmorknochenkrankheit, letale Form
Def.: Erbliche, bei der Geburt oder im frühen Säuglingsalter manifeste, progrediente sklerosierende Knochenerkrankung.

Osteoporose, idiopathische juvenile
Syn.: Dent-Friedman-Syndrom
Def.: Meist spontan heilende Osteoporose des Kindes- und Jugendalters.
A.: Beschreibung 1965 durch C. E. Dent und M. Friedman, London. – Frühere Mitteilungen beispielsweise durch Catel 1954.
Diagn. Krit.: **(1)** Erkrankungsbeginn in der Präpubertät,

gelegentlich auch schon beim Kleinkind, mit Gelenkschmerzen oder Schmerzen im Bereich der unteren Wirbelsäule. – (2) Wachstumsstillstand. – (3) Zunehmende generalisierte Osteoporose mit bikonkaver Abflachung der Wirbelkörper (Fischwirbel), Wirbelkörpereinbrüchen und Spontanfrakturen der Röhrenknochen. Charakteristisch sind metaphysäre Frakturen. – (4) Zunächst Progredienz, dann Stillstand und, nach der Pubertät, Rückbildung der Skelettveränderungen. – (5) In schweren Fällen negative Kalziumbilanz, in Einzelfällen verminderter Serumspiegel von 1,25-Dihydroxycalciferol; meist jedoch normale biochemische Parameter des Knochenstoffwechsels. – (6) Histologisch: Verminderung der Osteoidmenge, Rarefizierung der Knochentrabekel und Auflockerung der Kortikalis.

Ätiol.: Unbekannt.
Pathog.: Unbekannt.
Bemerkungen: Initial werden die Schmerzen häufig fehlgedeutet als Zeichen einer juvenilen Polyarthritis o.ä. Leichtere Fälle der idiopathischen juvenilen Osteoporose werden kaum diagnostiziert. **(DD)** wird meist eine leichte Osteogenesis imperfecta erwogen. Im Unterschied zu dieser fehlen Veränderungen der Skleren und Zähne, Schaltknochen der Schädelnähte, und die Familienanamnese ist leer. Es gibt »idiopathische« juvenile Osteoporosen, die sich nach der Pubertät nicht spontan zurückbilden. Ob es sich hierbei um schwere Ausprägungen des gleichen Krankheitsbildes oder um ätiologisch und pathogenetisch andersartige Störungen handelt, ist unbekannt.
Lit.: Catel W (1954) Pubertätsfischwirbelkrankheit. Kinderärztl Praxis 22: 19–26. – Dent CE, Friedman M (1965) Idiopathic juvenile osteoporosis. Quart J Med 34: 177–210. – Exner GU, Prader A, Elsasser U, Anliker M (1984) Idiopathic osteoporosis in a three-year-old girl. Helv paediatr Acta 39: 517–528. – Houang MTW, Brenton DP, Renton P, Shaw DG (1978) Idiopathic juvenile osteoporosis. Skeletal Radiol 3: 17–23. – Jowsey J, Johnson KA (1972) Juvenile osteoporosis: Bone findings in seven patients. J Pediatr 81: 511–517. – Teotia M, Teotia SPS, Singh RK (1979) Idiopathic juvenile osteoporosis. Am J Dis Child 133: 894–900.
McK: 259750
J. Spranger/JS

Osteoporose-Pseudoglioma-Syndrom
Syn.: Osteogenesis imperfecta, okuläre Form
Def.: Angeborene Bindegewebsstörung mit ausgeprägten Veränderungen an Augen und Skelett.
A.: J. W. Bianchine, Ärztin, und J. I. Murdoch, Arzt, Baltimore 1969. – Syndrombezeichnung 1972 durch V. A. McKusick.
Diagn. Krit.: (1) Bei der Geburt manifeste Augenveränderungen mit Glaskörperhyperplasie, die auch als »hyaloretinale Dysplasie« bezeichnet und nicht selten als Retinoblastom fehldiagnostiziert werden (»Pseudogliom«), Katarakt, progrediente Atrophie des Augapfels (Phthisis bulbi), intraokuläre Verkalkungen, Amaurose. – (2) Generalisierte, besonders die Wirbelsäule betreffende Osteoporose mit erhöhter Frakturneigung, vermehrten Schaltknochen der Schädelnähte, kurzrumpfigem Minderwuchs, Muskelhypotonie, Bänderschlaffheit. – (3) Gelegentlich Mikrozephalie mit geistiger Retardierung und prämaturer Nahtsynostose; angeborene Herzfehler in einer Familie.
Ätiol.: Autosomal-rezessives Erbleiden.
Pathog.: Unbekannt.
Bemerkungen: Das Krankheitsbild gehört zum Formenkreis der Osteogenesis imperfecta, läßt sich jedoch durch die früh manifesten und schweren Augenveränderungen eindeutig abgrenzen.
Lit.: Beighton P, Winship I, Behari D (1985) The ocular form of osteogenesis imperfecta: a new autosomal recessive syndrome. Clin Genet 28: 69–75. – Bianchine JW, Murdoch JI (1969) Juvenile osteoporosis (?) in a boy with bilateral enucleation of the eyes for pseudoglioma. Birth Def Orig Art Ser V(4): 225–226. – Swoboda W, Grill F (1988) The osteogenesis pseudoglioma syndrome. Pediatr Radiol 18: 399–404. – Teebi AS, Al Awadi SA, Marafie MJ et al (1988) Osteoporosis-pseudoglioma syndrome with congenital heart disease: a new association. J Med Genet 25: 32–36.
McK: 259770
J. Spranger/JS

Osteopsathyrose: Osteogenesis imperfecta
Osteosclerosis: Osteopetrose, autosomal-dominante
osteosclerosis with ichthyosis and fractures (e): Skelettverbiegungen, Kortikalis-Verdickung, Knochenbrüchigkeit, Ichthyosis
Osteosklerose Typ Stanescu: Stanescu-Syndrom
Ostitis cystoides (Jüngling): Ostitis cystoides multiplex

Ostitis cystoides multiplex
Syn.: Ostitis cystoides (Jüngling)
Def.: Besondere ostitische Manifestationsform der Sarkoidose Besnier-Boeck-Schaumann.
Bemerkungen: Röntgenologisch faßbare kreisrunde Aussparungen der Endphalangen mit kolbenförmiger lividroter Auftreibung. Es handelt sich um eine Manifestationsform im Rahmen der Sarkoidose.
Lit.: Jüngling O (1919/21) Ostitis tuberculosa multiplex cystica (eine eigenartige Form der Knochentuberkulose). Fortschr Röntgenstr 27: 375–383. – Morosoff (1908) J russe mal cut. – Scadding JD, Mitchell DN (1985) Sarcoidosis. 2nd ed. Chapman & Hall, London.
G. Burg/GB

Ostitis deformans Paget: Paget-Krankheit
Ostitis fibrosa cystica generalisata (v. Recklinghausen): Recklinghausen-Krankheit
Ostitis necrotica pubis: Grazilis-Symptomatik

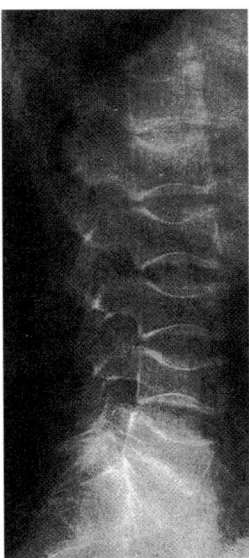

Osteoporose, idiopathische juvenile: Fischwirbelkörper (Univ.-Kinderklinik Mainz)

Ostitis pubis
Syn.: Symphysenschmerz-Syndrom – Symphysen-Reiz-Syndrom – Tendoperiostitis inguinalis – Beckenneuralgie
Def.: Neuralgisch-entzündliche Erkrankung im Symphysen-Leistenbereich.
A.: Herbert Winzeler, 1910–1988, Gynäkologe, Zürich. – Alois Brügger, Orthopäde, Zürich. – Erstbeschreibung und Namensgebung der Erkrankung 1957 durch beide Autoren gemeinsam.
Diagn. Krit.: (1) Beginn mit »dumpfem« Unbehagen in der Symphysengegend. – (2) Nach einiger Zeit erhebliche Schmerzzustände in der Leistengegend, ausstrahlend in die Adduktorenloge. Beteiligung der gesamten Ober- und Unterschenkel- sowie der Fußmuskulatur möglich. – (3) Häufig beträchtlicher Kohabitationsschmerz und Dyspareunie. – (4) Oft subfebrile Temperaturen und BSG-Erhöhung. – (5) Röntgen: Anfangs unscharf strukturierte Demineralisation im Symphysenbereich. Im Verlauf fakultativ Arrosionen und Vergrößerung des Symphysenspaltes, später reparative Rekalzifizierung.
Ätiol.: Vielfältig und ungeklärt. Komplexe psychosomatische Störungen des Neurovegetativums scheinen die Hauptrolle zu spielen. Fremdkörper, entzündliche Reize, Bauchdeckenhämatome, statische und hormonelle Faktoren sowie degenerative Erkrankungen können als auslösende Faktoren wirken.
Pathog.: Auftreten der entzündlichen Veränderungen etwa 4–12 Wochen nach stumpfen Bauchtraumen, Operationen am Rektum sowie urologischen und gynäkologischen Eingriffen.
Bemerkungen: Meist gutartiger Verlauf. Vorkommen überwiegend bei Frauen im mittleren Lebensalter. **(DD)** Chondrokalzinose – Paget-Krankheit des Schambeins – ochronotische Symphysiopathie – Grazilis-Symptomatik.
Lit.: Jäger M, Wirth CJ (1992) Praxis der Orthopädie, 2. Aufl, S 720–722. Thieme, Stuttgart, New York. – Winzeler H (1962) Differentialdiagnose von Symphysenschmerz-Syndrom und Thrombose der unteren Extremitäten. Zbl Phlebol 1: 215–217. – Winzeler H (1969) Spezielle Erscheinungsformen und Indikationen des Symphysenschmerzsyndroms. Ars Medici 59: 91–112; 266; 382–395.
R. Bosch; S. Stotz/DP

OTC-Mangel: Ornithintranscarbamylase-Mangel
OTHD: Freire//Maia-Syndrom I

Othello-Syndrom
(Symptomenkomplex)
Syn.: Eifersuchtswahn
Def.: Begriff für wahnhafte Eifersucht.
A.: In Anlehnung an die gleichnamige Figur aus dem Shakespeareschen Trauerspiel 1955 von J. Todd und K. Dewhurst erstmals geprägte Bezeichnung für einen Eifersuchtswahn.
Diagn. Krit.: (1) Wahnhafte Überzeugung, vom Partner hintergangen, betrogen zu werden. – (2) Umdeutung harmloser Ereignisse und Gegenstände zur Bestätigung der eigenen Überzeugung und zur Beweisführung des »Betrugs«. – (3) Persistierendes Kontrollieren des Partners. – (4) Auffällige Geschlossenheit des monothematischen Wahns.
Ätiol.: Häufig bei chronischem Alkoholismus, im höheren Lebensalter mit gleichzeitigen neurodegenerativen Einbußen. Beschrieben nach Hirninfarkten, Chorea Huntington, Enzephalitis, ZNS-Neoplasien, Alzheimer-Krankheit, Multipler Sklerose, Epilepsie, Parkinson-Krankheit, Hyperthyreoidismus, Amantadinbehandlung.
Pathog.: Nicht eindeutig geklärt; hirnorganische Beeinträchtigungen als Bedingungsfaktoren diskutiert, aber auch wichtige psychodynamische Mechanismen wie projizierte eigene Untreuewünsche, verunsicherte sexuelle Identität, sadistische Kontrollbedürfnisse in der Partnerschaft.
Lit.: Coen SJ (1987) Pathological jealousy. Int J Psycho-Anal 68: 99–108. – Cummings JL (1985) Organic delusions: Phenomenology, anatomical correlations, and review. Br J Psychiatry 146: 184–197. – Freeman T (1990) Psychoanalytical aspects of morbid jealousy in women. Br J Psychiatry 156: 68–72. – Hodgson RE, Murray D, Woods MR (1992) Othello's syndrome and hyperthyreoidism. J Nerv Ment Dis 180: 663–664. – Jaspers K (1910) Eifersuchtswahn. Z Ges Neurol Psychiatr 1: 567–637. – Kolle K (1932) Über Eifersuchtswahn bei Trinkern. Monatsschr Psychiatr Neurol 83: 224–242. – McNamara P, Durso R (1991) Reversible pathologic jealousy (Othello syndrome) associated with amantadine. J Geriatr Psychiatry Neurol 4: 157–159. – Richardson ED, Malloy PF, Grace J (1991) Othello syndrome secondary to right cerebrovascular infarction. J Geriatr Psychiatry Neurol 4: 160–165. – Soyka M, Naber D, Völcker A (1991) Prevalence of delusional jealousy in different psychiatric disorders. Br J Psychiatry 158: 549–553. – Todd H, Dewhurst K (1955) The Othello syndrome. A study in the psychopathology of sexual jealousy. J Nerv Ment Dis 122: 367–374.
H. P. Kapfhammer/DP

oticodynia (e): Ménière-Krankheit
oticodynie (fz): Ménière-Krankheit
oticodynose (fz): Ménière-Krankheit

otodentale Dysplasie
Syn.: otodentales Syndrom – Globodontie
Def.: Dominant vererbte ektodermale Dysplasie mit abnormer Morphologie der Zahnkronen und sensoneuralem Hörverlust.
A.: Stefan Levin, Ronald Jorgenson und Roger Cook, amerikanische Humangenetiker, Baltimore und Charleston, beschrieben die erste Familie 1975.
Diagn. Krit.: (1) Zähne: große, plumpe Kronen, abnorme Kauoberfläche aufgrund von Verschmelzung der Höcker. Betroffen sind die Milch-Eckzähne und Milch- und permanenten Mahlzähne (Molaren). Verspäteter Durchbruch der Milchzähne. Fehlen der Prämolaren in 50%. Schneidezähne sind nicht betroffen. Im Röntgenbild Taurodontie und symmetrische Odontome im Oberkiefer. – (2) Sensoneuraler Hörverlust (hohe Frequenzen) in 86% der Patienten mit Zahnveränderungen, Beginn zwischen früher Kindheit und mittlerem Erwachsenenalter.
Ätiol.: Autosomal-dominanter Erbgang.
Pathog.: Unbekannt, vermutlich Defekt im Neuroektoderm.
Bemerkungen: Isolierter Hörverlust ohne Zahnbefunde kommt vor. In Familien mit dominant vererbter sensoneuraler Taubheit an Zahnuntersuchungen denken!
Lit.: Beck//Mannagetta J, Müller H, Richter E, Donath K (1984) Odontome und pantonale Hörstörung bei otodentalem Syndrom. Dtsch Zahnärztl Z 39: 232–241. – Jorgenson RJ, Marsh SJ, Farrington FH (1975) Otodental dysplasia. Birth Def Orig Art Ser XI(5): 115–119. – Levin LS, Jorgenson RJ, Cook RA (1975) Otodental dysplasia: a „new" ectodermal dysplasia. Clin Genet

8: 136–144. – Witkop CJ, Grundlach KKH, Streed WJ, Sauk JJ (1976) Globodontia in the otodental syndrome. Oral Surg 41: 472–483.
McK: 166750
C. Stoll/AS

otodentales Syndrom: Costen-Symptomatik – otodentale Dysplasie

oto-fazio-zervikales Syndrom
Syn.: Fara-Chlupáčková-Hrivnáková-Syndrom
Def.: Gesichtsdysmorphien, Schalleitungsschwerhörigkeit, präaurikuläre Fisteln und andere Befunde bei fünf Familienangehörigen in zwei Generationen.
A.: Erstbeschreibung 1967 durch Miroslav Fara, Gesichtschirurg, Prag, und Mitarbeiterinnen.
Diagn. Krit.: **(1)** Schwere bilaterale Schalleitungsschwerhörigkeit. – **(2)** Ohren: groß, abstehend, tiefsitzend, evtl. Mikrotie, präaurikuläre Fistel. – **(3)** Gesicht: länglich, Hypertelorismus, eingesunkene Nasenwurzel, schmale Nase, hypoplastische Mandibula, Halsfisteln. – **(4)** Ferner: langer Hals, abfallende Schultern, Pterygien, Scapulae alatae, kaudal verlagerte Claviculae. – **(5)** Milde geistige Behinderung.
Ätiol.: Autosomal-dominanter Erbgang.
Pathog.: Unbekannt.
Bemerkungen: Bisher erst eine Familie beschrieben; unklar, ob identisch mit hereditärer Taubheit mit präaurikulärer Fistel.
Lit.: Fara M, Chlupáčková V, Hrivnáková J (1967) Dismorphia oto-facio-cervicalis familiaris. Acta Chir Plast 9: 225–268.
McK: 166780
A. Schinzel/AS

oto-okulo-renales Syndrom: Alport-Syndrom

oto-onycho-peroneales Syndrom
Def.: Vermutlich autosomal-rezessiv vererbbare Kombination von abnormen Ohren, Nagelhypoplasie und Hypoplasie bis Aplasie der Fibulae.
A.: Erstbeschreibung 1982 durch Rudolf A. Pfeiffer, Humangenetiker, Erlangen.
Diagn. Krit.: **(1)** Große deformierte Ohren: flache Helix mit ungewöhnlich starker Prominenz von Antihelix und Crus superior. Kleine Ohrläppchen. – **(2)** Fehlende oder hypoplastische Nägel. – **(3)** Aplasie oder proximale Hypoplasie der Fibulae. – **(4)** Gelenkkontrakturen in den Hüften, Knien und Ellbogen. – **(5)** Kopf und Gesicht: Dolichozephalie, flaches Gesicht, mongoloide Lidstellung. – **(6)** Leichter psychomotorischer Entwicklungsrückstand.
Ätiol.: Autosomal- oder geschlechtsgebunden-rezessives Erbleiden.
Pathog.: Unbekannt.
Bemerkungen: Bisher erst eine Familie beschrieben; der Patient von Leiba et al. (1975) könnte eventuell dieses Syndrom gehabt haben.
Lit.: Leiba S, Grünbaum M, Savir H, Ber A (1975) Oculootonasal malformations associated with osteoonycho-dysplasia. Birth Defects OAS 11(2): 67–73. – Pfeiffer RA (1982) The oto-onycho-peroneal syndrome. A probably new genetic entity. Eur J Pediatr 138: 317–320.
McK: 259780
K. Méhes/AS

oto-palato-digitales Syndrom Typ I
Syn.: OPD-Syndrom Typ I – Taybi-Syndrom
Def.: X-chromosomal-semidominant vererbtes distinktes Syndrom mit den Hauptbefunden Gaumenspalte,

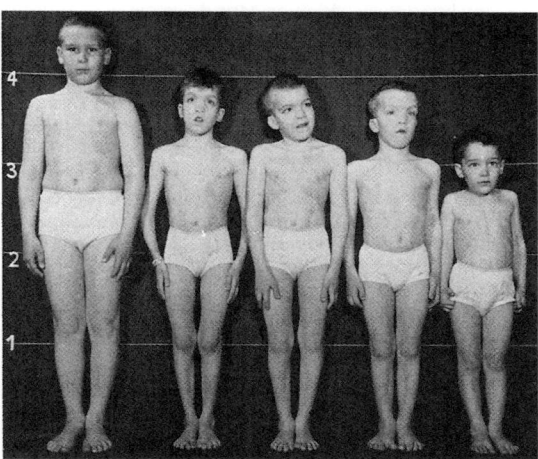

a

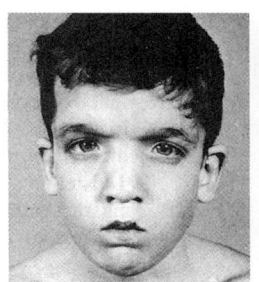 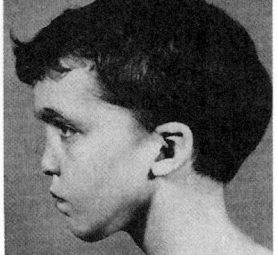

b   c

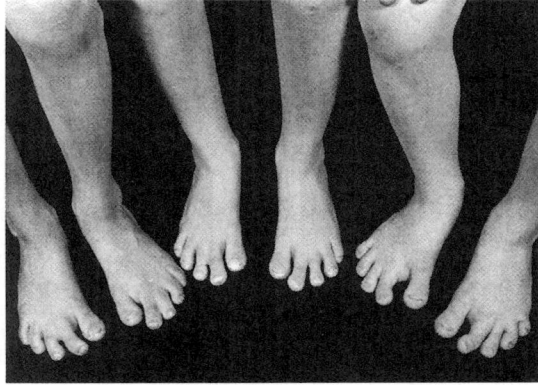

d

oto-palato-digitales Syndrom: a) Geschwisterbeobachtungen: das linke und rechte Kind sind gesunde Brüder der drei mittleren betroffenen Probanden; b) und c) Gesicht und Schädelform (Einzelheiten vgl. Text); d) Füße der drei betroffenen Brüder (Beob. Dudding, Gorlin und Langer, 1967)

oto-palato-digitales Syndrom Typ II

Schwerhörigkeit und breite distale Phalangen und Nägel.
A.: Erstbeschreibung 1962 durch Hooshang Taybi, 1919–, Radiologe, Indianapolis.
Diagn. Krit.: **(1)** Minderwuchs. – **(2)** Geistige Behinderung, meist leicht (selten auch schwer bis hochgradig). – **(3)** Schalleitungsschwerhörigkeit, abnorme Mittelohrknochen. – **(4)** Gaumenspalte. – **(5)** Kurze und breite distale Phalangen und Nägel der Finger und Zehen, speziell der ersten Strahlen, weiter Abstand zwischen erster und zweiter Zehe, irreguläre Finger- und Zehenstellung, partielle Syndaktylie der Zehen. – **(6)** Gesicht: plumper Ausdruck, Hypertelorismus, buschige laterale Brauen, antimongoloide Lidachsenstellung, kurze Nase, Mittelgesichtshypoplasie, kleiner Mund, partielle Anodontie, tiefsitzende und dysmorphe Ohren. – **(7)** Ferner: kurzer Stamm, Pectus excavatum, kurzes Sternum; Hüftluxation; verminderte Streckung in Ellenbogen und Knien, evtl. mit Subluxation des Radiusköpfchens. – **(8)** Röntgen: verdickte steile Schädelbasis und Frontalbeine, Fehlen der Sinus frontales und sphenoidales, verspäteter Schluß der großen Fontanelle, vergrößerte Mandibulawinkel, Wirbelfehlbildungen, Spina bifida occulta, Beckendysplasie, irreguläre Form der kurzen Röhrenknochen, kurze Metacarpalia III–V, Fusion Capitatum/Hamatum, Pseudoepiphysen der Metacarpalia. – **(9)** Heterozygote Frauen weisen z.T. milde Skelettveränderungen und/oder Hypertelorismus auf, z.T. nur im Röntgen erkennbar.
Ätiol.: X-chromosomal-semidominanter Erbgang. Frauen meist wesentlich milder betroffen, können in seltenen Fällen das Vollbild des Syndroms aufweisen.
Bemerkungen: Große Variabilität der Befunde. Röntgen zur Diagnosesicherung nötig (besonders ab 5. Lebensjahr). **(DD)** OPD II – Larsson-Syndrom – Brachmann-de-Lange-Syndrom.
Lit.: Gorlin RJ, Poznanski AK, Hendon I (1973) The oto-palato-digital (OPD) syndrome in females. Oral Surg 35: 218–224. – Pazzaglia UE, Beluffi G (1986) Oto-palato-digital syndrome in four generations of a large family. Clin Genet 30: 338–344. – Taybi H (1962) Generalized skeletal dysplasia with multiple anomalies. Am J Roentgenol 88: 450.
McK: 311300
A. Schinzel/AS

oto-palato-digitales Syndrom Typ II

Syn.: Fitch-Syndrom – Pseudo-Trisomie 18 – cranio-oro-digital syndrome (e) – facio-palato-osseous syndrome (e)
Def.: X-chromosomal vererbtes Syndrom mit den Hauptbefunden ähnlich der Trisomie 18.
A.: Erstbeschreibung 1976 durch Naomi Fitch, Humangenetikerin, Montréal, und Mitarbeiter. Namensgebung 1983.
Diagn. Krit.: **(1)** Mikrozephalie; geistige Behinderung (?); Ossifikationsdefekte; Sklerose und Schaltknochen in der Calvaria. – **(2)** Gaumenspalte. – **(3)** Gesicht: Befunde ähnlich der Trisomie 18, speziell Hypertelorismus, antimongoloide Lidachsenstellung, kleiner, schwer zu öffnender Mund und kleines Kinn. – **(4)** Extremitäten: Trisomie-18-artige Flexionskontrakturen der Finger, Kamptodaktylie, kurze Metakarpalia, partielle 2/3-Syndaktylie der Finger, postaxiale Polydaktylie, hypoplastische Daumen; Verbiegung nach vorn von Femur und Tibia, Hypoplasie der Fibula, verstrichenes Fußgewölbe, irreguläre Zehenstellung, Verkürzung der ersten und Verlängerung der zweiten Zehe. – **(5)** Konduktorinnen (Mütter): z.T. milde Befunde der Extremitäten; hoher Gaumen, Gaumenspalte; leichter Entwicklungsrückstand.
Ätiol.: X-chromosomaler Erbgang in einigen Familien gesichert (u.a. betroffene Halbbrüder, drei betroffene Cousins, deren Mütter Schwestern sind); möglicherweise heterogen.
Pathog.: Unbekannt; primäres neuromuskuläres Defizit? Defekt der membranösen Ossifikation?
Bemerkungen: Die Mehrzahl der früheren Fälle von Pseudo-Trisomie 18 (mit normalem Karyotyp) weisen dieses Syndrom auf. (Alternativen: Pena-Shokeir-Syndrom, verschiedene Pterygien-Syndrome.) Pränatale Diagnose durch Ultraschall möglich. **(DD)** Trisomie 18.
Lit.: Andre M, Cigneron J, Didier F (1981) Abnormal facies, cleft palate and generalized dysostosis: a lethal X-linked syndrome. J Pediatr 98: 747–752. – Brewster TG, Lachman RS, Kushner DC et al (1985) Oto-palato-digital syndrome, Type II – an X-linked skeletal dysplasia. Am J Med Genet 20: 249–254. – Fitch N, Jequier S, Gorlin R (1983) The oto-palato-digital syndrome, proposed type II. Am J Med Genet 15: 655–664. – Fitch N, Jequier S, Papageorgiou A (1976) A familial syndrome of cranial, facial, oral and limb anomalies. Clin Genet 10: 226–231. – Ogata T, Matsuo N, Nishimura G, Hajikano H (1990) Oto-palato-digital syndrome, type II: Evidence for defective intramembranous ossification. Am J Med Genet 36: 226–231. – Vigneron J, Didier F, Vert P (1987) Le syndrome oto-palato-digital de Type II. Diagnostic prenatal par echographie. J Genet Hum 35: 69–70.
McK: 304120
A. Schinzel/AS

oto-spondylo-megaepiphysäre Dysplasie

Syn.: OSMED – Weissenbacher-Zweymüller-Syndrom
Def.: Autosomal-rezessive Knochendysplasie mit Innenohrschwerhörigkeit und charakteristischen spondyloepiphysären Röntgenbefunden.
A.: J. Insley und R. Astley, englische Kinderradiologen, Erstbeschreiber 1976. – Volle Erfassung der Dysplasie (OSMED) 1982 durch A. Giedion und Mitarbeiter.
Diagn. Krit.: **(1)** Innenohrschwerhörigkeit. – **(2)** Vergrößerte Epiphysen der langen Röhrenknochen und Metacarpalia, aufgetriebene Köpfchen der Grundphalangen, mäßige Platyspondylie. – **(3)** Trotz relativ verkürzter Röhrenknochen Körperlänge im Normbereich. – **(4)** Weitere Merkmale: meist Gaumenspalte. Ein typisch flaches Gesicht mit Hypertelorismus, flacher Nasenwurzel, Stupsnase bei der Mehrzahl der Fälle. Normaler Visus **(DD)**.
Ätiol.: Vermutlich heterogen. Die Fälle mit Mittelgesichtshypoplasie (Insley und Astley, Kääriainen et al., autosomal-rezessiver Erbgang) lassen sich von den übrigen OSMED-Fällen einschließlich Originalfall von Weissenbacher-Zweymüller klinisch abgrenzen.
Pathog.: Unbekannt.
Lit.: Chemke J, Carmi R, Galil A et al (1992) Weissenbacher-Zweymüller Syndrome: A distinct autosomal recessive skeletal dysplasia. Am J Med Genet 43: 989–995. – Gazali AL, Lytle W (1994) Otospondylo mesaepiphyseal dysplasia: report of three sibs and review of the literature. Clin Dysmorphol 3: 46–54. – Giedion A, Brandner M, Lecannellier J, Muhar U, Prader A, Sulzer J, Zweymüller E (1982) Oto-spondylo-megaepiphyseal dysplasia (OSMED). Helv Paediatr Acta 37: 361–380. – Insley J, Astley R (1974) A bone dysplasia with deafness. Br J Radiol 47: 244–251. – Kääriainen H, Barrow M, Hennekam R (1993) Bone Dysplasia, midface hypoplasia, and deafness: Three new patients and review of the literature. Am J Med Genet 46: 223–227.
McK: 215150
A. Giedion/AS

oto-vertebrales Syndrom
Def.: Fälle vom Goldenhar-Symptomenkomplex, bei welchem die Augenbefunde im Hintergrund standen, wurden früher als oto-vertebrales Syndrom klassifiziert. Willkürliche, nicht gerechtfertigte Abgrenzung.
A. Schinzel/AS

Otozephalie
Syn.: Agnathie – Ageniozephalie – Synotie
Def.: Kongenitales Fehlen oder extreme Unterentwicklung der Mandibula einschließlich Zunge und benachbarter Strukturen.
A.: Erste Klassifikation 1895 durch L. Blanc; Fehlbildung an sich seit eh und je bekannt.
Diagn. Krit.: (1) Unterentwicklung bis Fehlen der Mandibula. – (2) Horizontale Position der Ohren; evtl. Mikrotie, Reduktion der Ohrmuscheln. – (3) Hypoplasie bis Fehlen der Zunge, Fehlen des Mundes, Hypoplasie des Pharynx, Fehlen der Verbindung Nasenraum-Rachen, Fehlbildungen und Fusion der Kaumuskeln, Fehlbildung und Fusion der Mittelohrknochen. – (4) Oft kombiniert mit Zyklopie oder anderen Formen der Holoprosenzephalie. – (5) Perinatale Letalität; Hydramnion, häufig Frühgeburten.
Ätiol.: Meist unbekannt; sehr seltene Fehlbildung, so gut wie immer sporadisch auftretend. Bei Nagern Induktion durch Röntgenstrahlen- oder Streptonigrin-Exposition. Agnathie-Holoprosenzephalie bei Geschwistern als unbalancierte Segregation einer familiären Chromosomentranslokation beschrieben.
Pathog.: Extreme Hypoplasie des 1. Kiemenbogens; in Kombination mit Holoprosenzephalie: Defekt im prächordalen Mesoderm.
Bemerkungen: Nicht ungewöhnlich bei Säugern, v.a. im Vergleich zur extremen Seltenheit beim Menschen.
Lit.: Bixler D, Ward R, Gale DD (1985) Agnathia-holoprosencephaly: A developmental field complex involving face and brain. Report of 3 cases. J Craniofacial Genet Dev Biol Sup 1: 241–249. – Blanc L (1895) Otocephalie et cyclopie. J Anat Physiol 31: 187–218 et 288–309. – Pauli RM, Pettersen JC, Arya S, Gilbert EF (1983) Familial agnathia-holoprosencephaly. Am J Med Genet 14: 677–698.
A. Schinzel/AS

ovarian dysgenesis with sensorineural deafness (e): Perrault-Syndrom

Ovarien, polyzystische
Syn.: Syndrom polyzystischer Ovarien – polycystic ovary syndrome (e) – PCO (syndrome) (e)
Def.: Polyzystische Veränderungen beider Ovarien mit Hyperandrogenismus, Dysendokrinose und Regeltempostörungen. Sonderformen: Stein-Leventhal-Syndrom (vergrößerte polyzystische Ovarien, Hirsutismus/Hypertrichose, Adipositas, Zyklusstörungen) und hyperthecosis of the ovary (Hyperplasie der Thekazellen des Ovars).
A.: Erstbeschreibung 1935 durch Irving F. Stein und Michael L. Leventhal, amerikanische Gynäkologen.
Diagn. Krit.: (1) Regelstörungen in Form von primärer oder sekundärer Amenorrhö oder Oligomenorrhö (anovulatorische Zyklen) bei jungen Frauen. – (2) Sterilität. – (3) Hypoplasie des Uterus, oft auch des äußeren Genitale. Endometrium atrophisch oder minderwertig. – (4) Vermännlichungserscheinungen: Hirsutismus oder Hypertrichose (bei 70%), Akne. – (5) Adipositas. – (6) Gewöhnlich, aber nicht immer erniedrigte C17-Ketosteroidausscheidung, unterschiedliches Verhalten der hypophysären Gonadotropinspiegel, Vermehrung des 17-Hydroxyprogesterons und des Androstendions, evtl. Verminderung des SHBG. – (7) Typische Veränderung der Ovarien: weißes Ovar mit polyzystischen Follikeln und Verdickung der Tunica albuginea; vermehrte Follikelatresie, Regression und Einschichtigkeit der Granulosazellen, Hyperplasie der Theca interna und des Stromas.
Ätiol.: Erhöhte Androgenspiegel gleich welcher Herkunft (endogen durch Tumoren oder gutartige Hyperplasie Androgen-produzierenden Gewebes). Familiäres Vorkommen wurde beobachtet (autosomal-dominanter und autosomal-rezessiver Erbgang sind möglich). In ca. 14% der Fälle wurde eine erfaßbare, distinkte Enzymopathie nachgewiesen (Fehlen der 3β-ol-Steroiddehydrogenase). Da verschiedene Chromosomenbefunde bei den Patientinnen festgestellt wurden (normaler Karyotyp, XX/XY-Mosaik, XXX), ist anzunehmen, daß verschiedenartige Chromosomenkonstellationen den gleichen Phänotyp hervorrufen können.
Pathog.: Erhöhte Androgenspiegel führen zu starrer, azyklischer Erhöhung der LH-Freisetzung (stimuliert weitere Androgenbiosynthese durch die Thekazellen und Fibrosierung der Kapsel) und Unterdrückung der FSH-Freisetzung (Stillstand des Follikelwachstums im präantralen Stadium, Hypoöstrogenismus, Sterilität). Hyperinsulinismus ist ein bedeutender Faktor bei der Entwicklung der Symptomatik.
Bemerkungen: In einigen Fällen trägt die Anwesenheit von Androgenen schon während der embryo-fetalen Differenzierungsphase zur Störung der zyklischen Hypothalamusfunktion bei. – Therapie: 1. Sterilitätsbehandlung durch Antiöstrogene (z.B. Clomifen), evtl. unter Zusatz von Cortison. Keilresektion wird heute nicht mehr empfohlen. Stimulation der Ovarien mit Gonadotropinen unter strengem sonographischen Follikelmonitoring. 2. Verminderung der Virilisierungserscheinung durch Antiandrogene (z.B. Cyproteronacetat). – **(DD)** adrenogenitales Syndrom, erworbenes – Androgen-produzierende Tumoren.
Lit.: Dale PO, Tanbo T, Vaaler S et al (1992) Body weight, hyperinsulinemia, and gonadotropin levels in the polycystic ovarian syndrome: evidence of two distinct populations. Fertil Steril 58: 487–491. – De Geyter C (1994) Syndrom der polyzystischen Ovarien. In: Klinik der Frauenheilkunde und Geburtshilfe, Bd 3, 3. Aufl, S 180–183. Urban & Schwarzenberg, München, Wien, Baltimore. – Hofmann P (1975) Histologische Untersuchungen und Pathogenese polyzystischer Ovarien. Zbl Gynäk 97: 220–224. – Raj SG, Thompson IE et al (1977) Clinical aspects of the polycystic ovarian syndrome. Obstet Gynec 49: 552–556. – Schneider HPG, Hanker JP, Goeser R (1981) Das gestörte Corpus luteum. In: Zander J (Hrsg) Sterilität, S 47–62. Urban & Schwarzenberg, München, Wien, Baltimore. – Stein IF, Leventhal ML (1935) Amenorrhea associated with bilateral polycystic ovaries. Am J Obstet Gynec 29: 181–191. – Yen SSC (1980) The polycystic ovary syndrome. Clin Endocrinol 12: 177.
McK: 184700; 264300
P. Nawrocki; R. Terinde/GA

overgrowth disorder (e): Hemihypertrophie, idiopathische
overlap connective tissue disease (e): Mitralklappenprolaps (-Syndrom)
Overlap-Syndrom: Pubertas praecox bei Hypothyreose
overwhelming-postsplenectomy-infection-syndrome (e): OPSI (-Syndrom)

Ovidukt, persistierender

Syn.: Pseudohermaphroditismus masculinus internus – Müllerian derivates in man-Hernia uteri inguinale syndrome (e) – Anti-Müller-Hormon-Mangel – AMH-Mangel
Def.: Aufgrund der fehlenden Wirkung von Anti-Müller-Hormon (AMH), das in den Sertoli-Zellen der Hoden gebildet wird, kommt es zu einer fehlenden Rückbildung der Müller-Gänge bei chromosomal und gonadal männlichen Individuen.
A.: von Seemen (1927) als Erstbeschreiber.
Diagn. Krit.: (1) Normaler männlicher Phänotyp und Karyotyp. – (2) Bilateraler Kryptorchismus. – (3) Inguinalhernien, die häufig Uterus und Tuben enthalten. – (4) Bei einem Teil der Patienten ist kein AMH (Anti-Müller-Hormon) meßbar.
Ätiol.: Autosomal-rezessiv erbliche Mutation des Gens für AMH, das auf dem kurzen Arm von Chromosom 19 lokalisiert ist (19p13.3) oder Rezeptorresistenz für das AMH.
Pathog.: Bei Fehlen von AMH entwickeln sich bei sonst normal männlichen Individuen Uterus und Tuben.
Bemerkungen: Eine erste Mutation des AMH-Gens bei Patienten mit Ovidukt-Persistenz wurde 1991 beschrieben.
Lit.: Brook CGD, Wagner H, Zachmann M et al (1973) Familial occurrence of persistent mullerian structures in otherwise normal males. Br Med J 1: 771–773. – Knebelmann B, Boussin L, Guerrier D et al (1991) Anti Mullerian Hormone Bruxelles: a nonsense mutation associated with the persistent Mullerian duct syndrome. Proc Nat Acad Sci 88: 3767–3771. – von Seemen H (1927) Pseudohermaphroditismus masculinus internus. Bruns Beitr Klin Chem 141: 370–379.
McK: 261550
A. Grüters/JK

Owren-Krankheit: Owren-Syndrom I
Owren's parahemophilia (e): Owren-Syndrom I

Owren-Syndrom I

Syn.: Parahämophilie-Syndrom – Parahämophilie A – Parahämophilie Owren – Faktor-V-Mangel – Owren-Krankheit – hemophiloid state A (Brinkhous) (e) – Ac-globulin deficiency (e) – proaccelerin deficiency (e) – Owren's parahemophilia (e)
Def.: Hämophilie-artige hämorrhagische Diathese infolge eines angeborenen Mangels an Faktor V (Owren-Faktor = Proakzelerin = Plasma-Akzelerator-Globulin = labiler Faktor).
A.: Erstbeschreibung 1944 durch Paul Arnor Owren, Internist, Oslo.
Diagn. Krit.: (1) Seit Geburt chronische Haut- und Schleimhautblutungen, posttraumatische Hämatome und postoperative Nachblutungen. Keine Blutungsneigung bei Heterozygoten. – (2) Labor: Verlängerung der aktivierten partiellen Thromboplastinzeit (APTT) und der Thromboplastinzeit (Quick) bei normaler Thrombinzeit; Normotest oder Thrombotest normal wegen Faktor-V-Zusatzes im Reagens. Beweis des Defekts durch Einzelfaktoranalyse. Bei schwerem Faktor-V-Mangel verlängerte Blutungszeit (Faktor V wird an Plättchenoberfläche adsorbiert). – (3) Thrombozytenzahl und -aggregation normal. – (4) Selten Kombination mit Faktor-VIII-C-Mangel. – (5) In Kombination mit Syndaktylie spricht man vom de-Vries-Syndrom.
Ätiol.: Autosomal-rezessiv vererbtes Leiden.
Pathog.: Über das endogene System aktivierter Faktor V bildet mit Phospholipid, aktiviertem Faktor X und Calcium einen Komplex zur Aktivierung von Prothrombin, so daß bei seinem Fehlen die Thrombinbildung gestört ist.
Bemerkungen: Sehr seltene (1 : 1 Mio) Störung. **(DD)** erworbener Faktor-V-Mangel (Massentransfusion, Adsorption des Faktor V an Plättchen bei CML) – Rosenthal-Syndrom I – Hypoprokonvertinämie (Faktor-VII-Mangel) – Faktor-X-Mangel.
Lit.: Cripe LD, Moore KD, Kane WH (1992) Structure of the gene for human coagulation factor V. Biochemistry 31: 3777–3785. – Davie EW, Fujikawak, Kisiel W (1991) The coagulation cascade: Initiation, maintenance and regulation. Biochemistry 30: 10363–10370. – Owren PA (1944) Zusammenfassender serologischer Bericht zur Parahämophilie. Proc Norwegian Acad Sci 21. – Owren PA (1942) Parahemophilia. Hemorrhagic diathesis due to absence of a previously unknown clotting factor. Lancet II: 446–448.
McK: 227400
G. Girmann; E. Seifried/GA

Owren-Syndrom II: Knochenmarkaplasie, passagere

Oxalose Typ I

Syn.: Hyperoxalurie, primäre, Typ I
Def.: Angeborene Störung des Glyoxylatstoffwechsels (Mangel an α-Ketoglutarat-Glyoxylat-Carbolidase), die zu einer vermehrten Synthese und Ausscheidung von Calciumoxalat im Urin führt. Dadurch kommt es zu Nephrolithiasis, Nephrokalzinose, extrarenalen Calciumoxalatablagerungen, Niereninsuffizienz.
A.: Erstbeschreibung 1925 durch den französischen Urologen C. Lepoutre. – Erste zusammenfassende Darstellung 1950 durch die amerikanischen Pädiater J. S. Davis, W. G. Klingberg und R. E. Stowell.
Diagn. Krit.: (1) Auftreten der ersten Symptome bei ⅔ der Patienten in den ersten fünf Lebensjahren, bei 12% bereits im ersten Lebensjahr. – (2) Rezidivierende Nierenkoliken mit Makrohämaturie, rezidivierende Pyelonephritiden, Polyurie. – (3) Minderwuchs, Anämie, Appetitmangel. – (4) Radiologisch: Nephrolithiasis, Nephrokalzinose, evtl. Stauungsnieren. – (5) Extrarenale Symptome: Arthritis, Retinitis, Herzrhythmusstörungen, Herzinsuffizienz und plötzlicher Herztod als Folge von Calciumoxalatablagerungen im Myokard, Gefäßspasmen, Raynaud-Phänomen, fortschreitende schwere Osteopathie durch Einlagerung von Oxalat in die Knochen, Störung der enchondralen Verkalkung, Neigung zu Spontanfrakturen. – (6) Im fortgeschrittenen Stadium kommt es immer zur Niereninsuffizienz, mit zusätzlicher urämischer Osteopathie und Abfall des primär oft erhöhten Serumcalciums. Die Lebenserwartung der Patienten ist seit Einsatz der Hämodialyse deutlich verlängert worden. Calciumoxalat wird aber auch durch Dialyse nicht ausreichend entfernt. Komplikationen sind häufige Shuntverschlüsse und Verstärkung der Osteopathie bis zur völligen Immobilisierung. Eine Nierentransplantation ist möglich, jedoch kommt es immer wieder zu Ablagerungen von Calciumoxalat auch im Transplantat.
Ätiol.: Autosomal-rezessives Erbleiden. Beide Geschlechter sind gleich betroffen.
Pathog.: Der Mangel an α-Ketoglutarat-Glyoxylat-Carbolidase führt in Niere, Leber und Milz zu einer erhöhten Ausscheidung von Oxalsäure und Glykolsäure.
Bemerkungen: Neben der primären kommt auch eine sekundäre Oxalose vor, ausgelöst durch exzessive Einnahme von Oxalsäure (Rhabarber, Schokolade) oder deren Vorläufer (Ascorbinsäure) sowie durch Einnahme von

Äthylenglykol (Frostschutzmittel) oder Überdosierung von Xylit. Ferner kann die eingeschränkte Calciumoxalat-Clearance bei Niereninsuffizienz Ursache einer Kumulation von Calciumoxalat im Körper sein.

Lit.: Danpure CJ, Jennings PR, Penketh RJ et al (1988) Prenatal exclusion of primary hyperoxaluria type I. (Letter) Lancet I: 367. – Davis JS, Klingberg WG, Stowell RE (1950) Nephrolithiasis and nephrocalcinosis with calcium oxalate crystals in kidneys and bones. J Pediatr 36: 323. – Egli F (1989) Primäre Hyperoxalurie (Oxalose). In: Bachmann KD et al (eds) Pädiatrie in Praxis und Klinik, II. Aufl, Bd II, S 182–185. Fischer, Thieme, Stuttgart. – Lepoutre C (1925) Calculs multiples chez un enfant. Infiltration du parenchyme rénal par les cristaux. J Urol 20: 424. – Morris MC, Chambers TL, Evans PWG et al (1982) Oxalosis in infancy. Arch Dis Child 57: 224–228.

McK: 259900

Th. Lennert/JK

Oxalose Typ II

Syn.: Hyperoxalurie, primäre, Typ II
Def.: Angeborene Störung des Glyoxylatstoffwechsels (Defekt der D-Glycerindehydrogenase in den Leukozyten und in der Leber, verminderte oder fehlende Glyoxylat-Reductase-Aktivität in der Leber), die zu einer vermehrten Synthese und Ausscheidung von Calciumoxalat im Urin führt. Dadurch kommt es zu Nephrolithiasis, Nephrokalzinose, extrarenalen Calciumoxalatablagerungen, Niereninsuffizienz.
A.: Erstbeschreibung 1925 durch den französischen Urologen J. Lepoutre. – Erste zusammenfassende Darstellung 1950 durch die amerikanischen Pädiater J. S. Davis, W. G. Klingberg und R. E. Stowell.
Diagn. Krit.: Siehe Oxalose Typ I. Im Unterschied zum Typ I kommt es jedoch nicht zur Ablagerung von Calciumoxalat in den Weichteilen.
Ätiol.: Autosomal-rezessives Erbleiden. Beide Geschlechter sind gleich betroffen.
Pathog.: Der Defekt der D-Glycerindehydrogenase in den Leukozyten führt indirekt zu einer erhöhten Ausscheidung von Oxalsäure und L-Glycerinsäure.
Bemerkungen: Siehe Oxalose Typ I.
Lit.: Seargeant LE, deGroot GW, Dilling LA et al (1991) Primary oxaluria type 2 (L-glyceric aciduria): a rare cause of nephrolithiasis in children. J Pediatr 118: 912–914.
S. auch Oxalose Typ I.

McK: 260000

Th. Lennert/JK

Oxalurie, intestinale

Syn.: Hyperoxalurie – Loeper-Syndrom
Def.: Bei Fettmalabsorption mögliche erhöhte Resorption von Oxalat und nachfolgend vermehrte Ausscheidung durch die Nieren.
A.: Maurice R. M. Loeper, 1875–1961, Internist, Paris. – Erstbeschreibung 1950 unter der Bezeichnung »entero-oxalurisches Syndrom«.
Diagn. Krit.: **(1)** Intestinale Beschwerden infolge chronischer Pankreas- oder Gallenwegserkrankungen mit gestörter Fettresorption: Dyspepsie, Diarrhö, Meteorismus. – **(2)** Nephrolithiasis (in 80% der Fälle) mit Steinkoliken, Nachweis von Oxalatsteinen. Eingeschränkte Nierenfunktion infolge interstitieller Nephropathie bzw. Nephrokalzinose.
Ätiol.: Fettmalabsorption, oft in Verbindung mit Morbus Crohn, Sprue, Pankreasinsuffizienz, Dünndarmbypass wegen Fettsucht.
Pathog.: Bei gestörter Absorption von Fett binden ionisierte Fettsäuren vermehrt das ionisierte Calcium. Infolge davon bleibt Oxalat gelöst im Darmlumen zurück, wird in größeren Mengen im Kolon resorbiert und durch die Nieren ausgeschieden mit der Folge vermehrter Ablagerung von Calciumoxalatkristallen im Nierengewebe bzw. erhöhte Bildung von Oxalatsteinen.
Bemerkungen: Eine erhöhte Ausscheidung von Oxalsäure (Hyperoxalurie) kann auch bei Pyridoxinmangel, nach Verabreichung von Metoxyfluran, exzessiver Aufnahme von Äthylenglykol, Xylit oder Ascorbinsäure auftreten. Als rezessiv-erbliche Störung wurden primäre Hyperoxalurien (Oxalose Typ I und Typ II) beschrieben. McK 259900 und 260000. Dabei ist die gastrointestinale Resorption ungestört.
Lit.: Earnest DL (1979) Enteric hyperoxaluria. Adv Intern Med 24: 407. – Loeper M (1950) Le syndrome entéro-oxalurique. Monde Médical 60: 1–5. – Smith LH, Fromm H, Hofmann AF (1972) Acquired hyperoxaluria, nephrolithiasis, and intestinal disease: description of a syndrome. N Engl J Med 286: 1371.

P. G. Scheurlen/GA

5-Oxoprolinurie: Pyroglutamatazidurie

P

p450c21-Mangel: adrenogenitales Syndrom Typ 3
p450 side chain cleavage (p450 scc) enzyme deficiency (e): adrenogenitales Syndrom Typ 1

Pacemaker-Twiddler-Syndrom
(Sequenz)
Syn.: Twiddler-Syndrom – Defibrillator-Twiddler-Syndrom
Def.: Komplikation permanenter Schrittmacherbehandlung mit Aufwickeln oder Verdrillen der Elektrode zwischen Impulsgeber und Eintrittsstelle in das Venensystem.
A.: Erstbeschreibung 1968 durch A. C. E. Bayliss und Mitarbeiter.
Diagn. Krit.: **(1)** Symptome durch Funktionsstörungen des Schrittmachersystems: Stimulations-, Wahrnehmungsdefekte, Muskelkontraktionen; auch asymptomatisch. – **(2)** Diagnose radiologisch.
Ätiol.: Durch bewußte oder unbewußte Manipulationen des Patienten Rotation des Schrittmachers in seiner Tasche mit Aufwickeln oder Verdrillen des Elektrodenabschnittes zwischen Impulsgeber und Eintrittsstelle in das Venensystem. Das Twiddler-Syndrom kann jedoch auch bei optimaler Operationstechnik auftreten. Auch Schraubelektroden können aus ihrer Verankerung gerissen werden.
Pathog.: Zug- und Scherkräfte bewirken a) Retraktion der Elektrodenspitze bei unzureichender Fixation der Elektrode am Veneneintritt oder b) Elektrodenfraktur oder Isolationseinriß. Begünstigend wirken große Tasche mit viel Bewegungsfreiheit des Aggregates (zu groß angelegt, bei Batteriewechsel unzureichend eingeengt, postoperative Infektionen), langer subkutaner Elektrodenverlauf, schlaffes Subkutangewebe.
Bemerkungen: Prävention: Aufklärung, geeignete Operationstechnik (kleine Tasche, evtl. subpektoral, atraumatische Operationstechnik, sorgfältige Blutstillung). – Therapie: Revision mit Elektrodenwechsel oder -kürzung, Einengung der Tasche, Fixation des Impulsgebers an Rippenperiost und Faszie des M. pectoralis minor. – Das Twiddler-Syndrom ist auch nach AICD-Implantation (automated implantable cardioverter defibrillator) und nach Implantation von Hirnstimulationsgeräten beschrieben; der Begriff ist heute nicht mehr auf Herzschrittmacherelektroden beschränkt.
Lit.: Anderson MH, Nathan AW (1990) Ventricular pacing from the atrial channel of a DDD pacemaker: a consequence of pacemaker twiddling? PACE 13: 1567–1570. – Bayliss ACE, Beanlands DS, Baird RJ (1969) The pacemaker twiddler's syndrome, a new complication of implantable transvenous pacemakers. Can Med Ass J 99: 371. – Cranston PE, Andy OJ (1990) Thalamic stimulator twiddler's syndrome. Appl Radiol 19: 38–39. – Lal RB, Avery RD (1990) Aggressive pacemaker twiddler's syndrome. Dislodgement of an active fixation ventricular pacing electrode. Chest 97: 756–757. – Metha D, Lipsius M, Suri RS et al (1992) Twiddler's syndrome with the implantable cardioverter-defibrillator. Am Heart J 123: 1079–1082. – Underhill SJ, Sanders J, Davis C, Broudy D (1991) Defibrillator „twiddler's" syndrome. PACE 14: 1555–1556.
G. Rettig; S. Wieshammer/GA

Pachyakrie: Akromegalie
pachydermie occipitale verticellée (fz): Cutis verticis gyrata
pachydermie plicaturée (fz): Cutis verticis gyrata

Pachydermoperiostose
Syn.: Uehlinger-Syndrom – Hyperostosis generalisata mit Pachydermie – Osteodermopathia hypertrophica – primary or idiopathic osteoarthropathy (e) – Touraine-Solente-Golé-Syndrom
Def.: Mit Verdickung der Haut und des Periostes der Röhrenknochen und kleinen Gelenke einhergehende Erbkrankheit ohne erkennbares anderes Grundleiden.
A.: Erwin Uehlinger, 1899–1980, Pathologe, Zürich. – Erstbeschreibung 1942.
Diagn. Krit.: **(1)** Hyperostose, besonders durch Verdickung des Periostes der kurzen und langen Röhrenknochen, aber auch an Bändern und kleinen Gelenken, z.T. mit Umbau der Spongiosa; selten Osteoporose oder sogar Osteolyse. – **(2)** Pachydermie: flächenhafte Verdickung der Haut, besonders der Unterarme, Unterschenkel und des Gesichtes, konsekutive Lidptosis. Cutis verticis gyrata. Hyperhidrosis und Seborrhö. – **(3)** Trommelschlegelfinger, Uhrglasnägel; seltener Langgliedrigkeit. – **(4)** Elektronenmikroskopie: aktivierte Fibroblasten, hypertrophe Golgi-Komplexe und ein rauhes endoplasmatisches Retikulum, dessen Zisternen mit Mikrofibrillen gefüllt sind. In vitro: abnormale Fibroblastenproliferation. – **(5)** Akromegalie. – **(6)** Androtropie. – **(7)** Beginn im Pubertätsalter.
Ätiol.: Autosomal-dominantes Erbleiden, auch rezessiver Erbgang konnte bei konsanguinen Eltern wahrscheinlich gemacht werden.
Pathog.: Unklar. Möglicherweise kommt den Endothelzellen der Gefäße eine besondere Rolle für die Induktion der Fibroblastenproliferation zu.
Bemerkungen: Als Begleitsymptomatik kann eine Pachydermoperiostose beim Coffin-Siris-Syndrom, LEOPARD-Syndrom und Nagel-Patella-Syndrom vorliegen. Von der primären Pachydermoperiostose kann die in Assoziation mit bestimmten Erkrankungen innerer Organe auftretende Pachydermie und Periostose als sekundär abgegrenzt werden: s. Marie-Bamberger-Syndrom.
Lit.: Kahaleh MB (1992) The role of vascular endothelium in fibroblast activation and tissue fibrosis, particularly in scleroder-

ma (systemic sclerosis) and pachydermoperiostosis (primary hypertrophic osteoarthropathy). Clin Exp Rheumatol, 10 suppl 7: 51–56. – Lindmaier A, Raff M, Seidl G, Jurecka W (1989) Pachydermoperiostose. Klinische Aspekte, Klassifikation und Pathogenese. Hautarzt 40: 752–757. – Matucci//Cerinic M, Lotti T, Calvieri S et al (1992) The spectrum of dermatological symptoms of pachydermoperiostosis (primary hypertrophic osteoarthropathy): a genetic, cytogenetic and ultrastructural study. Clin Exp Rheumatol, 10 Suppl 7: 45–48. – Rimoin DL (1965) Pachydermoperiostosis (idiopathic clubbing and periostosis). Genetic and physiologic considerations. N Engl J Med 272: 923–931. – Uehlinger E (1942) Hyperostosis generalisata mit Pachydermie (idiopathische familiäre generalisierte Osteophytose Friedrich-Erb-Arnold). Virchows Arch path Anat 308: 396.
McK: 167100
V.-J. Mücke/JS

Pachyonychia congenita
Syn.: Jadassohn-Lewandowsky-Syndrom
Def.: Autosomal-dominant erbliche Verhornungsstörung mit charakteristischer Nagelverdickung.
A.: Erstbeschreibung 1906 durch die deutschen Dermatologen Josef Jadassohn, 1863–1936, und Felix Lewandowsky, 1879–1921.
Diagn. Krit.: (1) Manchmal bereits bei der Geburt erkennbare, allmählich zunehmende, massive Verdickung der subungualen Keratose aller Finger und Zehen, die sich unter verstärkter transversaler Krümmung nach distal verstärkt. Finger stärker betroffen als Zehen. – (2) Schmutzig gelb-braune Nagelverfärbung. – (3) Zirkumskripte symmetrische Hyperkeratosen an Handtellern und Fußsohlen. – (4) Intraepitheliale Blasenbildung bei Wärme (palmo-)plantar besonders unter und am Rand der Hyperkeratosen. – (5) Hyperhidrosis palmoplantaris. – (6) Vorzugsweise follikuläre Keratosen, manchmal sogar verruköse Herde besonders über Ellbogen und Knien bei insgesamt trockener, gelegentlich angedeutet ichthyotischer Haut. – (7) Leukoplakien der Mundschleimhaut, selten auch des Larynx, dann Heiserkeit. – (8) Dentes natales. – (9) Steatocystoma multiplex. – (10) Sehr selten bei Erwachsenen Korneadystrophie, Katarakt, retikuläre Pigmentierung, Schwerhörigkeit, Hypotrichose.
Ätiol.: Autosomal-dominant vererbte Verhornungsstörung mit variabler Expression und inkompletter Penetranz des Gens.
Pathog.: Unbekannt.
Bemerkungen: Typ I (Jadassohn-Lewandowsky): mit Leukoplakien und Plantarblasen. Typ Schäfer-Brünauer hat zusätzlich eine Korneadystrophie (Leukokeratose). Typ II: ohne Leukoplakien, geringe Keratosen. Typ III (Jackson-Sertoli): vorzeitige Zahnentwicklung mit Dentes natales und geringen Keratosen. In drei Fällen wurde ein autosomal-rezessiver Erbgang behauptet, das klinische Bild war aber nicht typisch. Typ IV: mit fleckiger Pigmentierung an Hals, Axillen, Stamm, Oberschenkeln und Kniekehlen, die wie die Nagelveränderungen im Erwachsenenalter zurückgehen; histologisch: Pigmentinkontinenz und Amyloidablagerung subepidermal.
Lit.: Jadassohn J, Lewandowsky F (1906) Pachyonychia congenita, Keratosis disseminata circumscripta, tylomata, leucokeratosis linguae. Iconographia Dermatologica, Tab 6, Wien, Berlin. – Moldenhauer E, Ernst K (1968) Das Jadassohn-Lewandowsky-Syndrom. Hautarzt 19: 441–447. – Reich H (1980) Jadassohn-Lewandowsky-Syndrom: Haut-Auge-Mund und Zahn-Kehlkopf-Nervensystem. Therapiewoche 30: 6247.
McK: 167200
E. Haneke/GB

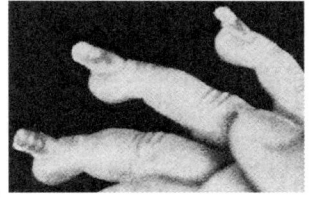

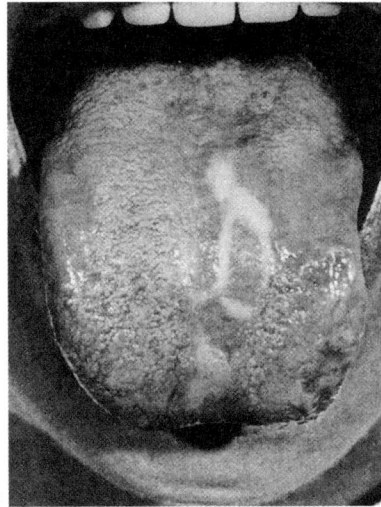

Pachyonychia congenita: a) Nagelanomalie (Beob. Krepler); b) Leukoplakie der Zunge (Beob. H. Flegel, Rostock)

PAC syndrome (e): Arthritis-Kamptodaktylie-Perikarditis-Syndrom
Paedogerie: Hutchinson-Gilford-Syndrom
Pätau-Syndrom: Trisomie 13
Paget's disease of bone (e): Paget-Krankheit
Paget-Knochenkrankheit: Paget-Krankheit

Paget-Krankheit
Syn.: Paget-Syndrom – Ostitis deformans Paget – Skleromalazie, multiple (Kienböck) – Paget-Knochenkrankheit – Osteodystrophia fibrosa localisata – Osteodystrophia deformans – Osteomalacia chronica deformans hypertrophica – Paget's disease of bone (e)
Def.: Chronisch verlaufende progrediente Osteodystrophie einzelner oder mehrerer Knochen.
A.: Sir James Paget, 1814–1899, Chirurg, London. – Erstbeschreibung 1877.
Diagn. Krit.: (1) Jahrelang uncharakteristisches rheumatoides Vorstadium. – (2) Verkrümmung und Verdickung einzelner oder mehrerer Röhrenknochen. – (3) Bei Wirbelsäulenbefall Kyphose und Haltungsverlust (»Affenhaltung«). – (4) Bei Befall des Schädelskeletts Zunahme des Schädelumfanges (»der Hut wird zu eng«). – (5) Zunahme des Knochenumfangs mit Herabsetzung der mechanischen und statischen Widerstandsfähigkeit führt zu »Spontanfrakturen« mit guter Ausheilungstendenz. – (6) Neurologische Ausfallserscheinungen durch Druck des deformierten Knochens auf Hirn, Rückenmark und

periphere Nerven (osteosklerotische Schwerhörigkeit, enger Spinalkanal mit Wurzelreizsymptomatik und u.U. Querschnittslähmung). – **(7)** Augen: grau-braune Hornhautdegeneration im Lidspaltenbereich; nicht selten finden sich Augenmuskelstörungen (Abduzenslähmung, Nystagmus), Netzhautblutungen, angioide Netzhautstreifen (Elastosis dystrophica), Stauungspapille und deszendierende Optikusatrophie. – **(8)** Röntgen: Periostose, Pachyostose mit Verdickung und Verbiegung der Röhrenknochen. Aufblätterung der Knochenrinde und sklerotische Atrophie der Spongiosa. Hypostotische und hyperostotische Formen werden unterschieden. – **(9)** Biochemie: starke Erhöhung der alkalischen Serumphosphatase. – **(10)** Hyperkalziurie wechselnden Grades. Selten akute Form der Hyperkalziämie. – **(11)** Alterskrankheit, beginnend jenseits des 40. Lebensjahres. Haupterkrankungsalter: 60.–70. Lebensjahr. – **(12)** In etwa 10% der Fälle sarkomatöse Entartung, vor allem bei Männern. – **(13)** Androtropie (2 : 1).
Ätiol.: Unbekannt, möglicherweise ein Faktorenkollektiv: höheres Alter, physikalische Belastung, Zirkulationsstörungen, Erbeinflüsse. Diskutiert werden insbesondere Effekte einer heterozygot manifesten Genmutation und eine Slow-Virus-Infektion.
Pathog.: Starke Beschleunigung des inneren Knochenumbaus (turn over) auf multifaktorieller Basis, wobei die stärker belasteten Körperabschnitte besonders betroffen werden. Allgemeine Arteriosklerose und konstitutionelle Faktoren sind pathogenetisch wirksam. Bei der malignen, sarkomatösen Entartung ist das endokrine Regulationssystem völlig zusammengebrochen.
Bemerkungen: Lange umstritten war die Abgrenzung von der Osteodystrophia fibrosa generalisata Recklinghausen, die eher bei Jüngeren und bei Frauen anzutreffen ist und immer mit einer Hyperkalziämie einhergeht. Röntgenologisch kann eine generalisierte Skelettkarzinose ähnliche Erscheinungen machen.
Lit.: Paget J (1877) On a form of chronic inflammation of bones (Osteitis deformans). Med Chir Transact, London 60: 37–63. – Paget J (1882) Additional case of osteitis deformans. Med Chir Transact 65: 225–236. – Ühlinger E (1979) Ostitis deformans Paget. In: Schinz HR, Baensch WE, Frommhold W et al (Hrsg): Lehrbuch der Röntgendiagnostik, 6. Aufl, Bd II, Teil 1, S 983–1018. Thieme, Stuttgart, New York.
McK: 167250
K. Parsch/JS

Paget-Krankheit. Abbildung aus der Originalmitteilung von Paget in Med. Chir. Trans., Vol. LX, S. 37 (1877). Charakteristisches Bild eines Kranken mit polyostischer Ostitis deformans (runder Rücken, krumme Ober- und Unterschenkel); unten verschiedene Hutmuster, die der Patient im Laufe der zunehmenden Schädelgröße getragen hat

Paget-v.-Schroetter-Syndrom: Armvenenthrombose Paget-von-Schroetter
Paget-Syndrom: Paget-Krankheit
Pagon-Syndrom: Walker-Warburg-Syndrom
Pagophagie-Syndrom: Pica-Syndrom
pain dysfunction syndrome (e): Costen-Symptomatik

Paine-Syndrom
Syn.: microcephaly with spastic diplegia (e)
Def.: Wahrscheinlich X-chromosomal-rezessiv erbliche Krankheit mit Mikrozephalie, spastischer Paraparese der Beine, epileptischen Anfällen und leichter Aminoazidurie.
A.: Richmond S. Paine, Pädiater, Boston. Erstbeschreibung der Krankheit 1960.
Diagn. Krit.: **(1)** Mikrozephalie: schlechtes frühkindliches Gedeihen mit Saug- und Trinkschwierigkeiten und Minderwuchs, abnorme komplexe motorische Verhaltensweisen, Neigung zu Opisthotonus, spastische Paraparese der Beine, epileptische Anfälle und mentale Retardierung. – **(2)** Optikusatrophie. – **(3)** Elektroenzephalogramm: diffuse Abnormität mit Zeichen zerebraler Anfallsbereitschaft. – **(4)** Röntgen: Nachweis der Mikrozephalie. – **(5)** Laboruntersuchungen: erhöhte Aminosäurenkonzentration im Liquor cerebrospinalis und generalisierte Hyperaminoazidurie. – **(6)** Sonstige Fehlbildungen: hoher Gaumen, abnorme Zahnbögen, Arthrogryposis, abnorme Dermatoglyphen. – **(7)** Pathol.-anat.: Mikrozephalie, Kleinhirnhypoplasie, Minderentwicklung der Oliven und einzelner Pons-Anteile.
Ätiol.: Äußerst seltenes, wahrscheinlich X-chromosomal-rezessiv erbliches Leiden.
Pathog.: Unbekannt.
Lit.: Paine RS (1960) Evaluation of familial biochemically determined mental retardation in children, with special reference to aminoaciduria. N Engl J Med 262: 658–665.
McK: 311400
C. D. Reimers/DP

painful feet syndrome (e): Burning-feet(-Symptomenkomplex)
painful ophthalmoplegia syndrome (e): Tolosa-Hunt-Symptomatik
palato-pharyngo-laryngeal hemiplegia (e): Tapia-Symptomatik
paleostriatal syndrome (e): Parkinson-Krankheit
pallidal degeneration syndrome, progressive (e): Hallervorden-Spatz-Syndrom
pallidal syndrome (e): Parkinson-Krankheit

Pallidumatrophie, progressive (Hunt)
Syn.: Hunt-Syndrom II – Paralysis agitans juvenilis – Hunt-Paralysis-agitans – Hunt's paralysis (e)
Def.: Erbliche juvenile Degeneration des Globus pallidus mit hypokinetisch-hypertonischer Parkinson-Symptomatik (Formenkreis: extrapyramidale Störung).
A.: James Ramsay Hunt, 1872–1937, Neurologe, New York. – Erstbeschreibung 1917.
Diagn. Krit.: (1) Erkrankungsmanifestation im zweiten Lebensjahrzehnt, selten früher. – (2) Zu Beginn evtl. choreoathetotische und dystone Zeichen. – (3) Im weiteren Verlauf Tremor, Rigor, Bradykinese. – (4) Sehr langsame Progredienz.
Ätiol.: Autosomal-dominant erbliche Störung.
Pathog.: Progressive Atrophie des Globus pallidus mit Entwicklung eines Pallidum-Syndroms.
Bemerkungen: Abgrenzung zum juvenilen Parkinson-Syndrom schwierig.
Lit.: Hunt JP (1917) Progressive atrophy of the globus pallidus (primary atrophy of the pallidal system). Brain 40: 58–148. – Martin WE, Resch JA, Baker AB (1971) Juvenile Parkinsonism. Arch Neurol 25: 494–500.
McK: 168100
R. Dengler/DP

Pallidum-Symptomatik
Syn.: Pallidum-Syndrom – akinetisch-hypertonisches Syndrom – hypertonisch-akinetisches Syndrom – hypertonisch-hypokinetisches Syndrom
Def.: Oberbegriff für durch Erkrankung des Pallidums entstehende Krankheitsbilder.
A.: Adolf v. Strümpell, 1853–1925, Internist, Leipzig. – Erstbeschreibung unter der Bezeichnung hypertonisch-hypokinetisches Syndrom.
Diagn. Krit.: (1) Bewegungsarmut (Akinese) und verlangsamter Bewegungsablauf (Bradykinese). – (2) Muskuläre Hypertonie (Rigor; Zahnradphänomen). – (3) Fakultativ niederfrequenter (4–5/s) Ruhe- und Haltetremor; verstärkt bei psychischer Anspannung. – (4) Paradoxes Fußphänomen (Westphal), »Kinesia paradoxa«. – (5) Maskengesicht (Amimie). – (6) Pro-Retro-Lateropulsion. – (7) Kleinschrittiger, schlürfender Gang. – (8) Gebundene, vornübergebeugte Körperhaltung. – (9) Heisere, monotone Sprache. – (10) Mikrographie.
Ätiol.: Verschiedenartige Erkrankungen des Pallidums.
Pathog.: Ausfall des Pallidums führt zu einer Erschwernis sequentieller sowie paralleler Bewegungsabläufe.
Bemerkungen: Die Symptomatik entspricht weitgehend dem Bild des Parkinson-Syndroms; häufig Verwechslung mit dem (familiären) essentiellen Tremor (Minor-Syndrom).
R. Dengler/DP

Pallidum-Syndrom: Pallidum-Symptomatik – Parkinson-Krankheit

Pallister-Hall-Syndrom
Syn.: Hall-Pallister-Syndrom – RALPHA-Syndrom – renal-anal-lung-polydactyly-hamartoblastom-syndrome (e) – 4H-Syndrom – hypothalamic hamartoblastoma-hyperphalangeal-hypoendocrine-hypoplastic anus-syndrome (e) – Hamartopolydaktylie – MISHAP (microphallus-imperforate anus-syndactyly-hamartoblastoma-abnormal lung lobulation-polydactyly-syndrome) (e) – PHS – CHH – congenital hypothalamic harmatoblastoma syndrome (e)
Def.: Distinktes Fehlbildungssyndrom mit Hamartom im Hypothalamusbereich, Hypopituitarismus, Gesichtsdysmorphien, Analatresie und postaxialer Polydaktylie.
A.: Judith G. Hall, Humangenetikerin, Vancouver, Kanada, und Mitarbeiter definierten das Krankheitsbild 1980 nach Beobachtung von sechs Kindern.
Diagn. Krit.: (1) Intrauterin beginnende Wachstumsverzögerung; Hypopituitarismus; deutlich herabgesetzte Lebenserwartung (meist Tod innerhalb der ersten Lebenswochen). – (2) Gesichtsdysmorphien: flaches, verkürztes Mittelgesicht; große Fontanellen; langes Philtrum; dünne Oberlippe, breite Nasenwurzel; nach oben gerichtete Nasenöffnungen; intraorale Frenula; Ohranomalien mit dysplastischen Ohrmuscheln; tiefansetzende Ohren, Ohrknorpeldefekte; Ohrläppchendefekte; Mikrotie, Mikrophthalmie (ein Fall); Iriskolobom; Retinadysplasie; Optikusatrophie (nicht obligat); Lippen-Kiefer-Gaumen-Spalte/Uvula-Anomalien; neonatale Zähne, kurze Nase. – (3) Postaxiale Polydaktylie; zusätzliche Fingerglieder zwischen 3. und 4. Strahl; Syndaktylien der Finger und Zehen; überstreckbare Hüft- und Kniegelenke; hypoplastische Fingernägel; kurze Extremitäten. – (4) Genitalfehlbildungen: Mikrophallus; Skrotumanomalien; Kryptorchismus; Hypospadie; Nierenagenesie/-dysplasie; Anomalien der ableitenden Harnwege. – (5) Analstenose; Rektumatresie; Hirschsprung-Anomalie. – (6) Röntgen: kleiner Brustkorb; dünne Rippen; Skoliose; multiple Ossifikationszentren des Brustbeins; Mineralisationsdefekt des 4. Metacarpale; flache Sella turcica; Schaltknochen; prominentes Hinterhaupt (Bathrozephalie); flache Halswirbel; Subluxation der Kniegelenke und des Radius; kurze, breite Radii und Ulnae. – (7) Autopsie: Hypoplasie der Nebennierenrinde; Vergrößerung des Thalamus; Larynxspalte; Epiglottisdefekt; Hamartome der Hypothalamusregion; Holoprosenzephalie (nicht obligat); Hypophysenhypo-/-aplasie; Lungenhypoplasie; ZNS-Anomalien (nicht obligat): kurze/fehlende Bulbi olfactorii, leptomeningeale Zysten, Corpus-callosum-Defekt, Polymikrogyrie, Dandy-Walker-Zyste, Heterotopien, Enzephalozelen. – (8) Kardiale Fehlbildungen (z.B. VSD, ASD, nicht obligat).
Ätiol.: Sporadisch. Unscharfe klinische Abgrenzung gegenüber autosomal-rezessiv erblichen, ähnlichen Krankheitsbildern. Daher eingehende pränatale Diagnostik zu empfehlen. Eine teratogene Belastung mit Pestiziden wird diskutiert.
Pathog.: Die Gesichtsdysmorphien sind teilweise als Ausdruck eines Holoprosenzephalie-Felddefektes zu interpretieren; der postpartal letale Verlauf kann als Folge der neoplastischen Hirnfehlbildung gesehen werden. Die meisten Fehlbildungen dieses Syndroms lassen sich auf Entwicklungsdefekte mit Beginn in der 5. Embryonalwoche zurückführen. In zwei Fällen wurde eine partielle Trisomie 3q und partielle Monosomie 7q bei Geschwistern mit dem Phänotyp des PHS gefunden.
Bemerkungen: (DD) akrokallosales Syndrom – Hydrolethalus-Syndrom – OFDSIV – Greig-Syndrom – Smith-Lemi-Opitz-Syndrom. Die orofazialen Anomalien lassen differentialdiagnostisch denken an Hypertelorismus-Hypospadie-Syndrom, Dysphagie-Hypospadie-Syndrom, aber auch an Ellis-van-Creveld-Syndrom. Pränatale Diagnose: Messung der Östrogenwerte im mütterlichen Serum (erniedrigt, wenn eine Nebennierenhypoplasie des

Kindes vorliegt). Ultraschall zum Nachweis von Nierendefekten, Nebennierenaplasie und zum Nachweis von Tumoren der Hypothalamusregion ab der 15. Schwangerschaftswoche; Amniozentese zur Bestimmung der Disaccharide (zum Ausschluß einer Analstenose).
Lit.: Clarren SK, Alvard EC jr, Hall JG (1980) Congenital hypothalamic harmatoblastoma, hypopituitarism, imperforate anus, postaxial polydactyly – a new syndrome? Part II: neuropathological considerations. Am J Med Genet 7: 75–83. – Finnigan DP, Clarren SK, Haas JE (1991) Extending the Pallister-Hall syndrome to include other central nervous system malformations. Am J Med Genet 40: 395–400. – Graham JM, Perl D, O'Keefe T et al (1983) Apparent familial reoccurence of hypothalamic harmatoblastoma syndrome (Abstract). Proc Greenwood Genet Center 2: 117–118. – Hall JG, Pallister PD, Clarren SK et al (1980) Congenital hypothalamic harmatoblastoma, hypopituitarism, imperforate anus, and post axial polydactyly – A new syndrome? Part I: clinical, causal, and pathogenetic considerations. Am J Med Genet 7: 47–74. – Kuller JA, Cox VA, Schonberg SA, Golabi M (1992) Pallister-Hall syndrome associated with unbalanced chromosome translocation. Am J Med Genet 43: 647–650.
McK: 146510
U. G. Froster/AS

Pallister-Killian-Syndrom: Tetrasomie 12p
Pallister-Mosaik-Syndrom: Tetrasomie 12p
Pallister-Teschler-Nicola-Killian-Syndrom: Tetrasomie 12p
Pallister W syndrome (e): W-Syndrom
pallor-hyperthermia-syndrome, infantile or postoperative (e): Ombrédanne-Symptomenkomplex
Palmar-Syndrom: Erythema palmare hereditarium
palpebromaxillary synergy, hereditary (e): (Marcus-)Gunn-Phänomen
PAN: Panarteriitis nodosa

Panarteriitis nodosa

Syn.: PAN – Kussmaul-Maier-Syndrom – Kussmaul-Syndrom – Holzknecht-Jacobson-Syndrom – Periarteriitis nodosa – Polyarteriitis nodosa
Def.: Nekrotisierende Vaskulitis der kleinen und mittleren muskulären Arterien, ohne Glomerulonephritis oder ohne Hinweise für andere Symptome einer Kleingefäßerkrankung (CHC-Definition 1992, nach Gross 1993).
A.: Erstbeschreibung 1866 gemeinsam durch Adolf Kussmaul, 1822–1902, deutscher Internist, Straßburg, Heidelberg, und Rudolf Maier, 1824–1888, Pathologe, Freiburg. – Zuvor schon hatte v. Rokitansky 1852 über eine bereits 1848 beobachtete systematisierte Erkrankung der Arterien bei einem jungen Mann berichtet.
Diagn. Krit.: Das klinische Bild kann sehr variabel sein und ist abhängig von der Lokalisation und dem Ausmaß der Gefäßveränderungen. Diagnosesicherung durch Biopsie der befallenen Organe oder durch Angiographie der renalen, hepatischen oder mesenterialen Arterien mit Nachweis von thrombotischen Verschlüssen oder Mikroaneurysmen. In vielen Fällen beginnt die PAN mit einer über Monate, z.T. auch Jahre anhaltenden Prodromalphase mit vaskulitischen Allgemeinsymptomen (Adynamie, Fieber, Nachtschweiß, Gewichtsverlust) und rheumatischen Beschwerden, die sich den bekannten Gruppen der entzündlich-rheumatischen Krankheitsbilder nicht zuordnen lassen. Weiteres wichtiges Frühsymptom scheint der uncharakteristische Bauchschmerz zu sein, der in etwa mit dem viszeralen Befall korreliert. Nach den Klassifikationskriterien von 1990 der amerikanischen Gesellschaft für Rheumatologie (ACR) ist bei einem vaskulitischen Krankheitsbild dann von einer PAN auszugehen, wenn drei der zehn nachfolgenden Befunde vorliegen (Sensitivität der Diagnose 82% und die Spezifität 86%): **(1)** Gewichtsverlust über 4 kg seit Erkrankungsbeginn. – **(2)** Livedo racemosa (blitzfigurenartiges Gefäßmuster). – **(3)** Hodenschmerz oder Druckgefühl, welches nicht Folge einer Infektion oder eines Traumas oder anderweitig zu erklären ist. – **(4)** Myalgien. – **(5)** Mono-/Polyneuropathie. – **(6)** Diastolischer Blutdruck über 90 mmHg. – **(7)** Erhöhte harnpflichtige Substanzen, die nicht Folge einer Dehydratation oder Obstruktion sind. – **(8)** Hepatitis-B-Virusnachweis, z.B. als HBsAg oder AK-Nachweis im Serum. – **(9)** Angiographische Darstellung von Aneurysmen oder Verschlüssen viszeraler Arterien, die nicht andere nichtentzündliche Ursachen (z.B. Arteriosklerose) haben. – **(10)** Histologisch: Infiltration einer Arterienwand durch Granulozyten. Häufige weitere Symptome können sein: Magen-Darm-Ulzera, Arthralgien, kutane und subkutane Knoten, Koronarinsuffizienz und Beteiligung des ZNS im Sinne einer Enzephalomalazie (»jugendlicher Schlaganfall«).
Ätiol.: Derzeit nur Hepatitis-B-Antigen als ein sicherer Faktor bekannt. Wahrscheinlich können auch andere Virus- und Bakterienantigene auslösend wirken.
Pathog.: Ablagerung von Immunkomplexen mit nachfolgender Entzündung der Gefäßwand.
Bemerkungen: Inzidenz: 0,7/100 000/Jahr; Verhältnis Männer : Frauen = 2,5 : 1. **(DD)** andere Vaskulitiden wie Churg-Strauss-Syndrom – Wegener-Granulomatose – sekundäre Vaskulitiden bei systemischem Lupus erythematodes, rheumatoider Arthritis, Sjögren-Syndrom, bei malignen Erkrankungen (z.B. bei Haarzelleukämie, Non-Hodgkin-Lymphomen), Vorhofmyxom, bei Kryoglobulinämie, bei Intoxikationen (Cocain, Morphin) und bakterieller Sepsis. Prognose: durch Corticoidtherapie eventuell in Kombination mit Cyclophosphamid oder Azathioprin 5-Jahres-Überlebenszeit auf über 50% gestiegen.
Lit.: Gross WL (1993) Klassifikation nekrotisierender Vaskulitiden. Internist 34: 599–614. – Kussmaul A, Maier R (1886) Über eine bisher nicht beschriebene eigentümliche Arterienerkrankung (Periarteriitis nodosa), die mit Morbus Brightii und rapid fortschreitender allgemeiner Muskellähmung einhergeht. Dtsch Arch klin Med 1: 484–518. – Lightfoot RW, Michel BA, Bloch DA et al (1990) The American college of rheumatology 1990: criteria for the classification of polyarteritis nodosa. Arthritis Rheumatism 33: 1088–1093.
W. Stolz/GB

Pancoast-Tumor
Syn.: Superior-Sulcus-Tumor – Lungenspitzen-Tumor
Def.: Peripherer Tumor der Lungenspitze mit Infiltration von Rippen, Halsweichteilen, Plexus brachialis oder Halssympathikus.
A.: Henry K. Pancoast, 1875–1939, Röntgenologe, Philadelphia. – Edward Selleck Hare, 1812–1838, britischer Chirurg. – Erstbeschreibung 1838 durch Hare, zusammenfassende Darstellungen erfolgten 1924 und 1932 durch Pancoast.
Diagn. Krit.: **(1)** »Schulter-Arm-Schmerz« meist im Versorgungsgebiet C8/Th1. – **(2)** Horner-Trias auf der Tumorseite (Miosis, Ptosis, Enophthalmus). – **(3)** Sensible oder motorische Lähmung des Plexus brachialis. – **(4)** Radiologisch Verschattung im Bereich der Lungenspitze, oft mit Rippen- oder Wirbelkörperarrosion. – **(5)** Wegen des peripheren Tumorsitzes in der Regel kei-

ne pulmonale Symptomatik, Erstvorstellung oft beim Rheumatologen oder Orthopäden. – **(6)** Diagnosesicherung durch bronchoskopische transbronchiale Lungenbiopsie (wegen peripherer Lage oft nicht diagnostisch), perkutane CT-gesteuerte Punktion, Sputumzytologie (nur in 16% der Fälle diagnostisch).
Ätiol.: Meist peripheres Bronchialkarzinom im Oberlappen, das per continuitatem in Nachbarorgane einwächst.
Pathog.: Die Symptomatik entsteht durch die Infiltration des Tumors in benachbarte Strukturen (Plexus brachialis, Sympathikusgrenzstrang, Rippen, Halsweichteile, Mediastinum). Es ist auffällig, daß im Bereich der Lungenspitze selbst kleine Tumoren frühzeitig die normalerweise bestehende »Pleurabarriere« durchbrechen und per continuitatem in die Nachbarschaft einwachsen. Dies ist möglicherweise darauf zurückzuführen, daß sich im Bereich der Lungenspitze oft pleurale Narben und Verwachsungen befinden, welche die Tumoren leichter durchdringen können.
Bemerkungen: Meist liegt der »Pancoast-Symptomatik« ein Bronchialkarzinom zugrunde. Es gibt jedoch auch andere Tumoren und auch gutartige Erkrankungen, die ein »Pancoast-Syndrom« verursachen können (invasive Aspergillose, Cryptococcus neoformans, Echinococcus, Infektion mit Staph. aureus und Pseudomonas aeruginosa, lymphomatoide Granulomatose).
Lit.: Dartevelle PG, Chapelier AR, Macchiarini P et al (1993) Anterior transcervical-thoracic approach for radical resection of lung tumors invading the thoracic inlet. J Thorac Cardiovasc Surg 105: 1025–1034. – Dolan G, Smith J, Reilly JT (1991) Extrapulmonary lymphomatoid granulomatosis presenting as Pancoast's syndrome. Postgrad Med J 67: 914–915. – Hare ES (1883) Tumor involving certain nerves. London, Med Gaz 23: 16–18. – Pancoast HK (1924) Importance of careful roentgen ray investigation of apical chest tumors. J Amer med Ass 83: 1407. – Pancoast HK (1932) Superior pulmonary sulcus tumor; tumor characterized by pain; Horner's syndrome, destruction of bone and atrophy of hand muscles. J Amer med Ass 99: 1391–1396. – Urschel HC (1993) New approaches to Pancoast and chest wall tumors. Chest 103 (Suppl 4): 360S–361S.
S. Wieshammer/GA

panencephalitis, subacute sclerosing (e): Panenzephalitis, subakute, sklerosierende, van Bogaert

Panenzephalitis, subakute, sklerosierende, van Bogaert

Syn.: van-Bogaert-Enzephalitis – van-Bogaert-Syndrom – Pette-Döring-Enzephalitis – Bodechtel-Guttmann-Syndrom – Enzephalitis, diffuse, sklerosierende – SSPE – Dawson-Enzephalitis – Leukoenzephalitis, subakute, sklerosierende – SSLE (subacute sclerosing leucencephalitis) (e) – inclusion body encephalitis (e) – panencephalitis, subacute sclerosing (e) – leucoencéphalite sclérosante subaiguë (fz) – sclérose diffuse inflammatoire de la substance blanche des hémisphères (fz)
Def.: Chronische, fast immer tödlich endende Slow-Virus-Infektion des Zentralnervensystems im Kindesalter, verursacht durch eine chronische Maserninfektion mit einer defekten Virusvermehrung.
A.: Beschreibung des Krankheitsbildes als Fallbericht 1939 durch Ludo Baron van Bogaert, 1897–1989, und Jacques de Busscher, Neuropathologen, Berchem-Anvers, unter der Bezeichnung »sclérose diffuse inflammatoire de la substance blanche des hémisphères«. Die endgültige Eingruppierung und Bezeichnung »subakute sklerosierende Leukoenzephalitis« gründet sich auf die eingehende Bearbeitung van Bogaerts aus dem Jahre 1945. Bereits zuvor Beschreibungen einzelner Krankheitsfälle durch Walther Spielmeyer, 1879–1935, Neuropathologe, München, 1922, Gustav Bodechtel und E. Guttmann, Neurologen, München, 1931, J. R. Dawson Jr., 1933, und durch Heinrich Pette, 1887–1964, sowie G. Döring, Neurologen, Hamburg, 1939, als »einheimische Panencephalitis«.
Diagn. Krit.: **(1)** Anamnestisch meist Masernerkrankung. – **(2)** Psychische Auffälligkeiten: geistiger Abbau durch Verlust bereits erlernter Fertigkeiten. Stumpfheit, Gleichgültigkeit, Reizbarkeit, Querulieren, inadäquate Affekte, Merkfähigkeits- und Gedächtnisstörungen. Sprachverfall mit Verarmung des Sprachschatzes. Paraphasien, Iterationen, Perseverationen. Gelegentlich Alexie, Apraxie, Agnosie. Kopfschmerzen. In späteren Stadien unmotivierte Wein- und Schreianfälle, Demenz und schließlich Bewußtseinstrübung bis zum Koma. – **(3)** Hinstürzen ohne Bewußtseinsstörungen. – **(4)** Hyperkinesen: charakteristischerweise im 2. Stadium etwa 4–10 nicht selten asymmetrische oder gar einseitige myoklonische Anfälle pro Minute (Beugung des Kopfes, Verdrehen der Augen, rasche Beugebewegungen der Gliedmaßen mit langsamer Erschlaffung), seltener athetoide, choreiforme oder (hemi-)ballistische Bewegungen. – **(5)** Oft auch generalisierte tonisch-klonische Anfälle. – **(6)** Häufig Sehstörungen durch Chorioretinitis, seltener Bulbusmotilitätsstörungen, Stauungspapillen und nachfolgend Optikusatrophien, später kortikale Blindheit. – **(7)** Kleinhirnzeichen: Gang- und Standataxie, Intentionstremor. – **(8)** Im 3. Stadium Spastizität, Opisthotonus, Dezerebrationsstarre, präfinal Übergang in generalisierte Muskelhypotonie, Primitivreaktionen auf Hirnstammniveau. – **(9)** Vegetative Symptome: Störungen der Temperaturregulation, Tachykardien, Blutdruckschwankungen, Schweißausbrüche, Abmagerung. – **(10)** Elektroenzephalogramm: parallel zu den Myoklonien meist bilateral-synchron auftretende typische polymorphe bi-, tri- oder polyphasische steile Ausbrüche und nachfolgend hohe langsame Wellen (Radermaker-Komplexe). – **(11)** Computertomographie: Hirnödem, Dichteminderung im Marklager, Atrophie der Hirnrinde, des Hirnstammes und des Kleinhirnes. – **(12)** Serum: Nachweis hoher Antikörpertiter gegen Masernvirus. – **(13)** Liquor cerebrospinalis: geringe Pleozytose, normale oder leicht erhöhte Eiweißkonzentration, Nachweis einer autochthonen IgG-, weniger IgA- und in frühen Krankheitsstadien auch IgM-Produktion im Bereich des Zentralnervensystems. – **(14)** Pathol.-anat.: ausgedehnte, aber gering ausgeprägte lymphozytäre Gefäßwandinfiltrate im subkortikalen Marklager des Großhirnes, vor allem okzipital, in der Großhirnrinde, den Stammganglien, seltener in den Kleinhirnkernen und im Rückenmarksgrau mit teils herdförmiger, teils diffuser Wucherung der Astrozyten, schließlich Gliose. Markscheidenausfälle eher gering. In der Nachbarschaft der Herde in den Ganglienzellen und Oligodendrozyten eosinophile Einschlußkörperchen (Myxoviren).
Ätiol.: Seltene Slow-Virus-Infektion des Zentralnervensystems, verursacht durch eine chronische Maserninfektion mit einer defekten Virusvermehrung.
Pathog.: Unbekannt.
Bemerkungen: Die seltene Krankheit (etwa 0,2–1,5 Fälle auf 100 000 Einwohner unter 20 Jahren) manifestiert sich in 70% der Fälle in der 1. Lebensdekade und fast ausnahmslos bis zum 18. Lebensjahr. Jungen erkranken häufiger als Mädchen. Die Erkrankung endet in etwa 80% der Fälle innerhalb von 3–4 Jahren tödlich. Vereinzelt haben Erkrankte überlebt.
Lit.: Bodechtel G, Guttmann E (1931) Diffuse Encephalitis mit sklerosierender Entzündung des Hemisphärenmarkes. Z ges Neur Psychiat 133: 601–619. – Bogaert van L (1945) Une leu-

coencéphalite sclérosante subaiguë. J Neurol (London) 8: 101–120. – Bogaert van L, de Busscher J (1939) Sur la sclérose inflammatoire de la substance blanche des hémisphères (Spielmeyer). (Contribution a l'étude des scléroses diffuses non familiales.) Rev neurol 71: 679–701. – Bouteille M, Fontaine C, Vendrenne Cl, Delarue J (1965) Sur un cas d'encéphalite subaiguë à inclusions. Etude anatomo-clinique et ultrastructurale. Rev neurol 113: 454–458. – Dawson JR Jr (1933) Cellular inclusions in cerebral lesions of lethargic encephalitis. Amer J Path 9: 7–15. – Pette H, Döring G (1939) Über einheimische Panencephalomyelitis vom Charakter der Encephalitis japonica. Dtsch Z Nervenheilk 149: 7–44. – Spielmeyer W (1922) Histopathologie des Nervensystems. Springer, Berlin.

C. D. Reimers/DP

panic disorder (e): Panikstörung
Panikattacken: Panikstörung

Panikstörung

Syn.: Panikattacken – panic disorder (e)
Def.: Wiederkehrende schwere Angstattacken, die sich nicht auf eine spezifische Situation oder ein bestimmtes Objekt beschränken und daher für den Betroffenen nicht vorhersehbar sind.
Diagn. Krit.: **(1)** Rezidivierende schwere Angstattacken (Panik). – **(2)** Plötzlicher Beginn. – **(3)** Herzklopfen, Brustschmerz, Erstickungsgefühle, Schwindel. – **(4)** Entfremdungsgefühle (Depersonalisation und Derealisation). – **(5)** Sekundär entwickeln sich Ängste vor dem Tod, vor Kontrollverlust oder dem Verrücktwerden. – **(6)** Häufig zeigt die Angststärke während der Attacke einen Crescendo-Decrescendo-Verlauf. – **(7)** Oft fluchtartiges Verlassen des aktuellen Aufenthaltsortes, sofern möglich. – **(8)** Dauer der Attacken meist einige Minuten, selten wesentlich länger. – **(9)** Abgesehen von Erwartungsangst liegen zwischen den Attacken weitgehend angstfreie Zeiträume.
Ätiol.: Heterogen. Individuell-psychologische, soziale und somatische, vor allem den Stoffwechsel von Neurotransmittern betreffende Faktoren werden diskutiert (Auslösung von Panikattacken durch Lactat-Infusion). Familien- und insbesondere Zwillingsstudien sprechen für eine deutliche genetische Komponente (Konkordanzrate bei eineiigen Zwillingen 80–90%, bei zweieiigen Zwillingen 10–15%).
Pathog.: Psychodynamische Theorien verstehen die Angst als subjektiv und objektiv erkennbares Zeichen innerer Konflikte (z.B. Trennungstraumata), deren Wurzeln oft bis in die Kindheit reichen. Stärker an der aktuellen Symptomatik orientiert sind verhaltenstherapeutische Vorstellungen zur Pathogenese, die auf die Lernbarkeit und Verlernbarkeit von Angstreaktionen hinweisen. Pathogenetisch ist auch die jeweilige Persönlichkeit zu berücksichtigen, etwa in Form ängstlich-depressiver oder dependenter Züge.
Bemerkungen: Die Patienten suchen häufig primär nicht den Psychiater, sondern den Kardiologen oder Allgemeinmediziner auf. Tatsächlich findet sich eine weit überzufällige Häufung von Mitralklappenprolaps bei Patienten mit Panikstörung (je nach Untersuchung bei bis zu 50%). – Kommt es in einer ganz bestimmten Situation zu gehäuften Panikattacken, so kann der Patient ein Vermeidungsverhalten entwickeln, obwohl die Situation selbst nicht der Angstauslöser ist, also keine Phobie vorliegt. Der Verlauf der Störung kann sehr unterschiedlich sein. Viele Patienten leben in der beständigen Furcht vor neuen Angstattacken. Neuere Therapiestudien belegen, wie bei der phobischen Störung, ein recht gutes Ansprechen auf – im Gegensatz zu den Benzodiazepinen – nicht suchterzeugende trizyklische Antidepressiva. Eine Kombination mit psychotherapeutischen Verfahren ist anzustreben.
Lit.: Ehlers A, Margraf J (1990) Agoraphobien und Panikanfälle. In: Reinecker H (Hrsg) Lehrbuch der klinischen Psychologie. Modelle psychischer Störungen, S 73–106. Hogrefe, Göttingen. – Katon W, Vitaliano PP, Russo J et al (1987) Panic disorder. Spectrum of severity and somatization. J Nervous Mental Dis 175: 12–18. – Liberthson R, Sheehan DC, King ME (1986) The prevalence of mitral valve prolapse in patients with panic disorders. Amer J Psychiatr 143: 511–515. – Liebowitz LM, Gorman JM, Fyer A (1986) Possible mechanisms for lactate's induction of panic. Amer J Psychiatr 143: 495–502. – Noyes R, Crowe RR, Harris EL (1986) Relationship between panic disorder and agoraphobia. A family study. Arch Gen Psychiatry 43: 227–232. – Riemann F (1975) Grundformen der Angst, 11. Aufl. Reinhardt, München. – Torgersen S (1983) Genetic factors an anxiety disorders. Arch Gen Psychiatry 40: 1085–1089.

P. Hoff/DP

Pankreasfibrose, zystische: cystische Fibrose
Panneuropathie, hyaline: Alexander-Krankheit
Pannikulitis, histiozytische lymphophagozytische: Sinus-Histiozytose mit massiver Lymphadenopathie
Pannikulitis, idiopathische lobuläre: Pfeifer-Weber-Christian-Krankheit
Pannikulitis, rezidivierende fieberhafte nichteitrige: Pfeifer-Weber-Christian-Krankheit
papillomatose papuleuse confluente et réticulée Gougerot-Carteaud (fz): Papillomatosis confluens et reticularis

Papillomatosis confluens et reticularis

Syn.: Gougerot-Cartaud-Papillomatose – papillomatose papuleuse confluente et réticulée Gougerot-Carteaud (fz)
Def.: Acanthosis-nigricans-ähnliche, papillomatöse, netzförmige Pigmentierung.
A.: Erstbeschreibung 1932 durch die französischen Dermatologen Gougerot (1881–1955) und Carteaud gemeinsam nach vorausgegangenen kasuistischen Einzelmitteilungen (1927, 1928, 1930).
Diagn. Krit.: **(1)** Anfänglich 1–2 mm große, rötliche, später bis 5 mm große, grau-bräunliche, flache Papeln, gelegentlich mit feiner verruköser Oberfläche, die netzförmig oder auch flächig konfluieren. – **(2)** Lokalisation: rautenförmig vordere und hintere Schweißrinne, Nabel, Bauch, submammär, Hals, Schultern, Gesicht. – **(3)** Beginn zwischen 15. und 25. Lebensjahr. – **(4)** Frauen häufiger als Männer. – **(5)** Chronisch. – **(6)** Wechselnder Juckreiz. – **(7)** Gelegentlich Amyloidnachweis in den Herden. – **(10)** Gelegentlich Pityrosporum orbiculare nachweisbar.
Ätiol.: Diskutiert werden: genetische Verhornungsstörung, Pityrosporum-orbiculare-Infektion, primäre kutane Amyloidose.
Pathog.: Evtl. besondere epidermale Reaktion auf Pityrosporum orbiculare.
Bemerkungen: **(DD)** Pseudoacanthosis nigricans – Pityriasis versicolor – Dyskeratosis follicularis – Veruccae planae juveniles.
Lit.: Gougerot H, Carteaud A (1932) Neue Formen der Papillomatose. Arch Derm Syph 165: 232–267. – Groh V, Schnyder UW (1983) Nosologie der Papillomatose papuleuse confluente et reticulée (Gougerot-Carteaud). Hautarzt 34: 81–86. – Hamilton D,

Tavafoghi V, Schafer JC, Hambrik GW Jr (1980) Confluent and reticulated papillomatosis of Gourerot and Carteaud. Tis relation to other papillomatoses. J Am Acad Dermatol 2: 401–410. – Wilhelm KP, Tronnier M, Wolff HH (1993) Pseudoacanthosis nigricans unter dem klinischen Erscheinungsbild einer Papillomatosis confluens et reticularis (Gougerot und Carteaud). Hautarzt 44: 598–601.
F. Enders/GB

Papillon-Léage-Psaume-Syndrom: oro-fazio-digitales Syndrom Typ I
Papillon-Lefèvre-Syndrom: Keratodermia palmo-plantaris diffusa Papillon-Lefèvre
papular mucinosis (e): Skleromyxödem Arndt-Gottron

Papulose, lymphomatoide
Syn.: eruptions, recurrent paradoxic (e)
Def.: Biologisch gutartiges, histologisch hochmalignes, pleomorphes Pseudo(T-Zell)-Lymphom.
Diagn. Krit.: Auftreten von Papeln, die innerhalb einiger Monate unter Hinterlassung einer narbigen Atrophie spontan abheilen.
Ätiol.: Unbekannt.
Pathog.: Infiltratzellen CD30 positive aktivierte T-Lymphozyten. Es bestehen Beziehungen zum Morbus Hodgkin, zum Ki-1-Lymphom und zur Mycosis fungoides.
Bemerkungen: Die Krankheit verläuft chronisch über Jahre und Jahrzehnte. In 10% der Fälle Übergang in ein malignes Lymphom.
Lit.: Braun/Falco O, Nickolowski J, Burg G, Schmoeckel C (1983) Lymphomatoide Papulose. Hautarzt 34: 59–65. – Kaudewitz P, Stein H, Burg G et al (1986) Atypical cells in lymphomatoid papulosis express the Hodgkin cell – associated antigen Ki-1. J Invest Dermatol 86: 350–354. – Macaulay WL (1968) Lymphomatoid papulosis. Arch Dermatol 97: 23–30. – Willemze R, Beljaards RC (1993) Spectrum of primary cutaneous CD 30 (Ki-1)-positive lymphoproliferative disorders. A proposal for classification and guidelines for management and treatment. J Am Acad Dermatol 28: 973–980.
G. Burg/GB

Papulose, maligne atrophische
Syn.: Degos-Delort-Tricot-Syndrom – Morbus Köhlmeier-Degos – Syndroma cutaneo-mucoso-intestinale (Cottini-Randazzo) – Dermatitis papulo-squamosa atrophicans – Thrombangitis cutaneo-intestinalis disseminata Köhlmeier-Degos – Endangitis, disseminierte – ulérythème porcelainé en gouttes (Tzanck, Civatte et Sidi, 1948) (fz)
Def.: Disseminierte Erkrankung mit thrombangitischem Verschluß der Endgefäße; neben den typischen Hauterscheinungen kann es zum Befall besonders des Magen-Darm-Traktes und des ZNS sowie weiterer Organe mit tödlichem Verlauf kommen.
A.: Robert Degos, 1904–1987, Joseph Delort, 1908–, und R. Tricot, Dermatologen, Paris. – Erstbeschreibung 1940 durch Köhlmeier, 1942 durch Degos, Delort und Tricot.
Diagn. Krit.: **(1)** Haut: rein kutaner Befall in 37% der Fälle. Auftreten krankheitstypischer unterschiedlich großer, rötlicher Papeln mit zentraler porzellanweißer atrophischer Einsenkung und gerötetem Randwall. – **(2)** Zusätzlicher Befall eines extrakutanen Organs in 32%. Davon ca. 50% Darmbeteiligung mit ischämischen Infarkten der Darmwand. – **(3)** In ca. 20% ZNS-Befall mit

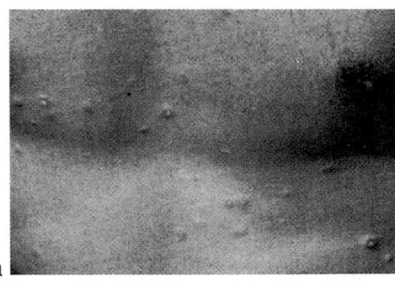

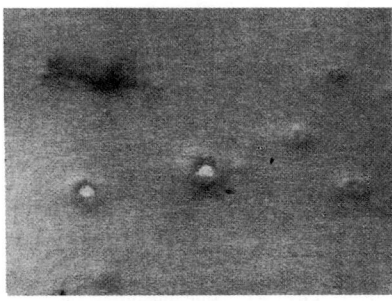

Papulose, maligne atrophische: a) Erscheinungsbild der Haut, b) Detailvergrößerung (Beob. Stauffer und Miescher)

Schwindel und Sehstörungen. – **(4)** Seltener betroffen sind Pleura, Perikard, Auge, Mundschleimhaut. – **(5)** Krankheitsdauer zwischen wenigen Tagen bis zu 20 Jahren. – **(6)** Tödlicher Ausgang bei ca. 50%.
Ätiol.: Autosomal-rezessiv erbliches Leiden, das ursprünglich als Sonderform der Thrombangitis obliterans angesehen wurde.
Pathog.: Verschluß der kleinen peripheren arteriellen Endstrombahnen durch Appositionsthromben und nachfolgende keilförmige Nekrose. Gelegentlich Erhöhung des Plasma-Fibrinogens. In einzelnen Fällen wurden Zeichen einer allergischen Vaskulitis nachgewiesen.
Bemerkungen: Typisches, in ca. der Hälfte der Fälle letal verlaufendes Leiden. **(DD)** Lichen myxoedematosus – Vasculitis allergica – spezielle Formen des Lupus erythematodes.
Lit.: Burg G, Vieluf D, Stolz W et al (1989) Maligne atrophische Papulose (Morbus Köhlmeier-Degos). Hautarzt 40: 480–485. – Degos R, Delort J, Tricot R (1942) Dermatite papulo-squameuse atrophiante. Bull Soc frc Derm Syph 49: 148–150. – Degos R, Delort J, Tricot R (1948) Papulose atrophiante maligne (syndrome cutanéo-intestinal mortel). Bull Soc méd Hôp Paris: 803–806. – Köhlmeier W (1941) Multiple Hautnekrosen bei Thrombangitis obliterans. Arch Derm 181: 783–792.
G. Burg/GB

Parahämophilie A: Owren-Syndrom I
Parahämophilie Owren: Owren-Syndrom I
Parahämophilie-Syndrom: Owren-Syndrom I
Parakeratosis anularis: Porokeratosis Mibelli
Parakeratosis centrifugata excentrica: Porokeratosis Mibelli
Parakeratosis Mibelli: Porokeratosis Mibelli
Paralyse, supranukleäre, der assoziierten Augenbewegungen: Parinaud-Symptomatik
paralysie alterne du type Foville (fz): Foville-Symptomatik
paralysie alterne inférieure (fz): Millard-Gubler-Symptomatik
paralysie bulbaire progressive infantile (fz): Bulbärparalyse, infantile

paralysie bulbo-pontine chronique progressive familial avec surdité (fz): Brown-Vialetto-van-Laere-Symptomatik
paralysie de Klumpke (fz): Armplexuslähmung, untere
paralysie faciale de Bell (fz): Bell-Lähmung
paralysie par les tiques (fz): Bannwarth-Krankheit
paralysie spasmodique spinale d'Erb-Charcot (fz): Spinalparalyse, (hereditäre) spastische
paralysie supérieur du plexus brachial (fz): Armplexuslähmung, obere
paralysie unilatérale globale des nerfs crâniens (fz): Garcin-Symptomatik
Paralysis agitans juvenilis: Pallidumatrophie, progressive (Hunt)
Paralysis-agitans-Syndrom: Parkinson-Krankheit
paralysis of the elevation, supranuclear (e): Parinaud-Symptomatik
paralysis, paroxysmal (e): Lähmung, episodische hypokaliämische
paralysis, periodic familial (e): Lähmung, episodische hypokaliämische
paralysis, periodic hyperpotassemic (e): Adynamia episodica hereditaria
paralysis, periodic hypokalemic (e): Lähmung, episodische hypokaliämische
paralysis, periodic hypopotassemic (e): Lähmung, episodische hypokaliämische
paralysis spinalis spastica (e): Spinalparalyse, (hereditäre) spastische
paralytic brachial neuritis (e): Parsonage-Turner-Symptomatik
paralytic vertigo, endemic (e): Gerlier-Symptomenkomplex
Paramyoclonus multiplex (Friedreich): Paramyoklonus

Paramyoklonus

Syn.: Friedreich-Syndrom – Friedreich-Krankheit – Paramyoclonus multiplex (Friedreich) – myoclonus, hereditary essential (e)
Def.: Myoklonisches Syndrom, Paramyoclonus multiplex.
A.: Nicolaus Friedreich, 1825–1882, Internist, Würzburg, Heidelberg. – Zuerst von Hammond beobachtet, 1881 von Friedreich als besonderes Krankheitsbild beschrieben.
Diagn. Krit.: (1) Plötzlich auftretende irreguläre, polytope, seitengleiche oder auch seitenbetonte, nur selten bilateral-synchrone Myoklonien, besonders im Bereich des Kopfes, Halses, Schultergürtels, Rumpfes und der Arme, geringer auch der Beine. – (2) Kein Bewußtseinsverlust im Anfall. – (3) Reflexe erhalten oder symmetrisch gesteigert. – (4) Psychische Erregung führt zu gesteigerten myoklonischen Zuckungen, im Schlaf verschwinden sie. – (5) EEG: keine Veränderungen. – (6) Erkrankungsbeginn in der Kindheit oder Adoleszenz, selten später.
Ätiol.: Autosomal-dominant erbliche Störung.
Pathog.: Einzelheiten des pathogenetischen Mechanismus ungeklärt.
Bemerkungen: (DD) Myoklonusepilepsie (Unverricht-Lundborg-Syndrom) – alle übrigen Myoklonien.
Lit.: Friedreich N (1881) Paramyoclonus multiplex. Arch path Anat 86: 421–430. – Gross//Selbeck G, Doose H (1975) Essentielle Myoklonien im Kindesalter. Paramyoclonus multiplex. Neuropädiatrie 6: 117–125. – Korten JJ, Notermans SLH, Fienken CWG et al (1974) Familial essential myoclonus. Brain 97: 131–138.
McK: 159900
D. Schmidt/DP

Paramyotonia congenita Eulenburg

Syn.: Eulenburg-Syndrom
Def.: Autosomal-dominant erbliche Muskelerkrankung mit durch Kälteexposition provozierbarer generalisierter Myotonie.
A.: Albert Eulenburg, 1840–1917, Neurologe, Greifswald. Erstbeschreibung 1886.
Diagn. Krit.: (1) Generalisierte Aktions- und Perkussions-Myotonie seit der Kindheit, verstärkt bei Kälteexposition und gebessert in der Wärme, oft auch sog. paradoxe Myotonie (Zunahme der myotonen Reaktionen bei wiederholten Bewegungen). Hauptsächlich betroffen sind die mimische Muskulatur (maskenhaft starres, verzerrtes Gesicht) und die Handmuskeln (Beugehaltung der Finger). Aber auch Schluckstörungen bei kalten Speisen und Getränken und flüchtige Doppelbilder durch Bewegungseinschränkung der Bulbi möglich. – (2) Übergang der Myotonie in transitorische schlaffe Paresen (»Kältelähmung«), die die Kälteexposition überdauert, auch ohne Kälteeinfluß möglich (»Paralysis periodica paramyotonica«). Manchmal auch permanente Paresen. – (3) Neigung zu Muskelhypertrophien. – (4) Labilität des Serum-Kaliumspiegels. – (5) Elektromyographie: bei Muskelabkühlung Auftreten reichlicher pathologischer Spontanaktivität in Form niederfrequenter fibrillationsartiger Entladungen für die Dauer einiger Minuten, zudem verlangsamte Muskelrelaxation. – (6) Myopathologie: in einigen Fällen erhebliche zahlenmäßige Verminderung der Typ-2B-Fasern.
Ätiol.: Sehr seltene autosomal-dominant erbliche Erkrankung mit einem Defekt im Gen für die α-Untereinheit des spannungsabhängigen muskulären Natriumkanals (SCN4A) auf dem langen Arm von Chromosom 17 (17q23.1–25.3).
Pathog.: Ursache der Myotonie ist offensichtlich ein abnormer Natriumstrom, der zu einer Membrandepolarisation führt.
Bemerkungen: Die Erkrankung verläuft nicht progredient. Sie ist von den anderen myotonen Erkrankungen sowie bei Vorliegen transitorischer Lähmungen von den periodischen Lähmungen i.e.S. abzugrenzen: bei der Myotonia congenita vom Typ Becker und Thomsen (s. dort) keine Paresen, keine kälteinduzierte und paradoxe Myotonie, bei der Dystrophia myotonica (s. dort) distal betonte Paresen, vielfältige andere Stigmata. Bei den periodischen Lähmungen i.e.S. keine Myotonie, andere Auslösemechanismen der Lähmungen.
Lit.: Eulenburg A (1886) Ueber eine familiäre, durch 6 Generationen verfolgbare Form congenitaler Paramyotonie. Neurol Centralbl 5: 265–272. – Eulenburg A (1916) Ueber Paramyotonia congenita. Med Klin 12: 505–507. – George AL, Komisarof J, Kallen RG, Barchi RL (1992) Primary structure of the adult human skeletal muscle voltage-dependent sodium channel. Ann Neurol 31: 131–137. – Thrust DC, Morris CJ, Salmon MV (1972) Paramyotonia congenita: A clinical, histochemical and pathological study. Brain 95: 537–552.
McK: 168300
C. D. Reimers/DP

Paraneoplasien

Syn.: paraneoplastische Syndrome
Def.: Symptome oder Symptomenkomplexe, die bei malignen Erkrankungen weder durch direkte Tumorinvasion noch durch metastatische Invasion zustande kommen.
A.: Wahrscheinlich von Denny//Brown 1948 geprägter Begriff für die Assoziation von Symptomen und Tumoren. Von Boudin 1961, 1962 wie oben angegeben definiert.

Diagn. Krit.: Unterschiedlich.
Ätiol.: Ätiologisch sehr heterogene Gruppe von metabolischen, dystrophischen, degenerativen oder immunologischen Symptomen, die durch eine ektope Bildung von Hormonen, Zytokinen oder nicht näher definierten biologisch aktiven Substanzen des Tumors ausgelöst werden können. Charakteristisch ist das Sistieren der Symptome nach erfolgreicher Therapie des Tumorleidens.
Pathog.: Erkrankungen, die durch vom Tumor produzierte biologisch aktive Substanzen, ektope Rezeptorbildung, Hormonblockade, Immunprozesse oder andere, unbekannte Vorgänge entstehen können. Bei den am besten untersuchten endokrinologischen Paraneoplasien liegt die ektope Bildung eines Prohormons, Hormons oder biologisch aktiven Peptids durch den Tumor vor, wahrscheinlich aufgrund einer geänderten Genexpression. Für die meisten anderen Paraneoplasien ist die Pathogenese nicht geklärt.
Bemerkungen: Die Häufigkeit von Paraneoplasien ist nicht genau bekannt, da keine kontrollierten Studien existieren. Lediglich für einzelne Paraneoplasien bzw. einzelne Tumoren sind Schätzungen aus unkontrollierten Studien verfügbar. Tumor-assoziierte Symptome und Symptomenkomplexe können diagnostisch, prognostisch und/oder therapeutisch bedeutsam sein. Eine Gliederung erfolgt in:
paraneoplastische Endokrinopathien,
neurologische paraneoplastische Syndrome,
kutane Paraneoplasien,
paraneoplastische Myopathien,
paraneoplastische Syndrome des hämatopoetischen Systems,
paraneoplastische nephrotische Syndrome,
paraneoplastische Hämostasestörungen,
paraneoplastische Autoimmunopathien.
Lit.: De Vita VT Jr, Hellman S, Rosenberg SA (1993) Cancer, Principles and practice of oncology, pp 2026–2071. Lippincott, Philadelphia, Toronto. – Seeber S, Schlegel G, Lüthgens M (1993) Paraneoplastische Syndrome. Tumor Diagnostik Verlag, Leonberg.
B. O. Böhm/GA

paraneoplastische Autoimmunität
Syn.: oncogenic autoimmunity (e) – onkogene Autoimmunität
Def.: Heterogene Gruppe von Autoimmunerkrankungen bei größtenteils okkulten Karzinomen.
Diagn. Krit.: **(1)** Stiff-man-Symptomatik bei klinisch manifestem oder okkultem Mamma-Karzinom. – **(2)** Myasthenia gravis bei Thymom. – **(3)** Zerebelläre Degeneration bei Ovarialkarzinom. – **(4)** POEMS-Syndrom bei Plasmozytom. – **(5)** Paraneoplastischer Pemphigus bei malignem Lymphom. – **(6)** Lambert-Eaton-Syndrom, Retinopathie und subakute sensorische Neuropathie bei kleinzelligem Bronchialkarzinom. – **(7)** Autoimmunhämolytische Anämie bei Morbus Hodgkin.
Ätiol.: Vorhandensein eines Tumors, führt über bisher unklare Mechanismen zu einem aktiven humoralen Autoimmunprozeß (Autoantikörper), der gegen definierte Autoantigene gerichtet ist. Die Zielantigene der Autoimmunität scheinen auf den Tumoren nicht exprimiert zu werden.
Lit.: Eisenbarth GS, Bellgrau D (1994) Autoimmunity. Scientific Am Science & Med 1: 38–47. – Folli F, Solimena M, Cofirell R et al (1993) Autoantibodies to a 128kd synaptic protein in three women with the stiff-man syndrome and breast cancer. N Engl J Med 328: 546–551. – Greenlee JE, Brashear HR (1983) Antibodies to cerebellar Purkinje cells in patients with paraneoplastic cerebellar degeneration and ovarian carcinoma. Ann Neurol 14: 609–613. – McEvoy KM (1991) Stiff-man syndrome. Mayo Clin Proc 66: 300–304.
B. O. Böhm/GA

paraneoplastische Hypoglykämie
Def.: Klinische Zeichen der Hypoglykämie bei Vorliegen einer Neoplasie ohne Zeichen eines organischen Hyperinsulinismus.
Diagn. Krit.: **(1)** Hypoglykämie-Symptome (Heißhunger, Schwitzen, Tachykardie, Tremor, Angst- und Schwächegefühl, Kopfschmerzen, Verwirrtheit, Persönlichkeitsveränderungen, Seh- und Sprachstörungen, Krämpfe, Bewußtseinsstörungen). – **(2)** Neoplasie. – **(3)** Glucose-Konzentration unter 50 mg% bei normalem Insulin-Spiegel.
Ätiol.: Vielfältig.
Pathog.: Die Ursache der Hypoglykämie ist bisher nicht eindeutig geklärt. Möglicherweise sezernieren bestimmte Tumoren Substanzen mit einer Insulin-ähnlichen Wirkung (z.B. Somatomedine, ILA).
Lit.: Andreani D, Maks V, Lefebvre PJ (1987) Hypoglycemia. Serono Symposia, Raven Press. – Mähr G (1983) Ursachen von Hypoglykämien bei extrapankreatischen Tumoren. Dtsch Med Wschr 108: 306–307.
B. O. Böhm/GA

paraneoplastische Syndrome: Paraneoplasien
paraplegia, familial spastic, with amyotrophy, oligophrenia, and central retinal degeneration (e): Kjellin-Syndrom
Parapsoriasis varioliformis acuta: Pityriasis lichenoides et varioliformis acuta (Mucha-Habermann)
Parasitophobie: Dermatozoenwahn

parastremmatische Dysplasie
Syn.: parastremmatischer Minderwuchs
Def.: Durch besonders schwere Verformung von Wirbelsäule und Extremitäten charakterisierte erbliche Skelettdysplasie.
A.: Abgrenzung des Krankheitsbildes 1970 durch den Röntgenologen Leonard O. Langer, 1928–, und Mitarbeiter, Minneapolis.
Diagn. Krit.: **(1)** Schwerer disproportionierter Minderwuchs mit Erwachsenengröße zwischen 90 und 110 cm. – **(2)** Kyphoskoliose, schwere Verformung der langen Röhrenknochen, Genua vara und/oder Genua valga. – **(3)** Multiple Gelenkluxationen. Normaler Schädel, normale Intelligenz. – **(4)** Röntgenologisch: Platyspondylie, kleine Beckenschaufeln, schwere Verkürzung und Verformung der Röhrenknochen mit charakteristisch flockigen Mineralisationsherden in Epiphysen und Metaphysen, sowie im Beckenkamm.
Ätiol.: Wahrscheinlich heterozygot manifeste Genmutation, autosomal-dominanter Erbgang.
Pathog.: Unbekannt.
Bemerkungen: Es ist nicht ausgeschlossen, daß die parastremmatische Dysplasie nur eine besondere Verlaufsform der metatropischen Dysplasie ist (s. a. Abb. nächste Seite).
Lit.: Horan F, Beighton P (1976) Parastremmatic dwarfism. J Bone Jt Surg 58-B: 343–346. – Langer LO, Petersen D, Spranger J (1970) An unusual bone dysplasia: Parastremmatic dwarfism. Am J Roentgenol 110: 550–560.
McK: 168400
J. Spranger/JS

Parinaud-Symptomatik

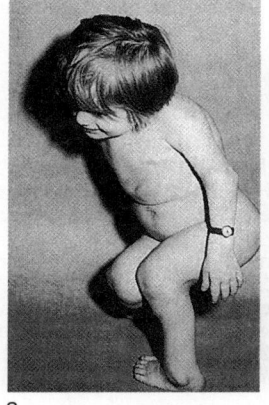
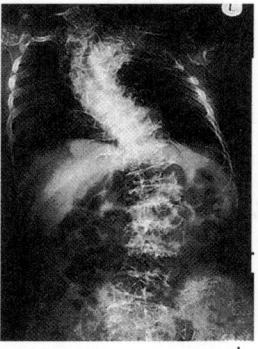

a b

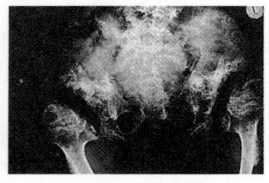

c

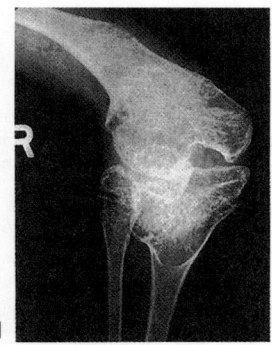

d

parastremmatische Dysplasie: a) klinisches Erscheinungsbild; b)–d) Röntgenveränderungen der parastremmatischen Dysplasie charakterisiert durch schwere Kyphoskoliose und epi-metaphysäre Ossifikationsdefekte mit flockig-granulären Mineralisationsherden (Univ.-Kinderklinik Mainz)

parastremmatischer Minderwuchs: parastremmatische Dysplasie
Paratenonitis achillea: Achillodynie
paratrigeminales Syndrom: Raeder-Symptomatik
Paratrigeminalparalyse des Sympathikus: Raeder-Symptomatik
paratrigeminal paralysis (e): Raeder-Symptomatik
paratrigeminal sympathetic syndrome (e): Raeder-Symptomatik
parchment right ventricle (e): Uhl-Anomalie
Parese, hyperkaliämische: Adynamia episodica hereditaria
Parese, hypokaliämische: Lähmung, episodische hypokaliämische
parietal foramina-clavicular hypoplasia (e): Dysostosis cleidocranialis und Foramina parietalia

Parinaud-Symptomatik
Syn.: Vierhügelstarre (Kyrieleis) – Paralyse, supranukleäre, der assoziierten Augenbewegungen – Blickparese, vertikale – divergence paralysis (e) – paralysis of the elevation, supranuclear (e)

Def.: Vertikale Blickparese bei Läsionen im Mesenzephalon.
A.: Erstbeschreibung 1886 durch Henri Parinaud, 1844–1905, Ophthalmologe, Paris.
Diagn. Krit.: **(1)** Blickparese nach oben (und/oder unten). – **(2)** Konvergenzparese. – **(3)** Pupillenstörungen (Licht-nah-Dissoziation).
Ätiol.: Tumoren; vaskulär; seltener entzündlich.
Pathog.: Läsionen im Mesenzephalon.
Bemerkungen: **(DD)** Roth-Bielschowsky-S. – Koerber-Salus-Elschnig-S. – Cogan-Syndrom II und dessen DD.
Lit.: Parinaud H (1883) Paralysie des mouvements associés des yeux. Arch de Neurologie (Paris) 5: 145–172. – Pierrot-Deseilligny CH, Chain F, Gray F et al (1982) Parinaud's syndrome. Brain 105: 667–696.
U. Büttner/DP

Parinaud-Syndrom
Def.: s.u. Katzenkratzkrankheit.
A.: Henri Parinaud, 1844–1905, schilderte das Krankheitsbild 1889.

(Parkes-)Weber-Syndrom: Sturge-Weber-Phänotyp
parkinsonism (e): Parkinson-Krankheit
parkinsonism-dystonia, hereditary (e): Segawa-Syndrom

Parkinson-Krankheit
Syn.: Parkinson-Syndrom – Paralysis-agitans-Syndrom – Pallidum-Syndrom – Schüttellähmung, erworbene – Syndrom, akinetisch-rigides – Syndrom, akinetisch-hypertonisches – Syndrom, hypokinetisch-rigides – Syndrom, striäres – Syndrom, pallidostriäres – Syndrom, extrapyramidales – pallidal syndrome (e) – paleostriatal syndrome (e) – parkinsonism (e)
Def.: Sammelbegriff für klinisch sehr ähnliche Krankheitsbilder, die durch Basalganglienstörungen zustande kommen und sich ätiologisch von der idiopathischen Form der Parkinson-Krankheit abgrenzen lassen.
A.: James Parkinson, 1755–1824, Chirurg und Paläontologe, London. Erstbeschreibung 1817 unter der Bezeichnung »paralysis agitans« (Schüttellähmung).
Diagn. Krit.: **(1)** Fehlen (Akinese), Verlangsamung (Bradykinese) bzw. Verminderung (Hypokinese) von Spontan- und Willkürbewegungen. Schwierigkeit, zwei Bewegungen gleichzeitig auszuführen. Bewegungsstörungen der Rumpf- und rumpfnahen Muskulatur (»axiale Apraxie«). – **(2)** Rigor (gesteigerter Muskeltonus ohne Reflexveränderungen). – **(3)** Parkinson-Tremor (Ruhe-Tremor, distalbetont, »Pillendrehen«, »Münzenzählen«, Frequenz 4–7 Hz). – **(4)** Maskengesicht, Hypo-, Amimie. – **(5)** Start- und Stoppstörungen mit Pro-, Retro- und Lateropulsion. – **(6)** Störungen vieler Bewegungsautomatismen (fehlende Mitbewegung der Arme beim Gehen u.a.). – **(7)** Kleinschrittiger und schlürfender Gang. Vornübergebeugte Körperhaltung. – **(8)** Leise, monotone Sprache, Mikrographie. – **(9)** Vegetative Symptome: Speichelfluß, vermehrte Talgsekretion (Salbengesicht), Schuppenbildung der Kopfhaut, Hypo- bzw. Hyperhidrose, Blasen- und Kreislaufstörungen, Gewichtsverlust. – **(10)** Selten: Schauanfälle, bei denen die Augen krampfhaft nach oben oder seitlich gerichtet sind (okulogyre Krisen), Lidflattern, Blepharoplegie, meist Miosis. Träge Pupillenreaktion, Akkommodationsschwäche. – **(11)** Psychische Symptome: depressive

Stimmungslage und verlangsamte Gedankenabläufe bei erhaltenem Intellekt (Bradyphrenie). Erschwerte Entschlußfähigkeit. Motorische Einengung der Persönlichkeit (Bostroem). Bei 10% der Patienten begleitende Demenz, bei 30% endogene Depression. – **(12)** Wechselnde, meist progrediente EEG-Veränderungen (verminderte Alphawellen-Aktivität, fokale Betawellen-Aktivität im Frontoparietalbereich). – **(13)** PET: verminderte ^{18}F-Fluoro-DOPA-Aufnahme in S. nigra, vermehrte ^{11}C-Racloprid-Bindung an striatale Dopamin(D2)-Rezeptoren, SPECT: vermehrte Jod-Benzamidbindung an striatale D2-Rezeptoren beim idiopathischen Parkinson-Syndrom.

Ätiol.: Heterogen (idiopathisch, sekundär oder als Teilsyndrom bei anderen neurodegenerativen Erkrankungen): **1.** Morbus Parkinson oder idiopathisches Parkinson-Syndrom (IPS), ca. 70% aller Parkinson-Syndrome. **2.** Vaskulär bzw. hypoxisch bedingte Parkinson-Krankheit nur ca. 6–7% (subkortikale arteriosklerotische Enzephalopathie oder beinbetontes »Lower body«) Parkinson-Syndrom; zu unterscheiden vom IPS bei unabhängig vorhandenen zerebralen Alterserkrankungen. **3.** Postenzephalitische Parkinson-Krankheit (Leichtenstern, 1890). Encephalitis epidemica, Grippe, Fleckfieber, Lues cerebri, Malaria, postvakzinale Enzephalitis u.a. **4.** Postinfektiöse Parkinson-Krankheit. **5.** Toxische Parkinson-Krankheit (Cyanid-, Kohlenmonoxid-, Methanol-, Schwefelkohlenstoffvergiftung, chronische Mangan-, Quecksilber-, Barbituratvergiftung). **6.** Parkinson-Krankheit nach Hypoxämie durch Strangulation. **7.** Metabolisch bedingte Parkinson-Krankheit: Hypoparathyreoidismus. **8.** Posttraumatische Parkinson-Krankheit z.B. bei Boxern (Encephalopathia pugilistica). **9.** Parkinson-Krankheit infolge von Tumoren (Meningeome mit Kontakt zum vorderen Corpus callosum, Gliome). **10.** Parkinson-Krankheit infolge von Fehlbildungen, z.B. Syringomesenzephalie. **11.** Medikamenteninduziertes Parkinsonoid nach Reserpin, Tetrabenazin; alpha-methyl-DOPA; Metoclopramid, Alizaprid; Neuroleptika wie Butyrophenone, Phenothiazine; Cinnarizin, Flunarizin; Cyclosporin. **12.** Parkinson-Krankheit bei neurodegenerativen Erkrankungen: kortiko-basale Degeneration; Multisystem-Atrophie (striato-nigrale Degeneration, Shy-Drager-Syndrom, olivopontozerebelläre Atrophie), progressive supranukleäre Blickparese (Steele-Richardson-Olszewski-Syndrom). **13.** Parkinson-Syndrom bei dementiellen Prozessen: Parkinson-Demenz-ALS-Komplex auf Guam; Alzheimer-Krankheit, Jakob-Creutzfeldt-Erkrankung; bei Normaldruckhydrozephalus. **14.** Parkinson-Syndrom bei hereditären Erkrankungen: M. Huntington (Westphal-Variante), Hallervorden-Spatz-Erkrankung, M. Wilson. **15.** Hereditäre Parkinson-Krankheit, autosomal und X-chromosomal.

Pathog.: Degeneration (Apoptose) von melaninhaltigen Dopaminneuronen in der Substantia nigra pars compacta/Area tegmentalis ventralis und ihrer Projektionen zum Striatum sowie noradrenerger Neuronen im Locus coeruleus und ihrer Projektionen. Nachweis von Lewy bodies in diesen Neuronen, auch in anderen Hirnregionen; sie sind jedoch nicht spezifisch für IPS. Ferner Neuronendegenerationen im dorsalen Vaguskern, in serotonergen Raphekernen von Mittelhirn und Brücke, in sympathischen Ganglien, im Hypothalamus, in cholinergen Neuronen von Area innominata und Nucleus basalis Meynert. In der Substantia nigra Verringerung der mitochondrialen Enzym-Aktivität in der Atmungskette (Verringerung von Komplex-I-Aktivität).

Experimentell kann bei Menschen und Primaten eine Form der Parkinson-Krankheit durch das Neurotoxin-1-Methyl-4-Phenyl-1,2,3,6-Tetrahydropyridin (MPTP) erzeugt werden. Durch Monoamino-Oxidase-B wird MPTP zu MP$^+$ oxidiert. Durch den MAO-B-Inhibitor Selegilin wird der Abbau von Dopamin gehemmt sowie die Entstehung freier Radikale, die natürlicherweise beim Dopamin-Abbau anfallen und zur Schädigung von Dopaminneuronen führen.

Lit.: Burns RS, Chiueh CC, Markey SP et al (1983) A primate model of parkinsonism: selective destruction of dopaminergic neurons in the pars compacta of the substantia nigra by N-methyl-4-phenyl-1,2,3,6-tetrahydropyridine. Proc Natl Acad Sci USA 80: 4546–4550. – Carlsson A et al (1972) Parkinsonism, biochemical and therapeutic aspects. Acta Neurol Scand 48, Suppl 51: 9–150. – Fischer PA (Hrsg) (1978) Langzeitbehandlung des Parkinson' Syndroms (Symposion). Schattauer, Stuttgart, New York. – Fischer PA (Hrsg) (1984) Parkinson-Plus. Cerebrale Polypathie beim Parkinson-Syndrom. Springer, Heidelberg, Berlin. – Golbe LI, Di Iorio G, Bonavita V et al (1990) A large kindred with autosomal dominant Parkinson's disease. Ann Neurol 27: 276–282. – Hartmann K, von Monakow C (1960) Das Parkinson-Syndrom. Karger, Basel – New York. – Horniekewicz O, Kish SJ (1986) Biochemical pathophysiology of Parkinson's disease. In: Yahr MD, Bergmann KJ (eds) Parkinson's Disease. Adv Neurol 45: 19–34. – Jankovic J, Tolosa E (1988) Parkinson's Disease and Movement Disorders. Urban & Schwarzenberg, Baltimore, Munich. – Langston JW, Forno LS, Rebert CS, Irwin J (1984) Selective nigral toxicity after systemic administration of 1-methyl-4-phenyl-1,2,3,6-tetrahydropyridine (MPTP) in the squirrel monkey. Brain Res 292: 300–394. – Leenders KL, Salmon EP, Tyrrell P et al (1990) The nigrostriatal dopaminergic system assessed in vivo by positron emission tomography in healthy volunteer subjects and patients with Parkinson's disease. Arch Neurol 47: 1290–1298. – Parkinson J (1817) An essay on the shaking palsy. London. – Schapira AHV, Cooper JM, Dexter D et al (1989) Mitochondrial complex I deficiency in Parkinson's disease. Lancet I: 1269. – Schapira AHV (1994) Evidence for mitochondrial dysfunction in Parkinson's disease – A critical reappraisal. Mov Disord 9: 125–138.

McK: 168600; 168601; 311510; 600116
A. Weindl/DP

Parkinsonoid, neuroleptisches: Neuroleptika-induziertes Parkinsonoid
Parkinson-Syndrom: Parkinson-Krankheit
Parkinson-Syndrom, Neuroleptika-induziertes: Neuroleptika-induziertes Parkinsonoid
parotid-masseter hypertrophy-traumatic occlusion syndrome (e): Parotis-Masseter-Hypertrophie

Parotis-Masseter-Hypertrophie

Syn.: parotid-masseter hypertrophy-traumatic occlusion syndrome (e) – hypertrophy of the masseter muscles, chronic bilateral benign (e)

Def.: Intermittierende, meist beidseitige Schwellung der Ohrspeicheldrüsen bei Masseter-Hypertrophie mit Stenose des Ductus parotideus.

A.: Erstbeschreibung 1880 durch J. W. Legg.

Diagn. Krit.: **(1)** Gesichtsschmerz im Parotis-Masseter-Gebiet und Druckgefühl im Wangengebiet beim Essen. – **(2)** Intermittierende, meist beidseitige diffuse Schwellung der Ohrspeicheldrüse ohne Entzündungszeichen. – **(3)** Beidseitige Hypertrophie des M. masseter. – **(4)** Bei obstruktiver Sialodochitis verschlossener (und hinter der Stenose dilatierter) Ductus parotideus (Stenoni) als Strang entlang des Buccinatorius-Masseterverlaufes tastbar. – **(5)** Bei Parotismassage Austreten wenigen klaren, seltener trüben Speichels in das Vestibulum oris. – **(6)** Eventuell Bakteriennachweis im ausgepreßten Speichel bei sekundärer Infektion. – **(7)** Sialogramm: seitli-

che Verlagerung des Ductus parotideus (Stenoni) durch den vergrößerten M. masseter. Erweiterter und vermehrt gewundener Ductus parotideus (Stenoni). Retention von Kontrastmittel im Gangsystem. – (8) Normaler Speichelfluß bei geöffnetem Mund, Reduktion etwa auf die Hälfte bei Zahnokklusion.
Ätiol.: Hypertrophie der Mm. masseteri durch unphysiologische Beanspruchung (z.B. bei Malokklusion, fehlenden Zähnen, Erkrankungen des Zahnhalteapparates, Funktionsstörungen im Temporomandibulargelenk, Karies, fehlerhafter Zahnbehandlung, mangelhafter Zahnprothetik, Kaustörungen, Bruxismus u.a.).
Pathog.: Kompression des bucco-masseteralen Anteils des Ductus parotideus (Stenoni) durch den hypertrophierten und kontrahierten M. masseter mit vermindertem Speichelfluß und sekundären Ganginfektionen.
Lit.: Blatt IM (1969) The parotid-masseter hypertrophy-traumatic occlusion syndrome. Laryngoscope 79: 624–637. – Legg JW (1880) Enlargement of the temporal and masseter muscles on both sides. Trans Path Soc London 31: 361–366.
C. D. Reimers/DP

Parotitis recidivans bilateralis, dienzephale: Adipositas-Hyperthermie-Oligomenorrhö-Parotis-Komplex
paroxysmale dystonische Choreoathetose: Choreoathetose, familiäre paroxysmale

paroxysmale Kältehämoglobinurie (Donath-Landsteiner)

Syn.: Harley-Syndrom – Harley-Krankheit – Dressler-Syndrom I – Hämoglobinurie, paroxysmale – Hämoglobinurie, periodische – Hämoglobinurie, intermittierende
Def.: Seltene autoimmunhämolytische Anämie mit Kältehämoglobinurie infolge bithermischer Hämolysine.
A.: Anton Dressler, 1815–1896, Arzt, Würzburg. – George Harley, 1829–1896, Gerichtsmediziner, London. – Die Bezeichnung »paroxysmale Hämoglobinurie« stammt von J. Wickham Legg 1874. Durch die Arbeiten von Julius Donath und Karl Landsteiner wurde die Störung immunologisch aufgeklärt.
Diagn. Krit.: a) Chronische paroxysmale Kältehämoglobinurie: (1) Zumeist bei konnataler oder Spätlues (positive Lues-Serologie), seltener (10%) idiopathisch. – (2) Paroxysmen mit Unbehagen, Bauch- und Kreuzschmerzen, Schüttelfrost, Erbrechen, Diarrhö, Kollapsneigung und hohem Fieber nach Kälteeinwirkung. – (3) Zyanose der unterkühlten Körperteile infolge Gefäßreaktion. – (4) Hämoglobinurie mit positiver Benzidinprobe und Hämoglobinzylindern des Urins. – (5) Bei starker Hämolyse Subikterus, Ikterus, Leber- und Milzvergrößerung. – (6) Dauer des Anfalls Stunden bis Tage. – (7) Positive Donath-Landsteiner-Reaktion: Mischung von Patientenserum mit roten Blutkörperchen (eigen oder fremd) wird abgekühlt, Hämolyse nach Wiedererwärmen. – (8) Im Anfall oft positiver direkter Antiglobulintest bei Benutzung komplementspezifischer Antiseren.
b) Akute transitorische Kältehämoglobinurie: (1) Typischerweise bei jungen Kindern einige Tage nach viralem respiratorischem Infekt, seltener nach Masern, Zytomegalie, infektiöser Mononukleose und bakteriellen Infekten. – (2) Akute, transitorische, selbstlimitierte Episode gleicher Symptome. – (3) Plötzlicher Beginn auch ohne Kälteexposition, schweres Krankheitsgefühl, markante Hb-Reduktion.
Ätiol.: Parainfektiöse Bildung bithermischer, komplementbindender, hämolysierender Antikörper der IgG-Klasse mit der Spezifität Anti-P.
Pathog.: Bindung der Antikörper und früher Komponenten der Komplementkaskade optimal bei 4 °C, Hämolyse nach Vervollständigung der Komplementsequenz bei 37 °C. Im Gegensatz zu Kälteagglutininen und Wärmeautoantikörpern ist die hämolytische Aktivität von Donath-Landsteiner-Hämoglobinen pH-unabhängig.
Bemerkungen: Heute zumeist akute transitorische, kindliche Formen (30–40% der kindlichen Autoimmunhämolysen); klassische paroxysmale Formen heute selten.
(DD) alle übrigen Formen der Hämoglobinurien – hämolytische Anämien – Hämolyse anderer Genese – Pseudo-Raynaud-Syndrom – Kältehämagglutinin-Syndrom – Kryoglobulinämie.
Lit.: Donath J, Landsteiner K (1904) Über paroxysmale Hämoglobinurie. Münch med Wschr 51: 1590–1593. – Donath J, Landsteiner K (1925) Über Kältehämoglobinurie. Erg Hyg 7: 184–228. – Dressler A (1854) Ein Fall von intermittierender Albuminurie und Chromatinurie. Virch Arch 6: 264–266. – Göttsche B, Salama A, Mueller/Eckhardt C (1990) Donath-Landsteiner autoimmune hemolytic anemia in children. Vox Sanguinis 58: 281–286. – Harley G (1865) On intermittent hematuria; with remarks upon it's pathology and treatment. Med Chir Trans 48: 161–184. – Legg JW (1874) On paroxysmal hematuria. St Barth Hosp Rep 10: 71.
G. Girmann; E. Späth-Schwalbe/GA

Parrot-Krankheit: Parrot-Lähmung

Parrot-Lähmung

Syn.: Parrot-Krankheit – Parrot-Pseudoparalyse – Bednar-Parrot-Epiphysenlösung – Wegner-Krankheit – Pseudoparalyse, syphilitische – Epiphysenkrankheit, kongenitale syphilitische
Def.: Pseudoparalyse des Armes bei jungen Säuglingen mit Lues connata.
A.: Jules Marie Parrot, 1839–1883, Pädiater, Paris. – Alois Bednar, 1816–1888, Pädiater, Wien. – Friedrich Rudolf Georg Wegner, 1843–1917, deutscher Pathologe. – Erstbeschreibung des Krankheitsbildes durch Niels Rosén 1847, durch Wegner 1870 und durch Parrot 1871.
Diagn. Krit.: Epiphysenlösung, Osteochondritis und Periostitis im Rahmen einer Lues connata, die zu einer schlaffen Pseudoparalyse im Bereich der oberen Extremitäten führt.
Lit.: Chawla V, Pandit PB, Nkrumah FK (1988) Congenital syphilis in the newborn. Arch Dis Child 63: 1393–1394. – Parrot JM (1871/72) Sur une pseudoparalysie causée par une altération du système osseux chez les nouveau-nés atteints de syphilis héréditaire. Arch physiol Paris 4: 319–333; 470–490. – Wegner FRG (1870) Über hereditäre Knochensyphilis bei jungen Kindern. Arch path Anat Berlin 50: 305–322.
G. Burg/GB

Parrot-Pseudoparalyse: Parrot-Lähmung
Parrot-Syndrom: Achondroplasie
Parry's disease (e): von-Basedow-Krankheit
Parry-v.-Romberg-Syndrom: Hemiatrophia faciei progressiva

Parsonage-Turner-Symptomatik

Syn.: Schultergürtel-Syndrom – Amyotrophie, neuralgische – Schulterlähmung, neuralgische – multiple neuritis of the shoulder girdle (e) – localized neuritis of the shoulder girdle (e) – acute brachial radiculitis (e) – neuralgic amyotrophy (e) – acute shoulder neuritis (e) – paralytic brachial neuritis (e) – brachialplexus-neuropathy (e)

Def.: Akut auftretende, anfangs schmerzhafte Muskelatrophie im Schultergürtelbereich. Wahrscheinlich ätiologisch inhomogenes Krankheitsbild.

A.: Maurice John Parsonage, britischer Neurologe. – John W. A. Turner, britischer Neurologe. – Erstbeschreibung der Sequenz durch Gendrin und Velpeau (1835).

Diagn. Krit.: (1) Meist einseitige, akut auftretende, sehr intensive Schmerzen im Schultergürtel- und Oberarmbereich (Dauer selten Stunden, meist wenige Tage). Schmerzverstärkung bei Bewegung des Arms. In seltenen Fällen keine Schmerzen. – (2) Sofort oder nach einer Latenz bis zu wenigen Wochen Parese und später Atrophien der proximalen Armmuskulatur (C_5/C_6 bzw. oberer Plexus brachialis). – (3) Häufige Paresen: M. serratus anterior, M. deltoideus, Mm. infra- bzw. supraspinatus; selten Diaphragma betroffen. – (4) Selten sensible Störungen (25%) über Schulterwölbung und Oberarm-Außenseite. – (5) Liquor: meist unauffällig, bisweilen Eiweißerhöhung. – (6) EMG: je nach Schweregrad Zeichen aktiver Denervierung, asymptomatische kontralaterale Seite im EMG oft mitbetroffen.

Pathog.: Letztlich ungeklärt; einerseits wird eine entzündlich-allergische Genese, andererseits eine mechanische Kompression (z.B. durch entzündlich vergrößerte Lymphknoten) diskutiert. In 28–83% geht Auftreten im Abstand von 1–2 Wochen Infekt, Impfung, Serumgabe, Operation u.a. voraus. Eine ähnliche Symptomatik kann auch im Zusammenhang mit systemischen Erkrankungen (Lupus erythematodes, Arteriitis temporalis, Panarteriitis nodosa, Ehlers-Danlos-Syndrom) auftreten. Als betroffene Strukturen kommen sowohl der Plexus brachialis als auch periphere Nerven im Sinne einer Mononeuritis multiplex in Frage.

Bemerkungen: Überwiegend junge Männer betroffen, selten familiär gehäuft. Relativ gute Spontanprognose (Rekonvaleszenzdauer bis 2 Jahre), Rezidive selten, keine sekundäre Progredienz. Nach klinischen Kriterien keine Unterscheidung von epidemischer Armplexusneuritis, hereditärer Neuritis mit Bevorzugung des Armplexus, serogenetischer Neuritis, Neuritis nach Impfungen, bei Infektionen, bei M. Hodgkin möglich.

Lit.: England JD, Sumner AJ (1987) Neuralgic amyotrophy: an increasingly diverse entity. Muscle Nerve 10: 60–68. – Mertens HG, Gerlach J (1974) Die neuralgische Schulteramyotrophie, Syndrom einer Plexuskompression? Akt Neurol 1: 12–17. – Parsonage MJ, Turner JWA (1948) The shoulder girdle syndrome. Lancet I: 973–978. – Subramony SH (1988) AAEE case report 14: Neuralgic amyotrophy. Muscle and Nerve 11: 39–44.

W. Müller-Felber/DP

---

partielle Trisomie für den langen Arm von Chromosom 3: Trisomie 3q, partielle distale

Pashayan-Pruzansky-Syndrom: Blepharo-naso-faziales-Syndrom

Pasini-Krankheit: Epidermolysis bullosa dystrophica albopapuloidea Pasini

Pasini-Pierini-Krankheit: Atrophodermia idiopathica progressiva Pasini-Pierini

Pasqualini-Syndrom: Eunuchoidismus, fertiler

v.-Passow-Syndrom: Horner-Trias

Patau-Syndrom: Trisomie 13

Patellaaplasie-Talokalkaneussynostose-Syndrom

Syn.: Goeminne-Dujardin-Syndrom

Def.: Monogen-erbliches skeletales Fehlbildungssyndrom mit Fehlen der Patellae, Dysplasie des Beckens einschl. Hüften, talokalkanealer Synostose.

A.: Luc Goeminne, belgischer Internist, Gent. – L. Dujardin. – Erstbeschreibung 1970 durch die beiden Autoren gemeinsam bei einer Mutter und 2 ihrer 4 Kinder.

Diagn. Krit.: (1) Patellaaplasie beidseits. – (2) Beckendysplasie mit Hypoplasie des absteigenden Teiles des Arcus pubis, Hüftdysplasie und Coxa vara. – (3) Talokalkaneale Synostose. – (4) Oligodaktylie an den Füßen bei Oligometatarsie. – (5) Femurhypoplasie (mäßig).

Ätiol.: Autosomal-dominante Vererbung, Expressivität variabel (Patellaaplasie kann einziges Merkmal sein).

Pathog.: Unbekannt.

Bemerkungen: Sehr seltenes Vorkommen (McKusick erwähnt zweite ähnliche Familienbeobachtung). Dem Nagel-Patella-Syndrom können neben den Kardinalsymptomen Nageldysplasie und Patellahypoplasie auch Beckenanomalien (»Beckenhörner«) und Gelenkdysplasien (Ellenbogengelenk: Radiusköpfchenhypoplasie und -luxation, Streck- und Supinationshemmung des Unterarmes) assoziiert sein. Die isolierte Patellahypoplasie/-aplasie wird ebenfalls autosomal-dominant vererbt (McK 168860).

Lit.: Goeminne L, Dujardin L (1970) Congenital coxa vara, patella aplasia and tarsal synostosis. A new inherited syndrome. Acta Genet Med Gemellol 19: 534–545.

McK: 168850

M. Habedank/JK

Paterson-Brown-Kelly-Syndrom: Dysphagie, sideropenische

Pathomime: Münchhausen-Syndrom

Pathomimicry: Münchhausen-Syndrom

Patienten, professionelle: Münchhausen-Syndrom

Patterson-Syndrom

Syn.: Pseudo-Leprechaunismus

Def.: Angeborene, vermutlich genetisch bedingte, neuroendokrin-mesenchymale Erkrankung mit schwerer geistiger Behinderung und generalisierter Skelettdysplasie.

A.: J. H. Patterson und W. I. Watkins, amerikanische Kinderärzte, 1962 und 1969.

Diagn. Krit.: (1) Cutis laxa, Hirsutismus und Hyperpigmentation von Geburt an. – (2) Disproportionierter Kleinwuchs mit Kyphoskoliose, unverhältnismäßig großen Händen, Füßen, aufgetriebenen Enden der langen Röhrenknochen, Crura valga. – (3) Auffällige Gesichtszüge mit großer Nase und großen Ohren. – (4) Schwere geistige Behinderung, Epilepsie. – (5) Prämature Adrenarche (Tanner P5 mit 12 Jahren bei sonst fehlenden Pubertätszeichen). – (6) Röntgenologisch generalisierte Skelettdysplasie mit weitgehend fehlender epiphysärer Ossifikation im Alter von ca. 7 Jahren, aufgetriebenen, granulär verdichteten Metaphysen, irregulär verdichteten Endplatten der Wirbelkörper. – (7) Weitere Befunde: abnorme Dermatoglyphen, quantitative und qualitative abnorme Glycosaminoglycane im Urin eines Patienten, normale Chromosomen und leukozytäre lysosomale Enzyme.

Ätiol.: Unbekannt.

Pathog.: Unbekannt.

Bemerkungen: Das Patterson-Syndrom hat gewisse Ähnlichkeiten mit dem Leprechaunismus und wird in einigen Publikationen (wie auch vom Erstbeschreiber selbst) mit diesem verwechselt. Unterschiede sind das normale Geburtsgewicht, die Hyperpigmentierung und Hirsutismus der Extremitäten und insbesondere die Skelettdysplasie, die nur beim Pseudoleprechaunismus, nicht aber beim Leprechaunismus vorkommen.

Lit.: David TJ, Webb BW, Gordon IRS (1981) The Patterson syndrome, Leprechaunism, and Pseudoleprechaunism. J Med Genet 18: 294–298. – Patterson JH (1969) Presentation of a patient with leprechaunism. In Bergsma D (ed) Birth Defects Orig Article Series 5 No 4: 117–121. – Patterson JH, Watkins WL (1962) Leprechaunism in a male infant. J Pediatr 62: 730–739.

McK: 169170
J. Spranger/JS

Pautrier-Woringer-Melano-Retikulose: Retikulose, lipomelanotische (Pautrier-Woringer)
Paxson-Syndrom: Crush-Sequenz

Payr-Syndrom
Def.: Historische Bezeichnung für einen linksseitigen, oft kolikartigen paroxysmalen Oberbauchschmerz, der durch abnorme Gasansammlung vor einer scharfwinklig abgeknickten Flexura lienalis coli auftreten kann.

Lit.: Payr E (1910) Über eine eigentümliche, durch abnorm starke Knickungen und Adhäsionen bedingte gutartige Stenose der Flexura lienalis und hepatica coli. Verh Dtsch Kongr Inn Med 27: 276–305.

PCO (syndrome) (e): Ovarien, polyzystische
Pearlman-Nievergelt-Syndrom: Syndrom der multiplen Synostosen
Pearson's bone marrow-pancreas syndrome (e): Pearson-Syndrom

Pearson-Syndrom
Syn.: Pearson's bone marrow-pancreas syndrome (e) – marrow-pancreas syndrome (e)
Def.: Ursprünglich Kombination von refraktärer sideroblastischer Anämie mit vakuolenhaltigen Erythroblasten im Knochenmark und exokriner Pankreasinsuffizienz. Seit Erkennung der molekularen Läsion 1989 Neudefinition als multisystemische mitochondriale Zytopathie (s. unten).
A.: Howard A. Pearson, Pädiater (Yale University, New Haven) und Mitarbeiter beschrieben 1979 vier Fälle als neues, eigenständiges Syndrom. – 1989 beschrieben Agnes Rötig, Arnold Munnich (Hop. Enfants Malades, Paris) und Mitarbeiter erstmals eine mtDNA-Deletion bei Pearson-Syndrom.
Diagn. Krit.: (1) Untergewichtigkeit bei Geburt und nachfolgende Gedeihstörung. – (2) Kongenitale hyporegenerative Anämie. – (3) Thrombopenie, Neutropenie oder Panzytopenie (fakultativ). – (4) Nachweis von vakuolisierten Erythroblasten, von Sideroblasten und gelegentlich von vakuolisierten Myeloblasten im Knochenmark. – (5) Exokrine Pankreasinsuffizienz bei Pankreasfibrose mit Malabsorption oder chronischer Diarrhö. – (6) Hepatomegalie, Lebersteatose und/oder -zirrhose oder akutes Leberversagen. – (7) Progressives renales Fanconi-Syndrom. – (8) Endokrine Pankreasinsuffizienz mit insulinabhängigem Diabetes mellitus. – (9) Hypothyreose seltener. – (10) Mitochondriale Enzephalomyopathie (Kearns-Syndrom-ähnlich) und Retinitis pigmentosa im Schulalter. – (11) Gelegentlich lichtempfindliches Erythem. – (12) Oft letaler Verlauf in den ersten drei Lebensjahren; nach dieser Periode kann das Krankheitsbild in ein Kearns-Syndrom übergehen. – (13) Charakteristische Laborbefunde: prozentual erhöhtes HbF, Hypo- und Hyperglykämien, Lactatazidose bei normalem Pyruvat, erhöhte Urinausscheidung von Lactat und anderen organischen Säuren. – (14) Diagnostischer Befund: Nachweis einer Deletion der mitochondrialen DNA der Blutzellen.
Ätiol.: Partielle Deletion (evtl. Deletion und Duplikation) der zirkulären mitochondrialen DNA (mtDNA). Mitochondriale DNA wird mütterlich vererbt, es sind jedoch (noch) keine familiären Fälle von Pearson-Syndrom bekannt, auch nicht bei Müttern mit Kearns-Syndrom.
Pathog.: Mit mutanten mtDNA-Molekülen immer auch normale mtDNA-Moleküle vorhanden (sog. Heteroplasmie). Verhältnis zwischen normalen und deletierten mtDNA-Molekülen in verschiedenen Geweben beeinflußt klinischen Phänotyp und deren Ausprägung. Deletierte, kürzere mtDNA-Moleküle werden schneller repliziert, Anreicherung der mutanten mtDNA-Moleküle kann klinische Progression erklären. – Infolge des Defektes ist die mitochondriale Proteinsynthese gestört, die Aktivität verschiedener mitochondrialer Enzyme, insbesondere der Atmungskette, reduziert (mitochondriale Zytopathie). Pathogenese der Anämie und Zytopenie bei Vakuolisation der Knochenmarksprekursoren nicht genau geklärt.
Bemerkungen: Nach klinischer Erstbeschreibung 1979 eher wenig bekanntes Syndrom bis 1989, als nach Identifikation der mtDNA-Deletionen als ätiologische Grundlage in kurzer Zeit zahlreiche Fälle diagnostiziert wurden. Ähnliche, z.T. identische mtDNA-Deletionen wie beim Pearson-Syndrom wurden in Muskelgewebe von Patienten mit Kearns-Syndrom oder anderen mito-

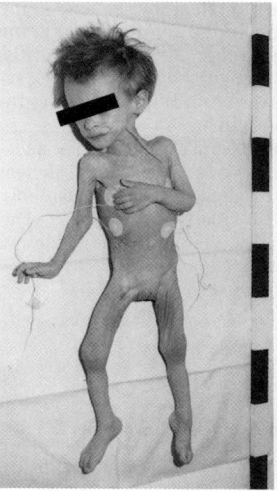
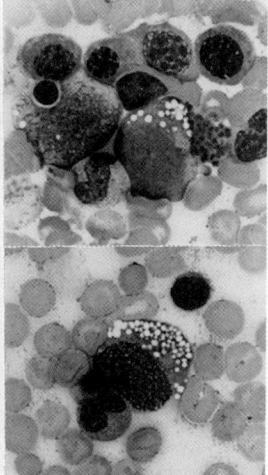

a b

Pearson-Syndrom: a) 15monatiges, untergewichtiges Mädchen mit transfusionsbedürftiger Anämie, Malabsorption, Diabetes mellitus und proximaler Tubulusinsuffizienz (Pearson-Syndrom) infolge einer Deletion und Duplikation der mitochondrialen DNA; b) Knochenmarkausstrich mit vakuolisierten Myeloblasten (oben) und Erythroblasten (unten) (aus Superti-Furga et al., 1993)

chondrialen Myopathien beobachtet. Tatsächlich sind Pearson-Fälle beschrieben, welche die zytopenische Phase der Frühkindheit überstanden, später aber eine Enzephalomyopathie entwickelt haben. Zytopathie ist möglicherweise zuerst in schnell regenerierenden, später in langsam oder nicht regenerierenden Geweben manifest. **(DD)** Blackfan-Diamond-Anämie – Shwachman-Diamond-Syndrom.

Lit.: Majander A, Suomalainen A, Vettenranta K et al (1991) Congenital hypoplastic anemia, diabetes, and severe renal tubular dysfunction associated with a mitochondrial DNA deletion. Pediatr Res 30: 327–330. – Pearson HA, Lobel JS, Kocochis SA et al (1979) A new syndrome of refractory sideroblastic anemia with vacuolization of marrow precursors and exocrine pancreatic dysfunction. J Pediatr 95: 976–984. – Rötig A, Colonna M, Bonnefont JP et al (1989) Mitochondrial DNA deletion in Pearson's marrow/pancreas syndrome. Lancet 1: 902–903. – Rötig A, Cormier V, Blanche S et al (1990) Pearson's marrow-pancreas syndrome – a multisystem mitochondrial disorder in infancy. J Clin Invest 86: 1601–1608. – Superti-Furga A, Schoenle E, Tuchschmid P et al (1993) Pearson bone marrow-pancreas syndrome with insulin-dependent diabetes, progressive renal tubulopathy, organic aciduria and elevated fetal hemoglobin caused by deletion and duplication of mitochondrial DNA. Eur J Pediatr 152: 44–50.
McK: 557000
A. Superti-Furga/AS

peculiar facies-supravalvular aortic stenosis (e): Williams-Beuren-Syndrom
peculiar foveomacular dystrophy of Gass (e): Gass-Syndrom
peduncular syndrome (e): Foville-Symptomatik
Pelger's anomaly (e): Pelger-Huët-Anomalie

Pelger-Huët-Anomalie

Syn.: Pelger-Huët-Kernanomalie – Pelger's anomaly (e)
Def.: Verminderte oder fehlende Segmentierung der Blutgranulozyten ohne Funktionsdefekt und daher ohne klinischen Krankheitswert.
A.: Erstbeschreibung 1928 durch den niederländischen Arzt Karel Pelger, 1885–1931. Charakterisierung des Erbgangs 1931 durch den niederländischen Pädiater G. J. von Huët, 1879–.
Diagn. Krit.: Verminderte bis fehlende Segmentierung der Granulozytenkerne, bei Heterozygoten meist Pseudostabform bis Zweisegmentierung, bei Homozygoten nahezu runde Granulozytenkerne, »pseudoregeneratives Blutbild«.
Ätiol.: Autosomal-dominant vererbte Störung.
Pathog.: Unbekannt.
Bemerkungen: Ohne klinischen Krankheitswert, auch bei homozygot Erkrankten. Häufigkeit etwa 1 : 6000, ähnliche Veränderungen können als erworbene Störung bei chronischen Darminfektionen, infektiöser Mononukleose, Malaria, Leukämie und disseminiert metastasierenden Tumoren vorkommen. Familie mit Pelger-Anomalie und Mittelmeerfieber in der Literatur beschrieben, auch Kombination mit familiärer Leukozytopenie und ossärer Entwicklungsverzögerung.
Lit.: Aznar J, Vaya A (1981) Homozygous form of the Pelger-Huet leukocyte anomaly in man. Acta Haematol 66: 59–62. – Heyne K (1976) Konstitutionelle familiäre Leukocytopenie mit partieller Pelger-Anomalie und ossärer Entwicklungsverzögerung. Europ J Pediatr 121: 191. – Huët GJ (1932) Over een familiaire anomalie der leucocyten. Mschr Kindergeneesk I: 173. – Huët GJ (1932) Über eine bisher unbekannte familiäre Anomalie der Leukozyten. Klin Wschr 11: 1264. – Murros J, Konttinen A (1974) Recurrent attacks of abdominal pain and fever with familial segmentation arrest of granulocytes. Blood 43: 871. – Pelger K (1928) Demonstratife van een paar zeldzaam voorkomende typen van bloedlichaampjes en besprecking der patienten. Ned tschr geneesk 72: 1178.
McK: 169400; 260570
G. Henze/JK

Pelger-Huët-Kernanomalie: Pelger-Huët-Anomalie
Pelizaeus-Merzbacher disease (e): Pelizaeus-Merzbacher-Krankheit

Pelizaeus-Merzbacher-Krankheit

Syn.: Pelizaeus-Merzbacher disease (e) – PMK
Def.: Sonderform einer orthochromatischen Leukodystrophie. Veränderungen der weißen Substanz sind histologisch nicht pathognomonisch. Peripheres Nervensystem nicht betroffen. Definition und Klassierung der PMK sind kontrovers. Am besten definiert ist die X-chromosomal-rezessive Form, die hier ausschließlich berücksichtigt wird (konnatale, transitorische und adulte Formen: kontrovers; keine brauchbaren diagnostischen Kriterien in vivo oder pathologisch).
A.: Friedrich Pelizaeus, 1850–1917, Neurologe, Kassel. – Ludwig Merzbacher, 1875–1942, deutscher Neurologe, Tübingen, Buenos Aires. – Erstbeschreibung des Syndroms 1885 durch Pelizaeus.
Diagn. Krit.: Diagnose PMK stützt sich in vivo auf: **(1)** Stammbaum mit mehreren Betroffenen, vereinbar mit X-chromosomal-rezessiver Vererbung. – **(2)** Auftreten von nystagmoiden Augenbewegungen in den ersten Lebensmonaten. – **(3)** Frühzeitig evidente psychomotorische Regression/Entwicklungsstagnation. – **(4)** Progressive gemischte (pyramidale, dystone, zerebelläre) neurologische Symptomatik.
Ätiol.: X-chromosomal-rezessives Erbleiden. Genlocus auf Xq22 gesichert. Diverse Mutationen beschrieben.
Pathog.: Defekte Synthese von Proteolipid-Protein im ZNS angenommen.
Bemerkungen: Verlauf sehr protrahiert. Überleben variabel. Exitus meist nicht vor 2.–3. Dekade. Pränatale- und Konduktorinnendiagnostik mittels gekoppelter DNA-Polymorphismen oder durch direkten Mutationsnachweis möglich. Heterozygote sollen im Magnetresonanztomogramm auffällige Befunde zeigen.
Lit.: Boltshauser E, Schinzel A, Wichmann W et al (1988) Pelizaeus-Merzbacher disease: identification of heterozygotes with magnetic resonance imaging? Hum Genet 80: 393–394. – Boulloche J, Aicardi J (1986) Pelizaeus-Merzbacher disease: Clinical and neurological study. J Child Neurol 1: 233–239. – Koeppen AH, Ronca NA, Greenfield EA, Hans MB (1987) Defective biosynthesis of proteolipid protein in Pelizaeus-Merzbacher disease. Ann Neurol 21: 159–170. – Merzbacher L (1908) Weitere Mitteilungen über eine einzigartige hereditär-familiäre Erkrankung des Zentralnervensystems. Med Klin 4: 1952–1955. – Pelizaeus F (1885) Über eine eigentümliche Form spastischer Lähmung mit Cerebralerscheinungen auf hereditärer Grundlage (Multiple Sklerose). Arch Psychiatr 16: 698–710. – Raskind WH, Williams CA, Hudson LD, Bird TD (1992) Complete deletion of the Proteolipid protein gene (PLP) in a family with X-linked Pelizaeus-Merzbacher disease. Am J Hum Genet 49: 1355–1360.
McK: 312080
E. Boltshauser/AS

Pel-Krankheit

Syn.: Pel-Krisen – Augenkrisen, tabische – Ziliarneuralgie, tabische – ciliary neuralgia, tabetic (e)
Def.: Nicht gebräuchliche Bezeichnung für paroxysmale neuralgische Augenkrisen bei Tabes dorsalis.
A.: Pieter Klazes Pel, 1852–1919, Internist, Amsterdam. Beschreibung 1898.
Lit.: Pel PK (1898) Augenkrisen bei Tabes dorsalis (Crises ophthalmiques). Berl klin Wschr 35: 25–27.
C. D. Reimers/DP

Pel-Krisen: Pel-Krankheit
Pellizzi-Syndrom: Vierhügel-Syndrom
pelviarthrotisches Syndrom, vorderes: Grazilis-Symptomatik
pelvic bladder (e): Nervus-pelvicus-Symptomatik
pelvic nerve syndrome (e): Nervus-pelvicus-Symptomatik
Pemphigoid, disseminiertes vernarbendes: Pemphigoid, vernarbendes Typ III
Pemphigoid, lokalisiertes vernarbendes: Pemphigoid, vernarbendes Typ II
Pemphigoid Typ Brunsting-Perry, vernarbendes: Pemphigoid, vernarbendes Typ II

Pemphigoid, vernarbendes

Def.: Seltene Sonderformen des Pemphigoids, die mit bullös-narbigen Haut- bzw. Schleimhautveränderungen einhergehen. Man unterscheidet 3 Typen (s. dort).
Ätiol.: Wie bei anderen Formen des bullösen Pemphigoids ungeklärt.
Pathog.: Die Befunde der direkten und indirekten Immunfluoreszenzuntersuchung sprechen für eine Autoimmunerkrankung. Die biochemischen Charakteristika von Basalmembranzone-Autoantigenen unterscheiden sich beim vernarbenden Pemphigoid nicht wesentlich von denen beim bullösen Pemphigoid.
Bemerkungen: Das vernarbende Pemphigoid muß von einer Epidermolysis bullosa acquisita – die ebenfalls mit Blasenbildung und Vernarbung einhergeht – abgegrenzt werden. Die genaue Zuordnung aller subepidermalen bullösen Autoimmundermatosen erfordert heutzutage die Anwendung nicht nur der Histologie und Immunhistologie, sondern auch anderer Untersuchungsmethoden wie Elektronenmikroskopie, Immunelektronenmikroskopie, »Salt-Split«-Methode, Antigenmapping.
Lit.: Ahmed AR, Kurgis BS, Rogers III RS (1991) Cicatricial pemphigoid. J Am Acad Dermatol 24: 987–1001. – Brunsting LA, Perry HO (1957) Benign pemphigoid? A report of seven cases with chronic, scarring herpetiform plaques about the head and neck. Arch Dermatol 75: 489–501. – Kurzhals G, Maciejewski W, Agathos M et al (1993) Lokalisiertes vernarbendes bullöses Pemphigoid vom Typ Brunsting-Perry. Hautarzt 44: 110–113. – Kurzhals G, Stolz W, Meurer M et al (1991) Acquired epidermolysis bullosa with the clinical feature of Brunsting-Perry cicatricial bullous pemphigoid. Arch Dermatol 127: 391–395. – Niimi Y, Zhu XJ, Bystryn JC (1992) Identificion of cicatricial pemphigoid antigens. Arch Dermatol 128: 54–57. – Pohle//Gubo G, Becher E, Romani W et al (1993) Diagnostik bullöser Autoimmundermatosen mit subepidermaler Blasenbildung – Untersuchungen an Kochsalz-getrennter Haut (»Salt-Split«-Methode). Z Hautkr 68: 573–580. – Smith EP, Taylor TB, Meyer LJ, Zone JJ (1993) Identification of a basement membrane zone antigen reactive with circulating IgA antibody in ocular cicatricial pemphigoid. J Invest Dermatol 101: 619–623.
W. Maciejewski/GB

Pemphigoid, vernarbendes Typ I

Syn.: Schleimhautpemphigoid, vernarbendes – mucous membrane pemphigoid benign (e) – ocular cicatricial pemphigoid (e)
Def.: Chronische blasenbildende Erkrankung mit bevorzugtem Befall der Schleimhäute und Konjunktiven, die zur Vernarbung führt.
Diagn. Krit.: (1) Entwicklung von Bläschen, Blasen und Erosionen mit narbiger Abheilung. – (2) Bevorzugter Befall von Konjunktiven und Mundschleimhaut. – (3) Mitbeteiligung von Nasen-, Larynx-, Ösophagus-, Genital- und Analschleimhaut möglich. – (4) Seltener Befall der Haut, oft vorübergehend oder lokalisiert. – (5) Beginn an den Konjunktiven meist einseitig. – (6) Chronisch vernarbender Verlauf. – (7) Im Haarbereich Alopezie. – (8) Histologisch: subepidermale Blasenbildung und im Spätstadium Narbenbildung. – (9) Positive direkte Immunfluoreszenz mit C3, IgA- und IgG-Ablagerungen in der Junktionszone. In einigen Fällen Nachweis von zirkulierenden Anti-Basalmembranzone-Autoantikörpern.
Ätiol.: s. Pemphigoid, vernarbendes.
Pathog.: s. Pemphigoid, vernarbendes.
Bemerkungen: Die Untersuchungen der letzten Jahre zeigen, daß ein ausschließlich okuläres vernarbendes Pemphigoid eine Sonderform des Schleimhautpemphigoids darstellt.
W. Maciejewski/GB

Pemphigoid, vernarbendes Typ II

Syn.: Pemphigoid, lokalisiertes vernarbendes – Pemphigoid Typ Brunsting-Perry, vernarbendes – cicatricial pemphigoid of the Brunsting-Perry Type, localized (e)
Def.: Chronisch-rezidivierende, vernarbende, blasenbildende Erkrankung im mittleren und höheren Lebensalter.
A.: Louis Albert Brunsting, 1900–, und H. O. Perry, amerikanische Dermatologen.
Diagn. Krit.: (1) Entwicklung von Bläschen, Blasen und Erosionen mit narbiger Abheilung. – (2) Läsionen fast ausschließlich an Kopf und Nacken, selten auch außerhalb des Kopfes. – (3) Vereinzelt Schleimhautmitbeteiligung. – (4) Auftreten häufiger bei Männern. – (5) Histologisch subepidermale Blasen- und Narbenbildung. – (6) Positive direkte Immunfluoreszenz bei vorwiegend negativer indirekter Immunfluoreszenzuntersuchung. – (7) Immunglobulin- und Komplementablagerungen im Bereich der Lamina lucida. – (8) Elektronenmikroskopie und Immunelektronenmikroskopie zeigt die Bläschen-

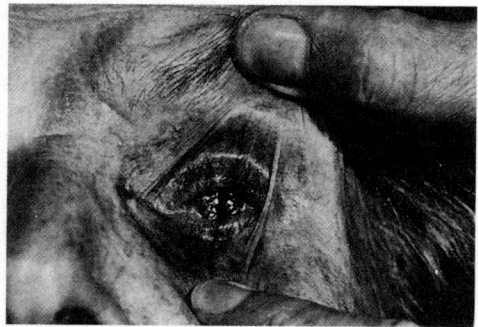

Pemphigoid, vernarbendes: schwere herpetiforme, vernarbende Blepharo-Konjunktivitis (Beob. H. Flegel, Rostock)

bildung innerhalb der Lamina lucida. – **(9)** Beim Immunfluoreszenzantigenmapping ist Typ-IV-Kollagen am Blasenboden sichtbar.
Ätiol.: s. Pemphigoid, vernarbendes.
Pathog.: s. Pemphigoid, vernarbendes.
W. Maciejewski/GB

Pemphigoid, vernarbendes Typ III

Syn.: Pemphigoid, disseminiertes vernarbendes – cicatricial pemphigoid disseminated (e)
Def.: Extrem seltene, chronische, disseminierte, vernarbende blasenbildende Erkrankung.
Diagn. Krit.: **(1)** Entwicklung von Blasen an Stamm und Extremitäten mit narbiger Abheilung. – **(2)** Disseminiertes Auftreten. – **(3)** Ergebnisse der Histologie, Immunfloureszenz, Elektronenmikroskopie, Immunelektronenmikroskopie und des Antigenmappings wie beim bullösen Pemphigoid.
Ätiol.: s. Pemphigoid, vernarbendes.
Pathog.: s. Pemphigoid, vernarbendes.
Bemerkungen: Bei den bislang sechs in der Literatur mit dem Namen disseminiertes vernarbendes Pemphigoid publizierten Fällen entsprachen vier nach neuesten Kriterien einer Epidermolysis bullosa acquisita und nicht einer Variante des Pemphigoids. Bei den übrigen zwei Fällen fehlten die ultrastrukturellen Beweise für das Vorliegen eines disseminierten Pemphigoids. Nur ein einziger – noch nicht publizierter – Fall erfüllte alle Kriterien eines echten disseminierten vernarbenden Pemphigoids.
W. Maciejewski/GB

Pemphigus chronicus benignus familiaris (Gougerot-Hailey-Hailey)

Syn.: Hailey-Hailey-Syndrom – Morbus Hailey-Hailey – Gougerot-Hailey-Hailey-Krankheit – acantholysis, chronic recurrent (e)
Def.: Gutartige, familiär auftretende, zu Rezidiven neigende Dermatose mit bevorzugter Lokalisation in den großen intertriginösen Räumen, die nosologisch der follikulären Dyskeratose (Darier) nahesteht.
A.: Henri Gougerot, 1881–1955, französischer Dermatologe. – Howard Hailey, 1898–, amerikanischer Dermatologe. – Hugh Hailey, 1909–, amerikanischer Dermatologe. – Erstbeschreibung 1933 durch Gougerot.
Diagn. Krit.: **(1)** Zirzinäre Papeln bzw. Bläschen. – **(2)** Seltener größere schlaffe Blasen auf blassem erythematösem Grund. – **(3)** Feuchte Erosionen, z.T. mit Krusten überlagert; Abheilung mit bräunlicher Hyperpigmentierung. Lokalisation: Nacken, Axillen, Armbeugeseiten (bes. Bereich der Kubitalfalten), inguinal. – **(4)** Nikolski-Phänomen oft positiv. Erkrankung im mittleren Erwachsenenalter. Günstige Prognose. Erscheinungsfreie Intervalle wechseln mit Rezidiven ab. Milderer Verlauf mit zunehmendem Alter.
Ätiol.: Autosomal-dominant erbliche Erkrankung mit Störung der epidermalen Zell-Adhäsion.
Pathog.: Schwitzen, Mazeration, virale (Herpes) und bakterielle Infektion der Haut sollen den Verteilungsmodus der Effloreszenzen bestimmen. Auch UV-Strahlen können Läsionen induzieren.
Bemerkungen: **(DD)** Pemphigus vulgaris – Pemphigus vegetans – Dermatomykosen – Psoriasis inversa – Erythrasma – Morbus Darier.
Lit.: Crotty PC, Scheen S, Masson JK et al (1981) Surgical treatment of familial benign chronic pemphigus. Arch Dermatol 11: 540. – Gougerot H, Allé (1933) Forme de transition entre la der-

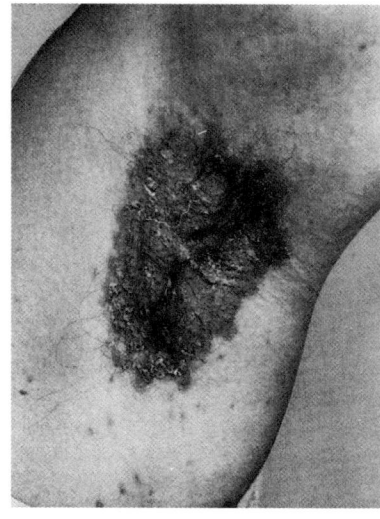

Pemphigus chronicus benignus familiaris (Gougerot-Hailey-Hailey): Erscheinungsbild mit Erosionen in der Achselhöhle (Beob. Finsen-Institut, Hautklinik Kopenhagen)

matite polymorphe douloureuse de Brocq-Duhring et le pemphigus congénital familial héréditaire. Arch Derm Syph (Paris) 5: 255. – Hailey H, Hailey H (1939) Familial benign chronic pemphigus. Arch Derm Syph 39: 679. – Richard G, Linse R, Harth W (1993) Morbus Hailey-Hailey – Früherfassung von Merkmalsträgern durch einen UV-Provokationstest. Klinische Relevanz der Methode. Hautarzt 44: 376.
McK: 169600
T. Bieber/GB

Pemphigus framboesioides: Pemphigus vegetans (Typ Neumann und Typ Hallopeau)
Pemphigus hereditarius: Epidermolysis bullosa
Pemphigus papillaris: Pemphigus vegetans (Typ Neumann und Typ Hallopeau)

Pemphigus vegetans (Typ Neumann und Typ Hallopeau)

Syn.: Pemphigus papillaris – Condylomatosis pemphigoides maligna – Erythema bullosum vegetans (Unna) – Pemphigus framboesioides
Def.: Pemphigus vegetans; eine Untergruppe des Pemphigus. Man unterscheidet zwei Varianten: Typ Neumann und Typ Hallopeau.
A.: Isidor Neumann, Edler von Heilwart, 1837–1906, Dermatologe Wien. – François Henri Hallopeau, 1842–1919, französischer Dermatologe.
Diagn. Krit.: A. Typ Neumann: **(1)** Blasen (meistens an Mund oder Genitalschleimhaut). – **(2)** Erosionen, auf denen sich krustöse, papillomatöse und verruköse Vegetationen entwickeln.
B. Typ Hallopeau: suppurativ verlaufende Variante mit überwiegender intertriginöser Lokalisation und evtl. Onycholyse.
Sonst wie bei den übrigen Pemphigus-Erkrankungen: Akantholyse, interzelluläre Ablagerungen von IgG in der Epidermis und zirkulierende Autoantikörper gegen die Interzellularsubstanz. Möglicher letaler Ausgang.

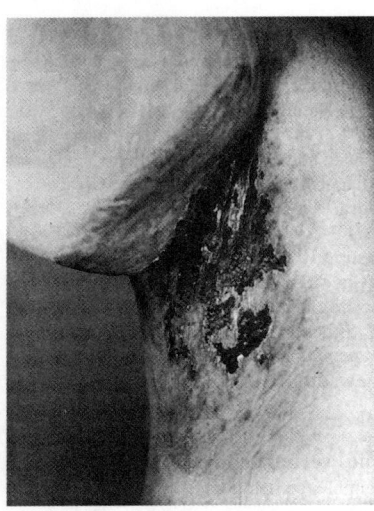

Pemphigus vegetans (Typ Neumann): Befall der Axilla (Beob. Hautklinik Finsen-Institut, Kopenhagen)

Bemerkungen: **(DD)** Pemphigus chronicus benignus familiaris (Gougerot-Hailey-Hailey) – Condylomata acuminata – Condylomata lata – Granuloma venereum inguinale – Jododerm und Bromoderm – vegetierende Pyodermien.
Lit.: Hallopeau H (1898) Nouvelle étude sur une forme pustuleuse et bulleuse de la maladie de Neumann, dite pemphigus végétans. Ann Derm Syph 9: 969. – Näher H (1993) Pemphigus vegetans Typ Neumann mit letalem Ausgang. Hautarzt 44: 99. – Neumann I (1886) Über Pemphigus vegetans (framboesioides). Wien med Bl 9: 46. – Stein A, Diem E, Rappersberger K et al (1985) Pemphigus vegetans mit eosinophiler Spongiose – erfolgreiche Retinoidtherapie. Hautarzt 36: 356.
T. Bieber/GB

Pena-Punnett-Syndrom: Pena-Shokeir-Syndrom I

Pena-Shokeir-Syndrom I
Syn.: Pena-Punnett-Syndrom
Def.: Autosomal-rezessiv vererbtes letales Krankheitsbild mit dem klinischen Phänotyp der fetalen Akinesie.
A.: Sergio Pena und Mohamed Shokeir, Humangenetiker, Winnipeg, Kanada, sowie Hope Punnett, Humangenetiker, Philadelphia, USA, und Mitarbeiter beschrieben 1974 je zwei Geschwisterfälle.
Diagn. Krit.: **(1)** Schwangerschaft: Hydramnion, deshalb in der Regel verkürzte Schwangerschaftsdauer; massiv verminderte intrauterine Kindsbewegungen. – **(2)** Fetale Akinesie (siehe dort). – **(3)** Postnataler Verlauf: schwere Asphyxie infolge von Lungenhypoplasie, in aller Regel letal; extreme Bewegungsarmut. – **(5)** Autopsie: bei den neuralen Formen Defizit der Vorderhornzellen des Spinalmarks; bei den muskulären Formen histologische Myopathiezeichen und Unterentwicklung der Muskulatur, insbes. der Zungenregion; sekundäre Befunde an Lunge (Hypoplasie, Reifungsstörung) und Gelenken.
Ätiol.: Autosomal-rezessives Gen, bzw. Gene (vermutlich existieren genetisch verschiedene Typen).
Pathog.: Siehe fetale Akinesie.

Bemerkungen: Pränatale Ultraschall-Diagnose: siehe fetale Akinesie. Frühe Fälle z.T. als Pseudo-Trisomie 18 klassifiziert. – **(DD)** COFS-Syndrom (mit multiplen Organfehlbildungen) = Pena-Shokeir-Syndrom II.
Lit.: Abe J, Nemoto K, Ohnishi Y et al (1989) Case report: Pena-Shokeir I syndrome: a comparative pathological study. Am J Med Sci 297: 123–127. – Lindhout D, Hageman G, Beemer FA et al (1985) The Pena-Shokeir syndrome: Report of nine Dutch cases. Am J Med Genet 21: 655–668. – Pena SDJ, Shokeir MHK (1974) Syndrome of camptodactyly, multiple ankyloses, facial anomalies, and pulmonary hypoplasia: a lethal condition. J Pediatr 85: 373–375. – Punnett HH, Kistenmacher ML, Valdes-Dapena M, Ellison RT (1974) Syndrome of anykylosis, facial anomalies, and pulmonary hypoplasia. J Pediatr 85: 375–377. – Reiser P, Briner J, Schinzel A (1990) Skeletal muscle changes in Pena-Shokeir syndrome. J Perinat Med 18: 267–274.
McK: 208150
A. Schinzel/AS

Pena-Shokeir-Syndrom II: COFS-Syndrom
Penchaszadeh-Syndrom: nasopalpebrales Lipom-Kolobom-Syndrom

Pendred-Syndrom
Syn.: syndrome of deafness and goiter (e) – thyroid hormone organification defect IIb (e)
Def.: Autosomal-rezessiv erbliche Krankheit mit Innenohrschwerhörigkeit, Struma und leichter Schilddrüsenunterfunktion.
A.: Erstbeschreibung 1896 durch den britischen Arzt Vaughan Pendred, 1869–1946.
Diagn. Krit.: **(1)** Angeborene oder im Kindesalter manifest werdende Innenohrschwerhörigkeit bis Taubheit. – **(2)** Gestörte Vestibularisfunktion. – **(3)** Struma. – **(4)** Euthyreote oder leicht hypothyreote Schilddrüsenfunktion. – **(5)** Beschleunigte Jodabgabe der Schilddrüse im Perchlorat-Discharge-Test. – **(6)** Normale oder leicht erniedrigte T4- und T3-Spiegel. – **(7)** Normale oder leicht erhöhte TSH-Spiegel. – **(8)** Rückbildung der Struma unter Thyroxin-Gabe.
Ätiol.: Autosomal-rezessiv erbliches Krankheitsbild.
Pathog.: Eine postulierte Fehlbildung der Cochlearis führt zur Schwerhörigkeit bzw. Taubheit. Die Ursache der Strumabildung bzw. Hypothyreose ist ungeklärt. Eine Verringerung der Peroxidaseaktivität liegt nicht in allen Fällen vor.
Lit.: Burrow GN, Spaulding SW, Alexander NM, Bourer BF (1973) Normal peroxidase activity in Pendred syndrome. J Clin Endocr Metab 36: 552–555. – Desai KB, Metita MN, Patel MC et al (1974) Thyroidal iodoproteins in Pendred syndrome. J Endocrinol 63: 409–410. – Pendred V (1896) Deaf mutism and goiter. Lancet II: 532. – van Wouwe JP, Wijnands MC, Mourad/Baars PEC et al (1986) A patient with dup (10p)del(8q) and Pendred syndrome. Am J Med Genet 24: 211–217.
McK: 274600
A. Grüters/JK

Penisknochen: Induratio penis plastica
penis-tourniquet syndrome (e): Haarfaden-Abklemmungssyndrom
pensée opératoire (fz): Alexithymie
pentalogy of Cantrell (e): Cantrell-Sequenz
Pepper-Syndrom: Cohen-Syndrom

Pepper-Syndrom
Def.: Eine der klinischen Erscheinungsformen des Neuroblastoms Stadium IV-S bei jungen Säuglingen. Als eigenständiger Begriff heute nicht mehr verwendet.
Lit.: Pepper W (1901) A study of congenital sarcoma of the liver and suprarenal, with report of a case. Am J Med Sci 121: 287–299.
G. Henze/JK

PEP-Syndrom: POEMS-Komplex
peregrinating problem patients (e): Münchhausen-Syndrom
perforating serpiginous elastosis (e): Elastosis perforans serpiginosa (Lutz-Miescher)
Perheentupa-Syndrom: Mulibrey-Syndrom
Periarteriitis nodosa: Panarteriitis nodosa
periarticular joint contracture (e): Gelenksteife, diabetische
pericardial constriction-growth failure (e): Mulibrey-Syndrom
periodic disease, familial (e): Siegal-Cattan-Mamou-Syndrom
Periostitis tuberositas tibiae: Osteochondrose, aseptische, Typ Osgood-Schlatter
Periphlebitis retinae: Eales-Syndrom
Peritendinose der Achillessehne: Achillodynie
perivasculitis of the retina, primary (e): Eales-Syndrom

Perlman-Syndrom
Syn.: fetal gigantism, renal hamartomas and nephroblastomatosis with Wilms tumor (e)
Def.: Familiäres, früh letales Fehlbildungssyndrom mit Makrosomie (»fetal gigantism«), Visceromegalie, gehäuftem Auftreten von Nierentumoren und fazialen Dysmorphien.
A.: M. Perlman, israelischer Pädiater, Beer Sheva. – Erstbeschreibung durch E. Liban und I. L. Kozenitzky 1970 (gleiche Familie wie bei Perlman).
Diagn. Krit.: **(1)** Makrosomie, oft mit Polyhydramnion, gelegentlich kombiniert mit fetalem Aszites ohne Hydrops. – **(2)** Organomegalie (Leber, Nieren, Milz, Herz, Pankreas). – **(3)** Renale Hamartome. – **(4)** Fokale Nephroblastomatose. – **(5)** Wilms-Tumor (40%). – **(6)** Inselzellhyperplasie (50%). – **(7)** Faziale Dysmorphien: tief sitzende Augen und Ohren, Epikanthus, eingesunkene breite Nasenwurzel, vorgewölbte Oberlippe. – **(8)** Kryptorchismus. – **(9)** Neonataler Tod bei fünf von acht beschriebenen Fällen.
Ätiol.: Autosomal-rezessives Erbleiden.
Pathog.: Nicht bekannt.
Bemerkungen: Das Syndrom gehört in die Gruppe von Fehlbildungen mit partieller oder genereller Makrosomie und gehäuftem Auftreten von Wilms-Tumor. Im Unterschied zum Wiedemann-Beckwith-Syndrom wird keine Makroglossie oder Omphalozele gesehen. Die somatische Hypertrophie ist immer symmetrisch im Unterschied zu Fällen mit Hemihypertrophie und Wilms-Tumor. Eine Aniridie wird nicht beschrieben. Auch eine Deletion des kurzen Armes des Chromosoms 11 (11p13–14.1), wie sie bei familiärer Aniridie mit Wilms-Tumor gefunden wurde, ist beim Perlman-Syndrom bisher nicht nachgewiesen.
Lit.: Greenberg F, Copeland K, Gresik MV (1988) Expanding the spectrum of the Perlman syndrome. Am J Med Genet 29: 773–776. – Liban E, Kozenitzky IL (1970) Metanephric hamartoma and nephroblastomatosis in sibs. Cancer 25: 885–888. – Perlman M (1986) Perlman syndrome: familial renal dysplasia with Wilms tumor, fetal gigantism, and multiple congenital anomalies (Letter). Am J Med Genet 25: 793–795. – Perlman M, Goldberg GM, Bar//Ziv J, Danovitch G (1973) Renal hamartomas and nephroblastomatosis with fetal gigantism: a familial syndrome. J Pediatr 83: 414–418.
McK: 267000
Th. Lennert/JK

peromelia with micrognathism (e): oro-akraler Fehlbildungskomplex

Perrault-Syndrom
Syn.: gonadal dysgenesis, XX type, with sensorineural deafness (e) – ovarian dysgenesis with sensorineural deafness (e)
Def.: Autosomal-rezessiv vererbtes Syndrom mit obligater Gonadendysgenesie bei homozygoten Frauen und mit fakultativer Innenohrschwerhörigkeit bei homozygoten Männern und Frauen.
A.: Erstbeschreibung 1951 durch M. Perrault, Paris.
Diagn. Krit.: **(1)** Gonadendysgenesie (Streak-Gonaden). – **(2)** Folgen: primäre Amenorrhö, Sterilität, genitaler Infantilismus mit kleiner Vagina, kleinem Uterus und unterentwickelten sekundären Geschlechtsmerkmalen. – **(3)** Kongenitale Innenohrschwerhörigkeit meist schweren Grades bei den meisten Patienten. – **(4)** Männer haben normale Testis-Funktionen. – **(5)** Hypergonadotroper Hypogonadismus bei Frauen. – **(6)** Zusätzliche Befunde bei einzelnen Patienten: geistiger Entwicklungsrückstand, Epilepsie, Myopie, Cubitus valgus, Mikrogenie, kurze 5. Finger, auffällige Dermatoglyphen, hoher Gaumen, Kleinwuchs, kongenitales Lymphödem, Pes equinovarus, blaue Skleren, Spina bifida occulta, Gangataxie, Nystagmus, spastische Diplegie. Diese Befunde sind wahrscheinlich nicht als pleiotrope Genwirkung zu verstehen, sondern eher als Koinzidenz. – **(7)** Karyotyp, soweit bestimmt, normal.
Ätiol.: Autosomal-rezessiver Erbgang. Geschwisterfälle und Fälle von Konsanguinität der Eltern beschrieben.
Pathog.: Unklar.
Bemerkungen: Die Patienten fallen zuerst wegen verzögerter Sprachentwicklung infolge früh auftretender Schwerhörigkeit bis Taubheit auf. Bei entsprechender Familienanamnese allenfalls Ultraschalluntersuchung der Gonaden zur frühzeitigen Diagnosestellung und Einleitung einer Therapie mit Sexualsteroiden zum Zeitpunkt des Pubertätbeginns.
Lit.: Bösze P, Skripeczky K, Gaal M et al (1983) Perrault's syndrome in two sisters. Am J Med Genet 16: 237–241. – Christakos AC, Simpson JL, Younger JB, Christian CD (1969) Gonadal dysgenesis as an autosomal recessive condition. Am J Obstet Gynecol 104: 1027–1030. – McCarthy DJ, Opitz JM (1985) Perrault syndrome in sisters. Am J Med Genet 22: 629–631. – Nishi Y, Hamamoto K, Kajiyama M, Kawamura (1988) The Perrault syndrome: clinical report and review. Am J Med Genet 31: 623–629. – Pallister PD, Opitz JM (1979) The Perrault syndrome: autosomal recessive ovarian dysgenesis with sensorineural deafness. Am J Med Genet 4: 239–246. – Perrault M, Klotz B, Housset E (1951) Deux cas de syndrome de Turner avec surdi-mutité dans une même fratrie. Bull Med Hop 16: 79–84.
McK: 233400
R. Spiegel/AS

persistent vegetative state (e): apallisches Syndrom
Persönlichkeitswandel, erlebnisbedingter: Entwurzelungsdepression
Perthes' disease (e): Osteochondrose, aseptische, Typ Perthes
PES (e): Pseudoexfoliation

Peters-Anomalie

Peters-Anomalie
Syn.: Peters-Syndrom – Peters-Defektbildung – posterior central corneal opacity (e) – keratolenticular dysgenesis (e)
Def.: Kongenitale zentrale Hornhauttrübung mit Defekt des hinteren Hornhautstromas, der Descemet-Membran und des Hornhautendothels, Adhärenz zwischen Hornhaut und Linse, periphere Adhärenz zwischen Hornhaut und Iris.
A.: Albert Peters, 1862–1938, Ophthalmologe, Bonn, Rostock.
Diagn. Krit.: (1) Kongenitaler umschriebener Defekt der Descemet-Membran mit zentraler Hornhauttrübung. – (2) Zentrale keratolentikuläre Adhärenz mit Abflachung der Vorderkammer, peripher vordere Synechierungen, fakultativ vordere Polkatarakt. – (3) 80% bilateral, 50–70% Sekundärglaukom. – (4) Zusätzliche okuläre Anomalien: Mikrokornea, Mikrophthalmus, Sklerokornea, Kolobome. – (5) Seltener: Assoziation mit systemischen Fehlbildungen (Herzfehler, Lippen-, Kiefer- und Gaumenspalten, kraniofaziale Dysplasie, Skelettanomalien).
Ätiol.: Unbekannt (akuter embryonaler Insult vor der Entwicklung der optischen Primordien?). Selten autosomal-rezessiv bzw. autosomal-dominanter Erbgang mit unregelmäßiger Penetranz, selten chromosomale Aberrationen.
Pathog.: Mesenchymale Dysgenese.
Bemerkungen: Partielle Aufklarung der Hornhauttrübung möglich. Bei ausgeprägter Hornhauttrübung frühe Keratoplastik mit oder ohne Lentektomie (in den ersten Lebensmonaten bei schlechter Visusprognose). **(DD)** Röteln-Embryopathie – andere Neural-CREST-Syndrome (z.B. Rieger-Syndrom).
Lit.: Cook CS, Zulik KK (1988) Keratolenticular dysgenesis (Peters' anomaly) as a result of acute embryonic insult during gastrulation. J Pediatric Ophthalmol Strab 25: 60–66. – Kenyon KR (1975) Mesenchymal dysgenesis in Peters' anomaly, sclerocornea and congenital endothelial dystrophy. Exp Eye Res 21: 125–142. – Kenyon RK, Fogle JA, Grayson M (1987) Dysgeneses, dystrophies, and degenerations of the cornea. In: Duane TD, Jaeger EA (eds) Clinical Ophthalmology, Vol 4, 16: 7–9. – Peters A (1906) Über angeborene Defektbildung der Descemet'schen Membran. Klin Mbl Augenheilk 44: 27–40. – Traboulsi EJ, Maumenee JH (1992) Peters' anomaly and associated congenital malformations. Arch Ophthalmol 110: 1739–1742.
B. Lorenz/DP

Peters-Defektbildung: Peters-Anomalie
Peters-Syndrom: Peters-Anomalie
Petges-Cléjat-Jacobi-Syndrom: Poikilodermatomyositis
petit côlon gauche (fz): Small-left-colon-Syndrom
Petit-mal-Epilepsie des Schulalters: Pyknolepsie
petrosphenoidales Syndrom: Jacod-Symptomatik
Petrosum-Syndrom: Gradenigo-Syndrom
Pette-Döring-Enzephalitis: Panenzephalitis, subakute, sklerosierende, van Bogaert

Peutz-Jeghers-Syndrom
Syn.: Hutchinson-Weber-Peutz-Syndrom – Peutz-Touraine-Jeghers-Syndrom – Lentigopolyposis – polyposis, hamartous intestinal (e) – polyps-and-spots syndrome (e)
Def.: Gastrointestinale Polypose mit Pigmentflecken der Haut und Schleimhäute.
A.: Johannes L. A. Peutz, 1886–1957, Internist, Rotterdam. – Harold J. Jeghers, 1904–, Internist, Boston, Georgetown. – Beschreibung 1896 durch J. Hutchinson, 1919 durch F. Parkes Weber, 1921 durch J. L. A. Peutz, 1945 durch Touraine, 1949 durch H. J. Jeghers.
Diagn. Krit.: (1) Bis über 100 Polypen meist im Dünndarm, seltener im Magen und Kolon. – (2) Histologisch Hamartome. Komplexes Bild aus verzweigten glatten Muskelfasern mit normaler Lamina propria und Drüsen zwischen den Fasern. – (3) Unterschiedlich große sommersprossenartige Pigmentflecken vorwiegend der Lippen und der Mundschleimhaut, seltener an Extremitäten und Konjunktiven. Die Pigmentflecken sind schon bei Geburt vorhanden oder treten in der frühen Kindheit auf. – (4) Klinisch chronische Blutung und sekundäre Anämie, gelegentlich Obstruktion des Darmlumens. – (5) In ca. 5% assoziiert mit Ovarial- und Hodentumoren.
Ätiol.: Autosomal-dominantes Erbleiden mit vollständiger Penetranz und variabler Expressivität. Sporadisches Auftreten möglich.
Bemerkungen: 1. Maligne karzinomatöse Entartung in 2–3%, in japanischen Serien bis 50%. Je zur Hälfte in Duodenum und Magen bzw. im Kolon und Rektum. – 2. Therapie durch wiederholte endoskopische Polypektomie.
Lit.: Hizawa K, Iida M, Matsumoto T et al (1993) Cancer in Peutz-Jeghers syndrome. Cancer 72: 2777–2781. – Hutchinson J (1896) Pigmentation of lips and mouth. Arch Surg London 7: 290. – Jarvinen HJ (1991) Other gastrointestinal polyps. World J Surg 15: 50–56. – Jeghers H, McKusick VA, Katz KH (1949) Generalized intestinal polyposis and melanin spots of the oral mucosa, lips and digits. A syndrome of diagnostic significance. N Engl J Med 241: 993–1005; 1031–1036. – Lynch HT, Smyrk T, Watson P et al (1991) Hereditary colorectal cancer. Semin Oncol 18: 337–366. – Peutz JLA (1921) Over een zeer merkvaardige, gecombinerde familiaire polyposis van de slijmvliezen, van den tractus intestinalis met die van de neuskeel-holte en gepaart met eigenaardige pigmentaties van huit en slijmvliezen. Ned maandschr geneesk 10: 134–136.
McK: 175200
M. P. Lutz/GA

Peutz-Touraine-Jeghers-Syndrom: Peutz-Jeghers-Syndrom
(de-la-)Peyronie-Krankheit: Induratio penis plastica
Pfaundler-Hurler-Krankheit: Mucopolysaccharidose I-H

Pfeifer-Weber-Christian-Krankheit
Syn.: Weber-Christian-Syndrom – Pannikulitis, idiopathische lobuläre – Pannikulitis, rezidivierende fieberhafte nichteitrige – Lipogranulomatose, generalisierte
Def.: Idiopathisch auftretende entzündliche knotenbildende Erkrankung des subkutanen Fettgewebes mit systemischer Beteiligung.
A.: Victor Pfeifer, 1846–1921, deutscher Arzt. – Frederick Parkes Weber, 1863–1962, Arzt, London. – Henry Asbury Christian, 1876–1951, Internist, Boston. – Erstbeschreibung durch Pfeifer 1892 als »herdweise Atrophie des subkutanen Fettgewebes«. Weber beschrieb die Krankheit erneut und sprach von »rezidivierender, nichteitriger, knotiger Pannikulitis«; 1928 hob Christian bei der Beschreibung den febrilen Verlauf hervor.
Diagn. Krit.: (1) Schmerzhafte, umschriebene Knotenbildung im subkutanen Fettgewebe vorwiegend der Extremitäten, seltener des Rumpfes, meist regellos lokalisiert. – (2) Fieberhafter, schubweiser Krankheitsverlauf. – (3) Oft jahrelange, erscheinungsfreie Intervalle. – (4) Abheilung der Knoten unter Hinterlassung von Einsenkungen der Haut (lokale Atrophie des Fettgewebes). – (5) Typisch, aber nicht obligat: Leukopenie, oft

auch Thrombopenie. – **(6)** Systemische Beteiligung möglich: Hepatomegalie, abdominelle Beteiligung mit Steatorrhö und Perforation, Übelkeit, Erbrechen; Knochenmarksaffektion mit Anämie, Thrombopenie, Leukozytopenie sowie Knochenschmerzen; rheumatische Beschwerden; selten letaler Ausgang. – **(7)** Gynäkotropie.
Ätiol.: Unbekannt. Möglicherweise Autoimmunprozeß oder Infektion (Erreger bisher nicht nachgewiesen). Protease-Inhibitor-Mangel (α_1-Antitrypsin) wurde beschrieben.
Pathog.: Zweifellos besteht eine besondere konstitutionelle oder erworbene Disposition des Fettgewebes zu entzündlicher und granulomatöser Reaktion. Histologisch lassen sich drei Stadien unterscheiden: **1.** retikulär angeordnete leukozytäre Infiltration. – **2.** mäßige Lipophagie. – **3.** Ersatz des Lipophagengewebes durch fibröses Gewebe. Beziehungen zum Ormond-Syndrom und zu den Kollagenosen?
Bemerkungen: Bei ausschließlicher Hautbeteiligung ist die Prognose gut, bei viszeraler Beteiligung chronischer Verlauf mit Todesfolge möglich. **(DD)** andere Formen der Pannikulitis, als Nachbarschaftsreaktion: artefizielle Pannikulitis (Insulinlipodystrophie), Rothmann-Makai-Syndrom, subkutanes Sarkoid Darier-Roussy, Lupus erythematodes profundus Kaposi-Irgang. – Sklerodermie – Erythema nodosum – Fibrositis des Unterhautfettgewebes – knotige Vaskulitis von Montgomery, O. Leary und Barker – Erythema induratum Bazin – Periarteriitis nodosa subcutanea – M. Teutschlander – knotige Lipomatosis – Lipogranulomatosis subcutanea hypertonica (Gottron) – subkutane Knoten der Syphilis, der Sporotrichose, der Lepra – seltene Formen der Jod- und Bromdermatosen – Seip-Lawrence-Syndrom.
Lit.: Aronson IK, West DP, Variakojis D et al (1985) Fatal panniculitis. J Am Acad Dermatol 12: 535–551. – Christian HA (1928) Relapsing febrile nodular nonsuppurative panniculitis. Arch intern Med 42: 338–351. – Lemley DE, Ferrans VJ, Fox LM et al (1991) Cardiac manifestations of Weber-Christian disease: report and review of the literature. J Rheumatol 18: 756–760. – Pfeifer V (1892) Über einen Fall von herdweiser Atrophie des subkutanen Fettgewebes. Dtsch Arch klin Med 50: 438–449. – Weber FP (1925) A case of relapsing nonsuppurative nodular panniculitis, showing phagocytosis of subcutaneous fatcells by macrophages. Br J Dermatol Syph 37: 301–311.
N. H. Brockmeyer/GB

Pfeiffer-Syndrom
Syn.: Akrozephalosyndaktylie Syndrom, Typ V (schließt Noack-Syndrom ein)
Def.: Autosomal-dominante Form der prämaturen Kraniosynostose mit Syndaktylie und Verformung des ersten Strahls, bedingt durch Mutationen im FGFR1- oder FGFR2-Gen.
A.: Rudolf A. Pfeiffer, 1931–, Humangenetiker, Erlangen (früher Münster, Lübeck), beschrieb 1964 eine Familie. Die von Noack bereits 1959 beschriebene Familie wurde irrtümlich als Apert-Syndrom klassifiziert.
Diagn. Krit.: **(1)** Prämature Kraniosynostose der Koronar- und evtl. Sagittalnaht mit Brachyturrizephalie, Gesichts-Schädelasymmetrie (weniger ausgeprägt als beim Saethre-Chotzen-Syndrom), prominenter Stirn, Hypertelorismus, Exophthalmus, antimongoloider Lidachsenstellung, kleiner Nase mit eingesunkener Nasenwurzel, hypoplastischer Maxilla, kleinen Ohren. Selten: Koronaratresie, Kleeblattschädel. – **(2)** Extremitäten: unregelmäßige kutane Syndaktylien II, III, IV; breite, nach tibial/radial abweichende Endphalangen der ersten Strahlen. Selten: Verdoppelung der Endphalangen oder bifide Endphalangen der ersten Zehen. Evtl. weiterreichende Verdoppelung. – **(3)** Kleinwuchs (inkonstant). – **(4)** Geistige Behinderung (selten). – **(5)** Radio-humerale Synostose. – **(6)** Röntgen: trapezförmige distale Phalangen des ersten Strahls, Symphalangismus, vermehrte Impressiones digitatae.
Ätiol.: Mutationen im FGFR1- oder FGFR2-Gen (fibroblast growth factor receptor). In der Mehrheit der familiären Fälle identische FGFR1-Mutation, nämlich C→G Transversion im Exon 5. Dominanter Erbgang mit variabler Expression, sowohl was die Schädel- als auch die Extremitäten-Manifestationen betrifft.
Pathog.: Unbekannt.
Bemerkungen: Beim früher postulierten Noack-Syndrom handelt es sich um eine variable Expressivität des Pfeiffer-Syndroms mit Verdoppelung der ersten Strahlen. Zum Teil in einzelnen Familien fließender Übergang zum Saethre-Chotzen-Syndrom (Identität dieser beiden Syndrome?). Innerhalb einer Familie können bei einem Betroffenen die Befunde im Bereiche der Extremitäten, bei einem anderen die prämature Kraniosynostose mit Folgeerscheinungen im Vordergrund stehen.

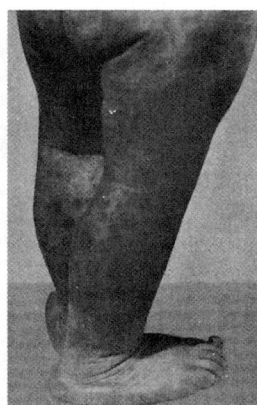

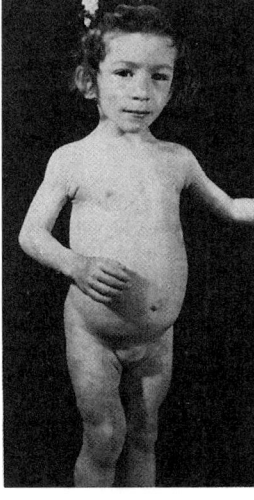

Pfeifer-Weber-Christian-Krankheit: a) knotenförmige Spontanpannikulitis am Oberschenkel; frischere Prozesse neben abheilenden; mehr großknotige Form (Beob. Finsen-Institut, Hautklinik Kopenhagen); b) kleinknotige Form beim Kleinkind; c) die persistierende Atrophie des Fettgewebes ist in diesem Falle im Gesicht, an den Armen und Oberschenkeln besonders deutlich (Beob. U.K.Kl. Charité, Berlin)

Phencyclidin-Fetopathie

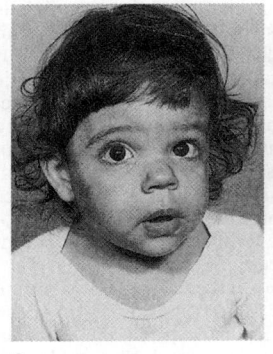
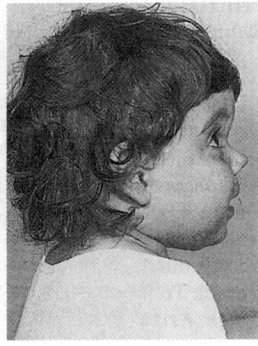
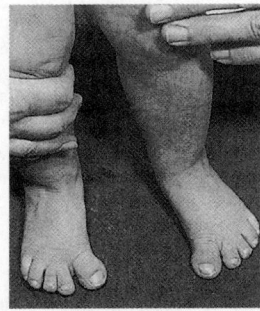
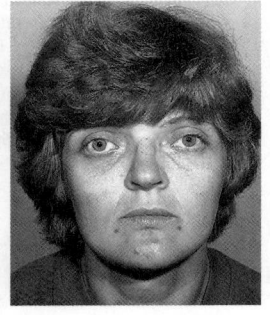

a

b   c

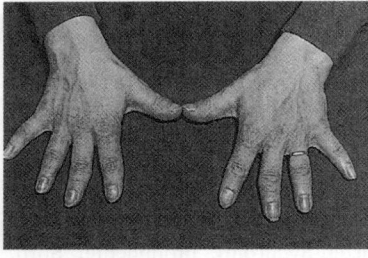

d

Pfeiffer-Syndrom: 3½jähriges Mädchen; a) Gesicht mit Asymmetrie, Hypertelorismus, eingesunkene Nasenwurzel; b) beide Füße mit breiter, nach medial deviierter Großzehe, partielle kutane Syndaktylie zwischen 2. und 3. Zehe; c) 25jährige Frau; d) beide Hände mit kurzen, breiten Daumenphalangen, kurzen Fingern und Klinodaktylie der Kleinfinger

Lit.: Münke M, Schell U, Hehr A et al (1994) A common mutation in the fibroblast growth factor receptor 1 gene in Pfeiffer syndrome. Nature Genet 8: 269–274. – Noack M (1959) Ein Beitrag zum Krankheitsbild der Akrozephalosyndaktylie (Apert). Arch Kinderheilkd 160: 168–171. – Pfeiffer RA (1964) Dominant erbliche Akrocephalosyndaktylie. Z Kinderheilkd 90: 301. – Rasmussen SA, Frias JL (1988) Mild expression of the Pfeiffer syndrome. Clin Genet 33: 5–10. – Schell U, Hehr A, Feldman GJ et al (1995) Mutations in FGFR1 and FGFR2 cause familial and sporadic Pfeiffer syndrome. Hum Mol Genet 4: 323–328.
McK: 101600
A. Schinzel/AS

PFFD: Femur-Fibula-Ulna-Komplex
PGA-Syndrom I: polyglanduläres Autoimmun-(PGA-)Syndrom, Typ I

PGA-Syndrom II: polyglanduläres Autoimmun-(PGA-)Syndrom, Typ II
Phänomen der »Windblütenpapille«: Morning-glory-Phänomen
Phakomatose, fünfte: Nävobasaliomatose
Phakomatosis (Bourneville): tuberöse Sklerose
phantom bone (e): Gorham-Osteolyse
Phantomknochenkrankheit: Gorham-Osteolyse
PHC-Syndrom: Ektodermaldysplasie mit Prämolarenaplasie, Hyperhidrosis und Canities praematura

Phencyclidin-Fetopathie
Syn.: Angel-dust-Syndrom
Def.: Direkt toxische Wirkung des Phencyclidin-Hydrochlorids auf das Ungeborene und Neugeborene mit abnormer Schlafventilation.
A.: Erstbeschreibung 1980 durch N. L. Golden, R. J. Sokol und I. L. Rubin.
Diagn. Krit.: **(1)** Verlängerte Schlafzeit mit abnormer Ventilation, längere Apnoedauer, verstärktes periodisches Atmen. – **(2)** Verringerte Herzfrequenz. Bisher nur 1 Kind mit fazialen Dysmorphien und spastischer Tetraparese beobachtet.
Ätiol.: Phencyclidin-Einnahme in der Gravidität.
Pathog.: Direkte toxische Wirkung, häufig in Verbindung mit anderen, nicht-opiathaltigen Drogen.
Bemerkungen: Bis heute keine gesicherte Embryopathie bekannt. Cave: Atemdepression des Neugeborenen bis zum 2. Lebensmonat.
Lit.: Golden ML, Sokol RJ, Rubin IL (1980) Angel Dust: possible effects on the fetus. Pediatrics 65: 18–20. – Ward SLD, Schuetz S, Krishna V et al (1986) Abnormal ventilatory patterns in infants of substance-abusing mothers. AJDC 140: 1015–1020.
J. Kunze/JK

phenomenon of duplicated personality (e): Heautoskopie

Phenylalanin-Embryopathie
Syn.: maternal PKU (e) – Phenylketonurie, maternale
Def.: Embryofetopathie, hervorgerufen durch hohe Phenylalanin-Spiegel der Mutter (siehe Phenylketonurie).
A.: Erstbeschreibung 1957 durch den britischen Pädiater C. E. Dent.
Diagn. Krit.: Die meisten Kinder von Müttern mit hohen Phenylalaninspiegeln zeigen ein niedriges Geburtsgewicht, geistige Retardierung, Mikrozephalie oder Fehlbildungen (Herz). Mehr als 90% der Kinder weisen eines oder mehrere Symptome auf. Insgesamt ähnelt das klinische Bild der Alkoholembryopathie. Im Neugeborenen-Screening auf Phenylketonurie sind diese Kinder unauffällig (falls sie nicht homozygote Phenylketonuriker sind).
Ätiol.: Embryofetopathie, deren Schweregrad wahrscheinlich mit der Höhe des Phenylalanin-Spiegels der Mutter korreliert.
Pathog.: Die Fetoembryopathie wird durch hohe Spiegel von Phenylalanin, evtl. aber auch durch deren Abbauprodukte, wie sie bei klassischer Phenylketonurie gefunden werden, verursacht. Evtl. spielt ein Tyrosinmangel eine weitere Rolle.
Bemerkungen: Die Schwere der Fetoembryopathie scheint mit der Höhe des Phenylalanin-Spiegels zu korrelieren, wobei es zu einer Anreicherung von Phenylalanin kommt, so daß die fetalen Blutspiegel doppelt so

hoch sind wie bei der Mutter. PKU-Frauen sollten schon vor der Konzeption eine Phenylalanin-arme Diät mit Phenylalanin-Blutwerten nicht über 4 mg/dl (240 mol/l) beginnen und bis zum Ende der Schwangerschaft beibehalten. Je später die Diät während der Schwangerschaft begonnen wird, um so eher ist mit Schäden beim Kind zu rechnen. Die Einhaltung einer Phenylalanin-armen Diät während der Schwangerschaft reduziert zwar das Risiko der Fetoembryopathie, bietet aber keine Sicherheit! Die »Medical Research Council Working Party on Phenylketonuria« in Großbritannien empfiehlt einen Schwangerschaftsabbruch aus medizinischer Indikation bei Phenylalanin-Blutspiegeln der Schwangeren > 12 mg/dl (730 mol/l).

Lit.: Lenke RR, Levy HL (1980) Maternal phenylketonuria and hyperphenylalaninemia: An international survey of the outcome of untreated and treated pregnancies. N Engl J Med 303: 1202–1208. – Lynch BC, Pitt DB, Maddison TG et al (1988) Maternal phenylketonurie: successful outcome in four pregnancies treated prior to conception. Eur J Pediatr 148: 72–75. – Medical Research Council Working Party on Phenylketonuria (1993) Phenylketonuria due to phenylalanine hydroxylase deficiency: an unfolding story. Brit Med J 306: 115–119. – Platt LD, Koch R, Azen C et al (1992) Maternal phenylketonuria collaborative study, obstetric aspects and outcome: the first 6 years. Am J Obstet Gynecol 166: 1150–1160. – Smith I, Glossop J, Beasley M (1990) Fatal damage due to maternal phenylketonuria: effects of dietary treatment and maternal phenylalanine concentrations around the time of conception (an interim report from the IK Phenylketonuria Register). J Inher Metab Dis 13: 651–657.

McK: 261600(.0001 bis .0037)
E. Mönch/JK

Phenylbrenztraubensäureschwachsinn: Phenylketonurie
phenylketonuria (e): Phenylketonurie

Phenylketonurie

Syn.: Hyperphenylalaninämie – Phenylketonurie, klassische – PKU I – Phenylbrenztraubensäureschwachsinn – Imbecillitas phenylpyruvica – Fölling-Krankheit – phenylketonuria (e)
Def.: Relativ häufige angeborene Stoffwechselstörung mit Mangel an Phenylalaninhydroxylase und Entwicklung einer statomotorischen Retardierung und Imbezillität.
A.: Erstbeschreibung 1934 durch Ivar Asbjørn Følling, 1888–1973, Physiologe, Oslo.
Diagn. Krit.: **(1)** Im späten Säuglingsalter zunächst Auffallen durch statomotorische Retardierung, später ausgeprägte geistige Retardierung, Mikrozephalie, Krampfleiden, häufig blonde Haare und blaue Augen, Neigung zu Ekzemen. Gelegentlich typischer Geruch (Phenylbrenztraubensäure). – **(2)** Enorme Vermehrung von Phenylalanin im Blut bei normalem oder erniedrigtem Tyrosinwert. – **(3)** Urin: Vermehrte Ausscheidung von Phenylbrenztraubensäure, Phenylmilchsäure, Phenylessigsäure, Orthohydroxyphenyl-Verbindungen.
Ätiol.: Bei der klassischen Phenylketonurie handelt es sich um ein autosomal-rezessiv vererbtes Leiden. Genlokalisation auf Chromosom 12 (12q24.1).
Pathog.: Der Pathomechanismus der Beeinträchtigung des Hirnwachstums und der Hirnfunktion sind im einzelnen nicht bekannt. Sicher ist eine Korrelation zwischen Schwere der Schädigung und der Phenylalanin-Konzentration im Blut bzw. der seiner Metaboliten so-

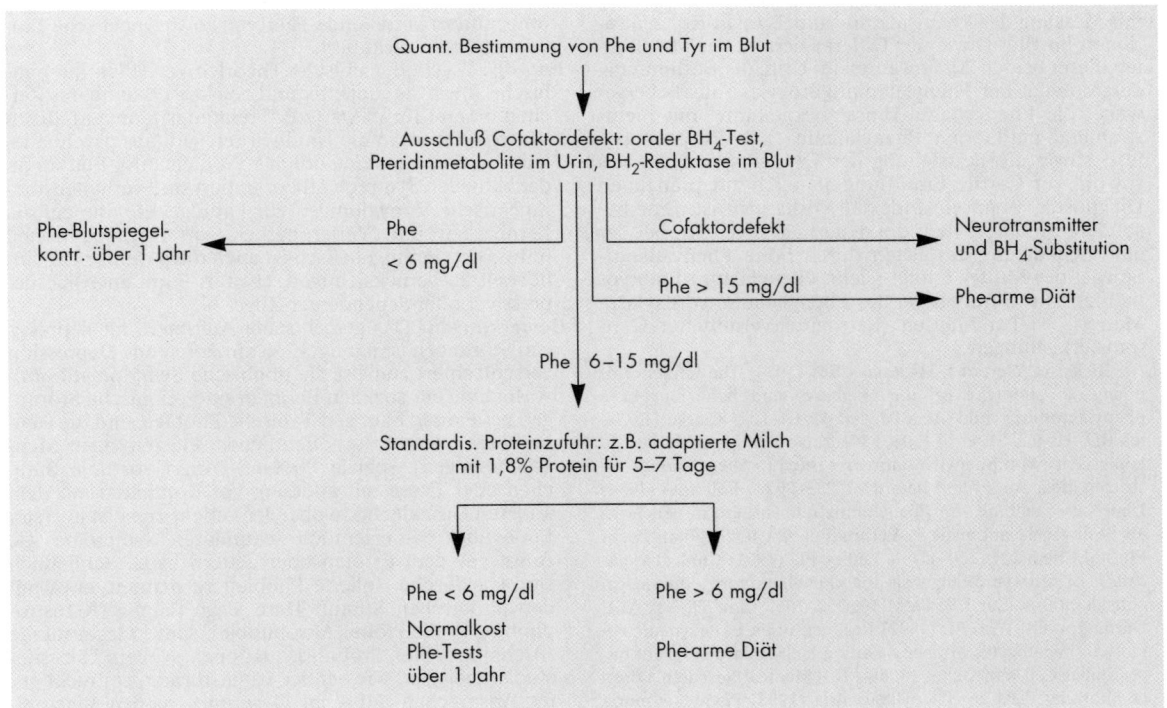

Differentialdiagnostisches Vorgehen nach Feststellung einer Phenylalaninvermehrung im Neugeborenen-Screening-Test
(Phe = Phenylalanin; Tyr = Tyrosin; BH$_4$ = Tetrahydrobiopterin)

wie dem Mangel an Neurotransmittern wie Dopamin und Serotonin. Der Tryptophan-Stoffwechsel ist sekundär behindert. Morphologisch findet sich vor allem eine ausbleibende Myelinisierung des Gehirns.

Bemerkungen: Neugeborenen-Screening am 4./5. Lebenstag durch Bestimmung der Phenylalanin-Konzentration im Blut (z.B. Guthrie-Test). Beim Defekt der Phenylalaninhydroxylase gibt es verschiedene Ausprägungen. Restaktivitäten bis 2% des Normalen scheinen zum Krankheitsbild der klassischen PKU zu führen. Höhere Enzymaktivitäten führen zu milderen Verlaufsformen, den Hyperphenylalaninämien. Die Behandlungsbedürftigkeit richtet sich nach den Phenylalanin-Blutspiegeln, wobei Intelligenzdefekte bei Phenylalanin-Konzentration über 8 mg/dl (485 mol/l) meßbar werden. Therapie: Reduzierung der täglichen Zufuhr von Phenylalanin auf das für eine anabole Stoffwechselsituation gerade ausreichende Maß bei zusätzlicher Gabe aller anderen Aminosäuren mit Hilfe von Spezialpräparaten (Phenylalanin-freien bzw. -armen Eiweißhydrolysaten oder Aminosäurengemischen). Bei optimaler Therapie sollen die Phenylalanin-Blutspiegel zwischen 2–4 (6) mg/dl liegen. Bisher gibt es keine gesicherten Erkenntnisse darüber, daß im späteren Lebensalter von einer Phenylalanin-reduzierten Diät abgegangen werden kann. Beschreibungen von Intelligenzverlusten, das Auftreten von psycho-pathologischen und neurologischen Erscheinungen inkl. Krämpfen nach Diätbeendigungen sind zahlreich. In der Regel wird deshalb jetzt eine lebenslange Diät (bzw. Rückkehr zu einer Phenylalanin-reduzierten Ernährung) empfohlen. **(DD)** (s. Schema). Im besonderen ist bei Feststellung einer Phenylalanin-Vermehrung eine Störung des Pteridinstoffwechsels auszuschließen (BH_4-Mangel-Syndrom). Zur weiteren Diagnostik inkl. Heterozygotenerfassung bestehen die Möglichkeiten einer Eiweiß- oder Phenylalanin-Belastung mit Messung der Phenylalanin- und Tyrosin-Konzentrationen im Blut sowie der Differenzierung der Metaboliten dieser beiden Aminosäuren im Urin, die Bestimmung der Aktivität der Phenylalaninhydroxylase aus Lebergewebe, die Phenylalanin-Umsatzbestimmung mit nichtstrahlend markiertem Phenylalanin (z.B. ^{13}C-Atemgastest) sowie die Feststellung des DNA-Polymorphismus sowohl zur Carrier-Ermittlung als auch zur pränatalen Diagnostik, wenn ein Indexfall vorhanden ist. Eine besondere Situation stellt die maternale PKU dar, bei der eine Schädigung des Feten durch hohe Phenylalanin-Spiegel der Mutter erfolgt (siehe Phenylalanin-Embryopathie). Die Gentherapie des Phenylalaninhydroxylase-Mangels ist bei Mäusen (Retroviren-vermittelter Gentransfer) gelungen.

Lit.: Bickel H, Gerard J, Hickmans EM (1954) The influence of phenylalanine-intake on the chemistry and behaviour of a phenylketonuric child. Acta Paediat 43: 64–77. – Clarke JT, Gates RD, Hogan SE et al (1987) Neuropsychological studies on adolescents with phenylketonuria returned to phenylalanine-restricted diets. Am J Ment Retard 92: 255–262. – Fölling A (1934) Über Ausscheidung von Phenylbrenztraubensäure in den Harn als Stoffwechselanomalie in Verbindung mit Imbezillität. Zschr Physiol Chem 227: 169–176. – Ledley FD (1991) Clinical application of genotypic diagnosis for phenylketonuria: theoretical considerations. Eur J Pediatr 150: 752–756. – Liu TJ, Kay MA, Darlington GJ, Woo SL (1992) Reconstitution of enzymatic activity in hepatocytes of phenylalanine hydroxylase-deficient mice. Somat Cell Mol Genet 18: 89–96. – Medical Research Council Working Party on Phenylketonuria (1993) Phenylketonuria due to phenylalanine hydroxylase deficiency: an unfolding story. Brit Med J 306: 115–119. – Thompson AJ, Smith I, Brenton D et al (1990) Neurological deterioration in young adults with phenylketonuria. Lancet 336: 602–605.

McK: 261600(.0001 bis .0037)

E. Mönch/JK

Phenylketonurie, atypische: Tetrahydrobiopterin-Mangel
Phenylketonurie, klassische: Phenylketonurie
Phenylketonurie, maligne: Tetrahydrobiopterin-Mangel
Phenylketonurie, maternale: Phenylalanin-Embryopathie
Phenytoin-Syndrom: Antiepileptika-Embryofetopathie
Phillips-Griffiths syndrome (e): Makulakolobome mit Brachytelephalangie
Phlebectasia congenita: Cutis marmorata teleangiectatica congenita
phlébite en cordon de la paroi thoracique (fz): Mondor-Phlebitis
Phobie: phobische Störung
phobische Neurose: phobische Störung

phobische Störung

Syn.: Phobie – phobische Neurose (nicht mehr gebräuchlich)

Def.: Angststörung, bei der die Angst ausschließlich oder überwiegend durch eindeutig definierte, in der Regel ungefährliche Situationen oder Objekte außerhalb der betreffenden Person hervorgerufen wird.

Diagn. Krit.: **(1)** Streng situations- oder objektspezifische rezidivierende Angstanfälle. – **(2)** Ausgeprägtes Vermeidungsverhalten, in extremen Fällen bis hin zu völliger sozialer Isolierung. – **(3)** Zeichen vegetativer Erregung wie Herzklopfen, Brustschmerz, Erstickungsgefühle, Schwindel, Nervosität, Schwächegefühl. – **(4)** Mitunter Entfremdungsgefühle (Depersonalisation und Derealisation). – **(5)** Sekundär entwickelt sich oft Ängste vor dem Tod, vor Kontrollverlust oder dem Verrücktwerden sowie Erwartungsangst vor dem nächsten Auftreten des phobischen Stimulus. – **(6)** Der Hinweis auf die objektive Harmlosigkeit der Situation hilft dem Patienten nicht.

Ätiol.: Heterogen. Individuell-psychologische, soziale und somatische, vor allem den Stoffwechsel von Neurotransmittern betreffende Faktoren sowie genetische Einflüsse werden diskutiert.

Pathog.: Psychodynamische Theorien verstehen die phobische Angst als subjektiv und objektiv erkennbares Zeichen innerer Konflikte (z.B. Trennungstraumata), deren Wurzeln oft bis in die Kindheit reichen (aus psychoanalytischer Sicht oft eine ödipale Problematik). Stärker an der aktuellen Symptomatik orientiert sind verhaltenstherapeutische Vorstellungen zur Pathogenese, die auf die Lernbarkeit und Verlernbarkeit von Angstreaktionen hinweisen. Pathogenetisch ist auch die jeweilige Persönlichkeit zu berücksichtigen, etwa in Form ängstlich-depressiver oder dependenter Züge.

Bemerkungen: Das gemeinsame Auftreten mit depressiven Störungen ist häufig. Eine hinzutretende Depression verschlechtert zumeist die phobische Symptomatik. Mit Ausnahme der sozialen Phobien sind phobische Störungen bei Frauen häufiger. Typische Phobien sind die Agoraphobie (Angst vor öffentlichen Plätzen oder Menschenmengen), soziale Phobien (Angst vor dem Sprechen oder Essen mit anderen, vor Kontakten mit dem anderen Geschlecht), wobei der Patient zumeist in erster Linie über die eigentlich sekundären Symptome wie Angst vor dem Erröten oder Zittern klagt. Schließlich sind spezifische isolierte Phobien zu nennen, etwa mit den phobischen Stimuli Tiere, enge Räume (Klaustrophobie), große Höhe (Akrophobie), spitze Gegenstände (Aichmophobie), Prüfungssituationen. Neuere Therapiestudien belegen, wie bei der Panikstörung, ein recht gutes Ansprechen auf – im Gegensatz zu den Benzodiazepinen – nicht suchterzeugende trizyklische Antidepressiva. Eine Kombination mit psychotherapeutischen Verfahren ist anzustreben.

Lit.: Aimes PL, Gelder MG, Shaw PM (1983) Social phobia: A comparative clinical study. Brit J Psychiatry 142: 174–179. – Ehlers A, Margraf J (1990) Agoraphobien und Panikanfälle. In:

Reinecker H (Hrsg) Lehrbuch der klinischen Psychologie. Modelle psychischer Störungen, S 73–106. Hogrefe, Göttingen. – Freud S (1909) Analyse der Phobie eines fünfjährigen Knaben („Der kleine Hans"). Jahrb psychoanal psychopath Forsch 1: 1–109. – Liebowitz MR, Fyer AJ, Gorman JM (1985) Social phobia. Review of a neglected anxiety disorder. Arch Gen Psychiatry 42: 729–736. – Nemiah J (1981) A psychoanalytic view of phobias. Amer J Psychoanal 41: 115–125. – Riemann F (1975) Grundformen der Angst, 11. Aufl. Reinhardt, München. – Torgersen S (1983) Genetic factors in anxiety disorders. Arch Gen Psychiatry 40: 1085–1089.

P. Hoff/DP

phocomélia-ectrodactylie (fz): fazio-aurikulo-radiales Syndrom
phocomelia-flexion deformities (e): fazio-aurikulo-radiales Syndrom
Phosphatdiabetes: Rachitis, familiäre hypophosphatämische
Phosphofructokinase-Mangel: Glykogenspeicherkrankheit Typ 7 (Tarui)
photomyoclonus, diabetes mellitus, deafness, nephropathy and cerebral dysfunction (e): Herrmann-Aguilar-Sacks-Syndrom
phrenicopyloric syndrome (e): Roviralta-Syndrom
PHS: Pallister-Hall-Syndrom
Phytansäureoxidase-Mangel: Refsum-Krankheit
Phytansäurespeicherkrankheit: Refsum-Krankheit
PIBIDS-Syndrom (photosensitivity, ichthyosis, brittle hair, impaired intelligence, decreased fertility, short stature): Tay-Syndrom
Pica: Pica-Syndrom
Pica-Krankheit: Pica-Syndrom

Pica-Syndrom
(Symptomenkomplex)

Syn.: Pica-Krankheit – Pica – Picazismus – Geophagie-Syndrom – Pagophagie-Syndrom – Koprophagie-Syndrom – Lithophagie-Syndrom – Amylophagie-Syndrom – Trichophagie-Syndrom
Def.: Abnormes Eßverhalten mit fortgesetztem Verzehr von üblicherweise ungenießbaren Dingen ohne Nahrungswert (Ton, Dreck, Sand, Eis, Steine, Kot, Haare); vorrangig bei Kleinkindern, gelegentlich bei schwangeren Frauen beobachtet.
A.: Erstbeschreibung vermutlich im 6. Jh. n. Chr. durch Aetius, Leibarzt von Kaiser Justinian I., als abnormes Eßverhalten der Schwangeren; 1865 vom Afrikaforscher D. Livingstone auf Sansibar als rituelles Verzehren von Lehm, Erde, Ton beobachtet; von E. Kraepelin 1913 als Symptom bei schwer psychotischen Patienten, von L. Kanner 1948 bei geistig retardierten Kindern beschrieben. »Pica« (lat.) = »Elster«, bezieht sich auf die Neigung dieses Vogels, alle möglichen Gegenstände zu verschlingen.
Diagn. Krit.: (1) Persistierender Verzehr von nicht-nahrhaften Gegenständen; gelegentlich Definition auch auf zwanghaftes Essen von nahrhaften Speisen ausgedehnt; unterschiedliche Typen (je nach bevorzugtem Verzehr von bestimmten Gegenständen und Materialien). – (2) Typisches Eßverhalten mindestens über einen Monat nachweisbar. – (3) Sollte nach DSM-III-R nicht mit anderen psychischen Störungen (z.B. Autismus) oder somatischen Zuständen (z.B. Klein-Levine-Syndrom) zusammen vorkommen; es besteht jedoch eine Assoziation zwischen Pica und Autismus. – (4) Keine Abneigung gegen übliche Nahrungsmittel. – (5) Oft spontanes oder induziertes Erbrechen.
Ätiol.: Nicht eindeutig geklärt; Vorkommen bei anderen psychiatrischen Störungen, geistigen Retardierungen; bei nutritiven Mangelzuständen von Eisen, Calcium und Zink; evtl. kulturelle Bedeutung in einzelnen Ethnien.
Pathog.: Nicht eindeutig geklärt; offenkundig häufig mit einer Reihe von psychosozialen Stressoren wie Psychopathologie der Eltern, Großfamilien mit fehlender adäquater Betreuung oder Vernachlässigung, Kindesmißhandlung assoziiert.
Bemerkungen: Medizinische Komplikationen wie Bleivergiftung bei Verzehr von Farbe und Plastikstoffen, intestinale Obstruktionen und Perforationen infolge Trichobezoar (Knäuelbildung durch verschluckte Haare), verschluckten Erdklumpen oder Steinen, Infektionen; Todesfälle infolge dieser Komplikationen beschrieben; möglicherweise eine Assoziation zwischen Pica in der Kindheit und Bulimie in der Adoleszenz.
Lit.: Danford DE (1982) Pica and nutrition. Annual Rev Nutrition 2: 303–322. – Feldman MD (1986) Pica: Current perspectives. Psychosomatics 27: 519–523. – Lacey EP (1990) Broadening the perspective on Pica: Literature review. Pub Health Reports 105: 29–35. – Marchi M, Cohen P (1990) Early childhood eating behaviors and adolescent eating disorder. J Am Acad Child Adol Psychiatry 29: 112–117. – McLoughlin IJ (1987) The picas. Br J Hosp Med 37: 286–290. – Singhi S, Singhi P, Adwani GB (1981) Role of psychosocial stress in the cause of pica. Clin Pediat 20: 783–785.

H. P. Kapfhammer/DP

Picazismus: Pica-Syndrom
Pick-Atrophie: Pick-Krankheit
Pick's disease (e): Pick-Krankheit
Pick-Halluzinationen: Pick-Syndrom II
Pick-Krankheit: s.a. Akrodermatitis chronica atrophicans

Pick-Krankheit

Syn.: Pick-Atrophie – präsenile Systematrophie der Frontotemporalregion – Pick's disease (e) – Morbus Pick – Pick-Syndrom I
Def.: Umschriebene präsenile fronto-temporale Großhirnrindenatrophie mit entsprechender Persönlichkeitsveränderung.
A.: Erstbeschreibung 1892 durch Arnold Pick, 1851–1924, Neurologe und Psychiater, Prag. Namengebung 1925 durch A. Gans.
Diagn. Krit.: (1) Krankheitsbeginn gewöhnlich im 5. Dezennium mit Persönlichkeitsveränderungen vom frontalen Typ. – (2) Die Kranken werden aspontan, unregelmäßig in der Arbeit, ihr Benehmen wird asozial. – (3) Verlust der ethischen Hemmungen. Persönlichkeitsveränderungen schwerwiegender als bei Alzheimer-Krankheit. – (4) Sprachstörungen bei vorwiegender Atrophie im Temporallappen. – (5) Intelligenz und Gedächtnis bleiben länger erhalten als bei der senilen Demenz und bei Alzheimer-Krankheit. – (6) Oft neurologische Herdsymptome: Aphasien, Parietallappensyndrome. Manchmal extrapyramidale Störungen (Amimie, Rigor); apperzeptive Blindheit; Unfähigkeit in der Blickrichtung zu fixieren. – (7) Gelegentlich spinale Muskelatrophie im Bereich der kleinen Handmuskeln. – (8) CCT, MRT: diffuse Erweiterung des Ventrikelsystems, Atrophie in der Frontal- und/oder Temporalregion. PET: Glucose-Hypometabolismus in Frontal- und Temporalkortex, Hippocampus und Nucleus caudatus. – (9) Liquor cerebrospinalis unauffällig. – (10) Betrifft Frauen doppelt so häufig wie Männer. Tritt früher und weitaus seltener auf als die Alzheimer-Krankheit. Verlauf 2–10 Jahre.
Ätiol.: Ursache unbekannt, familiäres Auftreten wurde berichtet.

Pathog.: Im Gegensatz zur Alzheimer-Krankheit umschriebene Großhirnrindenatrophie in der Temporalregion mit Aussparung der hinteren ⅔ der oberen Temporalwindung (Typ A und C1) oder in der Frontalregion (Typ B und C2). Neuronenverlust vorwiegend in den drei obersten Rindenschichten. Nicht selten Beteiligung von Striatum und Thalamus sowie Nucleus subthalamicus, Substantia nigra und Globus pallidus. In der Substantia nigra sind mediale Anteile und die Pars reticulata stärker betroffen. Histologisch werden argyrophile Einschlüsse (Pick-Körperchen), bestehend aus geraden Fibrillen, Tau-Protein und Ubiquitin und Neuronenschwellungen sowie astrozytäre Gliose und Entmarkung gefunden. Die Ubiquitin- und Streßprotein-27-positiven Neuronenschwellungen bei Pick- und Creutzfeldt-Jakob-Krankheit unterscheiden sich von denen bei anderen neurodegenerativen Erkrankungen. Markscheidenuntergang in der weißen Substanz.
Lit.: Cummings JL, Duchen LW (1981) Klüver-Bucy syndrome in Pick's disease. Clinical and pathologic correlations. Neurol 31: 1415–1422. – Gans A (1925) De ziekten van Pick en van Alzheimer. Ned tschr geneesk 2: 1953. – Green JJ, Endtz LJ (1982) Hereditary Pick disease: second re-examination of a large family, and discussion of the other hereditary cases, with particular reference to electroencephalography and computerized tomography. Brain 139: 443–459. – Kato S, Hirano A, Umahara et al (1992) Comparative immunohistochemical study on the expression of alpha B crystallin, ubiquitin and stress response protein 27 in ballooned neurons in various disorders. Neuropathol Appl Neurobiol 18: 335–340. – Murayama S, Mori H, Ihara Y, Tomonaga M (1990) Immunocytochemical and ultrastructural studies of Pick's disease. Ann Neurol 27: 394–405. – Pick A (1892) Über die Beziehungen der senilen Hirnatrophie zur Aphasie. Prag med Wschr 17: 165–167. – Tissot R, Constantinidis J, Richard J (1985) Pick's disease. In: Frederiks JAM (ed) Handbook of Clinical Neurology, Vol 46. Neurobehavioral Disorders, pp 233–246. Elsevier, London, Amsterdam, New York. – Uchihara T, Tsuchiya K, Kosaka K (1990) Selective loss of nigral neurons in Pick's disease: a morphometric study. Acta neuropathol Berlin 81: 155–161. – Wisniewski HM, Coblentz JM, Terry RD (1972) Pick's disease: a clinical and ultrastructural study. Arch Neurol 26: 97.
McK: 172700
A. Weindl/DP

Pick-Syndrom I: Pick-Krankheit

Pick-Syndrom II
Syn.: Pick-Visionen – Pick-Halluzinationen
Def.: Historischer Begriff für optische Täuschungen bei Krankheitsprozessen im Bereich des Bodens des IV. Ventrikels.
A.: Arnold Pick, 1851–1924, Neurologe und Psychiater, Prag.
W. Müller-Felber/DP

Pick-Syndrom III
Def.: Historische Bezeichnung für die Leberzirrhose bei chronischer kardialer Stauung.
A.: Friedel Pick, 1867–1926, deutscher Internist, Prag. – Erstbeschreibung 1896; zuvor ist das Krankheitsbild wahrscheinlich bereits 1846 durch van Deen beschrieben worden.

Lit.: Pick F (1896) Über chronische, unter dem Bild der Lebercirrhose verlaufende Pericarditis (pericarditische Pseudolebercirrhose), nebst Bemerkungen über die Zuckergußleber (Curschmann). Z klin Med 29: 385–410.
M. Scheurlen/GA

Pick-Visionen: Pick-Syndrom II

Pickwick-Symptomenkomplex
Syn.: Pickwick-Syndrom
Def.: Bei extremer Adipositas auftretende obstruktive Schlafapnoe (s. dort).
A.: Die Bezeichnung wurde 1956 durch Burwell, Robin, Whaley und Bickelmann nach dem bekannten Roman »Die Pickwickier« (1836/37) von Charles Dickens geprägt, in dem die Figur des dicken Dieners Joe alle Symptome der Erkrankung aufweist.
Lit.: Burwell CS, Robin ED, Whaley RD, Bickelmann AG (1956) Extreme obesity associated with alveolar hypoventilation – pickwickian syndrome. Am J Med 21: 811–818.

Pickwick-Syndrom: Pickwick-Symptomenkomplex

Piebaldismus-Taubheits-Syndrom
Syn.: Woolf-Dolowitz-Aldous-Syndrom
Def.: Besondere Form einer erblichen angeborenen beidseitigen Innenohrschwerhörigkeit oder Taubheit in Kombination mit Piebaldismus.
A.: Der Zoologe Charles M. Woolf berichtete 1965 zusammen mit dem Chirurgen David A. Dolowitz und Harold E. Aldous über zwei Brüder aus dem Indianerstamm der Hopi mit Innenohrschwerhörigkeit und Piebaldismus.
Diagn. Krit.: **(1)** Angeborene subtotale Innenohrtaubheit bei normaler Vestibularisfunktion. – **(2)** Angeborene Depigmentierungen ähnlich wie bei Piebaldismus mit weißer vorderer Haarpartie und Depigmentierungen am oberen Rumpf und an den Armen. – **(3)** Hellblaue Iris.
Ätiol.: Möglicherweise autosomal-rezessiv erbliche Störung.
Pathog.: Möglicherweise die Depigmentierungen ausgelöst durch Störungen in der Neuralleiste.
Bemerkungen: Sehr selten. Nur einige wenige Beschreibungen. **(DD)** andere lokalisierte Depigmentierungen mit Taubheit wie das Waardenburg- bzw. Klein-Waardenburg-Syndrom. Vitiligo mit autosomal-rezessiver Taubheit.
Lit.: Ortonne JP, Mosher DB, Fitzpatrick TB (1983) Vitiligo and other hypomelanoses of hair and skin, pp 369–372. Plenum, New York. – Woolf CM, Dolowitz DA, Aldous HE (1965) Congenital deafness associated with piebaldness. Arch Otolaryng 82: 244–250.
W. Stolz/GB

(Pierre-)Robin-Syndrom: Robin-Sequenz
Piersen-Syndrom: Grazilis-Symptomatik

Pietrantoni-Syndrom
(Sequenz)
Def.: Historische Bezeichnung für ein neuralgisches Krankheitsbild bei Tumoren des Siebbeins oder der Oberkieferhöhlen.
A.: Erstbeschreibung 1948 durch L. Pietrantoni, italienischer Otolaryngologe.
Lit.: Pietrantoni L (1948) Zone nevralgiche e zone die anestesia della regione faciale e della cavità orale come sintomi precoci di alcune forme di tumori maligni delle cavità paranasali. Arch ital otol 59: 105–108.
D. Schmidt/DP

pigmentary degeneration syndrome of globus pallidus, substantia nigra and red nucleus (e): Hallervorden-Spatz-Syndrom
Pigmentdegeneration, pallidoretikuläre: Hallervorden-Spatz-Syndrom

Pigmentdermatose, anhidrotische, retikuläre
Syn.: Naegeli(-Franceschetti-Jadassohn)-Syndrom – Franceschetti-Jadassohn-Syndrom
Def.: Autosomal-dominant erbliche Erkrankung mit ektodermalen Störungen.
A.: Oskar Naegeli, 1885–1959, schweizerischer Dermatologe, Bern. – Adolphe Franceschetti, 1896–1968, Ophthalmologe, Genf. – Werner Jadassohn, 1897–1973, Dermatologe, Genf. – Erstbeschreibung 1927 durch Naegeli, Abgrenzung des Naegeli-Syndroms von der Incontinentia pigmenti (Bloch-Sulzberger) 1954 durch Franceschetti und Jadassohn. – 1993 untersuchten Itin und Mitarbeiter Angehörige der bereits von Naegeli sowie Franceschetti und Jadassohn beschriebenen Familie.
Diagn. Krit.: **(1)** Erkrankungsbeginn etwa im 2. Lebensjahr mit disseminierten, retikulär angeordneten Hyperpigmentierungen, v.a. am Bauch, Nacken und in den Beugen, teilweise auch perioral und periokulär. Die Hyperpigmentierungen scheinen nach der Pubertät zurückzugehen. – **(2)** Hypohidrosis (verminderte Schweißdrüsenfunktion), subjektiv Unbehagen bei Hitze. – **(3)** Zahnanomalien (Dysplasie, gelbe Fleckung). – **(4)** Leichte bis mittelschwere Keratosis palmaris et plantaris. – **(5)** Atrophie der Papillarleisten der Finger. – **(6)** Häufig Nagelveränderungen (Onychodystrophie, subunguale Keratosen) vor allem der Großzehe.
Ätiol.: Autosomal-dominantes Erbleiden.
Pathog.: Ektodermale Entwicklungsstörung.
Bemerkungen: **(DD)** Incontinentia pigmenti Bloch-Sulzberger – Pachyonychia congenita (keine Pigmentierung und Hypohidrosis) – bullöse akrokeratotische Poikilodermie (Weary-Kindler) (keine Hypohidrosis, keine Papillarleistenatrophie, keine Nagelveränderungen) – Dermatopathia pigmentosa reticularis (keine Zahnanomalien, kein Rückgang der Pigmentierung).
Lit.: Franceschetti A, Jadassohn W (1954) A propos de »l'incontinentia pigmenti«; délimitation de deux syndromes différents figurant sous le même terme. Dermatologica 108: 1–28. – Itin PH, Lautenschlager S, Meyer R et al (1993) Natural history of the Naegeli-Franceschetti-Jadassohn syndrome and further delineation of its clinical manifestations. J Am Acad Dermatol 28: 942–950. – Naegeli O (1927) Familiärer Chromatophorennaevus. Schweiz Med Wschr 57: 48. – Sparrow GP, Samman PD, Wells RS (1976) Hyperpigmentation and hypohidrosis (the Naegeli-Franceschetti-Jadassohn syndrome): report of a family and review of the literature. Clin Experimental Dermatol 1: 127–140.
McK: 161000
W. Stolz/GB

Pigmentdermatose, retikuläre
Syn.: Dowling-Degos-Syndrom – dermatose pigmentaire réticulée des plis (fz) – maladie de Dowling-Degos (fz)
Def.: Autosomal-dominant erbliche Dermatose mit netzartigen Pigmentläsionen in den großen Hautbeugen, komedoartigen follikulären Hyperkeratosen sowie akneiformen Narben.
A.: Erstbeschreibung 1938 durch Geoffrey Barrow Dowling, 1891–1976, britischer Dermatologe; von Dowling unabhängige Beschreibung 1954 durch Robert Degos, 1904–1987, Dermatologe, Paris. – Zusammenfassende Darstellung und Benennung als Dowling Degos Disease durch Wilson//Jones und Grice 1978.
Diagn. Krit.: **(1)** Beginn meist im frühen Erwachsenenalter. – **(2)** Gesprenkelte, netzförmig-konfluierende, braunschwarze oder graublaue Flecken bzw. flach erhabene Papeln in den Hautbeugen (axillär, inguinal, genital, submammär, am Hals und z.T. an der behaarten Kopfhaut). – **(3)** Inkonstant follikuläre Läsionen: bräunliche, punktförmige, akneiform-narbige Eindellungen perioral und an der Nase. – **(4)** Komedoartige, dunkle, follikuläre Hyperkeratosen besonders im Nacken, aber auch in den großen Hautbeugen.
Ätiol.: Autosomal-dominantes Erbleiden mit variabler Penetranz und Manifestation im frühen Erwachsenenalter.
Pathog.: Nicht bekannt.
Bemerkungen: Als Sonderformen des Dowling-Degos-Syndroms können vermutlich angesehen werden: Haber-Syndrom (zusätzlich rosazeaartige Hautveränderungen im Gesicht), Morbus Galli-Galli (zusätzlich erythemato-squamöse juckende Hautveränderungen mit histologischen Zeichen der Dyskeratosis follicularis Darier) sowie Akropigmentatio reticularis Kitamura (retikuläre Pigmentierung an Streckseiten von Händen und Füßen).
Lit.: Degos R, Ossipowski B (1954) Dermatose pigmentaire réticulée des plis (Discussion de l'acanthosis nigricans). Ann Dermatol Syphilol 81: 147–151. – Dowling GB, Freudenthal W (1938) A case of Acanthosis Nigricans. Br J Dermatol 50: 467–470. – Milde P, Goerz G, Plewig G (1992) Morbus Dowling Degos mit ausschließlich genitaler Manifestation. Hautarzt 43: 369–372: – Oppolzer G, Schwarz Th, Duschet P et al (1987) Morbus Dowling-Degos: frustraner Therapieversuch mit Retinoiden. Hautarzt 38: 615–618. – Rebora A, Crovato F (1984) The spectrum of Dowling-Degos disease. Br J Dermatol 110: 627–630. – Wilson//Jones E, Grice K (1978) Reticulate pigmented anomaly of the flexures (Dowling-Degos): a new genodermatosis. Arch Dermatol 114: 1150–1157.
McK 179850
W. Lechner/GB

Pigmentdystrophie, kongenitale
Syn.: Leschke-Syndrom – Dystrophia pigmentosa
Def.: Kongenitale Pigmentdystrophie, wahrscheinlich als oligosymptomatische Form des Recklinghausen-Syndroms (ohne Hauttumoren, aber mit ausgeprägter interner Symptomatik) zu deuten.
A.: Erstbeschreibung 1922 durch Erich Leschke, 1887–1933, Internist, Berlin.
Diagn. Krit.: **(1)** Zahlreiche, unregelmäßig verstreute Pigmentflecke (Café-au-lait) der Haut. – **(2)** Somatischer und psychischer Infantilismus mit Dystrophie. – **(3)** Stoffwechselanomalien: Genitaldystrophie, Adipositas, Nebennierendysfunktion.
Ätiol.: Erbliche Störung.
Bemerkungen: Eigenständigkeit umstritten. In der neueren Literatur nicht mehr beschrieben. **(DD)** Neurofibromatose Recklinghausen mit ausgedehnter endokriner (Phäochromozytom?) und zerebraler Symptomatik.
Lit.: Leschke E (1922) Über Pigmentierung bei Funktionsstörun-

gen der Nebenniere und des sympathischen Nervensystems bei der Recklinghausenschen Krankheit. Klin Wschr 28: 1433. – Ortonne JP, Brocard E, Floret D et al (1980) Valeur diagnostique des taches café-au-lait. Ann Dermatol Venerol 107: 313–327.

W. Stolz/GB

pigmented purpuric eruptions (e): Purpura pigmentosa progressiva
Pili torti und Schwerhörigkeit: Björnstad-Syndrom
Pili trianguli et canaliculi: Haare, unkämmbare
Pillay-Orth-Syndrom: ophthalmo-mandibulo-mele Dysplasie (Pillay-Orth)
pink disease (e): Akrodynie

Pinocchio-Syndrom
(Symptomenkomplex)
Syn.: alexithyme Persönlichkeitsstruktur
Def.: In Anlehnung an eine virtuelle Romanfigur beschriebener Prägnanztypus einer alexithymen Persönlichkeitsorganisation, die als typisch für psychosomatische Störungen erachtet wird (vgl. Alexithymie).
A.: Von A. Sellschopp/Rüppell und M. von Rad 1977, Psychoanalytiker, Heidelberg, jetzt München, erstmals in die psychoanalytische Diskussion des Alexithymie-Konzeptes eingeführte Bezeichnung; der Geschichte über die Märchenfigur »Pinocchio« entnommen, die der Schriftsteller und Journalist Carlo Lorenzini 1881 im »Giornale dei Bambini« veröffentlichte.
Diagn. Krit.: (1) Unkoordinierte Motorik als Anzeichen eines gestörten Körperbildes. – (2) Auffällige Unfähigkeit, Emotionen auszudrücken und zu verstehen; gelegentliche Affektdurchbrüche von Wut und Verzweiflung. – (3) Unfähigkeit, inneres Erleben bedeutungsvoll mit Handlungen abzustimmen. – (4) Erschöpfung infolge fortwährend mißlingender Versuche, innere Bedürfnisse mit den Anforderungen der sozialen Realität in Einklang zu bringen. – (5) Mechanistische Denkkonzepte. – (6) Panik und Gefühle der vitalen Bedrohung nach Verlusten. – (7) Mangel an lenkenden Introjekten führen wiederholt zu mißlingenden Versuchen, einen Kontakt zu Übergangsobjekten herzustellen.
Ätiol.: Schilderung einer typischen entwicklungs- und familiendynamischen Konstellation; vgl. Alexithymie.
Pathog.: Vgl. Alexithymie.
Lit.: Sellschopp/Rüppell A, von Rad M (1977) Pinocchio – a psychosomatic syndrome. Psychother Psychosom 28: 357–360.

H. P. Kapfhammer/DP

Pipecolsäure-Vermehrung: Hyperpipecolatämie
Piperidincarbonsäure-Vermehrung: Hyperpipecolatämie
Pippow-Dysostose: Pippow-Syndrom

Pippow-Syndrom
Syn.: Pippow-Dysostose
Def.: Dominant erbliche Kombination einer Hypoplasie im Bereich der Wirbelbögen des thorako-lumbalen Übergangs und einer Brachydaktylie.
A.: Erstbeschreibung 1942 durch G. Pippow, deutscher Kliniker.
Diagn. Krit.: (1) Hypoplasie von Lamina, Gelenk- und Querfortsätzen von Wirbelbögen des thorako-lumbalen Übergangs. – (2) Kranialvariation des thorako-lumbalen (und lumbo-sakralen) Wirbelsäulenübergangs, Hypo-/Aplasie des 12. Rippenpaares. – (3) Brachydaktylie: Brachymesophalangie oft nur der Kleinfinger, seltener Brachymetakarpie. – (4) Rückenschmerzen.
Ätiol.: Dominantes Erbleiden, am ehesten autosomal-dominant.
Pathog.: Nicht bekannt.
Bemerkungen: Möglicherweise wird diese Kombination gelegentlich übersehen, weil eine milde Brachydaktylie bei Wirbelsäulenfehlbildungen nicht erkannt oder nicht beachtet wird. **(DD)** cheirolumbale Dysostose.
Lit.: Kretzschmar R (1988) Über das Pippow-Syndrom. Radiologe 28: 289–293. – Pippow G (1942) Über das Zusammentreffen von Wirbelgelenkaplasien und Brachydaktylie in einer Sippe. Erbarzt 10: 226.

H. Menger/JS

Piriformis-Syndrom: Musculus-piriformis-Symptomatik

Pisa-Symptomatik
Def.: Akut auftretende, voll reversible Dystonie bei Neuroleptikatherapie.
A.: Karl Axel Ekbom, 1907–, schwedischer Nervenarzt.
Diagn. Krit.: (1) Tonische Seitneigung und Rotation des Rumpfes mit Verstärkung beim Gehen. – (2) Keine sonstigen Symptome einer Frühdyskinesie. – (3) Auftreten wenige Tage nach Beginn der Therapie mit Methylperone oder Haloperidol.
Ätiol.: Medikamentös.
Pathog.: Letztlich ungeklärt, als prädisponierend wirkt evtl. vorbestehende Hirnschädigung mit präseniler Demenz. Am ehesten Störung im dopaminergen nigrostriatalen Neuronensystem.
Lit.: Ekbom K, Lindholm H, Ljungberg L (1972) New dystonic syndrome associated with butyrophenone therapy. Z Neurol 202: 94–103.

W. Müller-Felber/DP

Pitt-Rogers-Danks-Syndrom: Pitt-Syndrom

Pitt-Syndrom
Syn.: Pitt-Rogers-Danks-Syndrom
Def.: Wahrscheinlich autosomal-rezessiv erbliches Syndrom mit der Trias prä- und postnatale Wachstumsretardierung, charakteristische faziale Dysmorphien und geistige Behinderung.
A.: D. B. Pitt, J. G. Rogers und David M. Danks, Melbourne, definierten 1984 das Syndrom anhand von vier Fällen (zwei Schwestern sowie zwei nicht verwandten Patienten).
Diagn. Krit.: (1) Intrauterine Wachstumsretardierung. – (2) Kleinwuchs. – (3) Kraniofaziale Dysmorphien: **a)** großer, breiter Mund; **b)** schmale Oberlippe mit schmalem Philtrum; **c)** »rüsselförmige« Nase; **d)** Exophthalmus; **e)** Telekanthus; **f)** herabhängende Mundwinkel; **g)** tiefsitzende Ohren; **h)** hoher Gaumen. – (4) Mikrozephalie. – (5) Hypoplasie der Labien. – (6) Neurologische Symptomatik: **a)** geistige Behinderung; **b)** Epilep-

sie; c) Hyperaktivität; d) Kopfnicken; e) Innenohrschwerhörigkeit. – (7) Auffälligkeiten der Extremitäten: a) schmale Hände; b) Klumpfuß; c) radio-ulnare Synostose.
Ätiol.: Autosomal-rezessiver Erbgang wahrscheinlich (ein Geschwisterpaar, beide Geschlechter betroffen).
Pathog.: Unbekannt.
Bemerkungen: **(DD)** zu einer Vielzahl von Syndromen mit geistiger Behinderung, fazialen Auffälligkeiten und Minderwuchs unter Umständen sehr schwierig: hier vor allem Cockayne-Syndrom, Coffin-Lowry-Syndrom, fetales Alkohol-Syndrom, Noonan-Syndrom, Rubinstein-Taybi-Syndrom, Larsen-Syndrom, Russel-Silver-Syndrom, 3-M-Syndrom, SHORT-Syndrom.
Lit.: Donnai D (1986) A further patient with the Pitt-Rogers-Danks syndrome of mental retardation, unusual face, and intrauterine growth retardation. Am J Med Genet 24: 29–32. – Pitt DB, Rogers JG, Danks DM (1984) Mental retardation, unusual face, and intrauterine growth retardation: a new recessive syndrome? Am J Med Genet 19: 307–313.
McK: 262350
K. Zerres/AS

pituitary dwarfism I (e): Wachstumshormonmangel Typ 1

Pityriasis lichenoides et varioliformis acuta (Mucha-Habermann)
Syn.: PLEVA – Parapsoriasis varioliformis acuta
Def.: Akut oder subakut verlaufende mit schüsselförmigen Narben abheilende Variante der Pityriasis lichenoides chronica mit nekrotisierender Vaskulitis.
A.: Die von dem Wiener Dermatologen Viktor Mucha 1916 erstmals beschriebene Variante der Pityriasis lichenoides chronica (Neisser-Juliusberg) wurde später (1925) dem Vorschlag des deutschen Dermatologen Rudolf Habermann folgend, Pityriasis lichenoides et varioliformis acuta benannt.
Diagn. Krit.: **(1)** Disseminiert verteilte linsen- bis erbsgroße, oft zentral ulzerierte hämorrhagische Knötchen mit entzündlichem Hof (Abb.). – **(2)** Daneben kommen kleine depigmentierte Narben und Papeln mit eingedelltem Zentrum und Schuppung zur Beobachtung. – **(3)** Schubweises Auftreten und Abklingen der Effloreszenzen. – **(4)** Häufiges Auftreten bei Kindern, oft im Zusammenhang mit Infekten der oberen Luftwege. – **(5)** Abheilung mit schüsselförmigen Närbchen nach schubweisem Verlauf innerhalb von 2 Jahren.
Ätiol.: Häufig Zusammenhang mit Infekten.
Pathog.: Bild einer oberflächlichen nekrotisierenden überwiegend lymphozytischen Vaskulitis.
Bemerkungen: Es bestehen klinisch und histologisch Beziehungen zur lymphomatoiden Papulose. Differentialdiagnostisch ist weiterhin zu denken an eine maligne atrophische Papulose, Varizellen, papulo-nekrotisches Tuberkulid und eine Lues maligna (Sekundärstadium).
Lit.: Habermann R (1925) Über die akut verlaufende, nekrotisierende Unterart der Pityriasis lichenoides (Pityriasis lichenoides et varioliformis acuta). Derm Z, Berlin 45: 42–48. – Luberti AA, Rabinowitz LG, Ververeli KO (1993) Severe febrile Mucha-Habermann's disease in children: case report and review of the literature. Pediatr Dermatol 8: 51–57. – Mucha V (1916) Über einen der Parakeratosis variegata (Unna) bzw. Pityriasis lichenoides chronica (Neisser-Juliusberg) nahestehenden eigentümlichen Fall. Arch Derm Syph 123: 586–592. – Wood GS, Strickler JG, Abel EA (1987) Immunohistology of pityriasis lichenoides et varioliformis acuta and pityriasis lichenoides chronica. J Am Acad Dermatol 16: 559–570.
G. Burg/GB

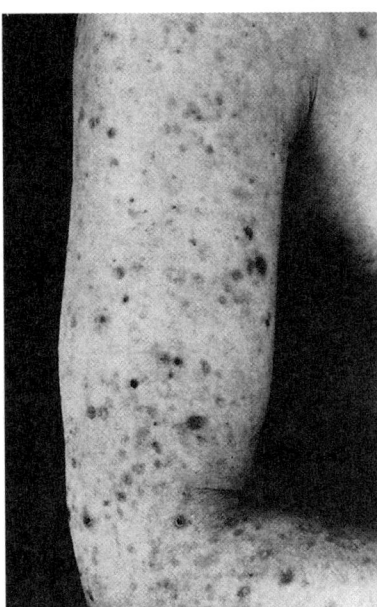

Erscheinungsbild der Pityriasis lichenoides et varioliformis acuta (Beob. H. Flegel, Rostock)

Pityriasis rubra pilaris
Syn.: PRP – Devergie-Krankheit
Def.: Ätiologisch unklare, chronisch-entzündliche Hauterkrankung, welche durch »schilfernde Erytheme« und »follikuläre Papeln« gekennzeichnet ist.
A.: Erstbeschreibung 1856 durch Marie Guillaume Devergie, 1798–1879, Dermatologe, Paris. – Unter der Bezeichnung Psoriasis bereits 1828 von Claudius Tarral beschrieben. Die Namengebung erfolgte 1889 durch Besnier.
Diagn. Krit.: **(1)** Flächige Erytheme mit feiner pityriasiformer Schuppung an Rumpf, Extremitäten, Kapillitium und im Gesicht (»schilfernde Erytheme«). Bei längerem Bestand Infiltration und Lichenifikation. – **(2)** Dicht aggregierte follikuläre Papeln mit zentraler Keratose an Finger- und Handrücken, Rumpf und Extremitätenstreckseiten (»follikuläre Papeln«). Reibeisengefühl. – **(3)** Weiterentwicklung zur inkompletten Erythrodermie möglich; regelmäßig Aussparung bizarr konfigurierter Areale klinisch unveränderter Haut (sog. »nappes claires«). – **(4)** Palmar- und Plantar-Keratosen. Subunguale Hyperkeratosen mit Verdickung der Nägel. Ausgeprägte Kopfschuppung. – **(5)** Beginn der Erkrankung gewöhnlich zwischen dem 40. und 60. Lebensjahr oder in der 1. Lebensdekade. Erstmanifestation jedoch in allen Altersstufen möglich. Überwiegend chronischer Verlauf. – **(6)** Mehrere Unterformen: klassische und atypische Form im Erwachsenenalter; klassische, atypische und zirkumskripte Form im Kindesalter.
Ätiol.: Bei der familiären Erkrankungsform fraglich autosomal-dominanter oder polygener Vererbungsmodus.
Pathog.: Vermutlich unbekannte Verhornungsstörung.
Lit.: Cohen PR, Prystowsky JH (1989) Pityriasis rubra pilaris: a review of diagnosis and treatment. J Am Acad Dermatol 20:

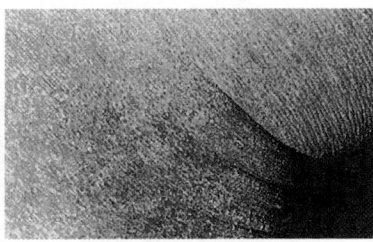

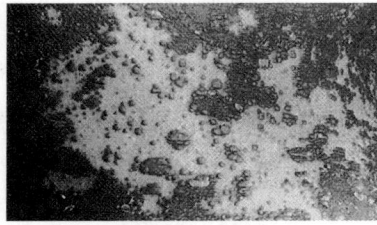

Pityriasis rubra pilaris (Beob. L. Weber, Ulm)

801–807. – Devergie MG (1856) Pityriasis pilaris, maladie de peau non décrite par les dermatologistes. Gaz hebd méd (Paris) 3: 197–201. – Griffiths WAD, Leigh JM, Marks R (1992) Pityriasis rubra pilaris. In: Champion RH, Burton JL, Ebling FJG (eds) Textbook of dermatology, Vol 2, pp 1358–1362. Blackwell, Oxford. – Kuster W (1983) Pityriasis rubra pilaris. Bibliogr Genet Med 17: 1–86.
McK: 173200
L. Weber/GB

PKU I: Phenylketonurie
plasma factor IX-deficiency (Schulman) (e): PTC-Mangel
plasma thromboplastin-antecedent deficiency (e): Faktor-XI-Mangel
plasma thromboplastin component deficiency (e): PTC-Mangel
plasma-thromboplastin-factor-A-deficiency (Aggeler u.a.) (e): Hämophilie A
Platterbsenvergiftung: Lathyrismus(-Symptomatik)
Platyspondylie-Osteochondritis vertebralis infantilis: Osteochondrose, aseptische, Typ Calvé

Pleonosteose
Syn.: Léri-Pleonosteose
Def.: Autosomal-dominant erbliche Bindegewebserkrankung charakterisiert durch multiple Gelenkkontrakturen.
A.: Erstbeschreibung 1921 durch André Léri, Internist am Hôpital Cochin, Paris.
Diagn. Krit.: (1) Beginnend im Kindesalter multiple Gelenkkontrakturen unter Einschluß der Wirbelgelenke: vor allem Flexionskontrakturen der Finger. – (2) Kurze, breite Hände und Füße. – (3) Mäßig ausgeprägter Kleinwuchs. – (4) Verdicktes Haut- und Unterhautgewebe; ungewöhnlich feste Muskulatur. – (5) Mongoloide Lidachsenstellung. – (6) Röntgenologisch verbreiterte und verplumpte Röhrenknochen von Händen und Füßen; Hyperplasie der dorsalen Anteile der Halswirbel.
Ätiol.: Autosomal-dominantes Erbleiden.
Pathog.: Unbekannt. Hautbiopsien zeigten eine Fibrose und Hyalinisierung des Koriums und verdichtetes Unterhautgewebe. Die histologischen Veränderungen ähneln denen der Sklerodermie. Möglicherweise sind die Knochenveränderungen Folge einer im Rahmen des Weichteilprozesses aufgetretenen periostalen Hyperaktivität.
Bemerkungen: Die meisten der unter der Bezeichnung »Pleonosteose« veröffentlichten älteren Fälle hatten Mucopolysaccharidosen. Von diesen unterscheidet sich die Pleonosteose klinisch durch das Fehlen von Speicherphänomenen und den autosomal-dominanten Erbgang. Eine von Myre et al. 1981 beschriebene Erkrankung ähnelt der Pleonosteose weitgehend, doch waren die Patienten geistig behindert (Clin Genet 20: 1–5).
Lit.: Léri A (1922) Une maladie congénitale et héréditaire: la pléonosteose familiale. Bull Mém Soc Méd Hôp Paris 45: 1228–1230. – Rukavina JG, Falls HF, Holt JF, Block WD (1959) Léri's Pleonosteosis. J Bone Jt Surg 41–A: 397–408.
J. Spranger/JS

PLEVA: Pityriasis lichenoides et varioliformis acuta (Mucha-Habermann)
Plexusparese, untere: Armplexuslähmung, untere
plumbism (e): Remak-Krankheit

Plummer-Adenom
Syn.: Plummer-Krankheit – Schilddrüsenautonomie – Knotenkropf, toxischer – Adenom, toxisches, der Schilddrüse – nodular goiter, toxic (e)
Def.: Autonome, unifokale oder multifokale Adenome der Schilddrüse.
A.: Henry Stanley Plummer, 1874–1937, Internist, Rochester/Minn. – Erstbeschreibung 1913.
Ätiol.: Ausgeprägte Proliferation der Schilddrüsenfollikel insbesondere bei Jodmangel.
Pathog.: Es entwickelt sich über ein Stadium einer latenten Hyperthyreose (kompensiertes Adenom), eine Schilddrüsen-Überfunktion (partiell dekompensiertes, dann dekompensiertes Adenom) in einer meist multinodös umgeformten Struma.
Lit.: Plummer HS (1913) The clinical and pathological relationship of simple and exophthalmic goiter. Am J Med Sci 146: 790–795. – Studer H, Gerber H (1991) Toxic multinodular goiter. In: Braverman LE, Utiger RD: The Thyroid, 6th ed, pp 693–704. JB Lippincott Company.
B. O. Böhm/GA

Plummer-Krankheit: Plummer-Adenom
Plummer-Vinson-Syndrom: Dysphagie, sideropenische
PMK: Pelizaeus-Merzbacher-Krankheit
PMS: Dressler-Syndrom II
PMS: prämenstruelle Beschwerden
pneumohämorrhagische Anämie: Lungenhämosiderose, idiopathische
Pneumokoniose-Syndrom, rheumatoides: Caplan-Syndrom
Pneumonie, interstitielle mononukleäre, herdförmige fibrosierende: Mikity-Wilson-Komplex
PNM-Syndrom: Akrodysplasie

POEMS-Komplex
Syn.: Crow-Fukase-Syndrom – PEP-Syndrom – Shimpo-Syndrom – Takatsuti-Syndrom
Def.: Meist paraneoplastischer, neurologisch-internistisch-dermatologischer Symptomenkomplex (v.a. bei

osteosklerotischem Plasmozytom) mit **P**olyneuropathie, **O**rganomegalie, **E**ndokrinopathie, Dysglobulinämie (**M**-Gradient) und Hautveränderungen (**s**kin changes).
A.: Scheinker berichtete 1939 über einen Patienten mit Teilmanifestation des Krankheitsbildes. – Beschreibung der vollen Symptomatik 1956 durch Crow und 1968 durch Fukase. Von Bardwick et al. stammt die deskriptive Bezeichnung POEMS-Syndrom (Akronym aus den Anfangsbuchstaben der Hauptkriterien).
Diagn. Krit.: (1) Progressive periphere Polyneuropathie mit distalen sensomotorischen Symptomen und Muskelschwäche (100%). – (2) Organomegalie (83%): Hepato-, Splenomegalie und Lymphknotenvergrößerung. – (3) Endokrinopathie: Gynäkomastie (68%), Impotenz (63%), Amenorrhö, Glucoseintoleranz, Hypothyreose, Hyperprolaktinämie. – (4) Dysglobulinämie (80%; M-Gradient), in über 50% Plasmozytom. – (5) Hautveränderungen: Hyperpigmentierung (93%), Hypertrichose (81%), Verdickung und Verhärtung der Haut (77%), Trommelschlegelfinger (56%), Weißverfärbung der proximalen Fingernagelhälfte. – (6) Periphere Ödeme (91%), Aszites (62%), Pleuraerguß (40%). – (7) Leichtes Fieber (70%), Hyperhidrosis (66%). – (8) Papillenödem infolge von Eiweißvermehrung im Liquor. – (9) Röntgen: Häufiger solitäre osteosklerotische, seltener gemischt sklerotisch-lytische Knochenveränderungen. Gelegentlich charakteristische knöcherne Proliferationen: Spikulabildung im Bereich der kleinen Wirbelgelenke, Enthesiopathien am Ansatz großer Sehnen.
Ätiol.: Heterogen bzw. ungeklärt. Tritt meist als Paraneoplasie auf.
Pathog.: Nicht eindeutig geklärt: sowohl endoneurale Proteinablagerung als auch eine multilokuläre Plasmazellproliferation mit Sekretion einer für viele Organe toxischen Substanz werden erwogen. Denkbar sind auch Antikörperaktivitäten des M-Proteins gegen gleichartige antigene Epitope in den verschiedenen Organen.
Bemerkungen: Behandlung des Plasmozytoms führt zu Besserung von Neuropathie, Hyperpigmentierungen, Ödemen und anderen Symptomen.
Lit.: Bardwick, PA, Zvaifler NJ, Gill GN et al (1980) Plasma cell dyscrasia with polyneuropathy, organomegaly, endocrinopathy, M protein, and skin changes: The POEMS syndrome. Medicine 59: 311–322. – Crow RS (1956) Peripheral neuritis in myelomatosis. Br Med J 2: 802–804. – Miralles GD, O'Fallon JR, Talley NJ (1992) Plasma-cell dyscrasia with polyneuropathy – The spectrum of POEMS syndrome. N Engl J Med 327: 1919–1923. – Nakanishi T, Sobue I, Toyokura Y et al (1984) The Crow-Fukase syndrome: A study of 102 cases in Japan. Neurology 34: 712. – Scheinker I (1938) Über eine bisher nicht beschriebene, mit eigentümlichen Hautveränderungen einhergehende Polyneuritis bei einem plasmazellulären Myelom des Sternums. Dtsch Z Nervenh 147: 247–273. – Shelley WB, Shelley ED (1987) The skin changes in the Crow-Fukase (POEMS) syndrome. Arch Dermatol 123: 85.
E. Haneke; E. Seifried/GB; GA

Pötzl-Syndrom
Def.: Historischer Begriff für die sehr seltene Wortblindheit-Farbsinnstörung.
Lit.: Pötzl O (1919) Über die Rückbildung einer reinen Wortblindheit, Zschr Neurol 52: 241. – Pötzl O (1927) Zur Kasuistik der Wortblindheit-Notenblindheit. Mschr Psych 66: 1–12.
W. Paulus/DP

Poikilodermatomyositis
Syn.: Petges-Cléjat-Jacobi-Syndrom – Poikilodermia atrophicans vascularis (Jacobi) – Sklerose der Haut mit generalisierter Myositis, atrophisierende
Def.: Sehr seltene, besondere klinische Variante der generalisierten Dermato(poly)myositis mit Poikilodermie. Wahrscheinlich kein eigenständiges Krankheitsbild, sondern eine klinisch deskriptive Beschreibung eines Stadiums unterschiedlicher Krankheitsbilder wie Parapsoriasis, Mycosis fungoides, Dermatomyositis, Lupus erythematodes, Sklerodermie, Hodgkin- und Non-Hodgkin-Lymphomen, Xeroderma pigmentosum, Rothmund-Thompson-Syndrom und Werner-Syndrom. Zusätzlich wurde eine Assoziation zwischen rückläufigem Lichen planus, Arsen-Intoxikation und Poikilodermia Civatte beschrieben. Einige Autoren halten diese Erkrankung für ein Endstadium des Gewebes nach chronischen physikalischen und antigenen Reizen.
A.: Erstbeschreibung 1906 gemeinsam durch Georges Petges, 1872–1952, und C. Cléjat, Dermatologen, Bordeaux. – Weitere Beschreibungen 1908 durch Eduard Jacobi, 1862–1915, Dermatologe, Freiburg, und 1930 durch Petges (»Poikilodermatomyositis«).
Diagn. Krit.: (1) Krankheitsbild der chronischen fieberhaften »Dermatomyositis« mit initialem Muskelschmerz und Muskelschwellung, später eintretende Muskelatrophie und funktionelle Muskelschwäche. – (2) Progrediente, fleckige, sklerodermieartige (weiße) Atrophie der Epidermis und Kutis (sekundäre Poikilodermie). – (3) Fleckweise Entwicklung sekundärer Teleangiektasien und Hyperpigmentierungen. – (4) Allgemein starker Pruritus. – (5) Röntgen: in einzelnen Fällen finden sich annähernd symmetrische Kalkablagerungen in den Bindegewebssepten der Muskulatur. Ferner allgemeine (Inaktivitäts-)Osteoporose des Skeletts. S. auch Dermatomyositis.
Ätiol.: Ungeklärt.
Pathog.: Pathologisch-anatomisch: Atrophie der Epidermis, Degeneration der oberflächlichen Kollagenfasern, Hyalinisierung der Hautarteriolen. Hämorrhagische Infiltration und Ödem des Peri- und Endomysiums. Perivaskuläre Rundzellinfiltrate.
Bemerkungen: (DD) Poikilodermien – Dermatomyositis.
Lit.: Forman AB, Garden JM (1989) Progressive erythematous and atrophic eruption in a patient with chronic myelogenous leukemia. Arch Dermatol 125: 1265–1270. – Jacobi E (1908) Poikilodermia atrophicans vascularis. In: Neisser A, Jacobi E (Hrsg) Ikonographia dermatologica. Berlin 3: 95–100. – te Lintum JC, Goedbloed R (1974) Poikilodermatomyositis. Dermatologica 148: 52–55. – Petges G, Cléjat C (1906) Sclérose atrophique de la peau et myosite généralisée. Ann Derm Syph 7: 550–568. – Petges G, Petges A (1930) Poikilodermatomyosite dans la jeunesse et l'enfance. Ann Derm Syph 1: 441–449.
C. G. Schirren/GB

Poikilodermia atrophicans vascularis (Jacobi): Poikilodermatomyositis
poikilodermie congénitale de Thomson (fz): Poikilodermie, kongenitale, Typus Thomson

Poikilodermie, kongenitale, mit Blasenbildung
Syn.: Marghescu-Braun//Falco-Rodermund-Syndrom
Def.: Besonderer Typ der kongenitalen Poikilodermie, eine Variante (?) des Typus Thomson.
A.: Sándor Marghescu, 1929–, Dermatologe, Hannover. – Otto Braun//Falco, 1922–, Dermatologe, München. – Ot-

Poikilodermie, kongenitale, Typus Rothmund-Thomson

to-Ernst Rodermund, 1932–, Dermatologe, Ulm. – Einzelfallbeschreibungen durch Kindler (1954), Degos und Ebrard (1956), Brain (1952) sowie Hamminga (1955). Abgrenzung als nosologische Einheit 1965 durch Marghescu und Braun/Falco. Bestätigung der Krankheitsentität 1976 durch Rodermund und Hausmann anhand von 16 einschlägigen Fällen. Namengebung 1976 durch H. Reich.

Diagn. Krit.: **(1)** Krankheitsmanifestation bei Geburt oder in den ersten Lebenswochen (bis -monaten). – **(2)** Zunächst spontan oder posttraumatisch linsen- bis erbsgroße Blasen im Gesicht und/oder an anderen Körperstellen (negatives Nikolski-Phänomen). Später treten in den betroffenen Partien fleckige retikuläre Erytheme auf, die sich in typische poikilodermatische Hautveränderungen umwandeln (bis spätestens zum 4. Lebensjahr). Das Vollbild ist durch Teleangiektasien, Hyper- und Depigmentierungen in netzförmiger Anordnung sowie durch diffuse Atrophie der Haut mit besonderer Ausprägung im Gesicht und an den Extremitätenstreckseiten gekennzeichnet. Die Neigung zur Blasenbildung nimmt mit steigendem Lebensalter ab. – **(3)** Nicht selten zusätzlich palmoplantare Hyperkeratosen und abnorme Vulnerabilität der Haut. – **(4)** Häufig Nageldystrophie, konisch zugespitzte Fingerenden. – **(5)** Zahndysplasie. – **(6)** Spärliche Behaarung. – **(7)** Ferner kommen gelegentlich vor: Mikrozephalie, Turmschädel, Spitzbogengaumen, chronische Gingivitis, Syndaktylie, Hypogenitalismus, Minderwuchs. – **(8)** Keine Kataraktentwicklung, keine intraorale Leukoplakie, zumeist normale Intelligenz, normale Hidrose.

Ätiol.: Wahrscheinlich genetisch determinierte Erkrankung mit autosomal-rezessivem Erbgang. Einzelheiten noch ungeklärt.

Pathog.: Unbekannt.

Lit.: Marghescu S, Braun/Falco O (1965) Über die kongenitalen Poikilodermien. (Ein analytischer Versuch.) Derm Wschr 151: 9–19. – Rodermund O-E, Hausmann D (1976) Das Braun/Falco-Marghescu-Syndrom. Ein Beitrag zu den kongenitalen Poikilodermien. Z Hautkr 51: 301–311. – Wendenburg WD, Meinhof W (1992) Braun/Falco-Marghescu-Syndrom. Kongenitale Poikilodermie mit Blasenbildung. Akt Dermatol 18: 141–144.

L. Weber/GB

Poikilodermie, kongenitale, Typus Rothmund-Thomson

Syn.: Rothmund-Thomson-Syndrom

Def.: Autosomal-rezessiv erbliches, zur Gruppe der kongenitalen Poikilodermien gehörendes Syndrom mit Katarakt sowie komplexen ekto- und mesodermalen Entwicklungsstörungen. Wegen vielfacher Symptomenüberschneidungen mit dem Typus Thomson (ohne Kataraktentwicklung) nosologische Nähe bzw. Identität postuliert (daher Rothmund-Thomson-Syndrom). Seit den Bearbeitungen durch Carlton (1943) und Sexton (1954) als nosologische Entität mit unterschiedlicher Verlaufsform betrachtet. Durch die klinische Variabilität Unterscheidung weiterer Biotypen (Zinsser 1910, Dowling 1936, Brain 1952, Marghescu-Braun/Falco 1965).

A.: August von Rothmund jun., 1830–1906, Ophthalmologe, München. – Erstbeschreibung 1868.

Diagn. Krit.: **(1)** Im 1. Lebensjahr flächenhafte Ausbreitung von teleangiektatisch verstärkten, netzartig-marmorierten Erythemen im Gesicht (Wangen, Nasenrücken, Stirn, Kinn) und an Ohrmuscheln, später auch an Extremitäten und Gesäß. Stamm bleibt meist frei. Innerhalb einiger Monate Progredienz zu einer stationären atrophischen Poikilodermie. – **(2)** Bilaterale infantile Katarakt, die zwischen 4.–6. Lebensjahr beginnt und inner-

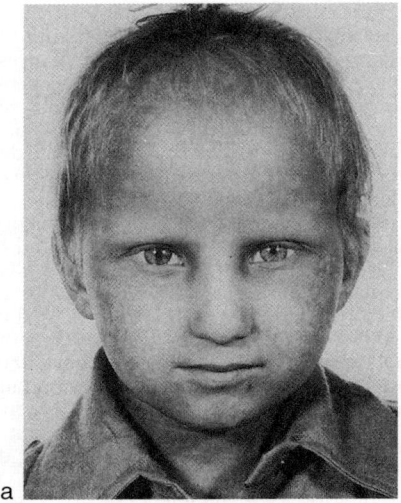

a

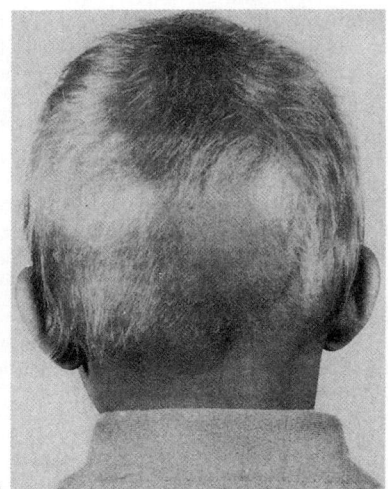

b

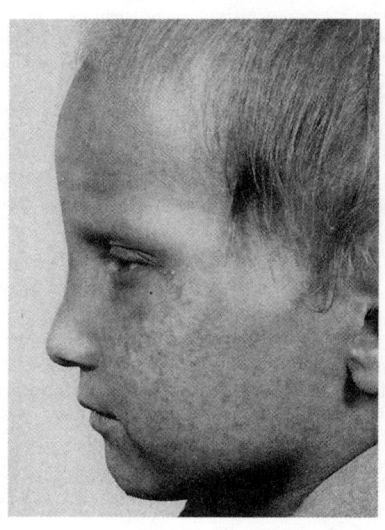

c

Poikilodermie, kongenitale, Typus Rothmund-Thomson: a) und c) charakteristische Hautmarmorierung im Gesicht (»Röntgenhaut«); b) spärlicher Haarwuchs mit Tendenz zu frühzeitiger Glatzenbildung (6jähriger Junge; Fotos DOFONOS, Ffm.)

halb weniger Wochen zur vollständigen Linsentrübung führt. – **(3)** Hypo- oder Atrichie, vorzeitiges Ergrauen der Haare, frühe Glatzenbildung, Hypo- oder Aplasie der Talg- und Schweißdrüsen. – **(4)** Bilaterale symmetrische Akromikrie mit Daumenhypoplasie und Überstreckbarkeit des Daumens, Radius- und Ulnahypoplasie, Sattelnase. – **(5)** Proportionierter Minderwuchs. – **(6)** Hodenhypoplasie und genitaler Infantilismus, A- oder Dysmenorrhö. – **(7)** Nagel- und Zahnanomalien. – **(8)** Röntgen: gelegentlich epi- und metaphysäre enchondrale Ossifikationsstörungen. – **(9)** Psyche und Intellekt unauffällig. – **(10)** Herabgesetzte DNA-Reparatur.
Ätiol.: Autosomal-rezessives Erbleiden ohne Geschlechtspräferenz. Konsanguinität der Eltern gehäuft. Möglicherweise Trisomie-8-Mosaik.
Pathog.: Unbekannt.
Lit.: Marghescu S (1989) Kongenitale Poikilodermien. Z Hautkr 64: 167–169. – Rodermund D-E, Hausmann D (1977) Das Rothmund-Syndrom. Ein Beitrag zu den kongenitalen Poikilodermien. Z Hautkr 52: 129–141. – v. Rothmund A (1868) Über Cataracten in Verbindung mit einer eigentümlichen Hautdegeneration. Arch Ophthalmolog 14: 159–182. – Taylor WB (1957) Rothmund's syndrome – Thomson's syndrome. Arch Dermatol 75: 236–244. – Vennos EM, Collins M, James WD (1992) Rothmund-Thomson syndrome: Review of the world literature. J Am Acad Dermatol 27: 750–762.
McK: 268400
S. Hödl/GB

Poikilodermie, kongenitale, Typus Thomson

Syn.: Thomson-Krankheit – poikilodermie congénitale de Thomson (fz) – Thomson's syndrome (e) – cutaneous dystrophy, congenital (e)
Def.: Autosomal-rezessiv erbliches, zur Gruppe der kongenitalen Poikilodermien gehörendes Syndrom mit komplexen ekto- und mesodermalen Entwicklungsstörungen (als Sonderform des Typus Rothmund-Thomson ohne juvenile Katarakt und Hypogonadismus, aber mit erhöhter UVA-Lichtempfindlichkeit betrachtet).
A.: Matthew-Sydney Thomson, 1894–, Dermatologe, London. Erstbeschreibung 1923 (wahrscheinlich ohne Kenntnis der Publikation von Rothmund).
Diagn. Krit.: **(1)** Während des 1. Lebensjahres Entwicklung eines kleinmaschigen Netzwerkes aus blaßroten Erythemen und Teleangiektasien und einer diffusen oder herdförmigen Hautatrophie (Wangen, Kinn, Hals, Ohrmuscheln, Extremitätenstreckseiten, Achseln und Leistenbeugen). Später an diesen Stellen kleinfleckige De- und schmutzig-braune Hyperpigmentierungen und pityriasiform schuppende Xerodermie. Gelegentlich lichenoide Papeln an Unterarm-, Hand- und Fingergrundgelenkstreckseiten. In der Pubertät palmo-plantare warzige Hyperkeratosen (verruköser Typus Thomson). – **(2)** Sonnendermatitis infolge erhöhter UVA-Lichtempfindlichkeit (nicht obligat). – **(3)** Häufig sog. Dreiecksgesicht mit Hypertelorismus, keine Sattelnase. – **(4)** Bilaterale Radius-, Ulna- und Daumenhypoplasie (Dysmelie), sowie weitere Skelettanomalien. Selten Minderwuchs. – **(5)** Gelegentlich Fehlen der Augenbrauen und Wimpern, schütteres Kopfhaar. – **(6)** Juvenile Arteriosklerose. – **(7)** Fehlen von Katarakt, Nagel- und Zahnanomalien, Genitalhypoplasie, Schweiß- und Talgdrüsenfunktionsstörungen. – **(8)** Gelegentlich familiäres Vorkommen, keine Konsanguinität der Eltern nachweisbar. – **(9)** Gewöhnlich keine Intelligenzdefekte.
Ätiol.: Autosomal-rezessives Erbleiden mit schwacher Expressivität.
Bemerkungen: Vorkommen von Plattenepithelkarzinomen im Bereich der sog. warzigen Hyperkeratosen, Morbus Bowen, Basaliomen und Osteo- und Fibrosarkomen.
Lit.: Berg E, Chuang TY, Cripps D (1987) Rothmund-Thomson syndrome: a case report, phototesting, and literature review. J Am Acad Dermatol 17: 332–338. – Schrallhammer K, Burg G, Stolz W, Braun/Falco O (1988) Kongenitale Poikilodermie mit warzigen Hyperkeratosen. Eine Sonderform des Thomson-Syndroms? Hautarzt 39: 143–148. – Taylor WB (1957) Rothmund's syndrome – Thomson's syndrome. Congenital poikiloderma with or without juvenile cataract. A review of the literature, report of a case and discussion of the relationship of the two syndromes. Arch Dermatol 75: 236–244. – Thomson MS (1923) An hitherto undescribed familial disease. Br J Dermatol Suppl 35: 455–462.
S. Hödl/GB

Poland-Anomalie: Poland-Symptomenkomplex
Poland-Komplex: Poland-Symptomenkomplex

Poland-Symptomenkomplex

Syn.: Poland-Komplex – Poland-Syndrom (fälschlich) – Poland-Anomalie
Def.: Kombination von einseitiger Pektoralishypoplasie mit ipsilateraler Brachysyndaktylie.
A.: Erstbeschreibung 1841 durch Alfred Poland, 1822–1872, Chirurg, London.
Diagn. Krit.: Es ist jeweils nur eine Seite betroffen. **(1)** Brachysyndaktylie. – **(2)** Syndaktylie II bis V der verkürzten Finger, partiell oder total. – **(3)** Ipsilaterale Aplasie/Hypoplasie des M. pectoralis major und der Mamille. – **(5)** Evtl. Hypoplasie weiterer Muskeln dieser Seite wie Pectoralis minor, Trapezius; Aplasie/Hypoplasie/Verformung/Eindellung von Rippen; Axillarfalten. – **(6)** Fehlen der Axillar- und Brustbehaarung. – **(7)** Selten weiterreichende Hypoplasie der Finger bis Fehlen einzelner Phalangen. Selten Nierenfehlbildungen (ipsilateral), Wirbelfehlbildungen.
Ätiol.: Unbekannt. Drei Viertel der Betroffenen sind männlich, in drei Viertel ist die rechte Seite betroffen. Vorkommen meist sporadisch, aber wiederholt dominante Stammbäume beschrieben.
Pathog.: Meist unbekannt, möglicherweise heterogen. Diskutiert wird eine Hypoplasie oder partieller Verschluß der Arteria subclavia. Der M. pectoralis major ist embryologisch ein auf den Stamm zurückgewanderter Extremitätenmuskel.
Bemerkungen: Überzufällig kombiniert mit dem Moebius-Symptomenkomplex, mit Hypoglossie/Hypodaktylie, transversalen Strahlendefekten, Klippel-Feil- und dem Sprengel-Symptomenkomplex. Es existieren auch Fälle mit einseitiger Pektoralishypoplasie ohne Extremitätenbefunde.
Lit.: Castilla EE, Paz JE, Orioli IM (1979) Pectoralis major muscle defect and Poland complex. Am J Med Genet 4: 263–269. – David TJ (1972) Nature and etiology of the Poland anomaly. N Engl J Med 287: 487. – Der Kaloustian, VM, Hoyme HE, Hogg H et al (1991) Possible common pathogenetic mechanism for Poland sequence and Adams-Oliver syndrome. Am J Med Genet 38: 69–73. – Poland A (1841) Deficiency of the pectoral muscles. Guy's Hosp Rep 6: 191.
McK: 173800
A. Schinzel/AS

Poland-Syndrom (fälschlich): Poland-Symptomenkomplex
Poliodystrophia cerebri progressiva: Poliodystrophie Alpers
Poliodystrophia progressiva corticalis: Poliodystrophie Alpers

Poliodystrophie Alpers

Syn.: Poliodystrophia cerebri progressiva – Poliodystrophia progressiva corticalis – Alpers-Krankheit – Alpers progressive infantile poliodystrophy (e)
Def.: Diffuse progrediente Degeneration primär der grauen Substanz in Kortex und Kerngebieten.
A.: Bernard Jacob Alpers, 1900–, Neurochirurg, Philadelphia.
Diagn. Krit.: **(1)** Im Säuglings- bis Jugendlichenalter (meist zwischen 2. und 6. Lebensjahr) beginnender Entwicklungsknick mit raschem Abbau; auch akute fetalneonatale Form mit Akinesie beschrieben. – **(2)** Weitgehend therapieresistente fokale und generalisierte Anfälle bis zum Status epilepticus früh im Verlauf sowie multifokale Myoklonien; EEG hochpathologisch, meist mit hohen langsamen Wellen und poly-spikes. – **(3)** Verschiedene und wechselnde zentrale Bewegungsstörungen mit Rigidität, Choreoathetose, Ataxie, final Spastik. – **(4)** Tod in der Enthirnungsstarre oder im Status epilepticus. – **(5)** Pathognomonisch ist der neuropathologische Autopsiebefund. – **(6)** Alpers-Huttenlocher-Variante: zusätzlich Hepatopathie (steht im Vordergrund) und präfinales Leberversagen, wohl seltener mit Myopathie und Kardiomyopathie.
Ätiol.: Wohl uneinheitlich; die Entität als Syndrom ist fraglich; verschiedene Defekte des oxidativen, somit mitochondrialen Stoffwechsels mit entsprechender, meist autosomal-rezessiver Vererbungsmöglichkeit wurden assoziiert; wie bei anderen Mitochondriopathien scheint der resultierende ATP-Mangel letztlich entscheidend zu sein.
Pathog.: Nach Zahl oder Konfiguration abnorme Mitochondrien wurden in Muskulatur, Herz oder Leber beschrieben, auch bei auf das ZNS beschränkter Symptomatik; bei anderen Fällen gesicherte mitochondriale Stoffwechseldefekte (Pyruvatdehydrogenase-Mangel, Pyruvatcarboxylase-Mangel, Cytochrom-aa3-Defekt) waren nicht mit sicher unterscheidbarer Klinik korreliert. Neuropathologie: genereller Verlust von Nervenzellen im atrophierten Großhirn bei oft herdförmiger spongiöser Degeneration und Gliaproliferation.
Bemerkungen: **(DD)** Reye-Syndrom – hypoxisch-ischämische Enzephalopathie (HIEP). Für einzelne Fälle der durch Valproat ausgelösten Hepatoenzephalopathie wird auch ein zugrundeliegender mitochondrialer Stoffwechseldefekt diskutiert.
Lit.: Alpers BJ (1931) Diffuse progressive degeneration of the grey matter of the cerebrum. Arch Neurol Psychiat (Chicago) 25: 469–505. – Bicknese AR, May W, Hickey WF, Dodson WE (1992) Early childhood hepatocerebral degeneration misdiagnosed as valproate hepatotoxicity. Ann Neurol 32(6): 767–775. – Egger J, Harding BN, Boyd SG et al (1987) Progressive neuronal degeneration of childhood (PNDC) with liver disease. Clinical Pediatrics 26: 167–173. – Frydman N, Jager/Roman E, de Vries L et al (1993) Alpers progressive infantile neuronal poliodystrophy: an acute neonatal form with findings of the fetal akinesia syndrome. Am J Med Genet 47(1): 31–36. – Jellinger K, Seitelberger F (1970) Spongy glio-neuronal dystrophy in infancy and childhood. Acta Neuropathol (Berlin) 16: 125–140. – Prick MJ et al (1983) Progressive poliodystrophy (Alpers' disease) with a defect in cytochrome aa3: a report of two unrelated patients. Clin Neurol Neurosurg 85: 59–70. – Shapira Y et al (1975) Familial poliodystrophy, mitochondrial myopathy, and lactate acidemia. Neurology 25: 614–621.
McK: 203700
B. Reitter; H.-L. Spohr/DP; JK

Polioencephalitis haemorrhagica superior: Wernicke-Krankheit
Polioenzephalopathie, subakute, präsenile: Creutzfeldt-Jakob-Krankheit

poliomyelitis-like illness associated with (acute bronchial) asthma (e): Hopkins-Symptomenkomplex
Polle-Syndrom: Münchhausen-Stellvertreter-Syndrom – Münchhausen-Syndrom
Pollit-Syndrom: Trichothiodystrophie-Syndrom
Polyadenomatose, endokrine: Wermer-Syndrom
Polyadenomatose, familiäre: Wermer-Syndrom
polyadénomes en nappe (fz): Gastropathie Ménétrier, hypertrophische
Polyarteriitis nodosa: Panarteriitis nodosa
Polyclonia continua epileptoides: Epilepsia partialis continua (Koshewnikoff)
polycystic kidney disease (e): Nieren, polyzystische
polycystic ovary syndrome (e): Ovarien, polyzystische
Polycythaemia rubra (vera, idiopathica): Polyglobulie, benigne familiäre
polydactyly imperforate-anus vertebral-anomalies syndrome (e): Say-Gerald-Syndrom
Polydaktylie-dento-vertebrales Syndrom: Herz-Hand-Syndrom Typ IV
Polydaktylie, mesoaxiale, und Herzfehler: Herz-Hand-Syndrom Typ IV

polyglanduläres Autoimmun-(PGA-)Syndrom, Typ I

Syn.: PGA-Syndrom I – H.A.M.-Syndrom – Hypoparathyreoid-Addison-Moniliasis-Syndrom – hypoadrenocorticism with hypoparathyroidism and superficial moniliasis (e) – Autoimmun-Polyendokrinopathie-Syndrom Typ I – Candida-Endokrinopathie-Syndrom – autoimmune polyglandular syndrome type I (APS I) (e) – Blizzard's syndrome (e)
Def.: Fraglich autosomal-rezessive Erbkrankheit ohne HLA-Assoziation mit Nebennierenrindeninsuffizienz, Hypoparathyreoidismus und mukokutaner Candidiasis sowie weiteren Autoimmunerkrankungen.
Diagn. Krit.: **(1)** Symptome der Nebennierenrindeninsuffizienz mit Beginn in der Kindheit und Jugend. – **(2)** Symptome des Hypoparathyreoidismus (¾ der Fälle). – **(3)** Chronische Candidiasis der Haut und Schleimhäute (bei ¾ der Fälle). – **(4)** Weitere mögliche Autoimmunerkrankungen: Alopezie, Malabsorptions-Syndrome, chronisch aktive Hepatitis, in der Kindheit beginnende perniziöse Anämie, primärer Hypogonadismus, Vitiligo, 10% Typ-I-Diabetes. – **(5)** Verhältnis Frauen zu Männer 4 : 3. – **(6)** Manifestationsalter: in der Kindheit.
Ätiol.: Es wird eine rezessiv erblich bedingte Störung der T-Lymphozytenfunktion vermutet, möglicherweise auf der Grundlage einer gestörten Thymusfunktion. Genlokus Chromosom 20.
Pathog.: Infolge der gestörten zellulären Abwehr kommt es vermehrt zu Candidiasis.
Lit.: Ahonen P (1985) Autoimmune polyendocrinopathy-candidosis-ectodermal dystrophy (APECED): autosomal recessive inheritance. Clin Genet 27: 535–542. – Ahonen P, Myllarniemi S, Sipila I, Perheentupa J (1990) Clinical variation of autoimmune polyendocrinopathy-candidiasis-ectodermal dystrophy (APECED) in a series of 68 patients. N Engl J Med 322: 1829–1836. – Neufeld M, MacLaren NK, Blizzard RM (1981) Two types of autoimmune Addison' disease associated with different polyglandular autoimmune (PGA) syndromes. Medicine 60: 355–362. – Skordis N, MacLaren N (1988) Immunogenetics of autoimmune polyglandular syndromes. In: Farid NR: Immunogenetics of Endocrine Disorders, pp 373–399. Alan R Liss, New York. – Whitaker J, Landing BH, Esselborn VM, Williams RR (1956) The syndrome of juvenile hypoadrenocorticism, hypoparathyroidism and superficial moniliasis. J Clin Endocr 16: 1374–1387.
McK: 240300
B. O. Böhm/GA

Polypose des Kolons, familiäre

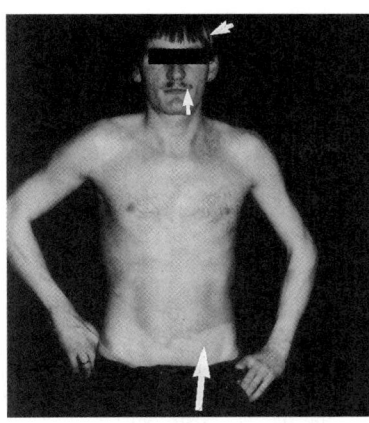

polyglanduläres Autoimmun-(PGA-)Syndrom, Typ II: 30jähriger Patient mit Diabetes mellitus Typ I, Autoimmunthyreoiditis, chronisch atrophischer Gastritis, Vitiligo (Pfeil) sowie Depigmentierung im Bereich des Oberlippenbartes (Pfeil) sowie im Bereich der linken Schädelkalotte (Pfeil)

polyglanduläres Autoimmun-(PGA-)Syndrom, Typ II

Syn.: PGA-Syndrom II – (M. B.-)Schmidt-Syndrom – biglanduläres Syndrom – thyreosuprarenales Syndrom – Schmidt-Carpenter's syndrome (e) – autoimmune polyglandular syndrome type II (APS II) (e)
Def.: HLA-assoziierte Form einer polyglandulären Autoimmunerkrankung mit Nebennierenrindeninsuffizienz, Autoimmunerkrankungen der Schilddrüse und Insulinpflichtigem Diabetes mellitus Typ I sowie einer Alopezie.
A.: Martin Benno Schmidt, 1863–1949, Pathologe, Göttingen. – Erstbeschreibung 1926.
Diagn. Krit.: (1) Symptome der Nebennierenrindeninsuffizienz: verstärkte Haut- und Schleimhautpigmentation, Adynamie, Hypotonie, Anorexie, Amenorrhö. – (2) Symptome der Schilddrüsenunterfunktion: (Adynamie, Hypotonie s.o.), Verlangsamung. – (3) Insulin-abhängiger Diabetes mellitus (in der Hälfte der Fälle). – (4) Weitere Autoimmunerkrankungen: Myasthenia gravis, spät einsetzende perniziöse Anämie, primärer Hypogonadismus, Vitiligo.
Ätiol.: Fraglich autosomal-dominanter Erbgang mit variabler Penetranz.
Pathog.: T-zelluläre Infiltrate der betroffenen Organe, organspezifische Autoantikörper sind Marker einer ablaufenden oder abgelaufenen Autoaggression.
Bemerkungen: M. B. Schmidt interpretierte das Syndrom als »pluriglanduläre Sklerose«. Es besteht eine HLA-Assoziation mit HLA-DR3 und HLA-DR4. Endokrine Insuffizienzen finden sich über mehrere Generationen. Verhältnis Männer zu Frauen 1 : 2. Beginn der Erkrankung im mittleren bis höheren Alter.
Lit.: Neufeld M, MacLaren NK, Blizzard RM (1981) Two types of autoimmune Addison' disease associated with different polyglandular autoimmune (PGA) syndromes. Medicine 60: 355–362. – Schmidt MB (1926) Eine biglanduläre Erkrankung (Nebenniere und Schilddrüse) bei Morbus Addisonii. Verh deutsch path Ges 21: 212. – Skordis N, MacLaren N (1988) Immunogenetics of autoimmune polyglandular syndromes: In: Farid NR: Immunogenetics of Endocrine Disorders, pp 373–399. Alan R Liss, New York.
McK: 269200
B. O. Böhm/GA

Polyglobulie, benigne familiäre

Syn.: Polyzythämie, kongenitale, familiäre – Erythrozytose, familiäre – Erythrozytose, primäre – Polycythaemia rubra (vera, idiopathica) – familial (primary) erythrocytosis (e)
Def.: Seltene erbliche Erkrankung mit erhöhten roten Blutbildwerten, normalem Erythropoetinspiegel ab früher Kindheit.
A.: Erstbeschreibung 1907/1908 durch S. B. Nichamin, französischer Arzt.
Diagn. Krit.: (1) Polyglobulie mit Beginn in früher Kindheit mit normalen Leukozytenwerten und Thrombozytenzahlen. – (2) In mittlerer Lebenszeit Hypertonie mit Folgeerscheinungen: kardiovaskuläre Komplikationen, Blutungen, Thrombembolien. – (3) Normaler Erythropoetinspiegel. – (4) Fehlende Splenomegalie.
Ätiol.: Autosomal-dominante und -rezessive Vererbung dokumentiert. X-gebundener Typ? Genlokalisation 19p13.3–13.2.
Pathog.: Folgeerscheinungen ab mittlerer Lebenszeit infolge der Polyglobulie.
Bemerkungen: (DD) Polyglobulie mit exzessiver autonomer Erythropoetinproduktion – sekundäre Polyglobulinformen – Polycythaemia vera. – Therapie durch wiederholte venöse Aderlässe. Limitierung der Polyglobulie durch den dabei auftretenden Eisenmangel?
Lit.: de la Chapelle A, Sistonen P et al (1993) Familial erythrocytosis genetically linked to erythropoietin receptor gene. Lancet 341: 82–84. – Emanuel PD, Eaves CJ et al (1992) Familial and congenital polycythemia in three unrelated families. Blood 79: 3019–3030. – Nichamin SB (1907) Médicine 6. – Nichamin SB (1908) Ein Fall von Erythrämie (Polyglobulia splenomegalica). Folia haemat (Lpz) 6: 301. – Queißer W, Heim ME, Schmitz JM, Worst P (1988) Idiopathische familiäre Polyglobulie. Dtsch med Wschr 113: 851–856.
McK: 133100; 263400
J. Kunze/JK

Polykeratose, angeborene: Keratosis follicularis acneiformis Typ Siemens
Polykeratosen: Keratose-Komplex
Polykeratose Touraine: Keratosis follicularis acneiformis Typ Siemens
Polymyositis (Wagner): Dermatomyositis
Polyneuropathie, amyloide, Indiana-Typ: Amyloid-Polyneuropathie Typ II
Polyneuropathie, amyloide, Iowa-Typ: Amyloid-Polyneuropathie Typ III
Polyneuropathie, amyloide, Typ I: Amyloid-Polyneuropathie Typ I
Polyneuropathie, familiäre, portugiesischer Typ: Amyloid-Polyneuropathie Typ I
Polyneuropathie, hereditäre sensorische, Typ I: Neuropathie, hereditäre sensible, Typ I
Polyneuropathie, hereditäre sensorische, Typ II: Neuropathie, hereditäre sensible, Typ II
Polyneuropathie mit Riesenaxonen: Riesenaxon-Neuropathie
Polyneuropathie-Syndrom, amyloides, Typ Wohlwill-Andrade: Amyloid-Polyneuropathie Typ I
Polyonkose, erbliche kutane mandibuläre: Nävobasaliomatose
polyostotische fibröse Dysplasie: fibröse Dysplasie
polyostotische fibröse Dysplasie mit Pubertas praecox: McCune-Albright-Syndrom

Polypose des Kolons, familiäre

Syn.: familial adenomatous polyposis (e) – FAP (e) – familial polyposis coli (e) – FPC (e) – adenomatous polyposis coli (e) – APC (e)

Polypose, familiäre juvenile

Def.: Dominantes Erbleiden mit multiplen Polypen des Kolons und Rektums. Prämaligne Erkrankung, die in fast allen Fällen zu kolorektalen Karzinomen führt.
Diagn. Krit.: (1) Bei Geburt sind keine Polypen nachweisbar, entstehen jedoch bei über 90% der Patienten zwischen dem 10. und 20. Lebensjahr. Histologisch tubuläre Adenome, gelegentlich tubulo-villöse, selten villöse Adenome. Klinische Zeichen bzw. maligne Entartung entwickeln sich 10–20 Jahre später, meist bis zum 45. Lebensjahr. – (2) Stuhlunregelmäßigkeit, teilweise Diarrhö, oft Schleim- oder Blutbeimengung. Eisenmangelanämie aufgrund des Blutverlusts. Kolikartige abdominale Schmerzen, selten akutes Abdomen. – (3) Endoskopisch über 50 sichtbare, insgesamt über 100 bis mehrere tausend Polypen in allen Abschnitten des Kolons und des Rektums, über 85% kleiner als 5 mm. – (4) Fundoskopisch bei 70% der Patienten bereits bei Geburt Nachweis einer fleckförmigen Hypertrophie des retinalen Pigmentepithels (CHRPE: congenital hypertrophy of the retinal pigment epithelium [e]). – (5) Molekulargenetische Diagnose und Früherkennung von Risikopatienten durch Analyse des APC-Gens prinzipiell möglich, derzeit jedoch noch nicht als Routinetechnik etabliert.
Ätiol.: Autosomal-dominantes Erbleiden mit über 95%iger Penetranz. Punktmutationen des APC-Gens auf Chromosom 5q21–22 mit Expression eines inkompletten Proteins in fast allen Fällen.
Pathog.: 1. Das Produkt des APC-Gens ist vermutlich ein sogenanntes Tumorsuppressorgen. – 2. Hyperproliferation des Epithels der gesamten Krypte, Beschleunigung der Adenomentstehung und der malignen Transformation.
Bemerkungen: 1. Varianten: a) attenuated adenomatous polyposis coli – AAPC (e) mit unter 100 Polypen. Ebenfalls mit erhöhtem Risiko für kolorektale Karzinome, die ca. 15 Jahre später als bei der klassischen Polypose entstehen. Bevorzugt Mutationen im Bereich des 5' Endes des APC-Gens; b) hereditary flat adenoma syndrome – HFAS (e) mit bis zu 100 flachen tubulären Adenomen des Colon ascendens. Manifestation nach dem 40. Lebensjahr. Ätiol. nur zum Teil Mutationen im Bereich des APC-Gens. Oft gleichzeitig Hepatoblastom oder Pankreaskarzinom; c) Gardner-Syndrom; d) Turcot-Syndrom; e) Oldfield-Syndrom; f) Zanca-Syndrom (knorpelige Exostosen). – 2. Bei 50% der Patienten hyperplastische Magenpolypen, Polypen in Duodenum und Dünndarm, mit periampullären Karzinomen in bis zu 12%, seltener Nebennierenrinden- und Schilddrüsenkarzinomen. Gehäuft Desmoidtumore, Kieferosteome und Zahnanomalien. – 3. Bei asymptomatischen Familienmitgliedern sind wiederholte Sigmoido- bzw. Koloskopien ab dem 10.–15. Lebensjahr und die molekulargenetische Untersuchung des APC-Gens indiziert. Frühzeitig Kolektomie als derzeit einzige sicher erfolgversprechende Therapie.
Lit.: Baba S, Tsuchiya E, Watanabe I, Machida H (1990) Importance of retinal pigmentation as a subclinical marker in familial adenomatous polyposis. Dis Col Rect 33: 660–665. – Herrera L (ed) (1990) Familial adenomatous polyposis. Alan R Liss, New York. – Lynch HT, Watson P, Smyrk TC et al (1992) Colon cancer genetics. Cancer 70: 1300–1312. – Olschwang S, Tiret A, Laurent/Puig P et al (1993) Restriction of ocular fundic lesions to a specific subgroup of APC mutations in adenomatous polyposis coli patients. Cell 75: 959–968. – Powell SM, Petersen GM, Krusch AJ et al (1994) Molecular diagnosis of familial adenomatous polyposis. N Engl J Med 329: 1982–1987. – Spirio L, Olschwang S, Groden J et al (1993) Alleles of the APC gene: An attenuated form of familial polyposis. Cell 75: 951–957. – Zanca P (1953) Multiple hereditary cartilaginous exostosis with polyposis of the colon. US Armed Forces Med J 6: 116–122.
McK: 175100
M. P. Lutz/GA

Polypose, diffuse gastrointestinale mit ektodermalen Veränderungen: Cronkhite-Canada-Syndrom

Polypose, familiäre juvenile

Syn.: familial juvenile polyposis (e) – FJP (e) – juvenile polyposis (e) – JP (e) – älter: polyposis coli, juvenile (e)
Def.: Autosomal-dominantes Erbleiden mit multiplen gastrointestinalen Polypen bereits in der Kindheit. Präkanzerose.
A.: Erstbeschreibung und Abgrenzung von der familiären adenomatösen Polypose 1964 durch I. McColl, H. J. R. Bussey und B. C. Morson.
Diagn. Krit.: (1) Endoskopisch 50–200 Polypen, überwiegend in Kolon und Rektum, seltener in Magen und Dünndarm. – (2) Makroskopisch abgerundete Polypen mit glatter Oberfläche. Histologisch Hamartome, d.h. zystisch erweiterte Drüsen in hyperplastischem, oft ödematös bzw. entzündlich verändertem Stroma. Selten adenomatöse Anteile. – (3) Klinisch meist schon während der Kindheit auftretende chronische gastrointestinale Blutung und sekundäre Anämie. Gelegentlich Diarrhö, seltener Hypoproteinämie, Malnutrition. Bei Kleinkindern auch lebensbedrohliche profuse Durchfälle. In Einzelfällen peranaler Polypenprolaps. – (4) In ca. 20% assoziiert mit kongenitalen Herzerkrankungen, Hydrozephalus, viszeraler Malrotation.
Ätiol.: Autosomal-dominantes Erbleiden mit unklarer Penetranz.
Pathog.: Unbekannt.
Bemerkungen: 1. Karzinominzidenz ca. 18%. Häufig wenig differenzierte und/oder muzinöse kolorektale Adenokarzinome. Seltener Karzinome in Magen, Duodenum und Pankreas. – 2. Die Mehrzahl juveniler Polypen des Kindesalters entstehen nicht bei familiärer Polypose, sondern sporadisch, und zeigen keine Tendenz zur malignen Entartung. Meist sind es solitäre oder nur wenige Polypen (< 10). – 3. Varianten: a) Cowden-Syndrom mit Polyposis und multiplen Hamartomen der Haut und der Mundschleimhaut und gehäuft Mammakarzinomen; b) Ruvalcaba-Myrhe-Smith-Syndrom mit Polyposis und Pigmentflecken des Penis, Makroenzephalie und mentaler Retardation.
Lit.: Höfting I, Pott G, Schrameyer B, Stolte M (1993) Familiäre juvenile Polyposis mit vorwiegender Magenbeteiligung. Z Gastroenterol 31: 480–483. – Lynch HT, Smyrk T, Watson P et al (1991) Hereditary colorectal cancer. Semin Oncol 18: 337–366. – McColl I, Bussey HJR, Morson BC (1964) Juvenile polyposis coli. Proc Roy Soc Med 57: 896–899.
McK: 174900; 175050
M. P. Lutz/GA

Polypose, hereditäre: Turcot-Syndrom
Polypose und Osteomatose, hereditäre: Gardner-Syndrom
polyposis coli, adenomatous (e): Gardner-Syndrom
polyposis coli, juvenile (e): Polypose, familiäre juvenile
polyposis, familial adenomatous (e): Gardner-Syndrom – Oldfield-Syndrom – Turcot-Syndrom
polyposis, hamartous intestinal (e): Peutz-Jeghers-Syndrom
polyposis, skin pigmentation, alopecia, and fingernail changes (e): Cronkhite-Canada-Syndrom
polyps-and-spots syndrome (e): Peutz-Jeghers-Syndrom

Polyradikuloneuritis Typ Fisher

Syn.: Fisher-Syndrom – Miller-Fisher-Syndrom – Ophthalmoplegie-Ataxie-Areflexie-Syndrom

Polyradikuloneuritis Typ Guillain-Barré

Def.: Akut beginnende, gutartig verlaufende Neuropathie mit der Symptomentrias Ophthalmoplegie, Ataxie und Areflexie.
A.: Erstbeschreibung 1956 durch Miller Fisher, amerikanischer Neurologe.
Diagn. Krit.: **(1)** Häufig vorangehende virale Erkrankung der oberen Luftwege. – **(2)** Akuter Beginn. – **(3)** Äußere und innere Augenmuskelparese (Ptose, Doppelbilder, Mydriasis mit beeinträchtigter Lichtreaktion und Akkommodation). – **(4)** Gangataxie bis zur Gehunfähigkeit. – **(5)** Erlöschen der Eigenreflexe. – **(6)** Fazialisparese, Lähmung des Gaumensegels mit Sprach- und Schluckstörungen nicht selten. – **(7)** Gelegentlich Akzessoriusparese. – **(8)** Distale Sensibilitätsstörungen und leichte Schwäche der Extremitäten- und Rumpfmuskeln kommen vor. – **(9)** Vor allem bei Kindern EEG-Veränderungen möglich. – **(10)** Liquor: fast immer Eiweißvermehrung bei normaler Zellzahl (zytoalbuminäre Dissoziation). – **(11)** EMG: meistens normal. – **(12)** Nervenleitgeschwindigkeit vorübergehend leicht verzögert. Amplitude sensibler Nervenpotentiale passager reduziert. – **(13)** Vereinzelt sind zerebrale Veränderungen im Computertomogramm, Magnet-Resonanz-Tomogramm und autoptisch beschrieben. – **(14)** Höhepunkt innerhalb 2 Wochen, Rückbildung meist vor Ablauf von 2–4 Monaten.
Ätiol.: Unbekannt.
Pathog.: Klinische Variante der Polyradikuloneuritis Typ Guillain-Barré. In einzelnen Fällen sind demyelinisierende Veränderungen von Hirnnerven beschrieben. Wahrscheinlich rückenmarks- bzw. hirnstammnahe Läsionen. Verdacht auf Autoimmunerkrankung. Im Serum wurden IgG-Antikörper gegen GQ1b-Ganglioside nachgewiesen.
Lit.: Berlit P, Rakicky J (1992) The Miller Fisher syndrome. Review of the literature. J Clin Neuroophthalmol 12(1): 57–63. – Chiba A, Kusunoki S, Shimizu T, Kanazawa I (1992) Serum IgG antibody to ganglioside GQ1b is a possible marker of Miller Fisher syndrome. Ann Neurol 31: 677–679. – Fisher M (1956) An unusual variant of acute idiopathic polyneuritis (syndrome of ophthalmoplegia, ataxia and areflexia). N Engl J Med 255: 57–65. – Jamal GA, Ballantyne JP (1988) The localization of the lesion in patients with acute ophthalmoplegia, ataxia and areflexia (Miller Fisher syndrome). A serial multimodal neurophysiological study. Brain 111: 95–114. – Shuaib A, Becker WJ (1987) Variants of Guillain-Barré syndrome: Miller Fisher syndrome, facial diplegia and multiple cranial nerve palsies. Can J Neurol Sci 14(4): 611–616.
D. Burg/DP

Polyradikuloneuritis Typ Guillain-Barré

Syn.: Guillain-Barré(-Strohl)-Syndrom – Landry-Guillain-Barré-Syndrom – idiopathische Polyradikuloneuritis – Enzephalomyeloradikuloneuritis – inflammatory (demyelinating) polyradiculoneuropathy (e)
Def.: Akut bis subakut beginnende, entzündliche und demyelinisierende Polyradikuloneuritis, die als aufsteigende Lähmung mit unterschiedlicher Progredienz, Intensität und Begleitsymptomatik verläuft, fast immer mit zytoalbuminärer Dissoziation im Liquor einhergeht und nach Erreichen des Höhepunktes vollständig oder mit Residuen remittiert.
A.: Georges Guillain, 1876–1961, Neurologe, Paris. – Jean A. Barré, 1880–1967, Neurologe, Strasbourg. Abgrenzung des Krankheitsbildes 1916 zusammen mit A. Strohl. – Erste Beschreibung 1859 durch O. Landry (s. Landry-Paralyse).
Diagn. Krit.: **(1)** Beginn in etwa 60% der Fälle Tage bis 3 Wochen nach einer meist viralen Erkrankung der oberen Luftwege oder des Magen-Darm-Traktes, gelegentlich auch nach Operationen, Streß, Impfungen oder in zeitlicher Beziehung zu einem Trauma. – **(2)** Initial: distale Parästhesien, Lumbago, Muskelschmerzen oder Paresen. – **(3)** Bei der akuten Form Ausbreitung der Symptomatik innerhalb Stunden bis Tagen; Höhepunkt mit symmetrischer Ausprägung innerhalb 4 Wochen. Danach Rückbildung, vollständig oder mit Residuen. – **(4)** Motorische Störungen im fortgeschrittenen Stadium fast immer im Vordergrund mit schlaffen Paresen, die von den unteren Extremitäten aufsteigen. In schweren Fällen bis zur vollständigen Paralyse. Atrophien relativ spät. – **(5)** Ateminsuffizienz. – **(6)** Blasen- und Darmleerungsstörungen durch Lähmung der Bauchmuskeln. – **(7)** Hypo- bis Areflexie. – **(8)** Distale Dysästhesien und Hypästhesie können sich nach proximal ausbreiten. Tiefensensibilität beeinträchtigt mit Gangataxie. – **(9)** Hirnnervenbeteiligung im fortgeschrittenen Stadium (selten initial), am häufigsten ein- oder beidseitige Fazialisparese gefolgt von Glossopharyngeus- und Vagusparese, sensibler Trigeminusläsion und Augenmuskelparesen. – **(10)** Ödeme, Hyperhidrose, Akrozyanose, Nagelwachstumsstörungen, Hypotonie, Brady- oder Tachykardie, Herzrhythmusstörungen (Herzschrittmacher kann erforderlich werden). – **(11)** Papillenödem bei Liquorabflußstörungen. – **(12)** Bei Übergreifen auf Gehirn und Rückenmark Kopfschmerzen, Pyramidenbahnzeichen, EEG-Veränderungen. – **(13)** Liquor: ab 1.–2. Woche fast immer deutlicher Eiweißanstieg bei normaler oder gering erhöhter Zellzahl. Vorübergehend oligoklonale Banden. – **(14)** EMG: Rekrutierung von Einheitspotentialen nimmt ab, Entladungsfrequenz nimmt zu. Denervierungszeichen bei Einbeziehung der Axone. Neurographie: im Frühstadium verzögerte proximale Leitzeit (F-Wellenlatenz, H-Reflexzeit, SEP) und/oder verzögerte distale Latenz. Beim Fortschreiten Verzögerung der Nervenleitgeschwindigkeit, wobei Werte unter 20% der Norm erreicht werden.
Ätiol.: Wahrscheinlich neuroimmunologische Erkrankung, bei der insbesondere zelluläre, aber auch humorale Immunmechanismen eine Rolle spielen.
Pathog.: Schädigung der Myelinschicht und entzündliches Infiltrat (Lymphozyten und Makrophagen) vorwiegend in Nervenwurzeln, Spinalganglien und distalen Nervenendigungen.
Bemerkungen: Therapeutisch haben sich Plasmapherese und hochdosierte, intravenös applizierte Immunglobuline bewährt. Besonderheiten der Polyradikuloneuritis Typ Guillain-Barré stellen die rezidivierenden und chronischen Verlaufsformen dar. Bei der chronisch-progredienten Form wird der Höhepunkt frühestens nach 3 Monaten erreicht. Diese Form spricht gut an auf Kortikoide und Azathioprin, sowie auf Plasmapherese. Nachweis monoklonaler Banden im Liquor. Signifikante Korrelation mit HLA-Antigenen.
Lit.: Asbury AK, Cornblath DR (1990) Assessment of current diagnostic criteria for Guillain-Barré Syndrome. Ann Neurol 27: 21–24. – Guillain G, Barré JA, Strohl A (1916) Sur un syndrome de radiculo-névrite avec hyperalbuminose du liquide céphalorachidien sans réaction cellulaire. Bull Soc méd Hôp Paris 40: 1462–1470. – Hartung HP, Stoll G, Toyka KV (1993) Guillain Barré Immunology. In: Dyck PJ, Thomas PK, Griffin JW et al (eds) Peripheral Neuropathy, 3rd ed, Vol I, pp 430–433. Saunders, Philadelphia, London. – Hughes RAC (1990) Guillain Barré Syndrome. Springer, London, Berlin.
D. Burg/DP

Polyserositis, familiäre paroxysmale: Mittelmeerfieber, familiäres

Polysplenie-Syndrom

Syn.: Heterotaxie-Syndrom – left-sidedness sequence, bilateral (e)
Def.: Folge einer genetisch verursachten Linksseitigkeit mit pulmonaler Linksisomerie (zwei Lappenbronchien beidseits), multiplen Milzen, Herzfehlern, Lageanomalien der Abdominalorgane.
A.: B. I. Ivemark, Pädiater, Stockholm, weist 1955 in seiner Arbeit über das Asplenie-Syndrom auch auf die Polysplenie hin.
Diagn. Krit.: (1) Vorhandensein mehrerer Milzen; das Gesamtgewicht aller Milzen ist dabei geringer als das einer normalen. – (2) In der Regel schwere angeborene Herzfehler, z.B. Ventrikelseptumdefekte, AV-Defekte, univentrikuläres Herz, Lageanomalien des Herzens, Vorhofseptumdefekte, systemische und pulmonale Venenanomalien (s. Bemerkungen). – (3) Lageanomalien der Bauchorgane (Situs ambiguus oder inversus, Non- und Malrotationen). – (4) Symmetrische Lungenlappung (beidseits zwei Lappen). – (5) ZNS-Fehlbildungen. – (6) Urogenitale Fehlbildungen. – (7) Fehlbildungen der unteren Extremitäten (6 und 7 auch als Kaudaldefekte zusammengefaßt). – (8) Kurzes Pankreas.
Ätiol.: Gelegentlich familiäre Häufung beschrieben (autosomal-rezessiv, -dominant, X-chromosomal-rezessiv). In einigen Familien finden sich Pat. mit A- und Polysplenie. Embryonale Störungen in der 5. SSW.
Pathog.: Genetisch verursachter Entwicklungsdefekt mit Linksseitigkeit.
Bemerkungen: Oft werden A- und Polysplenie-Syndrom als Heterotaxie-Syndrom zusammengefaßt. Dann werden sie bei 3% aller Patienten mit angeborenen Herzfehlern gesehen. Prognose vom Herzfehler abhängig, der bei Patienten mit Polysplenie oft weniger schwer ist als bei Patienten mit Asplenie. B. H. Landing unterscheidet fünf Untergruppen: **1.** Syndrom mit symmetrisch angelegten bilobären Lungen und normalem Bronchialbaum, Herzfehlern, Unterbrechung der unteren Hohlvene, kurzem Pankreas, Polysplenie und Malrotation. – **2.** M-Anisosplenie (m = male): männliches Geschlecht bevorzugt. Pulmonale Isomerie vom rechten (!) Lungentyp. Angeborene Herzfehler. Oft Persistenz beider oberen Hohlvenen. Meist mehrere Milzen vorhanden. – **3.** Polysplenie im engeren Sinne mit Linksisomerie, Herzfehlern (dabei symmetrische Lungenvenenmündung in zwei jeweils anatomisch linke Vorhöfe, Unterbrechung der unteren Hohlvene), intestinale Malrotation, Polysplenie. Ausgeglichenes Geschlechtsverhältnis. – **4.** O-Anisosplenie (o = other): pulmonale Linksisomerie, angeborene Herzfehler (oft »double outlet right ventricle«, AV-Kanal), intestinale Malrotation (50%), Polysplenie. Ausgeglichenes Geschlechtsverhältnis. – **5.** F-Anisosplenie (f = female): pulmonale Linksisomerie, Herzfehler (praktisch nie »double outlet right ventricle«, AV-Kanal oder symmetrische Lungenvenenmündung), intestinale Malrotation, multiple Milzen. Weibliches Geschlecht überwiegt.
Lit.: Ivemark BI (1955) Implications of agenesis of the spleen on the pathogenesis of conotruncus anomalies in childhood. An analysis of the heart malformations in the splenic agenesis syndrome with 14 new cases. Acta Paed Scand 44, Supp 104: 1–110. – Landing BH (1984) Five syndromes (malformation complexes) of pulmonary symmetry, congenital heart disease, and multiple spleens. Introduction, summary and conclusions. Pediatr Pathol 2: 125–151. – Rodriguez JI, Palacios J, Omenaca F, Lorente M (1991) Polysplenia, caudal deficiency, and agenesis of the corpus callosum. Am Med Gen 38: 99. – Rose V, Izukawa T, Moes CAF (1975) Syndromes of asplenia and polysplenia. A review of cardiac and non-cardiac malformations in 60 cases with specific reference to diagnosis and prognosis. Br Heart J 37: 840–852. – Wainwright H, Nelson M (1993) Polysplenia syndrome and congenital short pancreas. Am J Med Genet 47: 318.
McK: 208530
G. Bein/JK

polysurgery addiction (e): Münchhausen-Syndrom

Polysyndaktylie, Bonola-Typ

Def.: Polysyndaktylie mit verkürzten Daumen, Metacarpi und Mittelphalangen sowie entsprechende Fußveränderungen.
A.: Erstbeschreibung von A. Bonola und E. Morelli 1972. Erste Familienbeobachtung 1992 von J. Kunze, Pädiater.
Diagn. Krit.: (1) Abstehende, plumpe, kurze Daumen. – (2) Syndaktylie, Hexa- und Heptadaktylie. – (3) Kurze plumpe Metacarpi. – (4) Lange schmale Grundphalangen der Finger; 2–6 (ulnare oder intermediäre Hexadaktylie), knöcherne Syndaktylie der Grundphalangen. – (5) Bis zu 11 Handwurzelknochen. – (6) Hypoplastische und z.T. verkürzte Zehen mit fehlenden Mittelphalangen. – (7) Kurze plumpe Metatarsi. – (8) Normale Intelligenz.
Ätiol.: Autosomal-rezessive Vererbung wahrscheinlich.
Pathog.: Unbekannt.
Bemerkungen: Bisher wurden isolierte Casus aus Italien, Taiwan und Japan und von uns zwei türkische Geschwister aus Cousin-Cousinen-Ehe beobachtet. In der Familie aus Taiwan kommen eine rechtsseitige Syndaktylie der 3. und 4. Finger dominant vor.
Lit.: Bonola A, Morelli E (1972) Le Deformita congenité delle Mani ed il loro Trattamento. Piccin Editore, Parma. – Kunze J, Lenz W, Sugiura Y, Yang TS (1992) Polysyndactylie mit Brachycarpie (Typ Bonola). Klin Pediatr 204: 43–47.
J. Kunze/JK

Polyvinylchlorid(PVC)-Krankheit: Vinylchloridkrankheit
Polyzythämie, kongenitale, familiäre: Polyglobulie, benigne familiäre
Pompe-Krankheit: Glykogenspeicherkrankheit Typ 2
Pons-Syndrom, laterales: Brückenläsion, laterale
Pons-Syndrom, oberes laterales: Arteria-cerebelli-superior-Symptomatik
Pons-Syndrom, paramedianes: Brückenläsion, paramediane
Pons-Syndrom, ventrales: Looked-in-Symptomatik
pontobulbar palsy with deafness (e): Brown-Vialetto-van-Laere-Symptomatik
popliteal artery entrapment syndrome (e): Arteria-poplitea-Kompressions-Syndrom
popliteal web (pterygium) syndrome (e): Pterygium-Syndrom, popliteales
Porencephaly combined with generalized hemangiomatosis of the skin (e): Hämangiomatose-Porenzephalie

Porokeratosis Mibelli

Syn.: Parakeratosis Mibelli – Parakeratosis anularis – Parakeratosis centrifugata excentrica – Keratoma excentricum
Def.: Verhornungsstörung der Epidermis mit Bildung einer kornoiden Lamelle. Neben der klassischen Form gibt es mehrere Sonderformen wie disseminierte superfizielle aktinische Porokeratose, Porokeratosis plantaris, palmaris et disseminata, Porokeratosis palmoplantaris punctata, Porokeratosis plantaris discreta, Porokeratosis linearis und kürzlich beschriebene bilaterale hyperkeratotische Variante der Porokeratosis Mibelli.
A.: Vittorio Mibelli, 1860–1910, italienischer Dermatologe, hat diese Dermatose im Jahre 1893 als Krankheitsentität herausgestellt.
Diagn. Krit.: (1) Solitäres oder multiples Auftreten. – (2) Krankheitsbeginn in jedem Alter. – (3) Lokalisation: Stamm, Extremitäten (vor allem die disseminierte, aktinische Porokeratose), auch im Bereich der Schleimhäu-

te. – **(4) Klinik:** zunächst kleine verruköse Papeln, dann periphere Ausbreitung, danach zentrale Einsenkung und Randwall mit einer Hornleiste. Die voll ausgebildeten Herde sind unterschiedlich groß, scharf umschrieben, rundlich, zirzinär oder girlandenförmig angeordnet. Die Oberfläche ist manchmal mit Schuppen bedeckt. – **(5) Verlauf:** langsame Entstehung und Ausbreitung, mögliche Bildung neuer Herde an anderen Körperstellen. Spontane Regression wird beobachtet, aber auch maligne Transformation mit Entwicklung von aktinischen Keratosen, Morbus Bowen, Spinaliomen. – **(6) Histologie:** bei allen Formen typisch ist eine säulenförmige bzw. »rauchfahnenartige« Parakeratose (kornoide Lamelle), die Epidermis ist abgeflacht, im Korium finden sich mäßig dichte lymphohistiozytäre Infiltrate.

Ätiol.: Vermutlich genetisch bedingt (unregelmäßig-autosomal-dominanter Erbgang), bei der disseminierten aktinischen Form möglicherweise Lichtinduktion neben einer familiären Disposition.

Pathog.: Umschriebene Verhornungsstörung der Epidermis und möglicherweise vaskuläre Veränderungen.

Bemerkungen: Kürzlich wurde über erfolgreiche Behandlung einer Porokeratosis Mibelli mit Dermabrasion berichtet.

Lit.: Bacharach-Buhles M, Weindorf N, Altmeyer P (1990) Porokeratosis Mibelli gigantea. Hautarzt 41: 633–635. – Brodkin RH, Rickert RR, Fuller FW, Saporito (1987) Malignant disseminated Porokeratosis. Arch Dermatol 123: 1521–1526. – Chernosky ME, Freeman RG (1967) Disseminated superficial actinic porokeratosis (DSAP). Arch Dermatol 96: 611–624. – Marghescu S, Anton-Lamprecht I, Melu-Rothfuss B (1987) Disseminated bilateral hyperkeratotic variant of porokeratosis Mibelli. Arch Dermatol Res 279: 38–47. – Mibelli V (1893) Contributo allo studio della ipercheratosi dei canali sudoriferi (Porokeratosi). G Ital Mal Ven 28: 313–355. – Mikhail GR, Wertheimer FW (1968) Clinical variants of porokeratosis. Arch Dermatol 98: 124–131. – Spencer JM, Katz BE (1992) Successful Treatment of Porokeratosis of Mibelli with Diamond Fraise Dermabrasion. Arch Dermatol 128: 1187–1188.

McK: 175800

W. Maciejewski/GB

Porphobilinogen-Synthasedefekt-Porphyrie: Doss-Porphyrie

porphyria, congenital erythropoetic (e): Porphyrie, kongenitale erythropoetische

Porphyrie, kongenitale erythropoetische

Syn.: Morbus Günther – porphyria, congenital erythropoetic (e)

Def.: Sehr seltene, durch schwere Photosensibilität gekennzeichnete Form der Porphyrien.

A.: Archibald E. Garrod, 1857–1936, britischer Arzt. – Hans Günther, 1884–1956, Internist, Bonn, Leipzig. – Erstbeschreibung durch Garrod 1899, der auch die Bezeichnung »inborn error of metabolism« im Sinne der »chemischen Mißbildung« prägte. Die erste eingehende klinische Bearbeitung erfolgte durch H. Günther 1911/12.

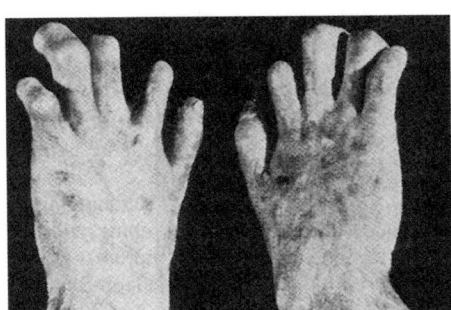

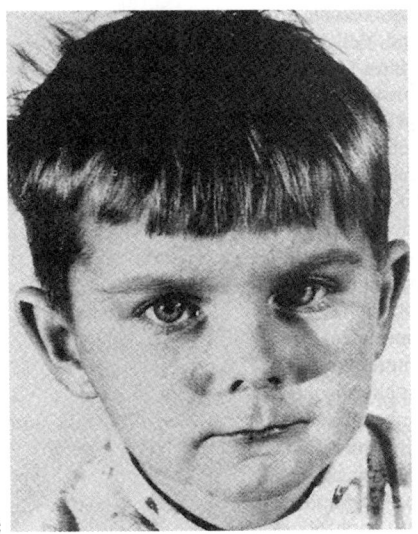

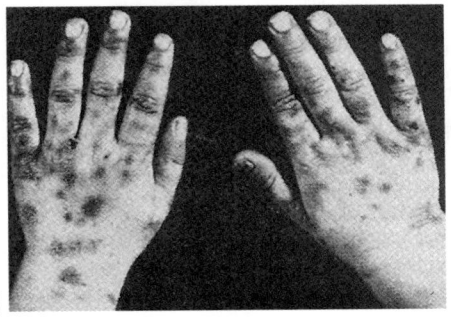

Porphyrie, kongenitale erythropoetische: a) und b) 22jähriger Patient mit ausgeprägter Hautatrophie, Narbenbildung und Mutilationen im Bereich des Kopfes und der Hände; c) und d) 5jähriger Knabe: im Gesicht und am Handrücken zahlreiche, z.T. mit Krusten bedeckte Erosionen sowie zahlreiche teils de-, teils hyperpigmentierte, teils auch atrophische Narben (Beob. Heilmeyer und Mitarbeiter)

Porphyrie, kongenitale erythropoetische

Diagn. Krit.: **(1)** Meist in der frühen Kindheit beginnende und nachweisbare Erkrankung mit schwerer Photosensibilität, die zu erheblichen Veränderungen der Haut führt (Erytheme, Blasenbildungen, Erosionen, vernarbende Ulzera, sowie schließlich Mutilationen an Fingern und Akren; s. Abb.). Hyperpigmentierung der Haut. – **(2)** Speicherung von Porphyrin in den Zähnen (Erythrodontie): rötlich-braune Verfärbung der Zähne, die im UV-Licht leuchtend rot fluoreszieren. – **(3)** Hyperplasie des Knochenmarks (ineffektive Erythrozytopoese), gesteigerte Hämolyse, Retikulozytose, Splenomegalie. Die erhöhte Porphyrinkonzentration (vorwiegend Uro- und Koproporphyrinisomer I) verursacht eine Rotfluoreszenz im UV-Licht von 366 nm. – **(4)** Rötliche Verfärbung des Urins (Rotfluoreszenz im UV-Licht) infolge der Ausscheidung großer Mengen an Porphyrinen, bevorzugt Uroporphyrin und Koproporphyrin der Isomerenreihe I.

Ätiol.: Autosomal-rezessiv erbliche Störung. Punktmutationen auf beiden Allelen des Uroporphyrinogen-Cosynthase-Gens.

Pathog.: Störung der Biosynthese der Porphyrine, wobei der primäre enzymatische Defekt die Uroporphyrinogen-Cosynthase betrifft (Aktivität in den Erythrozyten bei Homozygoten weniger als 10% gegenüber Gesunden). Der Defekt führt zur vermehrten Bildung pathologischer Erythroblasten (Porphyroblasten) und Erythrozyten (Porphyrozyten) mit verkürzter Lebensdauer. Das pathologische, im Übermaß gebildete Uroporphyrin I (statt III) ist für die progrediente Photodermatose verantwortlich. Bei heterozygoten Merkmalsträgern ist lediglich ein geringer Anstieg von Uro- und Koproporphyrin I in den Erythrozyten nachweisbar.

Bemerkungen: Seltene Störung. Bisher etwa 200 Fälle beobachtet.

Lit.: Doss M (1976) (ed) Porphyrins in Human Diseases. Karger, Basel. – Doss MO, Sassa S (1993) The porphyrias. In: Noe DA, Rock RC (eds) Laboratory Medicine. The Selection and Interpretation of Clinical Laboratory Studies, chapter 26, pp 535–553, 902–903. Williams & Wilkins, Baltimore. – Garrod AE (1908) Lancet II: 142. – Garrod AE (1909) Inborn errors of metabolism. London. – Günther H (1911) Sitzungsbericht Niederrhein. Gesellschaft für Natur- und Heilkunde, Bonn. – Günther H (1912) Hämatoporphyrie. Dtsch Arch klin Med 105: 88–146. – Kappas A, Sassa S, Galbraith RA, Nordmann Y (1989) The porphyrias. In: Scriver CR, Beaudet AL, Sly WS, Vale D (eds) The Metabolic Basis of Inherited Disease, 6th ed, pp 1305–1365. McGraw-Hill, New York. – Nordmann Y, Deybach JC (1986) Congenital erythropoetic porphyria. Semin Dermatol 5: 106–114.

McK: 263700

M. O. Doss; P. G. Scheurlen/GA

Tabelle 1 Porphyrinstoffwechselkrankheiten bei Enzymdefekten in der Sequenzabfolge der Hämbiosynthesekette

Krankheit	hereditärer Enzymdefekt in der Hämbiosynthesekette	sekundäre Induktion der hepatischen δ-Aminolävulinsäuresynthase	Hauptseiten der metabolischen Expression	Genetik	Klinik	
					abdominal-neurologische Symptomatik	kutane Symptome
Doss-Porphyrie = hereditäre PBGS(ALSD)-Defekt-Porphyrie*	Porphobilinogensynthase (PBGS, δ-Aminolävulinsäuredehydratase; ALSD)	+	Leber	homozygot (rezessiv)	+	–
Bleivergiftung, toxogenetisch		+	Leber und erythropoetische Zellen	heterozygot	+	–
akute intermittierende Porphyrie*	Porphobilinogendesaminase (Uroporphyrinogen-I-Synthase)	+	Leber	heterozygot	+	–
kongenitale erythropoetische Porphyrie (Morbus Günther)	Uroporphyrinogen-III-Synthase (-Cosynthase)	–	erythropoetische Zellen	homozygot (rezessiv)	–	+
chronische hepatische Porphyrie (Porphyria cutanea tarda) und	Uroporphyrinogendecarboxylase	–	Leber	heterozygot	–	+
hepatoerythropoetische Porphyrie		–	Leber (und erythropoetische Zellen)	homozygot	–	+
hereditäre Koproporphyrie*	Koproporphyrinogenoxidase	+	Leber	heterozygot	+	–/+
Porphyria variegata*	Protoporphyrinogenoxidase	+	Leber	heterozygot	+	–/+
erythropoetische (erythrohepatische) Protoporphyrie	Ferrochelatase	–	erythropoetische Zellen (und Leber?)	heterozygot	–	+

* akute hepatische Porphyrien

Porphyrien
Def.: Angeborene oder erworbene Störungen spezifischer Enzyme der Biosynthese von Häm (Tab. 1).
Diagn. Krit.: Eine Porphyrie kann vorliegen bei: **(1)** Akute, meist kolikartige Schmerzen kombiniert mit neurologischen und kardiovaskulären Symptomen (Parästhesien, peripheren Lähmungen, Tachykardie und Hypertonie). – **(2)** Photosensitivität, lichtinduzierte Hautschäden, Verletzlichkeit, Erythem- oder Blasenbildung, die zu Narben oder Pigmentation führen. – **(3)** Kombination von (1) und (2). – **(4)** In einer Latenzphase eines bislang nicht diagnostizierten Patienten, eines Verwandten eines bekannten Patienten, die eine Anamnese mit porphyrieartigen Symptomen präsentieren.
Der unmittelbare Nachweis einer erhöhten PBG- und Porphyrinausscheidung im Urin erhebt Verdacht auf eine akute hepatische Porphyrie, die durch spezifische und differenzierte Metabolitenuntersuchung gesichert werden muß (Tab. 2). Normale ALS-, PBG- und Porphyrinwerte im Urin im zeitlichen Zusammenhang mit einer akuten Symptomatik schließen eine akute Porphyrie aus. Bei kutaner Symptomatik, die den Verdacht auf eine Porphyrinausscheidung, eine Lichtdermatose, lenkt, wird durch eine normale Porphyrinausscheidung eine Porphyria cutanea tarda sowie eine kongenitale erythropoetische Porphyrie ausgeschlossen. Von diagnostischer Bedeutung ist die Tatsache, daß bei akuter Manifestation der akuten Porphyrien die Metaboliten im Urin um das Mehrfache der oberen Norm erhöht sein müssen. Geringgradig bis mäßiggradig erhöhte Porphyrinausscheidungen, klinisch asymptomatische, sekundäre Koproporphyrinurien findet man bei Nicht-Porphyrie-Erkrankungen, insbesondere bei Lebererkrankungen in Verbindung mit Cholestase, bei Anämien und bei Schwermetallintoxikationen.
Ätiol.: Mit Ausnahme der rezessiv vererbten, akuten hepatischen Doss-Porphyrie (Porphobilinogen-Synthase- = ALS-Dehydratase-Defektporphyrie) und der chronisch verlaufenden kongenitalen erythropoetischen Porphyrie (CEP) (chronisch) werden Porphyrien autosomal-dominant vererbt und im heterozygoten Zustand klinisch manifest (Tab. 1). Molekulargenetisch sind Punktmutationen inzwischen bei fast allen Porphyrien bekannt. Die Vielzahl der Mutationen für ein Enzym läßt die Porphyrien als heterogene Erkrankungen im molekularen Bereich erkennen, wobei der Gendefekt nicht zwingend auch zur Entwicklung klinischer Symptome führen muß.
Lit.: Doss MO (1993) Krankheiten und Störungen der Porphyrin- und Hämsynthese. In: Gross R, Schölmerich P, Gerok W (Hrsg) Die Innere Medizin – Synopsen, Tabellen, Normwerte, 8. Aufl, S 63–64. Schattauer, New York. – Doss MO, Sassa S (1993) The porphyrias. In: Noe DA, Rock RC (eds) Laboratory Medicine. The Selection and Interpretation of Clinical Laboratory Studies, chapter 26, pp 535–553, 902–903. Williams & Wilkins, Baltimore. – Kappas A, Sassa S, Galbraith RA, Nordmann Y (1989) The porphyrias. In: Scriver CR, Beaudet AL, Sly WS, Vale D (eds) The Metabolic Basis of Inherited Disease, 6th ed, pp 1305–1365. McGraw-Hill, New York. – Köstler E, Doss MO (1993) Die chronische hepatische Porphyrie (Porphyria cutanea tarda). In: Brandis M, Fanconi A, Frick P et al (Hrsg) Ergebnisse der Inneren Medizin und Kinderheilkunde, 61, S 124–205. Springer, Berlin, Heidelberg, New York. – Nordmann Y (1991) Human hereditary porphyrias. In: McIntyre N, Benhamou JP, Bircher J et al (eds) Oxford Textbook of Clinical Hepatology, Vol II, pp 974–985. Oxford University Press, Oxford, New York, Tokyo.
M. O. Doss/GA

port-wine stain, acquired (e): Naevus flammeus, posttraumatischer

Posner-Schlossman-Glaukom
Syn.: Glaukom, zyklitisches – glaucomatocyclitic crisis syndrome (e) – cyclic glaucoma (e)
Def.: Unilaterale paroxysmale, benigne Hypertension des Auges.
A.: Adolf Posner, amerikanischer Ophthalmologe. – Abraham Schlossman, amerikanischer Ophthalmologe. – Terrien und Veil beschrieben 1929 das Krankheitsbild

Tabelle 2 Pathobiochemische Kriterien der Porphyrien

	Urin				Stuhl		Plasma			Erythroz.
	ALS	PBG	URO	KOPRO	KOPRO	PROTO	URO	KOPRO	PROTO	PROTO
akute Porphyrien										
akute intermitt. Porphyrie	↑	↑	↑	↑	V	V	V	V	N	N
Porphyria variegata	↑	↑	(↑)	↑	(↑)	↑	V	V	N	N
hereditäre Koproporphyrie	↑	↑	(↑)	↑	↑	(↑)	V	V	N	N
Doss-Porphyrie	↑	V	V	↑	V	V	N	V	V	↑
Bleivergiftung	↑	V	V	↑	N	N	N	N	V	↑
nicht-akute Porphyrien										
Porphyria cutanea tarda	N	N	↑	(↑)	V	V	↑	V	N	N
Morbus Günther	N	N	↑	↑	↑	↑	↑	↑	V	↑
erythropoetische Protoporphyrie	N	N	N	(↑)	↑	↑	N	↑	↑	↑

↑ erhöht, V variabel, N normal
ALS: δ-Aminolävulinsäure; PBG: Porphobilinogen; URO, KOPRO, PROTO: Uro-, Kopro-, Protoporphyrin;
ALSD: δ-Aminolävulinsäure-Dehydratase

als sekundäres Glaukom. – Kraupa hatte 1935 vier ähnliche Fälle als »Glaucoma allergicum« beschrieben.
Diagn. Krit.: **(1)** Unilaterale, rekurrierende schmerzlose Glaukomanfälle mit Zyklitis; Druckerhöhungen meist zwischen 25 und 50 mmHg während weniger Stunden bis einigen Wochen. – **(2)** Während der Krisen stark erhöhter Abflußwiderstand. – **(3)** Verschwommensehen aufgrund von Hornhautepithelödem während des Anfalls, Hornhautendothelpräzipitate. – **(4)** Diskrete Hypochromie der Iris und Mydriasis. – **(5)** Normaler Papillenbefund, normales Gesichtsfeld. – **(6)** Keine Synechierungen im Kammerwinkel. – **(7)** Betroffen vorwiegend Jugendliche mit allergischer Diathese.
Ätiol.: Unbekannt, diskutiert werden Prostaglandine.
Pathog.: Minimale Entzündung im vorderen Augenabschnitt, kann auf das Trabekelwerk begrenzt sein (Trabekulitis). Aufgrund der Trabekulitis erhöhter Abflußwiderstand mit nachfolgender Augeninnendruckerhöhung.
Bemerkungen: Meist gute Prognose, Therapie: Indometacin, Corticosteroide. **(DD)** Sekundärglaukom (z.B. Iridozyklitis) – primäres Glaukom – Fuchs-Heterochromie – Iridozyklitis.
Lit.: Kass MA, Becker B, Kolker AE (1973) Glaucomatocyclitic crisis and primary open angle glaucoma. Am J Ophthalmol 75: 66–68. – Kraupa E (1935/36) Die Drucksteigerung bei akuter Angioneurose des Ciliarkörpers („Glaucoma allergicum") in ihren Beziehungen zum zyklitischen und Heterochromieglaukom. Arch Augenheilk 109: 416–433. – Masuda K, Izawa Y, Mishima S (1975) Prostaglandines and glaucomatocyclic crysis. Jpn J Ophthalmol 19: 368. – Posner A, Schlossman A (1948) Syndrome of unilateral recurrent attacks of glaucoma with cyclic symptoms. Arch Ophthal 39: 517–535. – Psilas C, Younessian S (1969) Etude tonographique dans le syndrome de Posner-Schlossman. Ann Ocul 202: 157. – Terrien F, Veil P (1929) De certains glaucoms soi-disant primitifs. Bull Soc franç Ophtal 42: 349–368.
B. Lorenz/DP

postaxial polydactyly-dental-vertebral syndrome (e): Herz-Hand-Syndrom Typ IV

Postcardiac-Injury-Syndrom
(Sequenz)
Def.: Systemisches Krankheitsbild mit Perikarditis, Fieber und Leukozytose, das einige Tage bis Monate nach Herzinfarkt, nach Herzoperation oder nach traumatischer Herzverletzung und invasiv kardiologischen Eingriffen (z.B. Ballondilatation, Schrittmacherimplantation, Hochfrequenzablation akzessorischer Leitungsbahnen) auftreten kann. Der Oberbegriff »Postcardiac-Injury-Syndrom« schließt das Dressler-Syndrom und das Postperikardiotomiesyndrom ein (s. dort).
Lit.: Khan AH (1992) The postcardiac injury syndromes. Clin Cardiol 15: 67–72. – Lau CP, Fong PC, Tai YT et al (1992) Postpericardiotomy syndrome complicating transvenous dual-chamber rate-adaptive pacing: diagnosis aided by transesophageal echocardiography. Am Heart J 123: 1388–1390. – Velander M, Grip L, Mogensen L (1993) The postcardiac injury syndrome following percutaneous transluminal coronary angioplasty. Clin Cardiol 16: 353–354.
S. Wieshammer/GA

Postcholezystektomie-Folgen
Syn.: Postcholezystektomie-Syndrom – Cholezystektomie-Syndrom
Def.: Unter der weitgefaßten Bezeichnung wird das heterogene Spektrum unterschiedlicher Beschwerden und Schmerzbilder mit vermutetem Bezug zum biliopankreatischen System zusammengefaßt, die im Anschluß an eine Cholezystektomie neu auftreten oder fortbestehen. Ein Kausalzusammenhang mit der Operation kann häufig nicht bewiesen werden.
Diagn. Krit.: Entsprechend der Zahl der in Frage kommenden Ursachen sehr unterschiedliche und häufig unspezifische klinische Symptomatik. **(1)** Leichte, vorwiegend postprandiale Oberbauchschmerzen, Blähungen, Völlegefühl, Übelkeit, Speiseintoleranz; Durchfälle oder Obstipation. – **(2)** Oberbauchschmerzen, teils kolikartig, teils anhaltend. – **(3)** Persistierendes oder intermittierendes Fieber, Ikterus und andere Zeichen der Cholestase.
Ätiol.: Heterogen. Cholezystektomie und alle Ursachen der im folgenden aufgeführten abdominellen Krankheitsbilder.
Pathog.: **1.** Präexistente organische Erkrankungen der Gallenwege oder des Pankreas, die (aufgrund diagnostischer oder operativer Fehlleistungen) durch die Cholezystektomie nicht beseitigt wurden, z.B. Gallengangsresidualsteine, benigne und maligne Papillenstenosen, benigne und maligne intra- und extrahepatische Gallengangsstenosen, rezidivierende oder chronische Pankreatitiden, papillennahe Duodenaldivertikel. – **2.** Unmittelbare Operationsfolgen, z.B. Läsionen und Ligaturen intra- und extrahepatischer Gallengänge, langer Zystikusstumpf, postoperative intraabdominelle Verwachsungen. – **3.** Funktionelle Störungen der Gallengangs- und Papillenmotorik („Dyskinesien"). – **4.** Nicht erkannte, präexistente oder postoperativ neu auftretende organische oder funktionelle extrabiliäre Abdominalerkrankungen, z.B. chronische Hepatitis und Leberzirrhose, Hiatushernie, funktionelle Dyspepsie, Ulkuskrankheit, chronisch entzündliche Darmerkrankungen, spastisches Kolon.
Bemerkungen: Postcholezystektomie-Folgen treten bei ca. 20–40% aller Operierten auf. Wegen der Vielfalt der möglichen Ursachen kann die differentialdiagnostische Abklärung sehr aufwendig sein. Nur bei etwa einem Drittel dieser Patienten werden organische oder funktionelle biliäre Ursachen gefunden; wichtigste diagnostische Methoden sind die ERCP und die Manometrie der Papilla Vateri.
Lit.: Bodvall B (1973) The Postcholecystectomy Syndromes. Clinics in Gastroenterology 2/1: 103–126. – Miederer SE, Schepp W (1983) Die Diagnostik des Postcholezystektomie-Syndroms. Dtsch Ärztebl 80/49: 27–41. – Rolny P, Geenen JE, Hogan WJ (1993) Post-cholecystectomy patients with „objective signs" of partial bile flow obstruction: clinical characteristics, sphincter of Oddi manometry findings, and results of therapy. Gastrointest Endosc 39: 778–781.
H. Thiel/GA

Postcholezystektomie-Syndrom: Postcholezystektomie-Folgen
postdysenterisches Syndrom: Morbus Reiter
posterior central corneal opacity (e): Peters-Anomalie
posterior tarsal tunnel syndrome (e): Tarsaltunnel-Syndrom
posterolaterales thalamisches Syndrom: Thalamus-Symptomatik, posterolaterale
postgastrectomy syndromes (e): Postgastrektomie-Syndrome
Postgastrektomie-Syndrom: Dumping-Syndrom

Postgastrektomie-Syndrome
(Sequenzen)

Syn.: postoperative Syndrome nach partieller Magenresektion – postgastrectomy syndromes (e)

Def.: Oberbegriff und zusammenfassende Bezeichnung für die verschiedenen, nach partieller Magenresektion auftretenden klinischen Krankheitsbilder.
Heute geläufige Klassifikation: **1.** Frühdumpingsyndrom (s. Dumping-Syndrom). – **2.** Spätdumpingsyndrom (reaktive Hypoglykämie, s. Dumping-Syndrom). – **3.** Syndrom der zuführenden Schlinge (s. afferent-loop syndrome). – **4.** Syndrom der abführenden Schlinge (s. efferent-loop syndrome). – **5.** Magenerythem, Gastritis des Restmagens. – **6.** Ösophagusprobleme nach Magenresektion. – **7.** Irrtümliche Gastro-(jejuno-)Ileostomie. – **8.** Postoperatives Ulkus nach Magenresektion (Ulcus pepticum jejuni). – **9.** Magenstumpfkarzinom. – **10.** Postgastrektomie-Steatorrhö-Syndrom (= Postvagotomie-Syndrom).

Lit.: Borgström SG (1973) Postgastrectomy syndromes. Scand J Gastroent Suppl 9: 37 (Übers). – Meyer JS (1993) Chronic morbidity after ulcer surgery. In: Sleisinger MH, Fordtran JS: Gastrointestinal disease – pathophysiology, diagnosis, management, 5th ed, pp 731–758. WB Saunders, Philadelphia.
C. Scheurlen/GA

Postkardiotomie-Syndrom: Postperikardiotomie-Syndrom
Postkommissurotomie-Syndrom: Postperikardiotomie-Syndrom
Postmastektomie-Angiosarkom: Stewart-Treves-Angiosarkom
Postmyokardinfarkt-Syndrom: Dressler-Syndrom II
Postnatale Depression: Generationspsychosen
postoperative cystoid macular edema (e): Irvine-Gass-Syndrom
postoperative Syndrome nach partieller Magenresektion: Postgastrektomie-Syndrome
postpartale neurotische Reaktion: Generationspsychosen
postpartum blues: Generationspsychosen
Post-partum-Nekrose (Sheehan): Simmonds-Sheehan-Syndrom

Post-Perfusions-Symptomatik

Syn.: Post-Perfusions-Syndrom – post pump syndrome (e) – post perfusion syndrome (e)

Def.: Nach Abgang von der Herz-Lungen-Maschine in der frühpostoperativen Phase auftretende Störung von Organfunktionen.

Diagn. Krit.: **(1)** Abnorme Blutungsneigung. – **(2)** Entzündliche Reaktion mit Fieber und Leukozytose. – **(3)** Gesteigerte Kapillarpermeabilität. – **(4)** Nierenfunktionsstörung. – **(5)** Hämolyse und Hämoglobinurie. – **(6)** Transiente neurologische Ausfälle. – **(7)** Pulmonale Gasaustauschstörung mit Tachypnoe, Hypoxie, fleckförmigen Lungeninfiltraten. Meist sind die Veränderungen nach 2-3 Tagen wieder regredient.

Ätiol.: s.u. Pathog.

Pathog.: Kontakt von Blut mit »künstlichen Membranen« (Herz-Lungen-Maschine: Aktivierung von Blutplättchen, Denaturierung von Plasmaproteinen, Bildung von Fettemboli, Aktivierung des Komplementsystems sowie des Gerinnungs- und Fibrinolysesystems, Zerstörung von Leukozyten und Erythrozyten) und unphysiologischer arterieller nicht-pulsatiler Fluß bei Verwendung einer Rollerpumpe. Die wesentlichen Risikofaktoren für die Entwicklung eines Post-Perfusions-Syndroms sind die Zeitdauer an der Herz-Lungen-Maschine (>150 Min.) sowie das Alter des Patienten (< 6 Monate und hohes Alter).

Lit.: Kirklin JW, Blackstone EH, Kirklin JK (1988) Cardiac surgery. In: Braunwald E (ed) Heart Disease, pp 1663–1679. Saunders, Philadelphia.
S. Wieshammer/GA

Post-Perfusions-Syndrom: Post-Perfusions-Symptomatik
post perfusion syndrome (e): Post-Perfusions-Symptomatik

Postperikardiotomie-Syndrom
(Sequenz)

Syn.: PPS – Postkardiotomie-Syndrom – Postkommissurotomie-Syndrom – Postvalvulotomie-Syndrom

Def.: Eine Komplikation, die in der 2. postoperativen Woche nach kardio-chirurgischen Eingriffen auftritt und durch Fieber, Leukozytose und Perikarditis definiert ist. Häufig ist auch ein beidseitiger oder linksseitiger Pleuraerguß nachweisbar. Ein klinisch ähnliches Krankheitsbild kann nach traumatischen Herzverletzungen oder invasiven kardiologischen Eingriffen (z.B. Ballondilatation, Schrittmacherimplantation, Hochfrequenzablation akzessorischer Leitungsbahnen) auftreten. Krankheitsbilder, die nach Herzinfarkt (Dressler-Syndrom), nach Herzoperation, posttraumatisch oder nach den oben genannten ärztlichen Eingriffen auftreten, werden unter dem Oberbegriff »Postcardiac-Injury-Syndrom« zusammengefaßt.

A.: Erstbeschreibung 1953 durch Soloff und Mitarbeiter nach Kommissurotomie rheumatischer Mitralvitien. Durch Ito und Mitarbeiter 1958 Beschreibung auch nach Operationen von nicht rheumatischen Herzfehlern (ASD, VSD, angeborene Aorten- oder Pulmonalstenose).

Diagn. Krit.: **(1)** Anamnese: Länger als eine Woche und meist weniger als ein Jahr zurückliegender herzchirurgischer Eingriff mit Eröffnung des Perikards. – **(2)** Klinik: Perikarditis mit präkardialen Schmerzen, Fieber (95%), Pleuritis (ca. 7%), allgemeines Krankheitsgefühl. Röntgen-Thorax: Pleuraergüsse (ca. ⅔ der Fälle), häufig linksseitig, vorübergehende Vergrößerung des Herzschattens (ca. 50%), Lungeninfiltrate (10%). EKG: unspezifische ST-Strecken- und T-Wellen-Veränderungen, Tachyarrhythmie, periphere Niedervoltage. Echokardiogramm: evtl. Perikarderguß (40–60%). – **(3)** Labordiagnostik: Leukozytose (95%), Erhöhung der BSG, positiver CRP-Test, Vermehrung der Alpha-2-Globuline, Erniedrigung der Serumspiegel der Komplementfaktoren C3 und C4. Nachweis von zirkulierenden antimyokardialen bzw. antimyokardimmalen Antikörpern. – **(4)** Verlauf: häufig längere Krankheitsdauer mit guter Heilungstendenz, in den ersten 6 postoperativen Monaten hohe Rezidivneigung (bis zu 50%). – **(5)** Komplikationen: Perikardtamponade in 1% der Fälle, durchschnittlich 7 Wochen nach der Herzoperation; Perikardadhäsionen, gelegentlich Pericarditis constrictiva.

Ätiol.: Prädisponierende Faktoren: Operation an der Mitralklappe, evtl. besondere genetische Dispositionen sowohl für die Entwicklung eines PPS als auch eines rheumatischen Mitralvitiums (vgl. Erstbeschreibung); Mehrfachklappenersatz und ein extrakorporaler Kreislauf von über 60 Minuten Dauer, niedriges Lebensalter, Perikarditis in der Vorgeschichte, Vorbehandlung mit Corticoiden, Blutgruppe B Rhesus negativ und Halothan-Narkose. Einfluß des Ausmaßes der Herzmuskelschädigung von fraglicher Bedeutung für die Entstehung eines PPS.

Pathog.: **1.** Wahrscheinlich autoimmunologischer Prozeß, induziert durch die veränderte Antigenität der während der Operation traumatisierten Myokardzellen. Guter

Therapie-Effekt von Acetylsalicylsäure und Corticosteroiden.
2. Aufgrund hochtitriger Virusantikörper und antimyokardialer Antikörper bei Patienten mit PPS Diskussion über die zusätzliche Triggerfunktion einer intraoperativ neu aufgetretenen oder reaktivierten Virusinfektion.
3. Abgrenzung zur rheumatischen Reaktivierung: weder Kreuzreaktion der antimyokardialen Antikörper mit A-Streptokokken-Antigenen noch Anstieg der Streptokokken-Antikörpertiter beim PPS.
Bemerkungen: (DD) andere postoperative Komplikationen nach thoraxchirurgischen Eingriffen: Hämoperikard, bakterielle Endokarditis, virusinduziertes Postperfusionssyndrom mit atypischer Lymphozytose, Fieber und Hepatosplenomegalie, infektiöse Perikarditis mit oder ohne Pleuritis anderer Genese.
Lit.: Akl ES, Latif N, Dunn MJ et al (1992) Antiheart antibodies following open heart surgery: incidence and correlation with postpericardiotomy syndrome. Eur J Cardiothorac Surg 6: 503–507. – Ito T, Engle MA, Goldberg HP (1958) Postpericardiotomy syndrome following surgery for nonrheumatic heart disease. Circulation 17: 549–556. – Khan AH (1992) The postcardiac injury syndromes. Clin Cardiol 15: 67–72. – Soloff LA, Zatuchni J, Janton DH et al (1953) Reactivation of rheumatic fever following mitral commissurotomy. Circulation 8: 481–493.
S. Wieshammer; U. Lotze/GA

Postpolio-Syndrom
(Sequenz)
Syn.: postpolio syndrome (e)
Def.: Noch relativ unscharf definiertes klinisches Bild, das als Spätfolge einer durchgemachten Poliomyelitis acuta anterior auftreten kann.
A.: D. W. Mulder, Neurologe, USA. – Marinos C. Dalakas, 1948–, Neurologe, USA.
Diagn. Krit.: (1) Anamnestisch durchgemachte Poliomyelitis acuta anterior mit schlaffen Lähmungen. – (2) Anschließend weitgehende oder komplette Erholung für mindestens 15 (meist 30–35) Jahre. – (3) Neuauftreten von mindestens zwei der folgenden Symptome: a) abnorme Ermüdbarkeit; b) Muskel- oder Gelenkschmerzen; c) neue oder zunehmende Schwäche; d) neue Muskelatrophie; e) funktionelle Verschlechterung; f) Kälteintoleranz. – (4) Schärfer definiert ist die postpoliomyelitische Muskelatrophie (»postpolio muscular atrophy«) mit a) einer progredienten Muskelschwäche und -atrophie als obligatem klinischen Kriterium sowie b) dem elektrophysiologischen Nachweis einer frischeren Denervierung bei bestehenden Zeichen der chronischen Denervation und Reinnervation. – (5) CK im Serum meist normal oder allenfalls leicht erhöht. Selten (als Ausdruck einer Begleitmyopathie) stärker erhöht. – (6) EMG: obligat chronisch neurogener Umbau mit Reinnervationszeichen. Bei der postpoliomyelitischen Muskelatrophie (s. 3 b) meist zusätzlich pathologische Spontanaktivität in Ruhe oder neu auftretende Faszikulationen. – (7) Muskelbiopsie: Meist Typ-I-Faser-Überwiegen (sog. type-grouping-Phänomen) und Typ-I-Faser-Hypertrophie. Bei der postpoliomyelitischen Muskelatrophie zusätzlich frischere Denervationsatrophie, seltener Zeichen einer Begleitmyopathie.
Ätiol.: Latente Vorschädigung durch vorangegangene Poliomyelitis anterior.
Pathog.: Noch unklar. Am wahrscheinlichsten erscheint eine Überlastung der Motoneurone und der Muskeln (»overviews«). Zusätzlich werden immunologische oder virale Ursachen diskutiert, ohne bisher bewiesen zu sein.
Lit.: Dalakas MC, Sever JL, Madden DL et al (1984) Late postpoliomyelitis muscular atrophy: clinical, virologic and immunologic studies. Rev infect Dis 6 (Suppl 2): 5362–5367. – Jubelt B, Drucker J (1993) Post-polio-Syndrome: An Update. Seminars in Neurology, Vol 13:3, 283–290. – Mulder DW, Rosenbaum RA, Layton DD (1972) Late progression of poliomyelitis or forme fruste amyotrophic lateral sclerosis? Mayco Clin Proc 47: 756–761. – Munsat TL (ed) (1990) The Postpolio-Syndrome. Butterworth, Boston.
D. Pongratz/DP

postpolio syndrome (e): Postpolio-Syndrom
post pump syndrome (e): Post-Perfusions-Symptomatik
Postsplenektomiesepsis: OPSI(-Syndrom)

postthrombotisches Syndrom
(Sequenz)
Def.: Als Spätfolge einer Thrombose im intrafaszialen Beinvenensystem (= postthrombotisches Beinvenensyndrom), im intrafaszialen Armvenensystem (= postthrombotisches Armvenensyndrom = Paget-v.-Schroetter-Syndrom) oder in den Beckenvenen (= postthrombotisches Beckenvenensyndrom = pelvines Stenosesyndrom) entstehendes Zustandsbild mit Zeichen der venösen Stauung in unterschiedlicher Ausprägung.
Diagn. Krit.: (1) Suprapubische Varizen (postthrombotisches Beckenvenensyndrom). – (2) Verstärkte Venenzeichnung bzw. Ausbildung von Varizen in Regionen ehemaliger Kollateral-Kreisläufe. – (3) Zeichen der Venenstauung, insbesondere am Bein; Corona phlebectatica, Phlebödem, Stauungsekzem, Atrophie blanche, Ulcera crurum, Hyperpigmentierung, Sklerosierung.
Ätiol.: Die Rekanalisation des ursprünglich thrombosierten Gefäßes führt zu Klappenfunktionsstörungen bzw. Klappenverlust im Verlauf der Venenwände.
Bemerkungen: (DD) zu primärer Varikose durch Funktionsuntersuchung und Phlebographie.
Lit.: Lechner W (Hrsg) 1988, Varizen – Was tun? Perimed Erlangen. – Lofferer O (1973) Untersuchungen zur Pathophysiologie des postthrombotischen Syndroms. Wien, Klin Wschr 85 (Suppl 17): 1–20.
W. Lechner/GB

Post-Tourniquet-Syndrom: Tourniquet-Syndrom
posttraumatic occipital-cervical-shoulder girdle syndrome (e): Coleman-Syndrom
postural change syndrome in brain tumors (e): Bruns-Symptomatik

Postvagotomie-Syndrome
(Sequenzen)
Def.: Oberbegriff und zusammenfassende Bezeichnung für die verschiedenen, nach proximal-gastrischer Vagotomie (PGV) akut oder chronisch auftretenden Krankheitsbilder.
A. Frühpostoperative Krankheitsbilder (Entstehung in den ersten Wochen nach PGV, Relaparotomiefrequenz 0,4–1%): 1. Nachblutungen, intraluminal (0,1%) oder extraluminal (0,4%); 2. frühe Entleerungsstörungen des Magens (passagere Magenatonie, 9,5%); 3. Kardiafunktionsstörungen (10–20%); 4. Nahtinsuffizienzen der Pyloroplastik (1%); 5. Wundheilungsstörungen (3,4%); 6. Narbenhernien (1,6%).

B. Chronische Folgekrankheiten nach PGV (Entstehung > 4 Wochen nach PGV): 1. Postvagotomie-Dysphagie; 2. Kardiainsuffizienz und Reflux nach Vagotomie; 3. vagales Denervationssyndrom; 4. Postvagotomie-Diarrhö; 5. Cholelithiasis nach Vagotomie; 6. Rezidivulkus nach Vagotomie (postoperatives Ulkus).

Lit.: Grassi G, Orecchia C, Cantarelli J, Grass GB (1975) Development and results of our studies of vagotomy from selective total vagotomy to ultraselective vagotomy. Chir Gastroenterol 9: 23–30. – Richter HM III (1994) Physiologic consequences of vagotomy and gastric resection. Gastroenterol Clin North Am 23: 193–213.

C. Scheurlen/GA

Postvalvulotomie-Syndrom: Postperikardiotomie-Syndrom
potassium loosing nephritis (e): Hyperaldosteronismus, primärer

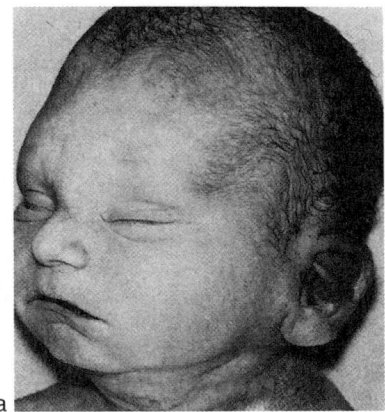

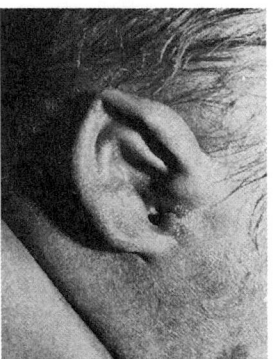

Potter-Sequenz

Syn.: Potter-Syndrom – Oligohydramnion-Sequenz – Dysplasia renofacialis
Def.: Klinisch-pathologischer Sammelbegriff für ätiologisch sehr unterschiedliche Fehlbildungen, deren Gemeinsamkeit im Ausfall der fetalen Nierenfunktion besteht. Als Folge kommt es zum Fruchtwassermangel und konsekutiv zu Lungenhypoplasie, fazialen Dysmorphien und Skelettveränderungen, deren Ausmaß von der Dauer des Fruchtwassermangels abhängt.
A.: Erstbeschreibung 1946 durch Edith Louise Potter, 1901–, Pathologin, Chicago.
Diagn. Krit.: (1) Typische Fazies (»Potter face«) mit Hypertelorismus, Epikanthus, Retrogenie, tiefstehenden dysplastischen Ohrmuscheln mit mangelhafter Knorpelbildung, Verbreiterung und Abflachung der Nasenwurzel. – (2) Lungenhypoplasie (80%). – (3) Klumpfüße (31%). – (4) Wirbelfehlbildungen (15%): Block- und Keilwirbel, Wirbelspalten. Zusätzlich finden sich Gelenkkontrakturen, plumpe Hände, Uterusfehlbildungen und anorektale Fehlbildungen.
Ätiol.: Ursache des Oligohydramnions am häufigsten bilaterale Nierenagenesie, aber auch schwere Formen von bilateraler Nierendysplasie (z.B. multizystische Nierendysplasie Typ Potter II), selten bei schwerem Verlauf von infantiler autosomal-rezessiver polyzystischer Nierendegeneration (Typ Potter I) oder auch Obstruktion der ableitenden Harnwege (Urethralklappen, Urethraatresie). Bei Nierenagenesie ohne Oligohydramnion findet sich die Sequenz nicht. Selten im Zusammenhang mit kaudalem Regressionssyndrom (Sirenomelie). Folgende Syndrome können mit einer Potter-Sequenz einhergehen: Meckel-Syndrom, VATER-Assoziation, zerebro-okulofazio-skeletales Syndrom, Fraser-Kryptophthalmus-Syndrom, brachio-oto-renales Syndrom, Prune-Belly-Sequenz. Auftreten der Potter-Sequenz meist sporadisch, Häufigkeit 1 : 3000. Einzelne familiäre Fälle sind beschrieben.
Pathog.: Überwiegend wird heute der Mangel an Fruchtwasser, der zur mechanischen Druckbelastung des Feten führt, als Ursache für die kombinierte Fehlbildung angesehen. Das wird unterstützt durch die Beschreibung eines Zwillings mit bilateraler Nierenagenesie bei gleichzeitiger unilateraler Nierenagenesie des anderen Zwillings. Hier reichte das Fruchtwasser aus, um bei beiden Kindern eine Potter-Sequenz zu verhindern (Mauer und Mitarbeiter 1974). Für einen gelegentlich postulierten primären Mesodermdefekt finden sich keine ausreichenden Beweise.

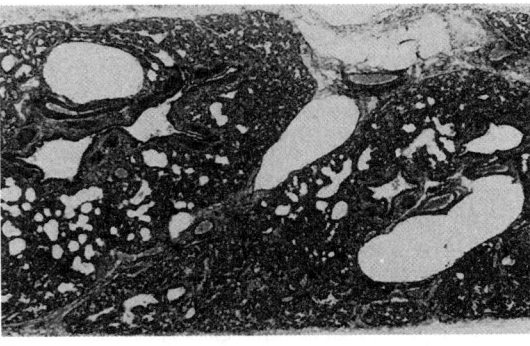

Potter-Sequenz: a), b) sog. Potter-Fazies mit greisenhaftem Gesichtsausdruck im Neugeborenenalter, Hypertelorismus, leichter Epikanthus, Ohrmuscheltiefstand und -dysplasie, angedeutete Mikrogenie; c) hypoplastische Lunge eines ausgetragenen, nierenlosen Neugeborenen: atelektatische Bezirke neben überblähten Bronchien und Alveolen, interstitielles Emphysem ([a], [c] Beob. van Lessen und Hintze; [b] Foto DOFONOS, Ffm.)

Bemerkungen: Die Prognose der Potter-Sequenz ist meist infaust, die Überlebensdauer hängt vom Ausmaß der Lungenhypoplasie ab. **(DD)** chronischer Fruchtwasserabgang bei normalen Nieren. In seltenen Fällen werden in Familien mit einer Potter-Sequenz auch Fälle mit einseitiger Nierenagenesie und kontralateraler Nierendysplasie gefunden (»adysplasia«, Buchta und Mitarbeiter 1973, »hereditary urogenital adysplasia«, Schimke und King, 1980). Wegen dieser Variante, die wahrscheinlich dominant vererbt wird, empfiehlt es sich, bei Angehörigen von Patienten mit Potter-Sequenz die Nieren sonographisch zu untersuchen. Der alte Begriff des »Potter-Syndroms« wird häufig verwechselt mit der Klassifikation der Zystennieren durch Osathanondh und Potter.

Lit.: Buchta RM, Visekol C, Gilbert EF et al (1973) Familial bilateral renal agenesis and hereditary renal adysplasia. Z Kinderheilk 115: 111–129. – Mauer M, Dobrin RS, Vernier RL (1974) Unilateral and bilateral renal agenesis in monoamniotic twins. J Pediatr 84: 236–238. – Osathanondh V, Potter EL (1964) Pathogenesis of polycystic kidneys. Arch Path 77: 459–512. – Potter LE (1946) Facial characteristics of infants with bilateral renal agenesis. Am J Obstetr 51: 885–888. – Schimke RN, King CR (1980) Hereditary urogenital adysplasia. Clin Genet 18: 417–420. – Zerres K (1987) Genetics of cystic kidney disease. Pediatr Nephrol 1: 397–404.

Th. Lennert/JK

Potter-Syndrom: Potter-Sequenz
Pous-Sequenz: Brissaud-Symptomatik
PPAC (e): Chondrodysplasie, progrediente pseudorheumatoide
PPS: Postperikardiotomie-Syndrom
Prader-Labhart-Willi-Syndrom: Prader-Willi-Syndrom

Prader-Willi-Syndrom

Syn.: Prader-Labhart-Willi-Syndrom
Def.: Recht typisches klinisches Syndrom mit folgenden Hauptmerkmalen: Muskelhypotonie, Adipositas, Entwicklungsrückstand und Hypogenitalismus.
A.: Erstbeschreibung 1956 durch Andrea Prader, 1919–, Pädiater, Zürich, Alexis Labhart, 1916–1994, Internist, Zürich, und Heinrich Willi, 1900–1971, Pädiater, Zürich, anhand von neun Patienten.
Diagn. Krit.: **(1)** Adipositas mit Beginn im 2. und 3. Lebensjahr infolge unkontrollierter impulsiver Nahrungsaufnahme. – **(2)** Muskuläre Hypotonie, massiv in der Neonatalperiode und allmählich abnehmend. Pränatal verminderte fetale Aktivität. – **(3)** Männlicher Hypogenitalismus mit hypoplastischem Skrotum, Mikropenis und Kryptorchismus. Unvollständige Pubertät bei beiden Geschlechtern. – **(4)** Akromikrie: Kurze Füße, kleine und schmale Hände mit konisch zulaufenden Fingern. – **(5)** Deutlicher psychomotorischer Entwicklungsrückstand, verzögerte geistige Entwicklung. – **(6)** Fütterungsschwierigkeiten wegen schlecht ausgebildetem Saug- und Schluckreflex machen in der Neonatalperiode meist Sondenernährung nötig. – **(7)** Schmale Stirn, hypotone Fazies mit Mandelaugen in mongoloider Stellung, Strabismus, abfallende Mundwinkel. – **(8)** Mäßiger intrauteriner und postnataler Wachstumsrückstand mit fehlendem Pubertätswachstumsschub, Erwachsenengröße unter 3. Perzentile. – **(9)** Bei extremer Adipositas: Einschlaftendenz tagsüber und Schlafapnoe (Pickwick-Syndrom), gelegentlich Diabetes mellitus vom Erwachsenentypus. – **(10)** Aggressives Verhalten und Wutanfälle bei männlichen Jugendlichen. – **(11)** Lebenserwartung wahrscheinlich normal, wenn extreme Adipositas vermieden werden kann.
Ätiol.: Kleine juxtazentromerische Deletion im proximalen Arm des väterlichen Chromosoms 15 (ca. ¾ der Fälle). Uniparentale maternale Disomie, d.h., der Patient hat beide Chromosomen Nr. 15 von der Mutter und keines vom Vater (ca. ¼ der Fälle). Sehr selten Geschwisterfälle infolge unbalancierter familiärer Translokation. Extrem selten Fälle ohne einen der beiden Befunde (Genmutation?).
Pathog.: Kortiko-hypothalamo-hypophysäre Störung?
Bemerkungen: **1.** In der molekulargenetischen Analyse findet man in praktisch allen Fällen ein verschobenes Methylierungsmuster. **2.** Pränatale Diagnose in Fällen von familiärer Translokation vorzugsweise molekulargenetisch, trotz sehr geringem Risiko auch möglich in Schwangerschaften nach Geburt eines Patienten mit väterlicher Deletion. Im Ultraschall beobachtete verminderte fötale Aktivität wäre eine Indikation für die pränatale molekulargenetische Abklärung. Ausschluß von uniparentaler Disomie nötig in Fällen, wo die Cho-

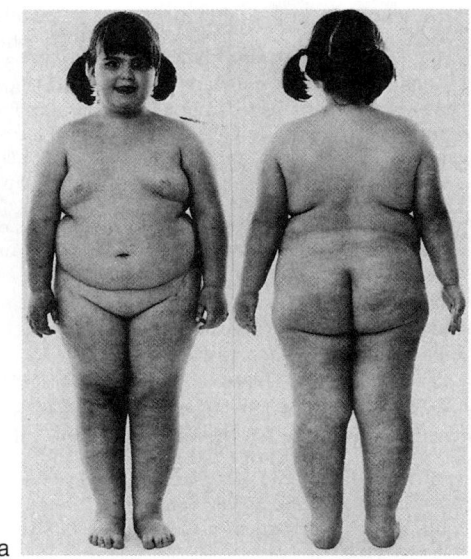

a

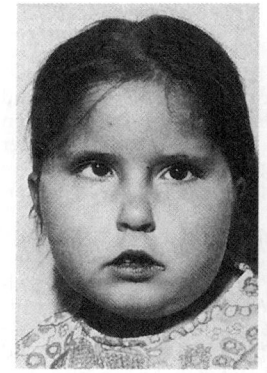

b

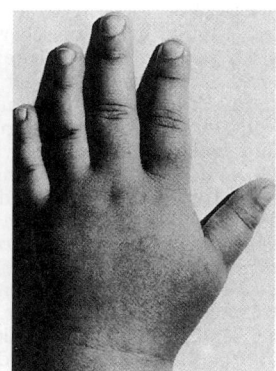

c

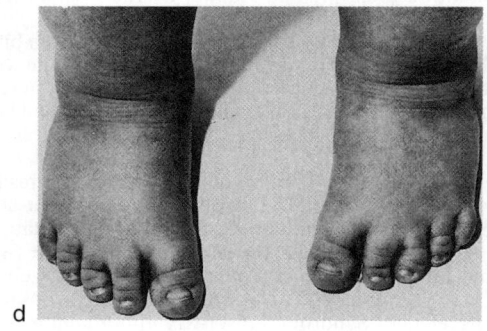

d

Prader-Willi-Syndrom: a) massive Adipositas; b) hypotone Fazies mit mongoloider Augenstellung und Strabismus convergens; c) und d) Akromikrie (Beob. und Fotos DOFONOS, Ffm.)

rionbiopsie eine (Mosaik-)Trisomie 15 ergab, in Amniozyten und/oder fetalem Blut aber ein diploider Karyotyp vorliegt (sekundärer Verlust des einzigen väterlichen Homologs in einem Drittel der Fälle von initial mütterlicher Trisomie 15).

Lit.: Bray GA, Dahms WT, Swerdloff RS et al (1983) The Prader-Willi syndrome: a study of 40 patients and a review of the literature. Medicine 62: 59–80. – Bray GA, Wilson WG (1986) Prader-Willi syndrome: An overview. Growth, Genetics and Hormones 2: 1–5. – Greenswag LR, Alexander RC (eds) (1988) Management of Prader-Willi syndrome. Springer, New York, Heidelberg. – Holm VA, Cassidy SB, Butler MG et al (1993) Prader-Willi syndrome: Consensus diagnostic criteria. Pediatrics 91, 2: 398–402. – Levine K, Wharton R, Fragala M (1993) Educational Considerations for Children with Prader-Willi syndrome and their families. Prader-Willi Perspectives 1(3): 3–9. – Nicholls RD, Knoll JHM, Butler MG et al (1989) Genetic imprinting suggested by maternal heterodisomy in non-deletion Prader-Willi syndrome. Nature 342: 281–285. – Prader A, Labhart A, Willi H (1956) Ein Syndrom von Adipositas, Kleinwuchs, Kryptorchismus und Oligophrenie nach myatonieartigem Zustand im Neugeborenenalter. Schweiz Med Wschr 86: 1260–1261.

McK: 176270

A. Prader; A. Schinzel/AS

Präaurikularfistel und Schwerhörigkeit: branchio-oto-renales Syndrom

Präexzitationssyndrom
(Sequenz)

Def.: Elektrophysiologisch nachweisbare antegrade oder retrograde Präexzitation mit paroxysmalen oder permanenten tachykarden Rhythmusstörungen. Das Ventrikel- oder Vorhofmyokard wird früher aktiviert als es der Fall wäre, wenn sich die Erregung über das normale Leitungssystem vom Vorhof in die Kammer (antegrade Präexzitation) bzw. von der Kammer in den Vorhof (retrograde Präexzitation) mit entsprechender Verzögerung im Atrioventrikularknoten ausgebreitet hätte.

Ätiol.: Es sind folgende akzessorische Leitungsbahnen bekannt: **1.** Atrioventrikuläre Bahnen (Kent-Bündel): direkte, aus Muskelfasern bestehende Verbindung zwischen Vorhof und Kammer, die im Bereich der freien Wand, septal, anterior oder posterior liegen kann. – **2.** Nodoventrikuläre Bahnen: Verbindung vom AV-Knoten zur Kammermuskulatur (meist spezielles Leitungsgewebe). – **3.** Atrionodale, atrio-hisäre oder intranodale Umgehungsbahnen (James-Bündel): sie umgehen den die Erregungsleitung verzögernden AV-Knoten mit der Folge eines kurzen PQ-Intervalls. – **4.** Faszikulomyokardiale Bahnen (Mahaim-Bündel): unterhalb des AV-Knotens abgehende Verbindung zwischen dem spezifischen Erregungsleitungssystem und Teilen der Ventrikelmuskulatur.

Lit.: Cain ME, Luke RA, Lindsay BD (1992) Diagnosis and localization of accessory pathways. PACE 15: 801–824. – Schlepper M (1983) Differentialdiagnose der Herzrhythmusstörungen. Spezielle Syndrome: In: Lüderitz B (ed) Herzrhythmusstörungen, Handbuch der Inneren Medizin, Bd IX/1, pp 643–696. Springer, Berlin, Heidelberg, New York.

S. Wieshammer/GA

präkalizielle tubuläre Ektasie: Tubuloektasie, präkalizielle

Präleukämie: myelodysplastische Syndrome

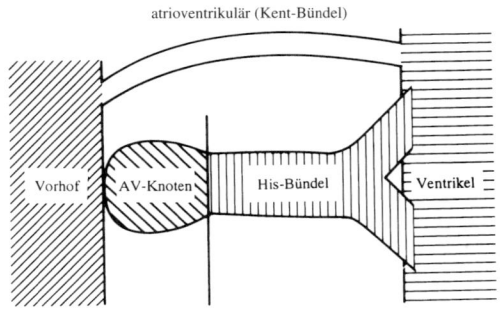
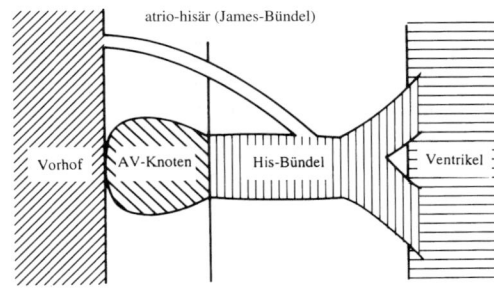
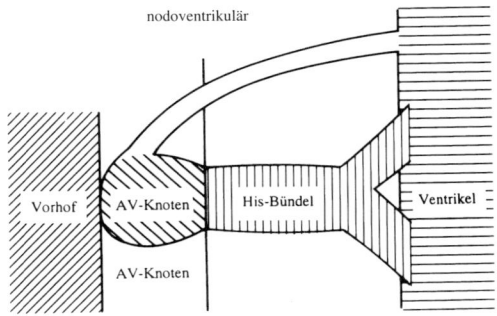
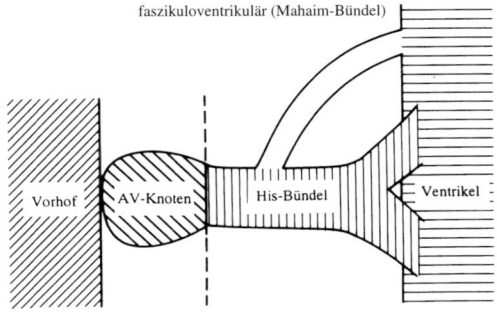

Präexzitationssyndrom: schematische Darstellung der akzessorischen Leitungsbahnen

prämenstruelle Beschwerden
Syn.: prämenstruelles Syndrom – PMS – premenstrual tension syndrome (e)
Def.: Zusammenfassende Bezeichnung für alle im Prämenstruum auftretenden, zyklusabhängigen Erscheinungen und Beschwerden.
Diagn. Krit.: **(1)** Nicht die Symptome selbst bestimmen das »Krankheitsbild«, sondern deren zyklisches Auftreten in den Tagen vor Einsetzen der Menstrualblutung. – **(2)** Die Erscheinungen erreichen meist ca. 2 Tage vor der Menstruation ihren Höhepunkt und verschwinden vollständig mit Menstruationseintritt. – **(3)** Typische Symptome sind: Gewichtszunahme, Brustspannen (oft mit Hypersensibilität der Mamillen), Stimmungsschwankungen, Infektanfälligkeit, Völlegefühl, Obstipation; bei prädisponierten Individuen allergische Erscheinungen (Ekzeme, Urtikaria, Rhinitis, Asthma), Migräne, Sehstörungen (Skotome), epileptische Anfälle.
Ätiol.: Letztendlich unbekannt. In der Diskussion sind Progesterondefizit bei Lutealphasen-Insuffizienz, übermäßiger Prolactineinfluß und ovarielle Insuffizienz sowie »Hyperöstrogenismus« im Sinne eines pathologischen Übergewichts von Östrogen in der zweiten Zyklushälfte bei Lutealphasen-Insuffizienz.
Pathog.: Eine vermehrte Wasserretention (Hyperaldosteronismus bei Hyperprolactinämie bzw. Progesterondefizit?) wird für viele der Symptome verantwortlich gemacht. Die Pathogenese der übrigen Symptome in diesem Zusammenhang ist unbekannt.
Bemerkungen: Die Existenz dieses Symptomenkomplexes als nosologische Einheit wird von vielen Autoren angezweifelt, da die Daten über eine statistisch signifikante Häufung der aufgeführten Symptome widersprüchlich sind. – Therapie: Gestagensubstitution in der zweiten Zyklushälfte oder Einnahme von oralen Antikonzeptiva; bei Hyperprolactinämie (oft mit Sterilität verbunden) Dopaminagonisten, jedoch nur bei strenger Indikationsstellung.
Lit.: Artner L (1976) Prämenstruelles Syndrom. Med Klin 71: 1651–1661. – Dawood MY, McGuire JL, Demers LM (1985) Premenstrual Syndrome and Dysmenorrhea. Urban & Schwarzenberg, München, Wien, Baltimore. – Demers LM, McGuire JL, Phillips A (eds) (1989) Premenstrual, postpartum and menopausal mood disorders. Urban & Schwarzenberg, München, Wien, Baltimore. – Monagle L, Dan A, Krogh V et al (1993) Perimenstrual symptom prevalence rates: an Italian-American comparison. Am J Epidemiol 138: 1070–1081.
P. Nawrocki; R. Terinde/GA

prämenstruelles Syndrom: prämenstruelle Beschwerden
Prämolarenaplasie, Hyperhidrosis und Canities praematura: Ektodermaldysplasie mit Prämolarenaplasie, Hyperhidrosis und Canities praematura
(präsenile) kortikopallidospinale Degeneration: Creutzfeldt-Jakob-Krankheit
(präsenile) kortiko-striato-spinale Degeneration: Creutzfeldt-Jakob-Krankheit
präsenile Systematrophie der Frontotemporalregion: Pick-Krankheit
präsuizidales Syndrom: präsuizidales Verhalten

präsuizidales Verhalten
Syn.: präsuizidales Syndrom
Def.: Charakteristische, aber keineswegs spezifische Erlebens- und Verhaltensänderungen im Vorfeld von Suizidhandlungen.
A.: Ringel E., österreichischer Psychiater.
Diagn. Krit.: **(1)** Einengung des seelischen Erlebnisfeldes. – **(2)** Abnahme des Selbstwertgefühls und Gefühl der Gleichgültigkeit gegenüber Außenreizen. – **(3)** Aggressionshemmung mit der besonderen Tendenz, aversive Affekte gegen die eigene Person zu richten (»Aggressionsumkehr«). – **(4)** Tendenz zur Flucht in eine (nichtwahnhafte) Phantasiewelt. – **(5)** Häufig Libidostörung. – **(6)** Zunehmend konkrete Selbsttötungsphantasien und Todeswünsche mit Übergang in die unmittelbare Vorbereitungsphase.
Ätiol.: Depressive Störungen jeder Art.
Pathog.: Entwicklung eines Circulus vitiosus durch die zunehmende situative und thematische Einengung auf der einen und die abnehmende Fähigkeit zur Kommunikation und zur Abfuhr aversiver Affekte auf der anderen Seite. Vor allem bei Suizidenten mit aggressiven Suizidmethoden wurde ein Serotoninmangel gefunden, ein Befund, der aber unterschiedlich interpretiert wird.
Bemerkungen: Das Konzept ist in der Praxis vor allem im Hinblick auf die Suizidprophylaxe durch die Erkennung von Frühsymptomen von Bedeutung. Umstritten ist die Auffassung des Erstbeschreibers, wonach es sich beim präsuizidalen Syndrom – und natürlich beim Suizid selbst – um eine eindeutig psychopathologischen Tatbestand, gewissermaßen also um eine »Krankheit«, handele. Streng genommen, würde dies die Möglichkeit eines echten »Freitodes« im eigentlichen Wortsinne ausschließen.
Lit.: Amery J (1976) Hand an sich legen. Klett, Stuttgart. – Beck AT (1985) Hopelessness and eventual suicide. Amer J Psychiatry 142: 559–563. – Braverman ER, Pfeiffer CC (1985) (Editorial) Suicide and biochemistry. Biol Psychiatry 20: 123–124. – Fawcett J, Scheftner W, Clark D et al (1987) Clinical predictors of suicide in patients with major affective disorders. A controlled prospective study. Amer J Psychiatry 144: 35–40. – Pohlmeier H (1978) Selbstmordverhütung – Anmaßung oder Verpflichtung? Keil, Bonn. – Ringel E (1953) Der Selbstmord – Abschluß einer krankhaften psychischen Entwicklung. Maudrich, Wien, Düsseldorf. – Ringel E (1969) Selbstmordverhütung. Huber, Stuttgart. – Roy A (ed) (1986) Suicide. Williams and Wilkins, Baltimore.
P. Hoff/DP

premenstrual tension syndrome (e): prämenstruelle Beschwerden
presenile cerebellar ataxic syndrome (e): Atrophie, olivopontozerebelläre (»sporadische Form«, »SOPCA«)
pretectal syndrome (e): Aquädukt-Symptomatik

Prieur-Griscelli-Syndrom
Syn.: multisystem inflammatory disease, infantile-onset (e) – IOMID (e)
Def.: Eine in der frühen Säuglingszeit auftretende Systemerkrankung, die mit Fieber, Exanthem, Lymphadenopathie, chronischer Pleozytose im Liquor und charakteristischen gelenknahen Weichteil- und Knochenveränderungen einhergeht.
A.: Beschreibung als eigenständiges Syndrom durch A. M. Prieur und C. Griscelli 1981. – Erste Fallbeschreibung durch Lorber 1973.
Diagn. Krit.: **(1)** Beginn der Erkrankung im frühen Säuglingsalter. – **(2)** Obligat entwickelt sich ein Exanthem, meist direkt nach Geburt, das häufig urtikariell ist und persistiert. – **(3)** Lymphadenopathie bei 100% der beschriebenen Patienten. – **(4)** Eine Splenomegalie ist in fast allen Fällen beschrieben; eine Hepatomegalie weni-

ger häufig. – **(5)** Rezidivierend septisches Fieber, wie bei systemischer juveniler rheumatoider Arthritis in 100%. – **(6)** Eine ZNS-Beteiligung war in allen Fällen als chronische Meningitis (Liquor-Pleozytose) vorhanden. Als weitere ZNS-Symptome sind beschrieben: vermehrtes Kopfwachstum/Hydrozephalus, Krampfanfälle, EEG-Abnormalitäten (meist als Verlangsamung), Hirnatrophie, Hörverlust und Entwicklungsverzögerung. – **(7)** Unspezifisch erhöhte systemische Entzündungszeichen (Leukozytose, Granulozytose, Eosinophilie; BSG und CRP erhöht). – **(8)** Entzündliche Augenveränderungen wie vordere und/oder hintere Uveitis, Papillenödem, Pseudoödem der Papille und Optikusatrophie wurden beobachtet. – **(9)** Charakteristisch ist eine Polyarthopathie der großen Gelenke mit stark geschwollenen, sehr schmerzhaften Gelenken bei histologisch nur milden Entzündungszeichen in der Synovia und dem parasynovialen Gewebe (vorwiegend eosinophiles Infiltrat). Es entwickeln sich frühzeitig schwere Beugekontrakturen. – **(10)** Radiologisch sind charakteristische, progressive Knochenveränderungen bereits in der Säuglingszeit erkennbar: Osteoporose mit vertebralen Kompressionsfrakturen (vor allem thorakolumbal), verzögerte Skelettreifung, großer Hirnschädel, weit offene große Fontanelle, Balkonstirn, dichte Schädelbasis, »Wormian bones«, Verkürzung und Verkrümmung der langen Röhrenknochen, verbreiterte unregelmäßige Metaphysen, z.T. mehrkernig angelegte Epiphysen.
Ätiol.: Unbekannt. Hypothesen: pränatale Infektion, Immundefekt, Aminoazidurie, Speicherkrankheit. Bisher wurde allerdings kein biochemischer, immunologischer oder mikrobiologischer Hinweis für eine der Hypothesen gefunden.
Pathog.: Unbekannt.
Bemerkungen: Bis 1986 insgesamt 13 Fallbeschreibungen. Steroide scheinen Fieber und Exanthem zu kontrollieren, haben aber keinen Einfluß auf den Verlauf der Arthropathie. Nicht-steroidale Antirheumatika beeinflußten den klinischen Verlauf der Erkrankung bisher in keinem Fall. Drei der 13 beschriebenen Kinder sind verstorben: ein Kind an einer nekrotisierenden Leukenzephalopathie, eins an einer Haemophilus-influenza-Meningitis und eins an einer myelomonozytären Leukämie (nach Chlorambucil-Behandlung). Alle Patienten wiesen eine unterschiedlich ausgeprägte geistige Retardierung auf. IOMID weist klinisch ähnliche Symptome wie die systemische Form der juvenilen rheumatoiden Arthritis (JRA) auf, unterscheidet sich aber in folgendem: vorwiegend knöcherne Gelenkschwellungen, differente Synovia-Histologie, ZNS-Beteiligung, Augenbeteiligung (bei systemischer JRA nur selten), Beteiligung kleiner Gelenke bei IOMID bisher nicht beschrieben.
Lit.: Fajardo JE, Geller TJ, Koenig HM, Kleine ML (1982) Chronic meningitis, polyarthritis, lymphadenitis, and pulmonary hemosiderosis. J Pediatr 101: 739–740. – Gadoth N, Hershkovitch Y (1979) Rheumatoid arthritis during the first year of life. Eur J Pediatr 132: 115–118. – Hassink SG, Goldsmith DP (1983) Neonatal onset multisystem inflammatory disease. Arthritis and Rheumatism 26: 668–673. – Kaufman RA, Lovell DJ (1986) Infantile onset multisystem inflammatory disease: Radiologic findings. Radiology 160: 741–746. – Lambert F, Belohradsky B, Förster C et al (1975) Infantile chronic relapsing inflammation of the brain, skin, and joints. Lancet: 1250–1251. – Lorber J (1973) Syndrome for diagnosis: Dwarfing, persistently open fontanelle, recurrent meningitis, recurrent subdural effusions with temporary alternate-sided hemiplegia, hightone deafness, visual defect with pseudopapilloedema, slowing interlectual development, recurrent acute polyarthritis, erythema marginatum, splenomegaly, and iron-resistent hypochromic anemia. Proc R Soc Med 6: 1070. – Prieur AM, Griscelli C (1981) Arthropathy with rash, chronic meningitis, eye lesions, and mental retardation. J Pediatr 99: 79–83. – Yarom A, Rennebohm RM, Levinson JE (1985) Infantile multisystem inflammatory disease: A specific syndrome? J Pediatr 106: 390–396.
O. Schofer/JS

primärer Hyperparathyreoidismus: Recklinghausen-Krankheit
primary bulbar paralysis of childhood (e): Bulbärparalyse, infantile
primary empty sella syndrome (e): Symptom der leeren Sella
primary neurogenic orthostatic hypotension (e): Shy-Drager-Syndrom
primary or idiopathic osteoarthropathy (e): Pachydermoperiostose
primary renal tubular hypokalemic metabolic alkalosis with magnesium deficiency and hypocalciuria (e): Gitelman-Syndrom

Prinzmetal-Angina(-pectoris)

Syn.: Angina, vasospastische – variant angina (e)
Def.: Episoden von Ruhe-Angina-pectoris, die nicht durch eine Steigerung des myokardialen Sauerstoffbedarfs (Anstieg von Herzfrequenz, Blutdruck oder Kontraktilität), sondern durch eine Reduktion des koronaren Blutflusses infolge eines transienten Koronarspasmus bedingt sind, und im EKG mit Hebungen oder Senkungen der ST-Strecke einhergehen.
A.: Erstbeschreibung 1959 durch Myron Prinzmetal, amerikanischer Kardiologe.
Diagn. Krit.: **(1)** Angina pectoris während körperlicher Ruhe und vorwiegend nachts. – **(2)** Im EKG während des Anfalls ST-Hebungen bei transmuraler Ischämie oder ST-Senkungen bei subendokardialer Ischämie (am besten sind die Veränderungen der ST-Strecke meist in den inferioren Ableitungen nachweisbar, besonders nützlich ist die Anfertigung eines Langzeit-EKGs mit Analyse der ST-Strecke. – **(3)** Häufig Kombination von vasospastischer Angina und typischer belastungsinduzierter Angina pectoris, da die vasospastische Angina nur selten bei intakten Kranzgefäßen auftritt und häufiger bei sklerotisch veränderten Kranzgefäßen mit leichten oder mittelgradigen Stenosen zur Beobachtung kommt. Die morphologisch fixierte Stenose ist für die typische belastungsinduzierte Angina pectoris verantwortlich. Die Kombination von Belastungs-Angina und Prinzmetal-Angina wird als »mixed angina« bezeichnet. – **(4)** Die angiographische Dokumentation eines Koronarspasmus im Ergonovin-Provokationstest wird als entbehrlich angesehen.
Ätiol.: Spasmen im Bereich der epikardialen Kranzgefäße in etwa zwei Drittel der Fälle in der Nachbarschaft einer signifikanten Koronarstenose, selten auch an morphologisch unauffälligen Kranzgefäßen (letzteres insbesondere bei Patienten mit Raynaud-Phänomen oder Migräne).
Pathog.: Die Angina pectoris ist durch die Myokardischämie bedingt. Der Koronarspasmus kann darüber hinaus zum akuten Myokardinfarkt, zu gravierenden Rhythmusstörungen (einschließlich Kammerflimmern) und zum plötzlichen Herztod führen.
Bemerkungen: **(DD)** instabile Angina pectoris – Syndrom X – Refluxkrankheit.
Lit.: Haywood LJ, Venkataramen K (1991) Prinzmetal angina. Multifocal ischemia, recurrent AV block, and bradycardia with patent coronary arteries responsive to verapamil. J Electrocardiol 24: 177–183. – Montorsi P, Manfredi M, Loaldi A et al (1989) Comparison of vasomotor responses to nifedipine in syndrome X and in Prinzmetal's angina pectoris. Am J Cardiol 63: 1198–1202. – Prinzmetal MR, Kennamer R, Merliss R et al

(1959) Angina pectoris: 1. A variant form of angina pectoris. Am J Med 27: 375–388. – Sternbach G (1991) William Heberden and Myron Prinzmetal: angina pectoris. J Emerg Med 9: 81–83.

S. Wieshammer/GA

proaccelerin deficiency (e): Owren-Syndrom I

Processus-styloideus-Symptomatik
Syn.: Styloid-Syndrom – Syndrom des Processus styloideus
Def.: Durch primäre (angeborene) Atypien des Processus styloideus oder sekundäre Veränderungen des Stylohyoidapparates verursachtes neuralgiformes Krankheitsbild im Rachenbereich.
Diagn. Krit.: (1) Subjektiv: Neuralgie-artige, dumpfe Schmerzen im Bereich der lateralen Rachen- und Zungenregion, die in den Hals und zum Ohr hin ausstrahlen und sich beim Schlucken verstärken. – (2) Fremdkörpergefühl im Rachen mit Räusper- und Leerschluckzwang. – (3) Bei Palpation der lateralen Pharynxwand und Tonsillenregion fühlt man eine derbe längliche Resistenz, manchmal ist auch eine Vorwölbung sichtbar. – (4) Röntgen: atypisch gelagerter oder ungewöhnlich langer sowie medial oder lateral abgeknickter Processus styloideus. – (5) Die Störung wird gewöhnlich erst nach dem 30. Lebensjahr manifest. – (6) Ein klinisch außerordentlich ähnliches Krankheitsbild kann bei angeborener einseitiger Verwachsung zwischen dem Proc. styloideus und dem Os hyoideum (infolge Verknöcherung des Lig. stylohyoideum) entstehen. Es wird auch »Stylo-keratohyoidales Syndrom« (Lesoine) genannt.
Ätiol.: Mechanische Irritation der lateralen Rachenwand und der Tonsillenregion durch Atypien des Processus styloideus, durch völlige Verknöcherung des Stylohyoidapparates von der Schädelbasis bis zum Zungenbein oder entzündliche (vor allem rheumatische) Prozesse in dieser Region.
Pathog.: Lokal verursachte Neuralgie.
Lit.: Lesoine W (1976) Das Stylo-Kerato-Hyoidale Syndrom. Dtsch Ärztebl 73: 2381–2386. – Schmidt D (1995) In: Schmidt D, Malin JP (Hrsg) Erkrankungen der Hirnnerven, 2. Aufl. Thieme, Stuttgart, New York. – Wirth G (1962) Beitrag zur Klinik des Styloidsyndroms. Pract otorhinolaryng 24: 333.

D. Schmidt/DP

Proctalgia fugax: Levator-ani-Symptomatik
proctodynia (e): Levator-ani-Symptomatik
Profichet-Syndrom: Calcinosis circumscripta
progeria (e): Hutchinson-Gilford-Syndrom
progeria-like syndrome (e): Mulvihill-Smith-Syndrom
Progerie, adulte: Werner-Syndrom
progeroid short stature with pigmented nevi (e): Mulvihill-Smith-Syndrom
progeroid syndrome (e): de-Barsy-Syndrom
progrediente diaphysäre Dysplasie: Camurati-Engelmann-Syndrom
progressive autonomic failure of central origin (e): Shy-Drager-Syndrom
progressive bulbar palsy with perceptive deafness (e): Brown-Vialetto-van-Laere-Symptomatik
progressive cardiomyopathic lentiginosis (e): Lentiginose, progressive kardiomyopathische
progressive dementia with lipomembranous polycystic osteodysplasia (e): Demenz, progrediente und polyzystische Osteodysplasie
progressive pseudorheumatoid arthritis of childhood (e): Chondrodysplasie, progrediente pseudorheumatoide
progressive supranuclear palsy (e): Steele-Richardson-Olszewski-Krankheit
progressive zentrale autonome Insuffizienz: Shy-Drager-Syndrom
prolidase deficiency (e): Iminodipeptidurie
prolongation of the QT-interval (e): Romano-Ward-Syndrom
Pronator-Syndrom: Pronator-teres-Symptomatik
pronator syndrome (e): Pronator-teres-Symptomatik

Pronator-teres-Symptomatik
Syn.: Pronator-Syndrom – pronator syndrome (e)
Def.: Sequenz neurologischer Störungen bei chronischer Kompression des N. medianus am Durchtritt durch den M. pronator teres.
Diagn. Krit.: (1) Krämpfe und Parästhesien der radialen Finger. – (2) Oft uncharakteristische Schmerzen im proximalen Unterarm mit Zunahme bei Pro- und Supinationsbewegungen. – (3) Schmerzausstrahlung bis Oberarm möglich. – (4) Selten Hypästhesie der Medianus-innervierten Finger und des Thenar. – (5) Druckdolenz im Bereich des M. pronator teres (ca. 4–5 cm distal der Ellenbeuge). – (6) Selten Parese des M. flexor digitorum profundus, pollicis longus, pronator quadratus, opponens pollicis und abductor pollicis brevis. – (7) Selten Schreibkrampf. – (8) Manchmal verzögerte Nervenleitgeschwindigkeit im Ellenbogenbereich bei normalen distalen Latenzen. Zunahme der motorischen Latenz nach Pronation gegen Widerstand. – (9) EMG: akute oder chronische Denervierung der Medianus-innervierten Muskeln unter Aussparung des M. pronator teres.
Ätiol.: Mechanische Nervenläsion.
Pathog.: Im Bereich des Ellenbogens tritt der N. medianus durch einen Engpaß zwischen Lacertus fibrosus, den beiden Köpfen des M. pronator teres und den Ursprüngen des M. flexor digitorum superficialis hindurch. An diesen anatomischen Strukturen kann es durch Trauma, Muskelhypertrophie (besonders bei Sport, schraubenden Bewegungen) oder Vorliegen eines abnormalen Bindegewebsbandes im M. pronator teres zur Kompression des N. medianus meist unter Aussparung der Äste zum M. pronator teres selbst kommen.
Bemerkungen: Bei ausgeprägten Beschwerden meist operative Revision nötig.
Lit.: Kopell HP, Thompson WAL (1958) Pronator syndrome. Confirmed case and its diagnosis. N Engl J Med 262: 713–715. – Werner CO, Rosen I, Thorngren KG (1985) Clinical and neurophysiologic characteristics of the pronator syndrome. Clin Orthop 197: 231–236.

W. Müller-Felber/DP

Propionazidämie
Syn.: Propionazidurie – acidemia, propionic (e) – aciduria, propionic (e) – Hyperglycinämie, ketotische – hyperglycinemia with ketoacidosis and leukopenia (Type I and II, pcc A and pcc BC complementation group) (e)
Def.: Angeborene autosomal-rezessiv vererbte Stoffwechselstörung im Abbauweg von Valin, Isoleucin, Threonin, Methionin, ungradzahligen Fettsäuren und Cholesterin (durch Mangel an Propionyl-CoA-Carboxylase).
A.: Erstbeschreibung 1961 durch B. Childs und Mitarbeiter.
Diagn. Krit.: (1) Schon im Neugeborenenalter metabolische Azidose (häufig mit Hypoglykämie), Ketose, Erbrechen, Lethargie, Koma, zusätzlich Neutropenie, Throm-

bozytopenie, später Osteoporose. – **(2)** Blut: Vermehrung von Propionsäure, bei ketotischen Zuständen auch häufig Hyperammonämie und später von Glycin, bei ketotischen Zuständen auch häufig Hyperammonämie. – **(3)** Im Urin finden sich Propionat, Hydroxypropionat, Tiglat, Tiglylglycin, Propionylglycin, Carnitinester und besonders Methylcitrat.

Ätiol.: Autosomal-rezessiv vererbter Mangel an Propionyl-CoA-Dehydrogenase. Mehrere genetische Varianten sind beschrieben (z.B. unterschiedliche Enzymprotein-Untereinheiten sind different). Genlokalisation für α-Polypeptid des Enzymproteins 13q32 und β-Polypeptid 3q21–q22.

Pathog.: Der Stau der Metaboliten vor dem Stoffwechselblock (Mangel an Propionyl-CoA-Carboxylase) führt zur Hemmung der mitochondrialen Oxidation von Succinat und α-Ketoglutarat. Sekundär werden darüber hinaus durch die Metaboliten und die Azidose eine Vielzahl von Stoffwechselschritten und Zellfunktionen gestört. Hirnschäden können schon in utero entstehen.

Bemerkungen: Milde Formen (»late-onset«) sind beschrieben. **(DD)** Multipler Carboxylase-Defekt – klinisch auch Methylmalonazidämie und andere ketotische Hyperglycinämien – Hyperammonämien verschiedener Ätiologie – Biotinidase-Mangel. Therapie: Die Propionyl-CoA-Carboxylase ist ein Biotin-abhängiges Enzym, und es gibt einige Therapieerfolge durch Gabe von Biotin (10 mg/Tag). Am wichtigsten ist aber die diätetische Therapie unter Reduktion der täglichen Zufuhr von Valin, Isoleucin, Threonin und Methionin. Zusätzlich Gabe von L-Carnitin 250 mg/kg/Tag zur Behebung des Mangels an freiem Carnitin. Da ein Teil der Propionsäure möglicherweise von den Darmbakterien gebildet wird, besteht zusätzlich die Möglichkeit, durch gezielte antibiotische Therapie die Propionsäure-Konzentration im Blut bzw. -Ausscheidung mit dem Urin zu senken. Eine pränatale Diagnostik aus Chorionzotten und/oder Fruchtwasser ist möglich.

Lit.: Barnes ND, Hull D, Balgobin L, Gompertz D (1970) Biotin-responsive propionic acidemia. Lancet II: 244–245. – Childs B, Nyhan WL, Borden M et al (1961) Idiopathic hyperglycinemia and hyperglycinuria: a new disorder of amino acid metabolism. Pediatr 27: 522–538. – Surtees RAH, Matthewa EE, Leonard JV (1992) Neurological outcome of propionic acidemia. Pediat Neurol 8: 333–337. – Wolf B, Hsia YE, Sweetman L et al (1981) Propionic acidemia: A clinical update. J Pediatr 99: 835–846.

McK 232000; 232050

E. Mönch/JK

Propionazidurie: Propionazidämie
Propranolol-Embryopathie: Betablocker-Embryopathie
Propulsiv-Petit-mal: BNS-Epilepsie
Prostaglandinismus, primärer: Bartter-Syndrom
Prostaglandinismus, sekundärer: Pseudo-Bartter-Syndrom

Protein-C-Mangel

Def.: Angeborener quantitativer (»klassischer Typ«) oder qualitativer (»Protein-C-Varianten«) Defektzustand des Protein C, einer Vitamin-K-abhängigen Serinprotease mit gerinnungsinhibitorischer Funktion.

A.: J. H. Griffin und Mitarbeiter beschrieben 1981 eine erste Familie mit erniedrigten Protein-C-Werten und rezidivierenden Thrombosen. Erstbericht einer genetischen Protein-C-Variante durch Bertina und Mitarbeiter 1984.

Diagn. Krit.: Bei Heterozygoten: **(1)** Zumeist zwischen dem 15. und 40. Lebensjahr spontan oder nach prädisponierenden Ereignissen auftretende, rezidivierende Thromboembolieneigung. – **(2)** Familiäre Häufung solcher Ereignisse, dabei variable Ausprägung der Thrombophilie (betrifft etwa 50–70% der Erbträger). – **(3)** Lokalisation der Thrombosen: oberflächliche Venen der Extremitäten, tiefe Bein-/Beckenvenen, Mesenterialvenen, auch Hirnsinus. Möglicherweise auch erhöhtes Risiko arterieller Thrombosen. – **(4)** Prädisposition für Cumarin-Nekrosen. – **(5)** Labor: beim häufigeren klassischen Typ gleichartige Verminderung der Protein-C-Aktivität und des Protein-C-Antigens auf etwa 50% der Norm, dagegen bei Protein-C-Varianten Erniedrigung der Protein-C-Aktivität bei normalem Antigenspiegel (Typ II) oder nur pathologischer Befund bei Bestimmung im APTT-Test (Typ III). – **(6)** Normale Konzentration aller anderen Vitamin-K-abhängigen Gerinnungsproteine und des Antithrombin III. – **(7)** Nicht selten kombiniert mit aPC(aktiviertes Protein C)-Resistenz des Faktor V.

Homozygoter Protein-C-Mangel gilt als Letalfaktor: bei Neugeborenen schwerste venöse Thrombosen und Thromboembolien oder Purpura fulminans.

Ätiol.: Autosomal-dominantes Erbleiden. Die Mehrzahl der Patienten ist bezüglich des abnormen Allels heterozygot.

Pathog.: Protein C inaktiviert als einer der wichtigsten Inhibitoren der plasmatischen Gerinnung die Faktoren VIII:C und Faktor V. Beim klassischen Typ verminderte Synthese eines funktionell normalen Protein C, bei Varianten funktioneller Defekt des Protein-C-Moleküls bei normalem bzw. subnormalem Antigenspiegel. Mögliche Erklärung der Cumarin-Nekrose: rascherer Abfall des gerinnungshemmenden Protein C als der der prokoagulatorischen Vitamin-K-abhängigen Faktoren und dadurch bedingter transienter Thrombophilie.

Bemerkungen: Geschätzte Inzidenz in der Allgemeinbevölkerung 1 : 16 000, Prävalenz bei Patienten mit thromboembolischen Erkrankungen 2–3%. **(DD)** Protein-S-Mangel – Antithrombin-III-Mangel – Lupus-Antikoagulans – Anticardiolipin-AK-Syndrom – erworbene Protein-C-Mangelzustände bei hepatisch bedingte Synthesestörung – Vitamin-K-Mangel – Verbrauchskoagulopathie – Protein-C-Hemmkörper – aktivierte Protein-C-Resistenz.

Lit.: Bertina RM, Broekmans AW, Krommenhoek-Van Es C, van Wijngaarden A (1984) The use of a functional and immunologic assay for plasma protein C in the study of the heterogeneity of congenital protein C deficiency. Thromb Haemost 51: 1–5. – Broekmans AW, Conard J (1988) Hereditary protein C deficiency. In Bertina RM (ed): Protein C and related proteins. Churchill Livingstone, New York. – Griffin JH, Evatt B, Zimmerman TS et al (1981) Deficiency of protein C in congenital thrombotic disease. J Clin Invest 68: 1370–1373. – Pabinger I (1986) Clinical relevance of protein C. Blut 53: 63–75.

McK: 176860

G. Girmann; E. Seifried/GA

protein-energy malnutrition (e): Kwashiorkor
Proteinintoleranz, lysinurische (LPI): Aminoazidurie, hyperdibasische, Typ II
protein-losing enteropathy with dilated intestinal lymphatics (e): Lymphangiektasie, intestinale, angeborene
protein losing gastropathy (e): Gastropathie Ménétrier, hypertrophische

Protein-S-Mangel

Protein-S-Mangel
A.: Erstbeschreibung von Familien mit erniedrigten Protein-S-Spiegeln und rezidivierenden Thromboembolien 1984 durch P. C. Comp und H. P. Schwarz.
Diagn. Krit.: (1) Oft schon zwischen dem 15. und 25. Lebensjahr spontan oder nach prädisponierenden Ereignissen auftretende rezidivierende Thromboembolieneigung. – (2) Familiäre Häufung solcher Ereignisse, dabei variable Ausprägung der Thrombophilie (betrifft etwa 50% der Erbträger). – (3) Lokalisation der Thrombosen: oberflächliche Extremitätenvenen, tiefe Bein-/Beckenvenen, Axillarvenen, Mesenterialvenen, seltener Hirnsinus. Wahrscheinlich auch erhöhtes Risiko arterieller Thrombosen. – (4) Labor: Erniedrigung des Protein-S-Plasmaspiegels oder der freien Protein-S-Aktivität auf etwa 50% der Norm bei Heterozygoten. – (5) Normale Konzentration aller übrigen Vitamin-K-abhängigen Gerinnungsproteine sowie des Antithrombin III. – (6) Im Gegensatz zum Protein-C-Mangel: komplettes Fehlen des Protein S offenbar kein Letalfaktor. Möglicher Zusammenhang mit Cumarin-Nekrosen. – (7) Gelegentlich kombiniert mit Resistenz von Faktor V gegen aktiviertes Protein C.
Ätiol.: Autosomal-dominantes Erbleiden. Die Mehrzahl der Patienten ist bezüglich des abnormen Allels heterozygot.
Pathog.: Protein S wirkt als Kofaktor bei der durch Protein C (s. dort) vermittelten Inaktivierung der aktivierten Gerinnungsfaktoren V und VIII C. Bei Erniedrigung der Protein-S-Spiegel um 30–50% der Norm Thrombophilie infolge Insuffizienz der natürlichen Hemmfaktoren.
Bemerkungen: Inzidenz des Defektes in der Allgemeinbevölkerung noch unbekannt. Prävalenz bei Patienten mit thromboembolischen Ereignissen etwa 2–5%. **(DD)** Protein-C-Mangel – aktivierte Protein-C-Resistenz – Antithrombin-III-Mangel – Lupus-Antikoagulans – Anticardiolipin-AK-Syndrom – erworbener Protein-S-Mangel bei Leberkrankheiten, Verbrauchskoagulopathie, Vitamin-K-Mangel.
Lit.: Comp PC, Esmon CT (1984) Recurrent venous thromoembolism in patients with a partial deficiency of protein S. N Engl J Med 311: 1525–1528. – Edenbrandt CM, Lundwall A, Wydro R, Stenffo J (1990) Molecular analysis of the gene for Vitamin K-dependent protein S and its pseudogene. Biochemistry 29: 7861–7868. – Engesser L, Broekmans AW, Briet E et al (1987) Hereditary protein S deficiency. Clinical manifestations. Ann Intern Med 106: 677–682. – Schwarz HP, Fischer M, Hopmeier P et al (1984) Plasma protein S deficiency in familial thrombotic disease. Blood 64: 1297–1300.
McK: 176880
G. Girmann; E. Seifried/GA

proteinuria, ocular and facial anomalies, deafness (e): fazio-okulo-akustisch-renales Syndrom

Proteus-Syndrom
Def.: Ein nahezu ausschließlich sporadisch beobachtetes, z.T. bei der Geburt manifestes, z.T. sich während der ersten Lebensjahre ausprägendes, »Proteus«-haft polymorphes und variables, in die Gruppe der Hamartosen zu rechnendes Dysplasie-Syndrom.
A.: Hans-Rudolf Wiedemann, 1915–, Pädiater, Kiel. – Guiseppe Roberto Burgio, italienischer Pädiater, Pavia. – Peter Aldenhoff, Pädiater, Jürgen Kunze, Pädiater und Genetiker, Herbert Joseph Kaufmann, 1924–, Pädoradiologe, sämtliche Berlin. – Erich Schirg, Radiologe, Hannover. – Gemeinsame Erstpublikation als klinische Entität mit Namensgebung 1983.
Diagn. Krit.: (1) Partieller Riesenwuchs im Bereich der Hände und/oder Füße (einschließlich Metakarpal- bzw. Metatarsalknochen). – (2) Hemihypertrophie (partiell oder komplett und häufiger links als rechts). – (3) Weitere Wachstumsanomalien: passagerer allgemeiner »Gigantismus«, z.T. mit Ossifikationsbeschleunigung, aber auch Minderwuchs; abnorme Hals- und Rumpflänge durch sehr hohe Wirbelkörper; Rippenauftreibungen; Entwicklung von Kyphoskoliose. – (4) Naevi mit pigmentosi und pigmentierte Nävuszellnävi, mehr oder minder ausgedehnt, oft systematisiert und mit z.T. papillomatöser Oberfläche. Gefäßnävi. Phlebektasien. – (5) Subkutane Tumoren (Lipome, Lymph- und Hämangiome) besonders am Stamm, axillar, in den Flanken. Lipome nicht selten auch intraabdominal, ggf. mit Bauchvortreibung. – (6) Weichteilhypertrophie im Bereich von Vola und/oder Planta, evtl. gyriform bis zur »Mokassin-Sohle«. – (7) Diverse Schädelanomalien: Makrokranium mit Stirnprominenz, Schädelasymmetrie, »Buckelschädel« durch Hyper- bzw. Exostosen (letztere evtl. auch am Alveolarfortsatz, im Gehörgang). – (8) In Einzelfällen Anomalien seitens Auge oder äußerem Ohr, Gaumen und Gebiß; Gelenkstörungen; Fettschwund; Muskelatrophien. – (9) Geistige Entwicklung nur ausnahmsweise behindert, gelegentlich mit zerebralen Anfällen.
Ätiol.: Letale dominante somatische Punktmutationen, die im Gesamtorganismus nur im Mosaikverband auftreten und damit zur Lebensfähigkeit des Patienten führen (Happle).
Pathog.: Ein pathologisch gesteigertes Wachstum umschriebener Zellbereiche, insbesondere der Haut, des Fett- und des Knochengewebes, steht im Vordergrund des Geschehens.
Bemerkungen: Das bisher in etwa 80 Fällen bekannt gewordene Syndrom bietet für die Eltern des betroffenen Kindes allenfalls ein äußerst geringes Wiederholungsrisiko. Klinisch sind sowohl jahrelange Progredienz der abnormen Wachstumsprozesse als auch Stationärbleiben der Erscheinungen möglich. **(DD)** Klippel-Trenaunay-Syndrom – Schimmelpenning-Feuerstein-Mims-Syndrom.
Lit.: Brinkmann H (1993) Das Proteus-Syndrom. pädiat prax 45: 347–357. – Burgio GR, Wiedemann H-R (1984) Further and new details on the Proteus syndrome. Eur J Pediatr 143: 71–73. –

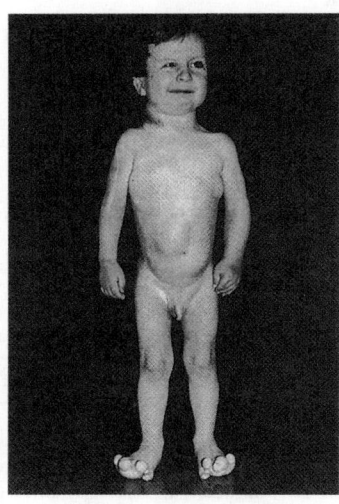

Proteus-Syndrom: 2jähriger Knabe mit dem voll ausgeprägten Bild (Beob. Prof. H.-R. Wiedemann)

Happle R (1986) Cutaneous manifestation of lethal genes. Hum Genet 72: 280. – Hotamisligil GS (1990) Proteus syndrome and hamartoses with overgrowth. Dysmorphol Clin Genet 4: 87–102. – Krüger G, Pelz L, Wiedemann H-R (1993) Transmission of Proteus syndrome from mother to son? Am J Med Genet 45: 117–118. – Wiedemann H-R, Burgio GR, Aldenhoff P, Kunze J, Kaufmann HJ, Schirg E (1983) The Proteus syndrome. Eur J Pediatr 140: 5–12.
McK: 176920
H.-R. Wiedemann/JK

protuberance syndrome, inferior (e): Millard-Gubler-Symptomatik

proximal focal femoral deficiency (e): Femur-Fibula-Ulna-Komplex

PRP: Pityriasis rubra pilaris

Prune-belly-Sequenz

Syn.: Prune-belly-Syndrom – Bauchdeckenaplasie-Syndrom – Eagle-Barrett-Syndrom – Zwetschgenbauch-Syndrom – Obrinsky-Fröhlich-Syndrom – abdominal musculature deficiency syndrome (e)
Def.: Kombinierte Fehlbildung des Urogenitaltraktes mit Aplasie der Bauchmuskulatur und Bauchhoden.
A.: Erstbeschreibung 1839 durch F. Fröhlich, Würzburg. – Zusammenfassende Darstellung 1949 durch W. Obrinsky.
Diagn. Krit.: **(1)** Weites, faltiges Abdomen mit Aplasie oder Hypoplasie der Bauchwandmuskulatur. – **(2)** Anomalien der Nieren und des Harntraktes wie Nierendysplasie, Hydronephrose, Megaureteren, vesiko-ureteraler Reflux, Megazystis, proximale Erweiterung der Urethra, Meatusstenose. – **(3)** Kryptorchismus meist beidseitig. – Fakultativ: Prostata-Aplasie, Megakolon, anorektale Atresie, kardiale Anomalien, Skelettanomalien (Trichterbrust, Klumpfuß), zerebrale Fehlbildungen (Mikrozephalus, Kleinhirnaplasie). Das männliche Geschlecht überwiegt mit 95%. Es gibt inkomplette Formen des Syndroms (»pseudo-prunes«), bei denen insbesondere die Bauchwandaplasie nur partiell besteht. Entsprechend dem unterschiedlichen Ausmaß der Fehlbildungen ist die Prognose verschieden: 20% kommen als Totgeburt zur Welt oder sterben innerhalb der ersten 2 Monate, nur 50% überleben die ersten 2 Jahre. Der älteste Patient in der Literatur war 54 Jahre alt. Die intellektuelle Entwicklung verläuft in den meisten Fällen normal.
Ätiol.: Weitgehend unklar. Selten Erkrankung männlicher Geschwister aus konsanguinen Verbindungen beobachtet. Fehlende Konkordanz bei Zwillingen.
Pathog.: Unspezifische Läsion als Folge fetaler abdomineller Überdehnung verschiedenster Ursachen: meist funktionelle urethrale Obstruktion als Folge einer Prostatahypoplasie (die Histologie der Bauchmuskulatur zeigt sekundäre Muskelatrophien und keine Störung der primären Muskelanlagen). – Auch fetaler Aszites führt zur gleichen Sequenz. – Die Theorie einer mesodermalen Entwicklungsstörung in früher Embryonalzeit tritt derzeit in den Hintergrund.
Bemerkungen: Die männlichen Patienten dürften alle steril sein (bisher keine Nachkommen in der Literatur bekannt). Über 700 Patienten wurden beschrieben. Die Häufigkeitsangaben schwanken zwischen 1% aller Schwangerschaften und 1 auf 20–40 000 Neugeborene. Die Lebenserwartung wird durch die sich in der Regel einstellende Urämie begrenzt. Hämodialyse und Nierentransplantation wurden erfolgreich eingesetzt. Die Indikation zu harnableitenden Operationen hängt vom individuellen Ausmaß der Obstruktion und vom Grad der erhaltenen Nierenfunktion ab. **(DD)** Megazystis, Mikrokolon, intestinale Hypoperistalsis.
Lit.: Belohradsky BH, Henkel C (1984) Das Prune-Belly-Syndrom. Ergeb Inn Med Kinderheilkd 53: 157–205. – Burton BK, Dillard RG (1984) Prune belly syndrome: Observations supporting the hypothesis of abdominal overdistension. Am J Med Genet 17: 669–672. – Fröhlich F (1839) Der Mangel der Muskeln, insbesondere der Seitenbauchmuskeln. Med Diss, Würzburg. – Greinacher J, Straub E (1977) Das Prune-Belly-Syndrom und dessen inkomplette Form. Mschr Kinderheilk 125: 325–326. – Moerman P, Fryns JP, Goddeeris P, Lauweryns JM (1984) Pathogenesis of the prune belly syndrome: a functional urethral obstruction caused by prostatic hypoplasia. Pediatr 73: 470–475. – Obrinsky W (1949) Agenesis of abdominal muscles with associated malformation of the genito-urinary tract. Am J Dis Child 77: 362–373. – Woodhouse CRJ, Ransley PG, Innes-Williams D

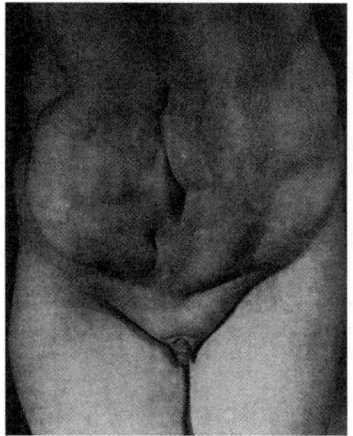

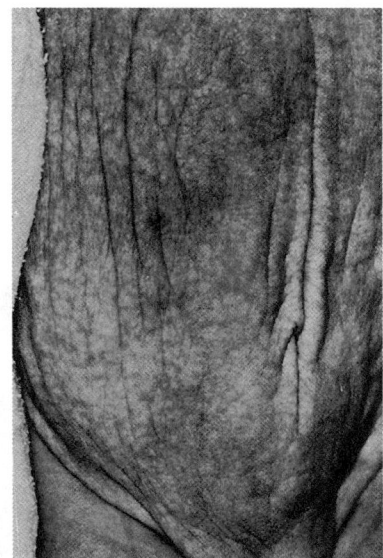

Prune-belly-Sequenz: a) Erscheinungsbild der Bauchmuskelaplasie mit spaltförmiger Nabelgrube und Kryptorchismus (Beobachtung H. Kirchmair, U.K.Kl. Rostock); b) Bauchdeckenaplasie im Erwachsenenalter unter dem Bilde der ventralen Dermatochalasis (Beob. Braun//Falco)

(1982) Prune belly syndrome – report of 47 cases. Arch Dis Child 57: 856–859.
McK: 100100
Th. Lennert/JK

Prune-belly-Syndrom: Prune-belly-Sequenz
Prurigo Darier: Prurigo Hebra

Prurigo Hebra

Syn.: Urticaria papulosa chronica – Prurigo subacuta – Strophulus adultorum – Prurigo Darier
Def.: Chronische juckende Dermatose mit Seropapeln als Sonderform eines atopischen Ekzems oder symptomatisch bei Diabetes, Leber- und Nierenerkrankungen, hämatologischen Systemerkrankungen.
A.: Ferdinand von Hebra, 1816–1880, österreichischer Dermatologe.
Diagn. Krit.: (1) Vorwiegend an den Streckseiten der Extremitäten (Beine oft stärker beteiligt als Arme) entstehen sehr stark juckende, hautfarbene, senfkerngroße, harte, in Hautniveau eingebettete Papeln (= »Juckblattern«). – (2) Die Primärmorphe ist gewöhnlich durch Kratzeffekte sekundär verändert: kleine Nekroseherde, die sich evtl. in Hohlräume mit serösem Inhalt umbilden; Eiterungen, Pigmentverschiebungen, Narbenbildung, Lichenifikationen; im Laufe von Jahren sich entwickelnde teigige Verdickung der Haut. – (3) Im Gesichts- und Halsbereich: Akne urticata. – (4) Derbe Lymphknotenschwellungen in Leistenbeugen und Achselhöhlen (= »Prurigobubonen«). – (5) Blutbild: oft Eosinophilie.
Ätiol.: Sonderform des atopischen Ekzems.
Bemerkungen: **(DD)** Strophulus.
Lit.: von Hebra F (1854) Traité pratique des maladies de la peau. S 479, Paris. – Linhardt PW, Walling AD (1993) Prurigo nodularis. J Fam Pract 37: 495–498.
G. Burg/GB

Prurigo nodularis (Hyde)

Syn.: noduläre Prurigo – Hyde-Krankheit – Lichen corneus obtusus (Brocq) – Urticaria perstans chronica papulosa (Fabry) – Neurodermitis nodulosa (Fabry) – Prurigo mit großen Papeln (Besnier) – Lichen obtusus chronicus disseminatus (Lailler) – lichénifications circonscrits nodulaeres chroniques (Pautrier) (fz)
Def.: Hartnäckig persistierende juckende exkoriierte Hautknoten bei Frauen im mittleren Lebensalter.
A.: James Nevin Hyde, 1840–1910, amerikanischer Dermatologe. Einführung der Bezeichnung »Prurigo nodularis« in seinem Lehrbuch 1906.
Diagn. Krit.: (1) Einzelne kalottenförmig erhabene, bis 3 cm große, zentral exkoriierte Knoten mit teils verruköser Oberfläche und schmutzig grau-brauner Farbe. – (2) Bevorzugt Frauen im mittleren und höheren Lebensalter. – (3) Quälender Juckreiz. – (4) Lokalisation an den Streckseiten der Extremitäten; Gesicht und Stamm bleiben meist ausgespart. – (5) In der Umgebung der Knoten eventuell Lichenifikation. – (6) Histologisch: Hyperkeratose, Akanthose, Papillomatose, lymphohistiozytäres Infiltrat, Vermehrung der dermalen Nerven und Blutgefäße. – (7) Keine Spontanremissionsneigung.
Ätiol.: Emotionaler Streß; neurotische Persönlichkeit; Anämie, Leberfunktionsstörungen, Urämie, Hypothyreose, Diabetes mellitus, Insektenstiche.
Pathog.: Mögliche pathogenetische Zusammenhänge mit (primären oder sekundären?) Veränderungen des Hautnervensystems in loco (Proliferation der Hautnerven, Schwannom-artige Wucherungen, Degeneration von Nervenendigungen).
Bemerkungen: Von manchen Autoren werden der Prurigo nodularis Hyde (mit normaler periläsioneller Haut) ein Prurigo-nodularis-Ekzem (mit zusätzlichen ekzematoiden Herden am übrigen Integument) bzw. die Prurigo chronica multiformis (bei atopischer Dermatitis) gegenübergestellt. Behandlung mit Corticosteroiden und Teer extern, Corticosteroidsuspensionen intraläsionell, Photochemotherapie, Röntgenweichstrahlen; Psychotherapie, Tranquilizer.
Lit.: Hyde JN (1909) Prurigo nodularis. In: Hyde JN, Montgomery FH (eds) A practical treatise on diseases of the skin for the use of students and practitioners, pp 174–175. Lea Febiger, Philadel-

Prurigo mit großen Papeln (Besnier): Prurigo nodularis (Hyde)

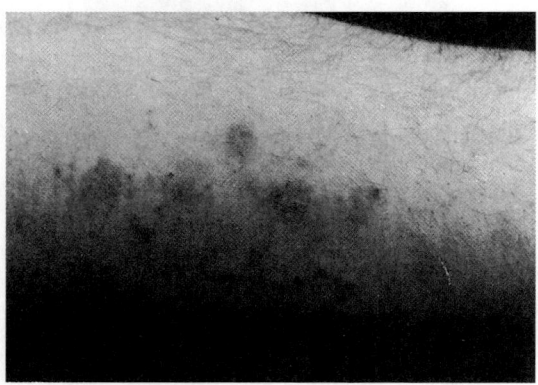

Prurigo Hebra (Beob. H. Weyers)

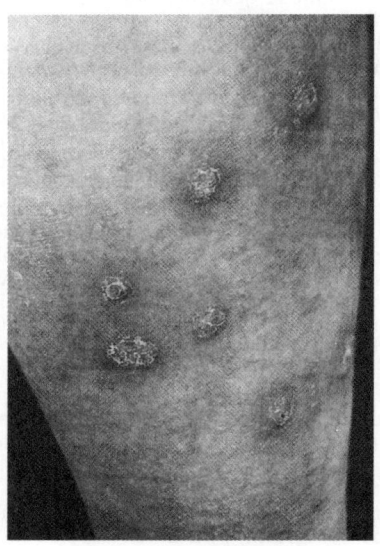

Prurigo nodularis (Hyde) (Beob. H. Flegel, Rostock)

phia. – Rowland Payne CME, Wilkinson JD, McKee PH et al (1985) Nodular prurigo – a clincopathological study of 46 patients. Br J Dermatol 113: 431–439.
J. Smolle/GB

Prurigo subacuta: Prurigo Hebra
Przyrembel-Syndrom: Glutarazidurie Typ II

Pseudoachondroplasie
Syn.: pseudoachondroplastische Form der spondyloepiphysären Dysplasie
Def.: Hereditäre Skelettdysplasie mit Achondroplasieähnlichem klinischem Erscheinungsbild.
A.: 1959 Abgrenzung des Krankheitsbildes durch die Kinderärzte und Genetiker Pierre Maroteaux und Maurice Lamy, Paris.
Diagn. Krit.: **(1)** Disproportionierter Minderwuchs mit langem Rumpf und kurzen Extremitäten. Manifestation des Minderwuchses im Kleinkindesalter. Erwachsenengröße zwischen 82 und 140 cm. Im Unterschied zur Achondroplasie normaler Gesichts- und Hirnschädel. – **(2)** Überstreckbare Gelenke. – **(3)** Mit zunehmendem Alter X-Beine oder O-Beine; vorzeitige arthrotische Beschwerden vor allem an Hüft- und Kniegelenken. – **(4)** Röntgenologisch: mäßig abgeflachte, vorn zugespitzte Wirbelkörper, deren Aspekt sich mit zunehmendem Alter normalisiert. Epiphysäre und metaphysäre Dysplasie der Röhrenknochen.
Ätiol.: Heterozygot sich manifestierende Mutation eines auf Chromosom 19(p12–13.1) gelegenen Gens. Autosomal-dominanter Erbgang.
Pathog.: Das mutierte Gen kodiert ein oligomeres Knorpelmatrix-Protein (cartilage oligomeric matrix protein = COMP). COMP gehört zur Kalzium-bindenden Thrombospondin-Familie und ist u.a. an der Regulation und Proliferation von Knorpelzellen beteiligt.
Bemerkungen: Die Expression der COMP-Mutation schwankt außerordentlich und reicht von der schweren Pseudoachondroplasie bis zur relativ leichten epiphysären Dysplasie. Pseudoachondroplasie und epiphysäre Dysplasie (Ribbing-Fairbank) gehen auf allele Mutationen des COMP-Gens zurück. Keimbahn-Mutationen der Eltern erklären Geschwisterbefall bei klinisch gesunden Eltern. Eine pränatale Diagnose ist künftig durch Nachweis der Mutation in Chorion- oder Amnionzellen zu erwarten.
Lit.: Briggs MD, Choi HC, Warman ML et al (1994) Genetic mapping of a locus for multiple epiphyseal dysplasia (EDM2) to a region of chromosome 1 containing a type IX collagen gene. Am J Hum Genet 55: 678–684. – Briggs MD, Hoffman SMG, King LM et al (1995) Pseudoachondroplasia and multiple epiphyseal dysplasia due to mutations in the cartilage oligomeric matrix protein gene. Nature Genet 10: 330–336. – Hall JG, Dorst JP, Rotta J, McKusick VA (1987) Gonadal mosaicism in pseudoachondroplasia. Am J Med Genet 28: 143–151. – Hecht JZ, Nelson LD, Crowder E et al (1995) Mutations in exon 17B of cartilage oligomeric matrix protein (COMP) cause pseudoachondroplasia. Nature Genet 10: 325–329. – Maroteaux P, Lamy M (1959) Les formes pseudo-achondroplasiques des dysplasie spondylo-épiphysaires. Presse méd 67: 383–386. – Wynne-Davies R, Hall CM, Young ID (1986) Pseudoachondroplasia: clinical diagnosis at different ages and comparison of autosomal dominant and recessive types. A review of 32 patients (26 kindreds). J Med Genet 23: 425–434.
McK: 177150; 177170
J. Spranger/JS

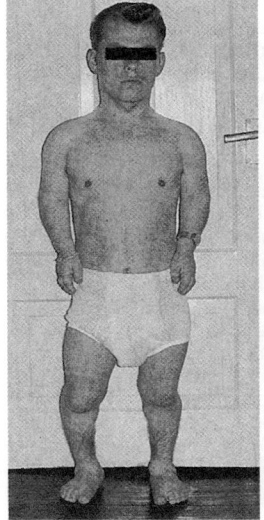
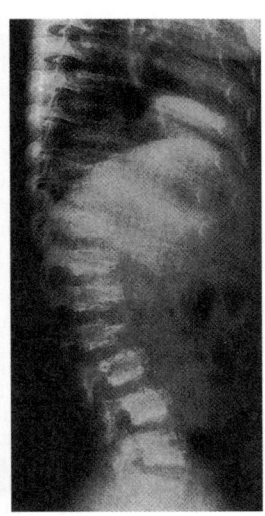
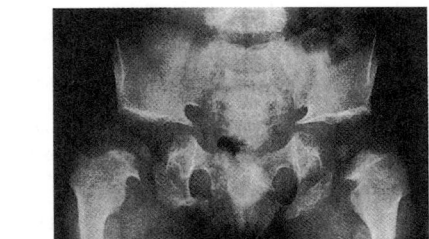
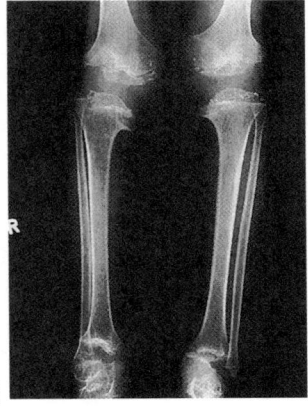

Pseudoachondroplasie: a) Klinik: kurzgliedriger Minderwuchs, normaler Schädel; b) abgeflachte Wirbelkörper mit anteriorer Zungenbildung; c) Hypoplasie der unteren Iliakalabschnitte des Beckens, kleine Femurepiphysen; d) schwere epiphysäre Dysplasie, leichtere metaphysäre Unregelmäßigkeiten (Univ.-Kinderklinik Mainz)

pseudoachondroplastische Form der spondyloepiphysären Dysplasie: Pseudoachondroplasie
pseudoaldosteronism, licorice-induced (e): Pseudo-Conn-Syndrom
Pseudoaldosteronismus: Pseudohyperaldosteronismus

Pseudoaminopterin-Syndrom

Syn.: aminopterin syndrome without aminopterin (e)
Def.: Okulärer Hypertelorismus, Ossifikationsdefekte des Schädels, nach oben gerichteter frontaler Haarstrich, bogenförmige Augenbrauen und Minderwuchs.
A.: Erstbeschreibung durch F. C. Fraser und Mitarbeiter 1987.
Diagn. Krit.: **(1)** Okulärer Hypertelorismus. – **(2)** Bitemporale Abflachung. – **(3)** Geheimratsecken, temporaler Haarverlust, nach oben gerichteter Haaransatz. – **(4)** Bogenförmige Augenbrauen in medialem Verlauf, dünn, lateral hypopigmentiert, hypoplastische Supraorbitaldächer, Exophthalmus, kleine Lidspalten. – **(5)** Betonte Nasenwurzel, hoher oder gespaltener Gaumen. – **(6)** Mikrogenie. – **(7)** Tiefangesetzte, dorsal rotierte Ohren. – **(8)** Brachyzephalie, inkomplette Ossifikation der Schädelknochen, verzögerter Fontanellenschluß, Synostose der Lambda- und Koronarnähte. – **(9)** Minderwuchs. – **(10)** Eingeschränkte Ellenbogenbewegungen mit Subluxation des Radiusköpfchens, Stenose der tubulären Knochen, Fingeranomalien. – **(11)** Kryptorchismus. – **(12)** Leichte bis mäßige Retardierung.
Ätiol.: Möglicherweise autosomal-rezessive Vererbung; Chromosomopathie?
Pathog.: Unbekannt.
Bemerkungen: Ein Patient mit Lippenspalte und Hydrozephalus.
Lit.: Crane JP, Heise RL (1981) New syndrome in three affected siblings. Pediatrics 68: 235–237. – Fraser FC, Anderson RA, Mulvihill JJ, Preus M (1987) An aminopterin-like syndrome without aminopterine (ASSAS). Clin Genet 32: 28–34. – Shaw EB, Rees EL (1980) Fetal damage due to aminopterine ingestion: follow-up at 17½ years of age. Am J Dis Child 134: 1172–1173. – Verloes A, Bricteux G, Koulischer L (1993) Pseudoaminopterin syndrome. Am J Med Genet 46: 394–397.

J. Kunze/JK

pseudo-Argyll Robertson pupil (e): Adie-Pupillotonie
Pseudo-(Argyll-)Robertson-Syndrom: Adie-Pupillotonie
Pseudo-Bartter: Pseudo-Bartter-Syndrom

Pseudo-Bartter-Syndrom

Syn.: Pseudo-Bartter – Prostaglandinismus, sekundärer – Bartter syndrome like disease (e) – Bartter like syndrome (e) – Bartter's syndrome, factitious (e)
Def.: Krankheitsbild, dessen Symptomatik dem Bartter-Syndrom entspricht, wesentlich häufiger als dieses ist und durch Diuretika- und/oder Laxanzienabusus verursacht wird.
Diagn. Krit.: **(1)** Wie Bartter-Syndrom (siehe dort), zusätzlich **(DD)** Hyponatriämie, Hypovolämie, Muskelkrämpfe und intermittierende Ödeme. Die Angiotensin- und Noradrenalinresistenz der Gefäße ist nach intra- und extravasaler Volumenexpansion durch NaCl- und Albumininfusionen reversibel. – **(2)** Bei Diuretikaabusus besteht häufig eine zusätzliche Hyperurikämie. – **(3)** Laborchem. Nachweis von Laxanzien und/oder Diuretika im Stuhl oder Urin ist beweisend. – **(4)** Anamnestisch häufig Übergewicht mit raschem Gewichtsverlust. Erkrankte haben oft Beziehung zum medizinischen Tätigkeitsbereich. – **(5)** Vorkommen überwiegend bei Frauen nach der Menarche.
Ätiol.: (Meist heimlicher) Diuretika- und/oder Laxanzienabusus.
Pathog.: Der durch Diuretika und/oder Laxanzien bewirkte renale bzw. intestinale Na-, K- und Wasserverlust führt zu Hyponatriämie, Hypokaliämie, Hypotonus und Hypovolämie mit regulativer Stimulation des Renin-Angiotensin-Aldosteron-Systems.
Lit.: Bonard EC (1974) Pseudo-syndrome de Bartter. Schweiz Rdsch Med (Praxis) 63: 739–743. – Griffing GT, Sindler BH, Aurecchia SA, Melby JC (1983) Reversal of diuretic-induced secondary hyperaldosteronism. Metabolism 32: 711.

B. O. Böhm/GA

pseudocholinesterase deficiency (e): Pseudocholinesterase-Mangel
Pseudocholinesterase-Mangel: Pseudocholinesterase-Mangel

Pseudocholinesterase-Mangel

Syn.: Pseudocholinesterase-Mangel – suxamethonium sensitivity (e) – pseudocholinesterase deficiency (e)
Def.: Verlängerter neuromuskulärer Block nach Gabe des Muskelrelaxantiums Succinylbischolinchlorid durch verminderte Serumaktivität der Pseudocholinesterase.
Diagn. Krit.: **(1)** Verlängerung der Paralyse und Apnoe nach Gabe des depolarisierenden Muskelrelaxantiums Succinylbischolinchlorid in der Narkosevorbereitung auf 2–9 (im Mittel 4–6) Stunden. – **(2)** Verminderte Pseudocholinesterase-Aktivität im Serum.
Ätiol.: Hereditäre (intermediärer Erbgang) und symptomatische Formen von verminderten Aktivitäten der Pseudocholinesterase im Serum bei Lebererkrankungen (Hepatitiden, Zirrhose, chronische Stauung, Tumoren, medikamentös-toxische Schäden), Mangelernährung, ulzerativen Kolitiden, Urämie, Vergiftungen mit Organophosphaten, Cyclophosphamid-Therapie, progressiven Muskeldystrophien, Myotonia congenita Thomsen, Herzinfarkt, perniziöse Anämie, Trichinose, akuter Myeloblastenleukose, chronischen Infekten, Schwangerschaft.
Pathog.: Verlängerter neuromuskulärer Block nach Gabe des depolarisierenden Muskelrelaxantiums Succinylbischolinchlorid durch verminderte Spaltung des Präparates in Succinylmonocholin und Cholin sowie von Succinylmonocholin in Succinat und Cholin.
Bemerkungen: Die Cholinesterase im Serum besteht aus 13 vererbbaren Isoenzymen. Sie wird auch als »Pseudocholinesterase« bezeichnet, um sie von der »echten« Cholinesterase (Acetylcholinesterase) im Erythrozyten und im Nervengewebe abzugrenzen. Die »echte« Cholinesterase spaltet im Gegensatz zu den Pseudocholinesterasen nur Acetylcholin. In Europa findet man mit einer Häufigkeit von etwa 1 : 2000 Personen genetisch determiniert atypische Pseudocholinesterasen mit wesentlich verminderter Aktivität. Als Test auf die verminderte Pseudocholinesterase-Aktivität hat sich die Prüfung der Hemmbarkeit des Enzyms durch Dibucain und Fluorid bewährt: beide Substrate hemmen die gewöhnlichen, jedoch nur einen Teil der atypischen Pseudocholinesterasen. Zusätzlich gibt es Cholinesterase-Phänotypen mit nicht meßbarer Enzymaktivität (Silent-Typen). Bei einem erheblichen Teil der Patienten mit länger dauernder Lähmung nach Gabe von Succinylbischolinchlorid findet man jedoch bisher weder eine atypische noch verminderte Cholinesterase-Aktivität. Die Störung kann durch intravenöse Gabe von 90 mg Serum-Cholinesterase (kommerziell verfügbar) in zehn Minuten behoben werden.
Lit.: Benson Ph F, Fensom A H (1985) Genetic Biochemical Disorders. Oxford Monographs on Medical Genetics No 12. Oxford University Press, Oxford, New York, Toronto. – Thomas L

(1984) Enzyme. In: Thomas L (Hrsg) Labor und Diagnose, 2. Aufl. Medizinische Verlagsgesellschaft, Marburg/Lahn.
McK: 177400
C. D. Reimers/DP

pseudocleft of the upper lip, cleft lip-palate, and hemangiomatous branchial cleft (e): Branchio-okulo-faziales-Syndrom

Pseudo-Conn-Syndrom
(Sequenz)
Syn.: Conn-Syndrom, exogenes – Lakritze-Syndrom – pseudoaldosteronism, licorice-induced (e) – Pseudo(hyper)aldosteronismus, exogener
Def.: Sekundäre, salzabhängige Form der Hypertonie verursacht durch Potomanie von Glycyrrhizinsäure oder von Lakritz-enthaltenden Präparationen, dem Conn-Syndrom entsprechendes Krankheitsbild ohne Hyperaldosteronismus, ohne Hyperplasie oder Tumore der Nebennierenrinde.
Diagn. Krit.: (1) Hypokaliämie, Hypertonie, normale Aldosteronspiegel. – (2) Polydipsie und Potomanie vornehmlich bei Alkoholikern, die als »Ersatz« Glycyrrhizinsäure enthaltendes Mineralwasser trinken, um so ihren »Alkoholdurst« zu stillen. Auch Lakritze oder Carbenoxolon, die früher zur Behandlung von Magen- und Duodenalulzera verwendet wurden, können die gleichen Erscheinungen auslösen.
Ätiol.: Zufuhr von Substanzen, die die 11β-Hydroxysteroid-Dehydrogenase hemmen.
Pathog.: Glycyrrhizinsäure, Lakritz oder Carbenoxolon inhibieren das Enzym 11β-Hydroxysteroid-Dehydrogenase, so daß Cortisol nicht mehr zu Cortison metabolisiert werden kann. Dies führt durch die hohe Bindungsaffinität und den molaren Überschuß von Cortisol versus Aldosteron zum Mineralocorticoid-Rezeptor zu einem durch Mineralocorticoid-Exzess verursachten Hypertonus.
Lit.: Stewart PM, Corrie JET, Shackleton CHL, Edwards CRW (1988) Syndrome of apparent mineralocorticoid excess. J Clin Investigation 64: 495–502. – Stewart PM, Wallace AM, Valentino R (1987) Mineralocorticoid activity of liquorice: 11β-hydroxysteroid dehydrogenase deficiency comes of age. Lancet II: 821–824.
B. O. Böhm/GA

Pseudodemenz: Ganser-Symptomenkomplex
Pseudodemenz, hysterische bei organischer Demenz: Hysteroid, organisches
Pseudoencephalitis haemorrhagica superior: Wernicke-Krankheit
Pseudoexfoliatio-lentis-Syndrom: Pseudoexfoliation

Pseudoexfoliation
Syn.: Pseudoexfoliatio-lentis-Syndrom – Glaucoma capsulare – pseudoexfoliation syndrome (e) – PES (e) – PXS (e)
Def.: Ablagerung von pathologischem Eiweiß auf den inneren Oberflächen im vorderen Augensegment mit daraus resultierenden mechanischen Behinderungen.
A.: Erstbeschreibung 1917 durch den finnischen Ophthalmologen J. G. Lindberg.
Diagn. Krit.: (1) Scheibenförmige Ablagerung von grauem, cellophanartigem Material auf der Linsenvorderfläche. – (2) Iridophakodonesis (»Irisschlottern«). – (3) Dislocatio lentis. – (4) Glaukom. – (5) Rubeosis iridis. – (6) Sekundäre Optikusatrophie.
Ätiol.: Autosomal-dominantes Gen (?) mit inkompletter Penetranz und variabler Expression.
Pathog.: Pathologische Bildung und Ablagerungen von Basalmembranmaterial im vorderen Augensegment.
Bemerkungen: Diagnose nur spaltlampenmikroskopisch möglich. Keine systemischen Veränderungen. Häufung bei Skandinaviern (20% der über 80jährigen). Nicht bei Eskimos. Therapie mit Miotica unbefriedigend. Argon-Laser-Trabekuloplastie wirksam. Pseudoexfoliationsmaterial wurde von Streeten et al. 1990 in der Haut und von Schloetzer//Schrehardt et al. 1991 in der limbalen Bindehaut, den extraokularen Muskeln, dem Bindegewebe der Orbita und der Wand hinterer Ziliararterien gefunden.
(DD) echte Exfoliatio lentis.
Lit.: Aine E (1988) Exfoliations-Syndrom in einer nicht selektierten finnischen Bevölkerungsgruppe. Fortschr Ophthalmol 85: 59–60. – Henke V, Naumann GOH (1987) Zur Häufigkeit des Pseudo-Exfoliations-Syndroms in enukleierten Augen. Klin Mbl Augenheilk 190: 173–175. – Lindberg JG (1917) Kliniska undersökningar över depigmentering av pupillarranden och genomlysbarhet av iris vid fall av ålder start samt i normala ögon hos gamla personer. Dissertation Universität Helsingfors, S 1–107. – Linner E (1980) The association of ocular hypertension with the exfoliation syndrome, the pigmentary dispersion syndrome and myopia. Surv Ophthalmol 25: 163–167. – Schloetzer//Schrehardt U, Kuechle M, Naumann GOH (1991) Electron-microscopic identification of pseudoexfoliation material in extrabulbar tissue. Arch Ophthalmol 109: 565–570. – Streeten BW, Dark AJ, Wallace RN et al (1990) Pseudoexfoliation fibrillopathy in the skin of patients with ocular pseudoexfoliation. Am J Ophthalmol 110: 490–499. – Tarkkanen A (1986) Exfoliation syndrome. Trans Ophthalmol Soc UK 105: 233–236.
McK: 177650
F. H. Stefani/DP

pseudoexfoliation syndrome (e): Pseudoexfoliation
Pseudogicht: Chondrokalzinose
Pseudoglioma congenita: Norrie-Syndrom
Pseudohermaphroditismus masculinus: Reifenstein-Syndrom
Pseudohermaphroditismus masculinus internus: Ovidukt, persistierender
Pseudo-Hurler-Polydystrophie: Mucolipidose III

Pseudohyperaldosteronismus
Syn.: Liddle-Syndrom – Pseudoaldosteronismus
Def.: Renaler Kalium-Verlust mit vermehrter Na-Reabsorption und supprimierter Plasma-Renin-Aktivität bei normaler oder erniedrigter Aldosteron-Produktion.
A.: Grant W. Liddle, amerikanischer Endokrinologe.
Diagn. Krit.: (1) Symptome des klassischen Hyperaldosteronismus (s.a. Conn-Syndrom): Hypertonie, renaler Kalium-Verlust, Hypokaliämie, metabolische Alkalose und supprimierte Plasma-Renin-Aktivität. – (2) Gleichzeitig normale bzw. niedrige Aldosteron-Produktion. – (3) Spironolacton ohne Effekt auf Kalium-Verlust. – (4) Inhibitoren des tubulären Elektrolyttransports sind effektiv (Triamteren).
Ätiol.: Wahrscheinlich autosomal-dominante Störung des Kalium-Transportes im System der Nieren-Tubuli mit renalem Kalium-Verlust.
Pathog.: Kaliummangel führt zur Störung des Wasser-Elektrolyt-Haushalts.

Bemerkungen: **(DD)** Abgrenzung zu Störungen der adrenalen Steroidbiosynthese notwendig wie 11β-Hydroxylase- oder 17β-Hydroxylase-Defekte mit vermehrter Produktion von Deoxycorticosteron.
Lit.: Jones NF, Poston L (1990) Disorders of potassium metabolism. In: Cohen RD, Lewis B, Alberti KGMM, Denman AM (eds) The metabolic and molecular basis of aquired disease, pp 1070–1095. Bailliere Tindall, London, Philadelphia, Toronto, Sydney, Tokyo. – Liddle GW, Bledsoe T, Coppage WS Jr (1963) A familial renal disorder simulating primary aldosteronism but with negligible aldosterone secretion. Trans Assoc Am Physicians 76: 199–213.
McK: 177200
B. O. Böhm/GA

Pseudo(hyper)aldosteronismus, exogener: Pseudo-Conn-Syndrom
Pseudo-Hypokaliämie-Syndrom: Romano-Ward-Syndrom
Pseudohypoparathyreoidismus (PHP): Albright-Osteodystrophie, hereditäre
pseudoinflammatory fundus dystrophy of Sorsby (e): Sorsby-Syndrom I

Pseudointelligenz
Def.: s.u. Cocktailparty-Verhalten.
P. Hoff/DP

Pseudo-Kaposi: Akroangiodermatitis Mali
Pseudo-Leprechaunismus: Patterson-Syndrom
Pseudologia phantastica: Münchhausen-Syndrom

Pseudo-Lupus-erythematodes
Syn.: Lupus erythematodes, medikamenteninduzierter
Def.: Klinisch dem Lupus erythematodes ähnliches Krankheitsbild, dessen Autoimmunpathogenese durch Medikamente induziert wird.
Diagn. Krit.: Nach Einnahme verschiedener Medikamente treten folgende Symptome auf: **(1)** Müdigkeit, Gewichtsverlust, Haarausfall. – **(2)** Rezidivierende Fieberschübe. – **(3)** Polyarthralgien und Polymyalgien. – **(4)** Pleuritiden und Lungeninfiltrate. – **(5)** Perimyokarditis. – **(6)** Schmetterlingserythem und andere Hautmanifestationen. – **(7)** Labor: BSG-Beschleunigung, hämolytische Anämie, Lymphozytopenie. Nachweis niedrigtitriger antinukleärer Antikörper bei Fehlen von Anti-DNA-Antikörpern. Außerdem Vorkommen von Antikörpern gegen extrahierbare nukleäre Antigene, Anti-Histon-Antikörpern, Anti-Cardiolipin-Antikörpern und mikrosomalen Schilddrüsenantikörpern.
Ätiol.: Verschiedene Medikamente können als Auslöser wirken. Antihypertonika: Hydralazin, Methyldopa, β-Rezeptoren-Blocker. – Antiepileptika: Hydantoin, Primidon. – Antiarrhythmika: Procainamid, Chinidin. – Tuberkulostatika: Isoniazid, PAS, Streptomycin. – Antibiotika: Penicillin, Tetracycline, Streptomycin, Sulfonamide. – Thyreostatika: Methylthiouracil, Propylthiouracil. – Antirheumatika: D-Penicillamin. Neuroleptika. Ein medikamenteninduzierter LE durch Sulfasalazin, den HMG-CoA-Reduktasehemmer Lovastatin, durch Interferon-alpha und Interferon-gamma ist in letzter Zeit nachgewiesen worden.
Pathog.: Medikamentös induzierte Autoimmunerkrankung. Es wird angenommen, daß Medikamentenmetabolite den Katabolismus von Chromatin und Histonproteinen verändern, wodurch immunogene Varianten entstehen. Von Procainamid ist bekannt, daß es die Methylierung der DNA hemmt.
Bemerkungen: Die Erkrankung bildet sich meist nach dem Absetzen des Medikaments zurück. Ein medikamenteninduzierter LE, der mit erhöhten Titern antimitochondrialer Antikörper einhergeht, wird in den letzten Jahren kaum noch beobachtet, da das auslösende Präparat Venopyronum® nicht mehr im Handel ist. Anti-DNA-Antikörper, die bisher nicht bei Pseudo-LE gefunden wurden, konnten unter Behandlung mit Interferongamma nachgewiesen werden. Unter Anwendung dieser Substanz kam es auch zu einer Glomerulonephritis, obwohl bisher eine Nierenbeteiligung bei medikamentös induziertem LE nicht bekannt war.
Lit.: Hess EV (1992) Role of drugs and environmental agents in lupus syndromes. Curr Opin Rheumatol 4: 688–692. – Maas D, Schubothe H (1973) Ein Lupus-erythematodes-ähnliches Syndrom mit antimitochondrialen Antikörpern. Dtsch med Wschr 98: 131. – Stratton MA (1985) Drug induced systemic lupus erythematosus. Clin Pharm 4: 657.
R. Stahl/GA

Pseudo-Lymphom
Def.: Unscharf definierter Begriff zur Kennzeichnung reaktiver, nach Aussetzung der Noxe spontan regressiver lymphoproliferativer Prozesse mit Manifestation im Bereich des Lymphknotens (angioimmunoblastische Lymphadenopathie; Übergang in ein malignes Lymphom in einem Teil der Fälle) oder extranodal (Haut, Magen-Darm-Trakt). Auslösend sind Medikamente (Hydantoin-Präparate), Impfungen, Fremdkörper. Pseudolymphome der Haut können als Folge einer Infektion mit Borrelia burgdorferi nach Zeckenbiß auftreten. Die nosologische Stellung der lymphomatoiden Papulose im Rahmen der Pseudolymphome wird nicht einheitlich beurteilt.
Lit.: Burg G, Braun//Falco O (1983) Cutaneous Lymphomas, Pseudolymphomas and Related Disorders, pp 415–463. Springer, Berlin, Heidelberg, New York, Tokyo. – Kerl H, Smolle J (1990) Classification of cutaneous pseudolymphomas. Curr Probl Dermatol 19: 167–175.
G. Burg/GB

Pseudolymphomatose, benigne: Sinus-Histiozytose mit massiver Lymphadenopathie
pseudomyasthenic syndrome of Lambert and Eaton (e): Lambert-Eaton-Rooke-Krankheit
Pseudomyasthenie (Lambert-Eaton-Rooke): Lambert-Eaton-Rooke-Krankheit

Pseudoobstruktion, intestinale
Syn.: Ogilvie-Syndrom – argyrophil myenteric plexus, deficiency of (e) – megaduodenum, idiopathic (e) – megacystis, idiopathic (e)
Def.: Unter dem Bild eines mechanischen Dünndarm- (und Dickdarm-)Ileus meist akut verlaufendes Krankheitsbild, bei welchem sich keine Zeichen einer mechanischen Stenose nachweisen lassen.
A.: Erstbeschreibung 1938 durch den deutschen Chirur-

gen W. Weiß und 1948 durch Sir Heneage Ogilvie, Chirurg, London. Letztere Beschreibung betraf speziell die Pseudoobstruktion des Kolons (»Ogilvie-Syndrom«).
Diagn. Krit.: (1) Schwere, innerhalb von Tagen zunehmende Abdominalkoliken mit Obstipation und Blähbauch. – (2) Erbrechen. – (3) Röntgenologische Zeichen eines Ileus mit massiver Gasdilatation ohne Nachweis einer mechanischen Stenose. – (4) Gewichtsabnahme. – (5) Bei den angeborenen Formen können auftreten: Megazystis, vesiko-ureteraler Reflux, Ophthalmoplegie, Ptosis, Dünndarmdivertikulose, Störungen des autonomen Nervensystems, neurologische Störungen, z.B. Ataxie, Dysarthrie, abnorme Pupillenreflexe, pathologische Sehnenreflexe, geistige Retardierung. Basalganglienverkalkung.
Ätiol.: Heterogen. Das Krankheitsbild kann als autosomal-dominante oder autosomal-rezessive erbliche intestinale Pseudoobstruktion auftreten. Bei Mitgliedern einer Familie wurden Störungen der Ösophagusmotilität beobachtet (Schuffler et al.) bei gleichzeitigem Vorliegen anderer Störungen des vegetativen Nervensystems. Die Symptomatik kann auch sekundär im Rahmen anderer Erkrankungen auftreten, die zu Schäden der intestinalen glatten Muskulatur und/oder des enterischen Nervensystems führen (z.B. Amyloidose, Dermatomyositis, Sklerodermie, Diabetes mellitus, Hypothyreose). Ferner wurde das Auftreten einer intestinalen Pseudoobstruktion als Paraneoplasie im Rahmen extraintestinaler Malignome beschrieben (Bronchuskarzinom und -karzinoid). Auch Nebenwirkungen verschiedener Medikamente sind differentialdiagnostisch zu bedenken (z.B. Antidepressiva, Ganglienblocker).
Pathog.: Bei den genetischen Formen wurden Degenerationen des Plexus myentericus im Ösophagus, in Dünn- und Dickdarm und muskuläre Störungen (viszerale Myopathie) einschließlich der Ureteren und Blase nachgewiesen. Gleichzeitig wurden auch Veränderungen der Gliazellen beobachtet. Bei den sekundären Formen: Infiltrationen, Entzündungen, perineurale Läsionen.
Bemerkungen: In klinischem Verlauf und therapeutischer Beeinflußbarkeit sind die genetischen Formen von den erworbenen Formen zu unterscheiden. Neben der klinisch-radiologischen Diagnostik bietet die intestinale Manometrie die Möglichkeit, durch die Erkrankung bedingte Motilitätsstörungen vom neuropathischen und/oder myopathischen Muster aufzudecken. Allerdings ist im akuten Krankheitsfall die Manometrie wegen fehlendem Weitertransport der Sonde in Richtung Dünndarm oft schwierig und nur nach endoskopischer Sondenplazierung möglich. **(DD)** Megazystis – Mikrokolon – intestinale Hypoperistalsis.
Lit.: Anuras S, Shiryzi S (1984) Colonic pseudoobstruction. Am J Gastroenterol 79: 525–532. – Bassotti G, Pagliacci MC, Nicoletti I et al (1992) Intestinal pseudoobstruction secondary to hypothyreodism. Importance of small bowel manometry. J Clin Gastroenterol 14: 56–58. – Gilai A (1987) Familial progressive neuronal disease and chronic idiopathic intestinal pseudoobstruction. Neurology 37: 1046–1050. – Hyman PE, McDiarmid SV, Napolitano J et al (1988) Antroduodenal motility in children with chronic intestinal pseudo-obstruction. J Pediatr 112: 899–905. – Jones SC, Dixon MF et al (1992) Familial visceral myopathy: a family with involvement of four generations. Digest Dis Sci 37: 464–469. – Ogilvie H (1948) Large-intestine colic due to sympathetic deprivation; new clinical syndrome. Br med J 2: 671–673. – Pollock I, Holmes SJK, Patton MA et al (1991) Congenital intestinal pseudo-obstruction associated with a giant platelet disorder. J Med Genet 28: 495–496. – Schuffler MD, Bird TD, Sumi SM, Cook A (1978) A familial neuronal disease presenting as intestinal pseudo-obstruction. Gastroenterology 75: 889–898. – Scott-Jones R (1983) Intestinal obstruction, pseudoobstruction, and ileus. In: Sleisinger MH, Fordtran JS (eds) Gastrointestinal Disease, 3rd ed. Saunders, Philadelphia, London, Toronto. – Weiß W (1938) Zur Ätiologie des Megaduodenums. Dtsch Z Chir 251: 317–330. – Wingate DL (1993) Small intestine. In: Schuster (ed) Atlas of gastrointestinal motility in health and disease, pp 177ff. Williams & Wilkins, Baltimore.
McK: 155310; 243180
J. Kunze; S. Klatt/JK; GA

pseudo-ophthalmoplegia syndrome (e): Roth-Bielschowsky-Symptomatik
Pseudoparalyse, syphilitische: Parrot-Lähmung
Pseudoparkinsonismus, Neuroleptika-induzierter: Neuroleptika-induziertes Parkinsonoid
Pseudopseudohypoparathyreoidismus (Pseudo-PHP): Albright-Osteodystrophie, hereditäre

Pseudoschwachsinn
Def.: s.u. Cocktailparty-Verhalten.
P. Hoff/DP

pseudosclerosis, spastic (e): Creutzfeldt-Jakob-Krankheit
Pseudosepsis allergica: Subsepsis allergica Wissler
pseudosepticemia syndrome (e): Subsepsis allergica Wissler
Pseudotabes: Adie-Pupillotonie
pseudotabes pupillotonia Adie (e): Adie-Pupillotonie
Pseudotabes pupillotonica (Kehrer): Adie-Pupillotonie
Pseudotabes, pupillotonische: Adie-Pupillotonie
Pseudothalidomid-Syndrom: Roberts-Syndrom
Pseudo-Trichinose (Hepp): Dermatomyositis
Pseudo-Trisomie 18: oto-palato-digitales Syndrom Typ II

Pseudo-Trisomie 18
Def.: Unscharf definiertes klinisches Bild des Phänotyps der Trisomie 18 bei normalem Karyotyp. Die Fälle sind sehr wahrscheinlich heterogen.
1. Bei denjenigen aus der frühen zytogenetischen Ära bis ca. 1971 (ohne Bänderung der Chromosomen) sind strukturelle Aberrationen, die z.B. zu Trisomie des größten Teils des langen Arms von Chromosom 18 führten, nicht ausgeschlossen (z.B. Hook und Yunis, 1965). 2. In einem Teil der Fälle liegt offenbar das Pena-Shokeir-Syndrom vor. 3. Andere Fälle sind sehr wahrscheinlich dem oto-palato-digitalen Syndrom, Typ II, zuzuordnen. 4. Ob es darüber hinaus noch ein oder mehrere, bisher nicht voneinander differenzierte Syndrome der Pseudo-Trisomie 18 mit autosomal-rezessivem Erbgang gibt, kann derzeit nicht entschieden werden. Die bisher nicht eindeutig klassifizierten Fälle sind alle schon vor geraumer Zeit publiziert worden, und deshalb fehlen meist wichtige Angaben zur Klassifikation.
Lit.: Hook EH, Yunis JJ (1965) Trisomy 18 syndrome in a patient with normal karyotype. JAMA 193: 840–842. – Simpson JL, German J (1969) Developmental anomaly resembling the trisomy 18 syndrome. Ann Genet (Paris) 12: 107–110.
A. Schinzel/AS

Pseudo-Tumor der Orbita, idiopathischer, entzündlicher: Pseudotumor orbitae

Pseudotumor orbitae

Syn.: Collier-Syndrom – Pseudo-Tumor-Orbitae-Syndrom – Pseudo-Tumor der Orbita, idiopathischer, entzündlicher – Collier's syndrome (e) – exophthalmic ophthalmoplegia (e) – orbital lymphomatosis (e) – idiopathic inflammatory pseudotumor of the orbit (e) – nonspecific granuloma of the orbit (e) – orbital periostitis or fibrositis (Collier) (e) – orbital pseudotumor (e) – orbital pseudotumor syndrome (e)
Def.: Krankheitsbild des idiopathischen, entzündlichen, unspezifischen intraorbitalen Pseudo-Tumors mit Exophthalmus.
A.: Erstbeschreibung 1921 durch James Stansfield Collier, 1878–1935, britischer Ophthalmologe. – Wahrscheinlich Beschreibung des gleichen Krankheitsbildes 1905 durch Birch-Hirschfeld, 1903 durch Gleason sowie 1903 durch Busse und Hochheim.
Diagn. Krit.: (1) Einseitiger, schmerzhafter Exophthalmus. – (2) Neuralgiforme Schmerzen unterschiedlich ausgeprägt, para- oder retrobulbär lokalisiert; Exophthalmus meist mäßiggradig, meist über wenige Wochen bis Monate entstehend. – (3) Schwellung der Lider, des Tränendrüsenbereiches, der Konjunktiva. – (4) Einschränkung der vertikalen, seltener der horizontalen Augenbewegungen oder totale Ophthalmoplegie. – (5) Sehminderung oder -verlust durch Papillenödem, Netzhautablösung, Netzhautblutungen, Uveitis, Zentralarterienverschluß, Glaukom. – (6) In etwa der Hälfte der Fälle Irritation der Meningen, seltener Lähmungen des oberen und mittleren Trigeminusastes. – (7) BSG normal oder leicht erhöht. – (8) Wichtigste Zusatzdiagnostik zur DD und zur Lokalisation: Echographie. – (9) Röntgen und Computertomographie uncharakteristisch. – (10) Kernspintomographie: sehr gute topographische Übersicht. – (11) Gesichtsfeld: konzentrische Einschränkung oder Vergrößerung des blinden Flecks bei Beteiligung der Sehnerven. – (12) Gutartige Erkrankung mit günstiger Prognose. – (13) Sehr gute und rasche therapeutische Beeinflußbarkeit durch systemische Kortikosteroide. – (14) Rezidivneigung, insbesondere bei zu kurzer und zu niedriger Dosierung der Kortikosteroide.
Ätiol.: Ungeklärt.
Pathog.: Zwei histopathologische Formen: **a)** chronische, nicht spezifische intraorbitale Entzündung mit polymorphzelliger Infiltration und **b)** reaktive, lymphozytäre Hyperplasie mit relativ monomorphzelliger Infiltration.
Bemerkungen: (DD) endokrine Orbitopathie – Exophthalmus bei Neoplasma – Lymphom – isolierte Gefäßveränderungen – spezif. Granulome – Foix-Syndrom – Jefferson-S. – raumfordernde Prozesse im Keilbein – Sjögren-Syndrom – fissura-orbitalis-superior-syndrome (e) – Wegener-S. – Mikulicz-S.
Lit.: Birch-Hirschfeld A (1905) Zur Diagnostik und Pathologie der Orbitaltumoren. Ber Versamml dt ophthal Ges 32: 127–135. – Collier J (1921) Discussion on ocular palsies. Proc Roy Soc Med 14: 10–11. – Gleason JE (1903) Idiopathic myositis involving the extraocular muscles. Ophthal Rev 12: 471–478. – Jakobiec FA, Jones IS (1986) Orbital inflammations. In: Duane TD (ed) Clinical Ophthalmology, Vol 2, chapter 35: 1–16. Harper & Row, Philadelphia.
G. Hasenfratz/DP

Pseudo-Tumor-Orbitae-Syndrom: Pseudotumor orbitae
Pseudo-Turner-Syndrom: Noonan-Syndrom
pseudovitelliform macular dystrophy (e): Gass-Syndrom

Pseudo-v.-Willebrand-Syndrom

Syn.: v. Willebrand disease, platelet-type
Def.: Angeborene hämorrhagische Diathese, die durch eine Störung der Thrombozyten, die eine pathologische Bindungsfähigkeit für normalen v.-Willebrand-Faktor besitzen, hervorgerufen wird.
A.: Erstbeschreibung 1982 durch Harvey J. Weiss sowie Jonathan L. Miller und Antonio Castella.
Diagn. Krit.: (1) Klinik wie bei dem v.-Willebrand-Jürgens-S. mit Neigung zu Haut- und Schleimhautblutungen. – (2) Wechselnd, meist nur geringgradig verlängerte Blutungszeit. – (3) Episodisch leichte Thrombozytopenie. – (4) Gesteigerte Ristocetin-induzierte Thrombozytenaggregation. – (5) Aggregation der Patienten-Thrombozyten durch normalen, humanen v.-Willebrand-Faktor (ohne Anwesenheit von Ristocetin!). – (6) Fehlen der hochmolekularen v.-Willebrand-Faktor-Multimere im Plasma.
Ätiol.: Wahrscheinlich autosomal-dominant erblich.
Pathog.: Wahrscheinlich führt eine Mutation des Glykoproteins Ibα, des Rezeptors der Thrombozyten für v.-Willebrand-Faktor, zu einer erhöhten Bindung des v.-Willebrand-Faktors an Thrombozyten, damit zur Aggregation der Thrombozyten in vivo und konsekutiv zu einer Thrombozytopenie und Verminderung der hochmolekularen v.-Willebrand-Faktor-Multimere, die dann zur Blutungsneigung führt.
Bemerkungen: (DD) v.a. der Typ 2B des v.-Willebrand-Jürgens-Syndroms, bei dem ebenfalls eine gesteigerte Ristocetin-induzierte Thrombozytenaggregation und episodisch eine leichte Thrombozytopenie auftritt. Die Unterscheidung gelingt lediglich durch Nachweis der erhöhten Bindungsfähigkeit normalen v.-Willebrand-Faktors an die Patienten-Thrombozyten bzw. der allein durch v.-Willebrand-Faktor induzierten Aggregation der Patienten-Thrombozyten.
Lit.: Miller AJ, Castella A (1982) Platelet-type von Willebrand's disease: Characterization of a new bleeding disorder. Blood 60: 790–794. – Russel AD, Roth GJ (1993) Pseudo-von-Willebrand disease: a mutation in the platelet glycoprotein Ibα gene associated with a hyperactive surface receptor. Blood 81: 1787–1791. – Scott JP, Montgomery RR (1991) The rapid differentiation of type IIb vwd from platelet-type (pseudo) vwd by the „neutral" monoclonal antibody binding assay. Am J Clin Pathol 96: 723–728. – Weiss HJ, Meyer D, Rabinowitz R et al (1982) Pseudo-von-Willebrand's disease. An intrinsic platelet defect with aggregation by unmodified human factor VIII/von Willebrand factor and enhanced adsorption of its high-molecular-weight multimers. N Engl J Med 306: 326–333.
McK: 177820
M. Köhler/GA

Pseudoxanthoma elasticum

Syn.: Grönblad-Strandberg(-Touraine)-Syndrom – Elastorrhexis generalisata – Elastorrhexis, systematisierte (Touraine, 1940) – Pseudoxanthoma elasticum mit Angioidstreifen – Marchesani-Wirz-Syndrom
Def.: Seltene angeborene, häufiger autosomal-rezessive als autosomal-dominante Systemerkrankung des Bindegewebes mit vorwiegendem Befall der elastischen Fasern in Haut, Augen und den arteriellen Gefäßen.
A.: Ester Elisabeth Grönblad, 1898–, Augenärztin, Stockholm. – James Victor Strandberg, 1883–1942, Dermatologe, Stockholm. – Namensgebung 1935 auf Vorschlag von Franceschetti und Roulet. Den Hauterscheinungen, die nach Monacelli erstmals von Baltzer 1884 beschrieben wurden, gab Darier 1896 den Namen »Pseudoxanthoma elasticum«. Die Augenhintergrundveränderungen wurden erstmals 1889 durch Doyne beschrieben und

durch Knapp 1892 als »angioid streaks« bezeichnet. Die Einordnung als Systemerkrankung des elastischen Gewebes ist das Verdienst von Grönblad, die das Krankheitsbild zusammen mit Strandberg bearbeitete und 1929 veröffentlichte.

Diagn. Krit.: (1) Augen: gefäßähnliche Streifen (»angioid streaks«) am Augenhintergrund und chorioretinale Veränderungen. Retinitis centralis exsudativa, subepitheliale Degeneration des Hornhautlimbus. Progrediente Verschlechterung des Sehvermögens (häufigstes Erstsymptom in 70%). – (2) Haut: Pseudoxanthoma elasticum (Darier), besonders an den Beugefalten der großen Gelenke (Achselhöhlen, Kniekehlen, Ellen- und Leistenbeugen), aber auch am Nacken und im Bereich des Nabels Entwicklung symmetrischer, zunächst livider, später leicht gelblicher Papeln in netz- bzw. streifenförmiger Anordnung. Sehr selten keratotische Papeln vorwiegend periumbilikal. Später Atrophie der Haut in diesen Bereichen. – (3) Kardiovaskuläres System: Durchblutungsstörungen durch Wandveränderungen der Arterien (untere Extremität, Aorta, Koronararterien, Hirnarterien) mit Angina pectoris, zerebralen Insulten u.a.; pseudoxanthomatöse Endokardherde kommen vor. Myokarditis, Hypertension, vaskuläre Purpura, Teleangiektasien, interne Blutungen (Magen, Kolon, parenchymatöse Organe, Genitale, Gelenke) sind beschrieben. – (4) Bisweilen neurovegetative, endokrine und psychische Störungen. – (5) Ein Zusammentreffen mit der Cutis hyperplastica, dem Paget-Syndrom und dem Osler-Syndrom wurde mehrfach beobachtet. – (6) Manifestation im frühen bis mittleren Erwachsenenalter. – (7) Schwächere Merkmalsausprägung der Hauterscheinungen kommen beim männlichen Geschlecht vor.

Ätiol.: Heterogene Gruppe von genetisch bedingten Erkrankungen im Stoffwechsel des Elastins, der Fibrillarine und der Cysyloxidase. Enge Verbindung zum Marfan-Syndrom.

Pathog.: Schollige und kalzifizierende Degeneration der elastischen Fasern.

Bemerkungen: Es kommen auch monosymptomatische Verlaufsformen vor. Wegen der tapetoretinalen Degeneration sollte differentialdiagnostisch das Biedl-Bardet-Syndrom, die amaurotische Idiotie und das Marfan-Syndrom ausgeschlossen werden, ferner Durchblutungsstörungen aller Art.

Lit.: Christiano AM, Lebwohl MG, Boyd CD, Uitto J (1992) Workshop on pseudoxanthoma elasticum. J Invest Dermatol 99: 660–663. – Darier J (1896) Pseudoxanthoma elasticum. Mhefte prakt Dermat 23: 609. – Darier MJ (1896) Pseudoxanthoma élastique. Ann Derm Syph 7: 1211 und (1896) Transact Intern Congr Dermat (London) 289. – Franceschetti A, Roulet C (1935) Le syndrome de Grönblad et Strandberg (stries angioides de la rétine et pseudoxanthome élastique) et ses rapports avec d'autres affections du mésenchyme. Bull Mém Soc franç d'ophth 48: 416–422. – Grönblad E (1929) Angioid streaks – Pseudoxanthoma elasticum. Vorl Mitt Acta ophth 7: 329. – Grönblad E (1932/33) Pseudoxanthoma elasticum and changes in the eye. Acta Derm-Venereol (Stockh) 13: 417–422. – Strandberg J (1929) Pseudoxanthoma elasticum. Verh dermat Ges Stockh, Ref Zbl Haut-Geschlkrkh 31: 689. – Stutz SB, Schnyder UW, Vogel A (1985) Zur Genetik und Klinik des Pseudoxanthoma elasticum. Hautarzt 36: 265–268.

McK: 177850; 177860; 264800; 264810
C. G. Schirren/GB

Pseudoxanthoma elasticum mit Angioidstreifen: Pseudoxanthoma elasticum

Psoas-Syndrom: Musculus-psoas-Symptomatik

Psoriasis pustulosa palmo-plantaris (Königsbeck-Barber)

Syn.: Pustularbakterid Barber – Barber's pustular psoriasis of the extremities (e)

Def.: Mit den Krankheitsbildern der Psoriasis pustulosa bzw. der Pustulosis palmaris et plantaris nahe verwandte oder identische, auf Handteller und Fußsohlen lokalisierte, rezidivierende pustulöse Dermatose.

A.: Erstbeschreibung 1930 durch den Dermatologen Harold Wordworth Barber, 1886–1955, London. – These des Fokalinfektes 1936.

Diagn. Krit.: (1) Klinische Manifestation wie Pustulosis palmaris et plantaris mit spontanen Eruptionen von Pusteln (Stecknadelkopf- bis Reiskorngröße), die später eintrocknen. – (2) Daneben meist Effloreszenzen der Psoriasis vulgaris am restlichen Integument, dort gelegentlich auch Pusteln möglich. – (3) Befall der Finger und Fingernägel, der seitlichen Hand- und Fußregionen und des Achillesfersenbereichs möglich. – (4) Keine Konfluenz der einzelnen Pusteln, beim Abklingen des Schubes Eintrocknung etwa gleichzeitig. – (5) Im Pusteleiter kein Nachweis von Erregern, keine Allgemeinsymptome, keine generalisierte pustulöse Psoriasis.

Ätiol.: Unbekannt.

Pathog.: Obligat psoriatische Effloreszenzen oder positive Familienanamnese bezüglich Psoriasis vulgaris. Beziehungen zu Fokalinfekten umstritten und nicht erwiesen.

Lit.: Barber HW (1936) Pustular psoriasis of the extremities. Guy's Hosp Rep 86: 108–119. – Storrs FJ (1985) „Pustular Psoriasis", Clinical Dermatology, Vol 1, Unit 1–3: 1.6.

McK: 177900
W. Lechner/GB

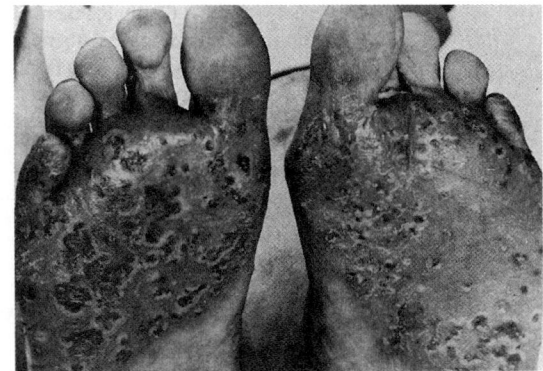

a

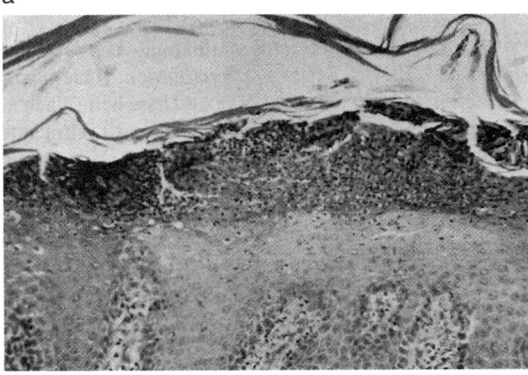

b

Erscheinungsbild der Psoriasis pustulosa palmo-plantaris (Königsbeck-Barber): a) pustulöse Psoriasis der Fußsohlen; b) zugehöriges histologisches Bild: subkorneale Pustel (37fach) (Beob. u. Fotos ZDV Ffm., Th. Nasemann)

psychic paralysis of visual fixation (e): Balint-Symptomenkomplex
Psychose délirante aigue (fz): Bouffée délirante (fz)
psychosis of association (e): Folie à deux
psychosocial dwarfism (e): Battered-child

Psychosyndrome, hirnlokale
(Symptomenkomplex)
Def.: Ein Versuch, aus der großen Gruppe des organischen Psychosyndroms einen Symptomenkomplex herauszulösen, der nach der Konzeption des Erstbeschreibers einerseits durch die sekundär das ganze Gehirn betreffenden Auswirkungen eines lokalisierten Hirnprozesses bestimmt ist, andererseits vom klinischen Erscheinungsbild her stets ähnlich und gerade nicht abhängig vom Ort der Schädigung ist. Im Unterschied zu den meisten anderen Formen des organischen Psychosyndroms dominieren Störungen der Affektivität und des Antriebs, kognitive Defizite bleiben zunächst im Hintergrund.
A.: Manfred Bleuler, 1903–1995, schweizerischer Psychiater.
Diagn. Krit.: **A.** Allgemeine klinische Symptome: **(1)** Antriebsstörungen. Bei älteren Patienten oft Antriebsminderung, bei jüngeren (v.a. auch bei Kindern) oft Umtriebigkeit und ziellose Aktivität. – **(2)** Starke Stimmungsschwankungen, häufig im Sinne einer Mischung aus Ängstlichkeit, Gereiztheit und Gleichgültigkeit, nur selten in Form typisch depressiver oder manischer Zustandsbilder. – **(3)** Störungen von Einzeltrieben, z.B. vermehrtes oder vermindertes Schlafbedürfnis, Veränderungen von Hunger und Durst, auffälliges Sexualverhalten, Aggressivität. – **(4)** Kognitive Defizite stehen zumindest im Beginn der Erkrankung nicht im Vordergrund. **B.** Trotz obiger Definition lassen sich gewisse Ortsspezifitäten im Sinne von Prädilektionstypen definieren: **(5)** Neurologische Symptome können je nach Lokalisation des Krankheitsprozesses hinzutreten, z.B. epileptische Anfälle aller Art, neuropsychologische Defizite, sensible oder motorische Halbseitensymptomatik. – **(6)** Stirnhirnsyndrom: extremer Antriebsmangel, erschwertes Einstellen auf Neues, Perseveration, Echolalie, Echopraxie. Teils auch (orbitale Rinde) Enthemmung mit flacher Euphorie, Distanzlosigkeit. – **(7)** Temporallappensyndrom: Reizbarkeit, Angst, teils depressive Einbrüche, Affekt häufig inadäquat und unecht wirkend. Manchmal Enthemmung affektiver und sexueller Verhaltensweisen. – **(8)** Hirnstammsyndrom: allgemeine Verlangsamung, Nivellierung der Persönlichkeit. Ähnliches psychopathologisches Bild bei Prozessen im Dienzephalon.
Ätiol.: Alle pathologischen Hirnprozesse, die initial lokalisiert auftreten, kommen in Frage, z.B. Neoplasien, vaskuläre Störungen, entzündliche Prozesse, Traumafolgen.
Pathog.: Abhängig von der Grunderkrankung.
Bemerkungen: **1.** Der Begriff wird von manchen Autoren abgelehnt, weil er **a)** zu unscharf von verwandten Konzeptionen (organisches Psychosyndrom, Durchgangssyndrom) abgrenzbar sei und **b)** innerlich widersprüchlich erscheine, da er einerseits gerade die Uniformität des klinischen Bildes unabhängig vom Ort der Schädigung betone, andererseits sich aber doch gewisse symptomatologisch erfaßbare Untergruppen der Läsion definierter Hirnareale zuordnen lassen. – **2.** Das ebenfalls von Manfred Bleuler (1948) eingeführte »endokrine Psychosyndrom« kann erscheinungsbildlich praktisch nicht von dem hier beschriebenen hirnlokalen Psychosyndrom differenziert werden; es beschreibt chronische psychopathologische Auffälligkeiten bei endokrinen Erkrankungen, die nicht die Akuität des »akuten exogenen Reaktionstyps« und nicht den Schweregrad der Demenz haben.
Lit.: Bleuler E (1975) Lehrbuch der Psychiatrie, 13. Aufl, S 211. Springer, Berlin, Heidelberg, New York. – Bleuler M (1948) Untersuchungen aus dem Grenzgebiet zwischen Psychopathologie und Endokrinologie. Arch Psychiat Nervenkr 180: 271–528. – Lange E, Reuner U (1990) Gibt es das „temporale Psychosyndrom (Landolt)"? Psychiat Neurol Med Psychol 42: 151–156. – Lauter H (1988) Die organischen Psychosyndrome. In: Kisker KP et al (Hrsg) Psychiatrie der Gegenwart, Bd 6: Organische Psychosen, S 3–56, 3. Aufl. Springer, Berlin, Heidelberg, New York.
P. Hoff/DP

Psychosyndrom, endokrines
(Symptomenkomplex)
Def.: s.u. Psychosyndrom, hirnlokales.

Psychosyndrome, organische
(Symptomenkomplex)
Syn.: Psychosyndrom, hirnorganisches – Bleuler-Psychosyndrom
Def.: Sammelbegriff für die unterschiedlichsten psychopathologischen und neuropsychologischen Symptomenkomplexe, die als Folge chronischer und diffuser Hirnschädigungen beobachtet werden.
A.: Eugen Bleuler, 1857–1939, Psychiater, Zürich.
Diagn. Krit.: Aus didaktischen Gründen können Symptome des kognitiven Defizits (»Hirnleistungsschwäche«) von denjenigen der Persönlichkeitsveränderung (»Wesensänderung«) abgehoben werden, wobei jedoch ein definierbarer qualitativer Unterschied zwischen beiden Symptomgruppen wegen der fließenden Übergänge nicht auszumachen ist. **(1)** Merkfähigkeits- und Gedächtnisstörungen. – **(2)** Orientierungsstörungen. – **(3)** Konzentrations- und Auffassungsstörungen. – **(4)** Denkverlangsamung, mitunter deutliche Perseverationsneigung. – **(5)** Abnahme von Urteils- und Kritikfähigkeit. – **(6)** Einengung des Interessenkreises. – **(7)** Nachlassen von Initiative, Spontaneität und Flexibilität mit deutlich verminderter Belastbarkeit. – **(8)** Affektlabilität bis -inkontinenz. – **(9)** Die Symptomatik kann derjenigen bei depressiven Störungen und bei Persönlichkeitsstörungen sehr ähneln (»Pseudopsychopathie«, »Pseudodepression«). – **(10)** Im fortgeschrittenen Stadium affektive Verflachung mit Stumpfheit und zunehmendem Verlust persönlicher Eigenschaften bis hin zum Vollbild der Demenz.
Ätiol.: Uneinheitlich. Direkte Rückschlüsse vom klinischen Bild auf die Ätiologie sind unzulässig. Wichtige ätiologische Faktoren (mit jeweils unterschiedlicher Pathogenese) können sein: Schädel-Hirn-Trauma – Enzephalitiden viraler und bakterieller Art – chronische Intoxikationen – chronische Stoffwechselstörungen – zerebrovaskuläre Erkrankungen – heredodegenerative Erkrankungen.
Pathog.: Abhängig von der Grunderkrankung.
Bemerkungen: Prinzipielle Schwächen des Begriffs: Die Grenzziehung zur Demenz, zum Durchgangssyndrom und zum Delir sind fließend. Ohne Absicherung durch differenzierte psychometrische Testverfahren besteht die Gefahr, daß der Terminus zur – theoretisch dann wertlosen – Restkategorie wird. Manche Autoren lehnen aus diesen Bedenken heraus den Begriff »organisches Psychosyndrom« ganz ab. In der Literatur wird versucht, das »organische Psychosyndrom« vom »akuten exogenen Reaktionstyp« (Bonhoeffer) sowie vom »hirnloka-

len Psychosyndrom« abzugrenzen. Das hier gemeinte Krankheitsbild ist wegen seiner Häufigkeit und Chronizität auch von erheblicher gesundheitspolitischer Bedeutung.

Lit.: Bleuler E (1975) Lehrbuch der Psychiatrie, 13. Aufl, neubearbeitet von Lauter H (1988) Die organischen Psychosyndrome. In: Kisker KP et al (Hrsg) Psychiatrie der Gegenwart, Bd 6: Organische Psychosen, S 3–56, 3. Aufl. Springer, Berlin, Heidelberg, New York. – Bleuler M (Erstauflage 1916). Springer, Berlin, Heidelberg, New York. – Lehmkuhl G, Thoma W (1989) Gibt es ein spezifisches hirnorganisches Psychosyndrom nach Schädel-Hirn-Trauma im Kindes- und Jugendalter? Nervenarzt 60: 106–114. – Lipowski ZJ (1984) Organic mental disorders. Br J Psychiatr 144: 542–546. – Rees J et al (1991) Subakutes organisches Psychosyndrom als klinische Manifestation einer Infektion mit Borrelia burgdorferi im Stadium II ohne weitere neurologische Störungen. Nervenarzt 62: 514–515. – Roether D (1990) Zum Krankheitsverlauf von Patienten mit hirnorganischem Psychosyndrom nach ihrer Invalidisierung. Z Ges Hyg 36: 437–438. – Stuss DT, Benson DF (1986) The Frontal Lobes. Raven, New York. – Volk S et al (1991) Inanspruchnahme von stationärer psychiatrischer Versorgung von Patienten mit einem hirnorganischen Psychosyndrom. Psychiat Prax 18: 121–128.

P. Hoff/DP

Psychosyndrom, hirnorganisches: Psychosyndrome, organische
PTA-Mangel-Syndrom: Faktor-XI-Mangel
PTA-Mangelzustand: Faktor-XI-Mangel
PTA-Syndrom: Faktor-XI-Mangel

PTC-Mangel

Syn.: Hämophilie B (Koller u.a.) – Hämophilie II (Wiener) – Christmas disease (Briggs) (e) – hemophiloid state C (Brinkhous) (e) – deuterohemophilia (Aggeler) (e) – PTF-B-deficiency (Aggeler) (e) – B-prothromboplastin deficiency (Fantl u.a.) (e) – plasma factor IX-deficiency (Schulman) (e) – Moena's anomalia (e) – factor IX-deficiency (e) – plasma thromboplastin component deficiency (e)
Def.: Krankheitsbild des hereditären Faktor-IX-Mangels mit Verminderung der prokoagulatorischen Faktor-IX-Aktivität (F.IX:C).
A.: Die Bezeichnung Christmas disease ist nach dem 5jährigen Jungen namens Christmas gewählt, bei dem das Krankheitsbild zuerst entdeckt wurde. Es galt als echte Hämophilie, bis 1952 überraschenderweise entdeckt wurde, daß das Blut des Kranken normale Mengen des antihämophilen Globulins enthielt (Biggs und Mitarbeiter), daß aber ein PTC genannter Faktor fehlte.
Diagn. Krit.: **(1)** Manifestation fast ausschließlich bei Männern, Frauen sind Konduktorinnen. – **(2)** Symptome der Hämophilie in Abhängigkeit von der F.-IX-Restaktivität. – **(3)** Labor: Verlängerung der aktivierten partiellen Thromboplastinzeit (APTT) bei normaler Prothrombinzeit (Quick). Bei Einzelfaktoranalyse unterschiedlich starke, jedoch intrafamiliär und intraindividuell konstante F.-IX:C-Erniedrigung. – **(4)** Manifestation bei Frauen (extrem selten): bei Töchtern aus der Ehe eines Bluters mit einer Konduktorin; bei Vorhandensein gonosomaler Aberrationen (z.B. 45,XO).
Ätiol.: Geschlechtsgebunden-rezessiv vererbtes Leiden. Genlokalisation auf Xq27.1–q27.2. Carrier-Diagnostik auf molekulargenetischer Basis möglich.
Pathog.: Die Verminderung der prokoagulatorischen Faktor-IX-Aktivität bewirkt eine Störung im endogenen System der plasmatischen Gerinnung mit verzögerter Blutstillung. Es existieren verschiedene Varianten des Krankheitsbildes bezüglich der Schwere des F.IX:C-Defektes; Hemmkörper gegen F. IX sind seltener als bei Hämophilie A.
Bemerkungen: Häufigkeit der Hämophilie 1 : 10 000, davon 20% Hämophilie B. **(DD)** erworbener F.-IX:C-Hemmkörper (z.B. Lupus erythematodes) – alle anderen angeborenen Koagulopathien, vor allem die klassische Hämophilie, das Rosenthal-Syndrom I – von Willebrand-Jürgens-S. – Owren-S. I.

Lit.: Aggeler PM, White SG et al (1952) Plasma thromboplastin component (PTC) deficiency: a new disease resembling hemophilia. Proc Soc Exp Biol Med 79: 692. – Biggs R, Douglas AS, Macfarlane RG et al (1952) „Christmas" disease, condition previously mistaken for hemophilia. Br med J II: 1378. – Peake IR, Furlong BL, Bloom AL (1984) Carrier detection by direct gene analysis in a family with haemophilia B (factor IX deficiency). Lancet I: 242–243. – Thompson AR, Chen SH (1993) Characterization of factor IX defects in hemophilia B. In: Lorand L, Mann KG (eds) Methods in Enzymology: Proteolytic Enzymes in Coagulation, Fibrinolysis and Complement Fixation. Academic Press, Orlando.

McK: 306900

G. Girmann; E. Seifried/GA

pterygium colli syndrome (e): Pterygium-Syndrome, multiple
pterygium-ptosis-skeletal-abnormality syndrome (e): Pterygium-Syndrom, multiples, Typ Frias

Pterygium-Syndrom, antekubitales

Def.: Distinktes Krankheitsbild mit uni- oder bilateralem antekubitalem Pterygium und Synostosen im Ellenbogengelenk.
A.: Die Erstbeschreibung 1939 geht vermutlich auf Willibald Kieser zurück.
Diagn. Krit.: **(1)** Ein- oder doppelseitige Pterygien der Ellenbeugen; Brachydaktylie; Anomalien der Metakarpalia und Karpalia; Lordose; Coxa valga; Genu valga; Skapula-Anomalien. Röntgen: Fusion von Humerus und Ulna. – **(2)** Gesichtsdysmorphien: Ohranomalien; Gaumenspalte. – **(3)** Normale Intelligenz.
Ätiol.: Wahrscheinlich autosomal-dominant erbliches Krankheitsbild mit variabler Expressivität und unvollständiger Penetranz.
Pathog.: Unbekannt. Die Pterygienbildung ist wahrscheinlich sekundär zu knöchernen Fusionen des Ellenbogengelenks.
Bemerkungen: **(DD)** multiples Pterygium-Syndrom – Nagel-Patella-Syndrom. Pränataldiagnostik: nicht beschrieben. Theoretisch möglich durch Ultraschalldiagnostik (Bewegungsmuster des Feten) oder Fetoskopie im 2. Trimenon.

Lit.: Kieser W (1939) Die sogenannte Flughaut beim Menschen. Ihre Beziehung zum Status dysraphicus und ihre Erblichkeit (Darstellung an der Sippe Fr.). Ztschr f menschl Vererb- und Konstitutionslehre 23: 594–619. – Shun-Shin M (1954) Congenital web formation. J Bone Jt Surg 36B: 268–271. – Wallis CE, Shun-Shin M, Beighton PH (1988) Autosomal dominant antecubital pterygium syndrome: syndromic status substantiated. Clin Genet 34: 64–69.

McK: 178200

U. G. Froster/AS

pterygium syndrome, multiple (e): Escobar-Syndrom

Pterygium-Syndrome, multiple

Syn.: pterygium colli syndrome (e) – multiple pterygium syndromes (e)
Def.: Heterogene Gruppe von Krankheitsbildern mit angeborenem Pterygium des Halsbereichs, der Axilla, der Ellenbeuge und Kniekehle. Begleitfehlbildungen (Minderwuchs, Kryptorchismus, Skelettanomalien, Fusion von Wirbelkörpern, Gaumenspalte) treten auf. Die Unterscheidung erfolgt: a) aufgrund der Lokalisation der Pterygien und b) der Lebenserwartung.
Einteilung:
1. Letale multiple Pterygium-Syndrome (LMPS): Gillin-Pryse-Davis-Syndrom (LMPS I) – Chen-Syndrom (LMPS II) – van Regemorter-Syndrom (LMPS III) – Herva-Syndrom, finnischer Typ (LMPS IV) – Bartsocas-Papas-Syndrom – ektodermale Dysplasie mit poplitealen Pterygien.
2. Multiple Pterygium-Syndrome, nicht letal (MPS): popliteales Flügelfell-Syndrom – Nielson-Syndrom – antekubitales Pterygium-Syndrom – Escobar-Syndrom – progredientes multiples Pterygium-Syndrom (MPS I) – rezessives multiples Pterygium-Syndrom (MPS II) – multiples Pterygium-Syndrom Typ Frias.
Abzugrenzen sind unilateral ausgebildete Pterygien mit und ohne partielle Muskelaplasie.
A.: Judith G. Hall, amerikanisch-kanadische Humangenetikerin, Vancouver, und Mitarbeiter klassifizierten die Pterygium-Syndrome 1982 und die letalen multiplen Pterygium-Syndrome 1984 und grenzten die oben aufgelisteten Krankheitsbilder teilweise ab.
Diagn. Krit.: Siehe einzelne Kapitel.
Ätiol.: Siehe einzelne Kapitel.
Pathog.: Unbekannt; heterogen.
Bemerkungen: Konnatale Pterygien treten bei verschiedenen Chromosomenanomalien auf. Das bekannteste Beispiel ist das Turner-Syndrom, aber auch bei Trisomie 21, 13 oder 18 werden multiple Pterygien beobachtet; weitere nicht chromosomale Krankheitsbilder mit Pterygien sind z.B.: Noonan-Syndrom, fetales Alkohol-Syndrom. – Eine sorgfältige Autopsie, embryopathologische Untersuchung und Röntgendokumentation (Babygramm) bei den letalen Fällen und bei Spätabort sind Voraussetzung der späteren Familienberatung. Die differentialdiagnostische Abgrenzung der LMPS zum Pena-Shokeir-Syndrom I kann schwierig sein: beide folgen einem autosomal-rezessiven Erbgang. Die teilweise sich überschneidende Symptomatik ist Folge der fetalen Akinesie. Unterschiedlich sind: die stärker ausgeprägten multiplen Pterygien beim LMPS, das Auftreten von Herzhypoplasie, Skelettanomalien und Nackenblasen, häufig assoziiert mit fetalem Hydrops. Die Feten mit LMPS sterben in der Regel bereits im 2. Schwangerschaftstrimenon ab, während Feten mit Pena-Shokeir-Syndrom bis zum 3. Schwangerschaftstrimenon ausgetragen werden. Pränatale Diagnostik: ab der 16. Schwangerschaftswoche kann durch Ultraschalldiagnostik ein vermindertes Bewegungsmuster dargestellt werden. Weiterhin kann im Ultraschall das Auftreten von Nackenblasen oder eines fetalen Ödems Hinweis auf das Krankheitsbild sein. Polyhydramnion und ein partieller oder generalisierter Hydrops fetalis sind beschrieben.
Lit.: Hall JG (1984) Editorial comment: the lethal multiple pterygium syndromes. Am J Med Genet 17: 803–807. – Hall JG, Reed SD, Rosenbaum KN et al (1982) Limb pterygium syndromes: a review and report of eleven patients. Am J Med Genet 12: 377–409.
U. G. Froster/AS

Pterygium-Syndrom, letales multiples, Typ I: Gillin-Pryse//Davis-Syndrom

Pterygium-Syndrom, letales multiples, Typ II

Syn.: Chen-Syndrom
Def.: Letales Pterygium-Syndrom mit Fusionen der Wirbelsäule.
A.: Der Einteilung liegt die Beschreibung des Krankheitsbildes durch H. Chen und Mitarbeiter 1984 zugrunde. Judith G. Hall, amerikanisch-kanadische Humangenetikerin, Vancouver, grenzte das Krankheitsbild 1984 ab.
Diagn. Krit.: (1) Gesichtsdysmorphien: Hypertelorismus; nach schräg unten verlaufende Lidachsen; gelegentlich Gaumenspalte; deutliches Nackenödem bis in den Thorakalbereich ausgedehnt; Kopfhautödem. – (2) Extremitäten: kurze, breite Extremitäten mit poplitealen Pterygien (die den Nerv enthalten können); Kopf-zu-Rumpf-Proportion 1 : 1. Röntgen: Fusionen von Humerus-Ulna, Radius-Ulna, der Spinalfortsätze und der Epiphysenknorpel der langen Röhrenknochen. – (3) Intrauterine Wachstumsretardierung, ab der 20.–30. Schwangerschaftswoche erkennbar; Hydramnion; Plazentaödem. – (4) Hypoplastische Lunge mit Hyposegmentation; Zwerchfellhernien; Vorhofseptumdefekt; hypoplastisches Herz.
Ätiol.: Unklar; bisher zwei sporadische Fälle beschrieben.
Pathog.: Unklar.
Lit.: Chen H, Immken L, Lachmann R et al (1984) Syndrome of multiple pterygia, camptodactyly, facial anomalies, hypoplastic lungs and heart, cystic hygroma, and skeletal anomalies: delineation of a new entity and review of lethal forms of multiple pterygium syndrome. Am J Med Genet 17: 809–826. – Hall JG (1984) Editorial comment: the lethal multiple pterygium syndromes. Am J Med Genet 17: 803–807.
McK: 265000
U. G. Froster/AS

Pterygium-Syndrom, letales multiples, Typ III

Syn.: van-Regemorter-Syndrom – LMPS III
Def.: Frühletales Krankheitsbild mit multiplen Pterygien, Fusion der langen Röhrenknochen und Fehlbildung von Femur und Tibia.
A.: Auf N. van Regemorter, Humangenetikerin, Brüssel, und Mitarbeiter (1984) sowie H. Chen und Mitarbeiter (1984) gehen die Erstbeschreibungen des Krankheitsbildes zurück. – Judith G. Hall, Humangenetikerin, Vancouver, klassifizierte die letalen multiplen Pterygien-Syndrome 1984.
Diagn. Krit.: (1) Gesichtsdysmorphien: fehlender Mandibulawinkel; Hypertelorismus; nach oben außen gestellte Lidachsen; offene Augen; offener Mund; hypoplastische Nase; Lippen-Kiefer-Gaumen-Spalte (nicht obligat); Mikrogenie; tiefansetzende Ohren; überschüssige Haut im Nacken, an den Schultern und am Rücken. – (2) Intrauteriner Wachstumsrückstand, in der 19.–25. Schwangerschaftswoche feststellbar; Plazentalösungsstörungen; möglicherweise histologisch darstellbare Plazentaveränderungen mit aufgequollenen dystrophen Chorionzotten. – (3) Dünne Extremitäten; wenig Muskelmasse; Kopf : Körperproportion 1 : 2; Fusion der Knorpelstücke der langen Röhrenknochen; verkürzte Metakarpalia 1 und 5; Fehlanlage von Femur und Tibia; Pterygien der Kniekehlen, antekubital und in der Axilla. – (4) Hypoplastische Lungen; Herzhypoplasie.
Ätiol.: Wahrscheinlich autosomal-rezessiv erbliches Krankheitsbild (Geschwisterbeobachtungen, Konsanguinität).
Pathog.: Unbekannt. Möglicherweise führt die Fusion des Knorpelgewebes der Gelenke zur Akinesie.
Bemerkungen: Meist Spontanabort im 2. Schwangerschaftstrimenon. In den Familien sind zusätzlich zahlreiche Fehlgeburten im 1. Trimenon berichtet. Die Fu-

sionen des Knorpels lassen sich röntgenologisch nicht nachweisen; nach Alizarin-Blau-Färbung und Glycerinbehandlung des gesamten Feten kann diese Fusion sichtbar gemacht werden (embryo- und fetalpathologische Untersuchung). Pränatale Diagnostik: Ultraschall im 2. Trimenon zur Darstellung des Bewegungsmusters und eines evtl. früh auftretenden Nackenödems.

Lit.: Chen H, Immken L, Lachmann R et al (1984) Syndrome of multiple pterygia, camptodactyly, facial anomalies, hypoplastic lungs and heart, cystic hygroma, and skeletal anomalies: delineation of a new entity and review of lethal forms of multiple pterygium syndrome. Am J Med Genet 17: 809–826. – Hall JG (1984) Editorial comment: the lethal multiple pterygium syndromes: Am J Med Genet 17: 803–807. – van Regemorter N, Wilkin P, Englert Y et al (1984) Lethal multiple pterygium syndrome. Am J Med Genet 17: 827–834.

McK: 265000

U. G. Froster/AS

Pterygium-Syndrom, letales multiples, Typ IV

Syn.: Herva-Syndrom – multiple contracture syndrome Finnish type (e) – lethal congenital contracture syndrome (e) – LCC (e)
Def.: Distinktes LMPS mit Hydrops fetalis, fazialen Dysmorphien und Anomalien der Vorderhornzellen.
A.: Riitta Herva, Pathologin, Finnland, und Mitarbeiter grenzten das Krankheitsbild 1985 vom Pena-Shokeir-Syndrom I und den anderen LMPS ab.
Diagn. Krit.: (1) Intrauterine Wachstumsretardierung; Spontanabort oder Totgeburt mit einem durchschnittlichen Gestationsalter von 29 Schwangerschaftswochen; herabgesetzte Fetalbewegungen im 2. Schwangerschaftstrimenon; Hydrops fetalis; häufig subkutanes Ödem der Sakralregion und des Kopfes, aber auch als Aszites und Hydrothorax; Polyhydramnion. – (2) Gesichtsdysmorphien: Mikrogenie; Hypertelorismus; tiefsitzende, posterior rotierte Ohrmuscheln; kurzer Hals. – (3) Pterygien der Halsregion und antekubital; Gelenkkontrakturen: Streckkontraktur der Kniegelenke, Beugekontrakturen der Hüften, Ellenbogen, Handgelenke und Fingergelenke; Klumpfußstellung; extrem dünne Rippen (grätenförmig); Muskelatrophie (Muskelgewebe durch Fettgewebe und Bindegewebe ersetzt). – (4) Lungenhypoplasie. – (5) Degeneration und Verarmung der Vorderhornzellen; Verlust von Motoneuronen und Axonen. – (6) Kalzifikation der Nieren; Unreife der Plazenta.
Ätiol.: Autosomal-rezessiv erbliches Krankheitsbild (Häufung des Fehlbildungsmusters in Nordost-Finnland).
Pathog.: Unbekannt. Die neuropathologischen Veränderungen sprechen eher für einen neurodegenerativen als für einen dysmorphogenetischen Prozeß.
Bemerkungen: Die Veränderungen an den Vorderhornzellen unterscheiden dieses Krankheitsbild vor allem von den anderen LMPS. Pränatale Diagnose: durch Ultraschall im 2. Schwangerschaftstrimenon Hydrops fetalis und Verarmung des Bewegungsmusters erkennbar.
Lit.: Herva R, Conradi NG, Kalimo H et al (1988) A syndrome of multiple congenital contractures: neuropathological analysis on five fetal cases. Am J Med Genet 29: 67–76. – Herva R, Leisti J, Kirkinen P, Seppänen U (1985) A lethal autosomal recessive syndrome of multiple congenital contractures. Am J Med Genet 20: 431–439. – Moerman PH, Fryns JP, Goddeeris P, Lauweryns JM (1983) Multiple ankyloses, facial anomalies, and pulmonary hypoplasia associated with severe antenatal spinal muscular atrophy. J Pediatr 103: 238–241.

McK: 253310

U. G. Froster/AS

Pterygium-Syndrom, letales popliteales (Vorsicht! Verwechslungsmöglichkeit!): Bartsocas-Papas-Syndrom

Pterygium-Syndrom, multiples, Typ Frias

Syn.: MPS-Frias Form – pterygium-ptosis-skeletal-abnormality syndrome (e)
Def.: Distinkte Form des multiplen Pterygium-Syndroms mit Ptosis und Skelettanomalien.
A.: Jaime L. Frias und Mitarbeiter beschrieben das Krankheitsbild 1973 anhand einer Familie mit Betroffenen in aufeinanderfolgenden Generationen.
Diagn. Krit.: (1) Extremitäten: Pterygien des Halses, popliteal und antekubital; Kamptodaktylie. – (2) Skoliose; vertebrale Anomalien; dysplastische Beckenknochen; Fusion der Mittelfußknochen. – (3) Gesichtsdysmorphien: Ptosis, nach schräg unten außen verlaufende Lidachsen. – (4) Normale Intelligenz.
Ätiol.: Autosomal-dominant erbliches Krankheitsbild (Betroffene in mehreren aufeinanderfolgenden Generationen).
Pathog.: Unklar.
Bemerkungen: Krankheitsbild aus dem Formenkreis der MPS-Syndrome, gegen die es differentialdiagnostisch abzugrenzen ist.
Lit.: Frias JL, Holahan JR, Rosenbloom AL, Felman AH (1973) An autosomal dominant syndrome of multiple pterygium, ptosis, and skeletal abnormalities. (41) Intl Conf on Birth Defects (Vienna 1973). Excerpta Medica. – Hall JG, Reed SD, Rosenbaum KN et al (1982) Limb pterygium syndromes: a review and report of eleven patients. Am J Med Genet 12: 377–409.

U. G. Froster/AS

Pterygium-Syndrom, popliteales

Syn.: Kniepterygium-Syndrom – popliteal web (pterygium) syndrome (e) – Fèvre-Languepin-Syndrom
Def.: Dysmorphiesyndrom mit stark variablem Phänotyp, mit Unterlippenfisteln und Hautfalten auf der Hinterseite des Beins als auffälligsten Befund, höchstwahrscheinlich durch ein autosomal-dominantes Gen bedingt.
A.: Frühe Beschreibungen durch U. Trelat, 1869, und K. Basch, 1891. Das Syndrom wurde u.a. durch Robert J. Gorlin, Humangenetiker, Minneapolis, genauer definiert.
Diagn. Krit.: (1) Unterlippenfisteln, paarig im Lippenrot, häufig Speichel sezernierend. – (2) Lippen-Kiefer-Gaumen-Spalten, Hasenscharten oder Gaumenspalten in etwa der Hälfte der Genträger. – (3) Pterygien in der Kniekehle; können nach unten bis zur Ferse und nach oben bis zum Gluteus maximus reichen und enthalten den N. tibialis bzw. ischiadicus und Gefäße, weshalb äußerste Vorsicht bei operativen Korrekturen geboten ist. Meist, aber nicht immer doppelseitig, dann oft asymmetrisch in der Ausprägung. Führen zu Spitzfuß, verminderter Extension im Kniegelenk und Beinverkürzung. – (4) Hypoplasie der äußeren männlichen Genitalien mit Kryptorchismus und fehlendem, hypoplastischem oder gespaltenem Skrotum, bei Mädchen Hypoplasie der großen Labien, große Klitoris und hypoplastischer Uterus; Inguinalhernien. – (5) Zahnfleischfrenula, Synechien zwischen Ober- und Unterlidern. – (6) Hypoplasie der Zehennägel (v.a. 2. Zehe), häutige Syndaktylie zwischen den 2. bis 5. Zehen, Haut in der Mitte des Großzehennagels dreiecksförmig nach distal vorragend, Varus- oder Valgusstellung der Füße. – (7) Weitere seltene Befunde: Hypoplasie/Agenesie von Fingern/Zehen, Hypoplasie von Tibia und Fibula, Agenesie der Patella, Symphalan-

Pterygium-Syndrom, progredientes, multiples

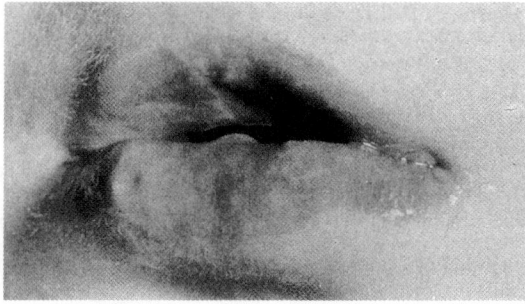

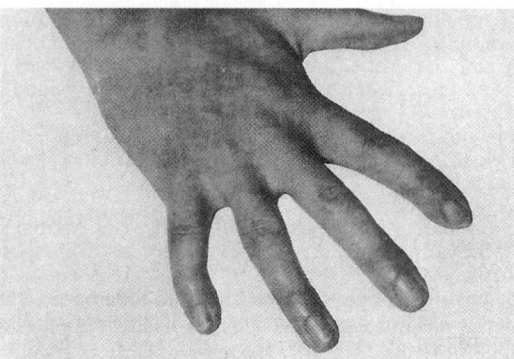

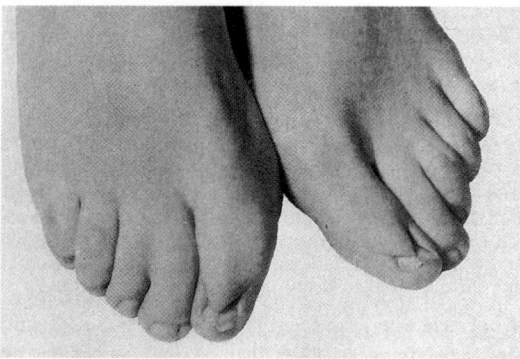

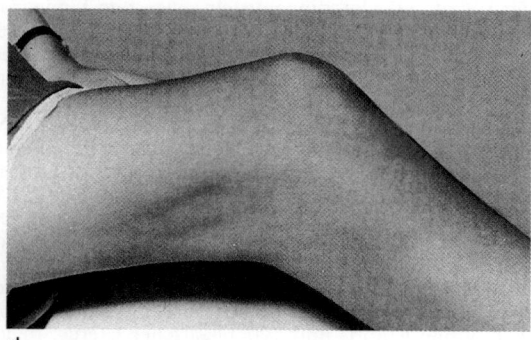

Pterygium-Syndrom, popliteales: a) Unterlippenfistel, operierte Hasenscharte; b) partielle häutige Syndaktylie der Finger; c) häutige Syndaktylie zwischen 2. und 3. Zehe und eigenartige Onychodysplasie mit dreieckförmigem Vorspringen der Haut oberhalb des Großzehennagels; d) Pterygium im Bereich der rechten Kniekehle (Beob. D. Klein, Genf)

gismus, Skoliose, Wirbelfehlbildungen, Spina bifida. – (8) Normale Intelligenz in fast allen Fällen.

Ätiol.: Höchstwahrscheinlich autosomal-dominantes Gen mit stark variabler Expressivität und möglicherweise unvollständiger Penetranz. Vater-Sohn-Übertragung beobachtet. Sporadische Fälle beruhen wahrscheinlich auf Neumutationen, Geschwisterfälle von scheinbar nicht betroffenen Eltern auf minimaler Expression (z.B. nur diskrete Lippenfisteln) oder reduzierter Penetranz.

Pathog.: Unbekannt.

Bemerkungen: Probanden mit Lippenfisteln oder Lippenfisteln in Kombination mit Spalten werden, wenn in der Familie nicht Fälle mit dem poplitealen Pterygium-Syndrom vorliegen, im allgemeinen dem van-der-Woude-Syndrom zugeordnet. In seltenen Fällen können sie aber Nachkommen mit zusätzlichen Befunden bis zum Vollbild des poplitealen Pterygium-Syndroms haben. Pränatale Diagnose: durch pränatale Ultraschalluntersuchung bei Vorliegen von Spalten, hochgradigeren Pterygien und den (seltenen) Reduktionsfehlbildungen des Skeletts.

Lit.: Basch K (1891) Über sogenannte Flughautbildung im Menschen. Prag Med Wschr 16: 572–573. – Froster-Iskenius U (1990) Popliteal pterygium syndrome. J Med Genet 27: 320–326. – Gorlin RJ, Sedano HO, Cervenka J (1968) Popliteal pterygium syndrome: a syndrome comprising cleft lip-palate, popliteal and intracrural pterygia, digital and genital anomalies. Pediatrics 41: 503–509. – Hammer J, Kläusler M, Schinzel A (1988) The popliteal pterygium syndrome: distinct phenotypic variation in two families. Helv Paediat Acta 43: 507–514. – Hunter A (1990) The popliteal pterygium syndrome. Report of a new family and review of the literature. Am J Med Genet 36: 196–208. – Trelat U (1869) Sur un vice conformation très rare de la lèvre inférieure. J Med Chir Prat 40: 442.

McK: 119500

A. Schinzel/AS

Pterygium-Syndrom, progredientes, multiples

Syn.: multiples Pterygium-Syndrom I

Def.: Distinktes, wahrscheinlich autosomal-dominant erbliches Krankheitsbild mit Pterygien des Halses, konnatalen Kontrakturen, zunehmender Abnahme der Muskelmasse und rezidivierenden, progredienten, respiratorischen Problemen.

A.: Judith G. Hall, amerikanisch-kanadische Humangenetikerin, Vancouver, und Mitarbeiter beschrieben das Krankheitsbild 1984. F. Papadia und Mitarbeiter grenzten 1987 eine Untergruppe des Krankheitsbildes mit Nemalin-Myopathie ab.

Diagn. Krit.: (1) Gesichtsdysmorphien: Brachyzephalie; dreieckige Gesichtsform, tiefer Haaransatz, gebogene Nase (progredient), Gaumenspalte, tiefansetzende Ohren, Mikrogenie (progredient). – (2) Kleinwuchs, Untergewicht. – (3) Kontrakturen: Kamptodaktylie, Klinodaktylie; Hüftkontrakturen; Pes equinovarus; generalisierte muskuläre Hypoplasie, später Entwicklung von Pterygien (Hals, Axilla). – (4) Rezidivierende respiratorische Infekte, teilweise Tracheotomie erfordernd; zunehmend herabgesetzte Zwerchfellmobilität. – (5) Progrediente Skoliose; Pectus carinatum; fortschreitende Hypertrichose. – (6) Muskelhistologie: vermehrte Muskelfaserdicke, nur vereinzelte Zellkerne, Vermehrung des Fettgewebes; Zeichen einer Nemalin-Myopathie (stäbchenförmige Strukturen mit Akkumulation im Subsarkolemm-Bezirk).

Ätiol.: Wahrscheinlich autosomal-dominant erbliches Krankheitsbild. Die meisten beschriebenen Fälle sind sporadisch; Nachkommen der Erkrankten sind bei den schweren Fällen nicht beschrieben. Dies schließt auto-

somal-dominante Neumutationen (erhöhtes elterliches Alter) nicht aus.
Pathog.: Unklar.
Bemerkungen: Die von McKeown und Harris 1988 beschriebene Familie repräsentiert in den schweren Fällen ein identisches Krankheitsbild. Bei den Eltern sollte daher auf Mikrosymptome geachtet werden. Ein autosomal-dominanter Erbgang mit wechselnder Expressivität ist nicht auszuschließen.
Lit.: Hall JG, Reed SD, Rosenbaum KN et al (1982) Limb pterygium syndromes: a review and report of eleven patients. Am J Med Genet 12: 377–409. – McKeown CME, Harris R (1988) An autosomal dominant multiple pterygium syndrome. J Med Genet 25: 96–103. – Papadia F, Longo N, Serlenga L, Porzio G (1987) Progressive form of multiple pterygium syndrome in assoziation with Nemalin-myopathie: report of a female followed for twelve years. Am J Med Genet 26: 73–83.
McK: 178110
U. G. Froster/AS

Pterygium-Syndrom, rezessiv vererbtes multiples
Syn.: MPS II – recessively inherited multiple pterygium syndrome (e)
Def.: Distinkte Form des multiplen Pterygium-Syndroms mit leichtem Halspterygium, Skoliose, reduzierter Muskelmasse in den Unterschenkeln und Fingerkontrakturen.
A.: Judith G. Hall, amerikanisch-kanadische Humangenetikerin, Vancouver, beschrieb das Krankheitsbild anhand einer Geschwisterbeobachtung 1984 (Patienten 1, 2, 3). – Die von Claude Stoll, Humangenetiker, Straßburg, und Mitarbeitern 1980 beschriebenen Patienten sind wahrscheinlich derselben Entität zuzurechnen.
Diagn. Krit.: (1) Gelenkanomalien: Streckkontrakturen im Hüftgelenk und Kniegelenk bei Geburt. Sichelfußstellung; Flexionskontrakturen der Ellenbeugen und der Finger (Kamptodaktylie); Pterygien des Halses, der Axilla, kutane Syndaktylien. Röntgen: retardiertes Knochenalter; vertebrale Anomalien; Histologie: wenig spezifisch, Zeichen einer neuronalen Atrophie; Muskelfibrosierung. – (2) Gesichtsdysmorphien: nach unten außen gerichtete Lidachsenstellung, Epikanthus; kleiner Mund, Trismus, Mikrogenie, Ptosis und Blepharophimose (nicht obligat). – (3) Abnorme Dermatoglyphen. – (4) Verspätete Entwicklung der sekundären Geschlechtsmerkmale; Kryptorchismus, Kleinwuchs. – (5) Normale Intelligenz.
Ätiol.: Autosomal-rezessiv erbliches Krankheitsbild (Geschwisterbeobachtung).
Pathog.: Unklar.
Bemerkungen: Weitere Formen der multiplen Pterygium-Syndrome müssen von diesem Krankheitsbild abgegrenzt werden (siehe Auflistung).
Lit.: Hall JG, Reed SD, Rosenbaum KN et al (1982) Limb pterygium syndromes: a review and report of eleven patients. Am J Med Genet 12: 377–409. – Stoll C, Levy JM, Kehr P, Roth MP (1980) Familial pterygium syndrome. Clin Genet 18: 317–320.
McK: 265000
U. G. Froster/AS

pterygoid-levator synkinesis (e): (Marcus-)Gunn-Phänomen
Pterygopalatinum-Syndrom: Sluder-Neuralgie
PTF-A-deficiency (Aggeler u.a.) (e): Hämophilie A
PTF-B-deficiency (Aggeler) (e): PTC-Mangel
ptosis, synkinetic (e): (Marcus-)Gunn-Phänomen
Pubalgie: Grazilis-Symptomatik

Pubertas praecox bei Hypothyreose
Syn.: Overlap-Syndrom – van-Wyk-Grumbach-Syndrom – Syndrom der vorzeitigen Pubertät bei primärer Hypothyreose
Def.: Krankheitsbild mit vorzeitiger Pubertät und Galaktorrhö sowie Pigmentierung, tritt als Komplikation bei primärer Hypothyreose auf.
A.: Erstbeschreibung 1960 durch J. van Wyk und M. Grumbach, amerikanische Pädiater.
Diagn. Krit.: (1) Primäre Hypothyreose. – (2) Pubertas praecox. – (3) Galaktorrhö. – (4) Vergrößerung der Hypophyse und Sella. – (5) Verschwinden der Symptome nach Thyroxin-Gabe. – (6) Hyperpigmentierung. – (7) In manchen Fällen Ovarialzysten.
Ätiol.: Heterogen; Defekte, die zur Hypothyreose führen.
Pathog.: Stimulation von Hypothalamus und Hypophyse, insbesondere der TRH-Sekretion, bei primärer Hypothyreose. Gesteigerte Gonadotropin-, Prolactin- und MSH-Sekretion, die die vorzeitige Pubertät, die Galaktorrhö und Hyperpigmentierung verursachen.
Lit.: Gregory J, Wilson D, Parker B, Wood BP (1992) The overlap syndrome. AJDC 146: 421–422. – van Wyk JJ, Grumbach M (1960) Syndrome of precocious menstruation and galactorrhea in juvenile hypothyroidism: an example of hormonal overlap in pituitary feedback. J Pediat 57: 416.
A. Grüters/JK

Pubertas praecox, zentrale: Vierhügel-Syndrom
Puigvert-Krankheit: Maladie de Puigvert
pulled elbow (e): Chassaignac-Luxation
pulmonale Myxomatose mit mikrozystischen Formationen: Muskelhyperplasie, pulmonale
Pulmonal-Subklavia-steal-Syndrom, kongenitales: Subclavian-steal-Sequenz, angeborene
pulmonary alveolar microlithiasis: Mikrolithiasis, pulmonale alveoläre
pulmonary and subclavian arteries steal syndrome, congenital (e): Subclavian-steal-Sequenz, angeborene
pulmonary dysmaturity syndrome (e): Mikity-Wilson-Komplex
pulmonary hemosiderosis with cow's milk sensitivity (e): Heiner-Syndrom
pulmo-renales Syndrom, hämorrhagisches: Goodpasture-Syndrom
pulpal dysplasia (e): Dentindysplasie II
pulseless disease (e): Takayasu-Arteriitis
punch-drunk encephalopathy (e): Boxer-Enzephalopathie, traumatische
Pupillenstarre, reflektorische: (Argyll-)Robertson-Zeichen
Pupillenstarre, tabische, reflektorische: (Argyll-)Robertson-Zeichen
pupillotonia Adie (e): Adie-Pupillotonie
Pupillotonie: Adie-Pupillotonie
Puretić syndrome (e): Fibromatose, juvenile hyaline

Purpura, autoerythrozytische
Syn.: Gardner-Diamond-Purpura – Ekchymosen-Syndrom, schmerzhaftes – Sensibilisierungssyndrom, erythrozytäres
Def.: Schubweise-rezidivierendes Auftreten von schmerzhaften Infiltrationen, die innerhalb eines Tages in Ekchymosen übergehen; fast ausschließlich erwachsene Frauen betroffen; sehr seltene Dermatose.
A.: Erstbeschreibung 1955 durch die Pädiater F. H. Gardner und Louis Klein Diamond, 1902–, Boston.
Diagn. Krit.: (1) Innerhalb von 24–48 Stunden zunächst Auftreten von Erythem – Ödem – Induration, anschließend morphologische Wandlung in Ekchymosen. Hautveränderungen v.a. an Extremitäten, selten am Stamm

und im Gesicht, Anordnung meist gruppiert, selten einzelstehend; Abheilung nach 4–14 Tagen ohne Residuen. – **(2)** Vorausgehende, subjektive Symptome wie Brennen, Stechen, Juckreiz, Schmerz nehmen bei Auftreten morphologischer Veränderungen ab. – **(3)** Fast ausschließlich Frauen betroffen. – **(4)** Schubweises eruptives Auftreten spontan oder nach Traumen, Operationen, Menses, Gravidität, Aufregung. – **(5)** Psychische Auffälligkeit der Patienten. – **(6)** Multiforme Begleitsymptomatik (abdominelle Krämpfe, Hämorrhagien, kardiopulmonale Symptome, Arthralgien, Muskelschmerzen, Fieber, Abgeschlagenheit, neurologische Symptome). – **(7)** Weitere Befunde: keine einheitlichen serologischen und immunhämatologischen Besonderheiten. – **(8)** Verlauf schubweise – chronisch – rezidivierend, manchmal über Jahre.
Ätiol.: Unklar.
Pathog.: **1.** In mehreren Fällen positiver Intrakutantest mit homologen und autologen Erythrozyten. Ein gewebeständiger erythrozytärer Antikörper wird angenommen. **2.** Provokation durch psychische Streßsituation; fragliche Bedeutung des Kininsystems als Transmitter bei psychogen ausgelösten Hautläsionen. **3.** Evtl. zusätzlich funktioneller Thrombozytendefekt.
Bemerkungen: In einigen Fällen günstiger Einfluß von Plazebo und Psychotherapie beschrieben.
Lit.: Gardner FH, Diamond LK (1955) Autoerythrocyte sensitization: a form of purpura producing painful bruising following autosensitization to red blood cells in certain women. Blood 10: 675. – Pevny I et al (1982) Das erythrocytäre Sensibilisierungssyndrom. Hautarzt 33: 251–256.
W. Lechner/GB

Purpura fulminans
Syn.: Gimard-Syndrom – Purpura, gangränöse – Purpura, gangraenosa haemorrhagica – Purpura necroticans
Def.: Perakute, oft letal verlaufende, vorzugsweise im Kindes-, aber auch Erwachsenenalter vorkommende, flächenhafte Purpura bei bakterieller Sepsis mit disseminierter intravasaler Gerinnung.
A.: Martin Jules Louis Alexandre (de) Gimard, Arzt, Paris. – Erstbeschreibung 1884. Auf den pathogenetischen Zusammenhang mit dem Sanarelli-Shwartzman-Syndrom wurde erstmals 1947 von Sheldon hingewiesen.
Diagn. Krit.: **(1)** Innerhalb von Stunden rasches Auftreten einer symmetrischen, bizarr konfigurierten, großflächigen Purpura bevorzugt an den unteren Extremitäten; auffallendes Fehlen einer entzündlichen Komponente. – **(2)** Im weiteren Verlauf treten hämorrhagische Blasen und später ausgedehnte Nekrosen der Haut und Subkutis auf. – **(3)** Viszerale Beteiligung mit gastrointestinalen Blutungen und Hämaturie; ferner Fieber, Tachykardie sowie rasche Verschlechterung des Allgemeinzustandes mit Schock, Koma und häufig letalem Ausgang. – **(4)** Auftreten meist bei Kindern, aber auch bei Erwachsenen im Anschluß (3 bis 30 Tage) an bakterielle und virale Infekte mit Entwicklung einer Septikämie. – **(5)** Laborchemisch lassen sich entsprechend den drei Phasen der Verbrauchskoagulopathie unterschiedliche pathologische Gerinnungswerte feststellen. So findet sich in der Anfangsphase eine gesteigerte Aktivität von Faktor V, VII und II, die dann aber relativ schnell abfällt. Bei fortgeschrittener Verbrauchskoagulopathie deutlicher Abfall der Thrombozyten und Verminderung des Fibrinogens.
Ätiol.: Zweiterkrankung, meist nach einer Streptokokken- oder Meningokokken-Infektion, aufgrund einer nicht-immunologischen Hypersensitivitätsreaktion ähnlich wie beim experimentellen Sanarelli-Shwartzman-

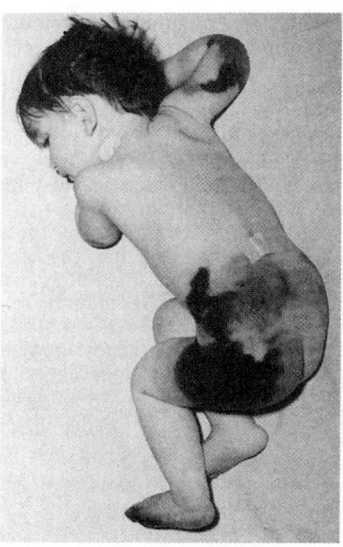

Typisches Erscheinungsbild der Purpura fulminans (Beob. U.H.Kl. Charité, Berlin)

Phänomen mit fulminanter Entwicklung einer disseminierten intravasalen Koagulation (Verbrauchskoagulopathie). Zahlreiche neuere Untersuchungen zeigen, daß bei Patienten mit Purpura fulminans eine angeborene oder erworbene Protein-C-Defizienz besteht.
Pathog.: Massive Ablagerung von Fibrin-Plättchen-Thromben in den Hautgefäßen mit ischämisch bedingten Gewebsuntergängen (Nekrosen) als Ausdruck der gesteigerten intravaskulären Hyperkoagulabilität. Infolge des gesteigerten Verbrauches von Blutplättchen und Gerinnungsfaktoren resultiert eine schwere hämorrhagische Diathese mit generalisierter Blutungsneigung.
Bemerkungen: **(DD)** Waterhouse-Friderichsen-Syndrom mit bilateraler hämorrhagischer Infarzierung der Nebennieren – thrombozytisch-thrombopenische Purpura (Moschcowitz-Syndrom) – schwere Verlaufsformen der Purpura Schoenlein-Henoch. – Sofortige internistische bzw. pädiatrische Intensivtherapie mit intravenöser Heparinverabreichung ist unbedingt erforderlich.
Lit.: Antley RM, McMillan CW (1967) Sequential coagulation studies in purpura fulminans. N Engl J Med 276: 1287–1290. – Auletta MJ, Headington JT (1988) Purpura fulminans. A cutaneous manifestation of severe Protein C deficiency. Arch Dermatol 124: 1387–1391. – de Gimard M (1884) Purpura hémorragique primitif ou purpura infectieux primitif. Thèse de Paris. – Silbart S, Oppenheim W (1985) Purpura fulminans: Medical, surgical, and rehabilitative considerations. Clin Orthop 193: 206–213.
H. P. Soyer/GB

Purpura, gangränöse: Purpura fulminans
Purpura, gangraenosa haemorrhagica: Purpura fulminans

Purpura, idiopathische thrombozytopenische
Syn.: ITP – Morbus Werlhof – Werlhof-Syndrom – Immunthrombozytopenie
Def.: Autoimmunerkrankung, bei der eine Thrombozytopenie durch antithrombozytäre Antikörper bzw. Anti-

gen-Antikörper-Komplexe auftritt. Unterteilt wird in eine akute und eine chronische Verlaufsform.
A.: Erstbeschreibung 1735 durch den deutschen Arzt P. G. Werlhof (1699–1767).
Diagn. Krit.: **(1)** Akute ITP: akut auftretende Thrombozytopenie (häufig Thrombozytenzahlen unter 10 000/µl) mit Neigung zu (oft schweren) Haut- und Schleimhautblutungen (meist petechialer Typ). Krankheit des Kindesalters, keine Geschlechtsdisposition, oft im Gefolge eines viralen Infekts. Spontanremission in ca. 80% der Fälle. – **(2)** Chronische ITP: länger als 6 Monate bestehende Immunthrombozytopenie. Ausmaß der Thrombozytopenie meist geringer (häufig über 30 000/µl) als bei der akuten Form, oft wechselnde Thrombozytenzahlen, Neigung zu Haut- und Schleimhautblutungen, oft Epistaxis und Genitalblutungen, Erkrankung des höheren Lebensalters (Frauen erkranken 2- bis 3mal häufiger als Männer), Spontanremissionen sind die Ausnahme. – **(3)** Weitere Befunde (akute und chronische ITP): Thrombozyten im Blutbild oft größer als normal, gelegentlich nach stärkeren Blutungen Anämie; im Knochenmark Megakaryozyten normal oder vermehrt, dabei Verschiebung zu unreiferen Formen; Thrombozytenüberlebenszeit erheblich verkürzt, Bildungsrate stark erhöht; Nachweis von antithrombozytären Antikörpern (sowohl freie als auch zellgebundene); Blutungszeit meist verlängert, Rumpel-Leede-Test positiv; Thrombozytenfunktionsuntersuchungen meist pathologisch als Folge der niedrigen Thrombozytenzahl, keine Zeichen der Verbrauchskoagulopathie.
Ätiol.: Uneinheitlich; die akute Form wird wahrscheinlich durch Virusinfekte ausgelöst.
Pathog.: Die chronische ITP stellt eine Autoimmunerkrankung dar, bei der Antikörper gegen ein Thrombozytenmembran-Antigen gebildet werden; sie binden an autologe und homologe Thrombozyten. Bildungsort dieser Antikörper ist meist die Milz, sie sind meist vom IgG-1-Typ (auch in Kombination mit IgG 3). Bei den meisten der Thrombozyten-Antikörper wird Spezifität für definierte Glykoproteine (GPIIb/IIIa und GPIb/IX) der Thrombozytenmembran nachgewiesen. Der Abbau der Antikörper-beladenen Thrombozyten geschieht über Phagozytose im retikuloendothelialen System (Leber und Milz). Die oft geringe Blutungsneigung bei ITP (im Vergleich zu Bildungsstörungen) bei Thrombozytenzahlen über 30 000/µl wird durch den überwiegenden Anteil junger Thrombozyten, die hämostatisch besonders aktiv sein sollen, erklärt. Bei der akuten (postinfektiösen) Form wird die Adsorption von Immunkomplexen oder viralen Antigenen (mit nachfolgender Antikörperbindung) auf der Thrombozytenmembran als Ursache des beschleunigten Abbaus der Thrombozyten angenommen.
Bemerkungen: **(DD)** durch Alloantikörper (im HPA-System) hervorgerufene posttransfusionelle und neonatale Immunthrombozytopenie. Weiterhin sind die sog. sekundären Immunthrombozytopenien abzugrenzen, z.B. im Rahmen von Infektionen (häufig bei HIV-Infektion), Krankheiten des Immunsystems (v.a. Lupus erythematodes), lymphoproliferativen Erkrankungen und Tumorleiden. Besonders häufig sind auch medikamentös-induzierte, immunologisch vermittelte Thrombozytopenien (Heparin, Chinidin). Die Kombination von Immunthrombozytopenie und autoimmun-hämolytischer Anämie wird als Evans-Syndrom bezeichnet. Weiterhin sind angeborene Thrombozytopenien (Bernard-Soulier-Syndrom, Gray-platelet-S., v.-Willebrand-Jürgens-S., Pseudo-v.-Willebrand-S. etc.), erworbene Bildungsstörungen der Thrombozyten und Umsatzstörungen der Thrombozyten als Folge einer disseminierten intravasalen Gerinnung auszuschließen. Die erworbenen Thrombozytopenien sind die häufigsten hämorrhagischen Diathesen. Die chronische ITP ist oft schwer von anderen Immunthrombozytopenien abgrenzbar, in der Regel ist bei Vorhandensein von anderen Krankheiten bzw. Organ- oder Laborbefunden die Diagnose einer ITP eher unwahrscheinlich.
Lit.: Berchtold P, Wenger M (1993) Autoantibodies against platelet glycoproteins in autoimmune thrombocytopenic purpura: Their clinical significance and response to treatment. Blood 81: 1246–1250. – McMillan R (1983) Immune thrombocytopenia. Clin Haematol 12: 69–88. – Tardio DJ, McFarland JA, Gonzalez MF (1993) Immune thrombocytopenic purpura. J Gen Intern Med 8: 160–163. – Werlhof PG (1735) Disquisitio medica et philologica de variolis et anthracibus. Brunswick.
M. Köhler/GA

Purpura jaune d'ocre (fz): Stasis-Purpura (Favre-Chaix)
Purpura Majocchi: Purpura teleangiektodes anularis
Purpura necroticans: Purpura fulminans
Purpura pigmentosa chronica: Purpura pigmentosa progressiva

Purpura pigmentosa progressiva

Syn.: Morbus Schamberg – Purpura pigmentosa chronica – Dermatosis pigmentaria progressiva – Carbamidpurpura – Adalin-Purpura – hämorrhagisch-pigmentäre Dermatosen – pigmented purpuric eruptions (e)
Def.: Chronisch-rezidivierende, oft progrediente entzündlich-purpurische Dermatose. Die klinischen Sonderformen der hämorrhagisch-pigmentären Dermatosen (Morbus Schamberg, Purpura anularis Majocchi, Purpura teleangiectatica arciformis Touraine, Dermatite lichenoide purpurique et pigmentée Gougerot-Blum, Exzematid-artige Purpura Doucas-Kapetanakis, Lichen purpuricus s. aureus) werden heutzutage nicht mehr als eigenständige Krankheitsbilder betrachtet, sondern nach dem einheitlichen Pathomechanismus unter der Bezeichnung Purpura pigmentosa progressiva oder Purpura pigmentosa chronica subsummiert.
A.: J. Schamberg, 1870–1934, amerikanischer Dermatologe, Philadelphia. – Erstbeschreibung 1901.
Diagn. Krit.: **(1)** Punktförmige Petechien, rötlich-bräunliche bzw. cayennepfefferfarbene Maculae. – **(2)** Beginn meist an den Unterschenkeln, langsame Ausbreitung auf Füße, Oberschenkel, auch Stamm (Bauch), Gesäß und obere Extremitäten können befallen sein. – **(3)** Gelegentlich Juckreiz und ekzemartige Hautveränderungen. – **(4)** Schubweiser, chronischer Verlauf mit Rezidiven. – **(5)** Vorkommen in jedem Lebensalter, häufiger bei Männern. – **(6)** Histologisch bandförmiges, lymphohistiozytäres, perivaskuläres Infiltrat und Erythrozytenextravasate im oberen Korium. Gelegentlich Exozytose, Spongiose. Die Eisenfärbung ist positiv.
Ätiol.: Mehrere auslösende Agentia bekannt: Medikamente (u.a. Brom-Carbamide, Diazepam), Kontaktallergene (u.a. Textilien, Gummi), Inhalationsallergene, auch bakterielle Antigene werden diskutiert.
Pathog.: Zelluläre Immunreaktion (im Infiltrat überwiegen aktivierte T-Helferzellen) wird auf Grund der neuesten Untersuchungen hervorgehoben.
Bemerkungen: In den letzten Jahren mehrere Berichte über erfolgreiche Anwendung der PUVA-Therapie bei dem Formenkreis der Purpura pigmentosa progressiva.
Lit.: Aiba S, Tagami H (1988) Immunhistologic studies in Schamberg's disease. Evidence for cellular immune reaction in lesional skin. Arch Dermatol 124: 1058–1062. – Illig L, Kalkoff W (1970) Zum Formenkreis der Purpura pigmentosa progressiva (unter besonderer Berücksichtigung der Adalin-Purpura). Hautarzt 21:

Purpura Schoenlein-Henoch

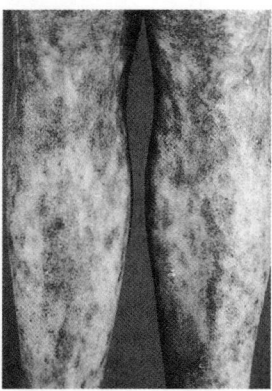

Purpura pigmentosa progressiva: in Kniekehle und Wadengegend mit z.T. ekzematoiden Sekundärveränderungen (Beob. H. Flegel, Rostock)

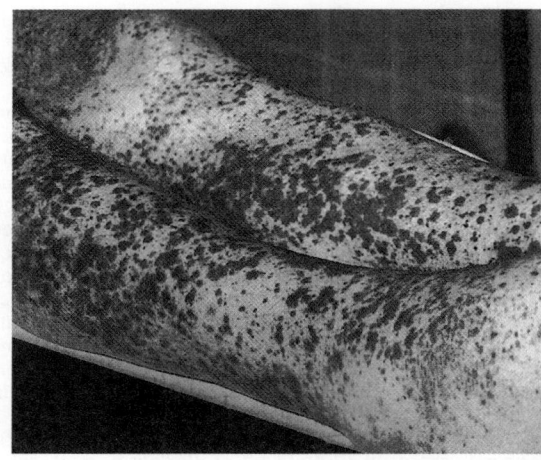

Purpura Schoenlein-Henoch: palpable Purpura (nekrotisierende Venulitis)

497–505. – Krizsa J, Hunyadi J, Dobozy A (1992) PUVA treatment of pigmented purpuric lichenoid dermatitis (Gougerot-Blum). J Am Acad Dermatol 27: 778–780. – Schamberg JF (1901) A peculiar progressive pigmentary disease of the skin. Br J Dermatol 13: 1–5. – Simon M jr, Hunyadi J (1986) PUVA-Therapie der Ekzematid-artigen Purpura. Aktuel Dermatol 12: 100–102. – Smoller BR, Kamel OW (1991) Pigmented purpuric eruptions: immunophathologic studies supportive of a common immunophenotype. J Cutan Pathol 18: 423–427. – Zaun H (1987) Hämorrhagisch-pigmentäre Dermatosen (Hemorrhagic Pigmentary Dermatoses). Z Hautkr 62: 1485–1491.
W. Maciejewski/GB

Purpura rheumatica: Purpura Schoenlein-Henoch

Purpura Schoenlein-Henoch
Syn.: anaphylaktoide Purpura (Schoenlein-Henoch-Glanzmann) – Purpura rheumatica – Henoch-Syndrom (obsolet)
Def.: Sonderform einer systemischen, nekrotisierenden Vaskulitis mit (palpabler) Purpura und häufig zusätzlicher Manifestation in Gelenken, Gastrointestinaltrakt und Niere; hauptsächlich im Kindesalter.
A.: Johann Lucas Schoenlein, 1793–1864, Internist, Berlin, Zürich, Würzburg. – Eduard Heinrich Henoch, 1820–1910, Pädiater, Berlin. – Erstbeschreibung 1802 durch Heberden, 1832 durch Schoenlein, 1868 durch Henoch. – Das Krankheitsbild ist bereits im 18. Jahrhundert unter der Bezeichnung Heberden-Willan-Krankheit bekannt gewesen.
Diagn. Krit.: **(1)** (Palpable) Purpura symmetrisch an unterer Extremität, seltener an Gesäß und Armen (Blasenbildung und Ulzeration möglich). – **(2)** Arthritiden besonders der Sprung- und Kniegelenke mit Schwellung, Druck- und Bewegungsschmerz. – **(3)** Gastrointestinaltrakt: abdominelle Koliken, Erbrechen (Hämatemesis), Blut im Stuhl. – **(4)** Hämorrhagische Nephritis. Entwicklung einer chronischen Nierenerkrankung und von Bluthochdruck möglich. – **(5)** Selten schwerwiegende Beteiligung des Zentralnervensystems mit epileptischen Anfällen und Paresen. – **(6)** Häufig Kinder im Alter zwischen 4 und 11 Jahren betroffen; Geschlechtsverteilung männlich : weiblich = 2 : 1, Vorausgehen eines Infektes (meist Streptokokken) des oberen Respirationstraktes. – **(7)** Histopathologisch: Schwellung und Degeneration der Gefäßendothelien, Gefäßwandnekrosen, perivaskulär neutrophile und eosinophile Leukozyten, Kernstaub sowie Erythrozytenextravasate. Direkte Immunfluoreszenz: perivaskuläre Ablagerungen von Immunglobulinen (IgG, IgA) und Komplementkomponenten einschließlich des lytischen Komplexes (»membrane attack complex«).
Ätiol.: Allergische Reaktion (Typ III) gegenüber verschiedenen Antigenen (medikamentös, mikrobiell, Tumorantigene). Bei der rezidivierenden postinfektiösen Form Assoziation mit HLA B 35 möglich.
Pathog.: Leukozytoklastische Vaskulitis durch Ablagerung von zirkulierenden Immunkomplexen in der Wand postkapillärer Venen und nachfolgender Komplementaktivierung und Zerstörung des Gefäßes; als Antigene werden bakterielle, virale, Lebensmittel- oder Arzneimittelantigene angenommen.
Bemerkungen: Sonderform: akutes infantiles hämorrhagisches Ödem.
Lit.: Green/Schaller J, Wedgwood RJ (1983) Rheumatic diseases of childhood (inflammatory diseases of connective tissue, collagen diseases). In: Behrman RE, Vaughan VC (eds) Nelson textbook of pediatrics, Vol III, pp 561–586. Saunders, Philadelphia. – Heberden C (1802) Commentaries and cure of diseases. Cap 78: De purpureis maculis. London. – Henoch EH (1868) Über den Zusammenhang von Purpura und Intestinalstörungen. Berliner Klin Wschr 5: 517–519. – Legrain V, Lejean S, Taieb A et al (1991) Infantile acute hemorrhagic edema of the skin: study of ten cases. J Am Acad Dermatol 24: 17–22. – Schoenlein JL (1832) Allgemeine und spezielle Pathologie und Therapie. Nach seinen Vorlesungen niedergeschrieben von einem seiner Zuhörer und nicht autorisiert herausgegeben. Würzburg.
H. Hintner/GB

Purpura teleangiektodes anularis
Syn.: Purpura Majocchi
Def.: Besondere Form einer hämorrhagisch-pigmentären Dermatose.
A.: Erstbeschreibung 1896 durch den italienischen Dermatologen Domenico Majocchi (1849–1929).
Diagn. Krit.: **(1)** Symmetrische, meist an den Beinen beginnende, feinfleckige Purpura mit punkt-, stern- und ringförmigen, roten teleangiektatischen Flecken. Durch

zentrifugales Wachstum anuläre Form – **(2)** Übergreifen der Veränderungen auf Stamm und Arme. – **(3)** Später treten kleine Petechien auf, die konfluieren und durch Hämosiderinablagerungen einen rötlich-braunen bis gelblich-braunen Farbton annehmen. – **(4)** Gelegentlich geringe Atrophie im Zentrum der Herde. – **(5)** Gelegentlich arterielle Hypertonie. – **(6)** Verlauf chronisch über Monate bis Jahre.
Ätiol.: Als Auslöser werden diskutiert: Systemisch: Medikamente (Carbamide, Carbutamid, Benzodiazepine, Phenacetin, Sulfonamide), Nahrungsmittelzusatzstoffe, Infekte, Hepatopathien mit und ohne Alkoholabusus. Topisch: Farbstoffe (gefärbte Textilien).
Pathog.: Eine allergische Reaktion vom Spättyp wird diskutiert (lymphozytische Vaskulitis).
Bemerkungen: Es handelt sich um eine klinische Verlaufsvariante der Purpura pigmentosa progressiva.
Lit.: Illig L, Kalkoff KW (1970) Zum Formenkreis der Purpura pigmentosa progressiva. Hautarzt 21: 497–505. – Majocchi D (1896) Sopra una dermatosi telangettode non ancora descritta „purpura anularis", „telangectasia follicularis annulata", studio clinico. Gior ital mal vener 37: 242–250.
F. Enders/GB

Purpura, thrombohämolytische thrombopenische: thrombotisch-thrombozytopenische Purpura Moschcowitz

Purtilo-Syndrom
Syn.: lymphoproliferatives Syndrom, X-chromosomal vererbtes – XLP-Syndrom – lymphoproliferativer Immundefekt, X-chromosomal vererbter – Immundefekt nach Epstein-Barr-Virusinfektion mit vererbter Fehlregulation – X-linked lymphoproliferative diseases (e) – XLPD (e) – Duncan's disease (e)
Def.: Akut letal oder chronisch verlaufende infektiöse Mononukleose bei männlichen Individuen infolge einer selektiven Störung der Immunantwort gegen Epstein-Barr-Virus (EBV).
A.: Erstbeschreibung 1974 durch D. T. Purtilo und Mitarbeiter. Tödlicher Verlauf einer Mononukleose bei fünf Mitgliedern einer Familie. Im gleichen Jahr Mitteilung durch R. S. Bar und Mitarbeiter über den tödlichen Verlauf einer infektiösen Mononukleose bei vier verwandten Personen.
Diagn. Krit.: **(1)** Akuter, letaler Verlauf mit fulminanter Hepatitis und hämophagozytischem Syndrom. – **(2)** Bei Überstehen der akuten infektiösen Mononukleose chronischer Verlauf mit variablen Störungen: progressive Hypogammaglobulinämie, lymphatische Zellinfiltration der Leber und anderer Organe (z.T. mit Entwicklung eines B-Zell-Lymphoms) oder Übergang in eine aplastische Anämie. Je jünger das betroffene Individuum zum Zeitpunkt der Infektion ist, desto fulminanter ist der Verlauf. – **(3)** Neben dem diagnostischen Routinebefund einer atypischen Lymphozytose ist die Bildung von heterophilen Antikörpern und Antikörpern gegen Epstein-Barr-Virus-Capsid-Antigen (VCA) entweder mangelhaft oder nicht nachweisbar. – **(4)** Konstanter Laborbefund ist die fehlende Bildung von Antikörpern gegen Virusnucleotid-Antigen (Anti-EBNA).
Ätiol.: X-gebunden-rezessive Vererbung. Genlokalisation auf Xq24–27. Selten auch autosomaler Vererbungsmodus.
Pathog.: Unkontrollierte zelluläre und humorale Immunantwort auf eine EBV-Infektion mit Organinfiltration durch zytotoxische Lymphozyten, zunehmende Suppression der B-Zell-Funktion und B-Zell-Proliferation. Je nach vorherrschendem Defekt der Immunantwort gegen EBV unterschiedliche phänotypische Expression der Erkrankung.
Bemerkungen: Duncan ist der Name derjenigen Familie, bei der Purtilo und Mitarbeiter 1974 das Syndrom erstmals erkannten und beschrieben.
Lit.: Bar RS, De Lor CJ, Clausen KP et al (1974) Fatal infectious mononucleosis in a family. N Engl J Med 290: 363–367. – Grierson H, Purtilo DT (1987) Epstein-Barr Virus Infections in Males with the X-linked Lymphoproliferative Syndrome. Annals of Internal Medicine 106: 538–545. – Purtilo DT, Cassel CK, Yang JPS (1974) Fatal infectious mononucleosis in familial lymphohistiocytosis (letter). N Engl J Med 291: 736. – Schuster V, Bohrmann E, Kreth HW (1991) Epstein-Barr virus-associated lymphoproliferative syndromes: studies in two European families. Cancer Detection and Prevention 15: 65–67. – Skare J, Milunsky A, Byron K, Sullivan J (1987) Mapping X-linked lymphoproliferative syndrome. Proc Natl Acad Sci 84: 2015–2018.
McK: 308240
E. Späth-Schwalbe/GA

Pustularbakterid
Syn.: pustulöses Bakterid Andrews – Pustulosis palmaris et plantaris
Def.: Akut rezidivierende Erkrankung an den Handtellern und Fußsohlen mit Eruptionen von sterilen Pusteln.
A.: George Clinton Andrews, 1891–, Dermatologe, New York. – Erstbeschreibung 1934.
Diagn. Krit.: **(1)** Schnelles Auftreten von sterilen Pusteln an den Handinnenflächen und Fußsohlen oft nach vorausgegangenem bakteriellen Infekt. – **(2)** Synchrone Polymorphie mit frischen gelben Pusteln, umgeben von rotem Randsaum, eingetrockneten Pusteln und braunen Schuppenkrusten. – **(3)** Symmetrischer Befall. – **(4)** Rezidivierender Verlauf. – **(5)** Histologisch Bild einer unilokulären Pustel. – **(6)** Häufig positive Intrakutantestung mit Streptokokken- und Staphylokokkenantigenen.
Ätiol.: Nach der Auffassung von Andrews ist die Erkrankung auf eine bakterielle Fokalinfektion zurückzuführen (Id-Reaktion).
Pathog.: Eine bakterielle Sensibilisierung durch den Fokalherd soll ursächliche Bedeutung besitzen.
Bemerkungen: Die Eigenständigkeit dieses Krankheitsbildes ist umstritten, viele Autoren sind für die Zugehörigkeit zur Psoriasis pustulosa palmoplantaris, andere plädieren für selbständige Krankheitsentität und sehen allenfalls Beziehung zur Pustulosis acuta generalisata (s. a. Abb. nächste Seite).
Lit.: Andrews GC, Birkman FW, Kelly RJ (1934) Recalcitrant pustular eruptions of the palms and soles. Arch Dermatol Syph 29: 548–563. – Andrews GC, Machacek GF (1935) Pustular bakterids of the hands and the feet. Arch Dermatol Syph 32: 837–847. – Bacharach-Buhles M, el Gemmal S, Altmeyer P (1993) Das pustulöse Bakterid (Andrews). Gibt es klinische Unterscheidungskriterien zu der Psoriasis pustulosa palmaris et plantaris? Hautarzt 44: 221–224. – Braun//Falco O, Luderschmidt C, Maciejewski W, Scherer R (1978) Pustulosis acuta generalisata. Hautarzt 29: 371–377. – Stevens DM, Ackerman AB (1984) On the concept of bacterids (pustular bacterid, Andrews). Am J Dermatopathol 6: 281–286. – Weise HM (1971) Beitrag zu Klinik und Krankheitsverlauf des pustulösen Bakterids. Z Haut-Geschl Kr 46: 319–337.
W. Maciejewski/GB

Pustularbakterid Barber: Psoriasis pustulosa palmo-plantaris (Königsbeck-Barber)
pustulöses Bakterid Andrews: Pustularbakterid

Pustulosis subcornealis (Sneddon-Wilkinson)

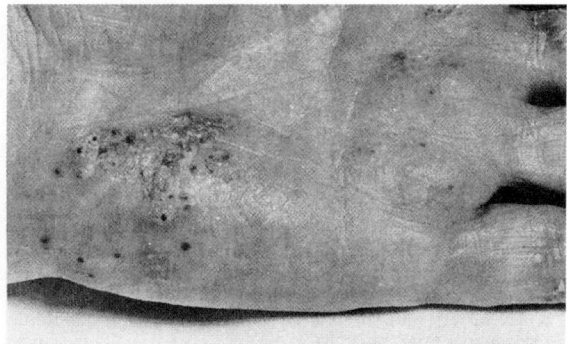

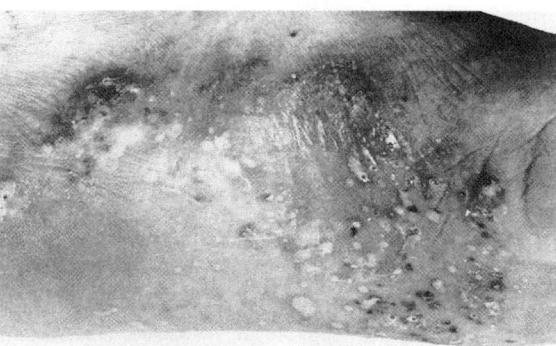

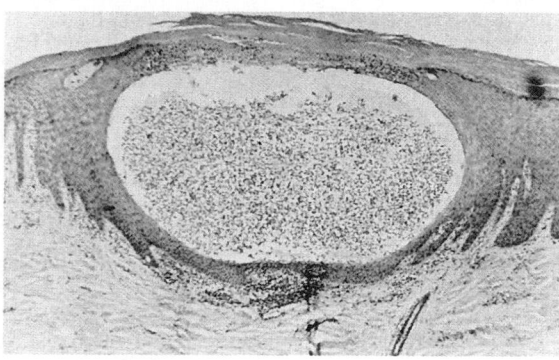

Diagn. Krit.: **(1)** Vorkommen: seltene Erkrankung, häufiger bei Frauen, Beginn meist zwischen dem 40. und 50. Lebensjahr. – **(2)** Lokalisation: Stamm, Leisten, Axillen, proximale Extremitäten. Hände, Füße, Gesicht, Schleimhäute frei. – **(3)** Klinik: Aussaat von schlaffen Pusteln auf erythematöser Haut, randbetonte zirzinäre und polyzyklisch begrenzte Eritheme und Erosionen, oft mit Krusten bedeckt; zentrale Abheilung und periphere Ausbreitung der Herde. – **(4)** Histologisch charakteristische subkorneale Pustelbildung, ohne nennenswerte Akantholyse und ohne spongiformen Aufbau. – **(5)** Bakteriologisch sterile Pusteln. – **(6)** Verlauf chronisch-rezidivierend über Jahre.

Ätiol.: Ungeklärt. Mehrere Berichte über Assoziation mit monoklonalen Gammopathien (Paraproteinämien, IgA-, IgG-Myelome), Pyoderma gangraenosum, Fokalinfekten.

Pathog.: Unbekannt.

Bemerkungen: Neuerdings wird die Beziehung zur Psoriasis pustulosa und zur sog. intraepidermalen IgA-Pustulose diskutiert.

Pustularbakterid: a), b) multiple Pustelbildung in verschiedenen Entwicklungsstadien an Handinnenfläche und Fußsohle; c) zugehöriger histol. Befund: unilokuläre, intraepidermal lokalisierte Pustel (Beob. u. Fotos ZDV Ffm., Th. Nasemann)

Pustulosis herpetica infantum: Ekzema herpeticatum (Juliusberg)
Pustulosis palmaris et plantaris: Pustularbakterid

Pustulosis subcornealis (Sneddon-Wilkinson)

Syn.: Morbus Sneddon-Wilkinson – subcorneal pustular dermatosis (e)
Def.: Chronisch-rezidivierende pustulöse Dermatose unbekannter Ursache.
A.: Ian Bruce Sneddon, 1915–, und Darrell Sheldon Wilkinson, britische Dermatologen.

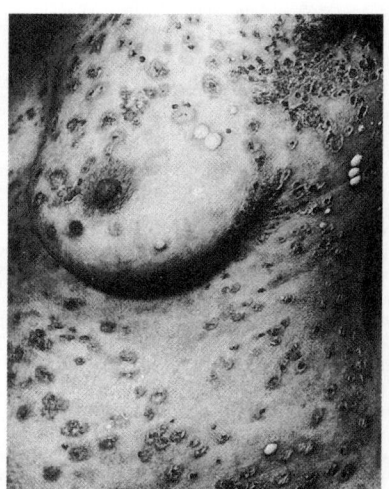

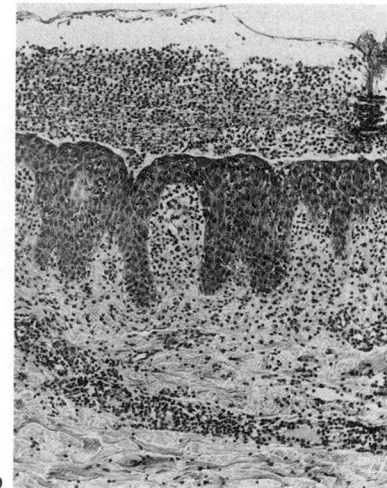

Pustulosis subcornealis (Sneddon-Wilkinson): a) typisches Erscheinungsbild der subkornealen pustulösen Dermatitis; b) zugehöriges histologisches Bild (Beob. B. Duperrat)

Lit.: Barlow RJ, Schulz EJ (1991) Chronic subcorneal pustulosis with vasculitis: a variant of generalized pustular psoriasis in black South Africans. Br J Dermatol 124: 470–474. – Kasha EE Jr, Epinette WW (1988) Subcorneal pustular dermatosis (Sneddon-Wilkinson disease) in assiciation with a monoclonal IgA gammopathy: A report and review of the literature. J Am Acad Dermatol 19: 854–858. – Sneddon IB, Wilkinson DS (1956) Subcorneal pustular dermatosis. Br J Dermatol 68: 385–394. – Sneddon IB, Wilkinson DS (1979) Subcorneal pustular dermatosis. Br J Dermatol 100: 61–68. – Szabo EL, Hamm H (1992) Subkorneale Pustulose Sneddon-Wilkinson mit IgG-lambda-Paraproteinämie. Z Hautkr 67: 792–797. – Wallach D (1992) Intraepidermal IgA pustulosis. J Am Acad Dermatol 27: 993–1000.
W. Maciejewski/GB

Pustulosis vacciniformis acuta: Ekzema herpeticatum (Juliusberg)
Pustulosis varioliformis acuta: Ekzema herpeticatum (Juliusberg)
Pustulosis varioliformis Kaposi-Juliusberg: Ekzema herpeticatum (Juliusberg)
Putnam-Dana-Syndrom: Dana-Syndrom

Putti-Syndrom
(Sequenz)
Syn.: Vertebral-Syndrom (Putti)
Def.: Nicht gebräuchliche Bezeichnung für »ischialgiforme« Schmerzen durch degenerative Veränderungen der unteren Lendenwirbelsäule.
A.: Vittorio Putti, 1880–1940, Orthopäde, Bologna. Beschreibung 1927.
Lit.: Putti V (1927) Lady Jones lecture on new conceptions in the pathogenesis of sciatic pain. Delivered at the University of Liverpool on March 10th, 1927. Lancet II: 53–60. – Putti V (1929) Sciatiche vertebrali. Riforma med II: 926.
C. D. Reimers/DP

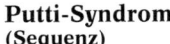

PXS (e): Pseudoexfoliation

Pyknodysostose
Def.: Autosomal-rezessiv erbliche, sklerosierende Skelettdysplasie.
A.: Erstbeschreibung 1962 durch die Kinderärzte und Genetiker Pierre Maroteaux und Maurice Lamy, Paris, unabhängig von ihnen im gleichen Jahr durch den Schweden Andrén und seine Mitarbeiter.
Diagn. Krit.: **(1)** Disproportionierter Kleinwuchs mit relativ großem, frontookzipital ausladendem Kopf; Erwachsenengröße zwischen 135 und 155 cm. – **(2)** Kraniofaziale Dysmorphie mit offenen Fontanellen selbst noch bei Erwachsenen, kleinem Gesicht, häufig mit vorstehenden Augen, kleinem Mund, Mikrognathie mit gestrecktem Mandibularwinkel. – **(3)** Dentitionsanomalien: frühe oder verzögerte Dentition, lange Persistenz von Milchzähnen, Zahnfehlstellung, Malokklusion. – **(4)** Kurze, breite Endphalangen, weiche, rissige spröde Finger- und Zehennägel. – **(5)** Spontanfrakturen. – **(6)** Selten Anämie oder Panmyelopathie. Gelegentlich langer weicher Gaumen mit nachfolgender Obstruktion der oberen Luftwege und Cor pulmonale. – **(7)** Röntgenologisch: generalisierte Osteosklerose mit mäßiggradiger metaphysärer Auftreibung der Röhrenknochen; Aplasie, häufiger Hypoplasie der Endphalangen; im Verlauf der Entwicklung auch Akroosteolyse; Hypoplasie der lateralen Enden der Klavikel. Offene Fontanellen, häufig vermehrt Schaltknochen in den offenbleibenden Schädelnähten, kleine Nasennebenhöhlen, weiter Mandibularwinkel.
Ätiol.: Autosomal-rezessives Erbleiden durch Mutation eines auf Chromosom 1(cen-q21) gelegenen Gens.
Pathog.: Unbekannt. Histologisch: Auflösung der Knorpelsäulen und kurze, dichte, irreguläre Primärspongiosa. Ultrastrukturell: (glyko-?) lipidhaltige Einschlüsse in Teilen des Golgi-Apparats. Histochemisch: Vermehrung hexosaminhaltiger Substanzen, Verminderung von Hydroxyprolin; somit also Hinweise auf intrazelluläre Transportstörung und Anhäufung lipidhaltiger Substanzen mit Verminderung von Kollagen.
Bemerkungen: Nach Maroteaux und Lamy (1965) litt Toulouse/Lautrec an einer Pyknodysostose. Die Erkrankung unterscheidet sich von der Dysostosis cleidocranialis durch die vermehrte Knochendichte, von anderen Sklerosen durch offene Fontanelle und Hypoplasie der distalen Phalangen.
Lit.: Andrén L, Dymling JF, Hogeman KE, Wendeberg B (1962) Osteopetrosis acro-osteolytica, a syndrome of osteopetrosis, acro-osteolysis and open sutures of the skull. Acta Chir Scand 124: 496–507. – Aronson DC, Heymans HSA, Bijlmer RPG (1988) Cor pulmonale and acute liver necrosis, due to upper airway obstruction as part of pycnodysostosis. Eur J Pediatr 141: 251–253. – Gelb BD, Edelsoh JG, Desnick RJ (1995) Linkage of pycnodysostosis to chromosome 1q21 by homozygosity mapping. Nature Genet 10: 235–237. – Kemperdick H, Lehr HJ (1975) Die Pyknodysostose. Mschr Kinderheilk 123: 52–57. – Kumar R, Misra PK, Singhal R (1988) An unusual case of pycnodysostosis. Arch Dis Child 63: 558–559. – Maroteaux P, Lamy M (1962) La pycnodysostose. Presse Méd 70: 999–1002. – Maroteaux P, Lamy M (1965) The malady of Toulouse/Lautrec. J Am Med Assoc 191: 715–717. – Polymeropoulos MH, Ortiz RI, Ide SE et al (1995) The gene for pycnodysostosis maps to human chromosome 1cen-q21. Nature Genet 10: 238–239. – Stanescu V, Stanescu R, Maroteaux P (1973) Etude histochimique et microchimique du cartilage de croissance tibial dans le nanisme diastrophique et la pycnodysostose. Ann Histochem 18: 170–185.
McK: 265800
J. Spranger/JS

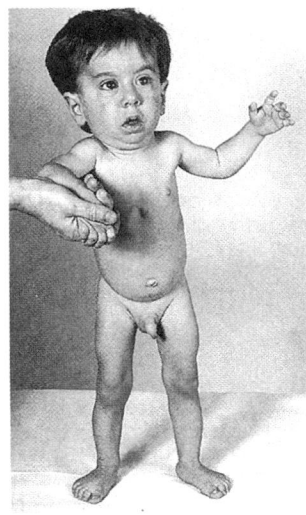

Pyknodysostose: klinisches Erscheinungsbild der Pyknodysostose bei einem 2 Jahre alten Knaben: ausladender Hirnschädel, Mikrognathie (Univ.-Kinderklinik Mainz)

Pyknoepilepsie: Pyknolepsie

Pyknolepsie

Syn.: Friedmann-Symptomenkomplex – Epilepsie mit pyknoleptischen Absencen – Pyknoepilepsie – pyknolepsy (e) – Epilepsie, generalisierte primäre, mit häufigen typischen Absencen – Epilepsie mit pyknoleptischem Petit mal – Absencen-Epilepsie des Schulalters – Petit-mal-Epilepsie des Schulalters
Def.: Spezielle Form der idiopathischen altersgebundenen generalisierten Epilepsien mit Absencen.
A.: Max Friedmann, 1858–1925, Neurologe, Mannheim. – Erstbeschreibung 1911. – Namengebung »Pyknolepsie« durch Schröder 1916.
Diagn. Krit.: **(1)** Beginn zwischen dem 4. und 11. Lebensjahr (selten später). – **(2)** Gehäufte kleine Anfälle (Absencen) von nur wenigen Sekunden Dauer mit geringfügigen motorischen Erscheinungen (Starrwerden der Augen, Verdrehung der Bulbi nach oben, Augenblinzeln, nur selten leichtes Zucken der Arme oder schlaffes Herabsinken). – **(3)** Geringer, aber nie vollständiger kurzer Tonusverlust (Verharren in sitzender oder stehender Stellung, manchmal Zurücksinken des Kopfes). – **(4)** Im Anfall leichte Blässe. – **(5)** Nach dem Anfall sofortige Wiederaufnahme der unterbrochenen Beschäftigung. – **(6)** In der Regel keine Persönlichkeitsveränderungen. – **(7)** Im EEG während des Anfalls generalisierte 3/sec-Spike-wave-Komplexe; im Intervall Normalbefund. – **(8)** Fast gesetzmäßig Auslösung von Anfällen durch Hyperventilation. – **(9)** Bei mehr als der Hälfte der Fälle Kombination mit Grand-mal-Epilepsie, meist in Aufwachbindung. – **(10)** Verläufe mit Verschwinden der Absencen in der Pubertät möglich. – **(11)** Familiär gehäuftes Auftreten. – **(12)** Leichte Gynäkotropie.
Ätiol.: Nicht bekannt.
Pathog.: Nicht bekannt.
Bemerkungen: Meist gutes Ansprechen auf Antiepileptika (Valproat, Primidon, Phenobarbital, Ethosuximid). **(DD)** benigne myoklonische Epilepsie im Kleinkindalter. – juvenile Absencen-Epilepsie – Impulsiv-Petit-mal-Epilepsie (Janz-Syndrom).
Lit.: Friedmann M (1912) Zur Kenntnis der nichtepileptischen Absencen im Kindesalter. Vortrag gehalten auf der Naturforscherversammlung Karlsruhe 1911 (Autoref). Zschr ges Neurol Psych 4: 134.
K.-H. Krause/DP

pyknolepsy (e): Pyknolepsie

Pyle-Krankheit

Syn.: Morbus Pyle – metaphysäre Dysplasie Pyle – familiäre metaphysäre Dysplasie
Def.: Autosomal-rezessiv erbliche, durch metaphysäre Auftreibungen gekennzeichnete, relativ gutartige Skelettdysplasie.
A.: Erstbeschreibung 1931 durch den Orthopäden Edwin Pyle, 1892–1961, Waterbury/Connecticut. Der Patient und seine Schwester wurden 1937 erneut von Bakwin und Krida beschrieben, die den Namen »familiäre metaphysäre Dysplasie« einführten.
Diagn. Krit.: **(1)** Genua valga, sonst häufig keine klinischen Veränderungen. Gelegentlich Streckhemmung der Ellenbogen und palpable Auftreibung der Schlüsselbeine. Selten mandibuläre Prognathie, Malokklusion,

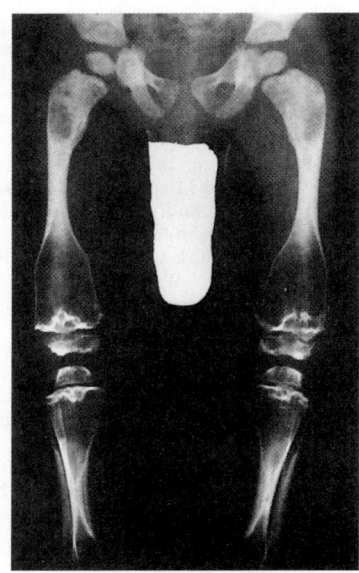

Pyle-Krankheit: Skelettveränderungen, »Erlenmeyerkolben-artige« Metaphysenauftreibung der Röhrenknochen (4jähriges Kind; Beob. E. Willich, U.K.Kl. Heidelberg)

Muskelschwäche, leichte Skoliose; die letztgenannten Veränderungen sind wahrscheinlich nicht Krankheitserscheinungen per se, sondern unabhängige Anlässe zu Röntgenuntersuchungen. – **(2)** Röntgenologisch: kräftige, unvermittelt von der Diaphyse sich absetzende (Erlenmeyerkolben-artige) Auftreibung der Metaphysen der langen Röhrenknochen; weniger ausgeprägte Modellierungsstörung auch der kurzen Röhrenknochen. Im Bereich des Schädels nur leichte Hyperostose der Schädelkalotte, etwas flacher Mandibularwinkel. Keine (!) Einengung der Nervenaustrittskanäle, entsprechend keine Hirnnervenausfälle oder Intelligenzminderung.
Ätiol.: Homozygot sich manifestierende Mutation eines autosomalen Gens, entsprechend autosomal-rezessiver Erbgang.
Pathog.: Unbekannt. Formal handelt es sich um eine metaphysäre Modellierungsstörung, d.h. um einen Defekt der metaphysären Knochenresorption.
Bemerkungen: Bis zur Klarstellung durch Gorlin und seine Mitarbeiter 1969 wurden Pyle-Krankheit und kraniometaphysäre Dysplasie miteinander verwechselt. Die kraniometaphysäre Dysplasie geht mit einer massiven Hyperostose des Hirnschädels einher und ihre leichte Form wird autosomal-dominant vererbt. Die autosomal-rezessiv erbliche Pyle-Krankheit ist eine vergleichsweise gutartige Krankheit, die nicht selten nur zufällig entdeckt wird. Leichtere metaphysäre Auftreibungen finden sich auch beim Morbus Gaucher.
Lit.: Bakwin H, Krida A (1937) Familial metaphyseal dysplasia. Am J Dis Child 53: 1521–1527. – Beighton P (1987) Pyle disease (metaphyseal dysplasia). J Med Genet 24: 321–324. – Gorlin RJ, Spranger J, Koszalka MF (1969) Genetic craniotubular bone dysplasias and hyperostoses: A critical analysis. Birth Def Orig Art Ser V(4): 79–95. – Pyle E (1931) A case of unusual bone development. J Bone Joint Surg 13-A: 874–876.
McK: 265900
J. Spranger/JS

pyloro-duodenal gallstone obstruction (e): Bouveret-Syndrom
pyodermite végétante (fz): Akrodermatitis continua suppurativa Hallopeau

Pyramidenbahnkreuzungs-Symptomatik
Syn.: Pyramidenbahnkreuzungs-Syndrom
Def.: Durch Schädigung im Bereich der Pyramidenbahnkreuzung verursachter Symptomenkomplex.
Diagn. Krit.: (1) Hemiplegia cruciata = nichtspastische Tetraplegie. – (2) Muskeldehnungsreflexe kaum gesteigert, Rossolimo-Zeichen negativ. – (3) Bauchhautreflexe abgeschwächt, Babinski-Zeichen positiv.
Ätiol.: Heterogen. Meist vaskulär (Äste der A. cerebelli inferior anterior bzw. der A. basilaris).
Pathog.: Isolierte Schädigung der Pyramidenbahn (Tractus corticospinalis).
R. Dengler/DP

Pyramidenbahnkreuzungs-Syndrom: Pyramidenbahnkreuzungs-Symptomatik

Pyramidenbahn-Symptomatik (spinale)
Syn.: Pyramidenbahn-Syndrom (spinales)
Def.: Durch Schädigung der spinalen Pyramidenbahn (Tractus corticospinalis lateralis) bedingter Symptomenkomplex.
Diagn. Krit.: (1) Je nach Sitz der Schädigung Para-, Tetra- oder Hemiparese, die im Akutstadium schlaff ist und innerhalb von Wochen spastisch wird. – (2) Steigerung der Muskeldehnungsreflexe. – (3) Abschwächung (Fehlen) von Bauchhaut- und Kremasterreflex. – (4) Babinski-Zeichen meist positiv, ebenso Oppenheim-, Gordon- und Rossolimo-Zeichen. – (5) Beuge- und Streckspasmen (-kontrakturen). – (6) Blasen- und Mastdarmstörungen.
Ätiol.: Unspezifisch; meist erworben; selten hereditär (z.B. Spinalparalyse, spastische).
Pathog.: Verlust kortikaler bzw. supraspinaler, bahnender und hemmender Zuflüsse zu den spinalen Neuronensystemen; meist nicht alleinige Schädigung der Pyramidenbahn, sondern auch anderer ab- und aufsteigender Fasersysteme.
Bemerkungen: Gelegentlich klinische Differenzierung zwischen spinaler und supraspinaler (Pyramidenbahn-Sequenz, zentrale) Schädigung schwierig; Sonderform: Brown-Séquard-Sequenz.
R. Dengler/DP

Pyramidenbahn-Symptomatik (zentrale)
Syn.: Pyramidenbahn-Syndrom (zentrales)
Def.: Symptomenkomplex, der verursacht wird durch eine Schädigung der Pyramidenbahn (Tractus corticospinalis) zwischen Kortex und Medulla oblongata. Aus der Symptomatik kann häufig die Lokalisation der Läsion erschlossen werden.
A. Kortexnahe Schädigung: sog. kortikale Monoparese = distal betonte Parese einzelner Extremitäten. **B.** Schädigung im Bereich innere Kapsel bis Mittelhirn: Wernicke-Mann-Hemiparese. **C.** Schädigung im Bereich Mittelhirn und Brücke: Weber-S., Millard-Gubler-S., Foville-S., Raymond-S., Brissaud-S., Gasperini-S., Raymond-Cestan-S., Benedikt-S., Avellis-S. **D.** Schädigung im Bereich der Medulla oblongata: Jackson-S., Schmidt-S., Vernet-S., Wallenberg-S., Babinski-Nageotte-S., Tapia-S., Cestan-Chenais-S., Opalski-S.
R. Dengler/DP

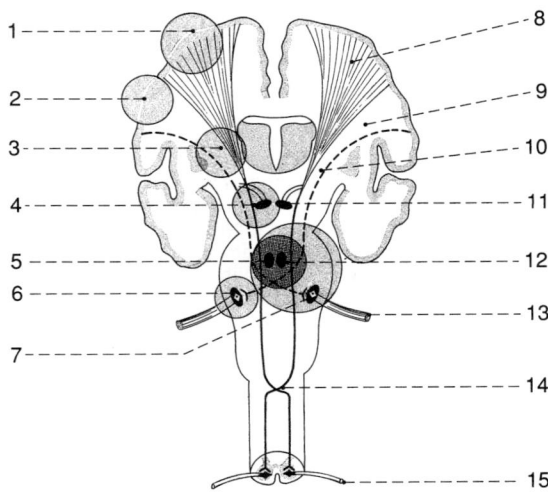

1 zentrale Gliedmaßenlähmung
2 zentrale Fazialislähmung
3 Wernicke-Mann-Hemiparese
4 Weber-Symptomatik
5 Raymond-Symptomatik
6 Millard-Gubler-Symptomatik
7 Foville-Symptomatik
8 Pyramidenbahn
9 zentrale Fazialisbahn
10 innere Kapsel
11 Okulomotoriuskerngebiet
12 Abduzenskerngebiet
13 Fazialiskerngebiet
14 Pyramidenkreuzung
15 Spinalwurzel

Lokalisation verschiedener Schädigungen der zentralen Pyramidenbahn

Pyramidenbahn-Syndrom (spinales): Pyramidenbahn-Symptomatik (spinale)
Pyramidenbahn-Syndrom (zentrales): Pyramidenbahn-Symptomatik (zentrale)
Pyridoxine dependency (e): Krampfanfälle, Pyridoxin-abhängige
pyridoxine responsive homocystinuria (e): Homocystinurie I

Pyroglutamatazidurie
Syn.: 5-Oxoprolinurie – Glutathionsynthetase-Mangel
Def.: Seltene Stoffwechselstörung des Gamma-Glutamyl-Zyklus, die durch Mangel an Glutathionsynthetase verursacht wird und typischerweise eine 5-Oxoprolinurie aufweist.
A.: Erstbeschreibung 1970 durch E. Jellum und Mitarbeiter.
Diagn. Krit.: (1) Auftreten einer (chronischen) Azidose kurz nach der Geburt. – (2) Erhöhte Hämolyserate. – (3) Evtl. neurologische Symptomatik wie geistige Retardierung, Spastik oder Ataxie. – (4) Verminderter Gluta-

thiongehalt der Erythrozyten. – **(5)** Erhöhte Konzentration von 5-Oxoprolin in Plasma und Urin. – **(6)** Neutropenie.
Ätiol.: Autosomal-rezessiv vererbtes Leiden.
Pathog.: Durch den Mangel an Glutathionsynthetase wird weniger Glutathion gebildet, das vermutlich durch negatives Feedback seine Synthese inhibiert. Da dieses negative Feedback wegfällt, kommt es zur exzessiven Bildung von γ-Glutamylcystein, 5-Oxoprolin und Cystein.
Bemerkungen: Diagnose durch Nachweis von 5-Oxoprolin in Plasma und Urin sowie des Enzymmangels in Erythrozyten, Leukozyten und Fibroblasten. **(DD)** Glutathionsynthetase-Mangel ohne 5-Oxoprolinurie – γ-Glutamylcysteinsynthetase-Mangel (McK: 230450) – 5-Oxoprolinase-Mangel (McK: 260005) – sekundäre Oxoprolinurien. Therapie: Bicarbonat, Versuch mit Tocopherol (400 IU/Tag), N-Acetylcystein (3 × 5 mg/kg/Tag).
Lit.: Divry P, Roulaud-Parrot F, Dorche C et al (1991) 5-Oxoprolinuria (glutathion synthetase deficiency): a case with neonatal presentation and rapid fatal outcome. J Inher Metab Dis 14: 341–344. – Jellum E, Kluge T, Börresen HC et al (1970) Pyroglutamic aciduria - a new inborn error of metabolism. Scand J Clin Lab Invest 26: 327–335.
McK: 266130
E. Mönch/JK

Pyruvatcarboxylase-Defekt
Syn.: Lactazidose, kongenitale – Ataxie mit Lactazidose
Def.: Angeborene schwere Lactazidose mit letalem Ausgang meist im Neugeborenenalter.
A.: Erstbeschreibung 1969 durch K. Tada und Mitarbeiter.
Diagn. Krit.: **(1)** In der Regel kurz nach der Geburt auftretende Veränderungen ähnlich wie bei Leighs nekrotisierender Enzephalopathie, Krämpfe, Hypertonie und ausgeprägte metabolische Azidose. – **(2)** Im Blut findet sich Lactat auf Konzentrationen bis 40 mol/l (normal unter 2,5 mmol/l) vermehrt. Erhöht ist bei allen Fällen auch Pyruvat und Alanin, jedoch nur bei einigen zusätzlich Ammoniak, Citrullin, Prolin und Lysin. Bei den meisten Fällen ist die Relation zwischen Lactat und Pyruvat normal.
Ätiol.: Autosomal-rezessiv vererbtes Leiden. Mehrere Varianten sind beschrieben: eine neonatale, eine infantile und eine benigne. Genlokalisation auf Chromosom 11 (11q).
Pathog.: Die Pyruvatcarboxylase ist das Schlüsselenzym sowohl für die Gluconeogenese als auch die Lipogenese. Die klinischen Symptome sind sicher durch die Beeinflussung des Energiestoffwechsels insgesamt, aber auch durch die schwere metabolische Azidose bedingt.
Bemerkungen: **(DD)** Multipler Carboxylase-Defekt – Pyruvatdehydrogenasekomplex-Defekte – Atmungsketten-Defekte – Leighs nekrotisierende Enzephalopathie anderer Ursache – X-chromosomal vererbtes Leighs-Syndrom (McK: 308930) – Lactazidosen anderer Ursache (z.B. Sepsis). In einigen Fällen ist die Therapie mit Thiamin (5–20 mg/Tag) erfolgreich, evtl. über die Stimulation der Pyruvatdehydrogenase-Aktivität und damit einem vermehrten Abbau von Pyruvat über den zweiten zur Verfügung stehenden Stoffwechselweg. Die Lactat-Konzentration könnte in anderen Fällen reduziert werden durch Gabe von Glutamin- und Asparaginsäure, wahrscheinlich infolge der Erhöhung der Oxalacetat-Konzentrationen. Eine pränatale Diagnostik ist möglich.
Lit.: Atkin BM (1979) Carrier detection of pyruvate carboxylase deficiency in fibroblasts and lymphocytes. Pediatr Res 13: 1101–1104. – van Coster RN, Fernhoff PM, die Vivo DC (1991) Pyruvate carboxylase deficiency: a benign variant with normal development. Pediat Res 30: 1–4. – Robinson BH, Oei J, Saudubray JM et al (1987) The french and north american phenotype of pyruvate carboxylase deficiency, correlation with biotin containing protein by (3)H-biotin incorporation, (35)S-streptavidin lebelling, and northern blotting with a cloned cDNA probe. Am J Hum Genet 40: 50–59. – Tada K, Yoshida T, Konno T et al (1969) Hyperalaninemia with pyruvicemia. Tohoku J Exp Med 97: 99–100.
McK: 266150
E. Mönch/JK

Pyruvatdehydrogenase-Defekt
Syn.: pyruvate dehydrogenase deficiency (e) – pyruvate dehydrogenase complex deficiency (e) – Lactazidose, kongenitale – pyruvate dehydrogenase complex, disorders of (e)
Def.: Unter dem Begriff Pyruvatdehydrogenase sind drei isolierte intramitochondriale Enzyme (Pyruvatdecarboxylase, E_1; Dihydrolipoatacetyltransferase, E_2; Lipoamiddehydrogenase [Dihydrolipoyldehydrogenase], E_3) zusammengefaßt, deren Defekte meist zu schweren Störungen mit Lactazidose führen.
A.: Erstbeschreibung 1970 durch J. P. Blass und Mitarbeiter.
Diagn. Krit.: **(1)** Häufig gleich nach der Geburt auftretende Hypotonie, Trinkschwierigkeiten, Atemstörungen, gelegentlich Neutropenie, später psychomotorische Retardierung, Mikrozephalie, Ataxie und Optikusatrophie. – **(2)** Lactazidose mit enormen Vermehrungen sowohl von Pyruvat als auch von Lactat und Alanin.
Ätiol.: E_1-Defekt X-chromosomal vererbt, sonst autosomal-rezessiv vererbte Leiden. Genlokalisation bei E_1: Xp22.1–p22.2, bei E_3: 7q31–q32.
Pathog.: Die klinischen Symptome lassen sich herleiten sowohl aus dem Energiemangel aufgrund des im Zentrum des Stoffwechsels gelegenen Defektes als auch aus der schweren metabolischen Azidose.
Bemerkungen: Molekulardefekte im Pyruvatdehydrogenase-System sind bei allen Einzelenzymen beschrieben worden: Pyruvatdehydrogenase im engeren Sinne (Pyruvatdecarboxylase, E_1), Dihydrolipoatacetyltransferase (E_2), Dihydrolipoyldehydrogenase (E_3). Zur Funktion bzw. Regulation des Komplexes sind noch zwei weitere Enzyme notwendig: Pyruvatdehydrogenase-Kinase und Pyruvatdehydrogenase-Phosphatase. **(DD)** Für Stoffwechselstörungen: Pyruvatcarboxylase-Defekt – Biotinidase-Defekt – Holocarboxylase-Defekt – Phosphorpyruvatcarboxykinase-Defekt – Fructose-1,6-Diphosphatase-Mangel – Glykogenosen Typ I a, Typ I b – Störungen der Atmungskette – bei ketotischen Hyperglycinämien, aber auch in anderen Zuständen wie Fructose- oder Sorbit-Infusion, Hypoxie, nach starker muskulärer Aktivität, bei Phenformin-Therapie, Vitamin-B_1-Mangel u.a. Wichtig sind vor allem bei Vorliegen einer Lactazidose die Bestimmung des Lactat-Pyruvat-Quotienten sowie der Ausschluß anderer Stoffwechselstörungen, z.B. Glykogenosen und Organoazidurien. Therapie: Folgende Möglichkeiten bieten sich prinzipiell an bei der Behandlung eines Defekts innerhalb des Pyruvatdehydrogenase-Systems: Reduzierung von Kohlenhydratanteilen in der Nahrung zugunsten von Fett, Gabe von Vitamin B_1 (10–50 mg/Tag), Citrat (1 mmol/kg/Tag), Liponsäure (5–50 mg/kg/Tag) und Dichloroacetat (30–100 mg/kg/Tag), bei E_2-Defekt Reduktion der verzweigtkettigen Aminosäuren in der Nahrung.
Lit.: Aleck KA, Kaplan AM, Sherwood WG, Robinson BH (1988) In utero central nervous system damage in pyruvate dehydrogenase deficiency. Arch Neurol 45: 987–989. – Brown GK (1992) Pyruvate dehydrogenase E1 alpha deficiency. J Inher Metab Dis 15: 625–633. – Byrd DJ, Krohn HP, Winkler L et al (1989) Neonatal pyruvate dehydrogenase deficienca with lipoate responsive

lactic acidaemia and hyperammonaemia. Eur J Pediatr 148: 543–547. – Ho L, Wexler ID, Kerr DS, Patel MS (1989) Genetic defects in human pyruvate dehydrogenase. Ann NY Acad Sci 573: 347–359. – Robinson BH, MacKay N, Petrova-Benedict R et al (1990) Defects in the E2 lipoyl transacetylase and the X-lipoyl containing component of the pyruvate dehydrogenase complex in patients with lactic acidemia. J Clin Invest 85: 1821–1824. – Stansbie D, Wallace SJ, Marsac C (1986) Disorders of the pyruvate dehydrogenase Complex. J Inher Metab Dis 9: 105–119.
McK: 208800; 246900; 312170(.0001 bis .0007)
E. Mönch/JK

pyruvate dehydrogenase complex deficiency (e): Pyruvatdehydrogenase-Defekt

pyruvate dehydrogenase complex, disorders of (e): Pyruvatdehydrogenase-Defekt

pyruvate dehydrogenase deficiency (e): Pyruvatdehydrogenase-Defekt

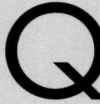

5q⁻ Anomalie: Chromosom 5q⁻ Syndrom
Q-T interval, prolonged, and sudden death: Jervell-Lange//Nielsen-Syndrom
QT prolongation, hereditary (e): Romano-Ward-Syndrom
QT-Syndrom, familiäres: Romano-Ward-Syndrom
Quadrantenhyperpathie (Större-Döring): Quadranten-Symptomatik
Quadrantenstörung: Quadranten-Symptomatik

Quadranten-Symptomatik
Syn.: Quadrantenhyperpathie (Större-Döring) – Körperviertel-Syndrom – Quadrantenstörung – Reizsyndrom des oberen Körperviertels, vegetatives – Viertelstörung
Def.: Durch Reizung des Halssympathikus bedingte, nicht segmental zuordenbare Sequenz neurovegetativer Störungen.
Diagn. Krit.: **(1)** Einseitige Berührungshyperpathie und brennende Spontanschmerzen im Bereich der oberen Körperhälfte (Kopf bis Mitte Thorax). – **(2)** Diffuses Schweregefühl, Ungeschicklichkeit, Schwäche eines Arms. – **(3)** Störungen der Schweißsekretion und Vasomotorik, Ödeme, Sudeck-Dystrophie und evtl. Horner-Trias. – **(4)** Schluckstörungen, Globus-Gefühl. – **(5)** Psychische Störungen (Abgeschlagenheit, erhöhte emotionale Erregbarkeit). – **(6)** Migräneartige Kopfschmerzen mit Flimmerskotomen, Lichtempfindlichkeit, Tinnitus, diffusem Schwindel (»Migraine cervicale«).
Ätiol.: Unklar.
Pathog.: Affektion des Sympathikus durch degenerative, entzündliche, tumoröse und posttraumatische Veränderungen der Halswirbelsäule, des Schultergürtels oder der oberen Thoraxapertur.
Bemerkungen: Die Vielgestaltigkeit der Beschwerden erfordert eine besonders gründliche differentialdiagnostische Abklärung (Ausschluß hirnorganischer Veränderungen, internistische Untersuchung).
Lit.: Bayerl W, Fischer K (1977) Das vegetative Quadranten-Syndrom. Arch orthop Unfall-Chir 88: 169–175.
W. Müller-Felber/DP

quadrigeminal plate syndrome (e): Vierhügel-Syndrom

(de-)Quervain-Thyreoiditis
Syn.: Thyreoiditis, Typ (de) Quervain, subakute – Thyreoiditis non purulenta subacuta (de) Quervain – Thyreoiditis, sklerosierende – Struma granulomatosa – Thyreoiditis, granulomatöse – Riesenzellthyreoiditis – thyroiditis, pseudotuberculous (e) – giant cell thyroiditis (e)
Def.: Akute oder subakute nichteitrige Schilddrüsenentzündung.
A.: Fritz de Quervain, 1868–1940, schweizerischer Chirurg. – Erstbeschreibung 1902.
Diagn. Krit.: **(1)** Berührungsempfindlichkeit der Schilddrüse, Schmerzen in der Halsgegend, Ausstrahlung retroaurikulär, in den Kiefer, Nacken, Schulter oder Brust. – **(2)** Die Schilddrüse ist meist nur mäßig verhärtet, oft vergrößert, nicht oder kaum mit der Umgebung verwachsen. – **(3)** Allgemeinsymptome wie Abgeschlagenheit, mittelhohes Fieber, Leukozytose. – **(4)** Stark beschleunigte BSG, keine oder nur transient erhöhte schilddrüsenspezifische Antikörper. – **(5)** Sonograph. hypoechogene Schilddrüse, szintigraph. Uptake stark vermindert. – **(6)** Punktionszytologie: Zerstörung der Follikelstrukturen, Lymphozyten, Histiozyten, Riesenzellen. – **(7)** In der akuten Phase häufig Hyperthyreose, anschließende Phasen mit Hypothyreose möglich. – **(8)** Verhältnis Frauen zu Männer 3–6 : 1, saisonale Häufung in den Sommermonaten. – **(9)** Dauer der Symptome 2–4 Monate.
Ätiol.: Wahrscheinlich durch Virus-Infektion getriggerte Erkrankung, ohne daß andere Zeichen eines Virus-Infektes gleichzeitig beobachtet werden müssen.
Pathog.: Möglicherweise im (Verlauf oder) Anschluß an einen allgemeinen Virus-Infekt (mit oder ohne Krankheitsgefühl) sich entwickelnde Symptomatik. Funktionsstörung des Gewebes führt zu zeitweiliger Hyperthyreose und Hypothyreose. Etwa 10% der Patienten werden schließlich hypothyreot und brauchen eine Schilddrüsen-Hormon-Substitution.
Lit.: Benker G, Olbricht TH, Windeck R (1988) The sonographical and function sequeale of the de Quervain's subacute thyroiditis. Acta Endocrinol (Copenh) 117: 435. – Nikolai TF (1991) Silent thyroiditis and subacute thyroiditis. In: Braverman LE, Utiger RD: The thyroid, 6th ed, pp 710–727. JB Lipincott Company. – de Quervain F (1902) Über akute nichteitrige Thyreoiditis. Arch klin Chir 67: 706–714, Berlin.
B. O. Böhm/GA

Quetschungs-Syndrom: Crush-Sequenz
Queyrat-Krankheit: Erythroplasie Queyrat

Quincke-Ödem
Syn.: Bannister-Krankheit – **1.** angioneurotisches Ödem, allergisches (klassisches) – Angioödem, allergisches (klassisches) – **2.** angioneurotisches Ödem, hereditäres – Angioödem, hereditäres – C1-Esterase-Inhibitormangel
Def.: Anfallsartige rezidivierende Schwellungen von Haut und Schleimhäuten sowie innerer Organe. Ätiologisch, pathogenetisch und therapeutisch sind zwei Formen zu

Quincke-Ödem

unterscheiden: das klassische oder allergische Quincke-Ödem als Folge einer allergischen Typ-1-Reaktion. Beim hereditären Quincke- bzw. angioneurotischen Ödem liegt ein erblicher Mangel oder eine Fehlfunktion des C1-Esterase-Inhibitors vor. In seltenen Fällen kann ein erniedrigter Serumspiegel des C1-Esterase-Inhibitors auch erworben sein.

A.: Erstbeschreibung 1876 durch den britischen Chirurgen und Dermatologen John Laws Milton, 1820–1898, London. Weitere Beschreibungen 1882 durch den Kieler Kliniker Henrikus Irenaeus Quincke, 1842–1922, und durch Henry Martyn Bannister, 1844–1920, Chicago.

Diagn. Krit.: (1) Vorgeschichte: Auslösung durch Medikamente, Nahrungsmittel, Farb- und Konservierungsmittel beim allergischen Quincke-Ödem; gleichartige oder ähnliche Anfälle bei Familienangehörigen beim hereditären Angioödem, häufig provoziert durch mechanische oder thermische lokale Einwirkungen. – (2) Klinik: verquollene Augenlider, rüsselförmig geschwollene Lippen (s. Abb.). Gefahr eines Pharynx- oder Larynxödems (lebensbedrohlicher Zustand). – (3) Seltene Manifestationen: Extremitäten, Stamm, Genitalregion, Gelenke, Pleura, Speicheldrüsen, Lunge (Lungenödem), Hirn (Hirnödem, Hemiplegie, Aphasie). Schwellungen jeweils regional umschrieben, keine Dellenbildung, kein Juckreiz. In etwa 25% der Fälle gyrierte Erytheme am Stamm als Prodromi. – (4) Beim hereditären Angioödem sind abdominelle Schmerzen und Koliken sowie andere gastrointestinale Symptome nicht selten verkannte Erstmanifestationen (häufig Fehldiagnosen: akute Gastroenteritis oder Appendizitis, Gallenkolik oder Ureterkolik, psychiatrische Erkrankung). – (5) Labor beim hereditären angioneurotischen Ödem: Typ I: Verminderung des Serumspiegels von C1-Inhibitor auf 5–30% des Normalwertes, Typ II: die Serumkonzentration des C1-Inhibitors ist normal oder erhöht, die Funktion ist auf unter 20% der Norm reduziert, Typ III: die Konzentration und Aktivität des C1-Inhibitors ist vermindert, weil das modifizierte C1-Inhibitor-Protein die Bildung eines C1-Inhibitor-Albumin-Komplexes verursacht. Bei allen Formen sind die Serumkonzentrationen der Komplementfaktoren C2 und C4 sowie von CH50 erniedrigt, C1 und C3 sind normal. Es besteht keine Relation zwischen Serumkonzentration des C1-Inhibitors und der Schwere des Krankheitsbildes. Es gibt Patienten mit sehr geringen Serumkonzentrationen des C1-Inhibitors und einem milden Krankheitsverlauf, sowie Patienten mit einem schweren Krankheitsbild mit höheren C1-Inhibitor-Konzentrationen. – (6) Altersverteilung: allergisches Quincke-Ödem: Erstmanifestation meist im Erwachsenenalter, selten im Kindesalter. Hereditäres Angioödem: erstes Auftreten in der Kinder- und Jugendzeit schon in den ersten beiden Lebensjahren möglich, selten nach dem 30. Lebensjahr. – (7) Verlauf und Prognose: meist Rückbildung der Symptome in 2 bis 5, manchmal auch nach 7 Tagen (eher bei hereditärem Angioödem). Bei beiden Formen Erstickungsgefahr in 20–30% durch akutes Glottisödem. Kein Ansprechen des hereditären Angioödems auf die übliche antiallergische Therapie, sondern nur auf C1-Inhibitor-Substitution im Anfall und Danazol oder Stanozolol im Intervall. Eine Wirksamkeit im Anfall wurde auch von der Infusion von fresh frozen plasma (FFP) beschrieben, hier kann es jedoch auch zur Verschlechterung kommen. Als Langzeitprophylaxe können ebenfalls ε-Aminocapronsäure oder Tranexamsäure eingesetzt werden, aber cave: Nebenwirkungen. Als alternative Langzeitbehandlung kommt die intermittierende Gabe von C1-Inhibitor-Konzentrat in Betracht. Lebenserwartung von Patienten mit hereditärem Angioödem reduziert. Zusätzliches Auftreten einer Atopie möglich (Asthma bronchiale, Rhinitis allergica und Neurodermitis).

Ätiol.: **1.** Klassisches Quincke-Ödem: Unverträglichkeitsreaktion in der Subkutis vom Soforttyp auf exogene und endogene Allergene. Physikalische Faktoren wie Kälte, Druck u.a. können auslösend sein. Die Ätiologie des idiopathischen allergischen Quincke-Ödems ist ungeklärt.
2. Hereditäres Angioödem: autosomal-dominant erblicher C1-Esterase-Inhibitormangel, Häufigkeit ca. 1 : 150 000, Penetranz 80–85%, Verhältnis Männer : Frauen ca. 2 : 1; heterozygote Personen. Homozygotie ist mit dem Leben nicht vereinbar. Auslösende Faktoren: a) direkte Einwirkungen auf Haut und Schleimhäute – b) körperliche Überlastung – c) psychischer Streß – d) hormonelle Einflüsse: Menstruation, Schwangerschaft, Behandlung mit oralen Kontrazeptiva.

Pathog.: **1.** Klassisches Quincke-Ödem: a) nach hämatogener Aussaat eines entsprechenden Allergens IgE-vermittelte Immunreaktion vom anaphylaktischen Typ (Soforttyp) in der Subkutis: nach Freisetzung von Histamin-ähnlichen Substanzen aus den Mastzellen Vasodilatation und Permeabilitätssteigerung der Gefäße mit Ödembildung, Kontraktion der glatten Muskulatur, danach Restitutio ad integrum, kein Gewebsschaden; b) nach Aufnahme von nichtsteroidalen Analgetika, ACE-Hemmern, Kontrastmitteln, Konservierungsstoffen, Gabe von Dextran sowie Fremdeiweiß pseudoallergische, nicht IgE-vermittelte anaphylaktoide Reaktion; c) bei Kälte, Reiz oder Druck auf die Haut sogenanntes physikalisches Angioödem.
2. Hereditäres Angioödem: C1-Inhibitor bindet und inaktiviert C1r und C1s, aktivierten Hagemann-Faktor, Kallikrein und Plasmin. Bislang ist noch ungeklärt, ob der vorherrschende Mediator des Angioödems ein C2b-Fragment (C2-Kinin) ist, das durch die Aktivität des Plasmins von C2b abgespalten wird und Kinin-ähnliche Eigenschaften hat, oder ob Bradykinin, das durch Spaltung von HMW-Kininogen durch aktiviertes Kallikrein entsteht, verantwortlich ist.

Bemerkungen: In seltenen Fällen auch erworbene Angioödeme. Das erworbene Angioödem Typ I ist charakterisiert durch erhöhten Verbrauch von C1-Inhibitor bei Lymphomen, multiplem Myelom, Kryoglobulinämie, Makroglobulinämie. Das erworbene Angioödem Typ II ist gekennzeichnet durch das Vorhandensein von Autoantikörpern gegen C1-Inhibitor. Eine Assoziation mit anderen Krankheiten oder mit malignen oder benignen lymphoproliferativen Prozessen ist nicht bekannt.

Lit.: Bannister HM (1894) Acute angioneurotic oedema. J Nerv Ment Dis 21: 627–631. – Bork K (1990) Angioödeme durch C1-

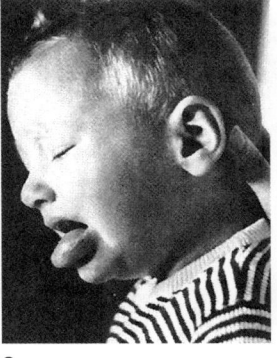 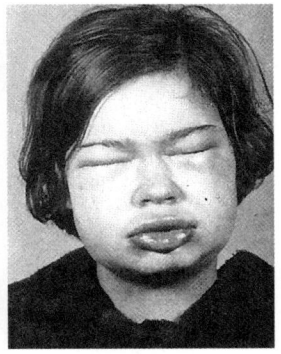

a b

Quincke-Ödem: a) akute Schwellung der Unterlippe (Beob. U.K.Kl. Charité, Berlin); b) Gesamtödem des Gesichts (Beob. H. Flegel, Rostock)

Esterase-Inhibitor-Mangel. Die Gelben Hefte XXX, Immunbiologische Informationen: 118–125. – Carreer FMJ (1992) The C1 inhibitor deficiency. Eur J Clin Chem Clin Biochem 30: 793–807. – Milton JL (1876) On giant urticaria. Edinburgh Med J 22: 513–526. – Orfan NA, Kolski GB (1992) Angioedema and C1 inhibitor deficiency. Ann Allergy 69: 167–172. – Quincke HI (1882) Über akutes umschriebenes Hautödem. Mhefte prakt Dermat 1: 129–131. – Reimold WV (1987) Hereditäres Angioödem (HAE) mit akuter gastrointestinaler Symptomatik. Eine seltene Differentialdiagnose bei akutem Abdomen. Med Klin 82: 900–907. – Schindera F, Krebber HL (1991) Langzeitbehandlung eines hereditären angioneurotischen Ödems mit C1-Inaktivator. Die Gelben Hefte XXXI, Immunbiologische Informationen: 33–34.

McK: 106100
R. Stahl; U. Lotze/GA

R

»rachitischer Skorbut«: Moeller-Barlow-Krankheit
Rachitis, familiäre hypophosphatämische: s.a. Hypophosphatasie

Rachitis, familiäre hypophosphatämische

Syn.: Albright-Butler-Bloomberg-Krankheit – Albright-Butler-Bloomberg-Syndrom – Hypophosphatämie – Phosphatdiabetes – Vitamin-D-resistente Rachitis – rickets, X-linked hypophosphatemic (e)
Def.: Hereditäre hypophosphatämische Rachitis infolge einer kombinierten Störung von Phosphatrückresorption und Regulation des Vitamin-D-Stoffwechsels im proximalen Nierentubulus.
A.: Fuller Albright, 1900–1969, Boston, Allan M. Butler und Esther Bloomberg, amerikanische Kliniker. – Erstbeschreibung 1937.
Diagn. Krit.: **(1)** Klinische Manifestation meist am Ende des 1. oder häufiger im 2. Lebensjahr mit Minderwuchs, Beindeformitäten (v.a. O-Beine), breitbeinig-watschelndem Gang ohne Muskelhypotonie oder Muskelschmerzen. – **(2)** Rachitische Veränderungen besonders im Bereich von distalem Femur und proximaler Tibia, zusätzlich grobe Trabekelzeichnung der Röhrenknochen (Osteomalazie). – **(3)** Unbehandelte erwachsene Patienten können symptomfrei sein oder Knochenschmerzen, Verkalkungen im Bereich von Sehnen, Ligamenten und Gelenkkapseln sowie eine Innenohr-Schwerhörigkeit aufweisen. – **(4)** Gingivale Abszesse sowie dysplastisches und minderverkalktes Dentin mit koronal bis zum Schmelz extendierten Pulpahörnern, über denen der Schmelz (auf Kronenhöckern) hypoplastisch oder gespalten ist. Daher bakterieller Zugang zur Pulpa und periapikale Abszesse an scheinbar gesunden Milch- und bleibenden Zähnen. – **(5)** Keine Ausheilung von Rachitis und Osteomalazie unter hochdosierter Vitamin-D-Behandlung (daher die Bezeichnung »Vitamin-D-resistente Rachitis«). – **(6)** Laborchemische Veränderungen: Hypophosphatämie (altersabhängige Normwerte beachten!), erhöhte alkalische Serum-Phosphatase und verminderte tubuläre Phosphatrückresorption; Calcium, Parathormon und 25-Hydroxy-Vitamin-D im Serum normal; 1,25-Dihydroxy-Vitamin-D im Serum altersentsprechend, jedoch unter Berücksichtigung der Hypophosphatämie relativ erniedrigt.
Ätiol.: Erbleiden mit X-chromosomal-dominantem Erbgang. Lokalisation des defekten Gens in der Region Xp 22.1–p22.2. Marker für die Erkrankung ist die Hypophosphatämie, die nicht immer mit einer klinischen Symptomatik einhergeht. Bei Erkrankung des Vaters sind alle Töchter betroffen und alle Söhne gesund, während die Hälfte der Söhne und die Hälfte der Töchter einer hypophosphatämischen Mutter erkranken. Autosomal-dominante und -rezessive Formen wurden vereinzelt beschrieben. Die klassische hypophosphatämische Rachitis wird hervorgerufen durch Mutation eines X-chromosomalen Gens, welches zu einer angeborenen Störung des Phosphattransports im proximalen Nierentubulus führt.
Pathog.: Die gestörte renale Phosphatrückresorption bewirkt eine ausgeprägte Hypophosphatämie ohne – normalerweise bei Phosphatmangel – gesteigerte renale 1,25-Dihydroxy-Vitamin-D-Synthese. Das herabgesetzte Calcium-Phosphat-Produkt im Serum führt zu Rachitis und Osteomalazie.
Bemerkungen: Abgrenzung von Tumor-Rachitis (hier sporadische, nicht angeborene hypophosphatämische Rachitis, meist mit Knochenschmerzen) und Fanconi-Syndrom (hier zusätzlich zu den laborchemischen Veränderungen des Phosphatdiabetes Glucosurie, Hyperaminoazidurie u.a. Tubulusdefekte). Bei der familiären hypophosphatämischen Rachitis gutes Ansprechen der Knochenveränderungen auf die Behandlung mit gleichmäßig über den Tag verteiltem Phosphat und physiologischen Tagesdosen von 1,25-Dihydroxy-Vitamin-D_3 per os.
Lit.: Albright F, Butler AM, Bloomberg E (1937) Rickets resistant to vitamin D therapy. Am J Dis Child 54: 529–547. – Archard HO, Witkop CJ (1966) Hereditary hypophosphatemia (vitamin D-resistant rickets) presenting primary dental manifestations. Oral Surg Oral Med Oral Pathol 22: 184–193. – Econs MJ, Fain PR, Norman M et al (1993) Flanking markers define the X-linked hypophosphatemic rickets gene locus. J Bone Miner Res 8: 1149–1152. – Glorieux FH, Marie PJ, Pettifor JM, Delvin EE (1980) Bone response to phosphate salts, ergocalciferol, and calcitriol in hypophosphatemic vitamin D-resistant rickets. N Engl J Med 303: 1023–1031. – Larmas M, Hietala EL, Similä S, Pajari U (1991) Oral manifestations of familial hypophosphatemic rickets after phosphate supplement therapy: a rewiev of the literature and report of case. J Dent Child 58: 328–334. – Mason RS, Rohl PG, Lissner D, Posen S (1982) Vitamin D metabolism in hypophosphatemic rickets. Am J Dis Child 136: 909–913. – Rasmussen H, Anast C (1983) Familial hypophosphatemic rickets and vitamin D-dependent rickets. In: Stanbury JB, Wyngaarden JB, Fredrickson DS et al (eds) The Metabolic Basis of Inherited Disease, 5th ed, pp 1743–1773. McGraw-Hill, New York. – Sauk JJ, Witkop CJ (1973) Electron optic analysis of human dentin in hypophosphatemic vitamin D-resistant rickets (report of a kindred with consanguinity). J Oral Pathol 2: 203–214.
McK: 146350; 241530; 307800
K. Kruse/JS

Radial-Tunnel-Symptomatik

Def.: Kompression des N. radialis im Bereich des proximalen Unterarms.
Diagn. Krit.: **(1)** Obligat: a) Schmerzen am proximalen Unterarm radialseitig; b) Schmerzverstärkung bei Bewe-

gung des Arms; c) lokale Druckdolenz im Bereich des Durchtritts des N. interosseus posterior durch den M. supinator (ungefähr 5 cm distal des Epicondylus lateralis). – **(2)** Fakultativ: a) Schmerzverstärkung bei Supinationsbewegungen; b) Parese der radialisinnervierten Unterarmmuskulatur.
Ätiol.: Mechanische Nervenläsion.
Pathog.: Permanente oder passagere Kompression des N. radialis bzw. seiner Aufzweigungen im Bereich des Ellbogens. Ursächlich hierfür kommen lokale Raumforderungen durch Ganglien, Hämangiome, Lipome und Entzündungen in Frage.
Lit.: Roles NC, Maudsley RH (1972) Radial tunnel syndrome. Resistant tennis as a nerve entrapment. J Bone and Joint Surg 54B: 499–508.
W. Müller-Felber/DP

radicular dentine dysplasia (e): Dentindysplasie I
Radiusaplasie-Thrombozytopenie-Syndrom: TAR-Syndrom

Radiushypoplasie-triphalangeale Daumen-Hypospadie-Diastema-Syndrom

Syn.: Schmitt-Gillenwater-Kelly-Syndrom
Def.: Distinktes Syndrom einer symmetrischen präaxialen Fehlbildung der Vorderarme/Hände zusammen mit Hypospadie und Zahnfehlstellung.
A.: Edward Schmitt und Mitarbeiter, Virginia, USA, beschrieben 1982 die z.Zt. einzige bekannte Familie (drei Männer und fünf Frauen über drei Generationen) mit der im folgenden aufgeführten Kombination.
Diagn. Krit.: **(1)** Bilaterale und symmetrische Radiushypoplasie mit radialer Abweichung der Hände und sekundärer Verkürzung der Ulnae. – **(2)** Bilaterale, symmetrische triphalangeale (fingerähnliche) Daumen. – **(3)** Hypospadie bei den betroffenen Männern. – **(4)** Diastema der oberen medianen Schneidezähne. – **(5)** Normale geistige Entwicklung. – **(6)** Normales Blutbild.
Ätiol.: Vermutlich autosomal-dominanter Erbgang (volle Penetranz und Expressivität).
Pathog.: Unbekannt.
Bemerkungen: **(DD)** andere Syndrome mit entweder bilateraler Radiushypo-/aplasie, wie z.B. das TAR-Syndrom oder die Fanconi-Anämie, oder mit triphalangealen Daumen wie das Aase-Smith-Syndrom – Holt-Oram-S. – Ladd-S. – Townes-Brocks-S.
Lit.: Schmitt E, Gillenwater JY, Kelly TE (1982) An autosomal dominant syndrome of radial hypoplasia, triphalangeal thumbs, hypospadias, and maxillary diastema. Am J Med Genet 13: 63–69.
McK: 179250
A. Bottani/AS

Raeder's paratrigeminal syndrome (e): Raeder-Symptomatik

Raeder-Symptomatik

Syn.: paratrigeminales Syndrom – Paratrigeminalparalyse des Sympathikus – Raeder's paratrigeminal syndrome (e) – paratrigeminal paralysis (e) – paratrigeminal sympathetic syndrome (e) – syndrome sympathique paratrigéminé de Raeder (fz)
Def.: Krankheitsbild der paratrigeminalen Neuralgie.
A.: Erstbeschreibung 1918 durch Johan Georg Raeder, 1889–1956, norwegischer Neurologe.
Diagn. Krit.: **(1)** Vor allem morgendlich auftretender heftiger, migräneartiger, halbseitiger Kopfschmerz mit Übelkeit und Erbrechen, mit bohrend-pulsierender Dysästhesie. – **(2)** Gewöhnlich klingt der Schmerzzustand in den Mittagsstunden ab. – **(3)** Ausbildung einer homolateralen Horner-Trias ohne Anhidrose, bei symptomatischen Formen außerdem Lähmungen weiterer Hirnnerven.
Ätiol.: Umschriebene, verschiedenartige Läsionen (Verletzungen, Entzündungen, Geschwülste) in der unmittelbaren Nachbarschaft des Ganglion Gasseri können zu Reizzuständen des Nervus trigeminus, vor allem seines oberen und mittleren Astes und der sympathischen Fasern führen und so die Symptomatik auslösen. Von der in der Regel läsionellen paratrigeminalen Form (Kernspintomographie) ist eine funktionelle oder läsionelle Dysfunktion des perikarotidalen Plexus sympathicus abzugrenzen, die z.B. bei Cluster-Kopfschmerz oder Karotiswandschäden auftreten kann.
Bemerkungen: **(DD)** Trigeminusneuralgie, gewöhnliche, idiopathische (= Fothergill-Syndrom) – Bonnier-S. – Gradenigo-S. – Pietrantoni-Sequenz – Arteria-carotis-interna-Syndrom – Charlin-Sequenz.
Lit.: Cohen DN, Zakov ZN et al (1975) Raeder's paratrigeminal syndrome. Am J Ophthalmol Ser 3, 79: 1044–1049. – Desai BT, McHenry LC, Stanlev JA (1975) Raeder's syndrome. Ann Ophthalmol 7: 1082–1084. – Raeder JG (1918) Norsk Mag Laeg 79: 999. – Raeder JG (1924) „Paratrigeminal" paralysis of oculupillary sympathetic. Brain 47: 149. – Schmidt D (1995) In: Schmidt D, Malin JP (Hrsg) Erkrankungen der Hirnnerven. 2. Aufl. Thieme, Stuttgart, New York.
D. Schmidt/DP

RALPHA-Syndrom: Pallister-Hall-Syndrom

Ramon-Syndrom

Syn.: Cherubismus-Gingivafibromatose-Syndrom
Def.: Eine familiäre Erkrankung mit mentaler Behinderung, Epilepsie, Cherubismus und gingivaler Fibromatose.
A.: Erstpublikation 1967 durch Y. Ramon.
Diagn. Krit.: **(1)** Partialepilepsie mit sekundärer Generalisation, myoklonische Epilepsie. – **(2)** Gingivafibromatose, zunehmender Cherubismus (symmetrische Auftreibungen von Ober- und Unterkiefer und Wangen), fibröse Dysplasie der Maxilla, flacher Gaumen. – **(3)** Weite und persistierende Fontanelle. Weitere Auffälligkeiten: tief verborgenliegende Zähne, Minderwuchs, leichte geistige Behinderung. Juvenile rheumatoide Arthritis bei 4 Geschwistern der 2. Familie, Diabetes mellitus Typ I bei 2 Geschwistern in einer 3. Familie.
Ätiol.: Autosomal-rezessive Vererbung.
Pathog.: Unbekannt.
Bemerkungen: Bisher nur Geschwistererkrankungen in 2 Familien beobachtet. **(DD)** Rutherford-Syndrom – Laband-S. – Murray-S. – Cowden-S. – Cross-S. – Cherubismus.
Lit.: Pina-Neto JM, Moreno AFC, Silva LR et al (1986) Cherubism, gingival fibromatosis, epilepsy, and mental deficiency (Ramon syndrome) with juvenile rheumatoid arthritis. Am J Med Genet 25: 433–441. – Pridmore C, Baraitser M, Leonard J (1992) Ramon syndrome with diabetes mellitus and vascular skin lesions in two sibs. Clinical Dysmorphology 1: 29–35. – Ramon Y, Berman W, Bubus JJ (1967) Gingival fibromatosis combined with cherubism. Oral Surg 24: 436–448.
McK: 266270
J. Kunze/JK

Ramsay-Hunt: s.u. Hunt

Ramus-parietalis-posterior-Syndrom
(Sequenz)

Syn.: Arteria-parietalis-posterior-Syndrom
Def.: Durch Mangeldurchblutung des Ramus parietalis posterior der Arteria cerebri media entstehendes zerebrales Krankheitsbild.
Diagn. Krit.: (1) Ideatorische Apraxie (bei Sitz der Durchblutungsstörung auf Seite der dominanten Hemisphäre). – (2) Vernachlässigungsphänomene (bei Sitz der Durchblutungsstörung auf Seite der nicht dominanten Hemisphäre).
Ätiol.: Die Arteria cerebri media und ihre Äste sind am häufigsten von allen intrazerebralen Gefäßen von embolischen Prozessen betroffen. An erster Stelle stehen arterio-arterielle Embolien, gefolgt von kardiogenen Embolien. Thrombotische Gefäßprozesse auf dem Boden einer Arteriosklerose können ebenfalls zu Mangeldurchblutung führen.
Pathog.: Der Ramus parietalis posterior ist Endarterie; er versorgt den oberen Teil des Scheitellappens.
Lit.: Caplan LR (1993) Brian embolism, revisited. Neurology 43: 1281–1287. – Hoff H, Tschabitscher H (1959) Die Gefäßsyndrome des Großhirns. Münch med Wschr 101: 589.
K. Einhäupl/DP

Ransom-Zeman-King-Syndrom: Septum-pellucidum-Symptomatik

Rapp-Hodgkin-Syndrom
Syn.: ektodermale Dysplasie, Rapp-Hodgkin-Typ – hypohidrotische ektodermale Dysplasie, autosomal-dominanter Typ
Def.: Anhidrotische Ektodermaldysplasie mit Lippen- und Gaumenspalte.
A.: Erstbeschreibung durch R. S. Rapp und W. E. Hodgkin 1968, Kinderärzte, Tacoma WA, USA.
Diagn. Krit.: (1) Ektodermale Dysplasie mit Anhidrose. Haaranomalien, Hypodontie und Nageldystrophie. – (2) Lippen- und Gaumenspalte. – (3) Hypospadie. – (4) Seltener: Minderwuchs, Mikrostomie, Taurodontie.
Ätiol.: Autosomal-dominant erblicher Typ der Ektodermaldysplasie mit stark variabler Expressivität (gelegentlich weisen obligate Genträger nur Hypodontie auf).
Pathog.: Unbekannt.
Bemerkungen: (DD) EEC-Syndrom – Hay-Wells-Syndrom.
Lit.: Camacho F, Ferrando J, Pichardo AR (1993) Rapp-Hodgkin syndrome with pili canaliculi. Pediatr Dermatol 10: 54–57. – Cambiaghi S, Tadini G, Barbareschi M et al (1994) Rapp-Hodgkin syndrome and AEC syndrome: are they the same entity? Br J Dermatol 130: 97–101. – Hart TC, Kyrkanides S (1994) Cephalometric analysis of Rapp-Hodgkin syndrome. J Med Genet 31: 758–760. – Rapp RS, Hodgkin WE (1968) Anhidrotic ectodermal dysplasia: autosomal dominant inheritance with palate and lip anomalies. J Med Genet 5: 269–272. – Trueb RM, Spycher MA, Schumacher F, Burg G (1994) Pili torti et canaliculi bei ektodermaler Dysplasie. Hautarzt 45: 372–377.
McK: 129400
A. Schinzel/AS

Rapunzel-Syndrom
Def.: Obsolete Bezeichnung für einen Dünndarmileus infolge eines wandernden Trichobezoars.
Lit.: Balik E, Ulman I, Taneli C, Demircan M (1993) The Rapunzel syndrome: a case report and review of the literature. Eur J Pediatr Surg 3: 171–173. – Vaughan ED, Sawyers JL, Scott HW (1968) The rapunzel syndrome: An unusual complication of intestinal bezoar. Surgery 63: 339–343.

Rasmussen-Syndrom
Def.: Chronische Herdenzephalitis frontotemporal einschließlich Gyrus praecentralis mit der Folge therapieresistenter Partialepilepsie und entsprechender motorischer Defizite.
A.: T. Rasmussen, Montreal.
Diagn. Krit.: (1) Weitgehend oder völlig therapieresistente fokale Anfälle (bis Epilepsia partialis continua), eine obere Extremität bis Gesicht-/Mundregion betreffend oder halbseitig generalisiert. – (2) Konsekutiv progrediente Parese im somatischen Anfallsgebiet einschließlich Dysarthrie, evtl. Aphasie. – (3) Bildgebend Nachweis eines enzephalitischen Herdes (MRI).
Ätiol.: Zytomegalie, Herpes u.a. virale Infektionen werden diskutiert neben neuronaler Migrationsstörung.
Pathog.: Unklar. Histologisch streng lokalisierte, nicht auf die andere Hemisphäre übergreifende, fronto-temporale Entzündungsherde mit Gliaknötchen und perivaskulären Infiltraten mit Plasmozyten, Lymphozyten, Mikrogliazellen.
Lit.: Gordon N (1992) Chronic progressive epilepsia partialis continua of childhood: Rasmussen syndrome. Dev Med Child Neurol 34(2): 182–185. – Rasmussen T, Olszewski J, Lloyd//Smith D (1958) Focal seizures due to chronic localized encephalitides. Neurology 8: 435–445.
B. Reitter/DP

Rathbun-Syndrom: Hypophosphatasie

Raymond-Cestan-Symptomatik
Syn.: Syndrom der oralen Brückenhaube – Brückenhauben-Syndrom, orales
Def.: Besondere Form der alternierenden Lähmungen.
A.: Fulgence Raymond, 1844–1910, Neurologe, Paris. – Étienne Jacques Marie Raymond Cestan, 1872–1932, französischer Arzt. – Erstbeschreibung 1903 durch Raymond und Cestan gemeinsam.
Diagn. Krit.: (1) Homolaterale Hemiasynergie. – (2) Kontralaterale Hemiplegie. – (3) Kontralaterale Hemianästhesie. – (4) Blicklähmung. Bei Déviation conjuguée sieht der Kranke zum Herde hin (s. a. Abb. nächste Seite).
Ätiol.: Unterschiedlich.
Pathog.: Lokalisation der Läsion in der Regel zwischen Bindearmkreuzung und Fazialisknie. Geschädigt werden dabei das Flechsig-Bündel, das hintere Längsbündel, der Lemniscus medialis und die Pyramidenbahn, jedoch weder Kerngebiete, noch Wurzeln der Augenmuskelnerven. Überschneidung mit Brückenhauben-Symptomatik.
Lit.: Raymond F, Cestan MR (1903) Le syndrome protubérantiel supérieur. Gaz Hôp: 823.
D. Schmidt/DP

Raymond-Symptomatik

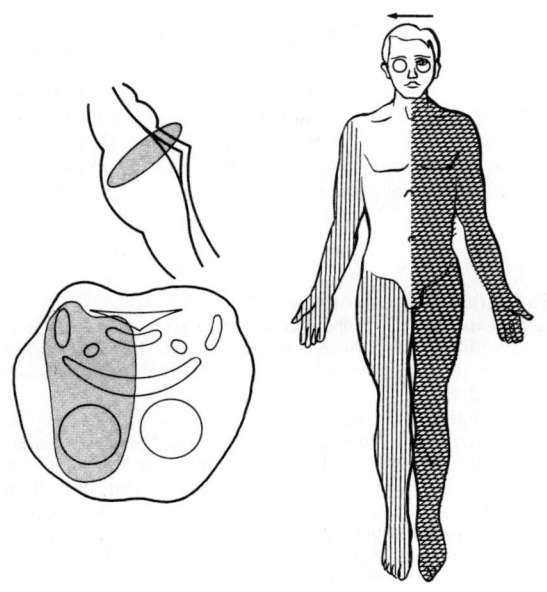

Raymond-Cestan-Symptomatik: Lokalisation des Herdes und Symptomatik (nach Remky)

Raymond-Symptomatik
Syn.: Raymond-Syndrom – Hemiplegia alternans abducens – Brücken-Syndrom, kaudales – syndrome protubérantiel inférieur (fz)
Def.: Abduzenslähmung mit kontralateraler Hemiparese bei Hirnstammläsion.
A.: Fulgence Raymond, 1844–1910, Neurologe, Paris.
Diagn. Krit.: **(1)** Ipsilaterale Abduzenslähmung. – **(2)** Kontralaterale Hemiparese.
Ätiol.: Heterogen.
Pathog.: Gleichzeitige Läsion von Abduzensfasern und der Pyramidenbahn vor ihrer Kreuzung im Hirnstamm.
Bemerkungen: **(DD)** Foville-S. – Millard-Gubler-S.
Lit.: Leigh RJ, Zee DS (1991) The neurology of eye movements, 2 ed. FA Davis Company, Philadelphia.
U. Büttner/DP

Raymond-Syndrom: Raymond-Symptomatik

Raynaud-Krankheit
Syn.: Morbus Raynaud – Raynaud-Syndrom, primäres – cold fingers, hereditary (e)
Def.: Anfallsweises symmetrisches Auftreten von schmerzhaften Gefäßspasmen (hauptsächlich der Finger) ungeklärter Genese.
A.: A. G. Maurice Raynaud, 1834–1881, Internist, Paris. – Erstbeschreibung 1862.
Diagn. Krit.: **(1)** Arterieller Gefäßspasmus (Abblassen und Versteifung). – **(2)** Venöse Hyperämie (Zyanose). – **(3)** Arterielle Hyperämie (hellrote Färbung der betroffenen Akren). – **(4)** Starke Schmerzen meist in der hyperämischen Phase. – **(5)** Trigger: Kältereize und/oder psychische Erregung. – **(6)** Reaktives Auftreten von Gefäßstörungen mit konsekutiv trophischen Störungen der Endphalangen (»Madonnenfinger«). – **(7)** Überwiegend junge Frauen betroffen.
Ätiol.: Unbekannt. Diskutiert werden Veränderungen der sympathischen Innervation, der Kälteempfindlichkeit der Gefäße, der Blutviskosität sowie eine Anomalie des hypothalamischen Temperaturzentrums.
Pathog.: Auftreten arterieller Gefäßspasmen.
Bemerkungen: Die Diagnose Raynaud-Krankheit ist eine Diagnose per exclusionem. Erst nach Ausschluß der beim Raynaud-Phänomen bekannten Ursachen kann die Diagnose Raynaud-Krankheit gestellt werden. Schlechte therapeutische Beeinflußbarkeit. Versuch mit Calciumantagonisten (Nifedipin, Verapamil) und gefäßdilatierenden Pharmaka (Acetylcholin, Buphenin, Padutin®, Ketanserin) sowie partielle Sympathektomie.
Lit.: Cleophas TJ, Niemeyer MG (1993) Raynaud's syndrome, an enigma after 130 years. Angiology 44: 196–209. – Raynaud AGM (1862) De l'asphyxie locale et la gangrène symétrique des extrémités. Thèse de Paris. – Wouda AA (1987) Raynaud's phenomenon. Classification and definitions. Vasa (Suppl) 18: 4–9.
McK: 179600
N. H. Brockmeyer/GB

Raynaud-Phänomen
Syn.: Raynaud-Syndrom, sekundäres – Raynaud-Symptomenkomplex – Extremitätengangrän, symmetrische
Def.: Symmetrische, anfallsweise auftretende arterielle Durchblutungsstörungen der Hände und Füße mit möglicher sekundärer akraler Gangräneszierung.
A.: A. G. Maurice Raynaud, 1834–1881, Internist, Paris. – Erstbeschreibung 1862.
Diagn. Krit.: **(1)** Symmetrische schmerzhafte Vasokonstriktion und Abblassen einzelner Finger, bes. der Zeigefinger und Zehen (Digitus mortuus). – **(2)** Parästhesie (Kribbeln, Brennen und Stechen), gestörtes Tastempfinden, Taubheitsgefühl von Fingern und Zehen. Häufig auch ständig kalte Hände und Füße. – **(3)** Phasischer Wechsel der Hautfarbe zwischen wächserner Blässe und purpurner Zyanose. – **(4)** Oft Ulzerationen an Fingerspitzen und Zehen, seltener Gangrän oder Akroosteolyse. – **(5)** Im Frühstadium Hyperhidrosis der Akren. – **(6)** Selten Gefäßstörungen auch an weiteren Akren (Nase, Ohren, Kinn und Zunge usw.). – **(7)** Kapillarmikroskopisch oft schon vor ersten Krankheitssymptomen pathologischer Befund nachweisbar (enge Kapillarschenkel, verkümmerte Kapillarschlingen). – **(8)** Gynäkotropie (5 : 1), Altersgipfel 2. bis 5. Dezennium.
Ätiol.: Heterogen. Tritt auf bei:
1. Autoimmunerkrankungen: a) Kollagenosen: progressive systemische Sklerodermie, Thibièrge-Weissenbach-Syndrom; **C**alcinosis cutis metabolica, **S**klerodaktylie, **T**eleangiektasie (CRST); systemischer Lupus erythematodes, Dermatomyositis. – b) hämatologische Veränderungen: Kryoglobulinämie, Kälteagglutinine, Makroglobuline, Kältehämolysine, Makroglobulinämie (Waldenström), paroxysmale Hämoglobinurie. – c) Gefäßerkrankungen: Thrombangiitis obliterans, Polyarthritis nodosa, Vaskulitis. – d) rheumatoide Erkrankungen: rheumatoide Arthritis, Polyarthritis, Sjögren-Syndrom.
2. Andere Erkrankungen: a) Fehlbildungen: kostoklavikuläre Fehlbildungen, Scalenus-anterior-Syndrom. – b) Blutgerinnungsstörungen: Embolien und Thrombosen. – c) neurologische Störungen: Neuritis, Syringomyelie, Nucleus-pulposus-Prolaps, Karpaltunnel-Syndrom, Hemiplegie, Poliomyelitis, multiple Sklerose. – d) endokrine Störungen: Hypophysen-Thyroidea- sowie Hoden- und Nebennieren-Hypofunktion. – e) Traumen: Arbeit mit Preßlufthämmern, Traktoren, Schreibmaschinen und nach Verletzungen oder Operationen.

3. Medikamenteneinnahmen: Beta-Blocker, Ergotamine, Serotoninantagonisten (Methysergid), Catecholamine, Bleomycin, Clonidin.
4. Intoxikationen: Schwermetalle, Cyanidverbindungen, Pilzgifte, Phenylchloridderivate, Trichloräthylen.
Pathog.: Ausdruck organischer Gefäßverschlüsse oder erhöhten Kompressionsdrucks auf das Gefäß mit sekundärer reflektorischer Vasokonstriktion.
Bemerkungen: Das Raynaud-Phänomen ist abzugrenzen von der Raynaud-Krankheit. Diese tritt vorwiegend bei dazu prädisponierten jungen Frauen ohne nachweisbare Ursache auf. Langfristige Kontrollen, insbesondere bezüglich des Vorliegens einer Kollagenose sind jedoch wünschenswert, da das Raynaud-Phänomen häufig einer späteren Krankheit um Jahre vorausgeht. – Das therapeutische Vorgehen sollte sich primär an der Grunderkrankung orientieren, additiv symptomatische Therapie: Schutz gegen Kälte, Nicotinabstinenz und physikalische Maßnahmen. Medikamentös gefäßdilatierende (Acetylcholin, Buphenin, Padutin®, Ketanserin) und zentral dämpfende Pharmaka (Reserpin, Sympatholytika, Alpha-Methyldopa) sowie Calciumantagonisten (Felodipin, Nifedipin). Bei Verschlimmerung im Klimakterium Therapieversuch mit Östrogenen. **(DD)** v.-Winiwarter-Buerger-Syndrom – Ergotismus – vegetative Polyneuritis – Syringomyelie – Lepra – Curtius-Syndrom – Zervikobrachial-Syndrom – Digitus mortuus (Reil-Nothnagel) – Morvan-Syndrom.
Lit.: Raynaud AGM (1862) De l'asphyxie locale et la gangrène symétrique des extrémités. Thèse de Paris. – Rother E, Gall J, Peter HH (1993) Secondary Raynaud's phenomenon. Immun Infekt 21: 59–63. – Wouda AA (1987) Raynaud's phenomenon. Classification and definitions. Vasa (Suppl) 18: 4–9.
N. H. Brockmeyer/GB

Raynaud-Symptomenkomplex: Raynaud-Phänomen
Raynaud-Syndrom, primäres: Raynaud-Krankheit
Raynaud-Syndrom, sekundäres: Raynaud-Phänomen
RDS: Surfactant-Mangel des Neugeborenen
Reaktionstyp, akuter exogener: Bonhoeffer-Reaktionstyp
REAR-Syndrom: Townes-Brocks-Syndrom
recessively inherited multiple pterygium syndrome (e): Pterygium-Syndrom, rezessiv vererbtes multiples
recessive myopia and hearing loss (e): Eldridge-Berlin-Money-McKusick-Syndrom
recessive myotonia (e): Myotonia congenita (Becker)
v.-Recklinghausen-Krankheit: s.a. Neurofibromatose-1

Recklinghausen-Krankheit
Syn.: Ostitis fibrosa cystica generalisata (v. Recklinghausen) – Osteodystrophia fibrosa cystica generalisata – primärer Hyperparathyreoidismus
Def.: Historische Bezeichnung für die durch exzessive und langdauernde vermehrte Parathormon-Sekretion beim primären (selten sekundären) Hyperparathyreoidismus hervorgerufene Osteopathie mit Zystenbildung und »braunen Tumoren«. Der Begriff »brauner Tumor« entstammt der Pathologie und beschreibt eine Einblutung in eine Knochenzyste.
A.: Friedrich Daniel v. Recklinghausen, 1833–1920, Pathologe, Königsberg, Würzburg, Straßburg. – Ausführliche Beschreibung der Ostitis fibrosa cystica generalisata 1891.
Bemerkungen: Als Ostitis fibrosa cystica generalisata (Morbus Recklinghausen) wird die Maximalform der Knochenveränderungen beim primären Hyperparathyreoidismus bezeichnet. Dieses Symptom wird heute infolge der frühen Entdeckung der Calciumstoffwechselstörung kaum noch beobachtet. Die ossäre Manifestation des primären Hyperparathyreoidismus (bei etwa einem Drittel der Patienten auftretend) besteht dagegen meist in einer radiologisch nachweisbaren allgemeinen Demineralisierung. Ein Teil der Patienten zeigt eine völlig normale Knochenhistologie, ein Teil weist unspezifische Zeichen eines erhöhten Knochenumbaus und eine Fibroosteoklasie auf.
Lit.: v. Recklinghausen FD (1891) Die fibröse und deformierende Ostitis, die Osteomalacie und die osteoplastische Carcinose in ihren gegenseitigen Beziehungen. Festschrift für R Virchow. Georg Reimer Verlag, Berlin.
K. Kruse/JS

Rectus-abdominis-Syndrom: Musculus-rectus-abdominis-Symptomatik
recurrent bullous eruption of the hands and feet (e): Epidermolysis bullosa simplex Weber-Cockayne
recurring hereditary corneal erosions (e): Hornhautdystrophie, rezidivierende erosive (Franceschetti II)
red cell fragmentation syndrome (e): hämolytisch-urämisches Syndrom (Gasser)

Red-man(child)-Syndrom
(Sequenz)
Def.: Rot-orange Hautverfärbung nach Rifampicin-Überdosierung.
A.: Erstbeschreibung 1975 durch R. W. Newton und A. R. W. Forrest.
Diagn. Krit.: **(1)** Periorbitale oder faziale Ödeme. – **(2)** Rot-orange Verfärbung der Haut, des Urins und der Tränen. – **(3)** Pruritus im Kopfbereich. – **(4)** Erbrechen. – **(5)** Kopfschmerzen. – **(6)** Diarrhö. – **(7)** Selten Fieber.
Ätiol.: Rifampicin-Überdosierung.
Pathog.: Unbekannt.
Bemerkungen: Bisher beobachtet als Folge akuter Überdosierung in suizidaler Absicht, aber auch als Folge einer zu hohen Dosis bei Chemoprophylaxe nach Haemophilus-influenzae-Typ-B-Infektion.
Lit.: Bolan G, Laurie RE, Broome CV (1986) Red man syndrome: inadvertent administration of an excessive dose of rifampicin to children in a daycare center. Pediatrics 77: 633–635. – Newton RW, Forrest AR (1975) Rifampicin overdosage – „The red man syndrome". Scott Med J 20: 55–56. – Salazar de Sousa J, Almeida V, Pinheiro JB (1987) Red child syndrome. Arch Dis Child 62: 1181 only.
J. Kunze/JK

reducing-body-myopathy (e): Granularkörper-Myopathie
17-Reductase-Mangel: Reifenstein-Syndrom
Reese-Syndrom: retinale Dysplasie Reese-Blodi

Refetoff-(de-)Wind-(de-)Groot-Syndrom
Syn.: thyroid hormone unresponsiveness (e) – resistance to thyroid hormone (e)
Def.: Durch globale Resistenz gegen Schilddrüsenhormon bedingtes Krankheitsbild mit angeborener Struma, Taubheit, »stippled« Epiphysen und erhöhten Serumspiegeln für freies und proteingebundenes Thyroxin.

A.: Samuel Refetoff, Internist, Chicago. – Loren T. de Wind, Internist, Los Angeles. – Leslie J. de Groot, Internist, Chicago. – Erstbeschreibung 1967.
Diagn. Krit.: (1) Diffuse weiche Struma. – (2) Angeborene Innenohr-Taubheit, die zu Taubstummheit führt. – (3) Verzögertes Knochenwachstum mit »stippled« Epiphysen. Körperendgröße meist normal. – (4) Faziale Dysmorphien mit angedeutetem »Vogelgesicht«. – (5) Hühnerbrust und Scapulae alatae. – (6) Lebhafter Achillessehnenreflex, Hyperagilität, erhöhte Herzfrequenz, sonst keine klinischen Symptome der Hyperthyreose. – (7) T_4 und T_3 im Blutserum stark erhöht, ebenso PBI. – (8) Normaler TSH-Spiegel im Blut; TSH reagiert normal auf TRH-Gabe. – (9) Manchmal leichte geistige Behinderung und Lernschwierigkeit; könnte durch Hörstörung bedingt sein.
Ätiol.: Sehr wahrscheinlich autosomal-rezessives Erbleiden. Gendefekt und Genlokalisation unbekannt.
Pathog.: Wahrscheinlich Störung der Thyroxin-Bindung am nukleären Rezeptor. Rezeptordefekt?
Bemerkungen: Bisher keine wirkungsvolle Therapie bekannt, Strumektomie nur bei Atembehinderung angezeigt.
Lit.: Refetoff S (1982) Syndromes of thyroid hormone resistance. Am J Physiol 243: E88–E98. – Refetoff S, de Wind LT, de Groot LJ (1967) Familial syndrome combining deaf-mutism, stippled epiphyses, goiter and abnormally high PBI: possible target organ refractoriness to thyroid hormone. J Clin Endocrinol 27: 279–294.
McK: 274300
W. Rosenkranz/AS

reflex bone atrophy (e): Sudeck-Dystrophie
reflex sympathetic dystrophy, posttraumatic (e): Sudeck-Dystrophie
refrigeration palsy (e): Bell-Lähmung

Refsum-Krankheit
Syn.: Heredopathia atactica polyneuritiformis (Refsum) – Heredoataxia hemeralopica polyneuritiformis (Refsum) – Phytansäurespeicherkrankheit – Phytansäureoxidase-Mangel – hereditäre motorische sensible Neuropathie Typ IV – HSMN IV
Def.: Autosomal-rezessiv erbliche peroxisomale Stoffwechselstörung mit Ablagerung von Phytansäure im Gewebe, welche das nachfolgend charakterisierte Krankheitsbild bedingen.
A.: Sigvald Bernhard Refsum, norwegischer Neurologe. – Erstbeschreibung der Krankheit 1937.
Diagn. Krit.: (1) Symmetrische, distal beinbetonte Polyneuropathie mit stärkeren motorischen und schwächeren sensiblen Ausfällen. Gelegentlich tastbar verdickte Nervenstränge. – (2) Ataxie und andere zerebelläre Symptome. – (3) Tapetoretinale Degeneration mit Nachtblindheit, Visusminderung und anderen okulären Symptomen; gelegentlich Katarakt, Optikusatrophie. – (4) Ichthyosiforme Hautveränderungen (inkonstant). – (5) Weitere Merkmale: Schwerhörigkeit, vermindertes Geruchsempfinden, Skelettdeformitäten wie Hohlfuß, Skoliose, Hammerzehen, Herzrhythmusstörungen. – (6) Erhöhung der Phytansäure in Serum, Liquor und Gewebe. – (7) Eiweißvermehrung im Liquor bei normaler Zellzahl, abnormes EMG, verzögerte motorische und sensible Nervenleitgeschwindigkeit. Histologisch: endoneurale Fibrose, Verminderung myelinisierter Nervenfasern und Verschmälerung verbleibender Myelinlamellen.
Ätiol.: Autosomal-rezessives Erbleiden.
Pathog.: Mangelnde Aktivität des Enzyms Phytansäureoxidase verhindert die α-Oxidation von Phytansäure, die nicht weiter abgebaut werden kann und sich im Gewebe anreichert. Da die Phytansäure-oxidase an Peroxisomen gebunden ist, gehört die Refsum-Krankheit zu den peroxisomalen Krankheiten.
Bemerkungen: Gute therapeutische Beeinflußbarkeit durch Phytansäure-arme Diät.
Lit.: Refsum S (1945) Heredoataxia hemeralopica polyneuritiformis – et tidligere ikke beskrevet familiaer syndrom? Ein foreløbig meddelelse. Nord Med 28: 2682–2686. – Refsum S (1984) Heredopathia atactica polyneuritiformis (Refsum's disease). In: Dyck PJ, Thomas PK, Lambert EH, Bunge R (eds) Peripheral Neuropathy, Vol II. Saunders, Philadelphia, London, Toronto.
McK: 266500
D. Pongratz/DP

van-Regemorter-Syndrom: Pterygium-Syndrom, letales multiples, Typ III

Regression, kaudale
Syn.: Hypoplasie-Syndrom, kaudales – Dysplasia, kaudale – Regressionssyndrom, kaudales – caudal dysplasia (e)
Def.: Fehlbildungs-Komplex mit variablen Regressionserscheinungen im Bereich der unteren Wirbelsäule, des Beckens, der benachbarten inneren Organe und der proximalen unteren Extremität.
A.: Komplex der kaudalen Regression schon 1852 durch Hohl beschrieben. Den Begriff prägte Duhamel 1959.
Diagn. Krit.: (1) Verkürzung der unteren Hälfte des Rumpfes infolge von Agenesie oder Hypogenesie der kaudalen Wirbelsäule, wobei das Kreuz- und Steißbein meist ganz fehlen. Auch die Lendenwirbelsäule kann hypo-/dysplastisch angelegt sein. – (2) Dysplasie des Beckens. – (3) Hypoplasie der unteren Extremitäten, oft mit Klumpfußbildung, Abduktionskontrakturen in den Hüftgelenken, Flexionskontraktur der Kniegelenke (manchmal mit Pterygium und Lateralisation der Patella) sowie Hypoplasie der gesamten Beinmuskulatur mit schlaffer Beinlähmung. – (4) Analatresie und/oder Blasen-Mastdarmlähmung möglich. – (5) Urogenitale, gastrointestinale und kardiovaskuläre Fehlbildungen möglich. – (6) Anamnestisch häufig Poly- oder Oligohydramnion.
Ätiol.: Wenige Stammbäume in Übereinstimmung mit autosomal-dominantem bzw. autosomal-rezessivem Erbgang, dabei in diesen Familien z.T. auch Auftreten der VATER-Assoziation und von Sirenomelie; auch existieren monozygote Zwillinge, von welchen einer Sirenomelie oder VATER-Assoziation, der andere kaudale Regression aufweist. Ferner gelegentlich (zusammen mit anderen dafür typischen Befunden) Vorkommen bei autosomalen Chromosomenaberrationen.
Pathog.: Unbekannt. Früher (3.–12. Embryonalwoche) Defekt im kaudalen Mesoderm.
Bemerkungen: Die variable Hypo-/Dys-/Aplasie von Gewebe im kaudalen Mesoderm führt zu verschiedenen Phänotypen: von milden Formen (Analatresie, evtl. VATER-Assoziation) zu schweren Störungen (Nierenagenesie, Analatresie, Fusion der unteren Extremitäten = Sirenomelie). Abgrenzung gegenüber der kampomelen Dysplasie und den FFU-Komplexen. Häufigkeit der k. R. liegt bei etwa 1 : 60 000, wobei männliche Neugeborene 2,7mal häufiger betroffen sind als weibliche. Pränatale Ultraschall-Diagnose möglich.

Lit.: Covi B, Frisch H, Haffner B, Kostron-Krainz Ch (1984): Sympodie – Das kaudale Regressionssyndrom. Pädiatr Pädol 19: 311–316. – Hohl AF (1852) Zur Pathologie des Beckens. Leipzig. – Schönenberg H (1967): Über das caudale Hypoplasiesyndrom. Mschr Kinderheilk 115: 18–24.
McK: 182940
A. Schinzel; U. Schwyzer/AS

Regressionssyndrom, kaudales: Regression, kaudale

Reichel-Gelenkchondromatose
Syn.: Reichel-Krankheit – Reichel-Jones-Henderson-Syndrom – Henderson-Jones syndrome (e) – osteochondromatosis, synovial (e)
Def.: Gelenkchondromatose.
A.: Paul Friedrich Reichel, 1858–1934, Chirurg, Chemnitz. – Hugh Toland Jones, 1892–, amerikanischer orthopädischer Chirurg. – Melvin Starkey Henderson, 1883–1954, amerik. orthopädischer Chirurg, Mayo Klinik, Rochester/Minn. – Erstbeschreibung durch Reichel 1900, Henderson 1916/1918, und Jones 1924.
Diagn. Krit.: (1) Ohne Trauma oder Entzündung entstehen zahlreiche (bis 100) stecknadelkopf- bis haselnußgroße Knorpelknötchen in der Synovialis, die später verkalken. – (2) Meist monoartikulär mit Bevorzugung des Knies (50%), Ellenbogens, Schulter und Hüftgelenk. Selten polyartikulär. – (3) Beginn der gutartigen Erkrankung im Alter zwischen 30 und 50 Jahren. Maligne Entartung ist nicht zu befürchten. – (4) Erstsymptome bei Einklemmungen freier Körper in das Gelenk, diese Gefahr ist bei den kleineren freien Körpern besonders groß. – (5) Langfristig entsteht eine Arthrose. – (6) Androtropie (2 : 1).
Ätiol.: Unklar; Trauma und Infekte spielen keine Rolle. Möglicherweise handelt es sich um die Reaktivierung verbliebener embryonaler Zellen im subsynovialen Kapselbereich.
Pathog.: Die Synovialis ist von zahlreichen stecknadelkopfgroßen teilweise gestielten Knötchen besetzt. Sie stoßen ins Gelenk ab und sind als z.T. knorpelige, z.T. verkalkte freie Körper in der Gelenkhöhle anzutreffen. Die Fremdkörper im Gelenk führen zu Reizerguß und Arthrose.
Bemerkungen: Abgrenzung zum malignen Synovialom, das ebenfalls mit stippchenartigen Verkalkungen einhergeht. Bei Trauma-Vorgeschichte Unterscheidung von einer Knorpel-Knochen-Läsion (flake fracture).
Lit.: Christensen JH, Poulsen JO (1975) Synovial chondromatosis. Acta Orthop Scand 46: 919–925. – Henderson MS (1916/1918) Loose bodies. Am J orthop Surg 14: 265, 16: 498. – Jones HT (1924) Loose bodies formation in synovial osteochondromatosis, with special reference to the etiology and pathology. J Bone Jt Surg 6: 407–458. – Reichel PF (1900) Chondromatose der Kniegelenkskapsel. Arch klin Chir 61: 717–724.
K. Parsch/JS

Reichel-Jones-Henderson-Syndrom: Reichel-Gelenkchondromatose
Reichel-Krankheit: Reichel-Gelenkchondromatose

Reifenstein-Syndrom
Syn.: a) Androgenresistenz, partielle – Pseudohermaphroditismus masculinus – b) 17-Hydroxysteroiddehydrogenase-Mangel – 17-Reductase-Mangel
Def.: Pseudohermaphroditismus masculinus variablen Grades mit Infertilität und Gynäkomastie. Es handelt sich um ein klinisches Syndrom, dem sowohl eine partielle Androgenresistenz als auch ein 17-Reductase-Mangel zugrunde liegen kann (s.u.). Klinisch lassen sich die beiden Ursachen nicht unterscheiden.
A.: Edward Conrad Reifenstein jr., 1908–1975, amerikanischer Endokrinologe, beschrieb das Syndrom 1947 im Massachusetts General Hospital in Boston.
Diagn. Krit.: (1) Hypospadie unterschiedlichen Grades. – (2) Hypogonadismus mit kleinen Testes, postpuberaler Hodenatrophie, Azoospermie, wenig ausgeprägten sekundären Geschlechtsmerkmalen. – (3) In der Pubertätszeit entwickelt sich oft eine persistierende Gynäkomastie. Bei einigen Patienten trat ein Mamma-Karzinom auf. – (4) Endokrinologische Befunde beim Erwachsenen: a) bei partieller Androgenresistenz: normales bis hohes Plasma-Testosteron, erhöhte Gonadotropine, für XY-Individuen erhöhtes Östradiol. Nachweis verminderter Androgenbindungsfähigkeit am Rezeptor und molekulargenetischer Nachweis einer Androgenresistenz (verschiedene Formen eines Rezeptor- oder Postrezeptordefektes; b) bei 17-Reductase-Mangel: niedriges Testosteron und erhöhtes Androstendion. Auch weitere Vorstufen wie Androstendiol und DHEA sind erhöht. Das Östradiol ist niedrig, die Gynäkomastie entsteht durch das erhöhte, aus Androstendion gebildete Östron. Androgenbindungsfähigkeit am Rezeptor normal, bisher keine molekulargenetische Bestätigung möglich. Bei präpuberalen Kindern lassen sich die typischen Hormonbefunde erst nach Stimulation mit hCG erkennen. – (5) Karyotyp: 46,XY.
Ätiol.: a) Bei partieller Androgenresistenz liegen dieselben verschiedenen Mutationen wie bei der klassischen testikulären Feminisierung vor; b) der 17-Reductase-Mangel wird autosomal-rezessiv vererbt und kommt somit auch bei XX-Individuen vor, bei denen er sich in Form von ungenügender Entwicklung der östrogen-bedingten sekund. Geschlechtsmerkmale und primärer Amenorrhö, aber normal weibl. äußerem Genitale äußert.
Pathog.: a) Im Gegensatz zur testikulären Feminisierung mit totaler Androgenresistenz liegt beim Reifenstein-Syndrom nur eine partielle Resistenz vor, woraus ein intersexueller bzw. männlicher Phänotyp resultiert; b) beim 17-Reductase-Defekt führt die ungenügende Testosteronsynthese zu unvollständiger Maskulinisierung.
Bemerkungen: Der Ausdruck »Reifenstein-Syndrom« sollte eher nicht mehr verwendet werden, sondern es sollten die spezifischeren Diagnosen einer partiellen Androgenresistenz oder eines 17-Reductase-Mangels durch die erwähnten Untersuchungen gestellt werden.
Lit.: Amrhein JA, Klingensmith GJ, Walsh PC, McKusick VA, Migeon CJ (1977) Partial androgen insensitivity. The Reifenstein syndrome revisited. N Engl J Med 297: 350–356. – Griffin JE (1992) Androgen resistance – the clinical and molecular spectrum. N Engl J Med 326: 611–618. – Klocker H, Kaspar F, Eberle J et al (1992) Point mutation in the DNA binding domain of the androgen receptor in two families with Reifenstein syndrome. Am J Hum Genet 50: 1318–1327. – Saez JM, De Peretti E, Morera AM et al (1971) Familial male pseudohermaphroditism with gynecomastia due to a testicular 17-ketosteroid reductase defect. J Clin Endocrinol Metab 32: 604–610. – Wilson JD, Harrod MJ, Goldstein JL et al (1974) Familial incomplete male pseudoaphroditism, type 1. Evidence for androgen resistance and variable clinical manifestations in a family with the Reifenstein syndrome. N Engl J Med 290: 1097–1103.
McK: 313700.0008; 312300
M. Zachmann/AS

Reinhardt-Pfeiffer-Syndrom
Syn.: ulno-fibulare Dysplasie Typ Reinhardt-Pfeiffer
Def.: Hereditäre Skelettdysplasie mit besonderer Verkürzung von Ulna und Fibula.
A.: Erstbeschreibung 1967 durch den Röntgenologen Kurt Reinhardt, 1920–, Völklingen, und den Humangenetiker Rudolf A. Pfeiffer, 1931–, Münster, Lübeck, Erlangen.
Diagn. Krit.: (1) Mäßig ausgeprägter, mesomeler Minderwuchs, Erwachsenengröße 150–169 cm. – (2) Verkürzung und radialkonvexe Verkrümmung des Unterarms mit Abweichung der Hand nach ulnar; Verkürzung der Unterschenkelknochen mit lateraler Verkrümmung der Fibula. – (3) Röntgenologisch: distale Verkürzung der Ulna mit verkrümmtem Radius, der proximal disloziert ist; mäßige Verkürzung und Verplumpung der Tibia, proximale Hypoplasie und lateralkonvexe Verkrümmung der Fibula.
Ätiol.: Heterozygot manifeste Genmutation, entsprechend autosomal-dominanter Erbgang.
Pathog.: Unbekannt.
Bemerkungen: Das Krankheitsbild hat Ähnlichkeit zur homozygoten Form der Dyschondrosteose, d.h. zur mesomelen Dysplasie Typ Langer. Das Reinhardt-Pfeiffer-Syndrom manifestiert sich jedoch heterozygot. Möglicherweise handelt es sich um eine allele Mutation des Dyschondrosteose-Gens. Gegenüber der mesomelen Dysplasie Typ Nievergelt sind die Tibien weniger stark betroffen und Synostosen fehlen.
Lit.: Reinhardt K, Pfeiffer RA (1967) Ulno-fibulare Dysplasie. Eine autosomal-dominant vererbte Mikromesomelie ähnlich dem Nievergeltsyndrom. Fortschr Röntgenstr 107: 379–391. – Spranger J, Langer LO, Wiedemann HR (1974) Bone Dysplasia, pp 228–229. Fischer/Saunders, Stuttgart, Philadelphia.
McK: 191400
J. Spranger/JS

Reis-Bücklers corneal dystrophy (e): Reis-Bücklers-Dystrophie

Reis-Bücklers-Dystrophie
Syn.: ringförmige Dystrophie Reis-Bücklers – Reis-Bücklers-Hornhaut-Dystrophie – Reis-Bücklers corneal dystrophy (e) – corneal dystrophy of Reis, familial (e) – Vogt's crocodile shagreen (e) – anular corneal dystrophy (e)
Def.: Hornhautdystrophie mit subepithelial angeordneten Trübungsarealen, die durch Verdichtung in der mittleren Hornhautperipherie eine ringförmig aussehende Trübungsstruktur bilden, begleitet von rezidivierenden Erosionen durch winzige Epithelaufbrüche.
A.: Wilhelm Reis, Ophthalmologe, Bonn, und Max Bücklers, 1895–1969, Ophthalmologe, Hannover. – Erstbeschreibung durch Reis 1917 und 1949 durch Bücklers als »Bowmann Dystrophie«.
Diagn. Krit.: (1) Subepitheliale Hornhaut-Dystrophie. – (2) Rezidivierende Erosio durch Epithelaufbrüche. – (3) Ringförmig erscheinende Dystrophie. – (4) Ring- bis landkartenähnliche Trübungslinien im Bereich der Bowmann-Membran. – (5) Bei der Spaltlampenuntersuchung zeigt sich die Bowmann-Membran verdickt. – (6) Visusminderung. – (7) Blendempfindlichkeit. – (8) Im fortgeschrittenen Stadium bisweilen Hornhautulzera mit Sensibilitätsminderung der Hornhaut.
Ätiol.: Autosomal-dominanter Vererbungsmodus.
Pathog.: Noch nicht eindeutig geklärt. Zum einen die Theorie eines enzymatischen Defektes in den unterschiedlich strukturierten Keratozyten, zum anderen die These der Bildung atypischen fibrillären Materials in der Basalzellschicht.
Bemerkungen: Fibrilläre Ablagerungen innerhalb des subepithelialen Bindegewebes weisen Ähnlichkeiten mit Veränderungen bei gittriger Hornhautdystrophie auf.
(DD) epitheliale Hornhautdystrophien – »honeycomb dystrophy« (Thiel und Behnke).
Lit.: Bücklers M (1949) Über eine weitere familiäre Hornhautdystrophie (Reis). Klin Mbl Augenheilk 114: 386–397. – Reis W (1917) Familiäre, fleckige Hornhautentartung. Dtsch Med Wschr 43: 575. – Rice NSC, Ashton N, Jay B, Blach RK (1968) Reis Bücklers' dystrophy. A clinico-pathological study. Br J Ophthalmol 52: 577–603. – Thiel HJ (1967) Eine bisher unbekannte hereditäre Hornhautdystrophie. Klin Mbl Augenheilk 150: 362–374. – Winkelman JE, Delleman JW (1969) Reis-Bücklers Hornhautdystrophie und die Rolle der Bowman-Membran. Klin Mbl Augenheilk 155: 380–387. – Yamaguchi T, Polack FM, Valenti J (1980) Electron microscopic study of recurrent Reis-Bücklers' corneal dystrophy. Am J Ophthalmol 90: 95.
McK: 121500
G. Rudolph/DP

Reis-Bücklers-Hornhaut-Dystrophie: Reis-Bücklers-Dystrophie
Reiter-Krankheit: Morbus Reiter
Reizsyndrom des oberen Körperviertels, vegetatives: Quadranten-Symptomatik
Remak-Bleilähmung: Remak-Krankheit

Remak-Krankheit
Syn.: Remak-Bleilähmung – Remak-Lähmung – Blei-Lähmung – Blei-Neuritis – Neuritis saturnina – Saturnismus – plumbism (e)
Def.: Nicht gebräuchliche Bezeichnung für eine Bleipolyneuropathie.
A.: Tanquerel des Planches. Erstbeschreibung 1839. Ernst Julius Remak, 1849–1911, Neurologe, Berlin. Beschreibung 1876.
Lit.: Remak E (1876) Zur Pathogenese der Bleilähmungen. Arch Psychiatr 6: 1–56. – Tanquerel des Planches (1839) Traité des maladies de plomb. Paris II: 28.
C. D. Reimers/DP

Remak-Lähmung: Remak-Krankheit
remission of diabetes mellitus, spontaneous (e): Houssay-Phänomen
REM-Syndrom: Muzinose, retikuläre erythematöse
renal-anal-lung-polydactyly-hamartoblastom-syndrome (e): Pallister-Hall-Syndrom
renal dysplasia and retinal aplasia (e): Senior-Loken-Syndrom
renal dysplasia, retinal pigmentary dystrophy, cerebellar ataxia and skeletal dysplasia (e): Saldino-Mainzer-Syndrom

renale Adysplasie
Def.: Durch ein autosomal-dominantes Gen bedingte vielfältige Nierenfehlbildungen, insbesondere ein- oder beidseitige Agenesie oder Dysplasie.
A.: Erstbeschreibung und Namensgebung 1973 durch den amerikanischen Humangenetiker und Pädiater R. M. Buchta, Madison, und Mitarbeiter.
Diagn. Krit.: (1) Breite Palette von Nierenfehlbildungen: beidseitige Agenesie (15–20% Risiko für Genträger), einseitige Agenesie, ein- oder beidseitige Dysplasie, Zystennieren, Doppelnieren, Hufeisennieren, Lagevarianten,

evtl. Ekstrophie der Kloake. – **(2)** Bei bilateraler Agenesie oder Dysplasie sekundär Befunde des Anhydramnion-Deformationskomplexes. – **(3)** Assoziierte Befunde benachbarter Organe, insbesondere bei Frauen Vaginalatresie, Hypoplasie oder Agenesie des Uterus; Malrotation, Fehlbildungen der Adnexe.
Ätiol.: Autosomal-dominanter Erbgang, unvollständige Penetranz und sehr variable Expressivität des Gens.
Pathog.: Unbekannt.
Bemerkungen: In Familien von Genträgern Ultraschalldiagnose auf inapparente Nierenfehlbildungen (insbesondere einseitige Nierenagenesie) empfohlen, ebenso in Schwangerschaften pränatale Ultraschalldiagnose auf Anhydramnion als Zeichen beidseitiger Dysplasie oder Agenesie. Häufigste Ursache der familiären Nierenagenesie (daneben existiert wahrscheinlich auch eine autosomal-rezessiv vererbte Form).
Lit.: Buchta RM, Visekul C, Gilbert EF et al (1973) Familial bilateral renal agenesis and hereditary adysplasia. Z Kinderheilkd 115: 111–129. – McPherson E, Carey J, Kramer A et al (1987) Dominantly inherited renal adysplasia. Am J Med Genet 26: 863–872. – Schwyzer U, Litschgi M, Schinzel A (1989) Familiäre Nierenagenesie: renale Adysplasie als Ursache urogenitaler Fehlbildungen in 3 Generationen. Geburtsh Frauenheilkd 49: 759–761.
McK: 191830
A. Schinzel/AS

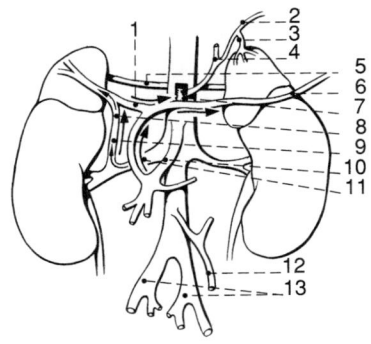

1 A. hepatica communis	8 A. suprarenalis sup.
2 Aa. phrenicae inf.	9 A. suprarenalis inf. dextra
3 A. suprarenalis sup. sin.	
4 A. gastrica sin.	10 A. mesenterica sup.
5 Aa. suprarenalis med.	11 Aa. renales
6 A. lienalis	12 A. mesenterica inf.
7 Truncus coeliacus	13 Aa. iliacae com.

Hämodynamik der Blutversorgung beim Renalis-Anzapf-Syndrom: Blutentzug aus der rechten Nierenarterie bei Verschluß des Truncus coeliacus (modifiziert nach Alfidi 1972)

renal-facio-oculo-acoustic syndrome (e): fazio-okulo-akustisch-renales Syndrom
renal-genital-ear anomalies (e): Winter-Syndrom

Renalis-Anzapf-Syndrom
(Sequenz)
Syn.: Renal-splanchnic-steal-Syndrom – renal-splanchnic steal (e)
Def.: Bei Verschluß des Truncus coeliacus im Versorgungsgebiet der A. renalis auftretendes Blutentzugssyndrom mit renovaskulärer Hypertension.
A.: Erstbeschreibung 1967 durch Ralph J. Alfidi.
Diagn. Krit.: **(1)** Hypertension mit erhöhten diastolischen Druckwerten. – **(2)** Auskultation: Gefäßgeräusch rechts oberhalb des Nabels. – **(3)** Arteriographie: Verschluß des Truncus coeliacus. Blut strömt aus der rechten A. renalis über die A. suprarenalis inferior in eine dilatierte A. suprarenalis superior und von dort in die A. hepatica communis. Ebenso kann Blut aus der A. mesenterica superior entzogen werden.
Ätiol.: Thrombotischer oder arteriitischer Verschluß bzw. Stenose des Truncus coeliacus mit Ausbildung von Kollateralbrücken in das Gebiet der A. hepatica communis.
Pathog.: Durch Blutentzug über die Kollateralen zum Stromgebiet der Leberarterie entwickelt sich ein »Goldblatt-Syndrom« mit renovaskulärer Hypertension (Abb.).
Bemerkungen: Sehr seltenes, meist bei Frauen beobachtetes Syndrom. **(DD)** alle Formen der nicht renovaskulären Hypertension – Ligamentum-arcuatum-medianum-Syndrom.
Lit.: Alfidi RJ, Filson EJ, Frohlich ED (1967) Renal-splanchnic steal: report of a case. Cleveland Clin Quart 34: 43–53. – Alfidi RJ, Tarar R, Fosmoe RJ et al (1972) Renal-Splanchnic Steal and Hypertension. Radiology 102: 545–549.
B. Kramann/GA

renal-splanchnic steal (e): Renalis-Anzapf-Syndrom
Renal-splanchnic-steal-Syndrom: Renalis-Anzapf-Syndrom
renal tubular acidosis-osteopetrosis syndrome (e): Carboanhydrase-II-Mangel
renal tubular acidosis, type I (e): Azidose, renale tubuläre, mit progressiver Taubheit
reninism, primary (e): Hyperreninismus, primärer
renin secreting renal tumor (e): Hyperreninismus, primärer

reno-hepato-pankreatische Dysplasie
Syn.: Fibrose, kongenitale hepatische – Ivemark-Syndrom I
Def.: Ätiologisch heterogener Symptomenkomplex mit Zystenbildung und Fibrosierung in Leber, Nieren und Pankreas.
A.: Erstbeschreibung durch den schwedischen Pathologen Björn Isaac Ivemark und Mitarbeiter, Stockholm, 1959.
Diagn. Krit.: **(1)** Kortikale Nierenzysten durch erweiterte Nierentubuli; klinisch progrediente Niereninsuffizienz. – **(2)** Gallengangszysten mit zentrolobulärer, perivenöser Fibrose; klinisch progrediente Leberinsuffizienz. – **(3)** Pankreaszysten und -fibrose; klinisch Diabetes mellitus. – **(4)** Gelegentlich Poly-/Asplenie, Situs inversus, angeborene Herzfehler (hypoplastisches linkes Herz, Transposition der großen Arterien), kurzer Hals, flache Nase.
Ätiol.: Heterogener Symptomenkomplex, der isoliert als autosomal-rezessives Erbleiden oder bei anderen Krankheiten vorkommt.
Pathog.: Fehlerhafte Differenzierung der Nierentubuli, die pathoanatomisch mit primitivem Epithel ausgekleidet und von fibromuskulärem Gewebe umgeben sind. Ähnliche Differenzierungsstörungen in den Gallengängen, die sich erweitern. Die Veränderungen entsprechen denen des Caroli-Syndroms. Die Genese der Pankreasveränderungen ist nicht ganz klar.
Bemerkungen: Die Nosologie der multiplen hepatischen, renalen und pankreatischen Zysten ist verwirrend. Iso-

Renpenning-Syndrom

Krankheitsbilder mit reno-hepato-pankreatischer Dysplasie (modif. nach Bernstein et al., 1987)

Bezeichnung	andere Hauptmerkmale
Elejalde-Syndrom	Kleinwuchs, Akrozephalie, subkutane Hypertrophie, Polysyndaktylie
Ellis-van-Creveld-Syndrom	Kleinwuchs, Polydaktylie, Herzfehler, Zahndefekte
Glutarazidurie	Zerebraldefekte, Potter-Sequenz, Acyl-CoA-dehydrogenasemangel
Kurzripp-Polydaktylie-Syndrome	kurze Rippen, Skelettdysplasie, Genitalfehlbildungen
Meckel-Syndrom	Encephalozele, Gaumenspalte, Polydaktylie
Robert-Syndrom	Tetraphokomelie, Lippen-Kiefer-Gaumen-Spalte
Smith-Lemli-Opitz-Syndrom	Mikrozephalie, Mikrogenie, Genitalfehlbildungen
Trisomie 9	Potter-Sequenz, Gaumenspalte
Trisomie 13	Mikrophthalmie, Lippen-Kiefer-Gaumen-Spalte, Polydaktylie, angeborene Herzfehler
Vater-Assoziation	Wirbelsäulendefekte, Analatresie, tracheoösophageale Fistel, Radiusaplasie
Zellweger-Syndrom	Zerebraldefekt, Muskelhypotonie, peroxisomale Störung

lierte kongenitale intrahepatische Gallengangszysten werden als Caroli-Krankheit bezeichnet. Sie können mit Nierenzysten einhergehen. Caroli beschrieb jedoch auch Fälle, in denen Gallengangszysten mit periportaler Leberfibrose einhergehen. In diesen Fällen finden sich gehäuft renale und pankreatische Veränderungen. Sie werden unter der Bezeichnung »kongenitale hepatische Fibrose« veröffentlicht, verwirrenderweise jedoch auch als Caroli-Syndrom bezeichnet. Da die Leberveränderungen fortschreiten und Familien bekannt sind, in denen einzelne Angehörige unterschiedliche Manifestationen hatten, ist die Auffassung nicht abwegig, daß ein ätiologisch heterogener, durch eine einheitliche Pathogenese bedingter Symptomenkomplex vorliegt, der in wechselndem Ausmaß hepatische, renale, pankreatische Zysten mit oder ohne Fibrose und – seltener – assoziierten Fehlbildungen umfaßt. Für ihn wird die Bezeichnung »reno-hepato-pankreatische Dysplasie« gebraucht.

Lit.: Bernstein J, Chandra M, Creswell J et al (1987) Renal-hepatic-pancreatic dysplasia: A syndrome reconsidered. Am J Med Genet 26: 391–403. – Brueton LA, Dillon MJ, Winter RM (1990) Ellis-van Creveld syndrome, Jeune syndrome, and renal-hepatic pancreatic dysplasia: separate entities or disease spectrum? J Med Genet 27: 252–255. – Ivemark BI, Oldfelt V, Zetterström R (1959) Familial dysplasia of kidneys, liver and pancreas. A probably genetically determined syndrome. Acta Paediatr 48: 1–11. – Larson RS, Rudloff MA, Liapis H et al (1995) The Ivemark syndrome: prenatal diagnosis of an uncommon cystic renal lesion with heterogeneous associations. Pediatr Nephrol 9: 594–598.

McK: 263200; 267010
G. Bein; J. Spranger/JK; JS

renopulmonales Syndrom: Goodpasture-Syndrom
renotubuläres Syndrom Fanconi: de-Toni-Debré-Fanconi-Komplex

Renpenning-Syndrom
Syn.: X-linked mental retardation, type Renpenning (e)
Def.: Seltene, geschlechtsgebunden vererbte Form von geistiger Behinderung mit wenig assoziierten Befunden.
A.: Erstbeschreibung 1962 durch H. J. Renpenning, kanadischer Pädiater, Saskatoon, und Mitarbeiter bei holländischen Mennoniten aus Alberta.
Diagn. Krit.: **(1)** Stammbaum vereinbar mit geschlechtsgebundener Vererbung, jedoch kein fragiles X nachweisbar. – **(2)** Schwere geistige Behinderung, vollständige Abhängigkeit von Hilfspersonen, durchschnittlicher Intelligenzquotient um 30 mit Schwankungen von 18 bis 45 (sehr selten bis 70). – **(3)** Kleinwuchs. – **(4)** Mikrozephalie, mäßiggradig. – **(5)** Gesicht unauffällig, keine Makroorchidie (sogar eher kleine Hoden), kleine bis normal große Ohren, kein prominentes Kinn. – **(6)** Gelegentlich: Iriskolobom, Diabetes.
Ätiol.: X-chromosomal-rezessiver Erbgang.
Pathog.: Unbekannt.
Bemerkungen: In der Arbeit von Jacobs und Mitarbeitern findet sich neben mehreren Familien mit dem Syndrom des fragilen X-Chromosoms eine solche mit Renpenning-Syndrom. Zur Klassifizierung des Syndroms sind wegen der wenig distinkten Befunde mehrere Betroffene in einem mit X-chromosomaler Vererbung vereinbarem Stammbaum nötig. **(DD)** Syndrom des fragilen X-Chromosoms: bei diesem kein Kleinwuchs, keine Mikro-, sondern eher Makrozephalie, mäßige, aber distinkte Gesichtsdysmorphien, vor allem volle Orbitae, längliches Gesicht mit prominenter Mandibula, große und abstehende Ohren sowie Makroorchidie.
Lit.: Dunn HG, Renpenning HJ, Gerrard JW et al (1963) Mental retardation as a sex-linked defect. Am J Ment Defic Res 67: 827–848. – Fox P, Fox D, Gerrard JW (1980) X-linked mental retardation: Renpenning revisited. Am J Med Genet 7: 491–495. – Gerrard JW, Renpenning HJ (1974) Sex-linked mental retardation. (Letter) Lancet I: 1346. – Jacobs PA, Glover TW, Mayer M et al (1980) X-linked mental retardation: a study of 7 families. Am J Med Genet 7: 471–489. – Renpenning HJ, Gerrard JW, Zaleski WA, Tabata T (1962) Familial sex-linked mental retardation. Can Med Ass J 87: 954–956.
McK: 309500
A. Schinzel/AS

resistance to thyroid hormone (e): Refetoff-(de-)Wind-(de-)Groot-Syndrom
Respiratory-distress-Syndrom des Neugeborenen: Surfactant-Mangel des Neugeborenen

Restless-legs
Syn.: Wittmaack-Ekbom-Syndrom – Syndrom der unruhigen Beine – Anxietas tibiarum (Wittmaack) – restless legs syndrome (e) – hereditary acromelalgia (e)
Def.: Spontan auftretendes Unbehagen in den Beinen, das mit einem unwiderstehlichen Drang, die Beine zu bewegen, verbunden ist.
A.: Erstbeschreibung 1861 durch den deutschen Arzt Theodor Wittmaack, unter der Bezeichnung »Anxietas tibiarum«. – Der schwedische Neurologe Karl Axel Ekbom verwandte 1945 die Bezeichnung »restless legs«.
Diagn. Krit.: (1) Im Liegen, selten auch im Sitzen, meist nachts beim Einschlafen auftretendes Unbehagen in den Beinen in Form von Parästhesien, Dysästhesie und Schmerzen in Muskeln oder Knochen der Unterschenkel. – (2) Als Folge davon kommt es zur Bewegungsunruhe der Beine. Besserung manchmal durch Bauchlage. – (3) Die Paroxysmen treten in leichten Fällen kurzdauernd und selten, in schweren Fällen mit erheblicher Beeinträchtigung des Nachtschlafs und regelmäßig auf. – (4) Phasenweise Exazerbation und Spontanremissionen. – (5) Selten Auftreten an den Armen oder an den Zehen. – (6) Bei hereditären Formen kommen Myoklonien besonders beim Einschlafen vor.
Ätiol.: Wahrscheinlich heterogen. In seltenen Fällen autosomal-dominant vererbt.
Pathog.: Ungeklärt. Von Bedeutung ist neben den erblichen Fällen das Vorkommen bei phlebologischen Veränderungen, als Ursache und Folge von Schlafstörungen und Alkoholismus, bei Tagschläfrigkeit, bei Urämie, nach Magenresektion, bei Eisenmangelanämie und bei Polyneuropathien im Zusammenhang mit Niereninsuffizienz, Malabsorption, Hypovitaminosen und Thalidomid-Intoxikation.
Lit.: Boghen D, Peyronnard JM (1976) Myoclonus in familial restless legs syndrome. Arch Neurol 33: 368–370. – Ekbom KA (1945) Restless legs. Acta med scand Suppl 158: 1–123. – Ekbom KA (1975) Growing pains and restless legs. Acta paediatr scand 64: 264–266. – Montplaisir J, Lapierre O, Warnes H, Pelletier G (1992) The treatment of the restless leg syndrome with or without periodic leg movements in sleep. Sleep 15: 391–395. – Wittmaack T (1861) Pathologie und Therapie der Sensibilitätsneurosen. Leipzig.
McK: 102300
D. Burg/DP

restless legs syndrome (e): Restless-legs
restrictive dermopathy (e): Dermopathie, restriktive
Rethoré-Syndrom: Trisomie 9p
reticular dysgenesis (e): Dysgenesie, retikuläre
Reticulohistiocytosis cutanea hyperplastica maligna cum melanodermia: Sézary-Syndrom
Reticulohistiocytosis disseminata: Retikulohistiozytose, multizentrische
Retikuloendotheliose vom unklassifizierbaren Typ: Syndrom der seeblauen Histiozyten
Retikulohistiozytose, benigne: Retikulohistiozytose, multizentrische
Retikulohistiozytose, familiäre, mit Eosinophilie: Omenn-Syndrom

Retikulohistiozytose, multizentrische
Syn.: Reticulohistiocytosis disseminata – lipoid dermato-arthritis (e) – multizentrische Retikulohistiozytose der Haut und Synovia – Lipoid-Rheumatismus – Riesenzellhistiozytose – Retikulohistiozytose, benigne
Def.: Systemische granulomatöse Erkrankung mit kutaner Knotenbildung und destruktiver Arthritis sowie typischer Histologie.
A.: Erstbeschreibung durch Goltz und Laymon, die 1954 den Namen »multicentric reticulohistiocytosis« prägten. Zuvor wurden u.a. Einzelfälle von Weber und Freudenthal (1937), Caro und Senear (1952) beschrieben.
Diagn. Krit.: (1) Hautsymptome in Form halbkugeliger, bräunlich-gelber Knötchen, lokalisiert periartikulär auf den Fingerrücken und Handgelenken, im Gesicht und an den Ohren. Befall der Mundschleimhaut und Zunge möglich. Ebenfalls spezifische Knoten in Knochen, Synovia und Muskulatur. – (2) Durch Beteiligung der Gelenke mutilierende synoviale Arthropathien, die zu schweren Beeinträchtigungen und Schmerzen führen. Das Verteilungsmuster entspricht dem der PcP oder psoriatischen Arthropathie. – (3) Anämie, BSG-Beschleunigung. – (4) Beteiligung innerer Organe möglich, erhöhtes Malignomrisiko (Kolon, Lunge, Magen u.a.). – (5) Histologisch: in frühen Läsionen zellulär entzündliche Reaktionen von Histiozyten und Lymphozyten in oberer und mittlerer Dermis. In älteren Läsionen das typische Substrat mit großen mononukleären und multinukleären Riesenzellen. Im Zytoplasma PAS-reaktive, Diastase-resistente und lipidlösliche Substanzen. Im Endstadium Fibrose.
Ätiol.: Unbekannt.
Pathog.: Granulomatöse Proliferation von multinukleären Histiozyten mit Lipidgranula.
Bemerkungen: Fokussuche, da Marker für interne Erkrankungen, Malignome und Tuberkulose. Therapie unbefriedigend. Versuch mit Anthracyclinen. **(DD)** Sarkoidose – Gicht – Hyperlipoproteinämie Typ II – Histiozytosen – dermatoarthropathische Erkrankungen.
Lit.: Campbell DA, Edwards NI (1991) Multicentric reticulohistiocytosis: systemic macrophage disorder. Baillieres Clin Rheumatol 5: 301–319. – Gianotti F, Caputo R (1985) Multicentric reticulohistiocytosis. J Am Acad Dermatol 13: 399–401. – Goltz RW, Laymon CW (1954) Multicentric reticulohistiocytosis of the skin and synovia. Arch Dermatol Syph 69: 717–731.
N. H. Brockmeyer/GB

Retikulose, aleukämische: Letterer-Siwe-Krankheit
Retikulose, epidermotrope: Retikulose, pagetoide
Retikulose, familiäre hämophagozytische: Morbus Farquhar

Retikulose, lipomelanotische (Pautrier-Woringer)
Syn.: Pautrier-Woringer-Melano-Retikulose – Lymphadenitis, dermatopathische – maladie de Pautrier-Woringer (fz)
Def.: Lokalisierte oder generalisierte Lymphknotenschwellung als Begleiterscheinung von verschiedenartigen Dermatosen, insbesondere bei (Melano-)Erythrodermie.
A.: Lucien Marie Pautrier, 1876–1959, Dermatologe, Strasbourg, und Frédéric Woringer, 1903–1964, Dermatologe, Strasbourg. – Erstbeschreibung 1932.
Diagn. Krit.: (1) Auftreten von multiplen walnußgroßen, scharf begrenzten, nicht verbackenen reaktiven Lymphknotenschwellungen im Rahmen einer (Melano-)Erythrodermie. Am häufigsten sind die inguinalen, axillären, seltener die kubitalen, zervikalen und para-

mammären Lymphknoten betroffen. – **(2)** Rückbildung mit Abheilung der Dermatose. – **(3)** Grundkrankheiten sind generalisierte Ekzeme entweder im Rahmen einer Atopie oder eines seborrhoischen Ekzems. – **(4)** Nosologisch unklar ist die Melano-Erythrodermie mit Kachexie und dermatopathischer Lymphknotenschwellung bei alten Menschen. – **(5)** Bei ausgedehnten oder erythrodermischen kutanen T-Zell-Lymphomen kann eine histologisch scheinbar dermatopathische Lymphknotenveränderung bei Anwendung sensitiver Nachweismethoden (Gen-Rearrangement) sich als spezifisch im Sinne eines Lymphom-Befalls erweisen.

Ätiol.: Vorkommen bei: Pityriasis rubra (v. Hebra), generalisiertem Lichen ruber, chronisch generalisierten Ekzemen, generalisierter Psoriasis, Erythrodermie. Proliferation retikulärer Zellen von knotigem, herdförmigem Charakter, wobei die Lymphfollikel gleichsam »erdrückt« werden. Die Retikulumzellhaufen sind von netzartig gelagerten Pigmentansammlungen girlandenartig eingefaßt, auch Fettablagerungen kommen vor (lipomelanotische Retikulose). Keine Riesenzellen, keine Fibrosen und Nekrosen.

Pathog.: Reaktive Veränderungen des Lymphknotens mit starker Verbreiterung der interfollikulären Zonen und Ablagerung von Pigment in den dendritischen Zellen und Makrophagen.

Bemerkungen: **(DD)** maligne Lymphome, insbesondere kutane T-Zell-Lymphome. Derartige Veränderungen werden auch als Prä-Sézary-Syndrom mit der möglichen Entwicklung in ein malignes Lymphom betrachtet.

Lit.: Burg G, Braun//Falco O (1983) Cutaneous Lymphomas, Pseudolymphomas and Related Disorders; p 488. Springer, Berlin, Heidelberg, New York, Tokyo. – Pautrier LM, Woringer F (1932) Note préliminaire sur un tableau histologique particulier de lésions ganglionnaires accompagnant des éruptions dermatologiques généralisées prurigineuses de types cliniques différents. Bull Soc frç Derm Syph 39: 947–955. – Pautrier LM, Woringer F (1937) La réticulose lipo-mélanique. Ann Derm 7 sér 8: 257–273. – Vonderheid EC, Diamond LW, Lai SM et al (1992) Lymph node histopathologic findings in cutaneous T-cell lymphoma. A prognostic classification system based on morphologic assessment. Am J Clin Pathol 97: 121–129.

G. Burg/GB

Retikulose, pagetoide
Syn.: Morbus Woringer-Kolopp – Woringer-Kolopp-Krankheit – Retikulose, epidermotrope
Def.: Umschriebene rein kutane Form eines peripheren T-Zell-Lymphoms von niedrigem Malignitätsgrad.
Bemerkungen: Anders als bei der disseminierten Form (Ketron-Goodman), bei der es sich um eine Sonderform einer Mycosis fungoides handelt, kommt es bei dieser Krankheitsentität niemals zur Dissemination oder zur Mitbeteiligung von Lymphknoten oder inneren Organen.
Lit.: Braun//Falco O, Marghescu S, Wolff HH (1977) Pagetoide Retikulose. Hautarzt 24: 11–21. – Burg G, Braun//Falco O (1983) Cutaneous Lymphomas, Pseudolymphomas and Related Disorders, pp 191–215. Springer, Berlin, Heidelberg, New York, Tokyo. – Woringer F, Kolopp P (1939) Lésion érythematosquameuse polycyclique de l'avant-bras évoluant depuis 6 ans chez un garçonnet de 13 ans. Ann Dermatol Syphilol 10: 945–958. – Yagi H, Hagiwara T, Shirahama S et al (1994) Desseminated pagetoid reticulosis: need for long term follow up. J Am Acad Dermatol 30: 345–349.

G. Burg/GB

retinale Dysplasie Reese-Blodi
Syn.: Reese-Syndrom – Krause-Reese-Syndrom
Def.: Angeborene Dysplasie der Netzhaut mit Persistenz des primären Glaskörpers in Kombination mit zerebralen und viszeralen Mißbildungen. Charakteristisch bei Trisomie 13 (Patau-Syndrom). Familiäre Fälle mit autosomal-rezessivem Erbgang (eine Familie mit autosomal-dominantem Erbgang mit variabler Expressivität).
A.: Algernon B. Reese, Ophthalmologe, New York. – Frederick C. Blodi, Ophthalmologe, New York. – Arlington C. Krause, amerikanischer Ophthalmologe. – Beschreibung der ersten Fälle wahrscheinlich durch Bernheimer (1891), Dötsch (1899) sowie A. C. Krause (1946) und François (1947). Die chromosomale Basis der Veränderungen war damals noch nicht bekannt.
Diagn. Krit.: **(1)** Hochgradige Retinadysplasie mit Persistenz des primären Glaskörpers, hintere Synechien, unterschiedlich stark ausgeprägter Mikrophthalmus, Iriskolobome, Orbitalzysten; fakultativ: Linsentrübungen. – **(2)** ZNS: Hydrozephalus, Enzephalozele, Meningozele, allgemeine Hirnhypoplasie, Dysplasie des Kleinhirns und des Hirnstammes mit entsprechend vielfältigen Ausfällen und geistigen Defekten. – **(3)** Lungen: Aplasie oder Hypoplasie, primäre Atelektase, Zwerchfellhernie. – **(4)** Gastrointestinaltrakt: Pylorusstenose, Duodenalatresie, Aplasie oder Hypoplasie der Gallenblase, Hepatomegalie, Coecum mobile, Omphalozele. – **(5)** Skelettsystem: Kiefer-Gaumenspalte, Mikrogenie, Klumpfuß, Klumphand, Syn- oder Polydaktylie, Wirbelmißbildungen mit Skoliose u.a. – **(6)** Herz: Septumdefekte, offenbleibendes Foramen ovale, Aortenklappenfehler. – **(7)** Urogenitalsystem: Nierenzysten, Ovarialzysten, Kryptorchismus, Phimose.
Ätiol.: Falls mit multiplen Fehlbildungen assoziiert, meist Trisomie 13; ferner autosomal-rezessiv erblich, ein Bericht über autosomal-dominanten Erbgang.
Pathog.: Bei Trisomie 13 Entwicklungsstörung von mehreren Proteinen (z.B. adultes Hämoglobin, Erythrozytenkatalase). Am Auge gestörte Differenzierung der Neuroretina mit Falten- und Rosettenbildung (Histologie).
Bemerkungen: Bei normalem Chromosomensatz finden sich Veränderungen vor allem im Augenbereich mit dann autosomal-rezessivem (oder autosomal-dominantem) Erbgang. **(DD)** Mikrophthalmus anderer Ursache – Anophthalmus anderer Ursache – Norrie-Syndrom (X-rezessiv erblich) – »retinal non attachment« (autosomal-dominant, autosomal-rezessiv) – Retinoblastom – Gregg-Syndrom – Retinopathia praematurorum (Terry-Syndrom).
Lit.: Bernheimer S (1891) Arch Ophth 37: 192. – Dötsch A (1899) Anat. Untersuchungen eines Falles von Mikrophthalmus congenitus bilateralis. Arch Ophthal 48: 59. – François P (1947) Le pseudogliome oculaire. Thèse de Paris. – Krause A (1946) Congenital encephalo-ophthalmodysplasia. Am Arch Ophthal 36: 387–444. – Matthes A, Stenzel K (1968) Familiäre, enzephaloretinale Dysplasie (Krause-Reese-Syndrom) mit myoklonisch astatischem petit mal. Z Kinderhk 103: 81–89. – Reese AB, Blodi FC (1950) Retinal dysplasia. Am J Ophthalmol 33: 23–32. – Reese AB, Straatsma BR (1958) Retinal dysplasia. Am J Ophthal 45: 199–211. – Saraux H et al (1964) La trisomie 13 et son expression ophtalmologique. Arch Ophtal (Paris) 24: 581–602. – Warburg M (1976) Heterogeneity of congenital retinal non-attachment falciform folds and retinal dysplasia. A guide to genetic counselling. Hum Hered 26: 137–148. – Warburg M (1978) Hydrocephaly, congenital retinal non-attachment and congenital falciform fold. Am J Ophthalmol 85: 88–94.
McK: 266400

B. Lorenz/DP

retinale Teleangiektasie: Leber-Miliarangioretinopathie
retinal vasculitis of the young (e): Eales-Syndrom
Retinitis exsudativa: Coats-Retinopathie
Retinitis exsudativa externa: Coats-Retinopathie
Retinitis haemorrhagica externa: Coats-Retinopathie
retinitis-pigmentosa and congenital deaf mutism (e): Usher-Syndrom
Retinitis proliferans (Manz): Eales-Syndrom
retino-hepato-endocrinologic syndrome (e): Hansen-Larsen-Berg-Syndrom

Retinoid-Embryopathie
Syn.: fetal retinoic acid syndrome (e)
Def.: Muster angeborener Fehlbildungen, bedingt durch intrauterine Exposition des Feten zu Retinoiden.
A.: Erstbeschreibung 1983 durch Franz W. Rosa, Pädiater und Epidemiologe, Rockville/Maryland.
Diagn. Krit.: **(1)** In utero Exposition zu Retinoiden (Therapie von Akne, Psoriasis und anderen Hautkrankheiten). – **(2)** Vermehrt Aborte und Frühgeburten. – **(3)** Mikrozephalie, Hydrozephalus; Hypoplasie des Kleinhirns, Migrationsstörungen. Geistige Behinderung (meist schwer), muskuläre Hypotonie, Hyporeflexie; Epilepsie. – **(4)** Mikrophthalmie, antimongoloide Lidachsenstellung. – **(5)** Rudimentäre Ohrmuscheln, evtl. Fehlen der äußeren Gehörgänge. – **(6)** Herzfehler, oft kombinierte Vitien, insbesondere Ventrikelseptumdefekt und Aortenbogenfehlbildungen. – **(7)** Gaumenspalte, kleines Kinn; Leberzelldysplasie. – **(8)** Extremitäten: hypoplastische Endphalangen und Nägel; vermehrter Abstand zwischen erster und zweiter Zehe; selten Reduktionsfehlbildungen der Extremitäten. – **(9)** Gesichtsdysmorphien: Hypertelorismus, eingesunkene Nasenwurzel, kurze Nase, hohe Stirn, prominentes Hinterhaupt. – **(10)** Oft früher Exitus.
Ätiol.: Teratogene Wirkung von Retinoiden auf die fetale Entwicklung. Wirkung abhängig von Dosis, Zeitpunkt der Exposition und Art des Medikaments. Isotretinoin, gegen Akne (Roaccutan®, Dosis 0,5 bis 1,0 mg/kg/KG), bewirkt ein breites Spektrum von Fehlbildungen. Etretinat (Tigason®), gegen Psoriasis, induziert eher Skelett- und ZNS-Fehlbildungen (u.a. Neuralrohrdefekte).
Pathog.: Unbekannt. Angriffspunkte u.a. Mesoderm und Neuralleiste.
Bemerkungen: Die teratogene Wirkung war von Tierexperimenten lange vor dem ersten Auftreten beim Menschen bekannt. Eliminationszeit von Ethretinat 2 Jahre, von Isotretinoin ca. 3 Monate. Solange ist nach Absetzen der Behandlung Schwangerschaftsprophylaxe nötig.
Lit.: Chen DT (1984) Human pregnancy experience with the retinoids. In: Saurat(ed) Retinoids: New Trends in Research and Therapy. Retinoid Symp, pp 398–406, Geneva. – Happle R, Traupe H, Bounameaux Y, Fisch T (1984) Teratogene Wirkung von Etretinat beim Menschen. Dtsch med Wschr 109, 39: 1476–1480. – Rosa FW (1983) Teratogenicity of isotretinoin. Lancet II: 513. – Rosa FW (1986) Retinoic acid embryopathy. N Engl J Med 315: 262.
A. Schinzel/AS

Retinopathia centralis serosa: Kitahara-Symptomenkomplex

Retinoschisis, geschlechtsgebundene juvenile
Syn.: Retinoschisis, X-chromosomal rezessive – congenital retinoschisis (e) – congenital retinal detachment (e) – cystic disease of the retina (e) – juvenile retinoschisis (e) – idiopathic retinoschisis (e) – inherited retinal detachment (e)
Def.: X-chromosomal rezessiv vererbte vitreoretinale Dystrophie mit Spaltbildung der Retina.
A.: Erstbeschreibung 1898 durch J. Haas.
Diagn. Krit.: **(1)** Beteiligung der Fovea (98–100%), des temporalen unteren Quadranten (50%); dünne Schicht mit zystoider Struktur und radialer Fältelung der innersten Netzhautschichten in der Fovea (»Sternfalten«), variiert von diskreten Makulaveränderungen bis zu silbergrauen fleckigen, grau-weiß verzweigten segelartigen Strukturen, perivaskuläre Einscheidungen. Mizuo-Reflex nach langer Dunkeladaptation nachweisbar. Bei schweren Formen Glaskörpersegel mit und ohne Gefäße, Glaskörperstränge und -blutungen; später Atrophie, Pigmentation, Ablatio möglich. – **(2)** Veränderte Elektroretinographie: Verhältnis b/a-Welle reduziert, bei progressiven Formen: skotopische b-Welle zunehmend reduziert; bei rein fovealer Beteiligung: oszillatorische Potentiale stark reduziert oder nicht nachweisbar. – **(3)** Symmetrisch, bilateral, langsam progredient, junge hyperope Männer bevorzugt betroffen, Erstmanifestation bis 10. Lebensjahr, z.T. Vergesellschaftung mit Hyperopie, Visusminderung, Nystagmus, Astigmatismus, Strabismus.
Ätiol.: X-chromosomal-rezessives Erbleiden. Genlokalisation auf Xp22.
Pathog.: Primärer Defekt in Nervenfaserschicht mit Netzhautspaltung. Zentrale Form: Spaltung im Bereich der Henle-Faserschicht; periphere Form: Spaltung im Bereich der Nervenfaserschicht. Müller-Zellen und deren Kalium-Haushalt möglicherweise betroffen (Mizuo-Phänomen).
Bemerkungen: Selten Vergesellschaftung mit anderen Anomalien. Häufigere Form der juvenilen Makuladegeneration. **(DD)** dominante zystoide Makuladegeneration mit perifovealen leckenden Kapillaren – vitreoretinale Dystrophie Wagner – Goldmann-Favre-Syndrom – andere Formen der Retinoschisis, z.B. familiär foveale autosomal-dominante, periphere senile – Ablatio retinae – Stargardt-Makuladegeneration – Periphlebitis retinae – Eales' disease – Zapfen-Stäbchen-Dystrophie.
Lit.: Arden GB, Gorin MB, Polkinghorne PJ et al (1988) Detection of the carrier state of X-linked retinoschisis. Am J Ophthalmol 105: 590–595. – Deutman AF (1971) The Hereditary Dystrophies of the Posterior Pole of the Eye. Royal Van Gorcum Ltd, Assen, Netherlands. – Duane ThD (1988) Clinical Ophthalmology, Vol 3, pp 9: 2–3, 10. Harper & Row, Philadelphia. – DeJong PTVM, Zrenner E, van Meel GJ et al (1991) Mizuo Phenomenon in X-linked Retinoschisis. Pathogenesis of the Mizuo Phenomenon. Arch Ophthalmol 109: 1104–1108. – Newsome DA (1988) Retinal Dystrophies and Degenerations. Raven Press, New York. – Pau H (1986) Differentialdiagnose der Augenkrankheiten. Thieme, Stuttgart, New York. – Peachey NS, Fishman GA, Derlacki DJ, Brigell MG (1987) Psychophysical and electroretinographic findings in X-linked juvenile retinoschisis. Arch Ophthalmol 105: 513–516. – Sieving PA, Bingham EL, Roth MS et al (1990) Linkage relationship of X-linked juvenile retinoschisis with Xp22.1–p22.3 probes. Am J Hum Genet 47: 616–621.
McK: 312700
E. Zrenner; K. Rüther/DP

Retinoschisis, X-chromosomal rezessive: Retinoschisis, geschlechtsgebundene juvenile
Retractio bulbi: Stilling-Türk-Duane-Syndrom
Retraktions-Syndrom: Stilling-Türk-Duane-Syndrom
retroparotid space syndrome, posterior (e): Villaret-Symptomatik
retropharyngeal syndrome, posterior (e): Villaret-Symptomatik
retrosphenoidal space syndrome (e): Jacod-Symptomatik

Rett-Syndrom

Def.: Bisher ausschließlich bei Mädchen beobachtetes, höchstwahrscheinlich genetisch bedingtes Syndrom mit Regression im motorischen, sprachlichen, sozialen und kognitiven Bereich.
A.: Erstbeschreibung 1966 durch den Wiener Neuropädiater Andreas Rett. Weltweite Anerkennung nach englischsprachigen Publikationen (Hagberg und Mitarbeiter 1983).
Diagn. Krit.: Obligate diagnostische Kriterien: **(1)** Schwangerschaft und Perinatalperiode unauffällig. – **(2)** Normale psychomotorische Entwicklung in den ersten 6 (–18) Monaten. – **(3)** Kopfumfang bei Geburt normal, später zunehmende Mikrozephalie. – **(4)** Verlust des Handgebrauchs. – **(5)** Schwer beeinträchtigte rezeptive und expressive Sprachfunktion. – **(6)** Schwere geistige Retardierung. – **(7)** Gang-Apraxie bzw. -Ataxie.
Unterstützende Kriterien: »Atemstereotypien«, epileptische Anfälle, Spastizität, Skoliose, Wachstumsverzögerung (Kleinwuchs), vasomotorische Störungen an unteren Extremitäten, kleine hypotrophe Füße. Diagnose sollte mit 2–5 Jahren gestellt werden können.
Ätiol.: X-chromosomal-dominante Mutation angenommen, letal bei Hemizygoten. Alle Betroffenen waren Neumutationen. Sämtliche bisher beobachteten eineiigen Zwillinge sind konkordant (Tochter einer Patientin hatte Rett-Syndrom!).
Pathog.: Unbekannt.
Bemerkungen: Häufigkeit aufgrund epidemiologischer Studien in Schweden und Schottland ca. 1 : 15 000 Mädchen. Bis Ende 1986 weltweit über 1200 Betroffene diagnostiziert. Empirisches Wiederholungsrisiko sehr gering. Lebenserwartung: noch zu wenig dokumentiert, viele Betroffene erreichen Erwachsenenalter. Altersgerechte Entwicklung sekundärer Geschlechtsmerkmale. Varianten mit protrahiertem Verlauf und milderer Symptomatik wurden beschrieben.
Lit.: Brain Dev Vol 14 (Suppl May 1992) 1–153. The symposium on the Rett syndrome. – Opitz JM, Reynolds JF, Spano LM, Moser HW (eds) (1986) The Rett syndrome. Am J Med Genet (Suppl 1) 1–404. – Rett A (1966) Über ein eigenartiges hirnatrophisches Syndrom bei Hyperammonämie im Kindesalter. Wien med Wschr 116: 723–726. – The Rett Syndrome Diagnostic Criteria Group (1988) Diagnostic criteria for Rett Syndrome. Ann Neurol 23: 425–428.
McK: 312750
E. Boltshauser/AS

Reye's disease (e): Reye-Sequenz

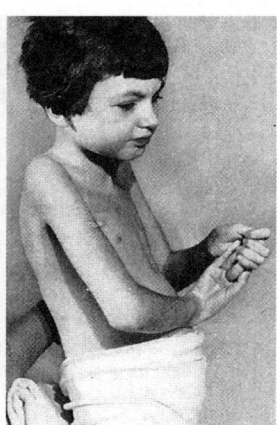

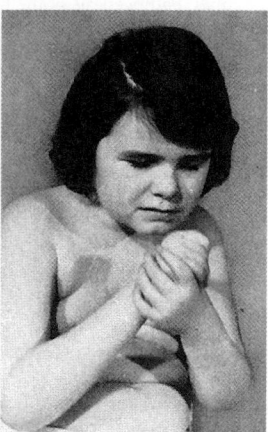

Rett-Syndrom: sehr charakteristisch sind eigenartige bizarre Bewegungsstereotypien, »waschende« Handbewegungen (Beob. A. Rett, Wien)

Reye-Sequenz

Syn.: Reye-Syndrom – Reye's disease (e) – encephalopathy and fatty degeneration of the viscera (e)
Def.: Klinisch-pathologisch definiertes Krankheitsbild mit akuter metabolischer Enzephalopathie und Hepatopathie.
A.: Erstbeschreibung durch W. R. Brain, D. Hunter und H. M. Turnbull 1929. – Festlegung als spezielle klinisch-pathologische Einheit 1963 durch die australischen Ärzte R. D. K. Reye, G. Morgan und J. Baral.
Diagn. Krit.: **(1)** Betrifft Kinder aller Altersgruppen (zwei Altersgipfel: 4 Jahre und 11 Jahre) und Erwachsene. – **(2)** Häufig biphasischer Verlauf, Auftreten 1–5 Tage nach Beginn eines fieberhaften Atemwegsinfektes oder Gastroenteritis. – **(3)** Beginn mit rezidivierendem Erbrechen, evtl. hämorrhagisches Erbrechen. – **(4)** Auftreten von Verhaltensänderungen: Irritabilität, Desorientierung, Halluzinationen, Delirium. – **(5)** Variable Ausprägung der Enzephalopathie; Stadium I: Lethargie, Schläfrigkeit; Stadium II: Desorientierung, Sopor; Stadium III: Koma, Dekortikationshaltung; Stadium IV: Koma, Dezerebrationshaltung; Stadium V: tiefes Koma, totale Muskelschlaffheit. – **(6)** Passager zentrale neurogene Hyperventilation (Stadium II und III), dann Adams-Stokes-Atmung und schließlich Atemlähmung. – **(7)** Erhöhter intrakranieller Druck (kontinuierliche Messung erforderlich). – **(8)** Hyperthermie (hypothalamische Dysfunktion). – **(9)** Hepatomegalie. – **(10)** Auftreten fokaler oder generalisierter zerebraler Krampfanfälle. – **(11)** Wesentliche Laborbefunde: Hyperammonämie, Hypoglykämie, erhöhte Aktivität der GOT und GPT ohne Bilirubinerhöhung, Hypoprothrombinämie, gemischt respiratorisch-metabolische Störungen des Säurebasenstatus. – **(12)** Weitere Laborbefunde: erhöhte Aktivität der CK, erhöhte Serum-Konzentration von Harnstoff und Creatinin, erhöhte Konzentration freier Fettsäuren im Serum, erhöhte Serum-Konzentrationen kurzkettiger Fettsäuren und der Aminosäuren Lysin, Glutamin, Alanin und Alpha-Aminobuttersäure. Liquorbefund: erniedrigte Glucosekonzentration, leichte Zellzahlerhöhung möglich, Eiweißgehalt in der Regel nicht erhöht. – **(13)** Exitus in der Regel innerhalb weniger Tage (Mortalität 10–40%). – **(14)** Bei Überleben plötzliche und schnelle Besserung

typisch, neurologische Folgeschäden sind möglich (10% der Überlebenden).
Ätiol.: Unbekannt. Virusinfektionen gehen meist der Erkrankung voraus (Influenza B, A, Varizella-Virus, andere Viren).
Pathog.: Unbekannt. Vermutet wird eine toxisch-metabolische Schädigung der Lebermitochondrien (herabgesetzte Aktivität zahlreicher mitochondrialer Enzyme), direkte Toxinwirkung auf Glia und Neuronen mit verändertem Neurotransmitterstoffwechsel, der erhöhte intrakranielle Druck wird als ein lebensbedrohliches Epiphänomen angesehen. Pathologisch-anatomische Befunde: massive Verfettung des Leberparenchyms in Form einer diffusen mikrovesikulären Lipidanhäufung im Zytoplasma der Hepatozyten, vergrößerte und deformierte Mitochondrien; ausgeprägtes diffuses Hirnödem; Lipidanreicherung in anderen Organen, besonders Nieren, Herz und Pankreas.
Bemerkungen: Epidemiologische Studien haben eine Verbindung zwischen der Anwendung von Acetylsalicylsäure und dem Auftreten des Reye-Sequenz vermuten lassen.
Lit.: Brain WR, Hunter D, Turnbull HM (1929) Acute meningoencephalomyelitis of childhood. Lancet I: 221. – Reye RDK, Morgan G, Baral J (1963) Encephalopathy and fatty degeneration of the viscera, a disease entity in childhood. Lancet II: 749–752. – Trauner DA (1982) Reye's Syndrom. Current Problems in Pediatrics, Vol XII: 5–31.
H. Siemes/JK

Reye-Sheehan-Syndrom: Simmonds-Sheehan-Syndrom
Reye-Syndrom: Reye-Sequenz
RHE syndrome (e): Hansen-Larsen-Berg-Syndrom
rheumatoide Arthritis, atypische infantile: Still-Krankheit

rheumatoide Arthritis, juvenile
Def.: s.u. Still-Symptomenkomplex.

rheumatoide Arthritis mit Hypersplenismus: Felty-Syndrom
rhizomeler Typ der Chondrodysplasia punctata: Chondrodysplasia punctata, autosomal-rezessive Form
RHS-Syndrom: Smith-Lemli-Opitz-Syndrom Typ I
Ribbing-Krankheit: epiphysäre Dysplasie, multiple
Riboflavin deficiency (e): Ariboflavinose
rib-tip syndrome (e): slipping rib
Richards-Rundle-Syndrom: Ataxie mit hypogonadotropem Hypogonadismus, zerebellare familiäre
Richards-Rundle syndrome (e): Ataxie mit hypogonadotropem Hypogonadismus, zerebellare familiäre
Richner(-Hanhart)-Syndrom: Keratose, palmoplantare

Richter-Lymphom
Syn.: Richter-Syndrom
Def.: Entwicklung eines großzelligen malignen Lymphoms bei Vorliegen einer chronischen lymphatischen Leukämie (CLL) vom B-Zell-Typ.
A.: Maurice Nathaniel Richter, amerikanischer Pathologe.
Diagn. Krit.: **(1)** Histologisch: Nachweis eines hochmalignen Lymphoms bei bekannter CLL. – **(2)** Klinisch: meist plötzliche Verschlechterung des Befindens mit Fieber, Gewichtsverlust, Splenomegalie, Hämoglobin- und Thrombozytenabfall und massive, rasch progrediente Lymphknotenvergrößerung (oft umschrieben), häufig extranodaler Befall. – **(3)** Labor: meist LDH-Erhöhung, häufig Paraproteinämie.
Ätiol.: Nicht eindeutig geklärt; möglich erscheint eine der CLL immanente Neigung zur malignen Transformation.
Pathog.: Nicht geklärt.
Bemerkungen: In 1–10% entwickelt sich ein großzelliges malignes Lymphom aus einer CLL. Das hochmaligne Lymphom kann immunologisch auch einem anderen Zellklon entstammen als die CLL. Die bislang bekannten Fälle sind sehr heterogen und entsprechen nicht immer der Erstbeschreibung durch Richter (z.B. Kombination CLL und Morbus Hodgkin). Die Prognose ist schlecht mit einem medianen Überleben von 5 Monaten.
Lit.: Foon KA, Rai KR, Gale RP (1990) Chronic Lymphocytic Leukemia: New Insights into Biology and Therapy. Ann Intern Med 113: 525–539. – Richter MN (1928) Generalized reticular cell sarcoma of lymph nodes associated with lymphatic leukemia. Am J Pathol 4: 285–299. – Robertson LE, Pugh W, O'Brian S et al (1993) Richter's Syndrome: A Report on 39 Patients. Journal of Clinical Oncology 11: 1985–1989.
E. Späth-Schwalbe/GA

Richter-Syndrom: Richter-Lymphom
rickets hemorrhagic (e): Moeller-Barlow-Krankheit
rickets, X-linked hypophosphatemic (e): Rachitis, familiäre hypophosphatämische

Riddoch-Phänomen
Def.: Dissoziation von statischem und dynamischem Sehen, bei starker Schwellenerhöhung für statische Sehziele werden in der Regel nur bewegte oder flackernde Objekte wahrgenommen.
Diagn. Krit.: **(1)** Verlust von Form- und Strukturerkennung, wobei Bewegungen in dem ansonsten anopen Gesichtsfeld z.T. erkannt werden können. – **(2)** Meist nach okzipitalen Läsionen, gelegentlich auch bei Erkrankungen der Sehbahn präkortikal.
Ätiol.: Meistens nach Posterior-Infarkten.
Pathog.: Bei kortikalen Läsionen mögliche unterschiedliche Beteiligung der mehr als 20 verschiedenen retinotopisch organisierten primären und sekundären Sehrindenareale.
Lit.: Riddoch G (1917) Dissociation of visual perceptions due to occipital injuries, with special reference to the appreciation of movement. Brain 40: 15–57. – Walsh TJ (1992) Visual field defects. In: Walsh TJ (ed) Neuroophthalmology, pp 592–595. Lea & Febiger, Philadelphia.
W. Paulus/DP

Riechspalten-Syndrom: Charlin-Neuralgie

Riecke-Syndrom
Def.: s.u. Ichthyosis congenita.

Rieder-Lähmung: Rieder-Syndrom

Rieder-Syndrom

Syn.: Rieder-Lähmung – Steinträgerlähmung – Tornisterlähmung – Armplexuslähmung – knapsack paralysis (e) – stone carrier paralysis (e)
Def.: Historischer Begriff für die Sequenz neurologischer Störungen bei mechanischer Läsion des Plexus brachialis im Bereich der Supraklavikulargrube durch Druck von oben.
A.: Hermann Rieder, 1858–1932, Radiologe, München. – Erstbeschreibung 1893.
Lit.: Rieder H (1893) Die „Steinträgerlähmung". Münch med Wschr 40: 121–123.
W. Müller-Felber/DP

Rieger-Anomalie: Rieger-Phänotyp

Rieger-Phänotyp

Syn.: Rieger-Anomalie – Dysgenesis mesodermalis corneae et iridis
Def.: Ätiologisch heterogene frühembryonale Entwicklungsstörung des Mesoderms des Auges.
A.: Erstbeschreibung 1935 durch Herwigh Rieger, 1898–1986, Ophthalmologe, Wien, Prag, Linz, »Dysgenesis mesodermalis cornea et iridis«.
Diagn. Krit.: (1) Irisatrophie/-hypoplasie bis Aniridie, betrifft vor allem das mesodermale Vorderblatt der Iris, wodurch das retinale Hinterblatt bloßliegt. Folgen: fahlbraune Farbe des ziliaren, gelb-graue Farbe des pupillären Anteils der Iris, Entrundung bzw. schlitzförmige Verziehung, evtl. Lochbildung der Iris; evtl. Kolobom. – (2) Korneatrübungen durch Auflagerungen auf der Hinterfläche; unscharfer Limbus corneae; glasige Randleiste der Hornhaut-Hinterfläche (Embryotoxon corneae posterius Axenfeld). Selten: Sklerokornea; Makrokornea oder Mikrokornea. – (3) Hypoplasie der Vorderkammer, hyaline Verdickungen im Bereiche des Kammerwinkels. – (4) Sekundäres Glaukom infolge von Verlegung des Kammerwinkels durch persistierendes mesodermales Gewebe. – (5) Linsenektopie, Katarakt, Pigmentsternchenzellen auf Linsenvorderfläche. – (6) Mikrophthalmie, blaue Skleren. – (7) Häufig Brechungsanomalien.
Ätiol.: Heterogen, meist im Rahmen des autosomal-dominanten Rieger-Syndroms vorliegend, aber auch z.B. fakultativer Befund bei myotoner Dystrophie Steinert, beim 10p⁻ Syndrom, bei interstitieller Deletion von 4q25–27 (Genort?) und anderen autosomalen Chromosomenaberrationen.
Pathog.: Frühembryonale Entwicklungsstörung des Mesoderms der Vorderkammer und angrenzender Gebilde: unvollständige Trennung der Hornhaut-Hinterfläche von der Iris mit Hypoplasie des Iris-Vorderblattes. Siehe auch Rieger-Syndrom; nicht identisch mit dem Peter-Phänotyp und dem Axenfeld-Phänotyp (Embryotoxon corneae posterius).
Lit.: Alkemade PPH (1969) Dysgenesis mesodermalis of the iris and the cornea: a study of Rieger's syndrome and Peter's anomaly. Van Gorcum, Rotterdam. – Rieger H (1935) Beiträge zur Kenntnis seltener Mißbildungen der Iris: Über Hypoplasie des Irisvorderblattes mit Verlagerung und Entrundung der Pupille. Graefe Arch Klin Exp Ophthalmol 133: 602–635. – Rieger H (1941) Erbfragen in der Augenheilkunde. Graefe Arch Klin Exp Ophthalmol 143: 277–299.
A. Schinzel/AS

Rieger-Syndrom

Def.: Dysmorphiesyndrom mit dem Rieger-Phänotyp als hervorstechendem Merkmal, bedingt durch ein autosomal-dominantes Gen.
A.: Herwigh Rieger, 1898–1986, Ophthalmologe, Wien, Prag, Linz, beschrieb 1935 das Syndrom und die Sequenz und nannte die letztere »Dysgenesis mesodermalis corneae et iridis«.
Diagn. Krit.: (in abnehmender Häufigkeit) (1) Rieger-Phänotyp (s. dort) – (2) Oligodontie, abnorme Zahnmorphologie, kleine Zähne. – (3) Gesicht: **a)** Kleines Kinn, zurückgesetzte Oberlippe, prominente Unterlippe (wodurch die Patienten oft älter aussehen, als sie tatsächlich sind). **b)** Breite Nase mit flacher Wurzel; Telekanthus mit oder ohne Hypertelorismus. **c)** Ohrdysplasie, variable Fehlbildungen des Mittel- und Innenohres. – (4) Augenmuskelhypoplasie. – (5) Ausbleiben der Reduktion der periumbilikalen Hautfalte (kann als Nabelhernie fehldiagnostiziert werden, ähnliche Befunde beim Aarskog- und Robinow-Syndrom). – (6) Fakultativ mäßige geistige Behinderung.
Ätiol.: Autosomal-dominantes Gen mit fast vollständiger (95%) Penetranz und variabler Expressivität, sowohl was den Rieger-Phänotyp als auch was die anderen assoziierten Befunde betreffen.
Pathog.: Unbekannt.
Bemerkungen: Der Rieger-Phänotyp bezeichnet die komplexe Augenfehlbildung und kann neben dem Rieger-Syndrom bei verschiedenen Syndromen vorliegen. Beides, Syndrom und Phänotyp, wird oft synonym gebraucht oder verwechselt.
Lit.: Alkemade PPH (1969) Dysgenesis mesodermalis of the iris and the cornea: a study of Rieger's syndrome and Peter's anomaly. Van Gorcum, Rotterdam. – Fitch N, Kaback M (1978) The Axenfeld syndrome and the Rieger syndrome. J Med Genet 15: 30–34. – Ligutic I, Brecevic L, Petkovic I et al (1981) Interstitial deletion 4q and Rieger syndrome. Clin Genet 20: 323–327. – Murray JC, Bennett SR, Kwitek AE et al (1992) Linkage of Rieger syndrome to the region of the epidermal growth factor gene on chromosome 4. Nature Genet 2: 46–49. – Rieger H (1935) Beiträge zur Kenntnis seltener Mißbildungen der Iris: Über Hypoplasie des Irisvorderblattes mit Verlagerung und Entrundung der Pupille. Graefe Arch Klin Exp Ophthalmol 133: 602–635. – Rieger H (1941) Erbfragen in der Augenheilkunde. Graefe Arch Klin Exp Ophthalmol 143: 277–299.
McK: 180500
A. Schinzel/AS

Riesenaxon-Neuropathie

Syn.: Polyneuropathie mit Riesenaxonen – Giant axonal neuropathy (e)
Def.: Wahrscheinlich erblich bedingte Erkrankung des Nervensystems, die morphologisch durch Auftreibung von Nervenaxonen gekennzeichnet ist und in der frühen Kindheit mit verzögerter statomotorischer Entwicklung beginnt und die bei fast allen beschriebenen Kindern mit auffällig gekräuseltem Haar einhergeht.
A.: Erstbeschreibung 1972 durch A. K. Asbury, M. K. Gale, S. C. Cox, J. R. Baringer und B. O. Berg.
Diagn. Krit.: (1) Beginn in den ersten Lebensjahren mit verzögerter statomotorischer Entwicklung. – (2) Langsam progrediente Polyneuropathie mit schwerfälligem Gang, Hypotonie (nur in einem Fall ist Hypertonie beschrieben), Hypo- bis Areflexie, distal- und beinbetonten, unterschiedlich ausgeprägten Muskelatrophien, Hypästhesie und Pallhypästhesie. Auch das Lageempfinden kann tangiert sein. – (3) Auffällige Kräuselung der Haare (nicht bei allen Fällen mitgeteilt). – (4) Wachstum im unteren Normbereich. – (5) EEG: Veränderungen

häufig. – **(6)** In einzelnen Fällen Fazialis-, Glossopharyngeus-, Vagusparese, Dysarthrie, Dysmetrie, Dysdiadochokinese, Nystagmus, Babinski-Zeichen, Sehstörungen, dementieller Abbau. – **(7)** EMG: abnorm als Folge neurogener Muskelschäden. Motorische Nervenleitgeschwindigkeit normal oder mäßig verzögert. Sensible Nervenpotentiale – soweit mitgeteilt – amplitudenreduziert. – **(8)** Nervenbiopsie: charakteristische Axonauftreibungen von myelinisierten und unmyelinisierten Nervenfasern bis 50 µm Dicke über eine Internodallänge von 100–350 µm mit dicht gepackten Neurofilamenten. Im Bereich der Auftreibungen reduzierte Myelinschicht. Verminderte Anzahl von Markfasern, De- und Remyelinisierung. Vereinzelt Zwiebelschalenformationen.
Ätiol.: Noch ungeklärt. Verdacht auf autosomal-rezessiven Erbgang. Bisher sporadische Fälle mit häufigem Vorkommen von Blutsverwandtschaft der Eltern (nach einer Übersicht von Donaghy in sechs von 19 bis 1988 beschriebenen Fällen).
Pathog.: Die Ursache der Axonveränderungen, die sowohl im peripheren als auch im zentralen Nervensystem (Kortex, Hirnstamm, Hinterstränge und Pyramidenbahn) nachgewiesen wurden, ist unbekannt. Vermehrtes Auftreten von Filamenten wurde auch in Schwann-Zellen, endoneuralen Fibroblasten und Kapillarendothelien beobachtet. Chemische Untersuchungen der Haare ergaben eine Verminderung der Disulfidbindungen und Zunahme der Thiolgruppen.
Bemerkungen: Seltene Erkrankung. **(DD)** Menkes-Syndrom – infantile neuroaxonale Dystrophie. Entsprechende Axonveränderungen kommen bei einigen toxischen Polyneuropathien vor (Acrylamid, n-Hexan, Methyl-n-Butyl-Keton).
Lit.: Asbury AK, Gale MK, Cox SC, Baringer JR, Berg BO (1972) Giant axonal neuropathy – a unique case with segmental neurofilamentous masses. Acta Neuropathol 20: 237–247. – Berg BO, Rosenberg SH, Asbury AK (1972) Giant axonal neuropathy. Pediatrics 49: 894–899. – Donaghy M, Brett EM, Ormerod JEC et al (1988) Giant axonal neuropathy: observations on a further patient. J Neurol Neurosurg Psychiat 51: 991–994. – Kinney RB, Gottfried MR, Hodson AK et al (1985) Congenital giant axonal neuropathy. Arch Path Lab Med 109: 639–641. – Richen P, Tandan R (1992) Giant axonal neuropathy: progressive clinical and radiologic CNS involvement. Neurology 42: 2220–2222.
McK: 256850
D. Burg/DP

Riesenfaltengastropathie: Gastropathie Ménétrier, hypertrophische

Riesenkondylome Buschke-Loewenstein
Syn.: Buschke-Loewenstein-Tumor – verruköses Karzinom der Genitalregion – Condyloma acuminatum giganteum – giant malignant condyloma (e) – carcinoma-like condyloma (e)
Def.: Riesige Kondylome im Anogenitalbereich mit einem lokal aggressiven Wachstum.
A.: Abraham Buschke, 1868–1943, Dermatologe, Berlin. – Erstbeschreibung 1925.
Diagn. Krit.: **(1)** Tumorförmige bzw. blumenkohlartige, exophytisch und endophytisch wachsende Riesenkondylome im Genital- und Analbereich. – **(2)** Aggressives Wachstum mit Destruktion tieferliegenden Gewebes. – **(3)** Vorkommen häufiger bei Männern. – **(4)** In vielen Fällen Nachweis von Papillomviren (HPV-6 bzw. HPV-11). – **(5)** Histologisch ähnliches Bild wie beim sog. verrukösen Karzinom, jedoch ohne zytologische Merkmale eines malignen Prozesses. – **(6)** Keine Metastasierung.

Ätiol.: Wahrscheinlich – wie bei Riesenkondylomen – Induktion durch HPV-Infektion.
Pathog.: Entwicklung von Riesenkondylomen durch feuchtes Milieu, chronische Infekte und möglicherweise individuelle Disposition.
Bemerkungen: Das Hauptproblem scheint die Abgrenzung des Buschke-Loewenstein-Tumors vom Condyloma acuminatum giganteum und vom verrukösen Karzinom der Anogenitalregion zu sein. Für einige Autoren handelt es sich um synonyme Begriffe, andere unterscheiden zumindest zwischen dem Buschke-Loewenstein-Tumor und den Riesenkondylomen, der Tumor wird aber dem verrukösen Karzinom gleichgesetzt. Neuerdings werden diese drei Krankheitsbilder als selbständige Krankheiten angesehen.
Lit.: Buschke A, Loewenstein L (1925) Über carcinomähnliche Condylomata acuminata des Penis. Berl Klin Wschr 4: 1726–1728. – Buschke A, Loewenstein L (1931) Über carcinomähnliche Condylomata acuminata des Penis. Arch Dermatol Syphilol (Berlin) 163: 30–461. – Gross G, Gissmann L (1986) Urogenitale und anale Papillomvirusinfektionen. Hautarzt 37: 587–596. – Niederauer HH, Weindorf N, Schultz-Ehrenburg U (1993) Ein Fall von Condyloma acuminatum giganteum. Zur Differentialdiagnose der Riesenkondylome von den Buschke-Loewenstein-Tumoren und dem verrukösen Karzinom. Hautarzt 44: 795–799. – Schwartz RA (1990) Buschke-Loewenstein tumor: Verrucous carcinoma of the penis. J Am Acad Dermatol 23: 723–727.
W. Maciejewski/GB

Riesenwuchs, angiektatischer: Klippel-Trenaunay-Symptomenkomplex

Riesenwuchs, halbseitiger: Hemihypertrophie, idiopathische

Riesenzellarteriitis
Syn.: Morbus Horton – Horton-Syndrom – Horton-Magath-Brown-Syndrom – Arteriitis temporalis – giant-cell arteritis (e) – Arteriitis cranialis
Def.: Riesenzellarteriitis mit überwiegender Manifestation im Bereich der A. temporalis und der Augengefäße bei älteren Patienten.
A.: Erstbeschreibung 1932/34 durch die amerikanischen Ärzte Bajard Taylor Horton, 1895–1980, T. B. Magath, G. E. Brown, 1885–1935, nachdem bereits 1889 durch Hutchinson ein Einzelfall beschrieben worden war und auch Valery-Radot 1925 sowie Schmidt 1930 (als intrakranielles Aneurysma) darüber berichtet hatten.
Diagn. Krit.: **(1)** Uncharakteristischer Krankheitsbeginn: Depression, Adynamie, subfebrile Temperaturen, Nachtschweiß, Gewichtsabnahme, Inappetenz, flüchtige Arthralgien und Myalgien. – **(2)** Heftiger Kopfschmerz im Stirn- oder Schläfenbereich. – **(3)** A. temporalis als druckdolenter und pulsloser Strang tastbar. – **(4)** Ischämiesymptome: transitorische Doppelbilder, Ptose, Erblindung bei Verschluß der A. centralis retinae, Schmerzen von Zungen- oder Kaumuskulatur. – **(5)** Bei entzündlicher Beteiligung von Aortenbogen und Hirngefäßen Schwindel, Hörverlust oder Hemiparese möglich. – **(6)** Selten Angina pectoris oder Angina abdominalis. – **(7)** Bei 50% der Patienten Polymyalgia-rheumatica-Symptomatik mit Steifigkeit und Schmerzen der Nacken-, Schulter- und Beckenmuskulatur. – **(8)** Laborbefunde: extreme BSG-Beschleunigung, Anämie, Albuminverminderung bei vermehrten α_1- und α_2-Globulinen, selten β-Globuline; Nachweis zirkulierender Immunkomplexe. – **(9)** Diagnostischer Beweis durch Biopsie der Temporalarterie, ggf. Temporalis-Arteriogramm.

Ätiol.: Unbekannt.
Pathog.: Infiltrationen von Histiozyten, Lymphozyten und Riesenzellen in der A. temporalis, Zerstörung der tunica media.
Bemerkungen: Manifestationsalter meist ältere Patienten (50–60 Jahre). Die Diagnose kann sehr schwierig sein, wenn lediglich Allgemeinsymptome bestehen. Krankheitsverlauf über mehrere Monate oder auch in Schüben. Rasches Einleiten einer Steroidbehandlung, um Erblindung zu vermeiden. **(DD)** maligne Erkrankungen und Kollagenosen. Je nach Befallslokalisation Takayasu-Syndrom.
Lit.: Cohen DN, Damaske MM (1975) Temporal arteritis: a spectrum of ophthalmic complications. Ann Ophthalmol 7: 1045. – Cupps TR, Fauci AS (1981) The vasculitides. Saunders, Philadelphia. – Healy LA, Wilske KR (1978) The systemic manifestations of temporal arteritis. Grune and Stratton, New York. – Horton BT, Magath TB, Brown GE (1934) Arteritis of temporal vessels. Arch Intern Med 53: 400.
H.-H. Osterhues/GA

Riesenzellhistiozytose: Retikulohistiozytose, multizentrische
Riesenzellthyreoiditis: (de-)Quervain-Thyreoiditis

Rigid-spine-Syndrom
Def.: Kongenitale Myopathie mit zunehmender Flexionseinschränkung der Wirbelsäule. Es handelt sich wohl nicht um ein einheitliches genetisches Syndrom. Ein Teil der Fälle gehört zur Emery-Dreifuss-Muskeldystrophie, ein Teil zur kongenitalen Muskeldystrophie. Sporadische Erkrankungen sind derzeit noch nicht sicher zuzuordnen.
A.: Erstbeschreibung 1971 durch den Pädiater Victor Dubowitz, 1931–, London.
Diagn. Krit.: **(1)** Teilweise bereits von Geburt an bestehende, teilweise im ersten Lebensjahrzehnt sich entwickelnde erste klinische Symptome. – **(2)** Leitbefund ist eine zunehmende Flexionsbehinderung der Wirbelsäule. Häufig bestehen zusätzliche weitere Kontrakturen (vor allem Ellenbogen). – **(3)** Variabel ist die Ausprägung eines Mitbefalls der Skelettmuskulatur (meist humeroperoneale Prädilektion). – **(4)** Creatinkinase im Serum meist leicht erhöht. – **(5)** EMG: pathologisch, wobei häufig nicht zwischen einem Myopathie- und Neuropathiemuster differenziert werden kann. – **(6)** Muskelbiopsie: je nach Entnahmestelle variable Befunde. In kontrakten Muskeln ausgeprägte interstitielle Fibrose. In weniger befallenen Muskeln oft nur Minimalbefunde, z.B. Fasertypen-Disproportion.
Ätiol.: Häufig erblich (autosomal-rezessiv bzw. -dominant), selten sporadisch.
Pathog.: Nicht geklärt.
Bemerkungen: **(DD)** Überschneidungen zur kongenitalen Muskeldystrophie und zum Emery-Dreifuss-Syndrom sind zu beachten.
Lit.: Banker BQ (1994) The congenital muscular dystrophies. In: Engel AG, Franzini/Armstrong C (eds) Myology, Vol 2, pp 1275–1289. McGraw Hill, New York. – Dubowitz V (1971) Recent advances in neuromuscular disorders. Rheum Phys Med 11: 126–130. – Dubowitz V (1978) Muscle Disorders in Childhood. Saunders, London, Philadelphia, Toronto.
D. Pongratz/DP

Riley-Day-Krankheit: Neuropathie, hereditäre sensible, Typ III
Riley-Smith-Syndrom: Bannayan-Riley-Ruvalcaba-Syndrom
Rindenanfälle: Jackson-Anfälle
Rindenepilepsie: Epilepsia partialis continua (Koshewnikoff) – Jackson-Anfälle
ringförmige Dystrophie Reis-Bücklers: Reis-Bücklers-Dystrophie
Ring- und Kleinfinger-Syndaktylie (III): Syndaktylie Typ I–V
Ritscher-Schinzel-Syndrom: CCC-Syndrom
RMSS: Bannayan-Riley-Ruvalcaba-Syndrom
Robertson-Kihara-Syndrom: Hyperreninismus, primärer

(Argyll-)Robertson-Zeichen
Syn.: Pupillenstarre, reflektorische – Pupillenstarre, tabische, reflektorische – (Argyll) Robertson's pupil (e)
Def.: Isolierte reflektorische Pupillenstarre bei verschiedenen Erkrankungen des Zentralnervensystems.
A.: Erstbeschreibung 1869 durch Douglas Moray Cooper Lamb Argyll Robertson, 1837–1909, schottischer Augenarzt.
Diagn. Krit.: **(1)** Aufhebung des direkten und konsensuellen Lichtreflexes der Pupille bei erhaltenem Reflex auf Akkommodation und Konvergenz. – **(2)** Die Pupillenreaktion auf sensorische und psychische Reize fehlt oder ist herabgesetzt. – **(3)** Relative oder absolute Miosis. – **(4)** Anisokorie, oft auch Entrundung der Pupille.
Ätiol.: Es handelt sich zwar meist um Lues cerebrospinalis, doch können bei chronischem Alkoholismus, traumatischen Hirnläsionen und epidemischer Enzephalitis, ferner bei multipler Sklerose, bei Wernicke-Syndrom II, zerebraler Arteriosklerose, Epiphysentumoren, Vierhügel-Sequenz und Parinaud-Sequenz II die gleichen Pupillenveränderungen entstehen.
Pathog.: Nicht sicher geklärt.
Lit.: Robertson A (1869) On an interesting series of eye symptoms in a case of spinal disease, with remarks on the action of belladonna on the iris etc. Edinburgh med J 14: 646–708. – Robertson A (1869) Four cases of spinal miosis; with remarks on the action of light on the pupil. Edinburgh med J 15: 487–493.
D. Schmidt/DP

Roberts-Syndrom
Syn.: SC-Syndrom – SC-Phokomelie-Syndrom – Pseudothalidomid-Syndrom – Appelt-Gerken-Lenz-Syndrom
Def.: Symmetrische Reduktionsanomalie aller Extremitäten mit typischer fazialer Dysmorphie und bilateraler Lippen-Kiefer-Gaumen-Spalte sowie Schwesterchromatid-Separation einschließlich der Zentromerregion.
A.: J. Herrmann, M. Feingold, G. Tuffli und J. M. Opitz, amerikanische Pädiater und Humangenetiker. – Erstbeschreibung 1969 durch die vier Autoren gemeinsam.
Diagn. Krit.: **(1)** Symmetrische Verkürzung der distalen Extremitätenabschnitte im Sinne einer Tetraphokomelie. – **(2)** Strahlanomalien mit variabler Expressivität: Hypo- oder Aplasie von Radius und Daumen sowie Ulna und Tibia, Ektrodaktylie, Syndaktylie, Kamptodaktylie, Brachydaktylie, Klinodaktylie V, weite Sandalenfurche. – **(3)** Flexionskontrakturen der großen Gelenke; Klump-, Knick- oder Hackenfüße. – **(4)** Bilaterale, seltener einseitige Lippenspalte mit und ohne Gaumenspalte, Hypertelorismus, Exophthalmus, Anophthalmie, Epikanthus, schmale Schläfenregion, tiefsitzende und dysplastische Ohren, hypoplastische Nasenlöcher bei breiter Nase, Mikroretrognathie. – **(5)** Mikrophthalmie, Mikrokornea, blaue Skleren, Katarakt, Hornhauttrübung, Lidkolobome. – **(6)** Mikrozephalie. – **(7)** Naevus flammeus des Mittelgesichts und/oder der Nackenregion. –

Robinow-Syndrom

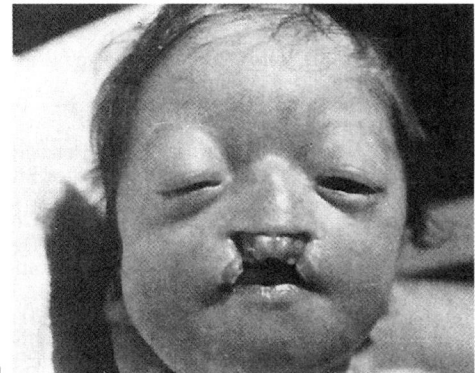

bryonalperiode könnte den variablen Phänotyp erklären.
Bemerkungen: SC-Phokomelie und Pseudothalidomid-Syndrom einerseits sowie Roberts-Syndrom und Appelt-Gerken-Lenz-Syndrom andererseits wurden bereits früher jeweils zu Entitäten zusammengefaßt. Inzwischen werden alle Begriffe als Synonyme angesehen. Vom Roberts-Syndrom zu unterscheiden ist offenbar eine von Analatresie begleitete Entität, die X-chromosomal vererbt wird. Thrombopenien können die Differentialdiagnose zum TAR-Syndrom erschweren. Pränatale Ultraschalldiagnostik möglich, zytogenetische Pränataldiagnostik (s.o.) nicht sicher genug.
Lit.: Allingham//Hawkins DJ, Tomkins DJ (1991) Somatic cell hybridization of Roberts syndrome and normal lymphoblasts resulting in correction of both the cytogenetic and mutagen hypersensitivity cellular phenotypes. Somat Cell Mol Genet 17: 455–462. – Gershoni//Baruch R, Drugan A, Bronshtein M, Zimmer EZ (1992) Roberts syndrome or „X-linked amelia"? Am J Med Genet 43: 630–632. – Herrmann J, Feingold M, Tuffli GA, Opitz JM (1969) A familial dysmorphogenetic syndrome of limb deformities, characteristic facial appearance and associated anomalies: the „pseudothalidomide" oder „SC-syndrome". Birth Def Orig Art Ser V(3): 81–89. – Keppen LD, Gollin SM, Seibert JJ, Sisken JE (1991) Roberts syndrome with normal cell division. Am J Med Genet 38: 21–24. – Roberts JB (1919) A child with double cleft lip and palate, protrusion of the intermaxillary portion of the upper jaw and imperfect development of the bones of the four extremities. Ann Surg 70: 22–23. – Römke CH, Forster//Iskenius U, Heyne K et al (1987) Roberts syndrome and SC phokomelia. A single genetic entity. Clin Genet 31: 170–177.
McK: 268300
V.-J. Mücke/JS

Roberts-Syndrom: a) doppelseitige Lippen-Kiefer-Gaumen-Spalte, Unterlidkolobome, schwere Mittelgesichtsdysplasie; b) Tetraphokomelie (Beob. Appelt, Gerken, Lenz)

(8) Relativ großer Penis, ektope Testes, Uterus- bzw. Vaginaanomalien mit Klitorishypertrophien; dysplastische oder zystisch veränderte Nieren. – **(9)** Spärliches weißblondes Haar, fehlende oder hypoplastische Finger- und Zehennägel. – **(10)** Fakultativ: Shuntvitien, Enzephalozelen, Myelomeningozelen, Hydrozephalus, Exenzephalie, Tumorbildung, z.B. Rhabdomyosarkom und Bauchwanddefekte. – **(11)** Minderwuchs. – **(12)** Separation der Schwesterchromatiden einschließlich der Zentromerregion, die in C-Banden-Technik sichtbar wird (für pränatale Diagnostik mit Einschränkung brauchbar), nicht immer nachweisbar. Die Auffälligkeiten am Heterochromatin und eine dann nachweisbare Überempfindlichkeit gegenüber Mitomycin C lassen sich in vitro durch Hybridisierung mit normalen Zellen korrigieren.
Ätiol.: Autosomal-rezessives Erbleiden.
Pathog.: Noch unklar; die meist nachweisbare Abnormität in der Chromatidteilung führt zu einer Prolongation des Zellzyklus. Das Auftreten dieser Zellteilungsstörung zu jeweils unterschiedlichen Zeitpunkten in der Em-

Robin-Anomalie: (Pierre-)Robin-Sequenz
Robinow-Silverman-Smith-Syndrom: Robinow-Syndrom

Robinow-Syndrom

Syn.: fetal face syndrome (e) – Robinow-Silverman-Smith-Syndrom
Def.: Autosomal-dominant oder -rezessiv vererbtes Minderwuchssyndrom mit charakteristischen Gesichts- und Genitalbefunden, auffallender beim männlichen Geschlecht.
A.: Erstbeschreibung 1969 durch Meinhard Robinow, 1909–, deutsch-amerikanischer Humangenetiker, Hamburg, Dayton, Ohio, und Mitarbeiter anhand einer Familie mit Betroffenen in sechs Generationen.
Diagn. Krit.: **(1)** Minderwuchs, hauptsächlich postnatal. Meist vom mesomelen oder mesoakromelen Typ (besonders obere Extremitäten); Brachydaktylie. Erwachsenengröße im unteren Normbereich. – **(2)** Prominente Stirn, breite, flache Nase mit nach vorn gerichteten Öffnungen (»fetal face«), Hypertelorismus, irreguläre Zahnstellung. – **(3)** Kleiner, im Skrotalfett versteckter Penis (oft nur Glans sichtbar), kleine Labia, partieller, primärer Hypogonadismus. Verminderte Fertilität beim männlichen, vollständige Fertilität beim weiblichen Geschlecht. – **(4)** Multiple kleine Skelettanomalien im Röntgenbild, insbesondere Wirbelfehlbildungen (Fusion, Hemivertebrae etc.) und Rippenanomalien; Skoliose. – **(5)** Seltener: Hüftluxation, Hernien, verdoppelte oder bifide Daumenendphalangen, breite erste Zehe, Klinodaktylie der fünften Finger, Verbiegung der Radii, Makroglossie, Kryptorchismus, vesikourethraler Reflux. – **(6)** Intelligenz meist normal.

(Pierre-)Robin-Sequenz

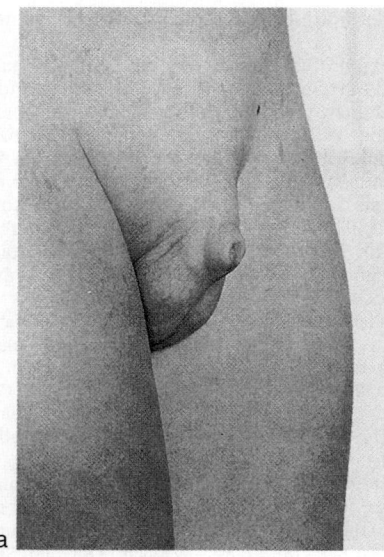

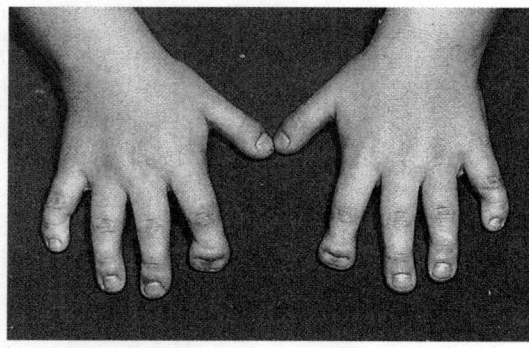

Robinow-Syndrom: a) Genitalien eines 3½jährigen Patienten; b) Hände eines 1jährigen Patienten (Hypoplasie der Daumen-Endophalanx, Duplikation der Zeigefinger-Endphalanx, Klinodaktylie der Kleinfinger)

Ätiol.: Möglicherweise heterogen, mehrheitlich autosomal-dominanter Erbgang (durch Vater-Sohn-Übertragung gesichert), bei Knaben häufiger und leichter diagnostizierbar wegen der auffälligen Genitalbefunde. Wahrscheinlich Untergruppe mit autosomal-rezessivem Erbgang, v.a. bei slowakischen Zigeunern häufig.
Pathog.: Unbekannt.
Bemerkungen: **(DD)** Aarskog-Syndrom.
Lit.: Bain MD, Winter RM, Burn J (1986) Robinow syndrome without mesomelic „brachymelia": a report of five cases. J Med Genet 23: 350–354. – Robinow M (1993) The Robinow (fetal face) syndrome – a continuing puzzle. Clinical Dysmorphology 2: 199–207. – Robinow M, Silverman FN, Smith HD (1969) A newly recognized dwarfing syndrome. Am J Dis Child 117: 645. – Schinzel A, Zellweger H, Grella A, Prader A (1974) Fetal face syndrome with acral dysostosis. Helv Paediatr Acta 29: 55–60. – Wadlington WB, Tucker VL, Schimke RN (1973) Mesomelic dwarfism with hemivertebrae and small genitalia (the Robinow syndrome). Am J Dis Child 126: 202.
McK: 180700; 268310
A. Schinzel/AS

(Pierre-)Robin-Sequenz
Syn.: Robin-Anomalie – (Pierre-)Robin-Syndrom
Def.: Mikrogenie, Glossoptose und Gaumenspalte als Folgen früher mandibulärer Hypoplasie.
A.: Erstbeschreibung 1923 durch Pierre Robin, 1867–1950, Zahnarzt, Paris.
Diagn. Krit.: **(1)** Mikrogenie, Gaumenspalte, Retroglossie, Glossoptose. – **(2)** Einengung der Atemwege, Stridor, hypoxische Attacken. – Weiterhin: **(3)** In 15–25% Herzfehler (offener Ductus Botalli, offenes Foramen ovale, ASD, VSD, Cor triloculare, Coarctatio aortae, Dextrokardie). – **(4)** Angeborene Extremitätenamputationen (oro-akrales Syndrom), beidseitige Klumpfüße, Hüftluxationen, Syndaktylien, Sternalanomalien. – **(5)** Strabismus, Glaukom, Mikrophthalmie. – **(6)** Hirnanomalien in Einzelfällen: Hydrozephalus, Mikrozephalie, kortikale Atrophien, schwere Hirnfehlbildungen komplexer Natur (eigene Beobachtung). – **(7)** Über 20% sind schwer geistig behindert.
Ätiol.: Heterogenie.
Pathog.: Die Triade Mikrogenie, weiche Gaumenspalte und Glossoptose kann isoliert auftreten oder in Verbindung mit vielen anderen Symptomen. Der primäre Defekt ist wahrscheinlich eine ausgeprägte Hypoplasie der embryonalen Mandibula, die eine Verlagerung der Zunge nach dorsal und kranial bewirkt, was wiederum zur Fusionsstörung der Gaumenfortsätze und damit zur medianen Gaumenspalte führt (Sequenz). Experimentelle Untersuchungen zur Induktion der Pierre-Robin-Sequenz beim Tier kommen zu dem Schluß, daß auch durch exogene Substanzen eine Auslösung der charakteristischen Triade zu diskutieren ist, allerdings fehlen eindeutige Nachweise.
Bemerkungen: In einer 10-Jahres-Prospektivstudie von 55 Patienten mit Pierre-Robin-Sequenz starben innerhalb der ersten 3 Lebensmonate 26%. Assoziierte Fehlbildungen hatten 26%: Extremitätenfehlbildungen, Herzfehler, Augensymptome u.v.a.m. Über 50% entwickelten bei audiometrischen Auffälligkeiten Sprachartikulationsstörungen. 13% waren sprachverzögert, in 17% bestand Strabismus. – Unter den Patienten mit nicht-syndromaler Pierre-Robin-Sequenz gab es keine Geschwisterbeobachtungen. Bei multidisziplinärem Management post partum ist die Entwicklung dieser Kinder normal. Die Pierre-Robin-Sequenz wird bei folgenden Syndromen beobachtet: zerebrokostomandibuläres Syndrom, akrofaziale Dysostose Nager, postaxiale akrofaziale Dysostose, Syndrom der persistierenden linken oberen Hohlvene, Wiedemann-Beckwith-Syndrom, Shprintzen-S., Stevenson-S., Catel-Manzke-S., oroakrales S., CHARGE-Assoziation, amniogene Schnürfurchen, kampomele Dysplasie, diastrophe Dysplasie, spondylo-epiphysäre Dysplasia congenita, Stickler-Syndrom, myotone Dystrophie Curschmann-Steinert, fetales Alkoholsyndrom, chromosomale Syndrome.
Lit.: Bull DJ, Givan DC, Sadove A et al (1990) Improved outcome in Pierre Robin sequence: effect of multidisciplinary evaluation and management. Pediatrics 86: 294–301. – Chitayat D, Meunier CM, Hodkinson KA, Azouz ME (1991) Robin sequence with facial and digital anomalies in two half-brothers by the same mother. Am J Med Genet 40: 167–172. – Menko FH, Madan K, Baart JA, Beukenhorst HL (1992) Robin sequence and a deficiency of the left forearm in a girl with a deletion of chromosome 4q33-qter. Am J Med Genet 44: 696–698. – Pierre Robin (1923) Bull Acad Nat Méd (Paris) 89: 37. – Pierre Robin (1929) La glossoptose, un grave danger pour nos enfants. Gaston Doin, Paris. – Robin P (1934) Glossoptosis due to atresia and hypotrophy of the mandible. Am J Dis Child 48: 541. – Sheffield LJ, Reiss JA, Strohm K, Gilding M (1987) A genetic follow-up study of 64 patients with the Pierre Robin complex. Am J Med Genet 28: 25–36. – Smith JL, Stowe FR (1961) The Pierre Robin syndrome (glossoptosis, micrognathia, cleft palate). A review of 39 cases

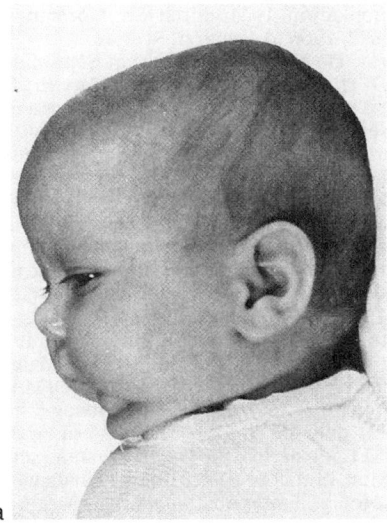

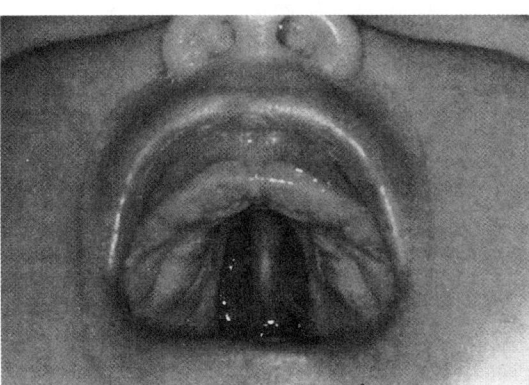

b

Pierre-Robin-Sequenz: a) typischer Gesichtsschnitt mit hochgradiger Mikrogenie; »Doppelkinn« (Beob. U.K.Kl. Charité, Berlin); b) Gaumenspalte (Beob. H. Kirchmair, Rostock)

with emphasis on associated ocular lesions. Pediatrics 27: 128–133.
McK: 261800; 302380; 311900
J. Kunze/JK

Robinson-Miller-Bensimon-Syndrom: Robinson-Syndrom
Robinson-Miller-Worth-Syndrom: tricho-dento-ossäres Syndrom

Robinson-Syndrom
Syn.: Robinson-Miller-Bensimon-Syndrom – deafness-onychodystrophy, dominant form (e)
Def.: Autosomal-dominante Form von ektodermaler Dysplasie mit angeborener Schwerhörigkeit, Zahnanomalien und Nageldystrophie.
A.: Erstbeschreibung 1962 durch Geoffrey C. Robinson, Pädiater, Vancouver, James R. Miller, Humangenetiker, Vancouver, und J. R. Bensimon.

Diagn. Krit.: (1) Angeborene Innenohrschwerhörigkeit mit progredientem Verlauf. – (2) Zähne: partielle Anodontie, stiftförmige Reduktion, verspäteter Durchbruch. – (3) Fakultativ: Syndaktylie zwischen ersten, zweiten, dritten und vierten Zehen; präaxiale Polydaktylie der oberen Extremität. – (4) Erhöhte Schweißelektrolyte.
Ätiol.: Autosomal-dominanter Erbgang in der beschriebenen Familie durch drei Generationen.
Pathog.: Unbekannt.
Bemerkungen: Erst eine Familie mit fünf Betroffenen in drei Generationen beschrieben. Zu unterscheiden von autosomal-rezessiver Form von Schwerhörigkeit-Onychodystrophie (McKusick 220500).
Lit.: Robinson GC, Miller JR, Bensimon JR (1962) Familial ectodermal dysplasia with sensorineural deafness and other anomalies. Pediatrics 30: 797–802.
McK: 124480
A. Schinzel/AS

(Pierre-)Robin-Syndrom mit Zeigefingeranomalien: Catel-Manzke-Syndrom

Roemheld-Symptomenkomplex
Syn.: Roemheld-Syndrom – gastrokardiales Syndrom – Herz-Oberbauch-Syndrom – Tecklenburg-Roemheld-Syndrom
Def.: Heute selten verwendeter Begriff für einen Komplex aus kardialen Symptomen, ausgelöst durch Erkrankungen von Oberbauchorganen.
A.: Ludwig Roemheld, 1871–1938, deutscher Internist. – Erstbeschreibung 1912. Kurz zuvor und an gleicher Stelle hatte F. Tecklenburg das Krankheitsbild ebenfalls beschrieben.
Diagn. Krit.: (1) Pektanginöse Beschwerden, Beklemmung. – (2) Herzrhythmusstörungen i.S. von Tachykardie und supraventrikulärer und ventrikulärer Extrasystolie, evtl. verbunden mit Blutdruckabfall. – (3) Je nach Grundkrankheit epigastrische Schmerzen, Meteorismus, Übelkeit.
Ätiol.: Überblähung von linker Kolonflexur (Meteorismus) und Magen (Aerophagie), große Hiatushernie.
Pathog.: Durch mechanische Kompression der Thoraxorgane (Herz, Herzbeutel, untere Hohlvene, diaphragmale Pleura), womöglich auch reflektorisch (Sympathikotonus) in den Thoraxbereich projizierte Schmerzsymptomatik.
Bemerkungen: Bei organisch Herzgesunden können die funktionellen Beschwerden, abhängig von der psychovegetativen Situation, in unterschiedlicher Intensität empfunden werden (»Herzneurose«). Bei koronarer Herzkrankheit können die Symptome der Angina pectoris verstärkt werden. Abzugrenzen ist die Auslösung einer Angina-pectoris-Symptomatik bei bestehender koronarer Herzkrankheit durch erhöhten Sympathikustonus im Rahmen akuter abdomineller Erkrankungen (z.B. Gallenkolik, akute Pankreatitis u.a.) sowie die Stauungsgastritis und Stauungsleber bei Rechtsherzinsuffizienz.
Lit.: Roemheld L (1912) Der gastrocardiale Symptomenkomplex, eine besondere Form der Herzneurose. Zschr physik Diät Therapie, Leipzig, 16: 228. – Schneider KW (1970) Das Herz-Oberbauch-Syndrom. Münch med Wschr 112: 765–776.
M. Hensel/GA

Rötelnembryopathie

Roemheld-Syndrom: Roemheld-Symptomenkomplex
Roessle-Urbach-Wiethe-Syndrom: Lipoidproteinose (Urbach-Wiethe)

Rötelnembryopathie

Syn.: Embryopathia rubeolaris – Gregg-Syndrom – rubella syndrome, congenital (e)
Def.: Herzfehler, Katarakt und Innenohrschädigung als klassische Triade (Gregg-Syndrom) nach Rötelninfektion in der Schwangerschaft bis 12. (16.) Schwangerschaftswoche.

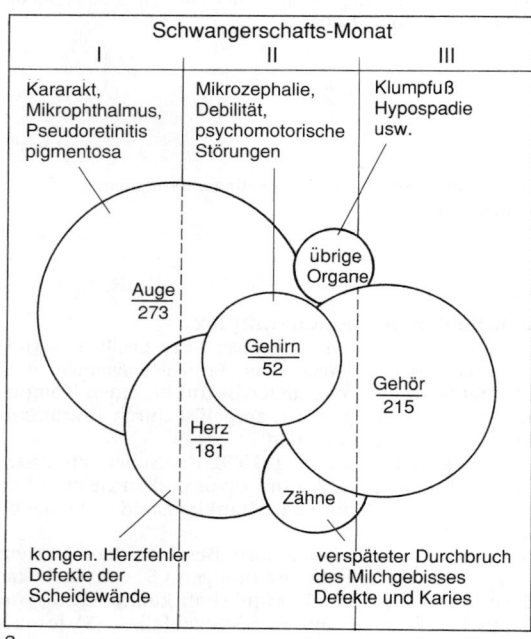

a

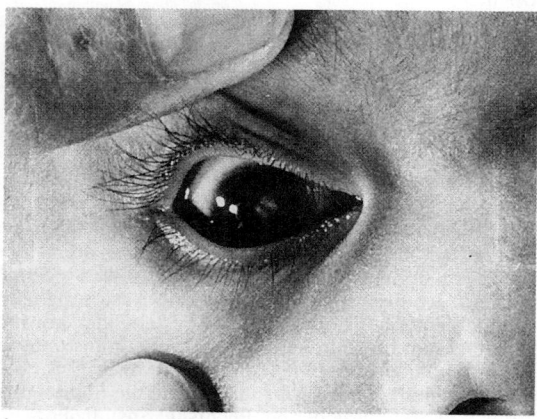

b

Rötelnembryopathie: a) Übersicht über die Schädigungsmöglichkeit der verschiedenen Organsysteme und ihre Häufigkeit in Abhängigkeit vom Zeitpunkt der Rötelninfektion während der ersten drei Schwangerschaftsmonate. Die Größe der Kreise gibt ungefähr die Häufigkeit der betreffenden Organfehlbildung wieder (nach Fanconi); b) Cataracta congenita nach mütterlicher Rötelnerkrankung in der Schwangerschaft (6 Monate alter Säugling) (Foto DOFONOS, Ffm.)

A.: Erstpublikation 1941 durch Sir Norman McAlister Gregg, 1892–1966, Augenarzt, Sydney.
Diagn. Krit.: (1) Herz: am häufigsten Septumdefekt und offener Ductus Botalli (52–80%). – (2) Ohr: Innenohrtaubheit, Vestibularisschäden, Fehlbildungen des Mittel- und Außenohres (mehr als 50%). – (3) Augen: Blindheit bei Cataracta congenita, Chorioretinitis, Glaukom, Mikrophthalmie (50–55%). – (4) Mikrozephalie mit psychomotorischer Retardierung (40–50%). – Weiterhin: Hepatosplenomegalie (60%) und Ikterus, Thrombopenie (45%), Hautblutungen, Pneumonie, Lymphknotenschwellungen, Myokarditis, Exanthem, strukturelle Veränderungen der langen Röhrenknochen (30%). Gesamtletalität 13–20%.
Ätiol.: Intrauterine embryofetale Infektion mit Rötelnviren. Die Fehlbildungen stehen in Abhängigkeit zum Zeitpunkt der Embryonalentwicklung (Organogenese): Infektion um den 36. Schwangerschaftstag führt zur Katarakt, um den 46. Tag zu Herzfehlern und um den 62. Tag bis Ende der 16. SSW zum Innenohrschaden. Eine Infektion in der 1.–6. Schwangerschaftswoche führt in bis zu 56% zu Embryopathien, in der 7.–9. SSW bis zu 25%, in der 10.–12. SSW zu 15%; in der 13.–16. SSW zu 6–10%, in der 17.–21. SSW zu weniger als 5% (späte Hörschäden?) und nach der 22. Schwangerschaftswoche zu keinen Embryofetopathien.
Pathog.: Unbekannt, Symptomatik z.T. Folge der Virusorganmanifestation.
Bemerkungen: Infizierte Neugeborene scheiden das Rötelnvirus bis zum Ende des 1. Lebensjahres aus. Sie sind als potentiell infektiös anzusehen. Prophylaxe: Röteln-Lebendimpfung vor einer Gravidität (12. Lebensjahr, Schulimpfung).
Lit.: Enders G (1982) Röteln-Embryopathie noch heute. Geburtshilfe und Frauenheilkunde 42: 345–351. – Gregg N (1941) Congenital cataract following German measles in mother. Transact Ophthal Soc Australia 3: 35–46. – Gregg N (1941) Further observations on congenital defects in infants following maternal rubella. Transact Ophthal Soc Australia 4: 119–131. – Miller E, Cradock-Watson JE, Pollock TM (1982) Consequences of confirmed maternal rubella at successive stages of pregnancy. Lancet II: 781–784.
J. Kunze/JK

Rogers syndrome (e): s. a. Herz-Hand-Syndrom Typ IV

Rogers-Syndrom

Syn.: Thiamin-abhängige megaloblastäre Anämie mit sensorineuraler Schwerhörigkeit und Diabetes mellitus
Def.: Autosomal-rezessiv vererbtes Krankheitsbild mit unklarer Störung des Thiamin-Stoffwechsels oder -Transportes mit gestörter Glucosetoleranz.
A.: Erstbeschreibung 1969 durch Lon E. Rogers anhand einer Beobachtung.
Diagn. Krit.: (1) Auf pharmakologische Thiamin-Dosen ansprechende megaloblastäre Anämie des frühen Kindesalters. Im peripheren Ausstrich Makro-, Poikilo- und Anisozytose, zumeist auch Thrombozytopenie. Im Knochenmark Megaloblastose, z.T. Sideroblastose, seltener Aplasie. – (2) Bis zur Ertaubung fortschreitende sensorineurale Schwerhörigkeit. – (3) Gestörte Glucosetoleranz oder insulinpflichtiger Diabetes mellitus. – (4) In der Familienanamnese häufig Konsanguinität der Eltern. – (5) Thiamin-Status zumeist normal und auch klinisch keine sonstigen Zeichen eines Thiamin-Mangels (Beriberi). – (6) Seltenere, inkonstante Befunde: Situs inversus, Herzfehler, EEG-Veränderungen (spikes and waves), Aminoazidurie.

Ätiol.: Autosomal-rezessive Vererbung eines Thiamin-abhängigen Enzyms mit erniedrigter Affinität zu seinem Koenzym Thiamin-Pyrophosphat, dessen normale Aktivität durch erhöhte Thiamin-Zufuhr erreicht wird? Störung des Thiamin-Transportes?
Pathog.: Störung der Hämatopoese auf Stammzellebene und der Insulinsekretion des Pankreas, Degeneration des Nervus cochlearis und des Corti-Organs durch diesen Fermentdefekt?
Bemerkungen: Seltenes Syndrom mit bisher zehn zumeist einzelkasuistischen Berichten. **(DD)** andere hereditäre megaloblastäre Anämien: Orotazidurie, Lesch-Nyhan-Syndrom – kongenitale Folat-Malabsorption – kongenitale dyserythropoetische Anämie – hereditärer Transcobalamin-II-Mangel – Arsenintoxikation.
Lit.: Abboud MR, Alexander D, Najjar SS (1985) Diabetes mellitus, thiamine-dependent megaloblastic anemia, and sensorineural deafness associated with deficient alpha-ketoglutarate dehydrogenase activity. J Pediatr 107: 537–541. – Rosskamp R, Zigrahn W, Burmeister W (1985) Thiaminabhängige Anämie und Thrombozytopenie, insulinpflichtiger Diabetes mellitus und sensorineurale Schwerhörigkeit – Fallbeschreibung und Übersicht. Klin Pädiatr 197: 315–317. – Rotter JI, Vadheim CM, Rimoin DL (1992) Diabetes mellitus. In: King RA, Rotter JI, Motulsky AG (eds) The Genetic Basis of Common Diseases, pp 413–481. Oxford University Press, New York, Oxford.
McK: 249270
B. O. Böhm; G. Girmann/GA

von-Rokitansky-Hauser-Syndrom: Mayer-von-Rokitansky-Küster-Fehlbildungskomplex
Rolland-Desbuquois-Syndrom: dyssegmentale Dysplasie

Romano-Ward-Syndrom
Syn.: Syndrom der QT-Verlängerung ohne Taubheit, erbliches – QT-Syndrom, familiäres – Pseudo-Hypokaliämie-Syndrom – QT prolongation, hereditary (e) – prolongation of the QT-interval (e)
Def.: Erbliche Störung der Erregungsleitung mit einer – evtl. nur unter Belastung hervortretenden – QT-Verlängerung im EKG. Die Folge sind vital bedrohliche Arrhythmien, z.B. Kammerflattern oder -flimmern (Torsade de pointes). Eine Variante des Jervell-Lange-Nielsen-Syndroms (QT-Verlängerung mit Taubheit).
A.: C. Romano, italienischer Pädiater. – O. C. Ward, irischer Pädiater. – Erstbeschreibung 1963 durch C. Romano et al. und unabhängig davon 1964 durch O. C. Ward et al. sowie J. B. Barlow et al.
Diagn. Krit.: Wie beim Jervell-Lange-Nielsen-Syndrom, jedoch keine Taubheit. – **(1)** Rezidivierende Synkopen; plötzliche Todesfälle bekannt. – **(2)** EKG: QT-Verlängerung, v.a. bei Belastung. Herzrhythmusstörungen, v.a. ventrikuläre Tachykardien bis zum Kammerflimmern (Torsade de pointes). Auch Bradyarrhythmien beobachtet. Die Arrhythmien treten spontan auf, oft aber durch körperliche oder psychische Belastungen ausgelöst.
Ätiol.: Autosomal-dominant erbliches Leiden mit sehr unterschiedlicher Expressivität. Genlokalisation auf dem kurzen Arm des Chromosoms 6.
Pathog.: Nach Schwartz Überwiegen der sympathischen Innervation des linken Herzens (wahrscheinlich durch angeborene Verringerung der sympathischen Rechtsherz-Innervation). Fokale Neuritis wird diskutiert.
Bemerkungen: Familienuntersuchungen (EKG, Belastungs-EKG) empfehlenswert, da asymptomatische Verläufe nicht selten. **(DD)** Jervell-Lange-Nielsen-Syndrom – energetisch-dynamische Herzinsuffizienz – Epilepsien – Tetanie-Syndrome – Morgagni-Adams-Stokes-Anfälle anderer Genesen.
Lit.: Barlow JB, Bosman CK, Cochrane JWC (1964) Congenital cardiac arrhythmia. Lancet II: 531. – Bhandari AK, Scheinman M (1985) The long QT-syndrome. Modern Conc Cardiovasc Dis 54: 45–50. – Horn CA, Beekman RH, Dick M, Lacina SJ (1986) The congenital long QT syndrome: an unusual cause of childhood seizures. Am J Dis Child 140: 659–661. – Romano C, Gemme G, Pongiglione R (1963) Aritmie cardiache rare dell' eta pediatrica. Clinica pediatrica 45: 656–683. – Schwartz PJ, Moss AJ, Vincent GM, Crampton RS (1993) Diagnostic criteria for the long QT syndrome. An update. Circulation 88: 782–784. – Ward OC (1964) A new familial cardiac syndrome in children. J Irish med Ass 54: 103–107.
McK: 192500
G. Bein/JK

v.-Romberg-Krankheit: Hemiatrophia faciei progressiva
rootless teeth (e): Dentindysplasie I
Rosai-Dorfman-Syndrom: Sinus-Histiozytose mit massiver Lymphadenopathie

Rosenberg-Chutorian-Syndrom
Syn.: Taylor-Rosenberg-Chutorian-Syndrom
Def.: Hereditäre Erkrankung mit progredienter nervaler Schwerhörigkeit, Polyneuropathie entsprechend dem Charcot-Marie-Tooth-Hoffmann-Syndrom und Optikusatrophie.
A.: Erstbeschreibung von J. Taylor 1912. – R. N. Rosenberg, amerikanischer Neurologe, und A. Chutorian, amerikanischer Arzt, publizierten das Syndrom 1967.
Diagn. Krit.: **(1)** Beginn in der frühen Kindheit mit beidseitiger, progredienter neuraler Schwerhörigkeit (→ Taubheit). – **(2)** Motorische Entwicklung verzögert. Im Kindesalter Manifestation einer distal betonten, peroneal akzentuierten Polyneuropathie mit Muskelatrophien, Hypo- bis Areflexie, Gangataxie, distalen Sensibilitätsstörungen. Tiefensensibilität besonders betroffen. Nervenleitgeschwindigkeit mäßig herabgesetzt. – **(3)** Später beginnende progrediente Optikusatrophie.
Ätiol.: Hereditäre Erkrankung. Erbgang nicht eindeutig.
Pathog.: Variante des Charcot-Marie-Tooth-Hoffmann-Syndroms?
Bemerkungen: Wahrscheinlich treten genetisch unterschiedliche Erkrankungen mit der Symptomentrias in Erscheinung (X-chromosomal-semidominante und autosomal-rezessive Erscheinungsformen sind beschrieben).
Lit.: Iwashita H, Inoue N, Araki S, Kuriowa Y (1970) Optic atrophy, neural deafness, and distal neurogenic amyotrophy. Report of a family with two affected siblings. Arch Neurol 22: 357–364. – Pauli RM (1984) Sensorineural deafness and peripheral neuropathy. Clin Genet 26: 383–384. – Rosenberg RN, Chutorian A (1967) Familial optico-acoustic nerve degeneration and polyneuropathy. Neurology 17: 827–832. – Sugano M, Hirayama K, Saito T et al (1992) Optic atrophy, sensorineural hearing loss and polyneuropathy – a case of sporadic Rosenberg-Chutorian syndrome. Fukushima J Med Sci 38: 57–65. – Taylor J (1912) Peroneal atrophy. Proc Roy Soc Med Part 2, 5: 50.
McK: 258650; 311070
D. Burg/DP

Rosenbloom-Zeichen: Gelenksteife, diabetische

Rosenfeld-Syndrom
Def.: Klin. Bez. für paraneoplastische Hypoglykämie (s. dort) bei Pseudomyxom.
A.: Eugene D. Rosenfeld, Arzt, New York. – Erstbeschreibung 1949.
Lit.: Rosenfeld ED (1949) Peritoneal Pseudomyxoma. Arch Path 48: 255–273.

Rosenthal-Syndrom: Faktor-XI-Mangel

Rosselli-Gulienetti-Syndrom
Syn.: ectodermal dysplasia, cleft lip and palate, hand and foot deformity, mental retardation (e)
Def.: Autosomal-rezessiver Untertyp der Ektodermaldysplasie mit geistiger Behinderung und Lippen-Kiefer-Gaumenspalte.
A.: D. Rosselli und R. Gulienetti, Ärzte, Mailand, beschrieben 1961 vier Patienten und belegten den rezessiven Erbgang.
Diagn. Krit.: Klinisch sehr ähnlich dem EEC-Syndrom, aber unterschiedlicher Erbgang. – **(1)** Ektodermale Dysplasie mit Anhidrose, Hypertrichose, Oligodontie und Schmelzdefekten, Radiushypoplasie, Alopezie, hypoplastischen lateralen Augenbrauen, Mamillenhypoplasie. – **(2)** Lippen-Kiefer-Gaumenspalte. – **(3)** Spalthand und Spaltfuß oder Syndaktylie im Bereiche von Fingern und Zehen. – **(4)** Photophobie. – **(5)** Popliteale Pterygien. – **(6)** Urogenitale Fehlbildungen (?).
Ätiol.: Autosomal-rezessiver Erbgang.
Pathog.: Unbekannt.
Bemerkungen: Klinisch nicht zu unterscheiden vom EEC-Syndrom, aber unterschiedlicher Erbgang; dieser ist in verschiedenen Familien mit mehreren Betroffenen bei zum Teil Blutsverwandtschaft der Eltern gut belegt.
Lit.: Ogur G, Yuksel M (1988) Association of syndactyly, ectodermal dysplasia, and cleft lip and palate: report of two sibs from Turkey. J Med Genet 25: 37–40. – Rosselli D, Gulienetti R (1961) Ectodermal dysplasia. Brit J Plast Surg 14: 190–204.
McK: 225000
A. Schinzel/AS

Ross-Syndrom: Anhidrose, familiäre

Roth-Bielschowsky-Symptomatik
Syn.: Roth-Bielschowsky-Syndrom – Bielschowsky-Syndrom – Bielschowsky-Roth-Syndrom – pseudo-ophthalmoplegia syndrome (e)
Def.: Globale, horizontale Blicklähmung bei bilateralen Läsionen rostral zum Pons bei erhaltenem vestibulookulärem Reflex.
A.: Wladimir Karlowicz Roth, 1848–1916, russischer Neurologe. – Alfred Bielschowsky, 1871–1940, Ophthalmologe, Leipzig. – Erstbeschreibung wahrscheinlich 1895 durch Sauvineau; die Bearbeitung durch Roth erfolgte 1901, die durch Bielschowsky 1902/1903.
Diagn. Krit.: **(1)** Verlust der Fähigkeit, willkürliche, seitliche Augenbewegungen auszuführen. Dabei bleiben die labyrinthogenen Augenbewegungen voll erhalten. – **(2)** Die Vertikalbewegungen des Augapfels sind meist unbeeinträchtigt.
Ätiol.: Heterogen.
Pathog.: Bilaterale Läsionen im lateralen Mesenzephalon oder weiter zentral gelegener Strukturen mit Unterbrechung deszendierender Bahnen.
Bemerkungen: **(DD)** Cogan-Syndrom II – andere Pseudo-Ophthalmoplegien.
Lit.: Bielschowsky A (1903) Das klinische Bild der assoziierten Blicklähmung und seine Bedeutung für die topische Diagnostik. Münch med Wschr 50: 1666–1670. – Brandt T, Büchele W (1983) Augenbewegungsstörungen. Fischer, Stuttgart. – Roth WK (1901) Rev neurol Zbl 20: 922. – Sauvineau (1895) Un nouveau type de paralysie associé des mouventeaux horizonteaux des yeux. Bull Soc franç Ophth 13: 524–534.
U. Büttner/DP

Roth-Bielschowsky-Syndrom: Roth-Bielschowsky-Symptomatik
Rothmund-Thomson-Syndrom: Poikilodermie, kongenitale, Typus Rothmund-Thomson

Rotor-Syndrom
Syn.: benign familial chronic conjugated hyperbilirubinemia (e) – hyperbilirubinemia, Rotor type (e)
Def.: Gutartige, familiäre, chronische Hyperbilirubinämie mit äquivalenter Erhöhung von konjugiertem und unkonjugiertem Bilirubin.
A.: Arturo B. Rotor, Internist, Manila.
Diagn. Krit.: **(1)** Chronischer Ikterus oder Subikterus von Haut und Schleimhäuten. Keine Lebervergrößerung, kein Milztumor. – **(2)** Fluktuierende, aber konstante Erhöhung von konjugiertem (selten auch unkonjugiertem) Bilirubin, jedoch stets unter 10 mg/dl. – **(3)** Leberhistologie: Lichtmikroskopie unauffällig, Elektronenmikroskopie: multiple phagolysosomale Pigmentkörperchen, variable Größe der Mitochondrien, fokale Abnormalitäten der Canaliculi biliferi. – **(4)** Porphyrinstoffwechsel: Anstieg von Koproporphyrin-Isomer I auf ca. 70% (normal < 35%) im Urin, bei der Mehrzahl der Fälle auch erhöhte Gesamtkoproporphyrinausscheidung. Die Koproporphyrinausscheidung im Stuhl kann hingegen erniedrigt oder erhöht sein. Die Koproporphyrinurie mit Isomer-I-Anstieg muß gegen nicht-hereditäre Cholestaseformen abgegrenzt werden (z.B. Alkohol-Leber).
Ätiol.: Wahrscheinlich autosomal-rezessiv vererbte Störung des Bilirubinstoffwechsels.
Pathog.: Wahrscheinlich neben gestörter Aufnahme des Bilirubins in die Leberzelle (unkonjugiertes Bilirubin) auch Ausscheidungsstörung oder gestörte intrazelluläre Bindung des konjugierten Bilirubins. Reflux von konjugiertem und unkonjugiertem Bilirubin ins Blut. Die Porphyrinurie und Isomerenpathologie reflektiert einen abnormen hepatischen mitochondrialen Porphyrinstoffwechsel mit Störung der hepatischen Porphyrinexkretion.
Bemerkungen: **(DD)** alle Formen der konjugierten (und unkonjugierten) Hyperbilirubinämie – Dubin-Johnson-Syndrom – Gilbert-Meulengracht-Syndrom – Zieve-Syndrom.
Lit.: Blei AT (1993) Liver and biliary tract. In: Noe DA, Rock RC (eds) Laboratory Medicine. The Selection and Interpretation of Clinical Laboratory Studies, chapter 19, pp 363–382. Williams & Wilkins, Baltimore. – Evans J, Lefkowitch J, Lim CK, Billing B (1991) Fecal porphyrin abnormalities in a patient with features of Rotor's syndrome. Gastroenterology 81: 1125–1130. – Frank M, Doss MO (1989) Relevance of urinary coproporphyrin isomers in hereditary hyperbilirubinemias. Clin Biochem 22: 221–222. – Kellner H, Zoller WG, Jacob K, Füeßl HS (1988) Re-

nale und enterale Elimination der Koproporphyrin-Isomeren bei Rotor-Syndrom. Klin Wschr 66: 953–956. – Rapaccini GL, Topi GC, Anti M et al (1986) Porphyrins in Rotor's syndrome: a study on an Italien family. Hepato-gastroenterol 33: 11–13. – Rotor AB, Manahan L, Florentin A (1948) Familial non-hemolytic jaundice with direct van den Bergh reaction. Acta med Philip 5: 37–49.
McK: 237450
M. O. Doss; C. Scheurlen/GA

Rotter-Erb-Syndrom
Def.: Zu Unrecht nicht gebräuchliches Eponym für das als »Larsen-Syndrom« bekannte Krankheitsbild der multiplen kongenitalen Luxationen. Die Dissertation Erbs stammt aus 1947, die volle Publikation Rotters und Erbs erschien 1948, die Arbeit Larsens 1950. Siehe unter Larsen-Syndrom.
Lit.: Erb W (1947) Über eine seltene Systemerkrankung der Stützgewebe. Zugleich ein Beitrag zur Pathogenese der Wirbelbogenspalten. Diss med Kiel. – Rotter W, Erb W (1948) Über eine Systemerkrankung des Mesenchyms mit multiplen Luxationen, angeborener Gelenkschlaffheit und Wirbelbogenspalten. Virchows Arch path Anat 316: 233–263.
J. Spranger/JS

Roussy-Cornil-Symptomenkomplex
Def.: Progrediente, hypertrophische Polyneuropathie des Erwachsenenalters. Nicht mehr gebräuchlicher Begriff.
A.: Gustave Roussy, 1874–1948, französischer Neurologe. – Erstbeschreibung zusammen mit Lucien Cornil.
Lit.: Roussy G, Cornil L (1919) Névrite hypertrophique progressive familiale de l'adulte. Ann Méd 6: 296–305.
D. Burg/DP

Roussy-Lévy hereditary areflexic dystasia (e): Dystasie, hereditäre, areflektorische
Roussy-Lévy-Syndrom: Dystasie, hereditäre, areflektorische

Roviralta-Syndrom
(Sequenz)
Syn.: phrenicopyloric syndrome (e)
Def.: Kombination von hypertrophischer Pylorusstenose und einer Hiatushernie mit gastroösophagealem Reflux.
A.: Erstbeschreibung 1946 durch Emilio Roviralta, Kinderchirurg, Barcelona.
Diagn. Krit.: **(1)** Anhaltendes Erbrechen entweder seit der Geburt oder erst bei Auftreten der hypertrophischen Pylorusstenose, gelegentlich mit Blutbeimengungen, aber auch okkulter Blutverlust mit konsekutiver Eisenmangelanämie. Motorische und psychische Unruhe; häufig Anorexie als einziges Symptom. – **(2)** Meist 2–3 Wochen nach der Geburt Symptome der hypertrophischen Pylorusstenose: Erbrechen im Schwall, das an Intensität zunimmt, gequälter Gesichtsausdruck, anfangs hungrig und unruhig, später lethargisch. Evtl. sichtbare Magenperistaltik und tastbarer derber Pylorustumor. Gefahren: Dehydratation mit Hypochlorämie, metabolische Alkalose, Obstipation.
Ätiol.: Unbekannt. Multifaktorielle Vererbung. Erstgeborene Knaben sind etwa 5mal häufiger betroffen als Mädchen.
Pathog.: Es ist nicht geklärt, ob die Hiatushernie mit gastroösophagealem Reflux eine Folge der hypertrophischen Pylorusstenose ist und ob die neuronalen Störungen nur auf den Pylorus beschränkt sind. Die hypertrophische Pylorusstenose ist nicht kongenital. Es gibt Anhalt dafür, daß die lokale enterische Innervation, vor allem die argyrophilen Neurone betroffen sind. Außerdem wird der Druck des distalen Ösophagussphinkters durch gastrointestinale Hormone, besonders das Gastrin beeinflußt, die auch die Magenkontraktion stimulieren.
Bemerkungen: Nach erfolgreicher Operation der hypertrophischen Pylorusstenose läßt sich die Hiatushernie bzw. der gastroösophageale Reflux häufig nicht mehr nachweisen, eine Fundoplicatio ist selten nötig.
Lit.: Rode H, Cywes S, Davies MRQ (1982) The phreno-pyloric syndrome in symptomatic gastroesophageal reflux. J Pediatr Surg 17: 152–157. – Roviralta E (1955) El sindrome frenopilorico. Pediatria (Barcelona) 16: 121–141. – Roviralta E (1967) Hernies hiatales et ectopies partielles de l'estomac chez l'enfant. Masson, Paris. – Schärli A, Sieber WK, Kiesewetter B (1969) Hypertrophic pyloric stenosis at the Children's Hospital of Pittsburg from 1912–1967, J Pediatr Surg 4: 108–114.
M. Becker/JK

Rowley-Rosenberg-Syndrom
Syn.: bushy syndrome (e)
Def.: Hyperaminoazidurie mit Cor pulmonale und Minderwuchs.
A.: Peter T. Rowley, Pädiater, Palo Alto, Leon E. Rosenberg, Pädiater, Internist und Humangenetiker, Yale, New Haven, Connecticut. – Erstbeschreibung 1961 durch P. T. Rowley, P. S. Mueller, D. M. Watkins und L. E. Rosenberg an drei Kindern der Familie Bushy.
Diagn. Krit.: **(1)** Beginn im 1.–2. Lebensjahr mit Wachstumsretardierung, Schwund der Muskulatur und des Unterhautfettgewebes. – **(2)** Rezidivierende pulmonale Infekte mit Atelektasenbildung und sekundärem Cor pulmonale. – **(3)** Generalisierte Hyperaminoazidurie bei normalen Aminosäurekonzentrationen im Serum, Vermehrung der unveresterten Fettsäuren. – **(4)** Verlust der Querstreifung im Skelettmuskel bei Zunahme von Kollagen und diffuser Fettinfiltration. – **(5)** Tod im 7., 8. und 12. Lebensjahr aus kardialer Ursache.
Ätiol.: Autosomal-rezessives Erbleiden.
Pathog.: Nicht bekannt. Vermutlich Stoffwechselstörung mit Auswirkung auf die Atemmuskulatur und die Aminosäurenrückresorption.
Bemerkungen: Die Krankheit wurde bisher lediglich an drei (zwei Jungen, ein Mädchen) von sechs Geschwistern einer Familie beschrieben. Ob es sich um ein eigenständiges Krankheitsbild handelt, muß offen bleiben.
Lit.: Rosenberg LE, Mueller PS, Watkins DM (1961) A new syndrome: familial growth retardation, renal aminoaciduria and cor pulmonale. II. Investigation of renal function, amino acid metabolism, and genetic transmission. Am J Med 31: 205–215. – Rowley PT, Mueller PS, Watkins DM et al (1961) Familial growth retardation, renal aminoaciduria and cor pulmonale. I. Description of a new syndrome, with case reports. Am J Med 31: 187–204.
McK: 268500
Th. Lennert/JK

Rowley-Syndrom: branchio-oto-renales Syndrom
Royer-Syndrom: Oligomeganephronie
rubella syndrome, congenital (e): Rötelnembryopathie
Ruber-Syndrom, unteres: Benedikt-Symptomatik – Claude-Symptomatik
Rubinstein-Syndrom: Rubinstein-Taybi-Syndrom

Rubinstein-Taybi-Syndrom

Syn.: Rubinstein-Syndrom
Def.: Distinktes Dysmorphie-Syndrom unbekannter Ätiologie mit den Hauptbefunden: scharfe Nase mit langem Septum und breite, abstehende distale Phalangen der ersten Strahlen.
A.: Erstbeschreibung und Definition des Syndroms 1963 anhand von sieben Fällen durch Jack Herbert Rubinstein, 1925–, Pädiater, Cincinnati, und Hooshang Taybi, 1919–, Radiologe, Indianapolis.
Diagn. Krit.: **(1)** Kleinwuchs. – **(2)** Mikrozephalie und schwere geistige Behinderung; Hypotonie, Grimassieren beim Lachen. – **(3)** Breite Daumen und Großzehen mit Abweichung der distalen Phalangen nach radial/tibial. – **(4)** Gesicht: antimongoloide Lidachsenstellung, Hakennase mit langem Septum, das tiefer zieht als die Flügel; hypoplastische Maxilla, enger Gaumen, Epikanthus, Strabismus, dysmorphe Ohrmuscheln; buschige Brauen. – **(5)** Organfehlbildungen (fakultativ), insbesondere Herzfehler (VSD, PDA) und Nierenfehlbildungen. Einseitige Agenesie, Duplikation. – **(6)** Genitalien: Kryptorchismus, Hypospadie, abgewinkelter Penis. – **(7)** Anfälligkeit auf Infekte der oberen Luftwege. – **(8)** Selten: breite Palette weiterer Fehlbildungen, insbe-

Drei Patienten mit Rubinstein-Taybi-Syndrom: typisches Gesicht, breite Daumen mit radialer Deviation der Endphalangen, breite terminale Phalangen der Finger, breite Großzehen (Beob. Rubinstein und Taybi)

sondere die Augen betreffend (Ptose, Kolobom u.a.), Finger (Syndaktylie, präaxiale Polydaktylie, Klinodaktylie V, Vierfingerfurche), Gehirn (Hydrocephalus internus, Fehlen des Corpus callosum), Kyphoskoliose, Pectus excavatum, Hypertrichose, Foramina parietalia.

Ätiol.: Deletionen oder Mutationen im CBP-Gen (für das CREB binding protein), fast ausschließlich Neumutationen, die mit den Patienten wieder aussterben. Ca. 10% der Fälle, sämtlich Deletionen, durch FISH (fluoreszierende In-situ-Hybridisierung) erkennbar, die restlichen theoretisch durch direkten Mutationsnachweis beweisbar. Sehr selten direkte Weitergabe von einem Elternteil auf einen oder mehrere Nachkommen.

Pathog.: Unbekannt.

Bemerkungen: **(DD)** ist bei jüngeren Patienten (typische Nase noch nicht ausgeprägt) an das Cornelia-de-Lange-Syndrom zu denken.

Lit.: Berry AC (1987) Rubinstein-Taybi syndrome. J Med Genet 24: 562–566. – Breuning MH, Dauwerse HG, Fugazza G et al (1993) Rubinstein-Taybi syndrome caused by submicroscopic deletions within 16p13.3. Am J Hum Genet 52: 249–254. – Filippi G (1972) The Rubinstein-Taybi syndrome. Report of 7 cases. Clin Genet 3: 303–318. – Hennekam RCM, Tilanus M, Hamel BCJ et al (1993) Deletion at Chromosome 16p13.3 as a cause of Rubinstein-Taybi syndrome: clinical aspects. Am J Hum Genet 52: 255–262. – Petrij F, Giles RH, Dauwerse HG et al (1995) Rubinstein-Taybi syndrome caused by mutations in the transcriptional co-activator CBP. Nature 376: 348–351. – Rubinstein JH, Taybi H (1963) Broad thumbs and toes and facial abnormalities. A possible mental retardation syndrome. Am J Dis Child 105: 588–608.

McK: 180849
A. Schinzel/AS

Rud-Syndrom
Def.: s.u. Sjögren-Larsson-Syndrom.
B. Reitter/DP

Rüdiger-Syndrom
Def.: Vermutlich autosomal-rezessiv vererbtes Dysmorphiesyndrom mit multiplen Fehlbildungen und schlechten Überlebenschancen, bisher erst bei einem Geschwisterpaar beobachtet.

A.: Roswitha A. Rüdiger, 1943–, Humangenetikerin, Hamburg, und Mitarbeiter beschrieben 1971 zwei Geschwister.

Diagn. Krit.: **(1)** Gesichtsdysmorphien: prominente Stirn, Epikanthus, eingesunkene Nasenwurzel, Stupsnase, prominente Oberlippe. – **(2)** Ureterstenose beidseits, Hydronephrose. – **(3)** Kurze Finger mit hypoplastischen Nägeln. Vierfingerfurchen. – **(4)** Schrille Stimme, Zerebralschaden, kurze Überlebensdauer. – **(5)** Kleiner Penis, Inguinalhernien; Uterus bicornis, zystische Ovarien. – **(6)** Kleinwuchs. – **(7)** Gaumenspalte.

Ätiol.: Wahrscheinlich autosomal-rezessiver Erbgang.

Pathog.: Unbekannt.

Bemerkungen: **(DD)** Hydroletalus-Syndrom – Schinzel-Giedion-S. – Fryns-S.

Lit.: Rüdiger RA, Schmidt W, Loose DA, Passarge E (1971) Severe developmental failure with coarse facial features, distal limb hypoplasia, thickened palmar creases, bifid uvula, and ureteral stenosis: a previously unidentified familial disorder with lethal outcome. J Pediatr 79: 977–981.

McK: 268650
A. Schinzel/AS

Rukavina-Syndrom: Amyloid-Polyneuropathie Typ II
Rukavina's type of hereditary neuropathic amyloidosis (e): Amyloid-Polyneuropathie Typ II
Rundzellerythematose: Muzinose, retikuläre erythematöse
Russell-Silver-Syndrom: Silver-Russell-Syndrom
Russell-Syndrom: dienzephale Sequenz

Rutherfurd-Syndrom
Syn.: gingival fibromatosis and corneal dystrophy (e)
Def.: Autosomal-dominantes Erbleiden charakterisiert durch Gingivahypertrophie und Hornhautdystrophie.

A.: Margaret E. Rutherfurd, Zahnärztin (?), Manchester. – Erstbeschreibung 1931.

Diagn. Krit.: **(1)** Angeborene Hornhauttrübung der oberen Hälfte der Kornea, Erblindung im 5. Lebensjahrzehnt. – **(2)** Fibrotische Gingivahypertrophie. – **(3)** Hypodontie (unvollständiger Zahndurchbruch), Milchzähne und bleibende Zähne betroffen.

Ätiol.: Autosomal-dominantes Erbleiden.

Pathog.: Unbekannt.

Bemerkungen: Bei beiden Literaturstellen werden nur sechs Patienten in fünf Generationen aus einer Familie beschrieben. In der vierten Generation sind drei Geschwister, davon sind zwei betroffen. Einer der beiden Betroffenen und der nicht Betroffene sind geistig behindert.

Lit.: Houston IB, Shotts N (1966) Rutherfurd's syndrome. A familial oculo-dental disorder. Acta Paediatr Scand 55: 233–238. – Rutherfurd ME (1931) Three generations of inherited dental defect. Br Med J 2: 9–11.

McK: 180900
H. Enders/JK

Rutland ciliary disorientation syndrome (e): Syndrom der immotilen Zilien
Ruvalcaba-Myhre-Smith-Syndrom: Bannayan-Riley-Ruvalcaba-Syndrom

Ruvalcaba-Syndrom
Syn.: Hunter-Fraser syndrome (e)
Def.: Distinktes, möglicherweise autosomal-dominant vererbtes Syndrom aus der Gruppe der angeborenen Skeletterkrankungen.

A.: Erstbeschreibung 1971 durch den amerikanischen Pädiater R. H. A. Ruvalcaba und Mitarbeiter.

Diagn. Krit.: **(1)** Pränataler Minderwuchs. – **(2)** Brachymetakarpie, besonders die Metacarpalia III–V betreffend. – **(3)** Brachyphalangie sowie andere Finger- und Zehenanomalien wie Syndaktylie, Klinodaktylie, Hypoplasie der Endphalangen. – **(4)** Mikrozephalie. – **(5)** Charakteristische Gesichtsdysmorphie mit hypoplastischen Nasenflügeln, schmalen Lippen, antimongoloiden Lidachsen und Maxillahypoplasie. – **(6)** Spondyläre Dysplasie. – **(7)** Bei männlichen Anlageträgern Hypogenitalismus. – **(8)** Nierenfehlbildungen. – **(9)** Geistige Behinderung. – **(10)** Hautanomalien: hypoplastische Hautbezirke oder Hyperpigmentationen. – **(11)** Kraniosynostose.

Ätiol.: Aufgrund der Familienbeobachtung von Hunter ist am ehesten ein autosomal-dominanter Erbgang mit verminderter Penetranz anzunehmen. Die von Ruvalcaba vermutete geschlechtsgebundene Vererbung ist aufgrund einer Vater-Sohn-Übertragung ausgeschlossen.

Pathog.: Unbekannt.

Ruvalcaba-Syndrom

Bemerkungen: Der von E. Bianchi et al. publizierte Fall läßt sich hier nicht zwanglos einordnen, es fehlten vor allem die charakteristischen Gesichtsdysmorphien. Bialer et al. beschrieben 1989 eine 22jährige Patientin mit zusätzlichen kraniofazialen Symptomen. In der Familie des von Van Maldergem et al. beschriebenen Patienten existiert eine reziproke Translokation.

Lit.: Bialer MG, Wilson WG (1989) Apparent Ruvalcaba syndrome with genitourinary abnormalities. Am J Med Genet 33: 314–317. – Bianchi E, Livieri C, Arico M et al (1984) Ruvalcaba syndrome: a case report. Eur J Pediatr 142: 301–303. – Hunter AGW, McAlpine PJ, Rudd NL, Fraser FC (1977) A „new" syndrome of mental retardation with characteristic facies and brachyphalangy. J Med Genet 14: 430. – Van Maldergem L, Gillerot Y, Perlmutter N et al (1990) Mental retardation, short stature, almond shaped eyes, small downturned mouth and coned epiphyses: a new case of Hunter-Fraser syndrome. Am J Med Genet 37: 283–285. – Ruvalcaba RHA, Reichert A, Smith DW (1971) A new familial syndrome with osseous dysplasia and mental deficiency. J Pediatr 79: 450.

McK: 180870

P. Lorenz; G. K. Hinkel/AS

S

Sabinas brittle hair syndrome (e): Trichothiodystrophie-Syndrom
Sabouraud-Syndrom: Monilethrichose
Sacroileitis condensans: Osteitis condensans ilii
SAE: Binswanger-Demenz
Saenger's syndrome (e): Adie-Pupillotonie

Saethre-Chotzen-Syndrom
Syn.: Akrozephalosyndaktylie-Syndrom Typ III – ACS-Syndrom Typ III (schließt das Robinow-Sorauf-Syndrom ein)
Def.: Unscharf definierte, autosomal-dominante Form der prämaturen Kraniosynostose mit Syndaktylie und Symphalangismus. Genlokalisation bekannt (7p21–22), Gen unbekannt.
A.: Erstbeschreibung 1931 bzw. 1932 durch Haakon Saethre, 1891–1945, Arzt, Oslo, und F. Chotzen, Arzt, Breslau.
Diagn. Krit.: **(1)** Prämature Kraniosynostose (insbesondere Koronarnaht) mit Turrizephalus oder Trigonozephalus, Schädel-Asymmetrie, Exophthalmus, Gesichts-Asymmetrie, deviiertem Nasenseptum und hypoplastischer Maxilla. – **(2)** (Milde) Brachydaktylie, regelmäßige, meist milde kutane Syndaktylie der Finger, seltener der Zehen (besonders II/III), Klinodaktylie V, Symphalangismus (Röntgen!); selten: prä- oder postaxiale Polydaktylie oder bifide Endphalangen der Finger oder auch der Zehen; hypoplastische Nägel, insbesondere der ersten und fünften Strahlen. – **(3)** Gesicht: fliehende Stirn, hypoplastische Supraorbitalbögen, Hakennase, Hypertelorismus, Ptose, Strabismus, kleine, tiefsitzende Ohren, Hörverlust, Progenie, Gaumenspalte oder hoher Gaumen, Tränennasengangsstenose, Schwerhörigkeit, Optikusatrophie. – **(4)** Milder, selten deutlicher Entwicklungsrückstand. – **(5)** Röntgen: vermehrte Impressiones digitae, Foramina parietalia in 20%, Symphalangismus. – **(6)** Verminderte Extension in den Ellenbogen. – **(7)** Kleinwuchs. – **(8)** Kapilläre Hämangiome. – **(9)** Renale tubuläre Azidose.
Ätiol.: Autosomal-dominanter Erbgang, vollständige Penetranz. Diese kann aber ohne Röntgenbilder in milden Fällen übersehen werden: stark variable Expressivität. Genlokalisation 7p21–p22 (aufgrund von Translokationsfamilien). Im Gegensatz zum klinisch verwandten Pfeiffer-Syndrom scheint das Saethre-Chotzen-Syndrom nicht die Manifestation von Mutationen in einem der FGFR-Gene darzustellen.
Pathog.: Unbekannt.
Bemerkungen: Die Abgrenzung von Fällen mit präaxialer Polydaktylie als eigenes Syndrom (Robinow-Sorauf-Syndrom) ist unhaltbar, da in denselben Familien jeweils Fälle mit und ohne diesen Befund vorkommen. Milde Betroffene oft erst anläßlich von Familienabklärungen entdeckt. Über die **(DD)** zum Pfeiffer-Syndrom, s. dort.

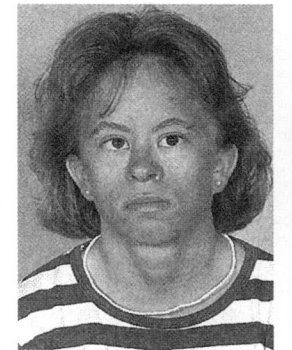
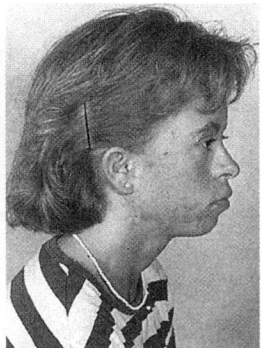
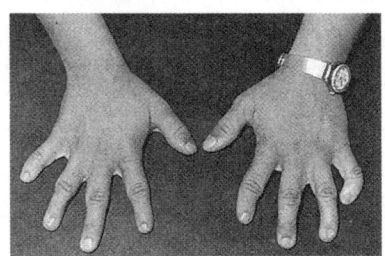
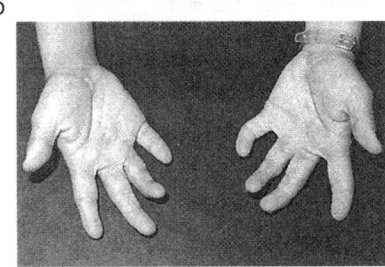
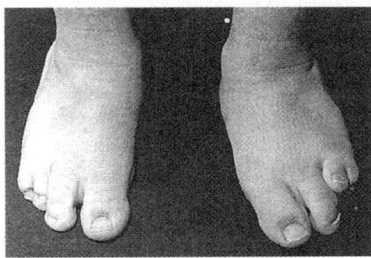

Saethre-Chotzen-Syndrom: a) 18jährige Patientin, b) Hände derselben Patientin, mit partieller Syndaktylie 2/3 und 3/4 und Verkürzung mit Klinodaktylie der Kleinfinger, c) Füße derselben Patientin mit kompletter Syndaktylie 2/3 und partieller Syndaktylie 4/5

Lit.: Chotzen F (1932) Eine eigenartige familiäre Entwicklungsstörung (Akrozephalosyndaktylie, Dysostosis craniofacialis und Hypertelorismus). Monatsschr Kinderheilkd 55: 97. – Kopysc Z, Stanska M, Ryzko J, Kulczyk B (1980) The Saethre-Chotzen syndrome with partial bifid of the distal phalanges of the great toes. Observations of three cases in one family. Hum Genet 56: 195–204. – Reardon W, McManus SP, Summers D, Winter RM (1993) Cytogenetic evidence that the Saethre-Chotzen gene maps to 7p21.2. Am J Med Genet 47: 633–636. – Reardon W, Winter RM (1994) Saethre-Chotzen syndrome. J Med Genet 31: 393–396. – Robinow M, Sorauf JT (1975) Acrocephalopolysyndactyly, Type Noack, in a large kindred. Birth Def Orig Art Ser XI(5): 99–106. – Rose CSP, King AAJ, Summers D et al (1994) Localization of the genetic locus for Saethre-Chotzen syndrome to a 6 cM region of chromosome 7 using four cases with apparently balanced translocations at 7p21.2. Hum Mol Genet 3: 1405–1408. – Saethre H (1931) Ein Beitrag zum Turmschädelproblem (Pathogenese, Erblichkeit und Symptomatologie). Dtsch Z Nervenheilk 117: 533.
McK: 101400
A. Schinzel/AS

Säuglingsskorbut: Moeller-Barlow-Krankheit

Sakati-Nyhan-Syndrom
Syn.: Akrozephalopolysyndaktylie Typ III – ACPS III
A.: N. Sakati und W. L. Nyhan beschrieben 1971 einen sporadischen Fall mit den folgenden Befunden: Makro-Turrizephalus ohne radiologisch sichtbare Schädelnähte, Gesichtsdysmorphien (tiefsitzende Ohren, hypoplastische Orbitabögen, hypoplastische Maxilla), Polydaktylie der oberen Extremität (operiert, keine Angabe ob prä- oder postaxial), hypoplastische Tibiae und deformierte Fibulae, prä- und postaxiale Polydaktylie mit Syndaktylie der Zehen; normale Intelligenz. Es ist unklar, ob es sich um eine extreme Variante der Zephalopolysyndaktylie Greig, das Carpenter-Syndrom oder ein eigenständiges Syndrom handelt.
Lit.: Sakati N, Nyhan WL, Tisdale WK (1971) A new syndrome with acrocephalopolysyndactyly, cardiac disease, and distinctive defects of the ear, skin and lower limbs. J Pediatr 79: 104–109.
McK: 101120
A. Schinzel/AS

Saldino-Mainzer-Syndrom
Syn.: renal dysplasia, retinal pigmentary dystrophy, cerebellar ataxia and skeletal dysplasia (e)
Def.: Kombination von renaler Dysplasie, Pigmentdystrophie der Retina, zerebellarer Ataxie und Skelettdysplasie mit autosomal-rezessivem Erbgang.
A.: Erstbeschreibung 1970 durch Frank Mainzer, 1939–, niederländisch-amerikanischer Radiologe, San Francisco, Ronald M. Saldino, 1941–, Radiologe, San Francisco, San Diego, und Mitarbeiter.
Diagn. Krit.: (1) Zerebellare Ataxie. – (2) Juvenile Nephronophthise, führt zu Niereninsuffizienz. – (3) Skelett: metaphysäre Chondrodysplasie des Femurhalses, breite Rippen, plumpe Wirbelkörper, kurze Endphalangen der Finger, Zapfenepiphysen auf Metakarpalia, Metatarsalia und Phalangen. Schmaler Thorax, Lordose. – (4) Pigmentdegeneration der Retina, Nystagmus, Strabismus, Optikusatrophie. – (5) Leber: juvenile Fibrose. – (6) Innenohrschwerhörigkeit. – (7) Gesichtsdysmorphien: kleines Gesicht mit prominenter Stirn, kleinem Kinn und hohem Gaumen. – (8) Frühzeitiger Exitus infolge Niereninsuffizienz.
Ätiol.: Autosomal-rezessiver Erbgang.
Pathog.: Unbekannt.
Bemerkungen: Beträchtliche Variabilität der Befunde: Allelie? Heterogenität?
Lit.: Mainzer F, Saldino RM, Ozonoff MB, Minagi H (1970) Familial nephropathy associated with retinitis pigmentosa, cerebellar ataxia and skeletal abnormalities. Am J Med 49: 556–562. – Popovic-Rolovic M, Calic-Perisic N, Bunjevacki G, Negovanovic D (1976) Juvenile nephronophthisis associated with retinal pigmentary dystrophy, cerebellar ataxia, and skeletal abnormalities and hepatic fibrosis. Arch Dis Child 51: 801–803. – Robins DG, French TA, Chakera TM (1976) Juvenile nephronophthisis associated with skeletal abnormalities and hepatic fibrosis. Arch Dis Child 51: 799–801.
McK: 266920
A. Schinzel/AS

Saldino-Noonan-Syndrom: Kurzripp-Polydaktylie-Syndrom I (Saldino-Noonan)
Salla-Krankheit: Neuraminsäure-Speicherkrankheit
Salonen-Syndrom: Hydroletalus-Syndrom

Salonschwachsinn
Def.: s.u. Cocktailparty-Verhalten.
P. Hoff/DP

(de-)Sanctis-Cacchione-Syndrom
Syn.: DSC-Syndrom – Xerodermie mit geistiger Behinderung – idiocy, xerodermic (e) – xeroderma avec retard mental (fz) – idiotie xérodermique (fz) – Idiotie, xerodermische
Def.: Krankheitsbild aus dem Formenkreis der neurokutanen Syndrome mit der Trias: Xeroderma pigmentosum, komplexe zentralnervöse Ausfälle und geistige Behinderung.
A.: Carlo de Sanctis, 1888–, Psychiater, Italien, und Aldo Cacchione, Psychiater, Italien, beschrieben das Krankheitsbild 1932. Die Erstbeschreibung der Kombination Xerodermie und neurologische Anomalien stammt wahrscheinlich von Albert Neisser, Breslau, 1883.
Diagn. Krit.: (1) Hautanomalien: Xeroderma pigmentosum mit Lichtüberempfindlichkeit; Auftreten innerhalb der ersten zwei Lebensjahre, erste Veränderungen nach dem ersten Sonnenkontakt. – (2) Neurologische Symptome: geistige Behinderung unterschiedlichen Schweregrades, progredient; Sprachstörungen; Paresen; spastische Paralyse; zerebelläre Ataxie; olivopontozerebellare Atrophie; Areflexie; Choreoathetose; Schallempfindungsstörung (gelegentlich). EEG: diffuse Anomalien, Krampfpotentiale. – (3) Mikrozephalie; Minderwuchs. – (4) Hypoplastisches Genitale. – (5) Erniedrigte 17-Ketosteroide und 17-Hydrocorticosteroidspiegel (gelegentlich). – (6) Röntgen: retardiertes Knochenalter; kleine Sella turcica.
Ätiol.: Wahrscheinlich autosomal-rezessiv erbliche Störung (Geschwisterbeobachtungen).
Pathog.: DNA-Synthesestörung nach UV-Bestrahlung; der Zusammenhang mit den neurologischen Symptomen ist nicht völlig geklärt. Eine schnellere Neuronendegeneration bei Personen mit Defekt im DNA-Reparaturmechanismus wird diskutiert.

Bemerkungen: Komplementations-Untersuchungen mit Zellen von Xeroderma-pigmentosum-Patienten zeigten eine Kreuzkorrektur: daraus kann geschlossen werden, daß unterschiedliche Genlokalisationen für beide Defekte bestehen. Auftreten maligner Hauttumoren ist beschrieben. Eine erhöhte Spontanabortrate wurde in betroffenen Familien beobachtet. **(DD)** vor allem andere ichthyosiforme Dermatosen (Sjörgen-Larson-Syndrom – Reed-Syndrom – Refsum-Syndrom) und weitere Minderwuchsformen mit geistiger Behinderung und Hautauffälligkeiten (Bloom-Syndrom – Hartnup-Syndrom – von-Rothmund-Syndrom – Cockayne-Syndrom) sind abzugrenzen. Pränatale Diagnose: die DNA-Reparatur-Fähigkeit (unscheduled DNA synthesis = UDS) von Amnionzellen nach Amniozentese kann in der pränatalen Diagnostik Anwendung finden.

Lit.: Arase S, Bohnert E, Fischer E, Jung EG (1985) Prenatal exclusion of xeroderma pigmentosum (XP-D) by amniotic cell analysis. Photodermatology 2: 181–183. – Jung EG (1986) Xeroderma Pigmentosum. Int J Dermatol 25: 629–633. – Der Kaloustian VM, De Weerd-Kastelein EA, Kleijer WJ et al (1974) The genetic defect in the de Sanctis-Cacchione syndrome. J Invest Dermatol 63: 392–396. – Rajul L, Adam BA (1974) Xerodermic idiocy in identical twins. J Med Genet 11: 382–410. – Reed WB, Landing B, Sugarman G et al (1969) Xeroderma pigmentosum. Clinical and laboratory investigation of the basic defect. JAMA 207: 2073–2079. – Reed WB, May SB, Nickel WR (1965) Xeroderma pigmentosum with neurological complications. Arch Dermatol 91: 224–226. – Robbins JH, Kraemer KH, Lutzner MA et al (1974) Xeroderma pigmentosum: an inherited disease with sun sensitivity, multiple cutaneous neoplasm, and abnormal DNA repair. Ann Intern Med 80: 221–248.
McK: 278800
U. G. Froster/AS

Sandhoff-Krankheit
Syn.: Morbus Sandhoff – G_{M2}-Gangliosidose, Typ II oder Variante 0 – Morbus Sandhoff-Jatzkewitz-Pilz – Hexosaminidase-A- und -B-Mangel
Def.: Seltene autosomal-rezessiv erbliche, durch einen Mangel der lysosomalen Hexosaminidase A und B hervorgerufene neuronale Lipidspeicherkrankheit aus der Gruppe der G_{M2}-Gangliosidosen.
A.: Konrad Sandhoff, 1939–, Biochemiker, München. – Erstbeschreibung 1968 durch Sandhoff und Mitarbeiter.
Diagn. Krit.: **(1)** Klinischer Verlauf praktisch identisch mit der Tay-Sachs-Krankheit, gelegentlich Hepatomegalie und leichte Skelettveränderungen. – **(2)** Diagnosesicherung durch Nachweis des Mangels der Isoenzyme A und B der lysosomalen Hexosaminidase in Serum oder anderen Geweben.
Ätiol.: Autosomal-rezessives Erbleiden.
Pathog.: Defekt der Hexosaminidase A und B; die betreffenden Gene sind auf den Chromosomen 5 und 15 lokalisiert. Folge des Enzymdefekts ist eine Gangliosid-, Oligosaccharid- und wahrscheinlich Glykoproteinspeicherung im ZNS, sowie z.T. auch in Leber, Niere und Milz. Das Gehirn zeigt makroskopisch eine Atrophie, mikroskopisch finden sich Speicherphänomene sowohl in Glia- als auch in Nervenzellen.
Bemerkungen: Die Sandhoff-Krankheit ist eine von mindestens vier Formen der G_{M2}-Gangliosidose. Weitere Formen sind die Tay-Sachs-Krankheit sowie eine juvenile und eine adulte Form. Eine kausale Therapie ist nicht bekannt; eine pränatale Diagnose ist möglich.
Lit.: Sandhoff K, Conzelmann E, Neufeld EF et al (1989) The G_{M2}-gangliosidoses. In: Scriver CR, Beaudet AL, Sly WS, Valle D (eds) The metabolic basis of inherited disease, 6th ed. McGraw-Hill, New York. – Sandhoff K, Andreae U, Jatzkewitz H (1968) Deficient hexosaminidase activity in an exceptional case of Tay-Sachs disease with additional storage of kidney globoside in visceral organs. Path europ 3: 278.
McK: 268800
J. Gehler/JK

Sandifer-Syndrom
(Sequenz)
Syn.: Torticollis-Hiatushernien-Syndrom – hiatus hernia with contortions of the neck (e)
Def.: Festumschriebenes Krankheitsbild des Neugeborenen-, Säuglings- und Kindesalters mit Torsionsbewegungen des Halses und Rumpfes in Verbindung mit gastroösophagealem Reflux, oft verursacht durch eine Hiatushernie.
A.: P. Sandifer, britischer Neurologe. – M. Kinsbourne, britischer Pädiater und Mitarbeiter Sandifers, Erstbeschreiber des Krankheitsbildes 1964.
Diagn. Krit.: **(1)** Vorkommen im Neugeborenen-, Säuglings- und Kindesalter, auch bei leicht bis stark entwicklungsverzögerten Kindern. – **(2)** Torsionsbewegungen des Halses und des Rumpfes mit Schiefhaltung des Kopfes. – **(3)** Unerklärte Irritabilität des Kindes. – **(4)** Fütterungsschwierigkeiten, rezidivierendes Erbrechen. – **(5)** Mangelhafte Gewichtszunahme, auch ohne rezidivierendes Erbrechen. – **(6)** Gastro-ösophagealer Reflux (nachzuweisen mittels Sonographie, Röntgenuntersuchung, ösophagealer pH-Metrie und Manometrie, Refluxszintigraphie). – **(7)** Hiatushernie, jedoch nicht obligat. – **(8)** Gutes Ansprechen auf Antirefluxtherapie.
Ätiol.: Unbekannt.
Pathog.: Durch gastro-ösophagealen Reflux ausgelöste Zwangshaltung, die der Entlastung dienen soll.
Bemerkungen: Das Krankheitsbild wird oft als primär neurologische Störung verkannt, u.a. als Epilepsie mit atypischen Krampfanfällen.
Lit.: Kinsbourne M (1964) Hiatushernia with contortions of the neck. Lancet I: 1058–1061. – Sacher M, Novak W (1987) Dystonie als Komplikation bei gastrooesophagealem Reflux: Sandifer Syndrom. Monatsschr Kinderheilkd 135: 857–858. – Werlin StL, d'Souza BJ, Hogan WJ et al (1980) Sandifer syndrome: an unappreciated clinical entity. Dev Med Child Neurol 22: 374–378.
H. Siemes/JK

Sanfilippo-Krankheit: Mucopolysaccharidose III
Sanfilippo syndrome (e): Mucopolysaccharidose III
Sarcoma idiopathicum multiplex haemorrhagicum: Kaposi-Sarkom

Sarkoidose
Syn.: Besnier-Boeck-Schaumann-Krankheit – Lymphogranulomatosis benigna (Schaumann)
Def.: Chronische, gutartige granulomatöse Erkrankung mit unterschiedl. Organbefall (s. a. Abb. nächste Seite).
Ätiol.: Unbekannt; möglicherweise Antigen-abhängige (Mykobakterien) zellvermittelte Immunantwort bei »sarkoider Diathese«.
Pathog.: Verminderte Immunreaktivität vom Spättyp.
Lit.: Besnier E (1889) Lupus pernio de la face: synovite fongueuse (scrofulotuberculeuse). Ann Derm Syph, Paris: 10. – Johns CJ, Scott PP, Schonfeld SA (1989) Sarcoidosis. Ann Rev Med 40: 353–371. – Jones DG (1993) Sarcoidosis – the way ahead. Sarcoidosis 10: 145–146.
G. Burg/GB

Sarkoidose mit Erythema nodosum

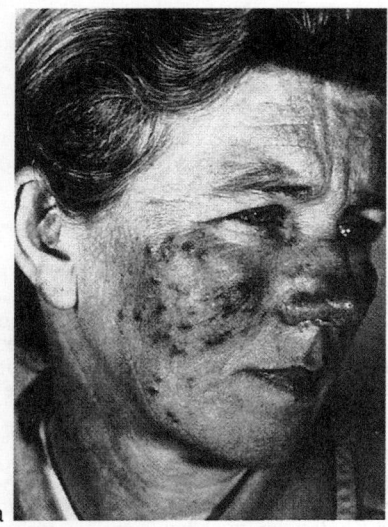

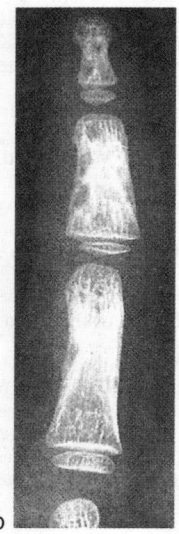

Sarkoidose: a) im Gesichtsbereich (Beob. H. Flegel, Rostock), b) multiple Knochenzysten am Zeigefinger (Beob. H. Weyers, 1956)

Sarkoidose mit Erythema nodosum
Syn.: Löfgren-Syndrom – Hiluslymphom-Syndrom, bilaterales – adénopathies mediastinales cryptogénétiques bénignes (fz)
Def.: Akutes Auftreten von bihilärer Lymphknotenschwellung und Erythema nodosum als Frühstadium einer Sarkoidose.
A.: Erstbeschreibung 1946 durch Sven Halvar Löfgren, 1910–, Kliniker, Stockholm.
Diagn. Krit.: **(1)** Akut auftretende blaurote, stark druckschmerzhafte subkutane Knoten an beiden Unterschenkeln (Erythema nodosum). – **(2)** Im Thoraxröntgen bilaterale hiläre oder paratracheale Lymphknotenvergrößerung. – **(3)** Fieber, fallweise Arthralgien. – **(4)** Tuberkulin-Anergie. – **(5)** Gutartiger Verlauf. – **(6)** Gynäkotropie.
Ätiol.: Unbekannt. Diskutiert wird eine Auslösung durch atypische Mykobakterien oder Viren; nicht-genetisch familiäres Auftreten der Sarkoidose wurde beschrieben.

Pathog.: Granulomatöse Reaktion aufgrund einer Störung der zellulären Immunität mit verminderter Reaktivität gegenüber Recall-Antigenen (negativer Tuberkulin-Test) und gesteigerter Reaktion auf Sarkoidose-Extrakt (Kveim-Test).
Bemerkungen: Günstige Prognose. Systemische Therapie mit Corticosteroiden.
Lit.: Fitzgerald AA, Davis P (1982) Arthritis, hilar adenopathy, erythema nodosum complex. J Rheumatol 9: 935–938. – Löfgren S (1946) Erythema nodosum. Studies on etiology and pathogenesis in 185 adult cases. Acta Med Scand, Suppl 174: 1–197. – Veien NK, Stahl D, Brodthagen H (1987) Cutaneous sarcoidosis in caucasians. J Am Acad Dermatol 16: 534–540.
J. Smolle/GB

Sarkoid Spiegler-Fendt: Lymphadenosis benigna cutis Bäfverstedt
SASD: Neuraminsäure-Speicherkrankheit

Satoyoshi-Syndrom
Syn.: syndrome of progressive muscle spasm, alopecia, and diarrhea (e)
Def.: Ätiologisch ungeklärte Erkrankung mit generalisierten schmerzhaften Muskelkrämpfen, Diarrhö und Alopezie.
A.: Eijiro Satoyoshi, Neurologe, und Kaneo Yamada, Pädiater, Tokio, Japan, 1967 und 1978.
Diagn. Krit.: **(1)** Generalisierte schmerzhafte Muskelkrämpfe, die durch Willkürbewegungen ausgelöst werden und sich bis zum Opisthotonus steigern. – **(2)** Diarrhö und intestinale Malabsorption. – **(3)** Totale Alopezie. – **(4)** Multiple knöcherne Anomalien: z.B. Epiphysenstörungen, Wachstumsverzögerung. – **(5)** Fakultativ Muskelhypertrophien. – **(6)** Fakultative verschiedene endokrine Störungen: z.B. Störungen des Kohlenhydratstoffwechsels, Amenorrhö. – **(7)** Labor: mäßig erhöhte Kreatinkinase-Aktivität im Serum. – **(8)** Elektromyographie: in Ruhe normal, während der Spasmen synchronisierte Entladungen von 40 bis 50 Hz mit Amplituden zwischen 4 und 10 mV. – **(9)** Beginn im Kindesalter.
Ätiol.: Unbekannt.
Pathog.: Möglicherweise Autoimmunerkrankung.
Bemerkungen: Die Erkrankung spricht auf die Behandlung mit Glukokortikoiden an.
Lit.: Satoyoshi E (1978) A syndrome of progressive muscle spasm, alopecia, and diarrhea. Neurology 28: 458–471. – Satoyoshi E, Yamada K (1967) Recurrent muscle spasms of central origin: A report of two cases. Arch Neurol 16: 254–264.
C. D. Reimers/DP

Saturnismus: Remak-Krankheit

Saunders-Sutton-Syndrom
Syn.: Alkoholdelirium – Alkoholentzugsdelirium – Delirium tremens
Def.: Ungebräuchliche Bezeichnung für das Alkoholdelirium.
A.: William Saunders – Thomas Sutton, britische Ärzte. Beschreibung 1813.
Lit.: Saunders W, zitiert von Sutton T. – Sutton T (1813) Tracts

on Delirium Tremens, on Peritonitis and on Some Other Internal Inflammatory Affections, and on the Gout. Thomas Underwood, London.
C. D. Reimers/DP

Say-Gerald-Syndrom
Syn.: polydactyly imperforate-anus vertebral-anomalies syndrome (e)
Def.: Distinktes Fehlbildungssyndrom mit Polydaktylie, Analatresie und Wirbelsäulen-Veränderungen.
A.: Burhan Say, Pädiater, Boston. – Park S. Gerald, Pädiater und Humangenetiker, Boston. – Erstbeschreibung 1968.
Diagn. Krit.: **(1)** Polydaktylie; wenn einseitig präaxial, wenn beidseitig postaxial; selten Oligodaktylie oder Ektrodaktylie. – **(2)** Analatresie. – **(3)** Veränderungen an der Wirbelsäule (Halbwirbel, Blockwirbel, Spaltwirbel, Wirbelbogen-Anomalien, überzählige Wirbel, Skoliose, Kyphose, Lordose); Anomalien von Kreuz-, Steiß- und Darmbein. – **(4)** Rippenanomalien (Verschmelzung, Anomalien der Anzahl). – **(5)** Fehlbildungen im Magen-Darm- sowie Harn-Trakt.
Ätiol.: Unbekannt.
Pathog.: Unbekannt.
Bemerkungen: Entweder seltener oder selten als eigenes Syndrom erkennbarer bzw. abgegrenzter Fehlbildungskomplex. Ob tatsächlich eine Ähnlichkeit zur dominant vererbten Hemimelie-Mutante (Dh) der Maus besteht, ist nicht geklärt.
Lit.: Say B, Gerald PS (1968) A new polydactyly imperforate-anus vertebral-anomalies syndrome? Lancet II: 688.
McK: 174100
W. Rosenkranz/AS

SCAD-deficiency (e): Kurzketten-Acyl-CoA-Dehydrogenase-Defekt
scalenus: Halsrippen-Symptomatik
scalenus neurocirculatory compression syndrome (e): Skalenus-Symptomatik
scalp defects with ectrodactyly (e): Adams-Oliver-Syndrom
Schalenzähne: Dentinogenesis imperfecta III
Schambein-Syndrom: Grazilis-Symptomatik
Scheie-Syndrom: Mucopolysaccharidose I-S
Scheinblödsinn: Ganser-Symptomenkomplex
Scheuermann-Krankheit: Osteochondrose, aseptische, Typ Scheuermann
Scheuthauer-Marie-(Sainton-)Syndrom: Dysostosis cleidocranialis
Schienbein-Syndrom, vorderes: Tibialis-anterior-Sequenz
Schilddrüsenautonomie: Plummer-Adenom

Schilddrüsenhormon-Resistenz-Syndrome
Def.: Gruppe von Krankheitsbildern durch Insensitivität von Zielgeweben gegenüber der Stoffwechselwirkung von Schilddrüsenhormon.
Diagn. Krit.: **(1)** Laborchemisch erhöhte freie T_4- und freie T_3-Werte. – **(2)** Normaler oder erhöhter TSH-Spiegel, der im TRH-Test weiter stimuliert werden kann. – **(3)** Fehlen der klassischen klinischen Symptome einer Hyperthyreose. – **(4)** Vergrößerte Schilddrüse. – **(5)** Manifestationsalter: Kindheit und Erwachsenenalter.
Ätiol.: Autosomal-dominant und -rezessiv erbliche Krankheitsbilder.
Pathog.: Hormonresistenz durch einen Defekt des nukleären Schilddrüsenhormonrezeptors. Daraus resultiert eine verminderte Bindung von T_3 am Rezeptor und ggf. des Rezeptor-T_3-Komplexes an die sog. thyroid hormone-response elements (TREs) auf DNA-Ebene. Verminderte Aktivierung schilddrüsenabhängiger, gewebespezifischer Gene.
Bemerkungen: Drei unterschiedliche klinische Varianten sind anzuführen: a) generalisierte (hypophysäre und periphere) SD-Hormonresistenz → erhöhte periphere SD-Hormonspiegel kompensieren die Hormonresistenz; b) isoliert hypophysäre Resistenz (klin. hyperthyreoter Stoffwechsel); c) alleinige periphere Resistenz. Das klinische Bild ist äußerst variabel und reicht vom klassischen Kretinismus, Bild der Euthyreose, hin zu Veränderungen des Stoffwechsels in Abhängigkeit von bestimmten Entwicklungsphasen. **(DD)** inappropriate TSH-Sekretion → Ausschluß Hypophysenadenom.
Lit.: Loos U, Behr M (1994) Current methodological approaches in evaluation of thyroid hormone resistance. Exp Clin Endocrinol 102: 130–138. – Refetoff S, Weiss RA, Usala SJ (1993) The syndromes of resistance to thyroid hormone. Endocr Rev 14: 348–399. – Weiss RE, Refetoff S (1992) Thyroid hormone resistance. Annu Rev Med 43: 363–375. – Yen PM, Chin WW (1994) New advances in understanding the molecular mechanisms of thyroid hormone action. Trends Endocrinol Metabol 5: 65–72.
McK: 145650; 188570; 190160; 274300
B. O. Böhm/GA

Schimmelpenning-Feuerstein-Mims-Syndrom: Naevus sebaceus, linearer
Schindler-Krankheit (Typ I und II): Alpha-N-Acetylgalaktosaminidase-Defizienz
Schinzel acrocallosal syndrome (e): akrokallosales Syndrom
Schinzel-Giedion midface retraction syndrome: Schinzel-Giedion-Syndrom

Schinzel-Giedion-Syndrom
Syn.: Schinzel-Giedion midface retraction syndrome
Def.: Distinktes, sehr wahrscheinlich autosomal-rezessiv vererbtes Dysmorphiesyndrom mit schlechten Lebenserwartungen.
A.: Erstbeschreibung 1978 durch Albert Schinzel, 1944–, Humangenetiker, und Andres Giedion, 1925–, Kinderradiologe, beide Zürich; Kelley und McKusick prägten die Bezeichnung.
Diagn. Krit.: **(1)** Verkürzte knöcherne Schädelbasis (Sklerose und Retraktion) mit eingesunkenem Mittelgesicht, Choanalstenose oder -atresie. – **(2)** Daraus sich ergebende charakteristische Gesichtsdysmorphien wie prominente Stirn, Hypertelorismus, kleine Nase mit eingesunkener Wurzel, sehr kurzem Rücken und nach vorn gerichteten Ohren. – **(3)** Schädelbasissklerose mit sehr breiter Synchondrose zwischen supra- und exo-okzipitalem Anteil des Os occipitale, weit offene Schädelnähte und vordere Fontanelle bei Geburt, multiple Schaltknochen. – **(4)** Breite Rippen, lange Schlüsselbeine. – **(5)** Postaxiale Polydaktylie (obere und untere Extremität); komplette kutane Syndaktylien zwischen Fingern, besonders 3/4. – **(6)** Herzfehler. – **(7)** Nierenfehlbildungen, insbes. Hydronephrose. – **(8)** Hypoplasie der distalen Phalangen und Nägel (mit hyperkonvexer Verformung). – **(9)** Klumpfuß, Vierfingerfurchen, abnorme Fingerbeerenmuster; Hypertrichose, kapilläre Hämangiome. – **(10)** Genitalhypoplasie, bei Knaben Hypospadie, hypoplastisches Skrotum, kurzer

Schlafapnoe(-Syndrom)

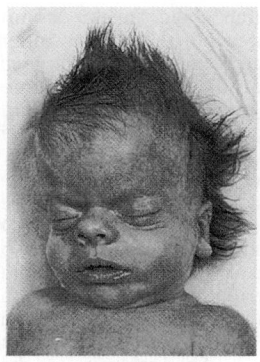
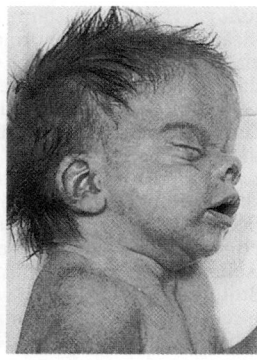
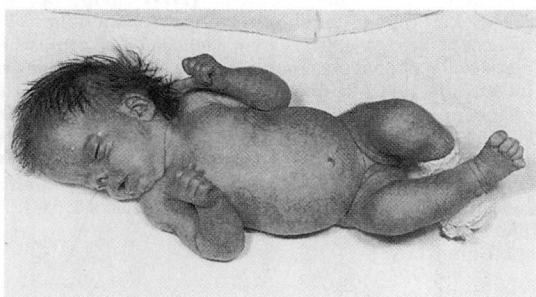
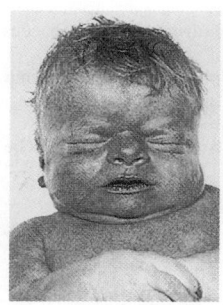
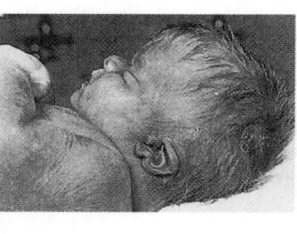
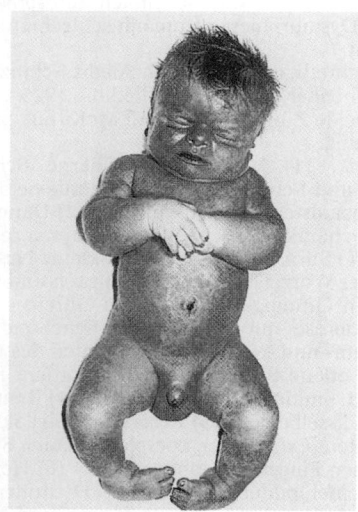

Schinzel-Giedion-Syndrom; a) 1 Monat alte Patientin: Mittelgesichtsretraktion, postaxiale Polydaktylie, Klumpfuß links; b) neugeborener Knabe: Mittelgesichtsretraktion, Klumpfüße, Nagelhypoplasie

Penis, bei Mädchen Hypoplasie der Labia. – (11) Kleinwuchs, schwerster Entwicklungsrückstand, schlechte Lebensaussichten. – (12) Tendenz zu malignen embryonalen Tumoren. – (13) ZNS-Befunde: Atrophie des Hirnstamms, der Basalganglien, der Hypophyse, des Balkens etc.; Hydrozephalus. – (14) Endokrinologische Befunde: Hypothyreose, Diabetes insipidus.

Ätiol.: Höchstwahrscheinlich autosomal-rezessives Erbleiden (Geschwisterbeobachtungen; Konsanguinität in einigen Familien).

Pathog.: Unbekannt.

Bemerkungen: Variabilität der Befunde noch zu wenig bekannt. Möglicherweise identisch mit den von Rüdiger et al. 1971 beschriebenen Geschwistern; auch auffällige Ähnlichkeiten des Fehlbildungsmusters mit dem Fryns-Syndrom. Pränatale Diagnose bisher nicht beschrieben, theoretisch denkbar durch Ultraschalluntersuchung um die 15. Woche oder später aufgrund von Herzfehlern und Nierenfehlbildungen, wobei allerdings keine Gewähr besteht, einen Betroffenen vor der 24. Schwangerschaftswoche sicher zu identifizieren.

Lit.: Al-Gazali LI, Farndon P, Burn J et al (1990) The Schinzel-Giedion syndrome. J Med Genet 27: 42– 47. – Labrune P, Lyonnet S, Zupan V et al (1994) Three new cases of the Schinzel-Giedion syndrome and review of the literature. Am J Med Genet 50: 90–93. – Robin NH, Grace K, De Souza TG et al (1993) New finding of Schinzel-Giedion syndrome: a case with a malignant sacrococcygeal teratoma. Am J Med Genet 47: 852–856. – Schinzel A, Giedion A (1987) A syndrome of severe midface retraction, multiple skull anomalies, clubfeet, and cardiac and renal malformations in sibs. Am J Med Genet 1: 361–375.

McK: 269150

A. Schinzel/AS

Schinzel-Syndrom: ulno-mammäres Syndrom
schisis association (e): Mittellinien-Entwicklungsfeld-Komplex

Schlafapnoe(-Syndrom)
(Symptomenkomplex)

Def.: An den Schlafzustand gebundene Störung der Atmung mit mindestens 10 Sekunden dauernden Phasen reduzierter Ventilation (Hypopnoe) oder fehlender Ventilation (Apnoe), die durch eine Erhöhung des extrathorakalen Atemwegswiderstandes (obstruktive Apnoe) oder durch eine zentralnervöse Regulationsstörung mit fehlendem Atemantrieb (zentrale Apnoe) verursacht ist. Die Diagnose »Schlafapnoe-Syndrom« ist dann zu stellen, wenn die polysomnographisch nachgewiesene Schlafapnoe mit den typischen neuropsychiatrischen oder kardiovaskulären Komplikationen einhergeht.

Die schlafbezogenen Atemstörungen werden in zwei große Gruppen eingeteilt:
1 Schlafbezogene Atmungsstörungen mit Obstruktion der oberen Atemwege
1.1 partielle Obstruktion (obstruktives Schnarchen)
1.2 komplette Obstruktion bei fortgesetzter Aktivierung der Atemmuskulatur (obstruktive Schlafapnoe)
2 Schlafbezogene Atemstörungen ohne Obstruktion der oberen Atemwege
2.1 alveoläre Hypoventilation (primär, sekundär)
2.2 zentrale Apnoe
2.3 unkoordinierte Atmung

Diese Störungen können auch kombiniert vorkommen (gemischte Apnoen). Die obstruktive Schlafapnoe hat sowohl unter dem Gesichtspunkt der Prävalenz (mindestens 1% der Gesamtbevölkerung) als auch wegen der damit verbundenen Folgeerkrankungen und der sozioökonomischen Auswirkungen (Arbeitsunfähigkeit, Unfälle) bei weitem die größte Bedeutung. Viele Patienten mit einer primär obstruktiven Schlafapnoe entwickeln im Laufe ihrer Erkrankung eine zentrale Komponente der Apnoe.

Diagn. Krit.: Polysomnographisch nachgewiesene Schlafapnoe in Verbindung mit den Kardialsymptomen: **(1)** Lautes Schnarchen mit längeren Atempausen (Schnarchen nur bei den obstruktiven Formen!). – **(2)** Pathologische Einschlafneigung und Monotonie-Intoleranz am Tage mit dadurch bedingter Unfallneigung. Häufig bestehen zusätzlich folgende Symptome: Morgendliche Mundtrockenheit, morgendliche Abgeschlagenheit, Persönlichkeitsveränderungen, morgendliche Kopfschmerzen, Konzentrations- und Gedächtnisstörungen, Affektkontinenz und Affektlabilität, Potenzstörungen, Enuresis nocturna, depressive Grundstimmung.

Bei Patienten mit obstruktiver Schlafapnoe werden häufig folgende Erkrankungen bzw. Risikofaktoren festgestellt: Übergewicht, Bluthochdruck, pulmonale Hypertonie, Polyglobulie, Rechtsherzinsuffizienz, respiratorische Insuffizienz.

Die Beurteilung des Schweregrades einer schlafbezogenen Atmungsstörung erfolgt mit Hilfe des Apnoe-Index (AI), der als der Quotient zwischen der Gesamtzahl der Atempausen pro Nacht und der Schlafdauer in Stunden definiert ist (AI 5–10, leichtgradige Schlafapnoe; AI 10–20, mittelgradige Schlafapnoe; AI > 20, schwergradige Schlafapnoe).

Ätiol.: Die Ätiologie der obstruktiven Schlafapnoe ist wahrscheinlich multifaktoriell (abnorme kraniofaziale Anatomie, z.B. Retrognathie, Pierre-Robin-Syndrom, Franceschetti-Syndrom, Makroglossie bei Akromegalie oder Hypothyreose, Tonsillenhypertrophie), Dysfunktion oder fehlerhafte nervale Kontrolle der oropharyngealen Muskulatur mit dadurch bedingtem repetitiven Verschluß der oberen Atemwege, gestörter Atemantrieb (z.B. Epilepsie, olivopontozerebelläre Atrophie, Shy-Drager-Syndrom, diabetische Neuropathie, Syringomyelie). Zentrale Apnoen ohne Obstruktion der oberen Atemwege können durch die vorstehend genannten zentralnervösen Erkrankungen und auch durch neuromuskuläre (z.B. Muskeldystrophie) oder pneumologische Erkrankungen bedingt sein.

Pathog.: Infolge der Apnoe kommt es zu häufigen und oft ausgeprägten Sauerstoffentsättigungen des arteriellen Blutes, zu einer gestörten Schlafarchitektur und infolge zentralnervöser Aktivierungsreaktionen (»arousal«) zur Terminierung der Apnoe. Die sich daraus ergebende Schlaffragmentierung ist für die oben genannten neuropsychiatrischen Komplikationen verantwortlich. Ferner kommt es zu Druckerhöhungen im großen und kleinen Kreislauf. Das Vollbild des obstruktiven Schlafapnoe-Syndroms entwickelt sich aus dem obstruktiven Schnarchen. Neben der Obstruktion der oberen Atemwege kommt es auch zu einem progredienten Versagen der zentralen Atemregulation.

Bemerkungen: **(DD)** andere Schlaf-/Wachstörungen, die nicht durch eine schlafbezogene Störung der Atmung bedingt sind (z.B. Narkolepsie, Restless-legs-Syndrom, posttraumatische Hypersomnie, schlafbezogener Laryngospasmus, Schlafepilepsie).

Vor Aufklärung der den schlafbezogenen Atmungsstörungen zugrundeliegenden Pathophysiologie wurde zur nosologisch-terminologischen Erfassung dieser Krankheitsbilder eine verwirrende Vielzahl von klinischen Krankheitsbildern beschrieben (z.B. Bird-Like-Face-Syndrom, Undine-Sequenz).

Lit.: Deutsche Gesellschaft für Pneumologie, Arbeitsgruppe: Nächtliche Atmungs- und Kreislaufregulationsstörungen (1991) Empfehlungen zur Diagnostik und Therapie nächtlicher Atmungs- und Kreislaufregulationsstörungen. Pneumologie 45: 45–48. – Kimoff RJ, Cosio MG, McGregor M (1991) Clinical features and treatment of obstructive sleep apnea (1991). Can Med Assoc J 144: 689–695. – Kryger MH, Roth T, Dement WC (1994) Principles and practice of sleep medicine. Saunders, London, 1994. – Langevin B, Sukkar F, Léger P et al (1992) Sleep apnea syndromes (SAS) of specific etiology: review and incidence from a sleep laboratory. Sleep 15: S25–S32. – Peter JH, Faust M (1991) Schlafbezogene Atmungsstörungen: Von den Syndromen zum Risikofaktor. Pneumologie 45: 200–204.

S. Wieshammer/GA

Schlafkrankheit, europäische: von-Economo-Krankheit
Schlafsucht, periodische: Kleine-Levin-Syndrom
Schlatter-Syndrom: Osteochondrose, aseptische, Typ Osgood-Schlatter
Schleimhautpemphigoid, vernarbendes: Pemphigoid, vernarbendes Typ I
Schmelzhypoplasie, erbliche: Amelogenesis imperfecta
Schmelzhypoplasie-Onycholyse-Hypohidrose-Syndrom: Onycho-Dento-Dysplasie, hypohidrotische
Schmelzhypoplasie, X-chromosomale: Amelogenesis imperfecta
Schmerzindifferenz, angeborene universelle: Analgesie, kongenitale
Schmid-Fraccaro-Syndrom: Cat-eye-Syndrom
Schmidt-Carpenter's syndrome (e): polyglanduläres Autoimmun-(PGA-)Syndrom, Typ II

Schmidt-Lähmung

Syn.: Schmidt-Syndrom – Hemiplegie, skapulo(palato)laryngeale – vagoaccessory syndrome (e)

Def.: Kombination einer Stimmlippenlähmung mit einer gleichseitigen Akzessoriusparese.

A.: Adolf Schmidt, 1865–1918, Internist, Breslau, Bonn. – Erstbeschreibung 1892 (?).

Diagn. Krit.: **(1)** Halbseitige Stimmbandlähmung mit näselnder und heiserer Sprache. – **(2)** Homolaterale Akzessoriuslähmung mit Parese des M. sternocleidomastoideus und (teilweise) des M. trapezius. – **(3)** Fakultativ zusätzlich Parese der Pharynxmuskulatur mit Schluckstörungen.

Ätiol.: Uneinheitliche Schädigung von Nervengewebe durch Fraktur, Lymphknoten, Abszeß, Struma oder sonstige Tumoren (z.B. Neurinom). In einem Teil der Fälle Sequenz bei intramedullären Läsionen aufgrund von Durchblutungsstörung (Hirnstamminfarkt), Raumforderung oder Entzündung.

Pathog.: Umschriebene Läsion der Hirnnerven X und XI (fakultativ auch IX) am Austritt aus dem Foramen jugulare durch die Schädelbasis oder intramedullär.

Bemerkungen: Zusätzlich zum Avellis-Syndrom (palatolaryngeale Hemiplegie) Schädigung im Bereich der Fasern oder des Kerngebiets des N. accessorius; aber auch Vorkommen einer reinen skapulolaryngealen Hemiplegie mit Aussparung des Gaumens. Bei ischämischer Schädigung im Bereich der kaudalen Oblongata zusätzlich Symptome von seiten der langen Bahnen.

Lit.: Roger J, Bille J, Vigouroux RA (1969) Multiple cranial nerve palsies. In: Vinken PJ, Bruyn GW (eds) Handbook of Clinical Neurology, vol 2, pp 86–106. North Holland Publishing Comp, Amsterdam. – Schmidt A (1892) Casuistische Beiträge zur Nervenpathologie: II. Doppelseitige Accessoriuslähmung bei Syringomyelie. Dtsch med Wschr 18: 606–608.

K.-H. Krause/DP

(M. B.-)Schmidt-Syndrom: polyglanduläres Autoimmun-(PGA-) Syndrom, Typ II
Schmidt-Syndrom: Schmidt-Lähmung
Schmitt-Gillenwater-Kelly-Syndrom: Radiushypoplasie-triphalangeale Daumen-Hypospadie-Diastema-Syndrom

Schneckenbecken-Dysplasie
Def.: Neonatal letal verlaufende Skelettdysplasie mit charakteristischer, an das Bild einer Schnecke erinnernder Röntgen-Form der Beckenschaufeln.
A.: Abgrenzung und Benennung des Krankheitsbildes 1986 durch den israelischen Genetiker Zvi Borochowitz und seine Mitarbeiter aus der Arbeitsgruppe um den Kinderradiologen Ralph Lachman und den Genetiker David Rimoin, Los Angeles. D. Rimoin ist Ko-Autor einer Arbeit über vermutlich das gleiche Krankheitsbild, das unter Federführung des englischen Pathologen Simon Knowles ohne Namensgebung im gleichen Heft der gleichen Zeitschrift veröffentlicht wurde.
Diagn. Krit.: (1) Starker, bereits pränatal sonographisch erkennbarer Kleinwuchs mit schmalem Thorax und besonders kurzen Extremitäten. – (2) Großer Kopf, flaches Gesicht. – (3) Polyhydramnion der Mutter; Hydrops fetalis, Tod des Kindes pränatal, während oder kurz nach der Geburt. – (4) Röntgenologisch kurze, säulenartige Röhrenknochen, kurze Rippen, mediale knöcherne Protrusion im Bereich des Sakroiliakalgelenks; kleine, kaum verknöcherte Wirbelkörper.
Ätiol.: Autosomal-rezessives Erbleiden.
Pathog.: Unbekannt. Pathohistologisch hyperzellulärer Ruheknorpel mit fehlendem Hof der großkernigen Knorpelzellen; verkürzte Knorpelsäulen in der enchondralen Wachstumszone.
Bemerkungen: Die Dysplasie ähnelt röntgenologisch weitgehend der Fibrochondrogenesis, unterscheidet sich von ihr wesentlich durch das histologische Bild.
Lit.: Borochowitz Z, Jones KL, Silbey R et al (1986) A distinct lethal neonatal chondrodysplasia with snail-like pelvis: Schneckenbecken dysplasia. Am J Med Genet 25: 47–59. – Giedion A, Biedermann K, Briner J et al (1991) Case report 693. Skeletal Radiol 20: 534–538. – Knowles S, Winter R, Rimoin D (1948) A new category of lethal short-limbed dwarfism. Am J Med Genet 25: 41–46.
McK: 269250
J. Spranger/JS

Schnyder's dystrophy (e): Schnyder-Hornhautdystrophie

Schnyder-Hornhautdystrophie
Syn.: Schnyder's dystrophy (e) – corneal dystrophy, crystalline of Schnyder (e) – hereditary crystalline stromal dystrophy (e)
Def.: Autosomal-dominante erbliche Hornhautdystrophie mit Ablagerungen von Cholesterin (Kristalle oder diffus).
A.: W. F. Schnyder, 1892–, schweizerischer Ophthalmologe. – Erstbeschreibung durch van Wendt und Wibaut 1924, durch Schnyder 1929.
Diagn. Krit.: (1) Beidseitige kristalline und/oder diffuse Trübungen der zentralen Hornhaut, oval oder ringförmig, im vorderen Hornhautstroma mit Progredienz in das tiefere Hornhautstroma. – (2) Beginnend in den ersten Lebensjahren, kongenitale Fälle bekannt. – (3) Partieller Arcus lipoides. – (4) Gering erhöhte Serumcholesterinspiegel und mäßige Hyperlipoproteinämie Typ IIa in ca. 50% der Fälle. Keine Korrelation mit dem Ausmaß der Hornhauttrübungen. – (5) Progredienz der Trübungen (nicht obligat). – (6) Oft nur geringe bis mäßige Visusbeeinträchtigung.
Ätiol.: Autosomal-dominantes Erbleiden.
Pathog.: Lokale Fettstoffwechselstörung der Keratozyten. Basisdefekt unbekannt. Zusammenhang mit Dyslipoproteinämie (in 50% der Fälle) unklar. Reduzierte Plasminogen-Aktivator-Sekretion beschrieben.
Bemerkungen: Keine Beeinflussung durch diätetische Maßnahmen. Keratoplastik selten und erst ab der 5. Lebensdekade erforderlich. Ablagerungen im Bereich des Transplantates möglich. **(DD)** infantile Zystinose – adulte Zystinose – Dysproteinämie – Gicht – Mucopolysaccharidosen.
Lit.: Bron AJ, Williams HB, Carruthers ME (1972) Hereditary crystalline stromal dystrophy of Schnyder. I. Clinical Features of Family with Hyperlipoproteinaemia. Br J Ophthalmol 56: 383–399. – Gardner A, Tripathi RC (1972) Hereditary crystalline stromal dystrophy of Schnyder. Histopathology and ultrastructure. Br J Ophthalmol 56: 400–408. – Lisch W, Weidle EG, Lisch CH et al (1986) Schnyder's dystrophy. Ophthalmic Paediatrics and Genetics 7, 1: 45–46. – Mirshahi M, Mirshahi SS, Soria C et al (1990) Sécretion des activateurs du plasminogène et de leurs inhibiteurs par les fibroblastes cornéens. Modification de cette sécretion dans la dystrophie cornéenne cristalline de Schnyder. CR Acad Sci III 311: 253–260. – Schnyder FW (1929) Mitteilung über einen neuen Typus von familiärer Hornhauterkrankung. Schweiz Med Wschr 10: 559. – van Wendt I, Wibaut F (1924) Een zeldzame Erfelijke Hoornvledsaandoening. Ned T Geneesk 68: 2996.
McK: 121800
B. Lorenz/DP

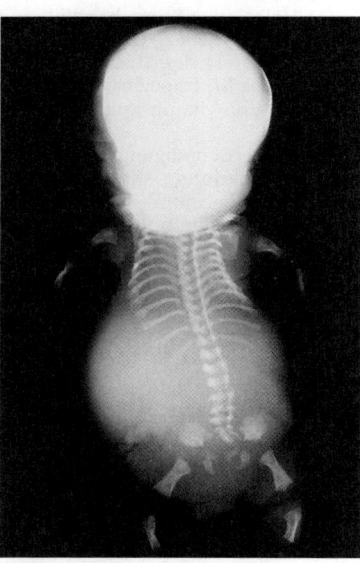

Schneckenbecken-Dysplasie: Verkürzte, metaphysär aufgetriebene Röhrenknochen. Aus dem medialen Rand der kleinen, kugelförmigen Beckenschaufeln (dem Schneckenhäuschen) ragt nach medial eine rundliche Struktur (die Schnecke) heraus (Beobachtung Univ.-Kinderklinik Mainz)

Schocklunge: ARDS
Schreckneurose: Kraepelin-Syndrom
Schüller-Krankheit: Hand-Schüller-Christian-Krankheit
Schüttelkrankheit Kuru: Kuru

Schüttellähmung, erworbene: Parkinson-Krankheit
Schuhgeschwulst der Ferse: Osteochondrose, aseptische, Typ Haglund II

Schulman-Upshaw-Syndrom
Syn.: Upshaw-Schulman-Syndrom
Def.: Kongenitale Variante der thrombotisch-thrombozytopenischen Purpura Moschcowitz mit wahrscheinlich rezessiv vererbtem genetischem Defekt eines zur Thrombozytenhomöostase notwendigen Plasmafaktors.
A.: Erstbeschreibung 1960 durch I. Schulman. Er nahm an, daß der fehlende Plasmafaktor physiologischerweise die Bildung und Reifung der Plättchen stimuliert. J. D. Upshaw betonte 1978 dagegen die Bedeutung dieses Faktors für eine normale Überlebenszeit der Plättchen und Erythrozyten.
Diagn. Krit.: (1) Seit der frühen Kindheit manifeste Krankheitsschübe mit: (2) akuter Thrombozytopenie und mikroangiopathisch-hämolytischer Anämie, zumeist im Anschluß an Infektionen. – (3) Normalisierung der Thrombozytopenie, Anämie und der verkürzten Thrombozyten- und Erythrozytenüberlebenszeit nach Transfusion von Frischplasma, Fresh-Frozen-Plasma (FFP) oder Serum.
Ätiol.: Genetischer Defekt eines noch nicht charakterisierten Plasmafaktors.
Pathog.: Der Defekt führt infolge einer Störung der normalen Endothel-Thrombozyten-Interaktion zu Plättchenthromben der Endstrombahn, Thrombozytenverbrauch durch Bindung an ungewöhnlich große Multimere des von-Willebrand-Faktors. Fragmentation der Erythrozyten bei ihrer Passage teilverschlossener Gefäße.
Bemerkungen: Im Gegensatz zur thrombotisch-thrombozytopenischen Purpura Moschcowitz fehlen in der Regel neurologische Symptome und Nierenfunktionseinschränkung.
Lit.: Saitoh H, Murakami H, Mori C (1990) Upshaw-Schulman syndrome in two siblings. Acta Pediatr Jpn 32: 373–376. – Schulman I, Pierce M, Lukens A, Currimbhoy Z (1960) Studies on thrombopoiesis. I. A factor in normal human plasma required for platelet production; chronic thrombocytopenia due to its deficiency. Blood 16: 943–957. – Upshaw J Jr (1978) Congenital deficiency of a factor in normal plasma that reverses microangiopathic hemolysis and thrombocytopenia. N Engl J Med 298: 1350–1352.
McK: 276850
G. Girmann/GA

Schulter-Bein-Syndrom: Muskelatrophie, spinale skapulo-peroneale, Typ Brossard-Kaeser
Schultergürtelform der progressiven Muskeldystrophie: Muskeldystrophie vom fazioskapulohumeralen Typ
Schultergürtel-Syndrom: Parsonage-Turner-Symptomatik
Schultergürtelvenenthrombose: Armvenenthrombose Paget-von-Schroetter

Schulter-Hand-Syndrom
Def.: Unscharf definierter Begriff für einen Symptomenkomplex aus Schmerzen, sensiblen, motorischen und gegebenenfalls trophischen Störungen im Bereich der oberen Extremität und des Schultergürtels.
Lit.: Schmidt H, Armbrust K (1952) Über das Schulter-Hand-Syndrom bei Herzerkrankungen. Med Klin 47: 1306.
W. Müller-Felber/DP

Schulterlähmung, neuralgische: Parsonage-Turner-Symptomatik

Schultz-Angina
Def.: Historischer (obsoleter) Begriff für die bei Agranulozytose auftretende Angina tonsillaris (akute Agranulozytose Schultz).
Lit.: Schultz W (1922) Über eigenartige Halserkrankungen a) Monozytenangina; b) gangränisierende Prozesse und Defekte des Granulozytensystems. Dtsch med Wschr 48: 1495–1496.

Schwachsinn, geschlechtsgebundener: geistige Behinderung, geschlechtsgebundene
Schwachsinn, geschlechtsgebundener, mit Makroorchidie: Syndrom des fragilen X-Chromosoms
Schwalbe-Ziehen-Oppenheim-Syndrom: Dystonia musculorum deformans
Schwann-Syndrom: Bart-Pumphrey-Syndrom
Schwartz-Bartter-Syndrom: ADH-Sekretion, inadäquate
Schwartz-Jampel-Aberfeld-Syndrom: Schwartz-Jampel-Syndrom

Schwartz-Jampel-Syndrom
Syn.: Schwartz-Jampel-Aberfeld-Syndrom – Chondrodystrophia myotonica – chondrodystrophic myotonia (e)
Def.: Komplex multipler Fehlbildungen mit generalisierter Myopathie und Osteodysplasie.
A.: Erstbeschreibung zweier betroffener Geschwister 1962 durch Oscar Schwartz, 1919–, amerikanischer Pädiater, und Robert Steven Jampel, 1926–, Neuro-Ophthalmologe, New York, Michigan, Detroit.
Diagn. Krit.: (1) Geburtsuntergewicht möglich (nicht konstant). – (2) Durch Myotonie erklärbare Symptome: Gesichtsausdruck mit Blepharophimose, mimischer Unbeweglichkeit der Gesichts-/Mundmuskulatur, oft Schluckstörungen. – (3) Allgemeine Steifheit der Muskulatur, entsprechend erschwerter »stelziger« Gang. – (4) Dysplasie langer Röhrenknochen, mangelnde Streckbarkeit großer und kleiner Gelenke. – (5) Oft okuläre Symptome (Myopie, Katarakt). – (6) Oft Stridor (kurzer Hals, Larynxhypoplasie). – (7) Langfristig häufig: proportionierter Kleinwuchs, Pectus carinatum, Hüftgelenksdysplasie, Kyphose. – (8) Angaben über geistige Entwicklung uneinheitlich (meist normal).
Ätiol.: Autosomal-rezessives Erbleiden.
Pathog.: Unbekannt; ein Teil der Symptome lassen sich durch die Myotonie erklären.
Bemerkungen: Ein Teil der Fälle manifestiert sich offensichtlich bereits intrauterin und zeigt bei Geburt ausgeprägte myotone Zeichen und Deformitäten. Viele Betroffene werden erst Ende des ersten oder im zweiten Lebensjahr manifest krank; noch unklar, ob die schwere »neonatale« Form sich genetisch und prognostisch unterscheidet. Langzeitprognose allgemein ungenügend dokumentiert. Vermutlich erhöhtes Risiko für maligne Hyperthermie. Wichtigste Zusatzuntersuchung: EMG. Muskelhistologie: normal oder unspezifisch verändert. Pränatale Ultraschalldiagnostik bei der neonatalen Form möglich.
Lit.: Aberfeld DG, Hinterbuchner LV, Schneider M (1965) Myotonia, dwarfism, diffuse bone disease and unusual ocular and facial abnormalities (a new syndrome). Brain 88: 313–322. – Hunziker UA, Savoldelli G, Boltshauser E, Giedion A, Schinzel A (1989) Prenatal diagnosis of Schwartz-Jampel syndrome with early manifestation. Prenat Diagn 9: 127–131. – Pfeiffer RA,

Bauer H, Petersen C (1977) Das Syndrom von Schwartz-Jampel (Myotonia chondrodystrophica). Helv paediat Acta 32: 251–261. – Schwartz O, Jampel RS (1962) Congenital blepharophimosis associated with an unique generalized myopathy. Arch Ophthal 68: 52–57.
McK: 255800
E. Boltshauser/AS

Schwerhörigkeit, kongenitale, und otogene Meningitis

Syn.: syndrome of congenital deafness and otic meningitis (e)
Def.: Kombination von kongenitaler Taubheit und rezidivierenden Meningitiden.
A.: Beschreibung durch S. Stool und Mitarbeiter, 1967.
Diagn. Krit.: (1) Kongenitale unilaterale Taubheit. – (2) Multiple Meningitiden. – (3) Innenohrfehlbildungen: Labyrinthdefekt, Fehlanlage des häutigen Labyrinths, Stapesdefekt, Vergrößerung des Vestibulums.
Ätiol.: Unbekannt.
Pathog.: Innenohrfehlbildung, die zu einer Kommunikation zwischen Subarachnoidalraum und Mittelohr führt und dadurch rezidivierende Meningitiden bedingt.
Bemerkungen: Zwei nicht verwandte Patienten wurden beschrieben.
Lit.: Stool S, Leeds NE, Shulman K (1967) The syndrome of congenital deafness and otic meningitis. Diagnosis and management. J Pediatr 71: 547–552.
R. König/JS

α-Schwerkettenkrankheit

Syn.: Alpha-Schwerkettenkrankheit – Eidelman-Seligmann-Syndrom – α-heavy-chain disease (e) – immunoproliferative small intestine disease IPSID (e) – IgA-heavy-chain-disease (e) – mediteranean lymphoma (e)
Def.: Lymphoproliferative Erkrankung des B-Zell-Systems. Häufigste Schwerkettenkrankheit. Klinisch charakterisiert durch ein schweres Malabsorptionssyndrom infolge des lymphoproliferativen Prozesses mit Infiltration des Dünndarms und der mesenterialen Lymphknoten.
A.: Erstbeschreibung 1966 unter der Bezeichnung Mittelmeerlymphom durch den israelischen Arzt S. Eidelman. Immunchemische Charakterisierung durch den französischen Arzt M. Seligmann.
Diagn. Krit.: (1) Im Unterschied zu den übrigen Schwerkettenkrankheiten liegt das Manifestationsalter zwischen 10 und 30 Jahren. – (2) Chronische Diarrhö mit schwerer Malabsorption (Steatorrhö, Hypalbuminämie, Hypokalzämie, rasche Entwicklung einer Kachexie). – (3) Ausgeprägte, z.T. schmerzhafte abdominelle Lymphome, die häufig durch die Bauchdecken palpiert werden können. Eine Generalisation mit Befall von Leber, Milz und peripheren Lymphknoten ist selten. – (4) Histologisch besteht eine ausgeprägte Atrophie der Dünndarmschleimhaut mit diffuser, lymphoplasmazellulärer Infiltration. Das Knochenmark ist nicht oder nur gering betroffen. – (5) Einzelfälle mit Befall der Atemwege wurden beschrieben.
Die Erkrankung betrifft somit lymphatische Gewebe, in denen sekretorisches IgA synthetisiert wird. Die Serum-Elektrophorese zeigt in der Mehrzahl der Fälle eine abnorme, breitbasige Globulinvermehrung im Alpha-2- und/oder Beta-Bereich. Ein typischer M-Gradient fehlt (Polymerisationsneigung der Alpha-Ketten-Fragmente). Die Verdachtsdiagnose wird durch die Immunelektrophorese bestätigt: Nachweis von freien Alpha-Ketten im Serum und Duodenalsekret sowie (in relativ niedriger Konzentration) im Urin bei fehlenden Leichtketten.
Ätiol.: Die Ätiologie ist ungeklärt. Diskutiert wird ein Zusammenspiel genetischer Faktoren mit Umwelteinflüssen wie sie insbesondere in Entwicklungsländern anzutreffen sind. Häufige intestinale Infektionen führen zu einer anhaltenden Stimulation des intestinalen lymphatischen Systems. Die gleichzeitig eingeschränkte Immunkompetenz trägt zur Entstehung und Progression der monoklonalen Erkrankung bei. Für die stufenweise Entwicklung spricht, daß in Frühstadien häufiger eine alleinige Antibiotikagabe zu Remissionen führt, während in fortgeschrittenen Stadien unter zytostatischer Behandlung Rückbildungen beobachtet werden.
Pathog.: Die Erkrankung ist durch eine monoklonale Proliferation lymphoplasmazellulärer Elemente, die defekte Immunglobulinketten synthetisieren, charakterisiert. Die Immunglobulinfragmente bestehen aus aberranten α-1-Schwerketten-Globulinen ohne Leichtketten. Den Schwerketten fehlt die variable (VH) und die erste konstante Region (CH 1).
Bemerkungen: Die früher gebräuchliche Bezeichnung Mittelmeerlymphom wurde verlassen, da die Erkrankung weder auf den Mittelmeerraum beschränkt ist, noch immer ein Lymphom i.e.S. vorliegt. Die Erkrankung tritt insbesondere in Ländern mit niedrigem sozioökonomischem Standard und schlechten hygienischen Verhältnissen auf.
Lit.: Eidelman S, Parkins R, Rubin CE (1966) Abdominal lymphoma presenting as malabsorption. A clinico-pathological study of 9 cases in Israel and review of the literature. Medicine (Baltimore) 45: 111. – Khojasteh A, Haghighi P (1990) Immunoproliferative Small Intestinal Disease: Portrait of a Potentially Preventable Cancer from the Third World. Am J Med 89: 483–490. – Seligmann M (1975) Immunchemical, clinical, and pathological features of alpha-chain disease. Arch Intern Med 78: 135.
E. Späth-Schwalbe/GA

γ-Schwerkettenkrankheit

Syn.: Gamma-Schwerkettenkrankheit – γ-H-Kettenkrankheit – IgG-heavy-chain disease (e) – Franklin-Syndrom
Def.: Unter dem Bild einer lymphoproliferativen Systemerkrankung verlaufende Krankheit, immunchemisch durch die Bildung von monoklonalen Gamma-Schwerkettenfragmenten charakterisiert.
A.: Erstbeschreibung 1963 durch den amerikanischen Arzt Edward Claus Franklin. Identische Krankheitsbilder wurden 1963 und 1964 gleichzeitig von Osserman und Takatsuki publiziert.
Diagn. Krit.: (1) Tritt in allen Altersstufen, jedoch bevorzugt bei über 40jährigen auf; es werden beide Geschlechter befallen. – (2) Akuter oder langsamer progredienter Verlauf mit Immunozytom-ähnlichem Bild: Fieber, Lymphadenopathie und Hepatosplenomegalie. Bei Befall des Waldeyer-Rachenrings ödematöse Schwellung von Uvula und Gaumensegel. – (3) Im peripheren Blutbild Anämie. Weniger konstant sind Leukozytopenie mit relativer oder absoluter Lymphozytose, Eosinophilie und Thrombozytopenie. Lymphoplasmazelluläre Infiltration von Knochenmark und Lymphknoten. – (4) Im Verlauf der Erkrankung treten häufig Autoimmunphänomene auf. – (5) Diagnostisch entscheidend ist der immunchemische Nachweis von monoklonalen, defekten Gamma-Schwerketten im Serum und im Urin (Immunelektrophorese). Während die Fc-Fragmente der Gammakette eine normale Struktur haben, fehlen im Bereich des Fd-Fragmentes (VH-CH1) unterschiedlich lange Polypeptidketten. Die Serum- und Urinkonzentration der Schwerketten ist sehr variabel. In der Serum-Elektro-

phorese besteht daher entweder ein normales Profil, eine Hypogammaglobulinämie oder eine breitbasige Komponente in Alpha-2-, Beta- oder Gamma-Position (Polymerisationsneigung der Schwerkettenfragmente).
Ätiol.: Ungeklärt. Die seinerzeit von Franklin vermutete Virusätiologie (virusähnliche Partikel in lymphoplasmazellulären Infiltraten) konnte nicht bestätigt werden.
Pathog.: Ungeklärt.
Bemerkungen: Letale Verläufe innerhalb weniger Monate, aber auch eine Krankheitsdauer von mehreren Jahren ist beschrieben worden. Häufigste Todesursachen sind bakterielle Infektionen. Bei einzelnen Patienten wurden gleichzeitig verschiedene monoklonale Immunglobuline bzw. Immunglobulinfragmente nachgewiesen.
Lit.: Alexander A, Anicito I, Buxbaum J (1988) Gamma Heavy Chain Disease in Man. J Clin Invest 82: 1244–1252. – Fermand JP, Brouet JC, Danon F, Seligmann M (1989) Gamma Heavy Chain „Disease": Heterogeneity of the Clinicopathologic Features. Medicine 68: 321–335. – Franklin EC, Loewenstein J, Bigelow B, Meltzer M (1964) Heavy chain disease – a new disorder of serum γ-globulins. Report of the first case. Am J Med 37: 332–350. – Franklin EC, Meltzer M, Guggenheim F, Loewenstein J (1963) An unusual micro-gamma-globulin in the serum and urine of a patient. Fed Proc 22: 264. – Osserman EF, Takatsuki K (1963) Plasma cell myeloma: Gamma globulin synthesis and structure. A review of biochemical and clinical data with the description of a newly-recognized and related syndrome. „H γ-chain (Franklin's) disease". Medicine 42: 357.
E. Späth-Schwalbe/GA

Schwitzen, gustatorisches

Syn.: Frey(-Baillarger)-Syndrom – aurikulotemporales Syndrom – Syndrom des Nervus auriculotemporalis – hyperhidrosis, gustatory (e)
Def.: Sonderform der gustatorischen Hyperhidrose in der Jochbogenregion meist nach Parotis-Operationen.
A.: Lucie Frey, 1852–1932, französische Ärztin. – Die Erstbeschreibung einer unilateralen gustatorischen Hyperhidrose erfolgte bereits 1757 durch Duphenix und 1847 durch Baillarger. Die ausführliche Bearbeitung und Namensgebung erfolgte 1923 durch Frey.
Diagn. Krit.: **(1)** In der Jochbeingegend Rötung und diffuse Hyperhidrose beim Kauen von schmackhaften Speisen (gustatorische Hyperhidrose). – **(2)** Sofortige Rückbildung der Hyperhidrose nach dem Essen. – **(3)** Zusätzliche permanente Hypo- oder Hyperästhesie. – **(4)** Die Erkrankung ist keinesfalls selten und tritt bei 50–80% der Patienten im Anschluß an Parotis-Operationen auf, weiters nach Abszessen und Traumen der Parotis. – **(5)** Subklinisches Auftreten nach Parotidektomie bei nahezu 100% der Patienten (Nachweis mittels Minor-Probe). – **(6)** Beginn der Symptome 4–7 Monate nach Operation oder Schädigung der Parotis; Dauer meist unbegrenzt, seltener spontane Besserung nach 3–5 Jahren.
Ätiol.: Schädigung des Nervus auriculotemporalis und des Nervus auricularis im Rahmen von chirurgischen Eingriffen, eitrigen Infekten oder Traumen der Parotis.
Pathog.: Fehlgeleitete Regeneration von postganglionären parasympathischen Nervenfasern, die im Nervus auriculotemporalis und im Nervus auricularis verlaufen, in Axone von geschädigten postganglionären sympathischen Nervenfasern, die die Schweißdrüsen und die kleinen Hautgefäße versorgen.
Bemerkungen: Umschriebene Hyperhidrosen im Bereiche der Lippen, der Nase und der Stirn nach bestimmten, meist scharfen Speisen sind ein bei vielen Menschen nahezu physiologisch auftretendes Phänomen. 1967 hat Mailander erstmals das familiäre Auftreten ausgeprägter Hyperhidrosen im Gesichtsbereich nach Genuß scharfer Speisen beschrieben. Gustatorisch bedingte umschriebene Hyperhidrosen im Gesichts- und Halsbereich treten ferner nach »neck-dissection« oder neurologischen Erkrankungen (z.B. Syringomyelie) auf. Differentialdiagnostisch zu erwähnen sind ferner sog. Krokodilstränen (Tränen nach gustatorischen Stimuli) als Komplikation einer peripheren Fazialparese. – Therapeutisch hat sich die topische Anwendung von Anticholinergika bewährt (Hays 1982).
Lit.: Frey L (1923) Le syndrome du nerf auriculo-temporal. Rev Neurol Paris 2: 97. – Hays LL, Novack AJ, Worsham JC (1982) The Frey syndrome: a simple, effective treatment. Otolaryngol Head Neck Surg 90: 419–425. – Mailander JC (1967) Hereditary gustatory sweating. JAMA 201: 203–204.
McK: 144100
H. P. Soyer/GB

SCID mit Eosinophilie: Omenn-Syndrom

Scimitar-Anomalie

Syn.: Krummsäbel-Syndrom – Türkensäbel-Syndrom – Halasz syndrome (e)
Def.: Krankheitsbild bei partieller oder totaler anomaler Einmündung der rechten Lungenvenen in die untere Hohlvene, Dextrokardie und Hypoplasie der rechten Lunge.
A.: Erstbeschreibung 1836 durch R. Chassinat und G. Cooper unabhängig voneinander. Auf dem typischen Röntgenbefund beruhende Bezeichnung »Scimitar-(= Türkensäbel-)Syndrom«.
Diagn. Krit.: **(1)** Häufige Infekte des Respirationstraktes und Pleuropneumonien, zuweilen Bronchiektasen. – **(2)** Belastungsdyspnoe. – **(3)** Bei großem Links-rechts-Shunt kann es schon früh zu einer Herzinsuffizienz kommen. – **(4)** Röntgen: rechtsverlagertes Herz von normaler Größe und Form. Dilatation der Pulmonalarterie. Bandförmige, türkensäbelartige parakardiale Verschattung rechts, die von der Hilusregion zum Sinus phrenicocardialis verläuft und im Übersichtsbild in etwa 40% der Fälle erkennbar ist (Abb.). – **(5)** EKG: Sinusrhythmus, Rechtstyp, evtl. Rechtsschenkelblock. – **(6)** Angiokardiogramm: unterschiedliche Füllung der linken und rechten Pulmonalarterien (Kontrastmittel fließt stärker in den linken Ast ein und verweilt dort länger; anomale Aufzweigung des rechten Astes; in Einzelfällen ist die rechte Pulmonalarterie nicht angelegt, die hypoplastische Lunge wird in diesem Fall vom großen Körperkreislauf versorgt. Aus dem rechten Mittel- und Unterfeld sammeln sich die Venen in einer fehlverlaufenden Pulmonalvene, die das Zwerchfell durchdringt und dort in die untere Hohlvene einmündet.
Ätiol.: Angeborene Fehlbildung unklarer Genese.
Pathog.: Die klinischen Erscheinungen sind Folge einer fehlerhaften Lungenanlage. In über 50% der Fälle sind weitere Fehlbildungen nachweisbar – insbesondere kongenitale Vitien (Vorhofseptumdefekt, Ductus arteriosus Botalli oder Fallot-Tetralogie). Selten geht die Scimitar-Anomalie auch mit einer Hufeisenlunge einher, bei der zwischen rechter und linker Lunge eine isthmusartige Verbindung besteht.
Bemerkungen: Der klinische Schweregrad der Scimitar-Anomalie hängt von drei Faktoren ab: a) Ausmaß der rechtsseitigen Lungenhypoplasie; b) Größe des Shuntvolumens; c) Vorhandensein eines zusätzlichen Vitium cordis. Patienten, bei denen die Scimitar-Anomalie in der Neugeborenenperiode festgestellt wird, haben in ei-

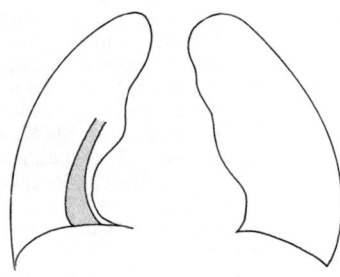

Scimitar-Anomalie: schematische Darstellung der einem Türkensäbel ähnlichen parakardialen Verschattung rechts bei der Scimitar-Anomalie (nach Wenz und Mitarbeiter)

nem hohen Prozentsatz ein Vitium cordis und eine pulmonale Hypertonie und weisen trotz invasiver Therapie eine schlechte Prognose auf. Im Gegensatz dazu haben Patienten, bei denen die Anomalie erst im Erwachsenenalter festgestellt wird, auch ohne chirurgische Intervention eine günstige Prognose. **(DD)** entzündliche Lungenveränderungen und postpneumonische Schwartenbildungen – Segmentatelektase – Mediastinaltumoren – Kartagener-Syndrom.

Lit.: Chassinat R (1836) Observation d'anomalies anatomiques remarquables de l'appareil circulatoire, avec hépatocèle congénitale, n'ayant donné lieu pendant la vie à aucun symptôme particulier: suivie de réflexions. Arch Gén Méd II: 80–91. – Cooper G (1836) Case of malformation of thoracic viscera: imperfect development of right lung and transposition of heart. London M Gaz 18: 600–602. – Dupuis C, Charaf LA, Breviere GM et al (1992) The „adult" form of the scimitar syndrome. Am J Cardiol 70: 502–507. – Gao YA, Burrows PE, Benson LN et al (1993) Scimitar syndrome in infancy. J Am Coll Cardiol 22: 873–882. – Hassberg D, Steil E, Sieverding L, Rosendahl W (1992) Combination of scimitar syndrome and horseshoe lung. A rare but typical finding – case report and review of the literature. Klin Pädiatr 204: 434–443.

S. Wieshammer/GA

sclérose diffuse inflammatoire de la substance blanche des hémisphères (fz): Panenzephalitis, subakute, sklerosierende, van Bogaert
Sclerosis fibrosa penis: Induratio penis plastica
Sclerosis tuberosa: tuberöse Sklerose
scorbut, infantile (e): Moeller-Barlow-Krankheit
Scott craniodigital syndrome (e): kraniodigitales Syndrom (Scott)
Scott-Taor syndrome (e): Syndrom der kleinen Patella
SC-Phokomelie-Syndrom: Roberts-Syndrom
SC-Syndrom: Roberts-Syndrom
scurvy, infantile (e): Moeller-Barlow-Krankheit
sea blue histiocytosis (e): Syndrom der seeblauen Histiozyten

Seckel-Syndrom

Syn.: Vogelkopf-Zwergwuchs, Typ Seckel – mikrozephaler primordialer Zwergwuchs, Typ Seckel
Def.: Ursprünglich Bezeichnung für eine heterogene Gruppe autosomal-rezessiv erblicher Zwergwuchsformen. Nach Abgrenzung mehrerer eigenständiger Typen wird als Seckel-Syndrom nur noch die proportionierte primordiale Zwergwuchsform mit typischen kraniofazialen Dysmorphien – wie Mikrozephalie, große Nase und fliehendes Kinn – bezeichnet.

A.: Helmut Paul Georg Seckel, deutscher Pädiater, der später im Bobs Roberts Memorial Hospital for Children der Universität Chicago arbeitete, beschrieb 1960 das Krankheitsbild anhand von zwei eigenen sowie 13 Fällen der Literatur. Nach Abgrenzung einzelner primordialer Zwergwuchsformen durch Majewski und Goecke (1982) erfüllt nur ein Teil der in der Literatur beschriebenen Fälle (darunter einer der beiden von Seckel selbst mitgeteilten Fälle) die Kriterien für die Zuordnung des später als mikrozephaler primordialer Zwergwuchs Typ Seckel (Seckel-Syndrom) bezeichneten Krankheitsbildes.
Diagn. Krit.: **(1)** Intrauterine Wachstumsretardierung. – **(2)** Hochgradiger Kleinwuchs/verzögertes Knochenwachstum. – **(3)** Geistige Retardierung. – **(4)** Mikrozephalie. – **(5)** Kraniofaziale Dysmorphien (prominente Nase, fliehende Stirn, Mikrogenie, relativ große Augen, antimongoloide Lidachsenstellung, dysplastische Ohrmuscheln). – **(6)** Hoher Gaumen/Gaumenspalte. – **(7)** Schmelzdefekte. Weitere Symptome: Kryptorchismus, Klitorishypertrophie, Hirsutismus, hypoplastische Anämie, Klinodaktylie, Hüftgelenkdysplasie, Radiuskopfdislokation.
Ätiol.: Autosomal-rezessives Erbleiden.
Pathog.: Unbekannt.
Bemerkungen: Differentialdiagnostisch können weitere Formen abgegrenzt werden:
Vogelkopf-Zwergwuchs, osteodysplastischer primordialer Zwergwuchs Typ I (Majewski und Spranger, 1976), (McKusick 210710). Charakteristika: wie Seckel-Syndrom, jedoch Brachyphalangie. Becken flach, breit und »dysplastisch« mit mangelnder Ausprägung des Azetabulums. Das Taybi-Lindner-Syndrom muß hier wahrscheinlich auch eingeordnet werden (s. dort).
Vogelkopf-Zwergwuchs, osteodysplastischer primordialer Zwergwuchs Typ II (Majewski et al., 1982a), (McKusick 210720). Charakteristika: wie Seckel-Syndrom, jedoch mit Skelettanomalien: Verkürzung der Unterarme und Beine im 1. Lebensjahr, Brachymesophalangie, -karpie I, Veränderungen der distalen Femur-Meta- und -Epiphysen, Beckenveränderungen.
Vogelkopf-Zwergwuchs, osteodysplastischer primordialer Zwergwuchs Typ III (Majewski, 1992). Charakteristika: wie Seckel-Syndrom, jedoch mit variabler geistiger Retardierung, steiler Stirn, kleiner spitzer Nase, Oligodontie der bleibenden Zähne. Die historische Darstellung von Caroline Crachami beschreibt diesen Typ des Vogelkopf-Zwergwuchses (Bondeson, 1992). Der von McKusick beschriebene Typ Montreal des Vogelkopf-Zwergwuchses (McKusick Typ I 210700) (Fitch et al., 1970) stellt mit normalem Geburtsgewicht und fehlender Mikrozephalie keinen Vogelkopf-Zwergwuchs dar. Der von Majewski et al. (1982b) beschriebene Typ III (McKusick Typ IV 210730) muß heute wahrscheinlich dem Typ I zugeordnet werden (Meinecke und Passarge, 1991).
Lit.: Bondeson J (1992) Caroline Crachami, the Sicilian Fairy: A case of bird-headed dwarfism. Am J Med Genet 44: 210–219. – Fitch N, Pinsky L, Lachance RC (1970) A form of bird-headed dwarfism with features of premature senility. Am J Dis Child 120: 260–264. – Majewki F (1992) Caroline Crachami and the delineation of osteodysplastic primordial dwarfism type III, an autosomal recessive syndrome. Am J Med Genet 44: 203–209. – Majewski F, Goecke T (1982) Studies of microcephalic primordial dwarfism I: approach to a delineation of the Seckel syndrome. Am J Med Genet 12: 7–21. – Majewski F, Ranke M, Schinzel A (1982a) Studies of microcephalic primordial dwarfism II: The osteodysplastic type II of primordial dwarfism. Am J Med Genet 12: 23–35. – Majewski F, Stoeckenius M, Kemperdick H (1982b) Studies of microcephalic primordial dwarfism III: An intrauterine dwarf with platyspondyly and anomalies of pelvis and clavicles – osteodysplastic primordial dwarfism type III. Am J Med

Genet 12: 37–42. – Majewski F, Spranger J (1976) Über einen neuen Typ des primordialen Minderwuchses: Der brachymele primordiale Minderwuchs. Mschr Kinderheilk 124: 499–503. – Meinecke P, Passarge E (1991) Microcephalic osteodysplastic primordial dwarfism type I/III in sibs. J Med Genet 28: 795–800. – Seckel HPG (1960) Bird headed dwarfs. S. Karger, Basel–New York.
McK: 210600
K. Zerres/AS

Sedlackova-Phänotyp
Syn.: Gaumensegel, angeboren verkürztes
Def.: Angeborene Verkürzung des Gaumensegels mit offenem Näseln und multiplen weiteren Befunden.
A.: Erstbeschreibung 1955 durch Eva Sedlackova, Otorhinolaryngologin, Prag.
Diagn. Krit.: (1) Angeborene Verkürzung/Hypoplasie/Hypofunktion des Gaumensegels. – (2) Folge: insuffizienter Gaumen-Rachenverschluß. – (3) Weitere Folge: offenes Näseln (Rhinophonia aperta oder Hyperrhinophonie). – (4) Starrer Gesichtsausdruck infolge Schwäche des N. facialis. – (5) Inkonstant: Gesichtsdysmorphien (Hypertelorismus, antimongoloide Lidachsenstellung, enge Lidspalten, Epikanthus, breite Nasenwurzel, kurze Oberlippe mit hypoplastischem Philtrum, dysmorphe Ohren mit engen Gehörgängen. – (6) Ferner (variabel): Zahnschmelzhypoplasie, schlanke Finger, abnorme Daumen, Herzfehler, Kryptorchismus, Hüftluxation. – (7) Milde bis mäßige geistige Behinderung, Kleinwuchs.
Ätiol.: Unbekannt, sporadisches Auftreten. CATCH22-Deletion in einem Fall nachgewiesen, siehe Bemerkungen.
Pathog.: Unterfunktion des Nervus facialis, doppelte Innervation des M. levator veli palatini?
Bemerkungen: Hauptsächlich in der ehem. Tschechoslowakei und dem Osten Deutschlands bekannt. Therapie: Logopädie. Wahrscheinlich ist der Sedlackova-Phänotyp, zumindest in einem Teil der Fälle, nur eine Spielart des velo-kardiofazialen Syndroms, mit der Basis von Deletionen im Segment 22q11.2 bei variabler Expressivität.
Lit.: Sedlackova E (1955) Insuficience patrohlatanového zaveru jako vyvojova porucha. Cas lek ces 94: 47–49. – Sedlackova E, Vrticka K (1964) Speech development in children with congenital defects of the palate. Cs Pediat 19: 239–242. – Vrticka K, Altermatt HJ, Laissue JA (1986) Klinische Befunde, histologische und histomorphometrische Befunde bei velofazialer Hypoplasie (Sedlackova-Syndrom). Sprache – Stimme – Gehör 10: 109–113.
A. Schinzel/AS

Seelenlähmung des Schauens (Balint): Balint-Symptomenkomplex
Seemanová-Syndrom II: Nijmegen-Chromosomenbruch-Syndrom

Segawa-Syndrom
Syn.: Dystonie, progressive mit Tagesschwankungen – dystonia, progressive, with diurnal variation (e) – dystonia of childhood, Dopa-responsive (e) – basal ganglia disease with marked diurnal fluctuations, hereditary (e) – dystonia, familiar, atypical form (e) – parkinsonism-dystonia, hereditary (e) – dystonia-parkinsonism syndrome of juvenile onset, hereditary (e) – dystonia, fluctuating (e)
Def.: Im Kindesalter beginnende Dystonie, welche vor allem den Gang stört und durch die Behandlung mit Levodopa verschwindet.
A.: Erstbeschreibung durch den Japaner Segawa 1971.
Diagn. Krit.: (1) Auftreten im Kindesalter (im Mittel mit 6 Jahren bei einer Spannbreite von 9 Monaten bis 16 Jahren). – (2) Dystonie, vor allem die Beine betreffend, weniger die Arme, die Hals- und Rumpfmuskulatur. – (3) Tagesschwankung der Ausprägung der Dystonie, häufig morgens fehlend oder gering ausgeprägt, im Laufe des Tages zunehmend. – (4) Elemente des Parkinsonismus können assoziiert sein: Rigidität, Hypomimie, Bradykinesie und/oder Ruhetremor. – (5) In der Regel gutes Ansprechen auf geringe Dosen von Levodopa oder Carbidopa.
Ätiol.: Autosomal-dominantes Erbleiden mit inkompletter Penetranz und variabler Expressivität, Genort auf dem langen Arm des Chromosoms 14 (14q).
Pathog.: Die reduzierte Liquorkonzentration von Homovanillinsäure und der günstige Effekt von Levodopa bei diesen Patienten sprechen für eine Defizienz der dopaminergen Transmission; vermutet wird eine herabgesetzte Funktion der nigrostriatalen dopaminergen Neuronen, möglicherweise infolge einer niedrigen Tyrosinhydroxylaseaktivität; bisher keine neuropathologischen Befunde.
Lit.: Deonna T (1986) Dopa-sensitive progressive dystonia of childhood with fluctuations of symptoms – Segewa's syndrome and possible variants. Neuropediatrics 17: 81–85. – Iivanainen M, Kaakkola S (1993) Dopa-responsive dystonia of childhood. Develop Med Child Neurol 35: 359–367. – Nygaard TG, Wilhelmsen KC, Risch NJ et al (1993) Linkage mapping of dopa-responsive dystonia (DRD) to chromosome 14q. Nat Genet 5: 386–391. – Segawa M, Ohmi K, Ito S et al (1971) Childhood basal ganglia disease with remarkable response to L-Dopa: hereditary basal ganglian disease with marked diurnal fluctuations. Shinryo (Tokyo) 24: 667–672. – Segawa M, Hosaka A, Miyagawa F et al (1976) Hereditary progressive dystonia with marked diurnal fluctuation. Adv Neurol 14: 215–233.
McK: 128230
H. Siemes/JK

segmental saccular dilatation of the intra-hepatic bile ducts (e): Caroli-Krankheit
Sehnervenfehlbildung, zentrale gliöse: Morning-glory-Phänomen
Sehnervenkreuzungs-Syndrom: Chiasma-Symptomatik

Seidlmayer-Kokardenpurpura
Syn.: Kokardenpurpura, frühinfantile postinfektiöse (Seidlmayer)
Def.: Eine für das späte Säuglings- und frühe Kleinkindalter typische Erscheinungsform einer infektiös-toxischen Purpura. Vergleichbar ist das Krankheitsbild mit der Purpura Schoenlein-Henoch bei älteren Kindern.
A.: Erstbeschreibung 1940 durch den Pädiater Hubert Seidlmayer, 1910–1965, Kempten/Allgäu.
Diagn. Krit.: (1) Im Anschluß an einen Infekt auftretende, häufig mehrere Zentimeter im Durchmesser große, rötlich-livide Hauteffloreszenzen, peripher von einem anämischen Hof (Kokarde) umgeben, zentral flohstichartiger Blutung, typischerweise symmetrisch an den Streckseiten der Extremitäten und im Gesicht, fast nie am Stamm, ausgeprägt exsudative Komponente, schmerzhaft bei Berührung. – (2) Thrombozyten und plasmatische Gerinnung normal.
Ätiol.: Heterogen, möglicherweise Beziehung zu Mykoplasma-Infektionen. Erworbene Störung i.S. einer Infektionsallergie.

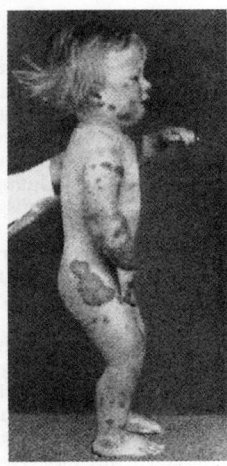

Hautefflöreszenzen bei der Seidlmayer-Kokardenpurpura (Beob. U.K.Kl. München)

Pathog.: Vermutlich durch Immunkomplexe bedingte Vaskulitis mit exsudativ entzündlicher Umgebungsreaktion.
Bemerkungen: Sonderform der anaphylaktoiden Purpura Schoenlein-Henoch im Säuglings- bzw. Kleinkindalter, spontane Rückbildung meist innerhalb von 14 Tagen. Im neueren Schrifttum nicht mehr als eigene Entität geführt, im angloamerikanischen unbekannt.
Lit.: Seidlmayer H (1940) Die frühinfantile, postinfektiöse Kokarden-Purpura. Z Kinderheilk 61: 217.
G. Henze/JK

Seip-Lawrence-Syndrom: Lipodystrophie, progressive
Seitelberger's disease (e): neuroaxonale Dystrophie Seitelberger
Selbstverstümmelung, iatrogene: Münchhausen-Syndrom

Senior-Loken-Syndrom
Syn.: renal dysplasia and retinal aplasia (e)
Def.: s.u. Nephronophthise.
A.: Boris Senior, Pädiater, Boston. – Aagot Christie Loken, Pathologe, Oslo.
McK: 266900
Th. Lennert/JK

Sensenbrenner-Syndrom: kranioektodermale Dysplasie
Sensibilisierungssyndrom, erythrozytäres: Purpura, autoerythrozytische
sensitive delusion of reference (e): Beziehungswahn, sensitiver
Sensitivparanoia: Beziehungswahn, sensitiver
Sepsis hyperergica: Subsepsis allergica Wissler

septooptische Dysplasie
Syn.: de-Morsier-Syndrom
Def.: Trias aus Minderwuchs, Nystagmus und Mikropapille.

A.: Georges de Morsier, 1894–, Neuropathologe, Genf. – Erster Bericht über die Entität 1941 von D. L. Reeves.
Diagn. Krit.: (1) Septum-pellucidum-Defekt und andere Mittellinienstörungen. – (2) Mikropapille ein- oder beidseitig, bei beidseitiger Mikropapille Nystagmus (75%). – (3) Hypopituitarismus. – (4) Kopfanomalien, Taubheit.
Ätiol.: Meist unbekannt; Berichte über zwei Familien mit Geschwisterfällen und eine Familie mit autosomal-dominantem Erbgang über vier Generationen. Die Berichte sind auch mit einer autosomal-rezessiven bzw. autosomal-dominanten Optikusatrophie vereinbar. Bei nicht hereditären Fällen werden pharmakologische bzw. toxische Einflüsse in der Frühschwangerschaft diskutiert (Phenytoin, Chinin, LSD, Diuretica, Corticosteroide, Alkohol?) bzw. eine postinfektiöse Embryopathie (Zytomegalie, Lues, Röteln).
Pathog.: Rückbildungsstörung des fötalen Septums mit nachfolgender Inhibition des Septum pellucidum. Entwicklungsstörung der Ganglionzellschicht der Retina. In der Embryogenese fallen beide Störungen in den gleichen Zeitpunkt (16–22-mm-Stadium). **(DD)** kongenitaler Nystagmus anderer Ursache (Achromatopsie, kongenitale stationäre Nachtblindheit, Leber-Amaurose, hereditäre Optikusatrophie) – Anenzephalus – Hydranenzephalus – Trisomie 18.
Bemerkungen: Bei offener Fontanelle Septum-pellucidum-Defekt ultrasonographisch nachweisbar. Bei Hypopituitarismus Hormonsubstitutionstherapie.
Lit.: Brown G, Tasman W (1983) Congenital anomalies of the optic disc. Grune & Straton, New York. – Coulter CL, Leech RW, Schaefer GB et al (1993) Midline cerebral dysgenesis, dysfunction of the hypothalamic-pituitary axis, and fetal alcohol defects. Arch Neurol 50: 771–775. – de Morsier G (1956) Agénésie du septum pellucidum avec malformation du tractus optique. La dysplasie septo-optique. Schweiz Arch Neurol Neurochir Psychiat 77: 267–292. – Reeves DL (1941) Congenital absence of septum pellucidum. Johns Hopkins Med J 69: 61–71. – Shammas NW, Brown JD, Foreman BW et al (1993) Septo-optic dysplasia associated with polyendocrine dysfunction. J Med 24: 67–74.
McK: 182230
B. Lorenz/DP

Septum-pellucidum-Symptomatik
Syn.: Zeman-King-Syndrom – Ransom-Zeman-King-Syndrom – syndrome of affective lability and intellectual deterioration with gliomas of the septum region (e)
Def.: Klinisches Krankheitsbild bei langsam wachsenden Tumoren im Bereich des Septum pellucidum.
A.: W. Zeman, amerikanischer Neurologe. – F. A. King, amerikanischer Neurologe. – Erstbeschreibung wahrscheinlich 1895 durch W. B. Ransom. – Zeman und King waren 1958 die ersten, die die Korrelation zwischen Klinik, Pathophysiologie und Pathologie herausarbeiteten.
Diagn. Krit.: (1) Im Erwachsenenalter innerhalb von Monaten oder Jahren langsam zunehmende Affektlabilität. – (2) Paroxysmale Verwirrtheitszustände. – (3) Situationsinadäquates Verhalten und Kritiklosigkeit. – (4) Merkschwäche. – (5) Die neurologische Untersuchung ergibt lediglich leichtere Koordinationsstörungen, Schwindel und Gangunsicherheit, Nystagmus, Pyramidenzeichen, Sensibilitätsstörungen und Hirnnervenstörungen fehlen für gewöhnlich. – (6) Als Spätzeichen entwickeln sich die Erscheinungen der intrakraniellen Drucksteigerung (Stauungspapille, Kopfschmerz usw.). – (7) CCT: Nachweis eines Neoplasmas im Bereich der vorderen Mittellinie.
Ätiol.: Langsam wachsende Neoplasmen (vor allem reife Gliome); demgegenüber verursachen schnellwachsende Tumoren, wie unreifere Gliome und vor allem Gliobla-

stome gleicher Lokalisation eine variable Symptomatik und überwiegend schnell progredienten Stupor infolge ihrer schnelleren Ausbreitung in der weißen Substanz des Stirnhirnes. Die psychischen Störungen werden auf die Blockade des sog. Papez-Zirkels bezogen.
Pathog.: Lokale Läsion im Bereich des Septum pellucidum mit Übergriff auf benachbarte Hirnstrukturen.
Lit.: Ransom WB (1895) On tumors of the corpus callosum with an account of a case. Brain 18: 531–550. – Zeman W, King FA (1958) Tumors of the septum pellucidum and adjacent structures with abnormal affective behavior. An anterior midline structure syndrome. J nerv ment Dis 127: 490–502.
W. Paulus/DP

Sequenz der blauen Zehe
Syn.: blue toe syndrome (e) – blue digit syndrome (e)
Def.: Charakteristischer klinischer Symptomenkomplex nach embolischem Verschluß kleiner Beinarterien.
A.: Erstbeschreibung 1959 durch den amerikanischen Chirurgen S. J. Hoye.
Diagn. Krit.: (1) Akut auftretende Schmerzen im Fuß. – (2) Fleckig-flächige, blau-violette, scharf begrenzte Verfärbungen am Fuß, gelegentlich einer ganzen Zehe. Die Flecken treten bei hängendem Bein stärker hervor. – (3) Vorbestehender Gefäßprozeß, häufig mit »Claudicatio«, seltener nach Herzinfarkt, schwerer Hyperlipidämie, schwerer arterieller Hypertonie. – (4) Angiographisch: Nachweis arteriosklerotischer Läsionen der Aorta oder der zuführenden großen Arterie.
Ätiol.: Unbekannt.
Pathog.: Schmerzen und lokale Verfärbungen sind die Folge von arteriellen Mikroembolien durch Material aus vorbestehenden arteriosklerotischen Läsionen größerer Arterien. Die Embolien bestehen überwiegend aus Aggregaten von Blutplättchen und Fibrin, seltener aus Cholesterinkristallen.
Bemerkungen: Identische Phänomene treten, wenn auch seltener, an den oberen Extremitäten auf.
Lit.: Hoye SJ, Teitelbaum S, Gore I, Warren R (1959) Atheromatous embolization: a factor in peripheral gangrene. N Engl J Med 261: 128–131. – Karmody AM, Powers SR, Monaco VJ, Leather RP (1976) „Blue toe" syndrome: an indication for limb salvage surgery. Arch Surg 111: 1263–1267. – Kumpe DA, Zwerdlinger S, Griffin DJ (1988) Blue digit syndrome: treatment with percutaneous transluminal angioplasty. Radiology 166: 37–44.
J. Spranger/JS

Sequenz der persistierenden Rachenmembran mit kostovertebralen Anomalien und Ohrfehlbildungen
Syn.: syndrome of imperforate oropharynx with costovertebral and auricular anomalies (e)
Def.: Sehr selten vorkommende Symptomenkombination von Obstruktion im Bereich der Mundhöhle, kostovertebralen Fehlbildungen und Ohranomalien.
A.: Erste Fallbeschreibung 1964 durch den belgischen Arzt Seghers, Ergänzung eines zweiten Patienten durch David Flannery 1989.
Diagn. Krit.: (1) Im hinteren Teil des Mundes Obstruktion durch persistierende Rachenmembran, sichtbar als rosa Schleimhautmembran zwischen weichem Gaumen, vorderer Seite des Zäpfchens und dem Mundboden hinter der Zunge. – (2) Kleiner Mund. Kleine Zunge. Mandibulofaziale Dysostose mit Epikanthus, breitem Nasensteg und antimongoloider Lidachsenstellung. Choanalatresie/-stenose. Keine Gaumenspalte. – (3) Ohranomalien: Fehlgebildete Ohrmuschel, tiefsitzende, nach hinten rotierte Ohren. – (4) Hemivertebrae, Blockwirbel, fehlende Segmente. Rippenfusionen, fehlende Rippen. – (5) In der Schwangerschaft Polyhydramnion als Folge der Schluckstörung. Beide Kinder verstarben in der Säuglingsperiode.
Ätiol.: Unbekannt, beide bisher beschriebenen Fälle traten sporadisch auf.
Pathog.: Das kraniale Ende des Vorderarms wird vorübergehend durch die Rachenmembran verschlossen. Sie reißt im Stadium 12 der Embryogenese, ca. am 26. Tag der Entwicklung ein. Zur gleichen Zeit setzt die Bildung der Wirbel ein. Möglicherweise stört ein abnormes Genprodukt oder aber ein Teratogen die Entwicklung zu diesem Zeitpunkt. Rippenanomalien erscheinen als Folge der Wirbelkörperfehlbildungen. Die Ohr- und Gesichtsfehlbildungen sind Folge einer gestörten Entwicklung des ersten und zweiten Kiemenbogens, die wiederum in enger Beziehung zur Rachenmembran stehen.
Bemerkungen: Beim zweiten Fall fielen zusätzlich lange, spitz zulaufende Finger mit überstreckbaren Gelenken auf, die aber möglicherweise unabhängig von den übrigen Symptomen vom Vater vererbt wurden.
Lit.: Flannery DB (1989) Syndrome of imperforate oropharynx with costovertebral and auricular anomalies. Am J Med Genet 32: 189–191. – Seghers MJ (1966) Une malformation rare: L'imperforation oropharyngienne. Acta Paediatr Belgica 20: 130–137.
S. Schechert-Spranger/AS

Seresewski-Turner-Syndrom: Turner-Syndrom
serpentine fibula-polycystic kidney syndrome (e): Syndrom der Schlangenfibula und polyzystische Nieren
Sertoli-cell-only-Syndrom: Aplasie, germinale
Sertoli-Zell-Syndrom: Aplasie, germinale
Setleis syndrome (e): faziale ektodermale Dysplasie, Typ Setleis
severe combined immunodeficiency with immunoglobulins (e): Nezelof-Syndrom
severe combined immunodeficiency with leukopenia (e): Dysgenesie, retikuläre
Sézary-Baccaredda-Syndrom: Sézary-Syndrom

Sézary-Syndrom
Syn.: Sézary-Baccaredda-Syndrom – Reticulohistiocytosis cutanea hyperplastica maligna cum melanodermia
Def.: Leukämische Variante eines peripheren niedrig malignen kutanen T-Zell-Lymphoms mit den typischen Merkmalen der Erythrodermie, Lymphknotenschwellung, Ödem, Juckreiz und Zirkulation atypischer Zellen mit zerebriformen Kernen, die in den meisten Fällen den T-Helfer-Typ (CD4) exprimieren.
Bemerkungen: Das Sézary-Syndrom wird teilweise als leukämische Variante der Mycosis fungoides angesehen. Es handelt sich jedoch aufgrund des besonderen klinischen Verlaufes um eine nosologisch verwandte Entität.
Lit.: Baccaredda A (1937) Reticuloendoteliosi cutanea e melanodermia. Atti Soc ital Derm Sifilogr: 649–657. – Baccaredda A (1939) Reticulohistiocytosis cutanea hyperplastica cum melanodermia. Arch Derm Syph (Berlin) 179: 209–256. – Kerl H (1981) Das Sézary-Syndrom. Zbl Haut u Geschlkr 144: 359–446. – Sézary A, Bouvrain Y (1938) Érythrodermie avec présence de cellules monstrueuses dans le derme et le sang circulant. Bull Soc franç Derm Syph 45: 254–260.
G. Burg/GB

shared paranoid disorder (e): Folie à deux

Sharp-Syndrom
(Symptomenkomplex)

Syn.: Mischkollagenose (klassische) – mixed connective tissue disease (e) – Überlappungssyndrom

Def.: Das Krankheitsbild ist gekennzeichnet durch Symptome der Sklerodermie, des Lupus erythematodes disseminatus, der Polymyositis und dem Nachweis von Antikörpern gegen RNase-empfindliches Ribonukleoprotein.

A.: G. C. Sharp, amerikanischer Internist. – Erstbeschreibung 1969.

Diagn. Krit.: (1) Arthralgien bzw. Arthritis (96%). – (2) Schwellung der Hände (88%). – (3) Raynaud-Symptomatik (84%). – (4) Motilitätsstörungen des Ösophagus (72%). – (5) Myositiden (72%). – (6) Fieberschübe. – (7) Lymphadenopathie. – (8) Selten Beteiligung von Nieren, Herz und ZNS. – (9) Labor: charakteristisch sind Antikörper gegen ein RNase-empfindliches Ribonukleoprotein (U1-n-RNP); antinukleäre Faktoren mit gesprenkeltem Fluoreszenzmuster; häufig Nachweis von Rheumafaktoren.

Ätiol.: Unbekannt.

Pathog.: Unbekannt.

Bemerkungen: Der Verlauf der Erkrankung ist variabel. Entzündungssymptome wie Arthritis, Fieber oder Myositis sprechen im Gegensatz zu den Sklerodermie-Manifestationen (Sklerodaktylie, Ösophagusmotilitätsstörungen) gut auf eine Steroidmedikation an. Beteiligung von Lungen, Nieren und Herz können das Krankheitsbild komplizieren. Patienten sprechen nicht immer auf Steroide an.

Lit.: Black C, Isenberg DA (1992) Viewpoint: Mixed connective tissue disease – Goodbye to all that. Brit J Rheumatol 31: 695–700. – Dent THS, Johnson VW (1992) Aspects of mixed connective tissue disease: a review. J Royal Soc Med 85: 744–746. – Sharp GC (1975) Mixed connective tissue disease – Overlap syndromes. Clinics Rheum Dis 1: 561. – Sharp GC, Irvin W, Holman H, Tant E (1969) A distinct rheumatic disease syndrome associated to a particular nucleoantigen. Clin Res 17: 359.

H. Daus/GA

SHORT-Syndrom

Def.: Möglicherweise genetisch heterogenes Syndrom, u.a. mit Kleinwuchs (S: short stature), Überstreckbarkeit der Gelenke und/oder Inguinalhernien (H: hyperextensibility of joints or hernia), tiefliegenden Augen (O: ocular depression), Rieger-Sequenz (R) und verzögerter Zahnung (T: delayed teething).

A.: Von Robert J. Gorlin, 1923–, Genetiker, Minneapolis/Minnesota, bei zwei Geschwistern erstmals 1975 beschriebenes und als SHORT-Syndrom bezeichnetes Krankheitsbild, gleichzeitige Mitteilung eines Patienten durch Sensenbrenner et al.

Diagn. Krit.: (1) Minderwuchs. – (2) Überstreckbarkeit der Gelenke. – (3) Rieger-Sequenz. – (4) Verzögerte Zahnung. – (5) Kraniofaziale Dysmorphien (»dreieckige« Kopfform, Telekanthus, tiefliegende Augen, flache Nasenwurzel, hypoplastische Nasenflügel, Mikrognathie, abstehende Ohren, Kinngrübchen. – (6) Lipodystrophie, insulinresistenter Diabetes mellitus. – (7) Verzögertes Knochenalter. – (8) Intrauterine Wachstumsretardierung. – (9) Gedeihstörung. – (10) Verzögerte Sprachentwicklung (bei wahrscheinlich normaler Intelligenz). – (11) Taubheit (bei zwei von sieben mitgeteilten Fällen).

Ätiol.: Möglicherweise genetisch heterogen mit autosomal-rezessiver sowie autosomal-dominanter Vererbung.

Bemerkungen: (DD) zu anderen neonatalen Lipodystrophien – Johanson-Blizzard-Syndrom – Silver-Russell-Syndrom, sowie zu verwandtem eigenständigen (?) Syndrom ohne »dreieckige« Kopfform und Lipodystrophie von Stratton et al.

Lit.: Gorlin RJ, Cervenka J, Moller K et al (1975) Rieger anomaly and growth retardation (the S-H-O-R-T syndrome). In: Bergsma D (ed) Malformation Syndromes. New York: Excerpta Medica for the National Foundation-March of Dimes. Birth Def Orig Art Ser XI(2): 46–48. – Sensenbrenner JA, Hussels IE, Levin LS (1975) CC – a low birthweight syndrome, ? Rieger syndrome. In: Bergsma D (ed): Malformation Syndromes. New York: Excerpta Medica for the National Foundation-March of Dimes. Birth Def Orig Art Ser XI(2) 423–426. – Stratton RF, Parker MW, McKeown CA, Johnson CP (1989) Sibs with growth deficiency, delayed bone age, congenital hip dislocation, and iridocorneal abnormalities with glaucoma. Am J Med Genet 32: 330–332.

McK: 269880

K. Zerres/AS

---

sheat syndrome (e): Obliquus-superior-Sehnenscheiden-Syndrom
Sheehan-Syndrom: Simmonds-Sheehan-Syndrom
shell teeth (e): Dentinogenesis imperfecta III
Shepard-Syndrom: ACTH-Unempfindlichkeit
Shields type II (e): Dentinogenesis imperfecta II
Shields type III (e): Dentinogenesis imperfecta III
Shimpo-Syndrom: POEMS-Komplex
shock encephalopathy syndrome, acute (e): hämorrhagischer Schock mit Enzephalopathie
short bowel syndrome (e): Kurzdarm-Syndrom
short-chain acyl-CoA-dehydrogenase deficiency (e): Kurzketten-Acyl-CoA-Dehydrogenase-Defekt
short PR-interval syndrome (e): Lown-Ganong-Levine-Syndrom
short rib-polydactyly, Majewski type (e): Kurzripp-Polydaktylie-Syndrom VI (Majewski)
short-rib-polydactyly syndrome, Saldino-Noonan type (e): Kurzripp-Polydaktylie-Syndrom I (Saldino-Noonan)
short-rib-polydactyly syndrome, Verma Naumoff type (e): Kurzripp-(Polydaktylie-)Syndrom II (Verma-Naumoff)
short stature of African pygmy (e): Wachstumshormonmangel, afrikanischer Pygmäentyp
short stature-psychomotor retardation-unusual face syndrome (e): Smith-Fineman-Myers-Syndrom

Shprintzen-Syndrom I

Def.: Autosomal-dominant erbliches Krankheitsbild mit diskreten fazialen Dysmorphien, Omphalozele, Lernbehinderung, Pharynx- und Larynxhypoplasie.

A.: Robert J. Shprintzen und Rosalie B. Goldberg, New York, beschrieben 1979 das Krankheitsbild beim Vater und zwei, möglicherweise drei betroffenen Kindern.

Diagn. Krit.: (1) Diskrete faziale Dysmorphien (herabhängende Mundwinkel, ungewöhnliche Form der Augenbrauen, breite Nasenwurzel). – (2) Omphalozele. – (3) Lernbehinderung. – (4) Pharynx- und Larynxhypoplasie.

Ätiol.: Autosomal-dominant erbliches Krankheitsbild.

Bemerkungen: Bisher lediglich Beschreibung einer Familie. Nicht zu verwechseln mit dem von Shprintzen et al. erstmals beschriebenen velo-kardio-fazialen Syndrom (McK 192430), das auch als Shprintzen-Syndrom bezeichnet wird.

Lit.: Shprintzen RJ, Goldberg RB (1979) Dysmorphic facies, omphalocele, laryngeal and pharyngeal hypoplasia, spinal abnormalities, and learning disabilities in a new dominant malformation syndrome. Birth Def Orig Art Ser XV(5B): 347–353.

McK: 182210

K. Zerres/AS

Shprintzen-Syndrom II: velo-kardio-faziales Syndrom
Shulman-Syndrom: eosinophile Fasciitis
Shwachman-Bodian-Syndrom: Shwachman-Diamond-Syndrom
Shwachman-Diamond-Oski-Khaw-Syndrom: Shwachman-Diamond-Syndrom

Shwachman-Diamond-Syndrom

Syn.: Shwachman-Syndrom – Shwachman-Bodian-Syndrom – Shwachman-Diamond-Oski-Khaw-Syndrom – metaphysäre Chondrodysplasie mit Pankreasinsuffizienz und Neutropenie – Burke-Syndrom – metaphysäre Chondrodysplasie-Malabsorption-Neutropenie-Syndrom – MMN-Syndrom
Def.: Hereditäre Multiorgan-Krankheit mit Auswirkungen auf Pankreasfunktion, Hämatopoese und Knorpel-Knochen-Wachstum.
A.: Erstbeschreibung 1964 durch Harry Shwachman, Pädiater, Boston, und Louis K. Diamond, 1902–, Hämatologe, Boston.
Diagn. Krit.: **(1)** Symptome der Pankreasinsuffizienz: Gedeihstörung, chronisch rezidivierende Durchfälle teilweise schon ab der Neugeborenenperiode, gelegentlich auch erst in den ersten Lebensmonaten; erniedrigte Konzentration oder fehlende Nachweisbarkeit von Amylase, Lipase, Trypsin im Pankreassekret nativ und/oder nach Stimulation; häufig erniedrigte Aktivität der Plasma-Amylase. – **(2)** Hämatologische Manifestationen: intermittierende Neutropenie, intermittierende Thrombozytopenie, intermittierende oder persistierende Anämie in ca. 50% der Fälle, nicht selten erhöhtes HbF; im Knochenmark wechselnde, meist mäßiggradige Zellarmut, gelegentlich Panzytopenie, jedoch auch Hyperplasie der roten Zellreihe. – **(3)** Skelettmanifestationen: metaphysäre Chondrodysplasie mit Strukturunregelmäßigkeiten vor allem an den Rippenenden und im proximalen Femur; verzögerte Knochenreifung; schmaler Thorax bis zum Bild der »asphyxierenden Thoraxdysplasie«, eingeschränkte Lungenfunktionswerte bei älteren Kindern. – **(4)** Sonstige Manifestationen: Kleinwuchs, ichthyosiforme, makulopapulöse Hautveränderungen, rezidivierende Infektionen, Hepatomegalie mit gestörter Leberfunktion; Zeichen renaler tubulärer Dysfunktion; verzögerte Sprach- und motorische Entwicklung.
Ätiol.: Autosomal-rezessives Erbleiden.

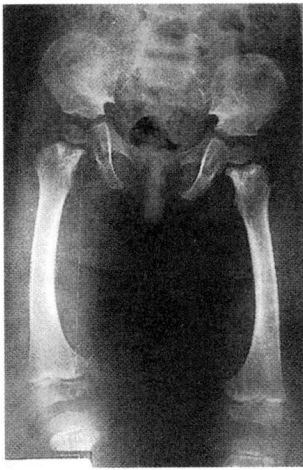

Shwachman-Diamond-Syndrom: metaphysäre Unregelmäßigkeiten bei 2 Jahre altem Kind (Univ.-Kinderklinik Mainz)

Pathog.: Unbekannt. Die pathologischen Veränderungen an zahlreichen Organen und Funktionssystemen sind ein bemerkenswertes Beispiel für Pleiotropie. Es wurde daran gedacht, daß pathogenetisch eine Störung von Elementen des Zellgerüsts, z.B. Mikrotubuli und/oder Mikrofilamenten, vorliegen könnte.
Lit.: Aggett PJ, Cavanagh NPC, Matthew DJ et al (1980) Shwachman's syndrome. A review of 21 cases. Arch Dis Child 55: 331–347. – Berrocal T, Simón MJ, Al-Assir I et al (1995) Shwachman-Diamond syndrome: clinical, radiological and sonographic aspects. Pediatr Radiol 25: 289–292. – Shmerling DH, Prader A, Hitzig WH et al (1969) The syndrome of exocrine pancreatic insufficiency, neutropenia, metaphyseal dysostosis, and dwarfism. Helv Paediat Acta 24: 547–575. – Shwachman H, Diamond LK, Oski FA, Khaw KT (1964) The syndrome of pancreatic insufficiency and chronic neutropenia in childhood. J Pediatr 65: 645–663.
McK: 260400
J. Spranger/JS

Shwachman-Syndrom: Shwachman-Diamond-Syndrom

Shy-Drager-Syndrom

Syn.: Multisystem-Atrophie mit Pandysautonomie – progressive zentrale autonome Insuffizienz – progressive autonomic failure of central origin (e) – multiple system atrophy (e) – idiopathic orthostatic hypotension (e) – primary neurogenic orthostatic hypotension (e)
Def.: Progrediente neurodegenerative Erkrankung (Multisystem-Atrophie, MSA), die sich klinisch manifestiert durch autonome Insuffizienz (primäre Hypotension, Miktionsstörungen), Akinese, Rigor, andere motorische und zerebellare Störungen.
A.: George Milton Shy, 1919–1967, Neurologe, London, Montreal, Bethesda/Maryland, und Glenn Albert Drager, 1917–, amerikanischer Neurologe. Beide Autoren beschrieben 1960 erstmals klinische und pathologische Aspekte einer Multisystem-Atrophie mit autonomer Dysfunktion.
Diagn. Krit.: **(1)** Urogenitale Dysfunktion: bei Männern Impotenz oft erstes Zeichen, einige Jahre bevor andere autonome Störungen, zehn Jahre bevor neurologische Störungen auftreten. Erhöhte Miktionsfrequenz, vermehrter Harndrang und Restharn. – **(2)** Obstipation, selten Stuhlinkontinenz und Diarrhö. – **(3)** Orthostatische Hypotension mit Schwäche, verminderter körperlicher Belastbarkeit, Sehstörungen, Schmerzen in Schulter- und Nackenmuskeln. Synkopen. Blutdruckanstieg im Liegen. – **(4)** Vermindertes thermoregulatorisches Schwitzen. – **(5)** Anisokorie, Akkommodationsstörungen, verminderte Tränensekretion, Mundtrockenheit. – **(6)** Beginn meist nach dem 50. Lebensjahr, Männer doppelt so häufig betroffen wie Frauen. – **(7)** Neurologische Ausfälle treten meist einige Jahre nach Beginn der autonomen Störungen auf, selten umgekehrt.
Neurologisch wurden zwei primäre klinische Unterformen unterschieden: **a)** Bradykinesie, verminderte Mitbewegungen, stark ausgeprägter Rigor bei geringem Tremor (striato-nigrale Degeneration, SND). – **b)** Rumpf- und Gliedataxie, Intentionstremor, verwaschene Sprache (olivopontozerebelläre Atrophie, OPCA). Viele Patienten zeigen Symptome beider Formen und Zeichen einer diffusen ZNS-Beteiligung. – Affektlabilität. Atemrhythmusstörungen, Schlafapnoe, Heiserkeit, respiratorischer Stridor, Stimmbandparesen. Im weiteren Verlauf Demenz. Tod ca. 7–10 Jahre nach Manifestation der

neurologischen Störungen infolge Aspiration, Rhythmusstörungen, Schlafapnoe, REM-Schlafverminderung. – CCT: geringe kortikale Atrophie, Hirnstammatrophie. – MRT: atrophische Veränderungen in Putamen und Substantia nigra pars compacta. – PET: verminderte striatale F-DOPA-Aufnahme. – Akustisch evozierte Potentiale verändert (Interpeak-Latenzen I–III verlängert) infolge Degeneration des Oliva-superior-Komplexes.

Ätiol.: Ursache nicht bekannt. Möglicherweise DNA-Reparaturmechanismen gestört.

Pathog.: Neuronenverlust und Gliose in Caudato-Putamen, Substantia nigra, Kleinhirnrinde, Oliva inferior, Vorderhornzellen, Pyramidenbahn, Locus coeruleus, Nucleus dorsalis X, Nucleus Edinger-Westphal, Nucleus III, VI, Columna intermediolateralis, Nucleus ONUF. Verminderte Konzentrationen von Dopamin und Noradrenalin in Striatum, Nucleus accumbens, Substantia nigra, Septum, Hypothalamus, Locus coeruleus. Pathologisch und klinisch werden unterschieden: Typ I Degeneration pigmentierter Hirnstammkerne mit Bildung von Lewy-Körperchen, Typ IA orthostatische Hypotension mit, Typ IB ohne Parkinson-Krankheit (pure autonomic failure, PAF, Bradbury-Eggleston-Syndrom), Typ II orthostatische Hypotension mit Multisystem-Atrophie. – Im Rückenmark ferner Degeneration dünnkalibriger myelinisierter Axone der Pyramidenbahnen, Degeneration Substanz-P-haltiger afferenter Fasern in Lamina I und II des Hinterhorns. – Argyrophile Einschlüsse, die Ubiquitin-, Tau-Protein, α- und β-Tubulin enthalten, in Oligodendrogliazellen und Neuronen. – Gestörte Barorezeptormodulation der Blutdruckregulation. Metaboliten von Noradrenalin (3-Methoxy-4-hydroxyphenyl-glykol, MHPG), Dopamin (Homovanillinsäure, HVA) und Serotonin (5-Hydroxyindolessigsäure, 5-HIAA) im Liquor vermindert.

Lit.: Bannister R, Oppenheimer DR (1972) Degenerative diseases of the nervous system associated with autonomic failure. Brain 95: 457–474. – Barr AN (1979) The Shy-Drager syndrome. In: Vinken PJ, Bruyn GE (eds) Handbook of Clinical Neurology, Vol 38, pp 233–256. Elsevier North Holland Publ, Amsterdam. – Bhatt MH, Snow BJ, Martin WR et al (1990) Positron emission tomography in Shy-Drager syndrome. Ann Neurol 28: 101–103. – Costa C, Duyckaerts C, Cervera P, Hauw JJ (1992) Les inclusions oligodendrogliales, un marqueur des atrophies multisystematisees. Rev Neurol Paris 148: 274–280. – Drury PM, Williams EG (1991) Vocal cord paralysis in the Shy-Drager syndrome. A cause of postoperative respiratory obstruction. Anesthesia 46: 466–468. – Johnson RG, de J Lee G, Oppenheimer DR, Spalding JMK (1966) Autonomic failure with orthostatic hypotension due to intermedial cell column degeneration. Q J Med 35: 276–292. – Mannen T (1991) Neuropathology of Onuf's nucleus. Rinsho-Shinkeigaku 31: 1281–1285. – Oppenheimer D (1983) Neuropathology of progressive autonomic failure. In: Bannister R (ed) Autonomic Failure. Oxford University Press, Oxford. – Papp M, Lantos PL (1992) Accumulation of tubular structures in oligodendroglial and neuronal cells as the basic alteration in multiple system atrophy. J Neurol Sci 107: 172–182. – Polinsky RJ (1984) Progressive Autonomic Failure. Neurology and Neurosurgery Update Series, Vol 5, lesson 7. Continuing Professional Education Center, Princeton. – Polinsky RJ (1988) Shy-Drager syndrome. In: Jankovic J, Tolosa E (eds) Parkinson's Disease and Movement Disorders, pp 153–166. Urban & Schwarzenberg, Baltimore, Munich. – Quinn N (1989) Multiple system atrophy – the nature of the beast. J Neurol Neurosurg Psychiatr Special, Suppl: 78–89. – Robbins RE, Moshell AN, Scarpinato RG et al (1981) Hypersensitivity to ionizing radiation in sporadic primary neuronal degenerations. Clin Res 29: 669A. – Shy GM, Drager GA (1960) A neurological syndrome associated with orthostatic hypotension: a clinical-pathological study. Arch Neurol 2: 511–527. – Spokes E, Bannister R, Oppenheimer D (1979) Multiple system atrophy with autonomic failure. Clinical, histological and neurochemical observations on four cases. J Neurol Sci 43: 59–82. – Tomokane N, Kitamoto T, Tateishi J, Sato Y (1991) Immunohistochemical quantification of substance P in spinal dorsal horns of patients with multiple system atrophy. J Neurol Neurosurg Psychiatry 54: 535–541.

McK: 146500
A. Weindl/DP

SIADH (e): ADH-Sekretion, inadäquate
sialic acid storage disease (e): Neuraminsäure-Speicherkrankheit

Sialidose

Syn.: Neuraminidase-Mangel – sialidosis (e) – cherry-red spot-myoclonus syndrome (e) – Nephrosialidose

Def.: Gruppe autosomal-rezessiv erblicher Speicherkrankheiten mit intrazellulärer Ablagerung von Neuraminsäure-haltigen Oligosacchariden, die durch den Defekt einer Neuraminidase verursacht werden. Nach klinischen Gesichtspunkten werden eine frühinfantile, eine spätinfantile, eine juvenile und eine adulte Form unterschieden.

A.: Erste klinische Beschreibung 1968 durch J. Spranger und H. R. Wiedemann, deutsche Pädiater. – Aufdeckung des biochemischen Defekts 1977 durch M. Cantz, deutscher Biochemiker, und Mitarbeiter.

Diagn. Krit.: (1) Hydrops-fetalis-ähnliches Bild mit Tod im 1. Lebensjahr bei der frühinfantilen Form. – (2) Hurler-ähnliche Gesichtsdysmorphie bei der spätinfantilen und der juvenilen Form. – (3) Hepatosplenomegalie. – (4) Neurodegenerative Symptomatik. – (5) Kirschroter Fleck am Augenhintergrund (cherry-red spot-myoclonus syndrome) bei der juvenilen und adulten Form, später Erblindung. – (6) Unterschiedlich starke Skelettveränderungen im Sinne einer Dysostosis multiplex. – (7) Mittlere bis fehlende Intelligenzdefekte. – (8) Erhöhte Neuraminsäureausscheidung im Urin. – (9) Diagnosesicherung durch Nachweis des Enzymdefekts.

Ätiol.: Autosomal-rezessives Erbleiden.

Pathog.: Der bei allen Formen vorhandene Defekt der Oligosaccharid-spezifischen Neuraminidase führt zu einer intralysosomalen Speicherung von Neuraminsäurehaltigen Oligosacchariden. Zwei Gene mit Sitz auf dem Chromoson 10 bzw. 20 sind für die Expression der menschlichen Neuraminidase erforderlich. Entsprechend existieren zwei verschiedene Untereinheiten des Enzyms, die zusammen das aktive Enzym bilden.

Bemerkungen: Vor Aufdeckung des Enzymdefekts wurde die Sialidose als Mucolipidose I bezeichnet. Die unterschiedliche phänotypische Expression wird als Folge alleler Mutation angesehen. Eine Sialidose mit Nierenmitbefall (Nephrosialidose) wurde vereinzelt beobachtet. Im Gegensatz zu den Sialidosen wird die Galaktosialidose (s. dort) durch einen gleichzeitigen Defekt der β-Galaktosidase und der Neuraminidase hervorgerufen. Eine kausale Therapie der Sialidose ist nicht bekannt, die pränatale Diagnostik ist möglich.

Lit.: Beaudet AL, Thomas GH (1989) Disorders of glykoprotein degradation: Mannosidosis, fucosidosis, sialidosis, and aspartylglykosaminuria. In: Scriver CR, Beaudet AL, Sly WS, Valle D (eds) The metabolic basis of inherited disease, 6th ed. McGraw-Hill, New York. – Cantz M, Gehler J, Spranger J (1977) Mucolipidosis I: increased sialic acid content and deficiency of an α-N-acetylneuraminidase in cultured fibroblasts. Biochem Biophys Res Commun 74: 732–738. – Spranger J (1987) Inborn errors of complex carbohydrate metabolism. Am J Med Genet 28: 489–499. – Spranger J, Wiedemann HR, Tolksdorf M et al (1968)

Lipomucopolysaccharidose. Eine neue Speicherkrankheit. Z Kinderheilk 103: 285–306.
McK: 256550
J. Gehler/JK

sialidosis (e): Sialidose

Siamesische Zwillinge
Syn.: Zwillinge, fusionierte – Zwillinge, unvollständig getrennte – conjoint twins (e)
Def.: Spät und unvollständig getrennte monoamnoitische Zwillinge, häufig mit zusätzlichen Entwicklungsstörungen bei einem oder beiden Partnern.
A.: Seit der Antike bekannt und häufig in der Mythologie aller Kulturen dargestellt.
Diagn. Krit.: **(1)** Teilweise vereinte Zwillinge mit gemeinsamer Plazenta vom Typ monochorial-monoamniotisch. Je nach Ort der Verschmelzung unterscheidet man:
– Xiphopagi/Thoracoxiphopagi: Vereinigung oberhalb des Nabels, evtl. nur am Xiphoid, mit oder ohne vorn offenem Brustkorb, gemeinsamem Herz, gemeinsamen großen Gefäßen und/oder gemeinsamer Leber. Bei gemeinsamen Kreisläufen fast immer assoziierte Herz-Gefäß-Fehlbildungen.
– Pygopagi: Verbindung sakro-kokzygeal. Beim Sakrokokzygealteratom handelt es sich um einen undifferenzierten Partner von Pygopagi.
– Cephalopagi: Verbindung parietal, meist zwischen den Fontanellen. Häufig gemeinsame Sinus, Trennung kaum möglich.
(2) Unvollständige Duplikationen: **a)** vollständige oder teilweise Verdoppelung des Schädels mit/ohne Hals und oberem Stamm und oberer Extremität, z.B. Dicephalus, Diprosopus, Epignathus (am Kinn). Oft kombiniert mit Anencephalus und/oder Gesichtsspalten. **b)** Verdopplung der unteren Wirbelsäule und der unteren Extremität. **c)** Sehr selten nur unilaterale Formen, z.B. ein dritter Arm. Jede Kombination mit amorphen Zwillingen (= Acardius) ist möglich und kommt vor. Amorpher siamesischer Zwilling = Teratom oder Parasit.
(3) Alle Formen weit überzufällig assoziiert mit anderen, vor allem frühembryonal determinierten Fehlbildungen, insbesondere mit Kloakenekstrophie.
Ätiol.: Zu späte Bildung eineiiger Zwillinge; Genese unbekannt, aller Wahrscheinlichkeit nach in der Regel exogen bedingt. Beim Menschen gewisser Verdacht, daß frühe Griseofulvin-Einnahme eine Ursache sein könnte. Vermehrt in Regionen, in welchen überhaupt Zwillings-Schwangerschaften gehäuft vorliegen. Experimentell induzierbar bei Fischen (Regenbogenforelle) durch Erhöhung der Wassertemperatur und Sauerstoffentzug.
Pathog.: Unbekannt; Trennung wahrscheinlich im Stadium des Primitivstreifens, also 15. bis 17. Tag der Embryonalentwicklung.
Bemerkungen: Heute werden die meisten Fälle bereits pränatal anläßlich einer Ultraschallkontrolle entdeckt.
Lit.: Lituania M, Cordone M, Zampatti C et al (1988) Prenatal diagnosis of rare heteropagus. Prenat Diagn 8: 547–551. – Rosa FW, Hernandez C, Carlo WA (1987) Griseofulvin teratology, including two thoracopagus conjoined twins. Lancet I: 171. – Schinzel A, Smith DW, Miller JR (1979) Monozygotic twinning and structural defects. J Pediatr 95: 921–930. – Smith DW (1982) Recognizable patterns of human malformation. 3rd Ed, Saunders, Philadelphia. – Stockard CR (1921) Developmental rate and structural expression: an experimental study of twins; „double monsters", and single deformities, and the interaction among ambryonic organs during their origin and development. Am J Anat 28: 115.
A. Schinzel/AS

Sicard-Neuralgie
Syn.: Weisenburg-Sicard-Robineau-Syndrom – Sicard-Robineau-Syndrom – Neuralgie des N. glossopharyngeus – Glossopharyngealneuralgie – Glossopharyngealneuralgie, idiopathische – Glossopharyngikusneuralgie – Glossopharyngikusneuralgie-Syndrom – »Tic douloureux« – »lacero-condylar space syndrome, posterior (e) – Collet's syndrome (e)
Def.: Neuralgie des N. glossopharyngeus. Symptomatische (sekundäre) und idiopathische (primäre) Formen werden unterschieden.
A.: Roger Sicard, Neurologe, Paris. – Erstbeschreibung des Krankheitsbildes durch Weisenburg 1910, durch Sicard und Robineau 1920; doch wurde die Natur der Sequenz erst 1921 durch Harris aufgeklärt.
Diagn. Krit.: **(1)** Durch Schlucken fester, besonders aber heißer und kalter Speisen, lautes Sprechen, intensives Kauen oder Gähnen werden anfallsweise auftretende, unerträgliche, reißende, messerstichartige Schmerzen (»Tic douloureux«) im Bereich einer Seite des Gaumenbogens ausgelöst. Der Schmerzanfall dauert bis zu 2 Minuten und wird von einer schmerzrefraktären Phase abgelöst. – **(2)** Die Schmerzen strahlen in die Zunge, in den Kieferwinkel, in die gesamte Halsregion oder die inneren Anteile des Ohres aus. – **(3)** Wegen der intensiven Schmerzen Furcht vor weiterer Nahrungsaufnahme (Folge: Unterernährung). Ebenso entstehen Sprachstörungen (unartikulierte Sprache) als Ausdruck einer »Schonungaphasie«. – **(4)** Prämonitorische Zeichen sind oft lästiges Taubheitsgefühl oder Speichelfluß bzw. Absonderung eines zähen Schleimspeichels. – **(5)** Geschmacksstörungen: einseitige Hypergeusie mit besonderer Überempfindlichkeit gegenüber bitteren Stoffen im hinteren Zungendrittel; auch Hypo- oder Ageusie in diesem Bereich kommt vor. – **(6)** Zuweilen strahlt der Schmerz auch in das homolaterale Auge (Mitbeteiligung des Trigeminus?) aus. – **(7)** Während der Anfälle häufig trockener Reizhusten. – **(8)** Eine Sonderform ist das Reichert-Syndrom. – **(9)** Nicht selten kommt es während der Attacke zu einer Synkope.
Ätiol.: Auslösung des Schmerzparoxysmus erfolgt durch Berührung einer dem sensiblen Versorgungsgebiet des N. glossopharyngicus entsprechenden (Uvula, Tonsille, Zungengrund bis zur Epiglottis, sowie gesamter Pharynx) bestimmten hyperästhetischen Zone (Trigger-Zone, dologenetische Zone). Ebenso wie bei der Trigeminusneuralgie werden Störungen des vasomotorischen Anteils der Nerven angenommen. Die sekundäre Form entsteht durch Druck von Tumoren auf den Nerven, durch Narbenzug oder als Ausdruck einer Neuritis (Tuberkulose).
Pathog.: Lokale Irritation des N. glossopharyngeus.
Lit.: Harris W (1921) Persistent pain in lesions of the peripheral and central nervous system. Brain (London) 44: 557. – Schmidt D (1995) In: Schmidt D, Malin JP (Hrsg) Erkrankungen der Hirnnerven, 2. Aufl. Thieme, Stuttgart, New York. – Sicard R, Robineau J (1920) Algie vélo-pharyngée essentielle. Traitement chirurgical. Rev neurol Paris 27: 256–257.
D. Schmidt/DP

Sicard-Robineau-Syndrom: Sicard-Neuralgie

Sicca-Komplex

Syn.: Sjögren-Syndrom – v.-Mikulicz-Gougerot-Sjögren-Krankheit – Dacryosialoadenopathia atrophicans (Sjögren) – Dakryo-Sialo-Cheilopathie – Exokrinopathie, autoimmune

Def.: Eigenständige systemische Autoimmunerkrankung (»Sicca-Komplex«) oder Begleitsymptomatik anderer Kollagenosen (»sekundäres Sjögren-Syndrom«), meist rheumatoider Arthritis. Gekennzeichnet durch Xerostomie und Keratoconjunctivitis sicca. Systemerkrankung, bei der sämtliche exokrine Drüsen betroffen sein können.

A.: Henri Gougerot, 1881–1955, französischer Dermatologe, beschrieb 1925 die fortschreitende Insuffizienz und Atrophie der Speicheldrüsen, Schleimdrüsen und die Trockenheit der Schleimhäute. – Mulock und Houwer (1927) sowie Wissmann (1932) wiesen auf das gemeinsame Vorkommen von Keratoconjunctivitis sicca und Arthritis hin. – Der schwedische Ophthalmologe Henrik Samuel Conrad Sjögren stellte 1933 die bisherigen Erkenntnisse über das Krankheitsbild zusammen.

Diagn. Krit.: Über 90% der Patienten sind Frauen über 50 Jahre. – **(1)** Xerophthalmie mit Keratoconjunctivitis sicca; Hypo- oder Alakrimie; Brennen und Jucken der Augen; Photophobie; Schirmer-Test pathologisch. Komplikationen: Keratitis filamentosa, Blepharitis. – **(2)** Xerostomie mit Mundtrockenheit, Zungenbrennen, Polydipsie und Dysphagie; Ulzerationen der Lippen und Zunge (Pflasterzunge); Karies; orale Candidiasis. – **(3)** Mitbeteiligung der nasalen (Rhinitis sicca, Hyposmie, Hypogeusie), laryngealen (Dysphonie), pharyngealen, tracheobronchialen (Pharyngo-Tracheo-Bronchitis), vulvären (Vulvitis), vaginalen (Vaginitis, Dyspareunie), und zervikalen Schleimhaut sowie gastrointestinaler Schleimhäute und Drüsen. – **(4)** Xerodermie mit Atrophie der Schweiß- und Talgdrüsen; Juckreiz; Pigmentverschiebungen; fleckförmige Alopezie; Raynaud-Phänomen; Vaskulitiden; thrombotisch-thrombozytopenische Purpura. – **(5)** Sekundäre Formen: Kombination mit rheumatoider Arthritis; Assoziation mit anderen Autoimmunerkrankungen (systemischer Lupus erythematodes, Sklerodermie, Polymyositis, Periarteriitis nodosa), mit HIV-Infektion, toxischem Öl-Syndrom, Hepatitis C sowie hämatologischen Erkrankungen (z.B. Non-Hodgkin-Lymphome). – **(6)** Histologie: lymphozytäre und plasmazelluläre Infiltration der exokrinen Drüsen mit Zerstörung und Atrophie der normalen Drüsenstruktur. Auch extraglanduläre Organe (Lymphknoten, Lungen, Nieren, Leber) können lymphozytär infiltriert sein. – **(7)** Labor: antinukleäre Faktoren mit gesprenkeltem oder homogenem Fluoreszenzmuster (90%); spezifisch für den Sicca-Komplex sind Antikörper gegen SS-B (60–80%); Antikörper gegen SS-A (40–50%); Antikörper gegen Doppelstrang-DNA (20%) kommen vor; Rheumafaktoren in 80% positiv. BSG-Beschleunigung, Anämie, Leukopenie. Bei sekundären Formen Nachweis weiterer Antikörper möglich.

Ätiol.: Unbekannt.

Pathog.: Chronisch entzündliche Autoimmunerkrankung mit lymphozytärer Infiltration und Zerstörung der exokrinen Drüsen.

Bemerkungen: Die rheumatoide Arthritis kann dem Sjögren-Syndrom um Jahre vorangehen. Das Sjögren-Syndrom zeigt eine Assoziation zu HLA-B4, während der Sicca-Komplex häufiger die HL-Antigene B8, DW3 und DW4 aufweist. **(DD)** bei Sicca-Symptomatik oder Parotisschwellung: Sarkoidose – Hämochromatose – Amyloidose – Lymphome – Neoplasien der Speicheldrüse – medikamentöse Ursachen (Diuretika, Anticholinergika, Antihypertensiva, Antidepressiva).

Lit.: Gougerot H (1925) Insuffisance progressive et atrophie des glandes salivaires et muqueuses de la bouche, des conjonctives etc. Bull Soc franç Derm Syph 32: 376. – Houwer AWM (1927) Corneal infection and joint affections. Ned T Geneesk 1: 2299–2301. – Itescu S, Winchester R (1992) Diffuse infiltrative lymphocytosis syndrome: a disorder occurring in human immunodeficiency virus-1 infection that may present as a sicca syndrome. Rheum Dis Clin North Am 18: 683–697. – Kassan St, Gardy M (1978) Sjögren's syndrome: An update and overview. Am J Med 64: 1937–1946. – Myssiorek D; Alvi A; Bhuiya T (1992) Primary salivary gland amyloidosis causing sicca syndrome. Ann Otol Rhinol Laryngol 101: 487–490. – Strand V, Talal N (1980) Advances in the diagnosis and concept of Sjögren's syndrome (autoimmune exocrinopathy). Bull Rheum Dis 30: 1046. – Vitali C, Bombardieri S, Moutsopoulos HM et al (1993) Preliminary criteria for the classification of Sjögren's syndrome. Results of a prospective concerted action supported by the European Community. Arthritis Rheum 36: 340–347. – Wissmann K (1932) Keratitis filiformis als Teilsymptom innersekretorischer Störungen. Dtsch Med Wschr 58: 1525.

McK: 270150

H. Hintner; S. Klatt/GB; GA

Sichelzellanämie, homozygote

Syn.: Hämoglobin-S-Krankheit – Drepanozytose – Sichelzellenkrankheit – sickle cell anemia (e) – sickle cell disease (e)

Def.: Die Sichelzellanämie ist eine kongenitale hämolytische Anämie, bei der es durch Hypoxie oder Azidose zu einer Aggregation der Hb-Moleküle mit Verformung der Erythrozyten kommt. Die dadurch resultierende Veränderung der Fließeigenschaft des Blutes führt zu Okklusionen im Bereich der Endstrombahn mit schmerzhaften Infarkten.

A.: Erstbeschreibung 1910 durch James Bryan Herrick, 1861–1954, Arzt, Chicago.

Diagn. Krit.: **(1)** Manifestation mit schmerzhaften Infarkten etwa im Alter von 4–5 Monaten, bevorzugt bei Schwarzen aus tropischen Regionen Afrikas. Ikterus, Blässe, Gefäßverschlußkrisen (bei Säuglingen »Hand-Fuß-Syndrom«), abdominelle Krisen (Leber, Lymphknoten, Milz, Nieren), Knochen, Gelenke, Extremitäten, Lungeninfarkte, ZNS (auch Retina). Wiederholte Milzkrisen führen zur »Autosplenektomie«, hämolytische Krisen mit Verstärkung der Anämie, aplastische Krisen durch passageres Sistieren der Erythropoese. – **(2)** Blutbild: Hb 6–10 g/dl, Retikulozyten erhöht, Anisozytose, Poikilozytose, Sichelzellen, Targetzellen, häufig Leukozytose, Erhöhung der Thrombozyten. – **(3)** Diagnostisch beweisend Hb-Elektrophorese mit Nachweis von HbS.

Ätiol.: Angeborene Strukturanomalie der β-Kette des Hb-Moleküls. Autosomal-rezessive Vererbung. Genlokalisation auf Chromosom 11p15.5.

Pathog.: Austausch von Glutaminsäure gegen Valin in Position 6 der β-Kette des Globinmoleküls (HbS: $\alpha_2\beta_2$ 6 Glu → Val) führt bei O_2-Entzug zu Aggregationsänderung des Hämoglobins mit Sichelzellbildung der Erythrozyten, dadurch bedingte rheologische Veränderungen des Blutes sind Ursache für Gefäßverschlüsse mit Infarkten.

Bemerkungen: Homozygote Patienten (80–90% HbS) weisen schweres Krankheitsbild mit allen genannten Symptomen auf, heterozygote Träger meist nur mäßige Anämie, außer wenn kombiniert mit anderen Hb-Anomalien (Thalassämie, HbC) als doppelte Heterozygotie. Therapeutisch bei Krisen: Schmerzbekämpfung, Hydrierung, Azidoseausgleich. Bei häufigen, insbesondere zerebralen Infarkten, evtl. Dauertransfusion zur Verminderung des Anteils HbS-haltiger Erythrozyten und damit Verbesserung der rheologischen Eigenschaften des Blutes. Medikamentös Versuche mit Hydroxyharnstoff und Butyrat-Verbindungen zur Stimulation der HbF-Synthese und damit Reduktion des HbS-Anteils. Noch experimentell: Ersatz des defekten Gens durch Gen-Transfektion in hämatopoetischen Stammzellen. Genetische Beratung notwendig, pränatale Diagnostik möglich (fetale Hämoglobinelektrophorese bzw. DNA-Diagnostik).

Lit.: Herrick JP (1910) Peculiar elongated and sickle shaped red corpuscles in a case of severe anemia. Arch intern Med, Chicago 6: 517. – Platt OS, Dover GJ (1993) Sickle cell disease. In: Nathan DG, Oski FA (eds) Hematology of infancy and childhood, 4th ed, Vol I. Saunders, Philadelphia, London, Toronto.

McK: 141900
G. Henze/JK

Sichelzellenkrankheit: Sichelzellanämie, homozygote
sickle cell anemia (e): Sichelzellanämie, homozygote
sickle cell disease (e): Sichelzellanämie, homozygote

Sick-Sinus-Syndrom
(Sequenz)

Syn.: Syndrom des kranken Sinusknotens – Sinusknoten-Syndrom – sick-sinus syndrome (e) – lazy-sinus syndrome (e)

Def.: Oberbegriff für eine organisch bedingte symptomatische Funktionsstörung des Sinusknotens: **a)** persistierende spontane, den physiologischen Umständen nicht angemessene, nicht medikamentös bedingte Sinusbradykardie bzw. Sinusbradyarrhythmie; **b)** Sinusknotenstillstand und/oder sinuaurikulärer Block mit oder ohne zeitig einfallenden Ersatzrhythmus; **c)** Sinusstillstand nach Kardioversion von Vorhofflimmern; **d)** paroxysmale Tachyarrhythmien (Vorhofflimmern, Vorhofflattern) meist im Rahmen einer Sinusbradykardie entstehend (Bradykardie-Tachykardie-Syndrom).

A.: Begriffsprägung 1966 durch den amerikanischen Kardiologen Bernard Lown, nähere Beschreibung 1968 durch H. Ferrer.

Diagn. Krit.: **(1)** Schwindelattacken und Synkopen durch zerebrale Minderperfusion infolge Asystolie, extremer Bradykardie oder ausgeprägter Tachyarrhythmie. Schwindel oder Synkopen häufig durch posttachykarde Vorhofpausen beim Übergang von Vorhofflimmern in Sinusrhythmus. – **(2)** Im Langzeit-EKG über mindestens 24 Stunden Nachweis von intermittierenden SA-Blockierungen, intermittierendem Vorhofflimmern oder Vorhofflattern oder anderen Vorhoftachykardien. – **(3)** Bei intermittierendem Vorhofflimmern arterielle Embolien aus dem li. Vorhof. Durch Langzeit-EKG gelingt es häufig, die verschiedenen Manifestationsarten zu registrieren. – **(4)** Häufig inadäquater Herzfrequenzanstieg unter Belastung. Die Belastbarkeit ist jedoch in der Regel nicht durch den fehlenden Frequenzanstieg unter Belastung, sondern durch die zugrundeliegende Herzerkrankung limitiert, so daß das Belastungs-EKG bei der Diagnosestellung von keinem großen Wert ist. – **(5)** Invasive Funktionsprüfung durch Vorhofstimulation mit Bestimmung der Sinusknotenerholungszeit (Zeitpunkt zwischen letzter stimulierter P-Welle und erster spontaner P-Welle, normal < 1500 ms). Eine normale Sinusknotenerholungszeit schließt allerdings eine Funktionsstörung des Sinusknotens nicht aus (falsch negative Sinusknotenerholungszeit bei retrograder sinuatrialer Leitungsblockierung während hochfrequenter Vorhofstimulation).

Ätiol.: Ischämische, degenerative oder entzündliche Veränderungen im Bereich des Vorhofmyokards.

Pathog.: Erregungsbildungsstörung im Sinusknoten durch primäre langsame Impulsbildung oder gestörte Impulsabgabe zum Vorhof. Infolge Bradykardie zunehmende Aktivität ektoper Zentren und Reentry-Tachykardien.

Bemerkungen: Eine latente Sinusknotenfunktionsstörung wird häufig erst unter Medikation (Digitalis, Betablocker, Antiarrhythmika) demaskiert. Die mögliche Koinzidenz mit AV-Leitungsstörungen (binodale Erkrankung) und Karotissinus-Syndrom ist zu beachten. Bei symptomatischen Bradykardien besteht die Indikation zur Schrittmacherimplantation, wobei eine Zweikammerstimulation oder eine Vorhofstimulation im Gegensatz zur bloßen Ventrikelstimulation (VVI-Modus) der Entwicklung eines permanenten Vorhofflimmerns entgegenwirkt.

Lit.: Brignole M, Menozzi C, Gianfranchi L et al (1991) Neurally mediated syncope detected by carotid sinus massage and head-up tilt test in sick sinus syndrome. Am J Cardiol 68: 1032–1036. – Ferrer H (1968) Sick-sinus-syndrome in atrial disease. JAMA 206: 645. – Hesselson AB, Parsonnet V, Bernstein AD, Bonavita GJ (1992) Deleterious effects of long-term single-chamber ventricular pacing in patients with sick sinus syndrome: the hidden benefits of dual chamber pacing. J Am Coll Cardiol 19: 1542–1549. – Katritis D, Camm AJ (1993) AAI pacing mode: when is it indicated and how should it be achieved? Clin Cardiol 16: 339–343. – Lown B (1966) In: Dreifus LS, Likoff W, Moser JH (eds) Mechanism and therapy of cardiac arrhythmias (14th Hahnemann Symposium), p 185. Grune & Stratton, New York, London.

S. Wieshammer/GA

sick-sinus syndrome (e): Sick-Sinus-Syndrom
SIDA (fz, sp): AIDS
Sidbury-Harlan-Wittel's syndrome (e): Isovalerianazidämie
Sideroelastosis pulmonum: Lungenhämosiderose, idiopathische

Siegal-Cattan-Mamou-Syndrom

Syn.: periodic disease, familial (e)

Def.: Historische Bezeichnung für familiäres Mittelmeerfieber.

Lit.: Cattan R, Mamou H (1951) 14 cas de maladie periodique dont 8 compliqués de nephropathies. Bull Soc med Hôp Paris 67: 1104–1107. – Siegal S (1945) Benign paroxysmal peritonitis. Ann Intern Med 22: 1–9.

Siemens-Syndrom: Keratosis follicularis spinulosa decalvans
Siemerling-Creutzfeldt-Krankheit: Adrenoleukodystrophie

Silfverskiöld-Syndrom

Def.: In den Jahren 1925 und 1926 beschrieb der schwedische Orthopäde Nils Silfverskiöld insgesamt fünf Patienten mit vier verschiedenen Skelettdysplasien. Patientin 3 der 1926 erschienenen Arbeit läßt sich heute als diastrophische Dysplasie einordnen, Patientin 1 und 2 als spondylometaphysäre Dysplasie. Der Patient der 1925 und Patient 4 der 1926 erschienenen Arbeit haben unterschiedliche Störungen, die sich nicht sicher einordnen lassen. Da nicht klar ist, welches der unterschiedlichen Krankheitsbilder als »Silfverskiöld-Syndrom« bezeichnet werden sollte, entbehrt der Begriff einer brauchbaren Definition. Zweifellos gebührt Silfverskiöld jedoch das Verdienst, eine Reihe von Skelettdysplasien von der Achondroplasie abgetrennt zu haben.

Silver-Russell-Syndrom

Lit.: Silfverskiöld N (1925) A „forme fruste" of chondrodystrophia with changes simulating several of the known „local malacias". Acta radiol (Stockholm) 4: 44–57. – Silfverskiöld N (1926) Sur la question de l'achondroplasie atypique et de sa forme périphérique. Acta radiol Scand (Stockholm) 5: 233.
J. Spranger/JS

Siliko-Arthritis: Caplan-Syndrom
Siliko-Arthrose: Caplan-Syndrom
Silverman-Handmaker-Syndrom: dyssegmentale Dysplasie

Silver-Russell-Syndrom
Syn.: Russell-Silver-Syndrom
Def.: Ein sporadisch auftretendes Syndrom mit prä- und postnatalem Minderwuchs, relativ großem Hirnschädel und Körperasymmetrien.
A.: Henry K. Silver, Pädiater, Denver. Erstbeschreibung 1953 (5 Fälle), 1962 (34 Fälle). – Alexander Russell, Pädiater, London. Beschreibung 1954.
Diagn. Krit.: Symptome von 90 Patienten in 100–50%: **(1)** Pränatale Dystrophie mit 2000 g und einer Körperlänge von 44 cm bei normaler Gestation. Längen- und Gewichtsreduktion lebenslänglich, Endgröße bei 150 cm. – **(2)** Pseudohydrozephaler Aspekt: breite Stirn, hoher Haaransatz, verzögerter Fontanellenschluß. Altersbezogen meist normaler Kopfumfang. In einer Studie von 20 Patienten waren sogar ⅓ mikrozephal. – **(3)** Dreieckförmiges Gesicht, nach unten gerichtete Mundwinkel. – **(4)** 5. Finger kurz (Dubois-Zeichen) oder Klinodaktylie. – **(5)** Asymmetrien: Hemihypertrophie, isolierte Längenasymmetrien von Gesicht, Armen, Beinen, Rumpf. Retardiertes Knochenalter.
Symptome weniger als 50%: tief angesetzte dysplastische Ohren, hoher Gaumen, Gaumenspalte, bis zum 8. Lebensjahr hohe piepsige Stimme. Partielle Syndaktylien 2./3. Zehe, kurze Arme und Beine. Café-au-lait-Flecken. Lordose/Skoliose. Kryptorchismus/Hypospadie, Hypoglykämien, erhöhte Gonadotropinausscheidungen im Urin, vorzeitiger Östrogeneinfluß auf Urethral- und Vaginalschleimhaut. Geistige Retardierung (18%).
Ätiol.: In einer Übersichtsarbeit mit über 190 SR-Patienten fanden sich 23 Familien mit 38 symptomatischen Patienten. In 17 Familien wiesen viele mütterliche Verwandte Symptome des SR-Syndroms auf. Insgesamt sind jedoch die meisten Patienten sporadisch beobachtet worden. In 19% aller Familien lagen differente Erbgänge vor. Es wurde keine »male-to-male«-Vererbung beobachtet. In 17 Familien ist eine X-gebunden dominante Vererbung wahrscheinlich.
Pathog.: Unbekannt.
Bemerkungen: Kein erhöhtes Vater- oder Mutteralter. Phänotypische Variabilität. Asymmetrien schwer zu diagnostizieren. Wachstumshormon ohne Erfolg. In den letzten 15 Jahren gibt es keine Trennung mehr zwischen Silver- und Russell-Syndrom.
Lit.: Angehrn V, Zachmann M, Prader A (1979) Silver-Russell syndrome. Observations in 20 patients. Helv paediat Acta 34: 297–308. – Davies PSW, Valley R, Preece MA (1988) Adolescent growth and pubertal progression in the Silver-Russell syndrome. Arch Dis Child 63: 130–135. – Donnai D, Thompson E, Allanson J, Baraitser M (1989) Severe Silver-Russell syndrome. J Med Genet 26: 447–451. – Duncan PA, Hall JG, Shapiro R, Vibert BK (1990) Three generation dominant transmission of the Silver-Russell syndrome. Am J Med Genet 35: 245–250. – Escobar V, Gleiser S, Weaver DD (1978) Phenotypic and genetic analysis of the Silver-Russell syndrome. Clin Genet 13: 278–288. – Russell A (1954) A syndrome of „intrauterine" dwarfism, recognizable at birth with craniofacial dysostosis, disproportionately short arms and other anomalies (5 examples). Proc Roy Soc Med 47: 1040–1044. – Silver HK, Kiyasu W, George J, Deamer WC (1953) Syndrome of congenital hemihypertrophy, shortness of stature, and elevated urinary gonadotropins. Pediatrics 12: 368–375. – Tanner JM, Lejarraga H, Cameron N (1975) The natural history of the Silver-Russell syndrome: a longitudinal study of thirty-nine cases. Pediatr Res 9: 611–623.
McK: 261800
J. Kunze/JK

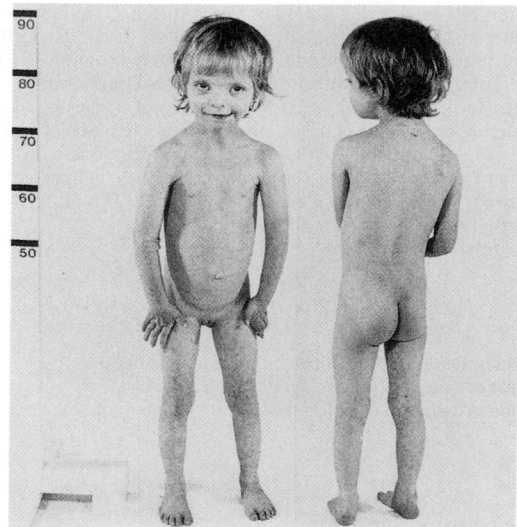

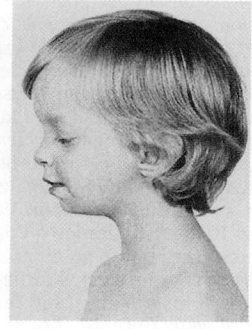

Silver-Russell-Syndrom: a) hochgradiger Minderwuchs, schwere Entwicklungsverzögerung, deutliche Körperasymmetrie mit Längendifferenz der Extremitäten und Skoliose; b) kraniofaziale Dysmorphie mit großem Hirnschädel, kleinem dreieckförmigem Gesichtsschädel, V-förmiger Makrostomie, Mikrogenie, Hypertelorismus, Gesichtsasymmetrie (7jähriges Mädchen; Fotos DO-FONOS, Ffm.)

(Silvio-)Negri-Syndrom: Jacod-Symptomatik
Simmonds' disease (e): Simmonds-Sheehan-Syndrom
Simmonds-Kachexie: Simmonds-Sheehan-Syndrom

Simmonds-Sheehan-Syndrom
(Sequenz)

Syn.: Reye-Sheehan-Syndrom – Sheehan-Syndrom – Simmonds-Kachexie – Post-partum-Nekrose (Sheehan) – Hypophysenvorderlappen-Insuffizienz – Myxödem, postpartales hypophyseogenes – HVL-Insuffizienz, partielle postpartale – Simmonds' disease (e)

Def.: Insuffizienz des Hypophysenvorderlappens durch postpartale Ischämie.

A.: Morris Simmonds, 1855–1925, Pathologe, Hamburg. – Erstbeschreibung 1914 anhand einer Patientin mit extremer Kachexie und Atrophie des Hypophysenvorderlappens. Reye (1928) und Sheehan (1937) haben als erste das vollständige Krankheitsbild der Hypophysenvorderlappen-Insuffizienz beschrieben, von dem die Simmonds-Kachexie lediglich eine Sonderform (eine HVL-Atrophie) darstellt.

Diagn. Krit.: **(1)** Atrophie der inneren und äußeren Genitalorgane. Amenorrhö, meist verbunden mit Uterushypoplasie und Frigidität. Postpartal Agalaktie oder Hypogalaktie. – **(2)** Verlust der Pubes- und Achselbehaarung und der Augenbrauen. – **(3)** Fehlende Schweiß- und Talgabsonderung der Haut. Durchsichtiges alabasterartiges Aussehen der Haut. – **(4)** Atrophie der Schilddrüse, gesenkte Körpertemperatur oder Neigung zu Hyperpyrexie (Thermolabilität); verstärkte Kälteempfindlichkeit. – **(5)** Spontanhypoglykämie, gesteigerte Insulinempfindlichkeit; manchmal auch Entwicklung eines Diabetes mellitus. – **(6)** Psychische Labilität, Antriebsschwäche, Vergeßlichkeit. – **(7)** Geringe Anämie. – **(8)** Laborchem. Zeichen der HVL-Insuffizienz mit verminderter Konzentration von Hypophysen-, Nebennierenrinden- und Schilddrüsenhormonen im Blut. – **(9)** Diskrete Zeichen einer Affektion der Neurohypophyse möglich. – **(10)** Die Abmagerung (»hypophysäre Kachexie«) ist nicht obligat!

Ätiol.: Charakteristische Nekroseform der Adenohypophyse folgend auf Hypotension, hämorrhagischen Schock während Entbindung.

Pathog.: Histologisch Thrombosen in den Sinusoiden der Adenohypophyse mit Infarzierung des HVL.

Bemerkungen: **(DD)** es sollte eine Autoimmunhypophysitis abgegrenzt werden, die spontan ausheilt, häufiger postpartal vorkommt.

Lit.: McGrail KM, Beyerl BD, Black PML et al (1987) Lymphocytic adenohypophysitis of pregnancy with complete recovery. Clin Endocrinol 20: 791–793. – Reye E (1928) Die ersten klinischen Symptome bei Schwund des Hypophysenvorderlappens (Simmondssche Krankheit) und ihre erfolgreiche Behandlung. Dtsch med Wschr 54: 696. – Sheehan HL (1937) Postpartum necrosis of anterior pituitary. J Path Bact 45: 189–214. – Sheehan HL (1939) Simmonds's disease due to postpartum necrosis of anterior pituitary. Q J Med 32: 277–309. – Sheehan HL, Whitehead R (1963) The neurohypophysis in postpartum hypopituitarism. J Bacteriol 85: 145–169. – Simmonds M (1914) Über Hypophysisschwund mit tödlichem Ausgang. Dtsch med Wschr 40: 322–323. – Vance ML (1994) Hypopituitarism. N Engl J Med 330: 1651–1662.

B. O. Böhm/GA

Simpson-Dysmorphie-Syndrom: Simpson-Golabi-Behmel-Syndrom

Simpson-Golabi-Behmel-Syndrom

Syn.: Golabi-Rosen-Syndrom – Simpson-Dysmorphie-Syndrom

Def.: Prä- und postnataler Großwuchs, vergröberte Fazies mit medianer Kerbe der Unterlippe und kurzen breiten Händen mit inkonstanter postaxialer Hexadaktylie, sowie weiteren Auffälligkeiten.

A.: J. Leigh Simpson und M. Golabi, amerikanische Humangenetiker. – Annemarie Behmel, österreichische Humangenetikerin, Graz.

Diagn. Krit.: **(1)** Prä- und postnataler Großwuchs (Geburtslänge 55–60 cm, Endgröße bei Männern 190–210 cm). – **(2)** Grobe Fazies mit breiter Nasenwurzel, verkürztem Nasenrücken, großem Mund mit vollen Lippen, medianer Kerbe von Unterlippe und Alveolarkamm, großer Zunge und breitem Ober- und Unterkiefer. – **(3)** Hypodontie. – **(4)** Kurzer breiter Hals. – **(5)** Scapulae alatae. – **(6)** Trichterbrust. – **(7)** Hepatosplenomegalie. – **(8)** Kurze breite Hände, inkonstant ulnare Hexadaktylie und hypoplastische Zeigefingernägel. – **(9)** Gelegentlich Herzfehler, Nabelhernie, Omphalozele. – **(10)** Meist normale, selten leicht subnormale Intelligenz. – **(11)** Hohe früh-postnatale Mortalität.

Ätiol.: X-chromosomal-rezessiv mit voller Ausprägung im männlichen und geringerer Manifestation im weiblichen Geschlecht; Genlocus Xq26.

Pathog.: Unbekannt. Die gehäufte postnatale Mortalität ist wahrscheinlich bedingt durch Herzfehler oder Reizleitungsstörungen (König et al., 1991).

Bemerkungen: Simpson et al. (1975), Golabi und Rosen (1984) und Behmel et al. (1984) beschrieben dieses Syndrom unabhängig voneinander jeweils als neue Entität, Behmel et al. (1988) bemerkten, daß in den drei Arbeiten jeweils das gleiche Syndrom beschrieben wurde. Bisher sind acht Familien und zwei sporadische Fälle (n = 30) beschrieben worden; Garganta et al. (1992) weisen auf die extrem große inter- und intrafamiliäre Variabilität hin. Große Ähnlichkeit mit dem Wiedemann-Beckwith-Syndrom.

Lit.: Behmel A, Plöchl E, Rosenkranz W (1984) A new X-linked dysplasia gigantism syndrome: identical with the Simpson dysplasia syndrome? Hum Genet 67: 409–413. – Behmel A, Plöchl E, Rosenkranz W (1988): A new X-linked dysplasia gigantism syndrome: follow up in the first family and report on a second austrian family. Am J Med Genet 30: 275–285. – Garganta CL, Bodurtha JN (1992) Report of another family with Simpson-Golabi-Behmel Syndrome and review of the literature. Am J Med Genet 44: 129–135. – Golabi M, Rosen L (1984) A new X-linked mental retardation-overgrowth syndrome. Am J Med Genet 17:

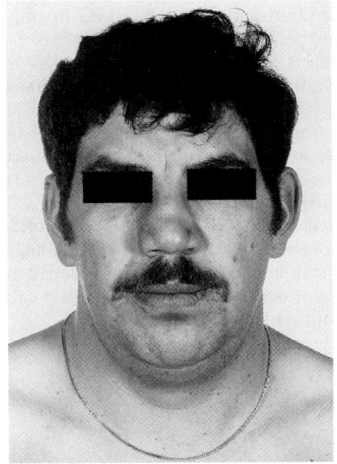

Simpson-Golabi-Behmel-Syndrom: Aspekt des Patienten 1 von König et al. (1991) im Alter von 33 Jahren. Fazies vergröbert, volle Lippen, prominentes Kinn. Intelligenz niedrig-normal

345–358. – König R, Fuchs S, Kern C, Langenbeck U (1991) Simpson-Golabi-Behmel Syndrome with severe cardiac arrhythmias. Am J Med Genet 38: 224–247. – Simpson JL, Landey S, New M, German J (1975) A previously unrecognized X-linked syndrome of dysmorphia. Birth Def Orig Art Ser XI(2): 18–24.
McK: 312870
F. Majewski/AS

sindrome apálico (sp): apallisches Syndrom
sindrome de la marionetta alegre (i): Angelman-Syndrom
sindrome hypoandrogénico con gametogénesis conservada (sp): Eunuchoidismus, fertiler

Singleton-Merten-Syndrom
Syn.: skeletal defects with aortic calcification and muscle weakness (e)
Def.: Kombination von Kalzifikation der proximalen Aorta, Zahndysplasie, Osteoporose und Knochenveränderungen der Hände.
A.: Erstbeschreibung durch E. B. Singleton und D. F. Merten, 1973.
Diagn. Krit.: (1) Erkrankungsbeginn im Säuglings-/Kleinkindalter. – (2) Muskelschwäche, häufig nach fieberhafter Erkrankung. – (3) Verzögerung der somatischen und motorischen Entwicklung, mentale Entwicklung normal. – (4) Schwere Zahndysplasie: Karies und vorzeitiges Ausfallen der Milchzähne, bleibende Zähne brechen spät oder überhaupt nicht durch. – (5) Röntgen: generalisierte Osteoporose, Erweiterung der Diploe, Metakarpalia und Phalangen mit dünner Kortikalis, Erweiterung der Markräume und grobsträhniger Zeichnung. – (6) Progressive Kalzifikation der proximalen Aorta, Aortenklappe und (seltener) Mitralklappe. – (7) Kardiomegalie, Linksherzhypertrophie mit Reizleitungsstörungen und progressive Herzinsuffizienz. – (8) Inkonstant: Glaukom, Schenkelblock, psoriasiforme Hautveränderungen, Akroosteolysis, Hüftdysplasie, Weichteilkalzifizierung.
Ätiol.: Unbekannt. Wahrscheinlich autosomal-dominant erblich (Feigenbaum et al., 1988).
Pathog.: Unbekannt.
Bemerkungen: Ca, Phosphat, AP, hämatologische und metabolische Untersuchungen, EMG normal. Muskelbiopsie: unspezifische Muskelfaseratrophie.
Lit.: Feigenbaum A, Kumar A, Weksberg R (1988) Singleton-Merten (S-M) syndrome: autosomal dominant transmission with variable expression. Am J Hum Genet 43: A48. – Gay BB, Kuhn JP (1976) A syndrome of widened medullary cavities of bone, aortic calcification, abnormal dentition, and muscular weakness (The Singleton-Merten syndrome). Radiology 118: 389–395. – McLoughlin MJ, Pasternac A, Morch J, Wigle ED (1974) Idiopathic calcification of the ascending aorta and aortic valve in two young women. Br Heart J 36: 96–100. – Singleton EB, Merten DF (1973) An unusual syndrome of widened medullary cavities of the metacarpals and phalanges, aortic calcification and abnormal dentition. Pediat Radiol 1: 2–7.
McK: 182250
R. König/JS

sinonasopharyngeal tumor syndrome, cavernous (e): Godtfredsen-Symptomatik

Sinus-cavernosus-Symptomatik, laterale
Syn.: Foix-Syndrom – Sinus-cavernosus-Syndrom – Syndrom der lateralen Wand des Sinus cavernosus – hypophyseal-sphenoidal syndrome (e)
Def.: Ophthalmoplegisches Krankheitsbild, das bei sich in der lateralen Wand des Sinus cavernosus abspielenden Prozessen entsteht (vgl. Fissura-orbitalis-superior-Symptomatik).
A.: Erstbeschreibung 1922 durch Charles Foix, 1882–1927, Neurologe, Paris.
Diagn. Krit.: (1) Einseitige Ophthalmoplegie. – (2) Initial: Abduzenslähmung. – (3) Heftiger Schmerz im Bereich des Versorgungsgebietes des ersten Astes des N. trigeminus. – (4) Einseitiger Exophthalmus, (ein-,) beidseitiges Lid- und Konjunktivalödem (infolge von Stauungen im Bereich der Gesichtsvenen) bei Sinus-cavernosus-Fistel.
Ätiol.: Tumoren der Hypophyse, Geschwulste des Schläfenlappens, Eiterungen im Sinus sphenoidalis, sowie arteriovenöse Fisteln mit Drainage in den Sinus cavernosus, Thrombophlebitiden oder Thrombosen.
Pathog.: Lokale Läsion an der lateralen Wand des Sinus cavernosus.
Lit.: Foix C (1922) Syndrome de la paroi externe du sinus caverneux (Ophtalmoplégie unilatérale à marche rapidement progressive. Algie du territoire de l'ophtalmique). Amélioration considérable par le traitment radiothérapique. Rev Neur (Paris) 38: 827–832.
W. Paulus/DP

Sinus-cavernosus-Symptomatik, vordere
Syn.: Jefferson-Syndrom – Syndrom der vorderen Teile des Sinus cavernosus – Foramen-lacerum-Syndrom – aneurysm of internal carotid artery syndrome (e) – syndrome of the foramen lacerum (e)
Def.: Bei Aneurysmen der A. carotis interna im Bereich des Foramen lacerum auftretende neurologische Symptomenkonstellation.
A.: Erstbeschreibung 1937/38 durch den britischen Neurochirurgen Sir Geoffrey Jefferson.
Diagn. Krit.: (1) Einseitiger frontaler oder orbitaler Kopfschmerz und subjektive Kopfgeräusche. – (2) Einseitige Ptosis des Oberlides (partielle Okulomotoriuslähmung). – (3) Rekurrierende oder persistierende Diplopie als Ausdruck einer Trochlearislähmung. – (4) Homolaterale Hypästhesie im Wangenbereich. – (5) Homolaterale Hypästhesie der Kornea. – (6) In manchen Fällen: leichter einseitiger pulsierender Exophthalmus, unilaterales Papillenödem, unilaterale Optikusatrophie. – (7) Homolaterale Mydriasis mit fehlendem Lichtreflex und erhaltener konsensueller Reaktion. – (8) In fortgeschrittenen Fällen ist röntgenologisch in den Schädel-Übersichtsaufnahmen ein Befund zu erheben: Vergrößerung und Verformung der Fissura sphenoidalis und Arrosion des Processus clinoidalis ant. Im Angiogramm ist das verursachende Aneurysma direkt nachzuweisen. Ansonsten CT oder MR erforderlich. – (9) Bei isoliertem Ausfall des N. oculomotorius und des 1. Trigeminusastes sprach man auch von »vorderem Kavernosus-S.« oder von »Jefferson I«, wenn auch der mittlere Trigeminusast beteiligt ist, von »mittlerem Kavernosus-Syndrom« oder von »Jefferson II«; sind alle drei Trigeminusäste einbezogen, von »hinterem Kavernosus-Syndrom« oder von »Jefferson III«.
Ätiol.: Aneurysmen der A. carotis interna.
Pathog.: Lokale Druckwirkung auf die Hirnnerven II, III, IV und V.
Lit.: Jaeger R (1950) Aneurysm of the intracranial carotid artery. Syndrome of frontal headache with oculomotor nerve paralysis. J Am med Ass 142: 304–310. – Jefferson G (1938) On the saccu-

lar aneurysms of the internal carotid artery in the cavernous sinus. Brit J Surg 26: 267–302.
W. Paulus/DP

Sinus-cavernosus-Syndrom: Sinus-cavernosus-Symptomatik, laterale

Sinus-Histiozytose mit massiver Lymphadenopathie
Syn.: Sinus-Histiozytose Rosai-Dorfman – Rosai-Dorfman-Syndrom – Pannikulitis, histiozytische lymphophagozytische – Pseudolymphomatose, benigne
Def.: Intermittierende benigne Lymphadenopathie.
A.: Erstbeschreibung 1969 durch die amerikanischen Pathologen Juan Rosai und Ronald F. Dorfman.
Diagn. Krit.: (1) Bilaterale zervikale, häufig generalisierte Lymphadenopathie. – (2) Intermittierender Verlauf der Erkrankung mit Fieber, Leukozytose, BSG-Beschleunigung sowie Erhöhung der α_2-, β- und γ-Globuline in der Serumelektrophorese. – (3) Beteiligung (Infiltration) sämtlicher Organe möglich. – (4) Histologisch findet sich eine Destruktion des gesamten Lymphknotens, septale und lobuläre Pannikulitis, nicht-neoplastische Histiozyten mit häufig phagozytierten Leukozyten, Plasmazellproliferation (S100 positiv; Pan-Makrophagen-Antigene [EBM/11, HAM 56]; Lysozyme, α_1-Antichymotrypsin, α_1-Antitrypsin sowie OKM 5 und Ki-1, CD1 negativ). In anderen Organen kann sich eine große Variabilität des histologischen Substrats ergeben mit Fibroblastenproliferation bis zur Sklerose (Epikard). – (5) Die Aktivität in den unterschiedlichen Arealen kann stark variieren. – (6) Alle Altersgruppen können betroffen sein, Gipfel im ersten Dezennium.
Ätiol.: Unbekannt. Fragliche Autoimmunerkrankung.
Pathog.: Benigne Proliferation von Histiozyten, Plasmazellen und Fibroblasten. Maligne Transformation erscheint möglich. Häufig Immundysfunktion.
Bemerkungen: Bei ausschließlich nodaler Beteiligung gute Prognose; bei Immundysfunktion und Beteiligung anderer Organe, speziell Niere, Lunge, Leber, häufig letaler Ausgang.
Lit.: Foucar E, Rosai J, Dorfman RF (1990) Sinus histiocytosis with massive lymphadenopathy (Rosai-Dorfman disease): review of the entity. Semin Diagn Pathol 7: 19–73. – Malone M (1991) The histiocytoses of childhood. Histopathology 19: 105–119. – Rosai J, Dorfman RF (1969) Sinus histiocytosis with massive lymphadenopathy: a newly recognized benign clinicopathologic entity. Arch Pathol 87: 63–70.
N. H. Brockmeyer/GB

Sinus-Histiozytose Rosai-Dorfman: Sinus-Histiozytose mit massiver Lymphadenopathie
Sinusitis-Infertilitäts-Syndrom: Young-Syndrom
Sinusknoten-Syndrom: Sick-Sinus-Syndrom

Sipple-Syndrom
Syn.: multiple endokrine Neoplasie Typ IIa – MEN IIa – medullary thyroid carcinoma-pheochromocytoma (e)
Def.: Autosomal-dominant erbliches Krankheitsbild mit neoplastischen Veränderungen von C-Zellen, Parathyroidea und Nebennierenmark.
A.: John H. Sipple, 1930–, Arzt, Syracuse/New York. – Beschreibung 1961, nachdem bereits seit 1922 (Wagenmann und Froeboese) immer wieder einschlägige Einzelbeobachtungen mitgeteilt worden sind.
Diagn. Krit.: (1) C-Zell-Karzinom, Calcitonin im Plasma erhöht. – (2) Nebenschilddrüsenadenome oder Karzinome, PTH im Serum erhöht. – (3) Phäochromozytom oder Phäochromoblastom mit Erhöhung von Adrenalin, Noradrenalin, Dopamin oder Vanillinmandelsäure.
Ätiol.: Das Gen für MEN IIa findet sich in der Region 10q11 (RET-Protoonkogen). Für MEN IIa konnte gezeigt werden, daß in Abhängigkeit der Lokalisation der Mutationen des RET-Gens unterschiedliche Phänotypen auftreten.
Bemerkungen: MEN IIa (95% aller Fälle von MEN II) ist abzugrenzen von MEN IIb, das eine eigenständige Entität bildet. Bei MEN IIb keine Hyperplasie oder Tumoren der Nebenschilddrüsen, zusätzliche Neurome; MEN IIb früherer Krankheitsbeginn versus MEN IIa. Ferner Abgrenzung zum sporadischen oder familiären C-Zell-Karzinom (nur C-Zell-Ca) notwendig.
Lit.: Gagel RF, Tashjian AH, Cummings T et al (1988) The clinical outcome of prospective screening for multiple endocrine neoplasia type 2a – An 18-year experience. N Engl J Med 318: 478–484. – Jackson CE (1993) Genetic aspects of multiple endocrine syndromes. In: Mazzaferri EL, Samaan NA (eds) Endocrine tumors, pp 36–48. Blackwell Scientific Publications, Oxford, London, Edinburgh. – Mulligan LM, Eng C, Healey CS et al (1994) Specific mutations of the RET proto-oncogene are related to disease phenotype in MEN 2A and FMTC. Nature Genetics 6: 70–74. – Schimke RN, Hartman WH, Prout TE, Rimoin DL (1968) Pheochromocytoma medullary thyroid carcinoma and multiple neuromas. New Engl J Med 279: 1–7. – Sipple JH (1961) The association of pheochromocytoma with carcinoma of the thyroid gland. Am J Med 31: 163–166.
McK: 171400
B. O. Böhm/GA

Sirenenbildung: Sirenomelie

Sirenomelie
Syn.: Sirenenbildung – mermaid anomaly (e)
Def.: Schwerste Ausprägungsform der kaudalen Regression mit Fusion der unteren Extremitäten, Analatresie und Nierenagenesie.
A.: Seit der Antike bekannt und Anlaß zu Sagen- und Fabelgestalten (Nixe).
Diagn. Krit.: (1) Kaudale Regression mit Agenesie der sakrokokzygealen Wirbelsäule und Hypoplasie des Beckens. – (2) Fusion der Beine mit einem Femur und oft einer Tibia bei meist zwei vollständigen Fuß-Skeletten. – (3) Analatresie. – (4) Nierenfehlbildungen, gewöhnlich Agenesie, seltener andere (Hypoplasie, polyzystische Nieren, Fusion); Fehlen der Allantoisgefäße. Oligohydramnion, sekundäre Deformationen. – (5) Darmentwicklungsstörungen; Fehlen einer Umbilikalarterie, die statt aus der Arteria hypogastria direkt aus der Aorta entspringt. – (6) Unvollständige oder fehlende Differenzierung der äußeren Geschlechtsorgane. – (7) Selten: Ösophagusatresie, radiale Strahlendefekte, variable Defekte der unteren Wirbelsäule bis zu Kraniorhachischisis. – (8) Tod vor oder unmittelbar nach Geburt.
Ätiol.: Unbekannt, fast immer sporadisch. Eineiige Zwillinge überwiegend diskordant. Inzidenz 1 : 60 000, im männlichen Geschlecht häufiger.

Pathog.: Defekt des kaudalen Blastems und Mesoderms im Stadium des Primitivstreifens, vor der Ausbildung der Allantois.
Bemerkungen: Selten auch kaudale Regression; fließende Übergänge zur VATER-Assoziation. Meist anläßlich pränataler Ultraschalluntersuchungen entdeckt.
Lit.: Chappard D, Lauras B, Fargier P, Knopf JF (1983) Sirénomélie et dysplasie rénale multikystique. A propos de deux observations. J Génét Hum 31: 403–411. – Clarke LA, Stringer DA, Fraser GC, Yong SL (1993) Long term survival of an infant with sirenomelia. Am J Med Genet 45: 292–296. – Duhamel B (1961) From the mermaid to anal imperforation: the syndrome of caudal regression. Arch Dis Child 36: 152. – Smith DW (1988) Recognizable Patterns of Human Malformation. 4th Ed.
A. Schinzel/AS

Sjögren-Larsson-Syndrom
Syn.: Oligophrenie-Ichthyose-Syndrom
Def.: Kombination von Oligophrenie, Ichthyose, zentraler Koordinationsstörung meist in Form spastischer Di-, seltener Tetraplegie.
A.: Karl Gustaf Torsten Sjögren, 1896–; Tage Konrad Leopold Larsson, 1905–, beide Psychiater, Stockholm.
Diagn. Krit.: (1) Oligophrenie unterschiedlichen, meist schweren Grades. – (2) Ichthyose. – (3) Zerebrale Tonus- und Bewegungsstörung, die in der Regel die unteren Extremitäten fast ausschließlich (Diplegie) oder deutlicher (Tetraplegie) betrifft und progredient sein kann. – (4) Die Lebenserwartung ist herabgesetzt. – (5) In Einzelfällen kommen Augenfundusanomalien unterschiedlicher Art hinzu, v.a. Retinitis pigmentosa und Makuladegeneration, auch schimmernde Flecken (»glistening spots«). – (6) Sprachstörungen wurden schon in der Originalarbeit erwähnt. – (7) Weiter sind vereinzelt assoziiert: Thoraxkyphose, Minderwuchs, Epilepsie bzw. Oligoepilepsie, Zahnschmelzdefekte, degenerative Stigmata wie Hypertelorismus, Epikanthus, Hypohidrose.
Ätiol.: Autosomal-rezessiv erblich; Heterozygoten-Nachweis und biochem. Pränataldiagnostik beschrieben.
Pathog.: Aktivitätsminderung des Fettalkohol:NAD⁺-oxidoreductase-Komplexes, insbesondere der Dehydrogenase.
Bemerkungen: Das autosomal-rezessiv erbliche Krankheitsbild ist nach der Erstbeschreibung und genealogischen Untersuchung bis zurück auf einen wahrscheinlich ersten, nordschwedischen Merkmalsträger in verschiedenen Ländern und Rassen erfaßt worden. (DD) unter anderen Krankheitsbildern mit Ichthyose und Oligophrenie ist v.a. das Rud-Syndrom abzugrenzen, dessen neurologische Symptomatik sich auf eine Polyneuropathie konzentriert, zu dem Hypogenitalismus gehört, gelegentlich auch perniziöse Anämie, wohl aber nicht schwerere Grade der Oligophrenie oder spastische zentrale Koordinationsstörungen. Für zwei Fälle wurde eine um ossäre Anomalien erweiterte Form berichtet, allerdings ohne Minderung der Fettalkohol:NAD-Dehydrogenase.
Lit.: Kelson TL, Craft DA, Rizzo WB (1992) Carrier detection for Sjögren-Larsson syndrome: J Inherit Metab Dis 15(1): 105–111. – Scalais E, Verloes A, Sacre JP et al (1992) Sjögren-Larsson-like syndrome with bone dysplasia and normal fatty alcohol N-oxidoreductase activity. Pediatr Neurol 8(6): 459–465. – Sjögren T, Larsson T (1957) Oligophrenie in combination with congenital ichthyosis and spastic disorders. A clinical and genetic study. Acta psychiat neurol scand 32, Suppl 113: 9–105. – Tabsh K, Rizzo WB, Holbrook K, Theroux N (1993) Sjögren-Larsson syndrome: technique and timing of prenatal diagnosis. Obstet Gynecol 82 (Suppl): 700–703. – Theile U (1974) Sjögren-Larsson syndrome. Oligophrenia-Ichthyosis-Di-/Tetraplegia. Humangenetik 22: 91–118.
McK: 270200
B. Reitter/DP

Sjögren-Syndrom: Sicca-Komplex

(Torsten-)Sjögren-Syndrom
Syn.: Star-Oligophrenie
Def.: Kombination von angeborener Katarakt und meist schwerer Oligophrenie verbunden mit zentraler Tonus- und Koordinationsstörung und psychomotorischer Verlangsamung.
A.: Karl Gustav Torsten Sjögren, 1896–, Psychiater, Stockholm.
Diagn. Krit.: (1) Angeborene (Schicht-)Katarakt, meist auch Mikrophthalmus. – (2) Oligophrenie bis Idiotie ohne anamnestischen Entwicklungsknick. – (3) Muskuläre Hypotonie, statomotorische Unsicherheit, verzögerte Bewegungs- und Handlungsabläufe.
Ätiol.: Wahrscheinlich rezessiv erblich, Hyperaminoazidurie auch bei klinisch symptomlosen Eltern (Engels).
Pathog.: Unklar.
Bemerkungen: (DD) pränatale Infektionen – Stoffwechselkrankheiten (v.a. Galaktosämie, Homocystinurie, Hypoparathyreoidismus) – mitochondriale Enzephalomyopathien mit Katarakt.
Lit.: Engels HJ (1966) Oligophrenie kombiniert mit Cataracta congenita. Beitrag zur Stoffwechselanomalie des Sjögren-Syndroms. Arch Psychiat Z ges Neurol 208: 91–106. – Sjögren T (1935) Klinische und vererbungsmedizinische Untersuchungen über Oligophrenie mit kongenitaler Katarakt. Z ges Neurol Psychiat 152: 263–292.
B. Reitter/DP

Skalenus-Symptomatik
Syn.: Haven's syndrome (e) – scalenus neurocirculatory compression syndrome (e)
Def.: Durch eine Kompression des Gefäß-Nerven-Strangs im Bereich der hinteren Skalenuslücke bedingte neurologische und zirkulatorische Störungen.
Diagn. Krit.: (1) Lageabhängige Brachialgien der ulnaren Hand- und Unterarmseite. – (2) Parästhesien und evtl. permanente sensible Störungen an ulnarer Hand- und Unterarmkante. – (3) Später Paresen und Atrophien der Handbinnenmuskulatur, seltener der Fingerflexoren möglich. – (4) Ischämiebedingte Muskelschmerzen, Raynaud-Symptomatik und Embolisation von Fingerarterien (10–15%). – (5) Provozierbarkeit der neurologischen oder zirkulatorischen Störungen durch Adson-Manöver. – (6) Evtl. angiographischer Nachweis einer Kompression der A. subclavia im Bereich der Skalenuslücke. – (7) EMG: Zeichen einer akuten oder chronischen unteren Plexusläsion. – (8) Verzögerte F-Wellen-Latenz.
Ätiol.: Mechanische Nerven- und Gefäßirritation.
Pathog.: Durch Verkleinerung der Skalenuslücke wird der untere Plexus brachialis und/oder die Arteria subclavia gegen die 1. Rippe gedrückt. Als Ursachen für das Auftreten dieses Engpasses werden diskutiert: Anhebung der 1. Rippe durch Kontraktion des M. scalenus anterior bei normalen anatomischen Verhältnissen; altersbedingte Abnahme des Winkels zwischen M. scale-

nus ant. und 1. Rippe durch Absinken des Schultergürtels; verbreiterter oder abnorm gelagerter Ansatz des M. scalenus ant. und medius (evtl. in Verbindung mit Halsrippe); Vorliegen eines anomalen bindegewebigen Bands.
Bemerkungen: Neurologische und vaskuläre Ausfälle sind nur in seltenen Fällen gemeinsam vorhanden. Die Skalenus-Symptomatik ist sehr selten und deshalb Ausschlußdiagnose.
Lit.: Naffziger HC (1937) The scalenus syndrome. Surg Gynec Obstet 64: 119–120. – Pratt NE (1986) Neurovascular entrapment in the regions of the shoulder and posterior triangle of the neck. Phys Ther 66: 1894–1900.
W. Müller-Felber/DP

Skalpellophilie: Münchhausen-Syndrom
skapulo-distales Syndrom: Muskelatrophie, spinale skapulo-peroneale, Typ Brossard-Kaeser
skapulo-peroneales Syndrom: Muskelatrophie, spinale skapuloperoneale, Typ Brossard-Kaeser
skeletal defects with aortic calcification and muscle weakness (e): Singleton-Merten-Syndrom
Skelettmuskelhypotonie (angeborene): Floppy-Infant-Symptomatik

Skelettverbiegungen, Kortikalis-Verdickung, Knochenbrüchigkeit, Ichthyosis
Syn.: osteosclerosis with ichthyosis and fractures (e)
Def.: Dominant erbliche Kombination von endostealer Kortikalisverdickung der langen Röhrenknochen und Ichthyosis.
A.: Beschreibung 1979 durch M.-E. Koller, norwegischer Pädiater.
Diagn. Krit.: **(1)** Endosteale Kortikalisverdickung der langen Röhrenknochen, Verbiegungen der belasteten Röhrenknochen und Frakturneigung. – **(2)** Vom Kleinkindesalter an watschelnder Gang, Muskelschwäche bzw. -atrophie, Beinschmerzen. – **(3)** Leichte bis mäßige Ichthyosis.
Ätiol.: Dominantes Erbleiden, am ehesten autosomal-dominant.
Pathog.: Nicht bekannt.
Bemerkungen: Bisher sind sechs Betroffene in einer norwegischen Familie beschrieben worden. **(DD)** enge Beziehungen bestehen zum Camurati-Engelmann-Syndrom, bei dem jedoch eine Ichthyosis selten ist.
Lit.: Koller M-E, Maurseth K, Haneberg B, Aarskog D (1979) A familial syndrome of diaphyseal cortical thickening of the long bones, bowed legs, tendency to fracture and ichthyosis. Pediatr Radiol 8: 179–182.
McK 166740
H. Menger/JS

skin-eye-brain-heart syndrome (e): Naevus sebaceus, linearer
Sklerodermie, oberflächliche: Atrophodermia idiopathica progressiva Pasini-Pierini
Skleromalazie, multiple (Kienböck): Paget-Krankheit

Skleromyxödem Arndt-Gottron
Syn.: Lichen myxoedematosus – papular mucinosis (e)
Def.: Seltene myxödematöse Erkrankung mit pathognomonischen Hauterscheinungen und Paraproteinämie.
A.: Georg Arndt, 1874–1929, Dermatologe, Berlin. – Heinrich Adolf Gottron, 1890–1974, Dermatologe, Tübingen. – Erstbeschreibung 1906 durch Dubreuilh. Gottron gab 1954 eine grundlegende Darstellung und nannte das Krankheitsbild »Skleromyxödem«. 1960 wurde durch Perry und Mitarbeiter die Paraproteinämie bei der Erkrankung beschrieben, zunächst aber als zufällig angesehen. McCarthy und Mitarbeiter vermuteten einen Zusammenhang zwischen den Hauterscheinungen und Paraproteinämie. Harper (1978) und Mitarbeiter: Nachweis eines Fibroblasten-stimulierenden Serumfaktors.
Diagn. Krit.: **(1)** Flächenhafte, elephantiasisähnliche Hautverdickungen und -verhärtungen (Abb. a, b nächste Seite) mit zusätzlicher Aussaat lichenoider Knötchen und Neigung zu Hyperpigmentierung der betroffenen Hautareale, die sowohl einzelne Körperabschnitte als auch den ganzen Körper befallen können. Stellenweise gewinnt die Haut dabei eine »apfelsinenschalenartige« Beschaffenheit (Abb. c nächste Seite). – **(2)** Trockene Haut (Hypohidrose). – **(3)** Hypotrichosis. – **(4)** Mimische Starre (infolge der Hautverdickung), Einschränkung der Öffnungsfähigkeit des Mundes. – **(5)** Blutchemie: Hypergammglobulinämie, Paraproteinämie, immunelektrophoretisch meist vom Typ IgG. Blutsenkungsgeschwindigkeit und Blutbild oft ganz normal. – **(6)** In einzelnen Fällen scheint als Spätfolge ein Myelom entstehen zu können. – **(7)** Neuromuskuläre Komplikationen (Myositis, Neuritis, ZNS-Störungen) sind zu beachten.
Ätiol.: Ungeklärt.
Pathog.: Einzelheiten ungeklärt. Weitgehend gesichert erscheint heute, daß Fibroblasten für die Produktion und Akkumulation saurer Mucopolysaccharide verantwortlich sind. Die Stimulierung der Fibroblasten erfolgt über einen vom Paraprotein unabhängigen Serumfaktor. Die Stellung der Paraproteinämie im Ablauf der Pathogenese der Erkrankung ist ungeklärt.
Lit.: Dubreuilh W (1908): Fibromes miliares folliculaires: Sclérodermie consécutive. Arch Derm Syph 91: 569–572. – Gottron HA (1954) Skleromyxödem (Eine eigenartige Erscheinungsform von Myxothesaurodermie). Arch Derm Syph 199: 71–91. – Harper RA, Rispler J (1978) Lichen myxoedematosus serum stimulates human skin fibroblast proliferation. Science 199: 545–547. – Hödl S (1982) Lichen myxoedematosus und Scleromyxödem. Hautarzt 33: 359–365. – Webster GF, Matsuoko LY, Burchmore D (1993) The association of potentially lethal neurologic syndromes and scleromyxedema. J Amer Acad Dermatol 28: 105–108.
H. Mensing/GB

Skleronychie
Syn.: Syndrom der gelben Fingernägel – yellow nail syndrome (e)
Def.: Trias von gelben Nägeln, primärem Lymphödem und Pleuraerguß.
A.: Erstbeschreibung der Skleronychie 1894 durch P. Unna; als Syndrom der gelben Nägel 1964 durch P. D. Samman und W. F. White. Beschreibung des Lymphödems und Pleuraergusses als weitere Symptome 1966 durch P. A. Emerson.
Diagn. Krit.: **(1)** Verdickung, Querriffelung, Wachstumsverlangsamung, Onycholyse und Gelb- bis Grünverfärbung der Finger- und Zehennägel. Lunula und Kutikel der Nägel können fehlen. – **(2)** Langsam zunehmendes Lymphödem, hauptsächlich der unteren Extremität. – **(3)** Ein- oder beidseitiger Pleuraerguß; Bronchiektasien und Lungenfibrose können hinzukommen. Symptome wie Husten und Atemnot variabel ausgeprägt. Häufig Infektionen des Respirationstraktes (chronische Sinusitis, Bronchitis, Pneumonien). – **(4)** Die Assoziation mit Lymphomen und Sarkomen wurde beschrieben. –

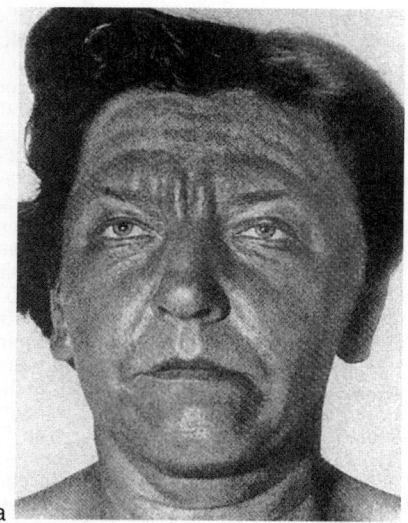

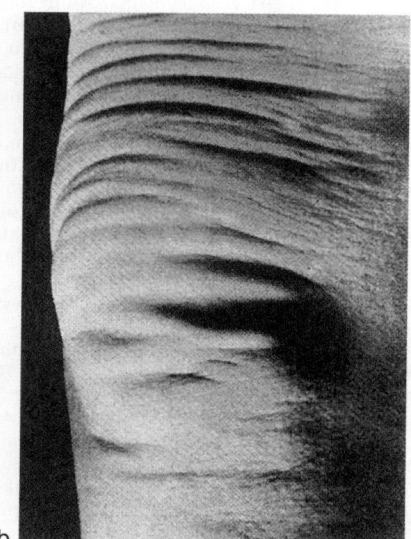

(5) Die spontane Besserung der Nagelveränderungen wurde bei einem Drittel der Patienten beobachtet.
Ätiol.: Unbekannt.
Pathog.: Nagelveränderungen und Lymphödem liegt eine angeborene Hypoplasie der peripheren Lymphgefäße zugrunde.
Lit.: Emerson PA (1966) Yellow nails, lymphoedema and pleural effusion. Thorax 21: 247–253. – Samman PD, White WF (1964) The „yellow nail" syndrome. Br J Dermatol 76: 153–157. – Venencie PY, Dicken CH (1984) Yellow nail syndrome: report of five cases. J Am Acad Dermatol 10: 187–192.
H. Hintner/GB

Sklerose der Haut mit generalisierter Myositis, atrophisierende: Poikilodermatomyositis
Sklerose, funikuläre: Dana-Syndrom

Sklerose, konzentrische, Typ Baló

Syn.: Baló-Krankheit – Baló-Encephalitis periaxialis concentrica – Leukoencephalitis periaxialis concentrica – Baló's concentric sclerosis (e) – concentric sclerosis (e)
Def.: Seltene erworbene Enzephalopathie mit charakteristischen konzentrisch gelagerten Ringen von intakten und geschädigten Myelinscheiden. Die Erkrankung gehört wahrscheinlich zum Formenkreis der Encephalomyelitis disseminata (multiple Sklerose).
A.: Jószef Baló, 1896–, Pathologe, Budapest. Erstbeschreibungen aus den Jahren 1927 und 1928.
Diagn. Krit.: (1) Klinische Symptome: sehr variable zerebrale Ausfälle, die weitgehend denjenigen der Encephalomyelitis disseminata entsprechen. Spinaler Befall bisher nicht beschrieben. Die Krankheit setzt überwiegend im 3. und 4. Lebensjahrzehnt in aller Regel akut ein. Anfängliche Kopfschmerzen lassen an eine intrakranielle Raumforderung denken. Motorische Ausfälle meistens zunächst als spastische Monoparese mit Ausbreitungstendenz auf eine ganze Körperseite. Exazerbationen und Remissionen fehlen. Schlechte Prognose: wegen verschiedenartiger extrazerebraler Komplikationen durchschnittliche Überlebenszeit unter einem halben Jahr. – (2) Path.-anat.: Diagnose kann erst durch die Obduktion gesichert werden: im Marklager um kleine perivaskuläre Infiltrate lamellenförmig angeordnete Schichten intakter und entmarkter Myelinscheiden. Gemeinsames Vorkommen mit typischen Plaques im Sinne einer multiplen Sklerose ist möglich.
Ätiol.: Ungeklärt.
Pathog.: Wahrscheinlich handelt es sich bei den konzentrischen Ringen um eine zentrifugal ablaufende Entzündung mit De- und Remyelinisierung.
Bemerkungen: O. Marburg beschrieb im Jahre 1906 eine Erkrankung unter der Bezeichnung Encephalitis periaxialis scleroticans, Barré und Mitarbeiter 1926 eine von ihnen als Encephalitis periaxialis diffusa bezeichnete Erkrankung. Beide Krankheiten sind möglicherweise mit der von Baló beschriebenen Erkrankung identisch.
Lit.: Baló J (1927) Leukoencephalitis periaxialis concentrica. Magy. Norvosi Arch Arch 28: 108–124. – Baló J (1928) Encephalitis periaxialis concentrica. Arch Neurol Psychiat (Chic) 19:

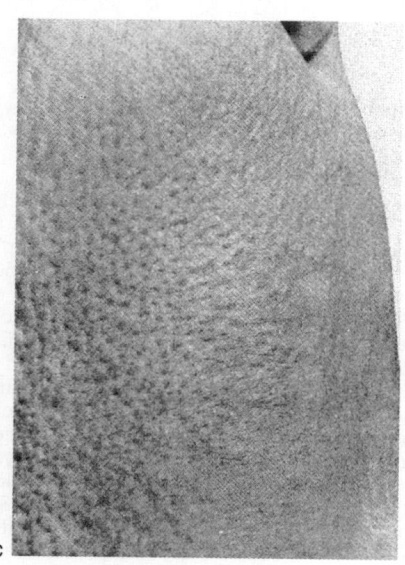

◁ Erscheinungsbild des Skleromyxödems Arndt-Gottron: a) Skleromyxödem mit flächenhafter Hautverdickung und -verhärtung im Gesicht; b) am Ellenbogen; c) in Form von »Apfelsinenhaut« an den Extremitäten (Beob. H. Gottron)

242–264. – Barré, Morin, Draganesco, Reys L (1926) Encéphalite périaxiale diffuse (Type Schilder). Syndrome tétraplégique avec stase papillaire. Rev neurol 2: 541–557. – Marburg O (1906) Die sogenannte „akute multiple Sklerose" (Encephalomyelitis periaxialis scleroticans). Jb Psychiat 27: 213–312.
C. D. Reimers/DP

Sklerosteose: s.a. Hyperostosis corticalis Typ van Buchem

Sklerosteose
Def.: Autosomal-rezessiv erbliche, durch Sklerose und Syndaktylie charakterisierte Skelettdysplasie.
A.: Frühe Beschreibung 1937 durch A. W. Falconer und B. J. Ryrie. Das Krankheitsbild wurde aufgrund von Literaturstudien von dem deutschen Pädiater H. G. Hansen 1967 und seiner unerwähnt gebliebenen Mitarbeiterin E. Graucob als eigenständiges Krankheitsbild von anderen Formen der Osteopetrose abgegrenzt.
Diagn. Krit.: **(1)** Im späten Kleinkindesalter beginnende, progrediente Verformung des Gesichtsschädels mit Unterkiefer-Hyperplasie und Vorwölbung der Stirn, Malokklusion der Zähne, vorstehenden Augen. – **(2)** Durch zunehmende Einengung der Nervenkanäle Hirnnervenlähmungen, besonders Fazialisparese, Innenohrschwerhörigkeit, Anosmie, später auch Optikusatrophie, durch zunehmende Einengung der Schädelhöhle bei Erwachsenen erhöhter Schädelinnendruck. – **(3)** Partielle oder totale Syndaktylie meist des 2. und 3. Fingers mit Klinodaktylie der Endphalangen. – **(4)** Röntgenologisch: progrediente Hyperostose und Sklerose der Schädelknochen, vor allem von Schädeldecke und Unterkiefer. Verdickung und Verdichtung der Kortikalis der Röhrenknochen.
Ätiol.: Homozygot sich manifestierende Mutation eines autosomalen Gens, entsprechend autosomal-rezessiver Erbgang.
Pathog.: Unbekannt.
Bemerkungen: Die Erkrankung kommt am häufigsten unter den Buren in Südafrika vor. Sie ähnelt weitgehend der van-Buchem-Krankheit, verläuft jedoch im allgemeinen schwerer. Da die endostale Hyperostose von van Buchem in Holland entdeckt wurde, viele Buren aus Holland einwanderten, wird diskutiert, ob es sich um ein- und dieselbe Krankheit handelt. Syndaktylie wurde nur bei der Sklerosteose beobachtet.
Lit.: Beighton P, Barnard A, Hamersma JH, van der Woudem A (1984) The syndromic status of sclerosteosis and van Buchem disease. Clin Genet 25: 175–181. – Beighton P, Cremin BJ, Hamersma H (1976) The radiology of sclerosteosis. Br J Radiol 49: 934–939. – Beighton P, Durr L, Hamersma H (1976) The clinical features of sclerosteosis. A review of the manifestations in twenty-five affected individuals. Ann Intern Med 84: 393–397. – Falconer AW, Ryrie BJ (1937) Report on a familial type of generalized osteosclerosis. Med Press 195:12–20. – Hansen HG (1967) Sklerosteose. In: Opitz H, Schmid F (Hrsg) Handbuch der Kinderheilkunde, Vol 6, pp 351–355. Springer, Berlin.
McK: 269500
J. Spranger/JS

»Skui guria«: Kuru

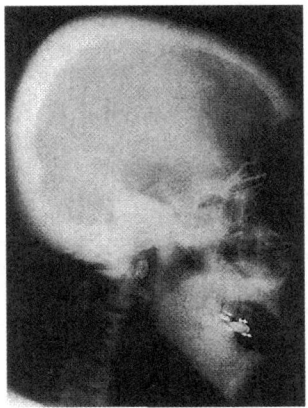

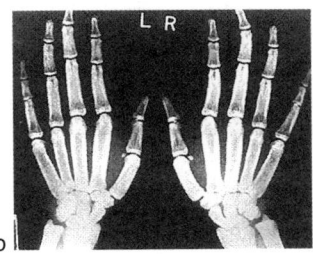

Sklerosteose: Skelettveränderungen: a) massive Hyperostose der Schädelknochen; b) kortikale Hyperostose und diaphysäre Erweiterung der kurzen Röhrenknochen; Achsabweichung der Phalangen des 2. und 3. Fingers beidseits (Univ.-Kinderklinik Mainz)

slipping rib (e)
Syn.: Cyriax-Syndrom – slipping rib cartilage (e) – slipping rib syndrome (e) – slipping rib-cartilage syndrome (e) – Cyriax syndrome (e) – slipping ribs (e) – rib-tip syndrome (e) – clicking rib syndrome (e) – Davies//Colley's syndrome (e)
Def.: Krankheitsbild des abnorm beweglichen Rippenknorpels, Syndrom der »slipping«-Rippen.
A.: Erstbeschreibung 1919 durch Edward F. Cyriax, Orthopäde, London. – Erste wissenschaftliche Abhandlung 1922 durch den englischen Arzt R. Davies//Colley.
Diagn. Krit.: **(1)** Heftiger Brustwandschmerz, auch im oberen Abdomen oder in den unteren Rippenregionen (»pain under my ribs«), teils stechend, teils dumpf. – **(2)** Verstärkung der Beschwerden bei Husten, Beugung des Rumpfes, Heben des kontralateralen Arms, tiefem Einatmen oder Gehen möglich. – **(3)** Fakultativ kann es zu dem Gefühl des »Weggleitens« der Rippen oder zu einem »klickenden« Geräusch kommen. – **(4)** Palpationsschmerz im Bereich der Rippenenden der 8., 9. oder 10. Rippe. – **(5)** Schmerzprovokation durch das sog. »hooking maneuver«: die gebeugten Finger des Untersuchers werden unter dem unteren Rippenbogenrand eingehakt und nach ventral gezogen. – **(6)** Radiologische Befunde in der Regel unauffällig.
Ätiol.: Vermutet wird eine, dem Patienten oftmals nicht erinnerliche Traumatisierung mit Lösung der fibrösen Bandverbindungen (nicht der osteochondralen Verbindung) der 8. bis 10. Rippe.
Pathog.: Durch die abnorme Beweglichkeit der Rippenknorpel mit sekundärer (dystropher) Deformierung kommt es zur Dislokation und gelegentlich zum Aneinandergleiten der betroffenen Rippenknorpel (»slipping rib cartilage with a click and pain«). Der Schmerz wird

wahrscheinlich durch Druck auf die Interkostalnerven und die Pleura ausgelöst.
Bemerkungen: Betroffen sind überwiegend Kinder und Jugendliche im Wachstumsalter.
Lit.: Abbou S, Herman J (1989) Slipping rib syndrome. Postgr Med 86: 75–78. – Cyriax EF (1919) On various conditions that many simulate the referred pains of visceral disease, and a consideration of these from the point of view of cause and effect. Practitioner 102: 314–322. – Davies/Colley R (1922) Slipping rib. Br med J 1: 432. – Holmes JF (1941) A study on the slipping-rib-cartilage syndrome. N Engl J Med 224: 928–932. – McBeath AA, Keene JS (1975) The rib-tip syndrome. J Bone Jt Surg 57/A: 795–797. – Porter GE (1985) Slipping rib syndrome. An infrequently recognized entity in children: a report of three cases and review of the literature. Pediatrics 76: 810–813.
R. Bosch; S. Stotz/DP

slipping rib-cartilage (syndrome) (e): slipping rib (e)
slipping ribs (e): slipping rib (e)
slipping rib syndrome (e): slipping rib (e)
Slocumb-Syndrom: Glucocorticoid-Entzugssyndrom
SLO-Syndrom: Smith-Lemli-Opitz-Syndrom Typ I
Sluder-Krankheit: Sluder-Neuralgie

Sluder-Neuralgie
Syn.: Sluder-Krankheit – Vidianus-Neuralgie – Pterygopalatinum-Syndrom – Ganglion-sphenopalatinum-Syndrom – syndrome of sphenopalatine ganglion neurosis (e)
Def.: Vom Ganglion pterygopalatinum ausgehende Neuralgie und parasympathische Dysfunktion.
A.: Erstbeschreibung 1908 durch Greenfield Sluder, 1865–1925, Rhinolaryngologe, St. Louis.
Diagn. Krit.: **(1)** Charakteristischer Niesreiz. – **(2)** Kontinuierliche, brennende, bohrende, ziehende (selten anfallweise auftretende) Schmerzen am inneren Augenwinkel, im Augapfel, an der Nasenwurzel, in der Tiefe der Nase, am Oberkiefer und am Gaumen, die teilweise in Nacken und Schulter ausstrahlen. Besondere hyperästhetische Druckpunkte können am inneren Augenwinkel und am Warzenfortsatz auftreten. – **(3)** Hypästhesie des Gaumens, des Rachens, des Zahnfleisches am Oberkiefer sowie paretisches Abweichen des Gaumensegels kommen vor. – **(4)** Einseitige Tränenhypersekretion. Schwer von der Charlin-Neuralgie zu trennen.
Ätiol.: Affektion des Ganglion pterygopalatinum infolge fortgeleiteter chronischer Entzündung von den Siebbeinzellen, der Keilbeinhöhle oder der Oberkieferhöhle.
Pathog.: Die Symptomatik entsteht durch Reizerscheinungen und Ausfälle von im Ganglion zusammenlaufenden Nerven.
Lit.: Sluder G (1908) The role of the sphenopalatine (or Meckel's) ganglion in nasal headaches. N Y State Med J 87: 989–990. – Sluder G (1910) The syndrome of sphenopalatine ganglion neurosis. Am J Med Sci 140: 868–878.
D. Schmidt/DP

Small-left-colon-Syndrom
(Sequenz)
Syn.: neonatal small left colon syndrome (e) – Colon inerta – petit côlon gauche (fz) – Syndrom des engen linken Kolons
Def.: Besondere funktionelle Form des Neugeborenenileus.
A.: Erstbeschreibung 1969 von Berdon als »Colon inerta« bzw. 1974 von Davis et al.

Diagn. Krit.: **(1)** Postnatal aufgetriebenes Abdomen, herabgesetzte Darmmotilität, Erbrechen und fehlender Mekoniumabgang ähnlich dem Mekoniumpfropf. – **(2)** Röntgen: Zeichen der tiefsitzenden Darmobstruktion: dilatierte Darmschlingen, fehlende Luft in der linken Bauchhälfte wegen segmentärer Engstellung des Colon descendens. Reichlich Mekonium proximal der linken Flexur sichtbar. Rektum und Sigma nicht (oder nur geringfügig) betroffen. – **(3)** Kolonkontrasteinlauf mit isotonischem Kontrastmittel: sehr schmales Kolon, etwas unterhalb der Flexura lienalis mit charakteristischem Kalibersprung beginnend, Durchmesser des engestellten Kolonabschnittes unter 10 mm. Rektum und Sigma normal weit. Der Einlauf ist diagnostisch und therapeutisch, auch Wiederholung möglich, dann mit NaCl. Entleerung von eingedicktem Mekonium, Kolonengstellung persistiert jedoch noch über Monate. – **(4)** Selten Perforation im Ileozökalregion, spontan oder nach Einlauf mit konsekutiver Peritonitis. – **(5)** Assoziation mit zystischer Fibrose ist beschrieben.
Ätiol.: Ungeklärt. Ca. die Hälfte der Fälle betrifft ausgetragene hypoglykämische Kinder diabetischer Mütter, ferner Kinder von Müttern mit Hyperthyreose und entsprechender Behandlung, außerdem Kinder von Müttern, die in den letzten Schwangerschaftsmonaten psychotrope Medikamente einnahmen (Phenothiazine, Morphin, Heroin), Mg-Sulfat wegen Eklampsie. Auch bei extrem frühgeborenen Kindern.
Pathog.: Funktionelle Störung, wahrscheinlich infolge morphologischer Unreife der Ganglienzellen des Nervenplexus im Bereich des Colon descendens, entsprechend dem Versorgungsgebiet der A. colica sinistra (intramurale Obstruktion).
Bemerkungen: **(DD)** Mekoniumpfropf (intraluminale Obstruktion) – Hirschsprung-Krankheit (Aganglionose) – zystische Fibrose (Mukoviszidose) – funktioneller Ileus des Neugeborenen – Mekoniumileus – tiefsitzende Stenosen und Atresien des Darms. Prognose günstig bei rechtzeitiger Einlauftherapie. Cave: Operation und Perforation.
Lit.: Al-Salem AH, Khwaja S (1990) Neonatal small left colon syndrome. AJDC 144: 1273–1274. – Berdon WE, Baker DH, Santnell TV (1968) Microcolon in newborn infants with intestinal obstruction. Radiology 90: 878–885. – Berdon WE, Slovis TL, Campbell JB et al (1977) Neonatal small left colon syndrome: Its relationship to aganglionosis and meconium plug-syndrome. Radiology 125: 457–462. – Davis WS, Allen RP, Favara BE, Slovis TL (1974) Neonatal small left colon syndrome. AJR 120: 322–329. – Schaefer E, Katakalidis G (1978) Neonatal small left colon syndrome. Klin Pädiatr 190: 614–618.
E. Willich/JK

small patella syndrome (e): Syndrom der kleinen Patella
small vessel disease (e): Syndrom X
SMA type I and II (e): Muskelatrophie, infantile spinale, Typ Werdnig-Hoffmann
SMED: Spondylo-meta-epiphysäre Dysplasie mit kurzen Extremitäten und abnormer Kalzifikation

Smith-Fineman-Myers-Syndrom
Syn.: short stature-psychomotor retardation-unusual face syndrome (e)
Def.: Wahrscheinlich X-chromosomal-rezessiv vererbtes Dysmorphie-Syndrom mit Wachstumsrückstand, geistiger Behinderung und distinkten Gesichtsdysmorphien.
A.: Erstbeschreibung 1980 durch Richard D. Smith, Ro-

bert M. Fineman und Garth G. Myers, Pädiater, Salt Lake City/USA, anhand von zwei betroffenen Brüdern.

Diagn. Krit.: **(1)** Kleinwuchs, beginnend schon mit intrauterinem Wachstumsrückstand. – **(2)** Schwerer psychomotorischer Entwicklungsrückstand; Krämpfe; Mikro-, Dolichozephalie. – **(3)** Gesicht: schmales Gesicht, kurze Augenlider in mongoloider oder antimongoloider Stellung, flaches Philtrum, kaum sichtbare nasolabiale Falten, verringerter frontonasaler Winkel. – **(4)** Augen: Strabismus, Hyperopie, gelegentlich Hypoplasie des N. opticus. – **(5)** Mund: hervorstehende obere Schneidezähne, dicke, breite Unterlippe, Mikrognathie, gespaltenes Zäpfchen. – **(6)** Im Säuglingsalter muskuläre Hypotonie, später Hypertonie, Hyperreflexie. – **(7)** Variabel: unvollständige Vierfingerfurchen, diskrete Dysmorphien der Hände, Füße und Zehen.

Ätiol.: Bis Ende 1993 nur zehn betroffene Knaben mit normalem Karyotyp beobachtet; X-chromosomal-rezessiver Erbgang vermutet.

Pathog.: Unbekannt.

Bemerkungen: Wahrscheinlich sehr selten.

Lit.: Ades LC, Kerr B, Turner G, Wise G (1991) Smith-Fineman-Myers syndrome in two brothers. Am J Med Genet 40: 467–470. – Smith RD, Fineman RM, Myers GG (1980) Short stature, psychomotor retardation, and unusual facial appearance in two brothers. Am J Med Genet 7: 5–9. – Stephenson LD, Johnson JP (1985) Smith-Fineman-Myers syndrome: report of a third case. Am J Med Genet 22: 301–304. – Wei J, Chen B, Jiang Y et al (1993) Smith-Fineman-Myers syndrome: report on a large family. Am J Med Genet 47: 307–311.

McK: 309580

K. Méhes/AS

Smith-Lemli-Opitz-Syndrom Typ I

Syn.: RHS-Syndrom – SLO-Syndrom

Def.: Autosomal-rezessiv erbliches Krankheitsbild mit typischen kraniofazialen Dysmorphien, geistiger Behinderung, Hypotonie, Pseudohermaphroditismus im männlichen Geschlecht.

A.: Die amerikanischen Pädiater David W. Smith, 1926–1981, Luc Lemli und John Marius Opitz, 1935–, beschrieben 1964 erstmals das Syndrom bei drei nichtverwandten Knaben. Die Autoren bezeichneten das Krankheitsbild später als RHS-Syndrom nach den Anfangsbuchstaben der Familiennamen der beschriebenen Patienten.

Diagn. Krit.: **(1)** Kraniofaziale Dysmorphien (Blepharophimose, Epikanthus, antevertierte Nares, tiefsitzende dysplastische Ohrmuscheln, Mikrognathie). – **(2)** Hoher Gaumen, Gaumenspalte. – **(3)** Mikrozephalie. – **(4)** Gedeihstörung, Wachstumsretardierung. – **(5)** Psychomotorische Retardierung. – **(6)** Urogenitaltraktanomalien (Hypospadie, Kryptorchismus, Pseudohermaphroditismus im männlichen Geschlecht, Nierendysplasie, zystische Nierenveränderungen). – **(7)** Neurologische Symptome, ZNS-Fehlbildungen (Tonusstörungen, EEG-Auffälligkeiten, Hydrocephalus internus, Hypoplasie bzw. Agenesie von Teilen des Zerebellums). – **(8)** Extremitätenfehlbildungen (postaxiale Polydaktylie, Syndaktylie der Zehen II/III). – **(9)** Herzfehler. – **(10)** Augenfehlbildungen (Ptosis, Strabismus, Katarakt, Glaukom). Weitere Symptome: respiratorische Probleme, Pylorusstenose, Hernien, kleiner Penis, hypoplastisches Skrotum, kleine Testes, kurzer Nacken, Mamillendiastase, Hämangiome, Krampfanfälle.

Ätiol.: Autosomal-rezessives Erbleiden.

Pathog.: 7-Dehydrocholesterin-Reduktase-Defizienz mit verminderten Serumcholesterin-Konzentrationen sowie stark erhöhten (1000- bis 5000fach) 7-Dehydrocholesterin-Werten.

Bemerkungen: Curry und Mitarbeiter (1987) definierten ein SLO-Syndrom Typ II, das eine sehr schwere Manifestation des SLO-Syndroms darstellt. Die beschriebenen Patienten wiesen einen Pseudohermaphroditismus bei Knaben, postaxiale Polydaktylie, Gaumenspalte, kleine Zunge, Augenanomalien sowie Fehlbildungen innerer Organe wie Herz, Niere und Lunge auf. Ob es sich um eine schwere Manifestation des SLO-Syndroms (multiple Allelie?) oder um ein eigenständiges Krankheitsbild handelt, kann nach Ansicht der Autoren z.Zt. nicht entschieden werden. Das SLO-Syndrom Typ II wird nach Ansicht von Curry und Mitarbeitern zu selten diagnostiziert. – Das Ullrich-Feichtiger-Syndrom stellt (wahrscheinlich) ebenfalls eine schwere Manifestationsform des SLO-Syndroms dar. – **(DD)** Abgrenzung zum Meckel-Syndrom, dem Hydroletalus-Syndrom, der Trisomie 13 u.U. klinisch schwierig. Die Eigenständigkeit eines von Casamassima und Mitarbeitern (1987) beschriebenen Krankheitsbildes mit Symptomen sowohl des SLO-, Meckel- und Joubert-Syndroms bleibt vorerst unklar. Mögliche Existenz eines dem SLO ähnlichen eigenständigen Syndroms mit ausgeprägter Syndaktylie 2/5 der Füße und 1/4 der Hände sowie einer Brachymesophalangie der Finger 2 und 5 (Zerres et al., 1992).

Lit.: Casamassima AC, Mamunes P, Gladstone IM et al (1987) A new syndrome with features of the Smith-Lemli-Opitz and Meckel-Gruber syndromes in a sibship with cerebellar defects. Am J Med Genet 26: 321–336. – Curry CJR, Carey JC, Holland JS et al (1987) Smith-Lemli-Opitz-syndrome type II: Multiple congenital anomalies with male pseudo-hermaphroditism and fre-

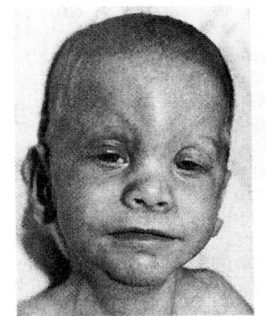
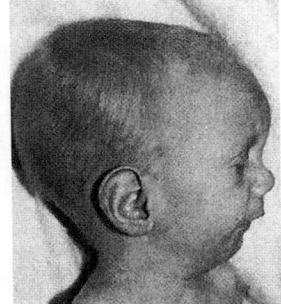

a   b

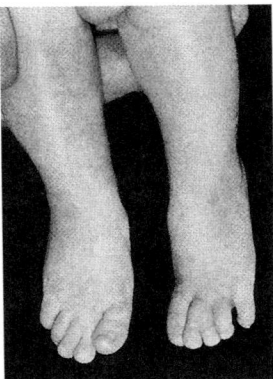
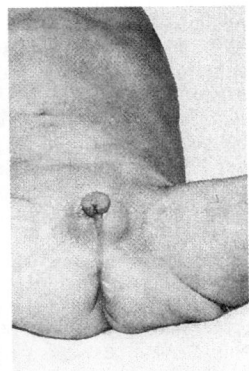

c   d

Smith-Lemli-Opitz-Syndrom: (Knabe, 6 Monate) a) Frontalansicht: Epikanthus, Ptosis, prominente Glabella, antevertierte Nares, kapilläres Hämangiom im Bereich der Stirn und des Oberlides; b) Seitenansicht: schwach ausgebildete Helix mit Teleangiektasien, Mikrognathie; c) partielle Syndaktylie II/III; d) Genitalbefund: Hypospadie, Mikropenis, hypoplastisches Skrotum

quent early lethality. Am J Med Genet 26: 45–57. – Opitz JM, de la Cruz F (1994) Cholesterol metabolism in the RSH/Smith-Lemli-Opitz syndrome. Am J Med Genet 50: 326–338. – Smith DW, Lemli L, Opitz JM (1964) A newly recognized syndrome of multiple congenital anomalies. Pediatrics 64: 210–217. – Zerres K, Rietschel M, Rietschel E, Majewski F, Meinecke P (1992) Postnatal short stature, microcephaly, severe syndactyly of hands and feet, dysmorphic face, and mental retardation: a new syndrome? J Med Genet 29: 269–271.
McK: 270400
K. Zerres/AS

Smith-Lemli-Opitz-Syndrom Typ II: genito-palato-kardiales Syndrom

Smith-Magenis-Syndrom
Syn.: Chromosomendeletion von Segment 17p11.2
Def.: Phänotyp der interstitiellen Deletion von Segment 17p11.2.
A.: Erste Mitteilungen 1971 durch Smith und Magenis, Humangenetiker (Portland, Oregon, USA) und gleichzeitig durch Stratton und Mitarbeiter in Houston, Texas, USA.
Diagn. Krit.: (1) Ausgeprägte geistige Behinderung. – (2) Verhaltensauffälligkeiten: Frustrationsintoleranz, autistische Züge, plötzliche aggressive Ausbrüche ohne sichtbaren Anlaß, Irritabilität, Ablenkbarkeit, Konzentrationsschwäche, impulsives Verhalten, plötzlicher Stimmungswechsel, Aggressivität gegen andere wie auch Selbstverstümmelung. – (3) Androtropie. – (4) Kleinwuchs, Mikrozephalie. – (5) Gesicht, diskrete Auffälligkeiten: Mittelgesichtshypoplasie, markantes Kinn, prominente Stirn, Epikanthus, Telekanthus, »mongoloide« Augenstellung, Synophrys, kurzes Philtrum, prominente Oberlippe, abfallende Mundwinkel. – (6) Extremitäten: breite, kurze Hände, kurze Finger, Klinodaktylie der 5. Strahlen, flaches Fußgewölbe, Syndaktylie zwischen 2. bis 4. Zehen. – (7) Tiefe Stimme. – (8) Krampfleiden (in ¼). – (9) Mittelohrschwerhörigkeit aufgrund rezidivierender Infekte. – (10) Selten: weites Spektrum von Fehlbildungen, z.B. Mikrophthalmie, Herzfehler, (Lippen-Kiefer-)Gaumen-Spalte, Agenesie einer Niere, Doppeldaumen.
Ätiol.: Deletion des interstitiellen Segments 17p11.2, resultierend in Hemizygotie der darin enthaltenen Gene.
Pathog.: Unbekannt.
Bemerkungen: Zytogenetischer Nachweis der Deletion bei gezielter Suche leicht, sonst u.U. problematisch. Bisher keine familiären Fälle bekannt. Klinische Variabilität sicher z.T. durch unterschiedliches Ausmaß der Deletionen bestimmt.
Lit.: Colley AF, Leversha MA, Voullaire LE, Rogers JG (1990) Five cases demonstrating the distinctive behavioural features of chromosome deletion 17(p11.2p11.2) (Smith-Magenis syndrome) J Paediatr Child Health 26: 17–21. – Patil SR, Bartley JA (1984) Interstitial deletion of the short arm of chromosome 17. Hum Genet 67: 237–238. – Smith ACM, McGavran L, Robinson J et al (1986) Interstitial deletion of (17)(p11.2p11.2) in nine patients. Am J Med Genet 24: 393–414. – Stratton RF, Dobyns WB, Greenberg F et al (1986) Interstitial deletion of (17)(p11.2p11.2): report of six additional patients with a new chromosome deletion syndrome. Am J Med Genet 24: 421–432.
McK: 182290
A. Schinzel/AS

Smith-McCort-Syndrom
Def.: Hereditäre Skelettdysplasie mit Zügen des Dyggve-Melchior-Clausen-Syndroms, doch mit normaler Intelligenz.
A.: Erstbeschreibung 1958 durch die kalifornischen Ärzte Roy Smith, 1914–, und James McCort, 1913–, die ihre Beobachtung als Morquio-Krankheit fehldeuteten. Abgrenzung des Krankheitsbildes vom Dyggve-Melchior-Clausen-Syndrom durch J. Spranger, Pädiater, Mainz, und Mitarbeiter 1976.
Diagn. Krit.: (1) Disproportionierter, kurzrumpfiger Minderwuchs mit Erwachsenengröße unter 130 cm. – (2) Generalisierte Skelettdysplasie, mit den charakteristischen Veränderungen des Dyggve-Melchior-Clausen-Syndroms: Platyspondylie, kleine Beckenschaufeln mit »gehäkeltem« Rand, Verkürzung, epiphysäre und metaphysäre Ossifikationsanomalien der Röhrenknochen.
Ätiol.: Mutation eines homozygot manifesten Gens, d.h. autosomal-rezessiv erbliches Krankheitsbild.
Pathog.: Unbekannt.
Bemerkungen: Atlanto-okzipitale Instabilität führte zu Kompression des Zervikalmarks und Tod eines Patienten.
Lit.: Koppers B (1979) Smith-McCort-Syndrom. Fortschr Geb Röntgenstr 130: 213–222. – Smith R, McCort J (1958) Osteochondrodystrophie (Morquio-Brailsford type). Calif Med 88: 55–59. – Spranger J, Bierbaum B, Herrmann J (1976) Heterogeneity of Dyggve-Melchior-Clausen dwarfism. Hum Genet 33: 279–287.
McK: 223800
J. Spranger/JS

Smith-Strang disease (e): Methionin-Malabsorptions-Syndrom
Smith-Theiler-Schachenmann-Syndrom: zerebro-kosto-mandibuläres Syndrom

SMON-Krankheit
Syn.: Myelo-Optiko-Neuropathie, subakute – SMON-Syndrom – subacute myelo-optico-neuropathy (e)
Def.: Überwiegend in Japan im Zusammenhang mit der Einnahme halogenierter Hydroxychinoline akut aufgetretene Erkrankung, die mit abdominellen Beschwerden, mit schmerzhaften Mißempfindungen und Taubheitsgefühl einhergeht und darüber hinaus ein vielfältiges neurologisches Krankheitsbild bietet durch multilokuläre Affektion des Nervensystems und Prädilektion für Myelon und Sehbahn.
A.: Erstbeschreibung 1958 durch die japanischen Ärzte K. Kusui und M. Kamide. – T. Tsubaki, Y. Toyokura und H. Tsukagoshi schlugen die Bezeichnung SMON für subacute myelo-optico-neuropathy vor.
Diagn. Krit.: (1) Beginn während oder nach der Einnahme halogenierter Hydroxychinoline akut bis subakut mit abdominellen Beschwerden (Schmerzen, Meteorismus, Diarrhö, seltener Obstipation). Grünfärbung von Zunge (grüne Haarzunge), Urin und Stuhl ist bedingt durch Eisenchelatbildung. – (2) Von den Füßen bis etwa in Höhe L1/Th10 aufsteigende Sensibilitätsstörungen (98%), meist in Form schmerzhafter Par- und Dysästhesien und Taubheitsgefühl. – (3) Störungen der Tiefensensibilität (75%). – (4) Motorische Störungen meist erst im fortgeschrittenen Zustand als spastische oder schlaffe Paraparese (73%), obere Extremitäten nur selten motorisch gestört. – (5) Babinski in 17% positiv. – (6) Unterschiedlicher Reflexbefund, am häufigsten gesteigerte PSR, abgeschwächte bis fehlende ASR. – (7) Verschwommense-

hen, Visusminderung, Zentralskotom (25%). – **(8)** Blasen-Mastdarmstörungen (20%). Oft Beeinträchtigung von Schweißsekretion und Blutdruckregulation. Ödeme kommen vor. – **(9)** Gelegentlich Psychosen, Bewußtseinsstörungen, Krämpfe, Hirnnervenbeteiligung. – **(10)** Geringe bis mäßige Nervenleitgeschwindigkeitsverzögerungen und EMG-Veränderungen. – **(11)** Liquor: meist normal, geringe Pleozytose oder Eiweißvermehrung möglich. – **(12)** Verlauf chronisch oder seltener in Schüben, meist Rückbildung mit Defekt, letal in 6%.
Ätiol.: Nachdem bei > 95% der in Japan Erkrankten Einnahme von relativ hohen Dosen Clioquinol nachweisbar war, ist ein ursächlicher Zusammenhang mit halogenierten Hydroxychinolinen, die zur Behandlung und Prophylaxe infektiöser Darmerkrankungen und zur Therapie der Akrodermatitis enteropathica eingesetzt werden, anzunehmen.
Pathog.: Neurotoxizität von halogenierten Hydroxychinolinen, die aus dem Darm resorbiert werden, ist nachgewiesen. Unter hohen Blutspiegeln kommt es zur Anreicherung vor allem in lumbosakralen Wurzeln, in der Cauda equina, in Spinalganglien und im ZNS. Ob das häufige Vorkommen in Japan bis zu dem Zeitpunkt, als diese Medikamente dort 1970 aus dem Handel kamen, ausschließlich durch den höheren Medikamentenkonsum bei relativ geringem Körpergewicht oder durch zusätzliche Realisationsfaktoren bedingt ist, ist unklar.
Bemerkungen: Außerhalb Japans wurden ähnliche Erkrankungen bei Lachgasvergiftung und unter Ethionamidbehandlung beobachtet. Bei nicht japanischen Kindern sind Optikusatrophien als Folge von hohen Clioquinol-Dosen beschrieben.
Lit.: Clifford Rose F, Gawel M (1984) Clioquinol neurotoxicity: An overview. Acta Neurol Scand 70 (suppl 100): 137–145. – Kono R (1971) Subacute myelo-optico-neuropathy, a new neurological disease prevailing in Japan. Jap J med Sci Biol 24: 195–216. – Kusui K, Kamide M (1958) A cured case of hemorrhagic diarrhoe accompanying polyneuritic syndrome. Psychiat Neurol Jap 60: 1220. – Tsubaki T, Toyokura Y, Tsukagoshi H (1965) Subacute myelo-optico-neuropathy following abdominal symptoms. A clinical and pathological study. Jap J Med 4: 181–184.
D. Burg/DP

SMON-Syndrom: SMON-Krankheit
smouldering leukemia (e): myelodysplastische Syndrome
Smythe's syndrome (e): Inspissated-milk-Syndrom

Sneddon-Sequenz
Syn.: Sneddon-Syndrom – Livedo racemosa generalisata mit zerebrovaskulären Störungen – livedo reticularis and cerebrovascular lesions (e) – Livedo racemosa apoplectica
Def.: In der großen Mehrzahl der Fälle sporadische, selten autosomal-dominant erbliche, nicht entzündliche Arteriopathie der kleinen und mittleren Gefäße mit Livedo racemosa generalisata und zerebrovaskulären Störungen.
A.: Ian Bruce Sneddon, 1915–, Dermatologe, Sheffield. Beschreibung 1965.
Diagn. Krit. **(1)** Meist in der Jugend und im frühen Erwachsenenalter auftretende Livedo racemosa generalisata idiopathica (s. dort). – **(2)** Zerebrale Durchblutungsstörungen: flüchtige Ischämien, einmalige oder multiple Infarkte (Symptomatik je nach Lokalisation: Hemiparesen, Hemianopsie, Sprachstörungen), als Spätfolge Epilepsie möglich. Selten Demenz ohne Nachweis von Infarkten. – **(3)** Periphere Zirkulationsstörungen: Akrozyanose, Kältegefühl der Hände und Füße, Venenthrombosen. – **(4)** Beteiligung weiterer Organe (Herz: koronare Herzkrankheit, Herzgeräusche; Genitalsystem: Spontanaborte, intrauteriner Herztod, Infertilität). Bluthochdruck bei Patienten mit Sneddon-Sequenz mehrfach beschrieben (renale Beteiligung?). – **(5)** Angiographie der Handgefäße: Kalibervariationen und Verschlüsse vor allem der Digitalarterien. – **(6)** Zerebrale Angiographie: pathologische Kalibervariationen und Verschlüsse mittelgroßer und kleiner intrakranieller Gefäße. – **(7)** Elektroenzephalogramm: je nach Ausmaß der zerebralen Durchblutungsstörungen Allgemeinveränderungen und/oder Herdbefunde. – **(8)** Computer- und Magnetresonanztomographie: Nachweis von Infarkten, eventuell Hirnatrophie. – **(9)** Laborbefunde: Anti-Phospholipid-Antikörper und Lupus anticoagulans in mehr als der Hälfte der Patienten. Liquor: keine richtungweisenden Befunde.
Ätiol.: Ungeklärt, in seltenen Fällen offenbar autosomal-dominant erblich.
Pathog.: Lumeneinengung von kleinen und mittleren Arteriolen durch Migration von Media-Myozyten, die den subendothelialen Intimaraum besiedeln. Langjähriges Rauchen, die Einnahme östrogenhaltiger Medikamente und arterielle Hypertonie spielen als auslösende Faktoren möglicherweise eine Rolle.
Bemerkungen: Eufemiusz Herman, Neurologe, Lódz, hatte bereits in den Jahren 1937 und 1959 auf das gemeinsame Vorkommen einer Livedo racemosa generalisata mit zerebralen Durchblutungsstörungen nach Schädel-Hirn-Traumen hingewiesen, ehe I. B. Sneddon im Jahre 1965 über sechs idiopathische Fälle berichtete. Im deutschen Sprachraum unterscheidet man die Livedo reticularis (= Cutis marmorata), eine durch thermische oder andere vasoaktive Reize ausgelöste funktionelle Vasokonstriktion, von der Livedo racemosa, die durch einen organischen Gefäßschaden verursacht wird. Im angloamerikanischen Sprachraum hingegen werden beide Veränderungen als Livedo reticularis bezeichnet. Im Gegensatz zur Livedo reticularis liegt bei der Livedo reticularis eine netzförmige Anordnung der Hautzeichnung vor. Die Häufigkeit der Sneddon-Sequenz unter der Gesamtzahl zerebrovaskulärer Erkrankungen wird von M. Rebollo und Mitarbeitern mit 0,26% angegeben. Probeexzisionen sollten unbedingt periläsionale, klinisch normal erscheinende Haut einschließen. Vollständige histologische Aufarbeitung des Exzisates.
Lit.: Herman E, Sulat H: Un syndrome particulier post-traumatique vaso-moteur: Livedo racemosa universalis, symptomes disséminés pyramidaux et extra-pyramidaux et troubles psychiques. Rev neurol 101: 731–739. – Herman E (1937) Niezwykly zespol pourazowy: livedo racemosa universalis u osobnika z objawami piramido-pozapiramidowymi i zaburzeniami psychicznymi. Warsz. zawskie Czasopismo Lekarskie 14: 83–86, 107–109. – Herman E, Sulat H (1957) Osobliwy zespol pourazowy pochodzenia naczynio-ruchowego livedo racemosa universalis, rozsiane zaburzenia piramidowo-pozapiramidowe i zaburzenia psychiczne. Neurologia, Neurochirurgia i Psychiatria Polska 7: 95–98. – Kalashnikova LA, Nasonov EL, Kushekbaeva AE, Gracheva LA (1990) Anticardiolipin antibodies in Sneddon's syndrome. Neurology 40: 464–467. – Pettee AD, Wasserman BA, Adams NL et al (1994) Familial Sneddon's syndrome: clinical, hematologic, and radiographic findings in two brothers. Neurology 44: 399–405. – Rebollo M, Val JF, Garijo F et al (1983) Livedo reticularis and cerebrovascular lesions (Sneddon's syndrome). Brain 106: 965–979. – Sneddon IB (1965) Cerebro-vascular lesions and livedo reticularis. Brit J Dermatol 77: 180–185. – Zelger B, Sepp N, Stockhammer G et al (1993) Sneddon's syndrome: a long-term follow-up of 21 patients. Arch Derm 129: 437–447.
McK: 182410
C. D. Reimers/DP

Sneddon-Syndrom: Sneddon-Sequenz
somnolence and morbid hunger syndrome, periodic (e): Kleine-Levin-Syndrom

Sorsby-Syndrom (I)

Syn.: pseudoinflammatory fundus dystrophy of Sorsby (e) – Fundusdystrophie, pseudoinflammatorische (Sorsby)
Def.: Autosomal-dominante Fundusdystrophie mit zentralem Beginn und spätem Manifestationsalter (ca. 40. Lebensjahr).
A.: Arnold Sorsby, 1901–1980, englischer Ophthalmologe polnischer Herkunft. – Erstbeschreibung 1949; erstmals erwähnt wurden derartige Fundusveränderungen von Sorsby bereits 1940.
Diagn. Krit.: (1) Initial Makulaödem mit Blutungen und Exsudaten ca. im 40. Lebensjahr. – (2) Allmähliche Atrophie mit Pigmentierung und Aderhautsklerose. – (3) Fortschreitende Veränderungen in der Netzhautperipherie, nach 35 Jahren zeigt der gesamte Fundus eine ausgeprägte Aderhautatrophie mit Pigmentierung. – (4) In fortgeschrittenen Stadien massive Sehbeeinträchtigung bis zur Erblindung. – (5) Variable Expressivität mit oligosymptomatischen Merkmalsträgern.
Ätiol.: Autosomal-dominantes Erbleiden, auch autosomal-rezessiver Erbgang beschrieben (Manifestationsalter früher!). In neuester Zeit Mutationen in TIMP3 (Chromosom 22q13-qter) nachgewiesen.
Pathog.: Nicht bekannt; diskutiert wird, daß die primären Veränderungen im Bereich der Aderhaut liegen.
Bemerkungen: Keine Therapie. **(DD)** Chorioiditis centralis (Toxoplasmose, presumed ocular histoplasmosis) – generalisierte Chorioidalsklerose – zentrale areoläre Chorioidalsklerose – Fundus flavimaculatus – dominante Drusen – Chorioiditis disseminata.
Lit.: Berninger TA, Polkinghorne PJ, Capon MR et al (1993) Farbsinnstörung. Ein Frühzeichen bei Sorsby-Netzhautdystrophie? Ophthalmologe 90: 515–518. – Eriksson AW, Suvanto EA, Frants RR, Forsius HR (1990) Pseudoinflammatory fundus dystrophy, a follow-up study. Clin Genet 38: 21–32. – Forsius HR, Eriksson W, Suvanto EA, Alanko HI (1982) Pseudoinflammatory fundus dystrophy with autosomal recessive inheritance. Am J Ophthalmol 94: 634–649. – Hoskin A, Sehmi K, Bird AC (1981) Sorsby's pseudoinflammatory macular dystrophy. Br J Ophthalmol 65: 859. – Sorsby A (1940) The dystrophies of the macula. Br J Ophthalmol 24: 469–529. – Sorsby A, Mason MEJ, Gardner N (1949) A fundus dystrophy with unusual features (late onset and dominant inheritance of a central regional lesion showing oedema, hemorrhage, and exudates developing into generalized choroidal atrophy with massive pigment proliferation. Br J Ophthalmol 33: 67–97. – Weber BHF, Felbor U, Schneider U, Doepner D (1995) Mutational Analysis of TIMP3 in Sorsby's Fundus Dystrophy (SFD) and Age-related Macular Dystrophy (AMD). Suppl Invest Ophth Vis Sci 36, 4: 1064.
McK: 136900
B. Lorenz/DP

Sorsby-Syndrom (II): Makulakolobome mit Brachytelephalangie

Sotos-Syndrom

Syn.: Gigantismus-Syndrom, zerebrales – Gigantismus, konstitutioneller – Gigantismus, idiopathischer – Großwuchs, makrozephaler – Gigantismus, hypothalamischer – gigantism, cerebral (e) – gigantism, constitutional (e) – gigantism, pituitary (e)

Def.: Meist sporadisch auftretender, pränatal beginnender Großwuchs mit Makrozephalie, umschriebenen Gesichtsdysmorphien und häufig geistiger Behinderung.
A.: Juan Fernandez Sotos, 1927–, amerikanischer Pädiater. Erstdefinition des vielen Pädiatern lange vorher geläufigen Syndroms 1964 durch Sotos und Mitarbeiter.
Diagn. Krit.: (1) Überdurchschnittliche Geburtsmasse (Gewicht durchschnittlich 4,2 kg, Länge durchschnittlich 55 cm) und beschleunigtes Wachstum in den ersten Lebensjahren mit akzeleriertem Knochenalter. – (2) Makrodolichozephalie mit vorgewölbter Stirn, Hypertelorismus, antimongoloider Lidachsenstellung, vorstehenden Nasenflügeln, Progenie, spitzem Kinn und hohem Gaumen bzw. prominenten Gaumenleisten. – (3) Abnorm große Hände und Füße. – (4) Geringgradiger Hydrocephalus internus. – (5) Meist (85%) geistige Behinderung; Epilepsie, Atemschwierigkeiten und Ernährungsprobleme in Kindheit häufig. Erwachsenengröße nicht selten normal. – (6) Kyphose und Skoliose der Wirbelsäule. – (7) STH normal, Somatomedin im ersten Lebensjahr erhöht oder normal, vom ersten bis fünften Lebensjahr unter Normalwert, später im unteren Normbereich oder erniedrigt.
Ätiol.: Unbekannt, möglicherweise heterogen. Meist sporadisch auftretend, jedoch wiederholt Fälle mit autosomal-dominantem, selten rezessivem Erbgang in Literatur beschrieben. Eine uniparentale Disomie als mögliche Ursache ähnlich dem Wiedemann-Beckwith-Syndrom ließ sich bisher nicht nachweisen.
Pathog.: Unbekannt.
Bemerkungen: Intrauteriner Riesenwuchs auch bei diabetischer Fetopathie und Wiedemann-Beckwith-Syndrom; **(DD)** abzugrenzen sind: familiärer Großwuchs – XXY- und XYY-Syndrom – Syndrom des fragilen X-Chromosoms – STH-produzierende Hypophysentumoren. Möglicherweise leicht erhöhte Tumorneigung.
Lit.: Dodge PR, Holmes SJ, Sotos JF (1983) Cerebral gigantism. Dev Med Child Neurol 25: 248–252. – Nance MA, Neglia JP, Talwar D, Berry SA (1990) Neuroblastoma in a patient with Sotos' syndrome. J Med Genet 27: 130–132. – Sotos JF, Dodge PR, Murhead D, Crawford JD, Talbot NB (1964) Cerebral gigantism in childhood: a syndrome of excessively rapid growth with acromegalic features and a nonprogressive neurologic disorder. N Engl J Med 271: 109–116. – Wit JM, Beemer FA, Barth PG et al (1985) Cerebral gigantism (Sotos syndrome). Compiled data of 22 cases. Analysis of clinical features, growth und plasma somatomedin. Eur J Pediatr 144: 131–140.
McK 117550
A. Schinzel; U. Schwyzer/AS

Spätatrophie der Kleinhirnrinde: Atrophia cerebellaris tardiva (Typ Marie-Foix-Alajouanine)

Spätdyskinesie
Def.: s.u. Neuroleptika-induzierte extrapyramidalmotorische Störungen, späte.
H. P. Kapfhammer/DP

Spät-Hurler-Syndrom: Mucopolysaccharidose I-S
Spalthand und Spaltfuß: Ektrodaktylie
Spasmus, krikopharyngealer: Achalasie, krikopharyngeale
spastic spinal paralysis (e): Spinalparalyse, (hereditäre) spastische
spastische Pseudosklerose Jakob: Creutzfeldt-Jakob-Krankheit

Sphärozytose

Syn.: Anämie, familiäre hämolytische – Kugelzellenanämie – hemolytic icterus, congenital (e) – spherocytosis, familial (e) – hereditary spherocytosis (e)

Def.: Die kongenitale Sphärozytose ist eine dominant vererbte Erkrankung, bei der Erythrozyten infolge eines Membrandefekts Kugelform annehmen. Die Verformbarkeit und osmotische Resistenz dieser Sphärozyten sind vermindert. Bei der Passage durch die Milz werden die Erythrozyten vorzeitig zerstört.

A.: Erstbeschreibung 1871 durch C. F. Vanlair und J. B. Masius.

Diagn. Krit.: **(1)** Mäßig ausgeprägte Anämie. – **(2)** Subikterus bis Ikterus. – **(3)** Splenomegalie, beginnend im Kindesalter. – **(4)** Hämolytische, gelegentlich auch aplastische Krisen, im Blutbild Mikrosphärozytose mit vermindertem MCV und normaler bis erhöhter MCHC, Retikulozytose, Serum-Bilirubin und LDH erhöht, Haptoglobin stark vermindert, osmotische Resistenz der Erythrozyten vermindert, gesteigerte Autohämolyse. – **(5)** Deutliche Vermehrung der Erythropoese im Knochenmark. – **(6)** Bei schwerer Form der Sphärozytose u.U. sekundäre Skelettdeformitäten durch Vergrößerung des Markraums wie bei der Thalassämie.

Ätiol.: Mindestens zwei Vererbungsmuster: In 75% der Familien autosomal-dominant in Verbindung mit dem Ankyrin-Gen (Chromosom 8p11.2), dem β-Spektrin (Chromosom 14q23–24.2) und wahrscheinlich Protein 3 (Chromosom 17q21–17qter); die Mehrzahl der restlichen 25% sind wahrscheinlich autosomal-rezessiv, assoziiert mit Defekten des α-Spektrins (Chromosom 1q22–q25) und Protein 4.2 (Chromosom 15q14–q15).

Pathog.: Biochemisch charakterisiert liegen Erythrozytenmembrananomalien vor (Spektrin, Proteine, Lipide, Ionentransport und Phosphorylierung). Aufgrund der veränderten Membranzusammensetzung sind die Sphärozyten weniger deformierbar, dadurch vorzeitige Zerstörung in der Milz.

Bemerkungen: Außer in Krisensituationen meist kompensierte Hämolyse, aplastische Krisen oft verursacht durch Parvo-Viren (Hemmung des Wachstums hämopoetischer Stammzellen), megaloblastische Krisen durch sekundären Folsäuremangel, nicht selten schon im Kindesalter Gallensteine (Bilirubin), gut nachweisbar mit der Sonographie. Bei Neugeborenen u.U. differentialdiagnostische Probleme zwischen hereditärer Sphärozytose und AB0-Inkompatibilität. Therapie: Splenektomie, dadurch Normalisierung der Erythrozytenlebensdauer und Symptomfreiheit. Splenektomie möglichst nicht bei Kleinkindern wegen der Gefahr lebensbedrohlicher bakterieller Infektionen (inbesondere Pneumokokken). Vor Splenektomie Pneumokokken-Vakzine, nach Splenektomie Penicillin-Prophylaxe bis zum Adoleszentenalter täglich oral.

Lit.: Becker PS, Lux SE (1993) Disorders of the red cell membrane. In: Nathan DG, Oski FA (eds) Hematology of infancy and childhood, 4th ed, Vol I. Saunders, Philadelphia, London, Toronto. – Chauffard MA (1907) Pathogénie de l'ictère congenital de l'adulte. Sem Méd 27: 25. – Gänsslen M (1922) Über hämolytischen Ikterus. Dtsch Arch Med 140: 210. – Minkowski O (1900) Über eine hereditäre, unter dem Bilde eines chronischen Ikterus mit Urobilinurie, Splenomegalie und Nierensiderosis verlaufende Affection. Verh Dtsch Kongr Inn Med 18: 316. – Vanlair CF, Masius JB (1871) De la microerythémia. Bull Acad Roy Méd Belg 5: 515.

McK: 177070; 182860; 182870; 182900
G. Henze/JK

spherocytosis, familial (e): Sphärozytose
Spherophakie-Brachymorphie: Weill-Marchesani-Syndrom
Sphingolipidosis: Niemann-Pick-Krankheit
Sphingomyelin-Lipidosis: Niemann-Pick-Krankheit
Sphingomyelinose: Niemann-Pick-Krankheit

Spiegler-Tumor

Def.: s.u. Epithelioma adenoides cysticum (Brooke).

Spielmeyer-Sjögren-Typ der neuronalen Ceroidlipofuscinose: Ceroidlipofuscinose, neuronale, Typ Spielmeyer-Vogt
spinal ataxia, hereditary (e): Friedreich-Ataxie
Spinalerkrankung, anämische (Nonne): Dana-Syndrom
Spinalerkrankung, funikuläre (Spielmeyer): Dana-Syndrom
Spinalgefäß-Syndrom, hinteres: Foix-Alajouanine-Syndrom
spinal muscular atrophy, hereditary proximal (e): Muskelatrophie, spinale, Typ Kugelberg-Welander
spinal muscular atrophy (SMA) type III (e): Muskelatrophie, spinale, Typ Kugelberg-Welander
spinal muscular atrophy type I and II (e): Muskelatrophie, infantile spinale, Typ Werdnig-Hoffmann
Spinalparalyse, exogene spastische: Lathyrismus(-Symptomatik)

Spinalparalyse, (hereditäre) spastische

Syn.: Erb-Charcot-Syndrom – Charcot-Erb-Krankheit – Erb-Krankheit – v.-Strümpell-Krankheit – paralysis spinalis spastica (e) – spastic spinal paralysis (e) – paralysie spasmodique spinale d'Erb-Charcot (fz)

Def.: Spastische Spinalparalyse.

A.: Wilhelm Heinrich Erb, 1840–1921, Neurologe, Leipzig und Heidelberg. – Jean Martin Charcot, 1825–1893, französischer Neurologe. – Adolf v. Strümpell, 1853–1925, Internist, Leipzig. – 1886 wies v. Strümpell als erster auf die familiäre Häufung des Leidens hin, die klinische Erstbeschreibung ist wohl Erb (1875/76) und Charcot (1876) zuzuschreiben.

Diagn. Krit.: **(1)** Häufig angeborener Hohlfuß. – **(2)** Zunächst zunehmende Ermüdbarkeit der Beine und Spannungsgefühl. – **(3)** Kleinschrittig-spastisches Gangbild mit Aneinanderreiben der Knie (Adduktorenspastik). – **(4)** Pes equino-varus mit Zehenspitzengang. – **(5)** Meist nur geringe Beteiligung der Arme. – **(6)** Enthemmte Eigenreflexe, meist Babinski-Zeichen. – **(7)** Sensibilität normal, evtl. geringe Pallhypästhesie. – **(8)** Gelegentlich Intelligenzstörungen, okuläre Zeichen und andere Begleitsymptome. – **(9)** Beginn meist im Kindes- oder Jugendalter.

Ätiol.: Meist entweder autosomal-dominante oder autosomal-rezessive bzw. X-chromosomal-rezessive Erbkrankheit.

Pathog.: Degeneration der kortikospinalen (Pyramiden-) Bahn, pathol.-anat. Degeneration auch anderer spinaler Trakte erkennbar.

Bemerkungen: Bislang keine kausale Therapie bekannt.

Lit.: Charcot JM (1876) Du tabès dorsal spasmodique. Progr med, Paris 4: 737–738; 773; 793. – Erb WH (1875) „Spinaler Symptomenkomplex". Berliner Zeitschr Psych 32. – Erb WH (1877) Über die spastische Spinalparalyse (Tabès dorsalis spasmodique Charcot). Arch path Anat, Berlin 70: 241–267; 293–328. – Sutherland JM (1975) Familial spastic paraplegia. In: Vinken PJ, Bruyn GW (eds) Handbook of clinical neurology, pp 421–431. North Holland Publishing Company, Amsterdam, Oxford. – v. Strümpell A (1868) Über eine bestimmte Form der primären

kombinierten Systemerkrankungen des Rückenmarks. Arch Psychiatr 17: 217.
McK: 182600; 270800; 312900
R. Dengler/DP

Spindelhaare: Monilethrichose
Spindel-Myotonie-Syndrom: Stiff man
spinocerebellar atrophy (degeneration), Holmes type (e): Holmes-Syndrom
spinothalamic tract-nucleus ambiguous syndrome (e): Avellis-Symptomatik
Spitzen-Syndrom: Gradenigo-Syndrom
splenic agenesis syndrome (e): Ivemark-Symptomenkomplex

splenogonadale Fusion mit Extremitätenfehlbildungen

Syn.: limb deficiency-splenogonadal fusion (e) – micrognathia-limb deficiency-splenogonadal fusion (e) – splenogonadal fusion isolated (e)
Def.: Eine Kombination von terminalen transversen Extremitätenfehlbildungen und splenogonadaler Fusion.
A.: Erstbeschreibung durch W. G. J. Putschar und W. C. Manion 1956.
Diagn. Krit.: **(1)** Untere Extremitäten: unilaterale terminale transversale Hemimelie bis totales Fehlen der unteren Extremitäten. – **(2)** Obere Extremitäten: Fehlen der Finger einer Hand bis totales Fehlen beider Arme. – **(3)** Orofaziale Anomalie mit Mikrogenie. – **(4)** Fusion von Milz mit Gonaden. – **(5)** Letalität in 50% [8/14] im ersten Lebensjahr. – **(6)** Fakultativ: Plagiozephalie, Anodontie, Herzfehler, unilateraler Zwerchfelldefekt.
Ätiol.: Unbekannt. Von 15 Patienten nur einer weiblich.
Pathog.: Unbekannt.
Bemerkungen: Zwei Überlebende bis zum 10. und 15. Lebensjahr sind bekannt: einer ist leicht retardiert, einer normal. **(DD)** Hypoglossie-Hypodaktylie(= oro-akrales)-Syndrom.
Lit.: Gouw ASH, Elema JD, Bink/Boelkens MTE et al (1985) The spectrum of splenogonadal fusion. Case report and review of 84 reported cases. Eur J Pediatr 144: 316–323. – Pauli RM, Greenlaw A (1982) Limb deficiency and splenogonadal fusion. Am J Med Genet 13: 81–90. – Putschar WGJ, Manion WC (1956) Splenic-gonadal fusion. Am J Path 32: 15–35.
McK: 183300
J. Kunze/JK

splenogonadal fusion isolated (e): splenogonadale Fusion mit Extremitätenfehlbildungen
split hand/split foot deformity (e): Ektrodaktylie

SPONASTRIME Dysplasie

Def.: Erbliche Skelettdysplasie mit charakteristischen Veränderungen von Nase, Wirbelkörpern und Metaphysen der langen Röhrenknochen.
A.: Sergio Fanconi, Kinderarzt, und Andreas Giedion, Kinderradiologe der Univ. Kinderklinik Zürich.
Diagn. Krit.: **(1)** Kleinwuchs von mehr als drei Standardabweichungen mit besonderer Betonung der Beine. – **(2)** Eingesunkene Nasenwurzel mit gewölbter Stirn und relativ großem Hirnschädel. – **(3)** Röntgenologisch verformte Wirbelkörper mit dorsaler Abflachung bei jüngeren Kindern und zentraler Eindellung der Deckplatten bei älteren Individuen. Longitudinale Verdichtungsstreifen der distalen Metaphysen vor allem von Femur und Radius.
Ätiol.: Autosomal-rezessives Erbleiden.
Pathog.: Unbekannt. Histologisch verminderte Dichte von Kollagenfibrillen in der enchondralen Wachstumszone und pseudozystisch veränderte Knorpelgrundsubstanz in der Proliferationszone.
Bemerkungen: Die Bezeichnung ist ein Akronym: SPONdyläre Veränderungen – NASale Veränderungen – STRIae der MEtaphysen. Röntgenveränderungen wie bei der SPONASTRIME Dysplasie wurden von Camera et al. bei zwei Geschwistern mit schwerer geistiger Behinderung gesehen. Es ist nicht klar, ob es sich hierbei um einen Ausdruck einer Pleiotropie oder um ein anderes Krankheitsbild handelt.
Lit.: Camera G, Camera A, DiRocco M, Gatti R (1993) Sponastrime dysplasia: report on two siblings with mental retardation. Pediatr Radiol 23: 611–614. – Fanconi S, Issler C, Giedion A, Prader A (1983) The SPONASTRIME dysplasia: familial short-limb dwarfism with saddle nose, spinal alterations and metaphyseal striation. Helv paediat Acta 38: 267–280. – Lachman RS, Stöss H, Spranger J (1989) Sponastrime dysplasia. A radiologic-pathologic correlation. Pediatr Radiol 19: 417–424.
McK: 271510
J. Spranger/JS

Spondarthritis hyperostotica pustulo-psoriatica: Hyperostose, sterno-kosto-klavikuläre
Spondylitis ankylopoetica: Spondylitis ankylosans Bechterew

Spondylitis ankylosans Bechterew

Syn.: von-Bechterew-von-Strümpell-Marie-Syndrom – Spondylitis ankylopoetica – von Bechterew's disease (e)
Def.: Entzündlich-rheumatische Wirbelsäulenerkrankung, welche historisch nach ihren Erstbeschreibern benannt wird.
A.: Wladimir Michailowich von Bechterew, 1857–1927, russischer Neurologe. – Adolf von Strümpell, 1853–1925, Internist, Leipzig. – Pierre Marie, 1853–1940, Neurologe, Paris.
Lit.: v. Bechterew WM (1893) Die Steifigkeit der Wirbelsäule und ihre Verkrümmung als besondere Krankheitsform. Neurol Zbl 12: 426. – Marie P (1898) Sur la spondylose rhizomélique. Rev méd Paris 18: 285–315. – v. Strümpell A (1897) Bemerkungen über die chronische ankylosierende Entzündung der Wirbelsäule und der Hüftgelenke. Dtsch Zschr Nervenheilk II: 338–342.
D. Pongratz/DP

Spondylitis hyperostotica Forestier-Ott

Syn.: Forestier-Ott-Syndrom – hyperostosis vertebral ancylosing (e)
Def.: Degenerative ankylosierende Wirbelsäulenerkrankung, welche die Namen des Erstbeschreibers Forestier sowie von V. Ott trägt. Letzterer hat sie im deutschen Schrifttum besonders bekanntgemacht.
A.: Jacques Forestier, französischer Neurologe. – V. R. Ott, 1914–1986, deutscher Rheumatologe.
Lit.: Forestier J, Rotès-Quérol J (1950) Hyperostose ankylosante vertébrale sénile. Ann Rheum Dis 9: 321–330.
D. Pongratz/PD

spondylocostal dysostosis-visceral defects-Dandy-Walker cyst (e): Dysostose, spondylokostale, mit viszeralen Defekten und Dandy-Walker-Malformation

Spondyloenchondrodysplasie
Syn.: Spondyloenchondroplasie
Def.: Autosomal-rezessiv erbliche Skelettdysplasie mit Wirbelkörperdysplasie und strahlentransparenten Einschlüssen in den langen Röhrenknochen und im Becken.
A.: Erstbeschreibung 1976 durch Samuel Schorr, israelischer Radiologe.
Diagn. Krit.: **(1)** In der Regel Minderwuchs, meistens mit stärkerer Gliederverkürzung. – **(2)** Unterschiedlich schwere, oft dorsal betonte Platyspondylie mit Strukturunregelmäßigkeiten im dorsalen Wirbelkörperanteil. – **(3)** Verkürzte Röhrenknochen; unregelmäßige, teils breite Metaphysen mit strahlentransparenten Einschlüssen, letztere teils auch in Diaphysen, Epiphysen, Beckenkamm, Skapula und Sternum. – **(4)** Oft kurzes und breites Corpus ossis ilii mit horizontalen Azetabulum-Dächern. – **(5)** Gelegentlich sklerosierte Schädelbasis. – **(6)** Inkonstant: lumbale Hyperlordose, Kyphose, Skoliose, Faßthorax, Genua valga oder vara, aufgetriebene und schmerzhafte Gelenke, kurze breite Hände, Dyszephalus, Mittelgesichtshypoplasie. – **(7)** Bei einem Teil der Betroffenen neurologische Symptome: Verkalkung der Basalganglien, geistige Retardierung, Tetraspastik. – **(8)** In Abhängigkeit von der Schwere schwankt das Manifestationsalter von der Geburt bis zum Kleinkindesalter.
Ätiol.: Autosomal-rezessives Erbleiden.
Pathog.: Nicht bekannt.
Bemerkungen: Bisher wurden etwa 25 Patienten beschrieben. Die Schwere der klinischen und radiologischen Veränderungen muß nicht miteinander korrelieren. Frydman et al. (1990) vermuten Heterogenität, da neurologische Symptome nur in einzelnen Familien auftreten. **(DD)** Abgrenzung von anderen spondylometaphysären Dysplasien vor allem durch die Wirbelkörperform möglich.
Lit.: Frydman M, Bar//Ziv J, Preminger//Shapiro R et al (1990) Possible heterogeneity in spondyloenchondrodysplasia: quadriparesis, basal ganglia calcifications and chondrocyte inclusions. Am J Med Genet 36: 279–284. – Schorr S, Legum C, Ochshorn M (1976) Spondyloenchondrodysplasia. Radiology 118: 133–139.
McK: 271550
H. Menger/JS

Spondyloenchondroplasie: Spondyloenchondrodysplasie

spondylo-epi-metaphysäre Dysplasie mit überstreckbaren Gelenken
Def.: Autosomal-rezessiv erbliche Bindegewebserkrankung mit generalisierter Skelettdysplasie und schlaffen Gelenken.
A.: Erstbeschreibung 1980 durch den südafrikanischen Genetiker Peter Beighton und den in Australien tätigen polnischen Kinderröntgenologen Kazimierz Kozlowski.
Diagn. Krit.: **(1)** Disproportionierter, kurzrumpfiger Kleinwuchs (in 100%), der bereits bei der Geburt erkennbar ist. – **(2)** Überstreckbare Gelenke (in 100%), gelegentlich mit Luxation der Hüftgelenke (in 25%), häufig mit Dislokation der Radiusköpfchen, Genua valga (in 80%), Klumpfüße. – **(3)** Progrediente, therapeutisch schwer beeinflußbare Kyphoskoliose (in 100%). – **(4)** Ovales Gesicht mit vorstehenden Augen, langer Oberlippe und Mikrogenie, gelegentlich Gaumenspalte (in 30%), überdehnbare und samtige Haut, angeborene Herzfehler (in 30%). – **(5)** Röntgenologisch abgeflachte, ventral ausgezogene Wirbelkörper im Seitbild und schwere Kyphoskoliose; niedere und breite Beckenschaufeln; Coxa valga; verkürzte Röhrenknochen mit mäßig ausgeprägter epi-metaphysärer Dysplasie; abnorme Fingerstellung durch subluxierte Phalangen. – **(6)** Mortalität im Kindesalter bis zu 80%.
Ätiol.: Autosomal-rezessiv erbliche Genopathie.
Pathog.: Unbekannt.
Bemerkungen: Die Dysplasie wurde vor allem in Familien der Afrikaans sprechenden Bevölkerung Südafrikas gesehen und auf wenige gemeinsame Vorfahren im 17. Jahrhundert zurückgeführt.
Lit.: Beighton P, Kozlowski K (1980) Spondylo-epi-metaphyseal dysplasia with joint laxity and severe, progressive kyphoscoliosis. Skel Radiol 5: 205–212. – Beighton P, Gericke G, Kozlowski K, Grobler L (1984) The manifestations and natural history of spondylo-epi-metaphyseal dysplasia with joint laxity. Clin Genet 26: 308–317. – Kozlowski K, Beighton P (1984) Radiographic features of spondylo-epimetaphyseal dysplasia with joint laxity and progressive kyphoscoliosis. Fortschr Röntgenstr 141: 337–341.
McK: 271640
J. Spranger/JS

spondylo-epi-metaphysäre Dysplasie Typ Irapa
Def.: Angeborene Skelettdysplasie mit charakteristischer Verkürzung einzelner Mittelhand- und Mittelfußknochen.
A.: Erstbeschreibung durch den Genetiker S. Arias, Caracas, Venezuela.
Diagn. Krit.: **(1)** Kleinwuchs, der wechselnd Rumpf und Extremitäten stärker betrifft. – **(2)** Multiple Gelenkkontrakturen. – **(3)** Röntgenologisch Platyspondylie; ausgeprägte epiphysäre, geringere metaphysäre Ossifikationsstörungen; Verkürzung einzelner Mittelhand- und/oder Mittelfußknochen bei weitgehend erhaltener Form und Länge der anderen kurzen Röhrenknochen.
Ätiol.: Autosomal-rezessives Erbleiden.
Pathog.: Unbekannt.
Bemerkungen: Der Name »Irapa« bezieht sich auf einen in Venezuela lebenden Indianerstamm, zu dem die Patienten gehörten.
Lit.: Arias S, Mota M, Pinto-Cisternas J (1976) L'ostéochondrodysplasie spondylo-épiphyso-métaphysaire type Irapa. Nouv Presse méd 5: 319–323. – Hernández A, Ramirez ML, Nazará Z et al (1980) Autosomal recessive spondylo-epi-metaphyseal dysplasia (Irapa type) in a Mexican Family: Delineation of the syndrome. Am J Med Genet 5: 179–188.
McK: 271650
J. Spranger/JS

spondylo-epiphyseal dysplasia tarda with progressive arthropathy (e): Chondrodysplasie, progrediente pseudorheumatoide
spondylohumerofemorale Dysplasie: Atelosteogenesis

spondylo-meta-epiphysäre Dysplasie mit kurzen Extremitäten und abnormer Kalzifikation

Syn.: spondylo-meta-epiphyseal dysplasia, short limb-abnormal calcification type – spondylo-meta-epiphyseal dysplasia, short limb-hand type – SMED
Def.: Angeborene Skelettdysplasie mit charakteristischer meta-epiphysärer Sklerose.
A.: Z. Borochowitz, israelischer Genetiker, Haifa 1991, und L. O. Langer, amerikanischer Radiologe, Minneapolis 1991.
Diagn. Krit.: **(1)** Schwerer, kurzgliedriger Kleinwuchs. – **(2)** Auffällige Gesichtszüge mit kurzer Nase, breiter Nasenöffnung, langer Oberlippe, Mikroretrogenie und Hypertelorismus. – **(3)** Schmaler und verformter Thorax. – **(4)** Röntgenologisch flache, ovale oder birnenförmige Wirbelkörper im Seitbild; verkürzte, metaphysär aufgetriebene lange Röhrenknochen mit dichter, unregelmäßiger Mineralisation und Begrenzung der Metaphysenabschlußlinien und Epiphysenkerne.
Ätiol.: Autosomal-rezessives Erbleiden.
Pathog.: Unbekannt. Histologisch an der Knorpel-Knochengrenze der Rippen verminderte Knorpelmatrix und nekrotische Chondrozyten, die von dichtem amorphem, metachromatischem Material umgeben sind.
Bemerkungen: Die Knochenveränderungen sind bei der Geburt erkennbar.
Lit.: Borochowitz Z, Langer LO, Gruber HE et al (1993) Spondylo-meta-epiphyseal dysplasia (SMED), short limb-hand type: a congenital familial skeletal dysplasia with distinctive features and histopathology. Am J Med Genet 45: 320–326. – Langer LO, Wolfson BJ, Scott CI et al (1993) Further delineation of spondylo-meta-epiphyseal dysplasia, short limb-abnormal calcification type, with emphasis on diagnostic features. Am J Med Genet 45: 488–500.
McK: 271665
J. Spranger/JS

spondylo-meta-epiphyseal dysplasia, short limb-abnormal calcification type: Spondylo-meta-epiphysäre Dysplasie mit kurzen Extremitäten und abnormer Kalzifikation

spondylo-meta-epiphyseal dysplasia, short limb-hand type: Spondylo-meta-epiphysäre Dysplasie mit kurzen Extremitäten und abnormer Kalzifikation

spondylometaphysäre Dysplasie Typ Kozlowski

Syn.: Dysplasia spondylometaphysaria Typ Kozlowski
Def.: Hereditäre Entwicklungsstörung des Skeletts, die sich vorwiegend an Wirbelkörpern und Metaphysen manifestiert.
A.: Erstbeschreibung 1966 durch den polnischen Kinderradiologen Kazimierz Kozlowski, 1928–, Sidney, den Kinderarzt und Genetiker Pierre Maroteaux, Paris, und den Kinderarzt Jürgen Spranger, Mainz.
Diagn. Krit.: **(1)** Disproportionierter, kurzrumpfiger Minderwuchs, Erwachsenengröße unter 140 cm. – **(2)** Manifestation im Kleinkindesalter mit Watschelgang, etwas eingeschränkter Gelenkbeweglichkeit, manchmal X-Beinen; später Kyphose und Skoliose. – **(3)** Röntgenologisch: generalisierte Platyspondylie, Verkürzung der Röhrenknochen mit metaphysärer Dysplasie in Form unregelmäßiger Metaphysenabschlußlinien; häufig Coxa vara.
Ätiol.: Heterozygot sich exprimierende Mutation eines autosomalen Gens, entsprechend autosomal-dominanter Erbgang.
Pathog.: Unbekannt.

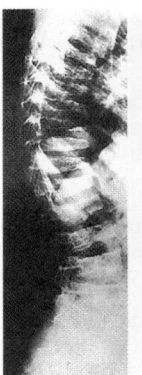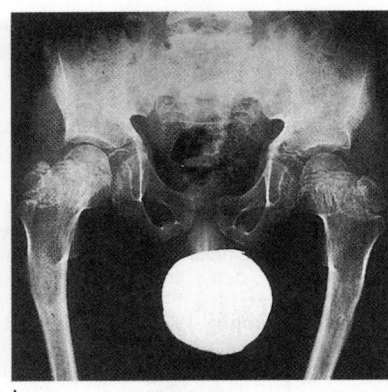

spondylometaphysäre Dysplasie Typ Kozlowski: a) und b) Platyspondylie und metaphysäre Strukturunregelmäßigkeiten (Univ.-Kinderklinik Mainz)

Bemerkungen: Es gibt mehrere spondylometaphysäre Dysplasien, die sich röntgenologisch unterscheiden lassen. Wie schwierig die Nosologie der spondylometaphysären Dysplasien ist, zeigt McKusicks Verwechslung der spondylometaphysären Dysplasie Typ Kozlowski mit autosomal-rezessiv erblichen Formen (McKusick 1988).
Lit.: Kim GS, McAlister WH, Whyte MP (1986) Intermittent radiographic changes of rickets without defective trabecular bone mineralization in a case of spondylometaphyseal dysplasia. Bone 7: 1–7. – Kozlowski K, Maroteaux P, Spranger J (1967) La dysostose spondylo-métaphysaire. Presse méd 75: 2769–2774. – Spranger J, Langer LO, Wiedemann HR (1974) Bone Dysplasias, p 120 ff. Fischer/Saunders, Stuttgart, Philadelphia. – Thomas PS, Nevin NC (1977) Spondylometaphyseal dysplasia. Am J Roentgenol 128: 89–93.
McK: 271660
J. Spranger/JS

Spongioblastosis centralis circumscripta (Bielschowsky): tuberöse Sklerose
spongy degeneration, infantile (e): Canavan-Syndrom
spongy degeneraton of the nervous system (e): Canavan-Syndrom
Spontanpannikulitis Rothmann-Makai: Lipogranulomatosis subcutanea (Rothmann-Makai)
Sprengel-Anomalie: Sprengel-Phänotyp

Sprengel-Phänotyp

Syn.: Sprengel-Anomalie
Def.: Einseitige Hypoplasie des Schulterblattes mit Hochstand.
A.: Erstbeschreibung wahrscheinlich 1863 durch M. M. Eulenburg, deutscher Arzt. – Otto Karl Sprengel, 1852–1915, Chirurg, Braunschweig, erweiterte 1891 das Spektrum; weitere ausführliche Bearbeitung 1908 durch V. Putti.
Diagn. Krit.: **(1)** Einseitiger fixierter Schulterblatt-Hochstand mit Hypoplasie mit eingeschränkter Beweglichkeit dieser Schulter und des Wirbelsäulenanteils, an dem die Skapula fixiert ist. – **(2)** Assoziierte Fehlbildungen: ipsilaterale Rippenfehlbildungen (Hypoplasie, Gabelung, Synostosen), Wirbelfusionen, Hemivertebrae. – **(3)** Kon-

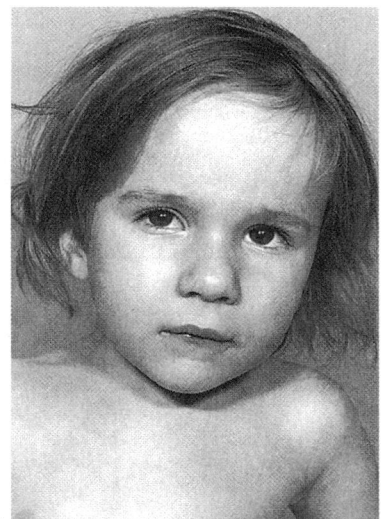

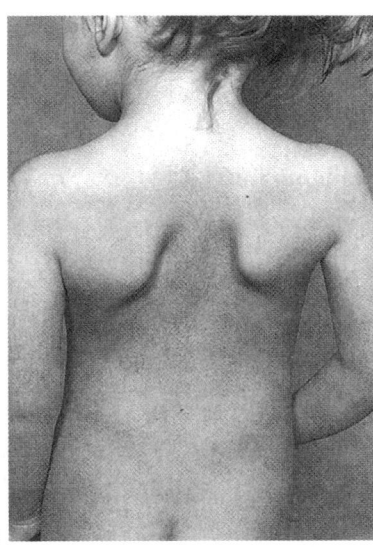

Sprengel-Phänotyp: a) und b) 4jähriges Mädchen mit breitem Hals und kurzen, prominenten Schulterblättern

sekutive Kyphoskoliose der oberen Brustwirbelsäule, Kopfschiefstand. – (4) Oft kombiniert: Klumpfuß; Gaumenspalte.

Ätiol.: Unbekannt, meist sporadisches Auftreten. Sehr seltene autosomal-dominante Untergruppe mit oder ohne assoziierte Gaumenspalte.

Pathog.: Unterbleiben des normalen Deszensus der Skapula, verbunden mit Größenzunahme. Möglicherweise zum Teil vaskulär-disruptive Pathogenese, analog zum Klippel-Feil-Phänotyp, mit dem der Sprengel-Phänotyp kombiniert sein kann.

Lit.: Cavendish ME (1972) Congenital elevation of the scapula. J Bone Jt Surg 54B: 395–408. – Eulenburg MM (1863) Hochgradige Dislocation der Scapula, bedingt durch Retraction des M. levator anguli und des oberen Teiles des M. cucullaris. Heilung mittels subcutaner Durchschneidung beider Muskeln und entsprechender Nachbehandlung. Arch klin Chir 4: 304. – Hodgson SY, Chiu DC (1981) Dominant transmission of Sprengel's shoulder and cleft palate. J Med Genet 18: 263–265. – Putti V (1908) Beitrag zur Aetiologie, Pathogenese und Behandlung des angeborenen Hochstandes des Schulterblattes. Fortschr Röntgenstr 12: 328. – Sprengel OK (1891) Die angeborene Verschiebung des Schulterblattes nach oben. Arch klin Chir 42: 545–549.

McK: 184400

A. Schinzel/AS

Sprue (tropische und nicht-tropische)

Syn.: 1. Aphthae tropicae – 2. Gluten-sensitive Enteropathie – Zöliakie – Heubner-Herter-Infantilismus – celiac sprue (e) – celiac disease (e)

Def.: Die nicht-tropische (= einheimische) Sprue ist eine Erkrankung, die durch Malabsorptionssymptomatik, abnorme Dünndarmstruktur und Intoleranz auf Gluten gekennzeichnet ist und wahrscheinlich mit der Zöliakie des Kindesalters identisch ist. Die tropische Sprue ist eine Malabsorption noch unbekannter Ätiologie, die bei Reisenden oder Bewohnern tropischer Regionen auftritt.

Diagn. Krit.: (1) Gewichtsverlust, bei Kindern fehlendes Wachstum, Dysphagie, Auftreibung des Abdomens und Blähungen, Anorexie, Diarrhö, Steatorrhö, Eiweißmangel und Ödeme. – (2) Pathologische Resorptionstests (D-Xylose-Test pathologisch), quantitatives Stuhlfett > 6 g/24 Std.; oft Vitamin-B_{12}-Resorptionstest (Schilling-Test) pathologisch; H_2-Atemtest pathologisch (bakterielle Fehlbesiedelung), vermindert: Serum-Calcium, -Albumin, -Cholesterin, -Eisen, -Carotine und Vitamin A, oft verkürzte Prothrombinzeit (Vitamin K). – (3) Anämie. – (4) Osteomalazie (Demineralisierung der Knochen, Kompressionsfrakturen, Kyphoskoliose, »Milchmann«-Frakturen). – (5) Pathologische Dünndarmbiopsien (Abflachung der Villi und der Mukosa bei normalen Kryptenzellen). – (6) Positiver Glutenentzugs- und -belastungstest (30–50 g).

Ätiol.: 1. Nicht-tropische Sprue (Zöliakie): a) wahrscheinlich genetisch determinierte (HLA-B8, HLA-Dw3) Bildung von Anti-Gluten-Antikörpern in der Dünndarmmukosa mit konsekutiver Bindung von Gluten an Epithelzellen und/oder b) Enzymmangel mit konsekutivem Anfall vermehrter toxischer Gluten-Abbauprodukte und/oder c) pathologische Epithelzellrezeptoren und pathologische Glutenbindung an die Mukosazelle bewirken Zelltod und damit Verlust der Resorptionsfläche. Die Folge ist Malabsorption. 2. Tropische Sprue: a) Ernährungsdefizit und/oder b) übertragbare, noch unbekannte Erreger und/oder c) Enterotoxine aus Bakterien oder Ernährung bewirken hier den Zelltod mit den entsprechenden Folgen.

Bemerkungen: (DD) alle Formen der Malabsorption und Malassimilation – parasitäre oder bakterielle Diarrhöen – Morbus Crohn – Colitis ulcerosa – Kwashiorkor-Syndrom.

Lit.: Falchuk ZM (1983) Gluten-sensitive enteropathy. Clin Gastroenterol 12: 475–494. – Greenberger NJ, Isselbacher KJ (1983) Disorders of absorption. In: Petersdorf RG, Isselbacher KJ, Adams RD et al (eds) Harrison's Principles of Internal Medicine, 10th ed, pp 1720–1738. McGraw-Hill Book Comp.

McK: 212750

C. Scheurlen/GA

spun glass hair (e): Haare, unkämmbare
SSLE (subacute sclerosing leucencephalitis) (e): Panenzephalitis, subakute, sklerosierende, van Bogaert
SSPE: Panenzephalitis, subakute, sklerosierende, van Bogaert
SSSS: Dermatitis exfoliativa Ritter von Rittershain

Stäbchenmyopathie, kongenitale
Syn.: nemaline myopathy, congenital (e)
Def.: Kongenitale, meist nur sehr langsam oder kaum progrediente Myopathie. Seltene Sonderformen sind eine kongenitale, rasch progrediente Myopathie mit Beteiligung der Atemhilfsmuskulatur, teilweise auch des Herzens bzw. selten eine erst im Erwachsenenalter manifest werdende Variante.
A.: Georg Milton Shy, 1919–1967, Neuropädiater, Philadelphia, W. King Engel, Neurologe, Los Angeles, J. E. Somers, Neurologe, Missouri, und Theodor Wanko, Neurologe, Bethesda, haben 1963 die Myopathie beschrieben.
Diagn. Krit.: (1) Meist angeborene allgemeine Muskelatrophie und Schwäche. – (2) Mitbeteiligung der Gesichtsmuskulatur im Sinne einer Facies myopathica. – (3) Begleitende Dysmorphien (schmales Gesicht, hoher Gaumen, Kyphose, Lordose, Pes equinovarus, Arachnodaktylie). – (4) Mitbeteiligung der bulbären Muskulatur sowie der Atemhilfsmuskulatur bei der fatalen kongenitalen Form. – (5) Teilweise begleitende Kardiomyopathie. – (6) Creatinkinase im Serum normal oder nur leicht erhöht. – (7) EMG: pathologische Befunde, wobei die Differenzierung zwischen einem Myopathiemuster und einem Neuropathiemuster nicht immer sicher gelingt. – (8) Muskelbiopsie: Nachweis zahlreicher, im Längsschnitt fischzugartig zusammengeordneter stäbchenförmiger Einschlüsse in den Muskelfasern, welche elektronenmikroskopisch aberriertem Z-Streifen-Material entsprechen. Ausgeprägtes zahlenmäßiges Überwiegen der meist hypotrophen Typ-I-Fasern.
Ätiol.: In der Mehrzahl der Fälle autosomal-dominanter Erbgang (Chromosom 1). Einzelne Beobachtungen weisen auf einen möglicherweise autosomal-rezessiven Erbgang hin.
Pathog.: Nicht gesichert. Fibrilläre Strukturanomalien. Anomalie von α-Actinin?
Lit.: Fardeau M, Tomé FMS (1994) Congenital myopathies. In: Engel AG, Franzini//Armstrong C (eds) Myology, Vol II, pp 1487–1532. McGraw Hill, New York. – Kondo K, Yuasa T (1980) Genetics of congenital nemaline myopathy. Muscle nerve 3: 308–315. – McComb RD, Markesbery WR, O'Connor WN (1979) Fatal neonatal nemaline myopathy with multiple congenital anomalies. J Pediatr 94: 47. – Middleton LT, Moser H (1994) Rare neuromuscular disorders. Neuromuscular Disorders (to be published). – Shy GM, Engel WK, Somers JE, Wanko Th (1963) Nemaline myopathy. A new congenital myopathy. Brain 86: 793–810.
McK: 161800; 256030
D. Pongratz/DP

Stainton-Syndrom: Dentinogenesis imperfecta II
Stajano-Syndrom: Fitz//Hugh-Curtis-Syndrom
stale-fish syndrome (e): Trimethylaminurie

Stanescu-Syndrom
Syn.: Dysostose, kraniofaziale mit diaphysärer Hyperplasie – Osteosklerose Typ Stanescu
Def.: Besondere Form der generalisierten Osteosklerose.
A.: Beschreibung 1963 durch die Ärzte Victor Stanescu, 1923–, Rita Stanescu und Mitarbeiter, Bukarest. Das Ehepaar Stanescu emigrierte nach Frankreich und arbeitet mit Pierre Maroteaux im Hôpital des Enfants Malades, Paris.
Diagn. Krit.: (1) Relativ gut proportionierter Minderwuchs mit einer Erwachsenengröße um 140 cm. – (2) Kraniofaziale Anomalien: eingesunkene, doch beim Erwachsenen geschlossene Fontanellen, hypoplastischer Oberkiefer mit flachen Orbitae und vorstehenden Augen, Mikrogenie, vorzeitiger Zahnverlust. – (3) Generalisierte Osteosklerose und kortikale Hyperostose der Röhrenknochen; Sklerose der Schädelknochen ohne wesentliche Hyperostose, fehlende Pneumatisation.
Ätiol.: Heterozygot manifeste Mutation eines autosomalen Gens, entsprechend autosomal-dominanter Erbgang.
Pathog.: Unbekannt.
Bemerkungen: Der Aspekt der Patienten erinnert an eine Pyknodysostose. Es handelt sich jedoch um ein autosomal-dominantes Krankheitsbild. Eine zweite als dominante Osteosklerose Typ Stanescu beschriebene Familie hatte eher ein anderes Krankheitsbild (Dipierri und Guzmann. Am J Med Genet 18: 13–18, 1984).
Lit.: Stanescu V, Maximilian C, Peonaru S et al (1963) Syndrome héréditaire dominant, réunissant une dysostose cranio-faciale de type particulier, une insuffisance de croissance d'aspect chondrodystrophie et un épaississement massif de la corticale des os longs. Rev Franc Endocrinol Clin 4: 219–231.
McK: 122900
J. Spranger/JS

Staphylhaematoma (Martin): Staphylhämatom Bosviel

Staphylhämatom Bosviel
Syn.: Bosviel(-Martin)-Syndrom – Gaumensegelblutung, apoplektiforme – Martin-Bosviel-Syndrom – Staphylhaematoma (Martin) – Apoplexia uvulae – hematoma of the uvula (e) – maladie de Bosviel (fz) – apoplexie de la luette (fz)
Def.: Apoplektiforme Gaumensegelblutung.
A.: J. Bosviel, französischer Arzt. – A. Martin, Arzt, München. – Erstbeschreibung durch Martin (1846), Garin (1853), Spengler (1854), Le Jeune (1891), Law (1896), Ripault (1898), Verwaeck (1899), De Santi (1901), Fabre und Gilbert (1910). – Erste bekanntere Publikation von Bosviel (1911).
Diagn. Krit.: (1) Umschriebenes Hämatom von Kirsch- bis Pflaumengröße meist an der Uvula, aber auch im Bereich des weichen Gaumens. – (2) Normaler Gerinnungsstatus. – (3) Vorkommen nur bei Erwachsenen, etwas häufiger beim männlichen Geschlecht.
Ätiol.: Ungeklärt, evtl. mechanisches Trauma, hormonale Dysregulation, Hypertonie.
Pathog.: Störung der Gefäßpermeabilität.
Lit.: Bosviel J (1911) Apoplexie d' un pilier amygdalien. Ann Mal Oreil Larynx (Paris) 125–126. – Feldmann H, Rupp EH (1961) Zur Kenntnis der apoplektiformen Gaumensegelblutung. Münch med Wschr 103: 2324–2330. – Martin A (1846) Über das Staphylhaematoma. Neue med chir Ztg München, 225–227.
S. Schmid; Th. Spillmann/GB

staphylococcal-scalded skin syndrome (e): Dermatitis exfoliativa Ritter von Rittershain
Stargardt's disease (e): Stargardt-Makuladegeneration

Stargardt-Makuladegeneration
Syn.: Makuladegeneration, hereditäre, Typ Stargardt – Makuladegeneration, familiäre, juvenile – Morbus Stargardt – Stargardt-Syndrom mit Fundus flavimaculatus – tapetoretinale Degenerati-

on vom makulären, juvenilen Typ – tapetoretinale Degeneration Typ Stargardt – Stargardt's disease (e) – fundus flavimaculatus, comprising (e) – macular dystrophy (or degeneration), juvenile hereditary (e) – hérédodégénérescence maculaire juvénile (fz) – maladie de Stargardt (fz)
Def.: Bilaterale symmetrische autosomal-rezessiv erbliche juvenile Makuladegeneration.
A.: Erstbeschreibung 1909 durch Karl-Bruno Stargardt, 1875–1927, Ophthalmologe, Marburg.
Diagn. Krit.: **(1)** Bilaterale, etwa seitengleich ausgeprägte Makuladegeneration; Funktionsstörungen (Perizentralskotom, dann progrediente Visusreduktion) können den ophthalmoskopisch sichtbaren Fundusbefunden vorausgehen; häufig Beteiligung der Peripherie mit Fundus flavimaculatus; isoliertes Auftreten des Fundus flavimaculatus in derselben Familie möglich; Manifestation 6.–30., bevorzugt 15.–25. Lebensjahr. – **(2)** Fundus: Frühphase mit zinnoberrotem Kolorit; dann Ausbildung des umschriebenen, progredienten, querovalen Makulaherdes mit bronzefarbenen Pigmentationen, Erlöschen des Foveolarreflexes, perizentral betonte Pigmentepithelatrophie (»beaten bronze atrophy«), später umgeben von kokardenförmiger Anordnung gelblich-weißer Flecken, chroroidale Beteiligung (»Schießscheiben-Makulopathie« = »bull's eye maculopathy«). Intermediär und evtl. peripher Ausbildung der charakteristisch (»pisciform«) fleckförmigen, gelblichen Flavimaculatus-Herde. – **(3)** Funktion: progrediente Visusreduktion, evtl. besonders Lesestörung durch Perizentralskotom, bei gänzlichem Verlust der zentralen Gesichtsfeldinsel Visusabfall auf 0,1. Im Gesichtsfeld perizentrales Skotom zunächst für Rot, dann auch für Weiß, dann Zentralskotom. Rot-Grün-Dyschromatopsie; am Anomaloskop Pseudoprotanomalie, später allmählicher Übergang in Skotopisation. Elektrookulogramm und Elektroretinogramm bei Beschränkung auf die Makula normal, bei Peripheriebeteiligung (flavimaculatus) subnormal. Fluoreszenzangiographie: in Frühphase Abschattung der Aderhautfluoreszenz durch verdicktes retinales Pigmentepithel (Aspekt der »dunklen Chorioidea« = »dark choroid«), dann Fenstereffekte des retinalen Pigmentepithels zunächst perizentral, später fleckförmige Abschattung der Aderhautfluoreszenz durch Flavimaculatus-Herde (mit geringer Eigenfluoreszenz). – **(4)** Weitere Symptomatik: familiäres Auftreten in Kombination mit Nephrolithiasis, interstitieller Nephritis, (Pierre-)Marie-Syndrom II.
Ätiol.: Meist autosomal-rezessiv (Chromosom 1p21–p13; Kaplan et al., 1993), selten autosomal-dominant (Chromosom 13q34, Zhang et al., 1994).
Pathog.: Lipofuscinansammlung in den Pigmentepithelien. Speichererkrankung des retinalen Pigmentepithels, orientiert am Muster der chorioidalen Gefäßversorgung. Sonderstellung der Makula durch die hier abweichenden Merkmale des retinalen Pigmentepithels und der Choriocapillaris.
Bemerkungen: Keine Therapie bekannt, jedoch Anpassung vergrößernder Lesehilfen nach Verlust der zentralen Gesichtsfeldinsel erfolgversprechend. **(DD)** andere tapetoretinale Degenerationen (z.B. makulär betonte, dominante Retinopathia pigmentosa, Peripherin-bedingt) – benigne konzentrische annuläre Makuladystrophie (Deutman) – Best-Makuladegeneration – (Chorio-) Retinitis pericentralis – Chloroquin-Makulopathie – Diallinas-Amalric-Syndrom – dominante Drusen der Bruch-Membrane – Forsius-Eriksson-S. – Makulabeteiligung bei neuronalen Lipidosen – Zapfendystrophie – Zapfen-Stäbchen-Dystrophie – zentrale areoläre Aderhautatrophie.
Lit.: Cibis GW, Morey M, Harris DJ (1980) Dominantly inherited macular dystrophy with flecks (Stargardt). Arch Ophthal 98: 1785–1789. – Deutman AF (1971) The hereditary dystrophies of the posterior pole of the eye. Van Gorcum & Comp, Assen, Netherlands. – Duane ThD (1987) Clinical ophthalmology (3) 9: 1, 14, 16, 17. – Eagle RC, Lucier AC, Bernardino UB, Yanoff M (1980) Retinal pigment epithelial abnormalities in fundus flavimaculatus. Ophthalmology 87: 1189–1200. – Fishman GA (1987) Hereditary progressive macular dystrophies. Smith's Neuro-Ophthalmol update: 73–89. – Hadden OB, Gass IDM (1976) Fundus flavimaculatus and Stagardt's disease. Am J Ophthalmol, Ser 3, 82: 527–539. – Jaeger W (1956) Defective colour vision caused by eye diseases. Transact Ophthalmol Soc UK 76: 477–486. – Kaplan J, Gerber S, Larget//Piet D et al (1993) A gene for Stargardt's disease (fundus flavimaculatus) maps to the short arm of chromosome 1. Nature Genet 5: 308–311. – Klein BE, Krill AE (1967) Fundus flavimaculatus: Clinical, functional and histopathologic observations. Am J Ophthalmol 64: 3–23. – Krastel H, Jaeger W, Huber J, Braun S (1986) Rasterperimetrie mit Farbreizen. Fortschr Ophthalmol 83: 690–701. – Merin S, Landau J (1970) Abnormal findings in relatives of patients with juvenile hereditary macula degeneration (Stargardt's disease). Ophthalmologica (Basel) 161: 1–10. – Moloney JBM, Mooney DJ, O'Connor MA (1983) Retinal function in Stargardt's disease and fundus flavimaculatus. Am J Ophthalmol 96: 57–65. – Nordström S, Barkman J (1976) Hereditary macular degeneration (HMD) in 246 cases traced to one gene-source in central Sweden. Hereditas (Lund) 84: 163–176. – Stargardt K (1909) Über familiäre, progressive Degeneration in der Maculagegend des Auges. Graefes Arch Ophth 71: 534–550. – Ulbig M, Zrenner E, Schneider T (1988) Funktionelle und morphologische Variationen bei Fundus flavimaculatus. Fortschr Ophthalmol 85: 312–316. – Zhang K, Bithor PP, Park R et al (1994) A dominant Stargardt's macular dystrophy locus maps to chromosome 13q34. Arch Ophthal 112: 759–764. – Zrenner E, Nowicki J, Adamczyk R (1986) Cone function and cone interaction in hereditary degenerations of the central retina. Doc Ophthalmol 62: 5–12.
McK: 159300; 248200
E. Zrenner; H. Krastel/DP

Stargardt-Syndrom mit Fundus flavimaculatus: Stargardt-Makuladegeneration
Stark-Kaeser-Syndrom: Muskelatrophie, spinale skapulo-peroneale, Typ Brossard-Kaeser
Star-Oligophrenie: (Torsten-)Sjögren-Syndrom
startle disease (e): Stiff-baby

Stasis-Purpura (Favre-Chaix)
Syn.: Favre-Chaix-Syndrom – Dermatitis, ockerfarbig – dermite ocre Favre-Chaix (fz) – Purpura jaune d'ocre (fz)
Def.: Stasisbedingte chronische Purpura der Unterschenkel mit Hämosiderinablagerung bei chronisch-venöser Insuffizienz (Stadium II und III).
A.: Maurice Favre, 1876–1954, Dermatologe, Lyon. – A. Chaix, französischer Dermatologe. – Erstbeschreibung durch Favre und Mitarbeiter 1924 und durch Chaix 1926.
Diagn. Krit.: **(1)** Im Erwachsenenalter allmählich auftretende fleckförmige ockerfarbige Pigmentationen (Purpura) vor allem in der Umgebung venöser Gefäße der unteren Gliedmaßen. Besonders bevorzugte Lokalisation: Streckseite der Zehen, Fußrücken und Unterschenkel über Varizen bei venöser Rückflußstörung und erhöhtem hydrostatischem Druck. – **(2)** Die Hautveränderungen bleiben so lange wie die chronisch-venöse Insuffizienz bestehen. – **(3)** Androtropie.
Ätiol.: Neigung zur Ausbildung einer chronisch-venösen Insuffizienz.
Pathog.: Chronisch-venöse Insuffizienz und Blutstase, vor allem bei Varikosis, führt zu Kapillarstau und Hämo-

siderinablagerungen in der Basalzellschicht der Haut des Stauungsgebietes.
Bemerkungen: Aus dem Formenkreis der hämorrhagisch pigmentären Dermatosen, Akroangiodermatitis Mali (Pseudo-Kaposi).
Lit.: Chaix A (1926) La dermite pigmentée et purpurique des membres inférieurs. Lésions pré-erosives des ulcères dits variqueux. Lyon. – Favre M, Contamin N, Martine R (1924) La dermite pigmentée et purpurique et les phlébites chroniques syphilitiques des membres inférieurs. Syphilis et ulcères dits variqueux. Lyon méd 5: 122. – Lemarchand/Venencie F, Boisnic S, Riche MC, Merland JJ (1991) Les pseudo-syndromes de Kaposi „d'origine vasculaire". J Mal Vasc 16: 153–157. – Odeh F, Goos M (1972) Zur Histopathologie der Dermite Ocre Favre-Chaix. Z Haut u Geschl Kr 47: 147–154.
G. Burg/GB

Stauffer-Symptomenkomplex
Syn.: Hepatomegalie, nephrogene – Stauffer-Syndrom – Dysfunktion, hepatische paraneoplastische – Dysfunktion, reversible hepatische – hepatomegaly, nephrogenic (e) – NHD syndrome (e)
Def.: Paraneoplastische Hepatomegalie mit polyätiologischer Laborkonstellation als Früh- und Begleitsymptom des Nierenzellkarzinoms.
A.: Erstbeschreibung 1961 durch Maurice H. Stauffer, Internist, Rochester/Minnesota.
Diagn. Krit.: **(1)** Verlängerung der Prothrombinzeit, in der Regel normale Spiegel der Gerinnungsfaktoren. Verlängerung der Reptilase- und Thrombinkoagulasezeit. – **(2)** Erhöhung der alkalischen Phosphatase ohne Hinweis auf Knochenmetastasen. – **(3)** Dysproteinämie in der Elektrophorese mit Verminderung der Albumin- und Erhöhung der Alpha-2-Globulinfraktion. – **(4)** Vermehrte Bromsulfaleinretention, Erhöhung der γ-GT und Transaminasen. – **(5)** Hepato(spleno)megalie bei Fehlen von Lebermetastasen. Histologisch unspezifische, reaktive Veränderungen: leichte Atrophie der Leberzellplatten, läppchenzentrale Dilatation der Sinusoide, Proliferation der von-Kupffer-Sternzellen, mäßige Verfettung, fokale lymphozytäre Infiltrate. – **(6)** Oft Reversibilität dieser Veränderungen nach Tumornephrektomie und Wiederauftreten bei Rezidiv oder Metastasierung.
Ätiol.: Ungeklärt. Ektope Hormone, hepatotoxische Substanzen aus dem Tumor?
Pathog.: Ungeklärt.
Bemerkungen: Häufigkeit des komplett ausgebildeten Krankheitsbildes nach Literaturangaben zwischen 6 und 40%: diagnostischer Hinweis auf das Vorliegen eines Nierenzellkarzinoms bei Fehlen der klassischen Trias aus »Flankenschmerz – palpablem Tumor – Hämaturie« sowie auf ein Tumorrezidiv. In Einzelfällen auch bei gutartigen Nierenerkrankungen beschrieben. **(DD)** Hepatopathien – Metastasenleber – AA-Amyloidose bei Hypernephrom – Bearn-Kunkel-Syndrom – hepatorenales Syndrom – hepatoadrenales Syndrom
Lit.: Laraki R, André-Bougaran J, Vallancien G, Blétry O et al (1992) Syndrome de Stauffer dû à un hématome intrakystique rénal bénin. Presse Méd 21: 472–474. – Laski ME, Vugrin D (1987) Paraneoplastic Syndromes in Hypernephroma. Semin Nephrol 7: 123–130. – Stauffer MH (1961) Nephrogenic hepatosplenomegaly. Gastroenterology 40: 629.
E. Späth-Schwalbe/GA

Stauffer-Syndrom: Stauffer-Symptomenkomplex
Steal-Syndrom: Vertebralis-Anzapf-Syndrom
Steal-Syndrom, aorto-iliakales: Anzapf-Syndrom, viszerales

Steal-Syndrome
(Sequenzen)
Syn.: Anzapf-Syndrome, arterielle – Entzugs-Syndrome, arterielle – Blutentzugs-Syndrome – steal syndromes (e)
Def.: Blutverteilungsänderung, ausgelöst im Rahmen eines kollateralen Strömungsausgleichs, der mit klinischen Symptomen der regionalen Mangeldurchblutung einhergeht. In diesen Formenkreis gehören u.a.:
– Anzapf-Syndrom, viszerales
– Anzapf-Syndrom bei Bestehen kongenitaler Aneurysmen in Kombination mit anomalem Gefäßursprung (z.B. in Form eines sog. Hepatika-Anzapf-Syndroms, bei dem ein kongenitales arteriovenöses Aneurysma der A. hepatica und ein anomaler Ursprung der A. mesenterica sup. aus dem Truncus coeliacus besteht)
– Aorten-Anzapf-Syndrom, diastolisches
– Arteria-carotis-int.-Anzapfung bei Persistenz einer A. primitiva trigemini (Zerebral-Anzapf-Syndrom)
– Fistel-Anzapf-Syndrome (bei verschiedenen arteriovenösen Fisteln), z.B. Radialis-Anzapf-Syndrom (bei Anlegung einer arteriovenösen Fistel zwischen A. radialis und Vene zur Hämodialyse)
– Mesenterialarterien-Anzapf-Syndrom
– Koronar-Anzapf-Syndrome (angeboren bei Anomalien der Koronararterien mit gut ausgebildeten Kollateralbrücken und Druckunterschieden zwischen den Strömungsgebieten wie z.B. beim Bland-White-Garland-Syndrom, erworben z.B. beim Koronar-Subklavia-Anzapf-Syndrom [s. dort])
– Interhemisphären-Anzapf-Syndrom
– Renalis-Anzapf-Syndrom
– Subklavia-Anzapf-Syndrom
– Vertebralis-Anzapf-Syndrom

A.: Ein Steal-Phänomen wurde 1960 von dem Italiener Contorni erstmals in der A. vertebralis beschrieben. Reivich et al. konnten den Effekt 1961 experimentell nachweisen und verbanden ihn mit dem Begriff des Subklavia-Steal-Syndroms.
Ätiol.: siehe die einzelnen Krankheitsbilder.
Pathog.: siehe die einzelnen Krankheitsbilder.
Bemerkungen: Nach Vollmar sollte von einem Steal-Syndrom nur dann gesprochen werden, wenn eine Blutverteilungsänderung im Rahmen eines kollateralen Strömungsausgleichs mit den klinischen Symptomen der regionalen Mangeldurchblutung einhergeht. Besteht lediglich der arteriographisch oder dopplersonographisch geführte Nachweis einer Strömungsumkehr in einem Stromgebiet, sollte von einem Steal-Effekt gesprochen werden. Die durch arteriovenöse Fisteln hervorgerufenen Mangeldurchblutungen führen weitaus seltener als Verschlüsse zu klinischen Symptomen, also zu Steal-Syndromen. Überlagerungen der teilweise unscharf definierten Krankheitsbilder sind nicht zu vermeiden.
Lit.: Cottorni L (1960) Il circolo collaterale vertebro-vertebrale nella obliterazione dell'arteria succlavia alla sua origine. Minerva Chir 15: 268–271. – Reivich M, Holling HE, Roberts B, Tool JF (1961) Reversal of blood flow through the vertebral artery and its effect on cerebral circulation. N Engl J Med 265: 878–885. – Vollmar J (1971) Steal-Syndrome. Münch Med Wschr 113: 501–506.
B. Kramann/GA

steal syndrome, mesenteric (e): Mesenterialarterien-Anzapf-Syndrom
steal syndromes (e): Steal-Syndrome
Steal-Syndrom, ilio-femorales: Mesenterialarterien-Anzapf-Syndrom
Steal-Syndrom, mesenterisches: Mesenterialarterien-Anzapf-Syndrom

Steele-Richardson-Olszewski-Krankheit

Syn.: Steele-Richardson-Olszewski-Syndrom – supranukleäre Lähmung, progressive – progressive supranuclear palsy (e)
Def.: In der 2. Lebenshälfte auftretende progrediente neurodegenerative Erkrankung (Multisystem-Atrophie), die sich klinisch durch vertikale Blickparese, Rigor, Akinese, Pyramidenbahnsymptomatik und Demenz manifestiert.
A.: Gemeinsame Erstbeschreibung 1964 durch John C. Steele, John Clifford Richardson, 1919–, und Jerzy Olszewski, 1913–1966.
Diagn. Krit.: (1) Krankheitsbeginn nach dem 40. Lebensjahr, durchschnittlich um das 62. Lebensjahr mit Bradykinesie, Gangstörungen, Fallneigung. Weiterhin treten auf: (2) Dysarthrie mit spastischen, hypokinetischen und ataktischen Komponenten, Dysphagie, Rumpf-betonter Rigor, Nackenextension, geringer oder kein Tremor. – (3) Pyramidenbahnzeichen. – (4) Subkortikale Demenz in über 50% der Patienten, Vergeßlichkeit, verlangsamte Denkabläufe. – (5) Affekt- und Persönlichkeitsveränderungen, verminderte Aufmerksamkeit, Frontalhirnstörungen, Depressivität, soziales Desinteresse, plötzliche Ausbrüche von Schreien, Gelächter und Feindseligkeit. – (6) Supranukleäre vertikale Blickparese, überwiegend nach unten (bis 15 Grad möglich). – (7) Zeichen der »schmutzigen Krawatte«, der »Tellerrotation«, okulozephaler Reflex intakt, verminderter vertikaler optokinetischer Nystagmus, verminderte Suppression des vertikalen vestibulo-okulären Reflexes, eingeschränkte Konvergenz, langsame hypometrische Sakkaden, zahnradartige Folgebewegungen. Fixationsschwierigkeiten. – (8) Kein Ansprechen auf L-dopa, oder nur initial; z.T. Ansprechen auf Amitriptylin und Desipramin, Methysergid. – (9) CCT: Atrophie des Mesenzephalon (Colliculi superiores, Tegmentum), Pons, Temporallappen. Kortikale Atrophie. Erweiterung von Aquädukt, 3. Ventrikel, Cisterna interpeduncularis und Lamina quadrigemina. – (10) MRT: verminderte T_2-Relaxationszeit in Colliculi superiores, Globus pallidus, Putamen, Substantia nigra infolge vermehrter Eisenablagerung. – (11) Polysomnographie-EEG: Hyposomnie, gestörtes REM-/non-REM-Verhältnis. – (12) PET: verminderte Glucoseutilisation in Nucleus caudatus, Nucleus lentiformis, Mesenzephalon und posterioren Frontalhirnbereichen. Verminderte striatale F-DOPA-Aufnahme und Raclopridbindung an D2-Rezeptoren
Ätiol.: Unbekannt. Vereinzelt wurde über familiäres Auftreten berichtet.
Pathog.: Neuronenuntergang, Gliose und neurofibrilläre Knäuel in Gyrus praecentralis, Cortex entorhinalis, Hippocampus, Nucleus subthalamicus, Globus pallidus, Nucleus dentatus, Substantia nigra, Locus coeruleus, periaquäduktalem Grau und anderen Hirnstammkernen (Nucleus ruber, Raphekerne, Nu. Edinger-Westphal, Nu. trochlearis, Nu. abducens), Rückenmark, Hinterwurzelganglien. Argyrophile Neurofibrillenknäuel, bestehend aus geraden Filamenten (Durchmesser 15nm), bei manchen Patienten zusätzlich helikale Filamentenpaare. Ähnlich wie bei Alzheimer-Krankheit und Morbus Pick sind die Neurofibrillenknäuel immunreaktiv für abnorm phosphoryliertes Tau-Protein (Tau-Protein stabilisiert das Axonskelett), Alz-50, CD44. Vertikale Blickparese inkonstant, assoziiert mit Neuronenuntergang in Nucleus Cajal, Nu. Darkschewitsch und Nu. commissurae posterioris. Akinese und Rigor assoziiert mit Dopaminverlust in Caudato-Putamen, Dopamin unverändert in Nucleus accumbens. Dopamin(D2)-Rezeptorbindung in Caudato-Putamen, auch in Kortex und Substantia innominata erniedrigt, D1-Rezeptorbindung nicht erniedrigt. GABA-Konzentration im Nucleus subthalamicus vermindert. Noradrenalin, Serotonin, Met-, Leu-Enkephalin, Substanz P, CCK-8 und Somatostatin unverändert. Innominatio-kortikales cholinerges Defizit weniger ausgeprägt als bei Alzheimer-Krankheit oder bei M. Parkinson. Veränderte Afferenzen zu Substantia innominata. Ausgeprägte Degeneration cholinerger Neurone des Nucleus pedunculopontinus, die Kognition, motorische Kontrolle und Schlafkontrolle beeinflussen, sowie cholinerger Neurone der pontinen Formatio reticularis, des Nu. mediodorsalis thalami. – Beziehungen zu Pallido-nigro-Luys-Atrophie und der Erwachsenen-Form der Hallervorden-Spatz-Krankheit.
Lit.: Agid Y, Javoy//Agid F, Ruberg M et al (1987) Progressive supranuclear palsy: anatomo-clinical and biochemical considerations. Adv Neurol 45: 191–206. – Braak H, Jellinger K, Braak E, Bohl J (1992) Allocortical neurofibrillary changes in progressive supranuclear palsy. Acta neuropathol 84: 478–483. – Brandel J-P, Hirsch EC, Malessa S et al (1991) Differential vulnerability of cholinergic projections to the mediodorsal nucleus of the thalamus in senile dementia of Alzheimer type and progressive supranuclear palsy. Neurosci 41: 25–31. – Brooks DJ, Ibanez V, Sawle GV et al (1990) Differing patterns of striatal 18F-Dopa uptake in Parkinson's disease, multiple system atrophy, and progressive supranuclear palsy. Ann Neurol 29: 689–690. – Brown J, Lantos P, Stratton M et al (1993) Familial progressive supranuclear palsy. J Neurol Neurosurg Psychiatr 56: 473–476. – Dexter DT, Jenner P, Schapira AH, Marsden CD (1992) Alterations of iron, ferritin, and other trace metals in neurodegenerative diseases affecting the basal ganglia. Ann Neurol 32 (Suppl): S94–100. – Drayer BP, Olanow W, Burger P et al (1986) Parkinson plus syndrome: diagnosis using high field MR imaging of brain iron. Radiology 159: 493–498. – Golbe LI, Davis PH (1988) Progressive supranuclear palsy. Recent advances. In: Jankovic J, Tolosa E (eds) Parkinson's Disease and Movement Disorders, pp 121–130. Urban & Schwarzenberg, Baltimore, Munich. – Hauw JJ, Verny M, Delaere P et al (1990) Constant neurofibrillary changes in the neocortex in progressive supranuclear palsy. Basic differences with Alzheimer's disease and aging. Neurosci Lett 119: 182–218. – Juncos JL, Hirsch EC, Malessa S et al (1991) Mesencephalic cholinergic nuclei in progressive supranuclear palsy. Neurol 41: 25–30. – Malessa S, Hirsch EC, Cervera P et al (1991) Progressive supranuclear palsy. Loss of choline-acetyltransferase-like immunoreactive neurons in the pontine reticular formation. Neurol 41: 1593–1597. – Nishimura M, Namba Y, Ikeda J et al (1993) Neurofibrillary tangles in the neurons of spinal dorsal root ganglia of patients with progressive supranuclear palsy. Acta neuropathol 85: 453–457. – Pascual J, Berciano C, Grijalba B et al (1992) Dopamine D1 and D2 receptors in progressive supranuclear palsy: an autoradiographic study. Ann Neurol 32: 703–707. – Quinn N (1989) Multiple system atrophy – the nature of the beast. J Neurol Neurosurg Psychiatr Special, Suppl: 78–89. – Ruberg M, Javoy//Agid F, Hirsch E et al (1985) Dopaminergic and cholinergic lesions in progressive supranuclear palsy. Ann Neurol 18: 523–529. – Steele JC, Richardson JC, Olszewski J (1964) Progressive supranuclear palsy; a heterogeneous degeneration involving the brain stem, basal ganglia and cerebellum with vertical gaze and pseudobulbar palsy, nuchal dystonia and dementia. Arch Neurol 10: 333–359. – Troost BT, Daroff RB (1977) The ocular motor defects in progressive supranuclear palsy. Ann Neurol 2: 397–403.
McK: 260540
A. Weindl/DP

Steele-Richardson-Olszewski-Syndrom: Steele-Richardson-Olszewski-Krankheit
steely-hair-syndrome (e): Menkes-Syndrom
Steifer-Mann-Syndrom: Stiff man
Steinert-Krankheit: Dystrophia myotonica Curschmann-Steinert

Stein-Leventhal-Syndrom
Def.: s.u. Ovarien, polyzystische.

Steinträgerlähmung: Rieder-Syndrom
stellate punctate keratitis (e): Thygeson-Komplex
3β-Steroiddehydrogenase-Mangel: adrenogenitales Syndrom Typ 2
Steroid-Pseudorheumatismus: Glucocorticoid-Entzugssyndrom
steroid sulfatase deficiency (e): Ichthyosis, X-chromosomal-rezessive

Stertz-Zeichen
Syn.: Stertz-Zwischenhirnsyndrom
Def.: Organisch begründbares, psychopathologisches Zustandsbild bei Läsion des Zwischenhirns.
A.: Stertz G., 1878–1959, deutscher Nervenarzt, Kiel, München. Erstbeschreibung 1931.
Diagn. Krit.: (1) Ausgeprägter Antriebsmangel. – (2) Inadäquate, meist flach-gehobene Stimmungslage. – (3) Ein- und Durchschlafstörungen. – (4) Mangel an Krankheitsgefühl und -einsicht. – (5) Sofern Beseitigung der Ursache möglich, kommen Vollremissionen vor.
Ätiol.: Sehr heterogen im Sinne von Läsionen im Bereich des Zwischenhirns, etwa durch hirneigene oder Hypophysentumore, Abszesse, arteriosklerotische Veränderungen, entzündliche Prozesse (Lues, Multiple Sklerose), Verletzungsfolgen.
Pathog.: Nicht eindeutig geklärt. Abhängig von der Grunderkrankung.
Bemerkungen: Der Begriff ist heute kaum noch gebräuchlich, was vor allem auf die ausgesprochen heterogene Ätiologie und Pathogenese zurückzuführen sein dürfte.
Lit.: Stertz G (1931) Über den Anteil des Zwischenhirns an der Symptomgestaltung organischer Erkrankungen des Zentralnervensystems: Ein diagnostisch brauchbares Zwischenhirnsyndrom. Dt Zschr Nervenheilk 117: 630–665. – Stertz G (1933) Probleme des Zwischenhirns. Arch Psychiat Nervenkr 98: 441–445.
P. Hoff/DP

Stertz-Zwischenhirnsyndrom: Stertz-Zeichen
Stevens-Johnson-Syndrom: Erythema exsudativum multiforme (majus)
Stewart-(Greeg-)Morel-Syndrom: Morgagni(-Stewart-Morel)-Syndrom

Stewart-Treves-Angiosarkom
Syn.: Postmastektomie-Angiosarkom – Angiosarkom bei chronischer Lymphstauung
Def.: Angiosarkom bei chronischer Lymphstauung (Elephantiasis).
A.: Erstbeschreibung 1948 durch Fred Waldorf Stewart (1894–, amerikanischer Pathologe) und Norman Treves (1894–1964, amerikanischer Chirurg).
Diagn. Krit.: (1) Erstmanifestation eines Angiosarkoms auf einem chronischen Armödem nach Mastektomie. – (2) Entwicklung 5–20 Jahre nach Operation. – (3) Multizentrisch auftretende, rasch wachsende, derbe livide kutane und subkutane Knoten. – (4) Später konfluierende Herde, oft nekrotisierend und ulzerierend. – (5) Rasche

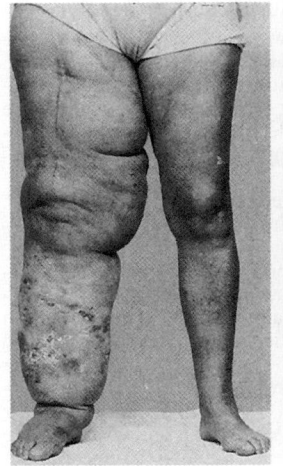
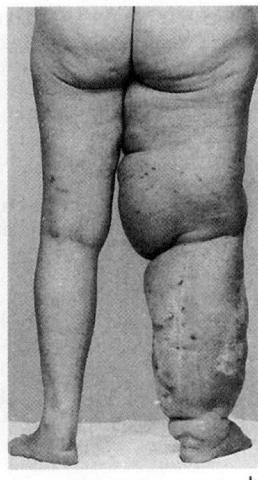

a

b

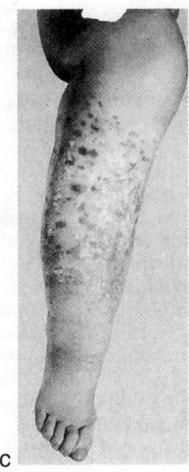

c

Stewart-Treves-Angiosarkom: a) und b) multizentrische Eruption hämorrhagischer Flecken als Initialstadium der angioplastischen Sarkomatose auf dem Boden eines primären chronischen Lymphödems; c) knotiges Stadium der angioplastischen Sarkomatose (Beob. U. Brunner)

Metastasierung, infauste Prognose. – (6) Histologisch: unregelmäßig konfigurierte Gefäßhohlräume mit atypischen Gefäßendothelien, die über Ausläufer mit der Basalmembran verbunden sind und bei Fortschreiten der Erkrankung große Vakuolen enthalten. Elektronenmikroskopisch Nachweis von Erythrozytenphagozytose durch Endothelzellen. Entwicklung des Tumors aus Blutgefäßendothelien mit entsprechender Immunhistologie.
Ätiol.: Meist Mastektomie mit nachfolgendem Armödem. Das gleiche Erscheinungsbild kann sich auch auf dem Boden eines chronischen Lymphödems unterschiedlichster Genese (z.B. an den unteren Extremitäten) entwickeln.
Pathog.: Angioplastische Sarkomatose auf dem Boden einer Kreislauf- oder Lymphabflußstörung.
Bemerkungen: Frühzeitige Amputation der betroffenen Extremität; insgesamt schlechte Prognose. Therapieversuch mit liposomal verkapseltem Doxorubicin. **(DD)** AIDS-assoziiertes Kaposi-Sarkom.
Lit.: Haltberg BM (1987) Angiosarkomas in chronically lymphedematous extremities. Two cases of Stewart-Treves syndrome.

Am J Dermatopathol 9: 406–412. – Kindblom LG, Stenman G, Angervall L (1991) Morphological and cytogenetic studies of angiosarcoma in Stewart-Treves syndrome. Virchows Arch A Pathol Anat Histopathol 419: 439–445. – Stewart FW, Treves N (1948) Lymphangiosarcoma in postmastectomy lymphedema: a report of 6 cases in elephantiasis chirurgica. Cancer 1: 64–81.
N. H. Brockmeyer/GB

Stickler-Syndrom
Syn.: Arthro-Ophthalmopathie – Arthro-Ophthalmopathie, hereditäre progressive – früher (irrtümlich): Stickler-Wagner-Syndrom
Def.: Progrediente Bindegewebserkrankung mit Beteiligung von Ohr, Auge und Gelenken, bedingt durch ein autosomal-dominantes Gen mit stark variabler Expressivität.
A.: Die Beschreibung von Gunnar B. Stickler, 1925–, Pädiater, Minnesota, im Jahre 1965 stellt bei weitem nicht die erste Arbeit über das Syndrom dar: frühere Arbeiten u.a. 1897 von Mayo, 1953 von David und 1964 von Weissenbacher und Zweymüller.
Diagn. Krit.: (1) Gelenke: anfangs Überbeweglichkeit; weite, bei Exkursionen klickende Gelenke; prämature progrediente Arthritis, etwa vom 15. bis zum 30. Lebensjahr (später Besserung), schmerzhaft mit Bewegungseinschränkung, besonders am Morgen; gelegentlich Entzündungszeichen, Verbreiterung der großen Extremitätengelenke (besonders Knie- und Sprunggelenk, Ellenbogen), Subluxation der Hüften mit Gehbehinderung, thorakale Kyphose/Skoliose. – (2) Auge: Progrediente hochgradige Myopie, entweder ab Geburt oder mit Beginn im ersten Dezennium, führt oft zur Retina-Ablösung. Andere Augenbefunde: präsenile Katarakt, Glaukom, Glaskörperdegeneration, chorioretinale Degeneration, Linsenektopie, Hypopigmentation des Fundus. – (3) Hörverlust, sowohl vom konduktiven als auch perzeptiven Anteil. – (4) Kleinwuchs. – (5) Gesicht: rund, wenig profiliert, mäßiger Exophthalmus, medialer Epikanthus, kurze Nase mit eingesunkener Wurzel und nach vorn stehenden Öffnungen, kurze Oberlippe, langes Philtrum; Anomalien der Zahnanlagen, Malokklusion, hypoplastische Maxilla, Gaumenspalte (selten auch subkutane) mit oder ohne Robin-Sequenz. – (6) Mäßiger Entwicklungsrückstand. – (7) Skelett und Röntgen: Spondylo-epiphysäre Dysplasie mit Verflachung der Wirbelkörper, verminderter Dicke der Diaphysen der langen Röhrenknochen im Vergleich zu den breiten Metaphysen, breiten, kurzen Femurhälsen, Hypoplasie der distalen Tibiaepiphyse, Hypoplasie des Beckens, Hühnerbrust, Plattfuß, Coxa valga und Genu valgum. – (8) Muskuläre Hypotonie. – (9) Mitralklappenprolaps.
Ätiol.: Autosomal-dominantes Gen oder Gene mit wahrscheinlich vollständiger Penetranz und stark variabler Expressivität. In etwa der Hälfte der Familien sind Mutationen in Strukturen für Kollagen Typ II (COL2A1) nachweisbar, in den restlichen entweder andere genetische Ätiologie (Heterogenität) oder (noch) nicht nachweisbare Mutationen.
Pathog.: Kollagendefekte mit der Folge von Bindegewebsschwäche.
Bemerkungen: Nicht identisch mit der hyaloideo-retinalen Dysplasie (Wagner-Syndrom), obwohl dies früher angenommen wurde. Häufige Ursache der Robin-Sequenz, vor allem, wenn diese (sonst sehr ungewöhnlich!) familiär auftritt. Im Phänotyp des Gesichtes Ähnlichkeiten mit dem 18q⁻ Syndrom. Genetische und klinische Verwandtschaft mit der Kniest-Dysplasie, der SED (spondylo-epiphysealen Dysplasie) und der autosomal-dominanten Spondylo-Arthropathie.
Lit.: Aymé S, Preus M (1984) The Marshall and Stickler syndromes: Objective rejection of lumping. J Med Genet 21: 34–38. – Francomano CA, Liberfarb RM, Hirose T et al (1987) The Stickler syndrome: Evidence for close linkage to the structural gene for type II collagen. Genomics 1: 293–296. – Liberfarb RM, Hirose T, Holmes LB (1979) The Wagner-Stickler syndrome – A genetic study. BDOAS 15: 145–154. – Spallone A (1987) Stickler's syndrome: a study of 12 families. Br J Ophthalmol 71: 504–509. – Spranger J, Winterpacht A, Zabel B (1994) The type II collagenopathies: a spectrum of chondrodysplasias. Eur J Pediatr 153: 56–65. – Stickler GB, Belau PG, Farell FJ et al (1965) Hereditary progressive arthro-ophthalmopathy. Mayo Clin Proc 40: 433–455. – Temple JK (1989) Stickler's syndrome. J Med Genet 26: 119–126. – Weissenbacher G, Zweymüller E (1964) Gleichzeitiges Vorkommen eines Syndroms von Pierre Robin und einer fetalen Chondrodysplasie. Monatsschr Kinderheilkd 112: 315–317.
McK: 108300
A. Schinzel/AS

Stickler-Wagner-Syndrom: Stickler-Syndrom

Stiff-baby
Syn.: Stiff-baby-Syndrom – Hyperekplexie – hyperekplexia (e) – startle disease (e) – exaggerated startle (e) – Kok disease (e)
Def.: Seit Geburt bestehende Muskelhypertonie, die im Schlaf ab- und bei geringsten psychischen oder taktilen Stimuli zunimmt.
A.: O. Kok und G. W. Bruyn, Pädiater, Leiden, Niederlande. Erstbeschreibung 1962.
Diagn. Krit.: (1) Seit Geburt bestehende Muskelhypertonie, die im Schlaf ab- und bei geringsten psychischen oder taktilen Stimuli zunimmt. Im Verlaufe des ersten Lebensjahres Besserung der Muskelhypertonie. – (2) Attackenartig verstärkte Muskelhypertonie kann die Atemmuskulatur einbeziehen und zu lebensbedrohender Apnoe führen. – (3) Als Folge der Muskelhypertonie gehäuftes Auftreten von Nabel-, Leisten- und Zwerchfellhernien. – (4) Im weiteren Verlauf Fallneigung ohne Bewußtseinsstörung. – (5) Leicht verzögerte motorische Entwicklung, aber keine neurologischen oder psychischen Defizite. – (6) Gelegentlich Ernährungsprobleme wie Erbrechen. – (7) Elektroenzephalogramm und Nervenleitgeschwindigkeiten normal. – (8) Elektromyographie: fast permanente Muskelaktivität mit kurzen Perioden der muskulären Ruhe. Bei der typischen Hyperekplexie keine kontinuierliche EMG-Aktivität, die zumindest bei einem Teil der Patienten mit einem Stiff-baby-Syndrom gefunden wird.
Ätiol.: Autosomal-dominant erbliche Krankheit. Der Genort liegt vermutlich auf dem Chromosom 5 (5q33.2–q33.3).
Pathog.: Abnorm gesteigerte Schutzreflexe des Hirnstammes und evtl. des Rückenmarks, wahrscheinlich als Folge einer vermehrten Erregbarkeit der Formatio reticularis. Im Liquor cerebrospinalis findet sich eine niedrige γ-Aminobuttersäure (GABA).
Bemerkungen: Cioni et al. postulieren einen kontinuierlichen Übergang der Hyperekplexie (ohne kontinuierliche EMG-Aktivität) zum Stiff-baby-Syndrom (teilweise mit kontinuierlicher EMG-Aktivität). Die Bezeichnung »stiff baby« wurde von Lingam et al. geprägt. Die Krankheit darf nicht mit dem »Stiff-man« (s. dort) verwechselt werden. Muskelrelaxanzien wie Benzodiazepine lindern die Muskelhypertonie.
Lit.: Cioni G, Biagioni E, Bottai P et al (1993) Hyperekplexia and stiff-baby syndrome: an identical neurological disorder? Ital J

Neurol Sci 14: 145–152. – Kok O, Bruyn G (1962) An unidentified hereditary disease. Lancet 1: 1359. – Lingam S, Wilson J, Hart EW (1981) Hereditary stiff baby syndrome. Am J Dis Child 135: 909–911. – Matsumoto J, Fuhr P, Nigro M, Hallett M (1992) Physiological abnormalities in hereditary hyperekplexia. Ann Neurol 32: 41–50. – Suhren O, Bruyn W, Tuynman JA (1966) Hyperexplexia: a hereditary startle syndrome. J neurol Sci 3: 577–605. – Tohier C, Roze JC, David A et al (1991) Hyperexplexie or stiff baby syndrome. Arch Dis Child 66: 460–461.
McK: 149400
C. D. Reimers/DP

Stiff-baby-Syndrom: Stiff-baby
Stiff-hand-Syndrom: Lundbaek-Symptomatik
stiff joints-dwarfism-eye defects (e): okulo-arthro-skeletales Syndrom

Stiff man

Syn.: Stiff-man-Syndrom – Steifer-Mann-Syndrom – Muskelstarre-Syndrom – Spindel-Myotonie-Syndrom – Muskelrigidität, progressive, fluktuierende – stiff-man syndrome (e) – stiff person (e)
Def.: Sporadische Erkrankung des Zentralnervensystems mit Muskelrigidität, überlagert von sehr schmerzhaften Muskelspasmen.
A.: Frederick P. Moersch und Henry W. Woltman, Neurologen, Rochester, USA. Erstbeschreibung 1956.
Diagn. Krit.: **(1)** Anfänglich Steifigkeitsgefühl in den axialen Rumpf- und in den proximalen Gliedmaßenmuskeln, verlangsamte und mühsame Bewegungen. – **(2)** Innerhalb von Wochen oder Monaten Entwicklung einer ausgeprägten, meist symmetrischen Muskelrigidität mit charakteristischer lumbaler Hyperlordosierung, zusätzlich meist sehr schmerzhafte Muskelspasmen in den gleichen Muskeln, ausgelöst durch Bewegungen, Emotionen, sensorische oder sensible Reize. Beeinträchtigung der Atmung durch die Spasmen, sogar Frakturen langer Röhrenknochen und Verbiegungen orthopädischer Nägel möglich. Bei manchen Patienten statt der Spasmen myoklonische Anfälle. Im Schlaf keine gesteigerte Muskelaktivität. In etwa einem Viertel der Fälle auch Spasmen der von den unteren Hirnnerven versorgten Muskeln, jedoch kein Trismus. – **(3)** Bei ausgeprägter Muskelrigidität Entwicklung von Gelenkdeformierungen und Kontrakturen. – **(4)** Neurologischer Untersuchungsbefund bis auf die Spasmen und Muskelrigidität unauffällig. Keine Paresen, meist keine Reflexsteigerung. – **(5)** Im Rahmen der Spasmen starkes Schwitzen. – **(6)** Seltene Assoziationen mit einem Diabetes mellitus, einer Hyperthyreose, einer Hypophysenunterfunktion oder einer Epilepsie (10% der Fälle). – **(7)** Liquor cerebrospinalis meist unauffällig, in wenigen Fällen erhöhte IgG-Spiegel und oligoklonale IgG-Banden. – **(8)** Elektromyographie: kontinuierliche Entladungen unauffälliger Muskelaktionspotentiale, von Willküraktivität nicht unterscheidbar. – **(9)** Myopathologisch unauffällige Befunde oder leichte neurogene Atrophien. – **(10)** Autoptischer Befund des Nervensystems unauffällig. – **(11)** Schleichender Krankheitsbeginn, meist in der 4. oder 5. Dekade.
Ätiol.: Seltenes sporadisches Leiden.
Pathog.: Es können drei Formen unterschieden werden: eine autoimmunologische Variante mit zirkulierenden Autoantikörpern gegen Inselzellen oder Glutamatdecarboxylase oder anderen organspezifischen Autoantikörpern, eine paraneoplastische und eine idiopathische Variante. Es wird ein Ungleichgewicht zwischen den absteigenden aminergen Systemen, die zu einer Bahnung spinaler sog. long-latency-Beugereflexe führen, und hemmenden Einflüssen der γ-Aminobuttersäure (GABA) im Hirnstamm und Rückenmark angenommen.
Bemerkungen: Die seltene Erkrankung tritt in der Regel im Erwachsenenalter, selten kongenital (»stiff-baby« [s. dort], autosomal-dominant erblich) auf. Die Spasmen und die Muskelsteifigkeit können durch hohe intravenöse Dosen von Diazepam (40–60 mg und mehr täglich), durch Clonazepam, Baclofen, Valproinsäure und Clonidin in einem Teil der Fälle gebessert und durch Clomipramin gesteigert werden. Auch Allgemein- oder Spinalanästhesien, Vorderwurzelblockaden, periphere Nervenblockaden und Curare lösen die Muskelrigidität. Unbehandelt verläuft die Krankheit über Jahre progredient und führt dann zur völligen Immobilität. Differentialdiagnostisch muß das Leiden a) von dystonen Spasmen (führen zu athetoiden Haltungen, keine Provokation durch sensorische Reize), b) von einer Nebennierenrindeninsuffizienz, die gelegentlich mit Spasmen im Unterleib und proximal an den Beinen einhergeht, c) von einer schweren Enzephalomyelitis (sensible Störungen, Hirnnervenausfälle, Gliedmaßenlähmungen, abgeschwächte und fehlende Muskeldehnungsreflexe, entzündliche Liquorveränderungen), d) von einem (chronischen) Tetanus (Trismus), e) von einer Neuromyotonie (kontinuierliche Faszikulationen und Myokymien, verschlechtert durch Muskelaktivität, vor allem der distalen Muskeln, oft auch Paresen, keine Besserung im Schlaf, unter Allgemeinnarkose, Spinalanästhesie, Nervenblockaden, jedoch durch Muskelrelaxanzien, Phenytoin und Carbamazepin), und f) von der rigid-spine-Sequenz (hereditäre Erkrankung, Beginn im Jugendalter, Flexionsbehinderung der gesamten Wirbelsäule und im Schultergürtelbereich, erhöhte CK-Aktivität im Serum, elektromyographische und myopathologische Hinweise auf eine Myopathie) abgegrenzt werden.
Lit.: Folli F, Solimena M, Cofielli R et al (1993) Autoantibodies to a 128-kd synaptic protein in three women with the stiff-man syndrome and breast cancer. New Engl J Med 328: 546–551. – Grimaldi LME, Martino G, Braghi S et al (1993) Heterogeneity of autoantibodies in stiff-man syndrome. Ann Neurol 34: 57–64. – Layzer R B (1988) Stiff-man syndrome – an Autoimmune Disease? N Engl J Med 318: 1060–1061. – Moersch F P, Woltman H W (1956) Progressive fluctuating muscular rigidity and spasm (»stiff-man« syndrome): report of a case and some observations in 13 other cases. Mayo Clin Proc 31: 421–427.
McK: 184850
C. D. Reimers/DP

Stiff-man-Syndrom: Stiff man
stiff-man syndrome (e): Stiff man
stiff person (e): Stiff man

Stiff-skin-Syndrom

Syn.: fascial dystrophy congenital (e)
Def.: Umschriebene, frühkindliche Verhärtung und Verdickung von Haut und Muskelfaszie mit Einschränkung der Gelenkbeweglichkeit.
A.: Nancy S. Esterly, Dermatologin, und Victor A. McKusick, klinischer Genetiker, beschrieben erstmals 1971 die Erkrankung als »stiff skin syndrome«.
Diagn. Krit.: **(1)** Im frühen Kindesalter treten lokalisierte Indurationen der Haut auf, v.a. im Bereich des Gesäßes und der Oberschenkel. Gelegentlich Progredienz der

Veränderungen bis zur Generalisation. – **(2)** Einschränkung der Gelenkbeweglichkeit in Arealen befallener Haut. – **(3)** Restriktive respiratorische Insuffizienz bei thorakalem Befall. – **(4)** Häufig Minderwuchs, milder Hirsutismus. – **(5)** Pathol.: Homogenisierung des korialen Kollagens. Ausgeprägte Verdickung der Faszie. Stellenweise vermehrt Ablagerung von sauren Mucopolysacchariden. – **(6)** Biochemisch vermehrte Kollagensynthese nachzuweisen. – **(7)** Laborwerte normal, keine Autoantikörper.
Ätiol.: Wahrscheinlich genetisch determiniert. Vererbungsmodus unklar.
Pathog.: Vermehrte Kollagensynthese führt zur Induration der Haut und Faszie.
Bemerkungen: Sehr ähnliche Veränderungen des Kollagenstoffwechsels wurden bei der sog. »tight skin mouse« beschrieben.
Lit.: Esterly NS, McKusick VA (1971) Stiff skin syndrome. Pediatrics 47: 360–369. – Jablonska S, Schubert H, Kukuchi I (1989) Congenital fascial dystrophy: Stiff skin syndrome – a human counterpart of the tight-skin mouse. J Am Acad Dermatol 21: 943–950.
McK: 184900
M. Tronnier/GB

Stilling-Türk-Duane-Syndrom
Syn.: Duane-Syndrom – Retraktions-Syndrom – Retractio bulbi – Syndrom der Bulbusretraktion – Duane's syndrome (e) – Duane's retraction syndrome (e) – bulbus retraction syndrome (e)
Def.: In 20% bilateral kongenitale Fehlinnervation der äußeren Augenmuskeln, meist des Musculus rectus lateralis bei Aplasie des Abduzenskerns; 1% aller kongenitalen Schielformen.
A.: Jakob Stilling, 1842–1915, Ophthalmologe, Straßburg. – Siegmund Türk, schweizerischer Ophthalmologe. – Alexander Duane, 1858–1926, Ophthalmologe, New York. – Erstbeschreibung wahrscheinlich 1875 durch Williams.
Diagn. Krit.: **(1)** Meist massive Abduktionseinschränkung. – **(2)** Unterschiedlich starke Adduktionseinschränkung und Bulbusretraktion mit Lidspaltenverengerung bei versuchter Adduktion. – **(3)** Bei versuchter Adduktion Abweichung des Bulbus nach oben oder unten (up-shoot bzw. down-shoot). – **(4)** Kopfzwangshaltung zur betroffenen Seite mit meist guten Binokularfunktionen (aber ca. 15% Anisometropie und Amblyopie). – **(5)** 60% linkes Auge betroffen, 20% rechtes Auge, 20% beidseitig. – **(6)** Elektromyographisch können drei Typen unterschieden werden; dies ist klinisch unbedeutend, da auch Übergangsformen möglich sind. – **(7)** In 4% Klippel-Feil-Anomalie assoziiert; in 10% labyrinthäre Taubheit; auch in Assoziation mit Goldenhar-Syndrom.
Ätiol.: Autosomal-dominanter Erbgang gesichert, meist sporadisch.
Pathog.: Aplasie des Abduzenskerns mit Fehlinnervation über den Okulomotoriuskern.
Bemerkungen: Bei auffälliger Kopfzwangshaltung Schieloperation. Bei auffälligem up- oder down-shoot Rücklagerung des Musculus rectus lateralis und des Musculus rectus medialis. **(DD)** Abduzensparese – Adhärenz-Syndrom des Musculus rectus lateralis – Moebius-Syndrom – Wildervanck-Syndrom – Johnson-Syndrom.
Lit.: Duane A (1905) Congenital deficiency of abduction associated with impairment of adduction, retraction movements, contraction of palpebral fissure and oblique movements of the eye. Arch Ophth 34: 133–159. – Kirkham TH (1970) Inheritance of Duane's syndrome. Brit J Ophthal 54: 323–329. – Von Noorden GK (1992) Recession of both horizontal recti muscles in Duane's retraction syndrome with elevation and depression of the adducted eye. Am J Ophthalmol 114: 311–312. – Parks MM (1987) Ophthalmoplegic syndromes and trauma. In: Duane TD, Jaeger EA (eds) Clinical ophthalmology, Vol 1, 20: 1–4. Harper & Row, Philadelphia. – Phillips WH, Dirion JK, Graeves GO (1932) Congenital bilateral palsy of the abducens. Arch Ophth 8: 355–364. – Ro A, Gummeson B, Orton RB, Cadera W (1989) Duane's retraction syndrome: southwestern Ontario experience. Can J Ophthalmol 24: 200–203. – Stilling J (1887) Untersuchungen über die Entstehung der Kurzsichtigkeit, Wiesbaden, S 13. – Türk S (1896) Über Retraktionsbewegungen der Augen. Dtsch med Wschr 22: 199.
McK: 126800
B. Lorenz/DP

Still-Krankheit
(Symptomenkomplex)
Syn.: Morbus Still – Still-Syndrom – Chauffard-Still-Syndrom – Arthritis leucocytotica (Bessau) – rheumatoide Arthritis, atypische infantile – Dreier-Syndrom – Chauffard-Ramon-Syndrom
Def.: Eine besondere Verlaufsform der juvenilen rheumatoiden Arthritis, die durch ausgeprägte Allgemeinreaktionen gekennzeichnet ist.
A.: George Frederic Still, 1868–1941, Pädiater, London. – Erstbeschreibung 1897.
Diagn. Krit.: **(1)** Erkrankungsbeginn im 2.–4. Lebensjahr (Erkrankungsbeginn im Erwachsenenalter möglich). – **(2)** Intermittierende Fieberschübe bis 40 °C über Wochen. – **(3)** Arthralgien, Arthritiden und Myalgien. – **(4)** Langsam über Monate sich entwickelnde symmetrische Polyarthritis großer und kleiner Gelenke. – **(5)** Bei einem Teil der Patienten chronischer Verlauf der Polyarthritis, die zu Funktionseinbußen und Gelenkdestruktionen führt. – **(6)** Flüchtiges, blaßrotes, makulopapulöses Exanthem während der Fieberschübe; oft durch mechanische Reize provozierbar (Köbner-Zeichen). – **(7)** Viszerale Manifestationen: generalisierte, nicht schmerzhafte Lymphadenopathie, Hepatosplenomegalie, Pleuritis und Perikarditis. Gefürchtet ist die Myokarditis, die zur Herzinsuffizienz führen kann. – **(8)** Laborbefunde: BSG-Beschleunigung, Erhöhung von α_1- und α_2-Globulinen in der Serum-Elektrophorese; bei längerem Krankheitsverlauf IgG-Vermehrung; hypochrome Anämie und Leukozytose. – **(9)** Röntgen: gelenknahe Osteoporosen und periostale Reaktionen als Frühveränderungen; später Nachweis von randständigen Usuren und Gelenkspaltverschmälerungen; frühzeitiger Schluß der Epiphysenfugen.
Ätiol.: Die Ätiologie der Still-Krankheit und anderer Formen der juvenilen rheumatoiden Arthritis ist unbekannt. Störungen der Immunregulation, virale und bakterielle Infektionen werden diskutiert.
Pathog.: Unbekannt.
Bemerkungen: Drei Hauptformen der juvenilen rheumatoiden Arthritis lassen sich nach dem klinischen Bild unterscheiden. **1.** Die *oligoartikuläre* Form tritt am häufigsten auf, sie ist durch den Befall von vier oder weniger Gelenken bei Krankheitsbeginn charakterisiert. Diese Form wird in zwei Kategorien eingeteilt: Typ I, im allgemeinen bei jungen Mädchen auftretend, in häufiger Assoziation mit Iridozyklitis und dem Vorhandensein von antinukleären Antikörpern; Typ II, bei den älteren Jungen und mit Spondylitis ankylopoetica assoziiert. – **2.** Bei der *polyartikulären* Form sind fünf oder mehr Gelenke bei Krankheitsbeginn betroffen. Diese Form wird in eine Rheumafaktor-negative und in eine Rheumafaktor-positive Gruppe unterteilt. – **3.** Die *systemische* Form der juvenilen rheumatoiden Arthritis (= Still-Syndrom) ist außerdem durch extra-artikuläre Befunde wie Fieber,

Lymphadenopathien, Organomegalien u.a. systemische Befunde (s. oben) charakterisiert.
Komplikationen: Bei Typ I der oligoartikulären Form ist die Komplikation der chronischen Iridozyklitis mit HLA-DR5 assoziiert. Der Übergang in eine Spondylitis ankylopoetica bei Typ II ist mit HLA-B27 korreliert. Eine schwere Komplikation der systemischen Form kann eine ausgeprägte Anämie sein. Eine der ernsthaftesten Langzeitkomplikationen ist die sekundäre Amyloidose, die zur Niereninsuffizienz mit ausgeprägter Proteinurie führt, was eine hohe Letalitätsrate zur Folge hat.

Lit.: Chauffard A, Ramon (1896) Des adénopathies dans le rhumatisme chronique infectieux. Rev méd 16: 345. – Still GF (1897) On a form of chronic joint disease in children. Med Chir Transact 80: 47. – Tucker LB (1993) Juvenile rheumatoid arthritis. Curr Opin Rheumatol 5: 619–628.

R. Stahl/GA

Still-Syndrom: Still-Krankheit

Stirnhirnsyndrom
(Symptomenkomplex)
Def.: s.u. Psychosyndrom, hirnlokales.
P. Hoff/DP

Stock-Mayou-Krankheit: Ceroidlipofuscinose, neuronale, Typ Spielmeyer-Vogt

Stokvis-Talma-Syndrom
Def.: Historische Bezeichnung für erworbene Methämoglobinämie durch enterale Resorption toxischer Substanzen.

Lit.: Stokvis B (1902) Bijdrage tot de casuistick der autotoxische enterogene cyanosen (methaemoglobinaemia?) et enteritis parasitaria. Ned T Geneesk 38: 678–693. – Talma S (1902) Intraglobuläre Methämoglobinämie beim Menschen. Berliner klin Wschr 39: 865–867.

Stomatitis vesiculosa cum exanthemate: Hand-Fuß-Mund-Krankheit
stone carrier paralysis (e): Rieder-Syndrom
Sträussler's disease (e): Ataxie, spinozerebellare, Typ Gerstmann-Sträussler
Strasburger-Hawkins-Eldridge-Hargrave-McKusick-Syndrom: Strasburger-Hawkins-Eldridge-Syndrom

Strasburger-Hawkins-Eldridge-Syndrom
Syn.: Strasburger-Hawkins-Eldridge-Hargrave-McKusick-Syndrom – Vesell-Syndrom – Symphalangie-Stapesfixation-Syndrom – symphalangism-hearing loss-syndrome (e)
Def.: Erbliche Schalleitungsschwerhörigkeit mit Symphalangismus.
A.: Elliot S. Vesell, Arzt, Boston. – A. K. Strasburger, Humangenetiker, Baltimore. – M. R. Hawkins, Humangenetikerin, Baltimore. – R. Eldridge, Humangenetiker, Bethesda. – R. L. Hargrave, Chirurg, Wichita Falls, Texas. – Victor A. McKusick, 1921–, Humangenetiker, Baltimore. – Erstbeschreibung 1960 durch Vesell; 1965 durch Strasburger und Mitarbeiter.
Diagn. Krit.: **(1)** Meist symmetrischer Symphalangismus der proximalen Phalangen an Fingern und Zehen. Sind nur einzelne Finger und Zehen betroffen, dann sind die ulnaren bevorzugt. Daumen und Großzehen frei beweglich. – **(2)** Weitere Skelettanomalien wie Metatarso-tarsal-Synostose, Talonavikular-Synostose, Klumpfuß, Pes planus, Brachydaktylie, Dysplasie von Hand- und Fußwurzelknochen, Metakarpalaplasie, Syndaktylie. – **(3)** Schalleitungsschwerhörigkeit. – **(4)** Fakultativ Strabismus convergens, Myopie.
Ätiol.: Autosomal-dominantes Erbleiden.
Pathog.: Unbekannt.
Bemerkungen: Die Schalleitungsschwerhörigkeit ist durch eine Stapesankylose bedingt.

Lit.: Cushing H (1916) Hereditary ankylosis of proximal phalangeal joints (symphalangism). Genetics 1: 90–106. – Gorlin RJ, Kietzer G, Wolfson J (1970) Stapes fixation and proximal symphalangismus. Z Kinderheilk 108: 12–16. – Meinecke P, Passarge E (1978) Symphalangie-Stapesfixation-Syndrom. Dtsch med Wschr 103: 1660–1665. – Strasburger AK, Hawkins MR, Eldridge R, Hargrave RL, McKusick VA (1965) Symphalangism: genetic and clinical aspects. Bull Johns Hopk Hosp 117: 108–127. – Theunissen EJJM, Cremers CWEJ (1984) Stapedial ankylosis as a symptom of symphalangia with autosomal dominant heredity. Ned T Geneesk 128: 712–714. – Vesell ES (1960) Symphalangism, strabism and hearing loss in mother and daughter. N Engl J Med 263: 839–842.

McK: 185800
S. Schmid; Th. Spillmann/GB

Streeter bands (e): ADAM-Komplex
Streßsyndrom, chronisches posttraumatisches: Entwurzelungsdepression
Strong-Shprintzen-Syndrom: velo-kardio-faziales Syndrom
Strophulus adultorum: Prurigo Hebra
v.-Strümpell-Krankheit: Spinalparalyse, (hereditäre) spastische
Struma granulomatosa: (de-)Quervain-Thyreoiditis
Struma lymphomatosa: Hashimoto-Thyreoiditis
Stuart-Bras-Syndrom: veno-occlusive disease (e)
stub thumbs (e): Brachydaktylie Typ D
stuck twin syndrome (e): Transfusion, feto-fetale
Sturge-Krankheit: Sturge-Weber-Phänotyp
Sturge-Weber-Dimitri-Syndrom: Sturge-Weber-Phänotyp

Sturge-Weber-Phänotyp
Syn.: (Parkes-)Weber-Syndrom – Sturge-Weber-Dimitri-Syndrom – Sturge-Krankheit – Kalischer-Syndrom – Krabbe-Syndrom III – kutaneo-zerebrales Angiom – Neuroangiomatosis encephalofacialis – enzephalotrigeminale Angiomatosis – fourth phacomatosis (e)
Def.: Kongenitale angiomatöse Fehlbildung im Versorgungsbereich des ersten und zweiten Trigeminusastes und des Hirnes mit zentralnervösen Symptomen.
A.: William Allen Sturge, 1850–1919, englischer Arzt, beschrieb 1879 das Syndrom. – Frederick Parkes Weber, 1863–1962, London, wies röntgenologisch die intrakraniellen Verkalkungen nach.
Diagn. Krit.: **(1)** »Portweinfarbener« Naevus flammeus des Gesichts und Schädels im Versorgungsbereich des ersten (und seltener des zweiten) Astes des Nervus trigeminus. Der Nävus ist meistens einseitig und oft scharf

Subclavian-steal-Sequenz, angeborene

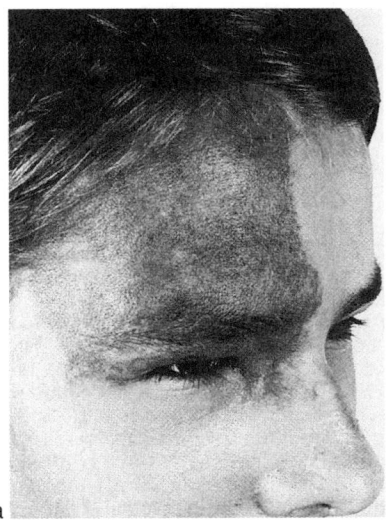

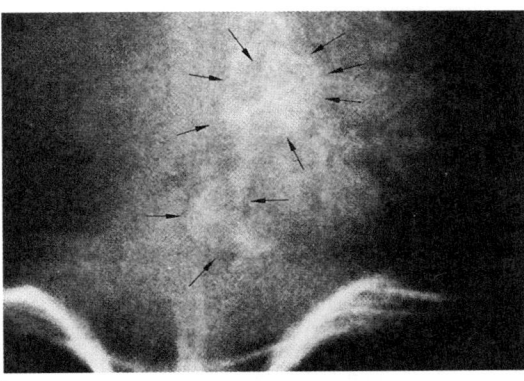

Sturge-Weber-Phänotyp: a) halbseitiger, scharf begrenzter Naevus flammeus im Bereich des obersten Trigeminusastes (Foto DOFONOS, Ffm.); b) Schädelröntgen: doppelt konturierte, geschlängelte, kalkdichte intrazerebral gelegene Verschattungen (Beob. F. Ball, Z Rad, Ffm.)

kalkungen entscheidend sein. Der Hirnschädel entwickelt sich gelegentlich asymmetrisch. Häufigkeit um 1 : 230 000.

Lit.: Enjolras O, Riche MC, Merland JJ (1985) Facial port-wine stains and Sturge-Weber syndrome. Pediatrics 76: 48–51. – Fritsch G, Sacher M, Nissen Th (1986) Klinik und Verlauf des Sturge-Weber-Syndroms im Kindesalter. Monatsschr Kinderheilk 134: 242–245. – Henkes H, Bittner R, Huber G et al (1991) Die Sturge-Weber-Erkrankung. Bildgebende Diagnostik in Bezug zur Neuropathologie. Radiologie 31: 289–296. – Sturge WA (1879) A case of partial epilepsy, apparently due to a lesion of one of the vasomotor centres of the brain. Clin Soc Transact 12: 162. – Tallman B, Tan OT, Morelli JG et al (1991) Location of port-wine stains and the likelihood of ophthalmic and/or central nervous system complications. Pediatrics 87: 323–327. – Weber FP (1922) Right-sided hemi-hypertrophy resulting from right-sided congenital spastic hemiplegia, with a morbid condition of the left side of the brain, revealed by radiograms. J Neurol Psychopath (London) 37: 301–311.
McK: 185300
K. Méhes/AS

St. Vitus dance (e): Sydenham-Krankheit
Styloid-Syndrom: Processus-styloideus-Symptomatik
subacute myelo-optico-neuropathy (e): SMON-Krankheit
subacute necrotizing encephalomyelopathy (e): Leigh-Enzephalomyelopathie
Subclavia-Entzugs-Syndrom: Vertebralis-Anzapf-Syndrom
subclavian steal effect (e): Vertebralis-Anzapf-Syndrom

Subclavian-steal-Sequenz, angeborene

Syn.: Subklavia-Anzapf-Syndrom, kongenitales – Pulmonal-Subklavia-steal-Syndrom, kongenitales – pulmonary and subclavian arteries steal syndrome, congenital (e)
Def.: Minderdurchblutung eines Armes auf dem Boden einer angeborenen Anomalie des Ursprungs der gleichseitigen Arteria subclavia (meist der linken bei Arcus aortae dexter).
A.: Rashid A. Massumi, indischer Kardiologe. – Erstbeschreibung 1963 mit Abgrenzung von erworbenen Formen. 1979 genaue Systematik durch A. E. Victoria et al.
Diagn. Krit.: (1) Minderdurchblutung eines Armes (meist des linken), Blutdruck-, Pulsdifferenz. Rasche Ermüdbarkeit der betroffenen Extremität. – (2) Fast immer in Verbindung mit angeborenen Herzfehlern (Vorhof- und/oder Ventrikelseptumdefekt, Fallot-Tetralogie, Aortenstenose, Coarctatio aortae, Pulmonalvenen-Fehlmündungen, Ductus arteriosus persistens, Aortenbogenanomalien) mit entsprechender Symptomatik: evtl. Zyanose, Trommelschlegelfinger und -zehen, Uhrglasnägel, Herzinsuffizienz, Leistungsminderung. – (3) Auskultationsbefund: abhängig vom Herzfehler; dazu sub- oder supraklavikulär auf der betroffenen Seite kontinuierliches Geräusch. – (4) Röntgen-Thorax: abhängig vom begleitenden Herzfehler. – (5) Klärung der Anatomie durch Angiographie: dabei zeitgerechte Anfärbung der kontralateralen A. carotis und A. subclavia, meist auch der ipsilateralen A. carotis. Die A. subclavia der betroffenen Seite kontrastiert sich verzögert, meist über den Circulus Willisii. – (6) Neurologische Symptome bei Kindern selten, bei Erwachsenen häufiger. – (7) Selten Ohrmuscheldysplasie und Choanalatresie.
Ätiol.: Stenose oder Atresie des Ursprungs der A. subclavia der betroffenen Seite. Befallen ist fast ausschließlich die dem Aortenbogen gegenüberliegende A. subclavia (in der Regel die linke bei rechtem Aortenbogen). Dop-

median abgesetzt. Die korrespondierende Mundschleimhaut kann auch beteiligt sein. – (2) Schädelröntgen: doppelt konturierte, geschlängelte, kalkdichte Verschattungen (bedingt durch gleichseitige Hirn-Angiome). – (3) Halbseitige epileptiforme Anfälle (kontralateral zum Angiom), eventuell spastische Hemiparese. – (4) Geistige Entwicklungsverzögerung und/oder hirnorganisches Psychosyndrom. – (5) Homolaterale angiomatöse Veränderungen der Chorioidea, kongenitales Glaukom mit einseitigem Hydrophthalmus (Buphthalmus). – (6) Eventuell homonyme Hemianopsie kontralateral zum Gesichtsangiom. – (7) Fakultativ Kombination mit Fehlbildungen anderer Organe.
Ätiol.: Noch nicht geklärt, frühembryonale vasale Entwicklungsstörung (»Fehlmesenchymation«); autosomal-dominanter Erbgang mit inkompletter Penetranz in einer Minderheit der Fälle vermutet. Es bestehen Beziehungen zu den anderen, genetisch bedingten neurokutanen Syndromen.
Pathog.: Unbekannt.
Bemerkungen: Formes frustes kommen vor: fehlt das Gesichtsangiom, so kann der Nachweis intrakranieller Ver-

pelseitiger Befall beschrieben. Die Anomalie ist abzuleiten aus der embryonal doppelten Aortenbogenanlage mit abnormer Involution bestimmter Abschnitte. In der Regel Verbindung der A. subclavia über den Ductus arteriosus persistens mit der A. pulmonalis. Dadurch nach A. E. Victoria drei Typen unterscheidbar: **1.** Ursprung der entsprechenden A. subclavia aus der seitengleichen A. pulmonalis (meist im Rahmen der Fallot-Tetralogie). – **2.** Bei Arcus aortae dexter Ursprung der A. subclavia links aus der Aorta descendens als A. lusoria mit Stenose am Ursprung. Oft mit Ductus arteriosus und großem Ventrikelseptumdefekt. – **3.** Arcus aortae dexter, Atresie des Truncus brachiocephalicus links (daher auch Karotispuls links schwach oder fehlend).
Pathog.: Durchblutung des betreffenden Armes nicht auf direktem Weg aus der Aorta unter oft vermindertem Druck und evtl. mit venösem Blut. Bei Blutversorgung über die A. vertebralis neurologische Symptomatik möglich.
Bemerkungen: **(DD)** erworbene Formen (z.B. nach Blalock-Taussig-Anastomose oder bei Takayasu-Arteriitis) – Aortenisthmusstenose mit distalem Ursprung der entsprechenden A. subclavia.
Lit.: Garcia OL, Hernandez FA, Tamer D et al (1979) Congenital bilateral subclavian steal-ductus-dependant symptoms in interrupted aortic arch associated with ventricular septal defect. Am J Cardiol 44: 101–104. – Massumi RA (1963) The congenital variety of the „subclavian steal" syndrome. Circulation 28: 1149–1152. – Victoria AE, van Mierop LHS, Elliott LP (1970) Right aortic arch associated with contralateral congenital subclavian steal syndrome. Am J Roentgenol 108: 582–590.
G. Bein/JK

subclavian steal syndrome (e): Vertebralis-Anzapf-Syndrom
subcorneal pustular dermatosis (e): Pustulosis subcornealis (Sneddon-Wilkinson)
subcortical encephalopathy, progressive, degenerative (e): Canavan-Syndrom
Subklavia-Anzapf-Syndrom, kongenitales: Subclavian-steal-Sequenz, angeborene
Subklavia-Steal-Syndrom, koronares: Koronar-Subklavia-Anzapf-Syndrom
subphrenic displacement of the colon (e): Chilaiditi-Anomalie

Subsepsis allergica Wissler
Syn.: Arthritis, systemische juvenile – Wissler-Syndrom – Sepsis hyperergica – Pseudosepsis allergica – pseudosepticemia syndrome (e)
Def.: Chronische allergisch-hyperergische Systemerkrankung des rheumatischen Formenkreises mit Hautmanifestationen und rheumatoiden Symptomen bei Neutrophilie.
A.: Erstbeschreibung durch Hans Wissler, 1906–1983, Pädiater, Zürich. – Einzelbeobachtungen durch E. Uhse 1943 (»Febris maculosa intermittens«), Fykow (1929) und Nowak (1942).
Diagn. Krit.: **(1)** Monatelang anhaltendes unregelmäßig intermittierendes oder kontinuierliches Fieber bei relativ gutem Allgemeinzustand. – **(2)** Rezidivierendes polymorphes flüchtiges Exanthem, auch Entwicklung subkutaner Knoten und rheumatischer Weichteil- und Gelenkschwellungen. – **(3)** Passagere Arthralgien (bis zu 30%), selten Ergüsse. – **(4)** Viszerale Verlaufsformen, bis zu akutem Abdomen. – **(5)** Weitere Symptome: Herzbeteiligung (Myo- und Perikarditis) geringen Ausmaßes, Milz- und Lymphknotenvergrößerung. – **(6)** Negative Blutkultur. – **(7)** Leukozytose (Neutrophilie bis 96%) mit Linksverschiebung und stark erhöhter Blutsenkungsgeschwindigkeit, Anämie. – **(8)** Häufig nach Initialinfekt.
Ätiol.: Unbekannt. Erkrankung tritt häufig nach vorausgegangenem Infekt auf, möglicherweise Autoimmunerkrankung.
Pathog.: Unklar, möglicherweise sich verselbständigende Reaktion des Organismus im Sinne einer allergisch-hyperergischen Reaktion mit bevorzugtem Befall der Gefäße und des Myokards. Generalisierte Arteriitis. Histologisch: Nachweis subepidermaler IgG-Bänder mit Immunfluoreszenztechnik.
Bemerkungen: Viszerale Verlaufsform der juvenilen chronischen Polyarthritis, unklare Beziehung zu Still-Symptomenkomplex, Übergang in chronische Polyarthritis in 50–70%. Im angloamerikanischen Sprachraum Diagnose nicht gebräuchlich, Oberbegriff »Still disease«. Bevorzugt Kleinkinder betroffen, aber auch Schulkinder und Erwachsene. Symptomatik von flüchtigen rheumatischen Beschwerden bis zur nekrotisierenden Arteriitis. Verlauf sehr variabel, schubweise mit symptomfreien Intervallen. Übergang in rheumatoide Arthritis möglich. Therapie unspezifisch mit Kortikosteroiden und/oder Immunsuppressiva. **(DD)** Sepsis – Lymphogranulomatose – Kollagenosen – Erkrankung des rheumatischen Formenkreises – allergisch-hyperergische Erkrankungen – Arzneimittelexantheme.
Lit.: Moeller M, Müller KD (1972) Subsepsis allergica Wissler im Erwachsenenalter, ein klinischer und pathologisch-anatomischer Beitrag. Dtsch Med Wochenschr 97: 1553–1557. – Wissler H (1943) Über eine besondere Form sepsisähnlicher Krankheiten (Subsepsis hyperergica). Monatsschr Kinderheilk 94: 1–15.
A. Dörries/JK

substance withdrawal syndrome (e): Entzugserscheinungen
Succinatsemialdehyddehydrogenase-Defekt: γ-Hydroxybuttersäure-Ausscheidung
succinylpurinemic autism (e): Adenylsuccinaturie
Sudeck atrophy (e): Sudeck-Dystrophie

Sudeck-Dystrophie
Syn.: Sudeck-Syndrom – Sudeck-Kienböck-Syndrom – Kienböck-Knochenatrophie – Sudeck-Leriche-Syndrom – Sudeck-Knochenatrophie – Sudeck-Porose – Sudeck-Krankheit – Leriche-Krankheit – Kienböck-Meisel-Krankheit – Knochenatrophie, akute – Kienböck-Atrophie – reflex bone atrophy (e) – Sudeck atrophy (e) – reflex sympathetic dystrophy, posttraumatic (e)
Def.: Neurogene, posttraumatische Knochenatrophie besonders des Hand- oder Fußskeletts (Formenkreis der Reflexdystrophien).
A.: Paul Hermann Sudeck, 1866–1945, Chirurg, Hamburg. – Robert Kienböck, 1871–1953, Röntgenologe, Wien. – René Leriche, 1879–1955, Chirurg, Paris. – Erstbeschreibung durch Sudeck 1900 (Klinik) und durch Kienböck 1901 (Röntgenologie).
Diagn. Krit.: **(1)** Auftreten nach Frakturen oder Prellungen sowie Operationen der Gliedmaßen. – **(2)** Erstes Stadium: akut entzündlich (Sudeck I): Überwärmung, Rötung, Schmerzsteife, Schwellung und Funktionsschwäche der Extremität. – **(3)** Zweites Stadium: chronisch dystrophische Phase (Sudeck II): Schmerz wird weniger, Überwärmung geht zurück, Glanzhaut mit Hyperhidrose, Ödem verhärtet sich. Verbesserte, aber immer noch schmerzhafte Gelenkbeweglichkeit. – **(4)** Drit-

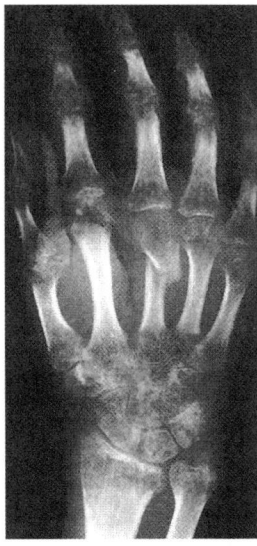

Röntgenbefund bei Sudeck-Dystrophie nach Mittelhandbruch: »fleckige Entschattung« im Stadium II (Beob. O.U.Kl. Leipzig)

tes Stadium: Endatrophie (Sudeck III): Spontanschmerz verschwindet, Bewegungs- und Belastungsschmerz bleibt. Durchblutung vermindert, Haut blaß, Atrophie der Haut und Muskulatur. Gelenke bleiben eingeschränkt, manchmal irreparabel Defektheilung. – (5) Röntgen: »fleckige Entschattung« durch Schwund der subchondralen Spongiosa, typisch bei Sudeck II. – (6) Röntgen im Stadium 3 mit gleichmäßiger Entschattung durch die Atrophie, gelegentlich mit Akroosteolyse. – (7) Gynäkotropie jenseits von 40 Jahren. – (8) Bevorzugt ist die Hand nach Radiusfraktur, häufig aber auch an Knie und Sprunggelenk.
Ätiol.: Unbekannt. Meist in zeitlichem und örtlichem Zusammenhang mit Trauma oder Operation. Individuelle Disposition bei Personen mit konstitutioneller »Krankheitsbereitschaft« bzw. vegetativer Labilität.
Pathog.: »Vegetative Entgleisung« auf dem Boden einer konstitutionell abnormen Reaktionsweise des vegetativen Nervensystems. Fehlsteuerung der Blutgefäße und vasomotorische Kontraktion der Arteriolen. Neurale Fehlsteuerung, mechanische Stauung und Gewebsazidose erzeugen am Knochen eine negative ossäre Strukturbilanz (Mittelmeier und Biel).
Bemerkungen: Tritt bei Kindern und Jugendlichen praktisch nie auf. Abzugrenzen von »normaler« Schwellung und Schmerz bei ungenügender Frakturposition. Als Berufskrankheit bei Strickerinnen, Stenotypistinnen, Preßluftarbeitern beobachtet.
Lit.: Blumensaat C (1956) Der heutige Stand der Lehre vom Sudeck Syndrom. Hefte z Unfallheilk 51. Springer, Berlin. – Kienböck R (1901) Über akute Knochenatrophie bei Entzündungsprozessen an den Extremitäten (fälschlich sogenannte Inaktivitätsatrophie des Knochens) und ihre Diagnose nach dem Röntgenbilde. Wien med Wschr 1346–1348, 1389–1392, 1427–1430, 1462–1466, 1508–1511, 1591–1596. – Mittelmeier H, Biel G (1982) Sudeck Syndrom. In: Witt AN, Rettig H, Schlegel KF et al (Hrsg) Orthopädie in Praxis und Klinik, Bd IV, S 8.1–8.16. Thieme, Stuttgart, New York. – Sudeck P (1900) Über die akute entzündliche Knochenatrophie. Arch klin Chir 62: 147. – Sudeck P (1901/1902) Über die akute (reflektorische) Knochenatrophie nach Entzündungen und Verletzungen an den Extremitäten und ihre klinischen Erscheinungen. Fortschr Röntgenstr 5: 277. – Sudeck P (1938) Die kollateralen Entzündungsreaktionen an den Gliedmaßen (sogenannte akute Knochenatrophie). Arch klin Chir 191: 710.
K. Parsch/JS

Sudeck-Kienböck-Syndrom: Sudeck-Dystrophie
Sudeck-Knochenatrophie: Sudeck-Dystrophie
Sudeck-Krankheit: Sudeck-Dystrophie
Sudeck-Leriche-Syndrom: Sudeck-Dystrophie
Sudeck-Porose: Sudeck-Dystrophie
Sudeck-Syndrom: Sudeck-Dystrophie
sudomotor denervation, progressive selective (e): Anhidrose, familiäre
Sugio-Kajii-Syndrom: tricho-rhino-phalangeale Dysplasie III
Sulcus-nervi-ulnaris-Syndrom: Sulcus-ulnaris-Symptomatik

Sulcus-ulnaris-Symptomatik
Syn.: Sulcus-nervi-ulnaris-Syndrom – Syndrom des Sulcus n. ulnaris – Kubitaltunnel-Syndrom – cubital tunnel syndrome (e) – tardy ulnar palsy (e)
Def.: Akute oder chronische Druckneuropathie des N. ulnaris im Bereich des Sulcus n. ulnaris.
Diagn. Krit.: (1) Bei Flexion des Ellenbogens Parästhesien und Hypästhesie an ulnarer Handkante, Ulnarseite Ringfinger und am Kleinfinger. – (2) Nächtliche Schmerzen und Mißempfindungen in diesem Bereich. – (3) Später: permanentes sensibles Defizit wie oben. – (4) Paresen und Atrophien des M. flexor digitorum prof. III und IV, der Ulnaris-innervierten Handbinnenmuskulatur mit positivem Froment-Zeichen. – (5) Positives Hoffmann-Tinel-Zeichen über Sulcus n. ulnaris. – (6) Elektroneurographie: Verlangsamung der motorischen und sensiblen Nervenleitgeschwindigkeit im Abschnitt des Sulcus n. ulnaris, Verminderung und Dispersion des Summenaktionspotentials. – (7) EMG: Zeichen akuter oder chronischer Denervierung.
Ätiol.: Mechanische Nervenläsion.
Pathog.: Akutes oder chronisches Nerventrauma im Bereich des Sulcus n. ulnaris durch Druck von außen (bei Bewußtlosigkeit, Bettlägerigkeit, Aufstützen auf Ellenbogen), durch knöcherne Veränderungen des Sulcus n. ulnaris selbst (z.B. bei Ellenbogenfraktur, Ellenbogenluxation, Cubitus valgus bei Zustand nach Fraktur, Osteophyten, Arthritis, Knochentumoren, Chondromatose), durch Aponeurose des M. flexor carpi ulnaris, durch chronische Subluxation des N. ulnaris oder durch Druckläsion bei zugrundeliegender systemischer Schädigung des Nerven. In zahlreichen Fällen sind keine klaren Ursachen eruierbar.
Lit.: Miller RG (1979) The cubital tunnel syndrome. Diagnosis and precise localization. Ann Neurol 6: 56–59. – Tackmann W, Richter HP, Stöhr M (1989) Kompressionssyndrome peripherer Nerven. Springer, Berlin, Heidelberg.
W. Müller-Felber/DP

Sulfatidlipidose, juvenile: Leukodystrophie, metachromatische, Typ Scholz
Sulfatidlipidose, spätinfantile: Leukodystrophie, metachromatische, Typ Greenfield
Sulfatidose: Leukodystrophie, metachromatische, Typ Greenfield
Sulfatidose, juvenile: Leukodystrophie, metachromatische, Typ Scholz

Sulfitoxidase-Mangel

Syn.: sulfocysteinuria (e)
Def.: Seltene Stoffwechselstörung im Metabolismus der schwefeligen Aminosäuren, bei der Mangel an Sulfitoxidase zur erhöhten Ausscheidung von S-Sulfocystein, Thiosulfat und Sulfit sowie zur verminderten Ausscheidung von Sulfat führt.
A.: Erstbeschreibung 1967 durch F. Irrevere und Mitarbeiter.
Diagn. Krit.: (1) Die beschriebenen Fälle zeigten alle schwere neurologische Symptome. – (2) Gemeinsam ist allen eine Linsenektopie. – (3) Nachweis von Sulfit und S-Sulfocystein im Plasma. – (4) Erhöhte Ausscheidung von Sulfit, Thiosulfat und S-Sulfocystein (und Taurin) im Urin.
Ätiol.: Autosomal-rezessiv vererbtes Leiden.
Pathog.: Durch den Mangel an Sulfitoxidase kann Sulfit nicht zu Sulfat oxidiert werden, so daß es zur Akkumulation der Metaboliten vor dem Block kommt. Wahrscheinlich wird, wie bei der Homocystinurie, die intramolekulare Verknüpfung des Kollagens gestört, wodurch die Linsenluxation entsteht.
Bemerkungen: Diagnose durch Nachweis des Enzymmangels in Leber, Niere und Hirn. Pränatale Diagnose in Amnionzellen ist möglich. Der Sulfitoxidase-Mangel ist als isolierter Defekt seltener als in Kombination mit Xanthinoxidase- und Aldehydoxidase-Mangel, dem sogenannten Molybdän-Cofaktor-Mangel A und B (McK: 252150; 252160). **(DD)** Molybdän-Cofaktor-Mangel (Sulfitoxidase-, Xanthindehydrogenase- und Aldehydoxidase-Mangel) – Homocystinurie. Therapie: Versuch mit D-Penicillamin.
Lit.: Brown GK, Scholem RD, Croll HB et al (1989) Sulfite oxidase deficiency: clinical, neuroradiologic, and biochemical features in two new patients. Neurology 39: 252–257. – Irrevere F, Mudd SH, Heizer WD, Laster L (1967) Sulfit oxidase deficiency: studies of a patient with mental retardation, dislocated ocular lenses, and abnormal urinary excretion of S-sulfo-L-cysteine, sulfite, and thiosulfate. Biochem Med 1: 187–217. – Johnsom JL, Rajagopalan KV, Lanman JT et al (1991) Prenatal diagnosis of molybdenum cofactor deficiency by assay of sulfite oxidase activity in chorionic villus samples. J Inher Met Dis 14: 932–937. – van der Klei-van Moorsel JM, Smit LME, Brockstedt M et al (1991) Infantile isolated sulphite oxidase deficiency: Report of a case with negative sulphite test and normal sulphate excretion. Eur J Pediatr 150: 196–197. – Tardy P, Parvy P, Charpentier C et al (1989) Attempt at therapy in sulfite oxidase deficiency. J Inher Met Dis 12: 94–95. – Wadman SK, Cats BP, deBree PK (1983) Sulfite oxidase deficiency and the detection of urinary sulfite. Eur J Pediat 141: 62–63.
McK: 272300
E. Mönch/JK

sulfocysteinuria (e): Sulfitoxidase-Mangel
Summerskill-Walshe(-Tygstrup)-Syndrom: Cholestase, familiäre, benigne rekurrierende
Summitt-Syndrom: Carpenter-Syndrom

Summitt-Syndrom

A.: Die 1969 von Summitt beschriebenen Brüder mit prämaturer Kraniosynostose, fliehender Stirn, Syndaktylie, Obesitas und normaler Intelligenz weisen das Carpenter-Syndrom auf.
Lit.: Summitt RL (1969) Recessive acrocephalosyndactyly with normal intelligence. Birth Def Orig Art Ser V(3): 35–38.
A. Schinzel/AS

super female (e): Triplo-X-Syndrom
superior mesenteric artery syndrome (e): Mesenterialarterien-Syndrom, oberes
superior oblique tendon sheath syndrome (e): Obliquus-superior-Sehnenscheiden-Syndrom
superior orbital click syndrome (e): Obliquus-superior-Sehnenscheiden-Syndrom
Superior-Sulcus-Tumor: Pancoast-Tumor
superior vena cava syndrome (e): Vena-cava-superior-Syndrom
Supinatorlogen-Syndrom: Supinatortunnel-Symptomatik
Supinator-Syndrom: Supinatortunnel-Symptomatik

Supinatortunnel-Symptomatik

Syn.: Supinatorlogen-Syndrom – Supinator-Syndrom – idiopathic posterior interosseus nerve motor syndrome (e)
Def.: Engpaßneuropathie des N. radialis im Bereich des Durchtritts durch den M. supinator.
Diagn. Krit.: (1) Parese der vom Ramus prof. n. radialis versorgten Muskulatur (M. ext. digitorum communis, M. ext. carpi ulnaris, M. ext. digiti V, M. ext. pollicis longus und brevis, M. ext. indicis, M. abductor pollicis longus) mit Streckschwäche der Finger im Grundgelenk und Radialabweichung bei Extension der Hand. – (2) Lokale Druckdolenz einige Zentimeter unterhalb des Epicondylus lateralis. – (3) Selten Symptomatik einer Epicondylitis humeri lateralis. – (4) Keine sensiblen Störungen. – (5) EMG: akute oder chronische neurogene Veränderungen in den oben angeführten Muskeln. – (6) Motorische Nervenleitgeschwindigkeit häufig normal, selten fokale Verlangsamung über Supinatorloge, normales Antwortpotential des sensiblen N. radialis.
Ätiol.: Mechanische Nervenläsion.
Pathog.: Bei der idiopathischen Supinatortunnel-Symptomatik Kompression des Ramus prof. n. radialis zwischen der sehnigen Frohse-Arkade und dem M. supinator. Auslösend wirken häufig ungewohnte Tätigkeiten mit muskulärer Überlastung. Daneben gibt es häufig symptomatische Supinatortunnel-Sequenzen bei: a) Tumoren im Ellenbogenbereich (Lipome, Fibrome, Ganglien), b) vom Nerven ausgehenden Geschwülsten, c) Entzündungen der Bursa bicipitoradialis, d) Zustand nach Trauma (Früh- und Spätparesen), e) Gewebsverdickung in Schwangerschaft, f) vermehrter Vulnerabilität bei toxischer Neuropathie (Blei) oder familiärer Neuropathie mit Neigung zu Druckparesen.
Bemerkungen: Bei akuter Supinatortunnel-Symptomatik kurzzeitig konservativer Therapieversuch mit Vermeidung der auslösenden Bewegungen, häufig jedoch operative Exploration des Nerven indiziert. Bei 5% der Patienten mit Epicondylitis humeri radialis zugrundeliegende Supinatortunnel-Symptomatik.
Lit.: Carfi J, Dong MM (1985) Posterior interosseus syndrome revisited. Muscle and nerve 8: 499–502. – Mumenthaler M, Schliack H (1987) Supinatorsyndrom. In: Läsionen peripherer Nerven, 5. Aufl, S 238–241. Thieme, Stuttgart.
W. Müller-Felber/DP

supranukleäre Lähmung, progressive: Steele-Richardson-Olszewski-Krankheit
surdikardiales Syndrom: Jervell-Lange//Nielsen-Syndrom

Surfactant-Mangel des Neugeborenen

Syn.: Respiratory-distress-Syndrom des Neugeborenen – RDS – Membransyndrom, hyalines – Syndrom der hyalinen Membranen – Surfactant-Mangel-Syndrom – Atemnotsyndrom – hyaline disease of the lungs (e) – hyaline membrane (e)

Def.: Primäre Ateminsuffizienz aufgrund eines Surfactant-Mangels bei frühgeborenen Kindern.
A.: Erstbeschreibung des Krankheitsbildes 1835 durch E. Jörg. 1903 beschrieb K. Hochheim »hyaline Membranen« und nahm an, es handele sich dabei um aspiriertes Material.
Diagn. Krit.: (1) Meist Frühgeborene, selten Kinder mit verzögerter Lungenreife (Kinder diabetischer Mütter). – (2) Tachypnoe, Dyspnoe. – (3) Ateminsuffizienz, Hypoxie, Hyperkapnie. – (4) Röntgen: feinretikuläre Zeichnung mit Luftbronchogramm, je nach Ausprägung werden vier Grade unterschieden (Giedion). – (5) Die schwereren Formen erfordern eine kontrollierte Beatmung der Kinder. – (6) Mortalität heute auf etwa 10% gesenkt.
Ätiol.: Fehlen oder fehlende Funktion des Surfactant-Faktors (besonders Phosphatidylcholin erniedrigt, fehlendes Phosphatidylglycerol) aufgrund von Unreife.
Pathog.: Der fehlende Surfactant führt zu hoher Oberflächenspannung, zum endexspiratorischen Kollaps der Alveolen, der Ausbildung von Atelektasen und zur Ausbildung eines Rechts-Links-Shunts. Bei der Ausbildung hyaliner Membranen handelt es sich um ein sekundäres Phänomen.
Bemerkungen: Einheitliche Benennung des Syndroms sollte als Respiratory-Distress-Syndrom (RDS) erfolgen. Mehr als 50% der vor der 30. Schwangerschaftswoche geborenen Kinder leiden daran, und es stellt noch die häufigste Ursache für neonatale Todesfälle dar. Behandlung durch endotracheale Instillation von natürlichen oder synthetischen Surfactant-Präparationen verbessert.
Lit.: Avery ME, Mead J (1959) Surface properties in relation to atelectasis and hyaline membrane disease. Am J Dis Child 97: 517–523. – Giedion A, Haefliger A, Damme P (1973) Acute pulmonary X-ray changes in hyaline membrane disease treated with artificial ventilation and positive end-expiratory pressure. Pediatr Radiol 1: 145. – Hochheim K (1903) Arbeiten aus dem Pathol Inst Göttingen, S 421. – Jörg E (1835) Die Foetuslunge im geborenen Kinde. Gebhardt, Grimma. – Schwartz RM, Luby AM, Scanlon JW, Kellogg R (1994) Effect of surfactant on morbidity, mortality, and resource use in newborn infants weighing 500 to 1500 g. N Engl J Med 330: 1476–1480.

E. Kattner/JK

Surfactant-Mangel-Syndrom: Surfactant-Mangel des Neugeborenen
suxamethonium sensitivity (e): Pseudocholinesterase-Mangel
sweaty feet syndrome, odour of (e): Isovalerianazidämie
Sweet-Syndrom: Dermatose, akute febrile neutrophile
Swyer-James-Syndrom: Lunge, einseitig helle

Swyer-Phänotyp

Syn.: XY-Gonadendysgenesie – gonadal dysgenesis (pure), XY, female type (e)
Def.: Ätiologisch heterogener Symptomenkomplex mit männlichem Kerngeschlecht (46,XY) und weiblichem Phänotyp mit normalen primären Geschlechtsmerkmalen, jedoch ausbleibender Pubertätsentwicklung bei rudimentären funktionslosen Gonaden.
A.: G. J. M. Swyer, britischer Endokrinologe. – Erstbeschreibung 1955.
Diagn. Krit.: (1) Ausbleiben der Pubertätsentwicklung, häufig erst dann erkannt. – (2) Primäre Amenorrhö und Sterilität. – (3) Fehlende Gonaden, an deren Stelle Keimleisten, Keimstränge (streaks) oder undifferenziertes Keimepithel, selten Anteile von Testis-Gewebe. – (4) Erhebliche Gefahr der Entartung der dysgenetischen Gonaden (Dysgerminom oder Gonadoblastom) im Gegensatz zum Turner-Syndrom (außer bei Mosaik mit Y-haltiger Zellinie). – (5) Genitaler Infantilismus: Genitale weiblich mit infantiler Vagina, Hypoplasie der kleinen Labien, kleinem Uterus. – (6) Sekundäre Geschlechtsmerkmale unterentwickelt: fehlende oder geringe Pubes- und Axillarbehaarung, kleine Mammae mit großem Mamillenabstand. – (7) Normales Wachstum, keine Turner-Stigmata. – (8) Endokrinologische Befunde: hypergonadotroper Hypogonadismus. – (9) Zytogenetik: normaler männlicher Karyotyp 46,XY.
Ätiol.: Heterogen, sporadische Fälle häufig durch Mutationen im SRY-Gen bedingt (Y-Chromosom), z.T. X-chromosomal rezessiver Erbgang, seltene autosomal-rezessiv vererbte Fälle.
Pathog.: In allen Fällen wird trotz männlichen Kerngeschlechts XY kein Testisgewebe gebildet. Bei den H-Y-positiven Fällen möglicherweise Fehlen oder reduzierte Zahl bzw. verminderte Affinität der H-Y-Rezeptoren im Gonadenblastem. Bei H-Y-negativen Fällen evtl. Mutationen im autosomalen H-Y-Strukturgen (Chromosom 6) oder in Regulatorgenen. – Bei einigen XY-Frauen wurden Deletionen im TDF-Gen (testis determining factor) auf dem Y-Chromosom nachgewiesen. Kürzlich wurden zudem Punktmutationen im SRY-Gen (sex determining region Y) in XY-Frauen identifiziert, die zu einem nicht funktionsfähigen Protein führen. Daraus wird abgeleitet, daß TDF identisch mit SRY ist. Es wird zudem angenommen, daß SRY weitere geschlechtsbestimmende Gene beeinflußt, deren Funktion wiederum durch Mutationen verändert sein kann. Solche Mutationen würden die Fälle von XY-Frauen erklären, bei denen keine SRY-Mutationen gefunden wurden. Der in einigen Fällen beschriebene X-chromosomale Erbgang mit Übertragung durch gesunde Frauen wäre zu erklären mit einer Mutation des TDF-homologen Abschnittes auf Xp. Dem würde die Hypothese zugrunde liegen, daß bei zwei aktiven TDF-Genen männliche, bei nur einem aktiven TDF-Gen weibliche Differenzierung erfolgt. Bei der Frau wird das eine TDF-Gen inaktiviert, beim Mann sind das X und Y ständig aktiv.
Bemerkungen: Entfernung der dysgenetischen Gonaden sobald Diagnose gestellt, da Entartung bereits zur Zeit der Pubertät möglich. Entartungstendenz scheint größer bei H-Y-Antigen-positiven Fällen. Therapie mit Östrogen zur Induktion der Pubertätszeichen. Der Symptomenkomplex ist nicht zu verwechseln mit dem Swyer-James-Syndrom. **(DD)** andere Formen der Gonadendysgenesie.
Lit.: Berta P, Hawkins JR, Sinclair AH et al (1990) Genetic evidence equating SRY and the testis-determining factor. Nature 348: 448–450. – Distèche CM, Casanova M, Saal H et al (1986) Small deletions of the short arm of the Y-chromosome in 46,XY females. Proc Nat Acad Sci 83: 7841–7844. – Jager RJ, Anvret M, Hall K, Scherer G (1990) A human XY female with a frame shift mutation in the candidate testis-determining gene SRY. Nature 348: 452–454. – Page DC, Mosher R, Simpson EM et al (1987) The sex determining region of the human Y chromosome encodes a finger protein. Cell 51: 1091–1104. – Passarge E, Wolf U (1981) Genetic heterogeneity of XY gonadal dysgenesis (Swyer syndrome): H-Y antigen-negative XY gonadal dysgenesis associated with inflammatory bowel disease. Am J Med Genet 8: 437–441. – Simpson JL, Blagowidow N, Martin AO (1981) XY gonadal dysgenesis: genetic heterogeneity based upon clinical observations, H-Y antigen status, and segregation analysis. Hum Genet 58: 91–97. – Swyer GJM (1955) Male pseudohermaphroditism: a hitherto undescribed form. Brit med J 2: 709–712.
McK: 306100

R. Spiegel/AS

Sydenham-Krankheit

Sydenham's chorea (e): Sydenham-Krankheit

Sydenham-Krankheit

Syn.: Sydenham-Syndrom – Chorea minor – Chorea rheumatica – Chorea infectiosa – Chorea Sydenham – Veitstanz – Chorea St. Viti – Chorea infectiosa (Wollenberg) – Sydenham's chorea (e) – St. Vitus dance (e) – chorea (e)

Def.: Entzündliche toxische Erkrankung vorwiegend des Striatums mit generalisierter hyperkinetisch-hypotoner Bewegungsstörung.

A.: Thomas Sydenham, 1624–1689, britischer Arzt, London. Die Erstbeschreibung stammt von Horstius 1625. Sydenhams Mitteilung datiert aus dem Jahre 1686.

Diagn. Krit.: **(1)** Haupterkrankungsalter: mittleres und spätes Kindesalter (5.–15. Lebensjahr). – **(2)** Choreatische Bewegungsstörung: ungewollte, sinn- und zwecklose, ausfahrende und zappelnde, schleudernde, ziehende Bewegungsabläufe im Bereich der gesamten quergestreiften Muskulatur, vorwiegend Gesichts-, Schlund- und Handmuskulatur betreffend. Grimassieren. Erregung und willkürliche Unterdrückungsversuche steigern die Bewegungsstörungen, während sie im Schlaf sistieren. Halbseitige Störungen kommen vor (Hemichorea). Mitbewegungen. – **(3)** Allgemeine Muskel-Hypotonie: sie ist manchmal so ausgeprägt, daß eine schlaffe Lähmung vorgetäuscht wird (Chorea paralytica, Chorea mollis). Symptom der »losen Schultern«. – **(4)** Gordon-Zeichen positiv. – **(5)** Psychische Störungen: Reizbarkeit, Zerstreutheit, Unaufmerksamkeit, gesteigerte Erregbarkeit, Antriebsminderung, Verwirrtheit (in ca. 10 %). Häufig gehen psychische Auffälligkeiten (Zwangsstörungen) den Hyperkinesen voraus. – **(6)** Schmerzhafte Parästhesien bei Mitbeteiligung des Thalamus kommen vor. – **(7)** Gelegentlich Pleozytose im Liquor. – **(8)** EEG: Allgemeinveränderungen, gelegentlich bilateral synchrone 4–6/sec Wellen. – **(9)** Gynäkotropie (etwa 2 : 1). – **(10)** Oft andere Zeichen des rheumatischen Formenkreises (Bouillaud-Syndrom), insbesondere Endomyokarditis. Beschleunigte BKS, Dysproteinämie, erhöhter Antistreptolysin-O-Titer. Im Serum Nachweis von Anticardiolipin-Antikörpern, Antiphospholipid-Antikörpern, antineuronalen Antikörpern. – **(11)** PET: reversibler striataler Hypermetabolismus. – **(12)** Rezidive und unvollständige Ausheilung häufig.

Ätiol.: Die Chorea minor tritt meist nach Infektion mit β-hämolysierenden Streptokokken der Gruppe A auf. In der Hälfte der Fälle geht ein rheumatisches Fieber, eine rheumatische Endokarditis oder eine Polyarthritis voraus, selten andere Infektionen (Grippe, Diphtherie, Varizellen, Keuchhusten und Masern). Zum Zustandekommen der Erkrankung scheinen mehrere Faktoren zu gehören: 1. eine infektiös-toxisch-allergische Schädigung, 2. eine Alters- und Geschlechtsdisposition.

Pathog.: Im akuten Stadium Mikroembolien, perivaskuläre Infiltrate und Arteriitiden in Striatum und Nucleus subthalamicus, aber auch anderen Hirnregionen. Daneben diffuse Striatum-Degenerationen. Pathologische Immunantwort infolge Kreuzreaktion zwischen Antigenen der Streptokokkenmembran (kreuzreagierende Epitope des M-Proteins) und neuronalen Zellen, insbesondere des Striatums mit Beeinflussung des Dopaminstoffwechsels. Ähnliche Mechanismen führen zu Chorea minor bei Lupus erythematodes und primärem Antiphospholipid-Antikörper-Syndrom. Bei Chorea gravidarum und Chorea unter Einnahme von Ovulationshemmern geht eine rheumatische Erkrankung in der Kindheit voraus; durch weibliche Sexualhormone wird die Sensitivität von striatalen Dopaminrezeptoren erhöht.

Lit.: Bronze MS, Dale JB (1993) Epitopes of streptococcal M proteins that evoke antibodies that cross-react with human brain. J Immunol 151: 2820–2828. – Figueroa F, Berrios X, Gutierrez M et al (1992) Anticardiolipin antibodies in acute rheumatic fever. J Rheumatol 19: 1175–1180. – Flor//Henry P (1990) Le syndrome obsessional-compulsif: reflet d'un defaut de regulation fronto-caudee de l'hemisphere gauche? Encephale 16: 325–329. – Groothuis JR, Groothuis DR, Mukhopadhyay D et al (1977) Lupus-associated chorea in childhood. Am J Dis Child 131: 1131–1134. – Husby G, van de Rijn I, Zabriskie JB et al (1976) Antibodies reacting with cytoplasm of subthalamic and caudate nuclei neurons in chorea and acute rheumatic fever. J Exp Med 144: 1094. – Nausieda PA (1986) Sydenham's chorea, chorea gravidarum and contraceptive-induced chorea. In: Vinken PJ, Bruyn GW, Klawans HL (eds) Handbook of Clinical Neurology, Vol 49: Extrapyramidal Disorders, pp 359–367. Elsevier, Amsterdam. – Nausieda PA, Bieliauskas LA, Bacon LD et al (1983) Chronic dopaminergic sensitivity after Sydenham's chorea. Neurology 33: 750–755. – Sydenham Th (1686) Schedula monitoria de novae febris ingressu. London. – Thiebaut F (1968) Sydenham's chorea. In: Vinken PJ, Bruyn GW (eds) Diseases of the Basal Ganglia, Handbook of Clinical Neurology, Vol 6, pp 409–434. Elsevier North Holland Publ, Amsterdam. – Weindl A, Kuwert T, Leenders KL et al (1993) Increased glucose consumption in Sydenham's chorea. Mov Disord 8: 437–444.

A. Weindl/DP

Sydenham-Syndrom: Sydenham-Krankheit

Sylvest-Syndrom

Def.: Historische Bezeichnung für die Bornholmer Krankheit.

Lit.: Sylvest E (1930) En Bornholmsk epidemi. Myositis epidemica. Uskr Laeger (bh) 92: 798–801.

sylvian aqueduct syndrome (e): Aquädukt-Symptomatik
sylvian aqueduct syndrome, upper (e): Koerber-Salus-Elschnig-Symptomatik
Symphalangie, proximale (Typ Cushing): Syndrom der multiplen Synostosen
Symphalangie, proximale (Typ Kirmisson): Syndrom der multiplen Synostosen
Symphalangie-Stapesfixation-Syndrom: Strasburger-Hawkins-Eldridge-Syndrom
symphalangism-hearing loss-syndrome (e): Strasburger-Hawkins-Eldridge-Syndrom
Symphalangismus-Brachydaktylie-Syndrom: Syndrom der multiplen Synostosen
Symphalangismus und Hypophalangie IV: Brachydaktylie Typ B
Symphysen-Reiz-Syndrom: Ostitis pubis
Symphysenschmerz-Syndrom: Ostitis pubis

Symptom der leeren Sella

Syn.: Syndrom der leeren Sella – empty sella turcica, primary (e) – primary empty sella syndrome (e)

Def.: Ausdehnung des Subarachnoidalraumes aufgrund Anlagefehlers des Selladiaphragmas mit sekundärer Druckentwicklung auf die Hypophyse.

A.: Erstbeschreibung 1951 durch W. Busch.

Diagn. Krit.: **(1)** Meist klinisch asymptomatisch mit normaler Hypophysenfunktion. – **(2)** Betroffen zumeist adipöse Frauen im mittleren Alter. – **(3)** Selten schwer-

wiegende klinische Manifestation in Form von Kopfschmerzen, Rhinorrhö, Gesichtsfeldeinschränkung, benigner intrakranieller Hypertension und arterieller Hypertonie. – (4) Selten Hypophyseninsuffizienz; meist partielle Insuffizienzen; gelegentlich Hyperprolaktinämie. – (5) Konventionelle Sella-Röntgenaufnahmen zeigen oft eine symmetrisch verbreiterte Sella bzw. alle Formen von Selladeformitäten. – (6) Eine Differentialdiagnose im Hinblick auf Hypophysenadenome ermöglicht das CT oder die Kernspinresonanztomographie.
Ätiol.: Unklar.
Pathog.: 1. Diskussion einer Herniation des Subarachnoidalraumes durch das Diaphragma der Sella aufgrund einer Erhöhung des Liquordrucks (Greenspan). 2. Klinisch stumme hämorrhagische Infarzierung von Hypophysentumoren mit anschließendem Sellaeinbruch. 3. Möglicher mesenchymaler Defekt des Selladiaphragmas. Beschreibung eines Falls mit Syndrom der leeren Sella und Rieger-Anomalie der Vorderkammer des Auges (Greenspan).
Bemerkungen: Begriff der leeren Sella stammt aus der Befundung des Pneumoenzephalogramms (radiolog. Krit.: Luftfüllung der Sella) und wurde auf moderne bildgebende Verfahren übertragen. Tritt relativ häufig auf; die Inzidenz schwankt zwischen 5 und 23% bei Sektionen. Das sekundäre »Syndrom der leeren Sella« tritt nach chirurgischer oder strahlentherapeutischer Behandlung auf. – Schließt nicht die Möglichkeit eines Hypophysentumors aus.
Lit.: Busch W (1951) Die Morphologie der Sella turcica und ihre Beziehungen zur Hypophyse. Virchows Arch path Anat 320: 437–458. – Hodgeson SF, Randall RV, Laws ER (1982) Empty sella syndrome. In: Youmans J (ed) Neurological Surgery, Vol 5, pp 3176–3189. WB Saunders, Philadelphia. – Vance ML (1994) Hypopituitarism. N Engl J Med 330: 1651–1662.
McK 130720
B. O. Böhm/GA

Symptomenkomplex, atonisch-astatischer: Foerster-Syndrom
Synchondrosis ischiopubica: Osteochondrose, aseptische, Typ van Neck
syndactyly-anophthalmos, ophthalmo-acromelic syndrome (e): Waardenburg-Anophthalmie-Syndrom
Syndaktylie mit Metakarpal- und Metatarsalfusion (V): Syndaktylie Typ I–V
Syndaktylie Typ Cenani: Cenani-Lenz-Syndaktylie

Syndaktylie Typ I–V
Syn.: Zygodaktylie (I) – Synpolydaktylie (II) – Ring- und Kleinfinger-Syndaktylie (III) – Haas-Typ und Cenani-Lenz-Typ (IV) – Syndaktylie mit Metakarpal- und Metatarsalfusion (V)
Def.: Häutige Syndaktylie zwischen den Fingern.
Diagn. Krit.: (1) Syndaktylie Typ I (Zygodaktylie): kutane Syndaktylie zwischen 3./4. Finger partiell oder komplett. Selten Einbeziehung anderer Finger oder Fusion der distalen Phalangen der betroffenen Finger. – (2) Syndaktylie Typ II (Syndaktypolydaktylie): häutige Syndaktylien zwischen 3./4. Finger mit Polydaktylie. Am Fuß Polydaktylie der 5. Zehe. – (3) Syndaktylie Typ III (Ring- und Kleinfinger): komplette Syndaktylien zwischen 4./5. Finger. Der 5. Finger ist kurz, fehlende Mittelphalange. Füße frei. – (4) Syndaktylie Typ IV (Haas-Typ): komplette kutane Fusion aller Finger und bizarre Dysorganisation der Metakarpalia und Phalangen. Radius und Ulna sind fusioniert oder kurz oder rudimentär. Füße vergleichbar betroffen. – (5) Syndaktylie Typ V: Metakarpal- und Metatarsalfusion meist der 3./4. und 4./5. Zehen. Kutane Syndaktylie der 3./4. Finger und der 2./3. Zehe.
Ätiol.: Autosomal-dominante Vererbung und X-gebunden rezessive Vererbung. Die Cenani-Lenz-Syndaktylie ist autosomal-rezessiv vererbt.
Pathog.: Unbekannt.
Bemerkungen: Chirurgische Intervention.
Lit.: Temtamie SA, McKusick VA (1978) The Genetics of Hand Malformations. Birth Defects, Original Article Series, Vol IV, No 3. New York: March of Dimes, Birth Defects Foundation.
McK: 185900; 186000; 186100; 186200; 186300; 212780; 309630
J. Kunze/JK

syndesmodysplastischer Minderwuchs
Syn.: familiärer syndesmodysplastischer Minderwuchs
Def.: Durch progrediente Einschränkung der Gelenkbeweglichkeit und Minderwuchs charakterisierte familiäre Störung.
A.: Beschreibung 1972 durch den Kinderarzt H. Laplane, Paris.
Diagn. Krit.: (1) Im ersten Lebensjahr beginnende, langsam progrediente generalisierte Einschränkung der Gelenkbeweglichkeit. Die Patienten stehen mit gebeugten Hüft- und Kniegelenken, Hals und Wirbelsäule können im fortgeschrittenen Stadium kaum noch bewegt werden. Beugekontraktur einzelner Finger mit Dupuytrenartiger Verdickung der Beugesehnen. – (2) Proportionierter Minderwuchs. – (3) Keine sonstigen klinischen oder physikochemischen Abweichungen.
Ätiol.: Möglicherweise autosomal-rezessives Erbleiden. Betroffen waren Geschwister, deren Eltern gesund waren.
Pathog.: Unbekannt.
Bemerkungen: Im Unterschied zur Arthrogrypose sind die Gelenke bei der Geburt und im frühen Säuglingsalter normal beweglich. **(DD)** ist an Speicherkrankheiten, insbesondere die Mucolipidose III zu denken, die angesichts normaler biochemischer und Röntgenbefunde bei den publizierten Patienten unwahrscheinlich waren.
Lit.: Laplane B, Fontaine JL, Lagardere B, Sambury F (1972) Nanisme syndesmodysplasique familial. Arch Franc Pédiatr 29: 831–838.
McK: 272450
J. Spranger/JS

17p⁻ Syndrom: Miller-Dieker-Syndrom
Syndroma cutaneo muco-oculo-epitheliale erythematicum Fuchs: Erythema exsudativum multiforme, Major-Form, Konjunktivitis und Stomatitis
Syndroma cutaneo-mucoso-intestinale (Cottini-Randazzo): Papulose, maligne atrophische
Syndrom, akinetisch-hypertonisches: Parkinson-Krankheit
Syndrom, akinetisch-rigides: Parkinson-Krankheit
Syndroma mucoso-oculo-cutaneum acutum: Erythema exsudativum multiforme, Major-Form, Konjunktivitis und Stomatitis
syndromatischer Mangel an interlobulären Gallengängen: arteriohepatische Dysplasie
Syndrom, atonisch-astatisches: Foerster-Syndrom
Syndroma uveo-(cutaneo-meningo-)encephaliticum: Vogt-Koyanagi-Harada-Sequenz
Syndroma uveo-oto-cutaneo-encephaliticum: Vogt-Koyanagi-Harada-Sequenz

Syndrom der abführenden Schlinge
(Sequenz)

Syn.: efferent-loop obstruction syndrome (e)
Def.: Obstruktion der abführenden Jejunumschlinge nach Magenresektion oder einfacher Gastroenterostomie, die mehrere Stunden bis Jahre nach der Operation auftreten kann.
Diagn. Krit.: **(1)** Akute Form: periumbilikal lokalisierte, krampfartige Schmerzen, Erbrechen großer, Galle-enthaltender Flüssigkeitsmengen. Röntgenuntersuchung (MDP): Stenose der abführenden Schlinge. – **(2)** Chronische Form: intermittierendes Erbrechen (ähnlich dem Syndrom der zuführenden Schlinge). Röntgenuntersuchung (MDP): hier nur selten hilfreich.
Ätiol.: Partielle Magenresektion, Gastroenterostomie.
Pathog.: **1.** Akute Form: operationsbedingte narbige Strangulationen führen zu Erbrechen von Mageninhalt, Schmerzen. – **2.** Chronische Form: im Gefolge der Operation kommt es zu Adhäsionen, inneren Hernien, jejunogastrischer Invagination mit Erbrechen.
Lit.: Becker HD (1981) Postoperative Syndrome nach partieller Magenresektion. In: Allgöwer M et al (Hrsg) Chirurgische Gastroenterologie, S 500–516. Springer, Berlin, Heidelberg, New York.
C. Scheurlen/GA

Syndrom der A. cerebelli superior: Arteria-cerebelli-superior-Symptomatik
Syndrom der ACTH-Unempfindlichkeit: ACTH-Unempfindlichkeit

Syndrom der akromegaloiden Fazies

Syn.: acromegaloid-facial-appearance syndrome (e) – AFA syndrome (e) – acromegaloid features and thickened oral mucosa (e) – Hughes-Syndrom – thick lips and oral mucosa (e)
Def.: Autosomal-dominant vererbte Erkrankung, die fortschreitend zu einem akromegaloiden Gesichtsausdruck führt mit Verdickung der Lippen- und Mundschleimhaut.
A.: Erstbeschreibung durch die Humangenetikerin Helen E. Hughes, Cardiff, 1985, die diese Erkrankung in einer großen Familie über fünf Generationen bei 13 Mitgliedern fand. 1992 beschrieb Bruno Dallapiccola eine betroffene Mutter mit vier erkrankten Kindern.
Diagn. Krit.: **(1)** Im Laufe der ersten Lebensjahre sich entwickelndes akromegaloides Aussehen des Gesichts mit progredienter Dickenzunahme der Nase, der Lippen, sowie Verdickung der Haut rund um die Lidspalten, dadurch Verengung der Lidspalten (Blepharophimose). Hohe, dicke in der Mitte zusammenwachsende Augenbrauen (Synophrys). – **(2)** Verdickte Mundschleimhaut mit Betonung der Rugae und Frenula sowie Betonung der Zungenfurchung. – **(3)** Große Hände mit teigiger Konsistenz der Haut. Hautbeschaffenheit des übrigen Körpers normal. – **(4)** Überstreckbare Metakarpophalangeal- und Interphalangealgelenke.
Ätiol.: Autosomal-dominant mit vollständiger Penetranz, große Variabilität des klinischen Erscheinungsbildes.
Pathog.: Unklar.
Bemerkungen: Betroffene können schon vor Auftreten der äußeren Veränderungen ab dem Alter von 6 Monaten an Verdickungen der Mundschleimhaut erkannt werden. Die Lebenserwartung scheint nicht beeinträchtigt zu sein. In der zuerst beschriebenen Familie waren alle Betroffenen von normaler Intelligenz, in der zweiten Familie waren vier der insgesamt fünf Erkrankten geistig behindert. **(DD)** alle Syndrome mit akromegaloiden Gesichtsveränderungen – Pachydermoperiostosis – Ascher-Syndrom.
Lit.: Dallapiccola B, Zelante L, Accadia L, Mingarelli R (1992) Acromegaloid facial appearance (AFA) syndrome: report of a second family. J Med Genet 29: 419–422. – Hughes HE, McAlpine PJ, Cox DW, Phillips S (1985) An autosomal dominant syndrome with acromegaloid features and thickened oral mucosa. J Med Genet 22: 119–125.
McK: 102150
S. Schechert-Spranger/AS

Syndrom der Amnioninfusion: Fruchtwasserembolie

Syndrom der angeborenen Nebennierenhypoplasie mit Gonadotropinmangel

Syn.: Nebennierenrindeninsuffizienz, kongenitale mit Kryptorchismus – Addison-Krankheit, angeborene, mit fehlender Pubertät
Def.: X-chromosomal vererbte angeborene Nebennierenrindeninsuffizienz mit Kryptorchismus, Gonadotropinmangel und später in Erscheinung tretender Hochfrequenz-Innenohrschwerhörigkeit. Evtl. Kombination mit anderen klinischen Zeichen (s.u.).
A.: Erstbeschreibung 1980 durch Milo Zachmann, pädiatrischer Endokrinologe, Zürich, und Mitarbeiter.
Diagn. Krit.: **(1)** Angeborene Nebennierenrindeninsuffizienz mit Cortisol- und Aldosteronmangel bei Knaben (histologisch »miniature type« im Gegensatz zum bei beiden Geschlechtern vorkommenden »cytomegalic type«). – **(2)** Gonadotropinmangel und dadurch bedingter Kryptorchismus; in Wirklichkeit handelt es sich nicht um einen hypophysären Gonadotropinmangel, sondern um einen Mangel des hypothalamischen Gonadotropin-Releasing-Hormons. – **(3)** Bei den hohen Frequenzen beginnende Innenohrschwerhörigkeit erst ab dem Alter von ca. 13 Jahren. – **(4)** Diese Art von Nebenniereninsuffizienz kommt auch allein vor (mehrere Familien in Grönland) oder in Verbindung mit Glycerolkinasemangel, Muskeldystrophie (Typ Duchenne) und »Aland eye disease« (okulärer Albinismus Forsius-Eriksson). Bisher war jedoch bei den Patienten mit Nebennierenhypoplasie, Gonadotropinmangel und Schwerhörigkeit die Glycerolkinase normal, und es bestanden keine Muskeldystrophie oder Augensymptome.
Ätiol.: Es wurden Xp-Deletionen nachgewiesen, die annehmen lassen, daß der Locus für den Mangel an Gonadotropin-Releasing-Hormon distal von den Loci für Nebennierenhypoplasie und Glycerolkinase liegt.
Pathog.: Hypoplastische, mit bildgebenden Verfahren nicht nachweisbare Nebennierenrinden seit Geburt führen zum angeborenen M. Addison. Der Hypothalamus und die Hypophyse sind anatomisch normal, der Gonadotropinmangel besteht schon intrauterin und erklärt den Kryptorchismus, er tritt sonst aber erst ab einem Knochenalter von 13 Jahren klinisch in Erscheinung.
Bemerkungen: Über den Locus der geschlechtsgebundenen Schwerhörigkeit, die auch allein vorkommen kann, ist noch nichts bekannt. Bei der Nebennierenhypoplasie in Kombination mit Glycerolkinasemangel, Muskeldystrophie oder »Aland eye disease« wurde eine Xp21-Mikrodeletion gefunden.
Lit.: Francke U, Harper JF, Darras BT et al (1987) Congenital adrenal hypoplasia, myopathy, and glycerol kinase deficiency: molecular genetic evidence for deletions. Am J Hum Genet 40:

212–227. – Partsch CJ, Sippell WG (1989) Hypothalamic hypogonadism in congenital adrenal hypoplasia. Horm Metab Res 21: 623–625. – Renier WO, Nabben FAE, Hustinx TWJ et al (1983) Congenital adrenal hypoplasia, progressive muscular dystrophy, and severe mental retardation, in association with glycerol kinase deficiency in male sibs. Clin Genet 24: 243–251. – Zachmann M, Illig R, Prader A (1980) Gonadotropin deficiency and cryptorchidism in three prepubertal brothers with congenital adrenal hypoplasia. J Pediatr 97: 255–257. – Zachmann M, Fuchs E, Prader A (1992) Progressive high frequency hearing loss – an additional feature in the syndrome of congenital adrenal hypoplasia and gonadotrophin deficiency. Eur J Pediatr 151: 167–169.
McK: 300200
M. Zachmann/AS

Syndrom der Arteria cerebri media: Arteria-cerebri-media-Syndrom
Syndrom der Arteria choroidea anterior: Arteria-choroidea-anterior-Syndrom
Syndrom der Arteria vertebralis: Arteria-vertebralis-Symptomatik
Syndrom der blinden Schlinge: Blindsack-Syndrom
Syndrom der brennenden Füße: Burning-feet(-Symptomenkomplex)
Syndrom der Brückenhaube, dorso-latero-kaudales: Brückenhauben-Symptomatik, kaudale
Syndrom der Bulbusretraktion: Stilling-Türk-Duane-Syndrom
Syndrom der eingedickten Galle: Inspissated-bile-Syndrom

Syndrom der familiären Tibiadeformierung, Pseudarthrose und Trichterbrust
Def.: Kombination einer kongenitalen bilateralen Tibiaverbiegung, Fibulahypoplasie und Pectus excavatum.
A.: Warren Fraser, Orthopäde, Neuseeland. Erstbeschreibung 1974.
Diagn. Krit.: **(1)** Beidseitige, bei Geburt bestehende, anterior gerichtete Biegung im mittleren Tibiadrittel ohne darübergelegene Hauteinziehung. – **(2)** Proximale Fibulaverkürzung und schlanker distaler Anteil. – **(3)** Zysten im konkaven Tibia- und Fibulabereich. – **(4)** Pectus excavatum, betont im distalen Sternumteil.
Ätiol.: Autosomal-dominantes Erbleiden.
Pathog.: Unklar.
Bemerkungen: Eine Familie mit neun Betroffenen in drei Generationen beschrieben. Deutliche Tendenz zur Spontanbegradigung der Tibia.
Lit.: Beals RK, Fraser W (1976) Familial congenital bowing of the tibia with pseudarthrosis and pectus excavatum. J Bone Jt Surg 58A: 545–548. – Fraser W (1964) Congenital pseudarthrosis of the tibia. In: Proceedings of the New Zealand Orthopaedic Association. J Bone Jt Surg 46B: 167.
R. Schumacher/JS

Syndrom der Gallensäurenmalabsorption: Gallensäurenmalabsorption (Typ I–III)
Syndrom der gelben Fingernägel: Skleronychie
Syndrom der generalisierten Hämangiomatose und Porenzephalie: Hämangiomatose-Porenzephalie
Syndrom der Guyon-Loge: Ulnartunnel-Symptomatik

Syndrom der haarigen Ellenbogen
Syn.: hairy elbows (e) – hairy elbow syndrome (e)
A.: Peter Beighton, Humangenetiker, Baltimore. Erstbeschreibung 1970.
Diagn. Krit.: **(1)** Lokalisierte Hypertrichose der proximalen Unter- und Oberarme (Hypertrichosis cubiti). – **(2)** Kurze Nägel (keine Nageldysplasie). – **(3)** Teilweise zusätzliche Symptome: Minderwuchs, rhizomele Verkürzung der Extremitäten, Entwicklungsretardierung.
Ätiol.: Vererbungsmodus bisher unklar; wahrscheinlich autosomal-dominant, evtl. autosomal-rezessiv.
Pathog.: Unbekannt.
Bemerkungen: Beobachtung bei Mitgliedern der Pennsylvania Community, der Sekte der Amish in USA. Geschlossene Gemeinschaft, die nur untereinander heiratet. Regression der Hypertrichosis cubiti nach dem 5. Lebensjahr.
Lit.: Andrev VC, Stransky L (1979) Hairy elbows. Arch Derm 115: 761. – Beighton PH (1970) Familial hypertrichosis cubiti: hairy elbows. J Med Genet 7: 158–160. – Flannery DB, Fink S, Francis G, Gilman PA (1989) Hypertrichosis cubiti. Am J Med Genet 32: 482–483. – MacDermot KD, Patton MA, Williams MJH, Winter RM (1989) Hypertrichosis cubiti (hairy elbows) and short stature: a recognisable association. J Med Genet 26: 382–385.
McK: 139600
A. Dörries/JK

Syndrom der hereditären Hämaturie, Nephropathie und Taubheit: Alport-Syndrom
Syndrom der hinteren Pharynxloge: Villaret-Symptomatik
Syndrom der Hirnschenkelhaube, oberes: Arteria-cerebelli-superior-Symptomatik
Syndrom der hyalinen Membranen: Surfactant-Mangel des Neugeborenen

Syndrom der immotilen Zilien
Syn.: Ziliendyskinesie, primäre – Unterbegriffe: Kartagener-Syndrom – ciliary discoordination due to random ciliary orientation (e) – Rutland ciliary disorientation syndrome (e) – ciliary dyskinesia due to transposition of ciliary microtubules (e)
Def.: Angeborene familiäre Fehlbildungskombination mit Bronchiektasie, chronischer Infektion der unteren und oberen Atemwege, männlicher Infertilität und Situs inversus in 50% der betroffenen Patienten (Kartagener-Syndrom im engeren Sinne, s. dort). Die pathophysiologische Grundlage der Erkrankung liegt in einer verminderten Effizienz der Zilienmotilität als Folge ultrastruktureller und funktioneller Ziliendefekte.
A.: Erstbeschreibung 1904 durch Siewert. – In Assoziation mit Situs inversus 1933 durch Kartagener, 1897–1975, Internist, Zürich.
Diagn. Krit.: **(1)** Bronchiektasie mit chronischer Bronchitis, rezidivierender Pneumonie, Bronchorrhö. – **(2)** Chronische Sinusitis mit Polyposis nasi, Rhinorrhö. – **(3)** Situs viscerum inversus totalis oder partialis (nur bei 50%!). – **(4)** Ultrastrukturelle Anomalien der Zilien (teilweises oder völliges Fehlen der inneren oder äußeren Dyneinarme, Radialspeichendefekt, tubuläre Transposition). – **(5)** Röntgen: Sackförmige und zystische Aufhellungen der Lungenfelder, besonders im Unterlappenbereich. Verschattungen der Nasennebenhöhlen (s. Abb. »Kartagener-Syndrom«). – **(6)** Spermienmotilität bei männlichen Patienten gestört, Infertilität. – **(7)** Fakultativ: Fehlbildungen des knöchernen Thorax (Rippenverschmelzungen, Halsrippen: Spina bifida occulta

Syndrom der kleinen Patella

im Bereich der HWS oder BWS, kongenitale Herzfehler verschiedener Art, verminderte Leukozyten-Chemotaxis).
Ätiol.: Autosomal-rezessiver Erbgang. Häufigkeit ca. 1 : 16 000 (Kartagener-Syndrom im engeren Sinne 1 : 32 000).
Pathog.: Strukturanomalien der Zilien verursachen Störungen des mukoziliären Transports, rezidivierende bronchopulmonale Infektionen und Bronchiektasen.
Bemerkungen: Die Diagnose ergibt sich aus einer elektronenmikroskopischen Untersuchung der Zilien und der Messung der Zilienschlagfrequenz im Phasenkontrastmikroskop. – **(DD)** cystische Fibrose – humorale Immundefizienz – Young-Syndrom.
Lit.: Kartagener M (1933) Zur Frage der Bronchiektasen. Familiäres Vorkommen von Bronchiektasen. Beitr Klin Tbk 84: 73. – Miller RD, Divertie MB (1979) Kartagener's syndrome. Chest 62: 130. – Rookly AR, McGeady SJ, Mikaelian DO et al (1980) The immotila cilia syndrome: a cause of recurrent pulmonary disease in children. Pediatrics 66: 526–531. – Rossman CM, Newhouse MT (1988) Primary ciliary dyscinesia: evaluation and management. Pediatr Pulmonol 5: 36–50. – Rott HD (1979) Kartagener's syndrome and the syndrome of immotile cilia. Hum Genet 46: 249–261. – Rott HD (1983) Genetics of Kartagener's syndrome. Eur J Respir Dis Suppl 127: 1–4. – Rutland J, De Iongh RU (1990) Random ciliary orientation: a cause of respiratory tract disease. New Engl J Med 323: 1681–1684. – Siewert AK (1904) Über einen Fall von Bronchiektasie bei einem Patienten mit Situs inversus viscerum. Berl Klin Wochenschr 41: 139–149. – Sturgess JM, Thompson MW, Czegledy-Nagy E, Turner JAP (1986) Genetic aspects of immotile cilia syndrome. Am J Med Genet 25: 149–160. – Wakefield SJ, Waite D (1980) Abnormal cilia in Polynesians with bronchiectasis. Am Rev Resp Dis 121: 1003.
McK: 215518; 215520
U. Wahn/JK

Syndrom der Kindesmißhandlung und Kindesvernachlässigung: Battered-child

Syndrom der kleinen Patella

Syn.: small patella syndrome (e) – ischiopatellar dysplasia (e) – Scott-Taor syndrome (e)
Def.: Autosomal-dominant erbliche Dysostose mit Störungen von Patella und Beckengürtel.
A.: Erstbeschreibung 1979 durch James E. Scott und William S. Taor, britische Orthopäden.
Diagn. Krit.: **(1)** Hypoplastische oder aplastische Patella, erstere oftmals nach lateral verlagert oder disloziiert, Kniegelenksschmerzen; Störung teils asymmetrisch. – **(2)** Coxa vara oder Coxa valga, Hypoplasie des Trochanter minor, Beckenanomalien wie Ossifikationsstörung der Synostosis ischiopubica, Asymmetrie der Beckenschaufeln. – **(3)** Inkonstant: Beinlängendifferenz mit Beckenschiefstand, Plattfüße, Syndaktylien, kongenitale Schwerhörigkeit.
Ätiol.: Autosomal-dominantes Erbleiden.
Pathog.: Nicht bekannt.
Bemerkungen: Bisher wurden 18 Betroffene beschrieben, darunter Familien mit zwölf und drei Betroffenen. Ob es sich bei den Beschreibungen von Sandhaus und Morin um stärkere Expressionen des Syndroms der kleinen Patella oder um ein eigenständiges Syndrom handelt, ist gegenwärtig noch offen. **(DD)** verschiedene Patella-Anomalien werden bei Hagglund et al. (1989) diskutiert.
Lit.: Burckhardt A (1988) „The small patella syndrome". Eine Kombination von Knie- und Beckendysplasie. Z Orthop 126: 22–29. – Hagglund G, Pettersson H (1989) A case of bilateral duplication of the patella. Acta Orthop Scand 60: 725–727. – Morin P, Vielpeau C, Fournier L, Denizet D (1985) Le syndrome coxopodo-patellaire. J Radiol 66: 441–446. – Sandhaus YS, Ben//Ami T, Chechick A, Goodman RM (1987) A new patella syndrome. Clin Genet 31: 143–147. – Scott JE, Taor WS (1979) The „small patella" syndrome. J Bone Jt Surg 61B: 172–175.
McK: 147891
H. Menger/JS

Syndrom der klimakterischen Myopathie: Myopathie, klimakterische
Syndrom der kongenitalen okulomotorischen Apraxie: Apraxie, kongenitale okulomotorische, Typ Cogan
Syndrom der langen Wimpern: Trichomegalie-Syndrom (Oliver-McFarlane)
Syndrom der lateralen Wand des Sinus cavernosus: Sinus-cavernosus-Symptomatik, laterale
Syndrom der leeren Sella: Symptom der leeren Sella

Syndrom der mikrogeodischen Phalangen

Def.: Im Kleinkindesalter auftretende, passagere Schwellung der Finger mit zystischen Veränderungen der Phalangen.
A.: Pierre Maroteaux, französischer Kinderarzt und Genetiker, Paris 1970.
Diagn. Krit.: **(1)** Im 2. Lebensjahr auftretende, zunächst schmerzhafte, rötlich-violette Schwellung der Finger. – **(2)** Röntgenologisch Verbreiterung und Verdichtung einzelner Phalangen mit Auftreten kleiner Zysten. – **(3)** Spontane Regression der Veränderungen in 1–2 Jahren.
Ätiol.: Unbekannt.
Pathog.: Es scheint sich eher um einen entzündlichen Prozeß zu handeln. Hinweise auf eine Osteomyelitis, Tbc oder Lues wurden nicht gefunden.
Bemerkungen: Differentialdiagnostisch wird an eine Sarkoidose gedacht, doch fehlen Lungen- und andere Veränderungen. Die Zysten sind bei der Sarkoidose größer.
Lit.: Brijs S, Brijs A (1992) Microgeodic phalangeal syndrome in an infant. Skel Radiol 22: 80–81. – Maroteaux P (1970) Cinq observations d'une affection microgéodique des phalanges du nourrisson d'etiologie inconnue. Ann Radiol 13: 229–236.
J. Spranger/JS

Syndrom der mittleren Hirnnervengruppe: Jacod-Symptomatik
Syndrom der multiplen einseitigen Hirnnervenlähmung: Garcin-Symptomatik

Syndrom der multiplen endokrinen Hyperplasien und Adenome

Def.: Hereditäre Hyperplasien, Adenome oder Karzinome verschiedener endokriner Organe, ohne direkten Bezug zu den Entitäten MEN I, II oder Carney-Syndrom.
Diagn. Krit.: **(1)** Hereditäres Phäochromozytom. – **(2)** Hereditärer Hyperparathyreoidismus, bis zu 1 : 20 der Fälle eines primären Hyperparathyreoidismus. – **(3)** Adrenokortikale Adenome bei p53-Mutationen (Li-Fraumeni-Syndrom). – **(4)** Es ist in der Regel nur ein endokrines Organ betroffen.

Ätiol.: Autosomal-dominanter oder -rezessiver Erbgang.
Lit.: Jackson CE (1993) Genetic aspects of multiple endocrine syndromes. In: Mazzaferri EL, Samaan NA (eds) Endocrine tumors, pp 36–48. Blackwell, Oxford, London, Edinburgh. – Schimke RN (1990) Multiple endocrine neoplasia: How many syndromes. Am J Med Genet 37: 375–383.
B. O. Böhm/GA

Syndrom der multiplen Synostosen

Syn.: Symphalangismus-Brachydaktylie-Syndrom – Symphalangie, proximale (Typ Cushing) – Symphalangie, proximale (Typ Kirmisson) – WL-Symphalangismus-Brachydaktylie-Syndrom – Fazioaudiosymphalangismus-Syndrom – Pearlman-Nievergelt-Syndrom
Def.: Hereditäre Bindegewebsdysplasie charakterisiert durch multiple Synostosen vor allem der Hand- und Fußknochen.
A.: Frühe Beschreibung 1900 durch den Röntgenologen G. Joachimsthal, dann durch den Neurochirurgen Harvey Cushing 1916. Der Begriff des Syndroms der multiplen Synostosen stammt von Pierre Maroteaux und Mitarbeitern, Paris, 1972.
Diagn. Krit.: (1) Brachydaktylie mit hypoplastischen Nägeln und abnormen Dermatoglyphen; eingeschränkte Fingerbeweglichkeit durch röntgenologisch erkennbaren, meist proximalen Symphalangismus der 2.–4. Finger mit Hypoplasie oder Aplasie der Mittel-, seltener auch der Endphalangen; Verkürzung von Os metacarpale I; Synostosen der Handwurzelknochen. Humeroradiale Synostose mit eingeschränkter Beweglichkeit des Ellenbogengelenks. Die Gelenke verschmelzen während der Kindheit. – (2) Wechselnde Verkürzung und wechselnder Symphalangismus auch der Zehen, Synostosen der Fußwurzelknochen. Röntgenologisch: gelegentlich Abflachung großer Epiphysen und Scheuermann-ähnliche Wirbelkörperdefekte. – (3) Besondere Gesichtsform mit breiter, zylindrischer Nase, schmaler Oberlippe. – (4) Schalleitungsschwerhörigkeit.
Ätiol.: Autosomal-dominant mit großer Variabilität.
Pathog.: Unbekannt.
Bemerkungen: Das Krankheitsbild wurde immer wieder neu beschrieben. Die von Cushing 1916 beobachtete Familie wurde von Strasburger et al. 1965 nachuntersucht. Irrtümlicherweise nahm Dubois 1970 an, daß die von Pearlman beschriebenen Fälle dem Nievergelt-Syndrom zuzurechnen seien. Er kreierte das Nievergelt-Pearlman-Syndrom, das es nicht gibt. Maroteaux et al. wollten 1972 ein eigenständiges »Syndrom der multiplen Synostosen«, Herrmann et al. 1974 ein »WL-Symphalangie-Brachydaktylie-Syndrom« abgrenzen. Die Übereinstimmung mit dem Typ Cushing ist jedoch groß und bei Berücksichtigung intrafamiliärer Variabilität erscheint die Eigenständigkeit dieser Beobachtungen sehr fragwürdig. Das gleiche gilt für den ebenfalls von Herrmann vorgeschlagenen »Typ Kirmisson«. Richieri//Costa et al. 1986 stellten ein neues »humeroradial/multiple synostosis syndrome« vor (Abb.). Die Symptome des sporadischen Falles entsprachen denen anderer Fälle; die einzige Abweichung war ein Brachyzephalus. Angesichts der Häufigkeit der Brachyzephalie scheint die Kreation dieses Syndroms nicht notwendig. Moumoumi und Mitarbeiter beschrieben das Syndrom bei 73 Personen in vier Generationen. In dieser Sippe trat neben proximaler auch distale Symphalangie auf; Anomalien der Fazies und Schwerhörigkeit fehlten, humeroradiale Synostose und Hypoplasie oder Synostose von Carpalia waren vorhanden. Die Autoren weisen auf die Publikation von Mercier hin, der das Syndrom bereits 1838 beschrieben hat. Die operative Schaffung von Mittelgelenken hat sich nicht bewährt, die Mittelohroperation hat dagegen gute Resultate.
Lit.: Cushing H (1916) Hereditary ancylosis of the proximal phalangeal joints (symphalangism). Genetics 1: 90–106. – Dubois HJ (1970) Nievergelt-Pearlman Syndrom. J Bone Joint Surg 52B: 325–329. – Herrmann J (1973) Symphalangism and brachydactyly syndrome: report of the WL symphalangism-brachydactyly syndrome. Birth Def Orig Art Ser X(5): 23–53. – Hurvitz SA, Goodman M, Hertz M et al (1985) The facio-audio-symphalangism syndrome: report of a case and review of the literature. Clin Genet 28: 6168. – Maroteaux P, Bouvet JP, Briard ML (1972) La maladie des synostoses multiples. Presse Méd 1: 3041–3047. – Mercier LA (1838) Absence héréditaire d'une phalange aux doigts et aux orteils. Bull Soc Anat Paris 13: 35–42. – Moumoumi H, Mayelo V, Anthonioz P (1991) Familial symphalangism syndrome transmitted through five generations. Genetic Counselling 2: 139–146. – Richieri//Costa A, Pagnan NAB, Ferrareto I, Masiero D (1986) Humeroradial/multiple synostosis syndrome in a Brazilian child with consanguineous parents: A new multiple synostosis syndrome? Rev Brasil Genet IX(1): 115–122. – da Silva EO, Filho SM, de Albuquerque SC (1984) Multiple synostosis syndrome: study of a large Brazilian kindred. Am J Med Genet 18: 237–247. – Strasburger AK, Hawkins MR, Eldridge R et al (1965) Symphalangism: genetic and clinical aspects. Bull Johns Hopkins Hosp 117: 108–127.
McK: 185800; 186400; 186500; 236410
F. Majewski; J. Spranger/JS

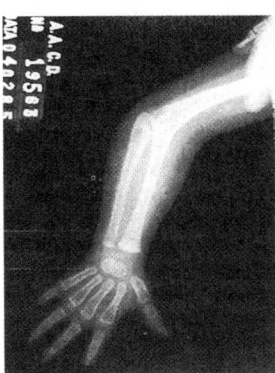
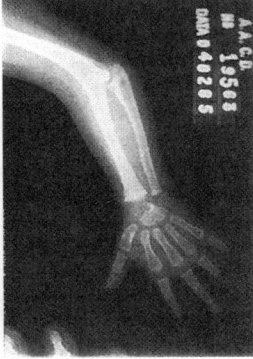

Syndrom der multiplen Synostosen: Fusion von Hamatum und Capitatum, Verkürzung des 1. Metakarpales sowie humeroradiale Synostose und Endphalangenaplasie des Kleinfingers des Falles von Richieri//Costa et al. (1986)

Syndrom der naeviformen Atrophodermie: Goltz-Gorlin-Syndrom
Syndrom der Nervi pelvici: Nervus-pelvicus-Symptomatik
Syndrom der oberen Armplexuslähmung: Armplexuslähmung, obere
Syndrom der oberen Mesenterialarterie: Mesenterialarterien-Syndrom, oberes
Syndrom der Oblongata, dorso-laterales: Wallenberg-Symptomatik
Syndrom der Oblongata, laterales: Babinski-Nageotte-Symptomatik
Syndrom der oralen Brückenhaube: Raymond-Cestan-Symptomatik
Syndrom der periodischen vestibulär-zerebellären Ataxie: Ataxie, periodische, vestibulär-zerebelläre
Syndrom der perluziden Iris mit hereditärem Nystagmus und mit/ohne peripherem Fundus flavus: Lisch-Syndrom
Syndrom der plazentaren Transfusion: Transfusion, feto-fetale
Syndrom der polyglandulären Adenome: Wermer-Syndrom

Syndrom der postaxialen Polydaktylie und progressiven Myopie

Syndrom der postaxialen Polydaktylie und progressiven Myopie

Def.: Distinktes, autosomal-dominant vererbtes Dysmorphie-Syndrom mit der charakteristischen Kombination: postaxiale Polydaktylie und progrediente Myopie.
A.: A. Czeizel und G. Brooser, Budapest, definierten das Syndrom 1986 anhand von neun betroffenen Familienmitgliedern in vier Generationen einer Familie.
Diagn. Krit.: **(1)** Bilaterale postaxiale Polydaktylie an Händen und Füßen (bei sieben von neun Familienmitgliedern nur postaxiale Polydaktylie der Hände). – **(2)** Augenanomalien: Myopie, progredient bis zur Erblindung. Beginn im Schulalter; vitreoretinale Trübung; Fundusanomalien (blasse Papille, chorioidale Atrophie). – **(3)** Unauffällige geistige Entwicklung.
Ätiol.: Autosomal-dominanter Erbgang sehr wahrscheinlich (eine große Familie mit neun Betroffenen in vier aufeinanderfolgenden Generationen).
Pathog.: Unbekannt.
Bemerkungen: Das Krankheitsbild ist bisher nur anhand einer Familie definiert.
Lit.: Czeizel A, Brooser G (1986) A postaxial polydactyly and progressive myopia syndrome of autosomal dominant origin. Clin Genet 30: 406–408.
McK: 174310
U. G. Froster/AS

Syndrom der primären Hypoventilation: Hypoventilation, primäre
Syndrom der pulmonalen Muskelhyperplasie: Muskelhyperplasie, pulmonale
Syndrom der QT-Verlängerung ohne Taubheit, erbliches: Romano-Ward-Syndrom
Syndrom der Rektus-Adduktoren: Grazilis-Symptomatik
Syndrom der roten Palmae: Erythema palmare hereditarium

Syndrom der Schlangenfibula und polyzystischen Nieren

Syn.: serpentine fibula-polycystic kidney syndrome (e)
Def.: Eine der Osteodysplastie ähnliche konstitutionelle Skelettdysplasie.
A.: Abgrenzung des Krankheitsbildes von der Osteodysplastie 1988 durch den Orthopäden G. U. Exner, Zürich. Ein weiteres Kind mit der Störung wurde 1986 von Dereymaeker beschrieben.
Diagn. Krit.: **(1)** Charakteristisches Gesicht mit hoher Stirn, grobem Haar, hochgewölbten Augenbrauen, Telekanthus, vollen Wangen, Mikrogenie, Zahnfehlstellung. – **(2)** Kleinwuchs, kurzer Nacken. – **(3)** Heisere Stimme, gespaltene Uvula, Muskelhypotonie (nur Fall Dereymaeker). – **(4)** Polyzystische Nieren (nur Fall Exner). – **(5)** Röntgenologisch: tiefe hintere Schädelgrube, schlanke Röhrenknochen, disproportioniert lange, dadurch schlangenförmig gewundene Fibulae.
Ätiol.: Wahrscheinlich Gen-Mutation. Erbgang unbekannt.
Pathog.: Unbekannt.
Bemerkungen: Die kraniofazialen Veränderungen der Dysplasie erinnern an die der Osteodysplastie. Es fehlt jedoch der Exophthalmus. Bei den beiden ausgewordenen jungen Mädchen fehlten röntgenologisch weiterhin die unregelmäßigen Konturen und Verkrümmungen der langen Röhrenknochen mit Ausnahme der grotesk verbildeten Fibulae.
Lit.: Dereymaeker AM, Christens J, Eeckels R et al (1986) Melnick-Needles syndrome (osteodysplaty) Helv paediatr Acta 41: 339–351. – Exner GU (1988) Serpentine fibula-polycystic kidney syndrome. A variant of the Melnick-Needles syndrome or a distinct entity? Eur J Pediatr 147: 544–546.
J. Spranger/JS

Syndrom der seeblauen Histiozyten

Syn.: Retikuloendotheliose vom unklassifizierbaren Typ – ceroid pigmentophagia (e) – sea blue histiocytosis (e)
Def.: Das Krankheitsbild ist charakterisiert durch eine Hepatosplenomegalie, eine milde Thrombozytopenie und den Nachweis zahlreicher seeblauer Histiozyten.
A.: Erstbeschreibung des Syndroms 1972 durch die amerikanischen Internisten Murray N. Silverstein und Edgar J. Ahern sowie den amerikanischen Biochemiker Ralph D. Ellefsen.
Diagn. Krit.: **(1)** Splenomegalie (mit einer großen Zahl seeblauer Histiozyten in der Milz). – **(2)** Milde Purpura bei Thrombozytopenie. – **(3)** Reichlich seeblaue Histiozyten im Knochenmark. – **(4)** Nachweis von seeblauen Histiozyten in der Leberbiopsie. – **(5)** Erhöhter Gehalt an Phosphosphingolipiden, Glykosphingolipiden und Ninhydrin-positiven Aminoglykolipiden oder Phosphoglyzeriden in der Leber. – **(6)** Nachweis von seeblauen Histiozyten im Biopsiematerial des ZNS, der Lunge und des Gastrointestinaltraktes. – **(7)** Fovea-Ring im Augenfundus.
Ätiol.: Vermutet wird eine angeborene Stoffwechselstörung mit autosomal-rezessivem Erbgang.
Pathog.: Unbekannt.
Bemerkungen: Das primäre Syndrom der seeblauen Histiozyten ist eine seltene Erkrankung mit langdauerndem, benignem Verlauf. Seeblaue Histiozyten entsprechen großen Makrophagen mit exzentrischem Kern und prominentem Nukleolus. In den blauen zytoplasmatischen Granula wurden Ceroid, Lipofuscin, Sphingomyelin und Glykosphingolipide nachgewiesen.
Seeblaue Histiozyten finden sich auch bei myeloproliferativen Syndromen, Anämien (Sichelzell-A., Thalassämie), Immunthrombozytopenien, beim M. Niemann-Pick Typ B und bei verschiedenen neurologischen Erkrankungen (Neuronale Ceroid Lipofuscinosis, Hallervorden-Spatz-Syndrom). Sogenannte sekundäre Syndrome der seeblauen Histiozyten.
Lit.: Sawitsky A, Rosner F, Chodsky S (1982) The sea-blue histiocyte syndrome, a review: genetic and biochemical studies. Sem Hematol 9: 285–297. – Silverstein MN, Ellefsen RD, Ahern EJ (1970) The syndrome of the sea-blue histiocyte. N Engl J Med 282: 1–4. – Zina AM, Bundino S, Pippione M (1987) Sea-blue histiocyte syndrome with cutaneous involvement. Dermatologica 174: 39–44.
McK: 269600
E. Späth-Schwalbe; J. Schwamborn/GA

Syndrom der Sehnervenkreuzung: Chiasma-Symptomatik
Syndrom der spinalen Halbseitenläsion: Brown//Séquard-Symptomatik

Syndrom der spröden Hornhaut

Syn.: brittle cornea syndrome (e)
Def.: Durch die Trias fragile Hornhaut – blaue Skleren – Keratoglobus gekennzeichnetes Krankheitsbild.
A.: A. Stein, M. Lazar und A. Adam.
Diagn. Krit.: **(1)** Fragile Hornhaut. – **(2)** Keratoglobus mit stark verdünnter Hornhaut. – **(3)** Blaue Skleren. – **(4)** Rote Haare. – **(5)** Mittelohrschwerhörigkeit.

Ätiol.: Autosomal-rezessiver Vererbungsmodus.
Pathog.: Unbekannt.
Bemerkungen: Ein rezessiver Erbgang erscheint am wahrscheinlichsten, wenngleich auch ein X-chromosomal gekoppelter Erbgang diskutiert wird. Besondere Probleme bestehen für die Betroffenen darin, daß bereits geringste Traumen zur Hornhautperforation führen können. **(DD)** Ehlers-Danlos-Syndrom Typ VI mit Fragilitas oculi. Evtl. Assoziation mit Osteogenesis imperfecta oder Marfan-Syndrom.
Lit.: Behrens/Baumann W, Gebauer H, Langenbeck U (1977) Blaue-Sklera-Syndrom und Keratoglobus. Graefes Arch Clin Exp Ophthalmol 204: 235–246. – Bertelsen TI (1968) Dysgenesis mesodermalis corneae et sclerae. Rupture of both cornea in a patient with blue sclerae. Acta Ophthalmol 46: 486–491. – Gregoratos N, Battsocas C, Papas K (1971) Blue sclerae with keratoglobus and brittle cornea. Br J Ophthalmol 55: 424–426. – Hyams SW, Dar H, Neumann E (1969) Blue sclerae and keratoglobus. Ocular signs of a systemic connective tissue disorder. Br J Ophthalmol 53: 53–58. – Stein R, Lazar M, Adam A (1968) Brittle cornea. A familial trait associated with blue sclera. Am J Ophthalmol 66: 67–69. – Steinhart U, Kohlschutter A, Steinmann B, von Dormarus D (1988) „Brittle cornea syndrome": Eine hereditäre Erkrankung des Bindegewebes mit spontaner Hornhautperforation. Fortschr Ophthalmol 85: 659–661. – Ticho U, Ivry M, Merin S (1980) Brittle cornea, blue sclera, and red hair syndrome (the brittle cornea syndrome). Br J Ophthalmol 64: 175–177.
McK: 229200
G. Rudolph/DP

Syndrom der steifen Hand: Lundbaek-Symptomatik
Syndrom der tubulo-interstitiellen Nephritis mit Uveitis: TINU-Syndrom
Syndrom der umgekehrten Isthmusstenose: Takayasu-Arteriitis
Syndrom der unruhigen Beine: Restless-legs
Syndrom der unteren Armplexusschädigung: Armplexuslähmung, untere
Syndrom der verbrühten Haut: Lyell-Syndrom
Syndrom der Vitamin-B$_6$-Abhängigkeit: Krampfanfälle, Pyridoxin-abhängig
Syndrom der vorderen Teile des Sinus cavernosus: Sinus-cavernosus-Symptomatik, vordere
Syndrom der vorzeitigen Pubertät bei primärer Hypothyreose: Pubertas praecox bei Hypothyreose
Syndrom der Wahnstimmung: apophänes Syndrom

Syndrom der zuführenden Schlinge
(Sequenz)
Syn.: afferent-loop syndrome (e) – gastrojejunal loop obstruction syndrome (e)
Def.: Zusammenfassende Beschreibung für die sich gelegentlich nach Magenresektion ergebenden Symptome infolge partiellen oder totalen Verschlusses der zuführenden Schlinge. Zwei Formen können auftreten.
Diagn. Krit.: **(1)** Akute Form: plötzliches Auftreten von starken epigastrischen Schmerzen, Erbrechen ohne Gallenbeimengungen und schneller Verfall des Patienten. Ikterus und Hyperamylasämie (30%). Meist als Frühform nach der Operation. Gefahr der akuten Retention in der zuführenden Schlinge mit starker Dilatation, Ruptur, Peritonitis. – **(2)** Chronische Form: postprandiale Galleerbrechen, postprandiales Völlegefühl, in den Rücken ausstrahlende Schmerzen, Verschwinden der Symptome nach Erbrechen. Bei beiden Formen technische Untersuchungen wenig hilfreich, Diagnosestellung durch Anamnese und Klinik.
Ätiol.: Magenteilresektion oder Gastrektomie aus verschiedenen Indikationen, meist ⅔-Resektion des Magens (Billroth I oder II), totale Gastrektomie oder anteriore Gastrojejunostomie.
Pathog.: Rein mechanische Ursache durch weitgehenden oder totalen Verschluß der zuführenden Schlinge. Verschlußursachen: zu scharfer Anastomosenwinkel mit Abknickung, Hernienbildung der posterior zur abführenden Schlinge gelegenen zuführenden Schlinge, Stenose oder Ulzeration der Gastroenterostomie, Volvulus oder Adhäsionen. Nahrungsreize führen zu einer Ansammlung von biliärem und Pankreassekret in der stenosierten Schlinge, der ansteigende intraluminale Druck überwindet die partielle Obstruktion, der Inhalt entleert sich in den Magen, es kommt zu heftigem Erbrechen.
Bemerkungen: Häufigkeit der akuten Form ca. 0,5%, der chronischen Form 4,7–10%. **(DD)** Postgastrektomiesyndrome – Syndrom der blinden Schlinge.
Lit.: Becker HD (1981) Postoperative Syndrome nach partieller Magenresektion. In: Allgöwer M et al (Hrsg) Chirurgische Gastroenterologie, S 500–516. Springer, Berlin, Heidelberg. – Dahlgren S (1964) The afferent-loop-syndrome. Acta Chir Scand Suppl 327: 1. – Roux G, Pedoussant R, Marchal G (1950) Lyon Chirurgical 45: 773–780.
C. Scheurlen/GA

Syndrom des Durchgangsstadiums: Durchgangssyndrom
Syndrom des engen linken Kolons: Small-left-colon-Syndrom

Syndrom des fragilen X-Chromosoms
Syn.: fragiles X – Martin-Bell-Syndrom – Armenfrax – geistige Behinderung, geschlechtsgebundene, mit Makroorchidie – Schwachsinn, geschlechtsgebundener, mit Makroorchidie – FMR1
Def.: Häufige, geschlechtsgebunden vererbte Form der geistigen Behinderung mit brüchiger Stelle (sekundärer Konstriktion) im langen Arm eines X-Chromosoms und mit charakteristischem Phänotyp und Verhaltensmuster.
A.: James Purdon Martin, 1893–1984, und Julia Bell beschrieben ohne Kenntnis der zytogenetischen Anomalie und ohne Beachtung der Makroorchidie 1943 einen umfangreichen Stammbaum. Sutherland beschrieb 1977 die Methoden zur sicheren und konstanten Darstellung der fragilen Stelle. Das Gen wurde 1991 durch Verkeerk und Mitarbeiter isoliert und die CGG-Repeatexpansion

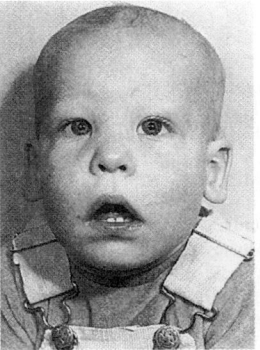
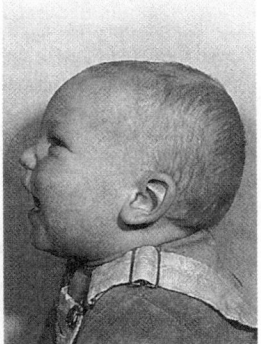

Syndrom des fragilen X-Chromosoms: 2jähriger Knabe; volle Lider, große und abstehende Ohren

durch Oberlé und Mitarbeiter ebenfalls 1991 beschrieben.

Diagn. Krit.: (1) Fragile Stelle (sekundäre Konstriktion) in Xq28 (nahe dem Ende des langen Arms des X-Chromosoms) in 2 bis über 50% der Metaphasen nach Kultur mit Folat-armen Medien oder Zugabe von Antimetaboliten. Das Resultat ist beweisend bei hemizygoten betroffenen und geistig behinderten Männern und bei heterozygoten Frauen mit und ohne Beeinträchtigung der geistigen Entwicklung. Ein normales Resultat schließt in keinem der beiden Geschlechter Genträgerschaft aus. – (2) Geistige Behinderung bei hemizygoten Männern zu nahezu 100% und meist auf dem Niveau von Imbezillität oder Idiotie, bei Frauen zu ca. 30%, meist Debilität-Imbezillität. Charakteristisches Behinderungsprofil: unproportionale Sprachverzögerung, defektes Symbolspiel, häufig (um 50%) autistische Züge, Aggressivität und (im Kindesalter) Hyperaktivität. Grobmotorische Entwicklung fast altersgemäß. – (3) Epilepsie in ca. einem Drittel der Patienten, verschiedene Formen. – (4) Große und deutlich abstehende Ohren ab Geburt. – (5) Gesichtsdysmorphien, die mit zunehmenden Alter distinkter werden: längliches Gesicht mit prominenter Stirn, markantem Kinn, Oberlidschwellung, breiten Alae nasi, vollen Lippen. – (6) Ab Pubertät Hodenvergrößerung, fortschreitend bis ins Alter. – (7) Selten Verschmelzung zweier Zähne, besonders Incisivi. – (8) Bei heterozygoten Genträgerinnen sehr variables bis überhaupt fehlendes Dysmorphiemuster.

Ätiol.: Mutationen im sog. FMR1(fragile-X mental retardation)-Gen. In fast allen Fällen handelt es sich um die Verlängerung eines Trinucleotid-Repeats in der 5' Region des Gens von normal bis ca. 50 Kopien auf > 200 bis mehrere 1000 Kopien. Sekundär kommt es zur Methylierung der Promoterregion. Eine geringe Expansion (50–200 Repeats) beeinflußt den Phänotyp (noch) nicht und wird als Prämutation bezeichnet. Die Umwandlung in die volle Mutation (mit Methylierung) erfolgt nur bei Nachkommen weiblicher Mutationsträger. Neumutationen der Prämutation sind äußerst selten. Der Befund einer brüchigen Stelle (fragiles X) im Karyotyp ist vermutlich auch eine Folge der Instabilität des expandierten Segments. Prämutationen können von beiden Geschlechtern weitergegeben werden, was Stammbäume erklärt, die nicht mit der klassischen X-chromosomalen Vererbung vereinbar sind (Verwandtschaft verschiedener Betroffener über gesunde mütterliche Großväter). Weibliche Träger der Vollmutation sind geistig behindert und weisen mildere phänotypische Befunde auf als betroffene Männer. Somatische Instabilität des Repeats zeigt sich in zahlreichen unterschiedlich langen Triplet-Expansionen in der DNA ein und derselben Person. In sehr seltenen Fällen Mutationen im oder Deletion des FMR1-Gens.

Pathog.: Die aus der Expansion resultierende Methylierung verunmöglicht das korrekte Ablesen der DNA und führt somit zum Fehlen des Genprodukts. Das Genprodukt spielt offenbar eine Rolle im RNA-Metabolismus.

Bemerkungen: Geschätzte Häufigkeit für hemizygote Männer etwa 1 : 1000 bis 1500 Neugeborene, für heterozygote Frauen das Doppelte. Fra-X-positive Männer machen etwa 3 bis 5% der geistig schwer behinderten Jugendlichen und Erwachsenen aus. Diagnose heute nicht mehr zytogenetisch (Nachweis der fragilen Stelle auf Xq27/28 in > 2% der Metaphasen), sondern molekulargenetisch, ebenso Nachweis der Prämutation bei weiteren Familienmitgliedern. Pränatale Diagnostik ebenfalls mit molekulargenetischen Techniken.

Lit.: Largo RH, Schinzel A (1985) Developmental and behavioural disturbances in 13 boys with fragile X syndrome. Eur J Pediatr 143: 269–275. – Martin JP, Bell J (1943) A pedigree of mental defect showing sex-linkage. J Neurol Psychiat 6: 154–157. – Oberlé I, Rousseau F, Heitz D et al (1991) Instability of a 550-base pair DNA segment and abnormal methylation in fragile X syndrome. Science 252: 1097–1102. – Schinzel A, Largo RH (1985) The fragile X syndrome (Martin-Bell syndrome). Clinical and cytogenetic findings in 16 prepubertal boys and in 4 of their 5 families. Helv Paediatr Acta 40: 133–152. – Schwinger E, Froster-Iskenius U (1984) Das Marker-X-Syndrom. Klinik und Genetik. Enke, Stuttgart. – Sutherland GR (1977) Fragile sites on human chromosomes: Demonstration of their dependance on the type of tissue culture medium. Science 197: 265–266. – Verkerk AJMH, Pieretti M, Sutcliffe JS et al (1991) Identification of a gene (FMR1) containing a CGG repeat coincident with a breakpoint cluster region exhibiting length variation in fragile X syndrome. Cell 65: 905–914.

McK: 309550
A. Schinzel/AS

Syndrom des Ganglion ciliare: Charlin-Neuralgie
Syndrom des gespaltenen Rückenmarks: Diastematomyelie
Syndrom des Karotis-Verschlusses: Arteria-carotis-interna-Syndrom
Syndrom des Kompressions-Liquors: Froin-Syndrom
Syndrom des kranken Sinusknotens: Sick-Sinus-Syndrom
Syndrom des linearen Naevus sebaceus: Naevus sebaceus, linearer
Syndrom des Mittelhirnfußes: Weber-Symptomatik
Syndrom des Nervus auriculotemporalis: Schwitzen, gustatorisches
Syndrom des Nervus ilioinguinalis: Ilioinguinalis-Symptomatik
Syndrom des N. ethmoidalis anterior: Charlin-Neuralgie
Syndrom des Nucleus hypothalamicus: Corpus-Luysi-Symptomatik
Syndrom des Nucleus ruber, unteres: Benedikt-Symptomatik
Syndrom des Processus styloideus: Processus-styloideus-Symptomatik
Syndrom des roten Kernes, unteres: Claude-Symptomatik
Syndrom des Sperr-Liquors: Froin-Syndrom

Syndrom des sprechenden Magens
Def.: Nicht mehr gebräuchliches Synonym für überlaute Magen-Darm-Geräusche (Borborygmie).

Syndrom des Sulcus n. ulnaris: Sulcus-ulnaris-Symptomatik
Syndrom des Tarsaltunnels: Tarsaltunnel-Syndrom
Syndrom des überzähligen Isochromosoms 12p: Tetrasomie 12p
Syndrom des verkalkten Ligamentum stylo-mandibulare: Eagle-Symptomenkomplex
Syndrom des vermehrten diastolischen Aortenabflusses: Aorten-Anzapf-Syndrom, diastolisches
Syndrom des Verschlusses der vorderen Choroidealarterie: von-Monakow-Syndrom
Syndrom des vorderen Beckenringes: Grazilis-Symptomatik
Syndrom des vorderen Tibiaabschnittes: Tibialis-anterior-Sequenz
syndrome anévrismatique rétino-optico-mésencéphalique (fz): Bonnet-Dechaume-Blanc-Syndrom
syndrome cardio-facio-cutané (fz): kardio-fazio-kutanes Syndrom
syndrome de Gayet-Wernicke (fz): Wernicke-Krankheit
syndrome de Gerstmann (fz): Gerstmann-Syndrom
syndrome de Klumpke-Déjerine (fz): Armplexuslähmung, untere
syndrome de la marionnette joyeuse (fz): Angelman-Syndrom
syndrome de Leriche (fz): Aortenbifurkations-Syndrom

syndrome de l'espace rétroparotidien postérieur (fz): Villaret-Symptomatik
syndrome de l'hématome du corps vitré, au cours de l'hémorrhagie cérébrale (fz): Terson-Syndrom
syndrome de l'obliteration termino-aortique (fz): Aortenbifurkations-Syndrom
syndrome de Ménière (fz): Ménière-Krankheit
syndrome de Munchausen par procuration (fz): Münchhausen-Stellvertreter-Syndrom
syndrome de pâleur et hyperthermie postopératoire (fz): Ombrédanne-Symptomenkomplex
syndrome de Serieux et Capgras (fz): Capgras-Syndrom
syndrome d'immunodéficit acquis (fz): AIDS
syndrome d'occlusion passive myopathique du sphincter supérieur de l'oesophage (fz): Achalasie, krikopharyngeale
syndrome du corps strié (fz): Vogt-Syndrom
syndrome du défilé costoclaviculaire (fz): Kostoklavikular-Symptomatik
syndrome du hile du membre supérieur (fz): Kostoklavikular-Symptomatik
syndrome du naevus sébacé linéaire (fz): Naevus sebaceus, linearer
syndrome du nerf nasal (fz): Charlin-Neuralgie
syndrome du pantin hilare (fz): Angelman-Syndrom
Syndrom einer Poliomyelitis-ähnlichen Erkrankung mit akutem Bronchialasthma: Hopkins-Symptomenkomplex
Syndrom einer sozialen Isolation: Kaspar-Hauser-Syndrom
syndrome livédoide-paralytique (fz): Embolia cutis medicamentosa
syndrome malin des neuroleptiques (fz): neuroleptisches Syndrom, malignes
syndrome neurovasculaire du membre supérieur (fz): Armvenenthrombose Paget-von-Schroetter
syndrome of affective lability and intellectual deterioration with gliomas of the septum region (e): Septum-pellucidum-Symptomatik
syndrome of Alice in wonderland (e): Alice-im-Wunderland-Syndrom
syndrome of broad ligament laceration (e): Allen-Masters-Syndrom
syndrome of camptodactyly with muscular hypoplasia, skeletal dysplasia, and palmar crease abnormalities (e): Tel-Hashomer-Kamptodaktylie-Syndrom
syndrome of cerebral peduncle (e): Weber-Symptomatik
syndrome of congenital absence of the spleen (e): Ivemark-Symptomenkomplex
syndrome of congenital deafness and otic meningitis (e): Schwerhörigkeit, kongenitale, und otogene Meningitis
syndrome of deafness and goiter (e): Pendred-Syndrom
syndrome of double athetosis (e): Athetose, idiopathische
syndrome of imperforate oropharynx with costovertebral and auricular anomalies (e): Sequenz der persistierenden Rachenmembran mit kostovertebralen Anomalien und Ohrfehlbildungen
syndrome of inappropriate antidiuretic hormone secretion (e): ADH-Sekretion, inadäquate
syndrome of malignant hyperthermia (e): Hyperthermie, maligne
syndrome of peptic ulcer/hiatal hernia, multiple lentigines, café-au-lait spots, hypertelorism, myopia (e): gastro-kutaner Komplex
syndrome of progressive muscle spasm, alopecia, and diarrhea (e): Satoyoshi-Syndrom
syndrome of red nucleus, inferior (e): Claude-Symptomatik
syndrome of sarcoidosis, psoriasis and gout (e): Kaplan-Klatskin-Komplex
syndrome of sphenopalatine ganglion neurosis (e): Sluder-Neuralgie
syndrome of the cauda equina (e): Cauda(-equina)-Symptomatik
syndrome of the cerebellopontine angle (e): Kleinhirnbrückenwinkel-Symptomatik
syndrome of the foramen lacerum (e): Sinus-cavernosus-Symptomatik, vordere
syndrome of the pontine tegmentum (e): Foville-Symptomatik
syndrome of unilateral ectromelia, psoriasis, and central nervous system anomalies (e): CHILD-Syndrom
syndrome pâleur-hyperthermie du nourrisson (fz): Ombrédanne-Symptomenkomplex
syndrome paralytique unilatéral global de nerfs crâniens (fz): Garcin-Symptomatik
syndrome pinéal (fz): Vierhügel-Syndrom
syndrome protubérantiel inférieur (fz): Millard-Gubler-Symptomatik – Raymond-Symptomatik
syndrome rétroparotidien postérieur (fz): Villaret-Symptomatik
syndrome sympathique cervicale postérieur (fz): Barré-Liéou-Syndrom
syndrome sympathique paratrigéminé de Raeder (fz): Raeder-Symptomatik
syndrome traumatique du segment anterieur (fz): Frenkel-Symptomenkomplex
Syndrom, extrapyramidales: Parkinson-Krankheit
Syndrom gestörter Leibempfindungen: Zoenästhesien
Syndrom, hämorrhagisches, okulozerebrales: Terson-Syndrom
Syndrom, hypokinetisch-rigides: Parkinson-Krankheit
syndromic paucity of the interlobular bile ducts (e): arteriohepatische Dysplasie
11p⁻ Syndrom (interstitiell): WAGR-Syndrom
Syndrom, myorenales (Bingold): Crush-Sequenz
Syndrom, oberes, des Nucleus ruber: Nothnagel-Symptomatik
Syndrom, pallidostriäres: Parkinson-Krankheit
Syndrom polyzystischer Ovarien: Ovarien, polyzystische
Syndrom, pseudodementes: Ganser-Symptomenkomplex
Syndrom/Sequenz des vierten Kiemenbogens: DiGeorge-Syndrom
Syndrom, striäres: Parkinson-Krankheit
Syndrom, tubulovaskuläres: Crush-Sequenz
Syndrom, uveokutanes: Vogt-Koyanagi-Harada-Sequenz
Syndrom, uveo-meningeales: Vogt-Koyanagi-Harada-Sequenz
Syndrom X: s.a. metabolisches Syndrom

Syndrom X

Syn.: Likoff-Syndrom – small vessel disease (e) – microvascular angina (e)
Def.: Angina-pectoris-Beschwerden mit EKG-Veränderungen bei normalen Koronararterien.
A.: Erstbeschreibung 1910 durch W. Osler, Oxford. – Begriffsbildung 1973 durch H. G. Kemp, New York.
Diagn. Krit.: **(1)** Atypische (70% der Fälle) oder typische (30% der Fälle) Angina pectoris. – **(2)** Angiographisch freie Kranzgefäße. – **(3)** Normale linksventrikuläre Ruhepumpfunktion. – **(4)** Keine arterielle Hypertonie. – **(5)** Kein Vitium cordis. – **(6)** Meist Frauen, objektive Ischämiezeichen in einer Untergruppe von Patienten, meist kein eindeutiges Ansprechen auf eine antianginöse Therapie.
Ätiol.: Heterogen, im einzelnen noch ungeklärt.
Pathog.: Diskutiert werden verschiedene Mechanismen: eingeschränkte Koronarreserve (»microvascular angina«) mit konsekutiver Ischämie während Belastung, erhöhte Empfindlichkeit der kardialen Nozizeptoren, Sonderform einer Kardiomyopathie (eine Untergruppe der Patienten mit Syndrom X zeigt im Verlauf eine Verschlechterung der linksventrikulären Funktion), Störung des Vasomotorentonus aufgrund einer endothelial, neuronal oder hormonell vermittelten Fehlregulation, Insulinresistenz.
Bemerkungen: Im allgemeinen besteht eine gute Prognose ohne wesentliches Risiko eines akuten Myokardinfarktes. Therapieversuche mit Nitraten, Calciumantagonisten und Betablockern.
Lit.: Cannon RO III, Camici PG, Epstein SE (1992) Pathophysiological dilemma of syndrome X. Circulation 85: 883–892. – Edi-

Syndrom X

torial (1987) Syndrome X. Lancet II: 1247–1248. – Kemp HG (1973) Left ventricular function in patients with anginal syndrome and normal coronary arteriograms. Am J Cardiol 32: 375. – Likoff W, Segal BL, Kasparian H (1967) Paradox of normal selective coronary arteriograms in patients considered to have unmistakable coronary heart disease. N Engl J Med 276: 1063. – Osler W (1910) The Lumleian Lectures on angina pectoris. Lancet I: 839.

S. Wieshammer/GA

Synkinese, maxillo-palpebrale: (Marcus-)Gunn-Phänomen
Synotie: Otozephalie
synovitis, congenital familial hypertrophic (e): Arthritis-Kamptodaktylie-Perikarditis-Syndrom
Synpolydaktylie (II): Syndaktylie Typ I–V
systemic carnitine deficieny (e): Carnitinmangel, systemischer, primärer
systolic click (e): Mitralklappenprolaps(-Syndrom)

T

Tabatznik-Syndrom
Syn.: heart-hand syndrome II (e)
Def.: Dominant erbliches Syndrom mit komplexer Dysostose der oberen Extremität und Herzrhythmusstörungen.
A.: Bernard Tabatznik, amerikanischer Kliniker (erste Beobachtung), und Samia A. Temtamy, ägyptisch-amerikanische Genetikerin (erste Publikation 1978).
Diagn. Krit.: **(1)** Kardiale Arrhythmien unterschiedlichen Schweregrades mit Störungen der Erregungsleitung, Ersatzrhythmen oder Vorhoftachykardien. – **(2)** Hypoplasie des M. deltoideus mit hängenden Schultern, Anomalien von Claviculae, Scapulae und Schultergelenken. – **(3)** Kurze Arme, gelegentlich asymmetrisch. – **(4)** Kurze, breite Daumenendglieder, seltener Doppelung des Daumens, Verkürzung einzelner Metacarpalia oder Phalangen. – **(5)** Variabel weitere Anomalien der langen Armknochen. – **(6)** Inkonstant: Skoliose, Thoraxdeformitäten, Kryptorchismus, grenzwertige geistige Retardierung u.a.m.
Ätiol.: Dominantes Erbleiden, am ehesten autosomal-dominant.
Pathog.: Nicht bekannt.
Bemerkungen: Bisher wurden acht Betroffene in zwei Familien beschrieben. **(DD)** weitere autosomal-dominante Syndrome mit Erregungsleitungsstörungen und Anomalien der Hände wurden beschrieben (Reichenbach et al., 1992; Ruiz de la Fuente et al., 1980).
Lit.: Reichenbach H, Meister EM, Theile H (1992) Herz-Hand-Syndrom. Eine neue Variante mit Erregungsleitungsstörungen am Herzen und Syndaktylien einschließlich ossärer Veränderungen an Händen und Füßen. Kinderärztl Prax 60: 54–56. – Ruiz de la Fuente S, Prieto F (1980) Heart-hand syndrome III. A new syndrome in three generations. Hum Genet 55: 43–47. – Silengo MC, Biagioli M, Guala A et al (1990) Heart-hand syndrome II. A report of Tabatznik syndrome with new findings. Clin Genet 38: 105–113. – Temtamy SA, McKusick VA (1978) The genetics of hand malformations. Birth Def Orig Art Ser XIV(3): 241–244.
McK: 140450
H. Menger/JS

Tabuenca-Syndrom: Öl-Syndrom, toxisches
Takahara's syndrome (e): Akatalasie
Takao-Syndrom: conotruncal face syndrome (e)
Takatsuti-Syndrom: POEMS-Komplex

Takayasu-Arteriitis
Syn.: Takayasu-Krankheit – Takayasu-Syndrom – Martorell-Fabré-Syndrom – Takayasu-Ohnishi-Syndrom – Aortenbogensyndrom – Arteriitis brachiocephalica – Syndrom der umgekehrten Isthmusstenose – Aortenbogenarteriitis – pulseless disease (e)
Def.: Ein obliterierender entzündlicher Gefäßprozeß (Riesenzellarteriitis), der überwiegend die Aorta und ihre Hauptäste befällt.
A.: Michishige Takayasu, japanischer Augenarzt. Das Krankheitsbild ist mehrfach schon im vorigen Jahrhundert beschrieben worden.
Diagn. Krit.: Klinische Symptome der Takayasu-Arteriitis sind Folge von arteriellen Gefäßveränderungen (Stenose, Verschluß, Aneurysma). Befall des Aortenbogens mit seinen Gefäßabgängen bei 60% der Patienten, der gesamten Aorta bei 30% der Patienten und der A. descendens et abdominalis bei 10% der Patienten. **(1)** Multiple Gefäßgeräusche auskultierbar (94%). – **(2)** Claudicatio der Arme (50%). – **(3)** Blutdruckdifferenzen von mehr als 30 mmHg an beiden Armen (64%). – **(4)** Fehlende Pulse (50%). – **(5)** Kopfschmerzen (50%). – **(6)** Orthostatisch bedingter Schwindel (40%). – **(7)** Amaurosis (15%). – **(8)** Krampfanfälle und Hemiparesen (weniger als 10%). – **(9)** Diplopie (10%). – **(10)** Selten die von Takayasu beschriebene Retinopathie mit arteriovenösen Anastomosen. – **(11)** Hypertonie (50%), oft durch Stenosen der Aa. renales hervorgerufen. – **(12)** Angina pectoris (15%). – **(13)** Claudicatio der unteren Extremitäten (10%). – **(14)** Aortenaneurysma oder Aorteninsuffizienz (10%). – **(15)** Erythema nodosum oder Urtikaria (15%). – **(16)** Häufig Allgemeinsymptome wie Fieber, Arthralgien, Myalgien und Gewichtsverlust. – **(17)** Laborbefunde: extreme BSG-Erhöhung, Anämie, Leuko- und Thrombozytose, Hypergammaglobulinämie. Rheumafaktoren und antinukleäre Faktoren fehlen. Sicherung der Diagnose durch Angiographie.
Ätiol.: Unbekannt. Autoimmunopathie?
Pathog.: Die entzündlichen Gefäßveränderungen sind zunächst durch eine granulomatöse Riesenzellarteriitis im Bereich von Media und Adventitia gekennzeichnet. Später finden sich sklerotische Alterationen mit blander Intimafibrose, Mediadegeneration und Adventitiafibrose.
Bemerkungen: Die Erkrankung ist in den westlichen Ländern selten. Bei den Patienten handelt es sich überwiegend um junge Frauen asiatischer Abstammung. Ungünstiger prognostischer Verlauf der Erkrankung. **(DD)** Arteriosklerose – Thrombangitis obliterans – Arteriitis temporalis – Neurofibromatose – Aortenisthmusstenose – Strahlenfibrose – Lues – Ergotismus (Migränetherapeutika!).
Lit.: Cupps TR, Fauci AS (1981) The vasculitides. Saunders, Philadelphia. – Gaida B, Gervais H, Mauer D et al (1991) Takayasu-Syndrom. Med Klin 86: 367–373. – Hall S, Barr W, Lie JT, Stanson AW, Kazmier FJ, Hunder GG (1985) Takayasu arteritis. Medicine 64: 89. – Takayasu M (1908) A case of strange anastomosis of the central vessels of the retina. J Jap Ophthalm Soc 12: 554.
H. Daus/GA

Takayasu-Krankheit: Takayasu-Arteriitis
Takayasu-Ohnishi-Syndrom: Takayasu-Arteriitis
Takayasu-Syndrom: Takayasu-Arteriitis

Talgdrüsentumoren, multiple

Syn.: Muir-Torre-Syndrom – Torre-Syndrom
Def.: Paraneoplasie mit Manifestation von multiplen Talgdrüsentumoren und/oder Keratoakanthomen bei Tumoren, besonders des Verdauungstraktes.
A.: Erstbeschreibung 1967 von E. G. Muir und 1968 von Douglas Torre unabhängig voneinander.
Diagn. Krit.: (1) Multiple Talgdrüsentumoren und/oder Keratoakanthome, besonders im Bereich des Kopfes und Stammes. – (2) Neoplasien innerer Organe mit niedriger Malignität. Neben Tumoren des Verdauungstraktes Vorkommen auch bei Mamma- und Urogenitalkarzinom sowie bei myeloproliferativen Erkrankungen. – (3) Nicht obligate Polyposis coli. – Manifestation der Hautveränderungen oft im frühen Erwachsenenalter, meist eine Dekade vor Auftreten des internen Tumors.
Ätiol.: Autosomal-dominantes Erbleiden.
Pathog.: Keine eindeutige Klassifikation der Talgdrüsenproliferationen. Es finden sich sowohl Talgdrüsenadenome als auch -karzinome, Basalzellepitheliome mit Talgdrüsendifferenzierung.
Bemerkungen: Bei genetischer Prädisposition engmaschige Kontrolle auch der nächsten Verwandten. Die Erkrankung kann im frühen Erwachsenenalter beginnen. – **(DD)** multiple Keratoakanthome vom Typ Ferguson-Smith, Grzybowski und Witten/Zak.
Lit.: Burgdorf WHC, Pitha J, Fahmy A (1986) Muir-Torre syndrome. Am J Dermatopathol 8: 202–208. – Cohen PR, Kohn SR, Kurzrock R (1991) Association of sebaceous gland tumors and internal malignancy: The Muir-Torre syndrome. Am J Med 90: 606–613. – Muir EG, Yates-Bell AJ, Barlow KA (1967) Multiple primary carcinomata of the colon, duodenum and larynx associated with keratoakanthoma of the face. Br J Surg 54: 191–195. – Ródenas, JM, Herranz MT, Tercedor J et al (1993) Muir-Torre syndrome associated with a family history of hyperlipidemia. J Am Acad Dermatol 28: 285–288. – Torre D (1968) Multiple sebaceous tumors. Arch Dermatol 98: 549–551.
McK: 158320
N. H. Brockmeyer/GB

Talusluxation, angeborene: von-Volkmann-Deformität
talus luxation, congenital (e): von-Volkmann-Deformität

Tamm-Horsfall-»Nephropathie«

Def.: Es handelt sich nicht um eine eigene Krankheit, sondern um eine reaktive Anreicherung des physiologischen Tamm-Horsfall-Glykoproteins in den Nierentubuli von Neugeborenen im Zustand der Dehydratation.
A.: Erstbeschreibung des T-H-Proteins 1952 durch Igor Tamm, 1922–1971, amerikanischer Virologe, und Frank L. Horsfall jr., 1906–1971, amerikanischer Arzt.
Diagn. Krit.: (1) Kommt nur bei Neugeborenen und jungen Säuglingen vor. – (2) Sonographisch zeigt sich eine deutliche Zunahme der Echogenität der Markpyramiden.
Ätiol.: Tamm-Horsfall-Protein wird im distalen Tubulus und in der Henle-Schleife gebildet und stellt etwa 40% der physiologischen Proteinausscheidung im Urin.
Pathog.: Bei Dehydratation Anreicherung und Aggregation im Tubuluslumen. Bildet mit Urat-Kristallen Zylinder, die für die gesteigerte Echogenität verantwortlich sind. Nach Flüssigkeitssubstitution ist dieser Vorgang in der Regel reversibel.
Bemerkungen: **(DD)** Nephrokalzinose (persistiert) – Nierenvenenthrombose (Nieren vergrößert).
Lit.: Avri EF, Spehl/Robberecht M, Lebrun D et al (1983) Pathologie tubulaire aiguë transitoire chez le nourrisson: Aspect échographique caractéristique. Ann Radiol 26: 175–182. – Schneider K, Döhlemann C, Fendel H (1985) Sonographische Befunde einer Tamm-Horsfall-Nephropathie bei einem Neugeborenen. Mschr Kinderheilkd 133: 548–549. – Tamm I, Horsfall FL (1952) A mucoprotein derived from human urine which reacts with influenza, mumps and Newcastle disease viruses. J Exp Med 95: 71.
Th. Lennert/JK

Tangier-Krankheit

Syn.: Analphalipoproteinämie – HDL-Mangel, familiärer
Def.: Seltene, autosomal-rezessiv erbliche Lipidstoffwechselstörung mit erniedrigtem Serum-Cholesterin und Cholesterinablagerungen in verschiedenen Geweben, sowie mit einem Mangel von »high density lipoproteins« (HDL), die klinisch das Bild einer Polyneuropathie bietet.
A.: Donald S. Fredrickson, amerikanischer Kliniker, und Mitarbeiter beschrieben erstmals 1961 die Krankheit bei Geschwistern von der Insel Tangier/USA.
Diagn. Krit.: (1) Langsam progredienter, zum Teil schubweiser Verlauf mit ersten Symptomen im Kindesalter oder frühen Erwachsenenalter. – (2) Ausgeprägte Tonsillenhypertrophie mit orange-gelben bis grauen Belägen. – (3) Gelbliche Schleimhautverfärbung des Pharynx, sowie des gesamten Gastrointestinaltrakts. – (4) Splenomegalie, gelegentlich mit splenogener Markhemmung, seltener Hepatomegalie und Lymphknotenvergrößerungen. – (5) Periphere, oft asymmetrische Polyneuropathie mit sensiblen und motorischen Ausfällen, Hyporeflexie und progredienter Muskelatrophie. – (6) Mitbefall der Hirnnerven, gelegentlich mit ophthalmologischen Symptomen. Spaltlampenmikroskopisch nachweisbare Korneatrübung, gelegentlich mit Augenhintergrundveränderungen. – (7) Bei fortgeschrittener Polyneuropathie pathologische Befunde im EMG und der Nervenleitungsgeschwindigkeit. – (8) Laborchemisch: Erniedrigung des Serum-Cholesterins unter 125 mg/dl, normale bis erhöhte Triglyceride, Mangel von Alphalipoproteinen und HDL, sowie weitere Störungen des Lipoprotein- und Apoliprotein-Stoffwechsels. – (9) Histologisch: in vielen Geweben Cholesterin in den Zellen des retikuloendothelialen Systems (»Schaumzellen«).
Ätiol.: Autosomal-rezessives Erbleiden. Heterozygote Merkmalsträger zeigen keine klinischen Symptome.
Pathog.: Im Gefolge der genetisch bedingten Störung im Lipoprotein- und Apolipoprotein-Metabolismus mit Erniedrigung des HDL-Anteils kommt es zu extremen Ablagerungen von Cholesterinestern vorwiegend im RES. Hieraus resultiert sekundär eine Polyneuropathie. Die pathogenetischen Zusammenhänge sind ebenso wie der biochemische Basisdefekt weitgehend ungeklärt.
Bemerkungen: Die Diagnose ergibt sich aus klinischen, histologischen und typischen laborchemischen Befunden. Eine kausale Therapie ist nicht bekannt, eine Splenektomie empfiehlt sich bei Hypersplenismus.
Lit.: Assmann G, Schmitz G, Brewer HB (1989) Familial high density lipoprotein deficiency: Tangier disease. In: Scriver CR, Beaudet AL, Sly WS, Valle D (eds) The metabolic basis of inherited disease, 6th ed. McGraw-Hill, New York. – Fredrickson DS, Altrocchi PH, Avioli LV et al (1961) Tangier disease. Ann Intern Med 55: 1016–1092. – Pietrini V, Rizzuto N, Vergani C et

al (1985) Neuropathy in Tangier disease: a clinicopathologic study and a review of the literature. Acta Neurol Scand 72: 495–505.
McK: 205400
J. Gehler/JK

tapetoretinale Degeneration Typ Stargardt: Stargardt-Makuladegeneration
tapetoretinale Degeneration vom makulären, juvenilen Typ: Stargardt-Makuladegeneration
tapetoretinale Dystrophie: Leber(-Amaurosis-congenita)-Syndrom

Tapia-Symptomatik
Syn.: palato-pharyngo-laryngeal hemiplegia (e) – hémiplégie glosso-pharyngée (fz)
Def.: Inkomplette, sog. alternierende Lähmungsform.
A.: Erstbeschreibung 1905 durch Antionio García Tapia, 1875–1950, spanischer Neurologe.
Diagn. Krit.: (1) Homolaterale Gaumen-, Pharynx- und Larynxlähmung. – (2) Zungenlähmung und -atrophie. – (3) Kontralaterale spastische Halbseitlähmung (nicht obligat).
Ätiol.: Vielfältig, z.B. extrakranielles Trauma, Tumor.
Pathog.: Umschriebene Hirnstammläsion, aber auch periphere Hirnnervenläsion des N. hypoglossus und des N. laryngeus recurrens.
Bemerkungen: **(DD)** alle übrigen Formen der Foramen-jugulare-Sequenzen (dort Tabelle!).
Lit.: Schmidt D (1995) In: Schmidt D, Malin JP (Hrsg) Erkrankungen der Hirnnerven, 2. Aufl. Thieme, Stuttgart, New York. – Tapia AG (1905) Un caso de parálisis del lado derecho de la laringe y de la lengua; con parálisis del esterno-cleido-mastoidea y trapecio del mismo lado; acompañado de hemiplejia total temporal del lado izquierdo del cuerpo. Siglo méd Madrid 52: 211–213.
D. Schmidt/DP

tardy ulnar palsy (e): Sulcus-ulnaris-Symptomatik

Tarsaltunnel-Symptomatik, vordere
Def.: Spontan auftretendes Kompressionssyndrom des gemischten Endastes des N. peroneus profundus am Fußrücken.
Diagn. Krit.: (1) Schmerzen und Sensibilitätsstörungen über dem Spatium interdigitale I am Fußrücken sowie im Bereich der 1. und 2. Zehe. – (2) Hofmann-Tinel-Zeichen über N. peroneus profundus. – (3) Vereinzelt nächtliche Parästhesien. – (4) Parese und Atrophie des M. extensor digitorum brevis. – (5) Symptomverstärkung bei Plantarflexion des Fußes. – (6) Neurophysiologische Befunde: a) Denervierung im M. extensor digitorum brevis; b) verlängerte distale Latenz des N. peroneus.
Ätiol.: Mechanische Nervenläsion.
Pathog.: Kompression des N. peroneus profundus unter Lig. cruciatum am Fußrücken. Auslösefaktoren sind Tragen hoher Absätze, enges Schuhwerk, Hohlfußdeformität, Osteoarthritis des Talonavikulargelenks, Osteophyten am Os naviculare.
Lit.: Zongzhoa LJ (1991). Bone Jt Surg 73B: 470–473.
W. Müller-Felber/DP

Tarsaltunnel-Syndrom
(Sequenz)
Syn.: Syndrom des Tarsaltunnels – Tarsaltunnel-Syndrom (hinteres) – posterior tarsal tunnel syndrome (e) – tarsal tunnel syndrome (e)
Def.: Druckbedingte Schädigung des distalen N. tibialis hinter dem Malleolus medialis.
Diagn. Krit.: (1) Schmerzhafte, brennende, nachts und beim Gehen verstärkte Mißempfindungen in der Fußsohle, zum Teil mit Schmerzausstrahlung nach proximal. – (2) Hypästhesie im Bereich der Nn. plantares und des N. calcaneus. – (3) Trophische Störungen mit Hypohidrose der Fußsohle, später evtl. Ulzerationen. – (4) Parese und Atrophie der kleinen Fußbinnenmuskulatur. – (5) Krallenzehen. – (6) Druckdolenz im Tibialisverlauf hinter Malleolus medialis. – (7) Schmerzprovokation durch passive Extension der Zehen oder Pronation des Fußes. – (8) Verzögerte sensible (96%) und motorische Nervenleitgeschwindigkeit des Nervus tibialis im distalen Abschnitt. – (9) EMG: evtl. neurogen verändert im M. abductor hallucis.
Ätiol.: Mechanische Nervenläsion.
Pathog.: Knöchernes Sprunggelenk, Retinaculum flexorum und Lig. laciniatum bilden einen Tunnel, durch welchen neben dem N. tibialis die A. tibialis posterior und Sehnen ziehen. Bei Verengung dieses anatomischen Engpasses (am häufigsten durch Sprunggelenktrauma) kommt es zur Kompression des N. tibialis.
Lit.: Radin EL (1982) Tarsal tunnel syndrome. Clin Orthop 181: 167–170. – Ricciardi//Pollini PT, Moneta MR, Falez F (1985) The tarsal tunnel syndrome: a report of eight cases. Foot Ankle 6: 146–149.
W. Müller-Felber/DP

tarsal tunnel syndrome (e): Tarsaltunnel-Syndrom
Tarsaltunnel-Syndrom (hinteres): Tarsaltunnel-Syndrom
tarso-epiphysäre Aklasie: Dysplasia epiphysealis hemimelica
Tarsomegalie: Dysplasia epiphysealis hemimelica

TAR-Syndrom
Syn.: **t**hrombocytopenia-**a**bsent **r**adius-syndrome (e) – Radiusaplasie-Thrombozytopenie-Syndrom – Tetraphokomelie-Thrombozytopenie-Syndrom
Def.: Ein charakteristisches familiäres Fehlbildungssyndrom mit symmetrischer Radiusaplasie bei stets vorhandenem Daumen, Thrombozytopenie und weiteren Auffälligkeiten.
A.: Erstbeschreibung 1929 durch H. M. Greenwald und J. Sherman. – 1948 eingehende Bearbeitung durch R. F. Landolt.
Diagn. Krit.: (1) In 100% aller Patienten Thrombozytopenie durch verminderte Megakaryozytenproduktion. In den ersten 4 Lebensmonaten symptomatische Thrombozytopenie. Die Thrombozyten erreichen langsam bis zum Erwachsenenalter normale Werte. Knochenmark: kleine, basophile, vakuolisierte Megakaryozyten. Lebensgefährliche Blutungsbereitschaft. – (2) Leukämoide Reaktionen in 60–70% der Patienten im 1. Lebensjahr. Leukozytosen über 35 000/mm^3 mit Linksverschiebung, besonders bei Streß, Infektionen, Hepatosplenomegalie. Keine echten Leukämien. – (3) In über 50% Eosinophilien, besonders bei Kuhmilchallergie-Krisen. In großer Zahl auch Anämie. – (4) Bilaterale Radiusaplasie bei allen Patienten. Daumen sind immer vorhanden und mit guter Funktion. Eingeschränkte Fingerextension, radiale Deviation der Hände, Hypoplasien der Carpalia und

Taussig-Bing-Komplex

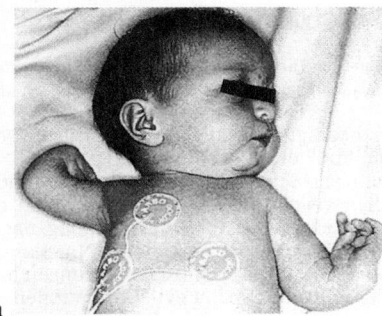

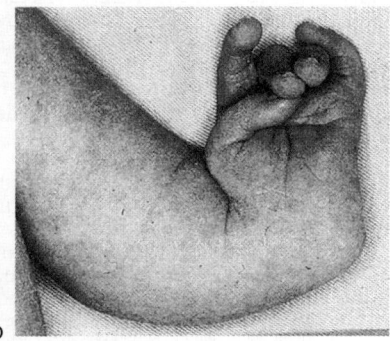

TAR-Syndrom: a) sechster Lebenstag, symmetrische Radiusaplasie, Storchenbiß; b) Radiusaplasie mit vorhandenem Daumen und Kamptodaktylie der Finger 3 und 4

Phalangen. – **(5)** Ulna verkürzt, fehlgebildet, in über 20% bilaterale, in 10% unilaterale Agenesie. – **(6)** Humerusdysplasie in 50%, bilaterale Agenesie in 5–10%, in 15% Armasymmetrien. Abnorme Schultergelenkbewegung in Abhängigkeit von Fehlbildungen des Humerusköpfchens. Muskuläre Hypoplasien der Armmuskulatur. – **(7)** In über 50% der Patienten Mitbeteiligung der unteren Extremitäten: Hüftdysplasien, Kniegelenksubluxation, Coxa valga, Dislokation der Patella, Femur-Tibia-Torsion, pathologische tibiofibulare Verbindung, Ankylosen von Kniegelenken, kleine Füße, Fußdeformitäten, auffällige Zehenhaltungsanomalien. – Körperlänge im Mittelwert im 10. Perzentilbereich. – **(8)** 30% mit Herzfehler: ASD, Fallot-Tetralogie. – **(9)** Weiterhin: Ptosis, seborrhoische Dermatitis, laterale Klavikularverbiegung, uterine Anomalien. Mentale Retardierung offenbar immer Folgen intrakranieller Blutungen in den ersten Lebensmonaten; vereinzelt Kleinhirnwurm- und Corpus-callosum-Agenesie. Ebenfalls Glaukome als intraokuläre Blutungsfolge. – **(10)** Kuhmilchallergie oder Intoleranz ist häufig und führt zu verstärkten Thrombozytopenien, Eosinophilien und leukämoiden Reaktionen. Assoziierte Diarrhöen. Besserung und Heilung ab spätem Kleinkindesalter.
Ätiol.: Autosomal-rezessive Vererbung, intra- und interfamiliäre Variabilität der Skelettsymptomatik, der hämatologischen Befunde und der Herzanomalien. Leichte Gynäkotropie. Über 100 Fallberichte.
Pathog.: Unbekannt.
Bemerkungen: Pränatale Ultraschalldiagnostik. **(DD)** Roberts-Syndrom – Holt-Oram-S. – Fanconi-Anämie – Aase-Syndrom.
Lit.: Donnenfeld AE, Wiseman B, Lavi E, Weiner S (1990) Prenatal diagnosis of thrombocytopenia absent radius syndrome by ultrasound and cordocentesis. Prenat Diagn 10: 29–35. – Greenwald HM, Sherman J (1929) Congenital essential thrombocytopenia. Am J Dis Child 38: 1245–1251. – Hall JG (1987) Thrombocytopenia and absent radius (TAR) syndrome. J Med Genet 24: 79–83. – Labrune P, Pons JC et al (1993) Antenatal thrombocytopenia in three patients with TAR (thrombocytopenia with absent radii) syndrome. Prenatal diagnosis 13: 463–466. – Landolt RF (1948) Kongenitale neonatale Thrombopenien. Helv paediat Acta 3: 1. – MacDonald MR, Schaefer GB et al (1994) Hypoplasia of the cerebellar vermis and corpus callosum in thrombocytopenia with absent radius syndrome on MRJ studies. Am J Med Genet 49: 46–50. – Weinblatt M, Petrikovsky B et al (1994) Prenatal evaluation and in utero platelet transfusion for thrombocytopenia absent radii syndrome. Prenatal Diagnosis 14: 892–896.
McK: 274000
J. Kunze/JK

Taubheit-Dermatitis-Syndrom: Konigsmark-Hollander-Berlin-Syndrom
Taubheits-Ohrmuscheldysplasie-Syndrom: Mengel-Konigsmark-Berlin-McKusick-Syndrom
taurodontism – amelogenesis imperfecta – kinky hair syndrome (e): tricho-dento-ossäres Syndrom
Taussig-Bing heart (e): Taussig-Bing-Komplex

Taussig-Bing-Komplex

Syn.: Taussig-Bing-Syndrom – Bing-Taussig-Komplex – Taussig-Bing malformation (e) – Taussig-Bing heart (e) – double outlet right ventricle with anterior subpulmonic ventricular septal defect (e)
Def.: Eine Sonderform der Transposition der großen Gefäße, bei der die Pulmonalarterie nur partiell transponiert ist (»Laevoposition« der Pulmonalarterie).
A.: Helen Taussig, 1898–1986, Kardiologin, Boston. – Richard J. Bing, 1909–, amerikanischer Chirurg. – Erstbeschreibung 1949 durch Taussig und Bing gemeinsam. Durch Pernkopf wurde schon 1926 theoretisch auf die Möglichkeit einer solchen Fehlbildung hingewiesen.
Diagn. Krit.: **(1)** Früh auftretende, meist progrediente Zyanose, Herzinsuffizienz und schlechte körperliche Entwicklung. – **(2)** Parasternales Austreibungsgeräusch, manchmal von einem Ejektion-Click begleitet, betonter Pulmonalklappenschlußton. – **(3)** EKG: Rechtstyp, meist biventrikuläre Hypertrophie. – **(4)** Röntgen: Kardiomegalie, Prominenz des Pulmonalbogens, pulmonale Hyperämie. – **(5)** Diagnosestellung am besten durch Echokardiographie in Verbindung mit rechts- und linksventrikulärer Angiographie. – **(6)** Häufig zusätzliche »linksseitige« Anomalien wie: Aortenisthmusstenose, unterbrochener Aortenbogen.
Ätiol.: Angeborene Fehlbildung unklarer Ursache.
Pathog.: Durch die subpulmonale Lage des Ventrikelseptumdefektes wird eine frühzeitige Überflutung des Lungengefäßbettes begünstigt; dadurch sind die Kinder meist schon im Neugeborenenalter in schlechtem Allgemeinzustand.
Bemerkungen: Die Therapie der Wahl ist die chirurgische Korrektur im frühen Säuglingsalter: meist »arterial switch« und Verschluß des Ventrikelseptumdefektes.
Lit.: Gates RN, Laks H, Elami A et al (1993) Damus-Stansel-Kaye procedure: current indications and results. Ann Thorac Surg 56: 111–119. – Kawashima Y, Matsuda H, Yagihara T et al (1993) Intraventricular repair for Taussig-Bing anomaly. J Thorac Cardiovasc Surg 105: 591–596. – Pernkopf E, Wirtinger W (1935) Das Wesen der Transposition im Gebiete des Herzens, ein Versuch der Erklärung auf entwicklungsgeschichtlicher Grundlage.

Virchows Arch path Anat 295: 143. – Taussig H, Bing RJ (1949) Complete transposition of aorta and levoposition of pulmonary artery; clinical physiological and pathological findings. Am Heart J 37: 551–559.
S. Wieshammer; W. Hoffmann/GA

Taussig-Bing malformation (e): Taussig-Bing-Komplex
Taussig-Bing-Syndrom: Taussig-Bing-Komplex
Taybi-Lindner-Syndrom: osteodysplastischer primordialer Minderwuchs Typ I
Taybi-Syndrom: oto-palato-digitales Syndrom Typ I
Taylor-Krankheit: Akrodermatitis chronica atrophicans
Taylor-Rosenberg-Chutorian-Syndrom: Rosenberg-Chutorian-Syndrom
Taylor-Syndrom: Muskeldystrophie, okulopharyngeale

Tay-Sachs-Krankheit
Syn.: Morbus Tay-Sachs – G_{M2}-Gangliosidose, Typ I oder Variante B – G_{M2}-Gangliosidose, infantile – Hexosaminidase-A-Mangel
Def.: Autosomal-rezessiv erbliche, durch einen lysosomalen Enzymdefekt verursachte neuronale Lipidspeicherkrankheit. Prototyp der sog. amaurotischen Idiotie aus der Gruppe der G_{M2}-Gangliosidosen.
A.: Warren Tay, 1853–1927, britischer Ophthalmologe. – Bernhard Sachs, 1858–1944, amerikanischer Neurologe. – Erstbeschreibung 1881 durch Tay und 1898 durch Sachs.
Diagn. Krit.: (1) Psychomotorischer Entwicklungsstillstand und -rückschritt im ersten Lebenshalbjahr. – (2) Auffällige Geräuschempfindlichkeit. – (3) Störung von Muskeltonus und Reflexverhalten, zerebrale Anfälle, pathologisches EEG. – (4) »Kirschroter Fleck« am Augenhintergrund und Blindheit im ersten bis zweiten Lebensjahr. – (5) Neigung zu Makrozephalie. – (6) Rasch progrediente Verschlechterung unter dem Bild zunehmender Dezerebration. – (7) Tod im zweiten bis vierten Lebensjahr an broncho-pulmonalen Infekten. – (8) Speichervakuolen im peripheren Blutbild und Gewebebiopsien. – (9) Diagnosesicherung durch Nachweis des Enzymdefekts im Serum, in Fibroblasten oder anderen Geweben.
Ätiol.: Autosomal-rezessives Erbleiden.
Pathog.: Durch den Defekt des Isoenzyms A der lysosomalen Hexosaminidase – die betreffenden Gene sind auf den Chromosomen 5 (β-Kette) und 15 (α-Kette) lokalisiert – kommt es zu einem Abbaustopp des G_{M2}-Gangliosids und von Asialo-G_{M2} mit nachfolgender Speicherung von Gangliosiden im Nervengewebe.
Bemerkungen: Die Tay-Sachs-Krankheit ist nur eine von mindestens vier Formen der G_{M2}-Gangliosidose, daneben wurde die Sandhoff-Krankheit sowie eine juvenile und eine adulte Form der G_{M2}-Gangliosidose unterschieden. – Die hohe Heterozygotenfrequenz von 1 : 25 für die Tay-Sachs-Krankheit bei Ashkenasi-Juden führte zu einem erfolgreichen Screening-Programm. Eine kausale Therapie ist nicht bekannt; eine pränatale Diagnose ist möglich.
Lit.: Sachs R (1887) On arrested cerebral development with special reference to its cortical pathology. J Nerv Ment Dis 14: 541–553. – Sandhoff K, Conzelmann E, Neufeld EF et al (1989) The G_{M2}-gangliosidoses. In: Scriver CR, Beaudet AL, Sly WS, Valle D (eds) The metabolic basis of inherited disease, 6th ed. McGraw-Hill, New York. – Tay W (1881) Symmetrical changes in the region of yellow spot in each eye of an infant. Transact Ophth Soc Unit Kingdom I: 55–57.
McK: 272800
J. Gehler/JK

Tay-Syndrom
Syn.: trichothiodystrophy with congenital ichthyosis (e) – ichthyosis, congenital, with trichothiodystrophy (e) – IBIDS-Syndrom (ichthyosis, brittle hair, impaired intelligence, decreased fertility, short stature) – PIBIDS-Syndrom (photosensitivity, ichthyosis, brittle hair, impaired intelligence, decreased fertility, short stature)
Def.: Monogen-erbliches ektodermales Dysplasie-Syndrom mit Ichthyosis, Haarbrüchigkeit und körperlicher/geistiger Retardierung.
A.: C. H. Tay. – Erstbeschreibung 1971 bei 3 Kindern blutsverwandter Eltern (Vetter/Base I. Grades).
Diagn. Krit.: (1) Kongenitale Ichthyosis (bei Geburt ichthyosiforme Erythrodermie, evtl. »Collodion-Baby«; im jungen Säuglingsalter »Alligator-ähnlich«, später weniger prominent. Beugefalten der Extremitätengelenke ausgespart. Histologisch: Orthohyperkeratose, vermischt mit parakeratotischen Strängen. – (2) Trichothiodystrophie (Haarwachstumsstörung, Querbrüche; unter dem Polarisationsmikroskop in den Haarschäften hell-dunkles Zickzack-Bandenmuster; Nachweis einer Cystin-Defizienz in den Haarschäften). – (3) Nageldysplasie (kurze, breite Nägel, evtl. mit Längsfurchung und Querbrüchigkeit; Nachweis einer Cystin-Defizienz). – (4) Subkutanes Fettgewebe fehlt, bei Frauen oft auch Brustgewebe (Mamillen normal). – (5) Gesicht: Progerie-ähnlich (infolge Fehlens des subkutanen Gewebes); vorspringende Nase, zurückweichendes Kinn, abstehende große Ohren, evtl. verdickte Epikanthusfalten. – (6) Wachstumsretardierung pränatal (Geburtsgewicht und -länge niedrig) und postnatal (unterhalb 3. Perzentile). – (7) Geistige Retardierung. – (8) Neurologische Symptomatik: Mikrozephalie; intrazerebrale Verkalkung; pathologisches EEG (diffuse Verlangsamung oder epileptiforme Aktivität); leichter Hördefekt; verzögerte neuromuskuläre Entwicklung mit Koordinationsstörungen, Rigidität, Spastizität, Intentionstremor, Ataxie, Hemiparese. – (9) Kryptorchismus; evtl. weibliche Genitalhypoplasie. – (10) Katarakte, bilateral (klein und punktiert). – (11) Skelett: Osteosklerose, Retardierung des Knochenalters, leichte Kyphose. – (12) Dysphonie (heisere, krächzende oder hohe Stimmlage). – (13) Disposition zu bakteriellen Infekten (nicht zu viralen). – (14) Zahnanomalien (Fehlen von Anlagen, abnorme Form, schwere Karies, gelbliche Verfärbung).
Ätiol.: Autosomal-rezessive Vererbung (Geschwisterbeobachtungen, Konsanguinität bei erstbeschriebener Familie).
Pathog.: Biochemische Grundlage der Cystin-Defizienz in Haaren und Nägeln nicht bekannt. Für mentale Retardierung wird Fehlen der schwefelhaltigen Aminosäuren im Hirnstoffwechsel als mögliche Grundlage diskutiert.
Bemerkungen: Das Syndrom wurde beobachtet bei Asiaten, Kaukasiern und Negern. Eine Gruppe verwandter Krankheitsbilder mit brüchigen Haaren und reduziertem Schwefelgehalt (McK 211390, 234030, 234050, 275550) sind bekannt unter den Namen Amish brittle hair syndrome – trichorrhexis nodosa (Pollitt syndrome) – Sabinas brittle hair syndrome – tiger nail.
Lit.: Happle R, Traupe H, Gröbe H, Bonsmann G (1984) The Tay syndrome (congenital ichthyosis with trichothiodystrophy). Eur J Pediatr 141: 147–152. – Nuzzo F, Zei G, Stefanini M et al (1990) Search for consanguinity within and among families of patients with trichothiodystrophy associated with xeroderma pigmentosum. J Med Genet 27: 21–25. – Price VH (1992) Trichothiodystrophy: update: Pediatr Dermatol 9: 369–370. – Tay CH (1971) Ichthyosiform erythroderma, hair shaft abnormalities, and mental and growth retardation. An new recessive disorder. Arch Dermatol 104: 4–13.
McK: 242170
M. Habedank/JK

Teleangiectasia hereditaria haemorrhagica (Rendu-Osler-Weber)

TDO syndrome (e): tricho-dento-ossäres Syndrom
Tecklenburg-Roemheld-Syndrom: Roemheld-Symptomenkomplex
telangiectasia (e): Moyamoya-Symptomenkomplex
telangiectatic nevus, acquired (e): Naevus flammeus, posttraumatischer

Teleangiectasia hereditaria haemorrhagica (Rendu-Osler-Weber)

Syn.: Morbus Osler – Osler-Krankheit – Babington's disease (e) – Goldstein's hematemesis (e)
Def.: Genetisch bedingte knötchenförmige Teleangiektasien von Haut und Schleimhäuten mit Blutungsneigung in Kombination mit Gefäßfehlbildungen parenchymatöser Organe.
A.: Verfasser der ersten zusammenfassenden Beschreibung der Krankheit war 1901 Sir William Osler, 1849–1919, kanadischer Internist, wobei die Krankheitssymptome an sich bereits früher beobachtet wurden (H. G. Sutton 1864, H. Rendu 1896).
Diagn. Krit.: **(1)** Häufiges Nasenbluten in der Kindheit und ab dem 3. Lebensjahrzehnt. – **(2)** Aussaat dunkelroter, stecknadelkopf- bis hirsenkorngroßer, angiomatöser Papeln im Gesicht, an den Ohrrändern und an den Händen. – **(3)** Gleichartige Läsionen an Lippen, Nasenschleimhaut, Mundschleimhaut, Atemwegen, Gastrointestinaltrakt und Harnwegen. – **(4)** Fallweise Hämoptoe, Hämaturie, gastrointestinale Blutungen. – **(5)** Eventuell arteriovenöse Anastomosen in der Lunge, im Gehirn und in der Leber mit sekundärer Entwicklung von Polyzythämie, neurologischen Störungen wie Parästhesien sowie Cirrhosis hepatis teleangiectatica. – **(6)** Am Augenhintergrund Tortuositas vasorum und eventuell Fundusblutungen. – **(7)** Selten Thrombozytopenie und Thrombozytopathie; Eisenmangel-Anämie aufgrund der rezidivierenden Blutungen. – **(8)** Histologisch teleangiektatische Kapillaren in der papillären Dermis und vermehrte Gefäße in der tiefen Dermis.
Ätiol.: Autosomal-dominante Vererbung mit unterschiedlicher Expressivität; das pathologische Gen stellt im homozygoten Zustand einen Letalfaktor dar; Assoziation mit der Blutgruppe 0.
Pathog.: In der Wand der teleangiektatischen Gefäße fehlen Muskel- und Bindegewebe weitgehend. Im Bereich der Läsionen wurde eine erhöhte Plasminogenaktivität als möglicher pathogenetischer Faktor der erhöhten Blutungsneigung gefunden.
Bemerkungen: Symptomatische Behandlung mit Elektro- oder Laserkoagulation. Überwachung hinsichtlich interner Komplikationen. **(DD)** multiple Naevi aranei (zentrales zuführendes Gefäß, keine Organbeteiligung).
Lit.: Osler W (1901) On a family form of recurring epistaxis, associated with multiple telangiectases of the skin and mucous membranes. Bull Johns Hopk Hosp 12: 333–337. – Waller JD, Greenberg JH, Lewis CW (1976) Hereditary hemorrhagic teleangiectasia with cerebrovascular malformations. Arch Dermatol 112: 49–52.
McK: 187300
J. Smolle/GB

Teleangiektasien, posttraumatische: Naevus flammeus, posttraumatischer

Tel-Hashomer-Kamptodaktylie-Syndrom

Syn.: syndrome of camptodactyly with muscular hypoplasia, skeletal dysplasia, and palmar crease abnormalities (e)
Def.: Autosomal-rezessiv vererbtes Syndrom mit Kamptodaktylie, muskulo-skeletalen Defekten, Gesichtsanomalien und charakteristischen Veränderungen der Hautleisten und -furchen.
A.: Richard M. Goodman, Mariassa Bat-Miriam Katznelson, Genetiker, und Eli Manor, Internist, Tel Hashomer/Israel, beschrieben und benannten das Syndrom 1972.
Diagn. Krit.: **(1)** Angeborene Kamptodaktylie: Flexion der interphalangealen Gelenke, Extension in den metakarpo-phalangealen Gelenken der 3. bis 5. Finger. Gelegentlich kutane Syndaktylie, Klinodaktylie und Brachydaktylie der Daumen. – **(2)** Minderwuchs. – **(3)** Allgemeine Hypoplasie und lokale Aplasien der Muskulatur, abstehendes Schulterblatt, thorakale Skoliose. – **(4)** Leistenhernie. – **(5)** Mitralklappenprolaps, Vorhofseptumdefekt. – **(6)** Kopf und Gesicht: Brachyzephalie, Gesichtsasymmetrie, Hypertelorismus, kleiner Mund, langes Philtrum, hoher Gaumen. – **(7)** Über die Grenzen der terminalen Phalanx nach proximal reichendes Wirbelmuster auf sieben oder mehr Fingerspitzen; auf den Fingern fehlende, auf den Handflächen überzählige, irreguläre transversale Flexionsfurchen. – **(8)** Röntgenologisch verschiedene Anomalien an Wirbelkörpern, Humerus, Kalkaneus und Talus; elongierte Fibula; Hallux valgus. – **(9)** Muskelbiopsie: vermehrte Größenvariation der Muskelfasern vom Typ 1 und 2 mit relativer Defizienz vom Typ 2 b.
Ätiol.: Autosomal-rezessiver Erbgang, Blutsverwandtschaft der Eltern häufig.
Pathog.: Primäre (embryonale) Myopathie und/oder Bindegewebsdefekt vermutet.
Bemerkungen: Das Syndrom ist selten. Mitte 1993 14 Familien mit ein oder mehreren betroffenen Mitgliedern bekannt.
Lit.: Franceschini P, Vardeu MP, Signorile F et al (1993) Inguinal hernia and atrial septal defect in Tel Hashomer camptodactyly syndrome: Report of a new case expanding the phenotypic spectrum of the disease. Am J Med Genet 46: 341–344. – Goodman RM, Katznelson MB-M, Manor E (1972) Camptodactyly: Occurrence in two new genetic syndromes and its relationship to other syndromes. J Med Genet 9: 203–212. – Patton MA, McDermot KD, Lake BD, Baraitser M (1986) Tel Hashomer camptodactyly syndrome: report of a case with myopathic features. J Med Genet 23: 268–271. – Toriello HV, Higgins JV, Malvitz T, Waterman DG (1990) Two siblings with Tel Hashomer camptodactyly and mitral valve prolapse. Am J Med Genet 36: 398–403.
McK: 211960
K. Méhes/AS

Temporallappensyndrom (Symptomenkomplex)

Def.: s.u. Psychosyndrom, hirnlokales.
P. Hoff/DP

temporal lobectomy behaviour syndrome (e): Klüver-Bucy-Syndrom
Temporomandibulargelenk-Syndrom: Costen-Symptomatik
temporomandibular joint pain-dysfunction syndrome (e): Costen-Symptomatik
temporomandibular joint syndrome (e): Costen-Symptomatik
Tendoperiostitis inguinalis: Ostitis pubis
Terson-Krankheit: Terson-Syndrom

Terson-Syndrom

Syn.: Terson-Krankheit – Syndrom, hämorrhagisches, okulozerebrales – Glaskörperblutung, bei subarachnoidaler Blutung – Glaskörperblutung, bei intrakranieller Blutung – Terson's syndrome (e) – vitreous hemorrhage, after subarachnoid hemorrhage (e) – vitreous hemorrhage, with intracranial bleeding (e) – syndrome de l'hématome du corps vitre, au cours de l'hémorragie cérébrale (fz)

Def.: Glaskörperblutungen mittelbar oder unmittelbar nach einer spontanen intrakraniellen, subarachnoidalen Blutung.

A.: Erstbeschreibung 1900 durch Alfred T. Terson, 1838–1925, Ophthalmologe, Toulouse.

Diagn. Krit.: **(1)** Erhebliche ein- oder beidseitige Visusherabsetzung durch Glaskörperblutung (eigentliches Terson-Syndrom). – **(2)** Blutungen können auch subretinal, intraretinal oder subhyaloidal auftreten. – **(3)** Ausbildung von präretinalen Membranen, Veränderungen im Makula-Bereich (Pigmentverschiebungen, Makula-Foramen). – **(4)** Gleichzeitig oder vorausgehend intrakranielle, subarachnoidale Blutungen (z.B. Aneurysma-Ruptur) mit neurologischer Symptomatik. – **(5)** Langsame, spontane Resorption der Glaskörperblutungen möglich. – **(6)** Dauerhafte Visusstörung durch Makula-Veränderungen, persistierende Glaskörpertrübungen, präretinale Membranen oder durch Amblyopie (»battered-child-syndrome«) möglich. – **(7)** Gegebenenfalls auch intraorbitale und subkonjunktivale Blutungen. – **(8)** Häufig Pupillenstörungen.

Ätiol.: Spontane oder traumatisch bedingte subarachnoidale, intrakranielle Blutung.

Pathog.: **1.** Durch den erhöhten, intrakraniellen Druck kommt es zu einer venösen Stauung (Austrittsstelle der V. centralis retinae durch die Optikus-Scheiden) oder Ruptur von intraretinalen Gefäßen. – **2.** Eher unwahrscheinlich erscheint eine Blutung per continuitatem durch den subarachnoidalen Raum entlang des N. opticus.

Bemerkungen: **(DD)** Glaskörperblutungen anderer Genese (besonders diabetische Retinopathie). Auftreten der Glaskörperblutungen in ca. 4% bei zerebralen Subarachnoidalblutungen. Zusatzdiagnostik durch Echographie des Glaskörperraums und der Orbita. Bei ausbleibender spontaner Resorption der Glaskörper-Blutung: gute Ergebnisse durch Glaskörper-Chirurgie (Vitrektomie). Frühzeitige Vitrektomie bei Kindern mit Terson-Syndrom.

Lit.: Terson A (1900) De l'hémorrhagie dans le corps vitre au cours de l'hémorrhagie cérébrale. Clin Ophthalmol 6: 309–312. – Weingeist TA et al (1986) Terson's syndrome. Clinicopathologic correlations. Ophthalmology 93,11: 1435–1442.

G. Hasenfratz/DP

Terson's syndrome (e): Terson-Syndrom
Teschler-Nicola-Killian-Pallister-Syndrom: Tetrasomie 12p
Teschler-Nicola-Syndrom: Tetrasomie 12p
testicular regression syndrome (TRS) (e): XY-Gonadenagenesie
Testisdysgenesie, partielle: Gordan-Overstreet-Syndrom
tethered-conus (e): tethered cord (e)

tethered cord (e)

Syn.: tethered-cord-syndrome (e) – tethered spinal cord (e) – tethered-conus (e) – fixiertes Filum terminale

A.: Walter M. Brickner, 1876–1930, amerikanischer Chirurg, beschrieb 1918 die klinischen Symptome bei einer Spina bifida occulta, G. J. Garceau erkannte 1953 als Ursache dieser Störungen den tiefsitzenden Conus medullaris als Folge eines fixierten Filum terminale.

Diagn. Krit.: **(1)** Schon im Säuglingsalter erkennbare neuromuskuläre und/oder orthopädische Funktionsstörungen, besonders hinweisend bei zusätzlichen lokalen dermatologischen Auffälligkeiten (Lipome, Pilonidal-, Dermalsinus, atypische lumbosakrale Haarbildungen). – **(2)** Skoliose, Hohl-Klumpfuß-Deformationen der Füße, Fußverkürzungen. – **(3)** Motorische und sensible Ausfälle, beinbetonte Muskelatrophie, Blasen- und Mastdarmstörungen, bei 20% der Patienten mit Meningomyelozelen nachweisbar; neurologische Symptome oft erst viele Jahre nach Primärversorgung der Zele. – **(4)** Frühdiagnose wichtig, schon bei Neugeborenen mit Ultraschall möglich. Diagnosesicherung durch Myelo-Computertomogramm und Kernspintomographie. – **(5)** Frühzeitige Operation (Durchtrennung des Filum terminale, Duraplastik) schon in der Neugeborenenperiode möglich, zur Vermeidung irreversibler Progredienz der klinischen Symptome. – **(6)** Bei isoliertem Auftreten schwer erkennbar, in Verbindung mit anderen dysrhaphischen Störungen (Meningomyelozelen, lumbosakrale Lipome, Diastematomyelie, Hydromyelie, Syringomyelie) häufig.

Ätiol.: Nicht bekannt; distale Neuralrohrschädigung in der Frühschwangerschaft.

Pathog.: Adhäsion des verdickten und verkürzten Filum terminale mit der dorsalen Durawand, die bindegewebig und lipomatös verändert ist, dadurch tiefstehender Conus medullaris, Verhinderung der Aszension des Rückenmarks, ischämische Funktionsstörungen.

Bemerkungen: Bei allen progredienten neurologischen Störungen im Bereich der unteren Extremitäten sowie Blasen-Mastdarm-Störungen muß an ein tethered cord gedacht werden. Eine Diagnosesicherung ist durch moderne bildgebende Verfahren zweifelsfrei möglich, eine operative Intervention immer indiziert. Differentialdiagnostisch muß an alle anderen dysrhaphischen Störungen gedacht werden, umgekehrt muß bei allen anderen dysrhaphischen Störungen ein tethered cord sicher ausgeschlossen werden.

Lit.: Brickner WM (1918) Spina bifida occulta. Am J Med Sci 155: 473–502. – Garceau GJ (1953) The filum terminale syndrome (The cord-traction syndrome). J Bone Jt Surg 35A: 711–716. – Holtzman RNN, Stein MB (1985) The Tethered spinal cord. Thieme-Stratton Inc, New York. – Just M, Schwarz M, Ermert JA et al (1988) Magnetic resonance imaging of dysrhaphic myelodysplasia. Findings in 56 children and adolescents with postrepair meningomyelocele. Child's Nerv Syst 4: 149–153. – Liptak GS (1992) Tethered spinal cord: an analysis of clinical research. Eur J Ped Surg 2 (Suppl 1): 12–17. – Warder DE, Oakes WJ (1994) Tethered cord syndrome: the low lying and normally positioned conus. Neurosurgery 34: 597–600.

J. Sperner/JK

tethered-cord-syndrome (e): tethered cord (e)
tethered spinal cord (e): tethered cord (e)

Tetraamelie mit multiplen Fehlbildungen

Syn.: amelia, X-linked (e)

Def.: Zunächst bei sechs männlichen Mitgliedern einer konsanginuinen arabischen Familie beobachtete Symptomenkombination von Tetraamelie, Spaltenbildung im Bereich des Gesichts, fehlenden Ohren, fehlender Nase und Analatresie.

A.: Erstbeschreibung eines Falls aus o.g. Familie von dem Gynäkologen E. Z. Zimmer 1985. Von zwei ähnlich be-

Tetrahydrobiopterin-Mangel

troffenen Jungen einer türkischen Familie berichteten Basaran et al. 1994.
Diagn. Krit.: **(1)** Tetraamelie, anstelle der Extremitäten kleine Weichteilanhängsel. – **(2)** Makrozephalus, Hydrozephalus. Fehlendes Corpus callosum, nicht angelegter N. opticus und N. olfactorius. – **(3)** Spalten im Gesicht durch nicht-fusionierte Maxillarfortsätze. Mißgebildeter Mund. Nase und äußere Ohren nicht vorhanden. – **(4)** Augenveränderungen: Mikrophthalmie, Mikrokornea, Katarakt, Kolobom. – **(5)** Innere Fehlbildungen: Lungenhypoplasie, bilaterale linke Lunge, Herzfehler. Analatresie, Maldescensus testis. Kleiner Penis. Fehlende Brustwarzen. – **(6)** Weitere Skelettfehlbildungen: völliges Fehlen der Beckenknochen. Kleine, mißgebildete Skapulae, Halswirbel- und Rippenanomalien.
Ätiol.: Vermutlich X-chromosomal-rezessiv erblich. Zwei Schwestern, von denen zwei Brüder an dieser Krankheit verstarben, haben vier Söhne mit diesem Syndrom zur Welt gebracht.
Pathog.: Unbekannt.
Bemerkungen: Alle bisher beobachteten Patienten waren in der Ausprägung nicht lebensfähig und starben kurz nach der Geburt. **(DD)** die beim Roberts-Syndrom nachgewiesenen zytogenetischen Auffälligkeiten wurden bei diesen Fällen nicht beobachtet. Auch waren alle gleich schwer betroffen, beim Roberts-Syndrom findet man eine große Variabilität innerhalb einer Familie. Betroffene Patienten mit Roberts-Syndrom sind bisher auch beschrieben.
Lit.: Basaran S, Yüksel A, Ermis H et al (1994) Tetra-Amelia, lung hypo-/aplasia, cleft lip-palate, and heart defect: A new syndrome? Am J Med Genet 51: 77–80. – Gershoni-Baruch R, Drugan A, Bronshtein M, Zimmer EZ (1990) Roberts Syndrome or X-linked amelia? Am J Med Genet 37: 569–572. – Zimmer EZ, Taub E, Sova Y et al (1985) Tetra-amelia with multiple malformations in six fetuses of one kindred. Eur J Pediatr 144: 412–414.
S. Schechert-Spranger/AS

Tetrahydrobiopterin-Mangel

Syn.: Phenylketonurie, atypische – BH_4 deficiency (e) – Phenylketonurie, maligne
Def.: Unter dieser Bezeichnung sind mehrere angeborene Stoffwechselstörungen zusammengefaßt. Die häufigsten sind: 1. 6-Pyruvoyltetrahydropterinsynthetase-Defekt, 2. Dihydropteridinreduktase-Defekt, 3. Guanosintriphosphatcyclohydrolase-I-Defekt. Neben der Hyperphenylalaninämie ist der Tetrahydrobiopterin-Mangel offensichtlich entscheidend sowohl für das klinische Bild als auch für die Therapie dieser Störungen.
A.: Erstbeschreibung des 6-Pyruvoyltetrahydropterinsynthetase-Defektes (Dihydrobiopterinsynthetase-Defekt) 1974 durch K. Bartholome. – Erstbeschreibung des Dihydropteridinreduktase-Defektes 1984 durch J. L. Dhont. – Erstbeschreibung des Guanosintriphosphatcyclohydrolase-I-Defektes (hyperphenylalaninemia with neopterin deficiency) 1982 durch A. Niederwieser und Mitarbeiter.
Diagn. Krit.: **(1)** Teilweise schon im Neugeborenenalter auftretende, in der Regel aber erst im Säuglingsalter zu beobachtende Ernährungsschwierigkeiten (Schluckbeschwerden), Hypersalivation, statomotorischer Entwicklungsrückstand, Hypertonie der Extremitäten, Choreoathetose, Nystagmus, Strabismus, gelegentlich myoklonische Epilepsie. – **(2)** Erfassung der Patienten häufig aufgrund der Phenylalanin-Vermehrung im Neugeborenen-Screening auf PKU. Die Symptome sind nicht beeinflußbar durch eine Phenylalanin-arme Diät. – **(3)** Im Urin finden sich für die einzelnen Krankheiten spezifische Pteridin-Muster.

Ätiol.: Autosomal-rezessiv vererbte Leiden. Genlokalisation des Dihydropteridinreduktase-Defektes auf Chromosom 4 (4q15.31).
Pathog.: Tetrahydrobiopterin ist Coenzym bei der Phenylalanin-, Tyrosin- und Tryptophanhydroxylase. Bei Tetrahydrobiopterin-Mangel kommt es deshalb zur Phenylalanin-Vermehrung. Störungen im Tyrosin- und Tryptophan-Abbau führen zu Neurotransmitter-Mangel, z.B. an Dopamin und Serotonin. Dieser Mangel ist wahrscheinlich die Ursache für die von der klassischen Phenylketonurie abweichende klinische Symptomatik.
Bemerkungen: Etwa 250 Patienten mit BH_4-Mangel sind bekannt. Davon entfallen auf den 6-Pyruvoyltetrahydropterinsynthetase-Defekt 58%, auf den Dihydropteridinreduktase-Defekt 35% und auf den Guanosintriphosphatcyclohydrolase-I-Defekt 3%. Bei dem Rest von 4% handelt es sich um sehr seltene Defekte, meist Einzelbeschreibungen. **(DD)** Von einem Phenylalaninhydroxylase-Defekt (PKU) lassen sich diese angeborenen Störungen durch Gabe von 7–20 mg/kg Tetrahydrobiopterin (BH_4) oral (Bolus) und nachfolgende Beobachtung der Phenylalanin- und Tyrosin-Konzentrationen im Blut als auch durch die Pteridinmetaboliten im Urin unterscheiden. Bei einem Phenylalaninhydroxylase-Defekt bleibt der Phenylalanin-Spiegel nach Gabe von BH_4 konstant, während er bei Mangel schon nach kurzer Zeit (Stunden) drastisch absinkt. In der Regel ist die Therapie mit Tetrahydrobiopterin (70–100 mg/kg/Tag), Neurotransmittern (5–14 mg/kg/Tag L-DOPA und 7–14 mg/kg/Tag Hydroxytryptophan), der Gabe von Inhibitoren des DOPA-Abbaus (1–4 mg/kg/Tag Carbidopa) und evtl. einer Phenylalanin-reduzierten Spezialdiät erfolgreich. Im Unterschied zur Therapie der meisten Störungen in dieser Gruppe muß beim Reduktase-Mangel viel BH_4 substituiert werden. Bei einigen Formen ist auch die zusätzliche Gabe von Folat notwendig.
Lit.: Bartholome K (1974) A new molecular defect in phenylketonuria. Lancet II: 1580. – Blau N (1988) Inborn errors of pterin metabolism. Ann Rev Nutr 8: 185–209. – Blau N, Thöny B, Heizman CW, Dhondt JL (1993) Tetrahydrobiopterin deficiency: from phenotype to genotype. Pteridines 4: 1–10. – Dhondt JL (1984) Tetrahydrobiopterin deficiencies preliminary analysis from an international survey. J Pediat 104: 501–506. – Naylor EW, Ennis D, Davidson AGF et al (1987) Guanosine triphosphate cyclohydrolase I deficiency: early diagnosis by routine pteridine screening. Pediatrics 79: 374–378. – Niederwieser A, Staudermann W, Wang N et al (1982) Hyperphenylalaninemia with neopterin deficiency, a new enzyme defect presumably of GTP-cyclohydrolase. Eur J Pediatr 138: 97. – Niederwieser A, Blau N, Wang A et al (1984) GTP-cyclohydrolase I deficiency, a new enzyme dopamin, and serotonin deficiency and muscular hypotonia. Eur J Pediatr 141: 208–214. – Niederwieser A, Leimbacher W, Curtius HC et al (1985) Atypical phenylketonuria with „dihydropterinsynthetase" deficiency: absence of phosphate-eliminating enzyme activity demonstrated in liver. Eur J Pediatr 144: 13–16.
McK: 233910; 261630; 261640
E. Mönch/JK

Tetraphokomelie-Thrombozytopenie-Syndrom: TAR-Syndrom

Tetrasomie 8p

Syn.: Mosaik-Tetrasomie 8p – Isochromosom 8p, zusätzliches
Def.: Meist im Mosaikzustand auftretende autosomale Tetrasomie mit distinktem Phänotyp, insbesondere tiefen Palmar- und Plantarfurchen, Fehlen der Patellae, mul-

tiplen radiologischen Skelettanomalien und oft Fehlen von Wachstumsrückstand und relativ milder geistiger Behinderung.
A.: Erste Fallbeschreibung 1988 durch Ulf Kristoffersson, schwedischer Humangenetiker, Lund.
Diagn. Krit.: **(1)** Wachstum meist normal. – **(2)** Schädel-Gesichts-Dysmorphien: Makrozephalie, hohe, breite Stirn, flache Nasenwurzel, hoher Gaumen, volle Wangen. – **(3)** Tiefe Plantar- (durch das ganze Leben) und Palmarfurchen (während der ersten Lebensjahre). – **(4)** Hypoplastische männliche äußere Genitalien mit Kryptorchismus. – **(5)** Röntgenbefunde des Skeletts: multiple Anomalien der Wirbelsäule, v.a. Halbwirbel, Skoliose, überzählige oder fehlende Rippen, andere Rippenanomalien, Skoliose. – **(6)** Balkenmangel, Hydrozephalus. – **(7)** Geistige Entwicklung meist deutlich verzögert.
Ätiol.: Überzähliges Isochromosom 8p, d.h. aus spiegelbildlich 2 × dem kurzen Arm von Chromosom 8 bestehend, im Nicht-Mosaikzustand vermutlich letal.
Pathog.: Unbekannt.
Bemerkungen: **(DD)** Trisomie-8-Mosaik.
Lit.: Kristoffersson U, Lagergren J, Heim S, Mandahl N (1988) Four copies of 8p in a mentally retarded boy with the mosaic karyotype. Clin Genet 34: 201–203. – Robinow M, Haney N, Chen H et al (1989) Secondary trisomy or mosaic „tetrasomy" 8p. Am J Med Genet 32: 320–324. – Schrander//Stumpel CTRM, Govaerts LCP, Engelen JJM et al (1994) Mosaic tetrasomy 8p in two patients: clinical data and review of the literature. Am J Med Genet 50: 377–380.
A. Schinzel/AS

Tetrasomie 9p
Syn.: Mosaik-Tetrasomie 9p – Isochromosom 9p, zusätzliches (im Mosaik)
Def.: Fast immer im Mosaikzustand auftretende autosomale Tetrasomie mit distinktem Phänotyp, mit Ähnlichkeiten zu Trisomie 9p und Trisomie-9-Mosaik.
A.: Erste Fallbeschreibungen 1974 durch F. J. Rutten und Mitarbeiter in Nijmegen, Niederlande (Mosaik) und Nuhad Dinno und Mitarbeiter in den USA, wobei das Extrachromosom als t(9p;11p)-Translokationschromosom interpretiert wurde.
Diagn. Krit.: **(1)** Wachstumsrückstand, Mikrozephalie, schwere geistige Behinderung. – **(2)** Schädel/Gesicht: Dolicho- oder Brachyzephalie, weit offene Nähte, prominente breite Stirn, Hypertelorismus, tiefliegende Augen, Strabismus, prominente Nasenwurzel, mächtige Nase mit knolliger Spitze, prominente Ober- und rückversetzte Unterlippe, abfallende Mundwinkel, kleines Kinn, tiefsitzende, rückwärts rotierte und abstehende Ohren, kurzer Hals mit Falte. – **(3)** Gelenke: kongenitale (Sub-)Luxationen, v.a. Hüften, Knie, Ellenbogen; Klumpfüße, später Kyphose und Skoliose. – **(4)** Sehr häufig (80% der Nicht-Mosaike) Lippen-Kiefer-Gaumenspalten ([DD] zur Trisomie 9p); hypoplastische männliche äußere Genitalien. – **(5)** Innere Organe: Hydrozephalus, Balkenmangel, Herzfehler, v.a. ASD, VSD und PDA, Mikrophthalmie, Hydronephrose u.a. Nierenfehlbildungen, Fehlen von Rippen, Gehörgangsatresie oder -stenose. – **(6)** Selten: präaurikuläre Anhängsel oder Fisteln, Fehlen von Fingern, Schwerhörigkeit, Syndaktylien. – **(7)** Hohe frühe postnatale und perinatale Letalität.
Ätiol.: Überzähliges Isochromosom 9p, oft dizentrisch, oft variabler Mosaikzustand in verschiedenen Geweben, wohl wegen Instabilität des Rings und starker pränataler Sekretion gegen volle Tetrasomie.
Pathog.: Unbekannt.

Bemerkungen: **(DD)** Trisomie 9p – Trisomie-9-Mosaik.
Lit.: Dinno ND, Silvey GL, Weisskopf B (1974) 47,XY,+t(9p+,11q+) in a male infant with multiple malformations. Clin Genet 6: 126–131. – Förster W, Koch M, Hansen S (1985) Tetrasomie 9p. Monatsschr Kinderheilkd 133: 694–697. – Park JP, Rawnsley BE, Marin//Padilla M (1995) Tetrasomy 9p syndrome. Ann Genet (Paris) 38: 54–56. – Rutten FJ, Scheres JMJC, Hustinx TWJ (1974) A presumptive tetrasomy for the short arm of chromosome 9. Hum Genet 25: 163–170.
A. Schinzel/AS

Tetrasomie 12p
Syn.: Pallister-Mosaik-Syndrom – Killian-Syndrom – Teschler-Nicola-Syndrom – Nicola-Teschler-Syndrom – Pallister-Teschler-Nicola-Killian-Syndrom – Killian-Pallister-Nicola-Teschler-Syndrom – Teschler-Nicola-Killian-Pallister-Syndrom – Nicola-Teschler-Killian-Pallister-Syndrom – Pallister-Killian-Syndrom – Syndrom des überzähligen Isochromosoms 12p
Def.: Oft nur in Fibroblasten und als Mosaik nachweisbares Extrachromosom, bewirkt charakteristischen Phänotyp und schwere geistige Behinderung.
A.: Erstbeschreibung 1977 durch Phil D. Pallister, 1920–, Arzt und klinischer Genetiker, Boulder/Montana, und Mitarbeiter.
Diagn. Krit.: **(1)** Schwere bis profunde geistige Behinderung, massive Hypotonie, verminderte Reflexe, gewöhnlich Krampfleiden, schlechte Überlebenschancen; selten Hydrozephalus durch Hirnatrophie; Arrhinenzephalie. – **(2)** Kraniofazial: fronto-temporal schüttere Haare, Brachyzephalie, prominente, schmale Stirn, Exophthalmus, Hypertelorismus, Epikanthus, kurze Nase mit stark eingezogener Wurzel und nach vorn stehenden Öffnungen, nicht-horizontale Lidachsen (meist mongoloide Stellung), langes, prominentes Philtrum, Makrostomie, enger Gaumen, zunehmend plumpe Zunge, Gingivahypertrophie, kleines Kinn, selten: Mikrotie, (Lippen-Kiefer-) Gaumenspalte, überschüssige Haut im Nacken. – **(3)** Haut: hyper- und depigmentierte Areale; Hypertrichose; überzählige Mamillen. – **(4)** Stamm: diaphragmatische Hernie (häufigste Todesursache), Analatresie; selten: Malrotation der Eingeweide mit Meckel-Divertikel, Nierendysplasie, Ureterstenose mit Hydronephrose, Hypoplasie der Blase, Herzfehler, Wirbelfehlbildungen, Fehlen der 12. Rippen. – **(5)** Genitalien: Kryptorchismus. – **(6)** Extremitäten: rhizo-akromele Brachymelie (dysproportionale Verkürzung der Oberarme, Femora, Hände und Füße), kurze, konische Finger mit hypoplastischen Nägeln, Kontrakturen, u.a. im Ellenbogen mit kubitalen Pterygien, Hypoplasie der Daumen, Verdoppelung der Großzehen. – **(7)** Schwangerschaft: Intrauteriner Wachstumsrückstand, Hydramnion. – **(8)** Hypertrichose, Obesitas.
Ätiol.: Überzähliges Isochromosom des kurzen Arms von Chromosom 12, also Tetrasomie 12p, immer im Mosaik und vielfach nur in Fibroblasten und Amniozyten nachweisbar.
Pathog.: Unbekannt.
Bemerkungen: Bisher immer neu entstanden; Nachweis, daß das Extrachromosom ein Isochromosom 12p darstellt, durch In-situ-Hybridisierung mit Proben auf dem kurzen Arm von Chromosom 12 (z.B. cDNS-Sonde des KRAS2-Gens, auf 12p12) oder Aktivitätsmessung von LDHB (doppelte Dosis bei Nicht-Mosaik), eventuell auch Ausschluß von überzähligem Isochromosom 21 durch SOD1-Messung und In-situ-Hybridisierung mit Genproben vom langen Arm dieses Chromosoms. Die Bandmuster des langen Arms von Chromosom 21 und des kurzen Arms von Chromosom 12 unterscheiden sich nur wenig. Ein beträchtlicher Anteil perinatal verstorbe-

ner Neugeborener mit diaphragmatischer Hernie weist diese Chromosomenaberration auf, weshalb bei allen solchen Fällen eine Fibroblastenkultur zytogenetisch untersucht werden sollte. Bei zytogenetisch normalem Befund, aber klinisch starkem Verdacht sollte eine Interphasen-FISH-Untersuchung angeschlossen werden, da selten der Marker nur in Interphasekernen nachweisbar ist.

Lit.: Pallister PD, Meisner LF, Elejalde BR et al (1977) The Pallister mosaic syndrome. BD OAS 13(3b): 103–110. – Peltomäki P, Knuuttila S, Ritvanen A et al (1987) Pallister-Killian syndrome: cytogenetic and molecular studies. Clin Genet 31: 399–405. – Reynolds JF, Daniel A, Kelly TE et al (1987) Isochromosome 12p mosaicism (Pallister mosaic aneuploidy or Pallister-Killian syndrome): Report of 11 cases. Am J Med Genet 27: 257–274. – Schinzel A (1991) Tetrasomy 12p (Pallister-Killian syndrome). J Med Genet 28: 122–125. – Warburton D, Anyane-Yeboa K, Francke U (1987) Mosaic-tetrasomy 12p: Four new cases, and confirmation of the chromosomal origin of the supernumerary chromosome in one of the original Pallister-mosaic syndrome cases. Am J Med Genet 27: 275–283. – Ward BE, Hayden MW, Robinson A (1988) Isochromosome 12p mosaicism (Pallister-Killian syndrome): newborn diagnosis by direct bone marrow analysis. Am J Med Genet 31: 835–839.

A. Schinzel/AS

Tetrasomie 15, partielle

Syn.: inv dup(15)(q13) – isodizentrisches Chromosom 15 – Tetrasomie 15pter→q13

Def.: Phänotyp der Träger eines überzähligen isodizentrischen Chromosoms, charakterisiert durch Epilepsie mit schwerem Entwicklungsrückstand ohne markante Dysmorphien und/oder Fehlbildungen.

A.: In der frühen Phase der Zytogenetik (1960–69) einige Publikationen von »atypischem Down-Syndrom«, bei welchen diese Diagnose möglich ist, aber nicht durch eine spätere Untersuchung bestätigt wurde. Erste Definitionen des klinischen Bilds im Zusammenhang mit der Chromosomenaberration durch Wisniewski und Mitarbeiter 1977 (New York) und Zannotti und Mitarbeiter 1980 (Italien).

Diagn. Krit.: **(1)** Überzähliges dizentrisches Chromosom von der Größe eines G-Gruppen-Chromosoms, meist mit Satelliten am langen Arm, nicht in den Karyotyp passend. – **(2)** Schwere bis profunde geistige Behinderung, meist keine Sprachentwicklung und kein freier Gang, häufig Tetraspastik. Nicht selten, v.a. bei den weniger stark behinderten Patienten, Verhaltensstörungen und autistische Züge. – **(3)** Epilepsie mit Beginn meist innerhalb der ersten zwei Lebensjahre: wechselnde Krampftypen, meist als BNS-Epilepsie beginnend, oft sehr schwer medikamentös einstellbar. Im Verlauf der Epilepsie kann geistige Regression vorkommen. – **(4)** Längen-Wachstum und Kopfumfang meist normal. – **(5)** Sehr diskrete Dysmorphien und körperliche Auffälligkeiten: Brachyzephalie, Strabismus, »mongoloide« Lidachsenstellung, hoher Gaumen, irreguläre Zahnstellung, hohes Philtrum, Hernien, Kryptorchismus, Hüftluxation, Klumpfuß, Brachydaktylie.

Ätiol.: Tetrasomie für das Segment 15pter→q13 (das gleiche Segment, dessen Monosomie Ursache des Prader-Willi- und Angelman-Syndroms sein kann), fast immer in Form eines isodizentrischen Extrachromosoms, welches aus den beiden mütterlichen Homologen hervorgegangen ist.

Pathog.: Unbekannt.

Lit.: Maraschio P, Zuffardi O, Bernardi F et al (1981) Preferential maternal derivation in inv dup(15). Analysis of eight new cases. Hum Genet 57: 345–350. – Robinson WP, Binkert F, Giné R et al (1992) Clinical and molecular analysis of five inv dup(15) patients. Eur J Hum Genet 1: 37–50. – Schinzel A (1981) Particular behavioral symptomatology in patients with rarer autosomal chromosome aberrations, pp 195–210. In: Schmid W, Nielsen J (eds) Human Behavior and Genetics. Amsterdam, Elsevier/North Holland. – Wisniewski L, Hassold T, Heffelfinger J, Higgins JV (1977) Cytogenetic and clinical studies in five cases of inv dup(15). Hum Genet 50: 259–270. – Zannotti M, Preto A, Rossi Giovanardi P, Dallapiccola B (1980) Extra dicentric 15pter→q21/22 chromosomes in five unrelated patients with a distinct syndrome of progressive psychomotor retardation, seizures, hyper-reactivity and dermatoglyphic abnormalities. J Ment Defic Res 24: 235–242.

A. Schinzel/AS

Tetrasomie 15pter→q13: Tetrasomie 15, partielle
Tetrasomie 22(pter→q11), partielle: Cat-eye-Syndrom
TFM: Feminisierung, testikuläre komplette
Thalamus-Sequenz: Thalamus-Symptomatik, posterolaterale

Thalamus-Symptomatik, posterolaterale

Syn.: Déjerine-Roussy-Syndrom – Thalamus-Sequenz – Thalamus-Syndrom – posterolaterales thalamisches Syndrom – Anästhesie, thalamische hyperästhetische – inferolateral artery syndrome (e)

Def.: Durch Läsion der unterschiedlichen Thalamuskerne entstehende halbseitige Störungen.

A.: Joseph Jules Déjerine, 1849–1917, Neurologe, Paris. – Gustave Roussy, 1874–1948, französischer Neurologe. – Erstbeschreibung 1906 durch beide Autoren gemeinsam. Die Beschreibung der Anatomie und Physiologie des Thalamus ist die Frucht der jahrelangen Arbeit von Déjerine.

Diagn. Krit.: **(1)** Hemialgie und Hemihyperpathie (besonders im Bereich von Stirn, Orbita, Wangen, Finger, Zehen). – **(2)** Teilweise zentrale Hemiparese. – **(3)** Teilwei-

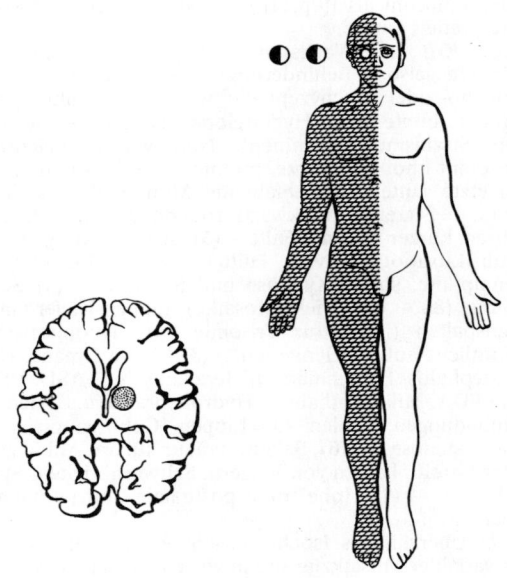

Thalamus-Symptomatik, posterolaterale: Lokalisation der Störung und Symptomatik se halbseitige Störungen der Tiefensensibilität. – (4) Halbseitige Aufmerksamkeitsstörungen bei Mitbeteiligung des Versorgungsgebietes der Arteria thalamotuberalis. – (5) Homonyme Hemianopsie bei Mitbeteiligung des Versorgungsgebietes der A. chorioidea posterior; dann auch asymmetrischer optokinetischer Nystagmus. – (6) Leichtere Hemiparesen mit Atrophie der Muskulatur. – (7) Halbseitige kombinierte Geschmacks- und Geruchsstörungen (teilweise von halluzinatorischem Charakter). – (8) Bei Mitbeteiligung des Versorgungsgebietes der A. thalamotuberalis kann sich eine halbseitige mimische Fazialisschwäche ausbilden, die nur im Affekt manifest wird. – (9) Alle Störungen treten kontralateral vom Herd auf.

Ätiol.: Tumoren, Infarkte oder Blutungen.

Pathog.: Läsion des Thalamus (vorwiegend sensible Projektionskerne).

Bemerkungen: Das Syndrom wurde vor detaillierter Aufschlüsselung der Gefäßgebiete des Thalamus definiert; als Kern des Syndroms muß das am häufigsten betroffene Gefäßgebiet des Thalamus, das der Arteria thalamogeniculata gelten. Bei ischämisch bedingtem vollständigem Déjerine-Roussy-Syndrom ist die Prognose eher schlecht.

Lit.: Bogousslavsky J, Regli F, Uske A (1988) Thalamic infarcts: Clinical syndromes, etiology, and prognosis. Neurology 38: 837–848. – Déjerine JJ, Roussy G (1906) Le syndrome thalamique. Rev neurol 14: 521–532. – Roussy G (1907) La couche optique et le syndrome thalamique, Paris.

W. Paulus/DP

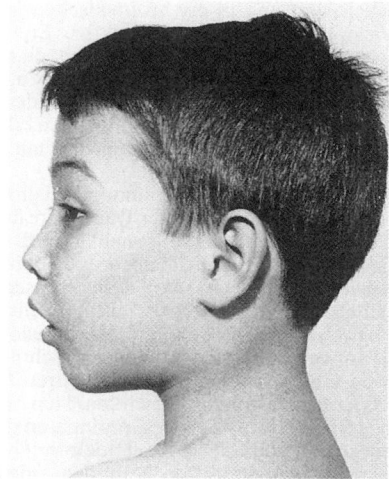

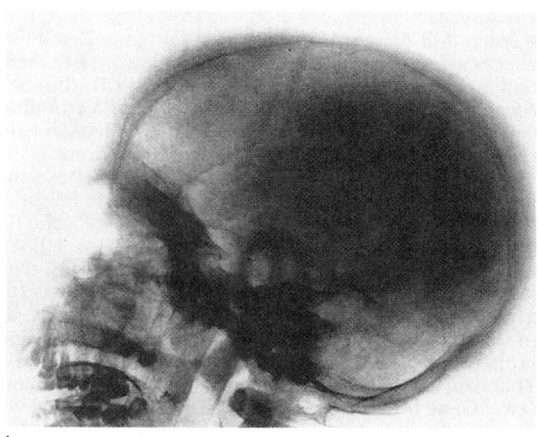

Thalamus-Syndrom: Thalamus-Symptomatik, posterolaterale
Thalassaemia major: β-Thalassämie, homozygote

β-Thalassämie, homozygote

Syn.: Cooley-Anämie – Thalassaemia major

Def.: Die homozygote β-Thalassämie ist eine hereditäre hämolytische Anämie, die durch eine stark verminderte bis fehlende Synthese von β-Ketten des Hämoglobinmoleküls charakterisiert ist, so daß bei normaler α-Kettensynthese kein HbA gebildet werden kann. Anstelle von HbA besteht das Hämoglobin in peripheren Erythrozyten zu über 70% aus HbF. Im Gegensatz zur Sichelzellanämie, bei der es sich um eine »qualitative« Hämoglobinopathie handelt, wird bei der Thalassämie kein pathologisches Hämoglobin produziert. Daher ist die Thalassämie als »quantitative« Hämoglobinopathie zu bezeichnen. Bevorzugt kommt die β-Thalassämie bei Angehörigen ethnischer Gruppen aus dem Mittelmeerraum vor (Italien, Griechenland, Türkei).

A.: Thomas Benton Cooley, 1871–1945, amerikanischer Pädiater, und B. Lee, amerikanischer Arzt, beschrieben die Krankheit 1925 bei Kindern italienischer Einwanderer in den USA.

Diagn. Krit.: (1) Im 2. Lebenshalbjahr einsetzende schwere, progrediente hämolytische Anämie mit Hb-Werten um 6–7 g/dl. – (2) Erythrozyten mikrozytär und hypochrom, Poikilozytose, Targetzellen, Fragmentozytose, Retikulozytose, Normoblasten im Blutbild. – (3) LDH erhöht, Haptoglobin stark vermindert. – (4) Klinisch: Symptome der Anämie mit Zeichen extramedullärer Hämatopoese wie Leber- und Milzvergrößerung und Erweiterung der Knochenmarkräume, am Schädel röntgenologisch als »Bürstenschädel« erkennbar, am übrigen Skelettsystem Deformitäten mit typischer Fazies, »Cooley-Facies«, durch Hyperplasie der Maxilla und promi-

β-Thalassämie, homozygote: a) »Cooley-Facies« (Einzelheiten siehe Text); b) Bürstenschädel (Beob. ZKi, Foto DOFONOS, Ffm.)

nente Stirn, Osteoporose mit Auftreten von Spontanfrakturen (Wirbelsäule). – (5) Bei älteren Kindern Zeichen der Siderose mit Erhöhung von Eisen und Ferritin, gesättigte Eisenbindungskapazität, schmutzig graubraune Verfärbung der Haut. – (6) In Spätstadien Organsiderose mit schwerer Funktionsbeeinträchtigung (endokrine und exokrine Pankreasinsuffizienz, verminderte Produktion von Sexualhormonen mit verzögerter oder ausbleibender Pubertät), häufigste Todesursache Herzinsuffizienz durch Siderose des Myokards.

Ätiol.: Autosomal-rezessiv erbliche Erkrankung, bei der die zugrundeliegenden genetischen Defekte unterschiedlich sein können, Defekte einer oder beider Strukturgene für β-Globin, Mutationen im Bereich von Promotor-Sequenzen, Defekte der Genexpression, Mutationen, welche das RNA-processing beeinflussen. Genlokalisation auf Chromosom 11p15.5.

Pathog.: Alle Gendefekte resultieren schließlich in einer Verminderung der Produktion von mRNA und herabgesetzter Synthese von Polypeptidketten und können zum klinischen Bild der Thalassämie führen; β-Kettensynthese kann völlig fehlen (β0) oder partiell defizient sein (β+). Herabgesetzte Produktion von β-Ketten führt zu einem Überschuß an freien α-Ketten, welche sehr schlecht wasserlöslich sind und in erythropoetischen Vorläuferzellen präzipitieren, dadurch ineffektive Erythropoese und vorwiegend intramedulläre Hämolyse, da die Präzipitate im Bereich der Erythrozytenmembran zu vermehrter Auffälligkeit gegenüber oxidativen Schäden führen. Die infolge extrem gesteigerter Erythropoese erhöhte Eisenresorption aus dem Darm bedingt die mit der Zeit entstehende Siderose.

Bemerkungen: Prognose der Erkrankung unbehandelt infaust, Tod im Kindesalter; mit der Dauertransfusion (ca. alle 4 Wochen) bessere Lebensqualität und Entwicklung, längere Überlebenszeit, jedoch auch stärkere Organsiderose durch Transfusionen, deshalb Eiseneliminaton mit Chelatbildner Desferoxamin (möglichst 5–6 Tage pro Woche als nächtliche subkutane Infusion, Heimtherapie) notwendig. Splenektomie ab Schulkindalter bei Zeichen einer Hypersplenie (vermehrter Transfusionsbedarf) kann sich günstig auswirken. Hypertransfusionsregime (Hb-Werte > 12 g/dl) supprimieren die eigene Erythropoese und verhindern Skelettdeformitäten. Knochenmark-Transplantation von gesundem oder heterozygotem Geschwister sollte, wenn möglich, früh, noch vor Einsetzen einer schweren Organsiderose, angestrebt werden. Mit diesem Vorgehen sind sehr gute Ergebnisse zu erwarten. Pharmakologische Therapieansätze beinhalten die Anregung der HbF-Synthese, z.B. durch 5-Azacytidin, Hydroxyharnstoff oder Butyrat-Verbindungen. Experimentell: Transfer des β-Globin-Gens in Knochenmark-Stammzellen mit Hilfe von Retroviren.

Heterozygote Form der β-Thalassämie (Thalassaemia minor) nicht behandlungsbedürftig (Hb-Werte liegen etwa 2 g/dl unterhalb der Altersnorm), aber genetische Beratung notwendig; Kombination mit anderen Hb-Anomalien nicht selten (z.B. HbS-Thalassämie, HbC-Thalassämie). Störung der α-Kettensynthese (vier Strukturgene im Chromosomensatz) führt zur α-Thalassämie, die in vier klinischen Varianten auftreten kann: **1.** Symptomloser Träger (ein Gen betroffen). **2.** Heterozygote α-Thalassämie, milde hypochrome, mikrozytäre Anämie (zwei Gene betroffen). **3.** HbH-Krankheit, mäßig schwere hämolytische Anämie (drei Gene betroffen). **4.** Hb-Barts oder Hydrops fetalis, nicht lebensfähig (vier Gene betroffen). α-Thalassämien besonders häufig in Ostasien. Pränatale Diagnose der Thalassämien molekulargenetisch durch Chorionzotten-Biopsie oder mittels Hb-Elektrophorese aus fetalem Blut möglich.

Lit.: Cooley TB, Lee P (1925) Series of cases of splenomegaly in children with anemia and peculiar bone change. Transact Amer Pediatr Soc 37: 29. – McDonagh KT, Nienhuis AW (1993) The thalassemias. In: Nathan DG, Oski FA (eds) Hematology of infancy and childhood, 4th ed, Vol I. Saunders, Philadelphia, London, Toronto. – Lucarelli G, Galimberti M et al (1990) Bone marrow transplantation in patients with thalassemia. N Engl J Med 322: 417. – Nienhuis AW, Anagnou PA, Ley TJ (1984) Advances in Thalassemia Research. Blood, Vol 63, No 4: 738.

McK: 141900
G. Henze/JK

Thalidomid-Embryopathie

Syn.: fetal thalidomide syndrome (e) – Contergan-Embryopathie
Def.: Durch Thalidomid (alpha-phthalimidoglutarimid) in der frühen embryonalen Entwicklungsphase (34–55 Tage nach der letzten Menstruation) verursachte Reduktionsanomalie aller vier Extremitäten unterschiedlicher Ausprägung mit/ohne zusätzlichen weiteren Fehlbildungen anderer Skelettregionen, wie Wirbelsäule und Becken mit/ohne Komplikationen vieler Organsysteme.
A.: W. Lenz, geb. 1919, deutscher Pädiater und Humangenetiker, wies 1961 nach, daß Thalidomid ursächlich mit den Fehlbildungen des Skelettsystems in Zusammenhang gebracht werden müsse, nachdem H.-R. Wiedemann, geb. 1915, deutscher Pädiater, bereits 82 Tage zuvor bei 13 Säuglingen seiner eigenen Klinik mit hypo-/aplastischen Gliedmaßenfehlbildungen und weiteren Fehlbildungen wesentlich exogene Noxen dafür verantwortlich machte. Unabhängig davon erkannte auch W. G. McBride (Sydney) 1961 die Koinzidenz von Malformationen und der Gabe des erstmals seit 1956 vor allem als Sedativum eingesetzten, in Deutschland als Contergan bekanntgewordenen Präparates in der Frühschwangerschaft.

Diagn. Krit.: **(1)** Obere Extremitäten: Hypoplasie der Schultermuskulatur, der Scapulae und Claviculae, prominentes Akromioklavikulargelenk. Amelie. Reduktionsdeformität des proximalen Humerus. Humero-ulnare, radio-ulnare Fusion. Reduktionsdeformität Radius > Ulna. Klumphand. Finger: Aplasie, Hypoplasie, Flexionsfixation, Syndaktylien. Daumen: Aplasie, Hypoplasie, Triphalangie, gestörte Opposition. – **(2)** Untere Extremitäten: kongenitale Hüftluxation. Proximale Femurreduktionsdeformität bis Amelie. Patellardislokation. Reduktionsdeformität der Tibia > Fibula. Klumpfuß. Zehen: Polydaktylie, bifide Zehen (besonders präaxial). – **(3)** Kraniofaziale Anomalien: Naevus flammeus (Storchenbiß) über die gesamte Mittellinie des Gesichtes. Augen: Fehlbildungen und Motilitätsstörungen in ca. 50%: Anophthalmie, Mikrophthalmie, Iris- und Retinakolobome, konjunktivale Dermoidzysten. Kongenitales Glaukom. Refraktionsanomalien. Ohren: Anotie, Mikrotie, akzessorische Ohranhängsel, Gehörgangsatresie, -stenose, geschlängelter äußerer Gehörgang. – **(4)** Neurologie: Fazialislähmung, eingeschränkte Augenmotilität, gestörte Tränen- und Speichelsekretion. Taubheit. Blindheit. – **(5)** Gestalt: Minderwuchs. Osteochondritis der Wirbelsäule, progressive Kyphose. – **(6)** Externes Genitale: Skrotum- bzw. Labienhypoplasie in Verbindung mit schweren Reduktionsanomalien der unteren Extremitäten. – **(7)** Herz: offener Ductus Botalli, ASD, VSD, Pulmonalstenose, Transposition der großen Gefäße, Fallot-Tetralogie, Aortenhypoplasie, Pulmonalvenenanomalien. – **(8)** Harntrakt: Nierenaplasie, -ektopie, Hufeisenniere, Megaureter, Ureterektopie, vesiko-ureteraler Reflux, gestörte Blasenfunktion. – **(9)** Genitaltrakt: fehlender Hodendeszensus, kleine bzw. fehlende Testes, Hypospadie, hydatide Zysten, Vaginalatresie, Uterus bicornis. – **(10)** Gastrointestinaltrakt: Duodenalatresie, Pylorusstenose, Inguinalhernien, Anus imperforatus, Analfistel, anorektale Stenose, ventral gelagerter Anus. Fehlender Appendix und Gallenblase. – **(11)** Orofaziale Auffälligkeiten: Gaumenspalte, Uvula bifida, hoher Gaumen, Gaumensegelparese, Choanalatresie, schmale Mandibula, konjunktivale Dermoide, partielle Anodontie. – **(12)** Skelett: sakrale Agenesie, Hemivertebrae, Rippenanomalie. – **(13)** Entwicklungsneurologie: mentale Retardierung, Epilepsie, Dyslexie, Dysphagie, Autismus; selten Hyperkinesien. Meist normale neurologische und intellektuelle Entwicklung. – **(14)** Fehlgeburten, Totgeburten und erhöhte Perinatalsterblichkeit in großer Zahl, nicht immer in Abhängigkeit zur Thalidomidgesamtdosis.

Ätiol.: Mütterliche Ingestion von Thalidomid zwischen der 4.–6. Embryonalwoche.
Pathog.: Noch immer ungeklärt. Zahlreiche Spekulationen. Vermutlich stellen mitochondriale Destruktionen in den Vorderhornneuronen mit konsekutiver Beeinflussung der Mesodermmigration in die primitive Extremitätenknospe die primäre Läsion dar.
Bemerkungen: Nach dem geradezu epidemisch iatrogenen Auftreten zwischen 1958–1963 (endgültige Rücknahme des Präparates 1961/62 weltweit) jahrzehntelang keine neuen Fälle. Wegen erneuter Anwendung von

Thalidomid aus anderer Indikation im Zusammenhang mit Autoimmunkrankheiten sowie besonders der Lepratherapie nun auch wieder Neuerkrankungen, vor allem in Südamerika. – In Deutschland leben heute etwa 2500 Menschen mit Thalidomid-Embryopathie. Weltweit wird von etwa 10 000 Betroffenen ausgegangen. **(DD)** Roberts-Syndrom – TAR-Syndrom – Cornelia-de-Lange-Syndrom – Fanconi-Anämi – LADD-Syndrom – amniotische Schnürfurchen – Poland-Symptomenkomplex – Femur-Fibula-Ulna-Komplex – Holt-Oram-Syndrom.

Lit.: Beck SL (1993) Additional endpoints and overview of a mouse skeletal variant assay for detecting exposure to teratogens. Teratology 47: 147–157. – McBride WG (1961) Thalidomide and congenital anomalies. Lancet 2: 1358. – McBride WG (1988) Thalidomide embryopathy – medical enigma. Pharmaceut Med 3: 239–255. – Lenz W (1961) Kindliche Mißbildungen nach Medikament-Einnahme während der Gravidität? Dtsch Med Wschr 52: 2555–2556. – Lenz W (1988) A short history of thalidomide embryopathy. Teratology 38: 203–215. – Smithells RW, Newman CGH (1992) Recognition of thalidomide defects. J Med Genet 29: 716–723. – Wiedemann HR (1961) Hinweis auf eine derzeitige Häufung hypo- und aplastischer Fehlbildungen der Gliedmaßen. Med Welt 37: 1863–1866.

J. Kunze; V.-J. Mücke/JK; JS

thanatophore Dysplasie

Syn.: thanatophorer Minderwuchs
Def.: Der Achondroplasie entfernt ähnelnde letale Osteochondrodysplasie.
A.: Abgrenzung des Krankheitsbildes 1967 durch den Kinderarzt und Genetiker Pierre Maroteaux und Mitarbeiter, Paris.
Diagn. Krit.: (1) Bei der Geburt manifester schwerer, disproportionierter Minderwuchs mit Makrozephalie und kurzen Extremitäten. Körpergröße bei der Geburt zwischen 36 und 46 cm, Kopfumfang zwischen 32 und 40 cm. – (2) Eingesunkene Nasenwurzel, ausladende Stirn, schmaler Thorax, vorgewölbtes Abdomen, wulstartig gestauchte Weichteile an Armen und Beinen. – (3) Röntgenologisch: kurze Rippen, abgeflachte Wirbelkörper, kurze, breite Beckenschaufeln, verkürzte Röhrenknochen. Charakteristische lateralkonvexe Krümmung der Femora (Aspekt eines Telephonhörers). – (4) Ohne medizinische Intervention sterben die Kinder bei oder kurz nach der Geburt an Ateminsuffizienz. Nach Intubation können sie Monate und Jahre am Atemgerät überleben und bieten dann das Bild eines schwersten Minderwuchses mit Makrozephalie. – (5) Autoptisch Megalenzephalie und andere zerebrale Defekte, hypoplastische Lungen. Histologisch in den Wachstumszonen kaum Säulenknorpel; aus dem Periost in die Wachstumszone einwachsende fibröse Bänder.
Ätiol.: Autosomal-dominantes Erbleiden durch Mutation des FGFR-3-Gens auf Chromosom 4.
Pathog.: Der defekte FGF-Rezeptor 3 überträgt das Signal des Fibroblasten-Wachstumsfaktors nicht in den Kern der Chondroblasten – Knorpelzellen teilen sich ungenügend.
Bemerkungen: Thanatophore Dysplasie I, II, Achondroplasie und Hypochondroplasie sind Expressionen aller Mutationen ein und desselben Gens. Mutationen in der extrazellulären Domäne des Rezeptors 3 für Fibroblastenwachstumsfaktor (fibroblast growth factor receptor 3 = FGFR-3) führen zur thanatophoren Dysplasie I, Mutationen in der intrazellulären Tyrosinkinase-b-Domäne b zur thanatophoren Dysplasie II. Mutationen in der Tyrosinkinase-b-Domäne führen zur Hypochondroplasie, solche in der transmembranösen Domäne zur Achondroplasie.

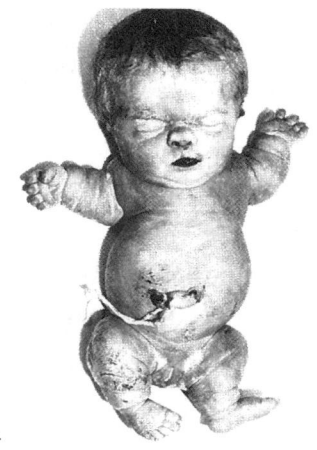

a

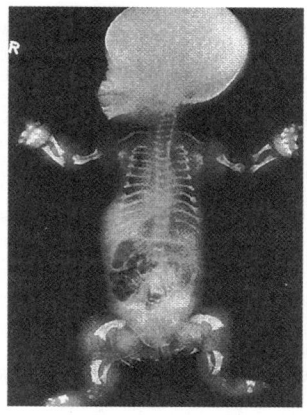

b

thanatophore Dysplasie: a) großer Kopf, eingesunkene Nasenwurzel, kurze Extremitäten, aufgetriebenes Abdomen; b) schmaler Thorax, flache Wirbelkörper, kleines Becken, kurze Röhrenknochen mit lateralkonvexer Biegung der Oberschenkel (Univ.-Kinderklinik Mainz)

Patienten mit thanatophorer Dysplasie I haben gekrümmte Oberschenkel und wechselnde Schädelformen. Patienten mit thanatophorer Dysplasie II haben gerade Oberschenkel und einen Kleeblattschädel. Die thanatophoren Dysplasien sind letal. Kinder mit Achondroplasie und Hypochondroplasie haben eine gute Prognose quoad vitam. Homozygotie der Achondroplasie-Mutation äußert sich klinisch in einem der thanatophoren Dysplasie ähnlichen Krankheitsbild. Die thanatophoren Dysplasien sind pränatal durch Sonographie leicht zu erkennen. Föten mit Achondroplasie fallen ab etwa der 18. Schwangerschaftswoche durch die relative Verkürzung der Oberschenkel und den relativ großen Kopfumfang auf. Eine pränatale molekularbiologische Diagnostik kommt bei Schwangerschaften von Eltern mit Achondroplasie in Frage.

Lit.: Coulter CL, Leech RW, Brumback RA, Schaefer GB (1991) Cerebral anomalies in thanatophoric dysplasia. Child's Nerv Syst 7: 21–26. – Kozlowski K, Warren PS, Fischer CC (1985) Clover leaf skull with generalised bone dysplasia. Pediatr Radiol 15: 412–414. – Maroteaux P, Lamy M, Robert JM (1967) Le nanisme thanatophore. Presse Méd 75: 2519–2524. – Seville F, Carles D, Maroteaux P (1984) Thanatophoric dysplasia of identical twins. Am J Med Genet 17: 703–706. – Spranger J, Maroteaux P (1990) The lethal osteochondrodysplasias. Adv Hum Genet 19:

1–103. – Tavormina PL, Shiang R, Thompson LM et al (1995) Thanatophoric dysplasia (types I and II) caused by distinct mutations in fibroblast growth factor receptor 3. Nature Genet 9: 321–328. – Yang SS, Heidelberger KP, Brough AJ et al (1976) Lethal short-limbed chondrodysplasia in early infancy. Persp Pediatr Pathol 3: 1–40.
McK: 187600
J. Spranger/JS

thanatophorer Minderwuchs: thanatophore Dysplasie
Thersites-Komplex: Dysmorphophobie
Thévenard-Syndrom Typ I: Neuropathie, hereditäre sensible, Typ I
Thévenard-Syndrom Typ II: Neuropathie, hereditäre sensible, Typ II
Thiamin-abhängige megaloblastäre Anämie mit sensorineuraler Schwerhörigkeit und Diabetes mellitus: Rogers-Syndrom
thick lips and oral mucosa (e): Syndrom der akromegaloiden Fazies
Thiemann's disease (e): Osteochondrose, aseptische, Typ Thiemann
Thompson-Baraitser-Syndrom: okulo-enzephalo-hepato-renales Syndrom
Thomsen's disease (e): Myotonia congenita (Thomsen)
Thomsen-Syndrom: Myotonia congenita (Thomsen)
Thomson-Krankheit: Poikilodermie, kongenitale, Typus Thomson
Thomson's syndrome (e): Poikilodermie, kongenitale, Typus Thomson

thoracic outlet syndrome (e)
Def.: Kompression des Plexus brachialis im Bereich der oberen Thoraxapertur.
Diagn. Krit.: (1) Lageabhängige Brachialgien und Parästhesien. – (2) Vor allem unterer Plexus brachialis betroffen. – (3) Parese und Atrophie der Handbinnenmuskulatur. – (4) Evtl. lageabhängige Durchblutungsstörungen.
Ätiol.: Mechanische Nervenkompression.
Pathog.: Kompression des Plexus brachialis durch: 1. Halsrippe (s. Halsrippen-Symptomatik). – 2. verlängerter Querfortsatz HWK 7. – 3. fibröses Band zwischen 1. Rippe und HWK 7. – 4. Muskelhypertrophie der Mm. scaleni. – 5. posttraumatisch nach Rippen- bzw. Klavikulafraktur.
Lit.: Mast H (1994) Diagnostik und Therapie des sogenannten „thoracic outlet syndrome". Dtsch Med Wochenschr 119: 1087–1092.
W. Müller-Felber/DP

thoracic outlet syndrome (e): s.a. Halsrippen-Symptomatik
thoraco-laryngo-pelvic dysplasia (e): Dysostose, thorakopelvine
thorako-pelviko-phalangeale Dystrophie: Thoraxdysplasie, asphyxierende

Thoraxdysplasie, asphyxierende
Syn.: Jeune-Syndrom – Jeune-Krankheit – thorako-pelvikophalangeale Dystrophie – Kurzripp(-Polydaktylie)-Syndrom Typ V
Def.: Durch sehr kurze Rippen charakterisierte, häufig letale, konstitutionelle Skelettdysplasie.
A.: Frühe Beschreibung 1955 durch M. Jeune, Pädiater, Lyon, und seine Mitarbeiter.

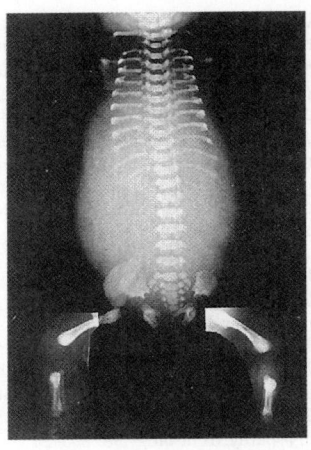

Skelettveränderungen eines Neugeborenen mit asphyxierender Thoraxdysplasie (Univ.-Kinderklinik Mainz)

Diagn. Krit.: (1) Langer schmaler Thorax, Atemnot des Neugeborenen; bei Überleben allmähliche Normalisierung von Thoraxkonfiguration und -funktion, häufige Luftwegsinfektionen im 1. Lebensjahr. – (2) Kurze Extremitäten, Kleinwuchs, gelegentlich Polydaktylie. – (3) Im späteren Kindesalter allmählich sich entwickelnde Niereninsuffizienz durch Nephronophthise; Retinopathie, fibrozystische Veränderungen auch an Leber und Pankreas. – (4) Röntgenologisch kurze Rippen, die horizontal orientiert sind, kleine Beckenschaufeln mit Dreizackkonfiguration des Unterrandes, distal betonte Verkürzung der Röhrenknochen. Bei Überlebenden charakteristische Zapfenepiphysen der Mittelphalangen.
Ätiol.: Homozygot manifeste Genmutation – entsprechend autosomal-rezessivem Erbgang.
Pathog.: Unbekannt.
Bemerkungen: Die Manifestationen sind recht variabel und reichen von einer nur leichten Verkürzung der Rippen mit normaler Atemfunktion bis zur schweren neonatalen Asphyxie. Die Abgrenzung von sehr ähnlichen Kurzripp-Syndromen bedarf der sorgfältigen radiologischen Analyse. Pränatale Ultraschalldiagnostik möglich.
Lit.: Cortina H, Beltran J, Olaque R et al (1979) The wide spectrum of the asphyxiating thoracic dysplasia. Pediatr Radiol 8: 93–99. – Harms K, Klinge O, Speer CP (1993) Variabilität des Jeune-Syndroms. Mschr Kinderheilk 14: 868–873. – Jeune M, Carron R, Berauc D, Loaec Y (1954) Polychondrodystrophie avec blocage thoracique d'évolution fatale. Pédiatrie 9: 390–392. – Langer LO (1968) Thoracic-pelvic-phalangeal dystrophy. Radiology 91: 447–456. – Oberklaid F, Danks DM, Mayne V, Campbell P (1977) Asphyxiating thoracic dysplasia. Arch Dis Child 52: 758–765. – Reiterer F, Müller WD, Wendler H (1986) Die Varianz im Erscheinungsbild und Verlauf der asphyxierenden Thoraxdysplasie (Jeune-Syndrom). Klin Pädiatr 198: 340–343.
McK: 208500
J. Spranger/JS

Thrombangitis cutaneo-intestinalis disseminata Köhlmeier-Degos: Papulose, maligne atrophische
Thrombangitis obliterans: Endangitis obliterans von-Winiwarter-Buerger
thrombasthenia (of Glanzmann and Naegeli) (e): Thrombasthenie Glanzmann(-Naegeli)

Thrombasthenie Glanzmann(-Naegeli)
Syn.: Glanzmann-Syndrom – Naegeli-Syndrom – thrombasthenia (of Glanzmann and Naegeli) (e)
Def.: Angeborene hämorrhagische Diathese, die durch eine Störung der primären Thrombozytenaggregation hervorgerufen wird.
A.: Erstbeschreibung 1918 durch den Pädiater E. Glanzmann, 1887–1959, Bern. – Das Naegeli-Syndrom wird als identisch angesehen (Glanzmann hatte im Unterschied zu Naegeli eine normale Blutungszeit bei seinen Patienten beobachtet; mittlerweile wird die verlängerte Blutungszeit als obligates Merkmal des Glanzmann-Syndroms angesehen).
Diagn. Krit.: **(1)** Neigung zu Haut- und Schleimhautblutungen, vom petechialen und flächenhaften Typ. – **(2)** Verlängerte Blutungszeit. – **(3)** Thrombozytenaggregation fehlt nach ADP, Kollagen, Arachidonsäure (und anderen Auslösern der primären Thrombozytenaggregation) ist aber durch Ristocetin auslösbar. – **(4)** Weitere Thrombozytenfunktionsuntersuchungen können ebenfalls pathologisch sein (Thrombozytenretention, Thrombelastogramm, Gerinnselretraktion etc.). – **(5)** Thrombozytenzahl normal, Morphologie der Thrombozyten im wesentlichen unauffällig, die gestörte Ausbreitungsfähigkeit der Thrombozyten auf Oberflächen läßt sie im Ausstrich klein erscheinen. Membran-Glykoprotein IIb/IIIa fehlt oder ist erniedrigt.
Ätiol.: Überwiegend autosomal-rezessives Erbleiden, einzelne Familienuntersuchungen legen auch einen dominanten Erbgang nahe.
Pathog.: Die Ursache der Erkrankung liegt im Fehlen (Typ I) bzw. der deutlichen Reduktion (Typ II) des Glykoprotein IIb/IIIa-Komplexes (GPIIb/IIIa) der Thrombozyten. Seltener sind Varianten (Typ III), bei denen ein pathologischer GPIIb/IIIa gebildet wird. Ebenfalls sind Patienten beschrieben worden, bei denen ein Autoantikörper gegen GPIIb/IIIa die gleiche Symptomatik hervorrief. Der GPIIb/IIIa ist der Fibrinogen-Rezeptor des Thrombozyten, daher sind die von der Fibrinogenbindung abhängigen Thrombozytenfunktionen (primäre Thrombozytenaggregationen, Gerinnselretraktion) gestört.
Bemerkungen: Tendenz zur Besserung der Blutungsneigung mit zunehmendem Lebensalter. Normale Thrombozytenzahl und fehlende ADP-Aggregation (bei normaler Thromboxan-Synthese) bei normaler Ristocetin-induzierter Thrombozytenaggregation sind pathognomonisch, die Diagnose sollte durch eine Analyse der Membran-Glykoproteine der Thrombozyten erhärtet werden. Der Begriff »Glanzmann-Syndrom« oder »Thrombasthenie« sollte nur bei dieser Konstellation verwendet werden. Mehrere Untersuchungsgruppen wiesen früher zusätzlich Enzymdefekte und Mangel energiereicher Phosphate nach.
Lit.: Bray PF (1994) Inherited diseases of platelet glycoproteins: considerations for rapid molecular characterization. Thromb Haemostas 72: 492–502. – George JN, Caen JP, Nurden AT (1990) Glanzmann's thrombasthenia: The spectrum of clinical disease. Blood 75: 1383–1395. – Glanzmann E (1918) Hereditäre hämorrhagische Thrombasthenie. Ein Beitrag zur Pathologie der Blutplättchen. Jb Kinderheilk 88: 1–42, 113–141. – Niessner H, Clemetson KJ, Panzer S et al (1986) Acquired Thrombasthenia due to GPIIb/IIIa-specific platelet autoantibodies. Blood 68: 571–576.
McK: 187800; 273800
M. Köhler/GA

thrombocytopenia-absent radius-syndrome (e): TAR-Syndrom
thrombocytopenia associated with »giant« hemangioma (e): Kasabach-Merritt-Sequenz

Thrombopenie-Hämangiom-Syndrom: Kasabach-Merritt-Sequenz

Thrombophilie, essentielle
Syn.: Nygaard-Brown-Syndrom
Def.: Nicht gebräuchliche Bezeichnung für ein Krankheitsbild mit arteriellen Thrombosen der unteren Extremität ungeklärter Ätiologie.
A.: Erstbeschreibung 1937 durch Kaare K. Nygaard und George Elgie Brown, 1885–1935, Arzt, Rochester.
Lit.: Nygaard KK, Brown GE (1937) Essential thrombophilia. Report of 5 cases. Arch intern Med 59: 82–106.
E. Seifried/GA

Thrombophilie, hereditäre, infolge AT-III-Mangels: Antithrombin-III-Mangel

thrombotisch-thrombozytopenische Purpura Moschcowitz
Syn.: TTP – Moschcowitz-Syndrom – Moschcowitz-Krankheit – Moschcowitz-Singer-Symmers-Syndrom – Mikroangiopathie, thrombotische – Purpura, thrombohämolytische thrombopenische – Baehr-Schiffrin disease (e)
Def.: Schwere mikroangiopathisch-hämolytische Anämie des mittleren Erwachsenenalters mit thrombozytopenischer Blutungsneigung und durch disseminierte, mikrothrombotische Gefäßalterationen bedingte Organstörungen.
A.: Erstbeschreibung durch Eli Moschcowitz, 1879–1964, Arzt, New York. 1936 wurde das Krankheitsbild durch Baehr, Klemperer und Schiffrin klinisch und morphologisch definiert.
Diagn. Krit.: Nosologisch ist eine primäre, idiopathische T.T.P. abzugrenzen von sekundären Formen im Zusammenhang mit: Schwangerschaft, Kollagenosen, Neoplasien, Infekten, Vakzination und Medikamenten.
A) Hauptkriterien: (1) Thrombozytopenie: meist unter 50 000/µl, Petechien, Purpura, Menorrhagien, retinale und gastrointestinale Blutungen. – **(2)** Mikroangiopathisch-hämolytische Anämie: Hb-Konzentration meist 7–9 g/dl, Poikilozytose, Fragmentozytose, Retikulozytose, LDH-Erhöhung, indirekte Hyperbilirubinämie, Normoblastose. – **(3)** Neurologische Störungen: typischerweise flüchtige, wechselnde zerebrale Herdsymptome, Kopfschmerzen, Schwindel, Verwirrtheit und Koma.
B) Nebenkriterien: (1) Fieber: oft erst im Verlauf. – **(2)** Nierenfunktionsstörungen: Proteinurie, Hämaturie, kompensierte Niereninsuffizienz (Kreatinin unter 3 mg/dl). – **(3)** Bioptischer Nachweis von Mikrothromben (z.B. Zahnfleischbiopsie): Plättchen-Fibrin-Thromben und Endothelproliferation in Arteriolen und Kapillaren, Venolen bleiben ausgespart. – **(4)** Keine Zeichen einer Verbrauchskoagulopathie: Nachweis nur bei 8% der Fälle; zumeist geringe Fibrinogenspaltproduktkonzentrationen.
C) Ausschlußkriterien: (1) Verbrauchskoagulopathie. – **(2)** Nachweis von ANF, DNA-AK, Rheumafaktoren, positiver Coombs-Test. – **(3)** Oligo-Anurie. – **(4)** Grunderkrankungen mit sekundärer T.T.P. Die Diagnose einer idiopathischen T.T.P. ist gesichert, wenn alle drei Hauptkriterien und mindestens zwei Nebenkriterien erfüllt sind.
D) Verlauf: akute, fulminante Verläufe mit Tod innerhalb von Wochen; chronische und rezidivierende For-

men; Verbesserung der Prognose durch Therapie mit Corticosteroiden und Plasmaaustausch.
Ätiol.: Wahrscheinlich heterogene Gruppe von Krankheiten. Diskutiert werden als mögliche Ursachen: Fehlen eines zur Prostacyclinsynthese des Endothels notwendigen Plasmafaktors? Aktivierung eines plättchenaggregierenden Serumfaktors infolge Verminderung natürlicher Inhibitoren? Freisetzung ungewöhnlich großer Faktor-VIII-von-Willebrand-Faktor-Komplexe, die die Thrombozytenadhäsion und -aggregation fördern, aus defekten Endothelzellen oder infolge Fehlens einer spezifischen Depolymerase? Fehlende fibrinolytische Aktivität der obturierten Gefäßareale? (Sekundärphänomen?) Einwirkung von Immunkomplexen auf Endothel oder Plättchen?
Pathog.: Störung der Endothel-Thrombozyten-Interaktion; dies führt zu Mikrothromben der Endstrombahn, Thrombozytenverbrauch und Fragmentation der Erythrozyten bei Passage teilverschlossener Gefäße. Wechselnd ausgeprägte Ischämie oder Infarkte in den betroffenen Organen.
Bemerkungen: Seltenes Krankheitsbild. Zunehmend werden TTP und hämolytisch-urämisches Syndrom (HUS) als unterschiedliche klinische Verlaufsformen innerhalb eines Krankheitsspektrums (HUS/TTP) gesehen, wobei beim HUS die mikrothrombotischen Gefäßalterationen i.d.R. auf die Niere beschränkt bleiben. **(DD)** Evans-S. – Verbrauchskoagulopathie – Juhel/Renoy-Syndrom – Lederer-Brill-S. – Kälteagglutinin-S.
Lit.: Baehr G, Klemperer P, Schiffrin A (1936) Acute febrile anemia and thrombocytopenic purpura with diffuse platelet thromboses of capillaries and arterioles. Transact Ass Amer Physicians 51: 43–58. – Hollenbeck M, Grabensee B (1993) Hämolytisch-urämisches Syndrom und thrombotisch-thrombozytopenische Purpura im Erwachsenenalter. Dtsch med Wschr 118: 69–75. – Lian EC-Y (1987) Pathogenesis of thrombotic thrombocytopenic purpura. Semin Hematol 24: 82–100. – Moschcowitz E (1924) Hyaline thrombosis of the terminal arterioles and capillaries: a hitherto undescribed disease. Proc NY Pathol Soc 24: 21–24.
McK: 274150
E. Späth-Schwalbe; G. Girmann/GA

thumb congenital clasped, mental retardation (e): MASA-Syndrom
thumbs, congenital clasped (e): Adducted-thumb-Sequenz

Thygeson-Komplex
Syn.: Thygeson-Krankheit – Keratitis punctata superficialis – stellate punctate keratitis (e)
Def.: Chronisch rezidivierende, oberflächliche, punkt- bzw. fleckförmige beidseitige Keratitis ohne Konjunktivitis.
A.: Phillips Thygeson, amerikanischer Ophthalmologe, San Francisco.
Diagn. Krit.: **(1)** Beidseitiges Fremdkörpergefühl am Auge mit Epiphora und Sehstörung bei minimal geröteter Bindehaut. – **(2)** Kleine graue oberflächliche Hornhautepithelherde.
Ätiol.: Dyskeratotische oder allergische Läsion (?).
Pathog.: Unbekannt.
Bemerkungen: Kein Alter oder Geschlecht bevorzugt. Antibiotika und Virustatika ohne Effekt. Corticosteroide bewirken subjektive Besserung innerhalb von Stunden. Abheilung ohne Narbenbildung. **(DD)** Herpes corneae – Keratoconjunctivitis limbalis superior.

Lit.: Thygeson J (1950) J Am Med Ass 144: 1544. – Thygeson J (1966) Further observations on superficial punctate keratitis. Am J Ophthalmol 61: 1344/404–1349/409.
F. H. Stefani/DP

Thygeson-Krankheit: Thygeson-Komplex
thymic aplasia (e): Nezelof-Syndrom
Thyreoiditis, chronisch-lymphozytäre: Hashimoto-Thyreoiditis
Thyreoiditis, granulomatöse: (de-)Quervain-Thyreoiditis
Thyreoiditis non purulenta subacuta (de) Quervain: (de-)Quervain-Thyreoiditis
Thyreoiditis, sklerosierende: (de-)Quervain-Thyreoiditis
Thyreoiditis, Typ (de) Quervain, subakute: (de-)Quervain-Thyreoiditis
thyreosuprarenales Syndrom: polyglanduläres Autoimmun- (PGA-)Syndrom, Typ II
Thyreotoxikose: von-Basedow-Krankheit
thyroid hormone organification defect IIb (e): Pendred-Syndrom
thyroid hormone unresponsiveness (e): Refetoff-(de-)Wind-(de-)Groot-Syndrom
thyroiditis, pseudotuberculous (e): (de-)Quervain-Thyreoiditis
Tibiadefekt, Polydaktylie der Großzehen und dreigliedrige Daumen: Eaton-McKusick-Syndrom
Tibiahypoplasie-Ektrodaktylie: Ektrodaktylie-Tibiahypoplasie

Tibiahypoplasie und Schwerhörigkeit
Syn.: Carraro-Syndrom
Def.: Familiäre Kombination von Schwerhörigkeit bis Taubheit mit ein- oder beidseitiger Tibiahypoplasie/Tibiaaplasie und Aplasie des Metatarsale I und konsekutiver Verkürzung der Großzehen.
A.: Arturo Carraro, italienischer Chirurg, Rovigo.
Diagn. Krit.: **(1)** Ein- oder beidseitige Tibiahypoplasie bis Tibiaaplasie. – **(2)** Inkonstante Aplasie des 1. Metatarsales mit verkürzter Großzehe. – **(3)** Kongenitale Schwerhörigkeit bis Taubstummheit. – **(4)** Keine inneren Fehlbildungen oder ZNS-Störungen.
Ätiol.: Wahrscheinlich autosomal-rezessiv erblich.
Pathog.: Unbekannt.
Bemerkungen: Die Kombination von Schwerhörigkeit mit Tibiaaplasie ist bisher nur in einer Familie (vier von sechs Geschwistern) beschrieben worden. Es ist möglich, daß es sich um eine zufällige Kombination zweier verschiedener Erbleiden handelt.
Lit.: Carraro A (1931) Assenza congenita della tibia e sordomutismo nel quattro fratelli. Chir organi mov 16: 429–438.
McK: 275230
F. Majewski/JS

tibial compartment syndrome, anterior (e): Tibialis-anterior-Sequenz
tibial hemimelia-split hand/split foot (e): Ektrodaktylie-Tibiahypoplasie

Tibialis-anterior-Sequenz
Syn.: Schienbein-Syndrom, vorderes – Syndrom des vorderen Tibiaabschnittes – tibial compartment syndrome, anterior (e) – ischemic necrosis of the anterior tibial muscle (e) – march gangrene (e)
Def.: Form der Kompartment-Sequenz mit Gewebedrucksteigerung in der allseits durch feste Strukturen begrenz-

ten ventralen Tibialisloge, die unbehandelt in der Sequenz zur ischämischen Nekrose der Muskeln führt, wobei auch eine Druckläsion des hier verlaufenden N. peronaeus profundus auftreten kann.
A.: E. Severin beschrieb 1943 erstmals die Sequenz. Carter gab dem Krankheitsbild 1949 in einer ausführlichen Beschreibung die Bezeichnung »anterior tibial syndrome«.
Diagn. Krit.: **(1)** Schmerzhafte Schwellung, Rötung, Verhärtung und Druckempfindlichkeit des M. tibialis anterior (distale ⅔ betont) nach ungewohnter Belastung oder Trauma. Stunden später sensible Störungen an Unterschenkel und Fußrücken, insbesondere zwischen 1. und 2. Zehe, innerhalb weiterer Stunden Parese der Zehen- und Fußheber. – **(2)** Durch Ausfall des N. peronaeus profundus evtl. auch Parese der Dorsalflexoren von Fuß und Zehen. – **(3)** Bei verspäteter chirurgischer Intervention (Spaltung der Fascia cruris anterior) ischämische Muskelnekrose, evtl. mit symptomatischer Myoglobinurie und bleibenden motorischen Defiziten sowie Kontrakturen. – **(4)** EMG: im M. tibialis anterior keine Insertions-, Spontan- oder Willküraktivität, in den Mm. peronei evtl. neurogener Umbau.
Ätiol.: Ischämie der in der ventralen Tibialisloge liegenden Muskulatur.
Pathog.: Steigerung des Gewebedruckes durch überbelastungsbedingtes (z.B. langer Marsch), entzündungsbedingtes oder posttraumatisches Ödem, Frakturhämatom mit Kompression des venösen Systems sowie Stase im arteriellen System. Seltener als Folge einer Embolie der A. femoralis oder eines arteriovenösen Aneurysmas im Unterschenkelbereich.
Bemerkungen: Prognose abhängig von Zeitintervall zwischen Symptombeginn und Faszienspaltung; beginnende ischämische Muskelnekrose nach 6–8 Stunden, nach 24–36 Stunden weitgehender irreversibler Gewebsuntergang. Im frühen Stadium oft nur anamnestisch von der peripheren Peronaeus-Parese zu differenzieren (Schmerz- und Entzündungszeichen). Fehlende Fußpulse nicht obligat.
Lit.: Carter AB, Richards RL, Zachary RB (1949) The anterior tibial syndrome. Lancet II: 928–934. – Echtermeyer V (1986) Das Kompartment-Syndrom. Hefte zur Unfallheilkunde 169. Springer, Heidelberg, New York. – Severin E (1943) Umwandlung des Musculus tibialis anterior in Narbengewebe nach Überanstrengung. Acta chir scandinav 89: 426–432.
St. Wagner/DP

Tibia vara (Blount)
Syn.: Blount-Syndrom – Blount-Krankheit – Blount-Barber-Syndrom – Nekrose, aseptische des medialen Tibiakondylus – Osteochondrosis deformans tibiae (Blount) – Osteochondritis deformans tibiae, non rachitic bowlegs in children (e) – Blount-Barber syndrome (e) – osteochondrosis of the tibia, deformative (e) – Erlacher-Blount syndrome (e)
Def.: Seltene, aber charakteristische enchondrale Wachstumsstörung der medialen proximalen Tibiaepiphyse (Formenkreis der Epiphyseonekrose, aseptische).
A.: Walter Putnam Blount, 1900–1992, amerikanischer orthopädischer Chirurg. – Gleen Cleveland Barber, amerikanischer orthopädischer Chirurg. – Erstbeschreibung 1937 durch Blount, zuvor schon durch Ph. Erlacher erwähnt (1922).
Diagn. Krit.: **(1)** Genu varum durch proximale Tibiaverformung. – **(2)** X-Schwingung des distalen Femur. – **(3)** Recurvatum des Knies durch den Fehlwuchs der proximalen Tibia. – **(4)** Bandlaxizität und Meniskushypertrophie durch Überbeanspruchung. – **(5a)** Infantile Form: Beginn im 2. bis 3. Lebensjahr, meist bilateral mit progredienter Beinverkrümmung, nur ausnahmsweise Spontanrückbildung. – **(5b)** Juvenile Form: Beginn im 6. bis 12. Lebensjahr, meist einseitig. Hinkender Gang, zunehmende Beinverkürzung.
Ätiol.: Unbekannt.
Pathog.: Enchondrale Verknöcherungsstörung an der medialen proximalen Tibia, führt zu einer verzögerten Verknöcherung des Knorpels und damit zur progredienten Fehlstellung unter Belastung.
Bemerkungen: Infantile Form häufig unter den Schwarzen Nordamerikas und der Karibik. Juvenile Form häufig unter Finnen und Ungarn. Nicht zu verwechseln mit dem spontan korrigierenden O-Bein des Kindes im 2. Lebensjahr, rachitischen O-Bein, Crus varum congenitum, posttraumatischen oder postosteomyelitischen Veränderungen, Morbus Ollier.
Lit.: Barber GC (1942) Osteochondrosis deformans tibiae. Amer J Dis Child 64: 831–842. – Blount WP (1937) Tibia vara. Osteochondrosis deformans tibiae. J Bone Jt Surg 19: 1–29. – Bradway JK, Klassen RA, Peterson HA (1987) Blount's disease, a review of the English literatur. J Ped Orthop 7: 472–480. – Erlacher P (1922) Deformierende Prozesse der Epiphysengegend bei Kindern. Arch Orthop 20: 81–96. – Langenskjöld A, Riska EB (1964) Tibia vara (Osteochondrosis deformans tibiae). J Bone Jt Surg 46 A: 1405–1420.
McK: 188700
K. Parsch/JS

tibiofibuläre Toxopachyostose: Toxopachyosteose Weismann// Netter
Tic douloureux: Sicard-Neuralgie
Tic, generalisierter: Gilles-de-la-Tourette-Syndrom

Tics, tardive
Def.: s.u. Neuroleptika-induzierte extrapyramidalmotorische Störungen, späte.
H. P. Kapfhammer/DP

Tietze-Syndrom
(Symptomenkomplex)
Def.: Gutartige, schmerzhafte, nichteitrige Verdickung und Vorwölbung im Bereich der parasternalen Synchondrosen.
A.: Alexander Tietze, 1864–1927, Chirurg, Breslau. – Erstbeschreibung 1908 durch Carl Bayer, durch A. Tietze 1921.
Diagn. Krit.: **(1)** Schmerzhafte Schwellung im Bereich der parasternalen Synchondrosen, meist 2.–4. Rippe rechts parasternal. – **(2)** Evtl. Schmerzausstrahlung in den Arm. – **(3)** Keine lokalen Entzündungszeichen.
Ätiol.: Unbekannt. Evtl. Mikro- und/oder Makrotraumen.
Pathog.: Diskutiert werden aseptische Nekrosevorgänge.
Lit.: Bayer C (1909) Anhaltender Schmerz als Indikation zur Freund'schen Rippenknorpelresektion. Prag Med Wschr 33: 83. – Calabro JJ (1977) Tietzes' syndrome and costochondritis. N Engl J Med 296: 946–947. – Martino G, Cariati S, Elmore U et al (1994) La sindrome di Tietze in eta avanzata: descrizione di un caso e revisione della letteratura. G Chir 15: 119–123. – Tietze A (1921) Über eine eigenartige Häufung von Fällen mit Dystrophie der Rippenknorpel. Berliner klin Wschr 58: 829–831.
G. Adler/GA

TINU-Syndrom

Tietz-Syndrom: Albinismus-Taubheit
tight collar syndrome (e): Karotis-Sinus-Syndrom
tight skin contracture syndrome, lethal (e): Dermopathie, restriktive
tinnitus-deafness-vertigo syndrome (e): Lermoyez-Symptomenkomplex

TINU-Syndrom
(Symptomenkomplex)

Syn.: Syndrom der tubulo-interstitiellen Nephritis mit Uveitis – acute tubular-interstitial nephritis and uveitis syndrome (e)
Def.: Trias aus Niereninsuffizienz (in der Regel nicht-oligurisch) infolge tubulointerstitieller Nephritis, Uveitis und entzündlicher Laborkonstellation bei Ausschluß bekannter bakterieller, viraler, autoimmunologischer oder granulomatöser Ursachen einer interstitiellen Nephritis.
A.: R. S. Dobrin und Mitarbeiter beschrieben 1975 anhand zweier Fallberichte erstmals die Koinzidenz einer akuten interstitiellen Nephritis mit einer akuten Iritis als ein »Syndrom« unklarer Ätiologie. Spätere einzelkasuistische Berichte führten 1985 zur Definition durch P. Vanhaesebrouck und Mitarbeiter.
Diagn. Krit.: **(1)** Betroffen sind zumeist Jugendliche weiblichen Geschlechts (Durchschnittsalter 13 Jahre). – **(2)** Prodromi: über 2–6 Wochen Adynamie, Appetitlosigkeit, Gewichtsabnahme, Fieber, z.T. Polydipsie und Erbrechen; seltener Bauchschmerzen, Arthralgien und Hautexantheme. Danach: **(3)** akute interstitielle Nephritis mit zumeist kompensierter Retention harnpflichtiger Substanzen, mäßiger Proteinurie vom tubulären Typ, steriler Leukozyturie. In der Nierenbiopsie mononukleäre interstitielle Infiltrate aus Lymphozyten, Monozyten, Plasmazellen und gelegentlich eosinophilen Granulozyten, seltener epitheloidzellige Granulome. Blutdruckwerte im Normbereich. – **(4)** Zumeist 1–10 Wochen später manifest werdende Photophobie mit schmerzhafter Augenrötung infolge einer anterioren Uveitis oder Panuveitis mit langwierigem Verlauf und auffälliger Rezidivneigung, auch nach Abklingen der Nierensymptome. – **(5)** Labor: starke BSG-Beschleunigung, Hyposiderämie, Hyperfibrinogenämie, mäßige normochrome Anämie, oft erhöhtes Serumeiweiß infolge polyklonaler Gammopathie. Keine serologischen Hinweise auf Kollagenosen, bakterielle oder virale Infekte. – **(6)** Im Knochenmark Zeichen einer unspezifischen Myelitis, manchmal Eosinophilie oder unspezifische Granulome. – **(7)** Dramatische, rezidivfreie Rückbildung der Nierensymptome nach Corticoidmedikation; auch spontane Remission. Gutes Ansprechen der Uveitis auf topische Corticoidapplikation. Günstige Prognose der Nephritis mit zumeist vollständiger Heilung.
Ätiol.: Noch nicht eindeutig geklärt. Vereinzelt Hinweise auf eine Auslösung durch nicht-steroidale Antiphlogistika.
Pathog.: Zellvermittelte Immunreaktion? Immunkomplexkrankheit? (Wegen der oft retrospektiven Diagnose des Krankheitsbildes liegen bislang nur spärliche immunologische Befunde vor.)
Bemerkungen: **(DD)** Uveitis bei Toxoplasmose – infektiöse Mononukleose – Bruzellose – Tuberkulose – Sarkoidose – Sjögren-Syndrom – Sklerodermie – Wegener-Krankheit – disseminierter Lupus erythematodes – Morbus Behçet – Chlamydien.
Lit.: Dobrin RS, Vernier RL, Fish AJ (1975) Acute eosinophilic interstitial nephritis and renal failure with bone marrow-lymph node granulomas and anterior uveitis. A new syndrome. Am J Med 59: 325–333. – Koeppen//Hagemann I, Binkele//Uihlein U, Waldherr R et al (1987) Akute granulomatöse interstitielle Nephritis mit Iritis. Mögliche Auslösung durch nichtsteroidale Antiphlogistika. Dtsch med Wschr 112: 259–261. – Stupp R, Mihatsch MJ, Mutter L, Streuli RA (1990) Acute tubulo-interstitial nephritis with uveitis in a patient with serologic evidence of chlamydia infection. Klin Wschr 68: 971–975. – Vanhaesebrouck P, Carton D, De Bel C et al (1985) Acute tubulo-interstitial nephritis and uveitis syndrome (TINU Syndrome). Nephron 40: 418–422.
G. Girmann/GA

TKCR-(torticollis, keloids, cryptorchidism, renal dysplasia)Syndrom: Goeminne-Syndrom
T-lymphocyte deficiency (e): Nezelof-Syndrom
toe-tourniquet syndrome (e): Haarfaden-Abklemmungssyndrom

Tolosa-Hunt-Symptomatik

Syn.: painful ophthalmoplegia syndrome (e) – inflammatory painful ophthalmoplegia (e)
Def.: Durch Schädigung der gemeinsam durch den Sinus cavernosus verlaufenden Hirnnerven entstehende Krankheitsbilder mit Ausfällen der II., IV., V. und VI. Hirnnerven.
A.: Eduardo Tolosa, Neurochirurg, Barcelona. – William Edward Hunt, 1921–, Neurologe und Neurochirurg, Minneapolis. – Erstbeschreibung 1954 durch Tolosa, 1961 durch Hunt.
Diagn. Krit.: **(1)** Schwere retro- und supraorbitale Dauerschmerzen in der Regel einige Tage vor Einsetzen der anderen Symptome. – **(2)** Ophthalmoplegie durch Lähmungen des N. oculomotorius, N. trochlearis und N. abducens in jeder Kombination. – **(3)** Mitbeteiligung des ersten Trigeminusastes fakultativ (Hypästhesie, Kornealreflexabschwächung). – **(4)** Sehminderung durch Mitbeteiligung des N. opticus ebenso wie Miosis durch Mitbeteiligung der autonomen Okulomotoriusfasern möglich. Pupille kann auch dilatiert träge sowie fixiert dilatiert sein. – **(5)** Symptomdauer Wochen und Monate. – **(6)** Spontane Rückbildungen, auch unvollständig, kommen vor. – **(7)** Attacken rezidivieren mit Intervallen von Monaten und Jahren. – **(8)** Umfangreiche Studien, auch angiographisch und durch Probefreilegung, haben keine Beteiligung von Strukturen außerhalb des Sinus cavernosus ergeben.
Ätiol.: Heterogen: granulomatös-entzündlich, Raumforderungen, Aneurysmen, Diabetes mellitus, Riesenzellarteriitis, Syphilis, Lupus erythematodes.
Pathog.: Die Tolosa-Hunt-Symptomatik im engeren Sinne wird durch eine unspezifische granulomatöse Entzündung im Sinus cavernosus verursacht.
Bemerkungen: Die Tolosa-Hunt-Symptomatik wird von einigen Autoren als Synonym zum Fissura-orbitalis-superior-Syndrom angesehen. Im engeren Sinne umfaßt die Tolosa-Hunt-Symptomatik ursächlich nur die granulomatösen Entzündungen. In diesen Fällen wird als diagnostisches Kriterium eine dramatische und anhaltende Rückbildung unter Cortison verlangt.
Lit.: Hunt WE, Meagher JN, LeFever HE, Zeman W (1961) Painful ophthalmoplegia: Its relation to indolent inflammation of the cavernous sinus. Neurology 11: 56–62. – Kline LB (1982) The Tolosa-Hunt syndrome. Surv Ophthalmol 27: 79–95. – Tolosa E (1954) Periarteritic lesions of carotid siphon with clinical features of a carotid infraclinoidal aneurysm. J Neurol Neurosurg Psychiatr 17: 300–302.
W. Paulus/DP

tomaculous neuropathy (e): Neuropathie, familiäre, rezidivierende, polytope

de-Toni-Debré-Fanconi-Komplex
Syn.: Fanconi-Syndrom – renotubuläres Syndrom Fanconi
Def.: Störung der proximalen Tubulusfunktion (Hyperaminoazidurie, Glucosurie, Hypophosphatämie und Azidose), die zu renaler Rachitis, Minderwuchs, Polyurie und Dehydratation führt.
A.: Giovanni de Toni, 1896–1973, Pädiater, Genua. – Robert Debré, 1882–1978, Pädiater, Paris. – Guido Fanconi, 1892–1979, Pädiater, Zürich. – Beschreibung durch de Toni 1933, Debré 1934, Fanconi 1936.
Diagn. Krit.: **(1)** Hyperaminoazidurie. – **(2)** Glucosurie. – **(3)** Hypophosphatämie. – **(4)** Hypokaliämie. – **(5)** Hypourikämie. – **(6)** Azidose. – **(7)** Vitamin-D-resistente Rachitis. – **(8)** Minderwuchs. – **(9)** Polyurie, Dehydratation. – **(10)** Proteinurie.
Ätiol.: **1.** Idiopathisches (primäres) Fanconi-Syndrom des Kindesalters: meist spontan, selten autosomal-rezessives Erbleiden. – **2.** Idiopathisches (primäres) Fanconi-Syndrom des Erwachsenenalters: meist spontan, auch autosomal-rezessiver und autosomal-dominanter Erbgang beschrieben, sehr selten X-chromosomal. – **3.** Fanconi-Syndrom bei hereditären Stoffwechselkrankheiten: Zystinose, Lowe-Syndrom, Tyrosinose Typ I, Galaktosämie, Glykogenose, hereditäre Fructose-Intoleranz, Cytochrom-C-Oxidase-Mangel, Morbus Wilson. – **4.** Sekundäres Fanconi-Syndrom: bei Myelom (Bence∥Jones-Proteinurie), Amyloidose, Sjögren-Syndrom, Pankreaskarzinom, Hyperparathyreoidismus, nephrotischem Syndrom, nach Nierentransplantation, Schwermetallvergiftung (Blei, Quecksilber), Vergiftung mit Lysol, Maleinsäure, nach überaltertem Tetracyclin, Streptomycin, Gentamycin, Azathioprin, Lösungsmittel-Schnüffeln.
Pathog.: Vermutlich Störung des zellulären Energiehaushaltes der proximalen Tubuluszellen. Hypothesen: **1.** Störung des Na/K-ATPase-abhängigen Energiestoffwechsels. – **2.** Blockierung des Thiol(-SH)-abhängigen Enzymsystems. – **3.** Freie NH_2-Gruppen der tubulären Zellmembranproteine werden blockiert, z.B. über Chelatbildung mit Schwermetallen.
Bemerkungen: Ob es ein »idiopathisches« Fanconi-Syndrom überhaupt gibt, wird zunehmend bezweifelt. Vermutlich liegen noch unbekannte angeborene Stoffwechseldefekte zugrunde.
Lit.: Brodehl J (1978) The Fanconi syndrome. In: Edelmann CM (ed) Pediatric Kidney Disease, pp 955–987. Little Brown, Boston. – Debré R, Marie J, Cleret F, Messimy (1934) Rachitisme tardif coexistant avec une néphrite chronique et une glycosurie. Arch Méd Enf Paris 37: 597. – Fanconi G (1936) Der frühinfantile nephrotisch-glykosurische Zwergwuchs mit hypophosphatämischer Rachitis. Jahrb Kinderheilk 147: 299. – Foreman JW, Segal S (1987) Fanconi syndrome. In: Holliday MA, Barratt TM, Vernier RL (eds) Pediatric Nephrology, 2 ed, pp 547–565, Williams & Wilkins, Baltimore. – de Toni G (1933) Remarks on the relation between renal rickets (renal dwarfism) and renal diabetes. Acta Paediatr 16: 479.
McK: 134600; 227700; 227800
Th. Lennert/JK

Tornisterlähmung: Rieder-Syndrom
Torre-Syndrom: Talgdrüsentumoren, multiple
torsion dystonia, idiopathic (primary) (e): Dystonia musculorum deformans
Torsionsdystonie (idiopathische): Dystonia musculorum deformans

Torticollis-Hiatushernien-Syndrom: Sandifer-Syndrom
Torticollis nasopharyngealis: Grisel-Sequenz
Tost-Syndrom: Mikroblepharie (Tost)
total lipodystrophy and acromegaloid gigantism (e): Lipodystrophie, progressive
Touraine-Solente-Golé-Syndrom: Pachydermoperiostose
Touraine-Syndrom: Melanoblastome, neurokutane
Tourette-Syndrom: Gilles-de-la-Tourette-Syndrom

Tourette(-Syndrom), tardives
Def.: s. u. Neuroleptika-induzierte extrapyramidalmotorische Störungen, späte.
H. P. Kapfhammer/DP

tourniquet (fz): Gerlier-Symptomenkomplex
Tourniquet-Syndrom: Haarfaden-Abklemmungssyndrom

Tourniquet-Syndrom
(Sequenz)
Syn.: Post-Tourniquet-Syndrom
Def.: Reaktion des Gesamtorganismus auf die Eröffnung von pneumatischen Tourniquets an Extremitäten nach blutleerer Operation.
Diagn. Krit.: Blutdruckabfall und Pulsanstieg. Passagere metabolische und respiratorische Azidose. Hypoxämie, Lactat- und Kaliumanstieg nach Dekompression eines Tourniquets.
Ätiol.: Hypoxie in der von der Blutzufuhr abgeschnittenen Extremität mit anaerobem Stoffwechsel.
Pathog.: Nach Eröffnung der Tourniquets Abnahme des peripheren Widerstands durch Reperfusion der betroffenen Extremität, Blutung in das Wundgebiet und postoperativ reaktiver Hyperämie. Hypoxämie und Hyperkapnie im zentralvenösen Blut bis drei Minuten nach Lösung der Stauung, gesteigerter Sauerstoffverbrauch und Kohlendioxidelimination, Azidose durch Hyperkapnie und Lactatanstieg, Hyperkaliämie mit möglichen Herzrhythmusstörungen, bei Ratten sinkender Noradrenalin- und steigender Adrenalingehalt des Herzens während und nach Tourniquetanwendung mit »down-regulation« der Betarezeptoren.
Bemerkungen: Weitere mögliche Komplikationen der Tourniquet-bedingten Blutleere sind Nervenkompressions- und Nutritivschäden, Venenthrombosen mit Lungenembolien, Lymphozelenbildung, Kompartmentsyndrom u.a. Muskelläsionen, evtl. Hirndruckanstieg bei Patienten mit gleichzeitig vorliegendem Schädel-Hirn-Trauma durch die Hyperkapnie. Bei Ischämie unter zwei Stunden sollen zwar Störungen im Säure-Basen-Haushalt, kardio-pulmonale Komplikationen jedoch nicht beobachtet werden.
Lit.: Appell HJ, Gloser S, Duarte JA et al (1993) Skeletal muscle damage during tourniquet induced ischaemia. Eur J Appl Physiol 67: 342–347. – McGrath BJ, Hsia J, Boyd A et al (1994) Venous embolization after deflation of lower extremity tourniquets. Anesth Analg 78: 349–353. – Owen TD, Ameen MI (1993) Lymphocele of the thigh: a complication following tourniquet application in arthroscopy. Injury 24: 421–422. – Sparling RJ, Murray AW, Choksey M (1993) Raised intracranial pressure associated with hypercarbia after tourniquet release. Br J Neurosurg 7: 75–77. – Vujnov S, Prostran M, Savic JD et al (1992) Beta-adrenergic receptors and catecholamines in the rat heart during tourniquet trauma. Circ Shock 36: 38–44.
S. Klatt; M. Hensel/GA

Townes-Brocks-Syndrom

Towey-Krankheit: Ahornrinden-Krankheit

Townes-Brocks-Syndrom
Syn.: Townes-Syndrom – REAR-Syndrom
Def.: Dominant vererbtes Dysmorphie-Syndrom mit den Hauptbefunden Analatresie, triphalangeale Daumen, Schwerhörigkeit.
A.: Erstbeschreibung wahrscheinlich 1943 in einer Dissertation von H. Feichtinger in Rostock; namengebende Beschreibung 1972 durch P. L. Townes und E. R. Brocks, Pädiater, Rochester, New York, bei einem Vater und fünf von sieben seiner Kinder.
Diagn. Krit.: **(1)** Analatresie mit Fistel, vorverlagerter Anus, prominente Raphe. – **(2)** Triphalangeale Daumen oder Doppeldaumen oder Hypoplasie/Agenesie der Daumen; seltener Radiushypoplasie, steife Daumengelenke; Fehlen der 3. Zehen. – **(3)** Kombinierte Mittel- und Innenohrschwerhörigkeit, Hypoplasie und Fehlbildung der Mittelohrknöchelchen, präaurikuläre Anhängsel, »Satyrohren«. – **(4)** Nieren: Hypoplasie. – **(5)** Selten: angeborene Herzfehler, Wirbelfehlbildungen, Hypospadie, Syndaktylie zwischen 3. und 4. Fingern und Zehen, Hallux valgus. – **(6)** Normale Intelligenz.
Ätiol.: Autosomal-dominanter Erbgang mit vollständiger Penetranz und variabler Expressivität.
Pathog.: Unbekannt.
Bemerkungen: Sowohl Analatresie als auch Extremitätenbefunde sind nicht obligat; **(DD)** bei isolierten Fällen schwer von der VATER-Assoziation abzugrenzen; u.U. auch differentialdiagnostische Schwierigkeiten mit dem Holt-Oram-Syndrom. Der in der Dissertation von H. Feichtinger dargestellte Fall wurde später als Trisomie 13 gedeutet, ist laut W. Lenz aber höchstwahrscheinlich dem Townes-Brocks-Syndrom zuzuordnen.
Lit.: O'Callaghan M, Young ID (1990) The Townes-Brocks syndrome. J Med Genet 27: 457–461. – Kotzot D, Lorenz P, Bieber A, Gröbe H (1992) Townes-Brocks-Syndrom. Fallbericht und Literaturübersicht. Monatsschr Kinderheilkd 140: 343–345. – Reid IS, Turner G (1976) Familial anal abnormality. J Pediatr 88: 992–994. – Townes PL, Brocks ER (1972) Hereditary syndrome of imperforate anus with hand, foot and ear anomalies. J Pediatr 81: 321–326. – De Vries-van der Weerd M-ACS, Willems PJ, Mandema HM, Ten Kate LP (1988) A new family with the Townes-Brocks syndrome. Clin Genet 34: 195–200.
McK: 107480
A. Schinzel/AS

Townes-Syndrom: Townes-Brocks-Syndrom
toxic epidermal necrolysis (e): Dermatitis exfoliativa Ritter von Rittershain
toxic oil syndrome (e): Öl-Syndrom, toxisches
toxopachyostéose diaphysaire tibio-péronière (fz): Toxopachyosteose Weismann//Netter

Toxopachyosteose Weismann//Netter
Syn.: Weismann//Netter-Syndrom – tibiofibuläre Toxopachyostose – toxopachyostéose diaphysaire tibio-péronière (fz)
Def.: Kausal unklare, konstitutionelle Skelettanomalie mit Verkrümmung vor allem der Unterschenkelknochen.
A.: Erstbeschreibung 1954 durch den französischen Arzt Robert Weismann//Netter, 1894–1980, und L. Stuhl.
Diagn. Krit.: **(1)** Nicht-progrediente anterio-konvexe, beidseitige Verbiegung von Tibia und Fibula. Die Läsion macht keine Beschwerden und wird meist zufällig entdeckt. – **(2)** Mäßiggradiger Minderwuchs mit Erwachsenengrößen um 150 cm. – **(3)** Röntgenologisch: anteriokonvexe Verbiegung von Tibia und Fibula mit Verdickung der an der Innenseite der Krümmung gelegenen Kortikalis. Der Scheitel der Verbiegung liegt an der Grenze zwischen mittlerem und unterem Drittel. Gelegentlich leichte Verbiegung auch des Radius. Normale Knochenstruktur. – **(4)** Geistige Unterentwicklung wurde vereinzelt beschrieben.
Ätiol.: Wahrscheinlich autosomal-dominantes Erbleiden.
Pathog.: Unbekannt.
Bemerkungen: Klinisch ähnelt die Veränderung den Säbelbeinen der Lues, doch kommt die Verbiegung nicht durch anteriore periostale Auflagerungen zustande, sondern durch eine Verbiegung des Knochenschaftes.
Lit.: Alavi SM, Keats TE (1973) Toxopachyostéose diaphysaire tibiopéronière. Am J Roentgen 118: 314–317. – Tieder M, Manor H, Peshin J, Alon US (1995) The Weismann//Netter, Stuhl syndrome: a rare pediatric skeletal dysplasia. Pediatr Radiol 25: 37–40. – Weisman//Netter R, Stuhl L (1954) D'une ostéopathie congénitale éventuellement familiale, surtout definie par l'incurvation antéro-postérieure et l'épaississement des deux os de la jambe (toxopachyostéose diaphysaire tibio-péronière). Presse méd 62: 1618–1622.
McK: 112350
J. Spranger/JS

Trachealagenesie-Assoziation
Syn.: tracheal-renal-alimentary-cardiovascular-limb-association (e)
Def.: Trachealagenesie mit kardialen, urogenitalen, gastrointestinalen und muskuloskeletären Anomalien. Spezifische tracheale-renale-alimentäre-kardiomuskuläre Assoziation?
A.: Ätiologische Betrachtungen durch J. A. Evans und Mitarbeiter 1985.
Diagn. Krit.: **(1)** Aberrante Lunge (26%). – **(2)** Anorektale Fehlbildungen, Analstenose (21%). – **(3)** Ventrikelseptumdefekt (33%), Vorhofseptumdefekt (21%), Einzelarterie der Nabelschnur (29%), unilaterale Nierenagenesie (21%). – **(4)** Larynxatresie. – **(5)** Duodenalatresie. – **(6)** Pankreasanomalien. – **(7)** Dysplastische Zystennieren. – **(8)** Fehlgebildete innere Genitalien. – **(10)** Radiale Defekte.
Ätiol.: Unbekannt.
Pathog.: Unbekannt. Polytoper Felddefekt.
Bemerkungen: Über 80% der Patienten mit Trachealagenesie haben assoziierte Fehlbildungen. – Ähnlichkeit zur VATER-Assoziation, unterscheidet sich aber in der Organverteilung und Häufigkeit der Anomalien: Defekte des Achsenskeletts und der äußeren Genitalia sind seltener (≤ 10%) bei der Trachealagenesie, Herzfehler sind komplexer. Kinder sind meist frühgeboren (50% ≤ 37 Wochen) und zeigen in 20% intrauterine Wachstumsretardierung. Polyhydramnion nicht selten. Tödlicher Ausgang bis zur 6. Lebenswoche.
Lit.: Evans JA, Reggin J, Greenberg C (1985) Tracheal agenesis and associated malformations: a comparison with tracheoesophageal fistula and the VACTERL association. Am J Med Genet 21: 21–34.
J. Kunze/JK

tracheal-renal-alimentary-cardiovascular-limb-association (e): Trachealagenesie-Assoziation
Tracheo(bronchi)ektase: Mounier//Kuhn-Syndrom

Tracheobronchomegalie: Mounier//Kuhn-Syndrom
transcortical motor aphasia (e): Aphasie, transkortikale motorische
transcortical sensory aphasia (e): Aphasie, transkortikale sensorische
Transfusion, fetofetale: Transfusion, feto-fetale

Transfusion, feto-fetale

Syn.: Zwillings-Transfusions-Syndrom – Transfusionssyndrom, transplazentäres – Autotransfusion bei Zwillingen – Syndrom der plazentaren Transfusion – Transfusion, fetofetale – fetofetal transfusion syndrome (e) – stuck twin syndrome (e)
Def.: Bei eineiigen monochorischen Zwillingen über Gefäßanastomosen auftretender intrauteriner Blutaustausch, wobei meist ein Kind eine Polyglobulie (Akzeptor), das andere eine Anämie (Donator) zeigt. Auch geringe Differenzen im Hämoglobin-Gehalt möglich.
A.: Erstbeschreibung (?) 1882 durch Schatz; erst 1941 durch Herlitz wieder entdeckt. Möglicherweise ist das Krankheitsbild bereits in der Bibel erwähnt, wo es im 1. Buch Mose 25, 25 heißt: »Der erste, der herauskam, war rötlich« (Esau).
Diagn. Krit.: Drei Formen zu unterscheiden nach Manifestationszeitpunkt und Shunt-Größe: chronisch (ca. 70–75%), subchronisch (ca. 20–25%) und akut (weniger als 5%). – Chronisch: frühembryonale Manifestation: Acardius. Spätembryonale oder frühfetale Manifestation: Fetus papyraceus oder fetale Hypotrophie und Anämie beim Donator, Polyglobulie, Herzinsuffizienz bei Akzeptor. – Subchronisch: mittel- bis spätfetale Manifestation: Anämie und Erythroblastose des Donators (bis Hydrops), Polyglobulie des Akzeptors. – Akut: pränatale Manifestation: Blutungsschock beim Donator, akute Volumenbelastung beim Akzeptor. Hohe Mortalität.
Ätiol.: Monochoriale Zwillingsschwangerschaft mit Ausbildung oberflächlicher oder tiefer Gefäßanastomosen zwischen beiden Plazentateilen (15% der diamnialen, bei allen monoamnialen Schwangerschaften).
Pathog.: Ein Zwilling gibt bei bestehenden Druckdifferenzen über die vorhandenen Anastomosen (meist arteriovenös, auch arterio-arteriell) Blut an das Geschwister ab. Folgen abhängig vom Manifestationszeitpunkt.
Bemerkungen: In schweren Fällen (drohendes Absterben) im 2. und 3. Trimenon intrauteriner Verschluß der Shuntgefäße durch Laser-Koagulation möglich.
Lit.: Herlitz G (1941) Zur Kenntnis der anämischen und polyzythämischen Zustände bei Neugeborenen sowie des Icterus gravis neonatorum. Acta Paediat 29: 211–253. – Schatz F (1882) Die Gefäßverbindungen der Plazentarkreisläufe eineiiger Zwillinge, ihre Entwicklung und ihre Folgen. Arch Gynec 24: 337. – Urig MA, Clewell WH, Elliot JP (1990) Twin-twin transfusion syndrome. Am J Obstet Gynecol 163: 1522–1526. – Ville Y, Hyett J, Hecher K, Nicolaides K (1995) Preliminary experience with endoscopic laser surgery for severe twin-twin transfusion syndrome. N Engl J Med 332: 224–227.
E. Kattner/JK

Transfusion, fetomaternelle

Syn.: Transfusionssyndrom, fetomaternelles – fetomaternale Transfusion
Def.: Neugeborenenanämie als Folge von Übertritt fetalen Blutes in den mütterlichen Kreislauf.
A.: Alexander Solomon Wiener, New York, wies als erster 1948 auf die Möglichkeit hin, daß Neugeborenenanämien durch Blutverluste des Kindes in den mütterlichen Kreislauf entstehen können.
Diagn. Krit.: (1) Angeborene normochrome Anämie, meist mit Retikulozytose und Erythroblastose. – (2) Bei akuter Transfusion: Blutungsschock (Tachypnoe, Tachykardie, niedriger Blutdruck). Bei langsamer Entwicklung extreme Anämie (Hb < 3 g/dl) bei gutem Allgemeinbefinden. Häufig pathol. CTG. – (3) Nachweis fetalen Blutes im mütterlichen Kreislauf (Kleihauer-Test positiv: fetale Erythrozyten im mütterlichen Blut).
Ätiol.: Unklar; gelegentlich bei vorzeitiger Plazentalösung.
Pathog.: Blutung aus den Choriongefäßen in den intervillösen Kapillarspalt.
Bemerkungen: Auch intrauterines Absterben des Kindes im hämorrhagischen Schock möglich. Kleinere Blutungen sind möglich und können Ursache einer mütterlichen Sensibilisierung sein.
Lit.: Du Bois A, Rasenack G, Dziekan G et al (1991) Fetomaternale Transfusionen bei kompliziertem und unkompliziertem Schwangerschaftsverlauf. Geburtsh und Frauenheilkd 51: 443–449. – Thorp JA, Cohen GR, Yeast JD, Perryman A (1992) Nonimmune hydrops caused by massive fetomaternal hemorrhagic and treated by intravascular transfusion. Am J Perinatol 9: 22–24. – Wiener A (1948) Diagnosis and treatment of anemia of the newborn caused by occult placental hemorrhage. Am J Obst Gynec 56: 717. – Wolff J (1960) Neugeborenen-Anämie durch Einströmen des fetalen Blutes in den mütterlichen Kreislauf. Arch Kinderheilk 163: 26.
E. Kattner/JK

Transfusionssyndrom, fetomaternelles: Transfusion, fetomaternelle
Transfusionssyndrom, transplazentäres: Transfusion, feto-fetale

11/22-Translokation, unbalancierte

Syn.: Trisomie 11q und 22, partielle, aufgrund von Translokation (11;22)(q23;q11) bei einem der Eltern
Def.: Distinktes Dysmorphiesyndrom mit klinischer Überlappung mit dem Cat-eye-Syndrom, bedingt durch unbalancierte 3 : 1-Segregation der häufigen 11/22-Translokation mit Bruchpunkt in 11q23 und 22q11.
A.: Die meisten Fälle vor der Ära der Chromosomenbänderung wurden fehlinterpretiert als vollständige oder un-

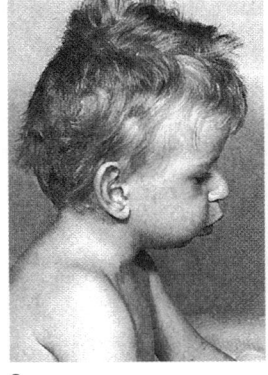
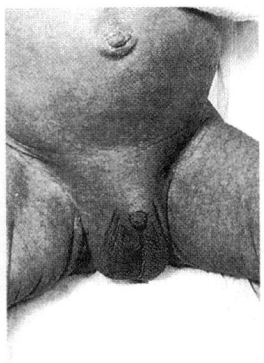

11/22-Translokation, unbalancierte: a) 4½jähriger Patient: eingesunkene Nasenwurzel, volle Lippen und Wangen, kleines Kinn, abstehende Ohren; b) Genitalien eines 2 Monate alten Knaben mit Mikropenis

vollständige Trisomie 22. Definition des Syndroms anhand größerer Fallzahlen 1980 durch Marco Fraccaro, Humangenetiker, Pavia, und Mitarbeiter in einer europäischen kollaborativen Studie und 1981 durch Albert Schinzel, Humangenetiker, Zürich, und Mitarbeiter.

Diagn. Krit.: **(1)** Präaurikuläre Fisteln, Anhängsel oder beides; seltener: Reduktion der Ohrmuscheln mit Atresie des äußeren Gehörgangs. – **(2)** Analatresie mit Fisteln oder Vorverlegung des Anus oder Stenose (16%). – **(3)** Angeborene Herzfehler (über 50%). – **(4)** Verschiedenartige Nierenfehlbildungen (33%). – **(5)** Gaumenspalte (75%). – **(6)** Gesichtsdysmorphien: antimongoloide Lidachsenstellung, flache Nase mit breiter Wurzel und kurzem Septum, langes, prominentes Philtrum, bei Geburt sehr kleines Kinn. – **(7)** Männliche Genitalien: Mikropenis, kleine Hoden, Kryptorchismus. – **(8)** Intrauteriner und postnataler Wachstumsrückstand. – **(9)** Profunder psychomotorischer Entwicklungsrückstand, oft Epilepsie, Koordinationsstörung und Stereotypie. – **(10)** Hypoplastische und zweigeteilte Klavikula. – **(11)** Seltene Befunde: Hypoplasie des Diaphragma, Malrotation des Darms, Uterusfehlbildungen, überzählige Rippenpaare, lumbale Myelomeningozele. – **(12)** Schlechte Überlebenschancen (ca. die Hälfte der Patienten sterben innerhalb des ersten Lebensjahres).

Ätiol.: Unbalancierte 3 : 1-Segregation einer balancierten elterlichen 11/22-Translokation. Tritt so gut wie immer familiär auf (keine unbalancierte Segregation de novo).

Pathog.: Unbekannt.

Bemerkungen: Die balancierte 11/22-Translokation mit Bruchpunkten in 11q23 und 22q11 ist in allen Rassen überdurchschnittlich häufig, wahrscheinlich stellt sie die häufigste Nicht-Robertson-Translokation dar. Unbalancierte Segregation ist nur in der beschriebenen Form mit intrauterinem Überleben vereinbar (keine 2 : 2-Segregation). In mindestens vier Fünftel der Fälle ist die Mutter Translokationsträgerin.

Lit.: Fraccaro M, Lindsten J, Ford CE et al (1980) The 11q;22q translocation: A European collaborative analysis of 43 cases. Hum Genet 56: 21–51. – Schinzel A, Schmid W, Auf der Maur P et al (1981) Incomplete trisomy 22. I. Familial 11/22 translocation with 3:1 meiotic disjunction. Delineation of a common clinical picture and report of nine new cases from six families. Hum Genet 56: 249–262.

A. Schinzel/AS

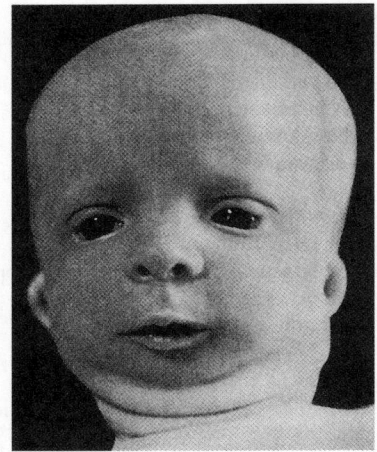

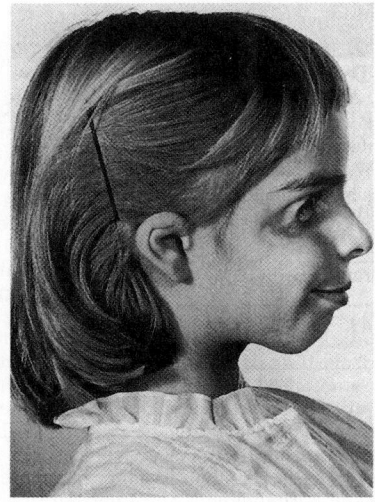

Treacher Collins(-Franceschetti)-Syndrom: antimongoloider Lidachsenverlauf, Lidkolobom, Ohrmuschelfehlbildung, Unterkieferhypoplasie; a) 4 Monate alter Säugling (Beob. U.K.Kl. Charité, Berlin); b) 7jähriges Mädchen, Zustand nach unvollkommen gelungener Lidplastik (Beob. und Foto DOFONOS, Ffm.)

transradiancy of the lung, abnormal: Lunge, einseitig helle
transthyretin (prealbumin) met-111 amyloidosis (e): Amyloidose, kardialer Typ
transverse terminal defects of limb (e): ADAM-Komplex

Treacher Collins(-Franceschetti)-Syndrom

Syn.: Dysostosis mandibulofacialis – (Treacher-)Collins-Syndrom – Franceschetti(-Zwahlen-Klein)-Syndrom

Def.: Autosomal-dominant vererbtes mandibulofaziales Dysmorphiesyndrom mit charakteristischer Facies.

A.: Adolf Franceschetti, 1896–1968, Ophthalmologe, Zürich und Genf, beschrieb das Syndrom 1944. – Erste genaue Beschreibung bereits 1900 durch E. Treacher Collins.

Diagn. Krit.: **(1)** Lidspalten nach außen unten verlaufend (antimongoloid). – **(2)** Abknickung des Unterlidrandes in der äußeren Hälfte mit mehr oder minder deutlichem Kolobom. Fehlen der Meibom-Drüsen und der Wimpern. – **(3)** Flacher Stirn-Nasen-Winkel mit zu groß erscheinender Nase, oft vogelschnabelartig geformt. – **(4)** Hypo- oder Aplasie des Jochbeinbogens. – **(5)** Hypoplasie der Maxilla mit kleinen Kieferhöhlen, dadurch eingesunkene Wangen. – **(6)** Verschieden schwere Reduktionsfehlbildungen des äußeren Ohres, evtl. mit Gehörgangsstenose oder -atresie; dadurch Schalleitungsstörung bis Taubheit. – **(7)** Makrostomie mit schmalem hohem Gaumen, evtl. Gaumenspalte; selten Mikrostomie. – **(8)** Zahnstellungsanomalien mit offenem Biß. – **(9)** Hypoplasie der Mandibula; dadurch schmales, stark fliehendes Kinn, unterer Rand der Mandibula häufig konkav. – **(10)** Fisteln und/oder Hautanhängsel zwischen Ohren und Mundwinkeln. – **(11)** Abnormes Haarwachstum von den Schläfen in die Wangen hinein. – **(12)** Herzfehler (selten). – **(13)** Normale Intelligenz; selten leichter Schwachsinn durch Hörstörung. Häufigkeit: 1 : 50 000 Lebendgeborene.

Ätiol.: Autosomal-dominanter Erbgang mit vollständiger Penetranz und variabler Expressivität. Etwa 60% der Patienten sind Neumutanten. Betroffene Frauen haben mehr betroffene Nachkommen als betroffene Männer.

Gen am langen Arm von Chromosom 5 lokalisiert (5q32–33.1).
Pathog.: Nicht widerspruchsfrei geklärt. Wahrscheinlich Alteration der interzellulären Matrix, dadurch Behinderung der morphogenetischen Zellwanderungen im Entwicklungsfeld »1. Kiemenbogen« und »1. Kiemenfurche«. Hypervitaminose A erzeugt bei der Maus ähnliches Fehlbildungssyndrom.
Bemerkungen: Die starken Ausprägungsschwankungen bereiten bei sporadischen Fällen gelegentlich differentialdiagnostische Schwierigkeiten.
Lit.: Balestrazzi P, Baeteman MA, Mattei MG, Mattei JF (1983) Franceschetti syndrome in a child with a de novo balanced translocation (5;13)(q11;p11) and significant decrease of hexosaminidase B. Hum Genet 64: 305–308. – Dixon MJ, Dixon J, Houseal T et al (1993) Narrowing the Position of the Treacher Collins Syndrome Locus to a Small Interval between Three New Microsatellite Markers at 5q32–33.1. Am J Hum Genet 52: 907–914. – Franceschetti A, Klein D (1949) The mandibulo-facial dysostosis. A new hereditary syndrome. Acta ophthal Kbh 27: 143–224. – Franceschetti A, Zwahlen P (1944) Un syndrome nouveau: de la dysostose mandibulofaciale. Bull Schweiz Akad med Wiss I: 60–66. – Herring SW, Rowlatt UF, Pruzansky S (1979) Anatomical abnormalities in mandibulofacial dysostosis. Am J Med Genet 3: 225–259.
McK: 154500
W. Rosenkranz/AS

tremor, benign familial (hereditary essential) (e): Tremor, essentieller (familiärer)

Tremor, essentieller (familiärer)
Syn.: Minor-Syndrom – Minor-Krankheit – tremor, benign familial (hereditary essential) (e) – Minor's disease (e)
Def.: Erbliches Krankheitsbild, welches durch Halte- und Intentionstremor vorwiegend der Hände ohne sonstige neurologische Auffälligkeiten gekennzeichnet ist.
A.: Lazar Salomowitsch Minor, 1855–1942, Neurologe, Moskau. – Erstbeschreibung 1936.
Diagn. Krit.: **(1)** Fein- bis mittelschlägiger Haltetremor mit 4–10 Ausschlägen pro Sekunde, der sich bei Intentionsbewegungen und unter Streß verstärkt, durch den Genuß geringer Alkoholmengen aber häufig unterdrückt wird. – **(2)** Mit abnehmender Häufigkeit sind Hände, Arme, Kopf, Zunge, Beine und Rumpf betroffen. – **(3)** Nur allenfalls selten findet sich auch ein Ruhetremor nach Art eines Parkinson-Tremors. – **(4)** Manifestation in jedem Lebensalter möglich; die Erkrankung verläuft in der Regel sehr langsam progredient (ausnahmsweise wurden auch vorübergehende Remissionen beobachtet), führt jedoch selten zu einer stärkeren Behinderung. Die Lebenserwartung ist nicht verkürzt.
Ätiol.: Autosomal-dominantes Erbleiden mit inkompletter Penetranz und variabler Expressivität.
Pathog.: Ungeklärt. Pathol. Befunde sind spärlich und uncharakteristisch.
Bemerkungen: Es handelt sich um die häufigste hereditäre neurologische Erkrankung. Elektromyographisch zeigt sich eine synchrone Tremoraktivität in antagonistischen Muskeln im Gegensatz zu der alternierenden Aktivität bei Parkinson-Tremor. – Eine ähnliche Tremorsymptomatik findet sich mitunter auch bei idiopathischer Torsionsdystonie; dieses Krankheitsbild ist jedoch mit dem hier beschriebenen genetisch nicht verwandt (Conway et al., 1993).
Lit.: Conway D, Bain PG, Warner TT et al (1993) Linkage analysis with chromosome 9 markers in hereditary essential tremor. Mov Disord 8: 374–376. – Gillespie MM (1991) Tremor. J Neurosci Nurs 23: 170–174. – Minor L (1936) Das erbliche Zittern. In: Handbuch d Neurologie (Berlin), Bd XVI. – Neophytides AN (1981) Tremor, hereditary essential (benign familial tremor). In: Vinken PJ, Bruyn GW (eds) Handbook of clinical neurology, Vol 42, pp 267–268. Elsevier/North-Holland Biomedical Press, Amsterdam, New York, Oxford.
McK: 190300
M. T. Jahnke/DP

Trevor-Krankheit: Dysplasia epiphysealis hemimelica
Trevor-Syndrom: Dysplasia epiphysealis hemimelica
triad of Luciani (e): Luciani-Syndrom

tricho-dento-ossäres Syndrom
Syn.: Haar-Zahn-Knochen-Syndrom – enamel hypoplasia with curly hair (e) – TDO syndrome (e) – tricho-dento-osseous syndrome (e) – taurodontism – amelogenesis imperfecta – kinky hair syndrome (e) – Robinson-Miller-Worth-Syndrom
Def.: Spezielle Form der ektodermalen Dysplasie mit Zahn- und Haaranomalien in Kombination mit Osteosklerose. Unterschieden werden drei Subtypen.
A.: Erstbeschreibung 1966 wahrscheinlich durch Geoffrey Robinson, Pädiater, Vancouver, und Mitarbeiter. – J. Lichtenstein und Mitarbeiter belegten 1972 den Erbgang anhand einer Familie mit 107 betroffenen Familienmitgliedern in sechs Generationen.
Diagn. Krit.: Typ I: **(1)** Haardysplasien: kleingelockte, dichte Haare im Kindesalter. – **(2)** Zahnanomalien: Zahnschmelzhypoplasie und Unterverkalkung; kleine Zähne, die rasch bis zur Gingiva abgenutzt werden; weite Diastemata; Taurodontie der Molaren; Zahnverfärbungen; Gingivaabszesse; Zahnverlust im 2.–3. Lebensjahrzehnt. – **(3)** Nagelanomalien: flache, verdickte, streifige Nägel, die leicht brüchig werden. – **(4)** Gesichtsdysplasien: Dolichozephalie (manchmal prämature Nahtsynostosen) mit Balkonstirn; Gesichtsasymmetrie. Röntgen: Osteosklerose der Schädelknochen, auch der Schädelbasis. – **(5)** Normale Intelligenzentwicklung.
Typ II: **(1)** Haardysplasien: kleingelocktes Haar von Geburt an; dünnes, leicht ausfallendes Haar; wenig oder fehlende Axillar- und Pubesbehaarung; wenig Gesichtshaar bei betroffenen Männern. – **(2)** Zahndysplasien: Zahnschmelzhypoplasie und Unterverkalkung; Abszesse; Taurodontie der Molaren; offene Zahnwurzeln der Incisivi. – **(3)** Nagelanomalien: dünne, flache, brüchige Nägel. – **(4)** Gesichtsdysmorphien: Prognathie; prominente Stirn. – **(5)** Röntgen: Sklerosierung der langen Röhrenknochen; Sklerose der Schädelknochen; verengte äußere Gehörgänge bei Männern. – **(6)** Intelligenz normal.
Typ III: **(1)** Haardysplasie: kleingelocktes Haar; verminderte Gesichtshaare bei Männern. – **(2)** Zahndysplasien: kleine Zähne; weite Diastemata; Zahnschmelzhypoplasie und Unterverkalkung; Taurodontie der Molaren; Abszesse; offene Zahnhälse; Kariesneigung. – **(3)** Nageldysplasien: brüchige Nägel. – **(4)** Gesichtsdysplasien: prominente Stirn; viereckiges Kinn. – **(5)** Röntgen: erhöhte Knochendichte des Schädels; wenig pneumatisierte Mastoide; schattendichte Frontalsinus; Makrozephalie. – **(6)** Normale Intelligenz.
Ätiol.: Alle drei Untertypen sind wahrscheinlich autosomal-dominant erblich mit variabler Expressivität.
Pathog.: Unbekannt.
Bemerkungen: Die Unterteilung in drei Typen geht auf Leisti und Sjöblom (1978) und auf Shapiro und Mitar-

beiter (1983) zurück. – Die Typen II und III unterscheiden sich vom Typ I vor allem durch die Gesichtsform und die radiologischen Veränderungen. Die Haardysplasie ist bei Typ II bereits seit Geburt erkennbar. – **(DD)** Amelogenesis imperfecta mit Taurodontismus, ohne Haar-, Nagel- und Skelettanomalien (Winter et al. 1969; Aldred, Crawford 1988).

Lit.: Aldred MJ, Crawford PJM (1988) Variable expression in amelogenesis imperfecta with taurodontism. J Oral Pathol 17: 327–333. – Crawford PJM, Aldred MJ (1990) Amelogenesis imperfecta with taurodontism and the tricho-dento-osseous syndrome: separate conditions or a spectrum of disease? Clin Genet 38: 44–50. – Jorgenson RJ, Warson RW (1973) Dental abnormalities in the tricho-dento-osseous syndrome. Oral Surg 36: 693–700. – Leisti J, Sjöblom SM (1978) A new type of autosomal dominant tricho-dento-osseous syndrome. Proceedings of Birth Defects Conference (abstr.) XI: 58. – Lichtenstein J, Warson R, Jorgenson R et al (1972) The tricho-dento-osseous (TDO) syndrome. Am J Hum Genet 24: 569–582. – Melnick M, Shields ED, El-Kafrawy AH (1977) Tricho-dento-osseous syndrome: a scanning electron microscopic analysis. Clin Genet 12: 17–27. – Robinson GC, Miller JR, Worth HM (1966) Hereditary enamel hypoplasia, it's association with characteristic hair structure. Pediatrics 37: 498–502. – Shapiro SD, Quattromani FL, Jorgenson RJ, Young RS (1983) Tricho-dento-osseous syndrome: heterogeneity or clinical variability. Am J Hum Genet 16: 225–236. – Winter GB, Lee KW, Johnson NM (1969) Hereditary amelogenesis imperfecta: a rare autosomal dominant type. Br Dent J 127: 157–164.

McK: 190320
U. G. Froster/AS

tricho-dento-osseous syndrome (e): tricho-dento-ossäres Syndrom

Trichoepithelioma papulosum multiplex (Jarisch): Epithelioma adenoides cysticum (Brooke)

Trichomegalie-Syndrom (Oliver-McFarlane)

Syn.: Syndrom der langen Wimpern
Def.: Kongenitale Assoziation von langen Wimpern und langen Augenbrauen, Pigmentdegeneration der Retina, Kleinwuchs, fraglicher geistiger Retardierung.
A.: Erstbeschreibung 1965 durch G. L. Oliver und D. C. McFarlane, kanadische Ophthalmologen, London, Ontario.
Diagn. Krit.: **(1)** Bereits bei der Geburt ungewöhnlich lange und kräftige Augenwimpern und Augenbrauen; Wimpern bis zu 4 cm lang (als Trichomegalie bezeichnet). – **(2)** Typischer Gesichtsausdruck. – **(3)** Kongenital bilaterale diffuse Pigmentdegeneration der Retina. – **(4)** Körperliche Retardierung, proportionierter Minderwuchs. – **(5)** Ferner (fakultativ?): geistige Retardierung. – **(6)** Hypogonadismus. – **(7)** Spärliches und dünnes Kopfhaar; im Erwachsenenalter Alopecia totalis. – **(8)** Koilonychie. – **(9)** Neurologische Störungen (Ataxie, periphere Neuropathie).
Ätiol.: Autosomal-rezessiver Erbgang vermutet.
Pathog.: Unbekannt.
Lit.: Chang TS, McFarlane DC, Oliver G, Willis NR (1993) Congenital trichomegaly, pigmentary degeneration of the retina and growth retardation (Oliver-McFarlane syndrome): 28-year follow-up of the first reported case. Can J Ophthalmol 28: 191–193. – Oliver GL, McFarlane DC (1965) Congenital trichomegaly. Arch Ophthalmol 74: 169–171. – Zaun H, Stenger D, Zabransky S, Zankl M (1984) Das Syndrom der langen Wimpern („Trichomegalie-Syndrom", Oliver-McFarlane). Hautarzt 35: 162–165.

McK: 275400
L. Weber/GB

tricho-odonto-onycho-dyshidrotic syndromes (e): Ektodermaldysplasie

tricho-odonto(-onycho)-hypohidrotisches Syndrom: DLS-Syndrom

Trichophagie-Syndrom: Pica-Syndrom

Trichopoliodystrophie: Menkes-Syndrom

tricho-rhino-phalangeale Dysplasie I

Syn.: TRPD I – tricho-rhino-phalangeales Syndrom I – TRPS I
Def.: Sporadisch oder autosomal-dominant, selten rezessiv auftretendes Fehlbildungssyndrom mit schütterem Kopfhaarwuchs, phalangealen Zapfenepiphysen und typischen Gesichtsdysmorphien.
A.: Erstbeschreibung 1956 durch den deutschen Hautarzt G. Klingmüller. – Definition 1966 durch A. Giedion.
Diagn. Krit.: **(1)** Zapfenepiphysen an den Phalangen, v.a. Typ 12 (Mittelphalangen). – **(2)** Birnenförmige, in der Frontalansicht mäßig auffällige Deformierung der Nase, mit weichem Knorpel; hohes Philtrum. – **(3)** Schütteres, dünnes Haar, evtl. frühzeitige Alopezie. – **(4)** Häufig Perthes-ähnliche, ein- oder beidseitige Hüftkopfveränderungen. – **(5)** Körpergröße im Normbereich (bis –2 SD, selten unter –3 SD).
Ätiol.: Autosomal-dominanter Erbgang. Genort ist 8q24.1. Mikroskopisch sichtbare Deletionen des Gens vereinzelt gefunden, die meisten Fälle jedoch zytogenetisch normal. Größere Deletionen können ein Gen für multiple kartilaginäre Exostosen (EXT1) mit einschließen und führen dann zur tricho-rhino-phalangealen Dysplasie II.
Pathog.: Unbekannt.
Bemerkungen: Vgl. tricho-rhino-phalangeale Dysplasie II.
Lit.: Bühler EM, Bühler UK, Beutler C, Fessler R (1987) A final word on the tricho-rhino-phalangeal syndrome. Clin Genet 31: 273–275. – Giedion A, Burdea M, Fruchter Z et al (1973) Autosomal-dominant transmission of the tricho-rhino-phalangeal syndrome. Report of 4 unrelated families, review of 60 cases. Helv paediatr Acta 28: 249–259. – Klingmüller G (1956) Über eigentümliche Konstitutionsanomalien bei 2 Schwestern und ihre Beziehungen zu neueren entwicklungspathologischen Befunden. Hautarzt 7: 105–113. – Marchau FE, Van Roy BC et al (1993) Tricho-rhino-phalangeal syndrome type I (TRP I) due to an apparently balanced translocation involving 8q24. Am J Med Genet 45: 450–455.

McK: 190350
A. Giedion/AS

tricho-rhino-phalangeale Dysplasie II

Syn.: TRPD II – Alè-Calò-Syndrom – Giedion-Langer-Syndrom – Langer-Giedion-Syndrom – Exostosen, multiple – mental retardation syndrome (e) – MEMR-S – multiple kartilaginäre Exostosen/periphere Dysostose-Syndrom – MCE-PD-S
Def.: Meist sporadisch auftretendes Deletions-Syndrom des Chromosoms 8 mit der typischen Kombination Exostosen/Zapfenepiphysen.
A.: Beschreibung der radiologischen Befunde 1961 durch G. Alè, italienischer Radiologe, und S. Calò, italieni-

scher Kinderarzt. – Erstbeschreibung 1969 durch A. Giedion, schweizerischer Kinderradiologe.

Diagn. Krit.: Weitgehend gleich wie bei der tricho-rhino-phalangealen Dysplasie I, jedoch zusätzlich obligate multiple kartilaginäre Exostosen. Daneben folgende weitere häufige Befunde: mäßiger geistiger Entwicklungsrückstand (76% der Fälle), Mikrozephalie, große Fledermausohren, Hypermobilität der Gelenke, im Kindesalter Ehlers-Danlos-ähnliche Cutis laxa, Perthes-ähnliche Hüftkopfveränderungen (67%).

Ätiol.: Deletion im langen Arm des Chromosoms 8 (Band 8q24.1–2), die das Gen für TRPD I und ein Gen für multiple kartilaginäre Exostosen (EXT1) mit einschließt (»contiguous gene syndrome«). Mentale Retardierung abhängig vom Ausmaß der Deletion. Meist sporadisch, aber dominante Vererbung in einigen Familien beobachtet. (Merke: zwei weitere Genorte für Exostosen liegen auf Chromosom 11 und 19.)

Pathog.: Unbekannt.

Bemerkungen: Der geistige Entwicklungsrückstand, vermutlich auch die Mikrozephalie, sind unspezifische, von der Größe des verlorenen Chromosomensegments abhängige Befunde.

Lit.: Alè G, Calò S (1961) Su di un caso di disostosi periferica associata con esostosi osteogeniche multiple et iposomia disuniforme e disarmonica. Ann Radiol Diagn 34: 377–385. – Bauermeister S, Letts M (1992) The orthopaedic manifestations of the Langer-Giedion Syndrome. Orthop Rev 21: 31–35. – Bühler EM, Bühler UK, Beutler C, Fessler R (1987) A final word on the tricho-rhino-phalangeal syndrome. Clin Genet 31: 273–275. – Giedion A (1969) Die periphere Dysostose (PD) – ein Sammelbegriff. Fortschr Röntgenstr 110: 507–524. – Langer LO, Krassikoff N, Laxova R et al (1984) The tricho-rhino-phalangeal syndrome with exostoses (or Langer-Giedion syndrome): four additional patients without mental retardation and review of the literature. Am J Med Genet 19: 81–112. – Lüdecke HJ, Johnson C, Wagner MJ et al (1991) Molecular definition of the shortest region of deletion overlaps in the Langer-Giedion syndrome. Am J Hum Genet 49: 1197–1206.

McK: 150230

A. Giedion/AS

Trichothiodystrophie-Syndrom

Syn.: BIDS-Syndrom – Sabinas brittle hair syndrome (e) – Trichorrhexis-nodosa-Syndrom – Marinescu-Sjögren-Syndrom II – Pollit-Syndrom

Def.: Autosomal-rezessiv vererbtes Leiden mit Defekt im DNS-Exzisions-Repair-System und den wesentlichen Merkmalen der spröden Schwefel-defizienten Haare in einer komplexen Kombination variabler neuro-ektodermaler Veränderungen.

Diagn. Krit.: **(1)** Kurze spröde Haare. Trichorrhexis nodosa. – **(2)** Gelegentlich Nagelatrophie, Koilonychie. – **(3)** Ichthyosiforme Hautveränderungen. – **(4)** Erhöhte Photosensitivität. – **(5)** Geistige Retardierung. – **(6)** Verschiedene kongenitale, neuroektodermale Störungen. – **(7)** Minderwuchs. – **(8)** Katarakt.

Ätiol.: Autosomal-rezessiv vererbtes Leiden mit ähnlichem Defekt wie beim Xeroderma pigmentosum (XP-D).

Pathog.: Defekt des DNA-Exzisions-Repair-Systems. Verminderter Schwefelgehalt der Haare. Die Bedeutung der Schwefeldefizienz für die neurologischen Störungen ist nicht geklärt.

Bemerkungen: Es bestehen Beziehungen zum Xeroderma pigmentosum. Die akronyme BIDS (spröde, zystindefiziente Haare, Intelligenzschwäche, verminderte Fertilität, Minderwuchs), IBIDS (BIDS in Kombination mit Ichthyosis), PIBIDS (IBIDS in Kombination mit Photosensitivität) bezeichnen verschiedene Varianten (s.a. Tay-Syndrom).

Lit.: Baden HP, Jackson CE, Weiss L et al (1976) The physicochemical properties of hair in the BIDS syndrome. Am J Hum Genet 28: 514–521. – Mondello C, Nardo T, Giliani S et al (1994) Molecular analysis of the XP-D gene in Italian families with patients affected by trichothiodystrophy and xeroderma pigmentosum group D. Mutat Res 314: 159–165. – Rebora A, Crovato F (1987) PIBI(D)S syndrome – trichothiodystrophy with xeroderma pigmentosum (group D) mutation. J Am Acad Dermatol 16: 940–947. – Tay CH (1971) Ichthyosiform erythroderma, hair shaft abnormalities, and mental and growth retardation. A new recessive disorder. Arch Dermatol 104: 4–13.

McK: 275550

G. Burg/GB

tricho-rhino-phalangeale Dysplasie III

Syn.: TRPD III – tricho-rhino-phalangeales Syndrom III – Sugio-Kajii-Syndrom

Def.: Von den Erstautoren als »Ruvalcaba-Syndrom« (s. dort) 1984 beschriebenes Krankheitsbild, das später aufgrund fehlender geistiger Behinderung und fehlender Mikrozephalie von diesem abgegrenzt wurde. **(DD)** die Hand- und Fußanomalien sind schwerer als bei der tricho-rhino-phalangealen Dysplasie I und II.

Lit.: Hunter A (1985) Ruvalcaba syndrome. Am J Med Genet 21: 785–786. – Nagai T, Nishimura G, Kasai H et al (1994) Another family with tricho-rhino-phalangeal syndrome type III (Sugio-Kajii syndrome). Am J Med Genet 49: 278–280. – Sugio Y, Kajii T (1984) Ruvalcaba syndrome: autosomal dominant inheritance. Am J Med Genet 19: 741–753.

McK: 190351

tricho-rhino-phalangeales Syndrom I: tricho-rhino-phalangeale Dysplasie I

tricho-rhino-phalangeales Syndrom III: tricho-rhino-phalangeale Dysplasie III

Trichorrhexis-nodosa-Syndrom: Trichothiodystrophie-Syndrom

trichothiodystrophy with congenital ichthyosis (e): Tay-Syndrom

tridione syndrome (e): Trimethadion-Embryopathie

triglyceride storage disease with impaired long-chain fatty acid oxidation (e): Triglycerid-Speicherkrankheit

Triglycerid-Speicherkrankheit

Syn.: triglyceride storage disease with impaired long-chain fatty acid oxidation (e) – Chanarin-Dorfman disease (e)

Def.: Stoffwechselstörung mit kongenitaler Ichthyosis, Myopathie, Hepatosplenomegalie, vakuolisierten Granulozyten und Speicherung langkettiger Triglyceride.

A.: Erstbeschreibung 1975 durch I. Chanarin und Mitarbeiter, 1980 durch C. Angelini und Mitarbeiter.

Diagn. Krit.: **(1)** Kongenitale Ichthyosis. – **(2)** Hepatosplenomegalie. – **(3)** Myopathie. – **(4)** Vakuolisierte Granulozyten. – **(5)** Speicherung langkettiger Triglyceride in Muskel, Leber, Endothelzellen, Fibroblasten, Leukozyten. – **(6)** Manchmal Katarakt.

Ätiol.: Autosomal-rezessiv vererbtes Leiden.

Pathog.: Es handelt sich nicht um eine lysosomale oder peroxisomale Störung. In Zellkulturen zeigte sich die Verstoffwechselung von Palmitat verlangsamt, von Buttersäure normal. Ein Enzymdefekt konnte bisher nicht gefunden werden.

Trimethadion-Embryopathie

Bemerkungen: In der Literatur findet sich eine Reihe von Beschreibungen von Fällen mit Triglycerid-Speicherung, die sich im klinischen Bild aber deutlich unterscheiden. **(DD)** Carnitin-Palmitoyltransferase-Defekt – Carnitin-Mangel – Wolman-Krankheit – Cytochrom-C-oxidase-Mangel – andere Störungen der β-Oxidation der Fettsäuren.
Lit.: Ibayashi H, Ideguchi H, Harada N et al (1988) Systemic triglycerid storage disease with normal carnitine: a putative defect in long-chain fatty acid metabolism. J Neurol Sci 85: 149–159. – Williams ML, Koch TK, O'Donnell JJ et al (1985) Ichthyosis and neutral lipid storage disease. Am J Med Genet 20: 711–726.
McK: 275630
E. Mönch/JK

trimethadione effects, fetal (e): Trimethadion-Embryopathie

Trimethadion-Embryopathie
Syn.: Trimethadion-Syndrom (fetales) – trimethadione effects, fetal (e) – tridione syndrome (e)
Def.: Fehlbildungssyndrom infolge mütterlicher Einnahme von Trimethadion oder Paramethadion während der Schwangerschaft.
A.: Erstbeschreibung der teratogenen Wirkung des Trimethadions am Menschen durch J. German und Mitarbeiter 1970.
Diagn. Krit.: **(1)** Mentale Retardierung, Sprachstörungen. – **(2)** Pränatale und postnatale Wachstumsverzögerung, Mikrozephalus. – **(3)** Kraniofaziale Dysmorphie: leichte Brachyzephalie, Maxillahypoplasie, aufgeworfene Nase mit breitem eingesunkenen Nasenrücken, leichte Synophrys, Strabismus, Ptosis, Epikanthus, Lippen- und Gaumenspalte, gotischer Gaumen, Mikrogenie, Ohrdysplasie. – **(4)** Herzfehler: v.a. Septumdefekt und Fallot-Tetralogie. – **(5)** Urogenitale Fehlbildungen: Hypospadie, Klitorishypertrophie. – **(6)** Selten vorkommende Fehlbildungen: Vierfingerfurche, Hämangiome im Gesichtsbereich, Transposition der großen Gefäße, hypoplastisches Linksherz, Pylorusstenose, Nierenfehlbildungen, Nabel- und Leistenhernie, Skoliose, Meningomyelozele, Hör- und Sehstörungen, Hüftluxation.
Ätiol.: Einnahme eines Oxazolidin-Antikonvulsivums (Trimethadion bzw. Paramethadion) während der Schwangerschaft.
Pathog.: Der intrauterine Mechanismus der teratogenen Wirkung des Trimethadions oder des Paramethadions ist unklar. Bei beiden Medikamenten läßt sich eine Assoziation mit einer ähnlichen Konstellation von Defekten nachweisen. Bei etwa der Hälfte der Schwangerschaften führte die mütterliche Einnahme von Trimethadion beim Neugeborenen zu signifikanten Fehlbildungen. Die Frequenz spontaner Aborte scheint erhöht zu sein.
Bemerkungen: Der teratogene Effekt des Trimethadions ist nicht dosisabhängig; die Einnahme dieses Medikamentes während der Schwangerschaft stellt ein eindeutiges Risiko für die embryofetale Entwicklung des Kindes dar. **(DD)** (Cornelia-de-)Lange-Syndrom. Überlappung mit anderen teratogen wirksamen Antikonvulsiva.
Lit.: German J, Lowal A, Ehlers KH (1970) Trimethadione and human teratogenesis. Teratology 3: 349. – Nakane Y, Okuma T, Takahashi R et al (1980) Multiinstitutional Study on the Teratogenicity and Fetal Toxicity of Antiepileptic Drugs: A Report for a Collaborative Study Group in Japan. Epilepsia 21: 663–680. – Schroer RJ (1985) Fetal trimethadione syndrome. Proc Greenwood Genet Ctr 4: 3–4. – Zackai E, Mellman MJ, Neiderer B, Hanson JW (1975) The fetal trimethadione syndrome. J Pediatr 87: 280–284.
H.-L. Spohr/JK

Trimethadion-Syndrom (fetales): Trimethadion-Embryopathie

Trimethylaminurie
Syn.: fish-odour syndrome (e) – fishy odor syndrome (e) – stale-fish syndrome (e)
Def.: Seltener Defekt der N-Oxidation, bei dem das aus dem Darm aufgenommene Trimethylamin nicht abgebaut werden kann.
A.: Erstbeschreibung 1970 durch J. R. Humbert und Mitarbeiter.
Diagn. Krit.: **(1)** Splenomegalie. – **(2)** Neutropenie, Anämie. – **(3)** Psychische Veränderungen (Depressionen). – **(4)** Fischgeruch.
Ätiol.: Autosomal-rezessiv vererbtes Leiden. Genlokalisation auf Chromosom 1 (1q).
Pathog.: Amino-Trimethylamin ist das Stoffwechselprodukt von Darmbakterien, das normalerweise von einer mikrosomalen multifunktionalen Oxydase in der Leber gespalten wird. Dieses wahrscheinlich auch für den Metabolismus von Nicotinamid u.a. wichtige Enzym der N-Oxidation fehlt bei der Trimethylaminurie.
Bemerkungen: **(DD)** Noonan-Syndrom. Überträger lassen sich mit einem Trimethylamin-Belastungstest erfassen. Therapie durch Eier- und Fisch-freie Diät.
Lit.: Al Waiz M, Ayesh R, Mitchell SC et al (1989) Trimethylaminuria: The detection of carriers using a trimethylamine load test. J Inher Metab Dis 12: 80–85. – Hollinger MA, Sheikhoislam B (1991) Effects of dietary alteration on trimethylaminuria as measured by mass spectrometry. J Int Med Res 19: 63–66. – Humbert JR, Hammond KB, Hathaway WE, Marcoux JG, O'Brien D (1970) Trimethylaminuria: the fish-odour syndrome. Lancet II: 770–771.
McK: 136131
E. Mönch/JK

Triple-A-Syndrom
Syn.: Allgrove-Syndrom – Glucocorticoidmangel und Achalasie – alacrimia-achalasia-addisonianism (e) – familial **a**chalasia associated with **a**drenocortical insufficiency, **a**lacrima, and neurological abnormalities (e) – adrenal insufficiency/alacrima/achalasia (3A) syndrome (e)
Def.: Autosomal-rezessive Multisystemerkrankung mit Achalasie, Nebennierenrindeninsuffizienz, verminderter Tränenproduktion und unterschiedlichen neurologischen Abnormalitäten.
A.: Erstbeschreibung durch Allgrove und Mitarbeiter 1978.
Diagn. Krit.: **(1)** Nach Geburt sich entwickelnde Nebennierenrindeninsuffizienz mit verminderter Produktion von Glucocorticoiden, selten Defekte der Synthese von Aldosteron. – **(2)** Achalasie. – **(3)** Verminderte Tränenproduktion. – **(4)** Autonome und sensorische Neuropathie. – **(5)** Ataxie mit Hyperreflexie, Dysarthrie, Muskelschwäche, Optikusatrophie. – **(6)** Orthostase. – **(7)** Intelligenzdefizite.
Ätiol.: Autosomal-rezessiv erbliche Multisystemerkrankung.
Pathog.: Degeneration zentraler, peripherer und enteraler Neurone sowie bisher ungeklärte Insensitivität auf ACTH-Stimulation; spekuliert wird über einen Stoffwechseldefekt als Folge eines autosomalen Gendefektes. Histologisch: Fehlen der Zona fasciculata bei normaler Zona glomerulosa.
Lit.: Allgrove J, Clayden GS, Grant DB, McCauley JC (1978) Familial glucocorticoid deficiency with achalasia of the cardia and deficient tear production. Lancet i: 1284–1286. – Ehrlich E,

Johnson WG (1987) Familial achalasia associated with adrenocortical insufficiency, alacrima and neurological abnormalities. Am J Med Genet 26: 637–644. – Grant DB, Barnes ND, Ginalska/Malinowaska M et al (1993) Neurological and adrenal dysfunction in the adrenal insufficiency/alacrima/achalasia (3A) syndrome. Arch Dis Child 68: 779–782. – Lanes R, Plotnick LP, Bynum TE et al (1984) Glucocorticoid and partial mineralocorticoid deficiency associated with achalasia. J Clin Endocr Metab 50: 268–270.
McK: 231550
B. O. Böhm/GA

Triploidie

Def.: Durch das Vorliegen von drei haploiden Chromosomensätzen bedingtes charakteristisches Muster von Fehlbildungen mit Tendenz zu frühem Spontanabort und ausnahmsloser Letalität.
A.: Erster zytogenetischer Nachweis durch John H. Edwards, 1928–, britischer Humangenetiker, Birmingham, heute Oxford, 1967.
Diagn. Krit.: **(1)** Schwangerschaft: ausgeprägte Tendenz zu Frühabort, häufigste Chromosomenaberration beim Spontanabort beim Menschen. Feten häufig untergewichtig, disorganisiert und schwer fehlgebildet. Praktisch immer pathologische Ultraschallbefunde ab 12. Schwangerschaftswoche. – **(2)** Bei mütterlicher Herkunft des überzähligen haploiden Satzes: ausgesprochen unterentwickelte Plazenta und nicht excessive fetale Wachstumsverzögerung, durchschnittlich kürzere Schwangerschaftsdauer. Bei väterlichem überzähligem haploidem Satz: große, z.T. hydropisch umgewandelte Plazenta (hydatidiforme Degeneration, Pseudo-Blasenmole), excessive fetale Wachstumsretardierung, pathologische Schwangerschaft mit Mitteltrimester-Gestose, in Eklampsie übergehend und letal für die Mutter, falls die Entbindung nicht vorgenommen wird. Stark erniedrigte Östriol-Urinausscheidung, exzessiv hohe Choriongonadotropin-Blutwerte. – **(3)** Im seltenen Fall von Früh- oder Termingeburt: schwerer Wachstumsrückstand aller Parameter, Tod meist unter der Geburt und immer innerhalb der ersten 10 Monate. – **(4)** Äußere Befunde: unproportioniert großer Schädel, totale Syndaktylie zwischen 3. und 4. Finger und 2. bis 4. Zehen. Schwerstes neurologisches Defizit. – **(5)** Innere Organe: immer Nierendysplasie und Hypoplasie von Nebennierenrinde und Hypophyse, seltener Holoprosenzephalie, lumbaler Neuralrohrdefekt, Herzfehler, Kolobom, Mikrophthalmie, andere Augenfehlbildungen, Gaumenspalte, Agenesie der Gallenblase, Malrotation der Eingeweide, weites Spektrum weiterer Fehlbildungen. – **(6)** Bei XXY: Verweiblichung der äußeren Genitalien von kleinem Penis mit Scrotum bifidum und Hypospadie bis zu normal weiblich erscheinendem äußerem Aspekt; XYY praktisch inexistent.
Ätiol.: Diandrie = Befruchtung der Eizelle durch zwei Spermien oder ein diploides Spermium. Digynie = diploide Eizelle oder Inkorporierung eines Polkörperchens. Selten Chimärismus oder Mosaizismus mit einer diploiden Zellinie: milderes klinisches Bild und längeres Überleben (Triploidie-Mosaik).
Pathog.: Unbekannt. Vermutet wird u.a. ein relatives (gegenüber den Autosomen) Defizit von Geschlechtschromosomen, Überexpression wichtiger Gene usw.
Bemerkungen: **(DD)** andere Chromosomenaberrationen, manchmal Trisomie 18. Nach betroffenem Fet wahrscheinlich leicht erhöhtes Wiederholungsrisiko aufgrund besserer Fähigkeit der Mutter triploide Konzeptionen soweit auszutragen. Häufigste Ursache der schweren Gestose im 2. Trimenon. In solchen Fällen kann die Bestimmung von Choriongonadotropin und Östriol kombiniert mit dem Ultraschall auch ohne zytogenetische Analyse zu einer sicheren Diagnose führen, die immer zur sofortigen Beendigung der für die Mutter lebensgefährlichen Schwangerschaft führen muß.
Lit.: Beatty RA (1978) The origin of human triploidy: an integration of qualitative and quantitative evidence. Ann Hum Genet 41: 229–314. – Bocian M, Karp LE, Mohandas T et al (1978) Intrauterine diagnosis of triploidy: use of radiologic and ultrasonographic techniques in conjunction with amniocentesis. Am J Hum Genet 1: 323–332. – Edwards JH, Yuncken C, Rushton DI et al (1967) Three cases of triploidy in man. Cytogenetics 6: 81–104. – Gagnon S, Fraser W, Fouquette B et al (1992) Nature and frequency of chromosomal abnormalities in pregnancies with abnormal ultrasound findings: an analysis of 117 cases with review of the literature. Prenat Diagn 12: 9–18. – Graham JM, Rawnsley EF, Millard Simmons G et al (1989) Triploidy: pregnancy complications and clinical findings in seven cases. Prenat Diagn 9: 409–419. – Schinzel A, Hayashi K, Schmid W et al (1975) Triploidie als Ursache von Schwangerschaftsgestose im 2. Trimenon. Arch Gynecol 218: 113–123. – Schröcksnadel H, Guggenbichler P, Rhomberg K, Berger H (1982) Komplette Triploidie (69,XXX) mit einer Überlebensdauer von 7 Monaten. Wien Klin Wochenschr 94: 309–315. – Wertelecki W, Graham JM, Sergovich FR (1976) The clinical syndrome of triploidy. Obstet Gynecol 47: 69–76.
A. Schinzel/AS

Triplo-X-Syndrom

Syn.: XXX-Syndrom – 47,XXX-Syndrom – super female (e)
Def.: Phänotyp der Frauen mit Trisomie für das X-Chromosom.
A.: Erstbeschreibung 1959 durch Patricia A. Jacobs, schottische Humangenetikerin, Edinburgh, Honolulu, New York, Salisbury, und Mitarbeiter.
Diagn. Krit.: **(1)** Chromosomenbefund: 47,XXX. – **(2)** Geistige Behinderung, meist grenzwertig bis mäßig, selten distinkt. Die Patientinnen fallen jedoch meistens aus dem familiären Rahmen. Verbales Defizit. Selten (aber wahrscheinlich über dem Durchschnitt): Epilepsie, hirnorganische Störungen, Hydrozephalus. 47,XXX ca. 7mal häufiger unter geistig Behinderten als unter unselektionierten »Normalpersonen«. – **(3)** Phänotyp: meist äußerlich unauffällige Frauen, selten geringere Dysmorphien wie Strabismus, Epikanthus, Hypertelorismus, eingesunkene Nasenwurzel; Verdickung des Zahnschmelzes; Kyphose; Klinodaktylie der Kleinfinger. – **(4)** Fertilität leicht eingeschränkt, Tendenz zu früher Menopause, vermehrt Aborte. In der Nachkommenschaft, wenn überhaupt, kaum vermehrt 47,XXY und 47,XXX. – **(5)** Follow-up-Studien von bei Geburt durch Neugeborenenscreening erfaßten Fällen: milder, aber signifikanter Rückstand in der motorischen, sprachlichen, kognitiven und geistigen Entwicklung, vermehrt Verhaltensstörungen und psychiatrische Auffälligkeiten. In der geistigen Entwicklung schwächer als gleichermaßen erfaßte Patienten mit 47,XXY oder 47,XYY.
Ätiol.: Trisomie für das X-Chromosom aufgrund meiotischer Nondisjunction. Überzähliges X zu 90% mütterlicher Herkunft, dementsprechend vermehrt ältere Mütter mit Teilungsfehler in der ersten mütterlichen Meiose.
Pathog.: Unbekannt.
Bemerkungen: Patientinnen mit 4 bzw. 5 X-Chromosomen (48,XXXX bzw. 49,XXXXX) weisen wesentlich häufiger kleine Dysmorphien auf, ihr Phänotyp erinnert an ein mildes Down-Syndrom, und sie zeigen häufig geringere radiologische Befunde des Skeletts, v.a. radio-ulnare Synostose. Auch Herzfehler und Nierenfehlbildungen kommen gehäuft vor. Die geistige Entwicklung ist

mittel- bis hochgradig verzögert, und Verhaltensstörungen sind gehäuft.

Lit.: Jacobs PA, Baikie AG, Court-Brown WM et al (1959) Evidence for the existence of the human „superfemale". Lancet II: 423. – Linden MG, Bender BG, Harmon RJ, Mrazek DA, Robinson A (1988) 47,XXX: what is the prognosis. Pediatrics 82: 619–630. – Lorda//Sanchez J, Schinzel AA (1993) Herkunft numerischer und struktureller Aberrationen des X-Chromosoms. Eine Studie mit hochpolymorphen Markern. Erg Inn Med Kinderheilkd 61: 57–121. – Ratcliffe SG, Tierney I, Smith L et al (1981) Psychological and educational progress in children with sex chromosome abnormalities in the Edinburgh longitudinal study. In: Schmid W, Nielsen J (eds) Human Behaviour and Genetics. Elsevier-North Holland, Amsterdam. – Schinzel A (1984) Catalogue of unbalanced chromosome aberrations in man. De Gruyter, Berlin, New York.

A. Schinzel/AS

Trismus-Pseudokamptodaktylie-Syndrom

Syn.: Hecht-Syndrom – Dutch-Kentucky-Syndrom
Def.: Autosomal-dominant erbliches Krankheitsbild mit den Hauptbefunden: Trismus (Unfähigkeit zur vollen Mundöffnung) und Beugekontrakturen der Finger bei Streckung der Hand.
A.: Frederic Hecht und P. K. Beals beschrieben das Krankheitsbild 1969 anhand einer Familie. – Der Name Trismus-Pseudokamptodaktylie-Syndrom wurde von Mabry und Mitarbeitern 1974 geprägt.
Diagn. Krit.: (1) Unfähigkeit, den Mund vollständig zu öffnen (ca. 80%) (Trismus), z.T. nur 1 cm Öffnungsbreite zwischen den oberen und unteren Incisivis; relativ kleiner Mund (Mikrostomie); möglicherweise als Folge muskulärer Anomalien der Musculi temporalis und masseter. – (2) Röntgen: Veränderungen des Processus coronoideus mandibulae, ohne erkennbare Korrelation zum Schweregrad des Trismus. – (3) Gesichtsdysmorphien: Blepharophimose (gelegentlich); Ptosis; Lidhauterschlaffung der Oberlider bei älteren Merkmalsträgern; Dysplasie der Ohrmuscheln. – (4) Beugekontrakturen der Finger durch verkürzte Beugesehnen. Die Hand kann in Beugestellung normal bewegt werden, in Neutralpunktstellung tritt eine Beugekontraktur der Finger in den Metakarpophalangealgelenken auf. – (5) Ulnardeviation im Handgelenk. – (6) Milder Wachstumsrückstand. – (7) Kurze Oberschenkelbeugemuskulatur und Verkürzung der Beugesehnen des Unterschenkels, die zu Fußdeformitäten führen (bei ca. 11%), z.B. Knickfuß, Klumpfuß, Sichelfuß, Beugekontrakturen der Zehen, Hammerzehe. – (8) Normale Intelligenz.
Ätiol.: Autosomal-dominant erbliches Krankheitsbild (Beobachtungen betroffener Anlageträger in aufeinanderfolgenden Generationen in mindestens sieben großen Familien). Mindestens 295 betroffene Individuen sind beschrieben.
Pathog.: Unbekannt. Ein primärer Bindegewebsdefekt wird diskutiert.
Bemerkungen: Variabilität der Expression des Krankheitsbildes. Die Häufigkeit wird auf 1 : 100 000 geschätzt. Das Krankheitsbild unterscheidet sich durch fehlende Progredienz der Kontrakturen von anderen Krankheitsbildern mit Kamptodaktylie. In der Neugeborenenperiode können die Hände stark kontrahiert sein; es können Fütterungsschwierigkeiten wegen der geringen Mundöffnungsmöglichkeit auftreten.
Lit.: Hall JG, Reed SD, Greene G (1982) The distal arthrogryposes: delineation of new entities – review and nosologic discussion. Am J Med Genet 11: 185–239. – Hecht F, Beals RK (1969) Inability to open the mouth fully: an autosomal dominant phenotype with facultative camptodactyly and short stature. Birth Def Orig Art Ser V(3): 96–98. – Mabry CC, Barnett IS, Hutcheson MW, Sorenson HW (1974) Trismus pseudocamptodactyly syndrome; Dutch-Kentucky syndrome. J Pediatr 85: 503–508. – Tsukahara M, Shinozaki F, Kajii T (1985) Trismus-pseudocamptodactyly syndrome in a Japanese familiy. Clin Genet 28: 247–250. – Wilson RV, Gaines DL, Brooks A et al (1969) Autosomal dominant inheritance of shortening of the flexor profundus muscle-tendon unit with limitation of jaw excursion. Birth Def Orig Art Ser V(3): 99–102.

McK: 158300

U. G. Froster/AS

Trisomie 3q, partielle distale

Syn.: partielle Trisomie für den langen Arm von Chromosom 3
Def.: Phänotyp der partiellen distalen Trisomie des langen Arms von Chromosom 3 mit charakteristischem Muster von Dysmorphien und Fehlbildungen; zumeist Folge einer familiären balancierten Translokation oder Inversion.
A.: Erstbeschreibung in der Ära vor der Bänderung der Chromosomen 1964 von Clark, Humangenetiker, Sheffield, und Mitarbeitern als partielle Trisomie 3 (noch unklar, ob langer oder kurzer Arm).
Diagn. Krit.: (1) Untergewicht bei Geburt, Minderwuchs, schlechte Lebensaussichten, profunder geistiger Entwicklungsrückstand, Epilepsie. – (2) Kraniofazial: Brachy-Mikrozephalie mit Trigonozephalie, fliehende Stirn, niedrige Stirnhaargrenze, buschige Brauen, Synophrys, volle Lider, mongoloide Lidachsenstellung, kurze Nase, langes Philtrum, kleines Kinn, kurzer Hals, dysmorphe Ohren. Seltener: Gaumenspalte, Kleinhirnhypoplasie. – (3) Augen: Glaukom, seltener Mikrophthalmie, Kolobom, Hornhauttrübungen. – (4) Rumpf: Hypertrichose, gehäuft Rippen- und Wirbelanomalien, Herzfehler, Nierenfehlbildungen. Seltener: Malrotation, Hernien, Vorverlagerung des Anus. – (5) Genitalien: Uterusfehlbildungen, bindegewebige Ovarien; Hypospadie, Kryptorchismus. – (6) Extremitäten: kurze Finger. Seltener: Syndaktylie zwischen 2. und 3., 4. und 5. Zehen, postaxiale Polydaktylie, Duplikation der Daumen, Fehlen von Hand/Finger. – (7) ZNS: selten Arrhinenzephalie, Balkenmangel, lumbale Meningomyelozele.
Ätiol.: Trisomie für das distale Segment des langen Arms von Chromosom 3, meist aufgrund balancierter Translokation oder Inversion bei einem der Eltern.
Pathog.: Unbekannt.
Bemerkungen: Relativ häufige und charakteristische partielle Trisomie. Familiäre Inversionen auffallend häufig.

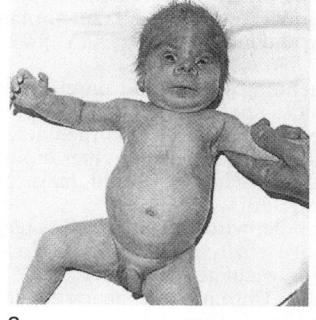
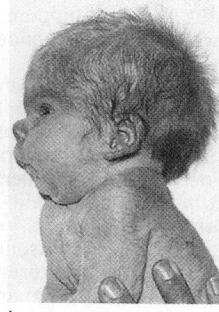

a   b

Trisomie 3q, partielle distale: a) und b) 3 Wochen alter Knabe; Hypertrichose, mongoloide Lidachsenstellung, prominente Metopica, kurze Nase

Klinisches Bild ähnelt demjenigen des Brachmann-de-Lange-Syndroms. Positive Korrelation zwischen Ausmaß von gröberen Fehlbildungen und Überleben mit der Länge des duplizierten Segments.

Lit.: Allderdice PW, Browne N, Murphy DP (1975) Chromosome 3 duplication q21"qter deletion p25"pter syndrome in children of carriers of a pericentric inversion inv(3)(p25q21). Am J Hum Genet 27: 699–718. – Clark C, Stevenson AC, Davia P et al (1964) A family showing transmission of a translocation between chromosome 3 and one of the „X-6-12" or „C" group. J Med Genet 1: 27–34. – Steinbach P, Adkins WN, Caspar H et al (1981) The dup(3q) syndrome. Report of eight cases and review of the literature. Am J Med Genet 10: 159–177.

A. Schinzel/AS

Trisomie-8-Mosaik

Syn.: Mosaik-Trisomie 8 – Warkany-Syndrom – trisomy 8 (e)
Def.: Immer im Mosaikzustand auftretende autosomale Trisomie mit distinktem Phänotyp, insbesondere tiefen Palmar- und Plantarfurchen, Fehlen der Patellae, multiplen radiologischen Skelettanomalien; oft ohne Wachstumsrückstand und mit relativ milder geistiger Behinderung.
A.: Erste Fallbeschreibung durch J. Warkany, österreichisch-amerikanischer Pädiater und Humangenetiker, 1902–1992, Cincinnati, 1962 (wobei dieser Fall eine Mosaik-Trisomie nur des langen Arms aufwies).
Diagn. Krit.: **(1)** Wachstum normal oder verzögert, aber auch nicht selten Wachstumsvorsprung und Großwuchs. – **(2)** Gesichtsdysmorphien: plumpe, »birnenförmige« Nase, umgestülpte Unterlippe, abstehende untere Ohrpartie. – **(3)** Tiefe Plantar- (durch das ganze Leben) und Palmarfurchen (während der ersten Lebensjahre). – **(4)** Arthrogrypose-artige Gelenksversteifungen fast aller Extremitätengelenke, unter Physiotherapie gute Besserung. – **(5)** Röntgenbefunde des Skeletts: multiple Anomalien der Wirbelsäule, v.a. überzählige Wirbel (u.a. oft 14 Thorakalwirbel, dadurch relativ langer Stamm), Keil- und Halbwirbel, Spina bifida im Thorakalbereich; schmales Becken mit steilen Darmbeinschaufeln, stark gekrümmte Schlüsselbeine, Hypoplasie oder Fehlen der Patellae. – **(6)** Balkenmangel, milder Hydrozephalus. – **(7)** Geistige Entwicklung meist milde bis mäßig verzögert, kann aber selten normal und mitunter schwer verzögert sein. – **(8)** Deutliche Androtropie (75%). –
(9) Nierenfehlbildungen, v.a. Hydroureteren/-nephrose wegen falsch mündender Ureteren. – **(10)** Lokale Pigmentverschiebungen der Haut, wohl unterschiedliche Mosaikareale reflektierend. – **(11)** Fehlbildungen fast aller Organe kommen in Einzelfällen vor.
Ätiol.: Überzähliges Chromosom 8, im Nicht-Mosaikzustand vermutlich letal.
Pathog.: Unbekannt.
Bemerkungen: **(DD)** Nagel-Patella-Syndrom. Erstaunlich geringe Korrelation zwischen Mosaikverteilung in Lymphozyten und Fibroblasten mit Phänotyp. Da sich das überzählige Chromosom in Fibroblasten praktisch immer nachweisen läßt, nicht aber in Lymphozyten, Hautuntersuchung indiziert bei charakteristischem klinischen Bild und »negativem« Blutkaryotyp.

Lit.: Riccardi VM (1977) Trisomy 8: an international study of 70 patients. Birth Defects OAS XIII, 3C: 171–184. – Schinzel A, Biro Z, Schmid W, Hayashi K (1974) Trisomy 8 mosaicism syndrome. Helv Paediatr Acta 29: 531–540. – Silengo MC, Davi GF, Frenceschini P (1979) Radiological features in trisomy 8. Pediatr Radiol 8: 116–118. – Theilgaard A, Lundsteen C, Parving H, Philip J (1979) Trisomy 8 syndrome. A psychological and somatic study of a mentally non-retarded male with 46,XY/47,XY,+8 chromosome constitution. Clin Genet 12: 227–232. – Warkany J, Rubinstein J, Soukup SW, Curless MC (1962) Mental retardation, absence of the patellas, other malformations with chromosomal mosaicism. J Pediatr 61: 803–811.

A. Schinzel/AS

Trisomie-9-Mosaik

Syn.: Mosaik-Trisomie 9 – trisomy 9 (e)
Def.: Immer im Mosaikzustand auftretende autosomale Trisomie mit distinktem Phänotyp; Ähnlichkeiten mit Trisomie 9p; mit multiplen Gelenksluxationen und stark eingeschränkten Lebenserwartungen.
A.: Erste Fallbeschreibungen gleichzeitig durch M. Feingold, amerikanischer Pädiater und Humangenetiker, Boston, und R. Haslam, amerikanischer Neuropädiater, Baltimore, 1973.
Diagn. Krit.: **(1)** Intrauteriner und postnataler Wachstumsrückstand, Mikrozephalie, schwere bis profunde geistige Behinderung. – **(2)** Schädel/Gesicht: Dolichoke-

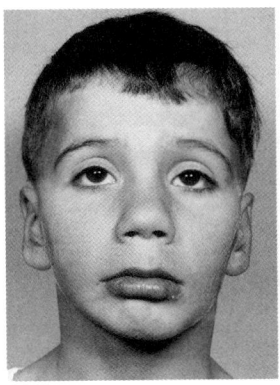
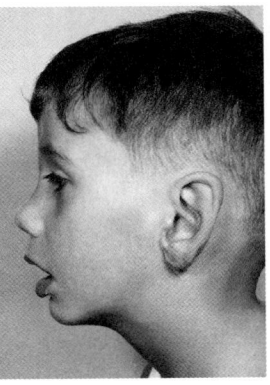

Trisomie-8-Mosaik: 11 Jahre alter Knabe. »Birnennase«, umgestülpte Unterlippe, abstehende untere Helixpartie, tiefe Fußsohlenfurchen, Fehlen der Patella (aus Schinzel et al., 1974); tiefe Längsfurchen der Fußsohlen, fast völlige Agenesie der Patella im Röntgenbild eines 11jährigen Knaben (aus Rützler et al., 1974)

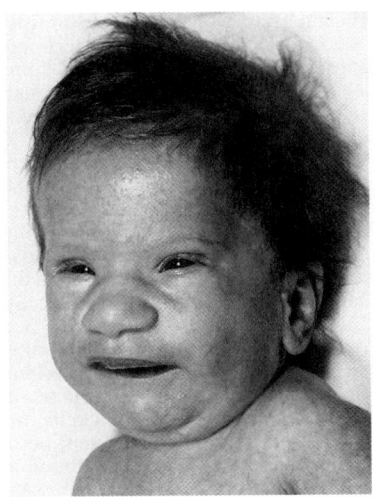

Trisomie-9-Mosaik: 2 Wochen alter Knabe. Mikrozephalie, mongoloide Augenstellung, retrahierte Unterlippe, Knollennase (aus Schinzel et al., 1974)

Trisomie 9p

phalus, weit offene Nähte und Fontanellen, fliehende, schmale Stirn, tiefliegende Augen mit engen Lidspalten in »mongoloider« Stellung, fleischige Nase mit prominenter Wurzel, prominente Ober- und rückversetzte Unterlippe, kleines Kinn, tiefsitzende, rückwärts rotierte Ohren. – **(3)** Gelenke: kongenitale (Sub-)Luxationen, v.a. Hüften, Knie, Ellenbogen; Klumpfüße. – **(4)** Extremitäten: schmale und lange Finger und Zehen, Kamptodaktylie. – **(5)** Innere Organe: Herzfehler (in ⅔), Nierenmißbildungen (in ½), Hirnmißbildungen, v.a. Hydrozephalus (in ½). – **(6)** Selten: Balkenmangel, Dandy-Walker-Fehlbildung, Augenfehlbildungen, v.a. Hornhauttrübungen, Kolobom, Mikrophthalmie, Lippen-Kiefer-Gaumen-Spalten, Lungensegmentationsstörungen, intestinale Malrotation, Wirbelfehlbildungen. – **(7)** Hohe frühe postnatale und perinatale Letalität.
Ätiol.: Überzähliges Chromosom 9, im Nicht-Mosaikzustand vermutlich letal.
Pathog.: Unbekannt.
Bemerkungen: **(DD)** Trisomie 9p – verschiedene Formen des Larsen-Syndroms; in den meisten Fällen abnorme fetale Ultraschallbefunde.
Lit.: Haslam RHA, Broske SP, Moore CM et al (1973) Trisomy 9 mosaicism with multiple congenital anomalies. J Med Genet 10: 180–184. – Kaminker CP, Dain L, Lamas MA, Sanchez JM (1985) Mosaic trisomy 9 syndrome with unusual phenotype. Am J Med Genet 22: 237–241. – Schinzel A, Hayashi K, Schmid W (1974) Mosaic-trisomy and pericentric inversion of chromosome 9 in a malformed boy. Hum Genet 25: 171–177. – Schwartz S, Ashai S, Meijboom EJ et al (1989) Prenatal detection of trisomy 9 mosaicism. Prenat Diagn 9: 549–554.
A. Schinzel/AS

Trisomie 9p

Syn.: Trisomie des kurzen Arms von Chromosom 9 – Rethoré-Syndrom
Def.: Distinktes Dysmorphiesyndrom mit charakteristischen Röntgenbefunden, bedingt durch Trisomie für den kurzen Arm von Chromosom 9.
A.: Erste Beschreibung in den 60er Jahren, vielfach zytogenetisch nicht oder fehlinterpretiert; erste Zusammenstellung und Definition durch Marie Odilie Rethoré, Humangenetikerin, Paris, und Mitarbeiter 1970.
Diagn. Krit.: **(1)** Wachstumsrückstand und hochgradiger Knochenalterrückstand, so daß Wachstumsperiode verlängert (bis 23 Jahre). – **(2)** Schwerer psychomotorischer Entwicklungsrückstand, speziell der Sprache. – **(3)** Schädel und Gesicht: Mikro-Brachyzephalie, prominente Stirn, Hypertelorismus, antimongoloide Lidachsenstellung, tiefliegende Augen, prominente, knollig deformierte Nase, kurze asymmetrische Oberlippe, abfallende Mundwinkel, irreguläre Zahnstellung, abstehende Ohren mit schlecht ausgebildeter Anthelix. – **(4)** Extremitäten: kurze Finger und Zehen mit dystrophen Nägeln (besonders der 1., 2. und 5. Strahlen), Klinodaktylie und Brachymesophalangie V, Vierfingerfurchen, distinkt veränderte Dermatoglyphen, partielle kutane Syndaktylie zwischen 3. und 4. Fingern und 2. und 3. Zehen. – **(5)** Skoliose, Kyphose, periskapuläre Hauteinziehungen. – **(6)** Genitalien: Kryptorchismus, seltener Hypospadie. – **(7)** Röntgenbefunde: besonders ausgeprägt während des Wachstums: unterentwickelte mittlere und distale Phalangen mit hohen Epiphysen, besonders die distalen Phalangen der 5. Strahlen; Pseudoepiphysen der Metakarpalia, Fusion verschiedener Karpalia und Tarsalia, hypoplastisches Os pubis. – **(8)** Seltenere Befunde: Mikrophthalmie, Herzfehler (5 bis 10%), Lippen-Kiefer-Gaumenspalten (5%), Hydrozephalus, Iriskolobom, Keratokonus, Katarakt, Hydronephrose, andere

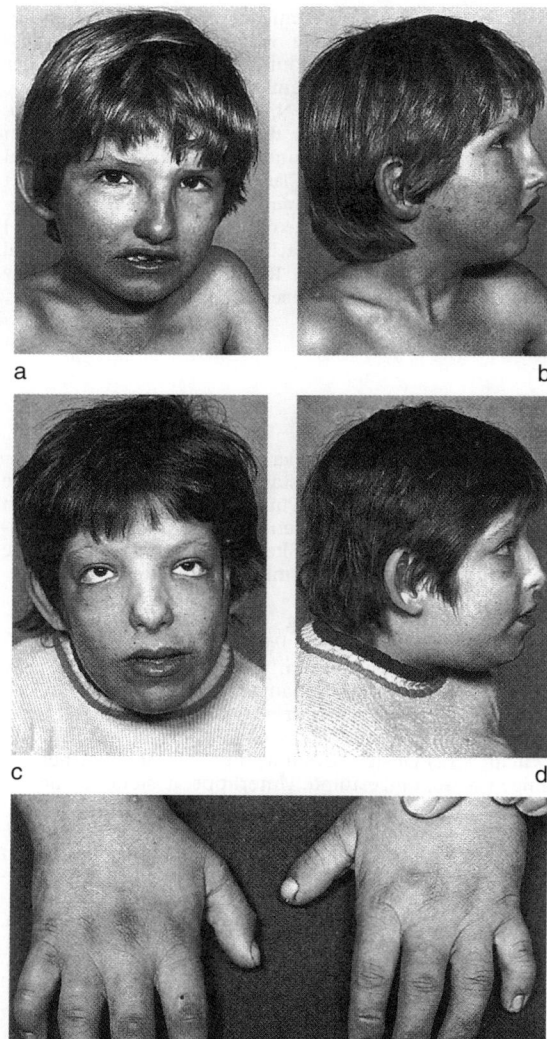

Trisomie 9p: a) und b) 9½jähriger Knabe; prominente Nasenwurzel, tiefliegende Augen, kurze Oberlippe, abstehende Ohren; c) und d) 15jähriges Mädchen mit analogen Befunden; Hypertelorismus, antimongoloide Lidachsenstellung; e) beide Hände einer 17jährigen Patientin; beachte: Klinodaktylie der 4. und 5. Finger, Brachymesophalangie der kleinen Finger, Nagelhypoplasie der Daumen

Nierenfehlbildungen, Luxationen im Knie- und Ellenbogengelenk, Leistenhernien.
Ätiol.: Trisomie für den kurzen Arm von Chromosom 9, in zwei Drittel der Fälle aufgrund elterlicher balancierter Translokation, Rest Neumutationen.
Pathog.: Unbekannt.
Bemerkungen: In den Röntgenbefunden der Extremitäten Ähnlichkeiten mit dem Coffin-Siris-Syndrom und dem fetalen Hydantoin-Syndrom.
Lit.: Rethoré MO, Larget-Piet L, Abonyi D et al (1970) Sur quatre das de trisomie pour le bras court du chromosome 9. Individua-

lisation d'une nouvelle entité morbide. Ann Genet (Paris) 13: 217–232. – Schinzel A (1979) Autosomale Chromosomenaberrationen. Arch Genet (Zur) 51: 1–204. – Schinzel A (1979) Trisomy 9p, a chromosome aberration with distinct radiologic findings. Radiology 130: 125–133.

A. Schinzel/AS

Trisomie 10p

Syn.: Trisomie des kurzen Arms von Chromosom 10
Def.: Distinktes Dysmorphiesyndrom, bedingt durch Trisomie für die distale Hälfte bis den gesamten kurzen Arm von Chromosom 10.
A.: Die Erstbeschreibung stammt wahrscheinlich von Dallapiccola und Borgatti (1967) als »partielle Trisomie Cp«, nachträglich durch Bandmuster als Trisomie 10p identifiziert.
Diagn. Krit.: (1) Intrauteriner Wachstumsrückstand, Kleinwuchs. – (2) Schädel: Dolicho-Mikrozephalus, verminderte Ossifikation der Calvaria mit weiten Nähten und Fontanellen. – (3) Gesicht: schmales Gesicht mit hoher Stirn, Hypertelorismus, geschwungene Augenbrauen mit Synophrys, flacher Nasenwurzel und kurzer Nase, langem Philtrum, hypoplastischer Mandibula, prominenten Wangen, abstehenden, nach hinten rotierten dysplastischen Ohren mit präaurikulären Fisteln und/oder Anhängseln, tiefe Haargrenze im Nacken. – (4) Extremitäten: verminderte Beweglichkeit in den kleinen Fingergelenken; Hypoplasie der Palmarleisten, vermehrt Wirbelmuster auf den Fingerbeeren. – (5) Hüftluxation, Klumpfuß. – (6) Seltener: Lippen-Kiefer-Gaumenspalten (50%), Herzfehler (33%), Hypoplasie des Zwerchfells, Fehlen einer Niere, Nierenzysten. – (7) Schlechte Überlebenschancen, schwerer Entwicklungsrückstand, Hypotonie.
Ätiol.: Trisomie für den kurzen Arm von Chromosom 10, in der überwiegenden Zahl der klassifizierten Fälle aufgrund elterlicher Translokation oder Inversion, selten als Neumutation (direkte Duplikation, Extrachromosom oder unbalancierte Translokation).
Pathog.: Unbekannt.
Lit.: Dallapiccola B, Chessa L, Vignetti P et al (1979) Increased HK1 activity levels in the red cells of a patient with a de novo trisomy 10p: t(Y;10)(p11;p11). Hum Genet 50,45–49. – Gonzales CH, Billerbeck AEC, Takayama LC, Wajntal A (1983) Duplication 10p in a girl due to a maternal translocation t(10:14)(p11;p12). Am J Med Genet 14: 159–167. – Van Wouve JP, Wijnands MC, Mourad/Baars PEC et al (1986) A patient with Dup(10p)Del(8p) and Pendred syndrome. Am J Med Genet 24: 211–217.

A. Schinzel/AS

Trisomie 11q und 22, partielle, aufgrund von Translokation (11;22)(q23;q11) bei einem der Eltern: 11/22-Translokation, unbalancierte

Trisomie 12p

Def.: Phänotyp der Trisomie für den kurzen Arm von Chromosom 12 mit charakteristischem, an das Down-Syndrom erinnerndem Befundmuster.
A.: Erstbeschreibung 1973 durch die kanadische Humangenetikerin Irene Uchida, Hamilton, Ontario.
Diagn. Krit.: (1) Gesicht: wenig profiliert, mit Mittelgesichtshypoplasie, seichten Orbitae, Epikanthus, kleiner Nase mit flacher, breiter Wurzel und nach vorne stehenden Öffnungen, wenig modelliertem Philtrum, vollen Wangen, kleinen Ohren. – (2) Extremitäten: kurze Hände und Füße, Klinodaktylie der 5. Strahlen. – (3) Herzfehler, u.a. hypoplastisches Linksherz häufig. – (4) Seltenere Fehlbildungen: Nierenfehlbildungen, Mikrophthalmie, Aniridie, Gaumenspalte, Analatresie, Verdoppelung der Großzehen, postaxiale Hexadaktylie, in zwei Drittel der Fälle Syndaktylie der Zehen. – (5) Wachstumsrückstand. – (6) Geistige Behinderung, meist schwer.
Ätiol.: Duplikation des kurzen Arms von Chromosom 12, meist infolge unbalancierter Segregation einer familiären Translokation.
Pathog.: Unbekannt.
Bemerkungen: Klinisch ähnlich dem Down-Syndrom sowie dem 49,XXXXY- bzw. 49,XXXXX-Syndrom.
Lit.: Stengel/Rutkowski S, Albert A, Murken DJ et al (1981) New chromosomal dysmorphic syndromes. 4. Trisomy 12p. Eur J Pediatr 136: 249–262. – Uchida IA, Lin CC (1973) Identification of partial 12 trisomy by quinacrine fluorescence. J Pediatr 82: 269–272.

A. Schinzel/AS

Trisomie 13

Syn.: Patau-Syndrom – Pätau-Syndrom – Bartholin-Patau-Syndrom
Def.: Distinktes Dysmorphiesyndrom mit multiplen Fehlbildungen, insbesondere mit der Kombination Holoprosenzephalie – Mikrophthalmie – Lippen-Kiefer-Gaumenspalten – postaxiale Hexadaktylie, bedingt durch Trisomie für Chromosom 13.
A.: Zytogenetische Erstbeschreibung 1960 durch Klaus Pätau, deutsch-amerikanischer Humangenetiker, Madison/Wisconsin, und Mitarbeiter bei einem Patienten. Das klinische Bild eines von Thomas Bartholin 1657 beschriebenen Patienten läßt sich mit Sicherheit nachträglich als Trisomie 13 einordnen. Spätere klinische Beschreibungen durch Feichtiger 1943 und Ullrich 1951 (s. Ullrich-Feichtiger-Syndrom).
Diagn. Krit.: (1) Hohe intrauterine und perinatale Letalität (vor allem bei Vorliegen von alobärer Holoprosenzephalie. – (2) Intrauteriner Wachstumsrückstand, durchschnittliches Geburtsgewicht 2600 g. – (3) Mikrozephalie, Holoprosenzephalie (verschiedene Formen von Fehlen des peripheren Riechhirns bis Zyklopie); fehlendes Corpus callosum, andere Hirnfehlbildungen. – (4) Lippen-Kiefer-Gaumenspalten. – (5) Mikrophthalmie, Iriskolobom, Choreoideakolobom. – (6) Postaxiale Polydaktylie. – (7) Skalpdefekte, narbig, um die Sutura sagittalis gelegen. – (8) Hyperkonvexe Fingernägel, Vierfingerfurchen. – (9) Tintenlöscherfüße mit prominenten Calcanei. – (10) Gesichtsdysmorphien, insbesondere V-förmige Stirn-Oberlidhämangiome bei schmaler Stirn, tiefliegende Augen, stark gebogene Wimpern, medialer Epikanthus, knollige Nase, lange Oberlippe mit hypoplastischem Philtrum. – (11) Herzfehler in über 80% der Fälle, insbesondere Ventrikel- und Vorhofseptumdefekte und offener Ductus Botalli. – (12) Nierenfehlbildungen in etwa vier Fünftel der Fälle, insbesondere Zysten, Hufeisennieren, solitäre Nieren. – (13) Seltenere Befunde: Hernien, Fehlen der Gallenblase, Milz- und Pankreas-Strukturanomalien, Malrotation. Meckel-Divertikel, Uterusfehlbildungen; Klumpfuß, Arnold-Chiari-Fehlbildung. – (14) Hypoplasie der äußeren männlichen Genitalien. – (15) Weitere Augenfehlbildungen: trübe Kornea, Aniridie, Katarakt, Hypoplasie des Nervus opticus. – (16) Im Röntgenbild Rippen- und Wirbelfehlbildungen. – (17) Vermehrtes Hämoglobin F und nu-

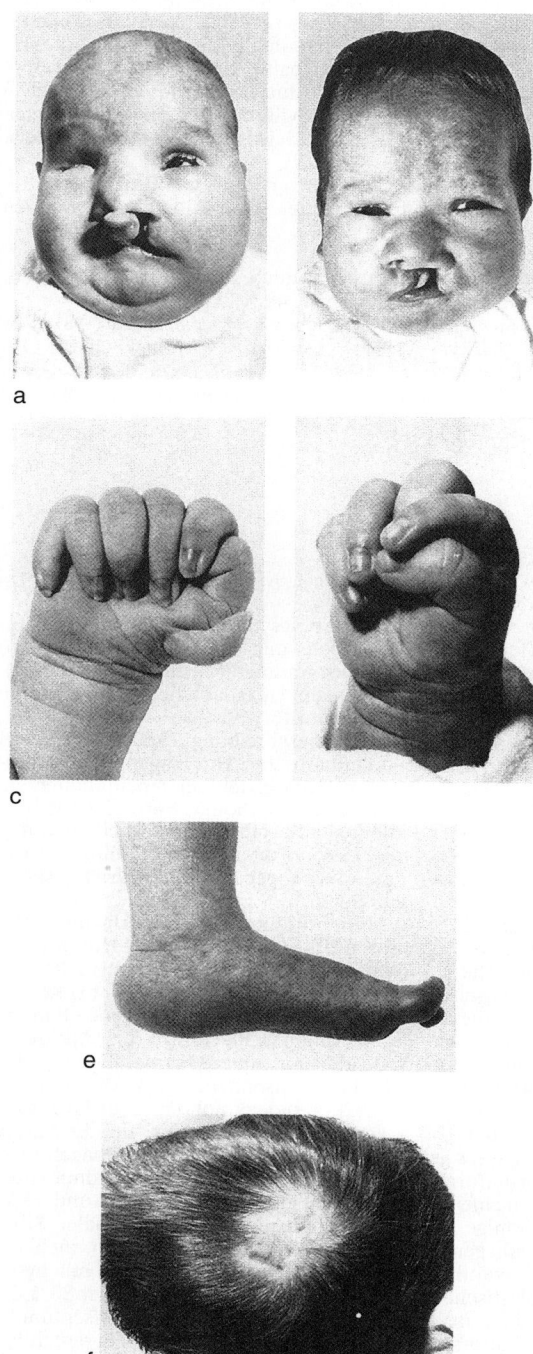

kleäre Projektion der neutrophilen Granulozyten. – (18) Überleben über ein halbes Jahr sehr selten, immer mit profundem psychomotorischem Entwicklungsrückstand und meist verbunden mit Epilepsie, Wachstumsrückstand, Blindheit und Taubheit.

Ätiol.: Trisomie für Chromosom 13, in über 90% aufgrund zumeist mütterlicher meiotischer Teilungsfehler (Neumutation), Rest meist aufgrund von Robertson-Translokation zwischen Chromosom 13 und einem anderen akrozentrischen Chromosom, meist Nr. 14; seltener andere Translokationen.

Pathog.: Unbekannt.

Bemerkungen: Partielle Trisomie der distalen Hälfte des langen Arms führt zu einem ähnlichen, aber abgeschwächten klinischen Bild, während eine partielle Trisomie der proximalen Hälfte ein weitgehend abweichendes klinisches Bild von demjenigen der vollständigen Trisomie zur Folge hat, das aber Skalpdefekte einschließt. Auch Mosaik-Trisomie führt zu einem abgeschwächten Phänotyp. Da fast immer pathologische Ultraschallbefunde vorliegen, die Anlaß zu einer zytogenetischen fetalen Abklärung geben sollten – insbesondere Mikrozephalie, Holoprosenzephalie, Lippen-Kiefer-Gaumenspalten, Omphalozele und postaxiale Polydaktylie –, ließen sich theoretisch viele Fälle pränatal diagnostizieren. Präeklampsie auffällig häufig. Das überzählige Chromosom überwiegend mütterlicher Herkunft.

Lit.: Hassold T, Jacobs PA, Leppert M, Sheldon M (1987) Cytogenetic and molecular studies of trisomy 13. J Med Genet 24: 725–732. – Patau K, Smith DW, Therman E, Inhorn SL, Wagner HP (1960) Multiple congenital anomaly caused by an extra chromosome. Lancet I: 790. – Schinzel A (1979) Autosomale Chromosomenaberrationen. Arch Genet (Zur) 52: 1–204. – Schinzel A (1984) Catalogue of unbalanced chromosome aberrations in man. De Gruyter, Berlin, New York.

A. Schinzel/AS

Trisomie 13: a) Doppelseitige Lippen-Kiefer-Gaumenspalte, Hypertelorismus, Blepharophimose und Mikrophthalmie sowie kapilläres Hämangiom der Stirnhaut; b) einseitige Lippen-Kiefer-Gaumenspalte, Hypertelorismus, Blepharophimose, kapilläres Hämangiom der Stirnhaut; c) prä- und postaxiale Polydaktylie; d) Flexionskontraktur der Finger; e) prominente Ferse; f) angeborene Defekte der behaarten Kopfhaut (Fotos DOFONOS, Ffm.)

Trisomie-14-Mosaik

Syn.: Mosaik-Trisomie 14

Def.: Noch wenig bekanntes Muster multipler Dysmorphien und Fehlbildungen, bedingt durch Trisomie 14, fast immer im Mosaik-Status.

A.: Erstbeschreibung 1975 durch Marie Odile Rethoré, Humangenetikerin, Paris, und Mitarbeiter.

Diagn. Krit.: (1) Intrauteriner Wachstumsrückstand. – (2) Gesichtsdysmorphien, insbesondere prominente Stirn, Hypertelorismus, breite Nasenwurzel, kleines Kinn, tiefsitzende Ohren. – (3) Multiple Fehlbildungen, in Umfang und Schweregrad mit dem Anteil der trisomen Zell-Linie korrelierend: Herzfehler (10/12), insbesondere Fallot-Tetralogie, Nierenfehlbildungen, Gaumenspalte (4/12), Reduktion der Ohrmuscheln, Mikrophthalmie, Epispadie, Hüftluxation, Körperasymmetrie.

Ätiol.: Trisomie des Chromosom 14, fast immer als Mosaik neben einer diploiden Zell-Linie, oft mit Robertson-Translokation der Chromosomen 14/15 und nicht selten im Mosaik mit einer Linie mit Ringchromosom 14.

Pathog.: Unbekannt.

Bemerkungen: Manchmal findet sich das Mosaik nur in einer Zell-Linie, z.B. den Fibroblasten; Identifikation des überzähligen Chromosoms durch Bänderung unumgänglich.

Lit.: Fujimoto A, Lin MS, Korula SR, Wilson MG (1985) Trisomy 14 mosaicism with t(14;15)(q11;p11) in offspring of a balanced translocation carrier mother. Am J Med Genet 22: 333–342. – Kaplan LC, Wayne A, Crowell S, Latt SA (1986) Trisomy 14 mosaicism in a liveborn male: clinical report and review of the literature. Am J Med Genet 23: 925–930. – Lipson MH

Trisomie 18

(1987) Trisomy 14 mosaicism. Am J Med Genet 26: 541–544. – Rethoré MO, Couturier J, Carpentier S et al (1975) Trisomie 14 en mosaique chez une enfant multimalformée. Ann Genet (Paris) 18: 71–74. – Vachvanichsanong P, Jinorose U, Sangnuachua P (1990) Trisomy 14 mosaicism in a 5 year-old boy. Am J Med Genet 40: 80–83.

A. Schinzel/AS

Trisomie 18

Syn.: Edwards-Syndrom

Def.: Distinktes Dysmorphie-Fehlbildungssyndrom mit sehr schlechten Überlebens- und Entwicklungschancen, bedingt durch Trisomie von Chromosom 18.

A.: John Hilton Edwards, 1928–, Humangenetiker, Birmingham, Oxford, und Mitarbeiter beschrieben 1960 den ersten Fall mit nachgewiesener Chromosomenaberration. Abbildungen und Beschreibungen von Fällen mit sehr wahrscheinlicher Trisomie 18 finden sich bereits in alten Anatomiebüchern.

Diagn. Krit.: (1) Massives Untergewicht für Gestationsalter bei stark schwankendem Termin (sowohl Frühgeburten als auch Übertragungen gehäuft). – (2) Häufig pathologische Schwangerschaften mit Blutungen, vorzeitigen Wehen, Hydramnion und Zeichen von Plazentarinsuffizienz. – (3) Sehr hohe perinatale Letalität und Letalität in den ersten Tagen bis Wochen: ohne intensivmedizinische Maßnahmen sterben etwa 90% innerhalb der ersten Woche. Ursachen: Asphyxie, Herzversagen, zentrales Versagen von Kreislauf und Atmung. – (4) Charakteristische Schädel- und Gesichtsdysmorphien. Mikrozephalie mit prominentem Hinterhaupt, dreieckiges Gesicht mit hoher breiter Stirn und unporportional kleiner Mund-Kinnpartie. Enge Lidspalten in nicht-horizontaler Stellung. Hypertelorismus, kleiner, schwer zu öffnender Mund, zurückversetztes Kinn. – (5) Weibliche Genitalien: Klitorishypertrophie; männliche Genitalien: Hypoplasie mit kleinem Penis und Kryptorchismus. – (6) Charakteristische Fingerstellung: fixierte, passiv kaum lösbare Flexion aller Finger mit Überkreuzen der V. über die IV. und der II. über die III. Beginn mit etwa 24 Stunden, allmähliche Besserung nach einigen Monaten. Hypoplastische Fingernägel, Vierfingerfurchen. – (7) Charakteristische Füße: prominente Fersen, verstrichenes Gewölbe, hypoplastische Zehennägel, zurückversetzte Großzehe (kurze Metatarsalia I). – (8) Im Röntgen sehr schmale Rippen, schlanke Röhrenknochen. – (9) In den ersten Stunden Hypotonie, innerhalb des ersten Tages Umschlagen in Hypertonie mit Opisthotonus, Fingerflexion und Streckstellung der unteren Extremitäten. Stark verminderte Spontanmotorik. – (10) Herzfehler in fast 100%, insbesondere Ventrikelseptumdefekt und offener Ductus Botalli. – (11) Nierenfehlbildungen, insbesondere Hufeisennieren und Zystennieren. – (12) Fehlbildungen diverser innerer Organe, insbesondere Malrotation, Meckel-Divertikel, bindegewebige Ovarien, diverse Hirnfehlbildungen. – (13) Lippen-Kiefer-Gaumenspalten in etwa einem Viertel, Gaumenspalten in über einem Drittel der Fälle. – (14) Omphalozele, Inguinalhernie. – (15) Radius- und Daumenaplasie oder Hypoplasie. – (16) Ösophagusatresie. – (17) Augenfehlbildungen: Mikrophthalmie, Korneatrübung, Katarakt, Glaukom u.a. – (18) Seltenere Fehlbildungen: Choanalatresie, Analatresie, Doppeldaumen, Neuralrohrdefekte, Holoprosenzephalie, Arthrogrypose multipler Gelenke. – (19) Sehr selten Überleben über die ersten Lebensjahre, konstant mit profundem Entwicklungsrückstand, Spastizität, Hypertonie und massivem Wachstumsrückstand.

Ätiol.: Trisomie für Chromosom 18, fast immer aufgrund eines meiotischen Teilungsfehlers, aber im Gegensatz

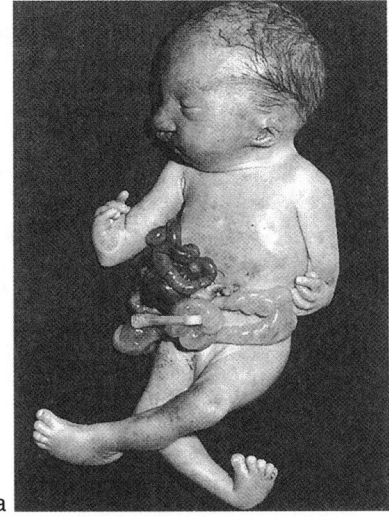

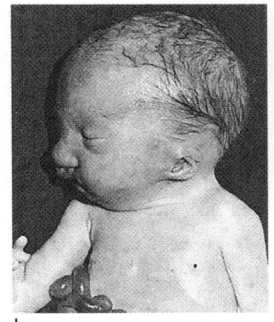 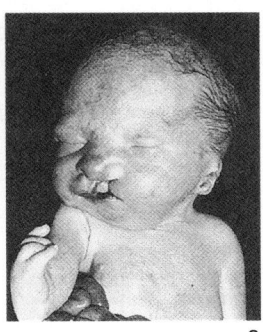

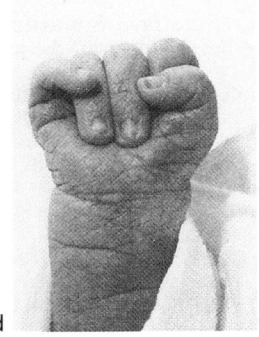

Trisomie 18: a) bis c) männliches Neugeborenes mit typischen Dysmorphien, Radiusaplasie, Lippen-Kiefer-Gaumenspalte, rupturierter Omphalozele und Klumpfüßen; d) typische Handhaltung beim Neugeborenen

zur Trisomie 13 und 21 überwiegend Fehler in der zweiten mütterlichen Meiose. Häufigkeit stark abhängig vom mütterlichen Alter, in über 90% Teilungsfehler in der mütterlichen Meiose (meist M I). Väterliche Teilungsfehler auffallend häufig mitotisch. Familiäre Fälle sind äußerst selten und entstehen entweder durch tertiäre Trisomie bei elterlicher Translokation mit Beteiligung eines Nr. 18, oder als Trisomie für nur den gesamten lan-

gen Arm aufgrund einer Translokation bei einem Elternteil (das klinische Bild der Trisomie des gesamten Chromosoms und derjenigen des kompletten langen Arms ist praktisch identisch).
Pathog.: Unbekannt.
Bemerkungen: Pränatale Diagnose: Die gezielte (meist Alters-)Indikation entdeckt viele Fälle. Da fast immer pathologische Ultraschallbefunde vorliegen, die Anlaß zu einer zytogenetischen fetalen Abklärung geben sollten, insbesondere Omphalozele, Hydramnion, Wachstumsrückstand, Plexus-choreoideus-Zysten und Radius- und Daumenaplasie, ließen sich theoretisch fast alle Fälle pränatal diagnostizieren. Späte pränatale Diagnose hilft zur Vermeidung für die Mutter belastender Sektionen bei letalem Ausgang für das Kind. Speziell verdächtig die Kombination Ösophagusatresie – Radiusaplasie. Rasche Diagnose mittels FISH (fluorescent in situ hybridization). Intrauterines Überleben von vollständiger Trisomie 18 scheint nur möglich zu sein, wenn in Teilen der Plazenta das überzählige Chromosom verlorengegangen ist.
Lit.: Edwards JH, Harnden DG, Cameron AH et al (1960) A new trisomic syndrome. Lancet I: 787–790. – Schinzel A (1979) Autosomale Chromosomenaberrationen. Arch Genet (Zur) 52: 1–204. – Schinzel A (1984) Catalogue of unbalanced chromosome aberrations in man. De Gruyter, Berlin, New York. – Xie Y, Robinson WP, Spiegel R, Binkert F, Ruefenacht U, Schinzel A (1993) Parental origin of the supernumerary chromosome in trisomy 18. Clin Genet 44: 57–61.
A. Schinzel/AS

Trisomie 21: Down-Syndrom
Trisomie des kurzen Arms von Chromosom 9: Trisomie 9p
Trisomie des kurzen Arms von Chromosom 10: Trisomie 10p
trisomy 8 (e): Trisomie-8-Mosaik
trisomy 9 (e): Trisomie-9-Mosaik
Trisymptomenkomplex: Morbus Behçet

Troisier-Hanot-Chauffard-Syndrom
Def.: Historische Bezeichnung für die idiopathische Hämochromatose.
A.: Charles Emile Troisier, 1848–1919, französischer Arzt. – Victor Charles Hanot, 1844–1896, französischer Arzt. – Anatole Marie Emile Chauffard, 1855–1932, Internist, Paris. – Erstbeschreibung 1871 durch Troisier, 1882 durch Hanot und Chauffard. – Die Bezeichnung Hämochromatose geht auf v. Recklinghausen 1889 zurück.
Lit.: Hanot VCh, Chauffard AME (1882) Cirrhose hypertrophique pigmentaire dans le diabète sucré. Rev méd 2: 385–403. – Troisier ChE (1871) Bull Soc anat, Paris 14: 231.
M. Scheurlen/GA

Trophödem, kongenitales: Lymphödem, hereditäres, Typ I (Nonne-Milroy)
Trophödem Meige: Lymphödem, hereditäres, Typ II (Meige)
Trophoneurose v. Romberg: Hemiatrophia faciei progressiva

Trousseau-Syndrom
Def.: Historische Bezeichnung für paraneoplastische Thrombophlebitis.
A.: Erstbeschreibung 1861 durch Armand Trousseau, 1801–1867, Internist, Paris.

Troyer-Syndrom
Syn.: childhood-onset spastic paraparesis with distal muscle wasting (e)
Def.: Autosomal-rezessiv erbliche Erkrankung mit spastischer Paraparese der Beine und schlaffen Paresen der kleinen Handmuskulatur bereits in früher Kindheit.
A.: Harold E. Cross und Victor A. McKusick, Genetiker, Baltimore. Erstbeschreibung 1967.
Diagn. Krit.: **(1)** Verzögerte motorische Entwicklung: Mühevolles Laufen meist erst mit 16–24 Monaten möglich. Nie normaler Gang. – **(2)** Entwicklung einer spastischen Paraparese der Beine mit gesteigerten Muskeldehnungsreflexen und Babinski-Zeichen. – **(3)** Bis zum 3. oder 4. Lebensjahr verzögerte Sprachentwicklung. Monotone, undeutliche, näselnde Sprache. – **(4)** Leichter Minderwuchs. – **(5)** Paresen und Atrophien der kleinen Handmuskulatur (Thenar und Hypothenar sowie Mm. interossei dorsales) in der 1. Lebensdekade. Überstreckbarkeit der Finger. Seltener sind die Hand- und Fußextensoren betroffen. – **(6)** Häufig Hohl- oder Klumpfüße. – **(7)** Variable zerebellare Zeichen: leichte Dysdiadochokinese, Intentionstremor, leichte Ataxie, Standunsicherheit. – **(8)** In Einzelfällen choreoathetoide Hyperkinesen. – **(9)** In mehr als der Hälfte der Fälle auffälliges Speicheln. – **(10)** Psychische Auffälligkeiten: regelmäßig emotionale Labilität, unangemessenes Lachen oder unkontrolliertes Schreien. In vielen Fällen leichte Oligophrenie (fraglicher Befund, da die beschriebenen Patienten jeweils eine sehr niedrige Schulbildung erhalten hatten). – **(11)** Elektroenzephalogramm normal. – **(12)** Elektroneuro- und -myographische Befunde nicht bekannt. – **(13)** Liquor cerebrospinalis normal.
Ätiol.: Sehr seltenes autosomal-rezessiv erbliches Leiden.
Pathog.: Unbekannt.
Bemerkungen: Die Krankheit wurde bei den Amish, den Nachfahren einer kleinen Gruppe von Schweizern, Elsässern und Pfälzern, die Anfang des 18. Jahrhunderts nach Amerika auswanderten, beobachtet. Diese kleine Gemeinschaft von etwa 700 Menschen lebt völlig autark und ohne jeglichen Kontakt mit der übrigen Welt in strenger Endogamie in Ohio und Pennsylvanien, USA. Den Namen erhielt das Syndrom nach der ersten Familie, in der es diagnostiziert wurde.
Lit.: Cross HE, McKusick VA (1967) The Troyer syndrome. A recessive form of spastic paraplegia with distal muscle wasting. Arch Neurol 16: 473–485. – Neuhäuser G, Wiffler C, Opitz JM (1976) Familial spastic paraplegia with distal muscle wasting in the Old Order Amish; atypical Troyer syndrome or „new" syndrome. Clin Genet 9: 315–323.
McK: 275900
C. D. Reimers/DP

TRPD I: tricho-rhino-phalangeale Dysplasie I
TRPD II: tricho-rhino-phalangeale Dysplasie II
TRPD III: tricho-rhino-phalangeale Dysplasie III
TRPS I: tricho-rhino-phalangeale Dysplasie I
L-Tryptophan associated (induced) eosinophilic fasciitis (e): Eosinophilie-Myalgie-Syndrom
Tryptophan-Malabsorption(s-Syndrom): Blue-diaper-Syndrom
TTP: thrombotisch-thrombozytopenische Purpura Moschcowitz

tuberöse Sklerose
Syn.: Bourneville-Pringle-Syndrom – Morbus Bourneville – Bourneville-Brissaud-Krankheit – Hirnsklerose, tuberöse – Sclerosis tuberosa – Epiloia – Neurinomatosis centralis (Orzechewski) – Neurospongioblastosis diffusa – Spongioblastosis centralis circumscripta (Bielschowsky) – Phakomatosis (Bourneville)

tubuläre Stenose mit Hypokalzämie

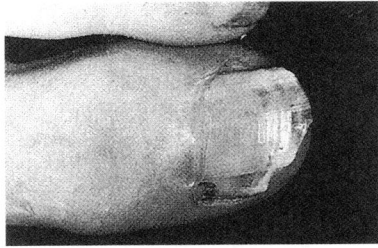

tuberöse Sklerose: a) Adenoma sebaceum des Gesichts; b) subunguales Fibrom (Beob. und Fotos W. Sterry)

Def.: Tuberöse Hirnsklerose.
A.: Erstbeschreibung 1880 durch Désiré-Magloire Bourneville, 1840–1909, französischer Neurologe. – Die Kombination von Adenoma sebaceum und tuberöser Hirnsklerose wurde erstmals 1886 durch Balzer und Grandhomme beschrieben.
Diagn. Krit.: **(1)** Epileptiforme Krampfanfälle (96%). In den ersten 2–3 Lebensjahren fokale Anfälle, später generalisiert. – **(2)** Intellektuelle Retardierung. – **(3)** Multiple periventrikuläre Kalzifikationen im ZNS (98%). – **(4)** Angiofibrome im zentralen Gesichtsbereich (Adenoma sebaceum, 67%) (Abb. a) und subungual (Koenen-Tumoren, Abb. b) eschenblattförmige Hautdepigmentierung (98%), Café-au-lait-Flecken. Bindegewebsnävi, die an Chagrain-Leder erinnern. – **(5)** Angeborene Tumoren der Retina (DD), Sehnervenatrophie (sog. weiße Makula, Frühzeichen!), Stauungspapille, depigmentierte Aderhautherde. – **(6)** Verschiedenartige Tumoren innerer Organe (Niere, Herzmuskel). – **(7)** Zusätzliches Vorkommen von Situs viscerum inversus completus, Wabenlunge, Lungenzysten, Doppelniere ist beschrieben. – **(8)** Prognose schlecht, progredientes Leiden.
Ätiol.: Autosomal-dominant vererbtes Krankheitsbild. Zwei Gene: TSC1 und TSC2 (Chromosom 9 bzw. 16p13.3). Häufigkeit: 1 : 10 000.
Pathog.: Das Genprodukt von TSC2, Tuberin, hat Ähnlichkeit mit dem GTPase-aktivierenden Protein GAP3.
Lit.: Balzer F, Grandhomme (1886) Nouveau cas d'adénomes sébacés de la face. Arch Physiol 8: 93–96. – Bourneville DM (1880) Sclérose tubéreuse des circonvolutions cérébrales, idiotie et épilepsie hémiplégique. Arch Neurol (Paris) I: 81–91. – Pringle JJ (1890) A case of congenital adenoma sebaceum. Brit J Derm 2: 1–14. – Roach ES, Delgado MR (1995) Tuberous sclerosis. Dermatol Clin 13: 151–161.
McK: 191100
W. Sterry/GB

tubuläre Stenose: tubuläre Stenose mit Hypokalzämie

tubuläre Stenose mit Hypokalzämie

Syn.: Kenny-Linarelli-Syndrom – Kenny-Syndrom – Kenny-Caffey-Syndrom – tubuläre Stenose – medulläre Stenose der Röhrenknochen
Def.: Hereditäre Skelettdysplasie mit charakteristischer Einengung der Knochenmarkskanäle der Röhrenknochen.
A.: Erstbeschreibung 1966 durch die Kinderärzte Frederic M. Kenny und Louis Linarelli aus Pittsburgh. Der Pittsburgher Kinderradiologe John Caffey beschrieb ein Jahr später einige zusätzliche Röntgenbefunde der beiden Originalpatienten.
Diagn. Krit.: **(1)** Proportionierter Minderwuchs mit vorgewölbter Stirn und verzögertem Fontanellenschluß, kleinen Händen und Füßen, hypoplastischen Finger- und Zehennägeln. – **(2)** Intermittierende hypokalzämische Tetanie. – **(3)** Refraktionsanomalien der Augen

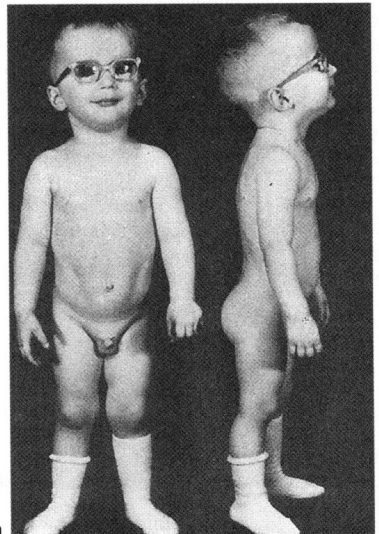

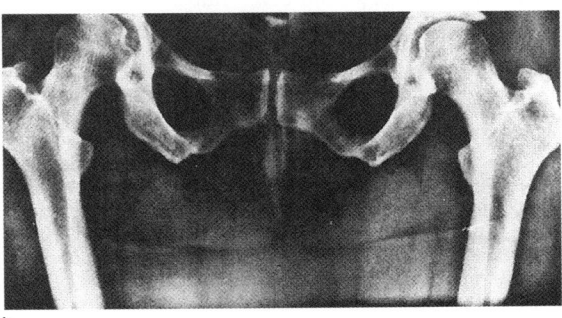

tubuläre Stenose mit Hypokalzämie: a) Minderwuchs mit kurzer, gedrungener Gestalt, kurzen Gliedmaßen, typischem Gesichtsausdruck, Ohrmuscheltiefstand; 3 Jahre alter Knabe; b) Verdickung der inneren Kortikalis der langen Röhrenknochen mit Einengung des Markraumes; 36jährige Frau, Mutter von a), der die gleichen Veränderungen aufweist (Beob. Kenny und Linarelli)

(Myopie oder Hyperopie), abnorm geschlängelte Netzhautgefäße. – **(4)** Laborchemisch: intermittierende Hypokalzämie, Hyperphosphatämie, persistierende Anämie, Neutropenie, abnorme T-Zellfunktion, Verminderung von zirkulierendem Parathormon. – **(5)** Röntgenologisch: Einengung der Markkanäle der Röhrenknochen durch Verminderung des Querdurchmessers der Diaphysen bei normal breiter Kortikalis (Übertubulierung). Fehlender Markraum der Schädelkalotte, verzögerter Fontanellenschluß. – **(6)** Pathoanatomisch wurden Verkalkungen der Basalganglien und anderer Hirnteile sowie der Horn- und Netzhaut des Auges gefunden.
Ätiol.: Heterozygot sich manifestierende Mutation eines autosomalen Gens, entsprechend autosomal-dominanter Erbgang. Eine autosomal-rezessive Form wird aufgrund einer Beobachtung zweier erkrankter Kinder blutsverwandter Eltern diskutiert (Franceschini 1992).
Pathog.: Die Hypokalzämie erklärt sich durch einen pathogenetisch unklaren Hypoparathyreoidismus. Bei einem Patienten wurden Hinweise auf Strukturanomalien von Parathormon gefunden. Das mit mehreren DNA-Sonden untersuchte Parathormon-Gen eines anderen Patienten zeigte keine groben Defekte.
Lit.: Bergada I, Schiffrin A, Abu Srair H et al (1988) Kenny syndrome: description of additional abnormalities and molecular studies. Hum Genet 80: 39–42. – Caffey JP (1967) Congenital stenosis of medullary spaces in tubular bones and calvaria in two proportionate dwarfs, mother and son, coupled with transitory hypocalcemic tetany. Am J Roentgenol 100: 1–11. – Fanconi S, Fischer JA, Wieland P, Atares M, Fanconi A, Giedion A, Prader A (1986) Kenny syndrome: evidence for idiopathic hypoparathyroidism in two patients and for abnormal parathyroid hormone in one. J Pediatr 109: 469–475. – Franceschini P, Testa A, Bogetti G et al (1992) Kenny-Caffey syndrome in two sibs born to consanguineous parents: Evidence for an autosomal recessive variant. Am J Med Genet 42: 112–116. – Kenny FM, Linarelli L (1966) Dwarfism and cortical thickening of tubular bones. Am J Dis Child 111: 201–210.
McK: 127000
J. Spranger/JS

Tubuloektasie, präkalizielle
Syn.: Cacchi-Ricci-Syndrom – Markschwammniere – präkalizielle tubuläre Ektasie
Def.: Angeborene Nierenfehlbildung mit Erweiterung der distalen Sammelrohre im Bereich der Markkegel.
A.: Erstbeschreibung 1948 durch Roberto Cacchi, Urologe, und Vincenzo Ricci, Radiologe, beide Padua. – 1939 schon erwähnt bei Lenarduzzi.
Diagn. Krit.: **(1)** Meist radiologischer Zufallsbefund: radiärstreifige Erweiterung und Kontrastierung der distalen Sammelrohre im Bereich der Pyramiden. Die kortiko-medulläre Grenze wird nie überschritten. – **(2)** Selten Hämaturie, Steinbildung oder Nephrokalzinose. – **(3)** Gehäuft Neigung zu Pyelonephritis. – **(4)** Entdeckung im Kindesalter selten, meist 4.–5. Dekade. – **(5)** Nieren normal groß. – **(6)** Häufigkeit 1 : 5000. – **(7)** Auftreten meist sporadisch. Der Erbgang der seltenen familiären Fälle ist nicht klar.
Ätiol.: Nicht bekannt.
Pathog.: Nicht bekannt.
Bemerkungen: Die meisten Fälle verlaufen asymptomatisch, Symptome treten fast nie im Kindesalter auf. Der Befall ist meist beidseitig, so daß vor einseitiger Nephrektomie gewarnt werden muß. Die Therapie ist in der Regel konservativ und symptomatisch. Bei etwa 10% der symptomatischen Fälle ist langfristig mit einer Verschlechterung der Nierenfunktion zu rechnen. Die Krankheit wird oft verwechselt mit der in Deutschland

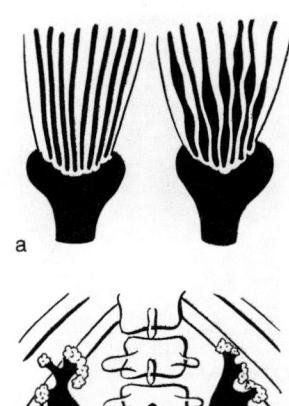

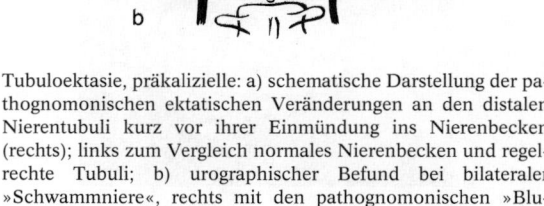

Tubuloektasie, präkalizielle: a) schematische Darstellung der pathognomonischen ektatischen Veränderungen an den distalen Nierentubuli kurz vor ihrer Einmündung ins Nierenbecken (rechts); links zum Vergleich normales Nierenbecken und regelrechte Tubuli; b) urographischer Befund bei bilateraler »Schwammniere«, rechts mit den pathognomonischen »Blumenstrauß«-Veränderungen der Nierenkelche (halbschematisch, nach Coliez)

gelegentlich noch irrtümlich »Markschwammniere« genannten infantilen rezessiven Form der polyzystischen Nierendegeneration, die eine sehr viel schlechtere Prognose hat. **(DD)** intrarenaler Reflux (nie im Pyelogramm darstellbar) – Nierenpapillennekrose – Kelchdivertikel – Nierentuberkulose.
Lit.: Cacchi R, Ricci V (1948) Sopra una rara e forse ancora non descritta affezione cistica delle piramidi renali (»rene a spugna«). Atti Soc Ital Urol 5: 59–63. – Schabel F, Fink M, Glatzl J (1976) Die Schwammniere. Pädiat Pädol 14: 15–20. – Sluysmans T, Vanoverschelde JP, Malvaux P (1987) Growth failure associated with medullary sponge kidney due to incomplete renal tubular acidosis type I. Eur J Pediatr 146: 78–80. – Zerres K, Völpel MC, Weiss H (1984) Cystic kidneys: genetics, pathologic anatomy, clinical picture, and prenatal diagnosis. Hum Genet 68: 104–135.
Th. Lennert/JK

Tubulusnekrose, akute: Crush-Sequenz
Türkensäbel-Syndrom: Scimitar-Anomalie
Tumor-Syndrom des Corpus callosum: Corpus-callosum-Symptomatik

Tuomaala-Haapanen-Syndrom
Syn.: Brachymetapodie-Anodontie-Hypotrichosis-Syndrom – Anodontie-Hypotrichosis-Syndrom
Def.: Wahrscheinlich autosomal-rezessiv erbliches Krankheitsbild mit Anodontie, Brachymetacarpalia und -tarsalia, Hypotrichosis und Augenbefunden.
A.: Paavo Tuomaala und Erkki Haapanen, Universitäts-Augenklinik, Oulo, Finnland, beschrieben 1968 das Krankheitsbild erstmals bei zwei Schwestern und einem Bruder.

Diagn. Krit.: (1) Kongenitale Anodontie. – (2) Maxillahypoplasie. – (3) Kleinwuchs (vor allem Verkürzung der Metacarpalia und Metatarsalia). – (4) Hypotrichosis. – (5) Multiple Augenbefunde (u.a. Strabismus, Nystagmus, Linsentrübung, hochgradige Myopie). – (6) Hypopigmentierung. – (7) Geistige Behinderung.
Ätiol.: Wahrscheinlich autosomal-rezessiv erbliches Krankheitsbild. Blutsverwandtschaft aufgrund der Herkunft der Eltern nicht ausgeschlossen.
Lit.: Tuomaala P, Haapanen E (1968) Three siblings with similar anomalies in the eyes, bones and skin. Acta Ophthalmol 46: 365–371.
McK: 211370
K. Zerres/AS

Turcot-Després-Syndrom: Turcot-Syndrom

Turcot-Syndrom
Syn.: Turcot-Després-Syndrom – Polypose, hereditäre – Gliomatose, hereditäre – adenomatous polyposis coli (e) – APC (e) – polyposis, familial adenomatous (e) – FAP (e)
Def.: Seltene Variante der familiären Polypose des Kolons in Kombination mit Hirntumoren.
A.: Jacques Turcot, 1914–, Chirurg, Quebec. – Erstbeschreibung 1959.
Diagn. Krit.: (1) Familiäre Polypose des Kolons. – (2) Zusätzlich postpubertär auftretende Medulloblastome und Glioblastome des ZNS.
Lit.: Jagelman DG (1987) Extracolonic manifestations of familial polyposis coli. Cancer Genet Cytogenet 27: 319–325. – Jamjoom TA, Sadiq S (1989) Turcot-syndrome: report of a case and review of the literature. Int Surg 74: 45–50. – Turcot J, Després JP, St Pierre F (1959) Malignant tumors of the central nervous system associated with familial polyposis of the colon: report of two cases. Dis Col Rect 2: 465–468.
McK: 276300
M. P. Lutz/GA

Turner-Kieser-Syndrom: Osteoonychodysplasie

Turner-Syndrom
Syn.: Ullrich-Turner-Syndrom – Gonadendysgenesie – XO-Syndrom – 45,X-Syndrom – Seresewski-Turner-Syndrom
Def.: Phänotyp der Chromosomenaberration 45,X mit den vorherrschenden Befunden Kleinwuchs und Gonadendysgenesie.
A.: Erstbeschreibung 1768 wahrscheinlich durch Giovanni Battista Morgagni, 1682–1771, Anatom, Padua. – Weitere Bearbeitungen: 1928 durch Seresewski, 1934 durch Otto Ullrich, Pädiater, Bonn, 1938 durch H. H. Turner und 1942 durch F. Albright. Zugrundeliegende Chromosomenaberration 1959 erstbeschrieben durch Charles Ford, Genetiker, Oxford, und Mitarbeiter, nachdem Paolo Polani, italienisch-britischer Genetiker, London, und Mitarbeiter bereits 1954 das Fehlen eines X-Chromatin-Körperchens entdeckt hatten.
Diagn. Krit.: (1) Minderwuchs: Geburtsgewicht oft um 3000 g, Erwachsenengröße ohne Therapie 1,35 bis 1,45 m. Breite Statur, Tendenz zu Obesitas. – (2) Gonadendysgenesie (»streaks«: weißliche bindegewebige kleine Ovarien bei normalem Uterus und Tuben und präpubertär normalen äußeren Genitalien); primäre Amenorrhö (99%)/Oligomenorrhö (1%), hypergonadotroper Hypogonadismus (Ausbleiben der Pubertätszeichen). – (3) Gesichtsdysmorphien: verminderte Mimik (Sphinxgesicht), antimongoloide Lidachsenstellung, Epikan-

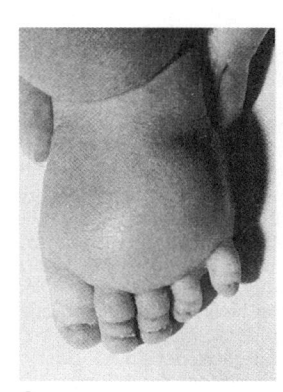
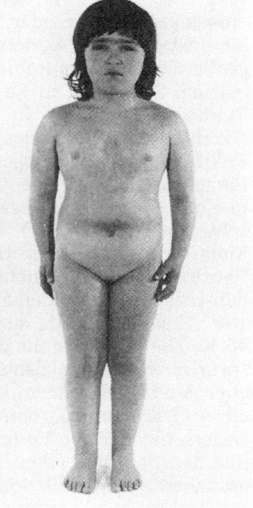

a

b

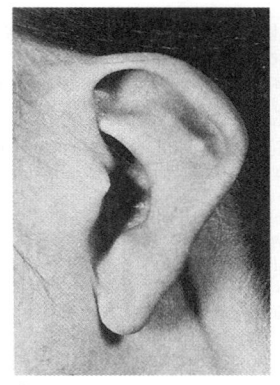
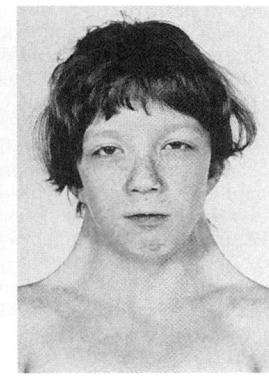

c

d

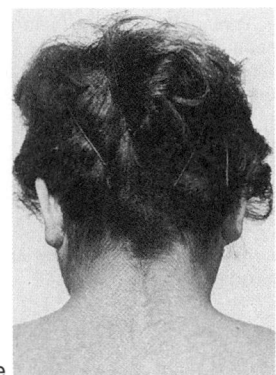

e

Turner-Syndrom: a) kongenitales Lymphödem mit Nagelhypo-/-dysplasie bei Neugeborenen; b) Schildthorax, gedrungene Statur; c) dysmorphe, abstehende Ohren mit Pterygium-Falte; d) Sphinxgesicht, Ptose, Epikanthus, Pterygium; e) tiefe Haargrenze im Nacken (Beob. und Fotos a–e: DOFONOS, Ffm.)

thus, Ptose, Strabismus, seitlich herabhängende Oberlider, abfallende Mundwinkel, kleines Kinn, enger Gaumen, längliche, abstehende Ohren. – (4) Hals: kurz, in 15% mit Pterygium, tiefe Haargrenze im Nacken. – (5) Cubitus valgus. – (6) Multiple Nävi. – (7) Schildthorax, Pectus excavatum, breiter Mamillenabstand. – (8) Extremitäten: Verkürzung der vierten Metakarpalia und Metatarsalia, Häufung von Wirbelmustern auf den Fingerbeeren. – (9) Nierenanomalien: Hufeisennieren, einseitige Agenesie oder Verdoppelung. – (10) Herzfehler, insbesondere Aortenisthmusstenose und aberrante große Gefäße; Hypotonie. – (11) Intelligenz meist normal bei Schwäche in Raumerfassung und Mathematik, Stärke in Sprachen; in einer Minderheit unterdurchschnittlich. – (12) Neugeborene (um 5%): Hand- und Fußrückenödeme, eingesunkene und hypoplastische Finger- und Zehennägel, Aszites, Pleuraerguß und andere Zeichen von Lymphgefäßdysplasie. – (13) Innenohrschwerhörigkeit. – (14) Röntgen: strähnige Struktur der Metaphysen der langen Röhrenknochen, mediale Tibia-Exostosen. – (15) Patienten können geschlechtsgebunden-rezessive Erbleiden aufweisen.

Ätiol.: Klassisches Bild meist assoziiert mit dem Karyotyp 45,X. Die Monosomie dürfte oft postzygotischen Ursprungs sein (Mosaizismus relativ häufig, kein mütterlicher Alterseffekt). In ca. ⅘ der Fälle Verlust des väterlichen Geschlechtschromosoms (X oder Y), dabei kein Unterschied in der Verteilung zwischen Neugeborenen und hydropischen Feten. Mildere klinische Bilder häufig assoziiert mit Mosaik 45,X mit entweder 46,XY oder einer Zellinie mit strukturell aberrantem X wie Ring, Deletion, isodizentrischem Chromosom, 47,XXX, 46,XY oder X mit strukturell abnormalem Y.

Pathog.: Viele Befunde erklären sich durch verspätete und defekte Entwicklung des Lymphgefäß-Systems (periphere Lymphödeme, Pterygium als Restzustand des Halshygroms, abstehende Ohren, Aszites, Pleuraerguß). Intrauterin abgestorbene Feten mit 45,XO (geschätzt auf 90 bis 95% aller Konzeptionen mit diesem Karyotyp) zeigen im allgemeinen massiven Hydrops, also eine generelle Lymphgefäßdysplasie.

Bemerkungen: **(DD)** Klippel-Feil-Phänotyp – Swyers Phänotyp – McDonough-Syndrom.

Lit.: Ford CE, Jones KW, Polani PE et al (1959) A sex-chromosome anomaly in a case of gonodal dysgenesis (Turner's syndrome). Lancet I: 711–713. – Morgagni GB (1768) Epistola anatomica medica XLVII, Art 20. – Polani PE, Hunter WF, Lennox B (1954) Chromosomal sex in Turner's syndrome with coarctation of the aorta. Lancet II: 120–121. – Schinzel A (1984) Catalogue of Unbalanced Chromosome Aberrations in Man. De Gruyter, Berlin – Turner HH (1938) A syndrome of infantilism: congenital webbed neck and cubitus valgus. Endocrinology 23: 566–574. – Ullrich O (1930) Über typische Kombinationsbilder multipler Abartungen. Z Kinderheilkd 49: 271.

A. Schinzel/AS

Twiddler-Syndrom: Pacemaker-Twiddler-Syndrom
Tylosis palmoplantaris: Keratosis palmoplantaris diffusa circumscripta (Unna-Thost)

Typus melancholicus

Def.: Charakteristische prämorbide Persönlichkeitsmerkmale später monopolar depressiv erkrankender Menschen.

A.: Hubertus Tellenbach, deutscher Psychiater. Erstbeschreibung 1961.

Diagn. Krit.: **(1)** Festgelegtsein auf Ordentlichkeit. – **(2)** Besondere Gewissenhaftigkeit und Leistungsorientierung. – **(3)** Subjektives Gefühl der Bedrohung durch Störung der privaten oder beruflichen Ordnung.

Ätiol.: Der von Tellenbach entwickelte Begriff des Endogenen will sich, was die Ätiologie angeht, sowohl von der somatisch-biologischen wie von der psychoanalytischen Theorie abgrenzen und einen eigenen Weg aufzeigen, grundlegende Seinsstrukturen des Menschen, auch und gerade in der seelischen Erkrankung, zu erfassen. Theoretischer Hintergrund sind dabei die philosophisch-psychopathologischen Entwürfe Edmund Husserls, Martin Heideggers und Ludwig Binswangers.

Pathog.: Von besonderer Bedeutung sind die beiden Situationen der Includenz und Remanenz: Includenz meint das belastende und subjektiv nicht beeinflußbare Eingeschränktsein der eigenen Leistungsfähigkeit, Remanenz das leidvolle, oft schuldhaft erlebte Zurückbleiben hinter in der Regel selbstgesetzten (persönlichen, moralischen, beruflichen) Normen.

Bemerkungen: Der Begriff ist nicht nur klinisch-psychopathologisch, sondern auch theoretisch von großer Bedeutung. In Anbetracht der aktuellen Tendenz in der (operationalisierten) psychiatrischen Diagnostik, vorwiegend deskriptive, auf der Verhaltensebene angesiedelte Momente zu berücksichtigen, wird der komplexe theoretische Hintergrund des »Typus melancholicus« allerdings zumeist nur mangelhaft rezipiert. – In jüngster Zeit ist, wenn auch auf verschiedener theoretischer Grundlage, versucht worden, gleichsam als Gegenpol einen »Typus manicus« herauszuarbeiten.

Lit.: Glatzel J (1974) Kritische Anmerkungen zum „Typus melancholicus" Tellenbach. Arch Psychiatr Nervenkr 219: 197–206. – Hirschfeld RM, Klerman GL, Keller MB et al (1986) Personality of recovered patients with bipolar affective disorder. J Affect Disord 11: 81–89. – Kraus A (1977) Sozialverhalten und Psychose Manisch-Depressiver. Enke, Stuttgart. – Möller H-J, v Zerssen D (1987) Prämorbide Persönlichkeit von Patienten mit affektiven Psychosen. In: Kisker KP, Lauter H, Meyer JE et al (Hrsg) Psychiatrie der Gegenwart, 3. Aufl, Bd 5: Affektive Psychosen, S 165–179. Springer, Berlin, Heidelberg, New York. – Tellenbach H (1983) Melancholie, 4. Aufl. Springer, Berlin, Heidelberg, New York. – Tölle R (1987) Persönlichkeit und Melancholie. Nervenarzt 58: 327–339. – v Zerssen D (1988) Der „Typus manicus" als Gegenstück zum „Typus melancholicus" in der prämorbiden Persönlichkeitsstruktur affektpsychotischer Patienten. In: Janzarik W (Hrsg) Persönlichkeit und Psychose, S 150–171. Enke, Stuttgart.

P. Hoff/DP

Tyrosinämie II: Keratose, palmoplantare
Tyrosinämie mit hepatorenaler Dysfunktion: Tyrosinose Typ I
Tyrosinämie Typ I: Tyrosinose Typ I

Tyrosinose Typ I

Syn.: Tyrosinämie Typ I – Tyrosinämie mit hepatorenaler Dysfunktion – Tyrosylurie – Fumarylacetoacetase-Mangel

Def.: Stoffwechselstörung im Tyrosinabbau, bei der ein primärer Mangel an Fumarylacetoacetase zum Aufstau von Tyrosin und seiner Metabolite, zur Enzymhemmung und dadurch zur schweren Leber- und Nierenschädigung führt.

A.: Erstbeschreibung 1956 durch die amerikanische Pädiaterin Margret D. Baber, Lokalisierung des Enzymdefektes 1977 durch B. Lindblad und Mitarbeiter.

Diagn. Krit.: **(1)** Zwei klinische Verlaufsformen: a) akute (neonatale) Form: Beginn in den ersten Lebenswochen;

es kommt zum Leberversagen, das unbehandelt zum Tod in den ersten 8 Monaten führt; b) chronische (infantile) Form (seltener): Schleichender Beginn mit Wachstumsstillstand und Auftreibung des Abdomens; die Nierenschädigung zeigt sich als Fanconi-Syndrom mit Vitamin-D-resistenter Rachitis; der Leberschaden führt zu Zirrhose, Aszites, Hämorrhagien, Ödemen und Dyspnoe. – **(2)** Hepatome können die Zirrhose komplizieren. – **(3)** Seltener treten Porphyrie-ähnliche Krisen auf mit Bauchschmerzen und Neuropathien. – **(4)** Selten Hypertrophie der Inselzellen des Pankreas und Kardiomyopathie. – **(5)** Thrombozytopenie, Anämie, Leukozytose, Hypoglykämie, Hyperammonämie, Hypoproteinämie und metabolische Azidose sind häufig. – **(6)** Bei der akuten Form stark, bei der chronischen Form nur mäßig erhöhte Plasmakonzentrationen von Tyrosin und Methionin. – **(7)** Hyperaminoazidurie, vor allem Tyrosin, Prolin, Threonin, Alanin, Glycin, Phenylalanin, Alpha-Aminobuttersäure, Isoleucin, Methionin und Leucin in abnehmender Konzentration. – **(8)** Außerdem erhöhte Ausscheidung von phenolischen Säuren, δ-Aminolävulinsäure, Succinylacetoacetat und Succinylaceton. – **(9)** Nachweis von Fumarylacetoacetase-Mangel in Fibroblasten oder Lymphozyten. – **(10)** Verminderte Aktivität von Hydroxyphenylpyruvatoxidase, Cystathioninsynthase, Tyrosinaminotransferase, Phenylalaninhydroxylase, Aminolävulinsäuredehydratase.

Ätiol.: Autosomal-rezessiv vererbtes Leiden. Genlokalisation auf Chromosom 15 (15q23–q25).

Pathog.: Primärer Defekt ist der Fumarylacetoacetase-Mangel. Es kommt zum Aufstau der Metabolite vor dem Block und zum Abbau über alternative Abbauwege. Dabei entstehen die toxisch wirkenden Produkte. Succinylaceton konnte z.B. als Inhibitor der Aminolävulinsäuredehydratase identifiziert werden.

Bemerkungen: In einigen Fällen läßt sich kein Succinylaceton oder Succinylacetoacetat nachweisen, wohl aber die vermehrte Ausscheidung von δ-Aminolävulinsäure. Patienten sterben nicht selten an einem Leberkarzinom (Hepatom). Häufig bildet sich eine Niereninsuffizienz mit massivem Phosphatverlust aus. **(DD)** Tyrosinämie Typ II (Richner-Hanhart-Syndrom, McK: 276600) und III (4-Hydroxy-Phenylpyruvatoxidase-Defekt, McK: 276710) – transitorische Tyrosinämie des Neugeborenen – verzögerte Reifung des Tyrosinstoffwechsels (McK: 276500) – Galaktosämie – Neugeborenensepsis – Hepatitis – Fructose-1-Phosphataldolase-Mangel – Fructose-1,6-Diphosphatase-Mangel – Morbus Wilson – Vitamin-C-Mangel – Hepatitis. Die Therapie mit Phenylalanin-, Tyrosin- und Methionin-armer Diät kann zur Besserung führen. Oft Behandlung der sekundären Niereninsuffizienz nötig. Bei hochgradiger Leberinsuffizienz oder bei Hepatom kann eine Lebertransplantation erwogen werden. Die Behandlung durch Blockierung der 4-Hydroxyphenylpyruvatdioxigenase durch 2-(2-nitro-4-trifluoromethylbenzoyl)-1,3-cyclohexanedion (NTBC) scheint erfolgreich zu sein. Pränatale Diagnostik ist aus Chorionzotten, Amnionzellen und Amnionflüssigkeit möglich.

Lit.: Baber MD (1956) A case of congenital cirrhosis of the liver with renal tubular defects to those in the Fanconi syndrome. Arch Dis Child 31: 335–339. – Kvittingen EA (1991) Tyrosinemia type 1 – an update. J Inher Metab Dis 14: 554–562. – Lindblad B, Fallstrøm SP, Hoyer S et al (1987) Cardiomyopathy in fumarylacetoacetase deficiency (hereditary tyrosinemia): a new feature of the disease. J Inherit Metab Dis 10 (Suppl 2): 319–322. – Lindstedt S, Holme E, Lock EA et al (1992) Treatment of hereditary tyrosinemia type I by inhibition of 4-hydroxyohenylpyruvate dioxygenase. Lancet 340: 813–817.

McK: 276700 (276800)

E. Mönch/JK

Tyrosylurie: Tyrosinose Typ I

U

UDP-Galaktose-4-Epimerase-Mangel: Galaktosämie III
Übererregbarkeits-Syndrom des Neugeborenen: Hyperexzitation
Überlappungssyndrom: Sharp-Syndrom
Überlastungsschaden: Milkman-Frakturen

Uehlinger-Syndrom
Def.: Geht auf in Pachydermoperiostose, da nicht ausreichend abgrenzbar.

Uhl-Anomalie
Syn.: Aplasie der rechtsventrikulären Muskulatur – parchment right ventricle (e) – arrhythmogenic right ventricular dysplasia, familial (e) – Kardiomyopathie, rechtsventrikuläre dilatative
Def.: Seltene Krankheit (unter 1 : 100 000 Lebendgeborene) mit fast vollständigem Fehlen der rechtsventrikulären Muskulatur. Ballonartige Dilatation des rechten Ventrikels. Rechtsatriale Vergrößerung.
A.: Erstbeschreibung durch H. S. Uhl 1952.
Diagn. Krit.: **(1)** Rechtsherzinsuffizienz mit abgeschwächten Herztönen, schwacher präkordialer Pulsation und in der Regel fehlendem Herzgeräusch. Zyanose möglich. – **(2)** Röntgen-Thorax: Kardiomegalie (rechter Vorhof und Ventrikel) bei verminderter Lungenperfusion. – **(3)** Echokardiogramm: riesiger, dünnwandiger rechter Ventrikel ohne Kontraktionsbewegungen. Normale Position der Trikuspidalklappe. Normale Ventrikelseptumbewegung. – **(4)** EKG: P pulmonale oder cardiale. Kleine QRS-Amplituden vor allem rechtspräkordial. – **(5)** Pathologie und Histologie: Dicke der rechtsventrikulären Wand 1–2 mm. Verdicktes Endokard (Fibroelastose; binde- und fettgewebsreiches Epikard; Myokard fehlt fast vollständig. Keine Fettgewebsinfiltrate.
Ätiol.: Autosomal-dominante Vererbung.
Pathog.: Möglicherweise liegt ein Defekt des Primordiums des rechtsventrikulären Myokards vor.
Bemerkungen: Prognose sehr ernst. Die Pumpfunktion des rechten Ventrikels ist aufgehoben, die Lungenperfusion wird durch die Vorhofkontraktion bewerkstelligt. In letzter Zeit wird die Meinung vertreten, daß die familiäre rechtsventrikuläre dilatative Kardiomyopathie identisch ist mit der arrhythmogenen rechtsventrikulären Dysplasie. **(DD)** Ebstein Anomalie – arrhythmogener rechter Ventrikel.
Lit.: Arcilla RA, Gasul BM (1961) Congenital aplasia or marked hypoplasia of the myocardium of the right ventricle (Uhl's anomaly): Clinical, angiographic and hemodynamic findings. J Pediatr 58: 381–388. – French JW et al (1975) Echocardiographic findings in Uhl's anomaly: demonstration of diastolic pulmonary valve opening. Am J Cardiol 36: 349–353. – Laurent M, Descaves C, Biron Y et al (1987) Familial form of arrhythmogenic right ventricular dysplasia. Am Heart J 113: 827–829. – Uhl HS (1952) A previously undescribed congenital malformation of the heart: almost total absence of the myocardium of the right ventricle. Bull John Hopkins Hsp 91: 197–209. – Vecht RJ, Carmichael DSJ, Gopal R, Philip G (1979) Uhl's anomaly. Br Heart J 41: 676–682.
McK: 107970
G. Bein/JK

Ulcus cruris hypertonicum (Martorell)
Def.: Ischämische, symmetrische Beinulzera bei Hypertension.
A.: Fernando Martorell, 1906–, Arzt, Barcelona. – Erstbeschreibung 1944/45.
Lit.: Martorell F (1945) Ulcera supramalleolar en los grandes hipertensos. – Martorell F (1957) Ulcus cruris hypertonicum. Med Klin 52: 1945–1956. – Schnier BR, Sheps SG, Juergens JL (1966) Hypertensive ischemic ulceria review of 40 cases. Am J Cardiol 17: 560–565.
G. Burg/GB

ulérythème porcelainé en gouttes (Tzanck, Civatte et Sidi, 1948) (fz): Papulose, maligne atrophische

Ullrich-Feichtiger-Syndrom
Def.: Feichtiger (1943) und Ullrich (1951) beschrieben vor Einführung der zytogenetischen Untersuchungen beim Menschen Patienten, die klinische Befunde der Trisomie 13 bzw. des Townes-Brocks-Syndroms aufwiesen. In den späten 50er und frühen 60er Jahren wurde verschiedentlich für weitere Fälle mit dem gleichen Fehlbildungsmuster der Begriff Ullrich-Feichtiger-Syndrom eingeführt. Durch die Entdeckung der Chromosomenaberration, die mit den klinischen Bild der Trisomie 13 verbunden ist, und die Beschreibung des Townes-Brocks-Syndroms wurde der Begriff obsolet. Im übrigen wurde der erste Fall retrospektiv sicherer Trisomie 13 bereits im 17. Jahrhundert von Bartholin beschrieben.
A. Schinzel/AS

Ullrich-Fremeray-Dohna-Syndrom
Def.: Geht auf in Hallermann-Streiff-Syndrom, da nicht ausreichend abgrenzbar.
V.-J. Mücke/JS

Ullrich-Scheie Syndrom: Mucopolysaccharidose I-S
Ullrich-Turner-Syndrom: Turner-Syndrom
ulnar and fibular absence with severe limb deficiency (e): Extremitäten-Becken-Hypoplasie-/Aplasie-Syndrom
ulnar-mammary syndrome type Pallister (e): ulno-mammäres Syndrom
ulnar neuropathy at the wrist (e): Ulnartunnel-Symptomatik

Ulnartunnel-Symptomatik

Syn.: Syndrom der Guyon-Loge – Loge-de-Guyon-Syndrom – ulnar neuropathy at the wrist (e)
Def.: Druckläsion des N. ulnaris im Bereich des präformierten Engpasses am Handgrundgelenk.
Diagn. Krit.: (1) In die Finger und den Unterarm ausstrahlende Schmerzen. – (2) Je nach Lokalisation unterschiedliche sensible und motorische Ausfälle: a) proximaler Abschnitt des Ulnartunnels: Hypästhesie des Kleinfingers und ulnaren Ringfingers; Parese der gesamten Ulnaris-innervierten Handbinnenmuskulatur; b) nach Abgang des motorischen Astes: isolierte Sensibilitätsstörungen bei unauffälliger Motorik; c) Kompression im Bereich des Os pisiformis mit isolierter motorischer Parese der gesamten Ulnaris-innervierten Handbinnenmuskulatur; d) Kompression distal des Os hamatum mit rein motorischer Parese unter Aussparung des M. abductor digiti V. – (3) Kälteempfindlichkeit und Durchblutungsstörungen der Hand durch Kompression der A. ulnaris. – (4) Lokale Druckdolenz im Bereich des Handgrundgelenks. – (5) Elektromyographisch je nach Lokalisationstyp evtl. akute oder chronische Denervierungszeichen. – (6) Verzögerte distale motorische oder sensible Nervenleitgeschwindigkeit.
Ätiol.: Mechanische Nervenläsionen.
Pathog.: Der Ulnartunnel stellt einen durch das Retinaculum flexorum, das Os pisiforme und das Os hamatum begrenzten physiologischen Engpaß dar, durch den Arteria, Vena und Nervus ulnaris ziehen. Durch Umfangszunahme der Begrenzungsstrukturen oder der durch den Kanal ziehenden anatomischen Strukturen sowie durch Druck von außen kann es zur Kompression des Nerven kommen. Häufige Ursachen in der Reihenfolge der Häufigkeit sind: Ganglien, Beschäftigungsneuropathien, akutes und chronisches Handgelenktrauma, Erkrankungen der A. ulnaris (z.B. Thrombose, Vaskulitis), Arthritiden, Tumoren.
Bemerkungen: Bei leichten, durch äußere Nervenkompression mitbedingten Fällen oft konservative Therapie mit Schienung ausreichend; ansonsten operative Revision nötig.
Lit.: Ju-Sung W, Jerry DM, Gwendolyn RH (1985) Ulnar neuropathy at the wrist: Case report and review of the literature. Arch Phys Med Rehab 66: 785–788. – Mumenthaler M (1961) Die Ulnarisparesen. Thieme, Stuttgart.
W. Müller-Felber/DP

Ulnaverdoppelung und Spiegelhand: Diplocheirie und Diplopodie
ulno-fibulare Dysplasie Typ Reinhardt-Pfeiffer: Reinhardt-Pfeiffer-Syndrom

ulno-mammäres Syndrom

Syn.: Schinzel-Syndrom – ulnar-mammary syndrome type Pallister (e)
Def.: Sehr seltenes, durch ein autosomal-dominantes pleiotropes Gen mit starken Expressivitätsschwankungen bedingtes Dysmorphiesyndrom mit der charakteristischen Trias ulnare Strahlendefekte – Fehlen/Hypoplasie der Mammae und axillären Duftdrüsen – verzögerte Pubertät.
A.: Albert Schinzel, 1944–, Humangenetiker, und Andrea Prader, 1919–, Pädiater, beide Zürich, berichteten 1973 über die erste Familie an McKusick, der das Syndrom seit der 4. Auflage (1975) in seinem Katalog aufführte; Philip D. Pallister, 1920–, Arzt und klinischer Genetiker, Boulder, Montana/USA, und Mitarbeiter beschrieben 1976 ohne Wissen dieser Fälle eine amerikanische Familie.
Diagn. Krit.: (1) Ulnare Strahlendefekte, in der Ausprägung wechselnd von Hypoplasie der Endphalanx der kleinen Finger mit versteiftem distalem Interphalangeal-

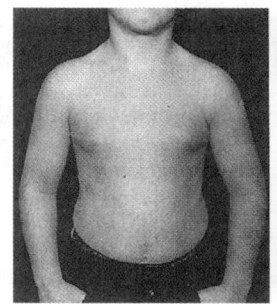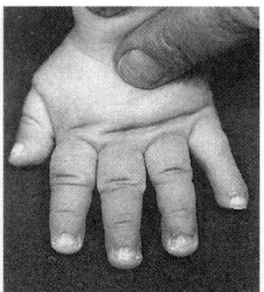

a

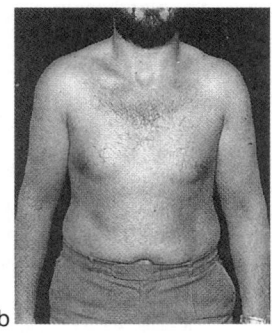

b

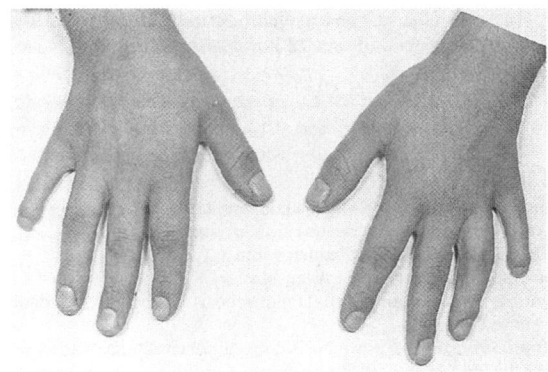

c

ulno-mammäres Syndrom: a) Stamm eines 9 Jahre alten Patienten (beachte Hypoplasie der Mamillen); linke Hand desselben Patienten im Alter von einem Jahr mit Hypoplasie des Nagels und der Endphalanx der Kleinfinger; b) Stamm eines 25jährigen Patienten und c) Hände eines 22jährigen Patienten. Befunde wie bei a)

gelenk bis zu Fehlen der drei ulnaren Strahlen samt einiger Handwurzelknochen. Kombination Hypoplasie/Polydaktylie möglich. Oft Seitendifferenz im Schweregrad; Übergang zu Spalthand möglich. Selten Fälle ohne jeglichen ulnaren Defekt. – **(2)** Fibulare Strahlendefekte: bisher nur Verkürzung der Endphalanx mit Versteifung des distalen Interphalangealgelenks der 5. und 4. Zehen bekannt. – **(3)** Seltener weiter proximal lokalisierte Extremitätendefekte: Verbiegung des Radius, Versteifung des Ellenbogens, Verkürzung der Unter-/Oberarme, Hypoplasie der Skapula, Klavikula oder des Musculus pectoralis major (meist bei schwerem Befall der gleichseitigen Hand). – **(4)** Hypo-/Aplasie der Brustdrüsen mit Hypoplasie der Mamillen. – **(5)** Hypoplasie der apokrinen Drüsen, insbesondere der Axilla. Verminderter Körpergeruch. – **(6)** Spärliche Axillar- und Körperbehaarung bei normaler Pubesbehaarung. – **(7)** Bei Männern: Hypoplasie der äußeren Genitalien, Fettsucht, verspätete und verminderte Pubertät mit verspätetem pubertärem Wachstumsschub, verminderter Libido und Fertilität sowie reduzierter Samenzahl im Ejakulat. – **(8)** Vereinzelt: Analatresie/-stenose, Pylorusstenose, Larynxstenose, Hymenalatresie, Leistenhernien, Nierenfehlbildungen, Herzfehler, Hypodontie.

Ätiol.: Autosomal-dominant vererbtes Leiden mit stark variabler Expressivität des Gens innerhalb betroffener Familien. Genlokalisation 12q23–q24.1, bisher erst in einer großen Familie bestätigt.

Pathog.: Unbekannt.

Bemerkungen: Deutliche Korrelation des Ausmaßes der ulnaren Strahlendefekte mit dem Grad der Genitalhypoplasie und Infertilität bei Männern. Pränatale Diagnose anhand der ulnaren Strahlendefekte (in denjenigen Fällen, wo diese ausgeprägt genug vorliegen) theoretisch möglich.

Lit.: Bamshad M, Krakowiak PA, Watkins WS et al (1995) A gene for ulnar-mammary syndrome maps to 12q23–q24.1. Hum Mol Genet 4: 1973–1977. – Franceschini P, Vardeu MP, Dalformo L et al (1992) Possible relationship between ulnar-mammary syndrome and split hand with aplasia of the ulna syndrome. Am J Med Genet 44: 807–812. – Meinecke P, Stier U, Blunck W (1989) Normal hands and feet in the ulnar-mammary syndrome. Dysmorphology and Clinical Genetics 3: 61–64. – Pallister PD, Herrmann J, Opitz JM (1976) Studies of malformation syndromes in man. XXXII. A pleiotropic dominant mutation affecting skeletal, sexual and apocrine mammary development. Birth Def Orig Art Ser XII(5): 247–254. – Schinzel A (1987) Ulnar-mammary syndrome. J Med Genet 24: 778–781. – Schinzel A, Illig R, Prader A (1987) The ulnar-mammary syndrome: an autosomal dominant pleiotropic gene. Clin Genet 32: 160–168.

McK: 181450
A. Schinzel/AS

uncombable hair syndrome (e): Haare, unkämmbare
Undine-Syndrom: Hypoventilation, primäre
Ungezieferwahn: Dermatozoenwahn
universal-joint cervix (e): Allen-Masters-Syndrom
Unna's hypotrichosis (e): Hypotrichosis congenita hereditaria Marie Unna
Unna-Syndrom: Hypotrichosis congenita hereditaria Marie Unna
unsaturated fatty acid lipidosis (e): Ceroidlipofuscinose, neuronale, Typ Haltia-Santavuori
Unterernährungssyndrom, malignes: Kwashiorkor
Unverricht's disease (e): Unverricht-Lundborg-Syndrom

Unverricht-Lundborg-Syndrom

Syn.: Unverricht-Syndrom – Lundborg-Unverricht-Krankheit – Lafora-Unverricht-Syndrom – Myoklonusepilepsie – Unverricht-progressiver Myoklonus – Myoklonie, familiäre – Myoklonusepilepsie, progressive familiäre – Unverricht's disease (e) – myoclonic epilepsy, progressive familial (e) – myoclonie épileptique progressive (fz)

Def.: Myoklonische Symptomatik mit Epilepsie und neurologischen, v.a. zerebellären Störungen, das meist in der Pubertät beginnt und langsam zu einer mäßigen Demenz führt.

A.: Heinrich Unverricht, 1853–1912, Internist, Jena, Dorpat. – Erstbeschreibung 1891 durch Unverricht, 1903 durch Hermann Bernhard Lundborg,1868–1943, Neurologe, Uppsala; frühere einschlägige schwedische Arbeiten datieren aus dem Jahre 1901.

Diagn. Krit.: **(1)** Erkrankungsbeginn zwischen dem 10. und 15. Lebensjahr mit einer Epilepsie. Krampfanfälle tonischer oder mehr klonischer Art (anfangs meist nachts auftretend). Dementielles Erkrankungsbild mit Antriebsminderung, Schwerfälligkeit, Perseveration, Echopraxie, Erschwerung des sprachlichen Ausdrucks, Fehlen der emotionalen Modulationen, emotionale Abstumpfung trotz zunehmender Reizbarkeit, Aggressivität, Erregungszustände und Negativismus sowie Merk- und Urteilsschwäche. Rasch zunehmende Verblödung. – **(2)** Myoklonisches Stadium: myoklonische Zuckungen an Armen, Rumpf und Kopf, die in Schauern auftreten und in epileptische Krampfanfälle übergehen können. – **(3)** Terminales Stadium: Verstärkung der Myoklonie, Demenz; neurologische Störungen, besonders zerebelläres Krankheitsbild, Rigidität, Akinese, Amimie. Im Endstadium können Parkinson-Symptome (vgl. Parkinson-Syndrom) ganz überwiegen. – **(4)** Gelegentlich kommen endokrine Störungen vor (z.B. Fettsucht nach Art des Fröhlich-Syndroms). Auch auffallend starke Behaarung und Zeichen eines Status dysrhaphicus (Dysrhaphien) mit Hohlfußbildung sind beobachtet worden. – **(5)** EEG: abnorme paroxysmale, synchrone Salven hoher langsamer Wellen (3–5/Sek.) mit oder ohne Spitzenpotentiale oder »sharp-waves«. In den Anfangsstadien ist die Grundaktivität ungestört. Später kommt es auch zu einer Verlangsamung des Grundrhythmus bis in den δ-Bereich. Die Veränderungen sind nicht sequenzspezifisch; sie kommen in dieser Form auch bei diffusen Enzephalopathien anderer Art vor.

Ätiol.: Autosomal-rezessiv erbliches Leiden. Konsanguinität der Eltern häufig. Der Stoffwechselbasisdefekt ist unklar (vgl. auch Lafora-Syndrom).

Pathog.: Neuropathologisch ubiquitär unspezifische Veränderungen, Purkinje-Zelluntergang im Kleinhirn. Lafora-Körper fehlen. Fragliche Identität der Myoklonusepilepsie mit dem Hunt-Syndrom III (Dyssynergia cerebellaris myoclonica).

Bemerkungen: **(DD)** andere Formen progredienter Myoklonus-Epilepsie, z.B. Lafora-Syndrom und symptomatische Formen mitochondrialer Enzephalomyopathien – Biotin-Mangel – Sialidosen – neuronale Lipofuszinose.

Lit.: Berkovic SF, Cochius J, Andermann E, Andermann F (1993) Progressive myoclonus epilepsies: clinical and genetic aspects. Epilepsia 34, Suppl 3, pp 19–30. – Lundborg H (1903) Die progressive Myoklonusepilepsie. Upsala. – Norio R, Koskiniemi M (1979) Progressive myoclonus epilepsy; genetic and nosological aspects with special reference to 107 Finnish patients. Clin Genet 15: 382–398. – Unverricht H (1891) Die Myoklonie. Leipzig, Wien.

McK: 254800
D. Schmidt/DP

Unverricht-progressiver Myoklonus: Unverricht-Lundborg-Syndrom
Unverricht-Syndrom: Unverricht-Lundborg-Syndrom
Upshaw-Schulman-Syndrom: Schulman-Upshaw-Syndrom
urethro-okulo-artikuläres Syndrom: Morbus Reiter
urofacial syndrome (e): Ochoa-Syndrom

urorektale Septumfehlbildungs-Sequenz
Syn.: cloacal dysgenesis with female virilization (e) – cloacal membrane, persistence of (e)
Def.: Phallus-ähnliche Strukturen, fehlende Labia, keine perinealen Öffnungen (kein Anus, keine Urethralöffnung, kein Introitus), vesiko-vagino-rektale Fistel, Oligohydramnion, normale adrenale Funktionen, normale Chromosomen.
A.: Pathogenetische Aspekte wurden 1985 von R. Wenstrup und L. F. Escobar diskutiert.
Diagn. Krit.: (1) Normaler weiblicher Karyotyp 46,XX. – (2) Zwitterhaftes Genitale: phallusähnliche Perinealstrukturen, keine urethralen, vaginalen und rektalen Öffnungen, vesiko-vagino-rektale Verbindungen, Defekte des Müller-Ganges. – (3) Renale Agenesie/Dysplasie, Hydronephrose, schwere Blasendilatation, Fehlen der Urethra (70%). – (4) Uterus-Vagina-Fehlbildungen (49%). – (5) Oligohydramnion. – (6) Assoziierte Fehlbildungen: persistierender Urachus, sakrale Agenesie, tracheo-ösophageale Fistel, Malrotation des Darmes, fehlender linker Radius und Daumen.
Ätiol.: Sporadisch. Nur im weiblichen Geschlecht.
Pathog.: Die kloakale Membran – als Ergebnis ihrer Fusion mit dem urorektalen Septum – teilt sich in das ventral gelegene urogenitale Diaphragma und die dorsal gelegene Analmembran. Diese zwei Membranen kollabieren normalerweise, hinterlassen den urogenitalen Sinus und den Analkanal, der mit der Außenwelt kommuniziert. Escobar nimmt an, daß das urogenitale Septum in seiner Entwicklung gestört wird und zu dem Fehlbildungskomplex führt: Persistenz der kloakalen Höhle und Membran, abnorme Differenzierung der inneren und äußeren Genitalien und der Ampulla recti.
Bemerkungen: Chirurgische Intervention. 76% sterben an pulmonalen Komplikationen oder renalen Störungen.
Lit.: Escobar LF, Weaver DD, Bixler D et al (1987) Urorectal septum malformation sequence: report of six cases and embryologic analysis. Am J Dis Child 141: 1021–1024. – Wenstrup R, Pagon R (1985) Female pseudohermaphroditism with anorectal, mullerian duct and urinary duct malformations: report of four cases. J Pediatr 107: 771–775.
J. Kunze/JK

Urow-Krankheit: Kashin-Beck-Krankheit
urticaria, deafness and amyloidosis (e): Muckle-Wells-Syndrom
Urticaria papulosa chronica: Prurigo Hebra
Urticaria perstans chronica papulosa (Fabry): Prurigo nodularis (Hyde)

Urticaria pigmentosa
Syn.: Morbus Nettleship – Urticaria xanthelasmoidea
Def.: Formenkreis der Mastozytosen. Disseminierte Form mit Entwicklung von papulösen Mastzellproliferationen in der Haut; gelegentlich Befall des Knochenmarks und innerer Organe. Die juvenile Form heilt meist bis zur Pubertät spontan aus; die adulte Form persistiert. Bullöse Variante selten. Über familiäres Vorkommen wurde berichtet.
Lit.: Gertler W (1959) Urticaria pigmentosa. In: Gottron HA, Schönfeld W (Hrsg) Dermatologie und Venerologie. VII: 1319. – Haribhakti PB, Shah AJ (1974) Urticaria pigmentosa, a case report with review of its literature. Indian J Derm 40: 8–12. – Horny HP, Schumacher U, McCullagh P et al (1993) Proliferation of reactive and neoplastic human tissue mast cells. An immunohistochemical study using the antibody PC10 (anti PCNA). J Pathol 170: 265–270. – Nettleship E (1869) Chronic urticaria, leaving brown stains: Nearly two years duration. Brit med J 2: 435. – Sangster (1878) Urticaria pigmentosa. Lancet I: 683. – Shaw JM (1968) Genetic aspects of urticaria pigmentosa. Arch Derm 97: 137–138.
G. Burg/GB

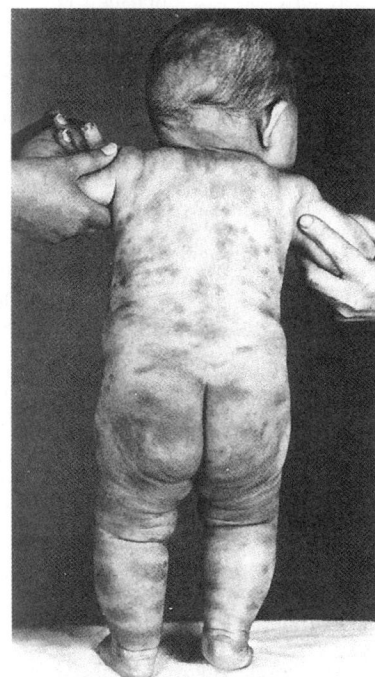

a

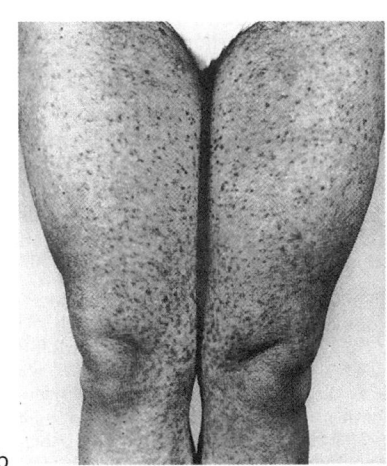

b

Erscheinungsbild der Urticaria pigmentosa: a) infantile, großfleckige Form der Urticaria pigmentosa; b) Erwachsenenform mit linsengroßen Effloreszenzen (Beob. H. Flegel, Rostock)

Usher-Syndrom

Urticaria xanthelasmoidea: Urticaria pigmentosa
Urtikaria-Taubheits-Syndrom: Muckle-Wells-Syndrom
US1: Usher-Syndrom
USH1: Usher-Syndrom

Usher-Syndrom

Syn.: retinitis-pigmentosa and congenital deaf mutism (e) – dystrophia retinae pigmentosa-dysacusis syndrome (e) – DRD (e) – US1 – USH1
Def.: Autosomal-rezessiv vererbtes Krankheitsbild mit der charakteristischen Kombination von Taubstummheit und Retinitis pigmentosa.
A.: Charles Howard Usher, 1865–1942, Ophthalmologe, London, definierte das Krankheitsbild 1914. – Die Erstbeschreibung geht auf A. von Graefe im Jahr 1858 zurück.
Diagn. Krit.: (1) Ophthalmologische Befunde: Retinitis pigmentosa (RP; Visusverfall mit konzentrischer Gesichtsfeldeinengung, als Nachtblindheit beginnend, Früherkennung durch ERG-Untersuchung); Katarakt (ab ca. 40. Lebensjahr). – (2) Hörstörung: angeborene oder frühmanifeste Innenohrschwerhörigkeit, zur Taubheit führend. – (3) Neurologische Auffälligkeiten: geistige Behinderung und psychotische Züge (bei ca. ¼ der Betroffenen); Ganganomalien (Labyrinthdefekt). – (4) Beeinträchtigung der Spermienmotilität und -struktur. – (5) Bronchiektasen, chronische Sinusitiden.
Ätiol.: Autosomal-rezessiv erbliches Krankheitsbild (Geschwisterbeobachtungen und Konsanguinität). Wahrscheinlich die häufigste Ursache der Taub-Blindheit bei Erwachsenen (bis zu 6% aller Kinder mit Taubheit sind von diesem Syndrom betroffen). Eine X-chromosomal erbliche Form (Typ IV) wird unterschieden.
Pathog.: Unbekannt. Als Ursache wird eine primäre Störung der Zilien-Motilität diskutiert. Genetisch heterogen. Ein Gendefekt für Usher-Syndrom Typ I wurde auf dem langen Arm des Chromosoms 14 (14q32) postuliert (Kopplung an DNA-Sonden DS14S13). Der Gendefekt für das Usher-Syndrom, Typ II, liegt wahrscheinlich auf dem langen Arm des Chromosoms 1.
Bemerkungen: Unterteilbar in vier Typen (Gorlin et al. 1979):
I.: schwere angeborene Schwerhörigkeit mit Beginn der RP im Alter von 10 Jahren (90% der Fälle);
II.: mittelschwere angeborene Schwerhörigkeit mit Beginn der RP im Alter von 10–20 Jahren;
III.: progrediente Schwerhörigkeit mit Beginn der RP in der Pubertät (1% der Fälle);
IV.: möglicherweise X-chromosomal erbliche Form.
(DD) andere Krankheitsbilder aus dem Formenkreis der Retinitis-pigmentosa-Syndrome: Laurence-Moon-Biedl-Bardet-Syndrom – von-Graefe-Sjögren-Syndrom – Alström-Hallgren-Syndrom – Eldridge-Berlin-Money-McKusick-Syndrom – Diallinas-Amalric-Syndrom und andere mit Taubheit einhergehende Krankheitsbilder.

Lit.: Beatty CW, McDonald TJ, Colvard DM (1979) Usher's syndrome with unusual otologic manifestations. Mayo Clin Proc 54: 543–546. – Boughman JA, Vernon M, Shaver KA (1983) Usher syndrome: definition and estimate of prevalence from two high-risk populations. J Chron Dis 36: 595–603. – Davenport SLH, O'Nuallain S, Omenn GS, Wilkus RJ (1978) Usher syndrome in four hard-of-hearing siblings. Pediatrics 62: 578–583. – Gorlin RJ, Tilsner TJ, Feinstein S, Duvall AJ (1979) Usher's syndrome type III. Arch Otolaryngol 105: 353–354. – De Haas EBH, Van Lith GHM, Rijnders J et al (1970) Usher's syndrome, with special reference to heterozygous manifestations. Docum Ophthalmol 28: 166–190. – Holland MG, Cambie E, Kloepfer W (1972) An evaluation of genetic carriers of Usher's syndrome. Am J Ophthalmol 74: 940–947. – Kaplan J, Gerber S, Bonneau D et al (1991) Probable location of Usher type I gene on chromosome 14q be linkage with D14S13 (MLJ14 probe). Cytogenet Cell Genet 58: 1988. – Karjalainen S, Teräsvirta M, Kärja J, Kääriäinen H (1983) An unusual otological manifestation of Usher's syndrome in four siblings. Clin Genet 24: 273–279. – Kloepfer HW, Laguaite JK, McLaurin JW (1966) The hereditary syndrome of congenital deafness and retinitis pigmentosa (Usher's syndrome). Laryngoscope 76: 850–862. – Lewis RA, Otterud B, Stauffer D et al (1990) Mapping recessive ophthalmic disease: linkage of the locus for Usher syndrome type II to a DNA marker on chromosome 1q. Genomics 7: 250–256. – McCay V (1969) Usher's syndrome – deafness and progressive blindness. J Chron Dis 22: 133–151. – Nuutila A (1970) Dystrophia retinae pigmentosa-dysacusis syndrome (DRD): a study of the Usher or Hallgren syndrome. J Genet Hum 18: 57–88.
McK: 276900; Typ II 276901
U. G. Froster/AS

uteroplacental apoplexy (e): Apoplexie, uteroplazentäre
Uterus bicornis rudimentarius solidus partim excavatus cum vagina solida (obsolet): Mayer-von-Rokitansky-Küster-Fehlbildungskomplex
Uterus bipartitus (obsolet): Mayer-von-Rokitansky-Küster-Fehlbildungskomplex

Uterussynechien, traumatische

Syn.: Asherman-Syndrom – Fritsch-Syndrom – Kavumatresie, partielle – intrauterine Synechien – Amenorrhö, traumatische – endometrial synechiae (e)
Def.: Durch Trauma entstandene intrauterine Synechien, die zu Amenorrhö oder Hypomenorrhö führen.
A.: Joseph Asherman, Gynäkologe, Tel Aviv. Frühe Beschreibungen in Einzelfällen durch Wertheim, Küster, Fritsch 1894, Veit, Halban, Bass 1927, Stamer u.a.m. Die Arbeiten Ashermans erschienen 1948/50.
Diagn. Krit.: (1) Abschwächung der Regelblutung oder Amenorrhö bei biphasischer Körpertemperatur und Tastbefund, die unmittelbar nach Entbindungen, durchgemachten Aborten, Kürettagen oder Uterustamponade auftritt. – (2) Die Symptomatik kann sich auch bei vorhandener Menstruationsblutung auf wiederholte Fehl- oder Frühgeburten oder andere Schwangerschaftsstörungen beschränken. – (3) Die Konzeptionsfähigkeit ist nicht oder kaum herabgesetzt, aber auch nach Lösung der intrauterinen Verwachsungen werden nicht alle Schwangerschaften ungestört ausgetragen (Spätaborte, Frühgeburten). – (4) Hysterosalpingogramm: Füllungsdefekte verschiedener Gestalt, die durch Druckerhöhung nicht geändert werden. – (5) Die Amenorrhö kann Monate oder Jahre bestehenbleiben (geringe Neigung zur spontanen Wiederherstellung der Endometriumfunktion) und reagiert nicht auf Hormontherapie.
Ätiol.: 1. Vor allem nach Kürettage im Puerperium oder wegen »Missed abortion«. – 2. Nach spontanem oder induziertem Abort wegen Blasenmole. – 3. Nach manueller Plazentalösung. – 4. Nach Uterustamponade.
Pathog.: Posttraumatische Stenose oder Synechie des Cavum uteri mit Verlust der normalen Endometriumfunktion.
Bemerkungen: Einige Autoren differenzieren zwischen dem Asherman-Syndrom und dem Fritsch-Syndrom, wobei das letztere aus Amenorrhö oder Hypomenorrhö und Dysmenorrhö und habitueller Abortneigung (oder Sterilität) nach postabortaler Kürettage besteht. – **(DD)** andere, nichttraumatische Formen der sekundären Amenorrhö – Galaktorrhö-Amenorrhö-Sequenz.

Lit.: Asherman JG (1948, 1950) Amenorrhoea traumatica (atretica). J Obstet Gynaec Brit Emp 55: 23–30, 57: 892. – Comninos, AC, Zourlas PA (1969) Treatment of uterine adhesions (Asherman's syndrome). Am J Obstet Gynec 105: 862–868. – Jewelewicz R, Khalaf S et al (1978) Obstetric complications after treatment of intrauterine synechiae (Asherman's syndrome). Obstet Gynec 47: 701–705. – Neuwirth RS (1993) Gynecologic surgery and adhesion prevention. Asherman's syndrome. Prog Clin Biol Res 381: 187–190. – Smid A, Borsos Ak, Takacs J (1980) Ätiologie des Asherman-Syndroms (intrauterine Synechiae). Zbl Gynäk 102: 380–385. – Weseley AC (1981) A new study on intrauterine synechiae. Diagn Gynec Obstet 3: 127–129.

P. Nawrocki; R. Terinde/GA

Uveo-Enzephalitis (Harada): Vogt-Koyanagi-Harada-Sequenz
uveomeningitisches Syndrom: Heerfordt-Syndrom
uveomeningitis syndrome (e): Vogt-Koyanagi-Harada-Sequenz
Uveo-Parotitis-Syndrom: Heerfordt-Syndrom

Uyemura-Syndrom
(Sequenz)

Syn.: Fundus albipunctatus with hemeralopia and xerosis (e)
Def.: Fundus albipunctatus mit idiopathischer Nachtblindheit (Hemeralopie) und Xerosis conjunctivae.
A.: Misao Uyemura, japanischer Ophthalmologe, Tokio. – Erstbeschreibung 1928.
Diagn. Krit.: **(1)** Xerosis conjunctivae bulbi (Bitot-Flecke); Risiko von Hornhautnarben. – **(2)** Auf frühzeitige Vitamin-A-Gabe besserungsfähige Hemeralopie **(D)**. – **(3)** Augenhintergrund: zarte grauweiße Flecken und gelbe Pünktchen (Fundus albipunctatus) besonders im Äquatorbereich und entlang der Gefäße. Makula und Umgebung der Papille unverändert. – **(4)** Dunkeladaptationsstörung. – **(5)** Elektroretinogramm meist erloschen.
Ätiol.: Unbekannt.
Pathog.: Vitamin-A-Mangelzustand bei endogener Disposition?
Bemerkungen: Krankheitsbild wurde in Japan und Italien (Fuchs) beobachtet. Praktisch nie systemischer Vitamin-A-Mangel. Therapie: hohe Dosen Vitamin A. **(DD)** Retinitis punctata albescens mit Nachtblindheit – Fundus albipunctatus mit Nachtblindheit – Hemeralopie ohne Augenhintergrundveränderungen – Oguchi-Syndrom – Vitamin-A-Mangel.
Lit.: Fuchs A (1959) White spots in the fundus combined with night blindness and xerosis (Uyemura's syndrome). Am J Ophthalmol 48: 101–103. – Uyemura M (1928) Über eine merkwürdige Augenhintergrundveränderung bei 2 Fällen von idiopathischer Hemeralopie. Klin Mbl Augenheilk 81: 471–473.

F. H. Stefani/DP

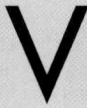

de-Vaal-Seynhaeve-Syndrom: Dysgenesie, retikuläre
Vaandrager-Pena-Syndrom: Chondrodysplasie, metaphysäre, Typ Vaandrager-Pena
VACTERL-Assoziation: VATER-Assoziation

VACTERL-Assoziation mit Hydrozephalus
Syn.: CNS-association with hydrocephalus (e)
Def.: Familiäre Kombination des VACTERL-Symptomenkomplexes mit Hydrozephalus.
A.: Erstbeschreibung durch E. Sujanski und B. Leonard 1983 sowie M. L. Briard et al. 1984.
Diagn. Krit.: **(1)** Hydrozephalus, Enzephalozele, multiple zerebrale Fehlbildungen, okzipitale Meningozele, Hydranenzephalie, Aquäduktstenose, Zerebellumagenesie, Mikrozephalie. – **(2)** Herzfehler: Ventrikel-, Vorhofseptumdefekt, offener Ductus Botalli, bikuspidale Aortenklappe, Endokardfibroelastose, rudimentäre Mitralklappensegel, Persistenz der linken oberen Hohlvene, hypertrophische Papillarmuskulatur. – **(3)** Renale Anomalien: renale, unilaterale Agenesie, bilaterale Hydronephrose, renale Hypoplasie; zystische Degeneration der Nieren; doppelter Ureter; Hufeisenniere; Urethralstenose, Nierenektopie. – **(4)** Pathologische und inkomplette Lungenlappung, hypoplastische Lungen. – **(5)** Analatresie, Malrotation, Ösophagusatresie, Mesenterium ileocolicum commune, Kurzdarm. – **(6)** Genitalanomalien; Ovaraplasie, Oviduktaplasie, dilatierte Vagina, dorsale Fusion der Labia majora, Vaginalatresie, Uterushypoplasie, rektovaginale Fistel. – **(7)** Mikrophthalmie. – **(8)** Anomalie des ersten Kiemenbogens. – **(9)** Radiale Anomalien, Radiusaplasie bilateral, Daumenaplasie, Klumphände, digitalisierter Daumen, präaxiale Polydaktylie, verkürzte gebogene Ulna. – **(10)** Trachealstenose, tracheoösophageale Fistel mit Ösophagusstenose, Trachealatresie. – **(11)** Wirbelkörperanomalien, sakrokokzygeale Defekte. Segmentationsanomalien der LWS, sakrale Agenesie. – **(12)** Akzessorische Milzen, hypoplastische Milzen. – **(13)** Fakultativ: Mikrotie, einzelne Umbilikalarterie, Klumpfuß, hypoplastische Nebennieren, Prune belli syndrome. – **(14)** Früher Tod.
Ätiol.: Möglicherweise autosomal-rezessiv. Mehrere Geschwisterbeobachtungen.
Pathog.: Entwicklungsstörung komplexer embryonaler Strukturen.
Bemerkungen: **(DD)** Hydrolethalus-S. – Warburg-S. – Trisomie 13 und 18.
Lit.: Briard ML, Le Merrer M, Plauchu H et al (1984) Association VACTERL et hydrocéphalie: Une nouvelle entité familiale. Ann Génét 27: 220–223. – Corsello G, Giuffré L (1994) VACTERL with hydrocephalus: a further case with probable autosomal recessive inheritance. Am J Med Genet 49: 137–138. – Evans JA, Stranc LC, Kaplan P, Hunter AGW (1988) VACTERL with hydrocephalus: further delineation of the syndrome(s). Am J Med Genet 34: 177–182. – Froster//Iskenius U, Meinecke P (1992) Encephalocele, radial defects, cardiac, gastrointestinal, and renal anomalies: a new multiple congenital anomaly (MCA) syndrome? Clin Dysmorphol 1: 37–41. – Iafolla AK, McConkie//Rosell A, Chen YT (1991) VATER and hydrocephalus: distinct syndrome? Am J Med Genet 38: 64–51. – Kunze J, Huber//Schumacher S, Vogel M (1992) VACTERL plus hydrocephalus: a monogenic letal condition. Eur J Pediatr 151: 467–468. – Sujansky E, Leonard B (1983) VACTERL-association with hydrocephalus – a new recessive syndrome? (Abstract) Am J Hum Genet 35: 119A only.
McK: 276950
J. Kunze/JK

VACTER-Syndrom: VATER-Assoziation
vagoaccessory-hypoglossal syndrome (e): Jackson-Lähmung
vagoaccessory syndrome (e): Schmidt-Lähmung

Valproat-Embryopathie
Syn.: fetal valproic acid syndrome (e)
Def.: Durch intrauterine Exposition auf das Antiepileptikum Valproinsäure bedingtes Muster angeborener Entwicklungsstörungen.
A.: Erstbeschreibung 1980 durch N. A. Brown, Pharmakologe, Washington D. C., und Mitarbeiter.
Diagn. Krit.: Variables klinisches Bild, liegt bei etwa 10% der in utero exponierten Neugeborenen vor. – **(1)** Wachstumsrückstand. – **(2)** Geistige Behinderung. – **(3)** Kraniofazial: schmale Stirn, Mittelgesichtshypoplasie mit kurzer Nase mit eingesunkener Wurzel, Epikanthus, dysmorphe Ohren, kleines Kinn, Mikrostomie mit abfallenden Mundwinkeln, langer Oberlippe und wenig ausgebildetem Philtrum. – **(4)** Tracheomalazie. – **(5)** Kryptorchismus, Hypospadie. – **(6)** Klumpfuß. – **(7)** Herzfehler, insbesondere Ventrikelseptumdefekt. – **(8)** Lumbosakrale Myelomeningozele (1 bis 2%). – **(9)** Selten: Duodenalatresie, Hernien, Nierenfehlbildungen, Skoliose mit Wirbelfehlbildungen, kleinere Anomalien der Finger bis Fehlen der Daumen/präaxiale Polydaktylie/Phokomelie.
Ätiol.: Intrauterine Exposition zu Valproinsäure. Das Medikament wird als Antiepileptikum allein oder in Kombination verabreicht. Auftreten und Schweregrad der Befunde abhängig von genetischer Konstitution des Feten, Dosis und Dauer der Exposition, höher bei kombinierter Therapie mit mehreren Antiepileptika.
Pathog.: Unbekannt.
Bemerkungen: Valproinsäure passiert die Plazenta vollständig. Im Tierversuch analoge Fehlbildungen induzierbar. Depot-Medikamente führen zu einem gleichmäßige-

ren Blutspiegel (Abflachung der Spitzen) und sollen daher weniger teratogen sein. Bei Exposition der Feten pränatale Ultraschalluntersuchung auf Neuralrohrdefekte indiziert.

Lit.: Ardinger HH, Atkin JF, Blackston RD et al (1988) Verification of the fetal Valproate syndrome phenotype. Am J Med Genet 29: 171–185. – Brown NA, Kao J, Fabro S (1980) Teratogenic potential of valproic acid. Lancet 1: 660–661. – Dalens B, Raynaud E-J, Gaulme J (1980) Teratogenicity of valproic acid. J Pediatr 97: 332–333. – Lammer EJ, Sever LE, Oakley GP (1987) Teratogen update: Valproic acid. Teratology 35: 465–473.

A. Schinzel/AS

Valproat-Syndrom, fetales: Antiepileptika-Embryofetopathie
vanishing diabetes mellitus syndrome (e): Houssay-Phänomen

Vaquez-Osler-Krankheit

Def.: Historischer Begriff für Polycythaemia rubra vera.

Lit.: Osler W (1903) Chronic Cyanosis with polycythemia and enlarged spleen: a new clinical entity. Am J Med Sci 126: 187–201. – Vaquez LH (1892) Sur une forme spéciale de cyanose s'accompagnant d'hyperglobulie excessive et persistante. Compt rend Soc biol Paris 44: 384–388.

variant angina (e): Prinzmetal-Angina(-pectoris)
various cutaneous pigmented lesions, myxoid neurofibromata and atrial myxoma (e): Carney-Komplex

Varizellen-Embryo-Fetopathie

Syn.: Varizellen-Embryopathie

Def.: Ein seltenes, aber definiertes Krankheitsbild nach mütterlicher Varizellenerkrankung zwischen der 7.–28. Schwangerschaftswoche, das gekennzeichnet ist durch Frühgeburtlichkeit bzw. Untergewicht, frische Hauterosionen, Kutisaplasien und Narben, Extremitätenfehlbildungen, -hypoplasien, Extremitätenparesen, Augendefekte und Hirnfehlbildungen.

A.: Erstbeschreibung 1947 durch E. G. Laforet und C. L. Lynch.

Diagn. Krit.: Bisher 35mal beschrieben. **(1)** In 35/35 Frühgeburtlichkeit bzw. pränatale Dystrophie. – **(2)** Frische Hauterosionen, Kutisaplasien und Narben [24/35]. – **(3)** Extremitätenfehlbildungen, -hypoplasien, einschließlich der Finger und Zehen [22/35]. – **(4)** Augendefekte [20/34]. – **(5)** Hirnfehlbildungen, -atrophien, Ventrikeldilatationen [32/35]. – **(6)** Schluckstörungen [17/24]. – **(7)** Extremitätenparesen [8/18]. – **(8)** Psychomotorische Retardierung und Krämpfe [9/18].

Ätiol.: Mütterliche Varizelleninfektion zwischen der 7.–28. Schwangerschaftswoche.

Pathog.: Intra graviditatem wird durch die transplazentare Virämie kindliches Nervengewebe zerstört. Daraus resultieren viele der klinischen Auffälligkeiten (Hypothese).

Inzidenz der Varizelleninfektion intra graviditatem: 0,4% vor der 13. SSW (2/472), 2% zwischen 13.–20. SSW (7/351).

Lit.: Alkalay AL, Pomerance JJ, Rimoin DL (1987) Fetal varicella syndrome. J Pediatr 111: 320–323. – Enders G, Miller E et al (1994) Consequences of varicella and herpes zoster in pregnancy: prospective study of 1739 cases. Lancet 343: 1547–1550. – Just M, Berger R (1985) Zur Frage der Prophylaxe der Varicellen-Embryo-Fetopathie. Editorial. Helv paediat Acta 40: 337–339. – König R, Gutjahr P, Kruel R, Enders G, Spranger J (1985) Konnatale Varicellen-Embryo-Fetopathie. Helv paediat Acta 40: 391–398. – Laforet EG, Lynch CL (1947) Multiple congenital defects following maternal varicella. N Engl J Med 236: 534–537. – Unger-Köppel J, Kilcher P, Tönz O (1985) Varicellenfetopathie. Helv paediat Acta 40: 399–404.

J. Kunze/JK

Varizellen-Embryopathie: Varizellen-Embryo-Fetopathie
vascular dysplasia-sternal malformation (e): Mittelbauchraphe, supraumbilikale, Sternalspalte und vaskuläre Dysplasie-Assoziation
vascular headache (e): Cluster-Kopfschmerz
vasodilatation hémicéphalique (Valéry//Radot) (fz): Cluster-Kopfschmerz
Vasquez-Syndrom: Juberg-Marsidi-Syndrom

VATER-Assoziation

Syn.: VATER-Syndrom – VATER-Symptomenkomplex – VACTERL-Assoziation – VATERL-Syndrom – VACTER-Syndrom

Def.: Eine Assoziation von Fehlbildungen der Wirbelsäule, des Enddarms, von Trachea und Ösophagus, Extremitäten, Herz und Nieren (V = Vertebral defects, A = anal atresia, TE = tracheo-esophageal fistula, R = radial and renal anomalies, C = cardiac anomalies, L = limb anomalies).

A.: Erstbeschreibung 1972/73 durch Linda Quan und David W. Smith, Seattle, USA, als VATER-Assoziation. 1974 Erweiterung des Begriffs auf VACTERL-Assoziation durch S. Tentamy und J. D. Miller.

Diagn. Krit.: **(1)** Wirbelkörperanomalien im Sinne von Halbwirbeln, Blockwirbeln, Wirbelkörperverdoppelungen mit Rippendysplasien (60%). – **(2)** Analatresie (60%). – **(3)** Ösophagusatresie oder -stenose, oft mit Ösophagotrachealfistel (60%). – **(4)** Radiusdysplasie oder -aplasie (44%), präaxiale Polydaktylie, Syndaktylie der Finger. – **(5)** Nierenfehlbildungen (74%): Agenesie, Hydronephrose, Hufeisenniere, Ektopie, Zysten u.a. – **(6)** Kongenitale Herzfehler (73%), am häufigsten Ventrikelseptumdefekt. – **(7)** Fehlbildungen der unteren Extremität (43%): präaxiale Polydaktylie, Syndaktylie von Zehen, Hypo- und Aplasie der Tibia/Fibula, Aplasie der Metatarsalknochen, Genu recurvatum. – **(8)** Nabelarterienagenesie (33%). – **(9)** Ohranomalien (39%). – **(10)** Weitere Symptome: Minderwuchs, normale Intelligenz, Duodenalatresie, Genitalanomalien, Inguinalhernie, Zwerchfellhernie, Omphalozele, Meningomyelozele, Lippen-Kiefer-Gaumenspalte, Larynxanomalien, Lungenagenesie. – **(11)** Normaler Karyotyp, nur vereinzelt Beobachtungen verschiedener Chromosomenanomalien.

Ätiol.: Unbekannt, vermutlich mehrheitlich nicht genetisch bedingt.

Pathog.: Verdacht auf allgemeine Differenzierungsstörung des Mesenchyms, die wahrscheinlich vor dem 35. Schwangerschaftstag eintritt. Theorie der axialen mesodermalen Dysplasie als Entwicklungsfelddefekt mit Entwicklung der VATER-Assoziation als Disruption.

Bemerkungen: Häufigkeit 1,6 auf 10 000 Lebendgeborene. Variable Kombination von Fehlbildungen, mindestens drei Hauptsymptome (1)–(6) ausreichend für Diagnose. Vorkommen sporadisch, einzelne Familienbeobachtungen mit wahrscheinlich dominantem, auch rezessivem Erbgang. Heterogenie, bedarf weiterer Abklärung. Prognose abhängig vom Schweregrad der Fehlbildung, 12% Totgeburten, bis zu 48% verstarben im ersten Lebensjahr. **(DD)** VACTERL-Assoziation mit Hydrozephalus – CHARGE-Assoziation – MURCS-Assoziation – Holt-Oram-Syndrom – kaudales Regressionssyndrom – kardiofaziales Syndrom – Potter-Sequenz – Klippel-Feil-Syndrom – Sirenomelie – Goldenhar-Syndrom – Trisomie 18 – Trisomie 13 – 13q-Syndrom – 5p-Syndrom – Meckel-Gruber-Syndrom – Zellweger-Syndrom – Blasenekstrophie – Teratogene (Thalidomid).

Lit.: Baumann W, Greinacher I, Emmrich P, Spranger J (1976) VATER- oder VACTERL-Syndrom. Klin Pädiat 188: 328–337. – Gozes J, Nakai H, Byers M et al (1987) Sepuential expression in the nervous system of C-MYB and VIP genes, located in human chromosomal region bq24. Somat Cell Molec Genet 13: 305–313. – Khoury MJ, Cordero JF, Greenberg F et al (1983) A population study of the VACTERL association: evidence for its etiologic heterogeneity. Pediatrics 71: 815–820. – Quan L, Smith DW (1973) The VATER association (vertebral defects, anal atresia, T-E fistula with esophageal atresia, radial and renal dysplasia: a spectrum of associated defects). J Pediatr 82: 104–107. – Tentamy SA, Miller JD (1974) Extending the scope of the VATER association: defintion of the VATER syndrome. J Pediatr 85: 345–349. – Weaver DD, Mapstone CL, Yu P (1986) The VATER association: analysis of 46 patients. Am J Dis Child 140: 225–229.

McK: 192350
A. Dörries/JK

VATERL-Syndrom: VATER-Assoziation
VATER-Symptomenkomplex: VATER-Assoziation
VATER-Syndrom: VATER-Assoziation

Vaughan-Syndrom
Def.: Hist. Begriff, der die Osteomyelofibrose-Osteomyelosklerose als Leukoerythroblastose des Blutes mit Myelosklerose beschreibt.
Lit.: Vaughan JM, Harrison CV (1939) Leucoerythroblastic anemia and myelosclerosis. J Path Bact 48: 339–341.

Veitstanz: Sydenham-Krankheit

velo-kardio-faziales Syndrom
Syn.: Shprintzen-Syndrom II – Strong-Shprintzen-Syndrom
Def.: Relativ wenig distinktes, autosomal-dominant vererbtes Dysmorphiesyndrom. Relativ häufige Ursache von Gesichtsspalten, starke Expressivitätsschwankungen des Gens.
A.: Benennung 1978 durch Robert J. Shprintzen, Kieferchirurg, Bronx/New York; die erste Familie wurde von Strong bereits 10 Jahre vorher veröffentlicht.
Diagn. Krit.: **(1)** Gaumenspalte: Leitbefund, aber nicht konstant. Auch submuköse Spalten kommen vor. – **(2)** Herzfehler, besonders Ventrikelseptumdefekt, Fallot-Tetralogie und rechts deszendierende Aorta. – **(3)** Intelligenzdefekt, meist auf Stufe Debilität/Imbezillität. Verhaltensstörung, distinkte Sprachverzögerung. – **(4)** Kleinwuchs (33%), Mikrozephalie, erniedrigte Geburtsmaße. – **(5)** Gesichtsdysmorphien: langes, schmales Gesicht mit kleinem Kinn, Malokklusion, prominenter Nase mit breiter und prominenter Wurzel, schmaler Spitze und hypoplastischen Alae, hypoplastischem Oberkiefer, Hypertelorismus, engen Lidspalten, mongoloider oder antimongoloider Augenstellung, dysmorphen Ohren. – **(6)** Schmale Hände und Füße. – **(7)** Im seitlichen Schädelröntgenbild: Sella-Nasion-Basion-Winkel mehr als zwei Standarddeviationen über der Norm. – **(8)** Muskuläre Hypotonie. – **(9)** Volles Haar. – **(10)** Leisten-/Nabelhernien, Kryptorchismus. – **(11)** Sekundär Schalleitungsschwerhörigkeit. – **(12)** Selten: Holoprosenzephalie.

Ätiol.: Autosomal-dominantes pleiotropes Gen (Gene?) mit stark schwankender Expressivität, sowohl was Herzfehler und Spalten als auch die geistige Entwicklung betrifft. Genträger mit normaler Intelligenz kommen vor. Genlokalisation 22q11.2. Die Mehrheit der Fälle stellen Deletionen dar, die sich von denjenigen, die das DiGeorge-Syndrom zur Folge haben, molekulargenetisch nicht unterscheiden und in denselben Familien vorkommen. Basis der Expressivitätsunterschiede unbekannt. In dem Rest der Fälle wahrscheinlich Punktmutationen im gleichen Gen (noch nicht nachweisbar). Siehe CATCH22 und DiGeorge-Syndrom.
Pathog.: Unbekannt.

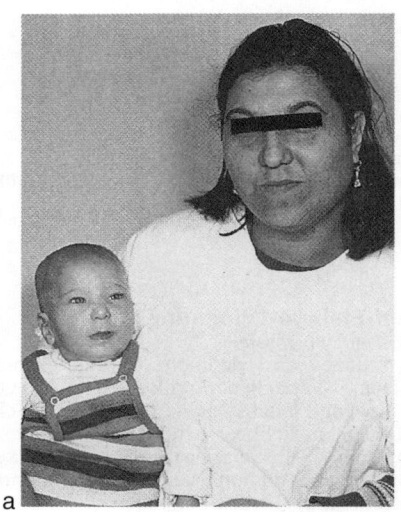

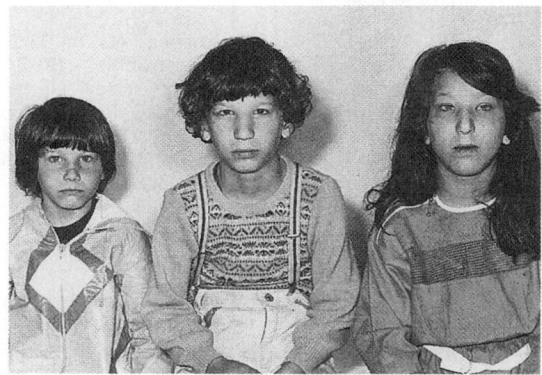

velo-kardio-faziales Syndrom: a) Mutter und Tochter, 25 Jahre bzw. 8 Monate alt; b) drei Geschwister: links nicht betroffenes 6jähriges Mädchen, Mitte betroffener 7½jähriger Knabe, rechts betroffenes 9jähriges Mädchen (aus Meinecke et al., 1986)

Bemerkungen: An das velo-kardio-faziale Syndrom sollte in jedem Fall von Gaumenspalte gedacht werden, bei welchem in der nahen Verwandtschaft ein oder mehrere der folgende Befunde vorliegen: Herzfehler, Gaumenspalte, Gesichtsdysmorphien, Intelligenzdefekt. FISH-Nachweis der Deletion im Chromosom 22 siehe DiGeorge-Syndrom.
Lit.: Driscoll DA, Spinner NB, Budarf ML et al (1992) Deletions and microdeletions of 22q11.2 in velo-cardio-facial syndrome. Am J Med Genet 44: 261–268. – Kelly D, Goldberg B, Wilson D et al (1993) Confirmation that the velo-cardio-facial syndrome is associated with haplo-insufficiency of genes at chromosome 22q11. Am J Med Genet 45: 308–312. – Meinecke P, Beemer FA, Schinzel A, Kushnick T (1986) The velo-cardio-facial syndrome. Clinical variability in eight cases. Eur J Pediatr 145: 539–544. – Scambler PJ, Kelly D, Lindsay E et al (1992) Velo-cardio-facial syndrome associated with chromosome 22 deletions encompassing the DiGeorge locus. Lancet 339: 1138–1139. – Shprintzen RJ, Goldberg RB, Lewin HL et al (1978) A new syndrome involving cleft palate, cardiac anomalies, typical facies, and learning disabilities: velo-cardio-facial syndrome. Cleft Palate J 15: 56–62. – Strong WB (1968) Familial syndrome of right-sided aortic arch, mental deficiency, and facial dysmorphism. J Pediatr 73: 882–888.
McK: 192430
A. Schinzel/AS

Vena-cava-superior-Syndrom
(Sequenz)
Syn.: Okklusionssyndrom der Vena cava superior – Kompressionssyndrom der Vena cava superior – Hohlvenensyndrom, oberes – superior vena cava syndrome (e)
Def.: Venöse Abflußbehinderung bzw. Stauung durch Kompression oder Okklusion der Vena cava superior.
A.: Erstbeschreibung 1747 durch William Hunter (1718–1783), schottischer Chirurg.
Diagn. Krit.: **(1)** Einflußstauung der oberen Körperhälfte. – **(2)** Schwellung und Zyanose im Gesichts-, Nackenbereich (»Stokes-Kragen«) und der Arme. – **(3)** Atemnot (auch als akute Symptomatik). – **(4)** Fehlende Atemmodulation der Jugularvenen. – **(5)** Teilweise Schwindelgefühl, Kopfschmerz, Somnolenz, Tinnitus, Oppressionsgefühl. – **(6)** Bei starker Ausprägung Epistaxis, selten Exophthalmus. – **(7)** Apparative Diagnostik: Ultraschallsonographie, Phlebo-Kavographie und ggf. Computertomographie zur Diagnosesicherung und Ursachenabklärung.
Ätiol.: **1.** Häufigste Ursache ist der Einbruch intrathorakaler Neoplasien (Bronchialkarzinome [!], Lymphome oder andere mediastinale Tumore), aber auch durch Aortenaneurysmen, Mediastinitis, konstriktive Perikarditis. Im Zusammenhang mit zentralen Venenkathetern, Schrittmacherkabeln auftretende Thrombosen als Ursache. **2.** Spontane Thrombose der Vena cava superior als seltene Ursache.
Pathog.: Abflußbehinderung.
Bemerkungen: **(DD)** Armvenenthrombose (Paget-von-Schroetter) – Subklaviathrombose. Therapie ursachenabhängig; zumeist Bestrahlung, ggf. intravaskuläre Protheseneinlage (Stent) oder venöser Bypass.
Lit.: Baker GL, Barnes HJ (1992) Superior Vena Cava Syndrome. Am J Crit Care 1: 54–64. – Browse NL, Burnand KG, Thomas NL (1988) Diseases of the Veins, pp 636–642. Edward Arnold, London. – Escalante CP (1993) Causes and management of superior vena cava syndrome. Oncology 7: 61–68. – Hunter W (1747) History of aneurysms of aorta with some remarks on aneurysms in general. Med Observ Inquiries 1: 323–357.
H.-H. Osterhues/GA

veno-occlusive disease (e)
Syn.: VOD – Stuart-Bras-Syndrom
Def.: Akute schmerzhafte Hepatomegalie mit Aszites bei nachgewiesener Durchgängigkeit der Vena cava inferior und der großen Lebervenen. Bioptisch nachweisbarer Verschluß kleinster Lebervenenäste.
A.: Erstbeschreibung 1954 durch Kenneth Lamont Stuart, britischer Kliniker, und Gerrit Bras, holländischer Pathologe.
Diagn. Krit.: **(1)** Plötzlich auftretende, schmerzhafte Lebervergrößerung mit Aszites und Auftreibung des Abdomens. – **(2)** Durchgängigkeit der V. cava inferior und der großen Lebervenen. – **(3)** Leberhistologie: Fibrinablagerungen um die zentralen und sublobulären Venen mit Stauung, Nekrose und Degeneration des zentrolobulären Parenchyms.
Ätiol.: Zunächst in Westindien beschrieben, wo die Erkrankung für bis zu 30% der Leberzirrhosen verantwortlich sein soll. Dort wird sie meist in einem Alter zwischen 1,5 und 3 Jahren (7 Monate bis 65 Jahre) manifest. Die Manifestationen in Westindien werden durch die toxische Wirkung von Pyrrolizidin-Alkaloiden in dort heimischen Pflanzen (Crotolaria und Senecio, Buschtees) verursacht. In Ländern der westlichen Welt wurden Fälle nach Strahlentherapie, im Rahmen von Graft-versus-host-Reaktionen nach Knochenmark-Transplantationen und nach Medikamenten oder Toxinen (Aflatoxin, Dimethylnitrosamin, 6-Thioguanin, Azathioprin, Urethan) beschrieben.
Pathog.: Initial Endothelschädigung der Sinusoide und kleinen Lebervenen, gefolgt von Fibrinablagerungen mit teilweisem oder völligem Verschluß der kleinen Venen. In der Folge Ausbildung eines postsinusoidalen Pfortaderhochdrucks.
Bemerkungen: Der weitere Verlauf kann in einer raschen oder verzögerten Rückbildung der Symptome oder dem Übergang in eine Leberzirrhose bestehen. Selten entwickelt sich eine Leberzellinsuffizienz; in chronischen Fällen wird der Verlauf meistens durch die Komplikationen des Pfortaderhochdrucks bestimmt. **(DD)** Budd-Chiari-Syndrom – Thrombose oder Obstruktion der V. cava inferior.
Lit.: Bras G, Jeliffe DB, Stuart KL (1954) Veno-occlusive disease of the liver with nonportal type of cirrhosis, occuring in Jamaica. Arch Path 57: 285–300. – Fajardo LE, Colby TV (1980) Pathogenesis of veno-occlusive liver disease after radiation. Arch Pathol Lab Med 140: 584–588. – McDonald GB, Hinds MS, Fisher LD et al (1993) Veno-occlusive disease of the liver and multiorgan failure after bone marrow transplantation: a cohort study of 355 patients. Ann Intern Med 118: 255–267. – McLean EK (1970) The toxic actions of pyrrolizidine (senecio) alcaloids. Pharmacol Rev 22: 429. – Stuart KL, Bras G (1957) Veno-occlusive disease of the liver. Quart J Med 26: 291.
M. Scheurlen/GA

Verbiest-Syndrom: Charcot-Syndrom I

Verhältnisschwachsinn
Def.: Ungünstiges Verhältnis verschiedener psychischer Eigenschaften zueinander, ohne daß irgendeine Funktion, für sich allein genommen, als Ursache bezeichnet werden kann.
A.: Eugen Bleuler, 1857–1939, schweizerischer Psychiater, Zürich. Erstbeschreibung 1914.
Diagn. Krit.: **(1)** Häufig Diskrepanz zwischen starkem Antrieb und geringer kognitiver Leistungsfähigkeit. –

(2) Selbstüberforderung hinsichtlich Ausbildung und Berufswahl. – (3) Denken oft weniger verarmt wie bei anderen Schwachsinnsformen, sondern vielmehr pseudovielseitig, pseudophilosophisch, oberflächlich und vage. – (4) Die Kombination mit dauerhaften Verschiebungen der Grundstimmung, etwa im Sinne eines hyperthymen Temperamentes, kommt ebenso vor wie das gemeinsame Auftreten von Verhältnisschwachsinn und psychotischer Erkrankung.

Ätiol.: Unbekannt. Genetische und psychosoziale Einflüsse werden diskutiert.

Pathog.: Heterogen. Die komplexe Pathogenese bringt einen in der Regel chronifizierten und therapeutisch wenig beeinflußbaren Verlauf mit sich.

Bemerkungen: Der Begriff ist in dieser Form heute nicht mehr gebräuchlich. Es besteht eine Verwandtschaft zum Konzept des Pseudoschwachsinns bei Kindern: derartige Kinder können ihre zumeist normale bis knapp unterdurchschnittliche Intelligenz aufgrund unterschiedlicher psychischer und sozialer Faktoren nicht angemessen umsetzen, so daß sie unterschätzt oder gar für schwachsinnig gehalten werden. Im Erwachsenenalter kann sich bei ihnen das Bild des Verhältnisschwachsinns entwickeln.

Lit.: Bleuler E (1914) Verhältnisblödsinn. Allg Z Psychiat 71: 537–586. – Dietrich H (1975) Psychiatrie in Stichworten, 2. Aufl. Enke, Stuttgart.

P. Hoff/DP

che Wirkung einen Anstieg des cAMP. In den verschiedenen Darmabschnitten kommt es zu Sekretionsveränderungen. Proximales Jejunum: Na^+- und Cl^--Sekretion, restlicher Dünndarm K^+- und HCO_3^--Sekretion, Kolon: ausschließlich K^+-Sekretion, keine Wasser- oder Na^+-Sekretion. Dadurch ausgelöst werden Diarrhöen mit nachfolgender Hypovolämie (Fieber, psychische Störungen, funktionelle Nierenstörungen). Exokrine Pankreasfunktion im allgemeinen intakt.

Bemerkungen: Diagnostisch sind die Symptome der oft malignen ursächlichen Tumoren abzugrenzen. **(DD)** andere Malabsorptions- und Durchfallerkrankungen – Zollinger-Ellison-Syndrom – Morbus Crohn – α-Schwerkettenkrankheit – Gastrinome. Selten Assoziation mit multipler endokriner Neoplasie (MEN I).

Lit.: Krejs GJ, Walsh JM, Morawski B, Fordtran JS (1977) Intractable diarrhea. Intestinal perfusion studies syndrome and surreptitious ingestion of laxatives and diuretics. Am J Dig Dis 22: 280–292. – Krejs GJ (1987) VIPoma syndrome. Am J Med 82 (Suppl 5B): 37–50. – Modigliani R, Bernier JJ (1982) Pathophysiology of hormonal diarrhea. In: Chadwick VS, Phillips SF (eds) Gastroenterology-Small Intestine, pp 265–279. Buttersworths Int Med Rev, New York, London. – Priest WM, Alexander M (1957) Islet cell tumor of the pancreas with peptic ulceration, diarrhoea, and hypocalemia. Lancet II: 1145. – Verner JV, Morrison AB (1958) Islet cell tumor and a syndrome of refractory watery diarrhea and hypokalemia. Am J Med 25: 374–380.

C. Scheurlen/GA

Vernachlässigung, ein- oder halbseitige: Neglect-Symptomatik
Vernachlässigungssyndrom im hohen Lebensalter: Diogenes-Symptomenkomplex

Vernet-Lähmung: Vernet-Symptomatik

Verner-Morrison-Syndrom

Syn.: VIPom – Cholera, pankreatische – WDHA-Syndrom (Akronym für Watery Diarrhea Hypokalemia Achlorhydria) – cholera, endocrine (e)

Def.: Krankheitsentität, die die sogenannte pankreatische Cholera und Diarrhöen mit adenomatöser Hyperplasie oder Nicht-Beta-Inselzelltumoren des Pankreas (Ganglioneurofibrome, Ganglioneuroblastome, Phäochromozytom) umfaßt.

A.: John Victor Verner, 1927–, Arzt, Durham, North Carolina/USA. – Ashton B. Morrison, 1922–, Pathologe, Philadelphia/USA. – Erstbeschreibung des Syndroms 1957 durch Priest und Alexander sowie durch Verner und Morrison.

Diagn. Krit.: (1) Meist chronisch und in Schüben verlaufende, z.T. progredient profuse, wäßrige, auch bei 48 Std. Fasten bestehende, praktisch therapierefraktäre Diarrhöen (> 10/die, 1–2 l), gelegentlich Steatorrhöen. – (2) Erbrechen, schwere Dehydratation und Gewichtsverlust. – (3) Fieber. – (4) Paresen oder Paralysen, psychische Störungen. – (5) Renale Tubulopathie mit paradoxer Polyurie, Hyperkaliämie, Azidurie (20–50%). Funktionelle Niereninsuffizienz. – (6) Hypokaliämie, Hyperkalziämie, metabolische Azidose. – (7) Resorptionstests, Röntgenuntersuchungen und Passagezeiten des Dünndarms meist normal. – (8) Erhöhung des vasoactive intestinal polypeptide (VIP) im Serum.

Ätiol.: Meist maligne Nicht-Beta-Inselzelltumoren des Pankreas (88%) und/oder Ganglioneurome, -blastome, -phäochromozytome, selten (18%) bei diffuser Inselzellhyperplasie.

Pathog.: Die unkontrollierte Bildung von VIP durch die Tumoren bewirkt wahrscheinlich durch Sekretin-ähnli-

Vernet-Symptomatik

Syn.: Vernet-Lähmung

Def.: Durch Schädigung der Pyramidenbahn im Bereich der Medulla oblongata entstehende, besondere alternierende Lähmungsform.

A.: Erstbeschreibung 1916 durch Maurice Vernet, 1887–, französischer Neurologe.

Diagn. Krit.: (1) Kontralaterale spastische Halbseitenlähmung. – (2) Homolaterale Gaumensegel-, Rachenhinterwand- und Schlucklähmung mit Sensibilitätsstörungen im Bereich des hinteren Zungendrittels und Hemianästhesie des Schlundes. – (3) Homolaterale Lähmung des N. accessorius (mit Parese der Mm. trapezius und sternocleidomastoideus) = hintere Gruppe der Hirnnerven-Sequenzen (Lähmung der Nn. IX, X, XI).

Ätiol.: Vielfältig.

Pathog.: Umschriebene Pyramidenbahnläsion durch Blutungen, Tumoren, Entzündungen, Traumen.

Bemerkungen: **(DD)** alle übrigen Formen der Foramen-jugulare-Symptomatik (dort Tabelle) – Millard-Gubler-S. – Garcin-S. – Weber-S. – isolierte Hirnnerven-Sequenzen (hintere Gruppe).

Lit.: Schmidt D (1995) In: Schmidt D, Malin JP (Hrsg) Erkrankungen der Hirnnerven, 2. Aufl. Thieme, Stuttgart, New York. – Vernet M (1916) Les paralysies laryngées associées. Thèse de Lyon: 224. – Vernet M, Sargnon (1916) Sur le „syndrome total" des quatre derniers nerfs crâniens (deux observations nouvelles de blessés de guerre). Rev neurol Paris 33: 943–948.

D. Schmidt/DP

Vernet-Syndrom: Foramen-jugulare-Symptomatik
Verrucosis generalisata: Epidermodysplasia verruciformis (Lewandowsky-Lutz)

verruköses Karzinom der Genitalregion: Riesenkondylome Buschke-Loewenstein
Verschüttungssyndrom: Crush-Sequenz

Vertebralis-Anzapf-Syndrom
(Sequenz)

Syn.: Steal-Syndrom – Anzapf-Syndrom der Arteria vertebralis – Entzugs-Syndrom der Arteria subclavia – Subclavia-Entzugs-Syndrom – subclavian steal syndrome (e) – brachial-basilar insufficiency syndrome (e) – subclavian steal effect (e)
Def.: Zerebro-vaskuläres Krankheitsbild, das durch eine Obstruktion der proximalen A. subclavia zur Anzapfung des basilären Strombahngebietes führt.
A.: L. Contorni, Chirurg, Parma. – Erstbeschreibung 1961 durch Reivich und Mitarbeiter. – Die Bedeutung der A. vertebralis als Kollateralgefäß für die am Abgang verschlossene A. subclavia ist Anatomen und Physiologen schon seit längerem bekannt, auch hat Willis selbst bereits 1664 die Möglichkeit der Umkehrzirkulation in Ästen des nach ihm benannten Circulus arteriosus postuliert.
Diagn. Krit.: Häufig asymptomatisch, wenn symptomatisch, **(1)** meist anfallweise (besonders nach Armarbeit) auftretende Zeichen einer zerebro-vaskulären Insuffizienz: Schwindelzustände, Nausea, Bewußtseinsstörungen, Paresen und/oder Taubheitsgefühl einer Körperhälfte, einer Gliedmaße oder Gesichtshälfte, flüchtige Sprech- und Gangstörungen, Auftreten von Doppelbildern, Hemianopsie, Nystagmus, Schluckstörungen, rezidivierende Hemikranie. – **(2)** Zeichen der Mangeldurchblutung eines Armes: Blutdruckdifferenzen zwischen beiden Armen, Pulsdifferenzen, Fehlen eines Radialispulses, Kältegefühl, Par- oder Dysästhesien, Fehlen des Pulses einer A. subclavia (in der Supraklavikulargrube), Muskelschwäche, Belastungsschmerz im Sinne des »intermittierenden Hinkens«. – **(3)** Das Angiogramm weist die Stenosierung oder Obliteration der A. subclavia (oder des Truncus brachiocephalicus) proximal vom Vertebralisabgang sowie die verschlußseitige retrograde Kontrastmittelfüllung der A. vertebralis nach. Die Diagnose kann auch mittels Dopplersonographie gestellt werden. – **(4)** Die Störung betrifft fast ausnahmslos ältere Menschen mit fortgeschrittener Arteriosklerose. – Die Symptomatik kann je nach Lokalisation und Stenosegrad, aber auch abhängig von der Ausbildung von Kollateralkreisläufen variieren. Bei ausgedehnterem Kollateralnetz kann trotz Anzapfung noch eine ausreichende Hirndurchblutung gewährleistet bleiben und dementsprechend die Hirnsymptome fehlen.
Ätiol.: Meist erworbene Störung infolge von arteriosklerotischem Verschluß des proximalen Anteils der linken A. subclavia, selten beider Aa. subclaviae.
Pathog.: Der entstehende Blutdruckabfall distal der Gefäßstenose unter den im Circulus arteriosus Willisii vorhandenen Druck bewirkt die Umkehr der Strömungsrichtung in der verschlußseitigen A. vertebralis und führt so zur Ausbildung einer gerichteten Kollateralzirkulation von der gegenseitigen A. subclavia über die beiden Aa. vertebrales zum poststenotischen Abschnitt der A. subclavia. Diese Stromumkehr in der A. vertebralis, die sich durch vermehrten Blutbedarf nach Armbelastung steigert, führt zu einer »Anzapfung« des basilären Strombahngebietes zugunsten des Kollateralkreislaufes und zuungunsten der Hirndurchblutung im Hirnstamm und Kleinhirn.
Lit.: Contorni L (1960) Il circolo collaterale vertebro-vertebrale nella obliturazione dell'arteria succlavia alla sua origine. Minerva cir 15: 268–271. – Herring M (1977) The subclavian steal syndrome; a review. Am Surg 43: 220–228. – Kersten HG, Rau G, Höffken W, Heberer G (1964) Das Anzapf-Syndrom der Arteria vertebralis bei Obliteration der Arteria subclavia im Abschnitt I (Subclavian steal syndrome). Medizinische: 1526–1530. – Reivich M, Holling HE, Roberts B, Toole JF (1961) Reversal of blood flow through the vertebral artery and its effect on cerebral circulation. N Engl J Med 265: 878–885. – Vollmar J, Elbayar M, Kolmar D et al (1964) Zerebrale Durchblutungsinsuffizienz bei Verschlußprozessen der Arteria subclavia („subclavian steal effect"). Dtsch med Wschr 90: 8–14.

K. Einhäupl/DP

Vertebral-Syndrom (Putti): Putti-Syndrom
vertebra plana Calvé: Osteochondrose, aseptische, Typ Calvé
vertical supranuclear ophthalmoplegia lipidosis (e): DAF-Symptomatik
vertige auriculaire (fz): Ménière-Krankheit
vertige de Lermoyez (fz): Lermoyez-Symptomenkomplex
vertige épisodique avec surdité (fz): Ménière-Krankheit
vertige labyrinthique (fz): Ménière-Krankheit
vertigo paralysant (fz): Gerlier-Symptomenkomplex
Verzweigtketten-Alpha-keto-dehydrogenase-Mangel: Ahornsirup-Krankheit
Verzweigtkettendecarboxylase-Mangel-Syndrom: Ahornsirup-Krankheit
Verzweigtkettenketoazidurie: Ahornsirup-Krankheit
Vesell-Syndrom: Strasburger-Hawkins-Eldridge-Syndrom
Vestibularissyndrom: Ménière-Krankheit
Vidianus-Neuralgie: Sluder-Neuralgie
Vierhügelstarre (Kyrieleis): Parinaud-Symptomatik

Vierhügel-Syndrom
(Symptomenkomplex)

Syn.: Pubertas praecox, zentrale – Epiphysen-Syndrom – Pellizzi-Syndrom – macrogenitosomia praecox syndrome (e) – quadrigeminal plate syndrome (e) – syndrome pinéal (fz)
Def.: Unscharfer Begriff für einen Symptomenkomplex, der – abgesehen vom Parinaud-Syndrom – als Fernwirkung bei raumfordernden Prozessen in der Vierhügelplatte auftritt.
Lit.: Pellizzi GB (1910) La sindrome epifisaria „Macrogenitosomia precoce". Riv ital Neuropatol Psichiat 3: 193–207.

W. Paulus/DP

Viertelstörung: Quadranten-Symptomatik

Villaret-Symptomatik

Syn.: Syndrom der hinteren Pharynxloge – syndrome de l'espace rétroparotidien postérieur (fz) – syndrome rétroparotidien postérieur (fz) – retroparotid space syndrome, posterior (e) – retropharyngeal syndrome, posterior (e)
Def.: Einseitige Lähmung der kaudalen Hirnnerven (Nn. IX–XII) sowie des Halssympathikus.
A.: Erstbeschreibung 1916 durch Maurice Villaret, 1877–1946, Neurologe, Paris.
Diagn. Krit.: **(1)** Lähmung des oberen Pharynx mit Schluckstörungen bei Zufuhr festerer Speisen. – **(2)** Einseitige Gaumensegellähmung. – **(3)** Anästhesie im Bereich der gelähmten Gebiete. – **(4)** Anästhesie des hinteren Zungendrittels. – **(5)** Einseitige Stimmbandlähmung. – **(6)** Anästhesie des Kehlkopfes. – **(7)** Symptome

der Horner-Trias. – (8) Einseitige Lähmung des M. sternocleidomastoideus und M. trapezius.
Ätiol.: Vielfältig.
Pathog.: Läsionen der hinteren Hirnnervengruppe (Nn. IX–XII) durch Prozesse, die sich im Raum hinter der Parotis abspielen (Traumen aller Art, Neoplasmen, Entzündungen und Abszesse u.a.).
Bemerkungen: **(DD)** kaudale Hirnnerven-Sequenzen.
Lit.: Schmidt D (1995) In: Schmidt D, Malin JP (Hrsg) Erkrankungen der Hirnnerven, 2. Aufl. Thieme, Stuttgart, New York. – Villaret M (1916) Le syndrome nerveux de l'espace rétroparotidien postérieur. Rev neurol 23: 188–190.
D. Schmidt/DP

Vinylchloridkrankheit
Syn.: Polyvinylchlorid(PVC)-Krankheit
Def.: Bei Vinylchlorid- und Polyvinylchloridarbeitern auftretendes komplexes Krankheitsbild mit Akroosteolyse, sklerodermieartigen Hautveränderungen, Raynaud-Syndrom und Leberparenchymschäden (Formenkreis: Sklerodermie).
A.: Erstbeschreibung 1974 durch Claus-Ekkehard Lange, Susanne Jühe, G. Stein und Günther Veltman, Dermatologen, Bonn.
Diagn. Krit.: **(1)** Akute Vinylchloridgasvergiftung: pränarkotischer Zustand mit Benommenheit, Übelkeit, Schwindel und asthmaähnlicher Atemnot. – **(2)** Chronische Intoxikation (nach unterschiedlich langer Exposition): Akrodystrophie mit sklerodermieartigen Veränderungen an Fingern und Zehen, Osteolyse der Fingerendglieder mit plumper Fingerverdickung und Uhrglasnägeln, Raynaud-Syndrom, Hepatosplenomegalie mit pathologischen Leberfunktionsproben und Leberumbauprozessen. In den Spätstadien nicht selten Ösophagusvarizen und manchmal auch maligne Lebertumoren (v.a. Hämangioendotheliome) sowie Malignome des Verdauungstraktes und der Lungen, Thrombozytopenie mit Retikulozytose und Leukopenie, zentralnervöse Störung u.a. mit Fazialisparese, Paresen der oberen Extremitäten mit Muskelatrophie, Parästhesien, Abschwächung der Arm- und Beineigenreflexe, Hyperhidrosis, neurasthenisches oder organisches Psychosyndrom mit überwiegend depressiver Verstimmung und Antriebsstörung, Potenzstörungen.
Ätiol.: Toxische Wirkung von PVC per inhalationem und perkutan.
Pathog.: Soweit bekannt Veränderungen des Bindegewebes und Gefäßbindegewebes mit Durchblutungsstörungen.
Bemerkungen: Positive Korrelation zwischen Dauer der Exposition und Ausmaß der angiographischen Befunde.
Lit.: Lange C-E, Jühe S, Stein G, Veltman G (1974) Die sogenannte Vinylchloridkrankheit, eine berufsbedingte Systemsklerose? Int Arch Arbeitsmed 32: 1–32. – Pirastu R, Comba P, Reggiani A et al (1990) Mortality from liver disease among Italian vinyl chloride monomer/polyvinyl chloride manufacturers. Am J Ind Med 17: 155–161. – Podell K, Berg/Dammer E, Noth J (1990) Neurologische und psychiatrische Störungen bei der Vinylchlorid-Krankheit. Fortschr Neurol Psychiatr 58: 439–443. – Veltman G, Lange C-E, Stein G (1978) Die Vinylchloridkrankheit. Der Hautarzt 29: 177–182.
W. Lechner/GB

VIPom: Verner-Morrison-Syndrom
Virusenzephalopathie, spongioforme zerebrale: Creutzfeldt-Jakob-Krankheit

visceral defects-Dandy-Walker-cysts-spondylocostal dysostosis (e): Dysostose, spondylokostale, mit viszeralen Defekten und Dandy-Walker-Malformation
visceral steatosis of liver (e): Fettleber des Neugeborenen, familiäre
viscerocystic retinoangiomatosis (e): von-Hippel-Lindau-Syndrom
Vitamin-B$_2$-Mangel-Syndrom: Ariboflavinose
Vitamin-B$_6$-abhängige Krampfanfälle: Krampfanfälle, Pyridoxinabhängige
Vitamin-B$_{12}$-Malabsorption, kongenitale hereditäre selektive: Imerslund-Gräsbeck-Syndrom
vitamin C deficiency (e): Moeller-Barlow-Krankheit
Vitamin-C-Mangel: Moeller-Barlow-Krankheit
Vitamin-D-resistente Rachitis: Rachitis, familiäre hypophosphatämische
vitelliform or vitelliruptive macular dystrophy or degeneration (e): Best-Makuladegeneration, vitelliforme oder vitelliruptive
vitreoretinale Degeneration: Goldmann-Favre-Syndrom – hyaloideo-retinale Dysplasie

vitreoretinale Degeneration, nichtmyope, hereditäre periphere (bandförmige)
Syn.: Gitterliniendegeneration der Netzhaut, familiäre – lattice degeneration of the retina, familial (e)
Def.: Familiäre Krankheit mit gittriger Netzhautdegeneration mit späterer Netzhautablösung bei Nichtmyopen.
A.: Jürgen Gärtner, 1921–, Ophthalmologe, Mainz.
Diagn. Krit.: **(1)** Vitreoretinale Degeneration. – **(2)** Ablatio retinae im jugendlichen Alter.
Ätiol.: Genetisch bedingte Störung in der 2. Hälfte des 3. Embryonalmonats.
Pathog.: Störung des Netzhautgefäßsystems mit Fehlbildung der Netzhautinnenschichten.
Lit.: Everett WG (1968) Study of a family with lattice degeneration and retinal detachment. Am J Ophthalmol 65: 229–232. – Gärtner J (1960) Erbbedingte äquatoriale Degeneration Nichtmyoper: Solitärformen und oraparallele Bänder. Klin Mbl Augenheilk 136: 523–539. – Hammerstein W, Lisch W (1985) Ophthalmologische Genetik. Diagnostik. Prävention. Rehabilitation. Symposium der Dtsch. Ophthalmol. Ges., Düsseldorf, 30.–31. 3. 1984. Bücherei des Augenarztes, 105: 221–229. Enke, Stuttgart. – Lisch W (1983) Hereditary vitreoretinal degenerations. Dev Ophthalmol 8: 1–90. – Lisch W, Veltrup FJ, Lisch C (1982) Differentialdiagnose hereditärer vitreoretinaler Degenerationen. Klin Mbl Augenheilk 181: 10–13.
McK: 150500
F. H. Stefani/DP

Vitreoretinopathie, familiäre exsudative: Criswick-Schepens-Syndrom
vitreous hemorrhage, after subarachnoid hemorrhage (e): Terson-Syndrom
vitreous hemorrhage, with intracranial bleeding (e): Terson-Syndrom
VOD: veno-occlusive disease (e)
Vogelkopf-Zwergwuchs, Typ Seckel: Seckel-Syndrom
Vogt's crocodile shagreen (e): Reis-Bücklers-Dystrophie

Vogt-Koyanagi-Harada-Sequenz
Syn.: Harada-Krankheit – Morbus Harada – Uveo-Enzephalitis (Harada) – Syndroma uveo-(cutaneo-meningo-)encephaliticum – Syndroma uveo-oto-cutaneo-encephaliticum – Vogt-

Koyanagi-Syndrom – okulokutanes Syndrom – Syndrom, uveokutanes – Syndrom, uveo-meningeales – Chorioneuraxitis, idiopathische – Yugé-Syndrom – Chorioenzephalitis – choriomeningoenzephalitisches Syndrom – Harada's syndrome (e) – Vogt-Koyanagi syndrome (e) – Vogt-Koyanagi-Harada syndrome (e) – uveomeningitis syndrome (e)

Def.: Entzündung der Uvea, der retinalen Pigmentschicht und der Meningen, manchmal kombiniert mit Enzephalitis, Hirnnervenausfällen, Haut- und Haarveränderungen.

A.: Alfred Vogt, 1879–1943, schweizerischer Ophthalmologe, Beschreibung 1906. Yoshizo Koyanagi, 1880–, japanischer Ophthalmologe, Beschreibung 1929. E. Harada, japanischer Arzt, Beschreibung 1926. Seit der Arbeit von Cowper 1951 werden die Vogt-Koyanagi- und die Harada-Sequenz als einheitliche Krankheit betrachtet.

Diagn. Krit.: (1) Zunächst oft wenig ausgeprägt und flüchtig allgemeine Krankheitszeichen wie Fieber, Infekte des oberen Respirationstraktes, Halslymphknotenschwellung, Gewichtsabnahme, Erbrechen. – (2) Ophthalmologische Beteiligung (etwa ⅔ der Fälle): beidseitige Uveitis mit Lichtscheu, Augenschmerzen, Hornhautpräzipitaten, Knötchen am Pupillenrand (Koeppe-Knoten). Metamorphopsien, Dyschromatopsie, unscharfes Sehen bis zur Amaurose, eventuell Glaskörpertrübung, häufig Chorioretinitis mit Retinaödem oder -exsudat und eventuell Ablatio retinae, nach Monaten oft typische Verfärbung des Fundus in der Farbe eines »leuchtenden Sonnenunterganges«. Papillitis mit Hyperämie, Blutungen und erweiterten Retinavenen, Gesichtsfeldausfälle (Zentral- oder Parazentralskotomata, Vergrößerung des blinden Fleckes, konzentrische Gesichtsfeldeinschränkung). Gelegentlich Retrobulbärneuritis, Irisdepigmentierung. Als Defekte Hornhauttrübungen, Skleritis, Sekundärglaukom, Synechien, Cataracta complicata, Optikusatrophien, Phthysis bulbi möglich. – (3) Sehr variable neuropsychiatrische Zeichen (¼ der Fälle): erhöhter intrakranieller Druck mit schweren Kopfschmerzen und beidseitigem Papillenödem. Müdigkeit, Nackensteifigkeit, psychische Auffälligkeiten (Delirium, Bewußtseinstrübungen, Persönlichkeitsveränderungen), epileptische Anfälle, Hemiparese, Aphasie, zerebellare und bulbäre Symptome (Ataxie, rotierender Nystagmus, undeutliche Sprache), häufig (beidseitige flüchtige, selten bleibende) Schädigung des N. vestibulocochlearis mit Hypakusis oder Dysakusis mit besonderer Empfindlichkeit gegenüber hohen Tönen, Schwindel, horizontalem Nystagmus und pathologischem kalorischem Nystagmus, gelegentlich auch andere Hirnnervenlähmungen (vor allem Nn. VI und VII, seltener Nn. III, V), spinale Symptome (Paraparese, Sphinkterstörungen, Sensibilitätsstörungen). – (4) Selten endokrine Störungen durch dienzephale Enzephalitis: Amenorrhö, Diabetes insipidus, Dystrophia adiposogenitalis Fröhlich, erhöhte Kälteempfindlichkeit, hypophysäre Störungen. – (5) Dermatologische Zeichen (über 80% der Fälle): Wochen oder Monate nach Erkrankungsbeginn manchmal symmetrische Vitiligo, meist Poliosis (Melaninverlust der Haare). Ergrauen oder Weißfärbung der Augenbrauen und Wimpern, eventuell auch der Kopf- und Körperbehaarung, Alopecia areata. Manchmal segmentale Verteilung der Pigmentstörungen. – (6) Elektroenzephalogramm: bei Meningoenzephalitis Allgemeinveränderungen und/oder Herdbefunde. – (7) Liquor cerebrospinalis: meistens lymphozytäre Pleozytose bis 700 Zellen/mm³, gelegentlich Eiweißerhöhung. – (8) Erwachsene vom 30.–50. Lebensjahr bevorzugt betroffen.

Ätiol.: Unbekannt.

Pathog.: Lymphoplasmozelluläre Entzündung vor allem der Uvea und des retinalen Pigmentepithels, der Meningen und der weißen Substanz. Melaninverlust in den basalen Schichten der Epidermis.

Bemerkungen: Der arabische Arzt Ali-ibn-Isa beschrieb laut Pattison bereits 940 die Kombination von Augenentzündung und Weißfärbung der Wimpern. Sebastian Martinez, Cadiz, beschrieb 1793 laut Cawthorne, Gassier und Wilson die Erkrankung seines Freundes, des berühmten spanischen Malers Francisco Goya, der möglicherweise an der Vogt-Koyanagi-Harada-Sequenz erkrankt war. – Die Reihenfolge der Symptome ist variabel. Die Dauer der Erkrankung beträgt 1–4 Jahre, selten länger. Sie verläuft alternierend mit Schüben und Remissionen. Ausheilungen meist mit mehr oder weniger ausgeprägten Defekten. Die Krankheit tritt bei Orientalen, Negern und dunkelhäutigen Eurasiern häufiger auf als bei den übrigen Völkern. Frauen überwiegen zahlenmäßig leicht.

Lit.: Cawthorne T (1962) Goya's illness. Proc Roy Soc Med 55: 213–217. – Cowper A (1951) Harada's disease and Vogt Koyanagi syndrome. Arch Ophthalmol 45: 357–376. – Gassier P, Wilson J (1970) Vie et oeuvre de Francisco Goya. Office du Livre Editions Vilo, Paris. – Harada E (1926) Clinical study of non suppurative chorioiditis. A report of acute diffuse chorioiditis. Acta Soc Ophth Japon 30: 356. – Koyanagi Y (1929) Dysakusis, Alopecia und Poliosis bei schwerer Uveitis nicht traumatischen Ursprungs. Klin Mbl Augenheilk 82: 194–211. – Pattison EM (1965) Uveomeningoencephalitic syndrome (Vogt-Koyanagi-Harada). Arch Neurol 12: 197–205. – Vogt A (1906) Frühzeitiges Ergrauen der Zilien und Bemerkungen über den sogenannten plötzlichen Eintritt dieser Veränderung. Klin Mbl Augenheilk 44: 228–242. – Yugé T (1957) The relation between VK syndrome and sympathetic ophthalmia. Am J Ophthalmol 43: 735–744.

C. D. Reimers; J. Smolle/DP; GB

Vogt-Koyanagi-Harada syndrome (e): Vogt-Koyanagi-Harada-Sequenz

Vogt-Koyanagi-Syndrom: Vogt-Koyanagi-Harada-Sequenz

Vogt-Koyanagi syndrome (e): Vogt-Koyanagi-Harada-Sequenz

Vogt-Syndrom

Syn.: (Cécile-)Vogt-Syndrom – Athetose, idiopathische doppelseitige – athetosis, congenital (e) – athétose double (fz) – syndrome du corps strié (fz)

Def.: Nicht mehr gebräuchlicher Begriff für eine im frühen Kindesalter auftretende extrapyramidale Störung mit doppelseitiger Athetose.

A.: Cecile Vogt, 1875–1962, deutsch-französische Neuropathologin, Neustadt/Schwarzwald. Begründete mit ihren Arbeiten über den Status marmoratus die eponymische Krankheitsbezeichnung.

Lit.: Vogt C (1920) Zur Lehre der Erkrankungen des striären Systems. J Psychol Leipzig 25. Ergänzungsheft: 627–846.

St. Wagner/DP

Vohwinkel-Syndrom: Keratodermia palmo-plantaris mutilans Vohwinkel

Volavsek-Syndrom: Keratosis palmaris bei Syringomyelie

von-Volkmann-Deformität

Syn.: von-Volkmann-Syndrom I – Talusluxation, angeborene – von-Volkmann-Sprunggelenkfehlbildung – von-Volkmann-

Sprunggelenkdeformität – von Volkmann's deformity (e) – von Volkmann's disease (e) – talus luxation, congenital (e)
Def.: Hereditäre kongenitale Luxation beider Sprunggelenke.
A.: Richard von Volkmann, 1830–1889, Chirurg, Leipzig, Halle. – Erstbeschreibung 1873.
Diagn. Krit.: **(1)** Angeborene Schiefstellung des Sprunggelenks mit Tendenz zur Subluxation oder Luxation des Talus nach oben und außen. – **(2)** Bei Belastung steht der Fuß im Valgus mit Vorspringen des Malleolus internus. – **(3)** Unterschenkel meist verschmächtigt mit Tibiaverbiegung nach außen. – **(4)** Kombination mit Fibulahypoplasie oder Fibulaaplasie bei longitudinaler peripherer Hypoplasie. – **(5)** Kombination mit anderen Defekten wie Kugeltalus, Fehlen des fibularen Zehenstrahls, Ulnaaplasie und Radiushypoplasie.
Ätiol.: Heterogen.
Pathog.: Die Unterentwicklung der Fibula und die Fehlstellung von Tibia und Talus verursachen die Subluxation, die sich unter Belastung verstärkt.
Bemerkungen: Sporadisch auftretend; Folge einer Fehlentwicklung der das Sprunggelenk bildenden Knochen. Gelegentliche familiäre Beobachtungen scheinen für genetische Ursachen der Primärdefekte zu sprechen.
Lit.: Blauth W, Hepp R (1978) Fehlbildungen an den unteren Gliedmaßen. In: Zenker R, Deucher F, Schink W (Hrsg) Chirurgie der Gegenwart, Bd 5, Beitrag 18, S 19. Urban & Schwarzenberg, München, Wien, Baltimore. – v. Volkmann R (1873) Ein Fall von hereditärer kongenitaler Luxation beider Sprunggelenke. Dtsch Z Chir 2: 538–542.
K. Parsch/JS

von Volkmann's deformity (e): von-Volkmann-Deformität
von Volkmann's disease (e): von-Volkmann-Deformität
von-Volkmann-Lähmung: Muskelkontraktur, ischämische, von Volkmann
von-Volkmann-Muskelkontraktur: Muskelkontraktur, ischämische, von Volkmann
von-Volkmann-Sprunggelenkdeformität: von-Volkmann-Deformität
von-Volkmann-Sprunggelenkfehlbildung: von-Volkmann-Deformität
von-Volkmann-Syndrom I: von-Volkmann-Deformität
von-Volkmann-Syndrom II: Muskelkontraktur, ischämische, von Volkmann
Voorhoeve-Syndrom: Osteopathia striata und Schädelsklerose

De-Vries-Syndrom
Def.: Mit Faktor-V-Mangel assoziierte Syndaktylie als epigenetisches Phänomen in einer Familie beschrieben, kein Syndrom.
V.-J. Mücke/JS

Vulpian-Bernhardt-Syndrom: Muskelatrophie, spinale skapulohumerale, Typ Vulpian-Bernhardt

W

Waardenburg-Anophthalmie-Syndrom
Syn.: anophthalmos with limb anomalies (e) – anophthalmos, syndactylie (e) – anophthalmia, hand-foot defects, mental retardation (e) – fingers, »crooked« fingers syndrome (e) – syndactyly-anophthalmos, ophthalmo-acromelic syndrome (e)
Def.: Kombination von uni- oder bilateraler Anophthalmie mit Syndaktylie.
A.: Petrus Johannes Waardenburg 1886–1979, holländischer Ophthalmologe und Genetiker, Erstbeschreibung 1961.
Diagn. Krit.: (1) Klinisch ein- oder beidseitiges Fehlen der Augenbulbi. – (2) Digitale Syndaktylie mit oder ohne Oligodaktylie, vergrößerte 1. Zehen; Brachydaktylie; fusionierte Metakarpalia/Metatarsalia 4 + 5, teils mit Vergrößerung, Betroffensein aller vier distalen Extremitätenabschnitte. – (3) Fakultativ: Lippen-/Gaumenspalte, fehlendes Präputium. Abortanamnese. Geistige Retardierung.
Ätiol.: Wahrscheinlich autosomal-rezessive Vererbung.
Pathog.: Hypothese: Embryogenese von Augen und distalen Extremitätenabschnitten erfordern eine zeitlich koordinierte Synchronisation zweier Entwicklungsfelder. Wird ein induzierendes Gen gestört, resultiert eine Dysmorphogenese auch des 2. Entwicklungsfeldes.
Bemerkungen: Über 20 Patienten bisher beschrieben, oft aus konsanguinen Ehen aus allen Teilen der Welt.
(DD) Lenz-Mikrophthalmie-Syndrom.
Lit.: Le Merrer M, Nessmann C, Briard ML, Marteaux P (1988) Ophthalmo-acromelic syndrome. Ann Genet 31: 226–229. – Waardenburg PJ (1961) Autosomally-recessive anophthalmia with malformations of the hands and feet. In: Waardenburg PJ, Franceschetti A, and Klein D (eds): Genetics and Ophthalmology. Vol 1. Assen, The Netherlands: Royal van Gorcum, p 773.
McK: 206920
J. Kunze/JK

Waardenburg-Klein-Syndrom: Klein-Waardenburg-Syndrom

Waardenburg-Syndrom
Syn.: van-der-Hoeve-Waardenburg-Klein-Syndrom
Def.: Sehr seltenes kongenitales autosomal-dominantes Fehlbildungssyndrom infolge genabhängiger frühembryonaler Entwicklungsstörungen im Bereich der Neuralleiste. Variable intra- und interfamiliäre Expressivität und inkomplette Penetranz von Fehlbildungen im Augenbereich, Innenohrschwerhörigkeit bis Taubheit, Pigmentstörungen, neuronalen Embryonaldefekten an verschiedenen Organen und charakteristischen Gesichtsveränderungen. Bisher vier verschiedene Phänotypen des Waardenburg-Syndroms zu unterscheiden.
A.: Petrus Johannes Waardenburg, 1886–1979, holländischer Ophthalmologe und Genetiker. – Erstbeschreibungen durch Waardenburg 1951 und durch den holländischen Ophthalmologen van der Hoeve (1913). Wahrscheinlich eine Forme fruste des Waardenburg-Syndroms schon 1926 durch die deutsche Ärztin Irmgard Mende beschrieben.
Diagn. Krit.: Das Waardenburg-Syndrom umfaßt sechs Hauptmerkmale: Typ II (etwa 20% der Patienten) unterscheidet sich vom Typ I durch das Fehlen der Dystopia canthorum sowie durch eine individuell variable oligosymptomatische Syndromausstattung. Da die Expressivität innerhalb einer Familie eine große Variationsbreite aufweist, kann die Diagnose des Waardenburg-Syndroms Typ II oft nur durch die Ergänzung des Syndrombildes aus einer detaillierten Familienanamnese gestellt werden. Typ III (s. Klein-Waardenburg-Syndrom) ist durch die Merkmale des Typs I und zusätzlich eine mentale Retardierung, Mikrozephalie und ausgeprägte Skelettanomalien gekennzeichnet.
(1) Dystopia canthorum (laterale Verlagerung der medialen Lidspaltenbegrenzung), bei normaler interpupillärer und äußerer Lidwinkeldistanz, »Pseudo-Hypertelorismus« (Abb.) und Dystopie der Tränenpunkte. – **(2)** Kongenitale Surdomutitas (Taubheit vom labyrinthären Typ für tiefe und mittlere Frequenzen) bei etwa 50% der Patienten. – **(3)** Bilaterale auffallend hellblaue Augen durch stahlgraublauen Farbton der Iris, der durch Hypopigmentierung und Hypoplasie des Irisstromas hervorgerufen wird. Selten (partielle) Heterochromie der Iris und des Fundus und bilaterales Glaukom. – **(4)** Pigmentstörungen der Haare (weiße oder schwarze Stirn- oder Schläfensträhne und/oder vorzeitiges Ergrauen der Haare etwa um das 20. Lebensjahr, meist mit den hellblauen Augen kombiniert). Pigmentanomalien der Augenbrauen, des Barthaares und Schnurrbartes. Hyperplasie der medialen Augenbrauenpartien bis Synophrys (zusammengewachsene Augenbrauen) bei etwa 90% der Patienten. – **(5)** Fleckförmige Hyper- oder Hypopigmentierungen der Haut vorwiegend an den distalen Extremitäten (partieller Albinismus). – **(6)** Charakteristische Gesichtsdysmorphie: sog. Waardenburg-Nase (häufig mit Synophrys kombiniert). Hohe breite Nasenwurzel mit Abflachung des nasofrontalen Winkels (»griechisches« Profil) und Stupsnase, Hypoplasie der Nasenflügel, volle Lippen und ausgeprägter oberer Lippenbogen, hoher gotischer Gaumen, Cheilognathopalatoschisis, Engstand der Zähne und Gesichtsasymmetrien. – **(7)** Begleitfehlbildungen und andere Symptome: Agangliosis des Ileums, Jejunums und Kolons (Hirschsprungsches Megakolon), Atresien des Gastrointestinal- und oberen Respirationstraktes, diverse Organagenesien und -aplasien, Meningo(myelo)zele, Spina bifida, demyelinisierende Neuropathie, Infektanfälligkeit.
Ätiol.: Autosomal-dominantes Erbleiden. Elterliche Konsanguinität.

Wachstumshormonmangel, afrikanischer Pygmäentyp

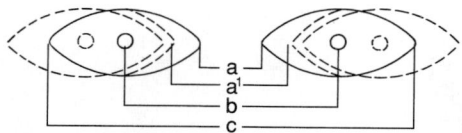

——— – normale Lidspaltenbegrenzung
– – – – Dystopia canthorum
– – – – Hypertelorismus
a – normaler innerer Lidwinkelabstand
a¹ – innerer Lidwinkelabstand bei Dystopia canthorum
b – interpupillärer Abstand (normal sowie bei Dystopia canthorum)
c – äußerer Lidwinkelabstand

Waardenburg-Syndrom: diagrammatische Darstellung des normalen Auges, der Dystopia canthorum und des Hypertelorismus (aus: De Saxe M, Kromberg JGR, Jenkins T (1984) Waardenburg syndrome in South Africa, Part I. An evaluation of the clinical findings in 11 families. S Afr Med J 66: 256–261)

Pathog.: Genmutation am langen Arm des Chromosoms 2q. Beim Menschen Mutation am HuP2- bzw. PAX3-Gen, in der Folge Störung der DNA-Bindung und damit der Regulation anderer Gene, so daß die Entwicklung und räumliche Orientierung von Zellen und Strukturen der Neuralleiste beeinträchtigt ist. Die defekte Migration der embryonalen Neuralleistenzellen führt zu Anomalien der Pigmentbildung an Haut, Haaren, Iris und Retina sowie im Innenohr (wahrscheinlich verantwortlich für die bilaterale Taubheit) und zu diversen Mißbildungen (Agangliosis, Atresien, Organagenesien und -aplasien).
Bemerkungen: Prognose gewöhnlich günstig, Prävention durch genetische Beratung (50% Erkrankungsrisiko bei jedem Kind). Verzicht auf eigene Kinder nicht anzuraten, weil nur bei einem geringen Teil der Merkmalsträger ein behinderndes Leben auftritt. Jedoch bei über 10% der Nachkommen Innenohrschwerhörigkeit bzw. Sprachtaubheit. Evtl. zukünftig pränatale Diagnostik.
Lit.: Hageman MJ, Delleman ZW (1977) Heterogeneity in Waardenburg-syndrome. Am J Hum Genet 29: 468–485. – van der Hoeve J (1913) Augenanomalien bei kongenital-familiärer Taubheit und bei Labyrintherkrankung. Klin Mbl Augenhkd 51: 461–470. – Meinecke P (1982) Das Waardenburg-Syndrom Typ I. Klin Pädiat 194: 112–116. – Morell R, Friedman TB, Moeljopawiro S et al (1992) A frameshift mutation in the HuP2 paired domain of the probable human homolog of murine Pax-3 is responsible for Waardenburg syndrome Type 1 in an Indonesian family. Hum Mol Genet 1: 243–247. – De Saxe M, Kromberg JGR, Jenkins T (1984) Waardenburg syndrome in South Africa. S Afr Med J 66: 256–261. – Waardenburg PJ (1951) A new syndrome combining developmental anomalies of the eyelids, eyebrows and nose root with pigmentary defects of the iris and head hair and with congenital deafness. Am J Hum Genet 3: 195–253.
McK: 193500 Typ I; 193510 Typ II
S. Hödl/GB

Waardenburg-Syndrom Typ III: Klein-Waardenburg-Syndrom
Wachstumshormonmangel: Wachstumshormonmangel Typ 1

Wachstumshormonmangel, afrikanischer Pygmäentyp

Syn.: AKa pygmy growth hormone deficiency (e) – short stature of African pygmy (e) – IGF-deficiency (e)
Def.: Autosomal-rezessiv erblicher Minderwuchs, der erst in der Pubertät manifest wird und bei mehreren afrikanischen Stämmen beobachtet wird.
A.: Rimoin, amerikanischer Genetiker (1969) als Erstbeschreiber.
Diagn. Krit.: (1) Normales präpubertäres Wachstum. – (2) Erheblicher Minderwuchs ab der Pubertät. – (3) Niedrige IGF-1-Spiegel. – (4) Normale Wachstumshormonsekretion.
Ätiol.: Möglicherweise ein Defekt eines Gens auf dem Chromosom 10, das die Sekretion des IGF-1 kontrolliert. Eine Mutation des IGF-1-Gen (12q22) liegt nach bisherigen Erkenntnissen nicht vor.
Pathog.: Es bleibt der Anstieg der IGF-1-Spiegel in der Pubertät aus, bei normaler Wachstumshormonsekretion und normaler Gonadenfunktion und es resultiert ein deutlicher Minderwuchs des Erwachsenen.
Lit.: Bowcock A, Sartorelli V (1990) Polymorphism and mapping of the IGF-1 gene and absence of association with stature among African pygmies. Hum Genet 85: 349–354. – Rimoin DL, Merimee TJ, Rabinowitz D et al (1969) Peripheral subresponsiveness to human growth hormone in the African pygmies. New Engl J Med 281: 1383–1388.
McK: 147440; 265850
A. Grüters/JK

Wachstumshormonmangel Typ 1

Syn.: Zwergwuchs, hypophysärer erblicher Typ 1 – Wachstumshormonmangel – Illig-type of growth hormone deficiency (e) – pituitary dwarfism I (e)
Def.: Autosomal-rezessiv erbliche Form des isolierten Wachstumshormonmangels.
A.: Erstbeschreibung 1970 durch die Pädiaterin Ruth Illig, Zürich.
Diagn. Krit.: (1) Erheblicher Minderwuchs. – (2) Relativ großer Kopf mit Balkonstirn und Puppengesicht. – (3) Fehlende oder unzureichende Wachstumshormonsekretion. – (4) Gendeletion für das Wachstumshormon auf dem Chromosom 17. – (5) Bei einem Teil der Patienten Antikörperbildung gegen exogenes Wachstumshormon (Illig-type). – (6) Stammfettsucht. – (7) Hypoglykämien.
Ätiol.: Autosomal-rezessiv erbliche Mutation oder Deletion des Wachstumshormongens auf dem langen Arm von Chromosom 17 (17q22).
Pathog.: Durch das fehlende oder defekte Gen kommt es zu einer unzureichenden bis völlig fehlenden Wachstumshormonsekretion mit erheblichem Minderwuchs und in einem Teil der Fälle zur Antikörperbildung gegen exogenes Wachstumshormon, das als Fremdprotein aufgefaßt wird.
Bemerkungen: Ferner beschrieben Typ 1B (autosomal-rezessiv), Typ 2 (autosomal-dominant) und Typ 3 (X-gebunden erblich?). (DD) familiärer Hypopituitarismus mit Ausfall der Wachstumshormon-, Prolaktin- und TSH-Sekretion. Diese Störung ist auf eine Veränderung des pit1-Gens zurückzuführen. Ferner: Laron-Syndrom – Kowarski-Syndrom.
Lit.: Borges JCL, Blizzard RM, Gelato M et al (1983) Effects of human pancreatic tumour growth hormone releasing factor on growth hormone and somatomedin C levels in patients with idiopathic growth hormone deficiency. Lancet II: 119–123. – Broga S, Phillips JA, Joss E et al (1986) Familial growth hormone deficiency resulting from a 7,6 kb deletion within the growth hormone gene cluster. Am J Med Genet 25: 443–452. – Grossmann A, Savage MO, Wass JAH et al (1983) Growth-hormone-releasing factor in growth hormone deficiency: demonstration of a hypothalamic defect in growth hormone release. Lancet II: 137–138. – Illig R (1970) Growth hormone antibodies in patients

treated with different preparations of human growth hormone. J Clin Endocr Metab 31: 679–688. – Philipps JA, Hjelle BL, Seeburg PH, Zachmann M (1981) Molecular basis for familial isolated growth hormone deficiency. Proc Natl Acad Sci 78: 6372–6375. – Vnencak-Jones CL, Phillipps JA, Chen EY, Seeburg PH (1988) Molecular basis of human growth hormone gene deletions. Sci 85: 5615–5619.
McK: 262400; 262600
A. Grüters/JK

Wachstumshormonmangel Typ 2: Laron-Syndrom
Wachstumshormonresistenz: Laron-Syndrom
wächserne Biegsamkeit: Flexibilitas cerea
Wagner's hyaloid retinal degeneration (e): hyaloideo-retinale Dysplasie
Wagner-Krankheit: hyaloideo-retinale Dysplasie
Wagner-Syndrom: hyaloideo-retinale Dysplasie
Wagner(-Unverricht)-Syndrom: Dermatomyositis
Wagner's vitreoretinal heredodegeneration (e): hyaloideo-retinale Dysplasie

WAGR-Syndrom

Syn.: Aniridie-Wilms-Tumor-Assoziation – 11p⁻ Syndrom (interstitiell) – Deletion von Band 11p13 – Wilms-Tumor-Aniridie-Gonadoblastom-Assoziation – Wilms tumour-aniridia-genito-urinary malformations-retardation syndrome (e)

Def.: Phänotyp der interstitiellen Deletion von 11p13, charakterisiert durch die Kombination Aniridie-Wilms-Tumor-Gonadoblastom-Pseudohermaphroditismus masculinus.

A.: Die Assoziation war schon lange bekannt und wurde u.a. von Miller, Onkologe und Epidemiologe, Bethesda/Maryland, und Mitarbeitern 1964 eingehender bearbeitet. Entdeckung der Chromosomenaberration 1980 durch Anderson und Mitarbeiter, dänische Ärzte.

Diagn. Krit.: (1) Aniridie: hochgradige Irishypoplasie, dazu meist Katarakt und Glaukom, seltener Mikrophthalmie, Linsenektopie, Optikusatrophie und andere Augenbefunde; Blepharophimose. – (2) Nephroblastom (Wilms-Tumor), oft mit Intervall beidseits auftretend. Manifestation zwischen 4. Monat und 6. Lebensjahr in etwa ⅔ der Fälle mit Deletion, führt unbehandelt zum Tode. – (3) Genitalien: beim Mann Tendenz zu Verweiblichung, vom Kryptorchismus mit Hypospadie bis zum Pseudohermaphroditismus. – (4) Gonadoblastom (seltener als Nephroblastom). – (5) Kraniofazial: mäßige Dysmorphien, entfernt an das Down-Syndrom erinnernd, u.a. mongoloide Lidachsenstellung, kleine Nase, dysmorphe Ohren; prämature Kraniosynostose (fakultativ). – (6) Geistige Behinderung (Ausmaß abhängig von der Größe des fehlenden Segmentes), Wachstumsrückstand, Hypo-/Agenesie des Corpus callosum. – (7) Katalase-Aktivität auf 50% erniedrigt (da dieses Gen in den meisten Fällen im fehlenden Segment liegt). – (8) Seltener: Gaumenspalte, diaphragmatische Hernie, Meckel-Divertikel, Malrotation der Eingeweide, vorverlagerter Anus. – (9) Diagnose gesichert durch Nachweis der interstitiellen Deletion von Band 11p13 oder eines Segments desselben, entweder zytogenetisch oder mittels FISH (fluoreszierende In-situ-Hybridisierung).

Ätiol.: Deletion (Verlust) von Segment 11p13, auf welchem sowohl das Gen für die dominante Aniridie als auch das Anti-Onkogen lokalisiert ist, dessen homozygotes Fehlen in den ersten Lebensjahren zum Wilms-Tumor führt. Fälle ohne sichtbare Deletion weisen eine zumeist mit molekularbiologischen Methoden nachweisbare submikroskopische Deletion auf. Sehr selten familiäre interstitielle Translokationen (immer Untersuchung der elterlichen Chromosomen anschließen!).

Pathog.: Unbekannt für Dysmorphien und Genitalfehlbildungen; für den Wilms-Tumor: nach Verlust des einen Allels somatische Mutationen (Deletion, Monosomie o.a.m.) in einzelnen Nierenzellen, die zum Verlust des andern Allels führen. Es genügt die Mutation in einer Nierenzelle zu deren Umwandlung in eine Tumorzelle. Für Aniridie: Verlust (durch Deletion) eines Allels.

Bemerkungen: In allen Fällen von Aniridie, und ganz besonders bei Vorliegen von Dysmorphien, Genitalveränderungen und Entwicklungsverzögerung muß die Deletion mit zytogenetischen oder molekularbiologischen Techniken gesucht werden. Schon bei Verdacht regelmäßige Ultraschallkontrollen der Nieren und Urinkontrollen. Familiäre insertionelle Translokationen kommen vor. Chromosomen der Eltern müssen in jedem Fall untersucht werden. Geistige Entwicklungsverzögerung im Ausmaß abhängig von der Länge des verlorengegangenen Segmentes.

Lit.: Anderson SR, Geertinger P, Larsen HW et al (1978) Aniridia, cataract and gonadoblastoma in a mentally retarded girl with deletion of chromosome 11. Ophthalmologica 176: 171–177. – Brown KW, Shaw APW, Poirier V et al (1989) Loss of chromosome 11p alleles in cultured cells derived from Wilms' tumours. Br J Cancer 60: 25–29. – Dao DD, Schroeder WT, Chao LY et al (1987) Genetic mechanisms of tumor-specific loss of 11p DNA sequences in Wilms tumor. Am J Hum Genet 41: 202–217. – Gessler M, Bruns GAP (1989) A physical map around the WAGR complex on the short arm of chromosome 11. Genomics

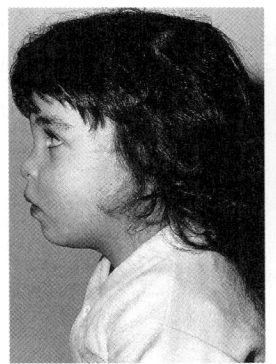
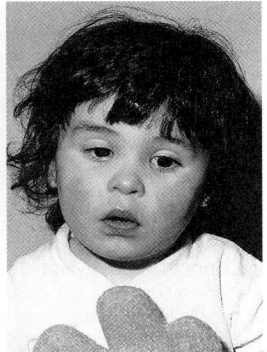
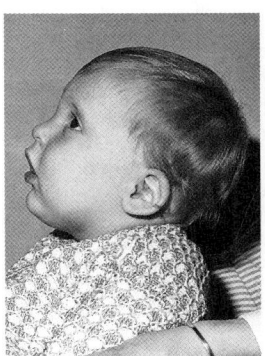
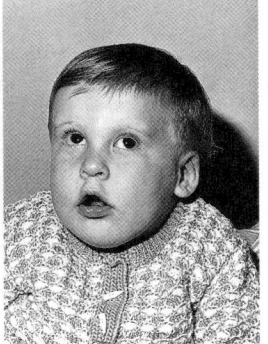

WAGR-Syndrom (interstitielle Deletion von 11p13): a) 14 Monate altes Mädchen mit Aniridie und diskreten Gesichtsdysmorphien; b) 1½jähriges Mädchen mit Aniridie und diskreten Gesichtsdysmorphien

5: 43–55. – Howell RT, Gardner A, Dickinson V (1987) G and R banding of 11p deletions in aniridia-Wilms tumour. J Med Genet 24: 114–115. – Jotterand V, Boisjoly MH, Harnois C et al (1990) 11p13 deletion, Wilms' tumour, and aniridia: unusual genetic, non-ocular and ocular findings in three cases. Br J Ophthalmol 74: 568–570. – Lavedan C, Barichard F, Azoulay M et al (1989) Molecular definition of de novo and genetically transmitted WAGR-associated rearrangements of 11p13. Cytogenet Cell Genet 50: 70–74. – Miller RW, Fraumeni JF, Manning MD (1964) Association of Wilms' tumor with aniridia, hemihypertrophy and other congenital malformations. New Engl J Med 270: 922–927. – Schinzel A (1988) Microdeletion syndromes, balanced translocations, and gene mapping. J Med Genet 25.7: 454–462.
McK: 194070
A. Schinzel/AS

Waldenström-Syndrom (I)
Def.: Nicht mehr gebräuchliche Bezeichnung für die Purpura hyperglobulinaemica (Waldenström), einer schubweise verlaufenden Purpura mit Schädigung der Blutgefäße infolge einer Dys- oder Paraproteinämie.
A.: Jan Gösta Waldenström, schwedischer Internist, Lund.
Lit.: Waldenström J (1943) Zwei interessante Fälle mit Hyperglobulinämie. Schweiz med Wschr 78: 927.

Waldenström-Syndrom (II)
Def.: Nicht mehr gebräuchliche Bezeichnung für die Makroglobulinämie Waldenström (Morbus Waldenström).
A.: Jan Gösta Waldenström, schwedischer Internist, Lund.
Lit.: Waldenström J (1944) Incipient myelomatosis of „essential" hyperglobulinemia with fibrogenopenia – a new syndrome? Acta Med Scand 117: 216–247.

Walker-Warburg-Syndrom
Syn.: Dysplasie, zerebro-okuläre – COD – Chemke-Syndrom – Pagon-Syndrom – Warburg-Syndrom – HARD + E-Syndrom – hydrocephalus, agyria, retinal dysplasia and encephalocele (e)
Def.: Ein hereditäres, letal verlaufendes Krankheitsbild mit **H**ydrozephalus, **A**gyrie, **r**etinaler **D**ysplasie und **E**nzephalozele (HARD + E).
A.: Erstbeschreibung 1942 durch den amerikanischen Neurologen Arthur Earl Walker, 1907–1995.
Diagn. Krit.: (**1**) Hydrozephalus (meist infolge Aquäduktstenose), Dandy-Walker-Fehlbildung. – (**2**) Agyrie (Typ II Lissenzephalie). – (**3**) Retinale Dysplasie. – (**4**) Enzephalozele (nicht obligat). – Weiterhin: Katarakt, Mikrophthalmie, Irishypoplasie, Optikuskolobom. Schwere Entwicklungsverzögerung. Zerebellare Dysplasie, Wurmhypoplasie, Corpus-callosum-Agenesie. Hypoplastische weiße Hirnsubstanz. Mikrozephalie. Kongenitale Muskeldystrophie. Genitalanomalien im männlichen Geschlecht. Mikrotie, fehlender äußerer Gehörkanal.
Ätiol.: Autosomal-rezessive Vererbung. Pränatale Diagnostik durch Ultraschall.
Pathog.: Unbekannt.
Bemerkungen: Bis 1993 ca. 65 Patienten beobachtet. Alle Patienten starben im 1. Lebensjahr. (**DD**) Miller-Dieker-S. – isolierte Lissenzephalie – Norman-Robert-S. – zerebro-okulo-muskuläres S. – Neu-Laxova-S. – zerebro-zerebelläre Lissenzephalie – XK-aprosenzephales Syndrom – Isotretinoin-Embryopathie.
Lit.: Ayme S, Mattei JF (1983) HARD (plus or minus) E syndrome: report of a sixth family with support for autosomal-recessive inheritance. Am J Med Genet 14: 759–766. – Crowe C, Jassani M, Dickerman L (1986) The prenatal diagnosis of Warburg syndrome. Prenat Diagn 6: 177–185. – Dobyns WB, Gilbert EF, Opitz JM (1985) Letter to the editor: Further comments on the lissencephaly syndrome. Am J Med Genet 22: 197–211. – Dobyns WB, Pagon RA, Armstrong D et al (1989) Diagnostic criteria for Walker-Warburg syndrome. Am J Med Genet 32: 195–210. – Gershoni-Baruch R, Mandel H, Miller B et al (1990) Walker-Warburg syndrome with microtia and absent auditory canals. Am J Med Genet 37: 87–91. – Rodgers BL, Vanner LV et al (1994) Walker-Warburg syndrome: report of three affected sibs. Am J Med Genet 49: 198–201. – Walker AE (1942) Lissencephaly. Arch Neurol Psychiat 48: 13–29.
McK: 236670
J. Kunze/JK

Wallenberg-Foix-Syndrom: Wallenberg-Symptomatik
Wallenberg(-Gefäß)-Syndrom: Wallenberg-Symptomatik

Wallenberg-Symptomatik
Syn.: Wallenberg(-Gefäß)-Syndrom – Oblongata-Syndrom, laterales – Oblongata-Gefäß-Syndrom, laterales – Syndrom der Oblongata, dorso-laterales – Oblongata-Syndrom, laterales oberes – Wallenberg-Foix-Syndrom – medullary syndrome, dorsolateral (e) – bulbar syndrome, lateral (e) – cerebellar artery syndrome, posterior inferior (e)
Def.: Bei Läsionen der dorso-lateralen Medulla oblongata entstehendes zentralnervöses Krankheitsbild mit dissoziierter Empfindungslähmung.
A.: Adolf Wallenberg, 1862–1949, Internist, Danzig. – Vieusseux Gaspard, 1746–1814, Arzt, Genf. – Erstbeschreibung 1808 durch Vieusseux, der auf einer Sitzung der Société médicochirurgicale de Genève seine eigene

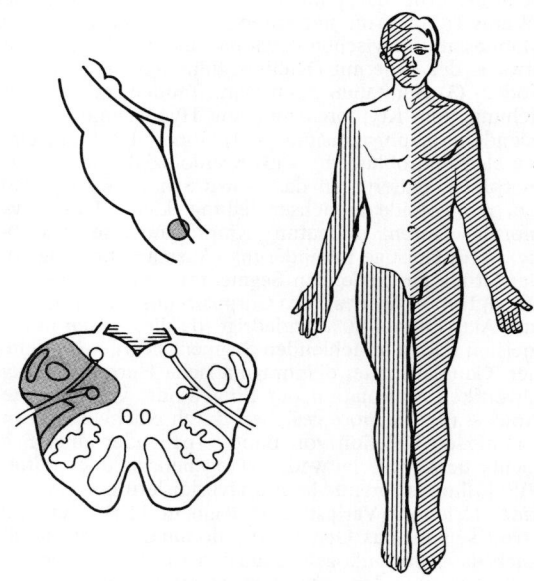

Wallenberg-Symptomatik und Lokalisation des Herdes (nach Remky)

Erkrankung sehr genau schilderte. Olivier und de Morsier fanden in den Archiven dieser Gesellschaft einen Bericht, den Viesseux geschrieben hatte, und den sie 1943 veröffentlichten. Der Fall war auch schon 1811 durch Marcet in London veröffentlicht worden, nachdem Viesseux London besucht und auch dort über seine Erkrankung berichtet hatte. – Die Erstbeschreibung durch Wallenberg erfolgte 1895 (Klinik) und 1901 (autoptischer Befund).

Diagn. Krit.: (1) Nystagmus, Fallneigung ipsilateral. – (2) Ipsilaterale Ataxie. – (3) Kontralaterale dissoziierte Empfindungsstörung. – (4) Horner-Sequenz ipsilateral. – (5) Ipsilaterale Parese von Gaumen, Larynx, Pharynx.

Ätiol.: Häufig Thrombose der A. cerebelli inferior posterior.

Pathog.: Läsion der dorso-lateralen Medulla oblongata.

Bemerkungen: (DD) Babinski-Nageotte-S. – Arteria-basilaris-Thrombose – Cestan-Chenais-S. – Opalski-S.

Lit.: Dieterich M, Brandt Th (1992) Wallenberg's syndrome: Lateropulsion, cyclorotation and subjective visual vertical in thirty-six patients. Ann Neurol 31: 394–408. – Marcet A (1811) Med chir Trans 2: 215. – Olivier J, de Morsier G (1943) Rev méd Suisse rom 63: 421. – Waespe W, Wichmann W (1990) Oculomotor disturbances during visual-vestibular interaction in Wallenberg's lateral medullary syndrome. Brain 113: 821–846. – Wallenberg A (1895) Acute Bulbäraffection (Embolie der Arteria cerebelli posterior inferior sinistra?). Arch Psychiatr 27: 504–540. – Wallenberg A (1901) Anatomischer Befund in einem als „acute Bulbäraffection (Embolie der Art. cerebellar. post. inf. sinistr.)" beschriebenen Falle. Arch Psychiatr 34: 823.

U. Büttner/DP

Walter-Mitty's syndrome (e): Münchhausen-Syndrom
Wandering-Jew-syndrome (e): Münchhausen-Syndrom
Warburg-Syndrom: Walker-Warburg-Syndrom
Ward-Syndrom: Nävobasaliomatose

Warfarin-Embryopathie

Syn.: Cumarin-Embryopathie – fetal-warfarin-syndrome (e)

Def.: Antikoagulanzientherapie mit Cumarin-Derivaten im I. Trimester der 6.–9. Schwangerschaftswoche kann zu charakteristischen embryonalen Fehlbildungen führen: nasale Hypoplasie und kalkspritzerartige Veränderungen der Epiphysen. Auffälligkeiten des ZNS und der Augen finden sich offenbar nur dann, wenn die Therapie auch im II. und III. Trimester fortgeführt wurde.

A.: Bereits 1966 und 1968 durch P. J. DiSaia und I. J. Kerber und Mitarbeiter publiziert.

Diagn. Krit.: (1) Bei allen Patienten nasale Hypoplasien mit tief eingesunkener Nasenwurzel, antevertierten Nares und tiefen Einkerbungen der Alae nasi, schmalen Nasenöffnungen (bei über 50% der Neugeborenen führt das zu respiratorischen Problemen). In einigen Fällen Choanalatresie. – (2) Kalkspritzerartige Veränderungen in epiphysären Regionen bei 95% aller Betroffenen: im Achsenskelett, im proximalen Femurbereich, in der Kalkaneusregion (nicht betont in Knie-, Ellenbogen- und Handgelenken wie bei der rhizomelen Chondrodysplasia punctata bzw. asymmetrisch wie beim Conradi-Hünermann-Syndrom). Nach dem 1. Lebensjahr kein Nachweis der »stippled epiphyses« mehr. – (3) Weiterhin: in 50% verschiedene Schweregrade der Extremitätenhypoplasien (schwere Rhizomelie bis zu verkürzten Fingern und Nageldystrophien); 40% pränatale Dystrophie; in 17% typische Augenanomalien: Blindheit, Optikusatrophie, Mikrophthalmie. Entwicklungsverzögerung in 30% mäßig bis schwer. Postpartaler Tod in 21%. Skoliose in 17%, Blindheit in 12%, Taubheit in 12%, Herzfehler in 8%, Krämpfe in 4%, 50% hatten keine schweren Störungen. – (4) 13 Patienten mit multiplen ZNS-Anomalien sind in der Literatur dokumentiert: 3 × Mikrozephalie, 4 × Hydrozephalus, 2 × okzipitale Meningo- oder Enzephalozele, 2 × zerebelläre Atrophie, 2 × Corpus-callosum-Agenesie, 1 × zerebrale Agenesie, 1 × Dandy-Walker-Fehlbildung.

Ätiol.: Die Warfarin-Embryopathie tritt in allen Fällen nur dann auf, wenn die Cumarin-Derivate zwischen der 6.–9. Schwangerschaftswoche eingenommen wurden. ZNS-Anomalien und Augendefekte nur dann, wenn die Medikation auch im II. und III. Trimester fortgeführt wurde.

Pathog.: Unbekannt.

Bemerkungen: Von 418 mit Cumarin-Derivaten behandelten Schwangerschaften kam es in 57 zu Kindern mit signifikanten Problemen (13%). Bei Alternativbehandlung mit Heparin endeten von 135 Graviditäten ⅛ (= 17 Kinder) als Totgeburten, ⅕ als Frühgeburten (= 27 Frühgeborene) und ⅓ (= 9 Kinder) verstarben. ⅔ der Neugeborenen waren gesund. Allerdings gab es zusätzlich mütterliche Komplikationen mit Hämorrhagien in 10% und Todesfällen in 2%. Inzwischen sind gut über 50 Kasuistiken mit Warfarin-Embryopathien bekannt geworden.

Lit.: DiSaia PJ (1966) Pregnancy and delivery of a patient with a Starr-Edwards mitral valva prosthesis. Report of a case. Obstet Gynec 28: 469. – Hall JG, Pauli RM, Wilson KM (1980) Maternal and fetal sequelae of anticoagulation during pregnancy. Am J Med 68: 122–140. – Hosenfeld D, Wiedemann HR (1989) Chondrodysplasia punctata in an adult recognized as vitamin K antagonist embryopathy. Clin Gen 35: 376–381. – Kerber IJ, Warr OS, Richardson C (1968) Pregnancy in a patient with a prosthetic mitral valve. J Am Med Ass 203: 223. – Wong V, Cheng CH, Chan KC (1993) Fetal and neonatal outcome of exposure to anticoagulants during pregnancy. Am J Med Genet 45: 17–21.

J. Kunze/JK

Warkany-Syndrom: Trisomie-8-Mosaik
wasting palsy (e): Muskelatrophie, spinale adulte, Typ Duchenne-Aran
Waterhouse-Friderichsen-Krankheit: Waterhouse-Friderichsen-Syndrom

Waterhouse-Friderichsen-Syndrom

Syn.: Friderichsen-Waterhouse-Syndrom – Waterhouse-Friderichsen-Krankheit – Meningokokkensepsis, perakute oder fulminante – Meningokokkensepsis – Nebennierenapoplexie – Nebennierenrindeninsuffizienz, akute – adrenal apoplexy (e) – adrenal hemorrhage syndrome (e) – fulminating purpuric meningococcemia (e) – meningococcic adrenal syndrome (e)

Def.: Perakut verlaufende Meningokokkensepsis mit Mikrozirkulationsstörungen, disseminierter intravasaler Koagulation und Schock (Nebenniereninsuffizienz durch hämorrhagische Infarkte).

A.: Rupert Waterhouse, 1873–1958, britischer Arzt. – Carl Friderichsen, 1886–, dänischer Pädiater. – Erstbeschreibung 1901 durch Sir Ernest Gordon Graham Little, 1867–1950, britischer Dermatologe.

Diagn. Krit.: (1) Perakuter Krankheitsbeginn mit Kopfschmerzen, Abdominalschmerzen, Erbrechen, Durchfällen, Zyanose und Schock. – (2) Schwere hämorrhagische Diathese mit intravitalen Leichenflecken innerhalb weniger Stunden, meistens lokalisiert an Rumpf und Extremitäten, teilweise Nekrosen. – (3) Häufig Nachweis von Meningokokken im Liquor ohne Pleozytose. – (4) Bewußtseinsstörung bis zu Koma und Krampfanfällen. – (5) Nebenniereninfarkte mit Nebenniereninsuffizienz.

Ätiol.: Foudroyante Sepsis, ausgelöst durch Meningokokken.

Pathog.: Perakute Sepsis mit hämorrhagischer Infarzierung der Nebennieren, der Haut und des Myokardinterstitiums. Nebenniereninsuffizienz. In Hautblutungen hämatogene Metastasen der Erreger mit Thrombose. Immundefekt wird diskutiert, wahrscheinlich Endotoxämie.

Bemerkungen: Verschiedene Lehrmeinungen über Definition des Krankheitsbildes. Häufig Kleinkinder betroffen, aber auch Erwachsene. Hohe Letalität (15–20%), Prognose etwas besser bei frühzeitiger Erkennung der Erkrankung. Therapie mit Antibiotika, Schockbehandlung. **(DD)** Nebennierenblutung bei Neugeborenen – Purpura Schoenlein-Henoch – Nebennierenrindeninsuffizienz anderer Ätiologie (Infarkt, Zyste, Tuberkulose) – andere septische Krankheitsbilder – Virusinfektionen (ECHO-Virus, Coxsackie-Viren) – Purpura anaphylactica – adrenale Hypoplasie – Addison-Krankheit.

Lit.: Friderichsen C (1918) Nebennierenapoplexie bei kleinen Kindern. Jb Kinderheilk 87: 109–125. – Lewis LS (1979) Prognostic factors in acute meningococcaemia. Arch Dis Child 54: 44–48. – Little EGG (1901) Cases of purpura, ending fatally, associated with hemorrage into the suprarenal capsules. Brit J Derm 13: 445. – Marchand F (1880) Über eine eigentümliche Erkrankung des Sympathicus, der Nebennieren, der peripheren Nerven ohne Broncehaut. Virchows Arch path Anat 81: 477–502. – Marinescu G (1976) Zur klinischen Pathologie des Waterhouse-Friderichsen-Syndroms. Münch med Wschr 118: 31–34. – Waterhouse R (1911) A case of suprarenal apoplexia. Lancet II: 577–578.

A. Dörries/JK

Watson-Alagille-Syndrom: arteriohepatische Dysplasie

Watson-Syndrom

Syn.: Neurofibromatosis-Noonan-Syndrom

Def.: Neurofibromatose Typ I, kombiniert mit den folgenden an das Noonan-Syndrom erinnernden Befunden: Minderwuchs, grenzwertig normale Intelligenz, Stenose der Pulmonalklappe, antimongoloide Augenstellung u.a. Noonan-Gesichtsdysmorphien. Größere Familien zeigen Kopplung zu Markern im Bereich des NF1-Gens auf Chromosom 17 und nicht zu 12q-Markern (Genort für das Noonan-Syndrom). Es handelt sich folglich um entweder eine Expressivitäts-Variante der Neurofibromatose I oder um eine phänotypische Expression spezieller Mutationen im NF1-Gen oder um ein »contiguous gene syndrome« mit Deletion eines oder mehrerer Gene in der unmittelbaren Nachbarschaft des NF1-Gens.

Lit.: Allanson JE, Upadhyaya M, Watson GH et al (1991) Watson syndrome: is it a subtype of type 1 neurofibromatosis? J Med Genet 28: 752–756.

A. Schinzel/AS

WDHA-Syndrom (Akronym für Watery Diarrhea Hypokalemia Achlorhydria): Verner-Morrison-Syndrom

Weaver-Smith-Syndrom: Weaver-Syndrom

Weaver-Syndrom

Syn.: Weaver-Smith-Syndrom

Def.: Großwuchssyndrom unbekannter Ätiologie mit Gesichtsdysmorphien, verbreiterten Metaphysen, dysharmonisch beschleunigter Knochenreifung und leichtem Entwicklungsrückstand.

A.: David D. Weaver, C. G. Graham, I. T. Thomas und D. W. Smith. – Erstbeschreibung 1974.

Diagn. Krit.: **(1)** Prä- und postnataler Großwuchs. – **(2)** Gesichtsdysmorphien: Telekanthus, Epikanthus, große Ohren, langes Philtrum, Mikrogenie, breite, eingesunkene Nasenwurzel und breite, vorspringende Stirn. – **(3)** Extremitäten: Kamptodaktylie (Finger), Gelenkkontrakturen (Knie und Ellenbogen), Klinodaktylie, breite Daumen, dünne, tief angesetzte Nägel und prominente Fingerspitzenpolster. – **(4)** Röntgenbefunde: dysharmonisch beschleunigte Knochenreifung (karpal schneller als phalangeal), verbreiterte Metaphysen von Femur, Humerus und Tibia und Fahrradlenkstangen-ähnliche Claviculae. – **(5)** Neurologische Befunde: Entwicklungsrückstand (nicht obligat) und Muskelhypertonie. – **(6)** Fakultativ: Leistenhernien, dünne, schlaffe Haut im Nacken, tiefe und rauhe Stimme, Fuß- und Wirbelsäulen-Anomalien.

Ätiol.: Unbekannt. Bisher > 35 Fälle (Knaben : Mädchen = 2 : 1) beschrieben. Nur zwei Geschwisterpaare mit nicht betroffenen Eltern, Rest sporadische Fälle. Möglicherweise genetische Heterogenität mit autosomal-rezessiver (Geschwisterfälle), X-chromosomal-rezessiver (Überhang an Knaben, drei Mütter mit milden Befunden) und/oder autosomal-dominanter Untergruppe mit Geschlechtsbegrenzung (vermehrt Knaben, vermehrt Zweitgeborene).

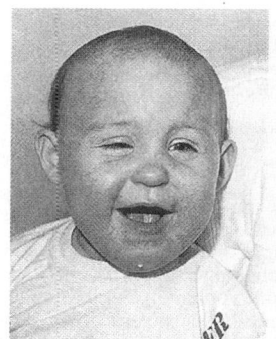
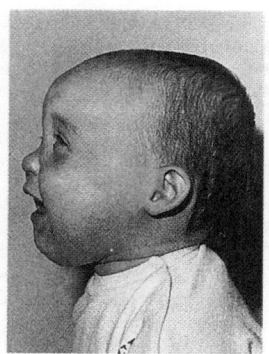

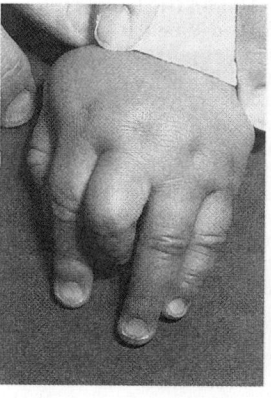

Weaver-Syndrom: 16 Monate alte Patientin. Hohe, prominente Stirn, Makrozephalie, Epikanthus, mongoloide Lidachsenstellung, Kamptodaktylie

Pathog.: Unbekannt.
Bemerkungen: Nicht identisch mit dem Marshall-Smith-Syndrom, welches u.a. durch Untergewicht und frühzeitigen Tod gekennzeichnet ist. Gesichtsdysmorphien stark altersabhängig. Bisher zwei Erwachsene beschrieben. **(DD)** andere Großwuchssyndrome (z.B. Wiedemann-Beckwith-Syndrom, Sotos-Syndrom).
Lit.: Cole TRP, Dennis NR, Hughes HE (1992) Weaver syndrome. J Med Genet 29: 332–337. – Weaver DD, Graham CB, Thomas IT, Smith DW (1974) A new overgrowth syndrome with accelerated skeletal maturation, unusual facies, and camptodactyly. J Pediatr 84: 547–552.
McK: 277590
M. Atarés/AS

Weber-Christian-Syndrom: Pfeifer-Weber-Christian-Krankheit
Weber-Lähmung: Weber-Symptomatik
Weber-Symptom: Weber-Symptomatik

Weber-Symptomatik
Syn.: Weber-(v.-Leyden-)Syndrom – v.-Leyden-Syndrom – Syndrom des Mittelhirnfußes – Weber-Lähmung – Weber-Zeichen – Weber-Symptom – syndrome of cerebral peduncle (e) – hemiplegia, alternating oculomotor (e) – cerebral peduncle syndrome (e)
Def.: Neurologisches Krankheitsbild bei Läsionen im Bereich des Mittelhirnfußes.
A.: Sir Hermann David Weber, 1823–1918, deutscher Arzt, London. – Ernst Victor v. Leyden, 1832–1910, Internist, Berlin. – Erstbeschreibung durch Weber 1863, durch v. Leyden 1875, Namensgebung »Weber-Syndrom« durch Grasset. Beschrieben wurde dieses Krankheitsbild jedoch auch schon 1838 durch August Nikolaus Gendrin.
Diagn. Krit.: **(1)** Kontralaterale Lähmung, einschließlich zentraler Fazialisparese. – **(2)** Homolaterale Okulomotoriuslähmung.
Ätiol.: Häufig vaskulär.

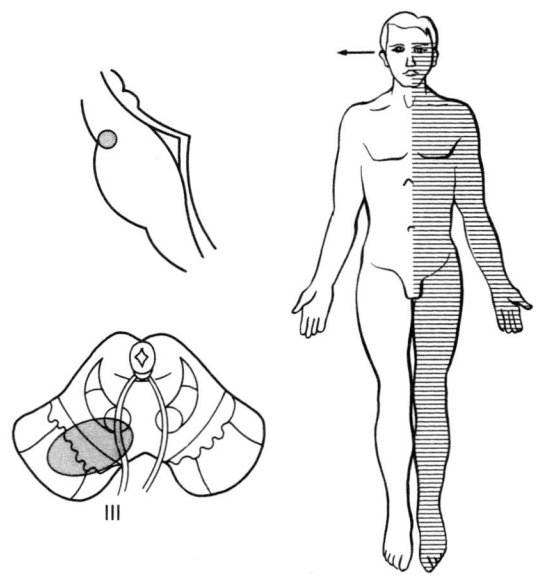

Weber-Symptomatik und Lokalisation des Herdes (nach Remky)

Pathog.: Läsion der noch ungekreuzten Pyramidenbahn und der benachbarten Okulomotoriuswurzel.
Bemerkungen: **(DD)** Bendikt-S.
Lit.: Grasset (1900) Un type spécial de paralysie alterne motrice etc. Rev neurol Paris 8: 586. – v Leyden EV (1875) Klinik der Rückenmarkskrankheiten, Bd 2: 65. Hirschwald, Berlin. – Schmidt D, Malin JP (1986) Erkrankungen der Hirnnerven. Thieme, Stuttgart. – Weber HD (1863) A contribution to the pathology of the crura cerebri. Med chir Trans 46: 121–139.
U. Büttner/DP

Weber-(v.-Leyden-)Syndrom: Weber-Symptomatik
Weber-Zeichen: Weber-Symptomatik

Wegener-Granulomatose
Def.: Systemische, nekrotisierende, granulomatöse Vaskulitis, bevorzugt des oberen und unteren Respirationstraktes, mit Glomerulonephritis und wechselndem Ausmaß einer Vaskulitis kleiner Gefäße.
A.: Friedrich Wegener, 1907–, Pathologe, Berlin, Breslau, Lübeck. – Erstbeschreibung durch McBride (1896), des pathologisch-anatomischen Bildes durch Klinger (1932).
Diagn. Krit.: **(1)** Meist zuerst Entwicklung von schmerzhaften oder schmerzlosen oralen oder nasalen bzw. paranasalen Ulzera mit eitriger oder blutiger Rhinitis. – **(2)** Beteiligung der Lungen mit Hämoptoe. – **(3)** Nierenbeteiligung in Form einer Immunkomplex-negativen, häufig nekrotisierenden extrakapillär proliferativen Glomerulonephritis mit dem klinischen Bild eines rasch progedienten Funktionsverlustes; meist interstitielle Entzündungszeichen in der Niere nachweisbar. – **(4)** Mitbeteiligung von Augen, Speicheldrüsen, Pleura, Herz, Genitaltrakt, Milz, Gastrointestinaltrakt, Haut, Gelenken und zentralem Nervensystem sind in unterschiedlicher Häufigkeit beschrieben. – **(5)** Klinische Zeichen können neben der Rhinitis, Schwerhörigkeit (Otitis), Kieferschmerzen (Gingivitis), Uveitis, Retinitis, Orchitis, Arthralgien und neurologische Symptome wie z.B. Mononeuritis multiplex sein. – **(6)** Diagnoseweisend ist mit hoher Sensitivität und Spezifität der Nachweis »anti-neutrophiler zytoplasmatischer Antikörper« (ANCA) im Serum gegen unterschiedliche Antigene (am häufigsten jedoch gegen die Serinproteinase-3-PR3). – **(7)** Weitere Laborbefunde: häufig Leukozytose (manchmal Eosinophilie), Erhöhung von BSG und C-reaktivem Protein, Anämie und Hypergammaglobulinämie.
Ätiol.: Hinweise auf Autoimmunerkrankung durch Nachweis von Antikörpern gegen zytoplasmatische Strukturen in neutrophilen Granulozyten und Monozyten (ANCAs).
Pathog.: Es wird diskutiert, daß es durch Zytokine (Interleukin-1, Tumor-Nekrose-Faktor α) im Rahmen eines Infektes zur Aktivierung von Endothelzellen und Granulozyten kommt, mit der Folge erhöhter Adhäsion von Entzündungszellen an Gefäßwandendothelien. Von Granulozyten und Monozyten synthetisierte und freigesetzte gewebstoxische Mediatoren (Proteasen, Sauerstoffradikale) kommt es dann zur nekrotisierenden Veränderung an den Gefäßen. Die Rolle der ANCAs beim Aktivierungsprozeß der Granulozyten ist noch nicht vollständig geklärt, aber es gibt Hinweise, daß die Antikörper die Bildung von Sauerstoffradikalen erhöhen können.
Bemerkungen: Ohne Behandlung verläuft die Erkrankung letal. Die kombinierte Therapie von Cyclophosphamid und Corticosteroiden hat einen sehr guten thera-

peutischen Effekt. Langzeit-, evtl. sogar Dauertherapie kann jedoch erforderlich sein. ANCA-Titer können evtl. als Aktivitätsparameter dienen.

Lit.: Hoffmann GS, Kerr GS, Leavitt RY et al (1992) Wegener granulomatosis: An analysis of 158 patients. Ann Intern Med 116: 488. – Van der Woude FJ, Lobatto S, Permin H et al (1985) Autoantibodies against neutrophils and monocytes: Tool for diagnosis and marker of disease activity in Wegener's granulomatosis. Lancet 1: 425. – Wegener F (1936) Über generalisierte, septische Gefäßerkrankungen. Verh Dtsch Path Ges 29: 202. – Wegener F (1939) Über eine eigenartige rhinogene Granulomatose mit besonderer Beteiligung des Arteriensystems und der Nieren. Beitr path Anat Jena 102: 36.
McK: 177020
R. Stahl/GA

Wegner-Krankheit: Parrot-Lähmung

Weill-Marchesani-Syndrom
Syn.: Marchesani-Syndrom – Spherophakie-Brachymorphie – mesodermale Dysmorphodystrophie (obsolet)
Def.: Kombination von Brachydaktylie mit Zahnanomalien und vor allem mit sphärischer Mikrolinse und fakultativ assoziierten anderen Augenbefunden. Wahrscheinlich autosomal-rezessiver Erbgang.
A.: Erstbeschreibung 1932 bzw. 1939 durch Georges Weill, Ophthalmologe, Straßburg, und Oswald Marchesani, 1900–1952, österr. Ophthalmologe, Hamburg.
Diagn. Krit.: (1) Minderwuchs. – (2) Augen: kleine sphärische Linse, Myopie mit oder ohne Glaukom, Linsenektopie. – (3) Zähne, Mund: irreguläre Zahnstellung, abnorme Zahnform; enger hoher Gaumen, Hypoplasie der Maxilla. – (4) Extremitäten: Brachydaktylie, breite und kurze Metakarpalia. – (5) Normale Intelligenz (meistens). – (6) Fakultativ: Herzfehler.
Ätiol.: Wahrscheinlich autosomal-rezessiver Erbgang, evtl. heterogen. In einigen Fällen offenbar Heterozygoten-Manifestation, semidominanter Erbgang.
Pathog.: Unbekannt.
Bemerkungen: Das mutierte Gen verhält sich vielfach semidominant (in der Ausprägung zwischen dominant und rezessiv, d.h., mildere Manifestation bei Heterozygoten).
Lit.: Marchesani O (1939) Brachydaktylie und angeborene Kugellinse als Systemerkrankung. Klin Mbl Augenheilk 103: 392–406. – Weill G (1932) Ectopie des cristallins et malformations générales. Ann Oculist 169: 21–44. – Young ID, Fielder AR, Casey TA (1986) Weill-Marchesani syndrome in mother and son. Clin Genet 30: 475–480.
McK: 277600
A. Schinzel/AS

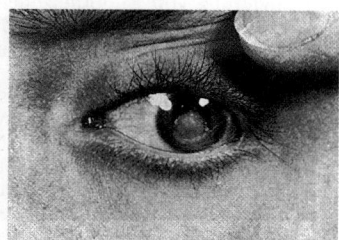

Weill-Marchesani-Syndrom: Sphärophakie, Linsenluxation, Katarakt (Beob. Ki.Kl., Ffm. – Höchst, Fotos DOFONOS, Ffm.)

Weill-Reys-Adie-Syndrom: Adie-Pupillotonie
Weill-Reys-Syndrom: Adie-Pupillotonie
Weingarten-Syndrom: Eosinophilie, tropische
Weisenburg-Sicard-Robineau-Syndrom: Sicard-Neuralgie
Weismann//Netter-Syndrom: Toxopachyosteose Weismann//Netter

Weissenbacher-Zweymüller-Phänotyp
Syn.: Weissenbacher-Zweymüller-Syndrom – mikrognather Zwergwuchs
Def.: Durch Mikrogenie, Gaumenspalte und angeborene Skelettveränderungen charakterisiertes, wahrscheinlich heterogenes Erscheinungsbild des Neugeborenen.
A.: Erstbeschreibung 1964 durch die Pädiater G. Weissenbacher und Ernst Zweymüller, Wien.
Diagn. Krit.: (1) Bei der Geburt manifester mäßiggradiger Minderwuchs. – (2) Mikrogenie, Gaumenspalte (Pierre-Robin-Sequenz), eingesunkene Nasenwurzel. – (3) Röntgenologisch: mäßige Verkürzung und Verplumpung der Röhrenknochen, insbesondere der proximalen Femora; koronale Wirbelspalten bei der Geburt.
Ätiol.: Geschwisterfälle bei gesunden Eltern und elterliche Konsanguinität legten die Vermutung eines autosomal-rezessiven Erbgangs nahe, doch lassen sich die Geschwisterfälle ebenso durch ein gonadales Mosaik eines Elternteils erklären.
Pathog.: Mit großer Wahrscheinlichkeit handelt es sich um eine Manifestationsform der Typ-IX-Kollagenopathien.
Bemerkungen: Der Phänotyp wurde als eigenständige Krankheit (sog. mikrognather Zwergwuchs) und als Frühmanifestation des Stickler-Syndroms beschrieben. Manche der publizierten Fälle lassen sich als Frühmanifestation der Kniest-Dysplasie deuten. Ältere Kinder mit dem Weissenbacher-Zweymüller-Phänotyp einschließlich des Originalfalls von Weissenbacher und Zweymüller wurden unter der Bezeichnung »Oto-spondylo-megaepiphysäre Dysplasie (OSMED)« publiziert.
Lit.: Chemke J, Carmi R, Galil A et al (1992) Weissenbacher-Zweymüller syndrome: A distinct autosomal recessive skeletal dysplasia. Am J Med Genet 43: 989–995. – Giedion A, Brandner M, Lecannellier J, Muhar U, Prader A, Sulzer J, Zweymüller E (1982) Oto-spondylo-megaepiphyseal dysplasia (OSMED). Helv pädiatr Acta 37: 361–380. – Kelly TE, Wells HH, Tuck B (1982) The Weissenbacher-Zweymüller syndrome: possible neonatal expression of the Stickler syndrome. Am J Med Genet 11: 113–119. – Maroteaux P, Roux C, Fruchter Z (1970) Le nanisme micrognathe. Presse méd 78: 2371–2374. – Sillengo MC, David GF, Bianco R et al (1983) Kniest disease with Pierre Robin syndrome and hydrocephalus. Pediatr Radiol 13: 105–109. – Weissenbacher G, Zweymüller E (1964) Gleichzeitiges Vorkommen eines Syndroms von Pierre Robin und einer fetalen Chondrodystrophie. Mschr Kinderheilk 112: 315–317. – Winter RM, Baraitser M, Laurence KM et al (1983) The Weissenbacher-Zweymüller, Stickler and Marshall syndromes: further evidence for their identity. Am J Med Genet 16: 189–199.
McK: 277610
J. Spranger/JS

Weissenbacher-Zweymüller-Syndrom: Weissenbacher-Zweymüller-Phänotyp
Welander-Syndrom: Myopathia distalis tarda hereditaria Welander
Wells-Kerr-Ichthyosis: Ichthyosis, X-chromosomal-rezessive
Wells-Syndrom: Zellulitis, eosinophile
Wenckebach-Block: Wenckebach-Periode
Wenckebach' cycle (e): Wenckebach-Periode

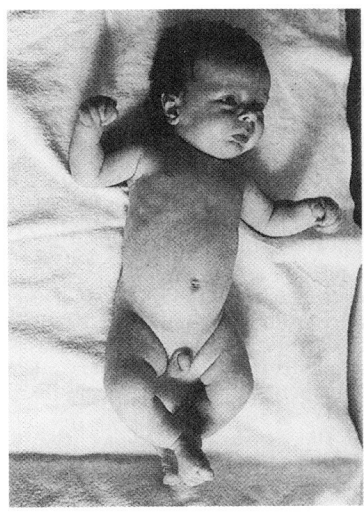
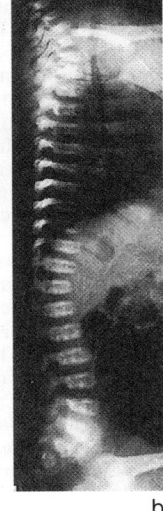
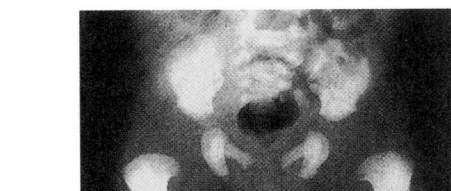
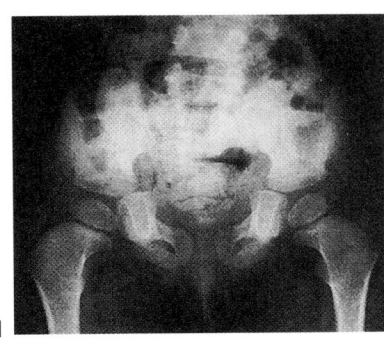

Weissenbacher-Zweymüller-Phänotyp: a) klinischer Aspekt: andere Neugeborene haben eine stärker eingesunkene Nasenwurzel und beidseits gekerbte Nasenspitze; b) Wirbelsäule des in a) gezeigten Neugeborenen mit abgeflachten Wirbelkörpern und soeben verkalkenden koronaren Wirbelkörperspalten in L1–L4; bei anderen Neugeborenen mit dem Phänotyp sind die Spalten noch knorpelig sichtbar; c) und d) Beckenveränderungen des Originalpatienten von Weissenbacher und Zweymüller im Alter von wenigen Tagen und 3 Jahren (Univ.-Kinderklinik Mainz)

Wenckebach-Periode

Syn.: Wenckebach-Block – Typ 1 des AV-Blocks II. Grades – Mobitz-I-Block – Wenckebach' cycle (e) – Wenckebach' phenomenon (e) – Wenckebach' second degree AV-Block (e)
Def.: In Perioden auftretende progressiv zunehmende partielle Überleitungsstörung im Bereich des AV-Knotens.
A.: Erstbeschreibung 1898 durch Karel Frederik Wenckebach, 1864–1940, holländischer Internist, Wien.
Diagn. Krit.: (1) Progressive Verlängerung des PR-Intervalls im Oberflächen-EKG bis zur kompletten Blockierung einer P-Welle. – (2) Maximale PR-Zunahme zwischen dem 1. und 2. übergeleiteten Schlag einer Periode. – (3) Längstes PR-Intervall in dem der blockierten P-Welle vorangehenden, kürzestes in dem nach der blockierten Vorhofaktion folgenden Schlag. – (4) Progressive Verkürzung des RR-Intervalls. – (5) Die durch die nicht übergeleitete P-Welle entstehende Kammerpause ist stets kürzer als zwei PP-Intervalle. Davon abweichende atypische Zyklen werden beobachtet.
Ätiol.: Extremer Vagotonus oder organische Schädigung im Bereich des AV-Knotens (ischämisch, hypoxisch, entzündlich, degenerativ). Evtl. medikamentöse Einflüsse (z.B. Digitalis).
Pathog.: Diskrepanz zwischen Herzfrequenz und relativer Refraktärperiode des Überleitungssystems. Verzögerung am häufigsten im Bereich des AV-Knotens proximal des His-Bündels (verlängertes A-H-Intervall im intrakardialen EKG).
Bemerkungen: Keine Therapie bei asymptomatischen Patienten, jedoch Vermeiden negativ dromotroper Medikamente. Symptomatische Patienten (Schwindel, Synkopen) sind mit einem Schrittmacher zu versorgen.
Lit.: Dreyfus LS, Watanabe Y (1971) Localization and significance of atrioventricular block. Am Heart J 82: 435. – Wenckebach KF (1898) De Analyse van den onregelmatigen Pols. III. Over eenige Vormen van Allorhythmie en Bradykardie. Nederl Tijdschr Geneesk 2: 1132. – Zipes DP (1979) Second degree artrioventricular block. Circulation 60: 465.
A. Heisel/GA

Wenckebach' phenomenon (e): Wenckebach-Periode
Wenckebach' second degree AV-Block (e): Wenckebach-Periode
Werdnig's disease (e): Muskelatrophie, infantile spinale, Typ Werdnig-Hoffmann
Werdnig-Hoffmann-Krankheit: Muskelatrophie, infantile spinale, Typ Werdnig-Hoffmann
Werdnig-Hoffmann-Syndrom: Muskelatrophie, infantile spinale, Typ Werdnig-Hoffmann
Werlhof-Syndrom: Purpura, idiopathische thrombozytopenische

Wermer-Syndrom

Syn.: multiple endokrine Neoplasie Typ I – MEA Typ I – Polyadenomatose, endokrine – Syndrom der polyglandulären Adenome – Polyadenomatose, familiäre – endocrine adenomatosis, multiple (e)
Def.: Autosomal-dominant erbliche Störung mit neoplastischen Veränderungen mehrerer endokriner Organe und deren inadäquat vermehrter Hormonproduktion.
A.: Paul Wermer, –1975, amerikanischer Humangenetiker. – Beschreibung 1954.
Diagn. Krit.: (1) Zollinger-Ellison-Syndrom: Diarrhö, Gastrin, Magenulzera (60% Gastrinome häufig maligne). – (2) Hypertrophische Gastropathie Ménétrier. – (3) Primärer Hyperparathyreoidismus: Parathormon vermehrt (90–97%). – (4) Hyperinsulinismus (20% Insulinome), Pankreasneoplasien in 30–80% der Fälle. – (5) Hypophysentumore (15–50%). – (6) Struma adenomatosa. – (7) Multiple Lipome (auch Liposarkome) im Bereich der Subkutis (nicht obligat). – (8) Bronchialadenome (nicht obligat). – (9) Kolonpolyposis (nicht obligat, selten).
Ätiol.: Autosomal-dominantes Erbleiden. Das Gen für MEN I ist auf dem Chromosom 11 in der Region 11q13

lokalisiert worden, es kommt zum Verlust eines Autosoms im Tumor mit Hemizygotie.
Bemerkungen: Siehe MEN.
Lit.: Brandi ML, Marx SJ, Aurbach GD, Fitzpatrick LA (1987) Familial multiple endocrine neoplasia type I: a new look on pathophysiology. Endocrinol Rev 8: 391–405. – Eberelk F, Grun R (1981) Multiple endocrine neoplasia type I (MEN I). Ergeb Inn Med Kinderheilk 46: 76. – Jackson CE (1993) Genetic aspects of multiple endocrine syndromes. In: Mazzaferri EL, Samaan NA (eds) Endocrine tumors, pp 36–48. Blackwell Scientific Publications, Oxford, London, Edinburgh. – Wermer P (1954) Genetic aspect of adenomatosis of endocrinic glands. Am J Med 16: 363–371.
McK: 131100
B. O. Böhm/GA

Werner-Syndrom
Syn.: Progerie, adulte
Def.: Durch Homozygotie für einen bisher unbekannten Gendefekt bedingtes segmentales Progerie-Syndrom des Erwachsenen.
A.: C. W. Otto Werner, 1879–1936, Landarzt in Norddeutschland. Erstbeschreibung 1904 in seiner medizinischen Dissertation, Univ. Augenklinik, Kiel.
Diagn. Krit.: **(1)** Präpubertal völlig unauffällige Entwicklung. – **(2)** Postpubertale Wachstumsverzögerung mit frühzeitigem Ergrauen der Haare (20 bis 30 Jahre), regressiven Larynxveränderungen (Heiserkeit) und völliger Atrophie des subkutanen Fettgewebes im distalen Tibial- und im gesamten Fußbereich mit Hyperkeratosen und Neigung zu trophischer Ulzeration. – **(3)** Beidseitige Katarakte bereits um das 30. Lebensjahr. – **(4)** Hypogonadismus, Neigung zu Typ-II-Diabetes und Osteoporose, zu frühzeitiger Arteriosklerose und zur Koronarsklerose (Herzinfarkt). – **(5)** Erhöhtes Tumorrisiko (Sarkome, Meningiome, weniger Karzinome). – **(6)** Abnormer Glykosaminoglykan-Stoffwechsel mit erhöhter Ausscheidung von Hyaluronsäure im Urin. – **(7)** Stark verminderte Proliferationskapazität von Hautbindegewebszellen in der Zellkultur und erhöhte Zahl von somatischen Chromosomenaberrationen (»variegated translocation mosaicism«). – **(8)** In der Regel durchschnittliche Intelligenz und Fehlen von senilen Gehirnveränderungen.
Ätiol.: Autosomal-rezessives Erbleiden; Gendefekt (WRN) lokalisiert auf 8p21.
Pathog.: Unbekannt.
Bemerkungen: Manifestation des Gendefektes erst nach Eintritt in die Pubertät (Hormon-Induktion?). Vorzeitige Regression verschiedener Organsysteme, jedoch erhebliche Unterschiede zum Alterungsprozeß (z.B. ZNS nicht betroffen; anderes Tumorspektrum); daher Bezeichnung als »segmentales« Progerie-Syndrom (Martin) oder »Karikatur des Alterns« (Epstein et al.). Durchschnittliche Lebenserwartung 47 Jahre. Häufigste Todesursachen: Herz-Kreislauferkrankungen und Neoplasien. Keine kausale Therapie. Heterozygotentest durch Koppelungsanalyse in Familien mit zumindest einem Betroffenen.
Lit.: Epstein CJ, Martin GM, Schultz AL, Motulsky AG (1966) Werner's syndrome: a review of its symptomatology, natural history, pathologic features, genetics and relationship to the natural aging process. Medicine 45: 177–221. – Goto M, Rubenstein M, Weber J et al (1992) Genetic linkage of Werner's syndrome to five markers on chromosome 8. Nature 355: 735–738. – Salk D, Fujiwara Y, Martin GM (eds) (1985) Werner's Syndrome and Human Aging. Adv Exp Med Biol, Vol 190. Plenum Press, New York, London. – Thomas W, Rubenstein M, Goto M, Drayna D (1993) A genetic analysis of the Werner syndrome region on human chromosome 8p, Genomics16: 685–690. – Werner O (1904) Über Katarakt in Verbindung mit Sklerodermie. Schmidt und Klaunig, Kiel.
McK: 277700
H. Höhn/AS

Wernicke-Enzephalopathie: Wernicke-Krankheit

Wernicke-Krankheit
Syn.: Wernicke-Syndrom – Wernicke-Enzephalopathie – Pseudoencephalitis haemorrhagica superior – Polioencephalitis haemorrhagica superior – syndrome de Gayet-Wernicke (fz)
Def.: Akute, meist bei Alkoholismus vorkommende, lebensgefährliche Hirnstammaffektion.
A.: Charles Jules Alphonse Gayet, 1833–1904, französischer Arzt. – Karl Wernicke, 1848–1905, Neurologe und Psychiater, Halle. – Erstbeschreibung 1875 durch Gayet, 1881 durch Wernicke.
Diagn. Krit.: **(1)** Okulomotorische Störungen (Nystagmus, Doppelbilder, seltener Pupillenanomalien). – **(2)** Ataxie (zerebellär, spinozerebellär). – **(3)** Psychosyndrom (Desorientiertheit, Verwirrtheit, Bewußtseinsstörung). – **(4)** Häufig alkoholische Polyneuropathie. – **(5)** Vegetative Störungen (Atmung, Kreislauf). – **(6)** Im Akutstadium sofortige Besserung auf Thiamin (Vitamin B_1).
Ätiol.: Genetische Prädisposition (Enzymanomalie) bei nutritivem Vitamin-B_1-Mangel.
Pathog.: Verminderte Bindungsfähigkeit des Enzyms Transketolase für seinen Cofaktor Thiamin (Vit. B_1). Auftreten der Erkrankung bei stark erniedrigtem Vit.-B_1-Spiegel; Wucherung von kleinen Gefäßen und punktförmige Blutungen um den Aquädukt und III. und IV. Ventrikel; ohne Vit.-B_1-Anstieg bleibende strukturelle und funktionelle Schäden.
Bemerkungen: Überlagerung durch Delirium tremens und Auftreten einer zentralen pontinen Myelinolyse möglich. Bereits bei Verdacht sofortige intravenöse Ga-

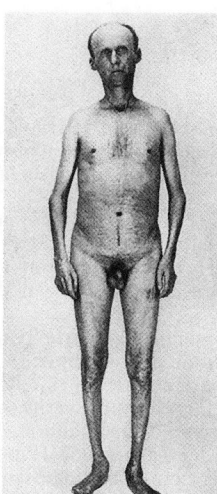
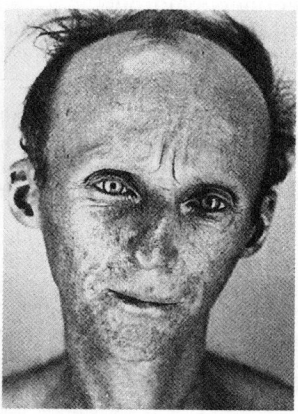

Werner-Syndrom: allgemeine Hautatrophie, besonders im Gesichts- und Beinbereich. Typische Starre der Mimik (Beob. H. Flegel, Rostock)

be von Vit. B$_1$ erforderlich, bei Alkoholikern Glucose stets in Kombination mit Vit. B$_1$ geben.

Lit.: Blass JP, Gibson GE (1977) Abnormality of a thiamine requiring enzyme in patients with Wernicke-Korsakoff syndrome. N Engl J Med 297: 1367–1370. – Gayet C (1875) Affection encéphalique (encéphalite diffuse probable) localisée aux étages des pédoncules cérébraux et aux couches optiques. Arch Physiol norm path 2,2: 341–351. – Wernicke K (1881) Die acute, hämorrhagische Polioencephalitis superior. In: Lehrbuch der Gehirnkrankheiten, II, S 229–242. Kassel, Berlin.

R. Dengler/DP

Wernicke-Mann-Hemiparese

Syn.: Wernicke-Mann-Syndrom – Wernicke-Mann-Hemiplegie – Hemiplegie vom Typ Wernicke-Mann – Wernicke-Mann-Lähmung

Def.: Prädilektionstypus einer zentralen Lähmung bei einseitiger Schädigung absteigender Bahnen im Bereich der inneren Kapsel.

A.: Karl Wernicke, 1848–1905, Neurologe und Psychiater, Halle. – Ludwig Mann, 1866–1936, Neurologe, Breslau.

Diagn. Krit.: (1) Kontralaterale spastische Lähmung von Arm und Bein mit zentraler Fazialisparese. – (2) Typische Körperhaltung mit Beugespastik am Arm und Streckerspastik (Spitzfuß, Zirkumduktion) am Bein (»Wernicke-Gang«). – (3) Infolge Mitbeteiligung sensibler Systeme meist auch kontralaterale Hemihypästhesie.

Ätiol.: Unspezifisch (meist vaskuläre Störungen im Bereich der inneren Kapsel), entscheidend ist der Ort der Läsion (s.a. Pyramidenbahn-Symptomatik, zentrale, dort Abb.).

Pathog.: Enthemmung absteigender Fasersysteme (z.B. Tractus rubrospinalis, Tr. vestibulospinalis) infolge Wegfall der kortikalen Kontrolle.

Lit.: Mann L (1896) Klinische und anatomische Beiträge zur Lehre von der spinalen Hemiplegie. Dtsch Zschr Nervenhk 10: 1–66. – Wernicke K (1889) Zur Kenntnis der cerebralen Hemiplegie. Berliner klin Wschr 26: 969–970.

R. Dengler/DP

Wernicke-Mann-Hemiplegie: Wernicke-Mann-Hemiparese
Wernicke-Mann-Lähmung: Wernicke-Mann-Hemiparese
Wernicke-Mann-Syndrom: Wernicke-Mann-Hemiparese
Wernicke-Syndrom: Wernicke-Krankheit

Westphal-Bernhard-Syndrom

Def.: Historischer Begriff für die primär-stenosierende Papillitis, eine seltene und ätiologisch unklare Form der benignen Stenose der Papilla Vateri.

Lit.: Westphal K (1923) Muskelfunktion, Nervensystem und Pathologie der Gallenwege: 3. Die Motilitätsneurose der Gallenwege und ihre Beziehungen zu deren Pathologie, zur Stauung, Entzündung, Steinbildung usw. Z klin Med 96: 95.

Westphal's disease (e): Lähmung, episodische hypokaliämische
Westphal-Krankheit: Lähmung, episodische hypokaliämische
Westphal-Syndrom: Lähmung, episodische hypokaliämische
West-Syndrom: BNS-Epilepsie
Weyers oligodactyly syndrome (e): Oligodaktylie-Syndrom (Grebe-Weyers)

Weyers-Syndrom

Syn.: Dysostosis acrofacialis – acrofacial dysostosis, Weyers type (e) – acrodental dysostosis (e) – Curry-Hall syndrome (e)

Def.: Postaxiale Hexadaktylie mit Entwicklungsstörung der Unterkiefersymphyse (Formenkreis der kranio-mandibulo-fazialen Syndrome).

A.: Erstbeschreibung 1952 durch Helmut Weyers, deutscher Pädiater und Pädodontologe.

Diagn. Krit.: (1) Postaxiale Hexadaktylie der Füße und Hände mit Synostose der Metacarpalia und Metatarsalia. – (2) Unterkieferspalt, Hypoplasie oder Aplasie der mittleren unteren oder oberen Schneidezähne. – (3) Schleimhautfalten, die von der Unterlippe zum Al-

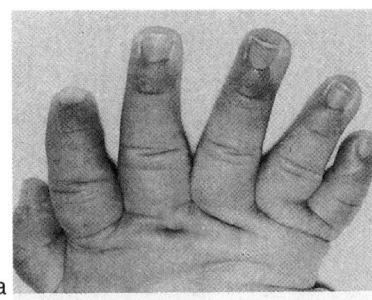

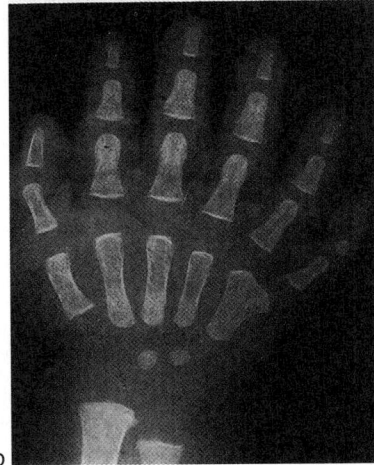

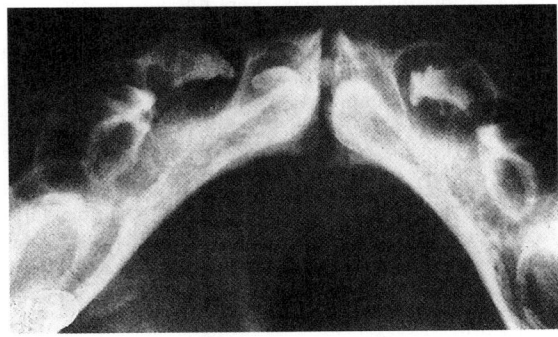

Weyers-Syndrom: a), b) ulnare Hexadaktylie mit Synostose der Mittelhandknochen V und VI, c) Unterkieferspalt, rudimentäre mittlere Schneidezähne, unechtes Diastema mediale (Beob. Weyers)

veolarkamm ziehen und so das Vestibulum oris obliterieren. – **(4)** Nageldysplasien. – **(5)** Inkonstant: Minderwuchs, prominente Anthelix, Klinodaktylie.
Ätiol.: Autosomal-dominantes Erbleiden.
Pathog.: Unbekannt.
Bemerkungen: **(DD)** Ellis-van-Creveld-Syndrom. Rogers et al. (1977) beschrieben ein rezessiv vererbtes Syndrom mit postaxialer Polydaktylie und Zahnanomalien sowie Wirbelfehlbildungen und Pterygien im Nackenbereich. Nicht zu verwechseln mit der akrodentalen Dysplasie (Weyers), für die teilweise die gleichen Synonyme verwendet werden.
Lit.: Curry CJR, Hall BD (1979) Polydactyly, conical teeth, nail dysplasia, and short limbs: a new autosomal dominant malformation syndrome. Birth Defects OAS XV (5B): 253–263. – Rogers JG, Levin S, Dorst JP, Temtamy SA (1977) Postaxial polydactyly-dental-vertebral syndrome. J Pediatr 90: 230–235. – Roubicek M, Spranger J (1984) Weyers acrodental dysostosis in a family. Clin Genet 26: 587–590. – Shapiro SD, Jorgenson RJ, Salinas CF (1984) Brief clinical report: Curry-Hall syndrome. Am J Med Genet 17: 579–583. – Weyers H (1952) Über eine korrelierte Mißbildung der Kiefer und Extremitätenakren (Dysostosis acro-facialis). Fortschr Röntgenstr 77: 562–567.
McK: 193530
R. König/JS

Whipple's disease (e): Whipple-Krankheit

Whipple-Krankheit
Syn.: Whipple-Syndrom – Lipoiddystrophie, intestinale – Morbus Whipple – Whipple's disease (e)
Def.: Systemisches Krankheitsbild infektiöser Ursache, charakterisiert durch rheumatische Beschwerden und Malabsorptionssymptomatik.
A.: Erstbeschreibung 1907 durch George Hoyt Whipple, 1878–1954, amerikanischer Pathologe.
Diagn. Krit.: **(1)** Arthralgien (Polyarthritis) mit febrilen Schüben. – **(2)** Bauchschmerzen, Tenesmen, Steatorrhö, Gewichtsverlust, Kachexie, Meteorismus. – **(3)** Eiweißmangelödeme, Vitamin-Mangelsymptomatik (z.B. Prothrombinzeit verkürzt [Vitamin K]). – **(4)** Polyserositis (chylöse Ergüsse). – **(5)** Endokarditis, generalisierte Vaskulitis. – **(6)** Mesenteriale Lymphknotenschwellungen. – **(7)** Labor: hypochrome Anämie, Hypoproteinämie, Hypokalziämie, Hypocholesterinämie. – **(8)** Röntgen: Dünndarmmotilitätsstörung, Vergröberung des Faltenreliefs, frühe Ausflockung des Kontrastmittels. – **(9)** Dünndarmbiopsie: lichtmikroskopisch PAS-positive Granula in den Makrophagen, auch in Lymphknoten, Milz, Leber. Elektronenmikroskopisch baziliforme Körperchen, 0,3–2,5 μm. Männer : Frauen = 4 : 1.
Ätiol.: Wahrscheinlich Mikroorganismen (Tropheryma whippelii).
Pathog.: Erregerinduzierte, massive Ablagerungen von Neutralfetten und Fettsäuren in der Darmwand und in den mesenterialen Lymphknoten, große mononukleäre Zellinfiltrate in der Submukosa des Dünndarmes; die Malabsorptionssymptomatik wird möglicherweise durch eine (intramurale) Fetttransportstörung bewirkt.
Bemerkungen: **(DD)** Abetalipoproteinämie – Abdominaltuberkulose – Morbus Crohn – Cronkhite-Canada-Syndrom – chronische Pankreatitis.
Lit.: Owen RL, Brandborg LL (1983) Mucosal histopathology of malabsorption. Clin Gastroenterol 12: 575–590. – Relman DA, Schmidt TM, MacDermott RP, Falkow S (1992) Identification of the uncultured bacillus of Whipple's disease. New Engl J Med 327: 293–301. – Volpicelli NA, Sayer WR, Milligan FD et al (1976) The endoscopic appearance of the duodenum in Whipple's disease. Johns Hopkins Med J 138: 19–23. – Whipple GH (1907) A hitherto undescribed disease characterized anatomically by deposits of fat and fatty acids in the intestinal and mesenteric lymphatic tissues. Bull Johns Hopkins Hosp 18: 382–391.
C. Scheurlen/GA

Whipple-Syndrom: Whipple-Krankheit
whistling face syndrome (e): Freeman-Sheldon-Syndrom
white liver disease (e): Fettleber des Neugeborenen, familiäre
white matter disease, diffuse (e): Myelinopathia centralis diffusa

Wiedemann-Beckwith-Syndrom
Syn.: Beckwith-Wiedemann-Syndrom – Exomphalos-Makroglossie-Gigantismus-Syndrom – EMG-Syndrom
Def.: Ein angeborenes Syndrom aus Makroglossie, charakteristischer Fazies, Kerbenohren, Bauchanomalien, Übermäßigkeit und mit der Gefahr postnataler Hypoglykämie und Tumorentwicklung.
A.: Hans-Rudolf Wiedemann, 1915–, Pädiater, Kiel. Klinische Erstpublikation 1964 (drei Fälle). – John Bruce Beckwith, 1933–, Pathologe, Seattle. Pathologisch-anatomischer Vortrag November 1963.
Diagn. Krit.: **(1)** Muskuläre Makroglossie. – **(2)** Charakteristische Physiognomie mit Mittelgesichtshypoplasie

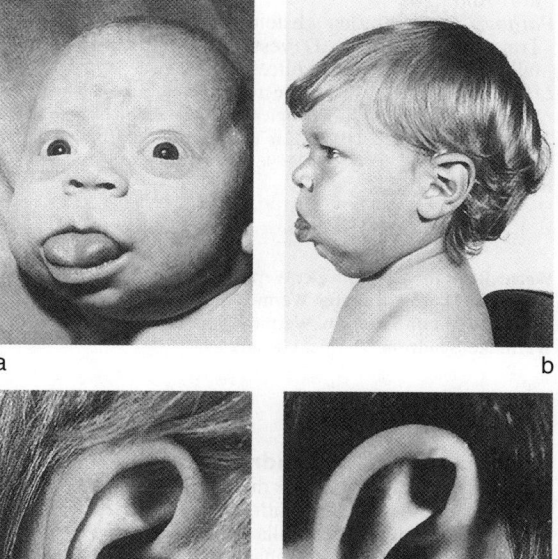

Wiedemann-Beckwith-Syndrom: a) und b) muskuläre Makroglossie; c) und d) verschiedengradige Ausprägung eines »Kerbenohres« (Abb. a] Beob. J. Gleiss, Oberhausen; b] DOFONOS, Ffm.; c] und d] Beob. H.-R. Wiedemann, Kiel)

(speziell Oberkiefer), Naevus flammeus der Glabella-Region, leichter Exophthalmie, Weichteilfalten unterhalb der Augen und mehr nach vorn gerichteten Nasenlöchern bei relativ kleinem Hirnschädel mit vortretendem Hinterhaupt. – **(3)** Dellen- oder grübchenförmige Einkerbungen an den Ohren, bevorzugt am Läppchen und/oder Helix (»Kerbenohren«). – **(4)** Nabelschnur- bzw. später größerer Nabelbruch bei konnatal vorgewölbtem Abdomen. – **(5)** Konnatale und/oder postnatale Makrosomie mit kräftiger Muskel- und akzelerierter Skelettentwicklung; selten persistierende Überlänge. – **(6)** Angeborene oder später hervortretende partielle oder durchgehende Hemihypertrophie (12,5% der Fälle); gelegentlich Klitoris- und Labien- bzw. Penisvergrößerung. – **(7)** Polyhydramnion, hypertrophe Plazenta sowie konnatale, großenteils passagere Viszeromegalien: Niere, die auch zusätzliche Veränderungen zeigen oder entwickeln kann (sonographische Kontrollen!), Leber, Milz, Pankreas und Herz (hier auch Vitien möglich). – **(8)** Evtl. neonatale, in Einzelfällen monatelang anhaltende hochgradige Hypoglykämie. – **(9)** Wesentlich erhöhtes Tumorrisiko (etwa 7,5%), überwiegend intraabdominell und besonders bei Hemihypertrophie: Wilms-Tumor, Nebennierenrindenkarzinom o.a. – **(10)** In mehr/minder, vor allem durch mentale Entwicklungsstörung, abweichenden sporadischen Sonderfällen fanden sich Chromosomenanomalien (bisher 12 abnorme Karyotypen), insbesondere Abweichungen am kurzen Arm von Chromosom 11.

Ätiol.: Ein autosomal-dominantes Gen mit erheblicher Variabilität der Expressivität und inkompletter Penetranz (bzw. verminderter »Phänotranz«) wird angenommen. Genübertragung vielfach durch die Mutter. In sporadischen Fällen kann Neumutation oder Nachweisbarkeit von Symptomen bei einem der Eltern (frühere Makroglossie oder größere Nabelhernie, Übermäßigkeit, Kerbenohr) vorliegen. – Genlokalisation auf dem kurzen Arm des Chromosoms 11 (11p15). Mechanismus des »imprinting«.

Pathog.: Abnorme Produktion von Wachstumsfaktoren seitens der Mutter bzw. der Plazenta dürfte im Spiel sein.

Bemerkungen: Das Syndrom ist an Hunderten von Fällen beschrieben, seine Frequenz auf etwa 1 : 15 000 Lebendgeburten geschätzt. – Pränatale Diagnostik (Polyhydramnion, Exomphalos, Übermäßigkeit, Nephromegalie, Makroglossie)! Postnatal adäquate Behandlung einer Hypoglykämie; ggf. frühzeitige operative Zungenverkleinerung (cave Prognathie-Entwicklung); regelmäßige vorsorgliche Sonographie der Bauchorgane (erste Lebensjahre sechswöchig, dann vierteljährlich, dann mindestens bis zur Einschulung halbjährlich)!

Lit.: Beckwith JB (1963) Extreme cytomegaly of the adrenal fetal cortex, omphalocele, hyperplasia of kidneys and pancreas, and Leydig cell hyperplasia. Another syndrome? Presented at Annual Meeting of Western Society for Pediatric Research, Los Angeles (Calif.). – Best LG, Hoekstra RE (1981) Wiedemann-Beckwith syndrome: autosomal-dominant inheritance in a family. Am J Med Genet 9: 291–299. – Cobellis G, Iannoto P, Stabile M et al (1988) Prenatal ultrasound diagnosis of macroglossia in the Wiedemann-Beckwith syndrome. Prenatal Diagnosis 8: 79–81. – Elliott M, Maher ER (1994) Beckwith-Wiedemann syndrome. J Med Genet 31: 560–564. – Franceschini P, Guala A, Vardeu M, Franceschini D (1993) Monozygotic twinning and the Wiedemann-Beckwith syndrome. Am J Med Genet 46: 353–354. – Haas JA, Zoubek A, Grünmayer ER, Gadner H (1986) Constitutional interstitial deletion of 11p11 and pericentric inversion of chromosome 9 in a patient with Wiedemann-Beckwith syndrome and hepatoblastoma. Cancer Genet Cytogenet 23: 95–104. – Hadro T, Kleck KA, Khanna N et al (1985) Wiedemann-Beckwith syndrome: evidence for ovummediated autosomal dominant inheritance. Am J Hum Genet 37: A 56. – Hecht F, Sandberg AA (1986) Wiedemann-Beckwith syndrome: cancer predisposition and chromosome 11. (Editorial) Cancer Genet Cytogenet 23: 159–161. – Kunze J, Wiedemann H-R (1993) Das Wiedemann-Beckwith-Syndrom. Ergeb Inn Med Kinderheilk 61: 303–338. – Lemke J, Meinecke P, Frank H-D (1986) Das Wiedemann-Beckwith-Syndrom. Mschr Kinderheilk 134: 554–557. – Niikawa NS, Ishikiriyama S, Takahashi A et al (1986) The Wiedemann-Beckwith syndrome: pedigree studies on five families with evidence for autosomal dominant inheritance with variable expressivity. Am J Med Genet 24: 41–55. – Olney AH; Buehler BA, Waziri M (1988) Wiedemann-Beckwith syndrome in apparently discordant monozygotic twins. Am J Genet 29: 491–499. – Pettenati MJ, Haines JL, Higgins RR et al (1986) Wiedemann-Beckwith syndrome: presentation of clinical and cytogenetic data on 22 new cases and review of the literature. Hum Genet 74: 143–154. – Turleau C, de Grouchy J (1985) Beckwith-Wiedemann syndrome. Clinical comparison between patients with and without 11 p 15 trisomy. Ann Génét 28: 93–96. – Waziri M, Patil SR, Hanson JW et al (1983) Abnormality of chromosome 11 in patients with features of Beckwith-Wiedemann syndrome. J Pediatr 102: 873–876. – Wiedemann H-R (1964) Complex malformatif familial avec hernie ombicale et macroglossie – un „syndrome nouveau"? J Génét Hum 13: 223–232.

McK: 130650

H.-R. Wiedemann/JS

Wiedemann-Rautenstrauch-Syndrom

Syn.: neonatal pseudo-hydrocephalic syndrome (e)

Def.: Ein bei Geburt manifestes Syndrom aus prä- und postnatalem Minderwuchs, Pseudohydrozephalus, kleinem greisenhaft wirkendem Gesicht, »angeborenen Zähnen« und ausgedehntem Fettgewebsmangel.

A.: Hans-Rudolf Wiedemann, 1915–, Pädiater, Kiel. – Erstbeschreibung als neue Einheit 1979 (zwei Fälle; 1966 und 1977). – Thomas Rautenstrauch, Pädiater, München. Beschreibung als Progerie 1977 (zwei Geschwisterfälle).

Diagn. Krit.: **(1)** Pränatale Dystrophie mit 2100–2500 g und einer Körperlänge von 45–49 cm bei normaler Gestationsdauer. Längen- und Gewichtsrückstand persistieren. – **(2)** Pseudohydrozephaler Aspekt mit weit offenen Nähten, verzögertem Fontanellenschluß, hervortretenden Schädelvenen. Spärliches Kopfhaar. – **(3)** Tief angesetzte Ohren. Kleines, greisenhaft wirkendes Gesicht bei Hypoplasie der Gesichtsknochen. Nasenform verändert sich schnabelähnlich. – **(4)** Durchgebrochene Schneidezähne bei der Geburt. – **(5)** Relativ große Hände und Füße bzw. Finger und Zehen. – **(6)** Allgemeiner Mangel an Unterhautfettgewebe sowie Prominenz der Hautvenen und Muskeln. Evtl. Entwicklung paradoxer Fettpolster lumbosakral oder gluteal. – **(7)** Ferner: Verlust der angeborenen und der neu durchbrechenden dysplastischen Zähne; Normalisierung angeborener Ossifikationsstörungen. Verzögerte statomotorische und meist auch mentale Entwicklung; mögliches Auftreten neurologischer Zeichen wie Ataxie, Dysmetrie und Nystagmus. – s. a. Abb. nächste Seite.

Ätiol.: Bisher kaum ein Dutzend Fallbeschreibungen in der Literatur, davon zweimal Geschwister. Noch keine Langzeitbeobachtungen. Autosomal-rezessiver Erbgang wahrscheinlich.

Pathog.: Unbekannt.

Bemerkungen: Ob wirklich eine Entität vorliegt, erscheint noch offen. **(DD)** Silver-Russell-Syndrom – Hutchinson-Gilford-Syndrom – de Barsy-Syndrom.

Lit.: Castiñeyra G, Panal M, Presas HL et al (1992) Two sibs with Wiedemann-Rautenstrauch syndrome: possibilities of prenatal diagnosis by ultrasound. J Med Genet 29: 434–436. – Hagadorn JI, Wilson WG, Hogge WA et al (1990) Neonatal progeroid syndrome: more than one disease? Am J Med Genet 35: 91–94. –

Wildervanck-Syndrom

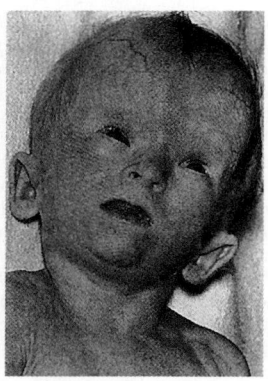

Wiedemann-Rautenstrauch-Syndrom: wenige Wochen alter typisch betroffener Knabe (Beob. Prof. H.-R. Wiedemann)

Obregon MG, Bergami GL, Gianotti A et al (1992) Radiographic findings in Wiedemann-Rautenstrauch syndrome. Pediatr Radiol 22: 474–475. – Rautenstrauch T, Snigula F, Krieg T et al (1977) Progeria. Eur J Pediatr 124: 101–111. – Rautenstrauch T, Snigula F, Wiedemann H-R (1994) Neonatales progeroides Syndrom (Wiedemann-Rautenstrauch). Eine follow-up-Studie. Klin Pädiatr 206: 440–443. – Rudin C, Thommen L, Fliegel C et al (1988) The neonatal pseudo-hydrocephalic progeroid syndrome (Wiedemann-Rautenstrauch). Eur J Pediatr 147: 433–438. – Toriello HV (1990) Wiedemann-Rautenstrauch syndrome. J Med Genet 27: 256–257. – Wiedemann H-R (1979) An unidentified neonatal progeroid syndrome. Eur J Pediatr 130: 65–70.
McK: 264090
H.-R. Wiedemann/JK

Wiedemann-Spranger-Syndrom: metaphysäre Anadysplasie

Wildervanck-Syndrom

Syn.: zerviko-okulo-akustisches Syndrom
Def.: X-chromosomal-dominantes Erbleiden mit Hauptbefunden Taubheit, Duane-Zeichen und Klippel-Feil-Phänotyp.
A.: Erstbeschreibung 1952 durch L. S. Wildervanck, Humangenetiker, Groningen.
Diagn. Krit.: (1) Ohren: angeborene kombinierte Mittel-Innenohrtaubheit (Taubstummheit); unschön geformte Ohrmuscheln, evtl. Fehlen der äußeren Gehörgänge; präaurikuläre Anhängsel. – (2) Klippel-Feil-Phänotyp (s. dort). – (3) Duane-Zeichen (Abduzensparese mit Retraktion des Bulbus). Selten Liddermoid. – (4) Ferner: Gesichtsasymmetrie, Gaumenspalte, kurzer Hals mit überschüssigen Hautfalten, tiefer Haargrenze, Torticollis, Sprengel-Phänotyp, Spina bifida occulta und andere Wirbelfehlbildungen. Geistige Behinderung.
Ätiol.: Praktisch nur Frauen (99%) betroffen, in einigen Familien X-chromosomal-dominanter Erbgang oder autosomal-dominanter Erbgang mit Geschlechtsbegrenzung. Da relativ häufig isolierte Fälle und atypische Stammbäume, ist multifaktorieller Erbgang mit Geschlechtsbegrenzung möglich.
Pathog.: Unbekannt.
Bemerkungen: Bei 1% der weiblichen Taubstummen liegt als Ursache das Wildervanck-Syndrom vor.
Lit.: Franceschetti A, Klein D (1954) Dysmorphie cervico-oculo-faciale avec surdité familiale. J Génét Hum 3: 176. – Striscuiglio

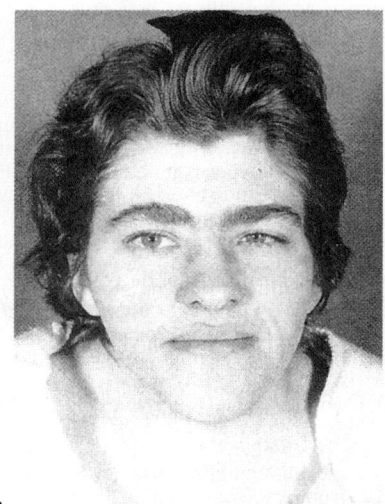
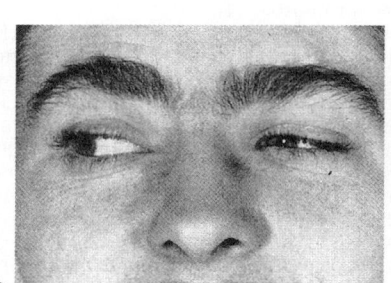
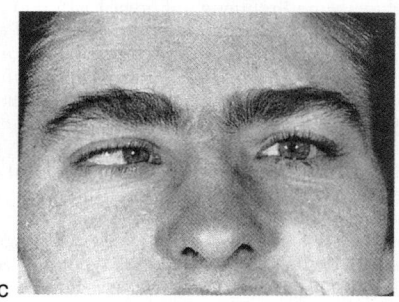
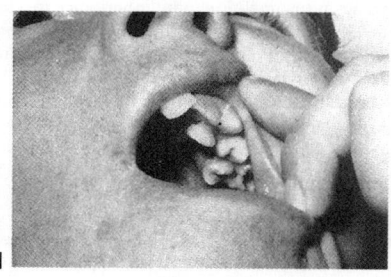

Wildervanck-Syndrom: a) Gesichtsasymmetrie, Abduzensparese, Synophrys; b), c) Duane-Phänotyp; d) irreguläre Zahnstellung (Beob. L. S.: Wildervanck, Groningen)

P, Raia V, Di Meo A et al (1983) Wildervanck's syndrome with bilateral subluxation of lens and facial paralysis. J Med Genet 20: 72–73. – Wildervanck LS (1960) Een cervico-oculo-acusticus-syndroom. Nederl T Geneesk 104: 2600–2605.
McK: 314600
A. Schinzel/AS

Wilkie's disease (e): Mesenterialarterien-Syndrom, oberes
Wilkie-Syndrom: Mesenterialarterien-Syndrom, oberes
v.-Willebrand's disease (e): v.-Willebrand-(Jürgens-)Syndrom
v. Willebrand disease, platelet-type: Pseudo-v.-Willebrand-Syndrom

v.-Willebrand-(Jürgens-)Syndrom
Syn.: v.-Willebrand's disease (e)
Def.: Angeborene hämorrhagische Diathese, die durch eine quantitative Verminderung und/oder qualitative Störung des v.-Willebrand-Faktors (vWF) hervorgerufen wird.
A.: Erstbeschreibung 1926 durch Erik A. v. Willebrand (1870–1949), Internist in Helsingfors. – Gemeinsame Nachuntersuchung 1933 mit Rudolf Jürgens (Hämatologe, Basel, 1898–1961) einer auf den Åland-Inseln häufigen hämorrhagischen Diathese.
Diagn. Krit.: **(1)** Neigung zu spontanen Haut- und Schleimhautblutungen (Epistaxis, gastrointestinale Blutungen, Zahnfleischblutungen, Menor-, Metrorrhagien). Blutungen während und nach Operationen, v.a. im kieferchirurgischen und HNO-Bereich. – **(2)** Bei den seltenen homozygoten Formen zusätzlich spontane Muskel- und Gelenksblutungen wie bei den Hämophilien. – **(3)** Normale oder verlängerte Blutungszeit. – **(4)** Pathologische Ergebnisse bei Messung des vWF, d.h. vermindertes Antigen des vWF (vWF:Ag), der Ristocetin-induzierten Thrombozytenaggregation (RIPA) bzw. des Ristocetin-Cofaktors. Bei elektrophoretischer Analyse der einzelnen multimeren Formen des vWF Konzentrationsverminderung der hochmolekularen Multimere (Typ 1), Fehlen oder Verminderung der hochmolekularen Multimere oder pathologische Banden (Typ 2 mit Unterformen) oder gänzliche Abwesenheit des vWF (Typ 3). Weitere Laboruntersuchungen der Thrombozytenfunktion, z.B. Thrombelastogramm, Thrombozytenretention etc., können ebenfalls pathologisch sein. – **(5)** Faktor VIII (antihämophiles Globulin) ist oft vermindert (Typ 1 und 3). – **(6)** Bei Sonderformen (z.B. Typ 2B) gelegentlich auch Kombination mit meist leichter Thrombozytopenie. – **(7)** Gelegentlich auch Verminderung des Faktors XII (Hageman-Faktor).
Ätiol.: Meist autosomal-dominantes Erbleiden (v.a. Typ 1 und Typ 2, McK 193400), möglicherweise auch teilweise autosomal-rezessiv (v.a. beim Typ 3, McK 277480). Eine X-chromosomale Vererbung erscheint fraglich (McK 314560). Genlokalisation des vWF ist der kurze Arm des Chromosoms 12.
Pathog.: Das Protomer des vWF ist ein Glykoprotein mit einem Molekulargewicht von ca. 270 kD (2050 Aminosäuren), vWF ist eine Mischung von Multimeren dieser Untereinheiten mit einem Molekulargewicht zwischen $0,5$–15×10^6 D. Der vWF vermittelt die Interaktion der Thrombozyten mit subendothelialen Strukturen (Primärhämostase) durch Bindung an den Glykoprotein-Ib-(in geringerem Ausmaß auch Glykoprotein-IIb/IIIa-)Komplex der Thrombozyten einerseits und Kollagen andererseits. Die hochmolekularen vWF-Multimere sind hämostatisch besonders wirksam. Da vWF auch Trägerprotein für Faktor VIII-C ist, ist bei Mangel (Typ 1), pathologischer Struktur (2 N) oder Fehlen des vWF (Typ 3) auch der Faktor VIII-C vermindert. Eine abnorme Struktur des vWF kann trotz normaler vWF-Konzentration zu einer gestörten Primärhämostase führen (Unterformen des Typ 2).
Bemerkungen: **(DD)** alle anderen Störungen der Primärhämostase müssen abgegrenzt werden (Leitbefund: verlängerte Blutungszeit), besonders das Pseudo-v.-Willebrand-Syndrom und das Bernard-Soulier-Syndrom, bei denen die gestörte Interaktion des vWF mit dem Thrombozyten durch eine pathologische Thrombozytenmembran hervorgerufen wird. Weiterhin müssen Störungen des endogenen Gerinnungssystems abgegrenzt werden (Leitsymptom: verlängerte aktivierte partielle Thromboplastinzeit), da das v.-Willebrand-Jürgens-Syndrom häufig von einer Verminderung des Faktors VIII begleitet ist. Sowohl die Klinik als auch die Laborbefunde weisen beim Typ 1 eine große Variabilität auf, was in Verbindung mit der wechselnden Penetranz die Diagnosestellung und Abgrenzung vom Normalbefund erschwert. Das v.-Willebrand-Jürgens-Syndrom ist eine der oder evtl. die häufigste angeborene hämorrhagische Diathese (besonders häufig in Schweden, Italien, USA), die Inzidenz wird zwischen 1–10 pro 10 000 Einwohner angegeben. Leichte Formen überwiegen (Typ 1 ca. 70%), schwere Formen (Typ 3 ca. 10%) sind selten.
Lit.: Ruggeri ZM, Zimmerman TS (1987) von Willebrand factor and von Willebrand disease. Blood 70: 895–904. – Ruggeri ZM, Ware J (1992) The structure and function of vWf. Thromb Haemost 67: 594–599. – Sadler JE, Matsushita T, Dong Z et al (1995) Molecular mechanism and classification of von Willebrand disease. Thromb Haemostas 74: 161–166. – v. Willebrand EA (1926) Hereditär pseudohemofili. Finska Läkaresällsk Handl 68: 87–112. – v. Willebrand EA, Jürgens R (1933) Über eine neue Bluterkrankheit, die konstitutionelle Thrombopathie. Klin Wschr 11: 414–417.
McK: 193400; 277480; 314560
M. Köhler; E. Seifried/GA

Williams-Beuren-Syndrom
Syn.: Beuren-Syndrom – Beuren-Williams-Syndrom – Williams elfin face syndrome (e) – hypercalcemia, infantile (e) – peculiar facies-supravalvular aortic stenosis (e)
Def.: Kombination einer supravalvulären Aortenstenose mit peripheren Pulmonalstenosen und multiplen Anomalien.
A.: J. C. Williams, neuseeländischer Kardiologe. Alois J. Beuren, deutscher Kardiologe, 1919–1984. – Erstbeschreibung 1961 und 1962 unabhängig voneinander durch die beiden genannten Autoren. Beuren gelang die genaue klinische Abklärung des Syndroms.
Diagn. Krit.: **(1)** Angeborener Minderwuchs, Ernährungsschwierigkeiten. – **(2)** Charakteristische Gesichtszüge (»Gnomen-« oder »Faunsgesicht«): volles gedunsenes Gesicht, prominente Stirn, antevertierte Nares, Hypertelorismus, Synophrys, plumpe Nase mit eingesunkener Nasenwurzel, hängende Wangen, breiter Mund, wulstige Lippen, offener Mund, Lacklippen, langes Philtrum, prominentes Kinn, Strabismus convergens, Mikrozephalie. – **(3)** Zahnanomalien: Mikrodontie (»Mäusezähne«), Zahndysplasien, partielle Adontie (oft fehlen die zwei unteren Inzisiven und/oder die ersten Prämolaren). Dysgnathie durch Mißverhältnis zwischen breiter Maxilla und Hypoplasie des Processus alveolaris der Mandibula. Zahnfehlstellungen. – **(4)** Rauhe, tiefe Stimme. – **(5)** Kardiale Fehlbildungen: supravalvuläre Aortenstenose und periphere Pulmonalstenosen; die beiden Stenosen können ganz unterschiedlich ausgeprägt sein. – **(6)** Meist erhebliche geistige Retardierung; dabei plump-vertrauli-

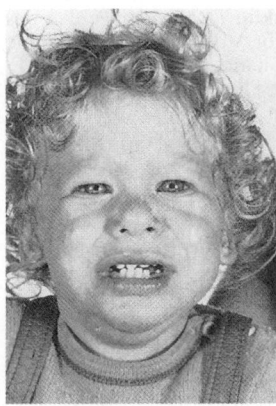
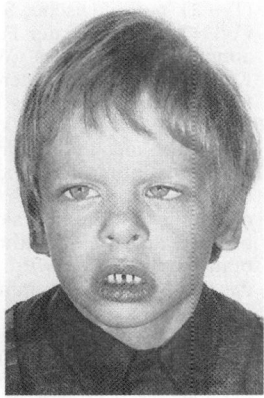
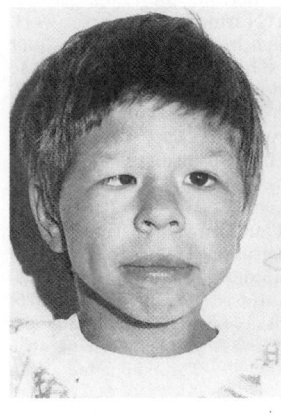
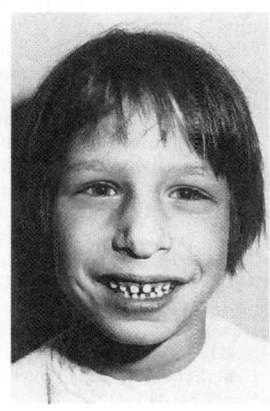

Williams-Beuren-Syndrom: »Faunsgesicht« (verschiedene Varianten) mit Strabismus, »Lacklippen« und Zahnhypoplasie mit multiplen Diastemata (Fotos DOFONOS, Ffm.)

ches, distanzloses Wesen. – **(7)** Bei Knaben Hypogenitalismus (Kryptorchismus, Hypoplasie von Penis und Skrotum). Bei Mädchen Pubertas praecox. – **(8)** Serumkalzium und -phosphor normal! – **(9)** Tortuositas vasorum am Fundus oculi, Irisdysplasie (Iris stellata). – **(10)** Renale Dysplasie.
Ätiol.: Praktisch immer sporadisches Auftreten. Autosomal-dominante Vererbung beschrieben. Mikrodeletionen im Elastin-Genlocus 7q11.23 werden durch Fluoreszenz-in-situ-Hybridisierung (FISH) bei über 90% aller Patienten erkannt.
Pathog.: Noch ungeklärt.
Bemerkungen: Zusammenhänge mit der idiopathischen, infantilen Hyperkalzämie (Fanconi-Schlesinger-Syndrom) werden diskutiert und das Williams-Beuren-Syndrom als normokalzämische Spätform einer früh-infantilen Hyperkalzämie angesehen. Vitamin-D-Gaben in der Schwangerschaft als pathogenetische Grundlage sind umstritten. Querverbindungen zur Kombination supravalvulärer Aortenstenosen mit peripheren Pulmonalstenosen ohne weitere Fehlbildungen sind beschrieben (Grimm et al.). Pulmonalstenosen im Lauf der Jahre oft rückbildungsfähig. **(DD)** Fanconi-Schlesinger-Syndrom – Leprechaunismus-S. – Chromosom 5p-Syndrom – Seip-Lawrence-S. – Cornelia-de-Lange-S. – Beare-Dodge-Nevin-S. – BBB-S. – Forney-Robinson-Pascoe-S. – tricho-rhino-phalangeales S.
Lit.: Beuren AJ (1964) Ein neues Syndrom: Supravalvuläre Aortenstenose, multiple periphere Pulmonalstenosen, geistige Retardierung, ähnliche Gesichtszüge und identische Zahnmißbildungen. Mschr Kinderheilk 112: 218–221. – Beuren AJ, Apitz J, Harmjantz D (1962) Supravalvular aortic stenosis in association with mental retardation and a certain facial appearance. Circulation 26: 1235–1240. – Ewart AK, Morris CA et al (1993) Hemizygosity at the elastin locus in a developmental disorder, Williams syndrome. Nature Genet 5: 11–16. – Giddins NG, Finley JP, Nauton MA, Roy DL (1989) The natural course of supravalvular aortic stenosis and peripheral pulmonary stenosis in William's syndrome. Br Heart J 62: 315–319. – Grimm T, Wesselhoeft H (1980) Zur Genetik des Williams-Beuren-Syndroms und der isolierten Form der supravalvulären Aortenstenose. Untersuchung von 128 Familien. Z Kardiol 69: 168–172. – Morris CA, Thomas IT, Greenberg F (1993) Williams syndrome: Autosomal dominant inheritance. Am J Med Genet 47: 478–481. – Pagon RA, Bennett FC, LaVeck B et al (1987) Williams syndrome: Features in late childhood and adolescence. Pediatrics 80: 85–91. – Sadler LS, Robinson LK, Verdaasdonk KR, Gingell R (1993) The Williams syndrome: Evidence for possible autosomal dominant inheritance. Am J Med Genet 47: 468–470. – Williams JCP, Barratt-Boyes BG, Lowe JB (1961) Supravalvular aortic stenosis. Circulation 24: 1311.
McK: 194050
G. Bein/JK

Williams-Campbell-Syndrom

Syn.: bronchiectasis, generalized, associated with deficiency of bronchial cartilage (e) – bronchomolacia, central (e)
Def.: Angeborene bronchiale Fehlbildung mit Knorpeldysplasie und -aplasie der Segment- und Subsegmentbronchien.
A.: Howard Williams, Pädiater, Melbourne. – Peter Campbell, Pädiater, Melbourne. – Erstbeschreibung 1960. Namensgebung durch G. Petranyl.
Diagn. Krit.: **(1)** Nach verschieden langer Latenzzeit meist bereits im frühen Kindesalter einsetzende chronische Bronchopathie mit chronischem Husten, keuchender dyspnoischer Atmung, Auswurf. – **(2)** Auslösende Vorkrankheiten: oft Masern oder Adenovirusinfektion. Begleitkrankheiten: rezidivierende fieberhafte Pneumonien. – **(3)** Thoraxdeformitäten: Pectus carinatum, Pectus excavatum, Faßthorax. – **(4)** Frühzeitig entstehende Trommelschlegelfinger und -zehen. – **(5)** Minderwuchs. – **(6)** Bronchographie: generalisierte sackförmige Bronchiektasen mit charakteristischen Lumenveränderungen bei Respiration (ballonartige Erweiterung im Inspirium, Kollaps der veränderten Bronchiallumina im Exspirium, siehe Abb.). – **(7)** Verlauf: chronische fortschreitende Pneumopathie mit Emphysem, Bronchio-

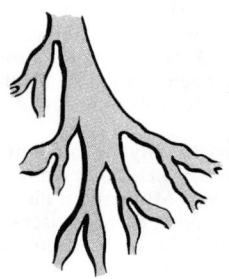
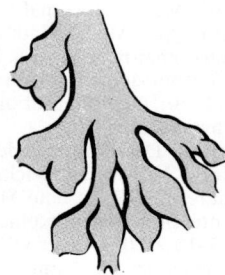

Williams-Campbell-Syndrom: schematische Darstellung des pathognomonischen funktionellen Verhaltens der Bronchiallumina bei Williams-Campbell-Syndrom: ballonartige Erweiterung im Inspirium, Kollaps der veränderten Bronchiallumina im Exspirium (nach Dietzsch und Wunderlich)

lenobstruktion, Lungenfibrose und chronischem Cor pulmonale.
Ätiol.: Autosomal-rezessiv erblich?
Pathog.: Kongenitaler Defekt der Knorpelstrukturen in den Segment- und Subsegmentbronchien.
Bemerkungen: **(DD)** alle Formen primärer oder sekundärer Brochiektasie – Mukoviszidose – Hamman-Rich-Syndrom – Wilson-Mikity-Syndrom – Lungenmykose – Kartagener-Syndrom – Asthma bronchiale – Bronchusstenose-Syndrom.
Lit.: Mitchell RE, Bury RG (1975) Congenital bronchiectasis due to deficiency of bronchial cartilage (Williams-Campbell syndrome). A case report. J Pediatr 87: 230–232. – Vinograd JI et al (1987) Long-term functional results of prosthetic airway splinting in tracheomalacia and bronchomalacia. J Pediatr Surg 22: 38–41. – Wayne KS, Taussig LM (1976) Probable familial congenital bronchiectasis due to cartilage deficiency (Williams-Campbell syndrome). Am Rev Respir Dis 114: 15–22. – Williams H, Campbell P (1960) Generalized brochiectasis associated with deficiency of cartilage in the bronchial tree. Arch Dis Childh 35: 182–191.
McK: 211450
U. Wahn/JK

Williams elfin face syndrome (e): Williams-Beuren-Syndrom
Wilms-Tumor-Aniridie-Gonadoblastom-Assoziation: WAGR-Syndrom
Wilms tumour-aniridia-genito-urinary malformations-retardation syndrome (e): WAGR-Syndrom
Wilson-Krankheit: Morbus Wilson
Wilson-Mikity syndrome (e): Mikity-Wilson-Komplex

Winchester-Syndrom
Syn.: karpotarsale Osteolyse Typ Winchester
Def.: Hereditäre Skelettdysplasie mit progredienter multifokaler Osteolyse.
A.: Erstbeschreibung 1969 durch die Kinderradiologin Patricia Winchester und Mitarbeiter, New York.
Diagn. Krit.: **(1)** Im späten Säuglingsalter auftretende schmerzhafte Gelenkschwellung, vor allem im Bereich von Händen und Füßen; zunehmende Gelenkkontrakturen auch an Ellenbogen, Hüften und Knien. – **(2)** Kleinwuchs. – **(3)** Hornhauttrübungen. – **(4)** Ovuläre und/oder lineare Hautverdickungen mit leichter Hyperpigmentation, Hypertrichose, Gingivahyperplasie, gedunsen wirkende Gesichtszüge durch verdickte, lederartige Haut; kurze, plumpe Nase. – **(5)** Normale Intelligenz. – **(6)** Röntgenologisch: generalisierte Osteopenie, progrediente Osteolyse der Hand- und Fußwurzelknochen, dann von proximal nach distal fortschreitend auch der Mittelhand- und Mittelfußknochen sowie der Enden der kurzen und langen Röhrenknochen sowie der Klavikel; diaphysäre Verbreiterung der kurzen, teilweise auch der langen Röhrenknochen.
Ätiol.: Homozygotie eines mutierten Gens, entsprechend autosomal-rezessiver Erbgang.
Pathog.: Unbekannt. Klinische und röntgenologische Veränderungen ließen zunächst an eine Mucopolysaccharidose denken, die jedoch ausgeschlossen wurde. Störung des Glykoproteinstoffwechsels?
Lit.: Dunger DB, Dicks-Mireaux C, O'Driscoll P et al (1987) Two cases of Winchester syndrome: with increased urinary oligosaccharide excretion. Eur J Pediatr 146: 615–619. – Hollister DW, Rimoin DL, Lachman RS et al (1974) The Winchester syndrome: a nonlysosomal connective tissue disease. J Pediatr 84: 701–709. – Winchester P, Grossman H, Wan Ngo Lim, Danes BS (1969) A new acid mucopolysaccharidosis with skeletal deformities simulating rheumatoid arthritis. Am J Roentgenol 106: 121–126.
McK: 277950
J. Spranger/JS

von-Winiwarter-Buerger-Erkrankung: Endangitis obliterans von-Winiwarter-Buerger
winking-jaw syndrome, inverted (e): Marin//Amat-Phänomen

Winter-Syndrom
Syn.: genital-renal-middle ear anomalies (e) – ear, middle-genitourinary anomalies (e) – renal-genital-ear anomalies (e)
Def.: Schalleitungsstörung mit variablen renalen Anomalien und Vaginalatresie.
A.: Erstbeschreibung durch J. S. Winter und Mitarbeiter 1968.
Diagn. Krit.: **(1)** Unilaterale/bilaterale renale Hypo-/Agenesie. – **(2)** Vaginale Atresie mit/ohne äußere/innere Genitalanomalien, Schalleitungsstörungen mit Stenose des äußeren Gehörgangs, normale Knochenleitung. – **(3)** Fehlender/fehlgebildeter Incus. – **(4)** Fakultativ: gebogene Nase, tief angesetzte kleine Ohren, Mikrogenie, Klinodaktylie. – **(5)** Leichte mentale Retardierung. – **(6)** Verspätete Sprachentwicklung. – **(7)** Zum Zeitpunkt der Menarche: Hydrometrokolpos.
Ätiol.: Möglicherweise autosomal-rezessive Vererbung, variable Expression, geschlechtsbegrenzt. Bisher keine männlichen Patienten beschrieben.
Pathog.: Unbekannt.
Bemerkungen: Mittelohroperation. Vaginalplastik. Tod bei schwerer renaler Fehlbildung.
Lit.: King LA, Sanchez//Ramos L, Talledo OE, Reindollar RH (1987) Syndrome of genital, renal and middle ear anomalies: a third report of a pregnancy. Obstet Gynec 69: 491–493. – Turner G (1970) A second family with renal, vaginal, and middle ear anomalies. J Pediatr 76: 641 only. – Winter JSD, Kohn G, Mellman WJ, Wagner S (1968) A familial syndrome of renal, genital and middle ear anomalies. J Pediatr 72: 88–93.
McK: 267400
J. Kunze/JK

Wiskott-Aldrich-Syndrom
Syn.: Aldrich-Syndrom – eczema-thrombocytopenia-immunodeficiency syndrome (e)
Def.: Ein Immundefekt, kombiniert mit Thrombozytopenie und Ekzem. Infolge des Immundefekts kommt es zu häufigen Infektionen, auch mit opportunistischen Erregern. Zeichen der Erkrankung machen sich in den ersten Lebensmonaten bemerkbar.
A.: Erstbeschreibung 1937 durch Alfred Arthur Wiskott, 1898–1978, Pädiater, München. – Erneute Bearbeitung 1954 durch Robert A. Aldrich, 1917–, Pädiater, Portland/Oregon, A. G. Steinberg und D. C. Campbell.
Diagn. Krit.: **(1)** Nur Jungen betroffen. – **(2)** Bereits im Neugeborenenalter Melaena und petechiale Hautblutungen. – **(3)** Im Alter von wenigen Monaten ekzematöse Hautveränderungen und rezidivierende purulente Infektionen (Abszesse, Pneumonien, Otitis media), auch Herpes-Viren (Herpes-simplex-, Varicella-zoster-Virus); häufig Infektionserreger. – **(4)** Schwere Thrombozytopenie. – **(5)** Im Serum Immunoglobuline normal oder erhöht, häufig erhöht: IgA und IgE; erniedrigt: IgM. Kein

Nachweis von Isohämagglutininen; fehlende oder verminderte Antikörperbildung gegen Polysaccharid-Antigene. Auftreten von Paraproteinen und autoimmunhämolytischen Anämien möglich. – **(6)** Hautreaktionen vom Spättyp und Chemotaxis der neutrophilen Granulozyten vermindert. – **(7)** Eosinophilie. – **(8)** Strukturell und funktionelle Anomalien der Thrombozyten. – **(9)** Im späteren Lebensalter gehäuft Auftreten von malignen Erkrankungen, insbesondere lymphoretikulären Tumoren.

Ätiol.: X-chromosomal-rezessiv vererbte Erkrankung. Genlokalisation auf Xp11.2, klassische und variable Formen deuten auf unterschiedliche Mutationen hin.

Pathog.: Unklar, defekte Expression von mehreren Oberflächen-Sialoglykoproteinen (besonders CD43) auf Blutzellen, Glykosylierungs-Defekt beteiligt an der Entstehung der Immundefizienz und der verstärkten Thrombozyten-Sequestration?

Bemerkungen: Häufigkeit des Syndroms ca. 4 pro 1 000 000 Jungen, mittlere Überlebensrate etwa 6 Jahre, häufigste Todesursache Infektion (ca. 60%), gefolgt von Blutungen (ca. 30%) und malignen Tumoren (5%). Häufig Besserung der Thrombozytopenie durch Splenektomie (führt aber zu noch höherem Infektionsrisiko), Chemotherapeutika nur zur symptomatischen Behandlung. Therapie der Wahl: Knochenmarktransplantation von HLA-identischem Spender, möglich auch haploidentische KMT mit schlechterem Ergebnis. Pränatale und Carrier-Diagnostik molekulargenetisch möglich.

Lit.: Aldrich RA, Steinberg AG, Campbell DC (1954) Pedigree demonstrating a sex-linked recessive condition characterized by draining ears, eczematoid dermatitis and bloody diarrhea. Pediatrics 13: 133. – Arveiler B, de Saint Basile G, Debre M et al (1987) Linkage analysis of the Wiskott-Aldrich syndrome (JMD2) using X-linked DNA polymorphisms (Abstract). Cytogen Cell Gen HGM 9. – Behloradsky BH (1985) Primäre Immundefekte: Klinik, Immunologie und Genetik. Kohlhammer, Stuttgart, Berlin, Köln, Mainz. – Behloradsky BH, Griscelli C, Fudenberg HH, Marget W (1978) Das Wiskott-Adlrich Syndrom. In: Frick P, v Harnack GA, Martini GA et al (Hrsg) Ergebnisse der Inneren Medizin und Kinderheilkunde 41: 85. – Greer WL, Higgins E et al (1989) Altered expression of leukocyte sialoglycoprotein in Wiskott-Aldrich syndrome is associated with a specific defect in O-glycolysation. Biochem Cell Biol 67: 503. – Huntley CC, Dees SC (1957) Eczema associated with thrombocytopenic purpura and purulent otitis media. Pediatrics 19: 351. – Lum LG, Tubergen DG, Corash L, Blaese RM (1980) Splenectomy in the management of the thrombocytopenia of the Wiskott-Aldrich syndrome. N Engl J Med 302: 892. – Ochs HD, Lum LG, Johnson FL et al (1982) Bone marrow transplantation in the Wiskott-Aldrich syndrome. Transplantation 34: 284. – Orth U, Rosenkranz W, Schwinger E et al (1993) Molekulargenetische Diagnostik beim Wiskott-Aldrich-Syndrom. Monatsschr Kinderheilkd 141: 728–731. – Wiskott A (1937) Familiärer, angeborener Morbus Werlhof? Mschr Kinderheilk 68: 212.

McK: 301000
G. Henze/JK

Wissler-Syndrom: Subsepsis allergica Wissler
Witkop-von-Sallmann-Syndrom: Dyskeratose, hereditäre benigne intraepitheliale
Wittmaack-Ekbom-Syndrom: Restless-legs
WL-Symphalangismus-Brachydaktylie-Syndrom: Syndrom der multiplen Synostosen
Wochenbettpsychose: Generationspsychosen
Wohlfart-Kugelberg-Welander-Syndrom: Muskelatrophie, spinale, Typ Kugelberg-Welander
Wohlstands-Syndrom: metabolisches Syndrom
Wohlwill-Andrade-Syndrom: Amyloid-Polyneuropathie Typ I

Wolcott-Rallison-Syndrom

Def.: Autosomal-rezessiv erbliche Kombination einer spondyloepiphysären Dysplasie mit Typ-I-Diabetes-mellitus.

A.: Erstbeschreibung 1972 durch die Kinderärztin Carol Wolcott und den Kinderarzt Marvin Rallison, Salt Lake City.

Diagn. Krit.: **(1)** Kongenitaler Diabetes mellitus. – **(2)** Disproportionierter, kurzrumpfiger, schwerer Minderwuchs: die älteste bekannte Patientin war mit 15 Jahren 102 cm groß. – **(3)** Genua valga, eingeschränkte Gelenkbeweglichkeit, Gelenkschmerzen. – **(4)** Röntgenologisch: abgeflachte Wirbelkörper, kleine, dysplastische Epiphysenkerne, akzentuierte Dysplasie der proximalen Handwurzelkerne. – **(5)** Chondro-ossäre Histologie: kurze, weit getrennte oder fehlende Säulenknorpel; degenerierte Knorpelzellen in der Basalzone. Elektronenmikroskopisch: durch granuläres Material erweitertes endoplasmatisches Retikulum der Chondrozyten.

Ätiol.: Homozygot manifestierende Mutation eines autosomalen Gens, entsprechend autosomal-rezessiver Erbgang.

Pathog.: Unbekannt. Die Speicherstrukturen im endoplasmatischen Retikulum der Knorpelzellen weisen auf die Produktion eines fehlerhaften, nicht transportablen Proteins hin.

Bemerkungen: Ein von Stöß und Mitarbeitern beobachtetes Kind starb im Alter von 11 Jahren an einer Niereninsuffizienz.

Lit.: Goumy P, Maroteaux P, Stanescu V et al (1980) Syndrome de transmission récessive autosomique, associant un diabète congénital et des désordres de la croissance des épiphyses. Arch Franc Pédiatr 37: 323–328. – Stöß H, Pesch HJ, Pontz B, Otten A, Spranger J (1982) Wolcott-Rallison syndrome: diabetes mellitus und spondyloepiphyseal dysplasia. Eur J Pediatr 138: 120–129. – Wolcott CD, Rallison ML (1972) Infancy-onset diabetes mellitus and multiple epiphyseal dysplasia. J Pediatr 30: 292–297.

McK: 226980
J. Spranger/JS

Wolff-Parkinson-White-Syndrom

Syn.: WPW-Syndrom

Def.: **1.** Anamnestisch paroxysmale Tachykardien und **2.** vorzeitige Erregung von Teilen der Kammermuskulatur durch eine akzessorische atrioventrikuläre Leitungsbahn (Kent-Bündel, s.u. »Präexzitationssyndrom«).

A.: Erstbeschreibung 1930 durch die Kardiologen Louis Wolff, 1898–1972, Boston, Sir John Parkinson, 1885–1976, London, und Paul Dudley White, 1886–1973, Boston.

Diagn. Krit.: **(1)** Anamnestisch paroxysmale Tachykardien. – **(2)** Bei der klassischen Form charakteristische Veränderungen des Oberflächen-EKGs infolge der Präexzitation (Verkürzung der PQ-Zeit auf 120 ms oder weniger, Auftreten einer initialen Deltawelle, Verbreiterung des QRS-Komplexes auf mindestens 120 ms, sekundäre Repolarisationsstörungen), wobei das Ausmaß der Präexzitation nicht konstant ist und die Präexzitation oft nur intermittierend nachweisbar ist. Meist kann das Kent-Bündel in beiden Richtungen – antegrad und retrograd – leiten. Falls das Kent-Bündel nur retrograd leiten kann, bleibt die Disposition zu Reentry-Tachykardien erhalten, das Oberflächen-EKG ist jedoch stets normal (keine Delta-Welle). In diesem Fall liegt ein verborgenes WPW-Syndrom vor, das der klassischen Form gegenüberzustellen ist.

Ätiol.: Autosomal-dominanter Erbgang vermutet; familiäre Häufung mehrfach beschrieben.

Pathog.: Angeborene Kurzschlußverbindungen im Bereiche des lateralen AV-Rings und des Septum interventriculare mit Überbrückung oder Durchdringung des Anulus fibrosus.
Klinische Bedeutung gewinnt das Kent-Bündel **1.** als Bestandteil eines Erregungskreises mit Ausbildung von Reentry-Tachykardien und **2.** als antegrade AV-Kurzschlußverbindung mit hoher Leitungskapazität bei Vorhofflimmern oder Vorhofflattern. Ad **1.**: Normale AV-Knotenleitung und Kentbündel sind zwei parallel verlaufende Bahnen, welche Vorhof- und Kammermuskulatur verbinden, so daß sich über diese Bahnen eine Reentry-Tachykardie (»kreisende Erregung«) ausbilden kann. In über 80% der Fälle läuft die antegrade Erregung über den AV-Knoten, die retrograde Erregung über das Kent-Bündel (normodrome Reentry-Tachykardie: QRS-Komplex während der Tachykardie normal, keine Deltawelle nachweisbar! In manchen Fällen jedoch Schenkelblockbilder infolge frequenzabhängiger aberranter Leitungen). Die im Oberflächen-EKG oft schwierig zu identifizierenden P-Wellen sind in der Tachykardie in Ableitung II, III und aVF negativ, da die Vorhöfe retrograd vom Kent-Bündel her depolarisiert werden. Selten ist die antidrome Reentry-Tachykardie, bei der die Erregungsfront das Kent-Bündel in antegrader Richtung und der AV-Knoten in retrograder Richtung durchläuft. Ad **2.**: Etwa 20% der Patienten mit WPW-Syndrom haben intermittierendes Vorhofflimmern und sind bei hoher antegrader Leitungskapazität (niedrige effektive Refraktärzeit) des Kent-Bündels durch die ungebremste Überleitung hoher Vorhoffrequenzen auf die Kammer gefährdet, da in diesem Fall extrem hohe Kammerfrequenzen bis hin zum Kammerflimmern auftreten können. Im Gegensatz dazu ist die Überleitung im verborgenen WPW-Syndrom allein von den Leitungseigenschaften des AV-Knotens abhängig, so daß in diesem Fall die Kammerfrequenz bei Vorhofflimmern in der Regel viel geringer ist als beim klassischen WPW-Syndrom. Eine orientierende Beurteilung der effektiven Refraktärzeit des Kent-Bündels ist mit Hilfe des Ajmalin-Tests möglich. Verschwindet die Deltawelle bei Sinusrhythmus nach intravenöser Gabe von 50 mg Ajmalin, so spricht dies für eine relativ lange antegrade effektive Refraktärzeit.
Bemerkungen: Häufigkeit 0,1–3% der gesunden Bevölkerung. Lokalisation im Oberflächen-EKG anhand des Delta- und QRS-Vektors annähernd bestimmbar; genauer durch elektrophysiologische Untersuchung.
Lit.: Bartlett TG, Friedman PL (1993) Current management of the Wolff-Parkinson-White syndrome. J Card Surg 8: 503–515. – Gaita F, Giustetto C, Riccardi R, Brusca A (1992) Wolff-Parkinson-White syndrome. Identification and management. Drugs 43: 185–200. – Steinbeck G (1993) Should radiofrequency current ablation be performed in asymptomatic patients with the Wolff-Parkinson-White syndrome? PACE 16: 649–652. – Wolff L, Parkinson J, White PF (1930) Bundle branch block with short PR interval in healthy young people prone to paroxysmal tachycardia. Am Heart J 5: 685.
McK: 194200
S. Wieshammer/GA

Wolf-Hirschhorn-Syndrom: Chromosom 4p⁻ Syndrom
Wolfram-Syndrom: DIDMOAD-Syndrom
Wolf-Syndrom: Chromosom 4p⁻ Syndrom

Wolman-Krankheit
Syn.: Wolman-Syndrom – Xanthomatose, primäre familiäre mit Beteiligung der Nebennieren
Def.: Lysosomale Speicherkrankheit, bei der Cholesterin und Cholesterinester in zahlreichen Organen (u.a. Leber, Milz, Dünndarm, Nebennieren und Gehirn) gespeichert werden.
A.: Moshe Wolman, 1914–, israelischer Pathologe. – Erstbeschreibung 1956 durch A. Abromov, S. Schorr und M. Wolman.
Diagn. Krit.: **(1)** Kinder normal bei Geburt. – **(2)** Beginn der Symptomatik wenige Wochen nach der Geburt mit heftigem Erbrechen, aufgetriebenem Abdomen, Durchfall, fehlender Gewichtszunahme, Ikterus, Fieber. – **(3)** Hepatosplenomegalie, oft schon wenige Tage nach der Geburt, papulovesikuläres Exanthem im Gesicht, an Nacken und Brust. – **(4)** Neurologische Auffälligkeiten: gesteigerte Muskeleigenreflexe, Opisthotonus, jedoch keine Krampfanfälle. – **(5)** Radiologisch: punktförmige Verkalkungen der vergrößerten Nebennieren, generalisierte Osteoporose. – **(6)** Blutbild: zytoplasmatische Vakuolen in den Lymphozyten. Knochenmark: Schaumzellen. Cholesterinspeicherung auch in Leberzellen (Kupffer-Zellen), Dünndarmvilli, Leptomeningen und im Plexus choroideus. – **(7)** Tod nach 3–6 Monaten an Kachexie bei oft massiven peripheren Ödemen.
Ätiol.: Autosomal-rezessives Erbleiden.
Pathog.: Fehlende oder mangelnde Aktivität der sauren Lipase (auch: saure Cholesterinester-Hydrolase) in Gewebe und Leukozyten.
Bemerkungen: Manche Autoren unterscheiden zwei Formen, die akute infantile Form mit frühem Tod (eigentliche Wolman-Krankheit) und eine langsamer verlaufende, später einsetzende Form ohne neurologische Symptome mit besserer Prognose (ein achtjähriges Mädchen in gutem Allgemeinzustand wurde beschrieben). Durch Enzymmessungen in Leukozyten und Fibroblastenkulturen können heterozygote Träger erkannt werden, in Amnionzellen ist eine pränatale Diagnostik möglich. Der Defekt ist wahrscheinlich auf dem langen Arm des Chromosoms 10 lokalisiert. Bei der »Cholesterinester-Speicherkrankheit« (McK 215000) handelt es sich möglicherweise um eine allele Krankheit, bei der die Aktivität der sauren Lipase nur halb so stark vermindert ist. Eine Therapie wurde mit Cholestyramin und Lovastatin versucht.
Lit.: Abramov A, Schorr S, Wolman M (1956) Generalized xanthomatosis with calcified adrenals. Am J Dis Child 91: 282. – Anderson RA, Byrum RS et al (1994) Mutations at the lysosomal acid cholesteryl esterhydrolase gene locus in Wolman disease. Proc Nat Acad Sci 91: 2718–2722. – Bremer HJ (1978) Wolman-Krankheit. In: Bachmann KD, Ewerbeck H, Joppich G et al (Hrsg) Pädiatrie in Praxis und Klinik. I. Aufl, Bd I, S 3.74. Fischer und Thieme, Stuttgart. – Chatterjee S, Castiglione E, Kwiterovich PO Jr et al (1986) Evaluation of urinary cells in acid cholesteryl ester hydrolyse deficiency. Clin Genet 29: 360–368. – Christomanou H, Cap C (1981) Prenatal monitoring for Wolman's disease in a pregnancy at risk. Hum Genet 57: 440–441. – Wolf H, Nolte K, Nolte R (1973) Wolman-Syndrom. Mschr Kinderheilk 121: 697–698. – Wolman M, Sterk VV, Gatt S, Frenkel M (1961) Primary familial xanthomatosis with involvement and calcification of the adrenals. Pediatrics 28: 742–757. – Yokoyama S, Meloy S (1992) Longterm treatment of a homozygous cholesteryl ester storage disease with combined cholestyramine and lovastatin. J Inherit Metab Dis 15: 291–292.
McK: 278000
Th. Lennert/JK

Wolman-Syndrom: Wolman-Krankheit
Woolf-Dolowitz-Aldous-Syndrom: Piebaldismus-Taubheits-Syndrom
Woringer-Kolopp-Krankheit: Retikulose, pagetoide

van-der-Woude-Syndrom

Syn.: Demarquay-Syndrom – lip pits and clefts (e) – Lippenfisteln und Spalten mit dominantem Erbgang
Def.: Dominant vererbte Unterlippenfisteln in fakultativer Kombination mit Spalten. Seltene ätiologische Untergruppe der Gesichtsspalten, bedingt durch ein autosomales Gen mit stark schwankender Expressivität.
A.: Erstbeschreibung 1845 durch Jean Nicolas Demarquay, danach einige Publikationen, bis Anne van der Woude das Syndrom 1954 in einer umfangreichen Studie genauer charakterisierte.
Diagn. Krit.: **(1)** Symmetrische Unterlippenfisteln in über 80% der Genträger. Lokalisation: Grenze des Lippenrots beidseits ca. 0,5 cm von der Mittellinie. Die Fisteln stellen die Mündungen von Ausführungsgängen atopischer Speicheldrüsen dar, sind 1–25 mm lang und ziehen durch den Musculus orbicularis oris. Sie sind praktisch immer beidseits angelegt, gelegentlich aber sehr asymmetrisch; z.T. trocken, z.T. Speichelsekretion. Wärzchenförmige Miniformen von Fisteln (evtl. einseitig) können leicht übersehen werden. Komplikationen: Bißverletzungen, Infektionen. – **(2)** Spalten in etwa 50% der Genträger, davon etwa ein Drittel isolierte Gaumenspalten, zwei Drittel (ein- oder beidseitige) Lippen- oder Lippen-Kiefer-Gaumenspalten. Selten: submuköse Spalten, Uvula bifida. – **(3)** Hypodontie (ohne Berücksichtigung der 3. Molaren) bei 10–20% der Genträger, sehr selten als alleinige Genmanifestation. Meist betroffen: 2. Incisivi (oben oder unten), 2. Molaren. – **(4)** Als Folge offener Gaumenspalten: Mittelohrschwerhörigkeit; bei submukösen Spalten: näselnde Sprache.

Ätiol.: Autosomal-dominantes Gen mit vollständiger oder fast vollständiger Penetranz und stark schwankender Expressivität. Zumindest ein wichtiger Genlokus auf 1q32–q41.
Pathog.: Unbekannt.
Bemerkungen: Das Gen ist verantwortlich für ca. 2% aller Gesichtsspalten. In Familien mit dem ebenfalls autosomal-dominanten Gen für das popliteale Pterygium-Syndrom finden sich gelegentlich Betroffene, die nur Fisteln und Spalten, nicht aber die anderen Manifestationen dieses Syndroms aufweisen. Pränatale Ultraschalldiagnose schwererer Spaltenformen ab etwa 15. Schwangerschaftswoche möglich.
Lit.: Cervenka J, Gorlin RJ, Anderson VE (1967) The syndrome of pits of the lower lip and cleft lip and/or palate, genetic considerations. Am J Hum Genet 19: 416–432. – Demarquay JN (1845) Quelques considérations sur de bec-de-lièvre. Gaz méd Paris 13: 52. – Kläusler M, Schinzel A, Gnoinski W et al (1987) Dominant vererbte Unterlippenfisteln und Gesichtsspalten (Van der Woude Syndrom). Eine Studie an 52 Fällen. Schweiz Med Wschr 117: 127–134. – Murray JC, Nishimura DY, Buetow KH et al (1990) Linkage of an autosomal dominant clefting syndrome (Van der Woude) to loci on chromosome 1q. Am J Hum Genet 46: 468–491. – Van der Woude A (1954) Fistula labii inferioris congenita and its association with cleft lip and palate. Am J Hum Genet 6: 244–256.
McK: 119300
A. Schinzel/AS

WPW-Syndrom: Wolff-Parkinson-White-Syndrom

Wrinkly-skin-Syndrom

Syn.: WSS
Def.: Seltene, kongenitale Bindegewebserkrankung mit herdförmiger, vermehrter Faltenbildung und verminderter Elastizität der Haut.
A.: Erstbeschreibung 1973 durch E. Gazit und Mitarbeiter.
Diagn. Krit.: **(1)** Vermehrte Venenzeichnung über dem Thorax. – **(2)** Verstärkte herdförmige Faltenbildung der Bauchhaut (beim Sitzen) sowie auf Hand- und Fußrücken. – **(3)** Vermindertes Geburtsgewicht, Minderwuchs. – **(4)** Mentale Retardierung. – **(5)** Kraniofaziale Dysmorphie. – **(6)** Skelettanomalien.
Ätiol.: Wahrscheinlich autosomal-rezessiver Erbgang (einzelne Fälle bei Konsanguinität der Eltern). Bei einigen Fällen chromosomaler Defekt nachgewiesen (Deletion von q32 auf Chromosom 2).
Pathog.: Fraglicher Defekt in der Kollagen- und/oder Elastinsynthese. Histologisch verminderte und z.T. fragmentierte elastische Fasern, aufgelockerte und verdünnte Kollagenfaserbündel.
Lit.: Gazit E, Goodman RM, Bat-Miriam Katznelson M, Rotem Y (1973) The wrinkly skin syndrome: a new heritable disorder of connective tissue. Clin Genet 4: 186–192. – Hurwitz SA, Baumgarten A, Goodman RM (1990) The wrinkly skin syndrome: a report of a case and review of the literature. Clin Genet 38: 307–313. – Kreuz FR, Wittwer BH (1993) Del(2q) – cause of the wrinkly skin syndrome? Clin Genet 43: 132–138.
McK: 278250
H. H. Wolff/GB

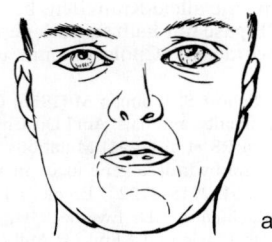
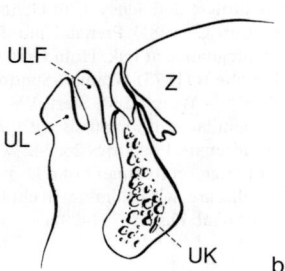

van-der-Woude-Syndrom: a) symmetrische Unterlippenfisteln beidseits der Mittellinie; b) Sagittalschnitt durch Unterlippe (UL), Unterkiefer (UK) und Zunge (Z) mit Unterlippenfistel (ULF) (nach Weyers)

WSS: Wrinkly-skin-Syndrom

W-Syndrom

Syn.: Pallister W syndrome (e)

Def.: Wahrscheinlich X-chromosomal-rezessives Dysmorphie-Syndrom mit der Symptomkombination geistige Behinderung, Gesichtsspalte und faziale Dysmorphien sowie Anomalien der Extremitäten.

A.: Erstbeschreibung 1974 durch Ph. D. Pallister, J. Herrmann, J. Spranger, R. J. Gorlin, L. O. Langer jr. und J. M. Opitz (Kinderärzte und Humangenetiker, Madison und Minneapolis, USA) anhand einer Familie, auf deren Anfangsbuchstaben die Bezeichnung zurückzuführen ist.

Diagn. Krit.: **(1)** Geistige Behinderung bei Grand-mal-Epilepsie; evtl. Tremor und leichte Spastik. – **(2)** Mediane Spaltbildung des Gaumens und evtl. der Oberlippe. – **(3)** Gesichtsdysmorphien: **a)** hohe, betonte Stirn; **b)** okulärer Hypertelorismus (Telekanthus); **c)** antimongoloide Lidachsenstellung; **d)** breiter und flacher Nasenrücken; **e)** flacher Oberkiefer. – **(4)** Extremitätenanomalien, u.a. Cubitus valgus, Verkürzung der Ulna, Verkrümmung des Radius, Kamptodaktylie.

Ätiol.: Nicht sicher bekannt. Betroffensein zweier Brüder weist auf geschlechtsgebundenen Erbgang, schließt aber autosomale Vererbung nicht aus. Geringere Ausprägung der Befunde bei deren Mutter und Schwester läßt dominante Genwirkung mit variabler Expressivität bzw. Geschlechtsbegrenzung zu.

Pathog.: Unbekannt.

Bemerkungen: Offenbar sehr seltenes Leiden; bisher nur drei Beobachtungen, daher Variabilität des klinischen Bildes noch nicht genügend bekannt. Weitere Beobachtungen zur formalgenetischen Sicherung des angenommenen Vererbungsmodus notwendig. Wahrscheinlich nicht immer als nosologische Einheit erkannt.

Lit.: Bottani A, Schinzel A (1993) A third patient with median cleft upper lip, mental retardation and pugilistic facies (W syndrome): corroboration of a hitherto private syndrome. Clin Dysmorph 2: 225–231. – Pallister PD, Herrmann J, Spranger JW, Gorlin RJ, Langer LO Jr, Opitz JM (1974) The W syndrome. Birth Def Orig Art Ser X(7): 51–60.

McK: 311450

L. Pelz/AS

WT limb-blood syndrome (e): WT-Syndrom

WT-Syndrom

Syn.: blood-limb syndrome (e) – limb-blood syndrome (e) – WT limb-blood syndrome (e)

Def.: Autosomal-dominantes Erbleiden, gekennzeichnet durch aregeneratorische Anämie, Defekte der radialen/ulnaren Strahlen und Leukämie-Neigung. Benennung des Syndroms nach dem Anfangsbuchstaben der zwei ersten beschriebenen Familien.

A.: Erstbeschreibung 1977 von zwei Familien durch Claudette H. Gonzales und Mitarbeiter, Wisconsin, USA. – Beschreibung 1987 einer dritten Familie durch Ann C. M. Smith und Mitarbeiter, Denver/Colorado, USA.

Diagn. Krit.: **(1)** Chronische aregeneratorische Anämie mit Progredienz zur Panmyeolopathie/Panzytopenie. – **(2)** Daumen: Hypo- bis Aplasie, evtl. kombiniert mit Verdoppelung. – **(3)** Klinodaktylie mit oder ohne Kamptodaktylie, meistens der 5. Finger. – **(4)** Radio-ulnare Synostose. – **(5)** Leukämie-Neigung.

Ätiol.: Autosomal-dominanter Erbgang mit voller Penetranz und variabler Expressivität.

Pathog.: Unbekannt.

Bemerkungen: Heterozygote werden durch klinische Untersuchung (Extremitätenfehlbildungen) und komplettes Blutbild erfaßt. **(DD)** Fanconi-Anämie, deren Erbgang autosomal-rezessiv ist, und bei welcher u.a. eine vermehrte Chromosomenbrüchigkeit vorkommt.

Lit.: Gonzales CH, Durkin/Stamm MV, Geimer NK et al (1977) The WT syndrome – a „new" autosomal dominant pleiotropic trait of radial/ulnar hypoplasia with high risk of bone marrow failure and/or leukemia. BDOAS XIII (3B): 31–38. – Shahidi NT (1987) Fanconi anemia, dyskeratosis congenita, and WT syndrome. Am J Med Genet (Suppl) 3: 263–278. – Smith ACM, Hays T, Harvey LA, Dowman C (1987) WT syndrome: a third family. (Abstract) Am J Hum Genet 41: A84.

McK: 194350

A. Bottani/AS

Wurzelfehlbildung, familiäre genuine: Dentindysplasie I

Wyburn-Mason syndrome (e): Bonnet-Dechaume-Blanc-Syndrom

van-Wyk-Grumbach-Syndrom: Pubertas praecox bei Hypothyreose

X

Xanthomatose, primäre familiäre mit Beteiligung der Nebennieren: Wolman-Krankheit

Xanthomatose, zerebrotendinöse
Syn.: van-Bogaert-Scherer-Epstein-Syndrom
Def.: Eine seltene familiäre Cholestanol-Speicherkrankheit, klinisch charakterisiert durch frühzeitig auftretende Sehnenxanthome und fortschreitende neurologische Störungen. Relativ häufiges Vorkommen bei jüdischen sephardischen Familien marokkanischen Ursprungs.
A.: Erstbeschreibung 1937 durch Ludo van Bogaert, 1897–, Neurologe, Amsterdam, und Hans Joachim Scherer, 1906–, österreichischer Arzt, und Emil Epstein, 1875–1951, Experimentalpathologe, Wien.
Diagn. Krit.: **(1)** Multiple Sehnenxanthome bereits in der Kindheit. – **(2)** Normale Plasmacholesterin-Konzentration. – **(3)** Erhöhung der Plasmacholestanol-Konzentration. – **(4)** Frühzeitige Katarakt. – **(5)** Demenz. – **(6)** Pyramidenbahnzeichen. – **(7)** Zerebellare Ataxie. – **(8)** Bulbärparalyse. – **(9)** Frühzeitige Atherosklerose. – **(10)** Evtl. Osteoporose.
Ätiol.: Autosomal-rezessiver Erbgang.
Pathog.: Es handelt sich um eine Lipidspeicherkrankheit. Bei erkrankten jüdischen sephardischen Familienmitgliedern marokkanischen Ursprungs konnten zwei Mutationen im C27-Hydroxylase-Gen, das sich am distalen Ende des langen Arms auf Chromosom befindet (2q33-qter), nachgewiesen werden. Die Mutationen sind charakterisiert durch eine Deletion von Thymidin in Exon 4 sowie eine Substitution von Guanosin durch Adenosin im Bereich des Intron 4 des Gens mit konsekutiver Störung der Gallensäuresynthese und Akkumulation von Cholestanol. Der Vitamin-D-Stoffwechsel kann durch den Enzymdefekt ebenfalls gestört sein.
Bemerkungen: Abgrenzung gegenüber anderen Erkrankungen mit frühzeitig auftretenden Sehnenxanthomen durch Bestimmung des Plasma-Cholesterins und gegebenenfalls der LDL-Rezeptoren an Monozyten (familiäre Hypercholesterinämie), durch Bestimmung des Apo-E-Phänotyps (familiäre Hyperlipoproteinämie Typ III) sowie durch Bestimmung von Pflanzensterolen im Serum (Sitosterolämie mit Xanthomatose). Frühzeitige therapeutische Anwendung von Chenodesoxycholsäure kann die Entwicklung neurologischer Symptome verhindern.
Lit.: van Bogaert L, Scherer HJ, Epstein E (1937) Une forme cérébrale de la cholestérinose généralisée. Masson, Paris. – Leitersdorf E, Reshef A, Meiner V et al (1993) Frameshift and splice-junction mutations in the sterol-27-hydroxylase gene cause cerebrotendinous xanthomatosis in jews of moroccan origin. J Clin Invest 91: 2488–2496.
McK: 213700
S. Klatt/GA

Xanthurenazidurie
Syn.: xanthurenic aciduria (e) – kynureninase deficiency (e) – aciduria, xanthurenic, vitamin B_6-dependent (e)
Def.: Seltene erbliche Stoffwechselerkrankung im Tryptophan-Metabolismus, bei der Kynureninase-Mangel zur vermehrten Ausscheidung von Xanthurensäure, 3-Hydroxykynurenin und Kynureninsäure nach Tryptophan-Belastung führt.
A.: Erstbeschreibung 1960 durch den Dermatologen Alwin Knapp, 1918–, Greifswald.
Diagn. Krit.: **(1)** Klinische Symptomatik unterschiedlich: Vermehrtes Auftreten von Asthma, Urtikaria, Anämie und Diabetes mellitus; geistige Retardierung. – **(2)** Orale Tryptophan-Belastung führt zu vermehrter Ausscheidung von Xanthurensäure, Kynureninsäure und 3-OH-Kynurenin im Urin. – **(3)** Gabe von Pyridoxin oder Pyridoxalphosphat führt zu normalem Ausscheidungsmuster nach Tryptophan-Belastung.
Ätiol.: Autosomal-rezessiv vererbtes Leiden.
Pathog.: Kynureninase katalysiert die Umwandlung von 3-OH-Kynurenin in 3-OH-Anthralinsäure. Der Abbaublock wird wahrscheinlich durch mangelnde Affinität des Apoenzyms Kynureninase zu dem Coenzym Pyridoxalphosphat verursacht.
Bemerkungen: **(DD)** Schwerer Pyridoxin-Mangel kann zu einem ähnlichen Reaktionsmuster beim Tryptophan-Belastungstest führen. Eine Pyridoxin-sensible Variante dieser Störung ist beschrieben. Therapie: Gabe von Pyridoxin oder Pyridoxalphosphat (5–10 mg/Tag).
Lit.: Knapp A (1960) Über eine neue, hereditäre, von Vitamin B_6 abhängige Störung im Tryptophan-Stoffwechsel. Clin Chim Acta 5: 6–13. – Tada K, Yokoyama X, Nakagawa H et al (1967) Vitamin B_6 dependent xanthurenic aciduria. Tohoku J Exp Med 93: 115–124.
McK: 278600
E. Mönch/JK

xanthurenic aciduria (e): Xanthurenazidurie
xeroderma avec retard mental (fz): (de-)Sanctis-Cacchione-Syndrom
xeroderma, talipes, enamel defect (e): Ektodermaldysplasie mit Xerodermie
xerodermia (e): Ichthyosis, X-chromosomal-rezessive
Xerodermie mit geistiger Behinderung: (de-)Sanctis-Cacchione-Syndrom
Xk-Locus: McLeod-Syndrom
X-linked cataract with Hutchinson teeth (e): Nance-Horan-Syndrom
X-linked lymphoproliferative diseases (e): Purtilo-Syndrom
X-linked mental retardation (e): geistige Behinderung, geschlechtsgebundene
X-linked mental retardation, clasped thumb syndrome (e): MASA-Syndrom

X-linked mental retardation, muscular weakness, awkward gait (e): Allan-Herndon-Dudley-Syndrom
X-linked mental retardation, type Renpenning (e): Renpenning-Syndrom
X-linked syndrome of branchial arch and other defects (e): Kiemenbogenhypoplasie, geschlechtsgebundene Form
XLPD (e): Purtilo-Syndrom
XLP-Syndrom: Purtilo-Syndrom
XO-Syndrom: Turner-Syndrom
45,X-Syndrom: Turner-Syndrom
XTE-Syndrom: Ektodermaldysplasie mit Xerodermie
46,XX-Mann: XX-Mann

XX-Mann

Syn.: 46,XX-Mann – 46,XX-Syndrom
Def.: Männer mit dem Karyotyp 46,XX.
A.: Erstbeschreibungen im gleichen Jahr (1964) durch Albert de la Chapelle, 1933–, Humangenetiker, Helsinki, A. Therkelsen, Humangenetiker, Aarhus, und W. M. Court Brown, Humangenetiker, Edinburgh.
Diagn. Krit.: **(1)** Äußere Genitalien: männlich, hypoplastisch; Hypospadie in einer Minderzahl der Fälle. Infertilität, Azoospermie, Testes-Histologie: variiert zwischen fast normal – außer fehlenden Spermatogonia – bis praktisch fehlenden Tubuli mit undifferenziertem Gewebe. Hypergonadotroper Hypogonadismus. Sekundäre Geschlechtsmerkmale: spärlicher Bartwuchs, evtl. Gynäkomastie. – **(2)** Normale Körperlänge und -proportionen (im Gegensatz zum 47,XXY), in der Länge gewöhnlich zwischen den männlichen und weiblichen Geschwistern liegend. – **(3)** Normale Intelligenz, psychosexuell männlich. Verhaltensstörungen seltener als beim Klinefelter-Syndrom und eher reaktiv.
Ätiol.: Evtl. heterogen, zumeist Translokation eines meist submikroskopischen Segments des Y, das das Gen für den TDF (Testes-determinierenden Faktor) enthält, im allgemeinen in den kurzen Arm eines X-Chromosoms. Nachweis durch molekularbiologische Proben und/oder FISH. In einem Teil der Fälle diskreter Längenunterschied der kurzen Arme der beiden X-Chromosomen. Andere Fälle: Genmutationen, X/Autosomen-Translokationen, XX/XXY-Translokationen.
Pathog.: Infolge Anwesenheit des Testes-determinierenden Faktors Umwandlung der undifferenzierten Gonaden in Testes. Warum diese keine Spermien produzieren können, ist ebenso unbekannt wie beim 47,XXY-Syndrom.
Bemerkungen: Nachweis der Translokation des das SRY-Segment des Y-Chromosoms und somit das Männlichkeit determinierende Gen enthaltenden Abschnitts auf den kurzen Arm des X-Chromosoms mittels fluoreszierender In-situ-Hybridisierung.
Lit.: Andersson M, Page DC, de la Chapelle A (1986) Chromosome Y-specific DNA is transferred to the short arm of X-chromosome in human XX males. Science 233: 786–788. – Court Brown WM, Harnden DG, Jacobs PA et al (1964) Abnormalities of the sex chromosome complement in man. Privy Council, Medical Research Council, Special Report Series No 305, London, Her Majesty's Stationary Office. – Evans HJ, Buckton KE, Spowart G, Carothers AD (1979) Heteromorphic X chromosomes in 46,XX males: evidence for the involvement of X–Y interchange. Hum Genet 49: 11–31. – De la Chapelle A (1972) Analytic Review: Nature and origine of males with XX sex chromosomes. Am J Hum Genet 24: 71–105. – De la Chapelle A (1981) A etiology of maleness in XX men. Hum Genet 58: 105–116. – De la Chapelle A, Hortling H, Niemi M et al (1964) XX sex chromosomes in a human male: first case. Acta Med Scand 412: 25–38. – De la Chapelle A, Schröder J, Murros J, Talloqvist G (1977) Two XX males in one family and additional observation bearing on the etiology of XX males. Clin Genet 11: 91–106. – Page DC, de la Chapelle A, Weissenbach J (1985) Chromosome Y-specific DNA in related human XX males. Nature 315: 224–227. – Therkelsen AJ (1964) Sterile male with the chromosome constitution 46,XX. Cytogenetics 3: 207–218. – Wachtel SS (1994) XX Sex reversal in the human. In: Wachtel SS (ed) Molecular Genetics of Sex Determination, pp 266–272. Academic Press, New York.
A. Schinzel/AS

46,XX-Syndrom: XX-Mann
XX-Turner-Phänotyp: Noonan-Syndrom
47,XXX-Syndrom: Triplo-X-Syndrom
XXX-Syndrom: Triplo-X-Syndrom
47,XXY-Syndrom: Klinefelter-Syndrom
XXY-Syndrom: Klinefelter-Syndrom

XY-Gonadenagenesie

Syn.: XY-Gonadendysgenesie – testicular regression syndrome (TRS) (e) – Anorchie, familiäre – Gonadenagenesie, familiäre – embryonic testicular regression syndrome (e)
Def.: Autosomal-rezessiv vererbte Gonadenagenesie oder -dysgenesie mit Geschlechtsbegrenzung (46,XY).
A.: Gloria E. Sarto, Gynäkologin und Humangenetikerin, Madison, und John M. Opitz, 1935–, deutsch-amerikanischer Humangenetiker, Madison, definierten das Krankheitsbild 1973. Zahlreiche frühere Arbeiten, nicht alle eindeutig zuzuordnen (u.a. Koopman, 1930; C. Overzier, H. Linder, 1956).
Diagn. Krit.: Auftreten nur beim Karyotyp XY. – **(1)** Äußere Genitalien: variierend von normal männlich mit oder ohne Anorchie bis zu weiblich mit hypoplastischen Labien. Bei nur einseitiger Anorchie im allgemeinen kontralateraler Testis dysgenetisch. Jede Form von intersexuellem Genitale. – **(2)** Innere Genitalien: variierend von männlicher Adnexe mit fehlenden oder dysgenetischen Testes bis zu weiblichem Phänotyp mit hypoplastischem Uterus und normalen Tuben. – **(3)** Gonaden: dysgenetische Testes bis Anorchie. – **(4)** Geistige Behinderung (fakultativ).
Ätiol.: Heterogen; meist autosomal-rezessiver Erbgang.
Pathog.: Regression der primär angelegten Testes in variablen Stadien der Embryonalentwicklung, je später, desto distinkter männlicher der Phänotyp. Gonadenagenesie kann auch durch beidseitigen pränatalen Verschluß der Arteria spermatica (Torsion, Embolie), also disruptiv, zustandekommen. Variable Expressivität manifestiert sich an phänotypisch sehr unterschiedlich betroffenen Geschwistern und eineiigen Zwillingen.
Lit.: De Grouchy J, Gompel A, Salomon/Bernard Y et al (1985) Embryonic testicular regression syndrome and severe mental retardation in sibs. Ann Genet (Paris) 28: 154–160. – Hall JG, Morgan A, Blizzard RM (1975) Familial congenital anorchia. Birth Def Orig Art Ser XI(4): 115–119. – Sarto GE, Opitz JM (1973) The XY gonadal agenesis syndrome. Am J Med Genet 10: 288–293.
McK: 273250
A. Schinzel/AS

XY-Gonadendysgenesie: Swyer-Phänotyp – XY-Gonadenagenesie
XY-Turner-Phänotyp: Noonan-Syndrom

XYY-Syndrom

XYY-Syndrom
Syn.: Doppel-Y-Syndrom – YY-Syndrom
Def.: Phänotyp, dem der Karyotyp 47,XYY zugrunde liegt; Hauptbefunde: Großwuchs, leichte Entwicklungsverzögerung.
A.: Erstbeschreibung 1960 durch S. Muldal und C. H. Ockey, Humangenetiker, Manchester.
Diagn. Krit.: **(1)** Großwuchs mit vermehrter Unterlänge, langen Armen, großen Händen und Füßen. Die Patienten übersteigen den familiären Rahmen um über 10 cm. Größen von 1,95 bis 2,15 m keine Seltenheit. Pectus excavatum. – **(2)** Kraniofazial (sehr variabel): Tendenz zu Makrozephalie, plumpe Nase, tiefliegende Augen mit vollen Lidern, antimongoloide Lidachsenstellung, abfallende Mundwinkel, kleines Kinn, schmaler Gaumen, irreguläre Zahnstellung, Taurodontie, dysmorphe Ohren. – **(3)** Tendenz zu grenzwertiger bis leicht subnormaler Intelligenz, selten deutliche Behinderung. – **(4)** Auffälliges Verhaltensprofil: in der frühen Kindheit auffallend passive Kinder, die sich nicht wehren können; motorisch ungeschickt (insbesondere Feinmotorik), oft als zerebrale Bewegungsstörung verkannt und behandelt. Tonus vermindert. Später verminderte Frustrationstoleranz, Neigung, sich abzusondern, evtl. inadäquate Reaktion auf Unbill, in diesem Zusammenhang auch Tendenz zu Gewalttätigkeit. – **(5)** Vermehrt Akne während der Pubertät. – **(6)** Genitalien: normal männlich. Fertilität normal bis leicht herabgesetzt, Libido vermehrt, dies im Gegensatz zur eher leicht verminderten Potenz (→ Frustrationen). – **(7)** Tendenz zu Varicosis.
Ätiol.: Vorhandensein von zwei Y-Chromosomen als Folge von Non-Disjunction in der zweiten väterlichen Meiose. Inzidenz etwa 1 : 800 Männer. Praktisch immer de novo entstanden, obwohl Träger fertil sind. Sehr selten Mosaike mit 45,X oder 46,XY als zweiter Zellinie.
Pathog.: Unbekannt.
Bemerkungen: Oft nicht oder sehr spät entdeckt. Fälle mit dem Karyotyp 48,XYYY, 49,XYYYY oder 48,XXYY sind dysmorpher und stärker geistig behindert. **(DD)**

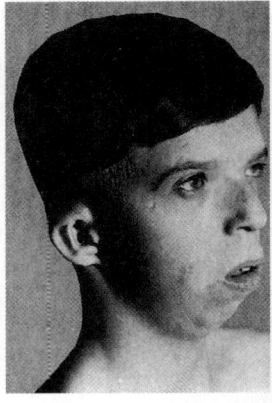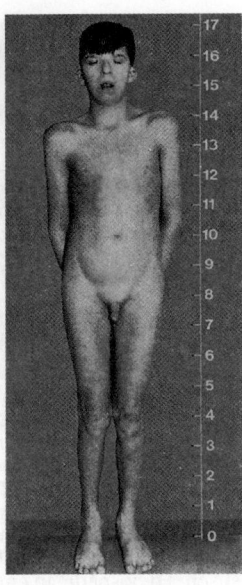

XYY-Syndrom: 14½jähriger Knabe (Beob. W. Kosenow, Krefeld)

47,XXY (Klinefelter-Syndrom); in seltenen Fällen Sotos-Syndrom und Syndrom des fragilen X-Chromosoms.
Lit.: Muldal S, Ockey CH (1960) The „double male". New chromosome constitution in Klinefelter's syndrome. Lancet II: 492. – Salbenblatt JA, Meyers DC, Bender BG et al (1987) Gross and fine motor development in 47,XXY and 47,XYY males. Pediatrics 80: 240–244. – Schmid W, Nielsen J (ed) (1981) Human Behavior and Genetics. Elsevier/North Holland, Amsterdam.
A. Schinzel/AS

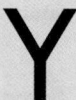

yellow nail syndrome (e): Skleronychie
young female arteriitis (e): Aorten-Obliterations-Syndrom, mittleres

Young-Syndrom
Syn.: Sinusitis-Infertilitäts-Syndrom – Barry-Perkins-Young-Syndrom
Def.: Möglicherweise familiäre Kombination von chronischer Sinu-Bronchitis, Bronchiektasie und männlicher Sterilität infolge einer progressiven obstruktiven Azoospermie.
A.: Erstbeschreibung 1970 durch D. Young, Urologe.
Diagn. Krit.: **(1)** Chronische Sinusitis, Bronchitis, Bronchiektasie mit Manifestation in der Adoleszenz. – **(2)** Männliche Sterilität infolge einer progressiven obstruktiven Azoospermie. – **(3)** Dilatierter Epididymus. – **(4)** Verzögerte mukoziliare Clearance bei normaler Ultrastruktur der Zilien.
Ätiol.: Unklarer Erbgang.
Pathog.: Ungeklärt.
Bemerkungen: **(DD)** Syndrom der immotilen Zilien – cystische Fibrose – humorale Immundefizienz.
Lit.: Handelsman DJ, Conway AJ, Boylan LM, Turtle JR (1984) Obstructive azoospermia and chronic sinopulmonary infections. N Engl J Med 310: 3–9. – Lau KY, Lieberman J (1986) Young's syndrome. An association between male sterility and bronchiectasis. West J Med 144: 744–746. – Naveley E, Brewes R, Yeates WK, Burridge A (1983) Respiratory tract disease and obstructive azoospermia. Thorax 38: 929–933. – Pavia D, Agnew JE, Bateman JR et al (1981) Lung mucociliary clearance in patients with Young's syndrome. Chest 80: 192–895. – Young D (1970) Surgical treatment of male infertility. (Abstract) J Report Fertil 23: 541–542.
McK: 279000
U. Wahn/JK

Yunis-Varón-Syndrom
Def.: Autosomal-rezessiv erbliche Form der kleidokranialen Dysostose mit Mikrognathie und Daumenaplasie.
A.: Erstbeschreibung 1980 durch die Genetiker Emilio Yunis und Humberto Varón, Bogota.
Diagn. Krit.: **(1)** Manifestation des Krankheitsbildes bei der Geburt mit kraniofazialen Anomalien, insbesondere Mikrognathie, weit offenen Fontanellen und Schädelnähten, schmalem, hohem Gaumen, tiefsitzenden Ohren, Dolichozephalie. – **(2)** Fehlen oder Hypoplasie der Schlüsselbeine. – **(3)** Daumenaplasie, Aplasie der distalen Phalangen der 2.–5. Finger und Hypoplasie der Großzehen. – **(4)** Röntgenologisch: Veränderungen entsprechend den klinisch erkennbaren Defekten. Keine Ossifikationsanomalien im Bereich des Beckens.
Ätiol.: Homozygotie eines mutierten Gens, entsprechend autosomal-rezessiver Erbgang.
Pathog.: Unbekannt.
Bemerkungen: Die Erkrankung unterscheidet sich von der Dysostosis cleidocranialis durch den rezessiven Erbgang, mandibuläre Hypoplasie, Aplasie bzw. Hypoplasie der 1. Strahlen von Händen und Füßen sowie distale Hypophalangie. Von der gleichfalls autosomal-rezessiv erblichen mandibuloakralen Dysplasie unterscheidet sie sich durch die Daumenaplasie sowie durch die Manifestation schon bei der Geburt: die Läsionen bei der mandibuloakralen Dysplasie entwickeln sich als Osteolysen in der Kindheit. Der Daumen kann bei der Anosteogenesis partialis verkürzt sein, die ebenfalls der Dysostosis cleidocranialis ähnelt, doch sind dort die Klavikel nicht betroffen, dafür die Wirbelkörper schwer defekt.
Lit.: Yunis E, Varón H (1980) Cleidocranial dysostosis, severe micrognathism, bilateral absence of thumbs and first metatarsal bone, and distal aphalangia. Am J Dis Child 134: 649–653.
McK: 216340
J. Spranger/JS

Yugé-Syndrom: Vogt-Koyanagi-Harada-Sequenz

YY-Syndrom: XYY-Syndrom

Z

Zähne, erblich braune: Amelogenesis imperfecta
Zähne, wurzellose: Dentindysplasie I
Zahnleistendefekt-Spalthand-Syndrom: akrodentale Dysplasie (Weyers)
Zahnschmelzdysplasie, erbliche: Amelogenesis imperfecta
Zecken-Meningopolyneuritis: Bannwarth-Krankheit

Zellulitis, eosinophile
Syn.: Wells-Syndrom – Dermatitis, rezidivierende, granulomatöse mit Eosinophilie
Def.: Seltene chronisch-rezidivierende Dermatose unklarer Genese mit Gewebs- und Bluteosinophilie.
A.: G. C. Wells, britischer Dermatologe. Die Namensgebung »eosinophilic cellulitis« erfolgte 1978, seit 1979 wird das Krankheitsbild vorwiegend als Wells-Syndrom bezeichnet.
Diagn. Krit.: (1) Biphasischer Verlauf: in der Frühphase Auftreten von juckenden urtikariellen Erythemen und Plaques an Stamm und Extremitäten, in der Spätphase bläuliche oder grünliche Infiltrate und sklerodermieartige Verhärtung der Haut. – (2) Gelegentlich Blasenbildung und Befall des Gesichts. – (3) Betroffen sind beide Geschlechter in jeder Altersgruppe. – (4) Der Verlauf ist chronisch-rezidivierend mit Abnahme der Stärke der Schübe. – (5) Beschwerden: außer Juckreiz manchmal Fieber und Gelenkschmerzen. – (6) Bei der Mehrheit der Patienten Eosinophilie im Blut und Knochenmark. – (7) Histologisch starkes Ödem und eosinophilenreiches Infiltrat im oberen und mittleren Korium. Charakteristisch ist die Bildung von sog. »Flammenfiguren« (eosinophiles Material in der Umgebung von kollagenen Faserbündeln). In den späteren Stadien granulomatöses Infiltrat mit Ausbildung von Palisadengranulomen.
Ätiol.: Vermutl. vielfält. Auslösungsmechanismen (Insektenstiche, Parasiten, Infekte, Medikamente, Traumen).
Pathog.: Gewebsreaktion auf die Freisetzung von eosinophil major basic protein (MBP) unter Mitwirkung von Leukotrienen.
Bemerkungen: Gelegentlich Assoziation mit hämatologischen Erkrankungen. Es wird diskutiert, ob es sich um eine selbständige Erkrankung handelt oder nur um eine Gewebsreaktion auf verschiedene Triggermechanismen.
Lit.: Aberer W, Konrad K, Wolff K (1988) Wells syndrome as a distinctive disease entity and not a histologic diagnosis. J Am Acad Dermatol 18: 105–114. – Brehmer-Andersson E, Kaaman T, Skog E, Frithz A (1986) The histopathogenesis of the flame figure in Wells Syndrome based of five cases. Acta Derm Venerol (Stockh) 66: 213–219. – Schmidt-Riese L, Gudat W, Böckers M, Knop J (1991) Eosinophile Zellulitis – klinische und histologische Aspekte. Hautarzt 42: 523–525. – Wells GC (1971) Recurrent granulomatous dermatitis with eosinophilia. Trans St Johns Hosp Dermatol Soc 57: 46–56. – Wells GC, Smith NP (1979) Eosinophilic cellulitis. Br J Dermatol 100: 101–109.
W. Maciejewski/GB

Zellweger-Syndrom
Syn.: zerebro-hepato-renales Syndrom – ZHR – CHR-Syndrom
Def.: Autosomal-rezessiv vererbte Störung der Peroxisomen-Biogenese, beim Neugeborenen klinisch als zerebro-hepato-renales Syndrom erkennbar, mit Exitus letalis meist im ersten Lebensjahr.
A.: Peter Bowen, C. S. N. Lee, Hans Ulrich Zellweger und R. Lindenberg beschrieben 1964 vier Patienten mit einem »neuen« Fehlbildungssyndrom (wie später festgestellt, litten nur zwei an Zellweger-Syndrom). – John Opitz berichtete 1969 über weitere Fälle und prägte die Bezeichnung »Zellweger zerebro-hepato-renal syndrome«, weil Hans-Ulrich Zellweger (1909–1990, Pädiater, Zürich und Iowa City) als erster die Eigenständigkeit dieses Syndroms erkannt hatte.
Diagn. Krit.: (1) Schädeldysmorphien: hohe und enge Stirn, hypoplastische Orbitabögen, Epikanthus und/oder Telekanthus, hoher Gaumen, Mikrognathie, flacher Hinterkopf, weite Fontanellen und Suturen, dysplastische Ohrmuscheln, schlaffe Haut im Nacken. – (2) Augen: Korneatrübung, Katarakt und Retinapigmentationsstörungen. – (3) Nervensystem: schwere Muskelhypotonie (»floppy baby«) mit Hypo-/Areflexie, Trinkschwäche, Gelenkkontrakturen und Klumpfüßen, Krampfanfälle, praktisch fehlende psychomotorische Entwicklung, Hörverminderung; anatomisch Makrogyrie oder Mikropolygyrie, histologisch abnorme Myelinisierung und Störung der Neuronenmigration. – (4) Hepatomegalie mit Icterus prolongatus und Leberfunktionsstörung; histologisch mikronoduläre Zirrhose mit Cholestase und Siderose. – (5) Polyzystische Nieren mit variabler Zystengröße (mikro- bis makroskopisch, glomerulär und tubulär gelegen). – (6) Kalkspritzerartige, kreisförmig angeordnete, frühzeitige Verkalkungen der Patella. – (7) Weiterhin: Kryptorchismus oder Klitorishypertrophie. – (8) Biochemisch: im Plasma erhöhte Konzentrationen von überlangkettigen Fettsäuren, Gallensäurevorstufen und Phytansäure (diese erst nach einigen Lebenswochen, nahrungsbedingt), erniedrigte Spiegel von Plasmalogenen; im Urin erhöhte Ausscheidung von Pipecolsäure und Dicarbonsäuren. – (9) Pathognomonisch: fehlende Peroxisomen in Leber- und Nierenzellen.
Ätiol.: Autosomal-rezessiv vererbtes Leiden, das durch Homozygotie für Mutationen in (mindestens) zwei verschiedenen Genen (PMP 70 auf Chromosom 1p und PMP 35 auf Chromosom 8q) entstehen kann.
Pathog.: Beim funktionellen Mangel von PMP 70 oder PMP 35, Strukturproteine der peroxisomalen Membran, können keine Peroxisomen gebildet werden und multiple peroxisomale Stoffwechselwege sind defekt; daher die multiplen biochemischen Anomalien. Die Pathogenese der morphologischen Veränderungen ist noch nicht geklärt.
Bemerkungen: Mildere Ausprägung und längerer Verlauf selten beobachtet. Pränatale Diagnose möglich mittels

biochemischer Untersuchung von Chorionzotten, in Zukunft möglicherweise DNA-Untersuchung. **(DD)** andere peroxisomale Krankheiten biochemisch und/oder klinisch nicht immer einfach vom Zellweger-Syndrom zu unterscheiden: z.B. infantiles Refsum-Syndrom (weniger ausgeprägte Dysmorphien, periphere Neuropathie und Retinitis pigmentosa), neonatale Adrenoleukodystrophie (Peroxisomen vorhanden, aber vermindert, insgesamt etwas milder als Zellweger-Syndrom). Die rhizomele Form der Chondrodystrophia punctata (s. dort) ist eine weitere peroxisomale Stoffwechselstörung, die sich durch die radiologischen Veränderungen vom Zellweger-Syndrom abgrenzen läßt. Therapie: symptomatisch. Diätetische Maßnahmen (Einschränkung der Phytansäure, Zufuhr von Äther-Lipide) erfolglos.

Lit.: Bowen P, Lee CSN, Zellweger H, Lindenberg R (1964) A familial syndrome of multiple congenital defects. Bull Hopkins Hosp 114: 402–414. – Gärtner J, Moser H, Valle D (1992) Mutations in the 70K peroxisomal membrane protein gene in Zellweger syndrome. Nature Genet 1: 16–23. – Opitz JM (1985) The Zellweger syndrome: book review and bibliography. Am J Med Genet 22: 419–426. – Valle D, Gärtner J (1993) Penetrating the peroxisome. Nature 361: 682–683. – Zellweger H (1987) The cerebro-hepato-renal (Zellweger) syndrome and other peroxysomal disorders. Dev Med Child Neurol 29: 821–829.

McK: 214100

A. Superti-Furga/AS

Zeman-King-Syndrom: Septum-pellucidum-Symptomatik

Zentralfibrillenmyopathie

Syn.: central core disease (e)

Def.: Kongenitale, meist nur langsam progrediente hereditäre Myopathie mit fibrillären Strukturanomalien.

A.: Erstbeschreibung 1956 durch Milton George Shy, 1919–1967, Neuropädiater, Philadelphia, und Kenneth R. Magee, Neuropädiater, Bethesda. – Die Zentralfibrillenmyopathie stellt die erste klinische und morpholo-

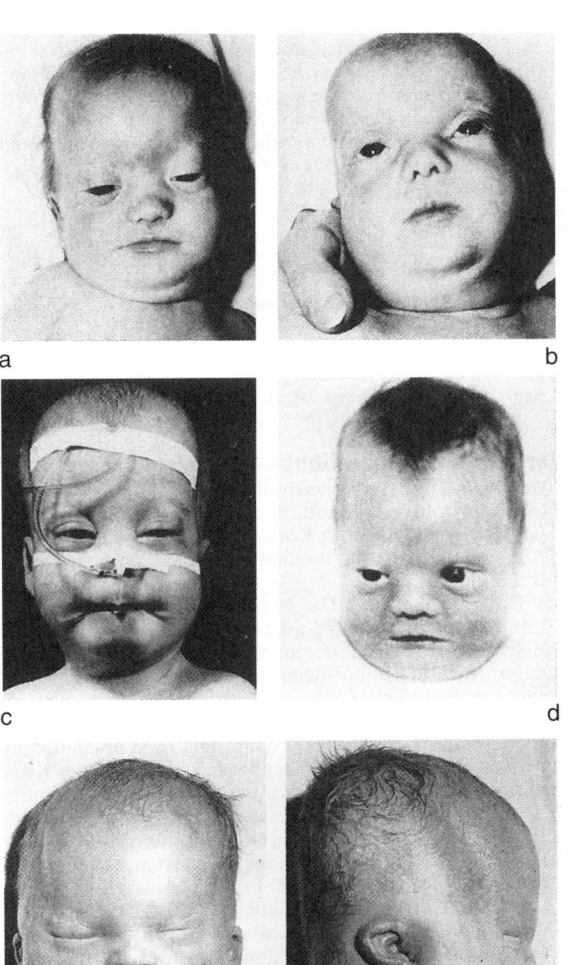
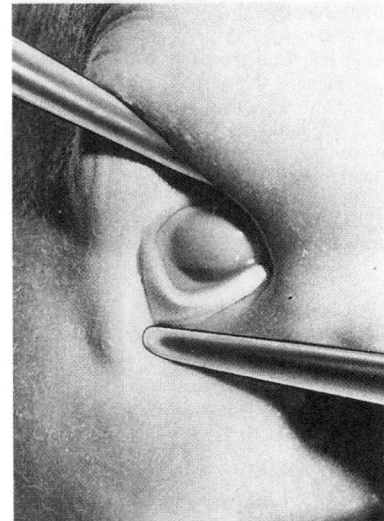
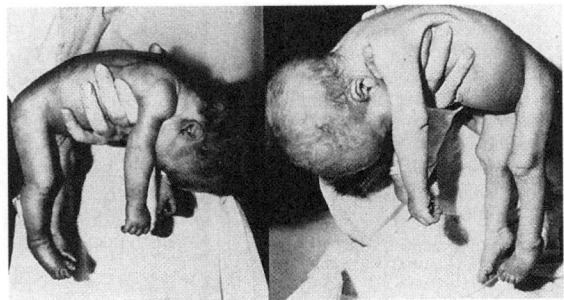

Zellweger-Syndrom: a)–f) typische Schädelform und Facies; g) angeborene totale diffuse Hornhauttrübung; h) schwere allg. Muskelhypotonie im Neugeborenenalter (a–d und h: Beob. Passarge und McAdams; e–g: Beob. Städt. Ki.Kl. Offenbach, Fotos DOFONOS, Ffm.)

gisch beschriebene Erkrankung aus dem Formenkreis der kongenitalen Myopathien mit Strukturbesonderheiten dar.

Diagn. Krit.: **(1)** Meist angeborene allgemeine Muskelhypoplasie mit nur geringer Schwäche. – **(2)** Verzögerte statomotorische Entwicklung. – **(3)** Im Erwachsenenalter bleibendes, proximal betontes muskuläres Defizit. – **(4)** Häufig begleitende Skelettanomalien (Kyphose, Kyphoskoliose, Hüftluxation, Fußdeformitäten). – **(5)** Meist nur angedeutete Facies myopathica. – **(6)** Assoziation mit der Anlage zur malignen Hyperthermie. – **(7)** Blutchemie: Creatinkinase normal oder nur gering erhöht. – **(8)** EMG: leicht abnorm. – **(9)** Muskelbiopsie: zahlreiche, häufig aber nicht immer zentral angeordnete Areale mit abnormer Fibrillenstruktur. Dabei ist zwischen den häufigeren unstrukturierten Cores (ungeordnete Myofilamente) sowie den selteneren strukturierten Cores (Areale mit erhaltener Querstreifung, jedoch verkürztem Sarkomerabstand) zu unterscheiden.

Ätiol.: Autosomal-dominante Erkrankung mit unregelmäßiger Penetranz. Genort auf dem Chromosom 19(q12–13.2).

Pathog.: Noch nicht voll geklärt. Fibrilläre Strukturanomalien.

Lit.: Fardeau M, Tomé FMS (1994) Congenital myopathies. In: Engel AG, Franzini//Armstrong C (eds) Myology, Vol II, pp 1487–1532. McGraw-Hill, New York. – Dubowitz V (1985) Muscle Biopsy. A Practical Approach. Baillière Tindall, London. – Haan EA, Freemantle C, McCure JA et al (1990) Assignment of the gene for central core disease to chromosome 19. Hum Gen 86: 187–190. – Middleton LT, Moser H (1994) Rare neuromuscular diseases. Neuromuscular disorders (to be published). – Shy GM, Magee KR (1956) A new congenital non-progressive myopathy. Brain 79: 610–621.

McK: 117000

D. Pongratz/DP

Zephalopolysyndaktylie Greig: Greig-Zephalopolysyndaktylie
zerebello-olivare Atrophie (Degeneration): Holmes-Syndrom

zerebro-arthro-digitale Sequenz

Syn.: zerebro-arthro-digitales Syndrom

Def.: Besondere Manifestation der fetalen Hypokinesie-Sequenz.

A.: Erstbeschreibung 1980 durch Jürgen Spranger, Pädiater, Kiel, und Mitarbeiter.

Diagn. Krit.: **(1)** Angeborene primäre oder sekundäre Hirnfehlbildung. – **(2)** Bei der Geburt manifeste Einschränkung der Gelenkbeweglichkeit und Muskelhypoplasie: Arthromyodysplasie. – **(3)** Sakralagenesie. – **(4)** Hypo- oder Aplasie von Fingern und Zehen. – **(5)** Röntgenologisch: dünne, schlecht modellierte Röhrenknochen. Bei zwei Patienten waren die Schäfte der Röhrenknochen breiter als ihre Enden. – **(6)** Hohe peri- und postnatale Mortalität durch Lungenhypoplasie mit nachfolgender Ateminsuffizienz.

Ätiol.: Heterogen.

Pathog.: Die primäre Hirnfehlbildung führt wahrscheinlich zur intrauterinen Hypokinesie. Muskelhypotrophie und Arthrogrypose sind deren direkte Folgen. Die fehlende Modellierung der Röhrenknochen wird ebenfalls als Folge der verminderten Muskelaktivität gesehen. Sakralagenesie und digitale Hypoplasie wurden von den Autoren als direkte Folge neuraler Migrationsstörungen gedeutet.

Bemerkungen: Es dürfte sich um eine Variante der fetalen Hypokinesie-Sequenz handeln, die sich von der Grund-

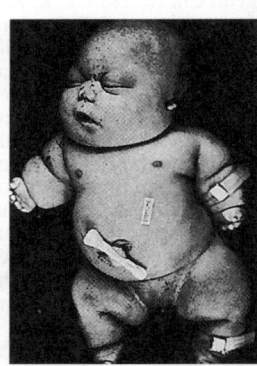
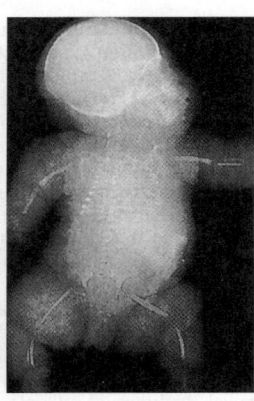

a b

zerebro-arthro-digitale Sequenz: a) Neugeborenes mit zerebro-arthro-digitaler Sequenz: der Hydrops des Kindes ist nicht obligat; b) röntgenologisch dünne, kaum modellierte Röhrenknochen

form durch Sakralagenesie sowie durch A-Hypoplasie von Fingern und Zehen unterscheidet.

Lit.: Spranger JW, Schinzel A, Myers T et al (1980) Cerebroarthrodigital syndrome: a newly recognized formal genesis syndrome in three patients with apparent arthromyodysplasia and sacral agenesis, brain malformation and digital hypoplasia. Am J Med Genet 5: 13–24.

J. Spranger/JS

zerebro-arthro-digitales Syndrom: zerebro-arthro-digitale Sequenz
zerebro-hepato-renales Syndrom: Zellweger-Syndrom

zerebro-kosto-mandibuläres Syndrom

Syn.: Smith-Theiler-Schachenmann-Syndrom

Def.: Syndrom aus Mandibulahypoplasie und medianer Gaumenspalte (Robin-Komplex), multiplen dorsalen Rippendefekten und fakultativer Beteiligung des Zentralnervensystems.

A.: David W. Smith, 1926–1981, amerikanischer Pädiater und Dysmorphologe. – Karl Theiler, 1920–, Anatom, Zürich. – Gertrud Schachenmann, Pädiaterin, Zürich.

Diagn. Krit.: **(1)** Robin-Komplex mit Mandibulahypoplasie, Jochbeinhypoplasie und medianer Gaumenspalte, zum Teil nur hoher Gaumen sowie Glossoptosis mit entsprechender funktioneller Symptomatik (Verlegung der Atemwege, erschwerte Nahrungsaufnahme mit der Konsequenz einer Gedeihstörung). – **(2)** Dorsale Rippendefekte unterschiedlicher Ausprägung, röntgenologisch Eindruck bilateraler Rippenserienfrakturen. Bindegewebig überbrückte Rippendefekte können später verknöchern. Häufig auch nur 11 Rippenpaare. Glockenform des Thorax. – **(3)** Beteiligung des ZNS fakultativ und in unterschiedlicher Form, häufig unspezifisch in Form einer Mikrozephalie und/oder funktioneller Störungen (zerebrale Bewegungsstörungen; geistige Behinderung). Vereinzelt auch umschriebene Strukturdefekte des ZNS beschrieben wie Porenzephalie oder Myelomeningozele. – **(4)** Relativ hohe Frühletalität.

Ätiol.: Bisher nicht eindeutig geklärt. Einzelne Geschwisterbeobachtungen wären mit autosomal-rezessiver Vererbung vereinbar, mehrfach dokumentierte direkte

Transmission würde auch zum autosomal-dominanten Erbgang passen. Genetische Heterogenität nicht ausgeschlossen.

Pathog.: Bisher kein plausibles pathogenetisches Konzept, das sowohl den Robin-Komplex als auch die Rippendefekte erklären würde. Denkbar wäre ein mesenchymaler Defekt, der aber nicht nachgewiesen ist. Die zerebrale Beteiligung dürfte zumindest bei einem Teil der Fälle sekundär sein.

Bemerkungen: Die besondere Rolle der offensichtlich nicht obligaten zerebralen Beteiligung wirft die Frage auf, ob die Syndromenbezeichnung »zerebro-kosto-mandibuläres Syndrom« adäquat ist oder nicht besser durch »kosto-mandibuläres Syndrom« zu ersetzen wäre. Erstere Bezeichnung birgt die Gefahr in sich, daß die Prognose für schlechter gehalten werden könnte, als sie in Wirklichkeit ist (»self fulfilling prophecy«).

Lit.: Hennekam RCM, Beemer FA, Huijbers WAR et al (1985) The cerebro-costo-mandibular syndrome: third report of familial occurrence. Clin Genet 28: 118–121. – Meinecke P, Wolff G, Schaefer E (1987) Cerebro-costo-mandibuläres Syndrom ohne cerebrale Beteiligung bei einem 4jährigen Jungen. Monatsschr Kinderheilk 135: 54–58. – Silverman FN, Strefling AM, Stevenson DK, Lazarus J (1980) Cerebro-costo-mandibular syndrome. J Pediatr 97: 406–416. – Smith DW, Theiler K, Schachenmann G (1966) Rib-gap defect with micrognathia malformed tracheal cartilages, and redundant skin: a new pattern of defective development. J Pediatr 69: 799–803.

McK: 117650
P. Meinecke/AS

zerebro-okulo-muskuläres Syndrom
Def.: s.u. Lissenzephalie-Syndrome.

Zerebro-Osteo-Nephro-Dysplasie
Syn.: Zerebro-Osteo-Nephro-Dysplasie der Hutterer

Def.: Autosomal-rezessiv erbliches Krankheitsbild mit spondylo-rhizomelem Kleinwuchs, zerebral bedingter Gedeihstörung, geistiger Retardierung, neurologischen Ausfällen sowie einer möglichen Nierenbeteiligung mit nephrotischem Syndrom.

A.: John Marius Opitz, 1935–, Pädiater und Humangenetiker, Helena/Montana, und Mitarbeiter, beschrieben 1985 zwei betroffene Schwestern mehrfach blutsverwandter Eltern einer Hutterer-Familie aus Montana.

Diagn. Krit.: **(1)** Spondylo-rhizomeler Kleinwuchs. – **(2)** Spätere zerebral bedingte Gedeihstörung (Fütterungsprobleme). – **(3)** Geistige Retardierung bei normalem pränatalem Hirnwachstum, jedoch späterem Zurückbleiben des Kopfumfangs bis zur Mikrozephalie, zunehmende neurologische Ausfälle (z.B. Krampfanfälle, Opisthotonus). – **(4)** Eher diskrete faziale Dysmorphien, wie Ohrmuscheldysplasie, lange Oberlippe, flaches Philtrum und antevertierte Nares. – **(5)** Mögliche Nierenbeteiligung mit nephrotischem Syndrom. – **(6)** Deutlich herabgesetzte Lebenserwartung, das ältere Kind verstarb vor Erreichen des 3. Lebensjahres.

Ätiol.: Wahrscheinlich autosomal-rezessiver Erbgang.
Pathog.: Unbekannt.
Bemerkungen: Bisher erst vorläufige Mitteilung.

Lit.: Opitz JM, Lowry RB, Holmes TM, Morgan K (1985) Hutterite cerebro-osteo-nephrodysplasia: autosomal recessive trait in a Lehrerleut Hutterite family from Montana. Am J Med Genet 22: 521–529.

McK: 236450
K. Zerres/AS

Zerebro-Osteo-Nephro-Dysplasie der Hutterer: Zerebro-Osteo-Nephro-Dysplasie

zerebro-renales Syndrom
Syn.: digito-reno-zerebrales Syndrom – Eronen-Syndrom

Def.: Wahrscheinlich autosomal-rezessives Erbleiden, charakterisiert durch Fehlen der distalen Phalangen und Nägel, multiple Fehlbildungen und schlechte Überlebenschancen.

A.: Erstbeschreibung 1985 durch M. Eronen, Pädiater und Humangenetiker, Helsinki, und Mitarbeiter.

Diagn. Krit.: **(1)** Kleinwuchs, Mikrozephalie, Hypotonie, Krämpfe, Hydrocephalus internus, Dandy-Walker-Zyste. – **(2)** Extremitäten: Fehlen der distalen Phalangen und Nägel an Fingern und Zehen; einmal Fehlen der 5. Zehen. – **(3)** Herzfehler (u.a. Persistenz des Ductus Botalli). – **(4)** Urogenital: Zystennieren/dysplastische Nieren/Fehlen einer Niere/Verdoppelung; dysplastischer Uterus; große Nebennieren von ungewöhnlicher Form. – **(5)** Gesicht: »plumper Ausdruck«, kurze, breite Nase, tiefsitzende, abstehende und vermindert modellierte Ohren, enger Gaumen. – **(6)** Optikusatrophie. – **(7)** Schlechte Überlebenschancen.

Ätiol.: Sehr wahrscheinlich autosomal-rezessiver Erbgang.
Pathog.: Unbekannt.
Bemerkungen: Ähnlichkeiten mit dem Coffin-Siris-Syndrom, Yunis-Varón-Syndrom und der Hydantoin-Embryopathie.

Lit.: Eronen M, Somer M, Gustafsson B, Holmberg C (1985) New syndrome: A digito-reno-cerebral syndrome. Am J Med Genet 22: 281–285. – Le Merrer M, David A, Goutieres F, Briard ML (1992) Digito-reno-cerebral syndrome: confirmation of Eronen syndrome. Clin Genet 42: 196–198.

McK: 222760
A. Schinzel/AS

Zervikal-Syndrom, sympathisches hinteres: Barré-Liéou-Syndrom
zerviko-dermo-reno-genitale Dysplasie: Goeminne-Syndrom
zerviko-okulo-akustisches Syndrom: Wildervanck-Syndrom
ZHR: Zellweger-Syndrom
Ziehen-Oppenheim-Syndrom: Dystonia musculorum deformans

Zieve-Syndrom
(Symptomenkomplex)

Def.: Bei Patienten mit exzessivem Alkoholkonsum auftretender Symptomenkomplex mit hämolytischer Anämie, Hyperlipoproteinämie und Ikterus.

A.: Erstbeschreibung 1958 durch Leslie Zieve, 1915–, amerikanischer Kliniker.

Diagn. Krit.: Häufig nach vorangegangenem starken Alkoholkonsum treten auf: **(1)** Schmerzen im rechten Oberbauch oder im Epigastrium. – **(2)** Fieber oder Temperaturerhöhung (75% der Fälle). – **(3)** Übelkeit, Erbrechen, Inappetenz. – **(4)** Häufig zusätzlich eine Pankreatitis.

Klinisch faßbare Befunde: **1.** Hepatomegalie, seltener auch Splenomegalie. **2.** Ikterus mit vorwiegender Erhöhung des direkten Bilirubins, verbunden mit Erhöhung von Transaminasen, alkalischer Phosphatase und Gamma-GT in unterschiedlicher Konstellation. **3.** Anämie mit manifester oder kompensierter Hämolyse. **4.** Hypercholesterinämie und/oder Hypertriglyceridämie. **5.** Histologie: alkoholische Fettleber mit oder ohne gleichzeitige Zirrhose.

Ätiol.: Der Alkoholkonsum ist Voraussetzung für das Auftreten des Krankheitsbildes. Eine zusätzliche genetische Prädisposition durch einen gleichzeitigen Stoffwechseldefekt wird diskutiert. Ob die einzelnen Komponenten des Syndroms eine gemeinsame Ätiologie haben, ist ungeklärt.

Pathog.: Hyperlipidämie und Hämolyse können Folge eines gestörten Stoffwechsels der Lipide im Plasma und in den Zellmembranen sein. Ein vermehrter Gehalt von C16- und C18-Fettsäuren bei Abnahme der langkettigen und mehrfach ungesättigten Fettsäuren in den Erythrozytenmembranen bei Patienten mit Zieve-Syndrom wurden beobachtet. Weiterhin bestehen Hinweise auf einen erworbenen Pyruvatkinasemangel in den Erythrozyten der Patienten.

Lit.: Brunner H (1992) Das Zieve Syndrom. In: Hornbostel H, Kaufmann W, Siegenthaler W (Hrsg) Innere Medizin in Praxis und Klinik, Bd IV: 15.285–15.287. Thieme, Stuttgart, New York. – Melrose WD, Bell PA, Jupe DM, Baikie MJ (1990) Alcohol-associated hemolysis in Zieve's syndrome: a clinical and laboratory study in 5 cases. Clin Lab Haematol 12: 159–167. – Zieve L (1958) Jaundice, hyperlipidemia and hemolytic anemia: a heretofore unrecognized syndrome associated with alcoholic fatty liver and cirrhosis. Ann Intern Med 48: 471–496.

M. Scheurlen/GA

Ziliarneuralgie: Charlin-Neuralgie
Ziliarneuralgie, tabische: Pel-Krankheit
Ziliendyskinesie, primäre: Syndrom der immotilen Zilien

Zimmermann-Laband-Fibromatose

Syn.: Laband-Syndrom – Laband-Zimmermann-Syndrom
Def.: Sehr seltene familiär-erbliche Fibromatose mit Gingiva-Fibromatose und Dysplasie von Nase, Ohr und Fingern.
A.: Zimmermann, Königsberg. – P. F. Laband, Trinidad. – Beschreibung 1928 durch Zimmermann, erneute eingehende Beschreibung 1964 durch Laband und Mitarbeiter. Bezeichnung durch Witkop 1971.
Diagn. Krit.: Angeborene Hypoplasie, Aplasie oder Dysplasie der Finger- und Zehennägel sowie der Endphalangen, früh sich entwickelnde z.T. sehr ausgeprägte Gingiva-Fibromatose, Skoliose und Hepato-Splenomegalie. Weiche Hyperplasie der Nasen- und Ohrmuschelknorpel, Hirsutismus, mäßige bis schwere geistige Retardierung.
Ätiol.: Autosomal-dominant erbliche Störung.
Pathog.: Unbekannt.
Bemerkungen: **(DD)** alle übrigen Formen von Gingiva-Fibromatosen. Bisher nur fünf Fallbeschreibungen des Krankheitsbildes.
Lit.: Chodirker BN, Chudley AE, Toffler MA, Reed MH (1986) Brief Clinical Report: Zimmermann-Laband syndrome and profound mental retardation. Am J Med Gen 25: 543–547. – Laband PF, Habib G, Humphreys GS (1964) Hereditary gingival fibromatosis. Report of an affected family with associated splenomegaly and skeletal and soft-tissue abnormalities. Oral Surg 17: 339–351. – Witkop CJ (1971) Heterogeneity in gingival fibromatosis. Birth Def Orig Art Ser VII(7): 210–221 – Zimmermann (1928) Über Anomalien des Ektoderms. Vjschr Zahnheilk 44: 419–434.
McK: 135500
P. Dünninger/GB

Zinkmangel-Syndrom: Akrodermatitis enteropathica
Zinsser-Engman-Cole-Syndrom: Dyskeratosis congenita
Ziprkowski-Margolis-Syndrom: Hypopigmentierungs-Taubheits-Syndrom
Ziprkowski-Syndrom: Hypopigmentierungs-Taubheits-Syndrom
Zöliakie: Sprue (tropische und nicht-tropische)

Zoenästhesien

Syn.: Syndrom gestörter Leibempfindungen
Def.: Qualitativ abnorme, fremde, neuartige Leibempfindungen, die typischerweise nicht streng lokalisiert, sondern diffus im Körperinneren oder auf der Körperoberfläche verspürt werden.
A.: Als Prägnanztypus einer schizophrenen Psychose erstmals von G. Huber 1957, Psychiater, Bonn, beschrieben; wichtige Ausführungen hierzu finden sich aber auch schon früher in den psychiatrischen Lehrbüchern, z.B. bei E. Kraepelin 1913.
Diagn. Krit.: **(1)** Vielgestaltige abnorme Leibempfindungen: Taubheits-, Steifigkeits-, Fremdheitsempfindungen, Sensationen motorischer Schwäche, lokalisierte oder wandernde Schmerzen, Elektrisierungen, thermische Sensationen, Bewegungs-, Zug-, Druck-, Levitations-, Gravitationsempfindungen, Verkleinerungs- und Vergrößerungsgefühle, kinästhetische und vestibuläre Sensationen, sensibel, sensorisch oder motorisch ausgelöste Dysästhesien. – **(2)** Paroxysmales, phasisches Auftreten, gelegentlich von andauernder Qual. – **(3)** Infolge der Fremdartigkeit meist von Patienten schwer, oft nur über groteske Bildvergleiche oder mit Neologismen zu beschreiben. – **(4)** Meist mit vitaler Mißbefindlichkeit und rascher Erschöpfbarkeit einhergehend; Affektivität variierend von einfühlbar ängstlich-depressiv über indifferent-inadäquat zu affektiv flach. – **(5)** Vor allem bei schizophrenen Psychosen psychopathologische Übergangsreihe aus uncharakteristischen körperlichen Mißempfindungen über subjektiv als neu- und fremdartig erlebte Leibgefühlsstörungen, den Zoenästhesien im engeren Sinne, hin zu Zoenästhesien oder Leibhalluzinationen mit dem Kriterium »des Gemachten« im Krankheitsprozeß nachweisbar. – **(6)** Beginn in der Regel im jungen Erwachsenenalter, meist schleichend; oft nur kurze Passagen mit produktiv psychotischer Symptomatik; hinsichtlich Verlauf und Prognose: selten Vollremissionen, überwiegende Teilremissionen ohne starke Progredienz, in ca. 20% chronisch-persistierend.
Ätiol.: Vorkommen als schizophrener Prägnanztypus, v.a. bei »juvenil-asthenischen Versagenssyndromen«, als hypochondrische Paraphrenie, bei endogenen Depressionen und anorganischen Krankheiten.
Pathog.: Nicht eindeutig geklärt.
Lit.: Glatzel J, Huber G (1968) Zur Phänomenologie eines Typs endogener juvenil-astheischer Versagenssyndrome. Psychiat Clin 1: 15–31. – Gross G (1987) Zur Frage zentral-vegetativer Störungen bei idiopathischen Psychosen. Fundamenta Psychiat 1: 128–133. – Huber G (1957) Die coenästhetische Schizophrenie. Fortschr Neurol Psychiat 25: 491–520. – Huber G (1987) Hypochondrie und Coenästhopathie. Fundamenta Psychiat 1: 122–127. – Klages W (1954) Körpermißempfindungen bei Thalamuskranken und bei Schizophrenien. Eine vergleichend psychopathologische Studie. Arch Psychiat Z Neurol 192: 130–142.
H. P. Kapfhammer/DP

Zollinger-Ellison-Syndrom

Syn.: Hypergastrinämie-Syndrom – Gastrinom
Def.: Krankheitsbild bei Gastrin-produzierendem Tumor des endokrinen Pankreas mit exzessiver Magensafthy-

persekretion und rezidivierenden Ulzera des Magen-Darm-Traktes.
A.: Robert M. Zollinger, 1903–, amerikanischer Chirurg. – Edwin H. Ellison, 1918–1970, amerikanischer Chirurg. – Erstbeschreibung 1955.
Diagn. Krit.: **(1)** Bei peptischen Läsionen des oberen Gastrointestinaltraktes (85%) besteht Verdacht auf ZES, wenn: weibliches Geschlecht, jüngeres Alter, familiäre Ulkusanamnese, fehlendes Ansprechen auf Medikamente, häufiges Erbrechen ohne entzündliche Pylorusstenose. – **(2)** Häufig(e) Rezidiv(e) nach Ulkusoperationen, spontane oder postoperative gastro-jejuno-kolische Fisteln (selten, aber typisch). – **(3)** Diarrhö mit oder ohne Steatorrhö (Malabsorptionssymptomatik, 65%). – **(4)** Häufig (25%) assoziiert mit multipler endokriner Neoplasie Typ I (MEN I) mit primärem Hyperparathyreoidismus, Nebennieren- und/oder Hypophysentumoren, Insulinome, Somatostatinome. – **(5)** Pathologische Magensekretionsanalyse. Basalsekretion (BAO) (> 31 mmol/h). – **(6)** Erhöhtes basales Serumgastrin (> 1000 pg/ml). – **(7)** Selektive Angiographie mit Serumgastrinbestimmung aus venösem Blut der sondierten Mesenterialgefäße. – **(8)** Prognose: in Abhängigkeit vom Vorliegen vor allem von Ulkuskomplikationen, Metastasen oder MEN I: ca. 55% 10-Jahres-Überlebensrate.
Ätiol.: Unbekannt. Wenn in Verbindung mit MEN I, möglicherweise dominanter Erbgang.
Pathog.: Gastrin-produzierende Tumoren (Adenome, Karzinome) bewirken eine regulationsunabhängige Erhöhung der basalen HCl-Sekretion im Magen. Die Folgen sind Ulzera im Duodenum und Jejunum durch die alkalische Pufferkapazität des Dünndarmes übersteigenden Säureanfall, sowie Diarrhöen, auch durch gegenregulatorische Steigerung der Stimulatoren der Alkalisekretion (CCK, Sekretin).
Bemerkungen: **(DD)** Polak-Syndrom – Wermer-Syndrom – Verner-Morrison-Syndrom – Karzinoid-Syndrom – Malabsorptionssyndrom – Sipple-Syndrom – Reichmann-Syndrom.
Lit.: Mignon M, Bonfils S (1988) Diagnosis and treatment of Zollinger-Ellison syndrome. Ballière's Clin Gastroenterol 2: 677–698. – Wolfe MM, Jensen RT (1987) Zollinger-Ellison syndrome: current concepts in diagnosis and management. N Engl J Med 317: 1200–1209. – Zollinger RM, Ellison EH (1955) Primary peptic ulcerations of jejunum associated with islet cell tumor of pancreas. Ann Surg 142: 709–728.
McK: 131100
C. Scheurlen/GA

Zoster oticus: Hunt-Neuralgie
Zuelzer-Ogden-Syndrom: Anämie, megaloblastische
Zungenbrennen: Glossodynie
Zwerchfellneurose (Jamin): Effort-Reaktion
Zwergwuchs, anisospondyler, kamptomikromeler: dyssegmentale Dysplasie
Zwergwuchs, dyssegmentaler: dyssegmentale Dysplasie
Zwergwuchs, hypophysärer erblicher Typ 1: Wachstumshormonmangel Typ 1
Zwergwuchs mit zephaloskeletärer Dysplasie, kongenitaler: osteodysplastischer primordialer Minderwuchs Typ I
Zwetschgenbauch-Syndrom: Prune-belly-Sequenz
Zwillinge, fusionierte: Siamesische Zwillinge
Zwillinge, unvollständig getrennte: Siamesische Zwillinge
Zwilling, herzloser: Acardius

Zwillingsdisruptions-Sequenz

Syn.: embolization from a deceased twin (with common placenta) (e)
Def.: Charakteristisches Muster von Gewebsuntergang aufgrund arterieller Embolien, bedingt durch Übertritt von Thromben oder Emboli in den Kreislauf eines Zwillings mit gemeinsamer Plazenta nach Absterben des Partners in utero.
A.: Kurt Benirschke, deutsch-amerikanischer Pathologe und Genetiker, beschrieb 1961 einige Fälle und erkannte den pathogenetischen Zusammenhang.
Diagn. Krit.: **(1)** Zwillingsschwangerschaft mit gemeinsamer Plazenta, ein Zwilling intrauterin abgestorben (mazerierter Fetus, Fetus papyraceus oder Reste eines teilweise resorbierten Zwillings). – **(2)** Konnatale Mikrozephalie, mit oder ohne porenzephale Zysten; seltener: Hydrozephalus, Hydranenzephalus, sämtlich als Folge von vorübergehender oder dauerhafter Verlegung einer Zerebralarterie. – **(3)** Im weiteren Verlauf spastische Tetra- oder Paraplegie und milde bis (meist) schwere bis schwerste geistige Behinderung. – **(4)** Jejunal- oder Ileumatresie als Folge embolischen Verschlusses eines Astes der Mesenterialarterie. – **(5)** Mazeration einer Extremität infolge Verschlusses einer großen Extremitätenarterie. – **(6)** Zysten in Nieren, Leber und Milz. – **(7)** Multiple eingezogene Hautnarben (bei Geburt oft noch feuchte Nekrosen) infolge Verschlusses terminaler Hautarterien. – **(8)** Selten andere Lokalisationen, z.B. Goldenhar-Sequenz.
Ätiol.: Intrauterines Absterben eines Partners, meist als Folge von Zwillingstransfusion.
Pathog.: Nach intrauterinem Absterben eines Partners kommt es physiologischerweise in dessen Plazentaranteil und im Toten zu intravasaler Gerinnung, Fibrinolyse und Gewebsuntergang. Bei Vorliegen von Plazenta-Anastomosen kann es zu Übertritt von Thromben oder abgestorbenem Gewebe in den Kreislauf des Plazentaranteils des überlebenden Zwillings kommen. Ferner: Embolie fetaler Arterien via Nabelschnur – Ductus Arantii – Ductus Botalli.
Bemerkungen: Liegt gleichzeitig eine intrauterine Infektion, z.B. mit Zytomegalie vor, so ist es retrospektiv oft nicht auszumachen, ob Absterben eines Partners und Mikrozephalie beim zweiten Folge der Schädigung beider durch das Zytomegalie-Virus sind, oder ob die beschriebene Sequenz für die Schädigung beim überlebenden Zwilling verantwortlich ist. Die Ursache des Absterbens eines Partners ist oft unklar und für die Manifestationen beim Überlebenden ohne Belang. Die Sequenz stellt sich in ca. 10% der Zwillinge mit gemeinsamer Plazenta ein, in welchen ein Partner intrauterin abgestorben ist. Bei ultrasonographischem Nachweis des Absterbens eines Partners einer Zwillingsschwangerschaft mit Gefäßanastomosen muß an diese Sequenz gedacht werden; unter Umständen ist eine prophylaktische, vorzeitige Entbindung des überlebenden Partners angezeigt. S.a. Dead-fetus-Koagulopathie.
Lit.: Benirschke K (1961) Twin placenta in perinatal mortality. NY State J Med 61: 1499. – Jung JH, Graham JM, Schultz N, Smith DW (1984) Congenital hydranencephaly/porencephaly due to vascular disruption in monozygotic twins. Pediatrics 73.4: 467–469. – Schinzel A, Smith DW, Miller JR (1979) Monozygotic twinning and structural defects. J Pediatr 95: 921–930.
A. Schinzel/AS

Zwillings-Transfusions-Syndrom: Transfusion, feto-fetale
Zwilling, unvollständiger: Acardius
Zygodaktylie (I): Syndaktylie Typ I–V
Zyklopie-Ethmozephalie-Zebozephalie-Spektrum: Holoprosenzephalie

Zwillingsdisruptions-Sequenz

Zystennieren (adulte Form): Nieren, polyzystische (adulte Form)
Zystennieren (infantile Form): Nieren, polyzystische (infantile Form)
Zystennieren mit kongenitaler Leberfibrose: Nieren, polyzystische (infantile Form)
Zystennieren Typ I nach Potter: Nieren, polyzystische (infantile Form)
Zystennieren Typ II nach Potter: Nierendysplasie, multizystische
Zystennieren Typ III nach Potter: Nieren, polyzystische (adulte Form)
Zystinosis: Cystinose
zystische Fibrose: cystische Fibrose

Roche Lexikon Medizin
Neue CD-ROM mit Spitzenleistung

Nachschlagen in der »dritten Dimension«

Das Roche Lexikon Medizin ist eines der modernsten und umfassendsten Fachwörterbücher des deutschen Sprachraums. Die CD-ROM-Version des Lexikons erschließt die »dritte Dimension« des Nachschlagens und eröffnet somit Möglichkeiten, die ein Buch nicht bieten kann. Dank einer besonders benutzerfreundlich gestalteten Bildschirmoberfläche kann man spielend leicht durch die 56 000 Stichwörter navigieren.

Die Vorteile:

- Schneller und problemloser Zugriff auf gesuchte Stichwörter aus einem beliebigen Textverarbeitungsprogramm heraus.
- 1 650 meist farbige Abbildungen von bestechender Qualität.
- 250 bildschirmgerecht aufbereitete Tabellen, die auch in Tabellenform ausdruckbar und für die Volltextsuche erschlossen sind.
- Etwa 15 000 Stichwörter mit der englischen Übersetzung.
- Zusätzlich medizinisches Wörterbuch mit ca. 27 000 englischen Begriffen.
- Intelligente Orientierungshilfen für den schnellen Überblick.
- Notiz- und Lesezeichenfunktion pro Stichwort.
- Mehr als 55 000 verknüpfte Querverweise.

Systemvoraussetzungen:
IBM-kompatibler PC mit MS-Windows ab Version 3.1
CD-ROM-Laufwerk
4 MB RAM
VGA-Bildschirm

Roche Lexikon Medizin
CD-ROM (12 cm) Version 3.5. 1995.
1 900 meist farbige Abbildungen und Tabellen.
ISBN 3-541-13194-2

Urban & Schwarzenberg
Verlag für Medizin – München · Wien · Baltimore

(Stand Februar 1996)